Huang Jiasi Surgery

黄家驷外科学

Huang Jiasi Surgery

第8版

中 册

名誉主编 吴阶平 裘法祖
主　　编 吴孟超 吴在德
副 主 编 陈孝平 刘允怡 沈 锋

分编负责人
外科基础 吴在德 吴肇汉 杨 镇
麻　　醉 罗爱伦 杨拔贤
神经外科 周良辅 杨树源
胸心外科 高尚志 胡盛寿 吴清玉
普通外科 吴孟超 陈孝平 沈 锋
泌尿外科 郭应禄 杨 勇
骨　　科 戴尅戎 安 洪
血管外科 汪忠镐 王玉琦
整复外科 李青峰 俞光岩
战伤外科 王正国 蒋建新

人民卫生出版社
·北 京·

图书在版编目（CIP）数据

黄家驷外科学 / 吴孟超，吴在德主编．—8 版．—北京：人民卫生出版社，2020.12（2024.1 重印）

ISBN 978-7-117-30167-1

Ⅰ. ①黄… Ⅱ. ①吴…②吴… Ⅲ. ①外科学 Ⅳ. ①R6

中国版本图书馆 CIP 数据核字（2020）第 106462 号

人卫智网	**www.ipmph.com**	**医学教育、学术、考试、健康，购书智慧智能综合服务平台**
人卫官网	**www.pmph.com**	**人卫官方资讯发布平台**

黄家驷外科学

Huang Jiasi Waikexue

（上、中、下册）

第 8 版

主　　编：吴孟超　吴在德
出版发行：人民卫生出版社（中继线 010-59780011）
地　　址：北京市朝阳区潘家园南里 19 号
邮　　编：100021
E - mail：pmph @ pmph.com
购书热线：010-59787592　010-59787584　010-65264830
印　　刷：人卫印务（北京）有限公司
经　　销：新华书店
开　　本：889 × 1194　1/16　**总印张：**202　**总插页：**88
总 字 数：6108 千字
版　　次：1960 年 5 月第 1 版　2020 年 12 月第 8 版
印　　次：2024 年 1 月第 2 次印刷
标准书号：ISBN 978-7-117-30167-1
定价（上、中、下册）：698.00 元
打击盗版举报电话：010-59787491　E-mail：WQ @ pmph.com
质量问题联系电话：010-59787234　E-mail：zhiliang @ pmph.com

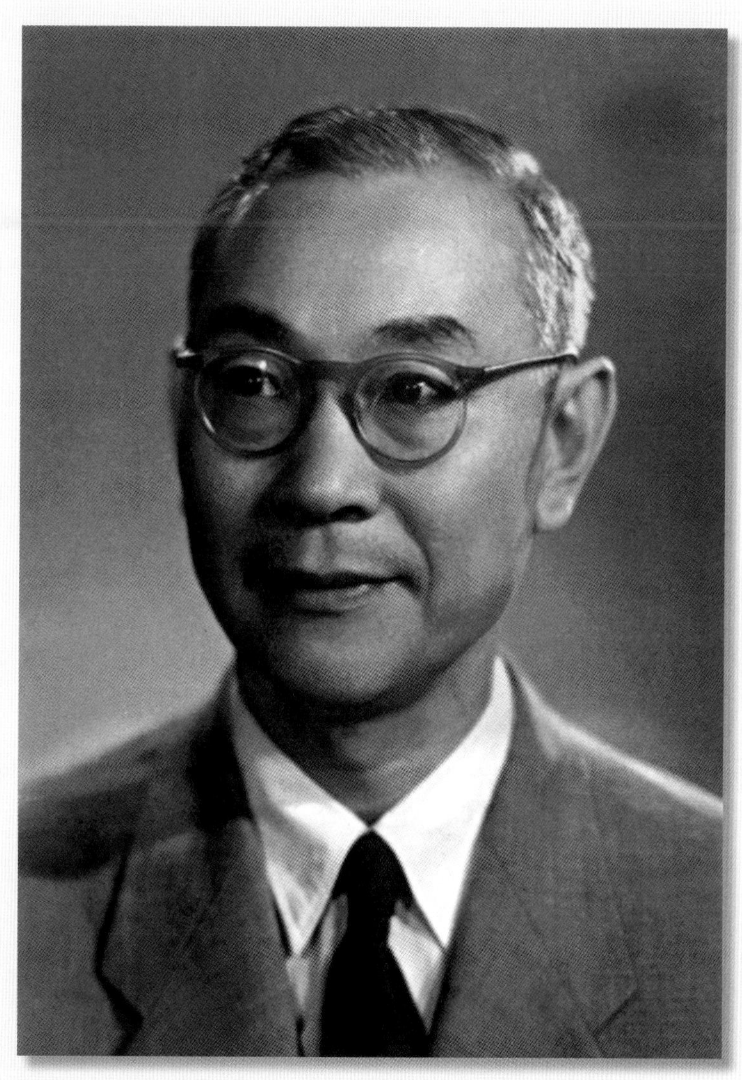

黄家驷(1906—1984)

Huang Jiasi Surgery

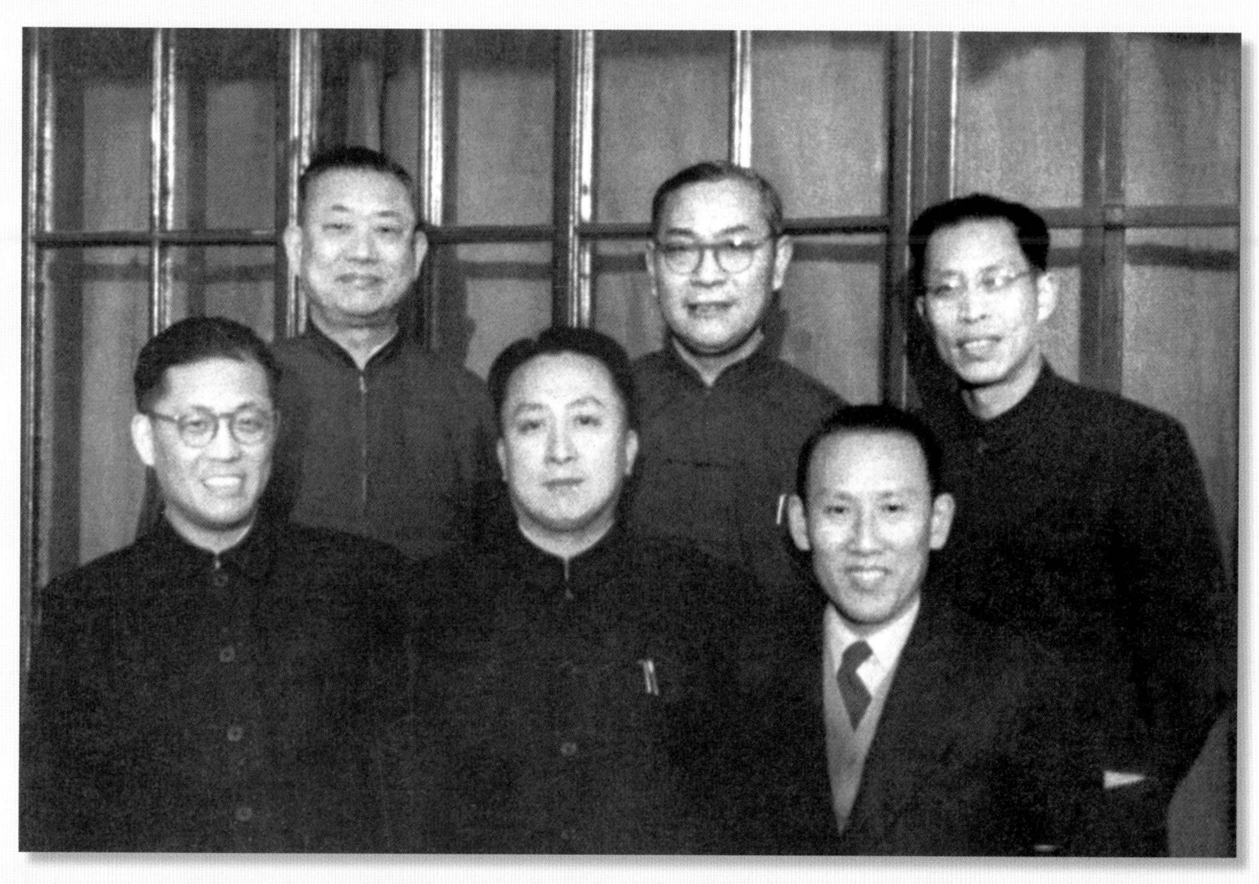

《黄家驷外科学》第 1 版作者 1957 年合影

前排左起：曾宪九　吴阶平　方先之

后排左起：兰锡纯　黄家驷　裘法祖

名誉主编简介

吴阶平

1917年1月生，江苏常州人。1933年进入北京协和医学院学习，获理学学士、医学博士学位。1942年毕业后，先后在原中央医院、原北京大学医学院工作，并赴美国芝加哥大学进修，1948年归国。新中国成立后，吴阶平同志历任原北京医学院副教授、教授，原北京第二医学院筹备处主任、副院长、院长，中国医学科学院副院长、院长、名誉院长，首都医科大学校长，原中国协和医科大学副校长、校长、名誉校长，原北京医科大学名誉校长，中华医学会会长、名誉会长，中国科学技术协会副主席、名誉主席，欧美同学会会长、名誉会长。九三学社第七届中央委员会委员，第八届中央委员会副主席，第九届、第十届中央委员会主席，第十一届中央委员会名誉主席。第五届、第六届全国政协委员，第七届全国人大代表、全国人大教科文卫委员会委员，第八届、第九届全国人民代表大会常务委员会副委员长，中国科学院、中国工程院两院资深院士。

吴阶平院士是享誉海内外的医学家，新中国泌尿外科事业的创始人。他毕生致力于泌尿外科医学研究，先后撰写学术论文150余篇，出版专著21部，取得一系列重大研究成果，不仅在国内引起轰动，在国际上也产生了重大影响。他为研究"肾上腺髓质增生"新病种，花费16年时间进行深入实验研究和临床验证，国际医学界承认这项创见并给予很高评价。他建立原北京医学院泌尿外科研究所，创办《中华泌尿外科杂志》，建立中华医学会泌尿外科学分会，推动了我国泌尿外科专业理论研究和学术交流工作的发展。1981年，吴阶平同志光荣当选中国科学院学部委员。1995年，获国际泌尿外科界公认的最高荣誉——美国泌尿外科学会荣誉会员称号。1997年获香港中文大学荣誉理学博士，2001年获香港大学荣誉科学博士。他还先后担任发展中国家科学院院士、美国医师学院荣誉院士、英国爱丁堡皇家外科医师学院荣誉院士、比利时皇家医学科学院国外院士、香港外科医师学院荣誉主席、国际外科学会荣誉会员，为推动我国医学事业国际交流做出了卓越贡献。

获得全国性科学技术奖7次，获首届中华人口奖科学奖、北京医科大学首届伯乐奖、何梁何利基金科学与技术进步奖、巴黎红宝石奖、巴黎红宝石最高奖、日本松下泌尿医学奖等。

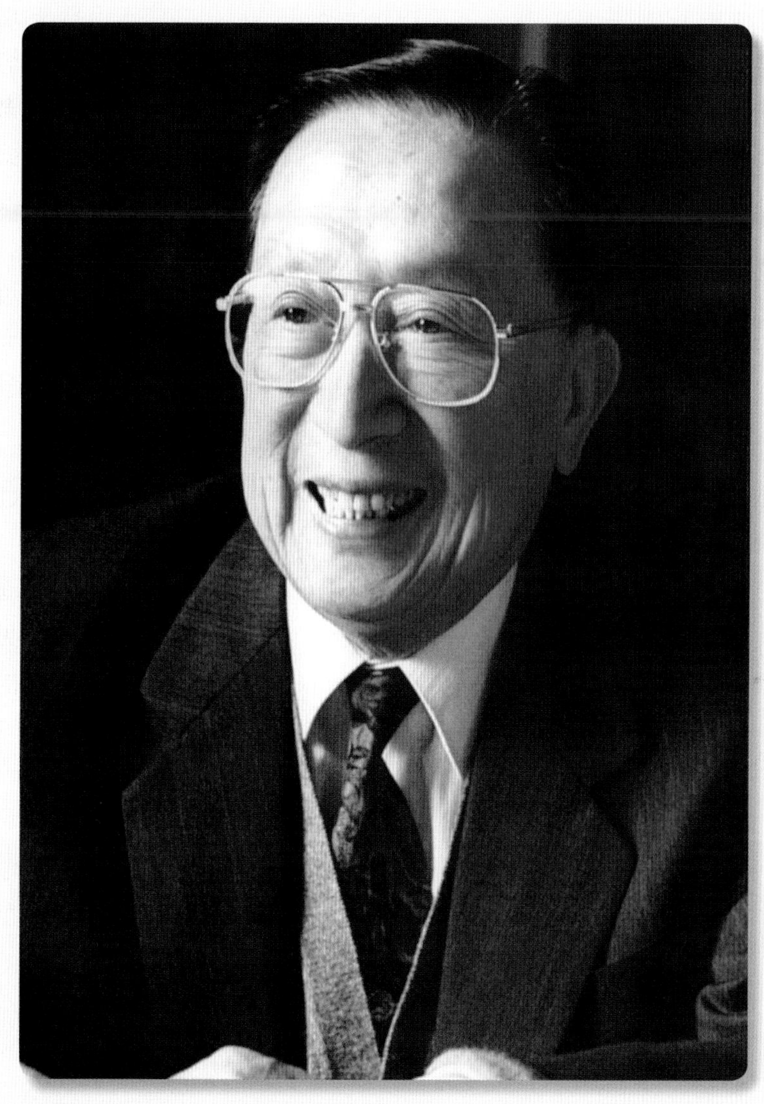

吴阶平(1917—2011)

名誉主编简介

裘法祖

1914 年 12 月生,浙江杭州人。1939 年德国慕尼黑大学医学院毕业,获医学博士学位。中国科学院院士、华中科技大学同济医学院名誉院长、外科学教授、中华医学会外科学分会名誉主任委员、中国医师协会外科医师分会名誉会长、中华医学会武汉分会会长、国际外科学会会员。

从事外科学医疗、教学、科研工作达 65 年,是推动我国腹部外科和普通外科发展主要开拓者之一,亦是我国器官移植外科主要创始人。20 世纪 50 年代对晚期血吸虫病肝硬化和肝炎后肝硬化引起的门静脉高压症的外科治疗进行了深入研究,创建了"贲门周围血管离断术",有效地控制了门静脉高压引起的上消化道大出血。裘法祖院士对于门静脉高压症外科治疗的研究,获 1978 年全国科学大会奖。20 世纪 70 年代他在我国最早开展从动物实验到临床实践的肝移植研究,于 1980 年创建了我国第一所器官移植研究所。他致力于胆道流体力学与胆结石成因的研究;在其指导下,自体外牛胆汁中研制培育出"体外培育牛黄",于 2003 年获国家技术发明奖二等奖。

主编有全国高等医学院校规划教材《外科学》(第 1~4 版),大型参考书《黄家驷外科学》(第 4~6 版),《中国医学百科全书·外科学基础》分卷、《中国医学百科全书·普通外科学》分卷。发表论文 240 余篇。早在 1948 年裘法祖院士创办了我国第一本医学科普刊物《大众医学》,担任主编 10 年之久(1948—1958)。

1982 年获联邦德国海德堡大学名誉博士学位,1985 年获联邦德国大十字功勋勋章。亚洲血管外科学会名誉委员,同济大学名誉教授,暨南大学名誉教授,香港中文大学外科学系客座教授,香港外科医师学院荣誉院士。2000 年被授予中国医学科学院"中国医学科学奖"。2001 年获中国医学基金会"医德风范终生奖"。2003 年获何梁何利基金科学与技术进步奖。担任第三届全国政协委员,第四 ~ 七届全国人大代表。2004 年湖北省人民政府授予其"人民医学家"荣誉称号。

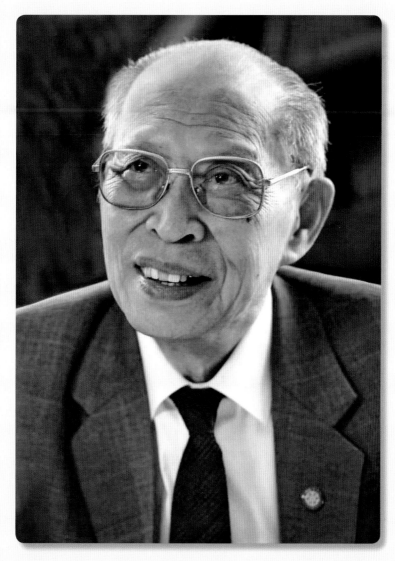

裘法祖(1914—2008)

主编简介

吴孟超

1922 年 8 月生，福建闽清人。1927 年随母赴马来西亚投奔父亲，1940 年归国求学。1949 年 7 月毕业于上海同济大学医学院。1991 年当选为中国科学院院士，1996 年被中央军委授予"模范医学专家"荣誉称号，2006 年荣获 2005 年度国家最高科学技术奖。

作为中国肝脏外科的开拓者和创始人之一，吴孟超院士自 1956 年以来，为中国肝脏外科的发展做出了重要贡献：翻译出版第一部中文版《肝脏外科入门》专著；制作出第一具完整的肝脏血管铸型标本；成功完成第一例肝脏外科手术；创造了常温下间歇性肝门阻断切肝法和常温下无血切肝法；成功完成世界第一例中肝叶切除术；成功进行世界第一例腹腔镜下的肝癌切除手术；率先提出巨大肝癌先经综合治疗再行手术切除的"二期手术"概念；率先提出"肝癌复发再手术"观点等，他以这些创造性的贡献和成就成为国际肝胆外科界的杰出人物。

1996 年，吴孟超创建了我国第一所肝胆外科专科医院和肝胆外科研究所。建院以来，先后培养博士生导师 16 名，硕士生导师 33 名，中国工程院院士 1 名，18 人次成为国家杰出青年科学基金获得者、长江学者奖励计划特聘教授、"973 计划"项目首席科学家、原中国人民解放军总后勤部优秀科技人才建设伯乐奖、原中国人民解放军总后勤部科技金星、上海市科技精英、上海市曙光学者、上海市科技启明星等。

吴孟超率领团队先后获得国家最高科学技术奖 1 项，国家科学技术进步奖一等奖 1 项，国家自然科学奖二等奖 1 项，国家科学技术进步奖二等奖 3 项，军队和上海市科学技术进步奖、医疗成果二等奖 31 项，还获得何梁何利基金奖 2 项，陈嘉庚科学奖 1 项。先后在国内外期刊上发表学术论文 1 200 余篇，主编专著 21 部。

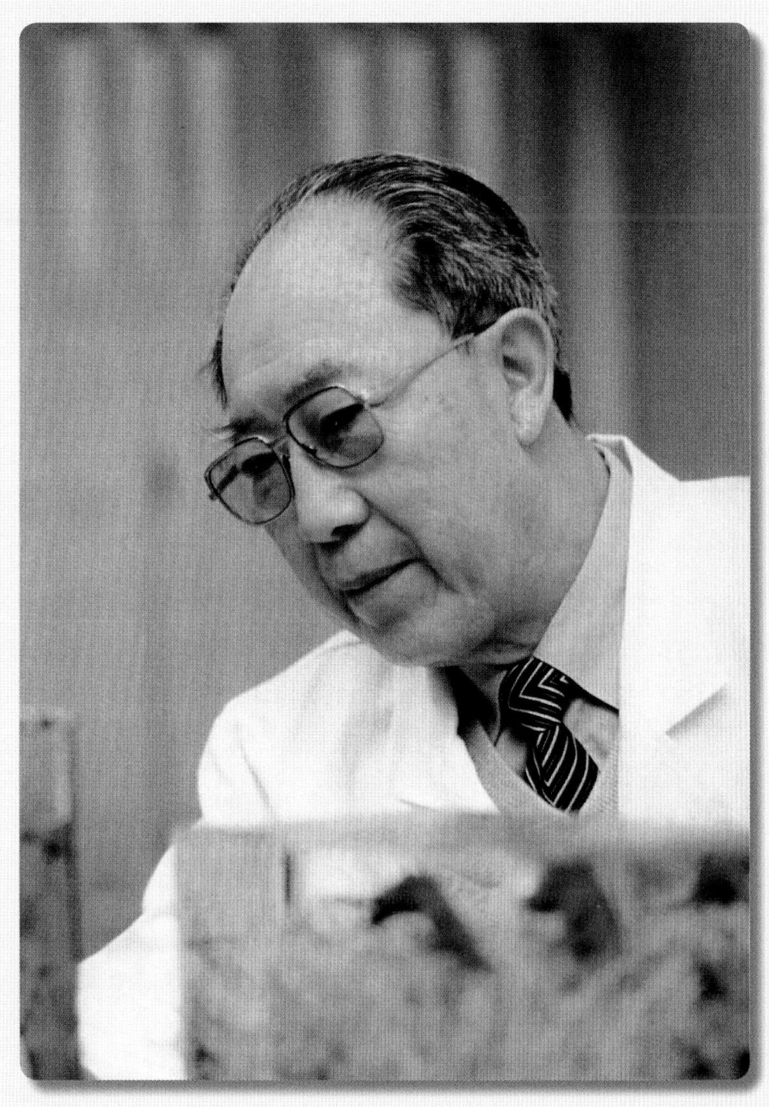

吴孟超

主编简介

吴在德

1927 年 12 月生，浙江杭州人，教授，原同济医科大学校长。1955 年中南同济医学院医学系本科毕业后，即在同济医院外科从事医疗、教学、科研工作至今，主要专长肝胆外科，历任外科副主任，原同济医科大学腹部外科研究室副主任，器官移植研究所副所长。

吴在德教授为我国最先（1958 年）尝试开展狗肝移植和最早（1977 年）开展临床同种异体原位肝移植者之一。曾主持或参加 10 余项国家和部、省级科研项目。曾先后获国家科学技术进步奖二等奖 1 项，教育部科学技术进步奖一等奖 1 项，卫生部科学技术进步奖甲等奖及中华医学科技奖一等奖各 1 项，省科学技术进步奖一等奖 2 项、二等奖 2 项，教育部全国普通高等学校优秀教材奖一等奖 1 项，全国高等医药教材建设研究会和卫生部教材办公室评选的全国高等学校医药优秀教材奖一等奖 1 项。参加编写全国高等医药院校卫生部规划教材《外科学》及《黄家驷外科学》等著作 16 本，其中主编《黄家驷外科学》（第 7、8 版）、全国高等医药院校教材《外科学》（第 5 版）、普通高等教育"十五"国家级规划教材《外科学》（第 6 版）及普通高等教育"十一五"国家级规划教材《外科学》（第 7 版）等 7 本，副主编 1 本。在国内外学术刊物公开发表论文 100 余篇。

曾任中德医学协会主席、中华医学会外科学分会和器官移植学分会副主任委员、原中华医学会湖北分会副会长、武汉市科学技术协会副主席等职。现任中华医学会武汉分会副会长、《中华实验外科杂志》名誉总编辑及 10 余种学术杂志常务编委或编委。1998 年获德国联邦医师公会最高荣誉奖章。2004 年获国际肝胆胰协会中国分会"突出贡献金质奖章"。2007 年获中德医学协会宝隆奖章。

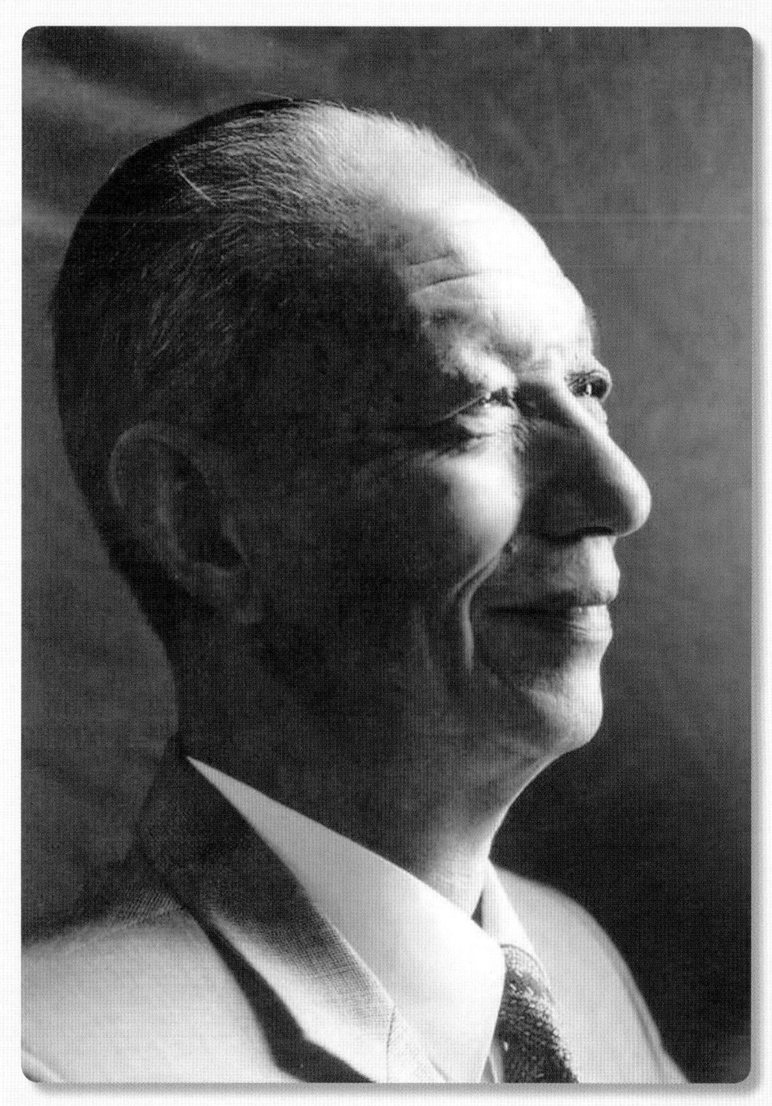

吴在德

副主编简介

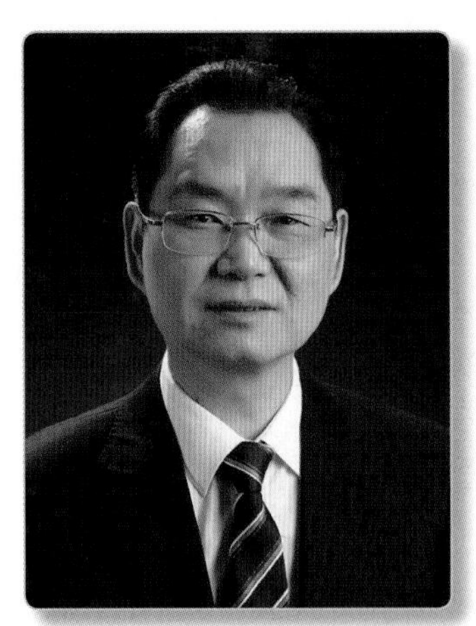

陈孝平

1953年6月生，安徽阜南人。中国科学院院士，教授、博士生导师，中共党员。现任华中科技大学同济医学院附属同济医院外科学系主任、器官移植教育部重点实验室主任、国家卫生健康委员会器官移植重点实验室主任。2011年当选美国外科学会荣誉会员，2013—2015年任亚太区肝胆胰协会主席。

从事外科临床、教学和研究工作40余年。主编“十二五”普通高等教育本科国家级规划教材《外科学》（第8、9版）、全国高等学校7年制及8年制教材《外科学》（第1~3版）。陈孝平同志被评为国家级教学名师，先后获国家科学技术进步奖二等奖、教育部提名国家科学技术进步奖一等奖、中华医学科技奖一等奖和湖北省科学技术进步奖一等奖各1项。2017年获得亚太肝胆胰协会“突出贡献金质奖章”及“全国卫生计生系统先进工作者”荣誉称号。2019年中央宣传部、中国科学技术协会、科技部、中国科学院、中国工程院、国防科工局联合授予陈孝平院士“最美科技工作者”称号。

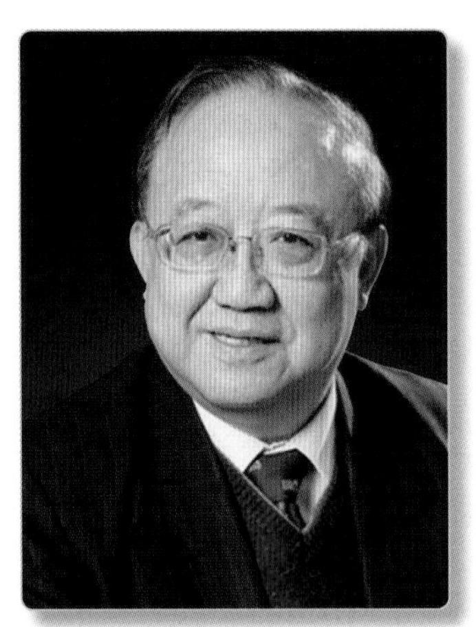

刘允怡

1947年6月生，中国香港人。中国科学院院士，香港中文大学医学院卓敏外科研究教授、和声书院院长。英国爱丁堡皇家外科学院院士（FRCS Edin），英国皇家外科学院荣誉院士（FRCS Eng），英国格拉斯哥皇家外科学院荣誉院士（FRCS Glasg），澳大利亚皇家外科学院荣誉院士（Honorary FRACS），香港外科医学院荣誉院士（Honorary FCSHK），香港医学专科学院外科院士（FHKAM Surgery）。2002—2004年任国际肝胆胰协会主席，2002年任中华医学会外科学分会肝脏外科学组第七届全国外科学组资深委员，2003年入选中国科学院院士，2009—2011年任亚太肝胆胰协会会长。2012年获英国爱丁堡皇家外科学院金章，2013年获香港特别行政区银紫荆星章，2015年获亚太肝胆胰协会特别贡献奖，2017年获国际肝胆胰协会杰出贡献奖。

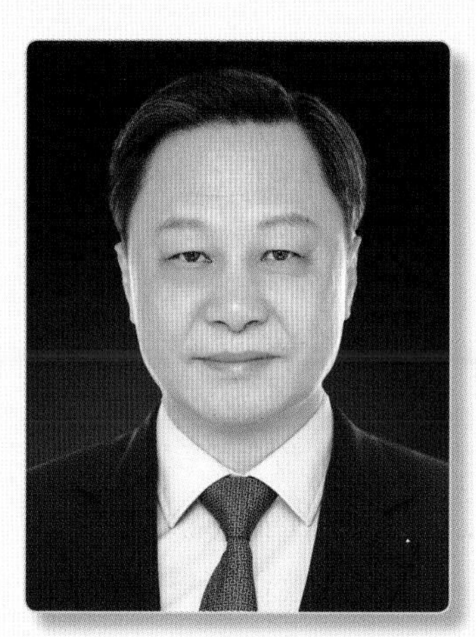

沈　锋

1962年3月生，江苏常熟人。现任中国人民解放军海军军医大学第三附属医院（东方肝胆外科医院）主任医师、教授、博士生导师、科室主任。从事肝胆恶性肿瘤的外科治疗和临床研究33年，牵头承担国家科技重大专项课题“原发性肝癌外科治疗的规范化、个体化和新策略”；发表SCI论文230篇；主编《肝癌》，参编包括“十二五”普通高等教育本科国家级规划教材《外科学》等各类教材10余部；获国家科学技术进步创新团队奖、国家科学技术进步奖二等奖、上海市科学技术进步奖一等奖等各类科技奖励16项；曾担任国际肝胆胰协会（IHPBA）理事，亚太肝胆胰协会（A-PHPBA）理事兼秘书长，国家卫生健康委《原发性肝癌诊疗规范》编写专家委员会副主任委员，中国人民解放军医学科学技术委员会肝胆外科专业委员会主任委员，*Int J Surg* 副主编等；被评为军队高层次科技创新人才工程领军人才、上海市科技精英、上海市领军人才和上海市优秀学科带头人。

版　次	出版日期	主　编
第1版	1960 年 05 月	黄家驷
第 2 版	1964 年 11 月	黄家驷
第 2 版号外版	1972 年 12 月	黄家驷
第 3 版	1979 年 04 月	黄家驷　吴阶平
第 4 版	1986 年 12 月	吴阶平　裘法祖

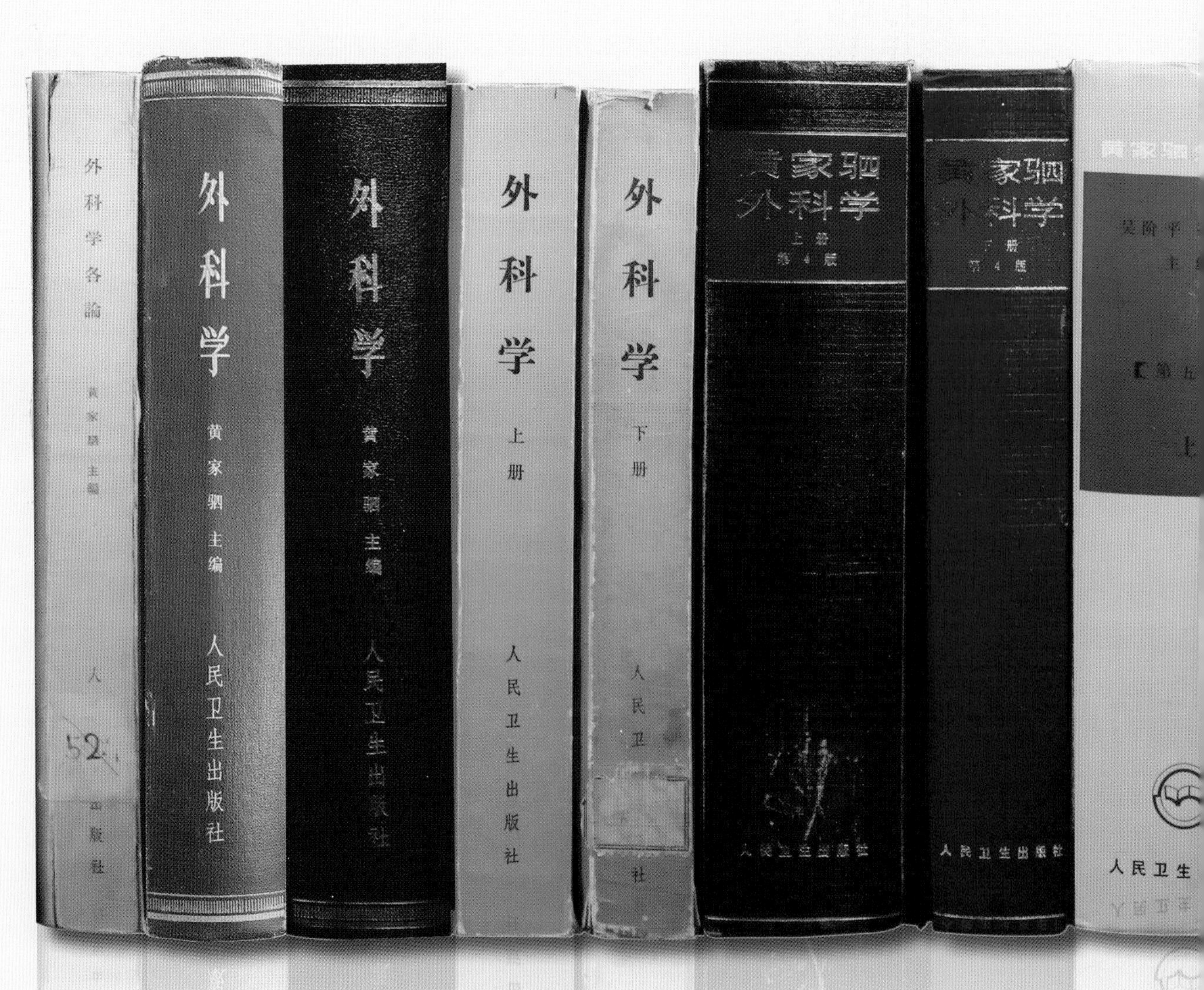

《黄家驷外科学》版次记载

版次	出版日期	主编
第 5 版	1993 年 01 月	吴阶平　裘法祖
第 6 版	1999 年 12 月	吴阶平　裘法祖
第 7 版	2008 年 10 月	名誉主编　吴阶平　裘法祖 主　　编　吴孟超　吴在德
第 8 版	2020 年 12 月	名誉主编　吴阶平　裘法祖 主　　编　吴孟超　吴在德

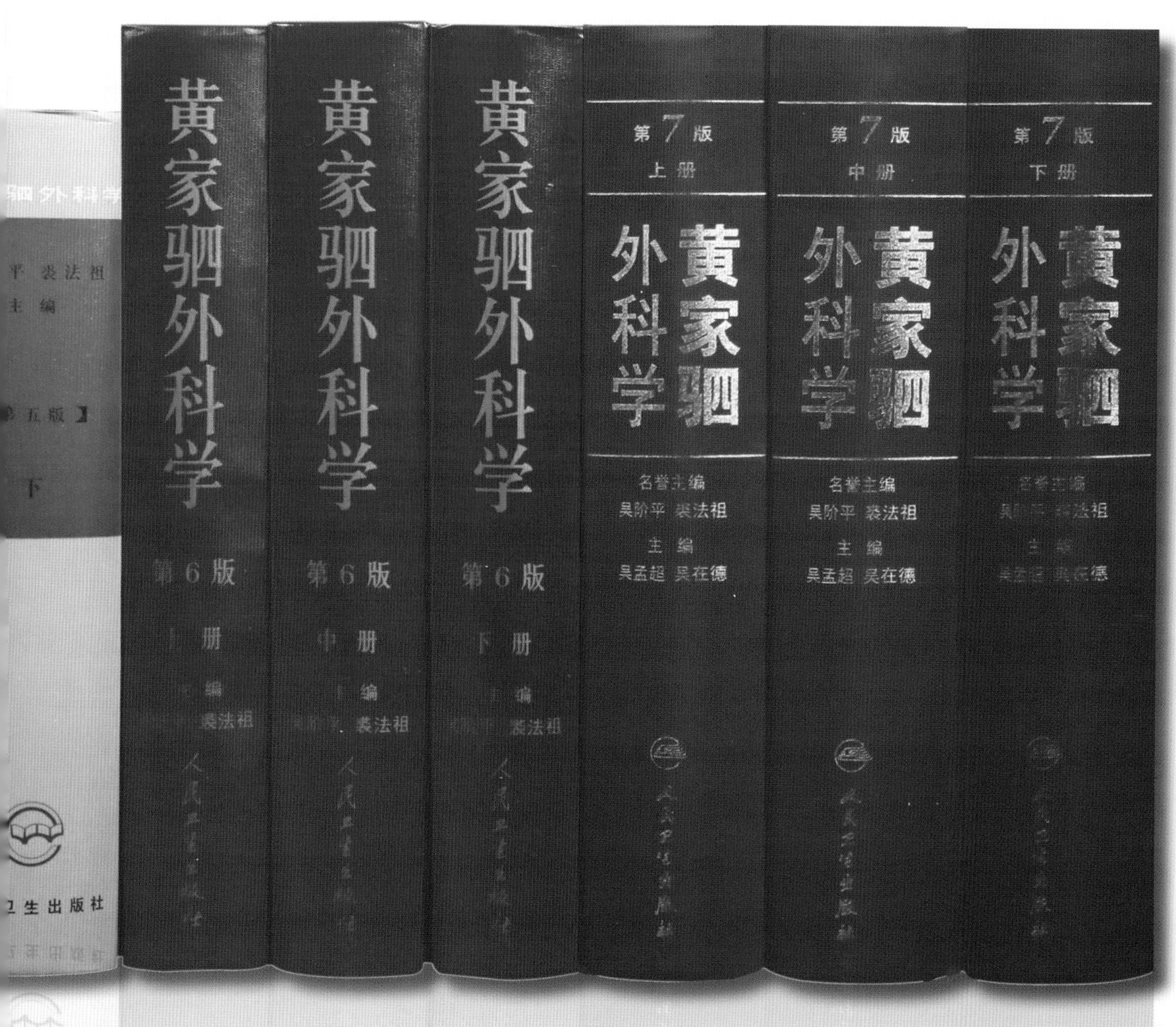

《黄家驷外科学》荣誉榜

获奖时间	获奖情况
1988年	第四届全国优秀科技图书奖一等奖
1994 年	第一届国家图书奖
1996 年	卫生部科学技术进步奖一等奖
1998 年	国家科学技术进步奖三等奖
1998 年	全国优秀畅销书奖（第十一批）
2000 年	全国优秀畅销书奖（第十三批）

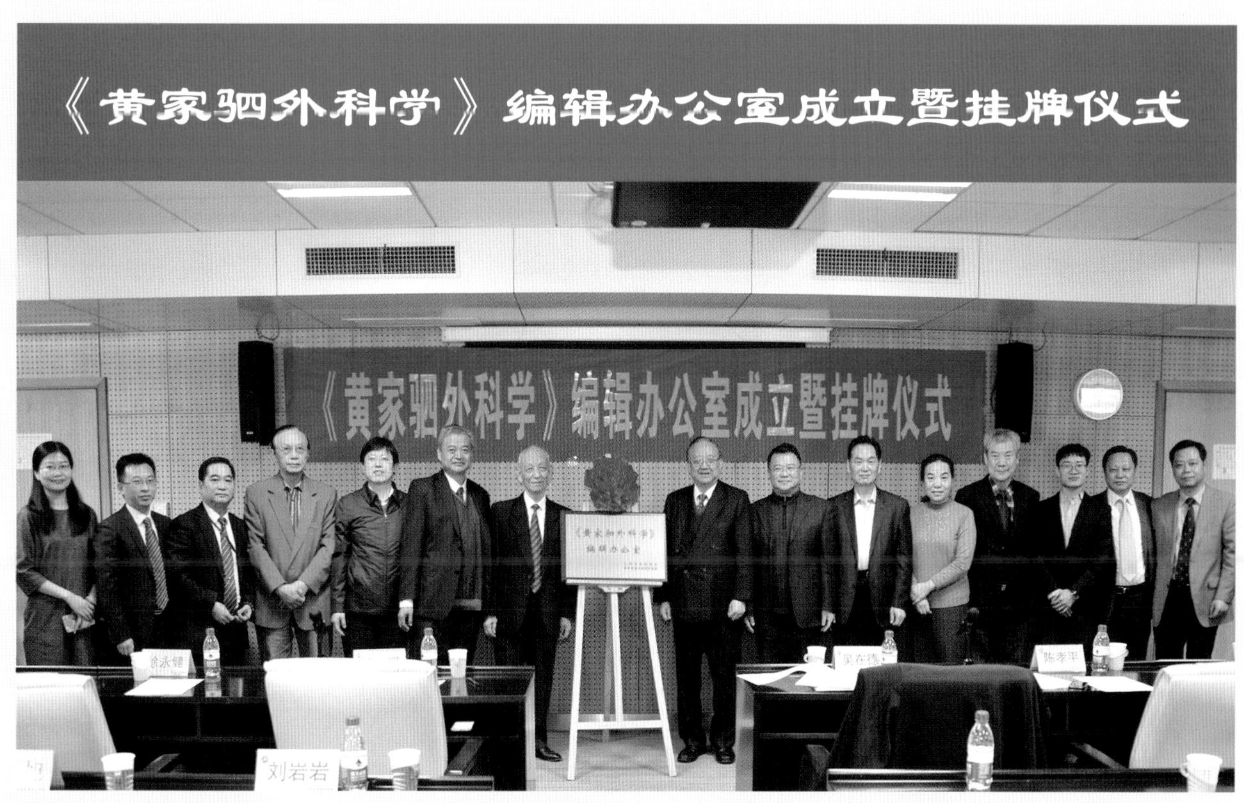

2017 年《黄家驷外科学》编辑办公室成立暨挂牌仪式合影

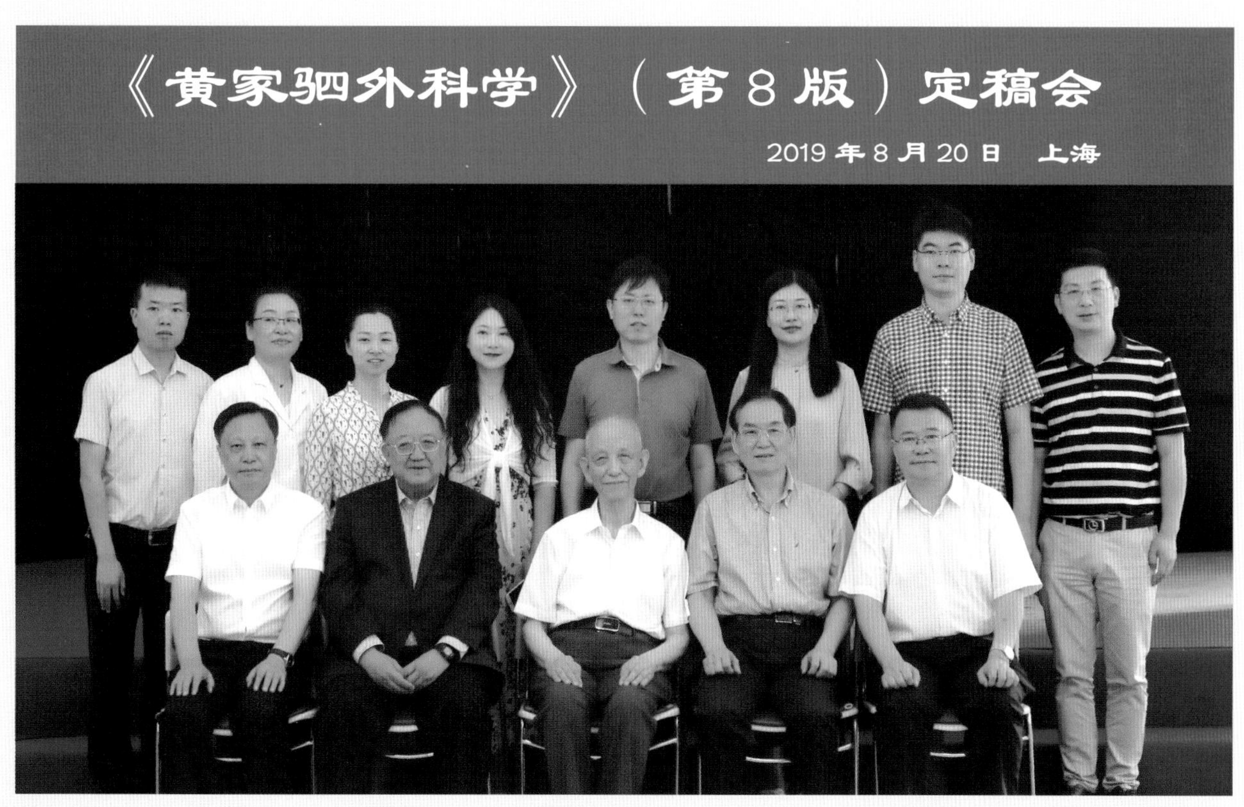

2019 年 8 月 20 日《黄家驷外科学》第 8 版定稿会合影

第1版 序言

本书遵照卫生部指示组织编写，作为系统外科学和临床外科学的试用教材，主要读者对象为医学院学生，但也可作为外科住院医生的参考用书。

本书在1957年春开始组织编写，1958年夏脱稿，作为讲义印出，供少数医学院试用，并送全国各医学院系统外科教研组和临床外科教研组征求意见。一年多来，有不少医学院试用，并提出许多宝贵意见。1959年各编写人进行了一次修改和补充，在11月召开编写人会议，进行逐章逐节的集体讨论和修改，并接受了本书评阅人周泽昭院长提供的重要修改意见，然后定稿。

本书编写方法是全面与重点结合。除极罕见的外科疾病外，作比较全面的介绍以保持全书的系统性，但对系统外科学和临床外科学列为必须讲授的疾病，则作较详细的叙述。学生学习时可按教学大纲要求学习，其余部分可作为参考之用。由于本书主要读者对象为医学院学生，故对外科手术只作原则性的叙述，作为专业医生用书显然是不够的。对于一些极其常用的手术，则叙述得比较详细。

为了减轻读者负担，本书一律采用线条图，以减少制图费用。一些X线图像是绘图者的精心创作，所费时间很多，特此志谢。另有一些图如骨肿瘤和骨关节结核的X线及病理切片图，因不易以线条图表达，暂时删去。

本书编写和修改时，力求贯彻党的教育方针和卫生方针，结合祖国医学的学习，反映解放后、特别是1958年大跃进以来我国在外科方面的成就，并介绍苏联的外科成就。然因编写人学习不够，水平有限，在这些方面做得很不够，希望各医学院外科学教师和所有读者直率地提出意见和批评。

有些外科问题，国内外学者意见尚不一致，编写人根据自己经验提出一些看法，并未将各种意见罗列，希望读者本着百家争鸣的精神展开争论。

黄家驷

1960年1月

第2版 序言

本书包括外科学总论和各论的内容。总论部分是新写的，各论部分是在原《外科学各论》的基础上修改的。

原《外科学各论》自1960年初版以来，经全国各医学院采用，有的教师通过教学实践提出了改进性的意见，有的还系统地写成书评，这对本书编写人是很大的鼓舞，对于本书的修改工作提供了极其有益的资料，我们在此表示衷心的感谢。

本书在各论部分做了较大的修改，有的章节几乎是重写的，但不恰当的地方还是在所难免。总论部分是第一次编写，问题可能更多。希望各医学院的外科学教师、外科界各位同道以及医学院的学生在使用过程中发现缺点和错误时提出批评，以便在再版时加以修改。本书编写人一定把批评性意见作为对他们的鼓励和对本书的支持。

本书除保持《外科学各论》的一些特点外，对于比较次要的部分采用小字编排，使学生学习时知所选择，目的是：既保持本书一定的完整性，又不使学生学习负担过重。当然，由于我国各医学院的学制不同，必读的部分不能强求一律；同时，用大字编排的部分也不应理解为必须在课堂讲授的部分。各医学院讲课的内容仍应以教学大纲和各医学院的具体要求而定。此外，本书对于重要病名和手术名称，均附有英、俄文译名，以帮助学生学习外文名词，培养阅读外文参考书的能力。

本书编写人为原《外科学各论》的编写人。在总论的畸形一章约请上海第二医学院张涤生教授编写；损伤性出血、输血和烧伤三节约请中国医学科学院输血与血液病研究所萧星甫副研究员编写；麻醉一章约请北京医学院谢荣副教授编写。评阅人中增请了上海第一医学院沈克非教授和上海第二医学院叶衍庆教授。三位评阅人在本书编成后都参加定稿会议，提出许多极其宝贵的意见，我们在此一并道谢。

黄家驷

1964年2月

第2版号外版 再版说明

根据广大革命医务人员的急需，我们邀请中国医学科学院首都医院外科将这本《外科学》（原高等医药院校试用教科书）稍加修订，重新出版，供医药院校师生、下乡巡回医疗队和一般临床医师作为参考书。此次再版，仅将原书中某些医学名词、术语和个别内容作了删改，主编者又补写了针刺麻醉一节，其余未作大的更动。

人民卫生出版社

一九七二年六月

第3版 前言

这本《外科学》是在敬爱的周总理亲切关怀下组织编写的。本书的主要读者对象为县医院、厂矿医院及其他基层医院的外科医生。在编写过程中,我们努力遵循下列原则:

1. 以辩证唯物主义和历史唯物主义为指导思想。坚持实践—理论—实践的认识论,理论联系实际。

2. 预防为主。注意介绍预防工农业损伤、减轻手术创伤、防止伤口感染和手术并发症、癌前期征兆和早期癌诊断等内容。

3. 中西医结合。"古为今用,洋为中用" 总结提高运用祖国医学经验,吸收国外先进经验,用中西两法治病。

4. 认真总结经验。总结我国外科经验,特别是新中国成立以来的新成果。

5. 突出重点,全面安排。以我国常见病为重点,要求讲清道理,防治方法具体明确。对罕见病和外科方面新进展扼要地介绍,保持一定的系统性。

1975 年 5 月组成本书编辑委员会,制订编写计划,进行分工。各编写单位在党的领导下,集思广益,由有实践经验者执笔,并按章节指定专人负责。每一部分初稿完成后都在本单位进行了集体讨论修改,重点章节又广泛征求了基层医院外科医生、赤脚医生的意见,然后按专业由编写人员集体审稿,逐章逐节认真讨论,最后由原编写人根据多次讨论意见修改,由审定组审阅定稿。

参加本书编写工作的共 24 家单位,为了尽可能统一规格,在编写过程中,曾商定了编写格式,规定了常用名词的统一名称;但由于本书是多个单位写成,经验不一,也不强求一律。有一些解剖名词、症状、体征、诊断检查方法、手术方法,议定了新的名称。这些新的名称,很可能不够恰当,希望读者提出宝贵意见,将在再版时考虑修改。

由于我们马列主义、毛泽东思想水平不高,业务知识也很局限,缺点和错误在所难免。希望读者随时提出批评和建议,我们将虚心听取意见,不断进行参改。

黄家驷　吴阶平

一九七八年一月

第4版 前言

在这部《外科学》第4版即将出版的时候，我们深切怀念这部书的创始人、主编人黄家驷同志。为了纪念他，我们将这部书命名为《黄家驷外科学》。

早在1956年秋，卫生部委托黄家驷同志主持为我国医学院学生编写一本外科学各论教材。当时，我国还没有自己编写的外科学统一教材。黄家驷同志乃于1957年春开始组织编写，参加者有方先之、兰锡纯、吴阶平、曾宪九、黄家驷及裘法祖六人。在编写过程中又邀请李鸿儒同志参加矫形外科学的编写工作，并请周泽昭同志为全书评阅人。1958年夏全书脱稿，先分作四本（基本外科学、胸部外科学、泌尿外科学、矫形外科学）以讲义形式印出，在少数医学院使用，并送全国各医学院外科教研组征求意见。年后按收集意见进行了修改和补充，于1960年5月正式出版，全书107万字，称为《外科学各论》。

第1版出书后，获得各方面的好评，并要求增加外科学总论内容。于1963年春组织编写包括外科学总论在内的外科学，执笔人数增加至13人；除周泽昭同志外，还邀请了沈克非、叶衍庆二位参加评阅。1964年11月第2版问世，全书字数增至150万字，称为《外科学》。

原拟于1968年为第3版开始作修订，但由于"十年动乱"未能实现。直到1975年5月才又组成第3版编辑委员会，吴阶平同志参加了主编。内容大幅度增加，才正式转为参考书，主要读者对象为基层医院的外科医生。1979年4月第3版出书，分上、下两册，共270万字；参加编写单位共24个，编写者达152人。

1984年5月11、12日，黄家驷、吴阶平两位同志在人民卫生出版社召开第4版编写会议，参加者有史玉泉、叶舜宾、兰锡纯、过邦辅、陈中伟（未能出席）、张涤生、柳用墨、曾宪九、裘法祖和黎鳌等共12人。会议结合近年来外科学的迅速发展决定对全书基本进行重写，并详细讨论了编写内容和编写计划；裘法祖同志参加了主编工作。不幸的是，在会议结束的第二天（1984年5月14日）黄家驷同志因心脏病突发逝世，使本书的编写受到了巨大损失。除黄家驷同志外，参加第1版编写的方先之、曾宪九同志亦先后逝世。我们怀着十分悲痛的心情，缅怀他们对我国外科学发展和编写本书所做的贡献，并以最大努力，继续按原定计划进行编写，终于1986年2月底全部脱稿。第4版是一部外科学参考书，主要对象为各医学院校附属医院以及地区、县医院和厂矿医院的高年住院医生、主治医生以及医学院校的研究生。除了个别章节原作者在原稿上作了修改和补充外，极大部分的章节重新编写，并增添了不少新的章节。内容较全面地反映了国内外的外科学新进展，特别是新的理论知识以及新的诊疗技术和治疗措施，目的是帮助读者更新知识，跟上形势发展的需要。

全书编写采取分专业负责，初稿完成后按专业进行了集体审稿，逐章逐节认真讨论。于1985年7月下旬在大连召开了第二次编写会议，又集体进行了审查定稿。

参加本书编写工作的有18个单位的90位作者。编写人根据自己的实践经验提出自己的看法。尽管我们竭尽绵力，但书中一定还存在不少缺点，甚至错误，我们诚恳地希望读者随时提出批评，给予指正。

吴阶平　裘法祖

一九八六年二月

第5版 前言

《黄家驷外科学》第4版自1986年底出版至今已经4年。4年里各方面的反映是良好的；1988年8月国家新闻出版署评此书为第四届全国优秀科技图书，授予一等奖，给予了我们最大的鼓励。我们遵循每4年修订一次的原则，于1989年初开始修订，1990年夏完成了此第5版修订稿。

全书共117章，参加编写者有30个单位的89位作者。编写仍然采取分专业负责制。有四分之一的章节，由于更换了编写人，是完全重新编写的。其他大部分章节也作了很多修改和补充，增加了不少新的内容，尽量做到较全面地反映国内外外科学的新进展，因而增加了这部书的字数，达400万。

鉴于《黄家驷外科学》是一部参考书，其主要对象为各医学院校附属医院及省、市、地区和县医院以及厂矿、部队医院的高年住院医生、主治医生和医学院校的研究生，因此在编写中要求各编写人可以根据自己的理论知识和临床实践写出自己的心得和经验，尽量体现出"百家争鸣"的学风。书中存在有交叉或重复的内容，但都是从自己的专业角度来叙述自己的看法和见解的。我们认为这样组织编写，其参考价值较大，有让读者自己思考和分析的余地。

我们诚恳地恳请读者，一如既往，本着对这部书的爱护和关心，在阅读中发现问题，随时提出批评，不吝赐教。

吴阶平　裘法祖

一九九〇年秋

第6版 前言

《黄家驷外科学》第5版自1993年1月出版至今已经6年，6年里各方面的反映是良好的；1994年曾荣获国家颁发的首届国家图书奖；1996年荣获卫生部首届科学技术进步奖一等奖；1998年荣获国家科学技术进步奖三等奖，给予我们极大的鼓舞。按照每4~5年修订一次的原则，1994年11月即着手进行第6版的修订工作。由于近年来医学科学技术的迅速发展，全书内容作了大幅度的充实和更新，篇幅增加了约100万字，执笔人也有了颇大的变动，以致第6版的出版时间比原计划推迟了1年余。

回忆《黄家驷外科学》第1版于1960年5月问世以来，已历经40个春秋，其间除受"文化大革命"的干扰外，在30年内共刊出了五版，也即每5年修订一次，并已先后发行25万余套。据悉，这在我国是一部迄今仅有的连续出版的医学外科专著，表明了这部书的生命力。

本书第6版共120章，参加编写的有50个单位的140位作者，几乎遍及全国，包括香港和台湾两个地区。全书的一半章节是完全重新撰写的，其余一半章节也作了很大的修改和补充，尽量做到较全面地反映国内外外科领域的新理论、新概念以及新的诊断技术和治疗措施。

遵循上一版的原定宗旨，这部书仍然是一部参考书，其主要对象仍然是全国高等医学院校附属医院以及省、市和厂矿、部队医院的高年住院医生、主治医生和研究生、进修生等。作者都根据自己的理论修养和临床实践写出了自己的心得和经验，尽量做到"百家争鸣"，其最终目的是力图帮助读者更新知识，以适应形势发展的需要。

在即将进入充满挑战和希望的21世纪的时刻，我们对本书第6版得以以新的面貌问世感到无比欣幸。此时此刻，我们深切缅怀这部书的创始人黄家驷院士和兰锡纯、曾宪九、方先之三位教授，他们虽已离开了我们，但他们对这部书的卓越奉献将永远铭记在我们心中。

最后，我们诚恳地盼望读者能一如既往地爱护和关心这部书，随时对本书提出批评和指正，不吝赐教。

吴阶平　裘法祖

1999年劳动节

第7版 前言

巨星陨落，九州恸哀。2008年6月14日，就在《黄家驷外科学》第7版即将面世之际，裘法祖院士不幸仙逝。这是我国医学界无法估量的巨大损失。就在这前一天，他字斟句酌地为改一个字，翻阅了内外科多本专著，才将他为本书所写章节的清样交下，还电话垂询是否改得合适；也是在不久以前，他专为本书写了题为《我所知道的〈黄家驷外科学〉》一文，详细介绍了这本书的由来和发展全过程，谁料这都成了他的绝笔之作。从中我们更深刻地体悟到裘法祖院士对本书深厚的情感和不朽的贡献。只可惜裘老未能看到本书的成书面世，对此我们尤感深切的悲痛和遗憾！

《黄家驷外科学》第6版自1999年12月出版至今已经9年，9年里各方面对本书的反映是良好的：1988年曾荣获第四届全国优秀科技图书奖一等奖；1994年荣获国家颁发的首届国家图书奖；1996年荣获卫生部科学技术进步奖一等奖；1998年荣获国家科学技术进步奖三等奖，享誉我国医学界。

回忆《黄家驷外科学》第1版于1960年5月问世以来，已历经48个春秋，其间除受十年"文化大革命"的干扰外，在30余年间共刊出了六版，约每5年修订1次，并已先后发行了80万套。这是我国一部迄今仅有的连续出版的大型医学外科专著，充分显示了这部书的生命力。

2001年11月我们着手进行第7版的修订工作，鉴于近年来医学科学技术的迅速发展，全书内容作了大幅度的充实和更新，篇幅增加了270余万字，执笔人也有颇大变动，加之副主编、分编负责人各一位及执笔者四位不幸在编写过程中病故等原因，按每5年修订1次的原则，第7版的出版时间比原计划推迟较久。

本书第7版共125章，参加编写的有55个单位162位执笔者，几乎遍及全国，包括香港、台湾地区。全书的一半章节是完全重新撰写的，其余章节也作了很大的修改和增补，尽量做到较全面地反映国内外外科领域的新理论、新概念以及外科疾病诊断技术和治疗措施的新进展。

遵循第3版原定宗旨，这部书仍是一部外科专业参考书，其主要对象仍然是全国高等医学院校和其附属医院以及省、市和部队医院的住院医生、主治医生和研究生、进修生等；也供医学生作参考用。执笔者都根据自己的理论知识和临床实践写出了自己的经验和心得，尽量做到"百家争鸣"，力图帮助读者拓宽视野、更新知识，以适应形势发展和专业工作的需要。

在面临当前医学科学日新月异、迅速发展，进入充满希望和挑战的21世纪之际，我们对本书第7版得以以新的面貌问世，感到无比欣幸。此时此刻，我们深切缅怀这部书的创始人黄家驷、裘法祖院士和兰锡纯、曾宪九、方先之教授，将永远铭记他们对这部书的卓越贡献。

值本书新版出版发行之际，我们也深切缅怀第7版副主编陈汉、分编负责人顾方六及执笔者陈中伟、叶舜宾、黄莛庭、金百祥等六位教授，他们为这部书呕心沥血、辛勤奉献直至生命的最后时刻，永远值得我们钦佩。

我们尤其要特别感谢尊敬的前辈、上三版主编吴阶平、裘法祖两位院士为这部书奠定的坚实基础和对第7版修编工作的殷切关心、扶持和指点，这是促进本书修订出版最宝贵的动力。

另外，也感谢张志伟和黄志勇教授对本书修编做了大量工作。

最后，我们诚挚地期盼各位读者能一如既往地爱护和关心这部书，不吝赐教，随时对本书提出批评和指正。

吴孟超 吴在德

2008年7月

第8版 序言

60年前，在黄家驷、吴阶平、裘法祖、兰锡纯、曾宪九和方先之教授等前辈师长的创议和精心培育下，《黄家驷外科学》得以问世。作为我国外科领域的一部经典、高级参考书，之前刊出的七个版本对外科学理论和技术的普及和提高，对外科人才的培养和成长发挥了难以替代的作用。本书第8版的出版，对推动我国外科学的持续进步具有十分重要的意义。

参加《黄家驷外科学》第8版编写的众多外科同道，在汲取既往各版的学术精华和近十年来外科学进步的基础上，对本书内容进行了较大幅度的充实和更新，旨在良好继承外科学的基本理论、基础知识和基本技能，较全面地反映本领域的新理论、新概念和新技术，以及编写者在长期临床实践中获得的经验和体会。我可喜地看到，本版对外科问题的覆盖范围有了很大的拓展，内容也更加深入，尤其是对循证医学、分子生物学、精准医学等在外科学应用的内容较第7版更为充实。

各版《黄家驷外科学》内容更新的依据，来源于通过临床研究建立新的理论和技术，获得新的更可靠的临床证据。尽管既往数十年里外科学发展迅猛，但仍有许多外科临床问题需要解决，唯有通过更深入的研究才能获得可靠的证据，指导外科医生改善临床实践，最终造福于广大病人。本版对外科学各个领域存在的问题进行了较充分的阐述，此外在本书编写过程中外科学诸多方面又有新的进步，希望中青年外科工作者不仅将本书作为学习和工作的参考，而且在其中发现更多亟待解决的临床问题，更加勤于辩证思考，更多勇于实践，开展更多的外科临床研究，使我国外科学不断发展，并推动国家本领域的进步。

饮水思源，在《黄家驷外科学》第8版出版之际，我们更加怀念对本书做出开创性贡献的黄家驷院士、吴阶平院士、裘法祖院士等前辈，对本书连续出版付出艰巨努力的众多外科界前辈和专家。

我期望广大读者对本版提出更多的意见和建议，使《黄家驷外科学》青春常在，在我国外科学的创新发展中发挥更大的作用。谨以此共勉。

吴孟超

2020年5月4日

第8版 前言

《黄家驷外科学》第1版于1960年5月问世至今，已历经60个春秋。在50余年里共刊出了七版，并已先后发行了80余万套。作为我国迄今为止仅有的一部连续出版的大型医学外科专著，本书对我国广大外科工作者的成长起到了重要的指导作用，得到了各方面的良好反映，获得过许多国家级科技奖励，充分显示了这部书的学术生命力。

《黄家驷外科学》第7版自2008年10月出版至今已有11年余。自2011年2月起我们着手进行第8版的修订工作。鉴于近10余年来医学科学的发展迅猛，外科领域的新理论和新技术不断涌现，我们对第7版进行了较大幅度的充实和更新。《黄家驷外科学》第8版共116章，近一半章节是重新撰写的，其余章节也作了很大程度的修改和增补，尽量做到较全面地反映国内外本领域的新理论、新概念以及外科疾病诊断技术和治疗措施的新进展。按每五六年修订一次的原则，第8版的出版时间比原计划推迟较久。

参加《黄家驷外科学》第8版编写的有88个单位的230位外科同道，遍及全国包括香港、台湾地区。编写者力求反映当前的外科理论和临床实践，体现自己的经验和心得，尽量做到百家争鸣，旨在帮助读者拓宽视野，更新知识，以适应时代的发展和专业工作的需求。

遵循第3版的原定宗旨，本书仍定位于一部外科专业参考书，其主要对象是全国高等医学院校附属医院以及省、市和部队医院的住院医生、主治医生和研究生、进修生等；也供医学生作参考之用。

在《黄家驷外科学》第8版出版之际，我们除了感到无比欣慰之外，更深切缅怀这部书的创始人黄家驷院士、吴阶平院士、裘法祖院士、兰锡纯教授、曾宪九教授和方先之教授，将永远铭记他们对本书的问世所做出的卓越贡献。我们尤其要感谢尊敬的前辈吴阶平院士和裘法祖院士，他们为本书的连续出版奠定了坚实的基础，对第8版的修订给予了殷切关心和悉心指导，这是促进本书修订出版最宝贵的动力。

同时，我们深切缅怀对《黄家驷外科学》各版的编写工作做出了重要贡献，但已先后辞世的诸多我国外科领域的前辈和专家，他们为此呕心沥血、辛勤奉献直至生命的最后时刻。他们的精神永远值得我们学习和发扬。

我们也感谢人民卫生出版社对本书修订做出的大量、辛勤工作。

我们诚恳地希望读者能一如既往地爱护和关心《黄家驷外科学》，并随时对本书提出批评和指正。

2020年1月

《黄家驷外科学》第8版 出版说明

《黄家驷外科学》是新中国成立以来，我国医学科学家自己组织编著、具有自主知识产权的原创学术专著、医学科学经典、外科学代表性巨著。自1960年第1版出版至今60年，共计修订八版，从第1、2版黄家驷主编，到第3版黄家驷、吴阶平主编，到第4、5、6版吴阶平、裘法祖主编，再到第7、8版吴孟超、吴在德主编；从第1版黄家驷、吴阶平、方先之、兰锡纯、曾宪九及裘法祖六人执笔，到第8版全球华人杰出医学科学家、外科学家近300人参加编写，《黄家驷外科学》已成为我国乃至国际一部医学科学"圣经"样经典巨著，版版修订、代代相传、人才辈出。历届编委均来自外科学学术鼻祖、学术领袖、学术旗帜或学术引领者；历届编委也通过参加编写《黄家驷外科学》而成为国内外学术翘楚、学术精英和学科领袖，先后有30多位编委当选两院院士；《黄家驷外科学》也作为医学生和医生的必学教科书、必备参考书和案头工具书，为新中国培养了一代又一代医务工作者和杰出外科学人才，为人民的健康事业做出了卓越贡献。

1949年新中国成立后，我国没有自己编写的医学教材。1956年秋，黄家驷院士（学部委员）受原卫生部委托组织全国知名专家，为我国医学院医学生和医师编写一本外科学各论教材。黄家驷院士于1957年春开始组织编写，参加编写的有黄家驷、方先之、曾宪九、吴阶平、兰锡纯及裘法祖六位教授。本书第1版于1958年夏全书脱稿，1960年5月正式出版，全书107万字，称为《外科学各论》。

第2版在黄家驷院士主持下于1963年春组织启动编写，增加外科学总论内容，执笔人数增加至13人，全书字数增至150万字，于1964年11月问世，称为《外科学》。原拟于1968年开始修订第3版，但由于"文化大革命"未能实现。本书作为这十年间仅有的外科学教材和学术专著，为培养基层医务工作者，满足特殊时代群众的医疗健康所需发挥了重要作用。1972年6月人民卫生出版社根据广大医务工作者急需，请黄家驷院士和中国医学科学院协和医院（时称"首都医院"）专家教授对第2版稍加修订，作为第2版号外版出版，供全国医学院校师生、下乡巡回医疗队和基层医生学习使用。

第3版修订工作于1975年5月启动。在敬爱的周恩来总理亲切关怀下，开始组织编写工作。黄家驷院士、吴阶平院士担任主编，由于内容大幅度增加，《外科学》第3版正式成为学术专著。1979年4月出版，分上下两册，共270万字；参加编写的单位共24个，编写者达152人，主要读者对象为基层医院的外科医生。第3版出版为改革开放后的医学事业发展、出版事业繁荣和医学人才培养做出了重要历史性贡献，也奠定了本书的历史地位和经典巨著的作用。

第4版修订于1984年5月11、12日启动。黄家驷院士、吴阶平院士在人民卫生出版社主持召开了第4版编写会议，分编负责人有史玉泉、叶舜宾、兰锡纯、过邦辅、陈中伟（未能出席）、张涤生、柳用墨、曾宪九、裘法祖和黎鳌等，裘法祖院士参加了主编工作。会议结合近年来外科学的迅速发展决定对全书基本进行重写，并详细讨论了编写内容和编写计划。

不幸的是，在会议结束的第二天（1984年5月14日）黄家驷院士因心脏病突发逝世，使本书的编写受到了巨大损失。除黄家驷同志外，参加第 1 版编写的方先之、曾宪九教授亦先后逝世。《外科学》第 4 版 1986 年 12 月正式出版，为了纪念黄家驷院士对新中国外科事业发展和《外科学》巨著出版的杰出贡献，正式更名为《黄家驷外科学》，并成为传承新中国外科学发展历史、展示新中国外科学发展成就、展现国际外科学学术成果、前瞻国内外外科学未来发展的一部经典名著，和国际上著名的《克氏外科学》《希氏内科学》等全球学术经典一样享誉海外、蜚声世界。参加本书第 4 版编写工作的有全国 18 个单位的 90 位作者，主要读者对象为各医学院校附属医院以及地区、县医院、厂矿医院的高年住院医生、主治医生以及医学院校的研究生。

第 5 版修订工作于 1989 年启动。在吴阶平院士、裘法祖院士带领下，全国 30 多家单位的 89 位院士和专家参加编写，全书共 117 章，共计 400 多万字。全面反映国内外外科学的新进展，增加了新理论、新技术、新方法。读者对象是各医学院校附属医院及省、市、地区和县医院以及厂矿、部队医院的住院医生、主治医生和医学院校的研究生。

第 6 版修订工作在吴阶平院士、裘法祖院士主编下于 1994 年 11 月启动。中国大陆、中国台湾和中国香港的 140 多位作者参加了编写，涉及 50 多家单位，字数达 500 多万字。由于近年来医学科学技术的迅速发展，全书内容作了大幅度的充实和更新，共 120 章，一半章节是完全重新撰写的，其余一半章节也作了很大的修改和补充，全面地反映国内外外科领域的新理论、新概念以及新的诊断技术和治疗措施。《黄家驷外科学》第 6 版于 1999 年 12 月出版，作为向充满挑战和希望的新世纪献礼的经典巨著，被赋予了更多的历史内涵、现实意义和预示未来的重要价值，也是对这部书的创始人黄家驷院士和兰锡纯、曾宪九、方先之三位教授最好的缅怀和纪念。

第 7 版修订工作在吴阶平院士、裘法祖院士的领导、指导和支持下，于 2001 年 11 月启动。进入耄耋之年的、德高望重的吴阶平院士、裘法祖院士对《黄家驷外科学》未来的发展和这部经典几十年的生命延续做了战略性部署，主动让贤不再担当主编，仅担当《黄家驷外科学》名誉主编，请我国著名的科学家、医学家、教育家吴孟超院士、吴在德校长接班，担任《黄家驷外科学》第 7 版主编。构建起了继往开来、传承创新的《黄家驷外科学》队伍。在吴阶平院士、裘法祖院士的指导下，在吴孟超院士、吴在德校长主编下，有 55 个单位 162 位院士专家教授参加编写，作者遍及全国，包括香港、台湾地区。全书内容作了大幅度的充实和更新，共计 125 章 600 多万字，于 2008 年 10 月出版。

2008 年 6 月 14 日，就在第 7 版《黄家驷外科学》即将面世之际，全国人民无比敬仰的科学家、教育家、医学家、医学泰斗、我国外科学鼻祖、《黄家驷外科学》开篇元勋裘法祖院士不幸仙逝。巨星陨落，九州恸哀，这是我国医学界无法估量的巨大损失。就在他老人家去世前一天，他还字斟句酌地为改一个字，翻阅了内外科多本专著，才将他为本书所写章节的清样交下，还电话垂询是否改得合适；也是在他去世前几天，他专为本书写了题为《我所知道的〈黄家驷外科学〉》一文，详细介绍了这本书的由来和发展全过程，谁料竟成了绝笔之作。从中我们更深刻地体悟到裘法祖院士对本书深厚的情感和不朽的贡献。只可惜裘老未能看到第 7 版的成书面世，对此我们尤感悲痛和遗憾！

2011 年 3 月 2 日，全国人民无比敬爱的科学家、教育家、医学家、社会活动家、新中国医学界旗帜、我国外科学鼻祖、《黄家驷外科学》开篇元勋吴阶平院士也不幸仙逝，巨星陨落、天地悲痛、举国哀恸，这是我们科技界、医学界、外科界的巨大损失，更是《黄家驷外科学》的巨大不幸！吴阶平院士是《黄家驷外科学》的缔造者、开篇者和领导者，不仅是学术鼻祖，也是医学旗帜，更是精神领袖！吴老参与了《黄家驷外科学》的首创、第 2 版编撰、第 3 版至第 6 版主编和第 7 版名誉主编工作。在"文化大革命"时期，《黄家驷外科学》因吴老深得敬爱周总理的信任关心而获得周总理的指导支持才幸得启动第 3 版修订工作。在第 5 版修订时，吴老以全球视野观医学科技发展和外科学术进步，以弘扬中华文化精神和传播民族原创成果为己任，提出邀请中国台湾和香港地区优秀医学专家参加《黄家驷外科学》编委队伍和编写工作，被业内赞誉为《黄家驷外科学》率先实现了外科学领域的"祖国统一、民族团结"！在第 5 版、第 6 版修订时吴阶平院士因为政务繁忙，多次主动提出不再担当第一主编，请裘法祖院士担当第一主编，展现了老一辈科学家的博大胸襟和天地胸怀；而裘老也多次诚恳推辞，坚决敬请吴老继续担任第一主编。最后以第二主编、副主编、分编主编和全体院士编委共同签字恳请吴老继续担当第一主编的形式，成就了一段"吴老裘老相敬互让，淡泊名利奉献经典"的历史典故和传奇佳话。

第 8 版自 2011 年 2 月启动修订工作。在吴阶平院士、裘法祖院士的鼓舞引领下，吴孟超院士、吴在德校长带领 20 多位院士、近 300 位编委，历时十年的精心编写、精心打磨，十年磨一剑，再创盛世典！为了实现吴老、裘老的遗愿和嘱托，为了使《黄家驷外科学》代代相传、版版更新、人才辈出，九十岁高龄鲐背之年的吴孟超院士、吴在德校长从《黄家驷外科学》长远发展着想，提出了陈孝平院士、刘允怡院士、沈锋教授担当第 8 版《黄家驷外科学》副主编人选和第 9 版《黄家驷外科学》主编人选的意见；同时，为了高效务实、顺利开展《黄家驷外科学》编委会组织、协调、服务工作，人民卫生出版社在华中科技大学同济医学院专门成立了《黄家驷外科学》编辑办公室，全权负责《黄家驷外科学》的编委会组织、学术联络、稿件管理等工作。

第 8 版《黄家驷外科学》全面梳理了近 10 余年来医学科学技术快速发展的成就及其在外科学领域的卓有成效的广泛应用成果，全面展示了外科学领域新理论、新技术和新进展，全面汇聚了外科学大数据的循证证据、经验总结、实践心得、思想升华和百家争鸣，全面展现了国人在外科学领域的创新思想、原创技术和自主知识产权成果。全书近一半章节是重新撰写的，其余章节也作了较大幅度的修改、增补、充实和更新，共计 116 章，600 余万字。

为了适应当前医学日新月异发展的客观形势，内容能全面客观地反映国际外科学新进展，有助于读者更新知识，在本次修订工作遵循了"八字编写原则"。

第一"高"：在《黄家驷外科学》几代医学大家打造的最高外科学术平台上，要继续代表中国外科学术的最高水平，同时和国际接轨；

第二“精”：打造思想精深、内容精准、技术精湛、图文精美、文字精彩、制作精良的“六精”传世学术精品；

第三“尖”：涵盖外科学领域最尖端的理论、技术和临床应用；

第四“新”：展现国际外科领域的新技术、新理论、新方法、新应用和新成就；

第五“深”：不仅对外科相关的常见病、多发病深入解读，而且对外科疑难病、少见病和罕见病深入阐述；

第六“全”：涵盖外科领域所有内容，所有外科疾病及相关临床问题均可在本书中查到；

第七“实”：突出临床实用精髓、指导临床具体实践、满足基层医疗所需、解决临床实际问题；

第八“典”：新时代盛世修典，打造外科学经典，再塑举世盛典。

在本书第 8 版出版之际，我们除了感到无比欣慰之外，更深切缅怀这部书的创始人黄家驷院士、吴阶平院士、裘法祖院士、兰锡纯教授、曾宪九教授和方先之教授，将永远铭记他们对本书的经典传承所做出的卓越贡献。我们尤其要感谢吴阶平院士和裘法祖院士，他们为本书的连续出版奠定了坚实的基础，对第 8 版的修订给予了殷切关心和悉心指导，这是促进本书修订出版最宝贵的动力。

《黄家驷外科学》是新中国首部外科学学术著作，记载了新中国外科学发展的学术历程，见证了新中国几代外科学大家的学术成长历程。自出版以来获得了诸多荣誉和多次表彰。1988 年荣获第四届全国优秀科技图书奖一等奖；1994 年荣获国家颁发的首届国家图书奖；1996 年荣获卫生部科学技术进步奖一等奖；1998 年荣获国家科学技术进步奖三等奖，享誉国内外医学界和出版界。先后发行了 80 余万套。这是我国一部迄今仅有的连续出版的大型医学外科专著，充分显示了这部书的生命力、传播力、影响力和权威力。第 8 版的出版将在继承前人的学术成果基础上，继续为中国外科学事业的创新发展打造学术经典，开创新的未来，创造新的辉煌！

《黄家驷外科学》第8版 全书执笔者

（以姓氏笔画为序）

丁　丹　中国人民解放军海军军医大学第一附属医院（长海医院）
丁文祥　上海交通大学附属儿童医学中心
于长隆　中国人民解放军总医院
马建辉　中国医学科学院肿瘤医院
马廉亭　中国人民解放军中部战区总医院
王　龙　中南大学湘雅第三医院
王　平　中国医科大学第四附属医院
王　兴　北京大学口腔医院
王　果　华中科技大学同济医学院附属同济医院
王　岩　中国人民解放军总医院
王　沫　中南大学湘雅二医院
王　群　复旦大学附属中山医院
王　暾　中南大学湘雅二医院
王天佑　首都医科大学附属北京友谊医院
王玉琦　上海复旦大学中山医院
王正义　北京中医药大学第三附属医院
王正国　中国人民解放军陆军军医大学第三附属医院（野战外科研究所）
王永光　北京大学人民医院
王志维　武汉大学人民医院
王利新　复旦大学附属中山医院
王国民　复旦大学附属中山医院
王忠诚　首都医科大学附属北京天坛医院
王春生　复旦大学附属中山医院
王家槐　台北荣民总医院
王祥瑞　上海交通大学医学院附属仁济医院
王满宜　北京积水潭医院
王澍寰　北京积水潭医院
毛　颖　复旦大学上海医学院
毛宾尧　宁波市第一医院
尹　梅　哈尔滨医科大学
邓甬川　浙江大学医学院附属第二医院
左焕琮　清华大学玉泉医院
石应康　四川大学华西医院
龙　村　中国医学科学院阜外医院
卢世璧　中国人民解放军总医院
叶　敏　上海交通大学医学院附属新华医院
田　军　山东大学齐鲁医院

史玉泉　复旦大学附属华山医院
冯　艺　北京大学人民医院
朱　预　北京协和医院
朱　巍　复旦大学附属华山医院
朱有华　中国人民解放军海军军医大学第二附属医院（上海长征医院）
朱贤立　华中科技大学同济医学院附属协和医院
朱洪生　上海交通大学医学院附属仁济医院
乔　峻　新疆医科大学第一附属医院
任建安　中国人民解放军东部战区总医院
任祖渊　北京协和医院
刘大为　北京协和医院
刘中民　上海市东方医院南院
刘允怡　香港中文大学
刘晓欣　香港中文大学
刘维永　中国人民解放军空军军医大学西京医院
齐　琳　中南大学湘雅医院
关志忱　北京大学深圳医院
江澄川　复旦大学附属华东医院/复旦大学附属华山医院
安　洪　重庆医科大学附属第一医院
安佑中　北京大学人民医院
孙　宁　首都医科大学附属北京儿童医院
孙　笛　上海交通大学医学院附属第九人民医院
孙大金　上海交通大学医学院附属仁济医院
孙培吾　中山大学附属第一医院
杜　斌　北京协和医院
李　正　中国医科大学附属盛京医院
李　虹　四川大学华西医院
李　蓉　中国人民解放军陆军军医大学
李汉忠　北京协和医院
李圣利　上海交通大学医学院附属第九人民医院
李兵仓　中国人民解放军陆军军医大学第三附属医院（野战外科研究所）
李宏军　北京协和医院
李青峰　上海交通大学医学院附属第九人民医院
李泽坚　北京协和医院
李振东　河北医科大学第二医院
李慧武　上海交通大学医学院附属第九人民医院
杨　军　上海交通大学医学院附属第九人民医院
杨　明　中国人民解放军总医院
杨　勇　北京大学肿瘤医院
杨　铭　中国人民解放军中部战区总医院
杨　镇　华中科技大学同济医学院附属同济医院
杨为民　华中科技大学同济医学院附属同济医院
杨拔贤　北京大学人民医院
杨树源　天津医科大学总医院
杨晨紫　中南大学湘雅二医院
肖　苒　中国医学科学院整形外科医院
肖光夏　中国人民解放军陆军军医大学第一附属医院（重庆西南医院）
肖现民　复旦大学附属儿科医院
时　德　重庆医科大学附属第一医院
吴亚群　华中科技大学同济医学院附属同济医院
吴在德　华中科技大学同济医学院附属同济医院
吴阶平　北京协和医院
吴劲松　复旦大学附属华山医院
吴承远　山东大学齐鲁医院
吴孟超　中国人民解放军海军军医大学第三附属医院（东方肝胆外科医院）
吴咸中　天津市南开医院
吴清玉　北京华信医院（清华大学第一附属医院）
吴雄飞　武汉大学人民医院
吴肇汉　复旦大学附属中山医院
邱　剑　中南大学湘雅二医院
邱贵兴　北京协和医院
邱海波　东南大学附属中大医院
何志嵩　北京大学第一医院
何梓铭　重庆医科大学附属第一医院
余争平　中国人民解放军陆军军医大学
辛钟成　北京大学第一医院
汪忠镐　中国人民解放军火箭军特色医学中心
沈　锋　中国人民解放军海军军医大学第三附属医院（东方肝胆外科医院）

沈彦伟　浙江大学医学院附属第二医院
沈镇宙　复旦大学附属肿瘤医院
张　旭　中国人民解放军总医院
张　荣　复旦大学附属华山医院
张　骞　北京大学第一医院
张小东　首都医科大学附属北京朝阳医院
张太平　北京协和医院
张心湜　台北荣民总医院
张玉琪　清华大学玉泉医院
张圣道　上海交通大学医学院附属瑞金医院
张光健　复旦大学附属中山医院
张华军　中国人民解放军总医院
张志伟　华中科技大学同济医学院附属同济医院
张志庸　华中科技大学同济医学院附属协和医院
张志超　北京大学第一医院
张连阳　中国人民解放军陆军军医大学第三附属医院（大坪医院）
张金哲　首都医科大学附属北京儿童医院
张学斌　北京协和医院
张宝仁　中国人民解放军海军军医大学第一附属医院（长海医院）
张宗明　北京电力医院
张柏根　上海交通大学医学院附属仁济医院
张钦明　北京和睦家医院
张涤生　上海交通大学医学院附属第九人民医院
张潍平　首都医科大学附属北京儿童医院
张震康　北京大学口腔医院
陆召麟　北京协和医院
陆廷仁　上海交通大学医学院附属瑞金医院
陈　忠　华中科技大学同济医学院附属同济医院
陈　实　华中科技大学同济医学院附属同济医院
陈　辉　上海交通大学医学院附属第九人民医院
陈中伟　上海交通大学附属第六人民医院
陈孝平　华中科技大学同济医学院附属同济医院
陈张根　复旦大学附属儿科医院
陈绍亮　复旦大学附属中山医院
陈晓鹏　皖南医学院弋矶山医院
陈道达　华中科技大学同济医学院附属协和医院
武正炎　南京医科大学第一附属医院
林晓曦　上海交通大学医学院附属第九人民医院
郁宝铭　上海交通大学医学院附属瑞金医院
罗爱伦　北京协和医院
罗爱林　华中科技大学同济医学院附属同济医院
季加孚　北京大学肿瘤医院
金　杰　北京大学第一医院
金士翱　华中科技大学同济医学院附属同济医院
金锡御　中国人民解放军陆军军医大学第一附属医院（重庆西南医院）
周四维　华中科技大学同济医学院附属同济医院
周芳坚　中山大学附属肿瘤医院
周良辅　复旦大学附属华山医院
周建军　复旦大学附属中山医院
周勇刚　中国人民解放军总医院
周康荣　复旦大学附属中山医院
郑　闪　中国医学科学院肿瘤医院
郑　树　浙江大学医学院附属第二医院
郑　哲　中国医学科学院阜外医院
郑民华　上海交通大学医学院附属瑞金医院
郑成竹　中国人民解放军海军军医大学第一附属医院（长海医院）
孟荣贵　中国人民解放军海军军医大学第一附属医院（长海医院）
赵　曜　复旦大学附属华山医院
赵玉沛　北京协和医院
赵定麟　上海市东方医院南院
赵洪洋　华中科技大学同济医学院附属协和医院
胡　亚　北京协和医院
胡有谷　青岛大学附属医院
胡廷泽　四川大学华西医院
胡晓晔　浙江大学医学院附属第二医院
胡盛寿　中国医学科学院阜外医院
俞光岩　北京大学口腔医院
姜洪池　哈尔滨医科大学附属第一医院
洪光祥　华中科技大学同济医学院附属协和医院

袁　瑛　浙江大学医学院附属第二医院
顾玉东　复旦大学附属华山医院
钱菊英　复旦大学附属中山医院
徐　勇　天津医科大学第二医院
徐万鹏　首都医科大学附属北京世纪坛医院
徐乐天　华中科技大学同济医学院附属协和医院
徐志云　中国人民解放军海军军医大学第一附属医院（长海医院）
徐志诚　四川大学华西医院
徐峰极　深圳福华中西医结合医院
徐家强　香港中文大学
高　振　上海交通大学医学院附属第九人民医院
高　峰　上海血液中心
高长青　中国人民解放军总医院
高尚志　武汉大学人民医院
郭全义　中国人民解放军总医院
郭应禄　北京大学第一医院
郭媛媛　云南省阜外心血管病医院
席修明　首都医科大学附属复兴医院
唐天驷　苏州大学附属第一医院
唐孝达　上海第一人民医院
黄　杰　武汉大学人民医院
黄　健　中山大学孙逸仙纪念医院（中山大学附属第二医院）
黄宇光　北京协和医院
黄志强　中国人民解放军总医院
黄澄如　首都医科大学附属北京儿童医院
梅　骅　中山大学附属肿瘤医院
曹谊林　上海交通大学医学院
龚非力　华中科技大学同济医学院附属同济医院
龚建平　华中科技大学同济医学院附属同济医院
梁丽莉　北京大学第一医院
彭淑牖　浙江大学医学院附属第二医院
董兆君　中国人民解放军陆军军医大学
董其刚　上海交通大学医学院附属新华医院
蒋电明　重庆医科大学附属第一医院
蒋朱明　北京协和医院
蒋建新　中国人民解放军陆军军医大学第三附属医院（野战外科研究所）
韩天权　上海交通大学医学院附属瑞金医院
粟永萍　中国人民解放军陆军军医大学
程天民　中国人民解放军陆军军医大学
舒　畅　中国医学科学院阜外医院/中南大学湘雅二医院
曾炳芳　上海交通大学附属第六人民医院
詹文华　中山大学附属第一医院
雍宜民　首都医科大学宣武医院
廖利民　北京博爱医院
赛　燕　中国人民解放军陆军军医大学
黎介寿　中国人民解放军东部战区总医院
黎沾良　中国人民解放军总医院第四医学中心
潘　力　复旦大学附属华山医院
潘少川　首都医科大学附属北京儿童医院
潘翠珍　复旦大学附属中山医院
穆雄铮　复旦大学附属华山医院
戴尅戎　上海交通大学医学院附属第九人民医院
鞠彦合　北京博爱医院
魏　峥　台湾振兴医院
魏启春　浙江大学医学院附属第二医院

目录

上册

目录

中 册

下　册

第四十一章
周围静脉疾病

第一节 概 述

周围静脉疾病是常见病和多发病。国内外文献报道,周围静脉疾病发病率比动脉疾病约高10倍,但发病机制比动脉疾病复杂,分类方法亦不一致,至今存在争论。周围静脉疾病多发生于下肢,按血流动力学变化,一般分为血液倒流性病变和回流障碍性病变两大类,前者主要包括单纯性下肢浅静脉曲张(simple varicose vein in lower extremity)和原发性下肢深静脉瓣膜功能不全(primary deep vein valve insufficiency,PDVI);后者主要指下肢深静脉血栓形成(deep venous thrombosis)。单纯性下肢浅静脉曲张、原发性下肢深静脉瓣膜功能不全和下肢深静脉血栓形成的后遗症都可表现为下肢浅静脉曲张,为便于鉴别,将单纯性下肢浅静脉曲张称为原发性下肢浅静脉曲张,而后两者引起的下肢浅静脉曲张称为继发性下肢浅静脉曲张。也有学者将单纯性下肢浅静脉曲张和原发性下肢深静脉瓣膜功能不全统称为慢性静脉功能不全(chronic venous insufficiency,CVI)。2006年新英格兰医学杂志刊载Bergan等提出使用慢性静脉疾病(chronic venous disease,CVD)的名称比慢性静脉功能不全(chronic venous insufficiency,CVI)更合理,笔者认为CVD包括CEAP分级的C_0~C_6的病人,也就是说包括了下肢慢性静脉疾病的所有症状和体征的病人,而CVI指CEAP分级在C_4~C_6的病人,也就是指病情较严重的病人,但部分学者持不同的观点。

一、下肢静脉系统解剖及结构

1. 静脉壁 静脉壁与动脉壁相似,由内膜、中膜和外膜组成。与动脉壁相比较,静脉壁较薄,中膜富含胶原纤维,但肌细胞及弹性纤维较少,其中Ⅵ型胶原包绕平滑肌细胞,对维持静脉壁的完整性起重要作用。

2. 静脉瓣膜 静脉瓣膜由两层内皮细胞折叠而成,内有弹力纤维,大多数为双叶瓣,可有单叶、三叶或瓣膜缺如等变异。虽然瓣膜形态、数量、分布的变异甚多,但有下述特征:

(1)外观:瓣膜附着缘静脉壁较厚,略呈苍白色,瓣窦部位静脉壁较薄而呈蓝色且膨出,因而形成ω状外观,整支主干静脉呈竹节状外形。

(2)构成:由瓣叶、附着线、游离缘及交会点组成。交会点与附着缘呈锐角,瓣叶、附着线与静脉内壁形成静脉窦。

(3)部位:静脉属支汇入主干静脉的入口平面均有瓣膜,而主干静脉瓣膜位于属支汇入平面的远侧。

(4)分布:越是周围静脉,瓣膜数量越多。下肢主干静脉的瓣膜分布及平均数如下:下腔静脉通常无瓣膜,髂总静脉瓣膜出现率仅1%~7%,髂内静脉及髂股静脉各有1对瓣膜的占2/3,股浅静脉有2~4对瓣膜,股深静脉有4对,腘静脉有1~2对,胫后静脉(19对)、胫前静脉(11对)及腓静脉(10对)瓣膜数明显多于近侧深静脉,大、小隐静脉各有8~10对瓣膜。

3. 交通静脉 静脉间的连结支统称为交通静脉,有两个命名但含义不同:①交通静脉(communicating vein),指深静脉间或浅静脉间的连结;②穿支静脉(perforating vein),指深、浅静脉间的联结,又有直接与间接(经肌组织回流静脉)交通静脉之分。直接交通静脉穿过深筋膜孔,平均有1~3个瓣膜,位于深筋膜下,朝向深静脉开放。但在足部约半数交通静脉无瓣膜,或出现1个瓣膜,位于深筋膜浅面并向隐静脉开放,血流向隐静脉回流,造成足部静脉回流的特殊性。

在大隐静脉和小隐静脉的行程中,部位相对恒定并被命名的主要交通静脉有以下几个:

(1)大腿内侧交通静脉(1~3支,Dodd或Hunter交通静脉):位于隐股静脉汇合平面远侧5~15cm,直接与股浅静脉贯通。

(2)胫后交通静脉(Boyd交通静脉):位于胫骨内髁下方前内侧,连结大隐静脉主干与胫后静脉。

(3)小腿内侧交通静脉:沿Linton线(内踝后缘垂直向上)分布,连结大隐静脉的后内侧支与胫后静脉。较近侧一支为24cm交通静脉,小腿内下1/3的内踝交通静脉(3支,又称Cokett交通静脉),另一支为内踝下交通静脉。

(4)小腿外侧小隐静脉与腓静脉间有2支交通静脉:外踝后缘(Bassis)交通静脉及近侧的12cm交通静脉。交通静脉瓣膜功能不全在静脉性溃疡形成与术后复发中起着重要作用。

4. 下肢深静脉及其瓣膜的放射学解剖　下肢静脉顺行造影可以显示下肢静脉的全貌,是定位诊断的重要依据。因此,必须了解下肢深静脉及其瓣膜的放射学解剖。

双侧髂总静脉在L_5平面汇合,右髂总静脉几呈直线,左髂总静脉约90°汇入下腔静脉。髂内静脉通常不显影,起始部位一般位于骶髂关节的中、下1/3。髂总静脉沿盆壁向外下移行为髂股静脉,约在股骨小粗隆平面,股总静脉接纳股深静脉,向下直行段为股浅静脉,与股骨下段交叉并移行为腘静脉。后者在膝关节平面远侧分出胫静脉,直行向下的为腓静脉。小腿主干静脉成对,以腓静脉管径最粗,其次为胫后静脉,胫前静脉最细,呈弓形朝向腓骨侧后下行。在小腿略内旋的正位上,由外侧向内侧的排列为:胫前静脉、腓静脉、胫后静脉;在小腿侧位时,由前至后的排列为:胫前静脉、腓静脉、胫后静脉。胫前静脉起点至腓静脉与胫后静脉汇合间的短段静脉即胫腓干。腓肠肌静脉多呈管状,注入腘静脉,比目鱼肌静脉大多为梭状,汇入胫后静脉。

在下肢静脉顺行造影中观察深静脉及其瓣膜有如下特征:

(1)瓣窦膨出,深静脉主干外形似竹节状;股浅静脉的瓣窦宽度与瓣膜远侧静脉宽度比值>12;瓦尔萨尔瓦(Valsalva)试验时,瓣膜远心侧有明显的透亮带。

(2)股浅静脉瓣膜有2~4对,最上(股骨小粗隆略下方)及最下(股浅静脉与股骨缘交界处)瓣膜部位恒定;小腿深静脉瓣膜排列远比近侧静脉密集。

(3)小腿内侧交通静脉的定位统计显示,以足底表面为测量起点,在13~27cm内占85.4%。

二、下肢静脉系统血流动力学

下肢静脉系统具有贮存血量、向心回流的通路、调节心脏的流出道及皮肤温度等多种功能。静脉血向心回流不仅与静脉及其瓣膜结构相关,而且受体位改变、胸腹腔压力变化、肌关节活动、静脉壁可扩张特性等因素的影响。

1. 静脉瓣膜的血流导向功能　瓣膜紧密关闭、单向开放功能起导向作用。正常瓣膜可承受200mmHg以上的逆向压力,即使在强烈活动时,不会因腹腔内压升高引起逆向血流。但是,瓣膜只有在骤然增加的逆向血流冲击下(流速>30cm/s),才能迅速关闭(<0.5秒)。在血流缓慢状态下,如平静呼吸、直立位静息状态,下肢静脉瓣膜不能完全闭合。长时间直立位活动时,由于静脉血流量增加及轻度扩张,约20%正常人的下肢深静脉可有轻度关闭不全。

2. 下肢静脉回流的动力结构——肌关节泵(muscle and articular pump)　关节泵包括自足至髋各关节的活动,关节活动不良或僵硬固定则影响静脉回流,踝关节尤为重要。肌泵包括膝上、下的各组肌群,又以小腿肌泵最为重要,提供下肢静脉回流所需能量的30%以上,因而又称周围心脏(peripheral heart)。小腿肌泵由腓肠肌、比目鱼肌及其静脉窦,深、浅静脉,肌筋膜间隔组成,流出道为腘静脉,后者的通畅性保证了下肢静脉无阻力状态下回流。肌、关节泵对下肢静脉回流起两个重要作用:①驱动静脉血向心回流:小腿组织的血容量为60~70ml。肌泵收缩时,由于筋膜限制小腿肌组织的扩张并使筋膜间隔内压力升高,迫挤静脉窦及深静脉,驱使静脉血快速回流,小腿肌泵每次收缩排血量30~40ml。②降低外周静脉压:步行时,足关节的活动使跖间隙出现有规律的舒张期,汇集足内、外侧静脉血充盈隐静脉及深静脉,于足跟着地时向近侧迫挤血液约30ml。在步行过程中,小腿肌泵弛张时,深、浅静脉均处于充盈期,由于浅静脉与深静脉间的压力差可达100mmHg,产生血流自浅静脉吸入深静脉的虹吸效应，使后者快速再充盈，并使足部静脉压下降60%~80%。因此，小腿肌泵对浅静脉起吸引泵作用，而对深静脉则起压力泵作用。肌关节泵的上述功能对维持下肢静脉的正常循环起了重要作用。

3. 体位对下肢静脉血流动力学的影响　下肢静脉的流速与体位及活动有关。如以平卧位作为100%(2cm/s)，立位时仅60%，步行时达120%，足趾部活动时可达160%，全足活动时为190%，足抬高20°时为250%，足抬高至90°时为370%，如同时做足部活动可达440%。使用弹性织物支持下，静脉流速为180%。

4. 影响下肢静脉血流动力学的其他因素

(1) 呼吸活动的影响：吸气时，横膈下移，胸腔内压降低，对大静脉有向心吸引作用；呼气时，横膈上抬，静脉血流自下肢进入下腔静脉。

(2) 腹腔内压变化：压力增高时，迫挤下腔静脉向心回流，逆心向血流则被瓣膜阻滞。腹腔内压突然升高可使静脉回流暂时终止。

(3) 心脏舒张期使右心房处于低压状态，对外周静脉起吸引作用。

(4) 动脉搏动压力向邻近静脉传递，使静脉回流，瓣膜关闭。

（张柏根）

第二节　单纯性下肢浅静脉曲张

单纯性下肢浅静脉曲张系指不伴有深静脉病变或其他静脉先天性畸形的下肢浅静脉曲张，是一种常见的周围血管疾病，发病率高。近年来，医生对单纯性下肢浅静脉曲张的病变范围、流行病学、病理生理、临床表现和治疗方法等方面有了很多新认识和新观点。

【流行病学】

1973年，Goon报道在美国下肢静脉曲张病人大约有2 400万，40~60岁为发病高峰，30岁以前患病率仅为1%，而70岁以上患病率达50%。英国患病率约为0.5%。1990年，孙建民对中国上海市区和郊县3万余人进行流行病学调查，下肢静脉曲张患病率为8.3%，其中105名病人做了各项血管检查，发现属原发性深静脉瓣膜功能不全者61人(58.1%)，深静脉血栓形成后综合征30人(28.57%)，单纯性大隐静脉曲张(病变只限于隐股静脉瓣功能不全)仅14人(13.33%)。2001年，田卓平等对7 908条患有静脉曲张的肢体进行静脉造影检查，结果发现单纯性大隐静脉曲张占15.54%，原发性深静脉瓣膜功能不全和深静脉血栓形成后综合征分别占53.02%和26.83%。上述统计材料说明，以往单纯性下肢浅静脉曲张的发病率高的原因是将原发性深静脉瓣膜功能不全归于其中，当将原发性深静脉瓣膜功能不全确定为一单独疾病后，单纯性下肢浅静脉曲张的发病率也随之大幅下降。

【病因与病理生理】

静脉壁软弱、静脉瓣膜缺陷以及浅静脉内压力升高是引起浅静脉曲张的主要原因。静脉壁软弱和静脉瓣膜缺陷是全身支持组织薄弱的一种表现，与遗传因素有关。静脉曲张病人的静脉壁病理组织学可见静脉壁中层肌纤维、胶原纤维及弹力纤维缺乏，以致静脉壁强度减弱，管腔扩大，加上静脉瓣膜缺陷，不能有效防止血液反流，大量血液从深静脉或从近端静脉反流，造成静脉曲张。小腿部大隐静脉的管径较细，管壁较薄，而承受压力却比大腿部大隐静脉高，是静脉曲张的好发部位。大腿部大隐静脉主干的静脉壁中层肌纤维较小腿部大隐静脉发达，静脉壁周围有大量纤维结缔组织支持，故大腿段较少发生静脉曲张。在静脉瓣膜缺陷中，常涉及髂外静脉瓣膜的先天性缺失或发育不良，据尸体解剖发现，其发生率约为40%，而在单纯性下肢浅静脉曲张的病人中，几乎都伴有这类瓣膜缺陷。

血柱的重力以及任何增加血柱重力的行为都将增加浅静脉内压。当人在静息站立时，血柱的重力作用于下肢浅、深静脉，使静脉压力增高。腹内压增高时，血柱的重力作用也会增加，这些在单纯性下肢浅静脉曲张致病原因中也有重要地位。血柱重力作用增加，下肢深静脉血液倒流，作用于诸对瓣膜，形成撑扯性损害，产生倒流性疾病。

当深静脉血液逆向压力越过腹股沟韧带平面后，压力将作用于隐股静脉瓣、股浅静脉瓣和股深静脉瓣。由于隐股静脉瓣位置最高及浅表，不受肌肉保护，因而抗逆向压力较差，首当其冲，其极限压力为180~260mmHg。整条大隐静脉中有瓣膜4~16对，抗逆向压力的能力为100~200mmHg。股浅静脉是股总静脉的直接延续，受肌肉的包围和保护，第一对瓣膜最坚韧，抗逆向极限压350~420mmHg；股深静脉为横向开口，与股浅静脉汇合，受压力的影响较小，瓣膜破坏的发病率也较低。

单纯性浅静脉曲张和原发性深静脉瓣膜功能不全是静脉内逆向压力作用于两个不同部位解剖结构的结果。隐股静脉瓣膜和大隐静脉瓣膜由于本身较为孱弱，所以在同样作用条件下，先受到破坏，形成大隐静脉曲张；如果血柱重力和引起腹腔内压力的因素不解除，终将会破坏股浅静脉瓣膜；如果职业原因改变，引起腹腔内压增高的因素消除后，病变可保持在单纯性大隐静脉曲张状态。单纯性大隐静脉曲张的形成过程中，小隐静脉因受到股-腘静脉的保护，不致受到血柱重力和逆向压力的直接影响，很少单独发病。只有当大隐静脉曲张发展到相当程度和经历相当长的时期后，通过分支影响小隐静脉，才会出现小隐静脉曲张。

Barnandl 等发现，下肢静脉曲张的色素沉着区有大量毛细血管增生，内皮细胞间隙增大，导致纤维蛋白漏出，堆积在毛细血管周围，阻碍了毛细血管的氧交换，致皮肤及皮下组织出现营养性改变，甚至溃疡发生。

1988 年 Smith 首先提出了白细胞捕获学说，认为 CVI 是一种炎症反应的结果，血细胞、血液成分和血流特征参与了 CVI 的发病机制。大量的人体研究和动物实验证明，CVI 导致的血管、皮肤、皮下组织的破坏和重建是由一系列的炎症过程所激发，包括血管内皮细胞的激活和通透性增加，循环中白细胞和内皮细胞的黏附，单核细胞、淋巴细胞及纤维蛋白向结缔组织的渗出，大量细胞因子如生长因子、细胞黏附分子的产生等。这些炎症反应在 CVI 的早期就存在，并参与了 CVI 的发生和发展。

血管内皮细胞（VEC）是血液和血管组织的第一道防线，通过产生和释放多种活性物质调节血管的功能。生理状态下，VEC 通过抗黏附、抗凝血和保持血管张力维持生理功能，一旦内皮细胞暴露于各种刺激时，其细胞功能和基因表达发生变化，分泌炎症介质，调节白细胞在其表面的黏附，参与各种炎症过程。大量的研究表明：在静脉高压的状态下，内皮细胞的激活及其介导的炎症反应在 CVI 的病理过程中具有非常重要的作用。

CVI 以下肢静脉高压为主要的病理生理基础。下肢静脉压力增高时，血流分布及流体剪切力发生变化，VEC 是最先受到影响并促发炎症反应的靶目标。Pappas 等研究 CVI 病人皮下组织的微循环，发现内皮细胞的连接间隙由正常的 20~50nm 增宽到 180nm，并且毛细血管内皮细胞的厚度明显增加。在静脉高压下，内皮细胞受到拉伸，刺激肌动蛋白收缩，平展的内皮细胞皱缩，内皮细胞缝隙增大，通透性增加。连接间隙及通透性的增加可导致血浆蛋白的渗出、纤维蛋白聚积在血管周围。Saharay 通过血浆参数证实在静脉高压下，血浆中内皮细胞黏附分子增加，如 ICAM-1、VCAM-1、ELAM-1 和 VEGF 等。在病变的曲张静脉中，静脉高压下内皮细胞激活所致的炎症反应在静脉高压解除后可能仍有持续反应。

流体剪切力的变化不仅影响内皮细胞的形态、功能，还直接调节内皮细胞基因的表达。流体剪切力的改变可以通过调节内皮细胞表达 IL-8 等趋化性细胞因子来参与 CVI 炎症反应的发生、发展及预后过程。同血管内皮细胞一样，静脉压的增高和流体剪切力的变化同样可以激活白细胞。生理状况下，血管中并不存在使白细胞黏附的因素，当流体剪切力下降时，白细胞活性增加与内皮细胞黏附增加，这一过程是白细胞穿越血管内皮细胞向脉管系统外迁移和白细胞脱颗粒致组织炎症的起点。因此，CVI 的发病机制中，白细胞的激活和浸润对静脉瓣膜破坏及静脉血管壁重塑的病理过程中起着非常重要的作用。白细胞的激活和浸润导致静脉瓣膜的破坏和静脉血管壁的重塑，进一步加重了下肢静脉高压的发展，使 CVI 进入静脉高压→内皮细胞、白细胞激活→白细胞的游走、趋化→炎症反应→静脉结构的破坏→更严重的静脉高压→组织损伤的恶性循环。血管内皮细胞的活化/损伤是炎症反应过程中的重要环节，因此，保护血管内皮细胞功能是防治 CVI 炎症过程中的关键。

【临床表现】

单纯性浅静脉曲张的临床表现，早期以症状为主，后期则以曲张静脉引起的外观改变和并发症为主。

1. 外观改变　曲张静脉的位置和曲张程度与局部静脉内压力高低和管壁厚薄有关。大隐静脉受累时，曲张静脉分布于下肢的内侧面和前面。小腿段静脉曲张的范围与程度比大腿段严重，因为小腿部大隐静脉的管径较细，管壁较薄而承受压力比大腿部高。同样原理，静脉分支曲张程度要比主干静脉严重，因而蜿蜒、扩张弯曲的静脉大都出现在小腿的前内侧，有时延伸到后面。如大腿呈现明显的静脉曲张，往往提示大隐静脉主干及主要属支瓣膜功能不全；如股外侧静脉瓣膜功能不全时，可在大腿外侧面出现静脉曲张;股内侧静脉瓣膜功能不全时,可在大腿后内侧出现静脉曲张。小隐静脉受累时,曲张静脉往往分布于小腿后面、下部,延伸至踝的外侧和足背,而小腿上段一般没有曲张静脉可见。

此外,妊娠妇女在受孕6个月后,可因盆腔静脉功能不全而在大阴唇形成静脉曲张。当阴部静脉受累时,曲张静脉自臀皱襞蔓延到大腿和小腿后面,甚至累及整个下肢。

曲张的静脉可因外伤或自行破裂而出血,有时可达严重的程度。

2. 酸胀不适和疼痛　酸胀不适是下肢静脉曲张的常见症状,一般在静息站立时发生,行走或平卧后迅速消失。几乎所有下肢酸胀不适的病人都有站立时酸胀而行走时舒适的病史。对痛觉敏感的病人,可有疼痛感。产生症状的原因是静脉开始扩张时,外膜内感觉神经末梢感受器受到刺激所引起。站立时,静脉内压力高,扩张加重,产生症状;行走时,腓肠肌发挥泵的作用,浅静脉内压力下降,症状缓解;平卧时血柱的重力作用消失,能缓解症状。

3. 肿胀　单纯性浅静脉曲张临床上大多无肿胀或只有轻度肿胀。肿胀部位仅限于踝部、足背部等,休息一夜后即可消退。

4. 小腿皮肤营养不良　单纯性浅静脉曲张发展到病变后期,可出现足靴区皮肤营养不良,如皮肤干燥、脱屑、瘙痒、皮下硬结、褐色素沉着、湿疹及皮肤溃疡。

【诊断与鉴别诊断】

下肢静脉曲张在站立时具有明显的形态特征,仅凭大体观察就能发现,诊断应无困难。诊断中主要是要明确深静脉有无阻塞,浅静脉和交通静脉瓣膜功能不全的部位。诊断时还应与可引起下肢静脉曲张的其他疾病加以鉴别。

1. 深静脉有无阻塞、浅静脉和交通静脉瓣膜功能检查

(1)深静脉通畅试验[佩尔特斯(Perthes试验)]:了解深静脉回流情况。试验方法是病人站立,使浅静脉充盈,在腹股沟下方压迫阻断大隐静脉主干后,让病人做下蹬运动或做用力快速踢腿动作20次左右。如浅静脉曲张加重,表示深静脉回流不畅。如浅静脉曲张消失,表示深静脉回流通畅。

(2)大隐静脉瓣功能试验[布罗迪-特伦德伦堡(Brodie Trendelenburg试验)]:检测大隐静脉瓣膜功能(尤其是隐股静脉瓣膜的功能),也可提供交通静脉瓣膜的功能情况(图41-1)。怀疑小隐静脉受累者,应用同样原理,可在腘窝部用同样方法来检测小隐静脉瓣膜功能。

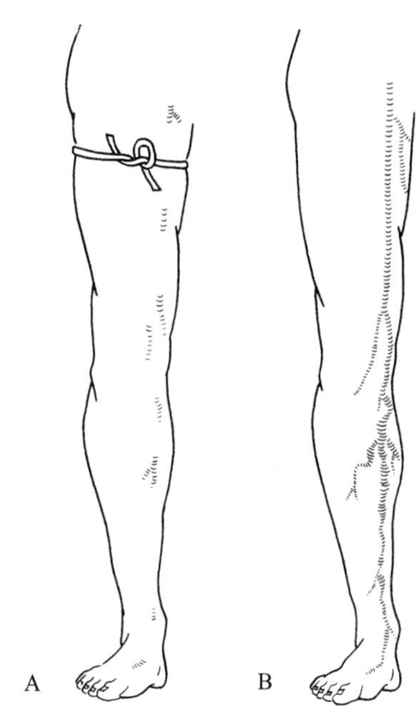

图41-1　大隐静脉瓣功能试验

A. 病人平卧,高举患肢,在大腿根部扎上止血带,压迫大隐静脉;B. 病人站立,10秒内释放止血带,出现自上而下的静脉曲张,即为瓣膜功能不全(阳性)

(3)交通静脉瓣膜功能试验(Pratt试验):用于检测交通静脉瓣膜功能。试验方法是嘱病人仰卧,抬高患肢,使充盈的浅静脉空虚,在卵圆窝处扎止血带,先从足趾向上至腘窝处缠缚第1根弹力绷带,再自卵圆窝扎止血带处向下缠缚第2根弹力绷带。让病人站立,一边向下解开第1根弹力绷带,一边向下继续缠缚第2根弹力绷带,在两根绷带间出现任何曲张静脉,即表示该处有功能不全的交通静脉。

2. 特殊检查

(1)双功能超声成像技术:由彩超提供可视的管腔变化,多普勒信号可测定血流变化。双功能超声成像已成为检测静脉功能不全的重要手段。研究显示,如果所有静脉的高峰倒流量少于10ml/s,皮肤改变和溃疡将不会发生,但是,多大的倒流量就可引起溃疡,尚难以确定。

(2)下肢静脉造影:常用的下肢静脉造影检查术包括顺行造影和逆行造影,经皮腘静脉插管造影(瓣膜功能定位检测)和浅静脉造影等。对可疑有静脉疾病的下肢,一般先采用顺行造影,了解病变的性质、范围和程度,然后根据需要再做其他造影检查。

大隐静脉瓣功能试验[布罗迪-特伦德伦堡(Brodie Trendelenburg试验)]和深静脉通畅试验

[佩尔特斯(Perthes 试验)]作为下肢静脉疾病的检查方法至今已有近百年历史。大隐静脉瓣功能试验可以判定大隐静脉瓣膜功能是否完善,以及交通静脉有无功能不全,但并不能说明大隐静脉曲张是原发性还是继发性,因此无法判定病因。深静脉通畅试验虽可判断深静脉是否通畅,但即使证明有深静脉回流受阻,也不能确定病变的部位、范围和程度。即使证明深静脉回流通畅,也不能排除深静脉倒流性功能不全的可能,更不用说有时会出现假阴性和假阳性。因此,这种传统的检查方法一般只能作为门诊筛选检查。而下肢静脉造影术弥补了上述传统检查方法的缺陷,可提供整个患肢静脉系统的清晰图像,包括深静脉主干的通畅情况、畸形、显影中断和闭塞,管径大小、狭窄或受压、管壁光滑度、侧支形成、瓣膜分布形态及有无逆流现象和程度等。它不仅使诊断更为精确,而且有助于治疗方法的选择和疗效评价。尽管下肢造影检查为有创检查,但随着新型 X 线机的应用和非离子型造影剂的问世,只要严格按常规操作,造影检查是非常安全的。

由于多种疾病都可引起下肢浅静脉曲张,因此在确定单纯性下肢浅静脉曲张的诊断时,必须与下列疾病相鉴别。

(1)原发性下肢深静脉瓣膜功能不全:该病倒流性淤血所引起的症状比较严重。除浅静脉曲张外,患肢沉重不适、酸胀和肿胀性疼痛均很明显。早期出现交通静脉瓣膜功能不全,尤其在足靴区迅速出现营养性变化,包括色素沉着和溃疡形成。小隐静脉功能不全的发病率也较高。大隐静脉瓣功能试验和交通静脉瓣膜功能试验均阳性,而深静脉通畅试验阴性。运动静脉压测量,运动后压力下降低于 50%,压力恢复时间少于 20 秒。多普勒超声发现股浅静脉或腘静脉处有血液倒流。下肢深静脉顺行、逆行造影能确定诊断。

(2)下肢深静脉血栓形成后综合征:属回流障碍型慢性深静脉功能不全。浅静脉曲张是一种代偿性表现。由于踝部交通静脉常受病变累及而出现瓣膜功能不全,足靴区迅速出现营养性变化,包括湿疹和溃疡。一般下肢肿胀较均匀,小腿比大腿明显,患肢周径可比健肢粗 2cm。酸胀不适有时会形成静脉性间歇性跛行。检查时,深静脉通畅试验可阳性,交通静脉瓣膜功能试验亦呈阳性,静脉压力升高,运动后更加明显。待完全再通后,可出现与原发性深静脉瓣膜功能不全相似的临床表现。各种无损伤检查和下肢静脉造影都能协助诊断。

(3)其他可引起浅静脉曲张的病变:如动静脉瘘、血管骨肥大综合征(Klippel-Trenaunay-Weber syndrome)等都有其特征,缺乏对这些疾病的概念时也会误诊为浅静脉曲张,甚至错误地施行不恰当的手术,必须提高警惕。

【治疗】

单纯性下肢浅静脉(大、小隐静脉)曲张的治疗方法主要有以下几种。

1. 穿循序减压弹力袜　适应证大致归纳为:①范围局限、程度较轻而无症状的浅静脉病变;②妊娠期妇女;③全身情况差,重要生命器官有器质性病变,估计手术耐受力差者。

循序减压弹力袜的作用为能减少浅静脉内血液淤积,改善活动时腓肠肌血液回流。弹力袜的压力梯度循序降低,足踝部高,而向近侧逐渐减低。研究发现,下肢承受 15mmHg 压力时,静脉的横截面积可减少 20%,浅静脉和深静脉系统的血流速度显著加速,静脉血液滞留得以改善。

2. 泡沫硬化剂注射治疗　近年来,随着人们微创观念的加强及微创技术发展,下肢静脉曲张的微创化治疗成为治疗的热点。目前,静脉内的微创疗法主要有 3 种:静脉内激光治疗、静脉内射频闭合治疗和泡沫硬化剂治疗。前两种可归为物理原理闭合大隐静脉,而泡沫硬化剂治疗可归为化学原理闭合大隐静脉。

泡沫硬化剂是指把液体硬化剂与气体混合而形成的新型泡沫状硬化剂物质。目前制备泡沫硬化剂的液体中,应用最多的是十四羟基硫酸钠和聚乙二醇单十二醚等。国产聚桂醇化学成分与聚乙二醇单十二醚相同。泡沫硬化剂的制备是将 3% 的十四羟基硫酸钠稀释成 1.5% 液(每毫升加 1ml 生理盐水),取 2ml 溶液加 8ml 空气经充分混合成 10ml 泡沫硬化剂,现用现配(Tessari 法)。

泡沫硬化剂注射需用彩色超声多普勒血流成像仪监测,探头频率 10.0MHz。注射治疗方法:病人取平卧位,拟治疗患肢垫高,使下肢与治疗床呈 45°~60°。注射方法:在超声引导下,分 2~4 次(点)注射,每次(点)注射 2ml 泡沫硬化剂。注射要点:超声监测引导下见到注射针尖进入拟注射的静脉内,回抽有血,推注时超声监测可见到清晰的泡沫硬化剂影像回声在静脉腔内散开。第 1 次注射治疗后 1 个月,仍然有局部较明显的曲张畸形,或复查超声时大腿中上段大隐静脉主干直径大于 5mm,需行第 2 次注射,方法与剂量同第 1 次注射治疗。

注射治疗后，即刻穿医用治疗型弹力袜，并立即下地慢步走20分钟，观察无不适反应后，嘱其术后注意事项，即可自行离去。术后严格要求病人穿弹力袜2周，无须辅助用药。注射治疗后1、3、12、36个月定期随访。泡沫硬化剂治疗操作简单、易被病人接受。该法可在门诊进行，不苛求解剖和功能的一次性彻底治疗，对远期可能出现的复发，可多次应用泡沫硬化剂治疗。

应用泡沫硬化剂治疗较严重的下肢大隐静脉曲张，需在有血管造影条件的导管室在导管引导下用泡沫硬化剂治疗。局部麻醉下顺行（向头）穿刺拟治疗肢体对侧股静脉，置入4F鞘管，引导导管到达对侧大隐静脉内，也可同侧穿刺内踝处的大隐静脉。选择4F腔静脉导管或椎动脉导管，常用的导引导丝有0.035英寸超滑泥鳅导丝等。注射治疗时垫高治疗侧肢体，使与床面呈45°~60°。根据大隐静脉主干直径大小和远端静脉扩张静脉的多少选择注射部位和剂量，泡沫硬化剂总量控制在8ml以内。撤除导管，拔除鞘管局部压迫，术后肢体穿医用治疗型弹力袜。有时根据病人具体情况，也可采用大隐静脉主干剥脱加小腿曲张静脉泡沫硬化剂注射。

泡沫硬化剂因其独特的特性而更具优势：第一，泡沫的空泡作用使硬化剂分子与血管壁接触表面积加大，表面的硬化剂分子浓度较稳定；第二，泡沫易在血管内形成滞留，而且泡沫的超声影像清晰。Yamaki等对比研究了超声引导下的泡沫硬化剂疗法和液体硬化剂疗法的血流动力学变化，显示泡沫硬化剂疗法有更好的治疗效果。

泡沫硬化剂治疗适用于大隐静脉功能不全及其属支功能不全的病人。如合并重度的深静脉功能不全，必要时应联合其他手术。禁忌证：怀孕或哺乳期、行走功能障碍者、下肢深静脉血栓形成、血液高凝状态、严重动脉硬化闭塞症及全身状况较差者。

3. 手术治疗　手术指征：①有明显的症状，如疼痛、沉重感和跛行等；②有明显的静脉淤血症状，如色素沉着、皮炎、硬结、皮肤溃疡等；③巨大、菲薄的曲张静脉，为防止损伤后出血。手术的目的是消除静脉淤血及并发症，恢复下肢静脉的功能，改善或消除主观症状。高位结扎和剥脱术被认为是最佳的方法之一。

大隐静脉（或小隐静脉）曲张高位结扎和剥脱术分为3个步骤：①高位结扎大隐静脉（或小隐静脉）及其属支；②剥脱曲张静脉；③结扎、切断功能不全的交通静脉（图41-2）。传统大隐静脉手术高位结扎时，强调必须结扎入股静脉前的5个属支。但是，以往多年的随访结果显示，未结扎5个属支或未全部结扎5个属支造成的复发临床上并不多。因此，目前大多数学者不再强调必须结扎5个属支。

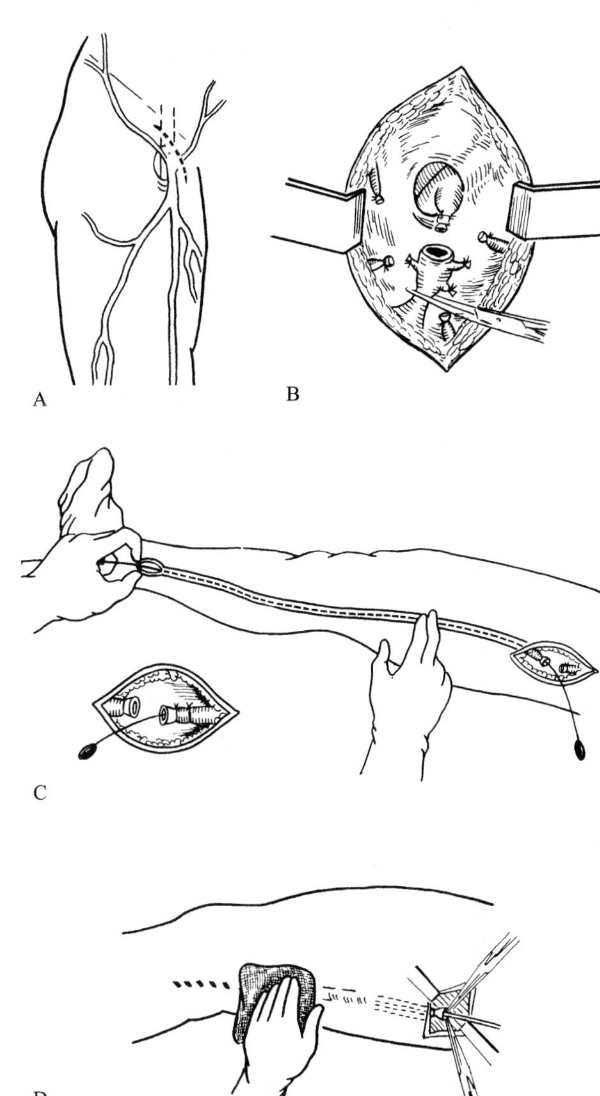

图41-2　大隐静脉高位结扎术

A. 切口；B. 结扎、切断大隐静脉各分支，在邻近隐股静脉处结扎、切断大隐静脉，远端准备剥脱；C. 用两端带椭圆形头的剥脱杆插入大隐静脉远段，直至内踝，伸出断端外；D. 从卵圆窝处轻柔地抽剥大隐静脉，并用纱布压迫其剥脱，防止出血

对单纯性下肢浅静脉（大、小隐静脉）曲张的治疗，近年有两种改良的方法：①如果隐股静脉瓣正常，可保存大腿段大隐静脉主干，留作以后血管重建术的备用材料；②病变仅限于一段静脉时，可施行局部静脉切除术或泡沫硬化剂注射治疗。

传统的方法是先在大隐静脉入股静脉处结扎大隐静脉各分支及主干。由于高位阻断了大隐静脉血流，而远端肢体浅静脉血仍向大隐静脉汇集回流，因而当剥脱器向远端插入时，失血量较多。此外，大隐静脉腔内有9~15对瓣膜，向远心端插入剥脱器时，往往因静脉瓣受阻而不能到达较远距离，皮肤需做较多切口，分段剥脱曲张静脉。有人提出，也可以先在内踝部暴露大隐静脉，远端结扎，近端顺行插入剥脱器，因不受静脉瓣的阻碍，往往能一次插入较长距离。至距股静脉0.5cm处钳夹切断大隐静脉主干，并分别结扎或不结扎5条静脉属支。改良法的主要优点是出血少、皮肤切口少、手术时间缩短。此外，传统方法偶有误将股静脉认为是大隐静脉而结扎，采用改良法可避免股静脉损伤。

鉴于1/3病人的大隐静脉曲张、瓣膜功能不全仅限于一段静脉，因此借助多普勒超声检查找出功能不全的静脉段，选择性地予以抽剥，也可取得与高位结扎和大隐静脉全部剥脱同样的效果，且可减少皮神经受损伤的机会。

4. 血管内曲张静脉激光治疗　它是结合激光的热能与特殊的组织激光效应，充分破坏静脉内壁来达到静脉纤维化。需使用DIOMED激光仪，接受激光治疗的静脉直径为4~30mm，在微创穿刺下行半导体激光治疗，具有最小穿透性和最小损伤的特点，创伤小、恢复快、并发症少。

5. 透光直视旋切治疗　它是采用Trivex system（带有动力静脉切除器和可进行充盈麻醉的灌注照明棒）对浅表曲张静脉在近似直视条件下做微创剥离，然后通过吸管吸出。该方法术前需准确地在腿部皮肤上画出曲张静脉的轮廓。先做腹股沟部小切口，高位结扎大隐静脉及其属支。将Trivex灌注照明棒连接到加压充盈液上，将曲张静脉与周围组织分开，利用刨刀头刨除、吸走曲张静脉。切口数目取决曲张静脉的范围。手术完成后需用弹力绷带或弹性长筒袜加压48小时。该手术所需时间短，切口少而小，具有微创的优点，缩短了术后康复时间，增加了美容效果。

6. 腔内射频闭合治疗　采用美国VNUS数控射频闭合系统，主要由计算机控制的腔内闭合射频发生器和直径为6Fr和8Fr的闭合电极两部分组成，由一个球型电极头和周围数个电极片组成的治疗电极头。其原理是利用电极发出的高频电波与发射电极接触的1mm范围内的局部组织产生高热，使其变性，当足够的热量作用于静脉壁时，会引起胶原收缩和内皮细胞变性，从而导致管腔收缩，迅速机化并形成纤维条索，最终使静脉闭合。射频消融的频率为460Hz，对周围肌肉和神经组织的损伤很小，与传统手术相比，病人的大隐静脉走行区疼痛大为减轻，皮下淤血及皮肤灼伤也较少发生，愈合时间缩短，且手术切口减小。

【并发症及其处理】

1. 血栓性静脉炎　曲张静脉内血流缓慢，内膜多不光滑，容易引起局部血栓形成，足部入侵的细菌易于在此繁殖，故常伴有感染性静脉炎及曲张静脉周围炎。主要症状是局部的曲张静脉骤然出现疼痛、发热、红肿、静脉发硬呈索条状，触之有压痛。治疗上可采用穿弹力袜，应用抗生素。待症状好转，炎症完全消退后施行静脉曲张的手术治疗。

2. 曲张静脉破裂出血　静脉曲张有时呈囊状扩张且成团，静脉壁菲薄，轻微外伤可使曲张静脉破裂出血，有时无外伤亦可发生自发性出血。此种静脉大多发生于足靴区或踝部。由于曲张静脉内压力较高，静脉壁又缺乏弹性，出血常迅速而难以自止。抬高患肢和局部加压包扎一般均能止血，必要时可采用缝扎止血。待情况好转后择期行静脉曲张手术。

3. 湿疹或溃疡形成　见于重症静脉曲张病人，多见于小腿内侧下1/3及足靴区，因此处承受静脉压力较高，又有恒定的交通静脉，足部感染易波及此处，常有皮肤瘙痒和湿疹，破溃后引起经久不愈的溃疡。以往对单纯性浅静脉曲张并发小腿慢性溃疡的治疗，常采用保守方法，如弹力绷带包扎，周期性抬高患肢，溃疡换药等处理，待溃疡愈合后再行手术处理曲张静脉。由于这些方法不能有效减少静脉血的逆流，不能有效降低静脉高压，小腿溃疡的愈合是困难的。目前主张采用一期下肢大隐静脉（有时需同时处理小隐静脉）高位结扎加剥脱术，或采用曲张静脉激光、透光直视旋切或腔内射频闭合治疗，均需同时结扎功能不全的交通静脉（Linton手术或腔镜下交通静脉结扎术），尤其是溃疡底部的交通静脉，即刻做溃疡清创及游离植皮。术后结合高压氧治疗更有利于溃疡愈合，由于高压氧可使组织氧分压提高，避免贫血的溃疡组织缺氧性坏死，促进毛细血管功能恢复，减轻水肿。在高压氧下，钠泵运转功能逐渐恢复，微血管内皮细胞损害和化学介质组织受到抑制，使细胞膜通透性向正常转化，细胞内外水肿消退，微循环改善。

（时　德）

参考文献

[1] COLERIDGE SMITH PD, THOMAS P, SCURR J H, et al. Causes of venous ulceration: a new hypothesis [J]. Br Med J (Clin Res Ed), 1988, 296 (6638): 1726-1727.

[2] JANKALA H, VEILI PEKKA H, NIELS E P, et al. Myosin heavy chain mRNA transform of faster isoforms in immobilized skeletal muscle: a quantitative PCR study [J]. J Appl physiol, 1997, 82 (3): 977.

[3] PADBERY F T. Endoscopic perforating vein ligation: its complementary role in the surgical management of chronic venous insufficiency [J]. Ann Surg, 1999, 13 (3): 343.

[4] JAMES S T Y, WILLIAM H P. Practical Vascular Surgery [M]. First Edition. New York: McGraw Hill, 2000: 427-517.

[5] SCHMID-SCHÖNBEIN G W, TAKASE S, BERGAN J J, et al. New advances in the understanding of the pathophysiology of chronic venous insufficiency [J]. Angiology, 2001, 52 Suppl 1: S27-34.

[6] 田卓平，蒋米尔，张伯津，等. 下肢深静脉造影临床应用评价(7908 条患肢造影资料分析)[J]. 中国现代普外科进展，2001. 4 (1): 51.

[7] BERGAN J J, GEERT W, SCHMID-SCHÖNBEIN, et al. Chronic Venous Disease [J]. Minerva Cardioangiol, 2007, 55 (4): 459-476.

[8] PRUENSTER M, MUDDE L, BOMBOSI P, et al. The Duffy antigen receptor for chemokines transports chemokines and supports their promigratory activity [J]. Nat Immunol, 2009, 10 (1): 101-108.

[9] LOHR J, KULWICKI A. Radiofrequency ablation: evolution of a treatment [J]. Emin Vasc Surg, 2010, 23 (2): 90-100.

[10] BIEMANS A A, VAN DEN BOS R R, NIJSTEN T. Endovenous therapies of varicose veins: indications, procedures, efficacy and safety [J]. G Ital Dermatol Venereol, 2010, 145 (2): 161-173.

[11] MALY I, JULINEK S, WINKLER L. Five years'experience in endovenous laser therapy of lower extremity varicose veins [J]. Int Surg, 2010, 95 (3): 221-226.

第三节　原发性下肢深静脉瓣膜功能不全

原发性下肢深静脉瓣膜功能不全(primary deep vein valve insufficiency,PDVI)的概念由Kistner于1968年提出，与继发性下肢深静脉瓣膜功能不全相对应，属下肢慢性静脉功能不全(chronic venous insufficiency,CVI)范围，均有下肢静脉高压及由此引起的一系列临床表现，但两者的起因、病理及病理生理改变不尽相同。PDVI无深静脉血栓形成病史，瓣膜存在但关闭功能不全引起下肢静脉逆流，可行深静脉瓣膜修复术，是近代静脉病学中的重要进展之一。

【病因及病理生理】

静脉瓣膜关闭不全的确切病因尚未阐明，但可归纳为瓣膜、静脉壁结构异常及遗传因素3个方面。

瓣膜结构异常有3种类型。

1. 先天性　瓣膜发育缺陷，如单叶瓣、小瓣膜或瓣膜缺如。

2. 继发性　血栓形成后再通过程中，瓣膜遭受损害，导致继发性深静脉瓣膜功能不全。

3. 原发性　无继发性瓣膜损害病因，潜在原因包括长期站立或坐位、重体力活动、慢性咳嗽及便秘等，都可使瓣叶长期受逆向血流冲击而损害。

瓣膜结构改变始于游离缘，随着病程进展，瓣膜变薄、伸长、撕裂，最后可发生瓣膜增厚、萎缩。

静脉壁结构异常的主要表现为胶原纤维异常、静脉腔扩大。在长期静脉回流超负荷时，静脉腔自瓣膜附着部开始逐渐扩展，最终造成静脉管腔普遍性扩大，瓣膜相对短小而关闭不全，因而在下肢静脉造影中可以出现瓣窦与静脉管径相近的直筒状外形。下列两个因素与静脉壁结构异常有关：①女性激素，妊娠期出现的静脉曲张与血清孕酮水平增高成比例，分娩后可自行消退。使用激素类避孕药可使静脉壁松弛扩张；②静脉壁酶异常，如β-葡萄糖苷酸酶(β-glucuronidase)增高、静脉内皮细胞分泌的内皮源性收缩因子(endothelium-derived contracting factor)降低,均可影响平滑肌细胞,降低静脉壁收缩功能。

双亲有静脉功能不全病史的,后代发病率高达90%;单亲有发病史的,后代发病率为25%(男孩),62%(女孩);无家族史的后代发病率仅为20%。显示该病具有遗传特性。

原发性瓣膜功能不全发生在隐静脉时,形成原发性下肢静脉曲张,如累及下肢深静脉,则构成原发性下肢深静脉瓣膜功能不全,引起下肢静脉高压。主干静脉高压向皮肤微血管传递,影响皮肤微循环,造成氧弥散及代谢交换障碍、毒性代谢产物释放,引起淤血性皮炎、皮下脂肪硬化、静脉性溃疡及水肿等症状。目前认为引起细胞与微循环结构与功能改变的机制主要是以下几个方面。

1. 内皮细胞损伤、白细胞黏附激活　静脉压升高使内皮细胞受损,微血管扩张,后者引起毛细血管内剪切力降低,致使白细胞易与内皮细胞黏附,以及白细胞迁移、激活,并诱导炎性细胞因子表达(如细胞黏附分子、TNF、IL等),进而引起血管内皮细胞损害,白细胞浸润以及细胞凋亡和组织坏死。

2. 毛细血管通透性增加　静脉高压使内皮细胞间隙由正常的20~50nm扩大到80nm,致使血液中的大分子物质(包括纤维蛋白)和红细胞渗出,引起局部水肿及毛细血管周围纤维组织袖状包绕,后者将影响氧及代谢物质的交换。

3. 淋巴循环损害　组织间液的增加使淋巴循环超负荷;炎症的纤维化过程对淋巴管造成损害,使淋巴管通透性增加,淋巴管内瓣膜破坏及淋巴逆流,最终引起局部水肿。

4. 白细胞嵌入理论　静脉高压使血流变慢,白细胞离开轴流,与内皮细胞黏附,向管壁外迁移,以及被细胞脱颗粒,导致组织炎症反应。白细胞嵌入微循环是导致微血管内血栓形成及血流阻滞,最终引起静脉性溃疡的原因。

【临床表现】

本病是一种慢性进展性疾病,症状随着病程迁移而逐渐加重。主要临床表现如下。

1. 水肿　常见于踝周,久站后可波及小腿中下段,具有指陷性、抬高肢体后消退的特点。

2. 浅静脉扩张或曲张　初发部位多见于小腿内侧,可以伴有内踝区小静脉扩张。久站或月经期曲张静脉更为明显,妊娠期可加重。病情进展可累及整个隐静脉系统。

3. 疼痛　大多数病人有不同程度的小腿沉重或胀痛,久站或久走后出现,抬高患肢可缓解;遇热及潮湿环境及月经期可加重。皮肤感染、继发性皮炎及活动性溃疡,可引起局部疼痛。

4. 皮肤改变　皮肤及皮下组织是静脉功能不全病程进展中受损的终端组织,有以下几种表现。

(1) 色素沉着:多见于足靴区,呈深浅、大小不一的褐色或黑褐色斑块。

(2)皮肤脂质硬皮病:多见于足靴区,皮肤硬化、固定、表面发亮,皮下脂肪增厚、变硬,与深层组织粘连。急性期可有局部疼痛、烧灼感,或有淋巴液渗出。

(3) 白色萎缩:由毛细血管供血障碍使局部皮色苍白,通常见于溃疡愈合后的区域,往往伴有多个疼痛且难愈合的浅表小溃疡,周围皮肤则有明显的色素沉着及扩张的毛细血管。

(4) 湿疹:由静脉高压与白细胞聚集活化引起的非特异性炎症,常伴有局部皮肤变薄、干燥。

(5) 静脉性溃疡:多见于足靴区,发生率随年龄递增,可以表现为活动性溃疡或已愈合的溃疡。

按照上述4项症状与体征的不同程度,病情轻重可以分为如下3级:

Ⅰ级:踝部轻度水肿,周径比对侧增加 <1cm;久站后下肢沉重感;浅静脉扩张;不伴有皮肤改变。

Ⅱ级:踝部中度水肿,周径比对侧增加 >1cm;明显的下肢沉重感;浅静脉曲张范围广泛;伴有轻度皮肤色素沉着及脂质硬皮病。

Ⅲ级:踝部明显水肿并累及小腿,周径比对侧增加 >2cm;短时间活动后即出现小腿胀痛或沉重感;伴有明显的皮肤色素沉着和脂质硬皮病、湿疹样皮炎,或伴有静脉性溃疡(活动性或已愈合)。

【检查与诊断】

除了有肢体明显水肿的病例需与淋巴水肿鉴别外,以下肢静脉曲张为主症者,均应依次做出诊断与鉴别诊断:①原发于隐静脉;②原发于隐静脉,伴有大腿或/和小腿交通静脉功能不全;③原发性深静脉瓣膜功能不全;④继发性深静脉瓣膜功能不全引起静脉逆流或/和血栓形成后深静脉回流障碍。多种特殊检查(尤其在联合应用时),有助于做出诊断与鉴别诊断。检测方法有以下几种。

1. 下肢活动静脉压(ambulatory venous pressure, AVP)测定　下肢深浅静脉压经交通静脉传递,因此测量浅静脉压力在静息态与活动后的变化,可以对静脉逆流及其范围、是否伴有流出道阻塞做出初步判断。方法:穿刺足背浅静脉,与压力转换器连接,记录直立位小腿肌放松时静脉压，然后以每秒一次频率活动足趾 10 次，记录活动后静脉压。静脉功能不全时 AVP 不能降低至正常水平，且与涉及的静脉范围与病因相关（表 41-1）。

表 41-1 正常下肢与静脉病的 AVP 测定值

类型	AVP/mmHg	类型	AVP/mmHg
正常下肢	10~30	深静脉瓣膜功能不全	55~85
浅静脉曲张	25~40	深静脉瓣膜功能不全 + 近端阻塞	60~110
浅静脉曲张 + 交通静脉功能不全	40~70	近端阻塞 + 腘静脉瓣膜功能正常	25~60

2. 光电容积描记（photoplethysmography，PPG） 利用双极管发射红外光束穿透皮肤，由光接收器接受反射光束，记录皮肤毛细血管血流状态，通过排空后毛细血管再充盈时间来判断有无静脉逆流。检测方法：受检肢体自然下垂于床边，踝上置光感受器，记录静息时基线，然后记录连续 5 次踝关节屈伸活动时的曲线，直至回复基线水平，并计算所需时间，即再充盈时间（reflux time，RT），正常值为 18~23 秒。当 RT 值缩短时，用止血带阻断浅静脉血流，再次测为正常者，提示仅浅静脉功能不全，或伴有止血带近侧交通静脉功能不全；如果 RT 值未回复正常，则提示深静脉瓣膜功能不全，或同时伴有止血带远侧交通静脉功能不全。PPG 是可以对静脉逆流仅做出定性诊断的无创检查方法。

3. 超声多普勒（Doppler） 可以探测下肢静脉系统的血流方向，以判断有无逆流。病人取直立位，检查侧肢体放松，检查自隐静脉的远侧顺序至股部或腘窝。探头以 40° 接触皮肤，获得静脉血流信号后，挤压探头远侧肢体时信号加强。在做瓦尔萨尔瓦（Valsalva）动作、强力咳嗽或突然放松远端挤压的情况下，可探测是否出现逆向血流及持续时间。如逆向血流持续时间 <0.5 秒，表示受检段静脉无逆流；如逆向血流持续时间 >0.5 秒，则示检测段静脉有逆流。以手指或止血带阻断探头近侧大（小）隐静脉，如果先前出现的逆流消失，表示静脉逆流发生在浅静脉；如逆流依然存在，说明逆流发生在深静脉。Doppler 检查可作为静脉逆流的定性诊断，但不能确定逆流量、瓣膜功能不全的程度，也不能做出确切的解剖定位。

4. 双功能超声多普勒血管显像（Duplex scanning） 可以检测静脉血流状况，有无静脉逆流或阻塞；鉴别原发性静脉逆流或继发于深静脉血栓形成；判别逆流或阻塞的部位在深静脉、浅静脉或交通静脉。通过静脉的纵剖面或横断面观察静脉的形态及瓣膜活动，计算静脉逆流的时间、速度及逆流量，从而对瓣膜功能不全做定量诊断。检查时，病人取直立位，分别放置压力袖：大腿（80mmHg）、小腿（100mmHg）和足部（120mmHg），在 3 秒内充气后于 0.3 秒内迅速放气，依次检测各静脉段的逆流情况。静脉腔内强回声、静脉不能压缩或无血流信号，则表明静脉腔内血栓阻塞。

5. 下肢静脉造影检查 下肢静脉造影是一种有创检查，可以显示下肢静脉系统（包括瓣膜）的形态和功能，做出疾病的解剖定位。下肢静脉造影有顺行及逆行造影两种方法。

（1）下肢静脉顺行造影（ascending venography）：在头高足低 45° 斜立位、检查侧肢体不负重、踝上止血带阻断浅静脉等条件下，经足背浅静脉穿刺持续推注造影剂 100ml（浓度在 50% 左右），可以显示下肢深静脉全貌。在交通静脉瓣膜功能不全，电视屏上可见含造影剂的血流自深静脉逆向充盈浅静脉，通过肢体旁放置的标尺确定部位。瓦尔萨尔瓦（Valsalva）屏气试验能检测静脉瓣膜功能：关闭完全时，瓣膜近心侧因造影剂滞留显影密度加深，瓣膜远心侧出现密度降低区，两者呈鲜明对照；关闭不全时，造影剂自瓣叶游离缘间裂隙束状逆流，或瀑布状直泻而过。在继发性深静脉瓣膜功能不全的病人中，可以发现深静脉阻塞的平面、范围及侧支开放等征象。

（2）下肢静脉逆行造影（descending venography）：经检查侧股静脉穿刺置导管于髂外静脉，取头高足低 60° 斜立位，持续推注造影剂并观察逆向显影的情况，以判断下肢深静脉瓣膜功能。根据 Kistner 的经验，对下肢深静脉瓣膜功能分级列表 41-2。1 级与 2 级逆流可能为生理性逆流，原因在于造影剂比重高于血液的重力作用，瓣膜关闭瞬间（正常为 0.5 秒）的短暂逆流，以及部分正常人在久站后深静脉轻度扩张致瓣膜关闭不全，因此需结合临床表现做出判断。

下肢静脉顺行造影仍是了解静脉系统的金标准，既是诊断深静脉血栓形成，也是区别原发性或继发性深静脉瓣膜功能不全的最佳方法。逆行造影对深静脉瓣膜关闭不全功能做出定位诊断，计划施行瓣膜重建术的病例，尤其在顺行造影难以明确瓣膜功能时，逆行造影十分重要。

表 41-2 深静脉瓣膜逆流范围分级

分级	造影征象	分级	造影征象
0	无逆流	3	明显逆流，越过腘静脉瓣膜
1	轻度逆流，股静脉上段 1~2 个瓣膜	4	瀑布状逆流，直至小腿深静脉
2	明显逆流，至股静脉远侧		

6. 其他检查　对于髂静脉阻塞的病例，为确定或排除盆腔疾病（如盆腔器官或腹膜后肿瘤）压迫所致，应做 CT 检查。静脉系统原发性或继发性肿瘤虽然少见，临床或静脉造影有疑似征象者，应做 MRI 检查予以明确。需与淋巴水肿鉴别的病例，应做淋巴系统造影或核素淋巴显像检查。

【治疗】

对于诊断明确的病例，可以选择深静脉瓣膜重建术。现将常用的几种术式基本原则分述如下。

1. 股浅静脉腔内瓣膜成形术　应用缝线，使过长、松弛、脱垂的瓣膜游离缘缩短。手术步骤：于腹股沟韧带下，股动脉搏动内侧做略呈弧形的伞柄状切口。切开股血管鞘，解剖股静脉，显露并游离股浅静脉第一对瓣膜，阻断股静脉血流，实施指压法瓣膜功能试验，确定存在逆流。然后经瓣叶交会点纵行切开静脉前壁；用 8.0 或 9.0 单股无损伤血管缝线，完成瓣膜成形（图 41-3）；缝合股静脉前壁切口。对合被切开的前壁瓣叶交会点。

2. 股浅静脉腔外瓣膜成形术　暴露股浅静脉第一对瓣膜后，先前壁，后后壁，自瓣膜交会点向下做一系列纵向缝线，使两个瓣叶附着线形成的夹角由钝角转为接近正常的锐角（图 41-4）。

3. 股浅静脉壁环形缩窄术　暴露股浅静脉第一对瓣膜，在瓣窦下游离股浅静脉长约 2cm。轻柔刺激，使之呈痉挛状态，静脉管径缩小约 1/3。在瓣环最低点下约 2mm，利用缝线，或取自曲张大隐静脉主干或人工织物，裁剪成宽 3~5mm 的静脉（人工织物）片，包绕于瓣窦下，使第一对瓣膜远心侧的股浅静脉保持痉挛状态时的口径（图 41-5）。

4. 静脉瓣膜移位术　将股浅静脉移位至具有正常瓣膜的大隐静脉或股深静脉，使下肢主干静脉的近侧获得防止静脉逆流的功能。手术要点：暴露大隐静脉、股浅静脉及股深静脉，在与股深静脉汇合平面切断股浅静脉，近侧截端缝闭，远侧截端与大隐静脉或股深静脉做端 - 端或端 - 侧吻合（图 41-6）。

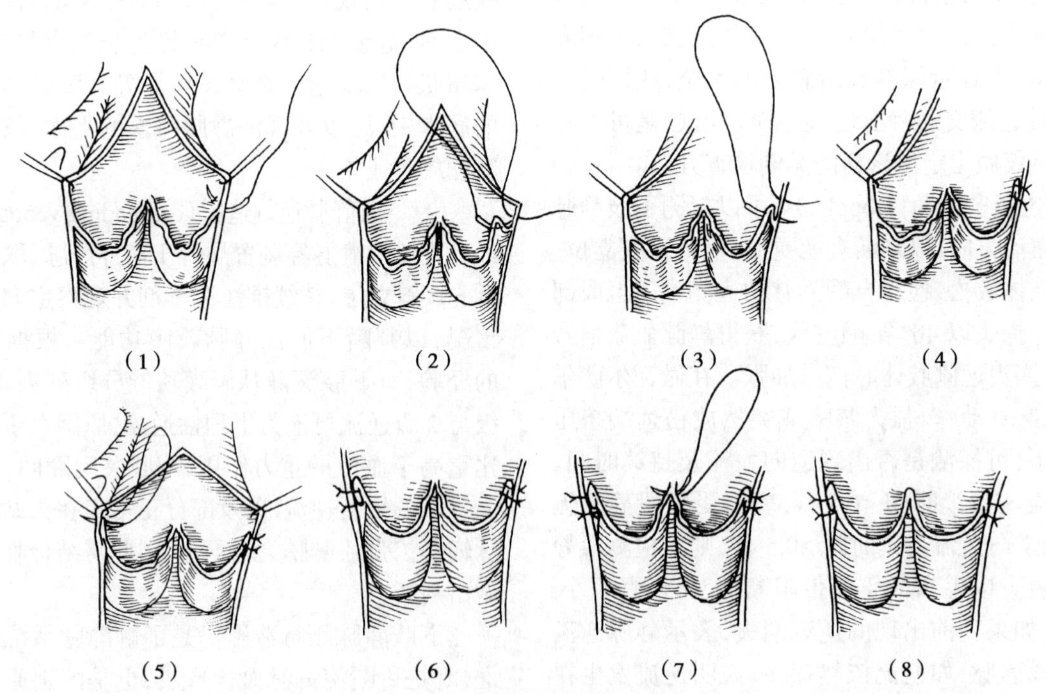

图 41-3　股浅静脉腔内瓣膜成形术

(1) 在交会点自静脉外进针；(2) 缝针在交会点旁约 2mm 穿过瓣叶游离缘；(3) 在进针同一平面，自静脉腔内穿出；(4) 在静脉壁外打结；(5) 同法缝合另一侧；(6) 双侧缝合完毕；(7) 交会点后壁缝合自静脉外向内进针，缝过两个瓣叶游离缘约 2mm，最后缝针由内向外穿过静脉壁；(8) 瓣膜成形术完成，瓣叶游离缘呈挺直绷紧状

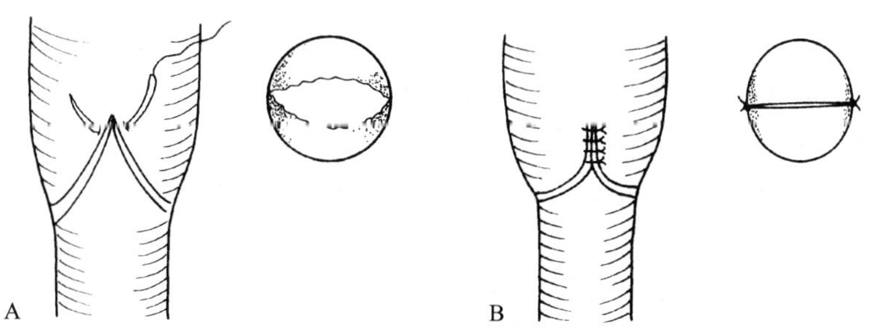

图 41-4　股浅静脉腔外瓣膜成形术

A. 缝合第一针，横剖面示瓣膜游离缘松弛状态；B. 缝合完毕，横剖面示瓣叶已挺直

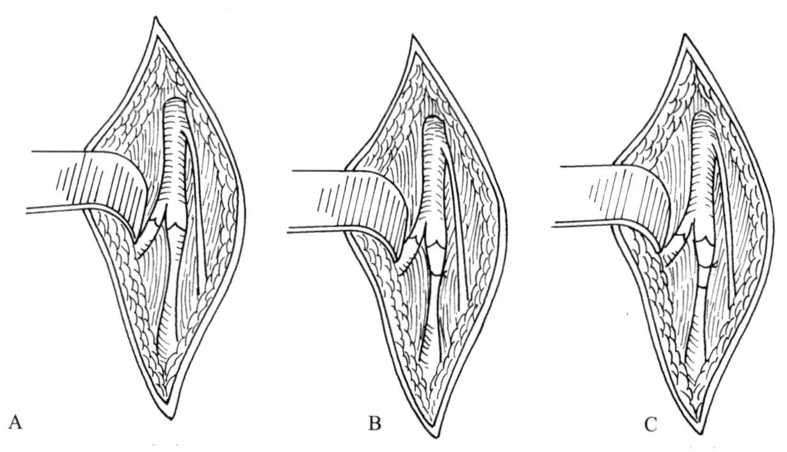

图 41-5　股浅静脉壁环形缩窄术

A. 游离股静脉第一对瓣膜下约 2cm 长静脉段，轻柔刺激使之痉挛；B. 以环形缝线使股静脉宽径保持痉挛状态时口径；C. 在第一对瓣膜下，用大隐静脉片包绕于股静脉，使之维持痉挛状态下的宽径

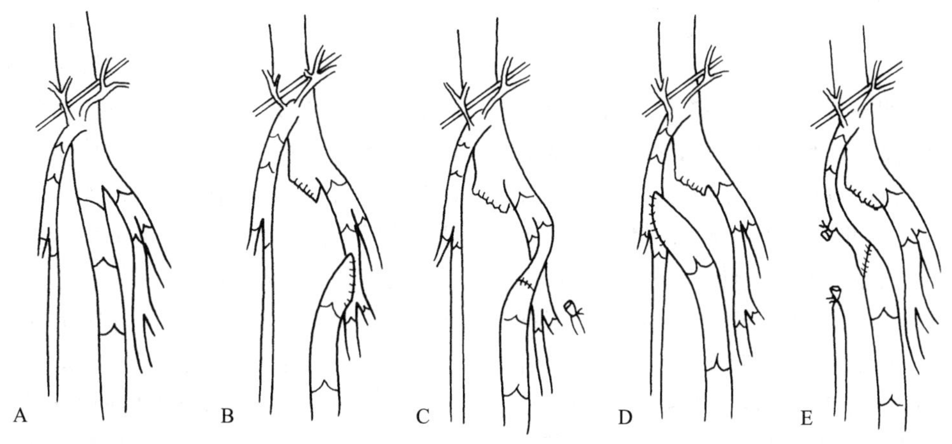

图 41-6　静脉瓣膜移位术

A. 股总，股深及股浅静脉，大隐静脉近端均已暴露并游离，如黑线示平面切断股浅静脉，近侧截端缝合，远侧截端待缝合；B. 股浅静脉移位至股深静脉做端 - 侧吻合；C. 股浅静脉与股深静脉做端 - 端吻合；D. 股浅静脉移位至大隐静脉，与大隐静脉做端 - 侧吻合；E. 股浅静脉与大隐静脉端 - 端吻合逆流的功能

5. 带瓣静脉段移植术 手术分两个部分：①经腋窝及上臂内侧切口暴露腋静脉，切取带有正常瓣膜关闭功能的静脉段长约2cm，用肝素生理盐水冲净静脉腔内血液待用。上肢的静脉截端视侧支吻合情况，或分别结扎，或做端-端吻合予以重建；②根据术前静脉造影结果，决定植入部位在股浅静脉(经股部切口)，或腘静脉(经大腿下内侧或小腿上内侧切口)，暴露并游离股静脉或腘静脉。切断股浅静脉近侧段或腘静脉，将切取的带瓣膜静脉段间置于股浅静脉或腘静脉(图41-7)。

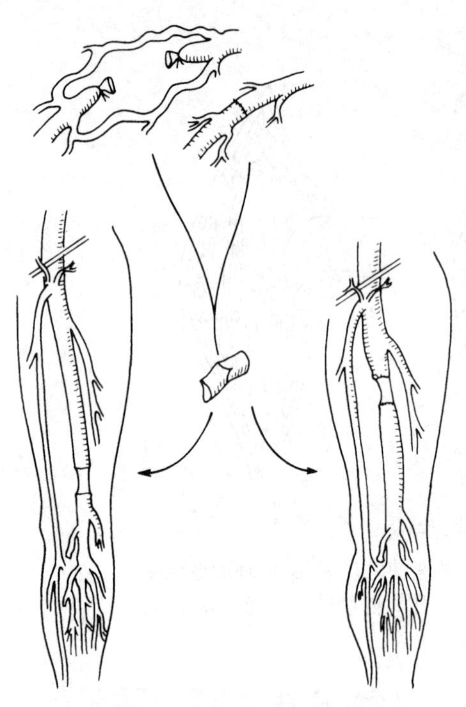

图41-7 带瓣静脉段移植术
自腋静脉切取带瓣膜静脉段，截端结扎，或做端-端吻合，切取的静脉段植入股静脉或腘静脉

6. 腘静脉外肌襻代瓣膜术 将股二头肌部分肌束与股薄肌缝合成U形肌襻，置于腘动、静脉之间。当膝关节做屈伸活动时，肌襻随之交替松弛、收缩，对腘静脉产生开放或闭合效用，起到瓣膜样功能。手术步骤：于腘窝内、外侧各做一纵行切口，或做经腘窝横纹的Z形切口。解剖股薄肌，在该肌止点的蹼状腱膜处切断，于胫神经及腘静脉深面引至外侧切口，与股二头肌内侧缘重叠缝合。如肌襻长度不足，可将股二头肌内侧沿肌纤维纵向剖开，并自止点切断与股薄肌的切端互相重叠缝合1cm。利用肌膜包绕肌纤维截面，形成光滑表面，以免粘连。

自Kistner提出原发性下肢深静脉瓣膜功能不全、设计直视下经股浅静脉腔内瓣膜成形术以来，对于非血栓形成所致的下肢深静脉瓣膜关闭不全的概念、诊断方法、手术治疗等方面，迅速得到认同，多种手术方法相继出现。经历实践的检验，目前形成较为一致的看法有以下几个方面。

(1)深静脉瓣膜重建术的适应证：深静脉逆流Ⅱ级以上，有严重下肢静脉高压临床表现，非手术治疗无效，或浅静脉逆流已纠正者，是重建深静脉瓣膜的明确适应证。以疼痛、水肿为主要症状的病人，手术与否应慎重选择，原因在于疼痛症状的个体差异很大，水肿虽可在术后减轻，但难以完全解除。

(2)术式选择：股浅静脉最高一对瓣膜解剖定位最为恒定，几乎均在股深静脉起点之下，是瓣膜重建术最常用的修复部位。因疾病的原因或术式的限定，瓣膜修复部位也可以选择在腘静脉。

前述各种术式的设计原理不尽相同，各有其明确的手术适应证，需要在术前经严格的检查(包括静脉造影)后慎重选择。Kistner设计的股浅静脉腔内瓣膜重建术，可以通过紧缩瓣叶的缝线使松弛的瓣膜游离缘绷紧，准确性高，但手术需切开静脉壁，有误伤瓣膜的可能，术后需做抗凝治疗。经静脉壁的重建术虽然不必切开进入静脉腔，但手术的准确性更依赖于术者经验。股静脉环形缩窄术适用于股静脉扩大、瓣膜存在但相对短小的病人，操作简便，术后无须抗凝治疗。瓣膜移位术仅适用于股深静脉或大隐静脉瓣膜功能正常者，但大多数病人的大隐静脉和/或股深静脉多已累及，很少有符合上述手术条件的病例。取用腋静脉带瓣膜静脉段移植，手术设计合理，但上肢静脉与股静脉口径不相匹配，又需取用正常肢体静脉作为移植材料，应慎重考虑。腘静脉外肌襻替代术有可能影响膝关节稳定性，手术操作较复杂，而且肌襻仅在活动时有功用，静息状态并不能起到瓣膜样作用。因此，对于大多数经下肢静脉造影证实股静脉口径扩大，瓣膜存在但关闭不全的病人，宜选用股浅静脉壁外成形术或环形缩窄术，如瓣膜破坏或无瓣膜者，可选择带瓣膜游离静脉段移植或肌襻替代术。确定为瓣膜过长松弛的，可行直视下静脉腔内瓣膜成形术。

另外，瓣膜重建术尽管阻断了深静脉逆流，并没有直接解决交通静脉逆流与浅静脉曲张等病理改变，因此交通静脉结扎术和曲张的浅静脉剥脱术是手术不可忽视的组成部分。

(3) 手术效果：文献资料认为，瓣膜重建术后静脉性溃疡的5年愈合率为60%，术后约有20%的病例溃疡早期复发或不愈合。瓣膜重建部位静脉逆流早期复发，表示手术失败，其中半数为手术本身未能重建完整的瓣膜关闭功能，另有半数原因不明。前者说明术式选择与手术操作的准确性直接影响手术效果，后者提示某些病例可能需要修复第二对瓣膜，以降低早期失败与复发率。

(张柏根)

参考文献

[1] 张柏根，徐惊伯，邝耀麟，等．股静脉壁环缝术治疗股静脉瓣膜功能不全的初步报导[J]. 上海交通大学学报(医学版), 1985 (3): 161.

[2] 张柏根．慢性下肢静脉功能不全的诊治进展[J]. 中华普通外科杂志，2003, 18 (9): 517.

[3] 张岚，张柏根．下肢慢性静脉功能不全与炎症反应及细胞免疫[J]. 中华外科杂志，2005, 43 (13): 896-898.

[4] 张柏根，张岚，张继蔚，等．下肢慢性静脉功能不全病人红细胞CD35和粒细胞CD11b的表达[J]. 中华普通外科杂志，2006, 21 (3): 221-223.

[5] KISTNER R L. Surgical repair of the incompetent femoral vein valve[J]. Arch Surg, 1975, 110 (11): 1336-1342.

[6] QUERAL L A, WHITEHOUSE W M JR, FLINN W R, et al. Surgical correction of chronic deep venous insufficiency by valvular transposition [J]. Surg, 1980, 87 (6): 688-695.

[7] SAHAAY M, SHIELDS D A, PORTER J B, et al. Leukocyte activity in the microcirculation of the leg inpaitients with chronic venous disease [J]. J Vasc Surg, 1997, 26 (2): 265-273.

[8] TAHERI S A, LAZAR L, ELIAS S M, et al. Vein valve transplant [J]. Surg, 1982, 91 (1): 28-33.

[9] PSATHAKIS N. Has the “Substitute valve” at the popliteal vein solved the problem of venous insufficiency of the lower extremity? [J]. J Cardiov Surg, 1968, 9 (1): 64-70.

第四节 静脉血栓形成

Virchow (1846—1856) 提出静脉血栓形成的三大因素，即：血流滞缓、静脉壁损伤和高凝状态，至今仍然适用，尤其是由手术所致的创伤、应激和制动。

一、血栓性浅静脉炎

血栓性浅静脉炎(superficial venous thrombophlebitis，SVT)又称浅静脉血栓形成，常先有静脉损伤，后有血栓形成，多发生于四肢，也可以发生在胸腹壁。以往观点认为SVT为自限性疾病，风险较低；近年研究观点，其发生DVT/PE风险较高，抗凝治疗可降低其发生DVT/PE的风险。

(一) 四肢 SVT

在上肢常见于头静脉和贵要静脉，下肢多位于大、小隐静脉及其属支。根据病因可以分为：

1. 药物引起的SVT　静脉输入各种有刺激性的药液，如高渗葡萄糖、各种抗生素溶液等，均可在接受注射的浅静脉内膜上引起化学刺激，导致损伤和血栓形成，常可累及整条浅静脉。主要临床表现有肢体疼痛肿胀；沿静脉行径可触及条索状物，伴压痛；周围皮肤呈现充血性红斑，可伴有轻度水肿。局部炎症反应一般维持1~2周，而后逐渐消退，疼痛缓解，充血性红斑被色素沉着所取代；条索状物常延续2~4周才消失。全身反应较轻微，体温和白细胞计数轻度升高。

处理：肢体局部热敷，可减轻疼痛不适，避免久立或久坐位，必要时可给予镇痛剂，症状往往迅速消退，局部炎症可采用50%硫酸镁湿敷病人症状。极少数血栓侵犯深静脉，如大、小隐静脉血栓向近心端延伸可达股、腘静脉，有时需作大、小隐静脉高位结扎术。

2. 导管留置引起的化脓性浅静脉炎　导管长期留置于静脉内可引起此病。好发于大面积烧伤和重危而免疫功能受抑制者。发病者静脉导管留置时间超过3天以上，有原因不明的脓毒症，但局部表现常不明显。化脓性病灶常位于导管顶端：有的在受累静脉内，病灶可呈跳跃式，在两段化脓病灶间可有一小段相对正常的静脉。由于临床诊断较困难，对可疑病例（如大面积烧伤曾留置静脉导管者），要做血培养和警惕发生本病的可能。

处理：选用大剂量有效的抗生素；切除受累静脉段，创口开放，疏松填塞敷料，待感染控制和局部组织反应消退后作二期缝合。

3. 曲张静脉的 SVT　为单纯性下肢静脉曲张常见的并发症，较少累及深静脉，临床表现已如前述。

4. 其他　其他可能导致 SVT 的因素包括：口服避孕药、激素替代治疗、妊娠、肥胖、近期手术史（如静脉曲张热消融手术等）、长期制动、硬化治疗、某些药物（如安定、胺碘酮等）、自身免疫性疾病（如 Buerger 病）等。

（二）胸腹壁 SVT

胸腹壁 SVT 也称 Mondor 病，病因不清，部分病人与乳腺癌相关。易发生在肥胖而缺乏锻炼的妇女，好发于胸、上腹壁静脉和侧胸静脉。主要临床表现为上肢稍用力牵拉时骤感一侧胸壁疼痛，活动肢体时加剧，很少引起全身反应。体检可见沿受累静脉行径略现红肿，扪之如索状物伴压痛，开始时条索较柔软，随后变硬，直径 3~4mm。索状物与皮肤粘连而与深部组织不粘连，可移动；上肢高举、外展或用手法使皮肤绷紧常可见病变表面的皮肤凹陷如浅沟。病程自限，约2周后自行消退，局部可遗留色素沉着，索状物一般要 6~12 周才能消失。一般毋需特殊处理，症状明显者采用对症和活血化瘀中药治疗，必要时用镇静、止痛剂、局部热敷或物理治疗等。

（三）游走性 SVT

游走性血栓性静脉炎（migratory thrombophlebitis）是一种病因不明、反复又此起彼落的发作性浅静脉炎。好发于青壮年男子，可在不同部位发病，以下肢多见。它常与某些疾病有密切关系，如可为某些内脏肿瘤的早期表现，在男性常为肺和胰腺肿瘤，在女性则是生殖器官和胰腺肿瘤，可能是与某些肿瘤能产生具有高凝状态的产物有关。因此，在游走性 SVT 的病人应充分警惕存在内脏肿瘤的可能，应作相应的仔细检查。再者，血栓闭塞性脉管炎病人早期常伴此病。某些病人则与第Ⅻ因子缺乏有关。只有在排除以上三种可能的原因后，才能确诊为原发的游走性血栓性静脉炎。

临床表现为某个区域内骤然出现条索或网状物，患部疼痛、压痛，但少有全身反应。随着急性炎症的消退，症状缓解，红肿充血逐渐被色素沉着所替代。发作具有间歇、游走和交替地在全身各处发病的特点，每次发作常持续 1~3 周而自行消退。

急性期的处理主要是对症治疗，如局部湿热敷，包扎弹力绷带或穿弹力袜等，也可给予抗炎和镇痛治疗，必要时给予口服泼尼松（每日3次，每次 5~10mg）。

二、急性深静脉血栓形成

静脉血栓栓塞性疾病（venous thromboembolism，VTE）包括深静脉血栓形成（deep venous thrombosis，DVT）和肺动脉栓塞（pulmonary embolism，PE），人群年发病率约为 0.12%，是最常见的可通过预防和治疗降低死亡率的疾病。

DVT 分为急性期（14天以内）、亚急性期（15~30天）和慢性期（30天以后）；常急性发病，以下肢最为常见。DVT 按解剖可分为三种类型：①躯体型：发生在下腔静脉和 / 或上腔静脉；②中心型：发生在髂 - 股静脉（包括盆腔静脉）或锁骨下 - 腋静脉；③周围型：发生在下肢或上肢。其临床表现、治疗方法和预后有颇大差别。规律性的现象是发生在外周的 DVT 常不引起严重的后果，而越靠近躯体者后果越严重。现以最常见的下肢 DVT 为重点加以叙述。

（一）急性下肢深静脉血栓形成

【分类与临床表现】

1. 小腿静脉血栓形成　常分布在小腿肌间静脉丛内，为术后 DVT 的好发部位，常不影响血液回流，范围常较小，激发的炎症反应也较轻，临床表现常不明显，可有小腿部疼痛、压痛（Neuhof 征）和小腿轻度肿胀。将足急剧背屈，腓肠肌和比目鱼肌迅速伸长而引发疼痛，称 Homans 征阳性。

2. 髂 - 股静脉（包括盆腔静脉）血栓形成

（1）原发性髂 - 股静脉血栓形成：发病率较小腿静脉血栓形成低，左侧多见。右髂总动脉跨越左髂总静脉与发病有关；左侧发病者常由 Cockett 综合征引起。髂 - 股静脉是整个下肢静脉血流回流的主要通道，一旦发生血栓形成，迅速引起明显的临床表现，故起病骤急，主要表现有：①股部内侧疼痛和压痛，常可扪到有触痛的条索状物，淤血可致胀痛；②患肢肿胀严重；③皮肤颜色常发紫；④浅静脉常曲张；⑤全身反应常较轻；⑥血栓逆行扩展可累及整个下肢深静脉系统，形成全肢型，顺行扩展可侵犯下腔静脉，如血栓脱落，可造成肺栓塞。

(2) 继发性髂 - 股静脉血栓形成：血栓起源于小腿肌间静脉丛，通过顺行扩展，累及下肢整个髂 - 股静脉系统，形成与原发性病变逆行扩展相同的临床表现，其特点为：①起病大多隐匿；②症状开始时轻微，实际病期比症状期长；③足靴区可有营养性变化。

(3) 股青肿：为最严重类型。无论是原发性或继发性髂 - 股静脉血栓形成，只要血栓伸展至患肢的大部或整个静脉系统，尤其是股深静脉，使下肢静脉处于严重的回流障碍，此时必然伴以动脉痉挛，即为股青肿。起病急骤，患肢疼痛、肿胀广泛、皮肤紧绷发亮、可呈紫色、起疱、皮温改变，足背、胫后动脉搏动消失或明显减弱。全身反应明显，体温升高，由于大量体液迅速渗入患肢，可出现休克，晚期发生静脉性坏疽。

【检查方法】

小腿肌静脉丛血栓形成的症状隐匿，且不典型，较难确诊；髂 - 股静脉血栓形成和股青肿具有典型的临床表现，不难诊断。检查方法包括：

1. D-Dimer　诊断的敏感性非常高，其指标的变化随 DVT 的范围、病程和溶栓治疗效果发生变化。特异性较低，主要用于 DVT 筛查和病情变化的监测，诊断是需与其他手段结合。

2. 多普勒超声　诊断 DVT 最重要的方法。当深静脉血栓形成时，静脉腔内多普勒血流信号消失或见充盈缺损，用探头对静脉施压时，静脉不能被压扁。超声同时还能鉴别血管周围病变和非血管病变。

3. CT 静脉造影　主要用于盆腔内深静脉、下腔静脉、下肢主干静脉血栓的诊断。

4. MR 静脉成像　通过流空效应成像，可以不需要造影剂，适用于超声诊断不便的区域，包括下腔静脉、髂 - 腘 - 腘静脉等，不能很好地显示小腿静脉血栓。尤其适用于孕妇。

5. 静脉造影　可判断有无血栓及其位置、范围、形态和侧支循环情况。其在诊断中的作用已部分被超声取代，目前主要用于 DVT 的治疗。

【预防与治疗】

下肢深静脉血栓形成与多种手术（尤其是骨科和妇科）关系密切，建议在手术开始便采取预防静脉淤滞和高凝状态的措施。穿压力差弹力袜或使用可充气泵，使下肢间歇受压，加强腓肠肌舒缩运动，可加速静脉血回流：在条件许可的病人建议酌情使用小剂量肝素（术前 2 小时皮下注射 5 000U，以后每日 1 次，每次 5 000U 约 7~10 天）。

急性下肢 DVT 的治疗以非手术疗法为主，重症或股青肿病人采用手术疗法。是否需用腔静脉滤器预防肺栓塞是目前争论较大的问题，但目前显然应用过多，滤器并不能阻挡较小的血栓是不争的事实，可回收滤器有较多优点，但要考虑病人的经济负担和损失问题，有肺栓塞病史者有应用指征。

1. 非开放手术疗法

(1) 一般治疗：卧床休息，抬高患肢。

(2) 抗凝疗法：抗凝疗法通过延长凝血时间来预防血栓的伸展，通过激活内源性纤维蛋白溶解机制而起到间接溶栓作用。

1) 适应证：①病期超过 10 天或对溶栓、手术有顾虑者；②作为溶检或取栓的辅助疗法；③小腿 DVT。

2) 禁忌证：出血素质和出血倾向者；流产后；亚急性心内膜炎；胃、十二指肠溃疡病；近期手术史。

3) 常用抗凝药物

A. 肝素：以 1mg/kg 计量，可经脂肪深层、肌内或静脉给药，根据凝血时间调节剂量，试管法测定的正常值为 4~12 分钟，要求维持在 8~20 分钟。5~7 天后改用口服抗凝药。低分子肝素通过增强抑制Ⅹa 因子和降低血小板活性而起作用，出血并发症明显下降，在用药过程中常不需监测：其半衰期为传统肝素的 2 倍，每日皮下注射 1 次。肝素的主要副作用有出血、血小板减少和变态反应（荨麻疹、鼻炎、哮喘、药物热等），疗程在 6 个月以上时偶见脱发、骨质疏松和自发性骨折并发症。

B. 香豆素类衍化物：主要作用为抑制凝血因子Ⅱ、Ⅶ、Ⅸ、Ⅹ和蛋白 S、蛋白 C。在用药 24~48 小时后开始起作用，在停药后 4~10 天作用完全消失。包括华法林等。华法林的推荐用法为第 1 日 10~15mg，第 2 日一般为 5mg，第 3 日开始维持量为 2.5mg 左右，使凝血酶原值保持在 30%~50%，国际标准化比率（INR）维持在 2.0~3.0，其主要并发症为出血、皮疹、发热、白细胞减少、肝炎、肾衰竭和腹泻等，偶见躯干和乳房皮肤坏死。

C. 新型的口服抗凝药（direct-acting oral anticoagulants，DOACs）：从 2012 年利伐沙班被批准上市开始，DOACs 发展迅速，主要有针对Ⅹa 的利伐沙班、阿哌沙班、依度沙班和针对凝血酶的达比加群。相比于维生素 K 抑制剂，DOACs 通常不需要监测凝血功能，不需要调整剂量，与食物和其他药物的相互作用较少，目前研究多数认为，DOACs 与华法林抗凝效果相当，安全性也未见明显差异。

D. 其他：包括肠道外的直接凝血酶抑制剂，阿加曲班、比伐卢定等。

(3) 溶栓治疗

1) 禁忌证：①近期手术史（<1 个月）；②严重外伤；③出血性疾病；④脑血管疾病；⑤妊娠；⑥出血素质。高血压病人应慎用溶栓治疗。DVT 病人溶栓治疗的出血并发症为 0~17%。

2) 常用溶栓药物

尿激酶、重组链激酶、巴曲酶、组织纤维蛋白溶酶原激活物等。溶栓治疗的剂量因个体差异而难以统一。可以肯定的是用量越大，出血并发症发生率越高和越严重。

尿激酶是从人尿分离出来的一种 β 球蛋白，它使纤维蛋白酶原转变为纤维蛋白酶，后者可分解纤维蛋白成小分子多肽而达到溶栓作用。一般并不发生变态反应。静脉滴注的半衰期为 16.1 分钟，它对血栓内处于凝胶状态的纤溶酶原的亲和力要比血浆中处于溶解状态的纤溶酶原大，因而血栓内的纤溶酶形成较血浆中多，有利于血栓溶解。无论是小腿肌间静脉 DVT、原发性髂 - 股静脉血栓形成，甚至股青肿，只要确实病程不超过 10 天者都可应用。病程短者疗效好。其禁忌证大致和肝素相同。

推荐使用方法：初剂量一般为 20 万 U/ 次，溶于 5% 葡萄糖溶液或低分子右旋糖酐 250~500ml 静脉滴注，每日 2 次。此后根据每日测定纤维蛋白原的结果（正常值 200~400mg/100ml）进行调节，如低于 200mg/100ml，暂停注射 1 次。同时测定优球蛋白溶解时间(正常值 >120 分钟)，如小于 70 分钟，也需停用 1 次。延续时间 7~10 日，接着改用抗凝治疗。

重组链激酶（recombinant streptokinase，r-SK）采用基因工程技术在非致病性大肠杆菌中合成，提取高纯度 r-SK。进入血液循环后与纤溶酶原结合形成纤溶酶，水解血栓中的纤维蛋白。该酶的半衰期可长达 83 分钟，作用时间长，有利于抑制血栓再形成。最好用于症状少于 7 天(最好少于 36 小时)者。发热为主要并发症。

巴曲酶是单一成分的类凝血酶，属丝氨酸蛋白酶的一种。它能降低纤维蛋白原含量，也降低全血和血浆黏度，使血管阻力下降，增加血流量。推荐用法和用量：成人首次剂量 10BU，维持量一般为 5BU，隔日 1 次，药液使用前用 100ml 以上的生理盐水稀释，静脉滴注时间 1 小时以上。治疗前及每次给药前，应了解血纤维蛋白原浓度和血小板凝集情况，并密切观察临床症状。

组织纤维蛋白溶酶原激活物（rt-PA）为通过 DNA 重组技术获得的溶栓剂，主要优点是能与纤维蛋白呈特异性结合，然后激活纤溶酶原，在血栓中的纤溶作用强于全身，一般并不引起高纤溶酶血症，无抗原性，溶栓作用强。用于冲击疗法，不应连续应用。

3) 溶栓途径和方法

A. 系统溶栓：指经周围静脉或动脉途径给药法。

B. 经静脉导管溶栓（catheter-directed thrombolysis，CDT）：经足背静脉、大隐静脉、股静脉注入造影剂，观察血栓的部位和范围。明确血栓阻塞的部位后，插入超滑导丝，使之贯通血栓阻塞部位，交换为溶栓导管进行灌注溶栓。若血栓长，先将导管置于阻塞的远段，调整导管位置，逐步溶栓。溶栓过程需要造影监测：使用较大剂量尿激酶溶栓时，每隔 2~4 小时进行造影，直至血栓溶解。

搏动性喷射药物机械性溶栓（图 41-8）：指征是导丝导管能通过血栓或能够进入血栓一段距离。其优点是经多孔导管搏动性喷射高浓度的溶栓药物，溶栓较快。

停止溶栓的指征：血栓已基本溶解或完全溶解；出现明显并发症如皮下淤斑；或连续溶栓 24~48 小时仍无血栓溶解者。

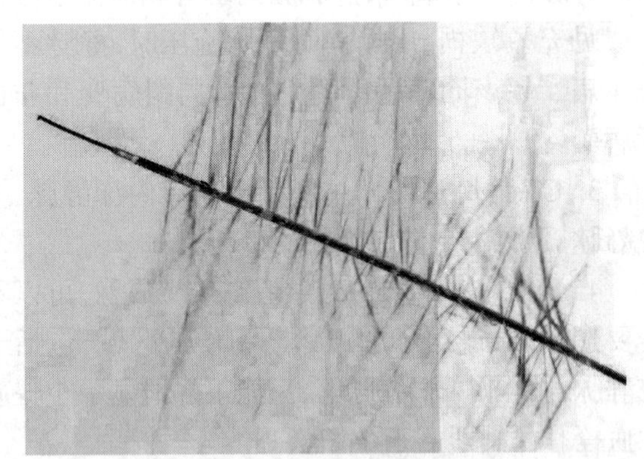

图 41-8 经多孔搏动性喷射药物机械性溶栓

C. 经动脉插管溶栓：当血栓范围广泛，累及深静脉主干和浅表属支时，无法经静脉插管溶栓，而经动脉注入溶栓药物，期望能均匀地到达有血栓的深浅静脉，但该法虽能将药物深入阻塞处，但多由尚存在的属支回流，其临床疗效与静脉溶栓相差无几。

4) 注意事项：密切监视 PT、APTT、TT 的变化，以调整药物用量，防止出血。一般要求 APTT 酌情延长 1.5~3 倍。在溶栓成功 24 小时以内,需继续经静脉给予肝素维持量。在拔管前行血管造影,观察有无血管狭窄,如有,应行 PTA 术。

5)溶栓治疗的并发症和处理

A. 出血:在溶栓治疗期间,如发生导管周围渗血,应局部加压 30 分钟,减少药物用量。若局部发生血肿,应停用抗凝药物,拔管,绷带加压包扎。

B. 发热:保持导管的清洁无菌,减少导管周围血肿的发生,使用抗生素。但要考虑是否药物引起发热,如链激酶本来就有发热的副作用。

C. 导管周围血栓形成:尽可能使用小口径和肝素涂层的溶栓导管。

D. 感染:多见于导管及其周围,应及时拔出导管,全身应用抗生素,必要时应及时清创引流。

6)溶栓治疗的缺陷:血栓完全溶解的概率不高,构成血栓形成的髂静脉狭窄病因并未解除,血流缓慢的状况未改善,使得血栓极易复发。

(4)经皮机械性血栓清除术(percutaneous mechanical thrombectomy,PMT):已经面世的 PMT 产品非常多,如:Acolysis 超声血栓消融术、Amplatz 血栓消融术(Amplatz thrombectomy device,ATD)、Oasis 吸栓消融术(hydrodynamic mechanical thrombectomay)、Rotarex catheter(Straub)、Angiojet 血栓抽吸系统、双球囊保护取栓溶栓术等。与上述药物溶栓相比,机械性血栓清除有如下优点:手术时间短,疗效快,在一次导管操作后常可完全或大部分清除血栓,可用于有溶栓禁忌的病人等。然而,2017 年发表于 *N Engl J Med* 的 ATTRACT 研究对 CDT 和 PMT/CDT 联合治疗的价值提出了质疑,认为其不能降低下肢深静脉血栓后遗症(post-thrombotic syndrome,PTS)的发生率,相反导致更高的大出血概率。

1)Acolysis 超声血栓消融术:为一种应用低频高能量的超声波的空穴、机械破碎和间接助溶作用的在血管内进行血栓消融,使已狭窄或闭塞的血管再通的一种方法。血管壁含有大量胶原和弹性基质,可以防御超声损伤的性能,但血栓对超声的损伤特别敏感,因而该法应运而生。

设备组成:治疗用超声频率为 10~30kHz。换能器的作用是接受和传递由晶体传来的高强度、低频率的超声波能至探头。消融导管由钛、钴、镍合金制成,头端椭圆。

操作方法:①在必要病例先放置下腔静脉滤器;②根据血栓范围的不同采用患肢大腿中或下段内侧切口,游离股静脉;③在股静脉放入 8F 导管鞘、导丝、插入消融导管至下腔静脉,缓慢回拉导管进行消融,反复 3~4 次。如血管完全闭塞,则边消融、边推进,并反复造影确认在血管内,直至进入下腔;④消融过程中,注意左髂总静脉狭窄部位重点消融,然后造影观察血栓消融和髂静脉狭窄情况。如有狭窄,对其进行扩张(14~16mm 直径),如发现血栓残留,插入 9F 长鞘至血栓部位再行吸引。

注意问题:①切口选择在阻塞血管的远端,但不能低于膝关节;②如股 - 腘静脉均未显影,大隐静脉显影良好,入路选择股部切口而不是穿刺法,以避免存在于导管鞘段(超声盲区)的血栓遗漏,如需要可由此作动静脉瘘;③消融前最好先将消融导管插至下腔或髂总静脉,如不能到达,则采用边消融边造影边推进的方法,以减少穿通血管的机会;④超声消融仅能在原已闭塞或高度狭窄的血管中打出腔道,在此基础上借助于球囊扩张和支架的作用方能达到较好的血管成形作用;⑤对血栓病史半个月以上者,常有两处狭窄:髂总静脉汇入下腔静脉处和股总静脉过腹股沟韧带处。

2)Amplatz 血栓消融术:ATD 是 1 根 120cm 长的聚亚胺酯导管,头端装有 1cm 长中空金属管,内有与驱动轴相连的叶轮。头端有 3 个侧开口,高速旋转的叶轮在血管内产生强大的旋涡可吸出粉碎了的血栓。

使用 ATD 前的准备:①气源:医用氮气瓶或压缩空气;②踏板和连接管:将配套的透明塑胶管与减压阀连接;③冷却冲洗液:将 5 000U 肝素加入 500ml 袋装生理盐水中作冷却液用;④ ATD 导管:有 6F、7F、8F 三种;⑤盐水转子测试:将 ATD 导管头端浸入生理盐水中,启动 ATD,其头端有 3 股盐水射流。

ATD 的操作:①必要时先放置下腔静脉滤器;② ATD 消融:可采用经同侧腘静脉顺行法:病人取俯卧位,经患侧足背静脉穿刺注入造影剂,透视下穿刺腘静脉,穿入 7~8F 导管鞘后插入 ATD 导管,以 10cm/min 的速度将 ATD 导管来回拉动,逐渐将导管退到腘静脉。每次启动 ATD 导管 50~60 秒后,停顿 10 秒,消融 3 次后,造影观察消融效果。也可经同侧股静脉下段切口,游离出股动静脉和切口附近的大隐静脉,操作同上。③髂静脉狭窄经球囊扩张、消融后,如造影见仍有狭窄,可再扩张和植入支架(图 41-9)。扩张球囊多选用 12~15mm 直径的。④部分学者主张在股动静脉之间作临时性动静脉瘘。

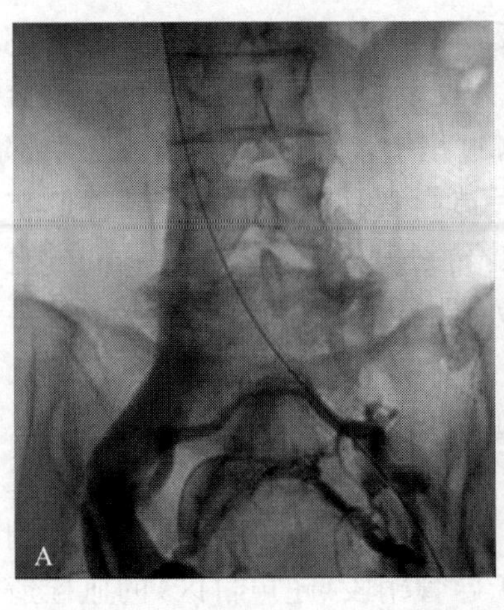
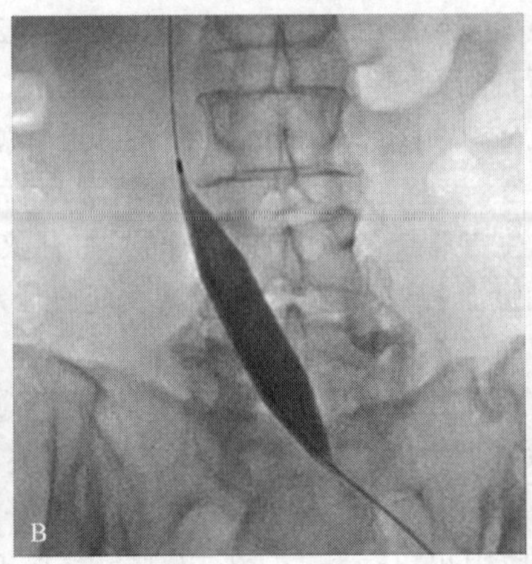
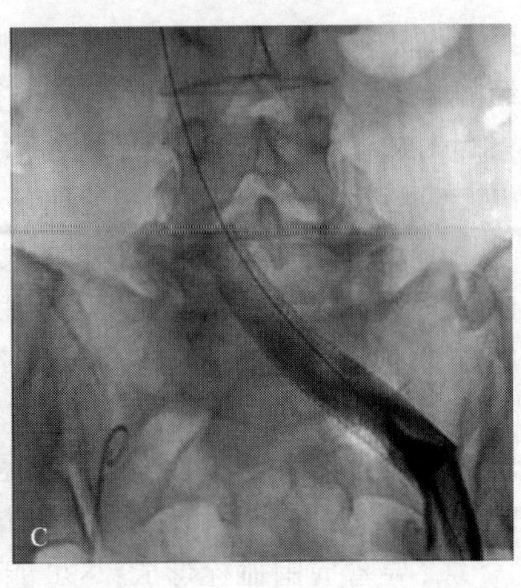

图 41-9　髂静脉狭窄(A),球囊扩张(B)和支架植入术(C)

3) Oasis 吸栓消融术:吸栓导管有三腔,分别供冲洗,回吸和引入导丝用。导管末端包绕于不锈钢喷嘴内,经 U 形冲洗腔朝回吸腔注射高压肝素盐水时,产生负压,将血栓崩解、吸入高压盐水柱,最后进入收集袋。

4) Rotarex 导管:一种经皮新鲜和机化血栓切除装置,由导管、电动驱动器和电源控制三部分组成。导管直径 8F,内含不锈钢钢圈,中心可通过导丝,导管头端由两个金属圆筒状结构组成,外旋转圆桶与螺旋状不锈钢丝相连,内桶与导管相连,二者的侧面有椭圆形的窗口。电动驱动器通过螺旋状不锈钢丝使其外的圆桶以 40 000rpm 的速度旋转,从而使导管头部产生负压将附近血栓吸进两个椭圆形窗口内,切割成碎片被螺旋状钢丝传送到体外的引流袋中。

机械血栓消融的并发症及处理:

内膜损伤:为机械性血栓清除术的常见并发症,原因显然。

肺栓塞:多由术中被打碎的血栓造成,但此种碎片多不能被滤器阻断,理论上不引起致命性肺栓塞。

溶血:以一过性血红蛋白增高为主要表现,一般于术后 24~36 小时恢复正常。

血管穿通:多见于无导丝引导的机械性血栓清除时的导管推进过程中,如 ATD,常发部位为髂总或髂外静脉末段。预防的办法是应用 8F 长鞘,在鞘内将机械导管送到髂静脉,边退导管边消融。消融后造影观察有无血管的损伤。即使有血管损伤,如未行球囊扩张,常不致造成严重的后果。

血栓复发:术后 7~14 日内,应用采取抗凝治疗。

2. 开放手术治疗　通过手术方法将下肢深静脉的血栓取净或尽量取净和用溶栓药物溶解残余血栓、再配合辅助疗法预防血栓再形成。因此,手术取栓术应该理解为取栓加非手术的综合治疗为好。手术时机是越早效果越好。以往规定手术指征为发病 48~72 小时内的新鲜血栓,但符合这一条件的病例较少。在 DVT 病人中,除股青肿外,引起下肢坏死而需截肢者颇少。因此,手术治疗的目的大多非挽救肢体,而是取出血栓,减少血栓后综合征,使病人恢复劳动能力。

(1) 适应证:①股清肿;②病史不超过 7 天(发病后接受正规抗凝溶栓治疗或深静脉造彩显示为“双轨征”者可延长至 14 天);③中心型或混合型;④ 65 岁以下有劳动能力者。

(2) 禁忌证:①病史过长或周围型血栓病人;②患肢曾有 DVT 病史;③重要器官有明显功能障碍;④有凝血功能障碍性疾病,如蛋白 S、蛋白 C 或 AT 缺乏等;⑤患肢或盆腔有感染性疾病;⑥恶性肿瘤无治愈可能者。

(3) 手术方法

1) 经腹膜后径:适于病变在髂 - 股静脉段者。取大麦氏切口,分离出髂外静脉,以 Fogarty 取栓导管尽量向远侧取栓,至获得远侧鼠尾样血栓和活跃的血流,否则可用远侧向近侧的挤压方法。近侧以 5F 导管取栓,直至有充分血液回流。如取栓导管不能进入下腔静脉,则应疑有 Cockett 综合征的存在,正好探查和给予相应处理。

2) 经股静脉径:在股部作切口分离股静脉,向上插 Fogarty 取栓导管取髂静脉的血栓,向下插 Fogarty 导管取栓时用 4F 导管,操作轻柔和旋转式前进。强行插管会破坏静脉瓣膜,术后遗留下肢深静脉瓣功能不全。当逆行取栓困难时,自远侧到近端的以弹力绷带挤压法对取栓有效。

3）经股 - 腘静脉顺行途径：分别于股部、膝下小腿内侧作切口，游离出股静脉，胫后静脉，沿胫后静脉切开，将尾端剪断的 5F Fogarty 取栓导管的断端插入胫后静脉直至股部切口，并施行取栓术。选择合适的注射针插入取栓导管断端，与注射器连接，向球囊注入肝素盐水，回拉取栓导管，取出残留血栓，并用顺行静脉冲洗加以辅助。将头皮针导管插入胫后静脉切口并固定。用注射器加压以肝素生理盐水反复冲洗，尽量将深静脉内的残留血栓经股总静脉切口冲尽。再从股静脉切口向上插 5F 或 6F Fogarty 取栓导管自髂静脉取栓。

（4）髂静脉病变的处理法：手术取尽血栓后，如发现髂静脉存在狭窄或闭塞性病变，常有 Cockett 综合征（右髂总动脉压迫左髂总静脉所引起）。处理的方法有直接外科手术和介入治疗两种。

1）外科手术：经腹或腹膜后直接显露左髂总静脉，根据术中所见确定术式。

A. 静脉松解术：游离、松解受压的髂静脉后，如静脉扩张良好，而且髂动脉也充分游离，与后方的静脉有一定的间隙不再构成压迫时即可。

B. 静脉松解、成形、带外支持环的人工血管包裹术：游离、松解髂静脉后，如静脉扩张良好，但仍有动脉压迫时，可将带环 PTFE 人工血管包裹髂静脉的受压段以支撑静脉，人工血管直径 12~14mm。松解后如该段静脉明显狭窄，可切开左髂总静脉前壁，清除血栓和粘连、扩张左髂总静脉，直接或补片缝合血管切口，酌情考虑是否需以人工血管包裹。

C. 静脉松解、动脉后置术：游离、松解髂静脉并见静脉扩张良好，但动脉压迫仍存在，可将右髂总动脉充分游离后切断，换位于左髂静脉后方行端端吻合。

D. 闭塞的静脉段切除、人工血管间置移植术：对病变静脉切除后吻合有张力者行此术。

2）介入方法：对于左髂静脉狭窄，除少部分必须手术解决外，大多数病例可在处理血栓后，用介入法治疗（图 41-10）。

应注意的事项：

A. 取栓术中导管不能通过髂静脉或虽已通过，但 7F 的 Fogarty 导管球囊扩张少于 50% 者，提示髂静脉狭窄或闭塞，应行术中造影或血管腔内超声检查，了解病变情况。

B. 球囊扩张前，要尽量完全清除髂股腘主干静脉内血栓，如条件许可，先放下腔静脉滤器。

C. 用导管结合超滑导丝多可通过病变的髂静脉，导管进入下腔静脉后，以造影证实位置正确和无血管穿破。

D. 球囊扩张后髂静脉狭窄仍在 50% 以上，应反复多次扩张，和酌情放置支架，或改为手术治疗。采用 12~15mm 直径的球囊扩张满意后，植入 12~16mm 的网状支架或 18~20mm 直径的自膨式支架，或改为手术治疗。

3）附加手术：股动、静脉间作临时性动静脉瘘，以增加局部血流量和血流速度，有助于预防取栓后近期血栓形成，以期提高远期通畅率。

4）术后处理：用弹力绷带包扎并在平卧时抬高患肢，应用抗凝或溶栓或祛聚药物。出院后穿循序减压弹力袜，酌情口服抗凝药 3~6 个月。

（二）下腔静脉血栓

可分别发展成下腔静脉阻塞综合征和布加综合征。急性期首先用溶栓或导管溶栓治疗已于前述。

如无原发病变，应予以抗凝治疗；如有，如图 41-10~ 图 41-12，采用介入（球囊扩张和支架）或手术方法。当下腔静脉血栓来自髂 - 股静脉时，在必要时可考虑从右侧腹膜后切口或进腹（有 Cockett 综合征者）进行手术，将十二指肠和升结肠游离和翻向左侧，显露下腔静脉，多在肾静脉水平以下切开取栓。但此种机会已很少。

当发展为严重的布加综合征时，要考虑在根治手术下加以切除，如图 41-12B，可见血栓的切除，病变自第 8 胸椎至第 2 腰椎，长达 19cm，其顶端是隔膜。当病变慢性化，又涉及肝静脉时，要考虑肠腔房（开胸）或肠腔颈（图 41-13，胸骨后途径）大型转流手术，在有经验医师之手，确也常起到了重要作用。术后需要继续寻求原发病变和对其进行相应的治疗。术后口服抗凝 3 个月，再继以抗血小板治疗。

（三）急性上肢深静脉血栓形成

急性上肢深静脉血栓形成包括锁骨下 - 腋静脉血栓形成，如静脉型的胸出口综合征（thoracic outlet syndrome），前臂静脉血栓形成，如奋力性血栓形成（effort thrombosis）。常由患肢进行较长时间的重复活动，或上肢直接受击后，骤然发病，有时与原有的胸出口综合征有关。病人大多是体格健壮的青壮年男子，右上肢较左上肢多见，表现为患肢肿胀、疼痛、发绀，浅静脉曲张和静脉压升高，可高达 30cmH_2O 以上。超声检查显示静脉血液回流受阻，静脉造影可见相应静脉阻塞。一般休息几天或几周后有所好转，但完全恢复者少，极少并发肺

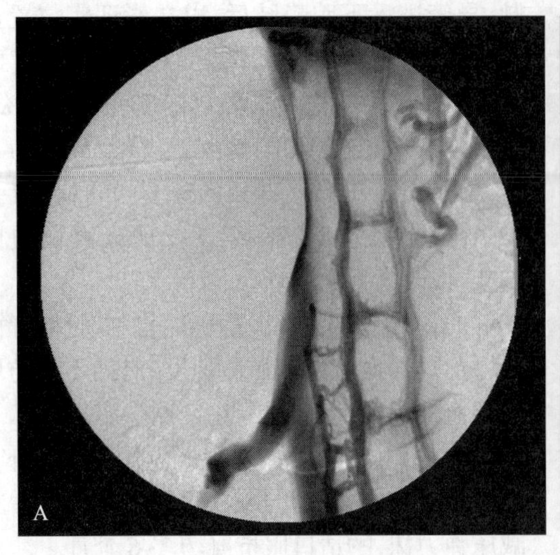
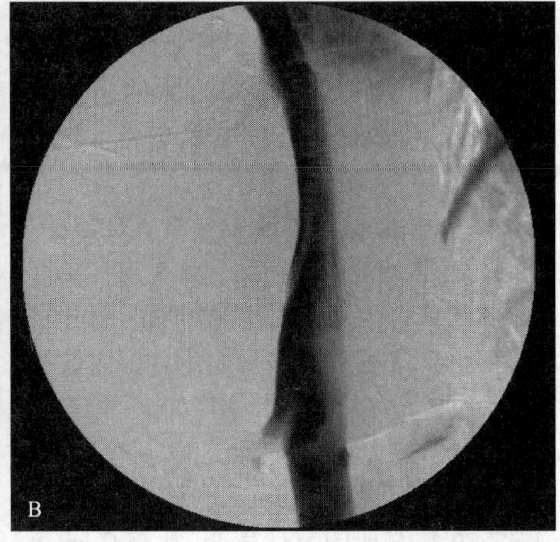

图 41-10 下腔静脉血栓性阻塞(A),在扩张(PTA)和支架后(B)所见,侧支循环已消失

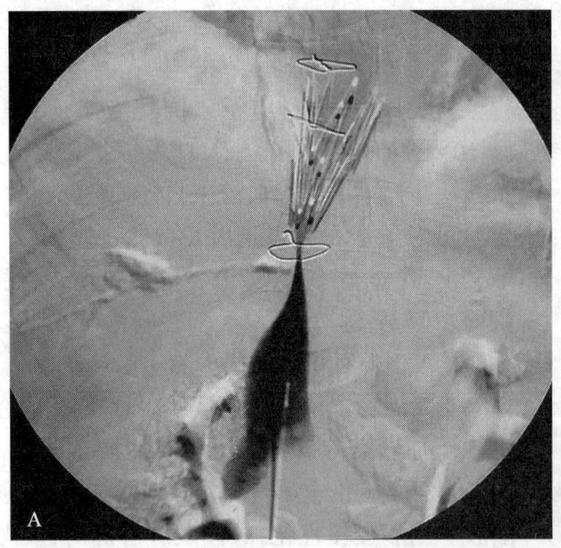
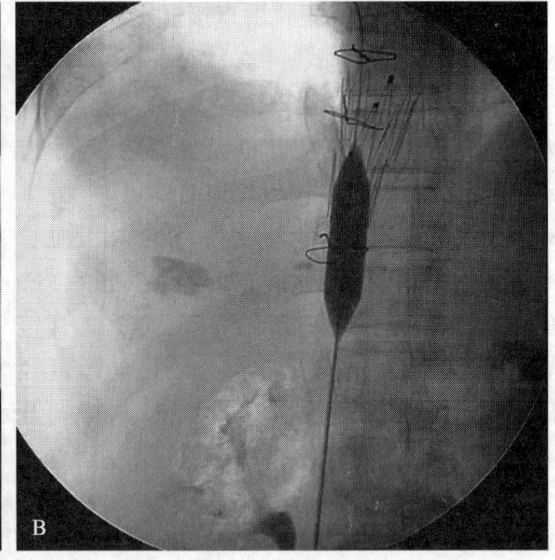

图 41-11 下腔静脉血栓性阻塞由支架狭窄引起,以导管溶栓后(A);以球囊导管进行扩张和再放置支架(B)

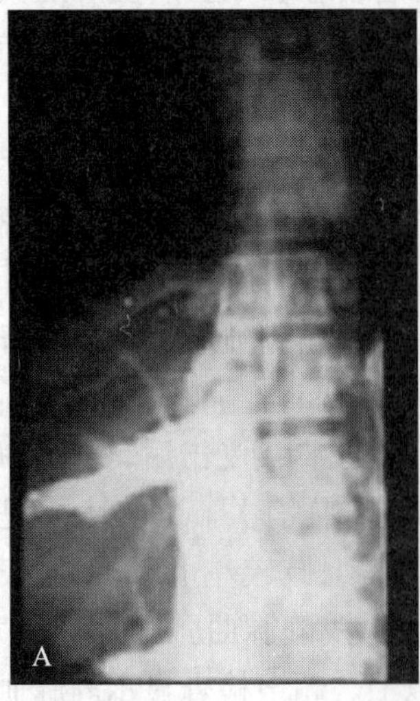
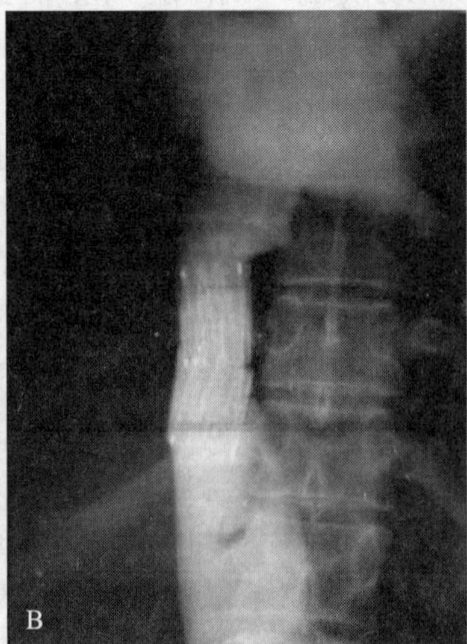
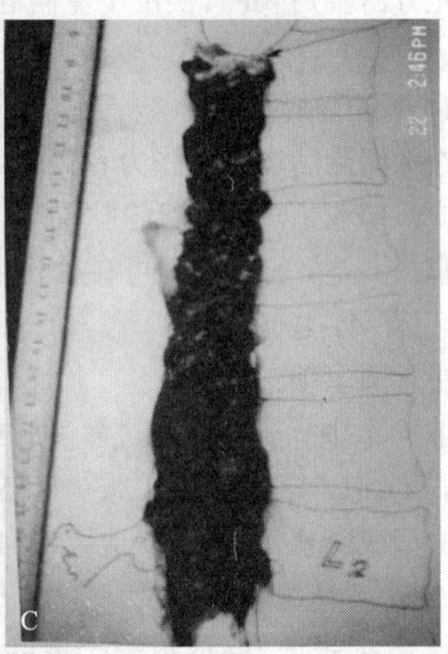

图 41-12 A. 下腔静脉长段血栓;B. 以支架治疗后所见;C. 以根治性手术切除下腔静脉内血栓和隔膜同时切除

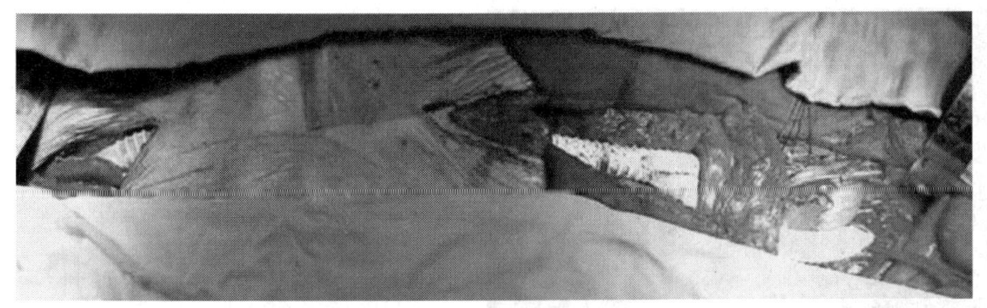

图 41-13　经胸骨后(不开胸)下腔静脉和肠系膜上静脉与右颈内静脉人工血管转流术

栓塞。处理方法和下肢深静脉血栓形成相同,采用溶栓治疗,少数早期病人可施行取栓术。事实上,仅在严重的病例,或伴胸出口综合征、奋力性血栓形成的病人才施行手术治疗。

Messina 提出对由胸廓出口综合征引起的锁骨下 - 腋静脉血栓形成病例,首先行经导管溶栓,然后施行胸廓出口松解和导管扩张术,获得良好结果。Sanders 等以锁骨下静脉血栓切除、补片成形、第一肋切除和胸廓出口松解术等进行治疗。笔者对造影显示闭塞段较短者,曾采用自体大隐静脉在病变近、远端之间施旁路转流术或以颈外静脉远心端与腋静脉端侧吻合术进行治疗。

腋静脉以远的上肢静脉血栓形成很少需行血栓切除术。也有个别例外病例,来医院时病情已发展至类似于下肢的严重股青肿,只能行较广泛肌间隙切开减压引流术,否则可能需要截肢。

(四) 上腔静脉血栓形成

当内科治疗疗效不好时,可考虑球囊扩张和支架治疗,如图 41-14,但有发生血栓脱落之虑。经胸骨后的颈内静脉与下腔静脉转流术,从静态血流动力学的角度观察也较治疗布加综合征的肠颈转流为好。当怀疑上纵隔肿物压迫时,更倾向于开胸手术,如发现肿瘤,尽量切除。以 Y 形切口进入上腔和双无名静脉,进行血栓切除和补片成形术为有效的途径(图 41-15)。在病变不易切除时,取大隐静脉,剖开后制成螺旋状的自体血管施行颈内静脉右心房转流术同样可行(图 41-16)。单或双侧头静脉经胸腹壁皮下施行头静脉与股静脉转流在必要情况下也是可行之术。手术后注意相应的并发症,并采用必要的抗凝药物和病因治疗。

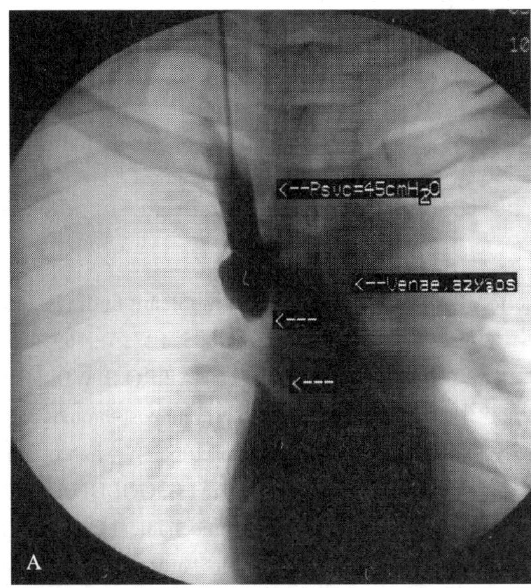

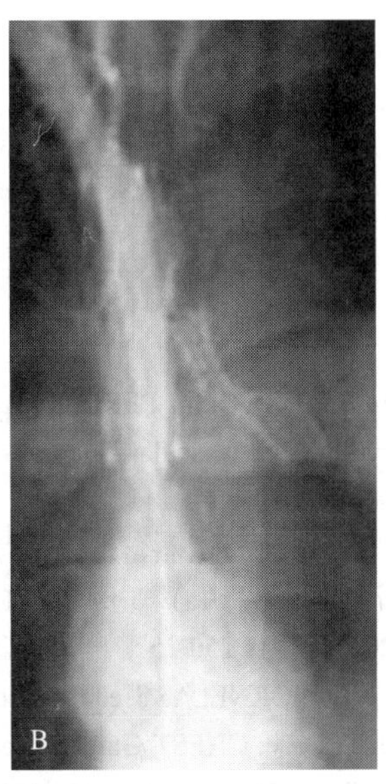

图 41-14　上腔静脉血栓性阻塞的扩张(A)和支架植入(B)

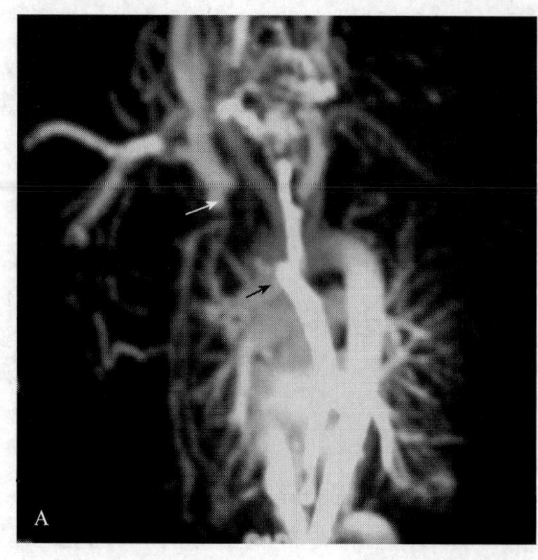

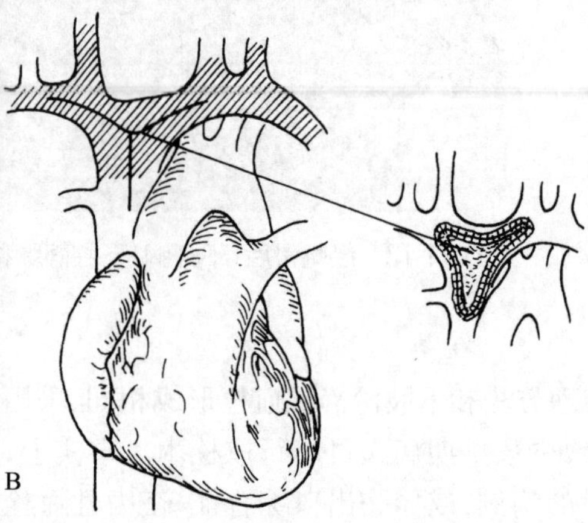

图 41-15 上腔静脉血栓形成以内科方法治疗无效(A),以 Y 形切口切开上腔静脉直接进行取栓术和补片移植术(B)

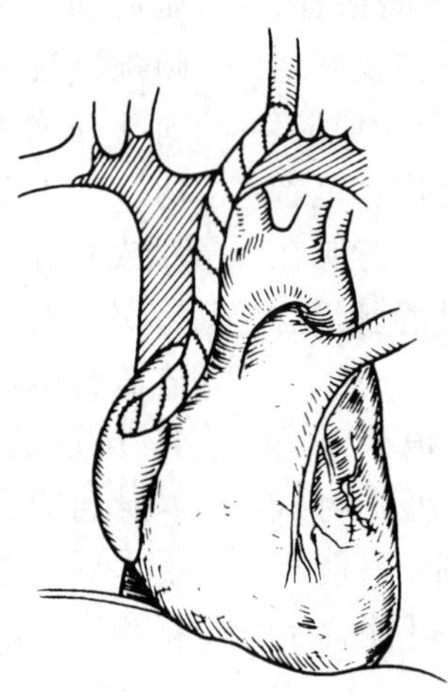

图 41-16 以大隐静脉制成螺旋状的自体血管施行颈内静脉 - 右心房转流术

(舒 畅 王 暾 汪忠镐)

参 考 文 献

[1] ANTON N. SIDAWY, BRUCE A. PERLER. Rutherford's Vascular Surgery and Endovascular Therapy [M]. 9th ed. USA: ELSEVIER, 2019.

[2] 中华医学会外科学分会血管外科学组. 深静脉血栓形成的诊断和治疗指南(第三版)[J]. 中国血管外科杂志(电子版), 2017, 9 (4): 250-257.

[3] KEARON C, AKL E A, ORNELAS J, et al. Antithrombotic Therapy for VTE Disease: CHEST Guideline and Expert Panel Report [J]. Chest, 2016, 149 (2): 315-352.

[4] TRUJILLO-SANTOS J, PEREA-MILLA E, JIMÉNEZ-PUENTE A, et al. Bed rest or ambulation in the initial treatment of patients with acute deep vein thrombosis or pulmonary embolism: findings from the RIETE registry [J]. Chest, 2005, 127 (5): 1631-1636.

[5] KAHN S R, SHAPIRO S, WELLS P S, et al. Compression stockings to prevent post-thrombotic syndrome: a randomized placebo-controlled trial [J]. Lancet, 2014, 383 (9920): 880-888.

[6] VEDANTHAM S, GOLDHABER S Z, JULIAN J A, et al. Pharmacomechanical Catheter-Directed Thrombolysis for Deep-Vein Thrombosis [J]. New England Journal of Medicine, 2017, 377 (23): 2240-2252.

[7] 中华医学会外科学分会血管外科学组. 腔静脉滤器临床应用指南解读[J]. 中国血管外科杂志(电子版), 2019, 11 (3): 168-175.

[8] AZAKIE A, MCELINNEY D B, THOMPSON R W, et al. Surgical management of subclavian vein effort thrombosis as a result of thoracic outlet compression [J]. J Vasc Surg, 1998, 28 (5): 777-786.

[9] SCHNEIDER D B, DIMUZIO P J, MARTIN N D, et al. Combination treatment of venous thoracic outlet syndrome: Open surgical decompression and intraoperative angioplasty [J]. J Vasc Surg, 2004, 40 (4): 599-603.

第四十二章
周围血管疾病的腔内治疗

第一节 概 述

血管腔内治疗(endovascular therapy)是一类采用特殊导管或者器械在血管腔内治疗血管疾病的方法总称,曾称为血管腔内外科(endovascular surgery)。因为血管腔内治疗是在不同的时期和不同的医疗中心多元性地发展起来的,所以每种治疗方法都有各自的命名,甚至有几种不同的命名。例如仅治疗动脉瘤的腔内方法就有血管腔内人工血管移植术(endovascular graft)、腔内人工血管移植术(endoluminal graft)、支架人工血管移植术(stent graft)、人工血管支架术(stented graft)、经腔内人工血管移植术(transluminal graft)、经腔内放置的血管内人工血管移植术(transluminal placed endovascular graft)、带膜支架术(covered stent)以及覆膜支架(coated stent)等。显然,用血管腔内治疗来概括和统称这类治疗方法不但简洁明了,而且有利于医务人员和病人及其家属之间的沟通。最早的血管腔内治疗是从经皮腔内血管成形术开始的。经皮腔内血管成形术(percutanous transluminal angioplasty,PTA)即在X线监视下,采用导管技术使狭窄或者闭塞的血管再通。1964年,Fogarty发明了球囊取栓导管。同年,Dotter和Judikins首先采用双轴导管技术成功扩张下肢动脉硬化所致的短段动脉狭窄。1974年,Grüntzig等发明了双腔球囊导管,即Grüntzig球囊导管,推动了PTA技术的广泛应用。PTA常用于扩张下肢动脉、颈动脉、肾动脉、左锁骨下动脉和肠系膜上动脉等。为了满足处理PTA术后动脉弹性回缩或者夹层形成的要求,金属血管内支架(stent)应运而生。1969年,Dotter在透视引导下将不锈钢丝绕制成的弹簧状血管内支架移植犬后肢动脉,这是血管腔内支架的雏形。1985年以后,Wright、Palmaz、Strecker等相继研制出新型金属血管内支架,完成了实验并且应用于临床。金属支架的使用提高了单纯PTA治疗的效果。Balco和Mirich等于20世纪80年代分别完成了用腔内方法治疗腹主动脉瘤的动物实验。1991年,Parodi将涤纶人工血管与金属血管内支架缝合,制成腔内人工血管内支架(stent graft,SG)并治愈1例腹主动脉瘤。1994年,Dake首先采用SG成功治疗胸主动脉瘤,并于1998年将其应用到主动脉夹层的治疗。SG的发明使微创手术治疗腹主动脉瘤、周围动脉瘤、主动脉夹层和动静脉瘘等血管外科疾病成为可能,使血管腔内治疗技术得到进一步发展。

(王利新 王玉琦)

第二节 血管腔内治疗的基本设备

(一) DSA 机、机房和专用手术室

进行血管腔内治疗的基本设备是X线血管造影机。现代的X线C形臂血管造影机具备数字减影(digital subtraction angiography,DSA)功能,并且可以随时在两个监视器上实时透视或者回放和对照图像,还有后期图像处理工作站。DSA机分

为固定式和移动式两种。固定式DSA拥有功率更强大的X线高压发生器,可以提供更清晰的图像。功率越大,X线穿透深度越大,分辨率就越高。固定式DSA分辨率可以高达移动式DSA的10倍以上。固定式成像装置的另一大优点是视域宽广,目前平板式DSA探测器面积最大可达42cm×42cm。探测器面积加大可以提供更大的成像范围,从而降低了总的辐射量和造影剂的用量。另外,固定式成像装置具有床旁控制功能,能够精准而方便地操纵C形臂和工作台。目前,最新的平板DSA机器可进行下肢血管步进跟踪造影、造影时进行旋转采集和三维重建。移动式DSA机的优点是可以方便地将设备从一个房间移动到另一个房间,这对满足血管外科、手术室、重症监护病房及其他特殊科室的不同要求非常重要,缺点是成像质量较差、探测器面积小,C形臂的调整不如固定式DSA方便和准确。单纯的血管造影术和简单的腔内治疗在放射科的机房里即可进行。考虑到腔内治疗可能需要同时进行血管探查术、血管旁路术、转为常规血管手术或者施行其他手术的可能性,则最好有装配DSA的专用杂交手术室。在这样的手术室里消毒完善、各种手术设备和器械齐全,手术医师、麻醉师和护士工作方便,病人接受手术的安全性较高。如果在杂交手术室里同时配备彩色双功能多普勒超声机(Duplex)和血管腔内超声机,则可用于定位穿刺点,观察和监测病变、腔内器材的位置以及治疗效果,有助于提高治疗速度和效果。

(二) 血管造影和腔内治疗的基本器材

1. 穿刺针　穿刺针分薄壁穿刺针和两部件套管针。薄壁穿刺针前端由不锈钢制成,针端锐呈斜面,针柄部分可有不同的基板,便于术者持握进行穿刺。两部件套管(鞘)针由外套管和针芯组成。穿刺针的长度成人以7cm为宜,儿童以4cm为宜。穿刺针的粗细以G(GAUGE)表示,常用的18G穿刺针可以通过0.035in导丝;22G的微穿刺针可以通过0.018in导丝,经鞘管交换,可以兼容0.035in导丝。

2. 导鞘　导鞘用于引导导管或其他血管内器具顺利进入血管,便于导丝导管进行交换。导鞘由外鞘、扩张管和短导丝组成。外鞘尾部装有止血垫圈,从尾侧封闭了外鞘的内腔。阻止血液从尾部流出,也可防止空气进入血管。导鞘的侧壁管带有开关,通过侧管可注入药物。导鞘有不同型号,以适合不同粗细的导管。所有腔内操作均应该通过导鞘进行,最大限度地减少导丝、造影导管和扩张导管等对血管内膜的损伤。

3. 导丝　导丝按材料分为金属导丝和超滑亲水导丝。金属导丝由内芯和外弹簧套管构成,导丝表面涂有肝素膜,以增强导丝表面的光滑度,减少摩擦系数。超滑亲水导丝的表面带有一层超滑的亲水性材料,导丝内无钢圈,仅为一根金属丝,在导管内滑动时摩擦系数极低,头端几乎不会损伤血管,可做选择性插管用。导丝直径用英寸(in)表示,成人常用的导丝在0.014~0.038in(0.45~0.96mm)。导丝长度因用途而异,成人常用的导丝长度在180~300cm。血管腔内操作常用的导丝包括Terumo(0.018~0.035in,180~260cm)、V-18(0.018in,260cm)、Stabilizer(0.014in,260cm)、Amplatz(0.035in,260cm)、Lunderquist(0.035in,260cm)、Supracore(0.035in,300cm)等。

4. 导管　导管是血管造影的关键器材。导管应具有适宜的硬度、弹性、柔软性和扭力,管壁平直光滑,导管材料应无毒,无抗原性,具有不透X线的性能。常用的导管材料有聚乙烯、聚氯乙烯、聚四氟乙烯等。导管按用途可划分为:①非选择造影导管,如猪尾巴导管;②选择性导管,如Cobra、Simmon导管;③超选择性导管,如Tracker18同轴微导管。

5. 球囊导管　球囊是一种特殊的导管,它由导管茎和球囊两部分组成,并分为完全独立的两条腔道。一个腔道与普通造影导管一样,可通过导丝引导球囊导管或注入造影剂;另一个腔道则位于导管的外周,并与远端的球囊相通,通过此腔注入稀释的造影剂,使球囊膨胀,膨胀后的球囊呈圆柱形。球囊的远端部位一般距导管头端1~2cm,球囊两端装有金属环,能在透视下清楚地显示球囊的长度。球囊的性能参数包括以下几点:①球囊外径,指未扩张状态下的球囊和远段导管的外径数值;②球囊表面的涂层物质,疏水涂层多为支架球囊,可增加支架与球囊支架的摩擦力;亲水涂层使球囊的通过能力增强;③标定压(nominal pressure),指需要获得产品所标识的球囊直径需要的压力;④爆破压,反复充盈球囊40次,在此压力下99%的球囊不会破裂,为术者提供一个安全的充气压力范围,一般在6~16大气压(atm);⑤平均爆破压,指的是在此压力时50%的球囊会破裂,压力值高于爆破压,一般在10~27atm。

评价球囊性能指标包括以下几个方面。①推送性:指将用于推送杆的力量传送到球囊头端使之顺利到达病变的能力;②跟踪性:指球囊在导丝指引下到达靶病变的能力;③通过性:指球囊跨越病变的能力;④顺应性:指球囊直径随着压力的增加而增加的比率,是球囊拉伸能力的一个指标,可以分为顺应性、半顺应性和非顺应性3类;⑤回收性:指球囊释放后回复其初始状态的能力,与球囊的材料及折叠方式有关,目前多为三翼折叠方式。根据通过导丝方式的不同,球囊可以分为同轴系统(over the wire,OTW)和单轨系统(monorail)两类。同轴系统整个球囊导管可通过导丝,单轨系统只有头端部分导管可通过导丝。单轨系统的优点在于方便单人操作,导丝更加稳定;不需要交换长的导丝,标准长度的导丝就能适用;插入交换时间更快,可以缩短手术过程。缺点是球囊的推送性和通过性较差;过严重狭窄段病变时,不能为导丝提供额外的支撑力。相比之下,同轴导管能为导丝提供更好的支撑力,缺点是需要通过长导丝进行交换,操作步骤相对繁琐和耗时。

6. 支架　理想的支架应具有以下特点:良好的柔顺性、良好的显影性、外鞘小、易于导入、易于定位、释放后不短缩、表面不易形成血栓、不引起内膜增生、抗断裂。根据构造和释放模式的不同,支架可以分为两大类:球囊扩张式(Express,Genesis,Palmaz)和自膨式(Smart control,Luminexx,Everflex,Lifestent,Zilver)。球囊扩张式支架的特点包括定位精确、径向支撑力强;缺点是柔顺性差,耐受外界压迫的能力差。自膨式支架的优点是柔顺性好,耐受外界压迫能力强,不易打折;缺点是径向支撑力弱,定位不如球囊扩张式支架。球囊扩张式支架适合需要高径向支撑力和精确释放的病变。最常用于主动脉分支开口的病变,如肾动脉、髂动脉和锁骨下动脉,这些分叉部位的病变常有明显的钙化,单纯球囊扩张容易发生夹层,扩张过程中同时植入支架可减少夹层的蔓延;这些部位解剖固定,不易发生移动而引起支架变形。由于装载于球囊上,球囊扩张式支架在输送过程中(特别是跨越病变时)容易脱落,因此治疗过程中最好在硬导丝的支撑下,通过预置的导鞘导入球囊扩张式支架。一旦导入到位,回撤导鞘,释放支架。自膨式支架安装在导管上,由外鞘包裹,在输送过程中处于压缩状态,回撤外鞘时,支架就可以恢复到自然形状。自膨式支架容易通过扭曲及多处狭窄的血管,无需在病变处预置导引导管或者导鞘。自膨式支架适合于扭曲的病变或者跨越直径不等血管的病变。

7. 人工血管内支架　人工血管内支架(stent graft,SG)主要由多节自膨性的金属支撑支架和与之结合的人工血管膜组成。制造人造血管的材料包括聚四氟乙烯(expand polytetrafluoroethylene,ePTFE)、涤纶(dacron)、编织聚酯(woven polyester)。他们之间的区别是表面小孔的数量和材料厚度不同。ePTFE 人造血管与支撑支架是压铸而成一整体,可以减少由针眼导致的渗漏。内部的支撑支架一般由不锈钢(stainless steel)、镍钛(nitinol)和埃尔吉洛伊非磁性合金(elgiloy)等金属制成。一旦释放入主动脉,SG 通过表面的小钩或者轴向扩张产生的摩擦力固定在动脉上。SG 由于尺寸不同,配套输送器的外径也各不相同。手术时入路动脉的直径需要大于输送器的外径,外径较小的输送器较少受到动脉直径的限制。SG 是主动脉病变腔内治疗中最重要的器材,目前能够采用 SG 治疗的常见主动脉病变包括腹主动脉瘤、胸主动脉瘤和主动脉夹层。适合于腹主动脉瘤的商品化 SG 有 3 种设计:直型、主单髂型(aorta-uniiliac,AUI)和分叉型。直型 SG 适合局限性的病变;AUI 型 SG 一端放入腹主动脉,另一端放入一侧髂动脉。虽然该系统具有术中更容易释放的特点,但是手术后全部的主动脉血流都流入一侧髂动脉,对侧髂动脉的反流血有可能继续灌注瘤腔,因此需要封堵这一侧的髂动脉,同时需要在封堵平面以下和对侧髂动脉搭桥,保证封堵侧下肢的血液供应。采用 AUI 型 SG 治疗腹主动脉瘤整个手术量较大,但是手术难度较分叉型 SG 低,适合于破裂性腹主动脉瘤急诊抢救和一侧髂动脉闭塞等病人。分叉型 SG 由两件以上的组件构成,手术时从一侧股动脉导入主体至目标位置释放,然后再从对侧股动脉选择入主体短腿,导入髂支并释放。还有一体化设计的分叉型 SG,主体和对侧髂支都预装在一个输送系统内,术中通过从对侧股动脉导入的导丝将髂支拉至对侧髂动脉内并释放。目前国内常用的适合于腹主动脉瘤的 SG 包括:① Endurant SG;② Excluder SG;③ Zenith SG;④ Hercules SG 和 Aegis-B SG;⑤ ANKURA SG。各个支架的构造、尺寸和特点,见表 42-1。适用于胸主动脉病变的商品化 SG 有直型和椎型两种设计。直型设计的 SG 近端与远端直径相同;椎型设计的 SG 远端直径较小,主要用于主动脉夹层。常用的 SG 包括:① Valiant SG;② Zenith 2P 和 2PT SG;③ Hercules-T SG;④ ANKURA SG。各个支架的构造、尺寸和特点,见表 42-1。

表 42-1 目前国内常用人工血管内支架的结构、设计、尺寸和特点

名称	支架设计	支架材料	人工血管材料	主体近端直径 /mm	主体长度 /mm	近端裸支架长度 /mm	是否带倒钩	髂支远端的直径 /mm	髂支的长度 /mm	主体输送系统尺寸 /Fr	髂支输送系统尺寸 /Fr	输送系统表面是否带亲水涂层	是否预装	是否带锁定装置(后释放)
Endurant	模块化分叉型	镍钛	Dacron	23、25、28、32、36	120、145、170	15	带	10、13、16、20、24、28	80、95、120	18(主体近端 <28mm);20(主体近端≥ 28mm)	16(髂支≥ 20mm);14(髂支 <20mm)	带	是	是
Zenith	模块化分叉型	不锈钢	Dacron	22~36(2mm 间隔)	主体到短腿长度 82、96、111、125、140、长腿比短腿长 30	26	带	8、10、12、14、16、18、20、22、24	髂支直径 8~12mm:37、54、71、88、105、122;髂支直径 14~24mm:37、54、71、88	20(主体近端≥ 28mm);18(主体近端 <28mm)	16(髂支≥18mm);14(髂支 <18mm)	带	是	是
Excluder	模块化分叉型	镍钛	ePTFE	23、26、28.5、31	120、140、160、180	无	带	10、12、14.5、16、18、20	100、120、140	20(主体近端 31mm);18(主体近端 <28.5mm)	18(髂支 >18mm);12(髂支≤ 14.5mm)	无	否	否
Hercules-B	模块化分叉型	镍钛	Dacron	20~34(2mm 间隔)	130、140、150、160、170	15、20	否	12、14、16、18、(20、22、24)的尺寸采用的是 HT 支架)	50~120(10mm 间隔)	22(主体近端≥ 30mm);20(主体近端 <30mm)	16	否	是	否
ANKURA	分叉型	镍钛	ePTFE	20~34(2mm 间隔)	主体 50;主体到短腿 80;主体到长腿 110	20	否	12、14	40、60、80、100、120	23(主体近端≥ 24mm);21(主体近端 <24mm)	18	带	是	是
Aegis-B	一体式	钴铬	ePTFE	20~36(2mm 间隔)	60~150(5mm 间隔)	20	否	12、14、16、18、20	40~100(5mm 间隔)	22F	/	否	是	否
Valiant	直型 / 椎型	镍钛	Dacron	24~46(2mm 间隔);椎型远端直径 = 近端 -4	100、150、200	12	否	/	/	25(主体近端≥ 42mm);25(主体近端 32~42mm);20(主体近端 <34mm)	/	否	是	否

续表

名称	支架设计	支架材料	人工血管材料	主体近端直径 /mm	主体长度 /mm	近端裸支架长度 /mm	是否带倒钩	髂支远端的直径 /mm	髂支的长度 /mm	主体输送系统尺寸 /Fr	髂支输送系统尺寸 /Fr	输送系统表面是否带亲水涂层	是否预装	是否带锁定装置(后释放)
Zenith-2P	直型	不锈钢	Dacron	28~42（2mm 间隔）	120~216	无	带	/	/	22（主体近端≥ 36mm）；20（主体近端 <36mm）	/	带	是	是
Zenith-2PT	椎型	不锈钢	Dacron	32~42（2mm 间隔）	160~208	无	带	/	/	22（主体近端≥ 36mm）；20（主体近端 <36mm）	/	带	是	是
Hercules-T	直型	镍钛	Dacron	12~44（2mm 间隔）	40、45、60、80、100、120、140、160	15、20	否	/	/	16(主体近端 12~18mm)；20(主体近端 12~18mm)；22（主体近端 30~36mm)；24（主体近端 38~44mm）	/	否	是	否
ANKURA	直型	镍钛	ePTFE	28~34（2mm 间隔）	60~160（20mm 间隔）	16	否	/	/	23（主体近端 >34mm）；21（主体近端≤ 34mm	/	带	是	是

8. 带膜支架　带膜支架的基本构造是在裸支架的表面覆盖有人工血管膜，可以认为是SG的外周版。带膜支架可以是涤纶（Wallgraft）或者聚四氟乙烯（Viabahn、Jostent、Fluency），可以是球囊扩张式（iCast）或者自膨式（Viabahn，Jostent，Fluency）。释放可以由远而近（Jostent，Wallgraft）或者由近而远（Viabahn）。带膜支架可以连续地将病变隔绝于血流之外，适用于外周动脉瘤、动静脉瘘、假性动脉瘤、附壁血栓脱落、血管损伤等病变。带膜支架可以用来限制治疗病变过程中的碎屑脱落，减少了扩张时远端栓塞的风险。带膜支架的另一用途是治疗股浅动脉长段病变，它可以防止释放过程中发生栓塞，阻挡病变处血管平滑肌细胞迁移和新生内膜生长。带膜支架的缺点是在植入过程中支架将覆盖所有分叉或者侧支，不适合分叉处的病变。

（王利新　王玉琦）

第三节　下肢动脉硬化闭塞症的腔内治疗

下肢动脉硬化闭塞症（lower extremity arteriosclerosis obliterans disease，LEAOD）是最早用血管腔内技术治疗的疾病。基本方法是在X线监视下，用球囊导管扩张动脉狭窄或者闭塞部位，即经皮血管成形术（PTA），然后可根据需要植入金属支架（stent）。不断成熟的血管腔内治疗技术正在逐渐代替传统下肢动脉旁路术，减轻了病人的手术创伤，缩短了住院日数和恢复时间。

【辅助检查】

1. 无损伤检查　目前常用的无损伤检查是通过多功能血管检查仪（PVL）测量病人的踝肱指数（ABI）。正常情况下，踝部收缩压比肱动脉压约高10%（ABI为1.1）。存在LEAOD时ABI下降，间歇性跛行病人ABI一般在0.5~0.9，静息痛病人ABI常低于0.4，坏疽病人ABI低于0.3。一般ABI大于0.5表示存在单一节段动脉狭窄，而ABI小于0.5时表示多节段动脉狭窄。ABI的测量是判断下肢存在动脉闭塞性疾病最简单的检查方法，用于LEAOD的检出、判断严重程度、评价治疗后的效果和随访。

2. 双功彩超（duplex）　通过彩色超声可以观察病变的部位和狭窄程度，通过多普勒超声可以测量收缩期和舒张期的最高流速，对诊断LEAOD具有较高的敏感性和特异性。主要用于筛选和随访。

3. CTA　CTA通过注射造影剂显示下肢病变的血管，三维重建后可以直观地显示病变的位置、长度、程度和有无钙化等信息，通过横断面图像还能清晰地观察钙化的分布和管腔内有无血栓，判断狭窄或阻塞的性质。CTA诊断LEAOD的敏感性和特异性分别为92%和93%。缺点是采用含碘造影剂不能去除钙化斑块对显示病变程度的影响（图42-1A）。

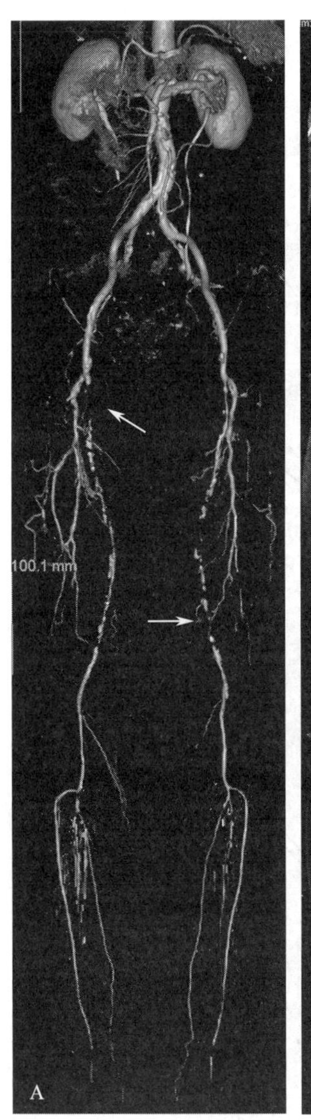

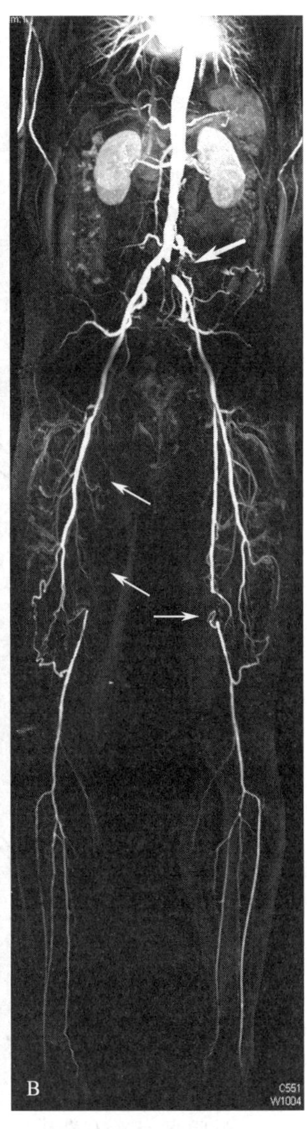

图42-1　下肢动脉硬化闭塞症的影像学图像

A. CTA图像，箭头所指为双侧股浅动脉闭塞性病变；B. MRA图像，箭头所指为左髂动脉和双侧股浅动脉闭塞性病变

4. MRA　MRA诊断LEOAD的敏感性和特异性与CTA类似,优点是无需注射含碘造影剂,缺点是不能显示钙化斑块,对病变的程度有夸大(图42-1B)。

5. DSA　DSA是诊断LEAOD的金标准。由于检查有一定的创伤,费用昂贵,一般只在腔内治疗中应用。

【治疗指征】

当LEAOD病人明确需要手术治疗时,首先要进行手术方式的选择,即传统手术或者腔内治疗。选择的依据包括以下几点:①手术指征(跛行及严重肢体缺血);②病变的位置和严重程度;③功能和生活受限程度;④合并疾病和麻醉风险;⑤既往的下肢血管重建和介入治疗;⑥远期功能和生存的预期。原则上是病变位置愈高、长度愈短、程度愈轻;全身情况较差者;手术显露有困难者适合行腔内治疗。其他影响决定的因素包括医生的经验、腔内治疗失败的后果及远期维护的费用等。

目前LEAOD治疗的指证主要根据TASC分型进行判断。TASC分型将病变分为4型(表42-2):A型病变的腔内治疗效果较好;B型病变腔内治疗的治疗效果不如A型病变,但仍应首先考虑;C型病变在多数情况下适合行动脉旁路手术,但是当病人手术风险较大时,可尝试腔内治疗;D型病变则基本上失去了腔内治疗的机会。因此,腔内治疗选择应集中在A型和B型病变病人以及一部分动脉病变较重,而传统手术风险较大的C型病变病人。尽管D型病变腔内治疗的效果可能不理想,但是由于相对安全,对于全身情况极差者,为了挽救肢体,仍然可以考虑采用。

表42-2　下肢动脉硬化闭塞症的TASC分级

分级	主髂病变	股-腘病变
A	CIA狭窄(单侧/双侧) EIA单处狭窄病变≤3cm(单侧/双侧)	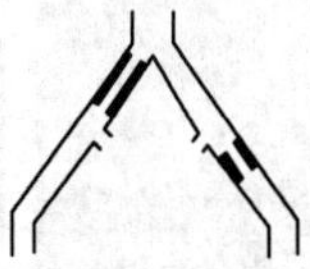 单个狭窄≤10cm 单个的闭塞≤5cm 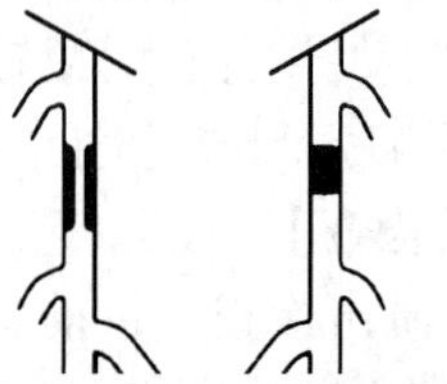
B	肾下主动脉的短段(≤3cm)狭窄 单侧的CIA闭塞 单处或多处病变长度在3~10cm的狭窄,累及EIA但未延展至CFA 单侧EIA闭塞但没有累及髂内动脉开口或CFA	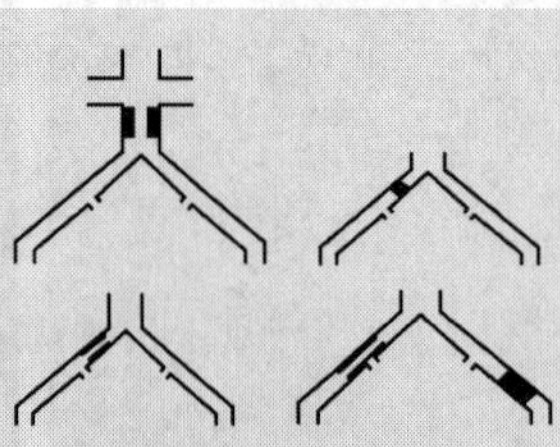 多个狭窄或闭塞,每一个≤5cm 单个的狭窄或闭塞≤15cm但不包括膝下腘动脉 单个或多个病变没有连续的胫动脉改善胫动脉旁路 重度钙化闭塞≤5cm 单个的腘动脉狭窄 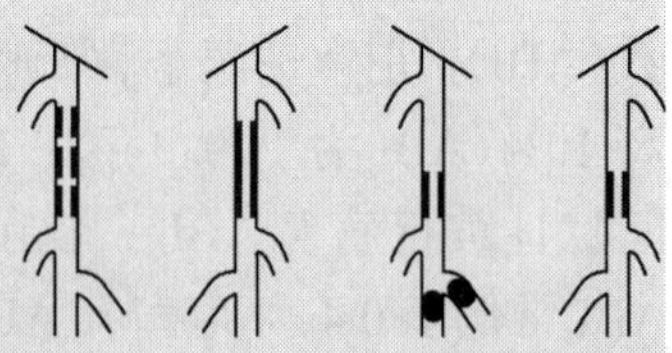
C	双侧CIA闭塞 双侧EIA狭窄,病变长度3~10cm,未延展至CFA 单侧EIA狭窄,延展至CFA 单侧EIA闭塞,累及髂内动脉开口和/或CFA 单侧EIA重度钙化性闭塞,无论有没有累及髂内动脉开口或CFA	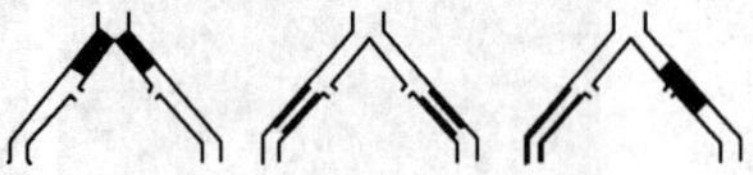 多个狭窄或闭塞总长度≤15cm,伴或不伴重度钙化 2个腔内治疗后复发狭窄或闭塞需要治疗 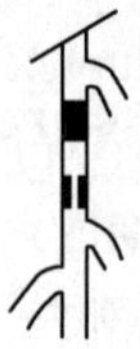

续表

分级	主髂病变		股-腘病变	
D	肾下主动脉的闭塞 弥漫病变，累及主动脉和双侧髂动脉 单侧弥漫的、多处狭窄，包括 CIA、EIA、和 CFA 单侧闭塞，累及 CIA 和 EIA 双侧 EIA 闭塞 髂动脉狭窄伴动脉瘤，或存在需要手术治疗的其他主动脉或髂动脉狭窄病变	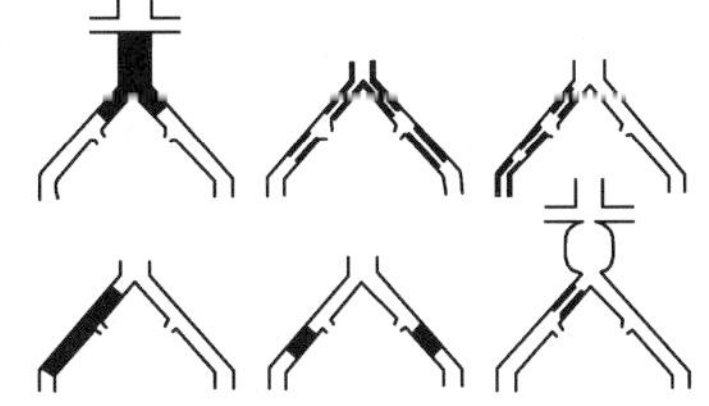	股总或股浅动脉闭塞 >20cm 或包括腘动脉 腘动脉及近端三分叉动脉的慢性闭塞	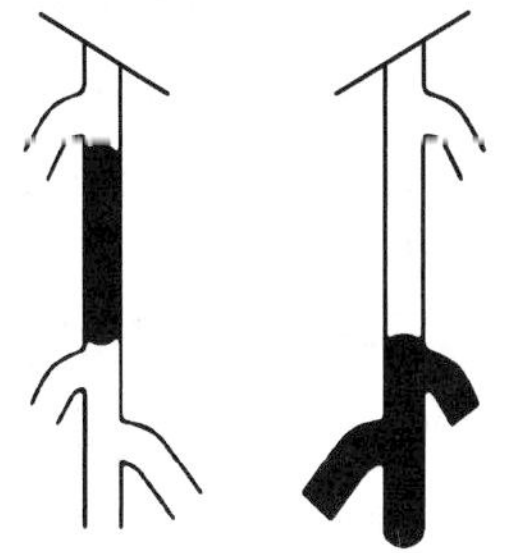

注：CIA —髂总动脉，EIA —髂外动脉，CFA —股总动脉，SFA —股浅动脉

【治疗步骤】

1. 入路的建立　入路建立的原则是尽量靠近动脉病变部位，方便导丝导管进行操作和交换。髂动脉病变可选择同侧股动脉入路。远端髂外动脉和近端股动脉病变可选择从对侧股动脉进入，使导管通过主动脉分叉到达病变部位，对侧入路时一般需要放置翻山导鞘作为治疗的通道。主动脉分叉部位的病变可能需要从两侧股动脉进入，治疗时使两侧髂动脉中的球囊同时膨胀，即球囊对吻(kissing)扩张技术，然后根据需要同时释放支架。双侧髂动脉病变也可以选择肱动脉入路，一个穿刺点可以同时治疗两侧病变。对于膝关节以上腹股沟以下的病变，可选择对侧股动脉入路(逆穿)；对于膝关节以下的病变，同侧股动脉入路较为适合(顺穿)；如股动脉入路不能通过病变时，可选择腘动脉、腓动脉、足背动脉等血管进行逆行穿刺。入路建立后进行病变侧下肢的造影，了解血管的全貌(图 42-2A)。

2. 导丝导管的选择和通过病变部位的方法　常用的导丝是带亲水涂层的 0.035in 的 Terumo，过长段闭塞性病变和膝下病变时，0.018in 的 V-18 导丝是较好的选择。4F 单弯导管是最常用的导管，单弯导管头端有 45° 的角度，可以在前进的过程中调整方向。对于完全闭塞的病变，因单弯导管和 V-18 导丝之间存在间隙，有时阻力较大难以前进，可以交换过 0.018 导丝系统的球囊，常

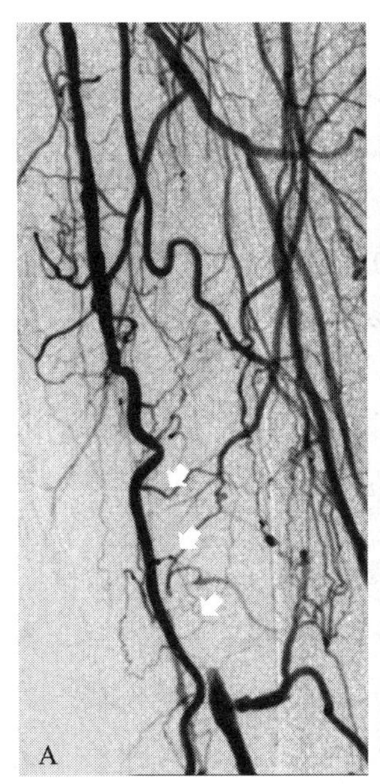

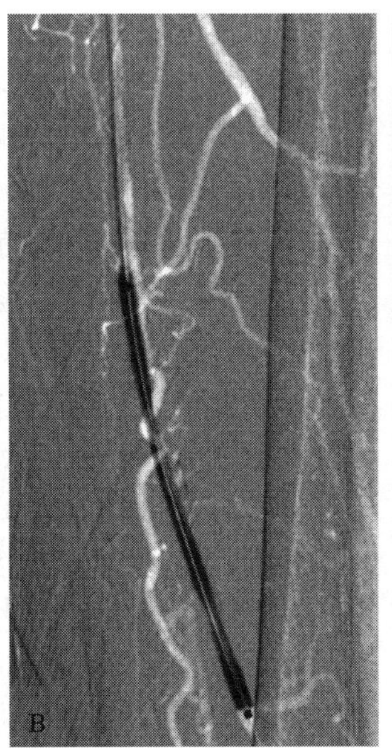

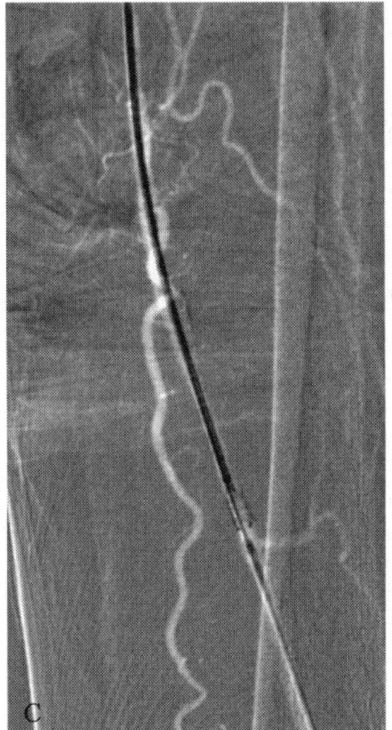

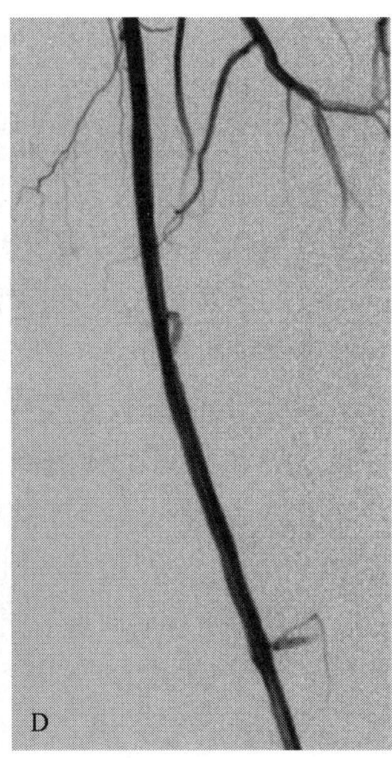

图 42-2　下肢动脉硬化闭塞症的腔内治疗过程

A. 治疗前造影显示股浅动脉中远段闭塞(箭头所指)，周围见大量侧支形成；B. 导入球囊进行扩张；C. 植入支架；D. 术后造影显示闭塞段通畅、周围侧支显影消失

可以顺利通过病变。一般在路图模式下进行操作，可以随时观察导丝导管的走向和血管的关系。导丝导管容易通过狭窄的病变和短段闭塞的病变，通过病变后，从导管手推造影，确认位于真腔。对于长段的闭塞性病变，有时难以从真腔通过，导丝容易进入内膜下。从内膜下通过病变是一种可以选择的替代途径，一旦通过病变，应该尽早进入真腔。对于从内膜下通过的病变，原则上全程都应该植入支架进行支撑。

3. 球囊导管的选择和扩张时间　通常根据邻近病变部位的正常血管内径选择球囊直径，但也可通过解剖部位做大致判断，一般股浅动脉选择4~6mm球囊，腘动脉选择4~5mm球囊，膝下动脉选择2~3mm球囊，踝关节以下动脉选择2mm球囊。在股浅动脉和腘动脉，球囊扩张2~3分钟，可减少夹层的形成；对于膝关节以下血管，球囊扩张后发生夹层的危险性较低，但血栓形成的概率较高，因此扩张时间维持30~60秒为宜（图42-2B）。血管腔内治疗一般从远端病变部位开始，逐渐向近端延续。这样，就能以最小直径球囊顺行通过病变部位，在首次扩张后以逆行方式回撤，逐渐有序扩大球囊直径，直到所有病变部位获得合适的处理。然后，重复进行血管造影，在处理不满意的部位，必要时可用球囊进行再次扩张。

4. 支架的选择和植入　下肢血管可供选择的支架从结构设计上说可以分为两大类：球囊扩张式和自膨式。从支架是否带血管膜可分为裸支架和带膜支架。支架的选择取决于病变的部位、性质、长度、可用性和手术操作者对支架性能的熟悉程度。对于髂动脉，短段的、偏心性、钙化的病变常发生在主动脉分叉，最好选择球囊扩张式支架，能够精确定位；而迂曲的病变或者需要经过对侧跨越主动脉分叉处时，则以自膨式支架为宜。腹股沟以下动脉因为相对表浅，活动度大，一般选择自膨式支架。植入球囊扩张式支架时，支架的尺寸一般不需要相对血管内径放大，支架的长度可比病变的长度略长。支架前送时，需要在导鞘的保护下进行，然后回撤外鞘扩张球囊进行释放（图42-2C）。在植入自膨式支架时，支架直径一般要比正常血管内径增加1~2mm，支架长度尽可能短，以能覆盖病变即可。支架开始释放时要超过病变数毫米，然后头端逐渐打开，精确定位于病变处，释放后透视下如果见支架内残留狭窄，可予以合适直径的球囊进行后扩。在下肢血管腔内治疗中，如球囊扩张后病变弹性回缩明显、残留明显的狭窄或者出现严重影响血流动力学的夹层时，需要植入支架。待病变处理后，再进行治疗侧下肢的造影，确定治疗效果并与治疗前的造影进行比较（图42-2D）。

5. 穿刺点的封闭　治疗结束后退出导管导鞘，通常无需中和肝素作用。可采用Perclose、Proglide和Angioseal等血管封堵器进行止血，或者直接压迫后进行加压包扎止血。

6. 腔内治疗与动脉旁路术的复合型手术　例如当一侧髂动脉病变与腹股沟以下股动脉长段狭窄同时存在时，传统的治疗方法是先施行主动脉股动脉人工血管旁路，然后再施行股动脉腘动脉自体大隐静脉旁路术。这种顺序旁路术无疑创伤大，并发症多。如果先采用PTA+支架植入处理髂动脉病变，根本改善流入道，然后再施行股动脉腘动脉旁路术。这种复合型手术方法避免了全身麻醉经腹手术的并发症，使全身合并症较多的老年病人获得了治疗的机会。

【并发症的预防和处理】

LEAOD腔内治疗虽然对全身和局部的创伤很小，但仍有一定的并发症发生率。这些并发症可以归纳为造影剂相关的、穿刺点相关的和导管相关的并发症。

1. 造影剂相关的并发症　造影剂相关的并发症主要是过敏和肾功能损害。术中出现急性过敏的发生率较低，常见的是术后迟发性的过敏（如皮疹和瘙痒）。激素和组胺拮抗剂常能有效控制过敏。造影剂对肾功能正常者影响较小，对于既往存在肾功能不全或者糖尿病肾病时影响较大，术后发生造影剂肾病的概率就很高。对于此类病人，术前、术中和术后要进行充分的水化；术中可选择等渗造影剂；造影剂可适当进行稀释；尽量避免不必要的造影。此外，应用碳酸氢钠碱化尿液和N-乙酰半胱氨酸有助于减轻造影剂对肾功能的损害。

2. 穿刺相关的并发症　主要包括穿刺部位血肿、假性动脉瘤和动静脉瘘。病人肥胖难以有效压迫是引起血肿和假性动脉瘤形成的主要因素，其他因素有导管直径大于6F，穿刺位置过高，凝血功能障碍和高血压等。股动脉触摸不清时，反复穿刺容易损伤股动脉和伴行的静脉，引起动静脉瘘。精准地穿刺股动脉、避免反复穿刺、选择口径较小的导管、术后有效地压迫，这些措施可减少穿刺点并发症。多数穿刺点可通过应用血管闭合器来减少局部血肿和股动脉假性动脉瘤的发生。血肿和流量很小的动静脉瘘可随访观察，一般会逐渐消失。假性动脉瘤和流量较大的动静脉瘘要积极处理，在超声指导下进行针对性压迫是治疗假性动脉瘤或者股动静脉瘘的有效措施；如无效，则需要手术处理。

3. 导管相关的并发症　导管相关的并发症包括动脉破裂、夹层形成、远端栓塞、动脉血栓形成和动脉痉挛。当导管通过动脉狭窄或者闭塞部位时，导管头部可能插入动脉内膜下，甚至中层内，造成动脉夹层，注入造影剂则会引起夹层扩大；球囊扩张时可导致斑块破裂引起夹层。出现引起血流动力学障碍的夹层时，首先可通过球囊长时间扩张贴覆；如夹层仍存在，则需要植入支架进行固定。动脉破裂多因球囊导管直径过大所致，髂动脉破裂可引起大出血死亡，需要紧急处理，植入带膜支架封闭破裂处是最简便的方法。另一种方法是再次扩张球囊，堵塞动脉破裂口，然后转为传统手术治疗。导丝导管通过闭塞处时或者球囊扩张时斑块血栓等物质脱落是造成远端动脉栓塞的主要原因。对于小的栓塞，应用药物即能改善；对于明显影响下肢血供的栓塞，可通过 Fogarty 导管取栓处理。术中肝素抗凝不足或者球囊长时间扩张易引起动脉血栓形成，对于影响血流动力学的血栓形成，可注入尿激酶进行溶栓。动脉痉挛多见于胫、腓动脉，一般无需特殊处理，严重时注入罂粟碱常能缓解痉挛。

【LEAOD 治疗的进展】

近年来，LEAOD 腔内治疗中的进展主要是针对慢性完全性闭塞（CTO）病变的处理和远期通畅率的提高，包括新型腔内器材的研制和新手术方法的应用。慢性完全闭塞病变导管系统（Front runner XP）、慢性闭塞开通导管（Crosser）、重返真腔设备（Out back）、斑块切除装置（Silver Hawk）和激光（CLiRpath）用于 CTO 病变。Front runner XP 系统头端有一个下颌样张开结构，体外的控制手柄可将位于闭塞病变处的关节撑开，不断的撑开与回拉过程有助于开通闭塞段病变。Crosser 开通导管的头端可以产生 20kHz 频率的振动，在大约 20μm 深度的组织内产生冲击效应，用以开通闭塞的真腔。Outback 进入到内膜下后，可以通过调整导管远端的标记和造影确定，使导管头端突破内膜进入真腔。Silver Hawk 用一个高速切割刀片切除动脉硬化斑块并储存在头部，开通闭塞的病变。ClirPath 系统 308nm 的紫外线波长使接触的组织烧灼而不损失周围的组织。激光到达病变部位，接触斑块后使其“破碎”。带膜支架（Viabahn）、冷冻球囊（PolarCath 系统）、药物洗脱球囊（IN.PAC Amphirion）和药物洗脱支架（Zilver PTX）主要用于预防内膜增生和再狭窄。Viabahn 是将自膨式镍钛支架与 ePTFE 人工血管膜结合在一起。理论上，带膜支架可以防止平滑肌细胞由支架的网眼爬行到管腔内，形成过度内膜增生，从而在治疗股浅动脉病变时可达到与股 - 腘旁路接近的长期通畅率。冷冻球囊是将球囊成形和冷冻治疗结合起来的技术，采用固体的氧化亚氮作为制冷剂，理论上可以改变斑块的性状，减少弹性回缩，提高 PTA 的长期通畅率。药物洗脱球囊和支架采用西罗莫司或者紫杉醇作为涂膜药物，抑制平滑肌细胞增殖，以预防内膜增生。

（王利新　王玉琦）

第四节　颈动脉狭窄的腔内治疗

颈动脉狭窄的腔内治疗即颈动脉球囊成型和支架植入术（carotid angioplasty and stenting，CAS），目的是通过球囊扩张使狭窄处流道扩大并植入支架固定内膜斑块，防止斑块脱落引起的脑梗死。CAS 问世至今经历了一个不断发展完善的过程。1979 年，Mathia 为一例女性颈动脉纤维肌性发育不良病人行颈动脉 PTA 术。1980 年，Kerber 报道世界上首例颈内动脉硬化性狭窄的 PTA 术。1989 年，球囊扩张式支架首次应用于颈动脉，但由于支架易受外源性压迫，其不良事件发生率仍较高。之后，4 项技术革新极大地提高了 CAS 术的治疗效果：①常规植入自膨式支架固定了狭窄处的易碎斑块，能有效抵抗外界压迫和防止斑块弹性回缩；②引入脑保护装置（cerebral protection device，CPD），很大程度上降低了操作过程中斑块脱落引起的脑梗死；③使用长鞘或导引导管置入颈总动脉（CCA）作为整个操作过程中的工作通道，有效地提高了操作速度；④使用小口径导丝和单轨系统，从而使导丝比之前更短，有利于术中准确、迅速地进行腔内器具的交换。近年来，多个大样本多中心的随机对照试验（如 CREST、SAPPHIRE 和 SPACE 等）研究证实，在常规采用 CPD 的情况下，CAS 组病人的围术期脑卒中和死亡的发生率并不高于CEA组。目前，CAS术已经成为和CEA术一样安全、有效的治疗颈动脉狭窄的手术方法。新器具的持续研发和新操作技术的不断问世，可能在不同程度上继续改善CAS的治疗效果。然而，关于CAS在未来颈动脉疾病的治疗中的地位仍有争议，有待于一些尚在进行的临床试验来验证。

【CAS的指征】

1. 有症状颈动脉狭窄度≥50%，术者所在单位上一年度30日内各种原因脑卒中和死亡的发生率≤6%；致残性脑卒中或死亡的发生率应≤2%。

2. 无症状性颈动脉狭窄度≥60%，术者所在单位上一年度30日内各种原因的脑卒中和死亡的发生率≤3%；致残性脑卒中或死亡的发生率应≤1%。

【选用CAS的指征】

1. 心脑血管合并症 ①充血性心力衰竭[美国纽约心脏病协会(NYHA)分级Ⅲ/Ⅳ]和/或各种已知的严重左心功能不全；②6周内需行开胸心脏手术；③近期的心肌梗死病史(4周以内)；④不稳定的心绞痛(加拿大心血管协会分级Ⅲ/Ⅳ)；⑤对侧颈动脉闭塞；⑥继发于肌纤维发育不良的颈动脉狭窄。

2. 特殊情况 ①对侧的喉返神经麻痹；②颈部放疗史或颈部根治术后；③CEA术后再狭窄；④外科手术难以显露的病变，颈动脉分叉位置高/锁骨平面以下的颈总动脉狭窄；⑤严重的肺部疾病(COPD、FEV1<20%)；⑥病人拒绝行CEA术。

【不适合行CAS的情况】

1. 动脉内附壁血栓形成；

2. 腔内方法无法到达的病变(主动脉弓分支严重扭曲、无合适导入动脉、主动脉弓解剖特殊)；

3. 严重的狭窄(>99%)；

4. 颈动脉瘤附近的病变；

5. 有血管造影禁忌证(严重的造影剂反应、慢性肾功能衰竭)；

6. 严重钙化性病变，扩张困难者。

【麻醉的选择】

CAS可在局部麻醉或者全身麻醉下进行。局部麻醉下操作的优点是能够在术中持续对病人的神经功能进行监测；鼓励病人咳嗽可部分对抗支架植入后的心率减慢和血压降低。缺点是术中病人情绪紧张、血压波动大；吞咽、头部不自主移动等动作可导致造影质量下降；一旦发生球囊扩张后的心跳骤停，需要重新气管插管进行抢救。全身麻醉的优点是病人术中保持固定的体位，造影和路图时图像质量高；出现心跳骤停时气道已经建立，抢救迅速；术中血压平稳。全身麻醉的缺点是不能观察病人的神经功能状态，插管对病人有一定的损伤，尤其是对于既往伴有呼吸功能不全的病人。

【颈动脉支架的选择】

理想的颈动脉支架应该满足以下要求：适应颈动脉分叉部或者颈内动脉起始部不同解剖形态和动脉口径的需要；具有极好的支撑力、弯曲性和重塑性好；低血栓形成率；低内膜增生形成率；满意的X线显影性；保证术后颈外动脉高通畅率等。由于颈动脉相对位于体表，缺乏骨骼系统的保护，常规采用自膨式支架。常见的颈动脉支架采用不锈钢或者镍钛合金制成。柔顺性和支撑力是衡量支架特性的主要指标。在血管较扭曲的病例，柔顺性差的支架容易使植入部位的远端血管打折。支撑力不足时斑块不能完全贴壁(特别是溃疡型斑块)，也容易发生支架内再狭窄。一般来说，镍钛合金支架有较好的径向支撑力，可以抵抗严重钙化斑块的弹性回缩。颈动脉支架从结构上来讲包括闭环和开环两种设计。闭环支架的所有撑杆相互连接，如Wallstent支架；开环支架的撑杆并不完全相连，如Precise支架。闭环支架网眼小，覆盖面积较大，固定CAS术中扩张后破碎斑块的效果较好，与开环结构相比，其术后栓塞发生率较低。闭环支架的缺点是柔顺性差，不适合扭曲严重的血管。开环支架的特点是柔顺性好，容易贴壁。开环支架的缺点是支架网眼大，对斑块固定的效率不如闭环支架。为了取长补短，近年来出现了混合或称杂交结构设计的支架，比如在支架中段使用闭环设计，两端则为开环设计，如Cristallo Ideale支架。

临床上10%~15%的病人ICA和CCA管径之间存在较大差异，在选用直型支架时，支架管径的选择常较为困难。颈动脉支架的另一项技术进步是锥形设计的出现，这种支架可以兼顾CCA和ICA的内径。锥形支架可以是圆锥形的，直径从近端至远端逐渐缩小，如Xact支架；也可以是梯形的，在支架中段有一段管径过渡区域，如Protégé Rx Tapered支架。

不同材料、结构和形状的支架有利于适应CAS中颈动脉不同的解剖形态和病变特点，针对每位病人应仔细评估，选择最合适的支架，以取得最好的临床效果。

【CAS操作中CPD的选择】

CAS操作中斑块表面微栓或者动脉硬化碎片

脱落是引起神经系统并发症的重要原因，也是操作者担心的重要环节。除了要求术中操作轻柔，尽可能减少导管或者导丝穿越斑块表面的次数外，CAS术中降低神经并发症的关键是应用CPD。大样本的临床荟萃分析显示：未使用CPD组的脑卒中和病死率为5.29%，CPD组为2.23%，CPD能够显著降低术中脑卒中的发生率。目前常见的CPD装置包括3种类型：远端滤过型、近端阻断型、远端阻断型。

远端滤过型CPD的使用最为广泛。术中滤网通常在ICA虹吸部释放，像伞一样展开于病变与大脑之间，捕捉CAS过程产生的碎屑。滤网既可以经商品化的导丝、也可以经其自身配套的输送系统导入。支架植入后，捕捉了斑块碎屑的远端滤网可用专用回收系统收回。远端滤过型CPD的最大优点是术中可持续维持前向的脑血流，尤其适合对侧颈动脉存在闭塞或者严重狭窄的病人。缺点是要在病变远端释放，有时难以通过狭窄严重或扭曲的病变，也难以保证与动脉壁之间绝对紧密贴合，从而捕捉全部碎屑。少数情况下，滤网内会因装满碎屑而堵塞，此时需要及时结束操作，回收CPD，避免同侧大脑长时间缺血。

近端阻断型CPD（例如Mo.Ma）使用两个顺应性球囊，一个置于颈外动脉，另一个置于颈总动脉。术中首先充盈颈外动脉球囊，然后充盈颈总动脉球囊，这样颈内动脉的血流在反流压的作用下，维持在原位，不向颅内流动。待球囊扩张和支架植入完成后，用注射器回抽血液，将含有粥样碎屑的血液抽出。近端阻断型CPD的最大优点是在通过病变前即实现脑保护，适用于血管严重扭曲、斑块表面不稳定、极重度狭窄和远端CPD植入失败的病人。缺点是近端阻断装置常需要较大口径的穿刺针，术后穿刺点的处理相对困难；同时术中造成ICA血流阻断和逆流，部分病人不能耐受而无法选用，特别是那些存在脑供血不足或对侧颈动脉闭塞的病人。

远端阻断型CPD采用球囊阻断ICA远端血流，当支架植入后再行抽吸。缺点包括在无保护情况下通过病变；操作过程中造成ICA血流阻断；球囊扩张后有血管痉挛和血管壁损伤的风险。因为存在上述缺点，远端阻断型CPD如今已很少使用。

远端滤过型和近端阻断型CPD有各自的优点、缺点和适用范围，临床选择哪种装置既要根据术者的经验，也取决于病变和血管本身的形态。针对不同的病变特点，选择合适的CPD，有助于提高治疗效果和降低并发症发生率。

【CAS的操作步骤】

1. 股动脉穿刺　一般取右侧股动脉作为穿刺点，只有在合并主髂动脉严重狭窄或者导管超选颈总动脉困难的情况下，才选择直接穿刺颈动脉或者手术显露颈动脉后直视下穿刺的方法。

股动脉置入4F或5F导管鞘后，经静脉注射肝素1mg/kg。根据监测活化凝血时间（ACT）追加肝素用量，以维持ACT在200秒左右。

2. 主动脉弓造影　操作开始阶段，应使用猪尾巴导管行主动脉弓造影，评估主动脉弓解剖形态和分支开口处有无病变，了解弓上分支发出的位置和走行。45°~60°左前斜位能较好地显示主动脉弓的形态和分支动脉起始部的情况。Ⅲ型主动脉弓的右颈总动脉和牛角型主动脉弓的左颈总动脉较难选入导管和交换导丝。通常，在主动脉弓及其分支动脉处操作越少，发生栓塞事件的风险越低。

3. 颈动脉及颅内造影　主动脉弓造影完成后，通过导丝交换导管，常规选择单弯导管，其他可供选择的导管包括MPA、Simmon 2、JB 2等。通常选择4F外径导管，相对头端较软，对血管壁的刮擦作用小，可降低发生栓塞事件的风险。在斜位上根据从主动脉弓造影了解到的分支开口位置进行选择，一般选择到颈总动脉，采取前后位和侧位进行造影，确定病变位置和程度（图42-3A）。偶尔情况下，这两种角度仍不能完全显示颈动脉分叉处的病变，可行旋转造影，以选择最理想的投射角度。颅内血管选择侧位和汤氏位进行造影。造影后测量病变近端颈总动脉的内径、远端颈内动脉的内径和病变的长度。

4. CCA置管　在路图模式下，单弯导管和带亲水涂层导丝（如Terumo导丝）选择入颈外动脉（ECA）末梢分支，然后交换支撑力强的超硬导丝（如Amplatz导丝或者Superacore导丝）；在超硬导丝的支撑下导入6F的90cm长鞘（如Shuttle），将长鞘头端置于颈动脉分叉以下数厘米的CCA处；注意观察内芯头部位置，避免靠近颈动脉球部。当主动脉弓为Ⅲ型弓或者颈总动脉扭曲明显时，有时不易导入长鞘，这时可选择采用“套筒”技术或者应用导引导管。采用“套筒”技术时，将125cm长的弯型导管预先置入鞘管，将导管和鞘一同沿导丝推进。导管和导丝组装后支撑力更好。缺点是导管（4F、5F）和鞘管直径可能不匹配，导致鞘管头端在动脉壁上刮擦，可引起斑块脱落造成远端栓塞。导引导管（如Vista Brite Tip）已经根据颈动脉的解剖特点进行预成型，因此容易选择入CCA。

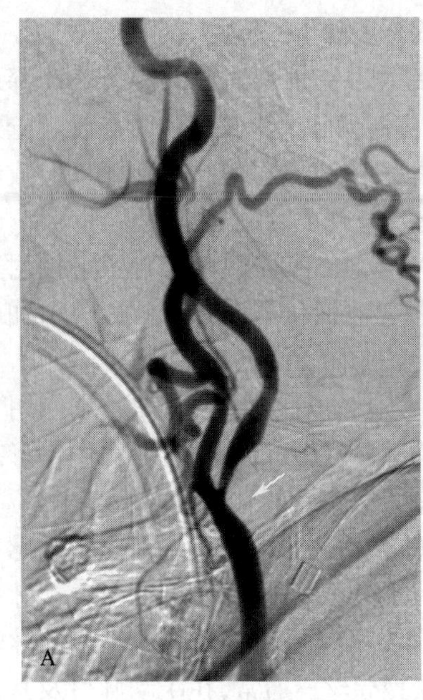

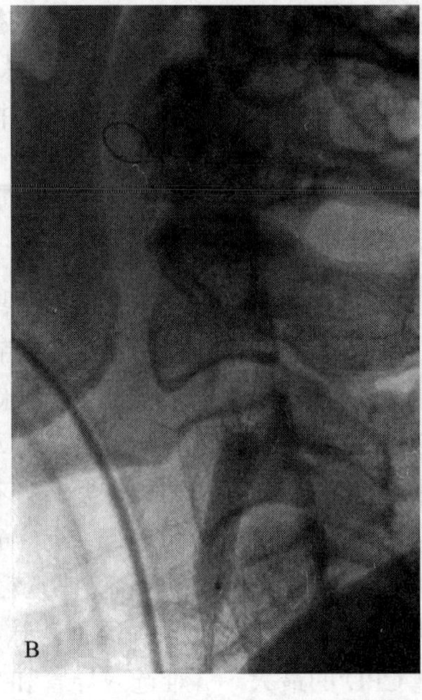

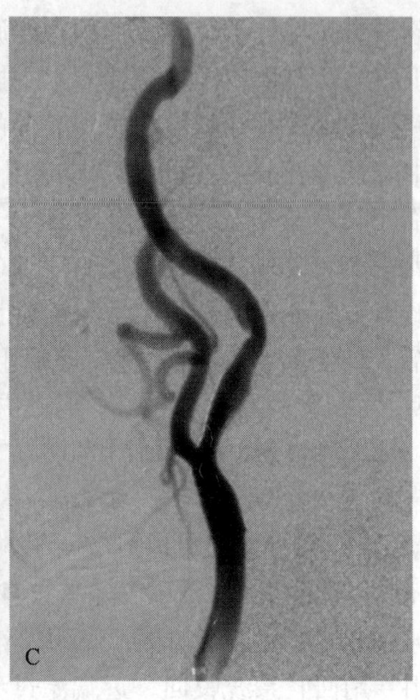

图 42-3 颈动脉狭窄腔内治疗过程

A. 治疗前造影显示颈动脉分叉处、颈内动脉开口处狭窄；B. 支架释放后球囊进行后扩；C. 治疗后造影显示支架形态良好，颈动脉狭窄消失

5. CPD 植入和释放（以远端滤过型为例） 常规的 CPD 已和 0.014in 导丝配套在一起，在体外完成 CPD 的冲洗和组装后，在路图下穿越病变段进入远端 ICA，达颅底岩部（C3 段）前水平。对于扭曲明显的颈动脉分叉，可将 CPD 的头端塑型，有助于通过。切忌将导丝头端置入过高，颈动脉颅内段容易因导丝操作产生夹层。避免操作过程中上下移动 CPD 远端滤网，以降低发生血管痉挛的风险。

6. 预扩 对于严重的狭窄，如残余管腔小于颈动脉支架输送系统的外径，需要在支架植入前进行预先扩张，以避免支架输送系统无法通过或者摩擦斑块表面。前扩可选择直径 3mm 左右、长度 2~3cm 的球囊，通常选择快速交换系统球囊，以缩短操作时间。球囊到达颈动脉最狭窄处，采用压力泵进行瞬时扩张（压力为 6~8atm）。

7. 支架植入 根据造影的结果、病变的特点选择支架。正确的选择有助于血管扭曲时支架与血管更好地贴壁和防止支架远端 ICA 发生弯折。支架的直径需与目标部位（通常是 CCA 远段）的内径相匹配，且应比正常 CCA 直径大 1mm 左右。释放过程中可使用路图或椎骨作为标志。

8. 后扩 对于钙化严重的病变，支架植入后可存在明显残余狭窄，此时需要采用球囊进行扩张。根据支架植入的尺寸，一般选择直径 5~6mm、长度 2~3cm 的球囊，扩张支架的最狭窄部位，球囊直径不可超过远端 ICA 的内径，确保球囊始终位于支架内（图 42-3B）。后扩过程中球囊和支架可刺激颈动脉窦压力感受器，引起心率减慢和血压降低，有时可导致心脏骤停。可于扩张前静注阿托品 0.5mg，如扩张后心率和血压变化明显，可再次追加阿托品 0.5~1mg。

9. CPD 回收 在回收 CPD 之前，应行颈动脉分叉及颅内段颈动脉造影，以确认支架准确定位，了解有无夹层形成。有时可观察到 ICA 发生痉挛，沿导鞘注入小剂量的硝酸甘油（100~200mg）或者罂粟碱 30mg 即可解决。

10. 再次造影 退出 CPD 后，再次进行颈动脉和颅内血管造影，以了解最终颈动脉的形态和颅内血管显影情况（图 42-3C）。

11. 穿刺点封闭 造影结束后退出长鞘，采用封堵器封闭或者直接压迫后进行加压包扎止血。

【并发症与防治】

1. 颈内动脉痉挛 主要由于远端滤过型 CPD 滤网在颈内动脉上下移动引起。支架与颈内动脉内径不匹配时也可以引起痉挛，可通过静脉注射硝酸甘油或者罂粟碱处理。

2. 夹层形成 颅内段颈动脉容易在导丝的作用下形成夹层，术中应仔细、轻柔操作，避免导丝进入颈内动脉过远。

3. 心率减慢 常在术中球囊扩张时出现，可通过静脉注射阿托品、鼓励病人咳嗽等加以处理。

4. 血压降低 可在术中和术后 1~2 日内出现。术中可给予阿托品；术后首先停用降压药物，血压较低时可给予多巴胺维持，低血压时间较长时可口服麻黄碱对抗。

5. 脑梗死　通常和导管选入主动脉弓上分支、穿越病变处操作和支架切割斑块等因素相关。预防的方法包括术中操作尽量轻柔；避免反复多次选择弓上分支；术中充分抗凝、术前及术后充分应用抗血小板药物；对溃疡型斑块选择闭环式支架等。

6. 过度灌注综合征　与颅内血流量突然增加相关。处理方法主要是控制血压、使用甘露醇脱水、适当应用自由基清除剂等药物。

7. 支架内血栓形成　一般不易发生，可能与术中未充分肝素化，术前及术后未给予充分抗血小板治疗等因素相关，可通过急诊溶栓处理。

8. 支架内再狭窄　为中远期并发症，常与内膜过度增生相关，也可能因支架未充分后扩、斑块弹性回缩等因素所致。术后需要绝对戒烟、控制血糖和高血压，严格双联抗血小板和应用他汀类药物。一旦发生严重狭窄，需要再次植入支架处理。

9. 股动脉血肿、假性动脉瘤　为穿刺点并发症，与压迫不到位和血管闭合器应用不当相关。血肿可逐渐吸收，假性动脉瘤可在彩超监视下压迫或者手术处理。

【围术期药物治疗】

1. 抗血小板治疗　常用的抗血小板药物包括阿司匹林、双嘧达莫、西洛他唑和氯吡格雷。4 周以内颈动脉斑块容易被支架骨架切割而脱落，同时是支架表面内膜形成的高峰期，因此推荐给予病人阿司匹林和氯吡格雷双联抗血小板治疗至少 4 周。对合并有糖尿病、高血压、下肢动脉硬化闭塞症、冠心病等再狭窄和脑卒中高风险病人，推荐延长治疗时间和终身口服阿司匹林。

2. 他汀类药物治疗　他汀类药物（羟甲基戊二酰辅酶 A 还原酶抑制剂）除了能降低血脂外，还具有稳定动脉硬化斑块，并发挥抗炎、防止血栓生成、抑制内膜增生和抑制白细胞黏附等作用。无禁忌的病人推荐长期服用。长时间服用他汀类药物的病人同时要注意监测肝功能和肌酐水平，以检测药物的副作用。

【病人的评价与随访】

1. 须有神经内科医生进行神经功能评价，至少包括术前、术后 24 小时、术后 1 个月和术后 6 个月的神经系统功能。评价标准为 NIH（national institutes of health）脑卒中分级（NIH stroke scale，NIHSS）。①完全性脑卒中：新的神经受损维持时间≥ 7 日，NIHSS ≥ 4；②小脑卒中：新的神经受损（语言、运动或感觉功能）在 7 日内恢复，NIHSS<4；③ TIA：新的神经功能受损在 24 小时内完全恢复，不留任何后遗症。

2. 术前基本的影像学检查包括颈动脉双功彩超、颅脑 MRI 和 / 或 CT、颈动脉 MRA 和 / 或 CTA。不推荐常规对所有病人进行颈动脉和颅内血管 DSA 检查，根据术前的影像学检查能够基本判断病人是否可以行 CAS 术。

3. CAS 术后病人应长期接受随访。随访时需要再次接受神经功能评价，在术后 1 个月、6 个月和 12 个月时进行颈动脉双功彩超和颈部 X 线片检查，以后每年检查 1 次，观察支架的形态和血流情况。在术后 6 个月或者 1 年复查 CTA。无特殊情况一般不需要采用 DSA 随访。

【CAS 疗效评价】

1. 手术成功　术中支架成功释放，没有出现神经损伤、动脉急性闭塞和其他可能需要转行 CEA 手术的并发症。

2. 动脉支架通畅　Duplex 超声或 CTA 等检查显示支架通畅且无变形、移位等征象，没有因为支架引起的新的神经症状。

3. 失败　需再次行介入治疗、支架闭塞、缺血性神经症状出现或者再次出现症状性 >70% 的狭窄等。

（王利新　王玉琦）

第五节　腹主动脉瘤的腔内治疗

腹主动脉瘤（abdominal aortic aneurysm，AAA）的腔内治疗（endovascular therapy，EVAR）是通过股动脉等导入动脉将人工血管内支架（stent-graft，SG）植入腹主动脉内。SG 通过自膨胀和 / 或倒钩固定在动脉瘤两端正常的管壁上，血流从 SG 内向远端流动而不再直接与瘤壁接触，瘤腔内逐渐血栓形成，瘤体不再发生破裂。EVAR 术治疗 AAA 从概念到实践经历了较长时间的发展。早在 1684 年，Moore 就试图将导丝导入 AAA 内，以诱发血栓形成治疗 AAA。300 多年来，不断有人进行这方面的尝试。1987 年，澳大利亚皇家 Perth 医院血管外科医生 Lawrence 报道了 Gianturco 支架外包涤纶人造血管的直形移植物的动物实验结果。1988年，Lazarus报道了两端Z形不锈钢支架外包带螺纹涤纶人造血管的分叉形移植物的动物实验结果。1989年，Mirich等报道了改良Gianturco全程组合支架外包尼龙包膜的移植物的动物应用结果。1990年，Parodi等进一步发展和完善了这一技术，采用经血管内植入SG的方法治疗了5例AAA，并于1991年报道了在这一领域的先驱性工作。成为AAA治疗史上一个里程碑式的发展。在随后的5年内，商业化的SG开始在美国进行临床试验。1995年，AneuRx分叉型SG成为第一个欧洲批准上市的腔内移植物；之后，Excluder分叉形SG于1997年在欧洲批准上市；Talent分叉形SG在1998年于欧洲批准上市；Zenith分叉形SG于1999年批准在欧洲上市。1999年，AneuRx分叉形SG成为第一个FDA批准上市的移植物。在临床应用的实践过程中，第一代的移植物暴露出了支架移位、断裂等问题。针对这些问题，第二代及第三代的SG在固定性、尺寸的多样性及输送器等方面不断加以改进，从而扩大了AAA EVAR术的适应证，改善了治疗效果，降低了并发症发生率。

【AAA EVAR的指征】

目前普遍公认，AAA EVAR术的指征和开放手术一致，包括：①AAA瘤体直径>5cm，由于女性腹主动脉直径偏细，如果瘤体直径>4.5cm，就应该考虑进行治疗；②不论瘤体大小，AAA瘤体直径增长速度每半年>5mm；③不论瘤体大小，出现因瘤体引起的疼痛等症状；④已破裂的AAA。

【AAA适合行EVAR术的情况】

当存在以下情况时，AAA病人适合行EVAR术，包括：①高龄；②伴有严重内科疾病不能耐受传统手术的高危病人；③对传统手术操作困难的AAA，如炎性AAA、合并马蹄肾的AAA、腹部有手术史而再次手术困难的AAA；④破裂腹主动脉瘤（ruptured abdominal aortic aneurysm，rAAA）急诊行EVAR病死率较传统开放手术低，对有解剖条件者，首选EVAR术进行救治。

【AAA EVAR的禁忌证】

EVAR是否可行及采用何种类型SG主要取决于解剖因素：包括近端瘤颈长度、角度、远端瘤体累及范围和导入动脉情况。目前，根据腹主动脉瘤近端瘤颈长度和远端瘤体累及范围分别有Schumacher分型和Ahn分型。Schumacher分型将AAA分为3型，其中Ⅱ型又分为3个亚型。从腔内治疗角度来看，Schumacher分型可能更有实际意义（图42-4）。Ⅰ型AAA适宜用直管形SG；Ⅱ型AAA适用分叉形SG，其中ⅡC型病人需要同时重建一侧髂内动脉，此型病人若同时伴有一侧髂动脉闭塞，可先植入主动脉单侧髂动脉（aorta-uniiliac，AUI）SG，同时行股股人工血管旁路术；Ⅲ型AAA若植入SG必将影响肾动脉血流，因此不适合行EVAR术，但近年来一些新型SG近端带一节裸支架，可在肾动脉上缘固定支架，因此指征可适当放宽。

由于腹主动脉瘤沿长轴方向扩张，而瘤体的近、远两端相对固定，因此常造成瘤颈、瘤体和髂动脉的扭曲成角。以无扭曲的近端瘤颈为180°，根据腹主动脉瘤近端瘤颈的角度大小分为3级。Ⅰ级：腹主动脉瘤近端瘤颈成角范围为150°~180°；Ⅱ级：腹主动脉瘤近端瘤颈成角范围为120°~150°；Ⅲ级：腹主动脉瘤近端瘤颈成角小于120°。对于近端瘤颈角度较大的AAA，即使术中释放时SG形态较

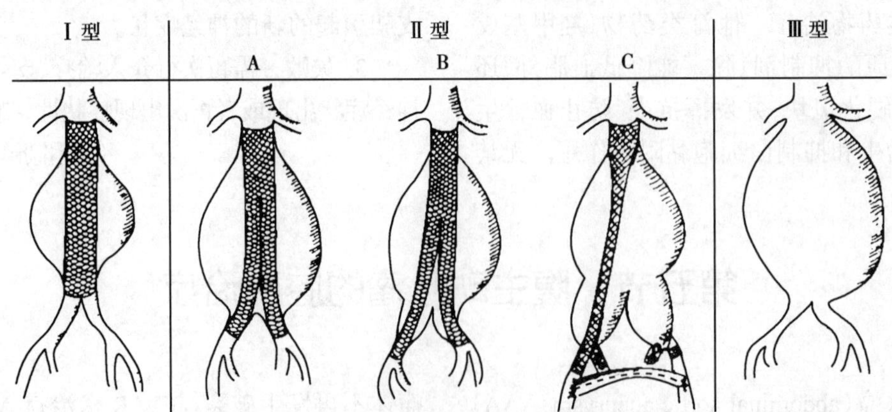

图42-4 腹主动脉瘤的Schumacher分型

Ⅰ型：近端瘤颈长度>1.5cm，远端瘤颈长度>1.0cm；
ⅡA型：近端瘤颈长度>1.5cm，腹主动脉瘤累及主动脉分叉；
ⅡB型：近端瘤颈长度>1.5cm，腹主动脉瘤远端累及髂总动脉；
ⅡC型：近端瘤颈长度>1.5cm，腹主动脉瘤远端累及髂动脉分叉；
Ⅲ型：近端瘤颈长度<1.5cm

好，因为支架持续受到血流的应力，随访期间仍易发生支架移位、支架断裂或者解体。角度≤ 120°的病人通常不适合行 EVAR 术。新近研究显示，采用带裸支架 SG 肾上释放时(一节裸支架位于肾动脉水平以上)，中短期的随访结果发现瘤颈角度较小者(≤ 120°)与角度较大者(>120°)无明显差异。如对瘤颈较小者(≤ 120°)尝试行 EVAR，则必需满足瘤颈长度 > 15mm，同时要求第一节裸支架放置在肾动脉水平以上。瘤颈角度较大同时存在瘤颈长度不够、钙化和附壁血栓是 EVAR 的绝对禁忌证。

其他禁忌证包括：①近端瘤颈直径 >30mm；②严重钙化(钙化面积≥ 25% 近端瘤颈面积)；③严重附壁血栓(血栓面积≥ 50% 近端瘤颈面积)；④近端瘤颈形态不规则(肾动脉下每厘米范围内瘤颈扩张直径超过 4mm，即呈锥形或梯形，以及其他不规则形)；⑤远端瘤颈 >18mm。伴有上述情况的 AAA 也不适合行 EVAR 术。存在与 AAA 瘤体相通的侧支动脉(如副肾动脉和肠系膜下动脉)可导致 EVAR 后脏器缺血或瘤腔内返血，是 EVAR 术的相对禁忌证。

既往的 SG 输送系统外径较大，对导入动脉的要求较高，如髂外动脉内径 <7mm、存在狭窄和扭曲等情况时都不适合行 EVAR 术。随着新型 SG 输送系统外径不断缩小以及表面带有亲水涂层等技术的改进，使得 EVAR 术对导入动脉的要求降低。目前，Endurant SG 主体输送系统外径最小只有 5.7mm(18F)，最大只有 6.3mm(20F)，因动脉血管壁具有一定的弹性，因此内径 6mm 以上的动脉足以顺利通过输送系统。对于严重狭窄的髂动脉，可预先采用球囊进行扩张，SG 成功释放后如观察到髂动脉有弹性回缩、夹层形成或者扭曲成袢时，可植入裸支架加以纠正。

【影像学检查】

判断腹主动脉瘤病人是否适于腔内治疗；正确地选择 SG 需要测量 AAA 及导入动脉的解剖参数，这些参数的获得需要术前高质量的影像学检查。常用的方法有 CTA、MRA、DSA、多普勒彩色超声等。

1. CTA　CTA 是首选的检查手段。通过 CTA 检查获得的图像可以准确地测得 AAA 的各项参数，包括瘤颈直径、角度、瘤体最大直径等，并且可以清晰地显示腹主动脉的各分支动脉，如肠系膜上动脉和副肾动脉等(图 42-5)。CTA 的横断面图像可以清楚地区分瘤腔内的附壁血栓和残余瘤腔，并能正确地分辨钙化动脉壁。与其他影像学检查手段相比，CTA 具有图像分辨率较高、体内有金属植入物的病人不受限制、显像速度快、对操作者技术水平的依赖程度小等优点。CT 扫描体层的厚度可薄至仅为 0.5mm，应用计算机技术可将各扫描体层叠加，形成三维图像，即三维重建技术。然后借助计算机软件计算出瘤体的轴线，并以此轴线为准测量瘤体、瘤颈和髂动脉的直径和长度。CTA 检查的缺点是仍有一定的电离辐射；检查过程中需要使用含碘造影剂，对造影剂过敏的病人无法选用；造影剂具有肾毒性，肾功能不全病人的应用受到限制。

2. MRA　MRA 检查的效果接近 CTA。MRA 检查过程中无电离辐射，无需使用含碘造影剂，对病人的损伤小。缺点是 MRA 横断面图像对血栓和钙化斑块的显示能力较差，测量瘤颈直径数据易偏小；检查速度慢，病人配合欠佳时影响图像质量；

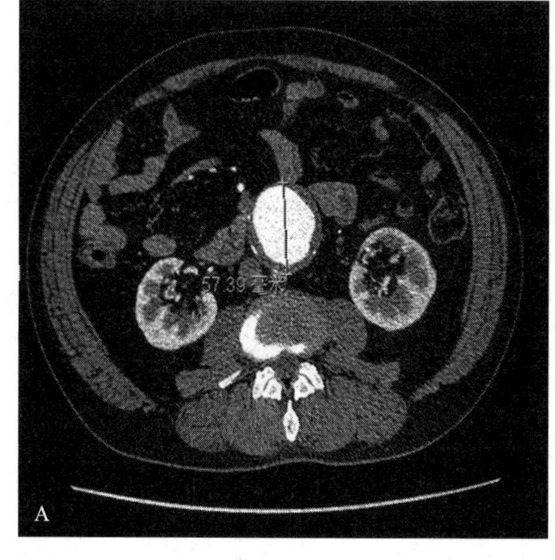

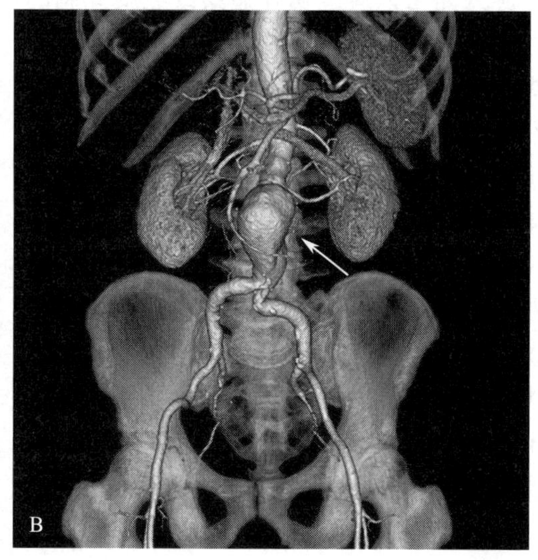

图 42-5　腹主动脉 CTA 检查

A. 横断面图像示瘤体最大直径为 57.39mm；B. 三维重建图片示瘤体位于肾下腹主动脉(箭头)，双侧髂动脉未累及

检查要求病人没有金属植入物，限制了应用范围。AAA EVAR 术中将金属制成的 SG 植入了人体，术后随访不能用 MRA。对于采用镍钛合金制成的 SG，可在磁强小于 1.5T 的 MRI 机中检查。

3. DSA　DSA 从传统动脉造影发展而来，原理是借助计算机技术将内脏和骨骼等影像减去，仅显示血管。DSA 具有即时性和高分辨率的特点。缺点是需要借助 X 线进行检查，必须注射含碘造影剂，价格昂贵。DSA 一般不作为术前检查，多用于 EVAR 术中对 AAA 进行测量和观察。需要注意的是，DSA 不能正确分辨动脉壁和附壁血栓，因此测得的动脉直径往往小于真实值。

4. Duplex　Duplex 也是常用的影像学检查手段，优点是简便、无创伤、可显示血流速度和方向。但准确性在很大程度上依赖于操作者的技术水平和病人自身的情况，例如是否肥胖、有无肠道积气等。目前常作为高危人群或者怀疑 AAA 病人的筛选检查，同时可作为导入动脉的评估手段。

【AAA EVAR 术的麻醉】

麻醉方式的选择根据病人的身体状况及合并症来决定。如果病人的全身情况允许，全身麻醉是最适合的麻醉方式，能够通过呼吸机控制呼吸，血管造影质量高，SG 释放精确，有助于提高治疗效果。如果病人插管禁忌，不能接受全身麻醉，腰麻是相对最好的选择。如果采用穿刺的方式而不是股动脉切开时，也可以应用局部麻醉和静脉麻醉。

【血管入路的选择】

股动脉入路可以通过切开显露或经皮穿刺的方式。切开显露时，可以采用纵行或者斜行的皮肤切口。纵行切口以股动脉搏动为标记，1/3 位于腹股沟皮纹上，2/3 位于腹股沟皮纹下。纵行切口的优点在于能快速显露股动脉，可以根据需要延长切口。如果手术前影像学检查提示存在严重的股动脉阻塞型病变，需行内膜剥脱术及补片成形术，纵行切口是较好的选择。纵行切口的缺点是术中需要横行切断大量的淋巴管，术后发生淋巴渗出的可能性较大；同时术后的瘢痕较为明显，可能会带来一定的不适感。斜行切口以股动脉搏动为标记，平行于腹股沟皮纹上两指做皮肤切口，切开浅层的脂肪组织，沿腹股沟韧带推开深层脂肪组织，然后纵行切开股动脉鞘后显露股动脉。如果进入股动脉的角度过于锐利，可以在皮肤切开处下缘做一大小足够放置导鞘的小切口，然后通过该切口在直视下穿刺股动脉。

经皮穿刺入路适用于内径最大为 24F 的导鞘。在合适的血管封堵器出现以前，穿刺点压迫较为困难，EVAR 术采用经皮入路的应用相当有限。目前 Proglide 等封堵器的出现大大地提高了股动脉穿刺点封闭的成功率。报道显示 18~20F 导鞘血管穿刺处经皮封堵率为 78%~91.4%，12~16F 导鞘血管穿刺处经皮封堵率提高到 95%~99%。谨慎地选择病人，仔细地进行穿刺处股动脉的检查是经皮穿刺成功的关键。术前影像学检查中必须精确测量股总动脉的直径，发现可能存在的阻塞性病变（尤其是前壁的动脉粥样硬化），了解股动脉分叉处与腹股沟韧带的关系。经皮穿刺的禁忌证包括：①肥胖；②腹股沟区存在严重的瘢痕；③股总动脉分叉过高；④术中需要频繁更换导鞘；⑤严重的髂动脉阻塞型病变；⑥直径较小的髂股动脉；⑦股动脉前壁存在动脉粥样硬化斑块。经皮穿刺通常使用血管封堵器进行“预关闭”的形式。常用的封堵器如 10F 的 Prostar 及 6F 的 Proglide。最佳的穿刺点是在腹股沟韧带以下、股动脉分叉处以上 2cm 处。

【AAA EVAR 术的操作步骤】

1. 股动脉入路的建立　股动脉入路可通过切开显露和经皮穿刺的方式建立，根据病人的病变解剖特点和术者的习惯进行选择。然后在左、右股动脉分别置放动脉鞘。

2. 腹主动脉造影　通过股动脉鞘导入 Terumo 导丝和 5F 猪尾巴造影导管至 T_{12} 水平进行造影（图 42-6A），观察和测量近端瘤颈内径、长度、角度、瘤体内径、髂动脉内径和扭曲程度等信息，根据上述信息选择合适的 SG。如术前已经根据 CT 图像进行精确测量瘤体信息并确定 SG，可以省去此步骤，从而减少造影剂用量。

3. SG 主体的导入、定位和释放　为便于操作，大多数情况下选择右侧股动脉作为主体导入侧，左侧股动脉导入猪尾巴导管进行造影。右侧股动脉导入 Amplatz 或者 Lunderquist 等超硬导丝，退出导鞘，沿导丝导入 SG 主体，近端至 T_{12} 水平。固定 DSA 床，沿对侧猪尾巴导管进行造影，明确双肾动脉开口位置并进行标记。调整 SG 主体带膜部分平低位肾动脉下缘位置，然后释放 SG 主体。再次通过预留在腹主动脉的猪尾巴导管进行造影，明确肾动脉与主体带膜部分的关系，确保肾动脉通畅。

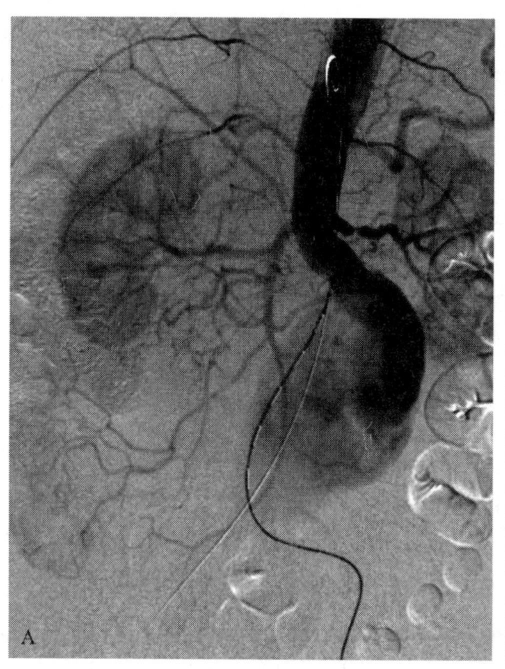

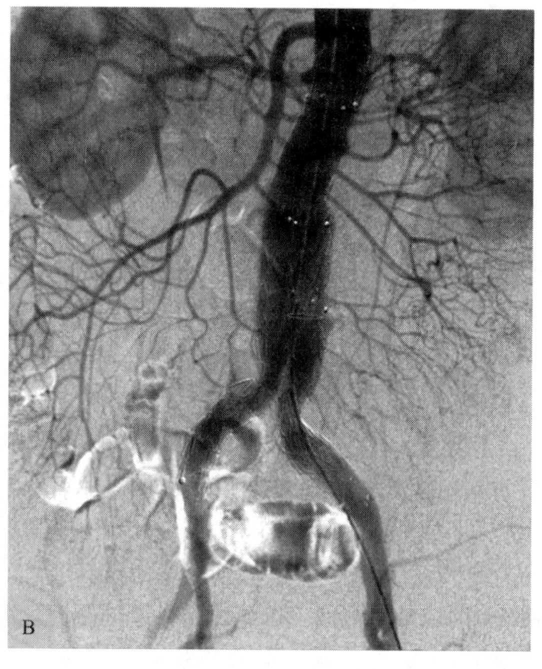

图 42-6 腹主动脉瘤腔内修复手术前后

A. 横断面图像示瘤体最大直径为 57.39mm；B. 三维重建图片示瘤体位于肾下腹主动脉，双侧髂动脉未累及

4. 对侧髂支的旋入　对于模块化 SG 而言，下一步就是对侧髂支的选入，一体化 SG 则可以省略这一步。导入 Terumo 导丝，将预留在 SG 主体与腹主动脉之间的猪尾巴导管下拉至分叉处瘤腔内，然后逆行性的选入 SG 主体对侧髂支开口。这是 EVAR 术中最为困难的步骤，是否顺利影响整个手术时间的长短。通常 Terumo 导丝和猪尾巴导管即可完成选择，如瘤腔较为扭曲时，可选择其他适合的弯头导管，如单弯、Simmon 1 等。确认髂支正确选入非常重要。可以通过在瘤颈内旋转猪尾巴导管来确认，如猪尾巴导管在这个区域内不能自由地旋转，提示猪尾巴导管被约束在主动脉壁与 SG 之间。另一种办法是沿导丝导入球囊，扩张球囊并下拉，如下拉受阻，也说明导丝和球囊位于主动脉壁与 SG 之间。

5. 髂支的定位和释放　一旦髂支正确选入，可以通过导鞘手推逆行造影确认髂动脉的远端锚定区，球管选择与髂内动脉开口处垂直的角度有助于精确定位。对侧髂支尺寸的选择应考虑到近端重叠区和远端锚定区的长度。在髂动脉没有扭曲的病人中，近端最短的重叠区必须≥ 2cm；远端锚定区应尽可能长。是否需保留髂内动脉是选择髂支尺寸时的重要决定因素。EVAR 术中原则上应至少保留一侧髂内动脉，如果对侧髂内动脉已经被 SG 覆盖，同侧髂总没有瘤样扩张，选择髂支时最长不应超过髂内开口。

6. 球囊扩张　为保证 SG 主体与近端瘤颈、SG 与远端瘤颈和 SG 主体与髂支间的良好贴合，减少内漏的发生，需要导入球囊进行扩张。常用的是 Coda 球囊（COOK 公司），其特点是回收快、顺应性好。

7. 造影确认　球囊扩张后，从一侧股动脉内导入猪尾巴导管进行造影，观察 SG 形态、有无内漏、肾动脉及髂动脉通畅程度等信息，然后根据具体问题给予相应的处理（图 42-6B）。另一侧股动脉内的超硬导丝最好交换成单弯导管或者 Terumo 导丝，后两者柔顺性好，便于 SG 恢复成自然状态，造影结果真实、可靠。

8. 入路关闭　造影结果满意后，退出导丝导管，关闭股动脉入路。对于开放显露的股动脉，采用 5-0 Prolene 缝线缝合股动脉，逐层关闭切口。如术中发现股动脉斑块明显，可延长显露股动脉，行股动脉内膜斑块剥脱术。对于经皮穿刺建立的入路，退出导丝导管后完成封堵器“预关闭”后的股动脉闭合工作。

【并发症的预防与处理】

1. 内漏　EVAR 术后出现在 AAA 腔内 SG 之外的持续性血流的现象称为内漏。内漏分 5 型：Ⅰ型内漏又称为移植物周围内漏或移植物相关内漏，因移植物的近端或远端与病变动脉之间未能完全封闭所致。Ⅱ型内漏又称为反流性内漏或非移植物相关内漏，因侧支动脉中的血流持续性反流至动脉瘤腔内。Ⅲ型内漏由移植物上织物分解退变、撕裂或者移植物连接处脱节所形成。Ⅳ型内漏由移植物壁上的织物网眼过大所致,与移植物的设计、制造有关。内张力(endotension)指增强CT延迟性扫描等术后检查都未提示内漏,但瘤腔内压力持续升高,瘤体不断增大,故也有将内张力称为Ⅴ型内漏。内张力的确切机制尚不完全清楚,可能与未发现的内漏、血液超滤现象或血栓压力传导等因素有关。内漏是EVAR术后特有、最常见的并发症,目前研究显示各型内漏的发生率为15%~24%,其中以Ⅰ型内漏多见。

Ⅰ型内漏的预防与处理包括:① SG的准确释放;②对发生内漏的近、远端锚定区反复球囊扩张;③对发生内漏的近、远端锚定区加用延长型cuff或有较大径向扩张力的裸支架;④经内漏通道选择性插管行弹簧圈栓塞、凝血酶注射或微粒栓塞;⑤行外科手术,对产生内漏的近、远端锚定区行瘤颈环缩术。

对存在持续分支动脉反流的Ⅱ型内漏需处理,方法包括:①经髂腰动脉微导管超选插管、栓塞腰动脉;②经肠系膜上动脉、Riolan弓及肠系膜下动脉微导管超选插管、栓塞肠系膜下动脉;③经腰引导穿刺,瘤腔内填塞栓塞物质;④腹腔镜下或传统开腹手术结扎反流分支动脉。

Ⅲ型内漏的处理包括:①对SG连接部位进行球囊扩张或加用较大扩张直径的裸支架;②对SG覆膜材料破裂部位加用另一短段覆膜支架;③改为经一侧髂动脉导入AUI型SG+对侧髂总动脉封堵+股股动脉人工血管旁路术;④转传统开腹手术。

Ⅳ型内漏在目前的SG中尚不多见,多数是长期抗凝的病人中SG释放后即时造影过程出现,此型内漏有自限性,只要凝血功能良好,一般不需要处理。

对于发生内张力者,需要进行密切随访观察。如发现明显内漏,给予相应处理;无内漏但AAA持续增大时,需要转传统开腹手术进行处理。

2. 入路动脉损伤　外径较粗的SG输送器通过严重扭曲或者狭窄的髂动脉时,常引起动脉壁的损伤。选择输送器外径较细和带亲水涂层的SG有助于顺利通过髂动脉。对于明显的髂动脉狭窄,可预先导入球囊和扩张器进行扩张,以便SG通过。SG释放后进行造影,如出现髂动脉夹层、打折等现象,可植入裸支架加以纠正。

3. 远端动脉栓塞　EVAR术中在腹主动脉瘤腔内进行操作可能导致远端动脉栓塞,以垃圾脚多见,有时可表现下肢动脉主干堵塞。导丝导管在瘤腔内操作时、输送SG主体时动作要轻柔,避免血栓脱落流至下肢远端动脉。近年来推荐股总动脉显露后,直接阻断导入点远端股动脉,防止术中血栓流至远端。对于轻度的远端动脉栓塞,积极的抗凝和应用扩血管药物即可处理。如发生主干动脉栓塞,需要应用Fogarty导管进行取栓。

4. EVAR术后综合征　此并发症常出现在EVAR术后7日内。发热为最常见表现,一般为午后低热,体温多在38.5℃以内,发热与瘤腔内血栓形成相关。血常规见白细胞计数及中性比例不高或者升高不明显,同时血红蛋白含量和血小板计数降低,术后第3日降至最低水平,1个月后逐步恢复正常,这和瘤腔内血栓形成,血液有形成分消耗相关,血红蛋白和血小板流过SG人工血管膜表面时的破坏也与此有关。

5. SG内血栓形成　EVAR术后,随着瘤腔内血栓形成、腹主动脉瘤缩小,瘤腔内的SG可能受到血栓压迫而扭曲,特别是术前髂动脉扭曲明显或者狭窄严重者。SG扭曲可以导致支架变形、脱落和血栓形成等严重后果。部分病人腹主动脉分叉处狭小,植入分叉形SG时双侧髂支可能会互相压迫,通常主体侧髂支容易受压而引起管腔变小和血栓形成。术中如观察到髂动脉明显狭窄,可以预先通过植入裸支架纠正。对于分叉处狭小的病变,首选AUI型SG,如勉强植入分叉形SG;需要在双侧髂支内植入裸支架进行支撑以保持管腔通畅。一旦发生血栓形成,对于能通过导丝的闭塞性病变,可以用腔内方法进行纠正;如不能通过导丝,股股旁路是最佳的选择。

6. SG移位、脱节　为EVAR术后的中远期并发症,可能会造成迟发的Ⅰ型内漏以及继发性动脉瘤破裂。它与多个因素相关,包括近端固定不充分(尺寸不符合,锥形瘤颈,瘤颈过短、成角)、近端瘤颈进行性扩大、动脉瘤过大、腹部钝击伤等。支架移位时,可在近端植入短段SG(CUFF)或者裸支架(如Palmaz或者Sinus)固定。SG主体与髂支脱节时可再次植入髂支或者覆膜支架修复。对于腔内治疗不能处理的病变,需开腹进行处理。

7. 移植物感染　移植物感染是EVAR术后的严重并发症,发生率较低,约为0.43%。一旦发生,应进行开腹处理。

【EVAR术中转为开放手术的指征】

1. EVAR术中动脉瘤破裂和其他动脉损伤不能用腔内治疗处理。

2. SG移位而阻塞肾动脉或者髂动脉。

3. 内漏导致瘤体持续增大,无自愈倾向且无法采用腔内方法处理。

4. SG感染。

【EVAR术后AAA的形态学和病理学改变】

成功的EVAR术后,AAA的最大直径、长度、容积都明显减小。瘤体的长度减小可导致SG移位。术后出现瘤体增大的现象,则说明存在内漏。此外,可发现近端瘤颈增大,可能与内漏后瘤体增大和SG对瘤颈支撑作用所致。病理学检查发现,EVAR术后腔内逐渐血栓形成并逐渐机化吸收,近、远端瘤颈处SG纤维间隙中有宿主细胞侵入,形成假性内膜。近端的假性内膜比较完整,而远端则不太完整。

【术后随访】

AAA EVAR术后需要长期随访,主要是观察有无内漏、SG移位、断裂、脱节、SG内血栓形成、远端动脉缺血等并发症。除必要的体检外,随访主要依靠CTA和彩超。对于流量较小的内漏,CT扫描周期内可能造影剂渗出较少而未检查到,为提高检出率,可在静脉显影期进行回扫描。彩超检查对内漏较为敏感,同时可检测瘤体大小、肾动脉和髂动脉通畅度等信息。

(王利新 王玉琦)

第六节 主动脉夹层的腔内治疗

主动脉夹层(aortic dissection,AD)是一种起病急骤,预后相当凶险的主动脉疾病,急性AD的发病率为(2.9~3.5)/10万人年,急性期病死率可高达70%,是血管外科领域棘手的重症。AD按照发病时间,可分为急性期和慢性期。起病在2周以内为急性期,2周以后为慢性期。AD腔内治疗(thoracic endovascular therapy,TEVAR)的概念是通过股动脉等入路动脉植入SG封闭内膜撕裂口(tear),阻断血液流入假腔,保持血流通过真腔,假腔逐渐血栓形成,防止AD破裂导致死亡。1998年,Dake等首先报道采用TEVAR术成功治疗急性期AD,目前已在全世界广泛展开。EuroSTAR注册研究报告显示初次技术成功率为89%,30日病死率为8.4%,0.8%的病人出现截瘫。在随访的67名病人中,1年生存率为90%。Eggebrecht等的荟萃分析包括了607名AD接受TEVAR术的病人,研究显示技术成功率为98.2%,30日病死率为5.3%(急性期AD病人的病死率高3倍),神经并发症发生率为2.9%。INSTEAD研究显示TEVAR术后病人1年时发生假腔血栓形成的比例达90%以上,显著高于药物治疗组。TEVAR术治疗AD具有创伤小、出血少、恢复快的特点,中、短期效果满意,其长期随访效果目前仍在观察中。

【AD的分型】

AD在解剖上存在两种分型方法:即Debakey分型和Stanford分型。Debakey分型将AD分为3型,主要用于描述夹层的累及范围。

Ⅰ型:夹层起自升主动脉,跨越主动脉弓,累及降主动脉或腹主动脉。

Ⅱ型:夹层起自并仅累及升主动脉。

Ⅲ型:夹层起自降主动脉并向下蔓延,仅累及降主动脉者为Ⅲa型;夹层超越肾动脉水平者为Ⅲb型。

Stanford分型以内膜撕裂口作为依据,相对更为简单。

Stanford A型:内膜撕裂口位于升主动脉,包括Debakey Ⅰ型和Debakey Ⅱ型。

Stanford B型:内膜撕裂口位于降主动脉,包括Debakey Ⅲa型和Debakey Ⅲb型。

腔内治疗目前主要适用于DeBakey Ⅲ型或者Stanford B型AD。

【影像学检查】

1. 经胸超声心动图(TTE) TTE不仅能检出AD管壁双重回声之间的异常血流,判断假腔中有无血栓,而且对AD分型、破口定位、主动脉瓣反流定量分析及左室功能测定等都具有重要诊断价值。检查方便、快速、无创伤,可在急诊时进行筛选诊断。由于胸腔气体的影响,TTE对于降主动脉夹层的诊断价值不如升主动脉夹层。

2. 经食管超声心动图（TEE） TEE 几乎能够清晰显示整个胸主动脉，包括升主动脉近端、主动脉弓部和胸降主动脉的形态结构。双平面及多平面探头的应用，使胸主动脉的探查盲区降低到最小范围，提高了诊断 AD 的准确性，符合率可达 100%。缺点是检查时病人有一定的不适，食管狭窄或食管静脉曲张的病人无法应用。

3. CTA 通过造影剂的增强效应，CTA 可以清晰地显示 AD 真、假腔和内膜片的位置关系以及主动脉弓分支、内脏和下肢动脉的供血情况，这对制订 TEVAR 术方案、判断预后颇为重要（图 42-7）。CTA 三维成像重建可以了解夹层的全貌，并测量真、假腔的直径和夹层的长度，为选择 SG 提供数据，是术前的常规检查。IRAD 注册研究的数据显示，75% 的 AD 病人通过 CTA 检查获得诊断。CTA 最大的缺点是需要注射含碘造影剂，对造影剂过敏的病人无法应用；肾功能不全时慎重选用。

4. MRA 通过常规 MRI 检查，无需造影剂，即可了解 AD 冠状位和矢状位的全貌，主动脉分支动脉供血情况以及内膜撕裂口。注射顺磁性造影剂后成像效果更佳，MRA 三维重建后和 CTA 一样能观察 AD 的全貌并进行测量。MRI 和 MRA 不适用血流动力学欠稳定的病人。

5. DSA DSA 通过注射含碘造影剂显影，诊断的敏感性和特异性并不高于 CTA。DSA 检查有一定的创伤性、检查时间长、价格较高，还有引起造影剂肾病的危险，大多数目前的诊断规范已经不再强调 DSA 的作用，一般仅在 TEVAR 术中应用。

6. IVUS IVUS 通过将超声探头置于血管腔内进行成像，可在 AD TEVAR 术前和术中应用。IVUS 最大的优势是能够清晰地显示夹层的破口，判断分支血管发自于真腔还是假腔，也可以评估锚定区。SG 植入之后，IVUS 可用于评价 SG 与主动脉壁之间是否贴合、夹层破口的封堵是否完全以及所有主要分支血管的灌注情况。IVUS 的缺点是探头价格昂贵，检查有一定的创伤性，因此应用受到限制，目前在国内还没有广泛开展。

【AD TEVAR 术的适应证】

TEVAR 术主要适用于有并发症的Ⅲ型 AD 和直径 >5cm 的夹层动脉瘤。AD 相关的并发症包括：内脏动脉缺血、下肢动脉缺血、内科难以控制的高血压（与夹层撕裂和肾动脉缺血相关）、濒临破裂（反复或持续性胸背痛、胸腔渗出和降主动脉直径 >4.5cm 是主动脉破裂的先兆）、真腔压闭后所致心脏后负荷过重。结合 Shimono 和 Nienaber 等的观点，TEVAR 术的适应证可归纳为：①原发破口位于降主动脉且距左锁骨下动脉以远 1.5cm 以上；②降主动脉破口位于 T_{10} 近侧段；③与 SG 近端接合的主动脉无明显扩张（直径 <38mm）或动脉粥样硬化；④无明显的主动脉瓣反流；⑤无冠状动脉或头臂动脉缺血；⑥内膜撕裂口持续开放；⑦至少一侧肾动脉及肠系膜上动脉由真腔供血；⑧股动脉和髂动脉的直径允许输送系统的导入。

【麻醉与入路选择】

气管内插管全身麻醉是最佳的麻醉方式。全身麻醉时可以停呼吸，保证 DSA 造影成像的

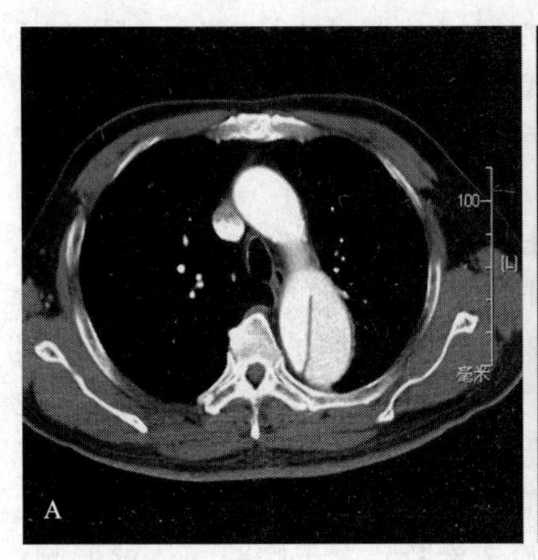

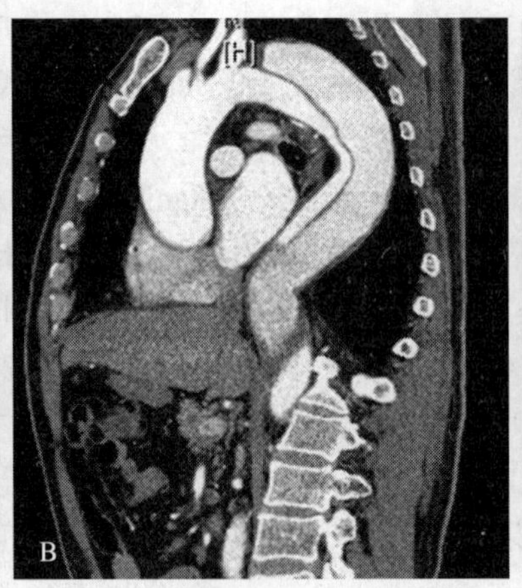

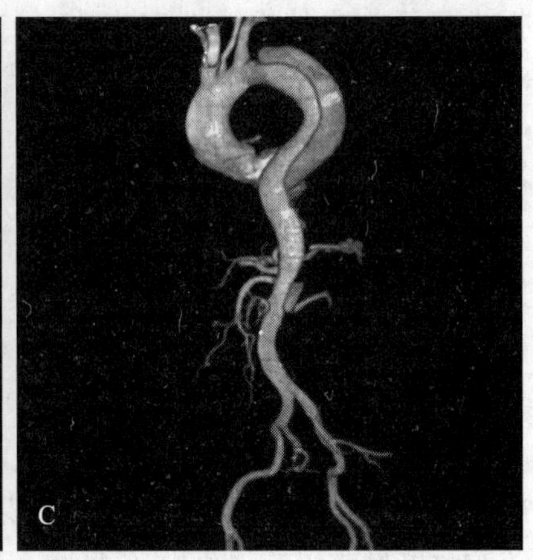

图 42-7 主动脉夹层 CTA 检查
A. 横断面图像示夹层近端破口；B. 冠状面图像示夹层螺旋形往下撕裂；C. 三维重建图片提示夹层位于主动脉左外侧

质量，有助于提高SG释放的准确度；全身麻醉状态便于循环的监测和控制，术中可以控制性降压，减少血流冲击对SG释放的影响。股总动脉为最常见的入路动脉，一般需要股总动脉的内径至少大于6mm。为保证SG能顺利进入真腔，通常选择夹层未累及侧或累及较少侧股动脉作为入路。

【TEVAR术操作步骤】

1. 入路动脉的显露　基本步骤见“第四十二章第五节”。

2. 内脏动脉造影　导入5F猪尾巴测量导管和0.035in Terumo导丝至T_{12}水平，进行造影，将DSA视野调节至最大，包括腹腔干动脉、肠系膜上动脉、双侧肾动脉、髂动脉的显影。观察腹主动脉段有无夹层破口，记录内脏动脉的供血方式。

3. 主动脉弓部造影　主动脉弓部需要进行前后位和左前45°造影。前后位造影选择DSA机最大视野，包括主动脉弓、弓上分支和大脑动脉环(Willis环)的显影。观察弓上分支的显影情况、双侧椎动脉是否对称和颅内Willis环是否完整。左前45°造影的目的是在主动脉弓切线位观察弓的形态、小弯侧顶角的位置、近端内膜破口的位置、测量近端锚定区(landing zone，LZ)的距离、测量LZ处主动脉的内径(图42-8A)。固定DSA床，根据造影的信息标记近端破口位置、弓上分支起始位置、小弯侧顶角位置。

4. SG导入和释放　造影完毕后交换超硬导丝(如Lunderquist)。沿导丝导入SG，根据屏幕上标记的位置释放SG(图42-8B)。

5. 主动脉弓和腹主动脉造影　沿导丝退出SG输送系统，交换猪尾巴造影导管至SG近端。进行主动脉弓造影，观察弓上分支显影情况、SG位置、内膜破口封堵情况、真假腔显影情况(图42-8C)。导丝退至T_{12}水平造影，观察内脏动脉和双侧髂动脉显影情况。

6. 入路关闭　退出导管导丝，采用5-0 Prolene缝线缝合股动脉，逐层关闭腹股沟切口。

【并发症的预防与处理】

1. 截瘫　胸段肋间动脉和椎动脉是脊髓血供的重要来源。肋间动脉中存在一支供应脊髓的优势动脉，称为根最大动脉，通常位于T_9~L_1之间。SG植入后覆盖肋间动脉可导致脊髓缺血和截瘫。处理的办法包括脑脊液引流和大剂量应用皮质激素，部分病人的截瘫症状可在上述治疗后得到缓解。对于破口位置较低的AD，术前可行CTA检查，了解根最大动脉发出的位置，TEVAR术中尽量避免覆盖此动脉。如病变位置要求必需覆盖，术中可进行脑脊液压力检测并进行预防性减压。

2. 近端撕裂和A型AD　SG植入后对血管壁产生一个持续向外膨胀的力量，在SG的两端受力最为集中，可导致血管壁撕裂引起新发夹层，以近端多见，假腔可撕裂至升主动脉，常见于术后1个月内。选择AD发生2周后进行手术、避免SG内径放大(oversize)过多、术后严格控制血压等措施有助于预防近端撕裂的发生。TEVAR术后一旦发生近端撕裂形成A型AD，应该立即行升主动脉加全弓或者半弓置换术。

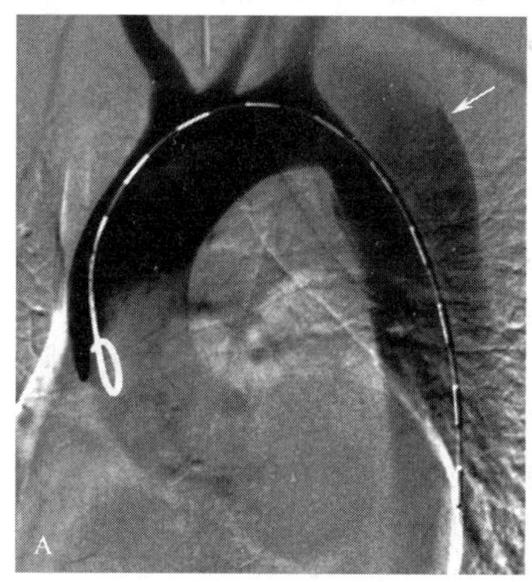

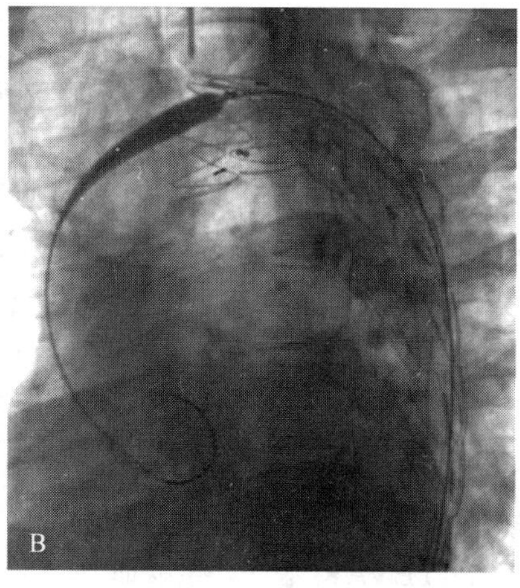

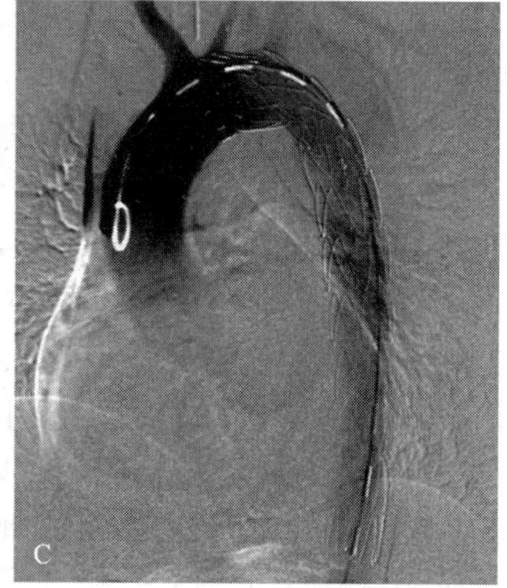

图42-8　主动脉夹层腔内修复过程

A. 术前造影显示假腔位于左外侧(箭头)；B. 术中SG释放过程；C. SG释放后造影显示假腔显影消失

3. 远端撕裂　AD TEVAR 术后 SG 远端向外膨胀的力量可导致受力处内膜破裂，通常出现在中远期随访过程中。TEVAR 术中通过在破口远端植入限制性裸支架，SG 远端释放至裸支架内可以避免远端撕裂的发生；选择椎形和柔顺性较好的 SG 有助于降低远端撕裂的发生率。发生远端撕裂后，可通过在 SG 远端再植入一枚 SG 进行处理。

4. 内漏　内漏是指持续性血流位于 SG 外并进入假腔的现象，是 AD TEVAR 术后最常见的并发症之一，主要是近端Ⅰ型内漏。术中 SG 释放后，若内漏严重，可采取于近端 LZ 进行球囊扩张、近端加用短段的覆膜支架（cuff）的方法进行处理；对于流量较小的近端内漏，可暂时不给予特殊处理，但术后需严密随访观察，若假腔持续扩张或 AD 进展，都需再次进行腔内修复或开放手术。

5. 支架移位、破裂和断裂等远期并发症　由于心脏跳动的作用，降主动脉和 SG 发生持续的膨胀与收缩，SG 可在血流的冲击下发生移位、出现覆膜血管破损和金属支架断裂等远期并发症。出现上述情况时，处理的办法是再次植入内径略大的 SG，纠正 SG 破裂和断裂。

6. SG 感染　SG 植入后移植物感染发生率极低，但后果是灾难性的。唯一的办法是进行开胸取出 SG 并行血管重建术。

7. 发热　SG 植入后，AD 破口得到封闭，假腔内血栓形成，机化吸收时可引起发热。通常为低热，在术后 2~3 日内出现，以午后 2：00~3：00 为明显，一般没有寒战。在排除感染的情况下，可给予非甾体类消炎药控制发热。

8. 切口并发症　见四十二章第五节“腹主动脉瘤的腔内治疗”。

【AD TEVAR 术中的问题与对策】

1. 近端 LZ 不足　TEVAR 术成功进行的关键是需要在破口的近、远端有一段足够长度的正常血管壁，以保证 SG 与其有充分的贴覆，这样一段长度的血管壁定义为 LZ，近端 LZ 指的是破口和左侧锁骨下动脉之间的距离，一般要求近端 LZ 的长度大于 1.5cm，以保证有效的修复。近来年，新型腔内器材的研制、新手术技术的应用拓展了近端 LZ，拓宽了 AD TEVAR 术的适应证。

（1）开窗型 SG：开窗型 SG 在人工血管膜上带有侧孔，以保留一到数支分支血管的血供，SG 释放后近端带膜部分整体超过分支血管开口，分支血管的血供通过侧孔得以保留。常见的方法是在 SG 人工血管膜的近端部分预留或者剪出扇贝形或马蹄形的侧孔。近端侧孔的优点是定位相对容易，缺点是对近端 LZ 的拓展程度有限。另一种方法是在 SG 人工血管膜的中间预留或者剪出侧孔，从而可以较大程度地拓展 LZ，缺点是定位困难。

（2）分支型 SG：分支型 SG 概念就是在传统 SG 上带有供应分支动脉血运的侧支，常见的有带单个分支的 SG 和带 3 个分支的 SG，主要应用在累及主动脉弓部的病变。应用带分支 SG 可以有效地拓展近端 LZ，修复内膜破口在主动脉弓部甚至在升主动脉的 AD。缺点是采用带分支 SG 进行 TEVAR 术耗时长，造影剂用量大，病人和医生的辐射剂量显著增多。

（3）杂交（hybirid）技术：杂交技术指通过手术治疗和腔内修复技术相结合的方法治疗血管疾病。在 AD 的治疗中，杂交的主要目的是通过传统手术方法拓展 LZ。目前广泛应用的领域是通过重建血运充分保证头向血供，从而尽可能延长近端 LZ。如对于破口距离左锁骨下动脉不足 1.5cm 而需要保留左锁骨下动脉血供时，可通过左颈总动脉 - 左锁骨下动脉旁路、锁骨下动脉近端结扎来拓展近端 LZ；如破口距离左颈总动脉不足 1.5cm，可通过右颈总动脉 - 左颈总动脉 - 左锁骨下动脉旁路来拓展近端 LZ。

（4）烟囱（chimney）技术：烟囱技术通过分支动脉在主动脉内释放一枚与 SG 平行的覆膜支架或者裸支架，一端在主动脉内，一端在分支血管内，从而保留该分支的血流。通过烟囱技术，可以将 SG 释放超过左颈总动脉或者左锁骨下动脉开口而同时保留上述动脉血供，从而可以拓展 LZ。

2. 左锁骨下动脉保留与否　原则上应该尽量保留左锁骨下动脉，特别是存在以下情况时：①左侧椎动脉为优势动脉或者右侧椎动脉闭塞；②病人为 CABG 术后且已经将左胸骨内动脉作为桥动脉；③颅内 Willis 环不完整；④无名干狭窄或者闭塞。当病人排除上述情况时，可通过覆盖左锁骨下动脉拓展近端 LZ，一般上肢动脉侧支丰富，术后不易产生缺血。

3. 导入动脉过细　常规选择股动脉作为导入动脉。当股动脉过细时，可采取以下措施处理：①选择输送系统外径最小和带亲水涂层的 SG；

②直接显露髂总动脉或者腹主动脉下端作为导入动脉；③合并病人十分肥胖时，可先显露髂动脉或者腹主动脉，取人工血管与之行端侧吻合，将人工血管拉至体外作为入路（conduit）。

4. 无法确认导丝位于真腔 TEVARS 术中确认真腔的最佳办法是通过 IVUS 监测。在没有 IVUS 的情况下，可采用以下方法进行确认：①通过术前 CT 了解真腔和假腔的相对位置；②通过术前 CT 了解到内脏动脉的起源进行判断；③通过手推造影进行确认，一般情况下真腔血流速度快，真腔在 AD 的大部分节段较为细小；假腔流道较宽，血流速度慢，管腔可能在盲端处淤滞。

（王利新　王玉琦）

参考文献

[1] CONRAD M F, CRAWFORD R S, HACKNEY L A, et al. Endovascular management of patients with critical limb ischemia [J]. J Vasc Surg, 2011, 53 (4) : 1020-1025.

[2] IIDA O, SOGA Y, HIRANO K, et al. Long-term outcomes and risk stratification of patency following nitinol stenting in the femoropopliteal segment: retrospective multicenter analysis [J]. J Endovasc Ther, 2011, 18 (6) : 753-761.

[3] LAIRD J R, KATZEN B T, SCHEINERT D, et al. Nitinol stent implantation versus balloon angioplasty for lesions in the superficial femoral artery and proximal popliteal artery: twelve-month results from the RESILIENT randomized trial [J]. Circ Cardiovasc Interv, 2010, 3 (3) : 267-276.

[4] KARNABATIDIS D, SPILIOPOULOS S, DIAMANTOPOULOS A, et al. Primary everolimus-eluting stenting versus balloon angioplasty with bailout bare metal stenting of long infrapopliteal lesions for treatment of critical limb ischemia [J]. J Endovasc Ther, 2011, 18 (1) : 1-12.

[5] PAPPY R, HENNEBRY T A. Abu-Fadel M S. Retrograde access via the popliteal artery to facilitate the re-entry technique for recalcitrant superficial femoral artery chronic total occlusions [J]. Catheter Cardiovasc Interv, 2011, 78 (4) : 625-631.

[6] DAKE M D, WANG D S. Will stent-graft repair emerge as treatment of choice for acute type B dissection [J]?Semin Vasc Surg, 2006, 19 (1) : 40-47.

[7] RICOTTA J J, ABURAHMA A, ASCHER E, et al. Updated Society for Vascular Surgery guidelines for management of extracranial carotid disease: executive summary [J]. J Vasc Surg, 2011, 54 (3) : 832-836.

[8] BREWSTER L P, BEAULIEU R, CORRIERE M A, et al. Carotid revascularization outcomes comparing distal filters, flow reversal, and endarterectomy [J]. J Vasc Surg, 2011, 54 (4) : 1000-1004.

[9] JIM J, RUBIN B G, LANDIS G S, et al. Society for Vascular Surgery Vascular Registry evaluation of stent cell design on carotid artery stenting outcomes [J]. J Vasc Surg, 2011, 54 (1) : 71-79.

[10] PARODI J C, MARIN M L, VEITH F J. Transfemoral, endovascular stented graft repair of an abdominal aortic aneurysm [J]. Arch Surg, 1995, 130 (5) : 549-552.

[11] GEORGAKARAKOS E, IOANNOU C V, GEORGIADIS G S, et al. Expanding current EVAR indications to include small abdominal aortic aneurysms: a glimpse of the future [J]. Angiology, 2011, 62 (6) : 500-503.

[12] AHANCHI S S, CARROLL M, ALMAROOF B, et al. Anatomic severity grading score predicts technical difficulty, early outcomes, and hospital resource utilization of endovascular aortic aneurysm repair [J]. J Vasc Surg, 2011, 54 (5) : 1266-1272.

[13] WYSS T R, DICK F, BROWN L C, et al. The influence of thrombus, calcification, angulation, and tortuosity of attachment sites on the time to the first graft-related complication after endovascular aneurysm repair [J]. J Vasc Surg, 2011, 54 (4) : 965-971.

[14] KRAJCER Z, NELSON P, BIANCHI C, et al. Percutaneous endovascular abdominal aortic aneurysm repair: methods and initial outcomes from the first prospective, multicenter trial [J]. J Cardiovasc Surg (Torino) , 2011, 52 (5) : 651-659.

[15] GRISAFI J L, RAHBAR R, NELMS J, et al. Challenging neck anatomy is associated with need for intraoperative endovascular adjuncts during endovascular aortic aneurysm repair (EVAR) [J]. Ann Vasc Surg, 2011, 25 (6) : 729-734.

[16] HARRISON G J, OSHIN O A, VALLABHANENI S R, et al. Surveillance after EVAR based on duplex ultrasound and abdominal radiography [J]. Eur J Vasc Endovasc Surg, 2011, 42 (2) : 187-192.

[17] STANLEY G A, MURPHY E H, KNOWLES M, et al. Volumetric analysis of type B aortic dissections

treated with thoracic endovascular aortic repair [J]. J Vasc Surg, 2011, 54 (4) : 985-992.

[18] THRUMURTHY S G, KARTHIKESALINGAM A, PATTERSON B O, et al. A systematic review of mid-term outcomes of thoracic endovascular repair (TEVAR) of chronic type B aortic dissection [J]. Eur J Vasc Endovasc Surg, 2011, 42 (5) : 632-647.

[19] LEURS L J, BELL R, DEGRIECK Y, et al. Endovascular treatment of thoracic aortic diseases: combined experience from the EUROSTAR and United Kingdom Thoracic Endograft registries [J]. J Vasc Surg, 2004, 40 (4) : 670-679.

[20] VAGHETTI M, PALMIERI C, AL-JABRI A, et al. Endovascular treatment of acute thoracic aortic syndromes with a proximal landing zone extension strategy: procedural and follow-up results [J]. J Invasive Cardiol, 2011, 23 (5) : 187-192.

[21] NIENABER C A, KISCHE S, AKIN I, et al. Strategies for subacute/chronic type B aortic dissection: the Investigation Of Stent Grafts in Patients with type B Aortic Dissection (INSTEAD) trial 1-year outcome [J]. J Thorac Cardiovasc Surg, 2010, 140 (6 Suppl) : S101-108.

第四十三章
淋巴水肿

第一节　淋巴水肿的病因和诊断方法

淋巴水肿(lymphedema)严格来讲是一种临床症状或体征,应与心源性水肿、肾源性水肿等齐名,但长期以来淋巴水肿一直作为疾病的名称使用,它是以淋巴水肿为主要临床表现的一组疾病的总称,因此称之为淋巴水肿性疾病更为准确。具体地说,它是由于先天性或后天性因素导致淋巴液回流受阻或淋巴液反流,从而引起肢体或其他部位深筋膜浅层软组织内组织液集聚,临床表现为患病部位肿胀的病理状态。随病程发展或继发反复感染,皮下组织纤维结缔组织增生、脂肪硬化、筋膜增厚、表皮过度角化,使晚期的病变组织坚硬如象皮,因此也称为象皮肿(elephantiasis),临床上以肢体淋巴水肿最为常见。淋巴水肿的范围主要包括肢体淋巴水肿、外生殖器淋巴水肿、乳糜反流性淋巴水肿等。

淋巴水肿的基本因素是淋巴液滞留,造成淋巴液滞留的起始因素是淋巴回流通道受阻。淋巴水肿为"低产出衰竭",以区别于淋巴液生成增多,淋巴循环超负荷造成相对回流不足而引起的组织水肿,如低蛋白血症、静脉栓塞、下肢动静脉瘘等。后者又被称为"高产出衰竭"。因为此类水肿发生的起始因素在淋巴系统之外,淋巴输出功能相对不足是静脉压升高,水分和蛋白质渗出过多的结果,这类水肿不属于淋巴水肿。

【病因】

淋巴水肿的发病原因很多,其中10%左右由先天性淋巴系统缺陷引起,其余则属于后天性,除丝虫病所致外,其他(如局部感染、外伤、乳腺癌及盆腔肿瘤根治手术以及放射治疗等)均可导致肢体或其他部位的淋巴水肿。根据国际淋巴学会估计,全世界各种类型的淋巴水肿病人数以千万计,我国尚缺乏淋巴水肿(象皮肿)的统计资料。

【解剖】

体内各器官除脑、脊髓、视网膜、角膜等外,均有无瓣膜的毛细淋巴管(又称起始淋巴管)存在,呈网状广泛分布,它们引流所在区域的淋巴液,汇集成集合淋巴管。集合淋巴管无色、透明,管腔内有瓣膜,呈念珠状。它们再汇成淋巴干,包括腰干、肠干、支气管纵隔干、锁骨下干和颈干,其中除肠干外,均成对分布。右侧的颈干、锁骨下干和支气管纵隔干在右颈静脉角处分别或汇集成右淋巴干进入静脉,而其余各淋巴干则经由乳糜池、胸导管到左颈静脉角处进入静脉。

肢体淋巴管被深筋膜分为筋膜上的浅淋巴系统和筋膜下的深淋巴系统。浅淋巴系统起始于真皮内毛细淋巴管网,到皮下组织内汇成集合淋巴管,两者相延续处有瓣膜控制淋巴流动的方向。一般来说,浅层集合淋巴管数量较多,在上肢常与头静脉、贵要静脉,在下肢则与大、小隐静脉伴行。深淋巴系统引流骨、肌肉、筋膜、关节、韧带的淋巴液,集合淋巴管数量较少,常与深部血管伴行。肌肉内没有淋巴管。由于筋膜的屏障作用,除通过腘窝、腹股沟、肘、腋窝淋巴结外,深浅淋巴系统之间没有交通支。

【发病机制】

淋巴水肿属于高蛋白滞留性水肿,它是一种进行性疾病。由于淋巴回流障碍,引起组织内存在过多的蛋白质和体液,超过了淋巴系统的运转能力,从而集聚在组织中。早期以水肿样为主,后来高浓度蛋白质可刺激成纤维细胞活性,继发组织内纤维组织增生。同时高蛋白淤积又是细菌繁殖的良好内环境,进而导致患病肢体的急、慢性炎症,更进一步加剧了淋巴管功能的损害。此外,巨噬细胞又失去其在组织内的正常吞噬功能,降低了它对大分子蛋白质的分解作用。这样,就逐渐形成了一个恶性循环,最终出现淋巴水肿典型的临床和病理改变。

从解剖学上看,淋巴回流障碍可发生在各级淋巴通路上,如起始淋巴管、真皮淋巴管网、集合淋巴管、淋巴结、乳糜池和胸导管。由于淋巴受阻的部位不同,所引发的淋巴水肿病理生理改变也有不同,不同的发病因素(如外伤、感染、放射等)所造成的淋巴管阻塞机制也有差异。如腋窝淋巴结清扫以及放射治疗后出现的早期上肢淋巴水肿,可通过淋巴管侧支循环开放和残留淋巴管的扩张来增加淋巴回流,通过代偿机制,急性水肿大多能自行消退。但随着组织中瘢痕组织的形成和瘢痕挛缩、扩张的淋巴管的瓣膜功能不全或丧失,淋巴管壁肌纤维萎缩,内膜增厚,胶原沉积,淋巴管腔狭窄,收缩功能丧失,在急性水肿消失后的数月或数年后,水肿又出现,成为不可逆的慢性淋巴水肿。个别病人急性期水肿不退,直接发展成慢性淋巴水肿。

【临床表现】

肢体淋巴水肿的临床表现为单侧或双侧肢体的持续性、进行性肿胀。水肿早期按压皮肤后出现凹陷,又称为压凹性水肿;晚期由于组织内蛋白质淤积和大量纤维结缔组织增生,组织变硬,呈典型的非压凹性水肿。目前国际上广为接受的分类方法是按照淋巴水肿的病程发展分成3阶段:Ⅰ期为早期淋巴水肿,肢体抬高水肿可以自行消退。Ⅱ期为患肢抬高水肿不能自行消退,临床表现为压凹性水肿明显;晚期由于大量结缔组织增生,水肿的压凹性表现也可不明显。Ⅲ期即淋巴水肿晚期表现,呈典型的象皮肿表现,压凹性水肿消失,皮肤变硬,甚至苔藓化及疣状增生。每期淋巴水肿又可根据患肢体积的增加量分为轻、中、重3度。体积比正常肢体的增加量小于20%为轻度,20%~40%为中度,大于40%为重度。

【诊断方法】

1. 淋巴管造影 将遮光物质直接或间接注入淋巴管,然后进行X线摄影来观察显影的淋巴管、淋巴结,称之为直接淋巴管造影(图43-1)和间接淋巴管造影。间接淋巴管造影比直接淋巴管造影操作简便,但淋巴管造影效果低于直接造影。放射性核素淋巴显像是目前淋巴水肿检查的比较常用的方法。

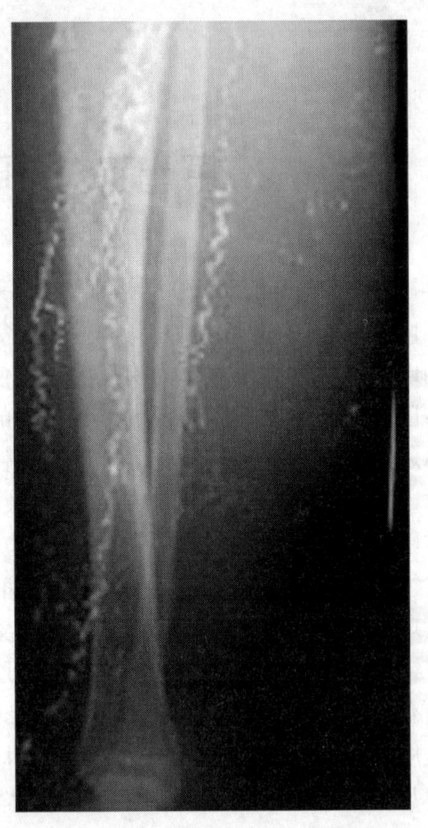

图43-1 直接淋巴管造影显示淋巴管迂曲

2. 其他诊断方法 淋巴学影像检查还有CT、MRI等。MRI能清晰显示淋巴水肿肢体皮下组织和肌肉组织的厚度,并对水肿的程度和组织变化进行测量,图像质量好,目前与淋巴管造影技术结合应用,能显示淋巴管的影像,具有很强的诊断价值。

第二节 常见淋巴水肿的诊断和治疗方法

淋巴水肿是一组系统性疾病表现的临床症状和体征的总称。其病因的多源性和发病机制的复杂性决定了很难将它简单分类。既往国内各专业书籍阐述淋巴水肿分类时多比较混乱,甚至把先天性或后天性淋巴水肿同感染性淋巴水肿等混在一个层次,造成概念混淆不清。

一、肢体淋巴水肿分类

肢体淋巴水肿可分为原发性淋巴水肿和继发性淋巴水肿两大类。临床上有不少肢体淋巴水肿病人是由于先天性淋巴管发育缺陷与后天创伤或感染因素共同促成的。

(一) 原发性淋巴水肿

1. 遗传性淋巴水肿　遗传性淋巴水肿可有家族遗传史，称为米尔罗伊病(Milroy disease)。病人出生时就存在淋巴水肿表现。此类病人占所有原发性淋巴水肿的10%~25%，且多见于女性；下肢多于上肢，上肢与下肢的发生率比为1∶3。除四肢外，外生殖器、小肠、肺部均可累及，并可与其他部位先天性畸形有关。Milroy病为一种显性遗传病。

2. 先天性淋巴管过度发育　此类淋巴水肿通常在患儿5~10岁时确诊，但回顾病史往往发现在其出生后即存在轻度水肿。淋巴回流淤滞的原因可能是乳糜池部位的阻塞，但尚缺乏客观依据证实这一点。临床表现为单个下肢或双侧下肢肿胀，不过很少并发感染。它的特点是皮下淋巴管增粗和数量增加。这些淋巴管扩张、迂曲并存在瓣膜功能不全。乳糜反流常见。组织学检查可发现扩张的淋巴管肌层增厚。

3. 早发性和迟发性淋巴水肿　此类病例占所有原发性淋巴水肿的80%。早发性淋巴水肿多见于女性，发病年龄20~30岁；迟发性淋巴水肿于35岁以后发生。水肿最初出现在足背和踝关节周围。大约70%的病人水肿表现在单侧下肢。淋巴水肿经数月或若干年的病程发展，波及整个小腿，然而水肿上升至大腿却少见。通常此类淋巴水肿在发病几年后趋向稳定，病程进展缓慢。对侧肢体约有30%在原发肢体出现水肿数年后也累及。此类病人很少伴发急性发作性皮炎和淋巴管炎。组织学检查显示淋巴管和引流淋巴结内膜增厚、内膜下胶原沉积、肌纤维变性。早发性淋巴水肿和迟发性淋巴水肿除了在发病时间上不同，实质并无差异。

(二) 继发性淋巴水肿

引起继发性淋巴水肿的病因可归纳为以下几种。

1. 外伤性或损伤性　包括医源性淋巴结活检和切除后造成的淋巴回流通路的阻断。临床上常见的有腹股沟、腋窝淋巴结清扫术后引起的肢体淋巴水肿。任何类型的外伤因素，包括烧伤，尤其是双侧腋窝和腹股沟区的损伤及大面积瘢痕形成，都可导致肢体淋巴回流障碍而诱发淋巴水肿的发生。

2. 感染或炎症性　感染和炎症是引起淋巴管形态和功能障碍的重要因素。长期肢体慢性湿疹、足癣及其并发的细菌感染容易导致皮肤裂伤，链球菌与葡萄球菌通过裂口侵入肢体，若得不到适当的治疗，可引起淋巴管炎的反复发作，出现高热、肢体肿胀，最后淋巴管回流功能失代偿，造成肢体淋巴水肿。

3. 丝虫感染性　丝虫病是一种线虫感染，20世纪50年代前在我国(尤其是中部和南部各省市)流行。淋巴系统易受丝虫感染侵犯。我国虽已消灭丝虫病，但丝虫感染引起的淋巴水肿依然存在。

4. 恶性肿瘤及其放射治疗后的淋巴水肿　乳腺癌根治术可引起上肢淋巴水肿；盆腔肿瘤、阴茎癌等手术切除、局部淋巴结清扫或术后的放射治疗，都容易并发下肢淋巴水肿。霍奇金淋巴瘤也可导致肢体淋巴水肿，这是因为淋巴瘤细胞侵犯淋巴管和淋巴结造成淋巴通路阻塞或破坏。淋巴肉瘤和艾滋病因其侵犯淋巴系统为主，发生淋巴水肿也不少见。肿瘤引发淋巴水肿的特点是水肿起于肢体近端，然后向远端扩展。淋巴显像可显示阻塞部位，有助于临床诊断。

二、淋巴水肿的治疗

肢体淋巴水肿的治疗分为保守(非手术)和手术治疗两大类。

(一) 保守治疗

肢体淋巴水肿的保守治疗最有代表性的是烘绑疗法(张涤生)、复合理疗法(Foldi)等。

1. 烘绑疗法　自1964年张涤生首创烘绑疗法以来，先后成功设计了远红外烘疗机和微波烘疗机，治疗效果得到进一步改善和提高。迄今为止，已收治各种原因引起的肢体淋巴水肿病人5 000余例，总有效率在95%。优良率(消肿在75%以上)达68%。烘绑疗法已被意大利、日本、印度等国家先后引进采用。它不仅能使患肢消肿、周径缩小甚至恢复正常，而且能非常有效地控制丹毒发作，具有疗效高、安全、方便、医疗费用低、易于操作和推广的优点(图43-2)。

自20世纪80年代以来，对烘绑疗法治疗肢体淋巴水肿的机制进行了初步探讨。结果表明：局部

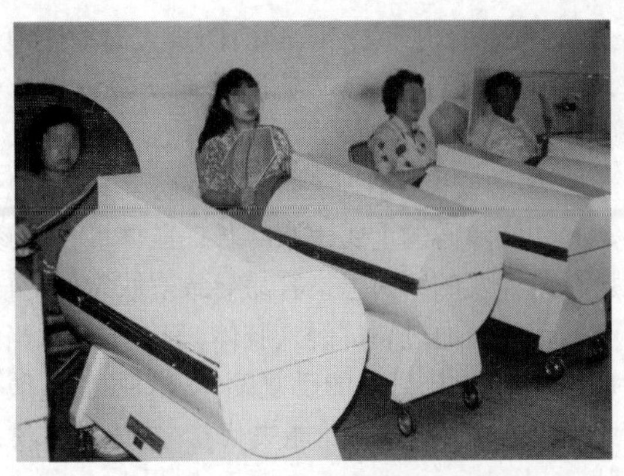

图 43-2 肢体淋巴水肿病人在接受远红外线烘疗机烘疗

微波高温治疗淋巴水肿消退的主要原因可能与组织内炎症病变的消退以及局部组织液和蛋白质的重吸收有关。烘疗还能降低皮肤组织中羟脯氨酸的含量,从生物化学角度佐证了烘疗能够降低病变组织的纤维化程度。此外,烘疗能增加机体的细胞免疫功能,从而增强机体免疫力,有效地防止丹毒发作;烘疗能使组织内蛋白水解酶活性增加,促进淋巴水肿组织内多余蛋白质的分解、重吸收,减轻或消除组织水肿。

2. 复合理疗法(CPT) 本疗法由德国 Foldi 夫妇首先创用并倡导。其手法按摩的基本原则是:首先在淋巴水肿肢体的近侧非水肿部位开始,依次先近后远以离心方式按摩。整个疗程由包括医生、护士和理疗师组成的治疗组来完成。Foldi 主张应用弹力绷带包扎患肢,以维持复合理疗效果。从原则上讲,包扎压力保持在病人能够耐受的最高压力(40~60mmHg)最有利于取得良好疗效。

3. 间歇气压(或液压) 本方法治疗通常分为两个阶段。在淋巴水肿肢体外加压之后(最好是序列泵),选择大小合适的弹力袜、弹力袖或弹力绷带来保持加压后的水肿消退,但一定要避免把水肿驱赶到肢体近端或外生殖器部位,使水肿加剧,因为在肢体根部形成纤维环可能会加剧淋巴回流障碍。

4. 药物治疗

(1)苯吡喃酮类药物:其药理机制是提高组织内巨噬细胞活性,增加组织内多余蛋白质的分解,从而使大分子蛋白分解后得以直接被吸收进入血循环,组织中蛋白质浓度降低,使胶体渗透压下降,从而有利于组织内水分的重吸收,最终减轻或消除水肿。但其代表性药物 Coumarin 因其肝的毒性作用目前已不用。

(2)抗微生物类药物:肢体淋巴水肿并发急性炎肿时,应常规应用抗生素治疗。真菌感染是淋巴水肿的常见并发症,一经证实,给予相应的治疗是必要的。另外,丝虫性淋巴水肿定期使用偏碱性液体或清水清洗患肢,配合应用抗生素、抗真菌霜剂,对治疗有所帮助。活动期应选择使用抗微丝蚴药物。

(3)利尿药:肢体淋巴水肿应用利尿药治疗偶可短期见效,长期应用疗效不佳而且容易引起水、电解质紊乱。现多数淋巴学者均倾向于非特殊情况一般不用利尿药,因为其作用弊大于利。

(4)其他:目前无特殊的饮食调节有助于肢体淋巴水肿的治疗,但在乳糜反流性淋巴水肿,饮食中含低长链三酰甘油(甘油三酯)和高短、中链三酰甘油可能有益。

(二)手术治疗

肢体淋巴水肿的外科手术治疗经过几十年的发展、演变,出现过多种手术方法,但真正经得起临床实践检验、有确切远期疗效的术式不多。手术的成功与否往往取决于手术时机和适应证的掌握。淋巴水肿是一组系统性疾病的总称,各类淋巴水肿均有各自的临床和病理特点,同一类型早、中、晚期也存在显著的差别。因此应根据每一例病人的病情特点,选择合适的治疗方法。有关肢体淋巴水肿的外科治疗途径主要分为以下 3 类:①病变组织切除、游离植皮或皮瓣覆盖;②促进淋巴回流;③淋巴回流通路重建。第一类可称之为整复手术,如阴囊象皮肿、下肢淋巴水肿晚期病变组织切除;后两种为“生理性”手术,目的是改善和恢复肢体的淋巴回流。

1. 病变组织切除术 切除发生病理改变的皮肤、皮下组织和筋膜,创面用中厚皮片游离移植覆盖。此手术方式由 Charles 于 1917 年首先报道,也称 Charles 手术。因为这种手术常引起术后淋巴瘘和伤口长期不愈等并发症,现已基本弃用,仅在特别严重的晚期淋巴水肿病人偶有应用的报道;有些病例术后还出现植皮区过度增生性改变、慢性蜂窝织炎等。需要指出的是,外生殖器象皮肿病变组织部分手术切除整复手术往往取得比较好的效果。

2. 促进淋巴回流 肢体淋巴水肿主要是浅表淋巴系统的病变,促进浅表淋巴回流通畅是此类手术设计的基础。

将真皮皮瓣埋入深部肌肉内或者皮下组织内

埋置丝线曾是早期探索促进淋巴回流的方法，后来研究发现埋置丝线可因异物反应引起周围纤维化和感染，真皮皮瓣本身也会出现纤维化或坏死，已弃用。大网膜带蒂转移或者显微外科游离移植对部分淋巴水肿病人有促进淋巴回流的效果。缺点为进腹腔手术，可能并发腹疝、肠粘连等。

3. 重建淋巴回路　此类手术旨在重新修复已被阻断或损坏的淋巴通道（包括淋巴管和淋巴结），来恢复肢体淋巴回流。

显微外科技术应用于肢体淋巴水肿治疗的研究始于 1964 年，手术方法包括淋巴管静脉吻合、静脉代替淋巴管桥接、自体淋巴管移植手术等。淋巴管（结）静脉吻合术中估计至少能够解剖到 2 根具有自主收缩功能的淋巴管，患肢皮肤和淋巴管无急性炎症。淋巴管阻塞部位必须术前明确，术前淋巴管显像检查有助于了解患肢淋巴管的形态和功能状况（图 43-3）。

显微淋巴外科手术的禁忌证：淋巴显像或直接、间接淋巴管造影无淋巴管影像显示或只显示间断、细小的侧支；组织学检查淋巴管病理改变严重，管壁肌纤维化甚至淋巴管栓塞。晚期象皮肿和反复发作的淋巴管炎属显微淋巴外科手术的相对禁忌证。

术后常规应用抗生素和右旋糖酐 5~7 天。患肢使用弹力绷带包扎，抬高。清醒后可在病床上做肢体远端关节（如踝、腕关节）的功能锻炼；7 天后即可下床活动，以促进淋巴回流，防止静脉血流淤滞。

应用显微淋巴外科手术治疗肢体淋巴水肿实际上是此病系统性治疗的一个组成部分，它涉及术前适应证的选择、手术过程和术后长期管理 3 个方面，任何一个方面处理不当都可能影响最终疗效。显微淋巴回流重建是目前阻塞性淋巴水肿的最佳治疗选择之一，它可使此类病人的 70% 左右得到改善，但手术后使用弹力绷带或弹力袜继续支持治疗是必需的。

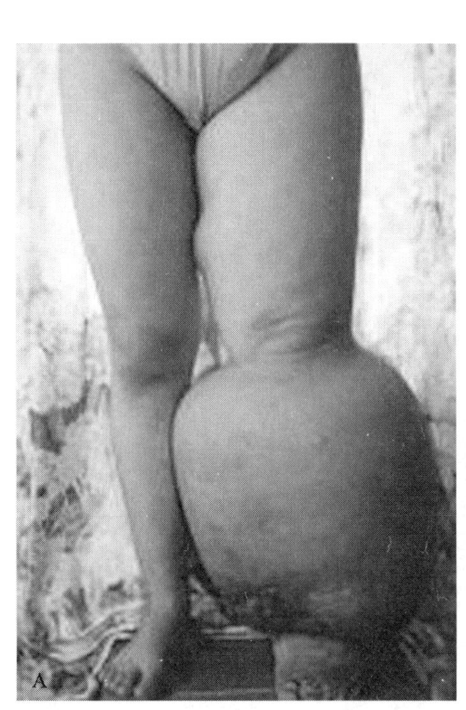

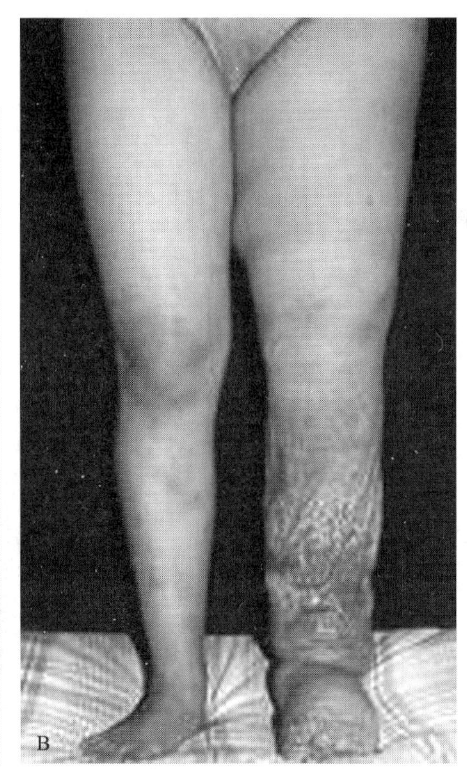

图 43-3　左下肢淋巴水肿淋巴管静脉吻合手术前后比较
A. 术前；B 术后

（李圣利）

参考文献

[1] 李圣利，陈守正，王善良，等．带瓣膜的静脉移植代替淋巴管治疗乳腺癌根治术后上肢淋巴水肿[J]. 上海医学，2000, 23 (7): 393-395.

[2] CABAN M E. Trends in the evaluation of lymphedema [J]. Lymphology, 2002, 35 (1): 28-38.

[3] LI S L, CAO W G, CHENG K X, et al. Microvascular transfer of a "Lymphatic-Bearing" flap in the treatment of obstructive lymphedema [J]. Plastic and Reconstructive Surgery, 2008, 121 (3): 150e-152e.

第四十四章
腹外疝

第一节　概　　述

人体组织或器官由其正常解剖部位通过先天或后天形成的某些正常的或不正常的孔隙或缺损等薄弱区域进入邻近部位的情况，统称为疝。疝最多发生于腹部，其中绝大多数是腹腔内脏或组织连同腹膜壁层，通过腹壁或盆壁薄弱点突出至体表形成的腹外疝；腹内疝是由内脏器官或组织进入腹腔内的间隙囊内而形成，如网膜孔疝。腹外疝是外科常见病，发病率尚无精确统计，估计约为人群的1.5%。

由于腹壁内衬覆着一层壁腹膜，突出的内脏或组织（疝内容物）将它通过薄弱点或缺损（疝门或疝环）顶出，形成一囊袋样结构（疝囊），外面可覆有各层腹壁组织（疝外被盖），囊袋与腹腔沟通处为疝囊颈，其位置与疝门相当。疝囊的存在使腹外疝有别于腹壁裂开（如手术切口裂开）所形成的内脏脱出，因后者并无由腹膜形成的疝囊包裹。

由于各种疝内容物突出腹腔所经的疝门各异，且疝门是各种疝必须具备的病理解剖结构，因此，疝门常被作为腹外疝解剖类型的命名依据，如腹股沟疝、股疝、脐疝、切口疝等。疝内容物以活动度大的内脏为主，其中占绝大多数的是小肠，其次是大网膜，较少见的有盲肠、阑尾、乙状结肠、横结肠、膀胱、Meckel 憩室（Littre 疝）、卵巢、输卵管等。

【病因】

腹外疝有腹壁强度降低和腹内压力增高两个基本发病因素。

1. 腹壁强度降低　除一些病理原因外，腹壁的肌、筋膜等组织的结构组成在正常情况下即存在一些相对薄弱的区域。最常见的因素有：某些组织穿过腹壁的部位，如被精索（或女性的子宫圆韧带）穿越的腹股沟管，被股动、静脉穿越的股管，胚胎脐血管闭塞后遗留的脐孔；被腹股沟韧带、腹直肌外缘、腹壁下动脉所围绕形成的腹股沟三角（直疝三角或 Hesselbach 三角），腹内斜肌腹横肌下缘的腱弓（或联合肌腱）与腹股沟韧带之间的半月形区域，被腰部肌、肋骨或髂嵴所围绕的腰三角，骨盆的闭孔等。上述区域都因是腹壁的相对薄弱区，导致腹壁强度降低，而成为腹外疝的潜在发病部位。

从病理生理角度而言，有人发现腹外疝病人的腹直肌前鞘比正常人薄弱，进一步研究显示其羟脯氨酸含量偏低，腹直肌前鞘中的成纤维细胞增生异常，成纤维细胞培养时细胞增殖速度仅为正常人的 50%，超微结构中含有不规则的微纤维，因而影响腹壁的强度。Friedman（1993）还提出腹外疝病人皮肤内Ⅰ、Ⅲ型胶原含量之比明显下降。此两型胶原在调节胶原纤维生成、决定纤维直径和纤维束结构方面起有重要作用。Ⅰ型胶原组成纤维束网，而Ⅲ型胶原则形成薄弱的孤立纤维。另外，在吸烟的直疝病人血浆中有较高的弹性蛋白的降解活性，且合并有 α_1 抗胰蛋白酶水平的降低。这些研究结果提示整个腹壁的强度与胶原的合成代谢之间有密切关系。此外，腹部手术切口或引流口的愈合不良、腹壁外伤、腹壁神经损伤、肥胖者的脂肪浸润、腹肌缺乏锻炼、老年人肌萎缩、腹白线或半月线的发育不全等都有降低部分腹壁组织强度的不良作用。

2. 腹内压力增高　在腹壁强度存在不足的基础上，腹内压力增高即成为腹外疝的重要诱发因素。常见原因有慢性咳嗽（尤其是老年慢性支气管炎）、慢性便秘、排尿困难（如包茎、前列腺肥大、膀胱结石等）、妊娠晚期、重体力劳动、举重、婴儿经常啼哭、腹水、腹内巨大肿瘤等。正常人虽常有腹内压增高情况，但如腹壁强度正常，足以对抗增高的腹压，不致发生疝。

【分型】

1. 解剖类型　根据疝门解剖部位的不同，腹外疝有腹股沟疝、股疝、脐疝、切口疝、白线疝、半月线疝、闭孔疝、腰疝等类型。

2. 临床类型　结合疝内容物的病理状态和临床特点，腹外疝有以下四种临床类型。

(1) 易复性疝：一般腹外疝在站立、行走、奔跑、擤鼻、喷嚏、咳嗽、排便、劳动或其他可促使腹压增高的情况下，其内容物可经疝门突入疝囊，在体表出现一肿块，少数病人在发病早期可因肿块隐匿于腹壁深层不被察觉，称隐匿性疝。若突出的疝内容物并不很多，且疝门也相对宽松，疝内容物与疝囊间无粘连，可在病者休息、平卧或用手向腹腔方向推送时使其回纳入腹腔而使肿块消失，此乃易复性疝。病人除发现局部疝块外，可有轻度胀痛，并在疝块回纳后，症状、体征消失。此型疝的内容物突入疝囊后并无病理改变。

(2) 难复性疝：疝块突出后，长时间滞留于体表而不能或只能部分回纳入腹腔者为难复性疝。滞留的原因通常有以下情况：①疝内容物频繁突出、回纳，反复与疝囊（尤其是囊颈）摩擦而致互相粘连。内容物为大网膜者最易发生此类情况。②内容物反复突出，不断使疝门扩张，并压迫疝门周围组织，使之逐渐萎缩无力，致突出的内容物日益增多，反过来又加重了这些组织的损害，使此处腹壁最终完全失去阻挡内容物突出、维持它们于腹内的作用。巨大疝块长期滞留体表，又使腹腔容积相应变小，更难以容纳勉强回纳的内脏。③另有少数病程较长者，疝囊颈邻近腹腔侧借疏松结缔组织贴附于腹壁而脏腹膜覆盖不全的内脏，因长期受疝内容物突出时的推挤，逐渐随部分疝囊向疝门外滑移而成为疝囊的一部分。这种疝称为滑动性疝（或滑疝），也属难复性疝范畴，滑出的内脏有部分并无脏腹膜覆盖，而是贴附于邻近组织，如右侧滑动性斜疝（内容物为盲肠）（图 44-1）。滑疝多见于腹股沟疝，右侧多于左侧（发病数之比为 6∶1）。滑移的内脏以盲肠和膀胱为主，有时可为乙状结肠或降结肠。

难复性疝与易复性疝一样，内容物并无重要病理改变。

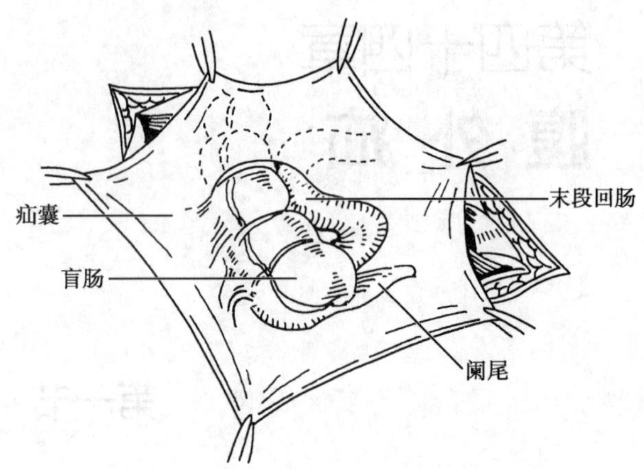

图 44-1　右侧滑动性斜疝（内容物为盲肠）

(3) 嵌顿性疝：在疝门相对狭小而周围组织较为坚韧时，如腹内压突然增高时，被强行挤入疝囊的内脏因囊颈的弹性收缩在疝门处被卡住而不能回纳，这种情况称为嵌顿性疝或箝闭性疝。腹股沟斜疝、股疝和脐疝因有此解剖特点而易发生嵌顿性疝。内容物被卡后，因其静脉回流受阻，可逐渐出现淤血和水肿而使组织增厚，颜色较深，并在疝囊中出现淡黄色渗液，于是使肠管受压情况加重而更难回纳。有些小肠被嵌顿者，疝囊中可有多个肠袢，而位于各嵌顿肠袢之间的中间肠袢则仍在腹腔内。中间肠袢虽位于腹腔内，却是嵌顿肠袢的一部分，同样有静脉回流受阻情况存在。这种嵌顿肠管呈 W 形的特殊形式的嵌顿性疝称为逆行性疝（Maydl 疝，图 44-2）。嵌顿性疝与难复性疝有本质的不同，后者疝内容物并未受卡，更无静脉回流障碍。

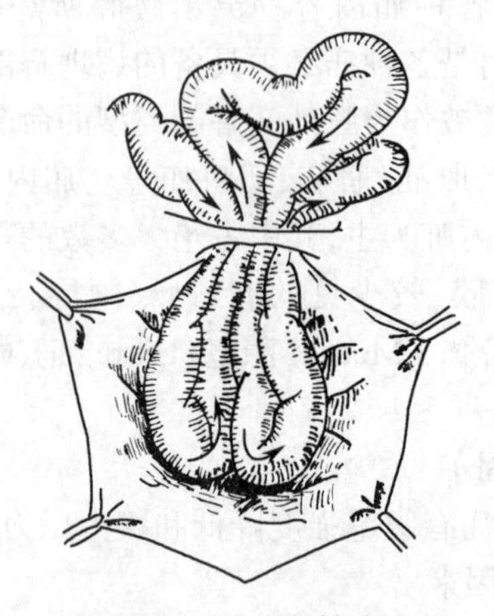

图 44-2　逆行性疝

疝的嵌顿如能及时解除，其病理变化可中止并逆转。若嵌顿未及时解除而嵌顿内容物为肠管时，绝大多数将伴发急性肠梗阻而严重干扰正常生理。偶有被嵌顿的只是肠管的一部分，系膜侧肠壁及系膜未进入疝囊，以致肠管并未完全被堵，可不出现肠梗阻。这种疝称为肠管壁疝（Richter 疝，图 44-3）。嵌顿内容物为 Meckel 憩室者（Littre 疝），通常也无肠梗阻表现。阑尾通过未闭合的鞘状突疝入腹股沟称为 Amyand 疝，可一直没有临床症状，也可因发生嵌顿而导致阑尾炎，甚至坏死而形成脓肿。

（4）绞窄性疝：随着时间的推移，未解除嵌顿的疝内容物在疝门处受压情况必然愈来愈重，最终将使其动脉血供受阻，导致缺血性坏死。至此，嵌顿性疝即转化为绞窄性疝，后者实际上是前者病理过程的延伸。此时，疝内容物供血动脉搏动消失，

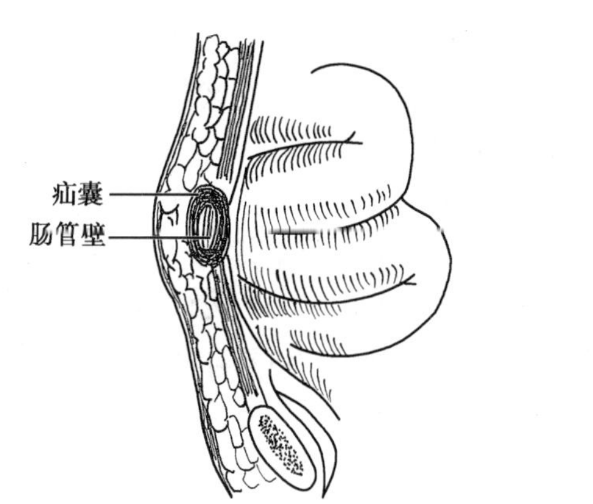

图 44-3 肠管壁疝

失去光泽、弹性和活力，颜色转为紫红或紫黑，有纤维蛋白附着，疝囊内积液转为血性，甚至脓性。部分病人（如逆行性疝）还可伴发化脓性腹膜炎或肠瘘。

（陈孝平）

第二节 腹股沟疝

发生于腹股沟区的腹外疝统称为腹股沟疝，是各种疝中最常见的类型。腹股沟疝有斜疝和直疝之分。斜疝从腹壁下动脉外侧的腹股沟管内环突出，随病程的发展逐渐向内、下、前方向斜行穿越腹股沟管，出腹股沟管外环而达体表。在男性，疝块还可继续向阴囊方向发展；在女性，则终止于大阴唇。直疝系从腹壁下动脉内侧的腹股沟三角直接由后向前突出于体表的疝，它并不经过内环，也不进入阴囊。斜疝是最常见的腹外疝，发病率约占腹外疝总数的 90%，或占腹股沟疝的 95%。患腹股沟疝者男性多于女性，两性发病率之比约为 15∶1，右侧发病者多于左侧。

2018 年，中华医学会外科分会疝和腹壁学组对成人腹股沟疝的分类和分型进行了修订。

腹股沟疝分类与分型的目的在于：①准确描述病情；②选择适宜的治疗方案；③比较及评价不同方法的治疗效果。

1. 分类

（1）按疝发生的解剖部位（临床最常用）分类：可分为①斜疝：自内环进入腹股沟管的疝。②直疝：自直疝三角突起的疝。③股疝：经股环进入股管的疝。④复合疝：同时存在以上两种或两种以上类型的疝。⑤股血管周围疝：可位于股血管前方或外侧的疝。

（2）按疝内容物进入疝囊的状况分类：①易复性疝；② 难复性疝；③嵌顿性疝；④绞窄性疝。

（3）特殊类型疝：由于进入疝囊的内容物相对特殊，对疝病的发展和治疗有一定的影响。包括①部分肠壁嵌顿疝（Richter 疝）；②小肠憩室嵌顿疝（Littre 疝）；③逆行性肠袢嵌顿疝（Maydl 疝）；④阑尾嵌顿疝（Amyand 疝）。

2. 分型 是在分类的基础上对疝病的病情做更为细致的划分。目前，国内外已有十余种腹股沟疝的分型。其标准是否恰当，仍缺乏广泛临床证据支持。现阶段仍在使用的有 Nyhus、Bendavid、DRG systems 等分型系统，现有的分型系统均可以参照。

腹股沟疝的 Nynus 分型使用频率和接受度较高：

Ⅰ型：内环口正常的腹股沟斜疝；

Ⅱ型：腹股沟内环扩张，腹股沟后壁完整；腹壁下血管无移位的腹股沟斜疝；

Ⅲ型：腹股沟管后壁有缺损（ⅢA：腹股沟直疝；ⅢB：腹股沟斜疝；ⅢC：股疝

Ⅳ型：复发性疝（ⅣA：直疝；ⅣB：斜疝；ⅣC：股疝；ⅣD：马鞍疝）

【发病因素】

腹外疝好发于腹股沟区包括解剖、胚胎发育和生理等多方面的原因。

1. 解剖因素　腹股沟区解剖结构的分布状态使其抗张强度弱于腹壁其他部分，这是导致腹股沟疝发病的重要原因之一。为此，有必要掌握腹股沟区腹壁各层次的解剖概要，同时也为获得满意的治疗效果奠定基础。

(1) 皮肤、皮下组织和浅筋膜：腹股沟附近皮肤较薄而富有弹性，相对于腹部其他部位移动性较小。浅筋膜由脂肪和疏松结缔组织构成，在接近脐水平以下分为深、浅两层：浅层(Camper 筋膜)含有较多脂肪组织又称脂肪层，上至腹壁，向下越过腹股沟韧带与股部的浅筋膜相连续，覆于阴茎、阴囊和会阴部；深层(Scarpa 筋膜)是富含弹性纤维的膜样层，在中线处附着于白线，向外至腹股沟韧带下方约一横指处，附于股部深筋膜，但在耻骨结节间越过耻骨联合的部分续于会阴浅筋膜(Colles 筋膜)。Scarpa 筋膜在腹股沟区的下部增厚，其表面呈交错的纤维索状结构，于腹股沟皮下环处消失。浅筋膜内有腹壁浅动、静脉，浅淋巴管和皮神经。腹壁浅动脉起自股动脉，越过腹股沟韧带中、内 1/3 交界处走向脐部，外径约 1mm；旋髂浅动脉起自股动脉，在腹壁浅动脉的外侧走向髂嵴，外径约 1.2mm。这两条动脉与其同名静脉伴行于浅筋膜的浅、深两层之间，手术时应予以注意。

(2) 腹外斜肌：此肌系腹股沟区位于腹壁最浅表的肌，它在髂前上棘与脐连线之下移行为一较坚韧的腱膜。腱膜下缘在髂前上棘与耻骨结节之间向后、向上反折并增厚，成为腹股沟韧带。该韧带内侧端部分纤维又向后、向下转折，成为填补腹股沟韧带与耻骨梳交角的陷窝韧带(腔隙韧带)，后者的弧形边缘构成股环的内侧缘。陷窝韧带在腹股沟后方向外延伸部分则为附着于耻骨梳的耻骨梳韧带(图 44-4)。腹外斜肌腱膜自外上向内下走行的纤维在耻骨结节上外方形成一指尖大小的三角形裂隙(三角形两个侧边分别为内侧脚与外侧脚，底边为耻骨结节)，此裂隙即腹股沟管外环，内有精索(男性)或子宫圆韧带(女性)通过。覆盖外环的薄层结缔组织(脚间纤维)则向内下方呈管状延伸，形成包绕精索的精索外筋膜。

腹外斜肌腱膜与其深面的肌层之间有髂腹股沟神经和髂腹下神经通过。前者在此基本伴随精索走行，后者则与前者大体平行或略高。这两支神经均有肌支分布于外斜肌和其深层的内斜肌。手术时损伤这些神经是导致腹股沟疝手术后复发的重要原因之一。

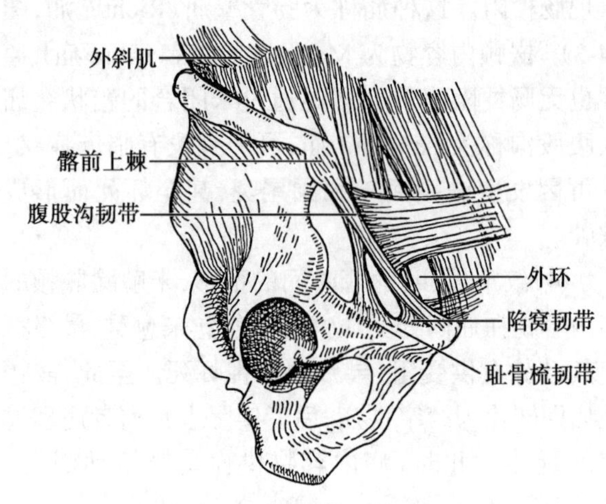

图 44-4　腹股沟区韧带

(3) 腹内斜肌和腹横肌：位于外斜肌深面的内斜肌在腹股沟区起自腹股沟韧带的外侧半。腹内斜肌最下部分肌束向内下行走，其下缘呈弓状，先跨越或覆盖腹股沟管内环及通过它的精索，继而经精索上方转至其后方而终止于耻骨结节。在跨越内环处，此肌分离出部分纤维包绕精索，成为一薄层的提睾肌筋膜。更深层次的腹横肌在腹股沟区起自腹股沟韧带外侧 1/3 段。肌纤维也向内下方走行，其弓状下缘同样跨越内环和精索上方，与内斜肌融合成一腱膜弓，最后终止于耻骨结节。少数人在终端部分成为联合肌腱。

腹股沟区内斜肌和腹横肌的解剖分布状态使它们的腱膜弓与腹股沟韧带之间存在着一个缺乏内斜肌和腹横肌覆盖的腹壁相对薄弱区，从而成为腹股沟疝好发于此的一个解剖基础。有些人的腱膜弓的起止点偏高，则薄弱区更为宽大。

(4) 腹横筋膜：位于腹横肌深面，其下面部分的外侧半与腹股沟韧带相连，而内侧半则与耻骨梳韧带相连，并在腹股沟韧带深面向下延伸，成为构成围绕股动、静脉的股管的一部分。在腹股沟韧带中点上方约 1.25cm 处，腹横筋膜有一容精索通过的纵向卵圆形裂孔，即腹股沟管内环(深环)。精索穿越此环而推出的部分筋膜组织则成为围绕精索的精索内筋膜。内环内侧及下方的腹横筋膜较该筋膜其他部分坚厚，解剖上称之为凹间韧带，为向内下方穿越腹壁的精索所跨越。凹间韧带深面的腹膜前脂肪中有腹壁下动、静脉通过。

(5) 腹膜下筋膜（腹膜外脂肪）和壁腹膜：腹膜下筋膜位于腹横筋膜与壁腹膜之间，在腹股沟区脂肪组织较多，向后与腹膜后间隙的疏松结缔组织相连续。腹膜外脂肪和壁腹膜较易剥离，这也成为经腹膜外入路的手术操作空间。

(6) 腹股沟管：腹股沟管（图 44-5）是精索通过前腹壁的通道，大体上相当于内斜肌 - 腹横肌腱膜弓与腹股沟韧带之间的空隙。成人管长 4~5cm。它起自处于腹壁深层的内环，向内、下、浅部斜行而终止于处于腹壁浅层的外环（浅环）。腹股沟管前壁主要由腹外斜肌腱膜构成，但其外侧 1/3 部分尚为内斜肌所覆盖；管的后壁主要由腹横筋膜组成，但内侧 1/3 部分尚有内斜肌 - 腹横肌腱膜弓（或联合肌腱），外侧端尚有凹间韧带；管的上壁基本是腱膜弓；下壁则为腹股沟韧带和陷窝韧带。腹股沟管的内容物在男性为精索，在女性则为子宫圆韧带。精索内有输精管和精索内（睾丸）动、静脉，精索外（提睾肌）动、静脉，输精管动、静脉和蔓状静脉丛等血管。管内精索周围有精索内筋膜和提睾肌筋膜包绕，分别来源于腹横筋膜和腹内斜肌。穿出外环后，另有精索外筋膜包绕。

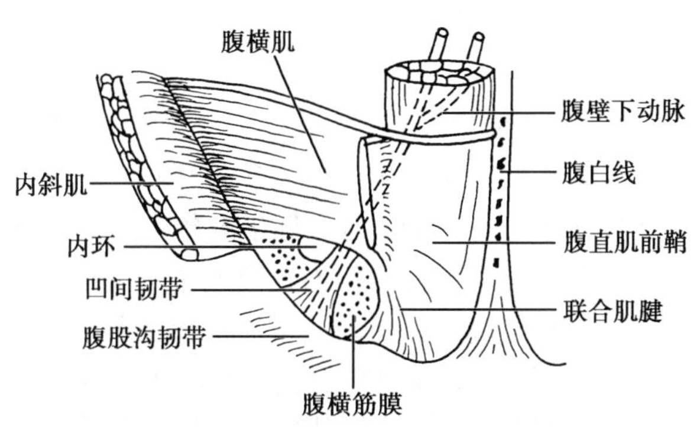

图 44-5 右侧腹股沟管上壁、下壁和后壁

(7) 腹股沟三角（Hesselbach 三角）：此三角以腹壁下动脉、腹直肌外缘和腹股沟韧带为界，它缺乏完整有力的肌覆盖，且此处腹横筋膜又相对薄弱，故腹部内脏有可能在此由后向前顶出而形成腹股沟直疝。为此，此三角也称直疝三角（图 44-6）。有人提出尸体解剖与活体解剖在直疝三角的功能有所不同，通过 CT/MRI 发现膀胱在充盈时候可完全覆盖直疝三角，而腹膜间隙在植入网片后，膀胱无法覆盖直疝三角，由此认为腹膜与腹横筋膜之间的直疝三角可能是膀胱扩张的储备区域，即腹股沟区泌尿生殖脂肪筋膜室，破坏该间隙可能对膀胱和输精管功能产生影响，但目前对其活体情况下了解有限。

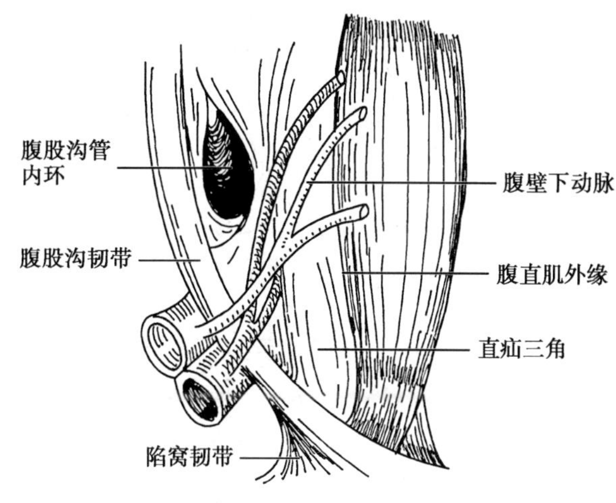

图 44-6 直疝三角

腹肌分布状态虽在腹股沟区形成了一个天然的薄弱区，但在正常情况下，腹横肌和腹横筋膜的收缩可牵动内环内侧的凹间韧带，使之向外上方移位，从而遮蔽了内环。这是人体一项重要的保护机制。如腹横肌发育不良或强度不足，则将损害这一保护机制而易于导致疝的发病。此外，内斜肌和腹横肌的收缩可使弧形的腱膜弓被拉直并向腹股沟韧带靠拢，而使腱膜弓与腹股沟韧带之间的半月形空隙变小。这样就形成了加强此处腹壁强度的又一保护机制。只有在此二肌发育欠佳或腱膜弓位置偏高时，才可能诱发腹股沟疝，尤其是直疝。

2. 胚胎发育因素　胚胎睾丸始发于第 2、3 腰椎旁腹膜后方。在胚胎第 7 个月，它在腹壁肌层间开始向内下、前方推移，出外环后，则推动该处皮肤、皮下组织下降而形成阴囊（图 44-7）。在下降过程中，附着于其表面的腹膜受牵拉随之下降而形成一鞘状突出（鞘突）。婴儿出生后不久，鞘突（除其盲端部分外）即自行萎缩闭锁而残留一纤维索，成为精索内容之一或逐渐消失。盲端鞘突则形成阴囊鞘膜和鞘膜囊。睾丸则贴附于鞘膜囊后壁。睾丸的下降使腹壁被其所贯通，成为该处腹壁强度减弱的一个因素。右侧睾丸下降迟于左侧，鞘突闭锁也较晚，故右侧腹股沟斜疝多于左侧。

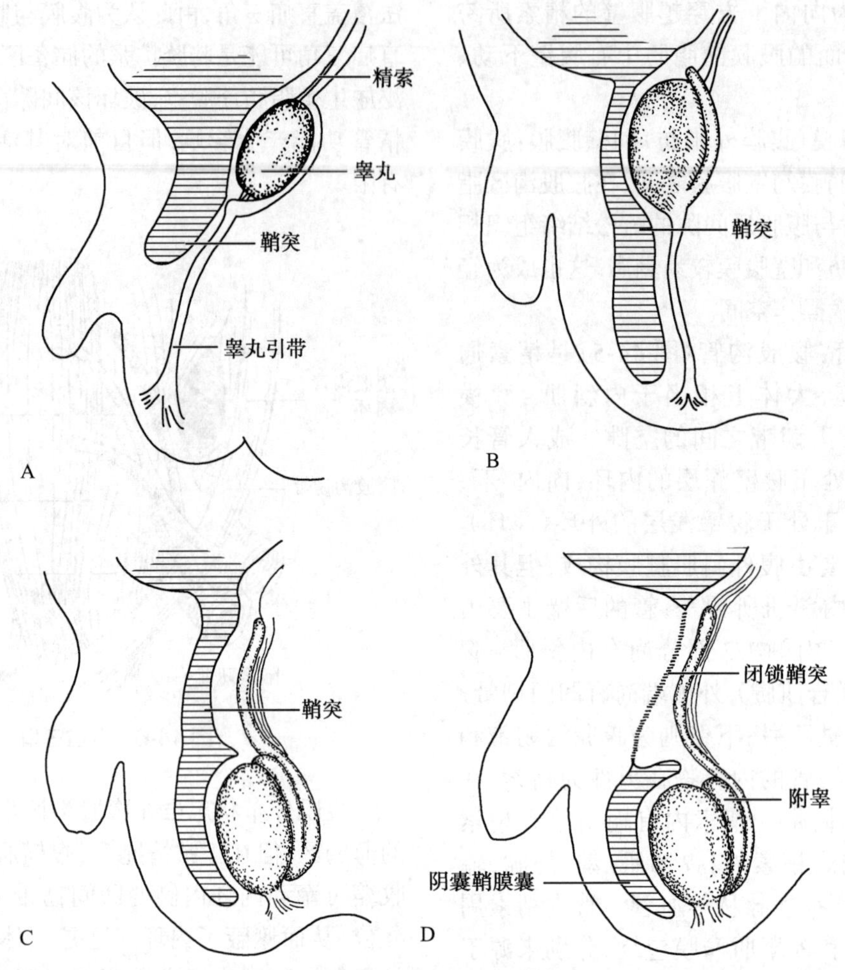

图 44-7 胚胎睾丸发育

A. 胚胎 3 个月时睾丸移至髂窝，7 个月时接近内环并有鞘突形成；B. 睾丸继续下降；C. 睾丸进入阴囊；D. 鞘突闭锁，下段成为阴囊鞘膜囊和睾丸固有膜

异常的睾丸下降过程通常表现为睾丸下降不全（睾丸可停留于下降途径中的任何一点）和 / 或鞘突不闭或闭锁不全。未闭或闭锁不全（下段闭锁而上段不闭）的鞘突实际上为婴儿提供了一个天然的疝囊，这种疝即临床上的先天性斜疝（图 44-8）。与此不同的是，后天性斜疝的疝囊并非未闭的鞘突而是位于鞘突旁的另一个腹膜囊，但它们的疝门都是腹股沟疝管内环。如鞘突虽未闭锁，但已萎缩成一微小的管道，不致发生疝，但因直立时腹腔内液体可流入鞘膜囊而平卧时液体又返回腹腔，在临床上可表现为阴囊时现时隐的积液肿块。这一情况称为交通性鞘膜积液，很容易与易复性斜疝相混淆。另有鞘突中段未闭导致包裹性积液者，多在腹股沟管内出现肿块，称为精索鞘膜积液，也易与腹股沟疝混淆。

3. 生理因素　老年、体衰、肥胖、腹肌缺乏锻炼等情况常使腹壁肌力减退而诱发腹股沟疝。胶原代谢异常与腹外疝的密切关系已如前述，不再赘言。

【临床表现与诊断】

不同类型的腹股沟疝好发于不同年龄段。斜疝多发于青壮年，直疝则多见于老年。先天性斜疝虽多发病于婴幼儿，但有时却可初见于老年。这是因为有些病人在婴幼儿期疝块较小而未被发现，嗣后因腹肌发育健全阻挡了疝块突出而未表现于临床；到了老年，腹壁肌力转弱，使疝块得以出现。

易复性腹股沟疝最早的临床表现是腹股沟区坠胀感，伴以该区时隐时现的肿块。斜疝肿块通常在行走、咳嗽等腹内压增高时出现，于休息、平卧或推送后回纳入腹腔而消失。肿块部位和外形因病期不同而异。在发病早期，肿块可能并不明显，只是在嘱病者咳嗽、憋气或擤鼻时，见腹股沟管投影区腹壁略显膨隆（Malgaigne 膨出）；有明确肿块者也仅限于内环和腹股沟管投影区。早期疝块因被限制在腹股沟管内，外形多呈圆形或长轴平行于腹

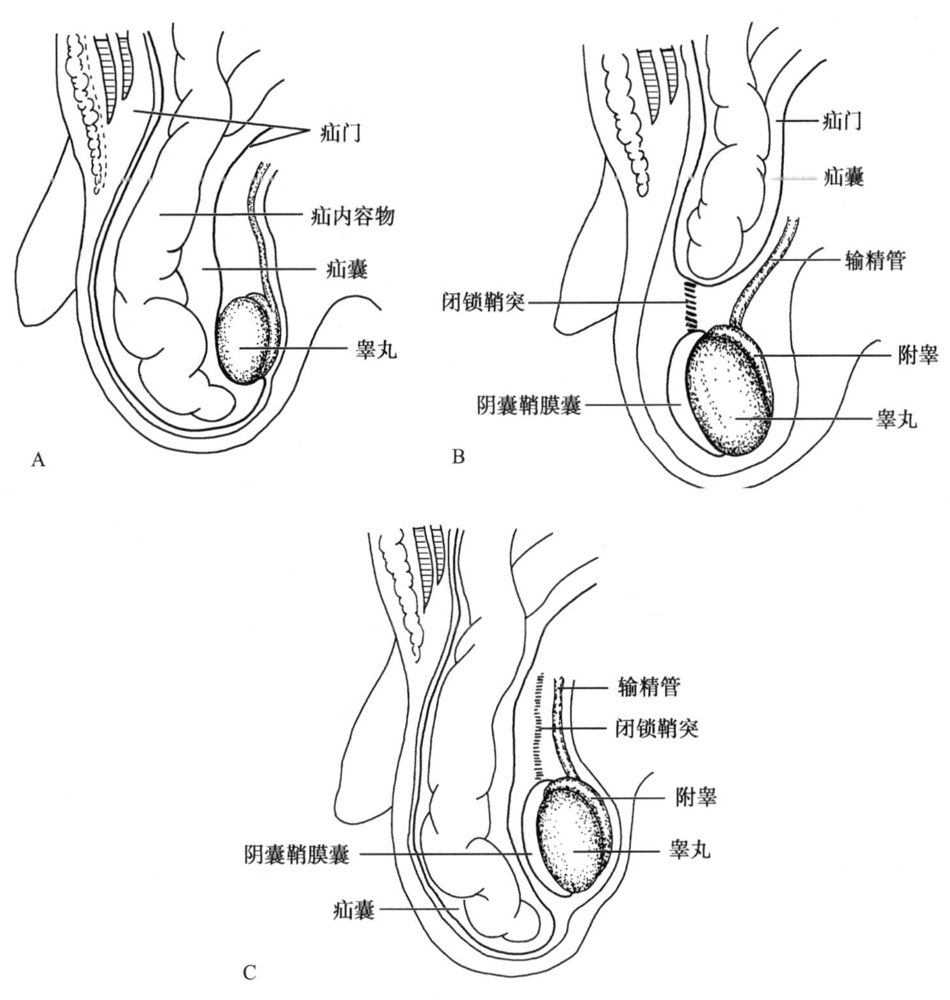

图44-8 斜疝

A. 先天性斜疝；B. 先天性斜疝；C. 后天性斜疝

股沟管的椭圆形。随病程的发展，疝块可突至外环之外，此时因疝块底部不再受腹股沟管的限制而呈上段较狭而下段宽大的梨形。再后，疝块逐渐进入阴囊，且日益增长。

在疝块未显现时，用手置于内环处，嘱病人咳嗽，常可在此有膨胀性冲击感或疝内容物顶出并滑入疝囊之感并出现肿块。内容物为肠管时，触按肿块可觉其柔软光滑，较大时还能叩出其鼓音。如内容物为大网膜，则肿块多较坚韧而叩之呈浊音。嘱病人平卧，用手推送疝块使之回纳，有时可闻及肠管回纳时的咕噜声。回纳后，用手指通过耻骨结节下方阴囊前壁伸向耻骨结节外上方的外环，可探知外环扩大松弛，腹壁较弱，而且也可在此感受到咳嗽时的疝块冲击。如在疝块复位后用手指压住内环投影区，嘱病人直立咳嗽，因疝门被堵，斜疝疝块不能突出；但一旦移去施压的手指，则可见疝块随咳嗽突出。这一检查方法对确定斜疝的诊断有重要作用。但如病程较长而疝门明显扩大者，指压难以阻挡疝块突出。

腹股沟直疝的疝门与斜疝不同，故疝块位置相对偏于内侧。因疝门较宽大，且疝块直接由后向前突出，疝块常在病人直立时即出现，外形呈半球状。此时如用手推送，疝块常不能回纳；但平卧后却常不需推送，多自行消失。疝块虽也随病程发展逐渐增大，但通常并不下坠至阴囊。直疝极少发生嵌顿。

虽然斜疝与直疝疝门不同，但两者所处位置极靠近，故易混淆，应予区别（表44-1）。特别是老年病人体弱多病，患直疝后较多考虑非手术疗法，斜疝则因有嵌顿可能，宜争取手术治疗。

在一般情况下，直疝与斜疝的鉴别诊断似乎并不困难，但它们的手术前正确诊断率（尤其是直疝）并不令人满意。Cameron（1994）报道很多病人是在手术中辨认疝囊解剖关系后才获得确诊。近年有采用疝造影术进行诊断者，可提高手术前的确诊率。

表 44-1 斜疝和直疝的鉴别

	斜疝	直疝
发病年龄	多见于儿童及青壮年	多见于老年
突出途径	经腹股沟管突出,可进阴囊	由直疝三角突出,不进阴囊
疝块外形	椭圆或梨形,上部呈蒂柄状	半球形,基底较宽
回纳疝块后压住深环	疝块不再突出	疝块仍可突出
精索与疝囊的关系	精索在疝囊后方	精索在疝囊前外方
疝囊颈与腹壁下动脉的关系	疝囊颈在腹壁下动脉外侧	疝囊颈在腹壁下动脉内侧
嵌顿机会	较多	极少

难复性腹股沟疝通常都是进入阴囊的较大的斜疝,其临床表现除坠胀感较明显外,主要特点是疝块长期不能回纳或只能部分回纳。难复的滑动性疝还常同时伴有便秘或消化不良等症状。滑动性疝多见于右侧,左右发病率约为 1∶6。滑动性疝虽不多见,但滑入疝囊的盲肠或乙状结肠可能在疝修补手术时被误认为疝囊的一部分而被切开,应特别注意。

嵌顿性腹股沟疝常发生于疝门狭小而腹压骤升时,如体力劳动或排便等,通常都是斜疝,直疝几乎不发生嵌顿。嵌顿性疝表现为疝块突然出现,伴有进行性加重的胀痛。疝内容物为小肠者,疼痛比大网膜被嵌顿者更为明显。平卧或用手推送疝块并不能使其回纳。触按疝块可感其坚实而张力高,有压痛。除腹股沟区的局部表现外,肠管被嵌顿时,大多数病人将在数小时内出现腹部绞痛、恶心、呕吐、便秘、腹胀等急性肠梗阻的表现。疝一旦嵌顿,自行回纳的机会较少;多数病人的症状逐步加重,如不及时处理,终将成为绞窄性疝。少数例外的是肠管壁疝、Littre 疝或大网膜被嵌顿者,因其局部肿块不明显,又不一定有肠梗阻表现,故容易被忽略。

嵌顿性腹股沟斜疝如进入绞窄阶段,除上述嵌顿表现更明显外,还可因疝内容物坏死而发生感染,导致疝块周围软组织出现急性炎症,甚至全身性毒血症反应。但在肠袢坏死穿孔时,疼痛可因疝块压力骤降而暂时有所缓解。因此,疼痛减轻而肿块仍存在者,不可认为是病情好转。肠管绞窄而未及时处理者,疝囊内可积脓,之后脓肿被切开或自行穿破,形成肠瘘。逆行性疝腹内肠袢绞窄者,还将并发急性化脓性腹膜炎及脓毒症,则病情更为严重。

【鉴别诊断】

应与以下情况鉴别:

1. 阴囊鞘膜积液　本病主要表现为阴囊有不能回纳的肿块。触诊该肿块,可清楚触及其上界在阴囊内。斜疝内容物来自腹腔,阴囊内疝块应经腹股沟管向腹腔延伸,体外触诊并无肿块上界可触及。触摸肿块时,如能触及有实质感的睾丸,则为斜疝;而在鞘膜积液时,睾丸大部分被鞘膜囊内积液所包绕而不能触及实质感的睾丸。用手电筒贴着阴囊肿块后方,前方顶着一纸筒,经纸筒窥视,可见鞘膜积液的肿块是透光的(透光实验阳性)。疝块通常不能透光,但例外的是婴儿疝,因其内容物肠管组织纤弱菲薄,可以透光。

2. 交通性鞘膜积液　肿块外形与睾丸鞘膜积液相似,透光试验也为阳性,但积液肿块在清晨起床时常不存在,需待起床活动一段时间之后才缓慢出现,且由小到大,逐渐增长。平卧或挤压肿块,因积液缓慢回流腹腔,肿块又可逐渐缩小。肿块体积的缓慢改变是因为液体流经的未闭鞘突往往非常细小(见前文睾丸下降过程),通过不畅所致。

3. 精索鞘膜积液　肿块通常不大,位于腹股沟管内,触之光滑有囊性感,但无咳嗽冲击感。特征性表现是牵拉同侧睾丸时,肿块随之移动。

在女性有时有与精索鞘膜积液位置相当且性质相近的圆韧带囊肿,表现为光滑、囊性、位置固定的肿块。

4. 睾丸下降不全　出现于腹股沟区下降不全的睾丸与腹股沟疝容易混淆,有时甚至可被推送至腹膜后而被误认为疝被回纳。但睾丸甚敏感,挤捏可引起难以忍受的胀痛感;触按肿块并无咳嗽冲击感。如患侧阴囊内无睾丸,则诊断更可明确。

5. 冷脓肿　腰椎结核引起的冷脓肿可沿腰大肌扩展至腹股沟而在该区出现一无炎症的肿块,骶髂关节结核所致冷脓肿有时也可在此出现。肿块位置在腹股沟韧带以下股动脉(体表投影在腹股沟中点,可借其搏动触及)外侧以及肿块具有波动感是冷脓肿的特点,有助于鉴别。

6. 急性肠梗阻　肠管被嵌顿的疝可伴发急性肠梗阻,但不应仅满足于肠梗阻的诊断而忽略疝的存在;尤其是病人比较肥胖或疝块比较小时,更易发生这类问题而导致治疗上的错误。

【治疗】

腹股沟疝因疝块可随病程持续而逐渐增大,不断加重对腹壁的损害，影响病人的劳动力，且逐渐增加治疗的难度。此外，斜疝还可以因发生嵌顿或绞窄而威胁生命安全，其发病又以解剖缺陷为主要原因。为此，一旦发病，除少数特殊情况，应采取手术治疗。

1. 非手术治疗　婴儿腹股沟斜疝可因腹肌随躯体生长逐渐强壮，有效遮蔽腹股沟管内环而使疝自行消失；为此，1 周岁以内的婴儿可暂不手术。通常用棉织束带捆绑法堵压腹股沟管内环，阻挡疝块突出，使发育中的腹肌得以有加强腹壁的机会(图 44-9)。

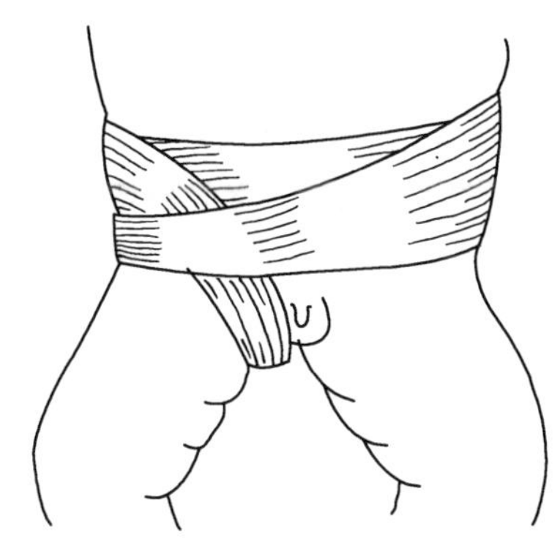

图 44-9　婴儿腹股沟斜疝棉织束带捆缠

年老体弱或因其他原因而禁忌手术者，可使用医用疝带(图 44-10)。在确认疝内容物已完全回纳的前提下，将疝带中大于疝门的软垫压住疝门区，借以堵住疝块突出的门户。长期使用疝带可使疝囊颈逐渐肥厚，有促使疝内容物与疝囊发生粘连和增加疝嵌顿的发病率的可能，故应慎用。此外，使用不当还有并发壁间疝的可能。

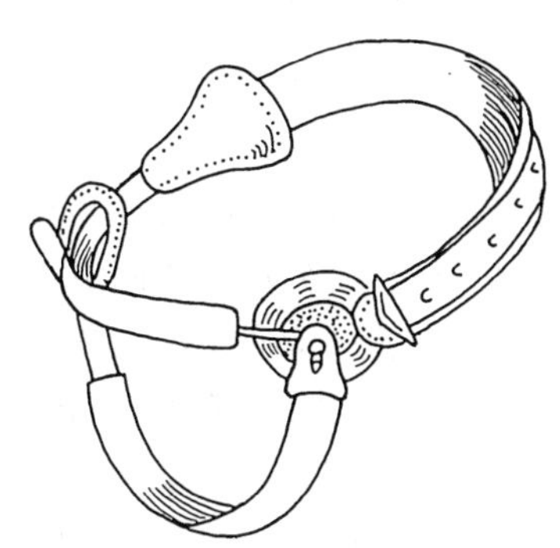

图 44-10　医用疝带

2. 手术治疗　手术是迄今治疗腹股沟疝最有效的方法。易复性和难复性疝在择期手术前，除一般术前准备外，应着重消除慢性咳嗽、排尿困难等各种可使腹内压增高的因素。妊娠者可将手术推迟至分娩后。对于巨大的难复性疝，因腹腔已无足够空间适应大块疝出已久的内脏器官返回，应在手术前一段时间内采取头低足高位，促使腹腔空间逐渐扩大，适应内脏完全回纳的需要。必要时可采用多学科综合治疗协作组(MDT)模式，预防腹腔间室综合征(abdominal compartment syndrome，ACS)的发生，手术后应避免可增高腹压的各种因素再现。

手术治疗的目的是堵塞腹腔内脏突出的途径和加强薄弱腹壁的强度。对此，长期以来惯用的传统方法是疝囊高位结扎和疝修补术，对少数腹壁损害严重者，则采用疝成形术替代修补术。近年由于某些观念的变化，如假体材料的使用，无张力的修补，以及手术路径的改进和腹腔镜的应用等，对于这些手术的传统方法进行了某些革新，并在日益推广并积累经验之中。根据我国本领域专家讨论制定的指南(2018 版)，腹外疝手术治疗的相关内容介绍如下(图 44-11)。

腹股沟疝的手术治疗可分为开放手术和腹腔镜手术两大类。

(1) 开放手术即常规手术，有组织间的张力缝合手术(也称为“经典”手术)和使用疝修补材料的加强修补手术(也称为“无张力”修补术)两种方法。

1) 组织间的张力缝合修补包括 Bassini，Shouldice McVay 等术式。① Bassini 法(1884)是游离并提起精索，在其后方缝合腱膜弓和腹股沟韧带。这种加强的腹股沟管管壁因位于精索后而被认为是加强后壁的方法；② Halsted 法(1889)与 Bassini 法相仿，不同的是同时把切开的腹外斜肌腱膜也在精索后缝合，亦即精索被移至皮下层内；③ McVay 法(1942)是在精索后把腹内斜肌下缘和腱膜弓缝至耻骨梳韧带上；④ Shouldice 法(1954)是把疝修补手术的重点放在腹横筋膜这一层次上。将内环与耻骨结节之间薄弱的腹横筋膜切开，适当游离后，将其外下叶边缘缝至内上叶深面，并新建大小适当的内环，然后将内上叶边缘缝至腹股沟韧带。放回精索，把腱膜弓缝至贴近腹股沟韧带的外斜肌腱膜深面。以上这些加强腹股沟管后壁的手术方法通常适用于疝块较大、腹壁损害较明显的斜疝、直疝和复发性腹股沟疝。浅环通常在修补术中显露疝囊前切开，缝合切口时可再塑，使其缩小。

2) 使用疝修补材料的加强修补手术也称为“无张力”修补术。常用的无张力修补术主要有加强腹股沟后壁的手术和腹膜前间隙的加强手术。加强腹股沟后壁的手术有单纯平片修补(Lichtenstein 术式)术式和网塞 - 平片修补(如 Rutkow、Millikan

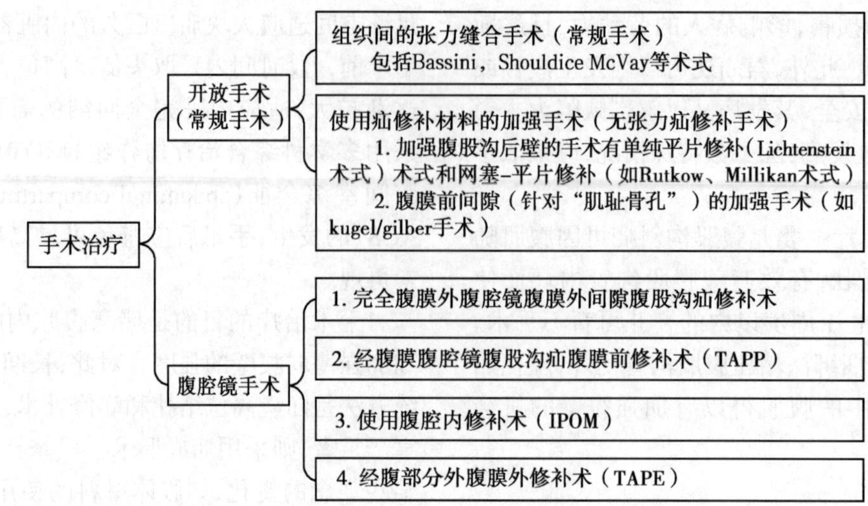

图 44-11 手术治疗流程图

术式)，腹膜前间隙(针对"肌耻骨孔")的加强手术有Kugel、Gilbert等术式。单纯平片修补(Lichtenstein术式)首先将不可吸收的补片修剪成合适形状后置于腹横筋膜与精索水平之间，然后用不可吸收的丝线间断缝合固定补片，从耻骨结节开始，向腹股沟内环上部进行双向缝合，缝合至网片的尾部为止。Lichtenstein术式主要用于初发的腹股沟斜疝和直疝及缺损小于3.5cm的复发性腹股沟斜疝和直疝，对于部分复合疝也是有效果的。网塞-平片修补是用一个圆锥形的聚丙烯网塞，将其缝合固定至周围的组织中，再用一成型的补片置于精索后以加强腹股沟管后壁。腹膜前间隙(针对"耻骨肌孔")的加强手术是无张力疝修补术的另外一种手术方式，手术是通过开放手术前入路或者腔镜下腹膜前间隙入路钝性分离到达腹横筋膜深面的腹膜前间隙，随后将补片放置到疝缺损处，并覆盖整个耻骨肌孔区域。补片可以不用固定，也可以用缝线、固定钉或组织胶固定。Stoppa手术是将一张大的补片置于腹膜与腹横筋膜之间，补片以内环口为中心展开，以加强腹横筋膜缺损或耻骨肌孔，主要用于复杂疝和复发可能性较大的疝。Kugel手术，是一种在Stoppa手术基础上改进的腹膜前修补术，该术式使用带聚丙烯弹力记忆环的补片，有助于补片在腹膜前间隙展开并保持原有形状。PHS(prolene hernia system)手术是使用一"工"字形补片装置，该装置包括上下两层补片及一个类似于塞子的中间结合体，下层补片置于腹膜前间隙，用于加强耻骨肌孔，中间结合体用于加强疝环，上层补片用于加强腹股沟管后壁。

(2)腹腔镜手术是基于"耻骨肌孔"区域，使用材料的腹壁加强手术，具有解剖关系更清晰，术后疼痛轻，恢复快，手术伤口并发症少等优点，但是费用高于开放手术。腹腔镜手术主要有以下两种：①经腹膜腹腔镜腹股沟疝腹膜前修补术(transabdominal preperitoneal prosthetic TAPP)，TAPP主要的步骤是进入腹腔，切开腹膜，游离足够的腹膜前间隙，放置网片进行腹股沟疝的腹横筋膜成形术。②完全腹膜外腹腔镜腹膜外间隙腹股沟疝修补术(totally extraperitoneal，TEP)TEP与经腹膜腹腔镜腹股沟疝腹膜前修补术同样是腹腔镜下的腹膜前技术，只是手术入路不同，TAPP经腹腔切开腹膜进行腹膜前间隙的游离；而TEP没有进入腹腔，直接进入腹膜前间隙，腹膜前间隙游离完成后，其他步骤与TAPP手术基本相同。在上面两种方法实施有问题的时候，还可以选择使用腹腔内修补术(IPOM)或经腹部分外腹膜外修补术(TAPE)，但不推荐作为腹腔镜手术的首选方法，这些方法的修补材料须选用防粘连材料。

一直以来人们都将腹腔镜下的腹股沟疝手术等同于腹股沟疝的微创手术，其实两者是完全不同的概念，腹腔镜下的腹股沟疝腹膜前技术应在全麻下进行，需要CO_2气腹技术，分离的创面更大，并且手术时间更长，而开放性腹股沟疝无张力修补术可以在局部麻醉下进行，不需要CO_2气腹技术，也没有对组织造成大的创伤，手术时间更短，因此至少可以肯定，腹腔镜技术在腹股沟疝的手术上并非微创技术。

近年因对这些不足有了较深入的了解，加上新型成形用假体材料的问世，传统的修补成形术已开始受到挑战。当前人们着眼于利用新型材料进行无张力修补成形术，以达到最大限度地减少甚至杜绝手术后复发的目的。当前可供选用的假体材料主要有聚丙烯(Marlex)、聚酯网(Dacron)、聚丙二醇酯(polypropylene)、聚四氟乙烯(polyfluoroethylene或Teflon)等编织成的网片。国内有采用涤纶布作为移植材料者,虽其体液渗透性较差,但可借烙孔补偿之。这些网片具有组织相容性好、强度高、可根据需要随意剪裁、容易消毒等优点。这种手术的最大优点是材料易于获得,应用方便,不需要在病人身上另作切口取自体组织作修补材料,节省了手术时间,术后手术部位疼痛较轻,手术后疝复发率在1%以下。手术方法:分离出疝囊后,将疝囊内翻送入腹腔,无需按传统方法高位结扎疝囊。合成纤维网疝补片有多种,现在常用的补片为工字形,可将网片置于腹肌之后遮盖整个内环和腹股沟三角区(精索通过处可剪孔),也可填补腱膜弓与腹股沟韧带或耻骨梳韧带之间的孔隙以修复缺损和腹壁薄弱区。置放后,网眼中可有纤维组织长入,使网片紧密黏附于组织间(图44-12)。

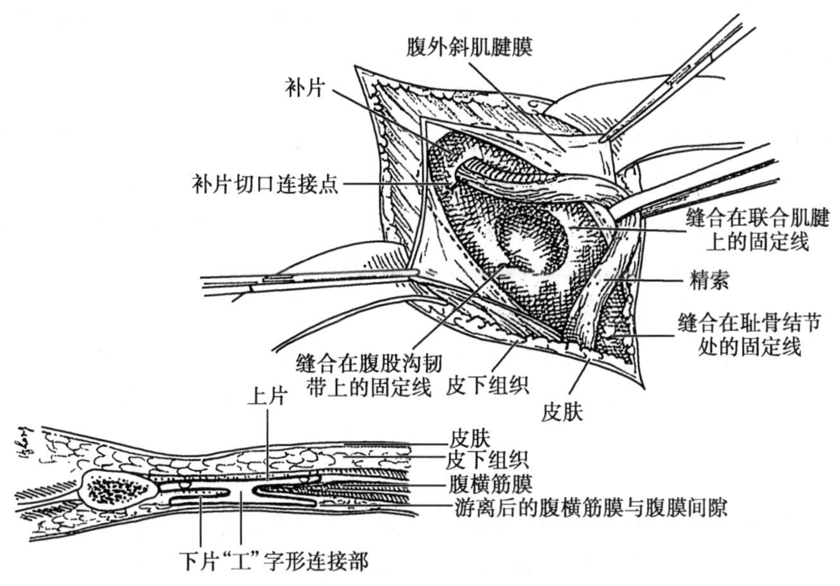

图44-12 无张力疝修补术

总之,理想的生物合成材料应该具有以下特点:组织液不能改变其物理性能;化学上是惰性的;不引起炎症及异物反应;无致癌性;能对抗机械性应力;能够消毒使用;不引起变态或过敏反应;可根据需要制作成不同形状。需注意的是,人工网片对人体而言,毕竟还是异物,不能用于绞窄性疝的病人。

尚有用以上新型材料制成的网塞填塞疝囊颈(疝囊未切除)获得成功的报道,但例数尚不多,意见尚有分歧。

新型材料的问世也为近年盛行的经腹腔镜手术应用于腹外疝的修补成形提供了条件。目前虽开展时间不长,但一般认为它有手术损伤小、恢复快、近期复发率低、并发症数在可接受范围内等优点。诚然,尚需进一步改进器材、完善技术、并累积大宗病例的长期随访资料。

3. 几种特殊情况的处理

(1)嵌顿性和绞窄性斜疝:嵌顿性疝应尽快做好必要的术前准备,进行急症手术以阻止或中断其向绞窄发展。术前应做好的必要准备,如有脱水和电解质紊乱,应迅速补液等加以纠正。这些准备工作极为重要,可直接影响手术效果。手术处理的关键在于正确判断疝内容物是否还具有生命力。如在扩张或切开疝门解除其对内容物的压迫后,内容物淤血状态减轻(通常由暗红色转为淡红)、具光泽和弹性、供血动脉有搏动,肠管用镊轻夹时有蠕动等现象出现,提示嵌顿内容物的生命力尚存在;反之,则已失活。以上现象不明显而活力判断有困难时,可用温热湿纱布垫覆盖或将其暂时送回腹内,15~20分钟后,再次观察其变化,仍无好转迹象者,可确定其生命力已无望逆转。经以上观察,对确具活力的疝内容物可纳回腹内,然后进行疝囊高位结扎和疝修补或成形术;失活的内容物应予切除。肠管绞窄者,一般应争取一期切除吻合。病情不允许一期切除吻合者,可置失活肠管于腹外,行近口段插管造瘘以解除肠梗阻,1~2周后另行切除吻合。

在手术处理中应注意以下各项:

1)肠管坏死致疝囊积脓或积粪者,不可扩张或切开疝门以免感染向腹腔扩散。可予以引流并排放肠管内容。如未能解除肠梗阻,应另剖腹行绞窄肠袢远近侧之间的侧侧吻合。待感染控制后,行二期手术切除坏死肠管。

2）切开疝门解除压迫时，注意勿损伤疝囊颈腹侧邻近的组织和疝门旁的腹壁下血管。

3）扩大、切开疝门后，在判断内容物生命力之前，注意勿让内容物纳回腹腔，因缩回后再寻找有一定困难，少数嵌顿性或绞窄性疝，临手术时因麻醉的作用使疝内容物自行回纳腹内，以致在术中切开疝囊时无肠袢可见。遇此情况，必须仔细探查肠管，以免遗漏坏死肠袢于腹腔内；必要时另作腹部切口探查之。

4）肠管嵌顿者，松解疝门后应将其远、近两侧腹内肠管各拉出 10~20cm 观察其活力。

5）嵌顿肠袢较多时，应警惕逆行性疝腹内袢发生绞窄的可能，必须将位于腹内的中间袢牵出观察其活力。据报道，逆行性疝疝囊内肠袢坏死者，腹内袢不一定坏死，疝囊内肠袢未坏死者，腹内袢不一定不坏死，值得注意。

6）疝内容物为游离盲肠时，即使不是逆行性疝，有时可引起腹内邻近回肠的绞窄。这是因为盲肠下降后，其侧方皱褶与腹股沟韧带之间可形成一环，压迫邻近回肠所致。

7）经反复观察，对内容物是否有生命力仍不能肯定者，切勿将内容物送回腹腔，宁可按已坏死者处理。

偶尔有嵌顿性疝在开始手术前因麻醉使肌松弛而疝块自行回纳者，对此，宜按计划施行手术。此时疝囊中虽已无内容物，术中应将肠管或大网膜牵出，辨认被嵌顿器官并观察其活力。

嵌顿性疝原则上虽应紧急手术处理，但有些嵌顿时间短（成人不超过 3~4 小时，婴幼儿不超过 12 小时），局部症状轻微而无可疑绞窄迹象，无腹部压痛、腹肌紧张等腹膜刺激征者，或年老体弱，或伴有其他较严重疾病而估计肠袢尚未绞窄坏死者可试行手法复位。手法复位前先注射哌替啶止痛、镇静，使腹肌松弛。待药效出现后，置病人于头低足高位，屈同侧髋关节（不外展）以使外环得以松弛。用一手握住疝块，将其缓缓向疝门方向挤压，另一手在疝门外按摩以协助推送。复位手法切忌粗暴，尤其不能强求成功，否则有使原已因嵌顿而不健康的肠管（即使没有坏死）被挤破的危险。对于手法复位成功的病人，在内容物回纳后仍应严密观察病情，注意是否有腹膜炎、肠梗阻、粪便带血等现象。因为手法复位除有挤破肠管的可能外，还有把未被察觉的已坏死内容物送回腹腔的可能。有时疝块虽似消失，实际上还有小部分疝内容物并未纳回，甚至有整个疝囊连同其内容物被推挤入腹壁间而嵌顿并未解除。疑有这些情况时，均需行紧急手术处理。

嵌顿疝手法复位成功并不意味着疝已治愈，且以后还有再次嵌顿的机会，而且手法复位本身又有一定盲目性和危险性，所以应严格掌握其指征，不宜轻易采用。

（2）同侧斜疝和直疝并存：这种情况也称马鞍疝，因两者的疝囊分别在腹壁下动脉内、外侧突出，形似马鞍。手术中处理疝囊时，可游离疝囊使其与腹壁下动、静脉和腹膜前脂肪、横筋膜分离，这样可把较小的直疝疝囊牵至腹壁下血管的外侧，与斜疝疝囊融合成一体，然后按斜疝手术方法处理之。直疝疝囊较大而不能满意将其牵至腹壁下血管外侧时，则可横向切开横筋膜，并切断结扎腹壁下动、静脉，充分显露两个疝囊，切除冗赘的疝囊（即腹膜），最后横向缝合腹膜和横筋膜。如被黏附于直疝疝囊内侧壁的膀胱所牵涉，可予以分离，使其自行整复至正常位置。

（3）滑动性腹股沟疝：此情况约占腹股沟疝总数的 3%~6%，并有随年龄增长而增多的趋势。滑动性斜疝多于直疝，右侧多于左侧。斜疝下滑内脏在右侧以盲肠为主，偶有部分升结肠同时下滑者，在左侧以乙状结肠为主。直疝下滑内脏通常是膀胱。本病在术前常未被诊断，最初应用疝带有效，以后逐渐出现疼痛而不能忍受疝带压迫者，应考虑滑动性疝的可能。腹股沟疝伴有排尿困难或膀胱刺激征可能是膀胱滑入疝囊所致。多数滑动性疝是手术中意外发现的，甚至有在术中仍未被识别者，如按一般易复性疝的术式处理，不仅可引起一些医源性损伤（如肠管供血血管损伤、肠管或膀胱被切开或剥破），而且达不到预期的手术效果，故对其应有充分认识。

滑动性腹股沟疝实质上是通过疝门的内脏脱垂。下滑内脏的后壁多无脏腹膜，脱垂后覆盖其前方的脏腹膜组成了疝囊的后壁。因此，通常的疝囊高位结扎并不能堵塞其下滑的通道，下滑内脏器官也不可能满意回纳至腹内，以致手术后疝块仍经常突出。正确的手术处理是在疝囊内把疝囊后壁下滑内脏器官周围的腹膜（疝囊后壁）切开，通过一定缝法再建一个与下滑内脏器官无涉的疝囊，并使下滑内脏器官无腹膜覆盖的部分腹膜化，才能获得满意的手术效果。以盲肠下滑为例，先在离下滑盲肠两侧和下缘 1.5~2cm 处横向弧形切开疝囊后壁，游离盲肠后壁至疝门（注意勿损伤盲肠血供及精索）。提起游离的盲肠，在其后方纵向缝合切开的腹膜。这样可以获得一个后壁覆有腹膜瓣的游离盲肠，并建成一个不含盲肠的新疝囊。游离了的盲肠可轻易送回腹腔。继而高位结扎新形成的疝囊也可如愿（图 44-13）。

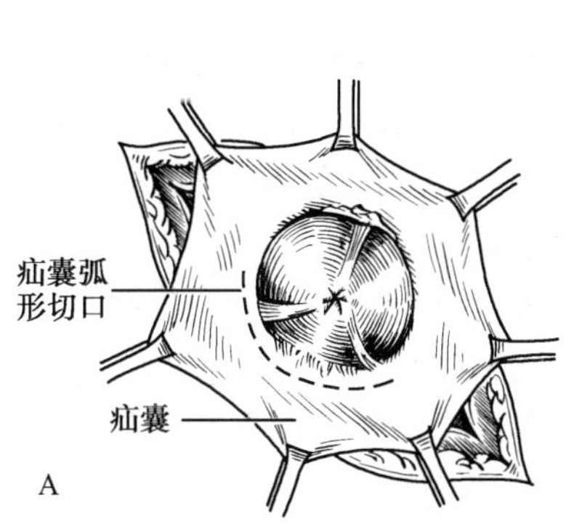

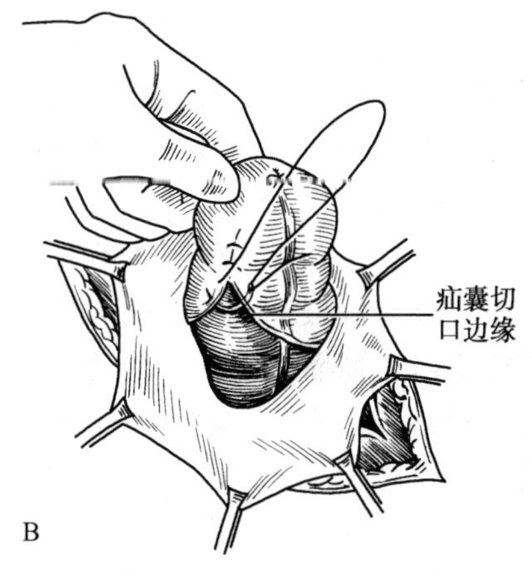

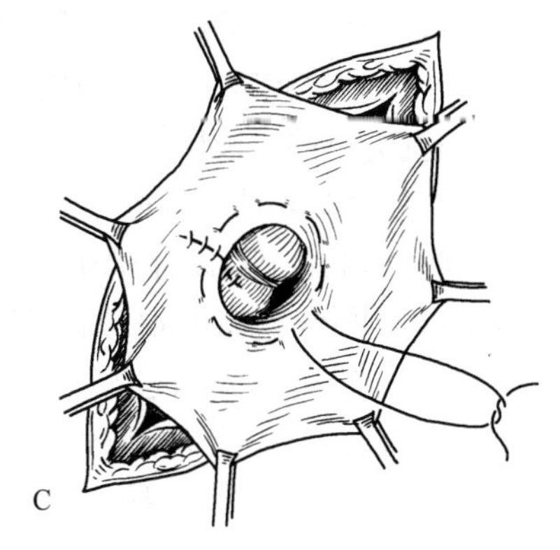

图 44-13 右侧滑动性斜疝的疝囊处理

A. 疝囊弧形切开；B. 游离盲肠后纵缝疝囊切口；C. 回纳盲肠后缝合疝囊颈

(4) 复发性腹股沟疝：腹股沟疝采用传统的疝囊高位结扎加修补术治疗者，术后有 2%~5% 的复发率，个别报告有高达 10% 者。复发通常是老、中年多于青少年，术前病程长者多于病程短者，直疝多于斜疝。发病原因有主观和客观两方面因素。

1) 主观因素：多属术中不熟悉解剖、操作欠妥所致。常见的主观原因有未找到真正的疝囊，或初次手术时，除了需要手术处理的疝外，还有另外的疝，称遗留疝，也称伴发疝，如未发现斜疝和直疝并存情况、游离或缝合疝囊颈时不慎撕裂、疝囊颈结扎不在高位、疝囊颈荷包结扎线留有空隙、宽大的内环未予修补、修补方法选择不当、髂腹下或髂腹股沟神经受损伤、手术区并发感染或初次疝手术时，经彻底探查并排除了伴发疝，疝修补手术也是成功的。手术若干时间后再发生疝，疝的类型与初次手术的疝相同或不相同，但解剖部位不同，出现新发疝等。此类复发多在手术后 1 年内发生。

2) 客观因素：包括代谢异常或高龄者组织老化所致腹壁薄弱或愈合不良、肥胖、腹内压增高原因未消除、先前手术因绞窄而未予修补、术后过早参加体力劳动等。

在疝手术的部位再次发生疝，称真性复发疝。遗留疝和新发疝又称假性复发疝。无论复发性疝是何种类型，均应尽早再行手术。

疝再次修补手术的基本要求是：①由具有丰富经验的、能够作不同类型疝手术的医师施行；②所采用的手术步骤及修补方式只能根据每个病例术中所见来决定，而辨别其复发类型并非必要。嵌顿性复发疝不宜行手法复位，因瘢痕组织缺乏弹性。手术操作要特别细致，解剖层次要清楚，务必要发现上次手术中的缺陷并加以纠正。一般病例可采用 McVay 或 Bassini 法修补，腹壁损害较严重者可采用 Shouldice 法。更为可靠的方法是采用成形术。对于老年病人，可考虑切除精索与睾丸，便于完全封闭腹股沟管内、外环。

4. 手术并发症 除与一般外科手术具有共性的并发症外，腹股沟疝手术后可有以下主要并发症：

(1) 血肿或残留疝囊积液：血肿多发生在疝囊大而游离时剥离面大者。如剥离限于囊颈区而原位留置疝囊体部，可减少其发病。部分囊体原位留置而其断口过于狭小者可能导致囊内积液。血肿和残囊积液均可在手术后早期表现为手术区或阴囊肿块，有可能被误认为疝修补失误而复发，但肿块并不向腹内伸延而其上界是可以辨认的。血肿小者可自行吸收，大者则常需抽吸。残囊积液鲜有自行吸收者，可试行抽吸，无效时多需手术，使积液囊敞开，便于液体被周围组织吸收。

(2) 腹股沟区灼痛：灼痛部位可涉及阴茎根部、阴囊上部(女性阴阜、大阴唇)和大腿上端内侧皮肤。行走、弯腰和过伸髋部可使灼痛加重。并发灼痛的原因是髂腹股沟神经和生殖股神经生殖支受损(包括切断、缝扎、瘢痕牵扯或压迫等)。前者常发生于切开外斜肌腱膜和外环时，切开或缝合提睾肌筋膜或腱膜弓与腹股沟韧带或耻骨梳韧带时；后者则常与提睾肌筋膜的切开或缝合有关。

(3) 手术区腹肌无力：通常是髂腹下或髂腹股沟神经损伤的结果，并成为腹股沟疝手术后复发的原因之一。髂腹下神经损伤最常见于切开外斜肌腱膜后游离其内上叶时，也可发生于上提已结扎的疝囊颈残蒂固定于腹横肌深面时，固定用缝线扎住了位于内斜肌表面的神经。

(4) 精索损伤：剥离疝囊和为加强腹股沟管后壁

而游离精索都可导致精索损伤。如果精索中所含的精索内动脉(睾丸动脉)受到损伤,将导致缺血性睾丸炎或睾丸萎缩。因与它吻合的输精管动脉细小而不足以单独维持睾丸的血供需要。此外,疝修补术中再建的内环和外环如过于狭小而压迫精索血管以及游离精索被扭曲等均可导致精索血流不畅。

(5)膀胱损伤:修补术中把联合肌腱缝至腹股沟韧带或耻骨梳韧带时,如进针太深,有刺入膀胱的可能。游离疝囊颈过高而超越疝门水平时,有可能损害隐于腹膜前脂肪中的膀胱。膀胱作为滑动疝的组成部分,如未被识别,也可在游离疝囊时受到损伤。膀胱损伤在其充盈时更易发生。

(6)血管损伤:腹股沟区有一些较大的血管通过,它们可因粗暴操作、缝针误穿、缝线撕损而导致损伤,有粥样变的血管受损机会更多。内环区的操作(缓解嵌顿、内环整复、腹横筋膜整修等)可损伤腹壁下动脉,显露耻骨梳韧带和McVay式修补时可损伤股静脉,利用腹股沟韧带的修补术缝合中进针过深可损伤髂外动脉或股动脉。这些血管损伤时,出血多较汹涌,压迫止血难以奏效,需充分显露后再行结扎或修补。

(7)腹腔镜插口疝:随着腹腔镜疝修补成形手术的问世,近年有一些腹腔镜进腹处发生腹壁疝的报道。这实际上是一种切口疝,常表现为壁间疝。因疝门不大,此疝可能嵌顿。为避免其发生,拔镜后,其插口应缝合。

(8)使用生物合成材料的并发症:由于疝手术概念的改进,生物材料的应用日益广泛。主要并发症有:由于材料的孔隙结构易残留细菌,而中性粒细胞和巨噬细胞不易进入而引起的感染;补片的移位、与腹内组织或器官的粘连,甚至断裂,并与消化道器官的机械摩擦以及材料的侵蚀而发生消化道瘘等。关键在于手术材料革新以及术中对网片的固定,并避免其与腹内器官接触。要强调的是置入的疝修补材料,一旦合并细菌感染,常形成窦道,可经久不愈。需要进行引流,包括行封闭负压引流(VSD),或再次手术取出。

(9)手术部位感染:腹腔镜修补切口感染的风险比开放性修补手术的分险稍低,因为这些都是清洁伤口(Ⅰ类切口),感染的风险主要受相关病人疾病的影响,多数人认为没有必要常规使用抗生素,但是对于有感染可能的高危人群,有关证据表明:预防性使用个抗生素可降低感染的发生率。高危人群因素包括:高龄、糖尿病、肥胖、消瘦、多次复发疝、化疗或放疗后和其他免疫功能低下等状况。对于预防性抗生素应用时机:推荐在切开皮肤前30分钟至1小时开始静脉给药。

(10)疝复发:疝复发通常是由手术技术因素引起的,如修复时张力过大、修复时肌肉筋膜缘不够、补片尺寸和放置不当等。复发也可能是由于未能闭合一个张开的腹股沟内环。其他可能导致疝气复发的因素有腹内压长期升高、慢性咳嗽、切口深部感染和伤口胶原蛋白形成不良。疝复发多见于直疝,通常累及耻骨结节附近的腹股沟管底,缝合线张力最大。最近国外的一项关于复发性疝修补的荟萃分析报告提示,在复发或慢性腹股沟疼痛方面,开腹疝修补术和腹腔镜补片修补术没有区别。复发性疝修补后复发更为常见与之前尝试修补的次数直接相关。

(陈孝平)

第三节 股 疝

通过股环、股管、卵圆窝向大腿根部突出的腹外疝称为股疝。它的发病率虽在腹股沟疝之后居腹外疝的第二位,但仅占腹外疝总发病数的5%左右。女性患股疝者比男性多,比数约为5:1,且多属中年经产妇。股疝偶有发生于儿童者,但极少见。

【发病因素】

股疝的发病与正常解剖结构有密切关系。腹股沟韧带深面的空间被筋膜组织分成两个间隙,内侧间隙主要被股动脉和股静脉所据。在股静脉内侧则为一长约1.5cm、上宽下窄而呈漏斗形的管状空隙,称为股管。股管内含有脂肪组织、疏松结缔组织和少数淋巴结(Cloquet淋巴结)。管的上口为股环,呈卵圆形,长径约1.25cm(女性略大于男性),其内界为陷窝韧带外缘,外界为股静脉内侧壁,前缘为腹股沟韧带,后缘为耻骨梳韧带。股管下段弯向体表,管口为覆有筛板的卵圆窝,即大隐静脉上段汇入股静脉前穿越阔筋膜之处,其中心点的投影在耻骨结节下方4cm略偏外侧处。卵圆窝是大腿阔筋膜上的一个空缺,其上缘呈镰状,组织较为坚韧(图44-14)。

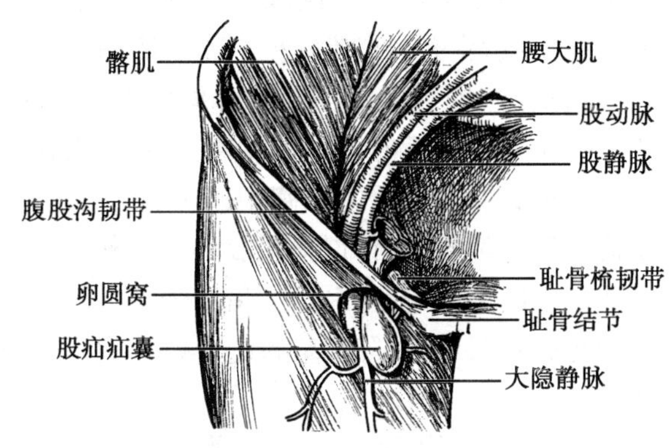

图 44-14　股疝疝囊突出途径

股环位于骨盆底部，在腹内压增高的情况下，腹内器官可将覆盖此薄弱点的腹膜，连同其腹膜前脂肪下推，一起向下进入股管而形成股疝。女性因骨盆较宽而平坦，联合肌腱和陷窝韧带较薄弱，股环又略大于男性，以致股管上口宽大松弛，加之妊娠是腹内压增高的重要原因等因素，特别是中晚期妊娠，子宫压迫髂外静脉和股静脉使静脉张力增高，管径增粗，而分娩后压迫的解除使得血管周围的结构以及腹肌、腹股沟周围韧带相对松弛，使得女性股疝发病者明显多于男性。疝块进入股管后，将顺着股管的走行由后向前转向体表，顶起筛板而进入皮下。疝内容物常为大网膜或小肠。此时因不再受股管有限空间的约束，疝块将向抗力较小的上方伸展，大者偶可达到腹股沟韧带的上方。

由于股管较狭小，其周围组织多坚韧而缺乏扩张余地，股管的空间也有限，故股疝疝块通常不大，且发生肠管壁疝的机会多于腹股沟疝。股环的狭小、坚韧又是股疝容易发生嵌顿、绞窄的重要原因。在腹外疝中，股疝嵌顿者最多，高达 60%。此外，疝内容物的嵌顿有时可发生在卵圆窝，这是因为窝的上缘坚韧而锐，突出的疝内容物又恰在此向上方转向，故比较容易受压。

【临床表现与诊断】

易复性股疝症状较轻微，一般在病人久站、咳嗽等腹内压增高时感到大腿根部及其邻近腹股沟区有坠胀感或疼痛，并出现可复性肿块。疝块通常不大，位于腹股沟韧带以下、卵圆窝处，且呈半球形突起。少数疝块较大者可由此向上扩展至腹股沟上方皮下组织中。由于股疝疝门狭小，疝内容物突出途径又多转折，咳嗽冲击感常不明显。基于同样原因，平卧时疝块常不能自行回纳而多需用手推送。推送方向应顺其突出途径逆向进行，即先自上而下推向卵圆窝处，继而由浅而深将其纳入股管，再则自下而上使其经股环进入腹腔。需要注意的是，回纳后疝块有时并不完全消失，这是因为股疝内容物为大网膜者较多于腹股沟疝，从而导致内容物难复者也相对多些；若然，疝块将不能完全回纳或消失。此外，股疝疝囊前端附有腹膜前脂肪和股管内脂肪，即使内容物已全部回纳，疝囊和这些附于囊外的脂肪并未进入腹腔而遗有肿块。另需注意的是早期易复性股疝症状轻微而不为病人注意。此时疝块尚在股管内，体表可能并无疝块可见或触及，其后即使疝内容物已达到卵圆窝外，皮下组织内的疝块可隐藏在妇女较为丰厚的脂肪内而不被察觉。另有一些女性病人，尤其是老年人，因受旧观念影响，不愿主动提供处于外阴附近的病变情况；更有些年迈者因意识迟钝而未能提供病情。这些都是导致股疝容易发生漏诊或误诊的原因，也是就诊时已发生嵌顿或绞窄而未被确诊者。详细询问病史和包括对腹股沟区和外阴区的全面检查，是防止漏诊或误诊的根本措施。

股疝嵌顿后，除局部疼痛外，也常伴有急性肠梗阻的表现。不少病人腹部的表现较明显，有可能掩盖股部症状，尤其是老年病人。因此，凡急腹症病人，特别是有肠梗阻表现的妇女，不仅要注意有无腹股沟疝嵌顿，更应注意有无股疝嵌顿。

【鉴别诊断】

1. 腹股沟疝　直疝疝块在腹股沟内侧上方，可触及腹股沟三角区腹壁软弱无力，它与股疝不难区别。斜疝的疝块始于腹股沟上方，只向阴囊或大阴唇扩展，无论大小，不会向腹股沟下方股三角处发展。股疝疝块虽有可能到达腹股沟上方，但其下份必在腹股沟下股三角中的卵圆窝处；到达腹股沟上的部分决不进入大阴唇区。斜疝与股疝的相对位置是前者在上内，后者在下外。堵压内环可阻挡已复位斜疝突出，但对股疝的出现无影响；反之，堵压卵圆窝可阻挡已复位股疝再现而不影响斜疝的出现。此外，测试外环是否扩大和外环处咳嗽冲击感也有助于鉴别。

2. 脂肪瘤　股疝疝囊外的脂肪块在疝内容物回纳后可能滞留于卵圆窝外而被误认为脂肪瘤，反之亦然。两者的区别是脂肪瘤的基底部并不固定，活动度较大，并可提捏于手指之间。股疝疝囊附着的脂肪因来自股管，其基底固定而不易推动，且不能被提捏于手指之间。

3. 肿大淋巴结　腹股沟区，尤其是股管内，单个淋巴结肿大应与股疝鉴别；因慢性淋巴结炎有可能被误认为难复性股疝，而急性者可与嵌顿性或绞窄性股疝混淆。淋巴结炎症多可在同侧下肢、腹壁、外阴、会阴、臀部或肛部找到原发感染灶或皮损，嵌顿性或绞窄性股疝则多有急性肠梗阻表现。

4. 大隐静脉曲张结节 膨大位于卵圆窝处的此种结节很像易复性股疝。曲张静脉结节不仅在病人站立或咳嗽时增大，压迫其近心侧的股静脉也可使其更显膨大。平卧时曲张静脉结节多自行消失，而股疝常需用手推送才能复位。此外，曲张静脉结节处皮肤隐呈青紫色，患肢有曲张静脉，咳嗽时触按结节可感震颤等现象均不见于股疝。

5. 冷脓肿 冷脓肿不仅应与腹股沟疝区别，更应与股疝鉴别。最简单的鉴别方法是在腹股沟中点摸到股动脉的搏动，冷脓肿应在其外侧，偏髂窝处，且触之有波动感；而股疝则在其内侧。脊柱及髂窝区检查有助于进一步鉴别。

【治疗】

股疝容易嵌顿，一旦发现，无论疝块大小、有无症状，均需及早手术，而且手术是唯一可考虑的治疗方法。嵌顿或绞窄的股疝行急症手术，更属必要。手术的目的是封闭股管以阻断内脏向股管下坠的通道。

常用的手术方法是在腹股沟上方显露腹股沟韧带内侧段后，牵开内斜肌、子宫圆韧带（或精索），切开腹横筋膜，即可显露疝囊。游离疝囊，将其提至股环上方，回纳其内容物后即可高位结扎其囊颈。最后按腹股沟疝手术治疗中的 McVay 法对合耻骨梳韧带和腱膜弓，借以掩盖股环。这种手术有时可通过腹股沟下进路完成之，借此进路可把腹股沟韧带与耻骨肌筋膜、陷窝韧带缝合以达到堵闭股环的目的。

近年用于治疗腹股沟疝的经腹腔镜腹膜前铺网、腹腔内网片贴补等手术方法也可用于股疝，因所置网片可同时掩盖股环而达到阻断疝内容物突出的通道；也可采用无张力疝修补法。

嵌顿性或绞窄性股疝手术时，狭小的股环常为手术带来诸多困难。为此，可切断腹股沟韧带（股环前缘）扩大之。待内容物回纳或坏死内容物切除后再行修复。切断陷窝韧带也可扩大股环，但有引起异位闭孔动脉损伤之虞，一旦损伤，止血甚为困难。

（陈孝平）

第四节 腹壁切口疝

腹内器官经手术切口所致缺损突出于体表者为切口疝。其发病率列各种腹外疝的第三位，约占腹外疝总数的 1.5%。

【发病因素】

1. 切口感染 切口感染可使一些腹壁组织坏死而形成薄弱区或缺损，这是切口疝发病中最重要的原因。据统计，一般情况下，腹部手术后切口疝的发病率在 1% 以下，但如发生切口感染，其发病率高达 10%；伤口裂开者甚至可高达 30%。此外，在不同原因引起的切口疝中，由感染引起者占总数的 50%。

2. 引流物留置 留置引流物的腹部手术，多数已有感染的因素存在，如引流物选择或留置不当，可使引流不畅而加重组织损害程度或延长引流物留置时间，另有一些引流管未及时拔除，这些都将影响引流孔的良好愈合，为切口疝提供发病机会。

3. 切口选择 切口疝多见于采用纵行切口的腹部手术之后。这是因为支配腹壁肌的肋间神经常在作纵行切口时被切断（中线切口和旁正中切口可避免）。切断 1~2 支者损害常不明显，但如切口长而切断 3 支以上，往往可导致切口内侧腹肌萎缩无力而诱发切口疝。尤其是下腹部直切口因腹直肌鞘后鞘缺如而承受较大的压力，更容易发生切口疝。两次手术采用相隔一定距离而平行的纵行切口时，位于两切口之间的肌萎缩尤为明显。此外，腹壁各肌（除腹直肌）、腱膜、筋膜和腹直肌鞘的纤维基本都是横向走行的（张力线也是横向的），被纵行切口切断的这些组织在缝合时很容易顺纤维方向被缝线割裂而出现裂口。即使当时已缝合，在尚未完全愈合之前，仍可导致腹壁局部抗力下降。腹直肌虽不受这一影响，但腹壁肋间神经切断有损其强度。腹白线组织较坚韧，如经此做正中切口又不致损伤腹壁神经，应无上述弊端；但其血供较差，且其脐上段因两侧腹直肌内缘之间有一定距离而缺乏肌保护，故上腹部中线切口仍有并发切口疝者，虽其发病率较低。总之，从切口疝发病的角度而言，腹部手术以采用斜切口或横切口为妥，在众多纵行切口中，宜选用旁正中切口。手术基本操作粗糙而不规范的操作常是引起切口疝的原因。诸如大块结扎引起的组织坏死，止血不完全形成的血肿，缝合切口时未依次分层缝合、错将不同组织对合、强行拉拢创缘进行缝合致使创缘撕裂或血供受损、间断缝合各缝合点间距过大、连续缝合的缝线未抽紧、缝合的创缘之间夹有其他组织等错误操作。

4. 麻醉 麻醉配合和手术后护理缝合腹部切口时要求有满意的腹肌松弛。麻醉过浅使创缘难以拉拢，内脏不能静置腹内而干扰手术的进行，由此导致术者的被动和慌乱容易引发各种操作失误。切口缝合中不合适的和手术结束时粗暴的气管内吸痰可引起强烈的咳嗽反应，将促使缝合困难或已缝合切口的内层发生裂开。手术后肠麻痹引起的腹胀、呼吸道感染所致咳嗽和恶心呕吐时，腹肌的牵扯也都是导致切口疝的可能诱因。

5. 创口愈合不良 创口愈合不良也是一个重要因素。发生切口愈合不良的原因很多，如切口内血肿形成、肥胖、老龄、营养不良、腹内压过高、腹水、腹壁相对薄弱或某些药物(如皮质激素、免疫抑制剂、抗凝剂等)及疾病(慢性肺部疾病、糖尿病、器官功能不全与衰竭、黄疸等)。

综上所述，可见严格的无菌技术、恰当的切口选择、细致和规范的技术操作、良好的麻醉配合及合理的围术期处理是预防手术后发生切口疝的重要措施。

【临床表现和诊断】

腹壁切口疝的主要症状是站立或用力时手术瘢痕区有肿块或腹壁膨隆出现。它们通常在平卧休息时缩小或消失，有时还需用手助推才能复位。疝门较大时，还可伴有食欲减退、恶心、便秘、腹部隐痛、肠鸣音增多等表现。在腹壁缺损巨大时，腹壁的硬度降低，腹壁肌肉组织萎缩，因而会影响腹式呼吸，引起呼吸功能障碍。切口疝的疝囊可能并不完整，故疝内容物与附近组织发生粘连而表现为难复性疝者较多，有时还伴有不完全性肠梗阻。疝内容物为肠管时，可在肿块或膨隆处见到肠型和/或肠蠕动波。肿块通常较为柔软，触按时常可感到或听到肠管内气体窜行的咕噜声。疝块复位后，一般可触及腹壁内层裂口(疝门)的边缘，但腹壁神经损伤所致腹肌瘫痪引起的切口疝时，腹壁虽有膨隆，疝块边界可能并不清楚，且无明确疝门可触到。腹壁缺损较大合并疝出腹腔内容物较多时，强行还纳腹腔内容物缝合腹壁，可能导致腹内压升高、腹腔室间隔综合征和急性呼吸衰竭。

切口疝的疝门通常较为宽松，故发生嵌顿者并不多见。

【治疗】

切口疝应采用手术治疗，以免日益加重。手术时应尽量切除原有瘢痕组织。显露疝门后，沿其边缘清楚地解剖出腹壁各层组织，并在各层次之间进行一定范围的游离，这样可减少拉拢缝合时所产生的张力，有利于创缘愈合。疝内容物回纳后，拉拢疝门边缘予以缝合，然后依次细致缝合腹壁其他各层次。各层缝合务必要避免高张力，还应避免把不同性质的组织缝合在一起。低张缝合对修补缺损范围较小的切口疝是容易做到的，但对缺损范围较大的切口疝，往往较为困难。如在张力较大的情况下强行拉拢、勉强缝合，将导致复发。对此，可通过开放手术或经腹腔镜内置成形用假体网片以及自体筋膜组织进行修补，加强腹壁缺损区。预防感染和手术后腹胀对此类病人极为重要，修补成形后，应给予广谱抗菌药物并用腹带捆缠腹部，直至创口满意愈合。

对于一时不能接受手术的病人，可暂用腹带或弹性绷带捆缠腹部，积极创造手术条件。

(陈孝平)

第五节 脐 疝

发生于脐部的腹外疝统称为脐疝，但实际上真正通过脐环突出于体表的疝只是脐疝的一部分，另有一些脐疝实质上是脐旁疝。

【发病因素】

脐疝的发病在婴儿与成人有所不同。婴儿脐疝多属先天性，系出生时脐环未闭所致。胎儿脐环通常在出生后才逐渐缩小而闭合。这一过程通常需数月之久，但有迟至1年甚至2年才完全闭合者。由于脐仅由一些较薄的瘢痕组织所组成，脐疝多属易复性，在腹内压增高的情况下，内脏即有机会经脐环突出。临床上表现为啼哭时脐疝脱出，安静时肿块消失。疝囊颈一般不大，但极少发生嵌顿和绞窄。有时，小儿脐疝的覆盖组织可因外伤或感染而溃破。成人脐疝除极少数是婴儿脐疝的持续或复发外，一般都是后天性的，且以脐旁疝为主，发病率远低于婴儿脐疝。脐旁疝的疝门并非脐环而是紧靠脐环上缘或下缘的白线上的裂隙，其中发生于脐上部者多于下部者。

腹压增高的原因在小儿以啼哭最为多见，在成人则以过于肥胖、妊娠为多，故发病者以中年经产妇女为多。此外，大量腹水也是成人脐疝的重要发病原因之一。孕妇或肝硬化腹水者，如伴发脐疝，有时会发生自发性或外伤性穿破。

疝内容物在脐疝早期多为大网膜，以后可有横结肠或小肠随之疝出。成人脐疝内容物易与疝囊粘连而转为难复性。

【临床表现】

婴儿脐疝以易复性居多，嵌顿者不多。通常在脐带脱落后数天或数周脐部出现一半球状肿块，啼哭时可感到其频频膨胀性冲击。肿块位置常在脐环的右上部，因这里原是脐静脉通过之处，组织比环的其他部分薄弱。疝环大小多在直径 1cm 左右，很少超过 2cm。

成人脐疝的疝块通常在脐的上或下，有咳嗽冲击感。病人因受突出的大网膜的牵扯而感上腹不适或隐痛，有时还可有恶心甚至呕吐。由于疝门组织较坚韧而边缘较锐，成人脐疝容易嵌顿；一旦嵌顿，转为绞窄的进程较快。嵌顿、绞窄者可有腹部绞痛和其他急性肠梗阻表现。

【治疗】

婴儿脐环在出生后将持续缩小，最迟在 1~2 年内会完全闭合而使脐疝有可能自行消失。为此，婴儿脐疝原则上不需要手术修补，除发生嵌顿、溃破等紧急情况外，在小儿 2 岁之前可采取非手术疗法。满 2 岁后，如脐环直径仍大于 1.5cm，则可手术治疗。原则上，5 岁以上儿童的脐疝均应采取手术治疗。为了避免疝块逐渐增大、有利于脐环闭合，可用胶布粘贴或硬物堵蔽脐环等方法防止疝块突出至少半年。前者用纱布垫顶住脐部，使脐内陷，然后将两侧腹壁向中线推挤，用宽胶布条横向跨越脐部紧贴在两侧腋中线之间的腹壁上，使腹壁皮肤在中线呈一纵槽。后者可用大于脐环的木片或硬币覆盖脐部，并用胶布加以固定。粘贴胶布之前宜先用安息香酊涂擦皮肤，这样可以增加胶布黏度，并减少皮肤对胶布的刺激性反应。另应每隔 1~2 周更换 1 次胶布。

成人脐疝无自愈可能，且易转为难复性或发生嵌顿，更有因疝囊外覆盖的组织较薄而自行破溃的可能，故应在消除腹压增高因素的前提下，尽早进行手术治疗。

脐疝手术修补较为简单，在游离疝囊、回纳内容物、结扎疝囊颈之后，适当游离疝门周围组织，酌情分层进行横向或纵向缝合疝门及邻近各层组织（特别注意腹直肌前鞘的缝合），多能获得满意的效果。对于疝门较大的脐疝或偶然发生的手术后复发，可用假体网片植入或贴补以加强缺损区。手术时应注意保留脐眼，以免对病人（特别是小儿）产生心理上的影响。

脐疝手术后也宜用腹带捆缠腹壁以利手术创口的愈合。

（陈孝平）

第六节　其他腹外疝

一、白线疝

白线疝是发生于腹壁中线（即白线）的腹外疝，绝大多数发生于脐与剑突之间（在两者中点的较多），故也称腹上疝。其所以好发于上腹是因为上腹部两侧腹直肌内缘之间的距离较宽，白线区腹壁缺乏坚强的腹直肌的保护而强度较弱所致。此外，白线是由两侧腹直肌前、后鞘合并后融合而成的。融合处两侧肌鞘纤维交错成网状，这一结构可使白线作出形态和大小改变以适应在躯体活动或腹壁呼吸活动时的变化，如在伸长时白线变窄，缩短时变阔。但当腹胀时需同时伸长和展宽，较大的网眼即成为白线上的薄弱点而导致疝的发病。此种薄弱点偶然可有多个同时存在，故白线疝可能多发。由于网眼本身不会很大，故白线疝的疝块往往也很小。

腹上部白线深面是镰状韧带，故首先从白线缺损处（疝门）突出的是该韧带中的脂肪组织，后者突出时又把覆盖镰状韧带的腹膜牵出而形成疝囊，给内脏（主要是大网膜）创造了突出的条件。由于疝门一般不大，小肠进入疝囊的机会很少。网膜突入疝囊可能发生粘连（约 10%），但很少发生嵌顿。下腹部两侧腹直肌靠得较紧密，白线部腹壁强度较高，故很少发生疝。

早期白线疝疝块小、无症状，常不为病人所察觉。此时的疝块实际上是疝囊前的腹膜外脂肪，并非真止的疝囊内容物。以后因腹膜突出时的牵扯、进食以及体力劳动等，可能出现较明显的上腹痛，并常伴有嗳气、恶心、呕吐或消化不良等现象。有以上症状，同时腹白线某部分有肿块，尤其是可复位者，诊断应无困难，但实际上白线疝被漏诊或误诊为消化道疾病者并不少见。这是因为发病率低、疝块小，故常被经验不足的医师所遗漏，尤其是在平卧进行检查时，疝块已复位而疝门又小，以致不能发现问题。即使是平卧后疝块并未消失，因疝块小而且是腹膜前脂肪组织，容易与皮下脂肪相混淆而仍可漏诊。所以，凡遇有上述症状的病人，应以一个手指顺白线自剑突至脐进行仔细触摸，才有可能触及其微小有压痛的肿块或白线上的缺损(图 44-15)。对于肥胖的病人更需仔细检查。如有疑问，应嘱病人坐起或站立进行检查，更易触及肿块。

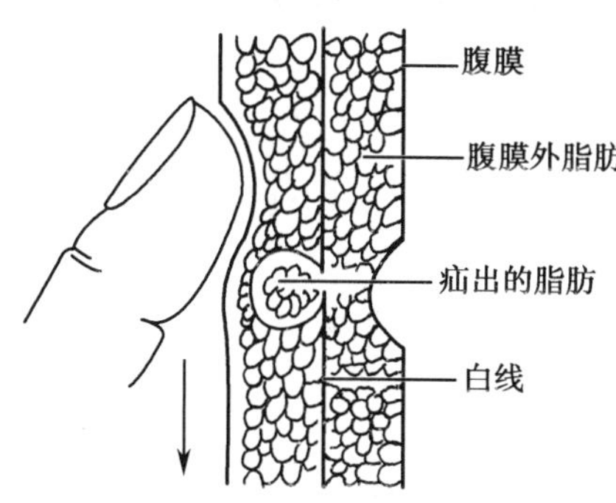

图 44-15　扪查白线疝疝块或疝门示意图

小而无明显症状的白线疝可不必治疗，症状明显者则需手术修补。修补时一般只需切除突出的脂肪组织，并缝合白线缺损和腹壁其他层次即可。如有疝囊可见，则结扎囊颈、切除囊体或将其推入疝门内，然后缝合缺损。白线缺损较大者，可用合成纤维网片修补。手术效果通常是满意的。

二、腰疝

腰疝有上、下之分。上腰疝突出于由第 12 肋骨和后下锯肌下缘、腹内斜肌后缘、骶棘肌前缘所形成的上腰三角(Grynfeltt-Lesshaft 三角)；下腰疝则突出于由外斜肌后缘、背阔肌前缘、髂嵴所形成的下腰三角(Petit 三角)。两者都较少见，但前者略多于后者。腰疝一般发生于瘦弱、年迈、肌萎缩、腹内压增高、创伤或手术引起的或其他原因引起的腰肌薄弱或萎缩者。有时为先天性肌发育不良，也有因腰部外伤所致。

病人的主要表现是腰部位置相当于上述三角区范围、具有咳嗽冲击感的可复性肿块或膨隆，疝块柔软，较易还纳。其他自觉症状一般较轻微，包括腰背痛或腰部坠胀感，偶有恶心或腹痛。腰疝的基底多较宽，嵌顿绞窄者不多，约 10% 左右。

腰疝需行手术修补。疝门小者，把所属腰三角周边的肌拉拢缝合即可；疝门大者，不宜勉强拉拢，可采用阔筋膜、腰筋膜等移植修补，或行假体网片植入，以及腹腔镜经腹膜后间隙补片修补术。对于症状轻微或年老、体弱有手术禁忌者，可用弹性绷带捆束腰部。

三、闭孔疝

腹腔器官经髋骨闭孔向股三角区(由腹股沟韧带、内收长肌内缘和缝匠肌内缘组成)突出的腹外疝称为闭孔疝。

闭孔由坐骨和耻骨环抱而成。此孔的盆腔侧的大部分被附着于孔周的闭孔筋膜所覆盖，但其前上部被闭孔神经和闭孔动、静脉穿越处则无筋膜覆盖，仅有腹膜和一些腹膜外组织遮蔽。神经和血管穿越的通道为闭孔管，其方向为向前、向下、向内，管长 2~2.5cm，管的下口在股三角区深层、耻骨肌深部的闭孔外肌上方。闭孔疝时，疝块应出现于股三角上内角深层、闭孔管外口的前方，有时则从闭孔外肌纤维束之间穿出。闭孔动脉在疝囊颈外侧，神经则在动脉上方。

闭孔疝发生于女性者多于男性(6∶1)，高龄或瘦弱者较多。这与女性骨盆宽大、承受更多腹内压力，闭孔上口略大于男性(一般可容纳一手指尖)，妊娠使腹内压增高并使盆壁组织松弛等因素有关。疝内容物以小肠为主，有时可为结肠、膀胱或卵巢。

闭孔疝的疝块位置深，体表肿块往往不明显，故容易漏诊或误诊。病人的主要症状是闭孔神经受压引起腹股沟区、股内侧的疼痛，并放射到膝部，有麻木感或感觉异常(Howship-Romberg 征)。屈曲、内收髋部时疼痛可减轻，疝嵌顿时则疼痛加剧如刀割样。此征是闭孔疝的特征性表现，但各报道的阳性率差别悬殊，高者可达 80%，低者仅 15% 左右，平均为 50%。阳性率的悬殊差别与病史采集不详或病人主观上的忽略有关，因为不少病人在手术后追询其病史时能证实此征的存在。另有一些病人,此征虽呈阳性,却被误认为风湿性关节炎或神经痛,应予警惕。

除 Howship-Romberg 征外,病人可因腹膜受牵扯而出现嗳气、恶心等症状。如进行阴道或肛内检查,可在阴道或直肠侧方触及具有压痛的肿块,压迫肿块可出现或加重 Howship-Romberg 征。

闭孔疝疝门缺乏弹性,容易发生嵌顿,因易复性者多未被诊断,因此以急性肠梗阻就医者比例较高,其中还有不少以不明原因的肠梗阻而进行手术探查,至术中才确定诊断者。肠管壁疝在嵌顿性闭孔疝中发生率比其他腹外疝为多,因此有些病人并无肠梗阻表现。

闭孔疝一经发现,应尽早手术。不管开放手术或者腹腔镜手术,首选腹膜后入路,因为该入路可直接到达疝的部位。进腹后经疝囊颈夹住疝囊体底部,将疝囊翻至腹内并切开,可显露闭孔管上口,缝合其旁闭孔内肌和闭孔筋膜即可封闭此口。如缝合时张力偏高,则宜用假体网片贴补。最后即可结扎疝囊颈并切除囊体。回纳嵌顿肠管有困难时,需切开股三角区,自下而上将疝内容推向腹腔。

疝带有诱发绞窄的可能,不可采用。早期嵌顿性闭孔疝也不可试用手法复位。

四、半月线疝

半月线是相当于腹直肌鞘外缘的、伸展于第 9 肋骨和耻骨结节之间的一条弧线,也就是腹内斜肌腱膜分裂为两层分别融入腹直肌前、后鞘之处。经半月线突出的腹外疝即为半月线疝(也称 Spigelian 疝)。理论上它虽可发生于此弧线的任何部分,但发生于脐水平以下者占多数,因腹直肌后鞘终止于此水平而形成一薄弱区。

病人的自觉症状是患处疼痛和 / 或有肿块出现,并随腹压增高而使疼痛加剧。但此疝常以腹壁间疝形式出现,疝囊越过横筋膜后在腹外斜肌深面伸展,因此肿块不易被察觉。此外,半月线疝疝囊如同白线疝,突出时也常有腹膜外脂肪为其前导,触及的肿块(通常见于较瘦弱的病人)可被误诊为脂肪瘤。鉴于以上各情况,其诊断一般较困难。由于此疝易嵌顿,往往是在嵌顿后因肠梗阻进行手术时才被发现和确诊。由于疝位于腹外斜肌腱膜下,常表现为无隆起的局部疼痛。腹部超声或 CT 可作为诊断的依据。

半月线疝应行手术处理,手术原则与其他腹外疝相同。由于疝门多不大,通常可借单纯缝合消除缺损。

(陈孝平)

第四十五章
外科急腹症

第一节　现代医学的诊断和治疗原则

急腹症是以急性腹痛为主要表现的临床综合症状，而不是指某种单一的疾病。除了外科疾病外，内科、妇产科、神经科以至于全身性疾病都可引起或表现为急性腹痛。急腹症很常见，几乎每个人在一生中都有过急性腹痛的经历。外科急腹症是泛指常需手术治疗的腹腔内非创伤性急性病变，是许多种急性病变的集中表现，对一个病人来说毕竟是由某一具体疾病引起，接诊医师应该作出疾病的诊断。然而由于引起急性腹痛的病种繁多，腹腔内各器官多层次紧密毗邻，临床表现十分复杂，情况又多变，再加上病人对疾病反应和耐受的差异，有一部分病人常难以迅速作出诊断，但应尽可能作出正确的判断，所谓判断是指确定有无外科情况，如果确属外科急腹症，是否需要急诊手术探查，抑或先采用非手术治疗，暂时观察一段时间，并进行各种必要的检查，以明确诊断。由于导致急腹症发生的诸多疾病中，多数是常见病，如急性阑尾炎、急性胆囊炎、溃疡病急性穿孔、急性肠梗阻之类，所以急腹症在外科急诊工作中每天都会遇到，在一般综合医院中，约占普通外科病人的25%以上。多数急腹症发病急剧，腹腔内病变为进行性，发展较快，如果病人就诊过晚，或接诊医师诊治不及时甚至失误，可造成一定的死亡率。另外，多学科协作(multi-disciplinary team，MDT)诊治模式是以循证医学理念为引导，以多中心的随机临床研究为基础的，以新型的会诊体系为特点的新型的医疗模式。强调并加强学科合作和学科间交叉互动。可使病人得到系统的、规范化的治疗，减少医疗费用，促进快速康复。如肿瘤引起的结直肠急性肠梗阻应用肠镜支架引流去除梗阻后，采取择期手术，一期吻合。胆管结石术中应用胆道镜探查，防止结石残留。肝脓肿在CT引导下或超声引导下经皮经肝穿刺引流，或辅助抗生素治疗。

一、急性腹痛的发病机制

急腹症的突出症状是急性腹痛，而腹痛的症状又多种多样而且多变，同一疾病可以表现不同的腹痛，不同的疾病也可以表现类似的腹痛，腹痛的轻重程度，以及病人本人对腹痛发作和性质的叙述更因人而异，相应的体征在不同病人的身上又不完全一致，所以急腹症的诊断常有一定困难。腹部疼痛的感觉不同于体表，有其特殊的感觉途径并相互掺杂，因而了解急性腹痛发生的机制，掌握其发生和变化的规律，对诊断是很有帮助的。

来自腹腔各器官的生理性和病理性刺激，通过自主神经传入中枢神经系统。内脏神经的传入纤维属自主神经系统，其神经末梢的感受体广泛存在于空腔器官的腔壁和实质器官的被膜之中。腹腔内绝大部分器官，包括食管下段的传入纤维循交感神经通路上行，经腹腔神经丛及内脏大、小神经，交感神经干神经节和白交通支，进入脊髓后神经节而达脊髓后角，交换第2神经元交叉至对侧，沿脊髓丘脑束上行至丘脑。

膀胱底部、肾、子宫体部和底部、卵巢、输卵管以及睾丸也和腹腔其他器官一样，其传入纤维循交感神经途径上行，而来自盆腔的膀胱体部、颈部、前列腺、子宫颈部、直肠和乙状结肠末端的传入纤维则循盆腔副交感神经通路，经腹下神经丛进入骶髓。

腹壁及壁腹膜的感觉通过躯体神经，即脊神经传入，和体表的感觉无异。

在生理性刺激下，传入的冲动不为人所察觉，以此完成内脏各种功能的调节反射。但如刺激超过一定强度，达到疼痛阈，则成为病理性刺激而有感觉或产生疼痛，实验证明用玻璃棒顶压胃黏膜及胃壁，压力在 2.94kPa 时即感到不适，随着压力的继续增加而感到疼痛。内脏的感觉还和产生刺激的速度和时间有关，突然受到一定强度的刺激远比缓慢受到渐进的刺激所产生的疼痛感觉为重。比如胆道发生急性梗阻，压力骤然上升，尽管胆道尚无扩张，却产生剧烈疼痛，而慢性进行性胆道梗阻，虽然胆管已有明显扩张，但并不产生疼痛。此外，疼痛的发生和疼痛阈的高低也有关系，有些情况特别是存在炎症时，疼痛阈降低，对疼痛更为敏感。

腹部的疼痛感觉有三种。

(一) 内脏痛

腹膜由相互连续的脏腹膜和壁腹膜构成，虽然都源于中胚叶，但在发生过程中由不同的神经分别长入，壁腹膜紧贴腹壁，由脊神经支配，脏腹膜由自主神经，或称内脏神经支配，包括交感神经和副交感神经，脏层腹壁覆盖包裹腹腔内各个器官，形成各器官的被膜。内脏痛即真性内脏痛，病理性刺激完全由内脏传入纤维传导，躯体神经未参与。内脏痛有以下一些特点。

1. 定位不明确　常表现在中线附近，性质为深在的弥散性隐痛，病人很难指出确切的疼痛部位。定位模糊的原因除内脏传入纤维本身的解剖和神经生理特性外，不同部位的冲动均通过腹腔神经节或腹下神经节再传入脊髓，容易发生交错和重叠。此外，一般体表感觉可借助视觉来定位，而内脏痛则无此条件。内脏痛的定位虽然模糊，但大致有节段性的区分，只是由于消化道各部分均起源位于中线的胚胎原肠。前肠发育成胃、十二指肠、肝、胆囊、脾和胰腺，中肠发育成空肠、回肠、阑尾、升结肠和近侧 2/3 的横结肠，后肠发育成脾曲以下的结肠，直至直肠下端，但不包括肛管。所以来自前肠器官的疼痛表现在上腹部，中肠器官的疼痛在脐周围，后肠器官的疼痛在下腹部(图 45-1)。

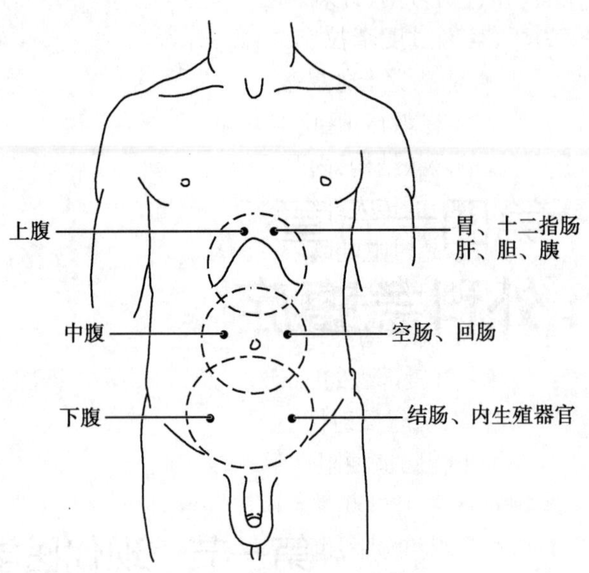

图 45-1　内脏痛的部位

由于内脏传入神经，循交感神经以及盆腔的副交感神经通路进入不同的脊髓段，一定强度的冲动传入后，使疼痛的感觉限于相应脊髓段的范围。腹腔内有多条自主神经通路，如内脏大、小、最下神经、骶神经等，最后分别进入腹腔神经丛和腹下神经丛(骶前丛)。腹腔神经丛又分出膈丛、肝丛、脾丛、肠系膜上丛、胃上丛、肠系膜下丛、主动脉丛、肾丛等次级丛。腹腔内脏器的神经通路与进入的脊髓段如表 45-1 所示。

表 45-1　腹腔器官的神经通路与脊髓段

器官	神经通路		脊髓段
膈周边部分	肋间神经 7~12		胸$_{7\sim12}$
中央部分	膈神经		颈$_{3\sim5}$
肝、胆、胰、脾	内脏大神经	腹	胸$_{7\sim9}$
胃、十二指肠	内脏大神经	腔	胸$_{7\sim9}$
小肠	内脏大神经	神	胸$_{9\sim11}$
结肠、阑尾	内脏小神经	经	胸$_{11\sim12}$
膀胱底部、子宫底、体部及附件、肾、输尿管、睾丸	内脏最下神经	节	胸$_{11}$~腰$_{1}$
膀胱体、颈部、子宫颈部、前列腺、直肠、乙状结肠末端	骶前丛		骶$_{2\sim4}$

2. 内脏痛的特殊性　内脏传入纤维多数为很细的无髓神经 C 纤维，直径在 2μm 左右，所含的有髓神经 A_δ 纤维也以直径 3~4μm 者居多，最粗不过 10μm 左右，远较躯体神经的 A_δ 纤维为细。细的神经纤维传导速度较慢，直径 <2μm 的 C 纤维，传导速度仅 2m/s，而躯体神经的脊髓 A_δ 纤维，直径 20μm 者可达 20m/s。内脏传入纤维及其在内脏感受体的数目也远较躯体神经稀少，感觉到的疼痛为慢痛，远不如躯体神经的快痛敏锐。内脏对外界的

强烈刺激，如刀割、针刺、烧灼等感觉很迟钝，但对张力变化，如过度牵拉、突然膨胀、剧烈收缩，特别是缺血，疼痛感觉十分灵敏。

3. 常伴有恶心、呕吐等消化道症状　呕吐中枢位于延髓的网状结构，内脏受到的刺激经传入纤维，包含迷走神经的传入纤维，传至呕吐中枢，当冲动到达一定强度，超过呕吐阈后，即兴奋附近的迷走神经背核，其传出纤维，主要是躯体神经成分，也含有迷走神经纤维，将冲动经相应神经传至膈肌、肋间、腹壁，以及咽、喉等部位的肌肉，轻者出现恶心，重者肌肉剧烈收缩，引起反射性呕吐。在急腹症时反射性呕吐有别于胃肠道梗阻性呕吐，后者主要是胃肠道内容物的逆反，呕吐频繁且呕吐量大，但由于梗阻时胃肠道的痉挛和膨胀，也间有反射性呕吐。

（二）牵涉痛

又称放射痛或感应痛，指内脏痛达到一定强度后，出现相应的浅表部位疼痛和感觉过敏，这种疼痛的发生有躯体神经的参与。内脏传入纤维在进入脊髓的解剖通路中，同时也有体表的躯体神经纤维加入，一同进入脊髓后角。不同的脊髓段有不同的躯体神经纤维参加。到达脊髓后角交换第 2 神经元。由于第 2 神经元数目较传入的纤维数目为少，有些内脏传入纤维和躯体传入纤维需要共用同一神经元，使两个似乎毫不相干的部位发生疼痛关联的现象，此即会聚 - 辐散（convergence-projection）机制（图 45-2）。

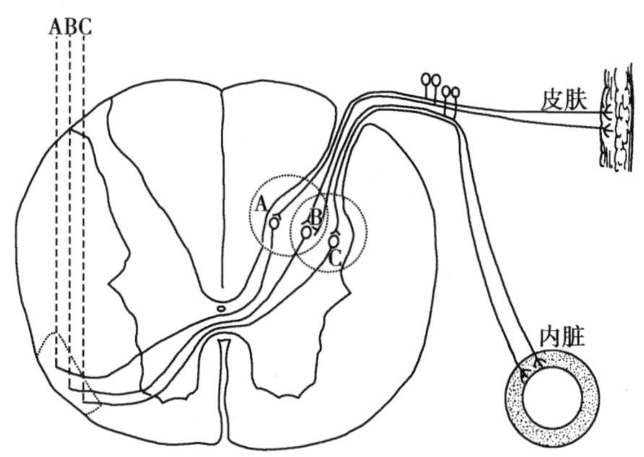

图 45-2　牵涉痛产生机制示意图

A. 传导体表感觉的后角细胞；B. 传导体表和内脏感觉的后角细胞；C. 传导内脏感觉的后角细胞

由于躯体神经对冲动的传导速度很快而且灵敏，所以内脏传入的疼痛刺激常诱发同一神经元所接受的躯体神经纤维感觉区的疼痛。牵涉区分布显然和不同的脊髓段有关(见表 45-1)。在脊神经中，膈神经作为深入腹腔的神经，有其解剖和功能的特点，膈神经来自颈髓 3、4、5，主要是运动神经，但也掺杂少量的内脏传入神经纤维。左、右膈神经经膈肌的腔静脉裂孔进入腹腔，分布于膈肌的腹膜面，并与内脏神经丛相关。右支通过膈丛接受肝被膜、冠状韧带及镰状韧带的传入纤维冲动，并可经肝丛和胆囊的传入纤维连接，左支通过膈丛和脾发生联系。膈肌的周围部位由下六肋间神经支配。

根据病变内脏和相关的浅表部位距离的远近，可分为：

1. 近位牵涉痛　例如胃十二指肠急性病变和胸 $_{7\sim9}$ 的脊神经支配区相关联，牵涉痛表现在上腹部。阑尾急性病变和胸 $_{11\sim12}$ 的脊神经支配区相关联，牵涉痛表现在右下腹部，腹腔内病变和牵涉区位置接近或基本重叠。

2. 远位牵涉痛　例如膈肌中央部分受刺激可牵涉到 $C_{3\sim5}$ 脊神经支配区，即同侧肩胛部位疼痛；胆囊急性病变也可经该通路发生牵涉痛；同样胸腔内病变刺激膈肌周围，也可牵涉下 6 肋间神经的支配区疼痛，表现为上腹部痛；输尿管的痉挛可牵涉腰 $_1$ 脊神经支配区，表现阴囊部位疼痛。病变部位和牵涉区距离较远，从表面上看二者似无联系。

（三）躯体痛

或称壁腹膜痛，即通常的体表疼痛，为壁腹膜受刺激后产生的痛觉，由于壁腹膜，可能包括一部分肠系膜，由相应段的脊髓神经司感觉，无内脏传入神经参与，其痛觉与体表疼痛无异，定位准确，痛感敏锐，传入冲动强烈时，在脊髓后角形成兴奋区，使同侧脊髓前角的运动细胞受到刺激，产生反射性肌紧张或僵直。

在某一急腹症的发展过程中，产生腹痛的机制有其相应的变化，虽然痛的表现受到很多因素的影响，但仍可大致了解其变化的一般规律。以急性阑尾炎为例。在发病的早期，阑尾的炎症和水肿较轻，或有阑尾梗阻，阑尾腔扩张，冲动沿内脏神经传入，产生真性内脏痛，腹痛表现在腹中线，通常是脐周围，病人很难明确指出腹痛的部位，疼痛的性质为隐痛。随着炎症的发展，阑尾肿胀加重，疼痛阈降低，传入的冲动变为强烈，兴奋脊髓后角的共同神经元，出现牵涉痛，病人感到疼痛转移到右下腹部，由于有躯体神经参与，疼痛部位较明确，程度也加重。最后阑尾浆膜开始有渗出刺激系膜及附近的腹膜，右下腹痛局限而剧烈，并有局部肌紧张。再以急性胆囊炎为例，发病时如果仅有胆囊张力的轻度增加，单纯内脏痛表现为上腹正中隐痛不适，如果发生在夜间，病人甚至没有这一段隐痛的感觉经历。一旦有结石嵌顿，胆囊剧烈收缩，或发生血运障碍，则强烈的内脏传入冲动诱发右肋缘下的牵涉痛，并可经膈神经放射至右肩胛区，疼痛剧烈，并随着胆囊的收缩而阵发性加重。等到胆囊炎性渗出侵及局部腹膜后，右上腹疼痛更重，局部肌紧张也很明显。

二、急腹症的诊断基础

急腹症的诊断实际上是对表现为急腹症的某一疾病的诊断，同时还应为力求诊断出病变发展的程度及波及的范围。比如早期急性阑尾炎可以诊断为急性阑尾炎，但如发展为局限性腹膜炎时，则应根据严重程度诊断为蜂窝织炎性阑尾炎或急性阑尾炎合并穿孔或坏疽性阑尾炎，因急腹症病情多较急，发展较快，诊断不但要准确，而且应迅速及时；当一时难以作出诊断时，也应将最可能的几种疾病列出，加上问号，或写明甲病、乙病待除外，不要轻易以笼统的"腹痛待查"作为印象。

急腹症的诊断过程由医师刚一接触病人即已开始，由病人的表现即可大致了解病情的轻重缓急。详细而准确的病史、全面和细致的物理检查、必要的实验室检查和特殊检查是诊断急腹症的基础。

(一) 病史

急腹症病人病情较急甚至危重，要求接诊医师迅速做出诊断，询问病史不宜泛泛而谈，应有重点和有针对性地引导病人叙述发病经过，必要时参考家属的补充或代诉，做到重要病史不遗漏，收集的资料准确可靠。急腹症的突出表现是急性腹痛，所以采取病史应以腹痛为重点，全面了解有关腹痛的一切情况，以及和腹痛有关的其他情况，重要的阴性症状也同样要注意，同时不应漏掉有关的既往史，女性病人应询问月经史。

1. 急性腹痛的现病史

(1) 开始腹痛至就诊的准确时间：应以小时计算而不应粗略的以天数或上、下午来表示。准确的时间常常对诊断帮助很大，例如溃疡病急性穿孔可以很快出现广泛的上腹痛，随之蔓延至全腹，特别是消化道内容物很快沿升结肠侧沟波及右下腹，而急性阑尾炎并发穿孔一般在24小时之后。

(2) 腹痛开始的部位和以后部位的变化：根据急性腹痛的机制来考虑病变的原发部位，例如胃、十二指肠、胆道、胰腺的病变一般表现为上腹正中疼痛，小肠、阑尾、右侧结肠引起的腹痛多在脐周围，左侧结肠、盆腔器官引起的腹痛主要为下腹。随着病变的发展，腹痛渐移向病变部位，最终以病变部位的腹痛最为明显。例如阑尾炎的疼痛在右下腹，胆囊炎在右上腹，胰腺炎在上腹部偏及左侧。

(3) 腹痛性质的变化：腹痛的性质常可反映病变的类型。阵发性绞痛是空腔器官痉挛性疼痛或梗阻性疼痛的表现，如肠梗阻、胆石症和泌尿系结石等，因平滑肌的间歇性强烈收缩而引起绞痛发作。持续性疼痛多为内脏的炎症，急性充血和水肿所致，壁腹膜的炎症造成的持续性腹痛更为严重。内脏突然缺血时，持续性腹痛尤为严重。持续性疼痛伴有阵发性加剧常表示上述两种情况同时存在，例如绞窄性肠梗阻，兼有肠襻缺血和近侧肠管痉挛性蠕动，胆囊结石合并急性胆囊炎也可以有这种表现。某些部位所表现的特殊牵涉痛对诊断很有帮助，例如急性胆囊炎牵涉右肩背疼痛，输尿管结石牵涉大腿内侧或阴部疼痛等。腹痛性质的变化可显示病变的发展情况，如阵发性绞痛发展为持续性剧痛说明急性肠梗阻已由单纯性演变为绞窄性；右下腹钝痛变为锐痛表示急性阑尾炎已发展为蜂窝织炎甚至穿孔导致局限性腹膜炎。

(4) 影响腹痛的因素：病人常感觉到在某种情况下腹痛加重或减轻，空腔器官痉挛性疼痛，病人常喜辗转翻身和按摩腹部，甚至愿意放置热水袋以减轻腹痛。如为器官或腹膜的炎症，上述动作或措施反而使腹痛加重。急性阑尾炎时病人有时有便意，但便后腹痛不减，而急性肠炎则便后觉轻松。

2. 腹痛的伴随症状　腹腔内的急性病变多发生在消化道，腹腔内的急性病变如腹膜炎或腹腔内出血也会影响消化道的功能，所以常伴有消化道症状，如食欲不振、腹胀、腹泻、不排便等，其中恶心和呕吐尤为常见，如急腹症不伴有任何消化道症状，应考虑腹腔以外病变产生腹痛的可能，其他的伴随症状如发热、排尿情况也应询问。

(1) 恶心和呕吐：腹膜或肠系膜突然受到强烈的刺激，如胃、十二指肠溃疡性穿孔或小肠扭转等，或者空腔器官的腔内压力突然增加以及痉挛，如胆道被结石阻塞、肠梗阻诱发近侧肠管强力收缩等，均可引起反射性呕吐，呕吐频繁，但呕吐物不多。胃和小肠梗阻，可发生梗阻性呕吐，呕吐量较大，梗阻位置越低，呕吐量越大，呕吐物的性状应了解，有助于判断梗阻的位置。

(2) 排便情况：主要帮助鉴别有无肠炎，但肛门下坠感和里急后重也可以是盆腔炎症或积血刺激直肠的表现。此外如有黏液血便应考虑到肠套叠的可能，暗黑色血便还需想到肠系膜血管栓塞或缺血性肠炎。

(3)发热：外科急腹症一般都是先有腹痛，然后逐渐有体温上升，但胆道感染，如急性梗阻性化脓性胆总管炎往往在腹痛发作后很快就有高热，常伴有寒战。如腹痛开始以前即先有高热，应更多想到内科疾病。

3. 发病诱因　注意了解急性腹痛开始前有无过度饱餐、饮酒、剧烈活动、精神紧张、生活习惯的突然变化以及外伤等，对诊断可提供线索，例如暴饮暴食常是急性胰腺炎、急性胃扭转或急性胃扩张的发病诱因，饱食后剧烈活动可导致小肠扭转的发生；腹部有外伤史则不属于急腹症范畴，而考虑腹部损伤的各有关问题。

4. 既往史　有意义的既往史对急腹症的诊断很有帮助，溃疡病急性穿孔的病人多有溃疡病史，特别是近一时期症状加重或饮食不规律，胆石症常有反复发作类似腹痛的历史，有腹部手术史应想到急性粘连性肠梗阻的可能。目前由于各种检查手段，特别是影像学检查的进步和普遍应用，不少病人都可能对自己的既往病史有所了解，如胆石症、肝囊肿、溃疡病等，应注意了解这些情况。

5. 月经史　女性病人应注意询问月经史，生育年龄的妇女的急腹症需与妇科急腹症相鉴别，而妇科异位妊娠破裂常有近期停经史，卵巢滤泡破裂出血约发生在月经周期的中期，卵巢黄体破裂出血多发生在下次月经之前。急性盆腔炎常有月经量过多，卵巢囊肿扭转可以有少量不规则性出血的历史。

（二）物理检查

急腹症是一种严重情况，常因存在感染中毒、脱水等而危及全身。检查病人首先要注意全身情况，包括脉搏、血压、呼吸、面部表情、神志，有无脱水、苍白、黄疸等。体位也需注意，腹腔内有炎症时病人平卧不敢活动，如病人频繁翻身，屈膝弓腰，按摩腹部，常为痉挛性疼痛表现。心、肺情况不容忽视，有助于排除引起腹痛的腹腔外原因。然后着重腹部检查，应按顺序进行。

1. 视诊　腹式呼吸减弱或消失表明有腹膜炎存在。全腹膨隆提示有低位肠梗阻，局部膨隆或双侧腹部不对称可能为肠扭转或闭襻型肠梗阻。胃型为急性胃扩张的表现。肠型及蠕动波常是机械性肠梗阻的体征，但在正常情况下，年迈且消瘦的病人，因腹壁很薄，也可看到肠型，怀疑肠梗阻时，应查看一下腹股沟区，排除嵌顿疝引起的肠梗阻。

2. 触诊　获得准确触诊资料的条件是放松的病人、检查者温暖的手和轻柔的动作。触诊应由怀疑病变部位或病人感到疼痛最重部位的对侧开始，逐渐移向病变部位，注意两侧对比。婴幼儿的触诊最好在啼哭间歇吸气时再下按，触诊时应注意病人面部表情的变化，一般来说，压痛程度的指标是：病人只回答疼痛，为轻度；同时面部有表情变化，为中度；如身体有震动或呼叫则为重度。在触诊时还应注意有无肌紧张和肌紧张的程度，此为炎症的可靠依据，但需注意与病人有意识的绷紧腹肌相区别，和病人谈话或嘱病人平静呼吸可避免病人的自主性肌紧张。轻度肌紧张或肌抵抗，在按压时出现，为内脏痛的防卫机制，提示该部位的内脏有炎症。明显的肌紧张即肌肉强直，在未按压时即已存在，触诊时检查者略加按压即感到该处肌僵硬，甚至如木板样，为腹膜反射，说明该处壁腹膜已受到刺激，有腹膜炎存在。反跳痛是触诊时应检查的另一重要体征，在按压至一定深度后突然抬手，腹膜随着被压下的腹肌突然复位或反弹，如病人感到突然疼痛则为阳性，提示有腹膜炎存在，但应注意假阳性和假阴性。出现假阳性的原因多为病人无思想准备，检查者突然抬手使病人惊恐，再次检查更不准确，也可能是按压过深，内脏有移位，抬手时内脏突然复位而产生疼痛。出现假阴性的原因可能是病人腹膜炎过重，压痛和反跳痛已经无法区别，也可能是腹肌强直，腹膜不能被下压移位，或者是检查者按压深度不够，均不能造成腹膜反弹。触诊应注意有无包块，由于常有肌紧张存在，往往不能清楚摸到。如果能触及肿块则对诊断有帮助，如肿大的胆囊、扭转的卵巢囊肿或闭襻的肠管等。在触诊时应考虑到老年或衰弱病人，以及休克病人，由于反应迟钝，体征与腹腔内病变程度常不符合。

3. 叩诊　鼓音表示肠管胀气。移动性浊音表示腹腔内有大量渗出液或有积血。深叩痛提示腹腔内脏器有炎症，浅叩痛有助于确定有无反跳痛存在。肝浊音界缩小或消失表示胃、十二指肠或结肠等含气的空腔器官有穿孔。如腹部有局限性隆起，叩诊可帮助鉴别是膨胀的空腔器官还是实性肿物。

4. 听诊　主要是了解肠蠕动音的变化，对诊断有重要的参考价值。肠蠕动音是否正常，需根据其频率和音质来判断。频率可分为3种，肠蠕动音基本上连续不断为活跃；听诊1分钟以上出现一次肠蠕动音为减弱；听诊至少两个部位，每个部位2~3分钟仍听不到肠蠕动音可判断为消失。需要注意听诊的时间要够长，不宜草率即得出肠蠕动音消失的结论。关于音质可分为正常、亢进、气过水音、金属音等几种。肠蠕动音减弱或消失说明有弥漫性腹膜炎存在。肠蠕动音活跃、高亢或有气过水音为急性肠梗阻的特征。麻痹性肠梗阻时可听到断续的轻敲金属的声音，为淤滞的肠内容，在麻痹的肠管中溢出气泡，震动高度扩张的肠壁所致。腹腔外疾病表现为急腹症者，肠蠕动音一般不会出现异常。

5. 直肠指诊　对于诊断不能确定的病人，是必要的检查。盲肠后位阑尾炎右侧直肠壁可有触痛，老年人结肠梗阻如摸到坚实粪块可考虑为粪块堵塞，肠套叠常有血性黏液沾污指套，妇科急症如急性盆腔炎、卵巢囊肿扭转等可有宫颈举痛或摸到肿物。

（三）实验室检查和特殊检查

1. 实验室检查　白细胞计数是必要的检查，有助于判断腹腔内有无感染或感染的严重程度，但需注意老年人或衰弱病人不一定升高或升高程度较轻。怀疑内出血或脱水时应查血红蛋白。尿淀粉酶是诊断急性胰腺炎必不可少的检查。胆道疾病病人应查尿胆素和尿胆原。尿中有红细胞应考虑泌尿系结石的可能。大便镜检可确定有无肠炎。有的病人需作血象的白细胞分类确定有无感染，作血细胞比容以证实贫血或脱水的程度。上述各项均为接诊时必要的实验室检查。对疑难或危重病人，在作出初步诊断或一般判断后，仍需进行血液或尿液的其他生化检查和特殊检查，如血电解质、血淀粉酶、血胆红素、肝、肾功能、血气、尿紫质等，可根据情况作相应的检查。失血的病人应检查血型。

2. 腹腔穿刺　诊断困难的病人，如腹部叩诊有移动性浊音存在时，可做腹腔穿刺，常能获得非常有价值的资料。穿刺点选择在右侧或左侧下腹部叩诊浊音处。腹水不多时，让病人侧卧片刻再于靠床一侧穿刺，阳性率较高。穿刺用普通 20ml 针管和针头即可，肥胖病人宜用长针头，穿刺于局麻后进行。穿刺液为血性，说明腹腔内有出血，淡血性提示有绞窄性肠梗阻或肠系膜血管栓塞的可能。穿刺液为浑浊液体说明有化脓性腹膜炎，多为消化道穿孔引起。如为胆汁性液体，可能是上消化道穿孔或胆囊穿孔。怀疑急性胰腺炎时，一般可穿刺吸出淡血性液体，淀粉酶明显升高。穿刺液应送镜检，并作细菌学检查。如穿刺无所获，可注入等渗盐水至少 500ml，然后再抽吸作涂片，如红细胞多于 $0.1\times10^{12}/L$，或白细胞超过 $0.5\times10^{9}/L$，则有诊断意义。病人无移动性浊音或肠管有明显胀气时，不宜做腹腔穿刺。

3. 影像学检查　目前由于各项影像学检查手段的进步，在急腹症诊断中的价值已越来越重要。

（1）X 线透视或 X 线片：胸部检查可帮助诊断有无肺炎或胸膜炎。站立位腹部 X 线检查如发现膈下有游离气体一般可确定有空腔脏器穿孔，50ml 的气体溢出即可显示。肠梗阻时可看到积气的肠管和液平面，包括结肠在内的广泛肠管积气为麻痹性肠梗阻的特点，孤立肠管扩张伴有液平面应想到闭襻型肠梗阻的可能。腹部平片可显示有无泌尿系结石。钡灌肠造影在肠套叠和乙状结肠扭转时有典型的杯状或鸟嘴状改变。对已能作出诊断或诊断不明但确认已有腹腔内感染的病人，一般不宜采用钡灌肠检查。

（2）B 型超声检查：由于无损伤，而且简便、经济，必要时可作为首选的影像学检查。因能准确判断有无肝内外胆管扩张，胆囊有无肿大，胆囊壁有无增厚水肿，对急性胆囊炎，梗阻性胆总管炎，特别是伴有黄疸者有重要的诊断价值。对肝脓肿、肝恶性肿瘤破裂以及寄生虫性和非寄生虫性囊肿破裂均可提供诊断依据。B 型超声检查也为诊断急性胰腺炎、肾周围感染、腹腔内脓肿、腹腔内实性肿瘤以及动脉瘤并发症等提供有价值的诊断依据。B 型超声检查对不典型急性阑尾炎的诊断也有帮助，正常的阑尾 B 型超声不易显示，而有急性炎症时则能扫查到肿胀的阑尾和阑尾渗出所致的周围暗区，还可以显示阑尾腔内粪石及钙化，结合挤压检测压痛部位，可以提高诊断率。B 型超声检查还有助于鉴别妇科急症，如卵巢囊肿扭转、异位妊娠等。

（3）CT：因费用较高，一般不作为首选，B 超检查后如有必要可作 CT。对实性器官的占位性病变，如肝脓肿、肝癌破裂等的诊断帮助很大。增强扫描对急性坏死性胰腺炎的诊断，了解其坏死范围和胰腺周围的侵犯都很有意义，还可动态观察坏死的发展。此外 CT 还有助于发现腹腔内的急性病变，如膈下脓肿、盆腔脓肿，以及腹主动脉夹层动脉瘤等。

（4）选择性动脉造影：在怀疑腹腔内血管疾患，如肠系膜血管栓塞、缺血性小肠或结肠炎时可采用。主动脉瘤破裂、脾动脉瘤破裂引起的急腹症也可采用。胆道出血伴发急性腹痛时，这种检查对诊断也很有帮助。对确认腹腔内有大出血，情况危重的病人，不宜作血管造影来诊断及定位，以免延误病情，应直接开腹探查。

（5）内镜检查：除非伴有上消化道出血的急腹症，一般不采用胃镜检查，但可疑有结肠梗阻或伴有下消化道出血的急腹症病人可采用纤维结肠镜检查。上腹部疼痛而又无全身和腹部感染迹象的病人，在经过其他各项必要的特殊性检查仍不能明确诊断时，可考虑作逆行胰胆管造影以排除胆道和胰腺疾病。

(6) 腹腔镜检查：近年来诊断性腹腔镜检查已用于疑难的急腹症，特别是不能排除妇科急症的病人，腹腔镜检查除可发现病变外，还可除外某些可疑的病变，通过腹腔镜及屏幕显像用肉眼进行直接观察，对有适应证的疾病，如急性胆囊炎、急性阑尾炎、肝囊肿破裂、异位妊娠等还可同时进行腹腔镜手术治疗。由于病人需进行麻醉和腹腔内充气，以及需要腹腔镜检查的仪器设备，使用受到一定的限制。

三、急腹症的鉴别诊断程序

急腹症的诊断在通过鉴别诊断后才能确立，鉴别诊断实际上从接触病人，采取病史和物理检查时即已开始。在进行鉴别诊断时要求对一些常见病的特点先有基本的了解，同时在肯定和排除某一些疾病的过程中也要有一定的步骤和程序，才能考虑全面、思路清晰不致遗漏重要的病史和体征以及有意义的线索。一般按以下的程序进行思考。

（一）是否是腹腔以外疾病引起的腹痛

腹腔以外的疾病包括一些全身性疾病和胸部以及神经系统疾病均可有急性腹痛的表现。这些病人多有其他系统性疾病或其他器官的疾病，如果出现腹痛也应视为其他病的伴随症状，了解到这些情况并掌握了急腹症的特点，鉴别并非十分困难，当然患有系统性疾病的病人如果发生外科急腹症也不是没有可能，则仍属于急腹症的范畴。

1. 大叶肺炎或胸膜炎　可刺激横膈的周围部分，通过下6肋间神经而牵涉上腹部疼痛，甚至在出现胸部和呼吸道症状之前即有腹痛。如果注意到大叶肺炎或胸膜炎在发病初期即有体温升高，不伴随消化道症状，上腹部压痛虽较广泛，但深压时并不增重，无反跳痛，肠蠕动音正常，呼吸加快，则不难鉴别。肺部体征及X线片异常表现常在发病24小时候才显示出来，所以无肺部阳性发现时，不宜匆忙排除此类疾病。

2. 急性心肌梗死或急性心肌炎　偶可牵涉上腹部痛，急性心肌梗死多见于老年病人。这类病人特点是病情危重，而腹部体征与病情不相符合。有可疑时应作心电图检查或拍胸部X线片。

3. 全身性疾病　不少可表现有急性腹痛，但较罕见。如内分泌和代谢性疾病中的尿毒症、糖尿病危象、艾迪生病危象、血紫质病、急性高脂蛋白症等；血液病中的急性白血病、镰状细胞贫血危象等；炎性疾病中的急性风湿热、系统性红斑狼疮、多发性结节性动脉炎等。有些金属中毒可致肠痉挛性绞痛，如长期与铅接触而发生铅中毒，误食毒鼠剂或脱毛剂而发生铊中毒等。吸毒者突然中止吸毒后可诱发腹部绞痛。

4. 神经系统疾病　如脊髓结核危象，胸腰椎骨关节炎，梅毒性脊髓结核，癔病性腹痛等。

（二）是否是胸腹壁疾病引起的腹痛

1. 肋间神经痛　可在该神经分布的区域内出现剧烈疼痛，并伴有肌紧张和压痛，所以下6肋间神经的神经痛易与上腹部内脏病变引起的急腹症相混淆。病人一般无发热或仅有低热，无消化道症状，上腹部压痛广泛，并有皮肤过敏现象，沿神经走行可出现带状疱疹，白细胞计数不高。

2. 流行性胸痛（Bornholm 病）　为一种病毒感染，夏季多见，儿童和青少年发病率略高。多见有发热，数小时后出现胸腹痛，常同时有颈部、四肢和腰部的肌痛，但以胸腹壁肌痛最明显，活动时加重。白细胞计数不高。

3. 自发性腹直肌断裂或自发性腹壁深动脉破裂　多有过度用力、剧烈咳嗽或打喷嚏等诱因。突然出现腹部剧痛，持续性，腹式呼吸及活动时加重。腹部压痛表浅、局限，肌肉僵直甚至有包块，肠蠕动音正常，无消化道症状及全身症状。

4. 腹部皮神经牵拉综合征　腹部皮神经的前支由腹直肌外缘向浅层穿出至皮下，如穿出处的筋膜裂孔因薄弱而扩大，腹膜外脂肪可嵌入，牵拉皮神经而发生疼痛。多见于肥胖的女性病人，常发生在咳嗽或用力等腹压突然增加之后。在腹直肌外缘有局限性压痛点，无腹部其他体征和全身症状。

（三）是否是内科急腹症

不少内科腹部急性病变可表现为急腹症，通常无需手术治疗。属于内科处理的疾病，务必和外科急腹症区分开，常见的有以下几种：

1. 急性胃肠炎　由产生肠毒素的金黄色葡萄球菌致病，表现为剧烈的腹部绞痛，伴有呕吐和腹泻。一般在进食后2~3小时发病，所以均可追问出近期不洁饮食史。腹部压痛较广泛，无局限性压痛点，腹软，肠蠕动音活跃。大便镜检有白细胞或脓球。因腹部X线检查偶可见小肠液平面而被误诊为肠梗阻。沙门菌属所引起的肠炎，一般在进食不洁食物后 8~24 小时发病，开始即有严重腹泻，伴有高热，一般不至于和外科急腹症相混淆。

2. 急性肠系膜淋巴结炎　小儿和青年多见。由于肠系膜淋巴结在回肠末端最丰富，临床表现酷似急性阑尾炎。病人常有上呼吸道感染史，消化道症状不明显，开始即有体温升高，右下腹压痛较广泛，压痛区有向左上斜行伸展的倾向。白细胞计数升高不明显。

3. 腹型紫癜（Henoch 紫癜）因肠管浆膜下和肠系膜以及腹膜的广泛出血引起的腹痛，为阵发性腹部绞痛，可以很剧烈，位置常不固定，多在两侧下腹部及脐周围，也可以是全腹疼痛，伴有恶心呕吐，常有腹泻，偶有血便。儿童和青少年多见，多有过敏史。

4. 急性非特异性盲肠炎　少见，极易误诊为急性阑尾炎。多伴有腹泻或黏液稀便，压痛点比阑尾炎高而且较广泛，发病 24 小时后或可摸到肿大的盲肠。

5. 肠蛔虫症　多见于儿童。表现为腹部绞痛，腹部无炎症体征，常可摸到蛔虫集聚于肠管内的包块。如导致肠梗阻或极少见的穿孔，则属于外科急腹症。

6. 原发性腹膜炎　主要见于极度衰弱或重病之后抵抗力明显低下的病人，如晚期肾病、肝硬化合并腹水以及重症肺炎之后。为血行感染，致病菌以溶血性链球菌为多见，其次为肺炎球菌和大肠杆菌（大肠埃希菌）。

7. 急性肝炎　有时因肝急性肿胀，肝被膜张力迅速增加，引起肝区剧烈疼痛，因常伴有黄疸，需和外科胆道急症疾病鉴别。

（四）是否是妇科急腹症

女性病人应除外妇科情况，必要时请妇科医师检查。

1. 卵巢滤泡破裂或黄体破裂　滤泡破裂多见于青年未婚妇女，发生于月经后 12~14 天。黄体破裂多见于已婚妇女，发生于月经后 18~20 天之间，尤多见于妊娠早期。腹痛主要由出血刺激引起，但因出血量不大，很少有急性失血症状。腹痛开始于右侧或左侧下腹部，比较剧烈，但有逐渐减轻的趋势，病人常有腹部下坠感，体温及白细胞计数轻度升高，腹部压痛较广泛，位置较低，腹肌紧张及反跳痛存在，但不严重。肠蠕动音较活跃。

2. 异位妊娠　输卵管妊娠破裂后，大量血液溢入腹腔而产生急性腹痛。病人多有急性失血征。多数病人有近期阴道不规则出血史。腹腔穿刺或后穹窿穿刺抽出不凝固的血液即可确诊。

3. 急性盆腔炎　已婚妇女多见，注意有无不洁性生活史。有明显的全身感染症状，近期白带常有增多，下腹压痛广泛，有肌紧张。直肠指诊两侧髂窝均有触痛，宫颈有举痛。

4. 卵巢囊肿扭转　成年妇女任何年龄均可发生，不一定有腹部肿块史。发病急，一侧下腹突然发生剧烈持续疼痛，可伴有恶心呕吐，早期全身症状不明显。有时下腹部可触及压痛包块，但阴道指诊多可摸到压痛的圆形肿物。卵巢囊肿还可发生囊内出血、继发感染及囊肿破裂等并发症，也需予以注意。

（五）外科急腹症的鉴别诊断

经过以上的鉴别诊断程序，将其他原因排除，才能对外科急腹症作出确认。一般遇到的外科急腹症约 30 多种，其中最常见的依次为急性阑尾炎、急性肠梗阻、急性胆囊炎或胆总管炎、溃疡病急性穿孔、急性胰腺炎。这几种病几乎占全部外科急腹症的 80% 以上。外科急腹症的诊断最好能确定具体疾病，比如急性肠梗阻要求能作出肠扭转、肠套叠、肠粘连等病因的诊断。虽然病种繁多，大致可归之于以下四大类。

1. 感染和炎症　腹腔空腔器官和实质器官的急性感染和腹腔的炎症是最常见的一类。感染由细菌引起，腹腔的炎症也可以是消化道，特别是上胃肠道的内容物强烈刺激所产生的化学性炎症，积血同样可导致轻度炎性渗出，但最终均导致继发性细菌感染。急性阑尾炎最为常见，在一般综合性医院里约占外科急腹症的 40% 以上。除胆道急性感染、溃疡病穿孔、急性胰腺炎较为常见外，其他如肝脓肿、肝囊肿或肝包虫囊肿破裂、急性坏死性小肠炎、急性克罗恩病、结肠憩室炎、Meckel 憩室炎、结肠脂垂炎，以及结肠癌、肠结核、肠伤寒、肠蛔虫病、阿米巴肠炎等并发急性穿孔也偶可碰到。

2. 腹腔内出血　由于大量积血刺激导致急性腹膜炎，但腹膜炎的表现较轻。无感染症状，而有急性失血症状。肝癌破裂较常见，其他如肝血管瘤破裂、自发性脾破裂、脾动脉瘤破裂、转移癌（如精原细胞癌）破裂等很少见。

3. 空腔器官梗阻　最常见的是急性肠梗阻，在急腹症中发病率仅次于急性阑尾炎和 / 或胆道感染。在分析发病原因以前应鉴别是单纯性肠梗阻还是绞窄性肠梗阻。胆囊颈部结石嵌顿、胆总管下段结石梗阻引起的胆绞痛也是较常见的原因。此外胆囊扭转、胆道出血、胆道蛔虫、慢性胰腺炎或胰石症导致胰管急性梗阻等并不很罕见。急性胃扩张属于幽门管相对梗阻。胃黏膜脱垂可阻塞幽门管引起剧烈腹痛。肾、输尿管结石是泌尿外科疾病，在诊断急腹症时常需鉴别。

4. 器官缺血　腹腔器官的急性缺血可产生剧烈腹痛。缺血的原因有两种，一种是血管闭塞，如栓子脱落造成肠系膜动脉的急性栓塞、门静脉系统梗阻继发肠系膜静脉血栓形成、急性缺血性结肠炎等。肝、脾等实质器官的血管瘤急性血栓及梗死，脾动脉瘤、肠系膜动脉瘤破裂或急性血栓形成，甚至腹主动脉瘤急性血栓形成也属于此类。另一种是内脏急性扭转造成缺血。小肠或乙状结肠扭转较常见，但一般先出现梗阻。急性胆囊扭转及胃扭转则以梗阻及张力急剧增加为主要的病理变化，随即有缺血性疼痛。此外脾扭转、大网膜扭转、异位脾或副脾扭转、结肠脂肪垂扭转等很少见。

5. 有些较罕见的急腹症，如腹主动脉夹层动脉瘤产生剧烈腹痛时由于大动脉剥离，很难归于哪一类。

绝大多数外科急腹症需要手术治疗，最终可以明确诊断。但包括外科急腹症在内的、因急性腹痛而就诊的病人，经非手术治疗而痊愈或缓解，其中有一部分病人最终仍未能明确，据国外大宗病例统计，这部分病人竟占全部急腹症病人的1/3，世界肠胃学会把这类诊断不明的急腹症称之为非特异性急性腹痛（non-spepcific acute abdominal pain，NSAP）。

四、急腹症的误诊原因

虽然要求对急腹症做出准确的诊断，但仍有一定的误诊率。引起急腹症的病种繁多，表现复杂，外科医师限于知识和经验，必然对很多问题不能认识。同一疾病发生在老年人，小儿，衰弱病人，妊娠妇女和一般成人即有不同表现，即或是同一疾病在一般成人中的表现也不一定毫无差别，临床表现可以典型也可以不典型。器官的解剖部位也影响临床表现，以急性阑尾炎为例，高位、后位、盆腔位的阑尾炎就会出现不同的症状和体征。外科医师应掌握充实的基本知识，不但要认识典型病例，还要了解各种各样的不典型病例和疑难病例，不断认真总结临床经验，提高诊断水平。然而，对于外科医师来说，造成误诊更主要的是主观上的原因，属于工作作风不认真、不细致，以及技术上的失误。

（一）没有采集完整的病史

询问病史不详细，不全面，或依靠他人所提供的病史，本人未能掌握第一手材料，或对疑点和漏洞不加追究，资料不足，信息不准，会因误导而得出错误的结论。此外在询问病史时，无疾病的明确分类概念和鉴别诊断程序，思维混乱，抓不住重点，不能将全部病史，包括现病史和既往史系统化，找出其中有机的联系，也是造成误诊的原因。例如只了解到转移性右下腹痛的病史，而未了解或注意上腹痛的突然发作，或迅速转移到右下腹的时间，因此将溃疡病急性穿孔误诊为急性阑尾炎。又如忽略了反复发作右上腹痛的既往史，或未重视急性右上腹痛的阵发性绞痛性质，而将急性胆囊炎误诊为溃疡病急性穿孔。

（二）体检方面的问题

1. 未做全面的体检　外科医师比较重视腹部的检查而遗漏了腹部以外的重要体征，造成误诊。例如没有做胸部检查而将肺炎或胸膜炎误诊为急性胆囊炎或溃疡病急性穿孔。又如考虑到肠梗阻而未检查腹股沟部，忽略了嵌顿的外疝，或未作直肠指诊而未发现粪块堵塞。

2. 没有重视或忽略了有意义的腹部体征，仅泛泛地进行一般的腹部检查。例如没有仔细地或有意识地触诊，而忽略了肿大的胆囊、病变的肠管或其他肿物。又如没有检查移动性浊音或肝浊音界，不注意寻找最重的压痛点等。腹部听诊不正规，过早地判断肠蠕动音消失或漏掉有意义的异常肠蠕动音，也常导致误诊。

3. 做腹部检查时过于急躁或粗暴，或未能取得病人的合作，因而不能得到确切的体征。例如触诊用力过重，或一开始就触诊最重的压痛部位，常常不能找到真正的压痛点。在体检时不耐心听取病人申诉，不仔细观察病人的反应，也会使对阳性体征的判断失误。

（三）遗漏了必要的辅助检查

例如怀疑泌尿系结石未作尿镜检，怀疑肠炎未查大便常规，怀疑急性胰腺炎而未查尿淀粉酶，怀疑溃疡病穿孔而未作腹部X线透视等。对于怀疑胆道疾病、肝癌破裂、急性胰腺炎等进行B超检查也是必不可少的。

（四）对病史和阳性体征做出错误的解释

对此有经验不足问题，但更重要的是判断和分析不当。例如下腹部摸到压痛的肿物，可能是扭转的卵巢囊肿，也可能是套叠的肠管或蛔虫团块。又如腹部X线透视有少量液平面，可能是肠梗阻，也可能是急性胰腺炎导致的局限性肠淤张，或者是急性肠炎。还比如腹部X线透视未发现膈下积气或叩诊肝浊音界仍存在，并不一定就可以除外溃疡病急性穿孔。所以参照病史来进行体检，通过体检的发现再追问病史，才能获取完整的客观资料，得出正确的诊断。

（五）过分相信某项辅助检查

有些辅助检查对诊断有一定意义，但病情复杂多变，可能影响其准确性，比如腹部X线透视未发现膈下积气，不一定就能完全除外溃疡病急性穿孔；血尿淀粉酶增高，不一定就可以确诊为急性胰腺炎；同样，淀粉酶不增高，也不一定就可以排除急性胰腺炎的诊断；B超符合或不符合急性阑尾炎的表现，也不应只靠此项检查做出诊断。目前先进的辅助检查日益增多，对急腹症的诊断确有很大帮助，但不应过分强调或依赖，须知辅助检查并非百分之百的准确，都可能有一定的假阴性或假阳性，在做诊断时，要结合整体情况来综合考虑。

（六）先入为主的误导

和其他任何疾病的诊断一样，在诊断急腹症时必须完全根据自己所掌握的客观资料，进行主动地分析，避免受到其他因素的干扰。切忌听到病人关于诊断的转诉，或其他医院的诊断，特别是上级医师的意见，就束缚住自己正常的临床思维过程，按照外来的思路来采取病史和进行体格检查。如果先入为主的诊断是正确的，则不致失误，当然对自己水平的提高不见得有利，如原来的诊断是错误的，必定会使自己受到误导，也作出同样错误的诊断。

五、急腹症的处理原则

外科急腹症多数发病很急，发展快，病情常很危重。处理的方针是及时，正确，有效。在作出诊断的同时，首先要对病人的全身情况做一估计，再对腹部情况进行判断，系统地考虑各项处理问题。病人是否属于危重情况，需要作何紧急处理。无论诊断是否明确，均应考虑病人有无急诊手术，包括开腹探查的适应证。如果暂时不需要手术，如何观察，在观察过程中，怎样掌握中转手术的指征。开腹探查的病人，术中明确诊断后，采取何种手术最为妥善，术中发现与术前诊断不符又如何处理。此外切口的选择，术后的处理也应加以考虑。凡此种种都是外科医师的考验，也都直接影响到病人的治疗效果。

（一）危重情况的估计

1. 年龄与死亡率有关　婴幼儿因不能及时发现病情，或就诊过晚，或病史不清，而且抵抗力差又不能耐受脱水，病情多较严重，发展快，变化也大。65岁以上老年人对急剧的病理生理变化常不能耐受，又常有心、肺等伴随疾患，死亡率较年轻人高，应根据情况降低各项危重指标的标准。

2. 病人出现血压偏低或休克，或急性弥漫性腹膜炎，伴有脉搏快（>130次/min）、高热（体温≥39℃）或体温不升（≤36℃）、烦躁、冷汗等严重感染中毒症状，白细胞计数>20×10^9/L或不相应升高反而低于正常，白细胞分类中性多核细胞增多等。

3. 黄疸伴有高热的病人，见于胆道系统严重感染，波及肝，容易发生感染性休克。

4. 病人因呕吐，腹膜炎，出现脱水征，尿少（留置尿管尿量<25ml/L）者。有明显体液或酸碱失衡，血清钠<130mmol/L，钾<3.5mmol/h，CO_2结合力<18mmol/L或>32mmol/L，碱丢失>4mmol/L或碱剩余>-4mmol/L。

5. 血氧分压<60mmHg（8kPa），说明病人有发生ARDS的倾向。

6. 长期慢性消耗性疾病及伴有严重营养不良和低蛋白血症的病人发生急腹症者。

7. 急腹症而伴有急性失血表现的病人。

8. 妊娠病人因盆腔充血，特别是下腹部炎症容易扩散，而且由于增大子宫的影响，不易得出准确的体征，诊断易延误，导致病情发展。

9. 腹部手术后近期出现急腹症，绝大多数和手术有关，如出血，吻合口漏，肠梗阻等，少数是腹腔内暴发性感染（如产气性细菌感染）、手术后急性胰腺炎或血管栓塞导致器官梗死等。病情多严重复杂，且腹部手术后，病人有关腹部症状的叙述和体征也常不明确，特别是腹部大手术后，一般情况本来就比较衰弱，使病情的处理十分困难。

（二）一般处理和重症监护

一般急腹症病人无需特殊处理，如需急诊手术则按一般术前常规备皮，禁忌灌肠，无论手术与否均应禁食。如病人有急性腹膜炎征，腹胀或准备进行上腹部手术，应放置鼻胃管行胃肠减压。病人有脱水时应予以补液。

抗生素的使用是一项重要措施，但注意合理使用。有感染表现的病人，在非手术治疗或围术期应给予抗生素，主要靠经验给药。感染较轻者给予一般抗生素，如庆大霉素、氨苄西林、阿米卡星、喹诺酮类等。稍重者给予头孢唑林（cefazolin），感染严重者则选用第二代头孢菌素如头孢呋辛（cefuroxime），第三代的头孢曲松（ceftriaxone）、头孢噻肟(cefotaxime)、头孢哌酮(cefoperazone)、头孢噻甲羧肟(ceftazidime)含有β-酰胺酶抑制剂的头孢菌素及亚胺培南(imipenem)等。因常有厌氧菌混合感染，一般均同时给予甲硝唑。以后有细菌培养药敏资料时，如病情需要再做调整。

危重病人则需进行重症监测，必要时置入漂浮导管，以便取得多项血流动力学数据。同时还要监测呼吸功能、血气、肝肾功能等。随时调整用药、给氧和输液的量与成分。尿管也应考虑留置，详细记录出入量。有手术指征，或有失血迹象的病人，应配血并准备输血。对估计短时期内不能恢复经口进食的病人，早期给予肠外营养是有益的。

如病人有休克表现，应尽快抢救休克。值得注意的是有时休克病因不去除，休克常不能好转或有反复，例如腹腔内活动性出血，化脓性梗阻性胆总管炎或绞窄性肠梗阻，在这种情况下则需在抢救休克的同时，做好积极准备，进行急诊手术治疗，开腹止血，胆道引流，或切除坏死肠段，病情才能稳定。

(三) 诊断明确的急腹症需根据具体情况采取不同的治疗方针

1. 需要进行急诊手术的疾病　常见的有急性阑尾炎，化脓性梗阻性胆总管炎，化脓性或坏疽性胆囊炎，溃疡病急性穿孔伴有弥漫性腹膜炎，绞窄性肠梗阻，肝癌破裂出血等。凡诊断明确，估计非手术治疗不能遏制病情发展者，均应急诊手术。注意围术期抗生素的应用，在术前即应给予抗生素，如手术超过3小时，术中应追加1次。术后除非有持续感染症状，一般不宜用药时间过长。

2. 暂时采用非手术治疗，密切观察其发展，或中转急诊手术，或以后择期手术，或无需手术治疗。属于此类的疾病包括单纯性急性胆囊炎，空腹情况下的溃疡病急性穿孔而腹膜炎局限者，单纯性肠梗阻等。急性水肿性胰腺炎不需手术治疗；急性坏死性胰腺炎可暂时不手术，但如经过严格的非手术治疗，包括腹腔灌洗，而病情继续恶化，并有感染证据时，应及时手术。单纯性阑尾炎如病情很轻，病人又不同意手术，可行非手术治疗。胆总管结石可通过十二指肠镜逆行胰胆管造影(endoscopic retrograde cholangio-pancreatography，ERCP)了解胆道病变部位，或加用Oddi括约肌切开术(endoscopic sphincterotomy，EST)、内镜鼻胆管引流(endoscopic nasobiliary drainage，ENBD)，取出结石。暂时采用非手术治疗的病人，除给予各种积极的治疗外，密切观察病情是非常重要的。每隔数小时即应看视病人，注意全身情况和腹部体征的变化。

(四) 诊断不明确的急腹症同样可根据情况采用手术或非手术治疗

1. 病人无明显腹膜炎，一般情况较好，可进行密切观察，同时给予必要的治疗，包括输液、应用抗生素，必要时行胃肠减压，做各种必要的辅助检查。注意避免给予镇痛剂、泻剂、或灌肠，以免掩盖或促进病情发展。在观察期间定时反复检查病人，复查血象及生化指标的变化，有可能逐步明确诊断。诊断不明而病情较重者切不可轻易让病人离开医院，以免延误治疗。一般观察24小时，如病情不见好转，病情恶化，腹痛加重，腹膜炎发展，即或仍未确诊，也应考虑开腹探查。

2. 病人感染中毒表现严重，伴有弥漫性腹膜炎或麻痹性肠淤胀，血压不稳定，或者有腹腔内活动性出血的表现，在妥善准备，病人条件允许的情况下，进行开腹探查。

(五) 手术切口的选择

诊断明确时应采用常规切口，如阑尾炎切除用麦氏切口，胆囊切除和/或胆总管探查用右上腹直肌切口或右肋缘下切口，溃疡病穿孔缝合或胃大部切除用上腹正中切口，乙状结肠扭转用左下腹切口等。急性胰腺炎坏死灶清除术多用上腹横切口。诊断不明的探查手术，除非肯定病变位于左侧，比如左侧摸到包块，或左侧压痛十分明显，一般均采用右侧腹直肌切口，因右侧腹部内脏发病的机会较多，便于探查，然后根据探查的情况将切口向上或向下延长。诊断急性阑尾炎而又不完全肯定时，最好不要用常规的麦氏切口，因暴露范围有限，又不便延长，处理阑尾以外的病变十分困难，采用右下腹直肌切口为宜。

(六) 手术的选择

开腹最后明确诊断后，原则上是做较为彻底的手术，一次为病人解决问题，如溃疡病急性穿孔行胃大部切除术，急性胆囊炎作胆囊切除术，肠坏死行肠切除术，胆总管结石行胆总管切开，取净结石，T管引流术等。结肠梗阻如病人情况较好，在尽可能彻底清除结肠内容物后，切除可切除的病变，考虑行一期吻合，但应加强局部灭菌、引流和围术期抗生素的应用。如病人一般情况较差，麻醉后血压不稳定，或者腹腔内感染严重，可应用损伤控制性外科(damage control surgery，DCS)理念分阶段救治，该理念的应用已不仅仅局限于创伤外科，它同样适用于其他急诊手术之中。目的是为了积极挽救病人生命。其救治程序可分为三个阶段，首先行损伤控制性手术快速控制腹腔出血或污染,随后将病人送入重症监护病房(ICU)继续复苏,最后待病情平稳后行确定性手术。如急性坏死性胰腺炎快速完成清创引流术,急性梗阻性化脓性胆管炎只做胆总管切开引流术,胃十二指肠溃疡急性穿孔只做单纯缝合,肠管坏死只做肠管外置或造瘘等。

(七) 腹腔的处理

急诊手术关腹前,应注意预防一些手术后并发症,如腹腔内残余感染,伤口裂开,切口感染等。腹腔内有脓液或渗出液,一定要尽量吸净,如已扩散到全腹部,可用温生理盐水反复冲洗再吸净。如为局限性腹膜炎,应将局部吸净,不宜广泛冲洗以免感染扩散。一般无需放置引流,但如手术区有渗出或渗血,或胃肠以及胆道切开或吻合处有发生漏的可能时,应放置双套管引流。腹腔内一般不置入抗生素,但腹腔感染严重时可用稀释10~20倍的碘伏原液冲洗。年老体弱,营养不良,高度肥胖的病人使用腹直肌切口时,应采用减张缝合加固切口,防止术后切口裂开。

(八) 术后处理

术后应继续进行观察,危重病人术后应送重症监护室,对血压、脉搏、呼吸、体温、尿量、胃肠减压的量和性状,病人的神志、胸部和腹部的体征,以及血气和各项生化检测结果,均应有记录。如放置腹部引流管应特别注意引流液的量和性状及其逐日的变化。术后监护的目的是使病人安全度过手术期,预防和及早发现各种手术后并发症的发生,及时给予相应的处理。一般来说腹腔内感染和空腔器官的各种漏,老年人的肺部感染是应该关注的问题,有术前或术中低血压或休克的病人尤应注意。除观察病情和监测各项有关的实验室检查外,可根据情况做床边胸部或腹部X线片、B超,以及CT检查来帮助了解病情的变化。

(姜洪池)

第二节 中西医结合的诊断和治疗原则

急腹症是腹部外科的常见病,对这类疾病采用中西医结合的诊治方法,在我国已有50多年的历史,积累了丰富的经验,而且随着新的诊断和治疗仪器的应用,新的实验研究手段与方法的掌握,中西医结合诊治急腹症取得了一些进展。从20世纪80年代后期以来,除常见急腹症的诊治方法继续得到完善外,在以下三个方面又取得了进步:一是在重症胆管炎、急性重型胰腺炎、复杂性肠梗阻及继发性腹膜炎等危重急腹症的中西医结合治疗方面,探索包括手术疗法在内的综合治疗中发挥中医药的作用,提高了治愈率,减少了并发症,降低了病死率;二是随着中医治疗研究的不断深入与中药剂型的改进,使人们日益看到中医药治疗的巨大潜力,用药的选择更加确切,服用方法更加方便,中西医结合在危重症的防治中有着良好的发展前景;三是围术期的中西医结合治疗已从过去简单的"废除两管一禁"向多方面发展,对于提高病人对手术创伤的耐受能力、减少并发症及减轻病人痛苦,起到有益的作用。

在我国既有历史悠久的传统医学又有较发达的现代医学的条件下,中西两法各有所长,有着良好的互补性。因此,了解中西医结合诊治原则,吸取中西医结合研究的新进展,对于工作在不同级别医疗单位的广大外科医师来说是十分必要的。

一、中西医结合诊断

中西医结合诊断概括起来就是:把西医的辨病与中医的辨证结合起来,既要深入了解局部病理改变,又要较全面地认识全身的反应状态(或称之为反应态势);充分利用先进的诊断技术,作出明确的定位、定性及定量诊断;根据中医理论体系的辨证方法,对病因、病机作出分析,为合理的立法处方提出根据。

(一) 诊断程序

由于急腹症病人发病急、变化快,又受到时间及其他因素的限制,不可能像腹部慢性疾病那样进行较从容的检查,必须抓住重点,分清层次。为叙述方便起见,可将诊断分为三个层次或步骤。

第一层次:在入院后最短时间内,通过病史、体检、常规化验、B型超声及X线检查,作出急腹症的类别诊断,即炎症、梗阻、外伤、血运障碍及功能障碍等,同时争取能对受累脏器亦作出判断。此阶段的诊断方法以西医方法为主,但亦应通过"四诊"收集有关中医的辨证资料。对于病情比较单纯的急腹症,如急性阑尾炎、溃疡病急性穿孔及急性胆囊炎等,在此阶段即可作出疾病性质、受累脏器及病情轻重(或病理类型)的诊断。

第二层次:在已经取得类别诊断的基础上,根据病情需要选用一些特殊检查(如CT、内镜、生化检查及其他特殊诊断方法等),进一步明确受累脏器部位、病变的严重程度及发展趋势。对病情危重及老年病人,对有可能施行较复杂手术指征的病人,还应对心、肺、肝、肾等重要器官功能进行必要的检查。对于必须进行紧急手术治疗的病例,应在必要的术前准备之后及时进行。对于选用中西医结合非手术治疗的病例,则在明确西医疾病诊断(辨病)的基础上,按照后述辨证分型分期方法分析其病因、病机、病位、病势(辨证),决定治疗方针,进行立法、选方及用药。

第三层次:对于选用非手术疗法的病人,在治疗过程中要进行密切的动态观察。除根据病人症状及体征了解病人对治疗的反应外,还需选用几个客观的观察指标(如临床、生化检查及B型超声检查等)进行监测,判断病情的发展趋势。对于已具备中转手术指征的病人,应适时地改用手术治疗。

(二)中医诊法的应用

望、闻、问、切是中医的四诊,本节仅就望诊与脉诊作一概括介绍。

在望诊中应注意观察病人的神态、呼吸、色泽及体态。凡目有光彩、语言清晰、反应灵敏者,表示病情较轻;神情倦怠、二目无神、神志恍惚者,表示病情较重,正不御邪,或为失血与伤津;凡烦躁不安或神昏谵语,多表示邪热炽盛或热入营血。呼吸粗壮多属实属热,而呼吸微弱则多属虚属寒。观察面色及光泽常能为辨证提供有价值的参考。一般白主虚,红主热,萎黄无泽表示脾胃虚寒,面目鲜黄属湿热黄疸(阳黄),晦黄属寒湿黄疸(阴黄),面青或暗黑则多为寒、痛、血瘀或肾虚。从体态来看,蜷卧少动多虚,辗转反侧多实,不同脏腑的疾病病人可采取不同的体位与体态,细心观察可取得有价值的望诊资料。

中医舌诊在四诊中占有特殊重要的地位,在急腹症中亦有重要的实用价值。舌苔从薄转厚,从白转黄,舌质从淡转红转绛,多表示病情进展,反之则表示病情好转(表45-2)。

脉诊在急腹症的诊断中有着重要的参考价值。根据近年来对中医脉诊的研究,可将中医的常见脉象改变分为脉位、脉力、脉率及脉形等五大类近30种,但在急腹症的病人中常见的病理脉象不过15~16种(表45-3)。

表45-2　急腹症常见舌诊表现

舌形	舌质胖嫩多为脾虚,舌质干燥蜷缩多为津枯液耗
舌色	1. 淡白舌:气血虚,见于出血性疾病
	2. 淡红舌:正常舌,亦可见于轻症病人
	3. 红舌:热盛,见于各种炎性疾病
	4. 红绛舌:红绛有苔为实热,红绛无苔表示热盛伤津
	5. 青紫舌:瘀血、阴寒或剧痛
舌苔	1. 白苔:薄白为正常苔或疾病初起;白滑为寒湿;白燥为湿热的初期表现;白腻提示有湿有痰
	2. 黄苔:属热证,黄腻为湿热,黄燥为热重伤津,黄厚为阳明实热
	3. 灰黑苔:除染苔外多表示病重,热盛伤津
	4. 无苔:舌红无苔表示阴虚内热,剥脱苔表示脾胃已伤

表45-3　急腹症常见脉象

归类	脉象	特征	临床意义
脉位与脉力	浮脉	轻按即得,重按不足	病在表或气虚
	沉脉	轻取不应,重按方得	病在里或寒证
	虚脉	浮中沉取均无力	各种虚证
	实脉	浮中沉取均有力	见于各种实证
	芤脉	浮大中空	多见于大出血之后
脉律与脉率	迟脉	一息三至以下(<60次/min)	多见于寒证
	数脉	一息六至以上(>90次/min)	见于热证、阴虚及气虚
	代脉	止脉有规律地出现	气血凝滞、脏腑气衰
	结脉	迟脉中夹有不整脉	气血凝滞、阴寒凝结
	促脉	数脉中夹有不整脉	气血凝滞、热盛阳亢
脉形	滑脉	往来流利,如珠走盘	主痰湿、湿热、妊娠
	涩脉	往来涩滞,如轻刀刮竹	血虚、血瘀
	洪脉	脉幅宽大,来盛去衰	热盛病进
	细脉	脉形细小	阴虚、血虚
	弦脉	端直以长,如按弓弦	见于肝郁气滞、痰饮
	紧脉	紧如转索	主痛、主寒

(三) 辨证与分型分期

对于拟采用中西医结合非手术治疗的病人,可根据中医四诊取得的资料,再参照西医检查结果,进行辨证与分型分期。常用的辨证方法有八纲辨证、病因辨证及脏腑辨证。只有把三者有机地结合起来,才能取得较全面的认识。

1. 八纲辨证　八纲辨证是中医最基本的辨证方法,也是临床辨证的第一步。中医借用阴阳、表里、寒热、虚实八个概念,对疾病的性质、部位、人体抗病能力及病势的盛衰作出概括,为进一步辨证打下基础。急腹症病人表现为里、实、热证者居多,寒、实证者较少,有一部分病人表现为虚中挟实。

2. 病因辨证　这是最实用的辨证方法,中医的病因辨证既有辨证求因的含义,根据临床表现来推断病因,也有证候归类的含义,把一定的综合征归类为某种病因。根据中医病因辨证的描述,结合大量临床病例的分析,可把急腹症的病因辨证分为气、血、寒、热、湿、食、虫七类(表 45-4)。

表 45-4　急腹症的病因辨证

病因类别	临床表现	舌诊	脉象
气	以腹痛为主,兼有其他症状	苔薄白或白腻	弦紧或沉弦
气滞	腹痛时发时止,痛无定处		
气郁	胀痛或郁闷不舒		
气逆	痛连胸胁,恶心呕吐		
血(以血瘀为主)	痛有定处,胀无休止,或触及包快	舌质暗,多有瘀斑	沉涩
寒			
外寒	发病急,腹痛剧烈,拒按,多为实证	苔白	弦紧或沉弦
内寒	发病缓,腹痛缠绵,喜按,多为虚证	舌质淡苔白	沉迟或沉细
热			
实热	喜寒恶热,腹痛拒按,身热,小便短赤,大便秘结	舌红苔黄	洪、滑数
湿热	腹部胀闷,身重,尿黄浊,大便稀而不爽,有时面目俱黄	舌红苔黄腻	滑数
湿	痛胀绵绵,身重纳呆,便而不爽	舌胖嫩苔白腻	滑或缓
食	饱嗳吞酸,恶心呕吐,腹满便结	苔垢腻	滑实
虫	时痛时止,恶心吐蛔	红花舌	乍迟乍数

3. 脏腑辨证　脏腑辨证是在中医脏腑学说的指导下,根据病人的临床表现来判断疾病涉及的脏腑,实质上是一种病位辨证。通过多年来的中西医对照研究,对各类急腹症与中医脏腑之间的关系,已经取得了较为一致的认识(表 45-5)。在急腹症中肝、胆、脾、胃、大肠、小肠的见证最为多见,而且往往涉及两个以上的脏腑。在急腹症的发展过程中,各脏腑之间的传变更替亦有一定规律。在脏腑辨证中,我们抓住了中医"六腑以通为用"的学说作为认识急腹症发生、发展及指导临床治疗的枢纽。中医认为:六腑的生理功能特点是"传化物而不藏",实而不满,动而不静,降而不升;以通降下行为顺,滞塞上逆为病。任何病因引起其通降失常,就会出现以痛(腹痛)、呕(恶心呕吐)、胀(腹胀)、闭(大便秘结)及热(体温升高)为主要表现的六腑功能失常的症状,简言之即为"不通则痛"。在分清其病因并辨明其主要发病部位后,采用与病因病机相适应的通降治法,解其郁,通其结,寒者热之,热者寒之,就会恢复其"以通为用"的功能,达到"通则不痛"的目的。

表 45-5　常见急腹症的脏腑与病机辨证

西医诊断	涉及的脏腑	主要病机
急性腹膜炎	脾胃、大小肠	气滞、血瘀、实热
溃疡病急性穿孔	胃脾	气血瘀闭、实热、湿热
急性肠梗阻	大小肠	气滞、血瘀、热结、寒凝
急性阑尾炎	大小肠	气滞、血瘀、毒热
急性胰腺炎	脾胃、肝胆	气滞、血瘀、湿热
胆道感染	肝胆	气郁、血瘀、湿热

中西医结合诊治急腹症,在中医传统辨证的基础上,结合每类急腹症的具体情况,参照西医学病理解剖及病理生理学知识,进行了分型与分期的研究,已广泛地应用于临床,这是对中医辨证的补充与发展。分型与分期使急腹症的辨证论治逐步走向客观化及规范化,使立法选方用药有了共同遵循的标准,也为探讨治疗机制及进行剂型改革提供了有利的条件。

分型是对同一类急腹症的横向区分。虽然在西医诊断上是属于同一类疾病,但由于局部病理变化的不同及机体反应状态的不同,在中医辨证上就可能属于不同的病机与病态,因而在治疗上会有所不同,这就是所谓的"同病异治"。相反,在不同疾病的某一阶段,可能出现相同或相似的见证,故不同的疾病也可采取相同的治法,这称之为"异病同治”。如以胆石症为例，未并发感染的胆绞痛仅表现为肝郁气滞，属气滞型，治宜疏肝理气，缓急止痛；当并发感染时，出现发冷发热，脉数舌红，属肝胆实热，宜用疏肝理气及清热解毒法治疗，热重者还应辅以通里攻下；当结石堵塞胆管出现黄疸时则属肝胆湿热，应以清热利湿为主，辅以疏肝理气或通里攻下；还有少数病人发病急剧，出现一派毒热炽盛的见证，称之为脓毒型，对这类病人首先需要采取有效措施解除梗阻，如配合使用中药应以清热泻火及通里攻下为主法。其他急腹症也都有各自的分型及相应的立法用药原则。如果在治疗中忽视了辨证分型，必将影响治疗效果。

分期是根据同一病人在疾病不同发展阶段的特点进行的纵向区分。总的看来，凡病程较长的急腹症，都要经过初、中、后三个阶段：初期为疾病的初起阶段，以某些早期症状或不典型症状为主；从发展趋势来看逐步加重，但尚未达到高峰阶段；如能采取有力的治疗措施，有可能控制病情的发展。中期是正邪交争、正盛邪实的疾病高峰阶段，症状及体征十分明显，辨证多属里实热证，治疗应以驱邪为主，驱邪以扶正。后期可有两种情况，一是邪去正安，只若稍加调理即可痊愈；另一种情况是邪去正伤，还有某些残存症状，如出现气虚或血虚的见证，需进行滋补治疗，以善其后。有的病人还应针对其引起急腹症的原发疾病进一步检查及治疗，以防复发。每一类急腹症病人，有它们自己的分期特点与标志，如溃疡病急性穿孔是以穿孔闭合及腹腔渗液的吸收作为分期的标志，急性阑尾炎则以热象的发展或消退作为分期的标志。当我们既掌握了各类急腹症在横向上的区别，又注意了每个病人不同阶段（即纵向）上的特点，辨证就会更符合病人的实际，施治也就会更具有针对性，从而有可能使临床疗效不断提高。

二、中西医结合治疗

（一）治疗原则

急腹症包括许多不同病种，同一病种又有轻重缓急的不同，再加上病人的年龄有老幼之差，在体质上有强弱之别，故其治疗原则应根据病人的具体情况，结合本单位的技术、设备条件，进行认真的选择。根据各地的经验，可将常见的急腹症分为三类，分别采用不同的治疗原则。

第一类：病情较轻、病人周身情况好、对该病已经积累了较为成熟的治疗经验，首选中西医结合非手术疗法者。此类急腹症包括：急性单纯性及轻型化脓性阑尾炎、阑尾周围脓肿；年龄较轻、病史较短、腹腔污染不重的溃疡病急性穿孔；无严重并发症的胆道蛔虫症；大多数急性胆道感染；轻型急性胰腺炎；单纯性、机械性或动力性肠梗阻等。

第二类：病理损害较重、病情变化较快、但病人周身情况尚好，可在严密观察及作好手术准备的条件下，试用非手术疗法者。此类急腹症包括：局限性阑尾炎性腹膜炎；有并发症的胆道蛔虫症；胆管结石引起的急性化脓性胆管炎等。

第三类：凡病变严重、病情复杂及周身情况不佳者，均应在经过必要的术前准备后，及时采用手术或其他介入治疗。具体情况有以下三种：

1. 感染及中毒症状明显，已有休克或先兆休克表现的急腹症，如各种原因引起的腹膜炎、绞窄性肠梗阻等。

2. 局部病理改变难于用非手术疗法治愈者，如各种外疝及先天性畸形所引起的肠梗阻、肿瘤所致的各类急腹症、胆囊结石引起的梗阻性或坏疽性胆囊炎以及胆管下端结石引起的梗阻性黄疸及胆道感染等。

3. 局部病变虽不严重，但由于反复发作而需经手术切除病变以防止复发者。如复发性阑尾炎、反复发作的胆囊结石等。

对于暂时诊断不清的急腹症，除继续收集临床资料、进一步明确诊断外，可根据局部与周身情况，采用不同的治疗对策。凡病变局限，周身情况好、在治疗观察过程中病情无明显进展者，可根据分类诊断及中医辨证，试用中西医结合非手术疗法，如病情好转可继续治疗及观察；如病情恶化则及时进行中转手术。凡局部病变较严重，有进展趋势且周身情况不佳者，则应列入第三类范围，及时进行剖腹探查，根据手术所见进行妥善的处理。

（二）中医治则与方药的选择

中药是中西医结合治疗急腹症的重要手段之一，多年来各地在中医治则与方药的运用上积累了丰富的经验，在中药剂型及作用机制的研究上也取得了可喜的进展。中药在中西医结合治疗急腹症中的应用，有以下三个特点：①在用药的根据上，除根据传统的中医理论进行选方用药外，也可结合现代医学的病因病理学知识，选用相应的药物与方剂；②在药物的剂型上，除使用传统的汤剂、丸剂、散剂外，还可使用注射剂、片剂及颗粒剂，扩大了用药途径，提高了临床疗效；③在药物与方剂的作用机制上，通过实验研究已经取得了一些新认识，能初步地用现代科学知识说明某些药物与方剂的作用机制。由于取得了上述进展，就为从中西医结合角度，对急腹症常用药物与方剂进行新的归类，而有助于广大临床工作者合理使用中药治疗急腹症。下面就急腹症治疗中常用的治则与方药做些简要的介绍。

1. 通里攻下法　简称“下法”、“攻下法”或“泻下法”，是急腹症常用治则之一。根据“六腑以通为用”及“不通则痛”的学说，通里攻下法主要用于具有里、实、热证的腹痛、腹胀及大便秘结等临床病象的病人。采用不同的方剂与药物，可分别达到下实、下热、下瘀、逐水、排石及驱虫等治疗目的。在临床应用上，可分为以下四类：

(1) 寒下法：对于里、实、热证，根据“热者寒之”的原则，采用寒下法。在急腹症中，主要用于各种炎性急腹症、大多数急性肠梗阻及有里热表现的消化道出血等。配合清热利湿及疏肝理气药物，用于利胆排石，配合驱虫药用于治疗胆道及肠道蛔虫症。常用药物有大黄、芒硝、番泻叶及芦荟等。大承气汤（大黄、厚朴、枳实、芒硝）为其代表方剂。

(2) 温下法：对于寒实证，根据“寒者热之”的原则，采用温下法。常用于有寒实见证的早期机械性肠梗阻及某些动力性肠梗阻，对于无并发症的胆道蛔虫症及胆绞痛亦可选用，常用的药物为巴豆。如在大黄等寒下药物中，加用附子、细辛，亦可组成温下方剂。三物备急丸（巴豆、大黄、干姜）及大黄附子细辛汤为其代表方剂。

(3) 峻下逐水法：对于水饮内停的实证，在通里攻下方剂中加用攻水逐饮的药物，通过腹泻使积存在腹腔及肠腔内的液体排出。在急腹症中，常用于肠腔积液较多的机械性肠梗阻、麻痹性肠梗阻及急性重症胰腺炎等，甘遂为常用的药物。代表的方剂有甘遂通结汤（甘遂末、桃仁、赤芍、牛膝、厚朴、木香、大黄）及大陷胸汤（大黄、芒硝、甘遂末）等。

(4) 润下法：对于年老体弱、久病伤阴的病人，宜采用润下法。常用于慢性便秘或部分性肠梗阻。常用的药物有火麻仁、郁李仁、蜂蜜等，麻子仁丸（大黄、厚朴、枳实、麻仁、杏仁、芍药）为其代表方剂。

在使用通里攻下法时，首先要掌握适应证与禁忌证，有可下之证方能用攻下之药；其次要合理选择攻下方法，根据寒热虚实的不同选用不同的下法或进行药物配伍；再次要注意掌握分寸，药力不足不能达到攻邪的目的，但过用攻下也难免伤正。攻下后还应注意调理脾胃或疏通气血。

2. 清热解毒法　简称“清法”，是治疗里热证的治法。由于药物作用的不同，又可分为清热解毒、清热泻火、清营凉血及清热燥湿等四类。本法适用于各种炎性急腹症、腹腔脓肿及有实热表现的上消化道出血等。金银花、连翘、蒲公英、紫花地丁是清热解毒的主药，可广泛应用于各类腹腔炎性疾病；红藤、败酱草、丹皮为治疗阑尾炎及盆腔感染的要药；治疗胆道感染常用黄芩、龙胆草、栀子、夏枯草等；治疗肠道感染则以黄连、黄柏等为首选。代表方剂有五味消毒饮（金银花、野菊花、蒲公英、紫花地丁、紫背天葵）、大黄牡丹皮汤（大黄、丹皮、冬瓜仁、桃仁、芒硝）、黄连解毒汤（黄芩、黄连、黄柏、栀子）等。

应用清法时，首先要辨证准确，对无里热表现的疾病，忌用苦寒之剂。其次应根据病情的变化注意随症加减，必要时可配合其他治法。再次要注意用药的剂量，对毒热炽盛的病人，药量宜大，或每日两剂分四次服用。

3. 理气开郁法　是针对气机失常所采取的治法，凡疏肝理气、行气止痛、理气消胀及降逆止呕等都属于此类。在急腹症的治疗中，应根据不同脏腑及不同病机，采用不同的理气开郁药物。对于胆绞痛，早期胆道感染及轻型胰腺炎，多采用柴胡、芍药、木香、香附、陈皮等药物，代表方剂有小柴胡汤（柴胡、黄芩、人参、半夏、甘草、生姜、大枣）、柴胡疏肝散（柴胡、芍药、枳壳、川芎、香附、陈皮、甘草）及芍药甘草汤（芍药、甘草）等。对于有气滞见证的胃肠道疾患，如部分性肠梗阻及早期炎性疾病，常采用川楝子、延胡索（元胡）、木香、乌药等药物，代表方剂有金铃子散（川楝子、延胡索）等。对于腹满气胀的病人，多采用厚朴、枳实、莱菔子、砂仁等药物，小承气汤（大黄、厚朴、枳实）为其代表方剂。对于急腹症病人出现的恶心、呕吐及呃逆等气逆症状，可选用半夏、竹茹、旋覆花、代赭石等药物，代表方剂有旋覆代赭石汤（旋覆花、代赭石、半夏、党参、生姜、炙甘草、大枣）等。

4. 活血化瘀法　是针对瘀血所采取的治法，在急腹症的治疗中有着广泛的应用范围。为叙述方便，可分为以下六类：

(1) 在炎性急腹症中的应用：在炎症的早期病人多有气滞血瘀的见证，故常与理气开郁药物合用，当炎症进一步发展，表现出明显的里实热证时，当以清热解毒药物为主，但也应酌加活血化瘀药物。对于上述两种情况，多选用凉血活血药物，如丹参、丹皮、赤芍、郁金、泽兰等。阑尾化瘀汤（金银花、川楝子、延胡索、丹皮、木香、桃仁、大黄）及阑尾清化汤（金银花、蒲公英、丹皮、大黄、赤芍、川楝子、桃仁、甘草)为其代表方剂。

(2)在消化道功能性疾病中的应用:对于有瘀血见证的胃肠道或胆道功能性疾病,用活血化瘀药物治疗多能奏效。这类病人表现寒证者居多,故多选用偏辛温的药物,如川芎、牛膝、蒲黄、灵脂等。

(3)在各类炎性包块、浸润及血肿中的应用:这些病人在辨证上有寒热的不同,但瘀血凝聚是其主要病机,可根据不同情况选用不同的活血化瘀药物。热象明显者可选用丹皮、赤芍等凉血活血药物;热象已退者用蒲黄、灵脂、乳香、没药等活血化瘀药物;质坚硬持续不消者用穿山甲、皂刺、三棱、莪术等破血散结药物。

(4)在出血性疾病中的应用:对于有瘀血见证的消化道出血、子异位妊娠破裂等,可给予乳香、没药、桃仁、红花等活血化瘀药物。

(5)在缺血性疾病中的应用:对于小肠及大肠缺血性疾病,选用当归、赤芍、桃仁、红花、丹参等药物,有改善侧支循环及缓解缺血性疼痛的作用。

(6)在胆道结石及尿道结石中的应用:对结石固定不动,怀疑有炎症及粘连时,配合使用活血化瘀及破血散结的中药,有利于炎症的消散及结石的排出。

在应用活血化瘀法时,应注意药物的配伍及应用的时机。凡正气已虚者,应佐以补气养血药物;邪热炽盛、瘀血似结未结者,不宜用活血化瘀法;对孕妇应慎用或减少用量。

5. 清热利湿与渗湿利水法　从中医辨证来看,胆石及胆道感染引起的黄疸多属湿热证,应选用茵陈、栀子、胆草、金钱草等清热利湿药物,茵陈蒿汤(茵陈、栀子、大黄)为其代表方剂。

当急腹症急性症状消退后,有些病人常有食欲不振、腹部胀闷、小便不利、大便溏泄等症状,多属热去湿留的表现,当治以渗湿利水药物,以恢复脾胃的正常功能。常用的药物有茯苓、猪苓、泽泻、藿香、佩兰等,五苓散(猪苓、茯苓、泽泻、白术、桂枝)为其代表方剂。

6. 温中散寒法　是针对里寒所采取的治法,主要用于有里寒证表现的急腹症或在恢复期出现脾胃虚寒见证的病人。如虚寒型溃疡病、病程较长的阑尾炎性包块、寒凝型肠梗阻、胆道蛔虫症及胆道运动功能紊乱等。常用药物有附子、干姜、吴茱萸等,吴茱萸汤(吴茱萸,人参、生姜、大枣)为其代表方剂。

7. 健脾和胃法　是针对脾失健运或脾胃不和所采取的治法,主要用于急腹症的恢复期。治疗脾虚失运常用党参、白术、山药、甘草等,理中丸(人参、白术、干姜、甘草)为其代表方剂。调理脾胃不和常用神曲、麦芽、山楂等消导药物,保和丸(山楂、神曲、半夏、茯苓、陈皮、连翘、莱菔子)为其代表方剂。

8. 补气养血法　是针对气血虚亏所采取的治法,主要用于急腹症的后期。气虚者表现为少气懒言、食欲不振、腹胀便溏。党参、黄芪、山药、白术、黄精等为常用的药物,四君子汤(人参、白术、茯苓、甘草)为其代表方剂。阳虚者表现为手足寒、喜温怕冷、腹痛缠绵,附子、肉桂、补骨脂等为常用药物,桂附理中丸(肉桂、附子、干姜、党参、白术)为其代表方剂。血虚者表现为面色萎黄,口唇淡白,神疲气短、心悸失眠,熟地、当归、何首乌等为常用药物,四物汤(当归、川芎、熟地、白芍)为其代表方剂。阴虚者表现为口干舌燥、心热烦渴、大便秘结,沙参、麦冬、石斛、玉竹等为常用药物,养胃汤(沙参、麦冬、玉竹、细生地)为其代表方剂。

以上从临床应用的角度对急腹症常用八法作了简要的介绍。在八法中,通里攻下、清热解毒、理气开郁、活血化瘀及清热利湿等法是祛邪的主法,在急腹症的治疗中起主要作用;渗湿利水、温中散寒、健脾和胃及补气养血等法,主要用于急腹症的恢复期,通过调整脏腑功能及补益气血,促进病人的恢复。因此,这八法的应用,从病期来看是有所区别的。在急腹症的初期,炎性急腹症的病情尚在进展,梗阻性急腹症的梗阻尚未解除,应以祛邪的治法为主,如通里攻下、清热解毒、理气开郁等;在急腹症的中期,炎症开始消退,梗阻已经解除,腹痛减轻,但尚有胀闷及饮食欠佳等症状。此阶段应在继续采用祛邪治法的同时,兼用行气活血、消食导滞等治法,调理脏腑及疏通气血,加速残存症状的消退;在急腹症的病后恢复期,有些病人可出现气虚、血虚或阴虚、阳虚等病后体虚的病象,此时应采用健脾和胃、补气养血等方法,补其不足,加快健康的恢复。

实验研究结果表明,通里攻下、清热解毒、活血化瘀及理气开郁等法,都有一个主要作用,针对一个主要病理环节,但同时亦兼有其他作用,对其他病理环节亦有程度不同的影响。在各类急腹症的治疗中通里攻下法有着广泛的应用范围,大承气汤是寒下法的代表方剂。近年研究证明,大承气汤对肠道梗阻的解除包括直接兴奋肠道平滑肌,使平滑肌电活动增加;胃肠激素也参与胃肠运动的调节，服用大承气汤后，血中胃动素的水平明显升高；大承气汤可增加内脏血流量，通过对舒血管肠肽(VIP，血管活性肠肽）和P物质的调控，改善局部血供，减少渗出及氧自由基的产生，加速氧自由基的清除。此外，实验研究还证明，大承气汤还有一定的抗菌、降解内毒素、抑制内毒素诱生细胞因子及改善肠屏障功能等作用。清热解毒主要作用于感染这一病理环节，故广泛地用于炎症性急腹症。清热解毒药物除众所周知的抑菌减毒作用外，最近的实验研究证明，该类药物有明显的免疫调节作用，能抑制有害细胞因子的过度释放，促进细胞免疫及体液免疫恢复正常水平，对实验性肠源性感染及MODS动物模型的肠、肝、肺等脏器均有保护作用。活血化瘀药物具有增加腹腔脏器血流及组织氧供、改善急腹症疾病状态下的血流动力学特性、促进腹膜吸收及增强吞噬细胞活性等作用。最近的研究还提示，某些活血化瘀药物及单体，对成纤维细胞增殖和胶原性物质的合成与分泌有直接的抑制作用，可能为腹膜炎后肠粘连的形成起到抑制作用。理气开郁药物的作用更为广泛，除了具有解除肠管及胆管括约肌痉挛作用外，还有镇静、利胆、抗溃疡形成等作用。在临床应用这些疗法治疗急腹症时，可根据病人的主要病理特点（梗阻、感染、血运障碍及功能障碍），单独使用一法，或者两法同时并用，或者在不同的阶段，先后采用不同的治法。急腹症的辨证论治，从本质上来分析就是通过病史、症状、体征及必要的化验室检查，找出起主导作用的主要病理环节。在这个基础上，制定出合理的治疗方案，选用与主要病理变化相适应的药物或其他治疗措施，进行积极的治疗，控制病情发展，促进病理改变的消退，使病人从病态转为常态。

（三）针刺疗法

在急腹症的治疗中，针刺疗法有着较广的应用范围。针刺疗法可单独应用，亦可与其他疗法配合使用。现将常用的针刺疗法简述如下：

1. 针刺与电针疗法　在单纯性急性阑尾炎、溃疡病急性穿孔第一期及胆道蛔虫症，针刺疗法可作为主要疗法，在其他急腹症治疗中可作为辅助疗法。取穴的原则是循经取穴与局部取穴相结合，穴位的数目应“少而精”，一般以3~5个穴位为宜。由于急腹症多属里实热证，故多用泻法，留针时间亦较长，一般30分钟左右。针刺的次数，在急性期每日3~4次，急性症状消退后可减至每日1~2次。近年来多采用电针代替手法捻转，电针刺激的波形多采用疏密波，刺激强度由弱到强，以病人能够耐受为度，每次持续时间以30分钟左右为宜。治疗急腹症常用的穴位（表45-6）。

表45-6　急腹症常用针刺穴位

疾病种类	主穴	配穴	备注
急性单纯性阑尾炎	两侧阑尾穴或足三里附近之压痛点	恶心呕吐加上脘、内关	主要疗法
溃疡病急性穿孔（第一期）	足三里、中脘、梁门、天枢、内关		主要疗法
急性单纯性肠梗阻	中脘、天枢、足三里、内庭	腹胀重者加次髎、大肠俞	辅助治疗
急性胆道感染	阳陵泉、足三里、期门、章门、中脘		辅助治疗
胆管结石	胆俞、期门、日月	中脘、梁门	用于排石治疗
胆道蛔虫症	足三里、曲池、至阳	疼痛发作时针迎香透四白	主要或辅助治疗
轻型急性胰腺炎	足三里、下巨虚、内关	地机穴附近的压痛点	主要或辅助治疗

2. 耳针疗法　耳针疗法具有与针刺疗法相似的疗效，不少单位把此疗法用于急腹症，在解痉、镇痛及排石等方面取得了一定的疗效。耳针操作更为简便，根据需要还可长期留针。取穴的原则是选取与病变器官相关的耳壳部位（耳穴），但亦可选取耳壳上有明显压痛的部位。常用的耳针穴位见表45-7。针刺的深度以不穿透对侧皮肤为度，留针时间与针刺疗法相同，亦可连接电针仪，给予电刺激。

表45-7　急腹症常用耳针穴位

病名	主穴	备穴	病名	主穴	备穴
急性单纯性阑尾炎	阑尾、神门、交感	大肠	胆囊炎，胆石症	右肝、胆、左胰、胆；神门、交感	
溃疡病急性穿孔	胃、腹、神门、交感、十二指肠	皮质下	胆道蛔虫症	胆、神门、交感	脾
单纯性肠梗阻	大、小肠、神门、交感	上、下腹	轻型急性胰腺炎	胰、胆、神门、交感	内分泌

在耳针疗法的基础上，自20世纪80年代中期以来，南京、北京、山西、郑州及天津等地，采用耳穴压迫疗法治疗胆绞痛、慢性胆囊炎及胆囊结石取得了一定的疗效。该法是将数枚王不留行用贴膏分别固定于肝、胆囊及胆管等耳穴部位。令病人每日数次对上述穴位用手指进行加压刺激。两耳隔日交替使用，30日为1疗程。根据南京大学董绍荣等的报告，在治疗的326例中总有效率为88%，其中胆囊结石数目已排出1/2以上者为15.6%，但完全排净者仅占3.1%。该疗法简便易行，如能严格选择适应证，临床疗效还有进一步提高的可能。

3. 穴位注射疗法　穴位注射疗法是把针刺与药物治疗结合起来的一种特殊疗法，希望在疾病的治疗中，既发挥穴位的特异作用，也发挥药物的特异作用。在选定穴位之后，用注射针刺入穴位，得到针感后，快速推入所用的药液，以加强刺激。每次选用1~2个穴位，每穴每次注入的药量视穴位所在的部位而定，头面部穴和耳穴一般为0.3~0.5ml，四肢及腰背部肌肉丰厚部位可多至2~15ml。穴位注射的次数每日1次到数次，要根据不同的治疗目的而定。急腹症穴位注射的取穴、用药及用量(表45-8)。

表45-8　急腹症的穴位注射治疗

疾病种类	注射穴位	药物种类及剂量	备注
胆道感染、胆石症	胆俞、足三里、中脘、胆囊穴	当归或红花注射液5ml，10%葡萄糖液10ml	解痉止痛利胆排石
胆道蛔虫症	鸠尾	阿托品0.5mg	解痉止痛
急性胰腺炎	足三里、下巨虚或地机穴附近的压痛点	10%葡萄糖液5~10ml，1%普鲁卡因5~10ml	解痉止痛
急性单纯性肠梗阻	足三里	阿托品0.5mg	控制呕吐
麻痹性肠梗阻	足三里	新斯的明0.25~0.5mg，10%葡萄糖液10ml	增强肠蠕动

(四) 西医疗法及药物的应用

在中西医结合治疗急腹症中，许多西医疗法及药物仍占有重要地位，任何忽视或排斥西医疗法的倾向都是有害的。但在中西医结合治疗中，西医疗法是以一个组成部分出现的，故在其应用目的与应用方法上，与单独应用有所不同。下面就几个主要疗法作一简要介绍。

1. 液体疗法　急腹症病人常伴有程度不同的液体、电解质的丢失及酸碱失衡。病人入院后，即应根据病史、体检、化验室检查及出入量记录，对液体及电解质失衡情况作出初步估计，应及时补充日需要量及额外丢失量，并继续调整病期失衡量。在入院后第1天，特别是前8~12小时，液体输入的速度可快些，争取脱水状况得到初步改善，酸碱失衡能基本纠正。以后再根据化验室检查的结果，作进一步的补充。对可能有低血钾的病人，只要尿量满意，应尽量补充，待血清钾的测定或心电图检查完成后，再根据情况作进一步纠正。对于有炎性渗出的病人，还应给予适量的胶体溶液，以便补充血容量及维持胶体渗透压。临床实践证明，在严重脱水、酸碱失衡及低血钾状态下，内服中药，特别是通里攻下药，往往不能有效地发挥作用。因此，在服用中药以前，抓紧时间纠正脱水及酸碱平衡失调，适当补充钾，是提高中西医结合疗效的一个有力措施。此外，还应注意到由于通里攻下药物的应用可能在治疗过程中出现一些新问题。如随着反复排便亦可造成额外的液体丢失；有些中药，如芒硝，属于容积泻剂，可引起肠腔积液的增加；反复服用甘遂及巴豆，可引起肠黏膜水肿，皆可增加血管内液体的丢失。这些因素在治疗中均应加以考虑，并给予必要的补充。

2. 胃肠减压　通过鼻胃管进行胃肠减压是治疗重症急腹症的措施之一。在中西医结合治疗中，胃肠减压的安放目的有以下几种：

(1) 在溃疡病急性穿孔的第一期，胃肠减压的目的在于清除胃内容，防止胃液经穿孔外溢，并使胃处于空虚收缩状态，有利于穿孔的闭合。在溃疡病急性穿孔进入第二期后，可通过胃管注入中药，对于测试穿孔已否闭合、胃排空功能已否恢复很有帮助。如注入中药后病人无腹痛，注入中药2~3小时后不能再吸出中药，即可拔掉胃管，安全地进行第二期治疗。

(2) 在胃、十二指肠溃疡出血(包括应激性溃疡)的治疗中，安放胃管既可作为了解出血是否还在继续进行的一个方法，还可作为洗胃、灌注止血药物的途径。

(3) 在梗阻性及炎症性急腹症的治疗中，通过胃肠减压可以清除胃、十二指肠内潴留的内容，使上消化道空虚，防止恶心呕吐，灌入的中药能够较好地发挥作用。对于急性胰腺炎还可起到一定的减少胰液分泌、降低十二指肠内压，从而有利于胆汁及胰液的排出。

(4) 某些不能经口服用中药的病人，可通过鼻胃管灌注中药。

(5) 用于手术前后期。在手术后只要没有禁忌证，早期灌注通里攻下中药，促进胃肠功能恢复，缩短术后禁食及静脉输液时间，有利于术后恢复及防止某些并发症的发生。

3. 抗生素的应用　实验研究已经证明，清热解毒中药具有抑菌、减毒作用，某些常用的活血化瘀中药具有抗炎作用，少数通里攻下及理气中药亦具有抗菌作用，故在轻型炎性急腹症治疗中，不需要一律加用抗生素。根据一些单位的经验，下述几种情况应考虑合并使用抗生素：

(1) 炎症进展快、病情重、需尽快采取有效措施阻止病情恶化者，可抗生素与中药并用。

(2) 病人因恶心呕吐不能耐受口服中药，又无适当的静脉注射中药制剂时，应使用相应的抗生素，待病人能正常服用中药时，再停用或酌减抗生素的用量。

(3) 应用中药等疗法未见效果，或虽有好转但体温仍高，未能取得预期疗效时，应加用抗生素。

(4) 对于年老、体弱及妊娠等特殊情况下的急腹症，应用抗生素的适应证应适当放宽。

(5) 对于准备进行手术治疗的病人(包括有可能转为手术治疗的病人)，可早期开始使用抗生素，手术后一般应常规使用。

由于炎症性急腹症多属固紫染色阴性与阳性细菌的混合感染，故多应用广谱抗生素或联合应用2~3种抗生素。近年来，厌氧菌的混合感染受到普遍的重视，故对已经培养证实或高度怀疑的病例，还应加用对厌氧菌有效的药物，如甲硝唑等。

在抗生素的用法上，应根据病人的不同情况及主治者自己的经验，灵活运用。可以按照中、西药物的各自用药规律来使用，亦可根据已经掌握的药理知识使用中西药物，使它们的作用有所侧重。如选用抑菌或杀菌力强的抗生素来抑制细菌，选用解毒能力较好的中药来缓解中毒症状；早期联合应用抗生素及清热解毒中药控制感染，待炎症的发展已经得到控制后，停用抗生素，重用活血化瘀药物，以促进炎症的吸收消散。又如在有阳明腑实证的各类炎性急腹症，除少数禁忌证外，均应根据“六腑以通为用”的原则，先给予通里攻下药物，使大便畅通、腹胀好转，随后再应用抗生素或清热解毒中药。再如对于年老、体弱或有脾肾阳虚表现不能耐受苦寒清热中药的病人，则应选用抗生素来控制感染，配合补气养血或温补脾肾的中药来改善周身情况。总之，只要我们熟悉中西药物的性能，了解它们的长处与不足，就可结合病人的具体情况，采取不同形式的配合，不断提高临床疗效。

4. 激素及其他药物的应用　在急腹症的中西医结合治疗中，肾上腺皮质激素主要用于以下三个方面：首先是用于并发感染性休克的炎性急腹症的抢救，在大量应用抗生素及清热解毒中药的同时，应用较大量的激素，以期在较短的时间内使感染及中毒症状得到控制；其次，在阑尾脓肿或阑尾炎腹膜炎的后期，对于形成的条索及硬结，配合活血化瘀药物给予小量激素，以促进条索及硬结的吸收消散；再次，对于某些与自身免疫性疾病有关的急腹症，如硬化性胆管炎及克罗恩病等，在急性症状控制后，激素可与活血化瘀、清热解毒及补气养血等药物合并使用，以期控制其病情的发展。

镇静止痛药物，在明确诊断并决定采用非手术疗法的前提下，可根据需要适当选用。对于需要密切观察病情变化、有可能转为手术治疗的病例应慎用，因不适当地给予镇静止痛药物，特别是使用吗啡、哌替啶等药物，可能掩盖病情的变化，贻误中转手术的时机。

(五) 几种有代表性的中西医结合综合疗法

通过多年来的反复实践及不断改进，已经摸索出几个有代表性的、比较成熟的中西医结合综合疗法。只要病例选择得当，多能在短期内收到明显的治疗效果。

1. 急性阑尾炎的中西医结合治疗　急性阑尾炎是一个最常见的急腹症，对其病因、病理分类、诊断及治疗已取得一致的意见。百余年来，外科医师均首选阑尾切除术治疗。对于几类特殊类型的阑尾炎，如小儿、妊娠期及老年急性阑尾炎，由于病情特殊，个体差异较大，尚应根据不同情况采用不同的治疗方法。中医学偏重证候诊断，强调辨证施治。据考证在中医肠痈中包括急性阑尾炎，最早的文字记载见于《金匮要略》，在其后的中医实践与著作中，不断积累了许多新的经验。中西医结合治疗是在明确西医诊断的基础上，进行中医辨证分期分型，给予不同的立法、选方与用药，有些病人还需要辅以西药治疗，有些病人还需要手术治疗。

(1) 适应证：以中药为主的中西医结合非手术治疗，适应于以下几种情况：①急性单纯性阑尾炎，中医辨证相当于瘀滞期，属于急性阑尾炎的早期或轻症；②轻型化脓性阑尾炎，相当于蕴热期，腹痛持续，发热、口渴、舌红苔黄、尿赤便结，已出现热象，但尚无毒热炽盛的见证者；③急性阑尾炎合并局限性腹膜炎或阑尾脓肿，炎症局限，包裹较好，无向全腹扩散的趋势，而且周身情况良好者，可按毒热期处理，加重清热解毒治疗。

对于儿童及老年急性阑尾炎，选用中西医结合非手术疗法应持慎重态度，因为这两个年龄段穿孔率高，其他并发症的发生率亦高。

(2)治疗方法及方药选择：中西医结合治疗，先根据西医辨病选择手术或非手术疗法，对于采用非手术疗法的病人，再根据中医辨证选择方剂及药物(表45-9)。

表45-9 急性阑尾炎常用方剂举例

病名	非手术疗法的选择（分期）	方名	方义	方剂组成
急性阑尾炎	急性单纯性阑尾炎(瘀滞期)	阑尾化瘀汤	行气活血，清热解毒	金银花、川楝子、延胡索、木香、丹皮、桃仁、大黄
	轻型化脓性阑尾炎(蕴热期)	阑尾清化汤	清热解毒为主，活血化瘀为辅	金银花、蒲公英、丹皮、大黄、赤芍、川楝子、桃仁、甘草
	阑尾周围脓肿(毒热期)	阑尾清解汤	清热解毒，通里散结	大黄、金银花、蒲公英、冬瓜仁、丹皮、川楝子、木香、甘草

自20世纪后期以来，为了便于临床应用，各单位还研制了一批新型制剂，用于急性单纯性阑尾炎的治疗。下面介绍两个较常用的新型制剂。

锦红新片：由红藤、蒲公英、生大黄、厚朴组成。上海中医学院附属龙华医院研制。

阑尾三片：包括化瘀片(红藤、丹皮、赤芍、延胡索、川楝子组成)；清解片(金银花、野菊花、败酱草、白花蛇舌草、黄连、黄芩、甘草组成)；巴黄片(巴豆霜，生大黄组成)。三片制剂均采用药物提取物，混合后制成颗粒、压片，每片重0.35g。根据治疗需要单味应用或配合使用。天津市南开医院药厂研制。

(3)治疗效果：从1962年到1972年，南开医院以阑尾化瘀汤为主治疗急性单纯性阑尾炎331例，治愈275例，治愈率为83.1%，显效38例，显效率为11.5%，二者相加为94.6%，无效转行手术者18例，占5.4%。在同期以阑尾清化汤为主治疗急性化脓性阑尾炎288例，治愈205例，占71.2%，显效60例，占20.8%，二者合在一起为92%。无效转行手术者23例，占8%。南开医院于20世纪80年代初期，用阑尾三片治疗急性单纯性阑尾炎150例。治愈139例，占92.7%，好转9例，占6%，总有效率为98.7%。无效2例改服中药煎剂治愈。

2. 胃、十二指肠溃疡急性穿孔非手术治疗

(1)适应证：非手术疗法适用于一般情况好、年纪较轻、溃疡病史不长或虽病史较长但发作不频繁者。此外，还应注意穿孔发生与进食之间的时间关系，有无其他溃疡病的并发症(如出血、幽门狭窄或可疑恶变)，以及腹腔渗液的多少。凡空腹穿孔、单纯穿孔、腹腔渗液不多者，应优先考虑非手术治疗。

(2)综合疗法的内容与实施步骤：可将溃疡病急性穿孔的治疗过程分为三期，针对每期的不同病理特点采用不同的治疗方法。第二期常用的中药是复方大柴胡汤(表45-10，表45-11)。

表45-10 胃、十二指肠溃疡病急性穿孔的分期治疗

分期	病理特点	主要治疗措施
第一期(24~48小时)	从穿孔发生到穿孔闭合	1. 针刺：中脘、梁门、天枢、内关、足三里等，一日3次 2. 胃肠减压 3. 输液
第二期(3~5天)	从穿孔闭合到腹腔渗液完全吸收	以内服中药为主，复方大柴胡汤为代表方剂
第三期(不定)	腹膜炎症状与体征消失，仅遗留溃疡病症状	用中西药物治疗，直到溃疡愈合

表45-11 复方大柴胡汤方义及组成

方名	方义	适用证型	方剂组成
复方大柴胡汤	疏肝理气通里攻下	第二期，穿孔已闭合	柴胡、黄芩、枳壳、川楝子、元胡、白芍、木香、大黄、蒲公英、甘草

(3)治疗效果：根据国内大组病例报告，约有60%的病人可采用中西医结合非手术疗法。并发症发生率为1%~8%，总病死率为0%~4.4%。远期随访效果良好者占44.5%~68.6%；有13%~17.8%的病人最终仍需外科手术治疗。在开展中西医结合治疗的早期阶段，由于部分病人治疗适应证选择失当，有4%~13%病人中转手术，拖延了治疗时间。自常规采用腹部B型超声检查后，对于了解腹腔渗

液的多少、穿孔的大小与部位、是否为胃癌穿孔，基本上得到了解决。中转手术大量减少，近远期疗效都有所提高。

3. 单纯性急性肠梗阻的综合治疗

(1)适应证：综合治疗主要适应于粘连性肠梗阻、堵塞性肠梗阻及麻痹性肠梗阻。

(2)治疗前准备：在综合治疗前，进行充分的胃肠减压，使上消化道保持空虚，补充液体及电解质，纠正酸碱平衡失调等。

(3)综合疗法的内容与实施步骤：首先经胃管灌入加温到20℃左右的植物油100~200ml，对蛔虫团块引起的肠梗阻则经胃管注入氧气(成人1 500~2 500ml，儿童每岁100~150ml，总量不超过800ml)。1小时后，经胃管灌入通里攻下中药(表45-12)。灌注中药后2小时左右，中药的作用达到高峰，肠蠕动明显增加，阵发性腹痛亦可能更为频繁。此时再行穴位注射，选用足三里穴，注射新斯的明0.25~0.5mg。最后，用中药复方大承气汤200ml加温水300ml灌肠，或用温肥皂水灌肠(表45-13)。灌服中药后亦可加用腹部颠簸疗法，有助于并发部分扭转的肠管复位，这在粘连性肠梗阻中是并非少见的。

表45-12 肠梗阻常用方剂举例

方名	方义	适用证型	方剂组成
复方大承气汤	泻热通下，行气祛瘀	里热证，气血瘀滞者	厚朴、枳实、炒莱菔子、桃仁、赤芍、生大黄、芒硝
甘遂通结汤	行气祛瘀，逐水通下	肠腔积液较多者	甘遂末、桃仁、赤芍、生牛膝、厚朴、大黄、木香
巴豆散	泻寒积、逐水饮	寒凝型	巴豆，与大黄合用名为巴黄丸(片)

表45-13 肠梗阻的综合治疗方案

假定时间		治疗措施
准备阶段		胃肠减压，补充水分、电解质，纠正酸碱平衡失调
综合治疗阶段	7:00	经胃管灌注植物油100~200ml
	8:00	经胃管给通里攻下中药一剂(200ml)，夹管
	9:00	必要时行腹部颠簸疗法
	10:00	足三里穴位注射新斯的明0.25~0.5mg
	10:15	中药或温肥皂水灌肠

4. 胆总管结石EST与中药排石联合治疗　经内镜乳头括约肌切开(EST)是治疗胆总管结石的有效方法，在国内外已有大组病例报告。为了提高EST的疗效，天津市中西医结合急腹症研究所把EST与中药排石联合应用，取得了满意的疗效。

(1)适应证：该法适应于原发性或继发性胆管结石，结石直径为1~2cm，胆管下端狭窄段不超过2cm者。对于同时有胆囊结石的胆管结石，可先用该法清除胆管结石，以后再根据病人的条件施行腹腔镜胆囊切除，或者经腹手术胆囊切除，但不再需要施行胆总管探查及括约肌成形术。

(2)切开的大小及对结石的处理方法：切开的大小，以切开胆管肠腔内隆起的多少来计算，将胆管隆起全部切开者为大切开，切开80%者为中切开，不足80%者为小切开。凡结石较大者均应采用大切开，继发性胆管结石或较小的原发性结石，一般采用中切开即可。EST后根据结石的不同情况采用不同的处理方法。嵌顿结石需立即套出以便解除梗阻；凡能一次取净的胆总管结石争取一次取净；胆石的位置偏高或因其他技术上的原因难于取净者，亦应先将大结石用网篮套出或挟碎，剩余的结石再服用中药排出。

(3)中药的应用：对胆管结石已完全取出的病例，在EST后服用清热利胆中药冲剂2~4周，消除胆管炎症，清除胆石残渣，预防结石的复发。对未完全取净的病例，根据结石大小及排石难易的预测，采用两种服药方法。一种是常规服药方法，从EST后第2天，每日服用利胆排石中药一剂，七剂为一疗程。另一种方法为联合用药，除内服中药外，加用针刺日月、期门穴；静脉滴注654-2，每次20~40mg，每两小时1次，根据需要可重复使用(表45-14)。

表45-14 胆道感染及胆石症常用方剂举例

方名	方义	适用的证型	方剂组成
清胆汤	理气开郁，利胆止痛，通里下热	实热型与湿热型	柴胡、黄芩、栀子、郁金、枳壳、双花、金钱草、茵陈、黄连、芒硝
清胆行气汤	疏肝理气，活血止痛	气滞型	柴胡、黄芩、半夏、木香、郁金、白芍、香附、延胡索、枳壳、大黄
茵陈胆道汤	清热，利胆，排石	湿热型	茵陈、栀子、柴胡、黄芩、枳壳、木香、金钱草、大黄

(4)治疗效果：天津市中西医结合急腹症研究所从1982年以来，用上述方法共治疗各种胆总管结石969例，治疗结果见表45-15。

表 45-15 EST 与中药联合治疗胆总管结石疗效分析

类别	例数	治疗效果						并发症	
		治愈		有效		失败		例数	(%)
		例数	(%)	例数	(%)	例数	(%)		
原发性胆总管结石	352	328	93.2	19	5.4	5	1.4	16	4.5
胆总管残余结石	264	253	95.8	9	3.4	2	0.8	9	3.4
胆总管复发结石	223	204	91.5	18	8.1	1	0.4	7	3.1
继发性胆总管结石	130	130	100	0		0		5	3.8
总计	969	915	94.4	46	4.7	8	0.8	37	3.8

5. 急性重症胆管炎的中西医结合治疗　天津市中西医结合急腹症研究所采用经内镜胆管引流(ERBD)及内服中药治疗急性重症胆管炎，收到了良好的效果。

(1) 适应证：除少数病情危重难于耐受内镜检查操作、或因乳头开口不清以致插管失败者外，绝大多数病例均可采用本疗法。

(2) 插管方法：先补充液体，纠正水、电解质失衡，改善病人周身情况。行十二指肠镜检查，肠腔内多无胆汁，乳头肿大，黏膜充血水肿，如有结石嵌顿，可见棕色结石。壶腹癌时可见乳头隆起，有时呈菜花状，易出血。插管的方法与 ERCP 相同，但为了取得内外双重引流的效果，均实行深插，使导管越过胆管梗阻部位，并尽可能使导管在胆管内适度迂回，这样不但可防止导管滑脱，而且可发挥导管的支撑作用，可有大量胆汁从导管周围流入十二指肠内。为了避免加重感染，急性期宜只做引流，不进行造影，待炎症控制后再进行造影检查。

(3) 中药治疗：插管引流成功后即可开始内服中药。基本方剂为清解灵，组成如下：公英、大黄、玄参、白头翁、败酱草及甘草。水煎服，每日一剂，分两次服。

(4) 治疗效果：天津市中西医结合急腹症研究所于 1983—1990 年共治疗急性重症胆管炎 270 例。其中 200 例采用了 ERBD 及中药治疗，70 例施行了手术治疗和 / 或抗生素治疗。全组共死亡 13 例，病死率为 4.8%，ERBD 及中药组死亡 3 例，病死率为 1.5%。手术和 / 或抗生素组死亡 10 例，病死率为 14.3%。作者们还采用前瞻性的观察方法，对 ERBD 及中药组 20 例，手术引流组 18 例，进行了严格的对比观察。结果表明，ERBD 与中药组病人的各项指标恢复正常时间均较手术引流组为快。如血浆减毒时间前者为(4.2 ± 2.1)天，后者为(11.94 ± 4.93)天；血清 C_3 含量在入院时均明显降低，ERBD 与中药组在第 10 天已恢复到正常，手术引流组则仍明显低于正常；血清纤维结合素含量前者在治疗后的第 6 天已恢复正常，后者仍低于正常；黄疸消退的速度前者亦明显优于后者。

从 1992 年初到 1995 年 10 月，该所又进行了对该病的第二轮研究，主要的改进有三点：一是调整了中药处方，将清解灵改为活血清解灵冲剂(大黄、茵陈、丹参、甘草、白头翁、败酱草)，服用方便；二是在完成鼻胆管引流后，先用大承气汤冲剂治疗 1~2 天，每日 2 两次，每次 2 袋，冲服。待大便畅通，腹胀消退，肠鸣音活跃后转服活血清解灵，每日 2 次，每次 2 袋，一般连服 3~7 天。进入恢复期后根据引起急性重症胆管炎的不同病因进行治本治疗；三是对中药的作用机制进行了更深入的研究。在第二轮治疗的 213 例中，有 177 例完成了 ERBD 及中药治疗，36 例施行手术治疗，全组共死亡 6 例，病死率为 2.8%。在 ERBD 及中药组死亡 2 例，病死率为 1.1%，手术组中 4 例死亡，病死率为 11.1%。第二轮的治疗结果与第一轮相比有了进一步的提高。

6. 急性重型胰腺炎的中西医结合治疗　中西医结合治疗包括整体支持治疗、内科治疗、内镜治疗、中医药治疗及外科手术治疗等。从 20 世纪 90 年代初期以来，随着国内外对重型胰腺炎认识的转变，更加重视整体治疗，改变了手术方式及手术时机，力争少手术、晚手术，以减轻附加的手术打击和术后并发症。在这样的情况下，中医药的治疗亦被引入该病的治疗，开始积累一些有益的经验。根据重型胰腺炎的病程经过，可将该病分为三期，参照三期病因病机的特点进行辨证论治。

(1)初期：从开始发病到 7~10 天属于初期阶段，第一个 MODS 高峰多发生在此期间。从中医辨证来看，多属少阳阳明合证或阳明腑证，病情严重者亦可表现为结胸里实证。中医治疗应重用通里攻下药物，消除腹胀，保持大便通畅。一般以大承气汤或清胰陷胸汤为主方，参照病情随证加减。要抓紧入院后前3天的治疗，每日中药2剂，分4次服或经胃管灌入。腹胀明显好转，肠鸣音基本恢复后，减少通里攻下药物的用量，加用清热解毒及活血化瘀药，或者改用清胰汤或清胰承气汤，但仍应保持每日大便1~2次。有少数病人不能耐受中药治疗，可试用中药汤剂灌肠或将中药滴注于直肠内。如仍不见效则应改用其他治疗方法，包括腹腔穿刺引流、腹腔镜置管引流及手术引流等。

(2)进展期：从发病后10天到两周进入进展期，防治感染性并发症为本期的主要治疗内容。中医辨证主要表现为里实热证，或伴有其他兼证。此期的中药治疗以清热解毒及活血化瘀为主，辅以通里攻下，代表的方剂为清胰承气汤加减(表45-16)。

表45-16 急性重型胰腺炎常用方剂举例

方名	方义	适用的证型或病期	方剂组成
清胰陷胸汤	通里攻下，泻热逐水	肝郁气滞，结胸里实	柴胡、黄芩、胡连、白芍、木香、延胡索、大黄、芒硝、甘遂末(冲服)
清胰承气汤	清热解毒、通里攻下、疏肝解郁	毒热炽盛，气血两燔	柴胡、黄芩、胡连、木香、川楝子、延胡索、枳实、厚朴、大黄

(3)恢复期：腹腔感染已经控制，周身情况已经稳定。病后体虚或胰腺外分泌功能不足常是主要临床表现。中医药治疗的主要目的是调理脾胃，补益气血，恢复胃肠的消化吸收功能，增强机体的免疫抗病能力。常用的方剂有香砂六君子汤、一贯煎、当归补血汤及补中益气汤等。天津市南开医院及天津医科大学总医院外科，从1993年3月到1996年8月，按照统一的诊断标准及中西医结合治疗方案，对145例重症胰腺炎进行治疗及动态观察。随机选择29例西医治疗病人作为对照组，进行了对比研究。治疗组145例中死亡24例，病死率为16.1%，对照组29例中死亡8例，病死率为27.5%。两组病死率经χ^2检验$P<0.05$，治疗组显著低于对照组。

天津市南开医院急性胰腺炎研究组从1999年1月到2007年6月，对急性重型胰腺炎开展了进一步研究。在此期间共收治急性重症胰腺炎302例，经过改进后的中西医结合综合治疗，治愈206例，治愈率为86%；病死42例，病死率为13.9%。疗效与前组相比有所提高。从死亡时间及原因来看，有10例死于初期，严重和持续休克及心搏骤停为主要死因；14例死于ARDS及MODS，死于入院后3~10天；死于入院后10天以后者18例，死亡原因为腹腔感染、脓毒症、腹腔出血及胆胰瘘。总之，进一步改善急性重型胰腺炎的临床疗效还要付出更大的努力。

三、治疗过程中的动态观察

对于采用中西医结合非手术疗法的病人，在治疗过程中严密观察病情变化是一个十分重要的环节。一是观察诊断是否正确，当出现新的症状、体征，或经特殊检查有新的发现，需要修正原来的诊断时，应毫不迟疑地进行补充或修正。二是观察正在进行的治疗是否有效，如果有效应坚持下去，如果无效则应认真审查原定的治疗计划及改进治疗措施，包括从非手术疗法转为手术疗法；三是观察治疗过程中症状、体征及其他化验指标的变化规律，为分析疗效及进而探讨疗效机制提供依据。在观察中应注意以下几个方面：

(一)自觉症状

腹痛、腹胀等症状减轻，病人排气排便，是病情好转的表现；而腹痛、腹胀加剧，频繁呕吐，或体温升高，则表示病情加重。在观察中还应注意可能出现的假象。如梗阻性或坏疽性阑尾炎，当发生穿孔后，由于阑尾腔内压的降低，原来的剧烈腹痛可能得到缓解，但随着腹膜炎的扩展，感染及中毒症状将不断加重。在此种情况下，不能只把腹痛作为判定病情进退的唯一指标，而应结合其他情况进行综合判断。另外，在胆道和尿路结石的排石过程中，常有腹痛的暂时加重和体温升高，随着结石的排出，症状将迅速缓解，临床上称之为排石现象。对这种特殊表现应有所认识，否则有进行一次不必要的手术的可能。

(二)体检所见

在非手术疗法过程中，应定期检查及记录主要体征的变化，如压痛范围及程度、肌紧张的强度、反跳痛的有无、肠鸣音的变化等。如有炎性包块，要注意包块的增大与缩小。除局部体征外，还应注意脉搏、血压、体温、呼吸等改变。

(三)化验检查

定期复查白细胞是观察炎症发展趋势的一个重要指标；内出血病人要注意细胞比积、红细胞计数及血红蛋白的变化；定期测定血、尿淀粉酶，结合临床表现，有助于判断急性胰腺炎的进退；对于胆道感染及梗阻性黄疸的病人，应定期测定胆红素及肝功能；随时测定二氧化碳结合力、血气分析及钾、钠、氯等电解质，对于了解病人液体电解质平衡状态及制定液体及电解质补充计划，是不可缺少的参考资料；对于危重病人，还应定时测定能反映重要脏器功能变化的生化指标。

（四）特殊检查

利用X线、B超及生理记录仪作为急腹症治疗过程中的动态观察手段，取得了令人满意的结果。在肠梗阻的治疗中，在不同时间摄取腹X线片，对比充气胀大肠管及气液平面的变化，特别是在小肠梗阻时，观察是否有气体进入结肠，有助于判断梗阻是否已解除。对胆囊炎及胆管结石的病人，用B型超声检查观察胆囊的大小、胆管扩张程度的增减及结石位置的变化，对病情的判断很有帮助。在急性胰腺炎的治疗过程中，用B型超声及CT观察胰腺肿胀的程度，判断有无小网膜腔积液、胰周脓肿及假性囊肿的形成，能为临床提供有价值的参考资料。天津市中西医结合急腹症研究所用生理记录仪观察针刺治疗后腹直肌肌电、胸腹式呼吸运动、肠鸣音及手指容积脉搏波的变化，提高了溃疡病急性穿孔动态观察的准确程度。对针刺等非手术疗法反应良好的病人，一般都在1~2次针刺以后，在治疗后4小时之内，腹直肌放电从减弱到逐步消失，腹式呼吸增强，容积脉搏波增大，部分病人肠鸣音亦开始恢复。对于非手术疗法反应不良的病人，上述几个指标无明显变化，提示可能为较大的穿孔或者在治疗过程中穿孔尚未闭合，需及时转为手术治疗。

（吴咸中）

参考文献

[1] 吴咸中.急腹症方药诠释[M].天津：天津科学技术出版社，2001.

[2] 吴咸中.中西医结合临床诊疗丛书：普通外科手册[M].北京：中国古籍出版社，2001.

[3] 吴咸中.中医名方现代研究与应用丛书：承气汤类方现代研究与应用[M].北京：人民卫生出版社，2011.

第四十六章
腹部损伤

腹部损伤(abdominal injuries)包括机械性损伤(创伤)、化学性损伤和放射性损伤。创伤是腹部损伤的主体,在战时和平时均较常见。由于不断强化救护组织,改进救治技术,提高诊治水平,历次战争中腹部创伤的死亡率在逐渐下降。据统计,腹部创伤死亡率,在第一次世界大战中为53.5%,第二次世界大战为25%,朝鲜战争为12%,越南战争为10%。非战伤死亡率的下降趋势也很显著。近年来在伤员运送复苏、监护及器官功能支持以及处理某些特殊脏器损伤方面取得的进展,使得发达国家的腹部穿透伤的死亡率下降到了3%~5%,甚至更低。尽管如此,腹部创伤仍是对伤员生命的严重威胁。以日益增多的交通事故为例,Foley报告因车祸丧生的270人中,47%死于钝性腹部伤。

机械性损伤的危险主要来自两个方面,即腹腔实质脏器或大血管损伤引起的大出血,以及空腔脏器破裂造成的腹腔感染。因此,早期正确的诊断和及时适当的处理,是降低此类损伤死亡率的关键。

化学性和放射性损伤则有其各自的特点。本章主要讨论机械性损伤,兼顾少见的其他类型损伤。

第一节　概　　述

一、腹部损伤的分类

腹部伤可分为闭合伤和开放伤两大类。闭合伤可以仅累及腹壁,也可以累及腹腔内脏器。开放伤按腹膜是否破损又分为穿透伤和非穿透伤。前者多数伤及脏器,后者也偶尔因冲击效应而引起腹内脏器损伤。穿透伤中,有入口和出口者为贯通伤;只有入口没有出口者称非贯通伤。

常见穿透伤有刺伤、枪弹伤、弹片伤、霰弹伤等。脏器损伤的范围和程度,与投射物的速度有极大关系。因此,对同一个脏器来说,刺伤引起的创伤最轻,低速子弹其次,高速子弹或弹片伤最重。小肠、结肠、肝和胃最容易受累。

常见闭合伤有撞击伤、打击伤、坠落伤、挤压伤、冲击(气浪或水波)伤等。最常伤及的器官是肝、脾、肾和小肠。

医源性损伤种类很多,主要由腹腔或相邻部位手术和某些侵入性诊疗操作造成。较常见的手术误伤有胃切除时伤及脾脏或横结肠系膜,胆囊切除时伤及胆管,膀胱全切除时伤及直肠,肿瘤切除时伤及大血管等。近年广泛开展的腹腔镜胆囊切除或腹腔镜其他手术引起的误伤值得重视。腹壁穿刺时造成的肠管伤和游离胆囊三角时的胆管伤和血管伤时有发生,电灼钩反弹引起的肠管伤甚至膈肌伤也有报道。侵入性诊疗操作造成的损伤有内镜检查或治疗(息肉摘除、电灼、Oddi括约肌切开等)引起肠穿孔,诊断性或治疗性灌肠(钡灌肠、气灌肠)引起肠破裂,内镜折转通过脾曲时引起脾破裂,活检穿刺(尤其是用切割针)引起脏器损伤,血管造影和/或气囊扩张引起血管破裂,腹腔异物存留引起肠管破裂等,腹壁窦道扩创伤及肠管也偶有发生。医源性损伤若能及时发现,处理大多不难且预后良好,但若延误诊断治疗,可招致严重后果。

二、腹部损伤的临床表现

由于伤情的不同,腹部损伤后的临床表现可有很大的差异,从无明显症状体征到出现重度休克甚至处于濒死状态。主要病理变化是腹腔内出血和腹膜炎。腹痛和压痛、反跳痛、肌紧张、肠鸣音减弱或消失是最常见的症状和体征。

肝、脾、胰、肾等实质器官或大血管损伤主要表现为腹腔内(或腹膜后)出血。病人面色苍白,脉搏增快、细弱,脉压变小,收缩压可下降。腹痛呈持续性,一般不很剧烈,腹肌紧张及压痛、反跳痛也不如空腔脏器破裂时严重。体征最明显处一般即是损伤所在。肩部放射痛提示肝(右)或脾(左)的损伤,此症状在头低位数分钟后尤为明显。肝、脾包膜下破裂或系膜、网膜内出血可表现为腹部包块。移动性浊音虽然是内出血的有力证据,却是晚期症状,对早期诊断帮助不大。肾脏损伤时出现血尿。

胃肠道、胆道等空腔脏器破裂,主要表现为弥漫性腹膜炎。上消化道损伤时,漏出的胃液或胆汁造成对腹膜的强烈刺激,立即引起剧烈疼痛、腹肌紧张、压痛、反跳痛等典型腹膜炎表现。下消化道破裂时,漏出物引起的化学性刺激较轻,腹膜炎体征出现较晚,呈渐进性,程度也较轻,但造成的细菌性污染远较上消化道破裂时为重。随着腹膜炎的发展,逐渐出现发热和腹胀。肠鸣音一般消失,但有肠鸣音并不能完全排除空腔脏器破裂的可能性。胃、十二指肠或结肠破裂后可有肝浊音界缩小或消失。腹膜后十二指肠破裂的病人有时可出现睾丸疼痛、阴囊血肿和阴茎异常勃起等症状和体征。胃、十二指肠损伤可有呕血,直肠损伤常出现新鲜血便。

多发性损伤的临床表现更为复杂。意识障碍的伤员往往不能提供腹部症状,体征也模糊不清。腹部以外的严重损伤如颅脑伤、胸部伤、肢体骨折等常比腹部伤更引人注目从而掩盖了后者,造成诊断的延误。

三、腹部损伤的诊断

(一) 临床诊断

依靠受伤史及物理检查所见作出判断,仍是腹部损伤的基本诊断方法,战时尤其如此。

由于创伤的紧急情况,采集受伤史往往须在边检查、边治疗的过程中穿插进行。如伤员有意识障碍,需向现场目击者及护送人员询问。应详细了解受伤时间、暴力的性质、大小、方向、速度和作用部位,以及受伤后到就诊时的病情发展经过。对重伤员,一开始就要粗略地做一全身检查以便发现对生命构成威胁的伤情如气道阻塞、张力性气胸、外出血等并立即给予相应的处理,然后再对头面部、颈部、胸部、腹部、四肢及脊柱进行全面检查,特别注意腹部有无压痛、反跳痛及肌紧张。

腹部的开放伤,由于有引人注目的伤口,一般都能得到及时的诊断和处理。但在诊断中应注意下列几点:①穿透伤的入口或出口不在腹部而在胸、肩、腰、臀、会阴等部位时,仍有穿透腹腔、伤及脏器的可能。国内一组 456 例战伤资料表明,有 44% 的腹部创伤,投射物的入口或出口并不在腹部;②投射物未穿透腹膜的切线伤,也可因冲击效应而引起腹内脏器伤;③不能把伤道想象为从入口到出口的直线来估计有无以及哪些脏器受伤。投射物常在行进中改变自己的方向,病人在受伤瞬间的姿势也对伤道的走行产生很大影响;④创口的部位比其大小更有诊断意义。细小的创口可能由很长的锐器造成,引起严重的内脏伤。特别是体积小的高速投射物(如小弹片)可引起很严重的内脏损伤,但因其入口细小而常得不到充分的估计。

闭合伤的诊断相对困难。最关键的是确定有无内脏损伤。为此,往往需要反复、细致的检查和分析。腹肌紧张和压痛是腹内脏器伤最重要的体征,但应注意与腹壁挫伤相鉴别。腹壁挫伤的病人安静休息时疼痛减轻,做腹肌收缩动作(如坐起)时则明显加重,整个病情有逐渐减轻的趋势,而腹内脏器伤时疼痛与腹肌收缩关系不大,病情呈进行性加重。

有下列情况之一时,便应考虑有腹内脏器损伤:①早期出现休克;②有持续性腹痛,伴恶心、呕吐等消化道症状,并有加重趋势;③有固定的腹部压痛和肌紧张;④呕血、便血或尿血;⑤腹部出现移动性浊音。在多发性损伤时,即使病人没有提供明确的腹痛症状,凡全身情况不好而难以用腹部以外部位创伤来解释者,都应想到腹部伤的可能。腹部外伤病人如发生顽固性休克,尽管可有多发性创伤,其原因一般都是腹腔内损伤所致。颅脑外伤并不引起低血压,除非是明显外出血的开放伤或是到了临终前。

鉴别何种脏器受伤虽然不如鉴别有无脏器伤那样重要,但术前若能作出判断,对术前准备、切口选择和术中处理无疑会有帮助。钝性打击更易造成实质性脏器的破裂,而气浪或水波冲击主要伤及空腔脏器。暴力由前腹壁向脊柱方向碾压时，小肠、横结肠、十二指肠及胰腺可发生破裂甚至断裂。暴力表现为剪切形式（如突然减速引起的撕扯）时，实质或空腔脏器均可受伤，且多发生在其相对固定处的附近，例如空肠的起始段和回肠末段，以及实质器官的韧带附着处。暴力引起腔内压力突然升高，可以在该脏器的最薄弱部分（如结肠中的盲肠）发生胀裂。下胸部肋骨骨折时，容易伤及肝和脾。骨盆骨折可合并直肠、膀胱、尿道的损伤。

（二）辅助检查

单纯依靠受伤史和体检所见作出诊断有很大的局限性，对于有神志障碍的伤员尤其如此。粗放式的诊断和指征过宽的剖腹探查会给许多病人增加不必要的创伤打击。因此，对生命体征平稳的腹部创伤病人进行某些辅助检查，从定性和定位两个方面提高诊断的准确率，减少阴性探查和“亚阴性”即没有治疗作用的（nontherapeatic）剖腹探查，很有必要。

1. 化验检查　红细胞、血红蛋白与血细胞比容下降，表示有大量失血。白细胞总数及中性粒细胞升高不但见于腹内脏器损伤时，同时也是机体对创伤的一种应激反应，诊断意义不很大。血清淀粉酶或尿淀粉酶升高提示胰腺损伤或胃肠道穿孔，或是腹膜后十二指肠破裂，但胰腺或胃肠道损伤并不一定伴有淀粉酶升高。升高的淀粉酶一般在48小时内即降至正常。血尿是泌尿系损伤的重要标志，但其程度与伤情可不成正比。

2. X线检查　凡腹内脏器伤诊断已经确定，尤其是伴有休克者，应抓紧时间处理，不必再行X线检查以免加重病情，延误治疗。但如伤情允许，有选择的X线检查还是有帮助的。经一般检查未能明确诊断者，X线检查有时能提供很有价值的资料。

最常用的是X线胸片、平卧位及左侧卧位腹部X线片。立位腹部X线片虽然更有意义，但不适用于重伤员。根据需要拍骨盆像。骨折的存在可能提示有关脏器的损伤。腹腔游离气体通常是胃肠道（主要是胃、十二指肠和结肠，少见于小肠）破裂的确证，可表现为膈下新月形阴影，或侧卧位时的穹窿征（侧腹壁下积气）和镰状韧带征（韧带下积气），或仰卧位时的双肠壁征（在肠腔内外气体衬托下，肠管的内、外壁清晰可见）。为了提高阳性率，最好维持所需体位10分钟然后摄片。一般腹腔内有50ml以上游离气体时，X线片上便能显示出来。但穿透伤尤其是枪弹伤时，投射物偶尔将空气带入腹腔，须结合临床表现进行鉴别。腹膜后积气（可有典型的花斑状阴影）提示腹膜后十二指肠或结、直肠穿孔。腹腔内有大量积血时，小肠多浮动到腹部中央（仰卧位），肠间隙增大，充气的左、右结肠可与腹膜脂肪线分离。腹膜后血肿时，腰大肌影消失。胃右移、横结肠下移、胃大弯有锯齿形压迹（脾胃韧带内血肿）是脾破裂的征象。右膈升高、肝正常外形消失及右下胸肋骨骨折，提示有肝破裂的可能。左侧膈疝时多能见到胃泡或肠管突入胸腔。右侧膈疝诊断较难，必要时可做人工气腹以资鉴别。X线检查能显示金属异物的部位，若与投射物的入口联系起来，可能有助于推测其在体内的轨迹以及可能伤及哪些脏器。当疑有胃或十二指肠破裂时，胃管注入泛影葡胺并转动卧位后摄片很有帮助，造影剂从腔内溢出是穿孔或破裂的证明。

可疑肝、脾、胰、肾、十二指肠等脏器损伤，但其他检查方法未能证实者，选择性血管造影可有很大帮助。实质性器官破裂时，可见动脉像的造影剂外漏、实质像的血管缺如及静脉像的早期充盈。但血管造影属侵入性检查手段，所要求的设备条件和技术条件也较高，不能普遍应用。

3. 腹腔穿刺（abdominal paracentesis）　适用于怀疑有腹腔内出血或空腔脏器穿孔者，方法简便、快速、经济、安全，准确率达90%以上。

穿刺点可选在腹部任何一个象限或下腹中线，但应避开手术瘢痕、肿大的肝和脾、充盈的膀胱及腹直肌（可刺破腹壁下血管引起血肿）。有骨盆骨折者，应在脐平面以上穿刺，以免刺入腹膜后血肿而误诊为腹腔内出血。虽然腹腔内有多量液体时，用普通肌注针头（7号）即可将其吸出，但若液体较少或黏稠或混有渣滓，则细针穿刺易得阴性结果。因此，一般宜用短斜面17~18号粗针头进行穿刺。进入腹腔后，液体一般能自行溢出，也可用注射器缓缓吸出，但不宜大力负压抽吸以免网膜或肠壁堵塞针头。注意有无气体逸出，吸出物中有无血液、胆汁或肠内容物，并收集标本作细胞计数、细菌涂片及培养，必要时做淀粉酶和胆红素测定。如穿得血液，应注意观察其能否凝固。不凝者为腹腔积血，迅速凝固者为针头刺破血管的结果。若能抽出数毫升不凝血液，即可诊断为腹腔内出血。如抽不到液体，可改变针头的方向、角度及深度。若仍一无所得，可经针头注入生理盐水20~30ml，停留片刻后任其流出，注意液体性状的变化，收集送检。只要操作正确，阳性结果有肯定的诊断价值，阴性结果则不能完全排除内脏伤，必要时可变换部位再行穿刺，或间隔一段时间后重复检查。

严重腹内胀气、大月份妊娠、因既往手术或炎症造成的腹腔内广泛粘连以及躁动不能合作者，不宜做腹腔穿刺。

4. 诊断性腹腔灌洗（diagnostic peritoneal lavage） 早期诊断阳性率比腹腔穿刺高，还能进行连续观察而不必多处反复穿刺。一般在脐下中线处作小切口或直接用套管针进行穿刺，将一多孔塑料管或腹膜透析管插入腹腔20~30cm，注入生理盐水1 000ml（10~20ml/kg）。放低导管另一端并连接无菌瓶，令液体借助虹吸作用缓缓流出。有下列情况之一即为阳性：①肉眼血性液（25ml血可染红1 000ml灌洗液）；②有胆汁或肠内容物；③红细胞计数超过 0.1×10^{12}/L（100 000/mm^3）；④白细胞计数超过 0.5×10^{9}/L（500/mm^3）；⑤淀粉酶高于100U（索氏）/100ml；⑥沉渣染色涂片找到细菌。

诊断性腹腔灌洗准确率高（>90%），尤其对诊断空腔脏器破裂很有价值。这是一项很敏感的检查，假阴性结果少，但有10%以上提示出血者经剖腹证明其实并不需要手术。因此不宜把灌洗提示出血作为剖腹的绝对指征，而应全面检查、慎重考虑再作出决定。

5. B型超声检查（ultrasonography） B超检查主要用于诊断肝、脾、胰、肾的损伤，能根据脏器的形状和大小提示损伤的有无、部位和大致程度，以及周围积血、积液情况。本检查有迅速、简便、可在床旁与复苏同时进行的优点，准确率一般在80%以上，但在一定程度上取决于检查者的技术和经验。由于其无创性，床旁B型超声检查近年来已越来越多地取代有创且比较烦琐的诊断性腹腔灌洗。以肝肾间（Morrison陷凹）出现无回声带作为判断腹腔内出血的标志，其准确率为91%，不亚于腹腔灌洗，而且经过简单培训的外科医师都能掌握此技术。B超还能用于对诊断尚未明确者和已确诊为肝、脾、肾破裂正在接受非手术治疗者进行动态观察，为医师提供重要信息。其缺点是对诊断空腔脏器伤不够敏感。

6. 计算机断层摄影（CT） 对实质脏器损伤及其范围和程度有重要的诊断价值。CT影像比B型超声更为精确，对检查者主观条件（技术、经验）的依赖性不像B型超声那样高。假阳性结果极少，假阴性结果约7%~14%，与敏感度很高的腹腔灌洗结合起来，精确率可达95%以上。对肠管损伤，CT检查的价值不够大，但若同时注入造影剂，CT对胃、十二指肠和结肠破裂的诊断很有帮助，优于造影剂加X线片，因为影像不发生重叠。血管造影剂加强的CT能鉴别有无活动出血并显示出血的部位，活动出血的CT值平均约130HU（85~370HU），与凝血块的CT值（40~70HU，平均50HU）有明显差别。三重对照螺旋CT扫描（静脉 + 胃管 + 结肠造影）能更全面准确地描绘出腹部脏器损伤的状况。CT检查的缺点是对装备要求高，价格较昂贵，尤其是需搬动病人和费时，因此只适用于病情稳定又需要进一步明确诊断者。

7. 磁共振成像（MRI） 对血管伤和某些特殊部位的损伤如膈肌破裂和十二指肠壁间血肿有较高的诊断价值，但比CT更不易普及，较少应用。

8. 核素扫描 一般用核素锝（^{99m}Tc），能显示肝、肝外胆管和脾的损伤，但精确度远不如B型超声和CT，基本不用。

9. 诊断性腹腔镜检查（diagnostic laparoscopy） 目前已是很成熟的技术，对于查明左下胸部创伤时有无左膈肌破裂特别有价值，但有时不易发现渗漏不多的空腔脏器破裂。主要用于临床难以决定是否需要剖腹的病人，有人报告其能减少25%无治疗作用的剖腹探查术。其诊断价值接近于剖腹探查术，而创伤性比剖腹探查小得多。鉴于二氧化碳气腹可引起高碳酸血症和因抬高膈肌而影响呼吸，大静脉伤时更有发生 CO_2 栓塞的危险，有人应用无气腹腔镜，即置入可张可合的吊扇式拉钩将腹壁提起，不用注气即可进行探查和简单的修补手术。

四、腹部损伤的处理

无论是战时还是平时，腹部损伤常常只是全身多发性损伤的一个部分。以交通事故为例，多发伤可占到全部受伤者的2/3左右。因此，不应把腹部损伤作为孤立的、局部的病变来处理。当存在多发伤时，必须从整体出发，通盘考虑，合理安排处理创伤所带来的各种问题的顺序，方能取得良好效果。在最危急的病例，心肺复苏是压倒一切的任务，其中解除气道梗阻是首要的一环。如果窒息不能解除，伤员可在短时间内死亡。其次是要迅速控制明显的外出血，处理开放性气胸或张力性气胸，尽快恢复循环血容量，控制休克。进展迅速的颅脑外伤，如硬膜外血肿，也需紧急处理。除此以外，腹部创伤的救治就应当放在优先的地位，因为腹腔内大出血可对生命构成直接威胁，消化道穿孔又会引起腹腔感染及由此造成的一切不良后果。

正确选择和尽早进行治疗，对腹部损伤的预后关系极大。“微创”是现今腹部创伤处理中应该遵循的一个重要原则。首先，并非所有腹部创伤病人都需要手术治疗。对生命体征稳定(或复苏后保持稳定)者，应具体分析，区别对待。投射物(高速子弹、弹片)引起的腹部穿透伤，几乎总是造成腹内脏器不同程度的损伤，因此都应尽早剖腹探查。但非战时的低能量、低速度的火器伤，枪弹不一定射入腹腔，或虽进入腹腔但未造成严重损伤，有15%~20%病人可以接受严密观察和非手术治疗。过去由于诊断手段有限，对非火器穿透伤和钝性闭合伤伤员大多采取积极探查的对策，结果发现约有5%~15%的阴性探查，另有约20%虽然有脏器损伤，但伤情轻微，不需特殊处理，如脏器挫伤、胃肠浆膜撕裂、网膜或肠系膜小血肿、出血已停止的肝、脾表浅裂伤等。这种情况以刺伤最为典型，据大宗病例分析，腹部刺伤中伤及腹内脏器的比率虽然高达75%，但损伤严重必须手术治疗者还不到1/3。因此，近年来随着检查诊断手段的日益丰富和完善，对此类创伤进行更精确的定性定位诊断和创伤程度评估，避免草率剖腹，降低阴性探查率的方针被越来越多的外科医师所接受。刺伤后出现休克、腹膜炎体征、腹腔内游离气体、消化道出血或严重血尿，都是紧急剖腹探查的绝对适应证。闭合伤有下列情况之一时也应探查：①有明确的腹膜刺激征；②有腹腔游离气体；③腹腔穿刺或灌洗发现胆汁污染或肠内容物；④胃肠道出血；⑤持续低血压而难以用腹部以外的原因解释。其他生命体征平稳的伤员则可严密观察，必要时做腹腔穿刺、腹腔灌洗、B型超声、CT或其他特殊检查。应当指出，在腹内脏器伤的病人中，约10%开始并无明确的体征，因此暂时决定进行保守治疗者，需要由有经验的医师进行连续观察。对实质脏器破裂进行非手术治疗时，除观察全身情况外，还应利用B型超声等手段了解局部伤情的动态变化。非手术治疗不但没有减轻反而加重了外科医师的责任。观察中病情恶化或需大量输血(>2 000ml)才能维持血压稳定者，应及早剖腹，以免坐失时机，造成严重后果。

对伤情较轻的腹部创伤病员进行非手术治疗已在实践中取得明显效果。在技术和装备条件较好的医院，半数以上非火器伤伤员得以免于手术，顺利康复，小儿的保守成功率则更高一些。更有作者推崇对腹腔活动内出血进行动脉造影和栓塞治疗，使腹部钝性伤病人保守治疗成功率提高到80%以上。但这在一般医院难以推广。

一旦决定手术，就应尽快完成手术前准备：建立通畅的输液通道、交叉配血、安放鼻胃管及尿管。如有休克，应首先快速输入生理盐水或平衡盐液。在循环血容量严重不足的危重病例，速度可以快到15分钟内输入1 000~2 000ml。反复测定中心静脉压，可对补液的数量和速度提供极有价值的指导。对危重伤员最好置入Swan-Ganz管进行血流动力学监测。合理补充有效血容量，会使大多数病人情况好转，此时进行手术，安全性较大，手术死亡率和并发症发生率都会低得多。但如病人有腹腔内活动性大出血，上述复苏措施便不会有稳定的疗效，提示必须在积极抗休克的同时立即剖腹，不应拖延。只有制止出血才能控制休克。在扩容治疗期间，应避免使用利尿药，以免影响补充血容量以及妨碍对尿排出量的监测。开放伤或怀疑胃肠道损伤者应尽早开始抗生素治疗，手术开始前还应再给一次，保证手术中有足够的血药浓度，有利于预防手术部位感染。胃肠道中的细菌密度由胃至结肠递增，主要是革兰氏阴性需氧菌和厌氧菌，后者又以在结肠中比例最高，故预防性使用抗生素应选择合理配伍，兼顾需氧和厌氧两类细菌，例如用第二、三代头孢菌素加甲硝唑。

关于麻醉选择，由于腹部创伤病人往往面临休克的威胁，因此一般不宜选择椎管内麻醉或硬膜外阻滞。气管内麻醉比较理想，既能保证麻醉效果，又能根据需要供氧，并防止手术中发生误吸。胸部有穿透伤者，无论是否有血胸或气胸，麻醉前都应先做患侧胸腔闭式引流，否则在加压呼吸时可发生危险的张力性气胸。

切口不但要保证彻底探查腹腔内所有部位的需要，而且应能快速切开和缝合，创伤较小。常用正中切口，进腹迅速，出血少，可根据需要向上下延长，或向侧方添加切口甚至进入胸腔，缝合容易。腹部有开放伤时，不可通过扩大伤口去探查腹腔，以免发生伤口愈合不良、裂开和内脏脱出。

有腹腔内出血时，开腹后应立即吸出积血，清除凝血块，迅速查明来源，加以控制。肝、脾、肠系膜和腹膜后的胰、肾是常见的出血来源。决定探查顺序时可以参考两点：①术前根据受伤史和体征最怀疑哪个脏器受伤，就先探查那个脏器；②凝血块集中处一般即是出血部位。若有猛烈出血，一时无法判明其来源而失血危及生命时，可用手指压迫主动脉穿过膈肌处，暂时控制出血，争得时间补充血容量，再查明原因止血。

如没有腹腔内大出血，则应对腹腔脏器进行系统探查。做到既不遗漏伤情，也不作多余、重复的翻动。可以从上腹部开始，先探查左半膈肌、脾、结肠脾曲、左肾、胰体尾部、肝左叶、胃，必要时切开胃结肠韧带探查小网膜囊，继而探查右半膈肌、右肝、结肠肝曲、右肾、胆囊、肝十二指肠韧带、十二指肠和胰头，必要时切开十二指肠外侧腹膜探查其后方。然后从屈氏韧带(十二指肠悬肌)开始探查空肠、回肠及小肠系膜、盲肠、升结肠、横结肠及其系膜、降结肠、乙状结肠、直肠和盆腔其他器官。也可根据切开腹膜时所见决定探查顺序，如见到食物残渣先探查上消化道，见到粪便先探查下消化道，见到胆汁先探查肝外胆道及十二指肠等。纤维蛋白沉积最多或网膜包裹处往往是穿孔所在部位。无论从何处开始，最终必须完成系统的探查，绝不能满足于找到一、二处损伤，须知损伤常是多处的，任何遗漏都会导致功亏一篑的严重后果。当发现肠管穿孔时，可暂时用肠钳夹住以防更多的肠内容物污染腹腔，然后继续系统探查，最后进行修补。小肠系膜缘的小穿孔及升、降结肠的腹膜后穿孔极易遗漏，因此凡肠壁上或肠管旁的血肿必须打开认真探查，必要时切开升、降结肠外侧腹膜将其翻转检查。肠管上子弹或弹片造成的每处穿透伤必有两个破口(入口和出口)，除非是切线伤或投射物恰巧落到肠腔里。因此在发现前壁有穿破时，必须探查后壁。

伤情查清之后的处理，同样要贯彻微创的原则，不但要解决燃眉之急，挽救病人的生命，还要力争最大限度地保存机体和器官的生理功能，以期改善远期生存质量。为此，应尽量采用创伤性小的方法和术式。

脏器伤处理完毕后，应彻底清除腹腔内的异物、组织碎块、食物残渣和粪便等。用大量生理盐水冲洗腹腔，污染严重的部位更要重点反复冲洗，然后吸净，注意勿使膈下和盆腔积存液体。无需用抗生素溶液冲洗。是否留置引流物，须视具体情况而定。肝、胆、胰、十二指肠及结肠损伤者；空腔脏器修补缝合后，有可能发生溢漏者；有较大裸露创面继续渗出者；局部已形成脓肿者；都应放置有效的引流。术后只需短暂引流者，可选用烟卷引流；需较长时间引流，宜用乳胶管；若估计引流物很多(如肠瘘、胆瘘、胰瘘)，需放置双套管进行负压吸引。引流物应经腹壁适当部位的戳口引出，妥为固定。

切口分层缝合。有张力者，应加 2~3 针张力缝线。污染很重的伤口，皮下可放置乳胶片引流，或暂不缝合皮肤和皮下组织，留作延期处理。

对于腹部严重创伤伴有大出血且生命体征(主要是血流动力学参数)极不稳定的病人，需要给予特别的关注。经过一段时间的摸索现已明确，减少死亡和严重并发症的关键是尽早将伤员送到外科医师手里，尽量缩短在受伤现场和急诊室的逗留时间，在手术室而不是在急诊室进行复苏，以便随时施行剖腹手术。对生命体征始终不稳定，尤其是术中出现“代谢衰竭”者，要把手术目标局限于“创伤损害控制(trauma damage control)”上。代谢衰竭(metabolic failure)主要包括顽固性低温(<35℃)、顽固性酸中毒[pH<7.30，BE<-6(55 岁以上者)或<-15(55 岁以下者)，血乳酸 >5mmol/L]及凝血障碍(凝血酶原时间或凝血活酶时间 > 正常的 50%，临床上表现为广泛出血)。要尽量缩短手术时间，不求毕其功于一役，只需暂时控制出血和污染源，尽快结束手术。止血措施有粗针大线缝合、纱布垫填塞、水囊导管填塞、用可吸收网兜拢破裂的肝或脾、纤维蛋白胶或微纤维胶原喷涂等。控制污染源可将破裂肠管连续缝合或钉合(不作吻合)，或者外置。腹壁切口可仅缝合皮肤，或用巾钳拉拢夹持予以关闭。有较大张力者，可用无菌帷帘、纤维网片、驱血用 Esmarch 绷带、冲洗用塑料袋或输液用 3 升袋(剪开)缝合于创缘，形成临时储袋以容纳膨出的肠管，不可强行关闭以免发生腹腔间室综合征。然后将病人送往 ICU 进一步复苏，通过复温、快速补充血容量以稳定血流动力学参数、输注新鲜冻干血浆及血小板以纠正凝血障碍、纠正酸中毒等措施，创造条件后(一般需 24~48 小时)再次进腹完成决定性手术(清创、修补、吻合)。

五、腹部创伤的预后

腹部创伤是一种严重情况，常常威胁伤员生命。除了全身合并伤的因素以外，腹部创伤的危险程度主要取决于：①受伤脏器的数目，被累及的脏器愈多，死亡率愈高。如国内一组 456 例腹部火器伤中，仅伤及一个脏器者，死亡率为 5.7%，伤及两个脏器为 13.5%，伤及 3 个、4 个脏器者分别为 20.7% 和 40%；②何种脏器受伤，大血管、胰、十二指肠、肝、结直肠损伤后果比较严重，小肠、膀胱等受伤则危险较小；③脏器损伤的严重程度，如肝脏损伤，有些只是表浅裂伤甚至无需缝合，有些则严重破碎而不得不广泛切除。同穿透伤相比，钝性伤(大多为交通事故)的死亡率更高，原因之一是常有严重多发伤，但更重要的是容易延误诊断和治疗。

(黎沾良)

第二节 腹部不同部位的损伤

一、腹壁损伤

常见的腹壁闭合伤有挫伤和血肿。挫伤可发生在腹壁的任何部位；血肿则多局限于一侧的腹直肌鞘内（腹直肌鞘内血肿），为腹直肌断裂或腹壁下血管断裂所致。一般说来，单纯腹壁损伤范围比较局限，不伴有恶心、呕吐等消化道症状和腹膜刺激体征，肠鸣音存在，生命指征平稳，并随着时间的推移，病情有逐渐减轻的趋势。血肿表现为不能移动的触痛性包块，腹肌收缩时仍可扪及。若血肿向下延伸超过半环线，积血可沿腹膜外组织扩散而引起下腹部腹膜刺激征。如能排除腹内脏器伤，可行保守疗法；若不能排除，可做腹腔穿刺或灌洗帮助鉴别，必要时手术探查，证实诊断后清除血肿，结扎出血点及缝合断裂的腹直肌。若证实并非腹壁血肿，则进腹进一步探查。

非穿透性腹壁开放伤应行清创术，然后一期缝合或延期缝合，必要时可放置引流。穿透性腹壁伤，需另做切口探查腹腔，处理脏器伤后再对腹壁伤进行清创缝合。不应利用原伤口行腹腔引流，因伤道周围组织已受到不同程度的损伤和污染，容易发生感染及窦道形成。创伤引起腹壁缺损，清创后不能直接缝合者，可用转移皮瓣覆盖。若缺损过大无法覆盖，可用网膜或人造网状织物（如 Marlex）覆盖腹内脏器，缝合固定于缺损的边缘，待长出肉芽后再植皮（去除或不去除织物）。若形成腹壁疝，日后可行整形修补。

（黎沾良）

二、肝损伤

肝体积大，质地脆，虽有胸廓保护，但容易受损；又因其血运丰富，结构和功能复杂，伤情往往较重，易发生失血性休克和胆汁性腹膜炎，死亡率和并发症发生率都较高。肝外伤死亡率救治是否及时以及是否有合并伤、尤其是大血管伤有密切关系。单纯性肝外伤死亡率约为9%，其中刺伤为3%，火器伤为18%，交通事故钝性伤为30%；合并多个脏器损伤和复杂性肝外伤的死亡率可高达50%。

肝损伤的原因，战时绝大多数为火器伤，平时则以刺伤和交通或工业事故造成的钝性伤为多。钝性创伤可产生爆裂效应，造成肝被膜（Glisson 被膜）破裂及肝实质不规则裂伤，裂伤深度可能仅为1~2cm，但可深及肝中央部，跨度可为几个肝段或两个肝叶，甚至伴有静脉、动脉或二者兼有的活动性出血及胆汁外渗。裂伤的边缘有数量不等失活组织，或接近离断的肝段。以右叶伤最多见。钝性伤如在完整的 Glisson 包膜下引起肝实质破坏可形成肝包膜下血肿，此时切勿因血肿的假象而忽视了被掩盖在其下面的失活肝段，肝实质破坏亦可形成肝内血肿，同样可伴有胆汁存留。钝性伤可引起一支以上肝静脉或其主支在进入下腔静脉处撕脱或撕裂。伤后当时可因伤员仰卧肝脏重量压迫下腔静脉而获得暂时性止血，但在剖腹向前托起肝脏时则会发生不能控制的大出血，同时也可能引起空气栓塞以及血块或肝组织经裂口进入下腔静脉。火器伤近年来有增多趋势。一般说，火器伤较刺伤更严重。弹道周围常有失活的肝组织。如子弹穿透肝门区，可同时有较大胆管和血管损伤。而刺伤如刺入肝的中心部位，一般不会有较大胆管和血管损伤，不会引起肝组织失活。偶尔会因直接刺及肝门或静脉而致大血管或胆管损伤。胆囊也可受到刺伤。此外，复苏时粗暴的胸外按压，新生儿分娩时受狭窄的产道挤压，或助产、人工呼吸手法不当，也偶尔引起肝脏破裂。

（一）分类和病理

根据肝损伤时腹壁的完整性，分为开放性损伤和闭合性损伤两大类。无论是开放伤还是闭合伤，损伤的程度可有很大不同。刺伤的戳口一般整齐，深浅不等。低速投射物如小口径枪弹的贯通伤或非贯通伤，损伤基本局限于伤道周围。高速枪弹或弹片则可造成广泛的损伤甚至毁损。钝性闭合伤有时仅引起肝包膜下血肿，表现为肝区胀痛和肝大，但多数引起肝实质挫裂伤，严重者可造成离断伤或毁损伤。表浅的裂伤，出血容易自行停止，深在的中央型挫裂伤则可造成广泛肝组织坏死，且往往伴有肝动脉、门静脉、肝静脉和肝内胆管大分支的损伤，引起严重出血和胆汁性腹膜炎。张力很大的肝包膜下血肿突然破裂，则出现迟发性（距受伤数小时、数天甚至更长时间）急性腹痛和内出血。

根据损伤的部位及深度将肝损伤分为三型。

即Ⅰ区带为周围型，Ⅱ区带为中间型，Ⅲ区带为中央型。这种分类法有利于治疗和判断预后。Ⅰ区带损伤的深度不超过3cm，伤情多不严重。Ⅱ区带损伤涉及肝动脉、门静脉及胆管的二级或三级分支，经仔细止血和彻底清创处理，通常可获顺利恢复。Ⅲ区带损伤包括有肝动脉、门静脉、肝总管或其一级分支伤，常有较多肝组织失活。肝静脉损伤亦属Ⅲ区带损伤，伤情严重，临床处理较复杂困难。

肝损伤的分级方法目前尚无统一标准。1994年美国创伤外科协会提出如下分级法，见表46-1。

表46-1 肝损伤分级（1994年修正版△）

分级*		伤情
Ⅰ	血肿	包膜下，<10%表面积
	裂伤	包膜破裂，实质裂伤深度<1cm
Ⅱ	血肿	包膜下，10%~50%表面积，肝实质内直径小于10cm
	裂伤	包膜破裂，实质裂伤深度1~3cm、长度<10cm
Ⅲ	血肿	包膜下或实质内破裂，血肿>50%表面积；或实质内血肿>10cm或血肿继续扩大
	裂伤	深度>3cm
Ⅳ	裂伤	肝实质破裂达一个肝叶的25%~75%；或1~3个Couinaud肝段受累
Ⅴ	裂伤	肝实质破裂大于一个肝叶的75%；或一个肝叶内有3个Couinaud肝段受累
	血管伤	近肝静脉损伤（如肝后下腔静脉、肝静脉主支）
Ⅵ	血管伤	肝撕脱

△引自 Moore EE，Cogbill TH，Jurkovich GJ，et al.Organ injury scaling：spleen and liver（1994 revision）[J].J Ttrauma，1995，38（3）：323-324

* Ⅰ级和Ⅱ级的肝损伤若为多发性，其损伤程度则增加一级

国内黄志强提出如下简洁、实用的肝外伤分级：

Ⅰ级：裂伤深度不超过3cm；

Ⅱ级：伤及肝动脉、门静脉、肝胆管的2~3级分支；

Ⅲ级或中央区伤，伤及肝动脉、门静脉、肝总管或其一级分支合并伤。

（二）诊断

开放伤的诊断一般不难。值得注意的是胸部穿透伤常能贯通膈肌引起肝脏损伤，因为深呼气时肝顶部可高达乳头的平面（第4前肋间）。闭合伤诊断有时不易，尤其当存在多处严重伤时，腹部情况可被忽略。右侧躯干遭受暴力，右上腹痛向右胸及右肩放射，有右下胸肋骨骨折，右膈肌抬高，都应高度怀疑肝损伤。病人因右膈下积血可致肩部疼痛。右上腹压痛常是最早出现的体征。严重肝损伤病人入院时即可有明显的出血症状，表现为腹胀、低血压、伤后3小时血细胞比容降至0.30以下等，严重者可出现休克。对于疑有肝外伤的病人，临床诊断应该回答以下问题：①是否有肝外伤或腹腔内其他实质脏器伤；②腹腔内出血的状况，是否出血已经停止或仍在出血；③肝外伤的大致分级；④有无其他合并伤，特别是腹腔内空腔脏器伤；⑤血流动力学情况和生命体征是否稳定。以往最常用于诊断的方法是腹腔穿刺或腹膜腔灌洗术。此法简单易行，不需要搬动病人，长期的实践证明其在腹腔内出血诊断上的准确率达到90%~98%。现在，在设备条件较简单或有多发伤、意识不清、循环动力学不稳定等紧急情况下，此法仍然是首选的诊断方法。腹腔穿刺和腹膜腔灌洗术的主要缺点是无器官特异性，可以判定腹腔内有无损伤和出血，但不能判断出血的来源；其次是腹腔穿刺的阳性结果太敏感，若根据腹腔穿刺试验阳性便施加剖腹探查术时，手术中往往只发现脏器的表浅裂伤且大部出血已经停止，有高达约67%的病人并不需要剖腹探查术。另外，腹腔穿刺的缺点是不能诊断腹膜后血肿。超声及CT检查对鉴别有无肝损伤及损伤的部位和程度很有价值。超声能显示肝脏表层的完整性遭到破坏、肝内血肿及腹腔内积液。CT扫描虽然对循环不稳定病人的应用受到限制，但能更准确地判断肝损伤的部位和范围、腹腔积血量及是否继续出血，根据动态CT检查可评估肝脏伤情变化和转归。对于闭合性肝外伤，CT已成为目前选择非手术治疗的最有价值的诊断方法。发射体层成像（ECT）可因肝内血肿而显示实质充盈缺损，肝裂伤所致的肝外形缺陷或失活的肝段亦因不能摄取核素而呈充盈缺损。影像学检查对延期未获确诊的伤员，包括并发胆道出血者尤有诊断意义。肝动脉造影则能发现持续性术后出血或延迟性出血的原因。钝性伤引起的局限于肝裸区的实质破裂，主要表现为腹膜后（肝后及右肾上腺、下腔静脉旁）血肿，腹腔穿刺阴性，失血量不很大，若不进行超声或CT检查，临床上很难发现。CT和超声均不能完全准确反映肝外伤的美国创伤外科协会（AAST）分级，而腹腔出血的速度和量以及循环稳定性最能直接反映肝损伤严重程度。

(三) 治疗

肝脏火器伤和累及空腔脏器的非火器伤都应手术治疗。其他的刺伤和钝性伤则主要根据伤员全身情况决定治疗方案。近10年来,由于更精确、更快捷的影像学技术的发展,以及对肝外伤本质的更深刻的理解,非手术治疗在肝外伤治疗中的地位愈益受到关注。主张对循环稳定的闭合性肝外伤采用非手术治疗,这是肝外伤治疗的重要进展之一。对于循环稳定的严重肝外伤,非手术治疗的并发症也很少见,即使发生肝脏或肝周脓肿、胆瘘和胆道出血等并发症,也可采取经皮穿刺引流或血管介入等方法处理而不必开腹。非手术治疗避免了不必要或不适当手术干预所致的并发症。血流动力学指标一直稳定或经补充血容量后保持稳定的伤员,可在严密观察下行非手术治疗,包括卧床休息、控制饮食、镇痛、应用抗生素等。肝损伤借助超声、CT对局部伤情进行动态观察很有帮助,但不具备这些条件也不影响非手术治疗。非战时的肝脏损伤,约有30%可经非手术方法治愈。非手术治疗应具备如下几项要求:①入院时病人神志清楚,能正确地回答医师提出的问题和配合进行体格检查;②血流动力学稳定,收缩压在90mmHg以上,脉搏低于100次/min;③无腹膜炎体征;④超声或CT检查确定肝损伤程度为Ⅰ~Ⅲ级,Ⅳ级和Ⅴ级的严重肝损伤经重复CT检查确认创伤已稳定或好转,腹腔积血量未增加;⑤未发现其他内脏合并伤。生命体征经液体复苏仍不稳定或需大量输血后(>2 000ml)才能维持血压者,说明继续有活动性出血,应尽早剖腹手术。手术的原则是彻底查明伤情、确切止血、防止胆瘘、清除失活的肝组织和充分引流。

选择合理的切口,充分显露损伤部位非常重要。已明确仅有肝脏损伤者,可采用右肋缘下切口,以便不开胸就能显露和处理肝脏各个部位的损伤。不能明确者,仍应经正中切口开腹,必要时切口可迅速向各方向延长。开腹后应首先对伤情作出初步判断,右上腹部有积血和血块说明有肝损伤,去除血块后即能见到肝实质破裂情况。如肝裂伤延向肝后区接近下腔静脉处,尤其是有血肿或活动性静脉出血时应考虑到肝静脉损伤。在此情况下,宜先向后压迫肝脏抵住后腹壁暂时控制出血,再决定下一步处理方案。如不具备处理肝静脉损伤的条件,应先用纱布填塞止血,关腹后转上级医院进行确定性处理。修补损伤的肝静脉宜做胸腹联合切口以获得良好的显露;近年来也有主张选择性地应用纱布填塞法而不通过手术修补静脉。如为肝包膜下血肿,应切开Glisson包膜暴露其下的裂伤和失活组织,再予适当缝合。如自肝裂伤的深部有血液溢出,则必须针对其受损范围和程度,迅速决定采用何种探查方法。可用指折法显露出血的部位,但有时裂口窄而深且出血量大,需延长裂口才能暴露其深在面。有时用肉眼观察亦难以看清出血部位,此时需根据具体情况,设法控制血流进行止血。发现肝脏破裂并有凶猛出血时,可用纱垫压迫创面暂时止血,同时用手指或橡皮管阻断肝十二指肠韧带(Pringle手法)控制出血,以利探查和处理。此法的应用常受到肝脏耐受入肝血流阻断安全时限的限制。长期以来,临床上多以20分钟作为常温下持续肝脏血流阻断的安全时限。然而,这一传统观念受到了冲击。根据已有的临床和动物实验研究资料,可以推断正常肝脏耐受入肝血流阻断的安全时限远远超过人们初始的设定。因此肝外伤手术时,常温下阻断肝门的时间可视情况适当延长,必要时可超过传统的20分钟安全时限,在大出血没有控制时,宁肯适当延长一次阻断时间,以达到术野清晰利于从容处理。必要时可采用陈氏肝血流阻断法,即阻断第一肝门联合阻断肝下下腔静脉法,控制出血效果显著。

探查中发现小的肝包膜下血肿可不处理;张力高的大血肿应将包膜打开,清除血肿,放置引流;肝表面有活动出血者,做8字缝合直接止血;伴有肝实质裂伤,应视情况进一步处理。出血已停止的整齐戳伤或表浅挫裂伤不必缝合,适当引流即可,有的甚至不需引流。锐器或低速子弹造成的隧道样贯通伤,出血已停止者,也只需在伤道入口和出口处放置引流。处理其他伤情,主要有以下方法:

1. 缝合　缝合是治疗肝脏裂伤最常用的方法,但并非所有裂伤都适于单纯缝合,必须区别对待。大多数边缘整齐的裂伤可做间断普通缝合或褥式缝合,并常规放置引流以防胆汁渗漏和感染。损伤严重者,应在缝合处和膈下分别放置引流。深在的裂伤不能仅做创缘的表浅缝合,否则肝实质内将形成一个充满血液、胆汁和坏死组织的死腔,最终导致脓肿形成继发出血或胆道出血。这样的创口必须认真探查,缝扎损伤的血管和胆管,然后穿过底部缝合、引流。必要时可将胶管置入创口深处,再疏松缝合。创缘有失活组织者,需先行清除,再止血、缝合,但不必常规切除血运正常的创缘组织,以免伤及肝内重要管道。挫裂伤严重,尤其伤及肝内较大胆管或做了肝组织大块切除者,胆总管引流可以减少胆漏或肝内淤胆引起血凝块溶解导致再出血的机会，还为术后造影提供一个通道。但一律常规T管引流弊多利少，它不仅不能降低死亡率和并发症的发生率，而且增加发生应激性溃疡的机会，部分病人日后还可能发生胆管狭窄。因此，胆总管直径小于5mm者，最好不做T管引流，可做胆囊造瘘。

不整齐和创面大的挫裂伤，清除失活组织和缝扎创面上破裂的血管和胆管后，有时已不可能对拢缝合，可敞开创面，放置双套管负压引流。

2. 纱布填塞　纱布填塞止血曾被一度废弃，主要原因是可引起脓毒症、胆瘘和继发性出血等并发症。但该法止血简单有效，因而可以作为控制损伤的措施，在特定条件下不失为一种可选择的方法，有可能获得较好疗效。干纱布填塞的止血效果要比湿纱布好。近十年来对纱布填塞术在肝外伤时的使用重新予以肯定。目前多用纱布填塞控制损伤，然后再行有计划地探查。例如肝周填塞暂时控制肝后上方出血，再行全肝血流阻断处理肝静脉损伤。也有去除纱布后未再发生出血的报告。一般是用手术时所用的干纱布垫，平放在膈肌与肝顶伤处之间，施加压力，使出血停止。另一指征是处理肝下方、向第一肝门延伸的裂伤，由于此处不可能暴露创面缝合止血，故可用纱布填入裂口止血。广泛性肝包膜下血肿经肝动脉结扎无效时，亦可应用纱布填压。术中出现凝血功能紊乱有大量渗血时，应及时填入纱布终止手术。如已使用纱布填塞止血，不应在术后24小时内，而需推迟至72小时前进行再次剖腹探查，并且做好复杂手术的一切有关准备。作为填塞压迫的纱布可在术后3~5天开始分次轻柔地抽出，2~3周取完。如在纱布与肝创面之间放置一层橡皮片或塑料薄膜，则肉芽组织不致长入纱布内，拔除时不会引起出血；同时放置的橡皮片或塑料薄膜可从前腹壁伤口或在肋缘下另戳切口引出，纱布的后侧方可加置引流管分别引出腹壁。纱布填塞术属于一种紧急的临时措施，但可以挽救一些濒危的病人。

3. 肝动脉结扎术　难以制止的猛烈出血大多来自动脉。深在而复杂的肝裂伤经缝扎创面血管仍不能控制出血时，宜行肝动脉结扎。试用Pringle方法能控制出血者，肝动脉结扎可能有效。而有大块肝组织失活和肝静脉或肝后下腔静脉损伤时，肝动脉结扎是无效的。另外，广泛性肝包膜下血肿和肝切面的弥漫性出血也是肝动脉结扎的适应证。选择性结扎肝左或肝右动脉较结扎肝固有动脉更好；如属可能，应保留胆囊动脉。

4. 肝切除术　严重的肝裂伤，缝合加引流或动脉结扎效果都不满意，死亡率和并发症发生率很高，而正确施行肝切除术，都可能使相当一部分伤员获救。这主要适用于：①肝组织严重碎裂；②伤及肝内主要血管和/或胆管；③创伤造成大片失活肝组织；④无法控制的出血。肝脏有强大的再生能力，临床和实验证明，保存20%的正常肝组织便能存活。

急诊肝切除术主要分为两种术式。

(1)规则性肝切除：是指按解剖分区施行切肝，如肝段、半肝切除。但规则性肝叶切除创伤大，本身就是对伤员的又一次沉重打击，在严重创伤条件下施行半肝或近半肝切除，死亡率可高达50%，因此不应轻易施行。当超过肝段的大块肝组织失活，尤其是合并肝静脉损伤需要结扎者才有规则性肝切除的指征。

(2)清创性肝切除：外伤肝组织切除的原则应是在充分考虑肝脏解剖特点的基础上，彻底切除失活、坏死组织，结扎损伤的血管和胆管，同时尽量保存正常的肝组织，称之为清创性肝切除。一般施行的是不规则性切除。腹腔引流要充分，最好使用双套管负压吸引，以防发生膈下脓肿和胆汁性腹膜炎。

5. 肝脏损伤合并肝静脉主干或肝后下腔静脉破裂的处理　这类损伤罕见，处理上最为棘手，死亡率高达80%。严重的威胁不但来自极难控制的大出血，而且来自可能发生的空气栓塞和肝碎片栓塞。由于部位深在和出血凶猛，探查时可能一时难以判明伤情，但根据阻断肝门后出血不减和搬动肝脏时出血加剧，应该想到本诊断。致死性的失血可发生在伤后早期或在手术中翻动肝脏试图显露出血部位进行止血时。应先用纱垫填塞、压迫暂时止血或减少出血。若施行手术修复，必须有妥善的控制出血的方法。处理上多数需行第一肝门阻断联合肝下下腔静脉阻断(陈氏肝血流阻断法)，必要时，同时阻断肝上下腔静脉，即全肝血流阻断技术。在直视下修补肝静脉和肝后下腔静脉。全肝阻断技术主要有三种。第一种由Heaney等于1966年提出：打开心包，用血管钳阻断肝上下腔静脉，再阻断肝下下腔静脉、第一肝门，在膈肌脚处游离主动脉并加以阻断。第二种方法于1968年由Schrock等提出：无菌32FG气管内麻醉导管经荷包缝合的右心耳向下插入至下腔静脉，位于心耳部分的导管剪开数个侧孔，便于血流经此孔流出。肝上下腔静脉用止血带阻断,导管末端球囊进行充气阻断肝下下腔静脉。此法分流后与Pringle手法同时应用。同年Buekber对Schrock的分流方法进行改进成为第三种全肝阻断技术:将一个较粗的导管作为内分流管经肝下下腔静脉切开处向上插至右心房,围绕导管分别阻断肝上和肝下下腔静脉,导管的尾端留置一缝合线经静脉切开处拉出。实践证明,上述各种方法技术复杂,在大出血的危急情况下,操作十分困难,伤者常难以抢救成功,死亡率极高。各种方法具体应用时应区别对待。最简单快捷的方法是采用陈氏肝血流阻断法,然后缝合修复静脉裂伤。当肝下下腔静脉阻断后,因下腔静脉及门静脉系统血液淤滞会立即出现有效循环血量及心排血量减少,需密切监护并快速输血以恢复血压稳定;为克服肝血流阻断所致全身循环紊乱,借肝移植时常用的体外静脉-静脉转流技术来维持门静脉和下腔静脉回流是值得尝试的方法。肝周纱布填塞也是处理近肝静脉伤的有效方法。实验研究表明,周围组织对腔静脉伤有压迫止血作用,损伤血管可自行愈合而不留后患。

6. 肝移植术　肝外伤病人的肝移植需要分二期手术完成。初次切除全肝控制出血,并行门静脉和肝后腔静脉端-侧吻合,病人随后转送至肝移植中心进行无肝期支持治疗,直至获得供体后进行二次手术植入新肝。由于供体短缺,对于多数严重肝外伤病人切除全肝后等待肝移植暂时还不现实。只有那些用尽所有措施都不能有效控制出血或者肝脏已经完全失去血供而无其他治疗良策者,肝移植才是迫不得已情况下的选择。

需要再次强调的是,除近肝边缘深度为1~2cm的切割伤以外,所有肝创伤均须充分引流,以监测有无出血和胆汁溢出,并预防术后感染。

(四) 术后并发症

术后并发症与肝损伤的程度和治疗是否及时、得当密切相关。

1. 感染　最为常见,占并发症的半数左右。异物、失活组织和血凝块清除不彻底、创面胆管缝扎不完善、用纱布等人工材料填塞、引流不充分或过早拔除引流管,是发生肝脓肿、膈下或肝下脓肿和胆汁性腹膜炎的主要原因。建立通畅引流、加强抗生素治疗和全身支持治疗是基本的处理措施。对于肝外伤后肝脏或肝周脓肿,在B超或CT引导下经皮穿刺置管可提供满意的引流,多不必行二次开腹手术。

2. 胆瘘　术中遗漏肝创面上较大的胆管分支,遗留的失活肝组织液化、感染、脱落,都能造成胆汁外溢,形成脓肿、胆汁性腹膜炎或外瘘。早期治疗是加强引流,超声或CT引导下经皮穿刺置管可提供满意的引流。长期不愈的胆外瘘可行瘘管空肠Roux-en-Y吻合术或肝部分切除术。

3. 出血　术后早期出血可由止血不彻底或凝血功能紊乱所致。如认为凝血缺陷已得到纠正而仍有出血,则可能有血管未结扎或结扎线脱落,此时应用腹腔动脉造影以发现是否为左侧或右侧肝动脉分支出血,肯定后做选择性左侧或右侧肝动脉栓塞疗法。如术后经一稳定期后再出血,常为胆道出血或假性动脉瘤破裂引起。假性动脉瘤所致的胆道出血,可经血管造影确定出血部位后做选择性插管栓塞疗法。肝包膜下血肿迟发破裂引起的出血,过去主张一律手术。根据近年经验,也应区别对待。原有血肿很大,出血猛烈引起血压波动的以手术为宜;原有血肿不大,出血比较缓和,经输液及少量输血能保持病情稳定的,还可行非手术治疗。后一类伤员约占50%~60%或更多。肝严重损伤,第一次手术时靠填塞止血,拔除纱布条时再发生出血者,应重新探查,视伤情作进一步治疗,如肝动脉结扎、肝切除术等。因肝内血肿感染或创面感染引起的继发性出血颇为棘手,若破裂的血管较小,局部充分引流加缝扎或许能避免再出血。出血凶猛或反复出血者,应避开感染出血部位进行处理,如肝叶切除、肝动脉结扎、选择性血管造影栓塞等。

4. 胆道出血　发生在伤后数天至数周,出血多来源于损伤处的动脉,因局部坏死、液化或感染造成血管与胆管的沟通。临床表现为周期性上腹痛、黄疸及呕血、黑粪,有时能吐出经胆管塑形的条索状血凝块。过去都主张手术,行肝动脉结扎或肝切除术。近年开展数字减影血管造影,发现此类病人大多存在肝内动脉某个分支的假性动脉瘤,选择性动脉栓塞效果确切。此法能准确定位,即时治疗,创伤轻微,在有条件的医院可作为首选方案。

(陈孝平)

三、肝外胆管损伤

(一) 创伤

肝外胆管位置深在,损伤机会不大,约占腹部创伤的3%~5%,多由穿透伤引起(占85%)。绝大多数伴有邻近脏器如十二指肠、胰、大血管等损伤,手术前难以确诊,往往探查时见到肝下积有胆汁始被发现。若探查不够细致而漏诊,则后果极为严重。文献中有报道误诊多日甚至达2~3周之久者,及至出现黄疸、腹水、陶土色便和全身衰竭，多已无法挽救。因此，在处理上腹部创伤时，必须注意探查肝外胆道，若发现有胆汁污染却找不到损伤，应切开十二指肠外侧腹膜仔细检查，必要时还可作术中胆道造影。

胆囊或胆囊管损伤，宜行胆囊切除术。胆总管破裂，应在裂口上方或下方另做切口置入T管，将短臂放过裂口作为支撑，进行修补。切忌利用裂口放入T管，以免日后瘢痕狭窄。T管应留置半年左右。若胆总管完全断裂，远端可能缩至十二指肠后方不易寻觅。可游离十二指肠第二段，切开后经壶腹部引入胆道探子作为引导，一般可以找到。胆管两端对拢无张力者，可以T管为支架行端端吻合术，T管留置9~12个月；若修整后两端相距较远，对合困难，可进一步游离十二指肠第一、二段，将胆总管上提靠拢；若仍有张力，则不宜勉强吻合。高位断裂者，做肝总管空肠Roux-en-Y式吻合；低位断裂者，做胆(肝)总管空肠或十二指肠吻合，远侧断端则予以结扎。若因伤情严重或技术力量不足无法完成一期修复，可置T管入胆管进行引流，3~4个月后再做修复性手术。

(二)医源性胆管损伤

比一般创伤更常见，多发生于上腹部手术，特别是胆囊切除术和胃大部切除术时。据大宗统计，在胆囊切除术中，近年来广泛开展的腹腔镜胆囊切除术损伤胆管的概率(0.6%~1%)又明显高于传统的开腹胆囊切除术(0.1%~0.2%)。医源性胆管损伤的常见具体原因有：

1. 腹腔镜胆囊切除术中　①因解剖不清或有致密粘连，分离胆囊三角时直接损伤胆总管、肝总管或右肝管；②用钛夹止血或夹持胆囊管时，将胆管部分或整个夹闭；③电灼使用不当，灼伤胆管壁致术后坏死脱落，形成胆汁漏。

2. 开腹胆囊切除术中　①胆总管粘连移位(如胆囊颈或胆囊管结石嵌顿时)，被误认为胆囊管而切断；②胆囊三角区出血时盲目钳夹、缝扎，伤及胆管；③结扎胆囊管时牵拉过度，使胆总管呈锐角屈曲而被部分或全部结扎。

3. 胃大部切除术中　①因慢性胃及十二指肠溃疡引起周围炎症反应致胆总管粘连、移位，在处理胃右动脉时将其损伤；②慢性十二指肠溃疡穿透胰头部，在分离、切除十二指肠时将胆总管下段切断。

4. 切除十二指肠第二段憩室时伤及胆总管下段。

5. 经内镜行十二指肠乳头切开时将胆管和肠壁一同切透，造成腹膜后渗漏。

医源性胆管损伤多数能在术中发现，少数当时并未察觉，术后出现胆汁漏或阻塞性黄疸时方被发现。手术中即时发现的，应仔细分离，认清损伤部位的解剖关系，参照上述胆管创伤处理方法予以修复。腹腔镜手术中发生胆管损伤，宜开腹进行处理，勉强在镜下置T管修补大多招致失败。有的损伤处缺损过大，不能原位修复，则需行胆肠吻合术。当时未被发现，手术当日或翌日即出现大量胆汁漏，应重新开腹探查处理。手术后数日甚至更长时间才明确诊断，处理更为困难，死亡率和其他并发症发生率也高得多。胆管损伤只表现为阻塞性黄疸，最好通过内镜逆行胰胆管造影(ERCP)和/或磁共振胆道造影弄清情况，若能证明胆总管只是被结扎而并无缺损，可以早期手术探查，争取行胆管端端吻合术，不能行端端吻合术者，可行胆管肠道吻合术。不宜为等待上段胆管扩张而推迟手术到1~2个月后，因为那样会严重损害肝脏功能。以持续胆汁漏、胆汁性腹膜炎、肝下或膈下脓肿为主要表现的，确诊时已失去了早期修复的机会，只能加强引流和积极抗感染，胆瘘、胆管狭窄等问题留待后期处理解决。后期胆瘘或胆管狭窄者局部胆管修补或对端吻合常无法施行，多需行胆管空肠Roux-en-Y吻合术。有成段胆管狭窄或缺损者，有时需剖开左右肝管汇合处，行肝门空肠吻合术。对手术后胆管狭窄的病人，第一次狭窄修复手术事关重大，必须充分做好术前准备，慎重制定手术方案，争取一次成功，否则病情会更加复杂，给以后的治疗带来更大困难。

(黎沾良)

四、脾脏损伤

脾脏血运丰富，组织脆弱，容易遭受外伤，尤其在腹部闭合伤中，脾破裂居于首位。主要危险在于大出血。单纯脾破裂的死亡率约为10%，若有多发伤，死亡率达15%~25%。

脾脏损伤按原因可分为创伤性、医源性和自发性破裂三种。创伤性破裂占绝大多数。穿透伤往往伴有邻近器官如胃、肠、膈肌、胸膜、肺等的损伤。闭合伤常有左下胸肋骨骨折。医源性损伤多由胃或左半结肠手术中过分牵拉胃脾韧带或脾结肠韧带、粗暴的手法探查或牵拉器直接施压引起。纤维结肠镜强行通过结肠脾曲、复苏时猛烈的胸外按压和左季肋部穿刺也偶可伤及脾脏。自发性破裂发生与病理性肿大的脾脏，如肝硬化、疟疾、血吸虫病或造血和淋巴系统恶性疾病时。可能有腹压骤增的诱因如打喷嚏、呕吐，但也可能无任何诱因。按病理解剖脾损伤可分为包膜下破裂、中央破裂和真性破裂。包膜下破裂表现为包膜下血肿，并无腹腔内出血。中央破裂发生在脾实质内，可以自限，也可以逐渐发展到包膜下甚至穿破包膜。真性破裂是脾实质与包膜同时破裂，最为常见。裂伤多呈横行，深浅不等，若不累及脾实质的中间区和脾门区，出血相对不多并有可能自行停止。纵行裂伤往往出血较多。粉碎性或累及脾门血管的脾破裂出血量大，可迅速导致休克。脾脏损伤分级标准见表 46-2。

表 46-2 脾脏损伤分级（1994 年修正版[△]）

分级[*]		伤情
Ⅰ	血肿	包膜下，不继续扩大，<10% 表面积
	破裂	包膜破裂，不出血，深度 <1cm
Ⅱ	血肿	包膜下，不继续扩大，10%~50% 表面积；或实质内血肿 <5cm
	破裂	包膜破裂，有活动出血，深度 1~3cm，未累及脾小梁血管
Ⅲ	血肿	包膜下，继续扩大，或 >50% 表面积；或包膜下血肿破裂伴活动出血；或实质内血肿 >5cm 或继续扩大
	破裂	深度 >3cm，或累及脾小梁血管
Ⅳ	血肿	实质内血肿破裂伴活动出血
	破裂	累及脾段或脾门血管造成 >25% 脾组织无血供
Ⅴ	破裂	粉碎性
	血管伤	脾门血管损伤，脾脏无血供

[△]引自：Moore EE，Cogbill TH，Jurkovich GJ，et al.Organ injury scaling：spleen and liver（1994 revision）[J].J Trauma1，1995，38（3）：323-324

[*]Ⅰ级和Ⅱ级的脾损伤若不止一处，应高定Ⅰ级

根据外伤史和内出血的临床表现，诊断并不困难。非腹腔手术引起的医源性脾破裂，诊断有赖于对病人情况的严密观察和医师的警觉性。自发性脾破裂诊断比较困难，渐趋明显的内出血表现是主要线索。腹腔穿刺或灌洗常在诊断中起决定作用。床旁 B 超能对损伤部位和腹腔积血的多少提供极有价值的信息。增强 CT 扫描能很好显示损伤的程度。

20 世纪 80 年代以来，已改变了脾破裂一律行脾切除的传统观念。临床上注意到脾切除术后的病人，主要是婴幼儿，对感染的抵抗力减弱，可发生以肺炎链球菌为主要病原的脾切除术后凶险性感染（over-whelming post-splenectomy infection，OPSI）而致死。研究表明，脾脏有一系列与免疫相关的功能：①直接过滤清除血液中的颗粒抗原（细菌等）；②是淋巴细胞居留和增殖的场所；③产生调理素、备解素和吞噬细胞激活因子（tuftsin），从而增强巨噬细胞和多形核中性粒细胞的吞噬功能；④通过产生 IgM 和 IgG 参与体液免疫。随着对脾脏功能认识的深化，在彻底止血的前提下尽量保留脾脏的方针已被绝大多数外科医师所接受。具体对策是：①无休克或只有容易纠正的一过性休克，影像学检查（B 超、CT）证实脾脏裂伤比较局限、表浅（Ⅰ级及部分Ⅱ级损伤），无其他腹腔脏器合并伤者，可不手术，严密观察血压、脉搏、腹部体征、血细胞比容及影像学变化。若病例选择得当，保守治疗成功率可达 80% 以上，而且小儿的成功率明显高于成人。②观察中如发现继续出血（48 小时内需输血 >1 200ml）或有其他脏器伤，应立即中转手术。③不符合非手术治疗条件的伤员，应尽快剖腹探查，以防延误。④彻底查明伤情后尽可能保留脾脏（Ⅲ级及部分Ⅳ级损伤），方法有单纯缝合（可用网膜或人工材料衬垫，以防打结时缝线切割撕裂脾实质）、用可吸收网兜（如聚乙醇酸网）聚拢裂口、部分脾切除（适用于下级或上级损伤）等。⑤脾脏Ⅴ级损伤即中心部碎裂、脾门撕裂或有大量失活组织、合并空腔脏器破裂致腹腔严重污染、高龄及多发伤情况严重迅速需结束手术者，应行全脾切除术，充分体现抢救生命第一，保留脾脏第二的原则。为防止小儿日后发生 OPSI，可将 1/3 脾组织切成薄片或小块埋入网膜袋中进行自体移植。成人则无此必要。⑥在野战条件下，原则上都应行脾切除术，以确保能安全后送。原先已呈病理性肿大的脾脏（疟疾脾、充血性脾大等）发生破裂，也应切除。若无肠道等空腔脏器破裂，手术中可收集腹腔积血进行回输。

脾包膜下破裂形成的血肿和少数脾真性破裂后被网膜等周围组织包裹形成的局限性血肿，可在 36~48 小时后（或更长时间）冲破包膜或血凝块而出现典型的出血和腹膜刺激症状，称为延迟性脾破裂。特点是外伤后有一间歇期，症状大部缓解，左上腹可以摸到边缘不清的压痛性包块。再次破裂一般发生在两周以内，但也有迟至数月以后的。这样的脾脏应予切除，不再保留。

（姜洪池）

五、胃损伤

(一) 机械性胃损伤

由于有肋弓保护且活动度较大,柔韧性较好,壁厚,钝性伤时胃很少受累,只在胃膨胀时偶可发生。上腹或下胸部的穿透伤则常伤及胃,且多伴有肝、脾、膈肌及胰等损伤。胃镜检查及吞入锐利异物也可引起穿孔,但少见。若损伤未波及胃壁全层(如浆膜或浆肌层裂伤、黏膜裂伤),可无明显症状。若全层破裂,由于胃酸有很强的化学刺激性,立即出现剧烈腹痛及腹膜刺激征。但单纯后壁破裂时症状体征不典型,诊断有时不易。肝浊音界消失,膈下有游离气体,胃管引流出血性物,均提示胃破裂的可能。

探查必须彻底,包括切开胃结肠韧带探查后壁。1/3 的病例胃前后壁都有穿孔。特别应注意检查大小网膜附着处以防遗漏小的破损。边缘整齐的裂口,止血后直接缝合;边缘有挫伤或失活组织者,需修整后缝合。广泛损伤者,宜行部分切除术。

(二) 化学性胃损伤

系误饮或有意吞服强酸、强碱等化学物质引起,因此同时有口腔和食管损伤,有时尚可波及十二指肠甚至上段空肠。在胃内,由于液体主要沿小弯从贲门流到幽门,而反射性幽门痉挛使这些腐蚀性液体在该处滞留,因此幽门区和小弯的损伤最为严重。病变的程度取决于化学物质的种类、浓度、剂量、接触时间的长短、胃内有无食物以及食物的种类等因素。浓酸能使蛋白质凝固,引起凝固性坏死,但很少穿孔。浓碱与组织蛋白质结合成胶冻样的碱性蛋白盐,引起液化性坏死,易穿孔。因此轻症表现为胃黏膜充血、水肿、糜烂和溃疡形成,重症则发生黏膜坏死、脱落或穿孔(1~2 天后),甚至有造成胃和十二指肠广泛坏死而不得不行全胃及胰头十二指肠切除者。存活的病人往往发生幽门瘢痕狭窄。

急性期治疗包括镇痛、镇静并口服有中和作用的解毒剂。对强酸,用弱碱溶液如氢氧化镁溶液、氢氧化铝凝胶、石灰水(氢氧化钙)等,但忌用碳酸盐以免在胃内产气促进穿孔。对强碱,用弱酸溶液如食醋或 5% 醋酸,但碳酸盐中毒者不用醋酸以免产气。碳酸钠或碳酸钾腐蚀性弱,一般也不造成严重损伤。在事发早期(几小时内),若病人未呕吐或呕吐很少,可置入较软的胃管,用弱碱溶液或弱酸溶液轻柔冲洗,但任何时候不可用粗而硬的洗胃管进行洗胃,也不得使用催吐药。口腔和食管的损伤要给予相应处理。

发生胃壁穿孔者,立即剖腹,根据病变范围和程度酌情处理。晚期出现幽门狭窄,可做狭窄部分切除、胃十二指肠吻合术。

六、十二指肠损伤

十二指肠破裂或穿孔绝大部分由创伤引起,也包括更少见的医源性损伤、异物损伤、化学性损伤和放射性损伤。

(一) 外伤性十二指肠损伤

由于位置深在且有肋弓保护,十二指肠外伤少见。多为上腹穿透伤引起。闭合伤引起者,或由于暴力直接作用(如车祸时方向盘将十二指肠水平段碾轧于脊柱上),或由于暴力引起处于紧闭的幽门与屈氏韧带之间的十二指肠闭袢内压力骤升而发生胀裂。损伤部位多在第二、三段(3/4 以上)。十二指肠损伤属于腹内脏器的严重伤,虽然其在整个腹部创伤中占的比例很小(3%~4%),但诊断和处理上存在不少困难,死亡率和并发症发生率都相当高。据统计十二指肠战伤的死亡率在 40% 左右,平时伤的死亡率约 12%~30%。若同时伴有胰腺、大血管等相邻器官损伤,死亡率更高。伤后早期死亡原因主要是严重合并伤,尤其是腹部大血管伤;后期死亡则多因诊断不及时和处理不当引起十二指肠瘘而致感染、出血和衰竭。诊断和处理及时与否对预后影响极大。据统计,伤后 24 小时以内手术者,死亡率 11%;超过 24 小时者,死亡率 40%,个别报告竟达 65%。延误治疗不但加重休克和感染,也使局部组织变得水肿、脆弱,大大增加了手术后破裂的机会。十二指肠损伤分级标准见表 46-3。

表 46-3 十二指肠损伤分级[*]

分级		伤情
Ⅰ	血肿	局限于十二指肠某一段
	破裂	非全层,未穿破
Ⅱ	血肿	累及范围超过一段
	破裂	<50% 周径
Ⅲ	破裂	十二指肠第二段:50%~75% 周径
		十二指肠第一、三、四段:50%~100% 周径
Ⅳ	破裂	十二指肠第二段:>75% 周径
		累及壶腹或胆总管远端
Ⅴ	破裂	十二指肠胰腺结合部毁损
	血管伤	十二指肠无血供

[*]引自:Moore EE,Cogbill TH,Malangoni MA,et al.Organ injury scaling Ⅱ:Pancreas,duodenum,small bowel,colon,and rectum[J].J Trauma,1990,30(11):1427-1429

当十二指肠破裂，肠内容物流入腹腔时，腹膜炎诊断较容易，剖腹适应证十分明确，十二指肠损伤在探查中得以发现。但及时识别闭合伤所致的腹膜后十二指肠破裂较困难。这类损伤的早期症状体征多不明显，伤后往往有一段相对的缓解期，直到数小时乃至一天后病情明显恶化时方引起注意。甚至在剖腹术中，由于医师对上腹部腹膜后血肿的重要意义缺乏认识而未能打开检查造成漏诊的例子，也屡见不鲜。因此，提高警惕是早期诊断的先决条件。下述情况可为诊断提供线索：右上腹或腰部续性疼痛且进行性加重，可向右肩及右睾丸放射；右上腹有明确的固定压痛；右腰部(腰大肌内侧)有压痛；腹部体征相对轻微而全身情况不断恶化；血清淀粉酶升高；平片可见腰大肌轮廓模糊，有时可见腹膜后呈花斑状改变(积气)并逐渐扩展；胃管内注入水溶性碘剂可见外溢；CT显示右肾前间隙气泡更加清晰，更容易发现造影剂外溢(腔内外造影剂不发生重叠)。

全身抗休克和及时、得当的手术处理从而预防术后并发症，是治疗的两大关键。剖腹时发现的十二指肠附近腹膜后血肿必须打开探查，一旦发现其中有胆汁污染或气泡，即是十二指肠破裂的明证。有时破口很小不易发现，可经胃管注入亚甲蓝，挤压胃和十二指肠，在蓝染部位找到破口。手术方法很多，归纳起来主要有下列六种。

1. 单纯修补术　70%~80%以上的十二指肠损伤(Ⅰ、Ⅱ级及部分Ⅲ级)可用此法治疗。适用于裂口不大，边缘整齐，血运良好且无张力者。直接做双层缝合。由于十二指肠是由边缘动脉供血，血循环差，加上具有强消化性的肠液滞留，内压较高，因此愈合能力较差，缝合口容易破裂成瘘。通过手术置管保证术后有效的肠腔减压，对防止溢漏十分重要。常用的是三管法，即将两个减压管分别经胃造瘘及空肠造瘘口放入十二指肠修补处的近端和远端，另外再安放一个空肠营养管备术后灌饲。也有人将其简化为两管法获得成功，即经胃造瘘放入一个末段有多个侧孔的减压管至十二指肠修补处，另放一个空肠营养造瘘管。近年不少作者认为不必常规采用三管法，只要创缘血供良好，缝合无张力，远端无梗阻，单纯修补后瘘的发生率不超过10%。

2. 带蒂肠片修补术　裂口较大，不能直接缝合者(部分Ⅲ级及Ⅳ级)，可游离一小段带蒂肠管，将其剖开修剪后镶嵌缝合于缺损处。这样可以恢复肠道的正常走行，比利用空肠襻浆膜层覆盖或空肠十二指肠侧侧吻合更符合生理。若裂口尚能对拢缝合但恐其不够牢固，也可利用带蒂肠片，剖开剪除黏膜后以其浆膜面覆盖于修补处加固缝合，能有效地防止肠瘘形成。

3. 损伤肠段切除、吻合术　十二指肠第三、四段严重损伤不宜缝合修补时(部分Ⅲ级及Ⅳ级)，可将该肠段切除行端端吻合。若张力过大无法吻合，则将远端关闭，利用近端与空肠行端侧吻合；或关闭两个断端，做十二指肠空肠侧侧吻合。

4. 十二指肠憩室化(diverticulization)　适用于十二指肠第二段严重损伤或同时伴有胰腺损伤者(Ⅳ、Ⅴ级)。手术包括胃窦切除、迷走神经切断、胃空肠吻合、十二指肠残端和胆总管造瘘(图46-1)。目的是旷置十二指肠，减少胰腺分泌，保证顺利愈合。本法的缺点是复杂费时，创伤较大，且切断迷走神经和食糜改道不符合生理，因此应用上受到限制。

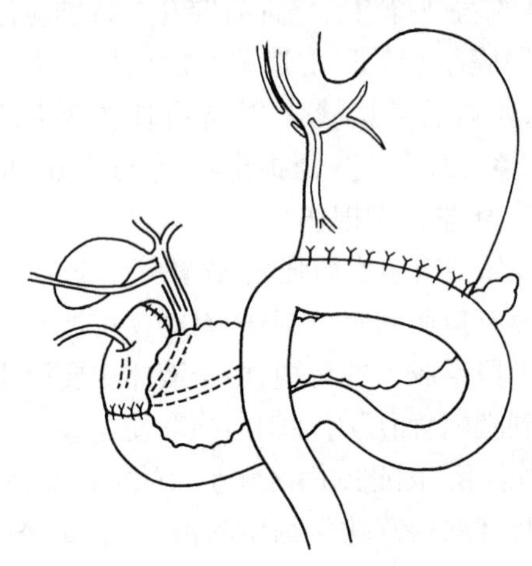

图46-1　十二指肠憩室化

5. 幽门旷置术(pyloric exclusion)　采用上述修补、补片或切除吻合修复损伤后，为保证愈合，防止破裂，通过胃窦部切口将幽门环提起，荷包缝线或连续缝线将其(包括环幽门肌层)缝闭[图46-2(1)]，同时做胃空肠吻合[(图46-2(2)]。起初使用肠线或其他可吸收线，后来发现无论使用何种缝线，甚至用金属钉合器钉合，幽门都会在大约2~4周以后(用钉合器钉合者略晚一些)再通，恢复食糜正常走行。甚至有不打开胃腔直接将幽门环前后壁缝合、也不需做胃空肠吻合而获得成功的报道。然而这样做会明显推迟恢复经口营养的时间，可能弊大于利，因此未被广泛接受。幽门旷置能达到与十二指肠憩室化相同的效果，却比后者简便得多，创伤性小得多，而且只是暂时旷置十二指肠，更符合生理，因此正逐步取代复杂的憩室化手术。同时施行胃空肠吻合者，术后早期约有10%的机会发生边缘性溃疡甚至大出血，待到幽门再通后，此类并发症便会大大减少。

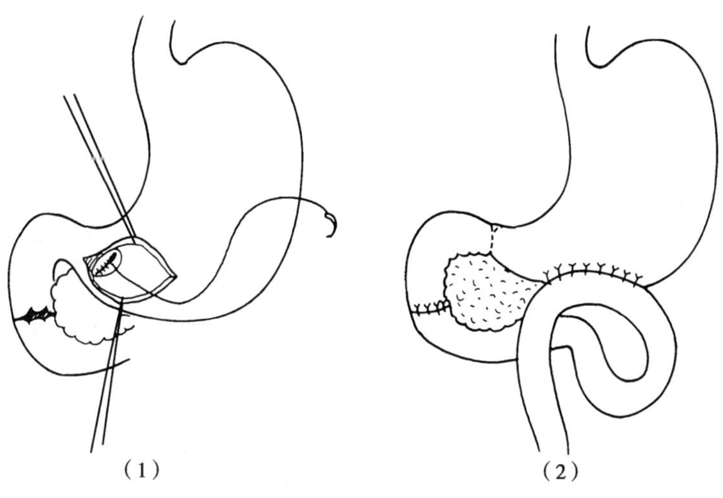

图 46-2 幽门旷置术
(1)缝闭幽门;(2)做胃空肠吻合

6. 胰头十二指肠切除术 只宜用于十二指肠第二段严重碎裂殃及胰头,无法修复者。手术创伤大,死亡率在 40% 左右。

近年来治疗十二指肠损伤的进展之一,是对贴近或累及十二指肠乳头的损伤进行更为精细的修复或重建手术,以代替胰头十二指肠切除术。这有几种情况:

1. 十二指肠在壶腹附近破裂或断裂,壶腹紧贴断裂上缘者,若直接缝合或吻合势必伤及乳头。可先施行常规的乳头成形术,将胰胆管开口尽量上移,腾出边缘,再修复十二指肠(图 46-3~图 46-5)。

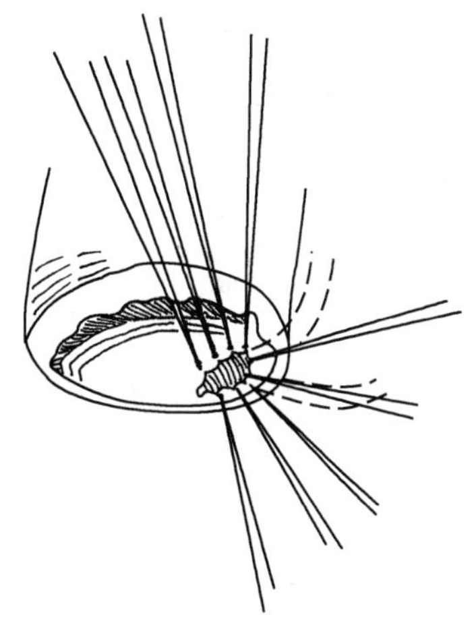

图 46-4 行十二指肠乳头成形术

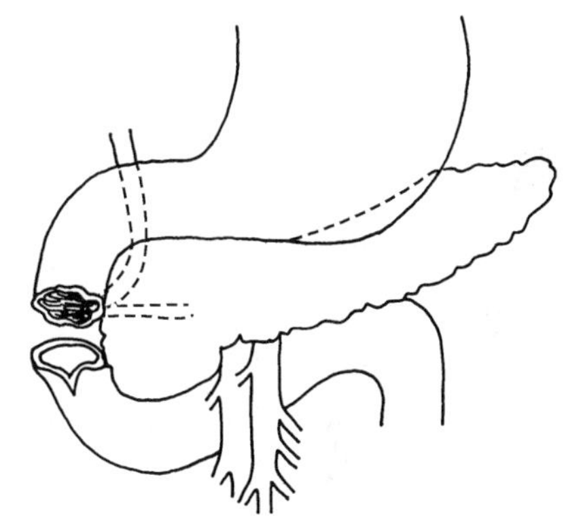

图 46-3 十二指肠断裂壶腹紧贴断裂上缘

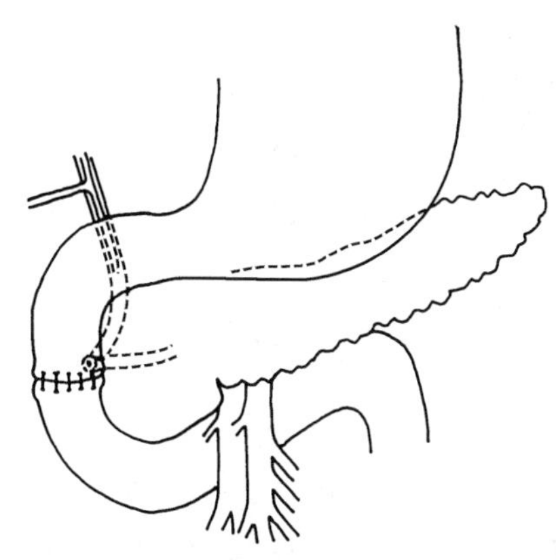

图 46-5 腾出边缘后行十二指肠端端吻合术

2. 钝性伤时强大的暴力有时将肝脏挤向上方,从而把胆总管和乳头从固定于后腹壁的十二指肠上撕脱下来。此时若胆管、胰管并未断裂,可以修补十二指肠破口,另行乳头空肠植入、Roux-en-Y 吻合术(图 46-6,图 46-7)。

3. 十二指肠第二段严重毁损已不可能修复但乳头尚完好者,可切除该段十二指肠但保留乳头,将空肠上提与十二指肠第一段(或胃)做端端吻合,并将乳头植入该段空肠(图 46-8,图 46-9)。

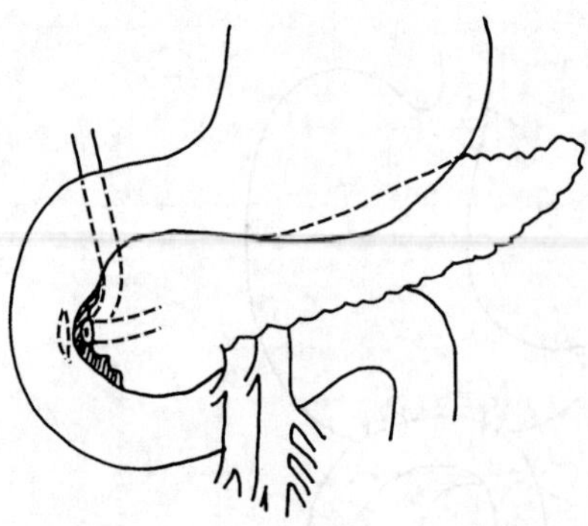

图 46-6 十二指肠乳头从肠壁撕脱

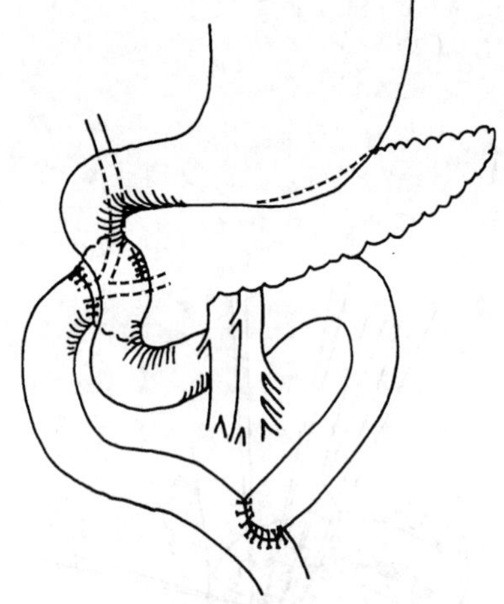

图 46-7 十二指肠裂伤缝合，乳头空肠植入，Roux-en-Y 吻合术

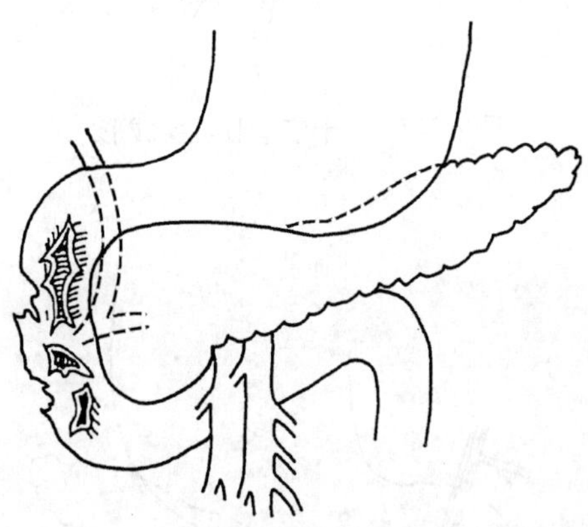

图 46-8 十二指肠第二段严重毁损，乳头部尚完好

4. 十二指肠第二段毁损，胰头脱离十二指肠但本身尚完整者，切开胆总管探查找到其下端开口，确认胰管无缺损后，将壶腹断端环绕支撑管间断缝合于周围胰头组织上，形成新的乳头。切除严重毁损的十二指肠，上提一段空肠与十二指肠第一段（或胃）吻合，并在该段空肠壁戳孔，将新乳头连同支撑管插入肠腔，周围缝合固定（图 46-10~图 46-12）。

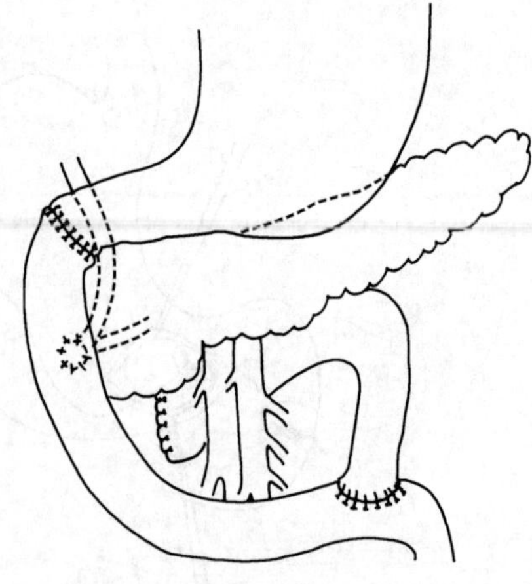

图 46-9 切除十二指肠第二段，上提一段空肠与十二指肠第一段吻合并将乳头植入其中

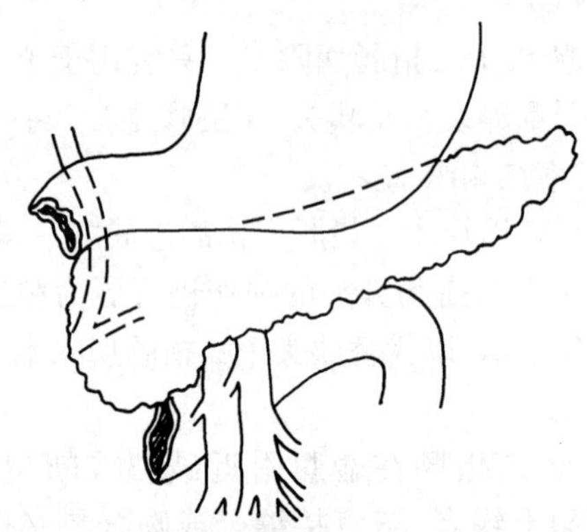

图 46-10 十二指肠第二段毁损缺失，胰头脱离十二指肠但尚完整

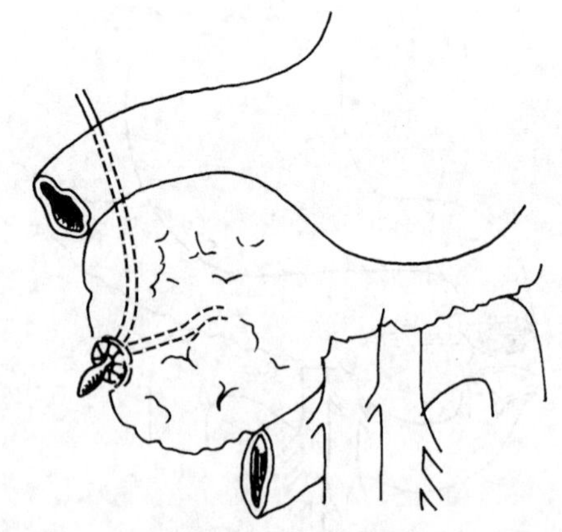

图 46-11 环绕支撑管将壶腹断端缝合于周围胰腺组织上，形成新乳头

当然，以上几种重建手术都有其严格的适应证，在多数情况下并不适用。当十二指肠毁损伴有胰头严重损伤时，胰头十二指肠切除可能成为唯一的选择。所幸这种机会为数不多。

无论施行何种手术，充分的腹腔引流，积极的

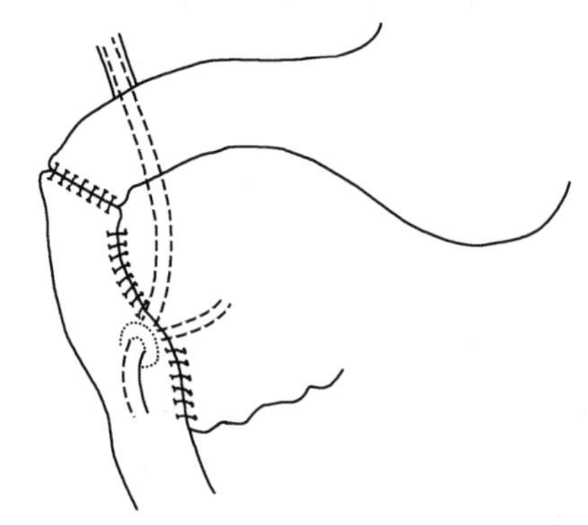

图 46-12 上提一段空肠与十二指肠第一段吻合，将新乳头连同支撑管插入其中

抗生素治疗，维持水、电解质和酸碱平衡以及营养支持，是保证顺利康复的必不可少的条件。

十二指肠损伤的一个特殊类型是十二指肠壁内血肿，由上腹挫伤引起，大多发生于儿童。十二指肠因辗挫而形成壁内血肿，但黏膜、浆膜尚保持完整，不出现腹膜炎或内出血症状。当血肿继续增大，便会压迫肠腔。病情进展缓慢，除上腹不适、隐痛外，主要表现为数日后逐渐出现的高位肠梗阻，偶尔伴有胆管及胰管梗阻导致黄疸和淀粉酶升高。右上腹多能摸到肿块。X 线片可见双泡征（胃泡和梗阻近端十二指肠积气积液），钡剂通过受阻，有时可有弹簧征（黏膜被血肿顶起并堆积在一起）。CT 加口服造影剂能看到十二指肠壁增厚及肠腔狭窄。磁共振所见颇具特色，因血肿中富含铁，由于顺磁效应，血肿中央部呈低信号，主体呈高信号，周边又呈低信号，整个血肿范围清晰可见。

单纯十二指肠壁内血肿宜行保守治疗（胃管减压和静脉营养），一般 1~2 周即可缓解且不留后遗症。若保守 1 周全无缓解迹象或 14~18 天尚未完全缓解，需重新全面检查排除其他脏器损伤或血肿纤维化引起狭窄。剖腹探查中发现的十二指肠血肿，可以切开引流（勿伤黏膜），也可以不切开引流（须查实确无破裂）。一般无需行胃空肠吻合。

（二）非外伤性十二指肠损伤

1. 医源性损伤 逆行胰胆管造影、经十二指肠镜 Oddi 括约肌切开、幽门扩张术、胆道手术中用器械（探条、刮匙）探查或搔刮胆总管下段、胆道镜检查和取石等，都有可能造成十二指肠穿孔或破裂。胆道手术包括腹腔镜胆囊切除、胃大部切除、右半结肠切除和右肾切除术中误伤十二指肠偶有发生。这些医源性损伤若能及时发现，修补并不困难且预后良好，延迟诊断治疗则产生严重后果。

2. 异物损伤 吞入的十二指肠腔内尖锐异物如钢针、鱼刺、带金属钩的义齿等可造成穿孔，或本身未造成穿孔，但在经内镜夹取时引起穿孔。肠腔外异物如引流管和手术遗漏的纱布，可造成十二指肠壁压迫性坏死而穿孔。下肢深静脉血栓形成时为防止肺动脉栓塞而置入下腔静脉的伞状金属网架，可刺入肠腔引起下腔静脉十二指肠瘘。其临床表现一是上消化道大出血，二是菌血症和脓毒症。腹主动脉瘤人造血管移植术后或腹主动脉创伤修补术后发生腹主动脉十二指肠（水平段）瘘不少见，凶猛的上消化道大出血常使病人迅速陷入休克，只有果断及时的手术才有可能挽救病人生命。

3. 化学性损伤 吞服大剂量强酸或强碱，有可能累及十二指肠，严重者引起广泛黏膜坏死或穿孔。参见本节“化学性胃损伤”。

4. 放射性损伤 胃癌、胰腺癌和肾癌术中放射治疗或术后较大剂量放射治疗可造成十二指肠损害，严重者或形成狭窄梗阻，或破溃成瘘。也有更少见的情况：大剂量照射造成腹主动脉属支或下腔静脉管壁损害、坏死，逐渐形成假性血管瘤，并侵袭与之粘连的十二指肠，历经大约 6~9 个月，终于穿破肠壁成瘘。有上腹部大剂量照射史的病人突发上消化道大出血，要想到此种可能，并及时行血管造影予以证实。紧急手术止血和修补是唯一的治疗措施。

七、胰腺损伤

胰腺位于上腹部腹膜后深处，受伤机会较少，但近年来其发生率有逐渐增多的趋势。据国外资料，穿透伤占 2/3 左右；国内则相反，钝性伤占 3/4 以上，主要为交通事故所致。瞬间暴力将胰腺挤压于坚硬的脊柱上，造成不同程度的损伤。暴力偏向脊柱右侧时，多伤及胰头及邻近的十二指肠、肝外胆管和肝脏；暴力正对脊柱时，多造成胰体或胰体和十二指肠裂伤或断裂；暴力偏向左侧时，可引起胰尾和脾脏破裂。无论是钝性伤还是火器伤，多数都合并有其他脏器伤。死亡率主要取决于合并伤的多少及程度，但也与受伤机制和损伤部位有关。如有人报告刺伤的死亡率为 8%，枪弹伤为 25%，霰弹伤及钝性伤则在 50% 以上。胰头部损伤的死亡率比体尾部高一倍，因其多合并肝、十二指肠、大血管等损伤。总死亡率约为 20%。主胰管有无损伤（发生率约为 15%）对预后关系极大。医源性损伤主要见于胃大部切除术、脾切除术和十二指肠憩室手术，容易造成胰漏。

穿透伤有明确的探查指征，诊断不难。闭合伤中合并周围脏器破裂者，胰腺损伤的症状常被掩盖而难以在术前作出诊断，但只要及时剖腹，细致检查，一般不至遗漏。单纯胰腺损伤症状体征可能不重，诊断常有延误，甚至直到形成假性囊肿时方被认识。血清淀粉酶升高和腹腔液中测得高数值淀粉酶有参考价值，但并非胰腺创伤所特有，上消化道破裂时也可有类似表现，而且约 40% 的胰腺创伤早期并无淀粉酶升高。重要的是：凡上腹部创伤都应考虑到胰腺损伤的可能。B 超可发现胰腺回声不均和周围的积血、积液。诊断不明而病情稳定者可做 CT 检查，能显示胰腺轮廓是否整齐及周围有无积血积液，但一般无需做此项检查。

怀疑胰腺损伤时（如发现网膜囊内出血），必须对其进行全面的探查，包括切断胃结肠韧带探查胰腺的腹侧面，按 Kocher 方法探查胰头的背面及十二指肠。胰腺表面和胰腺周围的血肿必须切开检查。除了探明损伤的部位和程度外，需重点弄清主胰管有无破损或断裂，以便选择合理的处理方案。有人主张将亚甲蓝溶液注入损伤远段胰腺实质内，若从断面溢出即是胰管损伤处，但此法不够准确。高度怀疑主胰管损伤时，可通过 18 号针头将造影剂注入胆囊行胆胰管造影。若不具备术中造影条件，也可切开十二指肠经乳头插管注入（靠重力滴入，不可推注）亚甲蓝检查。但只要细致探查，一般无此必要。胰腺损伤分级标准见表 46-4。

表 46-4 胰腺损伤分级表

分级	伤情	
Ⅰ	血肿	轻度挫伤，不伴胰管损伤
	破裂	表浅裂伤，不伴胰管损伤
Ⅱ	血肿	度挫伤，不伴胰管损伤及组织缺损
	破裂	大裂伤，不伴胰管损伤及组织缺损
Ⅲ	破裂	远段（肠系膜上静脉左侧）断裂或实质损伤，伴胰管损伤
Ⅳ	破裂	近段（肠系膜上静脉右侧）断裂或实质损伤
Ⅴ	破裂	胰头广泛碎裂*胰腺多处伤时高定一级

引自：Moore EE，Cogbill TH，Malangoni MA，et al.Organ injury scaling Ⅱ：Pancreas，duodenum，small bowel，colon，and rectum［J］.J Trauma，1990，30（11）：1427-1429.

手术的目的是止血、清创、控制胰腺外分泌及处理合并伤。包膜完整的胰腺挫伤（Ⅰ级损伤），仅局部引流便可。不伴有主胰管损伤的一般裂伤（Ⅱ级损伤），可做褥式缝合修补。胰颈、体、尾部的严重挫裂伤或横断伤（Ⅲ级损伤），宜做胰腺近端缝合、远端切除术。胰腺有足够的功能储备，不会发生内、外分泌功能不足。也有人主张缝闭近端，远端与空肠做 Roux-en-Y 吻合，或近、远端同时与空肠吻合，或做主胰管吻合术。但胰腺损伤常是严重多发伤，这些保留胰腺的手术大多复杂费时，合并症多，弊多利少，似不值得提倡。若胰头严重挫裂或断裂（Ⅳ级损伤），情况则有所不同。由于胰岛的分布是体、尾多、头部少，若将损伤远端的大部胰腺切除，便有内分泌功能不足之虞，此时选做主胰管吻合或胰头断面缝闭和远段胰腺空肠 Roux-en-Y 吻合比较合理（图 46-13，图 46-14）。胰头损伤合并十二指肠破裂者，伤情最重。若胰头部胆总管断裂而胰管完好，可缝闭胆总管两断端，修补十二指肠及胰腺裂口，另做胆总管空肠 Roux-en-Y 吻合（图 46-15，图 46-16），并加做幽门旷置术以代替过去施行的十二指肠憩室化手术（见本章第二节“六、十二指肠损伤”）。只有在胰头严重毁损（Ⅴ级损伤）确实无法修复时，才不得不施行胰头十二指肠切除。这种情况不超过 2%~3%。

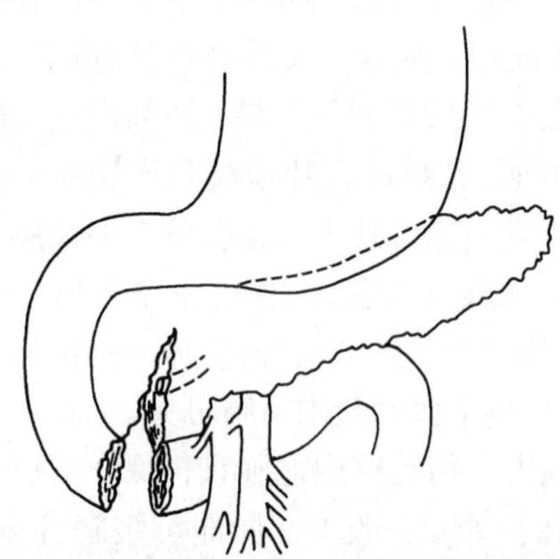

图 46-13 胰头部及十二指肠第三段断裂

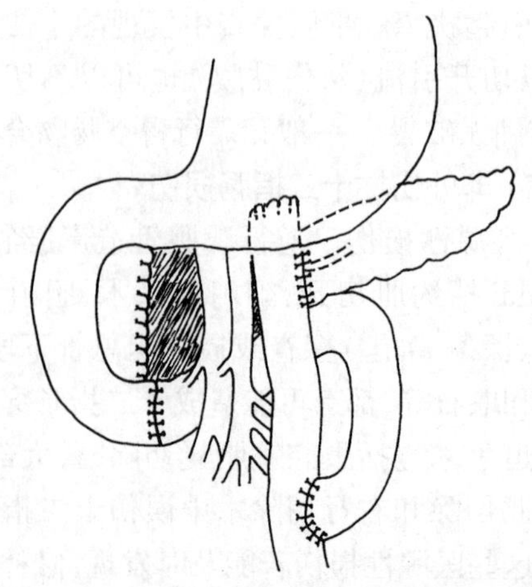

图 46-14 胰头断面缝闭，远段胰腺与空肠做 Roux-en-Y 吻合，十二指肠端端吻合

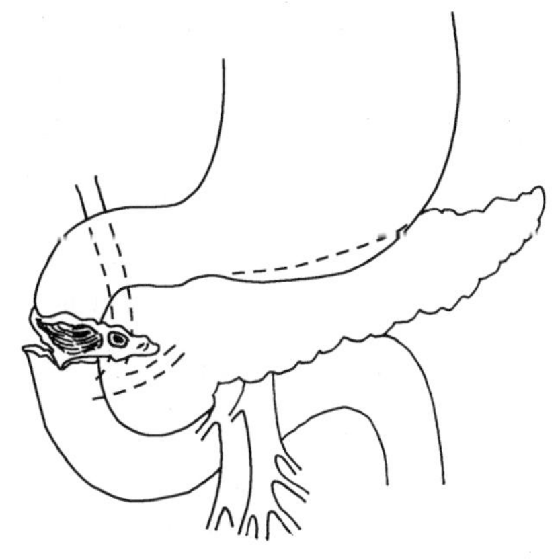

图 46-15 胰头、十二指肠破裂及胆总管下段断裂，胰管未受累

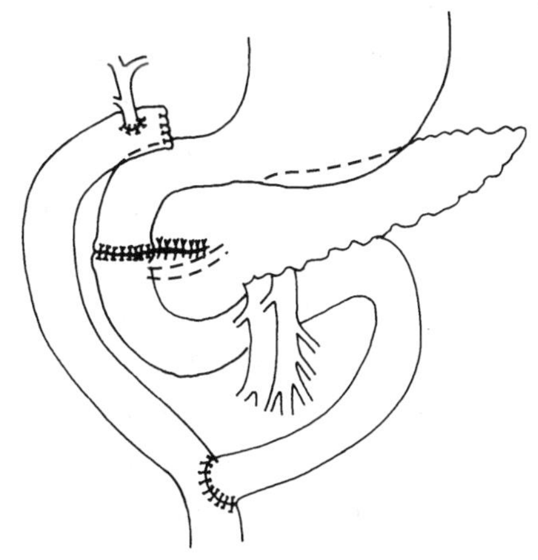

图 46-16 胰头及十二指肠修补、胆总管空肠 Roux-en-Y 吻合

对于主胰管破裂，较为实际可行的方法是施行盖板式(onlay)空肠吻合术，即将空肠襻的端或侧与胰腺裂口边缘缝合，将破口罩住(图 46-17)。但此法只适用于破裂处背面的胰腺组织完好者，因为"盖板"只能盖住前面。若后方组织也已受累或胰腺已经断裂，应清创后行断端吻合术。

胰腺损伤的主要并发症是假性囊肿、胰腺脓肿和胰瘘，故无论实施上述何种手术，均需建立充分有效的腹腔引流。最好是同时使用烟卷引流和双套管负压吸引，烟卷引流可在 2~3 日后拔除，胶管引流则应维持 10 天以上，因为有些胰瘘要在 1 周以后才逐渐表现出来。一般胰瘘多在 4~6 周内自愈，少数流量大的瘘可能需引流数月之久，但很少需要再次手术。生长抑素对胰腺和整个消化道外分泌有很强的抑制作用，可用于预防和治疗外伤性胰瘘。氟尿嘧啶也有类似作用，但效果远逊于前者，现已基本不用。

上腹部手术中误伤了胰腺或做胰腺活检后，必须仔细缝合并放置引流，以防胰瘘。

八、小肠与肠系膜损伤

小肠及其系膜在腹腔中分布广，容积大，相对表浅，又无骨骼保护，因此腹部穿透伤或闭合伤时都容易受累。开放伤可发生于任何部位且常为多发性。有人统计，枪弹伤引起的小肠穿孔，每例平均在 5 处以上。闭合伤的好发部位则按其机制的不同而异。暴力直接撞击腹部中央时，小肠中段易被挤压于脊柱上而破裂。表现为剪切和撕扯形式的强大间接暴力(如从高处坠落或突然减速)往往引起相对固定的肠段如空肠起始段和回肠末段的损伤。当暴力突然施加于充满液体的小肠或爆震引起腔内压力骤升时，也容易在这些部位发生破裂甚至断裂。有腹壁疝的病人，钝性伤时发生小肠破裂的机会比正常人大。

对已有肠粘连的病人施行腹腔手术或腹壁窦道扩创，腹腔镜手术在腹壁戳孔过程中或手术操作中，都有可能伤及小肠。肠腔内外的异物以及术中或术后大剂量放射治疗，也有损伤小肠的可能(见本章第二节"六、十二指肠损伤")。

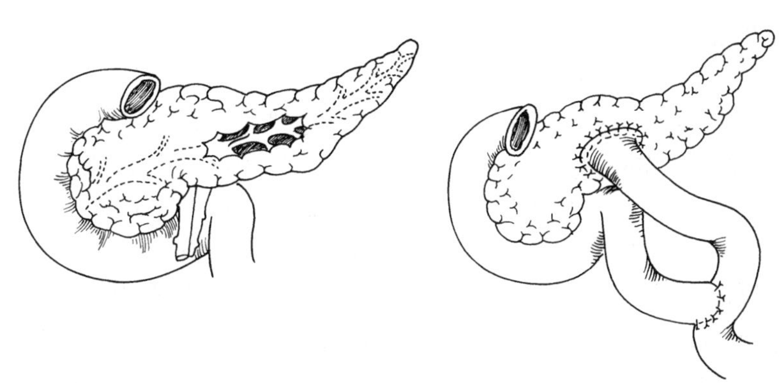

图 46-17 胰腺空肠盖板式 Roux-en-Y 吻合术

诊断多无困难。远段小肠破裂时,由于内容物化学刺激性较小,症状体征发展较慢,有可能造成诊断延迟。脊柱或骨盆损伤本身可引起腹痛、腹胀及肠鸣音消失,若同时肠破裂,后者容易被忽略。腹腔穿刺或灌洗有助于明确诊断。

手术时要对整个小肠和系膜进行系统细致的探查,系膜缘血肿即使不大,也应打开检查,以免遗漏小的穿孔。边缘整齐的裂伤,可用丝线做横向两层内翻缝合。边缘组织有碾挫及血运障碍者(如高速弹片伤),应进行清创,证实创缘有良好血运后再缝合。遇有下列情况应做肠切除术:①缺损过大或长的纵形裂伤,直接缝合预计会造成肠腔狭窄;②多处破裂集中在一小段肠管上;③肠管严重碾挫,血运障碍;④肠壁内或系膜缘有大血肿;⑤系膜严重挫伤或断裂,或系膜与肠管间撕脱导致血运障碍。

处理系膜损伤应十分细致,既要妥善止血,又要避免缝扎尚未受累的血管。系膜大血管损伤,动脉能修补者尽量修补,少数需吻合重建,避免广泛切除小肠造成短肠综合征。静脉的侧支循环比较丰富,结扎后发生缺血坏死的机会较少,但也应审慎施行。系膜上的裂孔应予修补,防止发生内疝。

手术中误伤小肠,应即时修补,多无不良后果。腹腔镜手术中伤及肠管,一般可在腹腔镜下进行修补。

九、结肠、直肠和肛管损伤

(一) 结肠损伤

绝大多数为开放伤,闭合伤极少;大多伴有其他脏器伤,单独结肠伤较少。穿透伤可发生在任何部位。在钝性伤中,由外力从前方直接撞击、碾挫引起的破裂,以位置较为表浅的横结肠和乙状结肠居多;胁腹部及腰部遭受暴力,可伤及升结肠或降结肠;因挤压造成肠腔内压突然上升所致的胀裂,最容易发生在内径最大的盲肠段。

主要表现为细菌性腹膜炎。开放伤引起的结肠损伤,一般在探查时可以查明,但需特别注意探查位于腹膜外的升、降结肠后壁,谨防遗漏。投射物造成的穿孔,除少见的切线伤外,每处应有两个(入口和出口),要注意寻找。闭合性结肠损伤,由于肠内容物呈半流体甚至固体形态,流动性小,化学刺激性也小,因而症状体征发展缓慢,往往得不到及时的诊断和处理,值得警惕。

结肠损伤的处理原则与小肠不同,这是由下列两个特点决定的:①结肠肠壁较薄,血液循环较差,又易积气,因此组织愈合能力差,创口缝合后容易破裂成瘘。②结肠腔内粪便含有大量细菌,一旦破裂即造成腹腔严重污染,感染率很高。第一次世界大战期间,对结肠战伤施行一期修补或切除吻合,死亡率高达55%~60%。从第二次世界大战开始,改作破裂肠段外置或切除后近端(或两端)造口,数周后再分别行切除吻合或吻合术,死亡率降至37%,然后又进一步降到10%~15%,说明这一战伤处理方针是正确的。也有人主张修复损伤肠管后将其暂置于腹壁,如局部情况良好,约10天后再二次手术放回腹腔。以上几种方法的共同优点是安全有保证,不致因肠管坏死、泄漏而引起严重腹腔感染,但都有需二次手术以及一期手术后腹壁留有臃肿的肠襻或造口、局部护理(更换敷料和肠襻保持湿润等)比较麻烦的缺点。近年来随着运送工具、急救措施、感染控制等一系列进步和对结肠创伤规律的深入了解,外科医师积极探讨对结肠火器伤和钝性伤施行一期修复手术的可行性,取得了引人注目的进展。国内一组106例战时结肠火器伤中,27例行一期修复,仅1例发生破裂。平时伤在火器类型、现场急救、运送时间、医疗单位的技术水平和装备水平等方面都有许多比战伤优越的条件,更有可能在保证安全的前提下多开展一期修复手术。因此,目前采取肠管外置或修补后外置或两端造口等分期手术方案的病例已显著减少,而施行一期修补或切除吻合的日渐增多。对比较严重的损伤行一期修复后,为防止愈合不良造成严重腹腔感染,可加做近侧结肠转流性造口,确保肠内容物不再进入远端。这样,即使缝合或吻合处未能如期愈合,由于已被旷置,也不会造成严重污染,大多能逐渐愈合。最后关闭造口,技术上比较简单,创伤也小。

如何在分期手术和一期手术之间进行选择,很难定出一个明确的界线。过去认为左侧结肠含菌量大不宜一期修复,从受伤到手术时间超过6~8小时应分期手术,现已证明都不是一期修复的禁忌。多数学者的经验表明,一期修复的主要禁忌是:①腹腔严重污染;②全身严重多发伤或腹腔内其他脏器合并伤,须尽快结束手术;③有重要基础疾病如肝硬化、糖尿病等。失血性休克需大量输血(>2 000ml)者、高龄伤员、战时高速火器伤、手术时间已有明显延误(>12小时)者,选择一期修复手术须格外慎重,但并非绝对禁忌。不伴有上述情况的伤员,可以安全地接受一期修复手术。

手术中要彻底清除漏出的结肠内容物,并用大量生理盐水冲洗。盆腔置入引流管,防止脓肿形成。

修补或吻合处附近必要时也可放置适当引流物。

(二) 直肠和肛管损伤

直肠和肛管创伤少见，但若处理不当，可引起腹腔、盆腔或腹膜外直肠旁间隙严重感染甚至死亡，以及难处理的内瘘或外瘘、肛管狭窄、肛门失禁等。因直肠有骨盆作为保护屏障，钝性伤除骨盆骨折严重移位刺破或撕裂肠壁外，很少引起直肠或肛管损伤。火器伤仍是最常见的原因，投射物的入口可在腹部，也可在臀部、会阴部、髋部甚至大腿，常伴小肠、结肠、膀胱、内生殖器、大血管等损伤。从高处坠落跌坐在直立的木桩、铁棍、锄把上，可引起插入性损伤。经直肠性交或精神异常者自行插入酒瓶、棍棒等，也可造成直肠或肛管破裂。

按解剖部位，直肠和肛管损伤可分为三类：①腹腔内损伤(只占 1/3)；②腹膜反折以下、肛提肌以上损伤；③肛提肌以下即肛管损伤。腹膜反折以上直肠破裂引起的病理生理变化和临床表现与结肠伤基本相同，诊断不难。肛管损伤部位表浅，诊断更容易。腹膜反折以下直肠损伤后腹痛不重，又无腹膜炎表现，诊断容易延误。由于细菌含量极高的成形粪便溢出，进入疏松而又血运欠佳的直肠周围间隙，很快引起严重的需氧菌和厌氧菌混合感染且广为扩散，若不及时引流，可导致组织广泛坏死、菌血症和脓毒性休克。若伴有腹膜后大血管或骶前静脉丛损伤，可发生失血性休克。若损伤同时累及膀胱、尿道，尿液和粪便即会互相沟通而排出。

腹膜外直肠损伤的诊断线索有：①血液从肛门排出；②会阴部、骶尾部、臀部、大腿部的开放伤口有粪便溢出；③尿液中有粪便残渣；④尿液从肛门流出。直肠指诊有重要诊断价值，指套上有新鲜血迹提示直肠损伤，低位的破裂口有时可以直接摸到。怀疑直肠损伤而指诊阴性者，可行直肠镜检查。X 线骨盆像有助于了解有无骨盆骨折和异物存留。

直肠和肛管损伤都应尽早手术，根据损伤的部位选用不同的治疗方法。

1. 腹膜反折以上直肠损伤破口修剪后予以缝补，若全身和局部情况都好，可以不做近端造口。如属毁损性严重损伤，可切除后端端吻合。这种情况，以及虽然伤情不严重但腹腔盆腔污染严重者，都应加做乙状结肠转流性造口。

2. 腹膜反折以下直肠损伤先剖腹探查，目的是查明伤情和做转流性乙状结肠造口。损伤部位较高者，可打开腹膜反折显露、修补。伴有膀胱、尿道或阴道损伤者，应同时修补，并用血运好的组织如网膜将其与直肠修补处隔开，以减少日后成瘘的机会。另经会阴部骶尾骨旁入路(必要时切除尾骨)打开直肠后间隙，显露、修补较低位的损伤。相当一部分损伤无论从腹部还是会阴部都难以显露，则不强求一定直接修补。必须上下合作彻底清除溢出到直肠旁间隙的粪便，同时经打开的造口处大量冲洗肠腔，彻底清除直肠内的粪便，再冲洗盆腔和会阴部创口，确保腔隙中不遗漏污物，手术后也不会有粪便从修补不完善或未经修补的损伤处继续溢出。直肠后间隙应放置适当引流物。手术后要注意保持引流通畅，并加强抗感染治疗，包括使用对厌氧菌有良效的药物如甲硝唑等。只要转流完全，清创彻底，感染得到控制，未经修补的直肠损伤(除毁损伤外)一般都能自行愈合。此段直肠很宽敞，发生狭窄的机会不大。

3. 肛管损伤浅小的外伤只需单纯清创缝合。损伤大而深，累及括约肌和直肠者，应行乙状结肠转流性造口，仔细清创，注意保留尚未累及的括约肌，并修复已损伤的直肠和括约肌，以期尽量保存肛管的功能。伤口愈合后应定期扩张肛管和直肠，防止狭窄。

带有乙状结肠造口的病人若恢复顺利，便应适时关闭造口。一般把关闭造口手术安排在 3 个月以后，以确信直肠损伤处已牢固愈合，感染和炎症已彻底消除。但长期造口会给病人生活上带来不便，心理上造成负担。近年发现，在绝大多数病例，造口还纳时间可以大大提前到 2 周左右，因为损伤的直肠一般 7~10 天便能愈合。早期还纳造口的先决条件是创伤愈合和感染消除，因此手术前要对病人进行评估，包括直肠指诊和直肠造影(仅限于腹膜外直肠损伤者)，确认创伤已经愈合，不存在感染病灶。要充分准备肠道并预防性使用抗菌药。

直肠和肛管损伤的常见后遗症有直肠膀胱(或尿道)瘘、直肠阴道瘘、直肠外瘘、直肠或肛门狭窄、肛门失禁等，大都需再次手术解决。损伤早期正确的处理能大大减少这些后遗症的机会。

(三) 结肠、直肠医源性损伤

医源性损伤不很少见，常见原因有：①诊断性结肠镜检查；②经结肠镜活检、电灼切除息肉或激光治疗黏膜下动静脉畸形；③诊断性钡灌肠或为还纳小儿肠套叠而施行的加压气灌肠；④粗暴插入粗而硬的肛管或给婴儿插入体温计；⑤腹腔、盆腔、阴道、会阴部、骶尾部手术中误伤；⑥直肠脱垂或内痔行注射治疗，注入药物方法不当或用量过大，浓度过高。

手术中误伤结肠、直肠,应即时修补,一般不引起严重后果,也无需做近端结肠造口。肠腔内操作造成的损伤,轻重程度不同,应根据具体情况分别对待。钡灌肠、气灌肠引起的损伤应剖腹,清除腹腔污物,修补裂口。插入肛管致伤者,也多需开腹缝补。最多见的结肠镜损伤,因事先经过清洁灌肠,肠腔内容物少,处理方案主要根据穿孔大小和临床症状、体征而定。诊断性结肠镜检查造成的穿孔多在乙状结肠的系膜对侧缘,较大(镜体穿破),一般需手术修补。电灼、激光治疗、息肉摘除、活检等造成的穿孔一般很小,若发现及时(4~6 小时内),无症状或症状局限而轻微,原来的肠道准备比较充分,可行观察治疗,包括禁食、胃肠减压、输液和抗生素治疗,大多能顺利恢复。但若出现弥漫性腹膜炎表现,或穿孔的结肠已有病变(如溃疡性结肠炎),估计难以愈合,或病人因年迈或有其他慢性疾病身体欠佳,则应直接手术。保守治疗过程中病情继续发展,应及时中转手术。注射治疗引起的直肠、肛管化学性损伤,严重者可引起组织坏死,故应充分重视,予以禁食及抗感染治疗。组织坏死脱落后引起出血或狭窄者,需根据情况进一步处理。

(四) 自发性直肠破裂及强力吸吮致直肠破裂

大量小肠甚至结肠从肛门脱出并发生血运障碍,这种情况虽然罕见,却令人过目不忘,往往使没有经验的医师不知所措。简要的发病经过是这样的:平素健康或患有直肠脱垂的病人,因用力排便、呕吐、喷嚏、举起重物等动作引起突然性腹压增加,或完全没有可以忆起的诱因,发生直肠全层破裂。或者相反,误坐在负压很大的管口(大多是游泳池排水口),强大的吸吮力通过肛管直肠传递到腹腔使腹压骤减,肠管向盆腔集中、挤压,造成直肠破裂。破口一般在腹膜反折上 2~3cm 的前壁上,多为纵形裂伤。肠管经此裂口突入直肠肠腔,引起病人不可控制的便意,肠管不断地通过肛管排出体外。吸吮造成的肠管脱出最为严重,有时能将除空肠上段以外的全部小肠及部分结肠吸出。大量肠系膜嵌顿于直肠裂口和肛管,血运随即受阻甚至中断。据文献中 40 余例报告,20 世纪 50 年代以前所有病人全部死亡。60 年代至今,由于诊断治疗及时,死亡率已降到 10% 以下。

治疗是大力复苏,尽快剖腹,将肠管清洗后轻柔还纳,观察其存活情况,可局部用血管扩张药以增加血液灌注。修补直肠裂口(肠壁组织一般并无病变,容易愈合)。确证已无生机的肠管当即切除;不能确定的,如果范围不大而存活的小肠较多(>2m),可同时予以切除。若生死未卜的肠管很长,而确定存活的肠管很短,则宜暂时保留,关腹,12~24 小时后开腹复查,最终决定肠段的取舍。手术前后要给予得力的监护、支持治疗,因小肠恢复灌注后,可能发生严重而持续的毒血症甚至休克。大量小肠切除后可能出现短肠综合征,需长期维持完全或部分静脉营养,有的还需相应手术治疗。

十、膈肌损伤

膈肌损伤不很少见,据估计约占腹部创伤病人的 3%,胸部穿透伤的 10%。但其中一部分未及时发现,数月或数年之后才被证实为创伤性膈疝。多数由穿透伤引起,呈线状或孔洞状,一般不超过 2cm,难以发现。钝性伤膈破裂,大多由交通事故造成。来自侧面的撞击,使胸廓扭曲变形,容易撕裂膈肌。正面撞击使腹压骤增,容易在胚胎发育的薄弱处——膈肌后外侧造成 5~15cm 长的放射状裂伤。80%~90% 损伤位于左侧。无论是穿透伤还是钝性伤,膈肌破裂多与其他胸腹脏器伤并存,主要是肝(25%)、脾(25%)、肺、大血管等。钝性伤引起者,40% 合并有骨盆骨折。单纯膈肌损伤也可发生,但少见。

膈肌损伤伴有腹腔脏器(主要是胃、脾、结肠)疝入胸腔时,由于肺受压萎缩和心脏移位,产生呼吸困难、心搏加快、发绀、休克等症状。但在创伤尤其多发伤病人,这些表现未必能使医师想到膈肌破裂。事实上即使在技术和装备水平很高的医院,术前获得确定诊断的也只有 30% 左右。X 线胸片所见(一侧膈肌抬高,肠管疝入胸腔)是最重要的诊断依据。腹腔镜检查对发现膈肌破裂有独特的优势。但膈肌损伤大多伴有胸腹脏器伤,手术指征明确,因此特别需要强调的不是术前确定膈肌损伤的存在,而是手术中不要忽略了对膈肌的探查,特别是右侧膈肌的探查。证实诊断后,将疝入胸腔的脏器还纳,分两层缝合膈肌破口,并妥善处理其他脏器伤。伤后早期未能发现,日后才确诊的创伤性膈疝,疝入的器官已与胸腔内组织形成广泛粘连,宜经胸腔入路进行还纳、修补。

十一、腹膜后血肿及大血管损伤

腹膜后血肿最常见的原因是骨盆及脊柱骨折,约占 50%~60%,其他原因有腹膜后脏器破裂(肾、膀胱、十二指肠、胰等)和肌肉、血管等软组织损伤。严重骨盆骨折所致的血肿,积血可达 3 000~4 000ml,足以引起严重低血容量性休克。

除骨盆或椎体骨折时能预见到血肿的存在以外，腹膜后血肿一般难以诊断，多是探查术中发现。这是因为血肿本身没有多少典型症状。轻微腹痛、腰背痛、腹胀、肠鸣音稀少和X线片上腰大肌影模糊，可能就是血肿的全部表现。侧腹部和腰部瘀斑有诊断意义，但出现太晚，实用价值不大。盆腔巨大血肿，直肠指诊有时可摸到柔软的触痛性包块。但腹部能摸到包块的机会很少。

骨盆骨折引起的腹膜后血肿，出血一般会自行停止，极少为此开腹探查。若是术中发现，只要血肿主要局限于盆腔并不再扩大，也不必切开，以免引起更多的、难以控制的出血。对不断扩大且生命体征不稳定或后腹膜已有裂口持续出血者，或是腹部火器伤，则应切开探查止血。若无法查清出血点或出血广泛无法控制，宜结扎双侧髂内动脉。同样，钝性伤后发现的肾脏旁血肿和无活动出血的肝后血肿也不宜打开。不能排除合并脏器或大血管损伤的血肿，即位于中线、十二指肠旁、升结肠旁、降结肠旁和肝门部血肿，则必须切开探查。

腹部大血管（腹主动脉和下腔静脉）损伤几乎全由穿透伤引起。受伤血管的种类和数目、失血量、休克的程度和持续时间是决定预后的主要因素。由于迅猛的出血，伤员多半在现场死亡，少数能存活送达医院者也往往处于重度休克甚至濒死状态。伤口大量流血，进行性腹胀和极度休克提示本诊断。病情的迅速恶化不允许进行全面检查，只有在大力抗休克的同时立即剖腹压迫出血处或（当无法判定出血来源时）阻断膈肌段主动脉控制出血，才有救治的可能。

处理大血管损伤有赖于良好的显露。常用的方法是切开右结肠外侧及小肠系膜根部下缘的腹膜，在腹膜后钝性游离，将右半结肠连同十二指肠和胰头向左上方翻转（图46-18）。如受伤的是胰腺后方或上方的腹主动脉，则可切开降结肠外侧腹膜，沿左肾前方游离，将脾、胰、胃及结肠脾曲一并向右方翻转，必要时尚可改为胸腹联合切口，则显露更好。彻底查明伤情后，在破损处的近、远端阻断血流，并由助手用手指压迫两侧的腰动脉或腰静脉，便可进行修补。穿透伤常同时伤及前后壁，则先通过前壁裂口修补后壁，然后修补前壁。如血管壁有缺损不能直接缝合，可用自体大隐静脉或髂内动脉做补片修复。必要时也可使用聚四氟乙烯（PTFE）补片或人造血管，据初步研究结果，其抗感染能力不亚于自体血管。但若有腹腔较重污染（如结肠破裂），仍以不用人造血管为宜。大部或全部断裂的血管，争取修整后对端吻合。腔静脉破损有时相当严重以致无法修补，低位者可在肾静脉平面以下结扎，高位者仍应利用自体静脉做补片修复。

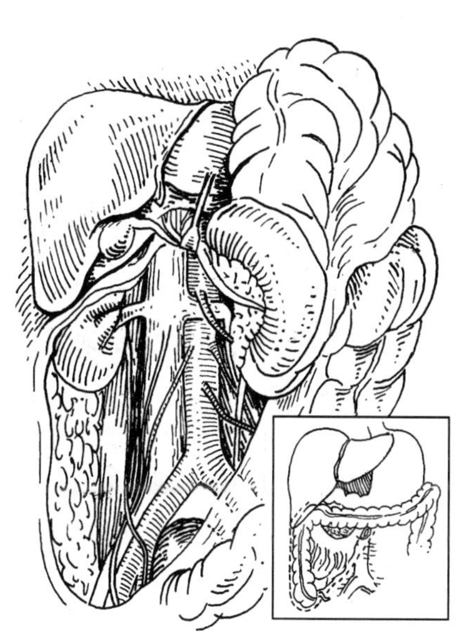

图46-18 腹膜后大血管显露法

将右半结肠、十二指肠和胰头游离后向左上方翻转

门静脉主干损伤有其特殊性。这是一类很严重的损伤，死亡率在50%以上。肝脏血供的70%来自门静脉，损伤后应尽量修复。若肝动脉同时受累，两条血管至少要修复其中之一，否则病人将迅速死于肝衰竭。小的裂口可以缝补，局部毁损可以切除一段后适当游离两端进行对端吻合。对合困难者，可移植一段倒置的大隐静脉。但有时毁损严重确实无法修复，则只得将其结扎。理论上门静脉结扎后小肠将因回流障碍而发生坏死，就像结扎犬的门静脉所发生的情况一样。但结扎猴的门静脉却并不引起肠坏死，说明存在明显的种属差异。临床上已有20多例结扎门静脉主干的报道，半数成活，并未发现肠坏死的情况，死亡原因主要是多发伤和严重的低血容量性休克。研究发现，下腔静脉血流50%来自肝静脉，门静脉结扎后，回心血量骤减，而大量血液滞留在腹腔脏器，即所谓脏器扣押（visceral sequestration），导致低血容量性休克。因此结扎门静脉后，必须超量扩容，甚至有人主张输入与正常血容量等量的血。侧支循环建立很快，数天之后便会逐渐恢复入肝血流，日后极少遗留门静脉高压。多数学者不主张做肠系膜上静脉下腔静脉转流，因为门体静脉分流不但会导致肝性脑病，影响劳动能力和生活质量，而且技术上也比较复杂，对危重伤员常不适宜。

十二、疑似急腹症的食管下段自发性破裂

这本不属腹部损伤范围，但突然上腹部剧痛、腹肌紧张和迅速发生的休克，常疑似上消化道穿孔，若剖腹探查则无异常发现，而病人情况每况愈下，使对本病没有经验的医师迷惑不解，因此有必要简略介绍。

典型的发病经过是：平素健康的中年男性，饱食后发生呕吐时突感剑突下难以忍受的剧痛，继而变为胸骨后疼痛和背痛，很快出现休克，上腹部可有一过性肌紧张和压痛，但腹腔穿刺阴性，膈下无游离气体。数小时到1~2天后，出现左侧液气胸，胸穿液为浑浊棕色液体。病人出现严重脓毒症症状并在几天内死亡。尸检发现食管下端紧靠贲门处有纵形线状裂伤，常常穿透左侧胸膜。现已查明本病的发病机制是：剧烈呕吐时，大量食糜涌入食管，使其不堪重压而在其最薄弱的下端左侧（此处仅有一层胸膜覆盖）胀裂。胸片显示纵隔气肿有极重要的诊断价值，但因与心影重叠，常被忽略。较晚则可出现颈部皮下气肿。极重的症状和相对轻微的体征形成鲜明的对照，诊断相当困难。食管水溶性碘剂造影和食管镜检查有确定性诊断意义，但很少被医师想到。唯一有效的治疗是早期手术，修补裂口，引流胸腔。12小时以内施行手术者，绝大部分能存活；迟于24小时施行者，死亡率几近100%。对腹部外科医师来说，有典型上消化道穿孔症状而剖腹探查无阳性发现时，应想到此病的可能并切开腹腔段食管旁腹膜向上分离，若有污浊血性液流出即可确诊。修补手术宜经胸腔入路进行，同时行胸腔引流术。

（黎沾良）

参考文献

[1] MOORE E E, FELICIANO D V, MATTOX K L. 创伤学[M]. 5版. 高建川，朱敬民，崔晓林，等主译. 北京：人民军医出版社，2007: 556-632.

[2] 黎沾良. 腹部损伤的处理原则[M].// 高根五，夏志平，姚榛祥，等. 临床普通外科学. 沈阳：沈阳出版社，2000: 513-535.

[3] 秦诚，陈延林，何德云，等. 腹腔镜在腹部外伤并胃肠道损伤中的诊治作用分析[J]. 中国普外基础与临床杂志，2011, 18 (11) : 1218-1219.

[4] ROZYSKI G S. Surgeon performed ultrasound: its use in clinical practice [J]. Ann Surg, 1998, 228 (1): 16-28.

[5] SHANMUGANATHAN K, MIRVIS S E, CHIU W C, et al. Triple contrast helical CT in penetrating torso trauma: A prospective study to determine peritoneal violation and the need for laparotomy [J]. AJR Am J Roentgenol, 2001, 177 (6): 1247-1256.

[6] MOORE E E, COGBILL T, MALANGONI M, et al. Organ injury scaling Ⅱ: Pancreas, duodenum, small bowel, colon, and rectum [J]. J Trauma, 1990, 30 (11): 1427-1429.

[7] LEPPANIEMI A K, VOUTILAINEN P E, HAAPIAINEN R K. Indications for early mandatory laparotomy in abdominal stab wounds [J]. Br J Surg, 1999, 86 (1): 76-80.

[8] ROTONDO M F, ZONIES D H. The damage control sequence and underlying logic [J]. Surg C lin North Am, 1997, 77 (4): 813-820.

[9] BOKHARI F, CHIU W C, DUANE T M, et al. Practice management guidelines for selective nonoperative management of penetrating abdominal trauma [J]. J Trauma, 2010, 68 (3) : 721-733.

[10] DEMETRIADES D, HADJIZACHARIA P, CONSTANTINOU C, et al. Selective nonoperative management of penetrating abdominal solid organ injuries [J]. Ann Surg, 2006, 244 (4) : 620-628.

[11] YANAR H, ERTEKIN C, TAVILOGLU K, et al. Nonoperative treatment of multiple intra-abdominal solid organ injury after blunt abdominal trauma [J]. J Trauma, 2008, 64 (4) : 943-948.

[12] VELMAHOS G C, DEMETRIADES D, TOUTOUZAS K G, et al. Selective nonoperative management in 1, 856 patients with abdominal gunshot wounds: Should routine laparotomy still be the standard of care? [J]. Ann Surg, 2001, 234 (3) : 395-403.

[13] DEGIANNIS E, BORFARD K. Duodenal injuries [J]. Br J Surg, 2000, 87 (11): 1473-1481.

[14] GINZBURG E, CARILLO E H, SOSA J L, et al. Pyloric exclusion in the management of duodenal trauma: is concomitant gastrojejunostomy necessary? [J]. Am Surg, 1997, 63 (11): 964-966.

[15] VELMAHOS G C, DEGIANNIS E, WELLS M, et al. Early closure of colostomies in trauma patients: A prospective randomized trial[J]. Surgery, 1995, 118 (5): 815-820.

[16] ROBLES-CASTILLO J, MURILLO-ZOLEZZI A, MURAKAMI P D, et al. Primary repair vs. colostomy in colon injuries [J]. Cir Cir, 2009, 77 (5) : 365-368.

[17] MILLER P R, CHANG M C, HOTH J J, et al. Colonic resection in the setting of damage control laparotomy: is delayed anastomosis safe? [J]. Am Surg, 2007, 73 (6) : 606-609.
[18] KASHUK J L, COTHREN C C, MOORE E E, et al. Primary repair of civilian colon injuries is safe in the damage control scenario[J]. Surgery, 2009, 146 (4) : 663-668.
[19] ASENSIO J A, CHAHWAN S, HANPETER D, et al. Operative management and outcome of 302 abdominal vascular injuries [J]. Am J Surg, 2000, 180 (6) : 528-533.
[20] ASENSIO JA, PETRONE P, GARCIA-NUÑEZ L, et al. Superior mesenteric venous injuries: to ligate or to repair remains the question [J]. J Trauma, 2007, 62 (3) : 668-675.
[21] COTHREN C C, OSBORN P M, MOORE E E, et al. Preperitonal pelvic packing for hemodynamically unstable pelvic fractures: a paradigm shift [J]. J Trauma, 2007, 62 (4) : 834-839.

第四十七章 腹膜、网膜和腹膜后间隙疾病

第一节 解剖生理概要

腹膜是一层很薄的浆膜，由间皮细胞组成，表面积几乎与全身皮肤面积相等，可分为两部分，即壁层和脏层。腹膜壁层贴附于腹壁的内表面，其稍深部为疏松结缔组织，含有胶原弹力纤维，其中含有巨噬细胞和网织细胞。腹膜脏层除覆盖在内脏表面外，还将内脏器官悬垂或固定于膈肌、腹后壁或盆腔壁，形成网膜和系膜以及多种不同形状的韧带。例如连接肝与胃和十二指肠的腹膜称为小网膜，而悬垂于胃和横结肠之下、小肠之前者称为大网膜(图 47-1)。其余韧带和系膜分别在有关章节中叙述。

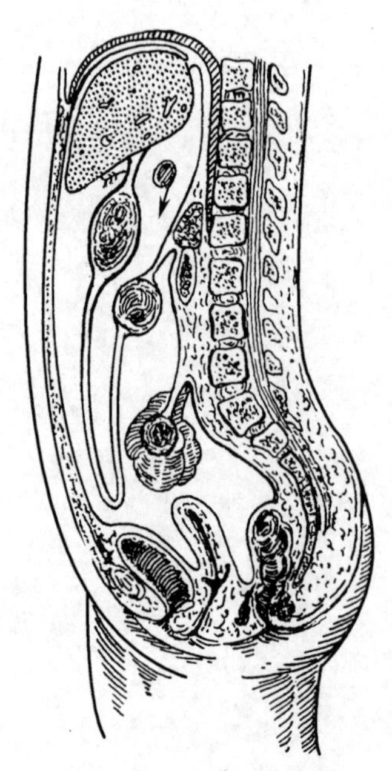

图 47-1 腹膜解剖图

腹腔是腹膜壁层和腹膜脏层所构成的腔隙，严格讲全部胃肠道及其衍化器官实际上都位于腹膜之外，除在女性经输卵管、子宫、阴道与外界相通外，整个腹腔是密闭的空腔。正常腹腔含少量液体，其中每立方毫米细胞数为 2 000~2 500 个，大多数来自结缔组织层的巨噬细胞。腹腔分为两部分，即腹腔和网膜囊，二者仅由网膜孔相通。网膜囊是位于胃和小网膜后(背侧)的小腔，其上部在平卧时是腹内空隙最低的部位，因此在弥漫性腹膜炎时，病人宜采取半坐位卧式，以防止腹腔内脓液引流入网膜囊，形成该处较隐蔽的脓肿。腹膜下层的脂肪和结缔组织中有丰富的血管网、淋巴管网和神经末梢。腹膜的动脉来自肋间动脉和腹主动脉的分支。腹膜的静脉血回流入门静脉和下腔静脉。故门静脉或下腔静脉回流受阻时，腹腔内可积聚大量液体，发生腹水。腹膜壁层神经的来源和腹膜脏层并不相同。壁层神经是肋间神经和腰神经的分支，属于体神经系统，故触痛敏感性强，疼痛定位准确，受炎症刺激后引起腹壁肌反射性收缩，产生腹肌紧张。腹膜脏层属于自主神经系统支配，来自交感神经和迷走神经末梢，对牵引和由于胃肠腔内压力增加或炎症引起组织内压力增高所致的张力，以及压迫等刺激较为敏感。内脏痛常是钝性，多位于中央部位，故对疼痛的定位较差。膈肌周边部分腹膜受刺激可在邻近体壁感觉出来，膈肌中央部分的腹膜受到刺激，通过膈神经的反射，可引起肩部牵涉性痛。

腹膜的生理作用：

1. 润滑作用　正常情况下腹腔内含有 50~100ml 浆液，润滑腹腔，具有减少胃肠道蠕动或其

他器官移动时接触面摩擦的作用。

2. 吸收和渗出作用 腹腔为一潜在空腔，能容纳大量液体，既可以吸收大量的渗液、血液、空气和毒素，也能渗出大量的电解质和非蛋白氮；腹腔灌洗就是利用腹膜这一作用来达到治疗尿毒症的目的。在特定的情况下利用腹膜的吸收能力可以将其作为给药途径。

3. 防御作用 腹膜能渗出大量吞噬细胞，急性炎症时可以有中性多形核细胞和嗜酸性粒细胞的大量增加，吞噬及包围进入腹腔的异物颗粒和细菌，故腹膜对于感染具有强大的防御功能。

4. 修复作用 腹膜具有很强的修复能力，亦因此而易形成粘连，故腹部手术时，应尽量保护组织，减少腹膜损伤，避免发生过多粘连。另一方面，腹腔内感染时，细菌在纤维蛋白基质中被隔离，从而促进脓肿的形成并限制感染的广泛传播。

需要说明的是，正常情况下，腹腔内的液体是有循环的，其动力来自横膈膜的运动。覆盖在横膈下表面的腹膜细胞间孔（称为气孔）与横膈内的淋巴池相通。淋巴液从横膈膜淋巴管经胸膜下淋巴管流入区域淋巴结，最终进入胸导管。呼气时横隔膜的放松打开了气孔，胸膜腔内的负压将液体和颗粒（包括细菌）吸入气孔。吸气时膈肌的收缩推动淋巴液通过纵隔淋巴管进入胸导管。有假说认为，这个所谓的膈膜泵驱动腹膜液体向横膈膜头的方向运动并进入胸淋巴管。这种腹膜液体向横膈膜和进入中央淋巴通道的循环模式，与腹部广泛性感染病人迅速出现脓毒症以及急性输卵管炎病人出现菲茨 - 休 - 柯蒂斯综合征（Fitz-Hugh-Curtis syndrome）的肝周围炎相一致。（Fitz-Hugh-Curtis 综合征是盆腔感染合并肝周围炎，主要涉及肝包膜而无肝实质损害，在慢性盆腔炎病人中较为常见。病原菌主要是淋病奈瑟菌及衣原体，主要临床表现为右下腹痛，并可导致慢性腹痛、不孕、异位妊娠等多种并发症。）

（陈孝平）

第二节 急性腹膜炎

腹膜的壁层和 / 或脏层因各种原因受到刺激或损害而发生急性炎症反应称为急性腹膜炎，是一种常见的外科急腹症。由于发病原因不同，可分为原发性腹膜炎和继发性腹膜炎两大类。根据是否合并细菌感染，可分为细菌性和非细菌性两种。按照炎症波及的范围，又可分为弥漫性腹膜炎和局限性腹膜炎两种类型。急性腹膜炎虽有性质、范围和程度的不同，但由于致病因素的不同，机体抵抗力的差异，以及接受治疗的早晚和治疗措施是否得当，在发展过程中是可以相互演变的。如溃疡病急性穿孔，大量酸性消化液溢入腹腔，强烈的化学性刺激，导致急性腹膜炎，开始并无细菌参与，为非细菌性，但数小时后，消化液中的细菌繁殖，产生致病能力，遂演变为细菌性，即化脓性腹膜炎。又如弥漫性腹膜炎可因抗生素的应用及机体的防御能力而转化为局限性腹膜炎，甚至完全吸收而使炎症消退。相反，局限性腹膜炎，可因炎症扩散而发展为弥漫性腹膜炎。急性腹膜炎通常是一些腹部外科疾病的严重并发症，病情多较危重，复杂多变，甚至危及生命，外科医师不得掉以轻心，应及时做出诊断，并分析其发生原因，给予正确的处理。

一、继发性腹膜炎

急性腹膜炎绝大多数为继发性。腹膜由于受到来自腹腔内感染病灶、炎性渗出以及胃肠道内容物的直接刺激和损害而发生急性炎症，也可以是腹部外伤和手术并发症所引起。外科临床工作中所遇到的一般均为继发性腹膜炎。

【病因】

腹腔内脏器的急性病变，如果继续发展，最终均可继发局限性或弥漫性腹膜炎，最常见的是急性阑尾炎合并穿孔，其次是溃疡病急性穿孔，脓液或消化液的溢出，必然导致急性腹膜炎；其他空腔脏器的穿孔，如急性胆囊炎、结肠癌穿孔较少见。包括实质脏器在内，不少脏器的急性病变虽然无穿孔存在，但大量的炎性渗出也可以刺激腹膜发生炎症，如急性蜂窝织炎性阑尾炎、急性胰腺炎，特别是急性坏死性胰腺炎，以及女性的急性附件炎等，均为急性腹膜炎的常见原因。脏器缺血产生的渗出液同样可刺激腹膜发炎，其中绞窄性肠梗阻较常见。虽然不一定伴有肠壁的坏死和穿孔，但肠管内的细菌可通过缺血的肠壁渗出至腹腔内，引起感染。腹腔内出血，如自发性脾破裂、动脉瘤破裂、女性的异位妊娠破裂等，因积血刺激腹膜也可导致腹膜炎。

急性腹膜炎如果继发于感染病灶的扩散，开始即存在细菌感染。胃肠道穿孔由于有细菌污染，数小时后可继发感染。有些炎性渗出，如早期急性胰腺炎，以及腹腔内积血，均为无菌性，但如病变继续发展或旷日持久，有可能通过肠道内的细菌移位(bacterial translocation)而转变为感染性。

继发性腹膜炎的感染菌种多为胃肠道内正常存在的菌群，以大肠埃希氏菌(大肠杆菌)最常见，此外还有克雷伯杆菌、变形杆菌、粪链球菌、产气杆菌、不动杆菌、铜绿假单胞菌(绿脓杆菌)等。无芽胞专性厌氧菌如脆弱类杆菌、梭形杆菌、双叉杆菌、乳酸杆菌、消化球菌等也常参与其中。越位于远侧的消化道，细菌含量越多。在正常的酸性胃液中，细菌数量很少，约 1×10^6/L，以由口腔吞下的细菌，如链球菌、乳酸杆菌等为主。十二指肠和上段空肠的细菌数量增至 10×10^6/L，开始有肠道的革兰氏阴性杆菌存在，至回肠末段细菌数量达 10×10^9/L，主要为多种革兰氏阴性杆菌。由于胃肠道内菌种复杂，所以继发性腹膜炎常为多种细菌的混合感染，以革兰氏阴性杆菌为主。有些细菌，如粪链球菌、脆弱类杆菌等致病性不强，但在混合感染时，相互之间常有协同作用，致使毒性增强。比较常见的发病原因可概括如下(图 47-2)。

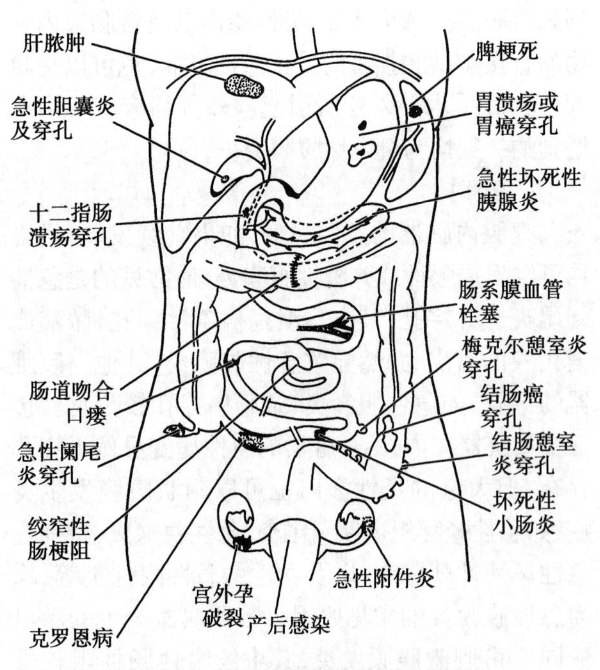

图 47-2 继发性腹膜炎的常见原因

1. 炎症和感染

(1) 肠道：急性阑尾炎、梅克尔憩室炎、结肠憩室炎、坏死性肠炎、急性克罗恩(Crohn)病等。

(2) 其他脏器：急性胆囊炎、急性胰腺炎、肝脓肿、急性输卵管炎等。

2. 消化道急性穿孔

(1) 胃、十二指肠溃疡急性穿孔。

(2) 恶性肿瘤穿孔，如胃癌、结肠癌穿孔等。

(3) 坏疽性胆囊炎。

(4) 蛔虫肠穿孔。

3. 绞窄性肠梗阻肠扭转、闭襻型肠梗阻等。

4. 血管闭塞性疾患肠系膜血管栓塞、缺血性结肠炎、脾梗死等。

5. 腹腔内出血自发性脾破裂、脾动脉瘤破裂、肝癌破裂、腹腔转移性恶性肿瘤(如精原细胞瘤)破裂、异位妊娠破裂、卵巢滤泡破裂等。

6. 外伤腹壁穿透性损伤、腹部闭合性损伤等。

7. 医源性胃肠道吻合口漏、胆漏、胰漏、术后近期腹腔内渗血或出血、异物存留等。

【病理生理】

腹膜对各种刺激极为敏感，手术时较长时间在温度较高的空气中暴露和干燥，擦拭、接触非等渗液体等均可导致组织反应。腹膜受到病理性刺激后，即发生炎性反应，炎性反应的程度和所受刺激的强弱有关。溃疡病病人的胃液多为高酸性，pH<3.0，所以溃疡病急性穿孔时，胃液对腹膜的刺激极为强烈，即刻发生化学性腹膜炎。胆汁溢出至腹腔所产生的腹膜炎又称胆汁性腹膜炎，胆汁接近中性，pH 为 6.0~8.8，但胆汁中的某些胆盐成分有较强的毒性，对腹膜下的微血管刺激作用很强，造成更多的渗出，动物实验还证明胆汁性腹膜炎容易并发厌氧菌的感染。腹腔内出血，因血液为中性，对腹膜的刺激性较轻，腹膜的间皮细胞含有纤维蛋白溶酶原激活因子，激活纤维蛋白溶酶原成为纤维蛋白溶酶，可以水解纤维蛋白，使腹腔内积血不易凝固。如出血停止，则积血逐渐被腹腔渗出液稀释，刺激性更为减弱，但血红蛋白可干扰机体的免疫反应，影响对细菌的清除，故容易继发感染。急性腹膜炎如合并感染，腹膜的炎症更为严重。

急性腹膜炎的病理变化为充血和水肿，随即有大量液体渗出，渗出液中含有大量的白细胞和巨噬细胞，以及多种生物活性物质和细胞因子，还富含纤维蛋白原，经腹膜间皮细胞受损后释放出来的凝血活酶的作用变为纤维蛋白而逐渐沉积。随着白细胞的不断死亡，腹膜及内脏浆膜面间皮细胞的损伤和脱落，纤维蛋白的沉积和凝聚，渗出液逐渐由清亮而变为浑浊，最后成为脓性，同时也是构成日后腹腔粘连的基质。

急性腹膜炎的发展，视病人的抗感染能力、原发病灶的转归和细菌感染的严重程度而定，可以发展为弥漫性化脓性腹膜炎，也可由肠管和大网膜包裹及纤维素粘连而限局化，或者逐渐吸收而自愈，或者形成脓肿。

弥漫性腹膜炎多合并麻痹性肠梗阻，除了肠管本身的浆膜，即脏腹膜也发生充血和水肿而影响其蠕动功能外，内脏神经反射的抑制，水、电解质平衡紊乱，特别是低钾，以及消化道激素的分泌失调也均和麻痹性肠梗阻的发生有关，广泛肠管淤胀，消化液积存，加重了体液的丢失。

腹膜面积广阔，相当体表面积，成人约 1.6m^2，而且间皮细胞表面遍布 1.5~3.0μm 的微绒毛，更增大了面积。如此大面积渗出，液体的丢失量很多。腹膜为由单层间皮细胞构成的浆膜，含有柱状和扁平两种不同形状的细胞，细胞之间有紧密连接，但柱状细胞之间存在一些宽约 50nm（500Å）的裂孔（stomata），具有半透膜性质，腹膜下层为疏松结缔组织和丰富的毛细血管网和淋巴管网，渗透性很强，实验证明，和高渗液体接触后，每小时渗出量可达 300~500ml，急性腹膜炎时，渗出量更大，即或没有渗出，仅腹膜水肿使之增厚 1mm，其截留的液体就达 1.5L，所以弥漫性腹膜炎病人由于腹腔大量渗出，肠淤胀和呕吐，而有严重的脱水和低血容量。同时腹膜还有很强的吸收与清除功能。腹膜下层的疏松结缔组织中含有大量的巨噬细胞、白细胞以及淋巴细胞、肥大细胞等，将细菌感染的产物、碎屑吞噬，连同毒素进入淋巴管，同时由于不间断的呼吸动作，产生胸腹腔压差，有助于淋巴流入胸导管，使感染向全身播散。故急性腹膜炎病人容易出现低血容量休克和感染性休克。

【临床表现】

继发性腹膜炎是原发疾病的继续和发展，因此发病过程表现不一，发病可急可缓，过程可长可短。比如急性阑尾炎，临床表现有其本身的特点，但发展为蜂窝织炎性阑尾炎或坏疽性阑尾炎合并穿孔，一般在 24 小时以后，腹膜炎的表现主要在右下腹部。溃疡病急性穿孔发病很急，很快出现腹膜炎，先以上腹部为主，继而波及全腹。急性肠梗阻因梗阻的类型不同而表现各异，肠扭转在数小时后即可出现腹膜炎，而单纯性肠梗阻如不缓解，可能数日后才发生腹膜炎，急性胆囊炎发病较急，但继发腹膜炎常在 1~2 天之后。尽管原发疾病的临床症状可能继续存在，但如继发腹膜炎，则有其较为一致的临床表现。

1. 临床症状

（1）腹痛：一旦发生继发性腹膜炎，腹痛即变为持续性，因壁腹膜为躯体神经支配，腹痛较剧烈，但因病因不同，腹痛的程度也有轻重之分。化学性腹膜炎所致之腹痛最为剧烈，腹腔出血所致之腹痛最轻，急性阑尾炎合并腹膜炎则腹痛显然比原来更重，腹痛的范围可局限于一处或弥漫至全腹，即使是弥漫性腹膜炎，也是先由原发病灶处开始，虽扩散至全腹，仍以原发病灶处腹痛最剧烈。深呼吸或活动时腹痛加重，故病人不敢深呼吸或翻身。在某些情况下，腹膜炎所致的腹痛表现可受一些因素的影响。比如溃疡病急性穿孔，在开始时由于酸性胃液溢出，突然刺激腹膜产生炎症，腹痛极为剧烈，但当胃液大量溢出后，残存胃液减少，或者穿孔封闭，不再有胃液溢出，已溢出的胃液被渗出液稀释，腹痛可暂时减轻，数小时后合并感染，腹痛又增重。又如绞窄性肠梗阻，因缺血性疼痛也极剧烈，且亦呈持续性，往往掩盖了腹膜炎所致的腹痛。年老衰弱的病人，因反应较差，腹痛表现也常不很严重。

（2）消化道症状：病人一般均有恶心和呕吐，开始为反射性，比较轻微，以后因感染中毒反应或继发麻痹性肠梗阻而趋于频繁。如腹膜炎继发于腹腔内感染病灶，则可能原来已有恶心呕吐等症状，此时更为严重。发生急性腹膜炎后，因肠蠕动减弱，病人多无排气或排便。盆腔腹膜炎或者直肠受到渗出液或脓液的刺激，病人也可有下坠感及便意，或只能排出少量黏液便，便后仍不觉轻快。

2. 体格检查

（1）一般情况：继发性腹膜炎为严重急腹症，病人表现呈急性病容，常有呻吟，为避免腹痛加剧，静卧不敢活动，且喜屈曲下肢。溃疡病急性穿孔、腹腔内出血突发的腹膜炎，开始体温正常，以后因渗出物吸收或合并感染，体温逐渐上升，绞窄性肠梗阻也有如是情况。由感染病灶所继发的腹膜炎，则原已有体温升高，此时更加上升。由于剧烈腹痛或感染中毒，脉搏均增快，多在 90 次 /min 以上。弥漫性腹膜炎晚期，病人出现感染性休克表现，脉搏细弱，出现血压降低，烦躁或淡漠，面现冷汗，眼球凹陷，手足发凉，呼吸增快变浅，体温不升。

（2）腹部体征：腹式呼吸均有所减弱甚至消失，溃疡病急性穿孔病人，因腹膜受到强烈刺激，发生反射性腹肌强直，消瘦的病人腹部可呈现凹陷，但已出现肠淤胀者，腹部则饱满膨隆，腹部压痛视腹膜炎的范围而定，弥漫性腹膜炎有全腹压痛和腹肌紧张,化学性腹膜炎引起的强烈刺激,可因腹肌高度紧张或强直,而表现为板状腹。一般在原发病灶部位的压痛和腹肌紧张更为剧烈。反跳痛是否为腹膜炎的特殊体征尚有异义,但如检查手法正规得当,仍不失为有意义的体征。腹腔渗出液较多时可叩出移动性浊音,对诊断很有帮助,叩诊稍用力时,如病人感到疼痛,也是腹膜炎的表现。出现肠淤胀时,可叩出鼓音。肝浊音区缩小或消失,说明腹腔内有游离气体,是含气的空腔脏器,如胃、十二指肠或结肠穿孔的表现。听诊多有肠蠕动音减弱,如在腹部四个象限听诊总计 5 分钟以上仍不能听到,则可判定有肠淤胀,是腹膜炎的重要体征。

(3)肛管指诊:以下腹部表现为主的腹膜炎怀疑盆腔脏器有原发病灶时,应做肛管指诊,根据有无压痛、压痛的部位、有无限局性饱满或包块,以及宫颈举痛来判断原发病灶的部位和有无妇科情况。

3. 实验室检查　白细胞计数一般均升高,炎症范围越广泛,感染越严重者,白细胞计数升高越明显,常在 14×10^9/L 以上。危重者白细胞计数可以不升高,但白细胞分类中性粒细胞的比例增高,多在 0.85 以上,可含有中毒颗粒。

【诊断】

根据急性腹痛和腹部的各种阳性体征以及白细胞计数升高,诊断一般并不困难。根据压痛和腹肌紧张范围也比较容易判断腹膜炎为局限性还是弥漫性,但对继发性腹膜炎来说,应进一步诊断导致腹膜炎的病因或原发病灶。首先是依靠准确的病史,各种原发疾病均有其本身的典型病史,再联系发病过程进行分析和诊断。明确腹膜炎表现最严重的部位也有助于判断原发病灶。一些辅助的实验室检查可提供诊断依据,如血、尿淀粉酶升高应考虑急性胰腺炎,尿胆红素阳性多考虑胆道疾病,血红蛋白下降应想到腹腔出血的可能。

腹腔穿刺是一种诊断急性腹膜炎的重要方法,适于诊断不十分明确而又有腹腔内积液的病例,如穿刺能吸出液体,则根据其肉眼所见的性状即可获得很有价值的诊断资料。黄色混浊液体,无臭味,为胃、十二指肠溃疡穿孔的表现。灰白色混浊液体,有特臭,常说明有下消化道穿孔,包括阑尾穿孔,绞窄性肠梗阻的渗出液为血性液体,无味或有腥臭。吸出胆汁样液体显然是胆囊穿孔或胆道有溢漏。急性胰腺炎的渗出液为淡血性,无臭,淀粉酶含量很高为其特点。如果抽出不凝的鲜血,则腹腔内有新鲜出血当无疑问。吸出的液体如果清亮透明,并不能排除感染,应做涂片行显微镜检查,如有脓细胞或多量白细胞,仍应考虑为腹膜炎。细菌培养不能及时提供资料,但涂片细菌学检查有大量革兰氏染色阳性或阴性细菌则很有意义。妇科情况待除外时,如后穹窿饱满,可做该部位的穿刺。

影像学检查:腹部立位 X 线透视或 X 线片,如发现有膈下游离积气,是胃、十二指肠穿孔的特有表现,含气的结肠穿孔也有这种表现,但很少见。如显示包括结肠在内的广泛肠管充气扩张,提示有麻痹性肠梗阻,支持急性腹膜炎的诊断,如有孤立的扩张肠管,应考虑肠扭转或闭襻型肠梗阻。此外肠间隙增宽,腹膜外脂肪线模糊不清也是急性腹膜炎的表现。超声检查可发现胆囊有无增大,胆管有无扩张,胰腺有无水肿和坏死,肝、脾等实质脏器有无病变,阑尾有无发炎,以及腹腔有无肿物、脓肿等,是常用的诊断方法,必要时可做 CT 检查。对于肠系膜血管闭塞症或腹腔内不明原因的出血,如病人无明显感染时可考虑做选择性血管造影,但一般应用不多。

腹部手术后腹膜炎是一种特殊情况,因病人有所谓剖腹综合征,腹膜炎易被掩盖,应根据手术类型、消化道可能发生的溢漏,术中污染或感染情况、术后体温变化,有无感染中毒症状,以及引流液的性状进行综合考虑,尤其是当病人消化道蠕动功能迟迟不恢复时,更应注意有无急性腹膜炎的存在。

【鉴别诊断】

在诊断继发性腹膜炎时需鉴别以下情况:

1. 内科疾病　如尿毒症、糖尿病危象、急性白血病、胶原疾患等以及一些神经系统疾病如脊髓结核危象等有时可出现急性腹痛,应注意鉴别。有些内科急腹症如腹型紫癜,因肠管浆膜面有广泛点状出血,严重者有少量血性渗出,又如急性肠系膜淋巴结炎也可有炎性渗出,实际上都有急性腹膜炎存在,但无手术指征,不属于外科治疗范围,应结合病史临床表现及其他辅助检查全面考虑,予以鉴别。另外还有些内科肠道疾病,如肠伤寒、肠结核、溃疡性结肠炎、非特异性小肠炎等,其中有些病人还有服用皮质激素的历史,本身即可发生穿孔合并症,但不少此类病人,久病卧床,体质衰弱,穿孔前可能已有全身症状及不规则的腹痛,一旦发生穿孔,病人反应很差,并无突发症状,鉴别是否发生穿孔十分困难,应严密观察病情的发展,特别注意肠蠕动音有无消失,并可借助腹腔穿刺以明确诊断。

2. 原发性腹膜炎　也属于内科疾病,虽同样为急性腹膜炎,但无手术指征,应予以鉴别,参阅原发性腹膜炎一节。

3. 腹膜后血肿或感染脊柱或骨盆骨折、肾创伤等　可并发腹膜后血肿，腹膜后感染如肾周围感染、腹膜后阑尾炎，化脓性淋巴结炎以及血肿继发感染等均可产生腹痛、腹膜刺激征以及肠淤胀。X线片可显示腰大肌阴影模糊、肾周围有肠外积气等有意义的影像，CT更有助于诊断。值得注意的是，有的外伤病人，已证实有腹膜后血肿，如何排除腹腔内脏器损伤所引起的急性腹膜炎常有一定困难，应密切观察，必要时做腹腔穿刺。

【治疗】

1. 一般治疗

(1)静脉输液：继发性腹膜炎因腹腔内有大量液体渗出，加之发病后病人不能进食并常伴有呕吐，多数病人均有严重的脱水，需及时静脉补充液体，并急查血电解质和血气，纠正水、电解质及酸碱失衡。详细记录尿量。有休克时先积极治疗休克，必要时输血或血浆。

(2)禁食，胃肠减压：放入鼻胃管，持续减压，以防止或缓解肠淤胀，对上消化道穿孔可减少或制止消化液溢出，起到治疗作用。

(3)抗生素的应用：预防化学性腹膜炎继发感染，已合并感染者更为必要，根据原发病灶的情况和感染的轻重，选用适当的抗生素。感染较重者宜给予头孢菌素类抗生素，包括第一代的头孢唑林，第二代的头孢呋辛，相当第二代的头孢西丁，第三代的头孢曲松，头孢噻肟，头孢哌酮等。喹诺酮类药物也可使用。如病情严重，可选用添加β内酰胺酶抑制剂的头孢素菌，如头孢哌酮/舒巴坦，添加保护增效剂的硫霉素类，如亚胺培南/西拉司丁等抗菌谱更广、作用更强的药物。为了治疗厌氧菌混合感染，同时给予甲硝唑。以后有腹腔培养的药敏结果时，再根据病情及时调整抗生素。必要时可首选头孢哌酮/舒巴坦或亚胺培南/西拉司丁。

2. 手术适应证　大多数病人均须采用急诊手术治疗。对原发病灶诊断不明，或不排除腹腔内脏坏死和穿孔，感染情况严重者，也应开腹探查，以免延误治疗。感染性休克病人，经积极准备后，不一定要求情况完全平稳，即应急诊手术，去除感染病灶，清洗腹腔，减少毒素吸收。有些诊断明确的病人，如溃疡病急性穿孔时为空腹状态，腹膜炎较局限，腹痛有减轻趋势，可暂不手术，急性坏死性胰腺炎如果没有合并感染的证据，也可暂不手术。总之，是否急诊手术，还是加强非手术治疗，密切观察，应视病人的具体情况而定。

3. 手术方法　根据原发病灶的部位，采用相应的切口，诊断不明者，除非左侧腹膜炎更为明显，一般均采用右侧腹直肌小切口，探查后，再根据需要向上或向下延长切口，开腹后先将腹腔内渗出液尽量吸净，有大网膜包裹或浑浊液体积存处通常是原发病灶的部位，明确后除非怀疑仍有其他病灶(如外伤)，最好不要广泛探查，以免感染扩散或加重毒素吸收。原发病灶争取去除，如切除坏死的肠段、穿孔的胆囊或阑尾等。如病灶充血严重和周围紧密粘连不易切除，或病人情况不能耐受时，则根据情况只做造瘘或修补，局部置管引流。在处理原发病灶后，如果是局限性腹膜炎应吸净脓液，不宜冲洗，如果是弥漫性腹膜炎，可用大量等渗盐水冲洗。腹腔感染不严重，原发病灶处理满意时，无需放置腹腔引流管。

4. 术后处理　有休克史或感染严重的病人，术后应加强重症监护。麻醉恢复后，取半卧位使渗出液流向盆腔，如果形成残余脓肿，便于引流。保持胃肠减压通畅，直至胃肠道功能恢复。注意水和电解质的补充，严重病人及早给予营养支持。加强抗生素的应用，根据情况做必要的调整。分期手术如结肠造瘘、胆囊造瘘、阑尾脓肿引流的病人，完全恢复后，根据情况行择期治愈性手术。

【预后】

严重的弥漫性腹膜炎死亡率很高，达20%以上。近期多死于多器官功能障碍综合征。少数病人因腹腔残余感染，特别是膈下脓肿或多发性脓肿，拖延时日，最终死于慢性消耗和衰竭。有些病人因腹膜炎渗出液中的纤维蛋白形成肠管粘连或粘连带，造成急性肠梗阻，也可长期存在慢性不全性肠梗阻症状，不易治愈。

二、原发性腹膜炎

原发性腹膜炎又称自发性腹膜炎，指腹腔内无原发疾病或感染病灶存在而发生的细菌性腹膜炎，多见于患有严重慢性病的3~9岁儿童，女性儿童稍多，成人较少见。

【病因】

严重慢性病病人多有体质衰弱、营养不良和免疫功能低下。慢性肾病、肝硬化合并腹水、系统性红斑狼疮的病人发病率较高，也可见于脾切除后的儿童。病原菌多为溶血性链球菌及肺炎双球菌，少数为大肠埃希氏菌(大肠杆菌)、克雷伯杆菌和淋球菌，感染途径多为血行感染，也可来自经肠壁的细菌移位，或女性生殖系统感染的淋巴侵入。近期腹膜透析也可能是感染的原因。腹膜炎多为弥漫性，感染来自女性生殖系统者可局限于盆腔或下腹部。

【临床表现】

发病前可能有上呼吸道感染。病人出现急性腹痛，常伴有高热，腹痛开始部位不定，很快蔓延至全腹。恶心、呕吐等消化道症状很常见，因有肠麻痹而有腹胀，还可出现膀胱和直肠刺激症状，体检时可发现病人有全身感染中毒症状，体温升高、脉快、呼吸加速等。常有眼球凹陷、皮肤弹性消失等脱水征。腹部有广泛压痛、肌紧张和反跳痛。但由于病人原已存在慢性疾病，体质衰弱，腹部体征往往不很明显，与全身感染情况不相符合，然而肠蠕动音均有减弱或消失，叩诊多可叩出移动性浊音，晚期可有感染性休克表现。

【诊断】

对于易患原发性腹膜炎的高危病人，如晚期肾病、肝硬化合并腹水、曾行脾切除术的儿童，近期有上呼吸道感染者如出现急性腹痛和腹膜炎的体征，应想到原发性腹膜炎的可能，但仍需排除一些常见的引起继发性腹膜炎的疾病，对儿童需注意和急性阑尾炎鉴别。女性病人应做妇科检查以了解有无生殖系统感染的病源。

腹腔穿刺对诊断很有帮助。腹腔穿刺液混浊，无臭味，镜检有大量白细胞，或白细胞至少在 0.5×10^6/L 以上，涂片革兰氏染色发现阳性球菌，为原发性腹膜炎渗出液的特点。如穿刺液混浊或是脓性，有臭味，涂片有大量革兰氏阴性杆菌，则应进一步排除继发性腹膜炎。由于涂片染色能找到细菌的机会不足 50%，所以如未能找到细菌，并不能排除原发性腹膜炎的可能，应结合病人的发病情况全面考虑。腹腔穿刺液做细菌培养，阳性率较高，但不能帮助做出及时诊断。

【治疗】

原发性腹膜炎的诊断明确后，先采用非手术治疗。静脉给予抗生素是主要治疗方法，因病情多较危重，而感染菌种又难以及时明确，宜选用广谱抗生素，特别是对革兰氏阳性球菌有效者，如第二代头孢菌素头孢呋辛，第三代的头孢曲松、头孢噻肟、头孢哌酮等。注意加强支持疗法，除全身营养支持外，如已明确并存的原发疾病，应注意加强有关脏器如肝、肾的保护，如腹水征明显，可穿刺放出适量的腹水，然后注入抗生素，如庆大霉素等，根据情况，间隔 1~2 天重复进行。

如非手术治疗无效，腹膜炎加重或诊断上不能排除继发性腹膜炎，则应及时剖腹探查。如未找到原发病灶，而腹膜的脏层和壁层有广泛的炎症，则仅做腹腔引流，在双侧下腹部放入双套管引流效果较好，术后半卧位，以利于引流。术中应取渗出液作细菌培养和药敏试验，以便选用有效抗生素。

原发性腹膜炎因病情多较危重，死亡率很高，可达 50% 以上，其中约一半死于原有慢性疾病的恶化，如肝性脑病、肾衰竭等。

（陈孝平）

第三节 结核性腹膜炎

结核性腹膜炎是由结核菌引起的腹膜特异性感染，又称腹膜结核，在肺外结核中并不少见，任何年龄均可发生，多见于 20~40 岁，女性较男性发病率为高。

【病因】

结核性腹膜炎均继发于身体其他部位的结核病灶。结核菌侵犯腹膜的途径有二：一是由腹腔或盆腔的结核病灶，如肠结核、肠系膜淋巴结结核或结核性输卵管炎经淋巴管或直接蔓延至腹腔；二是由远位的结核病灶，主要是肺结核，经血行播散至腹膜。腹膜受侵后可很快发生炎症，也可先形成潜在病灶，在机体抵抗力下降时始发病。

【病理】

结核性腹膜炎可分为三种病理类型：

1. 腹水型　又称湿性腹膜结核。为急性病理过程，以腹膜的炎性渗出为主要病理改变。腹膜、肠系膜以及大网膜遍布粟粒结核，刺激腹膜充血、水肿，并有广泛的炎性渗出，形成大量腹水。腹水多为草黄色，清亮或稍有混浊，无臭，放置后呈胶冻样。

2. 粘连型　又称干性腹膜结核，为慢性或亚急性病理过程，可发生在腹水吸收之后，也可不经历大量腹水阶段而发生。病理特点为腹腔内纤维蛋白沉积，逐渐形成壁腹膜、肠管浆膜、肠系膜和大网膜之间的广泛粘连，也可以有一段肠管及其系膜相互粘连形成迂曲肠襻粘连在一起的团块。腹膜亦增厚，严重者腹腔完全闭塞成为团块。在粘连之间可有结核性肉芽组织和干酪坏死病灶存在。

3. 包裹型　腹腔内有局限性积液或积脓，可以是腹水未经完全吸收而被纤维性粘连及邻近脏器和组织包裹，也可以是干酪样坏死灶融合而后液化形成脓肿。常有多个包裹性积液或脓肿存在。如果原来即有肠结核，或者肠管直接参与包裹，肠壁受侵蚀而穿透，脓液由肠管排出，形成内瘘，脓肿因壁厚常难以萎陷消失，遂继发化脓性感染。

【临床表现】

多数病人呈慢性发病，先有一段时间的结核病全身症状如低热、乏力、食欲不振、排便不畅或便秘、盗汗、消瘦等，逐渐感觉脐周或全腹隐痛不适，或者因腹水渐增而感到腹胀，也可出现慢性肠梗阻症状。物理检查因病理类型不同而有不同的体征。腹水型有明显的腹水征。粘连型腹部有广泛的轻度压痛及特有的柔韧感。包裹型则可触及不规则的肿块，或呈实性，或呈囊性，或囊实性兼而有之，常有明显的压痛。

少数病人发病较急，常为粟粒结核血行播散引起，也可以是由于腹腔内结核病灶突然破裂所致，表现为急性腹痛，部位不定，但很快蔓延至全腹。由于腹膜大量渗出，病人觉腹胀。一般均有低热或中度发热，个别有高热，物理检查全腹压痛、轻度肌紧张，以及反跳痛，常可叩出移动性浊音。

【诊断】

由于结核性腹膜炎多为慢性过程，对有慢性腹痛病史，原因不明的腹水，不全肠梗阻或腹部出现包块的病人，特别是病人比较衰弱或消瘦，伴有低热、盗汗等症状者，应想到结核性腹膜炎的可能。为进一步明确诊断，可进行以下一些检查。

1. 体格检查　女性病人需做妇科检查以发现有无盆腔结核。大约 1/2 的结核性腹膜炎病人有腹外结核病灶，这是指临床可发现的，据报告尸检时发现腹外结核病灶者为数更多。

2. 实验室检查　可发现病人有贫血、血沉增快，白细胞计数多在正常范围，可作为诊断的参考。

3. 结核菌素皮内注射试验　80% 的病人为阳性，但阴性并不能排除结核病的诊断，因重症结核病人免疫功能低下，多种淋巴因子缺乏，对常规试验剂量的结核菌素不产生变态反应之故。

4. 影像学检查　X 线平片注意有无同时存在的肺结核、胸膜结核、颈淋巴结结核、骨结核等腹外病灶。腹部 X 线片可显示腹膜增厚，或发现钙化淋巴结。钡餐造影常有肠粘连的表现，或有不全肠梗阻或肠管局限性狭窄的征象。超声或 CT 检查可显示腹水或包裹性积液以及粘连团块，但无特异性。

5. 腹腔穿刺　有腹水征者可行腹腔穿刺，粘连型者禁用，包裹型积液者也可在超声引导下穿刺。腹水偏酸性，$pH<7.3$，富含蛋白，蛋白定量常在 25g/L 以上，如病人有低蛋白血症，血浆和腹水白蛋白之差多在 11g/L 以下。镜检白细胞以淋巴细胞和单核细胞为主，找到结核菌的机会不足 5%，结核菌培养阳性率约 40%。1L 腹水离心沉淀物作豚鼠接种，阳性率较高，可达 80%。

6. 腹腔镜检查　对可能有腹腔广泛粘连者不适用，因充气困难，视野不清，且易损伤肠管。对合适的病例，通过腹腔镜可看到腹膜的粟粒性结核结节或个别粘连带，还可取肠系膜或腹膜以及盆腔的病变组织做病理检查。

7. 开腹探查　对和恶性肿瘤不能鉴别的病例，比如回盲部肠管有狭窄或充盈缺损，兼有局部粘连团块不能排除盲肠癌，或顽固性腹水，排除了肝硬化，但不能排除恶性肿瘤如腹腔恶性淋巴瘤或间皮瘤时，应及时行开腹探查。注意腹膜及肠系膜淋巴结的病变，送冰冻及常规病理切片检查以明确诊断，给予相应的处理。

对于急性结核性腹膜炎如腹膜粟粒性结核或腹腔内结核病灶破裂，需与外科急腹症鉴别，根据病史、全身症状及腹部表现有可能得到鉴别，值得注意的是腹腔结核或肠结核引起的急性肠梗阻或肠穿孔，本身就是外科急腹症，结核是其发病原因。

【治疗】

无并发症的结核性腹膜炎属于内科治疗范畴，休息、加强营养和给予抗结核药物是基本治疗方法。利福平、异烟肼、链霉素、卡那霉素、对氨基水杨酸钠、乙胺丁醇、吡嗪酰胺等是常用的有效抗结核药物，应根据病人具体情况选用或联合使用，但疗程要够长，一般连续用药 18~24 个月。在用药过程中注意耐药情况的产生和毒副作用，特别是肝功能损害以及链霉素所特有的听神经损害，及时调整用药，具体方法可参阅内科学有关章节。腹水型结核，尤其是急性渗出阶段，采用定期穿刺放腹水，注入抗结核药物，结合全身用药，效果较好。

当结核性腹膜炎出现腹部其他并发症，特别是肠梗阻时则需外科治疗。粘连型以及某些包裹型结核性腹膜炎常伴有慢性不全性肠梗阻症状，当饮食过量或肠道发生急性炎症水肿可导致完全性梗阻而出现急性肠梗阻症状，按一般急性肠梗阻的原则处理，给予禁食、胃肠减压、静脉输液，多能自行缓解。由于肠管之间广泛粘连，位置固定，不易发生绞窄。急性肠梗阻缓解后仍会遗有不全肠梗阻症状或反复急性发作。对急性肠梗阻经非手术治疗数日甚至一周以上仍不缓解,或慢性肠梗阻症状明显,进食受影响,不能维持营养和体重的病人,应行手术治疗。手术方案根据腹腔内粘连的情况制定,疏松而范围比较局限的粘连可进行分离松解,紧密而广泛的粘连,分离时容易损伤肠壁,甚至穿破进入肠腔,而且分开后肠管浆膜面往往缺如,遗有很多创面,术后极易再次粘连,所以应尽可能将紧密粘连成团块的肠管切除,行端端吻合。有时粘连团块很难和周围分离开来,无法整块切除,可在辨明远近端肠管后做侧侧吻合,形成短路,以解除梗阻,但术后由于病变肠管被旷置,以及抗结核治疗逐渐奏效,原有的梗阻肠段可以恢复通畅,使肠内容物通过原来的肠段后又经过短路返回,而发生侧侧吻合综合征,所以尽量避免做旷置手术。粘连的肠管之间有可能夹杂干酪样坏死病灶,甚至有内瘘形成,也以整块切除为宜。位于肠系膜的淋巴结如形成坏死灶时,可切开清除干酪样组织,并搔刮残壁。原发病灶如输卵管结核、肠结核等,争取同时切除。

发生急性肠梗阻时,也应按上述的方法处理,如病人情况危重或局部切除困难时,也可暂行梗阻近端肠管的插管造瘘,术后继续全身抗结核治疗,如能恢复通畅,可拔除造口管,或过一段时间后施行彻底的手术,切除包括肠造口在内的肠管。

包裹型结核性腹膜炎合并肠梗阻时按同样的原则处理,包裹性积液可吸净,周围粘连的肠管尽量剥离分开,必要时切除部分肠段。包裹性积液继发感染时,不宜过多剥离,由肠间隙进入脓腔行外引流,以后再做处理,如发生肠瘘,则在完全局限后,根据情况切除病变肠段及瘘管。

【预防】

早期发现并积极治疗腹腔外的结核病灶是预防结核性腹膜炎的重要措施。注意勿饮用未经灭菌消毒或未经煮沸的鲜牛奶也有助于预防。

(陈孝平)

第四节　腹腔脓肿

腹腔内感染的液体积聚于腹腔内的某些间隙,逐渐被周围的纤维组织或脏器包裹而形成脓肿,通常是化脓性腹膜炎的后遗症或者是腹部污染或感染性手术的并发症。脓肿可发生于腹腔内的任何间隙,多位于邻近病变脏器的附近,如十二指肠溃疡急性穿孔并发右肝下脓肿,或者发生于感染性液体因重力关系流向的部位,如平卧位流向膈下,半卧位沉积于盆腔。常见的腹腔内脓肿如图47-3所示。

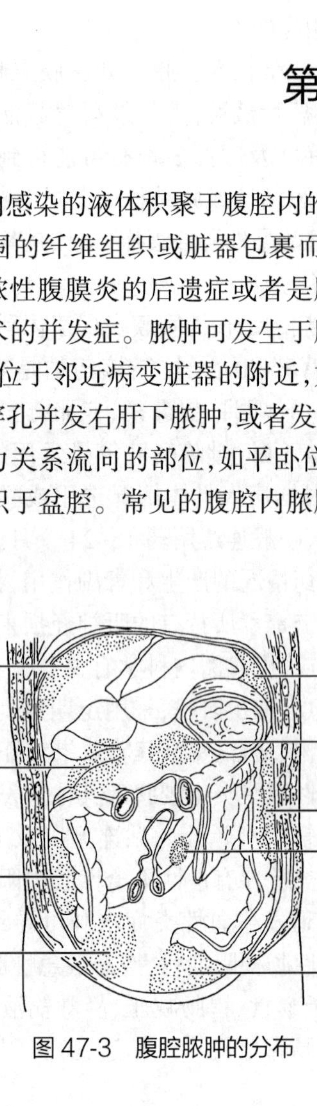

图47-3　腹腔脓肿的分布

腹腔脓肿的病原菌和化脓性腹膜炎一样,多来自胃肠道,以大肠埃希氏菌(大肠杆菌)为主,常有厌氧菌和其他革兰氏阴性杆菌的混合感染。

腹腔脓肿位置隐蔽,诊断和治疗都较复杂,病程较长,拖延时日,对病人的消耗和危害很大,是腹部外科中难于处理的一个问题,以下分述几种常见的脓肿。

一、膈下脓肿

凡位于膈肌以下、横结肠及其系膜以上的上部腹腔内脓肿都泛称为膈下脓肿。由于上腹部诸多脏器紧密毗邻,系膜和韧带纵横,可形成脓肿的间隙较多,是腹腔脓肿中较常见且处理最为困难的一种。

【解剖】

膈下区域可分为七个间隙。首先以肝脏为界分为肝上肝下两部分,肝上部分由镰状韧带分隔为两个肝上间隙,右肝膈面的冠状韧带附着于后腹壁,将右肝上分为前后两个间隙,冠状韧带的前后叶之间是唯一位于腹膜外的肝脏裸区。

左肝下部分又被胃和大网膜分隔为前后两个间隙，后间隙实为小网膜囊。右肝下间隙由此向后延伸至右肝后叶和后腹膜之间呈袋状，又称之为 Morison 陷凹，或被认为是 8 个间隙之一（图 47-4）。

膈下解剖区的临床意义在于定位，实际上由于左肝外侧叶体积较小，左肝上和左肝下前间隙可视为一个间隙。左肝下后间隙即小网膜囊，为急性胰腺炎的渗出液积存之处，较少见的胃后壁穿孔也可在该间隙形成脓肿。脾胃切除术后，左肝下的前后间隙即沟通而成一个间隙。右肝下间隙因直接毗邻胆囊、胃窦部、十二指肠和结肠肝曲，是膈下脓肿的好发部位，由于病人的平卧位，感染的液体易向后流入 Morison 陷凹而在该处形成脓肿。腹膜后感染可向上波及右肝上裸区，肝脓肿也可直接破入该间隙。

【病因】

膈下脓肿均为感染性液体积存而直接形成，病因主要有以下三种：

1. 弥漫性腹膜炎　各种原因引起的弥漫性腹膜炎，腹腔内渗出的液体混杂细菌流向并积于膈下各间隙形成脓肿。

2. 手术后并发症上腹部多数手术为污染手术，如胆囊手术、胃肠道手术、特别是术后如发生吻合口漏时，极易导致膈下脓肿。胰腺和肝脏可以是无菌手术，但术后创面渗液或渗血也为膈下脓肿的形成造成条件，脾切除术虽是无菌手术，然而术后在左膈下遗留空腔和积血是产生左肝下脓肿的常见原因。下腹部阑尾、结肠等手术，如术后并发感染时，可沿结肠旁沟波及膈下。

3. 邻近脏器的化脓性感染　坏疽性胆囊炎、胃十二指肠溃疡穿孔、急性坏死性胰腺炎、肝脓肿等如治疗不彻底，都可导致所在间隙的脓肿形成。

【病理】

腹腔感染性液体进入膈下间隙后，经过炎症阶段，一般都可自行吸收，但如果病人抗感染能力差，致病菌毒性强，病人因衰弱或腹痛呼吸变浅，横膈运动减弱，加以体位不当，积存液体不能排出，间隙腹膜的炎症继续发展，若治疗再不得当，则大约 1/3 的病人形成膈下脓肿。脓肿大小不一，可单发也可多发，或脓肿较大而有间隔。脓肿形状复杂，随占据的空间而被纤维包裹，与周围的脏器紧密粘连。脓液的性质因致病菌的不同而异，一般为以大肠埃希氏菌为主的混合感染，为有臭味的灰白色黏稠脓汁，有铜绿假单胞菌感染时，脓液呈淡绿色，有特殊臭味，如混有产气菌感染，则脓腔中存在气体。肝上间隙脓肿，膈胸膜可出现反应性渗出，感染也可经淋巴途径蔓延至胸腔或直接破入胸腔。右肝下脓肿偶可破入结肠。小网膜囊脓肿易侵及胰腺或脾门血管而发生出血。膈下区域血循环及淋巴丰富，加之横膈不停地运动，感染易扩散而发生脓毒症。

【临床表现】

由于膈下脓肿是继发性感染或其他原发疾病的后遗症，一般均在原发疾病的基础上或术后发生。但膈下脓肿位置深在，又有原发疾患或剖腹综合征在前，腹部症状往往不突出。病人可感到上腹部胀满不适，上腹部或下胸部隐痛，可牵涉肩背部或后腰部疼痛。如膈肌受刺激，病人可有频繁呃逆。出现胸膜反应时，病人觉胸痛、气短，并有咳嗽。膈下脓肿最重要的临床表现是原有的病情好转后又逐渐出现全身感染症状。体温再度升高，开始多为弛张热，渐变为稽留性高热，脉搏增快，出汗，虚弱，一般情况明显恶化。体格检查时，上腹部有明显压痛及肌紧张者不足 50%，可有饱满感，个别病人能触及边界不清的肿块。肝区可以有叩击痛，侧胸部或后腰部有时出现指凹性水肿。听诊患侧呼吸音弱，或有湿性音。肠蠕动音正常或减弱，感染中毒症状明显时，可出现肠淤胀。

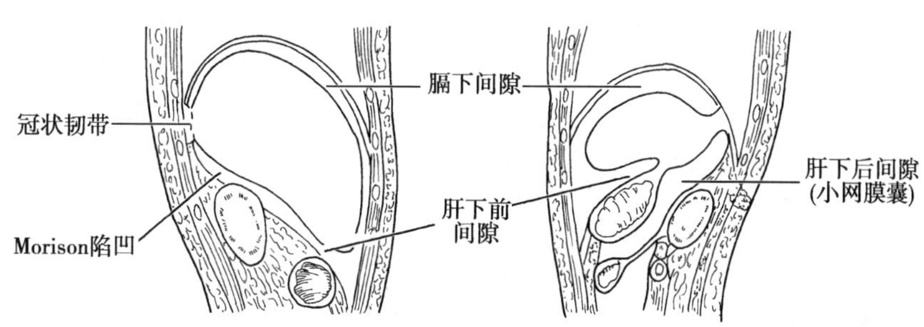

图 47-4　膈下间隙

【诊断】

根据原发病或近期腹部手术的历史，病人出现全身感染中毒的症状而又找不到明显的原因，血象白细胞计数显著升高，或分类出现核左移，参考腹部检查所见，应考虑有膈下脓肿的可能，需及时做进一步检查。

1. X线检查　X线透视下可发现患侧横膈运动受限，X线胸片常有患侧横膈升高，肋膈角模糊，或有胸腔积液。膈下偶见占位阴影，或有胃外的液气面。左肝下脓肿可显示胃泡移位。约50%病人X线检查有阳性发现。

2. 影像学检查　超声检查约80%的病人可发现脓肿，逐日做动态观察对诊断很有帮助，可作为首选的检查方法。进一步可做CT检查，95%的病人可能显示脓肿，并能明确定位，是必要的诊断方法。

3. 脓肿穿刺　脓肿较大时，可在超声引导下穿刺，如抽吸出脓液即可确诊，但难以准确定位。脓汁应送细菌学和药敏检查。如穿刺未能抽吸出脓汁，并不能排除脓肿的诊断，因脓腔不规则，或脓液过于黏稠之故。

在诊断时应注意和脓胸以及肝脓肿鉴别，根据病史和影像分析，可以找到鉴别依据。但个别严重病人，由于脓肿的穿破或扩散，或原发于肝脓肿，可能同时存在脓胸或肝脓肿。

【治疗】

膈下脓肿如延误治疗，可导致死亡。死亡原因主要是多器官功能衰竭或慢性消耗，故及时给予有效治疗极为重要。

1. 全身治疗　病人因不能进食，输液、维持水、电解质平衡是必要的。消耗严重者应给予全胃肠道外营养。有肠淤胀的病人行胃肠减压。静脉给予抗生素是重要的治疗方法，宜选用有效的广谱抗生素，并给予抗厌氧菌药物，如甲硝唑。如曾穿刺获取细菌学资料，应根据药敏结果调整抗生素的应用。

2. 脓肿穿刺　如脓肿形成，脓腔较大，可在超声引导下穿刺，将脓肿尽可能吸净，并注入抗生素，可间隔数日反复进行。也可试行经导丝插管留置引流，并经导管注入抗生素。操作时，应注意不要误伤邻近空腔器官。

3. 手术引流　对于穿刺引流效果不好者，特别是慢性脓肿反复急性发作者，应行手术引流。术前应再次用超声定位，选择合适的切口，原则上采用腹膜外入路，以免污染游离腹腔或损伤肠管。胸膜损伤也应避免。

(1)腹前壁入路：适用于右肝上、右肝下位置较靠前的脓肿及左膈下位置较靠前的脓肿。作左或右侧肋缘下切口，逐层切开，至腹膜后将腹膜向横膈方向分离。如腹膜下粘连成块，层次不清，也可切开腹膜，小心剥离，切勿损伤粘连的肠管，在膈肌与粘连的胃、结肠或小肠之间分离至脓腔，穿刺吸出脓液证实后，即可切开脓腔，吸尽脓液，放置引流管(图47-5)。

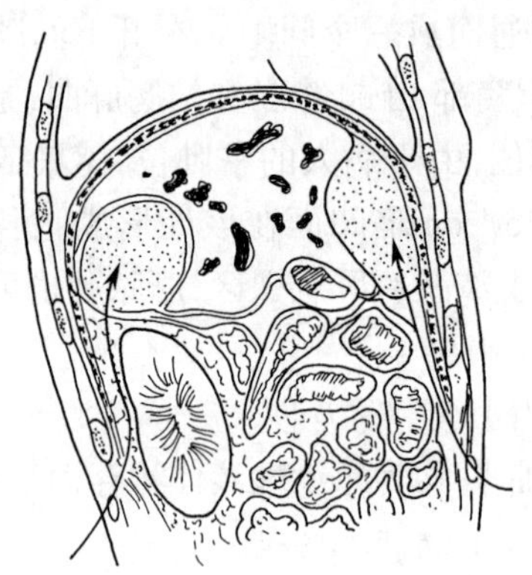

图47-5　膈下脓肿引流途径

(2)后腰入路：适用于右肝下、右膈下靠后的脓肿。沿第12肋作切口，显露并切除第12肋，平第1腰椎平面横行切开肋骨床，注意不可顺肋骨床斜行切开，以免切破肋膈角的胸膜隐窝而进入游离的胸膜腔。切开肋骨床后即进入腹膜后，可触及较硬的脓腔后壁，将肾脏向下推移，试验穿刺，抽吸出脓液后，切开脓腔，吸尽脓液，放置引流管。

(3)胸壁入路：适合于右肝上间隙的高位脓肿。为了避免进入胸膜腔，手术分两期进行。第一期可在右胸侧壁第8或第9肋处沿肋骨做切口，切除部分肋骨，直达胸膜外，然后用碘仿纱布填塞伤口，使胸膜和膈肌形成粘连，5~7天后行二期手术，将充填的纱布取出，在基底创面试行穿刺，切开引流，切口部分缝合。

无论经何入路切开脓腔，引流必须充分，可酌情放置1~3根引流管，以带侧孔的双套管为佳，引流管要妥善固定于皮肤，术后可虹吸引流或负压吸引，可定时冲洗脓腔。随着引流量的减少，逐渐分次拔出引流管。必要时在拔管前做窦道造影，以了解有无残腔。

【预防】

膈下脓肿至今仍有一定的死亡率，故应注意预防。腹膜炎病人宜采取半坐位，避免腹腔内渗出液上流。选用抗生素要有效。腹部手术关腹前，根据腹腔污染情况，充分吸净腹腔渗出液或脓液，需要冲洗时应大量等渗盐水冲洗后吸净。腹腔内如遗有创面或有吻合口漏的可能时，应放置引流管，麻醉恢复后尽早取半坐位。

二、盆腔脓肿

盆腔指腹腔最下方直肠上段前壁腹膜反折以上及直肠乙状结肠交界处两侧的间隙，腹膜反折处构成直肠膀胱凹，在女性因子宫存在于直肠和膀胱之间，又分隔为前后两个间隙，有临床意义的是直肠子宫凹。下腹部及盆腔脏器的化脓性感染，如急性阑尾炎，急性输卵管炎，以及弥漫性腹膜炎或腹部手术后腹腔内有渗出，因体位原因，感染的液体易于向下流至盆腔各间隙，形成盆腔脓肿，是腹腔脓肿中较为常见的一种。

【临床表现】

由于盆腔腹膜吸收毒素能力较小，炎症范围也较局限，虽然也有发热、脉搏加快、倦怠等表现，但全身感染中毒症状较轻，病人多感下腰部下坠不适，由于直肠受到炎症刺激而有里急后重，总有便意但排出不多，大便可混有黏液，有排不尽感。如膀胱受刺激则出现尿频。腹部体征不明显，可以有下腹部深在压痛。直肠指诊常可触及向直肠内膨出的包块，有明显压痛。

【诊断】

根据弥漫性腹膜炎，特别是下腹部脏器的化脓性感染，以及近期腹部手术的历史，病人有全身感染症状及直肠受刺激的表现，应想到盆腔脓肿的可能。如直肠指诊触及压痛包块，则基本上可肯定诊断。已婚女性病人应做盆腔检查，以除外妇科疾病引起的炎性包块，必要时经阴道做后穹窿穿刺，如吸出脓液即可确诊，超声和 CT 检查有助于明确诊断，并可显示脓肿的具体位置和大小。

【治疗】

盆腔炎症尚未形成脓肿时，应行积极全身治疗，给予有效抗生素，辅以湿热盐水灌肠和物理透热疗法，多可自行吸收消散，即或形成脓肿，如脓肿较小也有自行吸收的可能性。如脓肿较大，临床症状较重，经一段抗感染治疗后收效不显著，病人较衰弱或有糖尿病，不宜过多拖延，应考虑手术引流。如直肠指诊触及肿块，可经直肠先做局部穿刺，吸出脓液，然后即可在直肠内穿刺的进针部位切开，有脓液流出后，用止血钳扩大切口，吸净脓液，放入引流管引流。盆腔脓肿经引流后，由于小肠的下沉和体位引流的通畅，脓腔容易闭合。数日后病人如有排便，即可将引流管拔除，必要时指诊探查一下引流口及脓腔，并可结合超声检查，如脓腔已消失，可行高锰酸钾热水坐浴，并日后再行直肠指诊复查。盆腔脓肿及引流途径如图 47-6 所示。

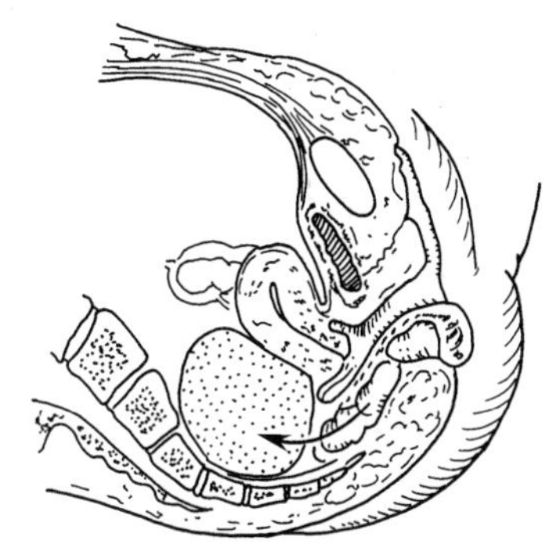

图 47-6　盆腔脓肿及引流途径

三、腹腔内其他脓肿

腹腔内感染性液体有时也可积聚在其他间隙形成脓肿。胃十二指肠溃疡急性穿孔，消化液沿右结肠旁沟下流，有可能形成右结肠旁脓肿或再向下行形成右下腹脓肿。化脓性阑尾炎的渗出液在平卧时也可流向盲肠外下方形成右下腹脓肿。弥漫性腹膜炎的渗出液可以在肠管之间和肠管肠系膜之间形成肠间脓肿，这种脓肿一般较小，常多发。

上述的几种脓肿同样有全身感染症状或有腹痛，但除非脓肿较大，一般症状都不很严重。肠间脓肿偶因粘连而产生不完全性或完全性肠梗阻。腹部检查在脓肿部位有压痛，可以摸到包块，但肠间脓肿很少能触及肿物。超声有助于诊断和定位。

关于治疗，非手术治疗如给予抗生素、腹部理疗等，脓肿多可自行吸收，或包裹局限，症状逐渐消失，无需特殊处理。如脓肿较大，伴有感染症状，应在超声引导下穿刺将脓液抽吸干净；如进针道可以避开肠管，也可以置管引流。对于穿刺引流困难者，应行手术治疗。

手术的原则是切开引流。在脓肿部位做切口。右下腹脓肿多采用麦氏切口，结肠旁脓肿可在右或左侧腹壁作直切口，切开至腹膜后，如已和腹膜发生粘连，在穿刺证实有脓后，直接切开引流，注意勿伤及肠管。如尚未与腹膜粘连，可于腹膜外剥离至脓肿部位穿刺后切开。肠间脓肿合并急性肠梗阻时需进入腹腔，分离粘连，常有脓液溢出，解除梗阻后，将脓液吸净，敞开脓腔，可用稀释碘伏液局部冲洗，脓腔较大者应放置引流管引流，术后继续抗感染治疗。

第五节 原发性腹膜肿瘤

腹膜原发性肿瘤较少见，主要有腹膜假黏液瘤和间皮细胞瘤。

一、腹膜假黏液瘤

【病因】

腹膜假黏液瘤常由卵巢假黏液性囊肿破裂引起，是低度恶性的黏液腺癌；偶有来自阑尾黏液囊肿破裂，此种阑尾黏液囊肿也属低度恶性的黏液腺癌，大量积聚的结果可以使腹部进行性膨隆。黏液和上皮细胞刺激腹膜，可引起炎症和粘连。

【临床表现】

腹膜假性黏液瘤最常见于40~50岁年龄段，男女发病率相同。通常病人早期无症状，直到病程的后期才会有症状出现，而且症状没有特异性。常见症状有腹痛、恶心、呕吐等，严重时常有腹胀、便秘、食欲不振、消瘦、腹部肿块、腹水等症状，易误诊断为恶性肿瘤腹腔内转移。检查腹部往往膨隆，腹壁触诊有揉面感或如硬橡皮感。来自卵巢者在行妇科检查时往往发现子宫附件有包块或子宫直肠凹内有肿物。腹腔诊断性穿刺可以抽出黏性胶样物。CT检查可以了解黏液性物质的分布情况。

【治疗】

应切除原发病灶，即卵巢或阑尾，尽可能清除腹腔内的假性黏液瘤并取出黏液状物。对于残留的肿瘤组织，可于术中在腹腔内放置塑料管，术后经此管注入抗癌药物如塞替派及氟尿嘧啶，拔管前注入核素32P，可惜效果并不肯定。如若复发，可再次手术及腹腔内用抗癌药物治疗，可以减轻症状。

目前治疗腹膜假性黏液瘤的方法包括切除尽可能多的肿瘤（减瘤术）和腹腔热化疗（IPHC）。手术治疗包括网膜切除术，剥离受累腹膜，切除受累器官，如卵巢和阑尾切除术。如果是第一次手术，应尽可能切除肉眼所见的全部肿瘤结节，以利于提高化疗效果。通常认为，对阑尾来源的肿瘤需进行右半结肠切除。但有一组501例阑尾黏液瘤病例的回顾分析表明，如果阑尾切除术的切除边缘为阴性，则不需要进行右半结肠切除。IPHC可以采用开放技术，即腹腔保持开放，以确保足够的化疗药物在腹腔内分布；也可以采用闭合技术，即在放置流入和流出套管后关闭腹腔。关闭技术可以更容易地维持热疗。手术技术和化疗给药有许多不同的方法。

与单纯手术治疗相比，IPHC治疗与历史对照相比生存率有所提高，但是由于该疾病不常见，不太可能进行任何随机对照试验。而且IPHC治疗报告的经验都是有联合多种化疗方案，手术技术，术前和术中分期方案。IPHC并发症的死亡率是25%~35%，术后最常见的并发症是长时间的肠梗阻和肺部并发症，但也有出血、腹腔内感染、肠外瘘、胰腺炎和骨髓抑制的报道。

二、腹膜间皮细胞瘤

【病理】

腹膜和胸膜一样，也是间皮细胞瘤的好发部位，比较罕见。覆盖于男女生殖器官上的腹膜的间皮细胞瘤，有人称之为生殖道的间皮细胞瘤，认为是由盆腔腹膜发生的。间皮细胞瘤的分类如下（表47-1）。

表47-1 间皮细胞瘤的分类

良性	恶性
梭形细胞型间皮瘤（纤维状型）	梭形细胞型间皮肉瘤（纤维状型）
上皮样型间皮瘤（管状型）	上皮样型间皮肉瘤（管状型）
混合型间皮瘤	混合型间皮肉瘤

良性间皮细胞瘤常呈局限性的纤维瘤样肿物，显微镜下形态有的和滑膜肉瘤相似，需用组织培养的方法，确定其来源为间皮细胞。恶性间皮细胞肉瘤常呈弥漫性，和胸膜的恶性间皮细胞瘤不同之处在于后者多为纤维状型，而发生于腹膜者多系管状型。由于弥漫性的生长，往往伴有腹腔内广泛致密的粘连，有时则表现为血性腹水，但远处转移很少发生。恶性腹膜间皮细胞瘤是由腹腔单层鳞状上皮细胞恶变所导致的，男性多见，大多都有石棉接触史。

【临床表现与治疗】

良性纤维状型的间皮细胞瘤常表现为局限的、

生长缓慢的肿瘤，好发于盆腔腹膜，一般早期无症状，体积增大后可产生压迫症状。恶性者多呈弥漫性肿瘤，腹壁往往比较紧张，有的可以出现血性腹水，确诊需要依靠病理组织学检查。

良性局限性的肿瘤切除后效果颇佳；恶性弥漫型者，无论行手术治疗或腹腔内化疗或两者结合，一般来说效果均不佳。

（陈孝平）

第六节　大网膜疾病

大网膜是由四层腹膜折叠而形成，系胃的脏腹膜前后两层向下延伸和横结肠的脏腹膜前后两层合并而成，但中间偏右部位融合在一起，层次不清。大网膜的大小和脂肪含量，个体之间差异很大。大网膜在腹腔内的作用很大，由于网膜的疏松结缔组织中有很多巨噬细胞，当有细菌或异物进入腹腔时，很快就被包围或吞噬。此外，网膜的粘连能力很强，当腹腔内有炎症或脏器穿孔时，大网膜就趋向该处，使炎症局限，但往往网膜本身也因而发炎，引起充血、水肿，甚至坏死。在急性出血坏死性胰腺炎时，常有广泛皂化。网膜的粘连也往往成为大网膜综合征和肠梗阻发生的原因。大网膜形成的网膜血管蒂可以覆盖胸部切除术后胸部和纵隔伤口，也可以作为疝修补术的补片等。

一、大网膜扭转

大网膜扭转是指沿着大网膜长轴的扭转。大网膜扭转女性发病率是男性的2倍。总体上较少见，但可以引起明显的腹痛和胃肠道症状，剖腹探查前很少能确诊。

【病因】

大网膜扭转可分为原发性和继发性两种。原发性的相当少见，原因不很清楚，网膜解剖异常，如网膜上有一舌形突出、副网膜以及肥大而蒂长的网膜等情况下易发生。有人认为网膜上静脉曲张而动脉正常亦是诱因。其他使网膜位置改变的因素，也是引起扭转的诱因，如剧烈活动、突然改变体位、过饱后引起的胃肠蠕动、腹内压力的改变等。原发性大网膜扭转均为单极性的，即只有一个固定点。继发性大网膜扭转常因大网膜和腹腔内病变如肿物、炎性病灶，甚或疝囊粘连所致，比原发性扭转稍多见，常为双极性的，即有两个固定点。不论是原发性或继发性扭转通常沿顺时针方向发生，可以扭转一圈或数圈。

大网膜扭转后可以发生充血、水肿，甚至坏死，而引起明显的腹膜刺激症状。扭转梗死的小段网膜可逐渐形成纤维块状物，甚至可脱落成为腹腔内游离物。

【临床表现】

无论原发或继发，主要的症状均为突发腹部绞痛，呈持续性，并且逐渐加剧，部位往往先在脐周或全腹部，以后则局限，以右侧为多，活动可使疼痛加剧。有的病人可出现恶心、呕吐。体温一般不升高，白细胞计数可有中度上升。腹部检查可发现局部压痛、反跳痛及肌紧张等体征，如果所累及的网膜足够大即可以触及肿块。术前难以确诊，不易和急性胆囊炎、急性阑尾炎、卵巢囊肿蒂扭转等鉴别。有时也很像绞窄性肠梗阻，但感染和中毒症状不明显。

【治疗】

因疼痛不易缓解，不能排除其他急腹症时，常需开腹探查，手术方法为切除扭转的网膜。原发性扭转的预后良好，继发性扭转的预后则取决于发生的原因。

二、大网膜囊肿

【病理】

大网膜囊肿分真性囊肿和假性囊肿两类。真性囊肿多数是由淋巴组织发展而来，囊肿的内容物多为浆液性，可以是单房或多房，组织学上和囊状淋巴水瘤一样。另一种真性囊肿为皮样囊肿，比较罕见。假性囊肿多在炎症反应以后发生，内容物较混浊或含血性液。

【临床表现】

一般无症状，多在腹部手术时偶然发现。大囊肿也很少有症状，偶尔可出现腹部饱胀感，病人可自己发现有包块。体检时可触及无压痛、可移动的肿块，多在上腹部，有时可以有囊性感，并发扭转甚至肠梗阻时可发生剧烈腹痛。胃肠道钡餐X线检查可发现小肠移位及压迫征，不易和肠系膜肿物鉴别。皮样囊肿偶可见钙化或牙齿骨骼等结构。超声波检查可证实为囊肿。在牧区需和棘球绦虫囊肿鉴别。与腹膜后囊肿的区别在于，后者活动度很小，必要时应做肾盂造影。确切定位最好做CT扫描，有时需依靠手术探查来确诊。手术切除效果良好。最近常采用腹腔镜切除治疗本病。

三、特发性节段性网膜梗死

特发性节段性网膜梗死系由急性网膜血供障碍所致，其病因未明，推测可能与网膜静脉内皮受损致血栓形成有关。

【病理】

病变通常累及右下段网膜，可能与该部位网膜活动度大及脂肪丰富有关。梗死病灶直径为2~20cm不等，边界清楚，可见出血、水肿，通常与周围脏器或腹壁紧密粘连。镜下可见病灶为出血性梗死，伴有炎性细胞浸润和静脉血栓形成。

【临床表现】

本病好发于男性中青年，男女发病率约为3:1。主要症状为右侧腹痛，呈持续性，常伴有恶心，但呕吐很少见，部分病人有腹肌紧张。大多数病人白细胞计数呈中度升高。

【诊断和鉴别诊断】

由于临床表现缺乏特异性，诊断困难，极易与急性阑尾炎、急性胆囊炎等相混淆。几乎所有病人是经剖腹探查术获得诊断，术前极少能正确诊断。

【治疗】

行坏死网膜切除术。

四、大网膜粘连综合征

此综合征系指腹部炎症或手术后，大网膜与下腹部的脏器或壁腹膜（往往是在切口下）相粘连所引起的特殊症状。发生于阑尾炎切除术后者近来少见。

【病因】

发病的原因为大网膜和下腹部脏器、腹膜相粘连后，网膜纤维化和短缩，从而压迫横结肠，牵拉横结肠向下移位，以及牵拉腹膜，而引起一系列症状。

【临床表现】

临床症状可归纳为三方面：

1. 胃肠道功能紊乱　可出现恶心、食后呕吐、腹胀等症状。

2. 横结肠梗阻症状　便秘比较突出，也常有阵发性绞痛，改变体位，蜷曲侧卧往往可以缓解。

3. 腹膜牵拉症状　有腹内牵拉感，以致不敢伸直躯干，走路常呈弯腰状。

体检时在相当于粘连处的下腹部有压痛，躯干过度伸直时，可引起切口瘢痕区及上腹深部疼痛和不适，检查者以手压瘢痕上缘，向下牵拉时可以引起相似疼痛和不适。钡餐检查可发现右半横结肠扩张、固定、蠕动功能紊乱以及钡剂排空延迟等。

【治疗与预防】

症状显著、病程长、明显影响健康和劳动者，可考虑行手术治疗。切除部分大网膜，解除对横结肠的压迫和牵拉，并使保留部分的游离端不致再与原粘连处附着，多数可获满意效果。但有的病例症状多而体征少，手术后可以仍有症状，再次手术时必须十分慎重。

预防的方法为手术时勿将网膜覆盖固定于下腹脏器，如阑尾残端。在缝合腹膜时应尽量细致，术后要早期活动或服中药，以调整胃肠功能，促进胃肠蠕动，减少粘连发生的机会。

五、网膜肿瘤

【病理】

网膜肿瘤以转移性恶性肿瘤为多见，主要来自胃、结肠、胰腺和卵巢。原发性网膜肿瘤很少见，可为良性或恶性，约各占50%。良性肿瘤常见的有脂肪瘤、平滑肌瘤、纤维瘤和神经纤维瘤；恶性肿瘤常见的有平滑肌肉瘤、血管外皮细胞瘤。

【临床表现】

主要症状有腹部膨隆、腹胀、腹痛；网膜转移瘤者尚可有原发瘤的表现。腹部检查约1/3病人可触及肿物；恶性肿瘤者常伴有腹水形成，故叩诊移动性浊音常为阳性。B超检查有助于诊断。CT扫描可提供确切的定位。

【治疗】

手术切除是主要的治疗方法。原发性恶性网膜肿瘤侵袭性大，通常需合并邻近脏器切除，预后差。良性网膜肿瘤局部切除效果好，极少复发。对网膜转移瘤者，姑息性切除网膜有助于提高化疗的效果和控制腹水形成。

（陈孝平）

第七节 肠系膜疾病

一、肠系膜炎性疾病

(一) 肠系膜脂膜炎

肠系膜脂膜炎(mesenteric panniculitis)又称硬化性肠系膜炎,是肠系膜脂肪组织的一种非化脓性炎症,导致肠系膜纤维增生、增厚。该病病因未明,在近年才被认识,首先是由 Ogden 在 1960 年描述。

【病理】

肠系膜脂膜炎可发生于小肠系膜和结肠系膜,其中以小肠系膜受累者多见,有报道约占 95%;结肠系膜受累者一般多发生于乙状结肠系膜。肉眼观,病变的肠系膜有大量的脂肪浸润和不同程度的纤维增生,肠系膜缩短,呈块状、象皮样增厚,病灶内可见散在的不规则黄白色或棕红色脂肪坏死灶。约 42% 病人病变呈弥漫性,以肠系膜根部增厚最明显,向周围逐渐减轻;约 32% 病人病变呈局灶性,形成一明显的肿块;另有 26% 病人病变呈多发性,形成多发性肿块分散于肠系膜根部。

显微镜下可见,病灶内有大量泡沫状噬脂细胞浸润,通常伴有少量的淋巴细胞,但不出现多形核粒细胞。此外,病灶内可见不同程度的纤维化、钙化斑和散在的脂肪坏死灶,偶尔坏死灶内有多核巨细胞出现。在一些晚期的病例中,可出现肠系膜静脉和淋巴管的阻塞。

【临床表现】

肠系膜脂膜炎最常见于 50 岁左右的成年人,男性较女性多见。临床表现不一,且缺乏特异性,近半数病人可完全无症状,是在腹部手术或体检时偶然被发现。腹痛是最常见的症状,通常位于上腹部,偶尔伴有腰背部放射痛;部分病人可出现食欲不振、恶心、呕吐、体重减轻、发热;少数病人是因发现腹部包块而就诊;病变累及结肠系膜者可有大便习惯改变、腹泻;当并发肠梗阻时,可有肠梗阻的表现。

体检最主要的发现是触及腹部包块,通常位于上腹部,部位深在,质地坚实,有一定移动度,偶伴有触压痛。少数病人有腹胀、腹膜刺激征。

【诊断与鉴别诊断】

肠系膜脂膜炎由于临床表现缺乏特异性,诊断十分困难,大多数病例是经手术探查才获得明确诊断。胃肠钡餐检查可能有肠管受压移位的表现;超声及 CT 或 MRI 检查可显示肠系膜肿物,但很难与肠系膜肿瘤尤其是脂肪瘤、脂肪肉瘤等鉴别,有时亦难以与腹腔、腹膜后肿瘤相鉴别。必要时,可行腹腔镜下取活组织病理检查,以利确定诊断。

【治疗】

大多数病人症状会自然消失,因此不应过早手术。必需手术时原则上不行病变肠系膜切除,因纤维化脂肪组织块切除后很快就会复发。对合并肠梗阻者,可行肠道旁路手术。有报道采用皮质激素或环磷酰胺、硫唑嘌呤等免疫抑制剂治疗,有时可产生显著的效果,但对已形成的慢性炎性病变无效。对明确诊断后、症状及肿块仍持续进展者,应考虑恶变的可能。

(二) 退缩性肠系膜炎

退缩性肠系膜炎(retractile mesenteritis)是发生于肠系膜的另一种病因未明的非化脓性炎症,无论在病理改变和临床表现方面都与肠系膜脂膜炎相似。有人认为退缩性肠系膜炎是肠系膜脂膜炎发展的最后阶段,而并非两种疾病。但是,有不少学者在长期随访肠系膜脂膜炎病人中并未观察到直接转变为退缩性肠系膜炎的病例。

退缩性肠系膜炎的基本病理改变亦是脂肪组织的退行性变和纤维化。其特点是肠系膜极度纤维化、显著增厚、缩短、质地坚硬,伴有灰白色有光泽的斑块,并常与腹膜粘连;小肠被牵拉向肠系膜根部,可伴有肠管成角、狭窄和扩张;肠系膜淋巴结肿大常见。组织学特点是显著纤维组织增生,增生的纤维束取代正常的脂肪组织,在残留的脂肪组织内可见噬脂细胞浸润。

退缩性肠系膜炎的临床表现与肠系膜脂膜炎相似,但并发不完全性肠梗阻更为常见。体检通常可触及脐周或下腹部包块。其治疗原则与肠系膜脂膜炎相同。

(三) 非特异性肠系膜淋巴结炎

非特异性肠系膜淋巴结炎是一种常见的肠系膜疾病,好发于儿童和青少年。该病病因未明,但发病前常有上呼吸道感染病史。

【病理】

肠系膜淋巴结以回肠末端最为丰富,故本病多发生于回肠末端系膜。病变淋巴结肿大、质软、淡红色或白色、呈孤立性分布，极少发生化脓。组织学检查可见病变淋巴结呈反应性增生；细菌培养和动物接种一般均无细菌生长。

【临床表现】

本病多发生于18岁以下，无明显性别差异，发病前常有感冒和上呼吸道感染病史。腹痛是最主要的症状，位于右下腹，部分病人起病之初可为脐周或全腹疼痛，最后定位于右下腹；病人常伴有发热，但很少超过38.5℃；约1/3病人有恶心、呕吐。体检可发现右下腹部压痛，其压痛点与急性阑尾炎相比更偏向上、内侧，压痛程度不如急性阑尾炎明显，可伴有反跳痛，但腹肌紧张则很少见。半数以上病人外周血白细胞计数升高。

【诊断与鉴别诊断】

对儿童和青少年出现右下腹痛，尤其是最近有上呼吸道感染病史者，应考虑本病的可能性。本病极难与急性阑尾炎、急性克罗恩病等相鉴别。据大宗病例报道，约1/5术前诊断为急性阑尾炎的病人，经剖腹探查后证实为非特异性肠系膜淋巴结炎。

【治疗】

对确诊为本病者，应行抗感染治疗；若治疗后病情反而加重、出现腹膜炎体征，则应行剖腹探查术以排除其他急腹症。对术前误诊为急性阑尾炎者，若术中发现阑尾正常或仅有轻微炎症，检查发现回肠末端肠系膜淋巴结肿大而又排除回肠病变者，则诊断基本明确。由于考虑本病有复发的倾向且不易与急性阑尾炎鉴别，故一般仍应切除阑尾，同时取淋巴结送病理检查。

二、肠系膜囊肿和肿瘤

肠系膜囊肿和肿瘤在临床上并不多见。囊肿可属于先天性发育异常，如肠源囊肿、结肠系膜浆液性囊肿、皮样囊肿等；或属于新生物类，如囊性淋巴管瘤；另外尚有寄生虫性囊肿、外伤性（出血性囊肿、炎性囊肿）等。肿瘤大多为实质性肿物，可以为良性或恶性，恶性肿瘤约占实质性肿物的60%。

【病理】

肠源性囊肿覆有肠道的黏膜上皮和肠壁的其他各层组织，最多见于回肠系膜，也可发生于空肠系膜或小肠系膜根部。浆液性囊肿覆有间皮细胞，一般发生在横结肠系膜和乙状结肠系膜，囊肿大小不一，自数厘米到20cm不等，多为单发性单房囊肿；囊内液体通常为黄白色或草黄色透明液体，如有出血或继发感染则可为暗红色液体或脓性液。囊性淋巴管瘤由多数的扩张淋巴管所组成，呈大小不等的乳白色囊样结构，直径1~2cm，大者可超过10cm，多发生于回肠系膜，有时呈弥漫性布满整个小肠系膜。囊内含无色透明液体或乳糜样液。

实质性肿物中，良性肿瘤有神经纤维瘤、纤维瘤、脂肪瘤、平滑肌瘤、血管瘤等；恶性肿瘤以恶性淋巴瘤最多见，其他有硬纤维瘤、纤维肉瘤、神经纤维肉瘤、平滑肌肉瘤等。实质性肿瘤也多发于小肠系膜，少数良性肿瘤发生于结肠系膜，而恶性肿瘤发生于结肠系膜者较少见。

硬纤维瘤又称韧带样纤维瘤、侵袭性纤维瘤病，虽然非常罕见，近年来却引起学者们的高度关注。本病多发生在育龄期的女性，因而认为硬纤维瘤的发生与内分泌激素有关，已有实验证明雌激素诱发动物纤维瘤形成，遗传因素也被证实与本病密切相关，在FAP（家族性腺瘤性息肉病）中发病率很高。创伤也与本病发生有关。该病主要是依靠病理检查明确诊断，其组织学表现为成纤维细胞和成肌纤维细胞交织成束，成纤维细胞常侵犯邻近正常结构，周围产生大量胶原基质，与恶性纤维肉瘤相区别在于缺乏恶性肿瘤的核和细胞浆表现，尤其不存在核分裂相。

【临床表现】

肠系膜囊肿多见于儿童，而肿瘤不论良性或恶性均多见于成人。囊肿和良性肿瘤初时无明显症状，待肿瘤增大、囊肿发生囊内出血或继发感染后，可出现隐痛或胀痛，病人自己往往可触及腹内肿物。恶性肿瘤除腹痛和腹部肿物外，常伴有食欲减退、消瘦乏力等症状。有的还可出现贫血、肠梗阻等症状。

绝大多数病人在体检时可触及腹部肿物。良性肿物表面多较光滑，硬度自囊性至硬韧不等，通常不伴有压痛，除位于肠系膜根部和有粘连者外，一般都有较大的活动度，特别是顺肠系膜根部走行方向移动度较大。恶性肿瘤多为质硬且表面不平或呈结节状的肿物，由于浸润生长而多较固定。有时肿瘤坏死溃破可引起急性腹膜炎体征，亦有破入肠道而出现消化道出血症状。

诊断主要以临床表现为依据。X线钡餐检查可显示肠管受压移位，如显示肠壁僵硬、钡剂通过困难或缓慢，则有恶性肿瘤可能。超声检查可肯定占位性病变及区别囊性和实性，CT或MRI检查可提供确定位置，但有时不易和大网膜肿瘤鉴别。

【治疗和预后】

肠系膜囊肿常有完整的包膜，孤立的囊肿可作囊肿摘除术，如囊肿与肠管关系密切或与系膜血管粘连紧密，可连同部分小肠一起切除。小的良性肿瘤可作肿瘤切除术，大的常需连同系膜和部分小肠一同切除。恶性肿瘤如尚局限，应作根治切除术，包括周围系膜和部分小肠；如已发生转移，可能时应争取做姑息性切除，以预防或缓解肠梗阻。术后适当采用化疗、放疗等综合疗法。

良性肿瘤如能全部切除则预后良好，如未全部切除或切除不彻底，某些肿瘤如脂肪瘤、纤维瘤、平滑肌瘤等有复发可能。恶性肿瘤就诊时往往已不在病程早期，根治切除率较低，其预后甚差。

硬纤维瘤一般不发生转移，但反复手术可能导致肿瘤转移，本病呈侵袭性生长，易复发。治疗以外科治疗为主，应尽量行扩大切除术，但切除的范围和切缘组织学检查的意义仍有争议，一般切缘至少距肿瘤 2~3cm，切下标本后应观察切缘是否为正常组织，如发现白色质硬组织，说明切缘阳性，应再扩大切除。药物治疗对本病有效，目前报道应用本病的药物有阿霉素，放线菌 D 和长春新碱，另一类治疗药物是环腺苷。

三、肠系膜血管疾病

（一）肠系膜上动脉栓塞

1. 病因　肠系膜动脉栓塞系来自心脏的栓子堵塞肠系膜上动脉所致，动脉硬化性心脏病、风湿性心脏病、心房纤颤等均可产生栓子。

2. 病理　栓子堵塞肠系膜上动脉，引起肠道急性缺血，可导致：①组织缺氧，血管壁通透性增加，血浆渗出到肠壁，局部水肿而全身可有血液浓缩，血容量减少；②肠壁缺血坏死，缺血时间稍长，首先发生肠黏膜缺血坏死、脱落，肠腔出血以致肠壁梗死；③酸中毒，是缺氧和肠壁无氧代谢的结果，水和电解质通过肠壁向肠腔和腹腔大量丢失，脱水等结果进一步加重酸中毒，肠系膜上动脉栓塞晚期、肠坏死出现后，休克相当常见；④弥散性血管内凝血，与细胞死亡后、肠道产生的大量 5- 羟色胺进入血循环引起血小板聚集有关，也和脱水、血液浓缩及肠道内细菌透过坏死肠壁进入腹腔引起感染有关。

3. 临床表现　一旦发生肠系膜上动脉栓塞，临床则表现出急性缺血性肠痉挛，病人突发剧烈的上腹痛，并常有消化道痉挛所致的呕吐、排便等症状，早期体征轻但症状重，以后则可有腹膜刺激症状及局部压痛等，但单凭临床症状和体征，不易作出早期诊断。到发生肠梗死而体征严重时往往为时已晚。

4. 诊断　有心脏病史以及有过周围动脉栓塞史者有助于诊断。其他有助于诊断肠缺血的实验室检查方法如白细胞计数增高，血清淀粉酶、乳酸脱氢酶、肌酸磷酸激酶、无机磷增高等也有助于诊断。CT 或 MRI 血管成像有较高诊断价值。选择性肠系膜上动脉造影可以确诊。

5. 治疗　个别病例当栓子较小时，血管痉挛过后扩张，栓子继续前进而使肠道可以依靠某侧支供血时，症状可以有所缓解，或不发生肠梗死，或缺血后肠段发生瘢痕狭窄和吸收不良。这种病例采用血管解痉剂有效，但多数病例易发展为肠梗死，故宜早期手术。

手术应在补充血容量、纠正酸中毒、使用抗生素抗感染的同时尽快施行。早期可行切开动脉取栓术，如已有肠梗死，则需行肠切除术。如累及小肠范围广，取栓后不能确定切除肠段的范围，可于取栓后 24~48 小时行第二次手术，有助于缩小肠切除的范围，或者先切除肯定已有梗死的肠段，吻合后将可疑肠段置于腹膜外，48 小时后再行手术，如无问题可以放回腹腔，如有血运问题，可补充切除吻合后放回腹腔。

手术后的纠正和支持疗法仍应重视，为防止切开动脉处的继发血栓形成，可给予抗凝药物，以肝素效果最佳，详细用法可参阅本书周围动脉疾病有关章节。

（二）肠系膜静脉血栓形成

1. 病因　肠系膜静脉血栓形成多累及肠系膜上静脉，发生于肠系膜下静脉者因临床表现和严重性不突出而不易被发现。血栓形成有原发性和继发性两类，原发性病因不明，可能为游走性血栓性静脉炎的内脏静脉表现。继发性的病因常与血液高凝状态、真性红细胞增多症、心力衰竭、门静脉高压症等有关。也有与肿瘤浸润或压迫静脉、腹腔内脓毒感染、门静脉高压症肠腔静脉分流手术后吻合口血栓形成有关者。

2. 病理　静脉血栓形成后，由于病因未消除，形成的血栓往往蔓延，堵塞支流，以致小肠静脉回流障碍，导致肠壁淤血、水肿、肠黏膜水肿，影响小肠吸收功能，原有门静脉高压者可加重门静脉高压，增加消化道出血的机会，出现呕血、黑便等。广泛的肠系膜血栓形成后，静脉管腔广泛堵塞的严重结果可以引起肠坏死，肠壁渗出血性液体，出现血性腹水，引起腹膜刺激；细菌亦可通过肠壁到达腹腔，使腹腔感染；再则引起肠壁坏死，使肠壁穿破，引起一系列严重并发症，死亡率很高。

3. 临床表现　常为渐进性，起病不如动脉缺血急骤，常为进行性腹部不适，不可名状。多有厌食、腹胀、大便性状较稀、次数增多，还可以出现消化道出血的症状。腹痛部位深在，常不固定，压痛较轻而不适感显著，常有腹部胀气及肠鸣音减少。如出现广泛压痛、反跳痛等腹膜刺激征，伴发热等，表明已有肠坏死，临床往往可见全身中毒性症状。

4. 诊断　白细胞计数增高和血细胞比容显著增高，但非特异性。腹腔穿刺吸出血性腹水有助于诊断。腹部 X 线片常见小肠胀气及有气液平。CT 或 MRI 血管成像有较高诊断价值。选择性肠系膜上动脉造影如发现动脉期延长，动脉痉挛，肠壁显影并增厚，造影剂外渗到肠腔内，静脉期门静脉不充盈等，均有助于诊断。

5. 治疗　临床无肠坏死征时可采用抗凝疗法，以肝素静脉滴注为宜，以后对病程较长者，可继以口服抗凝药物，详见本书周围静脉疾病章节。亦可采用尿激酶溶栓疗法，参考同上。一旦疑有肠坏死，应及时行手术探查，对于坏死肠段应切除至静脉回流通畅处为止，术后仍用抗凝疗法。广泛肠坏死者必需行肠切除，手术死亡率较高，存活者常发生短肠综合征，少数病人可能必需切除全部小肠，理论上术后可以行静脉营养维持，但实际上困难和问题很多，有时需行小肠移植。

（陈孝平）

第八节　腹膜后疾病

腹膜后间隙的范围，上界为横膈，下界为盆膈，两侧到腰大肌外侧缘。壁腹膜，右肝裸区，十二指肠、升降结肠以及直肠的腹膜后部分为间隙的前界。间隙的后界为脊柱、腰大肌和腰方肌。肠系膜根部两层腹膜之间，也可看做是腹膜后间隙的延伸部分。

腹膜后间隙的主要内容物有腹主动脉、下腔静脉及它们的一些重要分支、胰腺、部分十二指肠、肾上腺、肾及输尿管等。神经主要有交感神经干、节，以及脊椎神经。另外有淋巴结、淋巴管。异常的还有原始泌尿生殖嵴残留部分及胚胎残留的组织。由于腹膜后为疏松组织，是一个潜在的大间隙，其前方为腹腔，阻力很小，所以出血和感染很容易大面积扩散，肿瘤也可长得很大。

一、腹膜后出血

【病因】

腹膜后出血多系腹部外伤后的并发症。腹膜后脏器如肾、胰的创伤可致腹膜后出血，但最常见的原因是骨盆骨折及腰椎骨折，几乎占所有病例的 2/3 左右。腹膜后大血管本身病变（如腹主动脉瘤破裂）所致的腹膜后出血较少见，极少数为血管造影导管创伤所致。由于腹膜后为疏松组织，出血易在腹膜后间隙广泛浸润，形成巨大血肿，并可渗至肠系膜之间。但无外伤史的自发性腹膜后大出血，在老年人应首先想到动脉瘤破裂。

【临床表现】

按创伤的范围、程度、出血的多少而不同，很难有固定的典型症状。由于常合并其他部位的多发创伤，腹膜后出血的症状常被掩盖，也常和腹壁严重挫伤和腹腔内出血等混淆。

多数病人有腹痛或背痛。血肿压迫神经和内脏可以引起神经性疼痛以及胃肠道、泌尿系功能紊乱。在多数病人血肿区有压痛，并可以触及隆起肿胀。肠麻痹征很常见，有时很重。血液可因后腹膜损伤穿破，流入腹腔内而出现腹膜刺激症状，更加重肠麻痹。盆腔腹膜后有血肿时则出现直肠刺激症状，直肠指检往往可以触及波动感。创伤合并大出血时可出现休克。如 X 线检查发现有骨盆、腰椎骨折，腰大肌阴影模糊等，即提示有腹膜后出血。静脉泌尿系造影发现造影剂经肾外渗，亦提示肾外伤和腹膜后有出血。CT 或 MRI 检查亦有助于腹膜后血肿的定位。

【治疗】

应取决于原发创伤的治疗。骨盆骨折、腹膜后脏器创伤的治疗详见各有关章节。骨盆骨折而有腹膜后大出血者可结扎双侧髂内动脉以控制出血，或采用髂内动脉插管注入明胶海绵以栓塞动脉。就腹膜后出血本身而言，少量出血者，往往可以自行局限。若出血量多，则应积极防治出血性休克。抗感染以防止继发感染也很重要。疑有内脏损伤、腹腔穿刺有血等，手术探查的指征要适当放宽。探查时要注意腹内及腹膜后器官多发损伤的可能。如发现腹膜后出血并有积气、黄染，应考虑到十二指肠的损伤。较大血管出血应予以牢靠止血。出血停止，病情稳定后为促使血肿吸收，可用中医活血化瘀法治疗。

二、腹膜后感染

【病因】

由于腹膜后间隙的解剖特点，腹膜后感染和化脓易于扩散，而且抵抗细菌的能力较腹腔差，一旦发生即属严重的情况。感染多为附近脏器炎症蔓延或损伤穿孔所致，以结肠和肾较为多见。属于结肠的原因多为溃疡性结肠炎、结肠憩室炎、结肠炎等，由于升、降结肠的一部分在腹膜后，这部分结肠的病理性或损伤性穿孔易导致腹膜后间隙感染。骨盆直肠间隙脓肿，可以沿腹膜后间隙向上蔓延。盲肠后腹膜外阑尾炎穿孔也是病因之一。属于肾的原因多为肾外伤性尿外渗、肾痈、肾表面脓肿直接侵入周围组织所致。血行及淋巴的途径引起腹膜后间隙感染也是可能的，但很少见。肾、输尿管手术后也可以并发腹膜后感染。致病的细菌，因感染多来自结肠和泌尿系统，以大肠杆菌为最常见，其次为葡萄球菌、链球菌、厌氧菌等。有研究发现，在免疫功能低下病人和欠发达国家人群中，脊柱结核是腹膜后脓肿的另外一个常见原因。

【临床表现】

除原发病的表现外，和其他严重感染一样，全身有畏寒、发热、头痛、躯体痛、白细胞计数升高等表现，腹部相当于感染部位有疼痛甚至肿胀、压痛，背部常有叩击痛等，在肾周围感染时较为明显。此外可出现腰大肌刺激征，使患侧髋关节屈曲内旋，有助于腹膜后定位的诊断。

【治疗与预防】

炎症早期采用中、西药物疗法积极控制感染，促使感染局限。但由于原发病的存在和广谱抗生素的应用，常常出现感染有所控制而未获确诊，导致感染反复发作，病人消耗严重的情况，所以积极发现和处理原发病灶是治疗的关键。脓肿的定位可采用超声波检查、诊断性穿刺等。一旦脓肿形成，即应行切开引流。引流后可致窦道形成，常和原发病灶相通，治疗需先解决原发病灶。

原发病和外伤的及时正确处理，对预防腹膜后感染十分重要，腹膜后脏器手术后放置引流物，也是防止感染在腹膜后间隙扩散的有效措施。

三、髂窝脓肿

髂窝脓肿以往在我国华东农村并不少见，以男性青壮年为多，随着农村卫生工作的发展，本病发病率已显著减少，城市则更罕见。

【病因】

髂窝脓肿是指髂窝的急性化脓性感染。致病细菌以金黄色葡萄球菌为主，其次为链球菌和大肠埃希氏菌（大肠杆菌）。髂窝脓肿都是继发的，其感染途径可为：①血行感染：身体其他部位有原发病灶如疖、痈、蜂窝织炎等，细菌经血循环而达髂窝；②淋巴感染：多为会阴部、肛门部、患侧下肢有外伤或感染，细菌经淋巴回流到髂窝。

【病理】

髂窝位于盆腔两侧后方，在后腹膜与髂腰肌腱膜之间，系一疏松组织间隙，其中有髂外动静脉、髂窝淋巴结、生殖股神经和输尿管等。在此广泛区域内，有丰富的淋巴管网，有利于继发感染的发生。

局部发生炎症后，如不及时治疗，则易形成脓肿，且略多见于右侧。

炎症刺激髂腰肌，不仅引起疼痛，而且可发生肌肉挛缩，使患侧髋关节屈曲，不能伸直。

【临床表现】

髂窝脓肿的临床表现和其他脓肿一样。病程较长，一般为 3~6 周。发病急骤，往往伴有寒战和高热，体温可达 40℃，大多为弛张型，脉搏加快。局部疼痛，多为钝性酸痛，无放射痛。伴有食欲不振、恶心、呕吐、全身乏力等。

体格检查时，在腹股沟上外方常有触痛，有时可触及硬结肿块，或有波动感。髋关节呈屈曲挛缩。

白细胞和中性粒细胞计数均有增加。

【诊断和鉴别诊断】

根据上述症状，诊断并不困难。超声检查可帮助脓腔定位。如用针穿刺肿块，吸出脓液，更有助于脓肿的诊断，但需与下列疾病鉴别：

1. 阑尾脓肿　发病开始时症状较轻，先有胃肠道症状和低热，但无寒战。压痛和肿块都位于右下腹部，较髂窝脓肿为高，且偏向内侧。一般无髋关节屈曲姿态。

2. 急性髋关节炎　髋关节急性发炎时，其活动受到限制，保持在一定位置，不能伸直，也不能屈曲。敲击脚跟时，常加剧髋关节疼痛。X 线或 MRI 检查可显示关节病变。

【治疗】

发病初期，脓肿征象不显著者，予以非手术疗法，如局部热敷，抗生素治疗，中药清热解毒、活血化瘀等。

脓肿形成后，可行切开引流术。可先用粗针穿刺吸脓后，顺针道做小切口，然后用手指探入脓腔，向外侧扩大；注意勿向内侧扩大，以免撕破腹膜而污染腹腔，引起腹膜炎。在扩大切口时，注意勿损伤血管，以免引起大出血，最后放置引流管。

术后给予支持及抗生素治疗，按具体情况应用。

四、腹膜后纤维化

【病因和病理】

本病系病因未明的腹膜后纤维脂肪组织的非特异性、非化脓性炎症，引起腹膜后广泛纤维化，使腹膜后的空腔脏器受压而发生梗阻。较多的意见认为本病是全身特发性纤维化的表现的一种，与硬化性甲状腺炎、硬化性胆管炎、眼眶内假性肿瘤等类似，病人往往有附近慢性炎性病灶。其病因和自身免疫性疾病或过敏性脉管炎有关。某些药物如麦角胺等也可引起纤维化。本病白种人较多见，男性病人是女性的 2~3 倍，好发年龄为 50~60 岁；我国人群中相当少见。

病变呈扁、硬、灰白色的纤维斑，厚度不一，最多位于骶骨岬部，常可向上延伸到肾蒂甚至纵隔，向下延伸到盆腔，分界常很清楚。在累及范围内，最易受压的腹膜后空腔器官为输尿管，占 75%~80%，但不侵蚀输尿管的管壁，其他如下腔静脉亦可受压。

【临床表现】

起初无症状，以后可出现下腰部及下腹部钝痛感、疲乏、不适、厌食、恶心、呕吐、体重下降等症状。症状严重程度和尿毒症的发展一致，严重的可导致无尿。淋巴管和血管的梗阻可引起下肢水肿，一般均少见。实验室检查主要为慢性肾功能不足的表现，静脉肾盂造影可见肾盂积水、输尿管屈曲扩张向中间移位以及受压的其他表现，晚期双侧肾盂均不显影。超声表现为单侧或双侧输尿管的低回声或等回声团块及肾积水，但最可靠的检查手段是 CT 和 MRI。

【治疗】

因偏头痛而使用麦角衍生物药品者应立即停用，因此药物可能和本病的发病有关。如肾功能无损害，可先以肾上腺皮质激素治疗。一般认为仅在病程早期有效，纤维化严重者，难以奏效。

多数病人往往由于输尿管受压很严重，需做手术松解，有的甚至需先行肾造口术以解除尿毒症。血管淋巴梗阻，很少需手术治疗。本病如及早发现并解决泌尿系梗阻，由于有自限性倾向以及自发缓解，预后良好。少数病人有自愈可能。

五、原发性腹膜后肿瘤

【病理分类】

腹膜后肿瘤主要来自腹膜后间隙的脂肪、疏松结缔组织、筋膜、肌肉、血管、神经、淋巴组织以及胚胎残留组织。约 80% 的肿瘤是恶性的。良性肿瘤中最常见的为纤维瘤，恶性肿瘤以神经纤维肉瘤、恶性神经鞘瘤及恶性淋巴肿瘤为多。

现将原发性腹膜后肿瘤的分类列表（表 47-2）。

表 47-2　原发性腹膜后肿瘤的分类

来源	良性	恶性
1. 间叶组织		
脂肪组织	脂肪瘤	脂肪肉瘤
平滑肌	平滑肌瘤	平滑肌肉瘤
横纹肌	横纹肌瘤	横纹肌肉瘤
纤维组织	纤维瘤	纤维肉瘤
淋巴管	淋巴管瘤	淋巴管肉瘤
淋巴网状组织	假性淋巴瘤、淋巴错构瘤	恶性淋巴瘤
血管	血管瘤、血管外皮瘤	血管内皮瘤、血管外皮肉瘤
原始间叶	黏液瘤	黏液肉瘤
混合型（多成分间叶组织）	间充质瘤	恶性间充质瘤
来自肌纤维母细胞	纤维组织细胞瘤包括黄色瘤	恶性纤维组织细胞瘤
		包括部分良性、恶性黄色肉芽肿
2. 神经组织		
神经鞘及神经束衣	神经鞘瘤、神经纤维瘤	恶性神经鞘瘤、神经纤维肉瘤
交感神经节	节细胞神经瘤	神经母细胞瘤、神经节母细胞瘤
副神经节（化学感受器）	嗜铬细胞瘤	恶性嗜铬细胞瘤
	非嗜铬性副神经节瘤（化学感受器瘤）	恶性非嗜铬性副神经节瘤
3. 泌尿生殖脊残余	囊肿	癌
4. 胚胎残余组织	囊肿	恶性畸胎瘤、精原细胞瘤
	畸胎瘤	滋养细胞瘤、胚胎性癌
	脊索瘤	恶性脊索瘤

续表

来源	良性	恶性
5. 来源不明或不能分类	良性上皮性或非上皮性肿瘤	未分化癌、异位组织癌
		未分化肉瘤
		恶性肿瘤(不能区分癌或肉瘤)

【临床表现】

腹膜后肿瘤来自不同的组织，种类繁多。同一类肿瘤在不同病人差异很大，临床表现多种多样。仅将比较常见的症状和体征归纳如下：

1. 症状　除了嗜铬细胞瘤外，初起一般多无症状，随肿瘤的生长发展可出现：

(1) 占位症状：由于腹膜后潜在间隙大，肿瘤常体积较大，所占空间也大，易产生腹部胀满感，常偏于一侧；上腹部巨大肿瘤可影响呼吸。肿瘤巨大时胀满感较显著。有时肿瘤有内出血、坏死，瘤体可突然增大，症状加剧，并可出现剧烈疼痛。

(2) 压迫症状：最常见的为因对脏器的压迫而产生的刺激症状，如刺激胃可产生恶心、呕吐；刺激直肠可产生排便次数增多、里急后重感等；刺激膀胱可产生尿频、尿急感等症状。压迫严重者，在肠道可出现部分肠梗阻症状；在泌尿系可出现肾盂积水的症状，双侧受压严重者可出现尿毒症症状。压迫甚或侵犯脏器和神经可以出现疼痛，常表现为腹背痛、会阴部痛及下肢痛，也可出现神经支配区域(如会阴和下肢)皮肤知觉减退、麻木等感觉。压迫静脉及淋巴管引起回流障碍，可以出现阴囊、下肢水肿和腹壁静脉曲张等。

(3) 全身症状：腹膜后肿瘤发展到一定时期，也会出现体重减轻、食欲下降、发热、乏力，甚至恶病质等，也属于恶性肿瘤的表现，常和肿瘤体积巨大有关。但恶性肿瘤出现症状较早。

有内分泌功能的肿瘤，如嗜铬细胞瘤，因分泌肾上腺素和去甲肾上腺素，可出现高血压的症状。另一种为巨大的纤维组织肿瘤，可分泌胰岛素类物质，引起低血糖症状。罕见的功能性间叶瘤可引起抗维生素 D 的低血磷症骨软化病。

2. 体征　腹膜后肿瘤的体征取决于肿瘤的病理性质、部位和病期的早晚，病人就诊时最常发现的体征为肿块。据中国医学科学院北京协和医院的资料，95% 的病人均可触及腹部或盆腔肿块，特点都是部位固定而根部深在。良性肿瘤除肿块外一般体征少而轻，多数无压痛和腹肌紧张。囊性肿物往往有囊性感；有些肿瘤如脂肪、神经纤维性的，可为分叶状。恶性肿瘤的体征相对较多，可出现压痛、腹肌紧张、腹水、下肢水肿、腹壁静脉曲张、下肢皮肤知觉减退等。压迫胃肠道和胆道可出现肠梗阻和黄疸的体征。个别的还可闻及血管杂音。至于肿瘤本身的质地、外表、硬度和形态很不一致，也难于根据这些来判断良、恶性。

【诊断与鉴别诊断】

1. 诊断　由于 95% 以上的病人就诊时均可触及肿块，诊断为腹部肿块很容易，但要确定其是否原发于腹膜后间隙，不经特殊检查，很不容易肯定，确定肿瘤的病理性质也很困难。

腹膜后肿瘤的定位检查，传统上一般可采用 X 线胃肠钡餐造影或钡剂灌肠以及泌尿系统造影，应摄正侧位或斜位片。根据十二指肠、升降结肠、直肠，肾和输尿管、膀胱的移位受压，可以确定肿瘤位于腹膜后，有时食管下端拉长、受压也提示膈下腹膜后有肿瘤。仅有胃肠造影有时还不易和腹腔内肿物区别，故泌尿系统的造影几乎是必需的。腹部 X 线片发现有钙化或骨骼、牙齿等结构，对畸胎瘤的诊断有帮助。纤维肉瘤、神经纤维瘤或恶性神经鞘瘤均可出现钙化，故钙化不一定意味着良性病变。腰椎如椎间孔有扩大甚至有骨质破坏，是来源于神经根肿瘤的特征。

通过特殊检查如腹主动脉造影，观察腰动脉的分布及异常血管有助于肿瘤的定位，超声检查对于确定肿瘤的位置和是否囊性有帮助，但不易鉴别腹腔内或腹膜后。CT 扫描检查定位最为确切，且可用作手术后随访，以便早期发现肿瘤局部复发。在少数病例，为了术前确诊肿瘤的病理性质以决定治疗方针，可采用小切口切取一小块瘤组织做病理检查，要切到肿瘤实质而不仅限于包膜，比采用穿刺活检可靠，尤其适用于拟采用放疗或化疗敏感者。活检结果和肿瘤切除后的组织学检查可以不一致，因有的肿瘤可以含多种组织成分。实验室检查只对分泌神经介质及激素的肿瘤有诊断作用。

2. 鉴别诊断

(1) 与腹腔内肿块鉴别：采用胸膝位检查法，病人于胸膝位时，腹腔内肿块活动度较大，腹膜后肿块因与后腹壁固定，活动较小。

(2) 个别的需与干酪性的冷脓肿鉴别：后者 X 线片有腰椎椎体破坏，腰大肌阴影模糊不清。

(3) 腹主动脉或髂动脉的动脉瘤：可误诊为腹膜后肿瘤，可通过 X 线检查有无动脉壁钙化影。腹主动脉造影、CT 扫描或 MRI 血管成像可以确定诊断。

(4)牧区病人需与腹腔和盆腔包虫囊肿鉴别：囊肿不可随便穿刺，居住于流行区、与犬或羊有接触史、皮肤试验、补体结合试验均有助于鉴别。

(5)盆腔的肿块：包括与盆壁近临的炎性肿块，有时鉴别有困难，常需手术和病理检查才能确诊。

(6)与位于腹膜后的脏器如胰、肝(部分)、肾、肾上腺等的肿物鉴别：核素扫描、腹膜后注气造影、静脉肾盂造影等均有诊断价值。经纤维十二指肠镜胰管插管造影，对诊断胰腺肿物有帮助，MRI和CT扫描为目前较理想的影像诊断工具，但临床常用的方法也是有作用的。

至于腹膜后肿瘤本身是良性还是恶性，需依据病史、肿瘤生长速度、症状、体征及其他检查做全面分析，最后依靠获得组织学的检查结果，才能确定诊断。有的情况下，组织学表现为良性而临床表现是恶性的，也并不少见，其特点为切除后肿瘤易复发。

【治疗】

腹膜后肿瘤的治疗和其他肿瘤一样，应采取综合疗法。就大多数腹膜后肿瘤而言，手术切除仍是主要的治疗方法。对于一些原发的未分化癌、恶性淋巴肿瘤等，放射疗法有一定效果，药物治疗除恶性淋巴瘤外，效果一般不满意。

腹膜后肿瘤的切除术，在发现早、体积小、与重要脏器或大血管牵连不大时，手术并无特殊困难。但若肿瘤巨大、血液循环丰富、基底很广、与重要脏器或腹膜后主要血管紧密粘连时，手术就很复杂。术中常易损伤内脏或必须牺牲器官。如发生大出血则有死亡的危险。因此术前要有充分的准备，才能得到预期的效果。腹膜后肿瘤有时虽然巨大，但手术切除的难易只能在术中才能确定，所以对手术探查仍应采取积极的态度。

肿瘤侵犯下腔静脉并不是手术禁忌。巨大嗜铬细胞瘤的切除，术前要用药物控制血压波动，术中特别要注意控制血压和补足血容量。对于切除后复发的病例，只要一般情况允许，恶性程度不高者，仍应持积极的态度，可再次以至多次手术。

(陈孝平)

参考文献

[1] D C POOLE, W L SEXTON, G A FARKAS, et al. Diaphragm structure and function in health and disease. medicine and science in sports and exercise [J]. Med Sci Sports Exerc, 1997 29 (6) : 738-754.

[2] BOLDINGH Q J, DE VRIES F E, BOERMEESTER M A. Abdominal sepsis [J]. Current Opinion in Critical Care, 2017, 23 (2) : 159-166.

[3] BASIT H, POP A, MALIK A, SHARMA S: Fitz Hugh Curtis syndrome [M]. Treasure Island (FL) : StatPearls Publishing, 2019.

[4] KOULAOUZIDIS A, BHAT S, SAEED A A. Spontaneous bacterial peritonitis [J]. World J Gastroenterol, 2009, 15 (9): 1042-1049.

[5] ROSS J T, MATTHAY M A, HARRIS H W. Secondary peritonitis: principles of diagnosis and intervention [J]. BMJ, 2018, 361: k1407.

[6] RUNYON B A. Paracentesis of ascitic fluid. A Safe procedure [J]. Arch Intern Med, 1986, 146 (11) : 2259-2261.

[7] CHERRY W B, MUELLER P S . Rectus sheath hematoma : Review of 126 cases at a single institution [J]. Medicine (Baltimore), 2006, 85 (2) : 105-110.

[8] TOLONEN M, SALLINEN V, MENTULA P, et al. Preoperative prognostic factors for severe diffuse secondary peritonitis: a retrospective study [J]. Langenbecks Arch Surg, 2016, 401 (5) : 611-617.

[9] LIPSKY P E, HARDIN J A, SCHOUR L, Spontaneous peritonitis and systemic lupus erythematosus. Importance of accurate diagnosis of gram-positive bacterial infections [J]. JAMA, 1975, 232 (9) : 929-931.

[10] KAVANAGH D, PRESCOTT G J, MACTIER R A. Peritoneal dialysis-associated peritonitis in scotland (1999-2002) [J]. Nephrol Dial Transplant, 2004, 19 (10) : 2584-2591.

[11] SANAI F M, BZEIZI K I. Systematic review: tuberculous peritonitis-presenting features, diagnostic strategies and treatment [J]. Aliment Pharmacol Ther, 2005, 22 (8) : 685-700.

[12] MCVAY C. Anson and McVay's surgical anatomy [M]. 6th ed. Philadelphia: WB Saunders, 1984.

[13] BERGER H J, DE GRAAFF C, BAGGISH D A. Subhepatic intraperitoneal abscess [J]. JAMA, 1979, 242 (7) : 657-659.

[14] JOHN H STEWART, PERRY SHEN, EDWARD A LEVINE. Intraperitoneal hyperthermic chemotherapy for peritoneal surface malignancy: current status and future directions [J]. Ann Surg Oncol, 2005, 12 (10) : 765-777.

[15] LEVY A D, ARNÁIZ J, SHAW J C, et al. From the ar-

chives of the AFIP: primary peritoneal tumors: imaging features with pathologic correlation [J]. Radiographics, 2008, 28 (2) : 583-607; quiz 621-622.

[16] VANEK V W, PHILLIPS A K. Retroperitoneal, mesenteric, and omental cysts [J], Arch Surg, 1984, 119 (7) : 838-842.

[17] JEMAL A, SIEGEL R, WARD E, et al. Cancer statistics, 2009 [J]. CA Cancer J Clin, 2009, 59 (4) : 225-249.

[18] LEVY A D, RIMOLA J, MEHROTRA A K, et al. From the archives of the afip: benign fibrous tumors and tumorlike lesions of the mesentery: radiologic-pathologic correlation [J]. Radiographics, 2006, 26 (1) : 245-264.

[19] CLARK S K, NEALE K F, LANDGREBE J C, et al. Desmoid tumours complicating familial adenomatous polyposis [J]. Br J Surg, 1999, 86 (9) : 1185-1189.

[20] KUIPER J J, DE MAN R A, VAN BUUREN H R. Review article: management of ascites and associated complications in patients with cirrhosis [J]. Aliment Pharmacol Ther, 2007, 26 Suppl 2: 183-193

[21] LOOR G, BASSIOUNY H, VALENTIN C, et al: Local and systemic consequences of large retroperitoneal clot burdens [J]. World J Surg, 2009, 33 (8) : 1618-1625.

[22] MENDENHALL W M, ZLOTECKI R A, HOCHWALD S N, et al: Retroperitoneal soft tissue sarcoma [J]. Cancer, 2005, 104 (4) : 669-675.

[23] BURGESS G W, NORRIS M J. Evaluation of the cold complement fixation test for diagnosis of ovine brucellosis [J]. Aust Vet J, 1982, 59 (1) : 23-25.

第四十八章 胃、十二指肠疾病

第一节 解剖生理概要

胃起源于胚胎的上段前肠，由内胚层发生的消化道上皮和中胚层发生的平滑肌组织以及腹(浆)膜所形成，上下分别连接同样由前肠发育而来的食管和十二指肠。从胚胎第4周开始，该段前肠逐渐膨大成囊状，第7周时，随着食管的延长，胃也向尾侧移位，同时囊状的胃后壁生长较快，形成胃大弯，并逐渐转向左侧，顶部向上突出成为胃底，腹侧壁发育较慢，形成胃小弯，连同与其相连的十二指肠一起逐渐转向右侧，最终发育成胃，并下移至上腹部的恒定位置。胃接受由口咽摄入经食管运送而来的食物、水以及含有各种成分的液态和固态物质，作为一个暂时容纳的器官，具有贮存、混合、研磨内容物，对碳水化合物和蛋白质进行初步消化等功能，然后有规律地送入十二指肠。因此，胃有其自身的解剖和生理特点。

(一)胃的解剖位置和分区

胃位于上腹部，是整个胃肠道最为膨大的部分，上端在膈肌食管裂孔以下与食管下端纵向相连，下端在上腹偏右通过幽门和十二指肠球部横向相连，由整体看来，胃是略呈倒C形的巨大囊状物，占据肝脏以下的上腹部大部分空间。胃大弯的左上部紧邻脾脏，整个下缘凭借由脏腹膜发出的大网膜覆盖并贴近横结肠，胃后壁为小网膜腔，隔潜在腔隙与后腹膜覆盖的胰腺贴近。

胃在解剖上分为五部分：

1. 贲门部　与长度仅2~3cm的膈下腹段食管相连，是胃最小的一部分，其与胃底大弯之间形成一交角，称为His角。

2. 胃底部　His角左侧的胃腔向头侧突出，略高于贲门部，是胃最高的部分，故站立位时，胃内的气体常充盈于此部位。

3. 胃体部　是自胃底以下占据胃面积最大的一部分，是胃内容主要的容纳部位。

4. 胃窦部　胃小弯侧向远端斜行延续，在接近远端1/3时，转向水平，遂形成一切迹，称为角切迹，由此向相对应的胃大弯缘做一虚拟线，在此线的远侧即划为胃窦部，或称幽门窦，从组织学上并无如此清晰的分界，而是有一移行带，如此区分，只是为了便于肉眼识别。

5. 幽门部　为胃的出口部分，近侧为胃窦部的延续，远侧经幽门括约肌和十二指肠相通，其表面解剖位置约在上腹胸骨柄脐连线中点右侧1~2cm(图48-1)。

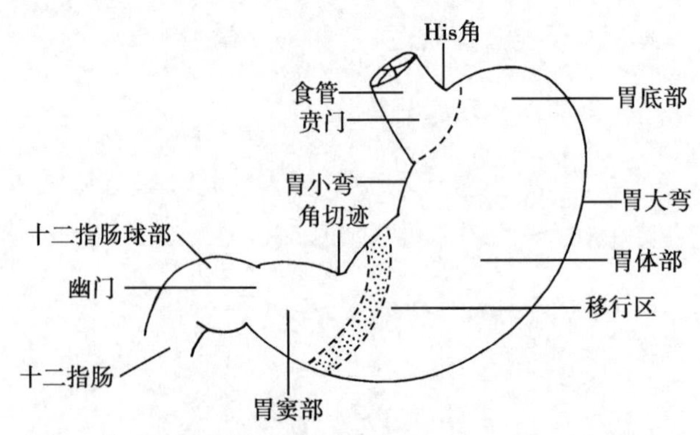

图48-1　胃的结构及分区示意图

(二)胃的韧带

胃周围有一些由脏腹膜形成的韧带，使胃与其他脏器或组织相连，以保持胃的位置相对稳定。由于都是来自腹膜，包裹各脏器，故各邻近韧带均彼此移行相关，根据整片脏腹膜包裹各脏器的具体情况，各韧带多数为双层腹膜，但也有的仅为单层（如胃膈韧带），甚至多至4层（如大网膜）。多数韧带内均有相应脏器的血管走行，是上腹部手术必须准确辨认的组织解剖。①胃膈韧带：位于胃贲门部右侧和膈肌相连接，向右转折覆盖食管裂孔，成为膈食管韧带；②胃脾韧带：连接于胃和脾之间，向右移行于胃膈韧带；③肝胃韧带：连接于胃小弯和肝的脏面之间，右侧移行为肝十二指肠韧带，此韧带内有肝动脉、门静脉和胆总管通过，是极为重要的解剖部位；④胃结肠韧带：位于胃大弯和横结肠之间，但向前向下折叠为冗垂的大网膜；⑤胃胰韧带：指贲门、胃底、胃体向后移行至胰腺上缘的腹膜连续，只不过是一些腹膜皱褶，或称胃胰皱襞。

（三）胃的血管

胃的血循环极为丰富，有一些重要的血管供应胃的血运，并彼此交通形成血管弓。

1. 胃左动脉　绝大多数起自腹腔动脉干，但有少数（2.5%~15%）可直接起自腹主动脉。胃左动脉发出后向左上方走行于胃胰皱襞内，至贲门稍下方发出食管支，然后转向右下靠近胃小弯，在肝胃韧带两层腹膜中走行，沿途向胃的前后壁发出分支。胃左动脉是供应胃最大的动脉。少数情况下（15%~20%），肝左动脉起源于胃左动脉，因此近端结扎胃左动脉有可能导致急性左肝缺血。

2. 胃右动脉　多发自肝固有动脉，少数起自肝总、肝左或肝右动脉，其向胃壁的供血分支较胃左动脉分支数目少，且较细小。

3. 胃网膜左动脉　源于脾动脉，经胃脾韧带和胃结肠韧带内走行，同时向胃前后壁发出多数分支，终端和胃网膜右动脉吻合。

4. 胃网膜右动脉　是胃十二指肠动脉的主要分支，在胃结肠韧带内沿胃大弯向左走行，也向胃前后壁发出多数分支，其供应范围超过胃大弯的一半，终端与胃网膜左动脉连接交通，遂形成胃大弯动脉弓。

5. 胃短动脉　起自脾动脉主干或其主要分支，一般有4~6支，在胃脾韧带内走行，分支进入胃底外侧。正如其名，此动脉很短，脾大时几乎紧贴胃壁。胃底内侧由来自左膈下动脉的细小分支供应。

6. 胃后动脉　70%左右的病人有此动脉。由脾动脉中1/3段的上缘或脾动脉上极支分出，经胃膈韧带进入胃底部后壁（图48-2）。

胃的静脉大体和同名动脉伴行。无静脉瓣、分别汇入脾静脉、肠系膜上静脉或直接进入门静脉。胃左静脉一般由胃角切迹附近开始，收受胃壁各小静脉支，沿胃小弯向贲门方向走行，在贲门下方2~3cm处弯向右下，并有食管支汇入，形成胃左静脉干，或称胃冠状静脉，多数汇入门静脉，少数汇入脾静脉或脾门静脉交角处。胃左静脉是肝硬化门静脉高压症时门静脉系统的重要侧支通路，几乎均出现明显曲张，多数产生反常血流，通过相交通的食管支，导致食管下段静脉曲张破裂出血，在临床上具有重要意义。

（四）胃的淋巴

胃的淋巴很丰富，黏膜的淋巴液引流至黏膜下层，形成致密的淋巴网，再经肌层和浆膜层，汇合成淋巴输出管流入胃周围淋巴结，其走行方向和胃的主要动脉相一致。胃淋巴结基本上分为四组：

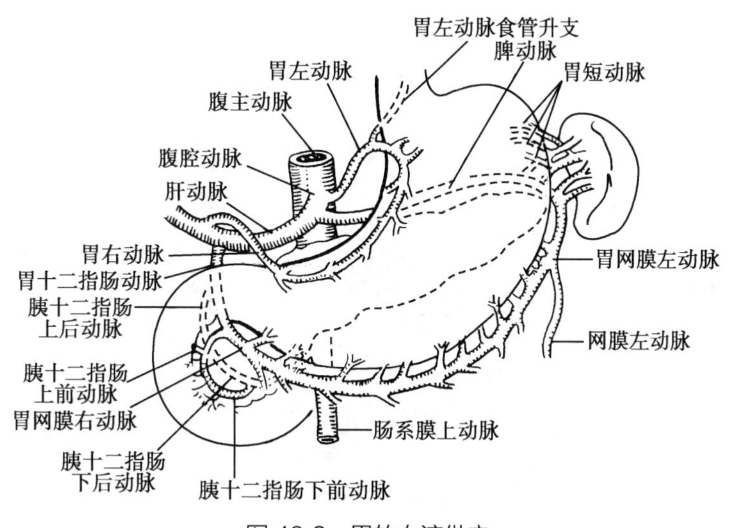

图48-2　胃的血液供应

1. 胃上组　又称胃小弯组，胃小弯淋巴液流入此组淋巴结，伴同胃左、右动脉排列，以胃左动脉为主，最上方为贲门旁淋巴结，与食管旁淋巴结相沟通。

2. 胃下组　又称胃大弯组，胃大弯侧下半部及大网膜淋巴液流入此组，伴同胃网膜左、右血管排列。

3. 幽门组　胃幽门部、十二指肠球部和胰头部淋巴液均流入此组，又分上下两组，分别位于胃右血管和胃网膜右血管旁。

4. 脾门组　收纳胃大弯上部及胰腺体尾部淋巴液，位于脾动、静脉旁(图 48-3)。

以上四组收纳的淋巴液最终汇入腹腔淋巴结，再进入乳糜池，经胸导管回流入左颈静脉。

胃周围淋巴结可进一步分为 16 组，一是分组更细，比如把幽门组分为幽门上组和幽门下组；把胃上组分为贲门右组、贲门左组、胃左动脉干组和胃小弯侧组等 4 组；把脾门组分为脾门组和脾动脉干组两组。二是扩大范围，包括肝总动脉周围组，肝十二指肠韧带内组，结肠中动脉周围组，腹腔动脉周围组，胰腺后方组，肠系膜根部组，直至主动脉旁组等，另外，还保留原有的胃大弯组。这种分组是为了便于施行胃癌根治手术时比较细致地标明淋巴结具体部位和扩大清扫周围淋巴结的需要。虽然一般情况下这些淋巴结群对应胃不同区域的淋巴引流，但是胃癌有可能会跳跃转移到其中任意的一组淋巴结。

（五）胃的神经

胃的神经支配属于包括交感神经和副交感神经在内的自主神经系统。交感神经的节前纤维来自 7~9 胸椎神经的交感神经纤维组成的大内脏神经，经过腹腔神经节成为节后神经纤维，伴随胃的动脉到达胃，作用是抑制胃的运动和减少胃液分泌。副交感神经即来自左右迷走神经，作用与交感神经相反，促进胃的运动，增加胃的分泌。交感神经和副交感神经纤维在胃壁黏膜下层和肌层组成神经网，协调胃的运动和分泌功能。交感神经的传出纤维经腹腔神经丛及内脏神经通路进入中枢神经系统，司胃的内脏感觉。

迷走神经的解剖和腹部手术关系密切。缠绕食管周围的迷走神经细小分支经食管裂孔进入腹腔，随即集合为左右两主干。左干贴近食管壁转向前方，亦可称之为前干，从左上向右下走行，在贲门水平分为两支，一支走向肝门，称肝支；另一支沿胃小弯下行，称胃前支，或称前拉氏(Latarjet)神经，在肝胃韧带内靠近胃小弯约 1cm 处下行，边向胃前壁发出 4~6 条分支至胃底和胃体前壁，行至胃角切迹附近时前支终端呈扇形分散为 3~4 支，因形如鸦爪(crow foot)，称之为前鸦爪支，进入幽门前壁。迷走神经右干，走行于食管右后方肌层外的疏松组织中，或称之为后干，较前干粗，在贲门稍下分为腹腔支和胃后支。胃后支靠近胃小弯下行，或称后拉氏神经，向胃后壁发出 2~3 条分支后，在胃角切迹附近也呈扇形分散开，是为后鸦爪支，进入幽门后壁。至少有 1/4 的人，其后干在分为腹腔支和胃后支以前，分出 1~2 细小支至胃底贲门部，在行迷走神经切断术时，如遗漏此支，可因切断不全而影响手术效果，故被外科医生称为罪恶支(criminal branch)(图 48-4)。

（六）胃壁组织学结构

胃壁分为四层，由内向外依次为：

1. 黏膜层覆盖整个胃腔表面，呈淡红色。胃窦部黏膜较厚，胃底部较薄。胃空虚时，黏膜沿纵轴出现 7~10 条纵行皱襞突入胃腔，胃扩张时即不

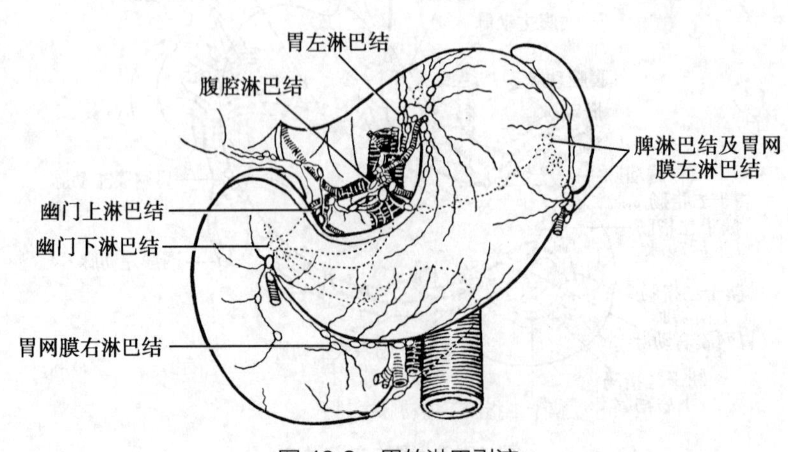

图 48-3　胃的淋巴引流

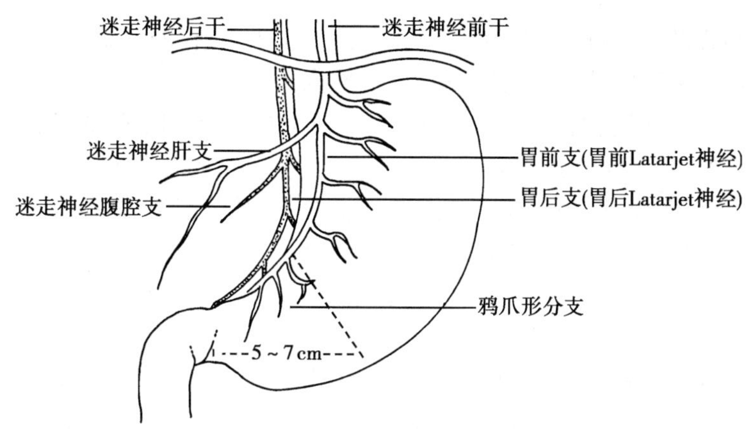

图 48-4 胃迷走神经

明显。皱襞形态的完整与否或异常改变，常为 X 线钡餐检查发现病变的依据。

2. 黏膜下层为疏松结缔组织构成，含有大量的血管丛、淋巴管丛和自主神经丛（Meissner 神经丛）。由于此层的存在，黏膜可以在肌层上滑动，手术时也可以比较容易地将黏膜由肌层上剥离下来。当然，上皮生长的癌组织也容易在黏膜下层扩散。幽门部的黏膜下层比较致密，血管、淋巴和神经组织也较少。

3. 肌层由三层不同方向的肌纤维组成，内层是斜行纤维，和食管的环行纤维相连，在贲门部最厚，逐渐变薄，在胃体部消失；中层是环行纤维，在幽门部最厚，向远端逐渐形成幽门括约肌；外层是纵行，与食管和十二指肠的纵行肌相连，在胃大小弯处最厚。胃肌层内也有自主神经丛（Auerbach 神经丛）。

4. 浆膜层即脏腹膜，在胃大小弯处分别和大小网膜相连接。

（七）胃黏膜组织学

胃黏膜由单层柱状上皮组成，表面有许多密集的小凹，称胃小凹，是黏膜大量腺体汇集的腺管开口处，彼此间距约 0.1mm，约占黏膜厚度的 1/4~1/2，贲门与胃体部较浅，幽门部较深，平均在 200μm 左右。每个腺体结构都像是一个细颈瓶，瓶底和瓶体由腺上皮细胞构成。胃小凹内的管状腺体主要有三种细胞：①壁细胞：分泌胃酸，H^+ 浓度可达 150mmol/L，远高于血液或体液的 H^+ 浓度（0.000 05mmol/L）。还能分泌一种称之为内因子的糖蛋白；②主细胞：分泌胃蛋白酶原；③内分泌细胞：散在分布于壁、主细胞之间。有分泌促胃液素（又称胃泌素）的 G 细胞，分泌生长抑素的 D 细胞等。靠近瓶颈部的杯状细胞分泌偏酸性的黏液。腺体开口处胃小凹之间的柱状上皮分泌略呈碱性的黏液。胃各部的腺体分泌功能不同，贲门部主要分泌黏液，无壁细胞和主细胞；胃底和体部所占范围最大，是含有上述腺体和分泌胃酸和胃蛋白酶原的主要部位；幽门部的腺体有所不同，主要是主细胞和黏蛋白原分泌细胞，基本上无壁细胞，故其分泌液偏碱性。幽门黏膜还存在较多的内分泌细胞。胃黏膜表面单层柱状上皮细胞则分泌含有多聚糖黏蛋白的黏液，为碱性或偏中性。

（八）胃的生理

1. 消化功能　胃是重要的消化器官，食物经咀嚼并混以唾液被吞咽入胃，再混以胃液，通过胃的蠕动，搅拌研磨，成为半液状的食糜，分次小量经幽门进入十二指肠及小肠，进一步消化和吸收，胃本身的吸收功能有限，仅能吸收少量的水、葡萄糖和盐。胃的消化功能主要靠其所分泌的消化性极强的胃液。胃液由黏液、胃酸（盐酸）和胃蛋白酶原组成，含有 90% 以上的水分，还有少量的电解质、HCO_3^- 和内因子等。胃酸是消化液的重要成分，由壁细胞产生，胃蛋白酶原接触胃酸后，其肽链即被裂解而成为具有活性的胃蛋白酶，消化食物中的蛋白质，最适宜的 pH 为 2，如 pH 超过 6，即被灭活而失效。食物中的碳水化合物由咽下唾液中的淀粉酶进行消化。脂肪在胃内只能被研磨搅拌，基本上不被分解。胃液中的内因子能与食物中的维生素 B_{12} 结合成复合物，使之不致遭到破坏，运送至回肠末段被吸收。胃表面上皮细胞分泌的黏液不溶于水，广泛覆盖于胃黏膜表面，形成厚约 500μm 的胶状黏液层，可以保护胃黏膜免受酸性胃液及蛋白酶的消化和固体食物的损害。胃黏膜的表面上皮细胞彼此连接紧密，细胞膜为脂蛋白，非脂溶性物质难以透过，从而阻止了胃腔内的 H^+ 向黏膜内逆行扩散。表面上皮细胞还能分泌 HCO_3^-，从黏液层的深部向表面弥散，如遇有向黏膜内扩散的 H^+，可予以中和，维持黏液层的 pH 梯度，表面 pH 为 2.25~2.31，深部靠近黏膜表面上皮的 pH 为 6.96~7.28，呈中性或偏碱，不但防止了 H^+ 的损害，而且使胃蛋白酶灭活，不致消化胃黏膜。胃的这种自我保护机制，称之为胃黏膜屏障，一旦被破坏，就会使黏膜受到严重损害。

2. 胃液分泌的调控　胃液的分泌可分为消化间期和夜间的基础分泌和进食后的餐后分泌。食物是胃液分泌的自然刺激物，进食后胃液分泌即刻增多，在整个消化过程中，胃液的分泌均受到神经体液的调控。根据调控的程序，可分为三期。

(1) 头期：食物对视觉、嗅觉和味觉产生强烈刺激，兴奋大脑皮质，通过迷走神经将冲动传导至胃黏膜和胃腺体，神经终端释放乙酰胆碱，引起富含盐酸和胃蛋白酶原的胃液大量分泌。血糖低于 2.8mmol/L 时，也可刺激迷走神经中枢，导致相同的胃液分泌。当迷走神经切断后，这种头期引起的胃液分泌即消失。

(2) 胃期：食物进入胃内，直接刺激胃窦部腺体的 G 细胞，分泌促胃液素，通过血循环传递至胃黏膜的壁细胞，促使胃酸分泌进一步增多。但酸性环境反过来又可抑制促胃液素的分泌，起到反馈性调节胃酸分泌的作用，切除胃窦后，胃期的胃液分泌即明显减少。另外，进食后，胃壁膨胀的机械性刺激和食物的化学性刺激也能兴奋迷走神经终端释放乙酰胆碱，促进胃液分泌。

(3) 肠期：食糜进入十二指肠和近端空肠后，可刺激该段的肠黏膜产生类似促胃液素的物质，即肠泌酸素，对胃酸的分泌也有促进作用。十二指肠内的酸性食糜还能刺激促胰液素、缩胆囊素、糖依赖性胰岛素释放肽（又称抑胃肽）等消化道激素的分泌，完善消化道的消化功能。

3. 胃的运动和排空功能　胃有较厚的肌层，由最内层的斜行肌、中层的环行肌和靠近浆膜的外层纵行肌构成，具有强有力的收缩功能。平时保持轻度张力，但对食物及水的容纳又有很大的顺应性，不致产生过度膨胀。空腹时有短暂的节律性蠕动，间有剧烈收缩，即所谓饥饿收缩。进食后可诱发胃收缩，由胃体部开始，向幽门方向行进，形成蠕动波，每数分钟有一个蠕动波到达幽门，此时幽门括约肌松弛，便于食糜进入十二指肠。胃的排空视食物的性状而异，一般混合性食物完全排空需 4~6 小时。平时幽门括约肌处于收缩状态，以防胆汁及十二指肠液反流。

（九）十二指肠的解剖和生理

十二指肠近端连接胃幽门，远端连接空肠，呈 C 形，成人长约 25~30cm。在解剖学上分为四部分：

1. 第一部　较短，约 3~4cm 长，但较粗，管径可达 4~5cm，故呈球形，又称球部，其体表投影位置相当于剑突和脐之间连线的中点偏右。自胃幽门起向右并稍向后向上走行，大部分为腹膜所覆盖，其上方与肝十二指肠韧带接连，后方为胆总管下段和胰头部。

2. 第二部　第一部远端垂直转向下行，又称之为降部，长约 7.5~10cm，基本上位于腹膜后，其内侧与胰头紧密相连，胆总管下端和胰腺导管开口位于其内侧壁十二指肠乳头处，在乳头上方 2cm 处可能还有一个副胰管开口，其后方为下腔静脉和右肾，其间为疏松结缔组织，容易分离开。

3. 第三部　降部转向左横行，又称横部（水平部），完全位于腹膜后，长约 7.5cm，其上方邻近胰头沟部，其后为第 3 腰椎体，肠系膜上动静脉在其远侧的前方纵行跨过。

4. 第四部　自横部远端转向上行，又称升部，长 3~5cm 不等，继而转向前向下，在横结肠下方与空肠相连接，称十二指肠空肠曲。有纤维束连于膈肌右脚与十二指肠空肠曲及升部之间，称十二指肠悬肌，或 Treitz 韧带，是辨认近端空肠的重要解剖标志。

十二指肠的动脉血供来自胰十二指肠上、下动脉。胰十二指肠上动脉是由肝总动脉发出的胃十二指肠动脉的分支，位于十二指肠降部与胰头部之间的沟内，成弓形，同时供应十二指肠和胰头的血运，二者密不可分。胰十二指肠下动脉为肠系膜上动脉的分支，位于十二指肠横部和胰腺之间的沟内，胰十二指肠上、下动脉又各分为前、后支，在胰腺前、后吻合成动脉环。

十二指肠黏膜在球部表面平滑，自降部以下出现横行皱襞，和小肠一样，显微镜下可看到突出肠腔的绒毛，绒毛及绒毛间的隐窝，表面有杯状细胞组成的腺体，分泌黏稠的碱性黏液，称之为 Brunner 腺，还有分泌十二指肠液的上皮细胞。此外，有多种内分泌细胞散布在黏膜内，分泌缩胆囊素、促胰液素、促胃液素、抑胃肽等消化道激素。

十二指肠黏膜分泌碱性肠液含有肠蛋白酶、麦芽糖酶、乳糖酶、蔗糖酶、脂肪酶等，再加上胆汁和胰液也直接流入十二指肠内，故对来自胃内的食糜有进一步消化的作用。十二指肠黏膜上皮也有一定的吸收作用，但比小肠差，水、葡萄糖、电解质可迅速被吸收。

（陈孝平）

第二节 消化性溃疡的外科治疗

一、概述和外科治疗简史

（一）概述

消化性溃疡（peptic ulcer，PU）是多种病因引起、发生于分泌胃酸和胃蛋白酶的胃肠道中的一种界限清楚的黏膜、黏膜下层和肌层的慢性局限性组织缺损、治愈后遗留瘢痕的病变，是全身疾病的局部表现。消化性溃疡的好发部位是胃和十二指肠，偶尔发生于食管下段、胃肠吻合口、小肠和含有功能性胃腺的小肠 Meckel 憩室等部位。多年来的研究和临床资料分析表明，胃溃疡和十二指肠溃疡在基本临床表现、治疗药物和手术基本方式等方面虽有共同之处，但在病因、发病机制、好发年龄和治疗方法等诸多方面又有不少差异，故新近常将其视为不同的疾病。本节将胃溃疡和十二指肠溃疡分开叙述。

消化性溃疡是最常见的消化系统疾病。以往有人估计，在一般的人群中，约 5%~10% 的人在其一生中某一时期患过胃或十二指肠溃疡。70%~90% 的消化性溃疡病例与幽门螺杆菌感染有关，其中，约仅 40% 的病例才会就诊看医生。该病也可因服用阿司匹林等非甾类抗炎药诱发或加重。

（二）消化性溃疡治疗沿革

早在公元前 400 年就有过胃溃疡切除的描述。古希腊伯罗奔尼撒半岛（Peloponnesus）东北海岸的城市埃皮扎夫罗斯（Epidaurus）神庙第二根柱子上记载，神医阿斯克勒庇俄斯（Aesculapius）在受约束的病人身上切除胃溃疡，然后又将其胃缝合，这是人类历史上有关胃手术的最早描述。十六世纪文艺复兴时期解剖学和十九世纪麻醉法和抗菌及灭菌术的出现催生了胃外科手术。19 世纪 80 年代初，溃疡并发症治疗首选外科手术治疗。1881 年，Woefler 首先应用胃空肠吻合术治疗消化性溃疡病人，后来发现，单纯胃空肠吻合后的吻合口溃疡发生率极高（34%）。1881 年，Billroth 在维也纳成功地为一位患胃癌的 43 岁家庭主妇做了胃切除和胃十二指肠吻合术，这就是第 1 例成功的胃切除术，后来称之为毕（Billroth）Ⅰ式胃切除术。1882 年，Von Rydigier 成功地为 1 例幽门溃疡并狭窄的病人施行了毕Ⅰ式手术，开创了消化性溃疡外科治疗的新纪元。1885 年，Billroth 又为另一位病人施行远端胃切除，并完成了胃空肠吻合，后人将此术式称为毕Ⅱ式手术。此后，治疗消化性溃疡的手术在法国和德国逐渐普及。就在消化性溃疡和胃癌行胃肠吻合术的初步报道不久，手术后胆汁性呕吐的问题备受关注。当时已经意识到，这一状况与胆汁和食物经输入襻再进入胃有关。1897 年，瑞士洛桑的外科教授 Cesar Roux 首先报道了用 Roux-en-Y（Roux-Y）吻合术取代以前的襻式胃肠吻合术。

随着胃生理、胃酸分泌和消化性溃疡病理生理的研究不断加深，消化性溃疡的治疗历史也随之不断改写。基于对迷走神经支配胃酸分泌的研究，美国生理学家兼外科医生 Dragstedt 在切断狗的迷走神经观察到胃酸分泌下降的基础上，于 1943 年开展了迷走神经切断术治疗消化性溃疡。时至最近 10 多年，转化医学（translational medicine）的概念才正式出现，但是，当时胃外科的发展已经充分体现了最原始的转化医学，即由动物实验向临床实际应用的转化过程。消化性溃疡外科手术的全盛时期出现在 20 世纪 40~50 年代。当时，消化性溃疡的外科手术成为普通外科医生最常使用的手术。在此时期，消化性溃疡外科治疗的远期并发症如术后腹泻和倾倒综合征等也得以重视和评价。20 世纪 60 年代末和 70 年代初，Morton，Grossman 和 Charles Code 在洛杉矶的消化性溃疡研究和教育中心成立了一个拥有大批内、外科专家的研究组，并致力于胃生理功能等方面的研究。由于对上消化道生理功能的深入认识，多种抗溃疡药物如抗酸剂、H_2 受体拮抗剂、质子泵抑制剂等相继问世并广泛应用。至 20 世纪 80~90 年代，消化性溃疡药物治疗的疗效已得到很大提高。1969 年，高选择性迷走神经切断术用于临床取得良好的效果，这一术式逐步成为消化性溃疡的主流术式。近 10 多年来，人们逐步认识到幽门螺杆菌感染是慢性胃炎、消化性溃疡的主要致病因素之一，而且与功能性消化不良、溃疡性食管炎也密切相关。在临床上使用抗幽门螺杆菌治疗后症状很快缓解，治愈率增高，且溃疡复发率明显降低。有鉴于此，消化性溃疡的外科手术比率明显下降，消化性溃疡需要手术治疗的病例比率已从20世纪80年代以前约10%下降到现在不足5%。

近30年来，特别是抑酸制剂出现后，美国、欧洲、亚洲等国家或地区消化性溃疡的住院率和外科手术率先后均有明显下降，其中，十二指肠溃疡下降幅度更明显，胃溃疡下降速度较缓和，但消化性溃疡的并发症发生率和急诊手术率并未见明显下降。而且，这些住院和手术病人的分布也趋向大龄化，这种倾向尤以女性病人更为明显。我国最近二、三十年间，溃疡病住院病人也明显减少。许多国家多年来十二指肠溃疡发病率明显高于胃溃疡，而在一些西方国家则胃溃疡发病率有逐步赶上十二指肠溃疡的趋势。在美国，十二指肠溃疡与胃溃疡的发病率之比已从过去的4∶1转变为现在的3∶2；而日本则胃溃疡的发病率一直高于十二指肠溃疡。目前国内尚缺乏以人口为基准的消化性溃疡流行病学的调查报道。最近一项由中国香港和美国联合的调查报道显示，消化性溃疡出血和穿孔的年发病率分别为每10万分之19.4~每10万分之57.0和每10万分之3.8~每10万分之14，死亡率的高低与老年、共存疾病、休克和延误治疗有关。目前，消化性溃疡并发症仍然是重要的公众健康问题。

二、十二指肠溃疡

【病因与病理】

消化性溃疡病的基础和临床研究历时超过一个世纪，但消化性溃疡病的病因及其发病机制至今尚未完全明了。多数学者认为，消化性溃疡的发病并非单一因素所致，是多种因素的综合作用。其发生是因胃酸、胃蛋白酶等攻击因素和胃黏膜保护因素间的平衡失调所致。胃酸的存在对溃疡形成固然是必需的，但大部分病人的胃酸分泌却在正常范围之内，提示消化性溃疡的发生可能与黏膜抗酸能力及抵抗胃蛋白酶损伤能力的减弱有关。幽门螺杆菌感染和非甾体类抗炎药（non-steroid anti-inflammatory drug，NSAID）的应用也是溃疡形成的重要因素。此外，吸烟、遗传、体质、精神、神经、体液和应激等因素也与消化性溃疡发生有关。

十二指肠溃疡多数发生在球部，溃疡周围的黏膜常有不同程度的慢性炎症，黏膜绒毛变短变厚，固有膜内有较多淋巴细胞、浆细胞浸润，有时黏膜上皮细胞呈上皮化生性改变。根据溃疡病变的深度可将消化性溃疡分成4度：Ⅰ度仅有黏膜糜烂和缺损；Ⅱ度指黏膜、黏膜下层缺损，称为溃疡；Ⅲ度者溃疡底深达肌层；Ⅳ度者肌层已断裂，溃疡中央的瘢痕组织突出形成胼胝性溃疡。Ⅱ~Ⅳ度溃疡治愈后有瘢痕残留。

【诊断】

1. 临床表现　十二指肠溃疡可发生于任何年龄，但最常见于20~40岁，男性病人约为女性的4倍。主要症状为上腹部疼痛，典型的溃疡症状具有明显的节律性，与饮食有关，多发生于餐后2~3小时，进食后可缓解。部分病人症状的季节性较强，常在秋末春初症状加剧。疼痛的部位多在上腹中线偏右，较为局限，性质为烧灼痛、隐痛、钝痛，服用制酸药物后可缓解。长期反复发作后，部分病人疼痛可放射至背部，提示溃疡可能穿透胰腺等脏器。体格检查可于上腹正中偏右有轻压痛。

2. X线钡餐检查　十二指肠球部溃疡典型X线钡餐造影可见球部出现龛影及周围黏膜纹向龛影集中，是十二指肠溃疡的直接征象，但大多数病例仅表现为间接X线征象，如球部激惹征、球部变形、幽门痉挛和变形，局部压痛等。炎性水肿和瘢痕化可致球部假憩室形成。

3. 胃镜检查　对症状典型或持续而X线表现不典型者，应行胃镜检查。目前，胃镜已成为消化性溃疡的主要诊断工具，对病灶的定位及观察准确度均很高，尤其电子胃镜的出现，大大提高了图像质量，有利于教学、远程会诊及学术交流。十二指肠溃疡绝大多数（90%）发生于十二指肠球部，最多见于球部前壁，其次为后壁、小弯侧及大弯侧，距幽门多在2cm以内。溃疡常为单个，也可在前壁和后壁出现对吻溃疡（kissing ulcer）。溃疡直径多在1cm以内，少有超过3cm者。有时溃疡底部可见管腔哆开的血管和凝血块，是溃疡近期出血的征象。溃疡瘢痕收缩常引起十二指肠球部变形，胃镜常可见这种变形引起的假性憩室。此外，胃镜下可见到溃疡的形态、大小、边缘状态、活动期或静止期等变化，取组织行病理学检查以区分病灶之良恶性，还可检测有无幽门螺杆菌感染。在伴有上消化道出血时，更可确定出血的部位、原因、是否正在出血，甚至可进行内镜下治疗出血及预测再出血的概率。超声胃镜可对胃壁损伤的层次进行扫描，但在消化性溃疡的诊断中其意义未必十分重要，有时为了解溃疡浸润深度和鉴别是否存在肿瘤，超声胃镜尚有可取之处。

4. 胃液分析及血胃泌素测定 胃酸分析不能作为确诊本病的依据，但如果最大泌酸剂刺激下仍无胃酸分泌，则可排除本病。近年来，由于胃肠X线技术的提高和胃镜技术的普及，胃酸分析已不作为胃部疾病的常规检查方法，但对复发性溃疡仍有诊断参考价值。如五肽胃泌素刺激的胃酸分泌功能检查在胃泌素瘤的诊断和治疗中具有重要意义。目前常用的方法是测定每小时基础胃酸分泌量（BAO）、胃酸最大分泌量（MAO）和胃酸高峰分泌量（PAO）。国人BAO的正常值为2~5mmol/h，MAO为3~23mmol/h，PAO为21mmol/h，正常BAO/MAO约为0.2。十二指肠溃疡者BAO常>5mmol/h，MAO或PAO常>40mmol/h，BAO/MAO之比为0.4左右。如BAO>15mmol/h，BAO/MAO ≥ 0.6，则需进一步排除胃泌素瘤。血清胃泌素测定对诊断或排除胃泌素瘤及胃切除术后的胃窦残留颇有帮助。

消化性溃疡应与胃癌、胃食管反流性疾病、慢性胃炎、慢性胰腺炎、胆囊炎和胆石症、胃非上皮性肿瘤等疾病鉴别。

【内科治疗】

无并发症的消化性溃疡应先行内科治疗，正规的内科治疗疗效比较满意。药物治疗的主要目的是解除症状、促进溃疡愈合、防止复发和预防并发症发生。

抽烟影响溃疡愈合，病人应当戒烟。如有可能，应停止服用阿司匹林或其他NSAID制剂。咖啡强烈刺激胃酸分泌，酒类损害黏膜，应尽量节制。

1. 抗酸剂 抗酸剂是治疗消化性溃疡的古老药物，能降低胃酸，餐后1小时服用作用更明显。常用剂量为200~1 000mmol/d，合适的剂量可降低副作用，服用1个月后溃疡愈合率约为80%。镁类抗酸剂中和胃酸作用最强，但常有腹泻的副作用。铝类抗酸剂与磷酸作用产生沉淀效应，偶然出现低磷酸血症，有时会出现便秘。因此，虽然抗酸剂愈合溃疡的作用可与H_2受体拮抗剂相媲美，但许多病人不能耐受高剂量、高频度服用抗酸剂。

2. H_2受体拮抗剂 结构上，H_2受体拮抗剂与组胺相似，在肝脏代谢，经肾脏排泄。法莫替丁作用较强，西咪替丁作用较弱。H_2受体拮抗剂持续静脉输注抑酸作用较间歇性给药强。不少的随机对照试验显示，H_2受体拮抗剂4周疗程的溃疡愈合率为70%~80%；8周疗程可达80%~90%。

3. 质子泵抑制剂（proton pump inhibitors，PPI） PPI与质子泵共价结合，与H_2受体拮抗剂比较，PPI抗分泌作用更强更持久。8项临床试验的资料显示，20mg剂量的奥美拉唑与300mg的西咪替丁比较，2周疗程溃疡愈合率可增加14%，4周疗程愈合率可增加9%。PPI的4、8周疗程的总溃疡愈合率分别为85%和96%。PPI的作用需要胃内的酸性环境，故不宜与抗酸剂或H_2受体拮抗剂联合使用。

4. 硫糖铝 硫糖铝结构上与肝素相关，但没有任何抗凝效应。虽然其作用机制目前尚未完全明了，其治疗消化性溃疡的作用比较肯定。硫糖铝每天4次，每次服用1g，共服4~6周，疗效明显优于安慰剂或H_2受体拮抗剂如西咪替丁。每天2次，每次2g，早餐后或睡前30分钟服用可获得相似的疗效。

5. 清除幽门螺杆菌 在非NSAID所致、通常是继发于幽门螺杆菌感染的溃疡，清除幽门螺杆菌可以极大地降低溃疡复发。对于十二指肠溃疡，在不附加其他治疗的情况下，成功愈合后的复发率为72%左右。H_2受体拮抗剂作为维持治疗，则复发率下降为25%。如清除幽门螺杆菌，则复发率仅为2%。目前有三合一的清除幽门螺杆菌制剂，这些制剂大部分用PPI结合抗生素如甲硝唑、克拉霉素或阿莫西林，这些制剂以2周为疗程，不含铋剂，且每天仅服2次。这些三合一制剂的细菌清除率为90%左右。

【外科治疗】

1. 手术适应证 绝大多数胃十二指肠溃疡属于内科治疗范围，仅小部分病人需要外科治疗。十二指肠溃疡外科治疗的适应证主要有两类：第Ⅰ类为发生严重并发症的十二指肠溃疡，如急性穿孔、大出血和瘢痕性幽门梗阻；第Ⅱ类为内科治疗无效或某些特殊类型的溃疡。内科治疗无效的十二指肠溃疡是指经过严格的药物治疗，症状持续不缓解或反复发作。从病理变化来看，大致相当于慢性穿透溃疡，或位于十二指肠球后的溃疡、复合性溃疡，或胃泌素瘤、多发内分泌腺瘤等引起的溃疡。从临床特点来看，溃疡疼痛的节律性消失，多变为持续性疼痛，进食和抗溃疡药物不能缓解疼痛，或发作时间延长等。对于这种难治性溃疡，既不能草率诊断，急于手术治疗，但也不能无限制的持续药物治疗。虽然各医院掌握的标准不尽相同，但选择手术治疗的具体临床标准大致是：①病史多年，发作频繁，病情越来越重，疼痛难忍，至少经1次严格的内科治疗，未能使症状减轻也不能防止复发，以致影响身体营养状态，不能正常生活和工作；②经 X 线钡餐检查或胃镜检查，证实溃疡较大，球部严重变形，有穿透到十二指肠壁外或溃疡位于球后部者；③过去有过穿孔或反复出血，而溃疡仍呈活动性；④胃泌素瘤病人。

2. 手术方式及其理论依据　大多数胃溃疡病人的胃酸分泌呈正常或偏低状态。幽门功能障碍，胃排空延缓，十二指肠内容逆流，药物对胃黏膜刺激，胃黏膜的慢性炎症，H^+ 逆向弥散等使局部黏膜防御屏障功能低下是胃溃疡发病的相关因素；而多数十二指肠溃疡病人的迷走神经兴奋性增强，胃黏膜壁细胞群增多，胃酸分泌旺盛，尤其在消化间歇期及空腹时最为明显。因此，十二指肠溃疡手术治疗的主要目的是降低胃酸分泌，胃溃疡则应切除有慢性炎症的胃窦，同时切除病灶以防恶变，及切除部分分泌胃酸的黏膜以免发生吻合口溃疡。

3. 手术方式　目前，消化性溃疡手术方法主要有两大类：①各种类型的胃部分切除术，切除胃窦以消除窦相分泌，同时切除部分壁细胞群，使胃酸分泌减少；②各种类型的迷走神经切断术，以消除胃酸的脑相分泌。

(1) 胃部分切除术：20 世纪 40 年代之前，单纯胃空肠吻合术在消化溃疡应用较为普遍，但胃空肠吻合术引起吻合口溃疡发生率较高，因此被胃部分切除术取代，胃切除成为治疗消化性溃疡的主流手术之一，尤其是在我国，使用更为普遍。数十年来，胃部分切除术术式虽有变更和改良，但根据切除后胃空肠重建方法的差异，传统上可简单地分为两种类型，即毕（Billroth）Ⅰ、Ⅱ式吻合（图 48-5）。

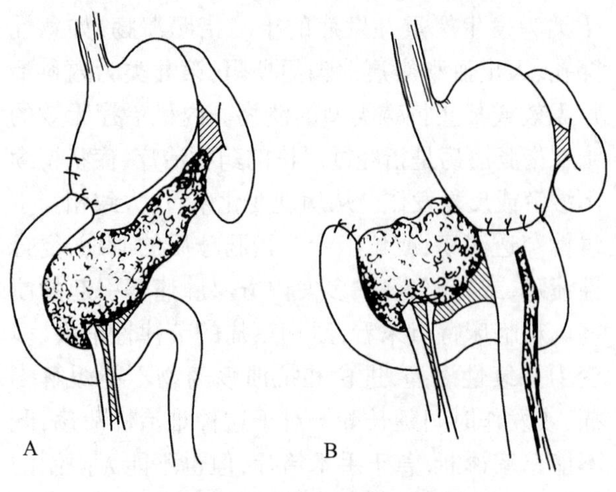

图 48-5　胃部分切除毕式吻合
A. 毕Ⅰ式吻合；B. 毕Ⅱ式吻合

此外，Roux-Y 吻合（图 48-6）也有作者使用。最近的前瞻性随机对照和长期随访的研究结果显示，无论从有无症状、Visick 评分、远端食管内镜所见、残胃正常和胃底肠化生等方面比较，Roux-Y 吻合明显优于毕Ⅱ式吻合组。最近的回顾性研究也提示，在术后反流性食管炎发生率方面 Roux-Y 吻合优于毕Ⅰ式吻合。

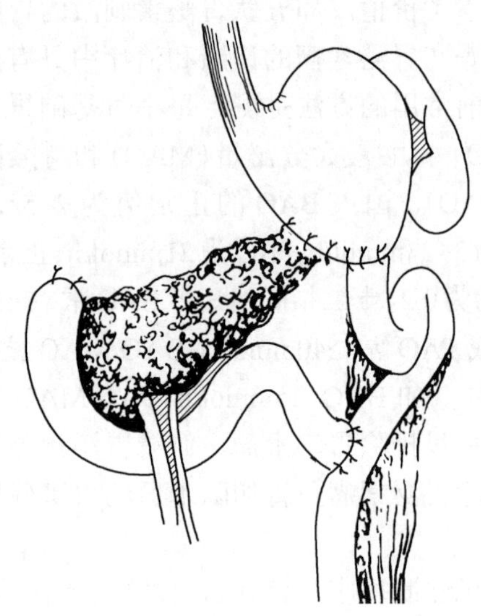

图 48-6　胃部分切除的 Roux-Y 吻合

毕Ⅱ式胃空肠吻合又可以根据吻合口与横结肠的关系分为结肠前和结肠后吻合两种；根据残胃断端有无部分闭合又可以分为全口吻合和半口吻合；根据空肠进入胃的位置分为输入襻对大弯和输入襻对小弯两种（图 48-7）。目前没有证据显示，这些术式的变化会导致手术时间、手术疗效和并发症率等发生变化。

胃切除术通常切除远侧胃 3/4~2/3，包括胃体的大部分、全部胃窦、幽门和十二指肠第一部，故这种手术又称胃大部分切除术。其治疗的理论依据是：①切除了整个胃窦部黏膜，即切除了分泌胃泌素的 G 细胞，消除了产生胃酸的体液因素；②切除大部分胃体，即切除了大部分主细胞和壁细胞，极大降低胃酸和胃蛋白酶的分泌；③神经性胃酸分泌也有所降低；④切除了溃疡的好发部位（十二指肠第一部、幽门管和胃窦小弯侧）；⑤胃部分切除术后，幽门的作用不复存在，胃内容物在胃内停留的时间缩短，碱性十二指肠液反流入胃，中和了残胃分泌的胃酸；⑥切除了溃疡病灶，但病灶切除并不是绝对必要的。

(2) 迷走神经切断术：临床上用迷走神经切断术治疗十二指肠溃疡约有 60 多年的历史，是治疗消化性溃疡，特别是十二指肠溃疡的另一重要手术方法。壁细胞在迷走神经释放的胆碱、胃泌素和组胺三种刺激因素的作用下增强胃酸分泌。迷走神经切断治疗消化性溃疡的基本原理为:①阻断了迷走神经对胃壁细胞的刺激作用,消除了神经性胃酸分泌及胃泌素释放;②降低了胃壁细胞分泌胃酸腺体对胃泌素和组胺的刺激反应。因此,迷走神经切断手术可大大降低胃酸的分泌。根据“没有胃酸就没有溃疡”的经典理论,20 世纪 40 年代初起,迷走神经切断术一直被用于治疗消化性溃疡。但是,迷走神经切断后降低胃酸的确切机制还未完全阐明。

迷走神经切断术的基本术式有三种(图 48-8):①迷走神经干切断术(truncal vagotomy,TV);②选择性迷走神经切断术(selective vagotomy,SV);③高

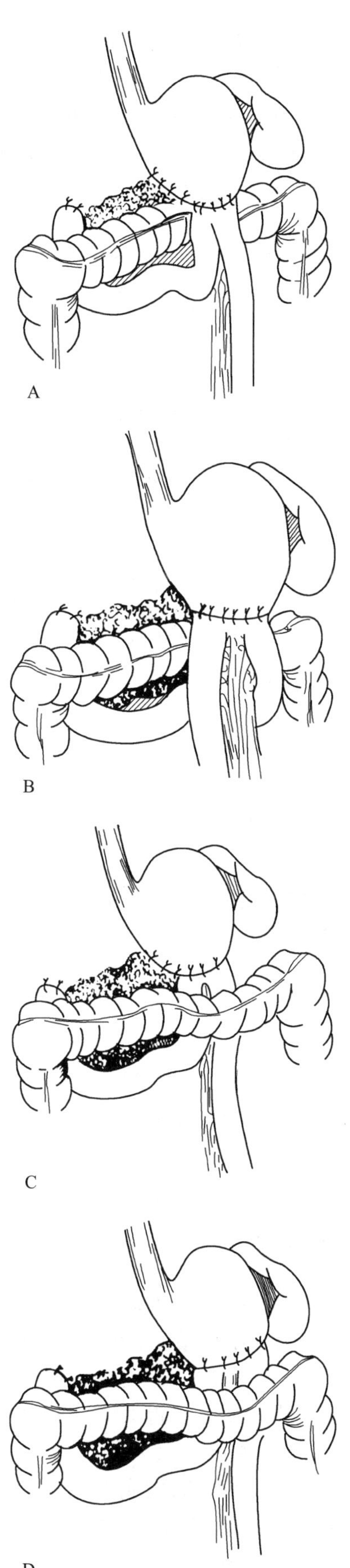

图 48-7 毕Ⅱ式各种吻合方式
A. 结肠前半口吻合;B. 结肠前全口吻合;
C. 结肠后半口吻合;D. 结肠后全口吻合

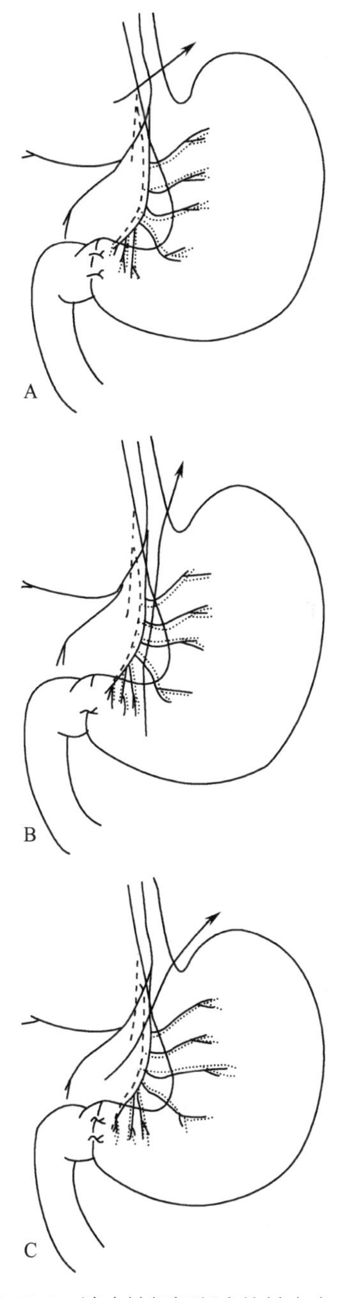

图 48-8 迷走神经切断术的基本术式
A. 迷走神经干切断术;B. 选择性迷走神经切断术;
C. 高选择性迷走神经切断术

选择性迷走神经切断术(highly selective vagotomy, HSV)又称壁细胞迷走神经切断术(partial cell vagotomy, PCV)或胃近端迷走神经切断术(proximal gastric vagotomy, PGV)。

迷走神经干切断是在迷走神经由胸腔进入腹腔后,在分出肝支和腹腔支之前切断迷走神经干,是一种全腹腔内脏迷走神经切断术,切断了胃至右半结肠的消化道和肝胆胰的迷走神经支配。选择性迷走神经切断术是在左、右迷走神经分别分出肝支和腹腔支之后切断迷走神经,是一种切断全胃迷走神经支配的手术,临床上较少使用。

迷走神经干切断和选择性迷走神经切断术由于切断了胃窦的迷走神经支配,对胃的收缩和舒张及胃壁特别是胃窦部蠕动功能影响较大,手术后可引起较严重的胃排空障碍而发生胃潴留。因此,这两种迷走神经切断术需要附加胃的各种引流手术。常用的引流手术有幽门成形和幽门窦旁路两种手术。幽门成形术以 Heineke-Mikulicz 法最常用(图 48-9),但如十二指肠变形比较严重,可改用 Finney 幽门成形术或幽门窦旁路手术,后者包括胃十二指肠吻合术和胃空肠吻合术。胃空肠吻合术简单易行,安全性也较满意,是最常用的胃引流手术。

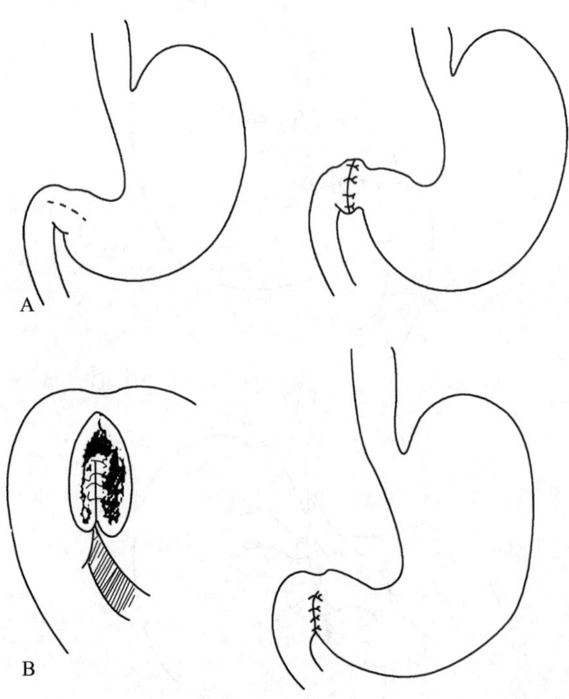

图 48-9 幽门成形术

A. Heineke-Mikulicz 幽门成形术;B. Finney 幽门成形术

迷走神经干切断加引流术切断了胃的所有迷走神经支配,其优点是具有确切的制酸效果,基础胃酸和胃蛋白酶分别可降低 78% 和 60%;操作并不复杂,手术时间短,在十二指肠球部溃疡并出血需要开放球部对出血灶进行缝扎时更加显示其优越性。迷走神经干切断加引流术后引起倾倒综合征的发生率与胃窦切除相近,但比高选择性迷走神经切断术高。

高选择性迷走神经切断术只切断胃大部分近端的迷走神经支配,保留胃窦部"鸦爪"形的 Latarje 迷走神经支配,不必要附加引流手术,是目前治疗消化性溃疡特别是十二指肠溃疡的首选手术。

除此以外,迷走神经切断手术还有一些改良术式,如迷走神经干切断加胃窦切除术、迷走神经后干切断合并胃体和胃底的小弯前侧浆肌层切开术(Taylor 手术)。从手术操作的角度看,Taylor 手术特别适合腹腔镜进行手术。该手术不需要附加胃引流手术。虽然切断了迷走神经后干,其胃排空障碍和腹泻的发生率与高选择性迷走神经切断术相近。其远期疗效即溃疡复发的预防有待更长时间的观察。

腹腔镜迷走神经切断术也是比较成熟的手术,特别是迷走神经干切断术附加胃空肠吻合术治疗消化性溃疡或合并胃出口梗阻更是腹腔镜手术的优势项目。

迷走神经切断术存在下列缺点:①胃张力和蠕动减弱,幽门也可能发生痉挛,其结果是胃排空能力降低,胃内容物滞留,长时间食物滞留可以持续刺激胃窦部黏膜,使其释放胃泌素,从而增加胃酸分泌,形成胃溃疡;②如果支配胃的迷走神经纤维切断不完全,仍可有神经性胃酸分泌。由于解剖上的变异或操作上的困难,约有 5%~10% 的病人,术后证明神经切断不完全而影响治疗效果;③神经切断后神经再生的问题也仍未完全解决。

三、胃溃疡

胃溃疡在世界各地的发病率不尽相同,日本和南美高于欧洲和美国。在一般地区,胃溃疡与十二指肠溃疡之比为 1:2~1:4,而在胃癌高发地区则相反,其机制尚未明了。胃溃疡的发病年龄多在 30~40 岁,也有资料提示其发病高峰为 40~50 岁。男性较女性易患胃溃疡,发病率随年龄增长而上升。胃溃疡好发于胃窦黏膜和胃体黏膜交界处的小弯侧,约占 95%,其中 60% 又位于离幽门 6cm 之内。胃酸分泌量因溃疡不同位置而异,越靠近贲门的溃疡,酸分泌越低。与十二指肠溃疡比较,药物治疗对胃溃疡效果较差。

【病理与分型】

溃疡活动期间，病灶底部的典型病变可分为4层：①渗出层；②坏死层；③肉芽组织层；④瘢痕组织层。Johnson等按胃溃疡的部位、临床表现和胃酸分泌情况将胃溃疡加以分型，后又经Csendes补充，将胃溃疡共分成四型。Ⅰ型：最常见，占75%，位于胃小弯角切迹附近，多在胃窦黏膜和胃体黏膜交界处，因胃窦黏膜大小的变异，溃疡可发生在小弯贲门下4cm至幽门近端2cm之间，一般认为是由于胃黏膜对酸-胃蛋白酶活性的正常防御能力减弱所致，胃酸分泌正常或偏低，而胃泌素偏高。本型的真正病因尚未明了。Ⅱ型：十二指肠溃疡合并胃溃疡，常先发生十二指肠溃疡，并发胃排空延迟，使酸-胃蛋白酶活性增加，因而继发胃溃疡，本型占22%。胃酸分泌情况与十二指肠溃疡相同，为高酸分泌。本型内科治疗往往无效，且易合并出血，常需外科手术治疗。Ⅲ型：幽门管溃疡或近幽门3cm以内的胃溃疡，本型约占20%，和十二指肠溃疡类似，通常为高胃酸分泌。Ⅳ型：高位胃溃疡，较少见，但在智利，其发病率高达胃溃疡的27.4%。溃疡多位于胃上部，距食管胃连接处4cm以内，在2cm以内者称之为近贲门溃疡。病人血型多为O型，属低胃酸分泌，常有穿透性溃疡，易并发出血和再出血，穿孔和梗阻少见。Ⅴ型：可发生在胃的任何部位，病因与使用非甾体类抗炎药有关。

【诊断】

1. 临床表现　主要症状为上腹部疼痛，但其节律性和时效性与十二指肠溃疡不同，进食后多数不缓解，疼痛多在餐后0.5~1小时开始，持续1~2小时不等。不少病人诉稍食即饱，常伴恶心、食欲不振、甚至呕吐，以致病人进食减少，体重减轻。发作的周期性较十二指肠溃疡为长。体检可能无特殊发现，有时上腹有轻压痛。一些病人可患无症状性溃疡，溃疡偶然由X线钡餐或胃镜检查而发现，或由于并发症（穿孔、出血）手术而证实。

2. 辅助检查

（1）X线造影检查：慢性胃溃疡主要表现为一个边缘平滑整齐的龛影，龛影的轮廓突出于胃腔之外，其周围黏膜呈放射状集中。龛影的切面观常见到项圈征、狭颈征和黏膜线征（或称为Hampton线征），是良性胃溃疡的重要X线特征。溃疡边缘及底部不规则，常表示病变仍处于活动状态。龛影直径以1~1.5cm多见，且一般在2.5cm以内，80%的溃疡直径≤2cm。X线诊断胃溃疡的敏感性与溃疡的大小和位置有关。沿胃小弯侧的小溃疡常易于发现，胃底和沿大弯侧的溃疡则不易发现。

（2）胃镜检查：未经治疗的溃疡胃镜下所见溃疡的形状多为圆形或椭圆形，边缘稍呈红色，隆起不明显，溃疡基底可见白色纤维蛋白沉积。溃疡周围有放射状的黏膜皱襞，每一皱襞均延伸至溃疡边缘，此现象用常规前视式内镜不易看到，可改用侧视镜观察。在溃疡愈合时，溃疡特征则有所改变，轮廓和颜色均发生不规则变化。内镜检查是胃溃疡必要的检查，通过胃镜检查可区分溃疡属活动期、愈合期或瘢痕期，胃镜下活检更可区别良性或恶性溃疡。内镜的细致观察，溃疡边缘多点多象限的组织学活检和刷洗液细胞学检查，诊断的正确性提高至98%，尤其是对发现早期胃癌有重要的意义。

【治疗】

1. 内科治疗　良性胃溃疡无并发症时，可用内科治疗，溃疡愈合时间约需8~12周，而大的溃疡则需更长的时间。首先必须消除致溃疡因素，包括戒烟、戒酒，避免严重的应激反应对胃黏膜的刺激，停止应用激素和NSAID等。对于胃溃疡，最有效的药物是H_2受体拮抗剂和质子泵抑制剂。

2. 外科治疗

（1）外科治疗适应证：原则上胃溃疡的外科手术适应证较十二指肠溃疡宽松，理由如下：①胃溃疡症状较剧烈，对内科治疗疗效较差，又易复发；②胃溃疡病人多数年龄较大，体弱，一旦发生大出血、急性穿孔等严重并发症，手术危险性较大；③胃溃疡可发生恶变，而胃溃疡、溃疡恶变和早期胃癌有时难以鉴别；④手术治疗胃溃疡的效果满意。

胃溃疡的手术适应证：①经过短期（4~6周）内科治疗无效或愈合后复发；②年龄超过45岁的胃溃疡病人；③X线钡餐或胃镜证实为较大溃疡或高位溃疡；④不能排除或已证实为溃疡恶变者；⑤以往有一次急性穿孔或大出血病史，而溃疡仍为活动期者。

（2）外科治疗方法：与十二指肠溃疡需作胃大部切除不同，胃溃疡的手术只需作40%~50%的胃远端切除，且可用毕Ⅰ式重建胃肠道的连续性。对于危重病例，也可采用迷走神经干切断加幽门成形术治疗胃溃疡。Ⅲ型胃溃疡由于胃酸分泌增高，其治疗原则与十二指肠溃疡相同。

四、消化性溃疡的并发症

（一）溃疡出血

出血是消化性溃疡最常见的并发症，也是上消化道大出血最常见的原因。约15%~25%的消化性溃疡病人可出现较明显的出血。男性明显多于女性，其比率为5.5∶1。十二指肠溃疡并出血者比胃溃疡多见，约为胃溃疡的3~4倍，其中以十二指肠球部后壁溃疡及球后溃疡更易发生出血。在并发出血之前，大多数病人有长期反复发作的上腹疼痛病史，但10%~15%病人的以出血为消化性溃疡的首发症状，尤以老年人多见。第一次出血后易发生再次出血，十二指肠溃疡再次出血率为30%~50%，胃溃疡再次出血率为6%~40%。如因溃疡出血而行胃部分切除术，以后5年内约有30%病人可再发出血。

【病因与病理】

溃疡并发出血多由于其基底或其周围血管破裂所致。饮食失调、精神过度紧张、疲劳、服用对胃肠黏膜有损害的药物如糖皮质激素、非甾体类抗炎药、磺胺、抗凝剂及吸烟、酗酒等或伴随疾病恶化均可使溃疡活动而引起出血。出血量和速度与被侵蚀血管的种类、内径、血管的收缩状态和病人的凝血功能有关。溃疡的病期、类型、部位、大小、深浅等与出血有一定关系。溃疡底部肉芽组织中的小血管受侵蚀所致的出血，常表现为渗血，多为小量而暂时的出血；溃疡周围黏膜糜烂引起的出血，一般量不大。球部溃疡引起大出血常常为十二指肠动脉破裂；胃小弯溃疡大出血多为胃左动脉的分支破裂。胃溃疡直径≥2.5cm，十二指肠球部后壁溃疡及球后溃疡易并发大出血。老年溃疡病人常伴有动脉硬化，由于动脉收缩不良而易致大出血。十二指肠前壁缺乏较大血管，该处溃疡则不易并发大出血。

【临床表现】

临床表现与出血的量和速度有关，小量缓慢出血常表现为大便潜血阳性和小细胞低色素性贫血。急性大出血则表现为呕血和黑便。十二指肠溃疡出血者黑便比呕血多1倍，而胃溃疡出血则呕血与黑便比例相近。十二指肠溃疡急速大出血时，血液常反流入胃，可有呕血，但仍以便血为主。血液在胃内存留时间长，通过胃酸作用，血红蛋白转变成正铁血红蛋白，使呕吐或胃管排出的胃内容物呈咖啡色；胃出血时如血液未经胃酸作用，呕吐物则为鲜红色或带有血块。如果出血量不大，速度较慢，常只表现为黑便，可呈柏油样。若大量快速出血刺激肠道蠕动，血液在肠内停留时间短，不能与肠内硫化物形成硫化铁，则大便呈红色或鲜红色。

溃疡合并出血的全身症状与失血量、出血速度、持续时间、有无继续出血、出血前血红蛋白水平、年龄以及有无伴发其他严重疾病等有关。一般健康成人，出血量不超过500ml，可无明显症状。大量出血常可出现休克征象。失血量在1 000ml以上，可出现心悸、乏力等。超过1 500ml，便可发生低血压、眩晕、昏厥等。如在15分钟内丢失2 000ml血液，则不可避免地出现重度休克以至死亡。低血容量休克为大出血的主要表现，表现为脉速、收缩压低于10.7kPa（80mmHg）、四肢湿冷、苍白、呼吸浅促、口渴、恶心、烦躁不安等。急性失血持续不止，脑血流量减少，可发生精神错乱，并发展为神志淡膜、反应迟钝；严重心肌缺氧可致心力衰竭；肾脏供血不足可致尿少，甚至出现急性肾衰竭；老年病人冠状动脉供血不足可诱发心肌梗死。

溃疡并发出血前，常因溃疡局部的充血加剧而致上腹痛加重，出血后则因充血减轻及胃内血液对胃酸的中和与稀释作用，腹痛随之缓解，但约25%的出血病人无溃疡疼痛的典型症状。在大出血24小时内，病人可开始发热，体温多在38.5℃以下，持续3~4天后自行缓解，其机制未明。

【辅助检查】

（1）实验室检查：一般在出血3~4小时后开始出现贫血，血红蛋白水平、红细胞计数、血细胞比容的数值下降。贫血的程度除取决于失血量外，还和出血前有无贫血、出血后液体平衡状况等因素有关。在大出血后2~5小时，白细胞计数升高可达$(1\sim2)\times10^{10}$/L，但一般不超过1.2×10^{10}/L，止血2~3天后恢复正常。血尿素氮在出血数小时后开始升高，约24~48小时达高峰，但大多数不超过14mmol/L。肠性氮质血症主要由于大量血液进入肠内，其蛋白代谢产物被吸收所致，此外，周围循环不良或衰竭，肾血流量与肾小球滤过率下降，也与血尿素氮升高有关。

（2）胃镜检查：胃镜检查不仅可观察病变性质，还可观察到活动或近期出血的征象。活动性出血血液新鲜，近期出血病灶呈黑褐色或附有凝血块。急诊胃镜检查并不增加大出血的危险性，故应在出血后24~48小时内尽早进行，其诊断准确率可达90%以上。检查前，先用冷盐水或加去甲肾上腺素盐水洗胃以保证视野的清晰度。若病人病情危重，应在积极输血、补液等处理下，一旦血压稳定或接近正常，争取在病床旁或手术台上进行胃镜检查。内镜下还可进行止血治疗，必要时可做病理检查。因此，胃镜检查为目前诊断上消化道出血的首选方法。

(3) 选择性腹腔动脉造影：对胃镜检查未发现出血病变而又急需确诊者，可采用此法。活动性出血速度达 0.5ml/min 以上，则可见有造影剂自血管外溢，由此可明确出血部位。本方法对疑难的上消化道出血有诊断和鉴别诊断价值。此外，还可行药物灌注或栓塞止血治疗。

(4) 放射性核素检查：^{99m}锝(^{99m}Tc)标记自体红细胞进行腹部扫描检测，为非创伤性诊断方法，而且重症病人也能耐受此项检查。可测定 24 或 36 小时的出血，其敏感性高于内镜和动脉造影检查，但此检查因为有时因为难于精确定位、往往出血速率大于 0.5ml/min 才能出现阳性结果、检查方法较繁杂等方面的问题而临床上较少使用。

【诊断】

根据消化性溃疡病史和出血的临床表现，出血前溃疡活动所致上腹疼痛加重，出血后疼痛减轻或缓解，诊断溃疡并出血一般并不困难。对临床表现不典型而诊断困难者，应争取在出血 24~48 小时内行急诊胃镜检查，以便获得及时诊断。Cotton 等报道在十二指肠溃疡中有 26% 的病人出血并非由溃疡引起，因此，须注意消化性溃疡病人有无伴发急性胃黏膜病变、慢性胃炎、胃黏膜脱垂、Dieulafoy 病、食管贲门黏膜撕裂综合征等引起出血病变。45 岁以上的病人、特别是老年人须与胃癌并出血鉴别，还应与门静脉高压、食管胃底静脉曲张破裂大出血相鉴别。门静脉性肝硬化伴有消化性溃疡并出血时，可被误诊为食管胃底静脉曲张破裂出血。曾有报道指出，30%~40% 肝硬化病人出血不是食管胃底静脉破裂引起，而是来自消化性溃疡、急性胃黏膜病变等原因引起的出血。

除了病因诊断，还应对出血量进行估计。出血量估计主要根据血容量减少所致的周围循环衰竭表现，并可参考呕血与黑便的频度与数量，以及病人的血红蛋白、红细胞计数、血细胞比容的数值，并对血压、脉搏、中心静脉压作动态观察，结合病人对补液和输血的效果加以判断。所谓大出血，目前尚无确切诊断标准，一般指在数分钟或数小时内失血超过 1 000ml 或循环血量丧失 20% 以上，临床上常出现低血容量性休克，血红蛋白低于 80g/L，红细胞计数低于 3×10^{12}/L。大便潜血试验阳性提示每日出血量在 5ml 以上，当出现黑便时，一般每日出血量在 50~70ml 以上；胃内积血 250~300ml 以上即可出现呕血。经输血纠正血容量后，与出血前比较，血红蛋白每下降 1g 则提示失血量约 400ml。

对出血病人判断出血是否停止及有无再出血极其重要。判断出血是否停止应根据血压、脉搏、中心静脉压(CVP)的改变，并参考血液检查及呕血、黑便等加以判断。以下几点为持续出血的表现：①反复呕血，或胃管引流液持续为血性，或黑便持续存在，次数增多，粪质稀糊状或柏油样，颜色暗红，伴肠鸣音亢进；②周围循环衰竭的表现经补液输血而未见明显改善，或虽有好转而再度恶化，心率 120 次 /min 以上，收缩压低于 12kPa(90mmHg)或较基础血压低 25% 以上，CVP 仍有波动，或稍稳定后又再下降者；③脸色苍白、冷汗、烦躁不安、四肢厥冷等；④红细胞计数、血红蛋白及红细胞压积继续下降，网织红细胞计数持续升高；⑤在补液与尿量足够的情况上，血尿素氮持续不降或再次增高；⑥内镜下见病灶部位或边缘有新鲜出血或渗血；⑦选择性腹腔动脉造影阳性者。

【病情评估与病人分类】

传统上，对每一位消化性溃疡合并出血病人需要思考的问题依次为：出血量的大小、是否还在出血、出血的大致部位、病变性质和处理。这一思维方式目前还有重要的现实意义。近 10 年来，由于内镜设施和技术的进一步提高，绝大多数消化性溃疡合并出血可获得准确的定位。因此，接诊初期，在血容量复苏的同时，对出血强度和再出血的风险进行评估，根据评估将病人分类处置备受重视。

估计出血的强度和再出血的风险对于制订治疗计划非常重要。不同风险的病人应安排入住不同的科室，内镜干预的时机也有所不同，药物治疗和监护的强度也有明显的差别。大多数胃肠内、外科医生可以根据出血的征象作出风险高低的判断，但推荐使用 Rockall 等的预后评分标准进行评估。Rockall 评分标准包括下列指标：年龄、有无休克(心率和血压)、合并其他疾病情况、内镜所见和诊断的疾病种类。Rockall 评分 0~2 分的病人属轻、中度出血，再出血的风险只有 6%，死亡率则在 2% 以下。这类病人可入住内科，并争取在入院后 24 小时内施行内镜检查和干预。评分等于或超过 3 分的病人，则需进行密切监护，尽快进行内镜检查和干预。病人评分等于或超过 8 分时，属紧急情况，再出血的机会几乎达到 40%，致命的可能性也在 40% 左右。因此，大出血病人如脉搏 >100 次 /min，动脉血压在 100mmHg 以下，年龄 >60 岁者，应将病人安置在方便多学科专家共同诊治的科室。Rockall 评分标准被公认为最简便快捷的评估方法。该法使用最广泛，并得到多项研究验证。另一种评估标准是 Blatchford 评分法，该法用临床和生化指标,不使用内镜,危险因素是血尿素氮升高、血红蛋白减低、收缩压下降、心动过速、黑便或昏厥、肝心疾病。

【非手术治疗】

(1)一般处理:卧床休息,适当镇静,注意保暖,必要时吸氧,在休克状态或胃胀满、恶心情况下应禁食,对小量出血,无呕吐的病人,可进流质或半流质易消化的饮食。对于大出血者,应停留胃管行胃肠减压,一方面减少胃液在胃内停留时间,从而起到间接抗酸并辅助止血的作用,另一方面还可持续观察出血情况,随时掌握病情。

(2)补充血容量、抗休克:对于大出血的病人首先应补充有效循环血容量,最佳的办法是短期内快速输血。要求在1~3小时内将丢失量的1/4~1/3输入。建立两条输液途径,输血、补液同时进行。在血源未解决前先补液,可输入生理盐水、平衡盐溶液,葡萄糖盐水及代血浆或低分子右旋糖酐,以提高血浆胶体渗透压,恢复血容量、改善微循环。血压恢复稳定后,输液速度和种类就根据CVP和每小时尿量来决定,一般维持尿量25~50ml/h。多不主张应用血管收缩药物,在大量输液时,可应用洋地黄增强心脏功能,以防止发生心力衰竭。

(3)局部药物止血:这是最常用的应急处理方法。对出血严重者,可用去甲肾上腺素4~8mg加入100ml生理盐水(或冰盐水)中,口服或经胃管注入,此法可使胃血管暂时性收缩,从而达到止血目的,10~15分钟可重复一次。如果在应用2~3次后仍出血,应放弃此法。凝血酶用磷酸盐缓冲液或牛奶溶解后口服或胃管注入,每次用量500~10 000U,每4~6小时可重复使用,用量视出血量和频度而定。一次剂量最好分次服用,服药后翻转体位,使药物充分与出血灶接触。也有人应用云南白药、抗酸剂(氢氧化铝凝胶)、黏膜保护剂(硫糖铝)等,这些药物可影响内镜下观察和治疗,应用前应慎重考虑。

(4)全身用药:药物治疗是消化性溃疡出血治疗和预防再出血的重要措施。其目标是有效抑制胃酸分泌。文献资料证实,给予质子泵抑制剂维持胃酸pH 6以上最少72小时可以获得最大效益。

与组氨酸H_2受体拮抗剂或安慰剂比较,PPI预防再出血的作用更明显。PPI能降低高危再出血病人与再出血相关的死亡率约2%~3%,而且,PPI能降低输血的需求量,缩短住院时间,减少病人的手术比率。有研究证明,PPI在亚裔病人的作用更强于白种人;埃索美拉唑静脉给药作用比奥美拉唑、雷贝拉唑(rabeprazol)、兰索拉唑和潘妥拉唑更好。高剂量的PPI,即80mg静脉推注后,以每小时8mg静脉滴注维持72小时,再每天口服40mg维持1周可减少再出血,减少高危病人手术率和因出血性休克所致的死亡率。由于H_2受体拮抗剂未能降低出血复发率,因此不提倡常规应用,H_2阻断剂在缺少PPI时使用。用于消化性溃疡出血的药物尚有:中和胃酸药、黏膜保护剂、生长抑素和血管加压素及抗生素(用于清除幽门螺杆菌)。生长抑素可降低内脏血流,在缺乏设备或技术人员而不能行内镜干预、病人禁忌施行内镜干预、血流动力学未受控制时可以使用。内镜干预前使用质子泵抑制剂的益处得到临床研究证据的支持,使需要内镜治疗的比例降低,住院时间缩短,但平均输血量、再出血率、需急诊手术比率和30天死亡率均无显著性差异。生长抑素抑制血管扩张素的释放,引起内脏血管收缩和降低门静脉血流。一项meta分析发现生长抑素类似物奥曲肽有两个作用,即取得较高的出血控制率和降低不良事件率,但初步止血的结果并未能改善生存率。

(5)内镜下止血:食管胃十二指肠镜在胃肠出血的诊断和处理方面均扮演十分重要的角色。内镜不仅是诊断工具,更是治疗的主要方法。内镜作为一线治疗,止血成功率高达98%。消化性溃疡出血病人行内镜干预是最主要的诊断和治疗措施,能制止活动性出血,降低再出血、手术治疗和因出血导致死亡的概率,明显改善结局,降低医疗费用。

内镜止血法包括注射、机械、凝血等止血技术。机械止血包括内镜止血夹和套扎。止血夹广泛用于各种类型的出血,特别是搏动性出血或无出血的可视血管。止血夹的止血效果与温热凝固技术相当,但强于注射法。内镜诊断和治疗应注意下列问题:①活动性出血和存留胃内的血池往往妨碍对黏膜的仔细观察,困扰内镜检查和治疗。变动病人体位,给予胃肠驱动剂红霉素可帮助清除胃底的残存内容物。②最危险和最常见的溃疡部位在胃小弯的近端和十二指肠第二部的后壁。在结束内镜干预之前,这些部位必须仔细观察。有时这些部位可考虑用侧视镜进行诊断和治疗。③初次内镜如不能发现病变(占5%~20%),开腹手术之前,尽量争取再做一次内镜检查。④内镜的应用也有一些限制。尽管缺少明确的禁忌,内镜的应用也有一些限制。在下列情况下,内镜干预不宜使用,即恒定大血管出血并有血液学指标的明显下降;巨大龛影的溃疡;出血位于幽门环后壁或胃小弯近端。⑤各种内镜止血法可结合使用。⑥多伦多的 Yuan 对 12 项 RCT 进行 meta 分析，结果显示，无论初次止血、再出血率和急诊手术比例，还是消化性溃疡出血的死亡率，和其他内镜止血法比较，内镜止血夹的疗效并未显示其优越性。胃十二指肠溃疡的难治性出血有较高的死亡率和并发症发生率，要获得良好的疗效，早期内镜止血是重要的措施。这些病人之中，多达 12%~17% 病人得不到内镜治疗或内镜治疗不成功，应该针对性地解决好。

(6) 放射介入治疗：放射介入栓塞是技术性很强的止血手段。此法既可对出血病灶进行定位，还可以实行血管栓塞止血。选择性血管栓塞治疗特别适合内镜出血病变定位或止血不成功尤其是高风险的病人。许多医疗单位将此法作为胃十二指肠出血内镜治疗失败的一线治疗，如出血速率每分钟超过 1ml，血管造影一般可获得阳性结果，诊断阳性率为 37%~97%。如果出血停止，可能出现阴性结果，因此应该强调，血管造影应在出血的急性期进行。消化道出血血管栓塞止血的明显优点是可避免重症病人开腹手术的创伤。金属圈、明胶海绵和颗粒材料（PVA 或乙烯聚合物）都是栓塞的材料。明胶海绵是一种临时性阻塞剂，阻塞数天后即被溶解。消化道出血的栓塞成功率高达 85%~90%，复发性出血率为 10%~20%，其大部分病人能重复施行栓塞。栓塞的总体效果可与外科手术相比拟。两项回顾性报道显示，两种治疗方法最少在再出血率、并发症和死亡率等方面效果相近。还有报道称，栓塞组 30 天的死亡率比手术组低。迄今，还没有关于血管造影栓塞与手术作为内镜治疗失败后救治措施的随机对照研究报道，故目前这两种止血方法的比较还没有获得较高级别证据的支持。栓塞的适应证是：大出血每 24 小时需输血超过 4U；血流动力学不稳定（低血压，即收缩压低于 100mmHg，心率超过 100 次 /min）或休克；传统的容量补充、质子泵抑制剂和最少一次的内镜干预等综合治疗仍然不能止血的病人。外科手术主要适用于低危病人，而经皮栓塞治疗则适用于高危病人。最后，血管内栓塞也可用于手术治疗后再出血的病人。

【手术治疗】

若消化性溃疡并大出血已经确诊，一般先行内科治疗，出现下列情况应考虑外科手术治疗：①出血迅猛，情况危急，出血后不久即发生休克者；② 6~8 小时内输血 600~900ml，生命体征不见好转或虽一度好转，但停止输血或输血速度减慢后，又迅速恶化，或在 24 小时内需输血 1 000ml 以上才能维持血压者；③内科治疗出血不止，或暂时出血停止，不久又复发者；④年龄大于 60 岁，血管硬化，估计难以止血者；⑤同时有溃疡穿孔或幽门梗阻者；⑥胃镜检查见活动性大出血，而内科治疗无效者。

1. 胃溃疡出血　出血性胃溃疡时手术时，作连同溃疡在内的远端胃切除是较好的方法，可用毕Ⅰ式胃十二指肠吻合或毕Ⅱ式胃空肠吻合重建，具体视切除的范围和十二指肠残端的情况而定。临床随机试验表明迷走神经切断并不能降低典型Ⅰ型胃溃疡病人的长期复发率。幽门前溃疡（Ⅲ型胃溃疡）病人的病理生理和十二指肠溃疡相似，迷走神经切断是降低溃疡复发率的重要方法。

出血性胃溃疡的手术一般经上腹正中切口完成。分离胃结肠韧带，双手合诊检查胃有利于识别溃疡和排除可疑的癌肿块。在可疑溃疡所在部位纵行切开胃壁，清除胃内血液和凝血块，仔细检查黏膜，找出溃疡灶，决定所需切除的范围。另一种代替胃切除的方案是溃疡切除，缝合胃切口，进行迷走神经切断合并幽门成形术。对情况不稳定病人可考虑溃疡的 4 个周边活检和缝扎出血处。对于高位胃溃疡在接近胃食管交界处病人，可选用包括胃远端和小弯侧舌形连同溃疡一并切除。若切除接近胃食管连接处，必须施行 Roux-Y 食管胃空肠吻合以避免胃入口狭窄。

2. 十二指肠溃疡出血　出血性十二指肠溃疡的病人可选用上腹正中切口，纵行切开幽门十二指肠。用手指经幽门十二指肠切口压迫溃疡基底止血。在溃疡的前后方用 8 字形缝合止血，相当于缝合其下面的胃十二指肠动脉分支和阻断潜在的胃十二指肠动脉的胰横分支。确切止血后，检查球部和幽门前有无附加溃疡，若有亦需重复缝合。幽门十二指肠切口可用如同 Heineke~Mikulicz 幽门成形术的方法单层缝合，再加双侧迷走神经干切断。偶尔出血部位在十二指肠球部远端，此时幽门十二指肠切开可延长到出血部位，缝合出血后，幽门十二指肠切口缝闭用 Finney 幽门成形术，再加迷走神经干切断。

在急症情况下，溃疡缝扎止血并迷走神经干切断是最简单和有效的手术。据报道，近端胃迷走神经切断在十二指肠溃疡出血效果更明显，然而该手术技术要求更高，花费的时间也较长。

迷走神经切断并胃窦切除是处理出血性十二指肠溃疡的另一选择。该手术具有再出血率和复发率低的优点。最近法国多中心前瞻性随机试验提示迷走神经切断加胃窦切除并不增加并发症，且防止溃疡复发效果良好。由于监护技术普遍进步，现在即使在急诊情况下施行胃切除和迷走神经切断并幽门成形术也很安全。

在现代上消化道出血的治疗中，需要外科手术治疗的上消化道出血病人明显减少。但是，手术止血仍有用武之地。有资料显示，20%~25% 内镜治疗再出血病人需要手术治疗。由于多学科合作模式格局的形成，上消化道出血外科手术的适应证已经发生变化，下列手术适应证可供参考：①内镜和/或栓塞止血不成功的大出血；②非手术治疗止血后再出血；③特殊部位的上消化道出血，如胃小弯近端、幽门管后壁和球后溃疡；④基层医院没有条件进行内镜和/或放射介入止血；⑤内镜和/或放射介入不能定位的上消化道出血；⑥病人上消化道出血并存需手术切除的病变（如巨大的溃疡或肿瘤）；⑦特别凶猛的上消化道出血，如恒定大血管出血并有血液学指标的明显下降，估计内镜干预难以止血。

（二）溃疡穿孔

【发病情况】

溃疡急性穿孔是消化性溃疡最严重的并发症。消化性溃疡病变向深层次发展，胃肠壁变薄，或加上胃肠内压突然增加，可向腹腔穿破，胃和/或肠内容物流入腹腔，称为急性穿孔（游离穿孔），其后果是产生急性弥漫性腹膜炎。

文献报道，溃疡穿孔占所有消化性溃疡例的5%~10%，约占消化性溃疡住院病例的 20%~30%，穿孔并出血约占 10%。临床上急性穿孔多见，其次是亚急性穿孔。十二指肠急性穿孔较胃溃疡穿孔多见，前者为后者的 3~16 倍，占所有溃疡急性穿孔的 90%，且以发生于十二指肠前壁者多见。慢性穿孔也以十二指肠溃疡多见，但更多发生于十二指肠后壁。后壁溃疡穿入胰腺，侵蚀血管，可并发出血。穿孔可发生于任何年龄，但以 30~60 岁多见。十二指肠溃疡穿孔多见于 40 岁以下的青壮年，胃溃疡穿孔多见于 50 岁以上的中老年。男性病人较女性者多见。冬季发生穿孔者最多，秋季最少。有资料明显，O 型血十二指肠溃疡病人穿孔发生率较其他血型为高。

【病因与病理】

急性溃疡穿孔的主要原因是活动性溃疡基底组织坏死，穿透浆膜层，致胃或十二指肠腔与腹腔相通。其主要诱因包括：①饮食过饱、剧烈呕吐或咳嗽致胃内压骤然增高；②过度劳累、精神过分紧张；③吸烟与饮酒；④免疫抑制剂的应用，尤其在器官移植病人中应用激素治疗；⑤其他因素包括病人年龄增加、慢性阻塞性肺疾病、创伤、大面积烧伤和多发性器官功能衰竭等。此外，偶见于洗胃、胃肠钡餐检查、胃镜检查和腹部撞击等情况。

溃疡穿孔的口径以 3~6mm 多见，小者似针尖，大于 10mm 者少见。一般胃溃疡穿孔比十二指肠穿孔大，60% 胃溃疡穿孔发生在幽门附近小弯侧，十二指肠溃疡穿孔 90% 见于球部前壁。胃溃疡穿孔要注意排除恶性肿瘤，位于大弯侧的溃疡多属恶性。在大多数穿孔病例，包括胃十二指肠分泌液、胆汁、食物和吞咽的细菌等胃十二指肠内容物漏入腹腔，导致腹膜炎，增加了感染和脓肿形成的风险，由于穿孔和腹膜炎，严重病例发生休克。

溃疡穿孔后，含有食物、胃十二指肠液、胆汁、胰液和食物等的胃十二指肠内容物流入腹腔，胃酸、胆汁等刺激引起化学性腹膜炎，产生剧烈的持续性腹痛。数小时后，胃肠内容物流出减少，而腹膜刺激所致渗出液增加，胃肠流出的内容物被稀释，一方面，腹痛可暂时减轻；另一方面，第三间隙的液体积聚导致血循环容量不足、低血压、尿量减少。一般于 8~12 小时后，由于腹腔内细菌的生长和繁殖，形成细菌性腹膜炎，可引起肠麻痹、败血症及中毒性休克等。腹膜炎和肠麻痹引起的腹胀影响膈肌运动，影响肺扩张，最后导致肺膨胀不全，特别在肺疾病共存病人，损害血液的氧合。空腹穿孔或穿孔较小者，病情常较轻，可形成局限性腹膜炎，或炎症局限形成膈下脓肿或右髂窝脓肿。胃溃疡穿孔的病情常较十二指肠溃疡穿孔严重。亚急性和慢性穿孔可形成穿透性溃疡、胃胆囊瘘或十二指肠胆囊瘘等。

【诊断】

1. 临床表现　多数病人有 1~5 年以上的消化性溃疡病史，穿孔发生前数日，有溃疡症状复发或加重，而少数病人仅有 1~2 周的上腹疼痛不适病史。约 10%~15% 病人可无消化性溃疡典型症状而以溃疡穿孔为首发症状，尤以老年溃疡病人多见。溃疡穿孔临床经过一般可分以下三个阶段：第一阶段（初期）：穿孔时病人突然出现剧烈腹痛，疼痛为持续性，刀割样或撕裂样，常起始于右上腹或中上腹，迅速蔓延至全腹。询问病史时，病人通常能说清楚发作的具体时间、地点及当时的情况。胃肠内容物积聚和刺激膈下区域，疼痛可向肩背部放射。胃溃疡穿孔时，疼痛常向左肩部放射，十二指肠溃疡穿孔时,疼痛常向右肩部放射。如胃肠内容物沿右结肠旁沟流至右下腹,则可发生右下腹痛。约50%病人伴发恶心、呕吐。腹痛常因翻身、咳嗽等动作而加剧,故病人常静卧不动,并常呈卷曲体位。体检显示腹肌高度紧张,甚至呈板状腹,中上腹与右下腹、甚至全腹压痛及反跳痛明显,肝浊音界缩小或消失则提示有气腹存在,肠鸣音减弱或消失。腹腔穿刺可抽出胃肠内容物。此阶段病人可出现休克。第二阶段(反应期):穿孔后1~5小时,部分病人由于腹腔渗出液增多,流入腹腔的胃肠内容物被稀释,腹痛可暂时减轻,病人自觉症状好转,脉搏、血压、面色与呼吸亦恢复接近常态。病人仍不能做牵涉腹肌的动作,急性腹膜刺激征象仍继续存在。第三阶段(腹膜炎期):在穿孔发生8~12小时后,多转变为细菌性腹膜炎,临床表现与其他原因引起的腹膜炎相似。病人呈急性重病容,发热、口干、乏力、呼吸、脉搏加快。腹胀、全腹肌紧张、压痛、反跳痛,移动性浊音阳性。腹腔穿刺可抽出白色或黄色混浊液体。病情严重,抢救不及者常因麻痹性肠梗阻、脓毒血症或败血症、感染中毒性休克而死亡。

2. 辅助检查　约50%~70%的病例在立位或坐位X线检查可观察到膈下游离气体,呈新月形透亮区。如病人不能站立做X线透视检查,可左侧卧位5~10分钟后摄侧位片,可见肝右外侧有积气。对高度怀疑游离穿孔,而未观察到气腹者,可停留胃管,抽尽胃内容物后注入空气150~300ml,作站立位X线透视或摄片检查,或通过水溶性造影剂或CT扫描,可提高气腹征的阳性率。Thorsen最近报道,X线诊断气腹的阳性率为75%,而CT的阳性率为98%。此外,CT还能显示有无麻痹性肠梗阻等征象。实验室检查:白细胞计数升高,中性粒细胞增多,血红蛋白与红细胞计数可因脱水而升高。严重穿孔病例或溃疡穿透累及胰腺时,血清淀粉酶也可升高,腹腔穿刺液淀粉酶也可升高,但一般不超过正常值的5倍。

【鉴别诊断】

溃疡穿孔须与急性阑尾炎穿孔鉴别,前者起病急剧,开始即有腹膜炎的体征,甚至出现休克,多有消化性溃疡史,如X线发现膈下游离气体即可确诊;后者病情逐渐加重,即使阑尾穿孔引起弥漫性腹膜炎,上腹部肌紧张和压痛仍较轻,绝大多数无气腹征。此外,溃疡穿孔还应与急性胰腺炎、急性胆囊炎、肠系膜动脉栓塞(或血栓形成)、异位妊娠破裂、卵巢囊肿扭转、急性心肌梗死等鉴别。

【治疗】

非手术治疗包括鼻胃管抽吸减压、止痛、抗溃疡药物和抗生素。50年前,Taylor首先报道了非手术治疗穿孔的系列病例,其死亡率为11%,而手术组为20%。此后,由于手术技术和术后治疗的改善,现在的死亡率已经降低到5%以下。

溃疡穿孔的治疗原则上应尽快外科手术治疗。治疗延迟,尤其是超过24小时者,死亡率和合并症发生率明显增加,住院时间延长。病情轻,病人一般情况较好,或诊断尚未明确时,可先行非手术治疗密切观察。即使有手术指征也应先行一般处理,做好术前准备。

1. 一般治疗　包括禁食、止痛、吸氧、静脉输液、留置胃管行胃肠减压、静脉应用抗生素和抑酸剂等。

2. 手术治疗　出现下列情况须立即采取手术治疗:①饱食后穿孔;②腹腔渗液较多,就诊时间较晚,发生局限或弥漫性化脓性腹膜炎;③一般情况欠佳或有休克表现;④消化性溃疡史较长,有顽固性疼痛且发作频繁;⑤伴有幽门梗阻、出血等并发症;⑥保守治疗效果不佳。

治疗溃疡穿孔的手术有保守性手术(conservative surgery)和确定性手术(definitive surgery)。保守性手术为补漏手术和腹腔灌洗、抗溃疡药物治疗。一些作者报道,保守性手术溃疡复发率高,推荐使用确定性手术。确定性手术包括迷走神经切断术、高选择性迷走神经切断术和胃部分切除术。

采用上腹正中切口剖腹探查,通常穿孔在十二指肠球部前壁,出现纤维渗出液和胆汁染色的液体可明确诊断。若不能发现十二指肠前壁穿孔,必须彻底检查特殊部位,包括从胃食管交界至幽门、胃结肠韧带及胃肝韧带的前后壁,以及其余的十二指肠和近端空肠。必须打开小网膜腔,以除外隐性的胃后壁穿孔。十二指肠溃疡穿孔仅需用丝线间断全层缝合穿孔处,外加大网膜敷贴加固(图48-10)。若溃疡穿孔较大,边缘水肿,可将集束的大网膜填塞于穿孔内,间断全层缝合闭合穿孔。穿孔闭合后,必须决定是否要加做定型的减酸手术。过去定型手术限于慢性消化性溃疡,根据病史或手术发现决定。目前亦有主张单纯使用带蒂的大网膜敷贴于穿孔的溃疡灶上,不直接用缝线闭合溃疡,而围绕穿孔四周缝合固定。据报,直接缝合易导致手术失败。有研究显示,高选择性迷走神经切断术不增加手术死亡率或合并症发生率,而溃疡复发率和需要再次手术率明显减少。若病人病情不稳定,穿孔时间超过24小时或腹腔有明显食物或脓性物污染时,则不宜进行定型手术。

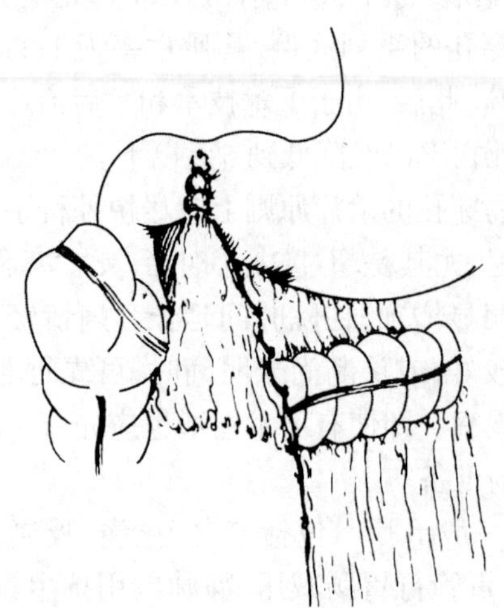

图48-10 十二指肠溃疡穿孔修补术

胃溃疡穿孔手术时,应先行穿孔周边最少4点的冰冻活检。影响手术选择的因素包括病人一般情况、年龄、溃疡部位、腹腔污染程度和冰冻切片结果。位于胃远端的溃疡,胃窦切除以除去溃疡。良性溃疡在病情不稳定或老年病人可行溃疡局部切除缝合或缝合并大网膜敷贴。在小弯侧的高位溃疡需要切除缝合。若不能切除,在缝合并大网膜敷贴前必须做活检。

当穿孔合并有明显胃肠道出血,须考虑是否并存后壁溃疡,即"对吻"(kissing ulcer)溃疡。对这些病人可经过前壁穿孔切开十二指肠以缝合控制后壁溃疡出血,同时必须施行减酸手术,可在迷走神经干切断和高选择性迷走神经切断二者择一,而前者必须加做幽门成形术以防止胃出口狭窄。未能发现和治疗同时并存的后壁溃疡可导致严重出血,这一并发症的死亡率可高达50%,需术后早期再次手术。

3. 延迟入院病人的处理 对于入院较迟(穿孔超过24小时)的病人,若血循环动力学稳定,无弥漫性腹膜炎,水溶性对照剂检查无游离漏入腹腔,可考虑非手术治疗,包括鼻胃管吸引、静脉应用H_2受体拮抗剂或PPI和广谱抗生素,密切观察病情。若临床情况恶化应立即中转手术。这些病人易于发生膈下或肝下脓肿,这种合并症通常能用经皮导管引流治疗。老年病人对非手术疗法失败的并发症耐受性较差,因此,应用非手术治疗时必须慎重考虑,以早期手术宜。

4. 腹腔镜手术 20世纪90年代起开始有腹腔镜关闭溃疡穿孔的报道。腹腔镜手术有创伤小、减轻术后疼痛和缩短住院日,而且有降低切口感染、裂开和切口疝的发生,术后肠麻痹和胸部感染减少等优点。缺点是手术时间延长,修补后技术性瘘引起的再手术率升高,灌洗不充分容易引起腹腔积液。此外,近年有腹腔镜结合内镜治疗穿孔的手术的报道,也可按手术者经验施行近端胃迷走神经切断或Taylor手术,即小弯前侧浆肌层切开和迷走神经后干切断。手术的技术因素如食管去神经的范围,直接影响手术成功率。食管远端去迷走神经范围1cm~2cm,溃疡复发率为15%~20%,若食管去神经范围5~7.5cm,复发率降低至7%。

有报道称,几乎1/3的穿孔性消化性溃疡病人有服用NSAID的病史,因此,减少NSAID的使用可能是减低穿孔发生的重要预防措施。

(三)胃出口梗阻

【发病情况】

近年来,由于治疗消化性溃疡新药的涌现和对消化性溃疡并发症更有效的治疗以及较早期的选择性手术,严重的胃出口狭窄发生率显著减少。目前,消化性溃疡并胃出口梗阻者仅占5%~10%。由于消化性溃疡门诊病例收集不全,其实际发生率可能更低。消化性溃疡并发胃出口梗阻常见于老年人,以男性为多。Kozoll和Meyer报道溃疡并发胃出口梗阻885例,其中82%为男性。

【病因与病理】

消化性溃疡引起胃出口梗阻的原因主要有三:①幽门括约肌痉挛,梗阻为暂时性或间歇性;②幽门附近溃疡(十二指肠球部溃疡、幽门管溃疡、幽门前胃溃疡)炎症水肿使幽门狭窄,炎症水肿消退或减轻后梗阻即可缓解;③幽门附近溃疡愈合过程中,过多瘢痕组织形成,使胃出口狭窄,梗阻为持续性。少数狭窄可因恶变的癌种浸润所致。幽门梗阻的形成往往不是单一因素,而是多种因素并存,而且胃潴留的程度与狭窄程度不一定相平行。梗阻的部位通常发生在十二指肠,较少在幽门管或在幽门前胃窦部,罕见在胃体。故以前称"幽门梗阻"不够准确,称"胃出口梗阻"更符合实际情况。

【诊断】

1. 临床表现 大多数病人有消化性溃疡症状的病史,出现呕吐和明显的上腹不适。随着胃潴留的加剧,原先疼痛的节律性和定位性消失,逐渐变为无明显节律的、弥漫性上腹胀满的不适感或胀痛。症状于进食后和傍晚时加重,并常伴有食欲减退、反酸、体重减轻等。呕吐为胃出口梗阻的主要症状,次数不多,约每隔1~2天一次。如梗阻持续严重而不缓解，胃进一步扩张，蠕动减弱，变动体位时，病人自己可听到胃内振水声。由于胃胀难忍，呕吐后自觉舒服，病人有时自己用手指刺激咽部诱发呕吐以减轻症状。一次呕吐量可超过1L，内含宿食，酸臭味，但不含胆汁。病人可因反复呕吐引起明显的全身症状，包括食欲减退、口渴、尿少、乏力、消瘦，进行性衰弱，重者可发生虚脱、严重脱水、电解质紊乱及代谢性碱中毒，可有手足搐搦症，甚至惊厥、昏迷。约2/3病人在空腹状态下可有明显的振水音，中上腹可见胃呈半球形隆起，可见胃蠕动波。失水可引起舌干、皮肤干燥、弹性丧失，亦可出现因维生素缺乏的皮肤和口腔黏膜病征。

2. 辅助检查

(1) 实验室检查：血常规检查可发现轻度贫血，明显失水时，红细胞压积和血红蛋白可以正常或轻度升高。长期饥饿可出现低蛋白血症，严重的幽门梗阻可出现代谢性低钾、低氯性碱中毒，二氧化碳结合力和血pH升高。

(2) X线检查：X线造影检查有助于了解梗阻的部位、程度和病因，并可了解十二指肠球部以下有无梗阻性病变。X线造影检查可表现为胃排空障碍及胃扩张。如果幽门管形态不规则，偏心性或持续性狭窄，则提示存在器质性病变，在狭窄的管腔内存在龛影则表示幽门管溃疡，如梗阻伴有幽门前胃窦的充盈缺损，则需考虑恶性病变。钡剂造影前后必须洗胃。

(3) 胃镜检查：胃镜检查可明确胃出口梗阻的部位和病因。胃镜下可明确溃疡位置、大小与形态，对可疑恶性的病例，还可取活组织病理检查。梗阻明显的病例，胃镜检查前也必须洗胃，以期视野更明晰。

(4) 胃抽吸：胃潴留简单而可靠的征象是用胃管抽吸得到异常量的胃内容物。正常人空腹胃抽吸通常少于30ml，高分泌的十二指肠溃疡病人可抽吸到较大的液量，但多不含食物残渣。如空腹胃液量超过100ml，或胃内容物中含有宿食，则有助于胃潴留的诊断。

(5) 盐水负荷试验：先将胃内积存的内容物抽吸干净，然后于3~5分钟内注入生理盐水700ml，钳夹胃管，30分钟后再抽吸胃内盐水。若抽出液超过350ml，则可认定有梗阻存在。

【鉴别诊断】

根据消化性溃疡病史、典型症状以及辅助检查的结果，不难作出胃出口梗阻的诊断。对器质性梗阻病人，鉴别梗阻是由于消化性溃疡还是幽门前恶性病变所致至关重要。一般来说，消化性溃疡病人较年轻，过去有消化性溃疡疼痛的病史、胃扩张较大，更常出现低钾低氯性碱中毒。胃镜活检对排除恶性肿瘤非常重要。此外，还应与其他可引起梗阻表现的疾病相鉴别，如胃黏膜脱垂、幽门肌肉肥厚、胃扭转、胰十二指肠肿瘤及肝胆道疾病等。

【治疗】

1. 内科治疗　一般胃出口梗阻的病人，不急于进行外科手术。部分病人经3~5天的内科治疗后，梗阻症状缓解。内科治疗包括纠正水电解质和酸碱平衡紊乱，胃减压，积极治疗活动性溃疡等。如经上述处理无效，梗阻持续存在，说明为瘢痕性梗阻，必须采取手术治疗。部分器质性狭窄病人，在内科治疗后梗阻症状缓解，但往后常梗阻复发，对这些病例可在缓解期择期手术治疗。

2. 外科治疗　瘢痕性完全性胃出口梗阻是外科手术治疗的绝对适应证。手术方式是远端胃部分切除、胃窦切除加迷走神经切断、迷走神经切断并引流术中选择。十二指肠第一部必须细致检查以了解溃疡的严重情况，尤其是出现炎性包块时，以便能选择施行最安全的方法。若估计十二指肠瘢痕过多，十二指肠切断不安全，则应施行迷走神经切断合并胃空肠吻合术。若十二指肠球部变形不严重，可行迷走神经切断合并胃窦切除或胃远端60%切除，手术不仅能有效防止溃疡复发，且能降低术后胃功能性排空障碍的发生率。由于迷走神经切断合并胃引流术的术后胃功能性排空障碍的发生率更高，胃窦切除后，如有可能尽量行胃十二指肠吻合。无论施行何种手术，建立管饲空肠穿刺造瘘是明智的，术前有重度营养低下和术前进行过营养支持者更应该如此。当胃明显张力缺乏和扩张，必须放置胃造瘘管以替代术后需要长时间的鼻胃管减压。

3. 困难的十二指肠残端的处理　十二指肠残端破裂是Billroth Ⅱ式胃切除术最严重的术后并发症。防止此并发症的策略是当十二指肠球部有严重变形时，避免施行胃切除术。然而，有时手术者在十二指肠横断前未发现严重的十二指肠炎症。面对这一困境，可选择应用某些特殊的手术技术以达到安全的闭合，或行十二指肠造瘘，再于肝下间隙网膜孔附近放置引流管。Nissen方法是闭合困难十二指肠残端的一种方法，这方法适合于由后壁穿透性溃疡。具体操作是将十二指肠前壁间断缝合于后壁溃疡的远侧，闭合十二指肠腔，将溃疡旷置在肠腔外的胰腺上，再将十二指肠前壁覆盖溃疡底,缝合于溃疡边缘及胰腺的假包膜上。缝合处再用大网膜缝合覆盖以加强。决定行十二指肠造瘘时,则将20~24号Foley导尿管插入十二指肠残端,将其周围十二指肠壁用2~0丝线荷包缝合扎紧,覆盖大网膜以加固。

4. 术后处理 胃出口梗阻手术后最主要的问题是胃排空延迟。大多数病人在术后5~10天内可恢复充分的胃排空。然而在少数病人,尤其是长期胃出口梗阻者,胃排空可延迟至数周,甚至几个月后。因此,有学者推荐术中放置胃造瘘管和空肠造瘘饲养管。若胃排空障碍超过10~14天,须吞服水溶性造影剂以排除机械性梗阻。3周后,可用胃镜检查吻合口。大多数病例,胃排空延迟是由于胃无张力而非机械性吻合口梗阻引起。延长的胃麻痹的原因尚未肯定,可能与长期梗阻所致腔内水肿有关。促进胃肠动力的药物,往往对改善胃排空效果不明显,等待时间是唯一的解决方法。在胃排空不良期内,可经空肠造瘘管行肠内营养支持,用奥美拉唑经空肠造瘘管给药,可明显减少胃分泌和胃造瘘管引出液的丧失。若胃分泌过多可经空肠造瘘管回输入肠内。

(四) 溃疡癌变

【发病情况】

消化性溃疡癌变几乎仅见于胃溃疡,十二指肠溃疡癌变罕见。有关胃溃疡癌变率,不同报道差别较大,一般认为在5%~10%左右。胃溃疡由胼胝性溃疡发生癌变者居多,由单纯性溃疡发展而来者少见。有时也可发生于新发的良性胃溃疡或已愈合的溃疡及既往无症状的良性胃溃疡,发病年龄多在45~55岁。

【病因和病理】

所谓溃疡癌变,是指在消化性溃疡的基础上,溃疡边缘黏膜上皮由于反复的破坏与修复,在慢性炎症等因素的长期刺激下,由不典型增生发生癌变而形成胃癌。慢性炎症的刺激,胃内致癌物质的作用,成为溃疡癌变的原发病因。十二指肠溃疡多伴有高酸分泌,可抑制致癌物质亚硝胺盐的生成,所以罕有发生癌变现象。

癌变溃疡的组织学类型以腺癌最多见。部位以胃窦部小弯侧最多,其次为胃体小弯侧,与胃溃疡及胃癌的好发部位大致相似。癌变后溃疡边缘因癌组织浸润变硬而且隆起不整齐,溃疡较原来增大,其直径通常在2cm以上。在病理形态上,对溃疡癌变和胃癌继发溃疡应予鉴别。病理诊断溃疡癌变有两个主要标准:①确定原先有溃疡存在的证据,如溃疡底部肌肉完全破坏,代之以肉芽组织及纤维瘢痕;有动脉内膜炎和增生性血栓静脉炎;溃疡边缘可见黏膜肌与肌层融合。②在溃疡边缘有明显恶变的证据,如溃疡边缘的一部分可见癌组织浸润。

【诊断】

1. 临床表现 目前尚无可靠的早期临床症状能提示胃溃疡癌变。如果胃溃疡病人出现以下情况,应疑有癌变可能:①上腹痛失去原有的节律性,变为持续性上腹不适;②食欲和体重明显下降;③大便潜血试验持续阳性;④长期低热;⑤血沉加速和胃酸分泌迅速降低;⑥胃镜检查发现溃疡较前增大,边缘不整齐或呈结节状,溃疡底不平、苔污秽等。

2. 辅助检查 对胃溃疡癌变的最主要和有效的诊断方法是内镜形态学观察、活检和脱落细胞学检查。许多病理学家认为胃溃疡癌变的诊断除应具备胃癌的病理改变外,还必须有慢性溃疡的确切依据,病史在4年以上。为提高活检的阳性率,应多点取材,取材部位以溃疡边缘偏内侧、基底部及结节处阳性率较高。如病灶形态表现不能排除早期胃癌或溃疡癌变时,应定期内镜下活检复查,以免延误早期诊断与治疗。

【治疗】

胃溃疡癌变的治疗与胃癌治疗相同,对于良性胃溃疡,确诊后应积极进行正规的内科治疗,定期做胃镜及活检复查,直至溃疡愈合。愈合后应每年至少随访1次,至少5年,对检查发现癌变者,则应尽早手术。对经内科正规治疗12周未愈者,也应手术治疗,术中做冰冻切片寻找有无癌细胞。

五、特殊类型溃疡的外科治疗

(一) 胃泌素瘤

胃泌素瘤又称促胃液素瘤、卓-艾综合征(Zollinger-Ellison syndrome ZES),现在将其归入消化系统的神经内分泌肿瘤范畴。1955年Zollinger和Ellison首先报道该综合征。1960年Gregory从肿瘤中成功地分离出胃泌素样物质。以前把胃泌素瘤称为胰源性溃疡,因为认识本病初期,发现大部分病人胰腺有分泌胃泌素的肿瘤,近二、三十年的研究发现,50%以上病人的瘤灶不在胰腺内,故胰源性溃疡的称谓并不确切。胃泌素瘤较为罕见,美国每100万人口每年新发病人为1~3例。在十二指肠溃疡病人中占1/200~1/1 000,在术后复发性溃疡病人中占1/10~1/15。胃泌素瘤有多中心倾向，60% 以上为多发性，约 60%~90% 为恶性，20% 的胃泌素瘤为Ⅰ型多发性内分泌肿瘤（MEN Ⅰ）中的一种肿瘤，称其为 MEN-ZES。顽固性消化性溃疡、大量胃液胃酸分泌和位于胰腺或十二指肠的 G 细胞肿瘤构成胃泌素瘤的三联征。

【诊断】

本病的诊断包括定性诊断和定位诊断两个方面。有下列情况时，注意疑及胃泌素瘤的诊断而需做进一步检查：①症状有腹痛、腹泻和体重下降；②多发性溃疡或异位溃疡；③复发性和难治性消化性溃疡；④消化性溃疡伴有腹泻者；⑤消化性溃疡行钡餐或胃镜检查发现胃十二指肠黏膜皱襞肥大，蠕动亢进者；⑥ MEN-1 病人有胃肠道症状者；⑦有消化性溃疡或内分泌肿瘤家族史者。

1. 定性诊断

(1) 胃液分析：由于大量胃泌素持续不断地刺激，大多数病人夜间 12 小时胃液分泌量 >1 000ml，平均 2 000ml；胃酸浓度 >100mmol/h。诊断参考指标如下：①基础胃液分泌量 >100ml/h；②基础酸分泌量（BAO）>15mmol/h，如病人曾做过胃大部切除术，则 BAO>5mmol/h 即可诊断该病；③最大胃酸分泌量（MAO）>60mmol/h，BAO/MAO ≥ 0.6。

(2) 血清胃泌素测定：空腹血清胃泌素的测定对诊断极有价值。正常值为 50~150ng/L，血清胃泌素 <100ng/L 时可排除胃泌素瘤，所有胃泌素瘤病人的血清胃泌素均超过 100ng/L。如胃泌素超过正常值 10 倍，且胃液 pH 低于 2.1 即可以确诊本病。血清胃泌素可以上下波动，一般应重复测定 3 次以上。血清胃泌素测定前，应停服 PPI 1 周，或停服 H_2 阻断剂 2 天。血清胃泌素不够高而临床上又疑为胃泌素瘤，在停用 H_2 受体拮抗剂 24 小时后和未使用抗胆碱能药物时可做以下激发试验：①促胰液素激发试验：本试验为目前公认的最可靠和简单易行的激发试验，阳性率为 87%（最高可达 96%~98%），假阳性率几乎不存在。静脉滴注促胰液素 1U/(kg·h)，胃泌素瘤病人的血清胃泌素明显升高。正常人和非胃泌素瘤病人滴注后无改变，甚至降低，这是因为促胰液素可以抑制胃窦部释放胃泌素。滴注后血清胃泌素比基础值升高大于 50% 或升高的绝对值大于 100ng/L 时，提示本病，有助于胃泌素瘤的鉴别诊断。②钙激发试验：钙可以促使胃泌素瘤释放胃泌素，将葡萄糖酸钙以 5mg/(kg·min) 元素钙的速度静脉输入，正常人或非胃泌素瘤病人的血清胃泌素无明显增高，不超过钙滴注前的 1 倍，若比原水平高出 2~3 倍或增高至 395ng/L 以上则有诊断意义。但此项检查在甲状旁腺功能亢进者不宜进行，以避免发生高血钙症危象。③进餐试验：正常人或非胃泌素瘤病人进食蛋白质餐后。血清胃泌素通常增高 3 倍，而胃泌素瘤病人不因进食蛋白质餐而引起胃泌素增高。

综上所述，胃泌素瘤的定性诊断有以下四项指标：①严重的消化性溃疡；②明显增高的基础胃酸分泌量 >15mmol/h；③基础血清胃泌素 >1 000ng/L；④基础血清胃泌素 >200ng/L，钙激发试验后测定值增高 295ng/L 或促胰液素试验后增高 200ng/L。①项与② ~ ④项中任何 1 项组合，胃泌素瘤的诊断即可成立。

2. 定位诊断　由于胃泌素瘤通常瘤体较小，可为多发，且胰腺内外均可发生，因此，术前定位诊断有时比较困难。60% 的胃泌素瘤位于十二指肠，影像检查阴性的胃泌素瘤，位于十二指肠的可能性更大。80%~90% 左右的胃泌素瘤发生在“胃泌素瘤三角区内”，胃泌素瘤三角区的界线是：上方为胆囊管和总胆管结合部、中部为胰腺颈、体连接部，下方为十二指肠第二、三部（图 48-11）。

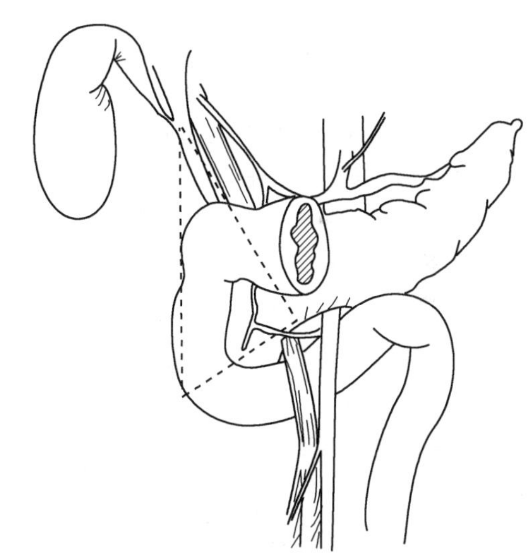

图 48-11　胃泌素瘤三角

虽然胃泌素瘤的定位诊断的方法较多，但以往多数文献报道，手术时能够找到肿瘤的病人在 50% 以下。近 10 年来，由于影像扫描技术的快速发展，胃泌素瘤的检出率不断提高。各项影像学检查的敏感性如下：对于原发性和转移性肿瘤，生长抑素受体闪烁扫描（somatostatin receptor scintigraphy，SRS）的敏感性分别为 85% 和 92%，CT 分别为 54%~56% 和 42%~56%，MRI 分别为 25%~30% 和 71%~83%，动脉造影分别为 28%~59% 和 61%~62%，内镜超声对原发肿瘤的敏感性为 67%。

(1) 生长抑素受体闪烁扫描：放射性核素标记扫描检查对胃泌素瘤的定位诊断阳性率较高。体外研究证明，胃泌素瘤含有大量对生长抑素有高度亲和力的受体。生长抑素受体闪烁扫描法的阳性率相当于其他所有影像综合应用的总阳性率。目前认为放射性核素扫描成像是原发性和转移性胃泌素瘤最好的定位诊断方法，其应用足以影响19%~53%的胃泌素瘤病人，使其治疗计划的发生改变和调整。

(2) 内镜超声：内镜超声也是胰腺胃泌素瘤定位诊断敏感性较高的方法。MEN-1病人因为常有胰腺的多发性小病灶，内镜超声特别有用，但内镜超声对于十二指肠的肿瘤和转移性肝病灶的诊断则敏感性较差。

(3) 选择性动脉造影：腹腔动脉和肠系膜上动脉造影亦是一种有效的定位方法。如果在选择性动脉插管后在不同的动脉中注射促胰液素，然后测定周围静脉中胃泌素水平，可以提高定位诊断阳性率。如某一动脉内注射促胰液素前后，周围静脉血中的胃泌素水平出现明显差异，则可推断肿瘤位于该动脉血供区内。

(4) CT扫描：可提供较多的肿瘤解剖学信息，但其敏感性较低。

(5) 经皮肝穿刺门静脉取血检查法：这是20世纪80年代较为推崇的一种方法。方法是将导管插入门静脉的各汇入支，取血测定胃泌素水平，以判断肿瘤位于汇入支静脉区域。该方法的定位诊断阳性率在25%~94%之间。对大致定位有帮助。由于假阳性率高，操作复杂，有一定并发症，故目前已较少应用。

(6) 术中探查与检查：虽然有多种术前定位诊断方法，但直径<2cm的胃泌素瘤的术前定位诊断仍不尽人意，而且大多数检查方法费用较高，复杂而费时。术中徒手探查准确性更高。术中探查结合术中超声检查，对位于胰腺的肿瘤效果较好，尤其是较深在的小肿瘤，但对位于胰腺外的肿瘤效果不理想。术中内镜透照肠壁可以发现较小的位于肠壁的胃泌素瘤。术中内镜超声有助于发现位于胰头深部的较小病变。目前认为十二指肠切开探查是阳性率最高的术中定位方法。值得注意的是，胃泌素瘤有多中心倾向，可以有多发，发现1枚肿瘤后仍要注意探查其余部位是否存在病变。

【治疗】

胃泌素瘤治疗的目标是控制胃酸分泌及其并发症，治疗潜在的恶性肿瘤。自20世纪50年代以来，胃泌素瘤的治疗经历了三个阶段。20年前的胃泌素瘤标准治疗是全胃切除，以去除胃泌素作用的靶器官。此后又采用H_2受体拮抗剂和质子泵抑制剂治疗以避免全胃切除引起的近、远期并发症。近10多年来，位于十二指肠的肿瘤发现率升高，手术切除率也提高，而且十二指肠的胃泌素瘤特点是瘤体小，恶性概率较低，转移率也较低，手术效果良好，所以目前临床上均主张对局限性肿瘤采取局部切除的方法，而全胃切除可作为次要的治疗手段。手术治疗适用于没有发生转移、不能耐受或对药物治疗产生耐药的散发型胃泌素瘤。单纯的药物治疗适应于Ⅰ型多发性内分泌腺瘤（MEN-1）综合征和已发生转移的胃泌素瘤病人。内科药物治疗也适应于有手术禁忌证的病人，以及用于病人的手术前准备。

1. 外科治疗

(1) 胃泌素瘤切除术：手术切除胃泌素瘤是目前首选的治疗方法，治愈性切除率已从过去的2%~7%增加到现在的30%~50%。位于胰头的单个肿瘤一般做局部摘除，胰体尾部的肿瘤可以考虑行胰体尾部切除。位于十二指肠的肿瘤瘤体多较小，平均1cm左右，亦可采取局部肿瘤摘除。十二指肠上小的多发性肿瘤也可采取逐个摘除的方法。

(2) 胰头十二指肠切除术：胰头十二指肠切除术（Whipple术）用于治疗胃泌素瘤的机会并不多，即使位于胰头部的肿瘤也可切开胰腺摘除肿瘤。在没有肝脏或其他远处转移的前提下，有下列情况之一者，可考虑施行Whipple手术：①同时有胰头、十二指肠多发肿瘤；②十二指肠肿瘤已侵犯浆膜或侵及乏特（Vater）壶腹部；③胰头肿瘤>3cm或位置深在；④胰头或十二指肠的肿瘤伴有附近局部淋巴结转移者。有些作者主张，对已明确诊断的胃泌素瘤，如术前定位和术中探查均未发现肿瘤，又无肝转移灶者，可以考虑施行盲目性胰头十二指肠切除术。术后再连续切片寻找病灶，但对于盲目性Whipple手术目前尚有争议。

(3) 全胃切除术：全胃切除的主要适应证包括：①胃泌素瘤已广泛转移，手术不能切除转移灶且术前采用H_2受体拮抗剂无效者；②曾行胃大部分切除，并已明确诊断为胃泌素瘤，再次急诊或择期手术探查中仍未发现原发肿瘤者。

(4) 选择性迷走神经切断术：选择性迷走神经切断术曾经作为H_2受体拮抗剂失效时有效的辅助治疗，可使肿瘤残留病人的基础胃酸降低41%~69%，并使95%病人的H_2受体拮抗剂用量降低。由于质子泵抑制剂的问世，选择性迷走神经切断仅作为辅助治疗，主要用于术前需要大剂量抑酸药物治疗而经手术探查又未发现肿瘤或肿瘤已有广泛转移的病人。

(5)淋巴结和肝内胃泌素瘤的治疗：胃泌素瘤即便为恶性，生长也较缓慢，手术中如能彻底切除转移淋巴结，仍可获得良好疗效。有文献报道手术探查未发现胰腺、肠壁的肿瘤，而触及肿大的淋巴结(19%)，术中予以摘除，组织学检查发现淋巴结内有肿瘤，术后症状仍可缓解，胃泌素降至正常水平，平均随诊5年以上无复发，所以不排除原发性淋巴结胃泌素瘤的可能。肝脏转移瘤一般提示预后不良，但如能切除肝内孤立性转移瘤仍有助于延长生存期。此外，胃泌素瘤也有可能原发于肝脏，因此，对单发的肝内胃泌素瘤应尽量切除。

2. 内科治疗　据文献报道，约10%~30%的胃泌素瘤属MEN-1型，可同时伴有其他的内分泌肿瘤，按伴发频率依次为甲状旁腺瘤、垂体腺瘤、胰岛素瘤和肾上腺皮质腺瘤。如伴有甲状旁腺瘤，应先切除甲状旁腺瘤，而不是先针对溃疡进行手术治疗，因有部分病人在去除甲状旁腺瘤后，血清胃泌素亦随之下降。

在奥美拉唑上市之前，多应用H_2受体拮抗剂。H_2受体拮抗剂需用较大剂量(多为正常剂量的2~3倍)，服用次数较多，有一定的副作用。单药难以控制症状，常需合并应用抗胆碱药物，以加强H_2受体拮抗剂的作用。目前治疗胃泌素瘤的首选药物为质子泵抑制剂奥美拉唑，该药有强力抑制胃酸分泌的作用。奥美拉唑的应用剂量必须个体化，一般为40~200mg/d。

生长抑素或其类似物具有抑酸和抑制胃泌素释放的双重作用，在胃泌素瘤的治疗中有其独到之处，疗效也比较可靠，但药物治疗费用比较昂贵，且需长期使用，临床推广有一定困难。

对已有肝转移的胃泌素瘤，除尽量切除转移瘤外，还可应用化疗、肝动脉插管化疗或化疗加栓塞、内分泌治疗、干扰素治疗等。在各种化疗药物中，最常用的是链佐星(链脲霉素)、5-氟尿嘧啶(5-Fu)和多柔比星(阿霉素)。链佐星的常用剂量为500mg/(m^2·d)，每个疗程第1~5天用药，每6周为1个疗程；5-Fu用量为400mg/(m^2·d)，第1~5天用药，每6周为1个疗程；多柔比星用量为50mg/(m^2·d)，每疗程用2次，第1周和第3周的第1日各用1次，每6周为1个疗程。最近，靶向药物mTOR抑制剂依维莫司(everolimus)和多靶点药物舒尼替尼(sunitinib)治疗神经内分泌肿瘤的疗效和安全性已经获得临床试验的验证。

(二)术后复发性溃疡

【发病情况】

复发性溃疡一般指胃、十二指肠溃疡手术后发生的消化性溃疡，可发生在胃、十二指肠、空肠(胃空肠吻合口附近)或其他部位。Ⅰ型胃溃疡胃切除术后极少复发，但溃疡复发可发生在任何十二指肠溃疡手术后。虽然十二指肠溃疡在迷走神经切断合并胃窦切除、毕Ⅱ式重建术后仍可复发，但其溃疡复发率在十二指肠溃疡手术中最低，不足1%。未合并胃部分切除的任何类型的迷走神经切断术的溃疡复发率较高，平均在10%左右。急诊手术者溃疡复发率较择期手术者为高。大多数复发溃疡发生在吻合口边缘或其远端，少数在胃，故复发性溃疡又称吻合口溃疡或边缘溃疡。

【病因】

最常见的复发原因是由于迷走神经切断不全，其他因素包括：①毕Ⅱ式胃部分切除术后的胃窦残留、胃切除不足或输入襻过长；②G细胞增生；③胃泌素瘤；④术后胃滞留；⑤长期或最近增加应用非甾体类抗炎药物。偶尔复发溃疡和出血可由门腔分流术引起。因此，每一复发病例均要检测胃酸分泌情况和血清胃泌素水平，以排除胃泌素瘤、胃窦黏膜残留或G细胞增生(图48-12)。

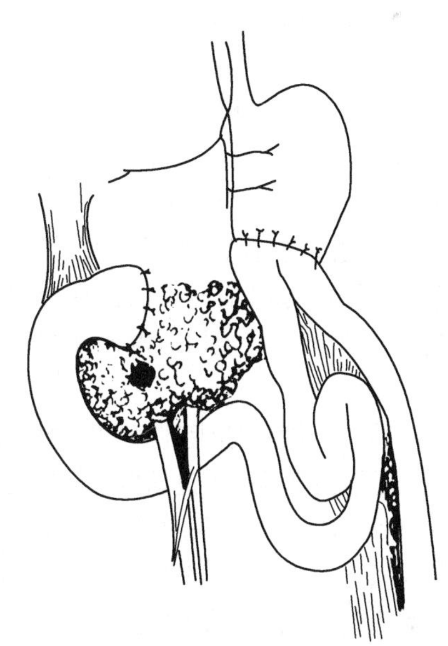

图48-12　复发溃疡的常见病因示意图

【临床表现】

不少复发溃疡无明显症状。如病人有症状，则复发溃疡的症状往往比初发溃疡严重，并发症发生率也较高。主要症状是腹痛，其次是出血、梗阻和穿孔等并发症的表现。上腹痛见于80%的病例，腹痛的部位和性质可与初发溃疡相似，但一般药物治疗对控制复发溃疡症状的效果不如原发溃疡明显。一些病例腹痛症状不典型或模糊不清，不易与其他胃手术后并发症相鉴别。

【诊断】

消化性溃疡手术后发生上述症状，如高度怀疑复发溃疡，要进一步作下列检查，以确定复发溃疡的诊断。

1. X线钡剂造影检查　X线钡餐检查对复发性溃疡的准确诊断率为50%左右。如能发现明确的龛影，则可作出诊断。吻合口部位的压痛和激惹征也是重要的间接征象。X线钡餐检查虽然对复发溃疡的阳性诊断率较低，但对了解手术后吻合口的关系、胃排空情况、有无梗阻、残胃大小和有无空肠胃套叠等有重要意义。如复发溃疡并发胃空肠结肠瘘，经X线钡剂灌肠造影，可获得明确诊断。

2. 胃镜检查　内镜检查是唯一能直接观察复发溃疡的检查方法，诊断正确率达90%，是诊断复发溃疡的首选方法。如溃疡发生在吻合口的胃侧，则应做活检排除恶性病变。

3. 胃酸测定　由于手术后十二指肠内容物反流，准确测定胃液酸度相当困难，但胃酸测定对复发溃疡的诊断和鉴别诊断具有重要意义。消化性溃疡手术后，BAO ≥ 2mmol/h者，有复发溃疡的可能。MAO或PAO>15mmol/h者，复发溃疡的可能性较大。迷走神经切断术后，胃酸减少的程度与溃疡复发相关，术后BAO减少超过术前70%时，提示迷走神经切断完全，溃疡复发的可能性小。

4. 血清胃泌素测定　在胃泌素瘤、胃窦残留和胃窦G细胞增生者，血清胃泌素水平显著增高。在复发溃疡病人中，基础血清胃泌素在胃窦切除术后通常降低，但在迷走神经切断术而无胃切除者则升高。

5. 其他检查　测定迷走神经切断加胃窦切除或引流术后复发溃疡病人的基础血清Ⅰ型胃蛋白酶原水平，明显高于无复发溃疡者。原发性甲状旁腺功能亢进病人血清钙水平增高，如复发溃疡病人的血钙增高，要警惕多发性内分泌腺瘤病的可能。^{99m}Tc腹部扫描可证明毕Ⅱ式胃部分切除术后复发溃疡病人有无胃窦残留。放射性核素标记的HIDA（二甲乙酰苯胺亚氨基双醋酸）扫描有助于识别胆汁反流。

排除其他因素后，十二指肠溃疡复发重点在检查既往施行的迷走神经切断不全的可能性。迷走神经切断后，测定胃酸的最好方法是假饲试餐（sham feeding）刺激，刺激期间测定的胃酸分泌量称假饲刺激的胃酸分泌（SAO）。在胃酸分泌恢复至基础水平，最大胃酸分泌量（PAO）是测定用最大剂量（12μg/kg皮下注射）五肽胃泌素刺激反应。若PAO分泌率>2mmol/h，SAO∶PAO比率为0.1∶1可用作肯定迷走神经完全切断。很低水平的PAO提示试验不可靠，迷走神经切断不全的诊断不可靠。

【治疗】

1. 内科治疗　对内镜证实的RU，内科药物治疗通常足以控制症状。奥美拉唑是首选药物。一些研究认为用强效的抗分泌治疗，80%病例复发溃疡能愈合。用维持治疗，70%病例能进一步防止再复发。如内科治疗无效而出现穿孔和出血，必须施行手术以闭合穿孔或制止出血，可能时同时施行彻底性手术防止溃疡再复发。

2. 手术治疗　一般来说，对于彻底性手术后的RU，手术治疗是施行更彻底性的手术。如病人已行单纯迷走神经切断，则行迷走神经再探查切断合并胃窦切除。若病人已行迷走神经切断合并胃窦切除，估计迷走神经切断不全，可做完全迷走神经切断，这种情况可做经胸迷走神经切断。若不能控制复发，可施行全胃切除，食管-空肠用Roux-Y重建。

恰当的处理方法是根据疾病的具体情况即原来手术的指征、原来施行的手术方法和复发出现的情况决定手术方案。若病人过去施行迷走神经切断而未切除胃窦，则需加做胃窦切除，并经上腹部或经胸再探查迷走神经干是否完全切断，但该法可能发生并发症的概率较高。如胃酸分泌检查显示迷走神经切除不全，用胸腔镜经胸做迷走神经干切断可能较安全。胃出口机械性变形和梗阻可导致术后溃疡复发，必须予以纠正。然而，纠正机械性出口梗阻问题而无迷走神经再切断或胃窦切除，复发溃疡难以持久愈合。

在术后复发溃疡处理中，改用Roux-Y重建的作用尚不清楚，这种重建可消除碱性肠液反流至残胃，但可导致胃滞留和Roux-Y空肠襻滞留综合征。Roux-Y重建的空肠侧较易发生吻合口溃疡，必须加做迷走神经切断以防止术后复发溃疡。

（三）高位胃溃疡

大多数胃溃疡位于胃中部或远端，约5%位于胃小弯的近端，即靠近食管胃连接部。X线诊断胃小弯高位溃疡比较困难，恶变率较高（10%~20%），手术选择比较复杂。

解剖学上，胃窦起自胃远端呈舌形从胃大弯向胃小弯伸展，其舌形尖端处的胃窦胃体交界处可达胃小弯高位，高位溃疡仍然发生在胃窦和胃体交界连接部。此连接部在胃小弯的位置变异较大，男性尤为明显。胃窦和胃体的面积比率在十二指肠溃疡病人较低，胃溃疡病人则较高。这种变异可解释胃溃疡可发生在不同的位置。胃体碱性区域越大，溃疡位置可能越高。

诊断上，由于重力和解剖变异等原因，X线钡餐检查容易漏诊和误诊。胃镜检查已经非常普及，内镜设备的不断改良，该检查已可消灭视野的盲区。胃镜活检还可以区分病变的良恶性。

外科治疗上，有多种手术可供选择。

1. 胃远端切除　胃远端切除合并 Billroth Ⅰ式胃十二指肠吻合，将溃疡留置于胃近端（Kelling-Madiener 手术）。该手术可避免在靠近食管的炎症和水肿组织上进行缝合，有利于溃疡良好的愈合，从而减少和避免了吻合口瘘。该手术不适用于溃疡恶变、穿透和合并出血的病人，在手术风险高的年老体弱者可考虑使用。

2. 包括溃疡在内的胃大部切除术　由于切除的边缘靠近溃疡，多数外科医生情愿把溃疡包括在切除标本之中。如胃溃疡较小，周围组织炎症反应不太明显，且溃疡不是太靠近食管，胃窦切除加胃小弯近端的舌状切除（Pauchet 或 Schoemaker 手术）可作为一种术式应用于高位溃疡。

3. 迷走神经切断加幽门成形术　该手术附加或不附加溃疡的楔形切除，虽然复发率高于切除手术，但并发症和死亡率较低。

4. 其他手术　包括溃疡局部切除加胃远端切除或加胃空肠吻合术，其他如近端胃切除、全胃切除和 Tanner 旋转式胃切除手术等，因疗效不佳、安全性低或并发症发生率较高等原因，不太合适于胃高位良性溃疡病人。

（四）球后溃疡

如果将十二指肠第一部人为地分为3段，前2段为球部，后段则为球后部，位于后段的溃疡便称为球后溃疡。球后溃疡与球后壁溃疡是不同的概念。X线造影时，球部的黏膜皱褶与肠管纵轴平行，球后部皱褶则为环状。在胃镜检查时，由于充气缘故，球部和球后部内腔黏膜面均呈平坦状态，从球、降段交界处开始，十二指肠的黏膜皱褶才呈环状。

球后溃疡首先由 Parturier 等于 1920 年报道。Portis 等嗣后报道 9 000 例尸解中发现十二指肠溃疡 158 例，其中 9 例（5%）溃疡位于离幽门环 5cm 以上的十二指肠。球后溃疡占十二指肠溃疡的 3% 左右。

球后溃疡的临床表现与穿透性溃疡相似，上腹痛可能比较严重，更易发生出血、狭窄、穿孔等并发症，穿孔后往往引起后腹膜脓肿。上消化道造影和胃镜是球后溃疡的主要诊断方法。

球后溃疡仍然可先用内科治疗，但因其症状较严重，易发生出血等并发症，如内科治疗无效，需要手术治疗。手术治疗与普通十二指肠溃疡相似。其中迷走神经干切断加 Finney 幽门成形术可作为首选手术。对于出血病人，行幽门成形术时，需要做十二指肠外侧的 Kocher 切口，游离十二指肠，幽门前壁的切口在十二指肠侧要相对延长，以便对溃疡底部进行缝扎止血。

（五）穿透性溃疡

穿透性溃疡是指胃或十二指肠溃疡深在并穿透胃十二指肠壁全层甚至累及周围邻近脏器组织。由于邻近慢性炎症组织或器官的阻隔，形成致密的纤维素组织，穿透性溃疡往往不与自由腹腔相通，没有急性穿孔的临床表现。

穿透性溃疡可发生在十二指肠（约 60%），也可发生在胃（约 40%）。此类溃疡往往较大并穿透浆膜，累及邻近脏器和组织。

十二指肠前壁溃疡和后壁溃疡的发生概率相近，十二指肠球部后壁穿透性溃疡有穿透并腐蚀胃十二指肠动脉引起大出血的特殊风险。穿透至胰腺最为常见，其次是胆总管、胆囊、副胰管、肝胃韧带、结肠及其系膜，胃切除时损伤这些重要结构的风险升高。质子泵抑制剂临床应用后，治疗消化性溃疡的胃切除手术减少，后壁穿透性溃疡的问题也较以前减少。

【临床表现与诊断】

穿透性溃疡的重要症状是疼痛和并发出血。因穿透的脏器不同，部分病人疼痛的部位和性质往往发生改变，疼痛部位较深在。穿透胰腺时可有腰背部放射痛，伸腰时疼痛往往加剧。穿透入肝脏时疼痛可放射至右肩背，溃疡穿透入脾脏时疼痛可放射至左肩背部，溃疡穿透至横结肠并发生粘连时，疼痛可向下腹放射。疼痛的节律性和周期性可消失，强度加剧，进食和抗酸抑酸药往往不能缓解疼痛。出血是穿透性溃疡的常见并发症，约占 26%，表现为便血和呕血。多数病人的出血量不大，但持续时间较长，可导致慢性失血性贫血。但约四分之一可穿透性溃疡表现为大出血，需急诊干预性止血。

X线钡餐检查对发现较大的穿透性溃疡有一定的意义，但往往难以区别良恶性溃疡，当十二指肠球部严重变形时，钡餐检查可能难以显示龛影。胃镜检查加活检是穿透性溃疡术前诊断的金标准，可观察溃疡的部位、大小和深度，结合局部蠕动波是否中断可判断与周围脏器有无粘连。CT扫描有时可提供病变与周围组织脏器的关系。

巨大穿透性溃疡由于周围组织的炎症反应，影像检查或手术探查可有局部包块形成，甚至可能误诊为恶性肿瘤而放弃手术。除手术前胃镜活检外，手术中必要时也可行冰冻活检以排除恶性病变。

【治疗】

穿透性溃疡对传统的抗酸剂、H_2受体拮抗剂和质子泵抑制剂治疗效果较一般消化性溃疡差，但部分病人仍有一定效果，因此，凡未经系统治疗的病人，可先行包括清除幽门螺杆菌在内的内科正规治疗。如果内科治疗无效，可考虑手术治疗。

【十二指肠残端难以封闭的处理】

穿透性溃疡特别是十二指肠穿透性溃疡的手术有其特殊性。穿透性溃疡有时难于排除恶性病变，症状又比较严重，内科治疗效果不肯定，易合并出血等原因，手术适应证的掌握可适当放宽。其次，注意避免把良性溃疡所致的炎性包块误认为恶性病变而放弃手术。再次，手术不必强求切除溃疡病灶，病理医生要求完整的切除标本作出诊断，但十二指肠溃疡的诊断主要依靠医生在手术台上的判断。所以，把溃疡的主病灶旷置在十二指肠球部远侧或胰腺上是可行的。当然，如果溃疡近期有出血，可在开放下缝合溃疡底部血管。最后，穿透性溃疡致局部解剖关系模糊不清时，必要时可做胆总管切开，向远端插入导管作为胆总管的标识，避免手术损伤，胆总管放置T管引流（Lahey法）。十二指肠穿透性溃疡手术治疗的困难在于十二指肠残端的处理，下列手术方法可供选择使用。

1. 溃疡近侧封闭十二指肠残端　溃疡病灶离幽门较远时，可在病灶和幽门之间切断十二指肠球部，常规封闭残端，溃疡病灶旷置于球部残端的远侧。

2. 溃疡远侧开放式封闭十二指肠残端　适用于靠近幽门的穿透性溃疡。将十二指肠游离至溃疡近侧，切开十二指肠前壁，手指引导下避开溃疡，游离并切断溃疡远侧十二指肠后壁，溃疡旷置于胰头上，封闭十二指肠残端。再将溃疡基底近侧缘与十二指肠前壁浆肌层作间断缝合。

3. Bancroft-Plank法　实际上是胃窦黏膜的剥除术，适用于十二指肠球部溃疡特别是前壁溃疡瘢痕巨大而幽门正常的情况。保留胃远端的胃右血管和胃网膜右血管的血供。距幽门约5cm处切断胃窦，剥离胃窦黏膜至幽门，在幽门处缝合胃黏膜，从内间断缝合胃窦肌层，最后间断缝合封闭残端。

4. Nissen法　适用于十二指肠后壁较大的穿透性溃疡，不能用上述1、2点所述的方法封闭残端，而球部前壁组织比较正常的病人。在十二指肠后壁溃疡近侧缘水平横断十二指肠，将十二指肠前壁断缘与溃疡的远侧缘缝合，再将前壁的浆肌层与溃疡的近侧缘缝合，最后在将前壁与胰腺包膜缝合。

5. 十二指肠造瘘术　十二指肠残端缝合不满意时可采用该法，术后至少12天拔管。

六、消化性溃疡手术后并发症及其处理

迷走神经切断加幽门成形或加胃窦切除术式的总死亡率不超过1%，对于高选择性迷走神经切断则为0.05%。包含出血、感染和胃排空延迟等的并发症发生率在迷走神经切断加胃引流术为5%，而高选择性迷走神经切断为1%。除上述这些早期并发症外，由于损害胃容量、幽门括约肌机制，加上胃肠的重建和迷走神经切断等因素，胃手术可引起诸多的生理功能失衡。这些胃手术后出现的状况通称为胃切除术后综合征。该综合征与部分病人的心理因素相关，但对这方面的认识，目前所知甚少。接受消化性溃疡手术治疗的病人中，约25%手术后出现不同程度的胃手术后综合征，所幸仅1%病人症状持续久远。少部分胃手术后综合征病人有明确的病损存在，在没有充分保守治疗和足够时间观察之前，不要轻易作出再手术的尝试。

（一）胃部分切除术后并发症

胃十二指肠溃疡行胃部分切除术后的并发症可分为近期（围术期）并发症和远期并发症（后遗症）两类（表48-1）。近期并发症发生于手术后早期，常与术后病理改变、手术操作失误或手术意外事故有关。远期并发症多由于手术后的解剖、生理改变和代谢障碍所引起，也可由于胃切除后消化道重建的不同部位发生慢性梗阻所引起。

表 48-1　胃部分切除术后并发症

近期并发症	远期并发症
出血	复发性溃疡
胃内	复发溃疡
腹腔内	胃空肠结肠瘘
残端瘘或吻合口瘘	机械性疾病
十二指肠残端	慢性输入襻梗阻
胃十二指肠吻合口	慢性输出襻梗阻
胃空肠吻合口	内疝
梗阻	碱性反流性胃炎
胃十二指肠吻合口	早期倾倒综合征
胃空肠吻合口	后期倾倒综合征
空肠输入襻	Roux 空肠襻滞留综合征
胃张力缺乏症（胃瘫）	吸收不良和营养紊乱
肝胆胰腺	其他合并症
黄疸	粪石形成
胰腺炎	残胃癌
胆总管损伤	
其他	
腹腔内脓肿	
大网膜梗死	
胃残端坏死	
胃回肠错误吻合	

1. 胃部分切除术后早期并发症

(1)出血

1)胃腔内出血：胃切除术后第 1 天，从鼻胃管吸出少量血性液体，未引起明显循环血容量减少，多属正常现象。通常在 24~48 小时后仅可吸出胆汁性胃液。如果持续不断吸出大量血液，则表示有胃内出血。严重和持续出血最常发生的部位是吻合口或缝合处。出血性胃十二指肠溃疡施行胃切除时，旷置在胃十二指肠腔内的溃疡基底本身也可发生术后再出血。若出血量超过 3 个单位，必须考虑再手术，尤其是初次手术后 1~2 天内发生者。若出血发生于初次手术 5~6 天后，内镜检查或内镜施行凝固止血或注射肾上腺素往往可止血。持续出血经保守治疗无效或大量出血应及早采取手术止血。手术止血方法一般不必拆除原吻合缝线，可另在距胃空肠吻合口以上数厘米的胃壁做一纵形切口，清除胃内凝血块，以盐水冲洗胃腔。通常于吻合口胃端小弯侧可见到喷血的小动脉，直接用丝线 8 字缝扎常可控制出血。若出血来源于十二指肠球后溃疡，往往在手术前已有活动性出血，可从毕Ⅰ式吻合口远侧十二指肠前壁切开，用丝线 8 字缝扎溃疡基底。若出血性溃疡在吻合口附近，则可拆除吻合口，用 8 字贯穿缝合溃疡基底。经上述处理后若仍不能止血，则必须游离缝扎胃十二指肠动脉，原采用毕Ⅰ式重建者，改成毕Ⅱ式胃空肠吻合。理论上，将溃疡与食糜通道分离，可减少再出血的危险和促进溃疡愈合。

2)腹腔内出血：胃切除术后腹腔内出血可由于手术损伤不同器官或止血不妥善所致。出血最常见于大网膜血管止血不完全，或由于器械牵拉损伤脾脏、肝脏所致，膈下血管损伤也可成为出血的原因。胃切除术后病人出现脉搏增快、血压降低和腹胀等情况，必须及时判断有无腹腔内出血。有低血压和休克征象时必须尽早手术探查。手术探查必须系统地进行，包括肝脾、胃短血管、横膈、小网膜囊、大网膜、胃和胃网膜血管等。关腹前必须待病人血压恢复正常后再次检查有无活动性出血。若出血由于脾脏小撕裂伤所致，可考虑保留脾脏，仅作撕裂伤口的缝合止血。若脾脏的破裂口较深或多区域伤或病人呈休克状态，行脾切除可能是最安全的选择。

(2)残端瘘或吻合口瘘

1)十二指肠残端瘘：十二指肠残端瘘是毕Ⅱ式胃切除术后的严重并发症之一，其发生率为 1%~4%，如未及时诊断和及时处理可危及病人生命。随着医疗整体水平的提高，其死亡率已显著下降，20 世纪 50 年代死亡率为 50% 左右，1960~1970 年约 10%，目前约为 5%。

幽门和十二指肠球部周围广泛炎症的病人，十二指肠瘘的发生率明显升高。十二指肠残端关闭有明显张力时，可经残端放置一橡皮管作十二指肠引流，再利用残端和大网膜作围绕缝合。当缝合无太大张力，但由于周围炎症使组织缝合不可靠时，可用大网膜缝盖残端，再用 16F 的 T 管在十二指肠侧方造瘘作十二指肠减压。十二指肠残端造瘘用于十二指肠不能缝闭的病例，十二指肠侧方造瘘用于残端可缝合，但有缝合不牢靠之虞的病例。十二指肠造瘘后均需在瘘口附近放置腹腔引流管。十二指肠缝合困难如能在施行胃切除术前作出判断，可施行更安全的胃空肠吻合加迷走神经干切断术。

十二指肠残端瘘常发生在巨大溃疡(>2.5cm)穿透十二指肠后壁的病例。这些病例的十二指肠、胰腺和胆道的正常解剖关系因炎症和瘢痕发生了改变。其他与十二指肠瘘形成有关的因素包括：①缝合过密造成残端血供欠佳；②周围积血或积液造成局部感染；③术后胰腺炎；④输入襻梗阻。破裂通常发生于术后 2~5 天。主要症状是疼痛，伴有高热和休克。一些病例，最初数天临床症状不明显，上腹痛、发热和白细胞增高均较轻，有些病例可出现黄疸。

十二指肠瘘时，腹腔引流可引出含胆汁的混浊液体，可在右上腹积液部位抽出胆汁，CT 或 US 可显示膈下积液。根据病人的临床表现和必要的辅助检查，一般不难作出十二指肠瘘的诊断。

十二指肠瘘的治疗首先应立即行右上腹充分闭式负压引流。小而局限的积液且症状轻者，在影像学特别是超声引导下经皮穿刺引流常可获得满意的效果。因此，目前需要再手术引流的情况已很少使用。积液多或有较广泛的腹膜炎时，则手术引流更为安全有效。闭式负压引流加上有效的胃肠减压和放置空肠饲养管于输出襻至关重要。放置空肠饲养管或空肠造瘘的目的是术后进行肠内营养，并借以防止食物或食糜经胃时刺激胆汁和胰腺分泌，在十二指肠残端关闭不满意时，可在关腹前穿刺放置空肠营养管。使用广谱抗生素和合理方案的营养支持也是重要的治疗措施，广谱抗生素用至积液完全引出、发热和脓毒症症状消退。十二指肠瘘再缝合往往难以成功，除非瘘发生在术后 24~48 小时内而立即手术再缝合，且裂口小而十二指肠残端无明显病变者。

一些经验报道和前瞻性研究表明，应用生长抑素和长效类似物奥曲肽（octreotide）可显著减少消化道瘘的流出量，对于减少十二指肠瘘的流量亦有效。但应用奥曲肽能否使上消化道瘘更快愈合尚未有一致意见。瘘口未能如期闭合的主要原因有瘘管感染、引流不充分、存留异物或远端梗阻等。

2）胃十二指肠吻合口瘘：十二指肠有严重瘢痕和炎症的病人施行毕Ⅰ式吻合易发生胃十二指肠吻合口瘘。如果毕Ⅰ式重建的指征选择得当，这种瘘很少发生。胃十二指肠吻合口瘘一旦发生可出现轻中度中毒症状，发热、脉快和白细胞增高。部分病人以切口上部漏出含胆汁液体为首发征象。瘘管常局限于上腹部，口服或从胃管注入亚甲蓝（美蓝）溶液，或应用水溶性造影剂行上消化道造影可明确诊断。上腹 B 超或 CT 检查可了解有无腹腔积液并借此引导穿刺引流。处理措施包括：①寻找和消除与瘘相关的因素，如远端梗阻；②充分和有效的引流；③抗生素用至引流充分、败血症征象消退；④初期行肠外营养支持，继以放置饲养管于吻合口远侧，逐渐过渡到肠内营养；⑤应用生长抑素或其类似物。

手术指征是腹膜炎、败血症、脓毒血症或不能控制的腹腔内积液。若需要再手术，必须仔细检查吻合口。小的裂口可缝合后再以大网膜敷贴加强和广泛引流；如为大的破裂，则必须改为毕Ⅱ式或 Roux-Y 重建，十二指肠残端封闭后用大网膜加强缝合，加做侧方十二指肠造瘘减压并放置腹腔引流。

3）胃空肠吻合口瘘：此并发症较少发生，可见于毕Ⅱ式胃切除术后。小裂口可采取非手术疗法。不能控制的瘘需手术治疗。若裂口小，缝合后以大网膜加强。若瘘口大，则必须切除吻合口，胃切缘必须是健康组织，进行新的胃空肠吻合或 Roux-Y 重建。

（3）梗阻性并发症

1）吻合口梗阻：这种并发症较少见。胃部分切除或 Roux-Y 重建术后早期吻合口梗阻的常见原因是吻合口水肿。梗阻可引起残胃扩张、食物和液体滞留。大多数病例应用鼻胃管吸引减压，静脉输液补充水和电解质，纠正低蛋白血症，数天后梗阻往往可缓解。梗阻时间长且胃镜和吞钡造影证实不能通过吻合口，则大多为手术技术不当引起。十二指肠瘢痕广泛、胃部分切除后采用毕Ⅰ式重建，则容易造成吻合口梗阻。毕Ⅱ式吻合后炎症粘连引起输出襻扭曲，可造成残胃出口梗阻，引起长久性梗阻。输出、入襻或吻合口本身被这种粘连扭曲、广泛脂肪坏死、大网膜炎症水肿、术后胰腺炎、术后出血或吻合口裂开亦可导致吻合口梗阻时间延长。

胃部分切除术后病人，一般在术后 3~6 天可开始口服进食。如进食后恶心、腹胀和呕吐，应再插入鼻胃管进行减压数天。若无吻合口裂开，最早可在术后第 7 天进行钡餐或水溶性造影剂检查，如造影剂排空不良，应继续鼻胃管减压和静脉输液。有时可用小口径的饲养管在透视下或胃镜协助下插入空肠行肠内营养，否则，给予肠外营养支持治疗。若梗阻时间延长，经 2~3 周保守治疗无效，又能比较肯定有机械性因素存在时，则需要再次手术。若为毕Ⅰ式重建，吻合口不能作单纯的修整扩大，应改为毕Ⅱ式重建。试图拆除吻合口，缝闭十二指肠残端，有导致十二指肠血供障碍和残端破裂的危险。最安全的方法是保留吻合口的完整，施行结肠前残胃远端大弯胃空肠侧侧吻合。若为毕Ⅱ式重建，根据术中探查结果决定解除梗阻的方式。若吻合口或输出襻因粘连扭曲，可予充分分离粘连，并放置空肠营养管。若发现输入或输出襻疝入小网膜囊，予以复位，缝闭腹膜腔的医源性裂隙，以防止再发生内疝。如疝入肠襻血运障碍不能存活，则必须切除该肠襻。吻合口扭曲导致位置改变则可复位后将吻合口切除重新吻合。

2)急性输入襻梗阻:输入襻梗阻一般是由于胃空肠吻合时空肠襻过长所致。梗阻的原因可为粘连、扭曲、内疝、扭转和在残胃成角处的扭结。肠襻的急性梗阻可成为十二指肠残端破裂的因素。故出现十二指肠残端破裂时,必须及时了解输入襻有无梗阻因素存在。

输入襻梗阻基本属于闭襻型梗阻,胆汁、胰液和十二指肠分泌液积贮于肠襻内,随着肠襻内压力的增高,最后胆管和胰管内的压力亦升高。梗阻引起的腹痛和体征常常不相称。血清碱性磷酸酶浓度升高,淀粉酶和脂肪酶亦可升高,易与急性胰腺炎混淆。若梗阻不缓解,则心率加快,白细胞升高,发热和局部压痛或随后出现其他腹部体征,甚至出现休克。若诊断可疑,可行超声和 CT 扫描。若诊断明确,经适当的处理和术前准备后必须及时剖腹探查。

术中处理应依据手术发现而定。若梗阻原因为扭曲或扭结,而肠管血运良好,可行输出襻与梗阻肠襻(输入襻)侧侧吻合以解除梗阻。若发现扭转或套叠,可缩短肠襻或切断输入襻和吻合口远侧空肠施行 Roux-Y 吻合。若十二指肠远端和空肠出现坏死,则需切除失活的肠段,将十二指肠或空肠吻合于 Roux 肠襻。若十二指肠第二、三部也失去活力,将不可避免地施行胰十二指肠切除术。

(4)术后胃排空障碍:胃切除术后功能性胃排空障碍又称术后胃瘫,是胃术后早期常见并发症,但并无机械性梗阻。胃术后有 10%~25% 病人发生胃排空延迟,其中 5%~10% 有临床症状。这种情况通常出现于手术后最初 2 周内,但亦可延迟发生,即手术数周甚至多年后发生。结肠后胃空肠吻合发生此并发症比结肠前胃空肠吻合多见。此并发症亦可发生于迷走神经切断术后,其发病原因至今未完全明了,可能是手术创伤所引起的吻合口水肿或迷走神经切断后运动功能紊乱所致。

临床症状均出现在术后早期,常在流质饮食改为半流质饮食时发生。表现为上腹饱胀、压迫感、恶心、呕吐、吐出物为大量含胆汁的胃液,无排便排气,肠鸣音减弱。可无腹胀和腹痛,实验室检查也无明显低血钾、水电解质紊乱和低蛋白血症。X 线上消化道造影显示胃无张力,缺少蠕动,胃稍扩张,造影剂滞留于胃内超过 24 小时。

诊断急性胃瘫应符合以下条件:①经一项或多项检查提示无胃出口机械性梗阻;②胃引流量 >800ml/d,并且持续超过手术后 10 天;③无明显水电解质酸碱平衡失调;④无引起胃瘫的基础疾病,如糖尿病等;⑤无应用影响平滑肌收缩的药物史,如吗啡等。

胃瘫的处理以保守治疗为主,进行胃肠减压,初期可行肠外营养支持。持续时间较长时,应胃镜引导下放置双腔胃肠管,一方面进行胃肠减压,另一方面进行肠内营养并维持水电解质和酸碱平衡。治疗药物包括甲氧氯普胺(胃复安)、多潘立酮、西沙必利和红霉素等,但疗效多不肯定。针灸治疗可能有一定的效果。经过上述处理,多数病人在 3~4 周后可恢复。除非有胃出口机械性梗阻,否则一般不轻易采用手术治疗,因再次手术不但难以奏效,且延长了胃瘫的恢复时间。对于存在吻合口溃疡经药物治疗无效和胃瘫时间超过 1 个月者,也有人主张再次手术,但文献报道和笔者经历均有少数胃瘫病例非手术保守治疗 60 天以上才得以治愈。

(5)肝胆胰合并症

1)术后胰腺炎:该并发症的发生率 <5%。大多数由于胰腺头部或近端体部手术损伤造成。有两种情况易于发生这种损伤:①紧贴胰头分离十二指肠以求确凿封闭十二指肠残端;②对十二指肠后壁巨大的穿透性溃疡进行分离。第二种情况下,胰腺通常是溃疡的基底,强行分离可发生胰腺导管的损伤。广泛的十二指肠分离可损伤副胰管,而 5% 的病例主胰管缺如,此时副胰管成为排泄胰液的主管道,如损伤后果比较严重,需尽量避免。

胰腺炎发作可出现在术后 3 天内。临床表现包括烦躁不安、腹痛、腹部压痛、发热、血白细胞增高和血清淀粉酶和脂肪酶升高。毕Ⅱ式重建术后出现这些病征者,鉴别诊断要着重考虑输入襻梗阻。治疗上的重要区别是胰腺炎早期多行非手术治疗,因早期手术并发症增多;相反,急性输入襻梗阻则需要急诊手术,必须尽早手术解除梗阻。急诊超声或 CT 扫描颇有价值,可借以鉴别诊断和指导治疗。

术后胰腺炎的处理包括复苏、鼻胃管减压和其他治疗急性胰腺炎的一般处理。抗生素的应用价值意见不一。在急性重症胰腺炎发作后需行定期 CT 检查随诊,合并感染时可能需要手术引流贮积的感染液体或脓肿,但术后可能导致持续的胰瘘。这种瘘持续不愈也可能需要手术治疗,包括切除瘘管,用 Roux-Y 转流或部分胰腺切除。循证医学证据显示,有关奥曲肽可减少胰腺手术或胰腺损伤的并发症尚有争议,但临床上,胃切除时如发生胰腺实质或胰管损伤,术后可考虑使用奥曲肽。

2）术后黄疸：胃手术后出现黄疸并非罕见，多为轻度黄疸，且多在胃切除手术后期出现，尤其是在十二指肠严重病变者。其原因主要是术后该区域水肿引起胆总管部分梗阻。引起术后黄疸的其他原因包括：①吻合口裂开，腹膜再吸收胆汁；②胆道结石；③急性胰腺炎；④肝外胆管损伤；⑤严重和持久的腹腔感染。

3）胆管或胰管损伤：此并发症较少发生，但可见于瘢痕收缩变形的十二指肠分离手术。分离远端胃和十二指肠时，一般不需常规暴露胆总管。在瘢痕挛缩较严重时，作 Kocker 切口并游离肝十二指肠韧带充分显露远端胆总管，将 T 管或橡胶导管插入胆总管作为引导，可防止错误结扎或横断胆总管。此外，经胆总管放入导管，可作术后胆道支架，通过胆道造影，偶尔可发现未估计到的胆道十二指肠瘘。

胆总管损伤的处理依据损伤的类型而定。若管道横断而周围组织完整，胆总管血供充分，可作对端吻合，然后作另一纵行胆总管切口，放置 T 管造瘘，T 管远臂通过吻合口作为支架。若有胆管血供不足之虞，安全的重建方法是端侧胆总管十二指肠吻合或胆总管胃空肠 Roux-Y 襻吻合。

从胰头分离深在穿透性溃疡的过程中可损伤副胰管。在这种情况下，可游离十二指肠，将十二指肠开放的端口缝合于胰腺的损伤处周围。由于慢性炎症，此处组织坚实，缝合比较可靠。此区域要充分行闭合负压引流。术后可应用生长抑素类药物。

少见而严重的破坏性并发症是乏特壶腹部断裂，使其部分或完全从胰腺头部和胰管系统分离。此并发症发生于严重瘢痕造成十二指肠缩短和变形的病人。处理原则包括：①取空肠的 Roux-Y 襻缝合于胰头，将胆管和主胰管所在的胰腺部分套入空肠；②以 T 管作为胆管支架，可能时用小儿胃管插入胰管作为支架；③广泛引流。如壶腹部完全撕裂或广泛组织损伤，需被迫施行胰头十二指肠切除以达到治疗目的。

（6）其他并发症

1）残胃坏死：残胃的缺血坏死是胃切除的罕见并发症。手术时，如果胃左动脉紧靠起始部分断离，且脾亦作了切除，胃短动脉血供被切断，残胃的血供寄希望于不恒定存在的膈动脉分支，如该动脉缺如，就有可能发生残胃缺血坏死。残胃缺血坏死亦可发生于选择迷走神经切断合并胃窦切除手术，这种情况下，通常胃左动脉已在迷走神经切断时被结扎，残胃血供依靠脾动脉，若脾脏在手术时损伤，则必须施行近全胃切除以免发生残胃缺血坏死。

残胃坏死的症状是严重腹痛和休克样表现，发生在手术后 24~72 小时内。用水溶性造影剂注入鼻胃管可显示瘘口。残胃坏死须立即进行手术，手术时若见残胃仍存活，可施行 Roux-Y 空肠襻作端侧吻合，否则，施行全胃切除并行食管空肠 Roux-Y 法重建。若坏死扩展至食管下段，并有显著炎症反应，可能需要切断并结扎远端食管，或做导管引流，再行颈部食管造瘘，放置空肠饲养管；若病人能生存，可在后期施行食管空肠吻合或结肠间置术。

2）胃造瘘并发症：胃造瘘偶然用于病人不能耐受鼻胃管吸引或有严重肺功能不全、食物反流或胃排空功能障碍等情况。其并发症有出血、导管滑落或裂开造成腹膜炎等。为防止这类并发症发生，导管必须可靠固定于腹壁，勿使导管移动阻塞幽门，亦要注意导管插入部位的护理，因为皮肤破裂、通道变宽可导致瘘口部位愈合不良，导致胃造瘘管脱落。

3）胃回肠吻合：此并发症并非罕见。主要由于麻醉不满意，手术野显露不良，手术者草率误认回肠为近端空肠等原因引起。大多数病人有典型的症状，开始进食即可发生，有时症状比较隐匿，直到术后 2 周左右才发生污秽恶臭的嗳气和大量的腹泻，并出现电解质紊乱，很快导致营养不良和体重下降。钡餐上消化道造影可明确诊断。处理方法是再手术，拆除原吻合口后用毕Ⅱ式或 Roux-Y 重建法作胃空肠吻合。

4）大网膜梗死：为罕见并发症，见于大网膜进入吻合口后间隙发生嵌顿或绞窄等情况。其症状是突发性腹痛，1~3 天内发展为局部压痛和白细胞升高。其症状和体征与阑尾炎相似。由于大网膜梗死与其他更为严重的术后并发症难以鉴别，通常需剖腹探查。

5）腹腔脓肿：腹腔脓肿并不少见，全胃切除术后更常见。主要由于细菌污染的消化道内容物溢出腹腔所致，故也可见于消化性溃疡穿孔急诊手术后，亦可由于食管空肠吻合口裂开引起。其症状是逐渐加重的上腹痛和压痛，恶心、发热和白细胞增高。腹腔脓肿可经 B 超、CT 及其引导下穿刺置管引流。严重的膈下脓肿、肠间和多发性脓肿必须手术引流。闭式负压充分引流脓肿至关重要。膈下脓肿常可并发反应性胸腔积液。盆腔脓肿经肛门指检可触知饱满的直肠前壁，经此可行诊断性穿刺和治疗性引流。消化道瘘等所致腹腔感染早期病人宜取半坐卧位，使腹腔感染积液引流到盆腔。由于盆腔腹膜吸收毒素功能较差，加上盆腔脓肿处理上也较简单，可使腹腔感染的治疗简单化。

2. 胃部分切除术后远期并发症

(1) 溃疡复发综合征

1) 吻合口溃疡和复发溃疡：详见特殊类型溃疡之术后复发性溃疡。

2) 胃空肠结肠瘘：该并发症是由于术后并发胃空肠吻合口溃疡穿透至相邻横结肠而形成。早年的发生率高达5%，是由于施行单纯胃空肠吻合或胃切除不足且未合并施行迷走神经切断，发生吻合口溃疡的结果。目前，此并发症已很罕见，在彻底的溃疡手术后出现此类瘘必须排除癌症或克罗恩病的可能。服用大剂量的非甾体类抗炎药(NSAID)也可引起胃空肠结肠瘘。

胃空肠结肠瘘的症状包括呕吐粪质、口臭、体重下降和腹泻等。偶尔这种瘘可并发与其他消化性溃疡相似的并发症，如出血、穿孔或胃肠梗阻等。钡餐造影检查和CT扫描可作出的诊断。上、下消化道内镜用以排除其他病变。

胃结肠瘘的初期处理包括肠道休息、肠外营养，静脉给予抗生素和抗分泌剂(H_2受体拮抗剂等)。少部分病例可经内科治疗治愈，但大部分需要手术治疗。术前应充分肠道准备。若瘘发生于单纯胃空肠吻合术后，采用的手术方式是迷走神经切断、半胃切除和毕Ⅱ式重建。若瘘是由于胃切除不足，而未做迷走神经切断，则施行迷走神经切断，并将残留过多的残胃和结肠一并整块切除。若初次手术已做了迷走神经切断和胃窦切除，可行胃次全切除并与结肠一起整块切除，再行Roux-Y重建。处理结肠的最佳方法是局限的结肠切除。

(2) 机械性上消化道梗阻

1) 慢性输入襻梗阻：慢性输入襻梗阻是指输入襻排空至输出襻的通道慢性梗阻，通常发生于毕Ⅱ式胃部分切除时输入襻过长，一般为轻度梗阻。过长的输入襻易于扭结、屈曲或扭转。肠襻因胆汁和十二指肠液积聚而扩张并引起症状。当腔内压力上升到一定程度时，积储的分泌液被迫排出残胃，梗阻暂时得以缓解。其症状是上腹部疼痛继以喷射式胆汁性呕吐。这种呕吐有两个重要特征：①呕吐物中混有食物和胆汁；②呕吐后疼痛缓解。若食物混合胆汁而呕吐后痛不缓解，则需考虑碱性反流性胃炎综合征的可能。

在确立慢性输入襻扩张的诊断方面，CT和US比钡餐更可靠。一旦诊断确定，必须施行手术以纠正异常的解剖。可采用缩短输入襻，将输入襻悬吊和固定于腹膜壁层；或将输入襻与输出襻做侧侧吻合等手术治疗方法。后者适用于在暴露整个输入襻有困难时，但有导致肠道细菌过度生长的危险。

2) 慢性输出襻梗阻和内疝：慢性输出襻梗阻的主要临床表现与小肠梗阻相类似，以呕吐最为多见，症状持续，但程度较轻。梗阻多由于粘连或内疝形成所致。中山大学附属第一医院在1962—1982年20年间收治胃手术后机械性梗阻66例，其中输出襻梗阻38例，内疝形成6例。由上消化道钡餐检查可诊断。CT可见梗阻近端消化管慢性扩张，厚壁和相对固定的肠壁。内镜对诊断帮助不大。此类并发症一旦确诊，宜积极采取手术治疗。

毕Ⅱ式重建法在吻合口后方可形成两个裂隙，分别位于吻合口上方和下方，是胃手术后内疝的好发区域。内疝较少发生在结肠后吻合。胃空肠吻合较好的方式是“自左至右”，即顺蠕动吻合。输入襻必须位于胃的左侧和缝于大弯侧，但右侧输出襻可能下垂形成屈褶。横结肠系膜裂孔及其周围瘢痕的缩窄性压迫是输出襻梗阻的另一常见原因，在行结肠后胃空肠吻合时，应该将横结肠系膜裂孔边缘固定在有一定张力的胃壁上，而不应该固定在空肠襻上。

3) 空肠胃套叠：是毕Ⅱ式胃切除术的远期少见并发症。其临床表现无特异性。主要症状是腹痛，间有恶心呕吐。通常发生输出襻套入残胃。表现为上腹部可触及结实的包块。腹部CT扫描或水溶性造影剂上消化道对比造影，可见卷绕弹簧样的空肠位于残胃内。在套叠发作时施行内镜检查可见空肠段进入残胃内。急性空肠胃套叠，需手术治疗。可将输出襻固定于壁腹膜，或作新的胃空肠吻合，亦可用Roux-Y法重建。

4) 后期胃十二指肠梗阻：十二指肠溃疡毕Ⅰ式胃切除术后，炎症围绕十二指肠和球后区可导致胃十二指肠吻合口慢性瘢痕和变形。病人呈现胃出口梗阻的症状，包括胃胀满和不适，呕吐无胆汁染色和部分消化的食物，呕吐后症状缓解。上消化道钡餐或内镜检查，可见胃扩张和胃出口狭窄。这种狭窄可试行内镜扩张治疗，但多不能解除梗阻。症状持续或严重时需手术治疗。最简单的解决方法是在大弯侧吻合口近端再作胃空肠吻合。试图直接处理吻合口有潜在危险，也难以解除梗阻，临床上不可取。

(3) 病理生理失调

1) 一般生理紊乱：大多数病人胃切除后发生病

理生理失调是由于改变了胃的运动或黏膜功能所致。健康者胃的运动功能包括:①接受和贮存摄入食物团块;②使食物大的颗粒研磨变小;③提供闸门(通道)排出更小的食物颗粒至小肠,在小肠消化成可吸收的大分子和营养素。食物团吞下时,近端胃的张力降低(容受性舒张),这些反射由迷走神经介导。远端胃的研磨作用起始于近端胃肌层的起搏点,蠕动收缩使食物混合,推进食物颗粒和胃分泌物至幽门。迷走神经输入信号至胃调节蠕动收缩和幽门松弛同步进行,因而大的颗粒被筛滤,小的颗粒可通过幽门进入十二指肠,幽门不仅阻止大的颗粒进入小肠,且防止十二指肠内容物反流入胃。小肠亦起调节胃排空的作用,主要通过神经激素机制。胃手术可干扰部分或所有运动功能。任何切除或旁路方法都消除了液体与固体排空时间的差别和幽门的颗粒筛滤功能,且可致肠内容物反流入胃。

胃手术后的黏膜改变包括:①由于失去幽门的完整性和腔内碱化作用,胃腔内肠杆菌和厌氧菌增殖;②由于肠内容和胆汁的清洁剂样作用而丧失屏障功能;③迷走神经切断影响神经内分泌功能;④减少二价阳离子的吸收,由于失去胃酸和内因子,末端回肠吸收的维生素 B_{12} 减少。

2)碱性反流性胃炎:是胃切除术最常见的远期并发症。5%~15% 胃手术病人最后将有碱性反流性胃炎的症状。不论有无胃酸,胆汁的清洁剂样作用能引起胃黏膜和食管的损伤。此并发症最常发生于毕Ⅱ式胃切除,毕Ⅰ式胃切除和幽门成形术较少发生。虽然需要胆汁反流参与,残胃清除反流胆汁能力亦是一个有关的因素。

症状包括上腹部烧灼样痛、恶心、呕吐胆汁,呕吐后腹痛不能缓解,须与输入襻综合征的疼痛相鉴别,后者呕吐胆汁物后症状缓解。呕吐物含食物是反流性胃炎的另一征象,反流物质的量与症状的严重程度不相平行。诊断标准为:①上消化道内镜检查和活检,必须显示残胃有胆汁,组织学上有黏膜炎症证据和胃腺肠上皮化生;② CT 扫描和胃肠道钡餐造影检查,显示无输入襻扩张或梗阻。一般推荐作固相核素胃排空试验。核素标记的 HIDA 扫描亦可用以估计胆汁反流的量和残胃清除的任何改变。

内科治疗疗效不肯定。结合胆盐的药物如考来烯胺(消胆胺)效果并不明显。其他如 H_2 受体拮抗剂和胃肠动力性药物如甲氧氯普胺(胃复安)均无效。因为胆汁清除的缺陷是发病的一个因素,故更为持久的胃肠动力剂如西沙必利、多潘立酮或红霉素可能是有用的辅助治疗药物。

诊断明确,症状持续影响日常工作和生活者可行手术治疗。对已施行毕Ⅱ式胃切除者,手术选择改为 Roux-Y 吻合手术,转流碱性内容的 Roux-Y 空肠吻合口必须距离胃残端 45~60cm 以上。为避免 Roux-Y 襻发生溃疡,必须做迷走神经切断。如对迷走神经切断的完全性有疑问,可做胃酸分泌试验。若有术前胃排空障碍应谨慎进行全胃切除。对已施行毕Ⅰ式胃切除者,可考虑选择 Roux-Y 胃空肠吻合或间置 20cm 顺蠕动的空肠襻于胃出口和十二指肠残端间的手术方式。据报道,这两种手术可明显减少胆汁反流。Vanderbilt 和 Mayo Clinic 的经验显示,Roux-Y 手术可使 75%~80% 碱性反流性胃炎病人受益,因此,Roux-Y 改道手术仍是碱性反流性胃炎的标准手术方式。

3)早期倾倒综合征:倾倒综合征是胃手术后最常见的并发症之一。迷走神经切断、幽门成形术、胃空肠吻合和胃部分切除术都有发生倾倒症状的可能,但发生于高选择性迷走神经切断(HSV)和 Roux-Y 重建手术的可能性最低,胃大部切除特别是毕Ⅱ式吻合的病人发生倾倒综合征占 50%~60%。倾倒综合征有早期和后期两种形式。根据进食和症状发生时间间隔长短,发生于餐后 20~30 分钟内为早期倾倒。胃肠的倾倒症状包括腹痛、胀满、恶心、呕吐和暴发性的腹泻,心血管系统的症状包括出汗、头晕、无力、心悸和面色潮红。

实验研究证明,高碳水化合物液体突然排空进入小肠内能导致微循环液体转移入肠腔内,从而引起倾倒综合征的症状群。在注入食物后有症状期间可观察到胃肠激素水平如 5- 羟色胺、抑胃肽、血管活性肠多肽和神经高压素的紊乱。早期倾倒症状可因注入碳水化合物或高浓度的单糖而加重,且与胃排空的速度相平行。

诊断的主要根据是临床表现,固体相放射核素胃排空扫描显示胃排空加快,正常或缓慢的胃排空时间可以排除早期倾倒的诊断。内镜和钡餐检查有助于了解解剖生理改变和提供诊断线索。倾倒综合征常与其他胃术后综合征,如碱性反流性胃炎或输入襻综合征相混淆。注入 300~350ml 的 15%~25% 葡萄糖溶液的倾倒激发试验可使症状重现。

内科治疗主要为饮食调节,包括:①增加餐次,减少餐量;②避免进食高浓度的碳水化合物;③进食固体食物 30 分钟后饮液体;④进食后卧床休息。

最近有报道应用长效生长抑素类似物奥曲肽治疗倾倒综合征，早餐前 30 分钟皮下注射 50~100μg，可缓解症状，大部分病人有效。生长抑素的主要作用是抑制进餐所引起的过多血管活性物质释放和运动减弱。奥曲肽还能抑制胃排空和延长小肠的输送时间。奥曲肽应用超过 3 个月后仅 50% 病人有效。副作用有厌食恶心、呕吐、腹泻、腹痛，长期应用可发生高血糖症和低血糖症发作、吸收不良和胆石症等。因此奥曲肽不宜长期应用。

大多数的倾倒综合征病人在术后 6 个月内症状改善。症状严重经内科治疗、饮食调节和药物治疗后无效需要手术治疗者不足 1%。手术指征是术后 6 个月后症状持续，影响工作能力和生活质量；或病人不能耐受奥曲肽或需要高剂量奥曲肽治疗者。手术方式包括：①曾做幽门成形术的病人重建人工幽门；②胃 - 空肠吻合更改为胃 - 十二指肠吻合，重建生理性胃十二指肠通道；③间置顺蠕动 10cm 空肠襻（Henley loop）于胃残端和十二指肠间或间置一双襻空肠囊袋；④改行 Roux-Y 胃空肠吻合术是解决早期倾倒症状相对简单的方法。目前尚没有一种方法可使 50% 以上病例有效。间置 Henley 空肠襻和 Roux-Y 手术均需加迷走神经干切断术以防止发生吻合口溃疡。

4）后期倾倒综合征：后期倾倒的症状与早期倾倒的血管运动性症状相似，但没有胃肠道症状。胃切除后后期倾倒综合征发生率为 1%~3%。后期倾倒是由于小肠内高碳水化合物负荷导致肠高血糖素的释放所致。肠高血糖素刺激胰 β 细胞，因而进餐引起胰岛素分泌过多和延长。尽管餐后血糖浓度早期即升高，但持续高胰岛素血症仍可引起低血糖症和心血管症状。症状常发生于餐后 2~4 小时，包括出汗、心悸、震颤、饥饿感、乏力，偶尔有精神错乱、昏厥等。根据典型的临床症状可以作出本病的诊断。病人如有高胰岛素血症时，需排除胰岛素瘤的可能性。

治疗包括调节饮食，如增多餐次、低碳水化合物和高蛋白饮食，低血糖症发作时可在餐间添加点心。对症状严重的病人可在餐前给予胰岛素，以抑制早期餐后高血糖素血症而减轻症状。奥曲肽亦可能有一定的效果。非手术治疗措施常常有效，因而很少需要手术治疗。对顽固性餐后低血糖症，可选择逆蠕动空肠襻间置于胃残端和十二指肠之间的手术治疗方式。

5）Roux 潴留综合征（Roux stasis syndrome）：对胃切除术后慢性胃张力缺乏症，需注意病人是否施行了 Roux-Y 胃 - 空肠吻合作为初次重建手术和作为某些其他胃切除术后并发症的再次重建手术。迷走神经切断和 Roux-Y 术容易导致胃张力缺乏症。据报道，约 30% 的病人在迷走神经切断或 Roux-Y 重建术后发生胃张力缺乏症。以残胃排空障碍的表现最为显著，肠襻输送功能不全也可发生。

胃肠动力药物治疗效果不显著，红霉素有一定疗效，但比西沙必利效果差。餐前 30 分钟口服贝胆碱（bethanechol）15~20mg 有一定效果。全胃或近全胃切除成为首选的手术，将 Roux 肠襻的长度调整为 40cm 左右，50% 左右病人症状显著改善，25% 部分改善，仍有不少病人未能改善症状。其他手术方法包括：①小肠敷贴术；②更换成 20~40cm 的 Henley 襻结构；③各种重建电流的术式，如将 Roux 肠襻和更近端的小肠起动电位相连接。

6）特殊的吸收障碍和营养不良：胃手术后营养性并发症是由于改变了食物的摄入和食物消化，或吸收某些营养物质的功能不全所致。由于病人担心出现恶心或倾倒症状，常减少食物摄入或改变膳食成分，因而导致显著营养不良。特殊的消化障碍和吸收不良是由于切除了部分或全胃和非生理性胃肠道的重建所致。这些障碍包括：①复合蛋白质、脂肪和碳水化合物的消化不良，出现脂肪痢和粪中失去氮过多现象；②食欲减退和饱满感；③铁、维生素 B_{12} 和叶酸缺乏；④骨软化症。

7）消化功能不良：正常 24 小时粪脂排出量 ≤ 6% 的饮食脂肪摄入量；粪氮排出量 ≤ 2g。全胃切除后平均粪脂排出量比例增至 16%，粪氮排出约 2g。其他类型胃切除，不管是否附加迷走神经切断，均没有如此高浓度的粪脂或蛋白排出，但排出明显增加可发生在任何曾施行过迷走神经切断并幽门成形或迷走神经切断并胃空肠吻合术的病人，毕Ⅱ式胃切除消化不良的发生率高于毕Ⅰ式胃切除。

胃切除亦导致碳水化合物消化和吸收的紊乱，但检出较困难。胃肠胀气是这种吸收功能不良的症状，可发生于胃切除后的大多数病人。呼吸氢测定水平在这些病人可异常增高。这种现象也可见于胃手术和幽门旁路手术后小肠细菌过度生长的病人，胃手术亦可使过去未检出或轻度的乳糖耐受不良症状显现。典型的症状是进食牛奶制品或雪糕后，乳糖迅速进入结肠引起胃肠胀气和暴发性腹泻。

胃手术后粪便排出复合碳水化合物、脂肪和蛋白质的量增多并不伴有黏膜功能改变，但可出现由于未能充分和胰液、胆汁混合所致的消化功能不良，以及幽门和迷走神经介导的容受性舒张和调节的丧失使胃排空加速。此外，胰腺和胆道迷走神经丧失可引起胰液的分泌量明显减少和胆道的运动改变。上述因素的共同作用使营养物吸收部位移至下游区，从近端空肠 100~150cm 移至回肠。在大多数病例，由于消化和黏膜吸收能力未受抑制，消化功能不良临床症状并不明显。

8）贫血和铁缺乏：胃切除后由于铁缺乏可导致小细胞低色素性贫血。膳食的铁主要是三价铁（Fe^{3+}）。Fe^{3+} 在 pH 4.0~7.0 时溶解度低。食物中的二价铁离子通常和血红素分子（血球蛋白、肌球蛋白、细胞色素）相结合，血红素和胰蛋白酶相互作用后释放。Fe^{3+} 必须和胃酸相作用转化成二价铁才能有效吸收。未施行胃手术的低盐酸分泌病人并不常发生铁缺乏症。单纯丧失酸分泌也不易引起铁吸收减少。另一方面二价铁吸收在十二指肠进行，小肠远端吸收减少。胃切除毕Ⅱ式重建越过了最有效的铁吸收区。一般病人即使在毕Ⅱ式胃切除后铁吸收功能仍可适应，铁缺乏通常由于丧失酸分泌和铁的主要吸收区即十二指肠所致。

缺乏维生素 B_{12} 可引起巨幼细胞性贫血（恶性贫血），在全胃切除 2~5 年内如不给予维生素代替疗法，不可避免要发生恶性贫血。胃 75% 切除后恶性贫血的发生率是 1%，更少量的胃切除一般不发生恶性贫血。胃部分切除后可发现血清和组织内维生素 B_{12} 浓度降低。由于维生素 B_{12} 的丧失，叶酸浓度亦可下降。即使维生素 B_{12} 浓度没有严重降低，叶酸浓度也可下降，这是由于选择缺少叶酸盐的食物，在无酸的环境内叶酸盐吸收更少所致。

由胃切除引起的血清铁、维生素 B_{12} 和叶酸浓度轻度不正常，不需作其他常规检查，给予饮食指导和单纯补充多种维生素片已足够。但是，施行全胃或近全胃切除病人，术后应进行随诊检查，包括血常规每 3 个月 1 次，稳定后，每 6 个月 1 次。这些病人必须在术后膳食中补充铁和叶酸，每年注射维生素 B_{12} 2~3 次，并每年检查维生素 B_{12} 和叶酸水平。

9）代谢性骨病：老年人骨质脱钙是正常现象，但胃切除后脱钙过程明显加速，全胃切除更为严重，但并不受毕Ⅰ或毕Ⅱ式重建方式的明显影响，迷走神经切断不加胃切除不会使骨的脱钙加速。脱钙可引起骨质疏松和引起骨软化症，辅助检查可发现血碱性磷酸酶增高、血清钙降低、血清 25- 羟维生素 D 和 1,25 羟维生素 D 浓度升高。血清甲状旁腺素（PTH）亦可升高。胃切除术后病人病理性骨折尤其是脊椎骨折的发生率比对照组高 3 倍。

骨软化症的病因不明，可能由于进食钙的不足，可能是由于病人不愿进食易于引起餐后症状的富含钙的牛奶制品所致。预防措施包括膳食补充钙，给病人补充维生素 D 等。推荐随诊方法是每两年测定血清钙和碱性磷酸酶、骨密度、手 X 线片。

胃切除术后病人可能不只发生一种胃术后综合征，应注意发生多个术后综合征的可能性。在询问病史、体检和做诊断检查时，所有上述的生理性紊乱都不可忽视。

（4）其他并发症

1）小胃综合征：早期饱满感是胃切除术的常见症状，不单纯由于残胃过小引起，但易发生于 >80% 胃切除后。“小残胃综合征”可有体重减轻、营养不良和混合性贫血。核素胃排空检查显示胃排空无明显加速。内科治疗包括增加进餐次数和减少每次的食量，并注意维生素的补充。胰酶的补充也可减轻症状。

2）粪石形成：粪石可能是由毛发形成的毛粪石和水果与未消化的蔬菜物质形成的植物粪石，粪石较易发生于毕Ⅰ式胃切除或吻合口过小的病人。残胃食物滞留、潜在的运动障碍和食物不能排出残胃是粪石形成的原因。约 10%~15% 有运动功能障碍（胃滞留或 Roux 滞留）的病人发生粪石。偶尔粪石可造成肠梗阻或引起早期饱满和导致营养不良。内镜可发现粪石，通过胃镜可进行碎石，往往需要分期进行冲洗和粉碎以移除结石，但复发率相当高。偶尔须行手术从残胃取出粪石。若粪石排出胃进入小肠可引起肠梗阻，需要手术取出粪石，但这种手术只能单纯除去粪石。患有较大的粪石和显著症状者，几乎都有残胃的排空障碍。这种病例要将病人作为胃张力缺乏综合征治疗，行全胃切除并用 Roux-Y 重建可能是唯一合理的处理方法。

3）残胃癌：胃切除术后残胃癌的发生率为 1%~5%。这是否反映胃切除术真正增加发生胃癌的危险仍有争议。在对 6 459 例瑞典病人进行各种胃手术的研究发现，胃术后总的发生胃癌的危险性不大于年龄和性别相匹配的对照组。但下列情况的发生率较高：①毕Ⅱ式重建的病人；②施行胃溃疡手术者；③胃部分切除术后间隔 20 年以上者。

残胃癌常发生于吻合口附近数厘米处，该处需仔细观察和多做活检。术后溃疡复发一般多在 10 年内，若 10 年后复发症状必须排除残胃癌。残胃癌通常发现时部分病例已属晚期，只有在出现症状前被检出的残胃癌才有可能是比较早期的癌肿。根治性全残胃切除是治疗残胃癌的最好方法，一般预后较差，仅早期病例术后能长期存活。

（二）迷走神经切断术并发症

迷走神经切断术治疗消化性溃疡的机制理是消除神经性胃酸分泌。多年的临床资料显示迷走神经干切断术、尤其是高选择性迷走神经切断术治疗消化性溃疡的临床疗效良好。由于迷走神经干的切断在消除了胃液分泌的脑相刺激的同时，也破坏了一些内脏自主神经如胆囊、胆管、肝、十二指肠、胰腺、小肠及右半结肠的副交感神经支配，引起了这些器官的功能紊乱。选择性迷走神经切断术和高选择性迷走神经切断术是对迷走神经干切断术的改进，尽管这两种手术方式均不影响其他内脏的神经，避免了其他内脏的功能紊乱，但在选择性迷走神经切断术后易发生胃的张力和蠕动减弱、幽门痉挛，而高选择性迷走神经切断术手术操作难度较大，容易出现迷走神经切断不全而致溃疡复发。以下总结迷走神经切断术中及术后可能出现的并发症及其处理。

1. 迷走神经切断术的近期并发症

(1) 出血：最常见于高选择性迷走神经切断术中。左、右迷走神经的胃支在进入胃壁前常有不少小血管伴行，这些血管来源于胃左、右动静脉。手术中在沿胃小弯侧分离迷走神经的分支时，若这些小血管的止血结扎不当，则易引起术中、术后腹腔内出血。手术中仔细结扎与迷走神经分支伴行的血管，对小弯侧浆膜裸区进行前后胃壁浆肌层缝合，使之浆膜化，是预防术后腹腔内出血的关键。

(2) 食管损伤：主要见于迷走神经干切断术，文献报道发生率低于 0.5%。左迷走神经干紧贴食管前壁下行，右迷走神经干则行走于食管壁后方的结缔组织中。由于食管壁薄，且无浆膜覆盖，在游离左、右迷走神经干过程中，若操作动作过于粗暴，容易引起食管肌层撕裂或穿孔。

(3) 脾损伤：发生率在 3%~5.4% 左右。多由于手术时暴露不佳、过度牵拉所致。在切断和结扎胃冠状韧带及其间的迷走神经分支时，亦易撕裂脾包膜引起出血。故在手术中视野要清楚，手术切口不宜太小，操作尽量轻柔，避免过度牵拉脾脏。一旦发生脾包膜撕裂损伤，尽量予以修补。若出现脾破裂出血不止，可行脾切除术。

(4) 胃小弯缺血性坏死：一般发生于高选择性迷走神经切断术，是该种手术的主要死亡原因。高选择性迷走神经切断术主要在胃小弯侧操作，而胃小弯的血液供给来源于胃左、右动脉，在进入胃壁后形成终末支。在胃小弯侧分离神经时，需要同时切断伴行的血管，导致局部胃黏膜的血运减少，加上分离时常使小弯侧浆膜甚至肌层受损，若未及时修补，可发生局部缺血坏死。术中常规在切断胃支神经后，将胃小弯侧切开的前后壁浆膜重新缝合"浆膜化"，可避免该并发症的发生。

2. 迷走神经切断术的远期并发症

(1) 吞咽困难：这是高选择性迷走神经切断术后常见的并发症，发生率约 10%~15%。其原因在于高选择性迷走神经切断术要求将食管下段 5~7cm 的迷走神经分离干净，致食管下段失去神经支配，食管下段及贲门舒张力减弱、张力增高而出现吞咽困难。食管下段剥离操作较多引起局部水肿也可能引起吞咽困难。此并发症于术后 1~2 周内发生，多数病人症状在术后 2~4 周逐渐消失。少数病人症状较重，长期不能缓解，可试行食管扩张治疗，一般无需手术。

(2) 胃排空障碍：一般发生于迷走神经干切断术和选择性迷走神经切断术后，这两种手术均切断了支配胃窦部及幽门部的迷走神经分支，若不加胃引流术，术后常会出现胃排空障碍。行高选择性迷走神经切断术时，若术中不慎切断 Latarjet 神经，也会出现这种并发症。术后胃排空障碍的病人以进食后饱胀或呕吐为特点，一般经过饮食调节后症状会逐渐消失。为预防出现这种并发症，可在术中附加幽门成形术。术后出现胃排空障碍的病人，症状严重、保守治疗无效者，必要时再次手术行胃窦切除术。

(3) 腹泻：迷走神经干切断术后腹泻的发生率可高达 20%，而选择性迷走神经切断术和高选择性迷走神经切断术后腹泻的发生率分别为 3% 和 1%。在迷走神经干切断术后，腹泻严重者每天大便 10~20 次，病人常出现体重下降和贫血。迷走神经切断术后腹泻与小肠失去迷走神经支配、肠蠕动加快及胆汁酸吸收不良有关。另外，附加的幽门成形术或胃窦切除术使幽门功能丧失也是术后腹泻的原因之一。多数病人的腹泻为暂时性，随着时间的推移可逐渐缓解。饮食调节是保守治疗的措施之一，应控制碳水化合物和牛奶的摄入，并适当减少食物所含的水分。短期内口服新霉素和四环素可使症状得到缓解，考来烯胺（消胆胺）对减轻症状也有一定作用。一般来说，绝大多数病人经过保守治疗后症状明显改善或消失，仅不到 1% 的病人需要手术治疗。在手术治疗迷走神经切断术后顽固性腹泻方面，Herrington 在距 Treitz 韧带 90~100cm 处切取一段长约 10~15cm 的空肠后将该段空肠与两断端行逆蠕动方向吻合，取得了良好的治疗效果。

(4) 复发性溃疡：复发性溃疡是迷走神经切断术特别是高选择性迷走神经切断术后最常见也是最致命的并发症。

1) 复发率：在所有超过 100 例的高选择性切断术的报道中，溃疡复发率差别比较悬殊，复发率低至 1.5%，高达 45%。随访 10 年以上的复发率为 6%~39.3%。Muller 对高选择性迷走神经切断术后病人常规进行胃镜检查，发现术后溃疡复发率为 40%，但复发病例有溃疡复发症状的仅占 40%。说明迷走神经切断术后溃疡复发的病例数远远超过有症状而被诊断为复发的例数。迷走神经干切断加胃窦部切除术后的复发率在所有迷走神经切断术中最低，仅为 2%，甚至比胃大部切除术还要低。各家报道溃疡复发率差别明显的原因可能与诊断的方法不同有关。临床症状、上消化道造影、胃镜甚至手术发现都是诊断复发的方法，显然各种方法的检出率是不同的。

2) 溃疡复发的时间和部位：在开展高选择性迷走神经切断术的最初，由于随访时间比较短，普遍认为 1~3 年内复发比较多见。随着随访时间的延长，对复发的时间才有比较全面的认识。最新资料随访 10~18 年，发现溃疡 5 年内复发者占 30%，10 年后复发达 40%。如初次手术的原发灶为十二指肠溃疡，复发的部位在十二指肠和胃（含幽门管）大约各占一半。

3) 溃疡复发的原因：高选择性迷走神经切断术是比较精细、有一定的难度的手术。溃疡复发与术者的学习曲线有关。初学者，由于对迷走神经的解剖了解不深，技术操作也比较生疏，其复发率可能较高。据统计，一个开展高选择性迷走神经切断术 10 年以上的外科医生，其复发率后 5 年比前 5 年有明显降低。另外，不同医院和不同医生之间的复发率也可能有差别。

4) 溃疡复发的治疗：复发性溃疡的发生与手术方式的选择不当及操作者的经验有很大关系，术后胆汁反流对溃疡复发有一定影响。大多数复发性溃疡可通过药物治疗获得成功。H_2 受体拮抗剂及氢钾离子泵抑制剂奥美拉唑等药对复发性溃疡有良好的治疗效果，而根除幽门螺杆菌的药物治疗也很关键。保守治疗失败者需要手术治疗，手术方法主要包括胃窦部切除术或再次迷走神经切断术加胃窦部切除术。

5) 胆道功能障碍：迷走神经干切断术后胆囊结石的发生率明显高于正常人。其原因在于手术中切断了支配肝、胆管的迷走神经分支，胆囊的收缩能力减弱，排空功能障碍，胆汁淤滞，结石形成的机会大大增加。胆囊结石形成多出现于迷走神经干切断术后 1~2 年内。对于无症状的胆囊结石，可暂时不予处理。若出现明显的症状，必要时可手术切除胆囊。

6) 倾倒综合征：可发生于各类迷走神经切断术后，但单纯的高选择性迷走神经切断术较少出现这种并发症。迷走神经干切断术后，25% 的病人出现倾倒综合征，但多数为短期，仅不到 5% 的病人症状长期不能缓解。约 15% 病人于迷走神经切断并引流术后发生倾倒综合征。50% 以上病人行迷走神经切断并胃窦切除毕Ⅱ式吻合术后 6 个月出现这些症状。发生倾倒综合征原因在于迷走神经干切断后胃的舒缩功能障碍，不能根据食物多少调节张力，在胃内食物不断累积、压力增高到一定程度后，通过幽门快速排空，从而引起这种并发症。非选择性迷走神经切断损害近端胃容纳功能和幽门的排空协调，即使高选择性迷走神经切断也损害胃的容受性舒张和调节功能，影响胃作为贮器的功能和加速早期消化过程的液体排空。多数病人通过保守治疗症状可改善，奥曲肽治疗倾倒综合征具有良好效果。由于高糖类的摄入会加重症状，因此饮食中应注意控制糖类的摄入。手术治疗顽固性倾倒综合征可采用在胃和十二指肠之间置一段逆蠕动的空肠或回肠肠段以延缓胃的排空时间，或改行胃部分切除、胃空肠 Roux-Y 吻合术。

7) 碱性反流性胃炎：可发生于迷走神经切断术加胃窦部切除术后，胃镜活检发现 14.5% 的手术病人胃黏膜存在病理性改变。在胃窦部切除术后，胃黏膜萎缩，加上幽门切除后胆汁反流入胃，破坏胃黏膜屏障，产生氢离子逆向扩散，易出现这种并发症。碱性反流性胃炎的主要临床表现为上腹部或剑突下持续性的烧灼痛，疼痛可轻可重，进食后加重，伴有胆汁性呕吐。诊断上应注意与迟发性胃排空障碍相鉴别，两者均出现胃黏膜胆汁染色和持续性消化不良症状，由于两者的治疗方法不同，因此治疗前必须明确诊断。胃镜活检是必要的诊断手段，有利于两者的鉴别。考来烯胺药物治疗能使症状明显缓解。如服药半年仍无效果，须施行再次手术治疗。手术的主要方法是将原有的 Billroth Ⅰ

式或Ⅱ式胃大部分切除术改为胃空肠 Roux-Y 吻合术，空肠 - 空肠吻合口距胃 - 空肠吻合不应少于 40~50cm，才能避免十二指肠内容的反流。

（詹文华）

参考文献

[1] 吴孟超，吴在德．黄家驷外科学 [M]. 7 版．北京：人民卫生出版社，2008: 1380-1428.

[2] 王吉甫．胃肠外科学 [M]. 北京：人民卫生出版社，2000: 232-342.

[3] LIN K J, García rodríguez L A, Hernández-Díaz S. Systematic review of peptic ulcer disease incidence rates: do studies without validation provide reliable estimates ? [J]. Pharmacoepidemiol Drug Saf, 2011, 20 (7): 718-728.

[4] MALFERTHEINER P, CHAN F K, MCCOLL K E. Peptic ulcer disease [J]. Lancet, 2009, 374 (9699): 1449-1461.

[5] BARKUN A, LEONTIADIS G. Systematic review of the symptom burden, quality of life impairment and costs associated with peptic ulcer disease [J]. Am J Med, 2010, 123 (4): 358-366.

[6] TOWNSEND C M. Sabiston Textbook of Surgery, the biological basis of modern surgical practice [M]. 18th ed. Philadelphia: Saunders, 2007: 837-855.

[7] HARBISON S P, DEMPSEY D T. Peptic Ulcer Disease [J]. Current Problems in Surgery, 2005, 42 (6): 346-454.

[8] ETALA E. Surgery of the stomach and duodenum [M]// Etala E. Atlas of gastrointestinal surgery (Volume 1). Philadelphia: Lippincott Williams & Wilkins Press, 1997: 1017-1023.

[9] TAYLOR T V, LYTHGOE J P, MCFARLAND J B, et al. Anterior lesser curve seromyotomy and posterior truncal vagotomy versus truncal vagotomy and pyloroplasty in the treatment of chronic duodenal ulcer [J]. Br J Surg, 1990, 77 (9): 1007-1009.

[10] YUAN Y, WANG C, HUNT R H, et al. Endoscopic clipping for acute nonvariceal upper-GI bleeding: a meta-analysis and critical appraisal of randomized controlled trials [J]. Gastrointest Endosc, 2008, 68 (2): 339-351.

[11] LAU J Y, SUNG J J, LAM Y H, et al. Endoscopic retreatment compared with surgery in patients with recurrent bleeding after initial endoscopic control of bleeding ulcers [J]. N Engl J Med, 1999, 340 (10): 751-756.

[12] SUNG J J, CHAN F K, CHEN M, et al. Asia-Pacific Working Group consensus on non-variceal upper gastrointestinal bleeding. Gut, 2011, 60 (9): 1170-1177.

[13] KUMAR R, MILLS A M. Gastrointestinal bleeding [J]. Emerg Med Clin North Am, 2011, 29 (2): 239-252.

[14] LEE C W, SAROSI G A Jr. Emergency ulcer surgery [J]. Surg Clin North Am, 2011, 91 (5): 1001-1013.

[15] LUI F Y, DAVIS K A. Gastroduodenal perforation: maximal or minimal intervention ? [J]. Scand J Surg, 2010, 99 (2): 73-77.

[16] MORROW E H, NORTON J A. Surgical management of Zollinger-Ellison syndrome; state of the art [J]. Surg Clin North Am, 2009, 89 (5): 1091-1093.

[17] ASGE Standards of Practice Committee, BANERJEE S, CASH B D, DOMINITZ J A, et al. The role of endoscopy in the management of patients with peptic ulcer disease [J]. Gastrointest Endosc, 2010, 71 (4): 663-668.

[18] BERTLEFF M J, LANGE J F. Laparoscopic correction of perforated peptic ulcer: first choice ? A review of literature [J]. Surg Endosc, 2010, 24 (6): 1231-1239.

[19] TERMANINI B, GIBRIL F, REYNOLDS J C, et al. Value of somotastatin receptor scintigraphy: a prospective study in gastrinoma of its effect on clinical management [J]. Gastroenterology, 1997, 112 (2): 335-347.

[20] HERRINGTON J L Jr. Remedial operation for postgastrectomy and postvagotomy problems—an update [M]//Jr Cannon. Current Surgical Therapy. St Louis: Mosby, 1993.

[21] COHEN F, VALLEUR P, SERRA J, et al. Relationship between gastric acid secretion and the rate of recurrent ulcer after parietal cell vagotomy [J]. Ann Surg, 1993, 217 (3): 253-259.

[22] CHARITOPOULOS N C, KARKANIAS G G, DIMITRAKI TV, et al. Postoperative alkaline reflux gastritis following vagotomy [J]. Hepatogastroenterology, 1994, 41 (6): 542-545.

[23] CSENDES A, BURGOS A M, SMOK G, et al. Latest results (12-21 years) of a prospective randomized study comparing Billroth Ⅱ and Roux-Y anastomosis after a partial gastrectomy plus vagotomy in patients with duodenal ulcers [J]. Ann Surg, 2009, 249 (2): 189-194.

[24] Namikawa T, Kitagawa H, Okabayashi T, et al. Roux-Y reconstruction is superior to Billroth I reconstruction in reducing reflux esophagitis after distal gastrectomy: Special relationship with the angle of His [J]. World J Surg, 2010, 34 (5): 1022-1027.

[25] ATES M, COBAN S, SEVIL S, et al. The efficacy of

laparoscopic surgery in patients with peritonitis [J]. Surg Laparosc Endosc Percutan Tech, 2008, 18 (5): 453-456.

[26] LAU H. Laparoscopic repair of perforated peptic ulcer: a meta-analysis [J]. Surg Endosc, 2004, 18 (7): 1013-1021.

[27] LAU JY, JOSEPH SUNG, HILL C, et al. Systematic Review of the Epidemiology of Complicated Peptic Ulcer Disease: Incidence, Recurrence, Risk Factors and Mortality [J]. Digestion, 2011, 84 (2): 102-113.

[28] KUWABARA K, MATSUDA S, FUSHIMI K, et al. Community~based Evaluation of Laparoscopic versus Open Simple Closure of Perforated Peptic Ulcers [J]. World J Surg, 2011, 35 (11): 2485-2492.

[29] THORSEN K, GLOMSAKER T B, SOREIDE K. Trends in Diagnosis and Surgical Management of Patients with Perforated Peptic Ulcer [J]. J Gastrointest Surg, 2011, 15 (8): 1329-335.

第三节　应激性溃疡

应激性溃疡是病人在遭受严重损伤、烧伤、大手术、重症感染以后或处于其他危重情况下，所发生的一种胃黏膜的急性浅表性糜烂或溃疡，其主要的临床表现是上消化道出血，可危及生命。近年来由于医疗技术的进步，很多病人不致发生急性死亡，致使危重状况得以延续，虽然争取到生存的机会，但病人因处于持续的应激状态下，造成发生应激性溃疡的条件，所以发生率较前增多，处理也十分困难，是近些年深受关注的一个问题。

【命名与定义】

早在 1842 年 Curling 最先报道大面积烧伤导致急性胃溃疡并发大出血。1932 年 Cushing 发现颅脑损伤可并发急性胃溃疡出血或穿孔。1936 年 Selye 最早发现应激（stress）是身体的“全身性警报反应（general alarm reaction）”，伴有进行性胃黏膜脱落，首先命名为应激性溃疡，并提出应激三联征，即肾上腺肿大，淋巴结、胸腺和脾脏萎缩，胃肠道急性溃疡或糜烂。应激性溃疡的名称一直被采用，但 20 世纪 60 年代以后，又出现一些其他的命名，如急性胃黏膜糜烂、出血性胃炎，应激相关性胃黏膜损害，急性胃黏膜损害，急性胃黏膜病变，急性胃黏膜局灶性坏死，急性糜烂性胃炎，应激性胃炎等，比较混乱。胃黏膜发生急性糜烂或溃疡，并发出血，并无特异性，在不止一种情况下均可发生，但应激性溃疡有其特点，不同于其他的胃黏膜急性病变引起的出血。

不少物质可对胃造成急性黏膜损害，如非甾体抗炎药（吲哚美辛），阿司匹林、烈酒、胆盐等，同样可导致胃黏膜急性出血，但均属于损伤性或化学性胃黏膜损害，可称之为急性出血性胃炎或急性胃黏膜损害，为明确发生原因，也可称之为非甾体抗炎药相关性胃炎，阿司匹林相关性胃炎，酒精相关性胃炎等，与应激性溃疡在概念上是有区别的。应激性溃疡泛指严重创伤、大面积烧伤、过程不顺利的大手术以后，以及近期有休克史，或处于休克状态，或持续性血压不稳定，或存在严重全身性感染，或有肝、肺、肾等生命器官功能衰竭的病人，由此诱发的急性胃黏膜病变。总之是病人处于危重情况下，亦即处于应激状态下所发生的急性胃黏膜病变，包括黏膜糜烂和溃疡，但糜烂由于病变浅在，不致发生出血，临床上不易察觉，如果演变为溃疡，病变深入至黏膜下，则可以发生出血，临床上表现为急性上消化道出血。严重烧伤和颅脑损伤、颅脑手术导致的急性胃黏膜损害仍可归之于应激性溃疡，但也可按习惯分别称之为 Curling 溃疡和 Cushing 溃疡。

【发病率】

应激性溃疡较前多见，主要原因是由于医疗技术的进步，重症监护的加强，生命器官的有效维护与支持，以及抗感染药物的换代与更新，使不少病人免于急性死亡，但无疑迁延了危重期，病人处于持续性的应激状态，从而增加了发生应激性溃疡的机会。还有一个原因是纤维内镜的普遍应用，使一些无症状的胃黏膜病变得以发现。因临床上通常看到的是已出现上消化道急性出血的应激性溃疡，而无症状者多数为糜烂，少数发展为溃疡也不一定发生出血，故真实的发病率很难准确统计，甚至有人认为危重病人 100% 都可能发生应激性的急性胃黏膜病变，但只有 5%~20% 并发出血。北京大学第一医院曾对无任何上消化道可见出血的 9 例大面积烧伤病人进行内镜检查，有 8 例在烧伤 1 个月内出现急性胃黏膜病变，其中 3 例为糜烂，5 例为溃疡，但只有 1 例溃疡有短暂的大便潜血阳性，所以如不进行内镜检查，还必须把大便潜血检查列为常规，9 例病人中也仅 1 例考虑有应激性溃疡。

有文献报道433例颅脑损伤，72例(17%)并发应激性溃疡出血，重症伴有昏迷者发生率高，为30%。危重病人如果出现急性胃黏膜病变，是否发展为严重溃疡出血，还需视病情的进展而定，如果病情稳定，或如感染得到控制，胃黏膜病变可以很快修复，不致发展为出血。目前临床上所说的都是指有上消化道急性出血的应激性溃疡。据大宗病例统计，在全部溃疡病中，约6%为应激性溃疡；在溃疡病引起的急性出血病例中，应激性溃疡占20%以上。在急性上消化道出血病例中，急性出血性胃炎占30%，其中包括其他相关性胃黏膜损害(如酒精、非甾体抗炎药等)。危重病人并发应激性溃疡大出血一般不超过5%，从北京大学第一医院的资料看来，1983年以前23年间仅遇有15例，每年不到1例，1988以后，每年约有1~3例，已非罕见。

【发病机制】

应激性溃疡是一种急性胃溃疡，其发病机制和一般的消化性溃疡，特别是和消化性胃溃疡不完全相同，有其应激的特点。

1. 中枢神经系统的应激状态　胃是对应激反应最为敏感的器官，情绪波动可抑制胃酸的分泌和胃的蠕动，以致不思饮食。精神紧张和焦虑，可导致胃黏膜糜烂，已经由动物冷束缚实验证实，将大鼠捆绑在木板上，或放置于与其体积相同的铁丝网笼子内，约束其活动，然后放入4℃的冰箱，或将大鼠颈胸以下浸入冷水中，2小时后胃黏膜即可出现糜烂及出血点，同时还发现冷束缚后，大鼠的血清促胃液素水平升高，可能和迷走神经兴奋性增高有关。中枢神经系统可通过三条途径影响胃酸分泌和胃动力，即下丘脑前部-迷走神经系统、下丘脑后部-交感神经系统，下丘脑后部-垂体-肾上腺系统，在应激状态下，可能通过这些途径或某条途径将冲动传导而作用于胃。

2. 胃黏膜缺血和胃黏膜屏障损害　是应激性溃疡发病极为重要的原因，也可以说是必要条件。胃黏膜的组织结构十分复杂，在黏膜表面为数众多的胃小凹，每个小凹内又有许多细颈瓶状胃腺的开口，胃腺的腺上皮由几种不同功能的细胞掺杂组成。壁细胞分泌胃酸，主细胞分泌胃蛋白酶原，靠近瓶颈部的杯状细胞分泌黏液。在小凹和小凹之间为表层的上皮细胞，这种上皮细胞富含碳酸酐酶，能产生HCO_3^-，虽然其分泌量只有H^+的5%~10%，但其基础分泌率为300~400μmol/h，所以胃黏膜同时存在既有泌酸又有抗酸的自家保护机制。胃黏膜分泌的胃酸-胃蛋白酶是高效能的消化液，在胃酸达到最高浓度时，黏膜内外的H^+梯度可相差107倍，根据物理学的半透膜原理，H^+必然大量扩散至黏膜内，为了充分发挥HCO_3^-的作用，就必须借助黏液的功能。胃黏膜表面覆盖的黏液为浓度30~50mg/ml的糖蛋白胶体，厚度为0.5mm，其本身并不足以防止H^+的渗透，但可以使表层上皮细胞分泌的HCO_3^-得以在黏液中集聚，不致流失，缓慢地向胃腔扩散，成为防止H^+逆行侵袭的有效缓冲层。黏膜表面的黏液层虽然不断被胃酸和蛋白酶降解，但陆续有新产生的黏液补充。尽管应激性溃疡的发病并非必须有高酸环境的存在，但通常的pH<3.5的条件下，由于胃黏膜屏障的削弱，足以造成H^+的逆行性扩散，而导致胃黏膜损害。另外，胃表层的上皮细胞由胃小凹基底的新生上皮细胞移行至黏膜表面进行更新，约每3天置换1次。胃黏膜各种细胞的功能活动是个耗能过程，保证其功能的必要条件是胃黏膜血流。胃壁血循环非常丰富，浆膜的血管经肌层穿支至黏膜下层，在此层内有少量的动静脉交通支，动脉和静脉分出小动脉和小静脉，在进入黏膜以前小动脉又分支为后小动脉，最后进入黏膜层，先形成伴有前毛细血管括约肌的前毛细血管，随之成为密集的毛细血管网，经同层次的相应静脉回流。胃壁血管的舒缩功能很敏感，根据胃消化功能的需求随时调节胃壁血流，但也容易受到应激状态和血流变化的影响，大手术时间过长，血液黏度增加，脱水引起血容量减少，重度全身性感染(severe sepsis)，严重创伤，低血压，休克等，再加上中枢神经因素，均可影响胃黏膜血流，导致缺血和低灌注，致使胃黏膜屏障被削弱，各侵袭因素协同损伤胃黏膜。实验证明，胃黏膜内的pH的下降和全身动脉血的pH是相一致的，如果伴有全身性酸血症，胃壁内的pH也下降，再加上胃壁缺血和血流不畅，增多的H^+不能及时清除，均可促使应激性溃疡的发生。

3. 代谢产物及其他因素的作用　胃黏膜各种细胞，特别是上皮细胞的频繁更新，使膜磷脂的代谢产物——花生四烯酸增多，作为底物环氧化酶的催化下合成前列腺素，其中产量较多的PGI_2和PGE_2有很强的生物活性，对胃黏膜有保护作用，称之为前列腺素介导防卫系统。PGI_2可抑制胃酸的分泌，增加胃黏膜血流量，促进胃黏膜HCO_3^-和黏液的分泌，防止H^+逆行扩散。PGE_2扩张血管，对改善胃黏膜血循环的作用尤为明显。阿司匹林和酒精之所以能诱发急性胃黏膜损害，就是由于严重干扰了PG的合成。在应激状态下，特别是胃黏膜血流灌注不良和缺氧的情况下，PG产生减少，而且还会出现其他一些炎症介质的失控，比如在环氧化酶作用减弱，PG产生减少的同时，5-脂质氧化酶作用加强，花生四烯酸转而代谢为白三烯和血小板激活因子（PAF）。白三烯是一种血管收缩物质，PAF有聚集血小板的作用，这些介质的产生更加重了胃黏膜的缺血和缺血性损害。此外，胃黏膜下的肥大细胞（MC）是一种对外界刺激十分敏感的组织反应细胞，受到应激和缺血的刺激可释放多种介质，如组胺、粒细胞趋化因子、白三烯、PAF等，都有促使应激性溃疡发生的作用。

4. 胃黏膜的化学性损害及感染　危重病人几乎都不能正常进食，胃肠活动停滞，有些病人还放置鼻胃管造成异物刺激，间或有胃内容滞留，致使细菌滋生，尤其是幽门螺杆菌，均能损害胃黏膜。有时发生胆汁反流，胆盐有影响PG合成、增加胃黏膜的通透性、溶解上皮细胞膜的脂质、抑制上皮细胞的ATP酶等作用，对胃黏膜有很强的损伤作用。

总之，应激性溃疡的发生，常常是综合因素作用的结果，近年来认为多器官功能障碍综合征（MODS）是很多危重病人死亡的最终途径，应激性溃疡发生在胃，胃也被认为是属于多器官中一个器官的功能障碍或衰竭。

【病理】

胃黏膜病变根据其损害的深度分为糜烂和溃疡。糜烂指表浅的损害，其深度不越过上皮层的基底膜，而溃疡则越过基底膜深至黏膜下和肌层，但急性溃疡很少越过肌层，慢性溃疡则可侵及浆膜下和浆膜。糜烂因病变浅在，很少有出血，溃疡深至肌层，如损伤基底裸露的小血管，可以发生出血或大出血，但几乎不会造成穿孔。与慢性溃疡不同，在急性病变的周围有大量炎症细胞浸润，可有点状出血，或点状脓性灶（pit abscess）。关于病变的数目和位置很不一致。糜烂病灶常广泛分布于胃黏膜，溃疡可多发，也可和糜烂掺杂并存。病变一般以胃底部最重，胃体部次之，然后才是胃窦部，甚至全部胃黏膜均有病变，严重者溃疡很大，类似大块黏膜缺损。有时病变可波及食管下端和十二指肠，但主要位于胃底和胃体部，从无胃底和胃体部黏膜正常，而溃疡单纯发生于十二指肠和食管下端者。

【临床表现与诊断】

应激性溃疡多在严重创伤或大手术后2~3天发生，其他病情危重的非创伤病人，如2~3天仍无改善，随时都可能发生。由于病人多处于危重的情况下，常存在其他多种症状，有腹部情况或腹部手术后的病人，即或发生应激性胃黏膜病变，上腹部症状常被其他症状所掩盖，而且应激性溃疡一般均无明显腹痛症状，仅有腹部不适，病人自己也很难察觉。主要可觉察的症状是上消化道出血，病人突然发生呕血，留置鼻胃管的病人，可发现吸出的胃内容物有血性液体，其性状视出血量和出血速度而定，如出血速度快，胃内容可呈鲜红色，有呕血时，间或有凝血块。量可以很大，或仅为少量咖啡样胃内容，也可只出现黑粪，出血量多时，有暗红色血便。严重出血，病人有面色苍白、心悸、烦躁、血压降低等大出血症状。如有显性上消化道出血，很容易发现，如处于应激状态下的病人，暂时无显性上消化道出血，而有出血的全身症状时，应考虑应激性溃疡出血的可能，并密切观察病情变化，包括动态检测生命体征及血红蛋白等。

出血的严重程度常与原已存在的危重状态有密切关系，情况越严重，出血往往也越严重。另外，出血发生越早，也越严重。故应想到危重病人发生应激性溃疡出血的可能性很大。当然还应排除其他引起上消化道出血的情况，如消化性溃疡、食管静脉曲张破裂出血等，即或是危重病人加杂其他出血性病变也是可能的。近期做过腹部大手术或复杂手术的病人，还应考虑胃肠吻合口出血、胆道出血、血管消化道内瘘的可能。如果是正常人突然发生上消化道出血，除了详细了解病人有无溃疡病史，肝硬化史，中老年人注意有无近期胃痛、消瘦、黑粪等胃癌病史以外，还需仔细询问发病前有无饮酒，服用阿司匹林、吲哚美辛等药物的历史，以除外急性出血性胃炎的可能。

怀疑急性胃黏膜病变出血时，如病人情况允许，急诊行内镜检查，一般均可确诊。

【预防】

应激性溃疡一旦发生，由于病人的危重情况，处理十分困难。虽然病人极少直接死于出血，但可以加重原已存在的危重病情，导致死亡。重要的是注意预防，可从以下几方面入手。

1. 积极治疗原发病　改善病人的危重情况，去除应激因素，这是最根本的预防措施，包括尽快抢救休克，引流脓肿或积液，控制感染，缓解黄疸，解除胃肠道梗阻，纠正水、电解质失衡，治疗急性呼吸窘迫综合征等。

2. 充分胃肠减压　以改善胃壁血循环，减少胃内容物的刺激。如果病人的胃肠道功能恢复，应早期进食。肠内营养可降低应激性溃疡形成的风险。

3. 减少胃酸的作用　静脉滴注 PPI 或 H_2 受体拮抗药如西咪替丁和雷尼替丁有利于防止应激性溃疡的发生。虽然胃酸增高不是应激性溃疡必要的发病条件，但减轻胃腔或胃壁内的酸性环境，使 pH 保持在 3.5 以上，此时 H^+ 逆行扩散基本上不会发生，对防止黏膜损害应该是十分有利的。动物实验证明胃腔内 pH 高于 3.5，在应激条件下不会发生胃黏膜损害。因为预防性增加胃 pH 值可能增加呼吸机相关性肺炎和艰难梭菌感染的发生率，所以只有有凝血功能障碍或机械通气时间过长的危重病人才应接受预防。

人工合成的八肽生长抑素对包括胃酸在内的消化液有广泛的抑制作用，目前使用比较普遍。为了提高胃腔内 pH，对极有可能发生应激性溃疡的病人，定时经鼻胃管灌注 5% 碳酸氢钠 20~30ml，半小时后吸出，也是可行的预防措施。

4. 增强胃黏膜屏障　硫糖铝是一种蔗糖 - 铝复合物，在 pH<4 时，可在黏膜表面形成黏附性多聚体，与带正电的蛋白质结合，构成一层保护膜，阻止胃酸及蛋白酶和黏膜表面接触，已有糜烂时，可防止发展为溃疡，并有助于上皮再生。硫糖铝还可和胆盐结合，减少胆盐对黏膜的损害。

【治疗】

1. 一般治疗　有出血症状的应激性溃疡，可给予各种止血药，如维生素 K、凝血酶、氨甲苯酸等。生长抑素可减少胃酸分泌，抑制促胃液素产生，减少内脏血流量。十四肽生长抑素因半衰期仅数分钟，需连续静脉滴注，250μg/h。八肽生长抑素半衰期较长，静脉滴注 25~50μg/h，也可皮下注射，100~200μg，每 6~8 小时 1 次。一般用药 3~4 天，出血停止后，应继续用药 24~48 小时，以防再发出血。抑酸药可静脉滴注 H_2 受体拮抗药，西咪替丁 400mg，6~8 小时 1 次，或雷尼替丁 150mg，每日 2 次，或法莫替丁 20mg，每日 2 次。严重出血可用 H^+-K^+-ATP 酶抑制药（质子泵抑制药）奥美拉唑（omeprazole），40mg，每日 1 次。胃内灌注 5% 碳酸氢钠溶液或氢氧化铝乳胶、铝碳酸镁、硫糖铝等保护胃黏膜的碱性乳胶状液也有助于止血，灌注前应吸净积血及血块，灌注 20~30ml 后夹闭胃管半小时，每 3~4 小时 1 次，下 1 次灌注前测定胃液 pH，应保持 pH>6，否则可增加灌注的碱性液体量。4℃冰水胃内灌注虽能止血，但复温后易再出血，一般不用。如出血量较多，血压偏低，血红蛋白明显下降，应及时输血。

2. 内镜治疗　一般治疗无效时，有报道可通过内镜止血。吸净胃内积血，找到出血点后，局部注射高渗盐水和肾上腺素混合液或无水酒精，也可使用激光照射、高频电凝、微波凝固等方法，因出血点多不只一处，应行多点治疗。因为证据有限，目前这类方法还有争议。

3. 介入治疗　如出血量大，且较凶猛，可行选择性胃左动脉插管造影，证实胃内有出血，可在动脉内注入碘化油或明胶海面碎块进行栓塞止血。也可以选择性通过胃左动脉向内脏循环注射垂体后叶素可以有效控制急性出血。但也有一些研究提示，这并不能现在提高生存率。

4. 手术治疗　应激性溃疡经非手术治疗，绝大多数出血都可停止，极少数病人病情危重也无法考虑手术治疗。一小部分病人生命器官功能尚能维持，原发病已经或正有效地得到控制，大量呕血或便血，血压下降，快速输血 800~1 200ml，血压仍未能稳定，此时应考虑手术治疗。

应激性溃疡无标准的理想手术方式，应以尽量减少手术打击而又能有效止血为原则。按以下几种手术的先后次序，可有助于选用。

(1) 迷走神经切断、幽门成形及胃切开止血：先切开胃前壁探查，如出血灶主要分布在胃底和胃体部，而且数目不多，可局部缝扎或电灼，然后行迷走神经干切断或选择性迷走神经切断，附加幽门成形术。

(2) 胃除血管术：胃切开探查，如出血灶散在，数目较多，又多集中在胃底和胃体部，宜行近侧半胃除血管术，将胃左动、静脉和胃网膜左动、静脉的胃支全部结扎切断，迷走神经胃支也一并切断。幽门部黏膜如有少数个别出血点，也同时缝扎或电灼。除血管的范围不宜超过 1/2，以免造成胃缺血。大多数浅表糜烂不是主动出血，也不需要结扎，除非在底部看到血管时候才需要结扎。

(3) 迷走神经切断加胃大部切除：如出血灶比较集中于胃远侧，施行这种手术较妥。迷走神经切断仍是必要的。近侧胃的出血点也应处理。

(4) 全胃切除术：止血最为彻底，但手术打击太大，术后进食也受影响，最好不采用。只有胃黏膜广泛出血，波及远近侧的贲门和幽门，而且出血又较严重时，才施行全胃切除术。

无论如何，一旦需要手术治疗，病情均已十分危重，手术死亡率较高，据国外收集的大宗病例统计，手术死亡率在30%以上，也有一定的复发出血率，不低于10%。所以以预防为主，及早给予积极有效的非手术治疗是非常重要的。

（陈孝平）

第四节 胃 肿 瘤

胃是肿瘤的好发部位，常见肿瘤性病变包括息肉、间质瘤、淋巴瘤和胃癌。胃息肉被认为是一种癌前病变，间质瘤和淋巴瘤较为常见，胃癌是最常见的恶性肿瘤之一。本节将对以上四种常见的胃肿瘤进行概述。

一、胃息肉

胃息肉（gastric polyps）通常被描述为高出周围黏膜，突向胃腔内的隆起性病损。胃息肉较少见，在所有胃镜检查报告中占到2%~3%，发病的中位年龄大约在45岁，无性别差异。病因尚不清楚，可能是局部或全身性的原因所致。

【病理】

几乎所有的胃息肉都来源于黏膜上皮，大小从几毫米到十几厘米不等，多发于胃体、底，可单发，也可多发，也可以息肉病综合征的形式出现，比如家族性腺瘤性息肉病（familial adenomatous polyposis，FAP）、幼年息肉等。世界各国对息肉有各种分型，较一致的意见是将息肉分为：增生性息肉、底腺息肉、炎性纤维性息肉及瘤样息肉或腺瘤（又叫真性息肉），前三类又叫非瘤样息肉（假性息肉），占胃息肉的大多数。最近有文献将胃息肉分为：非瘤样息肉、错构样息肉、易位组织息肉、反应性息肉状病变、瘤样息肉及家族性息肉病或息肉病综合征。

1. 增生性息肉　占到28%~75%，通常为单发，无蒂，直径小于2cm，它们是腺增殖的结果，组织学上表现为胃小凹的延长，囊性扩张及弯曲盘绕。虽然增生性息肉是非瘤性的，但它可能发展成腺癌，其危险性高达3.6%。另有报告显示增生性息肉与萎缩性胃炎之间有密切关系，而79%的增生性息肉病人同时伴有萎缩性胃炎。

2. 胃底腺息肉　占到47%，发生于胃体底部，多发，无蒂，直径2~3cm，它的特征是几乎总是出现在健康胃黏膜或幽门螺杆菌（*Helicobacter pylori*，HP）(–)的慢性非活动性胃炎病人，是黏膜腺成分的局部增生，在所有病例中都是完全无害的，超过53%的直结肠息肉病人发现了胃底腺息肉，提示两者间存在某种联系。虽然底腺息肉本身无害，但它发出了一个直结肠腺瘤或腺癌风险增加的危险信号，因此底腺息肉病人应定期行直结肠检查。

3. 瘤样息肉或腺瘤　占到10%，通常发生于胃窦，单发，无蒂，大多直径大于2cm，镜下显示为假性分层的柱状上皮，异常细胞核及增加的有丝分裂活动。它为一种癌前病变，21%以上发展为腺癌，息肉越大，癌变可能性越大。

4. 炎性纤维性息肉　占到3%，通常位于胃窦，大多单发，是一个位于深层黏膜和黏膜下层的间质肿瘤，由网状纤维形成疏松结缔组织构成，大多由局部的黏膜和肌层破坏后的一个过敏性反应发展而来，与胃酸缺乏和胃酸低下有关，这种病变既不会恶变、也不会在切除后复发。

【临床表现】

1. 腹部疼痛与不适　常由胃酸缺乏和胃酸低下所致。

2. 恶心、厌食、消化不良　因肿瘤引起的梗阻或胃功能紊乱所致。

3. 出血、黑便　如息肉表面有糜烂、溃疡，可发生间歇性或持续性出血。

4. 梗阻　较大的息肉阻塞于幽门管或息肉样的胃窦黏膜进入十二指肠，可出现幽门梗阻症状。

【诊断】

1. 主要依靠胃镜取活检来明确诊断。

2. X线钡餐显示胃内多处斑点状充盈缺损。

【治疗】

1. 手术治疗　如胃息肉引起疼痛、出血、胃出口梗阻或息肉有癌变可能，应该被切除，视其病变部位及大小，可行内镜下电灼术，或行开放手术下的局部楔形切除，胃大部切除甚至全胃切除。

2. 内科治疗　一些病变可能与HP感染、胃酸低下或胃酸缺乏有关，或本身有胃炎病史，这些病例可考虑在外科治疗的同时，给予内科药物治疗。有些病变可经药物治疗（如抗HP治疗）来治愈。

二、胃肠道间质瘤

胃肠道间质瘤（gastrointestinal stromal tumor,

GIST)是胃肠道最常见的间叶源性肿瘤,由突变的c-kit或血小板源性生长因子受体α(platelet-derived growth factor receptor alpha,PDGFRA)基因驱动;组织学上多由梭形细胞、上皮样细胞、偶或多形性细胞排列成束状或弥漫状图像,免疫组化检测通常CD117或DOG-1(discovered on GIST-1)表达阳性。

【发病率】

GIST曾经被认为是罕见肿瘤。现已清楚GIST是消化道最常见的间叶源性肿瘤。过去诊断为胃、小肠和结直肠的平滑肌肿瘤(包括平滑肌瘤、平滑肌肉瘤和平滑肌母细胞瘤)实际上绝大多数为GIST。结直肠仅累及黏膜肌层的小肿瘤大多为真正平滑肌瘤。食管的平滑肌瘤常见,而过去诊断为食管平滑肌肉瘤者大多为GIST。在瑞典Västra Götaland地区,GIST的年发病率为14.5/100万。

【临床特点】

发病高峰年龄为55~65岁,40岁以下少见。男女相近。整个消化道均可发生GIST,最常见于胃(60%~70%),其次为小肠(20%~30%),结直肠和食管分别为18.1%和1.4%。偶尔,相似于GIST的肿瘤也可发生于腹腔软组织(网膜、肠系膜)和腹膜后,称为胃肠道外间质瘤(extra-gastrointestinal stromal tumor,EGIST)。EGIST少见,约占GIST的3%~4%。

症状和体征:小肿瘤通常无症状。常在查体、X线检查、胃镜、CT或做其他手术时被发现。肿瘤大,可出现症状,通常为非特异性,与部位有关。位于食管者可有吞咽困难;位于胃者可有不适、上消化道溃疡和出血;位于肠道者可有腹痛、腹块、梗阻、便血或穿孔等。恶性肿瘤可有体重减轻、发热、偶尔腹腔播散和肝转移症状。

【病理】

1. 大体形态　肿瘤大小不一,相差悬殊,境界清楚,但无包膜,大多位于肌壁间(66%),少数位于浆膜层(26%)和附于胃肠外表面或黏膜下(8%)。肿瘤偶尔向腔内突起呈息肉状。

2. 组织形态　肿瘤主要由梭形和上皮样瘤细胞呈束状和弥漫性排列而成。瘤细胞呈梭形、圆形或多边形,胞浆淡嗜伊红色或较透明,细胞边界不清。细胞核卵圆形或短梭形,染色质细致,核仁小或不明显。核分裂象多少不一,差异很大,0~100/50HPF不等,偶尔达数百个,与肿瘤生物学行为有关。

瘤细胞通常排列呈束状或弥漫片状。有时可排列成栅栏状、旋涡状、小巢状、花瓣样或假菊形团样、器官样(副神经节瘤样或类癌样)、血管外皮瘤样和围绕血管呈簇状生长。间质内有较丰富薄壁血管,可有出血、囊性变和坏死。

依据梭形细胞和上皮样细胞的比例可将GIST分为梭形细胞型(上皮样细胞<10%)、上皮样细胞型(上皮样细胞>50%)和混合型(上皮样细胞10%~50%)。其中梭形细胞型最常见,占70%,尤见于结直肠;上皮样细胞型20%,主要见于胃;混合型10%,主要见于胃和小肠。

3. 免疫组织化学　GIST为CD117和DOG-1阳性肿瘤,典型的阳性反应为整个肿瘤的瘤细胞胞质内弥漫强阳性,尤其是细胞膜和Golgi区,有时在上皮样细胞中阳性反应稍弱。切片中肥大细胞和肠肌丛周围的Cajal间质细胞(interstitial cells of Cajal,ICC)可作为阳性对照。GIST可弥漫强表达nestin、PKC-θ,还可不同程度表达CD34、α-SMA、S-100蛋白、desmin、MSA等

GIST可弥漫强阳性表达CD34,表达率77.2%。其中小肠表达率最低,仅42.9%;其他部位较高,食管100.0%、结直肠96.8%、胃88.5%。α-SMA和S-100蛋白在GIST中表达率分别为22.3%和17.5%,除个别病例外,绝大多数为局灶弱阳性。

【诊断思路与标准】

临床诊断GIST标准如下:①对于组织学形态符合GIST,同时CD117阳性的病例,可以做出GIST的诊断;②对于组织学形态符合GIST,但CD117阴性、DOG-1阳性的肿瘤,可以做出GIST的诊断;③组织学形态符合GIST,但CD117和DOG-1均为阴性的肿瘤,应检测是否存在c-kit或PDGFRA基因的突变,以协助明确GIST的诊断。如果存在该基因的突变,则可做出GIST的诊断;④对于组织学形态符合GIST,但CD117和DOG-1均为阴性,并且无c-kit或PDGFRA基因突变的病例,如果能够排除平滑肌肿瘤、神经源性肿瘤等其他肿瘤,可以做出GIST可能的诊断。

基因突变检测有助于一些疑难病例的诊断、预测分子靶向治疗药物的疗效和指导临床治疗。以下情况可进行基因学分析:①所有初次诊断的复发和转移性GIST,拟行分子靶向治疗;②原发可切除GIST手术后,中、高度复发风险,拟行伊马替尼辅助治疗;③对疑难病例应进行c-kit或PDGFRA突变分析,以明确GIST的诊断;④用于鉴别诊断;⑤家族性GIST以及儿童GIST;⑥鉴别同时性和异时性多原发GIST。

检测基因突变的位点,应包括c-kit基因的第

11、9、13 和 17 号外显子以及 PDGFRA 基因的第 12 和 18 号外显子。

【肿瘤生物学行为】

GIST 的生物学行为从形态学良性、潜在恶性到低、中和高度恶性形成一个连续谱。绝大多数 GIST 可依据肿瘤的大小、生长方式、瘤细胞异型性、核分裂数和凝固性坏死等大体和镜下表现正确判断其生物学行为。提示 GIST 预后良好的因素包括:肿瘤体积小(小于 2cm)、境界清楚、核分裂数 <2/50HPF、瘤细胞欠丰富、无异型、无坏死;二倍体和增生活性低(Ki-67 阳性细胞 <10%);端粒酶活性低;肿瘤位于胃和手术治疗能完全切除肿瘤。

认为目前使用"良性"GIST 这一术语是不明智的,NIH 推荐依据肿瘤大小、核分裂数和原发部位预计转移的危险性(表 48-2)。

表 48-2 NIH 原发 GIST 手术切除后的风险分级(2008 版)

危险度	肿瘤大小/cm	核分裂数(每 50 个高倍视野)/个	肿瘤原发部位
极低	<2.0	≤5	任何
低	2.1~5.0	≤5	任何
中等	2.1~5.0	>5	胃
	<5.0	6~10	任何
	5.1~10	≤5	胃
高	任何	任何	肿瘤破裂
	>10	任何	任何
	任何	>10	任何
	>5.0	>5	任何
	2.1~5.0	>5	非胃原发
	5.1~10	≤5	非胃原发

【组织发生与发病机制】

GIST 的瘤细胞形态、免疫表型和 KIT 表达与胃肠道 Cajal 间质细胞(ICC)具有明显相似性,研究表明两者均表达胚胎性肌球蛋白;活组织培养鼠 ICC 可同时表达 KIT 和 CD34;以上证据表明 GIST 起自 ICC。但是 GIST 可以发生在胃肠道外的网膜、肠系膜和腹膜后,GIST 瘤细胞亦无 ICC 的功能。因此,目前认为 GIST 不是起源于 ICC,而可能起自向 ICC 分化的未定型细胞(uncommitted cell)。

c-kit 基因位于 4q11-12。GIST 中 c-kit 基因突变最常位于第 11 外显子,突变大多数位于密码子 550~570 之间。有三种突变方式:①读框内缺失 3~21bp,最常见;②点突变:少见;③重复或插入,少见。偶尔,突变位于第 9 外显子(常为双密码子重复突变)和第 13 外显子(常为点突变)。研究表明 50% 以上恶性 GIST 存在第 11 外显子突变,仅 5% GIST 存在第 9 或第 13 外显子突变。最近的一些研究显示无论良性、交界性或恶性 GIST 都有较高的 c-kit 突变率。

GIST 表达 KIT 癌蛋白是肿瘤发生中的关键步骤。正常情况下,KIT 酪氨酸激酶活化必须与配体——干细胞因子(stem cell factor,SCF)结合,形成二聚体后才能激活酶的结构域。而 GIST 中 KIT 癌蛋白的致瘤性活化不需要与配体结合。KIT 激活机制在大多数 GIST 中是 c-kit 基因本身功能获得性突变所致。

除 c-kit 基因外,2003 年 Heinrich 研究组发现少数无 c-kit 基因突变 GIST 中存在 PDGFRA 基因突变及蛋白产物酪氨酸激酶活性增高,对 GIST 的病因及发病机制作了重要的补充。

GIST 需与平滑肌瘤、平滑肌肉瘤、雪旺瘤、肠系膜纤维瘤病、孤立性纤维瘤等进行鉴别。

【治疗】

1. 手术治疗

(1)手术方式:胃 GIST 手术一般采取局部切除、楔形切除、胃次全切除或全胃切除,切缘 1~2cm、满足 R0 切除要求即可。多病灶、巨大的 GIST 或同时伴发胃癌时可以采取全胃切除,否则应尽量避免全胃切除术。单个病灶,估计需全胃切除者可先行术前药物治疗;联合脏器切除应在保障手术安全和充分考虑脏器功能的前提下,争取达到 R0 切除。胃 GIST 很少发生淋巴结转移,一般不推荐常规进行淋巴结清扫。

(2)手术原则:手术目标是尽量争取达到 R0 切除。手术应完整切除肿瘤,避免肿瘤破裂和术中播散。GIST 很少发生淋巴结转移,除非有明确淋巴结转移迹象,不必常规清扫区域淋巴结。肿瘤破溃发生自发性出血,手术中操作不当也可造成破溃出血,因此术中探查要细心轻柔。

(3)腹腔镜手术:腹腔镜手术容易引起肿瘤破裂和导致腹腔种植,所以不推荐常规应用。如果肿瘤直径 <5cm,可以在有经验的医疗机构进行腹腔镜切除。术中需特别注意避免肿瘤破裂播散。对于 >5cm 的肿瘤,除了临床研究需要外,不推荐进行腹腔镜手术。

(4)活检原则:①对于大多数可以完整切除的 GIST,手术前不推荐常规活检或穿刺。②需要联合多脏器切除者，或手术后可能影响相关脏器功能者，术前可行活检以明确病理诊断，有助于决定是否直接手术，还是术前先用药物治疗。③对于无法切除或估计难以获得R0切除的病变，拟采用术前药物治疗者，应先进行活检。④经皮穿刺，适用于肿瘤已经播散或复发的病人。⑤初发且疑似GIST者，术前如需明确性质（如排除淋巴瘤），首选内镜下活检。应该注意不当活检可能引起肿瘤破溃、出血和增加肿瘤播散的危险。

2. 分子靶向药物治疗

（1）GIST术前治疗：术前治疗可减小肿瘤体积，降低临床分期；缩小手术范围，避免联合脏器切除；降低手术风险，增加根治性切除机会；对于特殊部位的肿瘤，可以保护重要脏器的结构和功能；对于瘤体巨大，术中破裂出血风险较大的病人，可以减少医源性播散的可能性。

术前治疗的适应证：①估计难以达到R0切除；②肿瘤体积巨大（>10cm），术中易出血、破裂，可能造成医源性播散；③特殊部位的肿瘤（如胃食管结合部），手术易损害重要脏器的功能；④肿瘤虽可以切除，但估计手术风险较大，术后复发率、死亡率较高；⑤预计需要进行多脏器联合切除手术。

术前治疗时间、治疗剂量及手术时机选择：在药物治疗期间，应定期（每3个月）评估治疗效果，推荐使用RECIST（Response Evaluation Criteria in Solid Tumors）标准。对于术前治疗时间，尚未获得一致的共识。一般认为给予伊马替尼术前治疗6个月左右施行手术比较适宜。术前治疗时，推荐伊马替尼的初始剂量为400mg/d。对于肿瘤进展的病人，综合评估病情，尚可手术者（有可能完整切除病灶），应及时停用药物，及早手术干预；不能手术者，可以按照复发转移病人采用二线治疗。

（2）GIST术后辅助治疗：有中、高危复发风险病人推荐进行辅助治疗。美国外科协会（American College of Surgeons Oncology Group，ACOSOG）Z9001研究证明，具有复发危险因素的GIST完整切除后，应用伊马替尼辅助治疗1年可明显改善病人的无复发生存率。伊马替尼辅助治疗在中高危GIST病人中获益。ACOSOG Z9001亚组分析提示，不同基因突变类型病人应用辅助治疗的获益存在差异，c-kit外显子11突变与PDGFRA非D842V病人行辅助治疗可以获益；同时，尚没有充分证据显示c-kit外显子9突变GIST能否从辅助治疗中获益；而PDGFRA D842V突变与野生型GIST行辅助治疗未能获益。

目前推荐伊马替尼辅助治疗的剂量为400mg/d；对于中危病人，应至少给予伊马替尼辅助治疗1年；高危病人，辅助治疗时间为3年。最近的临床研究结果显示，高度复发风险GIST病人术后接受伊马替尼辅助治疗3年与1年比较，可以进一步降低复发率、延长生存期。

（3）转移复发、不可切除GIST的治疗：伊马替尼是转移复发或不可切除GIST的一线治疗药物，初始推荐剂量为400mg/d。B2222试验结果表明，伊马替尼治疗转移复发GIST的客观疗效高，并且能够明显地改善病人的中位总生存期。EORTC62005研究中，c-kit外显子9突变病人的初始治疗，应用伊马替尼800mg/d与400mg/d比较获得了更长的无进展生存期，推荐初始治疗给予高剂量伊马替尼。鉴于国内临床实践中多数病人无法耐受伊马替尼800mg/d治疗，因此对于c-kit外显子9突变的国人GIST病人，初始治疗可以给予伊马替尼600mg/d。对于转移复发或不可切除GIST，如伊马替尼治疗有效，应持续用药，直至疾病进展或出现不能耐受。不宜接受局部治疗的局灶性进展病人，可以增加伊马替尼剂量或者给予舒尼替尼治疗。

三、胃淋巴瘤

胃肠道是常见的结外淋巴瘤发病部位，原发胃肠道淋巴瘤（primary gastrointestinal lymphoma，PGIL）占胃肠道恶性肿瘤的2%~4%，PGIL好发部位依次为胃、小肠、大肠。PGIL病理类型主要为非霍奇金淋巴瘤（non-Hodgkin lymphoma，NHL），占NHL的4%~20%，其组织学异质性和临床表现与胃肠道癌具有相似性，而它的治疗和预后与胃肠道癌有很大差异，因此治疗前确诊很重要。

胃原发恶性淋巴瘤，主要有黏膜相关淋巴样组织（mucosa-associated lymphoid tissue，MALT）淋巴瘤（占38%~48%），为低度恶性B细胞淋巴瘤；弥漫大B细胞淋巴瘤（diffuse large B-cell lymphoma，DLBCL）（占45%~59%）；还有滤泡性淋巴瘤（follicular lymphoma，FL）（占0.5%~2.0%），套细胞淋巴瘤（mantle cell lymphoma，MCL）（占1%左右）等B细胞淋巴瘤，Burkitt淋巴瘤（占1%左右）以及T细胞淋巴瘤（占1.5%~4.0%）等。本文将重点介绍MALT淋巴瘤和DLBCL。

【临床表现】

1. 胃MALT淋巴瘤　青年到老年均可发生，

发病中位年龄60岁。男女比例接近。多有腹痛、消化不良等非特异性症状。胃镜可见多发糜烂、溃疡、黏膜褪色，类似早期胃癌；铺路石样黏膜，黏膜下肿瘤样隆起，皱襞肥厚等多样性表现。发病多以幽门螺杆菌（HP）感染滤泡性胃炎为背景，临床经过缓慢，预后良好，其5年和10年生存率分别为86%和80%。

2. 胃DLBCL　发病中位年龄60岁。多有腹痛、呕吐等胃狭窄症状及便血等。胃镜呈Borrmann 1、2型样溃疡，皱襞肥厚等。发病与HP感染无明确关联，部分混合有MALT淋巴瘤成分。部分病例与EB病毒（Epstein-Barr virus，EBV）感染有关。

【影像学检查】

1. 内镜检查　胃淋巴瘤内镜下表现多种多样，可有黏膜增厚、肿块或结节、糜烂、溃疡及浸润改变，黏膜下浸润表现为鹅卵石样外观，弥漫增厚则可似皮革样胃。根据其大体形态可分为溃疡型、浸润型、结节型。与胃癌内镜下的区别主要在于：①弥漫浸润型，由于胃淋巴瘤主要为黏膜下浸润，肌层浸润较少，管壁仍有一定延展性和柔韧性，充气时管壁尚可扩展；②结节型，呈多发，表面糜烂、易出血、覆白苔等多样性表现，且多种类型的病变混合存在，如与溃疡共存；③溃疡型，病变多广泛，覆污秽苔，边缘锐利，周边堤状隆起，且常呈多发性，溃疡大小、形态、深浅不一。

但由于胃淋巴瘤起源于黏膜下层，通过内镜活检确诊率较低（29.6%~56.4%）。其主要原因包括：①胃黏膜活检取材较浅，常无法取到黏膜下病变组织；②胃淋巴瘤与低分化腺癌的镜下表现相似，在取材组织较少的情况下极易混淆。

超声胃镜的普及对于胃淋巴瘤的术前诊断有一定帮助，其不仅可准确判断胃黏膜下病变的浸润深度，对于胃周淋巴结转移的判断也有重要意义。

近来随着内镜技术发展，多点活检、利用圈套活检等方法使得胃淋巴瘤术前诊断准确性有所提高。内镜活检能否明确胃淋巴瘤病理分型对于胃淋巴瘤治疗方案选择至关重要。

2. CT检查　CT检查在淋巴瘤的分期中有重要意义。胃原发淋巴瘤的分期检查中，颈、胸、腹、盆部的CT检查是必要的。

3. FDG-PET检查　^{18}氟脱氢葡萄糖正电子发射断层显像（fludeoxyglucose-positron emission tomography，FDG-PET）不仅能显示淋巴瘤病灶形态及分布范围，还能提供病灶功能及代谢信息，有较高的诊断价值，同时对化疗效果的评价具有重要意义。

FDG-PET只对恶性程度较高的淋巴瘤，如DLBCL，具有诊断价值，而对于恶性程度较低的原发性胃MALT淋巴瘤，因其惰性表现且肿瘤体积相对较小，FDG-PET检查常呈阴性。

【诊断与分子遗传基础】

恶性淋巴瘤主要靠病理组织学确定诊断。HE染色胃低度恶性淋巴瘤可见淋巴样细胞浸润和胃腺破坏；胃高度恶性淋巴瘤为片状过渡型母细胞。此外，可行免疫组化抗体CD3、CD5、CD10、CD19、CD20、CD23、CD79a、cyclin D1、BCL2等检测。用流式细胞术做细胞表面标志CD14、CD20、CD5、CD23、CD10检查。MALT淋巴瘤特异性t(11；18)（q21；q21）染色体易位、AP12-MALT1融合基因阳性（约占20%）等检查。

1. MALT淋巴瘤　MALT淋巴瘤与淋巴结单核样B细胞淋巴瘤和脾脏的边缘区淋巴瘤共同归属于边缘区淋巴瘤，恶性程度较低。免疫表型：Bcl-2（+）、sIgA（+）、sIgM（+）、sIgD（-）、CD20（+）、CD19（+）、CD22（+）、CD10（-）、CD23（-）。大量研究发现胃MALT淋巴瘤的发病机制与其他部位的边缘区淋巴瘤不同，其发病与幽门螺杆菌（HP）感染密切相关。研究表明早期胃MALT淋巴瘤生长依赖HP致敏T细胞释放的细胞因子。HP感染阳性的早期胃MALT淋巴瘤可通过根除HP治疗而治愈。但存在t(11；18)易位的胃MALT淋巴瘤对抗HP感染治疗无效。因此内镜活检术前确诊对于MALT淋巴瘤治疗至关重要。

2. DLBCL　DLBCL是一类发病原因尚不明确的大B细胞淋巴瘤，恶性程度较高。近来有学者应用基因芯片技术进行研究发现，根据肿瘤性B细胞所处的不同分化阶段可将DLBCL分为3种亚型：生发中心B细胞样（germinal center B cell-like，GCB）DLBCL、活化B细胞样（activated B cell-like，ABC）DLBCL及第3型DLBCL。预后分析显示，GCB型5年生存率超过70%。后两型虽然具有不同的遗传学改变，但其5年生存率大致相同，均为30%左右。

【分期】

临床分期诊断应用1994年Lugano国际会议修订的消化管恶性淋巴瘤临床分期（表48-3）。行消化管内镜，颈、胸、全腹CT，PET-CT，腹部超声检查，血常规、生化学、骨髓穿刺等检测。胃淋巴瘤还应增加胃超声内镜、HP检测。

表 48-3　Lugano 消化管恶性淋巴瘤临床分期

临床分期	诊断标准
Ⅰ	肿瘤限局于消化管，浆膜浸润（-）
Ⅱ	从原发灶向腹腔进展，淋巴结受侵
Ⅱ1	局限性（胃周和肠周淋巴结）
Ⅱ2	远隔性（腹主动脉、下腔静脉周围、盆腔内或肠系膜淋巴结）
ⅡE	穿透浆膜侵及周围脏器或组织，将受侵脏器记载为ⅡE（胰、大肠、腹后壁）等；淋巴结与周围脏器均受侵，则记载Ⅱ1E；穿孔和合并腹膜炎
Ⅳ	淋巴结以外的浸润、扩散； 消化管病变同时有超越膈肌淋巴结浸润

【治疗】

1. 胃 MALT 淋巴瘤治疗

（1）除菌治疗：除菌治疗是Ⅰ、Ⅱ期胃 MALT 淋巴瘤的首选治疗方法。

HP（+）均首选除菌治疗，可获得缓解病例效果，故多数主张除菌治疗。HP（-）者尚无共识。除菌治疗的标准治疗方案是质子泵阻断剂、阿莫西林、克拉霉素三剂联用 1 周。具体用药方案：克拉霉素 500mg，阿莫西林 1 000mg，兰索拉唑 30mg，2 次 /d，早晚餐后服，连服 7 天。有效率为 70%~80%，Yoon 等报告有效率为 80%~95%。

通常除菌治疗对胃淋巴瘤无效见于：①胃镜见黏膜下肿块型；②深达固有肌层；③含有 DLBCL 成分；④区域以外淋巴结转移阳性（进展期）；⑤ HP（-）病例；⑥ t（11；18）（q21；q21）染色体易位和融合基因 AP12-MALT1（+）等。

除菌治疗后 MALT 淋巴瘤消退时间为 2~3 个月至数年。需定期行内镜检查。应每 6 周行胃镜、胸、腹部CT检查判定效果，以后第1~2年每3个月、第3年每6个月、第4年后1年复查胃镜和CT检查。

经除菌治疗无效者，尚无标准治疗方案。通常认为，对局限期病例可行放射治疗或手术治疗；对进展期病例选择化疗，化疗方案为环磷酰胺、多柔比星、长春新碱、泼尼松组成的联合化疗（CHOP）方案，B 细胞恶性淋巴瘤可加利妥昔单克隆抗体。

（2）放疗：适于 MALT 淋巴瘤Ⅰ~Ⅲ期病例，治疗后淋巴瘤残留或 HP（-）者行胃、胃周淋巴结 30Gy/20 次治疗。除菌治疗后施行放疗的时间尚无共识。胃镜检查有增恶倾向或症状复发则应行放疗。美国学术界观点认为，除菌 3 个月后发现淋巴瘤残存且有症状，或 6 个月后淋巴瘤残存者，无论有无症状均应行放疗。

（3）化疗：对Ⅱ期以上胃 MALT 淋巴瘤病例则选择全身性 MALT 淋巴瘤治疗方法，治疗目标是改善症状、延长生存时间。初始治疗有化疗、抗体联合化疗。化疗：标准化疗方案尚未确定。现有 CHOP 方案及环磷酰胺、长春新碱、泼尼松龙（CVP）方案。

（4）化疗联合抗体：MALT 淋巴瘤化疗和抗体疗法治疗的主要对象是进展期（Ⅲ、Ⅳ期）病例，限局期 MALT 淋巴瘤除菌治疗失败、不适应放疗或复发病例，以及不适合手术或不欲手术者。常用方案为利妥昔单克隆抗体与化疗联合应用（R-CHOP）方案，是治疗 DLBCL 的金标准方案，完全缓解率（complete remission，CR）达 77%~86%，3 年生存率为 67%~93%，5 年生存率达 47%~79%。

对治疗抵抗和多次复发的进展期 MALT 淋巴瘤，采用大剂量化疗、自体造血干细胞移植。同种造血干细胞移植正在研究试用，疗效未明确，宜慎重选择。

（5）外科治疗：外科手术曾经作为胃淋巴瘤的首选治疗方法。近年，首选 HP 除菌治疗。不适合除菌治疗者，采用放疗和化疗。只有不适应放疗和化疗者才考虑手术治疗。MALT 淋巴瘤引起严重出血和穿孔的可能性甚少。外科治疗应选择施行全胃切除。

2. 胃 DLBCL 治疗

（1）化疗及放疗

1）局限期（Ⅱ期以下）：Binn 等报告手术 + 化疗 3~4 个周期与仅化疗组比较差异无统计学意义。德国和日本学者报告手术与化、放疗联合治疗的生存率差异无统计学意义。现在的手术适应证仅为穿孔和大出血。研究结果表明限局型 DLBCL 的标准治疗方案：R-CHOP 疗法 3 个周期后 + 放疗 40Gy。但长期随访发现晚期复发有增加倾向。目前，对 CHOP 疗法 8 个周期或 4 个周期后是否加放疗，其评价尚不完全明确。NCCN 指南推荐对直径 10cm 以上的巨大肿瘤，R-CHOP 治疗 6~8 个周期后 + 放疗。

2）进展期（Ⅱ期以上）：不宜行单一的局部疗法。成人行 R-CHOP 疗法 6~8 个周期为标准治疗。国际预后指标（international prognosis index，IPI）不良因素［>61 岁、Ⅲ期以上、PS>2 分、血清乳酸脱氢酶（lactate dehydrogenase，LDH）升高、结外病变多于 2 枚］，其中 3 项以上（+）者预后不良。当前临床试用方案有自体造血干细胞移植联合大剂量化疗（HD-SCT）和新药试用。

总之,DLBCL 初始病例标准治疗方案:局限期为 R-CHOP 疗法 3 周期 + 放疗 40Gy;进展期为 R-CHOP 疗法 8 周期,每 3 周为 1 个周期。

3)复发病例治疗:除高龄者外采用更强的化疗,推荐自体造血干细胞移植联合大剂量化疗方案。更强化的化疗方案有:依托泊苷、甲泼尼龙、阿糖胞苷、顺铂(ESHAP);地塞米松、依托泊苷、异环磷酰胺、卡铂(DeVIC);依托泊苷、泼尼松、长春新碱、环磷酰胺、多柔比星(EPOCH)。

(2)外科治疗:Ⅰ~Ⅲ期 DLBCL 行 D2 胃切除术后,5 年生存率可达 90%,5 年后可见复发。外科治疗后复发特征是远隔淋巴组织复发。DLBCL 一般行放疗和化疗联合治疗,手术是局部疗法,如不适合放疗而行手术必须追加化疗。

手术适应证:限定于非外科治疗过程中引起的大出血和穿孔等并发症。发生并发症的病例往往骨髓抑制严重,紧急施行为高危手术。考虑到此后病人将接受继续治疗,手术应尽可能简单,不必行系统淋巴结清扫,行必要范围的胃切除即可。此外,对不适于化、放疗者,亦可行胃癌标准根治术。

四、胃癌

胃癌(gastric cancer)在全球范围内仍然是常见恶性肿瘤,居第三位。东亚、南美、苏联地区是胃癌的高发地区,日本是胃癌发病率最高的国家,中国是世界上发病和死亡病例数最多的国家。2010 年卫生统计年鉴显示,2005 年,胃癌死亡率占我国恶性肿瘤死亡率的第 3 位。全球范围内,胃癌在第二次世界大战后发病率呈下降趋势,在北美地区胃癌是少见病。西方国家发病以近端胃癌为主,在其他地区远端胃癌仍然是胃癌的主要形式。国内胃癌分期偏晚,疗效一直不满意。

【胃癌相关淋巴引流】

胃的淋巴引流在胃癌的转移中占重要地位,了解胃的淋巴分布对胃癌根治手术有重要意义。胃壁中分布着丰富的毛细淋巴管,尤以黏膜下层最为丰富。因此,黏膜内的局限性肿瘤,可以通过黏膜下毛细淋巴管网,播散到胃的各部。另外,胃黏膜下毛细淋巴管网还可以通过与贲门腹段食管的黏膜下毛细淋巴管网构成丰富的吻合,因此,胃黏膜内的肿瘤可以侵犯食管。幽门则不同,十二指肠缺乏黏膜下层,向十二指肠播散的机会比较小,但是,胃和十二指肠的浆膜下毛细血管网则有较广泛的吻合,于是,同样构成胃肿瘤向十二指肠近端播散的可能。

1. 胃的淋巴管和淋巴结　总体上伴随腹腔动脉的 4 个主要分支分布。关于胃的淋巴引流分区,按照过去传统的看法,从理论上相应地把胃分为 4 个淋巴引流区。

(1)胃小弯区(胃左淋巴结):由胃左动脉供血的胃区及其相应的淋巴引流区,包括腹段食管、贲门部、胃底的右半侧和靠近小弯侧的前、后壁。分别注入贲门前、后和贲门旁淋巴结、胃胰淋巴结、胃上淋巴结,而其输出淋巴管最后注入腹腔淋巴结。

(2)肝区幽门部(胃右淋巴结):由胃右动脉供血的胃区及其相应的淋巴引流区。包括幽门小弯侧的前后壁。大部分注入幽门上淋巴结,其输出淋巴管汇入肝总淋巴结,最后注入腹腔淋巴结。

(3)肝区胃网膜右部(胃网膜右淋巴结):由胃右动脉供血的胃区及其相应的淋巴引流区。包括胃体大弯侧右半部和幽门部,大部分注入胃右下淋巴结,在沿胃网膜右动脉注入幽门下淋巴结,少部分直接注入幽门下淋巴结,其输出淋巴管再经幽门后淋巴结和幽门上淋巴结,最后经肝总淋巴结注入腹腔淋巴结。

(4)脾区(胃网膜左淋巴结):由胃短动脉和胃网膜左动脉供血的胃区及其相应的淋巴引流区,包括胃底左半侧的前后壁,胃体大弯侧左半部的前后壁,分别注入脾淋巴结、胰脾淋巴结、胃左下淋巴结,最后注入腹腔淋巴结。

以上是胃淋巴引流的基本线路,但应该注意,胃的淋巴引流是一个网络结构,各淋巴引流区之间相互交通,以上引流区是人为划分的,胃的淋巴引流和癌转移并非按以上所列顺序进行。在施行手术时,应该考虑这些淋巴转移规律,但是并非唯一途径。

2. 胃癌相关淋巴结的分组与分站　上面有关胃淋巴引流区的划分是很粗略的,缺乏定量和精细的划分,对于胃癌手术的指导意义显然是不够的。对胃癌转移相关的淋巴结进行准确地解剖定位意义重大,日本学者在这方面作了细致的工作,国内采用的相关标准基本沿用日本胃癌学会(Japanese gastric cancer association,JGCA)《胃癌处理规约》中的淋巴结编号和分站(表 48-4)。淋巴结的部位、名称、解剖定位如下:

第 1 组:贲门右淋巴结,位于胃左动脉上行支贲门右侧的淋巴结。与第 3 组淋巴结的界限是胃左动脉上行支进入胃壁第一支(贲门支),在贲门侧为第 1 组,幽门侧为第 3 组,恰好位于第一支的淋巴结属第 1 组。

表 48-4　日本胃癌学会(JGCA)淋巴结分期(1998 年第 13 版)分组分站

淋巴结分组	肿瘤部位					
	LMU/MUL MLU/UML	LD/L	LM/M/ML	MU/UM	U	E+
No.1　贲门右淋巴结	1	2	1	1	1	
No.2　贲门左淋巴结	1	M	3	1	1	
No.3　小弯淋巴结	1	1	1	1	1	
No.4sa　大弯淋巴结，沿胃短血管	1	M	3	1	1	
No.4sb　大弯淋巴结，沿网膜左血管	1	3	1	1	1	
No.4d　大弯淋巴结，沿网膜右血管	1	1	1	1	2	
No.5　幽门上淋巴结	1	1	1	1	3	
No.6　幽门下淋巴结	1	1	1	1	3	
No.7　胃左动脉干淋巴结	2	2	2	2	2	
No.8a　肝总动脉干前上淋巴结	2	2	2	2	2	
No.8p　肝总动脉干后部淋巴结	3	3	3	3	3	
No.9　腹腔动脉周围淋巴结	2	2	2	2	2	
No.10　脾门淋巴结	2	M	3	2	2	
No.11p　脾动脉干淋巴结，近侧	2	2	2	2	2	
No.11d　脾动脉干淋巴结，远侧	2	M	3	2	2	
No.12a　肝十二指肠韧带淋巴结，胆管旁	2	2	2	2	3	
No.12bp　肝十二指肠韧带淋巴结，门静脉后	3	3	3	3	3	
No.13　胰头后淋巴结	3	3	3	M	M	
No.14v　肠系膜上静脉旁淋巴结	2	2	3	3	M	
No.14a　肠系膜上动脉旁淋巴结	M	M	M	M	M	
No.15　结肠中动脉周围淋巴结	M	M	M	M	M	
No.16a1　腹主动脉裂孔淋巴结	M	M	M	M	M	
No.16a2b1　腹主动脉裂孔淋巴结，中间组	3	3	3	3	3	
No.16b2　腹主动脉裂孔淋巴结，尾侧组	M	M	M	M	M	
No.17　胰前淋巴结	M	M	M	M	M	

续表

淋巴结分组	肿瘤部位					
	LMU/MUL MLU/UML	LD/L	LM/M/ML	MU/UM	U	E+
No.18 胰下淋巴结	M	M	M	M	M	
No.19 横膈下淋巴结	3	M	M	3	3	2
No.20 食管裂孔处淋巴结	3	M	M	3	3	1
No.110 下段食管旁淋巴结	M	M	M	M	M	3
No.111 膈上淋巴结	M	M	M	M	M	3
No.112 后纵隔淋巴结	M	M	M	M	M	3

注:将大、小弯三等份点依次连线将胃分为三部分:上部(U)、中部(M)、下部(L),如果肿瘤超过这部,则据累及比例从高到低依次排列,肿瘤中心所在部位居首;肿瘤累及十二指肠和食管分别标记为D或E;M:属于远处转移的淋巴结;E+:食管受累者的重新分站;2010年版日本胃癌治疗指南将No.7归入第一站淋巴结。

第2组:贲门左淋巴结,沿左膈下动脉分出贲门食管支位于贲门左侧及后侧的淋巴结。

第3组:小弯侧淋巴结,位于胃小弯,沿胃左动脉与胃右动脉走行部位的淋巴结。与第5组淋巴结的界限是胃右动脉向胃小弯分出第一支。在贲门侧者为第3组,幽门侧为第5组,恰好位于第一支的淋巴结属5组。

第4组:大弯淋巴结,沿胃网膜左右动脉走行的大弯淋巴结,分为以下2组,即沿胃网膜右动脉走行的是右组(4d),靠近胃短动脉和胃网膜左动脉的淋巴结是左组(4S)。4d组与第6组的界限是胃网膜右动脉的胃大弯第一支,恰好位于第一支的淋巴结属于第6组;4S与第10组脾门淋巴结的界限是胃网膜左动脉向大弯分出的第一支,恰好位于第一支的淋巴结属于4sb,沿胃短动脉走行的淋巴结属于4sa。

第5组:幽门上淋巴结,胃右动脉根部的淋巴结。

第6组:幽门下淋巴结,在幽门下大网膜内,常分为三部分:狭义的幽门下淋巴结、幽门后淋巴结、沿胃网膜右静脉注入肠系膜上静脉的淋巴结。

第7组:胃左动脉干淋巴结。

第8组:肝总动脉干淋巴结,可以分为2部分,位于肝总动脉干前面者称为8a,位于其后方者称为8p。

第9组:腹腔动脉周围淋巴结。

第10组:脾门淋巴结,脾门附近的淋巴结,与第11组淋巴结的界限是胰腺尾部末端。

第11组:脾动脉干淋巴结,沿脾动脉分布的淋巴结。

第12组:肝十二指肠韧带内的淋巴结。

第13组:胰腺后方淋巴结。

第14组:肠系膜根部淋巴结,分为肠系膜上静脉淋巴结(14v)和肠系膜上动脉淋巴结(14a)。

第15组:结肠中动脉周围淋巴结。

第16组:腹主动脉周围淋巴结,位于胰腺上下腹主动脉的周围。

第17组:胰前淋巴结,位于胰头前方,又可分为胰前上淋巴结(17a)和胰前下淋巴结(17b)。

第18组:胰下淋巴结,位于胰体尾下缘。

第19组:膈下淋巴结。

第20组:食管膈肌裂孔淋巴结。

第110组:下胸部食管旁淋巴结。

第111组:膈上淋巴结。

第112组:后纵隔淋巴结。

【流行病学与病因学】

胃癌在中国的发病和死亡情况缺乏准确的统计。根据国家癌症预防控制办公室最新的资料,2000年我国胃癌的发病情况如下:男性年龄标准化发病率为41.9/10万,女性为19.5/10万。2005年男性年龄标准化发病率为37.1/10万,女性为17.4/10万。据估计,我国目前胃癌每年发病40万例,死亡30万例,居恶性肿瘤第三位。发病部位仍以胃窦为主。胃癌死亡率男女性别比值为1.5~2.5,

男性高于女性。性别比值在不同年龄组段不同。在30~35岁前，性别比值接近1.0。而后性别比值逐渐加大，在60岁时为2.0，在65岁以后下降到1.5左右。

胃癌是慢性疾病，发病过程较长且复杂。胃癌发生与多种因素有关，幽门螺杆菌被认为是最重要的致病因素。但是对胃癌的发病机制还不完全清楚。

1. 亚硝基化合物　亚硝基化合物是一大类化学致癌物，天然存在的亚硝基化合物是极微量的。在食品加工过程中产生的亚硝基化合物也并非人类暴露于亚硝基化合物的主要来源。这类化合物对人类的潜在危害在于，人类可以在体内内源性合成亚硝基化合物，而胃则是主要合成场所。

2. 多环芳烃化合物　多环芳烃类化合物被认为是重要的致癌物，可污染食品或在加工过程中形成。熏、烤、炸等加工过程，可使蛋白变性，产生多环芳烃化合物。有人举例认为，冰岛居民食用新鲜食品增加，熏制食品减少，使胃癌发病率下降。

3. 饮食因素　已有比较充足的证据说明胃癌与高盐饮食及盐渍食品摄入量多有关。摄入高浓度食盐可使胃黏膜屏障损伤，造成黏膜细胞水肿，腺体丢失。食盐本身无致癌作用，由食盐造成胃黏膜损伤使其易感性增加或协同致癌可能为增加胃癌危险性的原因。

世界各地的流行病学研究一致性表明：新鲜蔬菜、水果具有预防胃癌的保护性作用并显示剂量效应关系。经常食用新鲜蔬菜的人患胃癌的相对危险度降低30%~70%。含有巯基类的新鲜蔬菜，如大蒜、大葱、韭菜、洋葱和蒜苗等也具有降低胃癌危险的作用。有研究表明，吸烟、饮酒增加胃癌的发病风险。

4. 幽门螺杆菌　近些年来，幽门螺杆菌感染与人类慢性萎缩性胃炎、胃溃疡以及胃癌的关系受到高度重视。幽门螺杆菌感染被认为是胃癌的主要危险因素，相对危险性在1.8~3.6之间。研究还显示出幽门螺杆菌感染主要与发生在远端的肠型胃癌有关。

5. 遗传因素　胃癌在少数家族中显示有聚集性。遗传性弥漫型胃癌（hereditary diffuse gastric cancer）是一种少见的遗传性胃癌，约占胃癌总数的3%~5%。这是一种常染色体显性遗传病，由CDH1基因的胚系突变所致，临床表现为弥漫型胃癌。

6. 慢性疾病　胃癌，特别是肠型胃癌的发病模式为多因素作用下的多阶段过程。一些胃慢性疾患，如慢性萎缩性胃炎、胃黏膜肠上皮化生和异型性增生，与胃癌有发病学的联系。

（1）慢性萎缩性胃炎：以胃黏膜腺体萎缩、减少为主要特征，常伴有不同程度的胃黏膜肠上皮化生。

（2）溃疡与胃癌的关系：溃疡与胃癌的关系，即溃疡是否会癌变，溃疡癌变的诊断标准，以及癌变率多高，已争论多年。到目前为止，根据病理组织学检查所见，区分溃疡癌变或癌性溃疡仍是很困难或不可能的。根据长期随访研究及动物实验研究结果，目前多数学者认为慢性溃疡会发生癌变，其发生率约为0.5%~2.0%。

（3）残胃与癌：残胃作为一种癌前状态，它与胃癌的关系也一直受到重视。残胃癌的定义尚不统一。一般主张，因良性病变做胃大部切除术后10年以上在残胃发生的癌。

【临床表现】

1. 症状　胃癌的早期常无特异的症状，甚至毫无症状。随着肿瘤的发展，影响胃的功能时才出现较明显的症状，但此种症状也并非胃癌所特有的，常与胃炎、溃疡病等胃慢性疾患相似。其主要症状为上腹痛或不适，其次为消瘦及食欲减退。早期胃癌的症状也为上腹不适或疼痛、食欲减退及消瘦。

胃癌病例可出现副癌综合征，包括皮肤症状如黑棘皮病、皮肌炎、环状红斑、类天疱疮、脂溢性角化病，中枢神经系统症状如痴呆、小脑共济失调，以及其他症状如血栓性静脉炎、微血管病性溶血性贫血、膜性肾病。

2. 体征　胃癌通常无明显的体征，上腹部深压痛，有时伴有轻度肌抵抗感，常是唯一值得注意的体征。上腹部肿块、直肠前触及肿物、脐部肿块、锁骨上淋巴结肿大等均是胃癌晚期或已出现转移的体征。临床上须仔细检查这些部位，因不仅有诊断意义且对决定治疗方针颇为重要。根据北京市1 686例胃癌的临床资料，转移灶的发生率以左锁骨上淋巴结最为常见（9.9%），其余依次为直肠前陷窝（5.0%）、肝（4.7%）、腋下淋巴结（2.0%）、肺（1.4%）。体检时需重视以下部位：Sister Mary Joseph结节或脐周淋巴结，当肿瘤沿镰状韧带播散到皮下时出现；Virchow结节，即左锁骨上转移淋巴结；Irish结节，即左腋前转移淋巴结，当近端胃癌播散到下段食管和纵隔内淋巴时可出现。

【诊断】

1. 内镜检查　内镜检查在胃癌的诊断中是必不可少的。癌症诊断的金标准是病理诊断。只有内镜检查可以获得组织进行病理学诊断。同时,内镜检查可以对肿瘤的部位进行定位,对确定手术方式提供重要参考。

活检是确诊胃癌的必要手段,依靠活检明确病理类型,早期胃癌胃镜结合活检确诊率可达95%,进展期胃癌可达90%。为了提高活检阳性率应注意:选择取材部位是获得阳性结果的关键。凹陷病变在凹陷边缘的内侧四周以及凹陷的基底,浅凹陷病变主要在基底,深凹陷病变主要在内缘钳取活检材料。隆起病变应在顶部与基底部取材。

染色法内镜检查:常规内镜结合活检诊断胃癌有困难时采用黏膜染色法,可提高胃癌的确诊率,有报告可达98%,还可用于估计胃癌浸润深度与范围。按照染色的原理分对比染色,即喷入的染料聚集于黏膜皱襞间,显示出胃小凹的高低不平改变。染料被黏膜吸收而着色者为吸收染色,用于良恶性病变的鉴别。还有以染料为指示剂的功能染色,以了解胃酸分泌功能。

2. 超声内镜　是判断胃癌浸润深度的重要方法,在胃癌的分期和新辅助治疗效果评判方面有重要意义。有条件的单位建议作为常规检查项目。超声内镜不仅可以显示胃壁各层的结构,还可了解胃与邻近脏器的病变,判断胃癌浸润深度、侵犯周围脏器如胰腺、肝脏的情况,估计淋巴结转移范围对临床判断分型、估计手术切除都有重要帮助。此外,对胃黏膜下隆起占位肿物的定位与定性也有作用。超声内镜评价肿瘤浸润深度和淋巴结情况的准确率为80%左右。

3. 胃癌的CT诊断　胃癌CT检查的重要作用在于进行肿瘤的分期判断,包括淋巴结状态、腹腔种植转移和肝等腹腔脏器的转移判断。这也是新辅助治疗疗效的重要手段。

胃癌进行CT检查,应该常规进行增强扫描,同时口服对比剂扩张胃腔,有利于消除管壁增厚的假象,更好地显示病变的范围和观察管腔形态及管壁伸展性的变化,同时有助于判断胃肠道走行和显示胃肠道与周围结构的关系。

正常胃壁厚度在5mm以下,胃窦部较胃体部稍厚。注意扫描层面与胃壁的相互关系,当胃壁与扫描面呈斜面或平行时,胃壁可出现增厚的假象,在贲门胃底区和胃窦部经常会遇到这种现象,当有怀疑时变换体位扫描即可排除。正常情况下处于收缩状态的胃窦,多为对称性表现,浆膜面光滑无外突,如腔内有液体或气体衬托,可见增厚的胃壁为均匀的对称性改变,与胃癌有所不同。

增强扫描,胃壁常表现为三层结构,内层与外层表现为明显的高密度,中间为低密度带。内层大致相当于黏膜层,中间层相当于黏膜下层,外层为肌层和浆膜。胃癌在CT扫描可以表现为:①胃壁增厚。癌肿沿胃壁浸润造成胃壁增厚,主要是癌肿沿胃壁深层浸润所致。②腔内肿块。癌肿向胃腔内生长,形成突向胃腔内的肿块。肿块可为孤立的隆起,也可为增厚胃壁胃腔内明显突出的一部分。肿块的表面不光滑,可呈分叶、结节或菜花状,表面可伴有溃疡。③溃疡。胃癌形成腔内溃疡,周边表现为环绕癌性溃疡周围的堤状隆起。④胃腔狭窄。CT表现为胃壁增厚基础上的胃腔狭窄,狭窄的胃腔边缘较为僵硬且不规则,多呈非对称性向心狭窄,伴环周非对称性胃壁增厚等。

4. 胃癌的X线诊断　X线检查是胃癌的基本诊断方法之一。随着胃镜和CT技术的普及,此方法的重要性有所降低。但是对于胃癌病变范围的判断,特别是近端胃癌,观察食管下端受侵的范围,确定手术方式有重要作用。最基本的是充盈法,钡剂充盈的程度以立位充盈时钡剂能使胃体中部适度伸展为宜,通常所需钡剂量约为200~300ml。充盈像主要用于观察胃腔在钡剂充盈下的自然伸展状态、胃的大体形态与位置的变化、胃壁的柔软度等,对于显示靠近胃边缘部位如大、小弯侧的病变有很重要的价值。目前最为常用的双对比法,把作为阳性造影剂的钡剂和作为阴性造影剂的气体共同引入胃内,利用黏膜表面附着的薄层钡剂与气体所产生的良好对比,可以清晰地显示胃内微细的隆起或凹陷。气体可作为胃腔的扩张剂,用于观察胃壁的伸展性。在钡剂附着良好的条件下,调整胃内充气量对于显示病变的细微结构和胃壁伸展度的变化有重要意义。

胃癌的基本X线表现包括充盈缺损、龛影、环堤等,可伴有胃壁的变形,如胃腔狭窄、胃角变形、边缘异常和小弯缩短。黏膜形态异常可表现为黏膜皱襞的粗大、僵硬、中断、破坏消失及不规则的沟槽影。

晚期病例可以出现腹腔转移的间接征象,如胃横结肠间距、胃底膈肌间距、肠间距增宽等征象,以及肠管移动度异常和腹水等。

5. 肿瘤标志物　胃癌缺乏特异的肿瘤标志物，癌胚抗原(carcinoembryonic antigen，CEA)在40%~50%的病例中升高，甲胎蛋白(alpha-fetoprotein，AFP)和CA199在30%的胃癌病人中增高。这些肿瘤标志物的主要意义在于随访而不是诊断或普查。

【病理学】

在组织病理学上，胃癌主要是腺癌(90%以上)，其中又可以细分为乳头状腺癌、管状腺癌、低分化腺癌、黏液腺癌、印戒细胞癌。少见类型包括：腺鳞癌、类癌、未分化癌等。

在形态学上，胃癌有多种分类方法，下面介绍几种常用的分类方法。

1. 早期胃癌分型　1962年日本内视镜学会提出早期胃癌的概念，后被国际上公认。定义为癌组织浸润深度仅限于黏膜层或黏膜下层，而不论有无淋巴结转移，也不论癌灶面积大小。

根据内镜分型与所见可以将早期胃癌分为三型：

(1) Ⅰ型：隆起型(protruded type)，明显突入腔内呈息肉状，高出黏膜相当于黏膜厚度两倍以上，约超过5mm。表面凸凹不平呈颗粒或结节状，有灰白色物覆盖，色泽鲜红或苍白，有出血斑及糜烂。肿物多大于1cm，基底为广基或亚蒂。

(2) Ⅱ型：浅表型(superficial type)，又分为三个亚型。

Ⅱa型：浅表隆起型，隆起高度小于两倍黏膜厚度，呈平台状隆起。形态呈圆形、椭圆形、葫芦形、马蹄形或菊花样不等。表面不规则，凹凸不平，伴有出血、糜烂，附有白苔，色泽红或苍白。周边黏膜可有出血。

Ⅱb型：浅表平坦型，病灶不隆起也不凹陷，仅见黏膜发红或苍白，失去光泽，粗糙不平，境界不明显。有时与局灶性萎缩或溃疡瘢痕鉴别困难，应活检予以鉴别。

Ⅱc型：浅表凹陷型，是最常见的早期胃癌类型，黏膜凹陷糜烂，底部有细小颗粒，附白苔或发红，可有岛状黏膜残存，边缘不规则，如虫咬或齿状，常伴有出血，周围黏膜皱襞失去正常光泽，异常发红，皱襞向中心集聚，呈现突然中断或变细，或变钝如杵状或融合成阶梯状凹陷。

(3) Ⅲ型：凹陷型(excavated type)，癌灶有明显凹陷或溃疡，底部为坏死组织，形成白苔或污秽苔，易出血，边缘不规则呈锯齿或虫咬样，周围黏膜隆起，不规则结节，边缘黏膜改变如Ⅱc型。

(4) 混合型：有以上两种形态共存一个癌灶中者称混合型，其中以深浅凹陷型多见，其次是隆起伴浅凹陷者，其中以主要改变列在前面，如Ⅲ+Ⅱc型、Ⅱc+Ⅲ型、Ⅱa+Ⅱc型等。

以上各型中，以Ⅱa、Ⅲ及Ⅱc+Ⅲ型最多，占早期胃癌2/3以上，年龄越轻，凹陷型越多，年龄增长则隆起型增多。隆起型面积多比凹陷型大，微小癌灶多为Ⅱc型。

2. 进展期胃癌分型　进展期胃癌的分型主要基于Borrmann分类，此分类与预后及组织学类型的联系较为密切，应用比较广泛。进展期胃癌分为以下4个类型：

(1) Ⅰ型：息肉样型，肿瘤主要向胃腔内生长，隆起明显，呈息肉状，基底较宽，境界较清楚，溃疡少见，但可有小的糜烂。在进展期胃癌中，这是最为少见的类型，约占3%~5%。

(2) Ⅱ型：局限溃疡型，肿瘤有较大溃疡形成，边缘隆起明显，境界较清楚，向周围浸润不明显。该型约占30%~40%。

(3) Ⅲ型：浸润溃疡型，肿瘤有较大溃疡形成，其边缘部分隆起，部分被浸润破坏，境界不清，向周围浸润较明显，癌组织在黏膜下的浸润范围超过肉眼所见的肿瘤边界。这是最为多见的一个类型，约占半数左右。

(4) 混合型：弥漫浸润型，呈弥漫性浸润生长，触摸时难以确定肿瘤边界。由于癌细胞的弥漫浸润及纤维组织增生，可导致胃壁增厚、僵硬，即所谓“皮革胃”，若肿瘤局限于胃窦部，则形成极度的环形狭窄。该型约占10%左右。

多发性胃癌系指同一胃内有两个以上的癌灶，它们之间在肉眼和组织学上均无联系，间隔以正常黏膜。多发性胃癌在胃癌中约占3%左右，发生于隆起型者比溃疡型多见。

3. Lauren分型　根据组织结构、生物学行为及流行病学等方面的特征，Lauren将胃癌分为肠型及弥漫型。该分型目前在世界上广泛应用。

(1) 肠型胃癌：此型相对常见，分化程度高，有腺管形成，与癌前病变、胃黏膜萎缩和肠上皮化生有关。统计显示肠型胃癌在远端胃癌中占多数，发病率稳定或下降。部分此型胃癌与幽门螺杆菌感染有关。在这种癌变模式中，环境因素的影响造成腺体萎缩继而胃酸缺乏，胃内pH升高。进而细菌过度增长，亚硝酸盐和亚硝基等细菌产物的增多将加剧胃黏膜萎缩和肠上皮化生，增加癌变危险。

(2)弥漫型胃癌：此型相对少见，年轻病人中多一些，组织学多表现为未分化的印戒细胞。因为细胞间缺乏粘合力易发生黏膜下播散，形成皮革胃。腹膜播散也很常见。通常无明显的癌前病变，也可能与幽门螺杆菌感染有关。A型血人具有易感性，有报告具有遗传易感性。发生在近端胃的弥漫型胃癌发病率在世界范围内有所升高，相同分期情况下，预后较远端胃癌差。

【分期】

2010年美国癌症联合会(American Joint Committee on Cancer，AJCC)公布了最新的TNM分期标准(表48-5)。此版分期较第六版分期有较大的调整。这些变化体现在T_3和T_4的定义标准，N_1、N_2、N_3淋巴结转移的划分，以TNM为基础的分期组合上。

表48-5 TNM/AJCC/UICC第七版分期标准(2010)

原发肿瘤
T_X：原发肿瘤无法评价
T_0：切除标本中未发现肿瘤
T_{is}：原位癌
T_1：侵犯黏膜固有层，黏膜肌层或黏膜下层
T_{1a}：侵犯黏膜固有层或黏膜肌层
T_{1b}：侵犯黏膜下层
T_2：侵犯固有肌层*
T_3：侵犯至浆膜下结缔组织，但没有穿透脏腹膜(浆膜)或侵犯邻近组织结构**
T_4：侵犯浆膜或邻近组织结构***
T_{4a}：侵犯浆膜
T_{4b}：侵犯邻近组织结构
局部淋巴结
N_X：淋巴结无法评价
N_0：局部淋巴结无转移
N_1：局部转移淋巴结1~2枚
N_2：局部转移淋巴结3~6枚
N_3：局部转移淋巴结≥7枚
N_{3a}：局部转移淋巴结7~15枚
N_{3b}：局部转移淋巴结>15枚
远处转移
M_X：无法评价是否有远处转移
M_0：无远处转移
M_1：存在远处转移
组织分级
G_X：分级无法评价
G_1：高分化
G_2：中分化
G_3：低分化
G_4：未分化

续表

分期系统				
0期	$T_{is}N_0M_0$			
ⅠA期	$T_1N_0M_0$			
ⅠB期	$T_1N_1M_0$	$T_2N_0M_0$		
ⅡA期	$T_1N_2M_0$	$T_2N_1M_0$	$T_3N_0M_0$	
ⅡB期	$T_1N_3M_0$	$T_2N_2M_0$	$T_3N_1M_0$	$T_{4a}N_0M_0$
ⅢA期	$T_2N_3M_0$	$T_3N_2M_0$	$T_{4a}N_1M_0$	
ⅢB期	$T_3N_3M_0$	$T_{4a}N_2M_0$	$T_{4b}N_1M_0$	$T_{4b}N_0M_0$
ⅢC期	T4aN_3M_0	$T_{4b}N_3M_0$	$T_{4b}N_2M_0$	
Ⅳ期	T任何N任何M_1			

*肿瘤可以穿透固有肌层达胃结肠韧带、肝胃韧带或大小网膜，但没有穿透这些结构的脏腹膜。在这种情况下，原发肿瘤分期为T_3。如果穿透这些韧带或网膜脏层，则分期为T_4。

**胃的邻近结构包括脾、横结肠、肝脏、膈肌、胰腺、腹壁、肾上腺、肾脏、小肠及后腹膜。

***经胃壁扩张至十二指肠或食管的肿瘤分期取决于包括胃在内这些部位的最大浸润深度。

【治疗】

1. 早期胃癌 早期胃癌首先由日本学者提出，是指局限于胃黏膜内(m)与黏膜下(sm)的胃癌，不考虑是否存在淋巴结转移，根据浸润的深度可分为胃黏膜内癌与黏膜下癌。实际上早期胃癌并非一个准确的定义。与国际TNM分期相对照，实际上早期胃癌包括：0期($T_{is}N_0M_0$)、ⅠA期($T_1N_0M_0$)、ⅠB期($T_1N_1M_0$)。我国早期胃癌约占胃癌病例的10%左右，韩国为30%左右，日本的报道则高达50%~70%，这主要得益于早期诊断水平的提高和对高危人群普查的结果。

(1)早期胃癌病理分型：可分为Ⅰ型(隆起型)、Ⅱ型(表面型)、Ⅲ型(凹陷型)和混合型，其中Ⅱ型(表面型)又分为Ⅱa型(表面隆起型)、Ⅱb型(表面平坦型)和Ⅱc型(表面凹陷型)三种类型。诊断早期胃癌最重要的方法是内镜超声。

(2)内镜黏膜切除术和内镜黏膜下层切除：早期胃癌预后良好，5年无病生存超过95%。如何缩小手术范围改善病人生存质量是早期胃癌研究的热点，其中内镜切除技术是重要进展。理论上，没有淋巴结转移的早期胃癌可以采用内镜黏膜切除(endoscopic mucosal resection，EMR)或内镜黏膜下层切除(endoscopic submucosal dissection，ESD)技术，对于存在淋巴结转移的早期胃癌则应该采用根治手术。因此准确的判断淋巴结转移是关键。

内镜黏膜切除术和内镜黏膜下层切除的适应证：T_{is}或T_{1a}肿瘤、组织类型为高分化或中分化、肿瘤小于2cm的隆起型病变、无溃疡形成。必须同时满足以上4个条件的情况方可施行此类手术。术后病理学要求对标本进行水平、垂直边缘的详尽检查，以及加强术后随诊工作。EMR已经长期随访的资料所证实。而ESD则缺乏大宗病例的长期随访，其对预后的影响仍然需要进一步观察。

如何判断是否存在淋巴结转移是早期胃癌选择治疗方法的基础。黏膜内癌淋巴结转移率为3%~5%，黏膜下癌则为20%。早期胃癌最合适的淋巴结切除范围还存在争论。目前即使采用内镜超声，淋巴结状态判断仍然不够准确。很多研究推荐根据肿瘤大小、浸润深度、肿瘤分化程度来确定淋巴结切除范围。日本胃癌学会(JGCA)早期胃癌的治疗指南建议：不适合于EMR的黏膜癌和直径小于1.5cm的黏膜下癌推荐D1+淋巴结清扫手术；对于直径超过2cm存在淋巴结转移的早期胃癌采用D2切除。其中，D1+淋巴结清扫手术是指，在完全清除第一站淋巴结的基础上(包含第7组)，同时清除第8a组、第9组和第11P组淋巴结。

鉴于国内内镜超声和高分辨率CT尚未普及，对于不适于EMR的早期胃癌，笔者建议行标准D2根治手术。

2. 进展期胃癌　在胃癌的综合治疗方案中，手术一直占据着主导地位，关于扩大手术范围能否给病人带来更好的预后一直存在争论。目前统一的认识是将D2(淋巴结清除至第二站)手术作为标准术式。其实对于病期较晚(例如淋巴结转移已超出第三站)的病人，肿瘤已经不再是一个局部问题，仅仅通过局部治疗，即使扩大淋巴结清扫、多脏器联合切除等也已证明无法给病人带来益处。单纯外科手术无法达到生物学意义上的根治，即便扩大切除和淋巴结清扫范围，仍然如此。能否根治性切除是胃癌病人最重要的预后因素，直接影响病人的预后。但对于进展期胃癌，特别是Ⅲ期胃癌病人，往往只能进行姑息性手术，预后难令人满意。积极寻求其他可能根治肿瘤的手段和提高手术切除率，尤其是R0切除率，成为改善胃癌病人预后的主要目标。

(1)胃切除范围：远端胃大部切除的效果与全胃切除相当，而且并发症减少，生活质量提高。因此，对于远端胃癌推荐胃大部切除术。

对于近端胃癌而言，近端胃大部切除和全胃切除在手术安全性、预后方面相似，且均会出现手术后营养障碍。因此，近端胃癌的手术方式仍然存在争论。术中冰冻切片检查切缘是近端胃癌手术重要的原则，有时需反复切除食管下端，以确保切缘阴性。目前大多数人更趋向于肿瘤位于胃底及中1/3胃体，Borrmann Ⅳ型是全胃切除的适应证。

(2)联合脏器切除：进展期胃癌脾门淋巴结的转移率为15%~27%。既往曾经认为，D2根治手术联合胰体尾、脾切除可改善病人预后。胰体尾或脾切除明显增加术后并发症和死亡率。目前已经可靠证据表明保留胰、脾可使病人受益，临床医生需考虑：①癌肿是否直接浸润胰腺或脾，②如保留脾脏是否可增加脾门转移淋巴结的残留，③保留胰体尾的脾切除在技术上是否可行。脾门淋巴结是否出现转移与肿瘤的部位以及浸润深度相关。从日本的资料来看远端胃癌、中近端胃癌淋巴结转移率分别为0~2%和15%，皮革胃为21%。研究证明，胃癌的淋巴结转移不存在于胰腺的实质内，而存在于脾动脉周围的结缔组织中。行包括该动脉在内的淋巴结清除，即可达到清除No.10、11淋巴结的目的。因此，对于胃中、上部癌侵及胰体尾或No.10、11淋巴结转移明确者，应行脾及胰体尾切除术。癌肿未侵入胰腺，疑有No.10、11淋巴结转移者，主张保留胰腺的脾及脾动脉干切除术。不可作预防性胰体尾或脾切除。

(3)淋巴结清扫范围：淋巴结转移是胃癌最重要的预后因素。一般认为，检出的淋巴结越多，N分期越准确。为了获得准确的分期，胃癌手术要求至少检出15枚淋巴结。根据淋巴结的清除范围，可以分为D1、D2、D3。例如将第一站的淋巴结完全清除称为D1，依此类推。未能完全清除第一站淋巴结者称为D0。胃癌的位置不同，淋巴结的分站亦不同，可参照日本胃癌学会的胃癌淋巴结分期分组分站标准(见表48-4)。肿瘤淋巴结的数目与淋巴结的清除范围并非直接对应。根据解剖学及组织病理学检查，D1淋巴结清除可以平均获得15枚淋巴结，D2淋巴结清除平均获得27枚淋巴结，D3清除可以获得43枚淋巴结。

清除淋巴结可以改善生存这是全球共识。但是东西方对于淋巴结的清除范围存在争论。这些争论包括：胃癌淋巴结的清除范围标准D2还是D1？扩大清除是否可以改善生存？

1)D2还是D1？　来自东方国家的系列单中心研究显示，D2淋巴结清除是一个独立预后因素，并发症和死亡率低，而且可以改善生存，特别是对于Ⅱ期和ⅢA期胃癌。在日本胃癌学会的指南中，D2清除被列胃癌治疗标准。

欧美国家的随机对照研究显示，D2手术的围术期并发症和死亡率高，因此并不能改善生存。MRC的前瞻随机对照研究，400例病人随机分为D1和D2手术两组。两组病人的围术期死亡率分别为6.5%和13.0%，合并症发生率分别为28%和41%。两组比较5年生存并无差别(35%和33%)。多因素分析显示，老年、男性、胰脾切除是独立的不良预后因素。研究认为对于相同分期的胃癌，D2手术并不能改善生存。

荷兰胃癌研究组的随机对照研究被广泛引用。8位质量控制医生接受日本胃癌专家的培训，然后帮助参加研究的外科医生。711例病人随机分为D1和D2清除两组，D2手术组的术后死亡率(10% vs 4%)、并发症(43% vs 25%)和住院时间(25天 vs 18天)明显高于D1清除组。死亡和并发症的危险因素包括：D2清除、脾切除、胰腺切除、年龄超过70岁。两组5年生存没有显著差异(30% vs 35%)。亚组分析显示，只有N2期病例可能受益。

因此在西方学者看来，D2手术有较高的并发症和死亡率，并不能改善病人预后。这些研究的死亡率显著高于亚洲的研究。在东方学者看来，胃癌在西方是少见病，参加临床研究的手术医生缺乏足够的训练。D2手术的学习曲线在25例左右，这些医生实际胃癌手术平均不足5例。D2手术组中胰腺、脾切除病例多于D1手术组，分析认为D2手术组的较高死亡率和并发症与脾、胰腺切除有关。对荷兰研究进一步进行分析，排除胰腺和脾切除病例，可以看到D2组的生存收益。

IGCSP(Italian Gastric Cancer Study Group)进行了一项多中心随机前瞻临床研究，证实了技术熟练医生行保留胰腺D2手术的安全性和有效性。手术并发症在两组没有显著差异(D1组10.5% vs D2组16.3%)，再手术率相似(D1组2.6% vs D2组3.4%)。手术后死亡率D1组为1.3%，D2组无手术死亡。因此，不论在西方还是东方，对于技术熟练的外科医生，D2手术是同样安全的。

2)扩大清除是否可以改善生存？ 2006年有台湾学者进行了D1和D3淋巴结清除的单中心随机对照研究。手术医生在参加临床研究前至少进行过25例D3手术。D3和D1组的5年生存率分别为59.5%和53.6%。5年局部复发率分别为40.3%和50.6%。基于这个结果，认为技术熟练的外科医生，D3清除有可能改善生存。

日本学者进一步比较了D2和D2+PAND(para-aortic nodal dissection)手术对生存的影响。日本JCCG 9501研究证实后者的术后并发症略高于前者，两组分别为28.1%和20.9%($P = 0.07$)。吻合口漏、胰漏、腹腔脓肿、肺炎四种并发症近似，两组的死亡率均为0.8%。扩大切除组并无生存优势(70.3% vs 69.2%)。但扩大切除组出血多，所需手术时间更长。因此，国内推荐D2淋巴结清除，不推荐扩大淋巴结清除。

3. 晚期胃癌 晚期胃癌不可治愈。化疗对部分病人有姑息治疗效果。只有少数几个单药对化疗有肯定的疗效。这些药物包括氟尿嘧啶、丝裂霉素、依托泊苷和顺铂，有效率大致为10%~20%。几种新药及其联合方案显示对胃癌有效，这些药物包括紫杉醇、多西他赛、伊立替康、表柔比星、奥沙利铂。研究表明，与最佳支持治疗相比，联合化疗可以改善病人的生活质量。以下是有关晚期胃癌的重要的随机前瞻多中心Ⅲ期临床研究。

V325试验将445例未经治疗的晚期胃癌随机分为两组，一组用DCF(多西他赛、顺铂、氟尿嘧啶)方案治疗，每3周1次。另一组用CF治疗(顺铂、氟尿嘧啶)。DCF治疗的无进展时间明显长于CF组。两组分别为5.6个月和3.7个月。DCF组的2年生存率为18%，CF组为9%。DCF组的中位生存期优于CF组(9.2个月 vs 8.6个月，P=0.02)。根据此结果，美国FDA于2006年批准DCF方案用于未经化疗的晚期胃癌。此方案的问题在于严重不良反应多，特别是3/4级粒细胞减少。在此基础上，出现了多种改良方案，如改为每周用药。或分别以紫杉醇、奥沙利铂、卡培他滨替代多西他赛、顺铂、氟尿嘧啶。或改为以多西他赛为主的两药联合方案。

REAL-2试验将1 043例经病理证实的胃癌或胃食管结合部癌随机分为四组，分别用ECF(表柔比星、顺铂、氟尿嘧啶)、EOF(表柔比星、奥沙利铂、氟尿嘧啶)、ECX(表柔比星、顺铂、卡培他滨)、EOX(表柔比星、奥沙利铂、卡培他滨)进行治疗。中位随访期17.1个月。四种方案的有效率分别为41%、42%、46%、48%。此研究证实奥沙利铂可以替代顺铂，卡培他滨可以替代氟尿嘧啶，且质量安全性得以提高。

ML17032试验是另一个重要临床研究。此研究比较了用XP(卡培他滨、顺铂)方案和FP(氟尿嘧啶、顺铂)方案治疗晚期胃癌的疗效。结果显示XP方案有较高的有效率(41% vs 29%)，两组的总生存期接近(10.5个月 vs 9.3个月)，中位无进展生存期亦相似(XP方案5.6个月 vs FP方案5.0个月)。

FLAGS 研究比较了另一种口服制剂 S-1 的疗效。1 053 例病人随机接受 CS（顺铂、S-1）或 CF（顺铂、氟尿嘧啶）治疗。两组疗效相似，但前者耐受性更好。

分子靶向药物目前已经用于晚期胃癌的治疗。目前曲妥珠单抗（抗 HER2 抗体）、贝伐单抗（抗 VEGF 抗体）和西妥昔单抗（抗 EGFR 抗体）均已有与化疗结合治疗的临床试验。TOGA 试验是第一个随机前瞻多中心Ⅲ期研究，评价曲妥珠单抗结合顺铂与氟尿嘧啶化疗治疗 HER-2 阳性胃癌病例。研究结果显示对于 HER-2 阳性的进展期胃癌，抗体结合化疗优于单用化疗。试验中 594 例 HER-2 阳性晚期胃癌随机分为两组，接受曲妥珠单抗结合化疗或化疗。抗体组没有意外不良反应，安全性相似。联合抗体组的中位生存时间为 13.5 个月，化疗组为 11.1 个月，研究者认为具有显著性差异。

4. 新辅助治疗　进展期胃癌是一种全身性疾病。手术是一种局部治疗手段，综合治疗可以提高进展期胃癌病人的生存。胃癌近年来最重要的治疗进展是新辅助治疗的应用。人们根据术后辅助治疗的经验提出来术前辅助治疗的概念，亦称新辅助治疗，包括新辅助化疗、新辅助放疗和新辅助放化疗。

（1）新辅助治疗的理论依据：手术切除原发肿瘤可能会刺激剩余肿瘤细胞的生长。肿瘤周围组织术后血供改变影响化疗药浓度及放疗效果。新辅助化疗可以降期，提高手术切除率，减少术中播散的可能性，降低肿瘤细胞活性，消除潜在的微转移灶，降低术后转移复发的可能。术前通过可测量病灶及术后标本准确判定临床缓解率和病理学有效率。通过术前辅助治疗了解肿瘤对治疗的反应情况，有助于确定病人术后治疗方案。

（2）相关临床研究：目前已有可靠的证据证明，新辅助化疗能够使局部进展期胃癌病人降期，提高切除率和改善预后，毒副作用可耐受，并不增加围手术死亡和并发症。新辅助化疗最重要的支持证据是 MAGIC 研究。503 例病人随机分为围术期化疗加手术组和单纯手术组。围术期化疗组的根治性手术切除率显著高于单纯手术组（79% vs 69%）。研究显示化疗可以降期。手术后病理检查发现，围术期化疗组病例在 T_1~T_2（51.7% vs 36.8%）、N_0~N_1 淋巴结转移（84.4% vs 70.5%）比例显著高于单纯手术组。合并症和死亡率相似。围术期化疗组 5 年生存率显著高于单纯手术组（36% vs 23%）。北京大学肿瘤医院研究证实，采用 FOLFOX 方案的新辅助化疗可降低肿瘤分期，可使局部进展期胃癌的切除率提高至 70%。

（3）新辅助化疗适应证：目前新辅助治疗已经被推荐为进展期胃癌的标准治疗。适用于手术前分期评估为 T_3 以上或淋巴结有转移病例。目前推荐方案为 ECF（表柔比星、顺铂、氟尿嘧啶）及其改良方案。但总体说来，FOLFOX（奥沙利铂、氟尿嘧啶）方案或 XELOX（奥沙利铂、卡培他滨）方案效果更好，而且毒性小。新辅助治疗应该尽可能选择毒性小的方案，减少对手术的影响。化疗时间不宜过长，一般推荐 2~4 个周期。

5. 腹腔镜技术　微创外科是外科的趋势和发展方向。在胃癌的诊治方面，其代表是腹腔镜和机器人手术。因为胃癌手术复杂，腹腔镜在胃癌中的应用起步较晚，发展相对较慢。目前国内外在此领域的报道日益增多，这是胃癌外科的发展趋势。在欧美国家，目前已经有机器人用于胃癌手术实践，但其普及与推广还有很长的路要走。

腹腔镜在胃癌治疗中的作用包括诊断和治疗两个方面。在诊断中可作为常规检查方法的有效补充，进行准确的诊断和分期，以避免不必要的剖腹探查。胃癌手术的难度在于淋巴结的清扫，D2 淋巴结清除是手术规范的要求。尽管理论上，只要经过足够的训练，腹腔镜技术完全可以做到与开腹手术同样的效果，但是在实践中这个学习过程是困难的。由于临床研究资料有限，而且随访时间太短，难以对该手术疗效和安全性得出任何结论。需要长时间的随访资料来评价此技术在胃癌应用中的价值。因此，治疗方面腹腔镜技术目前主要推荐用于早期胃癌的手术。

（季加孚）

第五节　急性胃扩张

1833 年 Duplay 描述了急性胃扩张（acute gastric dilatation），系指非机械性梗阻性胃和十二指肠腔急性极度扩大，伴其腔内容物大量潴留，病情发展迅速，后果严重，病死率高。

【病因与发病机制】

病因是由于各种不同原因所引起的胃、肠壁原发性麻痹。胃、肠壁麻痹的原因如手术时牵扯、腹膜后引流物或血肿的刺激，或大量食物过度撑张胃壁所引起的神经反射作用。腹腔内炎症或损伤、剧烈疼痛和情绪波动、过度疲劳，都可能是促使胃壁肌肉易于麻痹的因素。胃十二指肠扩张后可将小肠推向下方，使小肠系膜和肠系膜上血管拉紧，压迫十二指肠，使胃、十二指肠内容物和咽入空气大量潴留。潴留物对胃十二指肠黏膜的刺激，引起更多分泌和渗出液，使胃、十二指肠扩张的程度显著加重，这样又可以进一步牵拉肠系膜刺激内脏神经，加重胃、十二指肠的麻痹，于是形成恶性循环，使扩张更加重。

【病理解剖与病理生理】

胃、十二指肠高度扩张，可以占据几乎整个腹腔，胃、十二指肠壁可能因过度伸张而变薄质脆，黏膜皱襞消失，胃黏膜上有小糜烂出血点。胃、十二指肠腔出现血性渗出液。胃壁可因炎性水肿而增厚，或因血液循环障碍而发生坏死穿孔。在大多数病人可以发现十二指肠第三部（水平部）受肠系膜上血管的压迫，甚至十二指肠壁可能发生压迫性溃疡。在少数病人，全部十二指肠和空肠上端也呈现扩张。在晚期病程中，大量液体继续不断分泌，潴留于胃、十二指肠腔内，并且不能在胃、十二指肠内被吸收，因而造成体内脱水和电解质丢失，终于出现酸碱失衡以及血容量减少和周围循环衰竭。胃、十二指肠壁坏死穿孔可以引起急性腹膜炎，导致休克。

【临床表现】

初期病人仅进食后持续上腹饱胀和隐痛，可伴有阵发性加剧，程度并不剧烈。随后出现频繁呕吐，起初为小口，反逆出胃内积液，以后量逐渐增加，吐后症状并不减轻。病人呕吐时似毫不费力，从无干呕现象。呕吐液常具有典型特性，开始为深棕绿色混浊液体，后呈咖啡渣样，为碱性或中性，隐血试验为强阳性，但不含血块，亦无粪便臭气。呕吐后腹胀并不减轻，此时若插入胃管，即发现胃内尚积存大量相同液体，甚至可达3~4L之多，说明所谓呕吐症状实际上是胃、十二指肠内积液过满后的溢出现象。体检可发现腹部呈不对称膨胀（以左上腹和中腹较明显），并可闻振水音。腹部一般柔软，有时有散在压痛，肠蠕动音减弱或正常。如未能及时诊断和处理，晚期出现腹肌强直、全腹压痛、肠鸣音消失等腹膜炎表现，迅速出现水和电解质紊乱症状，病人极度口渴，脱水征明显，脉搏快弱，呼吸浅短，尿量减少，终于因休克和尿中毒而死亡。

如在病程中突然出现剧烈腹痛，全身情况显著恶化，全腹有明显压痛，腹腔内有积水征，则表示胃发生坏死穿孔。

【诊断与鉴别诊断】

手术后初期或过分饱食后，如出现上述溢出性呕吐症状和具有上述特征的吐出物，并发现上腹膨胀，有振水音，即应怀疑为急性胃扩张。应立即置入胃管，如吸出大量同样液体，诊断即可确定，不应等待大量呕吐和虚脱症状出现，才考虑到这种可能。

化验检查可反映脱水和电解质紊乱的程度，包括血红蛋白增高、低钠血症、低钾血症以及高氯血症。酸碱平衡紊乱决定于电解质紊乱的程度，可出现酸中毒或碱中毒。体温升高和白细胞计数增多并不常见。

在创伤、感染后发生时，一般不易联想到急性胃扩张的诊断。如在腹部X线片上见左上腹部弥漫性一致阴影，胃气泡和液平面增大，或侧位片上有充气扩大十二指肠时，应考虑到急性胃扩张的可能。

急性胃扩张应与弥漫性腹膜炎、高位机械性肠梗阻鉴别。在弥漫性腹膜炎，体温常升高，腹膜刺激体征明显，肠腔呈普遍性气胀，肠蠕动音消失。在机械性高位肠梗阻，常有较明显的腹痛，在这两种情况下，胃内一般没有大量液体积存，而且胃内积液吸空后，症状并不立即减轻。

【预防与治疗】

避免暴饮暴食，尤其在较长时期疲劳和饥饿后不过分饱食，重视腹部手术前后的处理，是预防发生急性胃扩张最重要措施。

在上腹部大手术后采用胃肠减压，至术后胃肠暂时性麻痹消失、蠕动恢复时停止；选用恰当的麻醉；手术中操作轻柔，尽可能避免不必要的组织创伤和手术后注意病人卧式的变换，也具有预防的意义。对手术后急性胃扩张一般常用的治疗有三方面措施：

1. 置入胃减压管吸出全部积液，用温等渗盐水洗胃，禁食，并继续胃减压，至吸出液为正常性质为止，然后开始少量流质饮食，如无滞留，可逐渐增加。

2. 经常改变卧位姿势，以解除十二指肠水平部的受压。如病情许可，可采用俯卧位，或将身体下部略垫高。

3. 静脉输入适量生理盐水和葡萄糖溶液，以校正脱水和补充电解质的损失，必要时输血。如有低钾性碱中毒，除补充水和氯化物外，还需补充钾盐。每日记录水、盐出入量，并做血化学检查(钠、钾、氯化物、二氧化碳结合力、非蛋白氮等)。维持尿量正常。

应以非手术治疗为主，暴饮暴食所致的胃急性扩张，胃内常有大量食物和黏稠液体，不易用一般胃减压管吸出，常需要用较粗胃管洗胃才能清除，但应注意避免一次用水过多或用力过猛，以免造成胃穿孔。如经减压或洗胃后腹部膨胀未明显减轻，或大量食物不能吸出，则须考虑手术治疗，切开胃壁并清除其内容物。对已有腹腔内感染、气腹或疑有胃壁坏死的病人，应在积极准备后及早手术治疗。手术方法以简单有效为原则，术后应继续胃管吸引减压，或做胃造口术。

【预后】

根据早年文献记载，胃急性扩张的手术死亡率高至 75%。近年来由于对其发病机制、病理生理有了较多的了解，早期诊断后予以适当治疗，预后良好。暴饮暴食所致的胃急性扩张，病死率仍高，可达 20%，如能及时诊断，正确处理，可使病死率降低。

(陈道达)

第六节　胃　扭　转

胃按某一轴心旋转，造成胃本身及邻近器官的移位，并导致胃内容物排空障碍和一系列生理改变时称胃扭转。1866 年 Berti 在尸检时首次发现并报道第 1 例胃扭转，1896 年 Berg 手术治疗胃扭转(gastric volvulus)获得成功。

【病因与病理】

胃扭转有急性和慢性扭转两类。急性胃扭转与解剖上的异常有密切关系。在正常解剖情况下，胃近端的主要固定点是在食管裂孔处的食管下端，远端由肝十二指肠韧带、胃胰韧带和幽门胰韧带将幽门部固定于腹后壁，这两部位的活动度都因邻近解剖部位的固定而受到限制。胃其他部位的固定，如肝胃韧带对小弯，胃结肠韧带和胃脾韧带对大弯。但如在胃下垂、胃张力降低、胃体积扩大，胃周围某些韧带随之松弛延长，贲门与幽门之间的距离缩短，胃活动度显著增大时，易发生扭转。其次，腹腔内某些器官畸形和变异，如有较大的食管裂孔疝、膈疝、膈肌膨出，肺切除术后或膈神经抽出术后的膈肌升高，某些韧带缺损和畸形，如十二指肠降部外侧腹膜过松的情况下，胃活动度增加突然发生扭转。慢性胃扭转多为继发性，除膈肌的病变外，胃本身或上腹邻近内脏的病变，如穿透性溃疡、肝脓肿、胆道感染、膈肌创伤等，可使部分胃壁向上或向左右粘连固定于不正常位置，而出现扭转的形态。由于粘连对胃的牵扯固定是逐渐发展的过程，所以即使解剖原来正常也可以出现慢性胃扭转。

【分类】

按扭转轴线旋转的不同方向，胃扭转可以分为两种类型(图 48-13)。

1. 系膜轴扭转型　是比较常见的一种。胃体以胃小弯中点至胃大弯的连线为轴心(横轴)发生旋转[(图 48-13(1)]，又可分为两种亚型，一个亚型是幽门由右向上向左旋转，胃窦转至胃体之前，有时幽门可达到贲门水平，右侧横结肠也可以随胃幽门部移至左上腹(向前扭转)。另一亚型是胃底由左向下向右旋转，胃体转至胃窦之前(向后扭转)。系膜轴扭转造成胃前后壁对折，使胃形成两个小腔。

2. 器官轴扭转型　不如前一种多见，胃以从贲门至幽门的连线为轴心(纵轴)发生旋转[图 48-13(2)]，胃大弯向上向右移位，使位于胃小弯上方，贲门和胃底部位置基本上无变化，幽门则指向下。横结肠亦可随大弯向上移位。这种类型的旋转可以在胃的前方或在胃的后方，但以前方较多见。

简而言之，胃大弯向肝胃韧带方向扭转属器官轴扭转型；幽门向贲门扭转属系膜轴扭转型。无论哪一种扭转型，扭转可以是在胃的前方或后方。扭转的程度一般在 180° 以下，在 180° 以上为全扭转。

【临床表现与诊断】

胃扭转的临床表现决定于症状发作为急性抑或为慢性，扭转程度为完全性抑或为部分性。

急性胃扭转症状出现较突然，扭转程度较完全，常表现为急性腹痛。上腹突然剧烈疼痛，常牵涉至背部或下胸部。呕吐频繁，呕吐物不含胆汁。如胃近端有明显梗阻则为干呕。此时如放置鼻胃管减压，常不能插入胃内。体检所见为上腹膨胀而

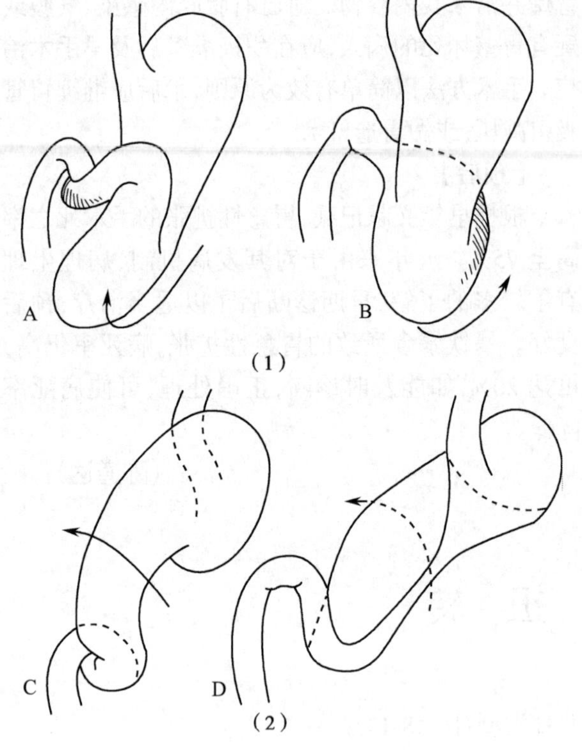

图 48-13　胃扭转的类型

(1)系膜轴扭转:A. 向前扭转;B. 向后扭转
(2)器官轴扭转:C. 向前扭转;D. 向后扭转

下腹平坦。如胃血循环无障碍,则全身性变化不大,一般认为上腹局限性膨胀性疼痛、重复性干呕和不能将胃管插入胃内的三联征是诊断胃扭转急性发作的依据,但此三联征仅在伴有较完全贲门梗阻的胃急性扭转才出现,在扭转程度较轻时并不一定存在。腹部X线片常可见充满气体液体的扩大的胃阴影,有时可见左膈肌升高(膈肌膨出、膈疝等)。急性胃扭转常只是在急症手术时始能明确诊断。

慢性胃扭转可无任何明显症状,仅在钡餐检查时发现,但也可有类似胃、十二指肠溃疡或慢性胆囊炎的症状。慢性胃扭转也可以有多次反复的急性发作。钡餐检查是诊断慢性胃扭转的重要方法。系膜扭转型的X线特征是左膈上抬,膈下有扩张的胃底、体所致的两个大液平面的胃腔,以及幽门和贲门在相近平面。器官轴扭转型的X线特征是食管远端梗阻,腹食管段延长,胃底与膈肌分离,食管与胃黏膜呈十字形交叉,胃大小弯倒置,即胃大弯朝向膈面,胃小弯向下,胃底液平面不与胃体相连,胃体变形,幽门向下,胃后壁向前呈倒置胃,胃黏膜皱襞可呈扭曲走行。钡灌肠可见横结肠向上移位。钡餐检查还可能发现食管裂孔疝、胃溃疡等病变。

【治疗】

急性胃扭转或慢性胃扭转急性发作时,可先试行放置胃管,如能成功地插入胃内,吸出大量气、液体,急性症状缓解,可随后进一步检查,再考虑手术治疗。如不能插入胃管,则应及早手术治疗。因胃扭转而引起胃血循环障碍发生胃壁坏死虽不多见,但可能性仍然存在。在大多数情况下,术前诊断不明确,仅在急腹症的诊断下施行急症手术。由于脏器位置的改变和胃的显著膨胀,手术时辨认可能困难,此时必须施行胃穿刺,可抽吸胃内大量气、液体,再进行检查即可明确病变的性质。

如胃扭转的诊断已明确,应检查有无引起胃扭转的原因(胃溃疡或肿瘤、粘连带、食管裂孔疝、膈疝、膈肌膨出、胃周围韧带松弛等),这些病因的解决即是对胃扭转进行了治疗。胃溃疡和肿瘤可做胃部分切除术;粘连带则予以分离切断;食管裂孔疝和膈疝可进行修补。至于不能用手术解决的病理情况,则做胃固定术。胃固定的方法有多种,最简单的方法是固定于前腹壁或空肠,后法与胃空肠吻合相同,但不做吻合口。如有膈肌膨出,经这种简单的固定后,扭转很可能复发。为此,有人建议沿胃大弯将胃与横结肠分开,自幽门至胃底切断胃结肠韧带,使横结肠和大网膜上升,占据左膈下空隙,然后再将胃固定于肝圆韧带和横结肠系膜。这样可以消除过高位的膈肌对胃大弯的牵扯,减少复发的可能。

偶然发现而无症状或症状很轻的胃扭转多为不完全性,一般不需要手术治疗。

(陈道达)

第七节　胃和十二指肠结核

胃、十二指肠结核,与其他部位的结核一样,近年来发生率已显著减少,但由于胃、十二指肠结核常见于长期服用组胺 H_2 受体阻滞药的病人,这是由于组胺 H_2 受体阻滞药引起的碱性环境有利于抗酸杆菌生长。

一、胃结核

按国内已发表资料，1964年青岛医学院曾报道在10年内胃结核占同时期胃手术的1.2%，腹腔结核病手术的10%。1972年吉林医科大学统计，10年内住院诊治的胃结核占胃切除的0.38%。

【病因与病理】

原发性胃结核极为罕见，胃结核多是继发于身体其他部位的结核病变，尤其是肺结核。按国外资料，临床所见的胃结核病人约50%同时有肺结核，但在肺结核的病人中胃结核的发病率并不高。根据肺结核病人的尸检资料，仅0.37%发现胃也有结核病变。一般认为肺结核病人吞咽的结核分枝杆菌可以被胃酸杀死，而且完整的胃黏膜具有抵抗结核分枝杆菌侵入的能力。如胃内存在着溃疡性病变，则结核分枝杆菌容易侵入，所以，胃结核可与胃溃疡、胃癌同时存在，更增加了诊断和治疗的复杂性。胃感染结核的途径：①结核分枝杆菌通过血液或淋巴液循环至胃黏膜下产生结核病灶；②从胃邻近器官的结核病灶直接蔓延而产生胃结核；③经常服用组胺H_2受体阻滞药或质子泵抑制药的病人，是由于组胺H_2受体阻滞药或质子泵抑制药引起的碱性环境有利于抗酸杆菌的生长，结核分枝杆菌可经胃黏膜直接侵入胃。

胃结核常同时伴有胃大小弯、肠系膜、主动脉旁淋巴结结核，有时胃周围淋巴结融合成团块与胃壁紧密粘连。究竟胃壁结核是来自淋巴结结核的蔓延，还是淋巴结结核继发于胃结核，这两种情况都有可能，常不易确定。胃结核的病人也可同时患有腹膜结核、肠结核、胸膜结核、颈淋巴结结核、脊柱结核等。

【临床表现】

胃结核多见于40岁以下的青壮年，女性居多，胃结核的症状和体征有两方面。一方面是全身结核的表现，如食欲不振、消瘦、乏力、低热、盗汗等。另一方面为胃肠道症状，症状与胃结核病变的病理类型有关系。临床可见的胃结核有以下几种病理类型：

1. 炎性增殖型　多位于幽门窦部，常累及邻近十二指肠。病变可侵蚀胃壁各层，整个胃壁增厚，黏膜呈息肉样增生，并可有浅溃疡形成，或呈现结核性肉芽组织和纤维性瘢痕组织，甚至有窦道、瘘管形成，胃外周围粘连较多，病变附近常有肿大干酪样淋巴结，有时融合成团块。这种类型的主要胃肠道症状是幽门梗阻。病人多有较长时期上腹中部疼痛或不适，随后出现饭后饱胀，继之呕吐，可为喷射性，吐出当天和隔宿食物以及酸味液体和黏液而无胆汁，有时呈咖啡色或血色，症状在下午或晚上重。便秘和腹泻均可出现，而以前者多见。体检时除全身营养不良外，最显著的体征是梗阻所致的膨胀胃形、可见蠕动波以及振水声等。右上腹或脐旁有时可扪到质硬不规则肿块，压痛较轻，活动度小。锁骨上或腋下淋巴结可增大。

2. 局限肿块或溃疡型　亦多在胃窦部小弯，呈向腔内或浆膜面隆起的胃壁肿块，中间有干酪样坏死，周围为纤维组织，一般不超过5cm。黏膜表面溃破后即形成溃疡，边缘不规则并有潜行。基底不平整呈黄灰色。溃疡一般仅累及浅肌层，但也可能深透至全层胃壁发生穿孔。病变邻近常有大的淋巴结结核。这种类型的主要胃肠道症状与胃溃疡相似，如上腹中部疼痛不适、反酸、嗳气等，穿孔出血等症状也与胃溃疡相同。有时可无明显症状，仅在X线检查时意外发现。

3. 弥散粟粒型　多数结核结节弥散分布于胃壁，为全身粟粒性结核的一部分，胃病变本身并无症状。

4. 并发其他病变型　在胃溃疡、胃癌等病变内或附近，于病理检查时发现有少数结核结节，很可能为继发性，临床表现为胃溃疡、胃癌等症状。

在以上四种类型的胃结核中，有外科临床意义的主要为前两种，此两种在外科临床上也较其他两种多见。在北京协和医院诊治的12例胃结核中，前两种各占5例，而后两种仅各有1例。

【诊断与鉴别诊断】

胃结核的诊断除临床表现外，尚可借助于化验、X线、胃镜检查和腹部B超及CT等影像学检查。化验检查中，血沉增快是最主要的阳性发现。贫血一般为轻度，大便隐血试验阳性也仅偶见。胃液分析多有低度游离酸，游离酸缺乏少见。在胃内存在较大病变情况下，这些检查所见在与胃癌的鉴别诊断上可能有一定的意义。

肺部X线检查，在增殖性和局限性胃结核的病人，常无活动性肺结核。

B超和CT检查可以发现胃壁增厚，胃周淋巴结肿大。

钡餐检查可以对病变的部位、范围和性质有更具体了解。胃幽门窦部炎性增殖型结核一般表现为轮廓不整齐，长短不一的锥形狭窄或胃腔变小，胃壁僵硬，但仍可见微弱蠕动，黏膜不规则但无中断现象。胃显著扩张下垂，钡剂滞留明显。十二指肠常同时受累，球部呈不规则缩窄变形。周围广泛粘连可表现为局部活动度受限或移位，淋巴结团块压迫则表现为外压性充盈缺损。局限肿块或溃疡型结核表现为局部充盈缺损、黏膜紊乱或不规则龛影。

胃镜检查时，如在幽门窦部有多发性小溃疡，边缘不规则并呈结节性增厚，底部不平整，或周围有结核结节，应考虑结核的诊断。活检即可明确病变性质。

胃结核必须与其他常见胃内病变鉴别，与胃癌的鉴别尤为重要，因为二者预后迥然不同，如将胃结核误诊为晚期胃癌而放弃治疗，则是极大损失。凡有幽门梗阻而有以下情况的病人，应考虑胃结核的可能：①年龄较轻，在40岁以下，尤其是女性；②病史较长，出现梗阻前有长时期中上腹痛伴有低热、乏力等症状；③身体其他部位有结核病，尤其是颈部和腋窝淋巴结结核，如锁骨上淋巴结肿大，活检证明为结核性，则胃的病变是结核的可能性很大；④钡餐检查幽门窦部病变累及十二指肠、胃显著扩张下垂表示有长期梗阻，病变区胃、十二指肠有广泛粘连。手术中如发现腹腔有较广泛干酪样淋巴结结核，更应考虑到胃病变是结核的可能，此时须切除淋巴结进行活检。当然，淋巴结结核和癌尚有可能同时存在，所以最后诊断仍决定于胃本身病变的病理检查。胃镜检查在多部位取组织进行活检，可明确诊断。

【预防与治疗】

肺结核的早期发现和防治是预防胃结核的重要措施。患开放性肺结核的病人应避免将痰咽入胃内。无并发症的胃结核或全身粟粒型结核的胃粟粒型结核，应抗结核治疗。多数胃结核病人需要手术切除胃结核病灶，手术适应证：①并发幽门梗阻，幽门梗阻是外科手术治疗最常见的适应证。但如胃结核的诊断比较明确而幽门梗阻为不完全性，则可以用抗结核治疗，全身和梗阻情况常可以好转而不再需要外科手术治疗。如诊断尚不明确或幽门梗阻严重，则仍以手术治疗为宜。手术方法则可根据病变具体情况决定。如为局限性病变可做胃部分切除术，但对病变较广泛累及十二指肠，或粘连较多而有幽门梗阻的病变，以行胃空肠吻合术为宜；②难以和胃癌区别的腹部包块；③并发急性大出血，非手术治疗无效；④并发胃穿孔。有腹膜结核存在并不禁忌手术治疗。一般术后预后较好。在胃结核手术治疗时，应仔细检查肠道有无结核性病变，必要时同时予以处理。胃结核病人手术治疗后均应抗结核治疗6~12个月。

二、十二指肠结核

十二指肠结核除病变部位不同外，在临床和病理方面与胃结核很相似，其发生率也大致相同，吉林医科大学在约20年内曾诊治胃结核15例，十二指肠结核16例。在北京协和医院诊治的胃、十二指肠结核中，12例为胃结核，14例为十二指肠结核（2例胃、十二指肠同时有病变）。十二指肠结核绝大多数为炎性增殖型病变，病变周围均有淋巴结结核。病变部位多在十二指肠降部，少数在水平部或升部，球部病变均系与胃幽门窦部结核同时存在，故未计算在十二指肠结核内。

十二指肠结核的主要临床症状是肠腔梗阻所致，与幽门梗阻的症状很相似，但有时呕吐物内含胆汁。降部病变偶可累及壶腹部，造成胆总管和胰管的梗阻。

钡餐检查仍是诊断的主要手段。胃除扩张外无异常所见，幽门通畅，球部扩张。如梗阻在水平部远侧或升部，则降部和水平部也扩张，并可见钡剂反流入胃内，病变呈长短不等的不规则狭窄，有时为环状狭窄。肠壁增厚僵直，蠕动减弱，黏膜紊乱，有时可见多数小息肉样增生。狭窄近端呈圆锥形。有时亦可见淋巴结结核外压迹以及斑状钙化团。降部内侧胰头部淋巴结肿大可使十二指肠弯部增大，在诊断上须与十二指肠非特异性肠炎、癌肿、淋巴肉瘤，甚至胰头癌鉴别。

对位于降部的病变，胃镜检查时可活检以确定诊断。

影像学检查：

1. B超检查　可发现十二指肠壁增厚，其周围肿大淋巴结。

2. CT检查　可显示十二指肠管壁僵硬，不规则扩张或增生改变。当肿大淋巴结发生干酪样坏死时，CT检查可发现病区密度不均、钙化点等表现。

3. 内镜超声检查（EUS）　可清晰地观察到十二指肠壁的改变及肠外肿大淋巴结，对诊断有一定参考价值。

治疗原则亦与胃结核同，手术方法以十二指肠空肠吻合为宜，根据病变部位吻合口可位于十二指肠球部或降部下端。

（陈道达）

第八节　胃和十二指肠异物

胃、十二指肠异物绝大多数为咽下的多种多样的物品，大致可分为两类。一类是咽下固有形状的物品，在胃、十二指肠内保持其原来形状和大小，可称为吞咽异物，异物的形状和大小与处理有密切关系。另一类为咽下的食物与毛发，在胃内聚成为不同形状和大小的团块，称为胃石症，在处理上与前一类不同。

一、吞咽异物

【病因】

吞咽异物多见于儿童，多为误咽的各种物品，一般较小，如纽扣、别针、弹子、镍币、图钉、钥匙等。在成人，除误咽外，尚有因种种不同原因故意咽入的不同物品，这些异物可以较大。吞咽异物大致可分为三种类型：①圆形、椭圆形或方形表面光滑的小物品，一般对胃肠道黏膜损伤不大，易于自行排出；②一头或两头尖锐、长短不一的物品，有可能刺破胃肠壁固定于该处并导致腹腔感染；③长形钝头物品，一般不容易通过十二指肠弯部或十二指肠空肠曲而停留在胃、十二指肠内。

吞咽的异物必须通过食管始能达到胃内，咽下的物品中20%~30%在食管内受阻而停留，达到胃内的吞咽异物则80%以上可以顺利地通过胃肠道从大便中排出体外，其他可嵌留于幽门、十二指肠空肠曲、回盲瓣等部位。异物自行从胃肠道排出的时间与异物的大小和形状有关，大多为3~4天。钝性异物所需的时间较锐性异物为短。如钝性小异物不能自行在预期的时间内排出，则应考虑到肠道有狭窄性病变存在，在儿童常为先天性畸形，如十二指肠隔、环状胰腺等，必须进行钡餐检查，明确原因。

【症状】

胃、十二指肠吞咽异物可无任何自觉症状。锐性异物如损伤黏膜，可出现上腹痛、恶心、呕血等症状。异物嵌顿于十二指肠可引起部分梗阻的症状。针类锐性异物可刺破胃肠壁而形成局限性小脓肿或肉芽肿。也可能穿透胃肠壁而移行至腹腔或身体其他部位。

【诊断】

误咽的异物多有将物品放在口内意外咽下的病史，但仍应首先肯定确有异物被咽下，并应考虑有无进入呼吸道的可能。如为金属或附有金属部分的异物可做X线检查，确定是否有异物存在以及其位置。较大的金属异物可以在透视下发现。细小的金属则须摄片才能看清。无误咽病史的金属常不能及时诊断，多因出现症状进行X线检查时偶然发现。非金属异物只能用X线钡餐检查或纤维光束内镜检查才可以确诊。如有误咽异物的病史，而无X线等设备，则可密切观察有无症状出现，对每次大便均仔细检查有无异物排出。如有症状而10天内尚无异物排出，最好转至有X线设备的医院进行检查，不可轻易开腹探查。

【预防】

误咽异物是可以预防的，成人应改正在工作时将物品如缝针、铁钉等含在口内的习惯。对儿童应进行不将食物以外的物品放入口内的教育。对婴幼儿则应避免将可能咽下的物品放在身边，使其无机会放入口内。

【治疗】

胃肠道不同部位的异物，处理上不完全相同。食管内嵌塞的异物多数需要尽早经食管镜取出。胃和十二指肠内异物则多数可以采取密切观察等待自行排出的方法，金属异物可以定时进行X线透视，观察其在胃肠内位置的变化，如已下行至结肠内则应开始检查大便内有无异物排出，如异物停留在一固定位置7~10天仍无改变，则可能已嵌塞，为手术取出的适应证。但细长端尖的异物穿破胃肠壁的危险较大，以早期手术取出为宜。小肠内异物绝大多数可以自行排出，应观察更长时期，如在2~3周后尚不能排出则需手术取出。手术取出胃肠道异物的一个重要原则是在术前当日再进行一次X线检查确定异物位置，否则异物可能已移位，甚至已排出，使手术时寻找异物发生困难，或手术已无必要。

二、胃石症

【病因】

胃石(gastrolith)是在胃内逐渐形成的异物团块。形成的原因首先是咽入胃内的物品由于质地与性状不易通过幽门，而且又不能被消化，长期停留在胃内，形成团块，愈积愈大。最常见的胃石有两种：一种是植物纤维团块，另一种是毛团块。前者多为一次吃生柿、山楂、黑枣过多后发生。我国盛产柿、山楂、黑枣的地区较多，柿、山楂和黑枣均含有鞣酸，成熟后含量不及1%，而未成熟时可达25%。鞣酸在酸性（胃酸）环境下可凝集形成胶冻状物，与蛋白质结合成为不溶于水的鞣酸蛋白沉淀于胃内。柿内尚含有树胶和果胶，遇酸凝集，沉淀黏合成块，更可与食物残渣聚积，愈积愈大，形成巨大团块。毛团块的形成是由于反常行为，习惯于将长头发拉至口内咬嚼，不知不觉中将头发吞下。头发在胃内不被消化，且因其纤细黏于胃壁而不易通过幽门。胃内头发多，经胃蠕动揉成发团，逐渐增大，可以长时期不引起症状。此种毛团块见于儿童和精神不正常的成人，在我国并不多见。

【临床表现】

胃石症（gastrolithiasis）可以无任何症状，仅在钡餐检查时偶然发现。如有症状则多为上腹疼痛不适或沉坠胀满感，有时可有恶心呕吐，吐出物为少量清液或黏液。由于活动的团块在呕吐时可阻塞贲门，所以一般无大量的呕吐。胃黏膜损伤后发生胃溃疡，则有类似溃疡病的症状，如夜间腹痛加重、呕血、黑粪等。有的病人在饭后平卧时可发现上腹隆起，在小儿常可扪及到边缘清楚、质硬、能移动并下缘可托起的肿物，一般无压痛或仅有轻压痛。头发石的病人可感到口内有难闻气味，间歇性腹泻也较多见。胃石也可以在胃部分切除术后的残胃内，残胃内形成胃石的可能性大于正常胃，残胃的收缩功能差、排空缓、吻合口大小固定而不易扩张、胃酸低、消化功能差等因素有利于胃石的形成，病人胃膨胀不适，不能多饮水或多进流食。胃石进入小肠内可引起小肠梗阻的症状。病期久的病人多有体重减轻和体力下降。

【诊断与鉴别诊断】

胃石症须与胃癌鉴别。胃石症多见于儿童，而且植物纤维胃石病人都有一次吃生柿、山楂或黑枣过多，并于食后即有胃部不适、反酸、呕吐的病史。在70%的病人可以从X线钡餐检查明确诊断。典型的X线征是在胃内有巨大透亮充盈缺损区，推之并可在胃内移动。钡剂排出后，胃石表面可有散在附着的钡剂，有时误诊为表面溃烂的巨大胃癌，但充盈缺损的可移动性并结合病史常可与胃癌鉴别。如呕吐物含柿枣残渣，则胃石的诊断可以确定。胃石在胃镜检查下呈漆黑色团块，可与胃癌鉴别。

【预防】

柿、山楂或黑枣一次不可多吃，未成熟的更不应多食，果皮、果核亦不宜同时吃下，食后不要立即吃过酸的食物。对胃部分切除术后的病人，要认真告知其不食或少量食用柿、山楂或黑枣类食物。

【治疗】

无特效的治疗方法，口服酶制剂如胃肠酶合剂（胃蛋白酶、胰酶、纤维素酶）、番木瓜蛋白酶（papain）等，或碳酸氢钠溶液滴入胃内，有可能帮助团块散开。经胃镜试行将团块捣碎散开也是治疗方法之一，但由于植物纤维或毛发等缠绕致密，常难以散开。

如非手术疗法无效，或因显著幽门梗阻、呕吐频繁不能服药，则需手术取出团块。手术时如发现胃内有溃疡，无需做胃部分切除术，胃石取出后，经过内科治疗，可使溃疡愈合。

（陈道达）

参考文献

[1] MIETTINEN M. Diagnostic Soft Tissue Pathology [M]. New York: Churchill Livingstone, 2003: 259-270.

[2] NILSSON B, BÜMMING P, MEIS-KINDBLOM J M, et al. Gastrointestinal stromal tumors: the incidence, prevalence, clinical course, and prognostication in the preimatinib mesylate era—a population-based study in western Sweden [J]. Cancer, 2005, 103 (4): 821-829.

[3] REITH J D, GOLDBLUM J R, LYLES R H, et al. Extragastrointestinal (soft tissue) stromal tumors: an analysis of 48 cases with emphasis on histologic predictors of outcome [J]. Mod Pathol, 2000, 13(5): 577-585.

[4] TSUJIMURA T, MAKIISHI-SHIMOBAYASHI C, LUNDKVIST J, et al. Expression of the intermediate filament nestin in gastrointestinal stromal tumors and interstitial cells of Cajal [J]. Am J Pathol, 2001, 158 (3): 817-823.

[5] BLAY P, ASTUDILLO A, BUESA J M, et al. Protein kinase C theta is highly expressed in gastrointestinal stromal tumors but not in other mesenchymal neoplasias [J]. Clin Cancer Res, 2004, 10 (12 Pt 1): 4089-4095.

[6] WEST R B, CORLESS C L, CHEN X, et al. The novel marker, DOG1, is expressed ubiquitously in gastrointestinal stromal tumors irrespective of KIT or PDGFRA mutation status [J]. Am J Pathol 2004, 165(1): 107-113.

[7] BRAINARD J A, GOLDBLUM J R. Stromal tumors of the jejunum and ileum: a clinicopathologic study of 39 cases [J]. Am J Surg Pathol, 1997, 21(4): 407-416.

[8] PANIZO-SANTOS A, SOLA I, VEGA F, et al. Predicting metastatic risk of gastrointestinal stromal tumors: role of cell proliferation and cell cycle regulatory proteins [J]. Int J Surg Pathol, 2000, 8(2): 133-144.

[9] SAKURAI S, FUKAYAMA M, KAIZAKI Y, et al. Telomerase activity in gastrointestinal stromal tumors [J]. Cancer, 1998, 83(10): 2060-2066.

[10] DUBIN B P, SINGER S, TSAO C, et al. KIT activitation is ubiquitous features of gastrointestinal stromal tumors [J]. Cancer Res, 2001, 61(22): 8118-8121.

[11] LASOTA J, WOZNIAK A, SARLOMO-RIKALA M, et al. Mutations in exons 9 and 13 of KIT gene are rare events in gastrointestinal stromal tumors. A study of 200 cases [J]. Am J Pathol, 2000, 157(4): 1091-1095.

[12] JOENSUU H. Risk stratification of patients diagnosed with gastrointestinal stromal tumor [J]. Hum Pathol, 2008, 39 (10): 1411-1419.

[13] SAKURAI S, FUKASAWA T, CHONG J M, et al. Embryonic form of smooth muscle myosin heavy chain (SMemb/MHC-B) in gastrointestinal stromal tumor and interstitial cells of Cajal [J]. Am J Pathol, 1999, 154(1): 23-28.

[14] ROBINSON T L, SIRCAR K, HEWLETT B R, et al. Gastrointestinal stromal tumors may originate from a subset of CD34-positive interstitial cells of Cajal [J]. Am J Pathol, 2000, 156(4): 1157-1163.

[15] 侯英勇，朱雄增，王坚，等．胃肠道间质瘤起源和分化的探讨 [J]. 中华病理学杂志，2003, 32(2): 106-110.

[16] HIROTA S, ISOZAKI K, MORIYAMA Y, et al. Gain-of-function mutations of c-kit in human gastrointestinal stromal tumors [J]. Science, 1998, 279(5350): 577-580.

[17] LASOTA J, JASINSKI M, SARLOMO-RIKALA M, et al. Mutations in exon 11 of c-Kit occur preferentially in malignant versus benign gastrointestinal stromal tumors and do not occur in leiomyomas or leiomyosarcomas [J]. Am J Pathol, 1999, 154(1): 53-60.

[18] HEINRICH M C, RUBIN B P, LONGLEY B, et al. Biology and genetics aspects of gastrointestinal stromal tumors. KIT activation and cytogenetic alterations [J]. Hum Pathol, 2002, 33(5): 484-495.

[19] HEINRICH M C, CORLESS C L, DUENSING A, et al. PDGFRA activating mutations in gastrointestinal stromal tumors [J]. Science, 2003, 299 (5607): 708-710.

[20] OTANI Y, FUMKAWA T, YOSHIDA M, et al. Operative indications for relatively small (2-5cm) gastrointestinal stromal tumor of the stomach based on analysis of 60 operated cases [J]. Surgery, 2006, 139 (4): 484-492.

[21] CASALI P G, JOM L, REICHARDT P, et al. Gastrointestinal stromal tumors: ESMO clinical recommendations for diagnosis. Treatment and follow-up [J]. Ann Oncol, 2009, 20 (Suppi 4): 64-67.

[22] BENJAMIN B S, CHOI H, MACAPINLAC H A, et al. We should desist using RECIST, at least in GIST [J]. J Clin Oncol, 2007, 25 (19): 1760-1764.

[23] SJALUND K, ANDERSSON A, NILSSON E, et al. Downsizing treatment with tyrosine kinase inhibition in patients with advanced gastrointestinal stromal tumors improved resectability [J]. World J Surg, 2010, 34 (9): 2090-2097.

[24] DEMATTEO R P, BALLMAN K V, ANTONESCU C R, et al. Adjuvant imatinib mesylate after resection of localized primary gastrointestinal stromal tumour: a randomized double blind placebo controlled trial [J]. Lancet, 2009, 373 (9669): 1097-1104.

[25] JOENSUU H, ERIKSSON M, SUNDBY HALL K, et al. One vs three years of adjuvant imatinib for operable gastrointestinal stromal tumor: a randomized trial [J]. JAMA, 2012, 307 (12): 1265-1272.

[26] DEMELRI G D, VOFL MEHERM M, BLANKE C D, et al. Efficacy and safety of imatinib mesylate in advanced gastrointestinal stromal tumor [J]. N Engl J Med, 2002, 347 (7): 472-480.

[27] ZALCBERG J R, VERWEIJ J, CSSALI P G, et al. Outcome of patients with advanced gastrointestinal stromal tumours crossing over to a daily imatinib dose of 800 mg after progression on 400 mg [J]. Eur J Cancer, 2005, 41 (12): 1751-1757.

[28] 文锦．胃肠道淋巴瘤进展 [J]. 实用医院临床杂志，2004, 3 (1): 15-18.

[29] 日本临床肿瘤学会．新临床肿瘤学 [M]. 东京：南江堂，2009: 729.

[30] 李琛，燕敏，朱正纲，等．原发性胃淋巴瘤的临床特点和外科治疗 [J]. 外科理论与实践，2004, 9 (5): 404-406.

[31] 段伦喜，赵华，冯大作，等．原发性胃淋巴瘤临床病理因素与预后的关系 [J]. 中国现代手术学杂志，2007, 11 (1): 17-20.

[32] ELSTROM R, GUAN L, BAKER G, et al. Utility of FDG-PET scanning in lymphoma by WHO classification [J]. Blood, 2003, 101 (10): 3875-3876.

[33] ALINARI L, CASTELLUCCI P, ELSTROM R, et al. 18F-FDG PET in mucosa-associated lymphoid tissue (MALT) lymphoma [J]. Leuk Lymphoma, 2006, 47 (10): 2096-2101.

[34] OHASHI S, SEGAWA K, OKAMURA S, et al. A clinicopathologic study of gastric mucosa-associated

lymphoid tissue lymphoma [J]. Cancer, 2000, 88 (10): 2210-2219.

[35] TIMM S, SAILER M, FUCHS K H, et al. First successful treatment of a primary high-grade gastric MALT lymphoma by eradication therapy for Helicobacter pylori [J]. Gastroenterology, 2001, 121 (4): 1025-1026.

[36] LIU H, RUSKON-FOUMESTRAUX A, LAVERGNE-SLOVE A, et al. Resistance of t (11; 18) positive gastric mucosa-associated lymphoid tissue lymphoma to Helicobacter pylori eradication therapy [J]. Lancet, 2001, 357 (9249): 39-40.

[37] ROHATINER A, D'AMORE F, COIFFIER B, et al. Report on a workshop convened to discuss the pathological and staging classifications of gastrointestinal tract lymphoma [J]. Ann Oncol, 1994, 5 (5): 397-400.

[38] YOON S S, COIT D G, PORTLOCK C S, et al. The diminishing role of surgery in the treatment of gastric lymphoma [J]. Ann Surg, 2004, 240 (1): 28-37.

[39] BINN M, RUSKONE-FOURMESTRAUX A, LEPAGE E, et al. Surgical resection plus chemotherapy versus chemotherapy alone: comparison of two strategies to treat diffuse large B-cell gastric lymphoma [J]. Ann Oncol, 2003, 14 (12): 1751-1757.

[40] KODERA Y, YAMAMURA Y, NAKAMURA S, et al. The role of radical gastrectomy with systematic lymphadenectomy for the diagnosis and treatment of primary gastric lymphoma [J]. Ann Surg, 1998, 227 (1): 45-50.

[41] YANG L. Incidence and mortality of gastric cancer in China [J]. World J Gastroenterol, 2006, 12 (1): 17-20.

[42] YANG L, PARKIN D M, FERLAY J, et al. Estimates of cancer incidence in China for 2000 and projections for 2005 [J]. Cancer Epidemiol Biomarkers Prev, 2005, 14 (1): 243-250.

[43] POLK D B, PEEK R M Jr. Helicobacter pylori: gastric cancer and beyond [J]. Nat Rev Cancer, 2010, 10 (6): 403-414.

[44] ZIOGAS D, ROUKOS D H. CDH1 testing: can it predict the prophylactic or therapeutic nature of total gastrectomy in hereditary diffuse gastric cancer？[J]. Ann Surg Oncol, 2009, 16 (10): 2678-2681.

[45] KWEE R M, KWEE T C. Imaging in local staging of gastric cancer: a systematic review [J]. J Clin Oncol, 2007, 25 (15): 2107-2116.

[46] TSUJIMOTO H, SUGASAWA H, ONO S, et al. Has the accuracy of preoperative diagnosis improved in cases of early gastric cancer？[J]. World J Surg, 2010, 34 (8): 1840-1846.

[47] BRENNAN M F. Current status of surgery for gastric cancer: A review [J]. Gastric Cancer, 2005, 8 (2): 64-70.

[48] KASAKURA Y, FUJII M, MOCHIZUKI F, et al. Is there a benefit of pancreaticosplenectomy with gastrectomy for advanced gastric cancer？[J]. Am J Surg, 2000, 179 (3): 237-242.

[49] WAGNER P K, RAMASWAMY A, RUSCHOFF J, et al. Lymph node counts in the upper abdomen: Anatomical basis for lymphadenectomy in gastric cancer [J]. Br J Surg, 1991, 78 (7): 825-827.

[50] NAKAJIMA T. Gastric cancer treatment guideline in Japan [J]. Gastric Cancer, 2002, 5 (1): 1-5.

[51] CUSCHIERI A, FAYERS P, FIELDING J, et al. Postoperative morbidity and mortality after D1 and D2 resections for gastric cancer: preliminary results of MRC randomized controlled surgical trial [J]. Lancet, 1996, 347 (9007): 995-999.

[52] CUSCHIERI A, WEEDEN S, FIELDING J, et al. Patient survival after D1 and D2 resections for gastric cancer: Long term results of the MRC randomized surgical trial. Surgical Co-operative Group [J]. Br J Cancer, 1999, 79 (9-10): 1522-1530.

[53] BONENKAMP J J, HERMANS J, SASAKO M, et al. Quality control of lymph node dissection in the Dutch randomized trial of D1 and D2 lymph node dissection for gastric cancer [J]. Gastric Cancer, 1998, 1 (2): 152-159.

[54] HARTGRINK H H, VAN DE VELDE C J H, PUTTER H, et al. Extended lymph node dissection for gastric cancer: who may benefit？Final results of the randomized Dutch gastric cancer group trial [J]. J Clin Oncol, 2004, 22 (11): 2069-2077.

[55] DEGIULI M, SASAKO M, CALGARO M, et al. Morbidity and mortality after D1 and D2 gastrectomy for cancer: Interim analysis of the Italian gastric cancer study group (IGCSG) randomized surgical trail [J]. Eur J Surg Oncol, 2004, 30 (3): 303-308.

[56] WU C W, HSIUNG C A, LO S S, et al. Nodal dissection for patients with gastric cancer: A randomized controlled trail [J]. Lancet Oncol, 2006, 7 (4): 309-315.

[57] SANO T, SASAKO M, YAMAMOTO S, et al. Gastric cancer surgery morbidity and mortality results from a prospective randomized controlled trail comparing D2 and extended para-aortic lymphadenectomy-Japan Clinical Oncology Group Study 9501 [J]. J Clin Oncol, 2004, 22 (14): 2767-2773.

[58] SASAKO M, SANO T, YAMAMOTO S, et al. D2 lymphadenectomy alone or with para-aortic nodal dissection for gastric cancer [J]. N Engl J Med, 2008, 359 (5): 453-456.

[59] VAN CUTSEM E, MOISEYENKO V M, TJULANDIN S, et al. Phase Ⅲ study of docetaxel and cisplatin plus fluorouracil compared with cisplatin and fluorouracil as first line therapy for advanced gastric cancer: A report of the V325 study group [J]. J Clin Oncol, 2006, 24 (31): 4991-4997.

[60] CUNNINGHAM D, STARLING N, RAO S, et al. Capecitabine and oxaliplatin for advanced esophagogastric cancer [J]. N Engl J Med, 2008, 358 (1): 36-46.

[61] KANG Y K, KANG W K, SHIN D B, et al. Capecitabine/cisplatin versus 5-fluorouracil/cisplatin as first line therapy in patients with advanced gastric cancer: a randomized phase Ⅲ noninferiority trail [J]. Ann Oncol, 2009, 20 (4): 666-673.

[62] AJANI JA, RODRIQUE W, BODOKY G, et al. Multicenter phase Ⅲ comparison of cisplatin/S-1 (CS) with cisplatin/5-FU (CF) as first line therapy in patients with advanced gastric cancer (FLAGS): secondary and subset analysis [J]. J Clin Oncol (meeting abstract), 2009 (27): 4511.

[63] VAN CUTSEM E, KANG Y, CHUNG H, et al. Efficacy results from the ToGA trail: A phase Ⅲ study of trastuzumab added to standard chemotherapy (CT) in first line human epidermal growth factor receptor 2 (HER-2)-positive advanced gastric cancer (GC)[J]. J Clin Oncol (meeting abstract), 2009 (27): LBA4509.

[64] CUNNINGHAM D, ALLUM W H, STENNING S P, et al. Perioperative chemotherapy versus surgery alone for resectable gastroesopheal cancer [J]. N Engl J Med, 2006, 355 (1): 11-20.

第九节 胃和十二指肠憩室

一、胃憩室

【发病情况】

胃憩室比较少见，在胃肠道憩室中发病率最低。常规胃肠钡餐X线检查检出率约为0.04%~0.1%（1/600~1/2 500次）。胃镜检出率为0.01%~0.11%。1953年Palmer综述412篇文献、总例数为380 000例的常规消化道钡餐检查，共发现胃憩室165例，发现胃憩室率为0.04%。1967年Meerhoff等的个人系列总例数7 500例常规消化道钡餐检查中，发现胃憩室30例，检出率却为0.4%，两组检出率竟相差10倍，其原因尚未清楚。大部分胃憩室为单发，可发生在胃的不同部位，约75%位于胃后壁邻近贲门小弯侧，15%在幽门前区，10%在胃体部或胃底部。憩室大小不一，开口孔径多数为1~3cm，但憩室直径大多在6cm以下。开口最小的胃憩室只能通过小号探针探及。胃憩室发病无性别差异，多见于中年人。

【病理生理】

胃憩室有真性憩室和假性憩室之分，真性胃憩室指胃壁的局限性袋状扩张或囊样突出，属先天形成的憩室，多位于胃近端，憩室壁为完整的胃壁各层。胃憩室的形成多由于胃壁纵形肌纤维或小动脉穿行胃壁形成薄弱区域，或胃壁脏腹膜缺失所致。半数病人的胃憩室黏膜组织正常，也可有充血、糜烂和出血等。炎症可致憩室壁增厚，或与周围组织粘连，穿孔则比较少见。憩室也可发生罕见的黏膜坏死和癌变。少数憩室内有异位胰腺组织。继发性胃憩室也可分为真性憩室和假性憩室，多数由溃疡、肉芽肿、肿瘤、手术等因素引起，多位于幽门前区。由幽门梗阻所致胃内压力增加而形成的憩室也称为内压性胃憩室；如因胃周围粘连所致者，亦称为牵引性憩室。胃底、胃体憩室相对少见，多由于胃外组织器官牵拉所致。

【临床表现】

胃憩室可见于任何年龄，好发年龄为20~60岁。约70%胃憩室病人无症状，多数病例在行钡餐或胃镜检查时发现。部分胃憩室病人同时合并其他胃肠道病变，病人症状不一定由胃憩室引起。胃憩室的主要症状为上腹剑突下钝痛、胀痛或烧灼感，可伴有恶心、呕吐，多呈间歇性，饭后和平卧时加重，立、坐位有利于憩室排空，症状随之减轻，这是本病特点。症状可能由于食物进入憩室内使其膨胀所致。也有人认为症状产生是由于食物或胃液潴留在憩室腔内不能排空引起憩室炎症所致，憩室口的大小与症状严重程度有关。胃憩室为青少年中少见的慢性上腹痛的原因。

【并发症】

胃憩室并发症比较罕见，开口大小与并发症发生有关，开口小的憩室易导致胃肠食糜滞留和细菌过度繁殖，可引起憩室炎和溃疡形成。憩室的严重并发症是出血和穿孔。前者表现为便血和呕血，后者表现为弥漫性腹膜炎。出血与穿孔并存时，可出现血性腹水。少见的胃憩室可并发梗阻、恶性变、异物存留和胃石形成等病征。

【诊断】

胃憩室如未出现并发症,病人往往没有症状。有症状者需注意与食管裂孔疝、穿透性溃疡、恶性病变等鉴别。

1. X 线钡剂造影 胃憩室主要依靠 X 线钡剂造影检查发现。采取仰卧或右前斜位进行检查、憩室过小或检查不够细致时可漏诊。钡餐检查时,胃憩室部位多数靠近贲门侧是其特征。此外,憩室多呈 2~4cm 大小的圆形平滑滞钡区,颈部狭窄,形状可随体位而改变,可见胃黏膜皱襞经颈部进入憩室内,钡剂易在胃底滞留,突出于胃外,有一窄长的颈与胃相连,憩室内的钡剂排空缓慢。立位检查时,憩室内可出现液气平面。胃小弯或幽门前区的憩室常有异位胰腺组织而使憩室内的黏膜不规则,易误认为肿瘤。需结合胃镜检查确诊。

2. 胃镜检查 对胃憩室诊断有一定的帮助。胃镜常可发现憩室入口呈圆形,边缘规整,周围黏膜完全正常而无浸润现象,并可见黏膜皱襞直接进入囊内,且可在憩室口处看到其规律性的收缩。憩室口大小常可发生变化,甚至有时将口完全封闭。憩室内黏膜一般正常,有时有炎症及溃疡形成。

超声内镜检查对胃憩室的诊断价值不大,但可观察有无恶变。

【治疗】

无症状的胃憩室不需要治疗。有憩室炎而无出血或穿孔者可行内科治疗,病人宜进食易消化而无刺激性的食物,也可服用抗酸药和胃黏膜保护剂,必要时使用抗生素。如憩室内有食物滞留,可在 X 线透视下寻找最佳体位引流,作为日常进餐后调整体姿参考,以免食物滞留长期刺激而发生憩室炎症、糜烂及溃疡。如症状严重且经内科治疗无效、憩室颈窄底宽、或并发溃疡、出血和穿孔、不能除外癌变时应进行手术治疗。手术方法包括胃壁内翻缝合、单纯憩室切除、部分胃切除等。贲门处憩室手术较困难,有时需胸腹联合切口才能充分暴露。近端胃应充分游离,暴露食管胃联合部,往下牵拉憩室,充分显露憩室颈(图 48-14),切除憩室,关闭胃残端口。也可采用直形和弧形缝合器切除憩室。如估计憩室切除缝合后可能导致贲门狭窄者,可采用胃近端切除术。胃大、小弯的憩室可行 V 形切除,或用侧侧切割器一次性完成切除。胃远端憩室可做胃远端部分胃切除,术后效果一般较好。

近年有腹腔镜切除胃憩室的报告,高位胃后壁憩室可先切开胃结肠韧带,再用腹腔镜切除憩室。

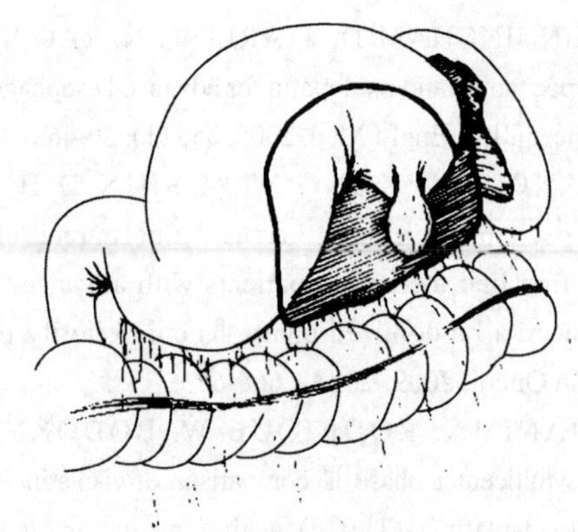

图 48-14 胃近端后壁憩室

二、十二指肠憩室

【发病情况】

十二指肠憩室也可分为真性憩室和假性憩室两种。假性憩室是因慢性十二指肠溃疡瘢痕收缩引起球部变形所致,不在此讨论。十二指肠憩室的确切发病率难以统计,因为很多憩室没有临床症状而不被发现。真性憩室临床上较多见,我国资料显示,十二指肠憩室发生率居消化道憩室首位。在西方,结肠憩室更常见,十二指肠憩室发病率次于结肠憩室而居第二位。1964 年,Whitcomb 发现,在 100 万例以上的钡餐 X 线检查资料中,十二指肠憩室的阳性率仅略多于 1%。但有报告称,钡餐检查发现约 2%~22% 的人有十二指肠憩室;而尸检材料报告其发生率也高达 10%~20%。十二指肠憩室较少发生在 30 岁以下的病人,好发年龄为 50~65 岁之间。男女发病率相似。另有一类所谓"十二指肠腔内憩室",是向肠腔内突出、内外两面均有黏膜覆盖,并开口与十二指肠腔相通的憩室。此类憩室实际上是肠管畸形,与前述的憩室性质不同,但引起的临床症状和并发症相似,外科处理原则也基本相同。

【病因与病理】

十二指肠憩室约 60%~70% 发生在十二指肠内侧,大多数在降段,多在距壶腹部乳头 3cm 内。约 20% 在横部,10% 在升部,发生在球部者少见。憩室多为单个,约 10%~15% 病人同时存在两个以上或同时有其他部位(胃、空肠、结肠等)的憩室。一般认为,憩室的形成是先天缺陷因素及后天长时期肠腔内压增高引起。胚胎发育期,胆管、胰管和血管穿过处的肠壁较易发生十二指肠壁肌层出现局限性缺陷,故憩室也多发生在这些部位。憩室多为多个圆形或呈分叶状,颈部狭窄。憩室壁主要有黏膜、黏膜下层及浆膜,肌纤维较稀少。由于多数憩室位于十二指肠降段内侧，因此在解剖上与胰腺关系密切，多数在胰腺后方，甚至可伸入胰腺组织内。十二指肠憩室的主要病理改变是由于肠内容物进入憩室后排空不畅，潴留在腔内引起憩室的急性或慢性炎症、溃疡、结石形成，甚至出血和穿孔。憩室膨胀时可以压迫十二指肠引起部分梗阻。在十二指肠乳头附近的憩室也可能压迫胆总管和胰管，引起继发性胆道和胰腺的病变，罕见的病理变化是憩室腺癌或肉瘤。

【临床表现】

绝大部分的十二指肠憩室没有任何症状和阳性体征，仅在X线钡餐检查、手术或尸检时偶然发现，憩室本身也没有特殊体征。有症状的十二指肠憩室不超过5%，引起症状的原因主要有以下两种，一是由于食物进入颈部狭窄的憩室内，难以排出使其膨胀而引起间歇性上腹部饱胀感或隐痛，同时可有恶心、嗳气，饱食后加重，空腹时减轻，抗痉挛药或改变体位时常可缓解；另一种原因是憩室并发炎症、溃疡或结石，症状较重且持续，憩室所在部位可有压痛。憩室内滞留食物腐败和感染后也可引起腹泻。十二指肠乳头附近的憩室，特别是乳头在憩室内者可以并发胆道感染、胆石症、梗阻性黄疸和急、慢性胰腺炎而出现相应症状。憩室也可能出血或穿孔，出血多为慢性少量出血，引起贫血，也可大量出血引起呕血或便血。十二指肠降段憩室穿孔至腹膜后可引起腹膜后严重感染。“十二指肠腔内憩室”多位于十二指肠乳突邻近，也可并发十二指肠降部梗阻或急性胰腺炎。

【诊断与鉴别诊断】

十二指肠憩室只有在X线钡餐检查时才能证实，但小的憩室常被遗漏。X线所见为与十二指肠肠腔相连的圆形或分叶状充钡阴影，轮廓整齐，外形可能随时改变，阴影内可能有气液平面，亦可俗称为“风袋”状。十二指肠钡剂排空后，憩室内仍可有钡剂存留。并发炎症时，憩室部位常有明显的局部压痛。在X线检查时，先天性憩室须与后天原因所形成的憩室相鉴别，后者常见于十二指肠球部，外形狭长，憩室颈部宽，同时周围肠壁有不规则变形。“十二指肠腔内憩室”有典型的X线征，当钡剂充盈十二指肠憩室时，可见一窄透亮带(憩室壁)，钡剂从十二指肠排出后，仍可见存钡的憩室影。十二指肠憩室在CT检查中的主要特征是呈现透亮的“光环”改变(Halo征)，据此可作出诊断。

腹部X线片对十二指肠憩室穿孔的诊断亦有一定的帮助，可见十二指肠部位有不规则的积气，其形状不随体位的改变而变化。

鉴别诊断上必须明确病人的症状是否由憩室引起，这对决定是否采用手术治疗具有重要意义。一般认为，单纯性憩室并无症状，单纯潴留不能作为憩室引起症状的依据。如憩室与腹腔内其他病变同时存在，症状多为后者所致。如病人有腹部症状，而仅发现有憩室存在，则应该进一步仔细检查有无合并其他病变，并除外胃肠道功能性疾病的可能。若憩室甚大，外形不整齐，有明显的压痛及潴留，即可认为症状是憩室所致。如有胆道和胰腺疾病，同时发现十二指肠乳头旁有憩室存在，则应考虑胆道和胰腺疾病与憩室的关系。

【并发症】

肠内容物进入憩室又不易排出时，可引起憩室内的各种并发症；或者憩室内虽无肠内容物潴留，但它也可能压迫邻近器官而产生压迫性并发症。

1. 憩室炎和憩室出血　由于十二指肠憩室消化道内容潴留继发细菌繁殖，可引起憩室炎症。炎性憩室黏膜出现糜烂出血，或憩室炎症侵蚀或穿破附近血管发生大出血。

2. 憩室穿孔　十二指肠基本上属腹膜后位器官，炎性憩室穿孔多数局限于腹膜后，症状往往比较隐蔽，需细心检查，必要时行CT扫描。

3. 十二指肠、胆管、胰管梗阻　憩室向腔内生长堵塞，或腔外型憩室充盈压迫十二指肠均可致十二指肠梗阻；乳头旁憩室则可压迫胰胆管引起梗阻。增加逆行感染机会并发胆管感染或急慢性胰腺炎的风险。

4. 十二指肠憩室的病人中常伴有胆道疾病、胃炎、消化性溃疡、胰腺炎、结石、寄生虫等。两者同时存在占10%~50%。常是“胆道术后综合征”的原因之一。

【治疗】

如有临床症状而未发现其他病变，症状可能为憩室所致，可先行内科治疗，调整饮食，给予解痉药物，利用体位姿势引流，避免憩室内食物淤积。在一部分病人，症状可因之而减轻或得到控制，即不需要手术治疗。如有症状，而憩室同时合并其他腹腔内病变，应先治疗后者，如治疗后症状缓解，则不需要对憩室进行手术治疗。

1. 手术适应证　十二指肠憩室有下列情况可考虑手术治疗：①憩室颈部狭小，憩室内容物排空障碍，且有明显憩室炎症状反复发作，进行内科治疗无效者；②憩室并有出血、穿孔或形成脓肿等外科情况；③巨大憩室充盈后，十二指肠、胆总管或胰管受压、梗阻；④胰胆管开口于憩室内等异常引起胆胰系统病变。

2. 手术方法 对十二指肠降段憩室，先在降段外侧做Kocher切口，游离降段并向内上翻转十二指肠和胰头，显露憩室的囊袋，将其外围的黄色胰头胰腺组织剥离，在降段肠壁切除憩室(图48-15)。因憩室与胆总管和主胰管的关系密切，必要时可将十二指肠上的胆总管切开，向下插入口径合适的胶管或硅胶管进入十二指肠肠腔作为支架，以此作为引导手术分离和切除憩室，以防胆总管和主胰管损伤。术后保留此支架2周。

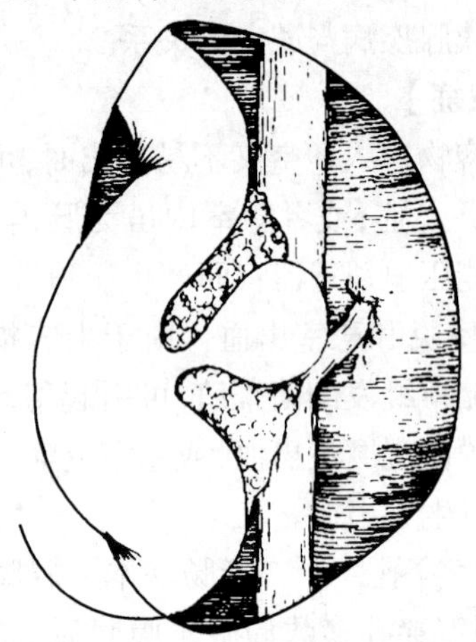

图48-15 十二指肠降部憩室

十二指肠水平部和升部憩室可以从横结肠系膜根部游离，避免损伤结肠中动、静脉及其属支。一般可显露憩室，在其颈部切除和缝合(图48-16)。

憩室完全埋藏于胰腺组织内时，勉强剥离可能造成胰腺损伤，导致腹腔出血和胰瘘并发症。这种情况下，可考虑行憩室内翻缝闭术，即于憩室颈部做一荷包缝合，用血管钳将憩室内翻入肠腔内，然后结扎荷包缝线，或以细丝线缝合颈部，此种手术仅用于无出血、穿孔等并发症的较小憩室。

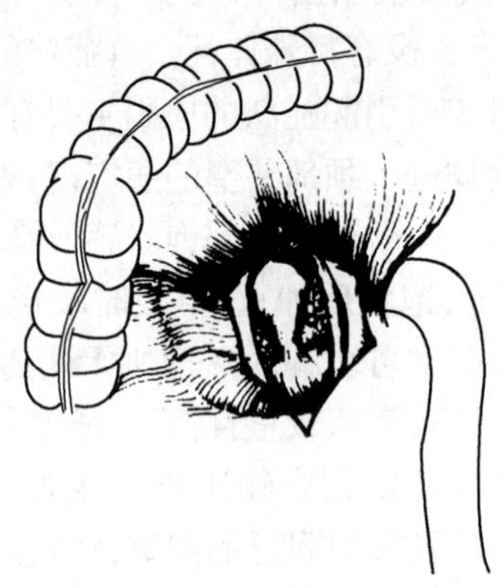

图48-16 十二指肠水平部憩室

(詹文华)

参考文献

[1] DONKERVOORT S C, BAAK L C, BLAAUWGEERS J L, et al. Laparoscopic Resection of a symptomatic gastric diverticulum: a minimally invasive solution [J]. JSLS, 2006, 10 (4): 525-527.

[2] CAULEY M, BOLLARD E. Gastric diverticulum: a rare cause of refractory epigastric pain [J]. The American Journal of Medicine, 2010, 123 (5) e5-6.

[3] SIMON M, ZUBER-JERGER I, Schölmerich J. True gastric diverticulum [J]. Dig Liver Dis, 2009, 41 (5): 370.

[4] MACAULEY M, BOLLARD E. Gastric diverticulum: a rare cause of refractory epigastric pain [J]. Am J Med, 2010, 123 (5): e5-6.

[5] MNIF L, AMOURI A, MASMOUDI M A, et al. Large gastric diverticulum [J]. Tunis Med, 2010, 88 (10): 765-766.

[6] MOHAN P, ANANTHAVADIVELU M, Venkataraman J. Gastric diverticulum [J]. CMAJ, 2010, 182 (5): e226.

[7] DONKERVOORT S C, BAAK L C, BLAAUWGEERS J L, et al. Laparoscopic resection of a symptomatic gastric diverticulum: a minimally invasive solution [J]. JSLS, 2006, 10 (4): 525-527.

[8] SCHNUERIGER B, VORBURGER S A, BANZ V M, et al. Diagnosis and management of the symptomatic duodenal diverticulum: a case series and a short review of the literature [J]. J Gastrointest Surg, 2008, 12 (9): 1571-1576.

[9] YIN W Y, CHEN H T, HUANG S M, et al. Clinical analysis and literature review of massive duodenal diverticular bleeding [J]. World J Surg, 2001, 25 (7): 848-855.

[10] BOYD K B, BLONDEAU B. Bleeding duodenal diverticuli [J]. Am Surg, 2010, 76 (2): 23.

第十节 肠系膜上动脉综合征

肠系膜上动脉综合征(superior mesenteric artery syndrome,SMAS)是指肠系膜上动脉及其所在的肠系膜压迫十二指肠水平部,引起慢性、间歇性或急性上腹痛和呕吐等十二指肠梗阻的临床症候群。1842年,Von Rokitansky首先描述了该综合征。1907年,Bloodgood提出可用十二指肠空肠吻合手术治疗本病。1年后,Stavely成功施行第1例手术。1921年,Wilkie总结和发表了相关报告,对此综合征做了详尽和准确的描述,并指出十二指肠空肠吻合术是本病最确切的手术治疗方法,因此,SMA综合征又被称为Wilkie病。此后,不断有该病的个案和系列病例的文献报告。虽然如此,有学者认为,SMA综合征有被过度诊断之虞,因为其他原因引起的十二指肠梗阻,常被误诊为SMA综合征。

历史上,该综合曾有多种称谓,如十二指肠血管压迫综合征、十二指肠麻痹、胃肠系膜麻痹、肠系膜上动脉十二指肠压迫综合征、石膏管型综合征和Wilkie病等。Harold Ellis认为,SMA综合征是最恰切的名称,为大家普遍采纳。

【病因】

与四条腿的动物不同,人类进化到直立行走后,腹主动脉以较窄的角度发出肠系膜上动脉。十二指肠的第三部(水平部)经过此夹角横跨腹主动脉,形成十二指肠第三部前壁SMA的压迹(图48-17)。Treitz韧带悬吊十二指肠的第四部(升部)和空肠的连接部,其后壁是由腰椎、椎旁肌和主动脉组成。这个夹角的最窄处位于十二指肠上方,包括了胰腺钩突部和左肾静脉。正常情况下,肠系膜上动脉起始段周围有足够的脂肪和其他疏松组织作为垫衬,对十二指肠压迫起到缓冲和保护的作用。

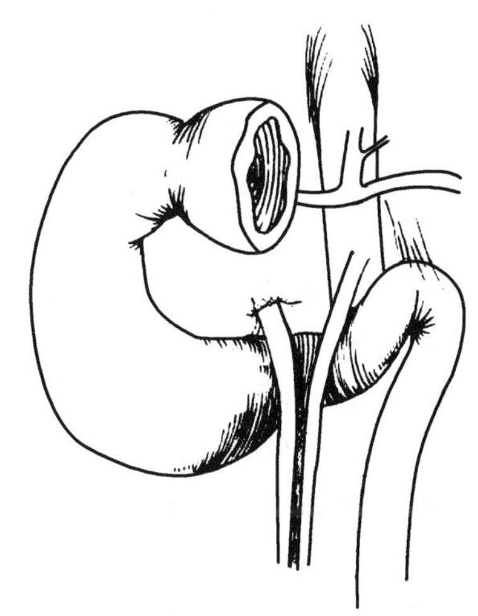

图48-17 肠系膜上血管在十二指肠前壁形成的压迹

SMA综合征的成因如下:① SMA起始部与腹主动脉形成的夹角缩小。正常情况下两者夹角为30°~45°,如小于25°则可出现该综合征。消瘦和各种原因如神经性厌食症、慢性消耗性疾病等所致的体重明显下降,腹腔内肠系膜脂肪减少是上述夹角变小的重要原因;②十二指肠空肠曲过高固定于Treits韧带,或SMA起始部在腹主动脉较低位置发出;③十二指肠第三部在夹角较高位置横跨腹主动脉;④十二指肠先天性旋转不良;⑤手术引起的局部解剖关系改变或粘连带形成;⑥严重的脊柱前弯或持久的仰卧体位;⑦外伤需要石膏固定长期制动肢体;⑧某些结缔组织病所致的十二指肠张力减退。

在骨关节治疗中,应用石膏床固定躯干和人字形石膏绷带固定髋关节,脊柱处于过伸状态,有可能发生急性肠系膜上动脉综合征,故又称为石膏管型综合征。

【临床表现】

SMA综合征好发于年轻人群,约3/4病人年龄在10~39岁之间。女性发病率略高于男性。根据SMA综合征出现症状的急缓将其分为急性和慢性两种类型。

慢性SMA综合征较为多见,症状常在饭后出现。上腹疼痛、饱胀、嗳气和呕吐是常见症状。呕吐可减轻疼痛和腹胀等症状,呕吐物可含前次进餐的食物,也可含胆汁而有苦味,并常有馊臭味。部分病人有厌食症状。症状呈间歇性反复发作的特点。改变体位如左侧卧位或胸膝卧位可缓解症状。询问这方面的病史,对诊断颇有价值。

多数病人比较消瘦,体质指数多半在18.5以下,更严重者在12以下。病人上腹饱满,可见胃肠蠕动波,空腹下拍水音阳性。

急性SMA综合征较少见,有时以急腹症就诊。

有些病例无明确的发病原因,仅表现为急性上消化道梗阻。症状与前述慢性综合征相似,但症状持续而严重,呕吐频繁而量大。检查可发现扩张的胃形和蠕动波,也可引出拍水音。病人可有脱水、严重的碱中毒和低钾血症。严重者甚至出现急性胃扩张、坏死和穿孔。

【诊断】

SMA 综合征的 3 项诊断标准是:①十二指肠扩张;②腹主动脉与 SMA 之间的夹角小于 25 度;③十二指肠第三部受 SMA 跨压。

腹部 X 线片可见胃扩张而提示该诊断。X 线上消化道造影在 SMA 综合征诊断中具有重要的作用,主要征象是梗阻近端十二指肠呈现不同程度的扩张和造影剂滞留,并有明显的肠管顺、逆方向的蠕动。造影剂排空明显减慢,在十二指肠的第三部呈典型垂直的造影剂截断征(又称笔杆征)。出现这种 X 线征后,不要匆忙下诊断而结束检查。后续的排空检查最好每 1 小时重复 1 次,持续 3~4 小时。若病人俯卧,十二指肠残留的造影剂可有不同程度排空。在慢性病人中,这种征象通常是间歇性的,故 X 线检查阴性并不能排除该综合征的存在。临床上对怀疑该诊断者在症状发作时进行重复检查可提高阳性率。低张十二指肠造影优于常规钡餐检查。CT 扫描对诊断该综合征有一定价值。如果临床症状明显,而造影检查的结果又不明确时,可口服造影剂后,进行 CT 扫描。在主动脉和肠系膜上动脉之间呈现被压迫的十二指肠可明确诊断。高速 CT 扫描后进行腹腔内血管重建可显示腹主动脉和肠系膜上动脉狭小的夹角。内镜主要用于排除十二指肠肿瘤等引起的机械性梗阻。腹腔动脉造影可准确测定夹角角度。X 线和内镜检查可能发现共存的消化性溃疡等其他异常状况,该综合征合并消化性溃疡的概率高达 20%~40%。Wilkie 报告了接受手术治疗的 135 例病人,发现其中的 35 例有慢性十二指肠溃疡。

【鉴别诊断】

肠系膜上动脉综合征需和消化性溃疡病、胆道疾病或慢性胰腺炎等相鉴别。发现十二指肠第三部梗阻者应高度怀疑 SMA 综合征,因为发生在该部位梗阻的其他原因不常见。胰腺囊肿和肿瘤、环状胰腺、肠系膜根部淋巴结增大、腹膜肿瘤、粘连和克罗恩病也可发生类似的影像改变,应注意鉴别。淋巴瘤、结核、糖尿病、硬皮病、全身性红斑狼疮、淀粉性样变也可能误诊为 SMA 综合征。

【治疗】

采用手术治疗之前,可考虑试用内科治疗。症状严重者可行鼻胃管减压和全肠外营养。少量的餐食再附加餐后保持俯卧位或胸膝位以增大腹主动脉和肠系膜的夹角,有利于缓解梗阻。内镜下 Treitz 韧带远侧空肠置管,进行肠内足量营养可提升体质指数,增加肠系膜的脂肪,缓解梗阻。内科治疗不成功、严重体重下降和消化性溃疡并存等情况是外科治疗的指征。如果病人有明显的消瘦和呕吐症状、空腹下引出拍水音、影像检查有十二指肠和胃的扩张等典型征象,手术治疗的效果往往比较满意,否则疗效较差。

历史上,胃空肠吻合、空肠十二指肠吻合、分离 Treitz 韧带和游动十二指肠均是外科治疗的手术方法。空肠十二指肠吻合是最常使用和疗效最好的术式,有效率在 70%~100% 之间。手术的要点是充分游离十二指肠,距离 Treitz 韧带约 7.5~10cm 处空肠段与十二指肠做侧侧吻合。可采用徒手缝合(图 48-18),也可采用侧侧缝合器吻合。吻合口宽度不宜小于 5cm。手术造成的肠系膜裂隙要缝合关闭,以防止日后发生内疝并发症。

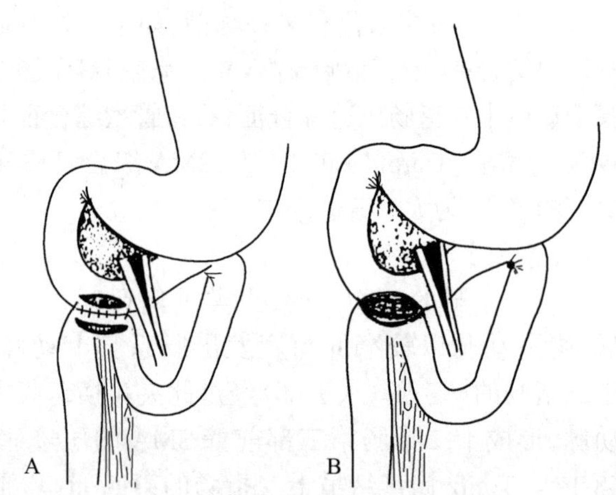

图 48-18 十二指肠空肠侧侧吻合术

近年有不少腹腔镜手术治疗 SMA 综合征的报告。病人消瘦的体形有利于腹腔镜手术。与传统的手术相比,腹腔镜手术有减少手术并发症、减轻术后疼痛和缩短恢复时间等优点。虽然目前还缺乏腹腔镜和开腹十二指肠空肠吻合治疗 SMA 综合征的随机性对照研究报告,但腹腔镜手术治疗本病已有多个系列病例的成功报告。

与骨科治疗相关的大多数病例中,非手术治疗的成功率较高。其治疗包括拆除石膏和加大病人的活动量。现代骨科治疗采用开放手术和复位,以增强术后活动,已可避免这种并发症的发生。

(詹文华)

参考文献

[1] BALTAZAR U, DUNN J, FLORESGUERRA C, et al. Superior mesenteric artery syndrome: an uncommon cause of intestinal obstruction [J]. South Med J, 2000, 93 (6): 606-608.

[2] OOI G C, CHAN K L, KO K P, et al. Computed tomography of the superior mesenteric artery syndrome [J]. Clin Imaging, 1997, 21 (3): 210-212.

[3] GUSTAFSSON L, FALK A, LUKES P J, et al. Diagnosis and treatment of superior mesenteric artery syndrome [J]. Br J Surg, 1984, 71 (7): 499-501.

[4] RICHARDSON W S, SUROWIEC W J. Laparoscopic repair of superior mesenteric artery syndrome [J]. Am J Surg, 2001, 181 (4): 377-378.

[5] HINES J R, GORE R M, BALLANTYNE G H. Superior mesenteric artery syndrome. Diagnostic criteria and therapeutic approaches [J]. Am J Surg, 1984, 148 (5): 630-632.

[6] MERRETT N D, WILSON R B, COSMAN P, et al. Superior mesenteric artery syndrome: diagnosis and treatment strategies [J]. J Gastrointest Surg, 2009, 13 (2): 287-292.

[7] KINGHAM T P, SHEN R, REN C. Laparoscopic Treatment of Superior Mesenteric Artery Syndrome [J]. JSLS, 2004, 8 (4): 376-379.

[8] MUNENE G, KNAB M, PARAG B. Laparoscopic duodenojejunostomy for superior mesenteric artery syndrome [J]. Am Surg, 2010, 76 (3): 321-324.

第十一节　病态肥胖症及糖尿病的外科治疗

肥胖症已成为现今社会所面临的最严重的公共健康问题之一，手术治疗是使肥胖症病人获得长期而稳定的减重效果的唯一手段。自从 20 世纪 50 年代出现第 1 例减肥手术的报道以来，胃肠外科手术治疗肥胖症在全球范围内获得了很大的发展，已成为治疗病态肥胖的“金标准”。随着研究的不断深入，越来越多的证据表明，胃肠外科手术不仅能减重，同时可能改善甚至治愈肥胖症相关的多种代谢性疾病，尤其是 2 型糖尿病。目前国内外的胃肠外科医师们正致力于将手术推广到 2 型糖尿病的治疗中去。

一、病态肥胖症的外科治疗

肥胖病是全球的高发病之一，是营养物质过剩导致体内脂肪堆积的复杂的慢性疾病。根据亚太地区人群的特点，以体质指数（body mass index，BMI）为指标，成人 BMI 指数的分类如下：健康，BMI 18.5~22.9kg/m^2；超重，BMI 23~24.9kg/m^2；1 度肥胖，BMI 25~29.9kg/m^2；2 度肥胖，BMI 30~34.9kg/m^2；3 度肥胖，BMI >35kg/m^2。

肥胖本身可以给病人带来严重的心理和社会问题，如被社会隔离、造成工作和生活的不便等。此外，研究证实，许多威胁人体健康甚至影响病人寿命的疾病的发生和发展与肥胖有关，甚至是肥胖的直接并发症。减重是治疗重度肥胖，预防、减缓甚至阻止肥胖并发症的发生发展，让病人回归社会、重返工作和生活、提高生活质量、延长寿命的方法。传统的运动疗法、饮食控制、药物治疗、中医中药治疗以及食疗等都可以起到控制甚至减轻体重的目的，但是这些保守治疗方法很难彻底有效的根治肥胖病，病人在一段时间之后会出现明显的体重反弹，甚至有些病人出现“越减越胖”的现象。而手术治疗则是唯一能使重度肥胖病人获得长期而且稳定减重的方法，并且有效地缓解甚至治愈其相关并发疾病。

【外科手术治疗肥胖症的历史】

肥胖症的外科治疗最早可追溯至 20 世纪 50 年代。正式的报道首先见于 1954 年，由 Kremen 介绍了由他提出并施行的 1 例空回肠旁路手术，方法是将上段的小肠直接吻合到下段小肠，通过旷置大部分的小肠，从而减少营养物质的吸收。从此，肥胖症外科治疗领域开始吸引越来越多的关注，胃肠外科医生们设计了包括胃减容和消化道短路在内的各种各样的手术方式，以达到限制食物摄入和减少吸收的目的。早期的减肥手术也曾引起过很多的争议，因为一些手术被证明为效果欠佳，而另一些手术则被证明为是有害的甚至存在致命的并发症。经过外科医生们半个多世纪的不断探索及研究，这其中的许多术式诸如空肠结肠旁路术(jejunocolic Bypass，JCB)、空回肠旁路术(jejunoileal Bypass，JIB)等因为操作复杂、创伤大，或是因为严重的术后并发症，已经被淘汰。而被保留的相对安全又有效的术式，经过不断的实践，也有了进一步的改良及完善。特别是20世纪80年代腹腔镜技术被引入肥胖外科后，更是给减肥手术的发展带来了关键性的影响。

国内的减肥手术起步相对较晚，最早见于20世纪80年代初，报道的手术方式是改良的Payne手术。此后，减肥手术在国内开始陆续有2~3例的报道。然而，最早的研究均采用的是开腹术式，并且存在操作不规范、无系统的术后随访等问题。第二军医大学附属长海医院微创外科自2000年4月完成了国内第1例腹腔镜垂直绑带式胃减容术(laparoscopic vertical banded gastroplasty，LVBG)，又于2003年率先引进了可调节胃绑带，并于同年6月完成国内首例腹腔镜下可调节胃绑带术(laparoscopic adjustable gastric banding，LAGB)。自2003年6月至2009年6月间，已行LAGB手术逾200例，病人术后6个月和12个月时检测BMI平均分别为32.4kg/m^{2}和29.7kg/m^2，多余体重减少率平均分别达到26.3%和39.1%。在此期间，该中心还开展了大量腹腔镜下胃旁路手术和腹腔镜下管状胃胃切除术等减肥手术，均取得了良好的效果。

在欧美等西方国家，外科手术早已是治疗病态性肥胖的“金标准”。而中国的肥胖病外科治疗，近年来亦呈现出良好的发展态势，国内越来越多的医院陆续尝试开展手术治疗肥胖病。随着病例数的逐渐增加，临床经验及相关基础研究的不断积累，为了更好的规范肥胖病的手术治疗，由中华医学会外科学分会内分泌外科学组、腹腔镜与内镜外科学组、胃肠外科学组及外科手术学学组于2007年共同制定并发布了“中国肥胖病外科治疗指南”，对手术病人的选择、术前的准备、手术的操作、术后的随访等均进行了系统的规范。国内的减肥外科从此走上高速而有序的发展之路。

【病人的选择】

有以下1~3之一者，同时具备4~7情况的，可考虑行外科手术治疗。

1. 确认出现与单纯脂肪过剩相关的代谢紊乱综合征，如2型糖尿病、心血管疾病、脂肪肝、脂代谢紊乱、睡眠呼吸暂停综合征等，且预测减重可以有效治疗。

2. 腰围：男≥90cm，女≥80cm。血脂紊乱：TG(甘油三酯)≥1.70mmol/L；和/或空腹血HDL-ch(高密度脂蛋白胆固醇)：男性<0.9mmol/L，女性<1.0mmol/L。

3. 连续5年以上稳定或稳定增加的体重，BMI≥32kg/m^2(应指病人正常情况下有确认记录的体重及当时的身高所计算的系数，而如妊娠后2年内等特殊情况不应作为挑选依据)。

4. 年龄16~65岁。65岁以上者，由于肥胖相关的并发症顽固且复杂，应根据术前各项检查权衡手术利弊，再决定手术与否。16岁以下青少年病人要综合考虑肥胖程度、对学习和生活的影响，以及是否有家族遗传性肥胖病史、本人意愿。

5. 经非手术治疗疗效不佳或不能耐受者。

6. 无酒精或药物依赖性，无严重的精神障碍、智力障碍。

7. 病人了解减肥手术术式，理解和接受手术潜在的并发症风险；理解术后生活方式、饮食习惯改变对术后恢复的重要性并有承受能力，能积极配合术后随访。

反之则不建议行手术治疗。

【安全有效的减肥手术方式】

如今，共有五种手术治疗病态性肥胖病的方法已经得到安全而有效的临床验证，且这五种方法均可在腹腔镜的条件下完成。这五种手术方式是：可调节胃绑带术(adjustable gastric banding，AGB)、Y形胃肠短路术(Roux-en-Y gastric Bypass，RYGBP)、改良简易型胃肠短路术(mini gastric bypass，MGB)、管状胃胃切除术(sleeve gastrectomy，SG)、胆胰旷置术(biliopancreatic diversion，BPD)或十二指肠转位术(biliopancreatic diversion with duodenal switch，BPD-DS)。它们均通过限制摄入、减少吸收或两者兼有的原理从而达到减重的目的。

1. 可调节胃绑带术　见图48-19。

(1)手术技术：手术要在胃的上部通过可调节胃绑带建立一个胃小囊，大小限制在15ml左右，而且主要位于胃前壁。将连接绑带的注水泵牢牢固定在腹直肌前鞘上，通过注水泵来调节胃绑带的松紧，从而控制病人的食物摄入量。

(2)减重效果：手术后两年内大约可以减少超重部分的50%，减少术前BMI的25%。

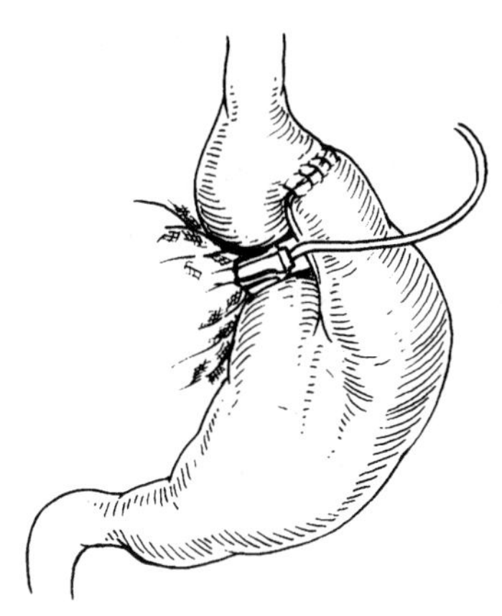

图 48-19 可调节胃绑带术

(3)并发症：该手术并发症发生率约为 5%，包括胃下垂、出口梗阻、食管和胃小囊的扩张、绑带对胃壁的侵蚀甚至胃壁坏死，以及一些有关注水泵的问题如注水泵失灵和植入物感染等。

可调节胃绑带术是所有减重手术中创伤最小的手术。由于该手术操作相对简便，并发症少，具有可恢复性，国人推荐采用此术式，尤其是对年轻病人更为合适。

2. Y 形胃肠短路术 见图 48-20。

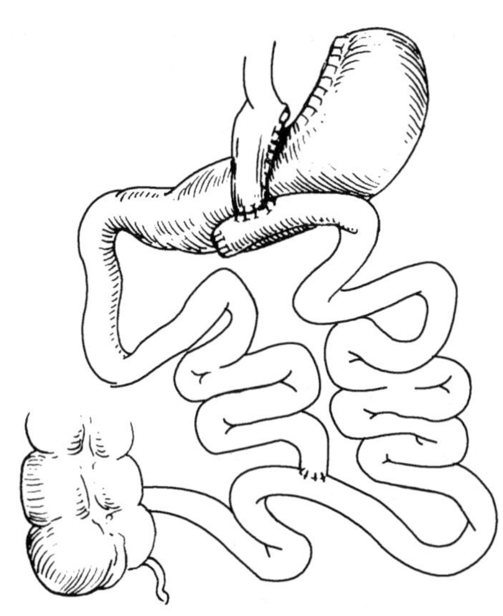

图 48-20 Y 形胃肠短路术

(1)手术技术：用切割闭合器沿小弯制作胃小囊，容量限制在 25ml 左右为最佳，旷置全部的十二指肠以及至少 40cm 以上的近端空肠。Roux 臂的长度一般限制在 75~150cm 之间，可根据病人的体重情况调整。吻合口的直径控制在 0.75~1.25cm。

(2)减重效果：术后一年通常可以减重 50kg，大约是体重超重部分的 65%~70%，减少术前 BMI 的 35%。

(3)并发症：围术期死亡率约为 0.5%。手术并发症发生率约有 5%，包括吻合口漏、出血、切口感染等。远期并发症可能有倾倒综合征、吻合口狭窄、内疝等。需要终生补充维生素 B_{12}，还要根据需要补充铁、复合维生素 B、叶酸和钙。

因国人胃部疾病发生率较高，此手术以后旷置的胃大囊发生病变的机会也将增加，而对胃大囊的检查受很多限制，如胃镜无法进入等，故应慎重采用。但由于该术式可以使一些长期合并的 2 型糖尿病、高血压病等慢性疾病得到更为有效的控制，故更适合于此类病人。

3. 改良简易型胃肠短路术 见图 48-21。

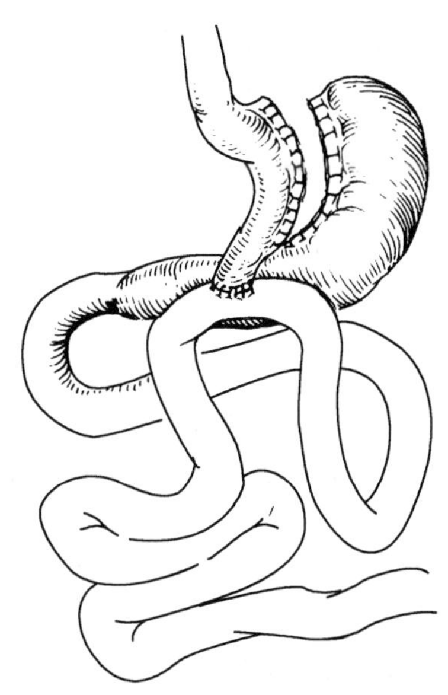

图 48-21 改良简易型胃肠短路术

(1)手术技术：从胃小弯近胃角处，用自动切割闭合器沿着胃小弯将胃壁裁成一个长条形的管状胃，一直分离到食管胃交接处的左侧。管状胃的宽度约等同于食管的宽度。选取 Treitz 韧带下至少 100cm 处的小肠，用直线切割闭合器与残胃做侧侧的胃肠吻合。改良简易型胃肠短路术一般需要短路 100~200cm 的小肠，可根据病人的体重情况调整。但应注意不能距离回肠末端太近，否则容易导致术后长期顽固性腹泻和营养不良。

(2)减重效果：平均手术后一年亦可减去超重体重的 65% 左右。

(3)并发症：围术期死亡率 <0.5%。术后最常见的并发症为吻合口漏，发生率约 1%~2%，其次为术后出血。远期并发症最常见的是边缘性溃疡及反流性食管炎，发生率大约在 5%~7%。

改良简易型胃肠短路术是一个较新的短路手术，手术难度较 Y 形胃肠短路术更为简单，手术时间和术后并发症的发生率也进一步降低，但对肥胖的治疗效果相当，且对肥胖并存的糖尿病有不错效果。在临床手术治疗中，若不具备行Y形胃肠短路术的条件，则应尽量考虑行该手术方式。

4. 管状胃胃切除术 见图48-22。

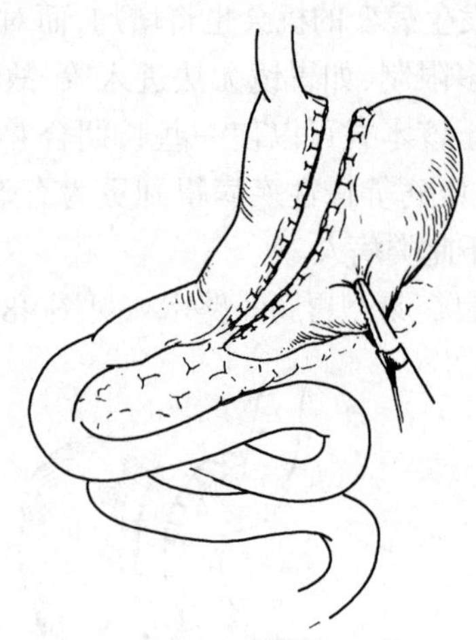

图48-22 管状胃胃切除术

(1)手术技术：顺着胃大弯的走行方向保留4~8cm幽门以上胃窦，切除胃的大部，使残留的胃呈"香蕉状"约胃镜直径的通道，容积在100ml左右。

(2)减重效果：平均手术后1年可望减去超重部分的30%~60%。

(3)并发症：围术期罕见死亡病例。此手术不改变胃肠道的生理状态，不产生营养物质的缺乏。胃的切除使用切割吻合器完成，需要预防的并发症为切缘的出血、渗漏及狭窄等。

管状胃胃切除术适用于高危的和极重度肥胖病人，先行此手术以相对安全的手段使病人的肥胖程度得到较快的控制，较早地消除相关高危因素。此后根据病人术后减重的情况以及对减重效果的期盼决定是否需要二期手术。

5. 胆胰旷置术和十二指肠转位术

(1)手术技术：两种手术都要保留约100~150ml容量的胃囊；肠襻和胆胰襻汇合形成的共同通道在回盲瓣近侧50~150cm。胆胰旷置术需要先做一个水平的胃切除，然后在距回盲瓣上方250cm处切断空肠，取其远端与残胃吻合，其近端在距回盲瓣上方50cm处再与低位的回肠吻合。对于十二指肠转流术，需要先做一个管状胃胃切除，保留幽门并在十二指肠处横断，十二指肠近端与距回盲瓣上方250cm切断的小肠远端吻合，十二指肠远端用吻合器闭合，距回盲瓣上方250cm处切断的小肠近端再与距回盲瓣上方100cm处的回肠吻合。

(2)减重效果：手术大约可以减去超重部分的70%，减少术前BMI的35%。减重效果可以长期维持，且达到最低值后不会出现体重反弹。

(3)并发症：围手术死亡率达到1%，并发症发生率约为5%。远期常有腹泻，维生素、矿物质、营养物质的缺乏。病人需每日补充75~80g的蛋白质，以及维生素B、钙和铁。胆胰旷置术的病人可能还会产生倾倒综合征。

这两种术式虽然减重效果好，但手术操作复杂，并发症和死亡率均较其他术式高，加之对营养代谢紊乱要定时严格监控及补充，对国人并不推荐。

【疗效判断】

长久以来，国内外一直习惯将体重超重部分减少的百分比(EWL)作为手术治疗疗效判断的标准。事实上，由肥胖引发的各种并发病如2型糖尿病、高血压、呼吸睡眠暂停综合征等对病人生存质量甚至存活期的影响要远远超过肥胖本身。因此，更应该把肥胖合并的代谢紊乱综合征的改善和治愈视为疗效判断指标。大部分肥胖伴发病的好转与治愈与体重的变化成正相关，减重效果可作为辅助评判指标。应特别指出的是，如果影响病人生存质量甚至存活期的各种并发症已被明显改善或治愈，而此时病人的体重仍处于轻度肥胖或超重，仍应视为手术有效或成功。

二、糖尿病的外科治疗

糖尿病已经成为严重威胁人类健康的慢性疾病之一，由于糖尿病所引起的冠心病、肾病、视网膜病及神经病变等是造成病人致死、致残的主要原因(表48-6)。根据WHO的资料，世界糖尿病的发病率呈逐年大幅度上升趋势。我国目前的成人糖尿病患病率约为9.7%，总数约有9 000万人，其中2型糖尿病(type 2 diabetes mellitus，T2DM)占90%。糖尿病是一种古老的内科疾病，传统的治疗方法很难从根本上治愈糖尿病，保持病人血糖的长期稳定，也不能从根本上阻止糖尿病各种并发疾病的发生和发展。严格的饮食控制和反复的血糖水平波动对病人造成持续精神压力，并影响着生活质量。病人迫切需要一种能良好控制糖尿病及其并发症的治疗手段。

表 48-6 糖尿病的诊断(美国糖尿病协会 2010 标准)

1. A1C ≥ 6.5%,试验用 NGSP 认证的方法进行,并与 DCCT 的检测进行标化*
2. 空腹血糖(FPG)≥ 7.0mmol/L。空腹的定义是至少 8 小时未摄入热量*
3. OGTT 试验中 2 小时血糖≥ 11.1mmol/L。试验应按照世界卫生组织(WHO)的标准进行,用含 75g 无水葡萄糖溶于水中作为糖负荷*
或
4. 有高血糖的症状或高血糖危象,随机血糖≥ 11.1mmol/L

* 如无高血糖症状,标准 1~3 应该再次检测证实。

糖尿病通常与肥胖并存,约 90% 的 2 型糖尿病病人肥胖或是体重超重。近年来随着减肥外科在国内外的蓬勃发展,越来越多的肥胖病人接受减肥外科手术,并取得了良好的减重效果。然而,令人惊奇的是,这些减肥手术在有效减轻病人体重的同时,也有效地改善了大部分病人并存的血糖代谢紊乱。一些肥胖病人术前所并存的糖尿病在接受外科手术后得到临床缓解甚至是临床完全缓解。甚至,越来越多的研究及证据表明,这些胃肠外科手术即使对体重正常的糖尿病病人也会有较好的治疗效果。

【手术治疗糖尿病的机制】

胃肠外科手术治疗糖尿病的确切机制仍然不十分清楚,可能与下列原因相关。

1. 饮食减少的作用　胃肠外科手术后病人的食物摄入量减少,能量负荷下降,有利于糖尿病的缓解。然而,大量的研究表明,仅仅是改变消化道的路径,而不减少摄食,同样能达到降低血糖的效果,所以饮食减少并非糖代谢得到改善的全部原因。

2. 体重下降的作用　肥胖手术后病人的体重减轻,BMI 下降,糖代谢负荷下降,胰岛素抵抗减轻,从而有利于糖尿病的控制。但是越来越多的资料表明通常术后血糖和胰岛素恢复正常,远远早于显著的体重下降。因此,肥胖症手术后血糖改善也并不完全是体重下降的原因造成的。

3. 肠 - 胰岛轴机制

(1)十二指肠与近段空肠的作用:目前支持率较高的作用机制还是肠 - 胰岛轴改变引起的近端空肠释放的抑胃肽(GIP)减少,从而导致胰岛素抵抗的消失或胰岛素敏感性的提高。也就是我们常说的"近段小肠假说":即 2 型糖尿病的发病主要是未消化或者部分消化的食物通过近端小肠,刺激近端小肠壁上存在的一种 K 细胞,使其释放 GIP 水平增加,从而造成胰岛素抵抗,引起血糖水平增加,造成 2 型糖尿病。胃旁路术后,减少或停止了对近端小肠的刺激,从而减少了 K 细胞释放 GIP,解除了胰岛素的抵抗。因此,2 型糖尿病获得了长期的改善甚至治愈。

(2)远端回肠的作用:有学者认为,除了未消化或者部分消化的食物减少或不再通过近端小肠从而改变了肠 - 胰岛轴,引起 2 型糖尿病血糖长期正常外,还和未消化或部分消化的食物提前进入远端回肠有关。即"远段小肠假说":此假说认为远端回肠存在一种 L 细胞,能分泌 GLP-1,促进糖原合成及脂肪分解,抑制胃的排空,抑制胰高血糖素分泌。行胃旁路术后,未消化或部分消化的食物及早进入末端回肠,刺激小肠上皮 L 细胞分泌 GLP-1,GLP-1 的增加引起胰岛细胞的分泌胰岛素增加,引起血糖降低。

4. 食欲调节学说　研究显示,胃肠道可以释放多种肽类激素作用于下丘脑弓状核来调节食欲。其中 Ghrelin 具有促进食欲的作用,而诸如 PYY、GLP-1、胰多肽、胃泌酸调节素等有抑制食欲的作用。有研究表明,胃旁路术后餐后 PYY、GLP-1 水平升高同时 Ghrelin 水平显著降低,从而引起食欲减退,进食减少。而食欲和体重减少则有助于增加胰岛素敏感性,降低血糖,从而缓解糖尿病。

5. 其他　包括脂肪 - 胰岛轴学说、炎性介质学说、异常信号机制学说等等。

【病人的选择】

2 型糖尿病病人,经规范的非手术治疗后效果不佳或不能耐受者,只要无明显手术禁忌的,均可考虑行胃肠外科手术的治疗。

由于 2 型糖尿病的手术治疗效果与其糖尿病病程、胰岛细胞功能、病人年龄等多种因素相关,因此,当病人符合如下条件者,可期望获得更好的治疗效果:①病人年龄≤ 65 岁;②病人 2 型糖尿病的病程≤ 15 年;③病人胰岛储备功能在正常下限 1/2 以上,C 肽≥正常低限值的 1/2。同时,病人无严重的精神障碍、智力障碍;病人充分了解治疗糖尿病的手术方式,理解及愿意承担手术的潜在并发症风险,理解术后饮食、生活习惯的改变的重要性并愿意承受;病人能积极配合术后随访等方面也是手术选择的考虑因素。

需要指出的是:由于国人的肥胖多属腹型肥

胖，发生心脑血管意外及其他并发疾病的风险更高，因此当男性腰围≥ 90cm、女性腰围≥ 80cm 时，应更加积极地考虑手术治疗。同时，根据世界糖尿病联盟对亚洲人群的指导意见，对于正常或超重且合并有 2 型糖尿病的病人（BMI<27.5kg/m^2），虽然目前的初步数据显示手术治疗在这部分人群也有较好的效果，但仍需在充分知情同意的基础上行进一步的临床随机对照研究及论证，暂不宜行大范围推广。

【手术方式及选择】

治疗 2 型糖尿病的胃肠外科手术由减肥手术发展而来。一般来说，所有的减肥手术均有一定的治疗肥胖合并的 2 型糖尿病的作用。

1. Y 形胃肠短路术　治疗 2 型糖尿病的有效率可达 80%~85%，治疗效果可望长期保持。它是手术治疗糖尿病的首选术式。但是，该术式相对复杂，当不具备相应条件时通常可选择改良简易型胃肠短路术。

2. 改良简易型胃肠短路术　2 型糖尿病的治疗有效率平均可达 75%~85%。有时手术后，治疗效果可立即出现。由于它对 2 型糖尿病的治疗效果与 Y 形胃肠短路术相当，所以临床手术治疗中，若不具备行 Y 形胃肠短路术的条件，则应尽量考虑行该手术方式。需要注意的是，改良简易型胃肠短路术后的病人容易出现较明显的反流症状，严重影响病人的生活质量，必要时可考虑在术中加做小肠侧侧吻合（Brown 吻合）。

3. 胆胰旷置术和十二指肠转位术　2 型糖尿病的治疗效果最佳，有效率可高达 95%~100%。但由于手术复杂，并发症甚至死亡率高，术后营养紊乱严重，对国人暂不推荐推广。

4. 管状胃胃切除术　对 2 型糖尿病治愈率可达 65% 左右。适用于合并极重度肥胖的 2 型糖尿病病人，以及合并其他严重并发症的高危病人。

5. 可调节胃绑带术　2 型糖尿病的缓解率可达 60%~65%。效果较慢，一般需待病人体重有明显减轻后，方开始有治疗效果出现。由于该手术对 2 型糖尿病的治疗效果与病人的多余体重减少情况直接相关，对于减重效果不好的病例，糖尿病治疗效果亦不佳。对合并有肥胖症的轻度糖尿病或是糖耐量减退的病人推荐采用此术式，尤其是对年轻病人更为合适。

【疗效评判】

参照美国糖尿病协会的糖尿病诊治指南及相关文献报道，术后出现如下 2 型糖尿病治愈或缓解的表现，均可判定为治疗有效。

1. 无论术前采用饮食控制、口服药物治疗或是胰岛素治疗的病人，术后不再需要上述任何的干预措施，亦可长期保持随机血糖 <11.1mmol/L、空腹血糖 <7.0mmol/L、口服葡萄糖耐量试验 2 小时血糖 <11.1mmol/L、糖化血红蛋白 <6.5% 者，可判定为临床完全缓解。

2. 术前需使用胰岛素方能控制血糖，而术后仅需口服药物或饮食调整即可控制血糖至正常者，可判定为临床部分缓解。

3. 术前需要口服降糖药物方能控制血糖，而术后仅需饮食调整即可控制血糖至正常者，可判定为临床部分缓解。

4. 术前有明显的 2 型糖尿病并发症的出现，如糖尿病肾病、糖尿病视网膜病变等。术后这些糖尿病并发症消失或缓解者，判定为治疗有效。

5. 术前除 2 型糖尿病外，有代谢紊乱综合征的其他表现出现，如肥胖、高血脂、高血压、呼吸睡眠暂停综合征等，术后这些代谢紊乱综合征消失或缓解，亦判定为治疗有效。

（郑成竹　丁 丹）

参考文献

［1］Titi M, JENKINS J T, MODAK P, et al. Quality of life and alteration in comorbidity following laparoscopic adjustable gastric banding [J]. Postgrad Med J, 2007, 83 (981): 487-491.

［2］DEMARIA E J. Bariatric surgery for morbid obesity [J]. N Engl J Med, 2007, 356 (21): 2176-2183.

［3］ELDER K A, WOLFE B M. Bariatric surgery: a review of procedures and outcomes [J]. Gastroenterology, 2007, 132 (6): 2253-2271.

［4］MCNATT S S, LONGHI J J, GOLDMAN C D, et al. Surgery for obesity: a review of the current state of the art and future directions [J]. J Gastrointest Surg, 2007, 11 (3): 377-397.

［5］郑成竹，李心翔，胡兵．中国肥胖病现状及减肥手术的新概念——腹腔镜手术治疗肥胖病的手术指征及疗效评判新标准 [J]. 中国实用外科杂志，2007, 27 (2):

134-135.
[6] BUCHWALD H, AVIDOR Y, BRAUNWALD E, et al. Bariatric surgery: a systematic review and meta-analysis [J]. JAMA, 2004, 292 (14): 1724-1737.
[7] LAMOUNIER R N, PAREJA J C, TAMBASCIA A, et al. Incretins: clinical physiology and bariatric surgery-collelating the entero-endocrine system and a potentially anti-dysmetabolic procedure [J]. Obes Surg, 2007, 17 (5): 569-576.
[8] RUBINO F, KAPLAN L M, SCHAUER P R, et al. The Diabetes Surgery Summit Consensus Conference: Recommendations for the evaluation and use of gastrointestinal surgery to treat type 2 diabetes mellitus [J]. Ann Surg, 2010, 251 (3): 399-405.
[9] YANG W, LU J, WANG J, et al. Prevalence of diabetes among men and women in China [J]. N Engl J Med, 2010, 362 (12): 1090-1101.
[10] 丁丹，郑成竹．手术治疗肥胖症及糖尿病——在共识与争议中发展 [J]. 中国实用外科杂志，2011, 31 (1): 59-62.

第四十九章
小肠结肠疾病

第一节　解剖生理概要

【小肠的解剖】

小肠包括十二指肠、空肠与回肠,起自胃幽门,止于盲肠的回盲部。在成年人尸体解剖中测得小肠的平均长度约 5~6m,但各人差异很大。死后检查与正常生理状态下的长度也不完全相同。直接在人体上试测的结果是 3m 左右,与用长的减压管放入肠道内对比所得的结果相近。空肠约占全小肠的 40%,回肠占 60%。小肠的直径上粗下细,其终部最窄。

1. 十二指肠　十二指肠自第 1 腰椎平面与脊椎右侧相对处的胃幽门开始,止于十二指肠空肠曲,全长约 25cm,形如“C”,胰头位于此弯曲部分。十二指肠的位置既深又固定,且与肝和胰腺相连,与其他部位的小肠截然不同,详见第四十八章。

2. 空肠　空肠起始于十二指肠空肠曲。空肠在横结肠系膜下区,依小肠系膜而盘曲于腹腔内,呈游离活动的肠襻,全长约 2m,由肠系膜上动脉的分支供血。空肠主要位于左上腹与脐部,但也可至腹腔的其他部位。空肠的黏膜有许多环形皱襞(图 49-1),隔着肠壁即可摸到这些皱襞。空肠肠腔较宽,壁较厚,肠系膜脂肪较少,血管网较清楚,血管弓较少,末端小直血管较少而长。空肠壁上的淋巴滤泡较少,称孤立淋巴滤泡。空肠下与回肠相接。

3. 回肠　回肠全长为 3m 左右,其部位、形态随着小肠由上而下的走向而逐渐改变。回肠附着的系膜在右下腹后壁,因此它的位置大都在下腹与盆腔内。随着小肠下行,肠管亦逐渐变细,肠壁逐渐变薄而其附着的肠系膜血管吻合弓变细、变密,多至 3~4 个,末端小直血管较多而短。肠系膜的脂肪积聚逐渐增多变厚,血管网较为模糊。回肠的黏膜皱襞在小肠的下端逐渐减少,直至完全消失。回肠除有孤立淋巴滤泡外,在回肠壁的对肠系膜缘有丛集的淋巴滤泡,形成片状且较多,称集合淋巴滤泡,又称 Peyer 斑(图 49-2)。回肠末端通过回盲瓣在右下腹与盲肠连接。

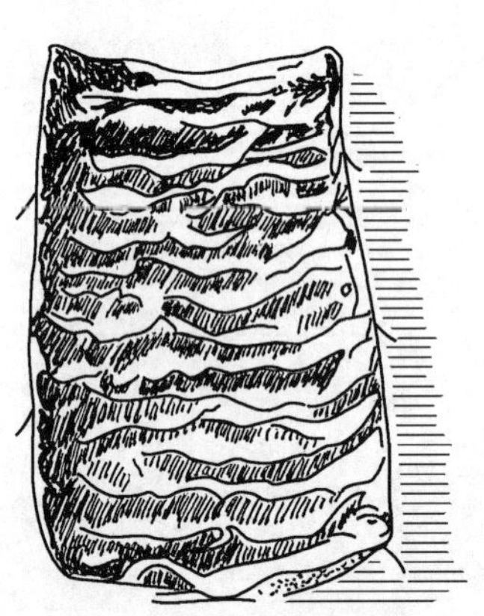

图 49-1　小肠黏膜皱襞

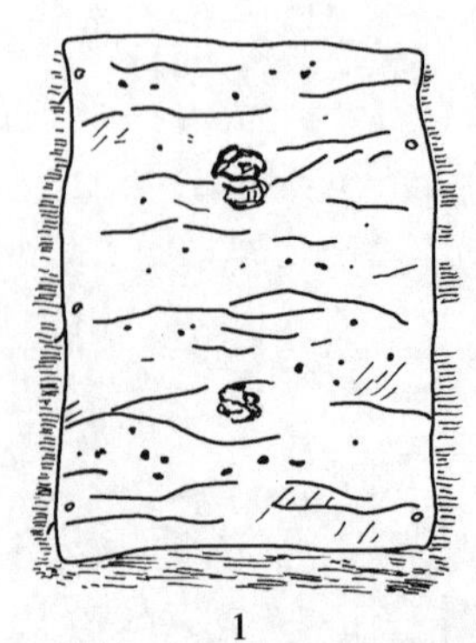

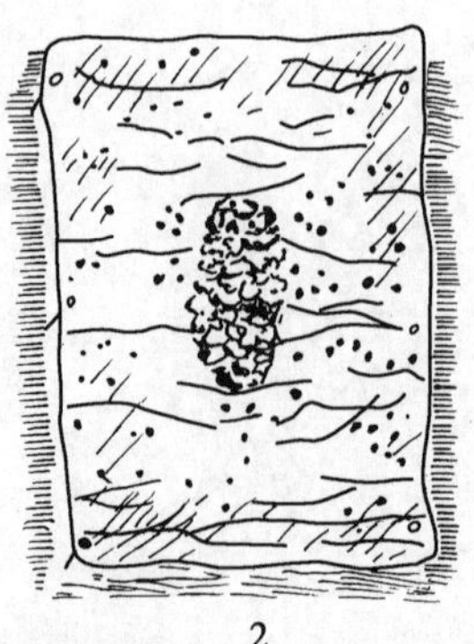

1　　2

图 49-2　小肠肠壁淋巴滤泡
1. 空肠部分;2. 回肠部分

空肠和回肠的交接处没有明显的界线。但是在结构上空肠与回肠有若干区别点(表 49-1),在手术时,可借助这些区别点,辨认小肠是空肠还是回肠。小肠肠壁分为 4 层:浆膜(即脏腹膜)、肌层、黏膜下层和黏膜。肌层又分为外层纵肌和内层环肌。

表 49-1 空肠和回肠的区别点

	空肠	回肠
位置	左侧腹部	右侧下腹部及盆腔
肠腔	宽	窄
肠壁	厚	薄
黏膜环形皱襞	明显	不明显
肠系膜	薄,系膜血管明显可见	厚而富含脂肪,系膜血管不明显
肠系膜血管弓	较少,小直血管长而细	多细密,小直血管短而密
淋巴滤泡	很少,较小成点块状	多,圈环,呈片状
颜色	较红	较浅

在所有腹腔脏器中,小肠所占体积最大。因此,受伤的机会理应最多,但小肠具有弹性,各肠曲间的活动亦较自由,范围较大,可借以躲让外来的压力,损伤得以减少。腹部闭合伤时,小肠损伤较实质性脏器损伤少。在开放性腹部伤,肠损伤约占半数。

小肠壁发生小的刺伤伤口时,可因小肠壁肌层收缩将小破口封闭,而无肠液外漏。如伤口大或黏膜外翻,则难于自行闭合。在闭合性损伤时,肠管被压抵脊柱或骶骨时,损伤常较重,破损较大甚至近于横断。

肠黏膜的表面有大量肠绒毛,绒毛为肠上皮所覆盖,肠上皮由柱状细胞、杯状细胞和内分泌细胞构成。柱状细胞又称吸收细胞,是主要的肠上皮功能细胞,具有吸收功能,约占肠上皮细胞总数的 90%,在吸收细胞的游离面有大量密集的微绒毛,形成刷状缘。杯状细胞合成与分泌黏蛋白。在绒毛下固有层内有腺,为单直管状,其顶端开口于绒毛之间的黏膜表面。肠上皮的底都有 Paneth 细胞和未分化细胞,Paneth 细胞分泌溶菌酶,未分化细胞可以增殖分化、修复上皮。肠上皮不断地更新,每分钟有几千万个细胞脱落,但不断有新生细胞进入绒毛,每 3~7 天为一更新周期。在固有膜的网状结缔组织间隙中有很多淋巴细胞包括 T 和 B 淋巴细胞,还有许多浆细胞、巨噬细胞。因此,小肠具有免疫功能。

4. 空肠回肠的肠系膜　小肠系膜含有供给小肠的神经血管系统。其腹壁附着部或肠系膜根部从第 2 腰椎左侧往下伸至右侧,它横过十二指肠水平部的腹侧,跨过主动脉和下腔静脉、输尿管而至右骶髋关节的部位。其根部的附着部长约 15cm,其内含有动脉、静脉、淋巴管和神经(图 49-3,图 49-4)。肠系膜的深度(指肠系膜根部至肠缘的距离)在小肠的两端都不长,而以跨过脊柱的部分为最长,一般不超过 20~25cm。

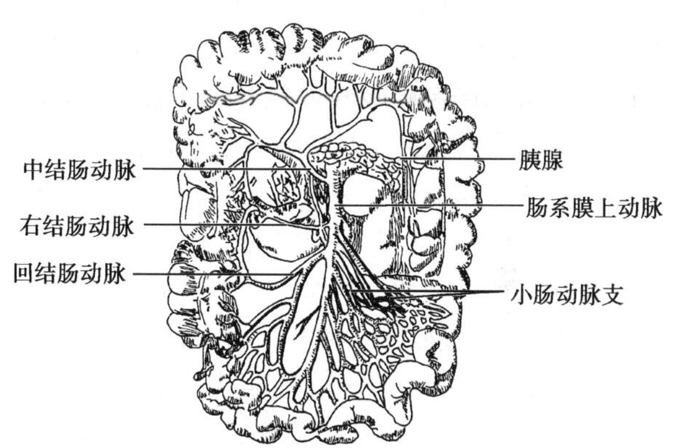

图 49-3 肠系膜上动脉及其分支

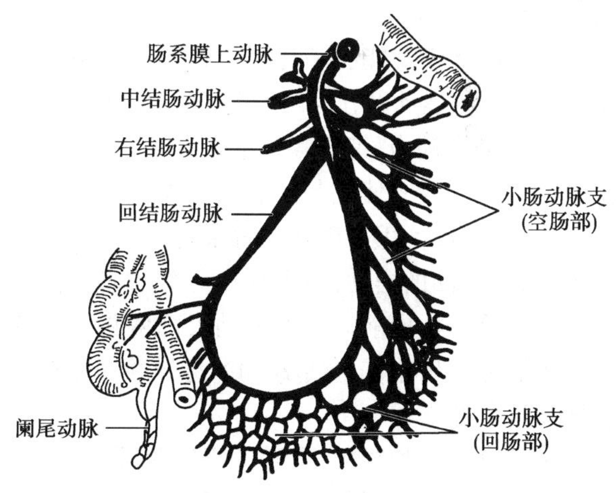

图 49-4 空肠回肠部的动脉支

肠系膜上动脉在其起始处附近分出十二指肠下动脉,后者在胰头与十二指肠之间。肠系膜小血管先后穿过浆膜、肌层和黏膜下层。主要的动脉分支被破坏后,由这些血管所供应的肠管便易发生坏死。

小肠静脉的分布与动脉大致相同,最后汇合成为肠系膜上静脉。它与肠系膜上动脉并行,在胰颈的后方与脾静脉汇合形成门静脉。肠系膜上静脉损伤或发生栓塞时,也可致小肠静脉充血、坏死和腹膜炎。

小肠由自主神经支配,交感神经的内脏神经以及部分迷走神经纤维在腹腔动脉周围及肠系膜上动脉根部组成腹腔神经丛和肠系膜上神经丛,然后发出神经纤维至肠壁。交感神经兴奋使小肠蠕动减弱,血管收缩;迷走神经兴奋使小肠蠕动增强,肠分泌增加,并使回盲部括约肌松弛,小肠的痛觉由内脏神经的传入纤维传导。

【小肠的生理】

小肠的主要生理功能是消化和吸收(同化作用)。除胰液、胆液及胃液等可继续在小肠内起消化作用外,小肠黏膜腺体也能分泌含有多种酶的碱性肠液,其中最主要的是多肽酶(肠肽酶),它能将多肽变为可由肠黏膜吸收的氨基酸。食糜在小肠内分解为葡萄糖、氨基酸、脂肪酸后,即被小肠黏膜吸收。小肠黏膜上有许多绒毛(估计有500万个),每一个绒毛被柱状上皮细胞覆盖,含有一个毛细血管襻和淋巴管(乳糜管),因而使吸收面积大为增加,构成近 $10m^2$ 的吸收面。葡萄糖、氨基酸及40%脂肪酸系由毛细血管吸收,经过门静脉到达肝内。其余60%脂肪酸则由乳糜管吸收,到达乳糜池及胸导管内。除食物外,胃液、胆汁、胰液、肠液内的电解质,以及摄入的大量电解质也在小肠内被吸收进入血液循环。

小肠的运动功能在消化吸收过程中起着重要作用。小肠的运动可分为两大类:第一类系蠕动所形成的前进推动力,带着食糜沿着肠道下行;第二类是使食糜混合并使之与肠黏膜密切接触。这一类动作又可分为:①有节律的分节运动,将食糜一分再分;②来回的摆动,将食糜在局部的肠襻内摆来摆去。第一类向前运动的蠕动大部依靠肠系膜上完整的神经丛控制,但是蠕动的传导并非完全通过神经丛来维持。

小肠被大量切除后,营养的吸收将受到妨碍。吸收最差的是脂肪,其次是蛋白质,碳水化合物是易被吸收的营养物质。根据临床实践,空肠与回肠保留100cm以上,并有回盲部,经过机体的代偿,仍足以维持所需营养的消化、吸收。

末端回肠对蛋白质、脂肪、碳水化合物有良好的吸收功能,并具有对某些微量物质(铜、维生素K和维生素 B_{12})与胆汁的特定吸收功能。因此,大量小肠切除后,虽然切除的长度相当,但营养障碍在回肠被切除的病例较为明显。

小肠除有消化吸收与运动功能外,胃肠道的大量内分泌细胞还有分泌激素的功能,它们能摄取胺前身物,脱羧后产生多肽激素,它们和胰腺的内分泌细胞同属胺与胺前体摄取和脱羧细胞(APUD),这些细胞统称为胃肠胰内分泌细胞(gastro-entero-pancreatic endocrine cell,GEP)。现已知的肠道内分泌有5-HT肽类、生长抑素、胃泌素、缩胆囊素、胰酶(胰液素)、胃动素、抑胃多肽、神经降压肽、肠高血糖素和瘦素等。它们的生理功能有的比较明确,有的尚不完全清楚。这些激素具有调节消化道功能的作用。

20世纪80年代以后,对肠道的免疫功能进一步的认识。肠道系统含有全身60%的淋巴细胞,占全身产生IgA细胞的70%。人类每日进入的饮食中含有大量细菌、寄生虫与病毒以及其他一些有害物质,但不能进入肠腔外机体中,主要是肠黏膜有屏障作用(barrier function)。现在认为肠黏膜屏障包括以下三部分:①由黏膜细胞及紧密连接部组成的黏膜屏障;②由黏液、消化液及肠腔内的(益生菌)构成的生物屏障;③由上皮间淋巴细胞与SIgA等组成的免疫屏障。当肠黏膜屏障发生障碍,有产生细菌易位(enteric bacterial translocation)的可能,加重机体的免疫炎症反应。

【大肠的解剖】

盲肠、结肠和直肠,全长约1.5m,为全肠道的1/5~1/4。

1. 盲肠　盲肠是大肠的起端。它的长度和宽径相仿,各约6.0cm,是大肠的最宽部分。它的肠壁很薄,有脏腹膜包绕,但无系膜,因而经常呈半游离状态,位于右髂窝内。但也可能高达肝下或低达盆腔内。有时由于升结肠肠系膜未与后腹壁腹膜完全融合,盲肠可以移动至腹腔中部。盲肠的左内侧与末端回肠相连接,远端连接向上行的升结肠。盲肠的起始部靠近末端回肠交接处,与阑尾相连。在回盲交界处的肠腔内的上、下方有黏膜和环肌折叠所形成的瓣膜,称回盲瓣(图49-5),具有括约肌样的作用。它可调节食糜进入盲肠的速度,并防止粪便反流至回肠。切除回盲部后,食糜进入到结肠的速度加快,引起腹泻。大量小肠切除后,营养的消化、吸收状况与回盲部是否保留有明显的关系。

2. 结肠　结肠包括升结肠、横结肠、降结肠和乙状结肠。它的下端与直肠相接。结肠与盲肠交界处的直径约为6cm,以后逐渐变细,到乙状结肠的终部时直径为2~3cm。

(1)升结肠:长约15cm。其下缘通常与髂嵴接触,其上缘则在第10肋跨过腋中线的水平。其后侧有右肾下部，内侧有腰大肌与十二指肠的降部。

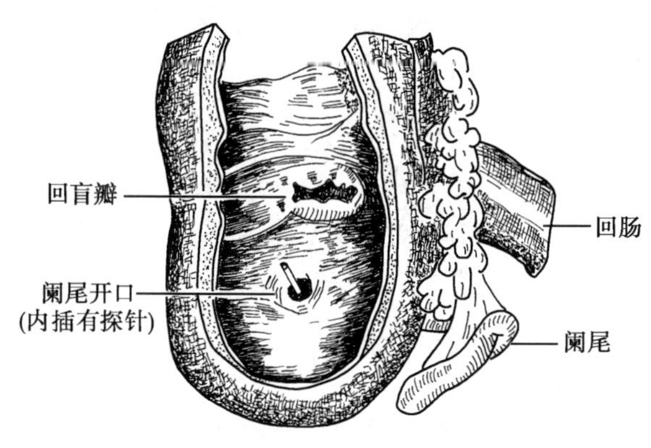

图 49-5 回盲瓣

右侧的升结肠和左侧的降结肠的后侧无脏腹膜覆盖，亦无系膜附着，成为紧靠腹后壁的间位肠管，位置固定。当腹膜外部分受外伤穿破时，可以引起腹膜后感染。

(2) 横结肠：横结肠完全为腹膜覆盖。因此，它是十分游离的肠段，长约 60cm。横结肠具有横结肠系膜，横结肠及其系膜将腹腔大致分为结肠上区和结肠下区两部分。这是一道自然的屏障，能防止上、下两部位发生相互感染。胃结肠韧带和大网膜附着于横结肠前方。

横结肠系膜根部与十二指肠水平部和升部、十二指肠空肠曲和胰腺有密切的解剖关系。横结肠系膜中有中结肠动脉，如被损伤，将造成横结肠缺血性坏死。

横结肠与右侧升结肠的交界处称为肝曲，与左侧降结肠的交界处称为脾曲。肝曲与脾曲结肠虽都有腹膜覆盖，且有系膜连着，但分别各有肝曲韧带、脾曲韧带和肝脏、脾脏、腹膜后相连，位置固定。脾曲的位置较肝曲为高，肝曲位于肝右叶脏面与右肾下极前面之间。前内侧与胆囊底，后内侧与十二指肠降部相邻，游离肝曲时要注意肝脏和十二指肠。脾曲位置较深，在肋缘之后并部分为胃所覆盖，其后侧为肾脏，左侧脾曲游离时要注意脾脏下极、胃大弯和后侧的输尿管。

(3) 降结肠：从结肠脾曲至髂嵴，长约 25cm。其后侧面直接与腰方肌上的肌膜接触，无腹膜，其余部分有腹膜覆盖。降结肠的部位较升结肠深，很少有肠系膜。

(4) 乙状结肠：乙状结肠从髂嵴开始，在第 3 骶椎终止，长约 40cm。它分为固定段（骶段）和活动段（骨盆段）。髂段位于髂窝内，无系膜。骨盆段较长，由骨盆乙状结肠系膜悬于骨盆后壁。当系膜长时，这一段的活动度很大。但有时系膜很短或无系膜，它可不弯曲而直接从髂段下行至直肠。

盲肠、结肠在肉眼辨认上有三个特点：①盲肠、结肠的管壁上有 3 条纵行的结肠带附于肠壁表面。这些结肠带是由肠壁的纵行平滑肌纤维汇集而组成的 3 条并行的纤维带，到达直肠时消失。②肠管的长度较结肠带为长，由于结肠带的限制而形成袋形皱折，称为结肠袋。③结肠壁上有肠脂垂，这些肠脂垂是由脏腹膜间的脂肪积聚而成的指状突起。

盲肠、升结肠、横结肠的动脉血液来自肠系膜上动脉的分支，即回结肠与右、中结肠动脉。降结肠、乙状结肠与直肠的血液则由肠系膜下动脉的分支，即左结肠动脉和乙状结肠动脉、直肠上动脉供给（图 49-6）。

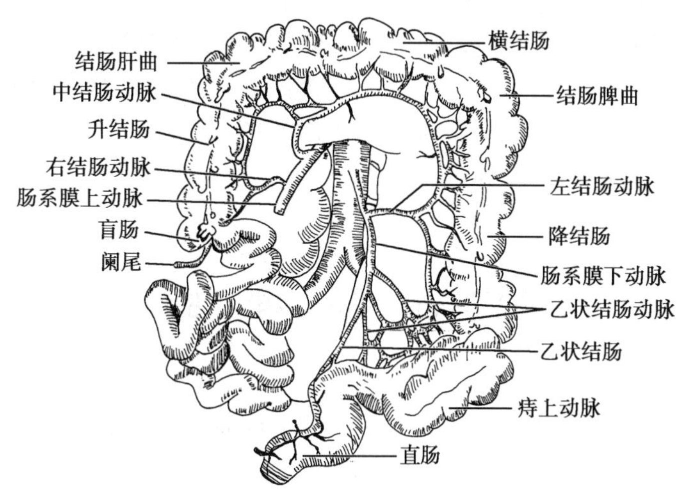

图 49-6 肠系膜下动脉及其分支

回结肠动脉供应盲肠。右结肠动脉在回结肠动脉的上方，自肠系膜上动脉分出，并在右侧结肠系膜后间隙的腹膜后方行走。在接近结肠时分出上、下两支，下行支与回结肠动脉的结肠支吻合，上行支与中结肠动脉的右支吻合，此上下两支均供应升结肠。

中结肠动脉在胰腺下缘，起自肠系膜上动脉，在横结肠系膜内走行并分为左右两支，与左右结肠动脉吻合。右支供应横结肠的右侧1/3，左支供应左侧的2/3。

肠系膜下动脉在主动脉分叉处上方10cm处自主动脉分出。它分出左结肠动脉供应降结肠；乙状结肠动脉，供应乙状结肠；直肠上动脉供应直肠近端。

结肠的静脉大部与动脉伴行，血液经过肠系膜上静脉与下静脉回流至门静脉。

结肠的神经支配在左、右侧有所不同。左半结肠由盆神经发出的副交感神经纤维和由肠系膜下神经丛发出的交感神经纤维支配；右半结肠则由迷走神经发出的副交感神经纤维和由肠系膜上神经丛发出的交感神经支配。

结肠淋巴结可分为四组：①结肠上淋巴结，位于肠壁肠脂垂内；②结肠旁淋巴结，位于边缘动脉附近及动脉与肠壁之间；③中间淋巴结，位于结肠动脉周围；④中央淋巴结，位于肠系膜上、下动脉的周围(图49-7)。结肠淋巴结的分布与动脉相似，右半结肠的淋巴经各组淋巴结汇集注入肠系膜上动脉根部淋巴结，并与小肠的淋巴汇合，再注入腹主动脉旁的淋巴结；左半结肠的淋巴则注入肠系膜下动脉根部的淋巴结，再至腹主动脉旁淋巴结。结肠的淋巴不仅流向结肠动脉根部的淋巴结，而且与邻近动脉弓附近的淋巴结相通，因此在行结肠癌根治手术时，应将该部位结肠动脉所供应的整段肠管及其系膜全部切除。

结肠壁如同小肠也分为黏膜、黏膜下层、肌层和外膜等四层。黏膜表面无绒毛，也无环行皱襞。

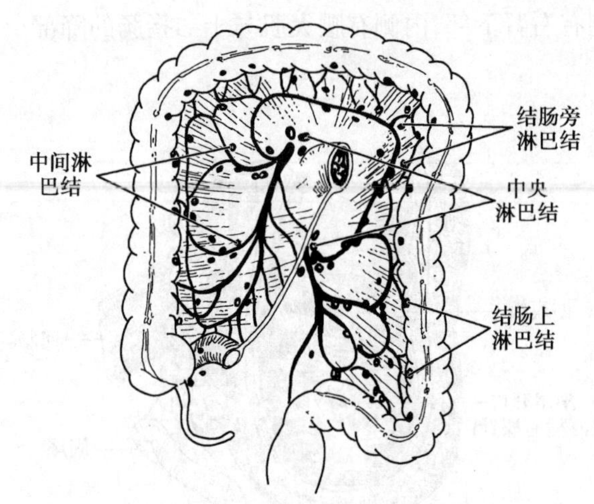

图49-7　结肠淋巴结的分布

黏膜表面上皮由吸收细胞和杯状细胞组成，含有未分化细胞，结肠上皮细胞经常脱落，不断再生补充，更新期约为6天。

【结肠的生理】

结肠的主要功能是吸收水分和储存粪便。除水分外，葡萄糖和无机盐也可以在结肠内吸收，吸收功能在右半结肠较为明显。在大量小肠切除后，经过代偿，右半结肠可能吸收部分氨基酸。左半结肠的功能主要是储存粪便。粪便一般储存在乙状结肠内，平时直肠内无粪便，仅在排便前或排便时，才有粪便充盈。结肠黏膜分泌黏液，使黏膜滑润不致因粪便通过而受损伤。

结肠运动有节段性和推进性收缩两种，前者主要将右半结肠内容物来回揉挤，以促水分和盐类的吸收；后者则将粪便向远端推送。通常钡餐造影后钡在4小时后到达肝曲，6小时后到达脾曲，24小时后完全排出。

结肠内含有大量细菌，其中以厌氧类杆菌、厌氧乳酸杆菌和梭状芽胞杆菌数量最多。这些细菌除能抑制某些病原菌外，还可利用肠内的物质合成维生素K、维生素B复合物、短链脂肪酸等以供体内需要。

(黎介寿　任建安)

第二节　肠梗阻

一、概述

肠梗阻(intestinal obstruction)是常见的一种外科急腹症，由于它变化快，需要早期作出诊断、处理。诊治的延误可使病情发展加重，甚至出现肠坏死，腹膜炎等严重的情况。

【病因】

以往将肠梗阻的病因主要可分为两大类：①机

械性；②动力性。有作者将血运障碍引起的肠动力性梗阻称为血运性肠梗阻。经临床多年的实践与探讨，现认为需要进行外科处理的肠梗阻主要是机械性因素引起的肠梗阻。故本节所讨论将以机械性肠梗阻为主。

1. 机械性　当前，将机械性肠梗阻的病因归纳为三类（表 49-2）。

（1）肠壁内的病变：这些病变通常是先天性的，或是炎症、新生物、创伤引起。先天性病变包括先天性肠扭转不良、梅克尔憩室、炎症等。在炎症性疾病中克罗恩病最常见，也还有结核、放线菌病甚至嗜伊红细胞肉芽肿。当然，原发性或继发性肿瘤，肠道多发息肉，也都可以产生梗阻。创伤后肠壁内血肿可以产生急性梗阻也可因其后的缺血产生瘢痕而狭窄、梗阻。各种原因引起的肠套叠、肠管狭窄都可引起肠管被堵、梗阻。

（2）肠壁外的病变：手术后、先天性或炎症后的肠粘连是产生肠梗阻的常见肠壁外病变。在我国，疝也是肠梗阻的常见原因，其中以腹股沟疝最多见。其他如股疝、脐疝以及一些少见的先天性疝如闭孔疝、坐骨孔疝也可产生肠梗阻。手术后造成的间隙或缺口而导致的疝如胃空肠吻合后，结肠造口或回肠造口后造成的间隙或系膜缺口，外伤性膈肌破裂均可造成小肠进入而形成疝与梗阻。先天性环状胰腺、腹膜包裹、小肠扭转也都可产生梗阻。腹膜肿瘤或癌肿腹膜种植、肠外肿瘤、局部软组织肿瘤转移、腹腔炎性肿块、脓肿、肠系膜上动脉压迫综合征，均可引起肠梗阻。

（3）肠腔内病变：相比之下，这一类病变较为少见，但在我国临床上仍可见到，特别是在基层医院能遇到这类病人，如寄生虫（蛔虫）、粗糙食物形成的粪石、发团、胆结石等在肠腔内堵塞导致肠梗阻。

2. 动力性　又称为麻痹性肠梗阻（paralytic ileus），它又分为麻痹性与痉挛性两类，是由于神经抑制或毒素刺激以致肠壁肌肉运动紊乱所致。麻痹性肠梗阻较为常见，发生在腹腔手术后、腹部创伤或急性弥漫性腹膜炎病人，由于严重的神经，体液与代谢（如低钾血症）改变所致。痉挛性较为少见，可在急性肠炎、肠道功能紊乱或慢性铅中毒病人发生。常见的原因可参见表 49-2、表 49-3。

表 49-2　成年人机械性小肠梗阻的病因

肠壁病变	肠壁外病变	肠腔内梗阻
（一）先天性	（一）粘连	（一）胆结石
1. 转位不良	1. 手术后	（二）粪石
2. 美克憩室	2. 先天性	（三）毛发团
3. 肠管重复畸形	3. 炎症后	（四）异物
4. 囊肿	（二）疝	（五）寄生虫（绦虫，蛔虫）
（二）炎症性	1. 腹壁疝	
1. 感染性	腹股沟、股、脐，腹壁白线、腰、腹壁间层、闭孔、坐骨孔与会阴疝	
(1)结核	2. 腹内疝	
(2)放线菌病	十二指肠旁沟、胃小网膜孔、膈肌、肠系膜、盲肠旁、乙状结肠间、阔	
(3)憩室炎	韧带	
2. 克罗恩病	3. 手术后	
3. 嗜伊红肉芽肿	(1)切口	
（三）新生物	(2)造口旁	
1. 原发性肿瘤	(3)切口裂开	
(1)良性	(4)肠系膜缺损内疝	
(2)恶性	（三）先天性	
2. 转移性肿瘤	1. 环状胰腺	
3. Peutz-Jeghers 综合征	2. 扭转	
（四）创伤性	3. 脐肠瘘	
1. 血肿	4. 腹膜包囊	
2. 缺血性狭窄	（四）肿瘤	
（五）其他	1. 癌症	
1. 肠套叠	2. 肠外肿瘤	
2. 子宫内膜移位	3. 软组织肿瘤复发（腹膜后，肠系膜）	
3. 放射性肠炎	（五）炎症	
	1. 腹腔内脓肿	

续表

肠壁病变	肠壁外病变	肠腔内梗阻
4. 放射后狭窄 5. 应用抗凝药后肠壁血肿	2. 淀粉样腹腺炎 3. 脾组织植入 (六) 其他 1. 肠系膜上动脉压迫综合征 2. 腹膜透析或腹腔化疗引起的硬化性腹膜炎 3. 腹茧症	

表 49-3 麻痹性肠梗阻的原因

反射性(神经源性)	代谢性	药物性	感染	假性肠梗阻
1. 手术后(生理性肠麻痹)	1. 低钾血症	1. 抗胆碱能药物	1. 脓毒症	1. 特异性全身性疾病
2. 脊椎损伤	2. 尿毒症	2. 自主神经阻滞剂	2. 肺炎	2. 巨结肠症
3. 腹膜后刺激	3. 电解质紊乱	3. 抗组胺药物	3. 腹膜炎	3. 原因不明
(1)手术创伤	4. 黏液性水肿	4. 精神病类药物 吩噻嗪(phenothiazine) 氟哌啶醇(haloperidol) 三环抗抑郁剂(tricyclicantideprssants)	4. 带状疱疹	
(2)血肿	5. 糖尿病性昏迷	5. 阿片类	5. 类圆线虫	
(3)输尿管绞痛	6. 甲状旁腺功能减低	6. 可乐定(clonidine)	6. 破伤风	
(4)感染		7. 乙醇	7. 小肠多发性憩室(细菌过度繁殖)	
		8. 菌类毒物	8. 空回肠短路	
		9. 儿茶酚胺		
		10. 长春新碱		

3. 血运性　亦可归纳入动力性肠梗阻之中，是肠系膜血管发生血栓形成或栓子栓塞，从而有肠血管堵塞，循环障碍，肠失去蠕动能力，肠内容物停止运行出现肠麻痹现象。但是它可迅速继发肠坏死，在处理上与肠麻痹截然不同。

4. 某些特殊的肠梗阻　假性肠梗阻(intestines pseudo-obstruction)：假性肠梗阻的治疗主要是非手术方法，仅有些因并有穿孔、坏死等而需要进行手术处理。重要的是认识这一类型肠梗阻，不误为其他类型肠梗阻，更不宜采取手术治疗，因此将其列出以引起外科医师的注意。假性肠梗阻与麻痹性肠梗阻不同，它无明显的病因可查，它是一慢性疾病，表现有反复发作肠梗阻的症状，有肠蠕动障碍、肠胀气，但十二指肠与结肠蠕动可能正常，病人有腹部绞痛、呕吐、腹胀、腹泻甚至脂肪泻，体检时可发现腹胀、肠鸣音减弱或正常，腹部 X 线片不显示有机械性肠梗阻时出现的肠胀气与气液平面。

不明原因的假性肠梗阻可能是一种家族性疾病，但尚不清楚是肠平滑肌还是肠壁内神经丛有异常。近年来，有报告认为肠外营养是治疗这类病人的一种方法。

上述分类的依据是发病的原因，还有其他的分类：

肠梗阻还可按病理改变或症状分为：

(1)单纯性和绞窄性：不论发病的原因，而根据肠管血液循环有无障碍分类。无血液循环障碍者为单纯性肠梗阻，如有血液循环障碍则为绞窄性肠梗阻，绞窄性肠梗阻因有血液循环障碍，其病理生理改变明显有别于单纯性肠梗阻，改变快，可以导致肠壁坏死、穿孔与继发腹膜炎，可发生严重的脓毒症，对全身的影响甚大，如处理不及时，死亡率甚高。因之，当诊断与观察、治疗肠梗阻时，应及早鉴别单纯性与绞窄性肠梗阻。

(2)完全性与不完全性：根据梗阻的程度而分，完全性肠梗阻的病理生理改变与症状均较不完全性梗阻明显，需要及时、积极地处理。如果一段肠襻的两端均有梗阻，形成闭襻，称闭襻型肠梗阻。虽属完全性肠梗阻，但有其特殊性，局部肠襻呈高度膨胀，局部血液循环发生障碍，容易发生肠壁坏死、穿孔。结肠梗阻尤其是升结肠，横结肠肝曲都有梗阻也会出现闭襻型肠梗阻的症状，因回盲瓣为防止逆流而关闭。

(3)根据梗阻的部位分为高位、低位和小肠、结肠梗阻：也可根据发病的缓急分为急性和慢性。

分类是为了便于诊断与治疗，这些分类中有相互交错，且梗阻也可以转化，要重视早期诊断，适时给予合理治疗。

【病理生理】

肠梗阻可引起局部和全身性的病理和生理变化，慢性不完全性肠梗阻的局部主要改变是梗阻近端肠壁肥厚和肠腔膨胀，远端肠管变细、肠壁变薄。继发于肠管疾病的病理性肠梗阻，梗阻部还具有原发疾病的改变如结核、克罗恩病(Crohn's disease)等。急性肠梗阻随梗阻的类型及梗阻的程度而有不同的改变，概括起来有下列几方面。

1. 全身性病理生理改变

(1)水、电解质和酸碱失衡：肠梗阻时，吸收功能发生障碍，胃肠道分泌的液体不能被吸收返回全身循环系统而积存在肠腔内。同时，肠梗阻时，肠壁继续有液体向肠腔内渗出，导致了体液在第三间隙的丢失。如为高位小肠梗阻，病人将出现大量呕吐更易并发脱水，并随着液体电解质的丢失而出现电解质紊乱与酸碱失衡。胆汁及肠液均为碱性，损失的 Na^+、K^+ 较 Cl^- 多，再加之组织灌注不良与禁食而易有代谢性酸中毒。但在高位小肠梗阻时，胃液的丧失多于小肠液，则有可能出现代谢性碱中毒。K^+ 的丢失可致肠壁肌张力减退，引起肠腔膨胀。

(2)休克：肠梗阻如未得到及时适当的治疗，大量失水、失电解质可引起低血容量休克。在手术前由于体内代偿性的调节，血压与脉搏的改变不明显。但在麻醉后，机体失去调节的功能，休克的症状可迅速表现出来。另外，由于肠梗阻引起了肠黏膜屏障功能障碍，肠道内细菌、内毒素易位至门静脉和淋巴系统，可并发腹腔内感染或全身性感染，也可因肠壁坏死、穿孔而有腹膜炎与感染性休克。在绞窄性肠梗阻时，常是静脉回流障碍先于动脉阻断，致动脉血仍不断流向肠壁、肠腔，还因有血流障碍而迅速发生肠坏死，出现感染和低血容量休克。

(3)脓毒症：肠梗阻时，肠内容物淤积，细菌繁殖，因而产生大量毒素，可直接透过肠壁进入腹腔，致使肠内细菌易位引起腹腔内感染与脓毒症或脓毒症休克。在低位肠梗阻或结肠肠梗阻时更明显。回肠腔内有较多的细菌，在梗阻未解除前，因静脉反流有障碍，肠内毒素被吸收较少。但一旦肠梗阻被解除血液循环恢复后，毒素大量易位至淋巴或门静脉内，而出现脓毒症、脓毒症休克。因此，在解决梗阻前应先消除肠内积存的感染性肠液。

(4)呼吸和心脏功能障碍：肠腔膨胀时腹压增高，膈肌上抬，腹式呼吸减弱，可影响肺内气体交换。同时，因血容量不足、下腔静脉被压而致下肢静脉血回心血量减少，均可使心排血量减少。当腹腔内压力 >20mmHg 且伴有脏器功能障碍时即表现为腹腔间室综合征(abdominal compartment syndrome)。

2. 局部病理生理改变

(1)肠腔积气、积液：有学者应用放射性核素标记的水、钠与钾进行研究。发现，在小肠梗阻的早期(< 12 小时)，吸收功能降低，水与电解质积存在肠腔内。24 小时后不但是吸收减少而且分泌也增加。同时，梗阻部以上肠腔有积气，来自：①吞咽的空气；②重碳酸根中和后产生的 CO_2；③细菌发酵后产生的有机气体。吞咽的空气是肠梗阻时很重要的气体来源，它的含氮量高达 70%，而氮又是一种不被肠黏膜吸收的气体。CO_2 的量虽大，但它易被吸收，不是产生肠胀气的主要原因。

(2)肠蠕动增加：正常时肠管蠕动受自主神经系统、肠管本身的肌电活动和多肽类激素的调节控制。在发生肠梗阻时，各种刺激增强而使肠管活动增加，高位肠梗阻时，频率较快，每 3~5 分钟即可有 1 次。低位肠梗阻的间隔时间较长，10~15 分钟 1 次，但如梗阻长时间不解除，肠蠕动又可逐渐变弱甚至消失，出现肠麻痹。

(3)肠壁充血水肿、通透性增加：正常小肠腔内压力约为 0.27~0.53kPa。发生完全性肠梗阻时，梗阻近端压力可增至 1.33~1.87kPa，强烈蠕动时可达 4kPa 以上。在肠内压增加时，肠壁静脉回流受阻，毛细血管及淋巴管淤积，引起肠壁充血水肿，液体外渗。同时由于缺氧，细胞能量代谢障碍，致使肠壁通透性增加，液体可自肠腔渗透至腹腔。在闭襻型肠梗阻中，肠内压可增加得更高，使小动脉血流受阻，引起点状坏死和穿孔。

概括起来,高位小肠梗阻易有水、电解质与酸碱失衡。低位肠梗阻容易出现肠腔膨胀,感染及中毒。绞窄性肠梗阻易引起休克。结肠梗阻或闭襻型肠梗阻则易出现肠穿孔、腹膜炎。如治疗不及时或处理不当,不论何种类型肠梗阻都可出现上述的各种病理生理改变。

【临床表现】

各种类型肠梗阻虽有不同的病因,但共同的特点均为肠管的通畅性受阻,肠内容物不能正常地通过。因此,病人有程度不同的腹痛、呕吐、腹胀和停止排便排气等症状。

1. 症状

(1)腹痛:腹痛是机械性肠梗阻最先出现的症状,是由于梗阻以上肠管内容物不能向下运行,肠管剧烈蠕动所致。呈阵发性剧烈绞痛,且在腹痛发作时,病人自觉有肠蠕动感,且有肠鸣,有时还可出现移动性包块。腹痛可呈全腹性或仅局限在腹部的一侧。在高位肠梗阻时,腹痛发作的同时可伴有呕吐。

单纯性肠梗阻时,腹痛逐渐加重,而后由重减轻。减轻可能是梗阻有所缓解,肠内容物可以通向远段肠管。但也有可能是由于梗阻完全,肠管高度膨胀,腹腔内有炎性渗出或腹膜炎,肠管进入麻痹状态。这时,腹痛虽减轻,但全身症状加重,特别是毒性症状明显。

单纯性结肠梗阻的腹痛可以不明显,但在绞窄性或闭襻性肠梗阻时,也可有阵发性胀痛。

绞窄性肠梗阻由于有肠管缺血和肠系膜嵌闭,腹痛往往是持续性腹痛伴有阵发性加重,疼痛也较剧烈。绞窄性肠梗阻也常伴有休克及腹膜炎症状。

麻痹性肠梗阻的腹胀明显,腹痛不明显,阵发性绞痛尤为少见。

(2)腹胀:腹胀的发生在腹痛之后,低位梗阻的腹胀较高位梗阻为明显。在腹壁较薄的病人,常可显示梗阻部位的上部肠管膨胀出现肠型。高位小肠梗阻常表现为上腹尤其是上腹中部有饱胀。低位小肠梗阻为全腹性胀气,以中腹部为明显。低位结肠梗阻时,呈全腹性广范围的胀气。闭襻式肠梗阻可出现局限性腹胀。

(3)呕吐:呕吐是机械性肠梗阻的主要症状之一。高位梗阻的呕吐出现较早,在梗阻后短期即发生,呕吐较频繁。在早期为反射性,呕吐物为食物或胃液,其后为胃液、十二指肠液和胆汁。低位小肠梗阻的呕吐出现较晚,初为胃内容物,静止期较长。后期的呕吐物为积蓄在肠内并经发酵、腐败呈粪样带臭味的肠内容物。如肠系膜血管有绞窄,呕吐物为咖啡色,棕色,偶有新鲜血液。在结肠梗阻时,少有呕吐的现象。

(4)排便排气停止:在完全性肠梗阻,排便排气停止是肠梗阻的主要症状。在梗阻发生的早期,由于肠蠕动增加,梗阻部位以下肠内积存的气体或粪便可以排出。当早期开始腹痛时尚有排便排气现象,容易误为肠道仍通畅。故在询问病史时,应了解在腹痛再次发作时是否仍有排便排气。但在肠套叠、肠系膜血管栓塞或血栓形成时,可自肛门排出血性黏液或果酱样粪便。

2. 体征　单纯梗阻的早期,病人除在阵发性腹痛发作时出现痛苦表情外,生命体征等无明显变化。待发作时间较长,呕吐频繁,腹胀明显后,可出现脱水甚至休克现象。当有绞窄性梗阻时可较早出现休克。

腹部理学检查可观察到腹部有不同程度的腹胀。在腹壁较薄的病人,尚可见到肠型及肠蠕动,肠型及肠蠕动多随腹痛的发作而出现。肠型是梗阻近端肠襻胀气后形成,有助于判断梗阻的部位。触诊时,单纯性肠梗阻的腹部虽胀气,但腹壁柔软,按之如同充气的球囊。有时在梗阻的部位可有轻度压痛,特别是腹壁切口部粘连引起的梗阻,压痛点较为明显。当梗阻上部肠管内积存的气体与液体较多时,稍加振动可听到振水声。腹部叩诊多呈鼓音。肠鸣音亢进,有时不用听诊器亦可听到。肠鸣音的量和强度均有增加,且可有气过水声及高声调的金属声。腹痛、肠型、肠鸣音亢进都是由于肠蠕动增强引起,常同时出现。因此,在体检时,可稍等待,即可获得这些阳性体征。

当有绞窄性肠梗阻或在单纯性肠梗阻的晚期,肠壁已有坏死、穿孔,腹腔内已有感染、炎症时,则体征为腹膜炎的特征:即腹部膨胀,有时可叩出移动性浊音,腹壁有压痛,肠鸣音微弱或消失。因此,在临床观察治疗中,体征的改变应与临床症状相结合,警惕腹膜炎的发生。

3. 化验检查　单纯性肠梗阻早期变化不明显。晚期由于失水和血液浓缩,白细胞计数、血红蛋白、血细胞比容均可增高,血 K^+、Na^+、Cl^- 与酸碱平衡亦发生改变。高位梗阻,呕吐频繁,大量肠液丢失可出现低钾、低氯与代谢性碱中毒。在低位肠梗阻时,则可有电解质普遍降低与代谢性酸中毒。腹胀明显,膈肌上升影响呼吸时,则可出现低氧血症与呼吸性酸或碱中毒,可随病人原有肺部功能障碍而异。因此,动脉血气分析应是一项重要的常规检查。当有绞窄肠梗阻或腹膜炎时，血象、血液生物化学测定指标等改变明显。尿量在肠梗阻早期可无明显变化，但在晚期，如无适当的治疗，可出现尿量减少、尿比重增加甚至出现急性肾功能障碍。

4. 影像学检查　腹部X线片与钡灌肠对肠梗阻甚有帮助。直立位腹部X线片可显示肠襻胀气，空肠黏膜的环状皱襞在肠腔充气时呈鱼骨刺样，结肠可显示结肠袋，肠腔充气的肠襻是在梗阻以上的部位。小肠完全性梗阻时，结肠将不显示。左侧结肠梗阻，右侧结肠将有充气。低位结肠梗阻时，左半结肠可有充气。典型的X线表现是出现多个肠襻内含有气液面呈阶梯状。气液面是因肠腔内既有胀气又有液体积留形成，只有在病人直立位或侧卧位时才能显示，平卧位时不显示这一现象。如腹腔内已有较多渗液，直立位时尚能显示下腹、盆腔部的密度增高。

5. 腹部CT　腹部CT除可明确肠梗阻外，还有助于梗阻原因的发现。腹部CT可显示肠壁的增厚、肠腔狭窄或扩张，可发现腹腔内脓肿和腹腔内异物(如结石)。肠套叠在腹部CT表现同心圆或夹层改变。经过血管内增强后，可揭示肠壁有无缺血。

钡灌肠可用于疑有结肠梗阻的病人，它可显示结肠梗阻的部位与性质。但在小肠梗阻时忌用胃肠钡剂造影的方法，以免加重病情。

【诊断】

1. 肠梗阻的诊断　典型的单纯性肠梗阻有阵发性腹部绞痛，同时伴有腹胀、呕吐、肠鸣音增加等自觉症状。在粘连性肠梗阻，多数病人都有腹部手术史，或者曾有腹痛史。但在早期，有时并不具有典型的上述症状而仅有腹痛与呕吐，则需与其他的急腹症如急性胃肠炎，急性胰腺炎、输尿管结石等鉴别。除病史与详细的腹部检查外，化验检查与腹部X线片可有助于诊断。

2. 肠梗阻类型的鉴别

(1) 机械性与动力性肠梗阻：机械性肠梗阻是常见的肠梗阻类型，具有典型的腹痛、呕吐、肠鸣音增强、腹胀等症状，与麻痹性肠梗阻有明显的区别。后者是腹部持续腹胀，但无腹痛，肠鸣音微弱或消失，且多与腹腔感染、外伤、腹膜后感染、血肿、腹部手术、肠道炎症、脊髓损伤等有关。虽然机械性肠梗阻的晚期因腹腔炎症而出现与动力性肠梗阻相似的症状，但在发作的早期，其症状较为明显。腹部X线片对鉴别这两种肠梗阻甚有价值。动力型肠梗阻表现为全腹、小肠与结肠均有明显充气。体征和X线片能准确地分辨这两类肠梗阻。

(2) 单纯性与绞窄性肠梗阻：绞窄性肠梗阻有血运障碍，可发生肠坏死、穿孔与腹膜炎，应及早确诊、手术，解除血运障碍，防止肠坏死、穿孔。绞窄性肠梗阻发病急骤且迅速加重，早期的腹痛剧烈，无静止期。呕吐频繁发作可有血液呕吐物，腹部有腹膜炎体征，局部隆起或可触及的孤立胀大的肠襻等均为其特征。腹腔穿刺可以有血性液体。全身变化也较快出现，有脉搏快，体温上升，甚至出现休克。腹部X线片可显示有孤立扩大的肠襻。非手术治疗不能改善其症状。当疑为绞窄性肠梗阻虽不能得到证实时，仍应及早手术探查。

(3) 小肠梗阻与结肠梗阻：临床上常见的是小肠梗阻。结肠梗阻时因回盲瓣具有单向阀的作用，气体仅能向结肠灌注而不能反流至小肠致形成闭襻型梗阻，结肠呈极度的扩张。加之结肠薄，易发生盲肠部穿孔。结肠梗阻的原因多为肿瘤或乙状结肠扭转，在治疗方法上也有别于小肠梗阻，及早明确有无结肠梗阻有利于治疗计划制定。结肠梗阻以腹胀为主要症状，腹痛、呕吐、肠鸣音亢进均不及小肠梗阻明显。体检时可发现腹部有不对称的膨隆，借助腹部X线片上出现充气扩张的一段结肠襻，可考虑为结肠梗阻。钡灌肠检查或结肠镜检查可进一步明确诊断。

【病因诊断】

肠梗阻有不同的类型，也有不同的病因。在治疗前，应先明确梗阻类型、部位与病因，以便确定治疗策略与方法。病因的诊断可从以下方面入手：

1. 病史　详细的病史有助于病因诊断。腹部手术史提示有粘连性肠梗阻的可能。腹股沟痛可由绞窄性肠梗阻引起。腹部外伤可致麻痹性梗阻。慢性腹痛伴有低热并突发肠梗阻可能是腹内慢性炎症如结核所致。近期有大便习惯改变，继而出现结肠梗阻症状的老年病人应考虑肿瘤。饱餐后运动或体力劳动后出现梗阻应考虑肠扭转。心血管疾病如心房纤颤、瓣膜置换后应考虑肠系膜血管栓塞。下腹疼痛伴有肠梗阻的女性病人应考虑有无盆腔附件病变等。胃癌特别是黏液腺癌或低分化腺癌术后不久出现肠梗阻，除考虑输入输出襻梗阻或内疝外，还要考虑腹膜种植转移出现的癌性梗阻。

2. 体征　腹部检查提示有腹膜刺激症状者，应考虑为腹腔内炎症改变或是绞窄性肠梗阻引起。腹部有手术或外伤瘢痕应考虑腹腔内有粘连性肠梗阻。

直肠指诊应注意可否触及肠腔内肿块，是否有粪便，直肠膀胱凹有无肿块，指套上是否有血液。腹部触及肿块，在老年人应考虑是否为肿瘤、肠扭转。在幼儿右侧腹部有肿块应考虑是否为肠套叠。具有明显压痛的肿块多提示为炎性病变或绞窄的肠襻。

3. 影像学诊断　B超检查虽简便，但因肠襻胀气，影响诊断的效果。CT诊断的准确性优于B超，可发现出实质性肿块或肠腔外积液，还可显示肠壁是否增厚、肠腔是否狭窄。腹部X线片除能诊断是结肠、小肠，完全与不完全梗阻，有时也能提示病因。如乙状结肠扭转时，钡灌肠检查，可在钡剂中止处呈鸟嘴或鹰嘴状改变。蛔虫性肠梗阻可在充气的肠腔中出现蛔虫体影。结肠道显示粪块，结合病史提示粪便梗阻。

【治疗】

急性肠梗阻的治疗包括非手术治疗和手术治疗。应根据梗阻的原因、性质、部位以及全身情况和病情严重程度来选择治疗方法。不论采用何种治疗均应首先纠正梗阻导致的水、电解质与酸碱紊乱，改善病人的全身情况。

1. 非手术治疗

(1) 胃肠减压：是治疗肠梗阻的主要措施之一。现多采用鼻胃管（Levin 管）减压，导管插入位置调整合适后，先将胃内容物抽空再行持续低负压吸引。抽出的胃肠液应观察其性质，帮助鉴别有无绞窄及判断梗阻部位高低。胃肠减压的目的是减轻胃肠道的积留气体、液体，减轻肠腔膨胀，以利于肠壁血液循环的恢复，减少肠壁水肿，使某些原有部分梗阻的肠襻因肠壁肿胀导致的完全性梗阻得以缓解，也可使某些扭曲不重的肠襻得以复位，缓解症状。胃肠减压还可减轻腹内压，改善因膈肌抬高而导致的呼吸与循环障碍。以往，有用 Miller-Abbott 管者，该管为双腔，长达 3.5m，管前端带有铜头及橡胶囊，管尾有Y形管，一通气囊，一作吸引用。待管前端通过幽门后，将气囊充气，藉铜头的重量及充气的气囊随肠蠕动而下行直至梗阻部，以期对低位梗阻作有效的减压。但操作困难，难以达到预期目的。现也有相似的长三腔减压管。

(2) 纠正水、电解质与酸碱失衡：水、电解质与酸碱失衡是急性肠梗阻最突出的病理生理改变，应及早纠正。当生化检查结果尚未获得前，可先给予平衡盐液（乳酸钠林格液）。待有化验结果后，再补充电解质并纠正酸碱紊乱，在无心、肺、肾功能障碍的情况下，最初输入液体的速度可稍快一些，但需要作尿量监测，必要时作中心静脉压（CVP）监测，以防液体过多或不足。在单纯性肠梗阻的晚期或是绞窄性肠梗阻，常有大量血浆和血液渗出至肠腔或腹腔，需要补充血浆和全血。

(3) 抗感染：肠梗阻后，肠壁循环有障碍，肠黏膜屏障功能受损而出现肠道细菌易位，或是肠腔内细菌直接经肠壁易位至腹腔产生感染。肠腔内细菌也可迅速繁殖。同时，膈肌升高引起肺部气体交换与分泌物的排出有影响，易发生肺部感染。因此，肠梗阻病人应给予抗菌药物以预防或治疗腹部、肺部感染，常用的有杀灭肠道细菌与肺部细菌的广谱头孢菌素或氨基糖苷类抗生素，以及抗厌氧菌的甲硝唑等。

(4) 其他治疗：腹胀后影响肺的功能，病人宜吸氧。为减轻胃肠道的膨胀可给予生长抑素以减少胃肠液的分泌。降低肠腔内压力可改善肠壁循环，促进肠壁水肿消退，使部分单纯肠梗阻病人的症状得到缓解。乙状结肠扭转可试用纤维结肠镜检查、复位。回盲部肠套叠可试用钡剂灌肠或充气灌肠复位。

采用非手术方法治疗肠梗阻时，应严密观察病情的变化，绞窄性肠梗阻或已出现腹膜炎症状的肠梗阻，经过 2~3 小时的非手术治疗，实际上就是术前准备，纠正病人的生理失衡状况后即进行手术治疗。单纯性肠梗阻经过非手术治疗 24~48 小时，梗阻的症状未能缓解或在观察治疗过程中症状加重或出现腹膜炎症状或有腹腔间室综合征出现时，应及时改为手术治疗解除梗阻并减压。但是在手术后早期发生的炎症性肠梗阻除有绞窄发生外，应继续治疗等待炎症的消退。

2. 手术治疗　手术是治疗肠梗阻的重要措施，大多数情况下肠梗阻需用手术解决。手术的目的是解除梗阻、去除病因，手术的方式可根据病人的情况与梗阻的部位、病因加以选择。

(1) 单纯解除梗阻的手术：这类手术包括为粘连性肠梗阻的粘连分解，去除肠扭曲，切断粘连束带；为肠内堵塞切开肠腔，去除毛粪石、蛔虫等；为肠扭转、肠套叠的肠襻复位术；

(2) 肠切除吻合术：肠梗阻若由肠肿瘤所致，切除肿瘤是解除梗阻的首选方法。在其他非肿瘤性病变，因肠梗阻时间较长，或有绞窄引起肠坏死，或是分离肠粘连时造成较大范围的肠损伤，则需考虑将有病变的肠段切除。在绞窄性肠梗阻，如腹股沟疝，肠扭转，胃大部切除后绞窄性内疝，绞窄解除后，血运有所恢复。但肠襻的生活力如何？是否应切除,切除多少?常是手术医生面临的难题。小段肠襻当不能肯定有无血运障碍时,应切除吻合比较安全。但当涉及较长段肠襻尤其全小肠时,贸然切除将影响病人将来的生存质量。为此,应认真判断肠管有无活力。判断方法有:①肠管的颜色转为正常,肠壁保持弹性并且蠕动活跃,肠系膜边缘动脉搏动可见说明肠管有生机。有经验的医生,经仔细判断后,准确性可在 90% 以上,但可出现过多切除的现象。②应用超声多普勒沿肠管对肠系膜缘探查是否有动脉波动,而非探查肠系膜的血管弓部,准确性在 80% 以上。③从周围静脉注入荧光素,然后以紫外线照射疑有循环障碍的肠管,如有荧光出现,表示肠管有生机。Buckley 等报告,其准确率可达 100%,甚至仅 $0.5mm^2$ 的缺血区也能显示出来。④肠管已明显坏死,切除缘必须有活跃的动脉出血。

肠管的生机不易判断且是较长的一段,可在纠正血容量不足与供氧的同时,在肠系膜血管根部注射 1% 普鲁卡因或是苄胺唑啉以缓解血管痉挛。将肠管标志后放回腹腔,观察 15~30 分钟后,如无生机可重复 1 次,当确认无生机后再考虑切除。经处理后肠管的血运恢复,也显示有生机,则可保留,但在 24 小时后应再次剖腹观察(second look laparotomy)。如发现有局灶性坏死应再行切除。为此,第 1 次手术关腹时,可采用全层简单缝合的方法。

(3)肠短路吻合:当梗阻的部位切除有困难,如肿瘤向周围组织广泛侵犯,或是粘连广泛难以剥离,但肠管无坏死现象时,为解除梗阻,可分离梗阻部远近端肠管作短路吻合,旷置梗阻部。但应注意旷置的肠管,尤其是梗阻部的近端肠管,不宜过长,以免引起盲襻综合征(图 49-8)。

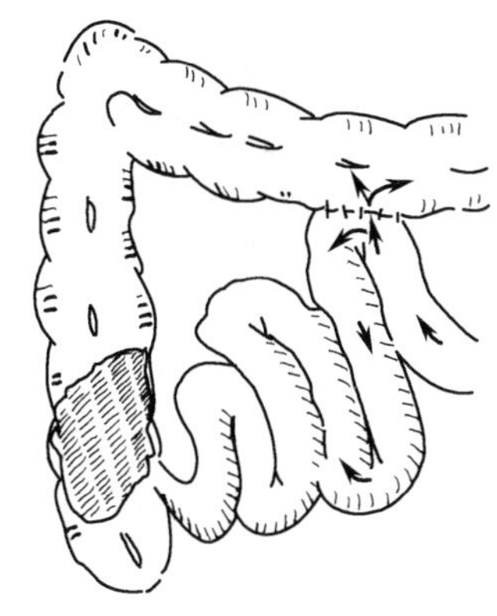

图 49-8 肠短路吻合后形成盲襻

(4)肠造口术或肠外置术:肠梗阻部位的病变复杂或病人的情况差,不允许行复杂的手术,可在膨胀的肠管上,亦即在梗阻部的近端肠管作肠造口术减压,解除因肠管高度膨胀而带来的病理生理改变。小肠可采用插管造口的方法,可先在膨胀的肠管上切一小口,放入吸引管进行减压,但应注意避免肠内容物污染腹腔及腹壁切口。肠插管造口管宜稍粗一些如 F16、F18 以防堵塞,还应行隧道式包埋造口,以防有水肿的膨胀肠管愈合不良而发生瘘。结肠则宜作外置造口。结肠内有粪便,插管造口常不能达到有效的减压,因远端有梗阻,结肠造口应采用双口术式。有时,当有梗阻病变的肠襻已游离或是肠襻已有坏死,但病人的情况差不能耐受切除吻合术,可将该段肠襻外置,关腹。立即或待病人复苏成功后再在腹腔外切除坏死或病变的肠襻,远、近两切除端固定在腹壁上,近端插管减压、引流,以后再行二期手术,重建肠管的连续性。

急性肠梗阻都是在急诊或半急诊情况下进行,术前的准备不如择期手术那样完善,且肠襻高度膨胀有血液循环障碍,肠壁有水肿愈合能力差,手术时腹腔已有感染或手术时腹腔被肠内容物严重污染,术后易出现肠瘘、腹腔感染、切口感染等并发症。绞窄性肠梗阻病人,绞窄解除后循环恢复,肠腔内的毒素大量被吸收入血,出现全身性中毒症状,有些晚期病人还可能发生多器官功能障碍甚至衰竭。绞窄性肠梗阻的手术死亡率为 4.5%~31%,而单纯性肠梗阻仅为 1%。因此,肠梗阻病人术后的监测治疗仍很重要,胃肠减压,水、电解质及酸碱平衡维持,营养支持,抗感染等都必须予以重视。

二、粘连性肠梗阻

粘连性肠梗阻是肠梗阻最常见的一种类型,约占肠梗阻的 40%~60%,在我国 20 世纪 60 年代大组肠梗阻病例统计中,它列第一位。腹腔内粘连产生机械性肠梗阻有三种类型。

1. 先天位粘连 不常见,约占肠梗阻的 5%,如卵黄管退化不全,在脐与回肠之间形成粘连带。或由于胎粪性腹膜炎,在腹腔内形成广泛的粘连。抑或是肠转位不良形成的腹腔内腹膜侧壁束带。

2. 炎症后粘连 约占粘连性肠梗阻的 10%~20%。由腹腔内轻度炎症,经非手术治疗后形成的粘连,如阑尾炎,肠憩室炎,盆腔炎症性疾病,胆囊炎、肠道炎性疾病,以及腹腔内其他炎症而产生的粘连。

3. 手术后粘连 是粘连性肠梗阻中最常见的类型,约 80% 的病人属于这一类型,腹腔内各种手术后都可能发生这类肠梗阻。

粘连形成是机体的一种纤维增生的炎性反应，粘连起到血管桥的作用。腹膜含有大量的吞噬细胞，当腹腔内有任何损害时，这些细胞便释放大量细胞因子、介质导致炎症反应。局部将有水肿、充血，并释放组胺、多种激肽与其他血管活性物质。大量纤维素渗出并沉积在浆膜面上形成一网络状物，其中含有许多多核白细胞及其他炎性细胞，纤维网络使邻近的浆膜面黏合在一起。其后，成纤维细胞定植其中。局部的炎性反应是否形成纤维性粘连的决定因素之一是局部纤维分解的速度。如纤维素性网膜能被迅速吸收，纤维增生将停止而无粘连形成。反之，成纤维细胞将产生胶原束，成为纤维粘连的基础。同时，许多毛细血管伸入其中，成纤维细胞在胶原网中增殖，数周或数月后粘连为之形成。

至于有的纤维素被吸收，而有的则形成粘连的机制并不完全了解。虽有人认为是因为浆膜面缺乏间质细胞覆盖的缘故，但并不为许多临床与实验所证实。Ellis 认为是局部组织缺血延缓了纤维素的吸收。除此，滑石粉、淀粉、纱布、棉花、肠内容物、缝合材料及其他异物均能引起粘连。

粘连的产生是机体对创伤、缺血、感染、异物作出的炎性反应。在许多情况下，腹腔内均可发生粘连，但有粘连不一定有肠梗阻，仅在粘连引起肠管的不通畅时才发生肠梗阻的症状。

粘连性肠梗阻，一般都发生在小肠，结肠部位的梗阻少见，有时盆腔疾病也可引起乙状结肠粘连性肠梗阻，粘连引起的肠梗阻有下列类型(图 49-9)：

(1)肠管的一部分与腹壁粘连固定，多见于腹部手术切口部或腹壁曾有严重炎症、损伤，部分肠管呈锐角扭折。

(2)粘连带压迫或缠绕肠管形成梗阻。

(3)粘连带的两端固定形成环孔，肠管从环中通过而形成内疝。

(4)较长的一段肠管黏着成团，致使部分肠管变窄，或是相互黏着影响肠管的正常蠕动，出现梗阻。

(5)肠管以黏着部为支点发生扭转。

(6)肠管黏着远处腹壁或其他组织，受肠系膜长度的限制或肠管另一端较固定(如回盲部)肠管呈牵拉性扭转而有梗阻。

引起粘连性肠梗阻除粘连这一已存在的因素

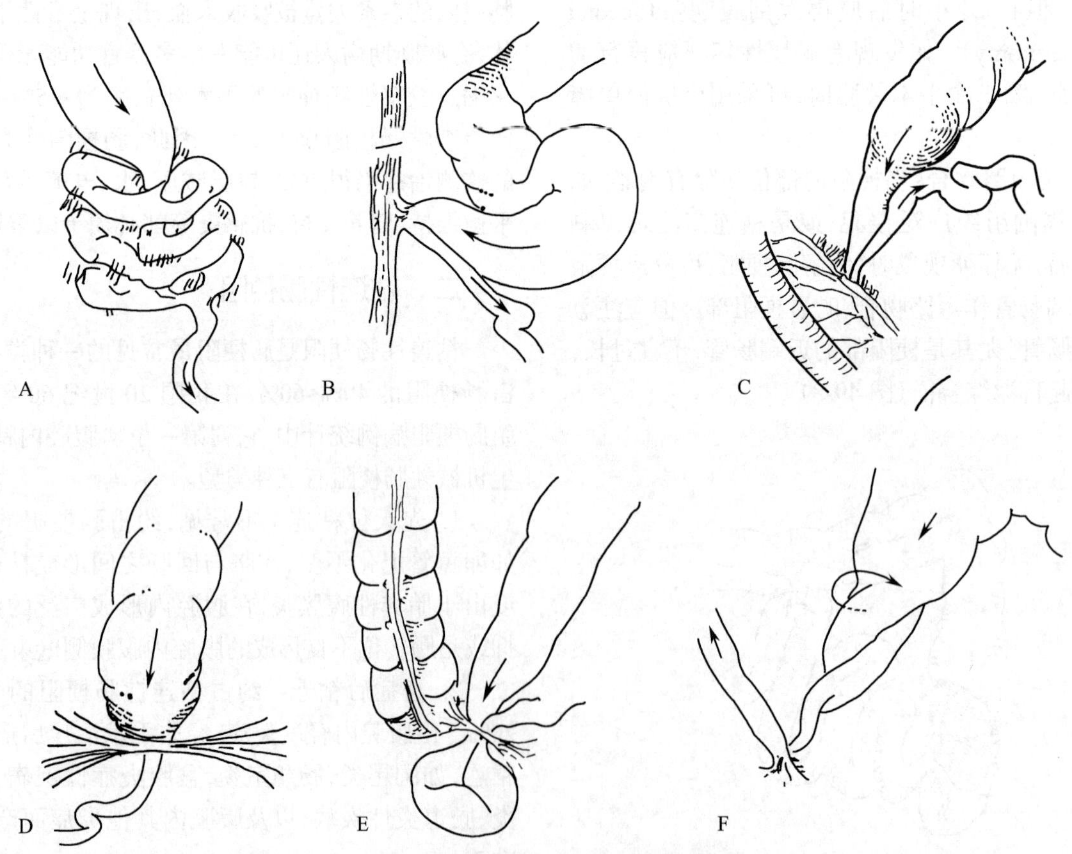

图 49-9 各种类型的粘连性肠梗阻
A. 肠襻粘连成团；B. 腹壁黏着扭折；C. 系膜黏着扭折；D. 粘连索带；
E. 粘连内疝；F. 粘连成角，扭转

外，还有其他因素，故有时并无症状或仅有部分梗阻的现象。当附加有其他因素时则出现梗阻症状，如：①肠腔已变窄，在有腹泻炎症时，肠壁、肠黏膜水肿，使变窄的肠腔完全阻塞不通；②肠腔内容物过多过重，致肠膨胀，肠下垂加剧了黏着部的锐角而使肠管不通；③肠蠕动增加，或是肠腔内食物过多，体位的剧烈变动，产生扭转。因此，有些病人粘连性肠梗阻的症状可反复发作，经非手术治疗后又多可以缓解。而另一些病人以往并无症状，初次发作即为绞窄性肠梗阻。

【症状与诊断】

粘连性肠梗阻可以表现为完全性或不完全性梗阻，可以是单纯性也可以是绞窄性，与粘连的分类，产生梗阻的机制有关。多数病人在手术后肠襻与切口或腹腔内剥离面呈片状粘连有肠襻扭折或绞窄。开始时，多先有部分肠梗阻的症状，当肠内容物淤积或肠壁水肿后则出现完全性梗阻。经非手术治疗后多能缓解，但也常有反复发作。粘连带，内疝或扭转引起的梗阻则多是初次发作即呈完全性梗阻或绞窄性梗阻。

粘连性肠梗阻的临床表现与其他类型肠梗阻相同。但在有手术史的病人，又系肠襻与切口黏着，常可在切口的某一部分出现膨胀肠型或肠襻部位有压痛。

粘连性肠梗阻除症状、体征与辅助诊断提示肠梗阻外，手术史，腹腔炎症病史，腹壁有手术或创伤瘢痕皆可提示粘连性肠梗阻，但并不能以此作为肯定或否定的依据。

手术后早期(5~7 天)即可发生梗阻的症状，但不属于手术后麻痹性肠梗阻，这与手术后期由于粘连带、片状粘连所引起的梗阻不同。除有粘连外，还与术后早期炎性反应有关，既有肠腔梗阻又有炎症引起的局部肠动力性障碍。当然，也偶有在手术后早期出现绞窄性肠梗阻者，这多因手术时的广范围操作，导致肠扭转或内疝发生。

【预防】

手术后粘连是产生肠梗阻的一个原因，因此，多年来，人们试图采用一些方法来防止粘连的产生，概括起来有：

1. 防止纤维素的沉积　应用各种抗凝剂如肝素，右旋糖酐、双香豆素以及枸橼酸钠等，但带来了严重渗血等并发症，不适用于临床应用。

2. 消除纤维素沉积　应用机械或药物的方法加速消除纤维素，加速纤维蛋白原的分解。如以等渗盐水灌洗腹腔清除纤维素；腹腔内注入胰蛋白酶，木瓜蛋白酶，胃蛋白酶加速消除细胞外蛋白基质。也有用透明质酸酶、链激酶、尿激酶、纤溶性蛇毒者，但效果不肯定或有副作用。

3. 机械性分隔器官的接触面　应用腹腔内充气，各种物质的薄膜如腹膜、银箔、油绸、硅膜及大网膜等；腹腔内注入橄榄油、液状石蜡、自体脂肪、羊水、聚维酮等。也有用新斯的明灌肠或泻剂，以促进肠蠕动使肠与肠间不黏着。但至今尚无确切有效的方法，有的反致更多的后遗症。

4. 抑制纤维的增生　肾上腺皮质激素与其他抗炎药物，但带有组织不愈合的副作用。

5. 消除腹腔内炎症介质　当前认为细胞因子、介质参与了炎症反应。因此，在手术结束时，大量等渗盐水(150ml/kg、6L/m^2)冲洗腹腔，消除已产生的炎症介质及某些致炎物质，可减轻炎症与粘连的发生。

总之，至今虽有许多学者做了不少的努力，采用了不同的方法，但都不能在临床应用中取得完满效果。粘连本身便是机体对损伤的一种炎症反应，是愈合机制的一部分，组织的愈合修复有赖这一过程，抑制它的发生或将影响愈合、修复。减少组织的损伤，减轻组织的炎症与修复反应，以及预防粘连引起的肠梗阻是当前临床外科医生应重视的问题。

腹腔内粘连的产生除一些不可能避免的因素外，尚有一些可避免的因素，如：①清除手套上的淀粉、滑石粉，不遗留丝线头、纱布、棉花纤维、切除的组织等异物于腹腔内，减少肉芽组织的产生；②减少缺血的组织，不作大块组织的结扎，将可疑的缺血部分用大网膜覆盖，即使有粘连产生，已有大网膜相隔；③注意无菌操作技术，减少炎性渗出；④保护肠浆膜面，防止损伤与干燥；⑤腹膜缺损部分任其敞开，不作有张力的缝合；⑥消除腹腔内的积液、积血，必要时放置引流；⑦关腹前将大网膜铺垫在切口下；⑧及时治疗腹膜内炎性病变，防止炎症扩散。

为了防止粘连性肠梗阻在手术治疗后再发，或预防腹腔内大面积创伤后虽有粘连产生但不致有肠梗阻发生，可采取肠排列方法。使肠襻呈有序的排列、黏着，而不致有肠梗阻。1934 年 Wichmann 首先提出将肠襻排列固定的方法。1937 年 Noble 加以改良并推广应用，现多称为 Noble 法。他将肠管与肠管，系膜与系膜间进行缝合固定，每节长 18~24cm，使整个肠管呈永久性的有序排列。这一方法费时(60~90 分钟)且有一些并发症。1960

年 Child 对此加以改进，改肠管间缝合为用不吸收线经系膜无血管区贯穿缝合固定，排列肠管(图 49-10)，操作方便，并发症少。1956 年 White 报告用单球双腔管(M-A 管)自胃或上部空肠造口放入肠管内，一直经回盲部送入到升结肠部，然后将肠管作有序的排列(图 49-11)。放置 10 天左右，待腹腔肠襻间粘连形成固定后再拔除，起到永久性排列固定的效果。虽也偶有因空肠造口、置管引起的瘘，肠黏膜被压迫形成溃疡等并发症，但方法简便，且肠腔内有支撑管，转折时不致成锐角而发生再梗阻。而这一现象却在 Noble 法时有发生，产生再梗阻。因此，肠内置管排列的方法已为不少临床外科医师采用。作者自 1970 年起应用这一方法已 240 余例，无严重并发症或再发梗阻的现象。为了减轻空肠造口给病人带来的不适与拔管的不便，在近 150 例的病人，采用了经阑尾切除的残端插入导管经回盲部逆行送到空肠开始部或十二指肠三、四段进行排列，经 40 例腹部 X 线片观察，至术后第 10 天，导管并无下移现象，达到了肠内置管排列固定的效果。

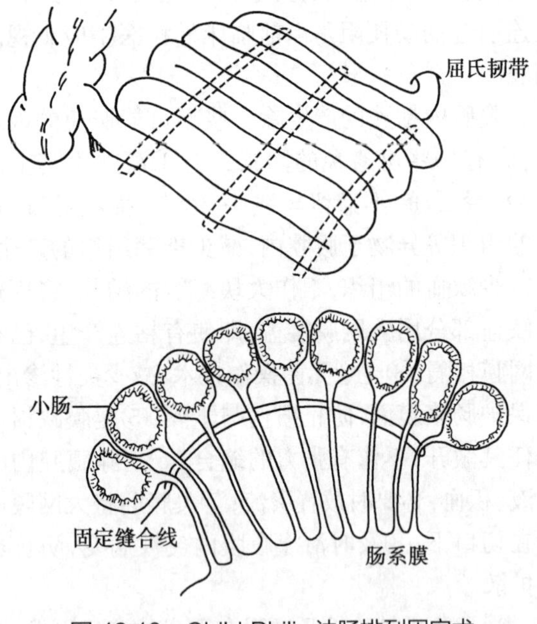

图 49-10　Child-Philip 法肠排列固定术

【治疗】

肠梗阻概论中的治疗原则适用于粘连性肠梗阻。单纯性肠梗阻可先行非手术疗法，无效时则应进行手术探查。反复发作者可根据病情行即期或择期手术治疗。以往，有一种“粘连性肠梗阻不宜手术”的说法，认为术后仍有粘连，仍可发生肠梗阻，将会严重影响病人的生活、工作。目前，在非手术疗法难以消除造成梗阻粘连的条件下，明确为粘连性肠梗阻，尤其是有反复发作史的病人手术仍是一有效的方法，即使是广泛的肠粘连，肠排列固定术有着明确的预防再发的效果。

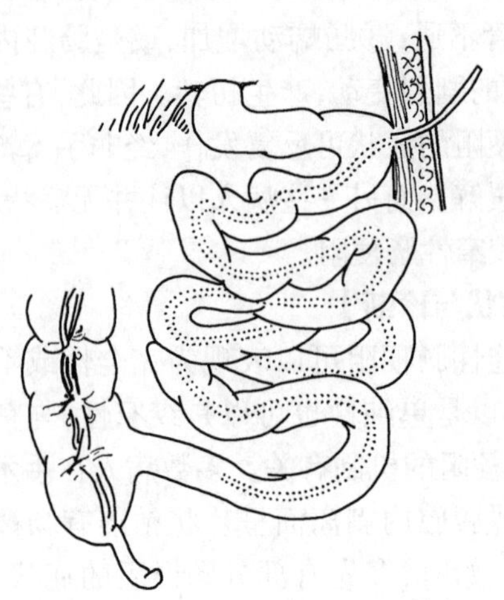
图 49-11　White 法肠内插管排列
排列管自空肠造口顺行插入

手术后早期发生的肠梗阻，多由炎症、纤维素性粘连所引起。在明确无绞窄的情况下，经非手术治疗后可望吸收，症状消除。尤其近代有肠外营养支持，可维持病人的营养与水、电解质平衡，生长抑素(somatostatin)可减少胃肠液的分泌，减少肠腔内液体的积蓄，有利于症状的减轻与消除。作者曾应用肠外营养支持、生长抑素与胃肠减压等治疗术后早期炎性粘连性肠梗阻 65 例，其中 63 例均获得症状消除，治疗时间为 7~58 天，平均 27 天，另 2 例并有肠吻合口狭窄。这类肠梗阻如采用手术治疗，分离困难，有损破肠管成瘘的风险，作者在治疗过的 1 250 例肠外瘘中，2.5% 的病人即是由此而产生的瘘。

三、肠扭转

肠扭转在我国是常见的一种肠梗阻类型，是一段肠管甚至几乎全部小肠及其系膜沿系膜轴顺时针或逆时针扭转 360°~720° 的病变。因此，既有肠管的梗阻，更有肠系膜血管的扭折不通，血液循环中断。受其供应的肠管将迅速发生坏死、穿孔和腹膜炎，是肠梗阻中病情凶险，发展迅速的一类。如未能得到及时处理，将有较高的死亡率(10%~33%)。

【病因】

肠扭转可分为原发性与继发性两类。

原发性的病因不很清楚，并无解剖上的异常。可能因饱餐后，肠腔内有较多尚未消化的内容物，当有体位的急促改变时，小肠因重力下垂而不能随之同步旋转形成扭转。

继发性肠扭转是由于先天性或后天获得的解剖改变，出现一固定点形成肠襻扭转的轴心。扭转常常是下列三个因素同时作用的结果：

1. 解剖因素 手术后粘连，梅克尔憩室、乙状结肠冗长，先天性中肠旋转不全，游离盲肠等都是发生肠扭转的异常解剖因素。

2. 物理因素 在上述解剖因素基础上，肠襻本身有一定的重量，如饱餐后，特别是有较多不易消化的食物涌入肠腔内；或是肠腔有较多的蛔虫团；肠管有较大的肿瘤；在乙状结肠内存积着大量干涸的粪便等，都是造成肠扭转的潜在因素。

3. 动力因素 强烈的蠕动或体位的突然改变，使肠襻产生了不同步的运动，使已有轴心固定位置且有一定重量的肠襻发生扭转。

【临床表现】

肠扭转是闭襻型肠梗阻加绞窄性肠梗阻，发病急且发展迅速。起病时腹痛剧烈，腹胀明显，早期即可出现休克，症状继续发展逐渐加重，且无间歇期。肠扭转的好发部位是小肠、乙状结肠和盲肠。不同部位的肠扭转临床表现亦有不同。

小肠扭转的病人常突发持续性腹部剧痛，并有阵发性加重，先有脐周疼痛，可放射至腰背部，这是由于牵拉肠系膜根部的缘故。呕吐频繁，腹部膨胀明显，早期即可有压痛，但无肌紧张，肠鸣音减弱，可闻及气过水声。腹部X线片可因小肠扭转的部位不同而有不同的显示。全小肠扭转时，可仅有胃十二指肠充气扩张。但也可是小肠普遍充气并有多个液面。部分小肠扭转时，可在腹部的某一部位出现巨大胀气、扩大的肠襻，且有液平面。虽有这些临床表现，但在术前仅能作出绞窄性肠梗阻的诊断，手术方能确定肠扭转的情况。

乙状结肠扭转常多见于乙状结肠冗长，有便秘的老年人。病人有腹部持续胀痛，逐渐隆起，病人有下腹坠痛感但无排气排便。左腹部明显膨胀，可见肠型，叩之呈鼓音，压痛及肌紧张均不明显。X线片可见巨大双腔充气的肠襻，且有液平面，这一类乙状结肠扭转较为常见，且可反复发作。另有一些病人呈急性发作，腹部有剧痛、呕吐，触诊有压痛、肌紧张，提示扭转重，肠管充血、缺血明显，如不及时处理可发生肠坏死。

盲肠扭转较少见，多发生在盲肠可移动的病人，可分为急性与亚急性两型。盲肠急性扭转不常见，起病急，有剧痛及呕吐，右下腹可触及肿块，有压痛，可产生盲肠坏死、穿孔。亚急性起病稍缓，病人主诉右下腹部绞痛，腹部很快隆起，不对称，上腹部可触及一弹性包块。X线片可见巨大的充气肠襻，伴有多个肠充气液面。

当疑有乙状结肠或盲肠扭转，而尚无腹膜炎症状时，可考虑行钡灌肠以明确诊断。结肠出现阻塞，尖端呈鸟嘴样或锥形，可明确为乙状结肠扭转。盲肠扭转则显示钡剂在横结肠或肝区处受阻。

【治疗】

当肠扭转的诊断明确后，在无腹膜刺激症状时，就应积极准备进行治疗，如为乙状结肠扭转，在早期可试行纤维结肠镜检查与复位，但必须细心处理以防引起穿孔。早期手术可降低死亡率，更可减少因小肠扭转坏死大量切除小肠后的短肠综合征。后者将给病人带来终身的健康障碍。80% 的小肠扭转为顺时针方向，可扭转 180°~720°，严重者可达 1 080°。复位后应细致观察血液循环恢复情况，明确有坏死的肠段应切除。对有疑点的长段肠襻宜设法解除血管痉挛，如在肠系膜血管周围或血管内注射血管解痉剂。观察其生活力，希望能保留较长的小肠，对有疑问的小肠可暂时关腹，24 小时后行再次剖腹观察以决定去留。坏死的乙状结肠、盲肠，可行切除。切除端应明确有良好的血供。可以作一期吻合，也可作外置造口，然后再作二期手术。单纯小肠扭转复位后，少有再扭转者，不需作固定手术。转位不良的肠扭转需要考虑切除游离的右半结肠以防再次扭转。移动性盲肠复位后可固定在侧腹壁上。乙状结肠扭转病人多有乙状结肠冗长、便秘，复位后可择期行冗长部切除以除后患。

四、成年人肠套叠

肠套叠多见于幼儿，成年人肠套叠在我国较为少见，但有特点。

【病因与分型】

肠套叠的产生可为原发性或继发性，前者多见于儿童亦称原因不明(idiopathic)型，与肠蠕动的节律失调或强烈收缩有关。继发性肠套叠多见于成年人，肠腔内或肠壁上有一病变，使肠蠕动的节律失调，近段肠管强有力的蠕动将病变连同肠管同时送入远段肠管中。因此，成年人肠套叠多继发于肠息肉、肠肿瘤、肠憩室、肠粘连以及肠腔内异物等。

根据的套入肠与被套肠部位分为小肠 - 小肠型、小肠 - 结肠型。尚偶有胃空肠吻合后空肠 - 胃套叠，阑尾盲肠套叠。在小儿多为回结肠套叠，而在成年人、小肠 - 小肠型并不少见。

【临床表现】

由于成年人肠套叠是继发于肠襻病变,可有反复发作的病史,亦即发生套叠后也可自行复位,以后又套入再复位。也有套入后未复位但并不产生完全性梗阻或肠血管绞窄,而出现慢性腹痛的现象。当然,也有部分病人第一次套入后即发生肠系膜血管循环障碍出现肠管坏死。因此,成年人肠套叠的症状不似幼儿肠套叠那样典型,少有便血的症状,亦无典型的完全肠梗阻症状。有腹痛发作时,在腹壁不肥厚的病人多可摸到腹部包块,但不一定在右下腹部。

钡剂胃肠道造影诊断肠套叠有较高的准确率。小肠套叠钡餐可显示肠腔呈线状狭窄而至远端肠腔又扩张,并出现弹簧状影像。结肠套叠呈环形或杯状充盈缺损。腹部CT、选择性肠系膜上动脉造影对小肠型肠套叠、纤维结肠镜对结肠型肠套叠均有助于诊断。

【治疗】

成年人肠套叠多属继发,一般都应行手术治疗,即使是已经缓解,也应继续进行检查以明确有无原发病变,行择期手术。也正由于肠套叠部的肠管有病变,不论是否有肠坏死都可能要行肠切除及肠吻合术。

五、腹内疝

腹内疝狭义地说是腹内容物、肠管通过腹腔内先天性形成的脏腹膜的孔道、囊袋。不包括手术后所造成的肠系膜孔、间隙和粘连造成的间隙,也不包含少见的闭孔疝、坐骨神经孔疝、腹疝、膈疝。现在,临床上常广义地将先天性与手术后所造成的孔道、间隙形成的疝统称为腹内疝。腹内疝引起的肠梗阻并不常见,约占肠梗阻的2%。

【病因】

Andreus首先提出在胚胎发育期,中肠的旋转与固定不正常将导致内疝,腹腔内的一些腹膜隐窝或裂孔如十二指肠旁隐窝、回盲肠隐窝、回结肠隐窝、小网膜孔(Winslow孔)等。

1. 十二指肠旁疝　是腹膜隐窝疝中最常见的一类。Hansmann统计的467例腹内疝中,十二指肠旁疝占53%,盲肠旁疝13%,乙状结肠间疝6%。十二指肠旁疝可发生在左侧或右侧。左侧十二指肠旁疝是指肠管进入十二指肠升部左侧Landzert隐窝而形成,疝囊后方有腰大肌、左肾或输尿管,疝囊前方近疝囊颈部有肠系膜下静脉。如肠管进入右侧Waldeyer隐窝(空肠系膜起始部,位于肠系膜上动脉后方)即形成右侧十二指肠旁疝,疝囊的前方为升结肠系膜,近疝囊颈部有肠系膜上动脉。

2. 盲肠旁疝　盲肠内侧回肠上下方有回结肠隐窝和回盲肠隐窝。如这些隐窝过大过深,肠管有可能进入其中形成疝。

3. 乙状结肠间疝　疝囊位于乙状结肠系膜根部与后腹膜之间,疝的后方为髂动脉与输尿管,疝囊颈前缘有乙状结肠动脉。

4. 小网膜孔疝　小网膜孔大,肠蠕动强烈时,小肠、结肠均可经小网膜孔疝入。肝十二指肠韧带构成疝囊颈的前壁,内有胆总管、肝固有动脉及门静脉。

5. 肠系膜裂孔疝　肠系膜裂孔是属于先天性肠系膜部分缺损成间隙,50%在小肠系膜上,20%在结肠系膜上,这一情况也可发生在女性病人的阔韧带上,肠管可疝入,占腹内疝的10%。

6. 手术后内疝　胃空肠吻合术后,上提的空肠襻与后腹膜间可形成间隙;末端回肠与横结肠吻合后形成的系膜间隙;乙状结肠造口后结肠与侧腹壁间留有间隙,以及肠切除吻合后肠系膜上留有的间隙;粘连形成的孔隙都可以形成内疝。很多内疝均无疝囊,属于假疝。

【临床表现】

腹内疝的临床表现不典型,可以表现为长年的腹部不适,胀痛或腹痛,有时与饱餐或体位改变有关。也可表现为慢性肠梗阻的症状,因此难以做出明确诊断。仅在有手术史的病人且出现肠梗阻,特别是有绞窄症状时,临床医师应考虑到内疝的存在。腹部X线片可见充气的肠襻聚集一团并可有液平面,钡餐胃肠道检查或钡灌肠有时可显示有一团肠襻聚集在某一部位而不易分离。腹部CT检查可见有肠管聚集成团的现象。选择性动脉造影或现代CT血管成像可以显示小肠动脉弓走行移位。由于这些影像诊断的阳性表现仅在肠管疝入时才能出现,因此,对那些症状反复发生疑有内疝的病人应作重复检查。

【治疗】

因内疝有发生肠绞窄的潜在危险,当内疝的诊断明确后手术治疗是唯一的方法。在行内疝手术时,应注意疝颈部与疝囊附近的重要血管,在松解过紧的疝囊颈时或封闭疝颈时,不可损伤肠系膜上动脉等重要血管。松解过紧的颈部有困难时,可先切开疝囊无血管区,或将膨胀的肠管先行减压,以利于肠管的复位。有肠管坏死时,应当切除坏死的部分。手术时,疝入的肠管已自行复位,需仔细观察肠管有无疝入的痕迹，对照术前检查的结果，检查与封闭可能产生内疝的间隙。

六、肠堵塞

由于肠腔内容物堵塞肠腔而引起肠梗阻，在我国，尤其在农村并不罕见。这是一种单纯性机械性肠梗阻，常见的原因是胆石、粪石、寄生虫、吞食的异物、毛粪石、植物粪石、药物等。

(一) 胆石堵塞

在国外文献中，胆石引起的肠堵塞可占肠梗阻的 1%~2%，且多为老年妇女，但在我国较为少见。胆石堵塞多是先有胆囊结石，但仅有 30%~60% 病人有胆绞痛史。胆囊的浆膜与肠襻主要是十二指肠肠襻黏着，后由胆结石的重量压迫坏死，形成胆囊肠道通道。胆石坠落入肠道，体积小者当不致形成堵塞而随粪便排出。如体积较大，一般直径超过 2.5cm 可造成堵塞。偶有多数体积较小结石积聚在一起或是以结石为核心，肠内其他物质附着在其上逐渐增大，也可由于肠壁水肿、溃疡、痉挛导致梗阻。梗阻的部位多在回肠，占 60%~80%，因回肠是肠管中较窄的部位，其次是空肠(10%~15%)，十二指肠与结肠为胆结石堵塞者较少。

胆石肠堵塞的症状是强烈的肠绞痛。胆结石得以下行时，疼痛可有缓解。当有引起肠强烈蠕动时又可引起腹痛，临床症状表现为单纯的机械性肠梗阻。腹部 X 线片除见小肠胀气外，还可能看到肠腔内有胆石阴影。如发现胆道内有气体充盈(约占 10%~40%)，而以往又未接受过胆道与肠道吻合或奥狄括约肌成形术的病人，是这一诊断的有力佐证。近来，有作者对疑有十二指肠胆石堵塞的病人，应用内镜检查也可证实其诊断。

胆石堵塞的肠梗阻一般是在做好术前准备后行手术治疗，可以试行将结石挤入宽大的结肠，但不易成功。可行肠切开取石，如有肠坏死则需行肠切除吻合。并且要注意探查有无第二处堵塞部分。

(二) 肠蛔虫堵塞

肠蛔虫团引起肠堵塞在我国较多见，特别是儿童，蛔虫感染率高，蛔虫在肠道大量繁殖，当蛔虫受到某些因素影响可产生强烈的活动而致扭结成团堵塞肠管，加之肠管受刺激后出现痉挛加重了梗阻。病人有阵发性剧烈腹部绞痛，伴有呕吐，并可呕吐出蛔虫。这类病人多消瘦，腹壁薄，故体检时常可触及包块并随触揉而变形，也可在触诊时感到肠管有挛缩。由于蛔虫梗阻多为部分性，腹部一般无明显膨胀，肠鸣音虽有增高但不高亢。但是，有时因蛔虫团诱发肠套叠或过多、过大的蛔虫团引起肠壁坏死而出现腹膜炎的症状。临床症状与体征常可明确诊断。腹部 X 线片偶可见小肠充气及液平面，有时还可显示肠腔内有蛔虫团块影。腹部 CT 检查可有助于诊断，显示肠管内有密度增加的阴影。

诊断明确的病人可先行非手术治疗。禁食、减压、给予解痉剂，温盐水灌肠，经胃管灌入植物油等。待症状缓解后再行驱虫。如经非手术治疗症状不缓解，或已出现腹膜刺激征时，则应行手术治疗。术时可将肠腔内的蛔虫推挤在一起，后用纱垫保护附近组织，然后切开肠壁将蛔虫取出，多者可达数百条。

(三) 粪石梗阻

粪便堵塞常见于瘫痪、重病等身体虚弱无力排便的病人，也可见于习惯性便秘的病人。积存的粪便变干成团块状堵塞在结肠造成肠梗阻。在采用以牛奶为主要成分的管饲饮食的病人则更易有粪便堵塞的现象。病人出现腹胀，伴阵发性腹痛。体检时，可沿左侧结肠摸到粪块，直肠指诊可触及填满直肠肠腔的干硬粪块。上述症状在这类病人可反复出现。因此，应及时消除直肠内积存的粪便，以防粪便堵塞。如有症状发生时可采用反复灌肠软化粪便加以清洗，必要时可用器械或手指将干涸的粪块取出。值得警惕的是下端结肠肿瘤也可产生粪便梗阻。

少数习惯性便秘的病人，尤其是年老体弱者，粪便可充满整个结肠，非手术治疗难以解除梗阻时，可考虑手术处理，身体条件允许时，可行末端回肠与乙状结肠造口，术后行顺行灌肠清除粪便，或行末端回肠造口加全结肠(含粪便)切除，远端结肠造口。在术中切开结肠，大量清除堵塞粪便，术后严重腹膜炎将导致极其危险的后果。

(四) 其他

进食过多富含鞣酸的食物如柿子、黑枣和山楂等，遇胃酸后成为胶状物，与其他高植物纤维物如竹笋等凝聚成块状物。经常服用氢氧化铝凝胶、考来烯胺(阴离子交换树脂)、胃肠道检查吞服过量的钡剂，有精神障碍的女病人吞食长发等，均可产生不能消化的团状物，出现肠堵塞的症状。一般表现为单纯性肠梗阻，可先用非手术治疗，必要时可剖腹切开肠管取出异物。

七、腹茧症与硬化性腹膜炎

腹茧症(abdominal cocoon)或称包裹性腹膜炎

(encapsulated peritonitis)及硬化性腹膜炎(sclerosing peritonitis)是产生肠梗阻的少见情况,但由于持续腹膜透析、腹腔内注射化学制剂的应用,硬化性腹膜炎的发生有所增加。

【病因】

腹茧症产生的病因不甚明了,多见于青少年女性病人,但也可见于成年人,可能与慢性腹腔炎症有关。近年有作者报告在原位肝移植后发生包裹住腹膜炎,病人均有低热、腹膜炎症或细菌感染的征象。除考虑与慢性感染有关外,还应考虑病人有特异性的体质或遗传易感性。因为包裹性腹膜炎经手术将包裹的纤维性薄膜剥去后,可再次产生与原有病变相同的包裹薄膜,这一现象与通常腹腔内广泛粘连有明显的不同。包裹的薄膜剥去后,肠襻间的粘连则有如通常所见的肠间粘连。

硬化性腹膜炎不像包裹性腹膜炎,是腹膜与肠襻,肠襻与肠襻间有致密的瘢痕样黏着,难以分离,也无薄膜包裹。这类病人均有明确的持续腹腔透析或腹腔内注射化学制剂病史,而腹茧症却无腹膜炎、腹膜透析或腹腔内药物注射病史。

腹茧症与硬化性腹膜炎两者发病的原因、病理改变也有不同,但由于少见,在文献中这两者常有混淆的现象。

【临床症状】

腹茧症有较长的病史,病人诉有间断性腹痛、腹胀等部分肠梗阻的症状,但可经治疗缓解或自行缓解。当部分肠梗阻未能缓解而加重时,可出现急性肠梗阻的症状,腹痛、腹胀加剧。腹部 X 线片可见典型的液气面肠梗阻征象。术前少有明确诊断者,但术前如能行腹部 CT 检查,则可观察到肠襻被薄膜包裹的现象(图 49-12)。

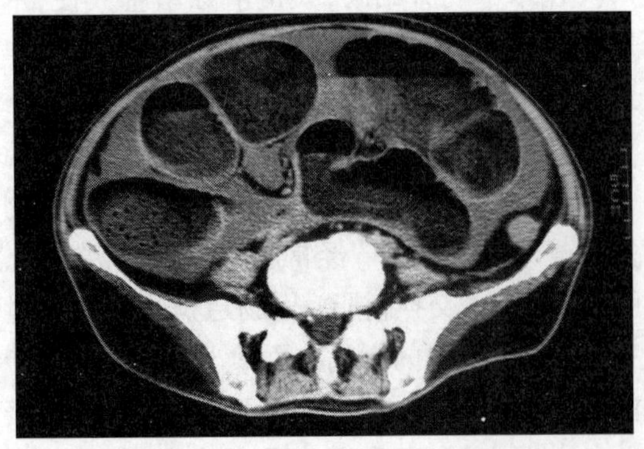

图 49-12 腹茧症腹部 CT 检查

硬化性腹膜炎先有腹膜透析或腹膜腔注射药物的病史,其后有腹痛、肠胀气症状。发作愈来愈频繁,且逐渐加重直至不能进食,但腹部饱胀并不明显。腹壁触之呈僵硬状,压痛与肠鸣音亢进的现象并不明显。腹部 X 线片常显示多数小液平面,而少有扩张的肠襻。CT 检查可观察到肠襻间组织有密度增加、增宽的现象,但不似腹茧症具有特征性的影像。

【治疗】

腹茧症出现部分肠梗阻症状时可行非手术治疗,如有完全性梗阻则可考虑手术。剖腹后可见小肠为一完整致密的纤维薄膜所包裹,仅有空肠的起始部与末端回肠进入盲肠部暴露在外,结肠不被包裹。包裹小肠的包膜表面光滑,与壁腹膜间有完整的间隙,无粘连。包裹小肠的薄膜约厚 1mm。可似剥橘子皮样将包膜分成数瓣自前向后剥离至肠系膜根部。薄膜与肠襻的浆膜、肠襻与肠襻间、肠系膜间均有疏松的粘连,可容易地剥离而不致有严重的损伤。全小肠可完整的松解整理。为免术后包膜再度形成,或肠广泛剥离后再产生梗阻,应行肠内置管排列固定(White 法)。

硬化性腹膜炎的治疗则以非手术治疗为主。胃肠减压,应用生长抑素或其类似物抑制胃肠液的分泌以减轻症状。肾上腺皮质激素或免疫抑制剂有可能控制炎症的发展,长期肠外营养以支持病人等待症状的缓解。剖腹松解术应慎用,因腹腔内呈广泛粘连且致密,甚难分离且易损破肠管,致大量切除肠襻。且由于剥离面广,肠管损伤较重,吻合上有一定难度,术后易有肠瘘等并发症产生。由于这些难点,硬化性腹膜炎的预后较腹茧症差。

八、其他

含某些疾病或病因能产生腹胀、肠道不通畅的情况,不需或禁忌手术治疗,应与机械性肠梗阻相区别。

(一) 功能性肠梗阻(肠麻痹)

功能性肠梗阻在临床上常称为肠麻痹(ileus)。病人有腹胀,肠蠕动少或消失,不排气排便等现象,但无机械性梗阻,是临床常见的一种情况。尤其在腹部外科病人中常有产生,它可累及整个胃肠道,也可局限在胃、部分小肠或结肠。

很多原因都可产生肠麻痹,概括起来可分为五类,其常见原因见表 49-4。

【临床表现与诊断】

病人一开始即诉有腹痛,但无机械性肠梗阻具有的腹绞痛。听诊肠鸣音消失或是细碎的声音或细微的泼水声。无腹膜炎的症状。腹部 X 线片具有明确的诊断价值,小肠、结肠均有胀气。结肠下端梗阻虽也有这类表现，但腹部的体征却不相同，有机械性肠梗阻的表现。必要时，钡灌肠，纤维肠镜能提供进一步的诊断。

表 49-4 肠麻痹的分类

反射性(神经性)	代谢性	药物性	感染	假性肠梗阻
1. 手术后(生理性肠麻痹)	1. 低钾	1. 抗胆碱能药物	1. 全身性感染	1. 急性结肠假性肠梗阻
2. 脊椎损伤	2. 尿毒症	2. 自主神经阻滞剂	2. 肺炎	2. 慢性小肠假性肠梗阻
3. 腹膜后刺激	3. 电解质严重紊乱	3. 抗组胺药	3. 腹膜炎	
(1) 手术创伤	4. 甲状旁腺不足	4. 精神治疗药	4. 带状疱疹	
(2) 血肿		5. 阿片类	5. 破伤风	
(3) 输尿管绞痛		6. 菌类毒物	6. 小肠憩室炎	
(4) 感染		7. 儿茶酚胺	7. 空回肠短路吻合	
		8. 长春新碱		

【治疗】

肠麻痹的主要治疗方法是支持治疗。因为肠麻痹本身是自限的功能性症状，一旦产生肠麻痹的原因得到解除时，肠麻痹的症状也将得到解除。应用胃肠减压，防止吞咽更多的气体增加腹胀，预防呕吐，减轻腹胀改善呼吸功能。当然，积极寻找产生肠麻痹的原因加以处理是最主要的治疗措施。除此，也有用高压氧以更换肠腔内的氮；应用某些刺激肠蠕动的药物，硬脊膜外神经阻滞剂，前列腺素 E_2 等，有时可获得一定的效果。由于功能性肠梗阻是继发于其他原因，因此，应认真鉴别原发病是否应进行外科治疗，如严重腹膜炎的引流问题，而不是针对肠梗阻的处理。

(二) 血运性肠功能障碍

血运性肠功能障碍(vascular intestinal dysfunction)是肠功能障碍中少见的一种，实际上是肠系膜血管缺血性疾病发生的肠运动功能障碍。发生在肠系膜血管急性栓子栓塞或血栓形成，非闭塞性肠系膜血管缺血，以及肠系膜静脉血栓形成与慢性肠系膜血管闭塞发生急性动脉痉挛、缺血等。它是由于肠系膜血管发生急性血液循环障碍，导致肠管缺血并失去蠕动功能，肠内容物不能向前运行。病人出现剧烈的中上腹部绞痛、腹胀以及肠鸣音消失，并可以伴有不同程度的腹膜刺激征。这些症状随缺血的缓急和轻重程度而定。急性缺血病情发展迅速，肠梗阻的症状表现短暂，如不能得到及时的治疗则将出现肠坏死、腹膜炎。慢性缺血则可反复出现肠梗阻的症状，主要治疗是解除肠系膜血管缺血。这些将在肠系膜血管缺血性疾病一节中叙述。

(三) 慢性小肠假性梗阻

慢性小肠假性梗阻是一原因尚不清楚的疾病，它有肠梗阻的症状，但不同于其他类型的肠梗阻，它是一种可逆转的自限性疾病。主要采取非手术治疗，手术治疗可以说是有害无益。但有时，因其持续存在或反复发作，常疑为其他类型的肠梗阻，以致进行剖腹术。因此，将此病作一简单的讨论，以引起外科医师的重视。

【病因】

假性肠梗阻，可以分为三种类型：

1. 成年人巨结肠症 可由长期应用泻剂、智力迟钝或精神异常引起。

2. 与系统性疾病有关 如血管疾病，神经系统异常肌张力降低以及淀粉样病变、肺小细胞癌、硬化性肠系膜炎等。

3. 慢性小肠假性梗阻 亦就是本节进行讨论的类型，原认为它无组织病理学的改变，称为慢性非特异性假性肠梗阻，实际上它可能有平滑肌退变，或肠肌层神经改变。也可能具有家族性或遗传性，但在多数病例仍未能获得组织病理异常改变的证据。

【临床表现】

病人有数年反复发作腹痛、腹胀与呕吐的病史，常有厌食、吸收不良与体重明显下降。有腹泻或便秘。可以发生在消化道的某一部分，但以小肠与结肠为多。食管的症状表现为吞咽困难，胃、十二指肠部为厌食、恶心、呕吐与腹痛，而无明显腹胀。小肠则表现为间歇性腹痛、腹胀与呕吐。结肠的症状有严重腹胀、腹泻与便秘交替。

本病因无特征，诊断较为困难。当临床有怀疑时，应设法排除其他肠梗阻的可能性来确诊。腹部X线片有类似机械性肠梗阻之处，但与病史不符。胃肠道造影检查，无梗阻发现，可观察到节段性巨食管、巨十二指肠、巨结肠或小肠扩张。纤维内镜可证实无梗阻。

【治疗】

主要采用非手术治疗,应用对症治疗,如胃肠减压、营养支持等。特别是全肠外营养支持对解除症状甚为有效,有作者赞成采取家庭长期肠外营养。为防止全肠外营养带来的一些不良后果如肠黏膜萎缩、肠道细菌易位等,仍应给予适量的肠内营养。如诊断明确,应避免外科手术治疗,即使是剖腹探查,肠壁组织活检也应慎重考虑,以免术后的肠粘连混淆诊断,增加诊断的困难。有作者曾对局灶性的病变如十二指肠假性梗阻,而胃与空肠蠕动正常者行胃肠吻合术;小肠假性梗阻试行短路吻合术,但均无有效的结果。慢性肠假性梗阻可累及整个食管、胃与肠道。现在暂无症状的部分,将来也会被波及。因此,外科治疗无确定性效果。

(黎介寿　任建安)

第三节　肠系膜血管缺血性疾病

肠系膜血管缺血性病变,常以腹痛、腹部不适为第一症状出现,外科医师应对此类病变诊断治疗熟悉了解。

肠系膜血管缺血性疾病通常可以分为:①急性肠系膜上动脉闭塞(acute superior mesenteric artery occlusion);②非闭塞性急性肠缺血(nonocclusive acute mesenteric ischemia);③肠系膜上静脉血栓形成(superior mesenteric venous thrombosis);④慢性肠系膜血管闭塞缺血(chronic mesenteric ischemia)四种情况。

一、急性肠系膜上动脉闭塞

急性肠系膜上动脉闭塞是肠缺血最常见的原因,可以由于栓子的栓塞或动脉血栓形成引起。两者的发生率相近,分别为55%与45%。肠系膜动脉发生急性完全性闭塞而导致肠管急性缺血坏死,多发生于老年人。

【病因与病理】

多数栓子来源于心脏,来自风湿性心脏病与慢性心房纤颤的左心房,急性心肌梗死后的左心室,或以往心肌梗死后形成的壁栓,心内膜炎,瓣膜疾病或瓣膜置换术后等。也可来自栓子的自行脱落,或是经心血管导管手术操作引起的脱落,偶有原因不明者。

肠系膜上动脉从腹主动脉呈锐角分出,本身几乎与主动脉平行,与血流的主流方向一致,因而栓子易进入形成栓塞。急性肠系膜上动脉血栓形成几乎都发生在其开口原有动脉硬化狭窄处,在某些诱因如充血性心力衰竭、心肌梗死、失水、心排血量突然减少,或大手术后引起血容量减少等情况下发生。偶也可由夹层主动脉瘤,口服避孕药,医源性损伤引起。

栓子通常栓塞在肠系膜上动脉自然狭窄部,如在空肠第1支的远端结肠中动脉分支处,或是更远的部分。而血栓形成都发生在肠系膜上动脉开始有动脉粥样硬化部分。不论是栓子或血栓形成,动脉被堵塞后,远端分支即发生痉挛。受累肠管呈苍白色,处于收缩状态。肠黏膜不耐受缺血,急性肠系膜动脉闭塞10分钟后,肠黏膜的超微结构即有明显改变。缺血1小时后,组织学上的改变即很清楚。黏膜下水肿,黏膜坏死脱落。急性缺血的初期,肠平滑肌收缩。其后因缺血而松弛,血管痉挛消失,肠壁血液淤滞,出现发绀、水肿,大量富含蛋白质的液体渗至肠腔。缺血后短时间内虽然病理生理改变已很明显,如动脉血流恢复,小肠仍可具有活力,但将有明显的再灌注损伤。缺血时间继续延长,肌肉与浆膜将坏死,并出现腹膜炎。肠管呈发绀或暗黑色,浆膜呈潮湿样,易破有异味。肠腔内细菌繁殖,毒性产物被吸收。很快因中毒与大量液体丢失而出现休克,多合并代谢性酸中毒。血管闭塞在肠系膜上动脉出口处,可引起Treitz韧带以下全部小肠及右半结肠的缺血坏死。较常见的部位是在结肠中动脉出口以下,也可引起Treitz韧带和回盲瓣之间的大部分小肠坏死。闭塞愈靠近主干远端,受累小肠范围愈小。

当轻度缺血得到纠正后,肠黏膜将再生,新生的绒毛形状多不正常,有萎缩,并有暂时性的吸收不良。以后逐渐恢复,部分坏死的肠组织将是瘢痕愈合以后出现小肠节段性狭窄。

【临床表现】

肠系膜上动脉栓塞或血栓形成均可造成缺血,故两者的大多数临床表现相同。病人以往有冠心病史或有心房纤颤,多数有动脉硬化表现。在栓塞病人,有1/3曾有肢体或脑栓塞史,由于血栓形成的症状不似栓塞急骤，仅1/3病人在发病后24小时内入院，而栓塞病人90%在一天以内就医。

剧烈的腹部绞痛是最开始的症状，难以用一般药物缓解，可以是全腹性也可是脐旁、上腹、右下腹或耻骨上区。初由于肠痉挛所致，其后有肠坏死，疼痛转为持续。多数病人伴有频繁呕吐，呕吐物为血水样。近1/4病人有腹泻，并排出暗红色血液。病人的早期症状明显、严重，然腹部体征与其不相称，是急性肠缺血的特征。开始时腹软不胀，轻压痛，肠鸣音存在。其后腹部逐渐膨胀，压痛明显，肠鸣音消失，出现腹膜刺激征象，说明已有肠坏死发生，病人很快出现休克现象。

化验室检查可见白细胞计数在 $20.00\times10^9/L$ 以上，并有血液浓缩和代谢性酸中毒表现。腹部X线片难以明确是否有肠缺血，在早期仅显示大、小肠有中等或轻度胀气。当有肠坏死时，腹腔内有大量积液。X线片显示密度普遍增高。超声多普勒检查在发病早期，腹部尚无胀气时，可提示肠系膜上动脉搏动消失。但当肠襻胀气时，其检查的效果则有限。腹部选择性动脉造影对本病有较高的诊断价值，它不但能帮助诊断，还可鉴别是动脉栓塞，血栓形成抑或是血管痉挛。动脉栓塞多在结肠中动脉开口处，造影剂在肠系膜上动脉开口以下3~8cm处突然中断。血栓形成则往往在肠系膜上动脉开口处距主动脉3cm以内，出现血管影中断。小栓子则表现在肠系膜动脉的分支有闭塞现象，有时还可发现肾动脉或其他内脏动脉有阻塞。血管痉挛显示为血管影有缩窄但无中断。血管造影明确病变的性质与部位后，动脉导管可保持在原位，持续给予血管扩张剂如罂粟碱、酚妥拉明（苄胺唑啉）等以解除栓塞后引起的血管痉挛，并维持至手术后。药物结合取栓术或栓塞病变治疗后，可有利于提高缺血肠的成活率，术后还可利用这一导管再次造影以了解肠系膜血管循环的状况。

CT特别是造影剂增强的CT血管成像也可有腹部选择性动脉造影的类似效果，而且为无创，便于临床实施。

【治疗】

急性肠系膜缺血病人的早期诊断较为困难，当明确诊断时，缺血时间已长，肠已有坏死，同时病人多有较严重的心脏病，给治疗带来更多的风险。虽然目前多主张采用积极的放射介入或手术治疗，但总体效果仍不理想。

在对病人一般情况及心脏情况予以评估及处理后，即进行选择性动脉造影。如发现有栓塞及血管痉挛时，可经动脉导管灌注罂粟碱，也可灌注溶栓剂如尿激酶、链激酶以溶解栓子。有报告应用经皮血管腔内气囊成形术或放置内支撑者，但效果都不肯定，仅有少数早期病人经治疗后可获得疗效。这些治疗方法虽有发展的前景，但当前仍是以手术治疗为主，特别是病人已出现腹膜刺激症状时则更不宜等待。剖腹探查发现栓塞位于一个分支或主干的远端，肠管缺血的范围不大，并已出现坏死现象时，则可进行部分肠切除吻合术。

如动脉主干已栓塞，累及全部小肠及右半结肠，肠管虽有充血但未肯定已坏死时，应立即将主干游离切开取栓并清除远端血凝块。如为血栓形成则要作血管内膜切除术，清除血栓直至上下段均有血液通畅地流出。动脉切开部以自体静脉作片状移植修补。如栓塞段甚长，取栓后仍无血液流出或不畅，则可应用自体大隐静脉作腹主动脉或髂动脉与栓塞以下通畅的肠系膜血管之间进行搭桥手术。在进行血管手术前应从静脉给予肝素以防闭塞部远端血管有血栓形成。而在手术时可在肠系膜上动脉主干周围直接在闭塞部下方的动脉内直接注入血管扩张剂，以解除已存在的血管痉挛。

经探查后，肠系膜上动脉主干阻塞，且累及的肠管已坏死，范围虽大也只能将坏死肠切除。吻合剩余肠恢复胃肠道的连续性，须保证切除缘血运良好，以免术后发生瘘。术后按短肠综合征给予积极治疗。

为了解血液恢复后肠襻的活力，除观察肠管颜色、蠕动及肠系膜缘动脉搏动外，还可用荧光法探测局部有无血液循环。从周围静脉内注射1g荧光素钠后，于暗室中通过紫外线光观察肠管，局部如发黄色荧光说明血液循环存在，肠管有活力。应用多普勒（Doppler）超声测定肠系膜血管也是一种常用的方法，其他尚有肠肌的肌电测定，^{99m}Tc 标记白蛋白检测，肠管表面氧检测，以及红外线体积描记术（photoplethysmography）等，但均需要特殊设备与时间。当不能完全肯定肠是否仍有活力，可将肠管纳入腹腔暂时关闭。术后供氧、纠正血浆容量，应用强心剂提高心排血量。从选择性肠系膜上动脉导管灌注血管活性药物，以扩张血管增加血流量。在术后24~36小时再次剖腹观察肠管情况，这样可以确定肠管是否存活。再次剖腹应决定于第一次手术结束时而不是在术后再作考虑，术后疼痛、压痛与肠麻痹将掩盖肠坏死的表现。因此，当再次剖腹一经决定必须按时实行，以确保及时处理已坏死的肠管，增加病人的安全性。

急性肠血管栓塞病人术后的监测、治疗甚为重要。尿量、中心静脉压、肺动脉楔压、动脉血气分析，水、电解质等的测定如有异常均需及时纠正，预防心力衰竭发生。手术前后需应用适合的抗生素防治感染。如原已置有动脉导管者可经导管继续给予抗凝药与血管扩张剂，并在24小时后造影观察血管是否通畅。在未放置导管者，术后宜立即给予肝素以防再发生栓子与肠系膜血管术后栓塞。也有作者不赞成用肝素以防肠管出血而应用低分子右旋糖酐。这类病人术后宜较长时间应用华法林(warfarin)以减少再次发生栓子。

急性肠系膜上动脉闭塞的预后较差，死亡率在85%左右，栓塞病人为75%~80%，而血栓形成病人为96%~100%。积极的放射介入与外科治疗可改善预后，再次剖腹观察对减少这类病人的术后死亡率与并发症发生率有着积极意义。短肠综合征、再栓塞、肠外瘘、胃肠道出血、局限性肠纤维化狭窄等是术后可发生的并发症。

二、非闭塞性急性肠缺血

在急性肠缺血病人中，有20%~30%的动脉或静脉主干上未发现有明显的阻塞，也有的报告比例数可达50%。

【病因与病理】

产生非闭塞性急性肠缺血的病因是一些间接引起广泛血管收缩的因素。心肌梗死、充血性心力衰竭、心律不齐、主动脉瓣闭锁不全，肝、肾疾病，休克，利尿引起的血液浓缩等都是潜在诱因，可导致心排血量下降、低血容量、低血压，使肠管处于低灌压及低灌流状态。当血管内流体静力压小于血管壁的张力时，血管即塌陷，黏膜下层形成短路，绒毛顶部出现缺氧、坏死，继而累及黏膜及肠壁的深层。当前认为肾素-血管紧张素轴与血管加压素以及再灌注损伤是非闭塞性急性肠缺血的重要病理生理改变。

非闭塞性肠缺血的肉眼与显微镜所见与急性肠系膜动脉阻塞相似，但它的病变更为广泛，可累及整个结肠与小肠。然而有时缺血可呈片状或节段样。肠黏膜有广泛出血性坏死伴溃疡形成，黏膜下层血管内有大量红细胞沉积。

【临床表现】

非闭塞性肠缺血的病人几乎全都发生在前已叙述的导致低血流、低灌注的疾病如充血性心力衰竭、心肌梗死等情况。临床表现与急性上肠系膜动脉闭塞相似，唯过程较缓慢，这类病人出现严重腹部不适、乏力，早期腹部检查结果与病人主诉的严重度不相符。当肠坏死发生后，腹膜刺激症状甚为明显，伴有呕吐、休克，常有腹泻及血便，75%的病人有白细胞计数增加，常有血液浓缩。

当这类存在着潜在诱因病人出现剧烈腹痛，腹部体征又不相符时，应考虑到这一疾病的可能。腹部X线片仅能显示肠麻痹。选择性动脉造影是主要的诊断措施，肠系膜上动脉主干没有闭塞，而在中小分支中可能有散在的节段性狭窄，只表现有动脉硬化存在，在除外急性肠系膜动脉闭塞后可诊断本病。腹部CT血管成像是一较简捷的方法，为诊断提供初步的依据。

【治疗】

治疗非闭塞性肠缺血的同时应找出诱因，对引起肠血管收缩的原因如充血性心力衰竭，心律不齐等加以处理，使血管收缩的因素去除，改变循环功能。选择肠系膜上动脉成像或造影甚为重要，不但可明确诊断，也是药物治疗的一个重要途径。在动脉主干未闭塞的情况下可以灌注罂粟碱、妥拉唑啉、胰高血糖素、前列腺素 I_2 等血管扩张剂，是否需用抗凝剂尚无定论。Boley提出一次注射妥拉唑啉25mg后，接着用罂粟碱30~60mg/h，能有较好的效果。经过非手术治疗后症状有好转时，可再次造影观察肠循环的情况，如循环有改善可继续进行药物治疗。在应用血管扩张药同时，有作者建议加用持续硬脊膜外阻滞麻醉，以改善肠系膜血液循环。还应重视对再灌注损伤的治疗，胃肠减压，输氧与抗生素也都是重要的辅助治疗措施。但由于治疗较晚，诊断也不易确定，多数情况下，非手术治疗后腹部体征未能消失，仍须进行手术探查。手术探查的重点是缺血的肠管，肠系膜动脉搏动是否可触及，小肠、结肠以至胃部都可能有片状的坏死区，切除往往无法进行，局限在一段肠管的坏死可行切除吻合，术后继续用肠系膜上动脉插管输注血管扩张药物，并重复造影以了解肠循环的情况，术后对切除端的活力有怀疑者，应考虑24~36小时后再次剖腹探查。

由于本病是在严重的原发病基础上发生的，发生后的治疗难以保证及时，并发症又多，死亡率高达80%~90%，积极重视低血流状态的发生与处理是预防本病的基础。

三、肠系膜上静脉血栓形成

肠系膜上静脉血栓形成于1935年为Warren等首先描述，其后逐渐被认识，大都为急性血栓形成，约占急性肠缺血的3%~7%。

【病因与病理】

急性肠系膜上静脉血栓形成原因不明，但多数是继发于其他疾病，最常见的是血液凝血病如真性红细胞增多症、抗凝血酶Ⅲ缺乏、C蛋白缺乏、镰形细胞病等，这类病人也常有其他部位静脉血栓形成。腹腔内感染、门静脉高压、钝性创伤或手术创伤、肾移植、脾切除等也都是其诱因，口服避孕药而引起静脉血栓形成的可能性也应重视。

静脉血栓通常是累及肠系膜静脉的分支与造成节段性肠缺血，但有可能血栓逐渐蔓延至肠系膜上静脉导致广泛系膜缺血。静脉血栓形成早期的病理改变为肠壁明显水肿、充血与黏膜下出血，肠腔内有血性液体，肠系膜也有充血水肿，腹腔内脏有血性渗出液，肠坏死的发展速度较急性动脉栓塞缓慢。静脉血栓形成后，静脉反流滞留，可引起动脉痉挛与血栓形成，难以确定血栓形成原发在静脉还是动脉。

【临床表现】

静脉血栓形成的症状为逐渐加重的腹部不适，腹胀、食欲不振与大便习惯改变，这些症状可持续1~2周，然后突发剧烈腹痛、呕吐，约1/5的病人可有腹泻与血便，血便较动脉闭塞多见。腹部检查可见腹胀，有压痛及肌紧张，也可有腹水。早期有肠鸣音活跃，以后肠鸣音减弱或消失。白细胞计数升高并有血浓缩的现象。腹部X线片可见肠胀气，肠壁增厚及腹腔内积液的征象。腹腔穿刺可抽得血性液体。腹部B超检查、CT扫描、选择性肠系膜上动脉造影、核素扫描等虽可从各方面提供诊断依据，但最终有赖手术探查确定。

【治疗】

综合病史及其他表现提示为本病后，即应积极进行准备及早手术，静脉血栓形成往往累及分支，因此坏死可能仅累及一段肠管，但血栓有蔓延的可能，术后发生瘘的机会亦多，因此实施静脉切开取栓术的可能性极小。静脉切除的范围应广，包括含有静脉血栓的全部系膜。

术后易再发血栓形成，应进行抗凝治疗3个月。肠系膜静脉血栓形成经手术及抗凝治疗后，预后较动脉栓塞好，死亡率在20%左右。

四、慢性肠系膜血管闭塞缺血

动脉粥样硬化，管腔逐渐狭窄以致闭塞是慢性肠系膜血管闭塞的主要病因，有作者称之为肠绞痛(intestinal angina)或腹绞痛(abdominal angina)。虽然肠系膜动脉硬化在老年病人较常见，但发生慢性肠系膜血管闭塞症状者却不多，更不至于发生肠坏死，主要是由于腹腔内脏有3条动脉供应，即腹腔、肠系膜上及肠系膜下动脉，互相之间有侧支循环形成。但如动脉硬化累及的范围较广，2~3支均有病变时，将有血供应量不足的情况，直接影响胃肠道消化功能而出现症状。内脏动脉纤维肌层增生，腹部创伤或腹主动脉瘤累及腹腔、肠系膜动脉也可产生慢性“肠绞痛”，但甚为罕见。

【临床表现】

本病多发生在中、老年人，并常伴有冠状动脉硬化，脑血管硬化，周围动脉闭塞疾病，主动脉瘤等。进食后出现弥漫性腹部绞痛，是肠血管闭塞的主要症状，餐后15~30分钟出现，2~3小时后达到高峰，后逐渐消退，可向背部放射。腹痛的严重程度和持续的时间长短与进食的量有关。有时仅有饱胀或钝痛，有时则为剧烈绞痛伴恶心呕吐，症状呈进行性加重，发作日益频繁，病人因此而改变食物的种类，减少进食量，甚至出现恐食症，不敢进食，尚可有肠胀气，便秘或腹泻，粪便量多呈泡沫状，含有大量气与脂肪。病人体重明显下降，平均在10kg以上，常被疑有恶性肿瘤。症状持续数月或数年后病人可能发生急性肠系膜血栓形成和肠梗死，有作者认为1/4的急性肠梗死发生在慢性肠动脉闭塞的基础上。但慢性肠血管梗死的病人将有多少发生闭塞则无法统计。

除营养不良外，体检和实验室检查并无特殊点，虽在60%~90%的病人上腹部可听到收缩期杂音，但无特异性，因这一症状也可出现在正常人。腹部X线片和钡餐造影、内镜检查、腹部超声检查与CT检查等对本病有特殊的诊断意义，但亦应与溃疡病、胆囊炎、胰腺炎、癌以及腹膜后肿瘤相鉴别。动脉造影或CT血管成像是诊断本病的一项重要的检查，先进行腹主动脉造影，并应强调照侧位像以便观察位置向前的腹腔和肠系膜上动脉的出口处，后再分别进行腹腔动脉，肠系膜上动脉与肠系膜下动脉选择性动脉造影，以观察腹内主要动脉的硬化与侧支循环情况，一般有两支动脉受累而侧支循环建立不多即可产生症状，但应注意的是动脉造影有诱发急性梗死的可能，造影前后应加以预防，纠正血浓缩，给予血管扩张剂及1~2次常用剂量的抗凝剂等。

【治疗】

症状轻的病人可以试用非手术治疗，给予血管扩张药物，静脉滴注低分子右旋糖酐，防止血浓缩，采取少量多次进餐,从静脉补充部分营养等。但如发现腹腔动脉或肠系膜动脉出口处有明显狭窄变化。病人一般情况较好时,应积极考虑手术治疗,因为手术不仅能解除肠绞痛,而且还可避免以后发生急性肠梗死。虽然现在尚不了解慢性肠血管闭塞病人发生急性肠梗死的比例,但多数学者仍赞成先进行血管重建术,因急性肠梗死的治疗效果不佳。

血管重建手术可分为三类:①血管内膜剥脱术;②将肠系膜血管狭窄段切除,然后将该动脉植入腹主动脉;③应用自体静脉或人造血管跨越狭窄段行搭桥手术。三类手术中以第三类应用较多,手术操作较方便,效果亦较好,如肠系膜上动脉出口处有狭窄,可在肠系膜上动脉与腹主动脉间搭桥,为解决腹腔动脉开口处狭窄,可在脾动脉或肝总动脉与腹主动脉间搭桥,或者将脾动脉游离后与腹主动脉壁作端侧吻合术。

文献中9组病人335例在血管重建术后,平均93%的病人效果良好,肠绞痛消失,体重增加,手术死亡率为8%。

(黎介寿　任建安)

第四节　小肠炎性疾病

一、克罗恩病

克罗恩病(Crohn's disease)的特征是肠壁全层受累,病变呈跳跃性非特异性肉芽肿性炎症。至今病因不明,Crohn等首先对此病作病理与临床症状的描述,他们称之为局限性肠炎,病变虽在末端回肠部较多,但也可在消化道的其他部位发生,这一命名不能显出疾病累及范围的广泛性,因此,有局限性肠炎、回肠结肠炎、瘢痕性肠炎等名称,然而均不能表明病变的范围及性质。目前,也有称之为炎性肠病(inflammatory bowel disease,IBD),但有作者将溃疡性结肠炎(ulcerative colitis)也包含在内。因此,多数学者认为在病因未明确前仍称为克罗恩病较为合适。

克罗恩病多见于美国、西欧、北欧、东欧等盎格鲁·撒克逊人(Anglo-Saxon)与犹太人,每年每10万人口中有4~6例新病例发生,但以色列的犹太人的发病率并不高。近年来,在我国对此病有所认识后,发现率有所增加。

【病因】

Crohn等在1932年虽已报告了这一疾病,但病因至今仍不清楚,有各种学说包括食物、化学物质、损伤、供血不足,甚至精神心理因素等,但均不能得到证实。当前,认为可能性最大的是感染因素与免疫机制。曾有许多学者从细菌方面寻找克罗恩病的病因,有人认为是副结核分枝杆菌所致,也有认为其他种细菌,如细胞膜有缺陷的分枝杆菌、非典型的假单胞菌属、L型粪链球菌、大肠埃希菌亚型、真菌属、胨链球菌属等;也有认为是EB病毒、巨细胞病毒、麻疹病毒或旋转病毒等所引起,但均未能得到进一步的证实。

关于免疫学说的发病机制也是有很多的研究,诸如自身免疫、免疫复合物、急性超敏、淋巴细胞介导反应、细胞免疫功能低下等。从克罗恩病病人同时有虹膜炎、葡萄膜炎、结节性红斑、坏疽性脓皮病、口腔溃疡、游走性关节炎、γ球蛋白升高等表现,激素治疗又可缓解症状等方面推测,本病的发病可能与自身免疫有关,但尚未能进一步证实其发病机制。也有作者认为与家族有关。

【病理】

克罗恩病虽最初被认为是末端回肠部位的疾病,现已发现它可累及身体的许多部位,如胃肠道从口腔到肛门的任何部分。病变可以是单发或多发。据国内外的各组报告,大、小肠发病的情况大致相似,55%的病人为大、小肠都有病变,30%仅有小肠病变,15%仅有大肠病变,其中1/3为肛门、直肠病变,亦即5%仅为肛门、直肠病变,有肛门、直肠病变的病人中48%同时有大肠病变,40%有大、小肠病变,23%仅有小肠病变。在我国,这类病人发生肛管病变者较为少见。

克罗恩病是肉芽肿性炎症病变,发病较急,或是经过一持续的缓慢进展过程,它伴有不同程度的纤维化,炎症病变累及全层肠壁与侵及局部淋巴结。

克罗恩病的肠壁增厚有纤维组织增生及水肿,肠腔变窄,其近端肠管有扩张。病变的分布呈跳跃状,病变间有正常肠段。常有单发或多发的狭窄,伴部分或完全梗阻。肠襻的浆膜层呈颗粒状,表面有扩张的血管、淋巴管、渗出物及细小的淋巴颗粒,病变肠管的相应肠系膜通常有水肿、炎症,及肿大的淋巴结,系膜为之缩短,其中的脂肪向肠管浆膜面匍匐增生甚至围绕肠管,病变肠管常与邻近肠襻或其他脏器发生粘连,并与其他肠管或者器官产生内瘘或皮肤外瘘,常见的有回盲肠瘘、回结肠瘘与回肠外瘘。有时,病变可伸延至被黏着的穿孔肠襻或器官如回肠膀胱瘘。有病变的部位可黏着融合在一起形成一粘连团,其中可有脓肿,偶有输尿管被包裹在腹膜后炎症包块之中,出现输尿管积水或肾盂积水。

急性期时,黏膜表面充血水肿,并有口疮样溃疡,这些溃疡虽无特异性,但可被认为是克罗恩病的早期病理改变,这些溃疡开始时是淋巴滤泡的细小脓肿,以后形成浅表溃疡,周围为正常或轻度水肿黏膜,这一改变可在肠镜检查时发现。慢性期的肠黏膜出现深入到肠壁各层的线形溃疡,同时黏膜下层增厚,致使黏膜隆起呈现鹅卵石样表现,由于慢性炎性刺激,黏膜可增生形成假性息肉。显微镜下,可见克罗恩病的病变侵及肠壁的各层,组织结构显示为非特异性,肉芽肿样炎症,包含阻塞性淋巴肿,肠黏膜下层有很多淋巴细胞与浆细胞,致使肠壁增厚,亦可表现在无黏膜溃疡区域及淋巴结中,黏膜溃疡可穿透肠壁的各层,因而出现瘘、脓肿、穿孔。在严重的病例,黏膜下层及肌层有广泛的纤维组织,导致肠腔狭窄。在约60%的克罗恩病病人中,可见有巨细胞性肉芽肿,但无干酪样变,这点与结核性的上皮样巨细胞性肉芽肿不同。

克罗恩病的急性期与慢性期之间是否相关尚不清楚。急性病人经一般治疗后可自行恢复不转为慢性期。而一些慢性克罗恩病病人一开始即表现为慢性而不经过急性阶段,因此,它们可能是一种病的不同表现。

【临床表现】

本病虽可发生在任何年龄,但60%的病人小于40岁,男女发病率大致相等。因病变可位于胃肠道的任一部位,症状除与病因有关外,还与发病缓急、严重程度以及有无并发症相关。约有10%的病人,发病较急,症状类似急性阑尾炎,有中腹或右下腹痛伴有低热、恶心、呕吐,食欲减退,白细胞升高,偶有腹泻,右下腹可有触痛。这类病人多以急性阑尾炎接受手术,术中发现阑尾正常,末端回肠有充血、水肿、增厚,肠系膜也有水肿、增厚伴有淋巴结肿大,而考虑为此病,但少有经病理检查证实者。

慢性期病人多数难以明确发病的时间,症状隐匿,病程较长,以后缓解期愈来愈短,症状也越来越重。最明显的症状是间歇发作的腹部不适、疼痛,是由于部分肠梗阻所引起,待急性发作期或活动期后,腹痛可以减轻,但以后由于肠腔狭窄,腹痛频发且渐重。除腹痛外,常有腹泻,为不成形稀便,但很少有脓血便,腹泻可能是由于蠕动加快,也常有低热、乏力、食欲减退及消瘦等。

约有30%克罗恩病病人还可有胃肠道外病变表现,如口疮性口炎;眼虹膜炎、结膜炎、葡萄膜炎;皮肤结节’性红斑、坏死性脓皮炎;游走性关节炎、关节强硬性脊柱炎;非特异性三联症;硬化性胆管炎;胰腺炎;肾病综合征、肾淀粉样变性;动脉栓塞;静脉栓塞;贫血;血小板增多症等。这些肠外表现结合肠道症状可提示有本病的可能,需作进一步检查。

病人除因腹痛、腹泻外,常因并发症而就诊。并发症有:①肠梗阻:克罗恩病的后期肠腔狭窄,肠梗阻成为主要的症状,有少数病人可出现完全性肠梗阻,也有结肠病变病人可出现毒性巨结肠(toxic megacolon);②出血:31%病人可有便血,但少有量大者,另外有13%病人有大便隐血阳性,结肠病变病人便血较多(46%),回结肠炎与回肠炎分别为22%与10%;③穿孔:1%~2%的病人可发生穿孔,90%发生在末端回肠,10%在空肠,多在肠系膜缘对侧,急性穿孔继发有急性腹膜炎、腹腔脓肿。慢性穿孔可导致肠外瘘或与邻近器官相通成内瘘如回肠乙状结肠瘘,肠膀胱瘘,肠阴道瘘等;④潜在性恶性变:长期慢性克罗恩病变的病人,小肠恶性肿瘤的发生率6倍于一般人群,大肠是4~6倍。

病人多呈营养不良,有贫血,严重者可有失水表现,低热,在病情活动的病人可能有恶病质表现伴间歇性高热。腹部可见肠型、肠鸣音亢进等部分肠梗阻表现,有时可触及包块伴压痛,提示腹腔内有粘连成团的肠襻或腹内脓肿,有时可见到自发或术后出现的肠瘘。克罗恩病常合并有肛管病变,尤其是大肠有病变的病人,可有肛瘘、肛周脓肿与肛裂,肛裂多为较浅而宽的溃疡,与一般常见的肛裂不同。克罗恩病并发肛门病变的发生率高于溃疡性结肠炎,是其鉴别点之一。

肠镜检查对诊断大肠克罗恩病甚有帮助,表浅形溃疡,鹅卵石样黏膜,尤其是病变间出现正常的黏膜,肠黏膜活检虽有一定诊断价值,但常无特异性,肉芽肿结节有较高的诊断意义,但仅有15%的病人可获取到微小肉芽肿。

钡餐和钡灌肠检查对诊断甚有价值，插管注钡和钡气双重对比造影有助于显示黏膜病变。表浅形溃疡，肠黏膜呈鹅卵石样形象，病变呈跳跃式，有多处肠腔狭窄，近端肠管扩张，而狭窄部呈线状征(string sign)都提示为克罗恩病。

血液的化验检查，可见贫血，低蛋白血症，红细胞沉降率增快，γ 球蛋白升高，但无特异的诊断价值。

【治疗】

克罗恩病的治疗至今仍无确切的方法，治疗后症状可得到缓解，然而有一定的复发率。无并发症时，以非手术治疗为主，当有并发症时则需给予外科手术治疗，但据统计，多数病人最终仍需外科手术治疗。三大组病人的统计，5 年以上的病人，手术率达 40%，10 年以上为 60%，15 年以上为 70%，30 年以上为 90%。瑞典 Uppsala 医院报告 10.5 年以上病期的手术率为 95%，英国 Birmingham 医院报告 24.5 年以上病期者为 90%。单纯结肠炎手术率为 50%~59%，小肠炎为 62%，小肠与结肠均患病者为 71%~79%。

非手术治疗包含柳氮磺吡啶(sulfasalazine)或相似药(mesalamine)，甲硝唑、皮质激素、免疫抑制剂、免疫刺激剂、抗生素、胆盐结合剂。非特异性止泻药以及肠内或肠外营养支持。肠道抗菌药物可使症状好转，但其作用机制尚未阐明，但非单纯地控制肠道细菌感染，可能是肠道细菌产生大量抗原，加重肠道的免疫反应，细菌受抑制后肠道免疫反应减轻，病变与症状好转。肾上腺皮质激素与肠道抗菌药联用能取得较好些的效果。肾上腺皮质激素对控制急性期的症状有明显的作用，但反复应用后其作用有所减退，在有外科并发症时应慎用。免疫抑制剂如硫唑嘌呤或 6- 巯基嘌呤(6-MP)，最近有用环孢素、FK506 者，在急性期配合肠道抗菌药物，肾上腺皮质激素可增强疗效。TNFα 抗体，细胞因子 IL-10 亦可用于治疗克罗恩病，控制症状。1968 年后，肠内或肠外营养作为一种营养支持方法也作治疗方法应用于克罗恩病，应用全肠外营养(TPN)或肠内营养(enteral nutrition，EN)能使肠道得到休息，有利于病变的静止，急性期应用全肠外营养后，症状缓解率可达 60%，小肠病变的缓解率优于大肠病变，但是，缓解期甚短。因此，有以长期应用家庭营养支持(home nutrition support，HNS)以控制症状的急性发作。总的来看，肠内或肠外营养仍不失为克罗恩病的一种有效的辅助治疗措施。全家庭营养支持的指征是：①药物治疗效果不佳，而又因其他疾病等因素而不能接受外科手术治疗；②因营养不良而出现生长迟缓的儿童；③多次手术后出现短肠综合征者；④营养不良病人的围术期处理。

外科治疗的适应证为并发的肠梗阻、腹内脓肿、肠内瘘或外瘘、消化道出血、肠穿孔腹膜炎等。手术方式主要是短路手术，短路及旷置术，肠管部分切除及吻合术。

单纯短路手术很少采用，因肠内容物往往得不到完全分流，只是用于那些有梗阻而病变范围广，手术创伤大，病人条件差的情况，如克罗恩病引起的十二指肠梗阻。

短路及旷置术是将病变的近端肉眼观察正常的肠管切断，远端肠管关闭，近端与病变肠管的远端正常肠管行端侧吻合，使肠内容物完全分流，被旷置肠段的病变能得到控制。这一手术的应用常需考虑到短肠与旷置肠段恶性变的问题。克罗恩病的病变特点之一是跳跃性的出现，在整个肠襻中有多处病变，旷置时只能考虑那些已发生并发症的病变，如作为治疗克罗恩病的方法，旷置所有病变的肠管，将产生短肠综合征。旷置的病变虽可静止但并未痊愈，有癌变可能。因此，当病变肠段不能切除时，可将此作为一期手术，以后再行二期切除术。

病变肠管一期切除及吻合术为多数学者赞同，是效果较好的外科治疗方式。在为克罗恩病病人行肠切除术时，需考虑切除端离病变的距离与病变肠切除的范围。由于克罗恩病病变在肉眼观察正常肠管的黏膜下层，肌层可能仍有病变，故切除端应离肉眼观察到的病变边缘 10cm，以免吻合口部病变复发。因快速冷冻病理切片检查的可靠性差，无助于判断亦无必需。多处病变不能作一次切除，只切除有并发症的病变与相邻的病变，过多的切除将产生短肠综合征，也还要考虑术后仍有复发的可能需再次手术。肠系膜淋巴结无需作广泛切除，淋巴结的切除并不能防止复发。肠切除后以较大的侧侧吻合重建为合适，防止术后狭窄。

当误诊为急性阑尾炎而行剖腹探登时，如发现末端回肠有克罗恩病，阑尾是否应切除颇有争论。一些学者有阑尾切除后发生瘘的教训，而多数学者认为克罗恩病病变未侵及盲肠部，切除阑尾是可行且应该的，可以减少病人以后出现右下腹痛时再次发生诊断困难的问题，阑尾切除后不致发生瘘。

克罗恩病病人多有贫血、营养不良与水、电解质紊乱，有并发症时更为明显。因此，这类病人的手术宜选择在病变缓解期,并经过适当的术前准备,以纠正上述的一些情况,尤其是那些长期服用肾上腺皮质激素的病人,需要时可在术前停用或减量,并给予全肠外营养 10~14 天以改善全身情况,减低术后并发症的发生率与手术死亡率。

二、急性出血性肠炎

本病为一种原因尚不明确的肠管急性炎症病变,起病急,病情发展快。由于在手术中或尸检中可观察到不同阶段的病变,发现有充血、水肿、出血、坏死等不同的病理改变,故又被称为急性节段性肠炎,急性坏死性肠炎,节段性出血性坏死性肠炎,急性出血坏死性肠炎,坏死性肠炎等。本病虽可有肠坏死,但不一定都发生肠坏死,而血便是临床主要的症状之一。故称为急性出血性肠炎较为合适。以往,本病在国外文献中报告较多,多发生在新生儿,特别在早产儿。近 30 年来,在我国也屡有报道且有地区性,以辽宁、广东、四川等地报告较多。也有季节性,在夏秋两季发病率较高。多见于儿童和青少年,但也可发生在任何年龄,男女之比为(2~3)∶1。

【病因与病理】

本病的确切病因和发病机制尚不明了。以往曾认为与细菌感染或过敏有关。因为有 1/3 以上的病人发病前有不洁饮食或有上呼吸道感染史;本病有季节流行或集体发病的倾向;有白细胞计数增高及全身中毒症状;病人的粪便中曾培养出大肠杆菌(大肠埃希菌)或产气荚膜杆菌等。但也有人认为早期病变的病理检查,可见肠壁小动脉纤维有蛋白性坏死和大量嗜酸性粒细胞浸润,而多数病例又未能找到单一的致病菌,本病应是变态反应的结果。临床上所见的小肠感染病灶可能是末梢血液循环障碍所致局灶性坏死的继发表现。

近年来国外文献报告,本病的发病与 C 型 Welch 杆菌的 β 毒素有关。他们认为长期进食低蛋白饮食可使肠道内的胰蛋白酶处于低水平。肠道蛔虫也可分泌一种胰蛋白酶抑制物,使患蛔虫病病人的胰蛋白酶的效果受到抑制。在胰蛋白酶减少的情况下,肠道内 C 型 Welc 杆菌产生的 β 毒素不能被分解,从而导致急性出血性肠炎的发生。这一发病机制是否正确,还有待证实。

本病主要发生在空肠或回肠,也可是空、回肠都受累。结肠与胃较少有发生。病变多呈跳跃性发生,病变与病变之间有明显分界的正常肠管,但严重时病变也可融合成片。病变程度一般以空肠下段最为严重,上段较轻。肠壁各层可呈水肿、充血、坏死和溃疡形成,甚至穿孔,并附有黄色纤维素性渗出或脓苔,病变多发生在对肠系膜侧。受累肠段的系膜也有充血和水肿,有多个淋巴结钟大,腹腔内有混浊渗液。

受累的肠管黏膜有炎症细胞和嗜酸性粒细胞浸润,水肿明显,有散在的大片出血和溃疡灶,病变范围与正常黏膜分界清楚。肌层除肿胀和出血病变外,还可见肌纤维断裂,玻璃样变和坏死。血管壁呈纤维素样坏死,并常有血栓形成。肠壁肌层神经丛细胞有营养不良性改变。黏膜及黏膜下层病变范围往往超过浆膜病变范围,可能是病变始于黏膜层而逐渐向浆肌层方向发展所致。

除肠道病变外,尚可见肝脂肪变性,脾急性炎症,肺水肿和间质性肺炎。

从肉眼观察,本病的肠管改变易与急性活动期的克罗恩病相混淆,在病理改变上两者有所不同:①急性出血性肠炎的病变组织主要表现为凝固坏死而无增殖性改变;②黏膜下层有充血、水肿、出血、大量炎性细胞浸润,而克罗恩病急性期主要为水肿和淋巴管扩张;③肠壁小动脉及胶原纤维有纤维素样坏死变性而无非特异性肉芽肿形成和纤维化改变。

【临床表现】

开始以急性腹痛为主,呈阵发绞痛或持续性痛伴阵发加重,痛多在脐周或遍及全腹。随之有腹泻,多数为血水样或果酱样血便,偶有紫黑色血便,也有少数病人腹痛不明显而以血便为主要症状。半数病人伴有恶心、呕吐,有些病人在入院时已呈中毒性休克状。

病人有中高度发热(37~39℃),可有寒战。腹部检查可见程度不同的腹胀、腹肌紧张及压痛,当肠管坏死或穿孔时,可有明显的腹膜炎征象,有时可触及充血水肿增厚的肠襻所形成的包块。肠鸣音一般减弱或消失。

根据病人不同的病变程度与病情发展的速度,临床上可归纳为四型:

1. 血便型　以便血为主要症状,也可以有腹痛、发热、腹泻等症状。出血量多少不一,少者仅便中带血,多者每日达数百毫升,腹部有轻压痛而无明显的腹膜刺激征。需与肠套叠、绞窄性肠梗阻,肠过敏性紫癜等相鉴别。

2. 中毒型　起病时即有高热,腹痛、腹泻,继之有嗜睡、谵妄、昏迷和休克等表现,休克多在发病 1~2 天内发生,在小儿多见,易误诊为中毒性疾病或消化不良。

3. 腹膜炎型　较为常见，约有半数病例属于此型，表现为腹痛、呕吐、发热，也有腹泻和血便，腹部表现有局限性或弥漫性腹膜炎征象，腹腔内有积液，肠鸣音减弱，重者可出现休克。

4. 肠梗阻型　与一般机械性肠梗阻相似，主诉以阵发性腹绞痛和频繁呕吐为主，常有腹泻，偶有少量血便，腹部可见膨胀偶有肠型，这一类型较为少见。

术前确诊有时较为困难，在多发地区高发季节，易考虑到这一疾病。因此，误诊率甚高，常误诊为肠套叠、细菌性痢疾、急性阑尾炎。在剧烈腹痛、腹泻、血便与中毒症状均存在时应多考虑本病。腹部X线片显示小肠扩张积气，空肠黏膜皱襞粗糙，肠间隙增宽，立位片可见液平面，肠段坏死时则见不规则的致密阴影团。腹腔穿刺液可能为血性。化验检查可见白细胞计数中度升高，有血便或大便隐血阳性。

【治疗】

本病应以非手术治疗为主，包括：①纠正水、电解质与酸碱紊乱，如便血量大，可少量多次输血；②积极改善内毒素产生的中毒症状，预防脓毒症，中毒性休克的发生；③应用广谱抗生素与甲硝唑以控制肠道细菌特别是厌氧菌的生长；④应用肠外营养，既可提供营养又可使肠道休息；⑤禁食、胃肠减压以减轻肠胀气。

约50%的病人经非手术治疗后可以治愈，由于诊断延误或病情发展迅速而出现并发症时需要手术治疗，其指征为：①因肠坏死或穿孔而出现腹膜刺激征象；②反复肠道大量出血，非手术治疗无法控制；③在非手术治疗下，肠梗阻的表现逐渐严重；④局部体征加重，全身中毒症状明显，有休克的倾向，提示有肠坏死的可能；⑤诊断未能确定者。

经剖腹探查后，根据病变的情况选择不同的手术方式：①有肠管坏死、穿孔或大量出血，病变局限者可行肠管部分切除吻合术。如病变广泛，可将穿孔、坏死部切除，远近两端肠管外置造口，以后再行二期吻合。也有作一期吻合并作近端肠段插管造口，但其安全性不及前者。②如肠管并无坏死、穿孔，亦无大量出血，可在肠系膜根部注射普鲁卡因或酚妥拉明等血管解痉药，不作其他处理，继续内科治疗观察。急性出血性肠炎严重时，可累及大部分肠管，手术时必须仔细判断肠管有无坏死，不可因有广泛炎症、水肿、片状或点状出血而贸然行广泛切除后遗留短肠综合征。

非手术治疗的死亡率为5%~10%，而手术治疗的病例大部病情较重，手术死亡率可达12%~30%，术后还可能有肠瘘、肠功能不良等并发症。

三、抗生素相关性肠炎（假膜性肠炎）

假膜性肠炎是危重、大手术后病人的一种严重并发症，特别多发生在应用大量广谱抗生素的病人，所以又称手术后肠炎，抗生素相关性肠炎，是外科手术后的一种并发症，故在本节中予以介绍。假膜性肠炎最早由Finney作为一种胃肠吻合手术后的并发症报告于1893年，肠黏膜上有白膜样物，主要表现为严重腹泻伴有明显的全身症状。以后人们发现这种肠炎可继发于肠梗阻、缺血性心血管疾病、尿毒症、休克及金属中毒等。特别是继发于各种原因引起的肠缺血基础之上。外科病人发生假膜性肠炎与使用抗生素紧密相关。近年来，多称其为抗生素相关性肠炎（antibiotics associated colitis，AAC）。它是由于使用抗生素而引起的一系列严重程度不同、以腹泻为主要症状的胃肠道疾病综合征的总称，包括假膜性肠炎（pseudo membraneous colitis，PMC）、抗生素相关性肠炎（AAC）和抗生素相关腹泻（antibiotics associated diarrhea，AAD）。亦即在这一总称之下，肠炎由轻至重的三个不同阶段。肠炎的病情极为凶险，死亡率极高。该症轻者停用抗生素即可自愈，重者可致死，病死率为10%~30%。抗生素相关性肠炎是在医院内长期使用抗生素引起，并在医院内流行，故属医源性感染，是抗生素治疗后引起的菌群失调症。

【病因与病理】

1. 病原菌　早在20世纪50年代初人们就对抗生素相关性肠炎进行了广泛的研究，认为四环素与氯霉素是主要的诱发因素，病原菌是金黄色葡萄球菌。凝固酶阳性溶血性金黄色葡萄球菌很容易产生对抗生素的耐药性，在肠道一些正常存在的细菌受到抑制时，金黄色葡萄球菌大量繁殖，导致肠炎的产生。在这类病人的粪便中往往可以找到大量的金黄色葡萄球菌。但由于不能制作动物模型加以证实，一直无法肯定。同时，临床上接受广谱抗生素治疗的病人的大便中，金黄色葡萄球菌过度繁殖的现象很常见，其他病人肠道内也常有金黄色葡萄球菌，但多数无肠道症状，更无法肯定金黄色葡萄球菌为致病菌。1977年Bartlett和Browne等报告应用克林霉素可在仓鼠肠道中诱发艰难梭状芽胞杆菌肠炎。1977年Larson发现抗生素相关性肠炎病人大便的无细胞滤液在组织培养中有细胞毒作用。Rifkin等证明病人大便中含有细胞毒素，但可被污泥梭状芽胞杆菌抗毒素中和。但从病人或动物模型的大便中都没有发现污泥梭状芽胞杆菌，但却发现了艰难梭状芽胞杆菌（*Clostridium difficile*）。1978 年 George 确定抗生素相关性肠炎是由艰难梭状芽胞杆菌引起的，但也不排除小部分是由金黄色葡萄球菌或其他细菌引起。艰难梭状芽胞杆菌为人类肠道中的正常菌群，但数量不多。对氨苄西林、克林霉素、头孢菌素和红霉素等均耐药。耐药的艰难梭状芽胞杆菌可大量繁殖，从而引起本病。该菌可产生 A、B 两种毒素，使肠壁出血坏死，液体蓄积；后者为细胞毒素，直接损伤肠壁细胞，造成假膜性肠炎。

2. 相关抗生素　20 世纪 60 年代林可霉素在美国广泛应用于临床后，20% 以上的病人发生抗生素相关性肠炎，病死率甚高。以后人们又发现氨苄西林、头孢菌素以及林可和克林霉素诱发抗生素相关性肠炎常见。而红霉素、青霉素和复方磺胺甲噁唑诱发本病少见。氯霉素、甲硝唑和四环素也可诱发抗生素相关性肠炎，但很少见。尚未见杆菌肽、万古霉素及氨基糖苷类抗生素诱发本病的报告。

3. 易感因素　据报道，病人有原发病或免疫功能下降者如晚期肿瘤、肝肾病、糖尿病、肿瘤化疗放疗或用免疫抑制剂者易患本病。肠瘘病人常合并营养不良，机体免疫功能一般很差，常需使用广谱抗生素，尤其是常使用第一、二甚至三代头孢菌素，对肠道正常菌群及敏感菌有强大的杀伤作用，破坏了肠道的生态平衡。艰难梭状芽胞杆菌对这类抗生素又耐药，以致在肠道内大量繁殖，产生毒素作用于肠道而发病。

肠炎的病理变化主要在黏膜及黏膜下层，轻者只有黏膜充血水肿，表面有点状或斑块状黄色或灰色突起。严重者黏膜有广泛的糜烂和灶性坏死，其上有一层由坏死组织、纤维蛋白、炎性细胞、红细胞、黏液和细菌组成的假膜覆盖，故称为假膜性肠炎，假膜呈片状分布，为黄绿色或棕色，质软而易脱落后可显露出黏膜的溃疡面。在无假膜覆盖的黏膜有水肿、充血。浆膜表面较完整，重者可见充血。病变可发生在小肠（60%）或大肠（15%），亦有大、小肠均受累者（25%）。镜下所见：病变轻者有黏膜充血，黏膜腺管扩张，含有大量稠厚的黏液，病变重时绒毛和黏膜顶部有不同程度的坏死或消失，偶见有气囊肿（pneumatosis）重者有大片黏膜坏死，坏死黏膜和渗出物中可见到大量阳性球菌。黏膜下层早期表现充血，其后为水肿、炎性细胞浸润。浆肌层很少累及，但也可有肠壁全层坏死、穿孔者。

【临床表现】

假膜性肠炎多发生在腹部大手术后应用抗生素后 4~6 天，最早者在两天之内，晚者则在抗生素疗程终止后 3 周内发生，其临床表现可分为三型：轻型、重型和暴发型。轻者单有腹泻，腹泻常在应用抗生素后 4~6 天发生，水样便者占 90%~95%。大便潜血阳性或血性便者占 10%。稍重者腹泻呈黄色蛋花样或浅绿色水样便，可见脱落的假膜。腹痛、发热和白细胞升高，但全身症状不明显。其中 80% 病人有下腹绞痛，常在腹泻之前或同时发生，可伴有恶心、呕吐和腹胀。重症除上述症状外，腹泻量每日可达数千毫升，或因肠麻痹而有大量肠液积聚在肠腔内未能排出而腹泻量不多，但每日可达数十次。全身中毒症状明显，有腹胀、肠麻痹。病人有严重脱水、低蛋白血症和电解质紊乱。少数病人病情极其严重，呈暴发型，发展成外科急腹症，引起中毒性休克、中毒性巨结肠、肠麻痹甚至肠穿孔。

病人的体征也随病情的轻重而有所不同，轻者可有轻度腹部压痛、腹胀，重者则可有全腹肌紧张、压痛、肠鸣音减弱、中毒现象明显，出现神志恍惚。结肠内镜检查可见黏膜发红、水肿，其上覆盖有假膜。但是，病变表现不典型者，不能排除诊断。

胃肠道钡剂造影有非特异性炎症或类似溃疡性结肠炎的表现，钡灌肠可见结肠有广泛散在的 2~7mm 圆形或椭圆形的充盈缺损，与结肠镜所见一致。

抗生素相关性肠炎的诊断主要依据典型症状和应用抗生素史。但其症状轻重不一，很难与其他原因的腹泻腹痛相区别。因此，其诊断主要依靠实验室检查，即从病人粪便中查出该菌及其毒素的存在最可靠。如从结肠镜中找到典型病变，并分离到该菌，同时还能排除引起腹泻的其他原因，虽未检出毒素也能诊断。主要的检查有：①细菌学检查：由于粪便中细菌很多，培养基中必须含有能抑制其他细菌生长的物质，才能将艰难梭状芽胞杆菌分离出来。专用于分离艰难杆菌的选择和鉴定的培养基，主要含有环丝氨酸、头孢西丁（头孢甲氧霉素）、果糖、卵黄和琼脂等。前两者能抑制其他细菌生长，粪便中艰难梭状芽胞杆菌在 2×10^3/g 时，即能将其检出。②粪便毒素检测：细胞毒素（毒素 B）的组织培养检测，是将粪便无细胞滤液用单层细菌组织培养来检测艰难梭状芽胞杆菌毒素特异性的细胞病理效应。经临床与病理确定为抗生素相关性肠炎病人的粪便细胞毒素检出率高达 99%。近年来又有许多检测艰难杆菌毒素的免疫学方法，如对流免疫电泳法（CIE）、非连续性对流免疫电泳法（DCIE）、酶联免疫吸附检定法（ELISA）等。这些方法比组织培养检测更迅速、容易和敏感。如ELISA还可同时检测粪便中的毒素A和毒素B。目前认为毒素A有更重要的致病作用。毒素A的检测方法是免疫法。③血清学检查:研究表明抗生素相关性肠炎病人血清中有艰难梭状芽胞杆菌毒素的抗体。用ELISA法检测血清毒素A和血清毒素B的抗体在诊断与流行病学的研究上都有一定意义。

【预防与治疗】

本病是与应用抗生素相关的一种并发症。要求人们重视抗生素的合理应用,避免滥用抗生素尤其是广谱抗生素,严格掌握抗生素应用的疗程并及时停药,警惕本病的发生。对于年老体弱的病人,尤其是合并腹腔感染、营养不良和免疫功能低下的病人要特别注意,尽可能不要使用易于诱发抗生素相关性肠炎的抗生素。如病人因其他感染仍需要使用抗生素,可加用小剂量的万古霉素消除艰难杆菌,预防可能发生的抗生素相关性肠炎。确诊本病后,可进行下列治疗,并将病人进行隔离。

1. 停用相关抗生素　除一般支持疗法外,应立即停用诱发本病的抗生素,轻病人即可治愈。如果病人合并其他感染仍需使用抗生素,应根据药物敏感试验调整抗生素或选用抗菌谱较窄的抗生素。

2. 使用抗艰难梭状芽胞杆菌药物

(1)万古霉素:对艰难梭状芽胞杆菌所有菌株均有杀菌效果,口服很少吸收,肠道内浓度高。剂量为每日0.5~2.0g,分3~4次口服。服药4~96小时后腹泻等症状缓解。粪便中细胞毒素的滴度服药后3~7天逐渐下降。一般疗程为5~7天,个别病人需14~21天。有14%~20%的病人停药4~21天(平均12天)复发。结肠镜检查可再发现假膜性病变。其原因可能因一部分艰难梭状芽胞杆菌经用药后形成芽胞未被杀死,停药后芽胞再繁殖;也可能是再感染。复发后服用万古霉素仍有效,复发3次以上者除用万古霉素外,可联合应用阴离子交换树脂类药物。

(2)甲硝唑:又称甲硝哒唑、甲硝基羟乙唑,商品名灭滴灵。本品为国际公认的抗厌氧菌感染的基本药物,甚至是首选药。其疗效迅速而卓著。

甲硝唑对梭状杆菌的最低抑菌浓度为4μg/ml。通过口服、静滴、肛栓或阴道栓甲硝唑均能被吸收,并迅速进入组织和体液中,还能通过血-脑屏障。效果近似万古霉素。由于口服后易被吸收,肠道中浓度不高,停药后也可复发。可与万古霉素交替使用。经过长期的临床应用和药理学研究,认为甲硝唑有下列优点:①无毒;②对人体无严重副作用;③常规剂量给药后,血和组织以及各种体液中,均能迅速达到并超过治疗浓度;④能通过血-脑屏障;⑤有口服、静滴、肛栓、阴道栓和局部应用等多种给药途径;⑥长期给药不引起菌群失调,不诱发双重感染,耐药菌株少见;⑦与临床常用的其他抗菌药物无配伍禁忌。

(3)杆菌肽:是一种细胞膜功能多肽类抗生素。抗革兰阳性菌效力强,对艰难杆菌有效。口服吸收少,肠道浓度高,但可引起恶心。常用胶囊剂。用药后腹泻很快停止,粪便中毒素减少。停药后也可复发。

(4)咪唑类药物:口服浓度高,可抑制四环素引起的酵母菌在粪便中繁殖,也可抑制艰难杆菌。

3. 对抗毒素　万古霉素等作用于细菌的细胞膜,对毒素无作用,反可导致毒素的释放。考来烯胺及考来替泊皆是阴离子交换树脂,体外可与艰难梭状芽胞杆菌毒素结合,但临床效果不一致。据报道仅半数有效。主要用于中、轻病例;也可与万古霉素合用治疗停药后复发的病例。由于其易与万古霉素结合,两者应间隔数小时服用。考来替泊比考来烯胺作用强。

4. 止泻药与皮质激素　复方地芬诺酯可止泻,有报告与林可霉素合用时较不用时反而易发生抗生素相关性肠炎。可能是复方地芬诺脂抑制肠蠕动,延长了毒素在肠道的作用时间,诱发中毒性结肠炎。故多不主张应用止泻剂。皮质激素疗效不肯定也不常用。

5. 乳酸杆菌制剂　乳酸杆菌是肠道菌群的一部分,能产生组织酸及大肠埃希菌素,可使环境pH降低,具有氧化还原能力;由于能与其他细菌竞争能源调控肠道微生态而对机体有保护作用。某些乳酸杆菌在体外可抑制艰难梭状芽胞杆菌。体内应用可预防氨苄西林引起的腹泻。但总的疗效有待于进一步肯定。

6. 其他治疗　有的主张用正常人粪便灌肠或给予细菌制剂以重建肠道菌群来治疗本病,但治疗效果尚不肯定。对抗生素相关性肠炎并发的中毒性巨结肠可行肠造瘘术,但死亡率高。合并肠梗阻及结肠穿孔的病人则需行急诊手术。

病人有大量失水,致有水、电解质与酸碱紊乱,应及时加以纠正,并应给予肠外营养支持,既保证了营养的供给,又减少了胃肠道的分泌,使肠道得以休息利于控制病变。

四、肠结核

肠结核是因结核分枝杆菌侵犯肠管所引起的

慢性感染，我国在20世纪50年代由于重视了结核病防治工作，应用了有效的抗结核药物，结核病的发生率曾有明显的下降，然在20世纪90年代以后，由于耐药菌株的产生，发病率有上升的趋势。

【病因与病理】

原发性肠结核感染主要由于饮用被结核分枝杆菌污染的牛奶所致，自牛奶采用灭菌处理后，其发病率甚低。当前，临床以继发性肠结核多见，病原菌多为人型结核分枝杆菌，结核分枝杆菌可经胃肠道、血液或直接由邻近病灶蔓延至肠道。尸检的结果提示70%结核病病人伴有肠结核。肺结核是最常见的一个感染途径，开放性肺结核病人常因咽下含有结核分枝杆菌的痰液而引起继发性肠结核。在粟粒性结核的病人，结核菌可通过血行播散而引起全身性结核感染，肠结核是其中之一。盆腔结核、肾结核等结核病灶可直接蔓延至肠道。

肠结核病变85%发生在回盲部，来自肠道内的杆菌经过肠黏膜上皮进入黏膜腺体，隐藏在深部引起炎症，并经吞噬细胞进入Peyer淋巴集结与淋巴组织，回盲部的淋巴组织丰富，故发生病变亦最多。

肠结核病变可分为溃疡型与增生型。

1. 溃疡型　为较多见的一种类型，常并有活动性肺结核，结核分枝杆菌进入淋巴结后，形成含有上皮样组织和淋巴组织的结核结节。结核结节增大时常有干酪样坏死并伴发闭塞性动脉内膜炎，影响邻近肠管的血供，造成黏膜水肿和局灶性坏死，坏死组织脱落而形成小溃疡，融合增大而呈深浅不一的潜行溃疡。细菌常随肠壁环形淋巴管播散，因而溃疡多呈环形，其长径与肠管长轴相互垂直。溃疡常为多发，可聚集一处或分散在肠管不同部位，边缘不规则，底部有干酪样物质，其下面为结核样肉芽组织，病变可累及周围的腹膜及邻近肠系膜淋巴结，引起局限性腹膜炎，及肠系膜淋巴结核，后者也可呈干酪样变或溃破入腹腔，引起腹膜炎。溃疡愈合后形成环状瘢痕而导致肠腔狭窄。如为散在多发溃疡则可形成多处狭窄，其间有扩张肠管，似串状腊肠。结核病变发展过程缓慢，受累肠段往往已与周围组织紧密黏着。因此，溃疡穿孔较少见，慢性穿孔则多形成腹腔脓肿或肠瘘。继发性肠结核多属此型。

2. 增生型　若病人免疫力较强而入侵细菌的毒力低，病变多局限于盲肠，少数波及末端回肠和近段升结肠。肠壁明显增厚变硬，肠黏膜表面有大小不等的假性息肉。溃疡常随环绕肠管分布的淋巴管扩展，外形多呈环状，溃疡愈合时易造成肠腔狭窄，受累的升结肠有明显的挛缩。镜检可见黏膜下层高度纤维增生和大量结核性肉芽组织，其中可见有上皮样细胞增生，巨细胞形成和中心干酪样坏死。肠系膜淋巴结有网状细胞增生，钙化和假滤泡形成。肠系膜水肿，并有淋巴淤积，有时可见到干酪样变。这类病变多见于原发性肠结核。

两型病变并不能决然分开。在同一病人，不同的肠段有不同的病变，也可两型同时存在，称为溃疡增生型。

【临床表现与诊断】

肠结核可能是全身性结核的一部分，或是合并有肺结核。因此，多有低热、盗汗、乏力、消瘦和食欲减退等结核病的全身症状。腹部症状则与病变的类型有所不同。

1. 溃疡型　腹痛呈隐痛，偶有阵发性绞痛，位于脐周或中上腹，常在进食后加重，排气或排便后减轻。多数伴有大便习惯改变，以腹泻多见，呈水样泻，大便潜血试验可能阳性，但少有肉眼血便，少数病人以便秘为主。在病变持续一段时间后，病变趋向愈合并有瘢痕形成，可有不完全性肠梗阻症状出现，阵发性腹部绞痛较前剧烈，伴有肠型，肠鸣音亢进等部分肠梗阻的表现。如有穿孔则出现腹部脓肿或出现肠外瘘。

2. 增生型　病变发展缓慢，病程长，初期腹部隐痛，其后由于出现不完全性肠梗阻，而转为阵发性绞痛并伴呕吐。腹部有肠型及肠鸣音亢进，右下腹常可触及固定、较硬伴有触痛的包块。化验检查可有贫血，血沉增快。胸部X线片示肺内有活动性或陈旧性结核病灶，但在增生型肠结核不一定伴有肺结核。钡餐胃肠道造影示小肠运动加快，回盲部有激惹现象不易充盈造成钡剂残缺，有时可见持续肠痉挛。有时，病变的上下肠段充盈良好，出现跳跃征象（Stierlin征）。在多发散在性病变，可出现节段性的肠管扩张。钡剂排空后，小肠有分节现象，并呈雪花样分布。在增生型肠结核，则见回肠部及升结肠近段有增生性狭窄和畸形或充盈缺损，黏膜皱襞紊乱，肠壁僵硬，结肠袋形消失。

溃疡型肠结核的X线表现应与节段性肠炎、溃疡性结肠炎、肠道恶性淋巴瘤相鉴别，而增生型肠结核应重点与盲肠癌鉴别，纤维结肠镜检查与活组织检查可帮助明确诊断。

肠结核的诊断须具有下列条件之一：①手术中发现病变，肠系膜淋巴结活检证实有结核病变；②病变组织病理检查证实有结核结节及干酪样变化；③病变组织中找到结核菌；④病变组织经细菌培养或动物接种证实有结核菌生长。

【治疗】

肠结核应以内科治疗为主，当伴有外科并发症时始考虑外科治疗，这类病人手术治疗前已有较长病史，体质衰弱，营养不良，且多在结核活动期。因此，肠结核病人围术期的处理甚为重要。围术期处理的要点有：①控制结核病变的活动，应用异烟肼、乙胺丁醇、利福平或链霉素等，并多主张联合用药。开始时为迅速控制病变发展，可采用肠外给药方式。除切开引流等，确定性手术一般在治疗一段时间后方可进行，术后仍需进行抗结核治疗。②改善病人的营养状况，需进行手术治疗的肠结核病人多不能经口服日常饮食，可应用肠内要素饮食或肠外营养支持，以减轻食物对肠病变的刺激。让肠道充分休息，也能较好地改善营养状态，增加病人对手术的耐受。手术后仍需进行营养支持直至病人能从口服饮食中获得需要的营养。

肠结核的手术指征为：①病变穿孔形成局限性脓肿或肠瘘；②溃疡型病变伴有瘢痕形成或是增生型病变导致肠梗阻；③病变游离穿孔合并急性腹膜炎，这一情况较为少见。

具体术式视并发症情况而定：①急性溃疡穿孔可作穿孔修补术，但修补是在急性炎症期，结核活动的病灶上进行，失败率甚高，可再穿孔形成腹膜炎，产生肠瘘等。故有作者主张行病变所在的肠段切除吻合。无疑，术后并发症的发生率远高于择期性手术。②回肠等伴有瘢痕形成肠梗阻者可作肠段局部切除吻合。③回盲部增生型病变可作回盲部或右半结肠切除。如病变炎症浸润而固定，暂不能作一期切除者可行短路手术暂时解除梗阻，但必须将病变近侧的肠段切断，远断端内翻闭合，如为完全性梗阻也可外置造口以排放肠黏液。近断端与病变远侧段的横结肠作端侧吻合以旷置病变，待病变被控制，炎症减轻后再行二期手术切除病变肠襻。

术后的并发症有其他部位的结核病变进入活动期，手术部位肠段愈合不良形成腹膜炎或瘘。

五、肠伤寒穿孔

肠伤寒穿孔是伤寒病的严重并发症之一，多见于伤寒流行季节与地区。自国际上重视控制伤寒病的流行，注射预防疫苗，且有效的药物治疗，肠伤寒的发生率明显下降。我国亦然，但仍有零散发生的病人。

【病因和病理】

伤寒病由沙门菌属伤寒杆菌引起，经口进入肠道，侵入距回盲部约 100cm 的末端回肠，定植于淋巴滤泡和淋巴结，引起炎性水肿。细菌繁殖后菌体分解产生内毒素经淋巴进入血液而引起全身症状。在发病的第二周起肠壁上的淋巴结开始出现坏死，坏死组织脱落即形成溃疡，溃疡多位于肠管的肠系膜对侧，其长径与肠管长轴平行呈椭圆形，深至黏膜下层，有的达肌层及浆膜。当肠腔内压力增高时，可引起急性穿孔，且因肠伤寒极少引起腹膜反应与粘连，穿孔后立即形成急性弥漫性腹膜炎而不易形成内瘘。穿孔大多数为单发，约 10% 为多发，一般 2~4 个，偶有更多者，直径在 0.5cm 左右，也可达 1~2cm，十分罕见。穿孔多发生在末端回肠，偶可发生于空肠、阑尾、盲肠等处。溃疡侵蚀血管尚可引起肠道出血。

【临床表现与诊断】

伤寒穿孔多发生在伤寒流行的夏、秋季，发生率约为 5%，约 60%~70% 发生在病程的 2~3 周内，少数发生在第 1、第 4 周或以后。

病人多先有持续高热、腹痛，便秘或腹泻、肝脾肿大、白细胞低下和相对缓慢的脉搏。如已在治疗中，伤寒的诊断已明确，病人发生急腹症症状时应考虑到"肠伤寒穿孔"诊断。有些病人虽有伤寒的症状但尚未就医或明确诊断，则应详细询问病史。病人可突发右下腹疼痛，随后遍及全腹，伴有呕吐、腹胀。检查可见急性腹膜炎表现，全腹有肌紧张与压痛，右下腹明显，并可有游离气腹现象，肝浊音界缩小，肠鸣音消失，腹部透视可见膈下有游离气体。腹膜炎严重或衰弱病人可有休克表现。伤寒病人本应是脉缓、白细胞数下降、体温高，穿孔后反而脉搏升高，白细胞计数增加，体温下降，腹腔穿刺可抽到脓液。因此，当明确有肠伤寒的病人出现急性弥漫性腹膜炎时不难作出诊断。但有时病人并未发生穿孔而有腹痛、腹胀的症状，则应详细检查，慎重考虑，不可贸然进行剖腹探查术，以免加重病人的病情。

有时，有少数病人虽是伤寒病人，但症状不明显，仅有轻度发热、头痛、全身不适等，未能引起病人的重视，仍继续工作、活动，属逍遥型伤寒病。这类病人发生穿孔时，多表现为右下腹痛伴呕吐，腹部有急性腹膜炎体征，常误诊为急性阑尾炎穿孔，手术时始发现阑尾仅有周围炎，而有回肠穿孔。在伤寒流行的地区与季节，应警惕伤寒肠穿孔的可能性。

【治疗与预后】

肠伤寒穿孔伴有急性弥漫性腹膜炎的诊断明确后，应立即予以手术治疗，采取右下腹腹直肌切口，排除阑尾与盲肠病变后即可探查末端回肠，一般在 100cm 以内即可找到穿孔，且穿孔多为单发，见到穿孔后即可进行简单的缝合修补术。若穿孔较大，缝合后预计愈合有问题时，可在其近段肠管行插管造口减压。穿孔可能多发，肠管的检查应超越病变部分直至正常肠管为止。有的病变部分肠壁很薄已临近穿孔，可予以内翻缝合。肠伤寒穿孔病人一般体质都很衰弱，手术应简单、快速，肠切除应慎重考虑。现在，治疗伤寒的药物如氨苄西林、羧氨苄西林、三甲氧苄啶、诺氟沙星、磺胺甲噁唑等效果很好，术后加强药物治疗可控制病变发展，减少再穿孔风险。手术结束时应彻底清洗腹腔，放置有效的引流如双腔负压引流管，以减少残留脓肿的发生与及时发现肠瘘。

手术后除一般术后处理外应继续针对伤寒治疗，并可给予肠外营养支持。

肠伤寒穿孔的预后决定于治疗时机与适合的外科治疗。在24小时内行剖腹治疗者，死亡率约为10%，48~72小时则上升至30%，病人出现休克症状，死亡率可高达50%。

（黎介寿　任建安）

第五节　小肠憩室疾病

小肠憩室疾病并不常见，根据憩室壁的组织、解剖可分为真性与假性憩室，前者为小肠壁全层突出，而假性憩室不含肌层。还可分为先天性如梅克尔憩室与获得性，获得性又分为原发性与继发性。原发性为肠黏膜从肠壁的软弱处疝出，继发性憩室多因邻近组织、炎症牵扯所致，如十二指肠溃疡或胆囊炎引起十二指肠第1段的憩室。

小肠憩室中以十二指肠憩室最多，在胃肠道钡剂检查中，发现率可达3%~7%空肠、回肠憩室的发现率为1%~3%，回肠段的梅克尔憩室为1%~2%，十二指肠憩室在另章中讨论。

一、空肠、回肠憩室

空肠、回肠憩室较少见，但空肠憩室较回肠憩室多，且2/3为多发，以60~70岁男性居多。

【病理】

憩室壁多是肌层缺如，只含黏膜层及黏膜下层，且多见于老年人，故此病很可能为获得性而非先天性疾病，但发病原因尚不清楚，推测是由于肠腔内压力将黏膜层或黏膜下层推出所致，也可能由于肠运动功能不协调导致。憩室一般发生在小肠的系膜缘，小血管穿通肠壁的肌层部位，1~25cm直径不等，表现为囊性膨出。

【临床表现】

空、回肠憩室一般无症状，即使有些食欲减退，饭后上腹不适等表现也无特异性，只是在出现并发症时才引起重视，其并发症有：

1. 憩室炎　当憩室较大，尤其是开口较窄时，食物进入腔内而不易被排出，甚至有异物或肠石存留引起炎症，病人可有腹部定点疼痛，腹泻偶有发生。

2. 憩室穿孔　憩室炎严重时可产生憩室壁穿孔出现腹膜炎、腹腔脓肿，也可继发肠外瘘或内瘘。

3. 肠梗阻　因憩室周围炎粘连，肠扭转或套叠，或胀大的憩室压迫肠管而引起。

4. 消化道出血　由憩室炎出现肠黏膜溃疡出血，多次反复发生，有时难与其他原因引起的消化道出血鉴别。

5. 盲襻综合征　由于憩室较大而出口较窄，其内可发生慢性细菌感染，继有吸收不良、维生素B缺乏等盲襻症状，这一现象较为少见。

巨大的憩室或多发的憩室可经钡剂胃肠道检查发现，甚至腹部X线片亦可发现有散在的含气囊袋，或有囊状气液面。当有消化道出血症状时，选择性肠系膜动脉造影或CT检查可显示病变所在。

【治疗】

无明显并发症症状的空回肠憩室，一般无需治疗，因其他手术发现时，对大的憩室可考虑手术切除，对多发、小的憩室可不予处理，对有症状的憩室多将含有憩室部分的小肠切除，对巨大的单发憩室也可行单纯憩室切除。如为多发散在憩室，可将含有病变的部分小肠切除。病变范围甚广时，大量小肠切除将影响病人的营养吸收，可仅将有并发症的部分切除。

二、梅克尔憩室

梅克尔憩室（Meckel diverticulum）是先天性真性憩室中最为常见的一种，在胚胎发育的早期，卵黄管位于中原肠与卵黄囊之间，其后逐渐萎缩成纤维索条，最终从肠壁脱落被吸收。退化不完全，则可遗留肠与脐相通的脐瘘，肠端已闭塞而脐端开放的脐窦，或肠与脐的纤维索带（图49-13），如肠端未闭塞则成为梅克尔憩室，是这些先天性畸形中最多的一种(图 49-14)。

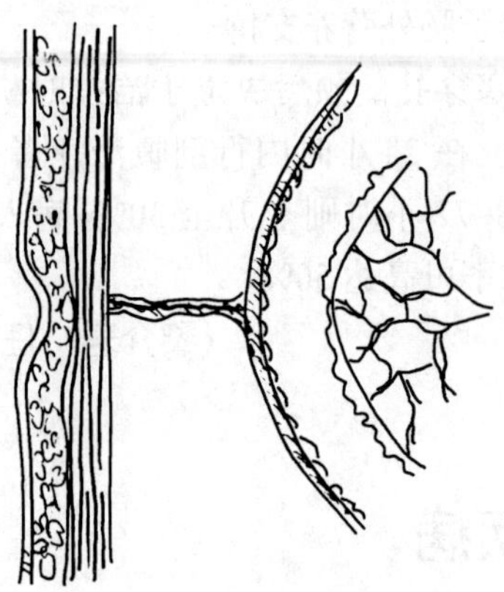

图 49-13　卵黄管形成索带

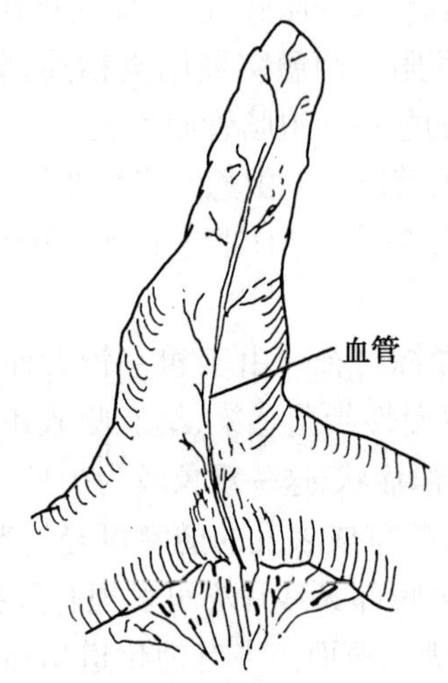

图 49-14　梅克尔憩室，具有单独的供应血管

【病理】

梅克尔憩室通常位于回肠末端 200cm 以内，但多数在 10~100cm 处，呈指状或囊状，长 1~20cm，多数为 5cm 左右。基底开口于肠系膜缘对侧，不同于空肠憩室开口于系膜缘，且具有独自的血液供应(图 49-14)，在少数病人尚可有纤维索条自憩室尖端连接于脐部或腹后壁。另一不同点是梅克尔憩室内可有异位组织，以胃黏膜组织多见，也可有胰腺、十二指肠或结肠黏膜组织，而在空肠憩室中也有异位组织存在。异位组织可导致溃疡、出血而出现症状。

【临床症状】

梅克尔憩室的发现率虽为 1.0%~2.5%，但有症状者仅占其中的 4%，且多发生在 10 岁以下儿童，30 岁以后很少再发生症状。梅克尔憩室常因并发症而出现症状(图 49-15)。

1. 出血　由于异位胃黏膜的存在可产生消化性溃疡，并因此而有出血，表现为反复大量下消化道出血，占梅克尔憩室并发症的 50%。钡剂上胃肠道检查或钡灌肠，纤维胃、十二指肠、结肠镜检查都难以明确诊断但能排除胃、十二指肠或结肠的病变。肠系膜上动脉选择性造影或 ^{99m}Tc 核素扫描有助于诊断。

2. 肠梗阻　细长的憩室可环绕肠管形成结扣，或纤维索条压迫肠管而产生急性肠梗阻，且多为绞窄性。由于存在憩室，尚可引起肠套叠，更为罕见的是憩室进入腹股沟疝囊中形成憩室疝(Littré hernia)。肠梗阻在梅克尔憩室并发症发生率中占 25%。

3. 憩室炎　是发生率次于出血、肠梗阻的并发症，约占 20%，多发生在开口窄且体较长的憩室，内容物引流不畅而有慢性炎症与狭窄，出现慢性右下腹痛的症状。急性憩室炎可引起坏死及穿孔，不论急性或慢性憩室炎的症状与体征都类似急性或慢性阑尾炎，剖腹探查前很难确诊。

4. 由于憩室呈囊状，基底部又较窄，可以发生自身性扭转而引起急性腹痛，也可发生坏死而有腹膜炎症状。

5. 偶可见憩室部发生脂肪瘤、平滑肌瘤、神经纤维瘤等良性肿瘤或类癌、平滑肌肉瘤等恶性肿瘤。

梅克尔憩室的症状与体征随各类并发症而异，一般的辅助性检查难以明确诊断，故多数病人在剖腹探查时方能确诊。

【治疗】

如经检查证实病人的症状是由憩室引起，则应行憩室切除术。当因诊断不明行剖腹探查而发现憩室，也应行憩室切除术，由于有症状的憩室多达 60% 伴有异位组织。对手术切除的范围应加选择，如条件允许多数学者赞成将有憩室的一段回肠切除，行对端吻合，以切除存在的异位组织，如能明确无异位组织或是已被包含在切除范围内，亦可行单纯的憩室切除术。由于憩室炎的症状与阑尾炎相似，因而在行阑尾切除术时，发现阑尾的病变不与病人表现的急性症状相符时应检查末端回肠 100cm，以除外急性憩室炎。若为慢性阑尾炎行阑尾切除时则应常规检查末端回肠。

为其他疾病行剖腹探查时，如发现有梅克尔憩室，虽无症状，在病人条件允许的情况下，也应将憩室切除，以免日后发生并发症。

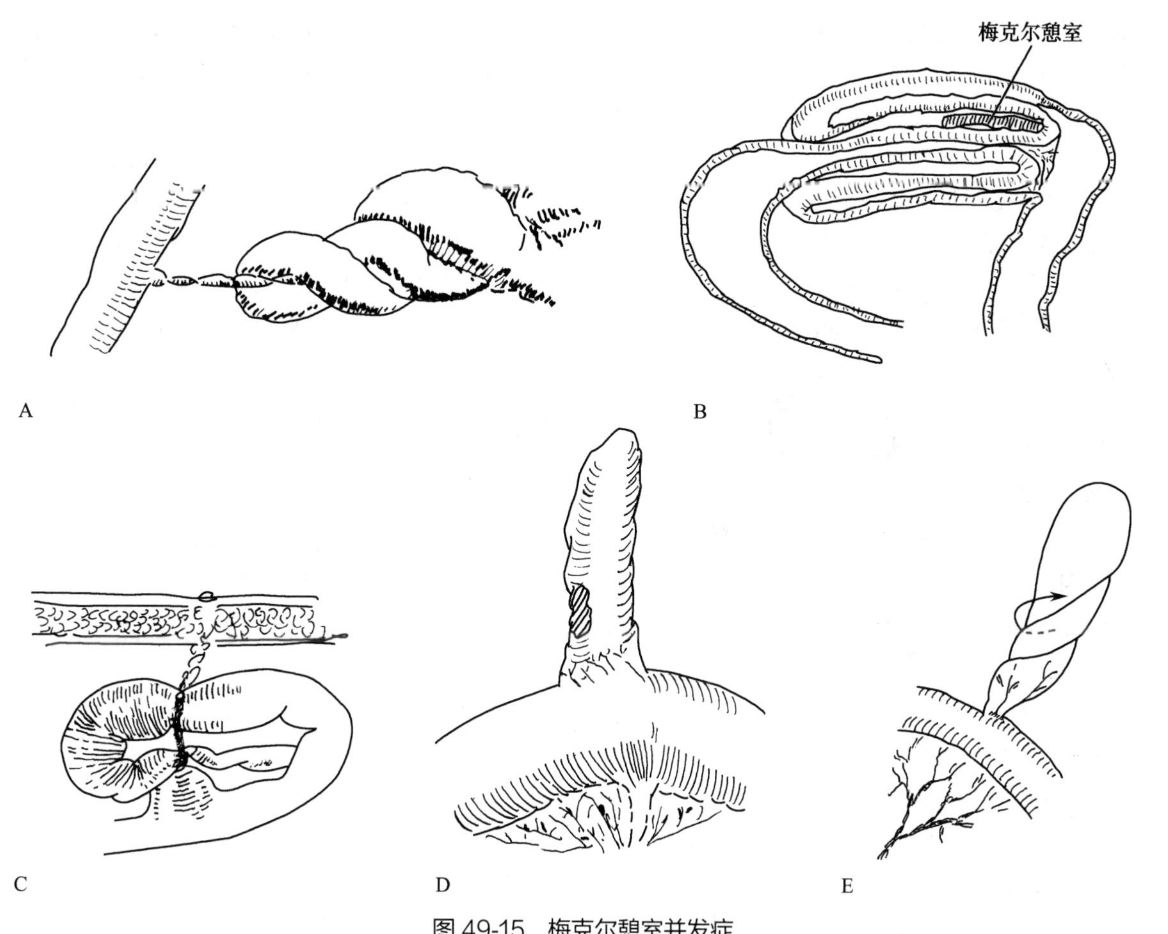

图 49-15 梅克尔憩室并发症
A. 肠扭转；B. 肠套叠；C. 索带压迫肠管梗阻；D. 穿孔；E. 憩室扭转

（黎介寿 任建安）

第六节 肠气囊肿症

肠气囊肿症（pneumatosis cystoides intestinal）是一少见病，其特征为肠壁或系膜上有多个黏膜下或浆膜下气囊肿，故又被称为囊性淋巴积气症（cystic lymphopneumatosis）、腹膜淋巴积气症（peritoneal lymphopneumatosis）、肠气囊肿（gas cysts of intestine）、肠大气肿（bullous emphysema of the intestine）等。1730 年 duVernoi 在尸体上发现，1899 年 Hahn 第 1 次在病人身体上发现。

【病因与病理】

本病的发病原因尚不清楚，仅有各种推论。

1. 机械学说 认为气体系自破损胃肠道黏膜进入肠壁，沿组织间隙扩散到黏膜下或浆膜下。但引起胃肠黏膜破损的病变甚多，而肠气囊肿症却很少。在动物实验中亦未能得到证实。

2. 肺部学说 有作者认为气体来自破裂的肺泡进入纵隔，再沿主动脉、肠系膜血管的周围间隙到达肠系膜，胃肠韧带和肠壁浆膜下，但多数有气囊肿病人并无肺部疾病。

3. 细菌学说 认为肠气囊肿系由于肠壁淋巴管内细菌感染而形成，有报道自肠气囊肿内培养出肠道产气荚膜杆菌；也有人在动物实验中向腹腔或肠壁内注入产气荚膜梭状芽胞杆菌（*C.perfringens*），造成了肠气囊肿，但在临床上未能证实肠气囊肿与细菌感染有直接关系。

4. 营养失调学说 认为食物中缺乏某些物质，或碳水化合物代谢障碍等可能导致肠腔内酸性产物增多，并使肠黏膜通透性增加，酸性产物与肠壁淋巴管内碱性碳酸盐结合产生二氧化碳，与血中的氮气交换而形成气性囊肿，这一推论在人体中尚未得到证实。

肠气囊肿可分为原发型、继发型与婴儿型。原发型约占 15% 不伴有其他胃肠道疾病；继发型常与炎性肠道疾病，阻塞性疾病，腹部钝性伤，内镜检查，肠缺血，以及一些肠外疾病如慢性阻塞性肺疾病等并存；婴儿型实际上是继发型但将其分出作为单独类型。

气囊肿多见于回肠，其次为结肠，也可在胃、十二指肠、肠系膜、肝胃韧带、镰状韧带、大网膜等处。甚至累及自食管至肛门整个胃肠道，浆膜下囊肿较黏膜下气囊肿为多见，形如淋巴管瘤或肥皂泡状，触之有如海绵，直径为数毫米至数厘米，可以簇杂在一起，有的带蒂，呈节段状分布。囊壁薄，有单层扁平或立方细胞，其周围组织内可见有单核细胞、多核巨细胞等，囊与囊间的气体不沟通，以氮气为主。

【临床表现】

肠气囊肿本身并无特殊的症状，多以伴随症状为主，如溃疡病合并幽门梗阻、炎性肠道疾病、胃肠道肿瘤等。有时可有类似肠激惹综合征（irritable bowel syndrome）的症状，如腹部隐约不适、便秘、腹泻、呕吐、气胀、体重下降等。有时可由于气囊肿突入至肠腔或影响了肠的蠕动出现部分肠梗阻的症状。肠气囊肿有时可自行破裂而出现气腹但并无腹膜炎的表现。Jamart 报告结肠气囊肿病人，50% 有腹泻，56% 有血便，而小肠气囊肿病人 60% 有呕吐，59% 有腹胀，55% 有体重下降，53% 有腹痛。在儿童，继发于坏死性小肠结肠炎，主要的症状是腹泻。由于无特异性的症状，肠气囊肿常是在剖腹探查或进行其他检查时始被发现。

结肠气囊肿在纤维内镜下可见多个透明、可压缩的囊肿，表面光滑完整，基底较宽，挤压破裂后可发出破裂声，囊肿随之消失，内镜检查时可同时行黏膜活检。

直立位腹部 X 线片，肝曲或脾曲部可见气囊肿或游离气腹，小肠肠腔充气处还可看到许多沿肠管分布的大小不等气泡状透明区。X 线钡剂检查可见肠壁边缘有不规则的多发充气性缺损，由于囊肿位于肠壁黏膜下或浆膜下，透明区往往超过钡剂的边缘，可与突向肠腔引起充盈缺损的息肉或肿瘤相鉴别。如在肝横膈间有小肠肠襻是小肠气囊肿的典型表现，称 Chilaiditi 征，约 15% 的病人有此征象。

CT 对诊断肠气囊肿甚有帮助，能鉴别肠壁内囊肿与肠腔内囊肿，B 超对肠气囊肿也有较高的诊断价值。

【治疗】

无明显症状的原发性肠气囊肿症，无需特殊治疗。如有明显的腹部不适，腹胀、腹泻等症状时，Forgacs（1973）建议行高压氧治疗，吸入 2.5 个大气压的氧气，每天 1 次，每次 2 小时，病人的血氧分压达 200mmHg，可使囊肿自行消失，其机制是血中高浓度氧借梯度弥散将囊内以氮气为主的非氧气体消除，氧进入囊肿后很快被组织代谢利用、消失。

肠气囊肿可伴发肠梗阻，穿孔、出血与张力性气腹。发生率约为 3%，如有伴发症时则应行相应的手术治疗，切除严重病变的肠段是主要的手术方式。

（黎介寿　任建安）

第七节　盲襻综合征

盲襻综合征是由于肠道内容物长期淤滞和细菌过度繁殖而引起，是由于肠道因不同原因存在着盲襻引起，故称之为盲襻综合征，或小肠襻淤滞综合征。

【病因与病理生理】

正常情况下，小肠内容物不断地自近端向远端流动，且有胃酸，肠黏膜能分泌免疫球蛋白以及回盲瓣防止结肠内容物的逆流，细菌不至过度繁殖。但当有肠狭窄、肠憩室、内瘘或因手术造成盲襻或盲袋时，如末端回肠与横结肠作侧侧吻合后所形成的升结肠盲襻，或小肠短路后的盲襻（图 49-16）。胃空肠吻合术后输入襻过长形成滞留，克罗恩病与肠结核发生的狭窄或肠瘘，小肠憩室以及假性肠梗阻等都可使回肠内容物淤滞而致细菌繁殖。繁殖的细菌以厌氧菌为主，尚有大肠埃希菌、产气杆菌、副大肠埃希菌、变形杆菌、肠链球菌和粪链球菌等。影响维生素 B_{12} 吸收的机制尚不清楚，有人认为维生素 B_{12} 在与内因子结合的前后，均能吸附于肠菌的表面，然后被肠菌摄取、利用。此外肠菌毒素可以抑制肠壁对维生素 B_{12} 的吸收以及破坏已被吸取的维生素 B_{12}，引起维生素 B_{12} 缺乏和巨细胞性贫血。小肠内细菌多，将水解结合胆盐为游离胆盐，肠腔内结合胆盐减少，长链脂肪酸和脂溶性维生素的吸收将受影响，导致脂肪泻。这些肠菌均含有某种蛋白酶，使刷状缘膜内的酶失去活性，影响肠道对营养物质的吸收。肠菌还可使脂肪酸羟化成羟化脂肪酸而不被机体吸收，且损伤肠上皮而影响水、钠吸收，引起水样泻。肠腔内容物滞留，也可损伤肠上皮、肠黏膜屏障功能，易致细菌易位，细菌与内毒素可通过肠黏膜屏障进入门静脉与淋巴系统，导致全身性免疫炎症反应的发生。肠腔内容物滞留也可直接损伤肠上皮，出现肠黏膜糜烂和出血，慢性失血又可引起缺铁性贫血，黏膜糜烂严重的甚至发生肠穿孔和肠瘘。

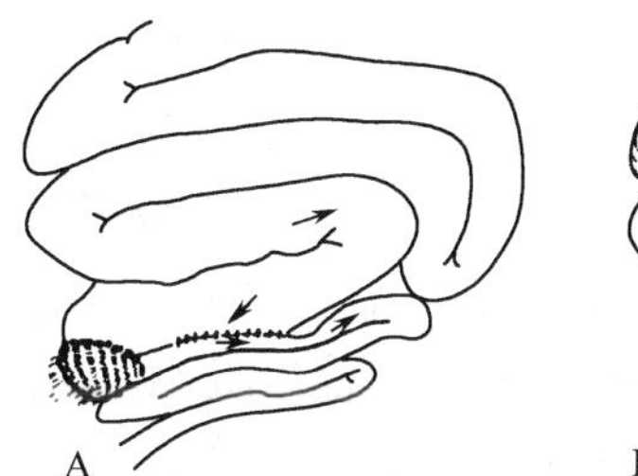

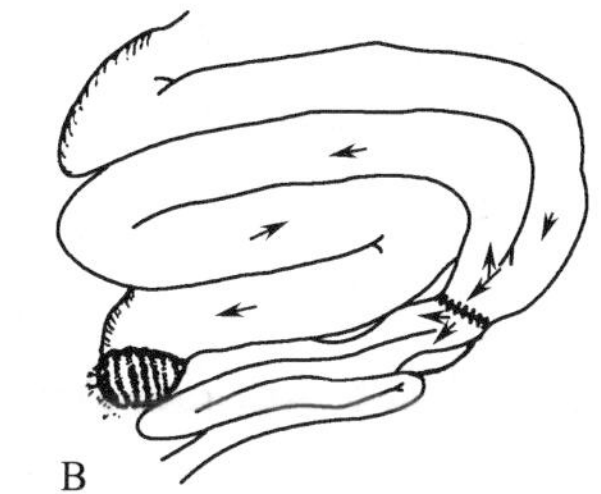

图 49-16　盲襻综合征
A. 肠短路吻合口的合适部位；
B. 肠短路吻合口距梗阻部过远，易产生盲襻综合征

【临床表现】

临床表现主要有三方面：

1. 吸收不良引起　由于有维生素 B_{12}、脂肪以及其他营养物质的吸收不良而出现贫血，慢性腹泻，脂肪泻，体重丢失和营养不良。且因肠道内未吸收的脂肪酸与钙结合而影响钙的吸收而有低钙血症。

2. 部分肠梗阻症状　由于有盲襻或盲袋，肠内容物在这些部分长期滞留或形成循环，引起腹痛、腹胀、肠型、肠鸣音亢进甚至呕吐，但仍有大便且次数增多，腹部症状可仅表现在腹部的一侧。经禁食，待肠内容物滞留的情况减轻后，症状可以改善，但再进食时，症状又重复，病人因此减少进食，加重营养不良。

3. 并发症的表现　回肠黏膜损害而有炎症、出血或破溃，形成局限性脓肿或肠瘘。也可因肠道内细菌易位而出现内毒素症状，高热、寒战以及代谢性酸中毒等。

根据病史尤其是手术史，可以得出正确的诊断，细致的全消化道钡餐检查对诊断甚有帮助，能够显示出盲襻或盲袋的存在。

【治疗】

当诊断明确后，可先行非手术治疗，纠正水、电解质、酸碱失衡，改口服饮食为要素膳食，以减少食物的容量及肠道滞留，既能改善营养状态，也能改善症状。盲襻症状严重者可应用肠外营养，使肠腔内滞留的内容物完全排空，同时给予口服肠道抗菌药物，如氨基糖苷类（如庆大霉素）、头孢菌素（如头孢达新）、甲硝唑等。巨大憩室或回肠横结肠侧侧吻合后的盲袋或盲襻，可行手术治疗，去除盲袋或盲襻，效果良好。很多盲襻综合征是由手术造成。因此，在行肠道手术时应考虑到这一遗留后果，尽量不造成盲袋或盲襻。

（黎介寿　任建安）

第八节　短肠综合征

短肠综合征（short bowel syndrome）是肠功能障碍（intestinal dysfunction）的主要原因之一，是由于肠系膜血管梗死，肠扭转、创伤、恶性肿瘤或广泛性局限性肠炎（如克罗恩病）而切除大量小肠所致。在儿童，还有坏死性肠炎，先天性畸形，肠转位不良等原因切除大量肠襻导致此综合征。也可因手术造成小肠短路，胃大部切除术误将回肠与胃吻合，致使肠吸收面积减少而出现严重腹泻，吸收不良，失水、电解质与代谢障碍与进行性的营养不良。

【病理生理】

小肠总长度在个体之间差异很大，在活体与离体肠测量的结果也有不同。采用的测量方法不同结果也不相同，手术时测量正常成人小肠的长度为约 3m 左右，而在离体肠系膜已分离的肠管长度可达 7m。同时，肠功能的代偿能力甚强，切除 50% 不致因吸收面积减少而出现症状，切除 75% 以上，则可能出现症状——短肠综合征。肠切除至何种程度将不能代偿而需依赖肠外营养来维持生命，主要视保留肠段的长度与代偿能力而定，而不以切除小肠的长度作为依据，因此，要求手术医师记录下保留肠襻的部位与长度。一般而言，如术后能获得良好的代偿，保留 50~70cm 小肠、回盲部与结肠即可通过肠内营养维持营养，如回盲部与部分结肠已切除，则小肠剩余的长度需有 110~150cm。当然，这并不意味着这些病人有同正常人一样的营养状况与生活质量。同时，也可因短肠而带来一些代谢性并发症。

营养物质的吸收，在空肠与回肠有所不同。一般情况下，水和电解质、糖类、蛋白质、脂肪及各种维生素等在空肠和回肠皆可被吸收，而铁和钙主要在近端小肠吸收，胆盐、胆固醇、维生素 B_{12} 等只在回肠吸收。食物通过空肠时间较回肠快，而食物到达回肠时已处于消化完善的状态，因此，蛋白质和脂肪在回肠内吸收更完全。回肠切除后，其所产生的营养障碍相对较空肠切除严重，特别有一些物质只能被回肠吸收如胆盐和维生素 B_{12} 等。大量胆盐丢失可导致脂肪泻，脂溶维生素也随之丢失。而一些原在空肠被吸收的物质则可为回肠代偿吸收。此外，广泛小肠切除可使一些肠道激素不能产生如促胰泌素、缩胆素分泌减少，可影响胰酶和胆汁的分泌，也可引起脂肪的吸收不良。小肠广泛切除后可使一些肠道激素缺乏，胃酶因某些抑制因素减少而分泌过多，小肠内 pH 降低可加速小肠排空而进一步影响吸收。

小肠被大量切除后，残留的肠段将逐步进行代偿，肠黏膜绒毛变长，皱襞增多，肠凹加深，也可有肠管增粗、伸长，肠壁增厚，这些代偿增加了小肠的消化、吸收功能。然小肠的代偿必须肠腔内有食糜与肠黏膜接触，可能与肠激素的分泌，食物直接刺激肠黏膜有关。经临床与动物实验证实，给予全肠外营养支持较长时，肠黏膜不但不能增生、代偿反而萎缩，近年研究表明静脉输注谷氨酰胺双肽有利于肠黏膜的增长，谷氨酰胺是肠黏膜生长的特需营养物质。

【临床表现】

短肠综合征的最初症状是腹泻，其严重度与肠管残留长度相关，重者每日量可高达 5~10L，大量水和电解质为之丢失。其后，在适当的处理下可逐渐得到改善，腹泻次数减少，回肠吸收能力较空肠为佳。其后，根据保留肠襻的长度与代偿情况，病人的营养情况可得到维持或逐渐出现营养不良的症状如体重下降，肌肉萎缩、贫血、低蛋白血症，各种维生素与电解质缺乏等症状。钙、镁不足可引起肌肉兴奋性增强和手足抽搐，长期缺乏可引起骨质稀疏和软骨病、骨骼疼痛。由于钙与脂肪相结合排出，草酸盐不能与钙结合而被吸收从尿中排出形成草酸盐结石，故在结肠仍保持完整的病人可以反复出现尿路结石，影响肾功能。

【治疗】

严重短肠综合征的处理目的是保证补充营养与控制液体丢失，预防缺乏症的发生与防止肠外营养并发症，供给肠内营养以期小肠能获得最佳代偿。肠外营养主要是补充肠内营养不足，而肠内营养能促进肠道激素与胰胆液的分泌，从而对肠道本身有营养与促进再生的作用。这一观点已在动物实验与临床得到证实，单纯肠外营养将导致肠黏膜绒毛的萎缩。

大量小肠切除病人的肠功能代偿在术后将经过如下三阶段：

第一阶段是手术后的近期，病人有大量腹泻每日可达 2L，并有电解质紊乱，稀便中含钾量达 20mmol/L，最初的处理目的是适量地从静脉补充液体与电解质，当病人的水、电解质、酸碱平衡稳定后，腹泻量降至 2L/d 以下时，可开始口服少量等渗液体，再逐渐口服极少量的碳水化合物（米、面）与蛋白质（鸡、鱼）混合食物，如病人不能口服，则可给予近似等渗的肠内配方营养，肠内营养的给予量必须适合肠代偿的情况。为减慢肠内容物通过的时间与减少腹泻，应给予控制胃酸分泌与减慢肠蠕动的物质如膳食纤维。这一阶段需要 2 个月的时间。

第二阶段是增进适应与减少腹泻，饮食量逐渐增加，营养与液体量不足的部分仍需从肠外加以补充，但要逐渐将能量、蛋白质、必需脂肪酸、维生素、电解质、微量元素与液体量由肠外供给改为肠内供给。某些维生素与矿物质可改用肌内注射。口服饮食必须根据残留小肠与结肠的长度、部位和活力情况加以调整使之个体化，并且脂肪宜以中链甘油三酯为主，每日 40~50g，必需脂肪酸可由肠外补充。饮食宜以碳水化合物为主，约占 60%，蛋白质与脂肪各占 20%，这一阶段从术后 2 个月直至代偿完全一般需经过 1~2 年。

第三阶段是完全代偿阶段，病人能从肠道获得足够的营养，不再需要静脉营养的补充。但是，有些病人不能到达这一阶段，仍需肠外营养维持生命。长期肠外营养支持存在着反复发作导管脓毒症，营养不良，肝脏进行性功能障碍，以及骨质病变，生活质量差，价格昂贵等缺点。

有一些药物有利于控制短肠综合征症状，如可待因可控制腹泻，但小肠长度至少需 1m，否则不能被吸收，当腹泻量超过 5L/d 时可肌内注射可待因每 3~4 小时 30~60mg，腹泻量稳定在 2~3L/d，亦可用阿片全碱 5mg 1 次 /4h。复方地芬诺酯可用于半固体状粪便，肌注溴丙胺太林（propantheline）可以有效，但口服吸收不好。短肠易有高胃酸分泌，H_2 受体阻滞剂西咪替丁或雷米替丁可以减少分泌。在结肠保留完整的病人，为减少草酸盐结石的形成，口服饮食后，宜口服碳酸钙 3~5g/d。

1995 年 Byme、Wilmore 等提出以生长激素[0.14mg/(kg·d)，肌注]谷氨酰胺[0.42g/(kg·d)]，膳食纤维等经肠营养 3 周，能促进肠黏膜的代谢，病人在治疗结束后，可以恢复口服饮食。经测定，能量吸收由 60.1% 增至 74.3%，蛋白质由 48.8%~63%，碳水化合物由 60%~81.5%，水由 45.7%~65%，钠由 40% 增至 96.6%，且均有统计学意义，但脂肪吸收无改变。Byrne 报告 44 例随访 1 年的结果，40%（25 例）停用肠外营养，40% 减少了肠外营养，20% 无改变。南京军区南京总医院应用这一方法治疗 47 例，随访 3 年，效果满意，并认为早期应用，年轻病人效果较好，也可间断重复这一治疗，并在口服饮食的基础上加服肠内配方饮食，对维持营养有更好帮助。谷氨酰胺是肠黏膜细胞的主要营养物质，能促进肠黏膜的再生，膳食纤维中的非淀粉多糖（可溶性）在结肠经细菌分解后能产生为结肠黏膜细胞生长需要的短链脂肪酸，生长激素能促进机体组织的生长、合成。从理论上讲，这一治疗有利于肠功能的代偿，将能改善短肠综合征病人的治疗效果。

为延长食物在肠道内滞留的时间以增加吸收的量，除采用各种药物外，还可以进行一些手术治疗以达到延长食物在肠内滞留的时间。

倒置肠段是常用的方法，1962 年 Gibson 报告了首例临床应用的结果。在切除 90% 小肠的病人，将一段 7.5cm 的空肠进行倒置取得良好的效果，其后在临床得以推广，当剩余的肠段有 50~60cm 时，可将一小段肠襻进行顺钟向倒置（图 49-17）使逆蠕动肠段对抗上段肠段的顺蠕动，从而减慢肠内容物的排空，利于消化、吸收。倒置的肠段不宜过长，一般是 7~10cm，过长将产生梗阻症状，过短则不能达到延缓排空的作用。长期的效果还与残留肠段的代偿情况有关，有的能维持病人所需营养，获得与正常人相似的生长发育。但也有因营养始终处于不足的情况，在后期（>5 年）出现低蛋白血症，骨质疏松，肠管极度扩张，肠壁肥厚而呈失张力状况。

另一类手术是将剩余肠段吻合成圈状以增加肠对营养的吸收，手术方式可以是简单的圈状，也有采用倒置的圈状（图 49-18），临床应用的效果不一，并不能达到设想的结果，有效的肠段反因短路而减少，并有肠扭转的危险，从现代对肠功能的了解，延长食物在肠内滞留时间（倒置肠段或圈状肠襻），增加了食物的腐败、细菌滋生，导致肠内细菌与毒素的易位而使机体处于慢性炎症反应状态，最终导致机体出现严重的病理生理紊乱。因此，此类手术的实用性有待探讨。

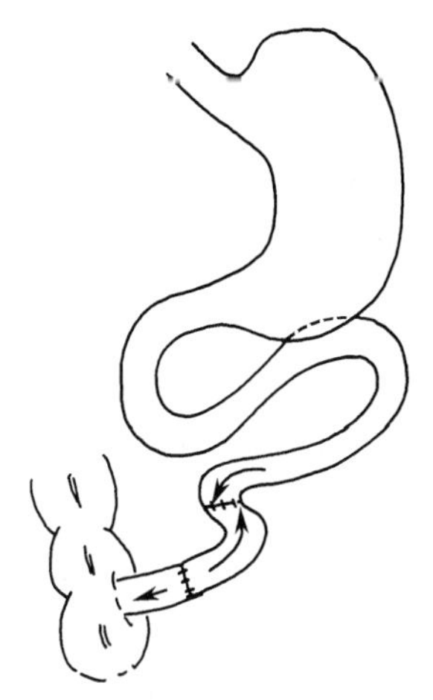

图 49-17　倒置一段小肠治疗短肠综合征

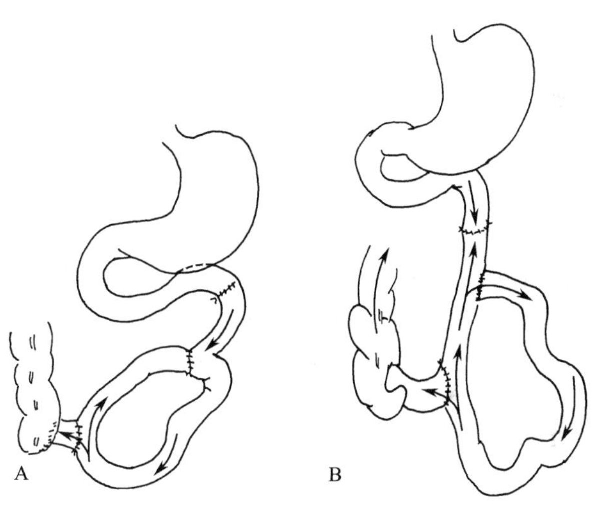

图 49-18　形成肠襻圈治疗短肠综合征
A. 顺蠕动肠圈；B. 逆蠕动肠圈

还有将肠管切开为两边而延长肠管的长度，或是制成人工瓣膜、人工乳头等以延长食物在肠内被消化吸收的时间，但最终结果还是决定于肠代偿的程度与黏膜吸收代偿面积的增加。

小肠移植应是治疗短肠综合征的理想方法，但由于肠襻含有大量的淋巴结，有甚高的排斥发生率及严重感染的发生率，1988 年始报告有长期成活的病例。因此，至 2005 年第九届国际小肠移植会议的统计，国际上肠移植病例共 1 210 例，其中 54.5% 存活，存活最长时间为 17 年。在免疫抑制药的改进，移植技术的改善，监护的加强的条件下，预计肠移植的成功率将有很快的提高而成为临床可用的一种治疗措施。

（黎介寿　任建安）

第九节 肠外瘘

肠瘘是指在肠与其他器官,或肠与腹腔、腹壁外有不正常的通道,前者称内瘘,后者为外瘘。内瘘的病理生理改变、症状与治疗方法随所在器官而异,各自的特性多于共性,而肠外瘘虽亦随各个瘘有其个性,但共性较多,故可作一专题进行讨论。

【病因】

肠外瘘确切地说是一并发症,它继发于手术、损伤、炎症、感染等,还可有少数是属于先天性畸形。有时为医疗目的行肠道外置减压,或旷置远端,近端肠外置在腹腔外,虽也有肠液溢至腹壁外,但与因并发症发生的肠瘘有所不同,不包含在本专题之内。肠外瘘的病因有:

1. 先天性畸形 由于卵黄管未闭可在脐部发生一肠外瘘,卵黄管肠端未闭而腹壁端已闭者则成为梅克尔憩室(Meckel diverticulum),先天性肠瘘为数极少。

2. 手术 是平时造成肠瘘的主要原因,虽也属损伤所致,但各自特点且发病较多,故单列为一类病因。在南京军区南京总医院一组 2 354 例中,属手术后并发症占 72.6%,多见于胃肠与胆道手术。肾、输尿管手术与妇科手术也可并发肠外瘘,多为误伤所致。

3. 损伤 肠损伤经初步处理后,因感染或组织缺血,损破处经修补或吻合仍破裂成瘘,或是处理时有遗漏,占 11.0%;放射治疗后,肠道损伤致瘘,可以在放射后早期,也可在后期发生,占 3.1%。

4. 肿瘤、炎症 肿瘤穿破成瘘多发生在结肠(1.2%),炎性病变如小肠克罗恩病、Behcel 病、溃疡性结肠炎也可溃破成瘘(1.2%)。肠结核以及腹腔内一般化脓性感染也有引起肠壁坏死穿孔成瘘的可能。

【病理生理】

肠外瘘的病理生理改变主要是因肠液溢出肠腔外而引起,除肠液含有电解质、水分外,还有细菌、消化酶等,导致了一系列的病理生理改变。

1. 水、电解质、酸碱紊乱 大量液体与电解质的丧失,病人虽有口渴的感觉,但饮水后即被排出,在早期甚至可刺激胃肠道分泌与丧失更多的液体与电解质,也有酸碱紊乱的现象。

2. 循环障碍 随着大量肠液丧失,且得不到及时的肠外补充,病人将出现有效循环量不足,继而有肾功能损害,甚至肾衰竭。

内稳态紊乱与周围循环衰竭是 20 世纪 70 年代以前肠外瘘的主要死亡原因。

3. 感染 肠液内含有消化酶及细菌,高位肠瘘液含有较多的消化酶,而低位肠瘘含有较多的细菌。因此,在瘘后的早期,高位肠瘘的肠液具有很强的腐蚀性,侵蚀瘘周围组织。在此基础上,细菌侵入形成感染。低位肠瘘的感染出现较早。如漏出的肠液未能得到有效的引流,它将污染整个腹腔形成弥漫性腹膜炎,进而有全身性感染与多器官功能障碍甚至衰竭。腹腔内的肠液虽经引流但不充分或是流出量不大而自行局限,将出现局限性腹膜炎或脓肿,仍可导致全身性感染,多器官功能障碍或衰竭。在高位肠瘘,由于肠液的聚积,细菌感染还可能腐蚀腹膜腔组织、血管而造成腹壁瘘口及附近组织的出血。

感染是当前肠瘘病人死亡的主要原因,南京军区南京总医院报告一组肠瘘死亡病人,92.3% 是由于感染引起。

4. 营养不良 肠瘘发生后,如无良好的营养支持,病人将在瘘发生 2~3 周内出现营养不良,其程度视肠瘘的位置与肠瘘的流出量而定,感染与营养不良两者相互影响形成恶性循环,肠瘘病人属蛋白质 - 能量不足型营养不良,既影响了组织的愈合与器官的功能又不利于感染的控制。

在 20 世纪 70 年代以前,营养不良是肠瘘病人死亡的一个主要原因,仅次于内稳态紊乱,循环衰竭。20 世纪 70 年代以后,由于重视了水、电解质平衡与营养的供给,又有了补充的方法,感染的因素成为肠瘘治疗失败的主要原因。

5. 原有疾病的改变 大多数肠瘘病人在发生瘘时原有的疾病已得到治疗。但有部分病人,原有疾病未得到有效的治疗或有并存病,如肝胆管结石病人行胆肠吻合后发生了瘘,但原发病并未得到妥善处理,还可能因瘘激发或加重原有的疾病,致肝胆管内感染加重,出现黄疸、肝功能损害等。因此,在治疗肠外瘘时,还应顾及到原发病或并存病的病理生理改变。

【临床表现】

肠外瘘的临床表现可分为两个阶段。第一阶段是创伤、手术后短期内，或是炎性肠病发生穿孔的早期，肠内容物尚未溢至腹腔外，但肠液已外溢腹腔，致弥漫性或局限性腹膜炎，出现高热、腹胀、腹部压痛、肌紧张、肠鸣音减弱或消失，甚至腹腔内出现积液的现象，有作者称之为未成形的瘘(undeveloped fistula)。经过剖腹探查引流或腹部切口感染、破裂后；或是从原置有的腹腔引流管中出现肠液，病人将出现第二阶段的症状。第二阶段的症状将随肠液的流出量与腹腔内感染的程度，处理是否适当而有明显的差异，轻者仅有少量肠液从瘘管流出，重者则可导致严重的内稳态失衡、重度营养不良、腹腔内感染、脓肿以及多系统器官功能障碍。概括起来可以有下列五方面的表现：

1. 瘘口局部的症状　腹壁瘘口可分为两类，一类是腹壁瘘口与腹壁破口之间有一段距离，或已有周围组织包裹形成管状，称管状瘘(tubular type)，或是存在着一脓腔；另一类是肠壁瘘口与腹壁瘘口紧贴在一起，肠黏膜与腹壁组织、黏着形成唇状，称唇状瘘(stomal type)。前一类有自行愈合的可能，但肠液先流至腹腔而后溢至腹壁，易有腹腔内感染。唇状瘘的肠液直接流至腹腔外，腹腔内感染较轻，但肠液流出量大，多无自愈可能。

肠液内含有消化酶，可腐蚀肠外的组织。因此，十二指肠、高位空肠等高位瘘流出的肠液有较强的腐蚀性，腹壁瘘口周围的皮肤被肠液侵蚀造成糜烂引起剧烈的疼痛、红肿。

2. 内稳态失衡　由于大量的肠液丢失，可以导致失水与电解质丧失，最多见的是低钾、低钠，尤其在高位、高流量瘘最明显。在水与电解质丧失同时，易有酸碱失衡，酸中毒多于碱中毒。再由于不能进食，机体脂肪分解、酮体增加更加重了酸中毒。但当瘘口的位置甚高、胃液的丢失量大，则可有代谢性碱中毒，或是感染较重而有脓毒症时，病人呼吸加快，出现呼吸性碱中毒。因之，在肠外瘘病人，水、电解质与酸碱的紊乱是明显的。

3. 营养缺乏　在肠外瘘的初期，营养不良的现象不一定明显，但是，在腹腔感染较重、不能进食的时间较长后便可迅速出现营养不良，主要表现为内脏蛋白质降低，也可有体重减轻，皮下脂肪与肢体肌肉明显减少，如不能得到及时的补充，营养不良的情况将逐渐加重。

4. 感染　肠外瘘发生后如未能得到及时引流，将发生弥漫性或局限性腹膜炎，有明显的腹部症状。有时，腹腔虽经引流，但不够彻底则可反复出现腹腔内残留脓肿。腹腔感染严重时，可继发全身性感染——脓毒症，或是多器官功能障碍综合征(MODS)甚至衰竭(MOF)。当前，感染是导致肠外瘘病人死亡的主要原因，可占死亡病人的80%~90%。

5. 多器官功能障碍综合征　肠瘘最严重的结果是多器官功能障碍(multiple organ dysfunction)。多器官功能障碍的主要原因是腹腔感染，当然，也可因重度营养不良，免疫功能下降引发肺炎或全身性感染。肠外瘘易有ARDS、黄疸等器官功能障碍症状，应激性溃疡、胃肠道黏膜糜烂出血者亦不少见。在最终死亡的病人中，表现有多器官衰竭者占80%。

【临床诊断】

当有肠液从引流物或创口中流出时，肠瘘的诊断容易明确。但是，当瘘口较小时，尤其是腹膜后结肠瘘，有时单从临床观察很难诊断有瘘。临床表现为创口持久不愈，或是愈后又破溃，或是出现腹膜后软组织感染与全身毒性症状，而创口部仅有肉芽组织不健康与脓性分泌物增多的现象。为此，可以进行一些检查。

1. 口服染料或炭末检查　这是一习用方法，经多年实践后，笔者认为其实用价值不大。有肠液流出的创口，不需口服染料亦知有肠瘘。不能从创口分泌物来判断有无瘘，口服染料或炭末也难以确定是否有瘘，因瘘口小或瘘管的行径曲折，染料或炭末不易在创口处出现，尤其是炭末可以吸附在肠黏膜上而不随肠液流出。

2. 瘘管造影　从瘘口部直接注入造影剂摄片是一简易而有效的诊断方法。这种造影既可以显示瘘管的走行路径，又可观察造影剂进入肠管的情况，还可显示肠壁瘘口与腹壁瘘口间有无腔隙、瘘管是否完整等。一次造影即可较完整地了解瘘的情况。但有时，因注入的造影剂过少或是瘘管较窄细，阻力较大，造影剂不易进入而显影不完整，瘘口所在的肠管不能清晰地显示。

3. 胃肠道钡剂检查　胃肠道钡剂检查的目的不在于诊断有无瘘，而是了解胃肠道整个的情况，判断瘘所在的位置，瘘上下端肠管通畅的情况等。这些对决定治疗方案有帮助，如瘘以下的肠管有梗阻，可断定瘘无自愈的可能；瘘的上段肠管较长，可考虑应用胃肠道营养等。

4. 腹部CT及B型超声检查　腹腔脓肿的定位诊断较为困难。膈下、盆腔等部位脓肿的症状、体征较明显，也可由腹部X线片获得诊断，但肠襻间与隐匿部位的脓肿难以定位，CT检查有利于诊断。B型超声检查常因腹内肠胀气而影响结果。

5. 其他　因肠外瘘常伴有内稳态失衡、营养不良及器官功能损害，因此，除明确有无瘘以外，还应对内稳态、营养情况及肝、肾、心、肺等重要器官进行检查，明确有无改变或功能损害，避免因未察觉这些方面的病理生理改变致使治疗失败。

【治疗】

肠外瘘的治疗依其病理生理改变，可分为下列几个方面：

1. 纠正内稳态失衡　发生瘘以后尤其是高流量瘘（空腹时，肠液流出量 >500ml/24h），可以迅速发生内稳态失衡，应根据肠液的流失量及时从静脉补给适量的液体与电解质。流量大者每日的液体需要量可以在7 000~8 000ml或更多，单是肠液的流失量就可达5~6L。这时，从周围静脉输液无法提供足够的输入量，而建立两根以上的静脉通道又增加了病人的不适，限制了肢体活动，有必要采用腔静脉置管输液，既保证液体的输入又可输入需要量的电解质如氯化钾等。

2. 控制感染　前已叙及，感染是当前导致肠外瘘治疗失败的主要原因。因此，当发现有肠外瘘时即应重视感染的控制，也就是要及时地将漏出的肠液引流至体外。当出现有瘘与腹膜炎时，宜及时行剖腹探查术，消除腹腔内的肠液及分泌物，如腹腔内病变严重，肠液污染的范围广，或是因严重的腹腔内积液或肠腔内高度胀气腹内压 >20cmH$_2$O，出现急性腹腔间室综合征（acute abdominal compartment syndrome）这一危及生命的并发症时，可以考虑行腹腔造口术（laporostomy）亦即将聚四氟乙烯网缝合于腹壁切口部，有利于观察与引流。待腹腔感染基本控制后再行二期缝合。如已有腹壁切口裂开，则不必勉强将其拉拢关闭，可任其敞开引流，以后再行缝合。其效果较将切口缝合后再引流更好，缝合后易形成残余脓肿，反复出现腹膜炎、脓毒症，虽经多次再剖腹，效果仍然不佳。腹腔造口或裂开的切口敞开后，可有体液丧失过多与暴露肠襻穿孔形成新瘘的不良后果，但细致的监护与处理能预防这些不良后果的发生。

3. 瘘口局部的处理　瘘口局部处理的好坏可以直接或间接影响治疗的效果。良好的瘘口局部处理可减轻瘘周围皮肤糜烂、疼痛；减少周围组织的侵蚀、出血等并发症；有利于控制感染；减少肠液的流失利于维持内稳态平衡以及营养供给的效果。常用的瘘口局部处理方法有：

（1）双套管负压引流：这是最基本而重要的瘘口处理方法，能及时将溢出的肠液引流到体外，在不存在影响自愈的因素情况下，60%~70%的管状瘘经有效引流后可以自行愈合。空肠瘘、回肠瘘与结肠瘘自愈的平均时间分别为3~4周、4~6周及6~8周。

（2）水压、管堵、黏合胶堵：经负压引流后瘘管形成，可继续使用双套管负压引流，直至瘘管愈合或等待手术。在有些病例，为让病人起床活动，减少护理工作量，恢复口服饮食，可采用水压、管堵、黏合胶堵等外堵的方法。水压法一般用于直径1cm以下，瘘管长3~4cm的管状瘘，是以一直径与瘘管直径相似的导管，前端呈平头状，插入瘘管，距肠壁瘘口约1~1.5cm，尾端接无菌盐水滴瓶，瓶距病人高1.0m，每日均匀滴入等渗盐水1 000ml，水将灌入肠腔而不沿导管外溢（图49-19）。因有高达1m的水压，超过了肠腔内压力，肠内容物也不能外溢，瘘管周围肉芽组织逐渐生成终至愈合，一般需时3周。

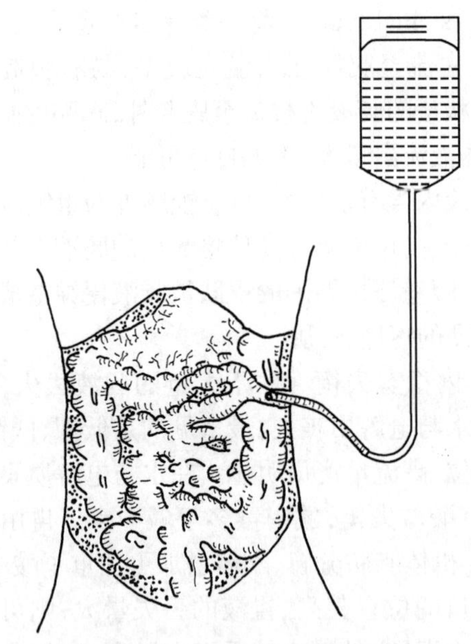

图49-19　水压法堵塞肠瘘示意图

管堵法的基本原理与水压法近似，但是以管径相同的盲端管塞入瘘管，肠液不能外溢，瘘管逐渐愈合。时间也在3周左右。

黏合胶堵塞是应用遇水快速凝固的α-氰基丙烯酸丁酯胶灌于瘘管内形成固体将瘘管堵塞。在瘘管愈合的同时，胶在2~3周内将自行逐渐排出（图49-20）。黏合胶在凝聚时产生高温有灭菌作用，且能刺激肉芽组织的生长，按瘘管形状形成铸形凝柱，能严密地闭塞瘘管。近年，亦有用纤维蛋白胶堵塞者。

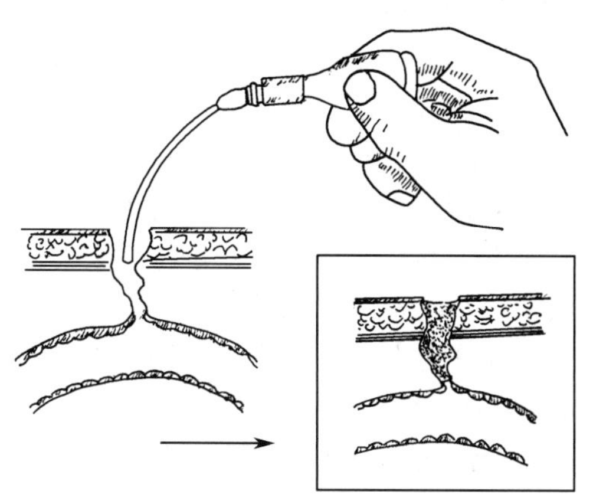

图 49-20　医用黏合胶堵塞肠瘘

管状瘘有较高的自愈率，但如瘘口超过肠周径的一半；远端肠襻有梗阻，瘘管有脓腔或异物；瘘管已上皮化或短于 2.0cm；存在放射、肿瘤、慢性炎症肠病等特殊原因，则影响瘘的自愈。

（3）硅胶片内堵：唇状瘘经负压引流后，肠黏膜与皮肤愈着，不能自愈。因无瘘管，水压、管堵、黏合等方法均不能应用，但肠壁瘘口即暴露在腹壁表面，可采用硅胶片内堵的方法。硅胶片系中心部较厚（2~3mm）而周围部分甚薄（0.3~0.5mm），直径 3.0~9.0cm（或更大），特制的圆形片，卷成筒状置入瘘内，后任其弹起呈瓦筒状而将瘘口严密堵住，不再有肠内容物流出，或仅有少量肠液漏出，每日更换 1 次敷料即可（图 49-21）。若漏出量较多，还可加用负压吸引。内堵效果良好的病人可以恢复日常饮食，暂行出院待情况好转后再返院接受手术治疗。这一方法的应用已使许多唇状瘘的病人恢复胃肠道营养支持。

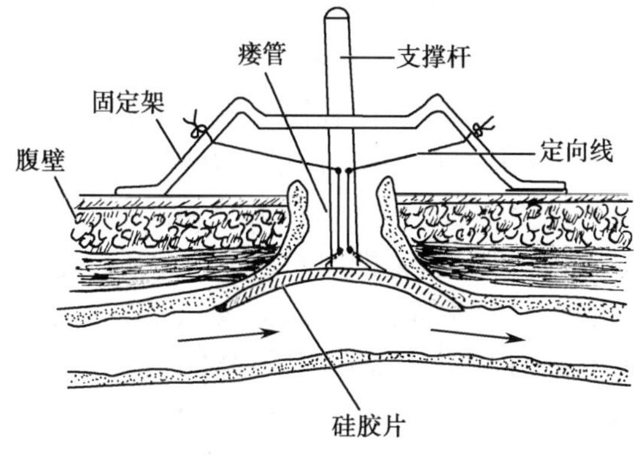

图 49-21　外固定式硅胶片内堵示意图

4. 营养支持　在肠液流出量大的病人，营养支持是治疗的一个重点。在 20 世纪 70 年代以前，营养不良是肠外瘘病人治疗失败的一个主要原因。在 20 世纪 70 年代以后，营养支持的方法有了改进，肠瘘病人的营养支持也得到了解决。营养支持可采取肠内与肠外营养的途径。

在瘘发生的初期，为减少肠液的流出量与控制感染、补充丢失的液量与电解质等宜采用肠外输注的途径。待病人的内稳态等稳定后，再开始营养支持。肠外营养支持可采用周围静脉或腔静脉途径。全肠外营养（total parenteral nutrition）支持用于肠外瘘病人，除有供给全部营养的优点外，还可减少胃肠道分泌液量的 50%~70%，利于肠瘘的自愈。自 1987 年起，在小肠瘘的病人可加用生长抑素（somatostatin），或生长抑素的类似物（octrotide），前者的半衰期短，需连续静脉滴注，后者的半衰期较长，可 8 小时皮下注射 1 次。生长抑素可明显减少胃肠液的分泌。因此，它与 TPN 两者配合使用，使胃肠液的分泌锐减，肠外瘘的漏出量可减少约（70%~80%），非常有利于肠外瘘的愈合。笔者曾用此方法治疗 57 例管状肠外瘘（22 例十二指肠瘘，25 例空回肠瘘，10 例结肠瘘），在感染控制的情况下，用药后第一天肠液流出量即由约 2 000ml 降至 600ml 左右，且在用药期间，始终维持在这一水平；30 例自愈（68.4%）。用药过程中，还应重视感染的控制。有报告，应用生长抑素后，瘘口虽愈合，但病人因腹腔感染而致治疗失败。部分病人因营养不良，经生长抑素治疗后肠液漏出量减少，但不能愈合，可停用生长抑素改用生长激素增加蛋白质合成，促进瘘管的愈合。

肠内营养可根据病人情况加以选择，肠瘘口小流量少的病人可采用口服或鼻饲少渣的要素膳。虽然，瘘口部可有较多的肠液流出，但在良好的引流条件下可逐渐愈合。管状瘘经水压、管堵或黏合胶堵塞，唇状瘘经用硅橡胶片内堵后，可用要素膳或日常饮食等肠内营养支持。在高位或低位小肠瘘，瘘的远端肠管或近端肠管有足够的长度供消化吸收之用，则可经高位瘘管直接插入导管，或在高位空肠造口插管灌入管饲饮食、要素膳或匀浆饮食等，能获得较好的营养支持效果。必要时，在某些高位肠管几近断裂的唇状瘘，可以采用收集上端肠管流出的肠液并与管饲饮食混合后从远端肠管灌入，称为回收再灌法，亦能获良好效果。总之，肠内营养有较多的优点，应首选，并尽量应用这一途径。

肠外瘘病人营养消耗量大，病程亦长。因此，营养支持的方法应根据病情与病程而定。多数肠外瘘常需要肠外营养与肠内营养分阶段应用，或是肠外营养与肠内营养同时应用。一般来讲，高流量、复杂的肠瘘通常是经过肠外营养→肠内营养→肠外营养的过程，也就是在早期应用肠外营养，待瘘控制后再改用肠内营养，且在施行确定性手术前后给予肠外营养。当然，它可在这一过程中愈合，仅需一种营养支持方法即可达到目的。肠内营养具有促进肠黏膜生长，肠功能恢复与并发症少的优点，应是首选的途径。

5. 重要器官功能的维护　当前，感染是肠外瘘治疗失败的重要原因，80%~90% 的病人是由于感染未能被控制而死亡。其中有 1/2~2/3 的病人最终出现多系统器官功能障碍综合征（MODS），MODS 主要是由于腹腔感染所致。但是，在肠外瘘病人，营养不良是导致 MODS 的一个重要因素。营养不良时，器官的结构与功能都有障碍，机体的免疫功能也受到损伤，在这些因素的相互影响下更易导致器官衰竭的发生。如果病人的某些器官原有功能障碍，则发生衰竭的可能性更高。临床上易出现功能障碍的器官是肺与肝，前者表现为呼吸增快、低氧血症，后者表现为黄疸，酶谱骤升等。凝血机制障碍在严重腹腔感染病人亦不少见。控制感染固然是防止多器官衰竭的关键措施，但从治疗开始即应重视器官功能的维护，减少其他损害器官的因素也很重要，如行肠外营养时，注意碳水化合物的供给量，不因 CO_2 产生过多而加重肺功能的负荷与能量过多损害肝功能。选用抗生素时注意有无肾毒性等。

6. 手术治疗　肠外瘘病人的手术可分为辅助性手术与确定性手术。剖腹探查、引流、肠造口等辅助性治疗手术，可按需要随时进行。而那些为消除肠瘘而施行的修补、切除等确定性手术（definitive operation）的时机则决定于腹腔感染的控制与病人的营养情况。一般在瘘发生后 3~6 个月进行。但不一定拘泥于这一时限，可根据病人的整体情况与腹部炎症控制的情况提前或后延。常用的手术有：①肠瘘局部肠襻切除吻合；②肠管部分切除吻合术；③肠襻浆膜覆盖修补术；④带蒂肠浆肌层覆盖修补术；⑤肠瘘部外置造口术；⑥肠旷置术。根据笔者 30 年来治疗肠外瘘的经验，肠部分切除、对端吻合术与带蒂肠浆肌层片覆盖是应用最多、效果最满意的手术。

肠外置造口术是一辅助性手术治疗，在创伤性肠外瘘仍是一可选择的过渡性手术。当创伤后短期内即发现有肠瘘、腹膜炎，剖腹手术时如发现低位小肠有较大的破口或结肠有破损，因腹腔内有严重感染，不具备肠切除、肠修补等条件时，肠段若可游离，可将破损肠襻提出腹腔外造口，减少肠液污染腹腔。但是，如小肠肠瘘已被周围组织包裹则不宜勉强进行剥离提出。结肠瘘可以将肠瘘部或瘘口近端部的结肠提出造口，对控制感染有利。小肠外置造口时还应考虑到瘘口部位与肠瘘局部周围组织的情况。高位小肠外置造口将丢失大量的肠液导致术后处理的困难，多失去自愈的可能。

肠段部分切除与吻合是治疗肠瘘的常用方法，效果满意，但不宜在肠瘘发生后的早期施行，在有严重感染的情况下，术后再漏的可能性极高。局部楔形缝合实际上是小范围的肠切除吻合，能做楔形切除的肠管也多能做部分切除对端缝合，后者的成功率明显高于前者。因此，局部楔形切除吻合术的需要性不大。

以往，由于十二指肠的位置固定，不便行部分切除吻合，而采用瘘口部修补后，以上提的空肠襻浆膜面覆盖其上作加强修补。上提的肠襻常是 Roux-Y 吻合后上提的肠管，而不是肠襻圈，否则易产生肠梗阻。现在，可切取一小段肠管，保留其系膜，剖开肠管去除肠黏膜制成肠浆肌层片，以浆肌层片覆盖于简单缝合后的十二指肠瘘上可获得满意的效果（图 49-22）。其应用的范围远广于肠襻浆膜层，除十二指肠瘘外，亦曾用于修补中段直肠瘘、膀胱直肠瘘以及腹壁缺损等。

肠瘘手术都在腹腔有炎症、感染的情况下进行。同时，肠管因营养不良，尤其是应用长期肠外营养后，往往愈合不良，可在吻合或缝合后加纤维蛋白胶加固。

肠外瘘手术的成功除取决于手术时机的选择与手术方式外，还与术后预防粘连性肠梗阻、腹腔感染、术后营养支持有关。

肠外瘘病人腹腔内曾有过感染、腹腔内有广泛的粘连。术后腹腔内有较大范围的污染与粘连，术后产生粘连性肠梗阻与腹腔感染的可能性极大，是肠外瘘手术后再发生瘘的两个原因。肠外瘘手术结束时，可附加肠排列术以预防术后发生肠梗阻。肠外缝合固定术（Noble operation）后肠系膜间有空隙，有产生肠系膜间感染的可能。同时，缝合排列后，肠管转折处可形成锐角而继发肠梗阻。肠内插管排列固定（White 法）则可避免这些缺点。我们赞成从切断的阑尾残端或盲肠造口逆行插入排列管作肠排列（图 49-23）既可避免高位空

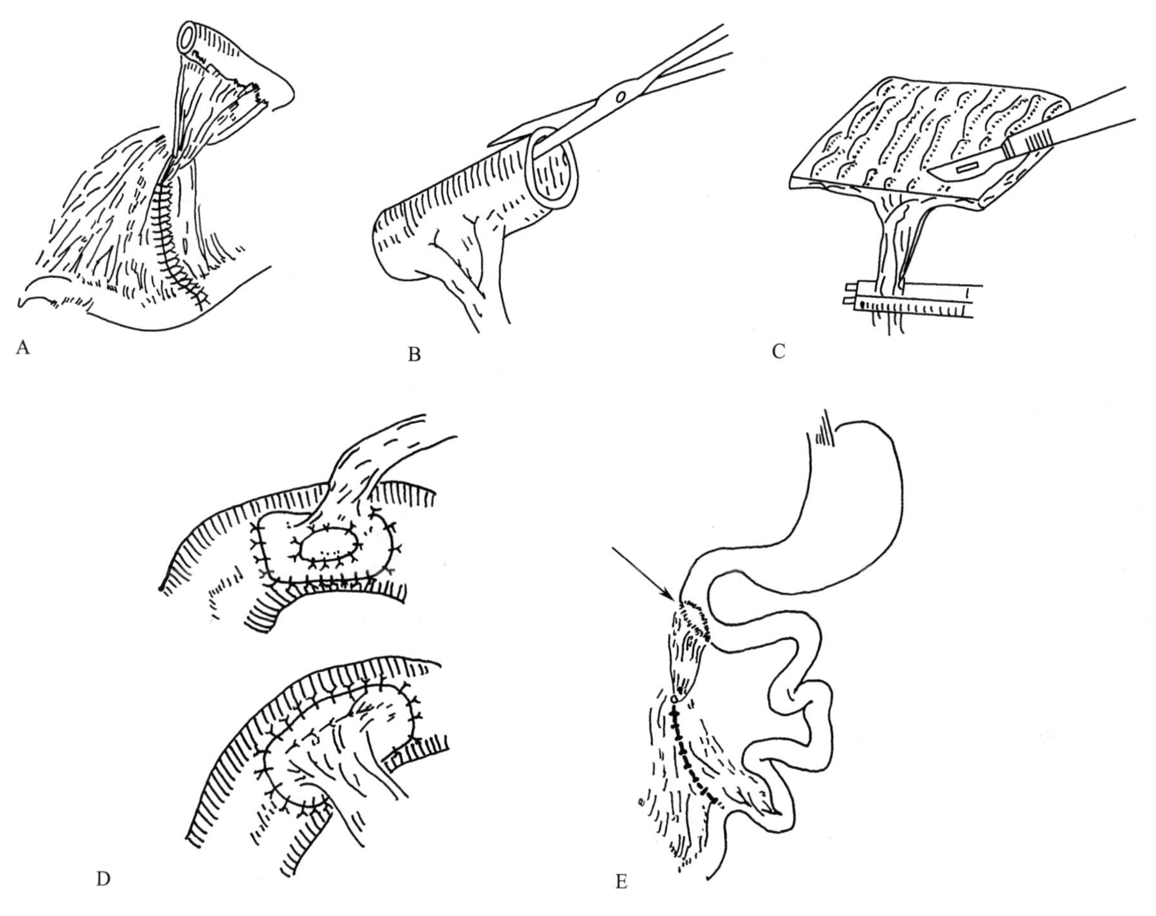

图 49-22 带蒂肠浆肌层片覆盖修补肠瘘

A. 截取小段肠管；B. 沿对肠系膜缘切开肠管；C. 肠钳控制肠系膜血管刮除肠黏膜；D. 肠浆肌层片覆盖修补肠瘘；E. 修补手术完成

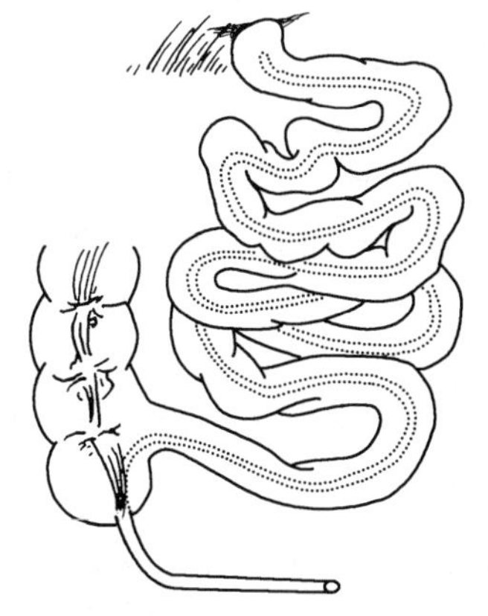

图 49-23 White 法肠内插管排列

排列管自阑尾残端插入

肠部造口插管后遗的不适症状，又利于导管拔除。经过 300 余例的观察，排列管并无随蠕动退出的现象。

手术结束时，以大量等渗盐水（150ml/kg）冲洗腹腔可使腹腔冲洗液每毫升的细菌数自 10^6 降到 10^2 以下，再根据腹腔感染的程度与部位放置双套负压引流管，术后引流 3~4 天，可以防止术后腹腔内感染的发生。

肠外瘘手术的范围广、骚扰大，术后肠功能的恢复需较长的时间。因此，术后仍得给予一段时间的肠外营养支持，直至病人能恢复口服饮食，以利病人的康复。

（黎介寿 任建安）

第十节　小 肠 肿 瘤

小肠虽占有胃肠道总长的 70%~80%，然小肠肿瘤少见。仅占胃肠道肿瘤的 5%，胃肠道的恶性肿瘤有 1%~2% 源于小肠。小肠肿瘤多发生在中年人，性别上无区别。小肠肿瘤发生率低，这可能与小肠内容物通过快；小肠黏膜细胞更新快；小肠内容物为碱性液状；肠壁内含有较高的 IgA；小肠内细菌含量较低等因素有关。小肠肿瘤好发于 60 岁左右的男性。

小肠肿瘤可来自小肠的各类组织，如上皮、结缔组织、血管组织、淋巴组织、平滑肌、神经组织、脂肪等，因此，小肠肿瘤可以是如下类型，见表 49-5。

表 49-5　小肠肿瘤的类型

组织源	良性	恶性	组织源	良性	恶性
上皮	腺瘤	腺癌	平滑肌	平滑肌瘤	平滑肌肉瘤
肠嗜银细胞	/	类癌	神经与神经鞘	神经纤维瘤	神经纤维瘤
结缔组织	纤维瘤	纤维肉瘤		神经鞘瘤	恶性神经鞘瘤
血管组织	血管瘤	血管肉瘤	脂肪	脂肪瘤	脂肪肉瘤
	淋巴血管瘤		其他	黑斑息肉病	转移病灶 恶性黑色素瘤
淋巴组织	/	淋巴肉瘤			

在良性肿瘤中以腺瘤与平滑肌瘤为主，恶性肿瘤中以腺癌最常见，在 Wilson JM 等报告的一组 1 721 例小肠良性肿瘤中，腺瘤占 505 例，平滑肌瘤占 454 例，腺瘤与平滑肌瘤均以回肠多见，空肠次之。Wilson JM 等报告的 2 169 例小肠恶性肿瘤中以腺癌最多(1 002 例)，位于十二指肠与空肠者占 80%，类癌则以回肠部最多见(84%)。

小肠肿瘤在肠壁的部位可分为腔内、壁间或腔外三型。以突入于肠腔内的腔内型最为多见，肿瘤多为单发，大小不等。较大的肿瘤组织可因血液循环障碍出现坏死，并引起溃疡及肠道出血或穿孔。

临床症状：将近 1/3 的小肠肿瘤并不出现症状，仅在体检时或因某些手术行剖腹探查被发现。也可有腹部不适，隐痛。恶性肿瘤尚可导致食欲不振，并伴体重下降。在体积大的肿瘤可出现部分肠梗阻症状，诱发肠套叠。肠道出血或是黑便可能是病人就诊的主要症状。腹部体检很难有阳性发现，除肿瘤甚大或病人的腹壁甚薄，偶可摸到肿块。在极少的情况下，小肠肿瘤发生穿孔而出现局限性腹膜炎的症状。

诊断：钡剂胃肠道检查是首选的检查方法，但口服大量钡剂往往使小肠影像重叠，检出率不高，分次口服少量钡剂，在逐段连续仔细观察下可提高检出率。钡灌肠如钡剂能进入末段回肠，有时可显示末段回肠肿瘤的部位，但是发现率甚低。十二指肠镜诊断十二指肠部肿瘤的正确率甚高，小肠镜可顺行或逆行检查，对小肠肿瘤有较高的准确率。选择性肠系膜血管造影对血管丰富或有出血的病变，或是在肠壁上占有较大部位的病变可显示出来；同样，^{99m}Tc 标记的红细胞扫描有助于诊断。CT、MRI 对小肠肿瘤的诊断帮助不大，对突出肠壁的肿瘤，如平滑肌瘤或肉瘤可能有帮助。由于现在的诊断技术尚不能满意地在术前作出诊断，很多病例在剖腹后得以确诊。

治疗：由于小肠良性肿瘤有时可以引起较严重的并发症，如出血、肠梗阻、肠穿孔，以及恶性变等。因此，当诊断明确或是在其他剖腹手术发现时应予切除，如疑为恶性肿瘤或是已证实为恶性肿瘤，则应按恶性肿瘤进行根治性切除，肠襻切除的范围宜大一些，特别是相应区域的肠系膜淋巴结应行清除，术后根据肿瘤的病理性质进行化疗或放射治疗。

(一) 腺瘤

腺瘤是小肠良性肿瘤中较多的一类，约占小肠良性肿瘤的 35%，多位于回肠，可为单个亦可为多发，可分为真性腺病、绒毛腺瘤及 Brunner 腺(布伦内腺)腺瘤，家族性多发性息肉(腺瘤)可以在小肠发生多发息肉，也偶尔可见到胃肠道多发息肉的病例。同时在口唇及周围和口腔黏膜有色素沉着者，称黑斑息肉病(Peutz-Jeghers syndrome)，有作者认为这是错构瘤(hamartoma)，是由肠黏膜肌层不正常过度生长所致，有别于其他的肠瘤。小肠腺瘤多无症状，但可引起肠套叠而有梗阻症状，也可产生慢性胃肠道出血，偶有发生大出血者，腺瘤多有蒂，单纯切除即可，但易诱发肠套叠致肠段坏死而需行部分肠切除术。小肠腺瘤发生恶变的可能性为35%~55%。

（二）脂肪瘤

小肠脂肪瘤多发生在回肠，单个突出于肠腔内位于肠黏膜下层，多出现在60~70岁的男性，多表现为肠梗阻或因黏膜表面糜烂而有出血症状。未发现有恶性变者，单纯切除即可。

（三）血管瘤

血管瘤来源于黏膜下血管的增生和畸形发育，可发生在胃肠道的任何部位，但多发在空肠，且60%为多发。小肠血管瘤可能是Renda-Osler-Weber瘤的一种表现，可与肺、肝、口腔黏膜血管瘤同时存在。它的主要症状是小肠出血。选择性血管造影与^{99m}Tc核素扫描的诊断率较高，部分肠段切除是主要的治疗方法。

（四）平滑肌瘤

平滑肌瘤是小肠良性肿瘤中常见的一种，约占20%，多发生在空肠与回肠，多数小肠平滑肌瘤无症状，约有40%~50%的病人出现肠道出血或梗阻症状，肿瘤的中央部可出现坏死而呈脐状，由此而发生出血，如肿瘤向肠腔内突出，胃肠道钡剂检查常可发现有边界清楚的占位病变，选择性肠系膜上动脉造影对有出血的病变甚有诊断价值。

小肠平滑肌瘤的主要治疗方法是手术切除，术时应注意平滑肌瘤是否有恶性变，考虑切除的范围。

（五）平滑肌肉瘤

小肠平滑肌肉瘤是小肠恶性肿瘤中多见的一种，仅次于恶性淋巴肉瘤及小肠癌而居第三位，它来源于小肠壁肌层，当有症状时多已在5cm直径以上，它可直接扩展与沿血运转移至肝、肺与肾而少有沿淋巴管转移者。临床症状以出血、腹痛、梗阻等为主，有时因肿瘤坏死、感染、穿孔而有发热，钡剂胃肠道造影与选择性血管造影可帮助诊断。

较广泛的肠段切除常能获得较好的效果，5年生存率在30%~50%，化学治疗有一定的效果，但放射治疗效果不明显。

（六）淋巴肉瘤

小肠淋巴肉瘤可以是原发，也可是全身性疾病的一部分。小肠淋巴肉瘤是小肠恶性肿瘤中较常见的一种，仅次于腺癌与类癌。小肠淋巴肉瘤可局限在一段肠管上，20%是多发，回肠是其好发部位，它多发于儿童尤其是10岁以下幼儿，随着年龄的增长，发生率有所下降。Dawson等诊断淋巴肉瘤原发于小肠的条件是：①无全身性浅表淋巴结肿大；②白细胞总数及分类正常；③胸部X线片显示纵隔淋巴结不肿大；④剖腹时，除肠管外其他部位未发现病变及肿大淋巴结；⑤肝、脾无肿瘤侵犯。

小肠淋巴肉瘤的症状主要是由溃烂与梗阻引起。出现腹痛，体重下降，恶心、呕吐与贫血，20%~25%的病人出现肿瘤穿破肠壁而出现腹部肿块。病人有吸收不良继而出现营养不良、低蛋白血症等。

胃肠钡剂造影，腹部CT检查，选择性肠系膜动脉造影均可帮助诊断。

肠段、邻近的肠系膜及淋巴结等切除是主要的治疗方法，如病变过广不能切除可作肠道短路旷置肿瘤的姑息性手术以防止肠道产生梗阻。手术切除联合放射治疗与化学治疗可有较好的治疗效果。

（七）小肠腺癌

腺癌约占小肠恶性肿瘤的1/2，好发于60岁以上的老年人，位于十二指肠部者最多，其次是空、回肠。65%的十二指肠癌位于瓦特壶腹附近，20%在其近端。空肠腺癌70%位于近端空肠100cm内，而回肠腺癌则在远端近回盲部100cm内。家族性肠息肉，黑斑息肉病均有恶变的可能性。也可与克罗恩（Crohn）病相关，70%的病变位于回肠。小肠腺癌可以是扁平的溃疡型、浸润型或息肉状，肿瘤常浸润肠壁转移至局部淋巴结，也可经血液转移。

临床表现有不明确的腹痛、体重下降、常有恶心呕吐，与肿瘤引起肠梗阻有关。也可能出现穿孔或出血，半数十二指肠癌的病人可以有黄疸。当有贫血伴有间歇性黄疸常提示有十二指肠癌，25%病人可触及肿块，近25%的空肠癌病人可出现肠梗阻，30%病人可触及肿块，回肠癌常呈环状，症状不明确，35%的病人有梗阻症状，1/3的病人可摸到能移动的肿块。

钡剂胃肠道造影有利于诊断，常可获得90%的正确率。胃十二指肠镜对十二指肠癌有很高的诊断率，约有25%~35%的小肠癌病人在术前可明确诊断。

小肠癌的治疗主要是大范围的切除包括所有被侵犯的组织，肠切除的远近端均应距病变边缘10cm以上。十二指肠癌宜行胰十二指肠切除术，5年生存率可达50%。当肿瘤侵犯的范围甚广泛，可以行短路肠吻合术以解除梗阻，或胆道旁路手术以缓解阻塞性黄疸。回肠癌因淋巴引流所致的范围广,需行右半结肠切除术。小肠癌根治术后总的5年生存率为20%。类癌将在另一节讨论。

(黎介寿　任建安)

第十一节　黑斑息肉病

黑斑息肉病于1921年为Peutz首先描述,1949年Jeghers等对本病进行详细、系统的介绍,故称为Peutz-Jeghers综合征。本综合征的主要特点是胃肠道有多发息肉,并于唇、颊黏膜、鼻孔和眼周、指趾、掌跖等部位有黑色素沉着。是一种较少见的家族性疾病,约50%病人可追查到家族阳性同类病人。男性和女性都可携带因子,一个家族中有多人患此病的并不少见。它是一种显性遗传病,有很高的外显性,色素沉着和肠道息肉的发生可能以一个共同的多效性基因为基础。

【临床表现】

本病为遗传性疾病,可发现在任何年龄,但以青少年多见,平均年龄为26岁。就诊时,多以不明原因腹痛为主诉,有间歇性腹绞痛,常在脐周部,持续时间不定,排气后缓解,可能是由于暂时性肠套叠引起,可反复持续数年。所产生的肠套叠鲜有导致完全性肠梗阻者,但常有复发,也可是多处同时出现。发作时可扪及包块,但缓解时自然消失。腹痛发作时可伴有呕吐,肠鸣音亢进。有些病人因急性肠梗阻症状入院,还可有40%的病人有便血史,多因息肉自行脱落引起。体检时,除腹部症状外,可在口唇等处发现色素沉着。在病史中可获知早在新生儿或幼儿时期便有色素斑,最初为微小(1~2mm直径)、界线清晰棕褐或黑色斑,实为黑色素沉着,多见于口腔、口唇黏膜以及手掌、足底部位,偶有见于会阴、阴道黏膜处。虽然唇部色素随年龄增长至中年后逐渐消退,但颊黏膜色素持续存在,病人的皮肤一般较黑。化验检查除大便有血或隐血外一般无特殊发现。X线钡剂胃肠道检查可发现小肠多发息肉,特别是低张造影或小肠内注钡灌肠法检查更容易发现息肉。但有时息肉很小,直径在0.5cm以下,钡剂造影难以发现,不能有效排除本病。有时偶可发现肠套叠或肠梗阻征象。钡灌肠可发现结肠息肉。纤维十二指肠镜、小肠镜与结肠镜检查可进一步观察与切取息肉的活体组织检查以明确诊断。多发性息肉以小肠部位最多见,其次为十二指肠,有约1/2的病例累及结肠,但也有报道息肉发生在胃、食管和阑尾部位者。

本病的胃肠道息肉是由正常的肠黏膜腺体所组成,其间有平滑肌束,不含任何突出的细胞成分,它大小不等,可有或无蒂。它与一般的腺瘤样息肉不同,实属于错构性质而非肿瘤,起自黏膜肌层的异常过度生长,与家族性结肠多发性息肉病的组织结构也不相同,一般不属于癌前期病变。

皮肤黏膜色素沉着与胃肠道多发错构瘤性质的息肉为本病特征,可据此作出诊断,但在部分病人可以其中一种为突出的表现。在某些病人可伴随其他异常,如尿路、支气管和鼻息肉、杵状指、多发性骨瘤等。

【治疗】

对于无明显症状的病人,可作长期随访观察,当有症状时始考虑外科治疗。由于息肉多发并散在,且为错构瘤,不是癌前期病变,手术治疗的目的仅是缓解症状,而不是将所有息肉全部切除。因此,手术的方式可以是息肉切除术、肠套叠复位术或肠部分切除吻合术。由于慢性或急性肠套叠是引起腹部症状的常见原因,可以对息肉密集的肠段或是已坏死的肠段切除吻合,对较大的息肉可行息肉局部切除或部分切除。有出血的病变也可行部分肠切除术。散在的未引起症状的息肉可不予处理,因为息肉难以全部切除,术后可仍有腹痛或肠套叠再发。在手术时,应考虑本病的特性,尽量保留肠管的长度,以备因症状再发而需再次肠切除,也应避免过多切除而引起的营养吸收不良。

一般认为本病并非腺瘤,不属于癌前病变,但文献中有少数合并小肠恶性肿瘤的报告,发生率不足3%,但是在本病的基础上发生,还是癌与本病并存则有待进一步探讨,现尚无定论。

(黎介寿　任建安)

参考文献

[1] 吴孟超，吴在德．黄家驷外科学 [M]. 7 版．北京：人民卫生出版社，2008.

[2] TOWNSEND C M. Sabiston Textbook of Surgery [M]. 18th ed. Philadelphia: WB Saunders Company, 2008.

[3] 黎介寿．肠外瘘 [M]. 2 版．北京：人民军医出版社，2003.

[4] MAQUIRE D, SCINIVASAN P, O'GRADY J, Rela M. Sclerosing encapculating Peritonitis after orthopedic Liver Transplantation [J]. Am J Surg, 2001, 182 (2): 151-154.

[5] 黎介寿．《认识术后早期炎症性肠梗阻的特性》一文发表10年感悟 [J]. 中国实用外科杂志，2009, 29 (4): 283-284.

[6] JACQUES P. Advances in Intestinal Transplantation [R]. Report from the Ⅶ International Small Bowel Transplantation Symposium. Sept, 2001.

[7] LI N, LI J S, LIAO C X, et al. Successful Segmental Small Bowel allo-Transplantation in Pigs. Chinese Medical Journal, 1993, 106 (3): 187-190.

[8] 李宁，黎介寿，李幼生，等．我国首例异体小肠移植成功的临床经验 [J]. 解放军医学杂志，1994, 19 (4): 252-254.

[9] 黎介寿，廖彩仙，李宁，等．雷公藤多甙抑制同种异体小肠移植排斥的效果研究 [J]. 解放军医学杂志，1994, 19 (4): 255-260.

[10] ABU-ELMAGED K M, COSTA G, BOND G J, et al. Five Hundred intestinal and multivisceral transplantations at a single center: major advances with new challenges [J]. Ann Surg, 2009, 250 (4): 567-581.

第十二节 结肠扭转

由于解剖异常及重力因素使结肠襻及其系膜顺其长轴方向发生旋转，以致造成肠腔不完全或完全的阻塞，此即结肠扭转（colonic volvulus）。此时，结肠系膜血管也因扭转而闭塞，可使肠壁血供障碍而坏死。结肠扭转的发生率并不高（约占急性结肠梗阻的 5% 左右），但极易引起绞窄性肠坏死，因此必须及时处理，否则其后果非常严重。扭转大多发生在乙状结肠，约占 80%，少数发生在盲肠，横结肠扭转极为罕见。由于升结肠及降结肠均处于腹膜间位，固定于侧后腹壁，因此不会发生扭转。

一、乙状结肠扭转

【病理】

乙状结肠扭转（volvulus of the sigmoid colon）多发生在老年人。冗长的乙状结肠和细窄的系膜根部，是发生扭转的解剖学基础。粪便在乙状结肠内积聚所致的重力作用，则是发生扭转的诱发因素。老年人常有的慢性便秘使乙状结肠扩张延长，成为发病的主要原因。某些治疗精神疾病的药物可能影响肠动力而诱发肠扭转。长期膳食中富含纤维成分，也是发病的因素之一。乙状结肠扭转可呈顺时针或逆时针方向，以后者较常见。如果扭转不及 180°，一般不会影响肠道的通畅，亦没有症状。但若超过此限度，就会引起肠梗阻。当旋转超过 360° 时，肠壁的血管则被拧闭、血运受阻，如果未予及时治疗，就可导致肠壁坏死穿孔。乙状结肠扭转属闭襻性梗阻，肠襻的近、远端均被闭塞，腔内气、液体积聚，压力增高。此时即使肠系膜血管并未被拧闭，也会因肠管的极度扩张而影响肠壁血供，发生肠坏死和穿孔。病程久者，梗阻以上的结肠和小肠都有不同程度的积液和积气，全腹的膨胀也更加严重。

【临床表现】

乙状结肠扭转病人有突发性中下腹剧痛，呈持续伴阵发绞痛状。早期即有呕吐，无排便及肛门排气。腹部出现明显腹胀（较其他肠梗阻更显著），以气胀为主，腹部叩诊呈鼓音。体检有腹部明显膨胀，左下腹有轻压痛，可闻及肠鸣音亢进。腹部 X 线片可见左腹部有一显著充气的孤立肠襻，范围可从盆腔到上腹部，甚至达膈下。肠襻显著增粗，直径可达 15~20cm。近端结肠及小肠也会有不同程度的积气。这种 X 线的特征性改变具有诊断价值，如果病人以往有便秘或类似轻度发作史，乙状结肠扭转的诊断即可基本确定。CT 检查可见特征性的螺旋形肠系膜根部。乙状结肠低压钡剂灌肠可发现钡头停止于直肠上端，局部呈鸟嘴样螺旋形狭窄,这是乙状结肠扭转的典型征象。如果腹痛加重或转为持续性,伴有体温升高和脉搏加快,腹部出现腹膜刺激征,则表明已存在肠绞窄病变。

【治疗】

用于急性肠梗阻的一般治疗都适用于乙状结肠扭转病人,包括禁食、胃肠减压、解痉止痛以及输液等。针对扭转的乙状结肠,可酌情采用非手术或手术治疗。对于病程短、全身情况好、临床表现尚无肠绞窄的病人可先试用非手术疗法,包括灌肠法和肛管置入法。灌肠法是用含少许软肥皂的生理盐水(37℃)作低压灌肠,利用水的压力冲开扭转处之肠腔,使扭转肠道随之复位。灌肠的水压不能过高,以免导致肠破裂。经验证明这种灌肠法的复位成功率并不高(5%),临床上已少用。肛管置入法是在肠镜到达直肠上段梗阻部位后,将质地适中、充分润滑的肛管轻送插过梗阻肠段而进入扭转肠襻。一旦插入成功,即有大量肠襻内积聚的气体和粪汁排出,梗阻随即缓解,扭转的肠襻也可望自行复位。如果肠镜中发现肠黏膜有溃疡或坏死,则不宜做肛管置入,以免发生意外。肠镜操作及肛管置入都必须十分轻柔,不能用力过猛,此时扭转部位的肠壁已很脆弱,用力过猛很可能引起肠壁的创伤性穿孔。插入的肛管可再留置2~3天,持续的肠腔减压有利于肠壁水肿的消退,还对早期复发有预防作用。近年来,肠镜的操作已非常娴熟,肠镜的视野极为清晰,有经验者可利用插入的肠镜,调节角度之后直接将其头端通过扭转部位而进入梗阻肠段,即可吸出大量气体和粪水,缓解症状。此法对于扭转程度不严重的病人(扭转不超过270°)有较高的成功率。在症状缓解后,应十分重视对病情的观察,病人在复位前虽无肠绞窄,但不能排除有局灶性的肠壁坏死,复位后可能会有继发穿孔发生。对于在复位后1~2天内又复发的病人则应予急症手术治疗。另外,非手术治疗获得缓解的病人有再复发的可能(约50%),所以凡病人条件许可,应考虑择期行乙状结肠部分切除术。术前应做肠镜检查,了解结肠内是否有肿瘤性病变。

非手术治疗失败的病人均应予手术治疗。有肠绞窄或腹膜炎者则更应立即行急症手术。手术方式根据病人的全身情况及术中发现而定:病人条件尚好者可经腹腔镜(或开腹术)行乙状结肠部分切除术及近端结肠造口术(Hartmann术)。一般不主张作切除后的一期吻合术,以免发生吻合口漏。只有肠壁水肿不严重,而且术中能做到充分的肠道灌洗,才具备做一期吻合术的条件,但该决策要很慎重。对于一般情况很差的病人,术中探查肠壁无坏死时可仅作复位术,由助手经肛门置入肛管,在术者引导下将肛管送达乙状结肠。肛管应留置减压引流2~3天,以防在近期内的扭转复发。对于肠壁已坏死或有可疑者,均应作病变肠段切除、近端结肠造口术。

二、盲肠扭转

【病理】

盲肠扭转(cecal volvulus)并不多见,它的解剖位置通常是在腹膜间位,比较固定,因此真正的盲肠扭转一般不会发生。临床所见的盲肠扭转实际上是属于盲升结肠扭转(cecocolic volvulus),由于先天性发育异常,盲肠及部分升结肠从腹膜间后位变成腹膜内位,形成了相应的系膜(与小肠系膜相似),此时肠管以其系膜为轴发生旋转就形成盲肠扭转,所涉及的肠管常包括末段小肠、盲肠及部分升结肠。诱发因素包括以往手术史、妊娠、肠旋转不良等。

【临床表现】

盲肠扭转的发病年龄较轻(50岁左右),女性病人稍多。其临床表现为突发性中腹部或右下腹绞痛,呈持续性伴阵发性加剧,可有恶心、呕吐。初期可有少量排便、排气,后期则消失。腹部检查时可在上中腹部扪及气胀的肠曲,肠鸣音亢进。若有体温升高、脉搏加快,并有腹膜刺激征,提示已有肠绞窄。X线摄片示右侧腹部可见一个逗号形状的胀大肠襻,凹面向右,内有液平,其袋形轮廓显示扩张的肠管为结肠。远端结肠无胀气,但小肠有不同程度胀气。

【治疗】

盲肠扭转一经诊断,均应手术。如果怀疑有肠绞窄则更应及早手术。如果术中发现没有肠绞窄,在复位后应将盲肠与侧腹壁缝合数针固定,以防止复发。也可作盲肠插管造口术,置入盲肠的蕈状导管从前腹壁引出,局部盲肠与前腹壁作固定,有继续引流和预防再扭转的作用。导管可在术后2周以后拔除。如果盲肠已有坏死或有坏死的怀疑,均应作盲肠切除及回肠—结肠吻合术。由于病段以上的回肠大都仅有轻度扩张,而远端结肠完全正常,因此切除后做一期吻合是安全的。有肠坏死、腹膜炎伴中毒性休克者,则作病段肠切除、回肠和横结肠造口,以及腹腔引流术。待3个月后再作消化道重建术。

(吴肇汉)

参考文献

[1] AKCAN A, AKYILDIZ H, ARTIS T, et al. Feasibility of single-stage resection and primary anastomosis in patients with acute noncomplicated sigmoid volvulus [J]. Am J Surg, 2007, 193(4): 421-426.

[2] HABRE J, SAUTOT-VIAL N, MARCOTTE C, et al. Caecal volvulus [J]. Am J Surg, 2008, 196(5): 48-49.

第十三节 结肠憩室病

憩室是黏膜与黏膜下组织穿过肠壁的肌层向外突出的袋形物，结肠是憩室的好发部位。结肠憩室常呈多发性，称为结肠憩室病（colonic diverticulosis）。本病与先天因素无关，但种族差异性大，与遗传因素有关。在西方经济发达国家属常见病，而我国则相当少见。结肠憩室也与低纤维精制饮食有较密切的关系，日本近年来的饮食更接近于西方国家，发病率也随之有明显增高。憩室发生的部位在西方国家多见于乙状结肠，而亚洲国家（包括日本、中国和韩国等）多发生在右半结肠。病人多数为高脂肪低纤维饮食及肥胖体型者，年轻人一般很少发病，40 岁之后随年龄的增长其发病率也升高。但最近报道年轻病人有增多趋势。

【病理】

结肠憩室的形成与结肠内压力增高有关。长期便秘、低纤维饮食者排便时结肠内压力会增加，结肠的分节运动也可使肠腔内压力明显升高，这是本病的主要致病因素之一。另一个因素与结肠壁结构的特点有关。随着年龄的增大，结肠环形肌内的胶原纤维变细，结肠壁的弹性和张力降低，这些变化成为憩室形成的病理基础。憩室好发于肠壁组织的薄弱处，主要是在系膜血管分支穿过肠壁肌层的位置（图 49-24）。乙状结肠是憩室的常见部位，其次为降结肠。憩室呈泡状，小者仅几毫米，大则有数厘米。肠壁脂肪较多时，小的憩室可隐蔽在肠脂垂内而不被发现。憩室壁非常薄，组织学观察提示憩室没有肌层，只有黏膜和黏膜下层。

所谓的憩室炎，其确切的病理过程应该理解为：在机体防御机制薄弱的情况下，粪汁从憩室穿破肠壁后所引起的憩室周围炎。以往认为由憩室内炎症向外发展才形成憩室周围炎的观点有误。认识了确切的发病机制，不仅能真实地反映其整个炎症过程，认识其临床表现，而且将有利于对该病的诊断和治疗。

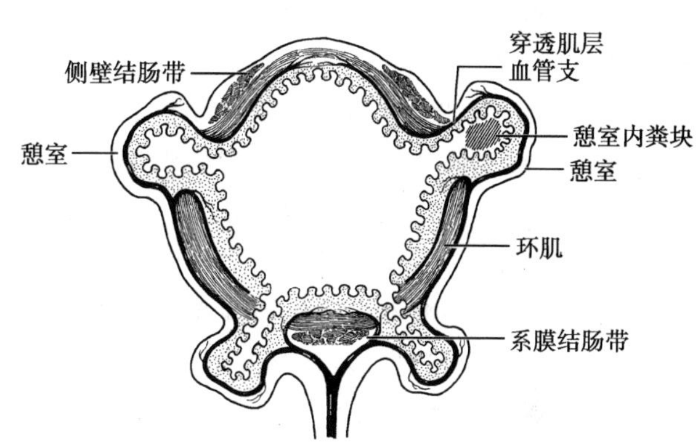

图 49-24 结肠断面显示憩室部位

憩室周围炎可并发消化道出血，炎症扩散可发生弥漫性腹膜炎。炎症局限化后在腹腔或盆腔内可形成脓肿。炎症的进一步发展还可累及周围器官（如小肠、膀胱，甚至阴道等）而形成肠内瘘。感染局限化的后期还可能因瘢痕收缩而使肠腔狭窄，导致不同程度的肠梗阻。

【临床表现】

多数结肠憩室是在钡剂灌肠或结肠镜检查时偶然发现。无并发症的结肠憩室一般不引起任何症状，约占总数的 80%~85%。只有当憩室发生感染或出血时才出现症状。

急性憩室炎的临床表现是左下腹或耻骨上区的急性腹痛，呈持续性或痉挛性，体检有下腹压痛，有发热及白细胞计数增高。轻者数天后可缓解，重者可出现腹膜炎表现。盲肠部位的憩室炎与急性阑尾炎的临床表现很相似，常难以鉴别。乙状结肠憩室炎可有便次增多、便中带血或隐血阳性等。如果炎症靠近膀胱，可有尿频尿急尿痛等膀胱刺激症状。如果憩室周围炎的范围较广，可能在下腹部隐约扪及边界不清、有压痛的肿块。若憩室炎或憩室周围炎形成的脓肿发生穿孔或破裂，病人则出现急性弥漫性腹膜炎的症状和体征。老年人的敏感性和反应能力比较差，在已形成结肠憩室周围炎（或脓肿）时仍然很少有自觉症状，此时所扪及的下腹部肿块可能会被误诊为肿瘤。憩室周围炎的反复发作，可造成局部结肠的狭窄和阻塞，出现结肠梗阻的症状。病程后期，局限在下腹部或盆腔的脓肿可穿破周围空腔脏器而形成内瘘。Belmonte 曾总结了 Minnesota 大学 1988—1993 年五年内行手术治疗的结肠憩室病共 227 例，其中 50 例已形成不同类型的内瘘，包括结肠膀胱瘘、结肠阴道瘘、结肠结肠瘘、结肠小肠瘘和结肠输尿管瘘等。欧美国家结肠憩室病的发生率很高，他们所提供的这些资料对我们具有参考价值。

急性憩室炎的术前诊断很困难。如果老年人出现类似急性阑尾炎的症状和体征，部位又在左下腹或耻骨上区，在鉴别诊断时就应该考虑到憩室炎的可能性。如果以往有钡剂灌肠等资料提示有结肠憩室，则将有助于诊断。B 超对局限性腹部或盆腔脓肿有诊断价值，但并不能确定是由憩室炎所致。急性炎症时一般不主张作钡剂灌肠 X 线摄片检查，因有导致穿孔之危险。有报道 CT 检查可能发现局部结肠壁有病理性增厚、结肠周围炎症或脓肿等，但诊断符合率不高。对于后期已产生内瘘或肠梗阻的病人，可采用瘘管造影、内镜、腹部 X 线片或钡剂灌肠检查等以明确诊断。

结肠憩室的部位与肠系膜血管穿过肠壁的分支很靠近，这些血管很容易受机械或感染因素的影响而破溃出血，表现为大便隐血阳性或便血。欧美人结肠憩室的发生率很高，结肠憩室出血被认为是下消化道出血的主要病因之一。多数结肠憩室的出血量很小，经药物治疗后都能止血。但也有因大量出血而需手术的病例，术前需作选择性动脉造影或核素检查，以明确出血的部位。

【治疗】

结肠憩室常呈多发性，病变可散在结肠的各部位。无并发症的憩室对机体无危害，不需治疗，更不宜作预防性结肠切除，否则反而会由于丧失大部分结肠而出现症状。可注意调节个人的饮食和生活习惯，保持排便通畅，对预防并发症的发生有一定作用。

对于结肠憩室的并发症，可根据其病情作相应治疗。急性憩室炎病人，轻者经抗炎治疗后多数可获得缓解。若已穿孔致弥漫性腹膜炎，或局部脓肿形成并有全身症状加重，均应予急症手术。手术方式视病情而定：若病人一般情况尚好，可争取作病段结肠切除和一期吻合术；若病人条件较差，则作病段结肠切除、近端结肠造口术（Hartmann 术）。对于腹部或盆腔脓肿者，一般只能作脓肿引流术，待病情稳定后再作彻底性手术。对于脓肿还可在 B 超或 CT 引导下行经皮穿刺置管引流术。国内结肠憩室病发生率很低，产生并发症的结肠憩室病则更少。因此临床上在急腹症鉴别诊断时很少会考虑到该病，术前的诊断符合率很低。为此，严格遵循急腹症的治疗原则十分重要，不管病因是否明确，凡有剖腹探查指征者都应予及时手术。在手术时根据所发现的病变所在及其程度作相应处理。

结肠憩室出血一般先采取非手术治疗，包括注射止血剂、输血等，出血大都能被控制。少数无法控制的大出血病人应紧急作选择性动脉造影，一方面可明确出血部位，另一方面也有机会同时进行介入性血管栓塞治疗，以控制出血。非手术治疗无效者可考虑作病段结肠切除术，但必须是在明确出血部位的前提之下。不宜作盲目的结肠切除，否则术后的再出血将是极为被动的局面。

已有数次发作憩室炎或憩室出血的病人，其再次发作的概率非常高，应择期作病段结肠切除。实际上，在结肠憩室病各种并发症的手术治疗中，急症手术只占少数，多数病人是在其病情稳定之后再行择期手术，以保证手术的安全和彻底。Belmonte 报道的 227 例中，行择期手术者占 88% 之多。

（吴肇汉）

参考文献

[1] SCHWESINGER W H, PAGE C P, GASKILL H V 3rd, et al. Operative management of diverticular emergencies: strategies and outcomes [J]. Arch Surg, 2000, 135 (5): 558-562.

[2] PLATELL C. Critical evaluation: suegery for uncomplicated diveticulitis [J]. ANZ J Surg, 2008, 78 (1-2): 96-98.

[3] KLARENBEEK B R, SAMUELS M, VAN DER WAL M A, et al. Indications for elective sigmoid resection in diverticular disease [J]. Ann Surg, 2010, 251 (4): 670-674.

第十四节 结肠阿米巴病

阿米巴病是溶组织内阿米巴所引起的疾病，结肠阿米巴病(colonic amebiasis)是其中之一。病原体侵入结肠壁后引起结肠发生急、慢性炎症病变，受累最多的是盲肠，其余依次为升结肠、乙状结肠和直肠。如果病原体经血流侵入肝脏、肺及脑等肠外组织，则可引起相应脏器的阿米巴病，最常见的是阿米巴性肝脓肿。本节将着重叙述结肠阿米巴病的结肠穿孔、阿米巴肉芽肿和阑尾炎三种病症。

(一) 阿米巴病结肠穿孔

溶组织内阿米巴引起宿主的基本病理改变是使组织发生溶解性坏死。黏膜层被溶解破坏后则形成结肠的浅表糜烂和溃疡。病程初期的溃疡呈散在、多发性，病变尚未累及肌层。随病变的加重，原虫沿疏松的黏膜下间隙顺结肠的长轴向近远端扩展，使散在的病灶相连，黏膜坏死成片脱落。病变还可向肠壁肌层发展，甚至累及浆膜，最终导致肠穿孔。由于病变呈渐进性发展，病段肠壁与周围组织在病程中已产生一定程度的粘连，因此穿孔后的腹膜炎较为局限，临床表现比较轻。但若直接穿破至游离腹腔，则同样会出现急剧腹痛、膈下游离气体和明显腹膜刺激征等表现。如果病人已确诊有肠阿米巴病，则诊断为阿米巴溃疡肠穿孔当无困难。否则病人均以急性腹膜炎之诊断而手术探查。术中识别肠阿米巴病穿孔也不容易，主要是临床遇到的机会极少，缺乏对本病的认识。阿米巴病结肠穿孔的特点是穿孔较大，而且肠黏膜或肠壁有较大范围的坏死。对可疑病例应从穿孔处取肠内容物作涂片检查，若发现有阿米巴滋养体则可明确诊断。对于阿米巴病结肠穿孔一般不宜直接作穿孔的修补术，因为穿孔周围的肠壁组织也已不正常，直接缝合极易失败而发生再穿孔。病段结肠的处理需视病人的全身及局部情况而定。全身情况尚好者可作病段结肠切除，但仅作近远端结肠造口术，不宜作一期吻合术，以免发生术后吻合口漏。病人一般情况差者则仅作病段结肠外置术，留待病情稳定后再作择期手术。有腹腔感染或脓肿时，应予充分引流并给予积极的抗生素治疗。术后还应进行阿米巴病的治疗。

(二) 结肠阿米巴肉芽肿

在结肠阿米巴病的后期，肠壁组织的病理改变呈现破坏与愈合并存的状态。阿米巴原虫及继发细菌所引起的慢性感染使肠壁遭受反复的破坏，同时局部又会有大量纤维组织增生。以致在溃疡基底部可形成肉芽肿，使肠壁增厚、肠腔狭窄。大块肉芽组织若呈瘤样增生，则更易引起肠梗阻症状。钡剂灌肠摄片可见有肠壁充盈缺损及肠腔狭窄。如果粪便检查或电子结肠镜活组织检查找到阿米巴滋养体，则可明确诊断。确诊后可先行抗阿米巴病治疗，则肉芽肿有望缩小，梗阻症状也可能得到缓解。但若治疗无效，则需作病段结肠切除以解除梗阻症状。

(三) 阑尾炎

肠阿米巴病容易引发急性阑尾炎。病变若已影响到盲肠，阑尾根部常也受累，可因阑尾腔的引流不畅而发病。这种阑尾炎的病变发展很快，容易形成脓肿。如果手术时发现盲肠壁有异常增厚，应有所警惕。由于阑尾残端已有病变累及，手术后可能愈合不良，形成局部脓肿。切开引流后则可发生阑尾残端瘘，经久不愈。在瘘的分泌物及肉芽组织的病理标本中可发现有阿米巴滋养体。诊断明确后应予抗阿米巴治疗，伤口可望愈合。否则需在病情稳定后作病段结肠切除。

(吴肇汉)

第十五节 结肠血吸虫病

我国从20世纪50年代开始对血吸虫病进行了有计划、全面的防治工作,取得了非常明显的效果。首先是对疫区传染源的有效处理,使疾病的流行得到了控制。同时也对中、晚期病人作了积极的治疗。目前,新发病例已很少见到。本节着重叙述结肠血吸虫病(colonic schistosomiasis)中几种属外科处理的病变,包括血吸虫病急性阑尾炎、血吸虫病肠梗阻和血吸虫病并发结肠癌。

(一) 血吸虫病急性阑尾炎

根据以往的资料,血吸虫病流行区急性阑尾炎的切除标本中约近半数有血吸虫卵沉积,提示后者很可能是阑尾炎的诱发因素。血吸虫卵在阑尾壁内的沉积可促使纤维组织增生,以致阑尾管腔变窄而容易发生感染。血吸虫病急性阑尾炎的临床表现与一般的急性阑尾炎并无区别,其唯一特点是病程的进展很快。由于阑尾壁僵硬而脆,急性炎症后很容易发生穿孔及腹膜炎。为此,一经诊断明确就应立即手术,不宜再予观察。另外,盲肠壁很可能也有增厚、僵硬等改变,作阑尾根部处理时不必勉强作阑尾残端的荷包缝合,以免撕裂肠壁。阑尾标本病理检查若提示有血吸虫病,术后应行血吸虫病治疗。

(二) 血吸虫病肠梗阻

在结肠血吸虫病的病程中,可在结肠内形成较大的肉芽肿。这种病变可使肠腔狭窄,进而引起肠梗阻。以往在血吸虫病流行区,这是导致结肠梗阻的主要原因之一。其临床表现与结肠肿瘤所致的结肠梗阻相同。病变在低位时,直肠指检可触及增生性肿块,从触觉上很难与肿瘤相鉴别。高位的病变在钡剂灌肠摄片检查中可见局部肠管僵硬、充盈缺损和肠管狭窄等异常。电子结肠镜可见菜花样或溃疡性肿块,往往需经病理学检查才能与恶性肿瘤相鉴别。对于结肠肉芽肿病变,可先行血吸虫病治疗,梗阻症状可能因病灶缩小而减轻。但大多数病变已呈纤维性狭窄,需作病段结肠切除术。在处理低位直肠病变时,是否"保肛"是关注的焦点。基本原则是凡良性病变均应予保肛。此时确切的病理学结果是临床处理的唯一依据。

(三) 血吸虫病并发结肠癌

慢性结肠血吸虫病的结肠癌发生率明显高于正常人群。在伴有血吸虫病的结肠癌的同一标本中,可同时见到从黏膜增生、间变到癌变各阶段的病理表现,足以说明肠癌的发生与肠血吸虫病的密切关系。为防止结肠血吸虫病转化为癌症,应该在发现结肠血吸虫病性肉芽肿后就尽早作病段肠管的切除。如果已经发展为结肠癌,其手术原则和方法与一般结肠癌相同。在血吸虫病基础上发展而成的结肠癌,其病理学特点是细胞分化程度高,恶性程度较低,远处转移较少发生。若予早期手术切除,预后较好。即使是病灶固定、无法切除的直肠癌,乙状结肠造口术后仍有望带瘤生存数年。

(吴肇汉)

第十六节 溃疡性结肠炎与克罗恩病

溃疡性结肠炎(ulcerative colitis)和克罗恩病(Crohn's disease)可统称为炎性肠病(inflammatory bowel disease,IBD)。两者在许多方面很相似,例如病因都不明、年轻病人居多、男女同样受累、临床表现近似、内科治疗措施雷同等。少数病人甚至在病变肠组织的病理检查时仍然难以作出鉴别诊断。为此,把这两种疾病放在一起叙述既可避免不必要的重复,又可通过比较对它们有更深入的认识。这两种疾病的诊治大都属于内科范围,本节将主要叙述与外科关系比较密切的内容。

【发病率】

溃疡性结肠炎和克罗恩病的发病率有明显的地理分布特征。西欧、北欧和北美洲是高发区,每年患这两种疾病者可高达10/10万~20/10万。本病在东南欧及亚洲的发病率很低。虽然我国至今尚无大宗的有关其发病情况的统计资料,但肯定不如欧美各国多见。溃疡性结肠炎多发生于中青年，20~50 岁最多。男女比例约为 0.8∶1。克罗恩病也以中青年占多数，但也可见于儿童及老人。

【病因】

虽然长期以来对溃疡性结肠炎和克罗恩病作了大量的研究和探索，但迄今其特异性的病因依然不明。曾提出过多种假设和学说，但尚未能得到多数人的认同。被认为与发病有关的因素包括：①免疫学因素：认为自身免疫介导的组织损伤是发病的重要因素，某些侵犯肠壁的病原体与人体大肠上皮细胞存在交叉抗原，自身抗体在与肠壁内病原体发生作用的同时也杀伤了自身的上皮细胞；②感染学说：在某些病例的粪便中培养出细菌，在透射电镜中发现病变肠壁内有病毒颗粒，认为感染是这两种疾病的致病因素；③遗传因素：这两种疾病有明显的种族差异，白种人的发病率明显高于其他人种；④精神因素：由于精神障碍所引起的自主神经功能失调可能是发病的另一因素。

【病理】

溃疡性结肠炎的病变所累及的范围各病例并不相同，其中以乙状结肠和直肠多见，直肠几乎总是受累。也可累及升结肠或其他部位，严重时可累及整个结肠。少数病变可波及末段回肠，病变回肠大都局限在距回盲瓣 10cm 的范围之内。溃疡性结肠炎的病变多局限在黏膜层或黏膜下层，肌层基本不受累。表现为黏膜充血水肿、糜烂和表浅小溃疡。在溃疡性结肠炎的活动期，肠隐窝内可见大量成团的中性粒细胞浸润，混有黏液和细菌，并形成腺窝脓肿或黏膜下小脓肿，这是本病的组织学特征。脓肿溃破后可形成多个粟粒样溃疡，或融合成形状不规则的大溃疡。病变严重者，由于黏膜下层的广泛病变可使大片黏膜脱落。此外，在有溃疡的同时，也会有增生性（假性）息肉的形成。慢性病变可致肠壁肌层略增厚，结肠袋消失，很少引起肠腔狭窄。极少数暴发型病变可致肠明显扩张，全层肠壁变薄，多发溃疡形成和大面积黏膜脱落，病变向深部发展可导致肠穿孔。

许多研究表明，溃疡性结肠炎与结肠癌有一定的关系。溃疡性结肠炎病人患结肠癌的概率较正常人群明显增高。Ekbom 等对 3 117 例溃疡性结肠炎病人作长期随访，发现结肠癌的发生率达 3%，这是正常人群结肠癌发生率的 5.7 倍。在患病的最初 10 年内极少发生癌变，超过 10 年病程的病人，发生结肠癌的危险性逐渐增加。癌变发生的部位是已有不同程度不典型增生的区域。有重度不典型增生者，约近半数将发生癌变。

克罗恩病是发生在消化道的一种急、慢性肉芽肿性病变。与溃疡性结肠炎基本局限在结肠不同，克罗恩病可累及从口腔到肛门的消化道的任何部位，其中最常受累的是末段回肠。约 70% 病人同时存在小肠和结肠病变，最多见的是末段回肠与右半结肠同时受累。病变仅累及结肠而小肠正常者约占 15%~20%。约半数病人的直肠未受侵犯。有少数病人的病变可累及消化道外，如关节、皮肤和眼等处。克罗恩病在小肠或结肠的病变均呈节段性分布，可以是仅一短段肠道发生病变，但多数病人是呈肠道的多发性病变。受累肠道的长度不一，短者仅数厘米，长则可达数十厘米。病变肠段之间的小肠壁及其系膜均正常，有跳跃式病变之特征。肠段内的病变还有局灶性分布之特点，肠壁一侧有病变时，对侧肠壁仍可正常。克罗恩病的炎症波及肠壁全层，急性期以肠壁水肿、炎变为主；慢性期则有黏膜增厚、肠管呈结节状改变或溃疡形成。溃疡向深部发展使肠壁呈裂沟状。纵横交叉的溃疡在愈合过程中由于纤维化及瘢痕收缩使其间的水肿黏膜突出，肠黏膜呈现卵石样改变。约半数以上病人有明显的肉芽肿形成，但并无干酪样变。在病变后期，全肠壁增厚、纤维化，肠腔变窄可致肠梗阻。深裂沟状溃疡的病变可穿出肠壁，在与其他肠曲、膀胱或阴道之间产生粘连或形成脓肿，继而可产生肠内瘘或肠 - 膀胱瘘、肠 - 阴道瘘等，也可穿过腹壁而形成肠外瘘。深裂沟状溃疡、全层肠壁纤维化和肉芽肿形成是克罗恩病的主要病理特征，可作为与溃疡性结肠炎相鉴别的病理依据。

【溃疡性结肠炎的临床表现】

溃疡性结肠炎的临床表现根据其发病缓急和病变进程而有所不同。暴发型者发病急骤、凶险，症状严重，病情恶化快，约占全部病人的 10% 左右。慢性持续型的发病可急可慢，继之为慢性病程。慢性反复发作型表现为缓慢之病程，在间歇发作之间有缓解期。

临床上最多见的溃疡性结肠炎是慢性反复发作型。起病缓慢，仅有轻度腹泻。然后是间歇性地出现腹泻加重、脓血便和下腹痛。在经过一般的对症处理后其症状可好转或消失，大便情况甚至也基本恢复正常。在经过长短不一的缓解期之后又会复发同样的症状。引起复发的诱因常是疲劳过度、饮食不当、精神紧张等，全身性感染也是诱因之一。

溃疡性结肠炎临床表现的严重程度与结肠受累的范围有密切关系。如果病变仅局限在直肠和乙状结肠，就仅有大便带血或黏液，便次基本正常，大便成形。当病变范围扩大时，症状就会很明显，有大便呈稀水样，混有血、脓或黏液，便次增加。

属慢性持续型的病人，其腹泻、黏液脓血便和下腹痛等症状持续存在，没有明显的缓解期。因消化、吸收功能受到明显损害，病人可出现明显的体重下降和营养不良。少年病人还会影响其生长发育。

暴发型溃疡性结肠炎的发病很突然，频繁腹泻，每日可多达20余次。多为水样泻，也可有脓血便。病人有明显的里急后重及下坠感。严重的腹泻可导致病人脱水，出现低血容量性休克。可有贫血、低钾血症、低蛋白血症和发热等中毒表现。病人可发生大量便血且难以药物控制。结肠显著扩张的表现被称为中毒性巨结肠，可有全身中毒症状，肠管有穿孔可能。

对溃疡性结肠炎的诊断尚无简易、敏感的方法。首先要排除可能引起结肠炎症或溃疡的其他疾病，例如细菌性痢疾、阿米巴痢疾、肠结核、结肠血吸虫病、结肠肿瘤等。钡剂灌肠检查和电子结肠镜检查具有诊断价值。钡剂灌肠检查在病程早期虽难有阳性发现，但随着病程的发展即可有各种异常，如结肠袋消失、结肠黏膜纹不规则和肠管僵硬等。肠壁边缘呈锯齿状改变提示有多发小溃疡，也可见明显溃疡龛影或息肉样影像。肠腔有明显狭窄时需注意与结肠肿瘤相鉴别。电子结肠镜检查可发现病变部位黏膜明显水肿、充血，表面呈颗粒状，可发现溃疡或息肉等病变，组织很脆，触之易出血。取活组织检查将有利于诊断。

在病程的急性期，由于病变肠管有明显的水肿，组织非常脆弱，钡剂灌肠或电子结肠镜检查有可能损伤肠管而发生穿孔，因此应十分慎重。

【克罗恩病的临床表现】

克罗恩病的起病缓慢，病程长。主要症状是慢性腹泻，伴有低热、腹痛和体重下降等。腹痛程度不剧，呈右下腹或脐周痉挛性疼痛。便血大多不明显，常仅为大便隐血阳性，极少有大量便血。在病变后期有肠腔狭窄时，可出现腹部绞痛、腹胀等肠梗阻症状。此时的梗阻常为不完全性。腹部检查时可有局部轻压痛，可能触及增厚或气胀的肠管，溃疡慢性穿透可能触及炎性肿块。

克罗恩病的症状较轻，而且没有特异性，因此其诊断的确立较难，容易发生误诊或漏诊。首先需详细了解病人的以往病史，从中可能发现能与某些疾病相鉴别之关键。例如当克罗恩病主要累及末段回肠时，可有右下腹痛和右下腹压痛的表现，与急性或慢性阑尾炎很相似。但如果注意到病人以往的慢性腹痛和腹泻史，就可以避免发生误诊。

与溃疡性结肠炎一样，消化道钡剂检查和电子结肠镜检查是克罗恩病的重要诊断手段。由于克罗恩病时受累的主要部位是小肠，采用常规的钡餐检查或钡剂灌肠都不容易发现病变。应采用小肠灌钡的特殊检查方法，即先放置鼻肠管至病变小肠之近端，然后连续灌注钡剂，以使小肠显影良好。检查可发现病变部位的小肠有黏膜破坏、皱襞消失和管壁僵硬，可见溃疡龛影和肠腔狭窄等。病变常呈跳跃状或节段性分布。有时可发现肠曲之间或小肠与其他空腔脏器之间的内瘘形成。如果病变累及结肠，则电子结肠镜可发现局部有黏膜充血、水肿，可有溃疡形成。病灶呈片状散在分布，病变区域之间可留存尚属正常之黏膜。经电子结肠镜可获得病理学资料，有利于诊断。近年来，电子小肠镜及胶囊内镜的临床应用已取得成功，全程小肠的清晰视野、图片及活检，为诊断各种小肠疾病提供了非常有价值的依据。此法适用于一般情况良好、无肠梗阻的病人。CT可显示病变肠壁显著增厚及近端小肠扩张等征象。

【溃疡性结肠炎与克罗恩病的鉴别诊断】

溃疡性结肠炎与克罗恩病的临床表现有许多相似之处，都有腹痛、便血、腹泻等症状，因此根据其临床表现作鉴别诊断会有一定的困难。但有些典型的表现还是有诊断价值的。例如在便血方面，溃疡性结肠炎都有较明显的便血，而克罗恩病主要是大便隐血，很少有肉眼便血，或便血的程度很轻。如果没有肉眼便血，则溃疡性结肠炎的诊断基本可以排除。在腹痛方面，克罗恩病大都有较明显的腹痛，是由肠腔狭窄或肠周围炎所致。而溃疡性结肠炎则是轻度腹痛，仅在发生中毒性巨结肠时才有剧烈的腹痛。在腹泻方面，由于溃疡性结肠炎常有直肠病变，因此腹泻比较明显。

病变累及范围的典型分布，也是诊断的依据之一。例如小肠受累呈节段性，则无论结肠是否受累，均可确定诊断为克罗恩病。如果主要病变在直肠，并累及近端结肠，而小肠无病变，则可肯定诊断为溃疡性结肠炎。但克罗恩病中有约15%病人的病变仅在结肠内，而小肠无病变，此时就很难与溃疡性结肠炎相鉴别。克罗恩病易导致腹腔内炎性肿块或脓肿，可能形成各种内瘘，还可能有肛管及肛周感染，而这些在溃疡性结肠炎则很少见。因此当小肠有病变，同时有内瘘或肛管、肛周炎性病变时，则可以认为是克罗恩病。

从病理学角度，克罗恩病的最显著的特点是肠壁有全层的炎症性改变，而溃疡性结肠炎的病变基本上是局限在黏膜和黏膜下层。

归纳起来，溃疡性结肠炎与结肠克罗恩病的鉴别要点见表 49-6。

表 49-6　溃疡性结肠炎与结肠克罗恩病的鉴别

溃疡性结肠炎	结肠克罗恩病
血性大便明显	血性大便少见
轻度腹痛	腹痛明显
发热少见	常有发热
腹部无肿块	腹部常有肿块
无肠梗阻表现	常有肠梗阻表现
无肠内、外瘘	可有肠内、外瘘
直肠受累 >90%	直肠受累 <50%
少有肛周感染	肛周感染不少见
病变呈连续性	病变为跳跃式
肠壁不增厚	肠壁明显增厚
肠系膜及淋巴结变化不明显	肠系膜水肿，淋巴结肿大
病变主要在黏膜、黏膜下层	病变累及肠壁全层
无肉芽肿形成	有肉芽肿形成

【溃疡性结肠炎与克罗恩病的合并症和并发症】

1. 中毒性巨结肠　是暴发型溃疡性结肠炎的并发症。此时肠壁炎症向深层发展，肠壁平滑肌严重受损，使其张力及收缩力减弱，导致肠腔极度扩张。病人有高热、反应迟钝等毒性症状。肠鸣音减弱或消失、排便排气减少，有明显腹胀。腹部 X 线片示结肠显著扩张。病情进一步发展可能发生肠穿孔和腹膜炎，十分凶险。一经诊断，应予积极处理，包括急症手术。

2. 大肠癌　溃疡性结肠炎病人结、直肠癌的发生率很高，约达 2%~5%。癌的发生可能与结肠的慢性炎症，黏膜反复的破坏及修复有关。多见于病变范围广、病程长者。癌的发生大多是在病程超过 7~10 年的病人，发病年龄在 25 岁以前者的癌发生率更高。为此，对病程超过 10 年、青少年发病的溃疡性结肠炎病人应作定期随访，警惕大肠癌的发生。电子结肠镜是随访的最好方法，可以发现早期病变。对活检提示中度以上不典型增生应视为癌前期病变，须予以及时处理。溃疡性结肠炎所发生癌的部位很平均，大肠的各部位都可发生，而且有多中心的特点。癌的组织分化很差，多为浸润性的黏液腺癌，预后不良。累及结肠的克罗恩病可能诱发大肠癌，虽然概率比较低，但若发生其预后差于一般肠癌。

3. 肠梗阻　这是克罗恩病的常见并发症。长期的慢性炎症使肠壁全层纤维组织增生、瘢痕形成，以致肠腔狭窄、梗阻。这种肠梗阻往往不能自行缓解，需行手术治疗。溃疡性结肠炎病人只有在并发癌时才可能引起肠梗阻。

4. 腹腔脓肿、肠外瘘或肠内瘘　这些都是克罗恩病的并发症，溃疡性结肠炎没有这种并发症。肠内瘘可发生在肠曲之间，也可发生在小肠与其他空腔脏器（如膀胱、子宫或阴道等）之间。

5. 肛管、肛周感染　见于累及结肠的克罗恩病，包括肛裂、肛旁脓肿和肛瘘等。

6. 肠道外并发症　溃疡性结肠炎和克罗恩病还可能发生肠道外的并发症。其原因尚不清楚，目前的解释是认为这两种疾病本身就是属于全身性疾病，并不仅局限于肠道。肠道外的其他部位所发生的病变实质上是整个疾病表现的一部分。这两种疾病的肠外并发症很相似，包括：①皮肤、黏膜病变：如结节性红斑、坏死性脓皮病等；②非化脓性关节炎：如膝及踝关节的亚急性非对称性关节炎，或强直性脊柱炎等；③眼结膜或巩膜炎症、虹膜睫状体炎、葡萄膜炎等；④脂肪肝、肝硬化、胆管周围炎、硬化性胆管炎、胆石症等；⑤慢性间质性肾炎、慢性肾盂肾炎、肾结石等。这些肠外并发症所涉及的范围非常广，而且这些疾病可能先于肠道症状，使其诊断非常困难。因为上述不少疾病可能本身就是原发病，而非这两种疾病所致。这就需要对其病史作详细的调查，以排除法对其作出正确诊断。

【溃疡性结肠炎与克罗恩病的非手术治疗】

大多数溃疡性结肠炎和克罗恩病是采用非手术治疗。当内科治疗无效，或发生严重的并发症时，才采用手术治疗。这两种病的非手术治疗方法基本相同，包括：

1. 饮食控制　给予易消化、低渣、刺激性小和营养丰富的食物既利于满足机体代谢的需要，也可减轻病段肠道的负担。一般不主张饮服牛奶等乳制品。

2. 抗炎症药物　常用药物是柳氮磺吡啶（sulfasalazine）和 5- 氨基水杨酸（5-ASA），后者是前者的有效成分。该药是通过抑制前列腺素的合成，以减轻炎症反应。可用于慢性期和轻、中度活动期病人，一般 3~4 周可见效，需持续服用 1~2 年。此外，甲硝唑被认为兼有抗炎和免疫调节作用，也可采用。

3. 肾上腺皮质激素　可稳定溶酶体酶，减少毛细血管通透性，减轻局部炎症反应。常用于急性期或重症病人，可使多数病人的症状减轻，病情趋向稳定。初期可静脉滴注，可选用氢化可的松200~400mg/d。约2周后改用口服泼尼松维持。对于局限在乙状结肠和直肠的病变，可采用药物的保留灌肠。

4. 止泻药　大便次数过多者可适当使用止泻药，如复方地芬诺酯、洛哌丁胺等。但如果大剂量用于急性溃疡性结肠炎病人，可能诱发中毒性巨结肠。

5. 免疫抑制剂　溃疡性结肠炎和克罗恩病的发病都可能与机体的自身免疫异常有一定关系，因此有人主张应用免疫抑制剂。采用的药物有硫唑嘌呤、6-巯嘌呤（6-MP）、环孢素等。也有人合用免疫增强剂，如左旋咪唑、干扰素、转移因子等。但上述药物的疗效评价不一，而且有一定的副作用，因此一般不轻易采用。

6. 输液和营养支持　主要是针对重症和急性期病人。腹泻次数较多者需注意及时静脉补充水分和电解质，以维持血容量和酸碱平衡。病程较长者应给予肠内或肠外营养支持。当病人尚能耐受口服摄食时，可给予肠内营养支持。肠内营养制剂无渣、能量充足、营养成分完全，其中以含氨基酸和肽类为主的产品（如百普素等）很容易被肠道吸收。当急性期病人肠道功能暂时丧失，或存在并发症（如肠穿孔腹膜炎、肠瘘或肠梗阻等）时可给予肠外营养支持，经中心静脉导管输注机体所需的所有营养物质，包括碳水化合物、氨基酸、脂肪、维生素和微量元素等。肠外营养的实施原则和方法详见有关章节。肠外营养支持可纠正病人的营养不良，使肠道得到暂时的休息以利于病变肠段的修复，或为进一步手术治疗创造条件。有不少报道经过肠外营养治疗后可使病情得到缓解，但显然仅有短期效果，不可能避免病情的再次发作。

【溃疡性结肠炎的手术治疗】

少数溃疡性结肠炎病人需行手术治疗。其中需行急症手术的适应证是：①肠穿孔；②大量便血无法控制者；③暴发型溃疡性结肠炎，经内科治疗无效者，特别是已出现中毒性巨结肠表现的病人。对已有或疑有癌病变的病人则应在条件许可时作手术治疗。对于慢性型经长期内科治疗无效者，或其肠外并发症病情加重者，也可酌情进行手术治疗。

溃疡性结肠炎的手术方式有下列几种：

1. 结肠大部切除、回肠及乙状结肠造口术　是急症手术的最佳手术方式，既切除了穿孔或出血的主要病变肠段，又因不切除直肠而减轻了手术创伤，使病人能够耐受。由于腹内没有肠道吻合口，可避免术后发生吻合口瘘的危险。结肠大部切除后，全身中毒症状和大量便血均可很快得到缓解。

对于一般情况差的病人，择期手术时也可采用这种术式。但由于所保留的直肠内仍有病变，因此术后可能还会经常有脓血便。另外，并发癌的可能性依然存在，而且肠外并发症也不易控制。

2. 回肠断端造口及乙状结肠襻式造口术　此术式适用于中毒性巨结肠但不能耐受结肠大部切除的病人。一般情况极差的重症病人，只能耐受这种术式。回肠断端造口的目的是阻断消化液进入结肠，减少刺激。乙状结肠造口则有利于结肠内容物的顺利排出，降低肠腔内压力，避免肠穿孔。术后可使全身毒性症状减轻，减少出血。但由于病段结肠未被切除，控制病情仍受限。

3. 全结肠切除、回肠造口术　是溃疡性结肠炎的彻底性手术。病变的结肠被全部切除，90%以上病人可获得良好的远期效果。但主要的缺点是永久性的回肠造口给病人生活上带来不便。为此，在手术方式上有了许多不同的设计，例如在造口近侧移置一段（长度<8cm）逆蠕动的肠段以减缓粪便的排出；制作末段回肠储袋以蓄存较多肠内容物；在造口处以套叠方式形成唇样瓣以控制排便等。随着回肠肛管吻合技术的进步，这种手术已经较少采用。

4. 结肠大部切除、回肠-直肠吻合术　当直肠病变较轻，病人又不愿接受回肠造口时，有时采用此术式。但由于小肠内容物继续经过直肠，会使直肠内原来比较轻的病变加重和发展。

5. 全结肠切除、回肠-肛管吻合术　在熟练掌握肠道管状吻合器的基础上，全结肠切除后应用吻合器作末段回肠-肛管吻合术已经并不困难。在保证肛门括约肌不受损的情况下，术后病人仍有较好的控制排便的功能。在术后近期，便次比较多，可酌情服用止泻药。经过半年左右的适应，便次就会明显减少，大便也逐渐成形。此时末段回肠会产生适应性改变，肠腔膨大形如直肠壶腹，发挥储存粪便的作用。

【克罗恩病的手术治疗】

克罗恩病的手术适应证主要有：①并发肠梗阻；②慢性肠穿孔后形成腹腔内脓肿；③肠内瘘或

肠外瘘;④诊断上难以排除癌症的可能;⑤严重的肠道外并发症,如关节病等。在克罗恩病的发展过程中,产生各种需外科处理的并发症的机会很多。有报道在明确诊断后的1年、5年和10年的手术率分别达到61%、77%和83%;第一次手术后5年、10年的再手术率分别为28%和36%。其中长段肠道病变者或伴有肛周病变者的术后复发率特别高。

克罗恩病的手术方式主要是作病变肠段切除。由于病变常呈多发性、跳跃式分布,所以需予切除的肠道相当多。病变肠段切除后的高复发率(可达50%以上)是克罗恩病的特点,因此再手术的机会很多。由于多次的切除牺牲了大部分的小肠,最终造成短肠综合征。关于短肠综合征,可详见有关章节。但在此要着重强调:从肠道消化、吸收功能角度,残留小肠长度至少需有100cm,否则将影响营养成分的吸收,引致营养不良。为此,克罗恩病的切除术应特别注意肠段的保留。在切除跳跃式分布的病变时,切缘离病变3cm左右已足够,不必切除肠段太多,病段之间的正常肠段尽量予以保留。对已引起肠梗阻的狭窄肠段,有作者主张仅作狭窄处的成形术而不作病段小肠切除,以避免发生短肠综合征。近10年来采用腹腔镜技术处理克罗恩病已经积累了一些成功的经验,可使手术创伤程度大为减轻,但其适应证尚有限。对于粘连成团伴肠梗阻者,若手术切除有困难,可做捷径手术。若有内瘘形成,可先将病段切除,然后仅作瘘口的修补和缝合,不必再作扩大的手术。末段回肠克罗恩病容易被误诊为阑尾炎而行手术,如果盲肠壁也已受累,则阑尾切除后很可能会发生阑尾残端瘘。对于克罗恩病引起的肛管、肛周感染及肛瘘等病变,由于病因的特殊性,尽管按常规的手术原则处理,但往往效果很差。

与溃疡性结肠炎不同,手术切除不可能彻底治愈克罗恩病。病变肠段切除之后,原先尚属正常的肠段又会出现新的病变。为此,对于克罗恩病主要是采取内科治疗。除非已引起需要手术解决的并发症,否则应避免对克罗恩病采用手术治疗。

(吴肇汉)

参考文献

[1] METCALF A M. Elective and emergent operative management of ulcerative colitis [J]. Surg Clin North Am Am, 2007, 87 (3): 575-585.

[2] ESHUIS E J, SLORS J F, STOKKERS P C, et al. Long-term outcomes following laparoscopically assisted versus open ileocolic resection for Crohn’s disease [J]. Br J Surg, 2010, 97 (4): 563-568.

[3] SACHDEV M S, ISMAIL M K. Capsule endoscopy, a review [J]. South Med J, 2008, 101 (4): 407-414.

[4] GARDINER K R, DASARI B V. Operative management of small bowel Crohn’s disease [J]. Surg Clin North Am Am, 2007, 87 (3): 587-610.

[5] KIRAN R P, KHOURY W, CHURCH J M, et al. Colorectal cancer complicating inflammatory bowel disease: similarities and differences between Crohn’s and ulcerative colitis based on three decades of experience [J]. Ann Surg, 2010, 252 (2): 330-335.

第十七节 结肠息肉

息肉(polyp)是一形态学名词,泛指一切空腔脏器向腔内突出和隆起的病变。任何结肠黏膜上的隆起性病变均可称为结肠息肉,但病理上却有许多种,可以是腺瘤,也可以是炎症刺激引起的增生和修复性反应,或是局部黏膜的增生和肥厚,或者是癌肿。肉眼上看来同样是一个息肉,实质上却是不同的疾病。临床上有意义的是肿瘤。不同性质的息肉,预后和处理截然不同。1981年全国大肠癌病理专业会议参考了国外对大肠息肉的分类,结合我国病理学家的实践经验,提出了统一的分类(表49-7)。形态学上,息肉可分为有蒂与广基两种;在数目上又有单发与多发两类。本节仅限于讨论单发的各种息肉。多发的息肉将分别在另节讨论。

表 49-7 结直肠息肉的分类

	单发	多发
新生物性	管状腺瘤	家族性结肠腺瘤病
	绒毛状腺瘤	Gardner 综合征
错构瘤性	管状绒毛状腺瘤	Turcot 综合征
	幼年性息肉	幼年性息肉病
炎症性	Peutz-Jeghers 息肉	Peutz-Jeghers 综合征
	炎性息肉	假息肉病
	血吸虫卵性息肉	多发性血吸虫卵性息肉
	良性淋巴样息肉	良性淋巴样息肉病
化生性	化生性(增生性)息肉	化生性(增生性)息肉病
其他	黏膜肥大性赘生物	

一、结直肠腺瘤

腺瘤是息肉中最常见的一种组织学类型,以往常称为腺瘤性息肉(adenomatous polyp)或息肉样腺瘤(polypoid adenoma),现在已统一称为管状腺瘤(tubular adenoma)。

【病理】

1. 形态学分类　按传统腺瘤可分为有蒂和广基两种。有蒂腺瘤惯常在内镜中予以摘除,广基腺瘤往往需经手术予以切除。然而随着内镜技术的发展和广泛应用,对腺瘤形态有了进一步的认识,按腺瘤的外观形态可将腺瘤可分为三种:①隆起性腺瘤(elevated adenoma);②扁平腺瘤(flat adenoma);③凹陷性腺瘤(depressed adenoma)。特别对凹陷性腺瘤以往可能是不易被发现的,因为它表现为边缘稍隆起的高出黏膜、中央有些凹陷的病变,在病理连续切片的检查中不但证实为管状腺瘤,而且还发现有高达 42% 腺瘤伴重度不典型增生,在近 10 多年中结肠镜下发现的小的扁平腺瘤,往往直径 <1cm,但伴中央凹陷,这类腺瘤的癌变率明显不同于一般腺瘤。据报道在 <1cm 的扁平腺瘤中 22.7% 细胞有癌变,现称为高级别上皮内瘤变。Robet(1991)报道的癌变率高达 41%。Watanabe 报道 6~10cm 腺瘤的癌变率则为 15.8%。这些小腺瘤具有超乎想象的高癌变率,提示临床上切不可掉以轻心,特别对这些小的扁平腺瘤在结肠镜中极难被发现。肠道清洁准备欠佳和对这类小腺瘤缺乏认识是造成遗漏的两大主要原因。

2. 组织学分类　在组织学上腺瘤惯常可分为管状、绒毛状和混合型腺瘤三类:①管状腺瘤(tubular adenoma);②绒毛状腺瘤(villous adenoma);③混合型腺瘤。

(1)管状腺瘤:这是大肠腺瘤中最常见的一种,腺瘤之得名顾名思义乃指腺体的异常增生。大肠黏膜的腺体本呈管状,正常时大肠管状腺体的细胞分裂和 DNA 合成主要局限在腺管的下 1/3,然后沿腺管向上逐渐分化为成熟的杯状细胞和吸收细胞,当细胞分裂和 DNA 合成失控后即形成腺瘤。腺瘤在病理切片中除可见管状腺体结构外,还常伴乳头状成分,亦即绒毛状成分,根据组织学中两种不同结构成分所占比例决定腺瘤的性质。Appel 提出管状腺瘤中绒毛状成分应 <5%,当绒毛状成分达 5%~50% 时属混合性腺瘤,>50% 者则属绒毛状腺瘤。Shinya(1979)则认为管状腺瘤中绒毛状成分应 <25%,在 25%~75% 之间者属混合性腺瘤,>75% 者属绒毛状腺瘤。鉴于标准不同,各家报道腺瘤中各种腺瘤的比例可有较大差异,且无可比性。为此,1981 年我国第一次大肠癌病理会议上建议统一标准为:绒毛状成分 <20% 者属管状腺瘤,>80% 者为绒毛状腺瘤,介于 20%~80% 之间者则属混合腺瘤。此外,由于同一腺瘤不同部位绒毛状成分的比例不同,因此,不同部位活组织切片时的腺瘤性质与整个腺瘤摘除后病理检查结果常可不一致,也就容易理解了。此外,由于标准不同,故虽然管状腺瘤是三种腺瘤中最常见的一种,但其发生率却差异颇大。Morson(1977)报道 2 506 例大肠腺瘤中管状腺瘤,混合腺瘤和绒毛状腺瘤分别占 75%,15.3% 和 9.7%。Shinya(1982)报道 6 942 例大肠腺瘤中分别占 65.8%,26.2% 和 8.0%。我国浙江省大肠癌协作组(1978)报道 1 991 例大肠腺瘤中的比例分别为 92.7%,6.1% 及 1.2%。然而临床上所见腺瘤中绒毛状腺瘤和混合性腺瘤的比例较普查和尸解中所见为高。管状腺瘤大多呈圆形、椭圆形或不规则状,表面光滑或呈分叶状,色粉红或暗红,质软,随着腺瘤增大,质也逐渐变实。可以有一长度不一的蒂或呈广基无蒂,但即使有蒂腺瘤在其发生初期仅 3~5mm 大小时,也常呈广基型。总体说,管状腺瘤中有蒂的比广基型多见。腺瘤的蒂是正常的黏膜延伸,内含纤维、血管并无腺瘤结构,故当腺瘤发生癌变,成为原位癌或局灶癌或黏膜内癌时,极少侵及其蒂或基底。腺瘤大小不一,从几毫米至几厘米,一般腺瘤越大,恶变概率越大。当腺瘤 >2cm 时,癌变可能即显著增高。组织学上,腺瘤可仅呈轻度腺体增生，即腺体数量增多，但其上皮细胞的大小、形状、细胞核的位置、染色深浅以及杯状细胞数等均无异常。亦可表现为除腺体数量增多外，尚伴有上皮细胞形态与染色的不同程度改变和核分裂。甚至，腺细胞呈现明显的多形性以及间质有浸润，称之为重度不典型增生或癌变。由于癌变常起自腺瘤某一部分，活组织检查时可因未取到癌变部分组织而呈阴性结果，并不能完全排除癌变的可能。唯有当整个腺瘤取下作连续切片、病理检查时，才能最后确定有无癌变。当癌变局限在腺瘤内时，称为腺瘤癌变或原位癌，仅当癌变穿透黏膜肌层或浸润黏膜下层时才称为浸润型癌。

(2) 绒毛状腺瘤：绒毛状腺瘤（villous adenoma）又称乳头状腺瘤（papillary adenoma)，这是一种癌变倾向极大的腺瘤，一般癌变率为 40%，故被认为是一种癌前病变。其发病率仅为管状腺瘤的 1/10，好发于直肠和乙状结肠，临床所见绝大多数为广基型，呈绒毛状或粗颗粒状隆起，伴有宽广的基底，有时可侵占肠周径的大部分，其表面可覆盖一层黏液，质地较管状腺瘤为软。在少数病例中绒毛状腺瘤可以有蒂，活动度极大。组织学上绒毛状腺瘤呈多数乳头状分支，中心为血管结缔组织，表面由单层柱状或假复层上皮和杯状细胞覆盖，腺体成分较少，故又称乳头状腺瘤。腺瘤的细胞分化可不一致，可有散在的分化较差距，但腺瘤病变仅局限在黏膜层。绒毛状腺瘤本身很少多发性，但绒毛状腺瘤与管状腺瘤可同时存在，从而成为多发性腺瘤。

绒毛状腺瘤可以癌变虽已被公认，但对其癌变率的报道却差异极大。其原因有二：其一，对腺瘤分类的标准不统一，绒毛状腺瘤的标准不同，当然癌变率就无法一致；其二，绒毛状腺瘤癌变往往发生于某一局部，并非整个腺瘤同时癌变，因此除非对每个腺瘤常规作连续切片。否则遗漏是难免的。故报道的癌变率在 20%~75%，一般认为癌变率在 40% 左右。按最新规定，未浸润至黏膜下层者统称高级别上皮内瘤变不称癌。

(3) 混合型腺瘤：又称管状绒毛状腺瘤（tubular villous adenoma）这是指绒毛状腺瘤成分所占比例 >20%、<80% 的那种腺瘤，在组织学上兼具有管状腺瘤与绒毛状腺瘤的特征，并随两种腺瘤成分比例的变异而有所不同。其恶变率介于管状腺瘤与绒毛状腺瘤之间，各家报道恶变率差异极大，原因就在绒毛状腺瘤所占比例的不同。

【临床表现与诊断】

大多大肠腺瘤并无任何自觉症状，而系在纤维结肠镜检查或 X 线钡剂灌肠造影时无意中发现。临床上最常见的症状为便血，根据腺瘤部位，便血可呈鲜红色或暗红色，或仅粪便隐血阳性，多数与粪便不混，布于粪便表面，出血量一般不多，偶见引起下消化道大出血。当腺瘤位置较高，长期慢性小量出血时，可引起贫血。较大的结肠内有蒂腺瘤偶可引起肠套叠、腹部绞痛，位于直肠内较大的有蒂腺瘤还可随排便脱出肛门外，甚至需反复手法帮助回纳。在多发性腺瘤或腺瘤较大时，还可产生腹痛、便秘、腹泻等排便习惯改变症状。偶尔，蒂细长的腺瘤可发生蒂部扭转，坏死而自行脱落。

腺瘤一般通过直肠指检、纤维结肠镜检查和气钡灌肠双重对比造影，明确诊断并无困难，重要的是应认识大肠腺瘤多发性或与癌肿并存者并不少见，临床检查时切勿因在某一段结肠或直肠内发现病变后，忽视全面的结肠检查。鉴于直肠和乙状结肠是腺瘤的好发部位，约有 2/3 以上的大肠腺癌发生在这一范围内，而气钡灌肠双重对比造影对这一范围内的病变是往往显示不清的，故直肠指检和纤维乙状结肠镜检是不能省略的必要诊断步骤。纤维结肠镜在定位上准确性较差，对发现在乙状结肠以下范围内的病变，应常规加作硬管乙状结肠镜检以助病变的定位。

绒毛状腺瘤在临床上主要表现为便频、便血、排便不尽感和黏液便，这些症状可同时存在，或只有其中一或两个，常易被误当作慢性肠炎或痢疾。如不作进一步检查，就不会发现病变。在大的绒毛状腺瘤时可有较多黏液分泌。在巨大的绒毛状腺瘤时可产生大量黏液性腹泻，多达 3 000ml，从而引起严重脱水、电解质紊乱、代谢性酸中毒，和细胞外容量减少。如不及时补充纠正体液紊乱和去除肿瘤，可危及生命。McKittrick（1954）首先报道了这一特殊表现，并指出应引起临床医师的注意。部分位于直肠和乙状结肠的较大的绒毛状腺瘤可在排便时随之经肛门脱出，此外还可引起肛门坠胀不适、里急后重、便秘和腹部疼痛等症状。

一般通过直肠指检及纤维结肠镜检，即能发现绒毛状腺瘤，并根据其形态特征作出诊断。绒毛状腺瘤在其初起和较小时，由于腺瘤较软，检查如不仔细，容易被忽视遗漏，但当腺瘤较大时，检查时需特别注意整个腺瘤的柔软度是否均匀，有无异常硬结感。并需注意腺瘤基底有无浸润感，即在肠壁上是否可任意活动，活动时与肠壁有无牵连感。

【治疗】

1. 管状腺瘤　大肠腺瘤一经发现，均应及时予以去除。根据腺瘤的大小、部位、数目，有无癌变等情况，去除的方法应有所不同。经内镜摘除腺瘤无疑是最简便的方法，也是首选的方法。由于纤维结肠镜的问世和发展，与纤维结肠镜配套应用的器械的不断完善，不但可通过肠镜采取活组织检查标本，并可对 <2.0cm 直径的有蒂腺瘤进行圈套电灼切除术。对有蒂腺瘤套摘后，需注意基底部有无出血，必要时可对基底部加作电凝止血。

广基腺瘤的处理应视大小和部位区别对待。<1.0cm 的广基腺瘤癌变可能极小，可一期咬取活组织做病理检查后电灼切除。对 1.0~2.0 的广基腺瘤，宜先做活组织检查，确定非恶性或无癌变后，二期经内镜电灼切除。对位于距肛缘 7cm 以内 >1.0cm 的广基腺瘤可经肛门或经骶局部切除，整块切除肿瘤，包括四周 0.5~1.0cm 正常黏膜作整块活检，避免分块切取活检。如广基腺瘤 >2.0cm，位于距肛缘 7cm 以上的结直肠内时，要经腹作肠段切除术。

对大肠多发性息肉的处理，首先应通过内镜进行活组织检查，以明确息肉的性质。如息肉确系腺瘤，那么原则上多发性腺瘤应作病变肠段的结肠部分或结肠次全切除术，除非腺瘤仅 2~3 个，分布极分散，而腺瘤又较小，可以考虑经纤维结肠镜予以电灼切除，并严密随访观察，定期复查。如腺瘤数较多，即使较小，亦仍应做结肠部分切除或结肠次全切除术，一般反对姑息性的结肠分段切除术。如息肉非肿瘤性，则无恶变危险，可暂予随访观察，定期复查，无需手术处理。

2. 绒毛状腺瘤　绒毛状腺瘤的处理较管状腺瘤应更谨慎，因为绒毛状腺瘤具有两大特征，一是腺瘤基底部与正常黏膜的分界不明显，容易残留、复发；二是癌变率高。根据上述特点，对直肠指检可及范围内的绒毛状腺瘤应尽量采取经肛门局部切除的方法，完整切除整个腺瘤，包括周围 0.5~1.0cm 正常黏膜，作整块切除活检，以免万一发生癌变后引起种植和复发，除非腺瘤较小，<1.0cm 者可从内镜中予以摘除。对位于腹膜返折平面以上的绒毛状腺瘤，<1.0cm 者可经内镜中予以摘除；对 >1.0cm 的绒毛状腺瘤则以经腹作局部切除——局部肿瘤切除或局部肠段切除术。

对多发性腺瘤的处理，原则上宜选作病变肠段的切除，当然还视腺瘤数目、大小、部位等因素具体考虑，但多发性腺瘤的再发和癌变率均比单发腺瘤高，在处理时是应予考虑的因素。

二、腺瘤伴高级别上皮内瘤变

腺瘤之所以作为一种类型从息肉中分出来，除了组织学上与其他息肉不同之外，更重要的是临床上具有癌变的这一特点。亦即所谓腺瘤 - 癌序列的概念，虽然对这一概念尚存在分歧，多数学者认为腺癌来自腺瘤，但也有认为癌在开始时就是癌(de novo)，并非从腺瘤演变而来，然而腺瘤与癌之间的密切关系却是毋庸置疑的。从大量资料中显示大肠腺瘤与大肠癌之间在性别、年龄与发病率上基本相同，均以中年以后为高发，男女之比均约为 3 : 2；在相同年龄组中，腺瘤病人癌的发生率明显比非腺瘤病人高。而且大肠癌病人伴发大肠腺瘤者屡见不鲜，常在癌肿附近发现伴有小腺瘤；大肠癌合并腺瘤病人在施行根治性切除后发生第 2 个大肠癌（异时性多原发癌）的概率远高于不合并腺瘤者。此外，在家族性结肠腺瘤病病人中癌变率极高。临床上，经常可发现腺瘤有不同程度的不典型增生直至癌变和癌肿切片中有腺瘤组织残留，而且腺瘤组织残留的概率随癌肿浸润深度而降低，说明随着癌肿的发展不断破坏，替代了腺瘤组织。这些情况均有力地支持了腺瘤 - 癌序列的概念。另一方面临床上和尸解中均可看到仅 2~3mm 大小的肿瘤，显微镜下全部为癌组织，并无腺瘤组织痕迹，可以表明癌肿的发生并未经历腺瘤阶段，癌肿是原发性的。两种见解相持不下，只是说明临床上两种情况确实都存在。否定腺瘤癌变一概认为癌肿都是原发的是片面的，同样认为癌肿都是由腺瘤演变而来的也不全面。

腺瘤癌变的可能性是存在的，但并非所有腺瘤都会癌变。腺瘤可以存在并保持较长时间不变或生长很慢，偶尔也有自行消退，但往往又会再生。腺瘤癌变的规律虽尚未完全阐明，但也不是完全没有规律。一般认为腺瘤的大小对癌变的可能性具有很大影响。<1.0cm 的腺瘤未见有发生浸润性癌者，>1.0cm 者癌变机会增大，1~2cm 腺瘤的癌变率在 10% 左右，>2cm 的腺瘤的癌变率可高达 50%。腺瘤中绒毛状成分的多少对确定癌变的可能性则是另一个重要因素。绒毛状腺瘤的癌变率明显高于管状腺瘤，绒毛状管状腺瘤（混合腺瘤）的恶变率则居于两者之间。此外腺瘤存在时间也与癌变发生概率相关，因为腺瘤癌变是一个缓慢的过程。多数学者认为癌变所需时间约在 10 年以上。另一个因素是腺瘤的形态，广基腺瘤的癌变率比有蒂腺瘤为高，而且广基腺瘤发展为浸润型癌的机会也比有蒂腺瘤为高，因为有蒂腺瘤癌变罕有侵入其蒂部者。但亦有认为形态学上的差异还是由于广基腺瘤中以绒毛状腺瘤居多之故。

对处于癌前变化的上皮细胞，以往称为异型增生(dysplasia)或不典型增生(atypical hyperplasia)。当发现成堆具恶性特征的细胞时，即认为其为局灶癌和原位癌(cancer in situ)或腺瘤癌变。自2000年WHO将包括结直肠在内，还有子宫颈、阴道、胃、泌尿道、前列腺、乳腺等器官中肿瘤统一采用"上皮内瘤变"(intraepithelial neoplasia，IN)来取代原来沿用的异型增生和不典型增生后，废除了原位癌、局灶癌、黏膜内癌、癌疑、癌变趋势等名称。凡细胞改变局限在黏膜层面尚未浸润至黏膜下层者均只能称为"上皮内瘤变"。重度异型增生称为高级别上皮内瘤变，低、中度异型增生则为低级别上皮内瘤变。因此高级别上皮内瘤变与原位癌、局灶癌、黏膜内癌、癌疑、癌变趋势等名词均为同义词。唯有当细胞变化浸润至黏膜下层时才是真正的浸润性癌，能冠以"癌"。这一新的规定是要强调癌与非癌间存在着明显生物学行为的差异，故不能混为一谈。同时在处理上也就避免了"过度治疗"之弊病。

【治疗】

根据新的规定和理念，腺瘤是否伴上皮内瘤变在处理上并无区别。即使是伴高级别上皮内瘤变也没有什么差异。重要的是诊断是否正确。因非浸润性病变不能称为癌，也就不应按癌处理。反之浸润性癌就应按癌的处理原则来对待。按理病理诊断是治疗的依据是不会错，也不应该错的。但在临床实践中，在区分高级别上皮内瘤变与浸润性癌这个问题上，差错往往是难免的。原因不在病理检查，而在病理取材，提供的标本材料无法让病理科医师作出正确的鉴别。因为在显微镜下必须看到有黏膜下层组织才能判断肿瘤的浸润性。在这种情况下正确的病理诊断和治疗的决策将依赖临床医师、内镜医师和病理医师三者间的密切配合。临床医师应从临床资料包括体检、腔内B超、肠镜所见、CT等进行综合分析，在临床高度怀疑为恶性时，应重复活检送病理检查；内镜医师应特别注意病变是否具有某些恶性肿瘤的特征以及肿瘤基底的浸润感和活动度，在病变偏大时，需从多部位、多方向钳取组织做病理检查；病理医师则对具有恶性特征而标本量太少、组织太少无法判断其浸润性时要求补充标本量再检。总之在新理念和新规定下要严防"治疗过度"又要杜绝"治疗不足"的偏向和弊病。

原则上有蒂腺瘤宜争取一次完整摘除，可采用套摘或蒂部电灼钳除，除非特别大或蒂粗的腺瘤需经手术行局部切除。对广基腺瘤，亦应争取作完整摘除；对无法完整摘除的广基腺瘤宜作局部切除，并需包括浅肌层以判断肌层是否浸润。尽量保证标本的完整性，切忌分次咬取成碎片，导致肿瘤残留与创面的再种植。

三、错构瘤

(一) 幼年性息肉(juvenile polyp)

幼年性息肉是一种错构瘤(hamartoma)，属大肠黏膜上皮的错构瘤，又称先天性息肉，主要发生于儿童，以10岁以下多见，尤以5岁左右为最多。但它并非先天性，可发生于任何年龄，只是以小儿多见。息肉好发于直肠和乙状结肠，多数发生在距肛缘5cm以内的直肠内。

息肉多呈圆球形或椭圆形，鲜红、粉红或暗红色，表面光滑，如继发感染可呈现粗糙颗粒状或分叶状。其大小平均1cm左右，多数为有蒂。组织学上息肉蒂为正常大肠黏膜，当转为息肉时，大肠黏膜上皮即转为慢性肉芽组织，由大量结缔组织、血管组织、单核和嗜酸性粒细胞浸润，其中还有许多黏液腺增生和含有黏液囊肿组成。因此，组织学上这不是肿瘤，也不属肿瘤性质，而是正常组织的异常组合，故称为错构瘤。

关于错构瘤形成的机制尚不清楚。有人认为其发生与黏膜慢性炎症、导致腺管阻塞、黏液滞留相关，故又有滞留性息肉之名。一般认为错构瘤不会恶变，但最近国内报道亦有发生恶变者。

在临床上主要表现为便血和息肉自肛门内脱出两大症状。便血多呈鲜红色，布于粪便表面或系便后滴血，与粪便不相混，出血量不多，酷似内痔出血。便后息肉自肛门内脱出则常见于用力排便时，便后即自行回缩入内。个别位于结肠内的息肉还可引起肠套叠。

诊断主要依靠直肠指查和纤维结肠镜检，据Knox报道绝大多数位于直肠或直乙结肠交界处，44%息肉位于直肠指检可及范围内，如在排空大便后，仔细扪摸，或能扪及。71%在乙结肠镜检中可窥见，70%为单发，30%为多发，此病亦有家族倾向。

治疗上可经肛门镜或结肠镜予以电灼切除，或在直肠指检扪到息肉的蒂部后用线将蒂部扎紧待其坏死、脱落。对息肉小且位置较高而患儿不能合作者，可暂不予处理，而予随访观察，因为极有自行脱落的可能。

（二）Peutz-Jeghers 息肉

大肠单发的错构瘤伴皮肤、黏膜的色素斑沉着，较为少见。大多为多发性胃肠道错构瘤伴皮肤、黏膜的色素斑沉着（见另节专题介绍），临床表现和处理同幼年性息肉。

四、炎症性息肉

（一）假息肉病（pseudopolyposis）

主要发生于慢性溃疡性结肠炎或克罗恩病时，由于慢性炎症刺激，形成肉芽肿。肉芽肿往往是多发的。在其形成的早期，如炎症能获控制，肉芽肿有可能随之消失。但如慢性炎症不能得到有效的控制，而呈持久的慢性刺激，肉芽肿就有恶变的可能。癌变率与病程长短往往呈正相关。病程 10 年以上，癌变率明显增高，20 年时癌变率为 12.5%，25 年时可达 25%，30 年时则达 40%。慢性溃疡性结肠炎具有极高的癌变率，是公认的癌前病变之一。现知克罗恩病亦有癌变的可能，因此，对这些假息肉病应视作癌前病变，慎重处理之。

（二）炎性息肉（inflammatory polyp）

乃指单发的非特异性炎症所引起的息肉，组织结构与上述相同，但不会癌变。往往炎症消退后，息肉可自行消逝。

（三）血吸虫性息肉

在慢性血吸虫病时，大肠黏膜下常有血吸虫卵沉着，其周围伴纤维组织增生，或形成虫卵结节。当虫卵多时，固有膜内亦可有虫卵沉着，并破坏腺管和引起增生。一般血吸虫卵结节体积不大，呈小球状或条索状，并常呈簇状分布，外观中央呈橘黄色，周围呈灰白色。在长期慢性、反复感染的病例，这类息肉可进一步发展成炎性肉芽肿，具有很大癌变倾向，也是一种癌前病变。据我国浙江省 1974~1976 年 3 年期间死亡回顾调查结果显示，加善县既是日本血吸虫病流行最高的地区，也是大肠癌死亡率最高的地区。大肠癌的发病率达 44.19/10 万，大肠癌标化死亡率为 22.65/10 万，高居全国之首，接近世界大肠癌高发的西欧和北美等某些国家。

（四）良性淋巴样息肉和息肉病（benign lymphoid polyp and polyposis）

直肠具有丰富的淋巴组织，在肠道炎症时，直肠黏膜下的淋巴滤泡即可增生并形成息肉而突入肠腔。因此，所谓息肉实质上是增生的、高度活跃的淋巴样组织。细胞分化成熟，其上覆盖有正常的直肠黏膜上皮，是一种良性病变，应与恶性淋巴瘤区分。临床上，良性淋巴样息肉好发于腹膜返折下直肠，以单发为多，亦可多发，但极少 6 个以上者。大多在 1cm 以下，偶可大至 3cm。多数呈广基型的黏膜结节，白色或灰黄色，表面光滑，病人常无自觉症状，仅在直肠检查时被发现，活检后证实。如不予处理，往往在 2.5~10 年后可自行消退。当息肉呈多发性时，称为良性淋巴样息肉病，需与弥漫性恶性淋巴瘤性息肉和多发性腺瘤性息肉病相鉴别。因为本病不会恶变，无需作结肠全切除或结直肠全切除术。

五、增生性息肉

增生性息肉又称间变性息肉，这是一种原因不明的黏膜肥厚增生性病变，表现为黏膜表面的圆形露珠样突起，稀疏、光滑、较小，且为多发性，以直肠和乙状结肠为多见，并多见于中、老年和尸解中，并不产生症状，故多在检查时偶然发现。组织学上呈黏膜肥厚、增生，结构基本正常，腺管可稍延长，并呈囊状扩张趋势。其特征为细胞更新周期稍有不平衡，细胞数略为增多，细胞分裂带略有扩大，但细胞分化完全。这种有限的细胞分裂和充分的细胞分化，是非肿瘤组织的重要标志，表明息肉不会发展成腺瘤或癌，临床观察提示只是一种暂时性病变，因此无需特殊处理。

（郁宝铭）

第十八节　家族性腺瘤性息肉病

一、家族性腺瘤性息肉病

家族性腺瘤性息肉病（familial adenomatous polyposis，FAP）是一种常染色体显性遗传性疾病，表现为整个大肠布满大小不一的腺瘤，如不及时治疗，终将发生癌变。但它不是先天性疾病，出生时肠内并无腺瘤，惯常随青春发育逐渐出现。病人的下一代中约 50% 有罹患该病的危险，其外显率为

95%。另 50% 未罹患该病的子女将不再遗传。一般认为 40 岁尚未出现腺瘤者,虽有家族史,亦不会再出现腺瘤。由于此病与性染色体无关,因而父母都有遗传本病给下一代的可能。

【病因与分子生物学基础】

1986 年发现这一遗传性疾病的发生伴有 5 号位染色体的畸形。1987 年确定与 FAP 相关的基因就位于染色体 5 号位上。1991 年分离出一种基因,称为 APC 基因。通过定位克隆现已确定 APC 基因是 FAP 发病的主要起因,APC 基因位于染色体 5q21,其基因产物为一 310kDa 蛋白质。这一基因含有 15 个外因子,所有这些外因子均可受生殖线突变的影响,而最常发生突变的是外因子 15。在 FAP 中生殖线等位突变惯常接着杂合性丢失。在 APC 基因密码子 1286 和 1585 之间有一个突变密集区。突变发生在此密集区外时为较轻的表型,称为稀疏型 FAP(attenuated adenomatous polyposis, AFAP)。这一组病人息肉数较少,发生癌的概率也较低,为 69%。研究显示在 FAP 中,不同的 APC 基因突变仅部分与疾病的严重程度相关。吻合术后直肠息肉消退的现象可得到证明。胆汁在肠息肉病中的确切作用尚未确定,但息肉病人中取得的胆汁可损害 DNA,从而增加肿瘤形成的危险性。

【病理】

病理上家族性腺瘤性息肉病具有三大特点。

1. 多发性家族性腺瘤性息肉病与非家族性结肠多发性腺瘤的区别　除前者具有家族史和遗传性外,腺瘤数目是一大特点,一般在 100 个以上,可多达 5 000 个,平均 1 000 个。

2. 多形性　在同一个标本中不但腺瘤大小不一,自数毫米至数厘米,但 90%<0.5cm,仅 1%>1cm,既有广基的,又有带蒂的;有管状腺瘤,也有绒毛状腺瘤或混合腺瘤,但多为管状腺瘤,因此大体形态上有光滑的、分叶状的或不规则的同时存在。在显微镜下可见从单纯的腺体增生到腺体性肿瘤,细胞分化不一,甚至癌变。在部位分布上以直肠和乙状结肠为高发和密集,但整个结肠都有,分布明显不均匀,且直肠罕有幸免受累者。稀疏型 FAP 病人其息肉数则 < 100 个。此外,近年来发现约 1/2 的病例尚伴有多发性胃腺瘤或十二指肠腺瘤。

3. 癌变率　100% 家族性腺瘤性息肉病是一公认的癌前病变,若不予以及时治疗,几乎肯定发生癌,并最后死于肠癌。癌前期病程长短不一,平均为 10 年,但这并不是说每个腺瘤都将癌变,而是在众多的腺瘤中必有 1、2 个癌变。影响癌变的因素有:①腺瘤的大小:>1cm 的腺瘤,癌变可能性增加;>2cm 的腺瘤,癌变可能性极大;②绒毛状成分的多少:绒毛状腺瘤的癌变率比管状腺瘤高 5~10 倍,混合型腺瘤的癌变率则介于两者之间;③细胞间变的程度:按 Morson 的分类,将细胞间变分为轻、中、重度三个等级,属重度间变者癌变率最高,被视为癌前病变。据 St.Marks 医院报道约 2/3 病例在明确诊断时已有癌变存在。在癌变病例中则有 50% 病侧具有两处或两处以上癌灶。

【临床表现】

1. 肠道症状　本病两性的发病率基本相等,临床上息肉病可分为三期,即临床前期、腺瘤期与癌肿期。腺瘤诊断时的中位年龄为 16.5 岁。腺瘤期又可再分为隐匿期和有症状期,最初出现的症状为出血、腹泻、黏液便,少数甚至发生肠梗阻、穿孔或严重贫血、恶病质等并发症时才就诊。最初症状出现的中位年龄为 29 岁,诊断息肉病的中位年龄为 33 岁。癌肿期是指从诊断结直肠癌至死于结直肠癌。结直肠癌的中位诊断年龄为 36 岁,中位死亡年龄则为 40 岁。

2. 肠道外表现

(1) Gardner 综合征:大约 1/4~1/3 病人伴有肠道外表现,可表现为下列任何一种情况:①皮肤囊性病变,例如皮脂囊肿或皮样囊肿,多见于面部、背部和四肢,且可呈多发性,可发生在儿童期或腺瘤出现前。②骨瘤,主要发生在面骨和颅骨,常是硬的牙质骨瘤,亦可发生在长骨,表现为隐匿性良性骨瘤。在高达 3/4 病例中,下颌骨有多发性小骨瘤,这种骨瘤的存在常是发生腺瘤的一个预兆。③纤维组织肿瘤,如间皮瘤,可出现于前腹壁、腹腔内或肩胛部,以女性多见。间皮瘤不会转移,但可呈扩张性生长,引起肠梗阻、输尿管压迫等并发症,间皮瘤的发生率在 4%~12%,最常发生在以往结肠手术后,但亦可发生在未作出家族性腺瘤性息肉病诊断之前。④家族性腺瘤性息肉病病人具有较高的胃十二指肠息肉的发生率。在 1/2 息肉病病人中可见胃底腺息肉病,这是一种非肿瘤性病变,在胃底部可出现几百个广基息肉,几毫米大小,含有囊状扩张的胃底腺,并无上皮间变。但这种病变也可发生在非息肉病病人。另外在大多息肉病病人中发现有多发性十二指肠腺瘤,在十二指肠降部和水平部中,包括 Vater 壶腹,可多达 50 个腺瘤,并以 3~5mm 大小息肉多见,呈不规则状,常位于黏膜皱襞上。需注意的是,貌似正常的十二指肠黏膜在组织学检查中可见腺瘤性变化。⑤十二指肠或壶腹周围癌的发病率在息肉病病人中可高达 10%,为一般人群的 100 倍,约 40% 病人具有同时性多发性腺瘤,是结直肠癌手术后的常见死亡原因之一。⑥甲状腺乳头状癌,几乎都发生在女性病人中,女性息肉病病人发生甲状腺癌的危险性为一般人群的 100~160 倍。⑦先天性视网膜色素上皮肥大(CHRPE),这是一种双侧多发性病变,应用 4 个以上双侧病变作标准,息肉病病人中 60%~80% 属阳性、诊断特异性几乎 100%。初步资料显示在 CHRPE 阳性的家属中,CHRPE 作为息肉病的一种标志,其预测价值达 100%。⑧牙齿畸形,可出现于 17% 息肉病病人,11% 有多余齿,9% 有阻生齿,这些情况均比正常人群的发生率高。

(2) 特科特综合征(Turcot syndrome):当家族性腺瘤性息肉病病人同时伴有中枢神经系统恶性肿瘤时,即称为特科特综合征,但决非结直肠癌的脑部转移。但不论何者,预后都较差。

【诊断】

1. 诊断标准　诊断家族性腺瘤性息肉病必须符合下列条件之一:①腺瘤数 >100 个;②具有遗传倾向的(家族史)病人,腺瘤数 >20 个者。

2. 诊断方法　诊断家族性腺瘤性息肉病的主要方法为硬管乙状结肠镜和纤维结肠镜检查,因为直肠和乙状结肠是最好发的病变部位,因而为明确诊断、硬管乙状结肠镜检应已属足够。在确定诊断后,为了解病变范围、决定手术方案,纤维结肠镜检查则是必不可少的检查方法。对肠镜发现的息肉,尤其疑有恶变者,均应作组织学检查,以确定其性质,对肠镜未发现腺瘤者,其无症状的第一代亲属就无需再作钡剂灌肠或肠镜检查。对 20 岁以上的病人应进一步作纤维胃镜检查,以了解胃十二指肠内有无息肉,未发现息肉者可每隔 5 年检查 1 次,有腺瘤的病人则视其间变程度每 1~2 年复查 1 次。对疑有腹腔内间皮瘤的病人应作 CT 扫描,但无需常规作腹部 CT 来排除无症状的间皮瘤。鉴于 CHRPE 具有高度诊断敏感性和特异性,故现已一致同意应常规将检眼镜检查列为临床上未罹患此病的第一代亲属的辅助检查。此外,自 1987 年 Bodmer 等发现 FAP 基因后,现已可用相连基因标记物发现 FAP 基因携带者,可信度几乎达 100%。

3. 基因检测　诊断尤其适用于有 FAP/AFAP 危险的家属,应作外显子和外显子 - 内含子界限的全序列检测以及基因缺失分析。约在 80% 具有 FAP 表现的病人中可证明有基因突变。如在先证者中测出突变,那么在有危险的家属中(尤其是第一代)只需检测这一突变的基因即可。在这种情况下危险者如无突变即可认为是真正的阴性。约有 15%~20% 的突变可无家属史,提示这是种系突变。在不能证明 APC 基因突变的病人应考虑诊断为 MUTYH 相关息肉病。

【治疗】

1. 手术时机　由于家族性腺瘤性息肉病不及时治疗,终必癌变。手术切除是唯一有效的治疗措施。息肉病出现症状的平均年龄为 20 岁,发现癌变的平均年龄为 35~40 岁。20 岁左右出现癌变者为数极少,因此理想的手术时间在 20 岁以前,最好是 14~15 岁。一旦确诊,即行手术。

据 Moertel 等报道美国最大组家族性腺瘤性息肉病外科治疗的结果,在其 143 例结肠次全切除、回肠乙状结肠吻合手术中,31 例(22%)术后发生直肠癌,这些病人手术时的平均年龄为 38 岁。有 34 例(23.8)的切除标本中至少已有 1 个结肠癌变病灶存在。有些病人在术后短期仍出现癌灶,表明癌变过程早已存在,手术可加速此过程,但难以逆转。

Bussey 报道 617 例家族性腺瘤性息肉病在确诊后未及时手术的病人中,2/3 已有癌灶存在,其平均年龄为39岁。未治疗者平均在42岁时死于肠癌。

Hubbard 报道 17 例家族性腺瘤性息肉病患儿平均年龄 8 岁,全部作了保留直肠的结肠切除术。术后平均随访 8 年,其中有 1 例(5.6%)发生直肠癌。这表示早期手术有可能对降低术后癌变发生率产生积极的作用。

周锡庚等报道 38 例家族性腺瘤性息肉病中,手术时 8 例已有癌变,其最小年龄为 21.5 岁,5 例 >40 岁,且 3 例已属晚期。故认为凡明确诊断时年龄已达 20 岁或病程达 10 年者,应即予手术。

综合上述资料和根据家族性腺瘤性息肉病的发展规律,凡已年逾 14~15 岁者,一经确诊,即应手术。

2. 手术方法　治疗家族性腺瘤性息肉病的手术方法大致可分为三大类:

(1) 结直肠全切除、永久性回肠造口术:是传统的经典手术,彻底性最佳,功能效果却最差,是一个难于接受、不受病员欢迎的术式。因为,家族性腺瘤性息肉病病人即使在进行结直肠全切除、永久性回肠造口术后,结直肠癌的危险性是完全消除了,但有 8%~10% 病人将死于壶腹周围癌。此外还有一部分病人将死于间皮瘤、肾上腺、脑和甲状腺肿瘤。因此虽然选择了根治性的结直肠全切除术,仍未能保证病人的彻底治愈。当然,家族性腺瘤性息肉病时对病员的主要威胁来自结直肠癌,手术的目标应是杜绝癌变的可能。但问题是能否避免永久性肠造口,给病员留下一个较好的生活质量。虽然为提高病人的生活质量和改善回肠造口的控便功能,对回肠造口术的成形作了许多改进的尝试,但最后的排便控制能力仍不能令人满意。目前这一术式仅限于伴低位直肠癌或结肠全切除回直肠吻合术后直肠内发生癌变的病例。

(2)结肠全切除回 - 直肠吻合术和结直肠次全切除升结肠 - 直肠吻合术:结肠全切除回直肠吻合术是切除全部结肠和部分直肠,术中一期直视下清除保留段直肠内腺瘤后行回 - 直肠端端吻合术。其优点是手术简单,安全,并发症少,保留段直肠短,术后监测复查方便。缺点则为保留段直肠仍有腺瘤再生和癌变的危险。从功能效果而言,控便功能良好,但排便次数增加,便频程度与直肠保留段长度呈负相关。保留段长的另一优点是直肠可无需分离,从而避免术后性功能障碍的发生,然而保留段长对术中一期清除腺瘤增加了困难。故需寻找一个兼顾各方的适当长度。

鉴于结肠全切除回 - 直肠吻合术尚有不够理想之处,周锡庚等(1963)提出采用结直肠次全切除,升结肠 - 直肠吻合术治疗无癌变的家族性腺瘤性息肉病。其根据为,保留回盲瓣有助于减慢肠道传递,可进一步提高术后控便功能;盲肠和升结肠内腺瘤一般比直肠内少得多,因此保留一短段盲肠和升结肠以减少直肠保留段长度既不增加清除腺瘤的难度,而盲肠升结肠腺瘤癌变概率也较直肠为低,从而有利于减少术后直肠癌的发生率;直肠和盲肠升结肠分别保留 6~8cm,使保留段的总长度控制在 15cm 左右,有利于术后定期硬管直肠镜复查,并便于经镜内及时处理发现的再生腺瘤。术中在直视下直接检查腺瘤和黏膜情况,了解有无癌变并进行处理,既简便、安全,又彻底。手术操作时由上下两手术组同时进行,腹部组进行整个结直肠分离。直肠游离需至肛提肌平面,然后在腹膜返折平面上断离直肠。远端直肠经肛门翻出,直视下电灼清除全部腺瘤,对可疑腺瘤可进行冷冻切片活组织检查,腺瘤清除后将直肠再回纳入盆腔,保留 6~8cm 直肠备作吻合。腹部组在保留 6~8cm 盲肠升结肠后,切除其余结结肠,将保留段盲肠升结肠翻出,直视下电灼清除全部腺瘤后再予回纳,然后行升结肠与直肠端端吻合。这一手术的术后排便功能较好,癌变率低,较易被病人接受。

反对结肠全切除回直肠吻合术的理由主要来自 Mayo Clinic 的资料。他们在结肠切除术后 23 年,发现直肠癌发生的累积危险性为 59%。最近 Bess 等也证实随访 20 年时发生直肠癌的危险性为 32%,但在结肠切除后 15 年时,86% 病人并无直肠癌。与此相反,Bussey 报道英国 St Marks 医院在回直肠吻合术后随访 25 年时,直肠癌的累积危险性为 3.6%,且无 1 例死于直肠癌。最近他们又进一步报道,虽有较多癌的发生,但直肠癌的病死率仍是低的,而同时期内则有更多病例死于十二指肠癌。Sarre 等报道在 133 例回直肠吻合术中,10 例发生直肠癌,仅 1 例因直肠癌死亡;至 20 年时,未发生直肠癌的病例生存率为 88%。相比之下,则有更多病例死于壶腹周围癌,这些资料至少表明家族性腺瘤性息肉病病人在施行结肠全切除回 - 直肠吻合术后,直肠癌并非是威胁病人生命的唯一因素。

对施行结肠全切除回 - 直肠吻合术或结直肠次全切除升结肠 - 直肠吻合术的病人来说,术后必须定期随访复查,以保证及时发现和处理再生腺瘤与癌变。直肠内再生无癌变腺瘤者,可首选结直肠次全切除升结肠 - 直肠吻合术;对直肠内虽无癌变、右侧结肠内有癌变灶者,则可选作结肠全切除回直肠吻合术。这一类手术的功能效果应属三类中最佳者。

(3)结肠全切除、直肠黏膜剥除、回肠袋肛管吻合术:是近年来发展起来的一种手术。因为家族性腺瘤性息肉病是大肠黏膜的一种弥漫性病变。若在腺瘤癌变前,切除全部大肠黏膜,既杜绝腺瘤再生,又可防止发生癌变,同时保留了控制排便的括约肌功能,因此这是一个疗效较好的手术方式。但此术式并非没有缺点,有两大问题有待进一步解决,一是并发症发生率较高,特别是吻合口漏和盆腔感染,为此需作二期手术,先期暂时性回肠造口,几周或几个月后二期关闭造口。二是功能结果尚不够理想,为此学者们在回肠储存袋的设计建造上作了许多改进。

1)三折叠 S 形回肠袋:1978 年 Parks 和 Nicholls 联合提出采用回肠袋肛管吻合术替代全结直肠切除后回肠与肛管直接吻合术,以改善术后控便功能。最初他们用 25cm 长一段末端回肠,最远端 5cm 作为输出管与肛管吻合,其余肠段折成三段,对系膜缘切开后肠壁相互吻合,形成一大腔。并于近端作一暂时性失功性回肠造口。在最初 5 例中 4 例需自行插管才能排空,其中 1 例对此反感而又切除了回肠袋,另4例对结果表示满意。为此他们改进了手术,改用50cm长末端回肠,其中末端5cm作输出管与肛管吻合,另分三段各15cm长形成一较大的回肠袋。排便次数1~6次/d,平均为3.8次/d。但仍有50%病人需插管来排空。以后其他学者也遇到类似问题,Pescatori等的研究发现输出管的长度是一关键因素,当输出管长度从4~6cm减至2~3cm时,排空情况明显改善。Martin等在18例病人中用1cm长输出管与肛管吻合。最近Fonkalsrud改进了这一手术,将回肠袋的肠段改为15cm,输出管减短至2cm,这样排空和功能结果都获得改善。尽管Fonkalsrud热衷此手术,但第二期手术操作难度大,与J形袋相比无明显优点,故未获普遍接受。

2)双折叠J形回肠袋:①1980年Utsunomiya等重新介绍47年前Nissen提出的手术。他们用40cm末端回肠折成两段,末端缝闭,对肠系膜缘切开后吻合形成一大腔,其底部切开与肛管行端侧吻合,其腔虽比S形袋小,但其功能结果良好,手术容易、简单、费时少。能迅速地自行排空,这已成为最普遍采用的方式。Mayo Clinic已有1 400例以上的经验。②侧方顺蠕动回肠袋:1980年Peck介绍这一手术分二期完成。第一期切除全部结肠和直肠黏膜,准备一回肠黏膜瓣植入直肠肌管内、缝闭其近端,切断回肠,回肠断端引出腹壁作一端式回肠造口术。3个月后二期手术,纵行切开植入直肠的对系膜缘,在截断回肠造口后同样纵行切开远端回肠的对系膜缘,二者进行吻合,形成一双襻顺蠕动回肠袋。1982年Fonkalsrud发展了这一设想,同样作二期手术,用两段25~30cm长回肠作侧侧吻合,将5~7cm长一段回肠拉下与肛管端端吻合,无回肠移植瓣。侧方顺蠕动储存袋的优点为顺蠕动可促进其排空,又保证有足够容量。但最后仍产生排空不全,问题仍出在输出管的长袋和改良J形袋,总的自行排空率为92%,清醒控便91%,夜间控便76%,白天经常失禁1例,夜间经常失禁3例。总之,手术效果尚属满意。但考虑到手术复杂,费时,并发症多,如吻合口漏、盆腔感染、储存袋炎,小肠梗阻、吻合口狭窄等,最后还有5%~10%的病例需改作永久性回肠造口,因此这一手术主要适用于直肠内有大量腺瘤难以清除,或已作全结肠切除回直肠吻合术后直肠内又出现大量腺瘤,经反复内镜处理无效,并特别顾虑有发生直肠癌变危险者。③改良J形袋:有两种改良方法。其一,在J形回肠襻的尖端予以切断将近端(顺行)或远端(逆行)拉下2cm,与肛管进行端端吻合,其二,并不全部切开两回肠段,而是在两回肠段间作2~3个间断切开吻合,形成一B形回肠袋。

3)四折叠W形回肠袋:1985年Nicholls介绍W形回肠袋以克服三折叠回肠袋输出管所引起排空不全和双折叠回肠袋小容量和功能效果差的问题。最初用4段12cm长回肠作W形排列进行吻合,以回肠袋的最低处与肛管作端侧吻合。由于成形的袋太大与狭小的肛管不相称,故吻合困难、因而改为远端两段长11~12cm,近端两段长9~10cm,等于两个J形袋吻合起来,然后在储存袋的最低处与肛管进行吻合。W形回肠最接近球形,放射线检查表明储存袋横径与每日排便次数呈反比。W形回肠袋的横径与正常直肠壶腹接近。

对各种回肠袋功能的比较已有不少报道。Wexner(1989)报道了一组随访时间最长的病例,共114例,主要是S形作端端吻合,获得基本正常排空的良好结果。最近更有完全取消输出管,缝闭末端,在第1个与第2个肠段的底部切开行回肠袋与肛管端侧吻合术,从而达到自行排空。

综合上述,三类手术各有不同适应范围,原则上以结直肠次全切除升结肠直肠吻合术或结肠全切除回直肠吻合术为首选。无癌变而不适宜作此手术者,可选作结肠全切除直肠黏膜剥除回肠袋肛管吻合术,至于回肠袋形的选择目前已趋向一致的结论,一般以手术较为简便安全和并发症少的J形袋或改良J形袋为首选。事实上目前临床应用最多的是J形袋,但术中必须注意回肠袋既不宜太大,又不宜太小,一般以选用25~30cm一段回肠制作为宜;并注意如选作改良J形袋时,输出管长度以2cm为宜,不宜太长。此外在具体手术操作上最近也有学者提出,为保证使用吻合器进行吻合满意和方便,残留直肠黏膜可不予剥除。如对上述手术均失败或直肠内有癌变的病例,则只能作结直肠全切除永久性回肠造口术。

二、MUTYH相关息肉病

MUTYH相关息肉病(MAP)代表一种常染色体隐性结肠癌综合征。MAP病人的表现同AFAP,是一种稀疏型表型。这种表型的范围从没有息肉至多达像典型FAP一样。其真正的发病率还不清楚,可能占所有结肠癌的0.5%~1%。在北欧,22%~29%>10个腺瘤性息肉的病人以及28% 10~100个息肉的APC种系阴性的病人中看到有MUTYH(或MYH)基因的双等位基因突变。MAP

发生结肠癌的危险性尚无精确的统计，据一组结直肠癌研究报道，50 岁的外显率为 19%，60 岁为 43%。有人估计终身危险性为 80%。从息肉病发展至癌的过程较 AFAP 短，大约 60%MAP 病人最初诊断息肉病表现时已有癌变。结肠外的表现同 FAP/AFAP，尤其十二指肠息肉病和十二指肠癌估计分别为 17% 和 4%。据病例对照研究杂合子携带者的结肠癌危险性增高，相当于结肠癌的第一代家属。

从 18~20 岁开始就应采用结肠镜进行检测，每 1~2 年一次，发现增生性息肉和锯齿状息肉应积极予以完全摘除。息肉负荷似 FAP 时可考虑作结肠切除术。FAP/AFAP 对十二指肠癌的检测指南也适用于 MAP 病人。

三、增生性息肉病综合征

众所周知，散发性直肠息肉一般没有恶变危险，但增生性息肉病综合征（hyperplastic polyposis syndrome，HPS）病人则证明有发生结肠癌的高风险。虽非精确的肯定，从小组人群的研究中显示在 35%~54% 诊断为增生性息肉病综合征的病人中存在着结肠癌。其特征为发生无数、近端、大的广基锯齿形息肉。HPS 的发病率估计为 1/2 000。未证实有种系突变，遗传模型也不清楚。WHO 诊断 HPS 的标准为：①在乙状结肠有 ≥ 5 个增生性息肉，其中至少 2 个 ≥ 1cm；②总数 >30 个增生性息肉；或③任何乙状结肠近端增生性息肉，其第一代亲属有 HPS 者。有一小部分病人为多发性增生性息肉带有双等位基因 MUTYH 突变，故应作 MAP 基因检测。对 HSP 病人和其家属尚无清晰的治疗策略或指南。有学者建议作出诊断后一年作一次结肠镜，之后每 1~3 年检测一次。第一代亲属 40 岁开始筛查或在家属中最早诊断年龄前 10 年进行。预防性结肠切除术可在息肉负担太重、结肠镜不能处理的病人中考虑。

四、遗传性非息肉病性结直肠癌综合征

随着对肿瘤基因在癌肿中重要性认识的提高，人们逐渐注意到不少结直肠癌病人具有癌症家族史，但并非同一家庭中患有相同肿瘤即可冠以“遗传性”或“家族性”。家族性腺瘤性息肉病（FAP）是第一个被认识到具有遗传性、家族性的结直肠肿瘤，而对遗传性非息肉病性结直，肠癌的认识是经历了一个较长的过程，这一名称是到 20 世纪 80 年代后期才提出，用以与家族性腺瘤性息肉病引起的结直肠癌相区别。遗传性非息肉病性结肠癌是一种常染色体显性遗传性疾病，其最基本的基因缺陷是错配基因（MMR）的突变，这是 1993 年 Fishel 等所发现，具有错配修复缺陷的细胞比正常细胞的突变率高 100~1 000 倍。在遗传性非息肉病性结直肠癌综合征（hereditary nonpolyposis colorectal cancer，HNPCC）中至少与 4 个 MMR 基因有关：MLH1、MSH2、MSH6 和 PMS2。这些基因的生殖线突变在受累家族中高达 80%，而 MSH2 和 MLH1，这两种基因的突变占至今为止所报道 HNPCC 中 89 个种子系突变的 90% 以上。其他涉及的基因变异有 hPMS1 和 hPMS2，以及 TGF-β ⅡR，但相对重要性目前都是很小的，这些基因携带者具有极高结肠癌的危险性，估计终身外显性 85%。

NHPCC 的临床表现特征为：①早年发生结直肠癌（44 岁左右），病人年龄 <50 岁；②过多的同时性或异时性结直肠癌（在初次手术切除后 10 年时约有 45% 发生这种情况）；③常有过多的某些结肠外癌肿，如子宫内膜癌、输尿管和肾脏移行细胞癌，胃腺癌、小肠腺癌、卵巢癌、胰腺癌和胆管癌；④息肉病不是 HNPCC 的临床表现，而 HNPCC 中腺瘤的发生率与普通人群完全相同；⑤ HNPCC 时结肠癌在组织学上具有下列特征：细胞分化差，黏液性，具有肿瘤浸润淋巴细胞以及克罗恩样反应。

1990 年 HNPCC 国际协作组在阿姆斯特丹（Amsterdam）就诊断标准取得了一致意见，作出下列规定：① 3 个或 3 个以上家族人员发生结直肠癌而其中一个是另两个的第一代亲属；②有二代或二代以上的家族受害；③有 1 个以上的结直肠癌诊断时 <50 岁；④排除 FAP。然而按这一严格标准对 HNPCC 的实际流行情况进行估计会有很大出入和误差。这反映在对 HNPCC 发病率的估计中认为它占全部结直肠癌的 5% 以上，而实际发病率也许高得多，原因在 Amsterdam 标准具有以下几个重要缺点：①没有认识到结肠外癌肿在这一综合征中的重要性；②不适用于识别新突变的病人；③在小家庭中采用这一标准显然会有困难和偏差。因而应用 Amsterdam 标准来诊断和筛查 HNPCC 感到不够敏感。更何况 Amsterdam 标准的制定是在发现与 HNPCC 相关的基因缺陷之前。鉴于越来越多医师认识到 Amsterdam 标准的欠缺，加拿大多伦多 Mount Sinai 医院提出了一个改良的 Amsterdam 标准，可能更为敏感。这个标准包括以下内容：① 3 个或 3 个以上家族患癌症，1 个是结直肠癌，

另2个可以是任何胃肠道、妇科(子宫内膜或卵巢)或生殖泌尿系癌;② 3个家族患癌中2个为第一代家族;③除外FAP;④包括任何年龄<35岁的结直肠癌病人,或除结直肠癌外具有多原发癌,不论其家族史。尽管对Amsterdam标准作了修改,但仍有不少显示有错配修复基因突变的HNPCC家族并不符合Amsterdam标准,目前还不知这类家族的比例有多少,虽然当前对遗传性癌症综合征的DNA检测已很广泛,但必须注意因为基因信息的独特敏感性和有许多关于基因结果阳性或阴性尚回答不出的问题。作为HNPCC的分子筛查必须检测hMSH2、hMLH1、hMSH6、hPMS1、hPMS2、TGF-βRⅡ的突变,其复杂性和代价显然无法使大多数DNA诊断实验室列为常规检查,故许多实验室现在首先进行肿瘤DNA错配修复基因(RER)的检测,对RER(+)的病例再进一步检测hMSH2和hMLH1,而对RER(-)而家族史符合Amsterdam标准者只检测APC基因有无突变,错配修复基因的缺陷表现为微卫星结节不稳定(MSI),在年轻HNPCC病员中MSI(+)更为常见,MSI在结直肠癌中是一重要标志的,现有资料表明MSI(+)的结直肠癌病例术后的5年生存率较MSI(-)病例高,然而对辅助化疗的疗效来说,MSI(+)病例的5年生存率反而不及MSI(-)病例,因而MSI既是一个与预后相关的因子,又是一个判断辅助化疗敏感性的参考因子,因为某些癌细胞伴MSI(+)者对烷化类和铂类化合物具有明显抗药性,但对拓扑异构酶Ⅰ抑制剂伊立替康(开普拓,CPT-11)却属敏感。

【处理】

HNPCC的处理与散发性结直肠癌的处理最大的不同在于前者除本身的治疗外,还必须考虑其家属的问题。因此应从其第一代家属起,对所有HNPCC受累的第一代家属进行1次结肠镜检,以后每2年复查1次,一直至35岁,改为每年复查1次。对进行过DNA检测而发现具有1个HNPCC基因突变的病例就应进行较积极的监测,结肠镜检从20岁开始,每年复查1次,如果病人发生结直肠癌,建议作全结肠切除回肠直肠吻合术,因为发生同时性或异时性结肠癌的危险性很大,对已证明有HNPCC基因突变的病例,可建议作预防性结肠切除术。至于在HNPCC家族中对女性家属进行子宫内膜癌和卵巢癌筛查的地位尚不确定。

按NCCN对HNPCC结肠外癌肿监测的指南:

(1)对胃和十二指肠癌:25~30岁时每1~3年作一次侧孔上消化道镜检查。

(2)对尿路癌:每年作尿液分析。

(3)对中枢神经系统癌:每年体格检查,无其他推荐。

(4)对胰腺癌:每年体格检查,无其他推荐。

(5)对子宫内膜和卵巢癌:对妇女进行子宫内膜癌症状的教育;参照妇科肿瘤对病人的监测(每年子宫内膜活检,经阴道B超扫描和30~35岁或家中最早年龄前5~10年开始测血清CA-125);在完成生育或在结肠切除术时考虑作全子宫和双侧附件切除术。

五、错构瘤性息肉病

错构瘤是胚胎发育时分化紊乱的结果,也是正常组织成分紊乱的模仿。常规的变异有两种,一种为幼年性息肉病(juvenile polyposis),另一种为Peutz-Jegher综合征。

(一)幼年性息肉病或幼年性息肉病综合征

散发的幼年性息肉病综合征(juvenile polyposis syndrome,JPS)是一种错构瘤性息肉,是儿童中最常见的大肠息肉,惯常是有蒂的表面光滑并呈樱桃红色,组织学显示为部分性扩张的腺体构成真性间质中成形良好的杯状细胞。虽然,错构瘤可以腺瘤样变和癌变,在小儿中相当多见,但恶性倾向极低,其发展为结直肠癌的远期危险性则与一般人群并无不同。幼年性息肉病综合征病人表现为整个胃肠道多发性息肉。多发性幼年性息肉多发生在结肠、直肠,甚至在小肠和胃,其数目超过5个,这是一种常染色体显性遗传,虽然在有些人中遗传的模型并不明显。幼年性息肉尤其位于直肠内者倾向脱出、受伤和常出现直肠出血。有蒂的幼年性息肉可发生自发的截断。在非家族性幼年性息肉病中还可伴有其他先天性畸形。主要症状为出血,梗阻,小儿肠套叠;终身结肠癌的危险性在10%~38%,平均诊断年龄为34岁。此外终身还有15%~21%胃癌和十二指肠癌的危险。其诊断标准为:①结肠内有3个以上幼年性息肉,②任何结肠以外的幼年性息肉,或③任何幼年性息肉伴有JPS家族史者。

与转换生长基因B(TGF-B)/SMAD径路相关基因的突变可发生JPS、MADH4、BMPR1A和ENG的种系突变虽还不能完全证实,在MADH4和BMPR1A突变明显时,约有40%~50%JPS病人可证明在这三个基因中有突变。在JPS病人或高危家族中应从15岁开始每1~2年作一次结肠镜检查。25岁以后每1~2年作一次胃镜。

（二）Peutz-Jegher 综合征（PJS）

这是一种常染色体显性遗传性疾病，发病率为1/150 000，其临床特征为口睑黏膜，包括口唇及颊部以及四肢末端皮肤出现黑色素斑。这种息肉在组织学上为错构瘤，分布整个胃肠道，尤其是小肠，可引起出血、套叠或梗阻。终身结肠癌的危险为39%，患其他任何恶性肿瘤的危险为93%，包括胃癌、小肠癌、胰腺癌、乳腺癌、子宫体癌、宫颈癌、睾丸肿瘤及黑色素瘤等。由于Peutz（1921）首先报道了一个家族中三代人共有7个患了此病（小肠多发性息肉和口唇，口睑颊部黏膜的黑色素斑）和随后Jegher（1949）全面描述了此病的临床特征及其遗传性，故后人即将此病称之为Peutz-Jegher综合征。为便于记忆我国学者有将其称为黑斑息肉综合征。

【临床特征】

这是一个以青少年为高发的疾病，但少数可至老年才发病，男、女性差别不显著，此病在临床上具有三大特点。

1. 全胃肠道的多发性息肉　按其好发部位依次为空肠、回肠、直肠、结肠、十二指肠、胃，其次为盲肠，阑尾与食管，偶尔亦可发生在脸部、膀胱和尿道。息肉数目不等，大小不一，与FAP相比，数目少、而息肉较大。根据息肉部位、大小，其临床表现可有很大变异，因为并非一有息肉就有症状，小的息肉可无症状，大的息肉容易发生出血、梗阻以及恶变，出血可表现为上消化道出血、呕血、黑便、柏油样便或下消化道出血，暗红色、淡红色、鲜红色，出血量多者可出现休克，少者无肉眼便血，仅粪便隐血，慢性失血可表现为贫血、头晕、眼花、乏力等，发生胃肠道阻塞时可出现恶心呕吐、腹痛、腹胀、腹部扪及包块等。

2. 遗传性、家族性的发病　鉴于PJS是一常染色体显性遗传性疾病，在父母中必有一方是PJS病人，然后其子女有50%患病的概率，但并不是说2个子女中必有1个发病，在人数较多的家族中可以看到超过50%与不到50%发病的两种情况，特别由于患病的父亲或母亲过早死亡，常难以确定死亡的父亲或母亲是否患有PJS，故临床上出现1/2病人并无家族遗传史。但既然患有PJS后其子女有50%的遗传机会，因此最好劝阻患有PJS的病人不要生育，对未遗传得病者，则再遗传给下一代的概率要小得多。为什么不说绝对不会遗传呢？因为理论上是不会遗传的，问题是万一发病年龄迟，生育时尚未发病，有了子女后出现疾病，结果仍可能发生遗传，这就是判断上的难题。因此从安全角度而言，凡父母患有PJS者其子女即使无PJS，还是以不要生育为妥。

从基因角度而言，鉴于此病突变的基因是显性的，纯合子和杂合子都能发病，但纯合子的出现频率很低，而且容易发生夭折早逝，故临床上所见病例以杂合子占多数。

3. 皮肤和黏膜出现黑色素斑　黑色素斑的出现可早于息肉，少数在婴儿时就开始出现，从幼儿时期黑色素斑开始增多，而青少年时期出现的最多，这种斑往往并不引起人们注意，或者以为仅仅是痣，色素斑最好发的部位是口唇，口睑周围，颊部、腭黏膜，手指和足趾的末端，手掌与足的跖面，其次是鼻唇内，色素斑的色泽有黑色、黑蓝色、棕色和棕黄色，可呈圆形，椭圆形，长条形或不规则形等，色素斑不会高出皮肤，无毛发，无瘙痒，色素斑的大小1~4mm，不会恶变，皮肤色素斑在息肉摘除后或至老年时可消退或变浅，但口唇和颊部黏膜的色素斑会终身存在。

【诊断与鉴别诊断】

1. 临床诊断标准　①2或2个以上胃肠道PJS息肉，②1或1个以上PJS息肉伴特征性的黏膜皮肤色素沉着，或③1或1个以上PJS息肉伴家族史。对病人的阳性基因检测有助于指导危险家族的检测。如无突变发现，第一代亲属应从出生开始谨慎、定期的检测其症状与体征。PJS可伴有种系突变或LKB1（STK11）缺失，但只有50%~60%疑为PJS的病例可证实有突变或缺失。

2. 鉴别诊断　由于PJS和Cronkhite-Canada综合征都具有胃肠道多发性息肉与皮肤黏膜的色素沉着。因此，是最需要进行鉴别的疾病，后者具有下列特点：①非遗传性，无家族史；②色素沉着呈斑片状，严重者呈弥散性色素沉着，伴毛发（眉毛、头发、腋毛，阴毛）脱落和稀疏及指、趾甲萎缩；③腹泻伴低蛋白血症，维生素缺乏，低钾、低钙及水、电解质紊乱；④息肉在组织学上为炎性息肉样改变。

3. 据NCCN指南对监测的要求，从10岁开始每2~3年作一次小肠钡糊摄片，15岁以后每2~3年作一次结肠镜检查，30岁开始每1~2年作一次磁共振胆胰扫描（MRCP）或腔内B超和CA-19-9测定，女性25岁开始每年作乳腺钼靶摄片和磁共振乳房扫描并每年二次乳房检查，男性10岁开始每年检查睾丸，18岁开始每年作前列腺液涂片检查。至于COX-2抑制剂和mTOR抑制剂化学预防结肠癌的效用尚在研究。

【治疗】

治疗的目标是清除息肉,但真要达到清除息肉的目的难度很大。它不同于FAP,因为息肉满布全胃肠道,无法简单地采用肠切除来解决,又不能从内镜中予以摘除,因此常需要几种方法的结合,并视具体情况包括息肉部位、数目、分布以及症状的严重度和病情的缓急来确定。

1. 处理原则 ①出现急性肠梗阻、肠套叠和消化道大出血时应急诊手术;②对腹痛、腹胀反复发作并常伴有黏液血便,或因慢性出血导致贫血者应及时手术;③对息肉 >2.0cm 的病例宜及早手术;④对胃、十二指肠或结、直肠内的息肉应尽早去除以免恶变。

2. 手术方法的选用 ①可以从内镜中摘除者,当然是首选的方法,但实际上可以完全从内镜中摘除者太少了;②对不适于从内镜中摘除者只能剖腹手术,小肠息肉只能切开小肠并在术中应用内镜协助去除息肉,有时需多处切开去除息肉;③因为错构瘤性息肉病是一个胃肠道弥漫性病变,因此不主张作预防性结肠切除术;④由于息肉可遍及整个胃肠道,故原则上尽量不作病变器官或肠管的切除,以免引起严重消化道功能障碍。

3. 定期结肠镜、胃十二指肠镜、钡胃肠道检查是极为重要的,可观察了解息肉形成和发展的速度。此外应定期检查腹部、盆腔、乳房以及宫颈涂片等注意多元病变的发生。

(郁宝铭)

第十九节 类癌和类癌综合征

类癌是一种起源于 Lieberkühn 隐窝的颗粒细胞的低恶性肿瘤,初起时属良性,后期则变为恶性并可发生转移,但又不同于腺癌,故称为类癌(carcinoid)。这一现象由 Kultschitzky 在 1897 年首先描述,故这种细胞就称为 Kultschitzky 细胞。由于这种细胞内的颗粒对银具有明显亲和力,又称为嗜银或亲银细胞,而这种肿瘤则称为嗜银细胞瘤。1953 年 Lembeck 从类癌肿瘤中提取出 5- 羟色胺(5-hydroxytryptamine,5-HT),以后进一步证实这种胃肠激素是产生类癌综合征的主要物质。自 1907 年以来对含高胺的肿瘤称为 APUD 瘤(apudoma)有了一致的认识,即具有含高胺(amine),能摄取胺的前身物(amine precursor)和含有氨基酸脱羟酶(decarboxylation)使胺前身物转化为胺肽类激素三大特性,具有这三大特性的细胞即称为 APUD 细胞(amine precursor uptake decarboxylation),Kultschitzky 细胞也是一种 APUD 细胞;故类癌也是一种 APUD 瘤。

类癌好发于胃肠道,而胃肠道中约 1/2 发生在阑尾,其他依次为小肠、直肠、十二指肠、胃、结肠和食管。但其他脏器如支气管、卵巢、胆道、胰腺等均可发生。

【病理】

肿瘤位于黏膜下,呈小的结节,突向肠腔,75%<1cm,边界清晰,呈黄色、棕黄色、灰色。良性肿瘤局限在黏膜下,在肠壁肌层上可以推动。

细胞学上要区别良性与恶性类癌极为困难,以往多把有无转移作为区别良恶性的标志,实质上转移是癌肿播散的标志,并非早期征象,直到出现转移才判断恶性为时已晚,因此重要的是在发生播散前识别恶性。

>2cm 的类癌发生转移的可能性明显增大,但大小也不是良恶性的分界线。目前认识到恶性类癌的特点为肌层浸润,继而侵及浆膜,经淋巴管扩散至区域淋巴结和肝脏。肝脏的转移灶可比原发病变大,从肝脏最终扩散至肺。在非常晚期的病例,大多数器官可发生转移。

类癌的转移发生率与原发肿瘤的部位和大小有关,阑尾类癌发生转移者仅 3%,小肠类癌的转移率则高达 35%。胃肠道类癌大多 <1cm,发生转移者仅 2%;类癌 1~2cm 者转移率即达 50%,>2cm 者转移率达 80%~90%。当类癌发生转移后出现一系列全身性症状和体征时即称为恶性或功能性类癌综合征(carcinoid syndrome)。胃肠道类癌病例还常同时伴其他原发癌,故应常规全面检查以免漏诊。

【临床表现】

胃肠道类癌的临床表现随病变部位而异。胃类癌可具有胃癌症状,又酷似消化性溃疡,但不能被制酸治疗缓解,它可有较高的溃疡形成率,在胃镜和 X 线片中无法与胃癌区别。

十二指肠类癌在大部分病人中会产生与消化

性溃疡相仿的症状,X 线检查可发现十二指肠腔内有一息肉样病变。

类癌是空、回肠最常见的肿瘤,并随着空肠至回肠它也越来越多见。20% 以上肿瘤为多发性,30% 以上伴其他无关恶性肿瘤。当肿瘤穿透浆膜引起纤维组织反应时可产生粘连索带以致肠梗阻,因此临床表现从轻者无症状至严重时发生梗阻、穿孔、肠套叠等,发生消化道出血者罕见。体检和 X 线检查往往不能作出诊断。

阑尾类癌常是意外发现或在急性阑尾炎时发现。它可以因为阻塞阑尾腔而成为阑尾炎的诱因,也可与阑尾炎发生无关。阑尾类癌发生转移或引起功能性综合征者极为罕见。

结肠类癌则是恶性比例最高的一个部位,并以盲肠为最常见,其症状和体征与结肠腺癌相同。

直肠类癌则以良性居多,初起时常系直肠指检时无意中发现,为黏膜下一小结节,较大时则可呈一隆起形息肉,无蒂、极少引起症状。在极罕见的情况下溃疡形成,可出血,如发生恶变亦可迅速、广泛转移。

类癌还可发生在胆道、胰腺、卵巢、子宫颈、乳房和睾丸,并与其他内分泌肿瘤并存,作为一种家族特征和肿瘤倾向的一部分。

功能性类癌综合征:一部分病人由于类癌可分泌过多的血清素或其分解产物与羟吲哚醋酸(5-HIAA)、血管活性物质、组胺和前列腺素等激素,从而产生一系列全身症状,包括面部和躯体上部潮红或紫红,可因进食、饮酒或情绪激动而诱发,腹部绞痛,腹泻,哮喘,呼吸困难,后期可出现右心衰竭,心内膜下纤维化和继发性瓣膜功能不全,以及类癌性心包炎伴渗出等突出的临床表现。最初认为这些症状主要出现在发生肝转移的病例,现在认识到在无转移的病例中也可有较轻的表现。类癌综合征还可表现为皮肤的硬皮病样病变,手的关节疼痛和关节病,以及阴茎的皮革样浸润(Peyronie 病)。在代谢和内分泌方面,类癌综合征还包括糖耐量降低和胰岛素分泌损害,血浆生长激素和血清黄体酮类激素值升高。甲状腺类癌和髓样癌可含有和分泌降钙素、前列腺素 E,以及血清素。此外,在非类癌性肿瘤如囊性卵巢畸胎瘤,胆管和胰腺肿瘤以及燕麦细胞支气管源肿瘤中也可出现功能性类癌综合征。

【治疗】

类癌的治疗主要是手术切除。良性类癌一般局部切除已经足够,阑尾类癌可作阑尾切除,其他部位的类癌可作局部肿瘤切除术。直肠类癌可经肛门或经骶尾做肿瘤局部切除术,在作局部切除时至少应切除部分肠壁肌层,术中送冷冻切片检查,以判断肌层有无浸润,有浸润者提示为恶性,应按恶性施行根治性切除术。

对类癌综合征的治疗应尽可能作彻底根治性切除术,包括原发和所有转移的病灶一并切除,但实际上常无法切除全部转移灶,所幸,在原发灶切除和尽可能多地切除转移灶后,病人常可获得症状的明显缓解,故即使是姑息性切除,病人亦可望存活多年,对这类病人外科医师宜持较为积极的态度。恶性类癌对放射治疗和化学治疗一般不敏感,对无法手术的类癌综合征病人可试用抗血清素药物如甲基麦角胺,但疗效并不理想。其他对症治疗如应用人受体阻滞剂酚妥拉明、酚苄明等来阻抑潮红发作,鸦片制剂控制腹泻,肾上腺皮质激素可改善全身症状。

(郁宝铭)

第二十节 结肠肿瘤

一、结直肠癌

大肠癌包括结肠和直肠癌,是我国常见恶性肿瘤之一,其发病率呈上升趋势,尤其在经济发展较快的城市和地区。据上海市统计,1990 年大肠癌的发病率已由原来恶性肿瘤的第四位上升为次于肺和胃癌之后第三位。2002 年以后已超越胃癌跃居第二位,仅次于肺癌。而大肠癌中直肠癌的发病率保持不变,增加较多的是结肠癌(colon cancer),而且结肠癌的实际发病率已超过直肠癌,从而明显改变了我国长期以来大肠癌中以直肠癌为主的格局。值得注意的是在结肠癌中右侧结肠癌的比例亦呈明显增长之势。这种发病趋势与西方经济发达国家中结直肠癌的发病情况趋向一致。因此,如何预防其发生以降低其发病率和早期发现并采取积极有效的治疗措施以降低其死亡率已成为广大医务工作者的共同任务和目标。从整个大肠而言,癌肿的好发部位依次为直肠、乙状结肠、盲肠、升结肠,降结肠和横结肠。目前,直肠和乙状结肠癌加在一起仍占大肠癌的60%以上。两性发病率相仿,中位发病年龄在45~50岁,但我国发病年龄普遍比西方国家平均提早10年左右,30岁以下的青年人约占11%~15%,40岁以下一度占到40%左右,但随着社会老龄化和老年病例的不断增加,这一比例也已明显降低。目前在我国高发城市,总的发病情况已与西方国家相仿。

【病因】

结直肠癌的发病原因尚未完全阐明,从大量资料来看,导致结直肠发生癌肿的因素总的可归纳为两大类:

1. 环境因素

(1)饮食习惯:根据1974年世界肿瘤流行病学调查统计,结直肠癌以北美、澳大利亚、新西兰和西欧的大部分地区为高发,中美洲的加勒比海、非洲的撒哈拉沙漠、东地中海、南亚和日本则属低发。虽然莫桑比克和乌干达黑人的结直肠癌发病率居世界最低,但美国黑人的发病率却和美国白人相仿。移居夏威夷的日本人,其第二、三代的结直肠癌发病率与美国白人相仿,已远比日本本土的日本人高。这些情况说明发病率的高低与种族无关,重要的是环境因素。

当进一步分析环境因素时,发现在结直肠癌高发国家或地区中,人们以高蛋白质、高脂肪、低纤维素的精制食品为主。美国人饮食中的脂肪含量占总能量的41.8%,而日本人饮食中脂肪含量仅占总能量的12.2%。高脂饮食的危险性在于它在肠道中刺激胆汁大量分泌,致使进入肠道中胆汁酸和胆固醇量明显增加,胆汁酸的代谢产物次级胆汁酸如石胆酸、去氧胆酸和胆固醇的代谢产物如类固醇及类固酮均与致癌物质多环芳香烃的结构相似,很可能这些物质就是致癌物质。因为无论在实验性结肠癌或临床结直肠癌病例中,粪便中胆汁酸和胆固醇代谢产物的含量均明显高于对照组或正常人。此外,美国人粪便中石胆酸、类固醇和类固酮的含量比日本人和中国人要高4~5倍。这些都反映了与肠癌的发生存在着的密切关系。只是目前尚缺乏有力的直接证据。

在饮食习惯中另一个重要因素是饮食中纤维素的含量,因为高纤维素不但有助于促进肠内容物的传递和排出,从而减少肠内致癌物质在肠内停留时间和对肠黏膜的刺激作用,同时还可稀释肠腔内致癌物质的浓度,以降低其致癌的危害性。反之,低纤维素饮食将大大延迟粪便的排出,使致癌物质对肠黏膜的接触和刺激时间明显延长,同时肠内容物中致癌物质的浓度也将明显增高,从而加强了它们的致癌作用。Rozen(1981)的报道更证实了纤维素在肠癌发生中的重要地位,当增加蔬菜和水果的摄入量后,可使摄入相同能量、脂肪和蛋白质量人群的结直肠癌发生率降低2/3。

(2)肠道细菌:肠道内细菌,特别是厌氧菌对结直肠癌的发生具有极为重要的作用。动物实验证明在鼠中以1,2-二甲肼(DMH)诱发结肠癌的成功率为93%,但在无菌(germ-free)鼠中DMH诱发结肠癌的成功率仅20%,从而有力地显示了肠道内细菌在肠癌发生中占有的重要地位,而在肠道细菌中则以厌氧菌尤其是梭状芽胞杆菌极为重要。结肠癌病人不但粪便中厌氧菌量明显增加,细菌的β-葡萄糖醛酸苷酶、7α-脱羟酶和胆固醇的脱氢酶活性均增高。这些酶在胆汁酸核的去饱和与多环芳香烃的形成过程中,以及胆固醇环的芳香化中都起着极为重要的作用。体内有毒物质、包括致癌物质,经肝脏解毒,以β-葡萄糖醛酸苷的形式经胆汁排泄至肠道、肠腔内的β-葡萄糖醛酸苷酶又将其激活使之起毒性作用;7α-脱羟酶则使胆汁酸变为脱氧胆酸,从而具有致癌作用。Finegold指出粪便中厌氧菌的数量随着肠内容物自回肠向结肠推进而增多,至乙状结肠时达最高值,因而乙状结肠是结肠癌最好发的部位。反之,回肠内容物虽含有同样多的胆汁酸和胆固醇,但回肠中厌氧菌量仅为乙状结肠中的1/10 000,这也许可以解释为什么回肠癌肿极为罕见和乙状结肠癌和直肠癌高发的原因。

(3)化学致癌物质:肠癌的发生显然与某些化学致癌物质有密切的关系。除上述胆汁酸和胆固醇的代谢产物外,亚硝胺是导致肠癌发生最强烈的致癌物质,动物实验显示亚硝胺类化合物是诱发胃肠道癌肿的重要物质,与食管癌、胃癌和结直肠癌的发生均有密切关系。亚硝酸盐与二级或三级胺在胃内酸性环境中可形成亚硝酸盐化合物。如有细菌存在,即使在中性环境中亦能合成亚硝胺。事实是亚硝酸盐和亚硝胺广泛存在于食物(如蔬菜)和唾液中,而2级或3级胺还存在于经亚硝酸盐处理的肉类和鱼类,例如咸肉、火腿、香肠、咸鱼以及熏制品食物中,也存在于匹拉米酮、氯氮䓬(利眠宁)、土霉素等药品中。此外,肠道中有不少代谢产物也是属于二级胺的,因此胃肠道中完全有可能形成亚硝胺类化合物。油煎和烘烤的食品也具有致癌作用,因为在动物实验中显示蛋白质经高温热解后形成的甲基芳香胺可诱发结直肠癌。目前我国的饮食习惯中脂肪、蛋白质和能量的量还远不及西方国家，近年来结直肠癌发病率的急剧上升可能还与这些化学致癌物质有关。

在化学致癌物质中还有一个应予重视的是香烟，已知有种肼类化合物在实验动物中可诱发结肠癌，DMH是众所周知的致癌剂，如给大鼠每周皮下注射DMH 10mg/kg，20周后即可诱发结肠肿瘤。每支香烟含烟草1g，每20支香烟(包)含DMH 3mg，因此长期吸烟经呼吸道黏膜吸收，诱发结直肠癌的可能性是不容忽视的。此外，香烟还含有苯并芘，这是另一种致癌物质。总之，吸烟对结直肠癌的发生是一危险因素。

(4)土壤中缺钼和硒：Janson等报道在美国土壤中缺钼和缺硒最显著地区，结直肠癌的发病率也最高，因为钼是植物硝酸还原酶的重要组成部分。土壤缺钼可导致硝酸盐在农作物内积聚，从而使食物中可形成亚硝胺的亚硝酸盐和硝酸盐含量显著增高。我国河南省林县食管癌高发的原因之一即为土壤缺钼。

一般所谓的活化作用也就是氧化过程，钼是一种抗氧化剂。食物缺钼必将导致体内缺钼，从而使抗氧化作用减弱，这样一方面摄入食物中亚硝酸盐和硝酸盐的含量增加，另一方面阻止致癌物质活化的抗氧化剂又减少。这样就为结直肠癌的发生提供了条件。

硒对人体来说是一种微量元素，但却是一种强抗氧化剂，它的主要作用在于抑制过氧化反应。因为过氧化反应使致癌原黏附于细胞脱氧核糖核酸(DNA)上，引起DNA的损害。缺硒后，抗体不能抑制过氧化反应，也就无法抵御致癌原带来的危害。

2. 内在因素

(1)基因变异：从细胞学角度来看，一般认为癌的发生只是正常细胞生长和更新过程的病理性扩展、正常结肠黏膜上皮细胞5~6天更新1次，更新的细胞在达到黏膜表面时已停止DNA合成和细胞增殖活动。如在细胞生长更新时有过多胸腺嘧啶核苷酸酶形成和DNA合成，贮存于黏膜内，将促使上皮细胞异常增生。

从正常的结肠上皮细胞发展为癌肿，必然经历细胞异常增生的过程，结肠上皮细胞异常增高的增生是一常见的现象，可造成几种不同的情况，但并不认为这是一种癌前病变，增生性息肉并不是发生结直肠癌的诱因，增生性变化亦不伴有基因的突变，但可伴有基因的甲基化过低。正常基因的转录部分受基因甲基化程度的调节，DNA甲基化程度越大，DNA转录为mRNA越少，DNA甲基化过低意味增加mRNA的转录，结果是DNA甲基化过低伴有增生过程。Feinberg和Vogelstein首先报道了在结肠癌和肺癌中特殊基因与邻近黏膜中的基因相比，甲基化过低，他们观察到在这些癌肿时特异的原癌基因如c-Ha-ras和c-ki-ras都是甲基化过低的。因此，目前认为在结肠癌发生中甲基化过低是早期的基因改变。总之现有证据表明某些发生在增生性息肉中的增生现象与肿瘤发生中的现象是相仿的。究竟腺瘤发生前DNA甲基化有无特异变化有待进一步研究。增生性息肉中无基因突变，以及增生性息肉是否发生腺瘤的标志也尚有争议，需要进一步研究。

目前认识到在结肠癌发生和进展过程中有两种分子学改变是具有重要意义的，主要是有一些基因或特殊的基因结构发生突变。这些突变的基因包括原癌基因和抑癌基因，明显起作用的原癌基因如c-Ha-ras，对正常细胞生长起正调节作用。单个ras基因的突变可造成蛋白质产物中单个氨基酸发生变化，这就足以使这一蛋白质起肿瘤基因的表型。但原癌基因罕有遗传的，因此在非遗传性病例中，更可能是暴露在环境中突变原的作用所致。除原癌基因的激活外，抑癌基因的灭能也与许多人类肿瘤的发生有关，与结直肠癌发生相关的抑癌基因已知不少，例如*APC*、*MCC*、*DCC*、*p53*基因等，但确切的作用机制以及它们在肿瘤发生中的地位尚有待进一步阐明。Starley等认为在结直肠正常上皮发生恶变的过程中，基因改变可用图49-25扼要表明之。

(2)癌前病变的存在

1)腺瘤：结直肠腺瘤是与结直肠癌关系最密切的一种良性病变。根据Morson的观点认为结直

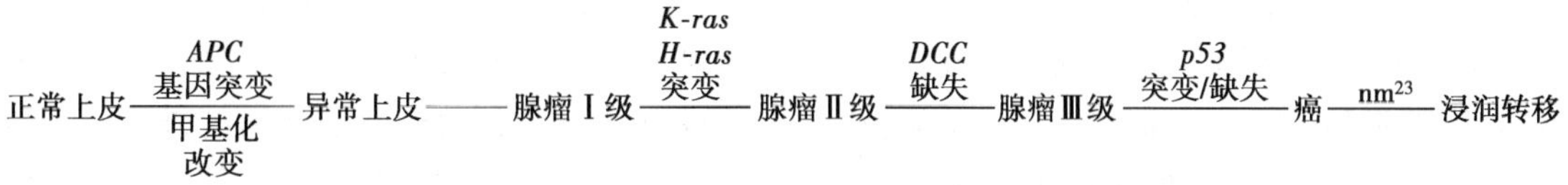

正常上皮 —*APC* 基因突变 / 甲基化改变→ 异常上皮 —— 腺瘤Ⅰ级 —*K-ras* *H-ras* 突变→ 腺瘤Ⅱ级 —*DCC* 缺失→ 腺瘤Ⅲ级 —*p53* 突变/缺失→ 癌 —nm23→ 浸润转移

图49-25 结直肠细胞恶变过程示意

肠癌都来自腺瘤，对此引起不少争论，无疑有一部分癌肿是原发的（de novo）。但腺瘤与癌肿间的密切关系也是毋庸置疑的，因为在结直肠癌高发的国家或地区，腺瘤的发病率明显增高，反之在结直肠腺瘤低发的国家或地区，结直肠癌的发病率也是低的。Gilbertsen 报道在 25 年中对 45 岁以上无症状的人群每年作一次乙状结肠镜检查，并摘除所见到的腺瘤，共为 85 487 人次作了乙状结肠镜检查，结果使直肠乙状结肠癌的发病率比预计减少 85%。从近 20 年的统计资料表明，美国直肠癌在结直肠癌中的比例已由 20 世纪 40 年代的 55% 降为 60 年代的 23%，充分反映了这些年美国广泛开展乙状结肠镜检查，并对直肠乙状结肠腺瘤采取积极处理的结果。从周锡庚等报道 1 226 例大肠癌的资料中显示，当癌肿局限于黏膜层时，2/3 病变显示腺瘤癌变；当癌肿侵犯黏膜下层时，仅 20% 病变显示腺瘤癌变；当癌肿侵及肌层后，显示腺瘤癌变的比例更低。这说明随着癌肿发展，使原有腺瘤结构遭破坏，因而显示腺瘤癌变者逐步下降。这里再次体现了结直肠腺瘤与癌肿间的密切关系，同时也是腺瘤 - 癌肿序列的客观反映。对此，多数学者认为当结直肠腺瘤发展为癌肿时，平均需时约 10 年。

2）血吸虫性结肠炎：血吸虫病是与结直肠癌肿关系非常密切的另一种良性病变，特别在我国一些血吸虫病流行区中表现尤为突出，例如浙江省嘉善县是血吸虫病流行区，也是结直肠癌的高发区，结直肠癌的发病率和死亡率分别为 22.36/10 万和 18.33/10 万，高居全国农村之首。结直肠癌的死亡率占恶性肿瘤死亡的 27.84%，较其他省市高 4~9 倍。从上海市 10 个郊县的情况来看，青浦、松江和金山是血吸虫病流行最严重的三个县，而其结直肠癌的死亡率排序也是最高。从各家报道的临床资料来看，据周锡庚等报道 1 754 例结直肠癌中合并血吸虫病者 266 例，占 15.17%。上海医科大学附属肿瘤医院统计 1 120 例结直肠癌标本中 18.1% 伴血吸虫病。浙江医科大学附属第一医院在 661 例结直肠癌中 23.8% 伴血吸虫病。杭州肿瘤医院报告 507 例结直肠癌中 27.4% 伴血吸虫病。浙江嘉兴第一医院报道 314 例结直肠癌中 96.1% 伴血吸虫病，这些资料充分反映了血吸虫病与结直肠癌间的密切关系。由于血吸虫卵长期存积于结直肠黏膜上，慢性炎症、反复的溃疡形成和修复，导致黏膜的肉芽肿形成，继之发生癌变。浙江嘉兴第一医院在 3 678 例晚期血吸虫病病人中，有 241 例（6.55%）伴结直肠血吸虫性肉芽肿，其中 62.72% 并发腺癌就是一个例证。

3）慢性溃疡性结肠炎：是一种非特异性炎症，好发在直肠和乙状结肠，严重者则逐渐累及降结肠和全结肠。病程慢而长，反复发作，病程越长，癌变率越高，一般在发病 10 年后每 10 年增加 10%~20% 的癌变率。病程达 30 年时，癌变率可达 40%。大约有 2% 病人在确诊慢性溃疡性结肠炎时已有癌变。如发病时 <10 岁，最终将有 1/3 病人发生癌变。因此，这也是一种比较肯定的癌前病变，其癌肿发生率为正常人的 5~10 倍。但一时性的慢性溃疡性结肠炎病人并无癌变的危险。此病在西方国家发病率极高，我国的发病率虽无欧美那么高，但近年来我国的发病亦见明显增加，已非过去那么少见，故临床上决不应忽视，一经确诊即应积极治疗，并防止其反复以致癌变。

【病理】

1. 好发部位　结肠癌中以乙状结肠发病率最高，盲肠其次，以下依次为升结肠、肝曲、降结肠、横结肠和脾曲。

2. 形态学分类

（1）早期结肠癌可分为三型：①息肉隆起型（Ⅰ型），可分为有蒂型（Ⅰp）和广基型（Ⅰs）两种，此型多属黏膜内癌（M 癌）；②扁平隆起型（Ⅱa 型），形似盘状，此型多属黏膜下癌（SMV 癌）；③扁平隆起溃疡型（Ⅱa+ Ⅱc 型），亦有称为Ⅲ型，呈小盘状隆起，中央凹陷为一浅表溃疡。此型亦系黏膜下层癌。

（2）一般结肠癌在形态学上可分为三类：①隆起型，以右半结肠为多见，肿瘤向肠腔内生长，呈球状、半球状、菜花样，或盘状突起，瘤体较大，脆而易出血。肿瘤表面部分易发生缺血而引起坏死、脱落、继发感染、溃烂、出血。肿瘤生长较慢，可长至较大，浸润性小，预后较好。②浸润型，常见于左半结肠癌肿，首先沿黏膜下在肠壁内呈浸润型生长，伴较多纤维组织反应，故较快引起肠腔狭窄。发展快，易导致急性结肠梗阻，恶性度高，预后差。③溃疡型，以直肠为多见。按溃疡的外形和生长情况，病理上又将其分为两类，一类为局限溃疡型，貌似火山口状，由不规则的溃疡形成。溃疡常呈碟形，边缘隆起外翻，基底则为坏死组织，癌肿向肠壁深层呈浸润性生长，恶性程度高；另一类为浸润溃疡型，肿瘤向肠壁深层呈浸润性发展，与周围分界不清，中央坏死，形成底大的深在溃疡，溃疡边缘黏膜略呈斜坡状抬高，而非肿瘤组织的外翻，其形状与局限性溃疡明显不同，在这类病例中，如在溃疡边缘采取活组织作检查，结果常可呈阴性，使人误认为非癌肿，值得注意。

部分结直肠腺瘤是在腺瘤基础上发生的，细胞明显呈多形性，核分裂增多，并有间质浸润，即为癌变。由于癌变极少侵犯蒂部或基底，故又称为原位癌。当癌肿浸润穿透黏膜、侵入黏膜下或肌层时，才称为浸润性癌。

3. 组织学分类　根据1982年全国大肠癌病理研究协作组所拟订的统一标准，大肠上皮恶性肿瘤的组织学分型如下：①管状腺癌：癌组织呈腺管样或腺泡状结构。根据其细胞分化程度，可分为高、中和低分化三种。②乳头状腺癌：癌细胞排列组成粗细不等的乳头状结构，并按其分化程度，癌细胞可呈高柱状，低柱状和介于两者之间的柱状。③黏液腺癌：其特点为癌组织中出现大量黏液，并根据黏液所在部位，又可分为两类，一类为细胞外黏液或称为间质黏液，即大量黏液主要位于间质中，黏液可表现为大片“黏液湖”形成，或呈囊腺癌结构，囊内充满黏液，并衬以分化较好的黏液柱状上皮；另一类则为细胞内黏液，状如印戒细胞，故又有印戒细胞癌之称，其恶性度较细胞外黏液者更高。④未分化癌：细胞弥散成片状或团块状，不形成管状结构或其他组织结构。细胞较小，与恶性淋巴瘤细胞难以区别。未分化癌的细胞核浆比例大，核异形性明显。⑤腺鳞癌：又称腺棘细胞癌，是一种腺癌与鳞癌并存的肿瘤。腺癌部分细胞分化较好，而鳞癌部分细胞分化则多较差。⑥鳞状细胞癌：其细胞分化多为中度至低度，呈典型鳞癌结构，腺鳞癌与鳞癌主要见于直肠和肛管，结肠黏膜不会发生这两种癌。

结直肠癌在组织学上有一个特点，即可以同时在一个肿瘤中出现两种或两种以上的组织学类型，在细胞分化程度上也不是均匀一致的。因此术前活组织检查，甚至术中冷冻切片检查均不能完全反映该肿瘤的实际情况，唯有对整个标本全面病理检查后，才能作出确切的组织学的诊断。

4. 恶性程度　按Broders分级，视癌细胞分化程度分为四级：Ⅰ级：2/3以上癌细胞分化良好，属高分化、低恶性；Ⅱ级：1/2~2/3癌细胞分化良好，属中等分化，一般恶性；Ⅲ级：癌细胞分化良好者不足1/4，属低分化，高恶性；Ⅳ级：为未分化癌。

5. 播散途径　结直肠癌有四条播散途径：

(1) 直接浸润：结直肠癌的局部浸润向三个方向扩散：①沿肠壁上下纵形方向的扩散较慢，一般局限在5~8cm范围内，很少超越8cm；②沿肠壁水平方向呈环状浸润，一般浸润直肠周径1/4约需时6个月，浸润1/2周径约需时1年，浸润一圈约历时2年；③向肠壁深层浸润，自黏膜向黏膜下，肌层和浆膜层浸润、最后穿透肠壁、侵入邻近结构、器官组织，例如十二指肠、输尿管、胃、子宫、附件、小肠、膀胱、骶骨、髂血管等。

(2) 淋巴转移：引流结肠的淋巴结可分为四组：①结肠上淋巴结，位于肠壁的肠脂垂内；②结肠旁淋巴结，位于结肠系膜边缘血管旁的淋巴结；③中间淋巴结，位于结肠系膜中部动脉旁的淋巴结；④中央淋巴结，供应该段结肠的主干动脉根部淋巴结。通常癌肿的淋巴转移是依次通过肠壁内淋巴管由①组向④组扩散、少数可出现跳跃式转移，①和②组淋巴结阴性，而③和④组淋巴结却可阳性，在个别情况中可发生左锁骨上淋巴结的转移。

(3) 血行播散：结肠的静脉回流分别经肠系膜上、下静脉汇入门静脉。因此，肝脏是首先受累最常见的血行播散脏器。癌细胞经门静脉进入体循环，播散至全身，导致肺、骨和脑等脏器转移。在极少数情况下可以先出现肺或骨骼的转移。

(4) 种植播散：脱落癌细胞的种植通常也是晚期病变的一种表现，腹膜腔种植是临床上最常见的一种类型，通常由于癌肿穿透肠壁浆膜层后，癌细胞脱落种植于脏层或壁腹膜，并可弥散至全腹腔，但原发癌肿附近以及盆腔底部腹膜可能更为密集。吻合口种植则由于癌细胞脱落于肠腔内，然后种植于吻合口上。一般认为癌细胞在健全完整的黏膜面上是不会存活的，但在创面上则完全可以种植存活。根据最近的认识即使没有创面，肿瘤细胞还是可以种植存活的。腹壁切口的种植大多由于术中未注意切口保护，以致使脱落的癌细胞种植于切口中。

(5) 神经周围播散：癌肿侵袭神经周围间隙或神经鞘后沿供应结肠的神经扩散，发生这种情况者不多见，提示预后不佳。

6. 临床病理分期　根据肿瘤局部浸润扩散范围，有无区域淋巴结转移以及有无远处脏器播散三项指标来划分。其重要性在于为判断病情发展阶段决定治疗方案以及为估计预后提供依据。目前常用的分期方法有二：Dukes分期和国际TNM分期。Dukes分期自1932年提出后几经改良修正已与原始含义有很大出入，如不注明何种改良已无法判断其含义，各家报道结果更无法进行比较。为此，1978年我国第一次大肠癌科研协作会议提出了大肠癌临床病理分期的改良方案作为全国统一使用标准。这一改良方案的特点是保持 Dukes 原始分期中各期的含义，然后再细分。具体如下：

A 期：肿瘤局限于肠壁。

A0 肿瘤局限在黏膜。

A1 肿瘤侵及黏膜下。

A2 肿瘤侵犯肌层。

B 期：肿瘤穿透肠壁，侵入邻近组织结构或器官，但能切除，且无淋巴结侵犯。

C 期：不论肿瘤局部浸润范围如何，已有淋巴结转移者。

C1 肿瘤附近淋巴结有转移。

C2 肠系膜上或下血管根部淋巴结有转移。

D 期：远处器官如肝、肺、骨、脑等发生转移；远处淋巴结如锁骨上淋巴结或主动脉旁淋巴结有转移；肿瘤广泛浸润邻近器官已无法全部切除或形成冰冻盆腔；腹膜腔有广泛播散者。

国际 TNM 分期是 1950 年国际抗癌联盟(UICC)提出用以统一恶性肿瘤的临床分期。此后美国癌症联合委员会(AJCC)承担大肠癌分期的研究，并建议采用 UICC 的 TNM 分期系统，至 1978 年 AJCCS 的建议在 UICC 的会议上得到认可和推荐。当前随着对结直肠癌病理认识的不断深化，TNM 分期不断得到了进一步的细化，对预后的判断和临床治疗的指导参考价值也就更大，并已成为手术前后采用的主要分期标准和选用治疗的依据。根据美国国家癌症网(NCCN)结肠癌指南 2011 版对 TNM 的注释，见表 49-8，表 49-9。

表 49-8 T、N、M 的含义

原发肿瘤(T)	
T_X	原发肿瘤无法评估
T_0	无原发肿瘤证据
T_{is}	原位癌：局限于上皮内或侵犯固有层
T_1	肿瘤侵犯黏膜下层
T_2	肿瘤侵犯固有肌层
T_3	肿瘤穿透固有肌层到达浆膜下层，或侵犯无腹膜复盖的结直肠旁组织
T_{4a}	肿瘤穿透脏腹膜
T_{4b}	肿瘤直接侵犯或粘连于其他器官或结构
区域淋巴结(N)	
N_X	区域淋巴结无法评估
N_0	无区域淋巴结转移
N_1	1~3 枚区域淋巴结转移
N_{1a}	1 枚区域淋巴结转移
N_{1b}	2~3 枚区域淋巴结转移
N_{1c}	浆膜下、肠系膜、无腹膜覆盖的结肠 / 直肠周围组织内有肿瘤种植(tumor deposit, TD)，无区域淋巴结转移
N_2	4 枚或以上区域淋巴结转移
N_{2a}	4~6 枚区域淋巴结转移
N_{2b}	7 枚或以上区域淋巴结转移
远处转移(M)	
M_0	无远处转移
M_1	有远处转移
M_{1a}	远处转移局限于单个器官或部位(如肝、肺、卵巢、非区域淋巴结)
M_{1b}	远处转移分布于一个以上的器官 / 部位或腹膜转移

表 49-9 解剖分期 / 预后组别

期别	T	N	M	Dukes'	MAC
0	T_{is}	N_0	M_0	—	—
Ⅰ	T_1	N_0	M_0	A	A
	T_2	N_0	M_0	A	B1
ⅡA	T_3	N_0	M_0	B	B2
ⅡB	T_{4a}	N_0	M_0	B	B2
ⅡC	T_{4b}	N_0	M_0	B	B3
ⅢA	T_1~T_2	N_1/N_{1c}	M_0	C	C1
	T_1	N_{2a}	M_0	C	C1
ⅢB	T_3~T_{4a}	N_1/N_{1c}	M_0	C	C2
	T_2~T_3	N_{2a}	M_0	C	C1/C2
	T_1~T_2	N_{2b}	M_0	C	C1
ⅢC	T_{4a}	N_{2a}	M_0	C	C2
	T_3~T_{4a}	N_{2b}	M_0	C	C2
	T_{4b}	N_1~N_2	M_0	C	C3
ⅣA	任何 T	任何 N	M_{1a}	—	—
ⅣB	任何 T	任何 N	M_{1b}	—	—

注：上述分期系统获美国癌症联合委员会(AJCC)的授权许可。

cTNM 是临床分期，pTNM 是病理分期；前缀 y 用于接受新辅助治疗后的肿瘤分期(如 ypTNM)，病理学完全缓解的病人病理分期为 $ypT_0N_0cM_0$，可能类似 0 期或 1 期。前缀用 r 表示经治疗获得一段无瘤间期后复发的病人(rTNM)。

MAC 为改良的 Astler-Coller 分期。

肿瘤肉眼上与其他器官或结构粘连则分期为 cT_{4b}。但若显微镜下病理上未见肿瘤浸润侵犯则分期为 pT_3。

V 和 L 亚分期用于表明是否存在血管和淋巴管浸润，PN 用以表示神经浸润。

【临床表现】

结直肠癌是一种生长较慢的恶性肿瘤，原发癌肿的倍增时间平均为 620 天，表示在产生临床症状前肿瘤已经历了长时间的生长和发展。早期可无症状或因其早期症状缺乏特异性而不引起病人和医师的注意和重视，到发现时常已非早期；后期症状又视其发病部位，病变范围，类型以及有无并发症而异。

1. 右侧结肠癌　右侧结肠在解剖上具有腔大、壁薄的特征；右侧结肠腔内的内容物多呈液状。从病理学上看右侧结肠以隆起型病变为多见，此类病变恶性度较低，发展缓慢，癌肿向肠腔内发展可生长成较大，易导致肿瘤远端缺血、坏死、溃破、出血和继发感染。临床上常表现为原因不明的贫血、乏力、疲劳、食欲减退、消瘦、消化不良、发热等症状。病人并无肠道症状，偶有腹部隐痛不适。由于早期这些症状缺乏特异性，常不引起病人注意，而诊治医师亦常不易想到本病的可能，但此时粪便隐血试验多呈阳性，后期在 60%~70% 病人中右侧腹部可扪及一质硬肿块，这是提示右侧结肠癌可能的一个征象，可惜已不是早期征象。

2. 左侧结肠癌　左侧结肠腔较细，肠腔内容物多呈半固体状，而左侧结肠癌以浸润型多见，易导致肠腔狭窄和梗阻。早期临床上可表现为排便习惯改变，可出现腹泻、便秘或腹泻与便秘交替，但严格地说多数病人是便频，不是真正的腹泻，可有黏液血便或便血，血液与粪便相混，多呈暗红色或紫褐色，发生大出血者罕见。当肠腔变细，癌肿浸润浆膜层时，病人常有左侧腹部或下腹部隐痛，并随着肠腔狭窄的发展出现进行性便秘，排便困难，腹胀以及最后发生梗阻。

【诊断】

对临床医师来说，面对越来越多的结肠癌病例，其首要任务将是尽早作出诊断，以期进行积极有效的治疗。但按目前情况而言，从出现症状至明确诊断，平均 60% 病人需历时 6 个月以上。鉴于早期病人常无症状或症状极轻微，易被病人和初诊医师忽视，故文献报道各组病例中早期病例仅占 2%~17%。由此可见，早期诊断已成为当前全体临床医师的共同努力目标。为此目的，应从下列几方面着手抓起。

1. 识别并警觉早期症状　鉴于癌肿部位不同，临床症状各异，故对具有下列任何一组症状的病人都必须予以进一步检查：①原因不明的贫血、乏力、消瘦、食欲减退或发热；②出现便血或黏液血便；③排便习惯改变，便频或排便不尽感；④沿结肠部位腹部隐痛不适；⑤发现沿结肠部位有肿块。

2. 对具有可疑症状的病人应有步骤地进行检查

(1) 直肠指检：应列为常规检查的首要项目，因为从总体来看，目前我国大肠癌中直肠癌仍居多数，而直肠癌中 75% 位于直肠指检可及范围内。即使直肠指检未扪及肿瘤，但指套染有血性粪便则应高度怀疑结肠癌的可能，是一具有重要诊断意义的阳性发现。

(2) 纤维结肠镜检查：是诊断结肠癌最主要、最有力的工具。因为它能直接看到病灶，了解其大小、范围、形态、单发或多发，最后还能通过活组织检查明确病变性质。因此，它是非常有效的检查手段。但纤维结肠镜检仍有一定的缺陷，不但它有盲点，在少数病人中由于肠痉挛使进镜困难，或因肿瘤引起肠腔狭窄前进受阻，但镜中又看不到肿瘤，从而给人以假阴性结果。另外有一种情况，即肉眼中貌似恶性或不能肯定者，活组织检查结果为良性，给人以假安全感，因此肠镜检查结果如能确定诊断固然价值很大，但如结果否定而症状可疑时，则尚应进一步作气钡双重对比灌肠造影 X 线摄片检查。此外，纤维结肠镜检查还有一个缺点，就是对病变的定位较差。

(3) 气钡双重对比灌肠造影 X 线摄片检查：是诊断结肠癌最常应用而有效的方法。采用薄钡和空气灌肠双重对比的检查方法有利于显示结肠内较小的病变，其清晰度远优于单纯钡剂灌肠摄片检查。大体形态不同的癌肿在 X 线片中可呈现不同的形状，由于癌肿首先破坏黏膜，继之浸润肠壁，因而 X 线片上共同显示黏膜紊乱、黏膜纹中断、肠壁僵硬、边缘不规则和结肠袋消失。隆起型癌肿常表现为肠腔一侧的充盈缺损；溃疡型癌肿则表现为肠壁不规则并有龛影，其周围较透明；浸润型癌肿当还局限于肠壁一侧时则表现为此侧肠壁的收缩，当癌肿已浸润肠壁一圈时，则可见环状或短管状狭窄。但不论何种类型癌肿当侵及肠周径一圈时均可出现肠腔变细、狭窄，甚至钡剂通过受阻。一般结肠癌侵犯肠管的长度较短，不超过 10cm。在 X 线线中黏膜从正常变为破坏较为突然。

结肠癌与良性腺瘤在X线片中的区别主要在于后者不破坏黏膜结构，亦无浸润，故同样充盈缺损其表面光滑，边缘整齐，结肠袋存在，肠腔亦无狭窄。气钡造影的最大缺点是对所见病变不能定性。

(4) B型超声波扫描检查：并不是诊断结肠癌的主要手段，仅在腹部扪及肿块时，对判断肿块属实质性或非实质性有帮助。因为肿块周围均为肠段，肠腔反射常使实质性的图像不能正确地反映出来，故阴性结果并不可靠。但结肠癌时腹部B型超声对判断肝脏有无转移有一定价值，故应列为术前常规检查的内容之一。此外，目前已有一种在内镜中可用的B超探头，可判断肿瘤的浸润深度甚至局部淋巴结的受侵情况，对术前病期判断有很大帮助，只是目前于设备条件尚未能广泛采用，仅在有条件的单位作为选用的检查。无疑这对术前病期的判断是具有很大价值的。

(5) CT和MRI检查：目前是每一个病例术前必须检查的常规项目，主要的目的是：①当B型超声显示肝内有占位病变时，肝脏CT或MRI有助于精确判断转移病变的大小、数目、部位，是否有可能手术切除；②当临床检查发现结肠肿瘤活动度降低时，CT或MRI更有助于了解癌肿对周围结构或器官有无浸润侵犯，判断手术切除的可能性和危险性；③对血液肿瘤标志物检测发现有明显升高者，例如CEA、CA-19-9、AFP、CA-50、CA-724等指标异常，必须做胸、腹部CT或MRI扫描；当然有条件时可作PET-CT全身扫描以了解肿瘤有无远处转移和播散的范围。这对总体了解病情和病期是极为有用的。

(6) 血清肿瘤标志物测定：目前尚无一种特异的肠癌抗原。癌胚抗原(CEA)则是结肠癌时临床上应用最广泛的一种细胞膜糖蛋白，在大肠癌和其他组织中均可测到此种抗原，它在结肠癌和其他非胃肠道癌肿时均可升高。从总体而言，结肠癌时血清CEA值高于正常者仍为数不多，并与癌肿的侵袭范围正相关，它主要对术后复发的监测和预后的判断有帮助。糖抗原19-9(CA-19-9)是Kopowski等(1979)从结肠癌细胞株SW1116中分离出来的一种肿瘤相关抗原，但它对胰腺癌具有较高敏感性和特异性，对结直肠癌的敏感性不及CEA，但特异性则较CEA高。CEA和CA-19-9间并无明显相关性，然而当CA-19-9与CEA联合检测时敏感性可达86.36%，特异性为88.79%，尤其适用于术后监测，有助于早期发现复发和转移，可作为结直肠癌病人术后的常规监测手段。

(7) 虚拟结肠镜检查：又称螺旋CT扫描，可作为结肠镜检查的辅助，帮助了解肿瘤的确切位置和肿瘤局部浸润的范围以及它对周围器官结构的影响。

3. 诊断要点　综合临床表现和诊断措施，可归纳为下列几条：

(1) 右半结肠癌的诊断要点：①不明原因的贫血和乏力；②消化不良；③持续性右侧腹部隐痛不适；④右侧腹部可扪及肿块；⑤粪便隐血试验阳性；⑥结肠镜检查看到具有特征性的病变；⑦气钡灌肠造影可见特征性X线表现。

(2) 左侧结肠癌的诊断要点：①排便习惯改变，便频、便秘或二者交替；②血便或黏液血便；③结肠梗阻性症状，包括进行性排便困难，便秘和腹部胀痛；④结肠镜或乙状结肠镜检查看到具有特征性的病变；⑤气钡双重对比灌肠造影X线片中显示特征性病变。

【治疗】

当前结肠癌的治疗近年来有飞跃的进步，已由以往单一手术向多学科综合治疗和个体化治疗的方向发展，以往认为无法手术的肿瘤现在得以切除，并取得长期生存的结果。总的5年生存率明显提高，复发率有所降低。然而在结肠癌发病率直线上升的形势下，它对我们的威胁和挑战仍是严重的，留待解决的问题也仍很多。由于它的高发，已成了一个常见病。因此今后临床上将会有更多机会需要我们来面对这一疾病。

1. 外科手术治疗　迄今为止，手术切除仍是治疗结肠癌最主要而有效的方法。

(1) 治疗原则

1) 对于癌肿尚局限于肠壁内的病人来说，切除病变肠段及其淋巴引流区，可以达到彻底根治的目的。

2) 对癌肿已穿透肠壁或已伴区域淋巴结转移的病例，按照根治手术切除的要求和范围，有可能取得彻底根治的效果，但也有可能残留肉眼看不到的微转移灶，对这类病变，单纯手术切除显然是不够的。为了防止这种情况的发生，以及考虑到手术前要正确判断病变范围是很难的，必须加强手术前后的综合治疗，并争取对转移灶行手术切除，以达到根治切除的要求。

3) 对原发癌肿尚能切除，但已有远处转移的病例，首先应争取尽量切除原发肿瘤；如转移病变为单发，则视病人情况可一期或分期切除转移灶；如转移灶为多发，则应在切除原发肿瘤前后，进行综合治疗，并争取再次手术时能尽量将转移灶切除，当前对肝转移的切除，在综合治疗的配合下趋向更为积极的态度。

4）对于无远处转移，肿瘤局部较为固定的肿瘤，只要无重要结构或器官受累，仍应尽量争取切除原发肿瘤后进行综合治疗。因为肉眼鉴别炎性固定与癌性固定极为困难，临床上常遇到判断为癌性浸润的病变病理诊断却为炎性浸润，故不应轻易放弃切除原发肿瘤的努力。

5）对局部癌肿确已无法切除的病例，为防止梗阻或解除梗阻，首选内转流术；对无法作内转流术的病例，则可选作近端结肠的造口减压术。

6）对不适于手术切除的多发性肝转移病例，可经胃右或胃网膜右动脉插管放置肝动脉注射泵备术后经肝动脉化疗之用，同时进行全身化疗。

7）由于结肠癌不适宜进行手术前后的辅助放疗，故对术中发现肿瘤已穿透肠壁（浆膜）有邻近组织结构浸润或伴淋巴结肿大疑有转移的病例，除非有术中放疗设备可考虑术中放射外，在切除手术后腹腔内可留置化疗泵备术后腹腔化疗之用。

(2) 手术前准备：病员术前必须进行全面检查，以了解浸润范围和有无远处转移，包括腹部肿块、腹水、肝脏大，结肠梗阻、左锁骨上或腹股沟淋巴结肿大。胸部摄片有无肺部转移，以及检查盆腔有无转移。同时应全面了解重要脏器的功能，包括心、肺、肝、肾功能和凝血机制，有无糖尿病、贫血、营养不良等情况，以便判断有无手术禁忌证和估计手术的风险有多大。根据全面检查结果，术前应尽可能纠正各种存在的失衡和缺陷，以提高手术安全性。此外，在精神上应鼓励病人，使其明确手术与各种治疗措施的必要性，去除恐惧心理，树立战胜疾病的信心和对医师的信任，更好地配合治疗，以期获得较好的疗效。

肠道准备是结直肠切除手术前极为重要的一个部分，它是保证手术后吻合口一期愈合的关键，包括机械性肠道清洁与抗生素准备两部分，可是当前对这种认识出现了全盘否定、认为准备与否差异不大的观点。但在目前国内外尚未完全一致认同时，仍应重视术前肠道准备。对无梗阻的病人术前不必禁食，可于术前2天起给进流汁饮食，同时给予静脉补液，以补充口服的不足，保证术前体内良好的水化和电解质平衡。术前1天给口服磷酸化钠（Fleet磷酸苏打液）45ml两次，每次服1杯200ml水，或10%甘露醇250ml和水1 000ml。术前1天给口服甲硝唑400mg和庆大霉素8万U，每4小时1次，共4次。对伴不全梗阻或慢性梗阻的病人不宜用上述导泻药，入院后即应给予液状石蜡50mg，每日1次，一直服用至手术，大约服用5~7天。

(3) 结肠癌根治性切除手术的切除范围：结肠癌根治性切除的范围应包括病变肠段及其系膜和供应血管及引流淋巴区。就癌肿本身而言，切除近远端各5~10cm肠管已经足够，无需切除过多的肠段，但为了清除系膜血管根部淋巴结，在结扎切断主要系膜血管后，其供应的肠段也就不得不随之切除。因此，根据癌肿所在部位的不同，切除范围可参阅图49-26，并根据手术时的具体情况，包括手术发现病变情况和病员年龄、全身情况、对手术耐受性等作适当调整。

1）右半结肠切除术：主要适用于盲肠、升结肠和结肠肝曲癌肿。切除范围应包括大网膜、15cm末端回肠、盲肠、升结肠、肝曲和右侧横结肠及其系膜血管和淋巴结。

手术多取右侧脐上下正中旁切口，进腹后先全面探查了解播散情况和有无其他伴发病变，在确定肿瘤可切除后，于肿瘤近、远端肠段系膜缘穿过纱带或粗丝线，结扎、阻断肠腔，向肿瘤段肠腔内注入5-FU 1 000mg。然后按结肠系膜切除（CME）的操作原则进行操作。

结肠系膜切除（CME）的操作原则：结肠切除手术现在均按照结肠系膜切除（CME）的操作原则进行，即从系膜血管根部清扫开始由内向外进行解剖分离，与以往由外向内分离形成完全相反的步骤。新的操作原则的实行，它充分体现了癌肿根治和微创相结合的优点，其原理完全与全直肠系膜切除一样，即从正常组织解剖平面进行分离，首先控制阻断肿瘤的血供和回流，由远及近清扫其周围的淋巴脂肪组织。各主要血管均先裸化后，在看清它们从肠系膜上或肠系膜下动脉主干上分出，以及它的行走方向，然后在其分出处下进行结扎断离，保证既不会误伤血管，又可彻底清扫所有引流淋巴结。整个手术可以不用接触肿瘤，由于在正常组织解剖平面中进行分离，所以失血极少，真正做到了根治又微创的要求。右半结肠切除术和横结肠切除术是从胰腺下缘肠系膜上动脉根部开始解剖；左半结肠切除术则是从肠系膜下动脉根部开始解剖，在断离血管后，提起系膜从内向外在腹膜后间隙平面中进行由内向外的逐步分离延伸，这种分离不是要求速度快，而要保证在直视下清晰看清后腹膜上的解剖结构后进行分离，这样就不会有误伤，又可

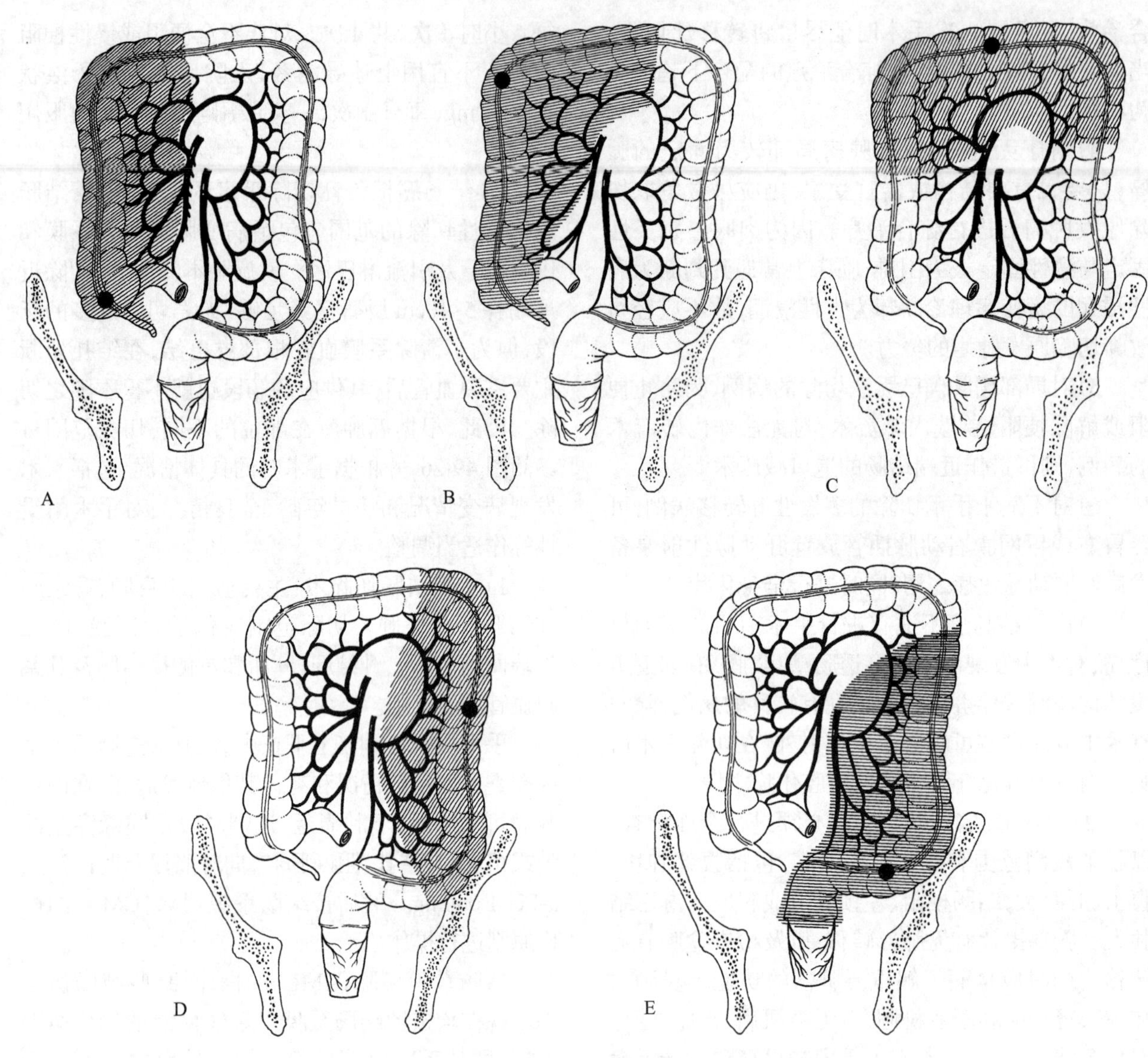

图 49-26 切除范围

A. 右半结肠癌切除术(保留结肠中动脉);B. 右半结肠癌切除术(切断结肠中动脉);C. 横结肠癌切除术;D. 左半结肠癌切除术;E. 乙状结肠癌切除术

达到几乎没有或极少出血的情况下完成结肠癌的根治性切除术。整个手术同样多是在锐性分离下进行和完成,这就是CME操作原则带给我们的新结果。事实上正是由于分离工作完全在正常解剖平面上进行,不出血不需止血,就大大缩短了手术时间,因此手术反而会进行得很顺利也很快。

右半结肠切除术首先切开胰腺下缘与横结肠系膜根部返折处浆膜,显露肠系膜上血管,从肠系膜上血管根部清除淋巴结。显露结肠中动、静脉,在其起始部双重结扎并切断之。依次显露结肠右和回结肠血管根部,分别双重结扎切断。清除血管根部淋巴结。沿横结肠系膜翻起在后腹膜平面向右游离肝曲,注意勿损伤位于后上方的十二指肠水平部,向下翻起整个右结肠系膜,切开右侧结肠旁沟处腹膜返折,游离全部右侧结肠,注意勿损伤后内方的右侧输尿管。在距回盲瓣15cm处断离末端回肠及其系膜血管。分离、结扎、切断胃网膜血管分支和胃结肠韧带、清除胃网膜血管旁和幽门下淋巴结。将断离的大网膜自横结肠左侧附着处分离至横结肠中部,最后在横结肠中部断离横结肠。整块切除右半结肠及其系膜、淋巴结和大网膜,作回肠横结肠端端吻合术,间断法一层内翻缝合。缝闭系膜裂孔,逐层关腹。亦可应用侧侧钉合器进行吻合。

2)横结肠切除术:主要适用于横结肠中部癌肿。切除范围为全部大网膜、横结肠包括肝曲、脾曲及其系膜和淋巴结。

手术步骤基本同右半结肠切除。切口宜偏高。探查腹腔后,同样结扎肿瘤段肠腔和注入5-FU 1 000mg。切开横结肠系膜与胰腺下缘交界处,显露肠系膜上动脉，向下分离至结肠中动脉根部，裸化血管，清除血管周围淋巴结，予以双重分别结扎动静脉后切断之，然后翻起横结肠在后腹膜平面向右分离肝曲至盲升结肠，注意保护上后方的十二指肠水平部；沿翻起的横结肠系膜向左分离脾曲，注意勿损伤脾脏，向下分至降、乙状结肠。分别断离盲、升结肠和降、乙状结肠，整块切除横结肠及其系膜，淋巴结和大网膜，行升结肠和降结肠端端吻合，间断法一层内翻缝合，缝闭系膜裂孔，逐层关腹。亦可选用侧侧钉合器完成吻合。

3）左半结肠切除术：适用于结肠脾曲和降结肠癌肿。切除范围为全部大网膜、横结肠左半、脾曲和降结肠及其系膜和淋巴结。至于乙状结肠是否切除需常规一并切除，视癌肿部位而定。

取左侧正中旁切口，起自左肋缘下至脐下三横指。腹腔探查，阻断肿瘤近远端肠腔，注入5-FU 1 000mg。沿横结肠系膜根部与胰体下缘交界处切开后腹膜，显露肠系膜下动脉根部，自上向下清除肠系膜下动脉根部周围脂肪、淋巴组织，在结肠左动、静脉根部分别双重结扎后切断。并视癌肿部位的高低，决定乙状结肠血管结扎切断与否。然后翻起左结肠系膜在后腹膜平面向外分离，切开左结肠外侧后腹膜，完全游离左侧结肠，游离至结肠脾曲时需特别注意勿损伤脾脏，谨慎地断离脾结肠韧带，保留左胃网膜血管弓，断离左胃网膜血管各分支，断离大网膜。分别在横结肠中部和乙状结肠或直肠上端断离肠管，整块切除大网膜和左半结肠及其系膜和淋巴结，将横结肠近端与乙状结肠或直肠上端行端端吻合术，间断法、内翻一层缝合术。当然同样也可用钉合器来完成吻合。在清扫淋巴结和结扎切断结肠左血管时尚需特别注意勿误伤其内后方的左侧输尿管、精索静脉或卵巢静脉。脾曲癌肿和降结肠上段癌肿一般无需切除乙状结肠；降结肠下段癌则往往需一并切除部分乃至全部乙状结肠，视乙状结肠的长度而定。最终需保证对合和吻合口无张力。

4）乙状结肠切除术：适用于乙状结肠癌。切除范围包括乙状结肠及其系膜和淋巴结。取下腹左正中旁切口，进腹后探查、阻断肿瘤段肠腔，注入5-FU 1 000mg，其操作同上述手术。首先显露肠系膜下动脉根部，清除其周围淋巴结，向下至乙状结肠动脉起始部予以双重结扎后切断之，然后沿乙状结肠系膜根部切开外侧后腹膜，游离并翻起乙状结肠及其系膜，在降、乙状结肠交界处断离降结肠下端和肿瘤下5cm处或直肠上端断离远端肠管，移去乙状结肠及其系膜和淋巴结，行降结肠-直肠端端吻合术，间断法一层内翻缝合。或采用钉合器进行吻合。如吻合时感到有张力，则应游离脾曲。

（4）梗阻性结肠癌的手术处理：癌肿导致梗阻是结肠癌最常见的一种并发症，也可以是一部分病人最早的临床表现或作出诊断时的状况。鉴于结肠梗阻形成一个闭锁肠襻，肠腔极度扩张，肠壁血运易发生障碍而致缺血、坏死和穿孔。癌肿部位越近回盲瓣，闭锁肠襻越短，发生穿孔的危险性越大。因此对结肠梗阻病人宜取积极态度，在胃肠减压，补充容量、纠正水电解质紊乱和酸碱平衡失调后，宜早期进行手术。盲肠癌如引起梗阻时，临床上常表现为低位小肠梗阻的征象。虽然发生坏死穿孔的危险性似乎较小，但梗阻趋向完全性，无自行缓解的可能，故亦以早期手术为宜。在手术处理上可遵循下列原则：①右侧结肠癌并发急性梗阻时应尽量争取做右半结肠切除一期吻合术；②对右侧结肠癌局部确已无法切除时，可选作末端回肠与横结肠侧侧吻合术-内转流术（捷径手术）；③盲肠造口术由于减压效果不佳，目前已基本被废弃；④左侧结肠癌引起的急性梗阻在条件许可时应尽量一期切除肿瘤。切除手术有3种选择，一是结肠次全切除，回肠乙结肠或回肠直肠吻合术；二是左半结肠切除，一期吻合、近端结肠失功性造口术，二期造口关闭；三是左半结肠切除，近远端结肠造口或近端造口，远端关闭，二期吻合；⑤对肿瘤已无法切除的左侧结肠癌可选作捷径手术或横结肠造口术。

（5）结肠癌穿孔的处理：结肠癌并发穿孔大多发生在急性梗阻后，少数亦可发生在癌肿穿透肠壁后溃破。不论其发生的机制属哪一种都是极其严重的临床情况，急性梗阻时发生的穿孔大多发生在盲肠，由于肠腔内压力过高导致局部肠壁缺血、坏死而穿孔，此时将有大量粪性肠内容进入腹腔，产生弥漫性粪性腹膜炎，并迅速出现中毒性休克。因此感染和中毒将成为威胁病人生命的两大因素。至于癌肿溃破性穿孔则除粪汁污染腹腔外，尚有大量癌细胞的腹腔播散、种植。因此，即使闯过感染和中毒关，预后仍然不佳。在处理上首先强调一旦明确诊断即应急诊手术，同时加强全身支持和抗生素治疗。手术原则为不论那一类穿孔，都应争取一期切除癌肿，右侧结肠癌引起穿孔者可一期吻合，左侧结肠癌并发穿孔者切除后，可行左半结肠切除后一期吻合但宜加作末端回除辅助性造口术；或行左半结肠切除后近端结肠造口，二期再回纳吻合。同样多是分期手术，以一期吻合二期关闭回肠造口更为可取。因全身或局部原因而不能对已溃破的癌肿行一期切除的病例，可行近端结肠造口术，且造口宜尽量选在肿瘤近端，并清除造口远端肠腔内粪质，以免术后粪质随肠蠕动不断进入腹腔。这样的选择主要是考虑今后条件许可时尚有给予施行原发肿瘤一期切除吻合的机会。

2. 辅助性化疗　在结肠癌中的地位：虽然外科手术是结肠癌的首选治疗手段，但手术的能力有限，当病变超出手术范畴时，外科手术也就无能为力，此外，在不少情况下手术已把原发肿瘤切除，似乎感到手术很彻底，但事隔一年半载，远处器官出现了病变或局部又再出现复发，防止和面临这些情况的出现，有赖于综合治疗。鉴于腹腔器官特别是小肠对射线太敏感，耐受性差，故放射治疗不宜应用于结肠癌，化学治疗就成了结肠癌时重要辅助治疗手段，以往一直认为肠癌对化疗是不敏感的，至多是一种安慰治疗，20 世纪 90 年代以来这种概念已被大量事实证实是错误的。随着给药方法和途径的改变，生物调节剂的应用、药物结构的改变和新药的开发，化疗在进一步提高疗效、防止复发、延长生存时间及改善生活质量等方面发挥了显著作用，因而当前化学治疗已成为结肠癌综合治疗中不容轻视的一个重要手段。

(1) 几种常用的辅助性化疗方案：5- 氟尿嘧啶(5-FU)是结直肠癌中应用最广、药疗效较为可靠的国际公认选用药物，但单剂治疗结直肠癌的反应率仅在 10%~20%，有效时间持续 <12 个月，且对生存率并无影响。大量资料显示如果肿瘤细胞暴露在大剂量高浓度 5-FU 中或长时间持续暴露在 5-FU 中，5-FU 的抗癌活性将明显提高。从一项 6 个临床试验包括在 19 例结直肠癌化疗的研究中显示，接受 5-FU 持续静脉滴注的病例反应率明显比静脉推注的高，其血液系统副作用亦相对少，唯手足综合征的发生率偏高(34%：13%)，这些资料支持了延长肿瘤细胞暴露于 5-FU 中的给药方法是合理和有效的，但持续静脉滴注的给药方法在欧洲已被广泛接受，在美国则未被接受，因为感到静脉推注比静脉滴注更方便，费用亦以前者为高，此外需留置中央静脉导管和泵，从而产生相关并发症等缺点。目前国内采用一种经外周静脉留置导管便携式化疗泵的方法，它避免了住院、卧床静脉滴注和留置中心静脉导管及由此引起的各种并发症。费用差别不大，而疗效和毒副作用却有明显的不同，病员并不感到不方便反而感到现在没有了以往对化疗的那种恐惧感。

近年来，许多研究观察了亚叶酸钙(calcium folinate，CF，商品名 Leucovorin，LV)对 5-FU 的生物调节作用，从一项对 9 个临床试验包括 1 400 例病人的综合分析中显示 5-FU/LV 联合治疗的反应率为 23%，较单药 5-FU 的 11% 明显为高，只是中位生存期两者并无差异，然而当用于辅助治疗时，5-FU/LV 联合应用可明显提高术后 5 年生存率。因而 5-FU/LV 联合应用已被国际第一个公认作为结直肠癌术后辅助化疗的标准方案和进展期结直肠癌的一线选用方案。

在具体应用时有多种方案，应用最广泛的要算美国 Mayo Clinic 方案与欧洲的 DeGramont 方案：

1) Mayo Clinic 方案：LV 20mg/(m^2·d)，静脉推注，5-FU 425mg/(m^2·d)静脉推注，每 4 周连用 5 天每天 1 次。

每 4 周给 5 天作为一疗程，在这一方案中原本药物是静脉推注的，现在可以将 5 天药量灌注在一 250ml 容量的化疗泵中，药物和 5% 葡萄糖液或 0.9% 生理盐水加至 240ml，以 2ml/h 的速度自动滴注。

2) DeGramont 方案：LV 200mg/(m^2·d)2 小时滴注，5-FU 400mg/(m^2·d) 静脉推注，然后 5-FU 600mg/(m^2·d)静脉输注 24 小时，每 2 周连续给药 2 天。

每 2 周给药 2 天，作为 1 周期，2 次为一个疗程，在这一方案中原本采用静脉推注与滴注相结合，现在同样可以灌注在一 250ml 容量的化疗泵中自动滴注，其速度为 5ml/h。但在药物剂量上必须进行调整，LV 可按 20mg/(m^2·d)给予，因为如按 200mg/(m^2·d)势必引起严重口腔溃疡，使病人无法忍受而中断治疗。5-FU 剂量亦略予减少，由原来方案中 1 000mg/(m^2·d)改为 750mg/(m^2·d)，以保证疗效的同时避免严重毒副作用的发生。

卡培他滨(capecitabine，希罗达 Xeloda)是新一代 5-FU 的前体，一种口服液的氟尿嘧啶氨基甲酸酯，可以迅速吸收在肝脏内被代谢为 5′- 脱氧 -5- 氟胞苷(5′-DFCR)和 5′- 脱氧 -5- 氟尿苷(5-DFUR)，这是两种没有细胞毒性的中间代谢产物，它们在进入肿瘤细胞后，通过胸腺嘧啶磷酸化酶(TP)的作用才迅速转化成 5-FU，而正常细胞因为缺乏 TP 酶，故不会产生 5-FU，因此 5-FU 在肿瘤细胞中具有选择性产生和发挥作用的特点。卡培他滨具有模拟持续滴注的作用，疗效高、耐受性好、使用方便，其单药的疗效完全可与 5-FU 媲美。卡培他滨的给药方案有二：①卡培他滨 1 500mg，每日 2 次

(1 700mg/m^2·d，分 2 次口服)，服用 14 天停 7 天为一疗程；②卡培他滨 1 250mg/(m^2·d)，分 2 次口服，相当于 1 000mg，每日 2 次，连续服用，中间不停，4 周为一疗程。当前美国 FDA 也已批准卡培他滨可作为Ⅲ期结直肠癌术后标准辅助化疗方案之一。

第三个被国际批准的是 MOSAIC 的 FOLFOX 方案，即奥沙利铂(Oxaliplatin)+5-FU/LV，采用的是 de Gramont 的 2 周方案。2 周为一周期，2 周期为一疗程，同样术后应用 6 个疗程。具体 OXA 85mg/m^2，i.v.2h d1，LV 200mg/m^2，i.v.2h，5-FU 400mg/m^2，静脉推注。继之 5-FU 600mg/m^2，g.t.t.22h d1~2，q2W，×12。鉴于卡培他滨已被证明不但疗效不比 5-FU/LV 差，且更具毒副作用轻，使用方便的优点，故也可用 XELOX 方案，即用卡培他滨 1 700mg/m^2，b.i.d.p.o.，服两周停 1 周取代 5-FU/LV，OXA 改为每 3 周 1 次 ×8 次，共 6 个月。

不论采用哪一种方案，作为术后辅助治疗一律需用 6 个月，相当于 12 次 2 周方案，或 8 次 3 周方案，或 6 次 4 周方案。这里要提醒的是不同周期所用药物的剂量是完全不同的，绝不是可以用同样剂量随意地作不同周期的治疗。

(2) 结肠癌肝转移时新辅助治疗的应用：所谓新辅助治疗是指辅助化疗应用在手术前，其目的是使原先认为无法手术的结直肠癌肝转移转变成可以切除。从而完全改变了结直肠癌肝转移病人的命运，使一个原本几无 5 年生存希望的病例出现了 5 年生存的可能，约有 20% 可行肝转移灶根治性切除术，而在行肝转移灶根治性切除术的病人中 5 年生存率可达 40%。这是近几年中在结肠癌肝转移治疗上出现的一个突出成果。结肠癌肝转移治疗上的另一个成就是手术治疗从最初认为只能对单发病灶进行切除手术到现在一次可以切除多个病灶，而且可以对复发病变进行多次切除手术。而且再次切除手术仍可提供与初次切除手术相仿的疗效(5 年生存率)。对不能手术的病人则应继续进行化疗，直至肿瘤迅速增大，证实无效为止。

根据美国国立癌症综合网络(NCCN)结肠癌指南 2011 对结肠癌肝转移时新辅助治疗的选用方案有：FOLFOX、XELOX、FOLFIRI、XELIRI。这四个方案前两个为一个组，后两个为一个组。选用任何一组中的任何一个均可以，效果基本相似，区别的只是毒副作用的不同；一组治疗效果不佳或失效时可改用另一组；无论先用哪一组，最后总的结果也大致相仿，但总体倾向先用 FOLFIRI 或 XELIRI，后用 FOLFOX 或 XELOX。这两组药对肝脏多有损害，只是对肝脏造成的损害结果 - 病理变化完全不同，因此谈不上谁好谁坏。一般建议新辅助治疗对不能手术切除的结肠癌肝转移病例，宜每应用 3 个月进行一次疗效评估并决定是否可以施行切除手术。对少数疗效奇佳临床病变完全消退者，往往病理上尚有残留，故建议应仍进行手术探查，采取积极处理的态度来对待，以免失去手术切除的良机。对可以手术切除肝转移的病例，术后应继续按辅助化疗的要求给予治疗。

随着分子靶向药物的问世，目前已证明分子靶向药物与化疗相结合可进一步提高进展期结肠癌病例的生存期。同时获美国 FDA 和我国 SDA 批准可用于治疗结直肠癌的分子靶向药物有两种：

二、结肠其他肿瘤

(一) 恶性淋巴瘤

是除癌肿外结直肠中最常见的恶性肿瘤。可以是全身性淋巴瘤的一部分，也可以是原发性，发生于胃肠道的恶性淋巴瘤，以胃为最常见。发生在结肠者则属少见，结肠中则以盲肠为多见。形态学上可表现为息肉型、溃疡型、肿块型和浸润型。肿瘤在细胞类型上以混合型居多，少数可表现为单纯性网状细胞肉瘤和淋巴细胞肉瘤。弥漫性淋巴瘤性息肉病则属罕见，非霍奇金淋巴瘤和 Kaposi 肉瘤则是两种与 AIDS 病相关的癌。Kaposi 肉瘤可无肠道或全身症状，临床上这些病人主要表现为腹痛、乏力、消瘦、腹块、排便习惯改变等。气钡灌肠双重对比造影和纤维结肠镜中极难与癌肿鉴别，诊断主要依靠活组织检查。病变局限者可手术切除，术后辅以放疗和化疗。如病变广泛无法切除或属全身性病变的一部分时，如无梗阻可不必切除，予以放疗和化疗。

(二) 平滑肌瘤和平滑肌肉瘤

胃肠道平滑肌瘤或平滑肌肉瘤以胃和小肠为多见，发生在结肠者比直肠更为少见。平滑肌瘤可向肠腔内生长，亦可向肠外生长，或双向发展形成哑铃状。不论何种生长方式，因其原发部位来自肠壁肌层，故肠腔黏膜完整，内镜可无异常，早期临床上可无症状，肿瘤较大时腹部可扪及肿块，偶因肠腔狭窄或肠套叠可出现腹痛，黏膜溃破后可出现消化道出血。治疗上应以手术切除为主。生长活跃的平滑肌瘤与低恶性平滑肌肉瘤在病理上有时较难鉴别，因此如仅从肠壁将肿瘤局部切除难免有复发危险，故对良性平滑肌瘤作局部肠段切除更为安全。对平滑肌肉瘤则手术原则同结肠癌。

(三) 脂肪瘤

虽然结直肠是消化道中发生脂肪瘤较常见的部位,在良性肿瘤中脂肪瘤是次于腺瘤的第2位常见病变,然结肠脂肪瘤总的发病率仅0.2%,结肠中以盲肠好发,它来自肠壁内脂肪结缔组织,多数生长在黏膜下,向肠腔内突出,2/3有蒂,状似息肉。由于浅表,其黏膜面易破溃、出血,或可引起肠套叠。治疗可经纤维结肠镜予以摘除或作局部切除术。个别脂肪瘤亦可长在浆膜下或呈多发性。脂肪肉瘤则属罕见。

(郁宝铭)

参考文献

[1] TJANDRA J J, MACRAE F. Hereditary colorectal cancer syndrome [M]//Tjandra J J, Clunie G J A, Thomas R J S. Textbook of Surgery. 2nd ed. [S.L.]: Blackwell Science Asia, 2001: 193-198.

[2] FUCHS C S. Dietary and life style influence on colorectal carcinogenesis [M]//SALTZ L B. Colorectal Cancer multimodality management. [S.L.]: Human Press Inc, 2002: 47-64.

[3] KUADA S K, NEKLASON D W, BURT R W. Biology and molecular genetics of colorectal cancer [M]//Saltz LB. Colorectal Cancer multimodality management. [S.L.]: Human Press Inc, 2002: 3-22.

[4] TJANDRA J J. Colorectal cancer and adenoma [M]//TJANDRA J J, CLUNIE G J A, THOMAS R J S. Testbook of Surgery. 2nd ed. [S.L.]: Blackwell Science Asia, 2001: 177-192.

[5] KRONBORG O. Screening for colorectal cancer in the average risk population [J]. Sem Colon Rect Surg, 2002, 13 (1): 16-30.

[6] VINING D L. Overview of CT, MRI and ultrasound in the imaging and staging of colorectal cancer [M]//Saltz LB. Colorectal Cancer Multimodality Management. [S.L.]: Human Press Inc, 2002: 117-126.

[7] GREM J L. 5-Fluorouracil and its biomodulation in the management of colorectal cancer [M]//SALTZ LB. Colorectal Cancer Multimodality Management. [S.L.]: Human Press Inc, 2002: 457-488.

[8] KALMADI S R, LEICHMAN C G, Adjuvant therapy in lymph node-positive colon cancer: current standards and future perspectives [J]. Sem Colon Rect Surg, 2002, 13 (4): 245-251.

[9] GILL S, GOLDBERG R M. Adjuvant therapy for node-negative colon cancer [J]. Sem Colon Rect Surg, 2002, 13 (4): 238-244.

[10] WALDER S. Systematic treatment of advanced colorectal cancer: Incorporating new agents into therapeutic strategy [J]. Sem Colon Rect Surg, 2002, 13 (4): 269-276.

[11] PATEL S S, FLOYD A, DOORLY M G, et al. Current controversies in the management of colon cancer [J]. Curr Probl Surg, 2012, 49 (7): 398-460.

[12] WU X, ZHANG J, HE X, et al. Postoperative adjuvant chemotherapy for stage Ⅱ colorectal cancer: a systemic review of 12 randomized controlled trials [J]. J Gastrointestinal Surg, 2012, 16 (3): 646-655.

[13] McKenzie S, NELSON R, MAILEY B, et al. Adjuvant chemotherapy improve survival in patients with American Committee on Cancer stage Ⅱ colon cancer [J]. Can, 2011, 117 (24): 5493-5499.

[14] JEE S H, MOON S M, SHIN U S, et al. Effectiveness of adjuvant chemotherapy with 5-FU/leucovorin and prognosis in stage Ⅱ colon cancer [J]. J Korean Soc Coloproctol, 2011, 27 (6): 322-328.

第五十章
阑尾疾病

第一节 阑尾的发育、解剖和生理

【阑尾的发育】

胚胎发育至 7mm 时，大肠和小肠在中肠的弯折处分界。17mm 胚胎时中肠弯折顶端见锥形伸出，阑尾由此尖端发育而来。胚胎 5 个月后锥形伸出的近段扩张成为盲肠。因此胚胎发育的结果导致部分盲肠为漏斗形，而不是圆形。阑尾则由盲肠顶端沿其纵轴向下延伸。

出生后阑尾从两侧对称生长的盲肠尖端继续向下延伸。盲肠两侧在出生后的发育出现不对称现象，前纵肌和右后纵肌间的盲肠壁呈袋状突出生长，左侧和后侧壁发育较少，导致成人阑尾常在盲肠内侧居后，而不是位于顶端。根据此特点行阑尾切除术时易寻到阑尾，并有助于诊断阑尾占位病变。阑尾与盲肠的位置关系由于盲肠的不同发育而有差异。根据一份大宗解剖资料，阑尾位于盲肠后内的约为 66%，达盆腔入口的约 31%，位于漏斗形盲肠下的约 2%，前位的仅约 1%（图 50-1）。

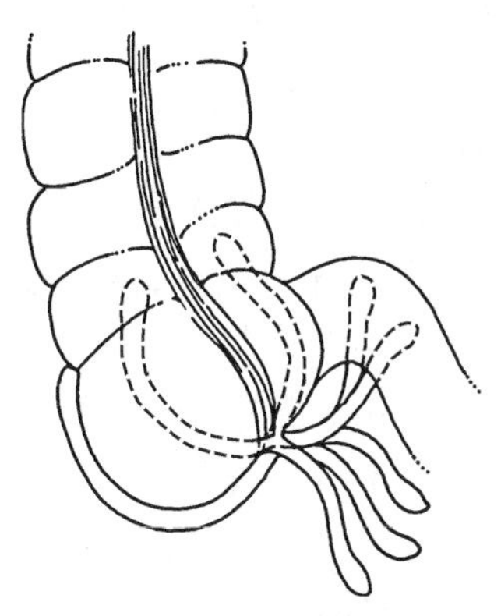

图 50-1 阑尾与盲肠的关系

盲肠和阑尾一般位于右下腹，这同胚胎发育密切相关。胚胎早期腹腔非常小，中肠位于腹腔外；3 个月时胚胎约 40mm 长，中肠随腹腔发育进入腹腔内，小肠进入右侧，后肠移至左侧，形成降结肠。此时肠段长度迅速增加，造成肠管迂曲、旋转。最初结肠是游离的，由中肠发育而来的盲肠上升并向右旋转至十二指肠前。盲肠从右上腹部随结肠长度增加而下降至右下腹部。

结肠旋转程度不同可导致盲肠和阑尾可能出现多种异位（图 50-2）。旋转后下降不够，则盲肠停留在右上腹肝下；旋转后下降过多，则盲肠在盆腔；反方向旋转时，盲肠位于左腹部，甚至在左上腹；盲肠过长可偏向左或达盆腔入口部；升结肠活动度较大时，盲肠可移动到腹中部，甚至左侧。

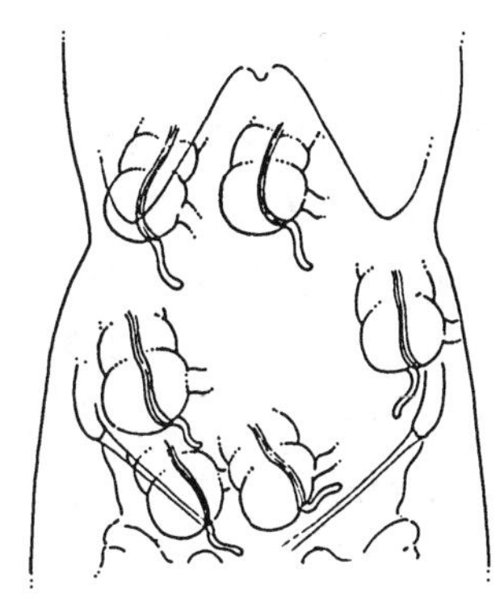

图 50-2 盲肠的可能位置

【解剖和生理】

阑尾长度一般为 6~8cm，外径 0.6~0.8cm，内径仅 0.2~0.3cm。其长度变异范围较大，老年人一般较短。其内腔与盲肠相通，开口于回盲瓣远侧1.5~2.5cm处。阑尾系膜呈三角形，类似于小肠系膜，内有进出于阑尾的血管、神经和淋巴管。因系膜长度较短，所以阑尾通常呈弯曲状。

阑尾壁的层次与胃肠其它部位结构一致，其黏膜组织和盲肠黏膜相似，亦可发生腺癌。阑尾黏膜下层有很多密集相连的淋巴组织，称为集合淋巴滤泡（或淋巴小结），以及许多弥散的淋巴组织，青少年时最多，30岁以后开始逐渐减少。阑尾壁内纵肌完整，其与盲肠的结肠带相连，进入盲肠后分开成前、后右、后左3条，前侧较后侧发达。

阑尾动脉为回结肠动脉的一个终末分支，位于阑尾系膜游离缘，分支后进入阑尾壁。阑尾切除时，可先于回肠下缘钳夹阑尾系膜游离缘，以控制阑尾动脉（图50-3）。阑尾静脉属回结肠静脉终末支，其血流经回结肠静脉、肠系膜上静脉、门静脉进入肝内。阑尾的神经、淋巴管同静脉一样沿动脉分布。阑尾神经来自肠系膜上动脉周围的交感神经丛，与脊髓第10胸节相接；其淋巴回流可以到达右结肠动脉、十二指肠前和肝曲前的结肠系膜淋巴结及肠系膜上动脉周围淋巴结。

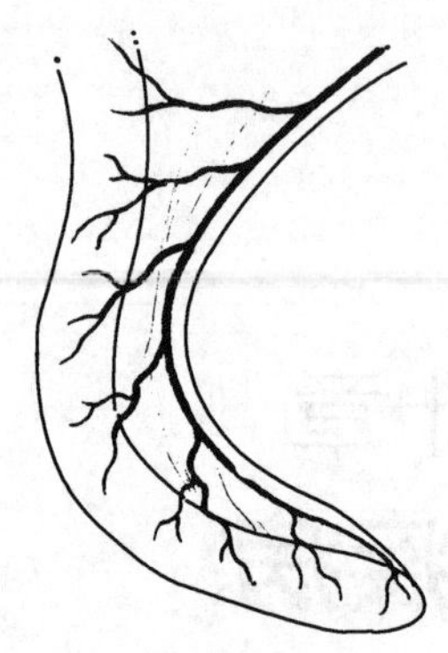

图50-3 阑尾的动脉

阑尾具有蠕动、吸收水、电解质和免疫功能。阑尾蠕动可将进入其腔内的粪便和食物碎屑排出，因此阑尾壁有肿瘤时可造成阑尾的套叠。阑尾壁内有丰富的淋巴组织，被认为与回肠末端Peyer淋巴滤泡一样可产生淋巴细胞和抗体，对防止病毒等感染有一定的作用。故有人认为切除阑尾可能使机体丧失对一部分疾病的抵抗能力，包括恶性淋巴瘤和肠道癌肿。因此，预防性阑尾切除术或在行腹部其他手术时随意将无病变的阑尾切除是不可取的，特别是青少年。

（彭淑牖 陈晓鹏）

第二节 急性阑尾炎

急性阑尾炎（acute appendicitis）是腹部外科的常见病，也是急腹症中最常见的疾病，其发病率约为1∶1 000。各年龄段（不满1岁至90岁以上）及妊娠期妇女均可发病，但以青年最为多见，男性多于女性，其比值为2∶1~3∶1。

【病因】

阑尾易于发生急性炎症是由其解剖特点所决定的。管状的器官如气管、肠管、胆管发生梗阻时，梗阻部分常有不同程度的感染。阑尾是一个细长的盲管结构，其腔内原来已有很多微生物，故发生梗阻时更易发生感染。一般认为，急性阑尾炎是由下列几种因素综合作用导致的：

1. 梗阻 梗阻是急性阑尾炎发病最常见的基本因素。因此，急性阑尾炎发病初期经常先有剑突下或脐部绞痛，这是阑尾管腔受阻、内压增高引起的表现。剖开的阑尾切除标本常可见到阑尾腔内粪石梗阻，远端明显炎症，甚至坏疽、穿孔。

阑尾为一细长的盲管，一端与盲肠相通，发生梗阻时，管腔内分泌物积存，内压增高，影响血运，平时位于管腔内的细菌侵入受损黏膜，即可引起感染。常见的梗阻原因有：①粪石和粪块等；②寄生虫，如蛔虫堵塞；③阑尾系膜过短，造成阑尾扭曲，引起部分梗阻；④阑尾壁的改变：以往发生过急性阑尾炎后，肠壁可以纤维化，使阑尾腔变小，亦可减弱阑尾的蠕动功能。此外，阑尾开口附近的病变，如结核、肿瘤等，亦可导致阑尾梗阻。

2. 黏膜下淋巴组织增生 阑尾黏膜下层有比其他肠管更多的淋巴组织，任何原因使黏膜下层淋巴组织增生肿大时，即可使阑尾腔明显狭窄。淋巴组织在约10岁以后充分发育，到中年时淋巴组织开始退化，急性阑尾炎病人亦以此年龄组居多。

阑尾黏膜下层淋巴组织急性肿大的原因不十分明了，可能与感染有关。感染可在身体其他部位，并可引起全身的淋巴组织肿大。例如，急性阑尾炎可继发于急性扁桃体炎便是一个例子。

3. 其他 与急性阑尾炎发病有关的因素还有

饮食习惯、遗传因素和胃肠道功能障碍等。多纤维素饮食的地区,阑尾炎发病率低,可能与结肠排空加快、便秘减少有关。阑尾先天性畸形,如阑尾过长、过度扭曲、管腔细小、血运不佳等均易于发生急性炎症。胃肠道功能障碍(如腹泻、便秘等)引起内脏神经反射,导致阑尾肌肉和血管痉挛,当超过正常强度时,可致阑尾管腔狭窄、血供障碍、黏膜受损,细菌因之入侵而致急性炎症。

【病理】

急性阑尾炎的组织学改变是梗阻部位黏膜充血、水肿、中性多形核白细胞浸润等急性炎症的一般表现。炎症可向深部发展,或继之因血管内血栓形成,导致组织坏死。

粪石压迫可产生黏膜缺血坏死,继而出现肠壁的感染,可发展到穿孔。

阑尾炎的致病菌很难确定,因为肠腔内菌种很多。但多数认为,大肠埃希菌和厌氧菌可能是其主要致病菌。

1. 单纯性阑尾炎　阑尾充血水肿不严重;质地稍变硬;浆膜发红,阑尾壁各层均有炎性细胞浸润,以黏膜层较重,伴有浅表溃疡或小出血点。此类阑尾炎属早期轻度感染,临床症状和全身反应也较轻,如能及时处理,其感染可以消退、炎症完全吸收,阑尾也可恢复正常。手术探查如发现阑尾炎症改变较轻,而全身感染症状重时,应考虑邻近其他脏器或组织的炎症,如回肠、回肠系膜的淋巴结炎、育龄妇女的盆腔炎,甚至十二指肠溃疡穿孔等。

2. 化脓性阑尾炎　阑尾明显肿胀,壁内有大量炎性细胞浸润,可形成大量大小不一的微小脓肿;腔内有脓性分泌物,有明显的大肠埃希菌和厌氧菌感染现象;浆膜高度充血并有较多脓性渗出物;常有大网膜下移、包绕部分或全部阑尾,是机体炎症防御、局限化的一种表现。脓性渗出物以阑尾表面为多,附近组织表面较少,否则,应考虑来自其他器官组织的炎症或感染。化脓性阑尾炎一般由早期炎症加重而致,或由于阑尾管腔梗阻,内压增高,远端血运严重受阻,感染迅速蔓延,以致数小时内即形成蜂窝织炎性感染甚至化脓性阑尾炎。化脓性阑尾炎还可引起阑尾周围的局限性腹膜炎,也可因为穿孔而致弥漫性腹膜炎。此类阑尾炎的阑尾已有不同程度的组织破坏;即使经保守治疗恢复,阑尾壁仍可留有瘢痕挛缩,致阑尾腔狭窄,因此,日后炎症可反复发作。

3. 坏疽性阑尾炎　该型阑尾炎既可发生于特定的发病条件,如阑尾管腔严重梗阻,阑尾血运在短时间内完全阻断而致阑尾坏疽,也可发生于临床上误诊和延误治疗后,如阑尾化脓性感染未能控制而加重等。根据阑尾血运阻断的部位,阑尾可呈现部分或全部坏死。坏死部分呈紫黑色,黏膜几乎全部糜烂脱落,阑尾腔内有血性脓液。多数合并有穿孔,并为大网膜所覆盖,周围有脓液,甚至形成弥漫性腹膜炎。坏疽性阑尾炎为阑尾急性炎症中最严重的类型,不但有严重的局部体征,其全身反应常十分明显而剧烈,如出现中毒性休克,甚至致死。

4. 阑尾脓肿与腹膜炎　阑尾有渗出、坏死、穿孔时,网膜与附近小肠会趋向阑尾形成包绕。如阑尾坏死、穿孔发生较慢,包裹成功,成为脓肿;如未能成功包裹,可发展为弥漫性腹膜炎。脓肿并非单一个脓腔,常是一个炎性团块的网膜和小肠,间有显微镜下散在小脓肿,此类脓肿较易或在支持治疗下被吸收,但感染亦可扩大,甚至发生脓肿破裂,再形成腹膜炎。

阑尾炎合并局限性腹膜炎是指感染由急性阑尾炎扩展至周围腹腔,多发生于阑尾穿孔早期,或仅由浆膜上脓性渗液引起。积存的脓性渗液常因大网膜或四周肠襻包围而局限。局限性腹膜炎有可能经适当处理而消失,如未及时处理可转化成为阑尾周围脓肿(periappendiceal abscess)。一旦形成脓肿,除非脓液量很少,一般均需手术引流。脓肿处理不当或引流不及时,还可进一步形成其他严重并发症,如脓液较多、内压高时,脓肿壁可溃破形成弥漫性腹膜炎;或溃破至附近脏器(如肠道、膀胱和阴道等)而形成内瘘;或向腹壁溃破形成窦道;脓肿壁纤维化加重形成局限性炎症包块,可误诊为肿瘤。

阑尾穿孔并发弥漫性腹膜炎常见于坏疽穿孔性阑尾炎。由于阑尾炎症严重,进展迅速,局部网膜或肠襻粘连尚不足以局限之,故一旦穿孔,感染很快蔓及全腹腔。腹腔面积大,发生大量渗液,可很快出现血容量不足;同时腹腔内细菌和毒素大量被吸收,少数严重感染细菌还可经阑尾静脉侵入,导致化脓性门静脉炎或多发性肝脓肿,故病人往往在短时间内即发生休克和全身性脓毒症,死亡率很高。大网膜在局限感染、防止炎症扩散方面有重要作用。婴幼儿大网膜过短、妊娠期的子宫妨碍大网膜下移,故婴幼儿和孕妇易于在阑尾穿孔后出现弥漫性腹膜炎。此外,急性阑尾炎穿孔并发弥漫性腹膜炎还与机体防御能力有关。资料显示阑尾炎穿孔病人中只有部分并发弥漫性腹膜炎,其原因可能是由于机体抵抗力低下所致。只有当病人缺乏抵抗力时，阑尾穿孔所致的感染扩散才能引起弥漫性腹膜炎。年老体弱和有获得性免疫功能缺陷的病人缺乏局限感染的能力，因而在阑尾穿孔后也易于出现弥漫性腹膜炎。所以，对这些病人更应重视。

【临床表现】

多数急性阑尾炎病人可有比较典型的临床表现，即转移性腹痛，右下腹压痛，反跳痛等。有人将临床表现分为三期：初期梗阻表现、后期炎症表现和以后并发症表现。三者有时有一定的时间间隔，有时则无明显的时间间隔，诊断和处理时应予以注意。

1. 症状　可分为局部症状和全身症状。局部症状多较典型，因具特征性而有诊断意义；全身症状往往是非特异性的，但有时对诊断也有参考价值。

局部症状：主要为腹痛，是急性阑尾炎最常见的症状，约有 98% 急性阑尾炎病人以此为首发症状。由于病因、病期、病情轻重、阑尾部位和病人年龄等存在差异，腹痛部位和程度可有所不同。

早期阑尾腔内梗阻引起的腹痛较轻，为上腹部或脐部隐痛。梗阻严重时，可为较明显的阵发性绞痛，并逐渐加重，有时伴有恶心。一般持续 6~36 小时(通常约 12 小时)。当阑尾炎症涉及壁腹膜时，腹痛变为持续性，并转移至右下腹部，疼痛加剧，不少病人伴有呕吐、发热等全身症状。此种转移性右下腹痛是急性阑尾炎的典型症状，70% 以上的病人具有此症状。早期阵发性绞痛的程度与阑尾管腔梗阻的程度有关。粪石完全阻塞阑尾腔，使内压增高，即使炎症不重，也会有剧烈的阵发性绞痛，与急性肠梗阻相似。

而腹痛转移到右下腹之后成为持续性疼痛，其轻重程度与阑尾炎症的严重程度有关。急性阑尾炎穿孔并发弥漫性腹膜炎时，起初全腹剧痛还以右下腹为主，不久全腹均有剧痛，其间可能因突然穿孔减压、或阑尾坏死使神经失去感受传导能力，病人感觉腹痛减轻，易误认为病情好转。但这是假象，病人可很快出现全腹剧痛和腹膜炎的表现，并伴有明显的全身症状，说明阑尾炎的感染已由局部扩散至全腹，病情恶化。

部分病人腹痛可直接起自右下腹并持续在右下腹，有的一开始就是持续性隐痛，以后逐渐加重为持续性剧痛，这可能与阑尾炎病理过程不同有关。没有明显管腔梗阻而直接发生的阑尾感染，腹痛可能一开始就是右下腹炎性持续性疼痛。

异位阑尾炎在临床上虽同样也可有初期梗阻性、后期炎症性腹痛，但其最后腹痛所在部位因阑尾部位不同而异。位于右上腹或左下腹的阑尾，其转移性腹痛的部位将在右上腹或左下腹。位于盲肠后位、妊娠子宫后位或腹膜后的阑尾炎，其局部疼痛不重，甚至腰痛重于腹痛，不易诊断。

年迈体弱的病人反应较差，腹痛程度往往不能反映其腹内感染的严重性，必须提高警惕。婴幼儿不会用言语表达时，吵闹啼哭往往是腹痛的表现。

全身症状：急性单纯性阑尾炎的全身症状多不重，比较常见的有恶心、呕吐、低热(37.5~38℃)和乏力等；当阑尾化脓、坏疽并有扩散性腹腔内感染时，可以出现明显的全身症状如寒战、高热、反应迟钝或烦躁不安；当弥漫性腹膜炎严重时，可同时出现血容量不足与脓毒症表现，甚至有心、肺、肝、肾等生命器官功能障碍。

呕吐是急性阑尾炎常见的症状，当阑尾管腔梗阻及炎症程度较重时更为突出。呕吐与发病前有无进食有关。阑尾炎发生于空腹时，往往仅有恶心；饱食后发生者多有呕吐；当阑尾感染扩散至全腹时，恶心呕吐可加重。其他胃肠道症状如食欲减退、便秘、腹泻等也偶可出现，腹泻多由于阑尾炎症扩散至盆腔内形成脓肿，刺激直肠而引起肠功能亢进，诊断时需要予以注意。

2. 体征　同症状相似，急性阑尾炎的体征也可分为局部体征和全身体征。局部体征也多较典型，具有特异性和诊断意义；全身体征往往是非特异性的，但有时对诊断也有参考价值。

(1)压痛：最主要和典型的是右下腹压痛，其存在是诊断阑尾炎的重要依据，而且压痛也有部位、深浅、轻重的不同。阑尾炎早期炎症不明显时，可无明显体征；及至炎症明显并出现转移性腹痛时，局部即可触到压痛。典型的压痛较局限，位于麦氏点(阑尾点)或其附近。无并发症的阑尾炎其压痛点比较局限，有时可用一个手指在腹壁找到最明显压痛点；待出现腹膜炎时，压痛范围可变大，甚至全腹压痛，但压痛最剧点仍在阑尾部位。但有时必须轻叩全腹方能发现最痛点、辨明弥漫性腹膜炎来源，当阑尾位于肝下或左下腹时，压痛最剧点应在相应的部位。阑尾炎症程度轻时，压痛可能也较轻；阑尾炎症程度重时，压痛可能也较重，甚至稍压病人即感疼痛。但这不是绝对的，如年老体弱、反应差的病人其炎症有时即使很重，但压痛可能比较轻微，或必须深压才感觉疼痛。压痛表明阑尾炎症的存在和其所在的部位，较之转移性腹痛更具诊断意义。

(2)反跳痛：具有重要的诊断意义，体检时将压在局部的手突然松开，病人感到剧烈疼痛，更重于压痛。这是腹膜受到刺激的反应，可以更肯定局部炎症的存在。阑尾炎症较重、部位较浅时反跳痛比较明显；较深在的、炎症较轻的阑尾炎常不出现反跳痛。阑尾部位压痛与反跳痛的同时存在对诊断阑尾炎比单个存在更有价值。

有些急性阑尾炎以下几种疼痛试验可能阳性，其主要原理是处于深部但有炎症的阑尾黏附于腰大肌或闭孔肌，在行以下各种试验时，局部受到明显刺激而出现疼痛：

1）结肠充气试验征：深压病人左下腹部降结肠处，病人感到阑尾部位疼痛。

2）腰大肌试验：病人左侧卧，右腿伸直并过度后伸时阑尾部位出现疼痛。

3）闭孔内肌试验：病人屈右膝、屈右髋并内旋时感到阑尾部位疼痛。

4）直肠内触痛：直肠指诊时按压右前壁有疼痛。

(3)右下腹肌紧张和强直：紧张是腹壁对炎症刺激的反应性痉挛；强直则是一种持续性不由自主的保护性腹肌收缩，均见于阑尾炎症已超出浆膜并侵及周围脏器或组织时。在炎症早期、阑尾部位较深、病人年迈体弱等情况下，可无腹肌紧张。腹肌紧张与压痛同时出现，说明局部炎症肯定存在。压痛一般较肌紧张出现为早，二者又早于腹肌强直。腹肌强直涉及范围略大时，腹部望诊即可发现。检查腹肌有无紧张和强直时要求动作轻柔，病人情绪平静，以避免引起腹肌过度反应或痉挛，导致不正确结论。给婴幼儿检查时，最好将其注意力转移至别处，然后轻压局部才能得到可靠的结论。

(4)其他：当阑尾炎症扩散至全腹腔时，不但有全腹压痛、腹肌紧张，还可同时伴有肠麻痹、腹胀、肠鸣音消失以及板状腹等体征。有些病人于急性阑尾炎早期还有右下腹皮肤感觉过敏，是一种神经反射，有时压迫阑尾部位而有右睾丸向上提缩，二者均为少见。

【诊断】

多数急性阑尾炎的诊断以转移性右下腹痛或右下腹痛、阑尾部位压痛和白细胞升高三者为决定性依据。典型的急性阑尾炎（约占 80%）均有上述症状体征，易于据此做出诊断。对于临床表现不典型的病人，尚需考虑借助其他一些诊断手段，以做进一步肯定。

1. 实验室检查　90% 的病人常有白细胞计数（WBC）增多，是临床诊断的重要依据，一般在 $(10\sim15)\times10^9/L$。随着炎症加重，白细胞可以增加，甚至可达到 $20\times10^9/L$ 以上。但年老体弱或免疫功能受抑制的病人，白细胞不一定增多，甚至反而下降。白细胞数增多常伴有核左移，中性多形核细胞数也有增高（达 80% 左右）。二者往往同时出现，但仅有核左移时，同样具有重要意义。在病情发展过程中，如已经升高的白细胞突然下降，往往是脓毒症的表现，说明病情恶化，应予重视。急性阑尾炎病人的尿液检查，一般无特殊改变，但为排除类似阑尾炎症状的泌尿系统疾病，如输尿管结石，常规检查尿液仍属必要。阑尾远端炎症偶可与输尿管或膀胱相粘连，尿中也可出现少量红、白细胞，应与结石鉴别。

2. 腹部 X 线片　多无诊断意义，特别是无并发症的急性阑尾炎，其 X 线片可以完全正常。某些情况下，可有下列征象，但特异性均不高，故 X 线片一般不作为急性阑尾炎诊断的必选。

(1)阑尾区可因炎性浸润而出现局限性密度增高影。

(2)偶可见到阑尾钙化粪石影，但粪石也可见于无症状阑尾中。

(3)阑尾周围形成脓肿时表现为软组织肿块影，由周围充气肠曲衬托，边缘可以比较清晰，其内可见小气泡影或在立位时有液平面，钡剂造影显示邻近肠管有激惹痉挛、外压表现，但一般不必行钡剂灌肠造影。

(4)盲肠挛缩征象：由于炎症刺激收缩，盲肠区局部无气。

(5)腹膜刺激征象：右侧腹脂线及右侧腰大肌边缘模糊，脊柱可向右侧弯。

(6)气腹征象：大部分阑尾穿孔没有游离气体，仅有少数出现膈下少量游离气体、横结肠扩张等，有助于诊断，但特异性很差。

3. B 超检查　B 超检查于 20 世纪 80 年代开始应用于诊断急性阑尾炎，采用加压探测法，将四周肠内气体驱开而阑尾形态不变。尽管早年曾有人对其价值产生怀疑，目前已被公认为急性阑尾炎诊断中的一项有价值的方法，而且具有简便、无创、可重复使用等优点。对盲肠后阑尾炎，B 超检查亦可显示，因为痉挛的盲肠作为透声窗而使阑尾得以显示。但坏疽性阑尾炎或炎症已扩散为腹膜炎时，大量腹腔渗液和肠麻痹胀气可影响 B 超的显示率。阑尾充血水肿渗出在 B 超显示下呈低回声管状结构，较僵硬，其横切面呈同心圆似的靶样显影，直

径 >7mm，是急性阑尾炎的典型图像，准确率高达95% 左右。B 超检查还可显示阑尾肿瘤、输尿管结石、卵巢囊肿、异位妊娠、肠系膜淋巴结肿大等，因此，对急性阑尾炎的鉴别诊断也特别有用，尤其是女性病人。此外，B 超检查还可推测病变的严重程度及病理类型，对指导临床选择治疗方法和确定手术方案也有重要价值。

4. CT 和 MRI 检查　可显示阑尾周围软组织块影及其与邻近组织的关系，因此仅用于发现阑尾炎并发周围炎性肿块或脓肿时。敏感性达 94%，但特异性仅为 80% 左右，且价格相对较高，故一般不作常规使用，仅在必要时用于辅助诊断。螺旋 CT 和 MRI 的诊断价值要优于普通 CT，但价格昂贵，故也很少使用。

5. 腹腔镜检查　通过下腹部或脐部插入腹腔镜可以直接观察阑尾有无炎症，也能分辨与阑尾炎有相似症状的其他邻近脏器疾病，对明确诊断可起决定作用。因此，腹腔镜检查是急性阑尾炎诊断手段中最能得到肯定结果的一种方法。但此法必须具备昂贵的腹腔镜；要在麻醉下于下腹部或脐部做一小切口，虽然切口不大，但也是创伤，有痛苦；需要掌握熟练技术的医师完成；无法在床旁进行，不方便。故除非采用腹腔镜进行手术，一般不用此项检查。当有免疫缺陷（包括应用大量激素治疗、抗癌化学药物治疗、器官移植后应用免疫抑制剂）的病人出现不典型急性阑尾炎临床表现，既不能等待观察以免延误病情，又不能盲目手术误切正常阑尾时，用腹腔镜检查获得肯定诊断是一可取的方法。

【鉴别诊断】

临床上约有 20% 急性阑尾炎表现不典型，被认为是急性阑尾炎而手术切除的阑尾中有 30% 左右是正常阑尾。因此，急性阑尾炎诊断不但要防止延误，也要避免误诊。要与急性阑尾炎相鉴别的疾病很多，常见的分为如下三类：

1. 外科疾病

(1) 胃十二指肠溃疡急性穿孔：为常见急腹症，发病突然，临床表现可与急性阑尾炎相似。腹痛起自右上腹偏中部，当穿孔漏出的胃肠液沿升结肠旁沟流至右下腹时，可出现类似阑尾炎的转移性右下腹痛和局部压痛、反跳痛，稍有疏忽，易误诊为急性阑尾炎。但本病急性穿孔前常有明显溃疡病史，临床表现与全身情况均较阑尾炎严重，出现板状腹和中毒性休克时，诊断可以明确，X 线片发现气腹，更有助于诊断。

(2) 急性胆囊炎：当胆囊肿胀下垂至右下腹，尤其是体长瘦弱的病人，其腹痛与反跳痛可出现于右下腹，易与急性阑尾炎相混淆。但总体上急性胆囊炎的症状与体征均以右上腹为主，常可扪及肿大和有压痛的胆囊，Murphy 征阳性，辅以 B 型超声检查不难鉴别。

(3) 右侧输尿管结石：有时表现与阑尾炎相似。但输尿管结石以腰部酸痛或绞痛为主，可有向会阴部放射痛，右肾区叩击痛，肉眼或镜检尿液有大量红细胞，B 超检查和肾、输尿管、膀胱 X 线片（KUB）可确诊。

2. 内科疾病　临床上，不少内科疾病具有急腹症的临床表现，常误诊为急性阑尾炎而施行不必要的手术探查，将无病变的阑尾切除，甚至危及病人生命，故诊断时必须慎重。常见的需要与急性阑尾炎鉴别的内科疾病有如下几种：

(1) 急性胃肠炎：可有腹痛和全腹轻压痛，白细胞有时也可升高。但病人呕吐、腹泻症状较重，多有进食不洁食物史，没有转移性右下腹疼痛和右下腹局限性压痛，较易鉴别。

(2) 急性肠系膜淋巴结炎：多见于儿童，往往发生于上呼吸道感染之后。起病时有腹痛，与急性阑尾炎相似，但高热出现早，无转移腹痛表现，局部压痛靠近脐旁，也较广泛，无反跳痛和肌紧张。

(3) 梅克尔憩室炎：多数梅克尔憩室炎有类似阑尾炎的临床表现，不易鉴别。但憩室炎往往无转移性腹痛，局部压痛点也在阑尾点之内侧，多见于儿童，由于 1/3 梅克尔憩室中有胃黏膜存在，病人可有黑便史。憩室炎穿孔时成为外科疾病。

(4) 局限性回肠炎：典型者不难与急性阑尾炎相区别。但不典型急性发作时，右下腹痛、压痛及白细胞升高与急性阑尾炎相似，必须通过细致临床观察，发现局限性回肠炎所致的部分肠梗阻的症状与体征（如阵发绞痛和可触及条状肿胀肠襻），方能鉴别。

(5) 心胸疾病：如右侧胸膜炎、右下肺炎和心包炎等均可有反射性右侧腹痛，甚至右侧腹肌反射性紧张等，但这些疾病以呼吸循环系统功能改变为主，一般没有典型急性阑尾炎的转移性右下腹痛和压痛。

(6) 其他：如过敏性紫癜、铅中毒等，均可有腹痛，但腹软无压痛。详细的病史、体检和辅助检查可予以鉴别。

3. 妇科疾病

(1) 右侧异位妊娠破裂：这是育龄妇女最易与急性阑尾炎相混淆的疾病，尤其是未婚怀孕女性，诊断时更要细致。异位妊娠破裂早期可有局部出血刺激腹膜症状，与急性阑尾炎的腹痛和压痛相似，但一旦出血量多，病人面色苍白、出冷汗、四肢冰凉、脉搏细速、血压下降、腹部检查可有移动性浊音，与阑尾炎鉴别不难。因此在早期，详细询问月经史，病前阴道不规则流血史，再加以细致妇科检查，多能明确诊断。如阴道后穹窿或腹腔穿刺抽出新鲜不凝固血液，同时妊娠试验阳性可以确诊。

(2) 右侧卵巢囊肿扭转：可突然出现右下腹痛，囊肿绞窄坏死可刺激腹膜而致局部压痛，与急性阑尾炎相似。但急性扭转时疼痛剧烈而突然，坏死囊肿引起的局部压痛位置偏低，有时可扪到肿大的囊肿，都与阑尾炎不同，妇科双合诊或B超检查等可明确诊断。

(3) 其他：如急性盆腔炎、右侧附件炎、右侧卵巢滤泡或黄体破裂等，可通过病史、月经史、妇科检查、B超检查、阴道后穹窿或腹腔穿刺等做出正确诊断。

【治疗】

手术切除是治疗急性阑尾炎的主要方法，但阑尾炎症的病理变化比较复杂，非手术治疗仍有其价值。

1. 非手术治疗

(1) 适应证：如下几种情况可行非手术治疗：①早期急性单纯性阑尾炎，经适当药物治疗多能奏效，其炎症可吸收消退，阑尾能恢复正常，也可不再复发。②病人全身情况差或因客观条件不允许，如合并严重心、肺功能障碍。此时，即使急性阑尾炎诊断明确，且有手术指征，也可先行非手术治疗，但应注意观察病情变化。③当急性阑尾炎已被延误诊断超过48或72小时，形成炎性肿块，表明病变局限，病情已有改善，也应采用非手术治疗，促进肿块吸收，再考虑择期切除阑尾。此时，盲目手术可能会使炎症扩散。当炎性肿块转成脓肿时，应先行脓肿切开引流，以后再进行择期阑尾切除术。④急性阑尾炎诊断尚未肯定时，等待观察期间，可采用非手术治疗。⑤此外，非手术治疗还可以作为阑尾手术前准备。

(2) 方法：非手术治疗的内容和方法有卧床、禁食，静脉补充水电解质和热量，同时应用有效抗生素，以及对症处理（如镇静、止痛、止吐）等。

关于抗生素的选择与用量，应根据具体情况而定。阑尾炎绝大多数属混合感染，以往采用青霉素、链霉素联合应用，效果满意，以后发现“金三联”即氨苄西林、庆大霉素与甲硝唑联合应用，其抗菌覆盖面大，价格也不贵，曾经备受推崇。近年来，新型抗生素不断出现，有联合应用第二、三代头孢菌素与甲硝唑、替硝唑或奥硝唑，其优点为抗菌谱更广，抗耐药菌力强，毒副作用小，缺点是价格稍贵。临床滥用抗生素比较常见，细菌耐药率不断上升。不少单位和医师已将一些经典而有效的抗生素弃之不用，既不符合有关治疗原则，又增加了病人经济负担。因此，在感染菌种不明情况下，目前仍应提倡青霉素、链霉素（或庆大霉素）加甲硝唑联合或“金三联”联合应用，特别是在广大边远农村和经济落后地区，更应如此。新型头孢菌素，替硝唑或奥硝唑可供必要时选择。

关于急性阑尾炎应用镇痛剂仍有不同观点。赞同者认为强烈的疼痛可以减弱病人的抗病能力，包括精神上的恐惧和机体免疫功能的下降。不主张应用者认为诊断不明确时应用止痛剂可能会掩盖症状，延误病情。所以要根据具体情况而定，一般在已经决定手术后可以适当应用镇痛药，如布桂嗪或哌替啶。

2. 手术治疗　绝大多数急性阑尾炎诊断明确后均应采用手术治疗，以去除病灶、促进病人迅速恢复。但是急性阑尾炎的病理变化和病人条件常有不同，因此也要根据具体情况，对不同时期、不同阶段的病人采用不同的手术方式分别处理。

(1) 急性阑尾炎诊断肯定，手术指征明确，短期准备后即可手术。如病人呕吐脱水较重，应先纠正脱水与酸碱失衡，保证足够血容量，待病人条件允许时再行手术。

(2) 急性阑尾炎并发局限性腹膜炎，如尚未形成脓肿，则应积极手术切除阑尾。如已局限形成脓肿，可先手术切开脓肿引流，待炎症消退、局部愈合后，再考虑择期手术。当炎症已经局限形成脓肿时行阑尾切除，不但手术困难，并可能导致炎症再度扩散或误伤周围结构，使病情复杂化。

(3) 急性阑尾炎并发弥漫性腹膜炎时，应积极准备，改善病人条件，争取及早手术。手术不仅要切除腹腔感染源阑尾，更重要的是吸尽腹腔内的脓性渗液，去除脓性纤维组织，大量盐水冲洗腹腔，乃至腹腔内放置抗生素及切口放置引流等，以免残留感染。

(4) 急性阑尾炎形成炎性肿块经非手术治疗控制，以及阑尾脓肿行引流术后存留之阑尾，一般须等6周甚至3~6个月后再择期手术切除阑尾。

(5) 急性阑尾炎手术时发现阑尾炎症很轻，与临床表现不相符合时，或阑尾仅浆膜层轻度水肿发红,而四周已有较多脓液,说明阑尾炎症可能是继发的。此时,应首先探查发现原发病灶,并给予正确处理。至于阑尾是否切除可视具体情况而定。

(6)急性阑尾炎手术时发现腹腔内的其他需手术处理的疾病(如结肠癌)则应根据病变性质、轻重主次及病人全身状态来决定是一期手术还是分期手术。

(彭淑牖 陈晓鹏)

第三节 慢性阑尾炎

【病因与病理】

1. 病因 慢性阑尾炎相对少见,临床上大致可分为反复发作性阑尾炎和慢性阑尾炎两大类。前者多由于急性阑尾炎发作时病灶未能彻底除去、残留感染,病情迁延不愈而致。多有明确急性阑尾炎病史,此后反复发作,但临床表现较急性阑尾炎为轻,由于病史明确,诊断容易,是慢性阑尾炎中较易肯定的一种。后者没有急性阑尾炎发作史,症状隐晦,体征也多不确切,有时出现阑尾点压痛,可能与阑尾慢性梗阻有关,难诊断,易误诊。

2. 病理 慢性阑尾炎之阑尾壁一般有纤维化增生肥厚,阑尾粗短坚韧,表面灰白色,可以自行蜷曲,四周可有大量纤维粘连,管腔内存有粪石或其他异物:阑尾系膜也可增厚、缩短和变硬;有时由于阑尾壁纤维化而致管腔狭窄,甚至闭塞。狭窄和闭塞起自阑尾尖端,并向根部蔓延,如仅根部闭塞,远端管腔内可充盈黏液,形成黏液囊肿。

【临床表现】

反复发作性阑尾炎有较明确的急性阑尾炎发作史,之后间歇性反复发作,但均为亚急性。平素可无明显不适,发作时常有反射性胃部不适、腹胀、便秘等症状。比较肯定的为右下腹疼痛和局部压痛,但并不严重。多次发作后,右下腹偶可扪及索状的阑尾,质硬伴压痛。无急性阑尾炎发作史者,往往有经常性右下腹绞痛发作,程度不一,多数为隐痛,消化系统症状也比较常见,如食欲不振、腹胀、食后胃部不适、便秘或轻度腹泻等,但均无特异性。不过,多数病人还是有右下腹疼痛和压痛,虽然涉及范围较广,但仍以阑尾点为中心。

【诊断与鉴别诊断】

反复发作性阑尾炎曾有急性阑尾炎发作史,以后症状体征也比较明显,诊断并不困难。无急性阑尾炎发作史的慢性阑尾炎,不易确诊。X线钡剂灌肠摄片检查对诊断有较大帮助。最典型的发现是阑尾狭窄变细、不规则,或扭曲、间断充盈,甚至固定。显影的阑尾处可有明显压痛。有时阑尾不充盈或仅部分充盈,局部有压痛,也可考虑为慢性阑尾炎的表现。此外,如阑尾充盈虽然正常,但排空时间延迟至48小时以上,也可作为诊断参考。

临床诊断为慢性阑尾炎而行手术的病人中,约35%术后症状未见改善,均系其他疾病误诊为慢性阑尾炎。可见其误诊率高和鉴别诊断的重要。X线钡剂灌肠摄片检查还可排除一些易与慢性阑尾炎相混淆的其他疾病,如溃疡病、憩室、慢性结肠炎、盲肠结核或癌肿等。B型超声检查可排除慢性胆囊炎、慢性附件炎及慢性泌尿系感染等。

【治疗】

慢性阑尾炎诊断明确者,仍以手术切除阑尾为宜。手术既作为治疗手段,也可作为最后明确诊断的措施。如手术发现阑尾增生变厚、系膜缩短变硬,阑尾扭曲,四围严重粘连,则可证实术前慢性阑尾炎的诊断。如发现阑尾基本正常,炎症程度与临床表现不符,则应怀疑慢性阑尾炎的诊断。此时,应首先详细探查邻近有关器官,如盲肠、回肠末端、右侧输卵管,甚至胃十二指肠或胆囊等,如系这些脏器病变,应作相应处理。因此,对术前诊断不明确者,以右侧旁正中切口为佳,以便发现异常时作进一步探查。

(彭淑牖 陈晓鹏)

第四节 阑尾切除术

阑尾切除术是腹部外科中最基本、最常用的一种手术。但由于阑尾炎症所引起的病理改变程度、阑尾所在的部位和病人的一般状况往往存有较大差异,故使手术难易程度相差较大。手术顺利时十几分钟或半小时即可完成，困难或复杂时需要一、两个小时也不少见，甚至出现多位专家上台会诊、花费数小时仍未找到阑尾的尴尬局面。因此，负责进行阑尾切除术的医师，必须全面了解和熟悉各种不同情况下阑尾处理的方法，不可轻视阑尾切除术。

【术前准备】

在明确诊断并确定手术指征之后，必须估计阑尾的病理性质、阑尾位置和病人的全身情况。阑尾切除术的适应证为急性、慢性、反复发作性阑尾炎及阑尾肿瘤等，术前阑尾位置的判定对切口选择非常重要。一般可适当于术前静脉补液、应用抗生素，重要生命脏器功能不全而又必须手术者，应尽快于短期内纠正，使病人在尽可能良好的情况下接受手术，取得最佳的手术效果。

【切口选择】

1894 年 McBurney 提出在标准麦氏点（阑尾点）做斜形切口，称为麦氏切口，沿用至今。标准麦氏点是在右髂前上棘与脐部连线的外 1/3 与中 1/3 交接点上，麦氏切口是做与连线大致相垂直、长约 4~6cm 的切口。因此，切口多为斜形，也可为横形，与皮纹一致，以减少瘢痕。麦氏点代表多数阑尾根部所在。但实际应用时，在压痛最明显处做切口对手术比较方便。多数情况下，压痛最明显点就在麦氏点附近或略偏外下；当阑尾异位时，偏离可很大。斜形麦氏切口的优点在于可以直接暴露阑尾，不损伤腹壁的神经血管，进入腹腔和缝合切口均较方便；其缺点为暴露范围不大，如遇意外，麦氏切口无法完成。因此，在决定行麦氏点斜切口前，诊断必须肯定。麦氏点横形切口（图 50-4）开始时应用于儿童，目前也用于成人，是为保持美观，方法是沿皮纹方向切开皮肤，切口与皮肤皱褶相吻合，余同斜形切口。肥胖病人腹壁厚，其切口可适当延长。切口过小，必然会影响暴露，增加手术难度，不应提倡。

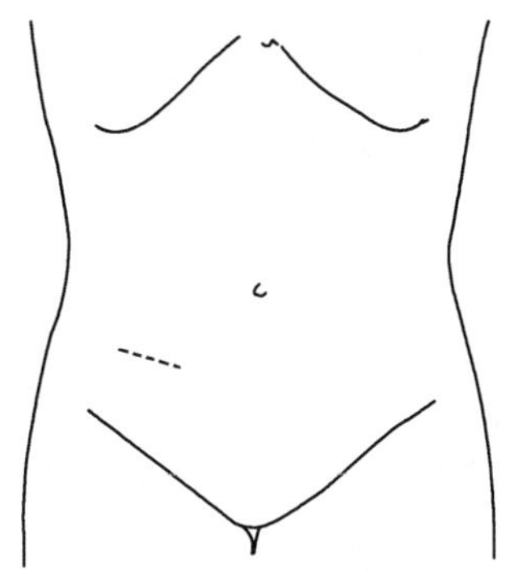

图 50-4　阑尾切除术的切口

当急性阑尾炎诊断不肯定而又必须手术时，应选右下腹旁正中（或经腹直肌）探查切口，尤其是弥漫性腹膜炎疑为阑尾穿孔所致时，以便可以上下延伸，或获得较大的暴露范围。

【寻找阑尾】

阑尾切除术的关键在于进腹后找出阑尾，阑尾位于盲肠的三条结肠带汇合处，回肠末端后方，一般可从盲肠、回肠末端或回肠末端系膜来追寻、找到阑尾。大多数情况下，盲肠正好在切口之下。进入腹腔后应设法用纱布垫将小肠向内侧上下推开，以显露盲肠。如推开小肠后未发现盲肠，可能盲肠也被推向内侧，此时要设法从内侧找出盲肠，或在切口上端找到升结肠，沿此而下找出盲肠，再找到阑尾。有时手术者右手指伸入切口深部探查，可扪及质硬、水肿的阑尾，也可借此找出盲肠。盲肠为结肠的开始，有三条结肠带纵行在外，向下集中指向阑尾根部，易于辨认，阑尾也不难找出。

但在下列情况下，阑尾可能不易发现：①阑尾本身在盲肠可有各种不同位置，如仅按常规方法寻找，可能难以发现阑尾；②盲肠位置不正常或游动范围较大时，阑尾也随之移动而不易被发现；③病人肥胖、腹壁较厚、盲肠前有小肠大量胀气，尤其是腹腔内炎症严重时，小肠呈麻痹性扩张，均可导致暴露困难而不易发现阑尾。针对以上情况，可有下列方法帮助寻找阑尾：

1. 盲肠位于右髂窝内，但由于阑尾位置变异而使寻找困难，这是常遇到的问题。正常阑尾根部位于盲肠三条结肠带汇合处，其游离远端在盲肠内侧，回肠末端之后。当阑尾因炎症与四周粘连，可完全为回盲部所遮盖而不易被发现。如阑尾位于盲肠后位，远端向上，由于四周炎症浸润和粘连，更不易找出。有时阑尾位于盲肠壁内或后腹膜，腹腔内找不到阑尾，只有细致辨认阑尾根部所在，随后逐步向远端分离方能暴露全部阑尾。

2. 当盲肠异位时，麦氏点切口不易寻找盲肠与阑尾，故在术前诊断时应有充分考虑，选用其他切口。位于肝下者，可用右上腹纵形切口；位于左下腹者，可用左下腹切口。如果升结肠系膜过长，盲肠游离度大，未固定于后腹壁，手术时盲肠亦可游动至左下腹，经麦氏点切口可能难以找到盲肠和阑尾。此时应沉着，不宜随便翻动小肠；要在良好麻醉下将切口向上下略做扩大，将小肠推向左上方，细致寻出右侧结肠，则可找到盲肠和阑尾。一时难以找到盲肠和阑尾时，切忌急躁，以免误认乙状结肠为盲肠、输卵管为阑尾而出错。

3. 当病人肥胖、腹壁较厚、或盲肠前有小肠大量胀气影响暴露时，也应适当延长切口，或改用其他合适的切口。不可为了单纯追求小切口，而可能造成副损伤。

【切除阑尾】

找到阑尾并确定其病变后，尽量将其置于切口中部或提出切口以外，四周用纱布隔开，以便于操作和减少污染。手术动作要轻柔，勿挤破阑尾使炎症扩散，尽量不要用手接触已经感染的阑尾。一般可按下述步骤顺行切除阑尾：

1. 提起阑尾远端，显露系膜根部，于根部钳夹、切断、缝扎阑尾动脉，使阑尾根部完全游离。

2. 在距阑尾根部 0.5~1.0cm 的盲肠壁上做一荷包缝合(也有用横跨根部的 Z 字形或间断缝合替代荷包缝合。

3. 轻轻钳夹阑尾根部后松开，并在此处结扎阑尾。结扎不宜过紧，以防肿胀阑尾被勒断。在其远端钳夹、切断阑尾，剩余阑尾根部一般应 <0.5cm。

4. 残端断面消毒后，用荷包缝合将残端埋入盲肠(图 50-5)，盲肠荷包缝合后形成的腔大小应适中，以刚好将阑尾残端包裹而不留腔隙为宜。残腔过大，易致感染(图 50-6)。阑尾切除后，可用湿纱布拭尽周围或局部脓性渗液；当腹腔内也有大量渗液或脓液时，应彻底吸净，并冲洗腹腔、放置引流。

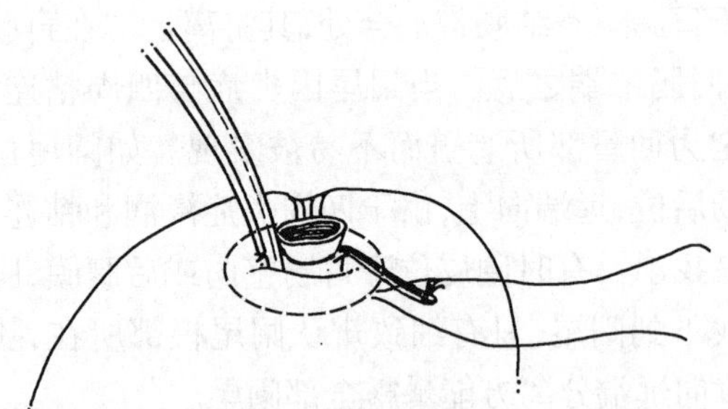

图 50-5 阑尾切除后阑尾根部结扎埋入盲肠法

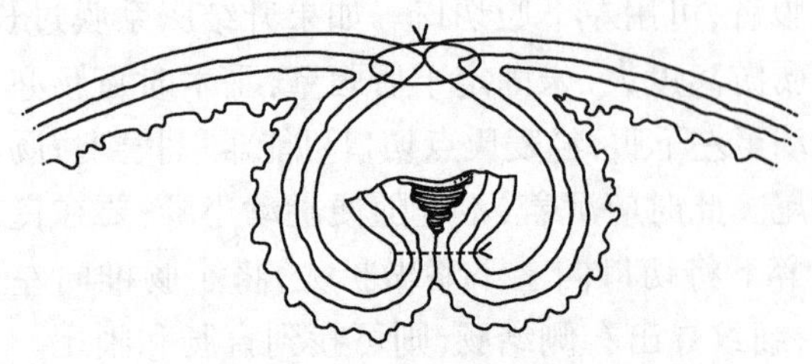

图 50-6 盲肠袋口缝合后形成的腔

有时阑尾远端难以显露，可用逆行切除术，即先处理阑尾根部，甚至荷包缝合将残端埋入盲肠后再逐步显露远端。当阑尾根部病变严重或坏死以致处理困难时，可紧贴盲肠切除全部阑尾，盲肠创口应两层缝合，术后应适当营养支持，并延长禁食时间，以防肠瘘形成。

【阑尾残端处理】

阑尾残端的处理除上述将阑尾残端结扎，荷包缝合埋入盲肠外，还有两种方法，一种是不结扎阑尾残端，而将其直接埋入盲肠(图 50-7)，其他步骤同前。此时阑尾残腔与盲肠相通，可避免腔隙形成，但残端未结扎，断面可有渗血，故不推荐使用。另一种为将阑尾残端结扎，不埋入盲肠，可避免上述方法的不足，但残留断面易与周围组织形成粘连。可用附近组织包盖残端，以减少粘连形成。

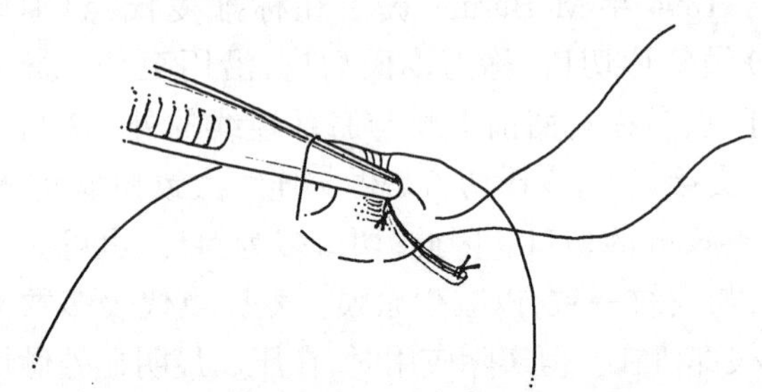

图 50-7 阑尾切除后阑尾根部埋入盲肠法

【关于引流】

阑尾切除术后引流有两种形式，一是术后尽早采用半卧位，使局部渗液流至盆腔吸收，在盆腔即使再形成脓肿，处理起来也比较方便，为体位引流；二是放置腹腔引流管，一般来说，阑尾炎症较轻而且局限，可不必放置引流。但下列情况下应考虑放置引流：①阑尾周围已形成脓肿，或附近有较多脓性渗液者；②阑尾有严重炎症和广泛粘连，切除后仍有少量渗血者；③位置较深，或靠近盲肠后的阑尾，其渗液不易自行引流局限者；④阑尾根部结扎处理不可靠；⑤伴有明显腹膜炎，腹腔内可放置负压引流。引流管用普通乳胶管或硅胶管均可。引流管大小应合适，过粗病人感觉不适，过细常达不到引流效果。

【切口缝合】

阑尾手术切口一般较小，张力也不大，可用 2-0 铬制肠线或其他可吸收线间断或连续缝合腹膜，基层医院也有用普通丝线缝合。肌层组织，只需将其肌膜间断缝合几针即可。腹外斜肌腱膜和皮肤，应用细丝线间断缝合。皮下脂肪厚的病人，可用细丝线或可吸收线间断缝合皮下，以消除切口内死腔。如切口在手术中受到污染，可在腹膜缝合完成后用生理盐水或抗生素液（如甲硝唑液、庆大霉素液）冲洗，预防术后切口感染。此外，有人提出不缝合腹膜或腹壁全层一次缝合、拆线后切口内不留缝线等改良法，还未普遍应用，其意义可能有限。

【术后并发症】

阑尾切除术虽然较简单，但仍有发生各种并发症的可能。其发生率与病人全身情况、阑尾炎症程度、有无坏疽穿孔并发腹膜炎及手术操作等因素有关。常见的有如下几种：

1. 切口感染 切口感染是阑尾切除术后最常见的并发症，其发生率随穿孔和腹膜炎的出现而升高，其中穿孔并发弥漫性腹膜炎时，切口感染率高达 30%，因此，急性阑尾炎应尽早诊断并手术。

切口感染重在预防，如及早手术，术前预防性应用抗生素，术中注意保护切口，缝合前抗生素液冲洗，缝合严密不留残腔等。如切口污染严重，可先缝合腹膜，其余部分延期缝合，但要慎重。术中先放置缝线不结扎，敞开切口引流，待 24 小时后渗液变少时，再将缝线拉拢结扎作为二期缝合。

切口感染可致切口长期不愈，甚至并发切口疝，严重影响病人生活和工作。因此，应早期发现和正确处理切口感染，同时要注意检查有无影响切口愈合的糖尿病等不利因素，并行有效处理。手术后定期检查伤口，如局部发红、触痛，多属感染早期表现，用药物湿敷多可愈合；形成脓肿时，局部可有波动感，此时，多需拆除皮肤部分或全部缝线，敞开引流，勤换药，直至愈合。切口敞开引流时，应彻底去除感染源，对切口内残余线结和坏死组织应予剔除，还要注意其深部有无感染腔隙，必要时应充分扩大引流口。如果腹腔内也有感染病灶并与切口相通，如残余脓液较多或有粪瘘形成，此时切口不可能愈合。最好予局部置管 24 小时持续冲洗引流，并发肠瘘者还应禁食、肠外营养、维持水电解质酸碱平衡。一般 1~2 周，肠瘘多可治愈，切口愈合。

2. 腹、盆腔脓肿 多见于严重阑尾炎并发穿孔或弥漫性腹膜炎的病人。脓肿常见于膈下、盆腔或肠襻间。病人表现为持续高热，白细胞升高，B 超检查可发现局部积液。膈下脓肿可有呃逆、局部疼痛；盆腔脓肿可有排便次数增多、里急后重、直肠指诊扪及波动包块和触痛点。肠襻间脓肿还有消化系统症状。脓肿较小、症状较轻者可用抗生素或中药治疗；无效者应尽早在 B 超引导下穿刺抽吸脓液或置管引流，盆腔脓肿可经肛门或阴道穿刺引流，同时辅以抗生素液冲洗。脓液稠厚，坏死组织较多时，可加用组织溶解剂（如链激酶等）促进脓肿液化。少数病人穿刺引流效果可能不佳，或无穿刺条件，应再次手术行脓肿引流。腹腔脓肿可迁延多日不愈，治疗也有不便，重在预防，如术中腹腔清洗，术后尽早采用半卧位等。

3. 肠瘘 严重阑尾炎波及周围组织，引起肠壁水肿，质地变脆，手术时误伤附近肠管而未发现，质地变脆或损伤的肠壁极易因术后残余炎症而溃破，形成肠瘘或粪瘘。阑尾水肿时所行的结扎可因术后炎症减轻、阑尾残端回缩导致结扎线脱落而形成粪瘘。有时，阑尾周围脓肿与粪瘘相通，脓肿切开引流后直接出现粪瘘。主要表现为肠内容物或食物经切口或瘘口溢出。阑尾炎手术所致的粪瘘一般位置较低，对机体干扰（包括营养和水电解质、酸碱平衡）相对较小，单纯粪瘘也较局限，保持引流通畅或局部 24 小时持续冲洗引流，加强营养支持，只要远端肠管通畅，粪瘘多可自愈。但如果肠瘘位置高，瘘量较大，处理不当，可导致病人死亡。

4. 出血 术后出血分腹腔内和消化道出血两种情况，个别病人可同时有腹腔和消化道出血，均与阑尾系膜和根部处理不当有关。术后出血重在预防，术中要妥善处理阑尾系膜血管，建议阑尾根部以结扎加缝扎比较可靠。出血发生后，病人有面色苍白、脉搏增快、心慌、严重者血压下降等；腹腔内出血者可及腹部移动性浊音，B 超检查、腹腔穿刺可证实；消化道出血病人可有黑便便血。治疗应遵循一般出血的处理原则，即应根据出血量的多少采取保守或剖腹探查止血，保守治疗无效时应及早手术止血。

5. 其他 其他并发症包括阑尾残株炎、盲肠壁脓肿、门静脉炎、肝脓肿、粘连性肠梗阻、切口出血或裂开、术后局部炎性包块等。①阑尾残株炎多是由于阑尾切除时残端保留过长所致；②盲肠壁脓肿与荷包缝合过宽、残留腔隙较大有关，二者表现与阑尾炎相似，常被延误，B 超和钡剂灌肠检查对诊断有一定的价值，症状轻者可行抗感染治疗，症状严重或反复发作者需再次手术处理；③并发门静脉炎或肝脓肿的病人多有高热、黄疸，肝区疼痛和白细胞升高等，应加强抗感染治疗；④肝脓肿一般根据不同病情行非手术治疗或手术引流；⑤阑尾术后局部炎性包块十分少见，多发生于术后 1 个月后，一般行保守治疗，但与回盲部肿瘤或结核不易鉴别，应警惕阑尾炎与结肠癌并存的情况。

（彭淑牖 陈晓鹏）

第五节 腹腔镜阑尾切除术

腹腔镜阑尾切除术（laparoscopic appendicectomy）是随着腹腔镜外科技术的发展而兴起的一种新的手术方法。1983 年，德国医生 Semn 在行腹腔镜妇科手术的同时成功切除了病人的无急性炎症的阑尾，完成了世界上的首例腹腔镜阑尾切除术，较首例腹腔镜胆囊切除术早 4 年。

目前，腹腔镜阑尾切除术被接受程度还没有腹腔镜胆囊切除术广泛。但相对于传统开腹手术，腹腔镜阑尾切除术却具有很多优势：①术野开阔，寻找方便。术中寻找阑尾基本不受病人肥胖及阑尾位置的影响，不管阑尾位于腹腔何处，均比较容易被找到。不像传统手术那样，如果阑尾的位置不在切口附近，术中寻找阑尾困难费时。②治疗可靠、方便快捷。经腹腔镜切除阑尾技术可靠，可省略残端荷包包埋等过程，较传统开腹手术简化。③手术创伤小，美容效果好。不用开腹关腹，腹壁瘢痕小，基本满足病人美容要求。④并发症率低，术后恢复快。术中腹腔干扰小，术后肠粘连机会少。切除的阑尾从穿刺鞘取出，不与创口接触，故切口感染率低，住院时间短。⑤此外，还可同时发现与处理其他腹腔疾病（如胃穿孔）等，可免除病人再次手术的痛苦。现已被越来越多的医生所接受，并逐步开展。

但腹腔镜阑尾切除术也有一些缺点，例如术者必须有一定的腹腔镜手术操作经验，或经过专门的训练；高度依赖机器，基层医院难以推广；费用往往较传统开腹手术贵；少数情况下，如阑尾位置特殊、周围脓肿、腹腔严重粘连、探查发现其他脏器严重病变等情况，需要中转开腹行常规手术。

【适应证与禁忌证】

适应证有：急性单纯性阑尾炎，急性化脓性阑尾炎，急性穿孔性阑尾炎，急性坏疽性阑尾炎和慢性阑尾炎。

禁忌证有：既往有过腹部手术史，特别是下腹部或盆腔手术史，估计有严重腹腔粘连的病人，中晚期妊娠合并阑尾炎者，有严重出血倾向的阑尾炎病人，有严重心肺功能障碍不能够耐受气腹者。术前检查腰大肌试验阳性、估计阑尾可能位于腹膜后者，选择腹腔镜手术应慎重。

有些病人患病几天后才确诊为阑尾炎，检查发现右髂窝有一肿块，如果症状逐渐消退、阑尾周围包块逐渐局限缩小，应该使用抗生素等非手术治疗，并观察肿块消退情况，间歇 6 周甚至 3~6 个月后再进行阑尾切除术。如果症状没有减轻，应果断地行阑尾切除术或阑尾周围脓肿引流术。此时，最好进行开腹手术，但如果起病时间比较短，肿块可以移动，应考虑阑尾蜂窝织炎或炎性包块，且术者腹腔镜技术比较熟练，也可以选择腹腔镜手术。但为策安全，以开腹手术比较适宜。

【手术器材】

腹腔镜阑尾手术需要监视器、二氧化碳气腹机、光源、信号转换器、高频电刀、气腹针、5mm 和 10mm 或 12mm 直径的穿刺器（套管针）、5mm 或 10mm 直径的腹腔镜、腹腔镜抓钳、分离钳、剪刀、电凝钩、吸引器、钛夹钳、钛夹或 / 和可吸收的 Hem-o-Lock 结扎夹等。特殊情况可加用套扎器、线型切割器或超声刀等。

【操作步骤】

（一）体位与穿刺点

病人一般取平卧位，脚高头低，右侧适当抬高。穿刺点位置：脐孔上缘或下缘作 10mm 小切口为观察孔，麦氏点上外方 4cm 处或左下腹部作 10mm 小切口为主操作孔，耻骨联合上方 5cm 处作一 5mm 辅助操作孔。

（二）建立气腹、置入套管针

在脐孔的一侧，切开一个 10mm 的皮肤切口，用两把巾钳相对提起切口两端的腹壁，将气腹针垂直插入腹腔。再将气腹针倒置接上一个注射器回抽无血及肠内容物，拔去推进器后，注射器其内生理盐水可顺利流入腹腔，证明穿刺正确。然后将气腹针接气腹机，注入二氧化碳，气腹压力一般设定在 11~15mmHg。压力稳定后，拔出气腹针，仍然用两把布巾钳提起脐孔切口两端的腹壁，将 10mm 的穿刺器插入腹腔内。再插入腹腔镜，在腹腔镜的直接观察引导下，依次插入主操作孔和辅助操作孔的套管针。

（三）探查腹腔

进入腹腔后，注意观察有无出血、囊液和脓液。如果腹腔液体特别是脓液较多，应先吸出并临时冲洗吸净，以减少污染、方便操作。应常规探查腹、盆腔，探查时常需调节手术床位置。可先探查上腹腔，特别是有无胆囊炎、胃十二指肠溃疡穿孔；再探查盆腔包括子宫附件，女性病人，应排除盆腔炎，输卵管卵巢囊肿，异位妊娠以及卵巢肿瘤等；最后探查寻找阑尾。该步骤不仅可确诊阑尾炎，还可发现病人潜在的疾病，一并处理，避免再次手术。如果发现阑尾正常，或为其他疾病，应及时调整手术方案；如发现无法继续腹腔镜手术，应及时中转开腹手术，并告知家属征得其同意。

（四）寻找阑尾

如果探查证明阑尾炎，可行阑尾切除。首先要寻找阑尾，寻找阑尾与开腹手术的方法相同。先找到盲肠，再沿盲肠带就可找到阑尾。异常液体积聚或质地较硬的部位往往是病变阑尾所在。有时局部炎性粘连，需使用钝性器械分离出盲肠，如果粘连局部有包块，注意不要损伤包块中间部分的肠管和网膜。阑尾寻找困难时，不宜盲目操作，应果断中转开腹手术，以免造成不必要的损伤。

（五）处理阑尾系膜

找到阑尾，可用抓钳夹住阑尾尖端，提起阑尾，显露阑尾系膜。如阑尾与大网膜或肠管有粘连，一般予以钝性分离即可，也比较安全。根据众多经验，阑尾系膜处理方法较多，主要有如下几种，每种方法各有利弊。术者可根据单位条件及自身技术熟练程度，任选一种：①用丝线双重结扎阑尾系膜，或结扎加贯穿缝扎各1次，再于其远侧用电凝钩切断系膜至阑尾根部。这种方法不需特殊器材，价格低廉，但腹腔镜下缝合、打结难度较大，仅熟练者使用。②或用分离钳分离，分1~3束用双重钛夹或可吸收夹（如Hem-o-Lock）夹闭阑尾系膜，再于远侧用电凝钩电切分离至阑尾根部。这种方法效果可靠，临床最常用，但Hem-o-Lock价格稍高。③或用电凝处理：带单极电凝的分离钳或用双极电凝夹住阑尾系膜电凝凝固阑尾系膜3~5秒，待系膜变为白色，表明组织已被凝固，再于远侧用单极电凝钩电切至阑尾根部。这种方法比较简便，也不需要特殊器材，但其可靠性有待商榷，并不推荐常规使用。④有条件时，也可用超声刀剪刀型刀头夹住阑尾系膜凝固，切断阑尾系膜至阑尾根部。超声刀处理阑尾系膜血管可靠，但价格昂贵，基层医院难以推广。⑤也有直接用线型切割器切断阑尾系膜，两侧切缘均可止血。线型切割器多为进口产品，一次性使用数千元，也不推荐常规使用。

处理阑尾系膜时，可发生系膜或血管断裂出血等情况。此时，应保持沉着，切莫胡乱夹持。此时，可稍退腔镜，以免血污模糊镜头。可一边用小块干纱布压住出血点，一边用吸引器吸去积血，注水冲洗吸净。然后缓慢移开纱布，小的出血点经压迫，多可自止；见有大的出血点，可用血管钳夹住，然后视情予以电凝，或于其下方上一个钛夹或可吸收夹；如镜下不能止血，应及时中转开腹手术。

（六）处理阑尾根部

系膜处理完成后，阑尾根部多已游离，便于结扎（或夹闭）、切断。如觉根部游离不够，可提取阑尾，顺其根部再向盲肠适当推离系膜，直至满意为止，但需防止出血和肠管损伤。

阑尾根部处理方法也比较多，也是各有利弊，术者可根据情况任选一种：①用丝线或可吸收线双重结扎阑尾根部，或结扎加贯穿缝扎，然后切断阑尾。该法价廉，但因镜下缝合、打结难度大，比较烦琐，实际不常用；为防术后结扎线松动滑脱，可先用分离钳轻夹阑尾根部，挤压开该部位可能存在的粪石。②用双重钛夹或Hem-o-Lock夹夹闭阑尾根部，然后于中间切断。同样为防术后钛夹松动滑脱，也应先轻夹阑尾根部。该法方便快捷，临床最常用，只是可吸收夹稍贵。③用线圈套扎或丝线结扎一次后再用钛夹夹闭一次等方法处理阑尾根部，再于其远侧上一钛夹，然后从中间剪断。④用Endoloop三重套扎：其中二个圈套放置于阑尾根部，第三个圈套放置于阑尾远侧距前二个圈套5~10mm处，然后在第2、3个圈套间将阑尾切断。⑤也可直接用切割器切断阑尾根部，一般不推荐使用。

如阑尾位于盲肠后位，阑尾系膜紧贴盲肠，需要逆行阑尾切除。可先提起阑尾根部，将阑尾根部处的阑尾系膜用分离钳分离开一个小窗，用丝线结扎阑尾根部，也可用钛夹或Hem-o-Lock夹闭阑尾根部后于远侧剪断阑尾，电凝阑尾残端，再用前述方法处理切断阑尾系膜，切除阑尾。如果腹腔镜下逆行阑尾切除困难，或没有把握，应中转开腹手术。

阑尾根部剪断后可电凝残端黏膜。因腹腔镜下阑尾残端处理比较费时，所以大多数腹腔镜阑尾切除术残端均不包埋。观察其并不影响术后愈合，也不增加并发症发生率。

（七）取出标本

阑尾切除后，对直径较小的阑尾，可用抓钳抓住阑尾根部将其拖入主操作孔套管中，再将套管和阑尾同时拔出体外取出阑尾。如阑尾粗大，估计不能从套管拖出者，可将其装入标本袋内，再将阑尾和标本袋一起取出，以防止污染穿刺孔。

取出阑尾后，要吸净右下腹及盆腔等处的脓液和渗血，再用生理盐水冲洗，冲洗时用一把无创伤钳压拨肠管及大网膜，帮助暴露。脓液较多时，腹腔各个位置均应冲洗，但应防止冲洗液积存在上腹部膈下等较隐凹处。脓液较少、腹腔炎症较轻时，一般不需要放置腹腔引流管；如果腹腔炎症比较重，或者阑尾根部炎性水肿比较明显，根部处理不满意，可在盆腔放置引流管一根。

【腹腔镜辅助式阑尾切除术】

腹腔镜辅助式阑尾切除术，又称拖出式阑尾切除术。类似于腹腔镜辅助式胃肠切除术，即先在腹腔镜下完成部分操作分离，然后通过小切口或穿刺孔，将标本拖出腹壁切口外，完成其余步骤。其基本要点是：于脐下缘穿刺，注入二氧化碳建立气腹。置入10mm套管，从中插入腹腔镜探查。于麦氏点置入另一10mm套管，从中置入抓钳，找到阑尾抓住经套管拖出腹壁外。这时需暂时解除气腹，将阑尾连同套管一同拖出至腹腔外。在体外用普通器械分离、结扎、切除阑尾。阑尾残端消毒后放回腹腔。然后，再重新建立气腹，检查阑尾残端处理可靠，腹腔无出血后，再退出套管，依次缝合各个穿刺孔。

腹腔镜辅助式阑尾切除术主要适用于对慢性阑尾炎和急性单纯性阑尾炎病人。而对肥胖病人、阑尾位置偏后、腹膜后浆膜下盲肠壁内阑尾，或阑尾已化脓、坏疽、穿孔者，不宜使用这种方法。肥胖病人，阑尾位置偏后、腹膜后浆膜下盲肠壁内阑尾均不易拖出腹外；阑尾已化脓、坏疽者，拖出体外必然污染腹壁，造成穿刺孔感染。

该术式不需要腔镜下众多器材；操作简单，即使腔镜技术不熟练者也可完成手术；麦氏点仅见一10mm切口，美容效果较为突出。但穿刺孔感染率可能稍高，应掌握好适应证。

【中转开腹手术指征】

腹腔镜阑尾切除术具有治疗可靠、创伤小、并发症率低、术后恢复快等优点，正被越来越多的外科医生和病人所接受。但由于病人个体差异以及术者技术水平不同，当术中遇到困难或异常情况，腹腔镜手术难以继续进行时，主动果断中转开腹是明智选择，否则易致严重后果。能在发生严重并发症前主动改为开放手术，是一名腹腔镜外科医生成熟的标志，这并非是手术治疗的失败，只是手术方式由首选向次选的转变。

中转指征有：①穿刺困难，特别是有腹部手术史者，估计腹腔有严重粘连，盲目穿刺易发生损伤；②进腹后，见腹腔有大量积血，腹腔镜下无法分辨；③术中找不到阑尾，或怀疑为腹膜后或浆膜下盲肠壁内阑尾，均以改开腹手术为宜；④术中发现阑尾炎性包块甚至为包裹性周围脓肿，除非术者腹腔镜技术十分熟练，一般应中转开腹手术。因为从炎症、粘连的肠管中分离、寻找阑尾，操作比较困难，也充满风险，可导致出血和医源性肠管损伤。为策安全，中转开腹比较适宜；⑤术中发生镜下难以修复控制的肠管损伤或大出血等；⑥术中发现合并有镜下不易处理的其他病变；⑦其他。

【术后并发症】

腹腔镜阑尾切除术也有发生各种并发症的可能。主要有穿刺孔感染、邻近脏器损伤、出血、腹腔或盆腔脓肿和肠瘘等。总体并发症率低于传统开腹手术，这一点不似腹腔镜胆囊切除术。虽然腹腔镜阑尾切除术后并发症处理原则与开腹手术基本相同，但二者发生原因却有差异，故仍需予以介绍。

1. 穿刺孔感染　为腹腔镜阑尾切除术常见并发症。主要原因有取出标本时未经穿刺器或未装入标本袋，直接经过穿刺孔，或虽装入标本袋，但取出阑尾过程中发生标本袋破裂，两种情况均可造成穿刺口感染。文献报告，腹腔镜阑尾切除术的穿刺口感染率为0.5%左右，大大低于开腹手术的切口感染率。一般通过换药可以治愈。

2. 邻近脏器损伤　损伤种类有重要血管损伤出血、小肠戳伤、撕裂伤及电烧伤等，多由于在穿刺套管针、分离粘连、显露阑尾、处理阑尾系膜及根部时操作不慎引起。穿刺套管针损伤好发于儿童和瘦长体型的病人，或腹壁肌肉紧张、腹壁和骨盆距离比较近等情况，这种损伤多为重要血管的损伤。国外文献曾报告5例穿刺针损伤腹主动脉、髂总动脉和髂外动脉，后果十分严重，其中1例导致下肢截肢。随着腹腔镜手术经验的成熟，这些报道已经少见，但初学者仍有可能发生。

脏器损伤最重要的在于预防。手术时，特别是穿刺气腹针或者第一个套管针时，应严格规范操作，用巾钳提起并固定腹壁，再缓慢旋转进针。不应粗暴地一针进腹。发现损伤后，一般先用一块小纱块压迫，然后根据观察损伤程度，采取镜下缝合修补，或中转开腹，重要血管损伤应尽量修复。

3. 出血　因腹腔镜阑尾切除术残端多不予包埋，故其术后仅有腹腔内出血，而没有消化道出血。腹腔内出血主要有两种情况：①阑尾系膜血管出血。占大多数，多由于术中处理阑尾系膜时，血管夹闭或结扎不牢靠；或系膜残端保留过少，钛夹和结扎线滑脱引起出血；或因术中电凝处理阑尾系膜血管凝固不彻底，术后焦痂脱落而出血。故处理阑尾系膜时，结扎或上钛夹要确实可靠，残端以保留3mm以上为宜，血管凝固要彻底。②穿刺口出血。比较少见，多因手术结束拔出套管针时穿刺口部位出血，而未仔细观察、处理；有时手术结束时并不出血，术后才开始出血。故穿刺套管针时应避开腹壁血管，特别是腹壁下动脉，拔套管时发现出血应及时电凝或缝合处理。

术后出血表现为内出血甚至休克，可行B超及腹腔穿刺检查。根据出血量的多少采取保守治疗、腹腔镜或剖腹探查止血。

（陈晓鹏　彭淑牖）

第六节　特殊情况的急性阑尾炎

一、妊娠期急性阑尾炎

孕妇急性阑尾炎的发病率约为0.1%，中期妊娠的发病率有所提高，可能与胎儿生长速度快有关。妊娠期阑尾的位置差异较大，大网膜不易覆盖，炎症易于扩散，对孕妇和胎儿均有较大危险。

【临床特点】

妊娠早期急性阑尾炎与一般阑尾炎相似。随着妊娠的发展，子宫逐渐增大，阑尾逐渐向外上移位，此时如发生急性阑尾炎，其腹痛与局部压痛的位置也有所改变，开始时向上偏移，以后逐渐向右侧或外侧偏移。至妊娠8个月时，阑尾可位于髂嵴上2cm，盲肠和阑尾逐渐为子宫所遮盖，胀大的子宫将腹前壁向前推移而与炎症阑尾分开，故局部可无明显阳性体征，右腰部疼痛可能重于腹痛，压痛点也由右下腹转至右腰部或右侧腹部，局部反跳痛和腹肌紧张可能消失。但阑尾炎症严重时可刺激引起子宫收缩增加。

【诊断】

妊娠早期急性阑尾炎具有较典型的临床表现而易于诊断，但应注意其胃肠道症状与妊娠反应较为相似，不应混淆。中期以后，随着子宫的增大，临床表现逐渐变为不典型，此时，应根据妊娠期阑尾位置改变的规律，初步确定阑尾的位置，然后与腹痛和压痛点对照，从而作出是否为妊娠期合并急性阑尾炎的诊断。妊娠后期急性阑尾炎的压痛点转移至右腰部或右侧腹部，病人左侧卧位时子宫偏后部可扪到较明显的压痛，对诊断有重要意义。

【治疗】

为防止流产及妊娠后期阑尾炎症复发造成处理棘手，妊娠早期急性阑尾炎一般要尽早手术治疗。为防胎儿畸形，妊娠早期急性阑尾炎应用抗生素应有所选择，炎症轻者可不用，确实需要使用的也应选择对胎儿无害的抗菌药物。对妊娠中期急性阑尾炎，只要诊断明确，还是以手术切除阑尾为宜。对妊娠后期急性阑尾炎，因诊断困难，易被延误，且感染几乎失去大网膜的保护而容易扩散，故应强调早期发现，及早手术。妊娠后期及临产期急性阑尾炎处理时最好有妇产科和外科医师合作，以保证孕妇和胎儿的安全。

二、小儿急性阑尾炎

小儿急性阑尾炎是小儿外科常见的急腹症，虽然发病率较成人为低，但临床特点和诊治原则有所不同。新生儿及婴幼儿的阑尾根部较宽，阑尾似漏斗状，腔内容物易于排出，故此期阑尾炎发生较少。随着年龄的增长发病率有所上升。小儿阑尾腔相对较大而壁较薄，肌层组织和大网膜均未发育成熟，一旦感染，发展速度常常很快，极易坏疽穿孔，且不易局限，发生弥漫性腹膜炎的可能性很大；另一方面小儿抗病能力明显差于成人，又不能正确诉说病症，故常常误诊，死亡率很高，一般为2%~3%，是成人的10倍。

【诊断】

小儿急性阑尾炎发展快，穿孔率高，需要及早诊断，临床表现有小儿哭闹不安、胃肠道症状和高热都是需要警惕的。一般来说，腹痛仍然是小儿急性阑尾炎的主要症状，但小儿不会表达，家长和医师均易疏忽。婴幼儿发病开始时常有哭闹不安，有时仅有面色苍白和身体蜷缩，极易漏诊。胃肠道症状如恶心、呕吐、腹胀、腹泻等也易被误诊为胃肠炎。高热可以较早出现，可达39℃以上，同时可有精神萎靡、寒战、惊厥及中毒性休克等表现。小儿体检时常得不到很好的配合，需要有耐心。小儿盲肠位置多不固定，故右下腹压痛范围较大，但少有腹肌紧张和强直。小儿急性阑尾炎时，白细胞往往明显升高，平均在 15×10^9/L 以上，甚至更高，对诊断和鉴别诊断均有参考价值。

【治疗】

资料显示，小儿急性阑尾炎早期手术死亡率<1%，而延误后手术死亡率升高逾 10 倍；未穿孔者可无手术死亡，即便穿孔合并腹膜炎，早期手术的死亡率也明显低于延迟手术的死亡率。故对小儿急性阑尾炎，治疗的重点在于及时手术，应采取积极的手术治疗，以免延误时机而致阑尾穿孔，引发腹膜炎和休克而危及生命。

三、老年急性阑尾炎

老年人急性阑尾炎发病率不高，但老年人阑尾壁常常萎缩变薄，淋巴滤泡逐渐退化消失，阑尾腔变细，阑尾血管多有硬化，再因炎症而栓塞，故阑尾如有感染发展很快，坏疽穿孔均较早，穿孔率也较高，可达 32%；老年人大网膜多有萎缩，故阑尾穿孔后炎症不易局限，常发生弥漫性腹膜炎。另一方面，老年人常合并有明显的循环、呼吸、内分泌和肝肾功能障碍，免疫防御能力也明显下降，故死亡率较高，约为年轻人的 8 倍。目前，老年人口比例不断升高，资料显示我国现已进入老年社会。因此，作为一种常见的急腹症，老年急性阑尾炎也应受到相应的重视。

【诊断】

主要根据临床表现和辅助检查等。老年人反应弱，临床表现可不典型，腹痛和局部压痛仍然是诊断急性阑尾炎的重要依据。老年人腹痛症状多逐渐出现，也缺乏典型的转移性右下腹痛，且不是很重。老年人阑尾点压痛和腹肌紧张也不如年轻人明显，诊断时应注意。有时即使急性阑尾炎病理发展已很严重，如发生穿孔和腹膜炎，但因老年人反应能力差，临床表现可能并不严重，病人无明显腹痛，局部压痛可能并不十分剧烈，是谓“临床与病理不符合”，病情常被忽视，故不可因为其临床表现轻微而忽视对疾病进行及时有效的处理，这一点应值得注意。辅助检查有 B 超和腹腔穿刺等。有弥漫性腹膜炎征象时腹腔穿刺可明确诊断。

【治疗】

老年急性阑尾炎也应及早手术切除阑尾。但要排除禁忌证，年龄不是手术的禁忌。重要的是围术期管理，控制并存疾病所产生的影响，使老年人安全渡过围术期。

四、异位阑尾炎

【诊断】

阑尾一般随盲肠固定于右髂窝内，但阑尾自身可因其发育原因而呈现异位。最常见的是阑尾位于盲肠内侧，其他还有盲肠下位、外位、后位、腹膜外或盲肠壁内阑尾。炎症时随位置差异具有不同的临床表现，手术时不易发现阑尾，应耐心寻找。

由于盲肠在腹腔内的位置变动较大，阑尾可随之在腹腔内自由活动，故其大体位置的变异也很大。其炎症体征可无定处，直至最后阑尾因炎症而被固定在一处时为止。如盲肠未降至右侧髂窝部而仍在右侧肝下位，则阑尾位于右上腹，炎症时与急性胆囊炎表现相似。

当先天性肠道旋转不全或内脏反位时，阑尾可随盲肠一起位于左下腹，炎症时左下腹有明显压痛。

位于盲肠后位、妊娠子宫后位或腹膜后位的阑尾，其局部疼痛不重，甚至腰痛重于腹痛，不易诊断。往往需手术时才能最后确定诊断。

异位阑尾炎在临床上虽同样也可有初期梗阻性、后期炎症性腹痛，但其最后腹痛所在部位因阑尾部位不同而异。位于右上腹或左下腹的阑尾，其转移性腹痛的部位将在右上腹或左下腹。

【治疗】

治疗以手术切除炎症阑尾为宜。注意术前准备时正确判定阑尾位置以选定切口。遇到盲肠游动不能从麦氏点切口找到时，不宜胡乱翻动小肠，可略扩大切口，寻出右侧结肠，细致辨认阑尾根部，向远端暴露全部阑尾。

（彭淑牖　陈晓鹏）

第七节　阑尾肿瘤

阑尾肿瘤比较罕见，近年报道逐渐增多，占阑尾切除标本的 5% 左右，其中大多数为良性，仅有 17% 属恶性。良性者主要有阑尾黏液囊肿等，恶性者主要有阑尾黏液假瘤、阑尾类癌和阑尾腺癌等。阑尾肿瘤诊断困难，多为偶然或意外发现，故治疗上时有延误。

一、阑尾黏液囊肿

阑尾黏液囊肿（appendiceal mucocele）并非真性肿瘤，而是一种滞留性囊肿。阑尾根部因慢性炎症而梗阻，阑尾黏膜细胞不断分泌黏液于腔内积聚形成囊肿。最后，阑尾黏膜细胞因腔内压力增高受压而变扁、并失去功能，肌层也逐步萎缩为纤维组织所替代。

阑尾黏液囊肿无感染时其临床表现与慢性阑尾炎相似，有时局部可扪到圆形、光滑的肿物。如果囊内有急性感染，可有急性阑尾炎相似的表现。B超和钡餐X线检查对诊断阑尾黏液囊肿有重要价值。B超检查可提示阑尾局部液性暗区。X线下，正常末端回肠从下沿盲肠上升，二者靠近连接处形似鸟嘴（图 50-8）。由于阑尾黏液囊肿的存在，引起回盲肠间的间隙扩大，其间出现光滑的压迹（图 50-9）。阑尾黏液囊肿要完整手术切除。手术时注意勿使囊肿破裂，以减少腹膜刺激；另外，如果万一其为真性肿瘤的囊肿，还可避免扩散种植。

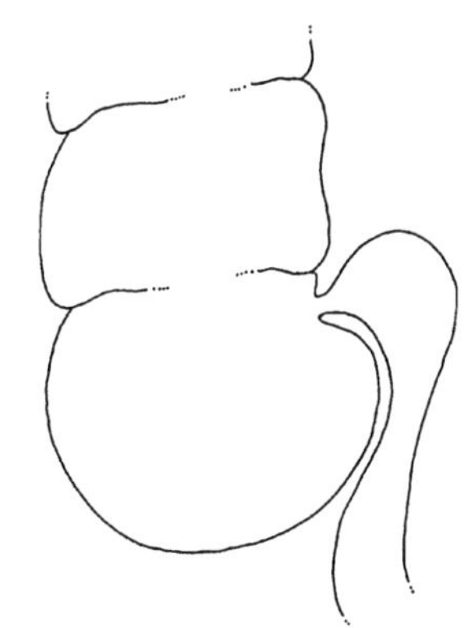

图 50-8　末端回肠常靠近盲肠

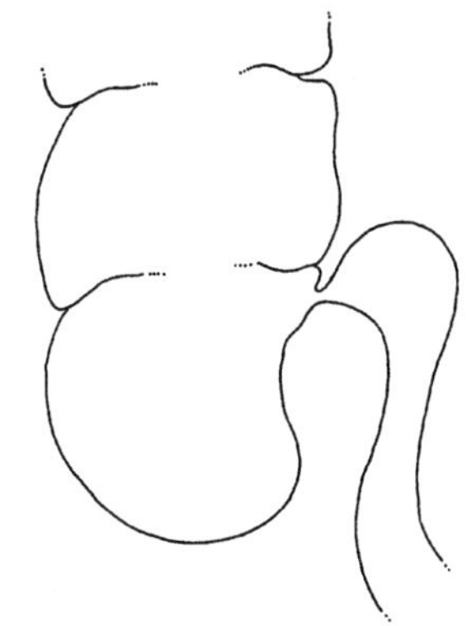

图 50-9　阑尾黏液囊肿存在使回肠盲肠间隙扩大出现光滑的压迹

二、阑尾黏液假瘤

阑尾黏液假瘤（pseudomyxoma of appendix）为阑尾的真性肿瘤，也有称之为恶性黏液囊肿（malignant mucocele）或Ⅰ度腺癌（grade Ⅰ adenocarcinoma），发病率低，约为阑尾黏液囊肿的1/10。本病具有恶性肿瘤的特点，即使其囊肿不破裂也可有广泛腹膜种植，但不转移至肝或淋巴结。种植于腹膜时可形成腹膜黏液假瘤而扩散至全腹，还可引起粘连性肠梗阻，常因处理肠梗阻时而意外发现本病。

【诊断】

阑尾黏液假瘤术前诊断较为困难，多数因腹部包块或出现肠梗阻才被引起注意。本病与阑尾黏液囊肿一般不易区别，只有在发生腹膜转移或切除后病理检查时方可鉴别。

【治疗】

彻底手术切除病灶，包括已种植的组织和器官。对已广泛腹腔转移的病变，在尽可能清除的基础上，腹腔药物灌注也不失为一种可取的方法。

三、阑尾类癌

阑尾类癌是最常见的阑尾肿瘤，也是胃肠道类癌中最常见的一种，占切除阑尾标本中的4%。多为单发，少数为多发。一般体积小，主要位于黏膜下层，多数直径 <2.0cm，甚至仅在显微镜下才能发现，但也偶有达5cm者。大约有75%的阑尾类癌位于阑尾尖端，少数表现为体、根部增厚，阻塞阑尾腔引起急性阑尾炎。阑尾类癌也称嗜银细胞瘤，因其类癌细胞能还原银盐。一般认为阑尾类癌是恶性肿瘤，但其生长较为缓慢，淋巴结转移率很低，仅为0.4%，可侵犯肠系膜或腹膜。

【诊断】

阑尾类癌不出现阑尾腔梗阻时往往无明显症状，术前不易诊断，即使出现症状也与急、慢性阑尾炎无法区别，多数病人也是因阑尾炎手术而意外发现。

【治疗】

阑尾类癌治疗的关键在于术中诊断，探明病变大小和范围，以选择手术方式。阑尾类癌直径 <1cm 且局限于阑尾而无转移时，行阑尾切除术即可。在下列情况下，需行根治性右半结肠切除术：①直径 >2cm 的类癌；②已侵及阑尾系膜、回盲部肠壁的类癌；③位于根部并已侵及盲肠的类癌；④区域淋巴结肿大、快速活检证实有转移的类癌。有时术中并未发现，术后病理意外发现阑尾类癌时，年轻病人可考虑再次手术；年迈体弱病人可进行观察而不必再次手术，因类癌可随病人年龄增长而发生退化。类癌合并有肝转移时，应根据原发病灶及肝转移的情况，决定是否一期切除或分期切除。

四、阑尾腺癌

阑尾腺癌十分罕见，约占阑尾切除标本中的0.08%，其中位发病年龄较高，为50岁左右，这一特点在临床上有一定的诊断意义。阑尾腺癌可分为黏液腺癌、结肠型腺癌和皮革型癌，前二者相对较多见，后者较少见。阑尾腺癌术前诊断困难，没有特征性临床表现，而与急、慢性阑尾炎表现相似，半数以上的病人是在术中或术后发现的，故多数病人在发现时已属晚期，不但局部浸润明显，并可能有远处转移。晚期阑尾腺癌有时局部可以扪到包块，B超和CT检查可发现占位病变，钡餐X线检查可以发现回盲肠间有不规则占位病变（图50-10），但临床上常误以为阑尾炎性肿块而行保守治疗，以致延误手术。其治疗原则与结肠癌相同，以根治性右半结肠切除术为主要术式。本病极易种植转移至卵巢，故对女性病人要注意探查右侧附件，必要时术中快速活检，以决定是否一并切除。

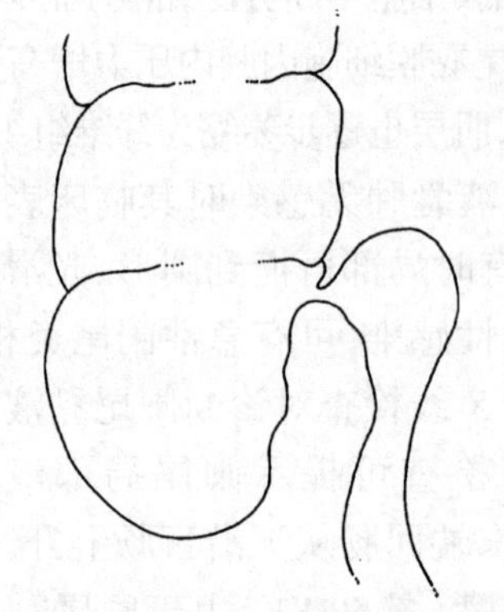

图50-10 阑尾腺癌X线钡餐检查时回肠盲肠压迹示意图

（彭淑牖 陈晓鹏）

第五十一章
肛管与直肠疾病

第一节　肛管与直肠的胚胎发生及解剖、生理概要

一、肛管与直肠及结肠的胚胎发生概要

由于肛管直肠移行区是由内外胚层共同组成，相互交织在一起，不但有重要的解剖学意义，而且该部位疾病发生率高，有更重要的临床意义。

人胚第2周三胚层建立后，内胚层在卵黄囊的顶壁，由于胚胎不断发育，将卵黄囊包卷，胚体由盘状变成圆管状，卵黄囊顶部的内胚层被包卷入胚体内，随后成为两端封闭的管状，这是消化器官的原基称为原肠，卵黄囊的末端仍为囊状，并有一狭窄的卵黄囊柄与原肠相连，将盲管的原肠分为前、后两端，即前肠(fore gut)和后肠(hind gut)，腹侧尾端内胚层突出的盲管直接插入体蒂内，称尿囊，后肠尾端扩大的盲囊，称泄殖腔。在尾突出现时，后肠末端伸入尾突内，称尾肠(tail gut)，中间与卵黄囊相通的部分称中肠(mid gut)。内胚层主要分化生成消化管(从咽到直肠)的上皮以及膀胱、尿道、肺泡等的上皮；中胚层演变成横纹肌、平滑肌，以及血管、子宫、阴道等的上皮；外胚层演变成人体表皮，神经组织、肛门和男性尿道末端的上皮等。

泄殖腔的分隔：胚胎发育到第5周(7.5mm)，泄殖腔两侧外面的中胚层呈纵行的凹沟与内胚层增生的脊相融合成尿直肠隔，此隔不断向尾端推进，最后与泄殖腔膜相连，将泄殖腔分隔成背腹互不相通的两腔，背侧为原始直肠、腹侧为尿生殖窦，泄殖腔膜也被分隔成为背侧的肛膜和腹侧的尿生殖膜。尿直肠隔分别参与了尿生殖窦的背侧壁和直肠腹侧壁的组成，直肠分化完成后，尿直肠隔上连膀胱直肠(女性子宫直肠)陷窝；下连会阴组织，即成人的腹膜会阴隔。胚胎第7周，鞍状的中胚层向下生长，使尿生殖窦和后肠之间的裂纹加深形成狭小的泄殖腔管，将尿生殖窦和尾肠完全隔开，尿生殖窦发育成膀胱等，尾肠向会阴部伸展发育成为直肠(图51-1)。到第9周出现原始会阴，尿生殖膜与肛膜之间有间质相隔，12周时会阴向后迅速生长，使肛门移到正常位置。

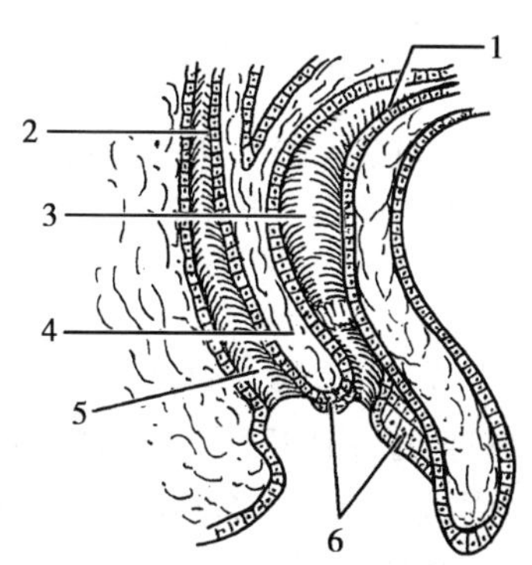

图51-1　胚胎第7周
1. 脐尿管；2. 胃肠道；3. 膀胱；4. 尿直肠隔；5. 直肠；6. 泄殖腔膜

外括约肌的生成及肛管直肠融合套叠学说：外括约肌起源于泄殖腔膜两侧的中胚层组织。8周时出现环绕泄殖腔周围的皮肌形态，即为原始的泄殖腔括约肌。12周会阴中央带形成，将直肠从尿生殖结构中分离出来，亦将泄殖腔括约肌分割成前方的尿生殖括约肌和后方的肛门外括约肌。但组成盆底围绕肛管周围的肛提肌不是来源于泄殖腔括约肌，而是来自脊柱尾部的肌节。胚胎第7周外胚层形成一凹陷称原肛，原肛由肛门

括约肌围绕，继而在中央出现数个结节状的肛突融合成脐状，最后形成肛管，借肛膜与原始直肠相隔，肛膜上方为内胚层，下方为外胚层。第8周肛膜破裂，原肛和直肠相通，成为正常的肛管直肠。原肛出现后向上套入后肠的下端，在套叠间形成两个环状的间隙，内侧为肛直窦，外侧为肛旁隙。肛直窦是后肠黏膜的折叠部分，肛旁隙位于肛管上皮与肛直窦之间(图51-2)。以后肛直窦闭合，肛管外移，直肠壁与肛旁隙融合，肛旁隙消失，肛管腔变宽，肛管形成。故肛管直肠没有一个清楚的分界线，而是鳞状上皮和柱状上皮交错的肛管直肠过渡区。由于此区结构复杂，肛管、直肠疾病的发病率也高。如泄殖腔分隔不全可形成直肠与膀胱、尿道或阴道瘘。肛管与直肠融合贯通不全，可形成肛门狭窄或闭锁等。

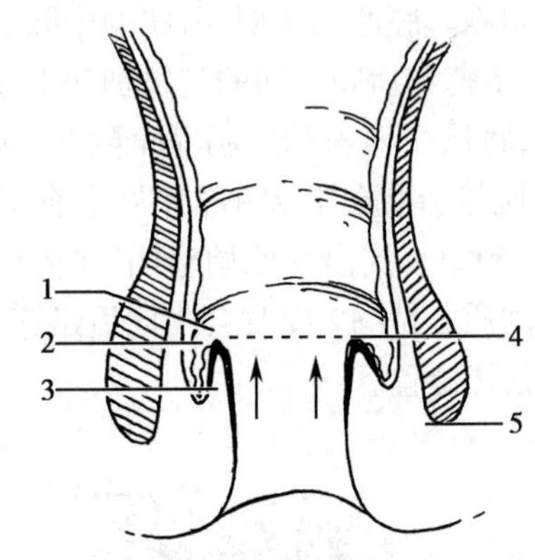

图51-2 原肛套入后肠肛直窦和肛旁隙形成

1. 肛瓣；2. 肛直窦；3. 肛旁隙；4. 原肛上端；5. 后肠下端

结肠的生成：胚胎第4周，胃幽门至泄殖腔整个消化道为一直管，由腹背系膜悬挂于腹腔的正中线上，分前、中、后肠。中肠生长快，5周后卵黄囊蒂脱离肠襻逐渐消失，如未完全消失，日后则形成梅克尔(Meckel)憩室，多位于距回盲瓣25~100cm处，男性多于女性。5~10周中肠的两端已固定，上方固定在十二指肠上段，下方(固定在结肠角)固定在中、后肠交界处，这两点间形成十二指肠结肠峡，从腹主动脉发生的肠系膜上动脉经十二指肠峡到肠襻的顶部，再分支到肠襻的头支和尾支。肠襻头尾支以肠系膜上动脉为中心，从腹面观逆时针旋转90°，结果肠襻的头支转向右下，尾支转向左上，从而建立了大小肠在腹腔中的位置，头支急剧生长形成空、回肠，尾支形成右半结肠、盲肠和阑尾。后肠形成左半结肠和直肠。如肠旋转不良可出现高位盲肠(在肝区)或低位盲肠(在盆腔)等。

二、肛管与直肠解剖生理概要

【解剖概要】

1. 肛管　是消化道的末端，上自齿状线，下至肛缘，长3~4cm，肛管上段的表层是柱状上皮和移行上皮，下段为移行上皮和鳞状上皮。肛管外只有部分括约肌包绕。这是常用的解剖学肛管。另外为了适应肛管直肠外科手术的需要，又有外科肛管及肛门直肠的分法。外科肛管：上自肛管直肠环上缘(齿状线上方约1.5cm)下至肛缘，其范围较大，包括了直肠末端和解剖学肛管，肛门括约肌环绕着外科肛管。肛门直肠：肛门直肠的分法是将括约肌包绕的齿状线以上至肛提肌附着处称直肠颈，以下称固有肛管，这三种分法都是为了适应外科手术的需要，便于术中保留括约肌。但一个肛管三种说法势必引起混乱，故仍用解剖学肛管为好。男性肛管前面与尿道，前列腺毗邻，女性与阴道毗邻，后方为尾骨。肛管的长轴指向脐，它和直肠壶腹之间形成向后开放的夹角，称肛直角，为90°~100°。

齿状线：齿状线是直肠与肛管的交界线，又称梳状线。由肛瓣和肛柱下端组成，呈锯齿状，故称齿状线(图51-3)。由齿状线向下延伸约1.5cm的幅度，围绕肛管表面形成一环形隆起，称肛梳又称痔环。此区由复层扁平上皮覆盖，其深部含有痔外静脉丛，故痔环表面呈微蓝色，光滑而有光泽，此部皮肤借致密结缔组织与肌层紧密附着。在肛梳下缘是白线，白线并不白，也看不见，但在行直肠指诊时可扪到，即是内括约肌下缘与外括约肌皮下部之间的一环形浅沟，称内外括约肌间沟，即白线。直肠下端与口径较小的肛管相连，齿状线以上的直肠黏膜形成8~10个的纵行条状皱襞，长1~2cm，称直肠柱(肛柱)。当直肠扩张时直肠柱可以消失。直肠柱内有直肠上动脉的终末支和齿状线上痔内静脉丛。直肠柱下端，相邻直肠柱之间的半月形黏膜皱襞称肛瓣。两直肠柱下端与肛瓣相连形成的许多袋状小隐窝，称肛窦或肛隐窝。肛窦开口向上，深3~5mm，肛窦有储存黏液润滑大便的作用。肛窦底部有肛腺开口。肛腺有4~8个，多集中在肛管后壁，肛腺在黏膜下有一管状部分，称肛腺管。肛腺管多数呈葡萄状，少数是单腺管。2/3的肛腺向下向外伸展到内括约肌层，少数可伸展到联合纵肌，极少数可到外括约肌或肛旁间隙。如肛隐窝感染可沿肛腺扩散。在直肠柱下端或其旁的三角形上皮突起，基底呈淡红色，尖端灰白色，直径1~3mm，称肛乳头。肛乳头的位置不恒定，多数在直肠柱下端,少数在肛瓣上。肛乳头在感染、外伤等因素影响下可发生肥大,大的可达 2cm 以上。

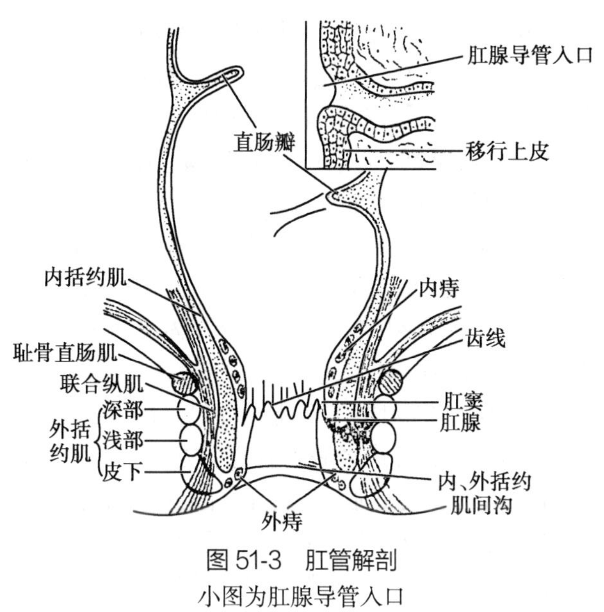

图 51-3 肛管解剖

小图为肛腺导管入口

2. 直肠 直肠长 12~15cm,上端在第 3 骶椎平面与乙状结肠相接,下端在齿状线处与肛管相连。直肠下端扩大成直肠壶腹是粪便排出前的暂存部位。在直肠壶腹部有上、中、下 3 个半月形皱襞,内含环形肌纤维,称直肠瓣,又称 Houston 瓣。其位置排列大致为左、右、左。但该瓣不恒定,可多于或少于 3 个。但中瓣较恒定并与腹膜反折平面对应。直肠扩张时直肠瓣可消失。直肠瓣有阻止粪便排出的作用,直肠壶腹的最下端变细与肛管相接。直肠并不直,直肠上段沿着骶尾骨盆面下降,形成一个向后的弓形弯曲,称骶曲。直肠末段绕过尾骨尖转向后下方,形成一个向前的弓形弯曲,称会阴曲。故在做直肠或乙状结肠镜检查时应注意直肠的弯曲。直肠上 1/3 前面和两侧有腹膜覆盖,中 1/3 段前面有腹膜,然后腹膜向前反折覆盖于膀胱或子宫上,形成直肠膀胱陷凹或直肠子宫陷凹,该陷凹是腹腔的最低点,如该陷凹有积液或恶性肿瘤细胞脱落种植转移到该陷凹时,常可通过直肠指检扪及。直肠下 1/3 段全部位于腹膜外,故直肠是腹腔内外各半的肠襻。直肠无真正系膜,只在直肠后上方有腹膜包绕直肠上血管和其他软组织,称为直肠系膜,该处与骶前筋膜(Waldeyer 筋膜)之间有疏松纤维组织相连。在直肠中下段有侧韧带将直肠固定于骨盆侧壁。腹膜外直肠前方有 Denonvilliers 筋膜与前列腺、精囊相隔。

3. 肛管、直肠肌肉 肛管直肠肌肉主要有肛管内括约肌、外括约肌、耻骨直肠肌、肛提肌和联合纵肌(图 51-4)。除肛管内括约肌是不随意肌外,其他均是随意肌。但联合纵肌中既含有随意肌又含有不随意肌,以后者含量多。以上肌肉既能维持肛管的闭合,又能在排便时开放肛管。但如某些肌肉损伤可影响肛管的括约功能,导致大便失禁。

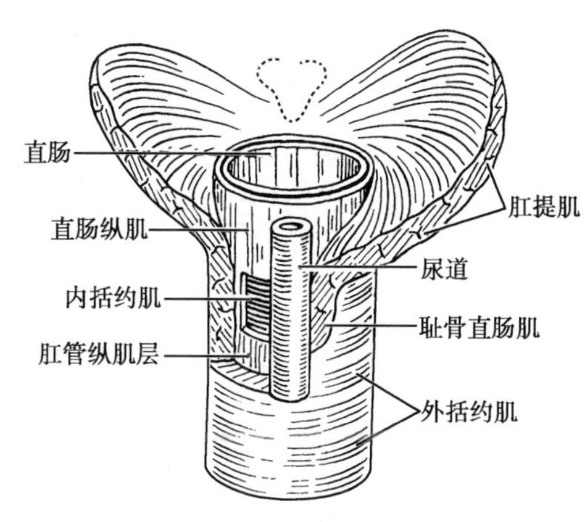

图 51-4 肛管直肠肌肉

(1)肛管内括约肌:结直肠的肌肉是内环形、外纵形,肛管内括约肌是直肠下端环形肌的增厚,属平滑肌。上到肛管直肠环平面,下达括约肌间沟,高约 2.0cm,厚约 0.5cm。内括约肌的主要功能是括约肛门,排便时该肌松弛并有一定张力将粪便逼出肛管,不排便时内括约肌呈持续不自主的收缩状态,闭合肛管。

(2)肛管外括约肌:外括约肌分为三部分,即皮下部、浅部和深部。皮下部:是环形肌束,环绕肛管的下端,位于皮下。皮下部的上缘与内括约肌的下缘毗邻,两肌纤维间有联合纵肌纤维穿过至肛管皮下。浅部:位于皮下部稍外上方,在外括约肌深部与皮下部之间,它起于尾骨,向前围绕肛管止于会阴体。是外括约肌中最长、收缩力最强大的部分,附着于尾骨处的肌纤维形成肛尾韧带。深部:位于浅部的上方,呈环状肌束。该肌的后部肌束与耻骨直肠肌合并,二者不易分开;前方游离,并有部分肌纤维与会阴深横肌合并止于坐骨结节,大部分外括约肌深部的肌纤维与耻骨直肠肌在直肠前壁连合构成肛管直肠环的前部。以上三层外括约肌分界线并不很清楚,但皮下部与浅部之间的分界线稍清楚一些。肛管外括约肌的功能是,平时闭合肛管,排便时松弛,肛管扩张协助排便。近年来,Shafik 认为三部分外括约肌象 3 个 U 字形的肌襻(图 51-5),肛管外括约肌的深部与耻骨直肠肌组成了尖顶襻;浅部形成中间襻;皮下部形成基底襻(图 51-6)。协助排便是依 3 个肌襻的一缩一舒的形式来完成的,即前者收缩将粪便向下推,后者放松接纳粪便，如此反复交替。闭合肛门时尖顶襻及基底襻同时牵拉肛管后壁向前，中间襻牵拉肛管前壁向后，3肌收缩使肛管紧闭。

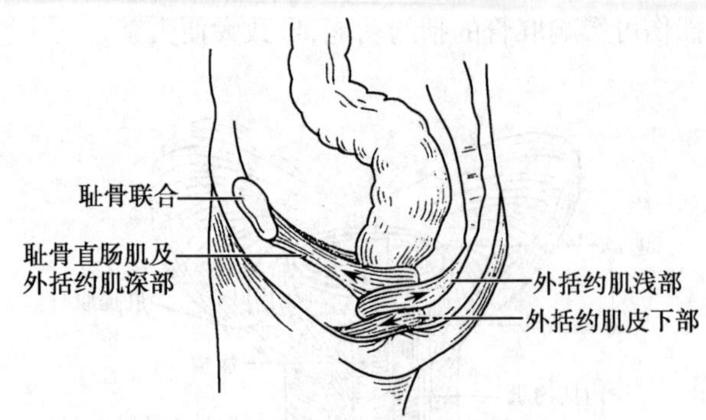

图 51-5 外括约肌与耻骨直肠肌的作用(Shafik)

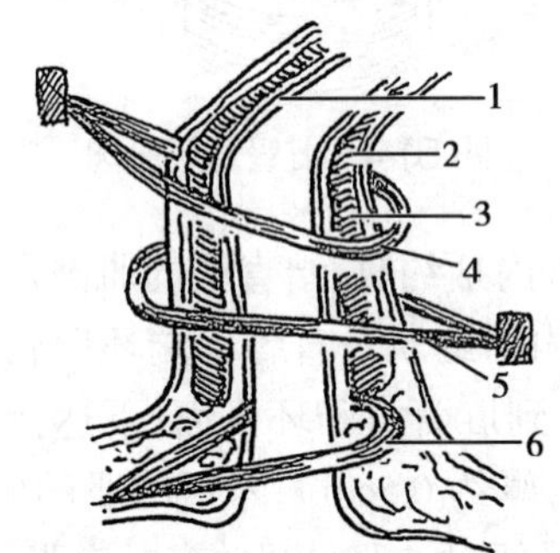

图 51-6 肛门外括约肌三肌襻系统

1. 黏膜；2. 肛管内括约肌；3. 直肠纵肌；4. 尖顶襻；5. 中间襻；6. 基底襻

(3)肛提肌：肛提肌呈左右对称性排列，在中线相连成漏斗状，是组成盆底的主要肌肉，对承托盆腔内脏、协助排便和括约肛管都有重要作用。肛提肌由3部分组成：①耻骨尾骨肌：起于耻骨弓的后面绕直肠颈，止于尾骨；②髂骨尾骨肌：起自肛提肌腱弓的后面和坐骨棘的盆面，止于肛尾缝；③坐骨尾骨肌：起自坐骨棘盆面和骶棘韧带，止于尾骨(图51-7)。耻骨尾骨肌位于髂骨尾骨肌的内侧，将其分为提肌板及肛门悬带，提肌板的内侧称为提肌脚，提肌脚的内侧缘呈U形围成提肌裂隙，此裂隙借裂隙韧带与直肠颈相连(图51-8)。提肌脚在提肌裂隙处急转向下形成的垂直肌袖称肛门悬带，它穿外括约肌皮下部，止于肛周皮肤，提肌板收缩时有扩张肛管的作用。左右肛提肌在后部交叉织成肛尾缝(肛尾韧带)，肛提肌及提肌脚收缩时肛尾缝被拉宽变短，直肠颈变大，有利排便(图51-9)。提肌脚、肛门悬带、提肌裂隙和裂隙韧带称为提肌复合体，有固定肛管的作用。

(4)耻骨直肠肌：起于耻骨下支的背面及邻近筋膜，大部分肌纤维经耻骨联合下方绕直肠外侧向后与对侧联合成U形，部分纤维附着于尿生殖膈，或向后延伸形成腱止于尾骨。耻骨直肠肌位于提肌脚下方、肛门悬带外侧，与外括约肌深部紧密融合形成尖顶襻，对括约肛管起着重要作用。

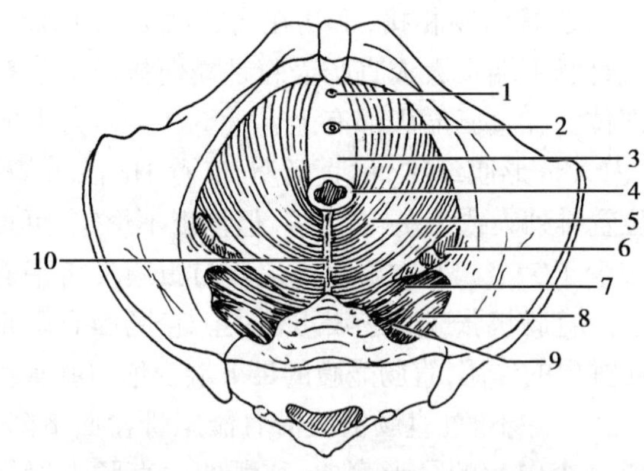

图 51-7 肛提肌和盆膈裂孔及提肌裂隙

1. 阴茎背静脉；2. 尿道；3. 盆底裂孔；4. 肛直结合部；5. 耻骨尾骨肌；6. 闭孔内肌；7. 髂骨尾骨肌；8. 尾骨肌；9. 梨状肌；10. 肛尾缝

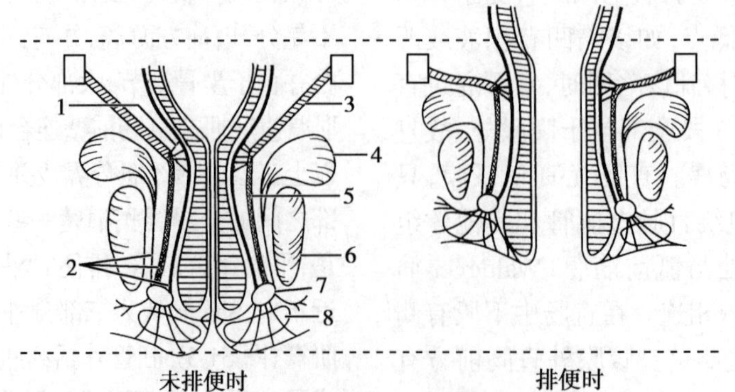

图 51-8 肛提肌和联合纵肌的形态及功能

1. 裂隙韧带；2. 联合纵肌；3. 提肌板；4. 外括约肌尖顶襻；5. 肛门悬带；6. 外括约肌中间襻；7. 中央腱；8. 外括约肌基底襻

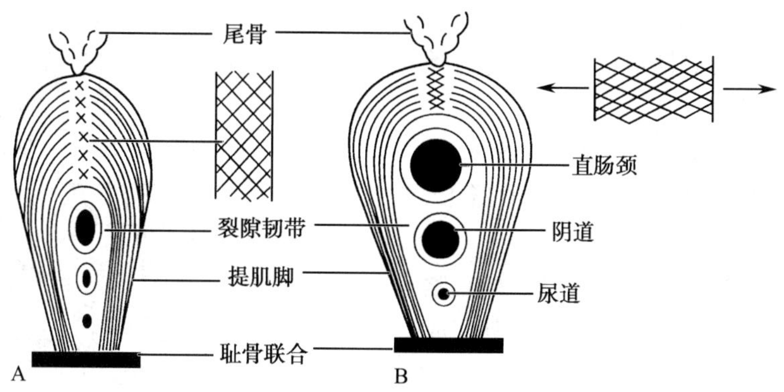

图 51-9 提肌脚与肛尾缝

A. 提肌脚宽息时，肛尾缝狭长；B. 提肌脚收缩时，肛尾缝短宽

（5）联合纵肌：由三层肌纤维组成，内层是直肠纵肌的延长，中层是肛门悬带和提肌板的延续，外层是耻骨直肠肌和外括约肌深部向下延伸的部分，以上 3 层纵肌共同被称为联合纵肌，它们的下端在肛管内括约肌下缘平面移行成中央腱，再分出 3 束纤维向外进入坐骨直肠窝，向下穿外括约肌皮下部止于肛周皮肤。向内止于肛管皮肤及齿状线附近的黏膜，有固定肛管及防止直肠黏膜和内痔脱垂的作用。联合纵肌发出的大量放射状纤维将内外括约肌联系在一起，还有括约肛管的作用。但另一方面由于肌纤维止于肛周皮肤，如肛周感染易往坐骨直肠窝深部扩散。

（6）肛管直肠环：肛管直肠环由耻骨直肠肌、内括约肌、外括约肌深部和联合纵肌组成。此环做直肠指检时可以清楚地扪及，该环的作用是括约肛管，如损伤可致肛门失禁。

4. 肛管、直肠周围间隙 肛管直肠周围间隙内（图 51-10）含有大量的脂肪，并且神经分布少，容易发生感染形成脓肿或肛瘘。以肛提肌为界分为肛提肌以下的间隙和肛提肌以上的间隙。

肛提肌以下的间隙有：

（1）肛门周围间隙：位于坐骨肛管横隔和肛门周围皮肤之间，左右两侧可在肛管后方相通；

（2）坐骨直肠间隙：在坐骨结节与肛管之间，坐骨肛管横膈之上，肛提肌之下，左、右各一，在肛管后方可相通。

肛提肌以上的间隙有：

（3）骨盆直肠间隙：在直肠两侧，肛提肌之上，盆腔腹膜之下，外侧是闭孔筋膜，左、右各一。

（4）直肠后间隙（骶前间隙）：在直肠与骶骨之间、肛提肌之上。

5. 肛管、直肠的血管、淋巴和神经

（1）动脉：肛管直肠的血供来自直肠上、下动脉、肛门动脉和骶中动脉四支：

1）直肠上动脉是肠系膜下动脉的末支。肠系膜下动脉起于十二指肠水平部下方的腹主动脉前壁，在分出结肠左和乙状结肠动脉处靠近左侧输尿管，高位结扎肠系膜下动脉时，须显露左侧输尿管，以免误伤；

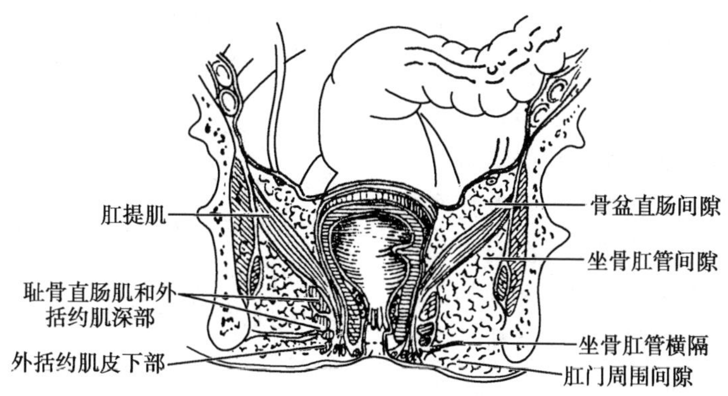

图 51-10 肛管直肠周围间隙

2)直肠下动脉由髂内动脉前干或阴部内动脉分出,左、右各一,通过直肠侧韧带进入直肠与直肠上动脉在齿状线上下有吻合;

3)肛门动脉由阴部内动脉分出,左、右各一,通过坐骨直肠间隙,供应肛管和括约肌,并与直肠上、下动脉相吻合;

4)骶中动脉由腹主动脉分叉处的后壁分出,紧靠骶骨下行,供应直肠下端的后壁。但此动脉在成人多数已闭合。

(2)静脉:有两个静脉丛。

1)痔内静脉丛位于齿状线上方的黏膜下层,汇集成数支小静脉,穿过直肠肌层成为直肠上静脉,经肠系膜下静脉回流入门静脉。由于直肠上静脉无静脉瓣膜易扩张成内痔;

2)位于齿状线以下的痔外静脉丛围绕在肛管的皮下组织中,并与肛管周围及其肌肉间的静脉共同汇集成肛门静脉和直肠下静脉,它们分别注入阴部内静脉和髂内静脉流入下腔静脉。如痔外静脉丛扩张则形成外痔。

(3)淋巴回流:直肠上 2/3 的淋巴沿直肠上血管到肠系膜下血管根部淋巴结,然后到腹主动脉旁淋巴结。直肠下 1/3 的淋巴不但向上流至直肠上血管旁淋巴结,而且向侧方沿直肠中血管旁的淋巴回流到髂内淋巴结,一般情况下肠系膜下血管旁的淋巴管与髂内淋巴没有交通。肛管的淋巴回流,齿状线以上回流至直肠上血管淋巴结和髂内淋巴结。齿状线以下向外到腹股沟淋巴结,也可经坐骨直肠间隙到髂内淋巴结(图 51-11)。

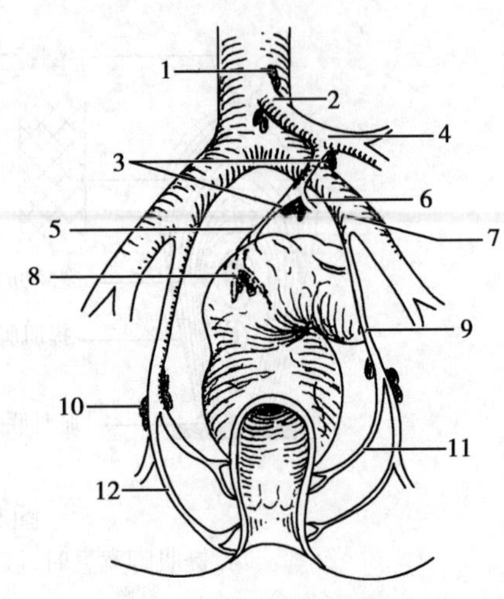

图 51-11 肛管直肠淋巴

1. 腰淋巴结;2. 肠系膜下动脉;3. 直肠乙状结肠淋巴结;4. 结肠左动脉;5. 直肠上动脉;6. 乙状结肠淋巴结;7. 髂总动脉;8. 直肠后淋巴结;9. 髂内动脉;10. 髂内淋巴结;11. 直肠下动脉;12. 肛门动脉

(4)神经支配

1)直肠的神经支配:直肠由交感神经和副交感神经支配,对痛不敏感。交感神经来自骶前神经丛,该神经丛位于腹主动脉分叉的下方,并分出 2 支主干紧贴直肠深筋膜下行到直肠侧韧带旁与 S_2、S_3、S_4 骶部副交感神经共同组成骨盆神经丛,然后副交感神经的节后纤维与交感神经共同支配直肠。前列腺周围的神经丛是骨盆神经丛的一个分支,支配前列腺、精囊、海绵体、输精管和尿道,如该神经或骨盆神经丛损伤,可导致性功能及排尿功能障碍。

2)肛管的神经支配:肛管内括约肌由交感和副交感神经支配,其余部位由脊神经支配,对疼痛敏感。主要有阴部神经的分支痔下神经和前括约肌神经、肛尾神经和第 4 骶神经的会阴支支配。故行肛门局麻时应浸润麻醉一周。

【肛管、直肠的生理】

直肠不但有暂时接纳粪便的作用,而且还能分泌黏液润滑粪便。排便是一个复杂而又协调的动作,由多个系统参与的生理反射过程。粪便到达直肠刺激直肠感受器后(齿状线至齿状线上 1.0cm 的齿状线区对刺激最敏感),通过盆神经传入排便中枢,经中枢分析、判断,认为现排便合适,然后通过传出的自主神经及躯体神经到达肛管直肠,使交感神经抑制,副交感神经兴奋,肛门内括约肌松弛,同时外括约肌也松弛。并在呼吸系统、腹壁肌肉系统等的参与下,产生屏气使膈肌下降,腹肌收缩,腹内压增高等,将粪便排出体外。因此排便是既有自主神经参加,又有躯体神经参加的错综复杂而又是一个十分协调的生理反射过程。若粪便到达直肠产生刺激,兴奋传入中枢后认为不能立即排便,此时主要通过躯体神经传出到效应器(外括约肌),使外括约肌收缩,阻止粪便排出。并产生逆蠕动将粪便退回乙状结肠,但此时外括约肌的收缩力一定要比内括约肌收缩力大才能实现。一般认为外括约肌的收缩力要比内括约肌大 2~3 倍,才能够抗拒排便。但人体不要随意抑制排便,以防直肠对粪便产生的刺激失去敏感性,发生便秘。人体正常的早晨起立反射、饭后的胃结肠反射均能使人体产生便意而排便,这是正常的生理功能,也是保持正常定时排便良好习惯的条件。

第二节 肛管与直肠检查方法

【体位】

根据病人情况和检查的要求常选择下列体位：

1. 侧卧位 一般用左侧卧位。左侧卧位，以左侧身体着床，臀部靠近床边，右髋膝各屈曲 90°，左髋膝微屈（图 51-12）。侧卧位此体位适用于病重、年老体弱或女病人，也是肛肠手术常用的体位。

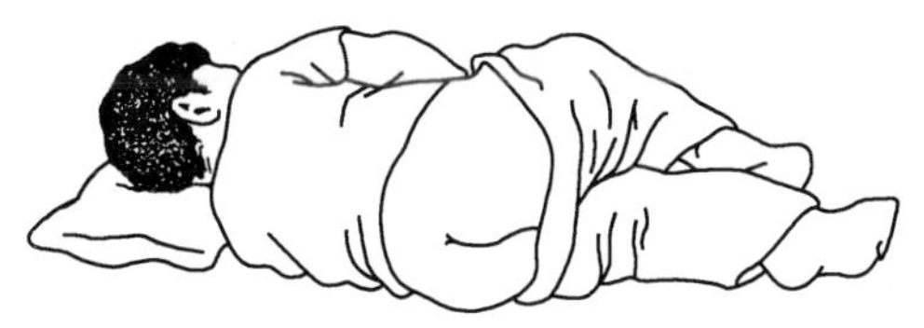

图 51-12 侧卧位

2. 膝胸位 病人两膝关节屈曲，稍分开跪在床上，肘关节及前胸着床，头偏向一侧，臀部抬高，大腿与床垂直，使髋关节与股骨成 60°（图 51-13）。此体位适用于乙状结肠镜检查，但不能持久。不宜用于年老体弱病人。

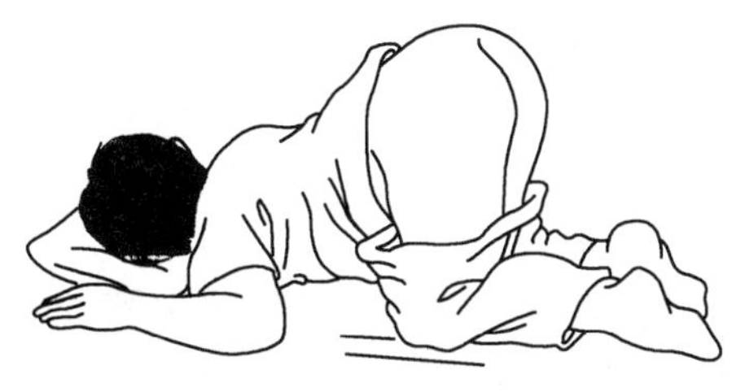

图 51-13 膝胸位

3. 截石位 病人仰卧，两腿屈曲分开外展，搁在支腿架上，臀部移到手术台边缘（图 51-14）。此体位显露肛门清楚。如用于肛管直肠手术，臀下还应垫 8~10cm 厚的软枕抬高臀部。

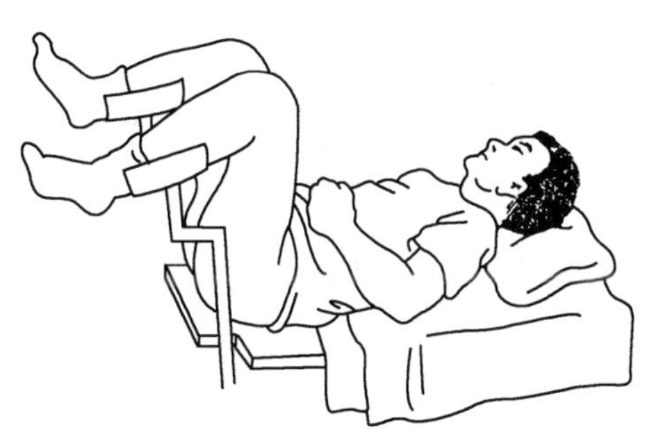

图 51-14 截石位

4. 折刀位 病人俯卧于手术床上，两手放在身体两侧，头下垫一 8~10cm 厚的软枕头，两肩部各垫一软垫，骨盆处垫一软枕头抬高臀部。臀部放在手术床的连接处，两腿稍外展分开，髋部下垂 45°，在膝、踝部用软垫垫好（图 51-15A）。用两块宽约 3cm 的长胶布贴在肛门两侧，将臀部牵开，完全暴露肛门（图 51-15B）。此体位显示肛管手术野清楚，术者操作方便，病人舒适，适用于肛管直肠小手术及检查。

5. 蹲位 病人取下蹲大便姿势，以增加腹压（图 51-16）。易于看清楚脱出肛门的直肠病变，如直肠脱垂、内痔脱垂和直肠下端带蒂息肉的脱出等，这是用其他体位所不能见到的。用此体位做直肠指诊，较其他体位扪及的距离高约 2cm。

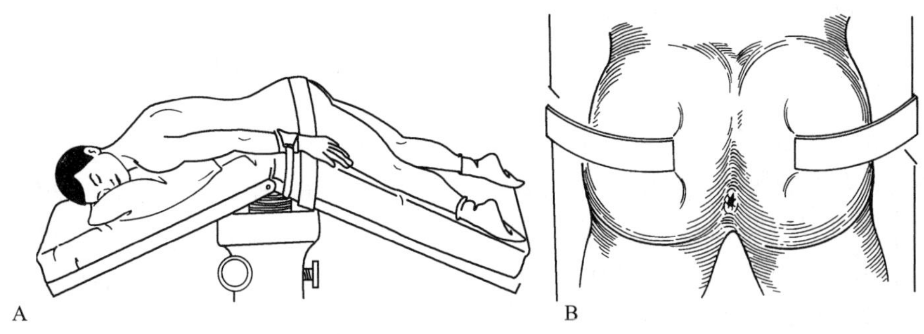

图 51-15 折刀位

右图为宽胶布贴在肛门两侧，将臀部牵开

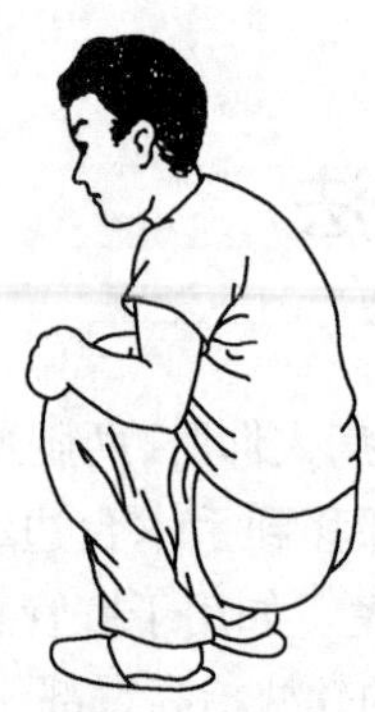

图 51-16 蹲位

【肛门视诊】

首先查看肛门周围有无血、脓、粪便、黏液、肿块和瘘管等，以便判断病变性质。如肛裂在后正中处可见小溃疡或前哨痔等；肛瘘可见瘘管外口，并有脓性分泌物；血栓性外痔可见暗紫色的圆形结节，与周围分界清楚；肛门失禁及直肠脱垂可见有黏液及粪渣。视诊完毕，再用两拇指或示、中、环三指按住肛门两侧皮肤，向两侧分开，使肛管外翻，观察有无病变(如痔、肛裂等)。最后嘱病人增加腹压，如排便样，有时可使内痔、直肠下端息肉或直肠脱垂向外脱出。肛门视诊是诊断肛裂、环状痔和直肠脱垂的首选。

【直肠指诊】

直肠指诊是简单易行而又十分重要的方法，因大部分直肠癌可通过直肠指诊发现，而有的直肠癌病人由于没有得到及时的直肠指诊而延误诊断，丧失治疗良机，这是值得警惕的。

检查方法：检查前告诉病人，检查中出现的肛门坠胀不适等，以便病人配合。检查者戴好手套，液状石蜡涂至示指根部。先检查肛缘有无压痛、结节及索状物等，以及有无感染或其他异常情况。然后用手指轻轻按摩肛缘，再将示指慢慢伸入直肠。若突然插入会产生括约肌痉挛，不但不易插入而且会产生疼痛。检查时嘱病人深呼吸减低腹压。手指伸入直肠后应注意以下几点：①括约肌的紧张度正常时，示指通过括约肌略感紧迫。如插入毫无阻力，说明括约肌有不同程度的松弛。如示指通过困难，应注意肛门有无狭窄、瘢痕。②检查肛管直肠一周肠壁有无触痛、搏动、肿块及狭窄和凹陷，并注意其大小，硬度、活动性及狭窄程度等。对较高位置的可疑肿块、可改用蹲位检查，并嘱病人屏气，可比原体位检查的距离高约 2cm，如在此距离内的病变可立即得到诊断。检查中还应注意齿状线区位有无压痛、结节、肛管直肠环是否完整等。③前列腺或子宫颈距肛门 5.0cm 肠壁外可扪及前列腺，如栗子形，尖朝下，底朝上，光滑，前列腺沟存在。女性可扪及子宫颈，扪到了子宫颈口多可与肠壁外其他肿块鉴别。④观察指套手指退出后观察指套有无血迹及黏液，必要时作涂片检查或内镜检查。

直肠指诊常可触到的病变：

1. 直肠癌　在直肠壁上可以触及高低不平、宽基底、质地中等偏硬的实质性肿块。有的肿块表面有溃疡。较小的肿块可以推动，大的肿块不易推动。指套上常带有黏液及血。直肠指检是检出直肠癌简单有效的方法。

2. 直肠类癌　直肠是消化道类癌的好发部位，多为单个，约 4% 为多个，肿块位于黏膜下，黏膜光滑。肿块将黏膜向肠腔顶起，质地偏硬，边界清楚。肿块大多为 1.0~1.5cm，指套多不带血。

3. 直肠平滑肌瘤　肿块位于黏膜下，扪之黏膜光滑，多 <2.0cm，易恶变，应警惕。

4. 直肠息肉　直肠是大肠息肉中发病率最高的部位，息肉多有蒂，或呈宽基底、半球形、桥形或柱状。质地中等。指套有的带血及黏液。

5. 肛瘘　肛旁可扪及索状物通向齿状线或直肠，有时在齿状线处可扪及小结节，此小结节可能是肛瘘的内口。

6. 直肠肛管周围脓肿　直肠后窝或骨盆直肠窝脓肿，在相应部位可以扪及肿块，边界不清楚，并有明显触痛，有的可触及波动感，再结合肛周皮肤触诊，在相应部位有深压痛，结合病史即可诊断。

7. 内痔　一般内痔柔软不易扪到，但如有血栓形成，则可扪到表面光滑的黏膜下硬结。

【肛门镜检查】

肛裂、妇女月经期除非急需，应暂缓此项检查。检查前应先做直肠指诊。肛门镜有不同的形状，如圆口形，斜口形、双叶张开形等。根据检查目的来选用不同的型号，如内痔注射或对小的病变做活检，多用斜口形的肛门镜。

方法：

1. 将肛门镜的末端、镜身和芯子头部涂足够的润滑剂。术者右手持肛门镜，拇指顶住芯子，左手拇指将臀部向外拉开显露肛门。先用芯子按摩肛缘，并令病人张口呼吸使肛门括约肌松弛。

2. 镜的先端指向脐孔缓慢插入，通过肛管后，镜的先端指向骶凹将镜插入直肠。

3. 拔出芯子，并注意芯子上有无黏液及血迹。照入灯光仔细观察直肠黏膜一周的色泽及有无肿瘤、息肉、溃疡、内痔及异物等。并且边退镜边观察，以防漏误诊。在使用斜口形肛门镜时如需转动镜身,在转动前应将芯子插入后再转动,以防肛门镜的斜口损伤肛管及直肠黏膜。

4. 经肛门镜活检或治疗:术者用左手固定肛门镜,右手操作活检钳及治疗仪。活检后如创面出血,用棉球蘸孟氏溶液(Monsells sol.)或止血粉按压创面数分钟,出血即可停止。活检后应留观 1 小时,如无出血方可离开。

【直肠镜与乙状结肠镜检查】

直肠镜长 12~15cm,乙状结肠镜长 25~30cm。乙状结肠镜有硬式乙状结肠镜和软乙状结肠镜(包括纤维乙状结肠镜、电子乙状结肠镜)之分。在此仅介绍硬式乙状结肠镜的用法,直肠镜的用法与此相同。软乙状结肠镜检查见后文结肠镜检查。硬式乙状结肠镜检查虽较软乙状结肠镜检查痛苦,但它价廉、实用,仍是目前诊断治疗直肠及乙状结肠病变的较好工具。

1. 适应证　①不明原因的慢性腹泻,便血,疑有乙状结肠炎症,溃疡,寄生虫病,息肉及肿瘤等;②摘除息肉或经乙状结肠镜用微波或激光治疗肿瘤。

2. 禁忌证　①肛门直肠或乙状结肠急性或化脓性炎症;②出血性疾病;③大量腹水,孕妇,腹部巨大肿块;④重症高血压,心、脑血管疾病者;⑤体质衰弱,有精神病不能配合者。

3. 检查前准备　①备乙状结肠镜检查包 1 套,冷光源,长棉扰,液状石蜡油,止血剂,明胶海绵或 10% 硝酸银或孟氏溶液,生理盐水及标本瓶;②检查前 1 天进流质,检查前 4 小时口服 50% 硫酸镁 50~80ml,然后 2 小时内饮温开水 1 000ml,排尽粪便后即可做检查,必要时作清洁灌肠,直至无粪渣排出为止;③有腹痛或肠痉挛者可于术前内服或注射阿托品 0.5mg,但青光眼及前列腺肥大者禁用;④查血常规、凝血酶原时间,有异常者应暂缓检查,以防行活检后出血。

4. 检查方法　膝胸位和左侧卧位。取膝胸位时检查者站在病人左后侧,先行直肠指检了解局部情况。乙状结肠镜的温度应与体温相近。镜身全部涂擦石蜡油。进入肛管直肠的方法同肛门镜检查。插入 8cm 后,取出镜芯开亮灯光,装上接目镜和橡皮球,并改镜呈水平方向在直视下缓慢进镜。镜在 8cm 左右可见位于左侧的半环形直肠瓣,到 11~13cm 处时,可看到一个最明显的直肠瓣,此瓣较恒定,是腹膜反折的标志。切忌在看不清肠腔时盲目进镜,以免损伤肠壁发生肠穿孔。若看不清肠腔,可退镜 2~3cm,见到肠腔后再进镜。检查中应循腔进镜,镜进入 16~18cm 处(相当于第 3 骶椎水平),可见肠腔变小,示为直肠乙状结肠连接处,此时需注入适当空气看清肠腔后再继续缓慢进镜。如镜下看到左髂动脉搏动,说明镜已进入到乙状结肠,乙状结肠可随呼吸运动,镜插 25~30cm 为限,然后以轻微的旋转方式再缓缓退出,并且边退边观察,注意肠壁一周黏膜色泽,有无充血、水肿、出血点、溃疡、息肉、憩室、肿瘤等。若有病变,应记录其距肛门的距离、部位、方向、大小、性质。有溃疡者可用长棉拭子拭溃疡处采取标本送细菌培养,并涂片行光镜检查。对可疑病变应钳取米粒大小组织 1~3 块送病理检查。钳取时切忌撕拉,不可钳取大块组织,以防大出血或肠穿孔。活检处如有出血,可用止血粉涂布于创口止血。镜退至直肠壶腹及齿状线处,要反复观察肠壁有无裂伤等。并应注意以下问题:①如乙状结肠镜进入结肠 30cm 时,发现上端有血、黏液自上方下流,说明上方仍有病变,随后应进一步行钡灌肠或软结肠内镜检查;②检查后有不适者,可口服复方樟脑酊 4ml;③检查完毕后卧床休息 5~10 分钟,取活组织检查者,观察 1~2 小时无异常才可离去,回家后应卧床休息 1 天;④术后排便勿用力过猛,注意当天、次日大便颜色及次数,如便血较多或持续剧烈腹痛者,应紧急处理或请专科医生会诊。

【结肠镜检查】

目前应用的结肠镜有以下四种类型:

1. 纤维结肠镜　该镜于 1963 年由 Overhoet 首先制成并应用于临床,其镜身长度分长型(170cm)、中长型(125cm)和短型(90cm)三型。该镜用于临床以来对大肠及回肠末端疾病诊断正确率有了明显提高。镜成像束是由玻璃纤维制成,图像清楚,由于玻璃纤维容易折断,如断离过多,则图像模糊,故不耐用。

2. 电子结肠镜　于 1985 年制成用于临床。该镜的镜头部安装了一个微型摄像电荷耦合件(charge couple device,CCD),通过光电信号转换器将图像显示于监视屏上,该镜图像清晰,克服了纤维结肠镜成像束容易断丝图像不清楚的缺点。

3. 超声结肠镜　是在电子结肠镜的基础上,在镜头部安装了一个微型超声探头,其频率为 7.5MHz 或 12MHz。该镜不但在监视屏上能清楚地显示肠黏膜及肠腔的形态变化,而且还可显示超声所获得的肠壁病变的大小、侵犯肠壁深度和与肠外的关系等。并可以判断病变的良恶性,判断良恶性与病理切片的符合率达 75%。

4. 电子变焦结肠镜 近年来该镜逐渐用于临床，它可放大 180 倍，对大肠微小癌等细小病变的诊断、治疗有较好作用。

(1) 适应证：①便血或黏液便已除外肛门疾患，原因不明确；②腹痛、腹泻反复发作；③钡灌肠或临床高度怀疑结肠恶性肿瘤；④钡灌肠发现大肠病变而不能明确性质；⑤结肠息肉或溃疡性结肠炎为明确其病变范围；⑥结肠息肉需经结肠镜摘除；⑦术中对大、小肠病变不能明确定位，或大、小肠多发性息肉需经术中结肠镜摘除；⑧假性结肠梗阻需经结肠镜减压解除梗阻；⑨肠套叠、肠扭转需明确诊断及复位；⑩大肠癌或大肠息肉术后复查；大肠病变需要定期观察。

(2)禁忌证：①腹膜炎或怀疑有肠穿孔、肠粘连；②有严重的心血管疾病；③妊娠；④衰竭病人；⑤有精神症状等不能配合。

(3) 注意事项：①有腹水及出血性疾病，以及曾行过盆腔手术或患有盆腔炎者，应谨慎从事；②需作息肉切除者，应检查凝血酶原时间及血小板；③月经期间最好不检查；④溃疡性结肠炎及痢疾急性期，不要勉强向纵深插入；⑤装有心脏起搏器者，如需高频电摘除息肉，应谨慎行事。

(4) 检查前准备：①肠道准备：常用的肠道准备有两种方法，一是口服硫酸镁肠道准备法：检查前 1 天进流质，检查前 3~4 小时口服 25% 硫酸镁 150~200ml，接着口服 5% 葡萄糖盐水或温开水 1 500ml，2 小时内服完，45 分钟后产生腹泻，腹泻数次后即可行结肠镜检查；二是口服复方聚乙二醇电解质散法：检查前 1 天进流质，检查前 3~4 小时口服复方聚乙二醇电解质散或磷酸钠盐口服溶液行肠道准备。②了解病情，阅读 X 线片，除外禁忌证。③作好解释工作，使病人解除恐惧心理，主动配合检查。

(5) 结肠镜检查的操作方法：①循腔进镜：即检查中见到肠腔后才进镜。②取直镜身进镜：方法是用镜头钩住肠皱襞，旋镜、后退将镜身取直（图 51-17）。该法进镜快，病人痛苦小。③少注气：以避免病人发生腹胀，或肠壁张力增加而增加进镜难度。内镜观察正常大肠黏膜呈橘红色、平滑、柔软、富有光泽及弹性。并可见半月形的结肠黏膜皱襞，肠管收缩时轮廓规则，肠腔微扩张时血管纹理清晰。结肠镜检查不但是对大肠疾病诊断的一大进步，而且还可治疗肠道息肉等疾病。长海医院 1984—2011 年行结肠镜检查 12 万多例，摘除息肉 3 万余例，发生肠穿孔及大出血需剖腹手术者 9 例，占 0.03%。

【直肠腔内超声】

直肠腔内超声已是目前诊断肛管、直肠疾病的常用方法。超声探头有棒式单面和双面两种，频率为 5.0~7.5MHz，单面式探头换能器的晶体在棒的前端一侧，长 8~10cm，宽 1cm，可以显示直肠长轴相应切面的组织结构。双面超声探头前端换能器的晶体呈弧形，可显示肠管横切面的图像，并在棒的近端另有一换能器晶体显示肠管纵轴图像，两种显示交替应用，可获得更大范围的图像。

1. 适应证与禁忌证

(1) 适应证：疑肛管直肠有占位性病变者。

(2) 禁忌证：①肛管狭窄、超声探头不能伸入肛门；②直肠血管瘤有大量出血者。

2. 检查前准备

(1) 肠道准备：同硬式乙状结肠镜检查。

(2) 直肠指检：了解直肠内有无狭窄、瘢痕、肿块、有无出血、触痛等。

3. 方法 在棒式探头上套一乳胶套，用丝线扎好。病人左侧卧位，肛门放松，然后将超声探头缓慢插入直肠约 10cm。先使晶体面朝向耻骨联合。探头顶端可达充盈膀胱的中部、前列腺、精囊或子宫均可显示。晶体与肠壁直接接触，随着超声探头

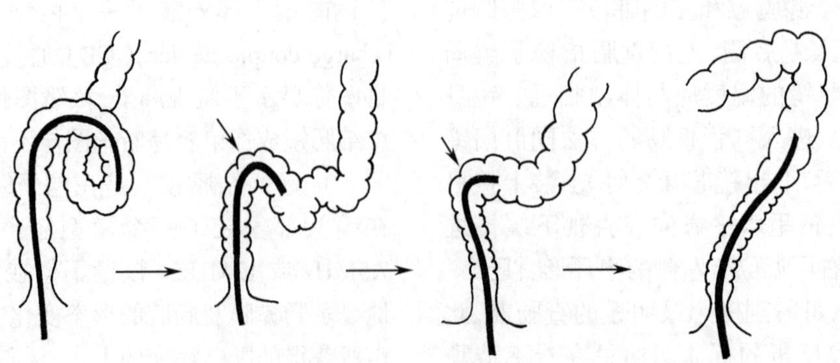

图 51-17 结肠镜检查

手柄的转动，可探查直肠一周的情况。该法是超声探头直接接触肠壁探查法。另外还有直肠腔内间接探查法，即超声探头插入直肠后，向乳胶套内注入30~50ml生理盐水，使探头晶体通过水囊显示直肠壁各层组织结构及病变情况。可获得更为清晰的图像。

正常直肠壁超声图像上可见到5个回声层次，即2条低回声带和3条强回声带，从腔内向腔外排列：

第一层：强回声带，是肠腔内液体和肠黏膜表层构成的界面回声。

第二层：低回声带，是肠黏膜肌层的回声带。

第三层：强回声带，是黏膜下层的回声带，该回声带最明显。

第四层：低回声带，为直肠肌层的回声带。

第五层：强回声带，是直肠浆膜层或外膜层，以及纤维组织的回声带，其回声亮，线较光滑。

4. 直肠腔内超声对疾病的诊断

(1) 直肠癌：是突向肠腔的低回声结节可探及肿瘤的大小，侵犯肠壁的深度，是否侵犯到前列腺、阴道等，有无溃疡形成，其邻近淋巴结有无肿大，肿瘤距肛缘的距离等。

(2) 直肠良性肿瘤：如平滑肌瘤，超声显示为肠壁肌层内的低回声结节，其黏膜下层和浆膜层连续完整。

(3) 直肠外肿块压迫肠腔：超声显示肠壁各层正常，如肿块侵犯到直肠，超声才显示浆膜或外膜层受累等，而黏膜层正常。

(4) 溃疡性结肠炎：显示直肠黏膜毛糙，直肠壁增厚，层次清晰度差等。直肠内超声对辨别骶前间隙的囊肿，畸胎瘤等均有重要作用。

【钡剂灌肠或气钡双重对比造影检查】

钡剂灌肠及气钡双重对比造影检查对诊断结直肠疾病有重要价值。前者对诊断直肠及乙状结肠的病变较好，后者对诊断结肠的小息肉及溃疡较好，对大块病变及有蒂息肉的诊断有不足之处。而这两种方法对肛管齿状线附近的病变看不清楚，诊断较困难。若直肠病变向腔外生长或为了观察直肠恶性肿瘤有无邻近脏器浸润或转移时，采用CT或MRI检查为好。但结直肠病变的诊断多不用口服钡剂检查法，因钡剂到达结直肠时已被肠液稀释等因素影响，对大肠形态等了解不可靠。

第三节 肛管与直肠损伤

肛管、直肠有坚实的骨盆保护，损伤较少见。但由于直肠内粪便含大量细菌，以及直肠周围间隙内是疏松的脂肪结缔组织，血运差，一旦损伤容易发生感染，危害极大。肛管直肠损伤的致伤原因多，合并症多，伤情多较复杂，诊断及治疗较困难。若医师的诊治经验不足，容易造成漏诊，延误治疗，导致肛管直肠内、外瘘，肛门狭窄或肛门失禁，甚至肛管直肠周围间隙广泛感染危及生命。及时正确地诊断治疗，则可明显提高肛管直肠功能的恢复程度或完全恢复，减少并发症及后遗症，提高病人的生活质量。

肛管直肠损伤的分类，按解剖结构分以下三类：①腹膜内直肠损伤；②腹膜反折以下，肛提肌以上直肠损伤；③肛提肌以下，即肛管损伤。由于损伤部位不同，其临床表现，诊断方法和治疗亦不尽相同。第一类损伤多有腹膜炎的表现，诊断多不困难。第三类损伤由于伤口表浅，诊断也不难，但第二类损伤由于伤口隐匿，位于腹腔外，距肛门口较远，损伤的周围又是骨盆，诊断较困难。

【病因】

1. 机械性损伤　如车祸、体温表断裂、病人从高处坠落跌坐在高出地平面的坚硬物体上的刺伤，骨盆骨折断端的刺伤、刀刺伤、鸡鱼骨片刺伤，以及少数病人分娩时的会阴部撕裂都可致肛管直肠损伤。

2. 火器伤　平时、战时均可见，但以战时多见，投射物可经腹部，臀部，会阴部，髋部，甚至大腿射入而导致肛管直肠损伤，常合并有小肠、结肠、膀胱、内生殖器、大血管等损伤。

3. 物理、化学性损伤　如火焰烧伤、电击伤、误用甲酚皂溶液（来苏儿）等灌肠的酸碱性烧伤，或灌肠液水温太高的烫伤等。

4. 医源性损伤　行肠镜检查损伤直肠，内痔注射并发感染，肛瘘手术损伤括约肌，直肠息肉摘除电灼过深并发肠穿孔，以及盆腔、阴道、骶尾部手术时损伤肛管直肠。

【病理】

病理变化因致伤物及损伤部位不同而不同，有的可能仅有轻微的损伤，有的损伤可能极其广泛、严重。如火器伤的投射物入口虽在右大腿中部，但出口在左下腹时，不但可造成肛管直肠伤，而且可造成右大腿骨折，膀胱、输尿管损伤，乙状结肠、小肠和大血管的损伤。出现粪漏、尿漏、大出血等；由于粪、尿漏入肛管直肠周围间隙，引起肛管直肠周围间隙感染，感染多较严重，常合并有厌氧菌感染，炎症容易扩散形成蜂窝织炎，引起组织的广泛坏死，病人出现毒血症或脓毒症，甚至死亡。如同时有腹腔内空腔脏器损伤，病人还有腹膜炎的表现。但肛管直肠损伤轻者，可能仅有黏膜的损伤，或未穿透肠壁的损伤。肛管直肠损伤容易并发直肠膀胱瘘、直肠阴道瘘、直肠外瘘、肛管直肠狭窄或肛门失禁。

【临床表现】

肛管直肠损伤部位不同临床表现亦不尽相同，腹膜内直肠损伤有腹痛、腹胀等急性腹膜炎的表现，其轻重与穿孔的大小和时间有关。腹膜外直肠损伤多无腹膜炎的表现，腹痛不如腹膜内损伤重，但肛管直肠周围间隙感染的症状较重，并且常合并有厌氧菌感染，感染容易向肛管直肠周围间隙扩散，病人可有下腹疼痛，但无腹膜炎表现。无论腹膜内还是腹膜外的肛管、直肠损伤，病人均有便血或肛门口滴血，肛门下坠感、会阴部胀痛等表现。损伤严重者可发生大出血、休克。如合并有膀胱、尿道损伤者，直肠内有尿液流出，或尿液从伤道流出，尿中出现粪便等。若合并有阴道损伤者粪便可从阴道流出。晚期直肠伤的并发症有直肠膀胱瘘、直肠阴道瘘和直肠外瘘。部分病人肛管直肠损伤可造成直肠或肛管狭窄，或肛门失禁。

【诊断】

肛管直肠损伤由于有外伤史，诊断并不困难，但损伤部位不同诊断的难易度不一样。一般腹膜内直肠损伤和肛管损伤诊断较容易，腹膜反折以下与肛提肌以上的直肠损伤诊断较困难：①腹膜内直肠损伤：病人除有便血等肛管直肠损伤的共同表现外，还有腹膜炎的表现，出现腹痛、腹胀、肠鸣音减弱或消失，肝浊音界缩小或消失。腹部有压痛及反跳痛。直肠指诊：直肠近端有触痛，指套带血，但直肠破口不一定能扪到。X线片见膈下有游离气体，B超提示腹腔有积液，腹腔穿刺可抽出不凝固血或粪性浑浊液体等。②腹膜反折以下肛提肌以上直肠损伤，有肛管直肠损伤的便血、会阴部胀痛等共同表现外，多无腹膜炎症状。但可有尿血，尿中带气体、粪渣，或阴道溢粪。直肠指诊可扪及直肠壁肿胀，触痛明显，有的可扪及肠壁破口或异物，指套带血。③肛提肌以下的肛管损伤：诊断较容易，除有的肛门下坠感或肛门滴血等肛管直肠损伤的共同表现外，因伤口较表浅，多可见到伤口，直肠指诊亦可扪及伤口或异物。

在诊断肛管直肠损伤或怀疑有肛管直肠损伤时均应行直肠指诊，并注意致伤物损伤肛管直肠的方向和作用力的大小，以及骨盆骨折所致的闭合性肛管直肠、膀胱、尿道挫伤，此时损伤虽严重，但黏膜未破，多无血便、血尿或肛门滴血，但病人多有肛门胀痛或下坠感。直肠指诊可扪及直肠严重受压、腔明显缩小。X线片或CT可见骨折断端刺向直肠或膀胱等，为诊断提供参考。日后因血肿压迫或感染，出现便血、肛管直肠周围感染，或直肠膀胱瘘等，在诊断时应加注意。在诊断肛管直肠开放性损伤有困难时，应用结肠镜检查很有帮助，多可明确破口的部位及大小，并可经镜吸出粪便。在诊断过程中还应根据不同的致伤原因，严密注意有无脑、胸部、腹部脏器的合并伤，以及骨折等发生。

【治疗】

肛管直肠伤均应早期手术，但有合并伤时，应先处理致命的损伤，如颅脑伤、血气胸、大出血等。有休克者应先抗休克，然后处理肛管直肠伤。肛管直肠损伤的治疗应根据致伤物的类型，损伤的轻重，伤后时间长短及损伤部位来定。

1. 腹膜内直肠损伤　经腹清创、缝合、修补肠管，彻底冲洗腹腔，盆腔内放置引流，并行乙状结肠双腔或袢式造口，若直肠近端损伤严重，可行Hartmann手术。若损伤在4小时内，并且损伤轻或已行肠道准备的医源性损伤，如肠镜检查的肠穿孔，或妇科等手术前已行肠道准备的直肠损伤，可仅行肠损伤修补、引流，不做肠造口。但凡有下列情况之一者应行肠造口：①单纯性直肠损伤腹腔污染严重；②损伤在4小时以上；③合并腹腔内其他脏器损伤；④合并有骨盆骨折，膀胱或尿道损伤；⑤女性病人有阴道、卵巢、子宫等严重损伤；⑥有休克；⑦先天性巨结肠因灌肠所致直肠穿孔等，在行直肠损伤修补的同时应行肠造口。

2. 腹膜外、肛提肌以上直肠损伤　由于该部位损伤常合并有骨盆骨折、膀胱、尿道等损伤，多需经腹会阴联合手术，清创、修补直肠破损，粪便转流及骶前引流。是否行肠造口可参照腹膜内直肠损伤行肠造口指征。损伤距肛门6cm以上或6cm以下经肛门修补困难者，应经腹会阴联合修补、乙状结肠造口及会阴部引流（图51-18）。彻底清除溢到直肠周围及肠造口远端肠腔内的粪便及异物，在伤口处放置双套管或半橡皮管或负压球引流，放置时间要超过危险期(图 51-18)。

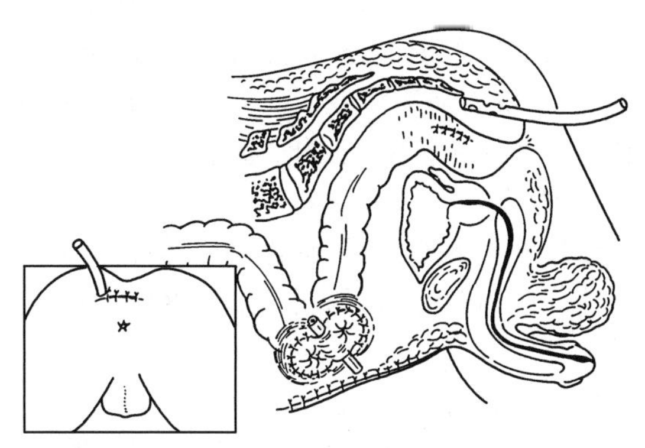

图 51-18　经腹会阴直肠修补，乙状结肠造口术

3. 肛管损伤　伤口小、损伤轻、时间短者，可单纯行清创缝合。如同时伴有括约肌损伤，应用可吸收线一期清创缝合，放置引流。如损伤污染严重，只作清创，注意保留括约肌，并行乙状结肠造口，待伤口愈合后，二期行括约肌修补术。

4. 术后注意事项

(1) 抗生素应用：肛管直肠损伤一般污染都比较严重，术后可用第三代头孢菌素与甲硝唑联合应用预防伤口感染。

(2) 支持疗法：未行肠造口病人术后应用深静脉营养，防止过早进食发生伤口修补处感染并发漏。

(3) 紫外线或激光照射：肛管直肠损伤术后的感染率发生较高，除彻底清创、引流和应用抗生素外，应用紫外线或低频率激光照射肛管直肠损伤处，可加速愈合，减少感染率。

(4) 扩肛及肛管括约肌锻炼：伤口愈合后，如有肛管直肠狭窄，应定期扩张肛管，防止狭窄。若肛门Ⅰ度失禁，嘱病人提肛锻炼肛管括约肌，多可恢复正常。

第四节　肛　　裂

肛裂(anal fissure)是齿状线以下肛管皮肤的小溃疡。其方向与肛管纵轴平行，长约 0.5~1.0cm，呈梭形或椭圆形，常引起疼痛、便血、愈合困难。肛裂分急性肛裂和慢性肛裂，任何年龄均可发生，但多见于青壮年，男女发病率无差别。肛裂绝大多数发生于肛管后正中，约 7% 位于肛管前正中，并且以女性多见，位于肛管两侧者约占 2%，若侧方有肛裂，或几条肛裂并存，应排除克罗恩病或结核等病变损害肛周。

【病因】

1. 解剖因素　肛管外括约肌浅部在肛门后正中形成较坚硬的肛尾韧带，伸缩性差，并且皮肤较固定，肛直角在此部位呈 90°，承受的压力较大，容易损伤形成肛裂。

2. 外伤　慢性便秘病人，由于大便干结，排便时用力过猛，损伤了肛管皮肤，反复损伤使裂伤不易愈合，而形成溃疡。肛门镜等内镜检查或直肠指检方法不当，也容易造成肛管后正中的皮肤损伤，形成肛裂。

3. 感染　常见的齿状线附近的慢性炎症，如后正中的肛隐窝炎，炎症向下蔓延至肛管皮肤，容易引起肛管皮肤的损伤，形成慢性小溃疡，加之肛门后正中的血供较其他部位差，故一旦形成溃疡不易愈合。并且肛管直肠的慢性炎症易引起内括约肌痉挛，内括约肌痉挛加重了肛管后正中的组织缺血，使溃疡更难以愈合。

【病理】

肛裂与肛管纵轴平行，其溃疡多 <1cm。早期肛裂有明显的水肿、新鲜、底浅，边缘整齐，无瘢痕形成；慢性肛裂由于病程长及反复发作，裂口边缘有瘢痕形成，底深、不整齐、上端常有肛乳头肥大，下端有前哨痔，称肛裂三联征(图 51-19)。前哨痔是结缔组织增生及淋巴淤积于皮下所致，在检查时先看到此痔，而后看到裂口，对诊断慢性肛裂有帮助，故称为前哨痔或裂痔。慢性肛裂还可并发肛周脓肿及潜行性瘘管。

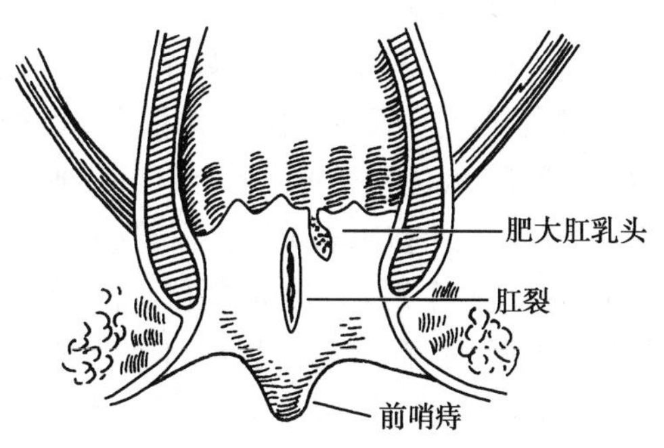

图 51-19　肛裂的病理改变(三联征)

光学显微镜见：

1. 早期肛裂 皮下层胶原纤维排列紊乱，可有少量网状纤维增生，间质中有少量平滑肌束。血管扩张，炎性细胞浸润。

2. 慢性肛裂 瘢痕组织主要是增生的胶原纤维及网状纤维，并且内括约肌有纤维化、肉芽生长明显、血管扩张、出血、淤血、炎细胞浸润。肥大肛乳头主要为棘细胞层增生，真皮层水肿、淋巴管及胶原纤维增生，炎细胞浸润，无肌肉组织。

【临床表现】

肛裂病人的典型临床表现是疼痛、便血和便秘。

1. 疼痛 肛裂的疼痛呈周期性(图 51-20)，多由排便引起，即排便时因粪便刺激溃疡面的神经末梢引起灼痛，但便后片刻疼痛缓解，此期称疼痛间隙期。随后由于内括约肌痉挛出现肛门剧痛，难以忍受，有的还放射到会阴部，两大腿内侧和臀部，疼痛可持续数分钟至数小时，直至内括约肌松弛，疼痛停止。但下一次排便又产生这样的周期性疼痛。

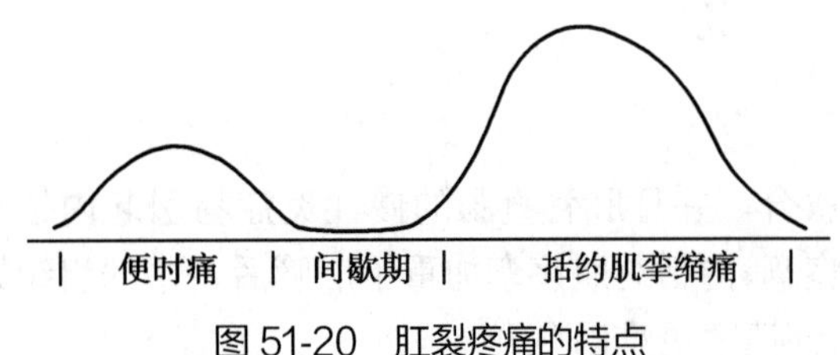

图 51-20 肛裂疼痛的特点

2. 便血 肛裂的便血一般出血量不多，鲜红色。大便干结时带血迹或滴鲜血，大便松软时可仅有便纸上的鲜血迹，有时大便可以不出血。出血的多少与裂口的大小，深浅有关，但很少发生大出血。

3. 便秘 因排便引起肛门疼痛，而不愿意去排便，结果引起便秘，便秘又可加重肛裂，形成恶性循环。这种恐便现象可导致大便嵌塞，多见于儿童和老人。

【诊断与鉴别诊断】

根据肛裂疼痛特点、便血及便秘，以及体检时易见到肛裂，诊断并不难。

1. 急性肛裂 其临床表现如上所述。检查：用两手拇指轻轻分开肛周皮肤，多可见到肛裂，其边缘柔软，整齐，底浅无瘢痕，色淡红，易出血。

2. 慢性肛裂 临床表现同上。检查见肛裂多位于肛门后正中，个别病人的肛裂位于前正中或侧方，周围有瘢痕，底深不整齐，呈灰白色，不易出血，上端与肛窦接近，多有肥大肛乳头，下端多有前哨痔，此为肛裂三联征，是陈旧性肛裂的表现。

少数病人的肛裂可并发肛瘘、括约肌间脓肿或肛门狭窄。

肛裂一旦确诊，一般不做直肠指检，以免引起剧痛。如一定要作检查，动作要轻柔，娴熟。但手术前一般应做内镜检查，排除直肠癌，以及溃疡性结肠炎、克罗恩病等病变。并应注意与结核、肛管癌和梅毒性溃疡鉴别，必要时做活检。

【治疗】

治疗肛裂的原则是：软化大便，保持大便通畅及清洁肛门，解除内括约肌痉挛及疼痛，促进创面愈合。

1. 一般治疗

(1) 软化大便，保持大便通畅：服用乳果糖（杜秘克）等软化大便，并且多吃蔬菜，水果等含纤维素高的食物，使大便松软，以及养成定时大便的良好习惯，逐步纠正便秘。

(2) 保持肛门清洁：便后或睡前用 1∶5 000 高锰酸钾溶液温水坐浴，痔疮栓塞肛及局部涂京万红软膏等，以解除内括约肌痉挛及消炎，促进肛裂愈合。

2. 肛管扩张 适用于急性肛裂或慢性肛裂无前哨痔及肛乳头肥大者。扩张肛管可用手指进行，也可用直径 4.8cm 的 Park 扩肛器进行，或用直径 4cm 的球囊扩张。手指扩肛法：病人左侧卧位或折刀位。局麻。消毒后可不铺单。将一示指伸入肛管，随后将另一只手的示指伸入肛管，手指轻轻地向两侧牵拉 30 秒钟，接着插入中指，然后插入另一手的中指，这样 4 只手指轻柔地扩张肛管 5 分钟。由于男性骨盆口狭窄，应向前后方向牵拉，女性应向左右方向牵拉。肛管扩张后，可以解除内括约肌痉挛，增加肛裂部位的血流。术后能立即止痛，并能使肛裂扩大、开放、引流通畅。浅表创面能很快愈合，治愈率可达 94%，但短暂性的肛门失禁达 2%。其他并发症，如出血、内痔脱垂，肛周脓肿等也有发生，并且复发率较高。

3. 化学性内括约肌切开术 0.2% 硝酸甘油膏，涂于肛裂处，2 次 /d，连用 5~8 周。对慢性肛裂的治愈率达 65%。该药膏直接作用于平滑肌，使内括约肌松弛，肛管压力下降，改善肛裂部位的血液循环，肛裂得以愈合。但该药的最大副作用是，约 1/2 的病人在用药期间出现头痛，并且有耐药性。

4. 手术治疗 适用于经非手术治疗无效的慢性肛裂及有肛裂三联征者。常用的手术方法有以下两种，即肛裂切除术和侧位内括约肌切断术，但一般这两种方法均联合应用。而多不采用肛裂切除加肛裂下内括约肌切断术，因此术式疗效欠佳。

(1)肛裂切除术:局麻或骶管麻醉。沿肛裂行梭形或下宽上窄的扇形切口,切除肛裂周围及底部的瘢痕组织,切除底部瘢痕时,沿内括约肌表层分离,勿损伤内括约肌过多。如有前哨痔及肛乳头肥大应一并切除。该手术切除了全部病变,创面大,引流通畅,便于肉芽组织从底部生长。其缺点是创面大,愈合缓慢。

(2)侧位内括约肌切断术:1951 年 Eisenhammer 首先提出了内括约肌切断治疗肛裂,该手术是目前治疗慢性肛裂的较好方法,但老人和经产妇慎用。

1)侧位开放式内括约肌切断术:病人取侧卧位或截石位,腰麻或骶管麻醉。摸清楚内外括约肌间沟后,在肛门缘外侧行 2cm 长的弧形切口,用弯血管钳由切口伸到括约肌间沟,在示指引导下钝性分离内括约肌下缘,用两把血管钳夹住,切断内括约肌下缘的 1/3~1/2 肌肉。并切取两钳间少许内括约肌送病理,证实是否是内括约肌,两断端结扎止血。用 3-0 可吸收线缝合皮肤(图 51-21)。该术式的优点是:在直视下进行,切断肌肉的多少较准确,止血彻底,并能将标本送组织学检查。

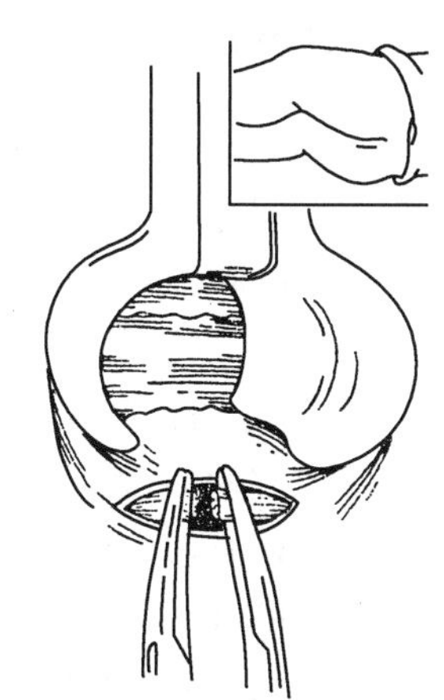

图 51-21 侧位内括约肌切断术

2)侧位闭合式内括约肌切断术:麻醉与体位同前。消毒铺单。左手示指伸入肛门内摸清楚括约肌间沟及内括约肌,右手持刀(4 号尖刀片或 12 号镰形刀片),在内、外括约肌间沟处,刀锋向前或向后刺入皮肤(图 51-22),然后将刀锋朝向内括约肌转动 90°,刀刃对向内括约肌,在左手示指引导下切断内括约肌 1/3~1/2,避免切透肛管皮肤(图 51-23)。切口不缝合,用纱布压迫止血。该法优点:切口小,痛苦小,愈合快。缺点是:切断肌肉的多少不易掌握,有时易出血,故应由有经验的医师施行。内括约肌切断治疗肛裂疗效好,并发症少。Nyam 统计了 1984—1996 年间行侧位内括约肌切断术的 585 例病人,治愈达 96%,5 年复发率为 1.5%,轻度大便失禁为 8%,固体大便失禁为 1%。多数大便失禁是短暂性的,但少数病人却是永久性的,应值得重视。

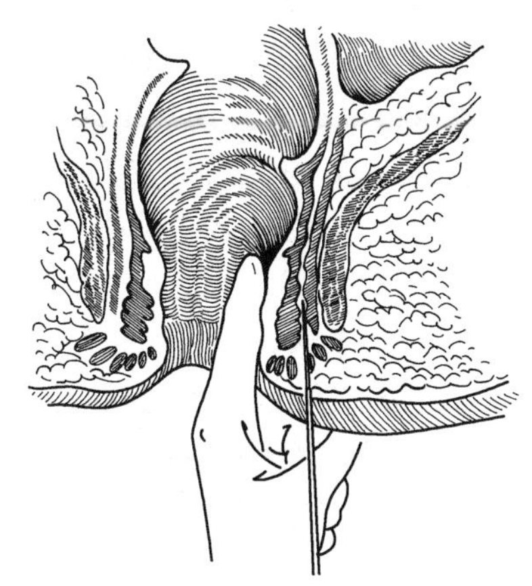

图 51-22 刀锋向前或向后刺到内括约肌外侧

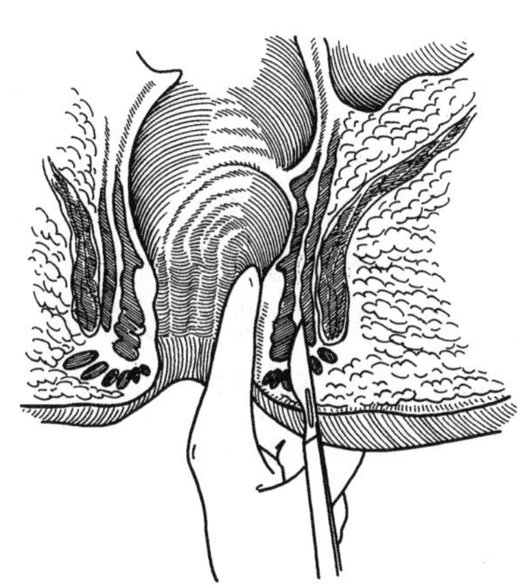

图 51-23 旋转刀锋切断内括约肌

第五节 肛管与直肠周围脓肿

肛管、直肠周围软组织内或其周围间隙内发生急性化脓性感染,并形成脓肿,称肛管直肠周围脓肿(perianorecrtal abscess),亦称肛旁脓肿。脓肿破溃或切开引流后自愈可能性极小,常形成肛瘘,并认为这是肛管直肠炎症的不同病理过程，不同时期的表现，脓肿是急性期，肛瘘是慢性期。肛管直肠周围脓肿常见的致病菌是大肠埃希菌(大肠杆菌)、金黄色葡萄球菌，链球菌和厌氧菌，也可见铜绿假单胞菌(绿脓杆菌)和结核分枝杆菌感染。但常是多种致病菌的混合感染。将脓液作细菌培养若为大肠埃希菌和厌氧菌，说明感染源多来自直肠，脓肿引流后多会形成肛瘘。若培养为金黄色葡萄球菌，说明感染多来自皮肤，术后很少发生肛瘘，但这类肛周脓肿较少见，并在切开引流术中很少找到内口。

【病因与病理】

肛管直肠周围脓肿的感染源大多来自肛隐窝感染，少数继发于肛管直肠外伤或血路感染。肛隐窝感染沿肛腺及淋巴引流方向扩散到肛管直肠周围间隙，形成脓肿。肛隐窝炎是常见的肛管炎症，因肛隐窝开口向上，粪便易嵌入或损伤，细菌经损伤侵入引起肛隐窝炎，炎症刺激肛门括约肌收缩，肛隐窝引流不畅，加重感染。炎症向开口于肛隐窝的肛腺及其管状分支的肛腺管或经联合纵肌，或经淋巴引流向上、下、外不同方向蔓延，扩散到肛管直肠周围间隙形成不同部位的脓肿(图 51-24)。而常见的肛门周围脓肿，多是由于向外穿过联合纵肌及外括约肌到坐骨直肠间隙形成坐骨直肠窝脓肿；向上到括约肌间隙产生高位肌间脓肿；炎症沿联合纵肌向下到肛门周围形成肛周皮下脓肿。

肛管直肠周围脓肿并不都是继发于肛腺感染，有的是来源于内、外痔的感染及肛裂，或肛周皮肤感染。有的是来源于肛门部的外伤或手术，如内痔注射等。也可来源于血路感染，如脓毒症引起的肛旁脓肿。极少数病人是由结核、溃疡性结肠炎或克罗恩病引起。并有较多文献认为肛周脓肿与男性激素及胚胎发育有关，Ralphs 在切除的瘘管中发现了移行上皮，认为它是来源于胚胎时期泌尿生殖窦移行细胞的残留，加之不但男性激素水平高，皮脂腺分泌旺盛，肛腺管易堵塞，发生炎症，而且在胚胎时期肛管直肠的套叠融合较女性长，这些可以解释男性的肛旁脓肿为什么多于女性。

【诊断与治疗】

肛管直肠周围脓肿分肛提肌以下的肛周皮下脓肿和坐骨直肠窝脓肿；肛提肌以上的骨盆直肠窝脓肿及直肠后窝脓肿，以及少见的高位肌间脓肿。肛旁脓肿的诊断并不困难。若诊断有困难可行直肠内超声检查，多能明确脓肿部位及脓腔大小，尤其对切开引流后怀疑有脓液残留者有较大的诊断价值。必要时也可行 MRI 检查，明确脓肿的位置。肛旁脓肿一旦诊断明确应尽早切开引流，但手术必须注意以下问题：①定位准确：一般在脓肿切开前应先穿刺，抽出脓液后再行切开引流；②切口：浅部脓肿行放射状切口，深部脓肿距肛缘旁 2.5~3cm 行前后方向的切口，避免损伤括约肌，但切口应尽可能靠近内侧；③引流彻底：切开脓肿后，用示指伸入脓腔，分开脓肿间的纤维隔，以利引流；④脓液送培养：术中应将脓液送需氧菌及厌氧菌培养及细菌药敏试验，以便术后有针对性地应用抗生素，控制感染。

一、肛周皮下脓肿

肛周皮下脓肿是肛管直肠周围脓肿最常见类型，约占 48%。多由肛腺感染向下、向外扩散而成，位于肛门周围皮下部，脓肿不大。主要症状是肛周持续性胀痛，排便、咳嗽、下坐或受压时疼痛加重，行走不便，发热、纳差等全身症状轻。检查：肛旁局部皮肤有红肿、硬结或波动感，触痛明显，必要时可穿刺证实。脓肿常自行破溃，形成低位肛瘘。脓肿也可向上穿透坐骨肛管横膈扩散到坐骨肛门窝，引起坐骨肛门窝脓肿。肛周皮下脓肿早期可误诊为血栓性外痔，但后者发病突然，边界清楚，皮肤无炎症。

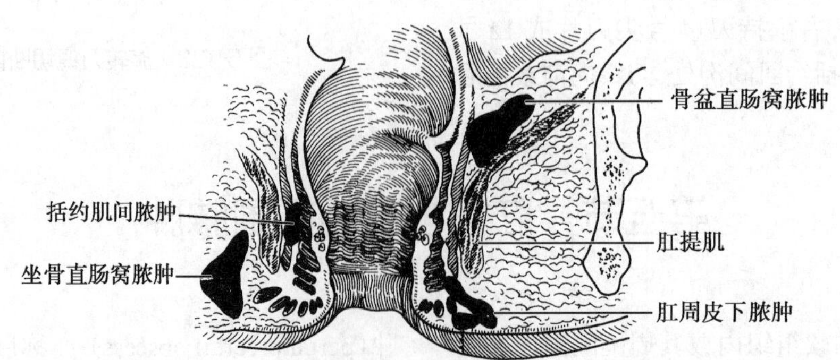

图 51-24　肛管直肠周围间隙不同部位的脓肿

【治疗】

1. 非手术治疗　脓肿尚未形成时，卧床休息，应用抗生素，如先锋霉素，甲硝唑等。温水坐浴或局部理疗，口服缓泻药软化大便，减轻排便时疼痛。

2. 手术治疗　脓肿一旦形成，应尽早切开引流，必要时将内口一并处理，以免术后形成肛瘘。

(1) 单纯脓肿切开引流术：用局麻或腰麻，取截石位或折刀位。在脓肿部位做放射状切口，切口大小与脓肿直径相等。放出脓液后，示指伸入脓腔分开脓间隔，然后置碘仿或凡士林纱条引流。术后24小时拔除引流条，用1∶5 000的高锰酸钾液坐浴，1~2次/d，必要时换药，1周后复查。

(2) 脓肿切开引流+瘘管切开或肛瘘挂线术：麻醉和体位同上。切开脓肿后，用探针仔细探查内口，如寻找内口容易，瘘管位于皮下，未涉及外括约肌浅部及深部，可将瘘管切开，并切除少许皮肤和皮下组织，内口周围的组织也稍加切除，以利引流。如瘘管仅穿过外括约肌的皮下部或浅部，内口容易找到，病人全身情况好，局部炎症不严重，可行一期切开引流+肛瘘挂线术。术后处理同上。以上的优点是脓肿一期治愈，不形成肛瘘。但在切开引流时，如找内口有困难，不要盲目寻找，以免形成假道或炎症蔓延，仅做切开引流，待肛瘘形成3个月后，再做肛瘘手术，治愈率高。

二、坐骨直肠窝脓肿

该脓肿多由感染的肛腺经外括约肌向外扩散形成，脓肿深而大，这类脓肿约占肛旁脓肿的25%。主要表现为肛门外侧的巨大红肿，疼痛剧烈，坐立不安，多有发热、乏力、食欲不振等感染的全身症状，有的还出现寒战、恶心及反射性排尿困难。由于感染位置深，初期局部症状不明显，但随着炎症的发展，继之出现肛周较大范围的红肿，质硬，边界不清楚，深压痛等。直肠指检，患侧触痛明显，可扪及肿块、甚至可扪及波动感，脓液一般在60~90ml。如不及时切开引流，不但病人痛苦大，而且炎症可向下浸润，脓液穿过肛管皮肤流出，加重病情。并且少数病人的炎症累及肛提肌后可形成骨盆直肠窝脓肿，脓液引流后形成高位复杂性肛瘘。

【治疗】

坐骨直肠窝脓肿易扩散，应早期切开引流。用骶麻或腰麻。取折刀位或截石位。在红肿中心处或压痛明显处用粗针头穿刺，抽出脓液后，距肛门2.5cm行前后方向切口，避免损伤括约肌，但切口应尽量靠近肛缘，以减少日后肛瘘手术的创伤。切开脓腔后，示指伸入脓腔分开纤维隔，充分引流。脓腔内填入碘仿或凡士林纱条引流。切开引流时应注意脓液的量，如超过100ml，多提示脓肿已累及对侧坐骨直肠窝或同侧的骨盆直肠窝，应仔细探查，以免延误治疗。

三、骨盆直肠窝脓肿

该类脓肿较少见，约占肛周脓肿的2.5%，由于该脓肿位置深，局部症状不明显，早期诊断较困难。骨盆直肠窝脓肿常由直肠炎、憩室炎、直肠溃疡、克罗恩病、输卵管炎，或由直肠外伤引起。也可以由直肠肌间脓肿或坐骨直肠窝脓肿蔓延所致。发病初期仅感肛门直肠坠胀，排便时加重，继之出现胀痛，并有发冷、发热、乏力、纳差等感染的全身症状，有时有排尿困难。

【检查】

患侧肛旁有肿胀、压痛，但皮肤多无发红。直肠指检可触及直肠上端前外侧壁外有浸润性肿块隆起，触痛明显，甚至有波动感，经皮肤穿刺抽出脓液即可诊断。

【治疗】

麻醉，体位和手术切口同坐骨直肠窝脓肿，但切口稍偏后及略长。在做切口之前，左手示指伸入肛门扪清楚脓肿位置，在示指引导下(或直肠内超声的引导下)，穿刺针从肛旁皮肤刺入脓腔抽取脓液，该针不拔除，在穿刺针的引导下打开脓腔，即切开皮肤及皮下组织后，用弯血管钳顺着穿刺针进入撑开肛提肌敞开脓腔(图51-25)。然后用示指伸入脓腔分开纤维隔，避免引流不畅。并用0.5%甲硝唑溶液冲洗脓腔，放置双套管或单橡皮管引流缝合固定引流管，防止引流管滑入脓腔(图51-26)。

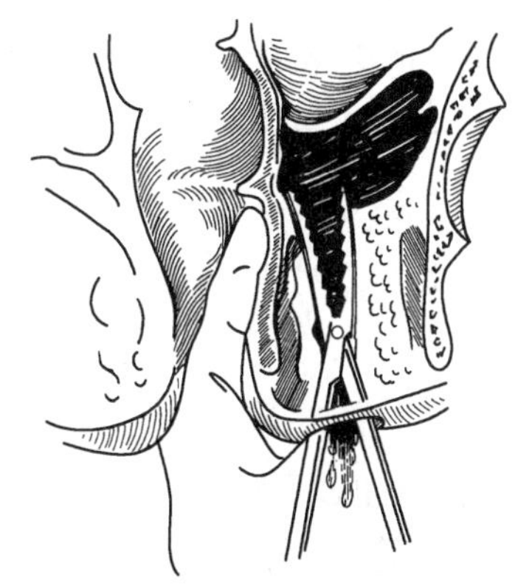

图51-25　用血管钳撑开肛提肌排脓

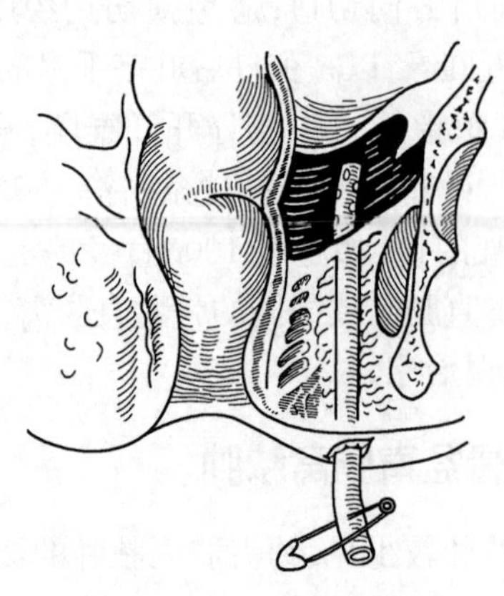

图 51-26 放置引流管

四、直肠后窝脓肿

病因及症状与骨盆直肠窝脓肿相似，病人感肛门直肠坠胀、骶尾部疼痛，并向会阴部及下肢放射，坐位及大便时疼痛加剧。畏寒、发热、乏力等感染的全身症状重。

【检查】

肛门周围皮肤一般无异常发现。直肠指检，直肠后方有明显压痛，可扪及直肠后壁外隆起肿块，触痛明显，有时可触及波动感，穿刺抽出脓液即可确诊。在诊断该病时应注意与骶骨前囊肿，畸胎瘤和脊索瘤等疾病鉴别。

【治疗】

麻醉，体位和切开引流方法同骨盆直肠窝脓肿。但切口更偏后，穿刺抽脓在直肠与尾骨之间进行。切开引流时尽量不切断肛尾韧带。切开皮肤及皮下组织后，用弯血管钳向后伸入脓腔扩大引流，然后用示指探查脓腔。血管钳伸入脓腔时动作要轻柔，防止损伤骶前静脉出血。排尽脓液后，0.5%甲硝唑溶液冲洗脓腔，放置橡皮管引流。

五、高位肌间脓肿

高位肌间脓肿位于肛提肌上方，直肠环形肌与纵形肌之间，常误认为是黏膜下脓肿。脓肿常由肛隐窝感染引起。发病隐匿，病人自觉症状少，可能仅有轻度的肛门直肠坠胀不适或钝痛。继之脓肿破溃，有脓液从肛管排出是其主要表现。检查：肛门外观无异常，直肠指检常可在直肠下端扪及黏膜光滑的卵圆形肿块，边界清楚、质硬、有触痛，如脓肿已形成，则有波动感。若脓肿已破溃，可扪及开口。用内镜观察可看见开口，并有脓液流出，开口旁黏膜充血、水肿。如脓肿未破溃，可看见呈紫红色的肿块，其表面黏膜水肿。但应与内痔鉴别。

【治疗】

截石位或折刀位。腰麻或骶麻。用肛门镜暴露脓肿，为防止切开黏膜出血，可用电刀纵行切开脓肿，然后找到脓肿与肛隐窝相通的瘘管，用有槽探针由肛隐窝探入，从脓肿切口处探出，切开肛隐窝的黏膜及内括约肌，如有出血，应结扎止血。创面敞开引流。如无电刀或超声刀，可用有槽探针从与脓肿相通的肛隐窝探入，向上探约 2.5cm，探针头从脓肿上端穿出，探针的槽朝向黏膜，然后用带有粗丝线的细软探针，经有槽探针的槽通过，收紧丝线结扎脓肿前方的内括约肌及黏膜，数日后丝线脱落，脓肿切开，逐渐愈合。术后 48 小时坐浴，直肠内塞痔疮栓，以促进创面愈合。如该脓肿与坐骨直肠窝等脓肿并存时，应先处理其他脓肿，再处理高位肌间脓肿。脓肿切开引流后都应复查或行内镜检查，以防脓肿残留，并排除其他病变。

脓肿破溃或切开引流后约 85% 的病人要形成肛瘘，故有主张在行脓肿切开的同时应行肛瘘切开或挂线术，避免二期行肛瘘切除等手术。但多数学者认为对高位复杂性肛瘘，以及内口不能确定或局部炎症严重者不宜行一期肛瘘挂线等治疗，待炎症局限后再施行肛瘘治疗术为好。脓肿切开引流术后肛瘘的形成除主要与其病理的改变有关外，还与以下因素有关：①脓肿引流不畅；②脓肿自行破溃后未行处理；③病人有糖尿病或肥胖；④克罗恩病、结核或溃疡性结肠炎并发的肛周脓肿；⑤肛旁脓肿伴有白血病、艾滋病等免疫功能低下者，脓肿切开引流后易形成肛瘘。

第六节 肛 瘘

肛瘘（anal fistula）是肛管或直肠与会阴皮肤相通的慢性感染性管道，其内口多位于齿状线附近，少数位于直肠，故有肛管直肠瘘之称，外口多位于肛周皮肤，少数位于臀部。管壁为增厚的纤维组织，管腔表面是肉芽组织，瘘管经久不愈，是常见的肛管直肠疾病，发病率仅次于痔。男性青壮年多见，可能与男性激素靶器官之一的皮脂腺分泌旺盛有关。

【病因】

肛旁脓肿是肛瘘的主要原因，但并非所有的肛旁脓肿引流后都形成肛瘘，如肛周皮肤感染形成的肛旁脓肿则不易形成肛瘘。肛腺感染或因直肠病变形成的肛旁脓肿引流后易形成肛瘘，这类脓肿也称肛瘘性脓肿。但并非所有的这类脓肿都会形成肛瘘，只有在炎症严重、深部脓肿或脓肿引流不畅，或者病人有糖尿病及肥胖者，术后才容易形成肛瘘。另外肛管直肠的一些特异性感染，如克罗恩病、结核、溃疡性结肠炎、性病性淋巴肉芽肿等也容易形成肛瘘。肛管直肠的外伤性感染、肛管直肠恶性肿瘤侵犯到肛周皮肤穿孔也可形成肛瘘，但较少见。

【病理】

肛瘘一般有内口、瘘管和外口，但少数病人无外口。

1. 内口　即感染源的起始部位，多为后正中两侧的肛隐窝，但也可在直肠或肛管的任何部位。内口一般只有 1 个，也有 2 个者，但较少见。

2. 瘘管　有直有弯，有长有短，短的仅 1~2cm，长的 >10cm，可到臀部的外侧，肛瘘内口如引流通畅，有的可呈盲管。肛瘘的瘘管有主管及支管之分，支管多因主管引流不畅，或外口封闭，再次形成脓肿时脓液向其他部位扩散穿透皮肤形成。如屡次复发，可形成多个支管或盲管（图 51-27）。瘘管壁主要是增生的纤维组织，管内壁为非特异性肉芽组织。显微镜检查管壁有较多的巨噬细胞、单核细胞、淋巴细胞和嗜酸性粒细胞浸润，急性炎症时还可见较多的中性粒细胞和浆细胞浸润。如为结核性肛瘘可见类上皮细胞、郎汉细胞和干酪样坏死。

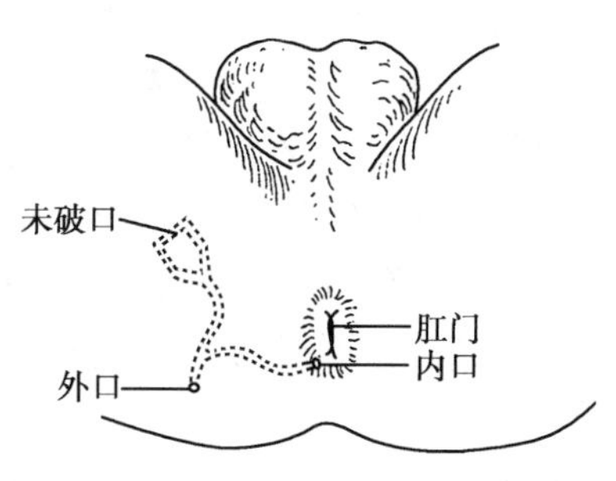

图 51-27　肛瘘有多个外口的原因

3. 外口　是瘘管通向肛周皮肤的开口，有原发性外口和继发性外口。原发性外口是脓肿首次破溃或切开引流后形成，继发性外口是由原发性外口暂时封闭、引流不畅，再次形成脓肿穿透其他部位皮肤形成。继发性外口亦与内口相通，可有数个。但一般肛瘘只有 1 个外口和 1 个内口。有人将有多个外口者称为复杂性肛瘘，但多数学者认为复杂性肛瘘不应以外口的多少来分，而是指主管累及到了肛管直肠环以上，虽然这种肛瘘只有一个外口，但治疗复杂，故称为复杂性肛瘘。相反，外口虽多，但治疗并不复杂，故不应称为复杂性肛瘘。

【分类】

肛瘘的组织学分类，一般分为特异性肛瘘和非特异性肛瘘两类，前者指由克罗恩病、结核、淋巴肉芽肿等引起的肛瘘，后者指一般化脓感染形成的肛瘘。但肛瘘的大体分类方法较多，常用的有：

1. 根据内、外口的情况分

（1）单内口瘘：即盲瘘，只有内口与瘘管相通，无外口。

（2）内外瘘：既有内口，又有外口，内口多在肛隐窝处，外口在肛周皮肤，瘘管与内、外口相连。

2. 按瘘管是否累及肛管直肠环分

（1）高位肛瘘：瘘管位于肛管直肠环以上。这类肛瘘治疗时应注意保护肛管直肠环，以防损伤后引起肛门失禁。

（2）低位肛瘘：瘘管位于肛管直肠环以下。

3. 按瘘管的形状分

（1）直瘘：即瘘管为直行的条索状，无弯曲。

（2）弯瘘。

（3）马蹄形肛瘘。

4. 根据内、外口的位置和瘘管行经与括约肌的关系分　常用的是 Parks 分类法，分为以下四类（图 51-28）。这种分类方法对指导治疗和判断预后有一定意义。

（1）括约肌间肛瘘：多为低位肛瘘，约占 70%，瘘管只穿过内括约肌，外口常只有 1 个，距肛缘较近，多在 3~5cm，内口常在齿状线处，少数在直肠。主瘘管可有支管形成，支管在直肠环、纵肌之间，上端为盲端或穿透直肠环肌及黏膜，形成高位括约肌间瘘。

（2）经括约肌肛瘘：可以是低位肛瘘，也可以是高位肛瘘，约占 25%，多是坐骨直肠窝脓肿引流后形成。瘘管穿过内括约肌及外括约肌的浅、深部之间，常有几个外口，并且支管互相沟通。外口距肛缘较远，在 5cm 左右，少数有支管穿过肛提肌到达骨盆直肠窝，在治疗时应注意切除。

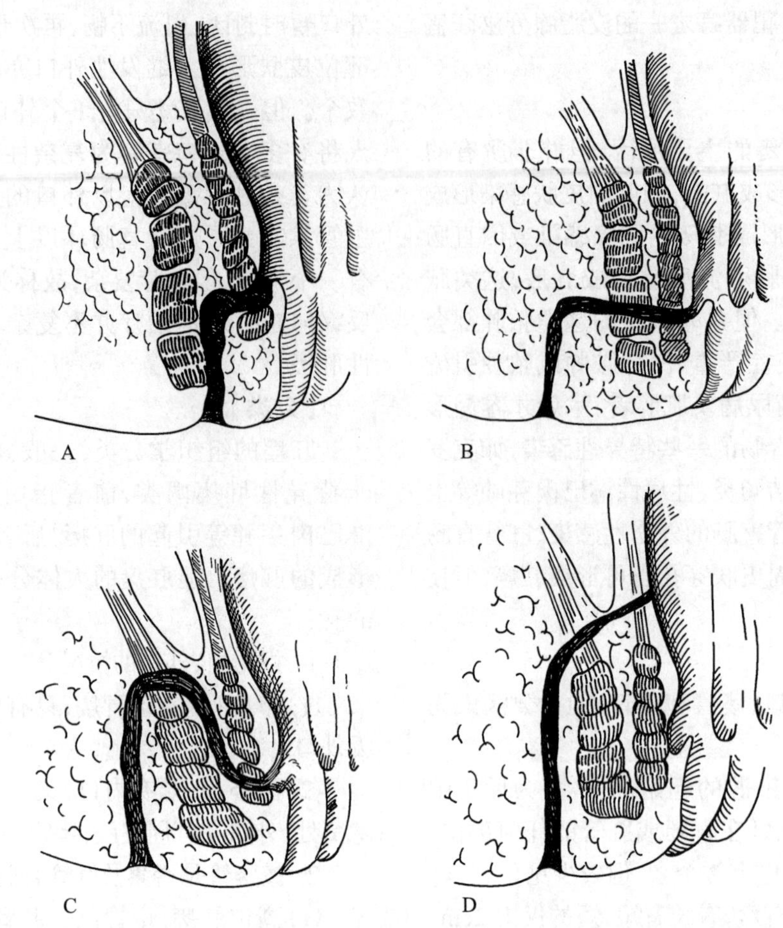

图 51-28　肛瘘的 Parks 分类
A. 括约肌间肛瘘；B. 经括约肌肛瘘（高位或低位）；C. 括约肌上肛瘘（高位）；D. 括约肌外肛瘘（肛管直肠瘘）

（3）括约肌上肛瘘：为高位肛瘘，较少见，约占5%。瘘管向上穿过肛提肌，然后向下至坐骨直肠窝穿透皮肤。由于瘘管累及肛管直肠环，故治疗较困难。

（4）括约肌外肛瘘：最少见，约占1%，常为骨盆直肠窝脓肿的后遗症，瘘管穿过肛提肌直接与直肠相通，这种肛瘘常由直肠的克罗恩病、结核、溃疡性结肠炎或癌等引起，治疗时应注意到原发病灶。

【临床表现与诊断】

肛瘘常有肛管直肠周围脓肿自行破溃或切开引流史，此后伤口经久不愈，成为肛瘘的外口。日后自外口反复流出少量脓性分泌物或粪水，污染内裤，分泌物时多时少，由于分泌物对皮肤的刺激，可以引起局部皮肤瘙痒，严重者皮肤发生湿疹样改变，有时还有气体自外口排出。外口可暂时封闭，但因污染物不断从内口流入，形成脓液，局部出现红肿、疼痛、压痛等再次脓肿的表现。有的病人还有发热、乏力等全身症状。由于炎症浸润，封闭的外口可再次破溃排出脓液，或脓液穿透邻近的皮肤流出，形成新的外口。脓液排出后，症状消失，如此反复发作可形成多个外口及数条支管，支管可互相沟通，肛周损害加重。肛瘘在不同时期表现亦不同，若分泌物少引流通畅，病人可无任何症状或仅感轻微不适；如外口封闭、脓液积存则出现红、肿、痛等炎症的表现。

【检查】

1. 视诊及触诊　外口多呈乳头状隆起，有的外口有肉芽组织生长，有的外口扁平，被一层上皮覆盖，似已愈合。手指按压外口周围组织，有少量脓液或浆液流出。由于肛瘘外口常有分泌液流出，肛周皮肤可增厚、发红。若瘘管较表浅，自外口向肛门方向可扪及一硬条索状物通过向肛管，即为瘘管的位置。高位肛瘘的位置深，瘘管不易摸到。如为结核性肛瘘，其外口不规则、向内卷曲凹陷、常无隆起的结节。

2. 直肠指检　内口多在齿状线附近，呈结节状，少数可扪及，有轻压痛。

3. 探针检查　一般不用作诊断，只在术中用。因肛门未麻醉、括约肌不松弛，容易造成假瘘管、假内口。

4. 瘘管碘油造影检查　先在肛瘘外口及肛门口处各贴一小铅片标记，然后从外口插入一导管，在X线透视下经导管向瘘管注入30%~40%碘油，观察碘油在瘘管内的走行，并摄X线片，X线片上可见瘘管的分布。该检查多用于高位复杂性肛瘘。

5. 磁共振（MRI）及CT检查　MRI图像能显示肛瘘的位置及其走向，检查中如能用0.1mmol/kg的Gd-DTPA增强扫描，其图像更为清晰。图像上瘘管及脓肿表现为条状或片状信号，增强扫描后瘘管及脓肿壁明显强化。CT三维成像能观察到瘘管的位置，对拟定术式有帮助。MRI及CT检查多用于诊断复杂性及高位肛瘘，而低位肛瘘及脓肿用肛管腔内超声检查多可明确诊断。

马蹄型肛瘘：检查中如见肛门左右两侧均有外口，应考虑到是马蹄型肛瘘的可能，马蹄型肛瘘多属括约肌间瘘或经括约肌瘘，并且多是高位肛瘘。瘘管围绕肛管从后正中分别向左右前方伸展，形成马蹄铁状而得名。在肛周两侧有多个外口，内口常在后正中线附近。内口在前正中，瘘管向后方伸展反方向结构的前马蹄型肛瘘少见。常见的是后马蹄型肛瘘，原因是肛管后部的皮下组织较前方疏松，感染容易蔓延。

Goodsall规律：Goodsall（1900）提出，在肛门中点画一横线，若肛瘘外口在此线前方，瘘管呈直线走向肛管，且内口位于外口的相应位置。若外口在肛门横线后方，瘘管常呈弯曲形，内口多在后正中的齿状线附近，一般称此为Goodsall规律（图51-29）。但临床应用证明并非所有的肛瘘都符合该规律。Cirocco（1992）分析了216例瘘管的走行，结果表明：外口在横线前方者，仅49%的符合瘘管呈直线辐射状走行，而外口在横线后方者符合Goodsall规律者更多。基于此结果，该规律仅供医师在诊治肛瘘时作参考，而不能代替其他检查方法对肛瘘的定位。

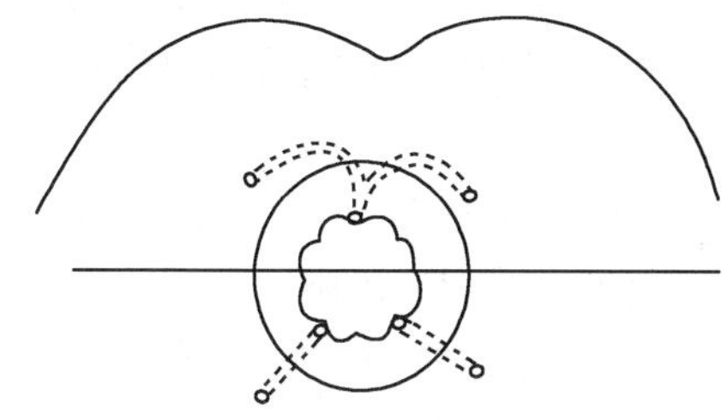

图51-29　肛瘘的内、外口关系（Goodsall规律）

【治疗】

肛瘘很难自愈，多需手术治疗。其手术方法较多，如肛瘘切开术、切除术，肛瘘剜除术，肛瘘挂线疗法，滑动性黏膜瓣推进关闭内口术等。选择何种手术为宜，应根据肛瘘是否累及肛管括约肌，或累及括约肌的多少来定。无论选择何种手术，其原则是在有效治疗肛瘘的同时，应尽量不损伤肛管括约肌，以免肛门失禁。

1. 挂线疗法　是治疗肛瘘的最常用方法。适用于距肛门3~5cm的低位肛瘘，或单纯性高位肛瘘，或作为复杂性肛瘘切开、切除的辅助治疗。挂线疗法是利用橡皮筋的机械作用，使结扎处组织发生血供障碍、逐渐压迫组织，使之坏死。同时橡皮筋也有一定引流作用，使瘘管内分泌物排出，在橡皮筋对表面组织的慢性切割过程中，基底部创面逐渐愈合。此法最大的优点是利用缓慢的切割过程和在此过程中产生的局部炎症，使被切断的括约肌两断端粘连、固定于周围组织上，不致因括约肌回缩过多造成肛门失禁。挂线疗法用的橡皮筋也可用特制的药线来代替，该药线结扎肛瘘组织后，对结扎组织有逐步腐蚀、使括约肌粘连、防止回缩和促进创面肉芽生长的作用。印度等国用该药线行挂线疗法的较多。

方法：病人取折刀位或截石位。腰麻或骶管麻醉。用软银质探针自瘘管外口轻轻地向内口方向探入，同时将左手示指伸入肛管内引导，在齿状线附近仔细寻找内口，找准内口后，探针头从内口引出，示指将探针头端弯曲，从肛门口拉出。将带有橡皮筋的粗丝线缚在探针头上，然后将探针连同橡皮筋由内向外拉出，使橡皮筋贯通瘘管。切开瘘管内、外口之间的皮肤，提起拉紧橡皮筋，紧贴皮下组织将其钳夹住，在血管钳下方用粗丝线双重结扎橡皮筋（图51-30），然后松开血管钳。术后每天用1∶5 000高锰酸钾液温水坐浴、更换敷料。一般术后7~10天肛瘘组织被橡皮筋切开脱落，若未被切开，应紧缩橡皮筋，使组织缺血、坏死，橡皮筋脱落。脱落后留下一沟状肉芽创面，继续坚持坐浴1~2次/d，3周左右愈合。

注意事项：①寻找内口要准确，动作要轻柔，应循序渐进，一般探针在内口穿出时不出血，说明内口多正确；②若橡皮筋在第10天还未脱落，说明橡皮筋已松，不能造成缺血、坏死，故需在局麻下紧缩橡皮筋；③橡皮筋脱落后1周，应检查创面，防止被切开的皮肤相互接触粘连，形成桥形，而基底部创面未愈合。该手术必须保证瘘管的创面从基底部开始逐渐愈合。

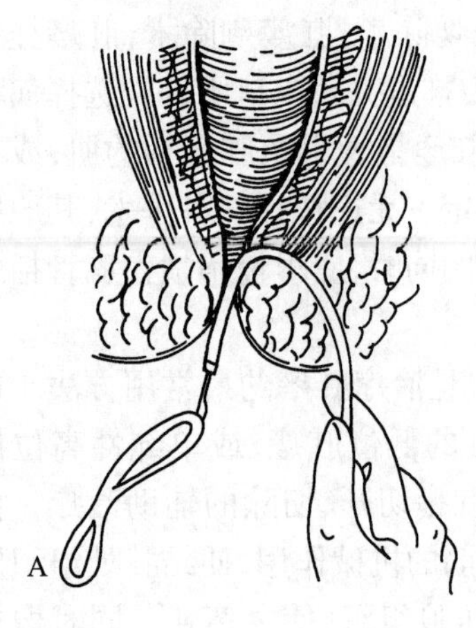

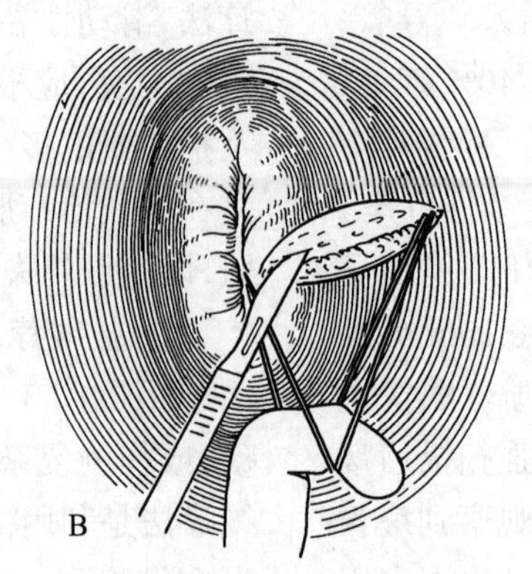

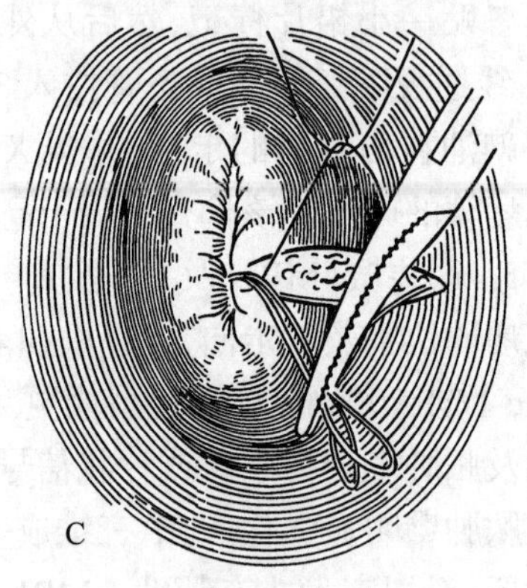

图 51-30 肛瘘挂线疗法

A. 探针从内口探出，缚橡皮筋；B. 切开肛瘘内、外口之间的皮肤；C. 收紧橡皮筋，丝线结扎

2. 肛瘘切开术 关于肛瘘切开术及瘘切除术一定要严格掌握手术适应证，即使是低位肛瘘，而切除术比切开术的创伤大，愈合期长，故认为肛瘘应行切开术，不需行切除术。尤其对克罗恩病性肛瘘行切开术比切除术易愈合。①麻醉与体位：骶管麻醉或腰麻。折刀位或截石位；②方法：消毒扩肛后，在肛管直肠内塞一块白盐水纱布，然后从外口轻轻地注入过氧化氢溶液（双氧水），再注入生理盐水冲洗，最后注入 1% 亚甲蓝（美蓝）。此步骤可提高找到支瘘及内口的成功率，有的亚甲蓝可从内口流出，纱布染色，借此可判断内口的位置。并可根据美蓝的染色判断肛瘘的主管及支管。然后将探针从外口探入由内口引出，拉出肛门外，沿探针切开皮肤及瘘管，刮净瘘管内的肉芽组织，修剪皮肤少许，使伤口呈底小口大的 V 字形，便于伤口从底部开始愈合。如为低位弯曲形肛瘘，开始探针不能从外口探入内口，应逐步从外口向内口方向探查、切开瘘管，直到探查到内口为止。仔细探查仍找不到内口者，可将疑为内口的肛隐窝作为内口处理，并较广泛地刮除其可疑病变。

注意事项：

(1) 瘘管应完全切开，并切除切口边缘的瘢痕组织及切缘的少许皮肤，以利充分引流，有利于伤口愈合。

(2) 若瘘管分支多，全部切开创面过大，应先将肛门外侧的支管切开，待其愈合后，再将主管切开。

(3) 在肛瘘切开的过程中，借助探针从内口探出的位置，摸清楚内口与肛管直肠环的关系，如探针自肛管直肠环下方进入内口引出，虽在全部切开瘘管过程中，切断了内括约肌及部分外括约肌，但保存了肛管直肠环，不至引起肛门失禁。如探针经肛管直肠环上方进入内口引出，则不可做肛瘘切开术，应改做肛瘘挂线或挂线分期手术。挂线分期手术的方法是：一期手术时将肛管直肠环下方的瘘管切开，环上方的瘘管用粗丝线扎紧，使括约肌缺血、粘连。二期手术时切开的大部分瘘管已愈合，结扎的肛管直肠环已粘连固定，再沿挂线处切开结扎的括约肌。

(4) 术后处理：术后 48 小时在便后或睡前用 1∶5 000 高锰酸钾液温水坐浴，直肠内塞入痔疮栓，换药，每日 1 次，直至伤口愈合。

3. 肛瘘切除一期缝合术 适用于低位肛瘘，尤其适用于在皮肤上能触摸到整个瘘管的肛瘘。麻醉、体位、向瘘管注入亚甲蓝（美蓝）和探针的使用方法同肛瘘切开术。该手术的要点是：①瘘管要全部切除，不留任何肉芽组织和瘢痕；②皮肤和皮下组织不能切除过多，避免缝合时张力过大影响愈合；③缝合时各层组织对合整齐，不留死腔；④术中严格无菌操作，防止切破瘘管等污染手术野。

手术注意事项及术后处理：

(1) 术中如遇高位复杂性肛瘘时，应改行挂线疗法等手术治疗，停止行切除缝合术。因高位复杂性肛瘘需切除的组织广而深，容易损伤括约肌而造成肛门失禁。

(2) 术前应用卡那霉素、甲硝唑及服用泻药行肠道准备，减少术后切口感染。

(3) 术后应用抗生素 3~5 天。服用复方樟脑酊 3~4 天，控制排便。并且每天换药 1 次及便后换药，直至切口拆线，伤口愈合。

4. 滑动性黏膜瓣推进关闭内口术 适用于高位肛瘘，尤其适用于产妇及肛门收缩功能减退者。该手术的优点是：①括约肌损伤小，不会引起肛门失禁；②由于剜除了肛瘘，不会造成肛门畸形；③瘢痕小；④不需行保护性肠造口。方法：围绕外口做菱形切口，游离外口，再逐步向内口方向切除瘘管，在切除内口时应紧靠瘘管，从而将瘘管完整切除。用3-0可吸收线缝合关闭内括约肌。在内口上方做2cm×2cm大小的舌形或半月形带黏膜肌层的黏膜瓣或全厚直肠壁的瓣往下推移，与下缘括约肌及黏膜或皮肤切缘缝合，封闭切除后的肛瘘内口，外口敞开，充分引流。亦有将内口直接缝合不做黏膜推移者。术后应用抗生素，控便3~5天，换药每日1次。必要时应用深静脉营养。1986年Takano等报道了98例用滑动性黏膜瓣推进关闭内口法治疗高位肌间肛瘘，复发2例，复发率为2%。但其他类型的高位肛瘘复发率则较高。

5. 纤维蛋白黏合剂塞充肛瘘　适用于高位肛瘘。麻醉和体位同前。纤维蛋白黏合剂可从自身的血液中提取而成，也可用医药公司出售的成品。方法：用刮勺彻底刮除瘘管，包括内外口边缘的坏死组织和肉芽组织。瘘管无需切除。用可吸收线缝合内括约肌关闭内口，减少肠腔对瘘管的压力，然后将纤维蛋白黏合剂注入瘘管内填充整个瘘管及内口。肛管内可置凡士林纱布或肛管引流24~48小时。

注意事项：①术前行肠道准备；②术后应用抗生素3~5天；③应用洛哌丁胺或复方樟脑酊控制排便2~3天。

该手术是近年来开展的保留括约肌的较好手术，手术没有损伤括约肌，不会引起肛门失禁。并有较高的治愈率。John(2000)报道29例，平均随访了半年，除4例失访外，随访25例中有17例痊愈，占68%。Cintron(2000)报道了53例，随访了1年，治愈率为64%(34/53)，多数在3个月内复发，个别在11个月复发。并认为括约肌间瘘的治愈率最高可达80%，经括约肌瘘为60%，括约肌上瘘为40%。高位复杂性肛瘘治愈率低与分支未能刮除有关。

6. 马蹄型肛瘘的治疗　马蹄型肛瘘多为括约肌间瘘或经括约肌瘘，内口多在肛管后正中的齿状线附近。此类肛瘘多用瘘管切开＋挂线疗法。病人取截石位或折刀位。腰麻或骶管麻醉。方法：先用探针从两侧外口探入，逐步切开瘘管，直到两侧管道在接近后正中线相遇处，再用探针仔细地探查内口，探针从内口引出后，仔细触摸瘘管是经肛管直肠环上方通过，还是经肛管直肠环下方通过。如经下方通过，切开瘘管只损伤外括约肌皮下部或浅部少部分，可行瘘管切开，否则应行挂线治疗。并且刮除瘘管及内口处的肉芽组织，剪除切口边缘的瘢痕组织及皮肤和皮下组织少许，以利充分引流。伤口内置碘仿或凡士林纱条，包扎。马蹄型肛瘘如具左、右两侧支管向前延伸的距离较长，切开后创面大，愈合时间长，并且支管在皮下行走者，两侧的支管应行切除、缝合。后正中的主管不缝合，行挂线疗法(图51-31)。缝合的伤口不会感染。术后7~10天不坐浴，每天换药1~2次。应用抗生素3天，控便3~5天。

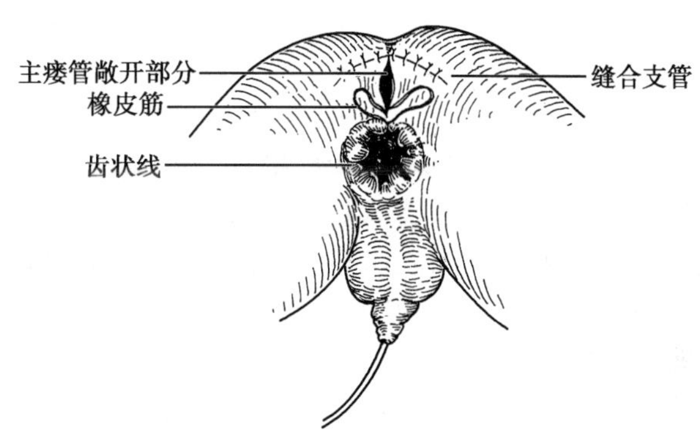

图51-31　马蹄型肛瘘分支切除缝合、主瘘管挂线术

【围术期处理与疗效】

围术期处理的好坏直接关系到手术的成败，何况肛瘘手术的方法多，围术期处理也不尽相同，故应更加重视。该手术创伤虽然不大，但受麻醉或肠道准备影响，术后对部分病人应给予以下治疗：

1. 补液　注意水、电解质紊乱和血糖的监测。

2. 应用抗生素　单纯性低位肛瘘术后无需应用抗生素，但对创伤大、高位复杂性肛瘘或行瘘管切除缝合者，应用抗生素3~5天，控制排便2~3天。

3. 坐浴及换药　只行肛瘘挂线者，术后第1天可坐浴、换药。对行肛瘘切除缝合者，术后7~10天内应每天换药1~2次，不予坐浴。

4. 直肠指检　橡皮筋脱落后1周内应行直肠指检，防止切开的皮肤粘连形成桥形。并检查伤口旁有无积脓、死腔，肛门有无狭窄等。

5. 疗效　肛瘘术后疗效的好坏与瘘管的类型及术者的经验有关。低位单纯性肛瘘各种治疗方法的疗效均较好。但高位复杂性肛瘘的治疗一直是外科医师感到困惑的问题，因为它的复发率高，并且容易发生并发症。一般报道：

(1) 复发率：4%~10%，其主要原因是没有准确找到内口，以及术中未找到主瘘管的支瘘。极少数(2/1 000)病人可能还有两个以上肛瘘并存，而手术时只切除了1个。复发者多属高位复杂性肛瘘、马蹄型肛瘘和特异性肛瘘。

(2)肛门失禁:肛门失禁是较为严重的并发症。术后近期内因疼痛、炎症等影响发生短暂的肛门失禁者较多,一般在2~3天内恢复。永久性肛门失禁者各家报道不一,Hill随访了476例病人达20年,其中不同程度的肛门失禁19例,占3.9%(19/476)。Bennett随访了114例病人,不同程度的肛门失禁占12%,气体失控16%。该并发症对病人影响大,手术时应加警惕,减少肛门失禁的发生。

(3)直肠黏膜脱垂:凡肛瘘侵犯到肛管括约肌者,如行挂线疗法或肛瘘切开术,术后在瘢痕处可发生黏膜脱垂,一般给予对症治疗,无需特殊处理。

(4)慢性肛瘘癌变:肛瘘癌变少见,目前国内外文献报道的有150余例。这些癌肿病人中,可能有一部分是直接来源于肛腺。虽然慢性肛瘘的癌变率很低,但也应重视。

第七节 痔

痔是一种常见疾病,是肛垫发生病理性肥大、移位,以及肛周皮下血管丛血流淤滞形成的团块,出现坠胀、疼痛、出血或嵌顿等临床表现,称为痔。在3000多年前,我国甲骨文中就有痔的出现,国外在公元前500~前300年就有“haemorrhoids”的记载,haemorrhoid是来自古希腊字haemorrhoides,意指出血,是以出血的特征命名的,但不是所有的痔都出血。后来从拉丁语Pila(球)的意思引申出Piles(痔),这是从痔的外形命名的。目前英国学者称痔为Piles。痔在国内外的发病率均高,我国1975—1977年对155个单位57 292人进行了痔的普查,患痔者26 503人,占46.3%,英国占调查人数的36.4%,美国占调查人数的13.3%。

目前多数学者认为痔不是病,是肛管黏膜下层不连续增厚的肛垫。肛垫主要有三个,位于肛管的右前、右后及左正中,是正常解剖的一部分,存在于不同年龄和性别。只有当痔出现出血、脱垂或疼痛等表现时才称为病,Keighley称为痔病(hemorrhoidal disease),以示区别。但目前国内外均称痔病为痔,为了不使读者混淆,本章仍将痔病称为痔,而无临床表现的正常肛垫(痔)则不属此范畴。

【病因与病理】

目前痔的病因仍不很清楚,经多年研究及循证医学证实,痔的发生、发展与以下因素有关:

1. 肛垫下移学说　Thomson(1975)提出了肛垫下移学说。肛垫由三部分组成:①窦状静脉,即动静脉吻合。窦状静脉淤血是内痔产生的解剖学基础;②结缔组织;③Treitz肌是介于肛门衬垫和肛管内括约肌之间的平滑肌,它具有固定肛垫的作用(图51-32)。肛垫有精细控便作用,若仅仅依靠括约肌自身收缩,难以有效地维持肛门不漏水、不漏气的作用,并且肛垫根据肛管直肠在不同时间内的压力变化而增大或缩小。它类似一个生殖器的勃起组织,像一个天然的塞子,起到水龙头垫圈的作用,使肛管紧闭,从而达到精密的控便效果。实践证明如将肛垫全部切除,病人则表现出不同程度的控便功能丧失,出现漏气、漏水或漏便。正常情况下肛垫疏松地附着在直肠平滑肌壁上,排便后借其自身纤维的收缩作用,缩回肛管内。但在直肠压力增高、腹泻、便秘、肛管直肠感染,以及激素、生化因素和年龄的影响下,肛垫可以发生增厚、脱垂。此时光学显微镜下可见到Treitz肌断裂、黏膜固有层小静脉扩张、淤血、黏膜下层疏松水肿,有扩张的大小不等的小静脉;小动脉充血、弯曲,管壁厚薄不均,管腔变窄;毛细血管扩张、淤血、白细胞附壁。

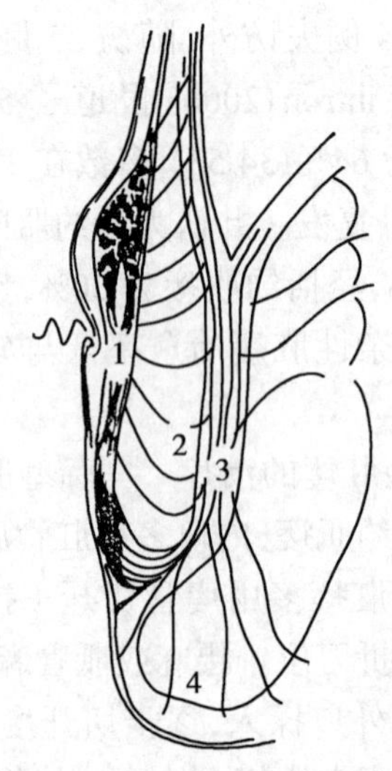

图51-32　肛管括约肌的解剖关系

1. Treitz肌;2. 内括约肌;3. 联合纵肌;4. 外括约肌

2. 静脉曲张学说　由于门静脉系统无静脉

瓣，加之直肠上、下静脉丛壁薄弱、表浅、支持组织少，并且黏膜下组织疏松。在这种条件下，长期遇腹压增高，如慢性便秘、咳嗽、前列腺肥大、妊娠等因素影响，则容易发生静脉回流受阻，出现痔静脉丛的淤血、扩张、迂曲形成内痔。另外，肛隐窝及肛腺感染也可引起静脉的炎症，使静脉失去弹性并扩张成痔。

3. 遗传、种族和饮食因素　痔病人常有家族史，认为他们的静脉壁存在着缺陷，故容易发生痔。但痔是否有遗传，目前尚无足够证据。并且认为痔与种族有关，美国有资料表明，白种人痔的发病率较黑种人高 1.5 倍。但另有资料表明痔的发生与种族无关，白种人发病率高，是因为他们吃的粗纤维食品较黑种人少之故。尤其是非洲黑种人，吃纤维素多，大便松软，容易排出，所以痔的发病率低。还有学者认为痔的发生与职业、气候、运动以及个人的情绪有关。

【分类】

根据痔的所在部位不同分为三类：

1. 内痔　位于齿状线以上，由肛垫肥大、下移形成，表面由黏膜覆盖。常见于右前、右后、左正中三处，以出血和脱垂为主要表现。

2. 外痔　位于齿状线以下，表面由皮肤覆盖。常见的有血栓性外痔、结缔组织（皮垂）外痔、痔外静脉丛淤血、曲张形成的单纯性外痔及炎性外痔。外痔常有疼痛、异物感及肛门瘙痒不适。

3. 混合痔　在齿状线附近，由皮肤黏膜交界组织覆盖。由痔内、外痔静脉丛曲张并相互吻合贯通形成，具有内、外痔的共同特征。

一、内痔

根据内痔发生的部位分原发性内痔（母痔）和继发性内痔（子痔）。母痔：有三个，位于齿状线上方的右前、右后、左正中。这与血管的分支有关，直肠上动脉的终末支主要分布在右前、右后、左正中的肛柱内。与该动脉伴行的静脉首先在齿状线上方形成右前、右后、左正中三个主要的痔内静脉丛，然后汇集成右前、右后、左正中三支较粗的静脉，再汇集成直肠上静脉，注入肠系膜下静脉。由于直肠上静脉无静脉瓣，在直肠压力增高等因素的影响下，痔内静脉丛容易淤血、扩张、迂曲成为原发性内痔。继发性内痔有 1~4 个，由左正中及右后支静脉再分支扩张而成，故子痔常与左正中及右后的母痔相连（图 51-33）。而右前支静脉常无分支，多无子痔。母痔和子痔的位置并不恒定，有的也有变异，有的孤立，有的数个连在一起。若母痔和子痔都脱出肛门，呈梅花瓣状，称环状痔。如内痔脱垂水肿不能回纳，称嵌顿性内痔。嵌顿性内痔发生血液循环障碍，出现坏死，疼痛加剧，称绞窄性内痔。

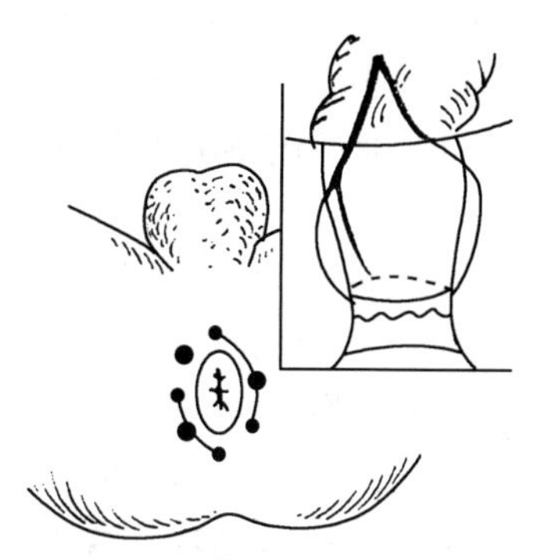

图 51-33　三个母痔的部位
小图为直肠上动脉的分支与母痔的关系

【分期】

内痔分四期：

一期：排便时出血，血在大便表面，鲜血；或有滴血及喷射状出血，出血量较多。痔块不脱出肛门外。内镜检查，在齿状线上可见淡红色的结节状隆起，有的还可见出血；

二期：间歇性排便带血、滴血或喷血，出血量较一期减少。但排便时痔块脱出肛门外，便后痔能自行还纳；

三期：排便时出血量减少，但便时内痔常脱出肛门外，或劳累、行走过久，以及咳嗽或负重等腹内压增高时，痔亦脱出肛门外。脱出后痔不能自行还纳，需用手托回或卧床休息，腹内压减低后方可自行还纳；

四期：内痔长期脱出在肛门外，不能还纳，或还纳后又立即脱出。

内痔发展到三、四期时，多数已成为混合痔，因脱出的痔块较大，常累及内、外痔静脉丛，因此，混合痔常是由内痔逐步加重形成。

【临床表现】

1. 便血　多见于一、二期内痔，三、四期内痔出血较少，其特点是：无痛性、间歇性便少量鲜血，便血数月后可自行停止，但会反复出现。血多在大便表面，有时为便时滴血，出血严重者可呈喷射状，如长期反复便血，可出现贫血。便血多因粪便擦破了痔表面上的黏膜，或排便时用力过猛引起扩张的内痔血管破裂出血，或因痔反复脱出肛门外，痔表面黏膜因摩擦、炎症、糜烂出血。便血常由大便干结、饮酒或吃刺激性食物以及疲劳引起。

2. 内痔脱垂　见于内痔后三期。多先有便血，后有脱垂，并越到晚期脱垂越严重，因晚期痔体积增大，逐渐与肌层分离，排便时易被推出肛门外。轻者便后可自行还纳，重者需用手推回，严重者在咳嗽、体力劳动等腹压增加时也脱出肛门外。甚至有的内痔(四期)脱出肛门后不能还纳，严重影响病人的生活及劳动。有的内痔出血不明显，而脱垂是其主要症状。

3. 疼痛　单纯内痔无疼痛。但有肛门下坠感。只有当内痔脱出嵌顿、水肿、血栓形成、感染、坏死时才有不同程度的疼痛。

4. 肛门瘙痒、潮湿　晚期内痔，由于痔块反复脱垂，肛门括约肌松弛，分泌物常流出刺激肛周皮肤，出现潮湿及瘙痒，有的还出现肛周湿疹。

【诊断】

内痔主要根据其临床表现及检查来诊断。检查应按照视诊、直肠指检和肛门镜检查的顺序仔细进行。

1. 肛门视诊　用两手拇指将肛门向两侧牵开，三、四期内痔多能清楚地看到，二期痔有时亦能看到。痔有脱垂者，在蹲位或嘱病人排便后使痔保持脱垂状态下立即观察，可清楚地看到痔核的大小、形态、部位和数目。痔黏膜有无破溃、出血，特别对诊断环状痔有意义。

2. 直肠指检　如内痔无血栓形成或纤维化，不易扪出。但对排除直肠其他病变十分重要，尤其要除外直肠癌、息肉和直肠黏膜下肿块等病变。

3. 肛门镜检　查先观察直肠腔内有无血迹、黏液，黏膜有无充血、水肿、溃疡及肿块，排除直肠内其他病变，再观察齿状线上方的痔块，痔块向肛门镜内突出，呈暗红色结节，并注意其大小、数目、部位及其黏膜有无糜烂等。

【鉴别诊断】

内痔的诊断并不困难，关键是在诊断内痔时应注意与直肠癌等严重疾病进行鉴别，避免对肛管直肠其他疾病的漏误诊。与痔鉴别的主要疾病有：

1. 直肠癌　临床上将直肠癌误诊为痔者并不少见，其误诊原因是仅凭便血等症状来诊断，忽视了直肠癌、溃疡性结肠炎等疾病也多有便血，而未行直肠指检或内镜检查。直肠癌为高低不平的实质性肿块，表面有溃疡、组织脆、易出血，指套有血迹。肿瘤较大时，肠腔有狭窄，并且肿块较固定。尤其注意三、四期内痔与直肠远端癌的鉴别，不要看到有痔或环状痔，就满足于痔的诊断、治疗，直到病情加重才行直肠指检或内镜检查，这种沉痛的教训并非少见，应予以高度重视。

2. 直肠息肉　息肉如有糜烂可以并发出血，有蒂息肉可脱出肛门外，有时误诊为痔脱垂。但息肉呈淡红色、可活动、圆形或分叶状，触之呈实质感。

3. 直肠脱垂　有时将直肠脱垂误诊为环状痔。直肠脱垂呈环形，黏膜表面平滑，肛管括约肌松弛。环状痔脱垂黏膜呈梅花瓣状，括约肌不松弛。

4. 肥大肛乳头　肥大肛乳头呈乳头状或三角形突起，有的有蒂，可脱出肛门外。肛门镜见：肥大肛乳头位于齿状线部位，呈灰白色、质硬，有触痛，无出血。

【治疗】

痔不会转变为其他恶性病变，偶有出血或脱垂，只需注意饮食，多吃蔬菜、多喝水，使大便松软、通畅，即可缓解。故目前对痔的治疗观点是：①无症状的痔无需治疗：一切治疗的目的是消除症状，而不是消除痔体。故痔有出血、脱垂、嵌顿或血栓形成时才需治疗。一切没有症状的痔只需注意饮食，保持大便通畅，注意肛门清洁，防止并发出血、脱垂等的发生即可，无需特殊治疗。②痔的治疗是消除症状，而不是根除痔本身，通过对痔周围组织的纤维化，以达到固定肛垫于直肠肌壁的目的，防止痔出血、脱垂。③严格掌握手术适应证：当保守治疗失败或三、四期内痔已失去其保留的意义，而且不再有可逆性时，选择手术切除是必要的，但轻易地将痔切除或大范围地切除是不可取的。同时痔有出血、脱垂，眼看着病人受痛苦，这也是不符合医学伦理的。

根据以上观点，内痔的治疗应根据每个病人的病情，医师的经验等，选择不同的治疗方法。

1. 一般治疗　对伴有便秘的病人，应用缓泻药软化大便，每晚或便后用 1∶5 000 高锰酸钾液坐浴，然后向直肠内塞入痔疮栓。如痔核脱出，用手轻轻推回。对嵌顿性痔，用 50% 硫酸镁湿敷后，轻柔地将其复位，待炎症消退后再进一步治疗。

2. 痔注射疗法　内痔注射疗法自 19 世纪起一直沿用至今。目前用作内痔注射疗法的药物较多，常用的有 5% 苯酚植物油，5% 鱼肝油酸钠，5% 盐酸奎宁尿素水溶液，以及消痔宁等。注射疗法的作用机制是将硬化剂注入痔块周围，造成局部无菌性炎症，导致痔黏膜下组织纤维化，小血管闭塞，使下移的肛垫回缩固定于肌面上。而注射疗法绝不是使血管栓塞。在这些硬化剂中，目前国内外最常用的是5%苯酚植物油。该药有以下优点：①用量小，总剂量10~15ml，一般无不良反应。如用其他注射剂量大的药物，容易引起局部黏膜的坏死及溃疡。②容易吸收，局部反应小，因植物油容易吸收。如用矿物油配制则不易吸收，并且可致不良后果。③苯酚本身有灭菌作用，用于易被污染的肛门部位是有益的。④注射后局部产生的瘢痕很小。

(1)适应证：①无感染、糜烂等并发症的内痔都可以注射；②一期内痔，尤其适用于主诉便血无脱垂者，对控制出血的效果明显，且有很高的两年治愈率；③二、三期内痔，注射后可防止或减轻脱垂；④痔手术后复发，再度出血或脱垂者；⑤年老体弱、高血压、心脏病、肝、肾功能不全者亦可注射，但应谨慎从事。

(2)禁忌证：任何外痔及内痔有血栓、感染或糜烂者。

(3)方法：注射前排空大小便，取侧卧位或截石位。行直肠指检后插入肛门镜，仔细检查肛管后暴露内痔。用氯己定消毒。将针尖刺入齿状线上内痔根部黏膜0.5cm深(图51-34A)，刺入后针尖能左右移动，即证明在黏膜下层；针尖不能移动，说明针刺入过深，已达肌层，应将针拔出少许，抽吸无回血，即可注射。针尖不应刺入痔中心的静脉丛内，以防硬化剂注入血管内，引起急性痔栓塞。注射5%苯酚植物油的量应根据黏膜的松弛程度和痔的大小来定。一般每个痔注入3~5ml，如黏膜很松弛可达5ml。每次注射1~3个母痔。药液注入黏膜下层后，可见粉红色的黏膜隆起，并可见黏膜血管纹理(图51-34B)。如药液注入过浅，隆起黏膜呈白色，以后黏膜易坏死形成溃疡。若注射过深，达肠壁肌层，可出现疼痛。若注入齿状线以下，病人立即感到疼痛。并且前正中线部位不宜注射，因易损伤前列腺、尿道或阴道。因此注射的部位和深浅关系到疗效的好坏、病人的痛苦及并发症，应加注意。

(4)注意事项

1)注射结束，拔针后观察穿刺点有无出血，如有出血，用无菌干棉球压迫片刻止血。肛门镜拔除后，括约肌收缩，多能止血及防止药液自针孔流出。

2)拔除肛门镜前，直肠内置入1枚外涂痔疮膏的痔疮栓，有利于局部的消炎、止痛。

3)每隔5~7天注射1次，每次注射内痔不超过3个，1~3次为一个疗程，第2次注射部位较第1次稍低。

4)注射药量要适当，注射过少疗效差，足量注射疗效好，过量注射易致局部黏膜坏死。注射针头用9号长的穿刺针，针太粗易致出血，过细药液不易注入。

5)注射中或注射后都不应有疼痛，如注射中出现疼痛多是因注入过深或注射到齿状线以下等原因引起，术后疼痛多是感染造成。

6)注射后24小时不排便，以防止痔脱垂及出血、感染。若有脱垂，应立即还纳，以免发生痔静脉栓塞。

7)第2次注射前应先行直肠指检，如痔已硬化，表明痔已固定，则不需要再次注射。或在肛门镜下用钝针头拨动痔表面黏膜，如仍松弛，可再注射。

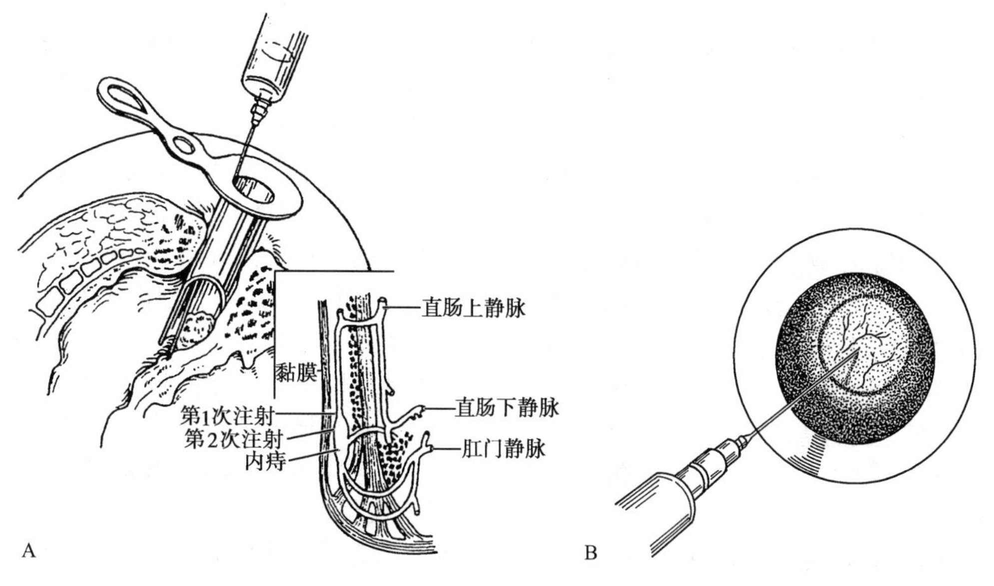

图51-34 内痔注射疗法

A. 注射部位的选定；B. 注射后见到的黏膜血管纹理

8）注射后应休息30分钟，病人无不适后才可离开，以防虚脱等反应。

并发症：一般内痔注射发生的并发症少，尤其是5%苯酚植物油注射发生的并发症很少。

（5）常见并发症

1）出血：多是黏膜破溃后出血，且出血量多较大。主要是注射药浓度过高，过于集中，痔上血管被腐蚀后发生大出血。应在直视下缝扎止血。

2）局部坏死：如用消痔宁或奎宁等注射，浓度过高，用量过大、深浅不当引起。坏死后形成溃疡，有的可发生出血，多经抗感染等对症治疗1个月左右才能愈合。

3）直肠狭窄：多因注射无计划、无目的、在同一平面上注射痔过多，或注入药物过多、过浓，大片坏死，巨大溃疡愈合后形成狭窄，可用手指或气囊扩张狭窄，或做成形术等治疗。

（6）疗效：内痔注射疗法操作简单，多在门诊完成，见效快。尤其对一期内痔出血的止血作用好。Marti（1990）报道用5%苯酚植物油注射一、二期内痔，其治愈率达75%。但多数学者认为对二、三期内痔注射后疗效欠佳，两年内复发率较高。

3. 枯痔钉疗法　将枯痔钉插入痔中心部位产生创伤、异物反应，使痔静脉闭塞，间质纤维组织增生收缩、固定于肌肉表面，从而达到治愈痔。在异物反应期间，枯痔钉插入创道有引流作用，一般不会发生感染。枯痔钉有含砒与不含砒两类，目前多用不含砒的二黄枯痔钉（黄柏、大黄制成），避免了砒的毒性反应。

（1）适应证与禁忌证：适用于二、三期内痔，但内痔如有糜烂、溃疡等感染时，以及外痔禁用枯痔钉疗法。

（2）方法：取左侧卧位，不用麻醉，先让病人下蹲屏气或用吸肛器等使痔充分暴露于肛门外。术者用左手固定脱出之痔，消毒。用右手捏住枯痔钉后段，将钉与肛管平行或呈15°角斜插入。用力刺破黏膜后，再左右旋转插入，深约1cm，以不超过痔的直径为宜（图51-35）。黏膜外剩余部分剪除，仅使钉外露0.1cm起固定、引流作用。插钉间距0.2~0.4cm，齿状线以上0.2cm，插钉数量根据痔的大小来定，一般每个痔插钉4~6根，两排枯痔钉应错位呈三角形。先插出血的痔，再插左侧的痔，最后插右侧的痔，一次插钉1~3个内痔。插毕将痔送回肛门内，包扎。术后处理：术后控制排便1天，以免枯痔钉脱落、痔脱出、出血。第2天开始口服石蜡油等软化大便，避免用力排便。若痔脱出应立即送回，防止嵌顿。并注意大便性状，若出血过多，应行缝扎止血。便后及每晚应用1∶5 000高锰酸钾溶液坐浴，向直肠内塞入痔疮栓。1周内避免重体力劳动，如用含砒枯痔钉，应注意查肝、肾功能。枯痔钉插入后12~24小时溶化，2周左右愈合。该法近期疗效好，1年复发率约20%，无肛门狭窄、失禁等并发症。由于复发率高等因素影响，近年来应用逐渐减少。

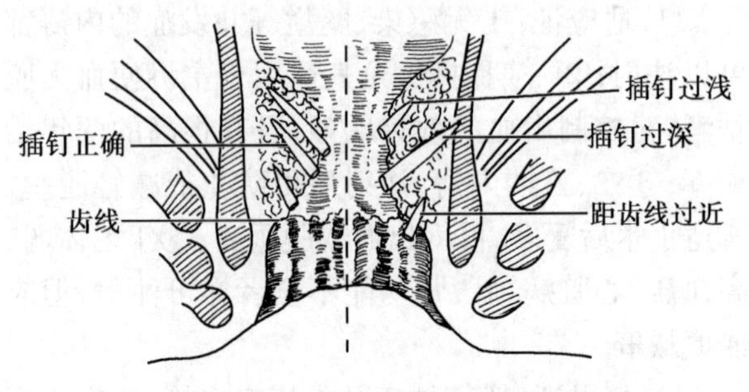

图51-35　枯痔钉插入内痔深度

4. 胶圈套扎疗法　通过器械将小胶圈套扎在内痔的根部，利用胶圈的弹性回缩力阻断内痔的血运，使痔缺血、坏死、脱落，创面逐渐愈合。该法适用于各期内痔，主要用于二、三期内痔。痔有感染等并发症时禁用。套扎器有吸入套扎器和拉入套扎器两种，前者常套扎痔块较少，疗效欠佳，以及易发生机械故障等，现应用渐减少。后一种套扎器圈套痔块的大小容易调节，故疗效较好。现以拉入套扎器为例说明套扎器的结构及使用方法。

套扎器用不锈钢制成，全长20cm，分三部分：①套扎器前端为套扎圈环，直径1cm，有内、外两圈，内圈套入外圈，外圈能前后移动。②杆部：为一长20cm带柄的金属杆，分外、内两杆。外杆与外圈相连接，按压柄部时，可使外圈向前移动，将内圈上的小胶圈推出，套住痔块根部。内杆与内圈相连接，不活动。③扩胶圈圆锥体，为将小胶圈装入内圈之用（图51-36）。

（1）方法：套扎前排尽大便，病人取膝胸位或侧卧位。插入肛门镜，显露需套扎的内痔，局部消毒后，助手固定肛门镜，术者左手持套扎器，右手持痔钳（或弯麦粒钳），从套扎器内伸入肛门内，钳夹痔块，将其拉入套扎器圈内，扣动手柄将两个胶圈推出，套扎于痔块根部，然后松开痔钳，并与套扎器一并取出，最后取出肛门镜（图51-37）。一般一次可套扎1~3个内痔。如无套扎器也可用两把血管钳替代。先将胶圈套在两把血管钳的前端部，然后用1把血管钳夹住痔根部，另1把血管钳挑起胶圈越过痔，套在痔的根部（图51-38）。痔的下端如套在齿状线处，应将其皮肤剪开，防止疼痛。

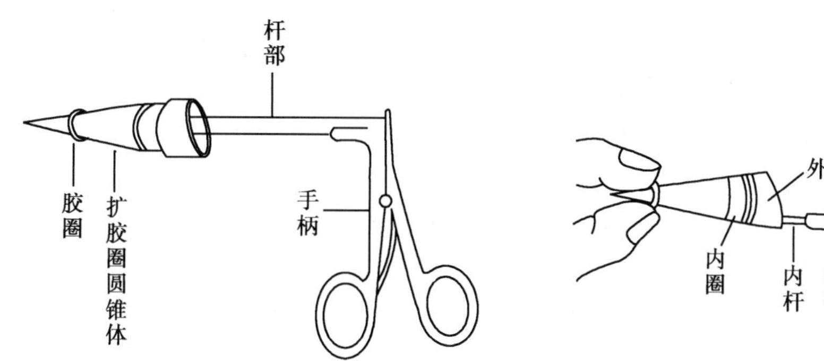

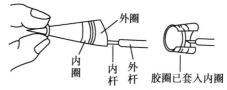

图 51-36 拉入套扎器

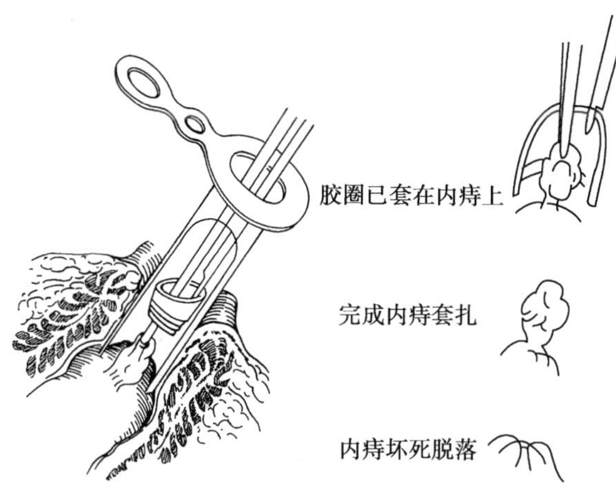

图 51-37 拉入套扎器套扎内痔

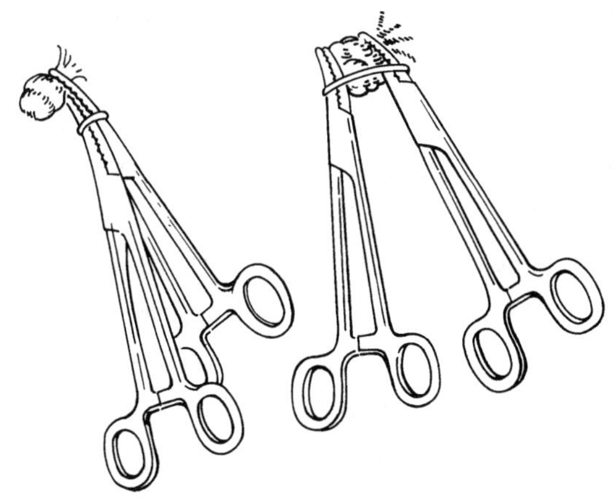
图 51-38 内痔血管钳套扎法

(2)注意事项

1)钳夹痔块时如果病人感到疼痛,应重新往上夹,防止胶圈套在皮肤上,术后疼痛。

2)每个痔同时套两个胶圈,防止断离,使套扎失败。胶圈用浸泡消毒,防止高压消毒失去弹性。

3)套扎后如感疼痛不适,若是套扎到皮肤引起,应局麻后V字形剪开痔下缘的皮肤。

4)每次套扎不超过3个痔。如为环状痔,第1次套扎后症状还明显者,可在3~4周后再行第2次套扎。

(3)术后处理

1)术后控制排便1天,以防痔脱垂、水肿。若便后有脱垂应立即还纳。

2)便后或睡前用1∶5 000高锰酸钾溶液坐浴,并用痔疮栓塞肛。

3)对年老体弱者,可适当服用甲硝唑及环丙沙星等预防感染。

4)2天后适当应用缓泻剂以防便秘。

(4)并发症:一般病人行套扎术后第1次大便时,可能带少许血或肛门有下坠不适及疼痛感者,用坐浴或止痛药等对症治疗,这不属于并发症。常见的并发症有:

1)迟发性出血:一般发生在套扎后7~10天,痔块脱落后发生出血。其发生率约1%,多需应用立止血等止血药治疗,必要时行缝扎止血。如胶圈未脱落的出血,多因胶圈失去弹力或套扎过松,此时可行硬化剂注射,或行切除。

2)疼痛:剧烈疼痛应除外肛周感染,如无感染多系橡皮圈套扎到皮肤上,应在局麻下切开被套扎的皮肤。如有感染应立即抗感染治疗,以防坏疽等严重并发症发生。

3)胶圈滑脱:常因胶圈本身的问题或组织张力过大引起,可使用缓泻剂,避免大便过于干结,大便时使胶圈移位,或在术中行结扎后,在痔内注入硬化剂防止滑脱。

4)血栓形成:内痔结扎后,在相应部位发生血栓性外痔的发生率为2%~3%。发生后应给予坐浴或切开取血栓。

(5)疗效：该法操作简单，疗效较好，病人痛苦小。一般报道治愈率在76%~90%，症状改善者在10%~25%，无效约1%~10%，并且多为四期内痔。但套扎疗法愈合时间长，需3周左右。并且感染也偶有发生，应加警惕。

5. 红外线凝固疗法　接近痔的正常黏膜处，围绕痔做3~5次脉冲照射。每次脉冲可产生直径3mm，深3mm区域的组织坏死，使痔周围黏膜下产生纤维化，从而达到使痔缩小固定于肌肉表面的目的，使痔治愈。适用于一、二期内痔。方法：病人侧卧位或折刀位，可在靠近齿状线处黏膜下注射少量麻药，以防照射时疼痛。用肛门镜显露痔块，根据痔的大小，在靠近痔块正常黏膜处环形照射3~5次脉冲，每次脉冲1~1.5秒(图51-39)。不能直接照射痔的中部，每次可照射1~3个母痔，如需要2周后可再用该法治疗。照射后组织凝固变白，以后数天内成黑色的焦痂，最后焦痂脱落，留下轻微皱缩的粉红色瘢痕。该方法操作简单，无疼痛，疗效较好。对一、二期内痔与胶圈及注射疗法相比较疗效相似。但对三期内痔的疗效差。

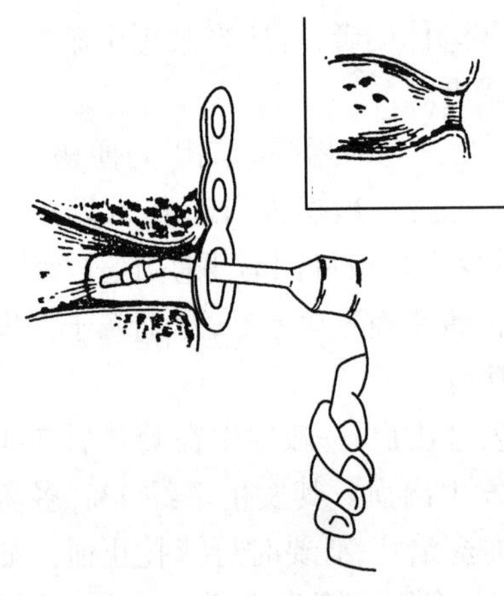

图51-39　红外线凝固疗法治疗内痔
小图示1个痔需照射4个点

6. 双极透热疗法　该方法通过热效应使局部组织破坏，形成溃疡，纤维组织增生愈合，使痔缩小、固定、达到治愈目的。该仪器的痔探头是通过双极电流来使血管团发生凝固、电流经过探头顶端两个邻近电极之间的组织通过，使组织凝固、发白。由于电流通过的路径较短，即使多次应用，其穿透的深度仍较有限。适用于一、二、三期无并发症的内痔。

(1)方法：左侧卧位或折刀位。不用麻醉。用绝缘肛门镜暴露痔块。将探头紧密接触齿状线1cm以上的痔块，打开开关，直到局部组织发白。此时局部组织凝固的深度已达到3mm。一次可治疗1~3个内痔。

(2)疗效：该法容易操作，治疗时间短、无疼痛、疗效较好，一次治愈率可达78%，并对三期内痔亦有较好的疗效。

7. 肛管扩张术　1968年Lord报道了应用肛管扩张术治疗内痔。认为痔的发生是由于肛管内压增高所致，因此扩张肛管降低肛管压力，可以解除痔的症状，达到治愈目的。该法适用于肛管静息压>100mmHg，或疼痛剧烈的绞窄性内痔。禁用于老年人及常有腹泻者。

(1)方法：取截石位或折刀位。用腰麻或骶管麻醉。具体操作方法见肛裂的肛管扩张术。扩张后2周复查，如症状未消失，可用扩肛器再次扩肛。并发症：有肛管皮肤撕裂、出血、黏膜下血肿及暂时性肛门失禁。

(2)疗效：扩肛后症状改善或无症状者，一般报道为75%左右；无效者为5%~20%，故有的病人需改用手术等治疗。长期随访复发率较高。

8. 手术治疗　适用于三、四期内痔，尤其适用于外痔较大的混合痔。

(1)外剥内扎术：适用于混合痔。即外痔剥离，内痔结扎。手术步骤：①折刀位或截石位，骶管麻醉或局麻。②消毒、扩张肛管后，用拉钩轻轻拉开肛管，探查痔的数目、大小和部位。③用组织钳夹住外痔向外牵拉，暴露内痔(图51-40A)。在外痔基底部两侧皮肤作V形切口，剪开皮肤时，防止剪破痔静脉丛。在括约肌表面钝性分离外痔静脉丛至齿状线稍上方。并剪开内痔两侧少许黏膜，显露内痔基底部。④用弯血管钳夹住内痔基底部，用7号不吸收线结扎(图51-40B)，再用4号不吸收线缝扎一道，剪除痔块。⑤用3-0号可吸收线缝合切开的黏膜直至齿状线处，皮肤切口不缝合，以利引流。用同样的方法切除其他1~2个母痔，一次手术切除不超过3个。并且在切除的两痔之间必须留有1cm以上的正常黏膜和皮肤，避免发生肛门狭窄。创面敷以凡士林纱布包扎。

(2)急性嵌顿性内痔的手术治疗：内痔，尤其是环状内痔脱出嵌顿(称急性痔病)，由于有广泛的血栓形成及水肿，病人十分痛苦。以往认为手术会导致炎症扩散，其治愈时间长，有的还发生感染，故不敢手术切除，而行保守治疗。近来认为嵌顿性痔的急性水肿是静脉和淋巴回流障碍所致，而并非炎症引起，即使痔有浅表溃疡形成，但炎症多在痔表面，

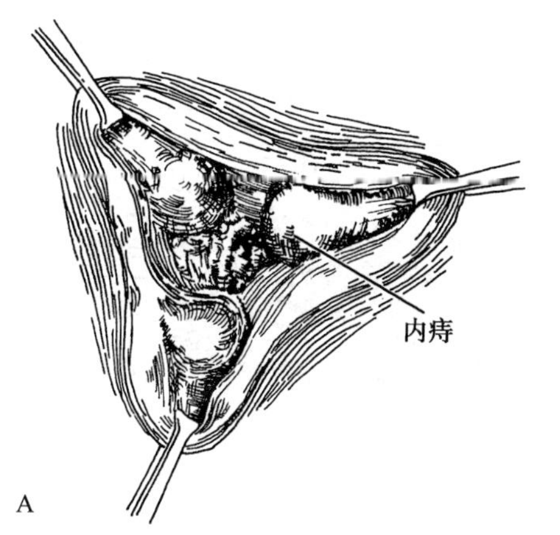

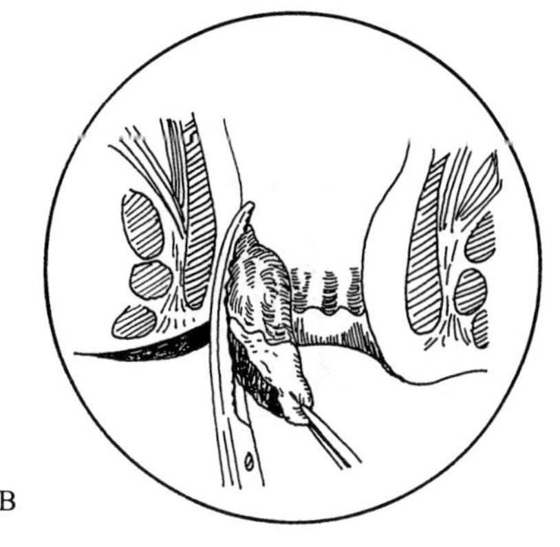

图 51-40　混合痔外剥内扎术

A. 用组织钳夹住外痔向外牵拉，暴露内痔；B. 外痔已剥离，在内痔根部上血管钳，准备结扎

不在深层组织，并不影响手术。并且肛周组织对细菌感染有较强的抵抗力，应行急症手术切除，但仅限于某 1~3 个嵌顿有血栓形成的痔，而不适宜做痔环形切除等范围较大的手术。术后水肿明显减轻或消失，疼痛缓解。但脱垂之痔如有明显感染或坏死，仍应保守治疗。

(3) 痔环形切除术：适用于环状痔及内痔伴有直肠黏膜脱垂者。术前排尽大便。手术步骤：①取折刀位或截石位，腰麻或骶管麻醉。②消毒、铺单后，扩肛到 3~4 指，探查痔的数目、大小及部位。③选一与肛管直径相同的软木塞塞入肛管内，然后向外拉 2~3cm，使痔全部脱出，并附着于软木塞上。用一排大头钉将痔块环形固定在软木塞上，针距 1cm。在齿状线上缘 0.5cm 处环形切开黏膜(图 51-41)。在括约肌表面剥离切除所有扩张的痔静脉团。④在 12 点处纵行剪开黏膜，将直肠黏膜与齿状线皮肤缝合 1 针，用同样方法在 3、6、9 点处各缝 1 针。⑤在痔块上方从 12 点处向 3 点方向作环形切口，切除黏膜及痔块。用 3.0 号可吸收线边切边间断缝合，逐步完成环状痔的切除与缝合(图 51-42)。肛管内置一小块凡士林纱布包扎。切口愈合后，应做直肠指检，如有狭窄，应定期扩肛。痔行环形切除，容易发生肛管狭窄，故在切除中尽量多保留皮肤。由于该手术容易发生并发症，并且操作相对复杂，故近年来施行该手术的逐渐减少，而应用吻合器行环状痔切除术的增多。

(4) 吻合器行痔环形切除术：该手术适用于三、四期环状脱垂性内痔。1998 年意大利 Longo 医师首先应用吻合器行痔环形切除术(procedure for prolapse and hemorrhoids，PPH)以来，在世界许多国

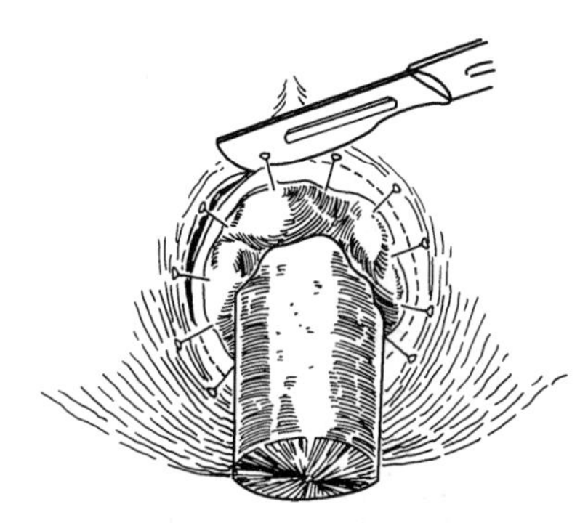

图 51-41　在齿状线上方 0.5cm 环形切开黏膜

家也开展了此手术，我国已行 PPH 手术数万例。该手术的原理是：用圆形吻合器(图 51-43)经肛门环形切除直肠下端黏膜 4cm 的同时，并将黏膜对端吻合，不切除痔及肛管内的组织。由于直肠下端黏膜(距齿状线 2~3cm)被切除了 4cm，对端吻合后将下段脱垂的内痔组织向上提到肛管内，并且痔的血液循环也受到一定程度的阻断，痔缩小，以及术后炎症的影响，纤维组织增生，痔不易脱出肛门外。并且此手术未累及齿状线及皮肤，故术后疼痛极轻，术后气、便的分辨能力不受影响，并发症少，手术时间和住院时间均短。但器械昂贵。

1) 方法：截石位或折刀位，腰麻或硬膜外麻醉。

扩张肛管，使内痔脱出，用 3 把组织钳夹住 3 个母痔，然后将外套有肛门镜的肛管扩张器插入肛管直肠内，肛管扩张完毕后，取除扩张器。将缝扎器从肛门镜插入直肠，经肛门镜可见到脱入缝扎器内的黏膜。距齿状线 5cm 用 7 号不吸收线缝合黏膜层一周，方法是边缝合边转动缝扎器(图 51-44)，一圈缝好后，退除缝扎器。

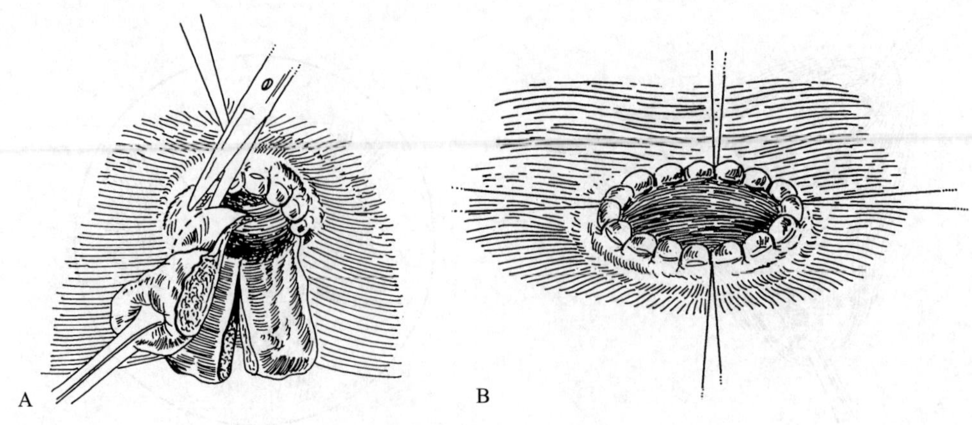

图 51-42 痔环形切除术

A. 在痔块上方环形切断黏膜，边切边缝；B. 痔切除后外观

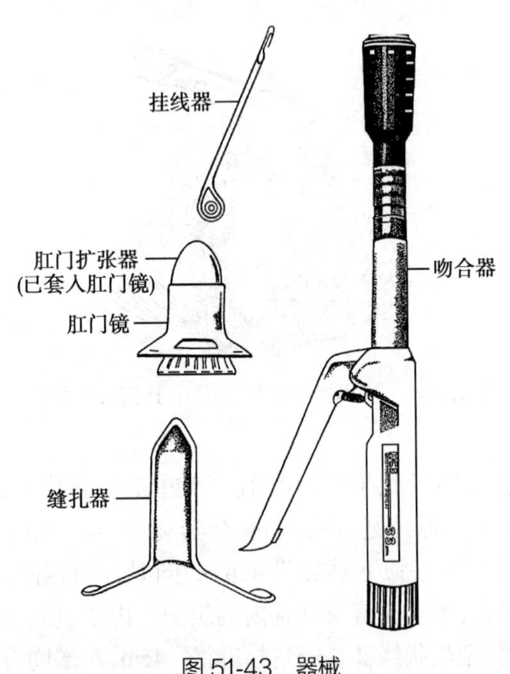

图 51-43 器械

将吻合器旋开到最大限度后从肛门镜插入，其头端伸入到环形缝线的上端，收紧环形缝合线打结。结不可打得过紧，以防捆绑于中心杆上，影响向下滑动。结扎后的线不能剪断，用持线器通过吻合器侧孔将线尾引出肛门外打结或用钳夹住(图 51-45)，整个吻合器头伸入到肛管及直肠内。适当牵引结扎线使脱垂的黏膜进入套管内，拧紧吻合器，打开保险，击发完成切割、吻合(图 51-46)。并继续保持吻合器呈关闭状态 20 秒，有压迫止血的作用。

吻合器勿松开，取出吻合器，经肛门镜检查吻合口，或取出肛门镜用小 S 形拉钩暴露检查吻合口，如有出血行缝扎止血。

2) 手术注意事项：①缝合黏膜时，只能缝到黏膜下层，太深容易损伤括约肌及阴道，术后发生直肠阴道瘘，该并发症虽然较少，但已有报道。②环形缝合应距齿线 5cm，黏膜松弛明显时可作两道对称性的环形缝合，两环形缝合线应靠近。环形缝合的针距

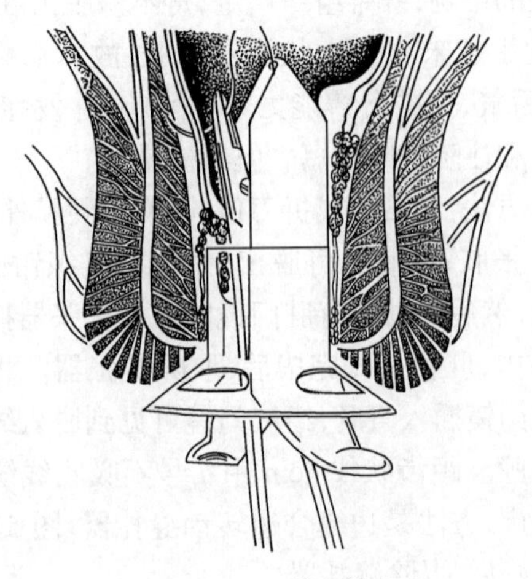

图 51-44 荷包缝合

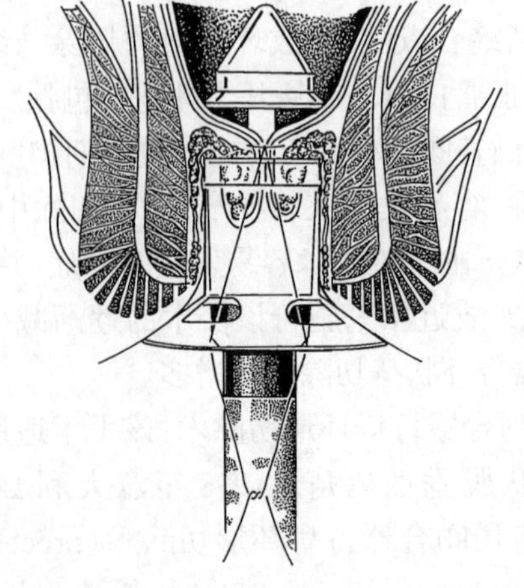

图 51-45 拉紧打结线，准备吻合

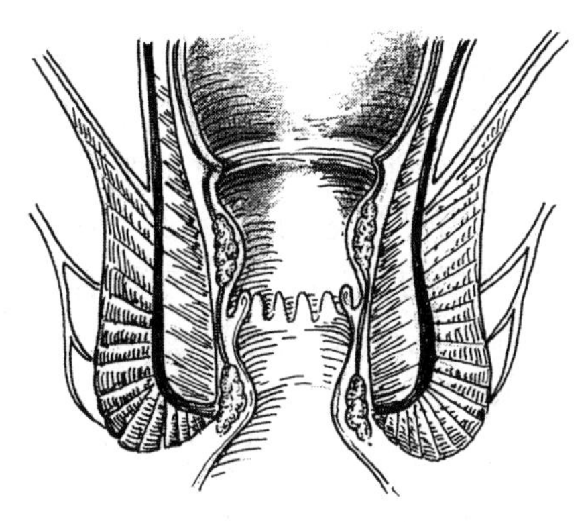

图 51-46　吻合口

为 0.5cm，针距过大容易发生吻合口裂开。③取出吻合器应检查切除的黏膜是否完整、光滑。④拔除吻合器及肛门镜后，一定要检查吻合口是否光滑、完整、有无出血。如有出血或怀疑吻合欠佳时，应加强缝合，避免吻合口出血及漏等并发症的发生。

(5) 痔手术治疗的并发症　痔行手术切除疗效较好，术后症状解除或明显好转者可达 93%。但手术并发症亦不容忽视。常见的有十余种，如出血、尿潴留、疼痛、便秘、粪便嵌塞、切口感染、肛门皮垂、直肠黏膜脱垂、肛门狭窄、肛裂、假性息肉、表皮囊肿、肛瘘、肛门瘙痒、肛门失禁、痔复发。避免这些并发症除了精心操作外，还应严格掌握手术适应证及围术期处理，在这些并发症中最常见、较严重的是：

1) 出血：有早期及晚期出血。前者是因结扎不紧，脱落出血。后者发生在术后 7~10 天，多因感染出血。由于肛管括约肌的作用，血液多反流入肠腔，而不易流出肛门外，故出血不容易及时发现。但出现下列征象者，应考虑到出血的可能：①有阵发性腹痛、肠鸣音增强及腹胀；②肛门下坠、便意感加重；③病人出现头昏、心悸、恶心、出冷汗等虚脱症状。凡出现以上情况，应在止痛情况下行直肠指检，必要时行内镜检查，以便及时诊断和处理。如有出血除了全身应用立止血或酚磺乙胺等止血药外，抗生素也应适当应用，但关键的是局部止血。如出血量较大，应在腰麻或局麻下缝扎止血。出血量较小，如渗血等用气囊导尿管，或 30 号肛管，外裹凡士林纱布，两端用丝线扎紧，外面再涂麻醉软膏，塞入肛门内压迫止血，一般均能达到止血目的。

2) 尿潴留：尿潴留是痔手术后最常见的并发症。Bledag 报道了痔手术后的尿潴留达 20%。疼痛及输液量过多是尿潴留的主要原因。因为疼痛、尿道括约肌不能充分地松弛，引起尿潴留。因此手术不缝合肛管皮肤，肛管内不塞入大块凡士林纱布用以压迫止血，可以减轻疼痛，同时适当应用止痛剂，对预防尿潴留是重要的。并且在手术前及术后 12 小时限制水摄入量，造成短暂的轻微失水状态，使之在麻醉消失前，膀胱不会膨胀，待麻醉消失后，膀胱收缩功能恢复后再排尿，不会造成尿潴留。由于腰麻等对排尿功能有一定影响，故最好用局麻。并且术后病人应尽早起床活动，第 1 次排尿时到厕所可引起条件反射，对防止尿潴留有一定作用。

3) 便秘：痔手术后病人恐惧排便，以及术后卧床，肠功能紊乱或局部功能失调，如伴有结肠功能低下，则可出现便秘。故术后第 2 天，病人仍未排便者，可给予缓泻药软化大便，促进排便。如术后第 4 天仍未排便，可用温盐水灌肠。

4) 肛门狭窄：多见于环状痔行环形切除术后，或一次切除痔过多，切除两痔间留的皮肤、黏膜过少，或痔切除后纤维组织增生、瘢痕形成过大等引起。痔手术后的肛门狭窄常见的有以下三种：①肛缘处狭窄：多见于环状痔行环形切除时，切除肛管皮肤较多，或在行单个痔切除时，切除痔过多，同时切除的皮肤、黏膜范围较广，切口瘢痕收缩造成肛缘狭窄。检查：示指不能通过，瘢痕处有裂伤，多是排便造成的撕裂。②齿状线处狭窄：多见于闭合式痔切除术后，即痔切除后皮肤黏膜完全缝合。外观肛门皮肤无异常，但直肠指检，齿状线处不能通过一示指。③齿状线部位狭窄：多由于内痔蒂部结扎过宽，或切除痔的个数过多，结扎范围过于广泛引起。肛门狭窄应先行扩肛治疗，每天 1~2 次，多数病人有效，若无效者应行肛门成形术。

二、外痔

外痔分以下三类：

1. 静脉曲张性外痔　也称单纯性外痔，由齿状线以下的外痔静脉丛扩张、迂曲形成。行走过久肛门可有下坠或异物感，有时有瘙痒。但无疼痛等其他症状。检查见肛周皮下有圆形或椭圆形的柔软突出物。静脉曲张性外痔给予内痔的一般治疗即可，无需手术等治疗。

2. 血栓性外痔　常见于便秘，排便用力过猛，咳嗽，过度疲劳，或局部静脉炎症，使肛缘静脉破裂，但也有无原因的自发性破裂。血液在肛缘皮下形成圆形或卵圆形血块。病人有突感肛门疼痛史，并出现一肿块，行走不便。疼痛在 48 小时内最剧烈，严重者坐卧不安。数日后疼痛渐减轻，5~7 天后肿块变软，逐渐消散，疼痛缓解。

(1)检查:早期在肛缘皮下可见暗红色结节,多在0.5~2cm大小。触之质地硬,边界清楚,压痛明显。血栓性外痔皮肤可自行破裂排出血块,伤口可自愈,但有的则形成脓肿或肛瘘。

(2)治疗:发病1~3天内,若疼痛剧烈,肿块无变软、缩小,则应行手术治疗。反之若肿块缩小,疼痛轻微,则无需手术治疗。

(3)手术方法:左侧卧位。局麻后消毒,以血栓为中心,作一放射状切口,用血管钳将血栓完整地取出,有时有多个血栓,应逐个取出,不能遗留血栓,以免术后疼痛、肿胀不能缓解。取尽血栓后,剪除切口边缘皮肤少许,以利引流,并可防止愈合后形成皮垂外痔。伤口内置凡士林纱布引流,包扎。

3. 结缔组织外痔　也称皮垂性外痔,痔内无静脉扩张。常由慢性炎症刺激引起,多是血栓性外痔及肛门手术后的后遗症。病人有时有肛门异物、下坠感,或瘙痒,如有炎症时则感疼痛。常有粪便擦不尽污染内裤。皮垂性外痔如伴有炎症反复发作,可行手术切除。但一般情况下无需手术治疗,保持肛门部清洁,以免肛周瘙痒及感染。

第八节　直肠脱垂

直肠脱垂(rectal prolapse)指肛管、直肠,甚至乙状结肠下端向下移位,脱出于肛门外。直肠脱垂多见于儿童及中老年女性,在儿童多是一种自限性疾病,5岁前可自愈。成人多需手术等治疗。直肠脱垂如只有黏膜脱出肛门外者称不完全脱垂,直肠全层脱出称完全脱垂。如脱出部分只在肛管直肠内称内脱垂,脱出肛门外称外脱垂。直肠内脱垂一般无手术指征。如直肠长期反复脱出,可致阴部神经损伤产生肛门失禁,以及黏膜摩擦及粪水流出肛门外,出现直肠溃疡、出血、脱垂肠段水肿、狭窄或坏死。有的病人还出现肛周湿疹或感染。

【病因与病理】

1. 解剖因素　小儿直肠脱垂常与骶骨发育不完全,骶尾骨的弯曲度未形成,使直肠呈垂直状态,其后壁失去骶骨的有效支持,或某些成年人由于膀胱或子宫直肠窝过低,当腹内压增高时,直肠前壁承受压力较大,并将其向下推移,造成直肠脱垂。

2. 直肠的支持组织软弱或受损伤　直肠的支持、固定组织包括固定直肠于骶骨的直肠后韧带、直肠侧韧带、肛提肌及肛门括约肌等,上述组织的发育不全,以及老年人肌肉萎缩,或经产妇会阴撕裂损伤,不能支持直肠于正常位置,发生直肠脱垂。

3. 长期腹内压增高　如慢性支气管炎引起的长期咳嗽,长期便秘、慢性腹泻、前列腺肥大引起的排尿困难等,均可引起直肠脱垂。

【发病机制】

关于直肠脱垂的发病机制,有以下两种学说:

1. 滑动性疝学说　认为直肠脱垂是子宫直肠陷凹或膀胱直肠陷凹腹膜的滑动性疝,在腹腔内压力长期增高的情况下,盆腔陷凹的腹膜反折逐渐下垂,将覆盖着腹膜的下端直肠前壁压入直肠壶腹内,最后脱出肛门外。

2. 肠套叠学说　正常时直肠上端固定于骶骨岬部位,由于反复腹泻或长期腹内压增高,使固定点受损,开始在乙状结肠与直肠移行部发生肠套叠,套叠后直肠逐渐被推向远端,由于套叠、复位反复发生,使直肠侧韧带、肛提肌、肛管括约肌及阴部神经受到机械性损伤,肠套叠逐渐加重,最后经肛门脱出。但有的学者认为以上两种学说无实质性差别,滑动性疝也是一种套叠。

【分类】

根据脱垂程度分为直肠部分脱垂和直肠完全脱垂两种。

1. 直肠部分脱垂(不完全脱垂)　是由于直肠黏膜与肌层分离后,直肠下端黏膜脱出肛门外,称直肠部分脱垂,又称直肠黏膜脱垂。脱出长度为2~3cm,一般不超过7cm。黏膜皱襞呈放射状,脱垂部为两层黏膜组成。脱垂黏膜与肛门之间无环状凹沟。

2. 直肠完全脱垂　为直肠的全层脱出,严重者直肠、肛管均翻出肛门外。脱出长度常在10cm左右,少数可达20cm。呈宝塔形,黏膜皱襞呈环状排列,脱垂部为两层折叠的全层肠壁组成。触之较厚,两层肠壁间为腹膜间隙。肛管未脱垂者,脱垂直肠与肛门之间有环状凹沟,伴有肛管脱垂的严重脱垂者,环状凹沟部分消失或完全消失。

【临床表现】

本病发病缓慢,早期有肛门下坠感,或里急后重,排便时有时有肿块脱出肛门外,便后自行还纳。随着病情加重,肛提肌及肛管括约肌收缩无力,便时肿块脱出肛门后，不能自行还纳，需用手推回。甚至咳嗽、喷嚏或举重物等腹内压增高时也脱出肛门外。如未能及时复位，可发生水肿、嵌顿或绞窄，疼痛剧烈。脱出肠黏膜可发生溃疡、出血。由于直肠反复脱出肛门，可致肛管括约肌松弛，常有分泌物流出肛门污染内裤，肛周皮肤出现潮湿、瘙痒、皮肤增厚。部分病人有便秘，排粪困难，肛门下坠酸胀感，下腹及腰部胀痛，尿频等。小儿虽无腹泻，但大便次数增多，有排便不尽感或大便轻度失禁。

【诊断与鉴别诊断】

直肠脱垂最佳的诊断方法是嘱病人排便，或下蹲做排便动作，使直肠或直肠黏膜脱出肛门外后观察。直肠黏膜脱垂可见脱出物呈圆形、色淡红、表面光滑的肿物，黏膜皱襞呈放射状，脱出较短，多不超过 7cm，质软，脱出后可自行还纳。直肠完全脱垂，一般脱出在 10cm 左右，呈宝塔形或球形，表面有环状的黏膜皱襞。脱出部分为两层折叠的肠壁组成，触之较厚，质中等。脱垂两肠壁之间如有小肠，可听到肠鸣音。直肠脱垂病人多有肛管括约肌松弛。而内痔脱垂多无此体征。诊断直肠脱垂之前，应行肛门镜及直肠指检，除外环状痔及直肠息肉等，并且与之鉴别：①环状痔：病史不同，该病容易出血，脱出物短，呈梅花瓣状，暗红色，痔块之间出现凹陷的正常黏膜。直肠指检，肛管括约肌不松弛，收缩正常，而直肠脱垂括约肌松弛，这是与内痔鉴别的一个要点。②直肠息肉脱出：带蒂的直肠息肉可脱出肛门外，呈球形或分叶状，多有糜烂、出血。但触之呈实质感，质中等。直肠指检：可扪及息肉及其蒂，直肠腔正常，而直肠脱垂的肠腔在脱垂顶端的中心部位。

【治疗】

1. 一般治疗　去除病因，如治疗便秘，慢性咳嗽及前列腺肥大等，每日收缩锻炼肛门括约肌数百次，增强括约肌功能，防止脱垂。并养成良好大便习惯，缩短排便时间，脱垂后立即复位，防止水肿、嵌顿。

2. 胶布贴合法　适用于幼儿早期直肠脱垂，将脱垂直肠复位，如脱出时间较长，有充血、水肿者，取俯卧位或侧卧位复位脱垂。复位后立即做直肠指检，将脱垂肠管推到括约肌上方，然后用纱布卷堵住肛门，再将两臀部靠拢，用胶布固定。暂时堵住肛门，短期内防止因小孩啼哭或腹压增加时再脱出。

3. 硬化剂注射疗法　适用于病程较长的儿童及用胶布贴合法无效者，以及成人轻度直肠脱垂。用骶管麻醉或局麻，儿童可用全麻。取截石位。硬化剂常用 5% 苯酚植物油或 95% 酒精，注射方法有以下两种：

(1) 骨盆直肠间隙注射法：于截石位 3 点处，用带 20ml 注射器的腰穿针，刺透皮肤后，左手示指伸入直肠，在其引导下，注射针头穿过外括约肌与肛提肌有落空感时，即进入骨盆直肠间隙，左手示指尖感受到针尖在直肠壁外，而未刺入直肠壁内，再将全部腰穿针缓缓刺入该间隙内。回抽无血后，边退针边将 5% 苯酚植物油 4ml 注入该间隙内(图 51-47)，药液呈扇形均匀分布。用同样方法注射右侧骨盆直肠间隙及直肠后间隙，但直肠后间隙的进针点是在尾骨尖与肛缘的中间，进针 6~7cm，防止刺破骶前静脉，并且用药量是一侧骨盆直肠窝的一半。该法是使直肠与周围组织粘连固定，防止脱垂。

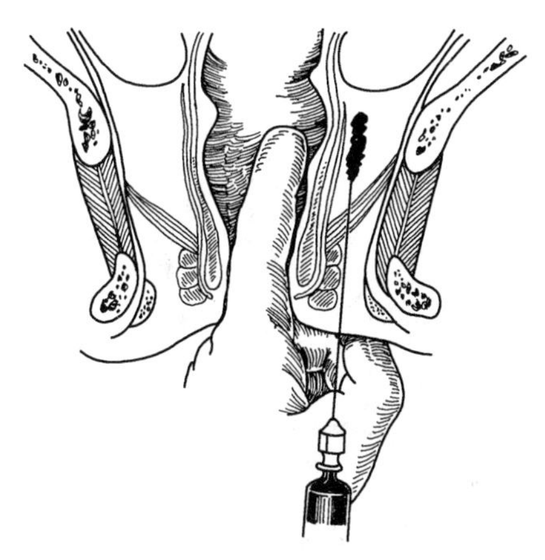

图 51-47　骨盆直肠间隙注射硬化剂

(2) 黏膜注射法：膝胸位或侧卧位，不用麻醉。在直肠黏膜下层的前后左右四个象限各注射 5% 苯酚植物油 3ml。方法同骨盆直肠间隙注射，在示指指导下只能注射到黏膜下层，男性防止注入前列腺，女性防止刺破阴道壁。该注射法是使黏膜与直肠肌层粘连固定，达到治疗目的。

4. 手术治疗　直肠脱垂经非手术治疗失败或成人完全性直肠脱垂，均以手术治疗为主。手术入路有经腹、经会阴、经腹会阴和经骶四种途径。直肠脱垂的手术方法有数十种，目前常用的有以下几种，选择何种手术方法，应根据医师对某种手术的掌握程度、疗效及医院的条件来定。各种手术方法都有其优缺点，没有哪一种手术方法适用于所有的病人，有时同一个病人可能需要几种手术方法治疗。直肠脱垂病人术前应行肠道准备，即术前 3 日开始口服卡那霉素、甲硝唑、硫酸镁及维生素 K_4。

用全身麻醉或硬膜外麻醉。取截石位或平卧位。

(1)经腹部手术治疗直肠脱垂

1) Goldberg 手术:即直肠缝合固定加乙状结肠部分切除吻合术。适用于完全性直肠脱垂,尤其适用于直肠脱垂伴有便秘与乙状结肠冗长者。经左下腹直肌切口进腹,剪开乙状结肠两侧系膜根部及直肠两侧腹膜,到膀胱直肠窝或子宫直肠窝会合,游离乙状结肠及直肠,前到男性的前列腺,女性到阴道的上段,后到尾骨尖,两侧到直肠侧韧带,但不切断侧韧带,将直肠后壁左右侧分别与骶前筋膜,用小圆针 1 号不吸收线间断缝合 3~5 针固定于骶前筋膜上,最上一针固定在骶骨岬下方(图 51-48)。然后切除冗长的乙状结肠远端及直肠近端,行对端吻合。吻合后既要将结、直肠拉直,而吻合口又无张力。关闭盆底腹膜及肠系膜裂孔(图 51-49)。该手术疗效好,术后复发少,是目前治疗直肠脱垂较满意的手术。但手术较复杂,有吻合口漏的危险。Lechaux(2001)报道了 35 例,随访 10~93 个月,无 1 例复发及盆腔感染。但亦有人认为只行直肠前切除,不作直肠固定,可取得同样的疗效,并避免了骶前固定出血的危险。

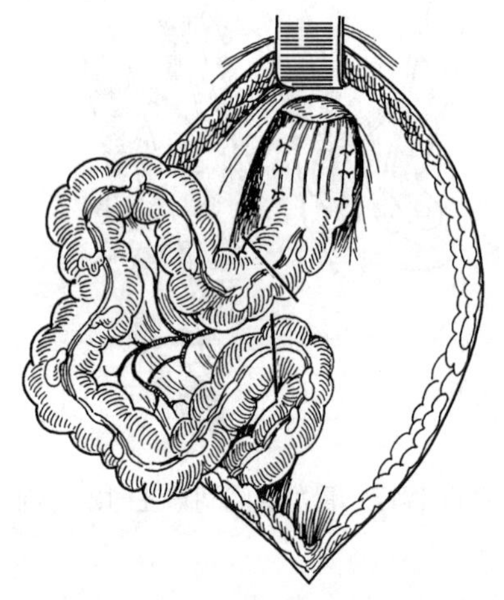

图 51-48 固定直肠后,拟定切除肠段

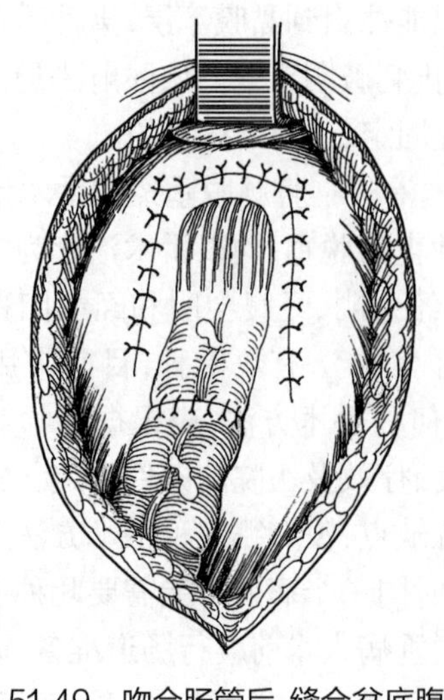

图 51-49 吻合肠管后,缝合盆底腹膜

2) 直肠骶骨悬吊术:该手术又称 Orr 手术。用两条各约 10cm 长,1.5~2cm 宽的医用尼龙带或纺丝绸带作悬吊用,也可取同样大小的大腿阔筋膜用作悬吊。剪开直肠两侧侧腹膜到 Douglas 陷凹会合,适当游离直肠两侧,但直肠后壁不游离。将固定带的一端先缝合固定在近 Douglas 陷凹的直肠两前外侧壁上,然后在骶骨岬处作一 T 形切口,向上提起固定带将直肠及乙状结肠远端拉直,固定带的另一端缝合固定在骶骨岬上。左侧的固定带可以穿过乙状结肠系膜的无血管区到右侧,固定在右侧的骶骨岬上(图 51-50)。上海长海医院用该方法治疗成人完全性直肠脱垂 20 余例,脱出长度为 8~26cm,固定用纺丝绸带,绸带宽 1.5cm,长 12cm,固定方法同前。20 例随访 10 年以上,无 1 例复发。

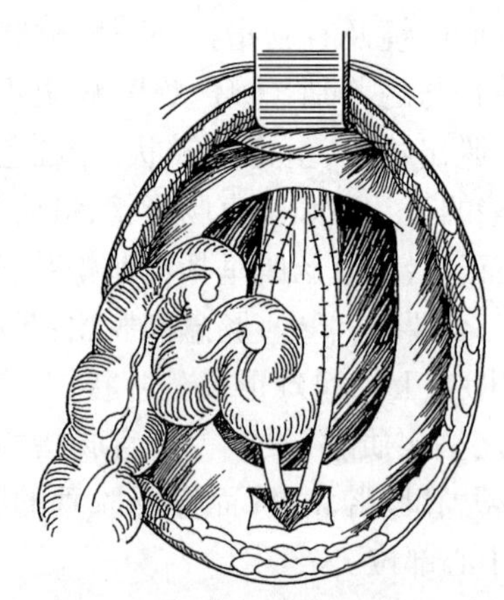

图 51-50 直肠骶骨悬吊术

3) Ivalon 海绵植入术:此手术由 Well 首创,故又称 Well 手术,也称直肠后方悬吊固定术。适用于直肠完全脱垂。方法:左下腹旁正中切口或下腹正中切口进腹,切开两侧侧腹膜至 Douglas 陷凹会合,将直肠前壁分离至肛提肌水平,直肠后壁分离至肛管直肠环上缘,切断直肠侧韧带上半部分,将一块 5cm 宽,12~15cm 长的 Ivalon 海绵片或 Marlex 网片,用不吸收线间断缝合 3~5 针固定在骶前筋膜的正中线上。向上牵拉直肠并置于海绵片前面,海绵片两侧包绕直肠,其两侧和上下缘分别与直肠间断缝合固定(图 51-51)。直肠前壁留 3cm 不包海绵片,以防直肠狭窄。此手术亦可仅将海绵片与直肠缝合固定,不与骶前筋膜缝合固定。间断

缝合直肠两侧侧腹膜及缝合封闭 Douglas 陷凹，骶前置负压球引流管，经腹膜外从左下腹壁另戳孔引出。本手术注意点：①置入海绵片前应在其内放入抗生素粉，并且术中全身应用抗生素，术后继用5天；②缝合肠管时，针不能穿透肠壁；③如不慎分破肠壁，则应改行其他手术，禁用 Well 手术；④防止骶前静脉丛及盆神经主干损伤。如术后发生盆腔感染，应将海绵片拆除。该手术的效果各家报道不一，复发率约 3%~20%，有盆腔感染的报道。该方法较直肠固定加乙状结肠部分切除吻合术及直肠骶骨悬吊术的疗效稍差，故该术式的应用有减少趋势。

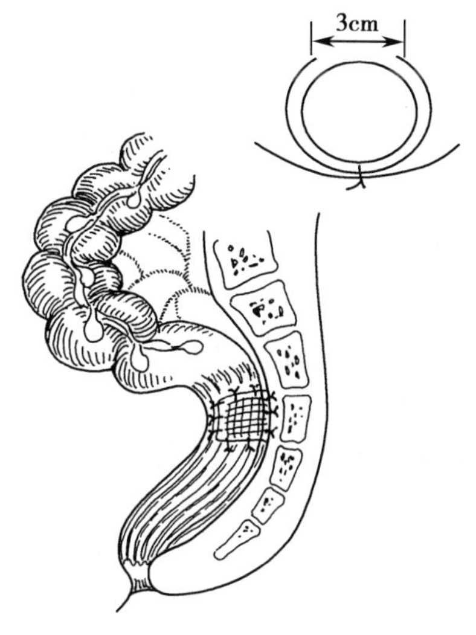

图 51-51　Ivalon 海绵植入术

4）Nigro 手术：适用于盆底缺损较大，直肠角完全消失的完全性直肠脱垂。方法：下腹正中切口进腹，剪开直肠两侧侧腹膜至 Douglas 陷凹会合。提起乙状结肠，在直肠深筋膜与骶前筋膜间游离直肠后壁达尾骨尖。然后将宽 3cm，长 20cm 的 Teflon 网带的中部用 3-0 号不吸收线缝合固定在直肠下端的后壁及侧壁上，然后从耻骨联合两侧分别向闭孔方向伸入两把大弯血管钳，将 Teflon 网带的两端分别从耻骨联合的两侧牵出（图 51-52），缝合固定在耻骨结节及耻骨梳韧带上。在收紧固定 Teflon 网带前，注意所留长度要合适，固定后使其保持一定张力，如正常耻骨直肠肌一样将直肠向前向上悬吊，形成一个新的肛直角，但又不能将直肠压迫过紧，应恰到好处。在缝合固定 Teflon 网带于肠壁时，注意缝针不能穿透肠腔，以免术后感染。该术式重建了肛直角，改变了直肠的垂直状态，其疗效较好，Nigro 报道了 60 例，随访 10 年以上，无 1 例复发。但该手术难度较大，需由有经验的医师手术。

5）直肠前壁折叠术：适用于成人完全性直肠脱垂。经左下腹直肌或下腹正中切口进腹，剪开直肠侧腹膜，游离提高直肠，在直肠与乙状结肠移行部开始向下折叠直肠前壁 4~5 层，每折叠一层的宽度是 2~3cm，每两层之间相距 2cm，每层用不吸收线缝合肠壁浆肌层固定 5~6 针（图 51-53）。肠壁折叠的凹陷必须向下，缝针不得穿透肠腔，有时可将直肠两侧壁与骶前筋膜缝合固定。该术式于 1953 年沈克非根据直肠完全脱垂的机制提出的，由于折叠，缩短了直肠前壁，并使直肠变硬及与骶部固定，既解决了直肠本身病变，又加强了直、乙交界处的固定点，符合治疗直肠脱垂的原理。长海医院报道了 41 例，复发 4 例（9.8%），出现并发症 12 例，其中排尿时下腹痛 7 例，残余尿 2 例、腹腔脓肿 1 例、腹内侧神经炎及切口感染各 1 例。

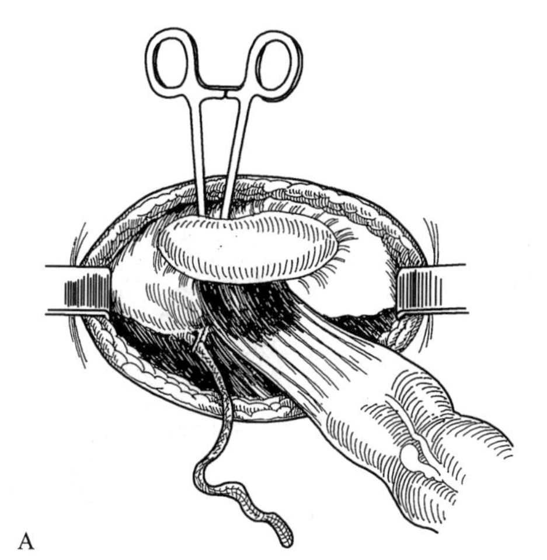

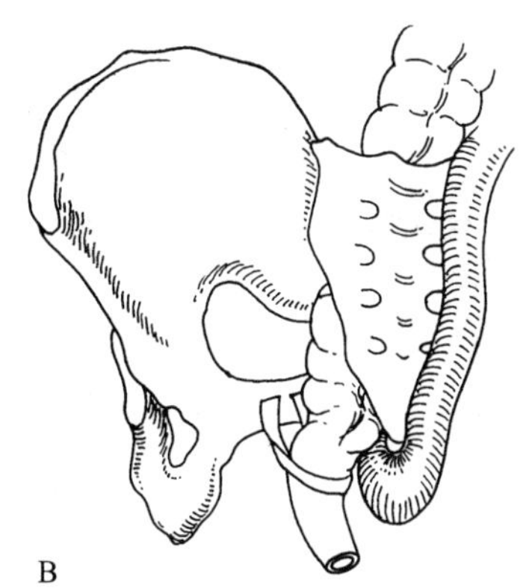

图 51-52　Nigro 手术

A. 通过隧道引出 teflon 网带；B. 缝合固定 teflon 网带

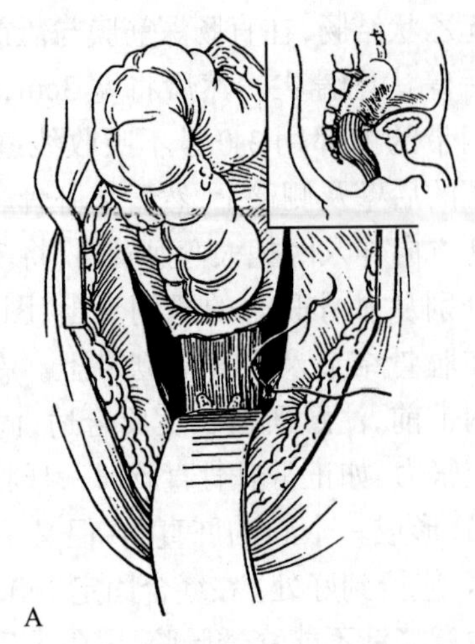
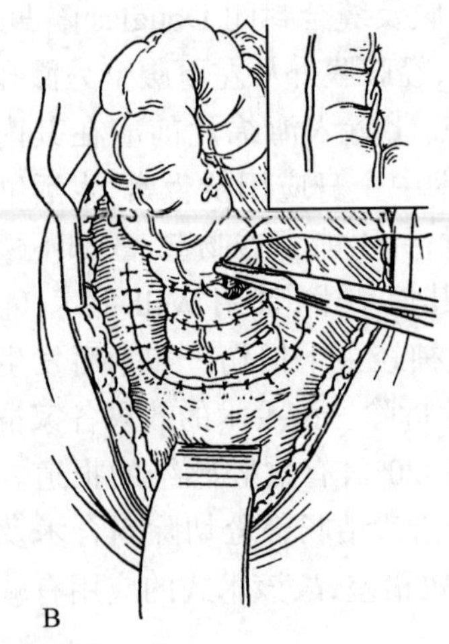

图 51-53 直肠前壁折叠术

A. 提高直肠膀胱陷凹;B. 直肠前壁折叠

(2)经会阴部手术治疗直肠脱垂

1) Altemeir 手术:适用于年老体弱,不能耐受经腹手术的病人,以及脱垂肠管嵌顿或肠管已坏死者。方法:尽量拉出全部脱垂肠管,距齿状线 1.0~1.5cm 环形切开套叠外层全层肠壁,结扎止血。再将近侧断端向外拉直,在直肠前方找到下降的腹膜,在其颈部行荷包缝合后推向上方。并找到两侧肛提肌,牵拢后间断缝合加强盆底。然后在牵出肠管的前后中线处向上剪开至已环形切开的外层直肠残端处,将两层肠壁在前后位分别行全层缝合。再向两侧剪去多余肠管,边剪边缝,完成吻合(图 51-54)。将吻合口送入直肠内,再置入外包凡士林纱布的肛管。

2) 肛门圈缩小术:适用于年老、体弱不能耐受较大手术的病人,或作为直肠脱垂伴肛门括约肌松弛及收缩无力的辅助治疗。方法:在肛门前后正中线距肛缘 1.5cm 处各作一条 1.5cm 纵行切口,用弯血管钳在皮下绕肛门行潜行分离,使两切口相通。将术前准备好的宽 1.5cm,长 12cm 的尼龙网带,或硅橡胶网带经切口绕肛门一周(图 51-55),在后正中切口重叠缝合。收紧缝合前,助手将一示指伸入肛管内,使缝合后肛管能容一示指通过。该手术使肛门缩小,达到制止直肠脱垂的目的。但术后复发率较高,并易发生感染及粪便嵌塞。

(3)腹腔镜手术治疗直肠脱垂:腹腔镜手术治疗直肠脱垂是近年来新开展的手术,尤其适用于直肠脱垂行悬吊术者,并且无严重心肺功能障碍,无人工气腹及全麻的禁忌证。其手术操作方法同直肠悬吊术。该手术操作方便,病人痛苦小,术后恢复快,并发症少。Solomon(2002)随机将 40 例直肠脱垂病人分成经腹腔镜或开腹行直肠悬吊术两组,观察疗效、手术并发症及内分泌变化等,结果认为腹腔镜手术行直肠悬吊术优于开腹术,但所有优点只有短期结果,远期疗效还待随访。

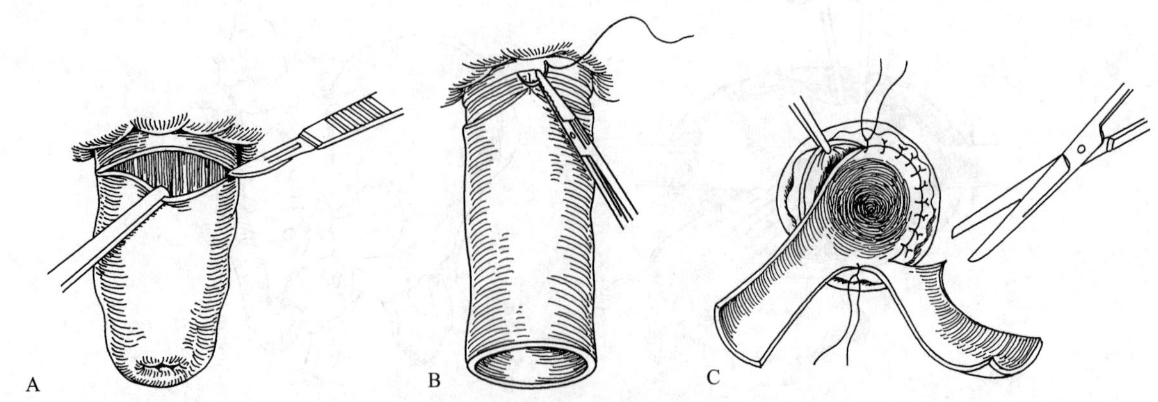

图 51-54 Altemeir 手术

A. 环形切开脱垂直肠外层肠壁全层;B. 缝合两侧肛提肌;C. 剪去脱垂肠管,边剪边缝

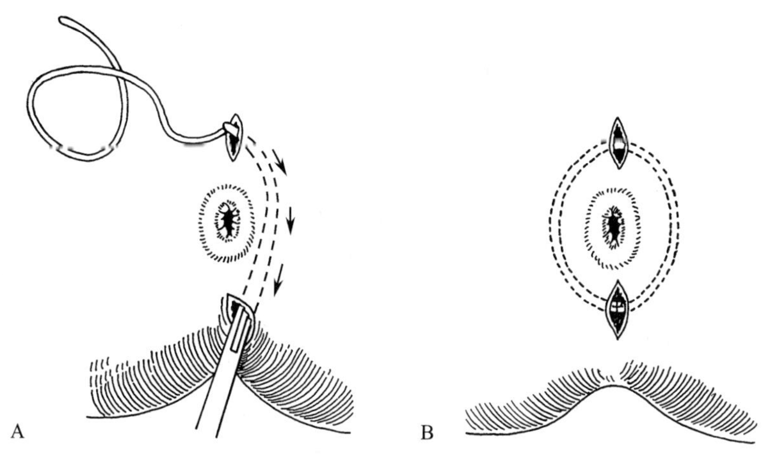

图 51-55 肛门圈缩小术

A. 做皮下隧道后，引出 teflon 网带；B. 剪除多余 teflon 网带，将两头重叠缝合

第九节 肛 门 失 禁

肛门失禁(anal incontinence)是指粪便和气体不能控制，不自主地流出肛门外，病程达 1 个月以上。肛门失禁也称大便失禁，是排便功能紊乱的一种症状。它不包括腹泻时偶尔的肛门失控，也不包括肛管直肠炎症时大便次数增多及黏液流出。肛门失禁的发病率虽不高，也不直接威胁生命，但给病人造成的身体及精神上的痛苦大，严重地干扰了正常生活及工作。

【病因】

排便是一个由人体多个系统共同参与、协调、统一完成的过程。包括直肠的容积、顺应性、直肠充盈时的良好感知能力、神经系统的健全程度、肛管内外括约肌的完整性等，任何一个环节受到损害都可造成肛门失禁。如直肠顺应性过低导致的大便次数严重增多，可致肛门失禁，直肠感觉异常或括约肌损伤等均可出现肛门失禁。影响肛门失禁的因素很多，常见的有以下几类：

1. 肛门先天性发育畸形 如泄殖腔畸形，泄殖腔主要为女婴的直肠肛管、尿道、阴道共合一穴。由于泄殖腔畸形导致肛管括约肌发育不良而致肛门失禁。高位无肛婴儿术后常有肛门失禁。此外先天性痴呆、脑脊膜膨出、多发性硬皮病、脊柱裂等均可发生肛门失禁。

2. 括约肌外伤 由于外伤损伤了肛管直肠环，使括约肌失去了括约功能而致肛门失禁。常见的括约肌损伤有肛瘘、痔等手术。产妇分娩时的三度会阴撕裂，以及肛管括约肌的刺伤、割伤、冻伤、烧伤等均可致肛门失禁。

3. 神经系统病变 多见于脑外伤、脑肿瘤、脑梗死、脊髓肿瘤、结核、脊髓损伤或马尾神经损伤以及糖尿病引起的肛周末梢神经损伤等，可引起肛门失禁。

4. 肛管直肠疾病 常见的有直肠癌、肛管癌、克罗恩病侵犯了肛管括约肌，溃疡性结肠炎长期腹泻引起肛管炎时，直肠脱垂引起的肛门松弛，以及肛周的严重瘢痕影响到肛管括约肌的收缩时，均可引起肛门失禁。

【分类】

1. 根据肛门失禁的不同程度分类 可分为完全性和不完全性失禁。

(1)不完全性肛门失禁：稀大便及气体不能控制，但干大便可以控制。

(2)完全性肛门失禁：稀大便、气体及干大便均不能控制。

2. 根据失禁的性质分类 可分为感觉性和运动性失禁。

(1)感觉性失禁：肛管括约肌的形态正常，由于肛管直肠感觉缺失引起的失禁。如脊髓或大脑中枢神经功能障碍，或支配肛管直肠的周围神经损伤，以及糖尿病引起的肛周末梢神经损害都可引起肛门失禁。痔环形切除术，直肠拖出切除术造成的肛管和肛门皮肤缺损，以及老年人的粪便嵌顿引起的肛管直肠感觉障碍，均可引起肛门失禁。

(2)运动性失禁：由于损伤了肛管括约肌，破坏了肛管直肠环，导致病人不能随意控制大便引起的肛门失禁。

无论运动性还是感觉性肛门失禁都可造成完全性或不完全性肛门失禁。既有运动性又有感觉性肛门失禁者多见于会阴部外伤，但此类病人少见。临床上为了便于肛门失禁的治疗，将肛门失禁分为完全性、不完全性和感觉性失禁。

【症状】

病人不能随意控制排便、排气，气体及粪便不自主溢出肛门污染内裤。由于会阴部经常受到粪水刺激，肛周皮肤可发生瘙痒、糜烂、溃疡或疼痛等。少数病人为了减少大便而节制饮食，出现消瘦、体重下降。

【诊断】

仔细询问有无先天性肛门畸形、手术、外伤史，女性病人有无产伤史，有无神经及泌尿系统疾病，是否接受过放射治疗。并应了解大便的量、次数及性质，有无便意感，以及失禁的程度等。

1. 完全性肛门失禁　完全不能随意控制排便，排便无数次，咳嗽、行走、下蹲、或睡眠时都有粪便或黏液流出肛门，污染内裤或被褥。检查见肛门周围皮肤有粪便污染，皮肤潮湿、糜烂或呈湿疹样改变。有时可见到肛门畸形，常有瘢痕。若括约肌未损伤，但被瘢痕包绕，造成肛门功能不良；或因瘢痕挛缩固定，括约肌不能收缩，肛门呈微张开状态，闭合不紧。若肛管直肠环损伤，见肛门松弛，呈圆形微张开，两手指分开肛门可看到肠腔。直肠指检可扪及肛管直肠环断裂处的瘢痕，肛管松弛，无收缩力，肛直角不明显，咳嗽时肛门无收缩反应。完全性肛门失禁多见于严重的肛管直肠外伤，肛瘘、痔环形切除术后，以及先天性肛管直肠疾病和中枢神经疾病病人。

2. 不完全性肛门失禁　病人不能控制气体及稀便，但干便可控制。肛门周围皮肤可有粪便污染，皮肤潮湿或有皮疹，肛周有瘢痕，肛门闭合不紧。直肠指检可扪及肛管括约肌收缩力减弱。由于损伤的肛管直肠环断端较小，故其断端瘢痕有的不易摸到。若内括约肌有代偿，诊断较困难时，应凭借肛管直肠功能测定及盆底肌电图检查等来诊断。肛周皮肤感觉多正常。

3. 感觉性肛门失禁　是由于中枢神经或骶尾部神经的损伤，使肛管括约肌失去括约功能造成的肛门失禁。感觉性肛门失禁根据神经损伤的部位和程度不同，表现为完全性或不完全性失禁。检查：肛门部感觉有障碍，括约肌的形态正常或薄弱，无收缩力或收缩力减弱。但肛周多无瘢痕，无断裂括约肌等外伤的表现。

由于肛门失禁的治疗较困难，故在治疗前常需明确病因、肛管直肠环损伤的部位和程度，为制订治疗方案提供依据，提高疗效。为了达到这一目的，凡肛门失禁者都应考虑做以下检查：

(1)结肠镜检查：观察肛门直肠或结肠有无畸形、瘢痕、肛管皮肤及直肠黏膜有无糜烂、溃疡，直肠黏膜有无充血、水肿，以及有无直肠息肉、直肠癌及肛管癌等。

(2)排粪造影检查：该检查通过用力排粪、提肛、静息等动态观察，了解肛括约肌的功能。如灌入直肠的钡剂通过提肛可以保留，说明肛管括约肌有一定功能；如钡剂不能控制而流出肛门外，说明肛门失禁。

(3)肛管直肠压力测定：肛门失禁病人表现出肛管直肠内压力降低，频率减慢或消失；肛管收缩压下降；直肠肛管抑制反射消失。如溃疡性结肠炎致肛门失禁者，则直肠顺应性明显下降。

(4)直肠感觉阈值测定：将 6cm × 4cm 大小带有导管的球囊置入直肠，然后向球囊内注入水或空气，正常直肠的感觉阈值是 45ml ± 5ml，如为神经性肛门失禁，直肠感觉阈值消失。

(5)球囊逼出试验：如直肠感觉迟钝，正常容量不能引起排便反射，不能将球囊排出。此检查既可用来判断直肠的感觉是否正常，又可判断肛管括约肌的功能，如肛管括约肌受损、无功能，则球囊可自行排出肛门，或轻微增加腹压后即可将球囊排出。

(6)盆底肌电图检查：该检查可以了解括约肌缺损部位及范围。

(7)肛管超声检查：通过肛管超声(AUS)检查可以清楚地显示内括约肌是否完整，外括约肌是否有缺损，以及缺损的部位及范围。该检查不但可以协助诊断，而且为手术切口的选择提供一定的依据。

(8)MRI 检查：可以清楚地显示括约肌缺损的部位及范围。

【鉴别诊断】

主要与急性菌痢及急性肠炎等腹泻病人偶尔出现的大便失控相鉴别，这些病人的大便多数情况下能随意控制，并且病人多有腹痛及脓血便或水样便，经对症治疗后，随着腹泻症状的缓解，大便成形，偶发的大便失禁消失。

【治疗】

肛门失禁的治疗应根据不同发病原因来治疗，如由疾病引起者，应治疗原发病，如直肠脱垂引起者，将脱垂治愈后，肛门失禁即可自愈。因脑脊髓肿瘤引起的肛门失禁，应治疗脑或脊髓肿瘤，如因马尾神经损伤引起的肛门失禁，首先应恢复马尾神经功能。因肛管括约肌损伤引起的肛门失禁，可经手术修复括约肌或重建括约肌的方法来恢复肛管括约肌的功能。

1. 非手术疗法

(1)调节好饮食，治疗肛管直肠的炎症：使大便成形，避免腹泻及便秘，消除肛管直肠炎症刺激的不适感。常用的方法是多吃含纤维素高的及富有营养的食物，避免刺激性食物。肛管直肠有炎症可服用抗生素。如肛周皮肤有炎症应保持肛周清洁、干燥或外用药物治疗。

(2)锻炼肛管括约肌：方法是嘱病人收缩肛门(提肛)，每天提肛500次左右，每次坚持数秒钟，以增强肛管括约肌的功能，这对不完全性肛门失禁者效果较好。

(3)电刺激疗法或针灸疗法：用于感觉性肛门失禁。电刺激疗法是将刺激电极置于外括约肌内，用电刺激肛管括约肌及肛提肌使之产生有规律的收缩，可使部分大便失禁病人得到改善。针灸疗法是祖国传统医学的疗法，有的病人可取得很好的疗效，常用穴位是长强、百会、承山等。

2. 手术疗法　大便失禁的手术治疗主要用于肛管括约肌的损伤及先天性高位肛门闭锁术后的大便失禁。

(1)肛管括约肌修补术：适用于外伤所致的肛管括约肌损伤，并且括约肌有功能部分占1/2以上。伤后创口无感染者在3个月至半年内修补，有感染者在6~12个月内修补。如时间过长，括约肌可产生失用性萎缩。方法：沿瘢痕外侧1.5~2.0cm处做一U字形或半环形切口，切开皮肤、皮下组织，将括约肌断端从瘢痕组织中游离出1~2cm，并保留括约肌断端的少量瘢痕，便于缝合，剪除多余的部分。沿内外括约肌间隙将内外括约肌分开，向上分至肛提肌，分离时应防止损伤直肠黏膜。用组织钳夹住内、外括约肌断端交叉试拉括约肌的活动度，然后将直径1.5~2.0cm的软木塞塞入肛门，再试拉括约肌的紧张度。感觉有一定的张力后，用4号不吸收线行对端间断缝合或重叠缝合内、外括约肌，缝好后取出软木塞，缝合皮下组织、皮肤。术后控制大便3~4天，补液，适当应用抗生素。便后用1∶5 000高锰酸钾液坐浴，换药，该手术后大便能达到基本自控者可达90%。

(2)肛管前方括约肌折叠术：适用于括约肌松弛的病人。方法：在肛门前方下缘1~2cm处沿肛缘作一半圆形切口，切开皮肤、皮下组织，在皮下组织下方与外括约肌之间游离少许显露外括约肌前部，然后将皮瓣向后翻转，覆盖肛门，牵开皮瓣后可见两条外括约肌由肛门两侧向前、向会阴体方向行走。在两侧外括约肌及内括约肌之间可见一三角间隙，用丝线缝合两侧外括约肌肌膜及少许肌纤维关闭间隙，使肛管紧缩。肌纤维不要缝得过多，以防坏死纤维化。缝合皮下组织及皮肤(图51-56)。

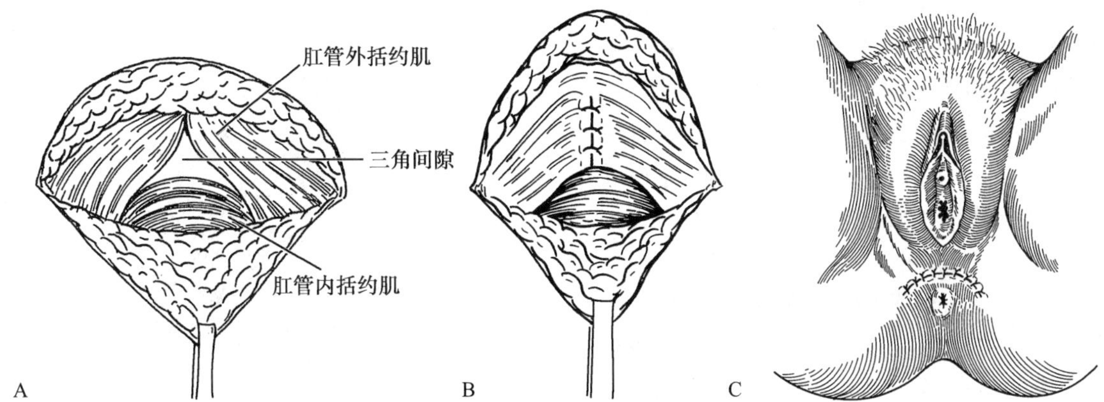

图51-56　肛管前方括约肌折叠术

A. 显露内外括约肌及三角间隙；B. 缝合肛管外括约肌，关闭三角间隙；C. 缝合切口

(3) 经阴道括约肌折叠术：适用于括约肌松弛的病人。在阴道后壁的远端做一弧形切口，将阴道后壁向上分离，显露外括约肌的前部。将括约肌提起，用 4 号不吸收线折叠缝合 3~4 针，使括约肌缩紧。然后将示指伸入肛管，测试肛管的紧张度。再缝合切口上端的肛提肌，最后缝合阴道后壁切口。

(4) Parks 肛管后方盆底修补术：适用于严重的神经性肛门失禁及直肠脱垂固定术后仍有较重的肛门失禁者。方法：在肛门后方距肛缘 4~5cm 做一弧形切口，游离皮下组织，显露外括约肌，然后在肛管后方内、外括约肌之间分离，在识别内外括约肌有困难时，因外括约肌是横纹肌，用电刺激时会产生强力收缩，据此与内括约肌区别。将内括约肌和肛管直肠牵向前方，继续向上分离到耻骨直肠肌上缘，显露两侧的髂骨尾骨肌及耻骨尾骨肌。间断缝合两侧肌肉，尤其耻骨直肠肌要缝合牢固，缩短耻骨直肠肌，使肛管直肠角前移，恢复正常角度。再缝合缩短外括约肌，在皮下组织内置一橡皮片引流从切口引出，缝合皮下组织及皮肤。该手术主要使肛管直肠角恢复到正常角度，并且使出口处稍狭窄，故术后排粪用力过猛有可能使修补破裂。如大便干结，可服用缓泻剂，以防病人过度用力排便。Parks 等(1971)报道 183 例，72% 完全恢复，有改善者 12%，无效者 16%。

(5) 带蒂股薄肌移植、电刺激股薄肌神经术：适用于外伤、先天性肛门畸形失禁，以及用其他括约肌成形术失败者，但对神经损伤性肛门失禁效果欠佳。装有心脏起搏器者禁用。方法：先平卧位，供肌下肢稍内收、稍弯曲膝关节，摸清股薄肌位置。在大腿内侧中、下 1/3 处做 4cm 长纵切口，显露股薄肌，并分别游离其近、远端。在膝内上方做 4cm 长的斜切口，找到呈带状的股薄肌远端肌腱及止点，在止点处将该肌切断，并保留肌腱的完整。在两切口间用长弯血管钳做一隧道，将该肌的断端从大腿中部切口拉出。然后在大腿内上做 6cm 长的纵切口，游离该肌的近远端(图 51-57)，向上游离至支配该肌的神经血管束时，注意勿损伤该神经血管束。血管通常在股薄肌的中、上 1/3 交界处进入该肌，仔细分离血管蒂及周围组织，在血管蒂的上方可找到支配股薄肌的神经。该神经在内收长短肌之间进入股薄肌，用 0.5 伏的电刺激神经可引起肌肉收缩。清理神经连于内收短肌上的组织，神经的下方不要分离，在支配内收短肌神经支的远端与股薄肌神经形成末梢支之前为电极片放置点(图 51-58)。用不吸收线缝合，缝时不要损伤神经，缝好后用磁控器打开刺激器试验，已确保电极片在神经主干上。在腹股沟韧带中点上方约 5cm 处作一 2cm 切口，用长血管钳在皮下作一隧道与大腿上端切口沟通，然后用止血钳夹住与电极片相连的导线头部，轻轻地从腹股沟韧带上方的切口牵出。并在锁骨中线第 5 肋下缘作一 5cm 弧形切口，切口要深至足以埋下刺激器。经腹股沟韧带上方的切口用长套管针在皮下作隧道，从上部切口穿出，拔出套管针芯时，通过塑料管将导线从隧道穿至上腹部切口，与刺激器相连。缝合下肢皮肤及腹部皮肤切口后，病人改截石位。距肛门 2cm 的前后正中处各做 3cm 的横切口。用长弯血管钳在肛门两侧潜行分离做两个隧道，与肛门前后两个切口相通，将股薄肌通过隧道拉至肛门前方切口，围绕肛门一侧到肛门后方，再绕过对侧隧道到肛门前方，将股薄肌围绕肛门一周在对侧坐骨结节切口处牵出，拉紧肌腱，紧缩肛门，将肌腱固定于坐骨结节的骨膜上，固定肌腱时肛门应能容纳一示指(图 51-59)。

术后长期反复应用体外磁控器来控制刺激器的开关，经常保持对股薄肌一定频率及强度的刺激，防止股薄肌萎缩。如没有电刺激器，亦可仅做股薄肌移植来治疗肛门失禁，除不安装电刺激器外，

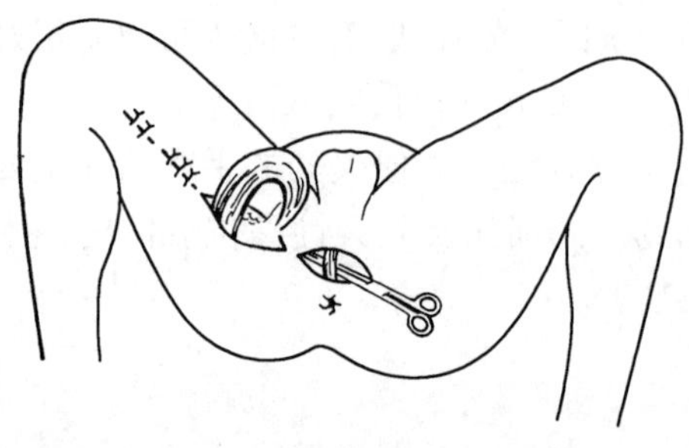

图 51-57　大腿内侧切口游离股薄肌

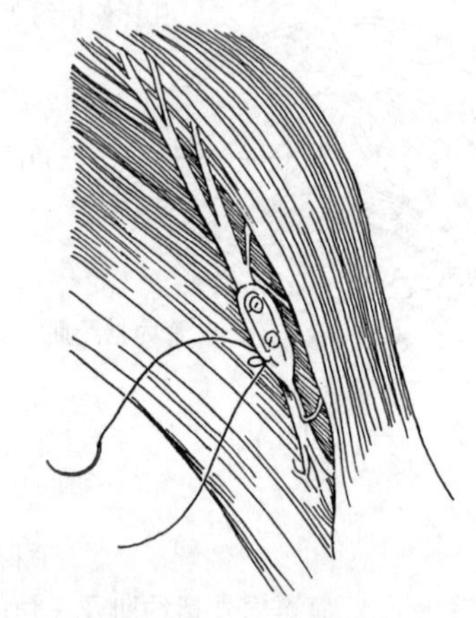

图 51-58　将电极片固定在神经干上

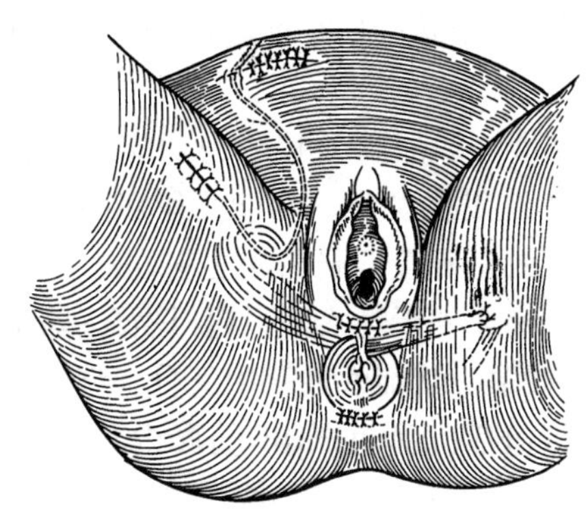

图 51-59 股薄肌绕肛门一周，将肌腱固定于坐骨结节上

手术适应证及手术方法相同。单纯的股薄肌移植不如带电刺激的股薄肌移植疗效好，Faucheron（1994）报道了 22 例单纯股薄肌移植，随访 6 个月，1 例达到正常控便，18 例症状改善，3 例无明显疗效。而带电刺激的股薄肌移植疗效较好。电刺激能使Ⅱ型肌纤维（疲劳占优势）逐渐转变为Ⅰ型（耐疲劳），电刺激能使肌肉长期保持张力，防止萎缩，达到节制排便的能力。Baeten 等（1995）报道了 52 例，随访 2 年，75% 的病人恢复了控制排便的能力。但因感染等并发症较高，现较少应用。

（6）带蒂臀大肌肛门成形术：适用于外伤或疾病造成的肛管括约肌损坏引起的肛门失禁。方法：先取侧卧位。在坐骨结节上 3cm、股骨大粗隆下 3cm 的大腿及臀部外侧作 L 形切口。切开皮肤、皮下组织和阔筋膜，暴露臀大肌肌腹，分离带蒂臀大肌肌束宽约 4cm，连同股外侧肌肌束上半部分在内共约 20cm 长。在分离过程中注意保留肌束蒂部的神经、血管，避免损伤坐骨神经及重要血管。将裁取好的肌束用湿盐水纱布包好，准备经隧道从同侧坐骨结节旁切口牵出。缝合大腿及臀部远端切口。然后将病人改为截石位，在两侧坐骨结节内侧各做半圆形切口，暴露坐骨结节滑膜。通过两切口向前至会阴部、向后在尾骨坐骨尖水平作皮下潜行隧道。在做隧道时勿戳破肛管及直肠。将带蒂的臀大肌通过皮下隧道从前向后绕直肠下端及肛管一周，并保持一定的紧张度，肛门能通过一示指为宜，将臀大肌缝合固定于两侧的坐骨结节滑膜上及残存的肛提肌边缘，缝合皮肤。

（7）可控式水囊人工肛门植入术：适用于完全性肛门失禁。但严重直肠炎、严重肛管瘢痕、直肠阴道隔薄弱、会阴明显下降者禁用。可控制式水囊人工肛门，包括括约带、控制泵、调压囊和连接导管四个部分（图 51-60）。方法：距肛缘 2~3cm，在肛管两侧各作一 3~5cm 弧形切口，围绕肛管作皮下隧道，将括约带围绕肛管一周固定。在耻骨上缘行 3~5cm 横切口，分开腹直肌，钝性分离，将调压囊置入耻骨后膀胱前方的陷窝内。并通过耻骨上缘切口向阴囊或大阴唇的皮下作钝性分离，将控制泵置入阴囊或大阴唇的皮下。注意应使控制钮向前，便于操作。用专用接头将各导管连接好。按下控制泵上的按钮，暂时使系统不起作用。术后 6~8 周各切口愈合后，教会病人使用可控式水囊人工肛门。可控式水囊人工肛门的使用方法：排便时按压控制泵数次，使液体从括约带内流向调压囊，肛门开放、排便。停止按压控制泵后 3 分钟，液体自动从调压囊内流到括约带，使肛门关闭。

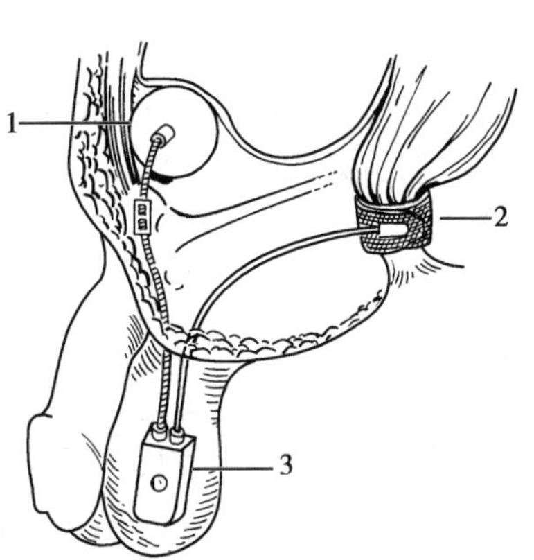

图 51-60 可控式水囊人工肛门

1. 调压囊；2. 括约带；3. 控制泵

第十节 慢性顽固性便秘

【概述】

1. 定义 慢性顽固性便秘（refractory chronic constipation，RCC）是由于多种疾病引起的症状群，并排除了结直肠的器质性病变，而以功能性改变的排粪困难。便秘不是一种病，便秘是指大便量少、太干，每周排便少于 3 次，排出困难，以及肛门直肠下坠感，排便不尽感，或需用手按压会阴部，甚至将手指伸入阴道，压迫阴道后壁协助排便。“慢性”一般指病史超过 2 年，“顽固性”是指一般药物及物理疗法等非手术治疗很难奏效。便秘给病人生活、

精神都带来了较大的痛苦,少数病人因便秘而发生肠穿孔等,严重影响了病人的健康。

2. 流行病学 随着人们生活水平的提高,膳食纤维摄入减少及高蛋白、高脂肪摄入增加,以及生活节奏的加快,便秘的发生率有上升趋势。北京、西安、天津等地调查发现便秘的发病率是4.3%~16.0%。美国每年因便秘就诊的人数达400余万人,因便秘住院的有92万人,与便秘有关的死亡人数约900人。Thompson等统计在健康人群中约10%的有排便不尽感,20%的老年人及3%的年轻人有排便困难。由于便秘的发病率高,我国也非常重视,分别于1990年在北京顺义县,2007年在江苏扬州,以及2008年在海南省召开了诊治“慢性便秘”的研讨会,对预防和诊治便秘达成了共识,制定了指南,明显提高了防治RCC的效果。

3. 病理生理 发病机制仍不清楚,近年来通过对大肠、盆底电生理、放射影像学、肠动力学,以及组织学的检查研究,从形态功能等方面阐明了一些功能性便秘的病理生理基础。

(1)大肠神经肌肉病变:在慢传输型便秘的结直肠标本中可见到肠壁肌间神经节细胞的变性、减少、空泡形成或缺如。

(2)肠壁血管活性肽的变化:功能性便秘病人肠壁内的5-羟色胺、多巴胺、羟基化酶含量均较正常者明显增高,胃肠调节肽、水通道蛋白、Cajal细胞的线粒体肿胀,这些可能与结肠运动功能障碍有关。

(3)女性激素的变化:女性病人的孕酮、17-羟孕酮、雌激素、睾丸激素等均较正常者明显降低。

(4)损伤:分娩可引起支配盆底横纹肌的阴部神经损伤,如胎儿过大、产程过长、应用产钳,以及长期用力排便、慢性腹泻等容易造成阴部神经损伤,使协助排便的盆底肌功能障碍,影响正常排便功能。

(5)肛管直肠慢性炎症:由于慢性炎症刺激,引起肛管括约肌痉挛,排便时括约肌不能有效舒张,各肌间舒缩活动不协调,甚至排便时括约肌反而出现收缩,从而发生直肠内压力增高,排粪困难。

(6)心理因素:一部分特发性便秘者有心理障碍,自觉症状远较实际病变重,心理障碍是否与功能性便秘有关,尚难确定。但有心理障碍的功能性便秘病人手术治疗的效果较差,应加注意。

(7)另外一些抗胆碱能类药物及抗抑郁药物,能与肠道平滑肌的胆碱能受体结合,使平滑肌蠕动减弱,引起便秘。并且长期、大量服用蒽醌类泻剂者,此类药物能损害肠壁自主神经,引起顽固性便秘。

4. 分型 一般将便秘分为功能性(慢性顽固性便秘)和继发性两类。功能便秘病因甚不清楚,治疗困难,故又称慢性顽固性便秘。继发性便秘常由药物、外伤或先天性疾病引起,只要去除了病因,症状多能缓解。功能性便秘中又分三型:①出口梗阻型便秘(包括:直肠前膨出、直肠内套叠和耻骨直肠肌综合征);②结肠慢传输型便秘;③混合型便秘(既有出口梗阻型便秘,又有结肠慢传输型便秘)。

出口处梗阻型便秘(outlet obstructive constipation)是特发性便秘的一种类型,特发性便秘是指结直肠未发现器质性病变,而以功能性改变为特征的排粪障碍。特发性便秘包括结肠慢传输型便秘和出口处梗阻型便秘两类。便秘不是一种病,而是多种疾病的症状群,包括大便太少、太干、排出太困难,以及直肠下坠感、便排不尽感,或需用手按压会阴部,甚至将手指伸入阴道,压迫阴道后壁等协助排便,并在7天内排便少于2次。

一、直肠前膨出

直肠前膨出是英文rectocele的译文,即直肠壁的一部分向阴道方向突出,故也有直肠阴道膨出之称。直肠前膨出既不是一种脱垂,也不是下垂,它是盆底肌松弛综合征的一种。直肠前膨出多见于女性,当排便直肠腔内压力增高时,致使松弛的直肠前壁向阴道方向膨出,使排便的部分作用力朝向阴道(图51-61),而不是将排便的作用力集中地朝向肛门,致使部分粪便陷入前膨出内,排便后粪便又回纳入直肠,病人有便排不尽感,迫使病人更加用力排便,进一步导致前膨出加深,形成恶性循环。有的病人将手指伸入阴道向后顶压对抗排便向前的作用力,以利排便。

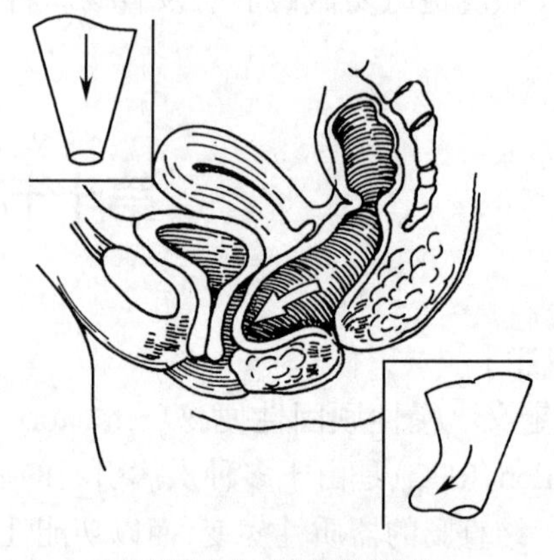

图51-61 直肠前膨出

【病因】

直肠前膨出多见于女性经产妇，或由于胎儿过大，分娩时应用产钳或阴道侧切，使直肠前壁、直肠阴道隔和阴道后壁受损、变薄。以及大便干硬长期用力排便，使直肠前壁、阴道后壁的压力增加，由于长期承受高压的影响，致使该部位的软组织损伤，容易发生直肠前膨出。并且绝经后的老年妇女，直肠阴道隔等部位的弹性纤维减少，直肠阴道隔薄弱，易发展成直肠前膨出。由于直肠前壁、直肠阴道隔及阴道后壁损伤、薄弱，当排便直肠内压力增加时易向前凸出，类似疝向阴道疝出。

【临床表现】

多见于中老年妇女，亦可见于青年女性。主要症状是排粪困难，排空不畅，肛门有阻塞感，或排便不尽感。并且会阴部常有坠胀不适，少数病人有肛门疼痛或便血。有的病人常用手压迫肛周或将手指伸入阴道向后顶压阴道壁协助排便，甚至将手指或卫生纸圈插入直肠诱导排便，或用手指将粪便抠出，但多数病人大便并不干硬。

【诊断】

根据直肠前壁向阴道膨出位置的高低分为高位、中位和低位直肠前膨出。低位直肠前膨出位于直肠远端，多因分娩时会阴撕裂所致，常伴有肛提肌、球海绵体肌的部分断裂；中位直肠前膨出多位于肛提肌上 3~7cm 部位，是直肠前膨出最常见的类型，多见于经产妇及闭经后妇女的直肠前方组织松弛者；高位直肠前膨出，距肛缘约 8cm，与生殖器官脱垂或阴道后疝有关。直肠前膨出根据直肠向前膨出的深度，并通过排粪造影显示的影像分为轻、中、重三度。直肠向前膨出 <5mm 为正常；6~15mm 为轻度直肠前膨出；16~30mm 为中度；≥ 31mm 为重度。在排粪造影的 X 线片上，病人用力排便时，直肠壶腹部远端呈囊袋状突向前方，即相应部位的直肠壁，直肠阴道隔及阴道后壁被推向前方呈囊袋状，如发现钡剂残留于前膨出的囊袋中，则是直肠前膨出导致排粪困难的重要依据。直肠指诊：膝胸位，于肛管上端直肠前壁可扪及易凹陷的薄弱区，嘱病人做摒便动作，该区向前突出的囊袋状改变更明显。由于以往很少提及此病，将此病引起的其他肛肠疾病，如肛裂、内痔脱垂、直肠脱垂等而归咎于这些疾病，并只治疗这些疾病，结果疗效不佳，近年来对本病有了新的认识，提高了对肛肠疾病的治疗效果。

【鉴别诊断】

阴道后疝：高位直肠前壁膨出应与此病鉴别。阴道后疝是指阴道和直肠之间的腹膜囊疝，其内容物为小肠、乙状结肠，或大网膜等。病人多有盆腔的坠胀感，站立时症状可加重。用瓦尔萨尔瓦手法检查多可确诊，方法：病人站立有下坠感时同时作直肠和阴道的检查，若拇指和示指间感觉饱满，表明有阴道后疝。若将阴道后疝误诊为直肠前膨出，不但治疗效果不好，而且手术容易损伤腹腔内容物。

【治疗】

直肠前膨出有症状应予治疗，首先行内科治疗，主要为饮食疗法：多吃含纤维素高的饮食，如蔬菜、水果、麸皮等；每天饮温开水 2 000~3 000ml；并且适当增加体育活动，对增进肠道功能、促进通畅排便有一定作用。必要时可口服乳果糖等缓泻剂，以缓解症状。经内科治疗无效者可考虑手术治疗，其手术指征是：①阴道内有肿块或膨隆感，并需用手协助排便；②排粪造影中直肠前膨出 >30mm，并且前膨出内的钡剂有一半以上未排出而存留在前膨出内；③巨大直肠前膨出伴有直肠前壁内脱垂者。手术原则是：修补缺损、消灭薄弱区。术前肠道等准备同结肠手术。腰麻或骶管麻醉。折刀位，并且两下肢稍外展，用宽胶布牵开固定左右臀部显露肛门。扩肛 4~6 指。直肠前膨出的常用术式有三种，并且手术途径有经直肠或阴道两种，以经直肠为例介绍如下：

1. Sehapayak（1985）手术　在直肠下端，齿状线上缘用电刀行纵行切口，长 5~7cm，深达黏膜下层，显露肌层。沿黏膜下层向两侧游离黏膜瓣，根据前膨出的大小，各侧游离 1~2cm。游离时助手的左示指伸入阴道协助游离，以防游离过深损伤阴道壁，并且在出血时，手指向直肠方向顶压，可达到暂时性压迫止血作用，帮助看清楚出血点，以便结扎止血。用 2-0 可吸收线采用间断深层缝合技术从左侧肛提肌边缘由外向内进针，然后自右侧肛提肌边缘由内向外出针缝 4~6 针，将肛提肌和括约肌折叠加强缝合，修补直肠前方的薄弱区。缝合不能留有死腔，不能缝透阴道后壁。最后剪去两侧多余的黏膜瓣，用可吸收线间断缝合黏膜切口（图 51-62）。Sehapayak 报道用该术式治疗直肠前膨出 353 例，随访 204 例，其中 101 例（49.5%）症状消除，100 例症状改善（49.0%），3 例无效。术后尿潴留发生率为 44%，直肠阴道瘘 1 例，感染 19 例。

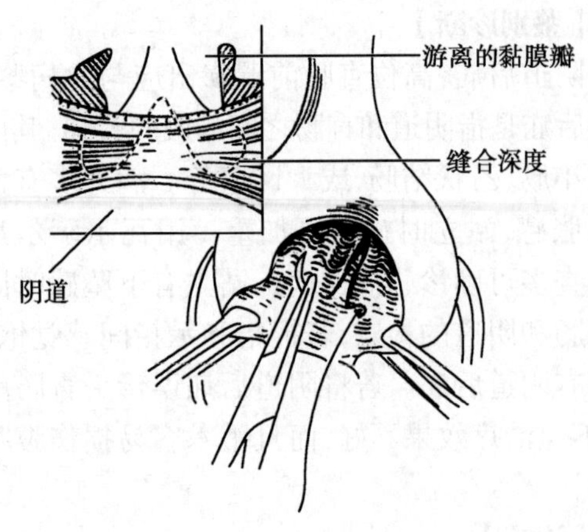

图 51-62 Sehapagak 手术

2. Khubchandani(1983)手术 在齿状线上方1.5~2cm 用电刀行 2~3cm 的横切口,继之在切口两端向上各行一 5~7cm 长的纵切口,整个切口呈U 字形。游离宽基底的 U 形黏膜瓣(瓣内必须带有肌层),将 U 形黏膜瓣向上游离超过直肠阴道的薄弱区域,游离中用一示指伸入阴道保护阴道壁,如见灰白组织,说明已接近阴道壁,应防止其损伤。用 2-0 不吸收线行 3~4 针间断横行(左右)缝合;纵行折叠松弛的直肠阴道隔,再行 2~3 针间断垂直(上下)缝合,上下折叠直肠阴道隔,缩短直肠前壁,增加直肠前薄弱区厚度,消灭薄弱区,防止直肠前膨出。剪除过多的黏膜瓣,先用可吸收线将黏膜瓣与齿状线上缘的切口行间断缝合,最后间断缝合两侧纵切口。Khubchandani 报道用该术式治疗直肠前膨出 59 例,其中 37 例(62.7%)疗效优良;10 例(16.9%)良好;8 例(13.6%)好;4 例(6.7%)差。发生肛管狭窄及直肠阴道瘘各 3 例,均经保守治愈,黏膜收缩、坏死延期愈合者 18 例。预防黏膜瓣坏死的方法是其基底要宽,并要带有肌层组织。

3. Block 手术 即闭式修补术。根据直肠前膨出的大小,用血管钳夹住直肠前壁黏膜,用 2-0 不吸收线从齿状线处开始自下而上行连续缝合,深达肌层。该法创伤小,并发症少。但笔者认为仅适用于较小的直肠前膨出。Infantino(1995)报道用该法修补直肠前膨出 13 例,有效率 80.9%。

术后处理:术后应用抗生素 3~5 天,流质饮食 1~2 天;便后用 1∶5 000 高锰酸钾液坐浴。直肠前膨出修补术并不复杂,但术后发生直肠阴道瘘,感染者并不少见,应加警惕。并且术前应行结肠传输试验,除外结肠慢传输型便秘同时存在。还值得注意的是单纯直肠前膨出者较少,多合并有直肠前壁黏膜脱垂、直肠内套叠、会阴下降、骶直分离或盆底疝等,治疗时应同时治疗合并疾患,不然将影响疗效。术后仍要继续饮食治疗、多吃富含纤维素的食物、多饮水、多活动,并要持之以恒,以防排粪困难复发。

二、直肠内套叠

直肠内套叠又称直肠内脱垂、不完全性直肠脱垂等。套叠多发生在直肠远端,部分病人可累及直肠中段(图 51-63)。由于该病在行直肠指检、内镜检查或钡灌肠检查时套叠多已复位,故一般检查诊断较困难,但通过排粪造影检查来观察其动态变化,有助于本病的诊断(图 51-63)。

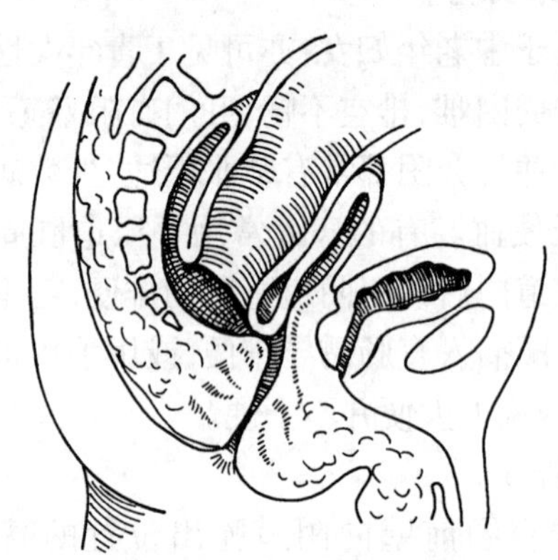

图 51-63 直肠内套叠

【病因】

不甚清楚,可能与直肠冗长,固定直肠的周围组织松弛,或直肠黏膜下层组织松弛有关。在此基础上,如长期过于用力摒便,就可能发生直肠内套叠,并认为直肠内套叠是直肠外脱垂的早期改变。但另有学者认为,虽然内脱垂的发生率是外脱垂的 3 倍,但内脱垂不一定会发展成外脱垂。有的还认为直肠内套叠与会阴下降综合征的症状相似,可能是在会阴下降时,病人过度摒便,致使直肠黏膜脱垂形成内套叠,因此认为会阴下降综合征与直肠内套叠可能是一个病,只是不同发展阶段中的不同表现。

【临床表现】

多见于中、老年女性,女性明显多于男性。主要症状是直肠排空障碍引起的一系列表现,如排便不尽感、肛门阻塞感,越用力排便,阻塞感越重。病人常用手指或栓剂插入肛门协助排便,其原因是插入的物体可将套叠的直肠推回复位,解除了套叠引起的阻塞原因,故得以顺利排便。有的病人在排便时还感下腹及骶尾部胀痛,偶有便少量鲜血或黏液便,部分病人还有精神忧郁现象。少数病程长的病人由于长期反复套叠使内括约肌损伤,以及盆底下降等损伤阴部神经，可出现不同程度的肛门失禁。

【诊断】

病人常诉排便时直肠内有阻塞感，便排不尽等症状时，在除外直肠及结肠远端占位性病变的情况下，应想到本病的可能，诊断除上述临床表现外，还应结合下列检查：

1. 直肠指诊　直肠下端黏膜松弛，肠腔内有黏膜堆积感。

2. 内镜检查　内镜不能见到直肠内套叠，因插镜时已将套叠复位，但套叠处黏膜多有充血、水肿、出血点、出血斑，或糜烂及溃疡形成，常误诊为直肠炎。内镜检查还可以排除大肠其他病变，如直肠息肉、肿瘤、克罗恩病等，故在明确诊断直肠内套叠前应作内镜检查。

3. 排粪造影检查　该检查是诊断直肠内套叠的较好方法，它通过对肛管直肠作动、静结合的检查来判断套叠的部位及套叠的深度和厚度。在排粪造影的侧位X线片上可以看到呈漏斗型套入直肠或肛管的增厚、松弛的黏膜，即为直肠内套叠。如是黏膜脱垂套叠其厚度≥3mm，如为直肠全层套叠其厚度>5mm。套叠的深度多在3cm左右。在直肠内套叠病人中有的还有骶骨直肠分离现象。

【治疗】

直肠内套叠应先行保守治疗，如多吃富含纤维素的蔬菜等食物、多饮水、多锻炼身体，必要时应用开塞露塞肛等，部分病人可以治愈。如经长期保守治疗无效者，才考虑行手术治疗。

1. 经肛门行直肠远端黏膜缝合加硬化剂注射术　适用于距肛门8cm以内的远端直肠黏膜内套叠。用腰麻，取截石位。在直肠远端后壁及两侧分别用不吸收线行连续折叠缝合直肠下段松弛的黏膜及肌层，也可先用长弯血管钳夹住松弛的黏膜后再缝合，先自齿状线处开始逐步向上缝合，缝合长度根据排粪造影所示黏膜脱垂情况来定，一般缝合7~9cm。缝合应呈下宽上尖的锥形，防止缝合的尖端黏膜皱褶影响排便。在每条锥形的缝合黏膜上可注射4%明矾溶液5ml，共15ml，加强固定黏膜防止套叠。男性应避免在直肠前壁缝合注射，以防前列腺炎的发生。

2. 胶圈套扎术　可应用内痔吸套器行3行纵行套扎，每行套扎1~3处，最多套扎9处，以去除部分松弛的黏膜。必要时在套扎黏膜下层加注适量硬化剂。

3. 经腹直肠固定术　适用于严重的中低位直肠内套叠，或高位直肠内套叠及直肠全层套叠者，尤其适用于有骶直分离者。手术按直肠外脱垂的Ripitein术式进行。

4. Delorme手术　该手术能完全切除内脱垂的黏膜4~10cm，并可同时修补直肠前突。该手术治疗直肠内套叠有较好疗效。但手术前应排除结肠慢传输，盆底疝及耻骨直肠肌综合征等。方法：在直肠黏膜下注射1∶20万去甲肾上腺素生理盐水约50ml，使松弛的黏膜隆起，便于分离、减少出血。在齿状线上方1.5cm环形切开黏膜，深达肌层。用组织钳夹住近端黏膜边缘逐步向上分离，左手指插入黏膜管内作引导，一直分到松弛的黏膜消失，整个直肠黏膜及其肌层呈平滑状态为止。将分离后的肌层折叠横向缝合几针，然后用2-0可吸收线行黏膜对端缝合，先在前后左右的位置纵行剪开多余的黏膜后各缝合1针，再环形剪除多余的黏膜，边剪边缝合，针距为0.2~0.3cm（图51-64）。吻合完毕后，用凡士林纱布包裹橡皮管置入肛管内，可起到压迫止血作用。术后流质饮食1~2天，并应用抗生素3~5天。1周后作直肠指检，以防肛门狭窄。喻德洪等（1988）报道了该手术21例，显效18例（85.7%），其余病人仍需用泻药等协助排便。

三、耻骨直肠肌综合征

本病是耻骨直肠肌功能障碍引起的出口处梗阻型便秘，以耻骨直肠肌肥厚为特征。其组织学检查见耻骨直肠肌肌纤维肥大，有的肌纤维纤维化及瘢痕形成。

【临床表现】

主要表现为排便不畅，大便不尽感，肛门坠胀，大便次数增多，便块变细，但大便成形，无明显干硬大便。由于排便不畅，常过度用力摒便，排粪时间延长，每排一次便需1小时左右，并且在排便前后常感骶尾部及肛门部胀痛。由于排粪困难进行性加重，后来需要服用泻药或用灌肠方法协助排便，并且服药量逐渐增大。

【诊断】

耻骨直肠肌综合征的诊断除以上临床表现以外，还应结合以下检查来明确诊断：

1. 直肠指检　耻骨直肠肌肥大、肛管张力高、肛管长度延长，有触痛。由于该肌肥大，其上缘较锐利，指尖弯向直肠后壁时不易触及骶尾骨。

2. 肛管压力测定　静息压及收缩压均增高，括约肌功能长度（正常3.0~3.5cm）延长。

3. 盆底肌电图　显示出耻骨直肠肌肥厚的异常肌电图。

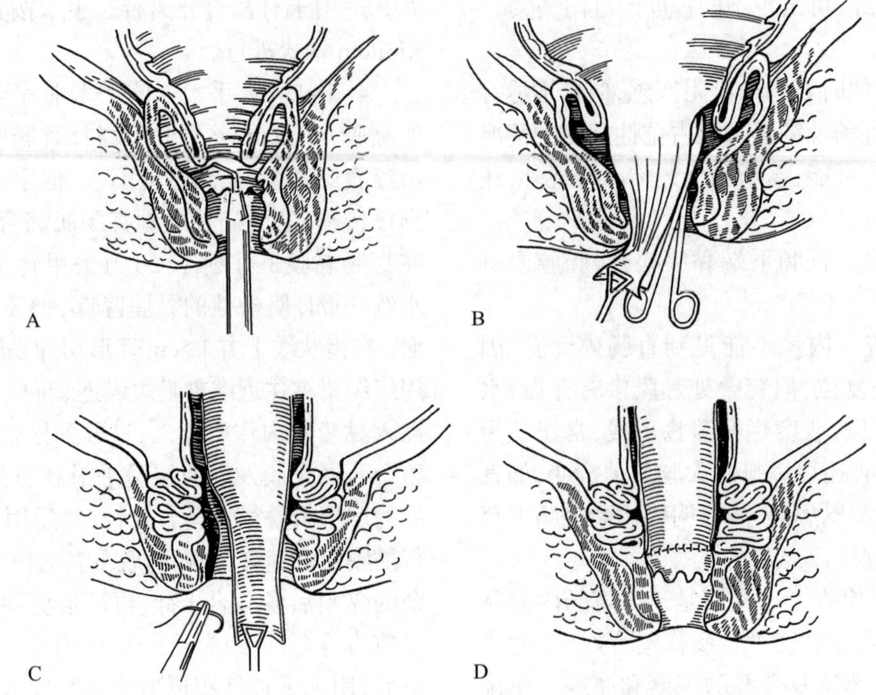

图 51-64 Delorme 手术

A. 切口；B. 分离；C. 完成分离；D. 切除多余黏膜、缝合

4. 球囊逼出试验 球囊排出时间(正常1分钟)延长，常超过5分钟，或不能排出。

5. 结肠传输功能检查 标志物常滞留在直肠内。

6. 排粪造影检查 肛直角小、肛管延长、摒便时排便少或不排。而且出现“搁架征”，即肛管直肠结合部后上方在静坐、用力排便时的形状不变或少变，状如搁板。

【鉴别诊断】

本病应与盆底痉挛综合征鉴别，后者是以盆底诸多肌群包括耻骨直肠肌在内的痉挛性收缩而导致的功能性出口处梗阻型便秘。在排粪造影检查中，病人摒便时，耻骨直肠肌不但不松弛，反而收缩，肛直角不增大，仍保持90°左右或更小，大便不易排出。Kujipers认为这种摒便期间的持续收缩代表盆底肌的舒张功能障碍，故将其命名为盆底痉挛综合征。该综合征的病因不清楚，并且还常合并有会阴下降，直肠内套叠、直肠前突等。盆底痉挛综合征以生物反馈治疗为主。该病与耻骨直肠肌综合征的鉴别是，后者有肌纤维肥大及肌纤维化等，直肠指检不易扪到骶骨，排粪造影有搁架征。而盆底痉挛综合征行直肠指检时易扪及骶骨，排粪造影无搁架征。但也有人认为这两者是一种疾病不同阶段的表现。

【治疗】

1. 肛管扩张术 采用直径为20mm、23mm及27mm三种型号的肛管扩张器，每日进行渐进性扩肛，由细到粗，每一种型号扩张10分钟，为期3个月，可以缓解部分病人的排粪困难。

2. 肉毒杆菌毒素A注射 该毒素作用于神经肌肉连接处及自主神经末梢，阻碍乙酰胆碱的释放，从而使含胆碱能受体的骨骼肌及平滑肌麻痹，缓解肌肉痉挛，使各肌肉间的力量达到新的平衡，改善一系列与肌肉痉挛有关的临床症状，其作用可维持6~8周。肉毒杆菌毒素A通常用6U注射在耻骨直肠肌左右两侧，每侧可注射2~3个点。副作用有暂时性的肛门失禁，但多可恢复。

3. 耻骨直肠肌部分切除术 适用于耻骨直肠肌病理性肥厚致肛管狭窄的排粪困难，并除外盆底肌痉挛综合征，经各种保守治疗无效者。1964年Wisserman首次报道了3例耻骨直肠肌综合征的手术治疗，效果良好。1969年Wallance总结了44例本综合征行部分耻骨直肠肌切除后的疗效，结果疗效满意。采用腰麻，取折刀位。肛门上缘1~1.5cm向上至尾骨尖做3~4cm后正中切口，用电刀开皮下组织及深筋膜，暴露尾骨尖，即为耻骨直肠肌上缘标志。术者将左手示指伸入直肠，向后顶起耻骨直肠肌。向左右两侧分离显露耻骨直肠肌2~3cm，在保留该肌下缘1.0~1.5cm完好的情况下，在其余耻骨直肠肌的两侧各上一把中弯血管钳，两钳相距1.5~2cm，切除耻骨直肠肌1.5~2cm(图51-65)长，

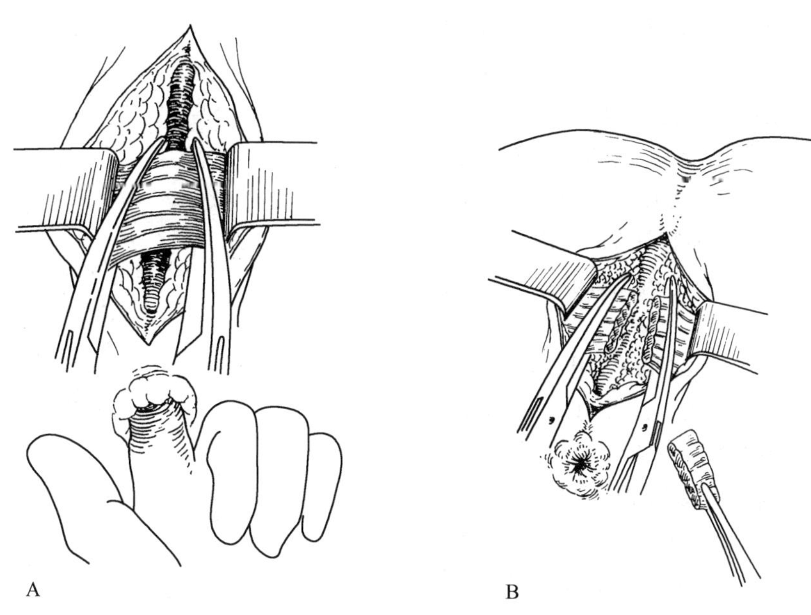

图 51-65 耻骨直肌部分切除术

A. 分离钳夹部分耻骨直肠肌；B. 切除

两断端结扎止血，冲洗切口后置橡皮片引流，缝合皮下组织及皮肤。在分离耻骨直肠肌时，防止损伤直肠壁。

术后禁食，控便 3 天，应用抗生素 3~5 天，引流条 24 小时拔除。术后 1 周内禁坐浴，每天换药 1~2 次，注意切口有无出血、裂开、保持切口清洁，防止切口感染及窦道形成。耻骨直肠肌部分切除术后一般不会发生肛门失禁，但切缘以下必须保留 1cm 以上的括约肌完好，并且年龄越大保留括约肌应越多一些，以防肛门失禁。耻骨直肠肌部分切除术后少部分病人有复发，其原因可能是切除不够。喻德洪等报道了长海医院行耻骨直肠肌部分切除 18 例，15 例效果良好，3 例复发，均行了再次手术，其中 1 例做了 3 次手术切除瘢痕，才获得好转。Kamm（1991）报道了 44 例，33 例有效，4 例复发。若术后早期用气囊扩张肛管，可防止瘢痕粘连、复发。

四、结肠慢传输型便秘

结肠慢传输型便秘（slow transit constipation，STC）是由于膳食纤维摄入减少，肠壁肌间神经节变性等因素影响下，导致的结肠传输功能障碍。病人表现出慢性顽固性便秘、腹胀、便意减弱等症状。

【临床表现】

病人主要表现为腹胀、少数病人有腹部隐痛，但无绞痛及恶心呕吐。便意减弱或无便意感，排便次数减少，数天或 1 个月排便 1 次，多的 1 个半月才排便。排便时间延长，每次排便需数十分钟至 2 小时，部分病人有大便干结，但即使大便不干结，排便仍困难。由于排便不畅，常有节制饮食，出现轻度消瘦，或长期服用泻药，由于机体对泻药产生耐受性，故服药剂量呈数倍至 10 余倍的增长才引起排便。

【诊断】

根据以上临床表现，病史在 2 年以上，结合以下检查即可诊断。

1. 结肠传输试验　检查前 3 天开始停服泻药，检查期间不能加大活动量，否则检查结果不能反映大肠功能的真实性。方法：一次口服 20 粒不透 X 线的标志物，然后每 24 小时摄腹部 X 线片一张，观察标志物所到达的位置，也可以仅在第 5 天摄片，如果在第 5 天仍有 20% 的标志物残留在结肠内，则认为是结肠传输时间延长。但也可在第 3 天摄片，如果有 50% 的标志物停留在肠腔内，也可诊断为结肠传输时间延长。标志物若停留在直肠内，一般不认为是结肠传输时间延长，可能与出口梗阻有关。

2. 排粪造影及肛管直肠压力测定、盆底肌电图等检查，以排除出口梗阻型便秘或病人属混合型便秘。

3. 肠镜检查　可见结肠蠕动减少，部分病人结肠有轻度扩张。借此协助诊断 STC，并可排除大肠新生物等病变。

【鉴别诊断】

诊断 STC 须排除以下疾病：

1. 成人先天性巨结肠（adult hirschsprung's

disease,AHD) 该病是先天性疾病,自婴幼儿时期就出现排粪困难,每 3~7 天排便 1 次,逐年加重,有的常服用泻药或用开塞露塞肛协助排便,病人有反复腹胀等腹部不适表现。结肠气钡双重造影检查:可见扩张肠管与狭窄肠段的明显分界线。活检见肠壁肌层的神经节细胞缺如,可以明确诊断。直肠肛管功能测定,AHD 病人直肠肛管抑制反射消失。

2. 原发性慢性假性结肠梗阻(idiopathic chronic colonic pseud-obstruction,ICCPO) 主要表现为顽固性便秘,结肠内粪石反复形成,腹痛、腹胀等肠梗阻表现。各种泻剂,甚至灌肠疗效不佳,结肠传输试验可表现为结肠传输时间延长,故 ICCPO 易于 STC 混淆。但 STC 服用泻药或灌肠后有较好疗效,并且极少出现粪石性梗阻,病情进展相对缓慢。组织学检查:肌源性 ICCPO 通常有渐进性平滑肌退化和纤维化,神经源性 ICCPO 表现为肠肌间神经元呈幼稚型或退化,神经细胞的树突和轴突异常等。

【治疗】

治疗 STC 的目的是消除或改善病人的症状。

1. 非手术治疗 大多数 STC 病人应用非手术治疗可以改善症状,如口服:聚乙二醇 4 000 散(福松)20g,一日 3 次。同时病人增加粗纤维及水的摄入,增加体育锻炼对改善症状有一定帮助。

2. 手术治疗 手术切除结肠,行回肠直肠吻合术治疗 STC,于 1908 年 Arburthnot-Lane 首先提出。STC 手术治疗适用于:①经严格非手术治疗 6~12 个月以上无效;②排除了大肠器质性病变;③无明显焦虑、抑郁等精神症状;④排除了长期服用影响大肠运动功能的药物。明确诊断为 STC 者,可用以下术式进行治疗:

(1)结肠次全切除,盲 - 直肠吻合术:该术式切除了绝大部分结肠及直肠上 1/3(图 51-66),保留了盲肠及升结肠近端、回盲瓣及大网膜。在剪开盆底腹膜,游离直肠时,应紧靠肠壁,勿损伤盆神经,以免影响排尿及性功能。游离直肠至直肠的中上 1/3 即可,切除直肠的近端 1/3,将直肠向上牵拉与升结肠行对端吻合,即盲 - 直肠吻合(图 51-67)。加强缝合吻合口数针,缝合关闭盆底腹膜,并将盲 - 直肠吻合口关在腹膜外。该术式既适用于 STC,也适用于混合型便秘。

(2)全结肠切除,回 - 直肠吻合术:该术式切除了全部结肠(图 51-68),未保留回盲瓣,其余手术方法同盲 - 直肠吻合术。

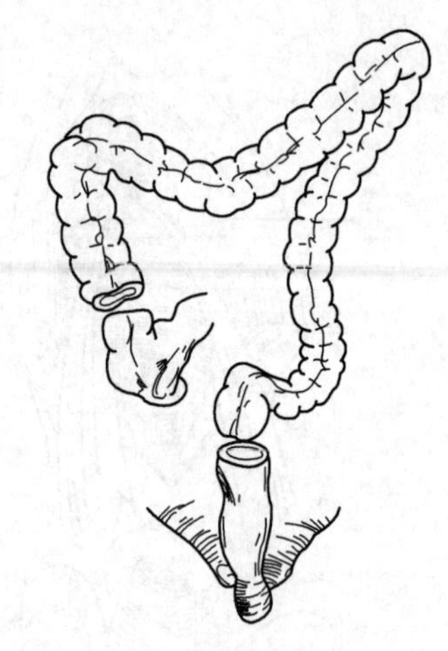

图 51-66 切除大部分结肠及近端直肠

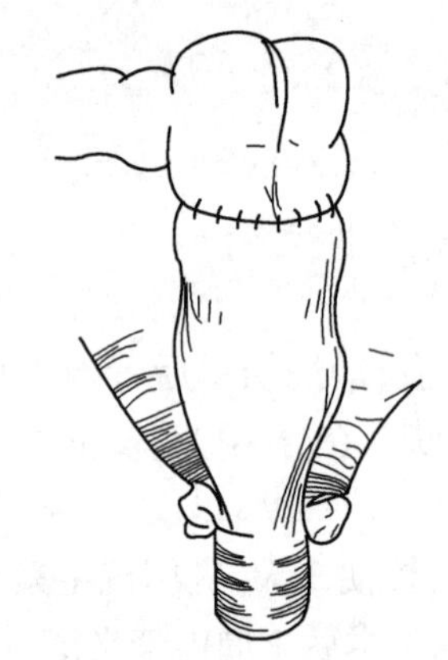

图 51-67 盲 - 直肠吻合术

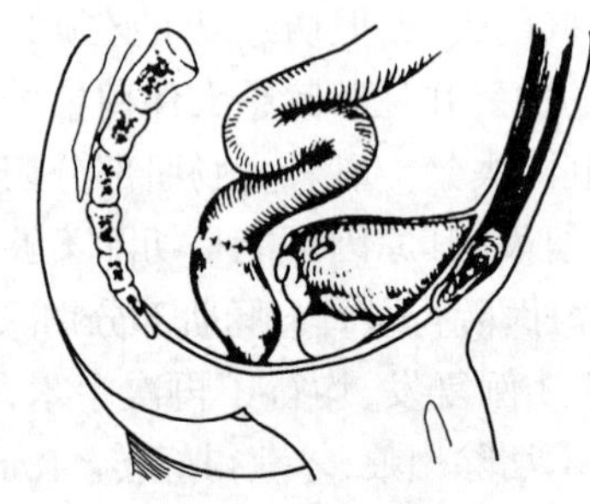

图 51-68 回 - 直肠吻合术

【疗效】

手术治疗 STC 的术式较多,1911 年 Chapple 报道了 50 例 STC 的手术治疗。行全结肠切除,回 - 直肠吻合 10 例,结部分切除,回 - 乙状结肠吻合 3 例,结肠转流 17 例,结肠转流 + 回 - 直肠吻合 10 例,其余 10 例术式不明。结果:术后 7 例仍有排便困难。肠瘘 1 例,肠梗阻 4 例,均需再次手术治疗。笔者认为结肠次全切除,盲 - 直肠吻合术是治疗 STC 的较好术式。2002 年孟荣贵报道了 52 例 STC 病人的三种术式治疗的疗效,其中结肠次全切除盲 - 直肠吻合术 34 例,回 - 直肠吻合 14 例,

横结肠 - 直肠吻合 4 例。这三种术式以盲 - 直肠吻合术疗效较好，虽然术后 1 个月内大便次数较多（每日 2~15 次）。但半年后，34 例中 25 例恢复到每日 2~3 次的正常排便，9 例大便次数稍多，每日 4~6 次。1 例术后仍有排便困难，经保守治疗 1 年后好转，无吻合口瘘等并发症。盲 - 直肠吻合术疗效较好，可能与保留了回盲瓣有关。回直肠吻合术后的 14 例病人中平均每日大便次数比盲 - 直肠吻合术者多 1~2 次，并有 1 例 1 年后每日排便还有 10 多次，常服用洛哌丁胺（易蒙停）等药物治疗。1 例术后 4 个月发生粘连性肠梗阻，再次手术。根据标志物停留在左半结肠，而行左半结肠切除的 4 例病人中，术后 1~3 年便秘均复发，均需服用泻药等治疗。故认为仅切除标志物停留的肠段是不可行的，这可能是切除慢传输段的结肠长度不够，或虽完全切除了慢传输段的结肠，但残存的结肠可能存在潜在的肠壁肌间神经节功能减退，而又出现便秘。为了提高对 STC 的疗效，减少手术并发症。故认为结直肠吻合部位应在直肠的中段为好，这样既保留了直肠远端的排便感受器，又可将直肠内套叠的黏膜拉直，还可解决盆地疝及骶直分离等出口梗阻问题。缝合关闭盆底腹膜时，应将盆底腹膜抬高、把吻合口关在腹膜外，以消除盆地疝，防止肠粘连肠梗阻。有报道 STC 术后病人发生粘连性肠梗阻的发生率是 10%。而本组 52 例中仅 1 例术后发生肠梗阻。

五、孤立性直肠溃疡综合征

孤立性直肠溃疡综合征是一种以直肠慢性、非特异性炎症性溃疡为特征的临床综合征。Lloy Davis(1937)将该病命名为孤立性直肠溃疡综合征。Madigan(1969)首次对本病作了明确描述。该病的溃疡多位于直肠中段，位置较高者少见，如为高位孤立性直肠溃疡，常为多发，可有两个或几个。故孤立性直肠溃疡这一说法不很确切。该病临床表现为排粪困难，肛门下坠感，黏液便或血便。症状与溃疡性结肠炎或直肠绒毛状腺瘤等相似，少有特征性症状，容易误诊。

【病因】

孤立性直肠溃疡综合征的病因可能与下列因素有关：

1. 损伤　如直肠脱垂或慢性便秘病人，常需用手复位脱垂的直肠，或用手指抠出粪块，除会造成直接的直肠损伤外，还容易导致炎症反应，形成溃疡及纤维化。

2. 缺血　脱垂黏膜顶端常嵌顿于肛管上端，加上外括约肌的强力收缩，使黏膜受压缺血，容易形成溃疡。

3. 耻骨直肠肌的痉挛收缩　使病人产生便意感，为将粪便排出，病人长期持续用力排便，直肠内压力增高，直肠黏膜血液循环受到影响，以及粪便对黏膜的创伤、感染也是导致孤立性直肠溃疡的原因之一。

【病理】

孤立性直肠溃疡综合征，其溃疡多位于直肠前壁脱垂黏膜的顶端，溃疡多为单个，偶有多个；呈圆形或卵圆形或不规则形；溃疡大小不等，多数直径在 2cm，大的直径可达 5cm。显微镜下见：

1. 黏膜固有层纤维组织增生，黏膜肌层被纤维组织代替，可突向肠腔。

2. 腺上皮细胞变性、坏死或增生反应，黏膜下可见异位腺体。隐窝缩小，黏蛋白增多。

3. 黏膜肥厚，黏膜下层有炎细胞浸润。

【临床表现】

青壮年多见，男女发病率差别不大。病人常有便血，量少色鲜红，但有时便血量较多，如长期反复便血，可出现贫血貌。并且多有黏液便及经常有黏液污染内裤。多数病人还有排粪困难，肛门有阻塞感或便排不尽感，排便时间延长及用力摒便，或用手指插入直肠以助排便。有的病人还表现为会阴部及骶尾部隐痛或坠胀不适。少数病人还有腹泻或肛门失禁。

【诊断】

由于本病表现出的临床症状常与直肠脱垂、出口处梗阻型便秘，以及直肠腺瘤和溃疡性直肠炎等相似，容易误诊。诊断本病常需与以下临床检查相结合：

1. 直肠指检　在直肠下段前壁可扪及增厚并可推动的黏膜，有触痛，有的变硬呈结节状，易误诊为息肉或癌。偶可在直肠下端扪及环形狭窄，指套可带黏液及血液。

2. 内镜检查　溃疡多呈圆形或卵圆形，或一线形，较表浅，边界清楚，基底部覆盖灰白色坏死物，溃疡直径多为数毫米至 2cm，大的可达 3cm × 5cm。溃疡边缘有轻度充血、水肿等炎症反应，溃疡距肛缘 3~15cm，多在 7~10cm 处，高位少见；70% 位于前壁，20% 位于后壁，10% 呈环形。溃疡发生在脱垂黏膜瓣的顶端，70% 为单个，30% 为多个，高位溃疡常为多个。肠腔内可见血迹及黏液。

3. 钡灌肠检查　可见直肠黏膜呈颗粒状，直肠瓣增厚等。

4. 排粪造影　可以明确直肠内脱垂，耻骨直肠肌反常收缩，以及溃疡的位置和大小，对诊断有较大意义。

5. 肛管直肠功能测定　肛管静息压正常，但收缩压下降。盆底肌电图测定多有耻骨直肠肌反常收缩。

6. 直肠内超声　少数病人显示直肠壁增厚。

7. 活检　可以证实本病，并可除外溃疡性结肠炎、克罗恩病、直肠绒毛状腺瘤及直肠癌。

【治疗】

1. 保守治疗　本病以保守治疗为主，包括解除病人的排粪困难，如多饮水、多吃含纤维素丰富的食物、适量应用容积性泻剂。应用硫糖铝保留灌肠有一定疗效，但用抗生素及激素保留灌肠效果不佳。如病人有耻骨直肠肌反常收缩，可用反馈治疗。解除排粪困难，从而达到治愈孤立性直肠溃疡综合征的目的。

2. 手术治疗　主要治疗该病的病因，如直肠内脱垂，采用直肠固定术有较好的疗效，Van Tets（1995）报道了18例，术后所有病人的溃疡均愈合。而单纯行溃疡切除疗效差。孤立性直肠溃疡综合征如用保守治疗，疗程长，笔者有2例均在半年以上愈合。该病如不治疗，溃疡可达数年不愈，长者10年未愈，但未有癌变报道。

第十一节　直肠肿瘤

一、直肠癌

直肠癌（carcinoma of the rectum）是指齿状线以上至乙状结肠与直肠移行部之间的癌。结直肠癌是常见的恶性肿瘤，近年来发病率呈上升趋势，尤以结肠癌发病率增高明显，以上海为例，目前大肠癌占所有恶性肿瘤的第三位，仅次于胃癌、肺癌。我国直肠癌的发病率占大肠癌总发病率的60%~70%，并以腹膜反折平面以下的中、低位直肠癌占大多数，青年人（<30岁）直肠癌的发病率明显较国外高，这是我国直肠癌的特点。由于直肠癌的位置较低，容易被直肠指检和乙状结肠镜检查发现，故应高度重视直肠指检。由于直肠癌深处盆腔，转移方向多，手术难度大，不如结肠癌易得到彻底根治，术后局部复发率高。下段直肠癌与肛管括约肌接近，不易保留肛门，以及手术时容易损伤盆神经丛，使部分病人术后的性功能及排尿功能受到影响，生活质量下降，这是目前研究的重点课题。

【病因】

结直肠癌的发病原因至今仍不甚清楚。但有流行病学研究资料显示，地区或种族不同结直肠癌的发病率亦不同，如移民到美国的美籍日本人大肠癌的发病率高于生活在日本的日本人；美国白种人大肠癌的发病率高于当地印第安人。排除地区和种族因素外，一般认为结直肠癌的发生与下列因素有关：

1. 饮食因素　流行病学调查认为大肠癌的发生与饮食结构有关，如长期吃高脂肪、高蛋白及低纤维素者大肠癌的发病率增高。①由于摄入脂肪增加，结直肠腔内的粪胆酸随之增加，粪胆酸含量的增加，使其有类似二甲肼（DMH）的作用，对大肠黏膜产生损伤，大肠癌发病率增加；②脂肪在氧化过程中产生的自由基对肠黏膜有致癌作用；③脂肪摄入增加，亚油酸增多，促使前列腺素合成，前列腺素增多可促进癌的发生；④脂肪主要在胆盐的作用下在肠道内消化吸收，脂肪含量增加，胆盐亦增多，而胆盐的化学结构与致癌物质甲基胆蒽相似。并且脂肪的多少还引起肠道菌群的改变，肠腔内脂肪多厌氧菌增加，需氧菌减少。若菌群改变会使胆盐产生致癌物质，肠癌发病率就会增高。

2. 直肠腺瘤直肠癌　多由直肠腺瘤癌变而来，尤以绒毛状腺瘤癌变率高，而管状绒毛状和管状腺瘤次之，并且腺瘤越大癌变率越高，一般报道<1cm的癌变率是1.7%~2.6%，1~2cm为6.5%~24.3%，>2cm为12%~25%。并且较大的无蒂宽基腺瘤性息肉较有蒂腺瘤性息肉容易癌变。一般认为腺瘤性息肉是癌前病变。

3. 遗传性非息肉病性结直肠癌

(1) 遗传性非息肉病性结直肠癌（hereditary nonpolyposis colorectal cancer，HNPCC），也称癌症家族综合征（cancer family syndrome，CFS）或称Lynch综合征。HNPCC主要由人体错配修复基因缺陷所致，其中hMSH2、hMLH1的基因缺陷占90%。HNPCC占整个大肠癌发病率的5%左右，其特点发病年龄早，平均44岁；脾曲以上近端结肠癌居多，占70%；同时或异时性大肠癌多见。诊断HNPCC，其中1例是在50岁前诊断为大肠癌，并且家族中至少有3例大肠癌，或患与HNPCC相关的癌（小肠、子宫内膜、卵巢、肾盂、输尿管、脑、胆管或皮肤癌），其中1例是其他2例的一级亲属，即至少有2代连续发病。

（2）家族性腺瘤性息肉病（familial adenomatous polyposis，FAP）是一种常染色体显性遗传疾病，大肠内可有数百至数千枚腺瘤性息肉，其腺瘤性息肉的癌变高峰在45岁左右。

4. 大肠炎症性疾病

（1）溃疡性结直肠炎：可以发生癌变，癌变率在1%~9%，如病人在少年时发病，病程在30年以上，或全结肠型溃疡性结肠炎，其癌变率就高，反之则较低。而我国溃疡性结肠炎的癌变率相对较国外少，并且溃疡性结肠炎的发病率也较国外低。

（2）血吸虫性结肠炎：由于血吸虫卵长期沉积于结直肠黏膜，导致慢性炎症、溃疡形成，或肉芽肿形成，继之癌变。

（3）克罗恩病（Crohn's disease）：该病少数病人可以发生癌变，癌变主要发生在增生狭窄及瘘管处。

【病理】

1. 大体分型

（1）肿块型：肿瘤向肠腔内生长，瘤体较大，呈球形或半球形的菜花状或盘状隆起，瘤体本身有溃疡形成，四周浸润性小。瘤体组织脆，触之易出血。多见于右半结肠。预后较好。

（2）溃疡型：肿瘤向肠壁深层生长并向周围浸润，早期即可有溃疡，且溃疡面较大，边缘隆起不规则且似火山口状，溃疡底部深陷为坏死组织，瘤组织脆、易出血、感染、穿透肠壁、转移较早。多发生于左半结肠及直肠。

（3）浸润型：癌组织沿肠壁浸润生长，肠黏膜有糜烂，出血及溃疡形成。该型肿瘤因纤维组织增生反应较重，有时活检不易取到肿瘤组织，加之有炎症表现，容易误诊。多见于左半结肠，因浸润广、转移早、预后较差。

除以上三型外尚有大肠息肉癌变型，癌变息肉可有蒂或呈宽基底，多有糜烂、出血及溃疡形成。

2. 组织学分型

（1）腺癌：占结直肠癌绝大多数（75%~85%），癌组织排列成腺管或腺泡状，依分化程度用Broders法为分Ⅰ~Ⅳ级，Ⅳ级分化最低。但近年来世界卫生组织放弃了该分级法。

Ⅰ级：2/3以上癌细胞分化良好，属高分化，低恶性。

Ⅱ级：1/3~1/2癌细胞分化良好，属中分化。

Ⅲ级：分化良好的癌细胞不足1/4，属低分化，高恶性。

Ⅳ级：未分化。

（2）黏液腺癌：大部分癌细胞分泌黏液，细胞核被黏液挤到一侧，间质内亦有黏液和纤维组织反应。癌细胞位于大片黏液中似小岛状。预后较腺癌差。

（3）未分化癌：癌细胞较小，呈圆形或不规则形，排列紊乱，浸润明显，易侵入小血管和淋巴管，预后最差。

（4）腺鳞癌（又称腺棘细胞癌）：是腺癌与鳞癌并存的肿瘤，腺癌部分细胞分化多较好，鳞癌部分细胞分化多较差。

3. 扩散和转移　直肠癌的扩散有多条途径：

（1）直接浸润：癌肿起源于黏膜后向上、下及环绕肠管蔓延，并向深部发展。沿肠管纵轴方向浸润较慢，一般在5~8cm范围内，尤其向远端浸润多<2cm。沿肠壁环形浸润较快，侵犯肠壁1/4周约需半年，侵犯肠壁一周约需1.5~2年。并且肿瘤同时向深层浸润，直接浸润到黏膜下层、肌层及浆膜层（直肠中下段浸润到外膜层）。穿透肠壁后向周围的组织或器官浸润，如侵入直肠周围脂肪组织、盆壁、骶骨、前列腺、膀胱、子宫、卵巢等，最后可与这些器官形成内瘘，相互融合、固定，形成冰冻盆腔。

（2）淋巴转移：是直肠癌转移的主要途径，但淋巴结转移与癌的浸润程度有关。如癌限于黏膜层，由于黏膜层中无淋巴管存在，故无淋巴道转移。但肠壁的黏膜下层有淋巴管分布，故癌侵入黏膜下层时，即有发生淋巴道转移的可能。直肠癌淋巴结转移有上、中、下三个方向。向上主要沿直肠上动脉、肠系膜下动脉及腹主动脉周围淋巴结转移是主要的。向下的淋巴结转移机会少，除非淋巴液正常流向受阻时，可逆向转移至低于癌肿的淋巴结。直肠中、下段癌可向两侧经侧韧带内淋巴管转移到髂内淋巴结。位于齿状线以下的肿瘤除了以上转移途径外，还可通过肛提肌及坐骨直肠窝内淋巴管转移至腹股沟淋巴结。

（3）血行转移：肿瘤直接侵犯毛细血管或静脉引起血行播散，首先转移到肝，以后可转移到肺、骨、脑等部位。也有极少数通过椎静脉或髂静脉转移到肺、骨等部位。

(4) 种植转移:多见于直肠上段癌,分腹腔内种植、肠腔内脱落癌细胞种植及吻合口、切口种植三类。前者脱落的癌细胞可种植在壁层或脏腹膜上,生长成为转移癌结节,一般约 1~2mm 大小,色灰白、质硬,可扩散至全腹,外表与粟粒性结核结节不易区别。广泛的腹膜种植转移常伴有腹水,从腹水中常可找到癌细胞。癌细胞脱落于肠腔,可在肠腔其他部位形成种植转移癌灶。种植在吻合口者可引起局部肿瘤复发,切口的种植转移多因对切口保护不当有关。过去认为直肠癌的卵巢转移是属种植转移,目前疑为经淋巴或血行转移。

(5) 神经鞘转移:肿瘤浸润到神经或神经鞘后,可沿神经鞘发展蔓延。病人常有疼痛,提示预后不良。

4. 临床病理分期　是根据肿瘤局部浸润深度及淋巴、血行等扩散转移范围来定的。它可以大体判断病情的严重程度,估计预后,为决定治疗方案提供参考。1930 年 Dukes 描述了肿瘤浸润与预后的意义,1932 年他将直肠癌分为 A、B、C 三期:A 期肿瘤限于肠壁内;B 期肿瘤浸润至直肠组织外,无淋巴结转移;C 期局部淋巴结转移。Gabriel(1939)统计了该三期的 5 年生存率,分别为 96%、85% 和 20%,证实 Dukes 分期与预后有关。几经修改,于 1944 年又改良了结直肠癌的 Dukes 分期(表 51-1)。以后 Astler-Coller(1954)再次改进了 Dukes 分期(表 51-2),对预后的判断更为准确。在 Dukes 分期的基础上,我国(1978)对大肠癌进行了更细致地分期(表 51-3)。

表 51-1　结直肠癌改良 Dukes 分期(1944)

分期	分期依据
A	癌肿限于肠壁内
B	癌直接浸润到结肠或直肠组织外,无淋巴结转移
C	局部淋巴结转移
D	腹膜或网膜转移,转移超过外科切除范围

表 51-2　直肠癌 Astler-Coller 分期与预后的关系(1954)

分期	范围	5 年生存率(%)
A	病变限于黏膜,淋巴结(-)	99
B1	病变侵入黏膜肌层,淋巴结(-)	60
B2	病变侵犯肠壁全层,淋巴结(-)	54
C1	病变限于肠壁内,淋巴结(+)	43
C2	病变侵犯肠壁全层,淋巴结(+)	22
D	已有远处转移或侵犯邻近脏器	14

表 51-3　大肠癌临床病理分期(1978)

分期	病理
A 期	肿瘤局限于肠壁
A0	肿瘤局限于黏膜层
A1	肿瘤侵及黏膜下层
A2	肿瘤侵犯肌层
B 期	肿瘤穿透肠壁,甚至侵入邻近器官组织,无淋巴结转移,但尚能切除
C 期	不论肿瘤局部浸润范围如何,已有淋巴结转移
C1	肿瘤附近淋巴结转移
C2	肠系膜淋巴结或肠系膜血管根部淋巴结转移
D 期	远处脏器转移(如肝、肺、骨骼、脑等);远处淋巴结转移(锁骨上淋巴结转移)或肠系膜血管根部淋巴结转移伴腹主动脉旁淋巴结转移,以及冰冻盆腔而无法全部切除者;腹膜广泛转移而无法全部切除者;肿瘤局部广泛浸润,侵及邻近脏器或组织而无法全部切除者

1950 年国际抗癌联盟(UICC)和美国抗癌联合会(AJCC)又推荐了结直肠癌的 TNM 分期,并在国际上逐步得到应用。但因现行的分期系统不考虑隐性转移,而且目前的临床和影像学检查又能够较准确地判断有无远处转移,故于 2010 年 1 月 UICC 和 AJCC 将 TNM 分期中的 Mx 评估删除,这样 TNM 分期更趋完整。现行的 TNM 分期包括 5 种形式:①临床(clinical)TNM 分期(cTNM),是为手术治疗提供依据。②病理(pathologic)TNM 分期(pTNM),用来评估预后和决定是否需要辅助治疗,pTNM 分期是临床上最常用,也是对预后判断较为重要的分期,故临床常将 pTNM 分期称着 TNM 分期(表 51-4)。③新辅助治疗(yielding)(后 TNM 分期,又分 ycTNM 或 ypTNM),是指手术前接受放、化疗后作出的临床或病理分期,目的决定是否需要后续治疗并判断治疗效果。④复发(recurrence)肿瘤的 TNM 分期(rTNM),病人无瘤生存一段时间后,复发时收集到的信息,为进一步治疗提供依据。⑤尸检(autopsy)TNM 分期(aTNM),生前未发现肿瘤,尸检时才发现的肿瘤分期。

表 51-4　结直肠癌 TNM 分期(2010)

T	原发肿瘤
T_x	无法评价原发性肿瘤
T_0	无原发肿瘤依据
T_{is}	原位癌:局限于上皮内或黏膜内

续表

T_1	肿瘤侵犯黏膜下层
T_2	肿瘤侵犯肌层
T_3	肿瘤穿透肌层达黏膜下层或侵犯无膜覆盖的结直肠周围组织
T_4	肿瘤穿透浆膜层或直接侵犯邻近器官
N	区域淋巴结
N_x	区域淋巴结无法评价
N_1	1~3 枚区域淋巴结有转移。或在肠周脂肪、肠系膜中出现的非连续性播散的肿瘤结节
N_2	有 4 枚以上的区域淋巴结转移
M	远处转移
M_0	无远处转移
M_1	有远处转移
病理分期与组别	

期别	TNM 分期	Dukes 分期
0	$T_{is}N_0M_0$	—
Ⅰ	$T_1N_0M_0$	A
	$T_2N_0M_0$	A
Ⅱ$_A$	$T_3N_0M_0$	B
Ⅱ$_B$	$T_4N_0M_0$	B
Ⅲ$_A$	T_1~$T_2N_1M_0$	C
Ⅲ$_B$	T_3~$T_4N_1M_0$	C
Ⅲ$_C$	任何 T N_2M_0	C
Ⅳ	任何 T 任何 N M_1	D

【临床表现】

直肠癌早期常无明显症状，仅有少量便血或排便习惯改变，病人常不重视。随着肿瘤不断生长，肿瘤出现糜烂、坏死、溃疡形成且分泌物增多，此时便血量增大，血呈鲜红或暗红色，多与粪便相混，有时有血块。并出现便频、排便不尽感、里急后重等症状，排出物多为黏液脓血状，最初这些症状发生在清晨起床后，以后次数逐渐增多，每日数次或 10 多次，甚至夜间也大便数次，改变了以往的大便习惯。肿瘤进一步增大，浸润肠壁周径较大时，肠腔狭窄，出现腹痛、腹胀、大便变细、变形等表现，晚期为排粪困难。由于粪便堆积，有时在梗阻以上乙状结肠或降结肠部位可扪及结节或条索状粪性包块。

男性直肠癌病人，当肿瘤侵犯到前列腺、膀胱时，可出现尿频、尿急、尿痛及血尿，排尿困难或淋漓不尽。女性直肠癌病人，肿瘤可侵犯阴道后壁，引起白带增多。如形成直肠阴道瘘，阴道内可出现血性粪质或气体。

直肠癌一般不痛，若癌浸润到肛管括约肌则有疼痛，或出现肛门失禁，常有黏液血便从肛门流出。可有腹股沟淋巴结肿大，或淋巴结融合成团。癌肿穿透肠壁浸润到盆壁、骶骨或骶神经丛时，引起骶尾部坠胀，剧烈疼痛，并常牵涉到下腹部、腰部和大腿，这些症状都是晚期表现。病人常有乏力、消瘦、贫血及体重减轻等全身表现。

【诊断与鉴别诊断】

直肠癌的早期症状多不明显，仅有少量便血，或黏液便，大便次数稍多等。出现这些症状时应提高警惕，仔细检查分析，排除癌肿的可能，提高早期诊断率。目前认为对大肠癌高危人群进行普查是诊断早期大肠癌的重要手段，尤其对 Lynch 综合征等有遗传因素的大肠癌家系在 20 岁后就应进行早期筛选，一般人群在 40 岁后进行普查，可以早期诊断结直肠癌。

结直肠癌检查诊断的常用方法有：

1. 直肠指检　是诊断直肠癌最重要的方法，我国 3/4 的直肠癌位于直肠中下段，易被直肠指检扪及。但做直肠指检应注意以下几点：

(1) 动作轻柔：使病人呈放松状态，可扪及距肛缘 8~9cm 的肿瘤；如采用蹲位，使直肠下垂，或嘱病人作摒便动作，可增加扪及直肠的长度 1~2cm。

(2) 围绕直肠壁一周检查，注意黏膜是否光滑、完整、有无溃疡、结节及肿块等。如直肠内粪便多，可用开塞露塞肛，排便后再行检查。

(3) 发现肿块，应记录其大小、形态、质地、活动度、位置、占肠腔周径多少、肿块下缘距肛缘的距离。并且了解肿瘤是否侵犯骶骨，男性注意肿瘤与前列腺、膀胱的关系。女性注意与阴道、子宫和附件的关系，必要时行双合诊检查，了解生殖器官是否受侵犯。

(4) 检查后观察指套有无血迹，如有血染、分析出血的部位及原因，确定下一步的检查方法。并且指套上的黏附之物可作脱落细胞检查，有一定阳性率，对诊断有帮助。

2. 直肠镜或乙状结肠镜检查　直肠指检怀疑直肠有病变或直肠远端病变需活检者，应行直肠镜或乙状结肠镜检查或活检。直肠下端病变用直肠镜检查为好，易看到病变，活检等操作方便。但直肠中、上段病变则应行乙状结肠镜检查。检查时应循腔进镜，进镜要缓慢，切忌盲目进镜损伤肠壁发生出血及穿孔。取活检应在肿瘤边缘与正常组织之间进行，一般钳取 3 块组织。钳夹组织不能过深，以防出血或穿孔。活检组织行病理检查是诊断直肠癌极为重要的方法。

3. 结肠镜检查　对乙状结肠镜检查疑有近端结肠病变，或年老、体弱不宜行硬式乙状结肠镜检查，应行结肠镜检查。该检查可观察到全大肠的黏膜病变，是目前诊断大肠癌的最好方法。

4. 结肠气钡双重对比造影检查　适用于直肠上段及结肠病变的检查，是诊断直肠近端以上大肠癌的重要方法，正确率可达 90%。X 线片上大肠增生型癌表现为肠腔狭窄，边缘不规则，形态僵硬呈不规则的杯口状；溃疡型癌表现为扁平的病灶中央有圆形或不规则形的龛影，周围呈不规则的环堤状。但该检查对直肠中下段癌诊断正确率低，因为在行气钡灌肠时，插入的肛管多已超过病变部位，对癌肿显示不清，故诊断困难。但直肠中、下段癌也常作结肠气钡双重对比造影检查，用以发现同时性多原发大肠癌。

5. CEA 检测　CEA 是一种在正常成人肠黏膜中不存在，而在原始胚胎组织中存在的糖蛋白，因此，称它为癌胚抗原（CEA）。该检查在诊断大肠癌病人中有一定作用，有 30%~40% 病人出现阳性，尤其是肝转移的病人阳性率较高。但血清 CEA 阳性不是大肠癌病人特有的指标，而乳腺癌、胃癌、肺癌等病人血清 CEA 也可呈阳性，甚至大量吸烟者、溃疡性结肠炎病人也可呈阳性。但检测 CEA 对判断大肠病人的预后有较大作用，如术前 CEA 的水平高，术后 1 个月左右恢复到正常水平，说明肿瘤切除较完全；恢复至正常后经过一个时期又逐渐升高，提示肿瘤有复发转移的倾向。

6. 直肠腔内超声检查　该检查可为直肠癌的诊断提供参考。直肠癌表现为直肠黏膜有破坏的实质性肿块，并且可显示出肿瘤浸润的深度、范围和方向，以及邻近组织和器官是否受侵犯、淋巴结有无肿大等，为治疗方法的选择提供参考依据。

7. CT、MRI 及 PET-CT 检查　直肠癌术前行 CT 检查可以判断肿瘤浸润肠壁的深度及邻近组织、器官是否受累，为制定手术方案或术前是否行放、化疗提供参考。直肠癌术后的 CT 检查较为重要，它常可明确直肠癌是否有局部复发或转移。但直肠癌肝转移用 MRI 检查较 CT 检查的诊断正确率高。如对转移病灶用 CT 或 MRI 检查不能确诊时，可行 PET-CT 检查：PET-CT 是将 PET（positron emission tomography）图像和 CT（computed tomography）的图像相融合，前者反映病灶的病理生理变化，后者可以精确定位病灶、显示病灶结构变化，故 PET-CT 对肿瘤的诊断正确率有了明显提高，其正确率达 95%。

鉴别诊断：直肠癌应与直肠克罗恩病、息肉、血吸虫病肉芽肿、溃疡性结肠炎和直肠结核等疾病鉴别。临床鉴别要点包括病史长短、临床表现、结肠气钡双重对比造影检查所见病变的部位、形态和范围来鉴别。最可靠的鉴别是经内镜取活组织检查。必要时可行 PET-CT 检查。

【治疗】

直肠癌仍以手术切除为主，佐以放疗、化疗、分子靶向治疗或免疫治疗，以及中药治疗等，可提高治疗的效果。一部分结直肠癌病人可以在手术前行 2~4 个疗程的化疗，或直肠癌病人在术前行 40~50Gy 的放疗，然后再行手术切除肿瘤，称新辅助放、化疗。具体方案见本节 2 直肠的放射治疗和 3 化学药物治疗。

1. 手术治疗　根据直肠癌肿的大小及肿瘤转移的程度不同，其手术方式也不同，常用的有直肠癌根治切除及姑息性切除术。根治切除包括肿瘤全部及其两端足够的肠段，周围可能被浸润的组织及有关的肠系膜和淋巴结，切除边缘没有癌组织。此手术仅限于肿瘤有局部淋巴结转移者。但对肿瘤已侵犯子宫、卵巢、阴道壁，或肝脏有孤立转移者，如能同时切除亦有较明显的疗效。近年来直肠癌切除主张在直视下行全直肠系膜切除，用电刀或剪刀锐性分离，这样可减少肿瘤复发。由于对直肠癌基础理论研究的深入，手术及直肠吻合器应用的改进，直肠癌手术的保肛率提高了 11%，5 年生存率有所提高。Heald（1998）报道了 465 例直肠癌，5 年生存率从以往的 50% 左右上升到 68%。

（1）腹会阴联合直肠癌切除，永久性乙状结肠造口术（Miles 手术）：适用于距肛门 5cm 以内的直肠癌（但肿瘤较大，浸润明显，或骨盆狭窄的肥胖病人以及肿瘤浸润范围大者距肛门 7cm 内亦可行 Miles 手术）。切除范围包括肠系膜下动静脉及其周围淋巴结、大部分乙状结肠和直肠及其系膜；肛提肌、坐骨直肠窝内的大部分脂肪；肛管及肛门为中心的左右半径 3cm、前后半径 4cm 的肛周皮肤（图 51-69）。若肿瘤侵犯尾骨或与尾骨粘连致密者，可连尾骨一并切除。乙状结肠经腹膜外行永久性造口。手术人员分腹部及会阴部两个手术组，会阴部手术较腹部手术稍后进行。手术特点是切除病变彻底、治愈率高，为下端直肠癌及肛管癌的主要手术方法。缺点是手术损伤大，永久性肠造口。

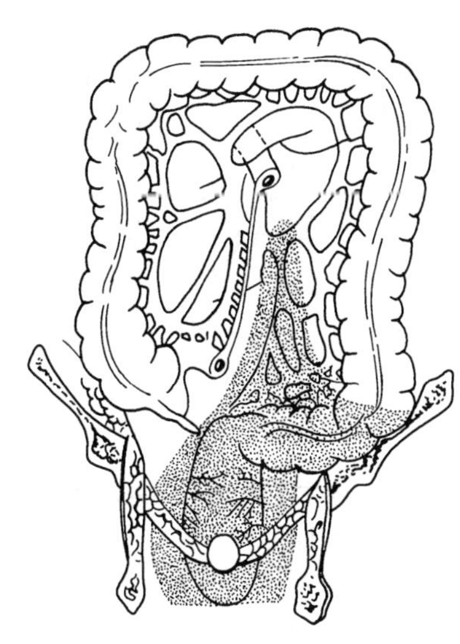

图 51-69 直肠癌腹会阴联合切除范围

1）术前准备：①肠道准备：手术前 3 天吃半流食，术前 1 天进流质。手术前 3 天每晚口服 25% 硫酸镁 30ml，术前 1 天下午 4 点口服 50% 硫酸镁 80~100ml，接着在 2 小时内服完 5% 葡萄糖盐水或温开水 1 000~1 500ml。同时在术前 3 天开始口服卡那霉素 1g（或庆大霉素 8 万 U）、甲硝唑 0.4g、维生素 K_4 8mg，均每日 3 次。在行肠道准备期间应注意水、电解质平衡，术前 1 天适量补液、补钾。但近年来认为对无梗阻的直肠癌可用 1 天肠道准备法，即免去上述术前第 2 天、第 3 天的肠道准备，仅留术前 1 天的肠道准备，为 1 天肠道准备法。该法效果较好，但对有肠梗阻者禁用。女性病人术前应做阴道准备。②做好病人思想工作，说明做肠造口（人工肛门）的必要性，以及参与社会活动不受影响的道理，使病人能主动配合。③术前 1 天标记好肠造口的位置。造口应位于左下腹直肌之间，造口周围皮肤 5cm 内是平坦的，病人能看清楚造口，以便自行护理。防止将肠造口做在系裤带或病人坐位时腹壁皮肤的皱褶处而使人工肛门袋不易贴牢。

2）手术：全麻或持续硬膜外麻醉。头低脚高的膀胱截石位，并且用软枕垫将骶部垫高 6~8cm，以利会阴部手术野的显露。①腹部切口：取正中或左旁正中切口，自耻骨联合到脐上 2~4cm。②剖腹后先探查肝脏有无肿块等，然后探查腹主动脉及肠系膜下动脉旁淋巴结，以及盆壁有无肿大淋巴结及转移灶，再探查膀胱、前列腺、子宫及附件。并触摸全结肠，以防同时性多原发大肠癌，因同时性多源发大肠癌的发生率占 2%~4%。最后探查肿瘤，决定能否切除。如确定切除，用布条在肿瘤近端结扎肠管，认真做到无瘤操作。③提起乙状结肠，先后切开乙状结肠及直肠两侧侧腹膜，下至膀胱（子宫）直肠窝与对侧切口相会合，上到肠系膜下动脉根部，同时保护两侧输尿管。④在肠系膜下动脉根部分离、结扎、清扫其周围的淋巴结，直到腹主动脉旁 2~3cm 的范围。然后在肠系膜下动脉根部的外侧显露肠系膜下静脉，可从该静脉注入抗癌药物 5-FU 500mg 后，钳夹切断、结扎再缝扎该静脉，用同法切断处理肠系膜下动脉。⑤用电刀或超声刀或剪刀锐性游离直肠，直肠前壁可用剥离子分离，使其与精囊或阴道壁分离。用电刀或超声刀切断直肠侧韧带，若直肠下动脉较粗，用两把长弯血管钳钳夹、切断、结扎。继续将整个直肠游离到肛提肌平面，直肠在盆腔的游离结束。⑥切断乙状结肠。然后在预定做人工肛门的腹壁上行直径 3.0cm 的圆形切口，切除圆形切口内的皮肤及皮下组织，顺腹直肌方向切开腹直肌前鞘、腹直肌及腹直肌后鞘 3.5cm 长切口，直达腹膜外层，在腹膜外做一隧道通向造口肠段的起始部。用 Kocher 钳钳住乙状结肠断端，经腹膜外隧道拖出腹壁切口外行永久性肠造口。用缝合 3 针后打结法缝合肠造口，即距肠管切缘 0.3cm 的黏膜进针，浆膜去针，再缝合距切缘 1.0cm 处的肠管浆肌层，然后缝合腹壁切口的真皮层，打结。该缝合法可将人工肛门外翻约 1.0cm，有利于人工肛门收集大便。缝合完毕后贴好消毒的人工肛门袋，立即开放人工肛门。

会阴部手术步骤：当腹部手术组将直肠游离到肛提肌平面后，会阴部手术组即开始手术，腹部手术组行结肠造口（图 51-70）。两组手术野互不影响，可缩短手术时间。①距肛门 3~5cm 做一菱形切口，前至会阴中点，后到尾骨尖。会阴部手术多用超声刀、电刀操作，沿坐骨结节及臀大肌内侧分离，直达肛提肌，注意结扎肛门动脉；②在尾骨尖前方切断肛门尾骨韧带必要时切除尾骨，横行切开盆筋膜，紧靠盆壁切断两侧肛提肌；③左手指伸入盆腔内与腹部手术组会合，将已离断的乙状结肠、直肠从骶前拉出切口外。切断耻骨直肠肌及直肠尿道肌，避免损伤尿道，标本经会阴部移除。用大量的蒸馏水及 0.05% 氯已定液冲洗手术野后，在骶前置一双套管引流，从坐骨结节内后侧另戳口引出。腹部手术组缝合盆底腹膜，重建盆底，会阴部手术组缝合皮下组织及皮肤（图 51-71）。

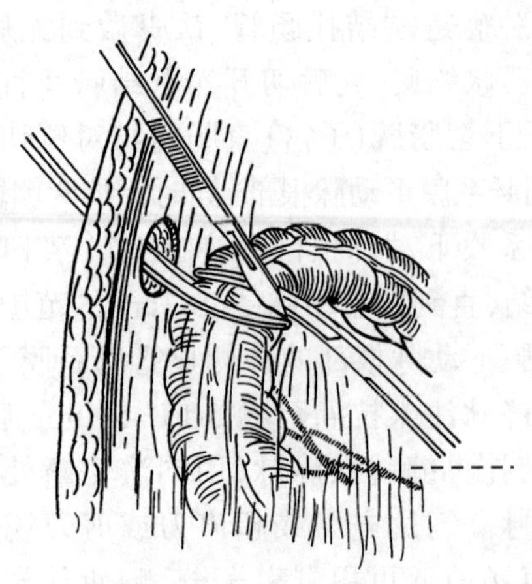

图 51-70 经腹壁人工肛门切口及腹膜外钳夹肠管、切断

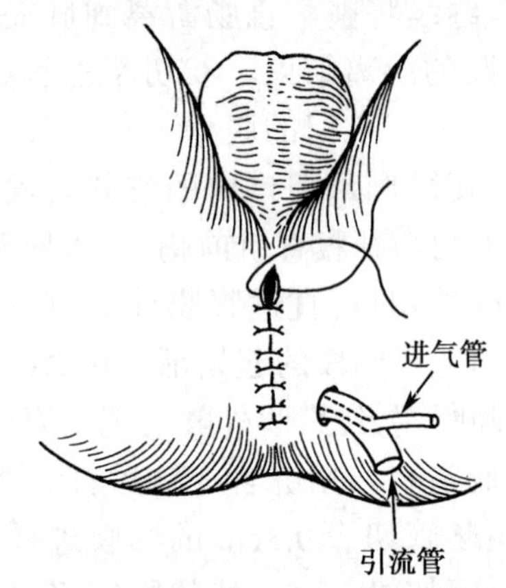

图 51-71 放置引流管，缝合会阴部切口

若直肠癌侵犯盆腔脏器，而无肝脏等远处转移，病人全身情况好，能承受较大手术的情况下，Miles手术不能完全根治切除时，可行全盆腔内脏切除，回肠代膀胱及永久性乙状结肠造口术(图 51-72)。近年来亦有将双侧输尿管移植到乙状结肠上，粪尿共经乙状结肠造口排出。笔者施术 2 例，随访 1 年以上，尚无逆行泌尿系感染发生，但病例少，时间短，还有待观察。全盆腔内脏切除的范围包括盆腔内的全部脏器及淋巴结：即直肠、乙状结肠、膀胱，女性的子宫、卵巢、输卵管及阴道，男性的前列腺及尿道。该手术因对病人损伤大，术后生活质量受到影响，故应严格掌握手术指征。

年老、体弱及同时伴有较严重心肺等疾病的直肠癌病人，若不能行 Miles 手术或一期切除吻合术，可经腹行直肠肿瘤切除，远端肠管封闭，近端结肠拉出造口术，即 Hartmann 手术(图 51-73)。该手术的优点是操作容易，手术时间短，出血及并发症少，恢复期短。缺点是根治性差，并且人工肛门给生活带来不便。

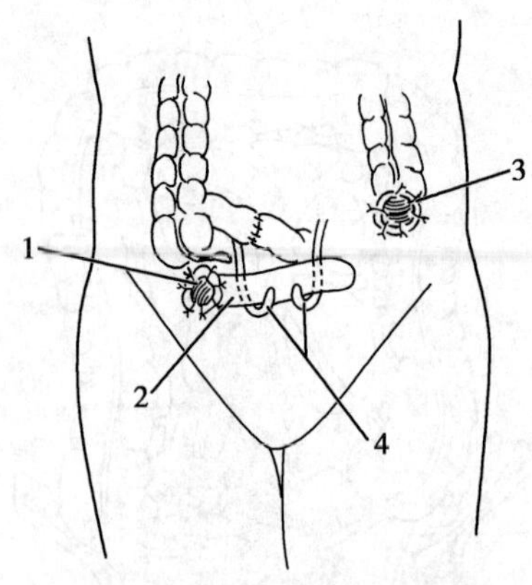

图 51-72 Bricker 手术(盆腔内脏全部切除，尿、粪改道术)
1. 人工膀胱开口；2. 人工膀胱(回肠代膀胱)；
3. 结肠造口；4. 双侧输尿管置入人工膀胱

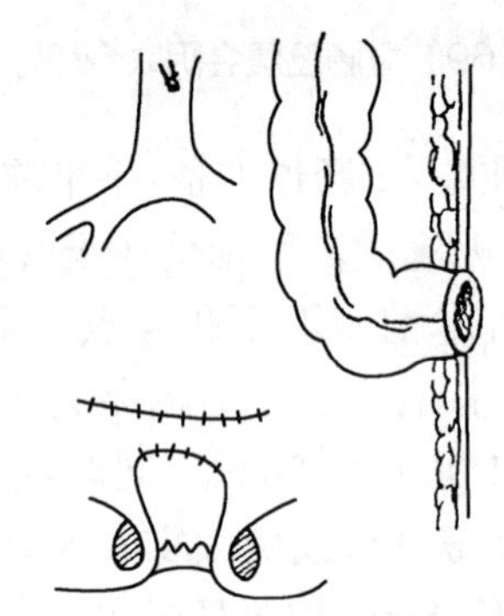

图 51-73 Hartmann 手术
经腹切除直肠或乙状结肠肿瘤，远端直肠封闭，
近端结肠拉出造口

结肠造口的注意事项：传统的方法将乙状结肠直接拉出腹壁外行永久性造口。由于造口旁疝发生率极高，故近年来逐渐被放弃。乙状结肠经腹膜外从左腹直肌牵出腹壁行永久性肠造口术，可减少或延迟造口旁疝的发生，并且可消除结肠旁沟间隙，避免发生腹内疝及粘连所致的肠梗阻。同时相对固定了结肠，也可防止术后造口回缩或脱垂。但经腹膜外行肠造口应注意以下问题：①在游离乙状结肠时，应分离到降结肠的远端，以防将乙状结肠牵出腹壁时呈锐角；②左外侧通向腹壁造口的腹膜外隧道应足够宽，一般要能通过四指，以免压迫结肠系膜，影响血液循环；③经腹直肌牵出的肠造口，如腹直肌过于强大，可切断少许，但一般不应切断腹直肌；④造口肠段要足够长，并且有明显动脉搏动，防止肠管坏死、回缩；⑤间断缝合肠管经腹膜切口穿出处，防止形成腹内疝。并将腹直肌前鞘与肠管缝合数针。皮肤的真皮层与肠管用 3-0 可吸收线间断缝合。造口周围敷以凡士林纱布，立即开放。贴好人工肛门袋。

术后肠造口的护理：术后对肠造口粪便管理的好坏，关系到病人的生活质量，应加以重视。目前对人工肛门粪便的管理主要有以下三种：①人工肛门袋法：即将一件式或两件式造口袋直接贴于腹壁造口周围的皮肤上，收集人工肛门自然排出的粪便。由于人工肛门袋的产品不同，粘胶贴于皮肤后维持的时间亦不同，少的 1 天多的可达 10 天，应注意更换。为了使人工肛门袋的粘胶与皮肤贴得更牢，此外还有防漏药膏、药粉、皮肤保护胶、防臭液及腰带等配件，可提高防漏、防臭效果。②结肠造口灌洗法：据观察定时连续行结肠造口灌洗 10 次以上，就可训练出肠道的规则蠕动，达到与正常人一样规律性排便的目的。减少肠内积气及排便次数，减轻人工肛门的气味及造口袋对人工肛门周围皮肤的刺激。方法：每天早上或晚上，将 500~1 000ml 的可饮用温水经特制的软塑料漏斗从人工肛门灌入结肠，约半小时待其排尽后，在人工肛门口置一棉球或纱布即可，无需用造口袋，1~2 天内可无粪便排出。③结肠造口栓：将栓子塞入肠造口内，栓子膨胀，封闭造口，制止粪便随意排出，栓子上附有炭制的过滤器，肠内气体经过过滤器排出后无臭味。栓子外形薄，隐蔽性好，可提高病人参与社会活动的自信心。但每只栓子只能用 11 小时，而且价格贵。

(2) 经腹腔直肠癌切除吻合术

1) 直肠癌前切除术（Dixon 手术）：适用于直肠癌下缘距肛门 5~7cm 以上的肿瘤，切除肿瘤及肠段后，将结肠与直肠或肛管在腹腔内行对端或侧 - 端吻合。该术式保留了肛门及肛管括约肌。若吻合在腹膜反折以下，又称低位前切除术。Dixon 手术是各种直肠癌切除后控便能力最好的术式。但前切除术后有一定的并发症，如吻合口漏、出血、狭窄及局部癌复发。近年来由于直肠吻合器的改进，以及手术技能的提高，直肠吻合口漏、出血、狭窄的发生率明显减少，一般报道在 5% 左右。并且由于开展了全直肠系膜（即由盆筋膜包裹的直肠后的血管、淋巴结管、脂肪组织等）切除，用电刀等锐性游离直肠，并切到肿瘤下缘 2~3cm，直肠残端用蒸馏水冲洗等无瘤技术处理，其复发率并不比 Miles 手术高。

前切除术的选择不仅取决于直肠癌的部位，还应根据肿瘤大小，浸润程度，骨盆宽窄及病人胖瘦和术者经验等因素来决定。如肿瘤分化差，浸润广泛，骨盆又狭窄，清扫及切除肿瘤下缘 2cm 以上有困难时，即使肿瘤距肛门 7cm 以上，也不宜做前切除术。手术目的是治愈病人，而不是为了保肛。

手术步骤：全麻或持续硬膜外麻醉。截石位。腹部切口、探查腹腔、直肠和乙状结肠的分离，以及肠系膜下动脉根部的清扫范围和处理肠系膜下动、静脉的方法同 Miles 手术。但需注意保留乙状结肠的边缘血管弓，使有足够的乙状结肠与直肠吻合。必要时游离结肠脾曲，确保吻合口无张力及血液循环良好。

2) 肠吻合法：当直肠和结肠均分离完毕，拟定好吻合口后，可选用以下肠吻合法：

徒手吻合法：在肿瘤下缘 4cm 处上一把大直角钳，由助手消毒肛门，用蒸馏水冲洗直肠后，在大直角钳下方 1cm 处再上一把大直角肠钳，靠上方直角钳切断直肠，远端留 1cm 做吻合。在肿瘤近端 5cm 以上拟定吻合口，远端上 Kocher 钳，近端上直角肠钳，切断结肠，移除标本。两残端对拢，先用不吸收线浆肌层间断缝合吻合口后壁（图 51-74），再用 3-0 号可吸收线全层内翻缝合吻合口后壁及前壁，然后浆肌层间断缝合吻合口前壁，完成吻合（图 51-75）。用温蒸馏水冲洗盆腔，再用 5-FU 0.5g 加入 300ml 蒸馏水中冲洗。在骶前置双套管或负压球引流从左下腹壁戳孔引出，用 1 号不吸收线间断缝合盆底腹膜，重建盆底，使吻合口位于腹膜外。探查排列小肠，并将大网膜覆盖在小肠前面，关腹。

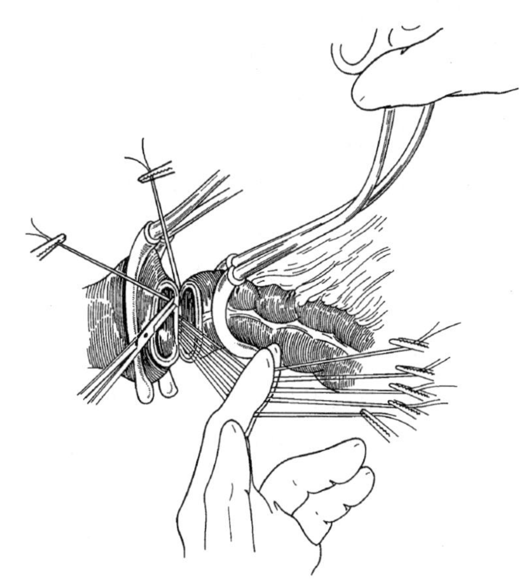

图 51-74　徒手法行结直肠对端吻合

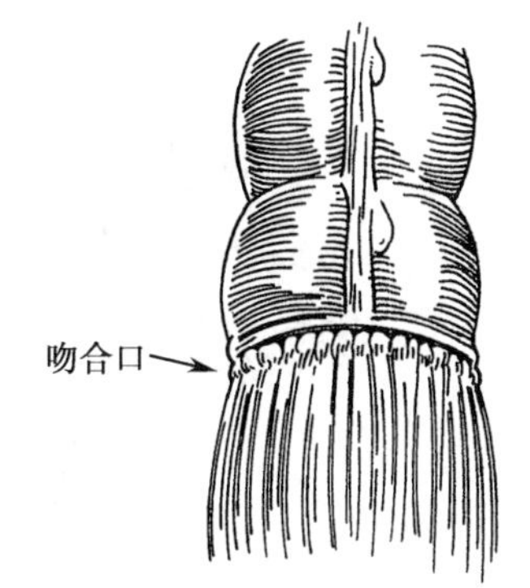

图 51-75　徒手法吻合的吻合口

吻合器吻合法：直肠圆形吻合器型号有34mm、31mm、29mm及25mm等，可根据直肠粗细不同来选用。其吻合原理类似订书机的钉合原理，用两排缝钉环形交错排列，吻合后吻合口与徒手吻合的相似，呈内翻状态。圆形吻合器的结构有可调旋钮、击发柄等（图51-76）。在行低位直肠癌切除和吻合时，常用双吻合器吻合法，即先用直线形残端闭合器（TA）闭合后，再用端-端吻合器（EEA）行吻合。直线形残端闭合器有30mm、55mm及60mm等型号，也根据直肠的粗细来选用。方法：直肠、结肠的分离，直肠腔内冲洗等同徒手吻合法。在直肠肿瘤远端钳夹的大直角钳下方上直线闭合器后切断直肠。并在结肠拟定切线后行荷包缝合，置入钉砧头。从肛门插入吻合器，旋转可调旋钮，使穿刺器从闭合的直肠中部穿出（图51-77），将中心杆插入砧头轴，旋紧吻合器的可调旋钮，对合结、直肠，见绿色标志到间隙调节指示窗中部时，打开保险杆，扳动击发柄，完成吻合。然后旋松可调旋钮，拔出吻合器（图51-78）。关盆底腹膜重建盆底等同徒手吻合法。如病人的肛管小，吻合器不能经肛管插入，或因病人有下肢关节疾病，不能取膀胱截石位时，可用吻合器在腹腔内行结、直肠的侧-端吻合（图51-79）。

(3)经腹经肛门直肠切除吻合术（Parks手术）：适用于肿瘤下缘距肛门4~7cm的直肠癌，肿瘤未侵犯到肛提肌。麻醉体位及腹部手术操作同Dixon手术。但要充分游离直肠前壁、后壁和侧壁，切断直肠侧韧带，将直肠游离到肛提肌平面。会阴部手术操作：在齿状线上方的直肠黏膜下注射1∶100 000肾上腺素生理盐水，在游离黏膜时易与内括约肌分离。在齿状线上方1cm环形切开黏膜，向上呈筒状剥离到肛管直肠环的上方，环形切断直肠壁，移去标本。用0.05%氯己定溶液冲洗盆腔及肛管，仔细止血。将近端结肠缝4根牵引线后无张力地牵入肛管，系膜缘向后。用3-0可吸收线先将结肠的浆肌层与肛管内括约肌断端缝合固定4针，然后依次缝合结肠全层与肛管内括约肌和肛管黏膜断端，完成结肠与肛管吻合（图51-80）。在骶前放置引流管从左下腹另切口引出，缝合盆底腹膜重建盆底。该手术盆腔感染率为2.5%~5%，吻合口漏及狭窄发生率各约6%~9%，并且术后大便次数多，多在6个月后才明显好转。

(4)改良Bacon手术：1932年Bacon提出了直肠拖出切除术，1950年Ravich在此基础上改进了该手术，保留了肛门内括约肌和肛提肌（图51-81），提高了控便能力，故称为改良Bacon手术。手术步骤：膀胱截石位。乙状结、直肠的游离同Parks手术。在肛提肌平面结扎直肠，并在肿瘤上方4~5cm处用粗丝线结扎。会阴手术操作：在齿状线下方2~3cm处环形切开肛管皮肤，在肛管皮肤下层及直肠黏膜下层向上分离达肛提肌平面。分离完毕后，用血管钳从肛门伸入夹住结扎处的直肠壁向外翻，在肛提肌平面环形切断直肠。然后将直肠及乙状结肠连同肿瘤经肛管轻轻地拖出。若肿瘤过大不能经肛管拖出，则应在腹腔内将肿瘤切除后，再将乙状结肠拖出。距肿瘤上缘10~15cm切断结肠。边切边用3-0可吸收线将肠管的侧壁缝合于肛门周围的皮肤上（图51-82），肠管应拖出肛门外2~3cm，拖出的肠管用凡士林纱布包扎。盆底引流及重建盆底同Parks手术。术后8~12天拖出的肠管与直肠残端愈合，这时在腰麻下用电刀在齿状线以下切除多余的结肠行肛门成形术。该手术由于结肠要通过一段剥离后的肛管，容易发生感染，故应彻底止血。术后大便次数多，可通过锻炼肛门括约肌来提高控便能力。但该手术无吻合口漏。

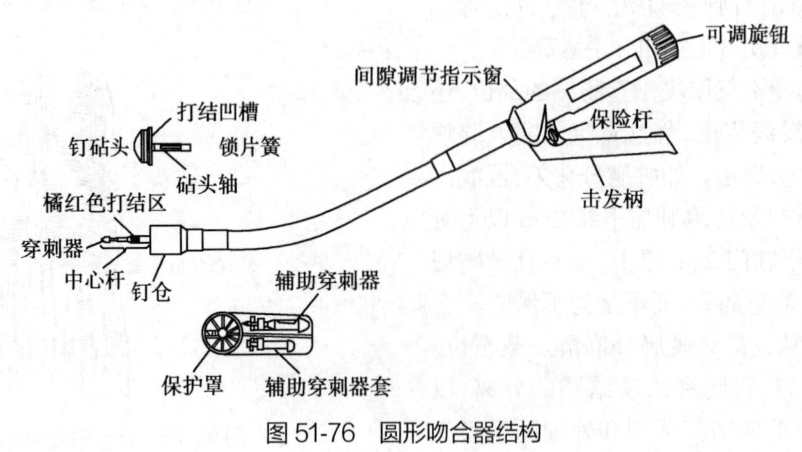

图51-76 圆形吻合器结构

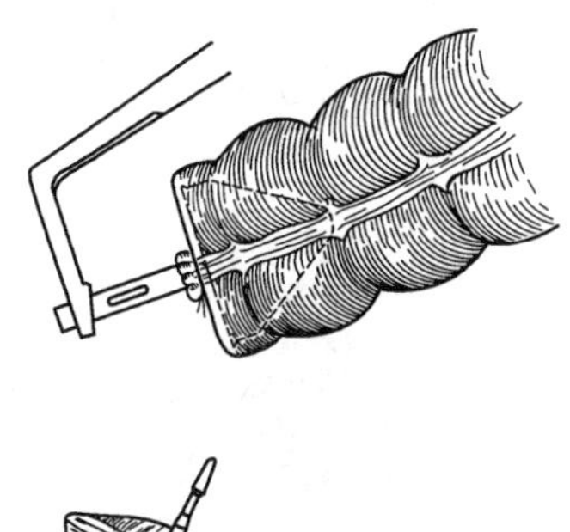

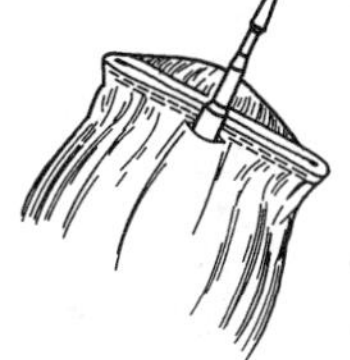

图 51-77 圆形吻合器从肛门插入，旋出穿刺器

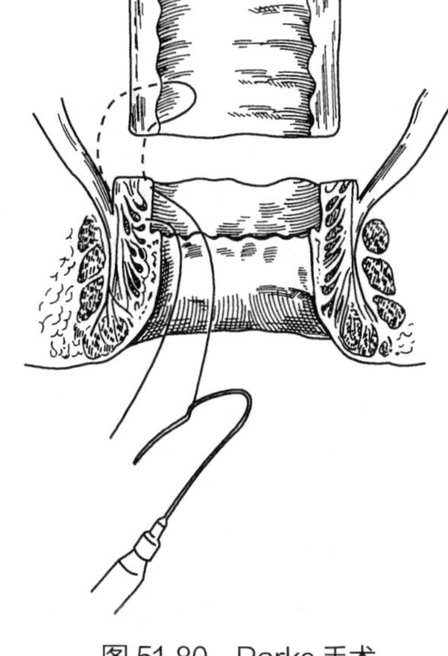

图 51-80 Parks 手术

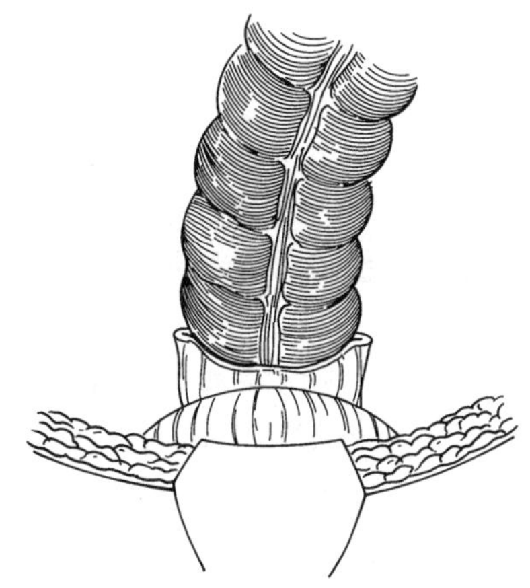

图 51-78 双吻合器法完成结直肠吻合

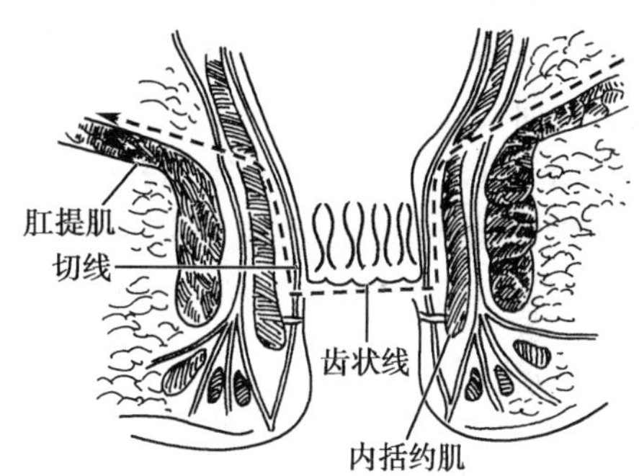

图 51-81 改良 Bacon 手术的切除范围

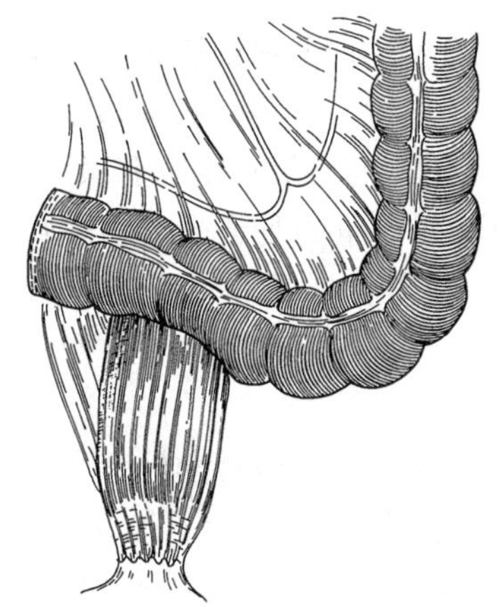

图 51-79 在盆腔内完成结直肠的侧 - 端吻合

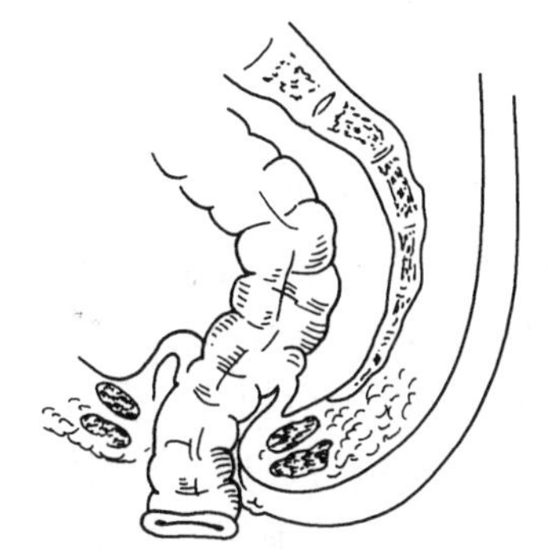

图 51-82 拖出结肠与肛门皮肤缝合

(5) Welch 手术：该手术由 Maunsel(1892) 首创，1901 年 Weir 将该手术应用于临床，故又称 Maunsel Weir 手术。Swenson(1948)根据以上手术原则，用以切除先天性巨结肠病人的直肠及乙状结肠，此后 Welch 又用 Swenson 法切除直肠癌，现简称 Welch 手术。方法：分腹部及会阴部两个手术组，腹部手术组的操作同 Parks 手术。将直肠游离到肛提肌平面后，于肿瘤下缘 5cm，齿线上方 3~4cm 处结扎直肠两道，在两结扎线之间切断直肠，近端距肿瘤 10cm 以上切断结肠，闭合近侧结肠断端。用蒸馏水及 5-FU 溶液彻底冲洗手术野后，用卵圆钳经肛门夹住直肠远侧断端经肛管翻出肛门外。在翻出直肠的前壁做一横行切口，经此切口插入卵圆钳将近侧结肠拖出。距拟定切线 1cm 处将翻出直肠与拉出结肠行间断浆肌层缝合一周。切除拉出的多余结肠。翻出直肠断端与拉出结肠断端行全层间断缝合，先前壁，后后壁，吻合完毕后将吻合口送回直肠内。骶前引流及重建盆底同 Parks 手术。

该手术的优点是保留了正常的排便反射和肛门括约肌功能，术后肛门功能优于 Bacon 手术。但缺点是手术操作困难，术后吻合口漏、盆腔感染及吻合口狭窄等并发症多。自从消化道吻合器广泛用于直肠癌前切除术以来，该术式已不常用。

(6) 经骶直肠局部切除术(Kraske 手术)：Kocker (1875) 首创经骶行直肠癌局部切除术，1884 年 Kraske 正式介绍了此手术，后称 Kraske 手术。该手术出现在 Miles 手术之前，当时是一个常用的直肠癌切除术。由于此手术未能充分地清除淋巴结，术后复发率高，故 Miles 手术出现后该手术逐渐被放弃。但近年来，许多外科医师用该手术来治疗早期直肠癌及其他直肠良性疾病，取得了较好的疗效。Kraske 手术的适应证：距肛门 2cm 以上，腹膜反折线以下的直肠良性病变及早期直肠癌。全麻或硬膜外麻醉。折刀位。

手术步骤：自骶尾关节到肛门后缘上方 2cm，做一长 8~10cm 的后正中切口，切开皮肤，皮下组织，至上方显露臀大肌边缘，切断附着于骶尾骨的部分臀大肌，结扎骶中动脉和骶外侧动脉，切断尾骨及肛尾韧带，移去尾骨。显露出扁平状的肛提肌，自上而下沿中线纵行切开肛提肌，边切边缝扎止血，缝线不剪，待缝合时用。肛提肌下缘是肛管直肠环，仔细分离，防止损伤。肛提肌深面为骶前筋膜，剪开该筋膜。显露直肠。示指伸入肛门，确定病变位置，距肿瘤边缘 1cm 切除肿瘤(图 51-83)。然后横行全层及肌层间断缝合关闭直肠。如肿瘤较大亦可经此切口游离直肠及乙状结肠，并将其牵出切口外行肠段切除吻合。彻底冲洗手术野，止血。缝合肛提肌及臀大肌后逐层缝合。

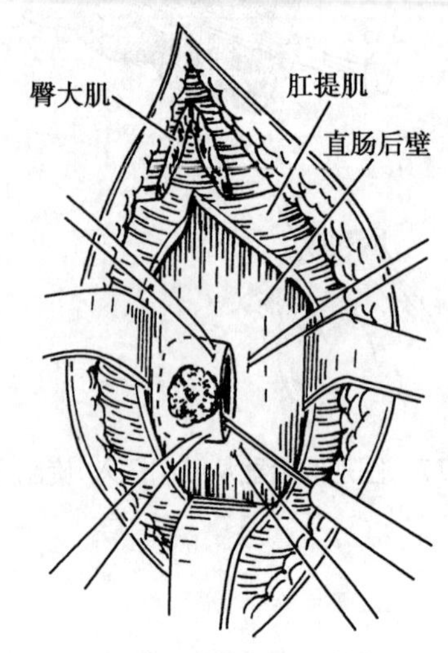

图 51-83　经骶直肠癌局部切除术

该手术的优点是能在直视下做结 - 肛吻合，吻合可靠，术后括约肌功能良好。缺点是操作空间小，有一定难度。并有骶前感染的报道，一旦感染控制较困难，故应彻底止血，预防感染，必要时缝合切口前放置引流，防止感染。

(7) 腹腔镜直肠癌切除术：腹腔镜行直肠肿瘤切除术是一种创伤小、疼痛轻、恢复快的新型外科手术。自 1991 年世界首例应用腹腔镜行结肠切除术以来，发展迅速，目前国外越来越多的结直肠手术是在腹腔镜下完成的，国内已有较多医院开展了此手术。

1) 腹腔镜直肠肿瘤切除、结直肠吻合术(直肠前切除术)

适应证：①直肠肿瘤位于腹膜返折线以上；②直肠癌未浸润周围及骶前组织的 Dukes A、B 期；③无肠梗阻；④无严重的病理性肥胖。

禁忌证：①严重病理性肥胖；②难以纠正的出血性疾病；③严重的肠道炎症肠壁脆性增加者；④肿瘤浸润性生长累及邻近脏器；⑤有腹部手术史，并致腹腔严重粘连者；⑥合并严重心、肺疾病者属相对禁忌。

麻醉及体位：气管插管全身麻醉。截石位，头低脚高并向右侧倾斜 30°。

手术步骤：①术者站位：术者和助手立于病人左侧，另一助手和器械护士位于病人右侧。②穿刺套管位置：于脐孔下缘穿刺留置 10mm 套管作为观察孔，另外 4 只套管(10mm)分别穿刺留置于右上腹、左上腹、右下腹和左下腹(图 51-84)。气腹机压力设定为 13~15mmHg。③手术操作:A. 助手用 2 把无损伤抓钳将乙状结肠向右侧牵引,术者用超声刀剪开乙状结肠侧腹膜,向上至结肠脾曲,下至直肠膀胱陷凹,或直肠子宫陷凹。并向右侧游离乙状结肠系膜至腹主动脉分叉处。在分离过程中注意识别和保护左侧输尿管(图 51-85)。B. 助手用 2 把无损伤抓钳将乙状结肠牵向左上方,术者用超声刀在右侧乙状结肠系膜根部切开,并与对侧贯通。沿腹主动脉前面向上分离直肠到肠系膜下动、静脉根部,用钛夹钳夹闭后切断,或用 endo-GIA 连同周围系膜组织一并切断。C. 助手用 2 把无损伤抓钳将乙状结肠向上、向前提起,术者用超声刀向下切开分离乙状结肠及直肠两侧侧腹膜,并与对侧贯通。注意识别和保护输尿管。D. 用超声刀分离骶前间隙,切断两侧直肠侧韧带,继续向下分离至肛提肌平面。E. 将乙状结肠向上、向后牵拉,分离直肠前壁。女性病人注意保护阴道后壁,男性病人注意保护精囊及前列腺。逐渐向下分离。女性至阴道后壁上端,男性至精囊下方。游离到肿瘤下缘切除直肠系膜 5cm 为度。用 endo-GIA 距肿瘤下缘 2~3cm 处切断,闭合直肠远切端。F. 将左下腹壁穿刺孔延长到 4cm,用塑料套保护切口。将直肠近端连同肿瘤和乙状结肠经该切口牵出腹腔。距肿瘤上缘 5cm 处切断乙状结肠,并在近侧断端边缘做荷包缝合,安放好管状吻合器的钉砧头后将近端肠管还纳入腹腔。缝合腹壁切口,重建气腹。G. 经肛门插入管状吻合器,并在腹腔镜协助下与钉砧头对合后行乙状结肠、直肠对端吻合;H. 骶前间隙放置引流管经左下腹另戳孔引出体外,拔除穿刺套管,缝合切口。

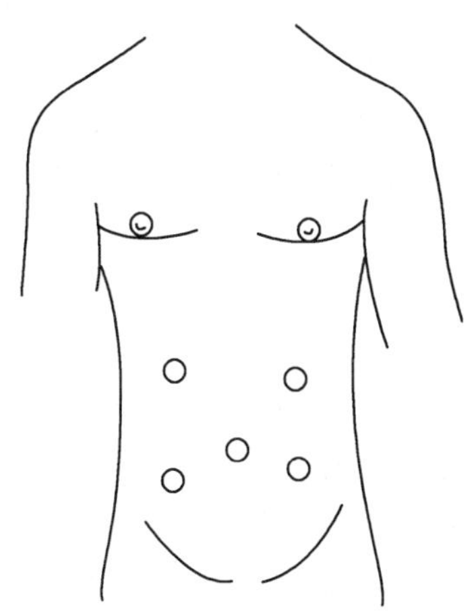

图 51-84 穿刺套管位置

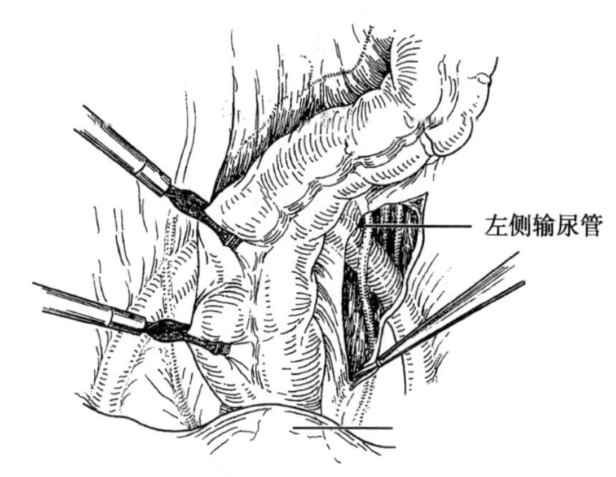

图 51-85 游离乙状结肠系膜,保护左侧输尿管

术后处理:①术后禁食、补液,注意水电解质紊乱;②术后给予抗生素静脉滴注 3 天;③ 1 周后拔除引流管;④一般术后第 3 天肠功能恢复后拔除胃管,开始进流质饮食,以后逐渐恢复到正常饮食。

2) 直肠癌经腹腔镜行 Miles 手术:传统的开腹 Miles 手术也可以在腹腔镜下完成,并且创伤小,恢复较快。

适应证:①距肛门 5cm 以下的直肠恶性肿瘤,并且肿瘤与骶前及周围组织无浸润;②病人全身情况好,能耐受全身麻醉及人工气腹;③其他适应证同腹腔镜直肠前切除术。

禁忌证:①直肠肿瘤较大、较固定,分离有困难者;②直肠癌伴肠系膜下动脉根部淋巴结肿大,或肿瘤侵犯膀胱、阴道等周围组织器官;③心、肺功能不全,不能耐受人工气腹;④其他禁忌证同腹腔镜直肠前切除术。

麻醉及体位:同腹腔镜直肠癌切除术。

手术步骤:①术者站位及腹壁套管穿刺位置:同腹腔镜直肠前切除术。②腹部操作:肠管及肠系膜血管的游离、结扎与腹腔镜直肠癌切除术相同。将左侧穿刺孔扩大后将肠管拖出并切断。近侧肠管断端与扩大的穿刺孔处腹壁缝合行肠造口。重建气腹,腹腔镜下缝合关闭乙状结肠与侧腹壁间隙防止内疝形成。③会阴部操作:与常规行 Miles 手术相同,但其优势是在向上游离肛管、直肠时,有腹腔镜在腹腔内作引导,便于分离切除,移去标本。冲洗盆腔后,在骶前置双套管引流从会阴部切口旁另切口引出。腹腔镜缝合关闭盆底腹膜,拔出穿刺套管,缝合切口。会阴部手术组缝合会阴部切口。

术后处理:同传统的 Miles 手术。

(8) 手助腹腔镜(hand-assisted laparoscopic surgery, HALS) 直肠癌根治术：近年来逐步开展。该手术适应证、禁忌证、麻醉和手术步骤同单纯腹腔镜直肠癌切除术。其不同点是增加了腹壁的手助切口及手辅助器蓝碟(Lapdisc)的应用。直肠癌行 Dixon 或 Miles 手术的手助腹腔镜的手助切口多选择在左下腹经腹直肌或旁正中切口，长 6.0~7.0cm，将蓝碟底座置入腹腔内，利用其弹性及辅助手的引导，确保底座未卡住腹腔内脏器并紧贴壁腹膜。蓝碟安装完毕后，辅助手伸入腹腔探查，确定肿瘤位置并探查有无肿瘤转移等。然后再脐周围及下腹选择合适的位置做 Trocar 孔，主操作孔和手助孔与用超声刀游离乙状结肠和直肠，以及切断肿瘤远端直肠等，同单纯腹腔镜直肠癌切除术。

手助腹腔镜加强了手眼配合的协调性，降低了手术难度，加快了手术速度。因通过术者的触摸及牵拉肠管等，使手术野得到充分显露，能更好地使用超声刀、endo-GIA 等器械，可以提高肿瘤的清扫范围。手在腹腔内还能有效控制意外出血及辨别动脉血管的走向等。腹腔镜缝合、打结时在手的协助下提高了准确性、加快了速度。切除的标本通过蓝碟移除腹腔外时，由于蓝碟密封切口好，避免了癌在切口的种植转移。

手助腹腔镜虽然有诸多优点，但手占据了腹腔一定空间，并对手助切口位置的选择很重要，以免影响镜子的操作。手进入腹腔的时间应掌握好，若过早进入容易疲劳，以及蓝碟放置不好影响气腹等。

腹腔镜行直肠手术的并发症：腹腔镜行直肠手术的并发症与传统剖腹行直肠切除术相同，如骶前出血、输尿管损伤、吻合口漏等。但有学者认为部分病人经腹腔镜行结直肠恶性肿瘤切除术后，有发生腹壁套管穿刺孔种植转移现象。其发生率为 0.8%~1.1%。发生机制是：①肿瘤标本癌细胞污染穿刺孔；② CO_2 气体沿套管旁泄漏；③手术器械黏附癌细胞污染穿刺孔；④癌细胞加热后的雾化作用；⑤人工气腹对细胞免疫的影响。为进一步增加腹腔镜行结直肠癌根治术的安全性，目前认为可采取以下措施：①腹壁穿刺套管应与切口密封、固定；②取出标本时应放置腹壁切口防护套；③手术器械避免接触肿瘤；④采用加热湿化的 CO_2，以降低肿瘤细胞的雾化状态；⑤术后用 5-FU 冲洗穿刺处切口；⑥术后切除穿刺处切口；⑦选择免气腹的腹腔镜结直肠癌切除术。

2. 直肠癌的放射治疗 放疗是除手术以外的第二个治疗直肠癌的较好方法。放疗分术前、术后、术中放疗。方法有外照射、插植入放疗及腔内照射等。除早期及广泛转移的直肠癌外，一部分病人需要放疗，但目前绝大部分病人仍然采取术前或术后的外照射放疗，术前放疗亦称新辅助放疗。

(1) 术前放疗：适用于直肠中下段Ⅱ、Ⅲ期癌的病人，术前放疗可以：①减少肿瘤负荷使肿瘤缩小，提高手术切除率；②了解肿瘤对放疗和药物的敏感性，从而采取有效的治疗手段，提高疗效。由于癌细胞对放射线的敏感性与局部组织的血氧供量呈正相关，故术前放疗较术后放疗的疗效好。放疗可以治愈早期肛管癌。方法：应用直线加速器外照射，每天照射 2Gy，总剂量 40~50Gy。放疗期间可以口服卡培他滨(希罗达)1.0g，一日 2 次，或在放疗开始的前 5 天及将结束的 5 天，每日经静脉滴注 5-FU 500~750mg，以增强疗效。放疗结束 4 周左右再手术切除肿瘤。新辅助放疗虽然提高了部分病人的疗效，但放疗推迟了切除肿瘤的时间，而对放疗不敏感或有远处转移者是不合适的，故应严格掌握新辅助放疗的适应证。而对不适宜行新辅助放疗的Ⅲ、Ⅳ期结直肠癌病人，若无肠梗阻，可应用新辅助化疗 3 个疗程后再手术切除肿瘤。

(2) 术后放疗：适用 Dukes C 期癌病人。肿瘤切除术后负荷小，放疗作用相对提高，并且对术中疑有癌残留的部位放置银夹作标记，照射目标更明确。放疗方法及剂量同术前放疗。但总剂量一般不超过 70Gy。对一些特殊病例还可用以下方法放疗。①组织间插植 ^{192}Ir 针放疗：适用于靠近肛门口的直肠癌，该方法多用来配合直肠癌的外照射及腔内照射。方法：在肿瘤周围插 4~8 根针，插针的深度一致，相互平行，^{192}Ir 高剂量率后装机单次或分次给予，总剂量 20~40Gy(单次不超过 20Gy)。②腔内放疗：直肠腔内接触放疗可以提高疗效。用 50kV 的浅部 X 线机，其前端直径 3~4cm，经肛门插入直肠腔内，分次照射，每次 20Gy，共 2~4 次。直肠癌的术前放疗 + 手术 + 术后放疗称为夹心疗法，也称“三明治”疗法，由于手术前后都得到辅助性的放射治疗，故其疗效较好。

(3) 术中放疗：适用于位置较深的小癌灶或术中疑有癌残瘤的部位。术中单次放射剂量为 15~25Gy，其放疗效果优于外照射。因其肿瘤负荷小，目标明确，血氧供应影响小，小肠及其他内脏得到保护免于照射。术中放疗 + 外照射可以明显提高疗效。

(4)直肠癌不能手术病人的放疗：晚期直肠癌不能手术切除者，应用放射治疗，多数可以达到缓解症状的目的，尤其对缓解疼痛有较好作用。

直肠癌行放射治疗虽是一种较好的治疗方法，但放疗引起的不良影响也应高度重视，如术前放疗效果虽较术后好，但放疗所需时间要3~4周，放疗后又要休息4周才能手术，故延迟了病人的手术时期，发生远处转移的概率增大。术后放疗，由于小肠坠入盆腔，小肠对放射线很敏感，即使中等放射剂量也容易导致小肠的损害，引起小肠梗阻，重者发生小肠会阴内瘘。并且由于直肠吻合口缺血等，也易发生吻合口狭窄及放射性直肠炎。插植放疗及直肠内照射应防止肛管括约肌损伤。总之放射治疗引起的并发症较多，应加重视。

3. 化学药物治疗　化疗是治疗大肠癌的一个重要辅助手段。对已根治性切除者，其目的是预防和降低转移及复发率；对未能切除者，是在于抑制肿瘤的发展，缓解症状，延长病人的生存期。由于化疗药物的不断更新，对大肠癌化疗的疗效也在不断提高。化疗亦有术前、术中和术后化疗之分。并且近年来合并应用贝伐单抗等靶向治疗药物，进一步提高了疗效。

(1)术前化疗：亦称术前新辅助化疗。应用于Dukes C、D期结肠癌及无条件放疗的直肠癌病人。术前新辅助化疗常用FolFox6方案：第一天静脉滴注奥沙利铂(L-OHP)100mg/m^2、亚叶酸钙(LV)400mg/m^2，均各在2小时内滴注完，接着静脉推注5-FU 400mg/m^2。然后选用2天疗法的静脉化疗泵，将5-FU 2 000~2 400mg/m^2，加入5%葡萄糖液140ml，泵的总容量约400ml。然后接上留置的深静脉穿刺PICC管，泵就会自动持续地向静脉内注入药液，使血液中的药物有效浓度保持在一定水平，泵内溶液在48小时左右泵完。14~21天为一周期，3个周期新辅助化疗结束后2周，再手术切除肿瘤。近年来靶向治疗药物逐渐应用于临床，如贝伐单抗5~10mg/kg，加入100ml生理盐水中静脉滴注，与前述化疗方案联合使用。也可以与FOLFIRI方案联合使用。若新辅助化疗联合贝伐单抗使用者，应停用贝伐单抗1个月后才手术切除肿瘤，否则容易发生术中出血及吻合口瘘等并发症。为了不拖延手术时期，可选用另一种靶向治疗药物西妥昔单抗，但仅用于KRAS基因是野生型者。若能用此药，停药2周后即可手术。

(2)术中化疗：术中行腹腔探查决定行肿瘤切除后，在距肿瘤近端10cm左右用粗丝线结扎肠管，而后向结扎的远端肠腔内注入5-FU 1g，肠壁穿刺处行浆肌层缝扎，防止粪便溢出污染腹腔。同时术中用5-FU 500mg加入500ml液体中缓慢从周围静脉滴入，对预防肿瘤转移复发有一定作用。

(3)术后化疗：适用于：① Dukes B、C及D期病人；②心、肝、肾功能正常；③ WBC>4.0×10^9/L以上，血红蛋白80g/L以上。术后化疗的目的是清除小的残留癌灶或播散的癌细胞，故术后化疗应尽早进行，一般在术后2周左右应用。术后化疗方案同术前化疗方案。

(4)口服化疗法：多用于术后病人，常用的是卡培他滨(希罗达)1.5g，口服，每天2次，连服2周为1个疗程，休息1周后继用下一个疗程，可连用6个疗程。用卡培他滨口服化疗与静脉化疗的疗效相似，但该药可产生手脚发麻等手足综合征或腹泻等。并在用药期间避免用冷水，以防产生不适。如出现副作用应对症治疗或停药。

二、直肠神经内分泌肿瘤

神经内分泌肿瘤(neuroendocrine neoplasm)是一组起源于肽能神经元和神经内分泌细胞的异质性肿瘤。直肠神经内分泌肿瘤，显示了从惰性的缓慢生长、低度恶性、直至高转移性等明显恶性的一系列生物学行为，又称类癌。神经内分泌肿瘤好发于胃肠道，以阑尾最多见，其次为直肠、小肠、胃、结肠。也发生于肾脏、支气管、卵巢等部位。神经内分泌肿瘤有来自胚胎的前肠、中肠和后肠之分，由于前肠、中肠和后肠分别发育生成不同的组织器官，故神经内分泌肿瘤的分布、病理、生理和临床表现也不完全相同。来自前肠的神经内分泌肿瘤主要分布在胃、十二指肠近端、胰腺和肺等部位，这些部位的神经内分泌肿瘤含亲银细胞较少，嗜银细胞多。亲银细胞主要分泌5-羟色胺(5-HT)、血管舒缓素和P物质等。由于亲银细胞少分泌的此类物质就少，并且来自前肠的神经内分泌肿瘤多巴脱羧酶的含量亦不足，不能将神经内分泌肿瘤细胞吸收的L-色胺酸在色胺酸5-羟化酶的作用下合成的5-羟色胺酸(5-HTP)转化成5-HT，故来自前肠的神经内分泌肿瘤其神经内分泌肿瘤综合征发生的少。而未转化成5-HT的部分5-HTP在肾外转化成5-吲哚乙酸(5-HIAA)由尿中排出。来自中肠的神经内分泌肿瘤主要分布在十二指肠远端至横结肠中段、阑尾。该部位的神经内分泌肿瘤含亲银细胞多，嗜银细胞少，前者生成的5-HT、血管舒缓素等血管活性物质多，血中此类物质过多可引起皮肤潮红、心动过速，支气管哮喘和水样腹泻等神经内分泌肿瘤综合征的表现，故来自中肠的神经内分泌肿瘤发生神经内分泌肿瘤综合征的发生率高。若检测血中的5-HT>285μml/L（正常17.1μml/L），24小时尿中的5-HIAA超过50mg（正常2~9mg），有助于神经内分泌肿瘤综合征的诊断。来自后肠的神经内分泌肿瘤主要发生在左半结肠及直肠，并且以直肠神经内分泌肿瘤多见。直肠神经内分泌肿瘤的发病率不低，浙江海宁县直肠类普查186 234人，发现直肠神经内分泌肿瘤34例，发病率为18.2/10万。欧美报道为0.7/10万。直肠神经内分泌肿瘤占直肠恶性肿瘤的1.7%~4.0%，发病年龄多在50~70岁，中位年龄55岁。男性发病率比女性稍高，为1.5∶1。来自后肠的神经内分泌肿瘤含亲银细胞和嗜银细胞均少，并且多巴脱羧酶也少，而将5-HTP转化成5-HT的少，检测血中的5-HT及尿中的5-HIAA的含量均不高。故直肠神经内分泌肿瘤发生神经内分泌肿瘤综合征的表现不典型，或无神经内分泌肿瘤综合征的表现。

【病理】

光学显微镜见：神经内分泌肿瘤细胞呈圆形、卵圆形或多角形。核圆深染。染色质分布均匀，无明显核仁，核分裂象少，癌细胞的排列方式有：岛屿状、小梁状、腺样、未分化型及混合型。部分呈嗜银染色。免疫组化：神经无特异性烯醇化酶（NSE）、嗜铬粒素A（CgA）均可呈阳性，多数直肠神经内分泌肿瘤含有前列腺酸性磷酸酶。

值得注意的是，显微镜下很难区分直肠神经内分泌肿瘤的良恶性。通常恶性的表现是：①无核分裂象或细胞核固缩；②肿瘤>2cm或溃疡形成，以及有转移者；③神经内分泌肿瘤浸润到黏膜固有层或肌层；④DNA倍体分析，恶性为非整倍体，良性为二倍体，根据以上情况进行综合分析判断。

【临床表现与诊断】

多数无临床症状，瘤体较大时，可出现大便次数增多、便血、大便习惯改变、肛门下坠感、腹痛、腹泻及肿块脱出肛门外等。肿瘤生长缓慢，多较小。多位于距肛门8.0cm以内的直肠。直肠指检可触及呈圆形、光滑、可移动、质硬之结节，位于黏膜下；溃疡形成者黏膜破坏呈脐凹状，较固定。内镜下见：呈数毫米至数厘米大小的黏膜下肿物突向肠腔，广基或亚蒂型隆起，色灰白，质地硬，边界清楚，肿块表面黏膜多正常，但少数神经内分泌肿瘤可形成溃疡。

直肠内超声：神经内分泌肿瘤呈低回声的黏膜下结节，边界清晰，外形光滑。直肠内超声还可确定神经内分泌肿瘤浸润肠壁的深度，局部淋巴结有无转移等，有助于手术方式的选择。

【治疗】

直肠神经内分泌肿瘤应行手术治疗，选择何种手术方式主要根据神经内分泌肿瘤的大小、部位、浸润深度、有无淋巴结及远处转移等临床病理特征而定。

1. 神经内分泌肿瘤<1cm，未浸润肌层可经内镜用高频电圈套摘除，或经肛门局部切除，切缘距肿瘤0.5cm。

2. 1~2cm大小，或神经内分泌肿瘤浸润到浅肌层而无淋巴结及远处转移，应行扩大的局部切除，并且术中送冷冻切片，确保切缘无瘤。

3. 肿瘤>2cm，或肿瘤浸润到深肌层以外，有淋巴结转移，或反复多次行局部切除复发，以及伴有腹腔其他部位肿瘤者则可剖腹行根治术。

4. 肿瘤并发肠梗阻而无法切除者，可行肠造口术。

5. 发生肝转移，如能切除者，应尽可能切除。如不能切除，可用5-FU+链佐星（streptozocin）治疗，或经肝动脉插管栓塞疗法，有较好疗效。

直肠神经内分泌肿瘤对放、化疗不敏感。但可以用生长抑素治疗转移复发者，开始2周内，每日剂量从100mg逐渐增加到600mg，每天分2次或4次皮下注射。也可用α-干扰素治疗，有一定疗效。

【疗效】

海军军医大学第一附属医院（上海长海医院）报道38例直肠神经内分泌肿瘤（2001），肿瘤<2cm者，随访3个月至10年，无1例复发。肿瘤>2cm的7例中随访4例，3例分别在11、23、31个月死亡，另1例在35个月发现广泛转移。一般报道直肠神经内分泌肿瘤>2cm，5年生存率在25%左右。但总体而言，直肠神经内分泌肿瘤生长缓慢，确诊时多<2cm，仅少数>2cm，故5年及10年生存率可达80%及85%。但直肠神经内分泌肿瘤病人第2个同时或异时性的原发恶性肿瘤发生率可高达17%，故在诊断直肠神经内分泌肿瘤的同时，注意全消化道及其他脏器的检查，以早期诊断第2个原发癌，提高病人远期生存率。

第十二节 肛管及肛门周围恶性肿瘤

发生在肛管及肛周的肛管癌、肛门周围癌(肛周癌)、一穴肛原癌、肛周 Paget 病及黑色素瘤等恶性肿瘤中,以肛管癌及肛周癌多见,但较结、直肠癌少见,仅占结、直肠癌的 2%~4%。发生在齿状线及其下方至肛门口(肛缘)的癌称肛管癌;发生在肛缘外,以肛门为中心,直径 6cm 圆形区内的癌称肛周癌。肛管癌较肛周癌多见,约 7 : 1。前者女性多见,后者男性多见。多发生在 60 岁以上的老年人,中青年人少见。但近年来有报道在男男同性性行为中肛管癌发病率增加,这部分病人常为青年人。

【病因】

肛管癌及肛周癌的常见病因:

1. 肛管及肛周部位的慢性炎症　如肛瘘、肛裂、肛旁脓肿、肛周白癜风等。

2. 慢性炎性肠病　有报道克罗恩病病人肛门部癌的发病率(14%)明显高于无炎性肠病者(1.4%)。

3. 性病　多见于不正当的性行为及同性恋者,因这些性行为中易发生人乳头瘤病毒(human papilloma viruses,HPV)或 HIV 感染,尤其是男男同性性行为者易感染此类病毒,而致免疫力下降。George(2002)报道了 37 例肛管癌,其中 27 例 HIV 阳性。以及患有淋病、梅毒或尖锐湿疣者肛管及肛周癌的发病率增高,Dahlin 等发现有男男同性性行为的男性,肛管癌的发生率增加 12.4%。

【分类与分期】

Papillon 等(1987)将肛管及肛周癌的分期在其原有(1983)TNM 分期的基础上,加以改进:即 T_1:肿瘤直径 <2cm;T_2:肿瘤直径 2~4cm;T_3:肿瘤直径 >4cm,可活动;T_{4a}:肿瘤侵及阴道黏膜;T_{4b}:肿瘤侵及皮肤、直肠、阴道黏膜以外的器官。N_1:直肠肛管周围淋巴结转移;N_2:单侧髂内血管周围或一侧腹股沟淋巴结转移;N_3:直肠周围和一侧腹股沟淋巴结转移,或双侧髂总血管周围或两侧腹股沟淋巴结转移。M_1:远处转移(肛周癌除同侧腹股沟淋巴结转移以外的任何淋巴结转移)。

Paradis 等简化了肛门部癌的分类与分期,将其分成:0 期:原位癌;Ⅰ期:无括约肌侵犯;Ⅱ期:侵犯括约肌;Ⅲ期:局部转移(Ⅲa:仅有直肠周围淋巴结转移;Ⅲb:腹股沟淋巴结转移);Ⅳ期:远处转移。近年来由于肛管癌的治疗趋向于放疗等非手术治疗,故又提出了肛管内超声下的肿瘤分期:UT_1 期:肿瘤局限于黏膜下层;UT_{2a} 期:肿瘤侵及内括约肌;UT_{2b} 期:肿瘤侵及外括约肌;UT_3 期:肿瘤侵及括约肌,及至肛周组织;UT_4 期:肿瘤侵及邻近器官,如阴道等。

肛管及肛门周围常见的恶性肿瘤中,有的是直肠癌向下播散至肛管的腺癌,故不应列为肛管及肛周癌之列。而肛管及肛周皮肤的鳞状上皮细胞癌、肛管皮肤的基底细胞癌、恶性黑色素瘤、一穴肛原癌及肛周 Paget 病等(除直肠腺癌侵犯肛管者最多见外)恶性肿瘤中,以肛管及肛周皮肤的鳞状上皮细胞癌为最常见并具有代表性,一般所指肛管癌即为鳞癌。本章将重点讨论这种肿瘤,并对其他类型肿瘤简要介绍。

一、鳞状上皮细胞癌

鳞状上皮细胞癌(鳞癌)最常见,占肛管及肛周癌的 50%~75%,但与直肠腺癌相比则少见,约 1 : 25。多来源于肛缘部的鳞状乳突状瘤,极少数来源于皮肤癌前病变,如肛瘘、Bowen 病等。预后与细胞分化程度及淋巴转移有关。

【临床表现与诊断】

1. 肛管癌　主要表现为肛门的持续性疼痛,便后加重。早期有少量便血,随着病情发展便血渐增多。排便习惯改变,便次增多,有排便不尽的感觉。检查:肿瘤较少呈环形或半环形生长,常有肛管皮肤上呈真菌感染样生长,有的呈慢性肛瘘的形状出现在外口上。约半数的肛管癌可以累及肛管括约肌,也可以侵及阴道形成直肠阴道瘘。直肠指诊可扪及肿块,有的呈疣状,可推动,若形成溃疡,则有压痛,由于疼痛,有的病人拒绝检查,必要时可在麻醉下进行检查。内镜检查:肿瘤位于肛管,呈宽基底溃疡型肿块,溃疡表面高低不平,污秽,质地脆,易出血。活检病理检查为鳞状细胞癌。肛管癌角化少(50%),分化差(80%),易转移,可以转移到腹股沟淋巴结,但以沿痔血管周围淋巴转移多见,并可转移到肝、腹膜、肺及骨骼,预后较差。

2. 肛周癌　多数病人感到肛缘有一小肿块,并有瘙痒等不适感。肿块生长缓慢,一般不痛,只有当肿块增大侵犯到肛管括约肌或肿块破溃形成溃疡时才感疼痛，溃疡常有出血、恶臭、经久不愈。凡肛门周围有较硬的肿块并有溃疡者常提示本病。在检查时应注意腹股沟淋巴结有无肿大，因肛周癌容易转移到腹股沟淋巴，若有转移，则预后不良。

【鉴别诊断】

1. 肛管癌　由于肛管癌的早期症状与内痔、肛裂、肛瘘等疾病相似，都有便血、肛门异物感或排便时疼痛，临床上常把早期肛管癌误诊为以上常见的良性疾病，采取错误的治疗，延误诊断。故在诊断肛管癌过程中应注意与以下疾病的鉴别：

(1) 直肠癌：可以侵犯到齿状线及肛管，亦有便血，大便次数增多及肛门下坠不适感。确诊需活检病理检查。二者的治疗基本相同，但肛管癌的预后较直肠癌差。

(2) 肛门窦道：感染形成的肛门窦道有时似肛管癌，但肛门窦道多在前、后正中处，并与齿状线相连，多有一内口位于齿状线处，肛管皮肤完整，麻醉下用探针检查可证实为肛门窦道，活检窦道内组织行病理检查为肉芽组织，可以明确诊断。

(3) 肛管黑色素瘤：该肿瘤在肛管处少见。典型的黑色素瘤外观似血栓性内痔，但触诊为硬性结节，偶有压痛。若表面有黑色素及溃疡，诊断不难。值得注意：半数的黑色素瘤因表面无色素而误诊，活检可确诊。

2. 肛周癌　由于肛周癌早期表现为硬结性肿块，瘙痒、生长缓慢，肿块增大后才形成溃疡，其临床表现与下列疾病相似，应加以鉴别。

(1) 肛门湿疣：本病表现为环绕肛门的多个结节性肿块，可累及肛管最下段，大小不一，从小的皮肤突起到大而有蒂的不规则性肿块，表面有细的颗粒。在病变之间有正常皮肤分隔，病变处皮肤无溃疡，也无肉眼可见的恶性浸润表现。

(2) 肛裂：多在后正中肛缘处，为椭圆形溃疡，陈旧性肛裂为灰白色，常有前哨痔。少数肛裂可位于前正中或两侧，有典型的排粪疼痛病史。

(3) 肛门瘙痒症：慢性肛门瘙痒症病人的肛周皮肤呈广泛性增厚，有时误诊为癌变。但肛门瘙痒症的肛管皮肤改变常较广泛而无深部浸润现象。肛门瘙痒症癌变者少见。

(4) 肛周特异感染性溃疡：①克罗恩病：该病侵犯直肠下端形成脓肿等发生并发症时，可以累及肛门周围皮肤形成溃疡，其周围有水肿，但溃疡多无明显疼痛。内镜检查可发现有直肠炎；②肛周结核：较少见，溃疡脓性分泌物少，无肉芽生长。病人常有低热、盗汗、消瘦等结核的临床表现。

(5) 非特异性溃疡：病因不清楚，可发生于肛门周围并影响到肛管。溃疡面可以很大，但病变表浅，边缘稍高，基底部覆以清洁的肉芽组织，无浸润。活检行组织学检查证实不是肿瘤。

(6) 基底细胞癌：多位于肛门口处，不侵犯肛管。肿瘤局限，表浅，可以活动。虽然病程长，但病变小，生长缓慢，很少转移。

(7) 癌肿并发肛瘘：多为黏液腺癌，肛瘘病史长，肿瘤位于肛瘘处，可能来源于肛腺。肿瘤在肛周形成肿脓并向深部浸润，穿出肛周皮肤，形成肛瘘。但要除外乙状结肠癌及直肠癌种植到原有的肛瘘处。

【治疗】

治疗方法按肿瘤部位、括约肌有无侵犯及腹股沟淋巴结有无转移而定。首选治疗方法为放疗联合化疗，手术治疗适用于肿瘤体积较大，放、化疗联合治疗后肿瘤残留和肿瘤复发者。

1. 手术治疗

(1) 局部切除：仅少数肛管及肛周鳞癌适于局部切除，肿瘤≤ 2cm，表浅、可以活动，无任何转移迹象，活检证实肿瘤分化良好。局部切除范围应距肿瘤边缘 2~2.5cm，必要时切除一部分肌肉，皮肤不能缝合时，应行皮瓣转移或植皮。Greenall（1985）报道了肛管癌 889 例，肿瘤局部切除 85 例，仅占 10%。术后局部复发率为 41%。但肛周癌因发生直肠旁及肠系膜下血管旁淋巴结转移的少，局部切除后疗效较好，Schulet（1981）报道了 16 例肛周癌，其中 11 例行了局部切除，术后 5 年生存率为 80%。

(2) 腹会阴联合切除、永久性乙状结肠造口术（Miles 手术）：适用于肿瘤 >2cm，浸润到肌层，较固定的肿瘤，以及肛周癌浸润到齿状线以上，或肛管、肛周癌局部切除后复发者。方法同直肠癌手术，但肠系膜下动脉不需高位结扎。必要时清除髂内淋巴结及闭孔淋巴结；会阴部切除的范围应更广泛，女性病人常常将阴道后壁一并切除，会阴部切口应开放。如腹股沟淋巴结有转移，应一期或分期行淋巴结清扫，因同期手术病人创伤大，手术时间长，腹股沟皮瓣坏死的危险性增加，故是否同时行腹股沟淋巴清扫应根据病人的全身情况等来考虑。预防性的腹股沟淋巴清扫目前不主张做，因疗效不好。但术后应定期观察腹股沟淋巴结。

远期疗效：肛管癌与肛周癌的术后远期疗效与直肠癌相似。但肛管癌手术切除率较肛周癌低，后者的远期生存率又较前者低。腹股沟淋巴结有无转移对预后影响很大，一旦有转移很少能获得长期治愈。

2. 放疗　Symonds(1914)报道用镭治疗直肠癌以来,1921年开始用放疗及手术治疗肛管癌,但术后并发症较多。直到1930年开展小剂量的放疗结合手术治疗肛管癌后,取得了较好疗效。1940年又开展了肛管癌组织间的插植放疗。1950年由于 ^{60}Co 的临床应用及直线加速器的问世,进一步提高了肛管癌的疗效。肛管及肛周癌常用的放疗方法有以下两种:① Papillon 照射法:应用 ^{60}Co 照射会阴野30Gy,骶后野18Gy,总疗程22天,休息4~8周后再用组织间插植放疗20Gy/24h。总量为60~70Gy。该法适用于<5cm的肛管癌及肛周癌。②三野或四野照射法:此法适用于有盆腔淋巴结转移及肿瘤>5cm的肛管、肛周癌。照射后野加两侧野,或前后野加两侧野,总剂量为45~50Gy,在4~8周内完成。休息4~5周后,缩野追加放疗至60~70Gy,追加放疗剂量可用组织间插植放疗。对腹股沟淋巴结有转移者,应先行放疗50Gy/5周,而后行淋巴结清扫术。但对放疗后淋巴结仍较固定不能行清扫者,缩小野追加至60~70Gy。放疗对小的肿瘤控制率达90%,大的肿瘤(T_3、T_4)达60%,5年生存率在2/3左右,90%的病人保持了肛管功能,有控便能力。

3. 放疗联合化疗　放疗剂量过大,可发生严重的放射性皮炎及肠炎等并发症,并且还影响手术的成功率,增加并发症。放疗联合化疗(combined modality therapy,CMT)方案既减少了因大剂量放疗带来的副作用,同时所用的化疗药物不但可以作用于肿瘤细胞,而且还有放疗的增敏作用。Nigro(1974)提出了CMT方案,并在1984年报道了应用CMT方案治疗的104例病人的疗效,其中97例无癌残留,仅7例癌残留,但肿瘤已缩小。该治疗方案是:①放疗总量30Gy,照原发灶及盆腔每天2Gy,每周5天,共3周;②在放疗开始的第1~4天和放疗结束前的1~4天,每天应用5-FU 1 000mg/m^2,24小时持续静脉滴注;③丝裂霉素12mg/m^2,仅在放疗开始的第1天静脉滴注1次。治疗结束后6周做活检,若仍有癌残留者,则应行根治术,否则密切观察,无需手术治疗。UKCCCR(United Kingdom Coordination Committee On Cancer Research)(1996)集中报道了多个医院应用CMT方案治疗585例肛管、肛周癌的疗效:3~5年的局部复发率,CMT方案为36%,单纯放疗为56%。3年生存率:CMT方案65%,单纯放疗为58%,没有统计学意义。但目前仍认为CMT方案是治疗肛管、肛周癌的较好方法。并且近年来许多放射治疗学家将CMT方案的放射剂量增加到50Gy,联合治疗后肿瘤完全消退率达80%以上,对有HIV感染者也能达到70%以上。但HIV感染者对联合治疗的耐受性较差,同时由于免疫抑制,预后较差。

二、基底细胞癌

基底细胞癌又称基底细胞上皮样癌,或侵蚀性溃疡。起源于表皮最深层的基底细胞。肛门部的基底细胞癌极少见,文献上有零星个案报道,报道最多的是Nielsen(1981),30年内报道了34例。平均年龄68岁(43~86岁),无性别差异。74%的肿瘤位于肛缘,27%肿瘤浸润到肛管及齿状线上。<3cm的19例(55.9%),3~5cm的12例(35.3%),5~10cm的3例(8.8%)。

【临床表现与诊断】

多数病人感觉肛门有肿块及溃疡,可有出血、疼痛、肛门瘙痒及有分泌物,或大便习惯改变等。肿块多在1~2cm大小,生长缓慢,常呈增大变硬的结节,中央凹陷或形成溃疡,溃疡周围绕以珍珠样的隆起,即所谓侵蚀性溃疡。由于肿块小、表浅,常误诊为痔、肛裂或肛周湿疹及疣。

【病理】

肿瘤多不侵犯肛管括约肌。镜下见到成片的呈嗜碱染色的肿瘤细胞,即蓝染、细胞有不同程度的角化,中心有钙化。细胞核大、细胞质少。如肿瘤细胞既有基底细胞的特点,又有鳞状细胞的特点,则称之为鳞状基底细胞癌,或基底细胞样癌,可能来源于泄殖腔的残留上皮,或其他类型的上皮,此类癌可以发生转移,预后较差。单纯的基底细胞癌多不发生转移。Nielsen等报道的病例中,没有死于该病的。

【治疗】

以手术切除为主。根据肿瘤的大小及浸润程度,采用不同的术式。如肿瘤巨大,浸润广泛的晚期肿瘤,可行腹会阴联合切除,永久性肠造口术;如肿瘤较小无明显浸润,则行局部切除,切缘应距肿瘤边缘1~2cm,切除皮肤、皮下组织,必要时可切除少部分肌肉。基底细胞癌对放疗敏感,小的基底细胞癌或手术后可行放疗。Nielsen报道的34例中,局部切除27例,腹会阴联合切除4例,放疗3例。局部切除的27例中,复发8例(24%),其中1例行腹会阴联合切除,5例再次行局部切除,2例放疗,随访5年,无1例复发,无1例直接死于本病。

三、一穴肛原癌

齿状线部位，即直肠肛管移行部是胚胎发育期内外胚层相互连接贯通的部位，该部位有变移上皮（移行上皮）、柱状上皮、鳞状上皮、腺体及肌肉等相互重叠交织在一起，结构复杂，是肛管、直肠疾病的好发部位。在该区域内发生的癌，如来源于变移上皮则称为一穴肛原癌。由于过去对此癌的组织学未完全了解，因而按癌细胞的不同形态来命名，如未分化癌、黏液表皮样癌、移行细胞癌、鳞化腺癌及基底细胞癌等。

一穴肛原癌少见，约占肛管、大肠癌的1%。Dofinlade等（2000）报道了28例，占肛管、大肠癌的0.8%（28/3 715）。肿瘤多位于齿状线或齿状线的下方，少数位于齿状线的上方。28例中有2例是男性同性恋者，3例感染了HIV。该病好发于40~60岁的女性。

【病理】

Morson按细胞分化程度分为三型：

1. 分化良好型　癌巢周边有典型栅栏状排列，并有假腺管样结构。

2. 中度分化型　癌巢周边细胞栅栏状排列不明显，异型癌细胞较多。

3. 未分化型　癌细胞弥散，故栅栏状排列缺如，细胞异型明显，核分裂现象多见，且有坏死现象。

【临床表现与诊断】

主要症状是便血、肛门疼痛，排便习惯改变及肛门肿块。有的病人还有肛门下坠感、瘙痒、大便次数增多或便秘等，其临床表现与肛管直肠癌相似。但直肠指检或内镜检查见：肿块多在齿状线处，大小多数在1~2cm，有溃疡形成或呈不规则的结节状，溃疡组织质地脆，触之易出血，肿块可推动。少数肿块>5cm，较固定。活检可明确诊断，并可与鳞状细胞癌、基底细胞癌和腺癌鉴别。

【治疗】

肿瘤较大、浸润较广泛者，应行腹会阴联合切除，永久性结肠造口术。肿瘤较小可行局部切除加放疗及化疗，肿瘤小亦可不行手术，联合应用放疗与化疗。Olofinlade等报道的28例中，腹会阴联合切除的2例，局部切除14例，没有手术的12例。放疗联合化疗的25例，放疗联合化疗的方法同肛管鳞状细胞癌。5年生存率50%，较其他文献报道的稍低，这可能与本组病人包括HIV感染者有关。

四、黑色素瘤

肛管直肠黑色素瘤较少见，占皮肤所有黑色素瘤的0.2%，占肛管直肠恶性肿瘤的0.5%。Quan（1995）总结了自1854年报道的第1例肛管直肠黑色素瘤以来的600例，5年生存率10%。我国文献报道的黑色素瘤108例，随访的52例中，除3例存活5年外，其余均在37个月内死亡。肛管直肠的黑色素瘤最常见部位是肛管，少数发生于肛周皮肤，直肠远端的黑色素瘤多数学者认为是肛管黑色素瘤沿黏膜下浸润到直肠黏膜所致。从胚胎发育来看，大肠黏膜来自内胚层不应发生此病。该病以女性多见，发病的中位年龄在60岁。黑色素瘤主要经血路转移到肝、肺、骨骼等脏器，也可经淋巴转移到腹股沟及腹腔淋巴结等部位。该肿瘤恶性程度高，转移早，预后差。

【病因与病理】

黑色素瘤来源于能合成黑色素的黑素细胞，它主要分布于眼的脉络膜，脑干的黑质和表皮及其附属器。肛管直肠交界部位属于复层鳞状上皮，聚集着大量的黑素细胞，这是肛管黑色素瘤发生的组织基础。黑素细胞在遗传、光辐射（尤其是紫外线的照射下）、激素代谢失调（如雌激素、前列腺素等）、损伤以及化学刺激等因素的作用下，使黑素细胞合成黑色素增多，黑素细胞亦增多、增生并癌变。黑色素瘤肉眼观呈斑块肥厚状或息肉状脱出肛门，或出血性痔块样，表面有溃疡形成。显微镜下观：癌细胞呈多角形，菱形或多边形，有的癌细胞呈巢状排列。核大畸形、泡状、核仁明显。核分裂象多少不等。细胞质少，大多数可以找到多少不等的黑色素颗粒。但约1/3的病人癌细胞内无色素颗粒或色素颗粒很少，无色素颗粒的黑色素瘤，黑色素染色阴性，给诊断带来困难，但电镜下可见细胞中有不同发育阶段的黑色素小体，或免疫组化S-100及HMB45阳性，可协助诊断。Breslow（1970）将黑色素瘤按肿瘤最厚部分的垂直厚度分成五级。Ⅰ级：肿瘤最大垂直厚度<0.76mm；Ⅱ级：0.76~1.5mm；Ⅲ级：1.51~2.25mm；Ⅳ级：2.26~3.00mm；Ⅴ级：>3.00mm。Ⅰ~Ⅱ级的5年生存率可达74%，肿瘤浸润厚度超过2mm者，无1例生存5年。

【临床表现与诊断】

主要症状有：

1. 便血　因肿瘤位于肛管直肠，易受粪便摩擦损伤出血，多为鲜血，有的呈暗黑色，便血者占

50%以上。有溃疡形成者，肛门有黑色溢液。

2. 脱垂症状　大便时有黑色肿物脱出肛门，早期较小，可自行还纳。以后逐渐增大，75%直径>1cm，脱出后常需用手托回，许多病人有痔块感。

3. 肛管直肠刺激症状　病人常有肛门坠胀不适、大便习惯改变、便秘与腹泻交替出现。若肿瘤破溃，则有肛门疼痛，或便秘等症状。

4. 局部突起型肿块　内镜检查或直肠检查，肿瘤位于齿状线、肛管或直肠远端，外观似蕈状，有的呈球形，有长蒂或短蒂，或无蒂的结节状，肿块多>1cm。如有溃疡，其溃疡面亦呈黑褐色，高低不平，分泌物恶臭。

由于本病少见，又缺乏特殊症状，因此初诊的正确率低。常误诊为脱垂性痔，血栓性外痔，息肉坏死出血或直肠癌。无色素的肛管黑色素瘤约占25%，其误诊率更高，但怀疑是黑色素瘤时应取活检组织学检查，必要时行电镜检查，查有无黑色素小体来明确诊断。近年来多数学者主张行整瘤切除送病理，以防肿瘤转移。笔者同意此观点，并做了5例疑肛管黑色素瘤的整瘤活检，4例诊断为恶性黑色素瘤，1例诊断为肥大肛乳头合并感染；4例恶性黑色素瘤病人均行了Miles手术。2例健在，1例已生存了12年，另1例15个月，其余2例在2年内死亡。

【治疗】

本病对放疗不敏感，仍以手术切除为主，主要包括腹会阴联合切除（APR）和局部扩大切除术（WLE）。有学者认为APR能彻底切除局部病变，可清扫转移淋巴结，术后无瘤生存期长。另有学者认为WLE具有手术创伤小，并发症发生率低，生活质量好的优势。因肛管黑色素瘤术后预后差，两种手术后病人长期生存率无显著性差异，何种手术方式为首选仍存在争议。一般认为若肿瘤无远处转移，能耐受手术者，可行APR。如就诊时已有远处转移，失去根治机会，可经肛门行肿瘤姑息性切除术。无论何种手术，术后均可应用化疗及免疫治疗。常用化疗药物有：达卡巴嗪（DTIC）、卡莫司汀（BCNU）、长春新碱（VCR）、放线菌素D（DACT）和洛莫司汀（CCNU）等，可单独使用，或联合用药，有一定疗效，但效果不理想。免疫治疗，可用白介素、干扰素、胸腺素，或淋巴因子激活的杀伤细胞（LAK细胞）、特异性疫苗等临床应用均有报道，但疗效亦不够理想。并有用己烯雌酚、他莫昔芬、乙胺羟基甲孕酮治疗黑色素瘤的报道，其疗效还待观察。

【预后】

该病恶性程度高，且转移早，各种疗效均不理想，故预后极差，Brady等（1995）报道了肛管直肠恶性黑色素瘤85例，男女分别为39例及46例，中位年龄60岁（27~85岁），平均生存19个月，5年生存率17%。71例行了手术治疗，其中腹会阴联合切除的5年生存率为27%，局部切除为5%。

五、肛周Paget病

肛周Paget（佩吉特）病是一种少见的上皮内腺癌，Paget（1874）首先报道了发生在乳腺的Paget病15例，Darier等（1893）首例报道了发生在肛周的Paget病。自第1例肛周Paget病报道至1990年，有文献报道的肛周Paget病100余例，多为个案报道。Beck等（1987）复习文献中的Paget病65例，他又报道了10例。而国内有文献报道（2002）的Paget病18例。

【病因与病理】

病因不明，组织学起源有争议。有三种假说：

1. 肛周表皮Paget细胞是由真皮层顶浆细胞恶变而来，因Paget病细胞与深部恶变的顶浆细胞在高碘希夫氏酸（PAS）和黏液胭脂红反应的程度上一致，认为本病是真皮顶浆细胞恶变。

2. Paget细胞起源于肛周表皮。

3. 可能由某种致癌因子作用于顶泌汗腺，上皮或直肠肠腺而发生Paget病。

组织学表现，病损位于表皮内，过度角化，基底层苍白。细胞大而圆、核大、细胞质淡染或空泡状。PAS染色呈阳性。病理分三型：①病变位于肛周不伴有较深的皮肤附属器癌，如汗腺癌等；②伴有顶泌汗腺癌或小汗腺癌；③病变位于肛周，伴有更深部位的直肠癌，尿道癌，宫颈癌或皮肤癌等。

【临床表现与诊断】

本病好发于老年人，中位年龄64岁，男女之比为1.5∶1。临床表现：

1. 起病慢，病史长，出现症状到确诊平均4年左右，常误诊为痔疮、肛裂、肛周湿疹。

2. 肛周顽固性瘙痒是最主要的症状。局部用皮质类固醇药物症状不缓解。继之肛门有灼痛、出血或肛门直肠出现肿块等。

3. 病变起初为肛周丘疹，或鳞屑状红斑，或灰红色隆起性斑块，皮肤脱屑，类似湿疹。以后形成溃疡、边缘高起、界线清楚、表面有黏液样黄色渗出，可结成黄痂（图51-86）。溃疡长期不愈有灼痛感或出血。

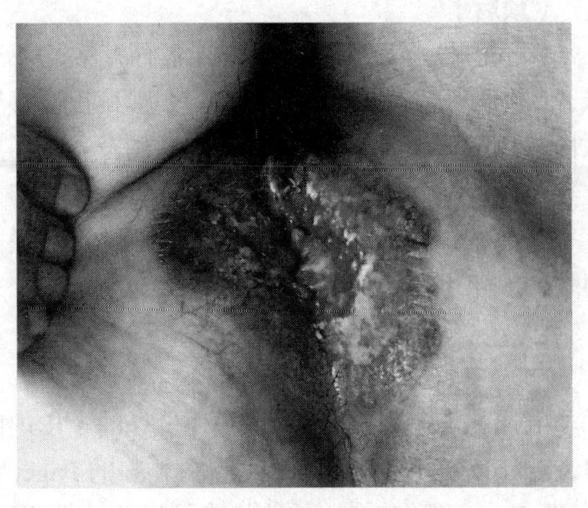

图 51-86 肛周 Paget 病

4. 病变向邻近脏器或淋巴结转移，向上累及肛管、直肠，可发生肛管、直肠癌，累及尿道、子宫，易发生尿道癌或子宫癌。该病还可转移到肝、脑、骨、膀胱、前列腺及肾上腺等部位。Paget 病病人 50% 伴有其他部位癌。Helwing 等（1963）报道 Paget 病 40 例，其中伴有皮肤癌者 13 例，内脏肿瘤者 7 例。

凡肛周有湿疹样斑伴顽固瘙痒，局部应用皮质类固醇不能缓解者，应高度怀疑本病。有下列表现者应做活检：①肛周溃疡长期不愈；②肛周损害伴有直肠癌或尿道癌等肿瘤者，应行组织学检查，因组织学检查是诊断 Paget 病的唯一方法。

【鉴别诊断】

主要与以下疾病相鉴别：

1. 肛周湿疹　外观与本病相似，但发作呈间歇性，局部应用皮质类固醇可以缓解瘙痒症状，活检找不到 Paget 细胞。

2. 肛周 Bowen 病　为肛周表皮内鳞状细胞癌，PAS 反应阴性，活检可以鉴别。

3. 肛周基底细胞癌　多发生在肛缘，生长缓慢。显微镜下见有不同程度角化，中心有钙化，细胞核大、细胞质少。对放疗敏感，预后好。

4. 表浅真菌感染　股癣蔓延到肛周，皮肤损害类似本病，局部应用皮质类固醇治疗症状不缓解，但抗真菌治疗有效，刮屑行镜检可找到菌丝或孢子。

【治疗】

制订治疗方案前应先排除其他部位的肿瘤，如行结肠内镜检查排除大肠恶性肿瘤。手术切除是主要治疗方法。有学者认为肛周 Paget 病应分为浸润性生长和非浸润性生长两种。前者应行腹会阴联合切除，后者行局部切除即可。手术方式有 3 种：第 1 种，病变单纯累及肛周表皮，仅将局部病变及其周围 >1cm 的正常皮肤切除，并行皮瓣转移。第 2 种，病变侵犯较深层的皮肤附属器，切除时应包括肿瘤基底的深筋膜和肿瘤周围 >1cm 的正常组织，并行皮瓣转移或游离植皮术。第 3 种，因病变累及更深部的直肠、尿道等，行腹会阴联合切除术。目前认为，早期病变也应行广泛深层地切除病灶（伴或不伴植皮术），减少术后复发，因 Paget 细胞常沿毛囊进入皮下组织，单纯切除皮肤常无效。化疗不能消除病变，但 1%5-FU 局部应用可改善瘙痒症状。放疗可使病变减缓发展。术后应用维 A 酸可减少或预防复发。

【预后】

Jensen 等（1988）报道了 22 例肛周 Paget 病，其中浸润性 9 例，单纯性 13 例。13 例中行根治性刮除术 5 例，局部切除术 8 例（距肿瘤边缘 1cm 以上，深达肌层）。9 例浸润性 Paget 病中行 Miles 手术 5 例，其中 4 例伴有癌（肝、肺转移癌各 1 例，直肠癌、肛管鳞癌各 1 例）。4 例中行局部切除及放疗各 2 例。疗效：根治刮除术的 5 例及放疗的 2 例，均在 6 个月内复发。行局部切除的 10 例中复发 4 例（36 4%），Miles 手术 5 例，3 例因肿瘤转移在术后 9 个月内死亡，1 例伴有肛管鳞癌及另一例局部浸润性 Paget 病病人，随访 10 年，均无瘤生存。5 年及 10 年生存率分别为 54% 及 45%。

第十三节　结直肠血管瘤

结直肠血管瘤是一种少见疾病，自 1839 年 Phillps 首例描述直肠血管瘤的表现以来，至今有文献报道 200 余例，其中 50% 发生于直肠。以 10~20 岁多见，男性略多于女性。

【病因】

结直肠血管瘤的病因不清楚，一般认为该病是先天性疾病，是中胚层组织发育异常，形成血管错构芽，并在某种因素刺激下引起肿瘤样增生形成血管瘤，这些肿物是肿瘤性还是先天性疾病，仍有争议。

【病理】

根据血管瘤内的血管形态分三类：

1. 毛细血管瘤　来源于黏膜下的血管丛，由新生的非扩张的小血管紧密排列组成，新生血管的管径和结构与正常毛细血管基本一致。血管壁薄，管壁内衬有分化好的增生的内皮细胞，血管聚集成团，血管间被缺少弹性蛋白的结缔组织分隔，常有包膜。通常单纯的毛细血管瘤仅占大肠血管瘤的6%，毛细血管瘤大多与海绵状血管瘤混合存在。

2. 海绵状血管瘤　占大肠血管瘤的75%~80%，多发生在直肠及结肠远端，血管瘤由扩张、壁薄的血管团构成，有的扩张血管呈静脉湖状，扩张血管内衬有一层或多层扁平内皮细胞。间质中含有稀少的结缔组织，有的还可见到平滑肌纤维。海绵状血管瘤又可分为三型：

(1) 静脉扩张型：瘤体多 <1cm，在某一段肠管上常有多个血管瘤存在。

(2) 息肉型：占大肠血管瘤的10%。血管瘤呈息肉状突入肠腔，多为单发。大的息肉状血管瘤可引起肠梗阻，并且常有溃疡形成及出血。

(3) 弥漫型：血管瘤的形态及大小各不相同，常累及20~30cm长一段肠管，长的可达55cm。此型血管瘤常侵入浆膜层，甚至肠系膜、子宫、阴道、卵巢、输卵管和盆壁，有的还可发生肠腔狭窄，引起不完全性肠梗阻。

3. 混合型血管瘤　瘤内有与毛细血管相似的小血管，又有与海绵状血管瘤相似的呈静脉湖样扩张的大血管，具有两种血管瘤的特征。

【临床表现与诊断】

血管瘤的临床症状与其大小、部位和病理类型有关。大多数结直肠血管瘤呈反复间歇性或阶段性无痛性便血，紫红或鲜红色，有时混有血块。便血大多在幼年或青少年开始，呈进行性加重，因此病人常伴有慢性贫血。

毛细血管瘤多无症状，出血也较缓慢，偶尔有黑便，有的表现为慢性缺铁性贫血，病人常有疲乏无力。

海绵状血管瘤的出血特点是无痛性血便，量大，并且便血始于儿童时期，青少年时期反复发作，且进行性加重，病人有间断性的贫血症状，出血严重者可致休克，需反复输血。息肉型血管瘤除了出血的表现以外，还可因息肉样突起而引起肠套叠、肠扭转、出现肠梗阻症状。如血管瘤位于直肠远端，还常伴有排便不尽感，里急后重等表现。直肠指检可扪及柔软肿块，指压肿块可以缩小。位于直肠和乙状结肠的海绵状血管瘤比结肠近端的血管瘤出现症状早，诊断较容易。

如果血管瘤呈弥漫型分布，病人多有全身性的凝血功能障碍，可加重血管瘤出血。检查血小板、凝血因子Ⅴ、Ⅶ、Ⅷ减少。纤维蛋白原降解增加，这与周围血管内凝血因子破坏增多，以及血管瘤在形成血栓过程中消耗了较多血小板及凝血因子有关，同时加速了纤维蛋白原降解。这种凝血机制障碍，在切除了血管瘤后可恢复正常。

【鉴别诊断】

1. 憩室出血　多是动脉性出血，呈大量持续出血，但出血一旦被血栓堵住不易再发生出血，故间歇性出血少。用核素 ^{99m}Tc 扫描可以帮助诊断。如疑梅克尔憩室，用 ^{99m}Tc 过锝酸钠来诊断意义较大。

2. 结直肠息肉出血　息肉糜烂出血可呈间歇性，但出血量少。息肉脱落出血，则出血量较大，但无间歇性出血。并且通过结肠镜检查，见到息肉残蒂出血可明确诊断。

3. 直肠癌出血量　多少不等，血常与大便相混，并有大便次数增多及大便习惯改变等表现。内镜检查可见质地脆的实质性肿块，活检可明确诊断。

其他还应与直肠炎、直肠孤立性溃疡和内痔等鉴别。

【检查】

1. 腹部X线片　25%~50%的病人，可在X线片上见到血管瘤中血栓钙化的簇状静脉石，随着病程的延长，静脉石的发生率增高。

2. 结肠镜检查　是诊断大肠血管瘤的重要方法。镜下见毛细血管瘤位于黏膜下、淡红色，大多数在0.5~1.0cm大小，呈局限性扁平隆起，边界清楚，但是不整齐，有的似蜘蛛状。如用放大结肠镜观察，可见密集的毛细血管团，病变周围黏膜无异常改变。如疑毛细血管瘤，可用热活检钳活检，明确诊断，但不能用普通活检钳活检而致出血。海绵状血管瘤较多见，有的呈无蒂息肉状，或结节状隆起，位于黏膜下，呈紫红色，少数顶部呈樱红色，表面黏膜光滑或草莓状，多无出血及溃疡。但血管瘤破溃发生出血后，可看到凝血块及溃疡。疑海绵状血管瘤者，不要活检，因活检可引起大出血。弥漫型海绵状血管瘤，病变可累及直肠一段，或整个直肠，有的还累及乙状结肠，病变扁平，发蓝。病变严重者，肠壁肿胀，可致肠腔狭窄，黏膜有出血点，但多无溃疡，有的误诊为肠炎。病变段肠管与正常肠管分界较清楚。术后观察标本，肠管浆膜层的血管也扩张呈蚯蚓状（图51-87）。

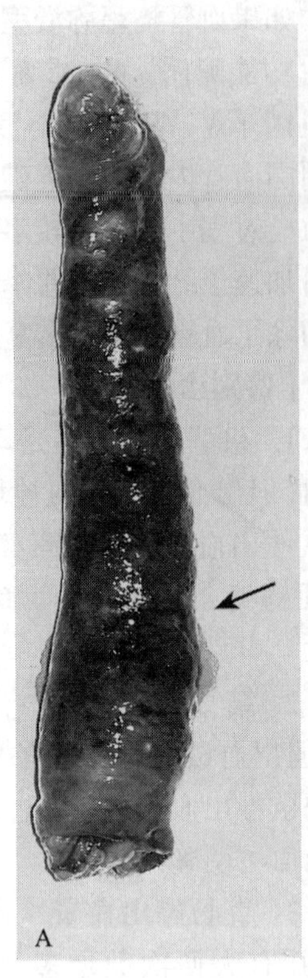

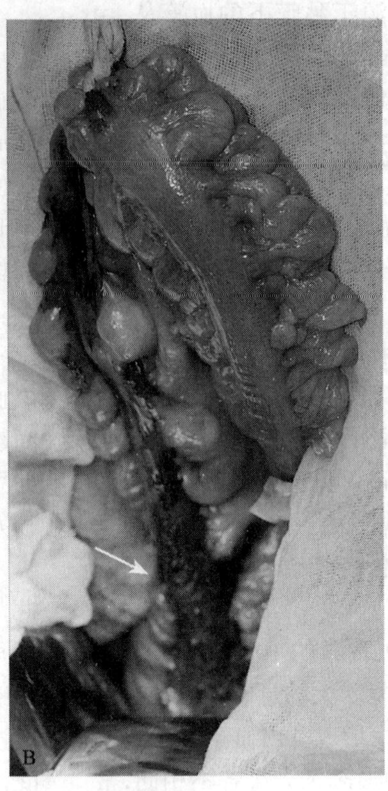

图 51-87 结直肠血管瘤

A. 黏膜面观血管瘤；B. 浆膜面观血管瘤

3. 血管造影 选择性肠系膜动脉造影可以明确约 60% 的血管瘤诊断，病变部位表现为扩张成簇的血管团，并可见血管瘤的供血血管增粗、血管池早期的静脉充盈及静脉相延长。

4. CT 及 MRI 检查 CT 扫描可显示增厚的肠壁，狭窄的肠腔和扩张的肠旁血管，并可见到肠壁内或肠旁的静脉石，以及可明确血管瘤的范围及与邻近脏器的关系。MRI 的 T_2 加权扫描还可明确显示出血管瘤的边缘，对确定血管瘤的范围有意义，但不能显示静脉石。

【治疗】

1. 非手术治疗 适用于血管瘤比较小或息肉状血管瘤，以及全身情况差或不能耐受手术切除者。

(1) 经结肠镜用高频电或微波治疗：孤立有蒂的息肉状血管瘤行圈套摘除，圈套器套在血管瘤基底部，然后通电摘除，通电与收紧圈器要配合默契，保证基底部止血彻底，但也要防止烧穿肠壁。血管瘤出血及小血管瘤也可用微波治疗，因微波止血效果好，但也应防止烧穿肠壁。由于微波治疗破坏了整个标本，不能做病理检查，是其不足之处。

(2) 选择性动脉栓塞术：多用于血管瘤并发出血不能耐受手术者，或高龄病人。在 X 线透视下，经股动脉穿刺将导管插至出血动脉附近，然后将明胶海绵经导管注入栓塞血管，达到止血目的。栓塞疗法要求的技术较高，因大肠侧支循环少，有可能引起肠管的缺血、坏死。

血管瘤出血亦可经肠系膜下动脉或下静脉滴注加压素 0.1~0.4U/min，达到止血目的。值得注意的是如滴注浓度太高可导致乙状结肠梗死，并且加压素不能反流入腹主动静脉，否则将会引起一侧下肢的严重缺血。

2. 手术治疗 手术切除是治疗血管瘤的有效方法，手术方式取决于血管瘤的大小及距齿状线的距离。

(1) 结肠血管瘤：在术中结肠镜定位下行肠段切除，结肠对端吻合术。术中应防止多发性血管瘤的遗漏。

(2) 直肠远端的小血管瘤在腰麻或骶管麻醉下行局部切除，切除深度达黏膜下层，保留肌层。

(3) 直肠中、上段的弥漫型血管瘤，经腹行直肠前切除术，术中应注意保护自主神经及止血。

(4) 直肠远端累及齿线上缘的血管瘤，经腹行直肠切除，保留直肠远端肌鞘 3cm，将结肠经肌鞘拖出与肛管吻合。保留肌鞘不应过长，否则易形成肌鞘与肠壁间感染。肌鞘上未被切除的血管瘤，由于有正常结肠的保护，不会损伤血管引起出血。但近来不主张保留肌鞘的结肠肛管吻合术增多，即将直肠分离到齿状线下方，保留肛管括约肌及盆底肌，在齿状线处上闭合器切断，移除标本后，用吻合器将结肠与肛管吻合。此手术切除血管瘤彻底，不会形成肌鞘与肠壁间感染。术后控便功能良好，大便每天多在 2~5 次，与保留肌鞘者相仿。故直肠远端的弥漫型血管瘤行 Miles 手术已罕见。但对血管瘤并发大出血，经填塞压迫止血效果不佳危及生命者，可行双侧髂内动脉结扎及肠系膜下动脉结扎，乙状结肠造口术。

【疗效】

大肠血管瘤手术应结合术前检查及术中肠镜来明确病变范围，确保切除范围的正确性及防止多发性血管瘤的遗漏，术中注意血管瘤是否侵及邻近组织或器官，选择合适的手术切除范围，彻底止血，提高手术成功率。由于直肠血管瘤是良性病变，手术多主张保留肛门手术。Londono(1994) 报道了 15 例结肠肛管吻合术，12 例随访了 10 年，除 1 例有肛门失禁外，其余的均良好。笔者行 4 例直肠弥漫型血管瘤切除的结肠肛管吻合术，其中 1 例病变范围从齿状线到降、乙状结肠交界部。随访时间最长 11 年，4 例控便功能均良好，每天大便 1~4 次。

第十四节　肛门直肠的性传播疾病

性传播疾病(sexually transmitted diseases，STD)已成为世界上最严重的公共卫生问题之一，据世界卫生组织报道，全球每天约有 100 万人感染可治愈的性病(如淋病、梅毒等)。我国 1999 年报道有 STD 83.74 万例，比 1998 年增加了 32.29%，发病率达到 67.64/10 万。故防治 STD 已刻不容缓。患 STD 后不但产生生殖器、胃肠道和皮肤的症状，而且肛管直肠也是 STD 常累及的部位，有的 STD 在肛管直肠表现尤为突出，故肛肠科医师在诊治该病上显得责任重大。

一、艾滋病

艾滋病是获得性免疫缺陷综合征(acquired immunodeficiency syndrome，AIDS)，是由人类免疫缺陷病毒(human immunodeficiency virus，HIV)侵犯人体免疫系统，尤其是破坏 $CD4^+$ 淋巴细胞，使人体免疫功能严重低下，病人容易发生各种顽固性感染及恶性肿瘤，常见的有肺孢子菌肺炎、卡波西(Kaposi)肉瘤、慢性淋巴结肿大、非霍奇金淋巴瘤和各种条件致病菌引起的不同部位的感染。本病的发病率男性高于女性，尤以青壮年多见。据世界卫生组织统计，截至 2002 年底，全世界已有 6 900 万人感染了 HIV 病毒(其中女性 1 920 万，15 岁以下儿童 320 万)；已有 2 400 万死于艾滋病。2002 年一年中艾滋病新感染者约 500 万人，其中成人 420 万人(包括妇女 230 万人，儿童 80 万人)。死亡 310 万人。我国 1985 年发现第 1 例艾滋病至 2011 年有 78 万人携带 HIV 病毒，其中 15.4 万产生 AIDS，因 AIDS 死亡 2.8 万人。

【病原与流行病学】

1. 病原　艾滋病病毒有不同的变异株，1983 年法国巴斯德研究所首先在艾滋病病人中分离出了淋巴结相关病毒(LAV)，1984 年美国国立肿瘤研究所又分离出人类嗜 T 细胞Ⅲ型病毒(HTLV-Ⅲ)。这两种病毒的形态相似，都是反转录 RNA 病毒，是同一病毒的变异。1986 年 7 月 25 日，世界卫生组织发布公告，国际病毒学会将 LAV、HTLV-Ⅲ型病毒均称为 HIV。HIV 是一种单链的 RNA 病毒(核糖核酸病毒)，外周有衣壳，衣壳外有包膜，衣壳和包膜的主要成分是糖蛋白。HIV 直径 100~120nm，外形似 D 型病毒。HIV 离开人体不易成活，不耐高温，加热 56℃、30 分钟即可灭活。但耐寒，-75℃可存活 3 个月。75% 酒精、2.5% 碘酊可将其迅速灭活，但紫外线对 HIV 的杀灭作用不强。HIV 的特性是噬 T 淋巴细胞，特别是噬 $CD4^+$ 淋巴细胞和神经细胞。并且 HIV 含有一种特殊的反转录酶，对人体有一定的致癌作用。

2. 传播与流行

(1) 传染源：目前认为感染 HIV 的人是本病唯一的传染源，包括病人和无症状的 HIV 携带者。其血液、精液、唾液、脑脊液、眼泪、乳汁、宫颈及阴道分泌物和尿液中均分离出艾滋病毒，其中精液含 HIV 量最高。而未发病的 HIV 携带者传播危险性更大。

(2) 传播途径：①主要是通过性传播，如不正当的性交、男男同性性行为(MSM)等；②接受感染过

HIV 病人的血或血制品，如人血白蛋白等；③母婴传播：产前、产中、产后母亲感染了 HIV 而传染给小孩；④接触被 HIV 污染的物品：注射器、针头等；⑤接受 HIV 感染者的器官，如肾脏和肝脏等。

(3) 易感人群：① MSM 及暗娼等，MSM 病人因肛交损伤了肛管直肠黏膜，而受损的黏膜易感染 HIV。而异性性交亦是传播 HIV 的重要途径，但阴道黏膜较直肠黏膜耐摩擦，没有肛管直肠黏膜易受损伤，故肛交最容易传染 HIV。②吸毒者，这是第二类易感人群，这些人经常反复经静脉注射成瘾药物，使用了被 HIV 污染的注射器和针头而传染。③反复接受输血或血制品者，如血友病病人，需反复接受输血或血制品第Ⅷ凝血因子，增加了接受已污染 HIV 血液的机会。

【发病机制】

HIV 进入人体后，最初引起淋巴细胞增殖，并激活 B 淋巴细胞产生抗体，但这种抗体不能中和病毒，HIV 仍存于血液中。并且 HIV 的包膜与 $CD4^+$ 淋巴细胞有很大的亲和力，与 $CD4^+$ 淋巴细胞的 CD4 受体结合进入细胞内，脱掉外壳释放出病毒 RNA，在病毒反转录酶的作用下，将病毒 RNA 反转录成双链 DNA（前病毒 DNA）。前病毒 DNA 与宿主细胞的 DNA 整合在一起，使机体无法清除这些病毒。前病毒 DNA 与宿主细胞的 DNA 整合后，即可再经转录产生新的病毒 RNA 和病毒蛋白，经装配形成新的病毒颗粒，HIV 复制完成。整个复制过程需 1~2 周。新的病毒产生后附在 CD+4 淋巴细胞膜上向外顶，状如出芽，然后离开细胞进入血液，再侵入其他 CD+4 淋巴细胞，如此反复造成大量的 CD+4 淋巴细胞破坏。而 $CD4^+$ 淋巴细胞又是免疫细胞中最为重要的，它能识别外来抗原，激活 B 淋巴细胞、单核细胞和 NK 细胞，并且 $CD4^+$ 淋巴细胞自身能产生活化因子刺激 T、B 淋巴细胞增殖。但由于 $CD4^+$ 淋巴细胞被破坏，整个依赖 $CD4^+$ 淋巴细胞的特异性免疫处于无功能状态，即出现严重的免疫缺陷。由于机体的免疫缺陷，不能清除侵入机体的病原体，致使本来就对人体能产生感染的病原体和一些条件致病菌都对机体产生侵犯，发生感染，危及病人生命。并且 HIV 的反转录酶能导致机体恶性肿瘤的发生，如卡波西肉瘤、中枢神经的淋巴瘤等。

【病理】

艾滋病的病理改变，主要表现为以淋巴组织增生开始到淋巴组织缺失告终的病理过程。最初可见到肿大的淋巴结有滤泡增生（Ⅰ型）；类血管免疫母细胞性淋巴腺瘤的淋巴结肿大（Ⅱ型）；淋巴细胞缺失的淋巴结（Ⅲ型）；最后出现卡波西肉瘤的局部淋巴结（Ⅳ型）。这四种类型可能是艾滋病对组织损害的不同阶段不同类型的表现。

【临床表现】

感染 HIV 后一般经过以下阶段才出现艾滋病的临床表现。

1. 亚临床期（HIV 急性感染期，潜伏期） 感染 HIV 1~6 周，约 75% 的病人出现发热、乏力，关节、肌肉和咽喉痛。以及厌食，皮肤红斑，腹泻等表现。腹股沟淋巴结、腋窝、耳后等全身淋巴结肿大。血小板减少及 $CD4^+$ 淋巴细胞减少（正常 8×10^8/L），CD4/CD8 比值降低。此期肿大的淋巴结病理表现为非特异性的滤泡增生，HIV 抗体阴性。而 HIV 抗体阳性要 6 周后才出现。故又将此期称为潜伏期或 HIV 急性感染期。

2. 艾滋病相关综合期（轻型艾滋病） 感染 HIV 后约 1/4 的病人在 3 年内进入此期，其他的病人需更长的时间。病人除了持续性的全身淋巴结肿大外，还出现全身非特异性感染的症状，如体温常在 38℃以上、盗汗、疲劳、持续腹泻、明显消瘦等，口腔常出现白念珠菌感染形成的假膜，血小板减少，皮下、牙龈易出血。$CD4^+$ 淋巴细胞明显减少，低于 0.4×10^9/L，CD4/CD8 比值倒置。但此期一般无恶性肿瘤发生。

3. 艾滋病 是感染 HIV 后的最严重阶段，主要表现为条件致病菌感染和恶性肿瘤。病人出现持续的发热、食欲减退、体重下降、乏力、盗汗、精神萎靡，以及幻觉和头晕等。其条件致病菌感染常见的有以下三类：①原虫：肺孢子菌感染引起肺炎；弓形虫感染引起脑炎；隐孢子虫、蓝氏贾第鞭毛虫等感染引起肠炎。②真菌感染：念珠菌感染引起鹅口疮、食管炎；新型隐球菌，分枝杆菌感染引起肺炎、脑膜炎。③病毒：巨细胞病毒（CMV）感染引起肺炎、肠炎、肝炎、脑炎；单纯疱疹病毒感染引起皮肤黏膜水疱性损害；疣病毒感染引起传染性软疣等。

肛管直肠损害：

(1) 肛管溃疡：由单纯疱疹病毒引起。溃疡多位于肛管呈圆形或卵圆形、基底宽。活检可发现单纯疱疹病毒。

(2) 尖锐湿疣：在肛周或肛管出现米粒或黄豆大小的并呈分支状的赘生物，病人有肛门瘙痒疼痛或出血。

(3) 卡波西（Kaposi）肉瘤：发生于肛管者形如杨梅状的疣状物，活检易引起大出血。如病变发生在直肠，则直肠出现顽固性溃疡。

(4) 肛周淋巴瘤及肛管鳞状细胞癌：也是艾滋病病人常出现的肛管直肠损害，应加警惕。

【诊断】

1. 诊断原则　HIV/AIDS 的诊断需结合病史、临床表现和实验室检查等进行综合分析，慎重作出诊断。实验室检测 HIV 抗体的方法包括初筛试验、血清或尿酶联免疫吸附试验、血快速试验、确认试验、血蛋白印迹试验。确诊 HIV/AIDS 必须是经确认试验证实 HIV 抗体阳性，或血浆 HIV-RNA(+)。

2. HIV/AIDS 分期诊断标准

(1) 急性 HIV 感染

1) 流行病学史：不安全性生活史，静脉注射毒品史，输入未经 HIV 抗体检测的血液和血液制品史，HIV 抗体阳性者所生子女等。

2) 临床表现：发热、头痛、乏力、咽痛、全身不适等症状。有的有传染性单核细胞增多症，颈、腋及枕部淋巴结肿大，脑膜炎脑炎或急性多发性神经炎，皮疹，肝脾肿大等。

3) 实验室检查：经确认试验证实 HIV 抗体由阴性转为阳性。在感染早期 HIV 抗体阴性，但多在 2~6 周抗体转为阳性，极少数可能延长至 3~6 个月才出现抗体，病人血浆中才出现 HIV-RNA(+)。确诊标准：病人近期内有 HIV 感染史及上述临床表现，并经实验室检查 HIV-RNA(+)，即可确诊。并且仅凭 HIV-RNA(+) 一项也可确诊。

(2) 无症状 HIV 感染：①流行病史同急性 HIV 感染；②临床表现常无任何症状，但可有全身淋巴结肿大；③实验室检查：经确认试验证实病人血浆中 HIV-RNA(+)。确诊标准：病人有流行病学感染史，无论是否出现 HIV 感染的临床表现，有无全身淋巴结肿大，结合经确认试验证实 HIV 抗体阳性，即可诊断；或仅凭 HIV-RNA(+) 亦可诊断。

(3) AIDS 的诊断

1) 有同急性 HIV 感染的流行病学史。并出现原因不明的持续不规则低热及全身淋巴结肿大(淋巴结直径 >1cm) 超过 1 个月。以及慢性腹泻 >3~5 次 /d，且 3 个月内体重下降 >10% 等临床表现。有的病人出现口腔或内脏有白念珠菌感染、肺孢子菌肺炎、巨细胞病毒感染、弓形虫脑病、出现新型隐球菌脑膜炎或隐球菌肺炎等。以及出现真菌感染、脓毒症、反复发生的细菌性肺炎、皮肤黏膜或内脏的 Kaposi 肉瘤、淋巴瘤、活动性结核病或非结核分枝杆菌病、反复发作的疱疹病毒感染或中青年病人出现痴呆症的表现。

2) 实验室检查：① HIV 抗体阳性经确认试验证实者；②病人血浆中 HIV-RNA(+)；③ $CD4^+$ T 淋巴细胞数 <200 个 /μl。确诊标准：有流行病学病史，并有上述临床表现，或有上述临床表现中列举的任何一种疾病，再结合上述三项实验室检查中的任何一项阳性，即可确诊为 AIDS。或上述三项实验室检查中的 HIV 或 HIV-RNA 任何一项阳性再加 $CD4^+$ T 淋巴细胞 <200 个 /μl，也可诊断为 AIDS。

【治疗】

AIDS 病人可以照常工作学习，但有低热时应注意休息，并注意营养，多吃易消化食物及高蛋白食物。防止传染。对 AIDS 目前尚无确切有效的药物治疗，现治疗主要针对抗病毒，增强机体免疫力和治疗各种感染。

1. 抗 HIV 治疗　这些药物的作用是阻止 HIV 在体内的复制、增殖。

(1) 核苷类反转录酶抑制剂：①齐多夫定(AZT) 200mg，每日 3 次；②扎西他滨 0.375~0.75mg，每日 3 次。

(2) 非核苷类反转录酶抑制剂：①奈韦拉平(nevirapine) 200mg/d，连服 2 周后改为 400mg/d；②洛韦胺(loviride) 100mg，每日 3 次。

(3) HIV 蛋白抑制剂：①沙奎那韦 600mg，每日 3 次；②茚地那韦(indinavir) 800mg，每日 3 次。

2. 增强免疫功能

(1) α 干扰素：360 万 ~560 万 IU 肌内注射，每天 1 次，4 周后改为每周 3 次，共 8 周为一疗程。对 HIV 感染有一定疗效，可减少条件致病菌感染的发生。

(2) 白介素 -2(IL-2)：多用重组 IL-2(250~25 万 U) 24 小时持续滴注，每周 5 天，共 8 周。24 小时最大耐受量为 25 万 U。

3. 感染的治疗　针对各种条件致病菌及原虫对人体的感染而治疗(表 51-5)。

4. AIDS 病人的肛门肠道手术　AIDS 病人如患肛旁脓肿、内痔脱垂等，需行脓肿切开引流或痔手术，以及病人有直肠病变的需行活检手术。虽然这些手术小，但术后伤口愈合较困难。近年也有切除肛管溃疡改善症状的报道，但要谨慎行事。

AIDS 病人如并发 CMV 感染发生回肠、结肠炎时，多表现为顽固的腹泻及腹部隐痛。当其合并大出血及肠穿孔时，因病情危急，常需急诊行肠切除肠吻合术，但近期死亡率高，1 个月内的死亡率达 71%(表 51-6)。如行择期手术预后稍好。

表 51-5 艾滋病常见条件致病菌及原虫感染的治疗

感染	药物选择
真菌	
白念珠菌性口腔炎	制霉菌素
白念珠菌性食管炎	两性霉素 B 或酮康唑
播散性白念珠菌病	两性霉素 B
隐球菌病	两性霉素 B,5- 氟胞嘧啶
病毒	
皮肤黏膜单纯疱疹	阿昔洛韦(无环鸟苷)
播散性带状疱疹	阿昔洛韦
播散性巨细胞病毒感染	无有效药物细菌
鸟分枝杆菌	无有效药物原虫
肺孢子菌肺炎	复方磺胺甲噁唑,羟乙基磺酸戊双脒
弓形虫病	磺胺嘧啶
隐孢子虫病	螺旋霉素

表 51-6 艾滋病的急症肠切除术

作者(年份)	致病菌	表现 / 例	手术方法 / 例	死亡率 /%
Wexner 等(1988)	CMV	出血(3)	切除及分流(3)	66(6 个月)
	CMV	穿孔(5)	切除及吻合(5)	100(3 周)
Wilson 等(1989)	CMV	出血(1)	切除及吻合(1)	100(1 个月)
	CMV	穿孔(7)	切除(6)	33(1 个月)
			缝合(1)	100(1 个月)

【预防】

目前 AIDS 的预防尚无成功的疫苗注射,主要是开展教育,提高对 AIDS 的认识,切断传播途径也是可以预防的。

1. 避免不安全的性行为,常规使用避孕套。

2. 积极治疗其他性传播疾病,因性传播性疾病可促进 HIV 的传播,对性病病人进行抗 HIV 抗体检测。

3. 戒毒尤其是静脉吸毒易传染 HIV。

4. 防止医源性感染,应安全使用血及血制品,使用一次性注射器等。

二、肛门尖锐湿疣

尖锐湿疣(condyloma acuminatum,CA)又名生殖器疣、性病疣,是由人类乳头瘤病毒(HPV)感染引起的增生性疾病。主要通过性接触传染,儿童患生殖器、肛门尖锐湿疣和喉乳头瘤病,主要通过患尖锐湿疣的母亲分娩时感染。也可通过接触病人的污染物传染,病人的性伴 2/3 会传染此病。此病在全世界流行,以欧美多见。

【病因与发病机制】

1. 病原 HPV 是尖锐湿疣的病原体,是一种 DNA 病毒。病毒颗粒直径为 50~55mm,表面由 72 个壳微粒组成,中心为病毒的 DNA 链。人是 HPV 的唯一宿主,病变一般为良性过程,能引起人的鳞状上皮增殖。目前用现代分子生物学技术分离到的 HPV 有 100 个亚型,而与尖锐湿疣有关的是 HPV6、11、16、18、33 型,其中 HPV16、18 型有高度的致癌性。HPV 在人体温暖潮湿的部位易生存、繁殖,故生殖器及肛周易发病。

2. 传播途径

(1)性接触传染:不洁性交是传播的主要途径,在性交过程中 HPV 颗粒很容易通过微小的皮肤黏膜损伤传染给对方,一般在病期 3 个月时传染力最强。

(2)间接接触传播:部分病人通过接触病人污染的内衣、马桶等间接传染,也可通过非性行为的直接接触传染。

(3)母婴传染:胎儿的母亲患有产道的尖锐湿疣,母亲分娩时传染给婴儿,或出生后患儿与母亲的密切接触传染。HPV 感染还与机体的免疫功能有关,在机体免疫功能低下时,尤其是细胞免疫功能低下时容易感染 HPV。

【病理】

HPV 颗粒侵入机体后,引起表皮角质层轻度角化过度、弥漫性角化不良,棘细胞层高度肥厚、表皮嵴增粗,延长,棘细胞内可见核丝分裂现象,但无异型。中上层的细胞有明显的空泡形成,空泡化的细胞比正常细胞大,核浓缩,核周围有透亮的晕。真皮浅层毛细血管扩张,增生、间质水肿,周围有少量炎性细胞浸润。

【临床表现】

本病潜伏期为 2 周至 8 个月,平均 3 个月。发病初期男性在龟头、包皮、冠状沟,女性在阴唇、阴道口、尿道口、阴道壁、宫颈口出现单个或多个针头至黄豆大的丘疹,呈淡红色,扁平或半球形,或丝状,表面有光泽,质柔软,无症状。偶可发生在腋窝、脐窝、趾间及口腔颊部等部位。皮损逐渐增大、增多、大小不等,外形多种多样,如丘疹样、乳头样、菜花样、鸡冠样及蕈样。表面粗糙,呈灰白色或粉红色。病程较长的尖锐湿疣，表面角化明显，呈褐色，质地硬。肛门尖锐湿疣更为典型，因肛周皮肤更为湿润，并且经常受排便摩擦或浸渍，尖锐湿疣可发生糜烂、破溃而渗血或有脓性血痂覆盖，肛门皱襞间有分泌物积存、恶臭，如并发感染可出现瘙痒、压痛及疼痛感。巨大型损害又称巨大型尖锐湿疣，表现为生长迅速，形成疣状或菜花状，可发生坏死、感染，形态似癌，但病理为良性。肛管上端、直肠下端的尖锐湿疣不易发现，体积较大时病人才有肛门下坠感或疼痛，大便次数增多等表现。有报道生殖器癌的发生与生殖器的尖锐湿疣有关，外阴部的尖锐湿疣经 5~40 年后可能会转变成鳞状细胞癌，15% 阴茎癌、5% 女阴癌及部分肛门癌是在尖锐湿疣的基础上发展而成的，特别是宫颈癌与 HPV 的感染明显相关。

【诊断】

根据病人的不洁性交史，当地尖锐湿疣的发病情况，以及生殖器、肛门等部位的增生物形态，再结合以下检查，即可作出诊断。①醋酸白试验：用棉拭子蘸 5% 醋酸溶液涂于疣上及周围皮肤黏膜上，3~5 分钟后可见到 HPV 感染部位变为均匀一致的白色，与周边分界清楚；②组织学检查：取病变组织行组织学检查，见棘细胞空泡化，核浓缩，核周围有透亮的晕等，有助诊断；③细胞学检查：用阴道或肛门的疣做组织涂片，作巴氏（Papanicolou）染色，可见到空泡化细胞及角化不良两种细胞同时存在，对尖锐湿疣有诊断意义；④聚合酶链反应（PCR）可以证实损害中有 HPV 存在，对诊断有意义。

【鉴别诊断】

1. 绒毛状小阴唇　又名假性湿疣在双侧小阴唇内侧或尿道口周围，可见多发性、群集性颗粒状丘疹，或绒毛状突起，是一种正常的生理变异，不属疾病。

2. 阴茎珍珠状丘疹　在男性冠状沟处发生多个针头大小的黄白色结节或淡红色的小丘疹，质硬、排列成行、无压痛、醋酸白试验阴性。

3. 扁平湿疣　是二期梅毒的特征，常见于外阴及阴茎冠状沟和肛门部位，呈扁平样隆起，大小不等，边界清楚，表面光滑潮湿，无角化，分泌物行暗视野检查可见大量的梅毒螺旋体，梅毒血清试验阳性。

4. 生殖器及肛管癌　多见于老年人，病变呈浸润性生长，容易发生溃疡。活检行病理检查见到癌细胞，可确诊。

5. 鲍温样丘疹病　为多发性小丘疹，呈红色或棕红色，多见于青壮年男女的生殖器皮肤，或肛周等处。活检组织行病理检查为类似鲍温病样改变。

【治疗】

1. 局部药物治疗

(1) 0.5% 足叶草毒素酊：外用，涂于任何部位的尖锐湿疣上，包括男性尿道内及女性阴道内的尖锐湿疣均可用此药涂，每日 2 次，连用 3 日，停药 4 日为一疗程。可用 1~3 个疗程。该药疗效好。但有致畸作用，孕妇禁用。

(2) 10%~25% 足叶草酯酊：本品为足叶草的粗制品。涂该药之前在疣周围的正常黏膜皮肤上涂上凡士林保护黏膜皮肤，然后用小棒蘸取药物涂于疣体表面，2~4 小时后洗掉，每周 1 次。用药 6 次后未愈则改用其他疗法。该药有致畸作用，孕妇禁用。

(3) 50% 三氯醋酸溶液：外用，将药液涂于疣表面，每日 1 次，6 次未愈改用其他疗法。该药主要是通过对蛋白的化学凝固作用而破坏疣体。因此用药前应用凡士林等涂于疣周围的皮肤上加以保护。

(4) 5- 氟尿嘧啶软膏：外用，每日 1 次涂于疣上。勿接触正常皮肤、黏膜。孕妇禁用。

(5) 5% 咪喹莫特（imiquimod）霜：涂于疣表面，每周 3 次，用药 6~10 小时后洗掉，最多用 16 周。此药为外用免疫调节剂，通过刺激局部产生干扰素及其他细胞因子而起作用。

2. 物理疗法

(1) 激光疗法：采用 CO_2 激光治疗，多用于阴道或尿道内疣。烧灼中应注意深度，过深易使创面不易愈合、瘢痕大，过浅易复发。

(2) 冷冻疗法：采用液氮或 CO_2 干冰，破坏尖锐湿疣，但愈后有发生瘢痕及色素沉着的可能。有报道冷冻不但能破坏病变组织，而且还能激发局部的免疫应答，有较好的疗效。

(3) 电灼：用高频电刀或电针对疣体进行切割或烧灼。

3. 手术治疗　适用于单发及巨大尖锐湿疣。可用局部麻醉或骶管麻醉或腰麻。用 1∶1 000 的氯己定液常规消毒，铺单后，距疣边缘 2~3mm 切开皮肤后，用电刀切开皮下组织、切除疣，缝合切口。切除后将干扰素 α-2b 100 万 U 溶于 1% 利多卡因 1~5ml 中点状注射于切除皮损处，可以明显减少 CA 复发率。切除过程中尽量保留肛门皮肤及肛管黏膜。以防愈后肛周瘢痕过大而感肛门不适。

三、梅毒

梅毒是梅毒螺旋体(treponema pallidum,TP)引起的一种性传播疾病,可侵犯全身各器官,产生多种多样的症状和体征。梅毒主要经性接触传染。梅毒螺旋体的生活周期约30小时,在皮肤和睾丸组织内大量繁殖,可在体内长期生存。梅毒在东欧发病率最高,1997年达到277.3/10万。20世纪60年代,我国已基本消灭了性病,但到20世纪80年代我国重新出现了梅毒。近年来梅毒发病率连年攀升,1993年为0.2/10万,1999年6.5/10万,2009年24.7/10万。我国梅毒增长之快,给防控工作带来了艰巨的任务。

【病原与流行病学】

1. 病原　梅毒的病原是梅毒螺旋体,因虫体纤细、透明呈螺旋状,故又称苍白螺旋体。TP的运动方式是依其长轴旋转前进、弯曲如蛇行和伸缩前进。在光镜下见这些运动方式有助于与其他螺旋体鉴别。其繁殖方式是横断分裂和芽生分裂繁殖。螺旋体属厌氧微生物,体外不易生存。易被肥皂水及一般消毒液杀死。最适生存温度是37℃,42℃30分钟即丧失传染力,0℃可存活48小时,-78℃可存活数年不丧失传染力。

2. 流行病学　在经济发达地区因各种娱乐发达、吸毒等因素的影响,梅毒发病率较高,但近年来随着农民工等流动人口的加快,农村梅毒的发病率也明显上升。

(1)传染源:是早期(一、二期)后天性梅毒病人,这些病人皮肤破溃损伤小,未引起重视,但其破损处含有大量的梅毒螺旋体,传染力极强。若孕妇患有梅毒可传(胎传)给胎儿,即胎传梅毒。

(2)传播途径:主要是通过性接触传染,除异性交外,男男同性性行为(MSM)、口交等性传染。其次是与病人的接触,如握手、接受病人的血等传染。也可以间接传染:如使用病人污染过的衣物、餐具等传染。

【病理】

梅毒螺旋体进入机体以后,在局部皮下或黏膜下繁殖,出现渗出,增殖性炎症,真皮血管内皮细胞肿胀、增生、血管肥厚,并有大量淋巴细胞和浆细胞浸润。很快沿淋巴管到达附近淋巴结,48小时后进入血液播散到全身。侵入机体未经治疗的梅毒,根据其有无传染性而分为两个阶段,一般以2年为限来划分。2年以内为早期梅毒,有传染性;2年以后为晚期梅毒,晚期梅毒皮肤黏膜局部出现慢性肉芽肿,内无螺旋体,无传染性。并约1/4早期梅毒病人,由于机体对TP产生非特异性抗心磷脂抗体,和特异性抗体IgM、IgG、IgA和IgE消灭了体内的TP而得到痊愈,不出现晚期梅毒。而部分晚期梅毒也可因这些抗体的作用而得痊愈。

【临床表现】

1. 一期梅毒(硬下疳)　一般发生于不洁性交后2~4周,硬下疳发生于TP侵入的部位,损害多数为一个,初起为一红斑或丘疹,后为硬结,很快形成单个圆形的浅溃疡或糜烂面,多为1~2cm大小,周围稍高出皮肤表面,绕以红晕,境界清楚,不痛不痒,质地中等。溃疡表面有少许分泌物,涂片见内有大量梅毒螺旋体,传染性很强。硬下疳90%发生在外生殖器。男性多发生在冠状沟、包皮、龟头、阴茎及系带上。女性多见于小阴唇和宫颈。MSM者多发生在肛门周围。硬下疳少数也可以发生在口唇、咽、舌、乳房等处。所属淋巴结肿大。病变在会阴部者多为双侧淋巴结肿大。肿大淋巴结,质地中等,尚无压痛,边界清楚,无粘连,可推动,局部亦无红肿、破溃。硬下疳不经治疗3~8周可自然愈合,不留痕迹或仅有轻度萎缩性瘢痕。但早已传遍全身的TP未被全部消灭,仍在繁殖,经过一段时间后可引发二期梅毒。

2. 二期梅毒　感染TP后7~10周或硬下疳出现6~8周后发病。发病前病人常有低热、头痛、乏力、食欲差、肌肉、关节和骨骼酸痛等症状,80%以上病人发生皮肤黏膜损害,皮疹形态多样,可表现为玫瑰疹、斑疹、斑丘疹、丘疹、鳞屑疹、脓疱疹等。皮疹多见于躯干、四肢,常呈对称性损害。皮疹数目多,皮损较小,常以一种皮疹为主,而多种类型同时存在。病人无明显的自觉症状或轻微瘙痒。肛门周围及外阴部常可见扁平湿疣,高出皮肤,较大扁平湿疣的顶部呈菜花状或有糜烂,涂片可见梅毒螺旋体。此外,口腔内可见黏膜白斑、红肿或溃疡。部分病人有浅表淋巴结肿大及关节炎等。第一批出现的皮疹为二期早发梅毒,此皮疹2~3个月即可消退,在1~2年内又复发者称二期复发梅毒。二期复发梅毒与二期早发梅毒的临床表现相似,但其皮疹少、皮损大,分布不对称,好发于前额、颈部、外阴等处。

3. 晚期(三期)梅毒　晚期梅毒是感染梅毒螺旋体2年后又出现的临床症状。是早期梅毒未得到治疗,或治疗不彻底,机体对体内残余梅毒螺旋体产生的免疫反应所致。晚期梅毒主要表现为皮肤的结节性皮疹和树胶肿,80%的发生在皮肤黏膜，少数发生于骨骼和内脏。树胶肿起初在皮下，直径多在 0.5~3cm 大小，与皮肤无粘连，皮肤黏膜颜色无改变，亦无疼痛。如不治疗 2~6 个月后结节增大，逐渐与皮肤粘连高出皮肤，皮肤颜色呈紫红，此时多约核桃大小。随后皮肤破溃流出少量的分泌物，形成较深的溃疡，溃疡底有黄色坏死组织。溃疡常出现一侧愈合，另一侧在蔓延。一般区域引流淋巴结不肿大。如树胶肿发生在直肠，病人有肛门下坠感，如树胶肿破溃，出现脓血便及里急后重。如连续出现树胶肿，愈合时留下的瘢痕可致直肠狭窄、出现排便不畅等。

4. 神经梅毒　多在感染梅毒螺旋体后 3~20 年发病。神经梅毒多侵犯脑膜血管及脑实质，出现脑膜炎，脊髓痨多发生在感染后 20~25 年，病变主要侵犯脊髓后根，使脊髓后根发生变性、萎缩，使周围神经的感觉冲动传不到中枢，导致感觉障碍及运动性共济失调。如支配肛管直肠的感觉中枢受损造成的运动性共济失调，可发生肛门失禁，称作肛门括约肌共济失调。检查时用手将肛门向两侧分开，手离开后肛门不能像正常人一样迅速闭合，而出现闭合弛缓，呈开放肛门。晚期梅毒还可侵犯骨骼，使骨发生树胶肿、骨膜炎、骨髓炎、关节炎等。

5. 潜伏梅毒　梅毒螺旋体进入人体后未治疗或治疗不彻底，虽无临床症状，但梅毒血清试验呈阳性，称潜伏期梅毒。早期潜伏期梅毒约 20% 的可发生二期复发梅毒，晚期复发者少见。

6. 实验室检查

(1) 暗视野显微镜检查：一、二期梅毒局部破溃创面的分泌物行玻片压片显微镜检查可见大量的梅毒螺旋体。

(2) 非 TP 抗原血清试验：TP 进入人体后 3~4 周产生抗类脂原的抗体(反应素)。该试验应用心磷脂抗原，测定血清中抗心磷脂抗体。这些试验包括：①不加热血清反应素试验(USR)；②快速血浆反应素环状卡片试验(RPR)等。这些试验反应快、灵敏度高，适用于各期梅毒的诊断、疗效观察及对梅毒的普查。但是抗心磷脂抗体并非只存在于梅毒病人中，故该试验为非特异性抗体检测试验，对此类试验反应阳性者须行 TP 抗原血清学试验，才能对梅毒做出正确诊断。

(3) TP 抗原血清学试验：该试验是检测梅毒 IgM 和 IgG 的混合抗体，但在梅毒治愈相当长的时期内 IgG 仍呈阳性，故不能判断梅毒活动与否，不能作疗效监测。此类检测方法包括：① TP 明胶颗粒凝集试验(TPPA)；② TP 血细胞凝集试验(TPHA)；荧光 TP 抗体吸收试验(FTA-ABS)等试验。这些试验中以 TPPA 特异性好、灵敏度高。

【诊断与鉴别诊断】

根据病史、临床表现并结合实验室检查即可诊断。但在诊断梅毒时应与以下疾病鉴别：

1. 肛周的硬下疳　应与软下疳、肛管鳞状细胞癌、单纯疱疹及 Bowen 病鉴别。

2. 肛周的皮疹　应与真菌感染、银屑病、尖锐湿疣等鉴别。

3. 肛周梅毒性白斑　需与白癜风、汗斑相鉴别。

4. 梅毒性直肠炎及梅毒瘤　需与非特异性直肠炎和直肠恶性肿瘤鉴别。

【治疗】

长效青霉素是治疗梅毒的首选药，疗效肯定、疗效好。目前还没有梅毒螺旋体耐青霉素的报告。

1. 早期(含早期潜伏期梅毒)梅毒的治疗

(1) 普鲁卡因青霉素 G，80 万 U，肌注，每日 1 次，共 15 天。

(2) 苄星青霉素，240 万 U，臀部肌注，每周 1 次，共 2 次。或选用头孢曲松 2.0，肌注，每日 1 次，共 14 次。

2. 二期及晚期梅毒的治疗

(1) 普鲁卡因青霉素 G，80 万 U，肌注，每日 1 次，共 20 天为一疗程。间隔 2 周后，再用一疗程。

(2) 苄星青霉素 G，240 万 U，臀部肌注，每周 1 次，共 3 次为一疗程。间隔 2 周后，再用一个疗程。

(3) 多西环素，100mg，每日 2 次，口服，连续 30 天。

3. 神经梅毒的治疗

(1) 水剂青霉素 G，400 万 U，静滴，每 4 小时 1 次，10~14 天为一疗程。间隔 2 周后，再用一个疗程。

(2) 普鲁卡因青霉素 G，240 万 U，肌注，每日 1 次，共 10~14 天，同时口服丙磺舒 0.5g，每日 4 次，共 10~14 天。接着再用苄星青霉素，240 万 U，臀部肌注，每周 1 次，共 3 周。

(3) 如对青霉素过敏可选用以下药物：

1) 早期梅毒：①阿奇霉素 0.5g，每日 1 次，共 10 天；②红霉素 0.5g，每日 2 次，共用 15 天；③多西环素 0.1g，每日 2 次，共 15 天；④头孢曲松 250~500mg，肌注，每日 1 次，共 10 次。

2) 晚期梅毒和神经梅毒：仍用以上药，除头孢曲松用 14 次外，其他药物用药时间延长 1 倍。

(4) 妊娠期梅毒：妊娠 1~4 个月内用青霉素彻底治疗，不会垂直传播给胎儿。

四、肛门直肠淋病

肛门直肠淋病(anorectal gonococcal disease)是1985年国际疾病命名委员会所命名。我国的肛门直肠淋病在性病中居首位,占性病的60%~70%。淋病(gonorrhea)是由淋病奈瑟菌(淋球菌)引起。该菌为革兰氏阴性双球菌。淋球菌适宜在35~36℃的温度中生长,不耐热,在50℃环境中5分钟即死亡。在干燥环境中数小时内死亡,一般消毒剂均能将其杀灭。在脓液中能保持传染性24小时。

人是淋球菌唯一的天然宿主。全世界每年约有400万人感染淋病,近年来该病的发病率还有上升趋势。淋病主要是通过性交传染,其次是接触被病人污染过的衣裤、浴具、马桶等传染。临床上主要表现为泌尿生殖系统的感染症状,有的可引起直肠炎、盆腔炎、眼及咽喉部感染,极少数可经血液播散,引起淋球菌性关节炎、心内膜炎、脑膜炎等。淋病的潜伏期为2~10天,平均3~5天。

【发病机制】

淋球菌的外膜表面有菌毛,它是由10 000个相同的蛋白亚单位(菌毛蛋白)组成的单丝状结构,具有抗原性。淋球菌进入人体后其菌毛黏附于黏膜上皮上,尤其容易黏附在黏膜的柱状上皮上,继之淋球菌被上皮细胞吞噬进入细胞内,在细胞内增殖,上皮细胞受损、崩解,将淋球菌释放到黏膜下层,通过淋球菌外膜层中的脂多糖内毒素与宿主补体的协同作用,抵抗巨噬细胞的吞噬,并对白细胞有趋化作用,使白细胞聚集,吞噬,局部产生充血、水肿、化脓等炎症反应。如淋球菌上行蔓延,男性可发生前列腺、精囊、附睾炎;女性可发生子宫内膜炎、盆腔炎等。

【临床表现】

淋病分单纯性淋病,合并症性淋病及播散性淋病。以单纯性淋病多见,合并症性及播散性淋病只在没得到及时治疗、机体抵抗力差的情况下发生。

1. 单纯性淋病的临床表现

(1)男性:主要表现为急性淋球菌性尿道炎,开始尿道口红肿,轻度瘙痒,尿道内有灼热感并有少量稀薄的黏液流出。而后出现尿道刺痛,排尿时加剧,有尿频、尿急、夜间阴茎痛性勃起,尿道口红肿加剧,可出现龟头炎,分泌物变稠呈深黄色。一周后症状减轻或消失。约20%病人成为无症状的带菌者。少数病人发展成合并症性淋病或播散性淋病。

(2)女性:子宫颈是淋病的原发部位,但症状多较轻,主要表现为阴道分泌物增多,月经异常,外阴瘙痒,下腹部坠胀、隐痛。检查:宫口有红肿、糜烂、触痛及较多的淡黄色黏稠分泌物。尿道炎的症状与男性尿道炎的症状相同,出现尿频、尿痛,排出脓性分泌物等。但上述症状均出现者较少,约占40%,大部分病人无明显症状呈带菌者。少数病人发展成合并症性淋病及播散性淋病。

(3)淋病性肛门直肠炎:主要见于男男同性性行为(MSM),少数病人是由外阴部的分泌物流至肛门感染所致。大量的淋球菌进入直肠黏膜下层,淋球菌外膜层中的脂多糖与补体和IgM协同作用,抵抗巨噬细胞对淋球菌的吞噬,并诱导中性粒细胞聚集,吞噬,产生局部的炎症反应,出现充血、水肿、坏死、化脓感染等黏膜上皮的损害。病人有肛门瘙痒、灼热感。继之黏膜糜烂,坏死,溃疡形成。并出现肛门疼痛,里急后重,黏液血便,常有黄白色稀薄的分泌物从肛门流出,较臭。炎症严重者可并发肛周脓肿,形成肛瘘。在炎症消退局部损害修复过程中,上皮由鳞状上皮所代替,出现黏膜增厚,变硬,易出血。腺窝部的修复,多是结缔组织增生,出现纤维化而致腺管腔狭窄,腺管开口被阻塞,可形成腺窝脓肿。严重的淋球菌性肛门直肠炎在愈合过程中可形成较大的瘢痕,致肛管、直肠狭窄。少数病人可发展成合并症性淋病及播散性淋病。

2. 合并症　性淋病少数病人由于单纯性淋病没得到及时治疗,机体抵抗力低下时,淋球菌上行性感染发生后尿道炎、输精管炎、精囊炎,附睾炎等。女性发生子宫内膜炎,盆腔、附件炎等。由于输精管、输卵管的炎性增生,可致管腔狭窄,而发生不育症。

3. 播散性淋病　极少数病人由于全身衰弱或在月经期间性交等,淋球菌可经血液播散到全身,出现播散性淋病。病人出现菌血症、脓毒症或受感染器官的表现,如肺炎、胸膜炎、心包炎、关节炎等。并且皮肤可出现水疱、脓疱、出血、坏死等。

【诊断与鉴别诊断】

淋病的诊断应根据当地的流行情况、病史、临床表现和实验室检查相结合来正确诊断。病人的性生活史对淋病的诊断有很大的参考价值,如有无非婚性行为、性伴人数、性伴有无性病史、有无同性恋、肛交史等。并且符合上述的临床表现,再结合实验室检查:

1. 革兰氏染色涂片检查　取病人脓性分泌物

涂片革兰氏染色，在多个多形核白细胞内发现革兰氏染色阴性的双球菌即可做出诊断。若在多形核白细胞外发现革兰氏阴性淋球菌只能作为诊断线索，不能作为诊断依据。并且咽部涂片查到淋球菌无意义，因咽部有其他类型的淋球菌。

2. 单克隆抗体检测　用特异性的单克隆抗体，通过抗原 - 抗体的特异性结合来检测抗原淋球菌。该法简单、快速、敏感性强、特异性高。

3. 基因诊断　用聚合酶链反应（PCR）或连接酶链反应（LCR）来检测淋球菌 DNA 中的特异性基因片段。该法敏感性高、特异性强，多用于慢性，轻症和治疗后的复查。但治疗后病人如行此项检查应在 3 周后进行，因 3 周内仍有死亡淋球菌排出，检查仍可呈阳性。

淋病主要与非淋球菌感染性尿道炎、子宫内膜炎等鉴别。

【治疗】

1. 一般治疗　适当休息，进食富有营养的饮食，避免刺激性食物。治愈前禁止性生活，并避免物品的交叉污染传染他人。患处用 0.1% 的洁尔阴清洗。

2. 抗感染治疗　目前治疗淋病的药物较多，各家报道的疗效均较好，但早期发现，早期治疗是关键，并且用药量及用药时间要足够。以下抗感染方案中可选一种：①青霉素类：普鲁卡因青霉素 480 万 U，一次肌注，丙磺舒 1.0g，每日 2 次；②头孢菌素类：头孢曲松 250mg，单次肌注；③氨基糖苷类：大观霉素 2.0g（宫颈炎者用 4.0g），肌注。如病人为合并症性淋病，可选用②、③药物中的任何一种，剂量，用法相同，但用药时间延长到 3~10 天。如为播散性淋病，仍选用②、③药物中的任何一种，但用药剂量应加大，用药时间为 10~28 天。最好是通过细菌的药敏试验来选用，并且请有关专科会诊，协助治疗。

3. 局部治疗　如有淋球菌性结膜炎，可用青霉素滴眼液，每 15 分钟滴 1 次，或用金霉素眼膏。宫颈炎可用甲硝唑栓或氯己定栓塞阴道。直肠肛管炎者，可用 1：5 000 高锰酸钾溶液坐浴及甲硝唑栓塞肛门。

五、性病性淋巴肉芽肿

性病性淋巴肉芽肿（lymphogranuloma venereum，LGV）又名腹股沟淋巴肉芽肿（lymphogranuloma inguinale）或第四性病（fourth venereal disease）。该病与梅毒、淋病、软下疳一起被称为四大性病。性病性淋巴肉芽肿主要表现为生殖器溃疡、腹股沟淋巴结肿大、直肠溃疡等表现，近年来该病在欧美等国家的发病率显著增加，在我国有散发病例报道，但有增多趋势。

【病原与流行病学】

性病性淋巴肉芽肿的病原体是 L1、L2、L2b、L3 型沙眼衣原体，其大小界于细菌和病毒之间，有包膜及染色体，以有丝分裂方式繁殖，人是 L1、L2、L3 型衣原体的唯一宿主。LGV 主要通过性行为传染，少数是通过接触病人的分泌物或被污染的物体传染。尤其是近年来在欧美等国家的男男同性性行为者（MSM）的增多，而 LGV 病的发病率有显著增加，英国 2004 年至 2007 年间报道了 492 例 LGV，其中 99% 是 MSM 者，大多数病例有症状（82%）主要表现内直肠炎。并且这些病人中多数并存有艾滋病。我国于 2011 年报道了 145 例 MSM 者，其中有 24% 直肠有沙眼衣原体感染。该病主要流行于南美、东南亚等地，但近年来发达国家的发病率逐渐上升，如荷兰、法国、德国、英国、美国等。

【病理】

病原体进入人体后，引起局部的非特异性炎症，出现丘疹、脓疱，继之脓疱破溃形成溃疡。此时衣原体也沿淋巴管播散到淋巴结，引起特异性慢性肉芽肿性炎症。继之淋巴结中心大片坏死，形成溃疡，晚期形成肉芽肿组织愈合。由于肉芽肿愈合过程中纤维化反应而形成大量的瘢痕。如病变在肛管直肠，可致肛管直肠的狭窄。组织切片见：早期淋巴结有上皮样细胞聚集，形成上皮样细胞岛。随着上皮样细胞岛的增大及坏死，形成特有的星状溃疡，其中含有中性粒细胞及巨噬细胞。溃疡周围绕有上皮细胞及大量浆细胞的肉芽组织。

【临床表现】

潜伏期为 1~6 周，多在 3 周左右发病。临床发展过程分：早期、中期和晚期。

1. 早期症状　细菌进入人体经过潜伏期后，可发生初疮，男性在龟头、冠状沟，女性在小阴唇、阴道及子宫颈等处发生单个或多个小疱疹，甚至浅表的溃疡或糜烂，直径在 2~3mm。生殖器以外的初疮多发生在手指、口唇、口腔及肛管直肠。初疮多无明显自觉症状，常被忽视，数日后自愈，不留瘢痕。如初疮发生在尿道，可引起尿频、尿痛等症状。

2. 中期症状　初疮发生 1~6 周，平均 3 周开始出现腹股沟淋巴结肿大（多数为单侧，少数为双侧）疼痛。肿大淋巴结初为孤立、散在，继而相互融合，并与周围组织粘连成团块，表面皮肤呈紫红色。由于腹股沟韧带将肿大成块的淋巴结分开，呈上下隆起中间凹陷的沟槽状，称为槽形征，是该病的特殊表现。1~2 周后淋巴结软化、破溃，排出黄色浆液或血性脓液，形成多数瘘管，形似喷壶。此时病人多有发热、寒战、头痛、乏力、呕吐和肝、脾肿大等。数周至数月破溃淋巴结愈合，留有瘢痕。女性的初疮发生在外阴和阴道下段者，腹股沟淋巴结肿大与男性的淋巴结肿大相同。如损害在阴道上2/3 或宫颈，由于该部位淋巴结引流到直肠周围淋巴结，引起直肠炎或直肠周围炎。此时病人出现下腹隐痛、腹泻、血便、肛门下坠感或里急后重。若男男同性性行为引起的 LGV 病人，除因上述邻近器官的炎症侵犯直肠外，直肠本身可出现充血、糜烂、溃疡等，亦可表现为便血、肛门下坠感等直肠炎症的症状。并且病人还出现发热、头痛、关节痛、疲乏及皮肤多形红斑等表现。

3. 晚期症状　晚期由于继发的慢性淋巴结炎，淋巴管炎等损害，以及损害修复产生的大量瘢痕和淋巴管炎等影响，使淋巴回流障碍，发生外生殖器的象皮肿。多见于阴唇、阴茎和阴囊。如病变发生于肛管直肠者，可出现肛管或直肠狭窄，肛瘘等。女性可发生直肠阴道瘘、尿道阴道瘘，常被称为女阴蚀疮。

【诊断】

根据当地 LGV 的流行情况，男男同性性行为等不洁性生活史，典型临床表现和实验室检查，即可作出诊断（体检可以见到生殖器，肛管等处的初疮，以及淋巴引流区的淋巴结肿大，破溃及瘢痕。病变在直肠者，内镜下可见到直肠黏膜的糜烂、溃疡、瘘管及其直肠腔的狭窄等）。实验室检查：

1. 补体结合试验　病人感染沙眼衣原体 4 周后出现阳性，其滴度 1∶64 有诊断意义；如为阴性或滴度≤ 1∶16 可排除性病性淋巴肉芽肿。

2. 微量免疫荧光试验　该试验的敏感性和特异性比补体结合试验强，可用来鉴别本病与其他衣原体感染，但其滴度 >1∶512 才有诊断意义。

3. 沙眼衣原体培养及核酸扩增试验　培养的敏感性达 75%~85%，但若受到横痃穿刺液的影响，其敏感性可明显降低。核酸扩增试验应用 PCR，链置换扩增技术，或转录介导扩增技术等方法检测沙眼衣原体的 DNA 或 RNA，其中 PCR 法较为敏感。然后对衣原体培养阳性或对沙眼衣原体检测阳性的标本，再用分子技术对沙眼衣原体分型；可用 L 型特异多态性膜蛋白 H 基因的实时荧光 PCR（pmpH real-time PCR）技术，若检测结果为 L1、L2、L3 血清沙眼衣原体可明确 LGV 的诊断，若出现 L2b 即有暴发流行的可能。对 MSM 者直肠炎，若检测结果为非 L 型沙眼衣原体，对诊断和治疗也有重要意义。

【鉴别诊断】

性病性淋巴肉芽肿应与以下疾病鉴别：

1. 梅毒　梅毒性腹股沟淋巴结炎质地硬，无触痛及破溃。而硬下疳用暗视野检查可见梅毒螺旋体，梅毒血清反应阳性。

2. 软下疳　软下疳是由杜克雷嗜血杆菌引起的性病之一，该病肿大的腹股沟淋巴结疼痛明显，破溃后脓液较多。取溃疡中脓液，最好穿刺抽取未破溃的淋巴结脓液作培养，可查到杜克雷嗜血杆菌。

3. 腹股沟肉芽肿　该病的致病菌是肉芽肿荚膜杆菌。此菌侵入人体后引起生殖器和腹股沟皮肤慢性肉芽肿性溃疡，溃疡边缘卷曲高起。病人不感疼痛。组织切片见有 Donovan 小体。

4. 皮肤癌　发生于阴茎、大阴唇的皮肤癌可转移到腹股沟淋巴结。但组织切片或脱落细胞检查可以明确诊断。

【治疗】

1. 全身治疗　本病的治疗可选用以下药物的任何一种，但推荐用药为多西环素：①多西环素 100mg，每日 2 次，L 型沙眼衣原体，连服用 21 天；若为非 L 型沙眼衣原体服用 7~10 天。②多西环素 0.1g，每日 2 次，连服用 2~3 周；③复方磺胺甲噁唑 2 片，每日 2 次。连服用 2~3 周；④红霉素 0.5g，每日 4 次，连服用 21 天，孕妇首选；⑤米诺环素 0.1g，每日 2 次，连服用 10 天。

2. 局部治疗　淋巴结未化脓时，可用超短波及冷湿敷治疗。如淋巴结已化脓，触及有波动感时，用注射器抽吸脓液，不用切开排脓，以防切口经久不愈。

3. 肛肠专科治疗　主要是治疗直肠炎症后的后遗症，如直肠瘢痕性狭窄、肛瘘等。直肠瘢痕较大所致的狭窄，可用手指或扩肛器扩张直肠狭窄，每周 1 次，直至瘢痕被扩开，排便通畅。如狭窄严重，排粪困难，用扩张法又难以达到目的的病人可行结肠造口，如病人 LGV 病已愈，可行狭窄直肠切除吻合术。如病人有肛瘘可用挂线疗法等治疗。

（孟荣贵）

参考文献

[1] 孟荣贵，喻德洪．现代肛肠外科手术图谱 [M]. 郑州：河南科学技术出版社，2003.

[2] 孟荣贵，郝立强．结肠慢传输性便秘的诊断和治疗 [J]. 中国实用外科杂志，2002, 22 (12): 719-721.

[3] HASSAN I, PEMBERTON J H, YOUNG-FADOK T M, et al. Ileorectal anastomosis for slow transit constipation: long-term Functional and quality of life results [J]. J Gastrointest Surg, 2006, 10 (10): 1330-1337.

[4] YU J L, HUANG Z H, WU A G, et al. Clinical comparision between hand-assisted laparoscopy and open radical resection in the treatment of rectal cancer [J]. Shijie Huaren Xiaohua Zazhi, 2007, 15 (15): 1769-1771.

[5] SENTOVICH SM. Fibrin glue for anal fistulas: long term results [J]. Dis Colon Rectum, 2003, 46 (4): 498-502.

[6] HETZER F H, DEMARTINES N, HANDSCHIN A E, et al. Stapled vs excision hemorrhoidectomy: long-term results of a prospective randomized trial [J]. Arch Surg, 2002, 137 (3): 337-340.

[7] TARANTINO D, BERNSTEIN M A. Endoanal ultrasound in the staging and management of squamous-cell carcinoma of the anal canal: potential implications of a new ultrasound staging system [J]. Dis Colon Rectum, 2002, 45 (1): 16-22.

[8] CHANG G J, BERRY J M, JAY N, et al. Surgical treatment of high grade anal squamous intraepithelial lesions: a prospective study [J]. Dis Colon Rectum, 2002, 45 (4): 453-458.

第五十二章
肝脏疾病

第一节　解剖生理概要

肝脏是人体内最大的实质性器官，其大小因人而异。一般左右径（长）为25cm，前后径（宽）为15cm，上下径（厚）为6cm。肝脏重约1 200~1 500g。在胚胎和新生儿时期，占体重的1/16~1/20，其主要原因是左外叶比较大。

当胚胎第四周时，在前肠与卵黄柄相交处的腹侧发生憩室样肝突起，以后其头部衍化为肝脏，尾部形成胆囊和胆囊管，基底部形成胆总管（图52-1）。在胚胎后期，卵黄静脉形成门静脉和肝静脉，脐静脉与以后形成的门静脉左支吻合，并延续为静脉导管直接和下腔静脉相通，成为胎儿和母体间物质交换的主要途径。当胎儿出生后，脐静脉和静脉导管均闭塞，分别成为肝圆韧带和静脉韧带，但肝圆韧带中的脐静脉仍可以经器械扩张使其通至门静脉左支，并由此进行肝内门静脉造影或由此做插管进行给药治疗，或作为测量门静脉压力的途径。此外，腹系膜前部形成镰状韧带、左右冠状韧带的前叶和左右三角韧带的一部分；腹系膜的后部形成肝胃韧带、肝十二指肠韧带、左右冠状韧带的后叶和左右三角韧带的一部分。上述这些韧带起到固定肝脏的作用。

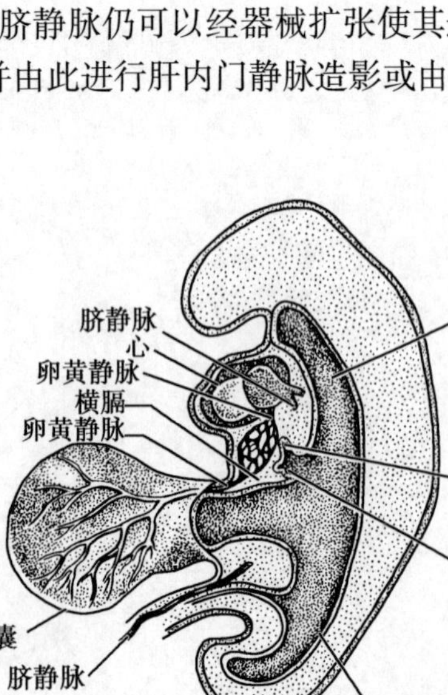

图52-1　肝憩室的起源
4mm胚胎

肝脏的大部分位于右侧季肋部，仅小部分超越前正中线而达左季肋部。肝的上界相当于右侧锁骨中线第5肋间，下界与右肋缘平行，后面相当于第6~12肋骨，前面相当于第6~9肋软骨，左侧达第6肋软骨平面正中线左侧约5cm处，剑突下约3cm。肝脏的位置可随呼吸上下移动，当吸气时，肝脏可随膈肌的下降而下移。在正常情况下，右肋缘下未能触及肝脏，但对肺气肿或内脏下垂者，往往在右肋缘下扪到边缘，此时应注意与病理性肝大相鉴别。

肝脏呈一不规则楔形，右侧钝厚而左侧偏窄，外观可分膈、脏两面。膈面光滑隆凸，大部分与膈肌相贴附，其前上面有纵行的镰状韧带，前下缘于脐切迹处有肝圆韧带；镰状韧带向后上方延伸并向左、右伸展称冠状韧带，冠状韧带又向左、右伸展形成左、右三角韧带，在右冠状韧带前后叶之间，有一部分肝脏没有腹膜覆盖，称肝裸区。这些韧带将肝脏固定在膈肌与前腹壁上（图52-2）。肝脏的脏面有两个纵沟和一个横沟，构成H形。右纵沟由胆囊窝和腔静脉窝组成，其后上端为肝静脉进入下腔静脉处，即第二肝门所在；左纵沟则由脐静脉窝和静脉韧带组成；横沟连接于两纵沟之间，为第一肝门所在。在横沟右端伸向肝右外方，常见一侧沟，称右切迹（图52-3）。从这些沟内容易分离出门静脉、

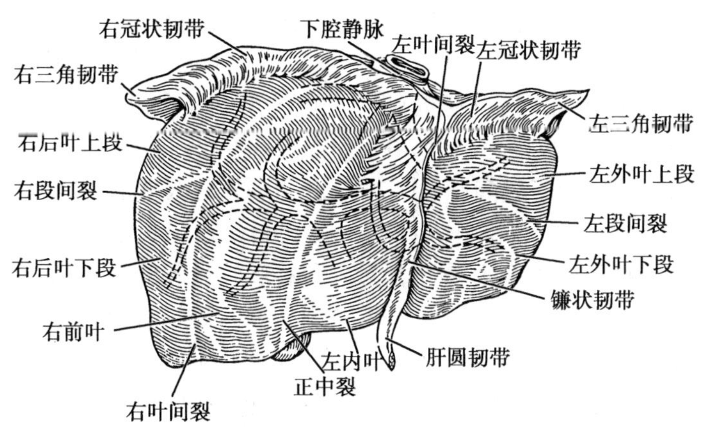

图 52-2 肝脏的膈面结构

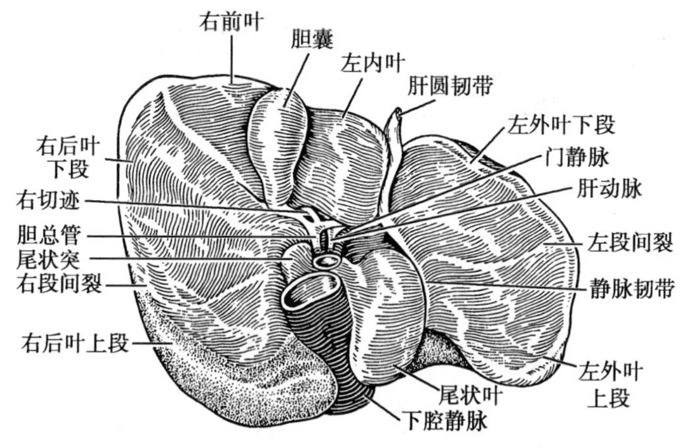

图 52-3 肝脏的脏面结构

肝动脉和肝胆管的分支，同时这些沟又是肝脏分叶的脏面标志，故对肝脏手术有重要意义。在脏面有肝胃韧带和肝十二指肠韧带，前者亦称小网膜，一般只含细小的血管支；后者向上直达肝门横沟，内含门静脉、肝动脉和胆管等。另外，在右侧肝的脏面还有肝结肠韧带和肝肾韧带。

膈下区是指膈肌之下，横结肠及其系膜以上的一个大间隙，肝脏居于其中。肝脏及其韧带将膈下区分成若干间隙，有肝上和肝下间隙。肝上间隙被镰状韧带分为右肝上和左肝上间隙，前者又被右冠状韧带和右三角韧带分为右前肝上和右后肝上间隙。肝下间隙被肝圆韧带和静脉韧带分为右肝下和左肝下间隙，后者又被肝胃韧带（小网膜）分为左前肝下和左后肝下间隙（小网膜囊）（图 52-4）。这些间隙加上肝后上部冠状韧带前后叶之间的肝裸区，具有重要的临床意义，其中右肝上间隙和右肝下间隙为膈下脓肿的好发部位。

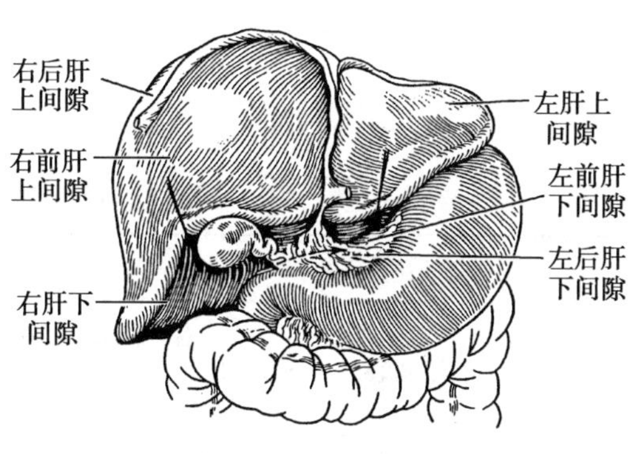

图 52-4 膈下间隙

【肝脏的分叶】

过去以镰状韧带为界，将肝脏分为左、右两叶，这种分法不仅与肝内血管分布不相符合，也不能适应外科手术的要求。自从用肝内管道系统灌注法研究观察了肝内血管、胆管的分布规律以来，对于肝脏的分叶有了新的认识。在灌注标本上看到肝内有若干平面缺少管道的分布，这些平面是肝内分叶的自然界线，称为肝裂。肝脏有3个主裂（正中裂、左叶间裂、右叶间裂）、2个段间裂（右段间裂、左段间裂）和1个背裂（见图52-2）。

1. 正中裂　此裂在肝脏膈面，起自胆囊切迹，向后上方抵于肝左静脉进入下腔静脉处；在脏面以胆囊窝和腔静脉窝为界（即下腔静脉）。它将肝脏分成大小不等的左、右两半，右半肝大些，约占全肝重量的60%。裂的平面内有肝中静脉经过。

2. 左叶间裂　自脐切迹向后上抵于肝左静脉入下腔静脉处。膈面以镰状韧带附着线为界，脏面以左纵沟和静脉韧带沟为标志。它将左半肝分成左外叶和左内叶。在裂内有肝左静脉的叶间支经过。左外叶又被左段间裂分成上、下两段。

3. 右叶间裂　此裂在肝表面无明显标志，一般自肝的右下缘，相当于胆囊切迹与肝外缘的外、中1/3交界处，斜向右后上方抵于肝右静脉进入下腔静脉处，为一接近水平位的斜裂。它将右半肝分成右后叶和右前叶，前者显得膈面小而脏面大，后者则相反。在裂的平面内有肝右静脉经过。右后叶又被右段间裂分成上、下两段。

4. 背裂　位于肝脏后上缘之中部，尾状叶的前方，是肝静脉进入下腔静脉处，也是第二肝门所在。它在肝脏上极形成一弧形线，将尾状叶和其他肝叶隔开。根据上述肝裂将肝脏分成5叶4段，即左外叶、左内叶、右前叶、右后叶和尾状叶，左外叶和右后叶又各分为上、下两段（图52-5）。这种肝叶划分法，对于肝脏疾病的定位诊断和开展肝叶切除术都具有重要的临床意义。肝脏分叶与肝切除术名称的关系见表52-1。

此外，Couinaud以肝裂和门静脉及肝静脉在肝内的解剖分布为基础，将肝脏分为八段。即尾状叶为1段，左外叶为2、3段，左内叶为4段，右前叶为5、8段，右后叶为6、7段（图52-6）。手术切除其中一段称为肝段切除术，如切除4段则称为4段肝切除术，切除8段称为8段肝切除术等，这种分段方法对位于某一段内的早期小肝癌做肝段切除，既可达到切除病变组织，又可以保留更多肝组织，对病人术后康复是有利的。

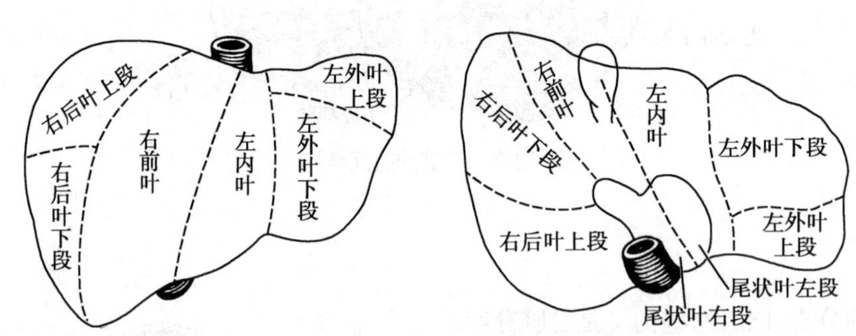

图52-5　肝脏的分叶分段

表52-1　肝脏分叶与肝切除术名称的关系

<table>
<tr><td rowspan="2">肝脏分叶</td><td colspan="3">右后叶</td><td rowspan="2">右叶间裂</td><td rowspan="2">右前叶</td><td rowspan="2">正中裂</td><td rowspan="2">左内叶</td><td rowspan="2">左叶间裂</td><td colspan="3">左外叶</td></tr>
<tr><td>上段</td><td>右段间裂</td><td>下段</td><td>上段</td><td>左段间裂</td><td>下段</td></tr>
<tr><td rowspan="6">肝切除的名称</td><td>右后叶上段切除术</td><td colspan="2">右后叶下段切除术</td><td colspan="2" rowspan="2">右前叶切除术</td><td colspan="2" rowspan="2">左内叶切除术</td><td colspan="2">左外叶上段切除术</td><td colspan="2">左外叶下段切除术</td></tr>
<tr><td colspan="3">右后叶切除术</td><td colspan="4">左外叶切除术</td></tr>
<tr><td colspan="5">右半肝切除术</td><td colspan="6">左半肝切除术</td></tr>
<tr><td colspan="3">右后叶切除术</td><td colspan="8">左三叶切除术</td></tr>
<tr><td colspan="7">右三叶切除术</td><td colspan="4">左外叶切除术</td></tr>
<tr><td colspan="3">右后叶切除术</td><td colspan="4">中肝叶切除术</td><td colspan="4">左外叶切除术</td></tr>
</table>

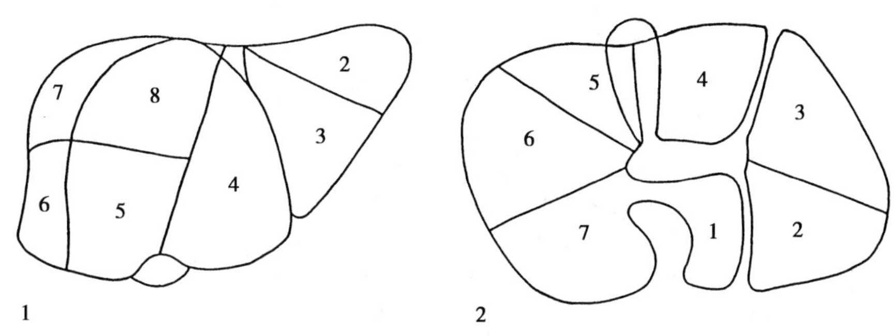

图 52-6 Couinaud 肝脏分段法

1. 肝脏的膈面观;2. 肝脏的脏面观

需要提出的是,目前国际上对肝脏的分叶及相应的肝脏手术切除的名称上还不统一,为改变这一状况,以求在今后国际交流间有一个统一的衡量标准,国际肝胆胰协会和我国肝脏外科学界已拟定了一种新的统一的肝脏解剖和手术名称。新的解剖方法与我国经典的“五叶四段”基本相同,名称上结合了 Couinaud 的八段法,将肝脏进行三级划分:第一级划分以“半肝”来表示,即肝脏分为右半肝和左半肝;第二级划分以“区”来表示,即右后区、右前区、左内区、左外区;第三级划分以“段”来表示,与 Couinaud 稍有不同的是将肝脏划分为 1~9 段。相应的手术名称则称为右(或左)半肝切除;右后(或右前、左内、左外)区切除;以及肝 1 段(或 2~9 段)切除。这一方法细化了肝脏手术切除的解剖范围,在今后的临床实践中值得借鉴和应用。

【肝脏的血管分布】

肝脏是由肝实质和一系列管道结构组成,血液供应非常丰富。肝内有两个不同的管道系统,一个是 Glisson 系统,另一个是肝静脉系统。前者包含门静脉、肝动脉和肝胆管,三者被包于一结缔组织鞘内,称 Glisson 鞘,经第一肝门处出入于肝实质内,此三者不论在肝内或肝门附近,都是走在一起的。肝静脉系统是肝内血液输出道,单独构成一个系统。门静脉与肝动脉进入肝脏后,反复分支,在肝小叶周围形成小叶间静脉和小叶间动脉,进入肝血窦中(即毛细血管),再经中央静脉注入肝静脉。肝静脉的主干及其属支位于 Glisson 系统的叶间裂或段间裂内,经肝脏后上方的静脉窝(即第二肝门)注入下腔静脉入心脏(图 52-7)。

门静脉是由肠系膜上静脉和脾静脉在胰腺颈部的后方汇合而成,相当于第 2 腰椎水平,它走向右上方,经十二指肠第一段之后,到达肝十二指肠韧带内,在网膜孔前方,胆总管和肝动脉的深面,上升到肝门处,分成左右两干,进入肝实质。成年人门静脉长 55~80cm,其内径约 10cm。

门静脉在肠系膜上静脉与脾静脉汇合后的主干上还接受若干小静脉,如胃冠状静脉、幽门静脉、副胰静脉、胰十二指肠上静脉和胆囊静脉。

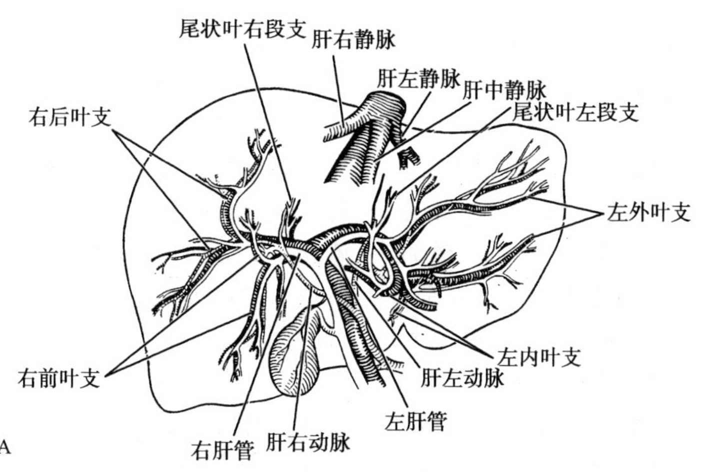

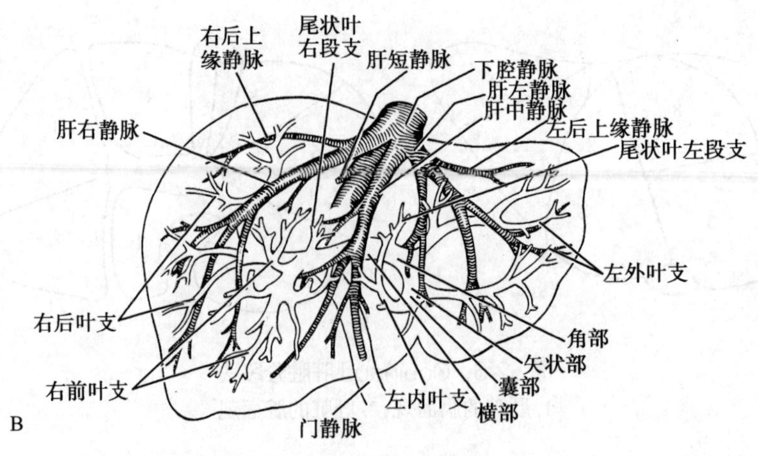

图 52-7 肝脏的血管分布

门静脉无静脉瓣，在体内构成独立的循环系统(图 52-8)，它与体循环之间有四处主要交通支：即胃冠状静脉与食管下端静脉丛吻合，通过奇静脉入上腔静脉；肠系膜下静脉到直肠上静脉和直肠下静脉与肛管静脉吻合，经过阴部内静脉入下腔静脉；脐旁静脉和腹壁上下深静脉相吻合，然后分别进入上、下腔静脉；在腹膜后，肠系膜静脉分支和下腔静脉分支相吻合(Retzius 静脉)，进入下腔静脉。这些吻合支在正常情况下很细小，血流量很少，临床意义不大，但在门静脉高压时，则吻合支扩大，大量门静脉血液流经此吻合支进入体循环，特别是食管下端静脉扩大，壁变薄，可引起破裂大出血。因此，这些吻合支对门静脉高压有重要临床意义。

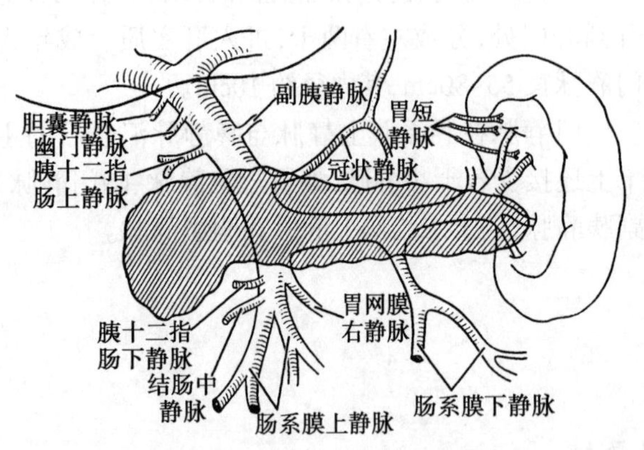

图 52-8 门静脉系统属支

门静脉在肝门横沟处分成为左、右干入肝。门静脉左干沿肝门横沟走向左侧，至左纵沟处入肝实质。一般可分为横部、角部、矢状部和囊部。横部长 2~4cm，在其后缘发出分支分布于尾状叶左部，角部及囊部外侧缘各发出一支分布于左外叶上下段，矢状部内侧缘发出分支分布于左内叶。囊部与肝圆韧带相连，内有闭塞的脐静脉。门静脉右干短粗，长 1~3cm，在其后缘发出分支至尾状叶右部，然后再分出两大支到右前叶和右后叶，后者又分为上、下两支到右后叶上、下段(见图 52-7)。门静脉在肝内的分支情况见表 52-2。

表 52-2 门静脉在肝内分支

<table>
<tr><td rowspan="8">门静脉主干</td><td rowspan="4">门静脉左干</td><td rowspan="2">左外叶门静脉</td><td>上段支</td></tr>
<tr><td>下段支</td></tr>
<tr><td>左尾状叶门静脉</td><td></td></tr>
<tr><td>左内叶门静脉</td><td></td></tr>
<tr><td rowspan="4">门静脉右干</td><td>右前叶门静脉</td><td></td></tr>
<tr><td>右尾状叶门静脉或尾状突门静脉</td><td></td></tr>
<tr><td rowspan="2">右后叶门静脉</td><td>上段支</td></tr>
<tr><td>下段支</td></tr>
</table>

肝动脉和肝胆管在肝内的分布与门静脉的大体相一致。肝动脉从腹腔动脉发出后，称肝总动脉，沿胰腺上缘向右行走，随即转向前上方，到达十二指肠第一部的上方，先分出胃右动脉和胃十二指肠动脉，此后本干即称肝固有动脉，在肝十二指肠韧带内与门静脉、胆总管共同上行。肝固有动脉位于胆总管内侧，门静脉前方，在其未进入肝门前，即分成左、右肝动脉(图 52-9)。在肝门区，肝动脉是在最浅层，手术时最易显露(图 52-10)。

肝静脉系统包括左、中、右三支主要肝静脉和一些直接开口于下腔静脉的小静脉，又称肝短静脉。肝静脉在肝内的行径与门静脉、肝动脉和肝胆管相互交叉，如合掌时各指相互交叉一样。肝右静脉位于右叶间裂内，汇集右后叶全部和右前叶一部分的血液。肝中静脉居于正中裂，汇集右前叶大部和左内叶全部的血液。肝左静脉位于左段间裂内，汇集左外叶全部血液。有时肝中静脉和肝左静脉汇成一个总干进入下腔静脉。此外，尚有 4~8 支肝短静脉，主要汇集尾状叶和右后叶脏面区血液，直接进入下腔静脉的左、右前壁（见图 52-7B）。

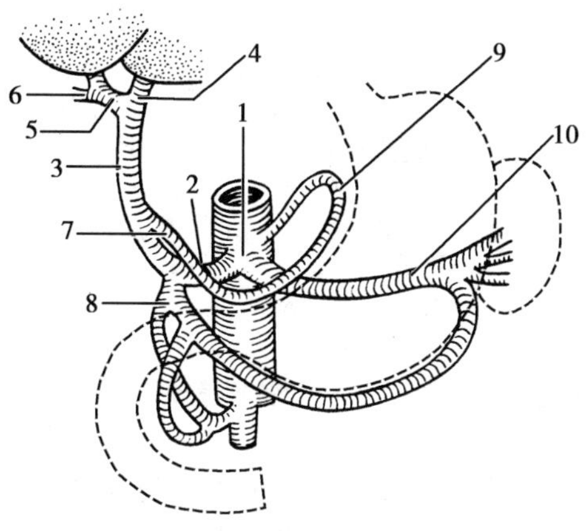

图 52-9　肝动脉在肝外的分支

1. 腹腔动脉；2. 肝总动脉；3. 肝固有动脉；4. 肝左动脉；5. 肝右动脉；6. 胆囊动脉；7. 胃右动脉；8. 胃十二指肠动脉；9. 胃左动脉；10. 脾动脉

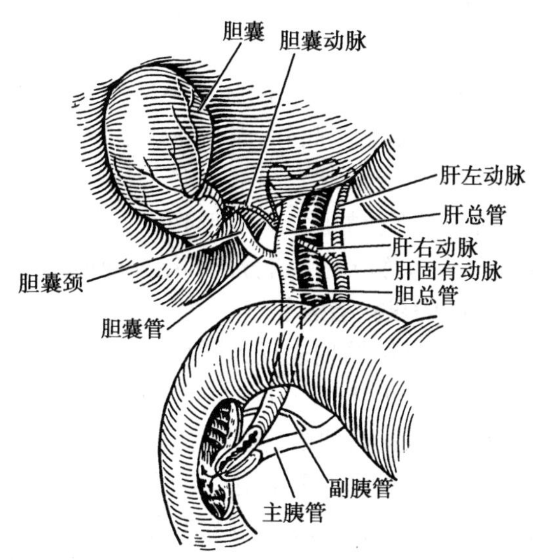

图 52-10　门静脉、肝动脉和胆管在肝门区的解剖关系

下腔静脉位于肝脏脏面的长度为 7~9cm，在其最上方为三支主要肝静脉的入口处（此处紧贴膈肌），有时下方会有右后下静脉汇入（肝短静脉中最粗大的一支，主要汇集右后叶脏面区的血液），在其附近还有来自尾状突的小肝静脉，开口于下腔静脉的前壁。肝门区包括从右切迹到左纵沟范围内的区域。熟悉肝门区的解剖对肝胆手术有着重要意义。门静脉、肝动脉、胆管以及肝脏自主神经和淋巴管以及淋巴结均包在肝十二指肠韧带内，又称肝蒂，在肝脏手术中，压迫网膜孔水平处的肝蒂可达到暂时控制肝脏出血的目的。门静脉、肝动脉和胆管到达肝门处，分成相应的分支，通过肝门处的横沟，右切迹，脐静脉窝分别进入左、右半肝内。因此，在肝门处的横沟至左纵沟处可以分离出通向左半肝的所有血管和胆管分支（图 52-11）；从肝门处的横沟至右切迹处可以分离出通向右半肝的所有血管和胆管分支，右肝管在前方，门静脉右干在后方，肝右动脉在肝总管后面到达肝门右切迹，在到达右切迹前还分出一支胆囊动脉（图 52-12）。在这里由胆囊管、肝总管和肝脏下缘三者构成一个三角区，称胆囊三角（Calot 三角）（图 52-13），内有淋巴结、肝右动脉和胆囊动脉，有时还有副右肝管或迷走肝右动脉在此三角内经过。因此，此处是胆囊切除术时的重要解剖部位，也是作右半肝切除时应注意的解剖关系。

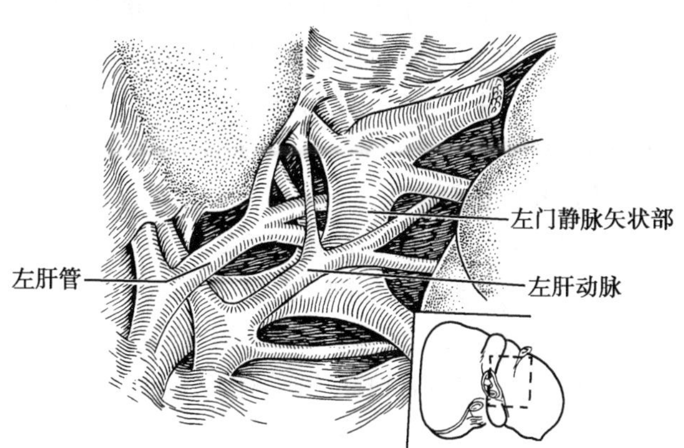

图 52-11　左半肝的肝门解剖

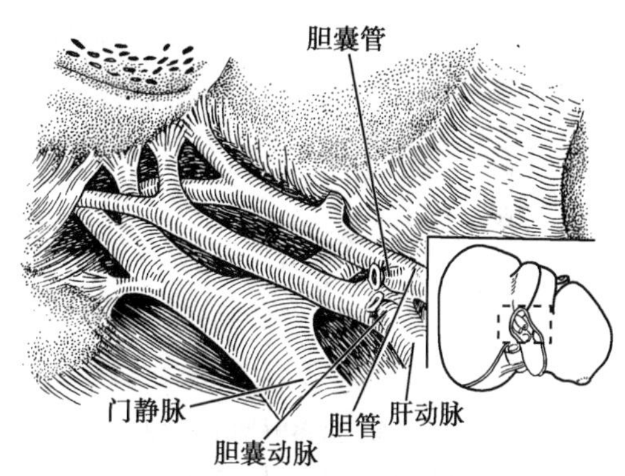

图 52-12　右半肝的肝门解剖

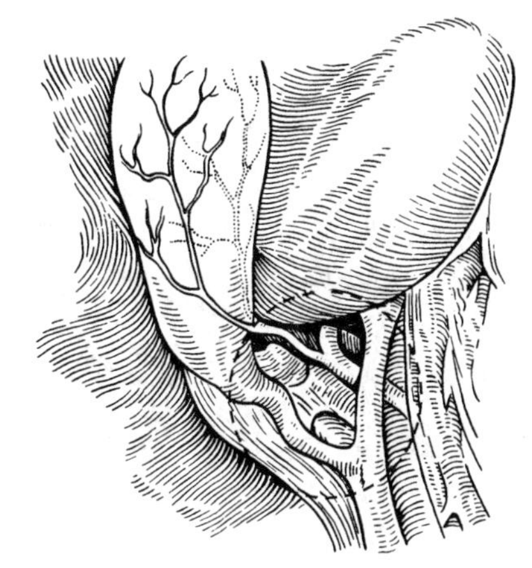
图 52-13　胆囊三角，内有淋巴结和胆囊动脉

【肝门板系结构】

在了解肝门部管道走向的同时,应当认识到解剖肝门是规则性肝切除术、高位胆管癌及胆管狭窄手术的关键性步骤。进出肝门的管道结构并不直观地呈现,它们都包裹在Glisson鞘的结缔组织或其融合层内,形成肝门的三板系结构(图52-14),包括位于胆囊上方的胆囊板,位于方叶基底部和胆道分叉部上方的肝门板,和位于门脐静脉窝上方的脐板。其中肝门板因其内包裹着胆管、门静脉分叉部等结构,尤其重要。正常状态下肝门板内胆管分叉部的走行如图52-15所示,当分离肝门板,即剪开肝脏方叶与肝十二指肠韧带之间包膜,向上拉开方叶后即可清晰呈现胆管分叉部及左、右肝管(图52-16)。此为肝门区手术的关键性解剖分离步骤。

【尾状叶的解剖】

肝脏尾状叶手术的危险性较大,了解尾状叶解剖是实施相关手术的基础。肝脏的尾状叶隐匿于肝门与下腔静脉之间,是肝脏手术中较为困难的部位。尾状叶一般具有独立的血液供应和回流系统。

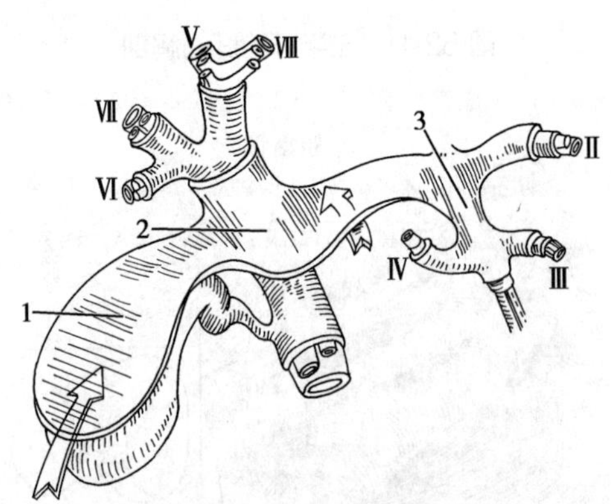

图52-14 板系解剖示意图

1.胆囊板;2.肝门板;3.脐板

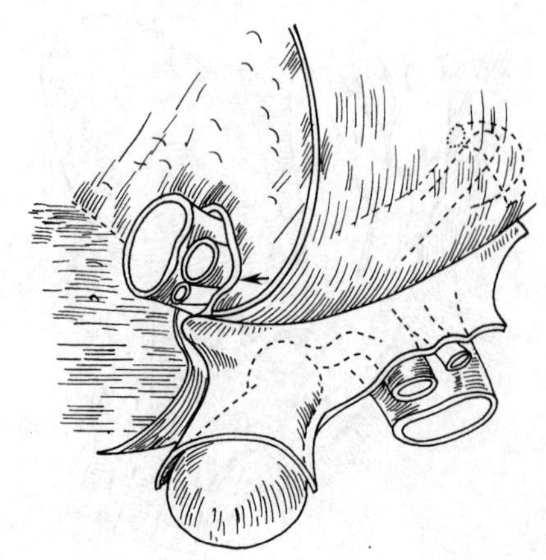

图52-15 方叶后方与胆管分叉部的关系

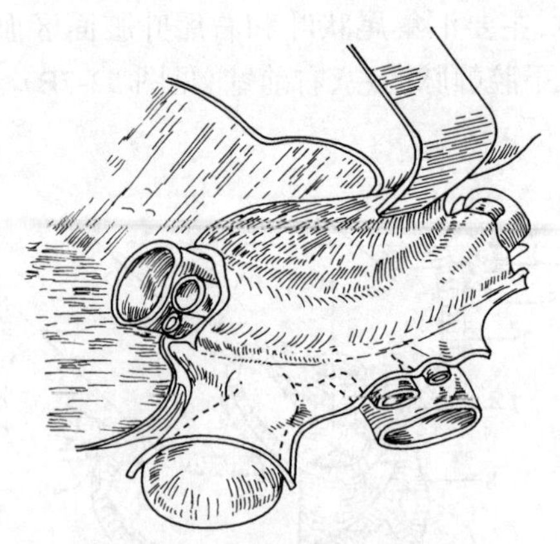

图52-16 松解肝门板后显露的胆管分叉部及左、右肝管

尾状叶的门静脉血供主要来源于门静脉左干的横部,少数情况下也可来源于门静脉右干乃至右后叶门静脉,但它们发出的分支仅提供尾状叶右部乃至尾状突。尾状叶的动脉供血无明确规律,肝左和肝右动脉可分别发出分支供应尾状叶的左、右部,并在尾状叶肝实质内相互形成吻合支。尾状叶血液回流主要依靠4~8支肝短静脉直接汇入下腔静脉,汇入部位多在肝后下腔静脉下半部分的左、右前壁,以左前壁多见。此外,尚有一些小的尾状叶静脉支在肝后下腔静脉上半部分汇入三支主要肝静脉,再回流至下腔静脉。尾状叶切除手术时尤应注意对上述肝短静脉的妥善分离和结扎处理。

【肝脏的显微结构】

肝脏的显微结构表现为肝小叶。成人肝内约有100万个肝小叶。小叶中央是中央静脉,围绕该静脉为放射状排列的单层细胞索,肝细胞索之间为肝窦(窦状隙),肝窦的壁上附有肝巨噬细胞(Kupffer细胞),它有吞噬能力,属单核吞噬细胞系统。在几个肝小叶之间是结缔组织组成的门管区,其中有肝动脉、门静脉和胆管。肝窦实际上是肝脏的毛细血管网,它的一端与肝动脉和门静脉的小分支相通,另一端与中央静脉连接。胆管可分为胆小管和毛细胆管,后者位于肝细胞之间(图52-17)。

肝小叶是肝的结构和功能单位,依据肝小叶内血液循环的流向,可将其划分为三个带:即位于小叶外周部分的细胞为周围带,又称功能带,最先获得血液供应;中央静脉周围的细胞为中央带,又称静止带,接受血液供应较晚;而两者之间的部分为中间带。中央带的细胞供血较差,但它们是一些比较成熟的细胞,某些生理活动主要在此进行,如脂类代谢。当肝血液供应障碍时,如缺氧、肝淤血等,可先影响中央带的肝细胞。而中毒性肝病时,一般均为血源性,故往往先损及周围带的肝细胞。

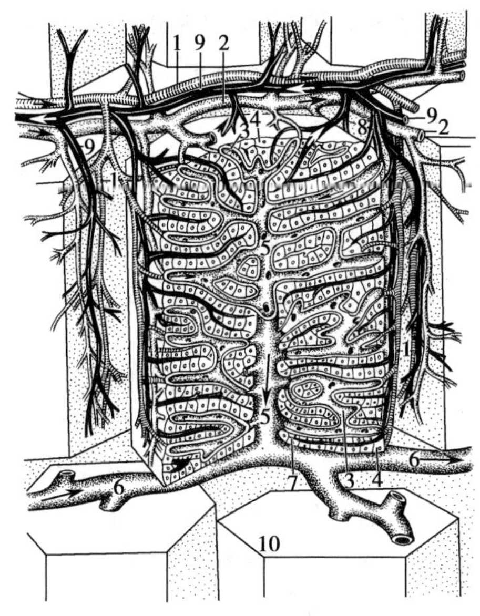

图 52-17 肝小叶立体图解

1. 小叶间动脉；2. 小叶间静脉；3. 血窦；4. 肝细胞索；5. 中央静脉；6. 小叶下静脉（箭头示血流方向）；7. 毛细胆管；8. 终末小胆管；9. 小叶间胆管；10. 邻接肝小叶表面

在电子显微镜下，肝细胞呈多角形，大小不等，一般约为 30μm×20μm。在肝窦一面的肝细胞膜上有很多微绒毛，伸向肝细胞膜与肝窦壁之间存在的窦周间隙（Disse 间隙）内，主要起着与肝窦内血液之间进行物质交换的作用。在相邻的两个肝细胞接触面之间的间隙即为毛细胆管，其壁为肝细胞膜构成；肝细胞将胆汁直接排泄到毛细胆管（图 52-18）。肝细胞核和细胞膜之间是细胞质，细胞质内含有许多亚微结构，如线粒体、内质网、溶酶体、微体和高尔基（Golgi）复合体等，这些结构都有很复杂的生理功能。

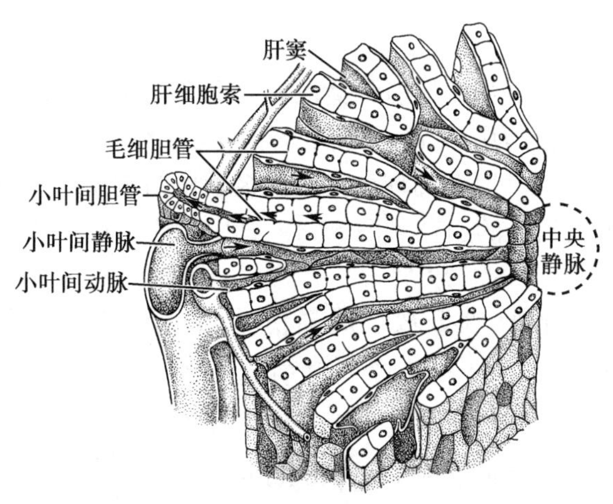

图 52-18 肝小叶的一部分（立体模式图）

图示肝细胞板和血窦围绕中央静脉呈辐射状排列。血流自肝动脉和门静脉的分支流向中央静脉。胆汁（小箭头）由毛细胆管流向小叶间胆管

肝脏的血液供应 25%~30% 来自肝动脉，70%~75% 来自门静脉。肝动脉血含氧量高，但由于血流量少，只能供给肝脏所需氧量的 50%，而门静脉血含氧量虽低些，但由于血流量多，也能提供肝脏需氧量的 50% 左右。门静脉收集肠道血液，供给肝脏营养。

【肝脏的生理功能】

肝脏是维持生命不可缺少的器官，它担负着重要而复杂的生理功能，其中已明确并有临床意义的是：

1. 分泌胆汁　每日持续不断地分泌胆汁 600~1 000ml，经胆管流入十二指肠，帮助脂肪消化以及脂溶性维生素 A、维生素 D、维生素 E、维生素 K 的吸收。

2. 代谢功能　食物消化后由肠道吸收的营养物质经门静脉系统进入肝脏。肝脏能将碳水化合物、蛋白质和脂肪转化为糖原，储存于肝内。当血糖减少时，又将糖原分解为葡萄糖，释入血液，以调节、保持恒定的血糖浓度。

在蛋白质代谢过程中，肝脏主要起着合成、脱氨和转氨三个作用。蛋白质经消化液分解为氨基酸而被吸收，肝脏又利用氨基酸再重新合成人体所需要的各种重要的蛋白质，如白蛋白、纤维蛋白原和凝血酶原等，如果肝脏损害严重，就可出现低蛋白血症和凝血功能障碍。体内代谢产生的氨对人体是一种有毒物质，肝脏能将大部分的氨转变成尿素，经肾脏排出。肝细胞受损时，脱氨作用减退，血氨因此增高。肝细胞内有多种转氨酶，能将一种氨基酸转化为另一种氨基酸，以增加人体对不同食物的适应性。肝细胞受损而伴有细胞膜的变化时，转氨酶被释出于血液中，血内转氨酶就升高。

在脂肪代谢中，肝脏能维持体内各种脂质（包括磷脂和胆固醇）的恒定性，使之保持一定浓度和比例。肝脏在脂肪代谢中起着重要作用，肝脏中脂肪的运输与脂蛋白有密切关系，而卵磷脂是合成脂蛋白的重要原料。因此，当卵磷脂不足时，可导致肝内脂肪堆积，造成脂肪肝。此外，胆固醇在胆汁中的溶解度，取决于胆盐与卵磷脂按比例的组成，若比例失调则产生胆固醇结石。

肝脏也参与各种维生素代谢。肝内胡萝卜素酶能将胡萝卜素转化为维生素 A，并加以储存。肝脏还储存维生素 B 族、维生素 C、维生素 D、维生素 E 和维生素 K。

在激素代谢方面，肝脏对雌激素、神经垂体（垂体后叶）分泌的抗利尿激素（血管升压素）具有灭能

作用；肾上腺皮质酮和醛固酮的中间代谢大部分在肝内进行。肝硬化时灭能作用减退。体内雌激素增多可引起蜘蛛痣、肝掌及男性乳房发育等现象；抗利尿激素和醛固酮的增多，促使体内水和钠潴留，引起水肿和腹水形成。

3. 凝血功能 肝脏是合成或产生许多凝血物质的场所。除上述的纤维蛋白原、凝血酶原的合成外，还产生凝血因子Ⅴ、Ⅶ、Ⅷ、Ⅸ、Ⅹ、Ⅺ和Ⅻ。另外，储存在肝内的维生素K对凝血酶原和凝血因子Ⅶ、Ⅸ、Ⅹ的合成是不可缺少的。

4. 生物转化作用 肝脏通过生物转化对内、外源性非营养物质进行化学改造，提高其水溶性和极性，利于从尿液或胆汁排出。肝生物转化分为两相反应：第一相反应包括氧化、还原和水解；第二相反应是结合反应。肝生物转化受年龄、性别、营养、疾病、遗传及异源物诱导等因素影响，并具有转化反应的连续性、反应类型的多样性和解毒和致毒的双重性特点。

5. 吞噬或免疫作用 肝脏通过单核吞噬细胞系统的Kupffer细胞的吞噬作用，将细菌、色素和其他碎屑从血液中除去。

6. 造血和调节血液循环 肝内有铁、铜及维生素 B_{12}、叶酸等造血因素，故间接参加造血。肝脏本身储藏大量血液，在急性出血时，能输出相当量的血液，以维持循环血量的平衡。正常情况下，肝血流量为每分钟1 000~1 800ml，平均1 500ml（即每千克肝重1 000ml/min）。门静脉压力为7~10mmHg；肝动脉压力与动脉压相等；肝窦的压力为2~6mmHg；肝静脉压力为1~5mmHg；位于膈水平的下腔静脉的压力为0.5~4mmHg。这种血管内压力的下降梯度，可使血液流向心脏。当肝硬化时，正常血流受阻，门静脉压力可增高，最终会导致门静脉高压。

肝脏具有强大的再生能力，大鼠和狗的肝脏切除70%~80%后，仍能维持正常的生理功能，其余下部分的肝脏可在4~8周修复生长至原来肝重量。人的肝脏也具有明显的再生能力，当右三叶肝切除后，余下20%的正常肝组织仍能维持正常的生理活动，并逐渐恢复到原有的肝重量，一般认为约需一年后才能恢复到原来肝重量。因此，当肝脏有局限性病变时，可施行肝段、肝叶乃至更大范围（如右三叶）肝切除术。此外，肝脏再生必须有足够的血液供应，其中以门静脉血供尤为重要。许多实验说明门静脉血流量及其压力是决定肝细胞再生的重要因素。肝脏对缺氧非常敏感，在常温下阻断肝脏的血流超过20~30分钟，将可能引起严重的血压下降和不可逆的肝细胞缺氧坏死。故在肝外科临床实践中，常温下一次阻断肝门一般不应超过15~20分钟。

（吴孟超）

第二节 肝脏的感染

肝脏受到感染后，因未及时处理而形成脓肿，称为肝脓肿。肝脓肿都是继发性的。临床上常见的有细菌性肝脓肿和阿米巴性肝脓肿，其他尚有一些特殊的感染，如肝结核等。

一、细菌性肝脓肿

【病因与发病机制】

细菌性肝脓肿（bacterial liver abscess）由化脓性细菌引起，故亦称化脓性肝脓肿（pyogenic liver abscess）。肝脏由肝动脉和门静脉双重血液供应，其胆道系统与肠道相通，增加了发生感染的可能性。引起细菌性肝脓肿最常见的致病菌是大肠埃希菌和金黄色葡萄球菌（金葡菌），其次为链球菌、类杆菌属，偶有放线菌和土壤丝菌感染的报道。胆管源性以及经门静脉播散者以大肠埃希菌为最常见，其次为厌氧性链球菌。经肝动脉播散以及“隐源性”者，以葡萄球菌尤其是金葡菌为常见。病原菌侵入肝的途径见图52-19，其中经胆道途径较多见，占21.6%~51.5%。

此外，在开放性肝损伤时，细菌可随致伤异物或从创口直接侵入肝引起脓肿；细菌也可来自破裂的小胆管。有一些原因不明的肝脓肿，称隐源性肝脓肿（cryptogenic liver abscess），可能与肝内已存在隐匿病变有关。这种隐匿病变在机体抵抗力减弱时，病原菌在肝内繁殖，发生肝脓肿。有人指出隐源性肝脓肿中25%伴有糖尿病。

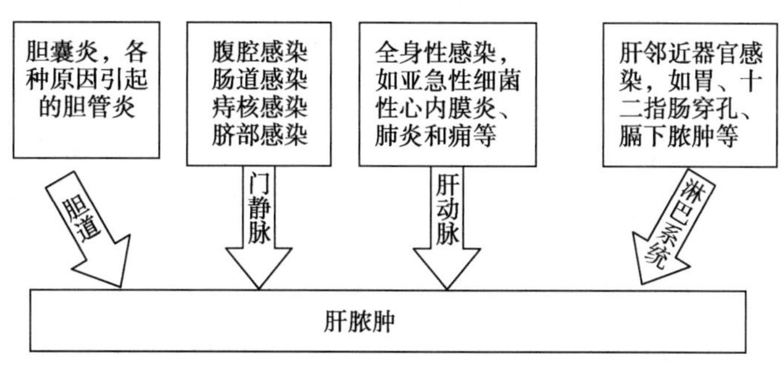

图 52-19　病原菌侵入肝的途径

【病理改变】

75% 的肝脓肿发生在右半肝，病因不明，推测可能与右半肝血流来源有关，20% 的肝脓肿发生在左半肝，5% 发生在尾状叶。这其中 50% 肝脓肿是孤立的。化脓性细菌侵入肝脏后，发生炎症改变，或形成许多小脓肿，在适当的治疗下，散在的小脓肿多能吸收机化，但在病灶较密集部位，由于肝组织破坏，小的脓肿可融合成一个或数个较大的脓肿。细菌性肝脓肿可以是多发的，也可以是单发的。感染来自胆道系统，则有胆管扩张，管壁增厚，脓肿为多发性且与胆管相通。由于炎症反复发作后的纤维增生，很少成为巨大脓肿或脓肿穿破。肝胆管蛔虫在化脓早期容易发生穿破形成多个肝脓肿。肝外伤血肿感染和隐源性脓肿，多属单发性。由于肝脏血运丰富，在肝脓肿形成及发展过程中，大量毒素被吸收后呈现较严重的毒血症，病人发生寒战、高热、精神萎靡，病情重笃。当脓肿转为慢性后，脓腔四周肉芽组织增生、纤维化，此时临床上毒血性症状也可减轻或消失。肝脓肿可向膈下、腹腔或胸腔穿破，胆道感染引起的肝脓肿还可发生胆道出血等严重并发症。

【临床表现】

肝脓肿一般起病较急，主要表现为：

1. 寒战和高热　是最常见的症状，反复发作，多呈一日数次的弛张热，体温为 38~41℃，伴有大量出汗，脉率增快。

2. 肝区疼痛，肝大　引起肝被膜急性膨胀，导致肝区持续性钝痛。炎症刺激膈肌或感染向胸膜、肺扩散，可出现胸痛或右肩牵拉痛及刺激性咳嗽和呼吸困难。

3. 乏力、食欲不振、恶心和呕吐　主要是全身中毒性反应及消耗的结果，病人在短期内即出现严重病容。少数病人还出现腹泻、腹胀以及难以忍受的呃逆等症状。

4. 体征　肝区压痛和肝大最常见。右下胸部和肝区有叩击痛。有时出现右侧反应性胸膜炎或胸腔积液。如脓肿移行于肝表面，其相应体表部位可有皮肤红肿，且有压凹性水肿；若脓肿位于右肝下部，常见到右季肋部或右上腹部饱满，甚至可见局限性隆起，能触及肿大的肝或波动性肿块，有明显触痛及腹肌紧张等。左肝脓肿时，上述体征则局限在剑突下。有胆道梗阻的病人常有黄疸，其他原因的化脓性肝脓肿，一旦出现黄疸，表示病情严重，预后不良。有的病人可发现右肺底呼吸音减低、啰音和叩诊呈浊音等。

【诊断与鉴别诊断】

根据全身或胆道感染等病史，结合上述临床表现，应想到肝脓肿可能，并做进一步检查。大部分病人白细胞计数明显升高，总数达 15×10^9/L 左右，中性粒细胞在 0.90 以上，有核左移现象或中毒颗粒。肝功能检查，血清转氨酶、碱性磷酸酶可轻度升高。腹水和黄疸少见，如有则提示肝有广泛损害。若早期出现明显黄疸，多为胆管阻塞所致。急性期约有 16% 的病人血液细菌培养阳性。X 线检查可见肝阴影增大、右侧膈肌抬高、局限性隆起和活动受限，或伴有右下肺肺段不张、胸膜反应或胸腔积液甚至脓胸等。少数产气性细菌感染或与支气管穿通的脓肿，可见到气液平面。超声检查可以测定脓肿部位、大小及距体表深度，为确定脓肿穿刺点或手术引流进路提供了方便，可作为首选的检查方法。必要时，才做 CT、MRI 或肝动脉造影进一步检查。

肝脓肿需与下列疾病鉴别：

1. 阿米巴性肝脓肿　化脓性肝脓肿与阿米巴性肝脓肿的临床症状和体征有许多相似之处，但治疗原则有本质不同。前者以控制感染和手术治疗为主，后者则以抗阿米巴治疗和穿刺吸脓为主。阿米巴性肝脓肿常有阿米巴性肠炎和脓血便病史，病程较长，全身状况较好，但贫血较明显；肝大明显，可有肋间水肿，局部隆起及压痛较重。如果粪便中找到阿米巴包囊或滋养体,则更有助于诊断。其鉴别要点见表52-3。

表52-3 阿米巴性与细菌性肝脓肿的鉴别

	阿米巴性肝脓肿	细菌性肝脓肿
病史	有阿米巴痢疾史	常继发于胆道感染(如化脓性胆管炎、胆道蛔虫等)或其他化脓性疾病
症状	起病较缓慢、病程较长	起病急骤,全身脓毒症症状明显,有寒战、高热等
体征	肝大显著,可有局限性隆起	肝大不显著,一般多无局限性隆起
脓肿	脓肿较大,多数为单发性,位于肝右叶	脓肿较小,常为多发性
脓液	呈巧克力色,无臭味,可找到阿米巴滋养体,若无混合感染,脓液细菌培养阴性	多为黄白色脓液,涂片和培养大都有细菌,肝组织为化脓性病变
血象	白细胞计数可增加	白细胞计数及中性粒细胞均明显增加
血培养	若无混合感染,细菌培养阴性	细菌培养可阳性
粪便检查	部分病人可找到阿米巴滋养体或包囊	无特殊发现
诊断性治疗	抗阿米巴药治疗后症状好转	抗阿米巴药治疗无效

2. 胆囊炎、胆石症　胆囊炎、胆石症常有反复发作病史,全身反应较轻,可有右上腹绞痛且放射至右背或肩胛部,并伴有恶心、呕吐;右上腹肌紧张,胆囊区压痛明显,或触及肿大的胆囊;黄疸多见,血清胆红素增高,尿胆红素阳性;X线检查膈肌不升高,运动正常;超声检查无液性暗区。这些对鉴别诊断有帮助。

3. 右膈下脓肿　两者鉴别有时颇难,特别是当肝脓肿穿破合并膈下脓肿时,其鉴别尤其困难。一般膈下脓肿常有先驱病变,如胃、十二指肠溃疡穿孔后弥漫性或局限性腹膜炎史,或有阑尾炎急性穿孔史以及上腹部手术后感染史等。但上述病灶也可以导致肝脓肿。膈下脓肿的畏寒、发热等全身反应和肝区压痛、叩痛等局部体征都没有肝脓肿显著,主要表现为胸痛和深呼吸时疼痛加重,肝脏多不大,亦无压痛;X线检查膈肌普遍抬高、僵硬,运动受限明显,或膈下出现液气面。可结合病史加以鉴别。超声检查对诊断帮助更大。

4. 原发性肝癌　巨块型肝癌中心区液化坏死、继发感染,超声检查亦有液性暗区存在,这些易与孤立性肝脓肿相混淆。炎症型肝癌可有畏寒、发热,有时与多发性化脓性肝脓肿相似,但肝癌病人的病史、体征均与肝脓肿不同,只要详细询问病史,仔细体格检查,再结合甲胎蛋白(AFP)检测和超声检查,一般不难鉴别。

5. 肝囊肿　合并感染肝棘球蚴病和先天性肝囊肿合并感染时,其临床表现与肝脓肿相似,不易鉴别,只有详细询问病史和检查才能加以鉴别。

6. 右下肺炎　有时也可与肝脓肿混淆。但其寒战、发热、右侧胸痛、呼吸急促、咳嗽性症状及肺部可闻啰音,白细胞计数增高等均不同于细菌性肝脓肿。胸部X线或CT检查有助于诊断。

【并发症】

细菌性肝脓肿如得不到及时有效治疗,脓肿可向各个脏器穿破引起严重的并发症。右肝脓肿可向膈下间隙穿破而形成膈下脓肿;亦可再穿破膈肌而形成脓胸,甚至能穿破肺组织至支气管,脓液从气管排出,形成支气管胸膜瘘。如脓肿同时穿破胆道,则形成支气管胆瘘。左肝脓肿可穿入心包,发生心包积脓,严重者可引起心脏压塞。脓肿可向下穿破入腹腔而引起腹膜炎。有少数病例,脓肿可穿破入胃、大肠,甚至门静脉、下腔静脉等。若同时穿破门静脉或胆道,大量血液由胆道排入十二指肠,表现为上消化道大出血。细菌性肝脓肿一旦发生并发症,病死率成倍增加。

【治疗】

1. 非手术治疗　对急性期肝局限性炎症,脓肿尚未形成或多发性小脓肿,应非手术治疗。在治疗原发病灶的同时,使用大剂量有效抗生素和全身支持疗法,以控制炎症,促使脓肿吸收自愈。由于细菌性肝脓肿病人中毒症状严重,全身状况较差,故在应用大剂量抗生素控制感染的同时,应积极补液,纠正水与电解质紊乱,给予维生素B、维生素C、维生素K,必要时可反复多次输入小剂量新鲜血液和血浆,以纠正低蛋白血症,改善肝功能和增强机体抵抗力。由于肝脓肿病原菌以大肠埃希菌和金葡菌、厌氧性细菌多见,故在未确定致病菌以前,可先用广谱抗生素,再根据细菌培养及抗生素敏感试验结果,决定是否调整抗菌药物。使用抗生素的时间一般为2周,而后根据病情变化确定进一步的治疗方案。

经上述方法治疗,多数病人可望治愈。多发性小脓肿全身抗生素治疗不能控制者,可经肝动脉或门静脉内置导管应用抗生素。单个较大的化脓性肝脓肿可在超声定位引导下穿刺吸脓(图 52-20),尽可能吸尽脓液,注入抗生素至脓腔内。如果病人全身反应好,超声检查脓腔缩小,也可以隔数日重复穿刺吸脓。近年来也采用经穿刺置管至脓肿引流,并冲洗脓腔和注入抗菌药,待脓肿缩小,无脓液引出后,再将引流管拔除。

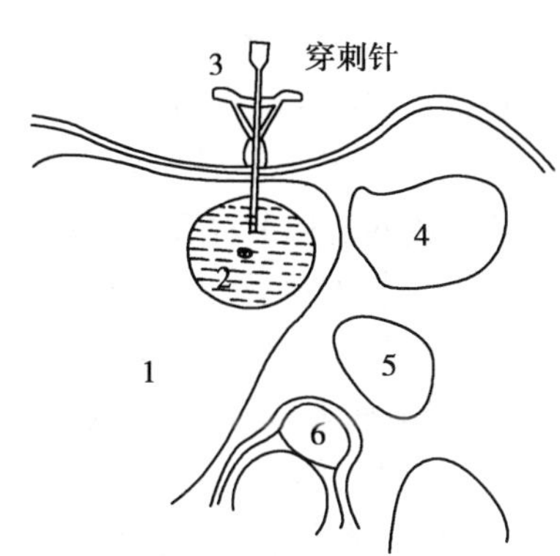

图 52-20　肝脓肿穿刺吸脓

1. 肝;2. 脓肿;3. 穿刺架;4. 胃;5. 胰腺;6. 腹主动脉

2. 手术治疗

(1)脓肿切开引流术:对于较大的脓肿,估计有穿破可能,或已穿破并引起腹膜炎、脓胸,以及胆源性肝脓肿或慢性肝脓肿,在应用抗生素治疗的同时,应积极进行脓肿切开引流术。近年来,由于广泛应用超声引导下穿刺吸脓或置管引流治疗肝脓肿,经前侧或后侧腹膜外脓肿切开引流术已很少采用,必要时可行经腹腔切开引流术。

手术方法:选用右肋缘下斜切口(右肝脓肿)或经腹直肌切口(左肝脓肿),入腹后探查确定脓肿部位,用湿盐水纱布垫保护手术野四周,以免脓液扩散污染腹腔。然后用穿刺针吸得脓液后,沿针头方向用直血管钳插入脓腔,排出脓液,再用手指伸进脓腔,轻轻分离腔内间隔组织,用生理盐水冲洗脓腔,吸净后,脓腔内放置橡胶管引流。这种方法可达到充分而又有效的引流。对伴有急性化脓性胆管炎者,可同时进行胆总管切开引流术。

(2)肝切除术:对于慢性厚壁肝脓肿和肝脓肿切开引流后脓肿壁不塌陷、留有死腔或窦道长期流脓不愈,以及肝内胆管结石合并左外叶多发性肝脓肿,且该肝叶已严重破坏、失去正常功能者,可行肝叶切除术。急诊肝叶切除术因有使炎症扩散的危险,一般不宜施行。但对部分肝胆管结石并发左外叶肝脓肿、全身情况较好、中毒症状不严重的病人,在应用大剂量抗生素的同时,急诊行左外叶肝切除术效果较好,既去除原发病灶,有利于控制感染,又可避免二次手术。

【预防】

细菌性肝脓肿为一继发病变,多数病例可找到原发病灶,如能早期确诊,早期治疗原发病灶和加强腹部手术后处理,肝脓肿是可以防止的。即使在肝脏感染早期,如能及时给予中西医结合治疗,加强全身支持疗法,加强人体抵抗力,合理应用抗生素,也可防止肝脓肿形成。近年来胆道感染成为肝脓肿的重要原因,故对胆道疾病的及时正确处理,可减少肝脓肿的发生。

二、阿米巴性肝脓肿

阿米巴性肝脓肿是肠阿米巴病最常见的并发症。本病多见于温、热带地区,热带和亚热带国家特别常见。国内临床资料统计,肠阿米巴病病人有1.8%~20% 并发肝脓肿,最高者达 67%。脓肿多数在阿米巴痢疾期间形成,部分发生在痢疾愈后数周或数月,甚至个别长达 20~30 年之久。发病率农村高于城市。有报道称,大量饮酒可能使肝脏对阿米巴原虫易感,免疫力下降更是感染的高危因素,且死亡率更高。没有疫区接触史的阿米巴肝脓肿病人通常存在相关的免疫缺陷,如 HIV 感染营养不良,慢性感染或长期使用类固醇激素等。

【发病机制】

溶组织阿米巴是人体唯一致病型阿米巴。阿米巴包囊随被污染的食物或饮水进入体内,通过胃进入肠道,在小肠下部被碱性肠液消化,囊内虫体脱囊而出,经二次分裂即成 8 个小滋养体。当机体抵抗力正常时,阿米巴滋养体并不侵犯肠黏膜,而是随粪便下移,到达直肠后变成包囊,排出体外。如机体或肠道局部抵抗力降低,则滋养体侵入肠壁,寄生在黏膜或黏膜下层,并分泌溶组织酶,使肠黏膜形成溃疡。常见部位为盲肠、升结肠,其次为乙状结肠和直肠。阿米巴滋养体可经破损的肠壁小静脉或淋巴管进入肝脏。大多数滋养体到达肝脏后即被消灭,少数存活者在门静脉内迅速繁殖而阻塞门静脉小支,造成肝组织局部缺血坏死,加之阿米巴滋养体不断分泌溶组织酶,破坏静脉壁,溶解肝组织,致使肝组织呈点状或斑片状坏死,其周围有充血现象;以后坏死斑点逐渐融合成团块状病变,此即所谓阿米巴性肝炎或肝脓肿前期。此时若能得到及时有效治疗,坏死灶被吸收,代之以纤维结缔组织;如得不到适时治疗,病变继续发展,使变性坏死的肝组织进一步溶解液化而形成肝脓肿。

阿米巴性肝脓肿多为单发性，脓腔多较大。脓肿分三层：外层早期为炎性肝细胞，随后有纤维组织增生形成纤维膜；中层为间质；内层中央为脓液。脓液内充满溶解和坏死的肝细胞碎片和血细胞。典型的阿米巴肝脓肿脓液呈果酱色（即巧克力色），较黏稠，无臭，一般是无菌的。脓液中很难找到阿米巴滋养体，但在脓肿壁上，常能找到阿米巴滋养体。阿米巴性肝脓肿多位于肝右叶，尤以右肝顶部更为常见。国内资料统计，脓肿位于肝右叶者占94%。这可能与肝脏的门静脉血流有关，因为结肠阿米巴病的病变以右半结肠为主，而右半结肠的血流通过肠系膜上静脉多沿门静脉主干的右侧流入右半肝，故阿米巴滋养体可随肠系膜上静脉血流入右半肝。

慢性阿米巴性肝脓肿常并发葡萄球菌、链球菌、肺炎链球菌、大肠埃希菌感染。如有穿破则继发感染率更高。感染后的脓液呈黄色或绿色，有臭味，临床上有高热，可呈脓毒症表现。

【临床表现】

本病的发展过程较为缓慢，主要为发热、肝区疼痛及肝大。体温多持续在38~39℃，常为弛张热或间歇热，在肝脓肿后期，体温可正常或仅低热。如继发细菌感染，体温可达40℃以上，伴有畏寒、多汗；病人尚有食欲不振、腹胀、恶心、呕吐，甚至腹泻等症状。体重减轻、衰弱乏力、消瘦、贫血等亦常见。10%~15%出现轻度黄疸。肝区常有持续性钝痛与明显叩痛。如脓肿位于右膈顶部，可有右肩胛部或右腰背放射痛。较大的右肝脓肿可出现右下胸部膨隆，肋间饱满，局部皮肤水肿与压痛，肋间隙增宽等表现。脓肿在右半肝下部时可见右上腹膨隆，有压痛，肌肉紧张，或扪及肿块。肝脏常呈弥漫性肿大，触之边缘圆钝，有充实感，触痛明显。少数病人可出现胸腔积液。

【诊断与鉴别诊断】

有长期不规则发热、出汗、乏力、纳差、贫血、肝区疼痛、肝大伴压痛及叩痛者，特别是有痢疾病史时，应疑为阿米巴性肝脓肿。但缺乏痢疾病史，也不能排除本病的可能性，应结合各种检查结果全面分析。下列诸点对确诊具有重要意义：①反复检查新鲜大便，寻找阿米巴包囊或滋养体；②乙状结肠镜检查：发现结肠黏膜有特征性凹凸不平的坏死性溃疡，或愈合后的瘢痕，自溃疡面刮取材料做镜检，有时能找到阿米巴滋养体；③超声检查：脓肿所在部位可显示不均质的液性暗区，与周围肝组织分界清楚；④在超声波定位下进行肝穿刺吸脓，如吸得典型的果酱色无臭脓液，则诊断即可确立。脓液中查阿米巴滋养体阳性率很低（仅3%~4%），如每毫升脓液中加入链激酶10U，在37℃条件下孵育30分钟后再检查，可提高阳性率；⑤X线检查：可见到肝脏阴影增大，右膈抬高、运动受限或膈呈半球状隆起等，有时尚能见到胸膜反应或积液等；⑥血清学试验：血清阿米巴抗体检测，间接血凝法阳性率可在90%以上，且在感染后多年仍为阳性，故对阿米巴性肝脓肿的诊断有一定价值。近年来酶联免疫检测技术（EIAs）已经在很大程度上取代了间接血凝法检测技术。酶联免疫检测技术可以检测到针对寄生虫的抗体的存在，而且简单、快速、便宜。酶联免疫分析对阿米巴肝脓肿病人的敏感性为99%，特异性高于90%；⑦诊断性治疗：经上述检查，高度怀疑本病者，可试用抗阿米巴药治疗，如在治疗后临床症状、体征迅速改善，则可确诊为本病；⑧在阿米巴肝脓肿急性期白细胞计数可达15×10^9/L左右，中性粒细胞在0.80以上，病程长者可有贫血、血沉增快；⑨肝功能检查：大多正常，偶见谷丙转氨酶（ALT）、碱性磷酸酶（ALP）轻度升高，少数病人胆红素可增高。

典型的阿米巴性肝脓肿较易诊断，但不典型病例诊断困难。在诊断过程中需注意与下列疾病鉴别：

(1)细菌性肝脓肿：病程急骤，脓肿以多发为主，全身毒血症状较明显，一般鉴别不难。其鉴别要点参见表52-3。

(2)原发性肝癌：可有发热、右上腹痛和肝大等，但原发性肝癌常有肝炎病史，合并肝硬化者占80%以上，且肝脏质地较硬，常触及癌块，结合AFP检测、超声、CT或肝动脉造影检查，不难鉴别。

(3)膈下脓肿：常继发于胃十二指肠溃疡穿孔、阑尾炎并发穿孔或腹腔手术之后。X线检查见肝脏向下推移，膈肌普遍抬高，活动受限，但无局限性隆起，如膈下发现液气面，则对膈下脓肿的诊断更有价值。

【并发症】

1. 继发细菌感染　多见于慢性病例，常见细菌为葡萄球菌、链球菌、大肠埃希菌或肺炎链球菌等。继发细菌感染后即形成混合性肝脓肿，症状加重，毒血症症状明显，体温可高达40℃以上，呈弛张热，血液中白细胞计数及中性粒细胞显著增高。吸出脓液为黄色或黄绿色，有臭味，镜检有大量脓细胞。

2. 脓肿破溃　如治疗不及时，脓肿逐渐增大脓液增多，腔内压不断升高，即有破溃的危险，尤其靠近肝表面的脓肿更易发生破溃。根据脓肿的不同部位，向上可穿入膈下间隙形成膈下脓肿，或再穿破膈肌形成脓胸；也可穿破至肺、支气管，形成肺脓肿或支气管胆管瘘。左肝叶脓肿可穿入心包，引起心包积脓。向下穿破则产生急性腹膜炎。阿米巴肝脓肿破入门静脉、胆管或胃肠道者罕见。

【治疗】

1. 非手术治疗　首先应考虑非手术治疗，以抗阿米巴药治疗和反复穿刺吸脓以及支持疗法为主。由于本病病程较长，全身情况较差，常有贫血和营养不良，应给予高碳水化合物、高蛋白、高维生素和低脂肪饮食；有严重贫血或水肿者，需多次输血浆和新鲜全血。

常用的抗阿米巴药为甲硝唑、氯喹和依米丁。甲硝唑对肠道阿米巴病和肠外阿米巴原虫有较强的杀灭作用，对阿米巴性肝炎和肝脓肿均有效。该药毒性小，疗效高，对孕妇、儿童及体弱者均适用。成人每次口服 0.4~0.8g，每日 3 次，7~10 日为一疗程。儿童每日 50mg/kg，分 3 次服，连服 7 日。国内报道有效率为 96%。服药期间应禁止饮酒，偶有恶心、腹痛、皮炎、头昏及心慌，不需特殊处理，停药后即可消失。氯喹对阿米巴滋养体有杀灭作用，口服后肝内浓度较高，排泄也慢，毒性小，疗效高。常用量为成人每次口服 0.5g，每日 2 次，连用 2 日后改为 0.25g，每日 2 次，14~20 日为一疗程。偶有胃肠道反应、头昏、皮肤瘙痒等。依米丁对阿米巴滋养体有较强的杀灭作用，成人每日 0.06g，肌注，连续 6~10 日为一疗程，总剂量不超过 0.6g。本品毒性大，可引起心肌损害，血压下降，心律失常等。故在应用此药期间，每日需测量血压，如发现血压下降，应停止用药。由于该药毒性大，目前多用甲硝唑或氯喹。

对脓肿较大或病情较重者，应在抗阿米巴药治疗下行肝穿刺吸脓（图 52-21）。穿刺点应视脓肿部位而定。一般在超声定位引导下，离脓腔最近处刺入。需注意避免穿过胸腔，并应严格无菌操作。在局部麻醉后用 14~16 号粗穿刺针，边穿边吸，待针进入脓腔内，尽量将脓液吸净，术后病人应卧床休息；随后按脓液积聚的快慢，隔 2~5 日吸脓 1 次，至脓液转稀薄，且不易吸得，超声波检查脓腔很小，体温下降至正常为止。如合并有细菌感染，穿刺吸脓后，可于脓腔内置管引流并注入抗生素。

2. 手术治疗　常用方法有三种：

（1）闭式引流术：对病情较重、脓腔较大、积脓较多者，或对位于右半肝表浅部位的较大脓肿，或虽然多次穿刺吸脓而脓液不减少者，可在抗阿米巴药治疗的同时进行闭式引流术。应在严格无菌条件下操作，选择脓肿距体表最近处，采用套管式穿刺针，施行闭式引流术。注意置入塑料管应妥善固定，以防滑脱。

（2）切开引流：阿米巴性肝脓肿切开引流后，会引起继发细菌感染，增加病死率，过去采用此法，病死率曾高达 50% 左右。改用抗阿米巴药及穿刺吸脓治疗后，病死率降低到 5% 左右。但在下列情况下，仍应考虑手术切开引流：①经抗阿米巴药治疗及穿刺排脓后高热不退者；②脓肿伴有继发细菌感染，经综合治疗不能控制者；③脓肿穿破入胸腔或腹腔，并发脓胸及腹膜炎者；④左外叶肝脓肿，穿刺容易损伤腹腔脏器或污染腹腔者；⑤脓肿位置较深，不易穿刺吸脓者。在切开排脓后，应放置多孔乳胶管或双套管持续负压吸引。

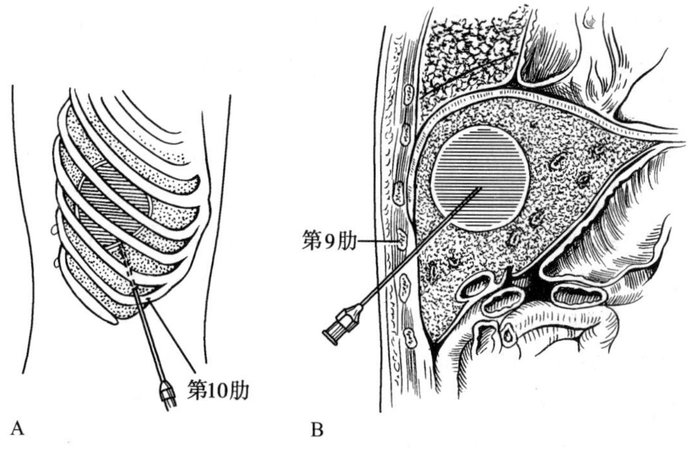

图 52-21　阿米巴性肝脓肿穿刺吸脓

A. 侧面观；B. 正面观

(3)肝叶切除术:对慢性厚壁脓肿,切开引流腔壁不易塌陷,而药物治疗效果不佳者;或脓肿切开引流后形成难以治愈的残留死腔或窦道者,可行肝叶切除术。

阿米巴性肝脓肿如及时治疗,预后较好。国内报道,抗阿米巴药治疗加穿刺抽脓者病死率为7.1%,但如并发细菌感染或脓肿穿破则病死率成倍增加。阿米巴性肝脓肿是可以预防的,主要是防止阿米巴痢疾感染。应严格粪便管理,讲究卫生,对阿米巴痢疾进行及时而彻底的治疗。即使发生阿米巴性肝炎,如能及时抗阿米巴药物治疗,也可以防止肝脓肿的形成。

三、肝结核

肝结核是一种继发性疾病,常继发于体内其他脏器的结核病,在肺结核死亡病人尸检时常有发现。肝结核常缺乏典型的临床症状和特异的检查技术,故临床诊断困难,往往在尸检时发现,或因结核瘤诊断为肝占位性病变,在术中发现证实。

结核菌可经下列途径侵入肝脏:①通过肝动脉传播:全身粟粒性结核及活动性肺结核,结核分枝杆菌可进入血液循环,通过肝动脉侵入肝脏而得病。②通过门静脉传播:消化道有结核病时,结核分枝杆菌可通过门静脉进入肝脏。③通过淋巴系统或从邻近器官直接侵入:肝内与肝下的淋巴均流入肝淋巴结,再进入腹腔淋巴丛,当淋巴丛感染结核病,以致阻塞淋巴管时,结核分枝杆菌可逆流入肝。

(一) 肝结核按发病部位及类型可分为两类

1. 肝浆膜结核　即结核性肝浆膜炎,属结核性腹膜炎的一部分。肝包膜被结核分枝杆菌侵犯,呈广泛肥厚性改变,形成所谓糖皮肝;或在肝包膜上发生粟粒样结核病灶。

2. 肝实质结核　又可分为以下三种类型:

(1)肝粟粒性结核:此种肝结核为全身血行播散型粟粒性结核的一部分,在肝实质结核中此型最多见。其病理特点是小而孤立的黄白色结节散布全肝,显微镜下可见明显的多核巨细胞,外周有淋巴细胞浸润。病变愈合后不伴有瘢痕形成。

(2)肝结核瘤:当粟粒性结核结节相互融合成单个或多个大结节时,称肝结核瘤,临床上比较少见。肝结核瘤中心为干酪样坏死,显微镜下见肝细胞先呈混浊肿胀,继之细胞质发生脂肪变性,细胞核溶解碎裂,直至坏死。在干酪样变的发展过程中,病灶周围逐渐出现肉芽组织,最终形成纤维包绕,其内结核分枝杆菌很少,这种病变可处于长期相对静止状态,但有时亦可液化形成结核性肝脓肿,临床上极罕见。

(3)肝内胆管结核:极罕见。主要见于儿童,系干酪样物质自门管区扩散至胆管所致。病变较局限,也可沿胆管播散。

(二) 肝结核的诊断与鉴别诊断

肝结核的临床表现:以畏寒、低热、夜间盗汗、乏力、纳差、肝区隐痛及肝大等为多见。有时在肿大的肝表面可扪及质软的结节,伴轻压痛。如为肝内胆管结核阻塞较大的胆管,可有明显黄疸。此外,在检查时有时能发现原发结核病灶的症状和体征。但也有的肝结核病人可以没有任何临床表现,仅在体检时偶尔发现。

本病由于无特殊症状及体征,故临床诊断比较困难。只有详细了解病史,特别是寻找身体其他部位结核病灶,再结合实验室检查及一些特殊检查资料综合分析,才能作出诊断。例如,青年病人有不明原因的低热、盗汗、肝区疼痛、肝大有触痛,如同时发现有肺结核、肠结核、结核性腹膜炎或颈淋巴结结核存在,应想到本病可能。实验室检查可有血沉增快,血红蛋白偏低,肝功能轻度异常等。有时腹部X线片可显示肝区钙化斑,对诊断有一定意义。腹腔镜检查对肝浆膜结核的诊断有帮助。超声波检查对较大肝结核瘤的定位诊断有参考价值。肝穿刺活检对确诊有较大意义,阳性率可达50%左右。如结核瘤局限于肝的一叶或肝段,又无法与肝肿瘤相鉴别,且有手术切除的适应证时,应剖腹探查,以明确诊断。

肝结核需注意与原发性肝癌相鉴别,特别是粟粒性肝结核有时易与弥漫型肝癌相混淆,但后者病情严重,病程发展快,AFP阳性等,一般不难鉴别。肝结核瘤中心区坏死液化时,应注意与细菌性或阿米巴性肝脓肿相鉴别,细菌性肝脓肿多继发于胆道感染,全身中毒症状严重,有寒战、高热等;阿米巴性肝脓肿多有痢疾病史,脓肿较大,脓液呈果酱色,与肝结核瘤液化截然不同。

(三) 肝结核的治疗

一般以内科治疗为主,如加强营养、全身支持疗法和抗结核药治疗。常用的抗结核药有链霉素、异烟肼、乙胺丁醇、利福平等。肝结核瘤应采用外科治疗,如病变局限于肝的一叶或一段,无其他器官活动性结核病(如肺结核),肝功良好者,可在抗结核药治疗一段时间后剖腹探查,争取切除肝结核瘤,术后应继续抗结核药治疗,以防止结核分枝杆菌扩散。

(陈孝平)

第三节 肝脏恶性肿瘤

肝脏恶性肿瘤是外科疾病中的常见病和多发病。肝脏恶性肿瘤可分为原发性和继发性两大类。原发性肝脏恶性肿瘤起源于肝脏的上皮或间叶组织,前者称为原发性肝癌,是我国高发的,危害极大的恶性肿瘤;后者称为肉瘤,与原发性肝癌相比较较为少见。继发性或称转移性肝癌系指全身多个器官起源的恶性肿瘤侵犯至肝脏。一般多见于胃、胆道、胰腺、结直肠、卵巢、子宫、肺、乳腺等器官恶性肿瘤的肝转移。继发性肝脏恶性肿瘤较原发性肝脏恶性肿瘤多见,国内资料表明两类肿瘤的发生率为4∶1~2∶1,而西方国家两者之比达20∶1以上。

由于肝脏是人体最大的实质性器官,承担人体的各类重要代谢功能,因此,肝脏一旦出现恶性肿瘤将导致危及生命的严重后果。又由于肝脏具有丰富的血流供应,与人体的重要结构如下腔静脉、门静脉、胆道系统等关系密切;肝脏恶性肿瘤发病隐匿,侵袭性生长快速,因此其治疗甚为困难,目前总体疗效和预后还不十分理想。

一、肝细胞癌

原发性肝癌(primary liver cancer,PLC)中约85%~90%为肝细胞癌(hepatocellular carcinoma,HCC),以下简称"肝癌"。肝癌在最常见肿瘤中排名第六,是导致癌症死亡的第三大原因。根据世界卫生组织国际癌症中心估计,2012年全球肝癌新发病例约为78.2万例,其中83%的新发病例发生于发展中国家,中国占50%。各种肿瘤致死原因中,肝癌在男性列第5位,女性列第9位。而到了2015年,肝癌的新发病例更是达到了85.4万例,死亡81万例。肝细胞癌已被认为是肝硬化病人死亡的主要原因,其发病率在未来有望继续增加。但肝癌的发病有着显著的地区分布差异性,大多数肝细胞癌病例发生在撒哈拉以南非洲和东亚,这些地区的主要危险因素是慢性乙型肝炎和黄曲霉毒素B_1暴露。在乙型肝炎病人中,肝细胞癌的发病率随着病毒载量、感染时间和肝病严重程度的增加而增加。我国大陆和台湾省都是肝癌的高发地区,即使在我国大陆,肝癌的发病率和死亡率也有地区分布的差异性,我国肝癌发病、死亡从高到低依次为西、中、东部地区。我国著名的肝癌高发区有四川盐亭、江苏启东、江苏海门、浙江仙居、上海崇明、广西扶绥、广东顺德、福建莆田等地区。近年来沿海地区的肝癌发病率有上升趋势,如浙江省肝癌已跃居各种肿瘤死亡原因的第一位。国家癌症中心2018年新近公布的我国最新(2014)癌症数据资料表明,男性肝癌的发病率全国排名第三位,死亡率位列第二位,女性发病率第七位,死亡率位列第三位(表52-4)。

表52-4 全国分性别主要恶性肿瘤发病前十位(2014年)

男性/%	女性/%
肺癌(24.63)	乳腺癌(16.51)
胃癌(13.62)	肺癌(15.43)
肝癌(12.72)	结直肠癌(9.25)
结直肠癌(10.13)	甲状腺癌(7.50)
食管癌(8.77)	胃癌(7.25)
前列腺癌(3.25)	宫颈癌(6.04)
膀胱癌(2.87)	肝癌(5.68)
胰腺癌(2.47)	食管癌(4.29)
脑癌(2.27)	子宫癌(3.79)
淋巴癌(2.24)	脑癌(3.15)
其他(17.04)	其他(21.11)

流行病学资料还表明,越是肝癌高发地区,病人的中位年龄越低,如非洲为30~40岁,我国为40~50岁,美国为55~65岁。我国肝癌高发区广西扶绥地区为42.5岁,而低发区甘肃省为55岁。通常肝癌更多见于男性,并且越是高发地区男性所占的比例越高,男女性别比可达8∶1,而低发区则为2∶1。我国在肝癌防治方面取得了很大成就,由于卫生条件的改善和乙肝疫苗的普及,从1990至2015年,我国肝癌的年龄标准化死亡率下降了33%,未来我国肝癌死亡率可能会继续下降。

肝癌恶性程度很高,对人民健康危害很大。我国在过去40多年中对肝癌的临床与基础研究都有很大进展,尤其是近20多年来发展更快,如在诊断方面,自20世纪70年代初期应用甲胎蛋白(alpha-fetoprotein,AFP)作为标志物进行肝癌检测和筛查以来,已可较早期地发现无临床症状和体征的小肝癌，结合B超、CT、磁共振等影像学技术，使肝癌的早期诊断水平有了根本性的提高。在治疗方面，早诊使早治成为可能，肝癌手术技术水平不断提高，现代医学的发展又使综合治疗不断发展，从而确立了肝癌以外科为主的综合治疗原则，外科治疗的疗效也有了显著提高，早期HCC常采用切除、移植、消融等治疗方法，5年生存率为50%~70%。在肝癌的基础研究方面，我国学者在肝癌的病因、病理、侵袭性生长的机制等方面进行了大量、系统的工作，在国际上该领域研究中具有重要影响。

【病因】

肝癌病因及确切分子机制尚不完全清楚，目前认为其发病是多因素、多步骤的复杂过程，受环境和遗传双重因素影响。流行病学及实验研究资料已表明，乙型肝炎病毒（HBV）和丙型肝炎病毒（HCV）感染、黄曲霉素、饮水污染、酒精、肝硬化、非酒精性脂肪肝、性激素、亚硝胺类物质、肥胖等因素等都与肝癌发病相关。在我国HBV感染是肝癌发病的主要的致癌因素，黄曲霉素和饮水污染则可能是最重要的促癌因素。

我国肝癌病人中，HBV流行率明显高于对照人群。第二军医大学东方肝胆外科医院经手术切除和病理证实的5 524例肝癌病人中，HBsAg的阳性率为68.6%，我国台湾省肝癌人群HBsAg的阳性率高达80%，抗HBc阳性率达95%，均显著高于我国自然人群中10%的HBV感染阳性率。在肝癌低发地区，肝癌病人HBV流行率也显著高于自然人群，如美国的肝癌病人中抗HBc阳性率为24%，是对照组的6倍；英国的肝癌病人中HBsAg阳性率为25%，也显著高于正常人群1%的阳性率。但西方国家和日本的肝癌病人中，HCV的感染率更高，达50%以上，而我国仅7%左右。

研究表明在HBV感染诱发原发性肝癌的过程中，有多种机制共同发挥作用。病毒DNA整合入肝细胞基因组后可激活一系列癌基因，并已发现HBV的X蛋白与其他HBV编码蛋白如前S蛋白起着更为重要的作用；HBV持续感染引起的炎症、坏死及再生本身可能使某些癌基因激活，并改变肝细胞遗传的稳定性，导致细胞突变概率增加；HBV感染也可使一些抑癌基因失活，导致肝细胞的细胞周期失控，使其向“永生化”方向发展，并使其对化学致癌物质的敏感性增高。一般认为HBV感染后的肝癌循着慢性肝炎→肝硬化→肝癌这一过程，但也发现慢性肝炎可以不经过肝硬化阶段而直接导致肝癌的发生，在塞内加尔大约有62%的肝细胞癌病人无明显肝硬化，但HBsAg阳性。当肝炎病毒感染宿主细胞后，以基因整合形式为主，不造成肝细胞坏死和再生，在短时间内直接导致肝癌。

我国的一些肝癌高发区，亦常为气候较潮湿和以玉米为主食的地区。潮湿气候易导致食物霉变，而在霉变的花生、玉米等食物中黄曲霉素的含量很高。广西高发地区的实验发现以霉花生饲喂大鼠6~15个月后，80%的大鼠发生肝癌。启东市以污染黄曲霉素的玉米成功地诱发出鸭的肝癌。已检测发现食物中黄曲霉素B_1的含量及人尿内黄曲霉素代谢物的排出量，与肝癌的死亡率明显相关。黄曲霉素经消化道吸收后迅速到达肝脏，很快转化为具有活性的代谢物质，其代谢物据认为是一种环氧化物，可与DNA分子的鸟嘌呤碱基在N′位共价键结合，干扰DNA的正常转录。黄曲霉素与HBV有协同致癌作用，树鼩的实验证实HBV与黄曲霉素共同作用时肝癌发生率达52.9%，而单独黄曲霉素为12.5%，单独HBV为11.1%，对照为0%。在HBV-DNA整合的肝细胞中，可以发现黄曲霉素堆积。用探针标记技术已检测到肝癌组织中的黄曲霉素DNA加成物。HBV-DNA整合以及黄曲霉素与DNA的加成，可能是肝细胞癌变的始动因子和促进因子。黄曲霉素可能导致肝细胞中p53的特征性突变，即p53Ser249Arg突变，这种突变使p53失去促凋亡活性，发生突变的细胞失去“自稳”。

20世纪70年代初我国肝癌高发区的流行病学调查就已发现水质的污染与肝癌发病相关。近年来结合实验研究证实，在富营养化的水质中存在的微囊藻类毒素是肝癌的一种致病因子，但其确切的致癌机制仍在进一步研究之中。

各种环境因素在肝癌的发病过程中是外因，机体本身的缺陷如免疫状态的低下、神经体液与代谢的紊乱、遗传以及其他足以导致机体内环境不平衡的因素，是肝癌发病的内在原因，协同外来促癌因素而致癌。因此，从目前的研究推测，肝癌是在环境和遗传多种因素作用下，多基因的突变和异常累积而引发的，包括基因组的不稳定性，细胞信号传递途径的异常，细胞周期、凋亡和衰老调节的异常，肿瘤新生血管的形成等。有些机制是肝癌所特有的，如HBV病毒感染、黄曲霉素污染等，有些机制则是所有恶性肿瘤所共有的。因此，揭示肝癌发病的确切机制，一方面需要在其特殊性方面进行深入的研究，另一方面也依赖肿瘤性疾病总体研究水平的提高。

【病理】

肝癌的病理形态可分为巨块型、结节型、弥漫型和小癌型(图 52-22)。巨块型常为单发性癌块，也可由多个结节汇集而成一大块，有时其邻近有小的散在癌结节；癌块直径一般在 10cm 以上，有假包膜形成，中心区因供血不足，易发生坏死、出血，甚至发生肝癌破裂和腹腔内出血等并发症。此型一般较少伴有肝硬化或硬化程度较轻，手术切除率较高。结节型较多见，可为单个或多个大小不等结节散在肝内，与周围组织分界不清，多个癌结节的形成，可能是癌细胞经门静脉播散或癌组织多中心发生的结果，此型多伴有肝硬化，恶性程度很高。弥漫型少见，结节一般都很小，大小相差不多，呈灰白色，布散全肝，伴有肝硬化，有时与肝硬化结节很难区别，病情发展快，预后极差。

对瘤体直径 <1cm 称为微小癌，1~3cm 称为小肝癌，3~5cm 称为中肝癌，5~10cm 称为大肝癌，>10cm 称为巨块型肝癌。目前，我国的小肝癌标准是：单个癌结节最大直径≤ 3cm，多个癌结节数目不超过 2 个，其最大直径总和≤ 3cm。小肝癌除了体积小，多以单结节性、膨胀性生长为主，与周围肝组织的分界清楚或有包膜形成，具有生长较慢、恶性程度较低、发生转移的可能性小以及预后较好等特点。

近年来将直径小于 3cm 的小肝癌另分为小癌型，其病理特点是：①包膜多完整；②癌栓发生率较少；③合并肝硬化程度较轻；④癌细胞分化较好，恶性程度较低；⑤癌周淋巴细胞浸润较多；⑥病人免疫状态好；⑦单结节(单中心发生)者占 59.7%~71.7%。分子病理学的研究证实，肿瘤直径为 3cm 时是其恶性生物学特性的转折点，3cm 以下的肝癌呈膨胀性生长，侵袭性生长的特点尚不显著，3cm 以上肝癌易发生浸润性生长和血管内侵犯。因此，小于 3cm 的肝癌不仅手术切除率高，病人预后也较好。

原发性肝癌按组织学分型一般可分为肝细胞癌、胆管癌和混合型三类，其中肝细胞癌最多见。根据国内有病理组织分类的 1 128 例资料，肝细胞癌为 1 032 例，占 91.5%；胆管癌 62 例，占 5.5%；混合型肝癌 34 例，占 3.0%。肝细胞癌的癌细胞仍部分保留肝细胞形态特点，呈多边形，核大而核仁明显，胞质丰富呈颗粒状，在分化较高的癌细胞，胞质

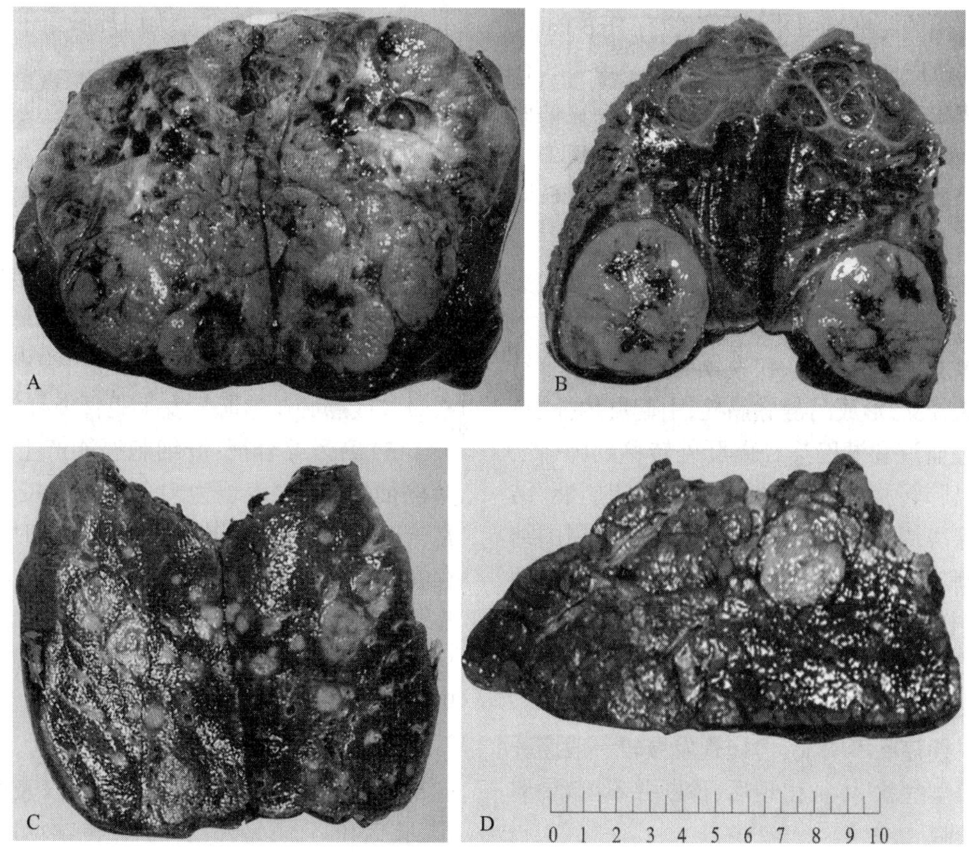

图 52-22　肝癌的大体病理形态

A. 巨块型；B. 结节型；C. 弥漫型；D. 小癌型

中可见到胆汁小滴；癌细胞排列成巢状或索状，以巢状多见；癌巢间有丰富血窦，癌细胞有向血窦内生长趋势，故易发生肝内播散。

肝癌的组织学类型分为：常见有细梁型、粗梁型、假腺管型和团片型等，肝癌的特殊细胞类型：如透明细胞型、富脂型、梭形细胞型和未分化型等。癌的分化程度：可采用国际上常用的 Edmondson-Steiner 四级（Ⅰ~Ⅳ）分级法：除了镜下表现，对癌细胞本身也有分级。

Ⅰ级：癌细胞似正常肝细胞，细胞质明显嗜伊红色，有时见胆汁小滴。核浆比例接近正常，核圆规则，核仁明显，分裂象少，细胞排列成索梁状，索间血窦清晰，衬以单层内皮细胞。

Ⅱ级：癌细胞略异形，细胞质中颗粒明显，胞核较大，核浆比例增大，核染色深浅不一，核仁明显，分裂象多，常见腺泡状排列。

Ⅲ级：癌细胞异形明显，细胞质嗜苏木素，胆汁小滴少。胞核大而不规则，出现瘤巨细胞胞核染色质粗且不均匀，核仁多而明显。分裂象多，细胞排列不规则。

Ⅳ级：癌细胞形态变异大，有较多的梭形细胞，细胞质少细胞核大，核仁不规则，细胞排列紊乱松散，无一定结构。

肝癌常用的免疫组织化学标志物有 Hep-Par1、磷脂酰肌醇蛋白聚糖 3（GPC-3）、CD10、Arg-1 和谷氨酰胺合成酶（GS）等；另外，特殊类型肝癌包括混合型肝癌：在同一个肿瘤结节内同时存在 HCC 和肝内胆管癌两种组织学成分；双表型肝癌：HCC 同时表达胆管癌蛋白标志物；纤维板层型肝癌：癌细胞富含嗜酸性颗粒状胞质，癌组织被平行排列的板层状胶原纤维组织分隔成巢状。

肝癌多发生肝内转移，在其发展过程中很容易侵犯门静脉分支，形成门静脉癌栓，引起肝内播散；也可以通过血液和淋巴途径向肝外转移到肺、骨、肾、脑等，以肺转移多见；也可以直接侵犯胆囊、结肠、胃、胰腺等周围脏器，以及膈肌、胸腔等周围结构，或癌细胞脱落植入腹腔，发生腹膜癌瘤及血性腹水，腹水中可找到癌细胞。尚有少数情况发生医源性种植转移。

【临床表现】

本病早期症状不明显，但病程发展较一般癌肿迅速。当典型症状、体征出现后，诊断并不困难，但病情常已较晚。

1. 症状　早期肝癌常无症状或症状无特异性，中晚期肝癌的症状则较多，常见的临床表现有肝区疼痛、腹胀、纳差、乏力、消瘦，进行性肝大或上腹部肿块等；部分病人有低热、黄疸、腹泻、上消化道出血；肝癌破裂后出现急腹症表现等。也有症状不明显或仅表现为转移灶的症状。

（1）肝区疼痛：是最常见和主要的症状。疼痛多为持续性隐痛、胀痛或刺痛，以夜间或劳累后加重。如肝病病人的肝区疼痛转变为持续性痛，且逐渐加重，虽经休息或治疗仍无好转时，应提高警惕。疼痛系因癌肿迅速生长使肝被膜紧张所致。肝区疼痛部位与病变部位有密切关系，如病变位于右肝，可表现为右上腹和右季肋部疼痛，位于左肝则常表现胃痛，位于膈顶部则疼痛可放射至肩胛或腰背部。如突然发生剧烈腹痛并伴腹膜刺激征和休克，多有肝癌结节破裂可能。

（2）消化道症状：如食欲减退、腹胀、恶心、呕吐、腹泻等，由于这些症状缺乏特异性，易被忽视。当出现持续性消化道症状，同时肝脏进行性肿大，又不能以其他肝病解释时，应警惕肝癌的可能。肝癌病人出现腹泻常被误认为胃肠炎，腹泻一般不伴腹痛，常为食后即腹泻，排出不消化食物残渣，常无脓血，抗炎药物难以控制。轻度腹泻一般为肝硬化引起胃肠道淤血，消化不良所致。如重度腹泻，每日排便 10 次以上，病人疲劳不堪，严重时伴有水、电解质平衡失调，则可能为门静脉主干癌栓栓塞。

（3）乏力、消瘦：早期常不明显，随着病情发展而日益加重，体重也日渐下降。晚期病人则呈恶病质。

（4）发热：多为 37.5~38℃的低热。个别高达 39℃以上，常为巨大肝癌，同时可伴有血白细胞的显著升高。发热呈弛张型，其特点是用抗生素往往无效，而用吲哚美辛口服或肛塞后常可退热。发热的原因尚不完全清楚，可能与癌组织出血、坏死，毒素吸收或癌肿压迫胆管发生胆管炎有关。

（5）癌旁综合征：肝细胞癌能产生多种多样的旁癌征象，主要表现为内分泌或免疫系统功能异常，这类病人往往在其他疾病的检查时发现肝癌的存在。常见的癌旁综合征有：低血糖、红细胞增多症、高血钙和高胆固醇血症；罕见的有：皮肤卟啉病、女性化、类癌综合征、肥大性骨关节病、高血压、甲状腺功能亢进和皮肌炎等。

（6）其他症状：如发生肝外转移时，还可出现相应部位的症状，如肺转移，病人可以表现为呼吸困难、咳嗽和咯血；另外，右侧（左侧罕见）膈肌明显抬高和大量的胸腔积液渗出，也可引起呼吸困难和干咳等一系列呼吸系统病变的临床表现。当肝癌侵犯肝静脉引起肝静脉内癌栓，可延伸至下腔静脉，甚至右心房、右心室引起肺栓塞猝死。

2. 体征早期肝癌常无明显阳性体征或仅类似肝硬化体征。中晚期肝癌的体征如下。

(1) 肝脏肿大：为中、晚期肝癌最常见的体征，约占 94%。肝呈不对称性肿大，表面有明显结节，质硬有压痛，可随呼吸上下移动。如肿块位于右肝顶部，可见右膈抬高，叩诊时肝浊音区也高，有时可使膈肌固定或运动受限，甚至出现胸腔积液。因肝癌常伴肝硬化，因此脾脏肿大者亦甚为常见。

(2) 黄疸：常见有以下三种情况：一是肝癌体积虽然不大，但有严重肝硬化基础，肝功能失代偿引起的肝细胞性黄疸；二是肝癌较大，或呈弥漫型，非癌肝实质可伴或不伴有肝硬化，但其质和量已不能有效代偿肝功能，也呈肝细胞性黄疸；三是肿瘤直接压迫或侵犯主要胆管形成癌栓，或肝门处转移淋巴结压迫肝外胆管，引起梗阻性黄疸。有时癌肿破入肝内较大胆管，可引起胆道出血、胆绞痛、发热、黄疸等。

(3) 腹水：呈草黄色或血性。主要为肝硬化或门静脉癌栓引起的门静脉高压症，也可因腹膜浸润，肝静脉或腔静脉癌栓形成，以及肿块压迫门静脉主干等引起。轻者可叩及移动性浊音，重者可见腹部膨隆，脐外翻，腹壁张力增高伴有腹壁静脉曲张等。

此外，合并肝硬化者常有肝掌、蜘蛛痣、男性乳腺增大、下肢水肿等。发生肝外转移时可出现各转移部位相应的体征。

3. 并发症　常见的有上消化道出血、肝癌破裂出血、肝肾衰竭等。

肝癌多合并肝硬化和门静脉高压。食管和胃底曲张静脉破裂出血是最常见的上消化道出血原因，如合并门静脉主干癌栓，出血的机会更多。部分病例亦可因肝功能损害，消化功能障碍，以及化疗药物的影响导致胃肠道黏膜糜烂出血。

肝癌破裂的发生率约为 3%~15%。若破裂仅限于肝被膜下出血，可出现肝区剧痛，肝区压痛和局部腹肌紧张。若破裂穿破被膜导致腹腔内出血，可出现右上腹和全腹明显的腹膜炎体征，出血量较多时可出现脉搏增快，血压下降等失血性休克的征象，乃至死亡。

肝肾衰竭是多数肝癌的晚期表现，当肝功能处于失代偿状态，加上营养不良、上消化道出血、感染和水电解质平衡失调等因素，极易出现肝性脑病和肝肾衰竭。

【诊断与鉴别诊断】

20 世纪 60 年代以前，肝癌的诊断甚为困难，绝大多数病例仅在死亡后尸检时才能得到诊断，少数病例因晚期典型的临床表现和体征出现后才能得到“临床诊断”。70 年代随着甲胎蛋白的应用，肝癌高危人群这一概念的引入，诊断水平有了质的提高。80 年代以后由于 B 超、CT、磁共振的广泛应用，肝癌的诊断由难变易，即使多数早期肝癌的诊断也并不困难。但对微小肝癌，尤其是甲胎蛋白阴性者，诊断方面仍存在值得进一步研究之处。

肝癌的诊断应遵循两个基本原则。第一个原则是早期，对已出现明显症状和体征者，诊断常无困难，而早期肝癌常无症状或体征，或临床表现缺乏特异性，因此必须加强肝癌的筛查工作，筛查的对象如果选择为自然人群，则耗资巨大，效率甚低，因此目前将“高危人群”的定期体检作为筛查的手段，可达到事半功倍的效果。肝癌“高危人群”包括感染乙型肝炎病毒（hepatitis B virus，HBV）和 / 或丙型肝炎病毒（hepatitis C virus，HCV）、长期酗酒、非酒精性脂肪性肝炎、食用被黄曲霉毒素污染食物、各种原因引起的肝硬化以及有肝癌家族史等的人群，尤其是年龄 40 岁以上的男性风险更大。血清甲胎蛋白和肝脏超声检查（ultrasonography，US）是早期筛查的主要手段，建议高危人群每隔 6 个月进行至少一次检查。另一个原则是全面，即诊断中不仅包括定性诊断，即回答是不是肝癌的问题，还应包括定位诊断，即了解肝癌的位置、大小、有无转移灶，以及与肝内外主要血管和胆管的解剖关系等，前者确立肝癌的诊断，后者对治疗方法的选择有重大指导价值。

1. 肝癌的诊断方法

(1) 临床表现：凡是中年以上，特别有肝病史的男性病人，如有原因不明的肝区疼痛、上腹饱胀、食欲减退、乏力、消瘦、不明原因的低热、进行性肝大者，应提高警惕，进行严密观察和深入检查。如进行性肝大，触诊时扪到肝区有肿块或结节，质硬有压痛，则诊断易成立。对于早期无临床症状或临床表现缺乏特异性者，如属于肝癌高危人群，定期做 AFP、B 超等检测，可能发现较早期的肝癌。

(2) 肝癌血清标志物的检测

1) 甲胎蛋白：在 20 世纪 60 年代初由前苏联学者 Tatarinov 首先报道，70 年代初应用于肝癌的临床，是当前肝癌诊断方面常用而又最重要的血清标志物，对肝细胞癌有相对的专一性。诊断标准：AFP ≥ 400μg/L，排除慢性或活动性肝炎、肝硬化、睾丸或卵巢胚胎源性肿瘤以及妊娠等。AFP 低度升高者，应作动态观察，并与肝功能变化对比分析，有助于诊断。应用琼脂扩散法和对流免疫电泳法，阳性率分别为 67.9% 和 80%，极少假阳性。采用高敏方法，如反向间接红细胞凝集法(血凝法)、放射火箭电泳自显影法(火箭法)和放射免疫法(放免法)等检测病人血清中 AFP 含量，其阳性率显著提高，但假阳性也随之增加。如几种方法配合对照并动态观察，诊断正确率可达 90% 以上。但 AFP 检测也有一定的缺陷，其一是一些肝炎、肝硬化病人有时也可出现 AFP 低浓度阳性，临床上对这类病人可通过动态观察 AFP 水平和肝功能变化进行分析，或通过甲胎蛋白异质体的检测，多能做出可靠判断。其二是尚有 30%~40% 的肝癌病人 AFP 为阴性，需辅以血清酶学或其他方法才能做出诊断。

2) 甲胎蛋白异质体：主要用于 AFP 升高病人的鉴别诊断。由于引起 AFP 升高的除肝癌外，尚有其他一些疾病，如肝炎和肝硬化、胃肠道肿瘤、生殖系统肿瘤等，甲胎蛋白异质体检测的意义在于可将 AFP 升高的疾病进行鉴别诊断。应用小扁豆凝集素亲和交叉免疫电泳自显影法检测肝癌病人的血清 AFP 异质体，其阳性率可达 84%，对 AFP<400μg/L 的肝癌，临床Ⅰ期以及小肝癌的阳性率分别为 79.5%、74.1% 和 71.4%。若同时检测 AFP 和 AFP 异质体，则可使肝癌的阳性率提高至 92%，从而提高了肝癌的早期诊断率。

3) 其他肝癌血清标志物：主要用于 AFP 阴性肝癌的诊断。国内外报道用 γ 谷氨酰转肽酶同工酶(γ-GT-Ⅱ)、5′核苷酸磷酸二酯酶同工酶Ⅴ(5′NPDase Ⅴ)、α_1 抗胰蛋白酶(A1AT)、醛缩酶同工酶(ALD-A)、异常凝血酶原(APT)、α-L-岩藻糖苷酶(AFU)和酸性同工铁蛋白诊断肝癌，其阳性率分别可达 89%、83%、66.2%、71.15%、69.4%、81.2% 和 72.1%；对 AFP 阴性的肝癌病人阳性率分别可达 84%、79.2%、69.23%、65.5%、76.1% 和 72%。目前临床上一般应用 AFP、AFP 异质体和其他标志物的联合诊断，可较大程度提供肝癌诊断的血清学依据。

4) 肝癌诊断试剂盒：近年来，国内学者研制出新型的肝癌的诊断试剂盒，比如东方肝胆外科医院研制的 Glypican 3(简称"GPC3")检测试剂盒(免疫组化法)，可以用于肝癌的病理诊断。中山医院研制的"7 种微小核糖核酸肝癌检测试剂盒"，用于血清学诊断。

(3) 肝炎病毒感染指标和肝功能检查：乙型肝炎感染的抗原抗体检测(俗称两对半试验或乙肝五项检测)，能提供我国肝癌病人最常见的肝病背景。我国绝大多数肝癌病人 HBsAg 阳性，HBcAb 的阳性率更高，因此 HBV 阳性可作为肝癌诊断的重要依据。近年来用 PCR 方法检测 HBV-DNA，对了解病人 HBV 感染的程度有较大帮助。与欧美及日本不同，我国肝癌病人中 HCV 流行率约 7% 左右，因此，HCV 检测在我国肝癌诊断中的价值较低。

肝功能检查中，血清胆红素、白/球蛋白比例、谷丙转氨酶(ALT)、γ-谷氨酰转肽酶(γ-GT)等指标有一定的诊断价值，不仅提示肝病的背景，对治疗方法的选择和预后的估价也有帮助。各种血清酶对肝癌的诊断都缺乏专一性或特异性，早期病人阳性率极低，临床还有较多的假阳性，因此，酶学检查只能作为肝癌诊断的一种辅助方法。根据国内资料，肝癌病人血清转氨酶升高者占 36.4%，碱性磷酸酶(ALP)增高者占 65.6%，γ-谷氨酰转肽酶增高者占 93.5%，血清碱性磷酸酶与乳酸脱氢酶(LDH)的某些同工异构酶酶谱的测定，阳性率为 84.3%。有些酶学指标如 γ-谷氨酰转肽酶对判断肝癌侵犯胆管的程度，以及手术预后的估价有更大的参考价值。

(4) 超声显像：B 超可显示肿瘤的大小、形态、部位以及肝静脉或门静脉有无癌栓等，其诊断显示肝内椭圆形肿块，周围见低回声环，即声晕，内部回声不均符合率可达 84.1%。肝癌在超声图像上的表现根据回声强度不同可分为强回声、等回声、低回声和混合回声；结节型肝癌常呈圆形或不规则圆形，肿瘤周围有声晕，多表现为低回声或等回声(图 52-23)；巨块型肝癌多由数个结节融合，边缘可辨认或模糊不清，形态多不规则；弥漫型肝癌呈密集的粗颗粒状的中小光点与强回声条索，其间散在多个细小的低回声结节。B 超具有无创伤、操作简便和在短期内可以重复检查等优点，是目前肝癌影像学诊断中最常用的诊断方法，也可以作为高危人群筛查的工具，有助于发现早期肝癌，其分辨率低限为 1cm。临床上在肝癌手术之前，外科医生如能在 B 超专科医生的协助下一同进行 B 超检查分析，进一步明确肝癌的部位及与大血管的关系，对手术的顺利实施至关重要。目前，术中 B 超应用的十分广泛，有助于肝癌根治性切除，应作为肝癌肝切除术中的常规技术。

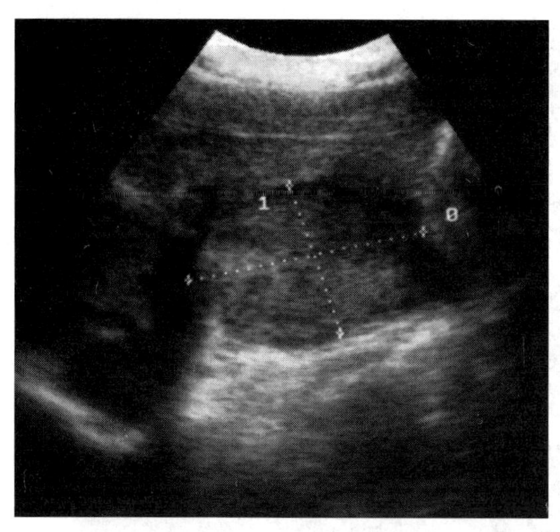

图 52-23 肝癌的 B 超显像

(5) CT 扫描:CT 具有较高的分辨率,已成为肝癌定性和定位诊断的常规检测技术,诊断符合率可达 90% 以上,可检出 1.0cm 左右的早期肝癌。CT 能明确显示肿瘤的位置、数目、大小及与周围脏器和重要血管的关系,对判断能否手术切除很有价值。通常平扫下肝癌多为低密度占位,边缘有清晰或模糊的不同表现,部分有晕圈征,大肝癌常有中央坏死、液化。增强扫描有滴注法、大剂量快速注射、快速注射加动态扫描等,以后者增强效果最好,通常肝细胞癌增强后呈"快进快出"表现,即动脉期见瘤内造影剂充盈,门静脉期见瘤内造影剂迅速消退,病灶密度低于或等于同层正常肝实质(图 52-24)。近来国内已应用 CT 加肝动脉造影,即先在肝动脉内注入碘化油(lipiodol)后再行 CT 检查,有时能显示 2mm 小肝癌,大大提高了小肝癌的检出率。此外,借助计算机技术可行 CT 图像上血管的三维重建,进一步明确肿瘤与肝内外大血管的关系,利于手术施行。

(6) 磁共振成像(MRI):MRI 技术为继 CT 后又一常用的影像诊断技术,其优点有:①能获得横断面、冠状面和矢状面三种图像;②对软组织的分辨能力优于 CT;③无放射性损害;④对良、恶性肝内占位,尤其在肝癌与肝血管瘤的鉴别方面优于 CT;⑤无需增强即可显示门静脉和肝静脉的分支,有癌栓时 T_1 加权像呈中等信号而 T_2 加权像呈高信号强度。据报道 MRI 对 >2cm 肝癌检出率为 97.5%,而 <2cm 为 33.3%。通常肝癌结节在 T_1 加权像呈低信号强度,在 T_2 加权像示高信号强度。但也有不少癌结节在 T_1 示等信号强度,少数呈高信号强度。肝癌有包膜者在 T_1 加权像示肿瘤周围有一低信号强度环,而血管瘤、继发性肝癌则无此现象。增强扫描后 MRI 的分辨能力增强(图 52-25)。近年来随着新型 MRI 增强剂如二乙烯五胺乙酸钆(Gd-DTPA)、

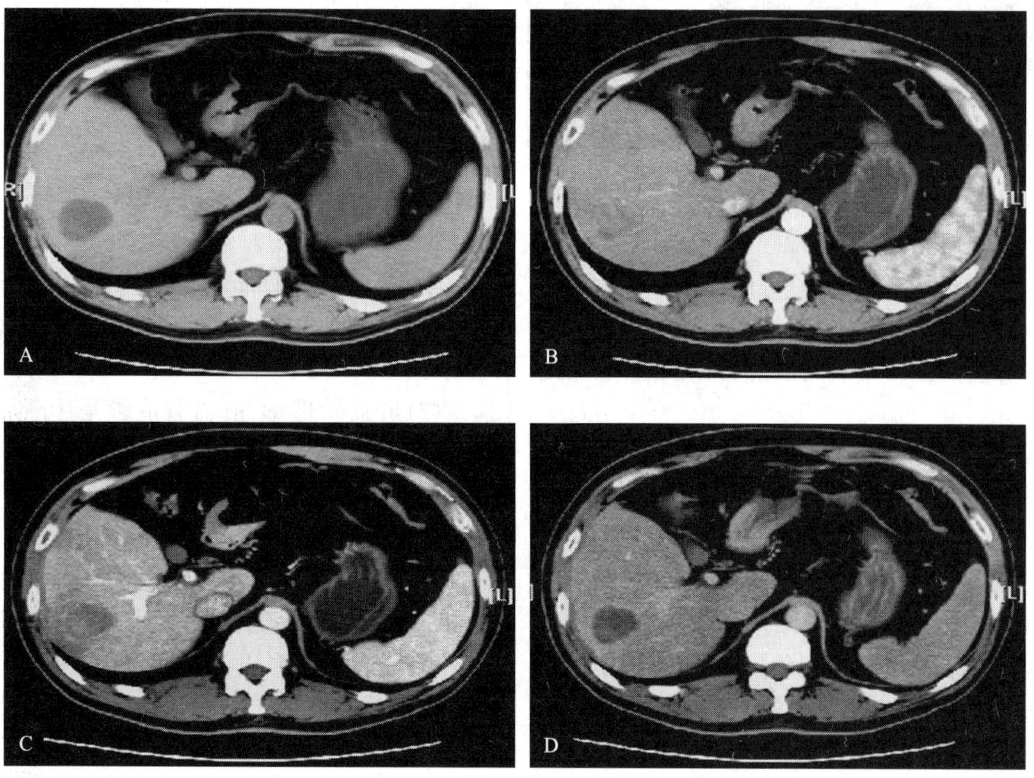

图 52-24 肝癌的 CT 动态增强扫描

A. 平扫:肝右后叶低密度病灶;B. 动脉期:病灶强化,等密度;C. 门静脉期:病灶呈低密度,边界不清;D. 延迟期:病灶呈低密度,边缘强化

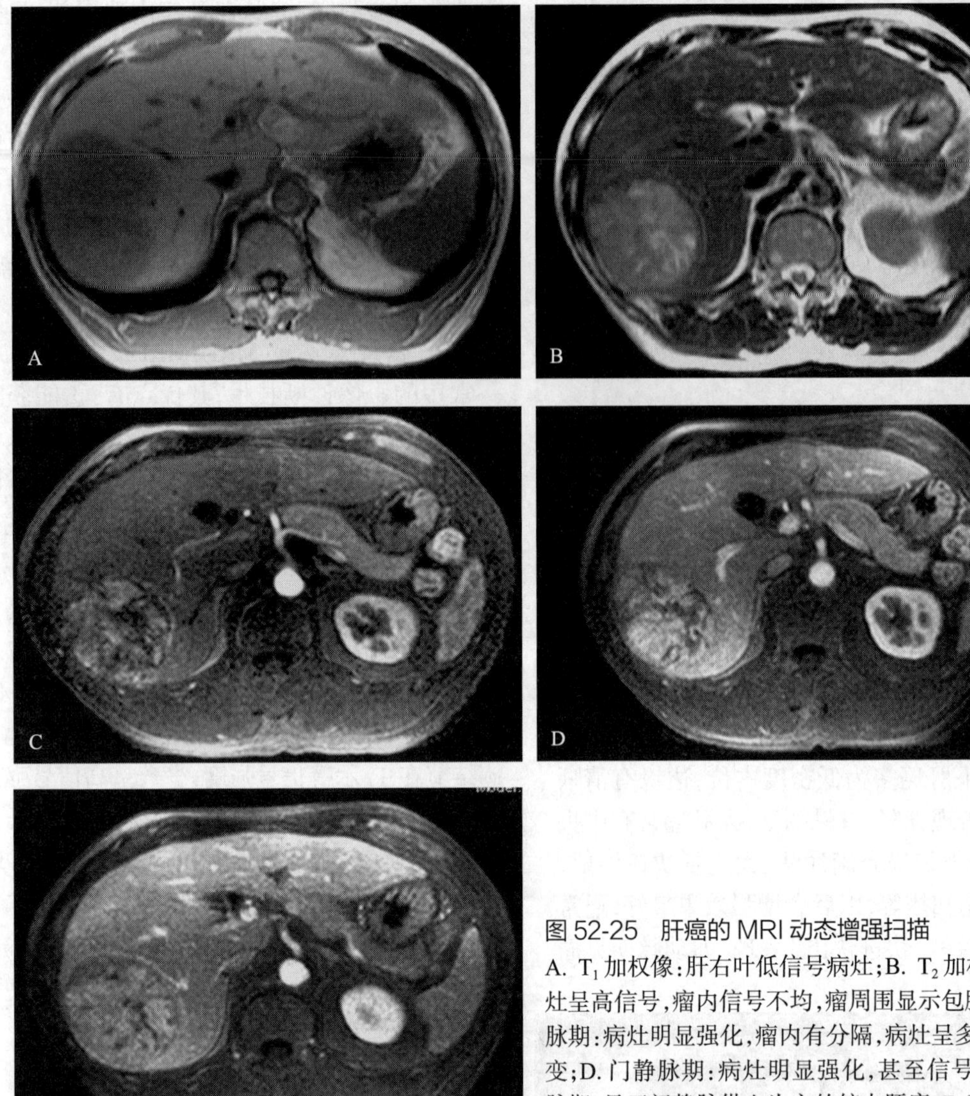

图 52-25 肝癌的 MRI 动态增强扫描

A. T_1 加权像：肝右叶低信号病灶；B. T_2 加权像：病灶呈高信号，瘤内信号不均，瘤周围显示包膜；C. 动脉期：病灶明显强化，瘤内有分隔，病灶呈多房性改变；D. 门静脉期：病灶明显强化，甚至信号强于动脉期，见于门静脉供血为主的较大肝癌；E. 延迟期：病灶呈低、等信号混杂

钆塞酸二钠（Gd-EOB-DTPA）等的应用，MRI 显示出较 CT 更优越的早期肝癌鉴别诊断能力，可提高 ≤ 1.0cm 肝癌的检出率和对肝癌诊断及鉴别诊断的准确性。

在 MRI 或 CT 增强扫描动脉期（主要在动脉晚期），肝癌呈不均匀明显强化，偶可呈均匀明显强化，尤其是 ≤ 5.0 cm 的肝癌，门静脉期和（或）实质平衡期扫描肿瘤强化明显减弱或降低，这种“快进快出”的增强方式是肝癌诊断的特点。肝癌 MRI 和 CT 诊断，尚需结合其他征象（如假包膜等），尤其是 MRI 其他序列上相关征象进行综合判断，方能提高肝癌诊断准确性。

此外，磁共振血管成像（magnetic resonance angiography，MRA）可无创伤性地清晰显示肝内血管状况，利于肝脏手术的安全实施。而磁共振胰胆管成像（magnetic resonance cholangiopancreatography，MRCP）现已成为肝脏、胆道、胰腺等疾病较常规采用的影像诊断技术。

（7）肝血管造影：肝血管造影是诊断肝癌的重要手段。造影方法有肝静脉造影、脾门静脉造影、脐静脉造影和肝动脉造影。前两种方法由于操作复杂，诊断率低，且有一定危险性，目前已很少采用。脐静脉造影对肝左外叶肿瘤的显影较好，但对右肝的肿瘤阳性率低，而且显影欠清晰。近年来更多采用肝动脉造影以诊断肝癌，它可确定病变部位、大小、数目和分布范围，从而可估计手术的可能性和选择最合适的治疗方法，对小肝癌的定位诊断是目前各种影像学检查中最敏感者。此法的阳性符合率可达 90% 以上，小肝癌的阳性率也可达 80% 左右。特别是采用超选择性肝动脉造影、滴注法肝血管造影、数字减影肝血管造影（DSA）或肝动脉造影后CT扫描（CTA），可进一步提高小肝癌的诊断率，能检出的最小肿瘤仅0.5cm。肝癌的肝动脉造影主要特征是显示增生的肿瘤血管团，肿瘤染色，阴影缺损，动脉变形、移位、扩张以及动静脉瘘等（图52-26）。临床上对于AFP持续升高，排除了肝炎、肝硬化或消化道肿瘤等因素，而又经其他影像学检查未发现肝脏明确病灶者，应考虑行肝动脉造影，一旦造影发现病灶，如病情允许可直接进行化疗栓塞治疗。本法缺点是为侵入性检查方法，会给病人带来一定的痛苦，有时还可能出现并发症。肝、肾功能不全，有出血性倾向或碘过敏者均不宜行此检查；对少血供型肝癌或肝动脉解剖变异者，有时可造成漏诊或误诊，尤其是肝左外叶的癌肿出现这种情况的机会更多。

（8）正电子发射断层显像（positron emission tomography，PET）：在疾病发生的早期，往往先有代谢方面的变化，进而再逐渐发展到病理解剖的变化，PET则可在发病早期，即在病理变化出现之前，根据疾病引起的局部组织代谢的改变发现疾病的存在，因此在肿瘤诊断中的应用逐渐增多。由于葡萄糖高代谢状态是所有恶性肿瘤的生化特征，肿瘤增生加快与葡萄糖分解代谢加速呈正相关。用同位素标记的多种化合物，最常用的是^{18}F-脱氧葡萄糖（^{18}FDG），它与天然葡萄糖一样可为细胞利用，但由于^{18}FDG的分子结构与天然葡萄糖有差异，不能和葡萄糖一样被完全代谢而滞留于细胞内，在肿瘤细胞内放射性浓度不断增加，经放射显影扫描、计算机图像重建而获得断层显像。PET在肝癌的诊断方面有助于良、恶性肝脏占位性病变的鉴别诊断，特别是在判断治疗后肝内有无癌组织残留，有无复发及肝外脏器有无转移等方面具有重要价值（图52-27）。但目前该检查的费用还甚为昂贵。

（9）放射性核素肝扫描：应用^{198}Au、^{99m}Tc、^{131}I玫瑰红、^{113m}In等进行肝扫描，常可见肝大，失去正常形态，在占位性病变处表现为放射性稀疏或缺损区，对肝癌诊断的阳性符合率为85%~90%。但不易显示直径<3cm的肿瘤。放射性核素肝扫描可出现假阳性（97%）和假阴性（51%），前者主要是解剖变异、肝硬化、胆囊增大或肝脏其他疾病而误诊为肝癌；后者主要因肿瘤较小，不能显示而漏诊。传统的放射性核素扫描仪空间分辨率低，速度慢，只能静态显像，鉴别占位性病变性质困难，目前正逐渐被B超、CT、MRI等所取代。改进后的技术如动态显像和放射性核素断层扫描（ECT）等，对肝癌的定位诊断符合率可达90%~95%，也是鉴别肝实质性占位与肝海绵状血管瘤的有效方法。此外，用对肿瘤具有靶向性的抗体，结合核素后进行靶向性扫描，或称阳性扫描，也是一种新的核素扫描诊断技术，如^{131}I标记抗AFP单克隆抗体在肿瘤的部位积聚，由于肿瘤和正常肝组织之间产生放射强度的差异，通过γ-闪烁照相和电子计算机减显技术，使病灶部位出现正相图像，有报道8例肝癌中，有6例获得肝内肿瘤的阳性扫描。

（10）X线检查：肝右叶的肿瘤可发现右膈肌抬高，运动受限或局部隆起。肝左外叶或右肝下部巨大肝癌，在行胃肠钡餐检查可见胃或结肠肝曲被推压现象；此外，还可显示食管静脉曲张和肺、骨等转移灶。

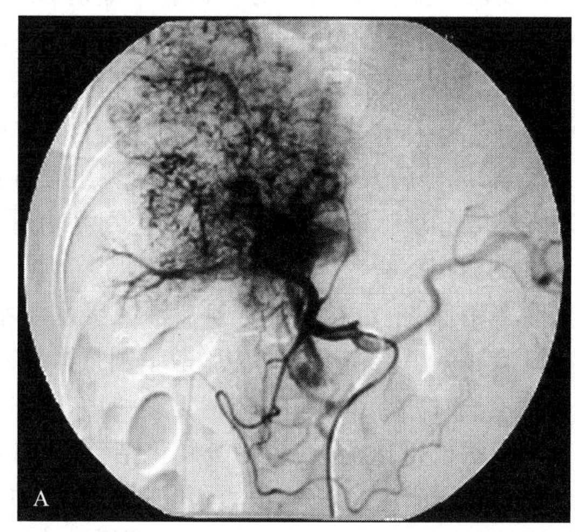

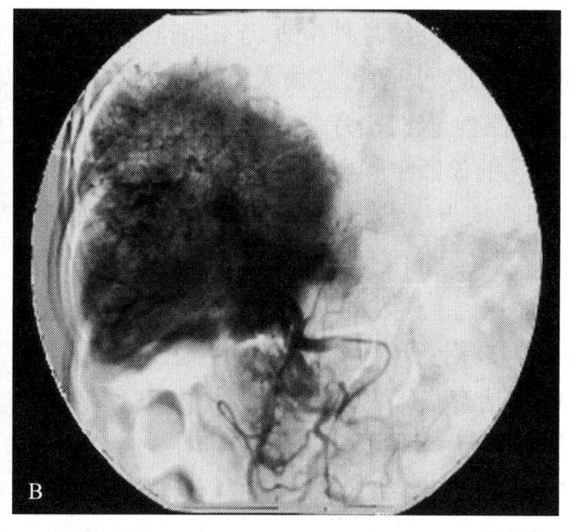

图52-26　肝癌的DSA表现

A.动脉期：见大量扩张、扭曲、紊乱的肿瘤血管，同时可见门静脉显示，门静脉主干呈带状充盈缺损，提示门静脉主干癌栓形成；B.实质期：见肿瘤呈巨块状染色，边缘清晰，呈分叶状

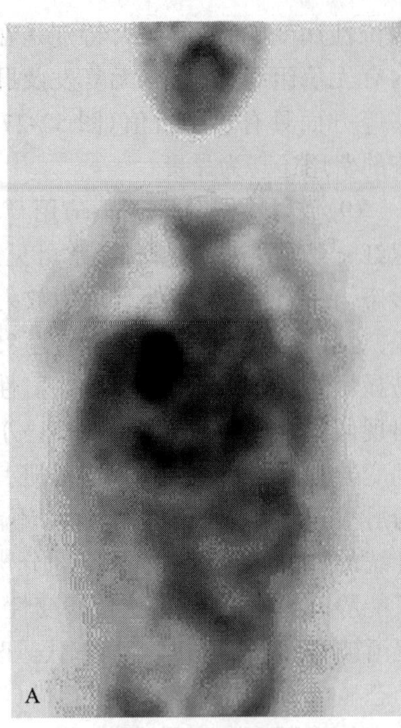

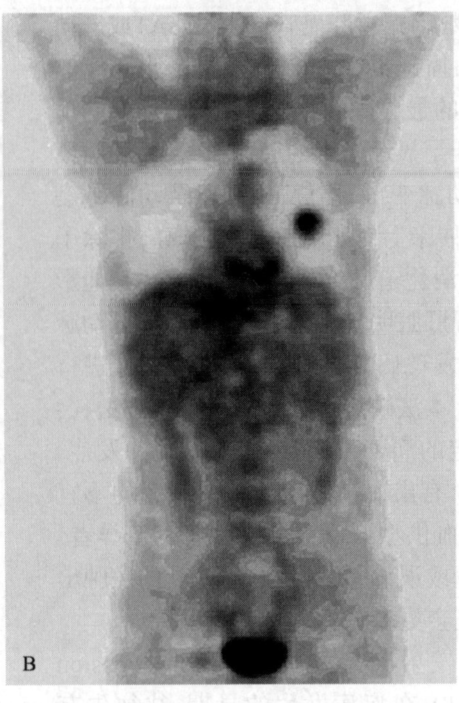

图 52-27 肝癌的 PET 表现

A. 女性，62 岁，肝癌放射介入治疗后 3 个月，AFP 进行性升高 2 个月，CT 见肝内散在碘油浓聚，B 超(-)，PET 示肝右前叶高代谢区，提示仍存在活动性病灶；B. 男性，44 岁，肝癌切除术后 1 年余，AFP 术后转阴但重新升高，CT 及 B 超未发现肝脏肿瘤复发，PET 示左肺中叶转移灶

(11) 肝穿刺活检：可获得病理诊断，在国外应用较广，也比较安全。国内的经验是对经血清学、影像学检查仍不能做出临床诊断，又高度怀疑为肝脏恶性肿瘤者，可采用 B 超或 CT 引导下经皮肝穿刺活检。但有时因获得的组织量少，做出病理诊断有一定困难或有假阴性的可能。肝穿刺活组织检查主要的风险是出血或针道种植。

(12) 腹腔镜检查：本法能窥视到肝脏外周部位的肿瘤，并可行病理学检查，对肝内的小肝癌不适用，且创伤较大，可能引起一些并发症，故其临床应用受到很大限制。

(13) 剖腹探查：经各种检查仍不能排除肝癌的诊断，而又有切除可能者，在病人情况许可时，应及早采取剖腹探查，及时治疗。

2. 肝癌的诊断步骤　尽管肝癌有上述诸多诊断方法，但临床上应结合个体状况合理使用，原则是敏感、低创和经济，还要兼顾定性和定位诊断两个方面。为达到上述目的，必须将各种诊断方法综合应用并分步骤进行(图 52-28)。应注意以下几点：①对象应包括有临床表现者，肝癌手术史者，以及高危人群，重视后者的筛查可发现早期肝癌。② B 超和 AFP 检测是第一线的筛查工具，部分病人如 AFP ≥ 400μg/L，B 超发现肝脏占位即可确立诊断。③重视肝病背景，慢性肝炎和肝硬化基础之上出现肝脏的微小占位即应警惕肝癌的可能。④重视对常见肝脏良性或恶性肿瘤的鉴别，最常见者为肝脏海绵状血管瘤、肝囊肿、转移性肝癌，以及目前发现逐渐增多的肝脏局部脂肪浸润。⑤ AFP 持续阳性(可 >400μg/L 或 ≤ 400μg/L)，但 B 超、CT 或 MRI 不能发现肝占位的情况甚为多见，此类病人一般有三种诊断措施，一是在保肝治疗的基础上动态观察 AFP 和 B 超的变化；二是行肝动脉造影，如发现有微小占位可直接实施治疗；三是疑肝外源性 AFP 升高，可做相应检查，部分术后 AFP 上升的病人行放射性核素扫描或 PET 检查可发现肝外转移灶。⑥ AFP 阴性但肝脏存在占位者是鉴别诊断方面的一个难题，尤其是较微小的占位。可先行 MRI 或 CT 扫描，尤其是动态增强的 MRI 检查具有相当高的敏感性，同时检测肝癌的其他标志物，结合肝病背景，部分病人能确诊。不能确诊者可做 B 超动态观察或肝动脉造影，还不能确诊者可考虑肝穿刺活检或剖腹探查。考虑到微小占位肝穿刺活检的阳性率稍低，也可在细针穿刺后注入无水酒精，B 超显像如见酒精在局部均匀弥散呈圆月样高回声区，并较长时间潴留，为小肝癌征象；如弥散不均匀呈分支状或迅速消失，多为肝硬化结节、血管瘤或局部脂肪浸润。海军军医大学第三附属医院(东方肝胆外科医院)曾报道 556 例小肝癌据上述经验行肝癌诊断，临床诊断与病理诊断符合率为 98.5%，手术切除率为 92.6%。

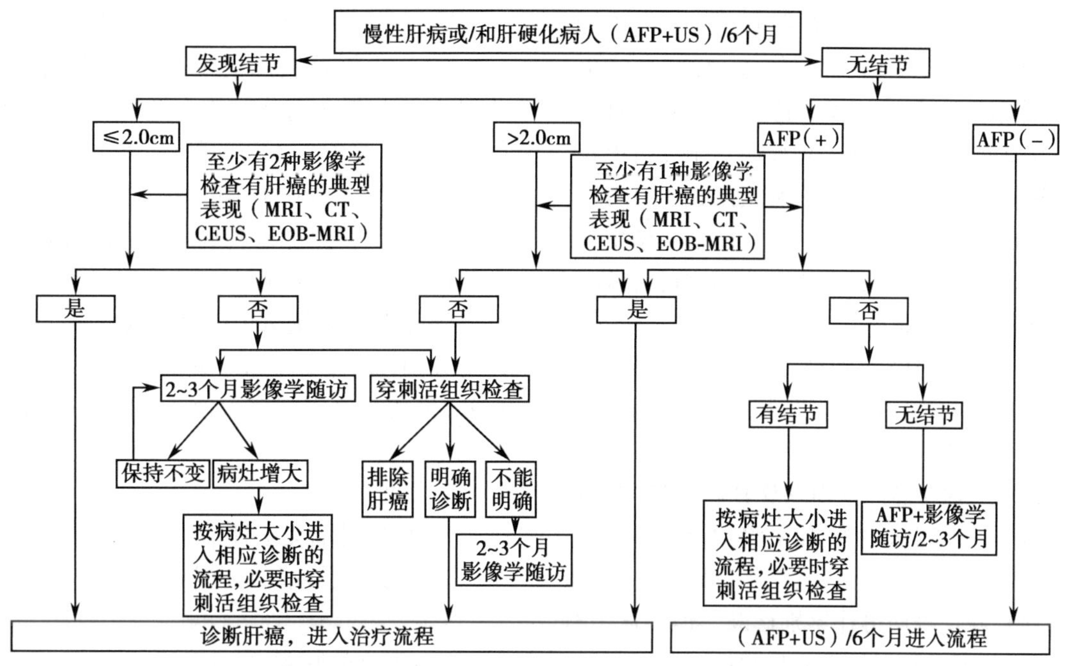

图 52-28 肝癌的诊断步骤[引自原发性肝癌诊疗规范(2017年版)]

注:AFP:甲胎蛋白;US:超声检查;MRI:磁共振成像;CEUS:指使用超声对比剂实时观察正常组织和病变组织的血流灌注情况;EOB-MRI:钆塞酸二钠增强磁共振扫描;典型表现:指增强动脉期(主要动脉晚期)病灶明显强化,门静脉或延迟期强化下降,呈"快进快出"强化方式;不典型表现:缺乏动脉期病灶强化或者门静脉和延迟期强化没有下降或不明显,甚至强化稍有增加等;动态 MRI:指磁共振动态增强扫描;动态增强 CT:指动态增强三期或四期扫描;AFP(+):超过血清 AFP 检测正常值

3. 肝癌的鉴别诊断 原发性肝癌在诊断过程中,应与下列疾病相鉴别:

(1)继发性肝癌:肝脏亦为转移性癌肿好发器官。通常继发性肝癌病情发展较缓慢,AFP 检测一般为阴性,多无肝炎病史或肝硬化表现。除肝脏病变症状、体征和影像学表现外,多有原发病灶的相应表现,因此,检查肝脏以外器官有无原发癌肿是鉴别诊断的主要方法。也有少数病人肝脏呈现较典型的肝肿瘤临床表现和继发性肝癌的影像学特征,但原发病灶隐匿,经多种检查难以被发现,此种情况下宜先针对肝脏病变进行有效治疗,在治疗过程中密切观察。

(2)肝硬化:通常肝硬化病人病史较长,多有肝炎史,病人经休息后症状可缓解;早期肝稍大,后期可缩小变硬;有肝硬化的体征表现,如脾大、食管胃底静脉曲张、蜘蛛痣、肝掌等;AFP 为阴性或低浓度阳性,放射性核素肝扫描、B 超检查、肝动脉造影或 CT 检查等均有助于鉴别诊断。但如遇硬化的肝脏有超声可显示的 <1cm 结节,伴 AFP 阴性或低浓度阳性时,常是鉴别诊断的一个难题,客观上部分病人的肝硬化结节本身处于向癌变的动态演进过程中。对 AFP 低浓度阳性者应密切观察 AFP 的动态变化和 AFP 与肝功能的关系(肝硬化引起的 AFP 升高,多有肝功能改变),并做 AFP 异质体检查。影像学检查方法中 B 超动态观察有助于 AFP 阳性或阴性小肝癌与肝硬化结节的鉴别,MRI 动态增强扫描对两者具有较高的鉴别能力,必要时做肝动脉造影和造影后 CT 扫描(CTA),通过上述方法的合理使用,可做出鉴别诊断。

(3)肝脓肿:急性细菌性或阿米巴性肝脓肿一般较易鉴别,根据病史,B 超检查发现液性暗区,肝穿刺吸出脓液等能最后确诊。但目前对疑有肝脓肿者,广谱抗生素的应用较早较广,因此部分肝脓肿并不按照常见的病理过程发展,在 B 超、CT、MRI 等影像学检查上仅体现为实质性肿块者较常见,尤其是慢性细菌性肝脓肿的表现甚不典型,易致误诊。鉴别诊断时 AFP 等标记物检测,影像学检查如 CT、MRI 等均有帮助,如仍不能明确鉴别者,应在广谱、足量抗生素正规应用的前提下,B 超动态观察肝脏肿块的变化。如肿块不缩小或者反而增大,应做肝穿刺活检或剖腹检查。

(4)肝棘球蚴病:多见于牧区,有牛、羊、犬等接触史,病史较长,病人全身情况好,常不伴肝硬化,卡索尼(Casoni)试验和补体结合试验常为阳性,B 超检查为液性暗区,AFP 为阴性等,均有助于鉴别。但肝多房棘球蚴病(泡型包虫病)有时与 AFP 阴性的肝癌病人不易鉴别,过去常需病理检查才能确诊。不过此类病人常有发热、黄疸等表现,结合病史、CT、MRI 等影像学检查,对鉴别诊断有一定帮助。

(5)肝脏良性肿瘤:通常病情发展慢,病程长,病人全身情况好,多不伴有肝硬化,AFP 为阴性。由于肝海绵状血管瘤、肝腺瘤、局灶性结节增生、肝脂肪瘤、肝错构瘤等在 MRI、CT 上多数有特征性表现,目前诊断多不困难。

(6)邻近肝区的肝外肿瘤:来源于其他多种组织的肿瘤,包括右肾、右肾上腺、胰腺、胃、胆囊等器官的肿瘤,可在上腹部乃至肝门区出现肿块,借助 AFP、CEA、CA19-9 等标记物以及 B 超、CT 等影像学检查,结合其他特殊检查,如上消化道内镜检查、胃肠钡餐检查、静脉肾盂造影、气腹造影、选择性腹腔动脉造影等,一般均可作鉴别诊断。但临床上有时巨大肝区肿瘤来源于肝脏或腹膜后,肝脏和邻近脏器如胆囊、结肠等均有肿瘤,但原发灶的定位问题偶有鉴别诊断方面的困难,需穿刺活检或剖腹探查。

4. 肝癌的临床分期和分型　肝癌的分期对预后的评估、合理治疗方案的选择至关重要。影响肝癌病人预后的因素很多,包括肿瘤因素、病人一般情况及肝功能情况。2017 年 6 月 26 日,国家卫生计生委办公厅发布的《原发性肝癌诊疗规范(2017 年版)》依据中国的具体国情及实践积累,推荐下述肝癌的分期方案,包括:Ⅰa 期、Ⅰb 期、Ⅱa 期、Ⅱb 期、Ⅲa 期、Ⅲb 期、Ⅳ期,具体分期方案参见图 52-46。其他常用肝癌分期有巴塞罗那临床肝癌分期(BCLC)、香港中文大学预后评分(CUPI 评分)、日本肝癌研究组分期(JCSGJ 分期)、Okuda 分期、意大利肝癌协作组分期(CLIP 分期)、日本肝病学会分期(JSH)、亚太肝病学会分期(APASL)等。

巴塞罗那临床肝癌分期系统已经成为国外常用 HCC 临床治疗的标准分期系统。BCLC 分期自 1999 年首次发表以来,根据对未经治疗和接受治疗的病人的调查结果进行不断地更新,并取得了美国肝病研究学会(AASLD)和欧洲肝病学会(EASL)的认可。极早期(BCLC 0 期:单发病灶且直径≤ 2cm,肝功能储备良好,ECOG 的 PS 评分 0,无大血管浸润或肝外播散)和早期(BCLC A 期:单发病灶或最多 3 个直径小于 3cm 的结节,肝功能储备良好,PS 评分 0,无大血管浸润或肝外播散)肝癌病人推荐切除、移植或消融治疗。中期(BCLC B 期:多灶性肿瘤,肝功能储备良好,PS 评分 0 分,无大血管浸润或肝外播散)肝癌病人推荐接受动脉化疗栓塞治疗。晚期(BCLC C 期:肿瘤已扩散,发生门静脉侵犯及肝外转移,肝功能储备良好,PS 评分 1~2 分)病人推荐服用索拉非尼、仑伐替尼和瑞戈非尼为主的靶向药物。终末期(BCLC D 期:肝功能较差,PS 评分 3~4 分)肝癌病人推荐予以最佳支持治疗。另外,最新版本的 BCLC 分期还指出对于 0~C 期病人,只要能改善病人预后的有效治疗方案都值得推荐,并不局限于上述治疗方法。

国际上还采用 AJCC 第八版肝癌 TNM 分期,这个分期标准是建立在病理检查的基础上,对评价疗效、推测预后都很有价值。肝癌的 TNM 分期标准如下。

T 分期:

T_x:原发肿瘤无法评估

T_0:无原发肿瘤的证据

T_1:

T_{1a}:孤立的肿瘤,最大直径≤ 2cm

T_{1b}:孤立的肿瘤,最大直径 >2cm,无血管侵犯

T_2:孤立的肿瘤,最大直径 >2cm,伴血管侵犯;或多发肿瘤,无一最大径 >5cm

T_3:多发肿瘤,至少有一个最大径 >5cm

T_4:无论肿瘤数目和肿瘤大小,只要有门静脉或肝静脉主要分支的血管侵犯;或肿瘤直接侵犯胆囊或者腹膜以外的其他脏器

N 分期:

N_x:区域淋巴结不能评价

N_0:无区域淋巴结转移

N_1:区域淋巴结转移

M 分期:

M_0:无远处转移。

M_1:有远处转移。

TNM 分期:

Ⅰ期:ⅠA 期:T_{1a},N_0,M_0

ⅠB 期:T_{1b},N_0,M_0

Ⅱ期:T_2,N_0,M_0

Ⅲ期:ⅢA 期:T_3,N_0,M_0

ⅢB 期:T_4,N_0,M_0

Ⅳ期:ⅣA 期:任何 T,N_1,M_0

ⅣB 期:任何 T,任何 N,M_1

上述国内和国际的肝癌分期标准都有不足之处,前者建立在临床症状、体征和手术探查的基础上,未涉及肝癌的影像学和病理学状况。后者建立于影像学和病理学检查的基础上,对我国肝癌而言

忽视了临床表现这一重要因素，因此，制定更为合理、统一的标准对国内外肝癌的研究均有帮助，目前国内外学者正在进行这方面的努力。

疗效评价指标：以标明病型病期的治疗后1、3、5、10年生存率评价疗效（可注明带瘤、不带瘤、恢复劳动等）。

【治疗】

近半个世纪来，我国在肝癌治疗方面取得了很大的成绩。20世纪50~60年代的肝脏解剖研究为广泛性肝叶切除奠定了基础。20世纪70年代由于AFP检测方法的建立及其广泛应用，极大地提高了肝癌的早期诊断水平，并由此使肝癌，尤其是小肝癌的术后5年生存率得到较大提高。20世纪80年代以来，一些新的诊断技术，如CT、MRI、DSA、多普勒超声等；一些新的治疗方法，如放射介入治疗、B超介入治疗、肝动脉结扎加插管化疗等；一些新的概念，如局部根治性肝切除，肝癌复发的再切除，经门静脉栓塞（portal vein thrombosis，PVE）或门静脉结扎（portal vein ligation，PVL），联合肝脏分隔和门静脉结扎的二步肝切除术（associating liver partition and portal vein ligation for staged hepatectomy，ALPPS），肝癌合并胆道癌栓、门静脉癌栓、门静脉高压的联合手术等相继进入肝癌临床，进一步促进了肝癌外科的发展。肝癌治疗领域的特点是多种方法、多个学科共存，而以治疗手段的分科诊疗体制与实现有序规范的肝癌治疗之间存在一定的矛盾。因此，肝癌诊疗须重视多学科诊疗团队的模式，从而避免单科治疗的局限性，为病人提供一站式医疗服务、促进学科交流，并促进建立在多学科共识基础上的治疗原则和指南。

1. 肝切除术　肝切除术是我国肝癌治疗的首选方法。尽管国外肝切除术已有百余年历史，但国内起步较晚，20世纪50年代中后期我国外科工作者开始进行肝脏外科的研究，在肝内解剖研究的基础上，大量探索了肝癌的肝切除术，60多年来已积累了世界上数量最多的肝切除例数，并取得了较好的疗效。第二军医大学东方肝胆外科医院自1960—1998年共施行肝癌肝切除5 524例，总的术后5年生存率为38.1%，比较1960—1977年（n=181）、1978—1989年（n=921）、1990—1998年（n=4 422）三阶段肝癌外科治疗的效果，术后1个月内住院死亡率分别为8.48%、0.43%、0.31%，而5年生存率分别为16.0%、30.6%和48.6%。

术前肝功能储备的评估：在术前应对病人的全身情况及肝功能储备进行全面评价，常采用美国东部肿瘤协作组（Eastern Cooperative Oncology Group，ECOG）提出的功能状态评分（performance status，PS）来评估病人的全身情况；采用Child-Pugh评分、吲哚氰绿（indocyanine green，ICG）清除试验或瞬时弹性成像测定肝脏硬度。评价肝功能储备情况；如预期保留肝组织体积较小，则采用CT和/或MRI测定剩余肝的体积，并计算剩余肝体积占标准化肝体积的百分比。一般认为Child-Pugh A级、ICG-R15<20%~30%是实施手术切除的必要条件；余肝体积须占标准肝体积的40%以上（肝硬化病人）或30%以上（无肝硬化病人）也是实施手术切除的必要条件。

肝切除术的适应证为：①病人全身情况良好，无严重的心、肺、肾等重要脏器的器质性病变；②肝功能正常或基本正常，无黄疸、腹水；③肿瘤局限于肝的一叶或半肝，或肿瘤侵犯肝脏三个叶但余肝无明显肝硬化；无远处脏器广泛转移；肿瘤未严重侵犯第一、二、三肝门。

下述情况不宜剖腹探查：①肝癌已有远处广泛转移；②病变为弥漫型，或肝癌已超过肝的两叶以上伴有明显肝硬化，或第一、二、三肝门已受严重侵犯；③合并严重肝硬化或肝功能处于失代偿状态，出现黄疸、腹水或恶病质；④伴有明显的心、肺、肾等器质性疾病，不能耐受手术；⑤伴有严重出血倾向，凝血酶原时间低于50%，经用维生素K治疗不能纠正等。

肝癌根治性切除标准：①术中判断标准：a. 肝静脉、门静脉、胆管以及下腔静脉未见肉眼癌栓；b. 无邻近脏器侵犯，无肝门淋巴结或远处转移；c. 肝脏切缘距肿瘤边界>1.0cm；如切缘<1.0cm，但切除肝断面组织学检查无肿瘤细胞残留，即切缘阴性。②术后判断标准：a. 术后2个月行超声、CT、MRI（必须有其中2项）检查未发现肿瘤病灶；b. 如术前AFP升高，则要求术后2个月AFP定量测定，其水平在正常范围（极个别病人AFP降至正常的时间超过2个月）。

肝癌的肝切除术分为规则性和非规则性肝切除术，规则性肝切除术是按照肝内血管的解剖结构进行分叶分段施行手术，也指广泛肝切除、肝叶切除和肝段切除。不规则性肝切除术不完全按照肝脏的分叶分段的解剖，在距肿瘤1~2cm处做肿瘤切除，亦称局部根治性切除。

（1）规则性肝切除术：基于外科临床和实用的需要，国外与国内所采用的规则性肝切除命名方法有所不同。Couinaud（1957）、Goldsmith、Woodburne（1957）系结合大体解剖及肝内结构命名，我国通常是以分叶分段法命名（表52-5）。

表 52-5　肝切除术的解剖分类和命名

Couinaud(1957)	Goldsmith, Woodburne (1957)	吴孟超(1960)
右肝切除术(5、6、7、8 段)	右肝叶切除术	右半肝切除术(右前叶、右后叶)
左肝切除术(2、3、4 段)	左肝叶切除术	左半肝切除术(左外叶、左内叶)
右叶切除术(4、5、6、7、8 段,或加 1 段)	扩大的右肝叶切除术	右三叶切除术(右半肝、左内叶)
左叶切除术(2、3 段)	左外侧段切除术	左外叶切除术
扩大的左肝切除术(2、3、4、5、8 段,或加 1 段)	扩大的左肝叶切除术	左三叶切除术(左半肝、右前叶)

2000 年澳大利亚布里斯班举行的第三届世界肝胆胰会议统一命名肝脏解剖和肝脏手术切除名称,新制定的统一名称由 3 个图表组成,以最常见的解剖学的肝脏区、段结构,作为解剖定名的基础,解剖学名称和外科手术名称的相对应相同。比如 Couinaud 的 5~8 段(伴或不伴 1 段)的解剖命名为右半肝或右肝,其相应的手术名称为右半肝切除术或右肝切除术(伴或不伴 1 段);Couinaud 的 5 和 8 段的解剖命名为右前区,其相应的手术名称为右前区肝切除术;Couinaud 的 2 和 3 段的解剖命名为左外区,其相应的手术名称为左外区肝切除术;如切除 1~9 段的任何一段,如第 6 段,则称为 6 段肝切除术,依此类推。

各种规则性肝切除术的切除范围如图 52-29 所示。规则性肝切除的手术方法和步骤为:

1)体位:根据病变的范围及手术方式选择合适的体位,有利于手术操作。一般左半肝或左外叶切除术时,病人取平仰卧位;右半肝或右三叶切除时,于病人的右肩部、腰部和臀部各垫一沙袋,使身体向左倾斜 30°,右上肢固定于头架上。

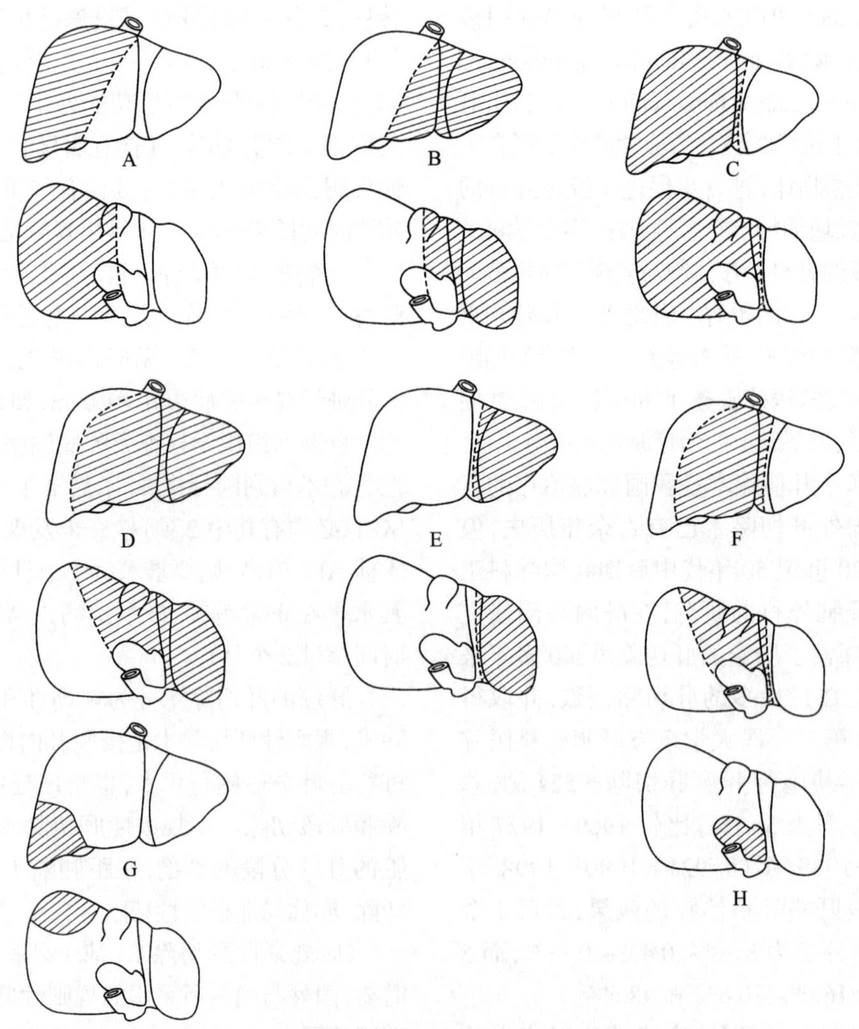

图 52-29　各种规则性肝切除术的切除范围(脏面、膈面)

A. 右半肝切除;B. 左半肝切除;C. 右三叶切除;D. 左三叶切除;E. 左外叶切除;F. 中肝叶切除;G. 局部切除;H. 尾状叶切除

2）切口：切口的选择应视具体情况而定，可先做左侧或右侧肋缘下切口，探查病变可切除时再向对侧延长，以获得充分的显露。对于肝右叶的肿瘤，尤其是右后叶邻近下腔静脉者，开始可做右肋缘下切口，探查后，如肿瘤有切除的可能，即向左侧延长做人字形或屋顶式切口。如需阻断肝上下腔静脉，可经右侧第 7 或第 8 肋间做胸腹联合切口，或劈开胸骨避免开胸，亦较省时且暴露良好。如在膈下阻断下腔静脉则不需开胸或劈开胸骨，可经腹在膈下解剖下腔静脉，也可切开膈肌直至腱膜部，显露肝上下腔静脉及主肝静脉，必要时亦可打开心包，在心包腔内预置下腔静脉阻断带。

3）腹腔探查和肝脏游离：腹腔探查应注意有无腹水，腹膜表面、大网膜、肠系膜上有无肿瘤种植转移；盆腔内有无肿块；肝十二指肠韧带、胰腺上缘、腹腔动脉周围、腹主动脉旁有无肿大淋巴结。检查肝脏病变的范围、肝硬化程度、可能切除的范围、肝脏的代偿情况。注意肿块与肝门和下腔静脉的关系，必要时可用术中 B 超探查，了解肿瘤与肝静脉、门静脉支在肝内的关系，门静脉支内有无癌栓，剩余的肝脏内有无小的转移病灶，以上检查结果均为设计或修正手术方案提供依据。为方便手术，必须充分暴露肝脏，将病侧肝脏的周围韧带和粘连组织彻底分离。如做左外叶或左半肝切除时，需将肝圆韧带、镰状韧带、左侧冠状韧带、左三角韧带和肝胃韧带等全部切断；做右半肝、右三叶或中肝叶切除时，应将肝圆韧带、镰状韧带、右冠状韧带、右三角韧带、肝肾韧带和肝结肠韧带完全切断，同时还要将肝裸区充分分离直达下腔静脉，使右侧肝脏完全游离。为了完全显露下腔静脉和右侧肝静脉，必须剪断下腔静脉韧带。如发现肿瘤已部分侵犯膈肌，可按解剖层次分离或切除部分膈肌，然后再行修补。

4）肝脏出血控制：最常用的方法是常温下间歇性肝门阻断法（图 52-30），阻断入肝血流以减少出血量。可用一根橡胶带套住肝十二指肠韧带，收紧后即可。但每次阻断时间不宜超过 15~20 分钟，对于明显肝硬化者，应在 15 分钟以内。此期间尚未完成肝切除者可放松肝门阻断 3~5 分钟，再予阻断。如肿瘤巨大，或部位紧贴下腔静脉、主肝静脉或肝短静脉，预计术中可能出现上述血管出血，可采用全肝血流阻断技术（图 52-31），即在常温下间歇性肝门阻断的基础上再加阻断肝上和肝下下腔静脉，偶可联合冷灌注液降温，进行无血切肝术，但有此适应证者甚少。临床上对危险性较大的肝脏手术可预置肝上、肝下下腔静脉阻断带，以备必要时使用。此外，肝脏止血方法还有肝钳法、胶带束扎法等多种，但肝脏表浅部位小肝癌的切除或部分左外叶切除亦可不行上述止血方法，术者用手指压迫肝切缘控制出血即可。

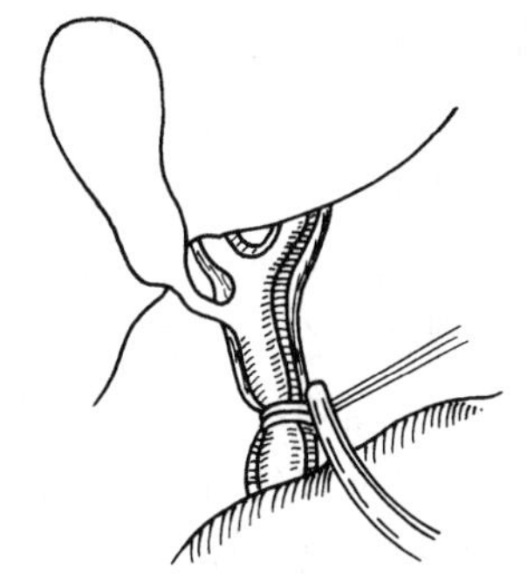

图 52-30 常温下间歇性肝门阻断

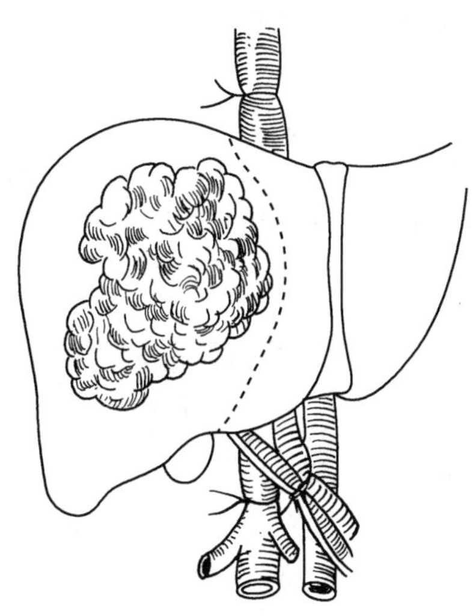

图 52-31 常温下全肝血流阻断

5）肝脏出、入管道处理：规则性肝叶切除时须妥善处理该叶所属的肝动脉、门静脉、肝静脉和胆管，一般可采用肝外处理和肝内处理两种方法。肝外处理指在肝切除前，先将切除叶所属门静脉干、肝动脉、主肝静脉和胆管在肝门部位解剖分离并结扎切断，然后再离断肝实质。施行这一方法可预置肝十二指肠韧带阻断带，以备需要时行肝门阻断。肝内处理指在切肝过程中分别处理相应管道，常需在常温下间歇性肝门阻断状况下实施。两种方法可视手术情况相互结合使用。

6）右半肝切除术：切除范围包括右前叶和右后叶，膈面是以胆囊切迹和下腔静脉右壁之间的连线（Cantlie 线）为界，后面以下腔静脉为界。肝外处理出入管道的肝切除方法是先解剖肝门，步骤是首先切除胆囊，沿小网膜孔游离缘剪开腹膜的反折部位暴露门静脉右侧部和胆总管。分离右肝管，解剖并分辨出胆总管的分叉部位及左肝管在肝下的走行方向。通常是将肝门板钝性推向下方，即可暴露这些结构。一旦解剖出右肝管，即将其切断，近端缝扎。将肝总管和胆总管牵向左方可显露其下方的血管，先解剖并证实为肝右动脉后予以结扎切断。门静脉靠近侧面和后面，必须在显露门静脉右干一定的长度，清除覆盖其上方的结缔组织直达肝门部，证实其确由主干分出后，再行结扎和切断(图 52-32A)。接着处理肝静脉，可将肝脏向左侧翻转，分离肝裸区直至下腔静脉，如欲完全显露肝右静脉的后侧面，需要离断覆盖在肝后下腔静脉上部分右侧的一层舌状纤维组织，即下腔静脉韧带。显露肝右静脉后予以结扎、切断。由上而下或反之逐个显露并分别结扎切断肝短静脉。在处理完上述出、入右半肝的各种管道后，再用指折法、超声刀、Ligasure、CUSA(cavitron ultrasonic surgical aspirator)等方法切肝。

更为简便的方法是肝内处理出入管道。切肝前先行常温下间歇肝门阻断，按 Cantlie 线做肝切除。先沿着预定切肝线切开肝被膜，然后用拇指和示指挤碎肝组织即指折法，或用手术刀柄分离、血管钳压榨法离断肝实质，所遇血管和胆管均钳夹后切断结扎。视术中情况或先或后在离断肝组织至第一肝门部位时，确认为右肝 Glisson 蒂，予以切断并缝扎，此法因管道系统是在纤维鞘外处理，不需要逐一分离其中的三种主要管道(图 52-32B、C)。肝静脉的处理也可在肝内进行，当肝脏离断接近肝右静脉根部时可用指折技术离断该静脉周围覆盖的肝组织，再钳夹切断，妥善缝扎。此法适合于多数未侵及肝右静脉根部的肿瘤，如该部位已被肿瘤侵犯，则仍应选择肝外处理方法。肝内处理方法简便易行，可明显缩短手术时间，也较为安全。肝切面可用游离或带蒂大网膜覆盖，也可贴敷一大块明胶海绵，旁置双套管(图 52-33)，术后持续负压引流可显著减少积液、感染等并发症。

7) 右三叶肝切除术：肝右三叶切除范围包括右后叶、右前叶及左内叶，膈面沿镰状韧带右侧 0.5~1.0cm 处和下腔静脉右壁之间切肝，脏面则从左纵沟的右侧转向肝门横沟上缘经肝门右切迹达下腔静脉右壁(图 52-34A)。肝外处理法的起始手术步骤同右半肝切除术。将左侧肝门做解剖分离

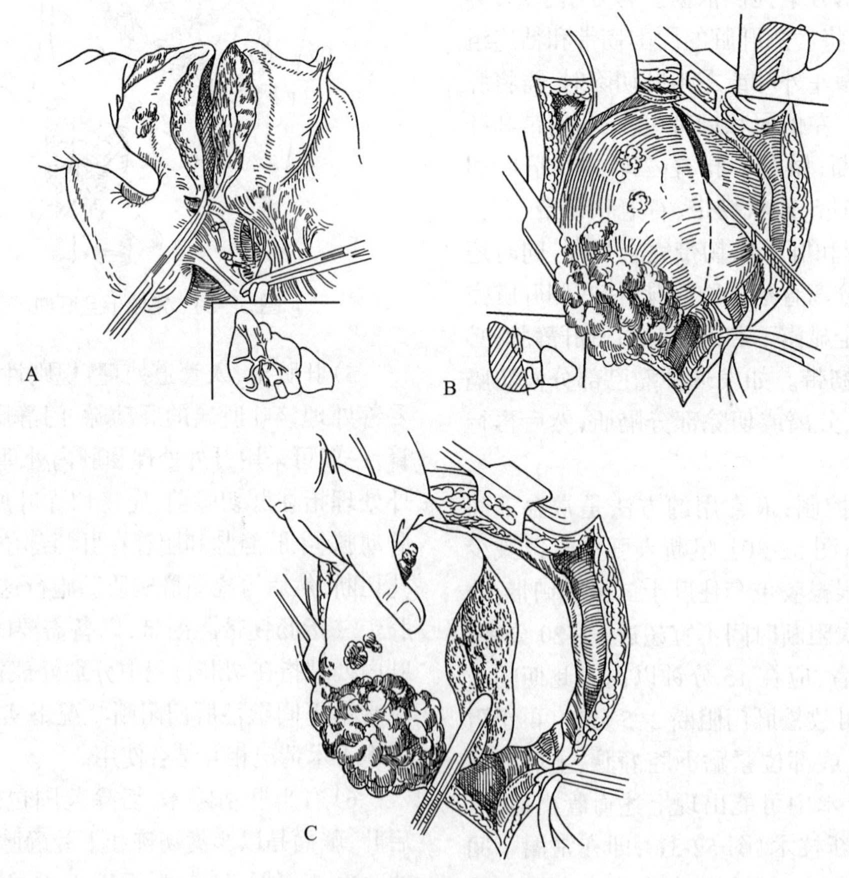

图 52-32 右半肝切除术

A. 解剖并结扎切断门静脉右干、右肝管和肝右动脉；B. 沿正中裂切开肝被膜；C. 用指折法或刀柄分离肝实质，逐一结扎切断所遇的肝内管道、右侧 Glisson 蒂及肝右静脉

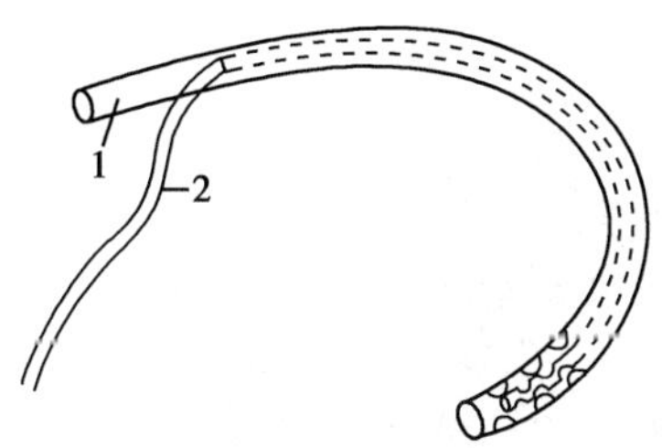

图 52-33 双套管

1. 进气管；2. 负压管

可处理出入左内叶的管道，同时切实保护左外叶。先显露脐切迹，将肝圆韧带的断端用血管钳夹住向后向上牵拉，敞开脐切迹后，即见到肝圆韧带向下走行至脐切迹的底部，此处即为门静脉、肝动脉和胆总管的左支进入肝实质的部位。门静脉、肝动脉和胆管的左支长约数厘米，需在左内叶的脏面解剖这些管道。在分离时不可损伤门静脉左干的囊部或矢状部以及左肝管、肝左静脉，否则会导致左外叶肝坏死。除非肿瘤累及尾状叶，通常情况下不做尾状叶切除。另一重要步骤是离断从脐切迹处的门静脉、肝动脉以及胆管的左支发出至左内叶的反馈支，一旦这些反馈支血管被切断，即可见到沿着镰状韧带向后直达下腔静脉的分界线，再沿此分界线向后逐步离断肝组织直达下腔静脉的右侧。接近膈肌时可见到肝中静脉，需予以切断结扎。如肝右静脉未曾处理，此时可在肝内进行切断结扎（图 52-34B、C）。

8）中肝叶切除术：中肝叶是左内叶和右前叶的总称，第一肝门的门静脉主干和肝总管、第二肝门的肝静脉以及背侧的下腔静脉均与它紧密相连。中肝叶的左侧肝切面应在左叶间裂和左纵沟的右侧 0.5cm 处，沿此线切肝可避免损伤肝左静脉的叶间支和门静脉左干的矢状部和囊部。右侧切面应在右叶间裂的左侧 0.5~1.0cm 处，沿此线切肝可避免损伤肝右静脉的主干，两侧切面应从肝的膈面斜向下腔静脉，于下腔静脉前壁会师。处理第一肝门时，应在横沟上缘 Glisson 鞘外切开肝包膜，推开肝组织，避免损伤门静脉左、右干和左、右肝管。显露下腔静脉时，应细心地沿下腔静脉前壁分开肝组织，所遇小血管均予以结扎、切断。待到第二肝门处将肝中静脉结扎切断（图 52-35）。

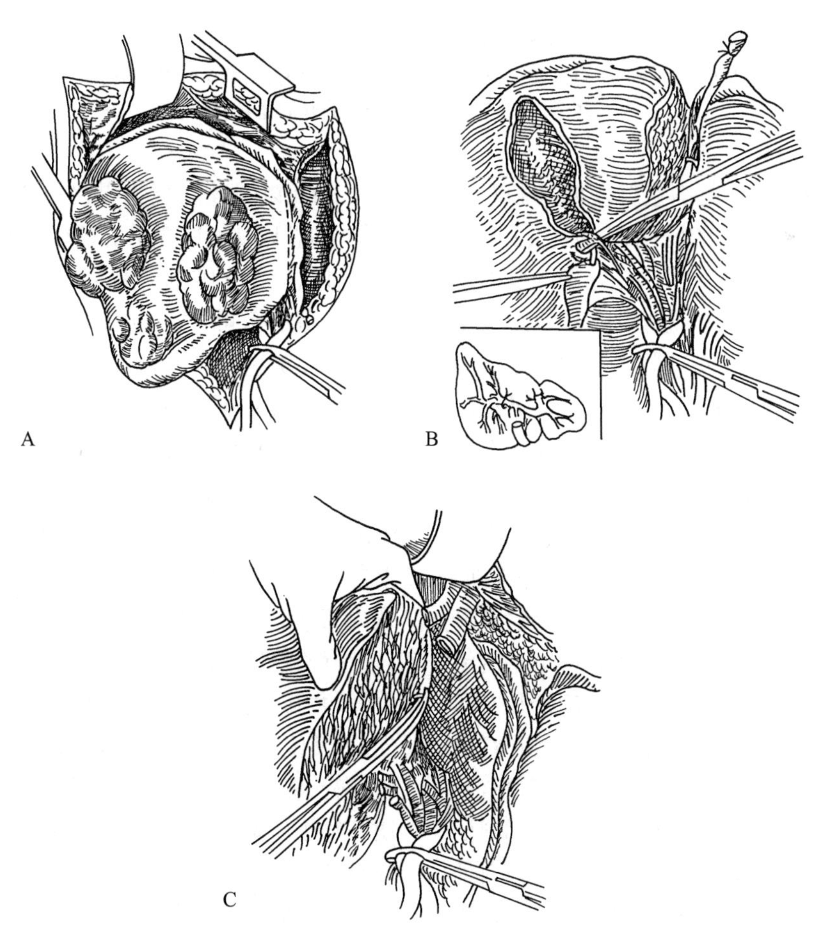

图 52-34 右三叶肝切除术

A. 右三叶肝切除范围（膈面观），切断右半肝的所有韧带；B. 结扎切断门静脉右干、右肝管和肝右动脉，以及出入左内叶的管道分支；C. 在肝内分离、结扎、切断肝右和肝中静脉

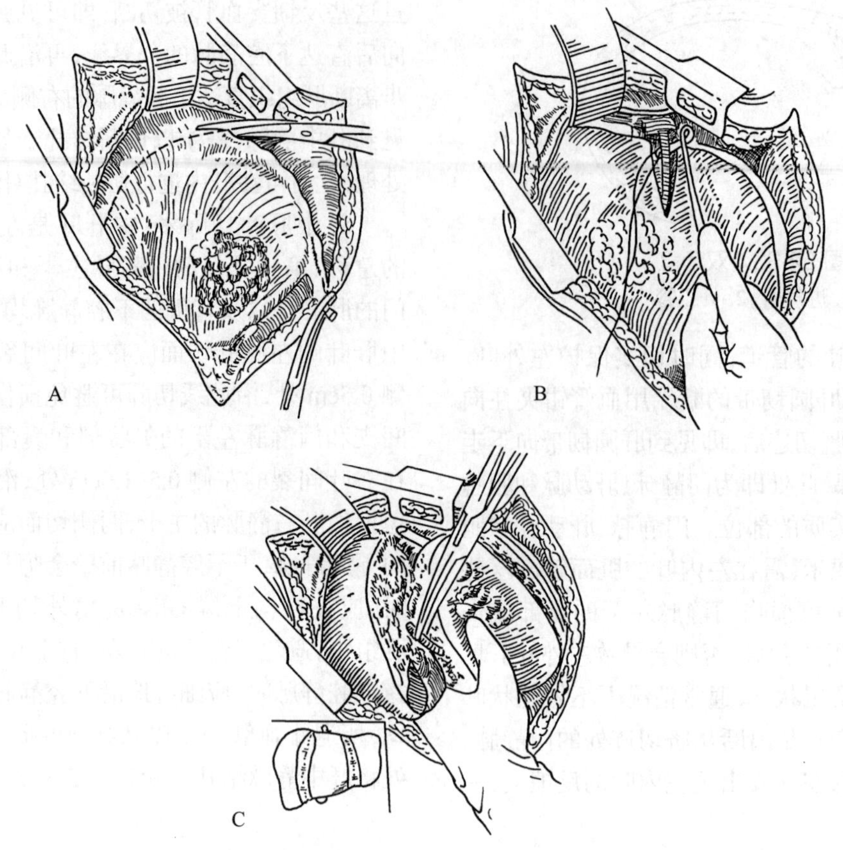

图 52-35　中肝叶切除术

A. 剪断右半肝的所有韧带；B. 在下腔静脉前方切开肝被膜，结扎肝中静脉；C. 在左右两个切面结扎、切断通向中肝叶的血管和胆管

9）左半肝切除术：切除范围包括左内叶和左外叶，即指切除肝正中裂以左的肝组织，不包括尾状叶。肝外处理的解剖步骤除所需结扎处理的肝左动脉、左肝管、门静脉左干和肝左静脉外，其他同右半肝切除术。方法是先结扎肝左动脉以及起源于胃左动脉或腹腔动脉的副肝左动脉，这些动脉均可在脐切迹底部小网膜内发现。左肝管及门静脉左支在肝外的行径均较长，极易找到和钳夹（图 52-36A），为保留尾状叶，理想的处理方法是在门静脉左干发出尾状叶支的远端处离断。在解剖分离左内叶基底部前，需要将肝门板压向下方，便于在直视下进行解剖分离。一旦左肝去血管后，即可见到自胆囊窝左侧沿向下腔静脉的明显分界区。切断左三角韧带和左冠状韧带直抵下腔静脉的左壁后，可解剖寻觅肝左静脉，在看清楚其进入下腔静脉后予以钳夹、切断（图 52-36B）。如此步骤有困难，不要勉强寻找肝左静脉，可留待离断肝组织接近肝左静脉根部时在肝内处理。必须注意肝中静脉可与肝左静脉合干或分别进入下腔静脉，应注意避免损伤肝中静脉。

10）左三叶肝切除术：此手术包括切除左半肝和右前叶（2、3、4、5 和 8 段，1 段也可包括在切除范围之内）。膈面以右叶间裂为界，脏面以肝门右切迹右端延伸至右肝下缘，向左沿肝门横沟上缘至左纵沟。肝外处理法应首先解剖游离左叶的血管结构，步骤与左半肝切除术相同。如同时切除尾状叶，则肝左动脉和门静脉左支应在靠近分叉部结扎切断，这样可同时阻断尾状叶及左肝的供血；如欲保留尾状叶，这些血管应在其发出尾状叶支的远端处加以结扎切断。当游离门静脉、肝动脉时须保留其尾状叶支时，可从前面解剖处理这些血管，但也可游离肝左外叶抬起后向右上翻，从左后侧面入路处理左肝管和血管。在右叶间裂内离断肝实质时须保留后面的肝右静脉和向前下方走行的门静脉汇管结构，以及右后叶分支的胆管和血管，尤其注意鉴别和保护好邻近肝门的右后胆管分支，因其位置最为表浅而易于损伤。也有主张先切开胆总管，置入一根细长的探条至右后叶胆管内，可在切肝时作为解剖标志。也可采用肝内处理法，先沿右叶间裂切开肝被膜，分离肝实质，至肝门右切迹时将右侧门静脉汇管结构推向下方，仔细结扎、切断出入右前叶的胆管和血管；再沿第一肝门前方向左侧延伸肝切面，至脐切迹处结扎、切断左半肝的血管和胆管，肝中、肝左静脉均在肝内结扎（图 52-37）。

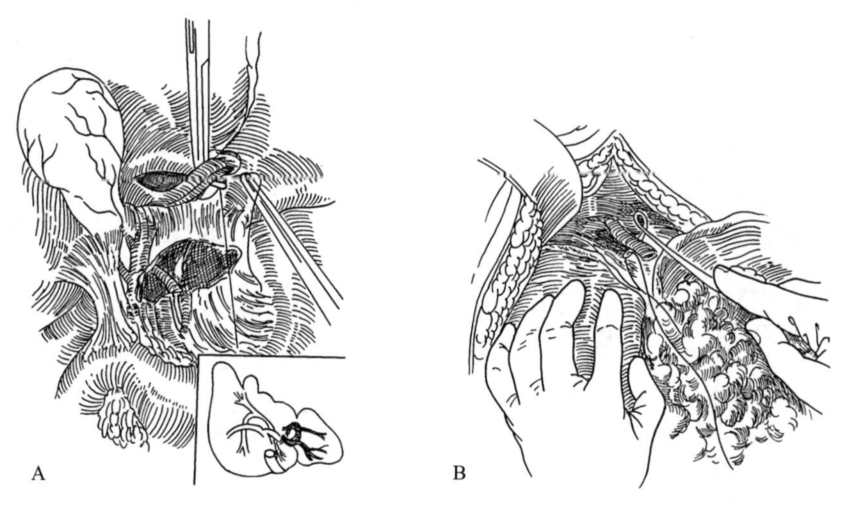

图 52-36 左半肝切除术
A. 分离、结扎切断门静脉左干、左肝管和肝左动脉；B. 在下腔静脉左前壁分离、结扎肝左静脉

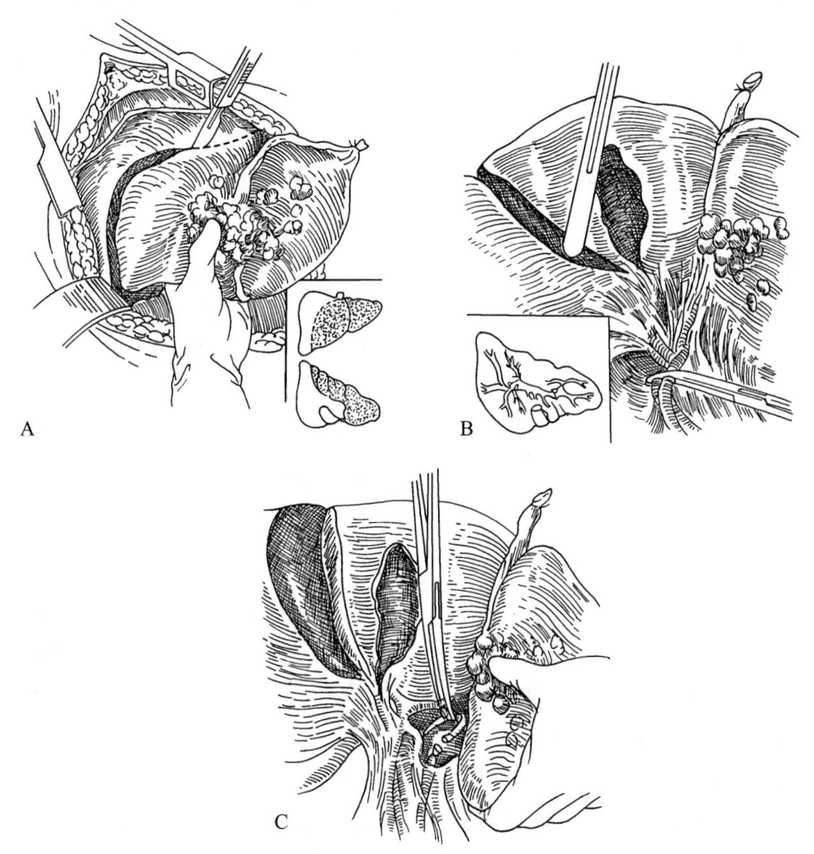

图 52-37 左三叶肝切除术
A. 沿右叶间裂切开肝被膜，分离肝实质；B. 在肝门右切迹分离、结扎右前叶血管和胆管；
C. 结扎、切断左半肝的血管和胆管

11）左外叶肝切除术：此手术不需要在肝门处解剖肝外的血管和胆管。可先切断左三角韧带和左冠状韧带游离左外叶，离断左内叶和左外叶的连接部以暴露脐切迹，在肝圆韧带和镰状韧带左侧1cm处切肝，自前向后离断左侧肝组织，逐一结扎切断所遇到的血管和胆管（图 52-38）。当离断肝组织至脐切迹的基底部时，即遇到门静脉分布到 2 段和 3 段的左侧分支，可予以切断结扎。保持在镰状韧带的左侧分离肝组织，可以保留供血给 4 段的反馈支血管。向后离断肝组织接近闭锁的静脉导管时，应注意分辨出肝左静脉予以切断结扎，肝切面可用镰状韧带向下翻转覆盖。

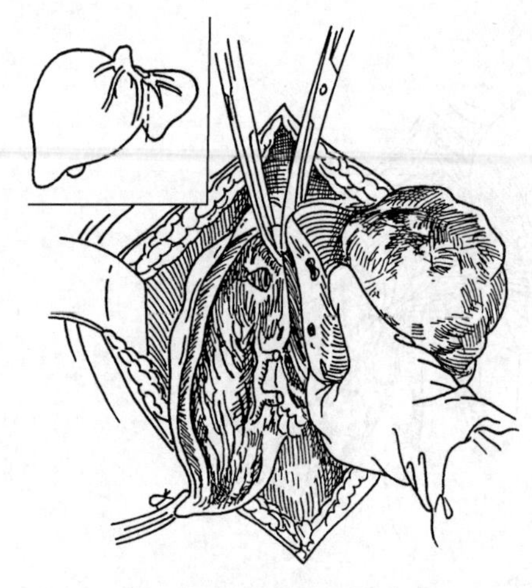

图 52-38 左外叶肝切除术

12）肝段切除术：按照 Couinaud 8 段分类法，肝段切除是指切除其中的一个或两个以上肝段。临床最多采用的是切除 4 段，4 段与 5 段，或 4、5 与 6 段。其他肝段切除较少采用。所有肝段切除可在常温下间歇性肝门阻断下进行，离断肝实质直达需要切除段的血管蒂部，加以切断结扎后即可完成。

A. 4 段切除：先切断肝圆韧带和镰状韧带，再显露该段的脏面。此手术共有四个重要步骤，包括向下深入分离肝门板，分离肝实质左侧至肝圆韧带，右侧至肝正中裂，最后切除该段。首先应在脐切迹处离断 3 段与 4 段之间的桥状连接部肝组织，然后向下深入分离肝门板。沿着肝圆韧带的右侧剪开肝包膜，可见到由门静脉左支的囊部发出有数支供应该段的血管，同时有伴随的动脉及胆管分支，需要逐一加以切断结扎，然后深入向后上离断肝组织直达下腔静脉，如只切除该段的前面部分，不需要向后分离到下腔静脉。然后沿正中裂自前向后离断肝实质，遇到的主要血管是肝中静脉的左侧分支，此处肝组织的离断应略偏向正中裂的左侧，以避免损伤肝中静脉主干。在两个切肝线之间的膈顶部分再做一横向肝切除线，离断后面部分的肝组织，此时也会遇到肝中静脉的分支，需加以切断结扎。完整切除 4 段通常需要结扎肝中静脉。最后切除 4 段必须与后面的尾叶分离，此处可用血管钳仔细钳夹肝实质。

B. 4 段和 5 段联合切除术：起始手术步骤与 4 段切除术相同，如深入向下推移肝门板以及沿肝圆韧带右侧自前向后离断肝组织等。然后做一与右叶间裂平行的斜行切线，但在前下方同做左三叶肝切除相同的方法离断肝组织，向内侧门静脉右支蒂部方向离断肝组织，当达到 5 段的门静脉蒂部时，将其切断结扎。此后，尚可遇到向后走行至左内叶的门静脉分支，仍需加以切断结扎，肝实质的离断继续向内侧方向进行，与开始沿肝圆韧带右侧的左肝的离断面向后部分会合。在肝切除过程中需切断、结扎肝中静脉。有时位于前面部位占据胆囊窝的肿瘤向右侧侵犯，因此有必要切除部分 6 段肝组织。

13）肝切除术的并发症及处理：肝切除术后常见的并发症及处理如下：

A. 腹腔内出血：术中或术后出血是肝切除术的最常见且严重的并发症，也是肝切除术死亡的主要原因之一。术中大出血往往由于不熟悉肝内解剖或在手术操作中损伤大血管造成。术后出血原因很多，常见的有术中止血不彻底；血管结扎线脱落；肝切面部分肝组织坏死，继发感染；引流不畅，创面积液感染；病人存在出血倾向，凝血功能障碍。最容易发生出血的部位有：肝短静脉和右肾上腺静脉，切断的肝周围韧带处，肝裸区的后腹壁粗糙面和肝切面。术后大量出血，应立即进行手术止血，妥善处理出血点，有困难时可用纱布填塞止血，同时加强抗休克、抗感染等治疗。术后少量出血，可在有效止血药使用的前提下密切观察，多能通过保守治疗止血。对肝脏手术的出血，应重视预防，如严格掌握手术指征和手术时机，手术操作准确，止血彻底，引流通畅等。

B. 肝衰竭：也是导致术后死亡的重要原因。肝切除术后的肝功能损害与肝脏病变、肝硬化程度、肝切除量、麻醉以及手术中出血量等因素密切相关。严格掌握手术指征、术前做好充分准备，合理掌握肝切除量，术前术后积极的保肝治疗可起到预防作用。术后出现肝功能不全甚为常见，多能经保肝、支持等治疗逐渐好转，一旦出现肝衰竭则预后极差。

C. 胆漏和腹腔内感染：常见为肝切面胆管漏扎或结扎线脱落，或肝脏局部组织坏死脱落所引起。多见为漏出胆汁积聚于膈下或肝下间隙，引起脉快、高热乃至呼吸窘迫等。少数可扩散至全腹引起弥漫性胆汁性腹膜炎。预防要点是尽量减少手术引起局部肝组织缺血坏死的机会；保证断端胆管的结扎可靠；关腹前检查肝切面是否有胆汁漏；手术区域常规用双套管持续负压吸引并保持引流通畅。胆漏的治疗主要在于引流通畅，如双套管能有效引流，可在保持引流通畅的情况下辅以生长抑素、抗感染等治疗；如双套管不能有效引流，可在 B 超引导下经皮置管引流，必要时可在内镜下置鼻胆管引流，以降低胆道压力。经上述保守治疗一般能在3~7天内愈合。少数病人如肝内、外有较大胆管损伤需择期手术修复。术后腹腔感染多因引流不畅、积液残留感染所致，术后一旦出现持续高热、顽固性呃逆、白细胞升高等，应做B超检查。B超引导下经皮置管引流，配合抗生素的应用等，可有效治疗腹腔内局限性感染。

D. 胸腔积液：原因为膈下积液引流不畅；膈顶部、后腹膜和肝裸区存在创面；肝功能不全导致低蛋白血症；肝周围的广泛分离导致淋巴管损伤，引起淋巴引流不畅等。胸腔积液量少时，可不必特殊处理，一般可自行吸收。如量多且伴有呼吸困难、胸痛、发热，可在B超引导下行胸腔穿刺抽液。

E. 切口感染和切口裂开：常见原因为合并胆道感染或合并胃肠道手术病人，肝功能、全身状况差，合并糖尿病，大量腹水或腹水经切口漏出者。严格的无菌操作，预防性应用抗生素，加强保肝、利尿及全身支持疗法等措施，可预防切口感染和切口裂开。如广范围切口裂开，应立即清创并做减张缝合，术后辅以白蛋白、血浆等支持治疗，可促进切口愈合。

(2) 非规则性肝切除术：也称局部根治性切除术。我国肝脏外科界最早提出并大量实施肝癌的局部根治性切除。第二军医大学东方肝胆外科医院报道的5 524例肝切除中，60%以上为局部根治性切除。

施行肝癌的非规则性肝切除，其依据在于：①我国肝癌90%合并有慢性肝炎和肝硬化，规则性切除尤其是半肝以上的切除，由于切除的肝实质过多，会造成术后肝功能代偿不足，并发症和手术死亡增多；②肝癌的发生有单中心和多中心两种模式，以后者为多，这是肝癌复发的基础；肝癌往往早期出现门静脉转移，这是转移的基础，因此大量切除肝实质并不能显著预防肝癌的复发和转移；③肝癌的部位往往并不局限于肝的某一叶或某一段，骑跨于肝叶、肝段之间的肝癌较多见，因此，具体实施的肝切除术，多数不能严格按照肝叶、肝段进行；④肝癌多发者也甚多见，分布于几个叶或几个段，整块的规则性肝切除也会造成术后肝功能代偿的不足；⑤解剖学的研究发现，肝内肝动脉、门静脉和肝静脉各自有充分的侧支循环，不规则肝切除并不会造成残留肝明显的肝组织缺血或坏死。

临床上在选择实施规则性或非规则性肝切除时，应考虑残留肝的质、残留肝的量、肿瘤的解剖部位和疗效四个互相关联的因素，在下列情况下宜选择非规则性肝切除术：①小肝癌伴有慢性活动性肝炎，比较严重的肝硬化导致肝脏代偿功能有所下降时；②肿瘤骑跨于两个或多个肝叶或段，或多发性肿瘤散在于肝脏的各个叶或段；③肿瘤紧贴下腔静脉或第一肝门部位，即使规则性切除仍无法保证肿瘤周边各个部位有足够切缘距离；④肿瘤呈浸润性生长，边界不清，无法确定肝脏某一平面为合适的相对“根治性”切面；⑤门静脉内已出现影像学或肉眼可辨别的癌栓；⑥复发性肝癌，残留肝体积较小，已难实施规则性切除者。

非规则性切除的手术方法，诸多方面与规则性切除相同。部分位于肝脏边缘或表面部位的小肝癌切除，可用术者的手指压迫肝组织止血，切面对拢贯穿缝合即可。多数非规则性肝切除应在常温下间歇性肝门阻断止血下完成，部位特殊的肝肿瘤切除需常温下全肝血流阻断。切肝的方法是先在距肿瘤1~2cm的肝表面用电刀切开肝被膜作为预定切线，以指折和钳夹法相结合离断肝实质，在断肝过程中根据肿瘤的形状，以尽量保证足够肝切缘和勿损伤肝内主要管道为原则，不断调整肝切面，部分位置较深的小肝癌，往往有完整包膜，其内后侧基底部因靠近肝内主要管道结构，往往难以保证足够的可切除肝实质，可在肿瘤包膜外沿包膜分离剜除肿瘤，遗留的肝切面，如为肝外侧平面型者，可妥善止血后用大网膜或大块明胶海绵覆盖，或对拢缝合；如为肝内唇型者，常行对拢贯穿缝合，唇底较深者可先填塞入浸有化疗药物的明胶海绵再缝合，以免留有死腔（图52-39）。

非规则性肝切除在国内已成为肝癌肝切除施行最多的方法，具有适应范围广、手术时间短、失血量相对较少、术后并发症少的特点。第二军医大学东方肝胆外科医院历年来的肝癌肝切除术资料表明，1960—1977年、1978—1989年、1990—1998年三个阶段术后1个月内，住院死亡率分别为8.48%、0.43%、0.31%，手术死亡率呈逐渐下降的趋势，其中局部根治性切除例数的逐渐增加是一个重要的相关因素。多个作者报道其疗效与规则性切除相仿。考虑到肝癌的生物学特性，随着肝癌其他综合治疗措施的增多，遗留尽量多的肝实质以保护肝脏的代偿功能，对于术后的抗复发治疗和复发后的综合治疗多有益处。

(3) 累及下腔静脉肝癌的切除：部分肝癌因巨大或部位特殊，会紧贴乃至直接侵犯下腔静脉，这类肝癌的手术易致下腔静脉、肝静脉或肝短静脉的损伤出血，有较大的危险性。

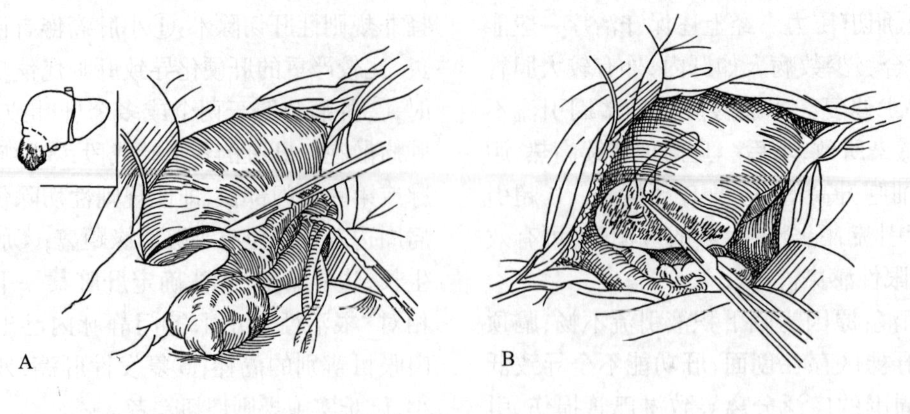

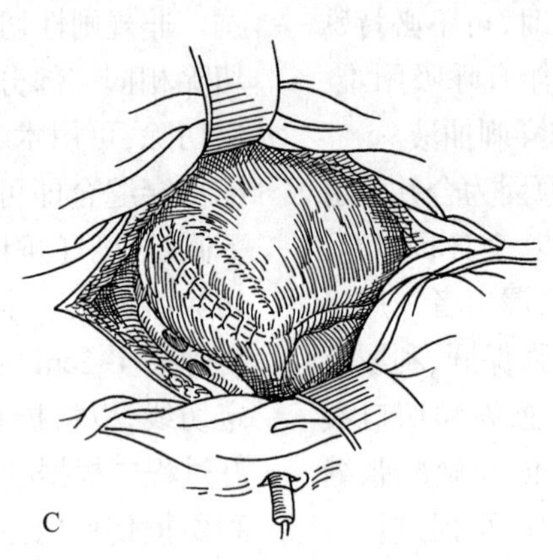

图 52-39 肝部分切除术

A. 在肝门阻断下，距离病灶 1~2cm 处切开肝组织；B. 肝断面出血点作“8”字形缝合结扎；C. 对拢缝合肝断面并在肝下放置双套管引流

临床上遇到的累及下腔静脉的肝癌，多数位于肝脏的尾状叶（1 段）、左外叶上段（2 段）、右前叶和右后叶的上段（7、8 段），以及跨多个叶、段的巨大肿瘤。并非所有的这类肿瘤都应施行手术切除，对手术的可行性和必要性应进行充分论证。可行性是指：①病人具备肝切除术的普遍性指征如前所述；②肿瘤具备安全切除的可能，需通过反复的影像学资料分析，术者同 B 超专科医生共同完成超声图像分析讨论等获得；③术者及其助手具备施行这类手术的技术和经验，尤其是对术中大出血具有熟练的处理技术。必要性是指预计手术可能取得较好的疗效，一般而言此类肿瘤须有比较完整的包膜，无影像学或肉眼可辨的癌栓及子灶，可较为完整切除，否则以选择其他的治疗方法为宜。

此类肿瘤的手术方法因部位、个体情况、术者的经验而异，尚无定型的手术方法，但一些原则须当重视：①必须充分游离肝脏，使术者有良好的手术视野；②尽管绝大多数手术可在常温下间歇性肝门阻断下完成，但宜预置肝上、肝下下腔静脉阻断带，以备必要时做全肝血流阻断；③宜行非规则性肝切除；④处理下腔静脉是手术关键，如肿瘤仅紧贴下腔静脉壁，可沿肿瘤包膜外将肿瘤逐渐剥离，同时仔细结扎所有的小血管；如肿瘤已侵犯下腔静脉外鞘，可从鞘下分离，切断结扎肝短静脉；如肿瘤已侵犯部分下腔静脉壁全层，可将周围完全分离后用无损伤血管钳纵向钳夹受累的下腔静脉壁，连同下腔静脉壁一同切除后再修补下腔静脉缺损；⑤保证肝静脉的良好回流，位于肝下腔静脉结合部位的肿瘤手术往往涉及三支主干肝静脉的处理，在考虑肿瘤完整切除的同时，必须尽量保护肝静脉；必须切除肝静脉时应结合病人的肝脏功能代偿情况，至少保留一支主肝静脉的回流。

尾状叶肿瘤的切除是此类肿瘤切除中较为复杂、危险性也较高的手术。尾状叶（1 段）深藏于第一、二、三肝门与下腔静脉之间，其前方为 2、3、4 段及肝中静脉，后方为下腔静脉及若干支直接注入下腔静脉的肝短静脉，左侧为肝胃韧带和胃小弯，右侧为肝十二指肠韧带。尾状叶分为尾状叶本部（spigelian 叶），或称尾状叶左段，以及尾状突和腔静脉旁部，或称尾状叶右段，该叶有相对独立的肝内管道系统。尾状叶肝癌尽管并不常见，但因其解剖部位特殊及对其他综合治疗的敏感性较差，因此只要条件许可，手术切除是相对较好的治疗选择。尾状叶切除手术的关键在于仔细分离、结扎切断尾状叶肝短静脉和第一肝门进入尾状叶的门静脉、肝动脉和胆管分支。

尾状叶左段肿瘤的切除，一般可经小网膜入路，即完全暴露小网膜腔，有时需做左外叶或左半肝切除以取得良好的手术视野。牵开左半肝，暴露肝后下腔静脉的左前壁，在下腔静脉的左前方谨慎分离、结扎、切断数支肝短静脉。遇到肿瘤侵犯粘连于下腔静脉时，可在侵犯部位的上方和下方先完成肝短静脉的处理，使该部位周围尾状叶基本游离于下腔静脉，再用无损伤血管钳钳夹侵犯部位下腔静脉壁，去除肿瘤后修补下腔静脉的缺损。发生肝短静脉、下腔静脉损伤出血时，应立即用手指压迫血管破损之处，吸尽手术野周围积血，再仔细缝合修补血管。如此法无效，应立即收紧预置的肝上、下下腔静脉阻断带，行全肝血流阻断后再行止血处理。然后在第一肝门门静脉横部解剖分离进入尾状叶左段的门静脉、肝动脉和胆管分支，予以结扎切断，再行尾状叶左段的切除(图 52-40)。

尾状叶右段肿瘤的切除，可类似于规则性右半肝切除，充分游离右半肝，将右半肝向内上方翻转后显露肝后下腔静脉右前壁，个别病例应切除部分右肝以利手术野暴露。在肝右静脉入口下方，下腔静脉右前壁上仔细分离，切断数支肝短静脉，并予以妥善结扎，使尾状叶右段与下腔静脉右前壁基本游离，如遇肿瘤侵犯下腔静脉全壁，处理同尾状叶左段。然后再在第一肝门处解剖出门静脉、肝动脉和胆管，找到出入尾状叶的分支，予以切断和结扎。完成各管道处理后，可类似非规则性肝切除，先切开尾状叶肿瘤周围表浅部分肝实质，向外略行牵引后，将肿瘤连同尾状叶右段肝实质用指折和钳夹法行断肝处理，肿瘤较大、包膜完整时亦可将肿瘤剜除(图 52-41)。在第一肝门后方手术视野受限的情况下，应注意避免损伤门静脉右干。遗留的残腔尽可能对拢缝合，无明显出血时也可填塞明胶海绵，或在填塞后将唇形切口的前缘缝合固定于肾前方后腹膜上。

如肿瘤较大需行全尾状叶的切除时，可采用尾状叶左段和右段切除相结合的方法，从左、右两个径路分别游离尾状叶，会师后再予以尾状叶的摘除。亦可劈开肝脏正中裂，从劈开的间隙中分别处理尾状叶前方肝实质，下方的第一肝门进入尾状叶的管道，后方的肝短静脉和下腔静脉。

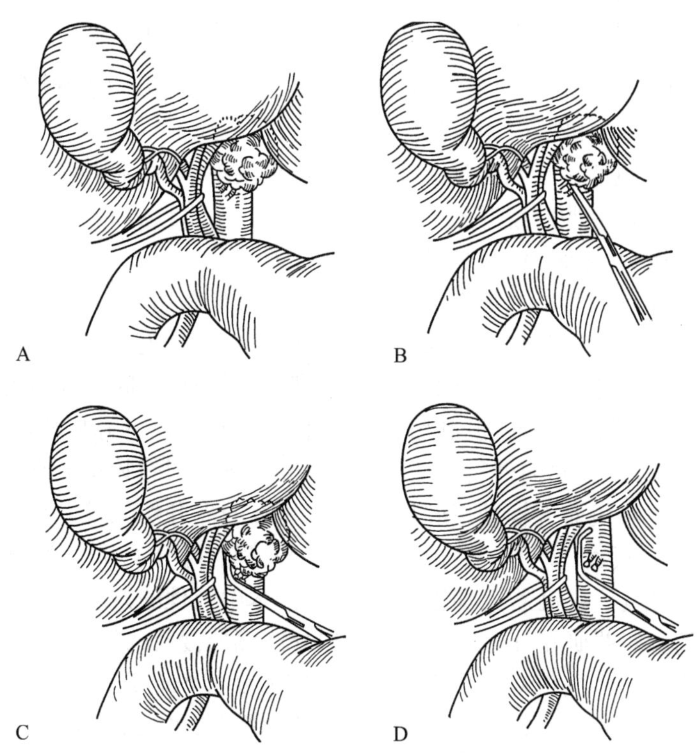

图 52-40　肝尾状叶切除术(左侧入路)

A. 将肝十二指肠韧带向右牵开暴露肿瘤；B. 向上轻柔翻起肿瘤暴露肿瘤与下腔静脉之间的数支肝短静脉，分别谨慎分离、结扎和切断；C. 用无损伤血管钳钳夹受肿瘤侵犯的部分下腔静脉壁；D. 去除肿瘤后修补下腔静脉的缺损

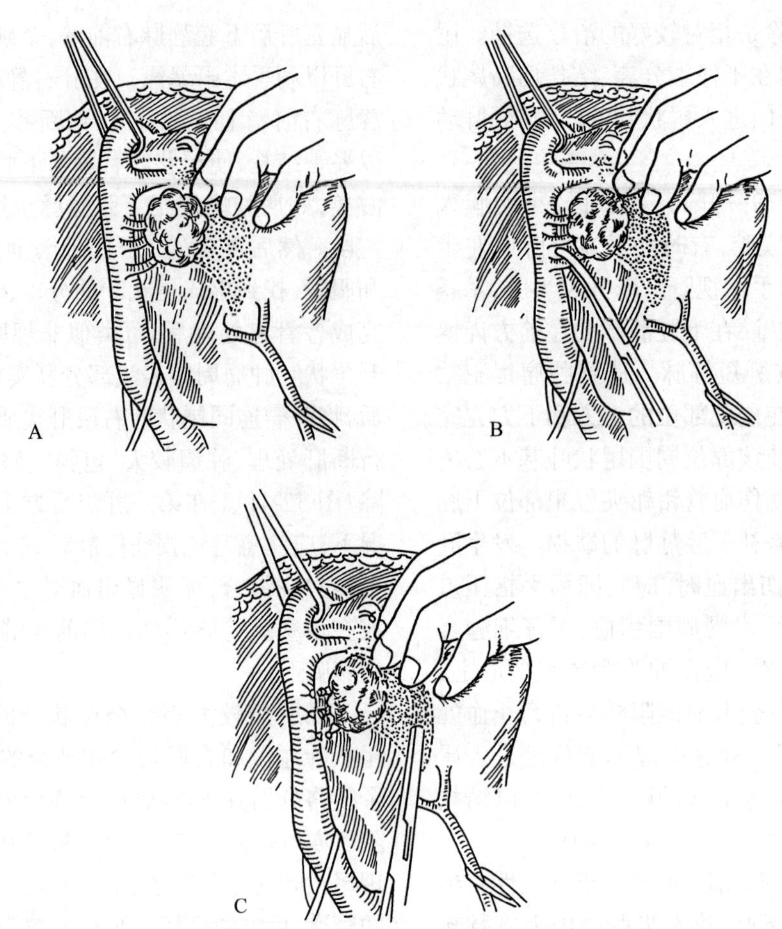

图 52-41 肝尾状叶切除术(右侧入路)

A. 将右半肝向内上方翻转后显露肿瘤与下腔静脉间的肝短静脉;B. 谨慎分离、结扎、切断数支肝短静脉;C. 将肿瘤连同尾状叶右段肝实质用指折和钳夹法行断肝处理

(4)腹腔镜和机器人辅助下肝癌切除手术:目前肝脏外科也已引入了腹腔镜和机器人为主的微创外科技术。1994 年东方肝胆外科医院在我国开展了首例腹腔镜肝叶切除术,随后腹腔镜肝脏手术在国内得到迅速的推广和探索,比如 3D 腹腔镜技术以及腹腔镜下 ICG 荧光染色技术的应用。2000 年美国食品药品监督管理局批准达芬奇机器人手术系统应用于临床,北京第二炮兵总医院于 2009 年成功实施了全国首例机器人辅助腹腔镜肝肿瘤、胆囊切除手术。目前,对于技术娴熟的外科团队,可以实施早期肝癌腹腔镜下和机器人辅助下肝切除术,各种类型肝切除术都有报道。但是到目前为止,国内外还没有关于腹腔镜下或机器人辅助下手术与开腹治疗肝癌的随机对照研究(randomized controlled trial,RCT),许多回顾性病例对照研究证实腹腔镜和机器人肝癌切除手术的疗效及术后并发症与开腹手术相当。腹腔镜和机器人辅助下肝癌切除的优势有待前瞻性临床试验进一步验证。

(5)肝癌癌栓的外科处理:肝癌易引起门静脉、胆管和下腔静脉的癌栓,以门静脉癌栓多见。病理检查表明 65% 以上的肝癌伴有各级门静脉分支的癌栓,其中约 1/3 在 CT、MRI 和 B 超等影像学检查中可以发现,并在术中可以得到证实。由于癌栓是影响肝癌手术预后的重要因素,取栓处理对提高手术疗效有益。

如肝癌有切除的可能,则门静脉癌栓应在术中做相应的处理,有助于减低门静脉压力,减少术后近期复发的机会,同时也为后续的动脉栓塞等治疗提供可行性。门静脉癌栓的外科处理视其侵及部位而异,仅为门静脉左干或右干或其下级分支的癌栓,可在肝癌肝切除时一并切除。但门静脉癌栓往往侵及门静脉分叉部、门静脉主干乃至肠系膜上静脉等,术中处理的方法是尽量使肝切面接近肝门部以暴露癌栓侵及的粗大门出静脉干,完成肝切除并行创面妥善止血后,暂不放松肝门阻断,将门静脉干残端敞开,可见部分门静脉癌栓流出。沿残端伸入卵圆钳或长弯血管钳,暂时放松肝门阻断,术者用手指轻轻顶压门静脉干,可将癌栓整块或绝大部分摘除,遇癌栓紧贴黏附于静脉壁时,可用刮匙轻柔刮除癌栓,再换细吸引器将残存癌栓吸出(图 52-42)。

如门静脉主干已无较大癌栓阻塞，可见门静脉残端有鲜血涌出，即可收紧门静脉阻断带，用消毒蒸馏水冲洗门静脉，然后将残端缝闭。如术中发现肝癌无法切除，而门静脉主干内有大量癌栓堵塞，亦可解剖分离出门静脉后切开取栓，再修补静脉，可减轻术后门脉高压的危害。

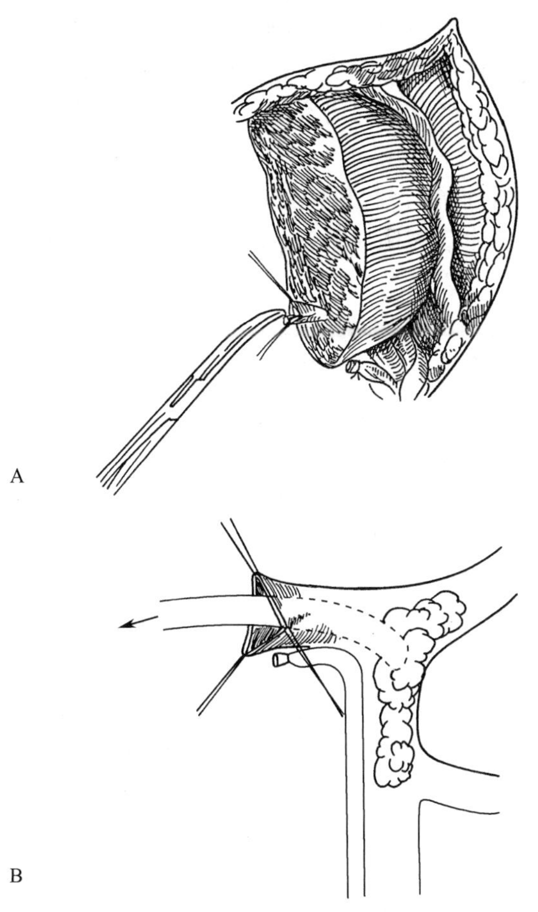

图 52-42　癌栓取出术

A. 敞开门静脉干残端，用卵圆钳或长弯血管钳将癌栓整块或绝大部分摘出；B. 细吸引器将门静脉内残存癌栓吸出

胆道癌栓虽然较门静脉癌栓少见，但引起的梗阻性黄疸危害更大，因此在肿瘤可切除的情况下应同时行胆总管切开取栓，放置 T 管引流，术后亦可经 T 管内行化疗药物灌注，可防止癌栓的早期复现。如肿瘤因各种因素不能切除，但病人全身情况又允许行剖腹手术时，特别是在经胆道内镜或经皮胆道引流失败时，亦可行胆道的手术取栓，以延长病人的生存时间和提高生存质量。

下腔静脉的癌栓并不多见，但其危害性较大，个别病人可因癌栓脱落导致远处转移乃至肺栓塞猝死。目前对肝癌不能切除者，下腔静脉癌栓的处理甚为困难，可切除者可在肝切除后行全肝血流阻断，然后经肝静脉残端取栓。下腔静脉取栓是一种危险性极高的处理方法，需谨慎选择，为防止残存癌栓脱落或气栓形成，取栓过程应轻柔细微，取栓后用消毒蒸馏水反复冲洗，放松阻断带前用生理盐水将阻断部分下腔静脉充分灌充。

(6) 肝癌肝切除合并其他脏器手术：主要由于两个方面的因素需联合手术：①肿瘤侵犯或转移至其他脏器；②肝癌合并门静脉高压，尤其是伴有严重的脾功能亢进和食管胃底静脉曲张。

由于肝癌易侵犯周围脏器如胆囊、横结肠、胃、膈肌等，其中最常见的是胆囊和膈肌。联合手术的适应证为：①肝癌可得到相对根治性的切除，周围脏器有可切除的肿瘤侵犯，或远处转移灶如肺的孤立性转移结节；②肝癌无法行根治性切除，但周围脏器的侵犯易近期出现并发症，如胃潴留、结肠梗阻、梗阻性黄疸等；③病人全身情况良好，无重要脏器器质性病变，且可耐受多个脏器手术创伤者。联合手术后并发症的发生率会有所增加，如果术中精细操作，严防感染，术后加强监护管理，应可取得较好的疗效。

肝癌肝切除合并脾切除和食管胃底曲张静脉的处理是最多见的联合手术，目前已应用较广。其适应证为：①肝癌可切除；②有脾大、脾功能亢进的依据；③病人有食管胃底曲张静脉破裂出血史，或胃镜检查发现有严重静脉曲张，呈红色征；④肝脏功能处于 Child B 级以上。当然，施行肝癌的不规则性切除，尤其是对小肝癌者，联合手术的安全性更大，临床上也以肝硬化重、肝癌小、门静脉高压重为多见。

食管胃底静脉曲张的手术宜首选贲门周围血管离断术，因其止血效果可靠，操作相对简便，并发症少，同时增强了向肝血流而利于术后病人肝功能的恢复。

对有出血史或出血倾向者，亦有作者主张在术前或术后做相应的处理，如术前曲张静脉的硬化剂注射、套扎，术前术后的胃底曲张静脉栓塞术，脾动脉栓塞术，以及经颈静脉的门体分流术等，这些方法的疗效须得到进一步证实，但目前至少存在 3 个方面的不足：①止血效果还不十分确切；②治疗后不良反应和并发症的发生率较高；③解决脾功能亢进的作用不足，脾功能亢进引起的白细胞减少、血小板减少对术后区域性或全身性抗复发综合治疗具有较大的负面影响。

(7) 肝癌的二期切除：术前经影像学检查或手术探查证实无法手术切除的肝癌，常见的原因是肿瘤巨大，且已浸润下腔静脉等大血管或肝门；肿瘤巨大，如肝切除量大，残余肝体积小难以使肝功能代偿；肿瘤的主灶虽能切除，但余肝有散在子灶，以及肝硬化较严重等。这些肝癌可先经综合治疗，使肿瘤体积缩小，肿瘤与重要解剖结构之间出现可行切除的间隙，或存在的子灶得到有效的治疗后再行肝切除。这一概念的引入和完善使不能切除的肝癌中一部分转化为可以切除。

我国学者在20世纪80年代初较早报道肝癌的二期切除。早期使大肝癌缩小的有效方法主要是肝动脉结扎或加术中化疗栓塞，术后结合放疗等效果更好一些(图52-43)。随着综合治疗水平的提高，目前比较明确能使肿瘤缩小的非外科方法主要为经导管动脉化疗栓塞(transcatheter hepatic arterial chemoembolization，TACE)，其他如导向治疗、放疗、射频消融(radio frequency ablation，RFA)、冷冻等方法亦有报道。这些方法的合理综合、序贯应用，可使二期切除率达到11%~20%，二期切除后5年生存率可达50%~65%。需要特别指出的是，对不可切除的理解可受多种因素的影响，如术者的经验、外科技术条件等，尚缺乏统一明确的客观标准，从而使一些可能获得一期切除的肝癌，被误认为不能切除而行TACE等治疗，丧失了宝贵的手术机会。目前对肝癌二期切除的基本观点为：①二期切除仅适用于确实无法切除的肝癌，否则应首选一期切除，术后再视手术和病理状况选择抗复发措施；② TACE后肿瘤缩小的病例应不失时机行手术切除，以免残留的癌细胞扩散和转移；③提高二期切除率的关键在于为不能切除的肝癌选择个体化的、有效的综合治疗措施。

(8)肝癌复发的预防和治疗：肝癌切除术后的5年复发率在60%以上，这是影响肝癌肝切除术疗效的关键性问题。目前对肝癌复发转移的机制有较多研究，但尚未形成有针对性的预防方法。目前的预防措施主要是术后综合治疗，可能起到抑制术后早期复发作用的包括术中精细操作以免医源性扩散，术中化疗，术后TACE，小剂量化疗结合免疫治疗等，但这些方法的确切价值尚待随机化、前瞻性的临床研究得到进一步证实。对肝癌个体而言，预测肝癌复发的危险性对术后抗复发治疗具有指导意义，目前的预测手段主要基于病理和影像学资料，如肿瘤包膜不完整、门静脉癌栓、肝内存在子灶或多发性肿瘤等，都是肝癌术后早期复发的高危因素。在血清中寻找预测肝癌复发、转移敏感指标的研究正在进行中，但尚不成熟。术后病人应每3个月1次定期复查，AFP和B超是目前最有效、最经济的复查手段。对AFP阳性肝癌术后转阴后重新、持续性升高，应确立复发或转移的诊断。

早期发现的肝癌复发或转移，治疗方法较多。复发后再手术是延长无瘤生存的重要方法，我国学者在20世纪60年代中期即开始探索这一问题，目前肝脏的再手术已较为成熟。分子病理学研究表明，硬化肝脏内肝细胞不典型增生具有弥漫存在的特征，肝癌的复发既可由原发病灶的转移形成，也可能为多克隆起源的残余肝脏的再发病灶。随着肝癌早诊早治和外科综合治疗技术的发展，残留肝的再发癌在复发性肝癌中所占的比例会越来越高。鉴于此类再发癌本质上可以看作是在肝硬化基础上的新生癌，其生物学特性及临床自然病程与首次切除的肝癌相同，对其处理可视同初次发生的肿瘤。因此，目前认为对有手术条件的复发性肝癌，应首先积极选择再手术切除(图52-44)。第二军医大学东方肝胆外科医院200余例复发再手术的临床资料表明，再切除后5年生存率可达46.6%，即使行3次切除后，5年生存率仍可达25.0%。复发再手术的术式视个体情况而定，一般多采用非规则性肝切除以保留更多的残留肝实质。因第一次手术造成的腹腔粘连，个别病例复发较早而肝脏手术

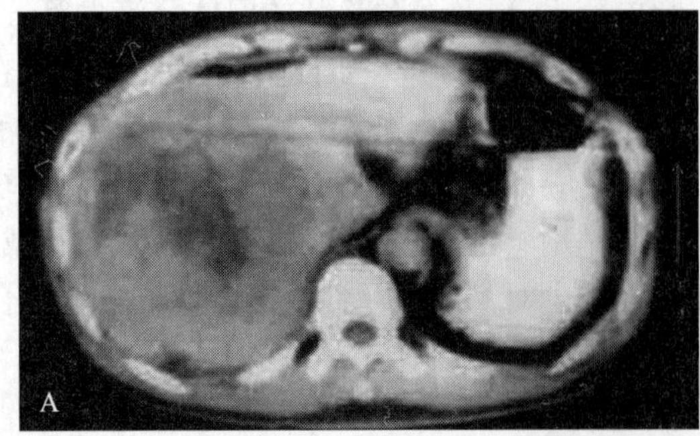
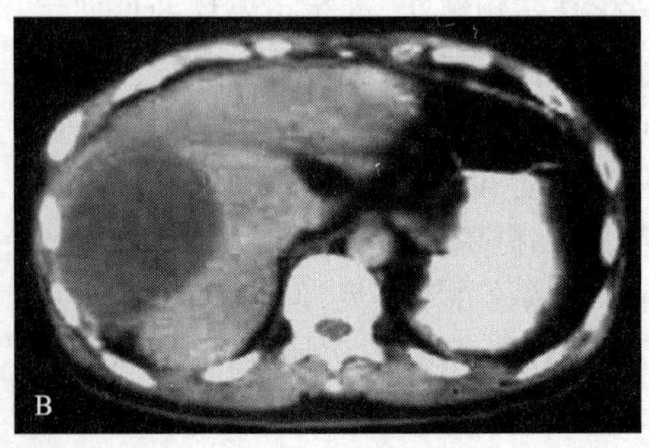

图52-43　肝癌的二期切除

A. 剖腹探查发现肝右叶巨大肝癌，行肝动脉结扎术；B. 11个月后复查CT见肿瘤缩小，遂行二期切除

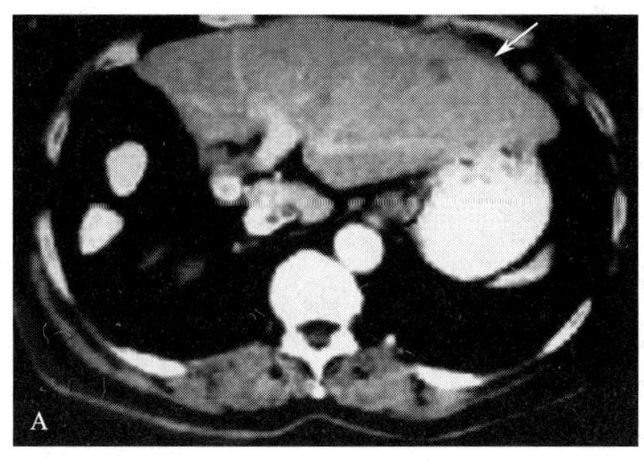
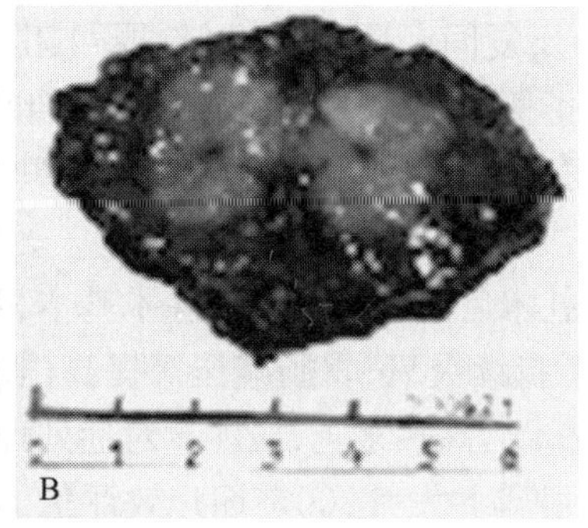

图 52-44 肝癌术后复发的再切除

A. 原发性肝癌行右半肝切除术后 32 年左叶复发;B. 复发灶切除后病理标本

区域尚存在水肿等,再次手术时更应注意操作的准确性,妥善止血,并避免粘连的其他脏器的损伤。近年来随着各种影像学技术和微创治疗的发展,对于微小孤立性复发灶,尤其是病灶在肝内的位置深在,伴有较严重肝硬化者,可行瘤内无水酒精注射、RFA、微波等治疗,亦可取得良好的疗效,多发性复发病灶则首选 TACE。

2. 肝癌的姑息性外科治疗　主要包括姑息性肿瘤切除和非肿瘤切除性外科手术两个部分。既往在影像学技术和介入治疗相对落后或尚未开展的情况下,姑息性外科治疗是应用最早,也是最广泛的治疗方法。目前,其适应证已有相当大的限制。姑息性外科治疗常施用于:①术前判断有肝切除术指征,但术中发现肿瘤无法完整切除的病人;②术前已判断肿瘤无法切除,但缺乏介入治疗的条件,病人肝脏代偿功能良好,无黄疸、腹水、白 / 球蛋白比例倒置和远处转移;③出现危及生命的并发症如肝癌破裂出血,经保守治疗无法控制者。一般而言,目前姑息性外科治疗仅作为受病情、技术和条件限制的一种被动性,而非主动性肝癌治疗选择。

(1) 姑息性肿瘤切除:指切除部分或大部分肿瘤组织,也称减体积性肝癌切除术。目前对术前判断为不能切除的肝癌,多不主张行此手术,因有创伤较大,残余肿瘤生长更加活跃,以及导致肿瘤种植、转移之虞。但临床上此类手术的施行尚不少见,多数因为术前乃至术中判断肿瘤可完整切除,但在具体实施过程中,尤其是肝切除术接近肝内主要管道时,出于安全性考虑而做出的被动选择,少数是因为并发症的救治。

姑息性肿瘤切除的手术方法基本与肝切除术相似。但术中应注意:①因创面存在肿瘤组织,组织松软易溃破,难以止血,此类创面宜对拢缝合,或填入游离大网膜后再对拢缝合,较为安全;②手术视野应用消毒蒸馏水反复冲洗,减少腹腔内和切口的肿瘤种植转移。

术后应加强抗肿瘤治疗,包括残余肿瘤的超声介入如无水酒精注射、放射介入治疗、腹腔内化疗药物灌注等,以尽可能延缓残余肿瘤的侵袭性生长扩散。

(2) 肝动脉结扎术:指通过对肝动脉的永久性或暂时性阻断,达到使癌肿缺血、缺氧、进而坏死的目的。包括单纯肝动脉结扎、全肝去动脉和间歇性肝动脉阻断术。研究发现肝癌主要由动脉供血,肝动脉结扎后肿瘤的血供减少 90% 以上,而正常肝组织的血供大部分来自门静脉,肝动脉结扎后不致引起严重的肝功能损害。动脉血流阻断后,肿瘤不仅缺少氧和营养的供应,缺氧引起的氧自由基也可能导致肿瘤坏死。

肝动脉结扎术的禁忌证包括:①门静脉主干癌栓阻塞未经手术清除者;②肝功能失代偿者,已出现黄疸或腹水;③肿瘤过大,已超过肝体积的 70%;④其他主要脏器存在严重器质性疾病。

肝动脉结扎术的手术方法有以下 3 种。

1) 单纯肝动脉结扎:显露第一肝门,通过小网膜孔探查肝十二指肠韧带内门静脉主干有无癌栓,明确门静脉畅通后,游离、结扎肝固有动脉,或分别结扎肝左、右动脉。游离动脉时应注意肝动脉的变异,可暂时阻断肝动脉分支或通过血管注入亚甲蓝等观察肝脏色泽变化来确定相关供血区域。

2) 全肝动脉血流阻断:又称永久性去肝动脉术,除结扎肝动脉外,还需离断所有肝周韧带,切断来自膈肌、腹壁和邻近器官的侧支动脉,应特别注意结扎左膈动脉和来自胃左动脉的分支。

3) 间歇性肝动脉阻断术:切断肝周所有侧支

动脉同全肝去动脉术，但保留肝动脉，动脉内置入球囊导管等反复间断阻断肝动脉，既可阻断肿瘤血供，又防止侧支循环的建立，促进氧自由基生成，对肿瘤杀伤作用较大而对正常肝组织损害较小。

肝动脉结扎术后的处理与肝切除术基本相同，但尤应注意：①持续吸氧，胃肠减压等提高门静脉血供和氧供；②术后高热多见，应注意对症处理，并及时发现肝脓肿等并发症；③定期疗效评价，多普勒超声检查肿瘤血供有无减少，肿瘤有无缩小或坏死；AFP 是否下降或转阴。肝动脉结扎术后再配合超声介入等治疗可提高疗效，部分术后肿瘤缩小的病人应不失时机地选择二期手术切除。

(3) 肝动脉化疗栓塞：指术中肝动脉内置管，术后反复经导管进行化疗药物灌注和栓塞。肝动脉化疗栓塞的适应证和禁忌证基本同肝动脉结扎术，但最为适宜者为：①肝内有散在性癌灶；②肿瘤姑息性切除的合并手术；③肿瘤根治性切除后的预防复发措施。对巨大不能切除者此法是目前报道获得二期切除机会较多的治疗方法。

肝动脉化疗栓塞的手术方法：可经多种途径动脉插管，包括经胃网膜右动脉途径；胃十二指肠动脉、肝固有动脉、左或右肝动脉途径；胃右动脉途径等。术中解剖肝十二指肠韧带，显露肝总动脉、肝固有动脉和胃十二指肠动脉，后在距幽门 5cm 处分离一段胃网膜右动脉，动脉远端结扎，导管由近端插入，直视下从胃十二指肠动脉插管至肝固有动脉或超选至患侧肝动脉（图 52-45）。术中注意对导管的固定，并可暂时阻断肝总动脉以利导管的插入。术后定期行化疗药物灌注和栓塞，目前常用的化疗药物有多柔比星（阿霉素，ADM）、表柔比星（表阿霉素，EADM）裂霉素（MMC）、氟尿嘧啶（5-FU）；常用的栓塞剂有碘油制剂、明胶海绵、不锈钢圈、聚乙烯醇海绵、药物微球和核素微球等，可选用明胶海绵配合超液化碘油，可同时阻塞动静脉瘘，效果良好。目前带有微泵的导管应用较广，微泵可埋于皮下利于药物灌注。术后首次化疗应在肝功能基本恢复后进行，多于术后 1 周至半个月开始，可采用 2~3 种化疗药物联合应用，连续化疗 3~7 天，化疗结束后根据透视下肿瘤大小、肝内碘油沉积量注入 5~20ml 碘油。需注意有无胃肠道血管内的碘油反流，避免胃肠道的大面积血管栓塞。1~2 个月后可重复治疗，但应根据病人的全身状况、肝功能、白细胞水平、肿瘤情况及时调整化疗方案。

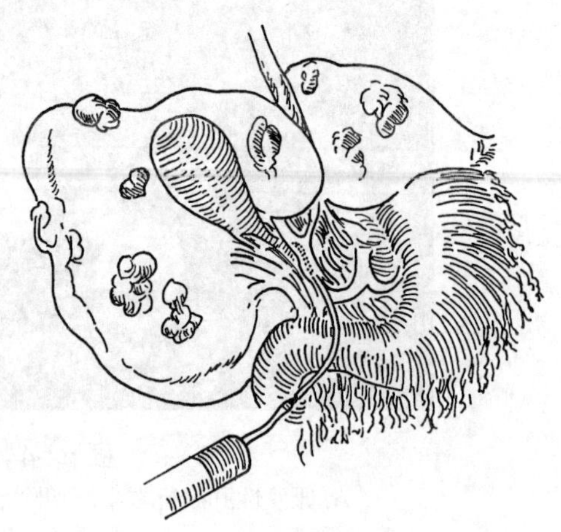

图 52-45 肝动脉栓塞术

(4) 术中冷冻或热凝治疗：目前经皮穿刺后冷冻和热凝治疗发展较快，这些方法多数可在术中实施。应用最早的是液氮冷冻治疗，已取得一定疗效。对术中发现的不能切除的肝癌，尤其是肿瘤并不巨大，但部位紧贴肝内主要管道者，此法较为适宜，也可作为姑息性切除的补充治疗。据报道 235 例肝癌行术中冷冻治疗，5 年生存率可达 39%。此法在减轻肿瘤负荷方面与姑息性切除相仿，但创伤更小，尤其冷冻或热处理后可能释放肿瘤抗原，对机体抗肿瘤免疫应答能力的提高可能有益，疗效明显优于姑息性切除。

手术方法为探查肿瘤的确不宜或不能切除后，用冷冻（液氮、氩氦刀）或热凝（射频、微波、激光）器械直接接触或穿刺肿瘤，释放相应能量。目前应用的氩氦刀冷冻，射频、微波、激光热凝等均有针形穿刺器械便于穿刺。操作要点是：①根据各种治疗的作用范围做重复治疗，多根穿刺器械可同时在不同方向，按肿瘤形态适形进行治疗，最大范围杀灭肝癌；②注意保护肝门等重要结构免受损伤，术中 B 超有助于选择安全的穿刺位置；③拔除针形器械后遗留的管孔内填入明胶海绵以妥善止血。

术中和术后可能出现的并发症有腹内早期或滞后性出血、胆道损伤、右胸腔积液和肺不张、肝脓肿、邻近器官损伤和肝功能不全等；个别病人会有 DIC、肝肾衰竭和 ARDS 等严重并发症。

3. 肝移植术　肝癌施行肝移植治疗，其依据在于全肝切除并用一个无肝硬化的新肝替代，不仅对肝脏肿瘤有根治性治疗作用，而且也清除了肝硬化这一肝癌生长的“土壤”；肝移植后长期生存者，生存质量可能优于肝部分切除术；随着手术水平的提高，肝移植的围术期死亡率已控制在 10% 左右。但国内外大量肝癌肝移植的临床资料表明，尽管有

部分病人通过肝移植达到了根治的目的,但总体疗效较差,主要原因是移植后的复发。提高肝癌肝移植的疗效有如下观点:

(1)合理选择肝移植受者:关于肝移植适应证,国际上主要采用米兰(Milan)标准,美国加州大学旧金山分校(UCSF)标准等。国内尚无统一标准。1996 年 Mazzaferro 等报道 48 例伴有肝硬化的小肝癌病人进行肝移植的结果,总死亡率为 17%,4 年生存率为 75%,其中 83% 为无肿瘤复发的生存。综合国外各移植中心的资料:合并肝硬化、肿瘤单发、直径 <5cm 或肿瘤数 <3 个且肿瘤直径 <3cm、无大的血管侵犯和肝外转移的肝癌病人,比较适合肝移植治疗,70% 左右的 5 年生存率接近良性终末期肝病移植效果。一般认为,大肝癌和弥漫型肝癌移植术后疗效极差,如果同时合并血管侵犯或肝外转移则属移植禁忌。

(2)加强围术期处理可提高疗效:国外多个中心的研究结果表明,术前 2 周内有感染史、术前血肌酐水平 >133μmol/L、大量腹水、年龄 >60 岁的受者肝移植术后早期死亡率较高。对这类病人应做充分的术前准备,且其免疫抑制治疗方案也应进行调整,减少术后早期对肾脏功能的进一步打击,避免过度免疫抑制,降低条件性感染的发生,提高高危受者的移植成功率。

(3)围术期肿瘤综合治疗可减少复发:为提高移植疗效和防止免疫抑制状态下肿瘤复发,延长术后存活时间,近年来多采用围术期的辅助治疗,方案包括术前经皮瘤内无水酒精注射,肝动脉化疗栓塞,术中、术后全身化疗等,以治疗术前微小转移灶、控制等待供肝期间肿瘤的生长、杀灭手术操作时可能转移的癌细胞,达到预防术后复发的目的。但肝动脉化疗栓塞易致动脉内膜损伤,术后可能出现致命的肝动脉栓塞,需在术前做肝动脉造影等予以证实,选择更安全的动脉吻合方式。

对肝癌已侵犯胰腺、十二指肠、结肠等脏器者,也有作者报道行多器官联合移植,可适当延长病人的生存时间。但综合考虑疗效、创伤、技术等因素,选择此类手术应十分慎重。

肝癌的肝移植术式,成人常采用体外静脉转流下的标准原位肝移植、不转流的背驮式、各种改良背驮式、减体积式肝移植、劈裂式肝移植等。背驮式肝移植会遗留少量病肝组织,不适宜于尾状叶或靠近第二肝门的肝癌。体外静脉转流可以减少无肝期内脏及下肢淤血和血流动力学紊乱,有利于肾功能的保护并明显减少术中出血及输血,对提高手术成功率具有重要作用,但也有一定的并发症。具体术式以及是否进行静脉转流应根据病人的心、肺、肾功能状态,肿瘤部位,门静脉高压程度,技术设备等条件综合考虑。

我国临床肝移植从 1977 年开始起步,早期施行对象多为肝癌,疗效极差。90 年代以来,肝移植形成迅速发展的势头,但肝癌在肝移植受者中所占的比例较小,疗效也无重大改善,首要原因是目前尚无法将肝移植作为我国早期肝癌的初次、确定性的治疗措施,而中晚期肝癌的肝移植在疗效、费用、供体、技术复杂性等方面与其他治疗方法相比较,并未显出其明显的优越性。总之,肝移植在我国肝癌治疗中的价值仍是一个探索性的问题。

4. 介入治疗　肝癌的介入治疗是指借助于影像技术的引导,在瘤体内或区域性血管内进行的物理、化学等非手术治疗。目前肝癌介入治疗大致可分为放射介入治疗和超声介入治疗两大类。因这些治疗相对于手术切除而言具有低创的特征,也有将其归类于微创治疗的趋势。

(1)放射介入治疗:主要指经导管动脉化疗栓塞(TACE)。对于肿瘤巨大或多发不能行手术切除者,肝脏代偿功能良好,无其他重要脏器的器质性病变,都为 TACE 的适应证,门静脉分支癌栓也不是绝对禁忌证。但对于已出现肝功能不全表现的病人,如肝细胞性黄疸,中、大量腹水,以及其他重要脏器有器质性病变者,经导管动脉化疗栓塞则为禁忌。插管一般经股动脉至肝固有动脉,最好高选择至患侧肝动脉。常用的化疗药物有 5-FU、多柔比星、卡铂及丝裂霉素等,常用的栓塞剂为碘油和明胶海绵。治疗方法有夹心面包法、肝阶段性栓塞术及动脉升压法等。

本法的疗效与肿瘤的血供、有无门静脉癌栓及治疗方法、次数和间隔时间有关。一般而言,肿瘤为肝动脉血供者疗效较好;单结节者疗效较好而弥漫性者差;门静脉无癌栓的病人生存率明显高于有癌栓者。治疗方法以化疗药物灌注加碘油和明胶海绵栓塞效果最好。治疗次数和间隔时间需根据不同的病人和前一次治疗的效果行个案化治疗。治疗后 1、3 和 5 年生存率分别为 62.2%、12.9% 和 7.5%,中位生存期为 16.2 个月。

TACE 术后常见的不良反应是栓塞后综合征,主要表现为发热、疼痛、恶心和呕吐等。发热、疼痛的发生原因是肝动脉被栓塞后引起局部组织缺血、坏死,而恶心、呕吐主要与化疗药物有关。此外,还有穿刺部位出血、白细胞下降、一过性肝功能异常、肾功能损害以及排尿困难等其他常见不良反应。介入治疗术后的不良反应会持续 5~7 天，经对症治疗后大多数病人可以完全恢复。个别病人会发生胆管损伤并出现梗阻性黄疸，还可因栓塞剂反流至脾静脉引起脾梗死等。

病理研究表明，TACE 并不能使肿瘤完全坏死，肿瘤周围及子灶会有癌细胞残留，最终肿瘤还会继续生长或转移。此外，TACE 的疗效往往出现在第 1、2 次治疗之后，多次 TACE 可因肝动脉血流明显减少甚至血管闭塞，肿瘤周围侧支循环血供建立等，难以达到更好的疗效，因此，对于不能切除者经 TACE 后肿瘤缩小，并与肝内主要管道形成一定距离，病人肝功能良好，应不失时机地行二期切除。由于 TACE 可导致肝功能损害，肝脏与周围组织粘连严重，肝脏水肿易使术中出血，明显增加手术操作困难，术后恢复时间延长，尤其是可能增加肝癌肺转移的机会，因此对能手术切除的肝癌多不主张在术前行 TACE。肝癌切除术后 TACE 目前已被多数学者认同，可以早期发现肝脏的残余病灶及微小转移灶，并实施治疗，对延缓术后早期肝癌的复发可能有效。

(2) 局部消融治疗：近年来广泛应用的局部消融治疗，具有创伤小、疗效确切的特点，使一些不耐受手术切除的肝癌病人亦可获得根治的机会。局部消融治疗是借助医学影像技术的引导对肿瘤靶向定位，局部采用物理或化学的方法直接杀灭肿瘤组织的一类治疗手段。主要包括射频消融（radiofrequency ablation，RFA）、微波消融（microwave ablation，MWA）、冷冻治疗、高功率超声聚焦消融（high power focused ultrasound ablation，HIFU）、无水乙醇注射治疗（percutaneous ethanol injection，PEI）以及氩氦刀冷冻等。局部消融最常用超声引导，具有方便、实时、高效的特点。消融的路径有经皮、腹腔镜或开腹三种方式。大多数的小肝癌可以经皮穿刺消融，具有经济、方便、微创的特点。目前认为，这类治疗后可促使肿瘤释放抗原，刺激机体抗肿瘤免疫应答能力。

局部消融治疗适用于单个肿瘤直径≤ 5cm；或肿瘤结节不超过 3 枚、最大肿瘤直径≤ 3cm；无血管、胆管和邻近器官侵犯以及远处转移；肝功能分级为 Child-Pugh A 或 B 级的肝癌病人，可获得根治性的治疗效果。对于不能手术切除的直径 3~7cm 的单发肿瘤或多发肿瘤，可联合 TACE。

射频消融（RFA）也是一种有效、安全的高温物理方法，对于直径≤ 3cm 肝癌病人，RFA 的无瘤生存率略逊于手术切。笔者单位 100 例肝癌行射频治疗，其中小肝癌甲胎蛋白转阴率为 75.0%(21/28)，明显下降为 21.4%(6/28)。B 超复查肿瘤缩小，MRI 或 CT 提示直径 <5cm 肿瘤完全凝固性坏死率达 85.9%(61/71)。但病理学检查发现治疗后仍有残留癌细胞，易致复发。因此，对于较大肝癌，射频治疗应与 TACE 等其他方法联合应用，方可提高疗效。微波、激光等治疗与射频机制相似，笔者单位用微波治疗肝癌 52 例，总有效率达 96%，影像学检查显示 <3cm 的肿瘤全部坏死率达 61%。

微波消融（MWA）是我国常用的热消融方法，在局部疗效、并发症发生率以及远期生存方面与 RFA 相比，都无明显差异。其特点是消融效率高、避免 RFA 所存在的“热沉效应”。现在的 MWA 技术也能一次性灭活肿瘤，血供丰富的肿瘤，可先凝固阻断肿瘤主要滋养血管，再灭活肿瘤，可以提高疗效。建立温度监控系统可以调控有效热场范围，保证凝固效果。随机对照研究结果显示，两者之间无论是在局部疗效和并发症方面，还是生存率方面都无统计学差异。

氩氦刀冷冻借助氩气使肿瘤组织快速冷冻，瘤体内温度可快速降至 -180℃，借助氦气又可使温度迅速升至 20~45℃，这种冷热逆转疗法对肿瘤摧毁较为彻底。氩氦刀冷冻治疗的适应证同微波和射频，在 CT 引导下氩氦刀冷冻可对肺转移灶进行冷冻灭活，疗效较为满意。

经皮无水乙醇注射具有安全、经济和可反复进行等优点，适用于直径≤ 3cm 肝癌的治疗，局部复发率高于 RFA，但 PEI 对直径≤ 2cm 的肝癌消融效果确切，远期疗效类似于 RFA。PEI 的优点是安全，特别适用于癌灶贴近肝门、胆囊及胃肠道组织，而热消融治疗（RFA 和 MWA）可能容易造成损伤的情况下。原第二军医大学东方肝胆外科医院对 1 500 例肝癌采用 PEI 治疗，共注射次数 10 547 次，<3cm 和 3~5cm 的肝癌病人的 1 年及 3 年生存率分别为 100%、81% 和 92%、48.9%，且较为安全。但无水乙醇不易弥散到整个肿瘤，治疗往往难以彻底。

高功率聚焦超声是近年来发展起来的一种用局部高温治疗肿瘤的新技术，其作用机制主要是利用超声波的可视性、软组织穿透性和聚焦等物理特点，将体外低能量超声聚焦在体内肿瘤病灶处，通过焦点区高能量超声产生瞬态高温的热效应、空化效应和机械效应杀死肿瘤细胞，从而达治疗目的。近几年，HIFU 联合其他超声介入方法治疗肝癌取得了很好的成绩。

5. 生物治疗 近年来国内外在肝癌的分子靶向治疗、过继性免疫治疗及细胞因子治疗等方面的研究取得了一定进展。

(1) 分子靶向治疗：索拉非尼是一种口服的多靶点、多激酶抑制剂，有抑制肿瘤血管生成及抑制肿瘤细胞增殖的双重抗肿瘤作用。索拉非尼首个获得批准治疗晚期肝癌的分子靶向药物。两项大型国际多中心Ⅲ期临床试验均充分证明了索拉非尼对于不同国家地区、不同肝病背景的晚期肝癌都具有一定的生存获益。仑伐替尼是一种新型口服激酶抑制剂，除抑制参与肿瘤增殖的其他促血管生成和致癌信号通路相关 RTK 外，还能够选择性抑制 VEGF 受体和 FGF 受体的激酶活性。针对进展期肝癌的单臂Ⅱ期试验结果良好，与索拉非尼对比的Ⅲ期临床试验 REFLECT 研究总体生存结果显示，仑伐替尼表现出相较于索拉非尼的非劣效标准，但未优于索拉非尼。其他用于二线治疗的分子靶向药物包括瑞戈非尼、卡博替尼、雷莫芦单抗等，疗效有待更多数据的支持。

(2) 免疫治疗：目前免疫治疗仅用于晚期肝癌病人。肝癌免疫治疗主要包括免疫调节剂（干扰素 α、胸腺肽 α_1 等）、免疫检查点阻断剂［细胞毒性 T 淋巴细胞相关抗原 4（cytotoxic T-lymphocyte associated antigen 4，CTLA-4）抑制剂、程序性死亡受体 1（programmed cell death protein 1，PD-1）/PD-L1 抑制剂等］、肿瘤疫苗（树突状细胞疫苗等）、细胞免疫治疗［细胞因子诱导的杀伤细胞（cytokine-inducedkiller，CIK）］。比如 PD-1 抗体于 2017 年和 2018 年先后在国外获批肝细胞癌晚期二线治疗适应证。以上治疗手段与靶向药物以及其他药物的联合已在临床研究中显示出较好的抗肿瘤作用，正进行大规模的临床研究加以验证。

(3) 细胞因子治疗：目前临床上比较常用的生物治疗方法是细胞因子如干扰素的应用，国内外大量研究表明，α 或 γ 干扰素治疗可延缓肝硬化向肝癌的发展，结合其他方法对肝癌术后复发具有一定的抑制作用。其他一些非特异性的免疫增强剂如胸腺素（肽）、细菌或植物的提取物等应用也十分广泛。

6. 中医中药治疗 我国已普遍开展中医中药治疗肝癌。在临床上中医中药大都与其他疗法如手术治疗、放疗、化疗和免疫治疗等互相配合，对控制肿瘤生长，改善症状，提高机体免疫力方面都起到了一定作用。常用的中药大致有两种方法，一是单方或成药为主，二是以辨证施治为主，两者也可结合应用，但在临床上应用更多的是中医辨证施治。根据肝癌病人的主证、舌苔和脉象，运用祖国医学的理论进行辨证，从整体观点出发，采用扶正培本为主着重调动机体内在抗病能力，比较注意处理好局部与整体、扶正与祛邪关系的治疗原则。应当注意的是如果辨证不当、用药不合，中药也会引起严重的不良反应，如应用祛痰剂过甚，可引起上消化道出血或肝癌破裂的危险；如峻攻，可使病情恶化，甚至引起肝性脑病或出血。目前肝癌的中医中药治疗尚未研究出一套完整的规律，各人经验不同，疗效也不同。因此有待今后进一步深入研究。

除了采用传统的辨证论治、服用汤剂之外，我国药品监督部门业已批准了若干种现代中药制剂如槐耳颗粒等用于治疗肝癌。但是，这些药物尚缺乏高级别的循证医学证据加以充分支持。

7. 放射治疗 包括外照射和内照射等。外放射治疗是用放疗设备产生的射线（光子或粒子）从体外对肿瘤照射。内放疗是用放射性核素，经机体管道或通过针道植入肿瘤内。

(1) 外放射治疗：包括用三维适形放疗（3D conformalradiotherapy，CRT）、调强放疗（intensity modulated radiation therapy，IMRT）、图像引导放疗（image guided radiation therapy，IGRT）或立体定向放疗（stereotactic body radiation therapy，SBRT）。

照射剂量的选择：立体定向放疗时，肝功能为 Child-Pugh A 级，正常肝体积 >700ml，<15Gy × 3 次；正常肝 >800 ml，<18Gy 3 次是安全剂量；一般推荐放疗剂量 ≥ 30~60Gy/3~6 次。对姑息性放疗的肝癌病人，肿瘤的放疗剂量基本上取决于全肝和（或）周围胃肠道的耐受量，大部分的报道以 40~70Gy 常规分割剂量。正常组织耐受剂量：肝功能为 Child-Pugh A 者，常规分割放疗时，全肝的耐受量为 28~30Gy；或非常规低分割放疗（每次分割剂量 4~8Gy）全肝的耐受量为 23Gy。肝功能为 Child-Pugh B 者，肝脏对射线的耐受量明显下降。由于亚洲 HCC 病人常伴有肝硬化和脾功能亢进，导致胃肠道淤血和凝血功能差，胃肠道的放射耐受剂量低于 RTOG 推荐的剂量。

(2) 内放射治疗：放射性粒子植入是局部治疗肝癌的一种有效方法，包括 ^{90}Y 微球疗法、放射性碘化油、^{125}I 粒子植入等，放射性粒子可持续产生低能 X 射线、γ 射线或 β 射线，在肿瘤组织内或在受肿瘤侵犯的管腔（门静脉、下腔静脉或胆道）内植入放射性粒子后，通过持续低剂量辐射，最大程度杀伤肿瘤细胞。粒子植入技术包括组织间植入、门静脉植入、下腔静脉植入和胆道内植入，分别治疗肝内病灶、门静脉癌栓、下腔静脉癌栓和胆管内癌或癌栓。

8. 化学治疗　肝癌的化疗已有多年历史，主要用于全身情况和肝功能尚好的病人，一般宜选择弥漫型肝癌，而对合并有黄疸、腹水等明显肝功能损害或全身情况极度衰竭者，化疗有害无益，对巨块型肝癌化疗更难以奏效。

化疗适应证主要为：①合并有肝外转移的晚期病人。②虽为局部病变，但不适合手术治疗和TACE者，如肝脏弥漫性病变或肝血管变异。③合并门静脉主干或下腔静脉瘤栓者。④多次TACE后肝血管阻塞和(或)TACE治疗后复发的病人。

化疗禁忌证为：① ECOG PS 评分 >2，Child-Pugh 评分 >7 分。②白细胞计数 $<3.0 \times 10^9/L$ 或中性粒细胞计数 $<1.5 \times 10^9/L$，血小板计数 $<60 \times 10^9/L$，血红蛋白 <90g/L。③肝、肾功能明显异常，氨基转移酶(AST 或 ALT) >5 倍正常值上限和 / 或胆红素 >2 倍正常值上限，血清白蛋白 <28g/L，肌酐(Cr) ≥正常值上限，肌酐清除率(Cr) <50ml/min。④具有感染、发热、出血倾向、中 - 大量腹腔积液和肝性脑病。

单独全身用化疗药物对肝癌的疗效很差，国内报道 1 年生存率仅 54%。临床常选择作用环节和毒性不同的药物联合应用。常用的药物有多柔比星(阿霉素，ADM)、5- 氟尿嘧啶(5-FU)、环磷酰胺(CTX)、丝裂霉素(MMC)、氨甲蝶呤(MTX)、氟尿苷(FUDR)、长春新碱(VCR)、喜树碱、司莫司汀(me-CCNU)及顺铂(DDP)，以及近年来上市的吉西他滨、卡培他滨等。

根据有关研究的随访数据，奥沙利铂的FOLFOX4 方案在整体反应率、疾病控制率、无进展生存期、总生存期方面，均优于传统化疗药物多柔比星(阿霉素)，且耐受性和安全性较好(证据等级2)。因此，奥沙利铂在我国被批准用于治疗不适合手术切除或局部治疗的局部晚期和转移性肝癌。

关于术前、术中和术后应用化疗问题，目前认为术前化疗会降低机体抵抗力，又延迟手术时间，不利于手术进行。为防治可能因操作而引起的癌细胞扩散，可在手术结束时经大网膜注射丝裂霉素或其他化疗药物。术后化疗对控制复发的确切作用尚未得到证实，有报道术后口服卡莫氟、叠加氟以及卡培他滨等有一定疗效，但对肝功能的损害比较明显，伴有肝硬化的肝癌病人往往难以坚持长疗程的化学治疗。

其他药物：三氧化二砷治疗中晚期原发性肝癌具有一定的姑息治疗作用(证据等级 3)。在临床应用时，应注意监测肝、肾毒性。

9. 并发症的处理　主要是肝癌自发性破裂、食管胃底曲张静脉破裂出血等的处理。

肝癌自发性破裂出血的主要表现为突然起病，多为突发右上腹剧痛，明显腹膜刺激征，部分病人很快进入休克状态，大部分病人可叩及移动性浊音，但需与消化道穿孔、急性胰腺炎和胆囊穿孔等急腹症相鉴别。约有 75% 的病人腹腔穿刺可抽出不凝血液，故诊断性腹腔穿刺仍是较可靠的方法。B 超和 CT 对肝癌诊断有较高价值，不仅可明确诊断，且可提示病灶位置，对治疗方式的选择有决定性的作用。对无黄疸、腹水，肝功能尚好，经补液、输血、抗休克治疗血压仍难维持者，可立即手术止血。若手术探查中发现肿瘤小而局限，位于肝的一叶或某一段，且无远处转移或肝门未受侵犯，或大肝癌仍有切除可能时，应首选肝叶或局部肝切除术，腹腔内反复冲洗和化疗药物灌注。对无法或不宜切除者可行肝动脉结扎或裂口修补、纱布填塞等。近年来亦有报道此类病人可先行 TACE 达到止血目的，待病情稳定，乃至肿瘤缩小后再行二期切除。对晚期病例不能进行手术或 TACE 止血者，宜采取保守治疗，包括卧床、镇静、吸氧、补液、输血、镇痛、止血药、腹带绑捆以及支持疗法等。保守治疗的关键是维持有效循环血量和水、电解质平衡。虽然经保守治疗大部分病人可能止血，但预后仍差。

晚期肝癌病人，常因合并严重的肝硬化或门静脉癌栓引起门静脉高压，导致食管胃底静脉曲张破裂出血。出血量较少时，可采取卧床休息、禁食、应用止血药等处理，一般多能止血。血管升压素(vasopressin，加压素)也可减少内脏器官的血流，从而降低门静脉压力，对治疗急性出血有一定作用。生长抑素可以通过收缩内脏血管而使门静脉血流减少和压力降低，治疗和预防曲张静脉出血的效果良好，其不良反应比加压素少。内镜下曲张静脉硬化剂注射或套扎对活动性出血的曲张静脉和未出血的曲张静脉都是一种有效和安全的治疗方法。药物治疗无法奏效时，也可以用双气囊三腔管压迫止血或放射介入性经颈静脉肝内门体静脉分流术(transjugular intrahepatic portosystemic shunt，TIPS)。当上述方法均无效时，亦可视病情行手术止血。

肝癌引起的肝性脑病与其他原因引起的肝性脑病处理相似，即用去氨剂，如谷氨酸钠或谷氨酸钾静滴，也可合并用酪氨酸、谷氨酸、精氨酸、支链氨基酸、左旋多巴等。口服或鼻饲新霉素、乳果糖等抑制肠道细菌，减少氨的产生。最重要的是同时加强护肝治疗。

10. 肝癌治疗方案的选择　目前外科综合治疗是提高肝癌疗效的唯一途径。尽管肝癌有上述多种治疗方法，但单一方法的疗效均不理想。因此，在肝癌临床治疗上形成一种观念，即将治疗方法的选择转换为治疗方案的选择，任何治疗方法仅仅是治疗过程中的一个环节，合理的治疗方案的选择是提高疗效的关键。

选择治疗方案时应注意的问题：①围绕肝癌的手术切除。这是因为肝切除术仍是我国目前肝癌治疗的最有效，也是最具可行性的治疗手段，其他治疗应着眼于为手术创造条件，或预防术后复发；②保护肝脏的代偿功能。在拥有众多治疗方法的现在，良好的肝脏代偿功能是病人长期生存的关键因素，因此，在各种治疗方法的组合应用时既要重视疗效的叠加，更应避免创伤的积累，不适当乃至过度的治疗其后果适得其反；③注重肝癌治疗的整体性和个体化。在初次治疗开始前应根据病人个体情况对治疗方案有较为合理的预案，然后在实施过程中进行必要的调整，建立优化的治疗方案。

治疗方案的选择取决于下列因素：①不同病期；②肝功能代偿能力和合并肝硬化的程度；③肿瘤的大小、生长部位、分布状况、浸润范围；④门静脉、腔静脉、胆管内有无癌栓；⑤病人的全身状况。在考虑上述因素的基础上，在考虑上述因素后，不同分期的病人根据全身状况及肝功能选择合适的治疗方案（图 52-46）。

迄今在临床上已形成了几种成功的综合治疗模式，如：①巨大肝癌的二期切除。目前报道能使巨大肝癌缩小和／或增加剩余肝脏体积的治疗方法主要包括 TACE、TACE 联合 PVE、ALPPS、肝动脉灌注化疗（hepatic artery infusion chemotherapy，HAIC）、肝动脉结扎或加栓塞，以及 B 超引导下的瘤内药物或放射性核素注射。立体定向放疗（SBRT）放疗也有报道；②根治性切除后的抗复发综合治疗。可能起到不同程度抗复发作用的主要为 TACE，胸腺肽 α_1、干扰素等。③复发肝癌的外科综合治疗。再手术、超声介入治疗和 TACE 等相结合的综合治疗。④小肝癌的微创治疗。早期切除仍应提倡，但对肝癌小但位于肝实质深在部位者，B 超介入和 TACE 相结合可取得较好的疗效。

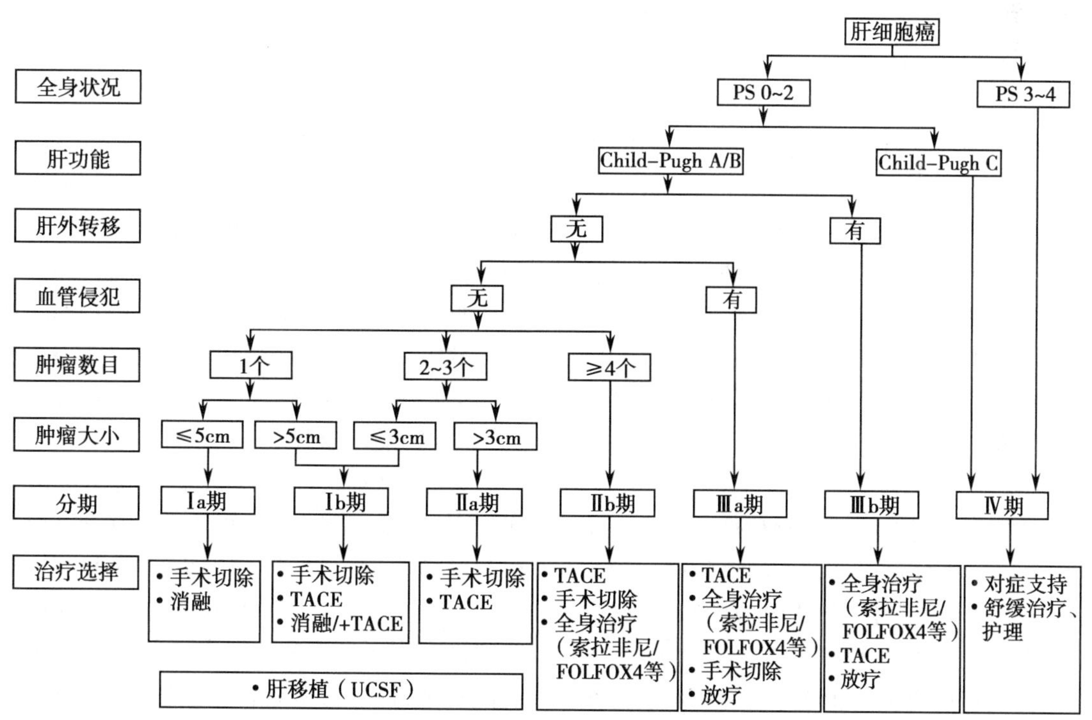

图 52-46　肝癌的临床分期及治疗路线图［引自原发性肝癌诊疗规范（2017 年版）］

TACE：经肝动脉化疗栓塞；PS：功能状态评分

11. 肝癌临床研究的展望 从肿瘤生物学特性出发，进一步认识肝癌发生发展机制，希望通过分子表达谱来识别新的靶点和预后预测指标，为病人制定规范、个体化的精准治疗方案，从而使精准医疗成为可能。尽管这种方法很有吸引力，但它受到肿瘤内和瘤间异质性以及肿瘤演化异质性的限制。血液中循环肿瘤产物的识别（液体活检）可能会不受这些限制，但这一策略仍期待研究。近期内肝癌的治疗可能会有如下方面的进步：

(1) 在循证（evidence based）医学的基础上客观评价各种治疗的疗效及适应证。当前肝癌的治疗方法众多，但绝大多数基于回顾性资料确立其价值，应积极进行前瞻性临床随机分组试验。

(2) 肝癌术后复发可能得到一定程度的控制。尽管报道中影响复发的基因或蛋白较多，但尚不能据此建立相应特异的控制手段。近期从临床角度进行的研究会有所进步，主要表现在术后综合治疗和门静脉癌栓的处理方面。前者依靠建立个体化、优化的综合治疗方案并确定其有效性，后者则更多依赖于新的介入治疗方法，如术后门静脉内药物灌注和激光消融等，笔者初步资料表明两者结合对门静脉癌栓的减少和血管再通有效。此外，预测复发的危险性除既往的大体或镜下病理学指标外，亦会增加更多血清学或基因诊断手段，有助于术后主动性地选择抗复发治疗，目前已有较多实验研究的报道。

(3) 微创治疗会发挥更大的作用。肝癌外科治疗的历史，从小肝癌的早诊早治、肝癌的局部根治性切除、肝癌的二期手术等无不贯穿于减少创伤这一重要主题，微创治疗的兴起是这一主题的延伸。今后微创治疗的进步在于适应证的扩大和疗效提高两个方面，前一点目前已经得到部分肯定，已应用于小肝癌、复发性肝癌和中晚期巨大肝癌，后一点需遵循循证医学的原则进一步阐明。当然，在减少创伤的同时，提高病人的耐受能力也是微创治疗的另一重要方面，肝细胞移植、促进肝脏再生的刺激物质乃至肝脏干细胞的研究，可能会有重要进展。

(4) 肝移植在肝癌治疗中的地位会得到进一步认识。在今后较短时间内该方法的地位的提高主要取决于选择适当的病例，解决供肝的来源，建立有效的抗复发和复发后处理的方法等。在今后的较长时间内，随着肝癌分子生物学和免疫耐受两个方面研究的深入，能否发现新的肝癌特异性治疗手段，能否通过社会和科学技术两个因素的努力解决供体来源和移植排斥问题，是肝移植在肝癌治疗中地位进一步提高的关键因素，前者更大程度明确肝移植的必要性，后者更大范围保证其可行性。

【预后】

HCC 的预后因多种决定因素而千差万别，肝癌是一种进展较快的恶性肿瘤，一般症状出现至死亡时间平均为 3~6 个月，少数病例在出现症状后不到 3 个月死亡。按照 TNM 分期，Ⅰ、Ⅱ、Ⅲ期病人的 5 年生存率分别为 55%、37%、16%。按照 BCLC 分期，早期 HCC 常采用切除、移植、消融等治疗方法，5 年生存率为 50%~70%。中晚期 HCC 一般不可切除，中位生存期约为 10~20 个月，而终末期病人中位生存期不足 3 个月。

肝切除术可显著改善其预后，目前报道中外科疗效较好的其总体 5 年生存率可达 50% 左右，复发后可行再手术切除，二次手术 5 年生存率可达 19.65%，而三次手术后则达 25.0%。约 1/5 的巨大肿瘤经综合治疗缩小后可行二期手术切除，其 5 年生存率可达 60% 以上。对于小肝癌合并严重肝硬化，肝移植的疗效比较确切，国外报道总的 5 年生存率为 36%，其中Ⅰ~Ⅲ期的病人 5 年生存率为 52.1%，而Ⅳ期则降至 11%。各类肝癌 TACE 后 5 年生存率为 7% 左右；<3cm 和 3~5cm 肝癌 PEI 治疗的 3 年生存率分别为 81% 和 48.9%。但肝癌发现时能行肝切除者不足 20%，绝大部分中晚期肝癌尚缺乏有效治疗措施；肝癌复发率高，总的 5 年复发率高达 70%，目前尚无显著有效的抗转移复发的手段，因此，肝癌的总体疗效尚不十分理想。

二、肝内胆管癌

肝内胆管癌（intrahepatic cholangiocarcinoma，ICC）起源于肝内胆管上皮细胞。以解剖学角度分类，传统上将 ICC 归类于原发性肝癌，其发病率仅次于肝细胞癌（HCC），约占原发性肝癌的 15% 以上。从组织学角度，也可以将其定义为发生在肝脏的胆道系统恶性肿瘤。

【病因病理分型】

近 20 余年来，ICC 的发病率在全球范围内明显上升，仅上海地区发病率已上升至 7.55/10 万。ICC 发病率的上升，或与病理诊断水平的提高相关，但更重要的因素是，该病的致病危险因素相当普遍地存在于环境和个体自身，ICC 的发病诱因及病因复杂，目前已确定的危险因素有：年龄、原发性硬化性胆管炎、肝内胆管结石、肝血吸虫病，胆管腺瘤、胆管乳头状瘤病、胆管囊肿和 Caroli 病。最近的流行病学证据表明ICC与HBV感染、HCV感染、肝硬化、非酒精性脂肪性肝炎和糖尿病有关。

ICC按照大体分型又可以分为肿块型、管周浸润型和管内生长型以及相互叠加的混合型等4种亚型，其中以肿块型最常见，比例超过85%；管周浸润型主要沿胆管长轴生长，易导致胆管梗阻引起胆管扩张，常常与肿块性合并存在；管内生长型往往出现在大的胆管内呈乳头状或瘤栓样生长。各种亚型的病因机制，基因突变特征，生物学行为，影像学特点和预后均有差异。比如管周浸润型出现血管、神经侵犯和淋巴结转移的比例更高，预后更差；肿块型和管周浸润型的肿瘤早期复发率高，而管内生长型远期(>5年)复发率高。ICC根据肿瘤的位置可以分为中央型和周围型。有研究发现中央型和周围型肝内胆管癌具有不同的病理发生过程，因此周围型病人的生存预后明显优于中央型。中央型起源于较大的中央胆管腺体细胞，其发病常与原发性硬化性胆管炎(primary sclerotic cholangitis, PSC)、胆管结石和胆管囊肿有关，其侵袭性强，常常发生胆管周围浸润。周围型起源于比较小的Hering，其发病常与慢性肝炎、肝硬化有关，其侵袭性较弱，表现为团块状。镜下胆管癌的癌细胞多呈低立方形或长柱状，胞质透明，嗜碱性，核大深染，异型性明显；癌细胞排列成腺腔，类似胆管，但腺腔内不分泌胆汁，而分泌黏液；在腺腔周围为纤维组织所包绕，在纤维组织中无毛细血管，癌细胞内不含胆色素，也很少或根本不含糖原，这些都是与肝细胞癌不同之处。胆管细胞的免疫组化一线标志物有CK7、CK19和MUC-1，二线标志物有pCEA, AQP-1，均为胞浆阳性。

【临床表现】

ICC的临床表现与HCC相似。疾病早期无症状，若有症状时，最常见的是右上腹痛和体重减轻。黄疸较少发生，因为肝内胆管癌往往发生在肝脏周围。通常情况下是在病人影像学检查的横断面中偶然发现肝脏肿块。与HCC不同，ICC病人的AFP水平通常正常，但CEA或CA19-9水平在某些情况下可能升高。

症状和体征：疾病早期多无明显临床症状，一般有腹部不适、乏力、恶心、发热等，晚期可出现腹痛、体重下降、腹部包块、黄疸等，还可出现胆道系统感染症状，易与胆管结石、肝脓肿、转移性肝癌相混淆。

【诊断与鉴别诊断】

1. 实验室诊断　目前临床上尚无用于诊断ICC的特异性血清标志物，CA19-9升高可见于大部分ICC病人，尤其对于AFP正常，影像学表现不典型的肝脏恶性占位病人，出现CA19-9的升高对诊断ICC有较高的参考价值。血清中其他标志物如CYFRA 21-1、MUC 5AC和TuM2-PK等有望成为ICC早期筛查和预后判断的肿瘤分子标志物。

2. 影像学诊断

(1)超声检查：具有方便、经济、实时、无放射性损伤等特点，是排除肝占位病变的首要筛查手段。由于胆管癌多为乏血供，与富血供的肝细胞癌不同，在彩色多普勒超声检查时表现为微弱的彩色信号。此外超声对明确ICC的诊断具有一定的局限性，须要结合和依赖其他手段。

(2)CT检查：在临床上被广泛应用于ICC的诊断及治疗评估。增强扫描可以提供如肿瘤位置、大小、单发或多发、是否合并胆管扩张和血管侵犯，以及有无腹腔淋巴结转移及远隔器官转移等有利的诊断信息。典型的胆管癌CT表现为平扫期低密度占位，边缘不整，肝内局部胆管扩张，肝叶萎缩等；动脉期能够显示清晰的肝脏血管解剖特点及肿瘤周围结构，为手术切除提供更多的参考细节；门静脉期可见低密度区及瘤周不完全边缘环状对比强化，有助于进一步精准评估肿瘤大小以及检测卫星灶；延迟期可表现为延迟期增强(反映纤维基质的含量)。胆管癌主要成分多为纤维基质，造影剂存留在肿瘤内可能形成典型的延迟强化表现。

(3)MRI检查：MRI对组织的分辨率较高，因此在显示ICC病灶及其周围肝组织病变程度时较CT更具有优势。对明确肝内胆管肿瘤位置、大小、单发或多发、是否合并胆管扩张和血管侵犯等诊断价值同CT检查。常规MRI表现为肿瘤没有完整包膜、T_1加权呈低信号和T_2加权呈高信号的占位灶。信号强度根据肿瘤中的纤维、坏死及黏液性物质的数量不同而变化。

通过MRCP对了解胆管系统具有独特的诊断价值，MRCP可显示梗阻的部位、程度及周围软组织情况，能完整的显示肝内胆管图像，直观地显示肝内胆管异常狭窄和扩张，管内的充盈缺损及结石影，并可观察到肝内肿瘤与胆管的关系及胆管受累程度。

(4)PET-CT检查：对于诊断晚期肿瘤淋巴结转移或远隔器官转移具有价值。能发现常规CT、MRI等影像学检查不能检测到的远处转移，并能发现直径<1cm的ICC。作为术前排除转移性病灶常常推荐，缺点是检查费用较高，限制了其在临床上的应用。

(5)其他检查:ERCP 作为有创性检查手段,对肝内胆管癌诊断价值不大,不作为常规实施。PTC 对合并梗阻性黄疸病人,可作为术前引流减黄的措施。

(6)分期和分型:目前,ICC 的临床分期主要采用美国癌症联合委员会 / 国际抗癌联盟(AJCC/UICC)的第 8 版分期标准。新版的 TNM 分期延续了第 7 版对 ICC 单独分期,并进行了内容更新。并且 AJCC 第 8 版 ICC 分期明确推荐 ICC 手术中,清扫≥ 6 枚淋巴结才可进行完整的 TNM 分期评估。

T 分期:

T_x:原发肿瘤无法评估

T_0 :无原发肿瘤的证据

T_{is}:原位癌(导管内肿瘤)

T_1 :T_{1a}:单个肿瘤直径≤ 5cm 无血管侵犯

T_{1b}:单个肿瘤直径 >5cm 无血管侵犯

T_2 :单个肿瘤浸润肝内血管或者多发肿瘤有或无血管侵犯

T_3 :肿瘤穿透脏腹膜

T_4 :肿瘤直接侵犯肝外结构

N 分期:

N_x:区域淋巴结无法评估

N_0 :无区域淋巴结转移

N_1 :区域淋巴结转移

M 分期:

M_0 :无远处转移

M_1 :远处转移

TNM 分期:

0 期:Tis,N_0,M_0

Ⅰ期:ⅠA 期:T_{1a},N_0,M_0

ⅠB 期:T_{1b},N_0,M_0

Ⅱ期:T_2,N_0,M_0

Ⅲ期 ⅢA 期:T_3,N_0,M_0

ⅢB 期:T_4,N_0,M_0 或者任何 T,N_1,M_0

Ⅳ期:任何 T,任何 N,M1

AJCC 第 8 版 ICC 分期数据采集的局限性在于此版分期参考资料主要依据美国的文献资料。及少量欧洲国家和中国的研究结果,缺乏东亚其他国家或东南亚国家的文献资料。另外分期中也未体现 ICC 大体分型与组织学分型及分子分型。相较于第 8 版 TNM 分期,列线图具有个体化生存评估作用,可用于个体化临床决策的制订,笔者所在的团队基于肿瘤体积、CA19-9 和 CEA 水平等因素,首次建立了对 ICC 肝切除预后具有独立预测作用的列线图模型,其对预后预测能力较好。其准确性得到了国际多个研究团队的证实和肯定,为 ICC 病人预后的判断提供了新的参考,其部分观点被 AJCC 采用并体现在最新第 8 版 TNM 分期中。随后中美两国研究团队相继建立一系列预后分期模型,为 ICC 的预后、分期及治疗提供了新的参考。在当前 ICC 的分子分型远无法应用于临床的前提下,个体化分期可作为实用性的临床决策工具。

【治疗】

ICC 由于恶性程度高,发病隐匿,许多病人就诊时已经达到疾病的中晚期,失去根治性手术治疗的机会,除肝切除术之外,ICC 尚缺乏其他证实有效的治疗方法,又因其侵袭性极强,导致术后极易复发和转移,导致 ICC 病人术后 5 年的生存率在 20%~40% 之间,远期生存极不理想。近年来多学科团队(multi disciplinary team,MDT)的建立为肝内胆管癌病人的综合治疗提供了系统化和个体化方案。MDT 模式更能为病人带来诸多临床获益。参考中国医师协会外科医师分会多学科综合治疗专业委员会 2017 年发布的肝脏及胆道恶性肿瘤多学科综合治疗协作组诊疗模式专家共识,目前,ICC 的 MDT 工作重点主要分为以下三步:第一,积极采取手术切除为主的综合治疗——全面评估病人决定能否手术;第二,积极预防术后的复发和转移——制定术后综合治疗方案;第三,对无法获得根治性切除的病人——制定姑息性治疗方案[7]。对部分中晚期病人可以进行转化或降期治疗进而实现手术切除,对于无法转化的病人应积极行非手术的综合治疗,以控制疾病进展。

1. ICC 的外科治疗

(1)ICC 临床分期预后模型:ICC 的临床分期有助于指导临床治疗,一直是 ICC 国际研究热点。ICC 的分期主要采用美国癌症联合委员会 / 国际抗癌联盟(AJCC/UICC)的第八版分期标准。

通过对 ICC 进行精准的临床分期,研究其免疫与分子分型,能够为病人选择不同的治疗策略,便于将多种治疗方案进行优化和协同,提高 ICC 的临床研究质量,实现延长病人生存时间和改善生存质量这一目标。

(2)术前评估:术前对病人进行合理全面的评估,病人能否行根治性手术主要取决于病人术后残余肝体积(FLR)和肿瘤的转移情况。一般而言,肝脏正常的病人需要至少 20% 的 FLR 来预防术后肝衰竭。脂肪变性或脂肪性肝炎病人的这一比例上升到30%，潜在肝硬化病人的这一比例上升到40%。对于那些不符合FLR要求的ICC病人可通过术前操作如PVE，或者ALPPS，诱导正常肝脏增生达到手术要求。ICC病人出现远处淋巴结转移或者大血管侵犯通常失去手术意义。对于多发肿瘤病人，只要多发肝癌癌灶相邻且肝功良好则可以行肝切除术，左右肝多发肿瘤是手术的绝对禁忌证，目前对于出现多发癌灶的ICC病人，术后短期并发症及长期生存时间存在很大争议。

常规腹腔镜分期检查对病人进行术中评估在ICC手术治疗中的作用仍存在争议，其诊断符合率为27%~38%，但一般推荐高危病人，如术前血清CA19-9和CEA指标偏高、多发癌灶以及怀疑发生血管侵犯者。

(3)手术切除：目前ICC最有效的治疗方法是肝切除，根治性R0切除能够改善病人预后，延长病人生存时间，但因ICC高度侵袭性生物学特性，能够实现根治性切除的病人实际占比远低于肝细胞癌，有报道指出ICC获得根治性切除的比例不高于40%。即使病人接受了根治性手术切除，因ICC的高复发率导致切缘阴性的病人术后5年生存率在39%~4l%。

有报道指出对ICC行根治性切除后，平均总体生存时间(OS)可达80个月，因此，采取合适的手术策略以实现R_0切除对延长病人生存至关重要，但实际临床工作中R_0切除率仍不理想。

手术时，考虑到淋巴结(LN)受累者的预后价值及其在高危病人治疗中的潜在作用，强烈建议在肝切除的基础上进行局部淋巴结切除术。第8版AJCC分期及2019年NCCN指南均提出，鉴于ICC淋巴结转移对预后影响大，因此推荐术中常规行区域淋巴结清扫。

(4)肝移植：中国抗癌协会肝内胆管癌诊治指南也指出：迄今为止，广泛的共识是肝内胆管癌病人肝移植效果治疗效果差。有限的临床实践表明，移植术后肿瘤复发时间短、生存率低。目前现有的回顾性研究评估了肝内胆管癌病人的肝移植结果，数据显示病人的预后结果差异较大，术后肿瘤复发率为33%~75%，5年生存率为34~73%。由于预后和复发率的不同，ICC的肝移植目前还不是一线治疗方法，需要前瞻性研究来进一步评估肝移植的效果。

(5)术后复发再切除：鉴于ICC术后的高复发率，复发后再治疗成为MDT面临的常见问题，ICC复发最易发生在肝内，占比超过50%，其余包括淋巴结转移，腹腔和肺部转移。目前对于复发病人，MDT优先考虑再手术切除，有报道称ICC术后复发再切除病人的预后明显好于TACE及全身化疗组病人(中位生存时间分别为：26.1个月、9.6个月和16.8个月)。

2. 局部治疗　一般适用于晚期不能手术ICC病人，对于减轻肿瘤负荷，延长病人生存时间具有重要意义。局部治疗包括：肝动脉化疗栓塞(TACE)、肝动脉灌注化疗(TACI)、肝动脉放疗栓塞(TRAE)、无水乙醇注射、射频和微波消融。TACE已被证实可以延长不可切除ICC病人的生存期，有研究表明TACE治疗后的病人1年生存率达到52%，且与化疗方案无关。最近一项Meta分析比较657例接受不同治疗方式的非手术ICC病人的治疗情况，结果显示TACI在肿瘤治疗反应和OS方面都优于其他治疗方式(TACI 22.8个月vs yttrium-90、TACE和药物洗脱珠TACE分别为13.9、12.4和12.3个月)。单发肝内胆管癌病人接受放射性钇栓塞(yttrium-90)治疗能够明显获得生存获益(平均生存时间为14.6个月)。微波消融和射频消融是目前有效的微创治疗方法，在超声或CT引导下可直接靶向清除肿瘤，降低肿瘤负荷，对于病变范围<5cm，肿瘤远离大血管和肝被膜时疗效最佳，可作为ICC联合治疗的局部治疗方式。

3. 放疗　各种形式的放射治疗包括外照射放疗(三维适形放疗、调强放疗、立体定向放疗)、近距离放疗和质子疗法。研究显示放疗可延长ICC病人的中位生存时间并改善其预后，此外，外照射放疗还能够完全或部分缓解ICC病人的癌性疼痛及梗阻性黄疸症状。由于胆管癌组织血运不丰富，整体对放疗不是特别敏感，但研究显示术后加放疗病人的预后好于单独手术切除病人。然而，目前还没有强有力的数据来证实放射治疗作为一种标准治疗在晚期ICC病人中的作用。一项基于大数据的回顾性研究显示辅助性放疗能够延长病人生存时间，因此专家建议对ICC病人尤其是术后切缘阳性或发生区域淋巴结转移者，术后行辅助性放疗的效果比较好，因为通过放疗可以杀死切缘阳性的肿瘤细胞进而降低复发率。

4. 全身化疗　对晚期ICC病人的治疗有一定的益处。ICC的系统化疗研究不多，通常来自于对晚期胆道癌的研究。因此，对于ICC病人的标准化疗方案仍没有明确的共识。总体而言，吉西他滨联合顺铂(或奥沙利铂)已被一些研究人员推荐作为一线化疗药物，二线治疗药物目前尚无标准治疗。有研究表明吉西他滨联合顺铂能够对部分无法手术的晚期胆道肿瘤病人起到降期效果。2010

年 Valle 等在对 410 例晚期胆道癌病人进行的Ⅲ期临床试验中发现，吉西他滨联合顺铂组的生存时间明显优于单纯吉西他滨组（11.7 个月 vs 8.1 个月），无进展生存也好于单纯吉西他滨组（8.0 个月 vs 5.0 个月）。上述研究结果同样也出现在 Okusaka 等报道的 84 例胆道癌的随机试验中。另有日本学者 Sakamoto 在 2018 年的研究中指出吉西他滨联合顺铂（GC 治疗）对晚期胆道肿瘤病人的治愈率为 11.1%，GC 治疗对不能切除和复发性胆道癌有效。NCCN（2019）指南建议 ICC 术后辅助性化疗选择以氟尿嘧啶或吉西他滨为基础的化疗方案。目前对于系统化疗，需要考虑化疗药物的毒性作用，如骨髓抑制和胃肠道不良反应等。

5. 分子靶向治疗　生物靶向治疗是近十年来发展比较快的治疗方法，它通过对 ICC 肿瘤细胞上的关键致癌靶点（抗原、受体或者基因片段）进行检测，然后针对这些靶点进行药物开发。靶向药物进入体内特异性结合致癌位点，诱导肿瘤细胞特异性坏死、凋亡或被免疫细胞吞噬，同时不会影响肿瘤周围的正常细胞。目前 ICC 相关基因有：FGFR2、IDH1/2、EPHA2、BAP1 等，已知部分靶向药物包括：表皮生长因子（EGFR）抗体（西妥昔单抗、帕尼单抗、厄洛替尼、拉帕替尼、阿法替尼）、血管内皮生长因子（VEGF）抑制剂（索拉非尼、贝伐单抗、舒尼替尼、瑞戈非尼）、IDH1 抑制剂（ivosidenib）、成纤维生长因子受体 2（FGFR2）抑制剂（infigratinib、pemigatinib、TAS-120）、丝裂原活化（MEK1 和 MEK2）抑制剂、mTOR 抑制剂（依维莫司）。靶向治疗药物的应用为肝内胆管癌病人治疗提供了新的希望。目前有大量的靶向药物正在进行基础或者临床研究，部分药物显示出不错的抗肿瘤效果，但是仍需要多中心的随机对照实验提供更可靠的临床证据。

6. 免疫疗法　随着肿瘤免疫研究不断深入，近年来有关程序性死亡受体 -1（PD1），以及其配体（PD-L1）抑制剂及嵌合抗原受体 T 细胞免疫疗法（chimeric antigen receptor T-Cell immunotherapy，CAR-T）的研究也越来越多。研究提示 PD-L1 在有高密度肿瘤浸润淋巴细胞的 ICC 中表达上调，因此 PD-1/PD-L1 抑制剂有望成为 ICC 病人免疫靶向治疗药物。2018 年 PD-L1 抗体已经完成临床Ⅱ期试验；2019 年 5 月日本学者一项非随机、多中心研究显示 PD-L1 抗体在无法切除或复发性胆道癌病人中具有可控的安全性。CAR-T 肿瘤免疫疗法是一种治疗肿瘤的新型精准靶向疗法，近几年通过优化改良在临床肿瘤治疗上取得很好的效果，但目前该领域的研究大部分处于探索和临床试验阶段，尚无确定疗效的结论供参考。

三、继发性肝癌

肝脏是人体最大的实质性器官，血液供应丰富，许多其他器官的恶性肿瘤可通过不同的途径，如随血液、淋巴液转移或直接浸润肝脏形成继发性肝癌，又称转移性肝癌。近年来随着结肠癌、直肠癌、肺癌、胃癌等肿瘤发病率的上升，继发性肝癌在我国亦有增多趋势。

【流行病学和转移来源】

人体约 1/2 脏器发生的癌肿可转移到肝脏。尸检证实在各种转移性肿瘤中，转移性肝癌占 41%，肝脏转移的频率仅次于淋巴结转移（57%）。继发性肝癌中有 57% 是来自消化系统的原发肿瘤，其中结、直肠癌最易发生肝脏转移。在结、直肠癌初次诊断时，已发生肝脏转移的概率为 10%~25%，术后 5 年转移发生率为 13.1%~22.2%。其他较多发生肝转移的原发癌包括胰腺癌、乳腺癌、胆囊癌、肝外胆管癌、胃癌、卵巢癌、头颈部肿瘤等。眼部恶性肿瘤虽然罕见，但肝转移发生率最高。某些特殊类型的肿瘤，如神经内分泌系统来源的肿瘤亦易发生肝转移，但既往尚未引起足够重视。中山大学附属第二医院 1996—2008 年间 398 例继发性肝癌的来源情况如表 52-6 所示，以消化道系统肿瘤转移的频率最高，特别是结、直肠癌。

表 52-6　398 例转移性肝癌的器官来源

原发肿瘤	例数	构成比/%
结肠癌	105	26.4
直肠癌	63	15.8
乳腺癌	43	10.8
胃癌	38	9.5
鼻咽癌	26	6.5
肺癌	26	6.5
胰腺癌	23	5.8
食管癌	12	3.0
胃肠道恶性间质瘤	9	2.3
卵巢癌及宫颈癌等妇科肿瘤	9	2.3
原发癌未明确	8	2.0
胆囊癌、胆管癌及壶腹部癌	14	3.5
其他如喉癌、肾癌、甲状腺癌等少见癌	22	5.5

人体各部位的癌肿常经以下四种途径转移到肝脏：

1. 经门静脉转移　为主要转移途径。消化道及盆腔部位的恶性肿瘤多经此道转移入肝，约占继发性肝癌的35%~50%。门静脉血有分流现象，即肠系膜上静脉血液流入肝右叶，而肠系膜下静脉和脾静脉血液流入肝左叶。但临床上这些门静脉所属脏器的肿瘤转移的分流情况并不明显，而以全肝肿瘤的广泛播散为多见。

2. 经肝动脉转移　任何血行播散的肿瘤均可循肝动脉转移至肝脏，如肺癌、乳腺癌、肾癌、恶性黑色素瘤、鼻咽癌等可经此途径转移入肝。

3. 经淋巴路转移　肝外肿瘤经淋巴回流转移至肝内形成转移者较少见。胆囊癌可沿胆囊窝淋巴管扩展至肝实质内，也可以经肝门淋巴结循淋巴管逆行转移到肝脏，此时转移肿瘤多不形成结节，而是沿着胆管周围淋巴管蔓延生长，部分肿瘤的转移可局限于肝门淋巴结而导致阻塞性黄疸。

4. 直接侵犯　肝脏邻近器官的肿瘤，如胃癌、横结肠癌、胆囊癌和胰腺癌等均可通过原发肿瘤与肝脏的粘连，而致癌细胞直接浸润扩散至肝脏，右侧肾脏和肾上腺的肿瘤也可直接侵犯至肝脏。

【病理】

继发性肝癌因原发癌的生物学特性、个体状况以及发现的早晚而表现为数目不一，可为单个结节或多发结节，但发现时多数呈多发、散在性，以 <5cm 的结节多见。多数转移癌结节的外观多呈灰白色，质地较硬，与周围肝组织之间有明显分界，结节的中央常因坏死而凹陷，其组织学结构与肝外原发癌相似。如来自胃腺癌的继发性肝癌，其组织中显示腺状结构；来自眼部黑色素瘤，肝脏的转移性癌结节也因含较多的黑色素而呈棕黑色(图 52-47)。

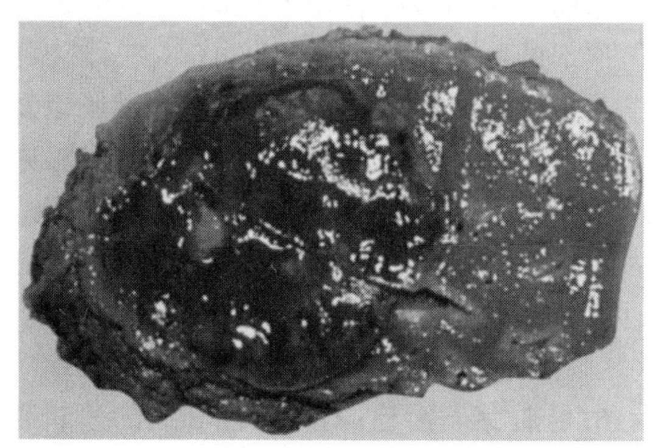

图 52-47　肝转移性黑色素瘤

按照继发性癌与原发癌发现时间的异同，继发性肝癌可分为同时转移癌与异时转移癌两类。前者与原发癌同时被发现，结直肠癌中这一概率为20%；后者在原发癌手术后不同的时间被发现。一般而言，多数恶性肿瘤发生肝转移的危险性与原发癌的大小、浸润状况和淋巴结转移状况相关，即越晚期的原发癌越易引起肝转移，但也有不少例外的情况，有些低分化或未分化的肿瘤可以肝转移为首发表现，肝外原发性癌灶可以很小而肝脏的转移性癌灶却生长很快乃至侵占整个肝脏。此外，继发性肝癌很少合并肝硬化，也多不侵犯门静脉形成癌栓，而肝硬化肝脏也较少发生转移癌。

【临床表现】

继发性肝癌的临床表现无特异性，原因是原发癌部位的不同，转移至肝脏的程度亦有不同。临床上常见有四种不同的临床表现模式。

1. 仅有原发肿瘤的临床表现　主要见于无肝病背景的病人。肝脏转移尚属早期，未出现相应症状，而原发肿瘤已甚明显且多属中晚期。此类病人的继发性肝癌多在原发肿瘤的检查、随访中发现，亦常会在手术探查时发现。

2. 仅有继发性肝癌的临床表现　主要见于原发肿瘤较早期或其部位隐匿，不易引起相应的临床症状与体征。病人多主诉上腹或肝区闷胀不适或隐痛，随着病情发展，病人又出现乏力、食欲差、消瘦或发热等。体检时在中上腹部可扪及肿大的肝脏，或质地坚硬有触痛的硬结节，晚期病人可出现贫血、黄疸和腹水等。此类病人的临床表现类似于原发性肝癌，但一般而言发展相对缓慢，程度也相对较轻，多在做肝脏各种检查时怀疑转移癌可能，进一步检查或在手术探查时发现原发肿瘤。部分病人乃至经多种检查仍无法找到原发癌灶。

3. 既有原发肿瘤也有继发性肝癌的临床表现　主要见于原发肿瘤及肝脏转移癌均已非早期，病人除肝脏的类似于原发性肝癌的症状和体征外，同时有原发肿瘤引起的临床表现。如结、直肠癌肝转移时可同时伴有排便习惯、粪便性状的改变以及便血等。此类病人可因两方面的临床表现就诊时发现。

4. 既无原发肿瘤也无继发性肝癌的临床表现　主要因原发肿瘤的部位隐匿，即使已发生侵袭性生长，但仍未表现原发肿瘤的症状，而肝脏的转移灶也尚属早期。近年来随着人们健康意识和诊断技术的提高，一些无症状的继发性肝癌的发现率大大提高，病人可在全身系统检查中发现肝转移癌及原发病灶。

【诊断】

1. 临床表现　尽管临床表现有不同的模式，

但多数病人有肝脏和原发部位同时或异时出现的症状和体征。由于临床上对恶性肿瘤肝转移有相当的警惕性，有些病人有原发灶手术史，因此详细的病史询问和体格检查仍能提供诊断线索。

2. 实验室检查

(1)肝功能检查：早期多属正常，中晚期者多有血清胆红素、碱性磷酸酶(ALP)、乳酸脱氢酶及γ-谷氨酰转肽酶(γ-GT)等的升高，其中ALP和γ-GT升高对继发性肝癌的诊断价值更大。

(2)肿瘤标志物检测：CEA、CA19-9、CA125等对胃癌、结、直肠癌、胆囊癌、胰腺癌、肺癌、卵巢癌等的肝转移具有重要的诊断价值。AFP检测在继发性肝癌中常为阴性，但个别消化道肿瘤如胃癌等转移至肝脏时可出现AFP的低水平升高，AFP的浓度一般在100μg/L以下，少数病人AFP也可明显升高。

(3)乙型肝炎(HBV)抗原抗体检测：多数继发性肝癌无肝炎、肝硬化的病史，因而此项检测可为阴性，对于区别在肝炎、肝硬化基础上发生的原发性肝癌较有价值。

3. 影像学检查 包括B超、CT、MRI、肝动脉造影和PET等。影像学检查在继发性肝癌的诊断中有重要价值，不仅能发现肝脏占位，而且能借此推测为转移性肿瘤，并可能显示原发癌的部位，以确立诊断。一般而言，继发性肝癌在各种影像学检查中多显示多发、散在、大小相仿或相差不大的占位性病变，多无肝硬化征象。

(1)B超检查：是继发性肝癌诊断的重要方法，且价廉、易重复、无损伤，应用最为广泛。继发性肝癌在B超上表现多样。根据原发癌的不同可有多种表现。其常见特点为：①肝脏很少合并肝硬化征象，如肝脏形态失常、回声增粗、脾脏肿大等；②可显示多发圆形肿块，其大小可相同或不同，偶见肿瘤单发；③肿瘤与周围肝组织分界清楚，包膜完整，后壁远端回声无明显增强；④肿瘤回声类型多样，可呈高回声、低回声、等回声或混合回声等多种回声表现。部分病例可出现继发性肝癌的相对特征性表现，如牛眼征指肿瘤呈强回声结节，周围有低回声的暗圈包绕，肿瘤中心因坏死、液化出现无回声或低回声区，呈同心圆样改变，似牛眼；而肿瘤结节状回声中心出现更高信号时被称为靶征等；⑤一些较大的转移癌内部血供较少，中心易坏死，可见液性坏死腔；部分病例可出现混合型表现，如肿物伴有囊性变或呈现囊实混合型等。

此外，一些B超表现可用于肿瘤转移来源的鉴别，如强回声肿瘤，形态不规则，边缘不整，多见于结肠癌等消化系统肿瘤；而低回声型肿瘤，无明显声晕，直径<2cm时，多见于胰腺癌、胆管癌、平滑肌肉瘤等，当直径较大时则多为淋巴瘤等；囊实混合回声型肿瘤多见于有分泌功能的肿瘤，如肾上腺、甲状腺来源的肿瘤等；等回声的肿瘤也多见于胃肠道的转移瘤。

(2)CT检查：也因原发肿瘤的不同而表现多样，通常表现为：①平扫，肝内可见单发或多发圆形或分叶状肿块，大多表现为低密度，且在低密度病变内可存在更低密度区域；②增强，肿瘤可强化，境界清楚，中央密度多低于周围部，动脉期及门静脉期肿瘤边缘可显示环形不规则强化，部分可见牛眼征；③少数肿瘤内部可坏死、液化表现为囊性变，壁较厚或有不规则强化，也可合并有钙化而呈高密度灶。单发性较大体积转移瘤CT增强时可呈环形强化，中心坏死而形成靶征(图52-48)。

(3)MRI检查：多数病灶在T_1及T_2加权像表现呈相对于肝实质的低信号及高信号，与原发性肝癌相似。可出现相对特异性的靶征或牛眼征，即在T_2加权像上表现为病灶中央坏死所致的小圆形或小片状高信号，周围有宽度不等的内晕环，信号强或低于肝实质，形态不规则。增强后，由于多数病灶少血供，表现为轻度不均匀强化或不规则的边缘环状强化，此点与原发性肝癌有较大区别。与CT相比，MRI对较小的转移癌也比较敏感。

(4)PET：在继发性肝癌的诊断中有特殊的价值，可整体显示全身各部位的异常高代谢性病灶，有助于了解转移癌的来源及扩散转移的程度，但不易辨别原发和继发病灶之间的因果关系，须结合其他检查，且目前费用甚为昂贵。

(5)X线检查：①胸部X线检查对于了解继发性肝癌同时伴肺转移有较大帮助，个别位于右肝叶膈顶部的巨大肿瘤可见膈肌抬高，应作为常规检查。而上消化道、全消化道钡餐、钡灌肠以及逆行肾盂造影等检查，则可对判别消化道或泌尿道原发性肿瘤的来源有一定的意义。②肝血管造影作为肝脏肿瘤诊断的重要手段，灵敏度高、定位准确，可用于继发性肝癌的鉴别诊断及肝转移灶可切除性的评估，且在诊断的同时可行TACE治疗。

(6)肝脏穿刺活检：当继发性肝癌的诊断通过非创伤性检查难以确认时，可行肝穿刺活检，不仅可与原发性肝癌等恶性肿瘤相鉴别，同时还可能明确组织来源。目前该项技术已较安全，但具有一定的创伤。

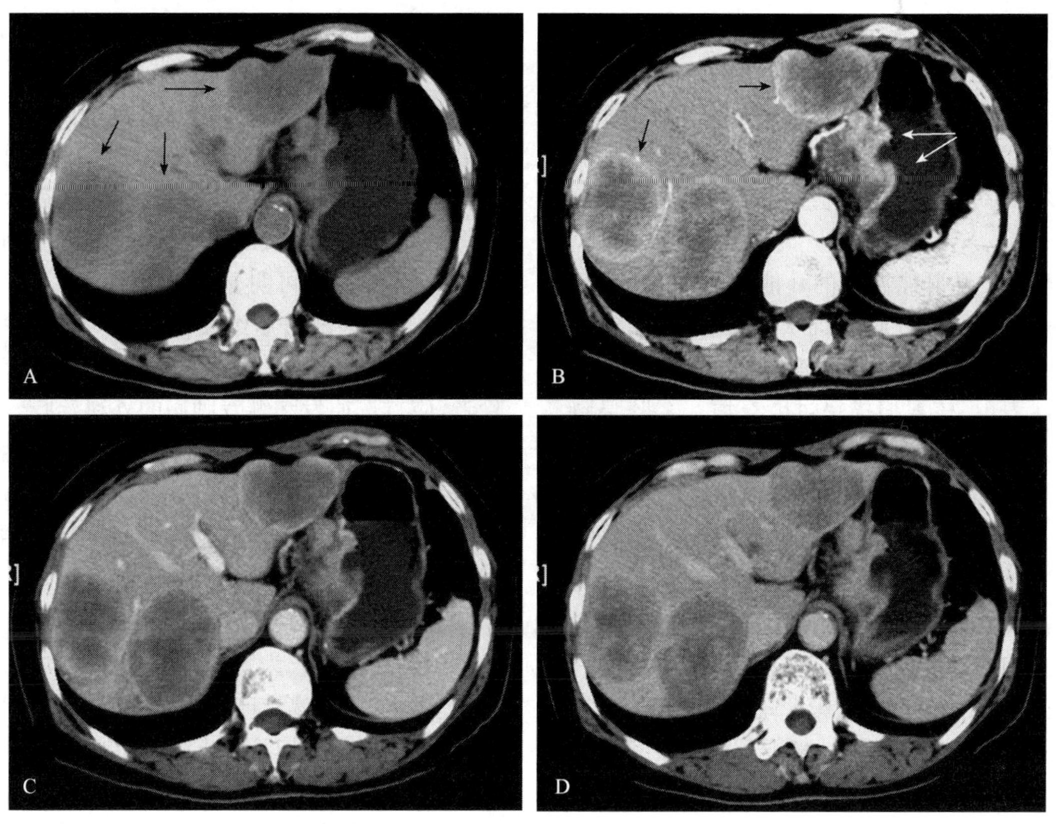

图 52-48 转移性肝癌的 CT 动态增强扫描

A. 平扫：肝内多发低密度病灶（黑箭头）；B. 动脉期：肿瘤呈现周边环行强化（黑箭头），白箭头指示有强化的胃癌区域；C. 门静脉期：周边强化消退；D. 延迟期：病灶呈低密度，边缘清晰。转移瘤中央三期均无明显强化

4. 诊断和鉴别诊断　尽管继发性肝癌的临床表现较为复杂多样，但其诊断仍有规律可循。继发性肝癌的诊断有如下要点：①存在肝外其他器官肿瘤病史或依据；②有肝脏病变引起的症状和体征；③实验室检查 AFP 阴性，HBV 抗原抗体检测多为阴性，而 CEA、CA19-9、CA125 等标志物阳性，肝功能检查中 ALP、γ-GT 等升高；④ B 超、CT 或 MRI 等影像学检查提示肝脏存在多发、散在的实质性占位，并常有较具特征性的表现。

对具有不同临床表现的诊断对象，注意以下几方面可提高继发性肝癌的诊断准确率：

(1) 对于无症状者，通常在进行常规的健康体检中发现，因而常规体检中应进行胸部平片、上消化道钡餐、B 超等影像学检查，以及 AFP、CEA、CA19-9、CA125 等肿瘤标志物筛查，可及时对处于潜伏期的病人做出诊断。

(2) 对仅有原发癌临床表现者，原发灶一经证实，应同时对其他脏器尤其是肝脏进行 B 超和血清标志物检查，尽早发现伴发的转移癌。腹腔内原发肿瘤手术时，应注意肝脏等脏器的探查。

(3) 对仅有肝脏临床表现者，影像学检查发现肝脏有占位性病变，则诊断的重点在于与原发性肝癌相鉴别，影像学和血清标志物检查常能提供继发性肝癌的诊断依据乃至来源的线索，多数病人可经检查发现原发病灶的性质、部位和侵犯程度，少数病人经反复检查可能仍不能发现原发灶，肝穿刺活检有助于诊断的确立和来源的判断。

(4) 对同时有肝脏及原发灶临床表现者，多数情况下通过影像学和实验室检查能做出继发性肝癌的诊断，少数情况下对原发和继发病灶之间的因果关系仍不能明确，经穿刺活检或剖腹探查才能做出最后诊断。

此外，因临床上继发性肝癌还多见于已有原发癌手术史的病人，为减少漏诊，应注意以下几点：①易发生肝转移的各种原发肿瘤，在其根治性切除术后，应定期随访检查，其中肝脏 B 超检查尤为重要；②如原发肿瘤有某种或某些肿瘤标志物升高，根治性切除术后又重新上升，除证实原发肿瘤复发外，必须做相应的肝脏检查，以发现早期的肝脏转移；③原发肿瘤根治术后，出现不易以原发癌解释的症状时，尤其如上腹胀痛不适，不明原因的低热等，也应做肝脏影像学检查。

继发性肝癌的鉴别诊断主要包括两方面，一是须与原发性肝癌相鉴别，二是须与一些 AFP 阴性肝脏肿瘤相鉴别。与原发性肝癌鉴别的依据是多数原发性肝癌 AFP 阳性，有肝炎、肝硬化背景，影像学检查提示原发性肝癌的某些特征性的表现等。

需与继发性肝癌鉴别的其他 AFP 阴性的肝脏肿瘤较多，包括：①肝脏海绵状血管瘤，女性多见，无肝病背景，病程长，超声检查、CT 增强扫描有相对特征性表现，核素扫描呈过度充填。②肝腺瘤，常无肝病背景，多见于女性，常有口服避孕药史。③炎性假瘤，可发生于低丙球蛋白血症、获得性免疫缺陷、自身免疫性疾病及经门静脉的上行感染。可有血沉增高和白细胞增多。超声有时呈分叶状，无声晕。④肝脓肿，可有发热，上腹痛，肝区叩击痛，血沉增高和白细胞增多。超声检查有时可见液平面，穿刺可抽出脓性物质，细菌培养阳性等。⑤肝棘球蚴病，多有疫区生活史，多无肝病背景，超声可见液平面，Casoni 试验阳性等。

【治疗】

继发性肝癌须综合治疗，肝脏病变的治疗方法与原发性肝癌相似，但必须兼顾原发肿瘤的治疗。临床上常根据原发肿瘤的治疗情况，选择如下方案和具体方法：

1. 原发肿瘤已被切除者　如病人全身情况良好，无重要脏器的器质性病变，无其他脏器的广泛性转移，肝脏病变为孤立性，或虽然多发但仍局限于肝脏的一叶或一段，应首选肝叶切除术。术式的选择视病灶的大小及侵犯状况而定。多数病人无肝硬化，若单发者可行规则性肝切除术，多发者宜选择非规则性肝切除术，手术方法同原发性肝癌。术中 B 超对肝脏转移癌的手术具有重要意义，有利于肝脏病灶的根治性切除。术中应注意探查腹腔其他脏器，以发现可能的转移灶并做相应处理，亦可附加肝门区淋巴结清扫和肝动脉、门静脉置管以便术后化疗。如术中发现肿瘤无法切除，可行术中冷冻、微波固化、射频消融、肝动脉结扎或加栓塞等处理。

少数原发病灶虽经各种检查仍未被发现，但肝脏病变可切除时，亦可积极行肝切除术，术中再仔细探查或有可能发现原发病灶，并做相应处理。仍不能发现者，术后应在综合治疗的基础上密切随访观察。

如肝脏病变较小（≤ 3cm、多发≤ 3 个），亦可行 PEI、经皮射频消融、冷冻、微波固化等治疗。肝移植在继发性肝癌治疗中的经验不多，有报道 25 例各种转移性肿瘤肝移植，术后中位生存时间为 10 个月，个别类型肿瘤如平滑肌肉瘤、神经内分泌肿瘤等肝移植术后生存期可超过 3 年。辅助性化疗对继发性肝癌外科治疗有益，术前术后应根据药物敏感状况予以有效的化疗，同时辅以生物治疗及中医中药治疗等，可明显提高疗效。

2. 对原发和肝脏继发性肿瘤均可切除者　如肝脏病变符合上述手术适应证，原发灶又有可能切除者，应首选原发和继发肿瘤的外科治疗。至于两处肿瘤手术同期或分期进行，须视原发癌的性质、联合手术创伤的大小以及病人的耐受能力而定。因继发性肝癌病人多有较好的肝脏代偿功能，目前围术期处理水平已有很大提高，因此在术中仔细操作，减少出血，预防感染的前提下，多数腹腔脏器联合肝脏的手术已较为安全，可避免病人二次手术的痛苦。但若原发癌灶已引起肠梗阻、严重感染等并发症时，选择同期切除应十分谨慎。

3. 原发或肝脏继发肿瘤任一或均不能被切除者　原则上首选非手术治疗，且非手术治疗方法的选择还取决于原发和继发肿瘤的性质和进展状况，必要时行姑息性外科处理。

(1) 原发病灶尚处稳定期，即在短期内还不至于出现严重的并发症危及生命，而肝脏转移灶已较广泛，或部位特殊易出现梗阻性黄疸、破裂出血、肝功能不全等并发症，应先将重点置于肝脏肿瘤治疗。对多发、散在性肝转移癌选择经导管动脉化疗栓塞（TACE）；部位特殊的孤立性结节可行经皮无水乙醇注射（PEI）、射频消融、冷冻等局部治疗或与 TACE 相结合。

(2) 肝脏转移癌尚属早期，但原发灶已广泛侵犯且有短期内出现肠梗阻、胃潴留、破裂出血等并发症，应先将重点置于原发病灶的处理，必要时应行姑息性外科处理。

(3) 原发和继发病灶均已属晚期，多数病人仅能行化疗、放疗、生物治疗和中医中药等，必要时行并发症的外科处理。此类病人的治疗目的是尽量延长病人的生存时间，并提高生存质量。

【预后】

继发性肝癌的预后取决于原发癌的性质，原发和继发癌发现时的严重程度，对治疗的反应性等多种因素，总体预后不佳，但有肝切除指征者，可显著改善其预后。结、直肠癌的单个转移灶 <5cm 者，肝切除术后的 5 年生存率可达 24%~42%，且肝脏转移灶切除术后复发可行再切除，再切除后的 5 年

生存率最高可达 26%，其他种类继发性肝癌的肝切除术疗效较差。非切除的继发性肝癌生存超过 5 年者甚为少见，TACE 后 5 年生存率为 3%~7%，放射治疗后的中位生存期为 9~12 个月，全身化疗后的中位生存期为 6~8 个月。报道中疗效较好的是 PEI、冷冻等局部治疗，PEI 后 3 年生存率达 39%，冷冻治疗后中位生存期为 20 个月，但治疗对象均为肝脏病变较小者且原发病灶已被切除者。继发性肝癌的肝移植术亦已经较多尝试，报道的术后生存期最长达 4 年 10 个月，但总体疗效尚未得到肯定。

四、肝脏其他恶性肿瘤

除了原发性和继发性肝癌外，肝脏还有一些较少见的原发性恶性肿瘤，如纤维板层癌、肝母细胞瘤、类癌、起源于间叶组织的肝脏恶性肿瘤等。临床上它们和其他肝脏肿瘤的鉴别比较困难，常需依靠组织学检查才能确诊，其治疗原则与肝癌基本相似。

（一）肝纤维板层癌

肝纤维板层癌（fibrolamellar hepatocellular carcinoma，FLHCC）是一种特殊类型的肝细胞癌，好发于青年人。临床上肿瘤生长缓慢，多不伴有乙型肝炎和肝硬化，AFP 阴性，手术切除率高，预后较好。

1. 病因和病理　FLC 最早由 Edmonson 于 1956 年描述，曾被称为嗜伊红肝细胞癌伴板层纤维化、肝细胞癌多角细胞型伴纤维间质、纤维板层颗粒细胞性肝瘤以及颗粒性肝细胞瘤等，1985 年命名统一为 FLHCC。其发生率在各地区有所差异，欧美地区较常见，约占肝细胞癌的 7%~24%，亚洲及非洲极少见。

本病病因不明，与乙型肝炎病毒感染、肝硬化、酗酒及化学物质接触均无明显关系。肿瘤常单发，半数以上位于左叶，发现时肿瘤体积较大，直径通常超过 10cm（3~25cm）。生长缓慢，质地较硬，边界清晰，常有假包膜或包膜形成，多不伴有肝硬化。肿瘤剖面呈灰白色，中部可见灰白色近似放射状致密瘢痕灶将肿瘤分隔，瘤内常有钙化，可见出血坏死，肿瘤较大时可出现囊性变。镜下癌细胞较大，呈立方形或多角形，界限清楚，胞质丰富，富含嗜酸性颗粒，并常含有淡染的包涵物或透明小体。癌巢被丰富致密的板层状纤维组织规则包绕，呈放射状排列。癌灶周围的肝组织基本正常，无肝硬化及乙肝病毒感染。电镜观察癌细胞与正常肝细胞相似，但线粒体多肿胀，胞质中糖原少，有时见包涵体及神经内分泌颗粒。免疫组织化学法染色显示细胞内铜结合蛋白、纤维蛋白原、琥珀酸脱氢酶、α_1 抗胰蛋白酶、白蛋白和 C 反应蛋白等可升高，少数细胞内有银染颗粒和黏液样小滴，HBsAg 多为阴性。

2. 临床表现　其好发于年轻人（10~35 岁），平均发病年龄为 25 岁，男女比例无明显差别。大部分病例没有慢性肝病或肝硬化的病史。早期无或仅有轻微临床表现，多于常规体检发现。中晚期者主要表现为腹部肿块，伴有腹痛，但起病缓慢，病程较长，部分病人可出现黄疸。

实验室检查可出现肝功能轻度异常。血清 AFP 和 HBsAg 多为阴性，CEA 可升高。血清维生素 B_{12} 及非饱和维生素 B_{12} 结合力、转钴胺素和神经紧张肽升高。B 超示肿瘤边界清晰，病变呈混杂回声、低回声为主，少数可呈强回声，并可见钙化、出血或坏死液化区域。CT 平扫常表现为孤立有包膜的低密度结节，血液供应丰富，缺少一般肝癌常见的动静脉分流，癌灶中心常能发现放射状瘢痕区和钙化灶，为其较有特征性的改变。肝动脉造影示肿瘤为多血供型，实质期肿瘤染色不均，肿瘤血管可呈近似放射状分布，部分病人动脉期显示肿块周边区呈结节状浓染。MRI 显示 T_1 加权为低信号，混杂不均，其内可有条状及带状更低信号区，T_2 加权肿瘤可呈高信号，但其中 T_1 加权像显示的星条状低信号区，于 T_2 加权像上也可呈低信号，为瘢痕组织。

3. 诊断　青年病人发现的单发性肝脏占位性病变，若 AFP 阴性，无肝炎及肝硬化史，肿瘤内有钙化灶，应考虑本病的可能。血清维生素 B_{12}、神经紧张肽的升高具有参考价值。与肝脏良性占位如肝血管瘤、肝囊肿等通过 B 超、CT 等影像学检查易于鉴别，但与肝细胞癌、继发性肝癌、肝局灶性结节增生、肝腺瘤等肝脏良、恶性疾病鉴别有一定的困难，常需做肝穿刺活检或手术探查做组织学检查。

4. 治疗　纤维板层型肝癌的预后较其他类型肝癌为好，治疗以根治性手术切除为主，对姑息切除者术后可辅以超声介入、放射介入、放疗或化疗等。有肝外转移者在切除肝原发病灶的基础上，可行转移灶切除，术后复发者可行再次手术切除或其他综合治疗。若肿瘤无法切除，TACE 或放疗的效果亦较好，肝移植的远期疗效亦优于肝细胞癌。

（二）肝类癌

肝类癌（carcinoidcarcinoid）可分为原发性和继发性，前者少见，约占各种类癌的 1%，后者主要由消化道等脏器的类癌转移至肝脏，相对常见。原发性肝类癌因在结构和生化等方面显示有神经内分泌功能，故又称神经内分泌肿瘤。本病女性多见，属低度恶性肝肿瘤，预后较原发性肝细胞癌为好。

1. 病因和病理　本病病因不明，有学者认为是由肝内胆管上皮内的嗜银细胞或干细胞的异常分化形成，也可能与一些癌基因的功能异常有关。肉眼观察肿瘤可单发或多发，肿瘤直径在1.0~18.0cm不等，有包膜，与周围肝组织界限清晰。肿瘤剖面呈黄色，有出血灶，但少有坏死灶，肿瘤巨大时可形成多发囊性改变，囊内为血性液体。可发生肝内转移。光镜下肿瘤通常由许多小的细胞巢、细胞串或大的细胞团块组成。肿瘤细胞规则，呈多边形或立方形，胞质内有嗜酸性颗粒，核圆形，居中，核膜薄。毛细血管网丰富。电镜下显示胞质内大量致密核心颗粒，肿瘤细胞可形成管腔样结构，腔内细胞有直的微绒毛结构，并可观察到胆管上皮特征的连接复合物。免疫组织化学检查：细胞内神经内分泌标记物如（NSE）、S100、CgA以及Syn等阳性。癌细胞嗜银染色和重铬酸钾染色阳性。

2. 临床表现　早期可无症状，肿瘤较大时出现肝区胀痛、腹胀及纳差等，上腹部可触及肿块，质地较硬或有囊性感，表面平滑。部分病人有神经内分泌症状，如促肾上腺皮质激素异常分泌所致的肾上腺皮质功能亢进症，胃泌素分泌过多所致的Zollinger-Ellison综合征，降钙素及胰岛素分泌增多引起的高血钙及低血糖症状，以及绒毛膜促性腺激素引起的性早熟等。本病的影像学检查显示肝脏占位性病变，与其他肝脏肿瘤不易区别。B超检查表现为低回声，边界清晰，可有囊性病变样改变。CT检测显示，肝内低密度区、增强后边界更为清晰。肝动脉造影显示为多血供型肿瘤。MRI在T_1加权像常表现为低信号，T_2加权像表现为高信号，其中可有片状更高信号区，对诊断有帮助。

3. 诊断　病人同时具备肝脏占位性病变及神经内分泌紊乱表现时，应考虑本病的可能。由于继发性肝类癌较为常见，故应做系统检查以排除继发性肝类癌。肝类癌很少合并肝硬化，肝功能常在正常范围，AFP、CEA多为阴性。电镜的特征性改变和抗CgA抗体等标记阳性是诊断肝类癌的主要依据，血清学检测中发现一些激素或肽表达水平增高，同时病人可出现激素升高所引起症状，也是诊断的重要依据。

4. 治疗　由于这类肿瘤常常分泌功能性神经肽，从而导致衰弱综合征，因此治疗的目标更多地集中在提高生活质量上，而不是延长寿命。手术切除是最为有效的治疗方法，但临床上仅有少部分病人可获得根治性手术切除，如果完全切除，5年存活率可达50%至75%以上。由于这类肿瘤生长缓慢，且一部分病人因激素和多肽分泌失常而出现症状，故对原发性或继发性肿瘤的外科姑息性减负荷手术、TACE、放疗等，也可减少激素的分泌而缓解症状。术后复发可视病情行再次手术切除或行TACE。此外，某些神经内分泌肝肿瘤对化疗药物甚为敏感，化疗药物联合应用可取得较好的姑息性疗效。应用各种激素分泌抑制或受体拮抗药也可暂时缓解症状，如生长抑素类药物、H_2受体拮抗药以及类固醇类药物等。

（三）肝母细胞瘤

肝母细胞瘤（hepatoblastoma，HB）是儿童常见的肝脏恶性肿瘤，多见于5岁以下儿童。其发生率占儿童肝脏原发恶性肿瘤的90%，男女之比约为2∶1。目前，儿童HB的发病率呈逐年上升趋势。本病进展较肝细胞癌缓慢，手术切除率高，且预后亦较好。

1. 病因和病理　HB的发病机制仍不十分清楚，近年来研究发现HB组织中存在一系列基因的变异，包括染色体13q21~q22、9p22~pter和20q等的缺失以及抑癌基因H19、APC和β-catenin基因的缺失及突变等。并认为该病与母亲长期接触某些化工原料和油漆以及口服避孕药有关。此外，HB可与一些遗传性或先天性疾病相伴发，包括肾母细胞瘤、家族性腺瘤性息肉病、先天性胆道闭锁、糖原贮积症以及Beckwith-Wiedemann综合征等，可能与某些染色体的变异有关。

肝母细胞瘤多发生在肝右叶，一般为单发，圆形，界限清楚，瘤体直径在5~25cm不等。肿瘤无明显分叶，可有囊性变和骨样改变，中心区常有坏死和出血，多不伴有肝硬化。镜下显示肿瘤由成熟期不同生长阶段的上皮和间质变异成分所构成，上皮成分为主，分为两型，即上皮型和上皮与间叶混合型。

（1）上皮型：又分为：

1）胎儿型：①分化良好的胎儿型（单纯胎儿型伴低有丝分裂活性，<2/10高倍视野）；②拥挤的胎儿型（核分裂活跃，≥2/10高倍视野）；③多形性胎儿型（分化差型）；④间变性胎儿型（核明显增大、深染、伴多形性）。

2）胚胎型

3）小细胞未分化型（small cell undifferentiated，

SCU)：① INI1 阳性；② INI1 阴性。

4）粗大小梁型

5）胆管母细胞型

⑵上皮与间叶混合型：①伴畸胎样特征的混合型；②间质来源（不伴畸胎样特征）的混合型。

上皮与间叶混合型的组织学特性是数量不等的胎儿型或胚胎型上皮细胞成分与间叶成分混合出现，可见围绕肿瘤细胞沉积的骨样组织和灶性钙化。

不同组织学类型的肝母细胞瘤免疫组化染色的结果各异，并与肿瘤的分化和预后有关。免疫组化检测 AFP、磷脂酰肌醇蛋白多糖 3（glypican3）、β- 连接蛋白（β-catenin）、谷氨酰胺合成酶（GS）、波形蛋白（vimentin）、肝细胞抗原（hepatocyticantigen）、INI-1（整合酶相互作用因子）；另外，检测 CK7、CK19、CD34、Ki67 有助于提示肿瘤是否向胆管细胞分化、明确肝血窦之间肝细胞索的数目和肿瘤细胞的增殖指数。

2. 临床表现　患儿腹部常表现为无症状的肿块，进行性增大，食欲减退，消瘦，贫血，有时有腹部疼痛，晚期可出现发热、黄疸、腹水等。查体可在右上腹触及肿块，质地硬，边界清，无明显压痛，肿瘤与肝组织常有明显界限。少数患儿可伴有发育异常，如腭裂、舌肥大、耳垂发育不良、一侧肾上腺缺如、脐疝以及各种心血管和肾脏畸形等。

肝功能检查多在正常范围。AFP 水平在 85% 至 90% 的病人中升高，约 1/3 的患儿 AFP 可显著性增高，与肿瘤的消长相平行，可作为治疗反应的有用标记。轻度贫血和血小板增多症常见于发病时。HBsAg 多为阴性。影像学检查可显示肝占位病变，并可有邻近器官受压移位现象。约半数病人的 X 线片上显示钙化影，此与骨样组织形成有关。B 超可发现肝脏肿大和肝内占位性病变，若肿块巨大，位于肝脏边缘部位，可呈半球状突起，肿瘤内部回声强弱不一，分布不均，并可见斑片状强回声的钙化影。CT 显示肿瘤病灶为单个或多个巨块型低密度区，边缘清楚，增强后肿瘤内可有强化，边缘更为清楚，肿瘤内的密度更低，呈裂隙形、类圆形和不规则形，并常见钙化影。MRI 在 T_1 加权像多为强弱不均的低信号区，T_2 加权像则为强弱不均的高信号区，增强后正常肝信号强度增加，而肿瘤病灶多无变化，肿瘤边缘显示更清晰。

3. 诊断　婴幼儿的肝脏占位，出现腹部可扪及的巨大肿块，应首先考虑本病的可能。AFP 常呈高浓度阳性，HBV 免疫学指标常呈阴性，结合各种影像学检查诊断并不困难。AFP 阴性者与其他肝脏先天性良性巨大肿块有时难以鉴别，需行组织学检查以确诊。

4. 治疗　手术切除是首选的治疗方法。如肿瘤巨大且肝内外已广泛转移扩散，或肿瘤已侵及肝内外主要结构，近年来认为联合化疗（顺铂、5- 氟尿嘧啶、长春新碱、多柔比星等）以及 TACE 可明显缩小肿瘤的体积，部分病人能达到二期切除的目的。肝母细胞瘤多不伴有肝硬化，且肿瘤多为单发，包膜完整，可行左三叶或右三叶切除，切除的极量可达全肝的 85%。对孤立的肺部转移灶也可行肺叶切除术。肝母细胞瘤切除后的预后较好，报道中约 1/3 的病人可存活 5 年，故对本病治疗应持积极态度，争取外科切除。

不能手术者行全身化疗和 TACE 可延长病人的生存时间，对远处脏器无转移者亦可行肝移植术。

（四）肝囊腺癌

肝囊腺癌（cystadenocarcinoma）于 1943 年由 Willes 首先报道，为少见的原发性肝脏囊性恶性肿瘤，发病率较低，有文献指出其发病率占肝脏恶性肿瘤的 0.41%。日本学者 Kawarada 等人将其分为三类：第一类为囊性腺癌，第二类为原发或继发的肝内胆管型胆管癌，第三类是由其他类型的恶性肿瘤形成的囊肿；其中囊性腺癌又可分肝囊腺癌，肝囊腺癌伴腺瘤、单纯肝囊肿癌变 3 个亚型。总的说来，肝囊腺癌以第一类即囊性腺癌为多。肝囊腺癌一般多见于中年女性，男女比例约为 1∶4。本病手术切除率较高，预后亦较好。

1. 病因和病理　病因不明，常被认为由肝内胆管的囊腺瘤恶变而来，环境因素亦可能起一定作用。肿瘤直径多数 >10cm，为界限清晰的含黏液的囊性肿块，多为单发多房性，囊腔大小不一，囊壁厚薄不均。囊腔内壁可有大小不等的乳头状赘生物突起，囊壁内衬胆管型上皮，呈单层立方和柱状上皮，常可见到非典型增生上皮细胞。细胞的基底膜可破裂或缺乏，肿瘤因此可侵及纤维基质及血管。肿瘤细胞呈柱状、多边形或圆形，细胞及胞核大小不均，异型性明显。囊液外观呈多样性，有黄色、棕灰色或血性，有时为黏性胶冻样液体或脓样液体。囊液内可见坏死组织、铁血黄素和胆固醇等物质。

2. 临床表现　该病早期缺乏特异性临床症状，肿瘤逐渐增大而压迫正常肝脏组织及周围器官时，即可表现出上腹部或右上腹部包块，并且多伴有腹胀和上腹部或右上腹部隐痛不适。据统计：约57%的病人以"腹部不适"就诊，其中30%病人可摸到腹部包块；其他的临床表现如肝功能指标升高(26%)，黄疸(18%)，发热(14%)，体重下降(11%)和腹水(6%)等。查体可有肝大，并可触及肝脏肿块，表面平滑，有囊性感，随呼吸上下移动，多无腹水形成。

早期肝功能多正常。血清CA19-9可增高，囊液内CA19-9浓度可高于单纯性肝囊肿的数倍。B超检查可探及肝内圆形或卵圆形液性暗区，部分区域可有实变，其内分隔成多个囊腔，囊内壁有乳头状突起，囊壁回声较强。CT平扫显示肿瘤区域为低密度区，边缘清晰，内有分隔，壁内附着单个或多个乳头状结节突起，增强扫描见囊壁均匀增强，肿瘤边界及囊内分隔更为清晰，部分囊壁可有钙化灶。肝动脉造影可见成簇的异常血管分布于肿瘤边缘，囊壁和分隔可有造影剂积聚。MRI显示T_1加权像呈低信号，T_2加权像信号增强，肿瘤内分隔为中等强信号，呈网格状，囊腔内壁因有赘生物而表现为高低不平的改变。胃肠道造影可显示胃或结肠可受压而移位变形。肿瘤较大且位于肝右叶者，膈肌亦可受压而明显抬高。

3. 诊断　B超、CT、MRI等影像学检查为诊断肝囊腺癌的最常用方法。王占江等总结本病有以下影像学特点：①肝内单发胆管囊腺癌肿块一般较大，多发肿块一般较小；②囊壁边界不规则增强，扫描表现为囊壁及壁结节密度强化；③低密度区内可见混合性密度影；④B超检查表现为后壁回声增强，周边有钙化，邻近管道被推压移位。肝内胆管囊腺癌CT与MRI表现相似：①平扫多显示为内部具有不规则分隔结构的多房囊性肿块，少数可呈单房病灶，一般病灶直径较大；②囊壁厚薄不均，多伴有壁结节或乳头状突起，偶见囊壁或分隔钙化；③增强扫描可见分隔、壁结节及肝实质动脉期有明显强化，门静脉期、延迟期仍有持续强化，囊性区不强化，强化持续存在是该病的一个明显特征。近年来，随着MRCP的发展，在辨别正常组织与非正常组织上更显示了其优越性，对肿块的浸润范围、来源的判断及肿块分隔、囊壁小结节的表现均优于CT。另外，内镜逆行胆管造影(ERCP)、术中胆道造影对该病的诊断也有一定的作用。

本病主要应与肝脓肿、肝囊肿、肝棘球蚴病、肝囊腺瘤等相鉴别。肝囊肿为单个或多个边缘锐利的囊性改变，无囊性分隔。肝棘球蚴病CT检查为多个或单个圆形或卵圆形囊性低密度灶，囊壁有串珠状结节并伴钙化，B超检查可见到内囊壁上的子囊等，Casoni试验多为阳性，结合病史诊断不难。肝囊腺瘤大多见于中年女性，由于其影像学改变与肝囊腺癌相似，故在临床上很难鉴别，多需依靠病理诊断。此外，尚需排除卵巢或胰腺囊腺癌肝转移的可能，原发肿瘤的病史、临床表现和影像学检查可供鉴别。

4. 治疗　肝囊腺癌多由胆管囊腺瘤恶变而来，其病程可能较长，恶性程度相对于其他肝脏恶性肿瘤较低，但其对放、化疗不敏感，故手术切除成为治疗该病的最有效方法。肝脏囊腺癌手术切除治疗的预后较好，因此一旦怀疑为肝囊腺瘤或囊腺癌均应首选手术治疗，手术原则是要完整地切除肿瘤。即便是手术完整切除，肝囊腺癌仍有很高的复发率，若情况允许可多次手术切除，以延长生存期，有报道病人经多次手术而达到无瘤生存。对于无法切除者可行放射治疗，或在超声引导下在肿瘤内反复穿刺抽出囊内液，并注入化疗药物或无水乙醇，可在一定程度上控制肿瘤的发展。

(五) 肝脏间叶组织源性恶性肿瘤

为起源于间叶组织的肝脏恶性肿瘤，分为原发性和继发性两大类，临床极为少见。此类疾病包括血管肉瘤、横纹肌肉瘤、平滑肌肉瘤、纤维肉瘤、恶性淋巴瘤等。各种肝脏恶性间叶组织肿瘤的临床表现、影像学和血液学检查多缺乏特异性，它们与肝癌的鉴别及它们之间的鉴别诊断较为困难，多需依靠组织学检查和免疫组化才能确诊。孤立性的肉瘤首选手术切除，但此类肿瘤侵袭性强，发现时多已失去手术机会，TACE、超声介入、放疗、化疗等能一定程度减缓肿瘤的发展，但总体预后甚差。

1. 肝血管肉瘤(angiosarcoma)　又称血管内皮细胞肉瘤或恶性血管内皮瘤，是肝脏最多见的原发性恶性间叶来源肿瘤，发病率较低，仅占肝脏原发恶性肿瘤的2%。一般发生于中年人，男女之比约3∶1~5.5∶1，少数情况下可见于婴幼儿。它由肝血窦内皮细胞异常增生所形成的原发性恶性肿瘤，西方国家肝血管肉瘤为较常见的原发性肝脏肉瘤，而在我国仅偶有发现。

肝血管肉瘤的发生与环境中的二氧化钍、无机砷、乙烯基氯化物等有关，仅约25%合并有肝硬化。肿瘤体积较大，常多发，可累及整个肝脏；肿瘤质较软，可伴有出血、囊性变、钙化及纤维化。肿瘤细胞富含染色质，呈星形或梭形，也可呈多边形或圆形，大小不一，常见瘤巨细胞，并可见吞噬现象。胞核有不同程度间变，瘤细胞可排列成单层或多层，沿血管分支扩散生长，也可大量增生形成乳头或团块状，还可见到间断相互吻合的血管及纤细的网织纤维结构分隔团块状肿瘤组织，在银染色结缔组织下显示更清楚。肝脏血管肉瘤按形态分为单发肿块型、巨块结节混合型、多结节型、弥漫结节型。

临床表现为不明原因的肝大，常伴有腹痛、乏力、恶心、食欲减退、体重减轻、发热等。本病进展较快，晚期可有黄疸、腹水，腹水呈淡血性。部分病人可以肿瘤破裂出血为主要表现。因肿瘤内存在动静脉分流，可引起心力衰竭。血小板在肿瘤内大量消耗，可引起弥散性血管内凝血。易出现肝外转移，多为血行播散，可转移至肺、胰、脾、肾和肾上腺等，以肺转移最为常见。肝血管肉瘤 CT 平扫呈低密度，由于无包膜，且易向正常肝组织浸润，并引起脉管周围显著的纤维化，边界通常不清楚、欠光整。实验室检查可发现红细胞和血红蛋白下降、白细胞增多、血小板减少等改变，半数以上病人血清胆红素增高，AFP、CEA 均为阴性，Ⅷ因子相关抗原（一种内皮细胞标志物）可能阳性。部分病人因门静脉纤维变性而出现门静脉高压征象。血管造影可观察到异常血管排列，血液由中央流向小血管湖，肿瘤周围持续染色和肿瘤中心造影剂缺如，有助于肝血管肉瘤的诊断。肝脏的血管肉瘤主要鉴别诊断包括血管瘤、肝腺瘤、肝细胞癌、转移瘤、上皮样血管内皮细胞瘤。

手术切除为首选治疗方法。但由于肝血管肉瘤发现时多已扩散，且肿瘤生长快，切除率很低。化疗等仅可适当延长病人的生存时间，因而总体预后差，平均生存期为 6 个月。

2. 原发性肝脏平滑肌肉瘤（primary leiomyosarcoma of the liver，PLL） 是一种罕见的肝脏恶性肿瘤，由于临床表现缺乏特异性，与其他肝内占位性病变鉴别困难，临床诊断准确率不高。PLL 多为单发，常见于肝右叶，好发于中老年人，男性多见。因其发病率低但恶性程度高，呈侵袭性生长，易发生远处转移，预后差。

肝平滑肌肉瘤发病机制尚不清楚，国外文献报道其与感染 HIV 及 EB 病毒或应用免疫抑制剂有关，极少数发生在 HBV 或 HCV 感染病人中。通常发现时肿瘤体积已很大，常为单结节，多位于肝右叶，肿瘤呈灰色，可有不同程度的出血和坏死。本病的组织起源尚不明确，可能来源于胚胎结缔组织发育异常的肝血管、胆管平滑肌或肝圆韧带，发生于肝圆韧带处的病人预后较肝内型者好，而肝内型者预后又好于发生于肝静脉者。镜下分化好的细胞为长梭形，呈索状排列，细胞边界清晰，胞质呈嗜酸性，胞核两端圆，深染，常见多形和异形细胞，并可见较多核分裂现象，核两端胞质可呈现 PAS 染色阳性小空泡，致核有压痕，为特征性表现。免疫组化 SMA、actin、vimentin 和 desmin 阳性，少数 EMA 及 CK 阳性。

病人常表现为腹部肿块及肝大，部分病人有肝区疼痛、体重减轻、盗汗、低热、疲乏或消瘦等类似肝脓肿的早期表现，晚期则可出现腹水、黄疸、下肢水肿和恶病质。若肿瘤来源于肝静脉或下腔静脉，病人可有巴德 - 吉亚利（Budd-Chiari）综合征表现。肝功能可有轻度异常，晚期可有总胆红素增高，凝血时间延长。肝脏 CT 及 MRI 检查通常表现为肝脏巨大肌肉密度肿块，中央伴有坏死灶，增强扫描后呈环形强化。

本病好发部位主要有子宫、胃肠道、下腔静脉和腹膜后，因此肝平滑肌肉瘤的诊断首先应排除肝外转移，而其临床表现与其他肝脏肉瘤无明显区别，需依靠病理诊断及免疫组化染色进行鉴别。PLL 的治疗方案包括手术、放疗、化疗、肝移植和保守治疗等。大多数 PLL 病人对放、化疗不敏感，首选治疗方案为手术切除。本病多呈高侵袭性生长，可转移至肺、腹膜、胰腺和胸膜等处，手术切除率很低，多数病人在 1 年内死亡，预后较差。化疗与放疗的结合可一定程度改善病人的生存期。

3. 横纹肌肉瘤（rhabdomyosarcoma，RMS） 甚为罕见，国内外报道均较少，好发于儿童及幼儿，预后相对较好。

本病病因不明，其发生、发展可能与染色体易位，基因融合、丢失或扩增，抑癌基因失活以及分子通路改变有关。肿瘤可呈多发或单发，边界清楚，无明显包膜形成，可伴有液化性坏死和囊腔形成。大多数肿瘤发生于肝外胆管，并呈息肉状突入胆管，延伸至肝脏，胆管壁可增厚、狭窄。肿瘤细胞可分为胚胎性、腺泡性及多形性，以胚胎性最为常见。瘤细胞形态变异大，可为圆形、长带形、梭形或蝌蚪样，胞质呈嗜酸性，核小偏位，核仁清楚。腺泡性横纹肌肉瘤以小圆形为主，强嗜酸性，可见多核巨细胞样的横纹肌细胞。免疫组化染色可见 actin、myoglobin 和 desmin 等肌源性标记物阳性。

本病可有肝大、肝区疼痛、发热和消瘦等表现，若肿瘤侵及肝静脉系统，也可出现压迫症状。AFP 多为阴性。B 超检查可呈相对低或强回声，无特征性表现。CT 图像显示肿块为低密度、无增强性肿块，边界清楚，中央常伴有坏死及钙化。MRI 在 T_1

加权像呈低密度信号，T_2加权像为高信号。诊断方面亦需在排除转移性横纹肌肉瘤的同时，通过病理及免疫组化染色进行鉴别。

本病若较早期发现，无广泛侵袭性生长，首选手术切除，术后辅以化疗等，预后相对较好。若肿瘤已属晚期，行全身化疗可适当改善预后。

4. 纤维肉瘤（fibrosarcoma） 仅占原发肝肿瘤的1%~2%，好发于中老年人，平均年龄50岁，男性多见，全身各部位均可发生，通常涉及四肢、躯干及头颈部的深层软组织易发生远处脏器的转移。

本病发病机制不明，可能与HBV病毒的感染及肝硬化有关。肿瘤多呈单结节，体积较大，直径6~25cm境界清楚，质硬，呈灰白色。瘤内可见坏死、出血及囊变，可侵犯肝包膜及周围器官，坏死明显者甚至可呈囊肿样，通常无钙化。部分病人可为多结节伴有卫星灶及门静脉侵犯。镜下肿瘤细胞分化较好时，可呈细长梭形，与胶原纤维交错排列，呈特征性人字形、羽毛状或鱼骨样；细胞大小一致，胞质淡染，核梭形，可见分裂象。嗜银染色示瘤细胞周围有网状纤维包绕。分化差的肿瘤胶原纤维及网状纤维明显减少，因而无典型的人字形结构。免疫组织化学染色示AFP阴性，Vimentin阳性，CD34或demin部分阳性，可以灶性表达SMA，S-100和EMA阴性。

病人的症状不明显，病情发展较慢，即使肿块相当大，亦不出现症状，肿瘤侵犯肝包膜时可出现疼痛，病人还有腹胀、体重下降和右上腹肿块等症状，少数病人出现严重低血糖。血清CEA、CA19-9和AFP阴性，但多有乙肝病史，血清HBsAg阳性。CT检查表现为边缘不规则的低密度肿块，肝动脉血管造影显示肿瘤血管丰富。临床上在排除转移性肝纤维肉瘤后，可经病理检查及免疫组化染色确定诊断。成年病人5年生存率则较低，约为40%。肝脏纤维肉瘤影像学表现缺乏特异性，需与肝脓肿、巨块型肝细胞癌以及胆管细胞囊腺癌及转移瘤相鉴别。

治疗以手术为主，文献报道，大多数病人肿瘤可手术切除，但预后较差。肝纤维肉瘤易转移至肺、肾上腺、胰腺、骨、淋巴结、皮肤、胆囊等处，非手术治疗病人多在确诊后1年内死亡，而经手术切除或放疗者，个别生存期可延长至5年。

（吴孟超）

参考文献

[1] International agency for research on cancer. GLOBOCAN 2012: estimated cancer incidence, mortality and prevalence worldwide in 2012, 2014 [EB/OL] http://globocan. iarc. fr/ Default. aspx.

[2] 中国肝脏专家组. 肝脏解剖和肝脏手术切除术统一名称 [J]. 中华外科杂志, 2002, 40 (5): 339-341.

[3] 吴孟超, 陈汉, 沈锋. 原发性肝癌的外科治疗——附5524例报告 [J]. 中华外科杂志, 2001, 39 (1): 25-28.

[4] 中华人民共和国卫生和计划生育委员会医政医管局. 原发性肝癌诊疗规范 (2017年版)[J]. 中华肝脏病杂志, 2017, 25 (12): 886-895.

[5] FORNER A, REIG M, BRUIX J. Hepatocellular carcinoma [J]. Lancet, 2018, 391 (10127): 1301-1314. doi: 10. 1016/S0140-6736 (18) 30010-2.

[6] 中国抗癌协会小儿肿瘤专业委员会, 中华医学会小儿外科分会肿瘤专业组. 儿童肝母细胞瘤多学科诊疗专家共识 (CCCG-HB-2016)[J]. 中华小儿外科杂志, 2017, 38 (10): 733-738.

第四节 肝脏良性肿瘤

一、肝血管瘤

肝血管瘤（liver hemangioma）是肝脏最常见的良性肿瘤，发病率为0.4%~20%。本病可发生于任何年龄，30~70岁多见，平均47岁，男女比例为1∶5。肝血管瘤可分为小的毛细血管瘤和较大的海绵状血管瘤。前者较为常见，但无重要临床意义。后者可与局灶性结节增生（focal nodular hyperplasia，FNH）并存，某些病人特别是儿童还可同时有皮肤或其他内脏器官的血管瘤。鉴于儿童肝血管瘤的临床病理特征与成人不同，本节单独列出讨论。

【病理】

肝海绵状血管瘤被认为是由血管扩张所致的血管畸形病变，并非肝脏生长有更多的新生血管。本病为先天性，不会发生恶变。既往研究结果显示：性激素可以促使血管内皮细胞增生、移行乃至形成毛细血管样结构。如妊娠和口服避孕药（oral contraceptives，OCPs）可使体内雌激素、孕激素水平升高，导致血管瘤生长，这可能与女性发病相关。然而其确切的病理发生机制尚不清楚。根据肿瘤直径大小及数目可表现为孤立、多发和弥漫生长。根据肿瘤含纤维组织多少，可分为硬化性血管瘤、血管内皮细胞瘤、毛细血管瘤和海绵状血管瘤等亚型，其中以海绵状血管瘤最多见。根据瘤体直径，建议将肝血管瘤分为3级：小血管瘤（直径 <5.0cm）、大血管瘤（直径为5.0~9.9cm）和巨大血管瘤（直径 ≥ 10.0cm）。Major 尸检发现1例巨大肝海绵状血管瘤，重18 160g，体积44cm × 41cm × 35cm。我院于1975年曾成功切除1例特大肝海绵状血管瘤，重18 000g，体积为63cm × 48.5cm × 40cm，现已术后32年，仍健康存活（图52-49，图52-50）。

肝血管瘤肉眼观呈紫红色或蓝紫色，质地柔软，边界清楚，周围有薄层纤维包膜。若有明显的炎症变化则反映近期有血栓形成。血栓形成后血管瘤可出现机化、纤维化，甚至钙化，外观上很难与多血供的肝癌相鉴别，但切面观可见特征性的蜂窝状改变或瘤体有部分萎陷。大血管瘤退化后也可

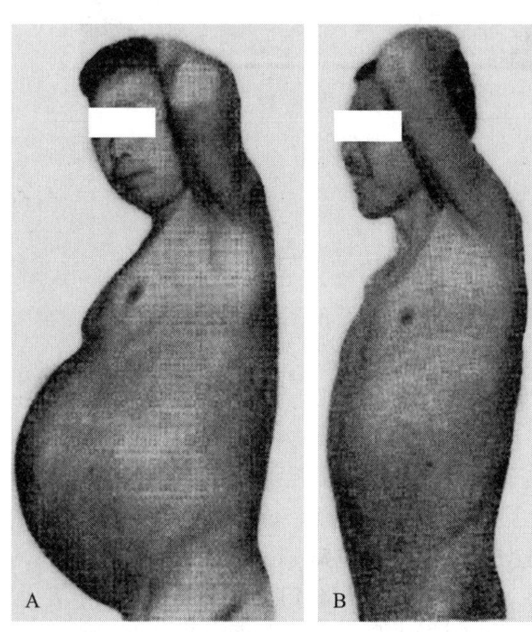

图52-49　特大肝海绵状血管瘤病人
A. 手术前；B. 手术后

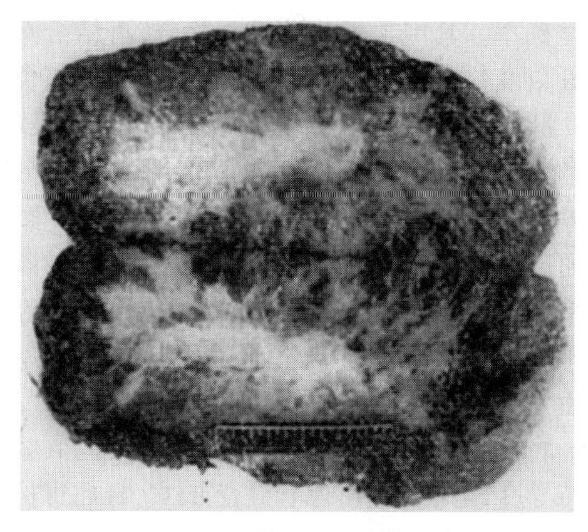
图52-50　特大肝海绵状血管瘤的切除标本

出现致密的纤维性变，类似转移性肝癌。光镜检查肝海绵状血管瘤系由充盈扩大的肝血窦组成，窦壁衬以内皮细胞，血窦之间常有不完整的薄层纤维隔，极少见到基质钙化或骨化。

【临床表现】

本病多因其他原因在腹部影像学检查时发现，也常在剖腹探查或尸检时偶然发现。小血管瘤均无症状，即使大血管瘤一般也无症状。但若肿瘤较大牵拉肝被膜或压迫胃肠道等邻近组织器官时，可有上腹隐痛、餐后饱胀、恶心呕吐等症状。上述症状多在1~3周后自然消失，少数可持续存在。若瘤内有急性出血、血栓形成或肝被膜有炎症反应时，腹痛剧烈，可伴有发热和肝功能异常。肝血管瘤自发性破裂出血或因瘤蒂扭转导致急腹症表现者极为少见。本病尚可合并血小板减少症或低纤维蛋白原血症，即 Kasabach-Merritt 综合征。此与巨大血管瘤内近期血栓形成消耗了大量的凝血因子有关，为肝血管瘤的罕见并发症，多见于儿童。临床上肝海绵状血管瘤多见于青年妇女，有报道妊娠期或 OCPs 使用者血管瘤可迅速增大而出现症状，但其机制尚不明确。有报道在有症状的肝血管瘤中，有54%病人的症状并非由血管瘤本身引起，而系胃肠道或胆道等疾病所致。因此，临床上对有症状的肝血管瘤应特别重视排除其他器质性病变的存在。体检有时可触及随呼吸上下移动的腹部肿块，除有纤维化、钙化或血栓形成者外，肝血管瘤从质地和硬度上难与正常肝脏区别，仅在瘤体增大到一定程度才有囊性感和可压缩性，部分病例在病变区可闻及血管杂音。

【诊断】

肝血管瘤的诊断目前主要依赖于影像学检查。多种检查手段的联合应用，可极大提高肝血管瘤诊

断准确率。其中常规首选超声检查，再结合 CT、MRI 以及数字减影血管造影（DSA）检查等综合判断。肝血管瘤可有典型和不典型的影像学表现。超声、CT 和 MRI 检查的肝血管瘤诊断准确率分别为 61%、77% 和 92%。对疑似病人常规进行多普勒超声加超声造影、MRI 或 CT 检查可提高诊断准确率。在有乙肝病史或肝硬化的情况下尤其应注意不典型血管瘤与血供丰富肝癌的鉴别，以及不典型血管瘤与肝转移瘤的鉴别。

腹部超声检查诊断肝血管瘤有很高的灵敏度和特异度，是首选的影像学检查方法。B 超可检出直径 >2cm 的血管瘤，超声检查多表现为圆形或椭圆形，边界清晰的高回声，加压变形，呈低回声者多有网状结构，较大的血管瘤呈混合回声，内部回声仍以高回声为主，可呈管网状或出现不规则的结节状或条块状低回声区，有时可出现钙化强回声及后方声影，系血管腔内血栓形成、机化或钙化所致。彩色多普勒超声检查通常为周边型血流信号，大血管瘤内部以低速静脉血流为主，很少见动脉频谱，即使偶见，血流阻力指数均低下。对影像学表现不典型的病人，可考虑选择肝脏超声造影检查。典型的血管瘤超声造影表现为动脉期周边结节状或环状强化，随时间延长，增强范围逐渐向中心扩展，病灶在门静脉期及延迟期仍处于增强状态，回声≥邻近正常肝组织，这种“快进慢出”的增强特点与 CT 检查增强表现类似。有部分非典型肝血管瘤的超声造影表现为低回声。

MRI 检查常规采用平扫 + 增强扫描方式（常用对比剂为二乙烯三胺五乙酸钆）。其在肝血管瘤的诊断上灵敏度和特异度最高。T_1 加权成像呈低信号，T_2 加权成像呈高信号，且强度均匀，边界清晰，随回波时间延长，信号强度递增，在重 T_2 加权成像其信号更高，称为“灯泡征”；瘤内的血栓、瘢痕组织在 T_1 加权成像和 T_2 加权成像均呈更低信号。MRI 检查动态扫描的增强模式与 CT 检查相似，呈“快进慢出”。肝细胞特异性造影剂钆塞酸二钠增强 MRI 在肝胆期可查及直径 <1cm 的血管瘤，并能提高其诊断准确率。T_2 加权成像时间的延长是成人肝血管瘤的特征。T_1 加权成像弱信号、T_2 加权成像高强度信号是与肝癌鉴别的重要特征（图 52-51）。

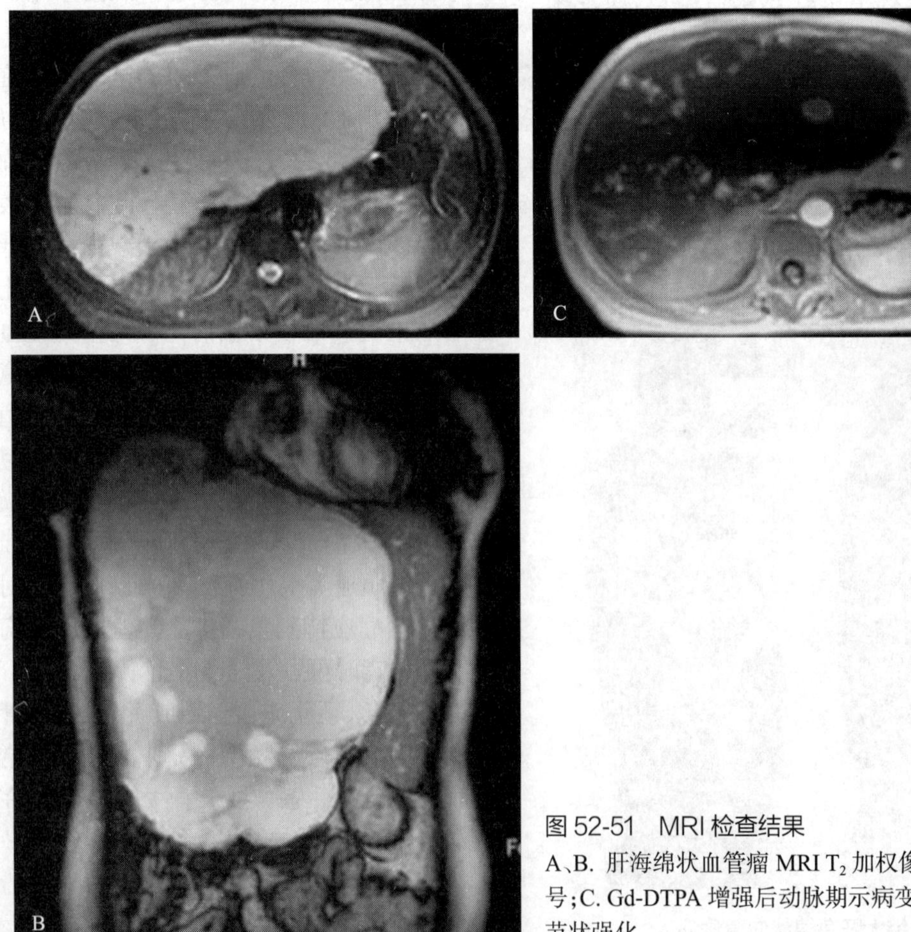

图 52-51　MRI 检查结果

A、B. 肝海绵状血管瘤 MRI T_2 加权像呈明显高信号；C. Gd-DTPA 增强后动脉期示病变边缘部呈结节状强化

CT 检查常规采用平扫 + 增强扫描方式(常用对比剂为碘)。其检出和诊断肝血管瘤的灵敏度和特异度略逊于 MRI 检查。CT 检查表现为:①平扫呈圆形或类圆形低密度影,边界清晰,密度均匀。②增强扫描动脉期病灶边缘点状、斑点状、半环状、环状强化,密度与主动脉接近。③随后的门静脉期对比剂向心性扩展,强度逐渐降低。④延迟扫描病灶呈等密度完全充填,与肝脏密度相同,病灶越大等密度充填的时间越长,一般 >3 分钟,"快进慢出"是其特征。⑤少数动脉期整体高密度强化,多见于直径 <3cm 的病灶。⑥部分病变中央由于血栓形成、瘢痕组织或出血而出现更低密度区,对比剂始终不能填充。

DSA 检查较少用于肝血管瘤诊断。一般若瘤体巨大则出现"树上挂果征"。动脉期早期出现,持续时间长,可达 20 秒甚至更长,呈现颇有特征的"早出晚归"。其在鉴别肿瘤性质(良性、恶性)或并行栓塞治疗时有较好的应用价值。

无症状病人应结合 2~3 种影像学检查综合判定。影像诊断首选 B 超,结合 MRI、CT 和 DSA,大多数病例均能得到确诊。如不能确诊,可考虑影像引导、腹腔镜下活组织检查或手术切除以确诊。经皮活组织检查不推荐,因其可致出血风险且较难获得具诊断价值的病理学检查结果。有症状病人结合临床表现及 2~3 种影像学检查,一般均可诊断,但应常规行 MRI 或 CT 增强扫描检查,以区别小血管瘤与小肝癌,多发血管瘤与肝转移肿瘤。

【肝血管瘤临床分型】

肝血管瘤相关研究结果显示:肝血管瘤的直径及数目是其临床分型的最主要依据。国外多推荐以瘤体直径 4cm 作为分型分界点,而国内多以肿瘤直径 5cm 作为分型分界点。根据瘤体直径,建议将肝血管瘤分为 3 级:小血管瘤(直径 <5.0cm)、大血管瘤(直径为 5.0~9.9cm)和巨大血管瘤(直径 ≥ 10.0cm)。从有无临床症状分析,直径 <5.0cm 的病人多无临床表现。因此,根据肝血管瘤的临床表现及特点,肿瘤直径、肿瘤数目、病理学类型,推荐国内的临床分型及亚型见表 52-7。

表 52-7 肝血管瘤的临床分型

临床分型	表现形式	肿瘤数目 / 个	肿瘤直径或直径之和 / 或肿瘤体积
Ⅰa 型	单个	1	<5cm
Ⅰb 型	单个	1	5~10cm
Ⅰc 型	单个	1	>10cm
Ⅱa 型	多个	2~5	<10cm
Ⅱb 型	多个	2~5	10~20cm
Ⅱc 型	多个	2~5	>20cm
Ⅲa 型	弥漫	>5	≤ 50% 肝体积
Ⅲb 型	弥漫	>5	>50% 肝体积

【自然病程与并发症】

肝血管瘤的自然病程仍不完全明确,主要是因为大量的文献报道偏重于手术切除病例,而本病的长期临床随访及并发症发生率的资料有限。1997 年 Weiman 对 104 例肝血管瘤病人进行了中位随访时间为 32 个月的随访,该研究发现仅 11 例血管瘤有明显增大,其中仅极少数出现症状和需要手术切除。2016 年东方肝胆外科医院对 236 例肝血管瘤病人进行了随访调查研究,入组病人的血管瘤的中位大小为 4.5cm,在随访期间(中位随访时间为 48 个月),有 61.0% 的病人血管瘤增大,8.5% 的病人血管瘤缩小,23.7% 的病人血管瘤无明显变化。该研究还对不同年龄段人群的血管瘤生长状况做了分类比较,发现血管瘤的生长高峰期为小于 30 岁,50 岁后生长速率明显下降。该研究还对不同直径的血管瘤做了年生长率的比较,研究发现小于 2cm 的血管瘤年生长率最低,血管瘤的年生长率随着直径的增大而升高。直径为 8~10cm 的血管瘤生长率最高。而当血管瘤直径超过 10cm 后,年生长率反而下降。血管瘤直径对其年生长率影响的机制尚不清楚。肝血管瘤自发性破裂多见于肝表面或位于右肝下方的大血管瘤,病死率高,是手术的绝对适应证,但是本病发生自发性破裂出血的危险性甚小。有将妊娠合并巨大肝血管瘤自发破裂误诊的病例报道,近年来还有将巨大肝血管瘤自发出血误诊为胃肠穿孔的报道。外伤性肝血管瘤破裂也相当罕见,中外文献鲜有报道。进行性增大的肝血管瘤可因压迫下腔静脉出现巴德 - 吉亚利(Budd-Chiari)综合征,但极为罕见。迄今尚无肝血管瘤恶变的报道。

【处理原则】

肝血管瘤作为一种良性肿瘤,大多无症状,且无恶变倾向,原则上以随访观察为主。这是目前国内外普遍接受的观念。当血管瘤较大且合并以下危险因素时,建议酌情治疗:

1. 伴发症状或者出现严重并发症的肝血管瘤　大部分病人的不适症状由其他消化道病变所致,如消化道溃疡、慢性胃肠炎、慢性胆囊炎和胆管炎等,也有部分是因为病人被诊断血管瘤后而出现的心理因素。虽然目前多数临床医师将明显症状作为肝血管瘤的治疗指征,但治疗前应排除其他病变所致的非特异性表现。另外,肝血管瘤相关严重并发症发生率很低,但自发或外伤性破裂和 Kasabach-Merritt 综合征等却能给病人带来致命后果,是血管瘤治疗的绝对指征。其他并发症如梗阻性黄疸、门静脉高压、巴德 - 吉亚利综合征等也被认为是肝血管瘤治疗的适应证。肝血管瘤破裂出血的病死率高达 35% 左右,是外科手术的绝对适应证。Medline 数据库 1898—2010 年的文献资料显示,共报道肝血管瘤破裂出血 97 例,其中自发性破裂出血 46 例,提示其极为罕见。Kasabach-Merritt 综合征又称血管瘤血小板减少综合征,文献中也仅见于个别病例报道。其表现为血细胞过度消耗导致血小板下降、凝血功能障碍、出血性紫癜等,是威胁病人生命的少见血管瘤并发症。我国多中心真实世界研究结果显示,仅有数例该综合征的疑似病人。因此,界定伴发症状的肝血管瘤病人应该为具有明确因果关系的中、重度症状,影响正常生活,以及发生了严重并发症或者存在明显发生严重并发症风险的病人,建议对这部分病人给予治疗。

2. 进行性增大的肝血管瘤　国内外多项研究结果显示:大多数肝血管瘤的生长速度非常缓慢,持续增大者占 5%~35%,且瘤体增大量也很少。另外,肝血管瘤直径大小与疼痛等症状无必然关系,肿瘤增大也不一定会出现症状。肝血管瘤增大通常有阶段性,可能与生理阶段和内分泌有关。如年龄 <30 岁和妊娠期可有明显增大,其他阶段大多比较稳定。直径 <5cm 的肝血管瘤即使有少许增大一般也不会产生明显的症状和并发症,但直径 >10cm 的肝血管瘤如继续增大,甚至短时间内快速增大,则可能诱发症状和相关并发症的发生。一般观点认为:每年增速直径 >2cm 的情况为快速增长,如初始发现的瘤体已较大,则可能存在并发各种症状的风险,建议酌情治疗。

3. 诊断不明确的肝血管瘤　虽然大部分血管瘤都能通过典型影像学特点而确诊,但一些非典型影像学特点的疑似肝血管瘤包块仍困扰着医师和病人。因此,临床上对诊断不确定的疑似血管瘤也被认为是治疗的指征,特别是具有肝炎、肝硬化、肝癌或其他恶性肿瘤病史的情况。已有的研究结果显示:诊断不明确的肝血管瘤占总治疗病人的 6.3%~38.0%。近年来恶性肿瘤的发病率持续上升,当诊断不明确时,建议密切随访,适当时果断治疗。

4. 肝血管瘤导致的严重焦虑等精神症状　病人因担心血管瘤的诊断是否有误、快速增大、恶性变和瘤体破裂出血等严重并发症的发生,产生不安和焦虑或其他不良心理症状通常也成为治疗原因。心理因素能否成为肝血管瘤的手术指征在国内外学术界尚无定论。原因是心理因素评估较复杂,一些疑虑可能简单解释即可解决,而严重者可能会导致恶性后果。已有的研究结果显示:因心理因素实施治疗者中仅有部分病人的心理症状在术后得到缓解,也有部分病人焦虑症状在术后缓解后再次复发,但这同时也将病人置于手术可能带来的风险中。因此,一般不主张把心理焦虑作为血管瘤的手术治疗指征。如果确实有必要,心理因素的评估必须非常慎重和严格,最好建议病人咨询心理医师后再综合判断。建议对有明确因果关系的焦虑病人,且症状较严重者慎重治疗。

5. 须预防性治疗的肝血管瘤　基于肝血管瘤自然进程中严重并发症发生率低,权衡瘤体自然进程可能出现的风险与治疗造成的损伤及可能出现并发症的风险,部分研究认为:无症状的肝血管瘤不应将直径大小作为治疗指征,更不建议实施预防性切除。然而,以下少见的状况尚存在争议:①当准备怀孕的妇女伴有巨大肝血管瘤,妊娠可能导致瘤体快速增长进而影响胎儿发育或引起破裂出血;②肝血管瘤巨大突出到肋弓以外且病人较瘦弱,腹部可扪及瘤体;③巨大肝血管瘤病人为重体力劳动者或运动员等情况。针对以上特殊情况建议医师和病人双方充分协商和权衡后利弊再决定是否治疗。

【治疗方式】

鉴于肝血管瘤的临床生物学特征,应严格把握治疗指征。在伴有以上危险因素的情况下,应该以最小的创伤达到最满意的治疗效果为原则。成人肝血管瘤的治疗路径推荐为:第一步,明确血管瘤的诊断,根据临床分型进行病情评估。第二步,严格把握治疗指征,权衡利弊。第三步,综合考量,制订治疗方案。见图 52-52。

目前,治疗肝血管瘤有多种手段,专科医师应根据病人情况,严格把握指征,制订个体化治疗方案。不伴有危险因素的Ⅰ、Ⅱ和Ⅲ型病人,无论肿瘤直径大小、位置,原则上以随访观察为主,建议半年或 1 年定期复查。直径 <5cm 诊断明确的肝血管瘤绝大部分无症状,不应以治疗风险小而轻易治疗,原则上建议观察。

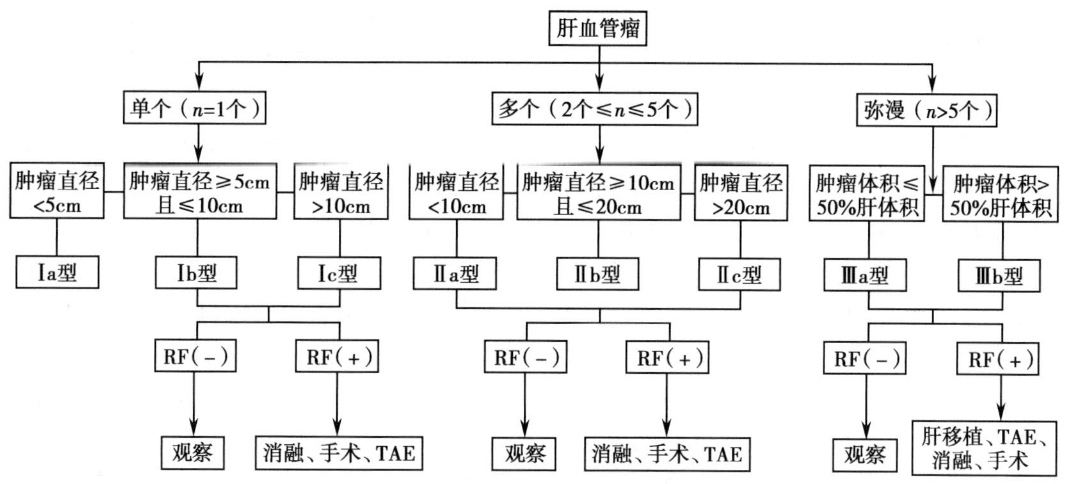

图 52-52　成人血管瘤治疗路径图

n. 肝血管瘤数目；RF，肝血管瘤危险因素；(-)，无；(+)，有；TAE，肝动脉介入栓塞术

1. 手术切除　对于Ⅰ、Ⅱ型肝血管瘤病人，原则上均可以行手术治疗。手术切除治疗肝血管瘤是目前认为最为确切的治疗手段，但应严格把握切除指征，对于无症状、但强烈要求手术治疗的病人不推荐手术。手术切除目前有开腹切除和腹腔镜下切除两种，可根据肝血管瘤的位置和直径大小及各医院的技术熟练情况选择，以尽量降低创伤、达到治疗目的、确保安全、有效。手术方式包括血管瘤剥除，不规则肝切除、肝段或半肝以及扩大的半肝切除。肿瘤直径大小和部位、肝组织切除量、术中出血量以及输血情况等是影响肝血管瘤术后并发症的危险因素，但手术风险主要与术中失血量有关。已有研究结果显示：采用肝固有动脉持续阻断下行巨大肝血管瘤剥除术，可减少术中出血量和手术并发症发生率。肝移植术适用于Ⅲ型肝血管瘤伴有上述各种危险因素或巨大肝血管瘤伴严重肝功能损害的病人。并发肝内多发动、静脉短路的病人，也可行肝移植治疗。

2. 射频消融术（radiofrequency ablation，RFA）　RFA 的疗效较为确切，并发症发生率低，但应严格把握好指征：①伴有危险因素的Ⅰ、Ⅱ型肝血管瘤，位于肝脏实质内，有经肝脏实质的进针路径，周围无大血管、胆管及重要脏器，凝血功能良好的病人。②伴有全身其他脏器功能损害，不适合手术切除的肝血管瘤。治疗方式包括经皮肝血管瘤 RFA、腹腔镜下或开腹肝血管瘤 RFA。

3. 肝动脉介入栓塞术（transhepatic arterial embolization，TAE）　TAE 治疗具有创伤小、花费少、术后恢复快等优点，但复发率相对较高。手术指征包括：①Ⅰ、Ⅱ型肝血管瘤合并危险因素；②有手术切除指征但肿瘤巨大，可经 TAE 缩小瘤体为二期手术切除创造条件；③肿瘤周围有重要结构，手术切除风险较大；④伴黄疸或消耗性凝血病；⑤不能耐受手术或不愿接受外科手术的病人。目前常用的方法是碘油联合平阳霉素（或博来霉素）。TAE 也可能造成异位栓塞导致各种并发症的发生，且远期复发率相对较高。

【儿童肝血管瘤】

本病命名较为混乱，如毛细血管瘤、海绵状血管瘤、儿童血管内皮瘤和肝血管瘤病等。儿童肝血管瘤是较为常见的血管畸形病变，约占儿童肝肿瘤的 12%。最常见于 6 个月以内的婴儿，男女发病率相等，大多数为多发，约 40% 的患儿合并其他组织脏器血管瘤，如皮肤、肺和骨等。较大的血管瘤存在动静脉瘘，可导致高排出量的充血性心力衰竭，此现象不见于成年病人。患儿微血管病性贫血、血小板减少症或低纤维蛋白原血症等罕见并发症明显高于成人。大多数小的毛细血管瘤，当儿童生长到 5 岁时可自然消失，因而无需治疗。但未经治疗较大的症状性儿童肝血管瘤的病死率高达 70%，充血性心力衰竭是其主要死亡原因。儿童血管内皮瘤较罕见，但可发生恶变和转移。B 超联合 MRI、CT 或 DSA 等影像学检查，均可得到确诊。大多数儿童肝血管瘤经快速生长后即转入退化阶段，因而对有症状患儿的治疗主要针对危及生命的并发症。常用洋地黄、利尿药治疗心力衰竭，经导管肝动脉栓塞控制血管瘤。也有应用放疗、皮质类固醇、环磷酰胺及干扰素 α-2a 等治疗儿童肝血管瘤，但疗效不确定。手术切除仅限易于切除有症状的孤立性血管瘤或瘤体曾发生破裂出血者。

二、肝腺瘤

肝细胞腺瘤（hepatocellular adenoma，HCA）即肝腺瘤，是一种罕见的肝脏良性肿瘤。HCA与OCPs的使用有显著的病因学联系。长期使用OCPs的女性HCA的年发率为3/10万~4/10万，而不使用OCPs或使用OCPs不足2年的女性，其发病率仅为1/100万。HCA也见于男性，男女之间的发病率存在地域差异。一项纳入了不同国家HCA病人的荟萃分析显示，在入组中国HCA病人中，男性占了60%以上，而在入组的欧洲国家、美国、日本、韩国的HCA病人中，女性占绝大多数。这与不同国家OCPs的在生育年龄女性中的使用率有关。另外一项基于西方人群的研究表明，HCA还与雄激素摄入、肥胖和代谢紊乱相关。

【病理】

HCA通常为单发，多发者约占12%~30%，如肿瘤超过10个则称肝腺瘤病。肿瘤多见于肝右叶，有时带蒂，常为圆形或椭圆形，大小不等，最大肿瘤直径可达30cm。典型的HCA质软，表面光滑，呈肉色，可略显亮白或为棕黄色，无纤维包膜，但绝大多数有不完整的假包膜，与周围肝组织分界清晰。腺瘤血供丰富，常有较大的血管覆于肿瘤表面或穿入肿瘤之内，切面可见出血坏死灶（图52-53）。光镜下HCA由含较多糖原和脂肪的良性肝细胞索组成，胞核小而均匀，染色质正常，无汇管区及肝静脉。服用类固醇激素数年以上者可见到肝细胞增生不良，难与肝细胞癌（hepatocellular carcinoma，HCC）相区别。偶尔也可见到HCA穿刺活检为正常肝小叶结构者。荟萃分析的结果表明HCA恶性转变为HCC的风险约为4.2%，长期使用外源性类固醇疗法，男性，体重增加，Ⅰ型糖原贮积病和携带β-catenin突变的腺瘤是发生恶性转化的高风险因素。有时HCA很难与分化良好的HCC区别，HCA中正常网状蛋白染色的丧失可能提示HCA恶性转化为HCC。

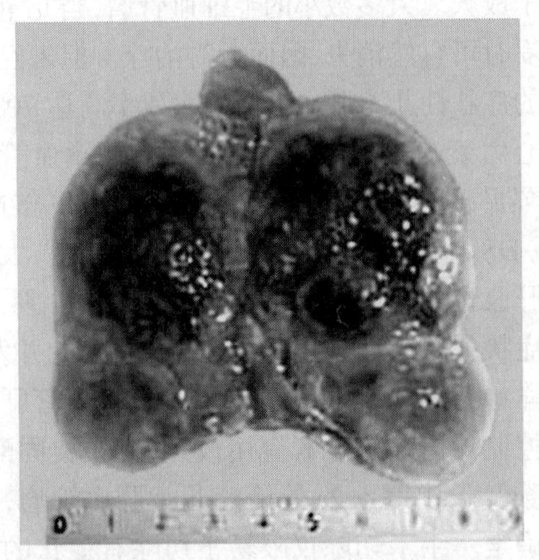

图52-53 肝腺瘤剖面观示瘤内出血坏死

【病因】

HCA的确切病因尚未完全阐明，OCPs可能是其主要的病因。OCPs于20世纪60年代问世，此前该病十分罕见，随后发病率显著增加。1973年Baum等首次报道HCA与OCPs有密切联系。研究表明，30岁以上的妇女服用OCPs超过25个月者，HCA发病率明显增加；服用5年以上者，发病率增加5倍；9年以上者，增加25倍。OCPs可使HCA生长速度加快，肿瘤坏死及破裂也较常见。

OCPs的作用机制可能与某些HCA存在雌激素或黄体酮等特异性受体有关。停用OCPs后，腺瘤可缩小缓解。但也有停用OCPs后HCA生长反而加速，并出现新生肿瘤的报道。在一项对直径小于5cm女性HCA病人的多中心前瞻性队列研究指出，大约有1/4的女性HCA病人在妊娠期间HCA直径有所增加。1995年Cherqui等复习近8年的文献发现，FNH的病例数在逐年上升，可能与其易产生误诊的HCA病例数减少有关。此外，HCA的发生也见于克兰费尔特（Klinefelter）综合征（细精管发育障碍症）、家族性腺瘤样结肠息肉病、胰岛素依赖型糖尿病及其他激素疗法，如长期口服氯米芬（clomiphene）及甲睾酮等。

肝腺瘤病在病理上完全不同于单发性HCA，男女发病率相等，且与OCPs无关。该病多见于Ⅰ型、Ⅲ型及Ⅳ型糖原贮积病病人。

【HCA分子分型】

迄今为止，根据基因组分析，可明确识别HCA的主要分子亚型有3种，第4种亚型的特征目前还不明确。

HNF-1α失活型HCA（H-HCA），占所有HCA病例的30%~40%。根据HNF-1α的失活确定为H-HCA，HNF-1α是一种转录因子，参与肝细胞分化和代谢控制。在H-HCA中，多数病例的HNF-1α突变都是体细胞突变，而生殖系突变见于有遗传背景的腺瘤病和MODY3病人。H-HCA的形态学特征是脂肪变性为主，强度通常为重度。但是，在其他H-HCA亚型中，特别是I-HCA，可能为轻度脂肪变性。H-HCA的标志是HNF-1α控制的基因在肿瘤肝细胞中没有表达，其中包括肝脏脂肪酸结合蛋白(liver fatty acid binding protein，LFABP)，与此相反，LFABP 在非肿瘤肝细胞中高度表达。

炎症性腺瘤(I-HCA)，占所有 HCA 病例的 40%~55%。I-HCA 是一个多样化的 HCA 亚型，与各种基因突变有关，但介绍的所有突变都导致 JAK/STAT 途径的激活。实际上，分别约有 65%、10%、5%、5% 和 2% 的 I-HCA 病例中发现了 gp130(IL6ST)、FRK、STAT3、GNAS 和 JAK1 的突变。这些突变几乎都是互斥的。I-HCA 多见于有肥胖症和(或)代谢综合征的病人，以及大量饮酒的病人。HCA 切除后，全身性炎症综合征特征性的高水平血清 C 反应蛋白(C-reactive protein，CRP)和纤维蛋白原可消退。在形态学方面，I-HCA 最初被描述为“毛细血管扩张形式的 FNH”，并进一步重新归类于“毛细血管扩张性 HCA”，其特征是有群集的小动脉，周围有细胞外基质和炎性浸润，与肝窦扩张相关。免疫组化显示，肿瘤肝细胞浆内有血清淀粉样蛋白 A(serum amyloid A，SAA)和 CRP 表达；SAA 和 CRP 是 STAT3 激活诱发的两种炎症急性期蛋白。CRP 免疫染色的敏感性较高，但特异性较差，因为非肿瘤肝细胞在邻近的正常肝组织内可能呈阳性。如前所述，I-HCA 可能有某种程度的脂肪变性，以及与其他 β- 连环蛋白突变有关的 β- 连环蛋白活化型 HCA(β-HCA)特征。

β- 连环蛋白活化型 HCA(β-HCA)，在所有 HCA 病例中占 10%~20%。根据肿瘤内的 β- 连环蛋白活化确定 β-HCA。β- 连环蛋白基因(CTNNB1)突变最初被定位于外显子 3 的热点，后来被定位于外显子 7 和 8。虽然 β- 连环蛋白突变与 HNF-1α 突变是互斥的，但它们同时伴有 JAK/STAT 通路激活，被定义为 I-HCA 亚型；50% 的 β-HCA 也是炎性的。β-HCA 多见于男性，发生恶性转化从而变为 HCC 的风险较高。β-HCA 的形态学特征是有非典型细胞、假腺体形成和存在胆汁淤积。肿瘤肝细胞有特异性免疫表型特征，包括弥漫性 GS 阳性(一种 β- 连环蛋白靶向)，通常是强阳性，以及 β- 连环蛋白的细胞核表达。虽然这两种标志物对于 β- 连环蛋白突变有很好的敏感性，但它们的特异性不够，特别是作为生物标志物。外显子组测序分析发现，HCA 的外显子 7 和 8 中，有 β- 连环蛋白突变，以前认为这些突变属于未分型或炎性亚型。上述突变与 HNF-1α 突变互斥，与 β- 连环蛋白外显子 3 突变亦互斥。这些 HCA 的形态学特征可能不明显，当它们与 JAK/STAT 活化相关时，可能有 I-HCA 的特征。

未分类的 HCA，在所有 HCA 病例中占 5%~10%。HCA 中，有一个小亚群没有任何特异性形态学特征，也没有前面描述的任何一种基因突变。HCA 分子分类显著增进了人们对其参与肝脏肿瘤发生机制的了解。HCA 的大小(公认有临床意义的临界值是 5cm)与并发症(包括出血和 HCC 发生)的风险相关，而分子亚型则与其 HCC 恶性转化的风险度密切相关。各种亚型中，β-HCA 转变为恶性肿瘤的风险最高，包括那些有双 β- 连环蛋白和炎症表型的 β-HCA。β-HCA 多见于男性病人，这可能在某种程度上解释了为什么男性病人的恶性转化风险高。HCA 分子学分析方法目前还不够敏感，不能广泛应用，但是，这些分子学数据为目前 HCA 常规病理学评估奠定了基础；常规评估包括采用各种抗体的组合(LFABP、GS、β- 连环蛋白、SAA/CRP)进行免疫染色，这可以鉴别大多数 HCA 的亚型。目前还不知道归因于 HCA 中的 β- 连环蛋白活化的出血或恶性转化风险是否与已确定的临床危险因素(性别、大小、改变速度)无关。因此，没有充分的理由建议 HCA 的组织病理学检查或分子亚型鉴别应用于常规临床实践。随着证据的增多，以及方法学在风险和敏感性方面的改善，这种情况可能会改变(表 52-8)。

表 52-8 基于分子学亚型的 HCA 及主要特征

遗传学改变	典型特征			
	病理学	免疫组化	临床	MRI
HNF1-A 突变(30%~40%)	广泛脂肪变性	LFABP 阴性	腺瘤病，MODY3	反相位 T_1 图像上，弥漫性、均匀的信号失落
炎性 C_P130(65%)，CNAS(5%)，STAT3(5%)，FRK(10%)，JAK1(2%)	炎性浸润；血管群集；血窦扩张	LFABP 阳性；SAA(±CRP)阳性	肥胖症；饮酒	T_2 图像上明显的高强度信号，采用细胞外造影剂时，延迟期持久强化

续表

遗传学改变	典型特征			
	病理学	免疫组化	临床	MRI
β- 连环蛋白突变，外显子 3（5%~10%）	细胞不典型；假腺体形成，胆汁淤积	LFABP 阳性；CS 阳性（弥漫性）；β- 连环蛋白核阳性	男性；使用雄激素；HCC 风险事故	无特异性特征。T_1 和 T_2 图像上常常是不均匀的信号。反相位 T_1 图像上没有信号失落；无特异性特征
β- 连环蛋白突变，外显子 7-8（5%~10%）	无典型特征或炎症变型	CS 阳性（微弱，板块状）；β- 连环蛋白核阴性		
未分型（5%~10%）	无	LFABP 阳性；SAA/CRP 阴性；β- 连环蛋白核阴性		信号失落；无特异性特征

【临床表现与诊断】

HCA 较 FNH 有更多的临床表现。最常见的症状为右上腹胀痛不适，系瘤内出血、肿瘤牵拉肝被膜或压迫邻近器官所致。约 30% 病人可扪及腹块。少数病人因肿瘤破裂突发剧烈腹痛就诊，多见于服用 OCPs、月经期、妊娠期或产后 6 周内，重者可发生休克致死。肿瘤越大，破裂机会越多。肝功能检查常有转氨酶和碱性磷酸酶的升高，多因瘤内急性出血坏死或肿瘤压迫胆管引起。

开腹 / 腹腔镜切除活检仍然是诊断的金标准，仅影像学检查和经皮穿刺活检后仍对诊断有疑问时才使用此种诊断方式。超声检查类似肝脏其他良、恶性病变，典型者表现为边界清楚的强回声占位，因肝细胞内含有较多的脂质所致。若有出血、坏死，瘤内回声杂乱，强弱不等。难与 FNH 相区分。彩色多普勒超声可显示瘤内有静脉血流，在无中央动脉信号出现时可与 FNH 相鉴别。HCA 的 CT 表现也无特征性改变，常为低密度的圆形肿块，边界清楚，如有出血，则为高密度病变，增强扫描可见明显强化（图 52-54）。螺旋 CT 多期扫描可提高 HCA 诊断的准确率，早期腺瘤周围出现增强，随后造影剂呈向心性流动，病灶均匀强化为本病特点。MRI 检查表现为边界清楚的含有脂肪或出血坏死组织的占位性病变，T_1 加权和 T_2 加权像均为高信号，有时可见早期动脉相增强。由于肿瘤所含脂肪组织的不同，出血坏死程度不一，MRI 表现很不一致，难与肝癌相区别。当 CT 或 MRI 诊断不明确时，可做核素扫描检查。由于 HCA 缺乏间质和胆管成分，^{99m}Tc- 硫胶体扫描时呈现冷区，而 FNH 则为热区，有利于 HCA 的诊断。但也有 HCA 摄取核素的个案报道。肝动脉造影几乎能显示所有的 HCA 病灶，但因属创伤性检查，一般较少采用。典型者瘤周有丰富的动脉血供，此与 FNH 的中央动脉供血呈辐轮形改变形成对照。血管造影很少用于诊断肝腺瘤。与在 FNH 中观察到的中央血管相反，HCA 表现出从外周开始的灌注模式，然而 HCA 组织内的坏死和出血可能使得这些特征不显著。总之，目前所有的影像学检查对于诊断 HCA 均缺乏特异性，阳性诊断预测值低。尽管如此，这些检查能提供 HCA 的大小、数目及其与肝内血管的解剖关系。因为出血和肿瘤扩散的风险，不提倡对可疑的肝腺瘤进行经皮活检。仅当影像学检查无法做出诊断且活检结果可能会改变治疗方法时，才应考虑经皮穿刺活检。随着分子水平的发展，术前活检的作用可能会根据其遗传病理生理学结果在更大程度上影响腺瘤的治疗。肿瘤的分子生物学在将来可能会指导此类病变的治疗。

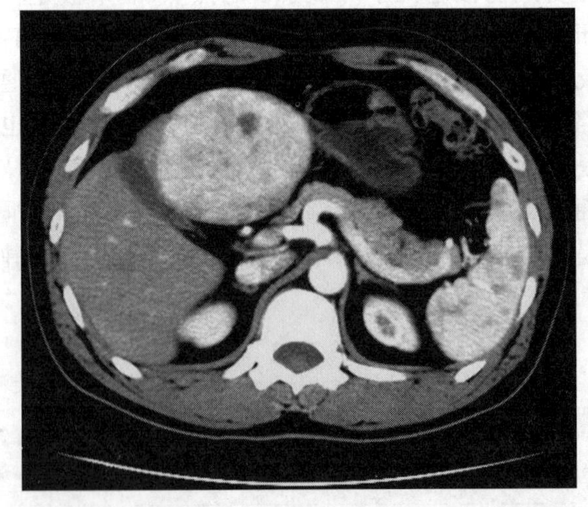

图 52-54　肝腺瘤 CT 扫描示动脉期左肝病灶明显强化，内见无强化的出血坏死区

【治疗原则】

由于 HCA 有可能发生出血和恶性转化，因此，其诊断、基线评估和随访计划（图 52-55）都需

要专科医生组成的肝脏肿瘤 MDT 参与。考虑到出血与肿瘤大小≥ 5cm 和外生性突出有关，故基线诊断性影像学检查中，HCA 的大小和有无外生性特征是需要注意的重要因素。然而，无论大小如何，所有在男性病人中确诊的 HCA 都建议切除或采用治愈性治疗，因为男性病人的 HCA 恶性转化的发生率显著升高。女性病人基线扫描时发现的 5cm 以下的 HCA 很少会破裂，恶性转化较少见。对于女性病人，建议改变生活方式，包括停用 OCPs 和控制体质量。对于所有推测为 HCA 的病人，均建议 6 个月后行 CE-MRI 再次评估。如果 HCA 的大小一直 >5cm，或肿瘤逐渐增大（直径增加≥ 20% 根据恶性实体瘤 RECIST 标准），应考虑切除或治愈性治疗（不考虑分子亚型或组织学亚型），因为可能有出血的风险。为了排除恶性肿瘤，肝脏良性肿瘤 MDT 可能会考虑活组织检查。如果可获得用于诊断目的的组织，建议活化 β- 连环蛋白突变型 HCA 采用治愈性干预（无论大小如何）。HCA<5cm 的 HNF-1α 亚型或活组织检查提示为炎性或活化 β- 连环蛋白阴性的 HCA 可以采用保守方法治疗。尽管生活方式改变，这些病变仍会逐渐增大。建议半年随访 1 次，确定肿瘤的生长模式，监测有无恶性转化。关于可确定疾病稳定的时间范围，目前没有可靠的数据。如果 12 个月后仍保持稳定，可以每年随访 1 次。超声检查的费用低，而且有效，对于可清楚显示的病变是首选检查方法。如果病变在 5 年后仍保持稳定或变小，可以每两年检查 1 次。HCA 亚型鉴别尚未对全科临床实践产生影响，但一些专科医疗中心可能会采用 HCA 亚型鉴别，例如用于支持延长影像学随访的间隔时间。对直径 >5cm 或逐渐增大的病变，首选手术切除，这不仅切除了整个肿瘤，也消除了肿瘤向恶性转化的风险。也可以采用非手术方法，替代手术切除，例如对于较大的病变采用栓塞，对于较小的病变采用消融，但这可能只是不适合手术治疗时的选择。对于较小的、不明确的病变，不建议在未确诊的情况下进行消融治疗，此时，应考虑活组织检查。在 HCA 内，常常可见小的出血灶，这不是临床干预的指征。病人如果发生临床显性出血，可以入院，进行密切观察，并做 CE-CT 扫描。如果是孕妇患有 HCA，需要经常做超声检查（每 6~12 周 1 次），密切随访，监测肿瘤大小。如果发现病变增大，伴有破裂风险升高，应与产科团队合作，这很重要。如果腺瘤直径 <5cm，非外生性，也没有增大，则没有数据支持择期剖宫产或阴道分娩。如果病变逐渐增大，可以考虑栓塞治疗。在孕 24 周之前，首选手术治疗，特别是对位于肝脏周边的小肿瘤的切除；因放射影像学引导下的经肝动脉栓塞治疗有辐射暴露，且需使用静脉内给药的造影剂，可能会给胎儿带来危害。

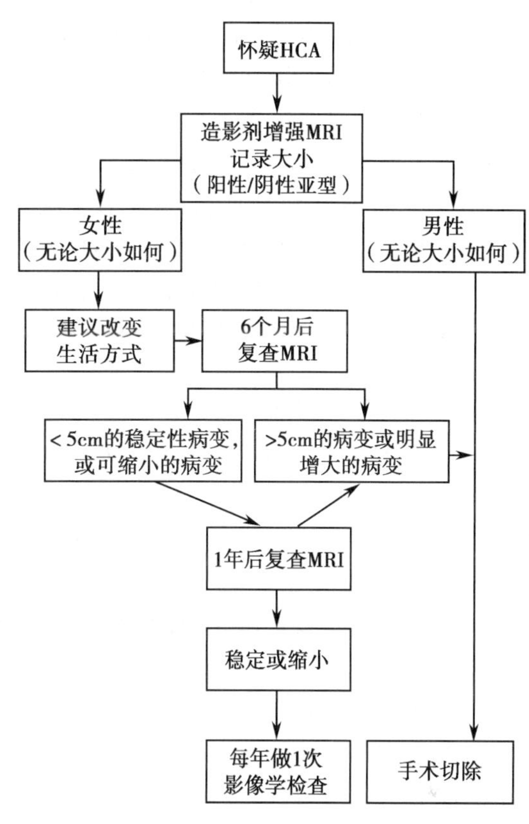

图 52-55 推测为 HCA 病人的建议管理方法

在 HCA 所有的并发症中，破裂出血最常见。在过去的几十年中，出血性肝细胞腺瘤的治疗已发生了巨大变化。在过去多采用紧急剖腹手术和肝切除术来处理 HCA 破裂出血，但是研究表明行急诊手术的效果堪忧，现在越来越趋向于采用多学科方法来处理此类病人。最终治疗方式的选择通常取决于病人出血的严重程度和血流动力学状况。治疗方式包括紧急切除、血流动力学稳定后切除或延期切除。破裂性肝腺瘤的紧急切除会导致 5%~10% 的死亡率，而延期切除的死亡率可降低至 1%。随着微创局部疗法的发展，选择性动脉栓塞已越来越多地被用作初始治疗。除了降低死亡率外，该疗法还有助于血流动力学稳定并减少最终选择性切除的范围。

综上对于 HCA 的诊断和治疗：① MRI 优于其他所有影像学检查方法，因为它有检测脂肪和血窦的作用，确定 HCA 亚型的可能性有 80%。②采用 MRI，可识别 HNF-1αHCA 或炎性 HCA，特异性 >90%。相比之下，采用任何影像学检查方法都无法识别 β- 连环蛋白活化型 HCA，无法区分这种亚型和未分型 HCA 及 HCC。③治疗决策基于病人性别、肿瘤大小和进展模式。④确诊 HCA 时，应建议改变生活方式，例如停用 OCPs 减轻体质量。⑤对于男性病人的 HCA，无论肿瘤大小如何，都建议手术切除，证实 β- 连环蛋白突变的任何情况下，也建议手术切除。⑥对于女性病人，建议改变生活方式后，观察半年，如果腺瘤≥ 5cm，或者腺瘤继续增大，则需要手术切除。⑦女性病人 5cm 以下的病变应在 1 年后再次评估，此后，每年做 1 次影像学检查。⑧血流动力学不稳定的出血性 HCA 应采用栓塞治疗，随访影像学检查发现的残留存活病变需手术切除。

三、局灶性结节增生

局灶性结节增生（FNH）为非肿瘤性结节性肝病。发病率仅次于肝血管瘤，位居肝常见良性肿瘤的第二位。尸检患病率为 0.4%~3%，患病人群中女性占明显优势(高达 90%)，平均年龄在 35~50 岁。但多过去由于检查方法有限，FNH 与 HCA 一直被误认为是同类疾病。近 20 年随着 B 超和 CT 的广泛应用，FNH 的检出率明显增加，两者的病理和临床表现也有显著不同，是两种不同的疾病。

【病理】

FNH 常为孤立的结节性肿块，质硬，无包膜，呈褐色或黄褐色，边界清楚。肝脏两叶均可受累，肿块多位于肝被膜下，肝表面可见脐样凹陷，但也有深藏于肝实质内或呈带蒂生长者。多数直径 <5cm，最大者可达 20cm。肉眼观，FNH 类似肝硬化结节，切面中央可见星芒状瘢痕，并向四周形呈放射状纤维分隔（图 52-56），但有 15% 的 FNH 并

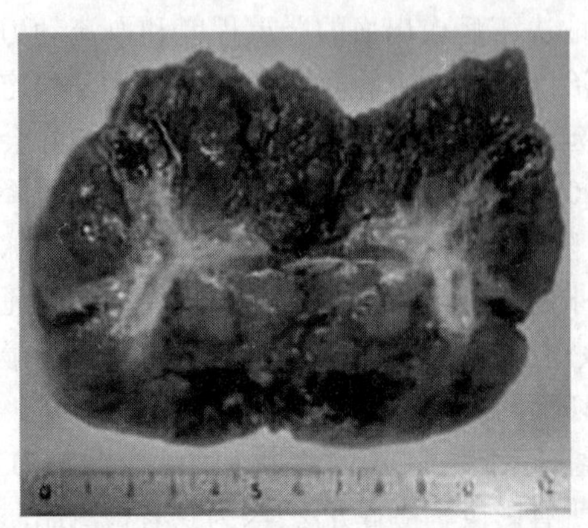

图 52-56　肝局灶性结节增生剖面中央可见星芒状瘢痕

无此特征性改变。病灶内出血、坏死罕见。光镜下，FNH 由增生的肝细胞索组成，可见放射状薄层纤维隔将其分开，无门管区和中央静脉，但可见散在的灶性胆管上皮细胞及轻度的胆汁淤积，常伴有急性和慢性炎症细胞浸润，可能是胆汁引流不畅所致。中央瘢痕处通常含有异常较大的动脉，并发出放射状小分支通过纤维隔至病变周围，动脉造影呈典型的辐轮状表现。FNH 基因测序的结果表明，FNH 中不存在肝肿瘤发生过程中的常见的体细胞突变以及与血管重塑有关基因（例如 ANGPT）的失调，所以 FNH 被认为是由动脉畸形引起的一种多克隆细胞增殖。

多发性 FNH 病人约占 20%~30%，放射学检查可见少数病例的 FNH 为门静脉供血，提示可能为 FNH 的不同亚型。此类病人易患脑瘤和其他脏器的血管畸形。此外，研究表明，在 20% 的 FNH 病例中与肝血管瘤相关。

【病因】

FNH 的确切病因尚无定论。多数学者认为是肝细胞对局部血管异常而产生的一种非肿瘤性的增生反应，因 60% 的病灶内有异常较大的供血动脉，且 FNH 常与血管瘤及其他血管畸形合并存在。但也有 40% 的 FNH 组织学上未能证明有异常的中央动脉，只有正常的周围血供。此外，有人认为 FNH 与女性激素有关。因本病常见于育龄妇女，孕妇及 OCPs 病人的 FNH 生长速度一般较快且易发生破裂出血，停用 OCPs 后部分病人症状消失，提示女性激素对 FNH 有一定的营养作用。然而不支持者则认为，在 OCPs 问世前已有较多的 FNH 报道，男女均可发病，且 40%~50% 的女性病人并无 OCPs 用药史，临床也观察到部分病人妊娠期间 FNH 并无明显变化。

【临床表现与诊断】

大多数病人无症状，偶尔在剖腹或因其他原因做影像学检查时发现。有症状者仅占 10%，常为持续性或间歇性右上腹不适、饱胀、厌食、恶心及呕吐，也可有上腹疼痛、发热、呼吸短促等症状，多系因 Glisson 被膜受到牵拉或因肿块压迫邻近器官所致。腹部检查大多无阳性体征，肿块较大者可在肋下触到，听诊有杂音，偶会因肿块巨大压迫胆道引起黄疸或挤压肝实质导致肝衰竭。FNH 罕见有自发性破裂出血，至 1995 年仅有 3 例报告。肝功能检查有轻度异常者约占 12%~76%，AFP 一般不升高。

经联合影像学检查，多数 FNH 不需组织学证

明即可作出诊断。无论采用哪种成像方式，FNH通常都有以下几种表现：①除中心瘢痕外，病变回声均匀；②采用未注射造影剂的超声检查、CT或MRI检查时，与邻近的肝组织略有不同；③在动脉期CEUS、CT或MR，有明显的均匀强化，有中心血管供应，在门静脉期和延迟期，与周围肝组织的表现相似；④中心瘢痕在MRI图像上显示最佳（注射造影剂前的T_1加权图像上为低强度信号，T_2加权图像上为明显的高强度信号，采用细胞外MR造影剂时，在延迟期变为低强度信号，这是因为造影剂在纤维组织内堆积；⑤没有包膜，通常为分叶状。FNH的诊断基于以上影像学特征的组合，但其中任何一种特征对于FNH来说都不是完全特异性的表现。

超声检查显示，FNH通常是略低回声或等回声的病变，极少数情况下是高回声病变。有时，只能通过假包膜的显像发现病变，这种假包膜是周围肝组织或血管受压迫所形成的。彩色多普勒检查所见的典型表现是动脉向中心呈辐轮状分布。

FNH的CT表现与采用的扫描技术有关。平扫为均匀的低密度或等密度占位，不能见到病理性中央瘢痕。多期螺旋CT扫描可提高FNH诊断的敏感性和特异性。注射造影剂后，FNH即呈快速增强，此期的中央瘢痕表现为低密度而中心供血动脉则为高密度。门静脉期FNH呈等密度或低密度，而中央瘢痕为相对高密度区，这与瘢痕中造影剂积聚，排泄缓慢有关。结合病史、超声检查及上述CT表现，一般能对FNH作出诊断。但尚不能完全排除HCA及肝脏其他良、恶性肿瘤，仍需进一步检查明确诊断。

采用弥散加权MRI检查时，FNH在高b值时表现为高强度信号，相当于轻度弥散限制。在FNH的诊断中，MRI与超声检查和CT相比，敏感性最高，且特异性几乎为100%。然而，它的敏感性仍偏低（70%~80%），特别是对于通常没有中心瘢痕的小FNH而言。在并非所有特征都符合的情况下，可以将CEUS和MRI相结合，能够得到最高的诊断准确性。当FNH直径<3cm时，CEUS比MR准确率高，而当FNH较大时，MRI比CEUS准确率高。采用肝胆MR造影剂可突出病变的肝胆起源。多数FNH在肝胆期是等强度信号或高强度信号，一些病变有边缘强化。使用肝胆MR造影剂时，诊断FNH的敏感性提高，可达90%。基于肝胆期的病变信号强度，采用钆贝酸葡甲胺（GD-BOPTA）或钆酸MRI时，区分FNH和HCA的敏感性和特异性分别在92%~96.9%和91%~100%的范围内。近期的一项荟萃分析证实了动脉期钆酸增强MRI用于诊断FNH与诊断HCA相比的高准确性。FNH的各种非典型表现中，最常见的表现之一为脂肪变性FNH，这与HCA的表现相似。脂肪变性FNH多见于脂肪肝病人。采用特异性很高的影像学检查时，只要病变内可见所有典型的影像学表现，即可诊断为脂肪变性FNH。其他非典型发现包括T_2加权成像上的明显高强度信号，与真包膜类似的假包膜，以及洗脱效应。

偶尔当联合上述影像学检查仍不能明确诊断时，可经皮肝穿刺活检。但也有人认为，穿刺活检常因不能获得足够的细胞学材料易造成误诊。同时FNH血供丰富，穿刺后易出血，若为恶性肿瘤则有造成癌细胞沿针道种植可能，故极少采用。也有在腹腔镜直视下穿刺活检，穿刺后可直接压迫止血（图52-57）。

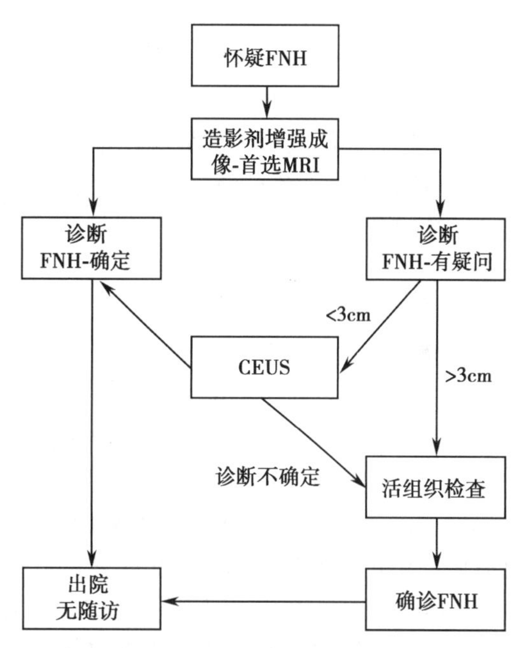

图52-57 FNH病人管理流程

【自然病程】

FNH的自然病程尚不完全明确。有文献报道，115例经影像学或组织学确诊为FNH，随访6~198个月，症状持续存在或肿块增大者仅14例，其中9例需手术治疗，预后良好。至今尚未见有FNH恶变的报道，术后复发也仅发现1例，但有FNH与板层肝细胞癌共存的病例。

【处理原则】

FNH的治疗有赖于正确的诊断。已知FNH不会恶变，对影像学确诊的无症状病人，B超随访观察6个月即可，无须特殊治疗。尽管OCPs与本病发生并发症的关系并不明确，但有长期服用OCPs病史的女性，确诊本病后理应停药并改用其他方法避孕。对无症状而既往有其他恶性肿瘤病史，影像学检查又不能确定为FNH者，应尽可能采取手术治疗，因该类病人术前诊断为良性而术后病理证实为恶性的高达6%。对不宜做肝切除术者，应行肝穿刺活检明确诊断。

现多数学者认为，FNH有症状即为手术切除的指征，但术前应做超声和内镜检查，排除胆道或上消化道疾病所引起的相同症状。同时女性病人术前应停用OCPs半年，因在该段时间内约有90%的病人症状可自然缓解，对症状不能缓解者即应手术切除。有文献报道，189例FNH病人在专科医院择期手术切除后，95%以上症状得到缓解，无手术死亡及严重并发症发生。对症状明显而肿块又难以切除或多发性FNH者，可采用肝动脉栓塞以缓解症状，对少数肿块巨大或多灶性FNH引起肝衰竭者，可考虑肝移植。对于在剖腹探查中偶然发现的FNH，应根据肿块的大小、部位、病人病情及术者的经验来决定是否同时采取手术切除。对无症状的FNH，最好仅做简单的肝组织活检。有关妊娠与FNH并发症发生的危险性尚无定论，对于希望妊娠的妇女，并无必要行预防性切除。

四、其他良性肿瘤

（一）巨大再生性结节

巨大再生性结节（macroregenerative nodules，MRN），又称腺瘤样增生（adenomatous hyperplasia），为一类具有不同恶变潜能的肝细胞再生结节。本病可单发或多发，被膜下结节常向肝表面突起，局部可有胆汁染色。光镜下结节系由正常的肝细胞索组成，无增生不良，内有胆管和门静脉结构，借此可与HCA相鉴别。MRN主要见于严重的急性肝损伤或慢性肝病病人，慢性肝病中发生率可高达14%，该病具有一定的恶变可能，有时很难与肝细胞癌鉴别。本病无特异性症状，常在慢性肝病的随访中发现。处理的关键是再生结节的良、恶性鉴别，若无恶变，AFP一般正常，肝穿刺活检可确诊。

（二）间质错构瘤

间质错构瘤（mesenchymal hamartoma，MH）是罕见、孤立的肝肿瘤样畸形病变。多见于2岁以下的幼儿，约占儿童肝肿瘤的5%，偶见于成人，可合并结节性硬化症。最常见的症状为进行性、无痛性腹胀，有的在出生时即可扪及腹部肿块。MH多位于肝右叶，常为较大的囊性肿块，边界清楚，无包膜，肿块内含有胶冻样间质及残余的肝组织。光镜检查的特点是在水肿的间质组织中有散在的囊肿、胆管和肝细胞，囊肿可能由扩张的小胆管或在间质中积聚的液体形成。本病肝功能一般正常，肿块较大时可压迫胆管或门静脉。B超、CT和MRI可表现有特征性的囊性肿块。MH虽为良性病变，但常引起压迫症状，原则上应手术切除。

（三）结节状再生性增生

结节状再生性增生（nodular regenerative hyperplasia，NRH）是较为罕见的弥漫性肝小结节样转变，偶会与FNH相混淆，常在剖腹探查时意外发现，尸检发现率约为3%，无恶变可能。NRH是一种肝脏的结构变化，大体观表现为苍白、隆起的、直径<1.5cm结节，呈弥漫性分布于全肝，罕见有局限于某一肝段而被误诊为肝脏其他良、恶性肿瘤。本病约有50%的病例合并有门静脉高压，NRH也常见于某些慢性全身性疾病，如类风湿关节炎、费尔蒂（Felty）综合征（又称类风湿关节炎伴脾大白细胞减少）、亚急性细菌性心内膜炎、真性红细胞增多症、多发性骨髓瘤、骨髓纤维化、结节性多发性关节炎及糖尿病等。本病病因未明，可能与肝内门静脉阻塞有关，光镜检查证实在肝内门静脉周围有增生灶，不伴有纤维化，病变较大者偶会发生自发破裂出血。NRH超声检查为不均质回声，CT表现为低密度灶。结节可摄取^{99m}Tc-硫胶体，有助于与原发性或继发性肝癌相鉴别。经皮或腹腔镜下肝穿刺活检可确诊。治疗主要针对所伴发的内科疾病进行处理。

（四）脂肪瘤

原发性肝脂肪瘤非常少见，常在影像学检查或尸检中偶然发现。变异的脂肪瘤有含造血组织的髓脂肪瘤（myelolipoma）、有厚壁血管的血管脂肪瘤（angiolipoma）及含平滑肌的血管平滑肌肌脂肪瘤（angiomyolipoma）等。CT表现为均匀的低密度占位，近似皮下脂肪的X线衰减，CT值通常在−20HU以下，最低可达−90HU（图52-58）。由于瘤体内脂肪含量高，MRI的T_1加权像呈高信号，可与其他肝脏良、恶性肿瘤相鉴别。Glisson被膜假性脂肪瘤为附着于肝被膜的坏死而成熟的脂肪组织，常为孤立性，位于肝右叶前表面，病人常有腹部手术史。影像学检查的特征性表现是病灶中心有高密度钙化影。一般认为是介于肝脏与膈肌之间的游离网膜或其他脂肪组织坏死的结果。

（五）肝脏炎性假瘤

本病相对比较罕见，为含有炎症细胞的局限性

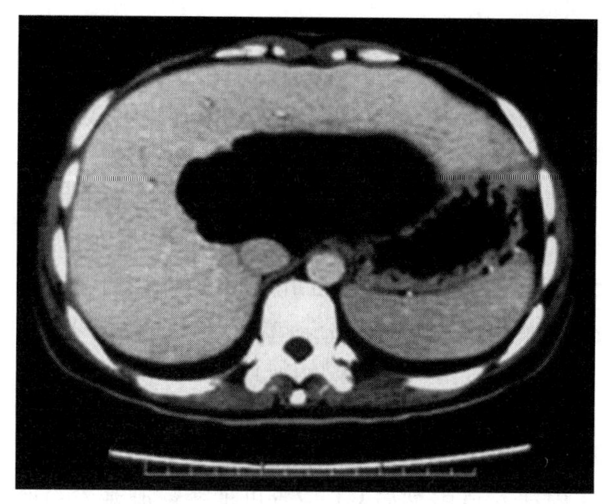

图 52-58 肝脂肪瘤 CT 扫描示病变 CT 值呈负值（-60HU）

病变，也称炎性肌肉成纤维细胞瘤。大体观有时类似恶性肿瘤，常位于肝门周围，大小不一，可为几厘米甚或占据一个肝叶。本病病因不清，可能为继发于血栓形成和血管栓塞的结果。针刺活检或小块楔形切除活检即可确诊。大多数病例可自愈，因而无需特殊治疗。

（六）其他少见良性肿瘤

肝脏良性肿瘤大多数为血管瘤、HCA 或 FNH。其他在临床上罕见的尚有黏液瘤、纤维瘤、神经鞘瘤、淋巴管瘤、平滑肌瘤、良性间皮瘤、肝畸胎瘤、肾上腺或胰腺残余组织等，临床均表现为分散的肝脏结节性病变。处理的关键在于确诊。

（沈　锋）

参考文献

[1] DHINGRA S, Fiel M I. Update on the new classification of hepatic adenomas: clinical, molecular, and pathologic characteristics [J]. Archives of pathology & laboratory medicine, 2014, 138 (8): 1090-1097.

[2] MIURA J T, AMINI A, SCHMOCKER R, et al. Gamblin TC. Surgical management of hepatic hemangiomas: a multi-institutional experience [J]. HPB: the Official Journal of the International Hepato Pancreato Biliary Association. 2014, 16 (10): 924-928.

[3] HOEKSTRA L T, BIEZE M, ERDOGAN D, et al. Management of giant liver hemangiomas: an update [J]. Expert review of gastroenterology & hepatology, 2013, 7 (3): 263-268.

[4] European Association for the Study of the Liver (EASL). EASL Clinical Practice Guidelines on the management of benign liver tumours [J]. Journal of hepatology, 2016, 65 (2): 386-398.

[5] 陈孝平，夏锋，李雪松. 肝血管瘤诊断和治疗多学科专家共识(2019 版)[J]. 临床肝胆病杂志，2019, 35 (09): 1928-1932.

第五节　非寄生虫性肝囊肿和肝内胆管囊肿

非寄生虫性肝囊肿和肝内胆管囊肿（non-parasitic cystic diseases of the liver and intrahepatic biliary tree）是一组疾病的总称，多数有遗传倾向。虽然其病因、发病率、临床表现和预后各不相同，但这些疾病的基本病变是肝内胆管的囊性扩张，经 B 超或 CT 检查即可作出诊断，但也有需经组织学检查方能证实者。

一、单纯性肝囊肿

单纯性肝囊肿（simple cysts of the liver）是内含浆液、不与肝内胆管树相通的囊性病变。曾有许多命名用来描述本病，如胆管囊肿、非寄生虫性肝囊肿、良性肝囊肿、先天性肝囊肿、单房性肝囊肿及孤立性肝囊肿等。其中孤立性肝囊肿的命名不确切，因单纯性肝囊肿也常有多发。单纯性肝囊肿常见于普通人群。大多数肝囊肿直径小于 3cm，易于通过超声检查发现，并且是无症状的。症状的出现通常由于囊内出血或囊肿压迫周围组织器官所致，囊内出血在影像学上可与囊腺瘤或棘球蚴病（包虫病）相混淆。

【病理】

单纯性肝囊肿肉眼观为球形或卵圆形，直径数毫米至 20cm 以上不等，囊肿不与肝内胆管树相通。小囊肿周围为正常肝组织，大囊肿可造成邻近肝组织萎缩，巨大肝囊肿甚至可使整个肝叶萎缩，而余肝呈代偿性增大。由于肝组织的萎缩致使囊肿周围原有较大的胆管和血管显得丰富而密集，且可突向囊腔，在囊壁内表面形成皱褶。囊肿呈单房性，内无间隔，囊液清亮，若有出血则为血性囊液。成年病人有半数为单个肝囊肿，另一半则有2个或以上的囊肿，仅一小部分病例为多发性肝囊肿。

显微镜观，囊壁衬以单层立方或柱状上皮细胞，细胞大小均匀，排列整齐，无任何变异，与胆管上皮细胞相似。小囊肿壁内无基质，大囊肿可有一薄层退化的结缔组织。本病被认为是先天性胆管畸形，因迷走胆管失去与肝内胆管树的联系，并逐渐扩张形成囊肿。肝囊肿上皮细胞保留不同的分泌功能，分泌的液体可产生高达30cmH_2O的腔内正压。囊液由水和电解质组成，不含胆汁酸及胆红素，与胆管上皮细胞的正常分泌液接近，这也是囊肿开窗术的理论基础，因为其对腹膜没有毒性。

【流行病学】

长期以来，本病被认为是罕见病。其实，单纯性肝囊肿较少见的是有症状和发生并发症的病人，而无症状的单纯性肝囊肿并不少见，成人尸检检出率为1%，超声检查其发病率是3%~5%，螺旋CT检查成年人的发病率是18%，平扫磁共振检查达到24%。上述不同检查造成发病率差异的原因在于多数小囊肿只能通过更精确的影像学技术才能发现。单纯性肝囊肿的发病率与年龄和性别相关。本病女性多见，无症状者男女发病率之比为1∶1.5，而有症状和并发症的为1∶9。单纯性肝囊肿在40岁以前少见，40岁以后其发病率急剧上升。50岁以上病人的肝囊肿直径较年轻病人明显为大，巨大肝囊肿几乎仅见于50岁以上的妇女。

【临床表现与诊断】

本病大多数无症状，仅在B超CT或MRI检查时偶然发现，少数较大的肝囊肿可表现为腹痛或不适，左外叶巨大肝囊肿可有食欲减退，餐后胀闷表现。由于成人单纯性肝囊肿的发病率较高，因而与其他肝病或肝外疾病并存的机会较多。因此，在确定肝囊肿引起的右上腹痛或不适时，必须排除引起上述症状的其他疾病。体检仅大的肝囊肿方能触到有囊性感的球形肿块，如囊肿张力过大，可被误认为实体瘤。病人一般状况良好，肝功能检查正常，若肝功能异常，应考虑同时合并其他肝病的可能。B超是首选的检查方法，典型者表现为圆形或卵圆形的液性暗区，边界光滑清晰，后壁肝组织回声增强，提示一个明确的组织-液体界面。若囊内出血，病灶可有异常回声。本病有一半仅见1个囊肿，另一半可有2个或以上的囊肿，少数为多发性肝囊肿。肾脏超声检查一般正常，但成年病人偶会同时存在1个或2个以上的肾囊肿。除超声检查外，一般无需要再做其他影像学检查。CT检查可明确肝内囊肿的数目及分布，平扫表现为1个或数个圆形或卵圆形及水样密度的病灶，囊内无间隔，也无内囊形成。动态CT扫描囊肿无血供（图52-59）。小囊肿由于邻近肝组织的部分容积效应，有时很难显示其水样密度，增强后病灶密度也可明显增高。对来自棘球蚴病流行疫区的病人或可疑为肝棘球蚴病时，应做血清学检查以资鉴别。诊断性穿刺若抽出澄清液体可确诊为单纯性肝囊肿。囊内注入造影剂后CT检查可证实囊肿是否与胆道相通。肝囊肿的MRI表现为轮廓清晰、均匀的病变。增强扫描病灶未见强化，T_1为低信号强度，T_2为高信号强度。

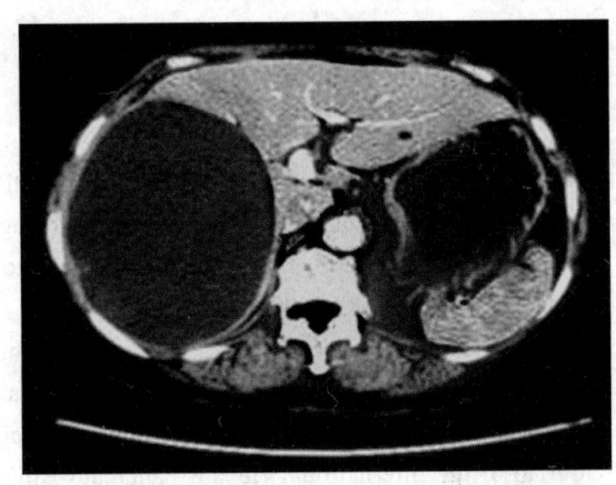

图52-59 单纯性肝囊肿CT扫描呈低密度病变

【自然病程与并发症】

本病大多数病人处于静止期而无症状，虽经数年重复超声检查亦无明显变化。部分病人囊肿生长十分缓慢，仅极少数病人囊肿可迅速增大，伴有严重的腹痛或不适，该类病人几乎皆为50岁以上的妇女。单纯性肝囊肿的并发症较少见，主要为囊内出血，临床表现为急剧的腹痛和囊肿迅速增大，仅少数病人腹痛轻微或不伴有腹痛。超声检查常在囊肿的最低位见到可移动并有异常回声的血凝块。其他并发症尚有囊肿破裂、细菌感染、下腔静脉受压、囊肿十二指肠瘘、囊肿肝内胆管瘘、囊肿压迫胆总管分叉部引起阻塞性黄疸、压迫门静脉引起门静脉高压、囊肿扭转及癌变等。

【鉴别诊断】

单纯性肝囊肿易与肝脓肿、坏死性肿瘤、血管瘤及血肿等相鉴别，这些病变的临床背景各异，超声和CT检查均无典型的肝囊肿影像学特征。但本病有时难与内分泌性肝转移瘤相区分，该类肿瘤生长也较缓慢，肿瘤坏死区也可表现为边界清晰的液性暗区。本病与肝棘球蚴囊肿的主要鉴别点见表 52-9，但在下列情况两者鉴别困难：①肝棘球蚴病发生于非流行区；②肝棘球蚴囊肿无钙化、分隔及囊壁分裂征；③肝棘球蚴囊肿内的分隔酷似靠拢的两个或数个单纯性肝囊肿；④肝棘球蚴病病人的血清学试验阴性；⑤单纯性肝囊肿内有血凝块可类似肝棘球蚴的囊壁分裂征或寄生虫囊泡。对两者鉴别确有困难者，穿刺抽液光镜检查有助于确诊。

表 52-9　单纯性肝囊肿与肝棘球蚴囊肿的鉴别要点

	单纯性囊肿	棘球蚴囊中
分隔	无	常见
钙化	无	常见
囊壁分裂	无	可能
与肝内胆树相通	无	可能
棘球蚴病血清实验	阴性	阳性*

注：*大多数肝棘球蚴囊肿病人

多发的单纯性肝囊肿必须与成人多囊肾病的肝囊肿相鉴别。成人多囊肾病系常染色体显性遗传，父母一方或同胞兄妹中常患有本病。而单纯性肝囊肿为非遗传性畸形，病人的父母和兄妹不受其影响。但成人多囊肾病的临床表现不一，病人可能无症状而不被察觉。又成人多囊肾病的肝囊肿一定合并多发性肾囊肿，而多发的单纯性肝囊肿一般无肾囊肿存在，但偶尔也会合并一个或数个肾囊肿，该类病人不能诊断为成人多囊肾病。

【治疗原则】

1. 单发性肝囊肿的治疗　对于单发性、无症状的肝囊肿，即使体积较大也无需治疗。对于有症状的病人，只有在明确这些症状确实与囊肿有关后方予以治疗。对于直径 <8cm 和囊肿不向肝表面突出的病人，任何治疗皆应慎重。对症状起因不明的病例可试行治疗性囊肿穿刺抽液，若症状不能改善，则不再做进一步针对肝囊肿的治疗。单纯穿刺抽液后囊肿难免复发。

单发性肝囊肿的非手术疗法是在囊腔内注入硬化剂，目的在于破坏囊壁内衬的上皮组织。无水酒精是最常用的硬化剂，其并发症有：①注射过程中若酒精外渗入腹腔可引起剧烈腹痛；②酒精弥散后可产生一过性神经精神障碍；③治疗后囊肿的炎症性改变将增加后续手术切除的难度。另一种硬化剂是盐酸米诺环素（minocycline hydrochloride），注射后副作用较无水酒精少。硬化剂注射疗法已有 15 年历史，但缺少大宗病例的长期随访报道，其成功率约为 65%~95%。硬化疗法的禁忌证是囊腔内含有胆汁或血性液体。

单发性肝囊肿的外科疗法是开窗术，切除突向肝外的囊壁，建立囊肿与腹腔间的大通道，便于囊内上皮组织分泌的液体经由腹膜重吸收，此法尤适用于外向型生长的巨大囊肿。若所开窗口较大或术后囊腔萎陷则疗效较好。开窗术后病人可持续存在小的囊腔，尤以位于肝膈面的囊肿多见，因其开口易与膈肌粘连而封闭之故，但有症状复发者极为少见。若囊腔巨大，开窗后囊壁上皮分泌的液体超过腹腔重吸收的量，可出现短暂的腹水。

囊肿开窗可经开腹手术或在腹腔镜下完成，目前多选用后者。一项纳入了 657 例肝囊肿病人的 meta 分析研究比较了开腹手术和腹腔镜行肝囊肿开窗术的疗效，结果显示腹腔镜手术拥有更短的手术及住院时间，以及更少的术中出血量，术后囊肿复发率也与开腹手术相似。但有下列两种情况不适宜做腹腔镜囊肿开窗术：①囊肿位于肝脏的Ⅶ、Ⅷ段，难以达到满意的显露；②当囊内有出血或感染时，病灶酷似肝肿瘤或棘球蚴囊肿。该类病人宜选用开腹手术，以便术中进行活检或改行根治切除。

2. 多发性大囊肿的治疗　多发性肝囊肿病人通常有数个（常为 1~5 个）较大的囊肿与为数较多的小囊肿并存，症状与大的囊肿有关。治疗可仅处理与症状有关的几个较大囊肿，而不需处理位于肝实质内的小囊肿。由于多个囊肿开窗后暴露的上皮组织面积较大，术后一过性腹水的发生率较高。多发性大囊肿开窗术的远期疗效与单发性肝囊肿相似。

二、多囊肝合并成人多囊肾病

多囊肝（polycystic liver disease，PCLD）是一种常染色体显性遗传病变，常合并成人多囊肾病（adult polycystic kidney disease，ADPKD）。

【病理】

本病肝囊肿的肉眼和光镜检查均与单纯性肝囊肿相同。囊肿呈单房性，周边为单层上皮细胞，囊内含浆液性液体，不与肝内胆管相通。本病与单纯性肝囊肿的主要区别在于囊肿数目的不同，前者肝脏密布大小不等的囊肿。本病除肉眼所见的肝囊肿外，尚有无数光镜检查才能发现的微小囊肿和密集成簇的胆小管，称 von Meyenburgh 复合体，位于肝小叶或邻近的门管区。

肝囊肿合并成人多囊肾病的发生与单纯性肝囊肿相同，也是由于迷走胆小管中断了与肝内胆管树的联系，最终扩张形成了囊肿。迷走胆小管可能属于 von Meyenburgh 复合体。本病肝囊肿尽管数目较多，体积较大，但仍保留有相当数目的肝实质细胞，因而大多数病人的肝功能和肝内血液循环仍保持正常状态。

【病因】

多囊肝常合并常染色体显性遗传多囊肾病，与 *PKD1* 或 *PKD2* 基因突变有关。多囊肝也可单独发生，不合并多囊肾病，其与 *PRKCSH* 基因突变有关。无论哪种基因突变，其引起的多囊肝的特征及自然病程相似。与单纯性肝囊肿类似，本病随年龄增大致发病率增加，常染色体显性遗传多囊肾病人的多发肾囊肿总是先于多发肝囊肿的发生。到年龄近 40 岁时，近 80% 的多发肾囊肿病人有多囊肝的发生。女性多囊肝病人的病灶数目和体积较男性多而大，肾囊肿较大的病人肝囊肿也较大。

【临床表现与诊断】

大多数成人多囊肾病病人的肝囊肿无明显临床症状，少数巨大多发的肝囊肿可引起餐后腹胀，甚至有呼吸短促。囊肿巨大者体检时可扪及肿大的肝脏，有时肝大极为明显，如囊肿张力过大易与实体瘤相混淆。一般无淤胆、肝衰竭或门静脉高压的症状和体征，肝功能检查正常。肝肾超声或 CT 检查可见多发的充满液体的圆形或卵圆形囊肿，边界清晰（图 52-60）。囊肿可有钙化，但极为少见。

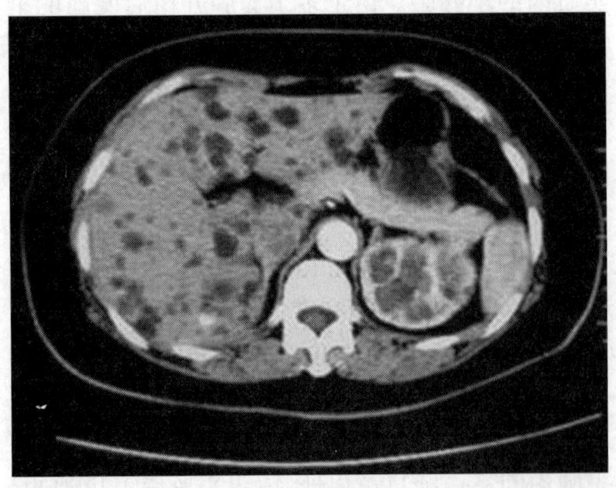

图 52-60　多囊肝合并成人多囊肾病 CT 扫描示肝内及左肾布满多发性囊性病变

【自然病程与并发症】

多囊肝生长缓慢，有些应用血透或肾移植维持生命的病人，囊肿可变得极其庞大。本病主要并发症为囊肿继发细菌感染，肾移植术后应用免疫抑制药更易发生，严重者可危及病人生命。另一常见并发症为囊内出血。其他少见的尚有阻塞性黄疸、门静脉高压、顽固性腹水及囊肿恶性变等。

【鉴别诊断】

多囊肝合并成人多囊肾病必须与多发的单纯性肝囊肿相鉴别。本病与单纯性肝囊肿的主要区别在于囊肿数目的不同，前者肝脏密布大小不等的囊肿。成人多囊肾病系常染色体显性遗传，父母一方或同胞兄妹中常患有本病。而单纯性肝囊肿为非遗传畸形疾病，病人的父母和兄妹不受其影响。成人多囊肾病的临床表现不一，病人可能无症状而不被察觉。成人多囊肾病病人常并发多囊肝，而多发的单纯性肝囊肿一般无肾囊肿存在。单纯性肝囊肿偶尔也会合并一个或数个肾囊肿，该类病人不能诊断为成人多囊肾病。多囊肝还需与多发肝脏肿瘤特别是转移瘤相鉴别，CT 平扫可能无法区分这两种疾病，但多发肝转移瘤在 B 超下表现为实性占位病变，且多期动态增强 CT 扫描表现为肿瘤典型的影像学表现。

【治疗原则】

对无症状的多囊肝不需任何治疗。多囊肝缺乏内科疗法，外科治疗仅针对具有严重症状的巨大囊肿以及伴并发症的病人，肝部分切除加肝囊肿广泛开窗术是治疗成人多囊肝病的有效方法。目前临床上对于多囊肝的治疗有经皮穿刺抽液硬化剂治疗术、肝囊肿广泛开窗术、腹腔镜开窗术、部分肝切除加囊肿广泛开窗术、肝移植术等。经皮穿刺抽液硬化剂治疗术创伤性小，恢复快，病人容易接受，但病人接受治疗后短期内症状易复发；肝囊肿广泛开窗术由于残余囊壁坚硬，术后囊肿壁残留，减压效果不理想，目前较少采用；腹腔镜开窗术适用囊肿数目较少，囊肿较大，位于肝脏边缘的病人，因此应用受到了限制；肝肾联合移植是治疗成人多囊肝、多囊肾病的一种有效疗法。但大多数严重多囊肝病人肝功能正常，手术可以缓解症状，肝移植只适用终末期多囊肝病。部分肝切除加囊肿广泛开窗术切除了囊肿密集的肝段，充分解除了囊肿压迫，肝实质内囊肿广泛开窗，减少了残存的肝囊肿，手术效果好，术后复发率低，对于深在的囊中囊进行开窗时应注意避免血管和小胆管的损伤，无法辨别已经开窗囊肿底部是否为囊肿时可以用手指触摸囊壁表面，感知其压力及质地，囊肿质地较肝实质柔软，有一定弹性，一般不难鉴别，位于深部肝实质的囊肿也要进行开窗，如寻找困难，推荐使用术中超声。尽可能对所有肝囊肿进行开窗以减少术后复发概率。小胆管的损伤也可能造成胆漏，术中仔细缝扎囊壁边缘和肝创面，亦可避免胆漏的发生。多囊肝的囊壁细胞为主动分泌型，导致病人术中、术后体液丢失较多，病人血压降低时，适当输红细胞悬液及血浆是必需的。术后应注意不使用肾毒性药物。

三、肝囊腺瘤

肝囊腺瘤（cystadenoma of the liver）甚为罕见，多见于40岁以上女性。以B超和CT检查为准，肝囊腺瘤的发生率约为单纯性肝囊肿的1‰。本病有复发和恶变倾向，与单纯性肝囊肿的预后和治疗截然不同，两者鉴别极为重要。

【病理】

肝囊腺瘤常为单发，体积较大，直径约10~20cm，外表面呈球形并向外膨出大小不等的囊肿。切面见囊腔为多房性，大小不等，壁薄，内含黏液（图52-61）。光镜下囊壁基底膜被覆一层立方或柱状上皮细胞，大小一致，细胞核呈圆形或卵圆形，细胞质清亮透明或有模糊空泡，泡内黏液染色阳性，部分上皮可隆起形成多发性息肉或乳头状突起。支撑上皮细胞的基质厚而致密，类似卵巢基质，其中有泡沫样或含色素的巨噬细胞和碎裂的胆固醇结晶。肝囊腺瘤的发病机制尚不清楚，可能源于先天性异常的肝内胆管或为错位的生殖细胞。前者假设虽被普遍接受，但不能说明囊壁为何有黏液上皮细胞，后者却可解释本病与卵巢囊肿之间在组织学上的相似性。

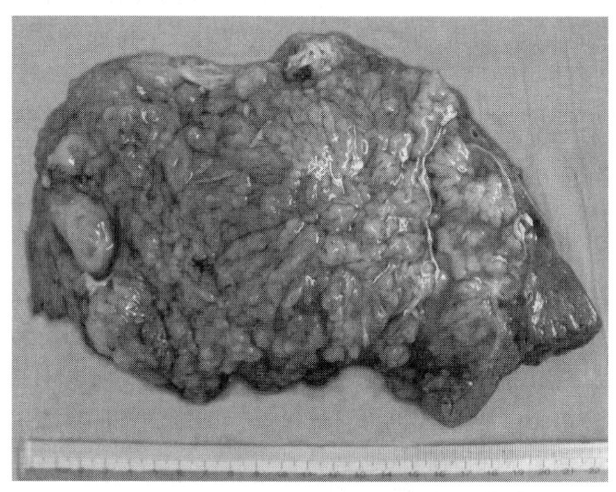

图52-61　肝囊腺瘤切除标本

【临床表现与诊断】

肝囊腺瘤通常是无症状的。肝囊腺瘤巨大者可有上腹不适、隐痛、纳差、恶心及腹胀等，体格检查可触及肿大肝脏，但若肿瘤较小则无任何症状和体征。肝功能检查常属正常。本病主要依靠B超和CT诊断。B超检查可见肝内有一较大的圆形或卵圆形、边缘不规则及囊内有间隔的液性暗区，囊壁或间隔处有乳头状突起。CT平扫表现为单一的囊性低密度病灶，内有分隔，囊壁有结节，间隔和结节可有钙化（图52-62）。若囊液蛋白含量较高，病灶密度可高于水密度，达30HU。增强扫描腺瘤囊壁、间隔及腔内结节均有强化，但CT显示囊腔间隔的敏感性不及B超。肝动脉造影见瘤体本身为低血供，周围有密集成簇的细小血管，肝内动脉受压移位，实质期囊壁、间隔及乳头状突起可显影。诊断性穿刺如抽出黏液样液体有利于本病的诊断，但若病灶已有恶变，穿刺可能导致癌细胞播散。

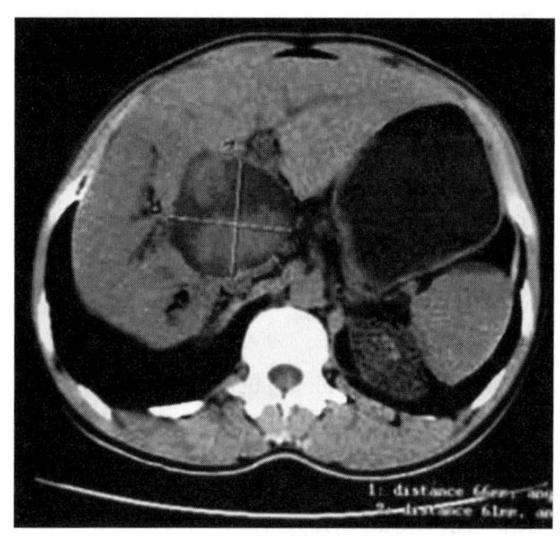

图52-62　肝囊腺瘤CT平扫示尾状叶囊实性病变

肝囊腺瘤病人的血清CA-199水平可能升高。与之对比，单纯性肝囊肿病人的CA-199水平也可升高。CA-199水平升高的原因在于囊肿破裂进入循环系统。大多数囊腺瘤病人囊液的CA-199水平升高。

【自然病程与并发症】

肝囊腺瘤生长非常缓慢，部分切除后极易复发。其并发症引起的症状可能为首发症状，包括胆总管受压引起的淤胆、囊内出血、细菌感染、囊肿破裂及恶变等。囊腺瘤有转化为囊腺癌的风险，组织学表现为多层上皮细胞，乳头状突起增多、增大，上皮细胞变形并侵犯基质。囊腺癌通常为部分恶变，但也可为全部上皮细胞恶变。若B超和CT发现囊腔内有较大的隆凸状突起或间隔有钙化，应高度怀疑恶变。囊腺瘤一旦恶变则在肝内迅速蔓延，常因肿瘤压迫或黏液堵塞导致胆道梗阻，并常有肝外转移。

【鉴别诊断】

本病需与肝棘球蚴囊肿和单纯性肝囊肿相鉴别。囊腺瘤酷似肝棘球蚴囊肿，因二者囊内均有间隔，但前者棘球蚴血清学连续检查皆为阴性。肝囊腺瘤与单纯性肝囊肿的鉴别见表 52-10，有时数个密集成团的单纯性肝囊肿极易误认为囊内有间隔的囊腺瘤，影像学鉴别困难。本病与单纯性肝囊肿合并囊内出血鉴别困难，如果有以往可对照的影像学资料调阅对比，有助于鉴别诊断。鉴于肝脏外科技术的进步，肝切除术已非常安全，对于此类病人可积极手术治疗。

表 52-10　肝囊腺瘤和单纯性肝囊肿的鉴别要点

	囊腺瘤	单纯性肝囊肿
囊肿数目	1 个	1 个或数个
间隔	有	无
乳头状突起	常见	无
囊液	黏液性	浆液性
部分切除后复发	常见	罕见
恶变	可能	罕见

【治疗原则】

肝囊腺瘤即使无症状，也应手术彻底切除。部分切除极易复发并有恶变可能，切除完全则无复发之虞。肝囊腺癌术后 3 年生存率约为 55%。

四、先天性肝纤维化

本病属于遗传性先天性畸形疾病，其特点是门管区扩大、纤维变性和胆小管增生。主要后果为门静脉高压。1954 年 Grumbach 等首先描写本病为肝纤维囊性病，1961 年 Kerr 等将其改名为先天性肝纤维化（congenital hepatic fibrosis）。

【病理】

先天性肝纤维化的病理表现为门管区明显扩大，有丰富的纤维组织和为数较多的胆小管，这些胆小管可有不同程度的扩张，与肝内胆管树相通。但纤维化门管区与肝实质分界清晰，肝结构仍保持正常。除门管区外，肝小叶内也可见到成簇的胆小管，周围有纤维结缔组织包绕。必须指出，本病并非肝脏单纯的纤维变性，胆小管增生是其主要病变，即最初形成与肝囊肿合并成人多囊肾病相似的簇状胆小管（von Meyenburgh 复合体），纤维化是由此引发的继发性改变。本病中这些增生、扩张的胆小管仍与肝内胆管树保持相通，仅形成微小的囊肿，而成人多囊肾病的簇状胆小管由于失去了与胆管树的联系，可逐渐扩张形成较大的肝囊肿。本病成簇胆小管的发生机制尚不清楚，有人认为是由于胆管上皮细胞不成比例过度增生所致。如影响到较大胆管上皮细胞，则可同时并发先天性肝内胆管扩张[卡罗利（Caroli）综合征]。据此，也可解释先天性肝纤维化同时合并肾集合管和胰管扩张等肝外畸形病变。

【病因】

先天性肝纤维化属常染色体隐性遗传疾病，男女发病率相同，病人父母可能为表型正常的杂合子，但同胞兄妹中常有本病的病人。先天性肝纤维化罕见，其确切发病率尚不清楚，可能与其他常染色体隐性遗传性肝病如 Wilson 病相同，约为 1/10 万，无种族差异性。

【临床表现与诊断】

本病的主要临床表现为门静脉高压，且很可能始自新生儿。病人常在 5~20 岁因食管胃底静脉曲张破裂出血得到诊断，少数病人可因脾功能亢进、脾大引起的上腹不适或发现腹壁静脉侧支循环而就诊。极少数并不合并 Caroli 综合征的病人，临床上也可表现为反复发作的细菌性胆管炎。本病可终身处于静止期而无症状。

体检常有肝、脾大和脐周静脉曲张（Cruveilhier 综合征），脾大尤为多见，但无肝性脑病、黄疸、腹水及蜘蛛痣等肝功能不全表现。肝功能检查常属正常，少数病人 ALP 和 γ-GT 有中度升高。内镜或吞钡检查示有食管静脉曲张。B 超、CT 或 MRI 检查可表现为肝大、门静脉通畅、脾大及门腔存在侧支循环等。肝穿刺活检常有典型的组织学特征，但因少数门管区仍可保留正常结构，若取样较少可造成假阴性，此是肝活检有时不能确诊本病的主要原因。

【自然病程与并发症】

病程中病人常反复出现胃肠道出血，一般能很好耐受，不发生肝性脑病、腹水和黄疸。病人常死于消化道大出血而非肝功能不全，类似肝外型门静脉高压的病程与肝硬化不同。少数病人即使不合并 Caroli 综合征也可有反复发作的细菌性胆管炎。本病可恶变为胆管细胞癌。

【合并畸形】

先天性肝纤维化常合并 Caroli 综合征和肾集合管扩张畸形。前者可无临床症状，仅由 B 超、CT 或 MRI 检查证实，也可因反复发作性胆管炎而确诊。后者肾皮质和髓质的集合管均有扩张，类似海绵肾，但真性海绵肾集合管扩张仅局限于肾髓质。肾集合管扩张畸形一般无临床症状，仅少数病人有血尿或泌尿系感染。静脉肾盂造影可显示肾集合管扩张畸形，表现为肾肿大和粗条纹状的肾髓质，约2/3病人有此影像学特征，是诊断先天性肝纤维化的有力佐证。若该项检查正常，肾活检可证实有集合管扩张。少数病人因扩张段集合管与尿路不相通，可形成大的肾囊肿，类似成人多囊肾病，有的在婴儿期即可发生，巨大肾囊肿可引起肾衰竭或肾性高血压。其他合并畸形尚有肝内双重门静脉分支，胰腺囊性发育不良，小肠淋巴管扩张，肺气肿，脑血管瘤，肾、脑动脉瘤和腭裂等。

【治疗原则】

先天性肝纤维化的治疗主要针对食管静脉曲张破裂出血。出血期间应积极补液、输血，并给血管加压素、生长抑素或内镜硬化治疗控制出血。β受体阻滞药或内镜硬化治疗可预防再出血。当上述疗法无效时应考虑门腔分流术，术后并发肝性脑病和肝衰竭的危险明显少于肝硬化病人。单纯脾切除术不能预防胃肠道出血，术后还可能因门静脉有血栓形成而妨碍后续的门腔分流术。由于本病肝内囊性扩张的小胆管有继发细菌感染的危险，故经颈静脉肝内门腔分流术（TIPS）应列为禁忌。同时还应尽量避免行针对胆道的手术和有关侵入性检查，如胆囊切除术、胆总管切开探查、T管引流、术中胆道造影及ERCP等，以防止细菌性胆管炎的发生。肝移植为治疗本病的根本措施。

五、先天性肝内胆管扩张

先天性肝内胆管扩张[卡罗利（Caroli）综合征]是以先天性多处节段性肝内胆管扩张为特征的胆道畸形病变，主要后果为反复发作的细菌性胆管炎。1958年Caroli等首先描述了该病，因非单一的胆管畸形，故以Caroli综合征命名，较称之为Caroli病更为确切。

【病理与病因】

Caroli综合征的主要病变是多处节段性肝内胆管扩张，扩张部分形成大小不等的囊肿，囊肿间由正常的或规则扩张的胆管相连，门静脉分支或肝小动脉可在囊壁隆起，突向扩张的胆管腔内。病变可为弥漫型，累及整个肝内胆管树。也可局限于肝脏的一部分，通常为左半肝或左外叶。弥漫型囊肿数目较多，体积较大。局限型囊肿一般不超过10个，体积也较小。本病约有一半合并先天性肝纤维化，此型Caroli综合征均为弥漫型，系常染色体隐性遗传，故也可同时合并先天性肾集合小管扩张畸形。另一半不合并先天性肝纤维化，病变较为局限，通常在肝左叶。此型Caroli综合征不具遗传性，也不合并肾集合小管扩张畸形，但可合并其他胆管畸形，特别是胆总管囊肿。

【临床表现与诊断】

Caroli综合征在新生儿即可出现，但无症状，约持续5~20年或更长时间发病，少数病例终身无症状。本病无症状者常因其他原因做影像学检查时发现，或在确诊为先天性肝纤维化时证实有节段性肝内胆管扩张。大多数病人首次细菌性胆管炎发作常无明显诱因，少数系由胆道外科手术或侵入性胆道检查引起，如胆囊切除术、胆总管切开术、T管引流、术中胆道造影及内镜逆行胰胆管造影（ERCP）检查等（图52-63）。Caroli综合征所致细菌性胆管炎症状的主要特点是仅有发热，不伴腹痛和黄疸，与胆总管结石所致细菌性胆管炎症状不同。因此，病人首次发热可能并非由细菌性胆管炎引起。体格检查常有肝大，无肝功能不全的症状和体征，但若合并先天性肝纤维化则有门静脉高压的表现。肝功能检查除ALP和γ-GT可有中度升高外均属正常。

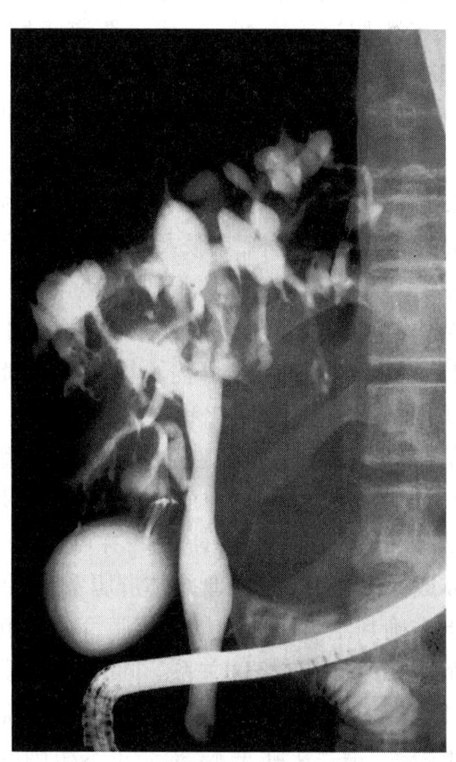

图52-63 ERCP示Caroli综合征肝内囊肿与胆道相通

本病的影像学检查方法如下：

1. 超声检查 超声检查是筛查本病的最常用方法，主要表现为肝内胆管出现局限性或节段性扩张的无回声区，多呈椭圆形或梭形，病变胆管近端胆管一般无扩张，胆囊受压、推移。超声检查缺点是不能清楚显示胆总管下段、胰胆合流共同管及胰管的微细结构。

2. 多排螺旋CT检查 多排螺旋CT检查能很好地显示病变胆管大小、形态和范围，并能显示其与周围结构的关系、是否存在并发症，但其胆管显示效果差于MRCP检查。增强CT检查见胆管壁起源的结节不规则强化，为诊断癌变的重要依据。

3. MRCP检查 MRCP检查具有无创、灵敏度(70%~100%)和特异度(90%~100%)高等优势，可清楚、立体显示胆管树全貌和胰胆合流部异常，是目前诊断最有价值的方法。

4. 胆道造影检查 若MRCP检查表现不典型，但高度怀疑本病时，可行ERCP检查，并可同时行内镜鼻胆管引流术。PTC检查同样能清楚显示肝内胆管结构，也可同时行经皮肝穿刺胆道引流术。这两种检查均为有创性，应注意该类侵入性检查易诱发细菌性胆管炎。术中行胆道造影联合胆道镜检查、肝内胆管及胆总管远端探查，可提高诊断准确率，有效减少术后并发症。

5. 术中胆道镜检查 行术中胆道镜检查，观察胰胆合流共同管、胰管及肝内胆管，可直接了解胰胆管系统有无解剖变异、结石和狭窄，有助于更加安全、准确地切除病变胆管，同时清除胆道结石。

6. 数字医学技术 三维可视化技术可利用现代光导技术和成像技术，克服人眼不能透视和直视的局限，全景式立体“透视”肝脏及其脉管系统的空间结构，清晰显示肝脏三维立体图像，分别予肝脏、周围脏器、腹腔血管、肝内不同脉管系统配置不同颜色；借助肝脏透明化和局部放大技术，通过不同角度和方位旋转立体观察，明确病变胆管形态和分布范围，显示受累胆管范围、扩张程度及胆管与肝动脉、肝静脉、门静脉的关系；并可应用3D打印立体成像技术实体化再现个体肝胆系统，在立体构象上准确判定与精准测量病变胆管分布范围及其与毗邻脉管结构的空间关系。同时，在其模型上行可视化虚拟仿真手术，可制订手术预案，确定最佳手术路径，指导实际手术，提高手术精确度和安全性。

本病必须与下列疾病相鉴别：①多发性肝囊肿和成人多囊肾病的多囊肝；②胆总管阻塞引起的肝内胆管扩张；③原发性硬化性胆管炎所致的胆管扩张。后者胆管扩张一般较轻，但也有因胆管扩张明显而被误诊为Caroli综合征的报道。

【自然病程与并发症】

Caroli综合征的自然病程因细菌性胆管炎的发作频率而异。多者1年内可发作10~20次，少者仅1~2次，次数越多预后越差，通常在首次发作5~10年后死于无法控制的胆道感染。细菌性胆管炎也可并发肝脓肿、脓毒症、肝外脓肿及继发性肝淀粉样变性。

Caroli综合征也常并发肝内胆管结石，因病人胆汁常含有胆固醇结晶，因而大多数结石是以胆固醇和胆色素为主要成分的混合性结石。该类结石易为B超检查所发现，而CT检查常易漏诊。若囊肿结石移向胆总管可引起胆绞痛、梗阻性黄疸或急性胰腺炎。本病可恶变为肝内胆管癌或肝细胞癌。

【合并畸形】

Caroli综合征半数合并先天性肝纤维化，其他见诸于先天性肝纤维化中的合并畸形均可出现。本病常合并胆总管囊肿畸形，尤以不伴先天性肝纤维化的病人多见。此外，也可合并Laurence-Moon-Biedl-Bardet综合征。

【治疗原则】

本病一旦确诊，应尽早行手术治疗，降低胆道癌变率。Caroli综合征并发细菌性胆管炎时应给广谱抗生素，但预防其发作十分困难，周期性应用抗生素仅对部分病人有效。T管引流不但无效，而且在合并先天性肝纤维化病人中应用可能相当危险，因胆小管分泌的大量水、电解质经T管丢失可导致严重脱水。熊去氧胆酸能有效预防和治疗肝内胆管结石，Caroli综合征病人应常规服用。经皮经肝胆管引流(PTCD)仅对少数病人有效。外科胆肠吻合或内镜下乳头切开术虽能解决肝外胆管结石，但可增加本病胆管炎发作的频率和程度，从而加重病情，不宜应用。Caroli综合征累及部分肝段周围肝管时，可行受累肝段肝切除。弥漫型病人若病变以肝脏的某一段、叶最为显著，也可试行部分肝切除。但该类病人常因合并先天性肝纤维化和门静脉高压，手术难度较大，且残存肝内囊肿仍可引起细菌性胆管炎的反复发作，远期疗效差。若Caroli综合征累及全肝周围肝管，且伴有严重的反复发作性胆管炎，应考虑原位肝移植。

(沈 锋)

参考文献

[1] CARRIM Z I, MURCHISON J T. The prevalence of simple renal and hepatic cysts detected by spiral computed tomography [J]. Clin Radiol, 2003, 58 (8): 626-629.

[2] CIESZANOWSKI A, MAJ E, KULISIEWICZ P, et al. Non-contrast-enhanced whole-body magnetic resonance imaging in the general population: the incidence of abnormal findings in patients 50 years old and younger compared to older subjects [J]. PLoS ONE, 2014, 9 (9): e107840.

[3] MIMATSU K, OIDA T, KAWASAKI A, et al. Long-term outcome of laparoscopic deroofing for symptomatic nonparasitic liver cysts [J]. Hepatogastroenterology, 2009, 56 (91-92): 850-853.

[4] 中华医学会外科学分会胆道外科学组 . 胆管扩张症诊断与治疗指南(2017 版)[J]. 中华消化外科杂志，2017, 16 (8): 767-774.

第六节 肝棘球蚴病

棘球蚴病(hydatid disease，hydatidosis)又称包虫病(echinococcosis)，是由棘球绦虫的幼虫(棘球蚴)寄生人体或其他动物体内引起的疾病。幼虫主要寄生于肝脏，故称肝棘球蚴病。但也可寄生于其他脏器，如肺、脑等，故总称棘球蚴病。目前公认有 4 种棘球绦虫的幼虫可引起本病，其中细粒棘球绦虫(echinococcus granulosus)和多房棘球绦虫(echinococcus multilocularis)是我国重要的人兽共患的病原。现明确将前者称为细粒棘球蚴病(echinococcosis granulosa)(囊型包虫病，cystic echinococcosis)或单房性棘球蚴病(unilocular echinococcosis)；后者称为多房棘球蚴病(echinococcosis multilocularis)或泡型包虫病(alveolar echinococcosis)。其他两种即少节棘球绦虫(echinococcus oligarthrus)和伏氏棘球蚴绦虫(echinococcus vogeli)分布仅局限于中、南美洲，本节不予介绍。

一、细粒棘球蚴病

【寄生虫病学】

细粒棘球绦虫的终宿主是犬、狐、狼等犬属动物，常见者为犬。它的中间宿主是羊、牛、骆驼、马、猪等，绵羊最多见，人是偶然的中间宿主。成虫生活在终宿主回肠黏膜的绒毛上，寿命大约 1 年。成虫细小，长 3~6mm，由头、颈和 3~5 个体节构成。头节较小，横径为 0.3~0.5mm，头端有一个可回缩的顶突，围绕顶突有两排几丁质小钩，多达 50 个，有助于虫体固定在小肠黏膜上。小钩的后方有 4 个吸盘，直径 0.16mm。开始 1、2 个体节是不成熟的幼节，末端节片为孕节，不呈比例地增大，占虫体总长的 1/2 以上，内含雌、雄性腺，周围约有 5 000 个虫卵。成虫在成长过程中，孕节与虫体脱离，然后裂解释放出虫卵，随终宿主的粪便排出体外。虫卵呈圆形或椭圆形，直径 30~37μm，有坚硬的几丁质卵壳包绕卵细胞和卵黄，壳外有半胶状的包囊，因而对严寒、潮湿有较强的抵抗力。虫卵在室温水中可生存 7~16 天，2℃水中能生存 2 年，-26℃下能存活 360 天，但对高温和强力日照的抵抗力很弱。当虫卵在孕节内即可开始卵裂发育成六钩蚴胚，其在体外至少可存活数周以上。犬每日可排出数千个虫卵，绵羊等食草动物在放牧期间可摄食到虫卵而成为中间宿主。人可通过与犬接触而直接感染，或接触被虫卵污染的水源、食物及泥土等而被间接感染。与犬直接接触可能是儿童感染棘球蚴病最重要的途径。犬粪表面和犬的会阴部常有细粒棘球绦虫的孕节，裂解后可释放出虫卵，犬用舌或口鼻将其带到全身的各个部位，当人用手触摸犬后即可被污染。

含有六钩蚴胚的虫卵若被中间宿主吞食，胚膜在十二指肠内被消化，六钩蚴孵出，借助小钩刺穿黏膜，钻入肠壁末梢静脉，随血流至周身各处，最常见的是停留在肝脏发育形成棘球蚴囊肿。人是细粒棘球绦虫生活史的终末阶段。但其他中间宿主死亡或被屠宰后，含细粒棘球蚴的内脏可能被终宿主吞食，原头节进入小肠壁隐窝内，约经 5~7 周又发育为成虫而完成其生活循环史(图 52-64)。棘球蚴绦虫有终、中两个宿主的生活循环称为有性循环，对人和其他中间宿主造成的疾病称为原发性棘球蚴病。由棘球蚴的任一部分在同一中间宿主内引起新的棘球蚴囊肿称为无性循环或小循环，在人类即为继发性棘球蚴病。

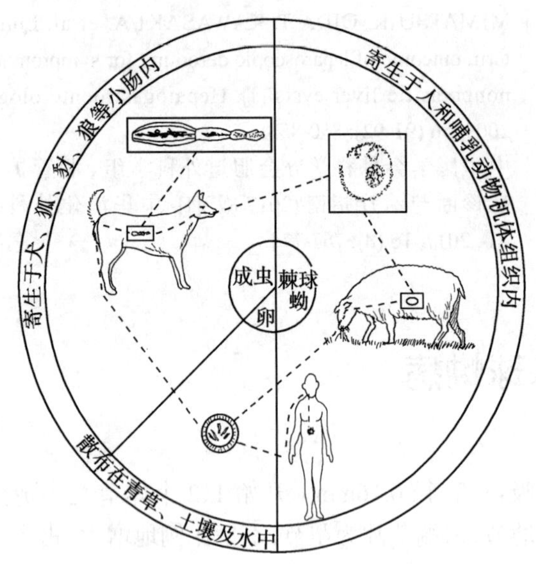

图 52-64　细粒棘球绦虫生活史

【流行病学】

细粒棘球蚴病主要见于畜牧业发达的国家和地区，但细粒棘球绦虫的终宿主犬几乎遍及世界各国，因而本病分布甚为广泛。流行区包括地中海国家、中东和远东、南美洲、澳大利亚、新西兰及东非等国家和地区，国内分布于新疆、青海、甘肃、宁夏、陕西、内蒙古、西藏、四川、云南、河北、山东、辽宁、黑龙江及山西等省区，尤以西北地区流行最为严重。流行区棘球蚴病的发病率各不相同，澳大利亚东部的年发病率为 0.57/10 万，大洋洲塔斯马尼亚岛为 9.3/10 万，塞浦路斯为 6.1/10 万，南斯拉夫为 3.8/10 万，肯尼亚的 Tarkana 为 198/10 万。我国新疆、宁夏、西藏、青海 11 177 位居民调查发现，细粒棘球蚴病的感染率为 5.8%（齐普生等，1989），青海藏族成人尸检 60 例有 6 人患细粒棘球蚴病（10%），感染率与职业、生活习惯、居住条件、小区气候、自然条件及家畜检疫水平等都有密切关系。

本病不仅见于人类，也可在绵羊、猪、山羊、骆驼、水牛和马等动物中发病，这些自然中间宿主在人类棘球蚴病流行区同样有很高的发病率。流行区的终宿主家犬和野犬的感染率多达 30% 以上。细粒棘球绦虫最常见的家畜循环是犬 / 羊，人类感染主要来源于犬，人与人或中间宿主与中间宿主互不传染。

【病理学】

当人误食细粒棘球绦虫卵后，六钩蚴在十二指肠孵出，钻入肠壁黏膜达门静脉系统。约 80% 以上的棘球蚴囊肿发生在肝脏，大部分位于肝右叶，多数延向肝静脉。中央型棘球蚴囊肿因受周围肝实质的限制，较肝表面的囊肿生长缓慢，而位于腹腔内的囊肿生长迅速。在肝内未被肝巨噬细胞（Kupffer 细胞）消灭的六钩蚴，少数可穿透肝静脉至肺、脑等全身的任一器官发病。国内一组 439 例肝细粒棘球蚴病分析结果：单独肝脏发病者占 77%，与其他脏器并发者为 23%，棘球蚴位于肝右叶 67.5%，左叶 15.5%，两叶同时受累 17%。

人感染棘球蚴后，12 小时内在肝内形成棘球蚴小滤泡，7 天后出现明显的寄生虫轮廓，局部有血管增生反应及血性渗出，此时仍可被吞噬细胞所消灭。否则存活的寄生虫继续发生核分裂，15 天后光镜下可见到有形的棘球蚴囊肿和囊液，3 周末出现肉眼可见的棘球蚴囊肿，通常呈球形。此后囊肿均匀生长，如遇到较大的胆管和血管，囊肿会因受到阻力而生长变形。3 个月时囊肿直径可达 40~50mm，5 个月出现由宿主组织反应形成的外膜包囊，纤维组织较多，肉眼观呈白色、无血管，此即周围囊（pericyst）。该囊大部分为无血管区，但囊层中有间隙，内有血管和小胆管。周围囊的外层是由萎缩的肝细胞组成，寄生虫和周围囊之间存在有狭小的毛细血管间隙。周围囊实际是机体肝组织的反应层，介于正常肝实质与寄生虫之间，难与肝实质分离，但易与寄生虫的外囊相分离。

棘球蚴囊肿为单房型，每月直径约增大 1mm，容量可达数升。发育成熟的囊壁有两层，外层又称外囊（ectocyst）或层膜（laminated membrane），色白微蓝，厚约 0.5cm，呈黏性明胶状，为角质样几丁质结构，内无细胞核。它是一道防止细菌入侵的有效屏障，也是一层蛋白质分子的超滤膜，并能保持囊壁具有一定的韧性。内层又称内囊（endocyst），是为生发膜（germinal membrane），厚约 10~25μm，仅在光镜下可以见到，负责产生晶状透明的囊液、外囊、育囊、头节和子囊，内囊与外囊有纤细的连接。内囊又分为三个区域：即被盖、被盖细胞区和最内区，被盖负责合成层膜，被盖细胞区控制通过生发膜的转运机制，最内层具有吸收功能，对营养囊肿甚为重要，同时也有产生外囊、繁殖头节的功能。

生发层可形成很多小的细胞团块，继而繁殖成为育囊，其后可发育成头节。育囊逐渐增大，在其内表面出现 5~20 个直径约 0.1mm 的小芽，内陷生长后发育成为有4个吸盘及两排小钩的原头节(棘球蚴的头节命名为原头节,以便与成虫的头节相区别)。原头节进一步分化成熟,与囊壁仅有纤细的蒂茎相连。育囊脱落形成子囊,子囊与游离的原头节、钙化小体共同称为棘球蚴囊沙(hydatid sand)。1ml囊液内的棘球蚴囊沙约含40万个原头节。原头节具有双重分化的特性,在终宿主内可发育成绦虫,在中间宿主内则能分化形成新的棘球蚴囊肿。自生发层发育至育囊形成标志着棘球蚴囊肿生物发展的全过程,通常需要6个月。子囊的形成被认为是棘球蚴囊肿的一种防御反应,棘球蚴囊肿长时间的生长增大难免会受到损害,任何形式的损害均可引起子囊的形成,最常见的有害因素是细菌感染。子囊实际为母囊的复制,其大小和数目变化很大,在子囊内又可出现孙囊(图52-65)。在无并发症的棘球蚴囊肿内充满着无菌、无色的囊液,比重不超过1.012,囊液含有盐、酶、蛋白质及毒性物质等,具有抗原性。子囊的形成是内生性囊泡的形成过程,但也有外生性囊泡。如层膜有小的破裂或缺损,可使生发层向外膨出生长形成卫星囊肿,这在细粒棘球蚴病中比较少见,但却是多房棘球蚴病的特征性表现。

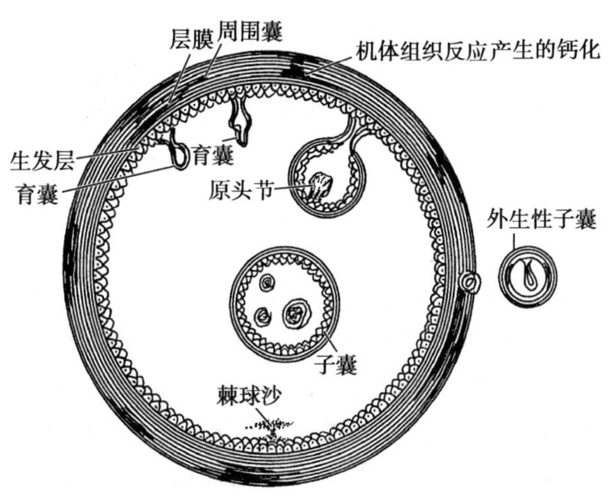

图52-65 肝包虫囊肿示意图

某些细粒棘球绦虫的亚株,以马等为特定的中间宿主,其棘球蚴囊肿的生发层无繁殖能力,不形成育囊和原头节,但这类棘球蚴囊肿罕见于人类。有时棘球蚴囊肿可失去活性,生发层退化形成大的空泡,不产生层膜,囊液被吸收,囊壁钙化。但并非所有钙化的囊肿都已失去活性。

【临床表现】

本病的临床表现取决于囊肿的大小、部位、发育阶段、是否失去活性及有无并发症等。无并发症的肝棘球蚴囊肿通常处于临床潜伏期而无症状,常在感染多年后体检时或因其他疾病手术时偶然被发现,也有病人自己发现肝脏肿大或出现临床症状和并发症而就诊。有的无并发症的肝棘球蚴囊肿可终身无症状,而囊肿直径每年增长1~2cm。但成人感染本病时临床症状出现迅速,表现为右上腹钝痛、腹胀及肝大等。体检一般情况良好,仅在囊肿长得很大时才有体重减轻、消瘦和贫血。儿童巨大肝棘球蚴囊肿可出现棘球蚴病性恶病质(hydatid cachexia),可有发育迟缓,智力低下,治疗后能很快好转。有时在肿大的肝表面可触及有囊性感的肿块,表面光滑,无明显压痛。若囊内有棘球蚴囊沙,叩诊时可出现棘球蚴震颤现象(hydatid thrill),但临床上少见(<2%~3%)。由于肝脏有极大的代偿功能,很少出现肝功能不全,但有血浆白蛋白减低而球蛋白增高的倾向。

Little报道一组70例肝细粒棘球蚴病,60%主诉右上腹痛或右下胸痛,约25%无任何症状。在有症状的病人中,4例(5%)有全身瘙痒,3例(4%)有皮疹,2例(3%)有过敏反应,11例(15%)有黄疸,1例有发作性哮喘的病人经手术缓解,5例(7%)行急诊手术。Milicevic报道一组818例肝细粒棘球蚴病的手术病例中,男性373例(45.60%),女性445例(54.40%),平均年龄42.61岁,最小12岁,最大84岁。398例(48.66%)来自郊区,另有12.35%曾居住过郊区。来自郊区者中有65.58%饲养家犬,而城市病人有宠物者仅占24.76%。最常见的症状为右上腹痛或不适(703例,85.94%),其次为消化不良(312例,38.14%),呕吐(184例,22.49%),仅1/3有症状的病人有中度或严重的疼痛。最常见的体征是肝大532例(65.04%),腹部可触到肿块473例(57.83%),黄疸72例(8.80%),体温升高72例(8.80%),无临床体征的有172例(21.03%)。常规血生化检查有异常者296例(36.19%)。

【并发症】

1. 细菌感染　无症状的肝棘球蚴囊肿可发生细菌感染,其前提是囊壁存有裂隙,因为棘球蚴囊肿的层膜是抵御细菌侵入的有效屏障。由于囊液含有血清成分,是细菌的良好培养基,囊肿感染后细菌可快速生长。因细菌感染常伴有囊肿-胆管瘘,故感染的囊肿均有胆汁染色。囊肿破入胆道后可引起继发性感染。囊肿感染后寄生虫死亡,表现为化脓性肝脓肿。偶尔整个囊肿可发生无菌性坏死,囊内充满黄色、不定形的碎屑,类似继发性细菌感染的脓液,两者必须加以鉴别。

肝棘球蚴囊肿的感染发生率为 11.0%~27.1%，以大肠埃希菌最多见。囊肿感染形成脓肿后，可经膈肌和胸膜破入支气管，形成胆管支气管瘘，病人出现上腹疼痛、胆汁胸、发热、咳嗽，胆汁染色的痰中含有棘球蚴囊内容物。若破裂后一般情况得到暂时改善，即应及时手术处理。

2. 囊肿的压迫作用与破裂　肝棘球蚴囊肿有逐渐增大的倾向，囊肿的压迫症状因所在部位和大小而异。肝右叶囊肿向后方发展，病人常有右腰部酸痛；压迫胃肠导致饱胀、嗳气及胃纳减退；胆道受压可产生黄疸；门静脉受压可产生腹水及门静脉高压；腔静脉受压可致下肢水肿及腹水；肝膈顶部棘球蚴囊肿常引起胸膜渗液，并使膈肌抬高压迫胸内脏器，出现呼吸困难、咳嗽和心悸。较大的肝棘球蚴囊肿可直接压迫周围肝细胞，引起肝萎缩和纤维化，而余肝则呈代偿性增大，常有巨大囊肿占据整个肝叶。棘球蚴囊肿增大到一定程度后可引起破裂，破裂方式有三种：①仅穿破内囊，囊内容物仍局限于周围囊之内，不引起症状；②游离型破裂，如囊肿破入腹腔、胸腔或心包腔；③交通型破裂，如囊肿破入胆道、支气管或胃肠道等。

(1) 囊肿破入腹腔：肝棘球蚴囊肿急性自发性破裂至腹腔者并不常见，发生率约为 1%~4%，可能为囊内压增高或轻微创伤所致。1989 年 El-Mufti 将囊肿破入腹腔者归纳为以下几种类型：①棘球蚴囊肿突然破入腹腔引起腹膜刺激征和急腹症。开腹时腹腔和肠襻间可见到大量棘球蚴囊碎片和脓性液体，囊肿有明显的裂口。处理的关键是采用高渗盐水彻底进行腹腔灌洗，以便杀灭原头节，囊肿本身按常规处理。②棘球蚴囊肿破裂后发生过敏性休克，导致严重的循环衰竭，而腹部症状和体征不明显。③棘球蚴囊肿隐性破入腹腔，数年后因腹腔出现继发性棘球蚴囊肿而发病。④肝表面棘球蚴囊肿的层膜通过周围囊突向腹腔，疝出肝外的层膜其实并未破裂，形成哑铃状的肝 - 腹腔囊肿，该类型极为少见。留在肝内的母囊较小，而疝至肝外部分的囊肿可容纳数升囊液，囊肿表面可仅有层膜而无周围囊，类似腹水，贸然穿刺可导致过敏反应。手术时应吸尽囊液，囊腔消毒后自腹膜面剥除层膜，因两者并无粘连。囊肿破入腹腔是肝棘球蚴囊肿的严重并发症。由于大量的育囊、原头节和子囊进入腹腔，可在整个腹腔形成多发性棘球蚴囊肿，导致肠梗阻、腹水和严重腹胀。此现象称为继发性棘球蚴病，是细粒棘球绦虫生活史的第二次小循环，仅见于中间宿主，常在破裂后数年出现症状。

(2) 囊肿破入胸腔：位于肝膈顶部的棘球蚴囊肿可引起反应性胸腔积液，囊肿继发感染或持续增大可造成膈肌压迫性坏死，最后穿破膈肌进入胸腔形成脓胸，脓液中含有坏死的棘球蚴碎片及子囊。如胸腔已有粘连，则破入胸腔后形成局限性脓肿，脓肿通过膈肌上的小口与感染的肝棘球蚴囊肿相通，粘连的基底肺段常有炎性硬结改变。由于感染和脓肿的压迫作用，可引起患侧肺炎和肺脓肿，但肝实质无明显损害。棘球蚴囊肿可侵蚀细支气管形成囊肿 - 支气管瘘，囊肿内容物可经支气管随痰液排出。若囊肿已与肝内胆管相通，则可形成支气管 - 胆管瘘，痰中可有胆汁染色。该类病人手术时应选用右肋缘下大切口或做二期手术，尽量避免开胸手术。棘球蚴囊肿侵犯膈肌和胸腔的发生率为 0.6%~16%。

(3) 囊肿破入胆道：肝棘球蚴囊肿引起胆道受压和移位也较常见。肝内外胆管受压均可引起阻塞性黄疸，当胆管内压增加后可使胆管壁呈横向或纵向裂开，胆汁溢出积聚在层膜的外侧，此种“内破裂”可使层膜外毛细血管层的渗透压改变，囊内压进一步增加，导致囊肿破入胆管即“外破裂”。由于囊肿内压超过胆管内压，故常形成囊肿 - 胆管瘘。囊肿与胆管的交通可为切线型或终端型，这与囊肿和胆管所处的相对位置有关。囊肿与周边小胆管相通常为端对边的终端型，与肝段胆管相通则常为边对边的切线型。囊肿破入胆道的三联征是：①胆绞痛；②胆道间歇性部分梗阻或完全梗阻，并伴有胆管炎和黄疸；③粪便带有棘球蚴生发膜。囊肿破入大的胆管，囊液和层膜碎片可完全排空而自愈，或有反复发作的胆管炎及阻塞性黄疸。若排空不完全或与胆管持续存在交通，则可导致囊肿继发感染。在流行区约有 3%~10% 的梗阻性黄疸系由肝棘球蚴囊肿破入胆道引起。若囊内容物迅速排入主肝管或体腔，可因棘球蚴抗原的突然吸收产生过敏反应，常见的有皮肤瘙痒和荨麻疹，也有哮喘发作的报道。隐匿型或静止型破裂者，胆汁可从被侵蚀的小胆管漏出，通过层膜的裂隙渗入囊内。由于胆汁对棘球蚴囊肿而言系毒性物质，进入囊肿后可使之发生内源性泡化或化脓，最终棘球蚴死亡。这类囊肿充满着胆汁染色的碎屑，囊壁部分钙化，并无肉眼可见的胆管交通。估计 90% 的囊肿 - 胆管破裂属于该类型。肝棘球蚴囊肿破入胆道的发生率较难确定，有报道为 5%~10%，也有报道为 10%~25%，占肝棘球蚴囊肿全部并发症的 60%，占术后并发症的 20%。

(4)囊肿破入其他组织脏器:肝棘球蚴囊肿可破入邻近器官如胃、十二指肠或小肠,囊内容物随粪便或呕吐物排出后症状可减轻。也有破入主动脉、下腔静脉、囊周血管、心脏、肾盂、胆囊的报道。若术中处理不当,原头节可在手术瘢痕及引流管道种植形成囊肿。

【诊断】

本病诊断主要基于既往棘球蚴病史、影像学及血清学检查等。囊肿内容物寄生虫学检查可以明确诊断。

1. 影像学诊断　超声、CT 和 MRI 是本病诊断及治疗后随访的标准检查方式。CT 和 MRI 检查适用于如下情况:①病灶位于膈下;②散在多发病灶;③腹腔外病灶;④复杂的囊肿(例如合并脓肿、胆道瘘管);⑤术前评估。对于本病,MRI 检查比 CT 具有更高的灵敏度。

(1)X 线检查:对无并发症肝棘球蚴囊肿的诊断价值有限。胸部 X 线片右侧膈肌抬高者约占 18.22%,有胸膜炎征象者占 5.13%。腹部 X 线检查的阳性率为 34.62%,典型者衰老的肝棘球蚴囊肿有钙化。X 线检查不作为本病的常规检查手段。流行区无症状者如有膈肌抬高,应高度怀疑有肝细粒棘球蚴病的可能。

(2)B 超:应用最广泛,为诊断本病的首选方法,可用于流行区的普查筛选、术中检查、术后监测及囊肿穿刺的引导工具。B 超可证实囊肿病变的性质,若在母囊内见到子囊即可确诊。当病人出现黄疸时,B 超可区分阻塞胆管的是破入胆道的子囊抑或是结石。

细粒棘球蚴病的自然病史分为两期,每期的超声图像各有特点。在初期,寄生虫繁殖,囊肿逐渐增大,成为形状规则的单房性棘球蚴囊肿,临床通常称为单纯性无并发症的棘球蚴囊肿。第二期,棘球蚴囊肿已完成了它的生物发展过程,趋向退化阶段。生发层出现细胞团块,发育成为育囊和头节。完全成熟的棘球蚴囊肿易受外界或内在有毒物质的刺激,发生形态学改变,如生发膜出现分离,囊肿感染或钙化,寄生虫死亡等,其超声图像也随之发生变化。仅单纯性棘球蚴囊肿有共同的超声表现,其病变局限,边界清晰,包膜完整,有典型的液性暗区。成熟棘球蚴囊肿有特征性的超声表现,囊肿可为单发或多发、单房或多房性,囊内可有清楚的玫瑰花结样子囊图像(图 52-66),囊膜脱离可形成双层囊壁,囊肿低位部分可有子囊团聚,囊壁也可出现钙化。必须指出,仅未失去活性的囊肿才能分泌囊液,并维持较高的囊内压。否则母囊内的子囊可使液性暗区消失,超声表现为实性回声结构,类似肿瘤。

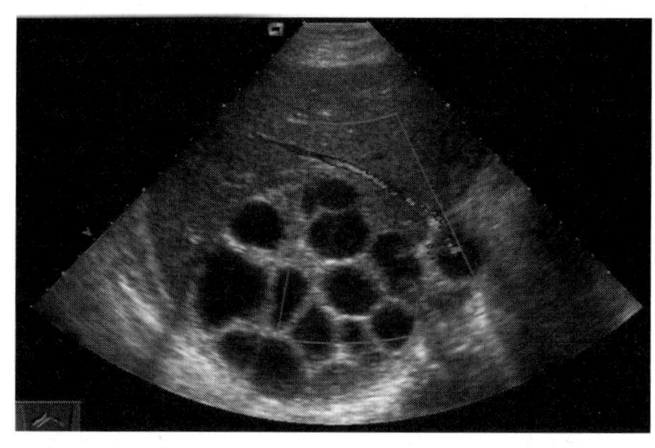

图 52-66　肝包虫囊肿 B 超示囊肿内含子囊和孙囊,呈玫瑰花结图像

由于超声图像能反映棘球蚴囊肿的自然病史,因此正确理解棘球蚴囊肿的超声图像,并对其进行标准化分类,将有助于临床选择合理的治疗方案。世界卫生组织棘球蚴工作组(World Health Organization-Informal Working Group on Echinococcosis,WHO-IWGE)于 2003 年发布了基于超声检查的分类系统,将本病分为 6 型,与自然病程基本一致。①囊型病灶(CL 型):本病早期影像,为边界清楚,囊壁清晰的液体影像,需与胆管囊肿相鉴别;②单囊型(CE1 型):以囊肿周围高回声同心圆晕圈为特征,可伴囊内漂浮的高回声点,称为囊沙;③多子囊型(CE2 型):带子囊和孙囊的多泡性囊肿,影像学特点是可见类似蜂房、蔷薇花、轮辐或葡萄串等影像,其间可见主囊内游离的囊液或全部为子囊充满而没有游离囊液;④内囊塌陷型(CE3 型):以薄片层部分或全部剥离为特点,可见漂浮的波浪形高回声膜层,呈现双壁征、百合花征或水蛇征;⑤实变型(CE4 型):可见囊肿内含有囊实性成分,无明显子囊存在;⑥钙化型(CE5 型):可见囊内充满实性或半实性基质或无定形肿物,在外囊上可见一定量的钙化。此型囊肿是最少的一类,常难与肿瘤、肝脓肿和血管瘤鉴别。囊壁的钙化和基质内高回声的腔隙结构并不意味着囊肿死亡,只有完全钙化的囊肿(蛋壳样改变)才被认为死亡。

CL、CE1、CE2 型是活跃的、增殖型囊肿,CE3 型为过渡型囊肿,CE4 型为变型囊肿,CE5 型为不活跃囊肿。

B 超检查除应明确棘球蚴囊肿的分型外,还应注意囊肿的大小、部位、数目、重要血管和胆管的结构，特别是与肝静脉的走行关系。若为不规则性囊肿，应从不同平面进行超声扫描，以排除外生性囊肿可能。若存在1个以上的囊肿，尤应注意小囊肿的定位诊断，以免手术时遗漏。若需确切了解囊肿的局部解剖、胆管受累情况，以及余肝有无萎缩或肥大，应再做其他影像学检查。

术中B超（IOUS）可明确囊肿的确切位置及其与周围组织的解剖关系，对寻找不能扪及的肝实质内小囊肿和外生囊尤为重要。囊壁部分切除后，可将探头置入消毒的囊腔内，对整个囊壁进行超声扫描，这对寻找外生囊有特殊价值。术中B超还可用于探测有无囊肿-胆管交通存在，但缺乏准确性。当有下列情况应高度怀疑有囊肿-胆管交通：①囊内回声杂乱（死亡的囊肿）；②胆树内有棘球蚴囊肿内容物；③囊壁附近的胆管失去连续性；④囊内有积气。此外，术中对肝外胆管和十二指肠乳头进行B超探查也很重要。

肝棘球蚴囊肿术后的B超表现与术前囊肿的部位和大小、手术方式及术后的检查时间有关，术后超声图像可分为两类：

1）早期表现：术后残腔可持续数月，血肿和胆汁瘤常见，均为透声改变。大网膜填塞术后常呈环形强回声图像，易误诊为囊肿复发。根治术后肝脏残缺或变形。有时可见到未处理的残留囊肿。

2）晚期表现：大囊肿切除术后余肝常有代偿性增大，术区呈强回声，无残腔可见，若为保守性手术局部可有钙化。此期可能出现新生的或复发性囊肿。残腔通常在术后18个月消失、钙化或形成瘢痕，儿童大多在6个月消失。此后若仍有残腔存在，则需进行B超和血清学检查，监测有无复发。若残腔持续增大，积液逐渐增多，血清学检查呈阳性反应则应再次手术。

肝棘球蚴囊肿药物治疗期间和疗程结束后的B超图像改变可有：①囊肿变小；②囊膜分离；③出现囊实性混合超声图像；④囊周有低回声晕环。这些变化类似囊肿自然退化的超声图形。此外，囊肿皱缩、生发层破坏和消失、囊液混浊等可能也是药物疗效的改变。治疗期间重复血清学检查对判断囊肿的活性意义不大。

（3）CT：主要用于肝棘球蚴囊肿精确定位，能清楚显现子囊、外生囊、囊膜分离及钙化等(图52-67)，同时还可明确腹腔内有无棘球蚴囊肿。根据囊内容物的密度可估计包虫的活性程度。

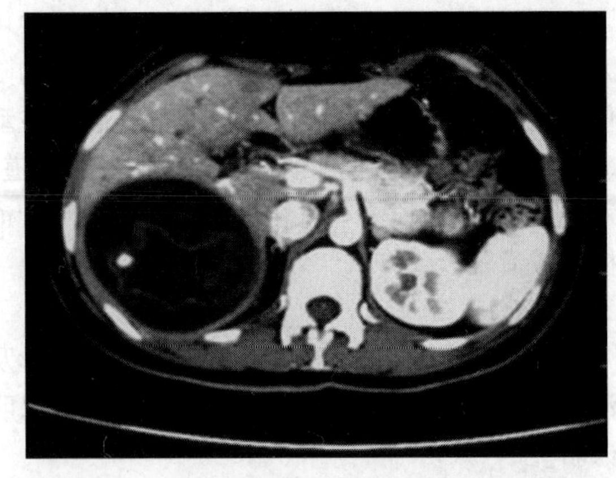

图52-67 肝棘球蚴囊肿CT扫描见囊内钙化点和脱离的囊膜

（4）MRI：能提供清晰的病症图像，可应用于检查骨骼、脊柱及心脏的棘球蚴病。MRI胆道和血管成像有其特殊的诊断价值。病灶在T_2相呈现一圈低信号边框，这是囊肿外部、富含胶原的外囊的特征性影像。当子囊存在时，可见和生发层相连的囊性结构，生发层在T_1相为低信号，T_2为高信号。MRI在病灶囊内容物接近脂肪密度时，比CT更灵敏，这种情况通常暗示病灶囊内与胆道相通。通过MRCP检查，能够提供清晰的肝内与肝外胆道影像，同时还能显示病灶囊与胆道的交通情况。

（5）ERCP：对无症状的肝棘球蚴囊肿无明显诊断价值，主要用于并发梗阻性黄疸和反复发作性胆管炎的病人。ERCP可显示囊肿与胆道相通的部位，明确胆总管内有无棘球蚴囊碎片。肝棘球蚴囊肿需经内镜乳头切开术（EPT）的指征是：①胆总管内有棘球蚴囊碎片；②反复发作的胆管炎，无论有无囊肿-胆管交通存在；③黄疸和腐蚀性硬化性胆管炎；④术后胆瘘持续3周以上或胆汁漏出超过1 000ml/d。ERCP和EPT能有效降低棘球蚴囊肿-胆管瘘病人的病死率和住院时间。

2. 免疫学诊断

（1）棘球蚴囊液皮内试验（Casoni试验）：1912年始用于临床，方法是采用手术中获得的透明棘球蚴囊液，经过滤、高压灭菌后作为抗原，一般用1：10~1：100等渗盐水稀释液0.2ml皮内注射，20分钟后观察结果，如注射部位红晕直径超过2cm为早期阳性反应，24小时出现红晕者为迟发阳性反应，两者均有诊断价值。本病病人的阳性率为60%~70%，恶性肿瘤、杜氏利什曼原虫病及其他绦虫病的病人可有假阳性反应。由于棘球蚴囊液中存在非特异性抗原，本试验有很高的假阳性率，假阴性多见棘球蚴囊肿坏死、化脓及儿童病人。目前认为Casoni试验对诊断肝棘球蚴病无重要价值，也不适用于流行病学的普查筛选。

⑵血清学免疫试验：是检测血清中的相关抗原和抗体，常用的试验有：①间接血凝试验（indirect hemagglutination test，IHAT）；②补体结合试验（complement fixation test，CFT）；③乳胶凝集试验（latex agglutination，LA）；④皂土絮状试验（bentonite flocculation test，BFT）；⑤间接荧光抗体试验（indirect fluorescent antibody test，IFAT）；⑥免疫电泳试验（immunoelectrophoresis，IEP）；⑦对流免疫电泳试验（counter immune electrophoresis，CIE）；⑧双扩散试验（double diffusion test，DDT）；⑨酶联免疫吸附试验（enzyme linked immunosorbent assay，ELISA）；⑩放射过敏吸附试验（radio-allergosorbent test，RAST）。

上述试验常出现假阳性和假阴性结果，因而常需联合两种以上的不同试验方法进行诊断。临床上通常以棘球蚴囊液为抗原，选用一种较敏感的试验如 ELISA 等检测血清抗体的活性，阳性结果需进一步检测针对抗原 -5 或其他特异抗原片段的抗体加以确认。这对非流行区的病人尤为重要，因其有感染其他寄生虫病的可能。IHAT 或 LA 试验可用作首次筛检，然后再用 IEP、DDT、ELISA 或 RAST 验证。大多数实验室应用 IHAT 联合 IEP、IFAT、CFT、BFT、LA 或 DDT 试验进行诊断。另有先用 IHAT 或 LA 进行筛选，结果阳性者再做 IEP。若 IHAT 或 LA 试验阳性，而 IEP 为阴性，则该血清学诊断无意义。但若 IEP 结果也为阳性，则对本病的急性感染有较高的诊断特异性。ELISA 和 RAST 的方法相对比较简单，可作为流行区细粒棘球蚴病的普查筛选试验，结合 B 超检查可提高其诊断价值。

血清学试验在监测术后复发、评价化疗效果方面价值有限。因 IHAT 滴度即使在棘球蚴囊肿完全根治后仍可持续增高达数月之久，IEP、CFT 及 RAST 等在棘球蚴死亡或根治术后 6~12 个月方能转阴，术后 IFAT 可持续阳性 2~3 年。

【治疗】

(一) 外科手术治疗

肝细粒棘球蚴病的治疗，目前仍以外科手术为主。手术原则是充分暴露术野，囊肿安全减压，防止术中污染，清除寄生虫，探查处理囊肿 - 胆管交通，消灭残腔。

1. 适应证与禁忌证　肝棘球蚴病是否手术应根据病人的全身情况和囊肿的特征而定。对无症状的中、青年病人，如有较大的棘球蚴囊肿应予手术，以免外伤破裂或产生其他严重的并发症。对年老体弱、囊肿较小且有钙化者，则不考虑手术治疗，但对周围型有活性的较大囊肿仍以手术治疗为宜。对所有已出现并发症的病人皆应手术治疗。对位于肝实质内直径 <4cm 的棘球蚴囊肿，若处理困难可定期 B 超监测，待囊肿生长至肝被膜下或有发生并发症危险时，再行手术治疗。一般认为，60 岁以上的老年病人极少见到仍有活性的棘球蚴囊肿，应予保守治疗。

2. 手术处理

⑴术前准备：已有细菌感染者根据药敏试验使用抗生素。麻醉师应备有肾上腺素和皮质激素。手术人员均需严格遵守无菌消毒原则，最好戴用防护目镜，以免头节污染。手术室应备有 B 超和术中造影设备。

⑵切口与探查：通常选用右肋缘下切口，有胆管 - 支气管瘘者应另做开胸的准备，尽量避免胸腹联合切口。开腹后应对整个腹腔进行探查，包括肝、胆、胰、脾、腹膜后、盆腔及腹股沟管等特殊部位。仔细分离腹腔内所有粘连，以便发现隐匿的棘球蚴囊肿。充分游离肝周韧带和囊肿与膈肌的粘连，双合诊法触查全肝。若囊肿位于右后叶，体积较大，应充分游离后再处理，否则十分危险。囊肿与膈肌粘连紧密，游离困难者，最好另做开胸切口分离。肝脏游离后，应常规行术中 B 超检查，探测囊肿与下腔静脉和肝静脉的关系，寻找肝内隐匿的小囊肿，明确胆总管内有无棘球蚴囊碎片，仔细探查囊肿和邻近肝实质有时可发现囊肿 - 胆管交通。经认真触诊和术中 B 超检查，可明确深在肝实质内小囊肿至肝表面的最短手术路径。

⑶保守性手术

1）囊肿安全减压术：皮肤切口妥加保护后，肝周间隙用浸有 10% 盐水的纱布垫填塞，最好应用绿色或蓝色的手术巾单及敷料，以便识别外溢的白色层膜和子囊。有活性的囊肿张力较高，囊内压可达 700mmH_2O，术中有时很难避免囊液外溢。因此，在确定囊肿穿刺点后，周围再铺纱布垫以便双重保护。术前至少准备两套吸引装置，其中一套为双套管吸引装置，吸引瓶的容量应大，吸引管最好使用透明的塑料管，以便观察囊液的颜色。

将大号穿刺针与吸引管连接后穿刺囊肿，囊液通常抽出不足 50ml 针管即被堵塞，但已足以降低囊内压。在穿刺点周围缝合 3 针作为牵引，因囊内已预先减压，缝合时一般无内容物外溢之虞。将牵引线上提，安全拔出穿刺针，用电刀在牵引线中间切开囊壁，插入粗口径双套管持续负压吸引。用组织钳夹住切口边缘并上提，去除缝线，扩大切口至3~4cm，直视下取出囊内有形物(图52-68)，同时转动吸引器，将所有囊液吸尽。最后用温盐水反复冲洗囊腔，吸尽囊内棘球蚴囊沙。

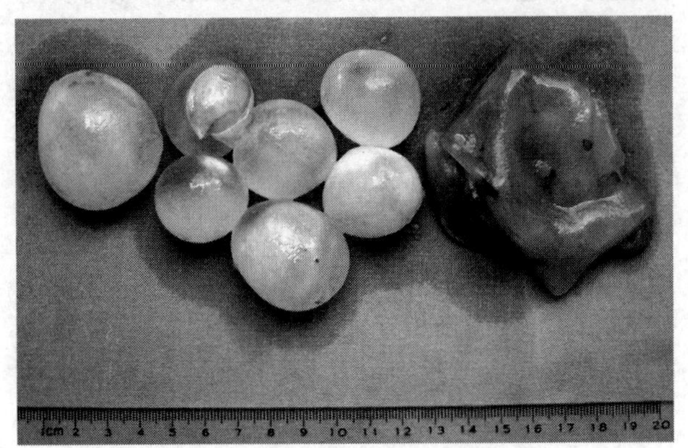

图52-68 手术取出的子囊和层膜

仔细观察囊内容物对治疗十分重要。囊液清亮透明，含有囊沙及育囊碎片，提示棘球蚴囊肿具有活性。若囊液有胆汁染色，提示囊肿与肝内胆管相通，此时切忌向囊内注入杀头节药物，以免损害胆管树。有时囊液虽有胆汁染色，但找不到胆管瘘口，有时囊液清亮透明，吸尽后却可见到胆管瘘口，这些现象均与瘘口处存在活瓣有关。因此，无论囊液有无胆汁染色，均应仔细寻找胆管瘘口。有胆管交通并不说明胆总管内一定存在有活性的囊内容物而必须行胆总管切开术。若囊液为牛奶状，含有絮状碎片，提示囊肿已进入衰老阶段，但囊内仍可存在有活性的子囊，具有感染性。若囊内容物呈牙膏样，吸引时迅速阻塞吸引管，说明棘球蚴已死亡。一般不主张向完整的囊腔内注入杀头节药物。一旦囊液吸净后，层膜即告塌陷，扩大切口后可用环形钳夹出层膜，子囊可经多孔大口径吸引器吸除，有时需用金属小匙清除子囊，囊腔再次应用3%~5%的温盐水冲洗。用电刀切除多余的顶部囊壁，切缘用可吸收缝线连续褥式缝合止血。

囊肿开放后可直视囊腔内壁，结合术中B超仔细寻找外生性子囊，因术前影像学检查不能完全排除其存在的可能。子囊可能隐藏在主囊内壁的隐窝内，或位于囊壁的外侧。若发现可疑区域应谨慎穿刺证实，当确定为外生性子囊后，应予切开并清除其内容物。再用浸有5%盐水的海绵涂擦囊内壁，同时反复冲洗囊腔，清除残存的外囊，避免使用刮匙，以防损伤囊壁上的肝静脉。外囊去除后，囊腔再次用盐水反复冲洗，检查有无胆漏。可用浸有10%盐水的白色纱布垫填塞，数分钟后取出，若有胆汁染色，提示有胆管交通存在，需另行处理。若纱布未见胆汁染色，则行囊腔消毒。通常注入3%~5%盐水适量，留置5~10分钟后吸尽。最后再用3%~5%盐水冲洗囊腔，这种机械性的清洗作用可能较使用杀原头节药物更为重要。

2）杀原头节药物：强效、有毒的杀原头节药物，如甲醛溶液、硝酸银等已有数十年的应用历史，其体内药效与体外相仿。20世纪初盛行用汞化合物和甲醛溶液，20世纪60年代始用过氧化氢、96%乙醇及高渗盐水，1971年Saidi和Nazarian首先应用0.5%硝酸银溶液，1978年Ahrari和Eslami提出应用溴烷铵(溴化十四烷基三甲铵)(cetrimide)，此后还陆续发现了其他一些杀原头节药物。目前所用最有效的杀原头节药物见表52-11。常用的有15%~20%盐水及75%~95%乙醇、0.1%~1.5%溴烷铵、1%聚维酮碘(povidoneiodine)溶液，而4%~10%甲醛溶液和1.5%~3%过氧化氢溶液因毒性较大已很少应用。杀原头节药不能取代精细的外科操作技术，即使最有效的杀头节药也不能杀灭所有的原头节或生发层。其原因是杀原头节药不能穿透子囊囊壁；药液进入囊腔后不能接触到所有子囊；药物被大量囊液稀释后达不到有效消毒浓度。因而在开放式囊肿减压术时，不能过分强调使用杀原头节药的重要性。下面介绍几种常用的杀原头节药物。

表52-11 各种最有效的杀头节药

杀头节药物	浓度(%)	效果	副作用
氯化钠溶液	3~20	+	CSC*
75%~95%乙醇	75~95	+++	CSC
溴烷胺	0.1~0.5	+	CSC、代谢性酸中毒
聚维酮碘	1	+	囊腔染色难以识别胆管瘘
甲醛溶液	4~10	+++	CSC、过敏性休克、中毒反应
过氧化氢溶液	1.5~3	++	爆裂、外溢、气栓、过敏性休克
氯己定(洗必泰)溶液	10	+++	代谢性酸中毒
硝酸银溶液	0.5	++	CSC

高渗氯化钠溶液：这是目前运用最广的、最安全的杀原头蚴试剂。20% 盐水的疗效较好，但注入与胆管交通的囊肿内可引起腐蚀性硬化性胆管炎，而低浓度盐水有较高的复发率。因此，通常用 3%~5% 盐水灌洗，再用浸有 10% 盐水的白色海绵填入囊腔，10 分钟后取出，观察有无胆汁染色，再做进一步处理。

乙醇：75%~95% 乙醇能有效杀灭原头节，但有囊肿 - 腹腔瘘或囊肿 - 胆管瘘者禁用。可用于本病经皮穿刺治疗，可达囊腔硬化目的。

甲醛溶液：是以往最常用的杀原头节药，但目前已不主张使用，因其是一种强烈的变性剂，可造成周围肝组织损害，若囊肿与胆道相通，可引起腐蚀性硬化性胆管炎（caustic sclerosing cholangitis，CSC）。无论囊肿大小、甲醛溶液的用量及有无可见的胆管交通，切忌向囊内注入或向开放的囊腔内倾倒该溶液。即使囊肿直径 <4cm，其内容物无胆汁染色，也可能存在囊肿 - 胆管瘘。

聚维酮碘溶液：较高渗盐水更为有效，但消毒后可致囊腔染色，对肉眼判定有无胆瘘造成困难。有关药液对胆管的损伤及碘吸收后潜在的副作用目前尚不清楚。

溴烷铵溶液：为强效有毒的消毒剂，1978 年始用作杀原头节药，常用浓度为 0.05%、0.1%、0.5%、1%。因溴烷铵毒性太大，不能口服，也不能用于体腔消毒。该药虽能有效杀灭原头节，但必须谨慎使用。

过氧化氢溶液：浓度低于 10% 的过氧化氢不能有效杀灭原头节，注入囊腔可导致囊肿爆裂、囊液外溢、空气栓塞及过敏性休克等并发症，目前已不再使用。硝酸银溶液：0.5% 硝酸银溶液可用作杀原头节药，但可腐蚀损害与囊肿存在交通的胆管上皮。

其他试剂，如硝酸银和福尔马林等，因有较高的腐蚀性及杀虫效果的不确定，现在已停止使用。

手术时不能向未开放的囊腔内注入杀原头节药，这是因为：①难以根据囊肿的体积调节药物的有效稀释浓度；②杀原头节药液不能与棘球蚴囊内的黏性物质均匀混合；③用药前囊腔内壁必须进行机械性清洗，并直视检查有无胆管瘘口。杀原头节药应用不当可引起严重的或致命的并发症，早期有急性中毒反应、过敏性休克、高钠血症、气栓及术后即期死亡等，晚期有腐蚀性硬化性胆管炎。肝棘球蚴囊肿约有 5%~30% 存在胆管瘘，若杀原头节药使用不当，药液可经瘘口进入胆道系统，导致腐蚀性硬化性胆管炎的发生。腐蚀性硬化性胆管炎的诊断标准是既往有肝细粒棘球蚴病手术史，术中可见囊肿 - 胆管交通，手术时曾使用杀原头节药，术前或术中胆道造影无胆管狭窄，胆管树内无棘球蚴囊碎片。腐蚀性硬化性胆管炎与原发性硬化性胆管炎不同。前者症状出现早，病情进展迅速，部分胆管呈局限性狭窄，近端胆管常有扩张，病变明显与手术有关。而后者病情进展缓慢，胆管呈弥漫性狭窄，胆管无扩张，病变与手术无关。

3）囊肿 - 胆管瘘的处理：术前确定有无囊肿 - 胆管瘘十分必要。囊肿直径超过 10cm，并有胆管炎反复发作者，应高度怀疑存在胆管瘘的可能，术前 B 超和 MRCP 检查有助于确诊。但有时术中寻找瘘口相当困难，方法有：①术中 B 超和胆道造影可明确有无囊肿 - 胆管瘘，但对寻找瘘口缺乏准确性；②囊腔内充满盐水，经胆囊管插管注入空气，观察气泡寻找瘘口，缺点是需先行胆囊切除术；③经胆囊或胆总管注入亚甲蓝，观察瘘口染色；若在注射过程中未能发现瘘口，囊腔染色扩散后将使后续寻找更为困难；④将浸有高渗盐水的白色纱布填塞入囊腔，数分钟后取出纱布观察有无胆汁染色，同时轻挤胆囊，寻找瘘口。再用细弯探针探查胆管的走行方向，也可经瘘口插入柔软的透明塑料管做术中胆道造影，观察插管入口远近端的胆管树。若瘘口通向胆管的终末分支呈边 - 端交通，可予以单纯缝合。若瘘口通向肝段胆管呈边 - 边交通，缝合时则应注意不能影响胆管的通畅，有时可加做 T 管引流术。若棘球蚴囊内容物胆汁染色明显，而又确实不能发现胆管瘘口，不应盲目做额外的处理。若囊肿邻近肝门与主肝管相通，瘘口不能修补时应做 Roux-en-Y 囊肿空肠吻合术，或在囊内做肝管 - 空肠吻合术。对囊肿合并细菌感染、肝叶萎缩及胆管重建失败者，在肝功能允许的情况下应做部分肝切除术。尽量不做胆总管十二指肠吻合术或 Roux-en-Y 肝管空肠吻合术，仅在瘘口较大，大量棘球蚴囊碎片或子囊破入胆道，胆总管明显扩张或有急性胆管炎时应用。若钙化棘球蚴囊碎片堵塞十二指肠乳头，或乳头部有硬化狭窄，可选择经内镜乳头切开术。

4）残腔的处理：处理原则是尽量消灭残腔，常用的方法有单纯囊肿缝合、囊腔敞开、袋形造口术、外引流、囊壁内翻缝合、囊壁对囊壁拉拢缝合、大网膜填塞、Roux-en-Y 囊肿空肠吻合及肝切除等。最简单的方法是在囊腔内注满盐水，囊壁边缘连续缝合关闭囊腔，该法适用于较小的无钙化、无感染的囊肿。有时巨大浅表的残腔不能被缝闭，则可仔细消毒、清洗后留置开放。深部囊腔，尤其是位于肝后方者，术后易引起积液，感染后形成脓肿，故应予闭合。可选用大网膜填塞术，囊腔巨大者加外引流，引流管应适当固定，头端置于囊腔的最低位。也可做囊壁对囊壁连续内翻缝合，或自囊腔底部环形缝合至切缘消灭残腔，缝合时进针不宜过深，以免损伤肝静脉。若囊腔过大，或囊壁有钙化僵硬者，不应做囊腔关闭缝合术。有时在大网膜填塞的基础上，可做一定程度的内翻缝合或部分囊壁对囊壁拉拢缝合。囊肿继发细菌感染，处理同肝脓肿。以往曾有做囊肿袋形造口术，可直接将囊内容物排至体外，但术后愈合缓慢，引流可持续数月，甚至数年，并有继发出血的可能，现已不用。囊肿感染及棘球蚴死亡并不能排除有囊肿 - 胆管瘘的存在，应常规做外引流直至囊腔闭合。

(4) 根治性手术：根治性手术包括闭合式沿周围囊全囊肿切除术、开放式沿周围囊全囊肿切除术、非典型肝切除术、规则性肝切除术及肝移植术。一篇最新的研究报道了肝切除术治疗本病的疗效，其治疗适应证为：直径大于 5cm 的囊肿、多发囊肿、大的囊肿确认或者疑似与胆道系统相通，最终研究结论认为，通过专科的外科医生行肝切除术治疗肝棘球蚴病是安全和有效的。

1) 闭合式沿周围囊全囊肿切除术：此手术是沿周围囊与肝实质间界面分离切除整个棘球蚴囊肿，术中应注意结扎、切断所有进入囊肿的血管和胆管。但若囊肿紧邻主肝静脉、下腔静脉及肝门，应避免做全囊肿切除术。本手术的优点是可发现主囊附近的外生性子囊，术中无污染，勿需用杀原头节药，术后无周围囊残留，胆漏少见，罕有复发。尤其适用于多房性囊肿、钙化囊肿及有囊肿 - 胆管交通者，手术疗效好。

2) 开放式沿周围囊全囊肿切除术：由闭合式沿周围囊全囊肿切除术衍变而来。当行闭合式全囊肿切除术时，若发现囊肿已破或外膜菲薄濒于破裂，术野显露不良，囊肿邻近主要血管解剖有困难时，可改行开放式沿周围囊全囊肿切除术。再次手术时若发现残留周围囊的钙化部分含有胆管瘘也可采用本术式。手术方法是常规囊肿减压消毒后，切除多余的囊壁，最后自肝实质剥离残留的周围囊。

3) 非典型肝切除：即连同囊肿做非规则性肝切除，适用于周边型或带蒂的肝棘球蚴囊肿。

4) 规则性肝切除：主要用于肝多房棘球蚴病，肝细粒棘球蚴病少用，仅限于肝右叶的复发性囊肿，同时合并有不能修补的胆瘘和反复发作性胆管炎。若囊肿巨大占据右半肝者，肝静脉和下腔静脉几乎均会受累，不应做规则性肝切除。

5) 肝移植术：肝棘球蚴病外科处理失败或多次手术导致肝衰竭者，可考虑肝移植。1994 年 Gonzales 报道 6 例肝移植，疗效满意。

(5) 经腹腔镜处理：术前应严格挑选病例，并常规做 CT 检查。经腹腔镜处理的禁忌证有：囊肿已破入胆道，复发性肝棘球蚴病，囊肿深在肝实质，囊肿紧邻下腔静脉，直径 >15cm，数目超过 3 个，囊壁肥厚或有钙化者。手术时通常在腹部做 4~6 个戳口，手术的关键是囊肿穿刺和减压，可用 14 号经皮穿刺针进行囊肿穿刺，并吸引减压。可预先在膈下间隙充满高渗盐水备做杀原头节药，但其防止污染的效果尚不清楚。若囊液有胆汁染色，应做囊肿造影明确胆瘘位置。切开囊肿，吸净囊内容物，再用杀头节药液灌洗囊腔，切除突出的多余囊壁，取尽残存的囊内容物。直视下彻底检查囊腔内壁，明确有无囊肿 - 胆管交通，若发现瘘口即应缝合关闭。残腔的处理可根据具体情况选择留置开放、外引流、大网膜填塞或加外引流。术中至少应切除部分囊壁，不应做单纯的外引流或囊肿开窗术，以免囊腔积液，并继发感染。也有做全囊肿切除的报道。目前，经腹腔镜处理的初步疗效令人鼓舞，常见的并发症有囊腔感染和胆漏。最新的一项研究报道了腹腔镜手术应用于经过严格挑选病人的疗效：最常用的手术方式是囊肿切除术(60%)，病人总体死亡率为 0.22%，术后复发率为 1%，结论认为，腹腔镜手术取得的疗效与开腹手术相似。

(二) 非手术处理

1. 经皮穿刺治疗肝棘球蚴病(PAIR 技术) 由于担心过敏反应及腹腔种植转移的风险，经皮穿刺棘球蚴囊肿长期以来被列为禁忌，并认为是危险的诊断和治疗方法。但近年来随着穿刺设备的不断改进，已有大宗成功经皮穿刺治疗肝细粒棘球蚴病的报道。1997 年，Filice 和 Brunetti 报道用此法治疗 163 例共 231 个棘球蚴囊肿，未发生 1 例并发症，长期疗效满意。也有用本法治疗肺棘球蚴病者。具体方法是采用 PAIR 技术，即经皮穿刺囊肿吸引，注射杀原头节药后再吸引(percutaneous aspiration，injection and re-aspiration，PAIR)，穿刺前后联合应用甲苯达唑等药物疗法。常用的杀原头节药有：① 20% 盐水；② 15% 盐水；③ 95% 乙醇；④联合应用 30% 盐水和 95% 乙醇；⑤甲苯达唑溶液。但PAIR技术有其固有的不足,如囊液易外溢、过敏反应、术后易复发、不能吸尽所有囊内容物,尤其是在多房性棘球蚴囊肿、杀原头节药被囊液稀释后不能达到有效的消毒浓度、药液易经胆管瘘口进入胆管树引起严重的肝损害、遗留外生囊肿未能处理等。

2. 药物疗法　外科治疗是本病目前最有效的治疗方法,但是对于不适用外科治疗的病人,如广泛播散的棘球蚴病,或因全身情况不允许手术、囊肿破裂、术中囊液外溢的病人,可采用药物疗法。目前常用的有效药物有甲苯达唑(mebendazole)、阿苯达唑(albendazole)和苯并咪唑(benzimidazole)。甲苯达唑能抑制棘球蚴对葡萄糖的摄取,降低细胞内糖原水平,导致生发膜细胞死亡,使囊肿失去维持其内环境稳定的能力,对细粒棘球蚴和多房棘球蚴皆有效。氟苯达唑(flubendazole)和阿苯达唑也有同样的效果。甲苯达唑治疗细粒棘球蚴的疗程至少3个月,常用的治疗方案为:20~50mg/(kg·d),分3次口服,持续21~30天,每3个月循环1次,疗程为1年。甲苯达唑的副作用并不严重,而且是可逆的,病人对大剂量口服一般也能很好耐受。胃肠道反应如恶心、呕吐及腹部不适等,通常在服药后1~2周消失,进餐时服药可减少不良反应,无须停药。极少有脱发、肝炎、肾小球肾炎及白细胞减少等副作用。儿童也能耐受长期大剂量给药。

阿苯达唑是唯一能杀死虫卵、蚴虫及绦虫的药物,对多房棘球蚴病也有效。该药较甲苯达唑更易吸收,在体内迅速转化为阿苯达唑亚砜、阿苯达唑砜醇和阿苯达唑2-胺砜醇等3个主要代谢物。口服阿苯达唑10~14mg/(kg·d),肝、肺、囊肿及胆汁内即可有较高浓度。术前给药10mg/(kg·d),1个月后囊内阿苯达唑亚砜平均浓度可达165μg/L(体外实验最小有效浓度为100μg/L),约为血清浓度的1/5,并随治疗时间的延长而增高。目前常用WHO所认定的Horton给药方案,即10mg/(kg·d),分2次口服,持续28天,每2周循环1次,3个循环为1个疗程。有报道长疗程或大剂量给药效果更好。本药的副作用较甲苯达唑少,常见的有转氨酶升高、黄疸、发热、脱发和白细胞减少等。近来动物试验和体外实验已证明,吡喹酮(praziquantel)在体内外皆有杀伤棘球蚴的作用,与阿苯达唑联合应用效果更好,但目前尚缺乏临床资料来验证。

对药物治疗棘球蚴病的疗效应谨慎判断,因为治疗前不能评估囊肿的活性程度,也很难解释有活性和死亡的囊肿存在同一病人中,目前尚不清楚囊肿缩小是否真正提示寄生虫已死亡,血清学试验作为疗效判断指标价值有限;此外,目前所报道的临床疗效缺乏对照,因此药物治疗效果至少有一部分为棘球蚴自发性退化或自然转归所致。但总体上说,药物治疗细粒棘球蚴病的疗效约为30%~40%,对肺棘球蚴病最为有效,其次为肝棘球蚴病,对骨、脑、眼及其他部位的棘球蚴病基本无效。薄壁小囊肿的疗效明显优于有完整层膜的巨大囊肿。对多房棘球蚴病而言,药物疗法能有效延长病人的生存期,有时是其唯一的治疗方法。

二、多房棘球蚴病

【寄生虫病学】

多房棘球绦虫的终宿主是红狐、北极狐、狼、犬和猫,自然界常见者为狐,在某些流行区的感染率可高达70%以上,农村主要为犬和猫。常见的中间宿主是田鼠、家鼠、红背野鼠及旅鼠等啮齿类动物,人是偶然的中间宿主。成虫长1.2~3.7mm,约为细粒棘球绦虫的1/3~1/2,大多有4~5个体节,受孕节片较小,内含数目不等的睾丸、子宫及生殖孔,头端小钩数约14~34个。虫卵形态与细粒棘球绦虫的虫卵相似,但对严寒有极强的抵抗力(-56℃)。除成虫寄生于终宿主的空肠外,多房棘球绦虫的生活史与细粒棘球绦虫基本类似。人类感染的主要来源是受终宿主粪便污染的土壤、蔬菜和水源等,也可因剥制狐皮等而直接感染。幼虫泡状棘(球蚴)进入人体肝脏后,可迅速生长,发育成致命的多房棘球蚴病。囊肿生发层一般不存在原头节,但将其接种至啮齿类动物后则可产生原头节。

【流行病学】

多房棘球绦虫的分布比较局限,主要见于北半球的寒冷地区,如俄罗斯、中欧和东欧、日本北部、阿拉斯加、加拿大、美国的北部和中部地区等。国内多房棘球蚴病主要见于新疆塔城、阿尔泰、伊犁地区,甘肃的漳县、会宁、岷县,四川的甘孜藏族地区,青海的果洛、玉树地区,宁夏的六盘山一带的西吉、海原、固原地区。

【病理学】

人类多房棘球蚴病是一种进行性破坏性疾病,自然病程类似恶性肿瘤。病变肝表面呈灰黄色,多结节隆起,或呈巨块,外无包膜,与周围组织界限不清,质硬如软骨,刀割很少出血,并有砂粒样感。病变切面呈蜂窝状或海绵样结构的小囊腔，囊液有时呈胶冻状。病灶中心可因缺血发生坏死，形成不规则的小空洞，内充满白色不定形物质。光镜下可见大小不等的囊泡聚集成群，呈多房性表现，带状角质卷曲于囊腔。囊泡可向肝实质浸润生长，形成外殖性芽生（图 52-69），病变周围有薄层致密的纤维组织，其内被新生的囊泡广泛浸润。泡状棘球蚴芽生部分脱落后，可经血流在肝内广泛播散，也可经血流、淋巴迁徙至其他脏器。由于人体组织不能为泡状棘球蚴提供必要的生长发育条件，棘球蚴长期处于增殖阶段，罕有能发育形成原头节者。因此，组织病理检查很少能在囊泡内见到原头节，有时仅见坏死肝组织、纤维组织及嗜酸性层状的玻璃样物质，酷似癌肿。

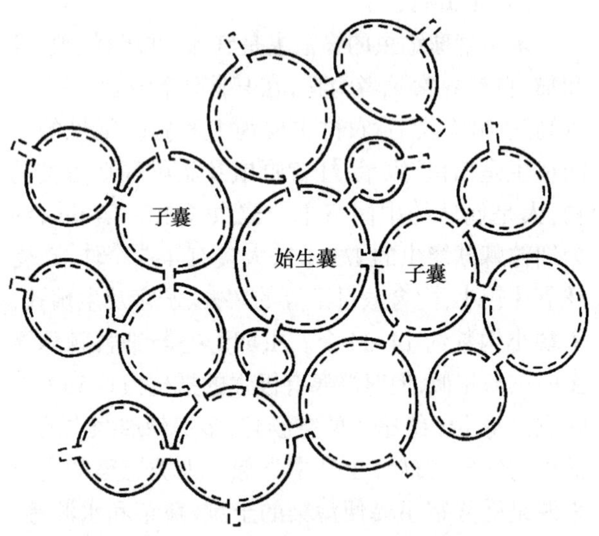

图 52-69 多房性棘球蚴生长示意图

【临床表现与诊断】

肝多房棘球蚴病的潜伏期较长，病人感染后可以多年不出现明显的临床症状。当肿块增大到一定程度时，可有右上腹痛和肝大，有时可触及质地坚硬表面不平的肿块。病人常出现肝功能损害，食欲不振，腹胀等消化道症状。据蒋次鹏对 90 例分析，主要症状为上腹肿块（91.1%）、腹痛（71.1%）、黄疸（26.6%）及肝大（58.8%）。肿块触之硬似软骨、表面有结节感（50.5%），脾大和腹水（6.6%）。病变中央坏死合并感染者酷似肝脓肿，病灶也可穿透至右下肺、心包和下腔静脉。晚期常有恶病质现象，可因肝衰竭、门静脉高压并发消化道出血死亡。若转移至脑、肺、心等脏器可出现相应的症状。

本病诊断较困难，术前诊断正确率仅为 50%，常被误诊为癌肿、结核、局灶性结节增生、血管瘤、肝硬化或肝脓肿。最后确诊有赖于组织病理检查，或将生发膜接种至啮齿类动物的腹腔。病变早期血生化常属正常，晚期则有胆红素升高等肝功能不全表现。间接血凝试验和皂土絮状试验对本病有诊断价值，若病人血液中检测到针对棘球绦虫特异抗原 -5 的抗体，对诊断多房棘球蚴病有很高的特异性。腹部 X 线片有时可见外周有钙化的低密度区，肝核素扫描或血管造影表现为充盈缺损，B 超、CT 和 MRI 可明确肝脏病变的范围及其形态改变，也有用腹腔镜诊断本病的报道。病人虽经确诊，但不能预测该病的临床病程及生存期，因为至今尚不清楚为何有些病变长期处于休止期而无临床症状，另一些则呈快速进行性发展，病势凶险。值得注意的是，本病是一种潜在的致命性疾病，绝无自发性失活的可能。

【处理原则】

根治性肝切除是局部病灶的首选治疗方案。由于左右肝管汇合部常受侵犯，肝切除术后需要进行胆管空肠 Roux-en-Y 吻合重建胆道。由于病灶大部分位于右叶，并常有膈肌受侵，故须联合切除部分膈肌。如果病灶较大，占据左右两叶，并侵犯门静脉或下腔静脉，则可考虑姑息性切除，并同时辅以药物治疗，可获得较好的长期生存率。对于不能切除的病例，特别是体积巨大且有肝蒂侵犯者，或合并有慢性肝衰竭者，可考虑行肝移植。移植术后应加用阿苯达唑进行辅助化疗，以预防复发。

（沈 锋）

参考文献

[1] WHO INFORMAL WORKING GROUP. International classification of ultrasound images in cystic echinococcosis for application in clinical and field epidemiological settings [J]. Acta Trop, 2003, 85 (2): 253-261.

[2] PEDROSA I, SAÍZ A, ARRAZOLA J, et al. Hydatid disease: radiologic and pathologic features and complications [J]. Radiogr, 2000, 20 (3): 795-817.

[3] BASARAN C, KARCAALTINCABA M, AKATA D, et

al. Fat-containing lesions of the liver: cross-sectional imaging findings with emphasis on MRI [J]. AJR Am J Roentgenol, 2005, 184 (4): 1103-1110.

[4] LITTL EA F, LEE WK, MATHISON K. MR cholangiography in the evaluation of suspected intrabiliary rupture of hepatic hydatid cyst [J]. Abdom Imaging, 2002, 27 (3): 333-335.

[5] NARI GA, PALACIOS RO, RUSSO N, et al. Liver resections as radical surgery for hepatic hydatidosis: results in 50 patients [J]. Acta Gastroenterol Latinoam, 2014, 44 (1): 39-44.

[6] TUXUN T, ZHANG J H, ZHAO J M, et al. World review of laparoscopic treatment of liver cystic echinococcosis-914 patients [J]. Int J Infect Dis, 2014, 24: 43-50.

第五十三章 门静脉高压症

第一节　解剖生理及病理概述

门静脉的血流受阻、血液淤滞时，则引起门静脉系统压力的增高。临床表现有脾大、脾功能亢进、食管胃底静脉曲张、呕血、腹水等。具有这些症状的疾病称为门静脉高压症（portal hypertension）。正常门静脉压力一般为 1.27~2.35kPa（13~24cmH_2O），当形成门静脉高压症时，压力大都增至 2.9~4.9kPa（30~50cmH_2O）。

【外科解剖】

门静脉主干是由肠系膜上、下静脉和脾静脉汇合而成，其中约20%的血液来自脾脏。门静脉的左、右两干分别进入左、右半肝后逐渐分支，其小分支和肝动脉小分支的血流汇合于肝小叶内的肝窦（肝的毛细血管网），然后汇入肝小叶的中央静脉，再汇入小叶下静脉、肝静脉，最后注入下腔静脉。所以，门静脉系位于两个毛细血管网之间，一端是胃、肠、脾、胰的毛细血管网，另一端是肝小叶内的肝窦。

需要指出，门静脉和肝动脉的小分支血流不但汇合于肝小叶内的肝窦，还在肝小叶间汇管区借着无数的动静脉间的小交通支相互流通。这种动静脉交通支一般仅在肝内血流量增加时才开放而被利用（图 53-1）。所以，两种压力不同的血流（肝动脉压力约为门静脉压力的 8~10 倍）经过肝小叶内的肝窦和利用肝小叶间汇管区的动静脉交通支后，得到平衡，再汇入肝小叶的中央静脉。

门静脉高压症发病中的作用：

（1）正常时，门静脉、肝动脉小分支分别流入肝窦，它们之间的交通支细而不开放；(2) 肝硬化时，交通支开放，压力高的肝动脉血液流入压力低的门

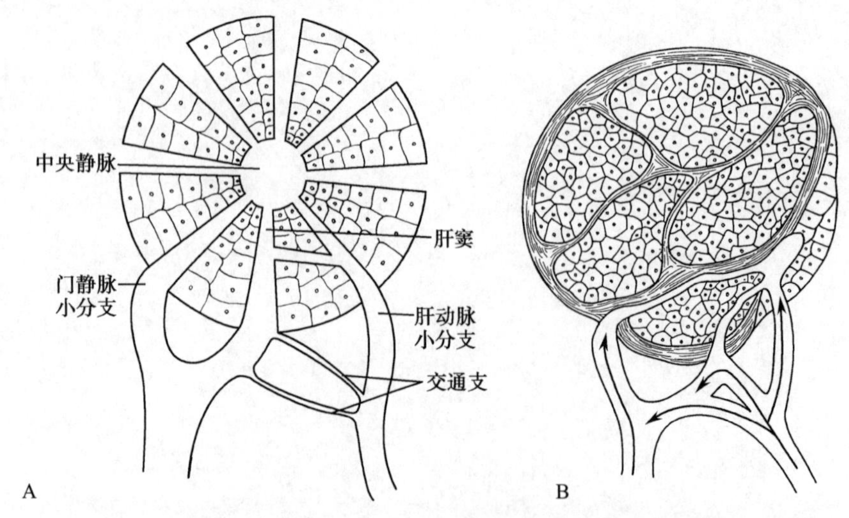

图 53-1　门静脉、肝动脉小分支之间的交通支在门脉高压症发病中的作用
A. 正常时，门静脉、肝动脉小分支分别流入肝窦，它们之间的交通支细而不开放；
B. 肝硬化时，交通支开放，压力高的肝动脉血液流入压力低的门静脉，从而使门脉压增高

静脉，从而使门静脉压增高

正常人全肝血流量每分钟约为 1 500ml，其中门静脉血占 60%~80%，平均为 75%；门静脉血流量每分钟约为 1 100ml。肝动脉血占全肝血流量的 20%~40%，平均为 25%；肝动脉血流量每分钟约为 350ml。由于肝动脉的压力大，血的含氧量高，故门静脉和肝动脉对肝的供氧比例则几乎相等。

门静脉系统与腔静脉系统之间存在有四个交通支（图 53-2）。

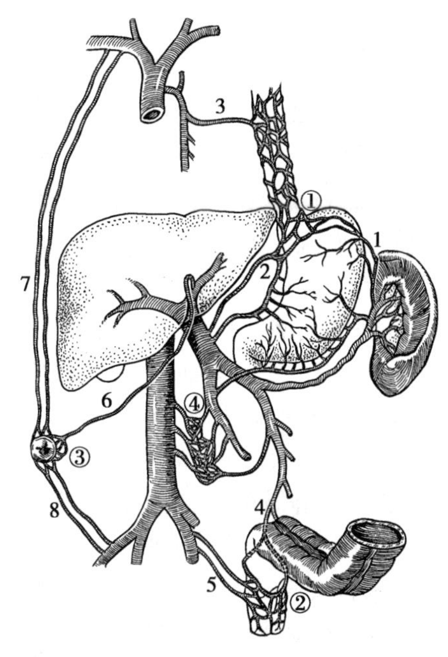

图 53-2 门静脉系统和腔静脉系统间的交通支

1. 胃短静脉；2. 胃冠状静脉；3. 奇静脉；4. 直肠上静脉；5. 直肠下静脉、肛管静脉；6. 脐旁静脉；7. 腹上深静脉；8. 腹下深静脉。①胃底、食管下段交通支；②直肠下端、肛管交通支；③前腹壁交通支；④腹膜后交通支

1. 胃底、食管下段交通支　门静脉血流经胃冠状静脉、胃短静脉，通过食管胃底静脉与奇静脉、半奇静脉的分支吻合，流入上腔静脉。

2. 直肠下端、肛管交通支　门静脉血流经肠系膜下静脉、直肠上静脉与直肠下静脉、肛管静脉吻合，流入下腔静脉。

3. 前腹壁交通支　门静脉（左支）的血流经脐旁静脉与腹上深静脉、腹下深静脉吻合，分别流入上、下腔静脉。

4. 腹膜后交通支　在腹膜后，有许多肠系膜上、下静脉分支与下腔静脉分支相互吻合。

在这四个交通支中，最主要的是胃底、食管下段交通支。这些交通支在正常情况下都很细小，血流量都很少。

重要的是冠状静脉的局部解剖。冠状静脉分有 3 支，即胃支、食管支和高位食管支（图 53-3）。①胃支较细，伴行着胃右动脉，紧沿着胃小弯行走；实际上胃支就是胃右静脉，其一端注入门静脉，另一端在贲门下方进入胃底；②食管支较粗，伴行着胃左动脉，实际上就是胃左静脉，其一端多在胰体上缘注入脾静脉，另一端在贲门下方和胃支汇合而进入胃底和食管下端。胃支和食管支汇合进入胃底的部位多在贲门下方小弯侧 5cm 范围内；③高位食管支，源自冠状静脉的凸起部，距贲门右侧 3~4cm，沿食管下段右后侧向上行走，于贲门上方 3~4cm 或更高处进入食管肌层。

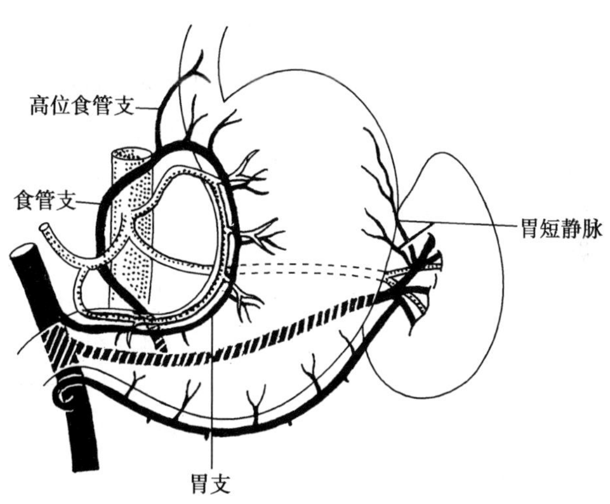

图 53-3 冠状静脉的走行

【病理生理】

1. 门静脉高压症的发病机制研究

（1）门静脉压力、阻力和血流量之间的关系：影响门静脉压力梯度的因素主要有两个方面，其一是门静脉血流量，另一是作用于血流的血管的阻力，可用 Ohm 定律表示三者的关系。

$$P = \Delta P = P_1 - P_2 = Q \times R$$

P 是门静脉压力梯度，$\Delta P=P_1-P_2$，血管两点间的压力差

Q 是在整个门静脉系统包括门体侧支血管内循环的血流量；R 是门静脉系统血管的阻力，该阻力是指门静脉、肝血管床和侧支循环血管床的阻力的总和。

影响血管阻力的因素可用 Poiseuille 定律表示：

阻力 $R=8\eta L/\pi r4$

η= 黏度系数

L= 血管长度

R= 血管半径

在生理状况下血管长度（L）是恒定的，同样，

除非血细胞比容有很大变化,血液的黏度系数也是恒定的。因此,血管的压力变化主要与流量的变化成正比和血管半径的变化成反比。尤其后者更重要,这是因为与其变化的四次方成反比。血管阻力主要依赖于血管半径的大小,血管壁内含有平滑肌细胞,通过不同血管活性物质刺激其舒缩可以调节管径的大小。

(2)形成门静脉高压症的两种主要学说

1)后向性血流学说(backward theory)或称阻力学说;门静脉血流阻力增加,常是门静脉高压症的始动因素。按阻力增加的部位,可将门静脉高压症分为肝前、肝内和肝后三型。肝内型门静脉高压症又可分为窦前、窦后和窦型。在我国,肝炎后肝硬化是引起肝窦和窦后阻塞性门静脉高压症的常见病因。由于增生的纤维索和再生的肝细胞结节挤压肝小叶内的肝窦,使其变窄或闭塞,导致门静脉血流受阻,门静脉压力也就随之增高。其次是由于位于肝小叶间汇管区的肝动脉小分支和门静脉小分支之间的许多动静脉交通支,平时不开放,而在肝窦受压和阻塞时即大量开放,以致压力高的肝动脉血流直接反注入压力较低的门静脉小分支,使门静脉压力进一步增加(见图 53-1)。常见的肝内窦前阻塞病因是血吸虫病肝硬化。血吸虫在门静脉系内发育成熟、产卵,形成虫卵栓子,顺着门静脉血流抵达肝小叶间汇管区的门静脉小分支,引起这些小分支的虫卵栓塞、内膜炎和其周围的纤维化,以致门静脉的血流受阻,门静脉的压力增高。窦前阻塞到了晚期,也就继发地导致肝细胞营养不良和肝小叶萎缩。在长江流域,血吸虫病性肝硬化引起的门静脉高压症较多见。

肝星状细胞(hepatic stellate cell,HSC)位于肝细胞与窦内皮细胞之间,并通过突起与它们紧密接触,肝脏受损后 HSC 激活,分泌大量的细胞外基质,压迫肝窦,提高门静脉压力。HSC 在肝硬化结节中沿窦内皮分布,在纤维间隔中围绕门静脉分支分布,它的收缩会带动纤维组织收缩,继而间接或直接影响血管直径,影响门静脉压力。肝窦可能是引起血流阻力的主要部位,由于肝窦基底膜形成,肝窦毛细血管化,Disse 腔有不同程度的扩大,使肝窦变窄,肝内血流阻力增加。

肝前型门静脉高压症的常见病因是肝外门静脉血栓形成(脐炎、腹腔内感染如急性阑尾炎和胰腺炎、创伤等)、先天性畸形(闭锁、狭窄或海绵样变等)和外在压迫(转移癌、胰腺炎等)。这种肝外门静脉阻塞的病人,肝功能多正常或轻度损害,预后较肝内型好。肝后型门静脉高压症的常见病因包括 Budd-Chiari 综合征、缩窄性心包炎、严重右心衰竭等。

2)前向性血流学说(forward theory):也称高动力学说。当门静脉阻力增加时,侧支循环开放,随后血管舒张物质增加,如一氧化氮、胰高血糖素、前列环素、血管活性肠肽等,导致内脏高动力循环和门静脉血流量增加,门静脉压又持续性升高。前向血流学说和后向血流学说在门静脉高压症的形成中均发挥了作用。其中 60% 是门静脉阻力增加所致,40% 是内脏高动力循环引起。前者是门静脉高压症的发病基础,后者是门静脉高压症持续存在的重要原因。

2. 门静脉高压症的病理改变　门静脉高压症形成后,可以发生下列病理变化。

(1)脾大(splenomegaly)、脾功能亢进(hypersplenism):门静脉血流受阻后,首先出现充血性脾大。门静脉高压症时可见脾窦扩张,脾内纤维组织增生、单核 - 巨噬细胞增生和吞噬红细胞现象。临床上除有脾大外,还有外周血细胞减少,最常见的是白细胞和血小板减少,称为脾功能亢进。

(2)交通支扩张:由于正常的肝内门静脉通路受阻,门静脉又无静脉瓣,上述的四个交通支大量开放,并扩张、扭曲形成静脉曲张。在扩张的交通支中最有临床意义的是在食管下段、胃底形成的曲张静脉。它离门静脉主干和腔静脉最近,压力差最大,因而经受门静脉高压的影响也最早、最显著。其他交通支也可以发生扩张,如直肠上、下静脉丛扩张可以引起继发性痔;脐旁静脉与腹上、下深静脉交通支扩张,可以引起前腹壁静脉曲张;腹膜后的小静脉也明显扩张、充血。

(3)食管胃底曲张静脉破裂出血:门静脉高压症曲张静脉破裂的两种学说:

1)腐蚀理论:由外部损伤作用于薄、脆的曲张血管壁,如吞咽硬质的食物,或胃 - 食管反流,这一理论因缺少根据而被否定。

2)爆破理论:作用于曲张静脉壁的牵张作用力比曲张静脉内的压力更重要,即当曲张静脉内的扩张力超过管壁的张力,可使曲张静脉破裂,而导致出血。

该理论可用 Laplace 定律表示:曲张静脉壁张力 =[(曲张静脉内压 – 食管腔内压)× 血管半径]/管壁:

$$T=TP(r/w)$$

式中 T 是曲张静脉壁张力,TP 是跨壁压,即曲张静脉内压与食管腔内压之差(P_i–P_e)。r 为曲张静脉半径(varix radius),w 为曲张静脉壁厚度(variceal wall thickness)。

$T = (P_i - P_e) \times r/w$　P_i:曲张静脉内的压力;P_e:食管腔内的压力。

根据 Laplace 定律:曲张静脉张力与其跨壁压和它的半径成正比,与管壁厚度成反比。管腔不断扩张时,管壁可借助其弹性来限制这种扩张,当超出这种弹性限度时,曲张静脉壁不能抵抗管腔的继续扩张而发生破裂。门静脉血流(portal vein blood flow,PVBF)增加使 *TP* 增加,*w* 逐渐变薄,当 *T* 达到一定程度,血管"爆炸"破裂。由此可见,大而壁薄的曲张静脉比小而壁厚的曲张静脉更易破裂出血。

(4)腹水:门静脉压力升高,使门静脉系统毛细血管床的滤过压增加,同时肝硬化引起的低蛋白血症,血浆胶体渗透压下降及淋巴液生成增加,促使液体从肝表面、肠浆膜面漏入腹腔而形成腹水。门静脉高压症时虽然静脉内血流量增加,但中心血流量却是降低的,继发刺激醛固酮分泌过多,导致钠、水潴留而加剧腹水形成。有的病人可伴有胸腔积液,称之为肝性胸腔积液,多以右侧常见。

(5)门静脉高压性胃病:约 20% 的门静脉高压症病人并发门静脉高压性胃病(portal hypertensive gastropathy,PHG),并且占引起门静脉高压症上消化道出血的 5%~20%。在门静脉高压时,胃壁淤血、水肿,胃黏膜下层的动 - 静脉交通支广泛开放,胃黏膜微循环发生障碍,导致胃黏膜防御屏障的破坏,是形成门静脉高压性胃病的原因。内镜下胃黏膜出现特殊病变伴有黏膜和黏膜下层细血管、毛细血管的明显扩张、扭曲,而组织学上没有明显的炎症。门静脉高压性胃病多见于胃底、胃底近端和贲门,但有时也可出现在胃窦部。当 PHG 病变较重时,内镜下胃黏膜还可见到粉红色、樱桃红色斑点,或呈猩红热样疹,统称为红斑征(red marks,RM)。

(6)肝性脑病:门静脉高压症时由于自身门体血流短路或手术分流,造成大量门静脉血流绕过肝细胞或因肝实质细胞功能严重受损,致使有毒物质(如氨、硫醇和 γ- 氨基丁酸)不能代谢与解毒而直接进入体循环,从而对脑产生毒性作用并出现精神神经综合征,称为肝性脑病(hepatic encephalopathy)或门体性脑病(portosystemic encephalopathy)。门静脉高压症病人自然发展成为肝性脑病的不到 10%,常因胃肠道出血、感染、过量摄入蛋白质、镇静药、利尿剂而诱发。

(7)肝肺综合征(hepatopulmonary syndrome,HPS):肝病可合并肺循环异常,出现肺内血管扩张、肺气体交换障碍,引起与气道疾病无关的通气 - 灌注失衡、气体弥散障碍和动脉血氧张力降低,称为肝肺综合征。临床表现为杵状指、发绀、呼吸困难等。

(杨　镇)

第二节　门静脉高压症

【临床表现】

主要是脾大、脾功能亢进、呕血或黑便、腹水或非特异性全身症状(如疲乏、嗜睡、厌食)。曲张的食管、胃底静脉一旦破裂,立刻发生急性大出血,呕吐鲜红色血液。由于肝功能损害引起凝血功能障碍,又因脾功能亢进引起血小板减少,因此出血不易自止。由于大出血引起肝组织严重缺氧,容易导致肝性脑病。

体检时如能触及脾,就可能提示有门静脉高压。如有黄疸、腹水和前腹壁静脉曲张等体征,表示门静脉高压严重。如果能触到质地较硬、边缘较钝而不规整的肝脏,肝硬化的诊断即能成立,但有时肝脏硬化缩小而难以触到。还可有慢性肝病的其他征象如蜘蛛痣、肝掌、男性乳房发育、睾丸萎缩等。

脾大分级:Ⅰ级:脾下缘达锁骨中线肋缘下 3cm 内;Ⅱ级:Ⅰ、Ⅲ中间为Ⅱ级;Ⅲ级:平脐;Ⅳ级:过脐;Ⅴ级:达盆腔。

【诊断】

主要根据肝炎和血吸虫病的病史,以及脾大,脾功能亢进、呕血或黑便、腹水等临床表现。当急性大出血时,应与其他原因的出血鉴别(详见第五十七章)。

下列辅助检验有助于诊断:

1. 血象　脾功能亢进时,血细胞计数减少,以白细胞计数降至 3×10^9/L 以下和血小板计数减少至(70~80)$\times 10^9$/L 以下,最为明显。出血、营养不良、溶血或骨髓抑制都可以引起贫血。

2. 肝功能检查　常反映在血浆白蛋白降低而球蛋白增高,白蛋白与球蛋白比例倒置。由于许多凝血因子在肝合成,加上慢性肝病病人有原发性纤维蛋白溶解,所以凝血酶原时间可以延长。还应作乙型肝炎病原免疫学和甲胎蛋白检查。肝功能分级见表 53-1。

表 53-1 Child 分级标准

	A 级	B 级	C 级
血清胆红素(μmol/L)	<34.2	34.2~51.3	>51.3
血浆白蛋白(g/L)	>35	30~35	<30
腹水	无	易控制	难控制
肝性脑病	无	轻	重、昏迷
营养状态	优	良	差

3. 术中直接测压 术中直接测定自由门静脉压(FPP)是最可靠的诊断方法。如果压力超过 $30cmH_2O$,则诊断肯定。简便的方法是应用一根有刻度的长约 60cm 的细玻璃管,连接在暂用血管钳夹住的塑料管和穿刺针上;管内充满等渗盐水。测定时,针尖可刺入胃网膜右静脉或其较大分支内;但准确的是直接刺入门静脉内。必须注意的是,玻璃管的零度应相当于腰椎体前缘的平面。测定应在不给全身血管舒缩药物下进行,休克病人应在休克纠正后再测;重复测压时病人动脉压的相差应不大。

测定自由门静脉压后,可暂时钳夹门静脉主干,再测定近肝段门静脉压(肝侧门静脉闭锁压,HOPP)和远肝段门静脉压(脏侧门静脉闭锁压,SOPP)。HOPP 反映肝窦内压力,正常为 $5\sim10cmH_2O$;门静脉高压时为 $15\sim35cmH_2O$。SOPP 反映门静脉完全阻断后的门静脉循环情况,正常为 $40\sim60cmH_2O$;门静脉高压时为 $30\sim40cmH_2O$。SOPP 与 HOPP 的压力差代表门静脉最大灌注压(MPP):MPP 越大,门静脉灌注量越大。如果 SOPP 大于 HOPP,表示门静脉血流方向正常(向肝血流);如果 SOPP 小于 HOPP,则表示门静脉血有倒流现象(离肝血流)。这些数值对门静脉高压症时选择何种类型手术有一定参考价值。

4. 影像学检查 在诊断和评价门静脉高压症中占有重要地位。合理使用各种影像学检查,可以明确有关门静脉系统的解剖结构、侧支血管的分布及通畅程度,对选择临床治疗方式及评价治疗效果具有重要意义。通过影像学介导,还可对某些门静脉高压症进行介入治疗。

(1) 腹部超声检查:可以显示腹水、肝密度及质地异常、门静脉扩张。多普勒超声可以显示血管开放情况,测定血流量,门静脉高压症时门静脉内径 ≥ 1.3cm。

(2) 食管吞钡 X 线检查:在食管为钡剂充盈时,曲张的静脉使食管的轮廓呈虫蚀状改变;排空时,曲张的静脉表现为蚯蚓样或串珠状负影,但这在内镜检查时更为明显。胃底静脉曲张表现为病变处黏膜条状增粗,走行迂曲,也可表现为多发散在的结节及较大的分叶状肿块。

(3) 腹腔动脉造影的静脉相或直接肝静脉造影:可以使门静脉系统和肝静脉显影,确定静脉受阻部位及侧支回流情况,还可为手术方式提供参考资料。血管造影能了解肝动脉、肝静脉、门静脉和下腔静脉形态、分支及病变。

(4) 计算机体层成像:可反映全肝状态,通过增强扫描,可反映侧支循环形成、脾、腹水及门静脉的改变。CT 尤其是多排螺旋 CT 及磁共振显像的血管造影(CTA 及 MRA)及其多方位重建对门静脉血管的显示具有独到之处,如不涉及介入治疗,在某些情况下可以代替具有创伤性的门静脉血管造影检查。

5. 内镜诊断 是识别食管胃底静脉曲张的金标准。内镜不仅能在直视下判断是否有食管胃底静脉曲张、出血的原因和部位,同时还能对静脉曲张发生破裂出血的危险性进行判断,必要时还能进行内镜下急诊止血治疗。超声内镜可在内镜直视下对食管胃底的管壁或邻近脏器进行断层扫描,获得管壁各层次及周围重要脏器的超声影像。对黏膜下隆起性病变直视下较难鉴别时,超声内镜具有独特的诊断和鉴别诊断价值。

食管胃底静脉曲张程度的分级为三度:①轻度:曲张静脉直径小于 3mm;②中度:曲张静脉直径在 3~6mm;③重度:曲张静脉直径在 6mm 以上。曲张静脉破裂出血的危险性是随着静脉曲张严重程度而上升的,轻度曲张者出血率为 35%,中度者为 53%,重度者达 83%。红色征是预示即将发生出血的有价值的预示标志。

【治疗】

预防和治疗曲张静脉破裂出血的措施主要包括三个方面:药物和内镜治疗为第一线治疗(first-line treatment),分流术和断流术为第二线治疗(second-line treatment),终末期肝病行肝移植治疗。外科治疗门静脉高压症主要是预防和控制食管胃底曲张静脉破裂出血。为了提高治疗效果,应根据病人的具体情况,采用药物、内镜、介入放射学和外科手术的综合性治疗措施。其中手术治疗应强调有效性、合理性和安全性,并应正确掌握手术适应证和手术时机。

1. 非手术治疗　对于有黄疸、有大量腹水、肝功能严重受损的病人发生大出血，尤其是对肝功能储备 Child C 级的病人，如果进行外科手术，死亡率很高，可高达 60%~70%。对这类病人应尽量采用非手术疗法，建立有效的静脉通道，扩充血容量，采取措施监测病人生命体征。但应避免过量扩容，防止门静脉压力反跳性增加而引起再出血。

（1）药物治疗

1）血管加压素（vasopressin）：一般剂量为 20U，溶于 5% 葡萄糖溶液 200ml 内，在 20~30 分钟内快速静脉滴完，必要时 4 小时后可重复应用。血管加压素促使内脏小动脉收缩，血流量减少，从而减少了门静脉血的回流量，短暂地降低门静脉压，使曲张静脉破裂处形成血栓，达到止血作用。但它也减少全肝血流量，有加重肝脏缺氧和肝功能损害的缺点，且对高血压和有冠状血管供血不足的病人也不适用。行选择性肠系膜上动脉插管，滴注血管加压素，每分钟 0.2~0.4U，疗效则较好。随机对照试验证实，血管加压素与硝酸甘油脂（nitroglycerin）联合应用，具有协同降低门静脉压力的作用，比单一用药有效。

2）三甘氨酰赖氨酸加压素（特立加压素，terlipressin，or glypressin）：为合成的加压素衍生物，半衰期长，全身症状少。常用量为 1~2mg 静滴，每 6 小时 1 次，有效率可达 70%。一旦诊断成立尽快应用，甚至在内镜诊断之前和入院前即可应用特立加压素和硝酸甘油，可显著提高止血率和降低死亡率。

3）生长抑素（somatostatin）：生长抑素和它的 8 肽衍生物奥曲肽（octreotide）能选择性地减少内脏血流量，尤其是门静脉和其侧支的血流量，从而降低门静脉压力，有效地控制食管胃底曲张静脉破裂大出血。生长抑素对心搏量及血压则无明显影响。生长抑素首次剂量 250μg 静注，以后每小时 250μg 静脉持续滴注，维持 2~5 天。奥曲肽首次剂量 50μg 静注，以后每小时 25~50μg 静滴，维持 2~4 天。生长抑素的止血率（80%~90%）远高于血管加压素（40%~50%），副作用较少，目前认为是对食管胃底曲张静脉破裂出血的首选药物。

（2）三腔管压迫止血（balloon tamponade）：三腔气囊管压迫止血是急症治疗的有效方法，要求应用得当，方法准确。总插管时间为 3~5 天，为其他治疗赢得时间。

1）有几种类型的气囊导管供选择：①三腔二囊管（Sengstaken-Blakemore，SB 管）：该管有两囊（食管囊、胃囊）和三腔（图 53-4），其一腔是抽吸胃内容物，另二腔充气食管囊、胃囊。利用充气上述两囊，分别压迫食管下段及胃底破裂的曲张静脉；②四腔二囊管：有四腔，其中三腔类似 SB 管，另一腔抽吸食管气囊以上食管内的液体。

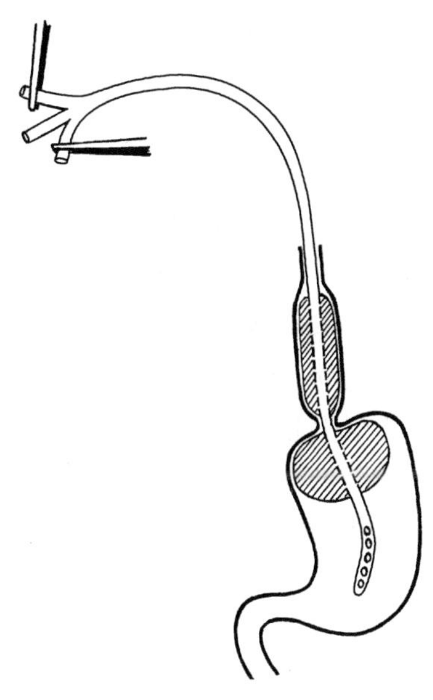

图 53-4　三腔二囊管

2）方法：使用前应仔细检查气囊是否漏气，充气后气囊膨胀是否均匀，一般胃气囊注气 200~250ml，食管气囊注气 100~150ml。三腔气囊管经口置入胃内后，先充气胃囊，然后轻轻拉管，感到不再被拉出时，经滑轮悬以 0.25~0.5kg 重物作牵引压迫胃底，并测量气囊内压力是否妥当，胃气囊为 40~50mmHg。每 1~2 小时抽吸胃内容物 1 次，观察出血是否停止。

接着经第三腔注入冷盐水洗胃。若仍出血则充气食管囊，压迫食管下段。食管气囊内压力 30~35mmHg。放置三腔管后，应抽除胃内容，并用生理盐水反复灌洗，观察胃内有无鲜血吸出。并应监测气囊压力，适时补充气体维持有效压力。如无鲜血，同时脉搏、血压渐趋稳定，说明出血已基本控制。

气囊压迫的控制出血率可达 40%~90%，但在气囊放气后的 24 小时内 50% 的病人可再出血。气囊压迫法并发症亦多，仅适用于无法控制的大出血，或等待做进一步治疗的病人。可作为一种临时措施，暂时控制出血，直至采取其他措施。气囊压迫法可单独使用，或与其他疗法合用。前瞻随机对照研究三腔二囊管和食管硬化剂疗法，结果表明在控制出血方面三腔二囊管的有效性低于硬化剂疗法（52% vs 90%）。

三腔管一般放置时间一般为24~72小时。置管24小时后,如出血停止,可先排空食管囊,观察一段时间,若无出血,再放开胃气囊,如又有出血,则再向气囊充气;如出血停止,则再观察12~24小时,若确已止血,才将管慢慢拉出。放置三腔管的时间不宜持续超过3~5天,否则,可使食管或胃底黏膜因受压迫太久而发生溃烂、坏死、食管破裂。因此,每隔12小时,应将气囊放空10~20分钟;如有出血即再充气压迫。

3)并发症:包括吸入性肺炎、食管破裂及窒息。在三腔管压迫期间,要加强护理,病人应侧卧或头侧转,便于吐出唾液,吸尽病人咽喉部分泌物,以防发生吸入性肺炎;还要严密观察,慎防气囊上滑,填塞咽喉,甚至引起窒息。拔管前可嘱病人吞服30ml液状石蜡,防止三腔二囊管的气囊壁与食管黏膜粘连,避免拔管时撕破食管黏膜而造成出血。现在很多医疗中心已用药物和内镜治疗替代气囊压迫法。

(3)经内镜治疗

1)内镜静脉曲张硬化剂注射术(endoscopic variceal sclerotherapy,EVS)(图53-5)。

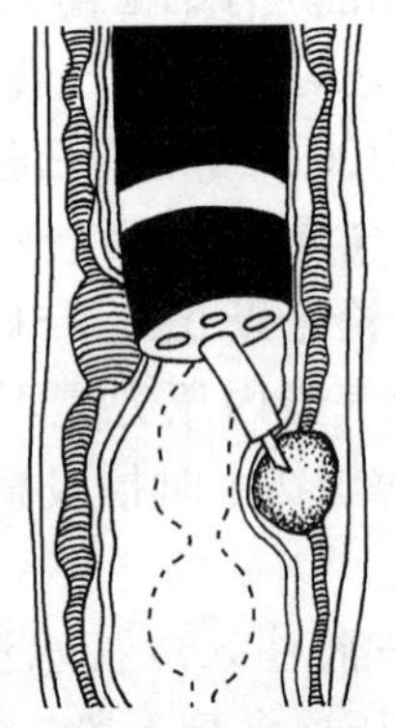

图53-5 应用纤维内镜将硬化剂直接注入曲张静脉内

注入曲张静脉内20世纪30年代末,由Carfoord首先报道治疗食管静脉曲张出血获得成功,到70年代趋于完善。其原理是将硬化剂注入血管内或血管旁,使之产生无菌性炎症,刺激血管内膜或血管旁组织,引起血栓形成、血管闭塞和组织纤维化,从而使静脉曲张消失,达到止血和预防再出血的目的。本疗法目前已成为治疗急性食管曲张静脉破裂出血最常用的方法之一,其有效率达80%~90%。

时机的选择:硬化剂注射可在急性出血期或在出血停止后2、3天内进行。

注射的方法:注射方法有血管腔内注射、血管旁注射及两者联合使用。常用的硬化剂如:①5%的鱼肝油酸钠(sodium morrhuate,SM);②1%乙氧硬化醇(polidocanol);③5%乙醇胺油酸酯(ethanolamine oleate,EO);④1%~3%十四羟基硫酸钠(sodium tetradecylsulfate,STD);⑤无水乙醇;⑥复合硬化剂。最常用的是1%乙氧硬化醇,它能使食管黏膜下层组织产生纤维化,使食管静脉曲张消失。推荐曲张静脉旁、静脉内联合注射术。首先静脉旁注射4个点,每点1ml,减少血流后静脉内注射3~5ml,可注射多条静脉,使静脉闭塞。第7天需复重注射1次,平均为3~6个疗程。当所有的曲张静脉闭塞或消失后,还应进行随访,对再通或新生的曲张静脉行硬化剂注射治疗。

疗程:常需多次进行,且有一定的再出血率,30%~40%的病人在最初出血控制后的6周内可发生早期再出血,40%的再出血发生在近期。EVS的缺点为注射点溃疡或糜烂再发出血。若出血来源于胃底静脉曲张或门静脉高压性胃病,这两种情况均不适宜于硬化治疗。

术后处理:①禁食8小时,以后可进流质;②适当应用抗生素;③酌情应用降低门静脉压药物;④术后严密观察病情。

并发症:①出血:对穿刺点渗血,可用镜身或用肾上腺素棉球压迫,以及喷洒凝血酶止血。注射后几日再出血,主要是穿刺点痂皮脱落,黏膜糜烂、溃疡所致,严重者可用止血夹子来控制出血;②溃疡:有浅表溃疡和深溃疡两类,可用黏膜保护剂硫糖铝;③穿孔:发生率1%~2%,大穿孔死亡率高达75%~100%;④狭窄:发生率3%;⑤其他:胸骨后疼痛、吞咽困难、低热等。

2)经内镜静脉曲张套扎术(endoscopic variceal ligation,EVL):Stiegmann于1990年首先应用于临床。EVL基本原理是在套扎局部产生缺血性坏死和形成浅溃疡,急性无菌性炎症累及曲张静脉内膜,局部产生血栓,导致静脉曲张闭塞。

方法:目前采用多环密集结扎方法。将安装在内镜头端的橡皮圈套扎于被吸入的曲张静脉,每次可连续完成5~8个结扎。多环套扎器可进行1次快速、多环套扎,方法简便,短时间即可完成操作。EVL安全有效,简单易行,无严重的并发症。EVL应7~14天再重复1次,需2~4个疗程(图53-6)。

EVL的优点和适应证:EVS和EVL在控制曲张静脉破裂出血的有效性方面无显著性差别,但EVL并发症较少,EVL治疗后复发出血率可达10%左右。以下情况之一者应及早手术治疗:①经2次以上结扎治疗仍不能控制急性出血;②胃底曲

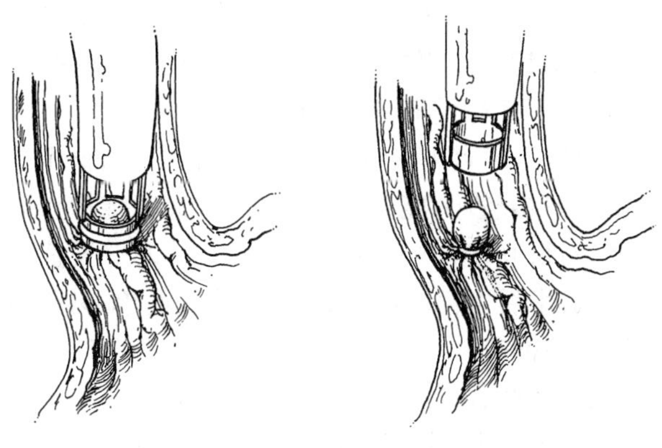

图 53-6　经内镜静脉曲张套扎术

张静脉破裂出血；③内镜治疗后短期内复发出血，不能为内镜结扎控制者。

联合应用：①内镜治疗配合β-阻断剂(β-blocker)：随机对照试验表明EVL加纳多洛尔(nadolol)和加硫糖铝(sucralfate)，比单独应用EVL在控制再出血方面更有效，故推荐β-阻断剂加EVL疗法；②EVS、EVL联合应用：采用EVL后加用EVS疗法的效果可深达食管黏膜下层，使黏膜下层纤维化，并可栓塞食管旁静脉的穿支静脉，从而提高内镜治疗的疗效。

并发症：①结扎后可引起食管溃疡：但表浅，一般溃疡愈合时间为2周，可给予黏膜保护剂和制酸剂治疗；②出血：当皮圈脱落后发生大出血，多由于皮圈套扎曲张静脉不牢；或因结扎局部血管内血栓形成不完全；或继发胃底静脉曲张压力升高，而导致胃底曲张静脉破裂出血。故应加用降低门静脉压力的药物；③短期内食管梗阻。

3）组织黏合剂栓塞治疗术：组织黏合剂是一种快速固化的水样物质，静脉注射后，与血液接触时即发生聚合反应，并硬化成固态物质，起到闭塞血管、控制曲张静脉破裂出血的效果。胃底静脉曲张原则上以手术治疗为主，但对急诊胃底曲张静脉破裂出血者，首选内镜下静脉曲张注射组织黏合剂治疗，控制出血，并为手术创造条件。组织黏合剂亦可用于食管静脉曲张内注射。

常用的组织黏合剂有cyanoacrylate(histoacryl)。为防止固化过快引起操作困难，可将油性造影剂碘化油(lipiodol)与cyanoacrylate混合稀释。食管静脉曲张内注射，每根血管注射cyanoacrylate约0.5ml。胃底曲张静脉内注射，每根血管注射cyanoacrylate约1.0ml左右。配合静脉曲张套扎术可防止黏合剂的异位栓塞，并能提高疗效。其并发症有：①脱胶引起黏膜溃疡出血；②引起门静脉、肺、脑等部位异位栓塞。

4）介入治疗

A. 脾动脉栓塞术和胃冠状静脉栓塞术：现已很少应用。

B. 经颈静脉肝内门体静脉分流术(transjugular intrahepatic portosystemic shunt，TIPS)(图53-7)：是采用介入放射方法，经颈静脉途径在肝内肝静脉与门静脉主要分支间建立通道，置入一直径为8~12mm的内支撑管，以实现门体分流。TIPS可明显降低门静脉压力，一般可降低至原来压力的一半。从而进行性减轻曲张静脉的大小，减少出血的危险。TIPS存在的主要问题是支撑管可进行性狭窄和阻塞，可并发肝功能衰竭(5%~10%)、肝性脑病(20%~40%)。目前TIPS的主要适应证是药物和内镜治疗无效、肝功能差的曲张静脉破裂出血病人，以及用于等待行肝移植的病人，作为术前预防食管胃底曲张静脉破裂大出血的措施。

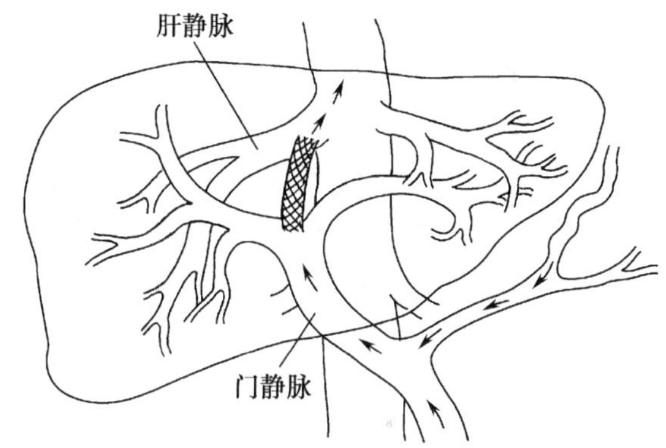

图 53-7　肝内门体通道建立后，门静脉血分流进入肝静脉

2. 手术治疗　手术治疗仍然是重要手段，主要适用于曾有食管胃底曲张静脉破裂大出血，尤其是对非手术治疗失败的病人。

(1)适应证

1）择期手术治疗：对于没有黄疸、没有明显腹水的病人(Child A、B级)：①发生食管胃底曲张静脉破裂大出血，经过复苏期处理和严格的内科治疗控制出血后，应争取及早或经短时间准备后即行手术；②曾发生过、特别是多次发生食管胃底曲张静脉破裂大出血者。应该认识到，食管胃底曲张静脉一旦破裂引起出血，就会有反复出血的可能，而每次出血必将给肝脏带来损害。积极采取手术治疗，不但可以防止再出血，而且是预防发生肝性脑病的有效措施。

2）预防性手术：文献中大量的统计数字说明，肝硬化病人中仅有40%出现食管胃底静脉曲张，而有食管胃底静脉曲张的病人中约有50%~60%

并发大出血，这说明有食管胃底静脉曲张的病人不一定发生大出血。临床上还看到，本来不出血的病人，在经过预防性手术后反而引起大出血。尤其鉴于肝炎后肝硬化病人的肝功能损害多较严重，任何一种手术对病人来说都是负担，加重肝功能损害，甚至引起肝功能衰竭。因此，对有食管胃底静脉曲张、但没有出血的病人，是否应进行预防性手术治疗，值得探讨。目前多数学者倾向不做预防性手术，对这类病人重点应是内科的护肝治疗。但是如果有重度食管胃底静脉曲张，特别是镜下见曲张静脉表面有“红色征”，为了预防首次急性大出血，可酌情考虑行预防性手术，主要是断流术。

3）急诊手术：急诊手术的死亡率可高达 50% 左右。最好在不出血的情况下抓紧时机做某种择期手术。尤其是急性出血病人，可以通过药物或内镜治疗使病情得到控制者。

但对急性大出血病人，非手术疗法无效而时间拖延越长，病人身体一般状况和肝功能情况越会急剧恶化，会导致休克，肝功能恶化，黄疸，腹水，甚至昏迷，到最后被迫急诊手术时，则手术死亡率极高。故非手术治疗失败，经 24~48 小时非手术治疗出血未被控制，或虽一度停止又复发出血，只要没有明显黄疸，转氨酶接近正常，未出现肝性脑病症状，腹水基本稳定在中度以下，也应施行急诊手术以挽救生命。出血过于迅猛或出血静脉在胃底内镜盲区，非手术治疗多难以奏效，往往需行急诊手术治疗。Child C 级病人不宜行急诊手术。

急诊手术宜采取贲门周围血管离断术，该术式对病人打击较小，能达到即刻止血，又能维持入肝血流，对肝功能影响较小，手术死亡率及并发症发生率低，术后生存质量高，而且操作较简单，易于在基层医院推广。

（2）手术术式：手术治疗主要分为两类，一类是通过各种不同的分流手术，来降低门静脉压力；另一类是阻断门奇静脉间的反常血流，达到止血的目的。另外，终末期肝病病人可做肝移植。应根据手术时机，手术适应证、病因、病人肝功能和血流动力学状况及外科医生的经验等因素来选择手术方法。对分流术应注意在保持吻合口通畅的前提下限制吻合口的大小适当，以减少脑病的发生；对断流术应注意断流完全和防止新的门奇静脉侧支循环的形成。同时要做好充分的术前准备和围术期的处理。

1）分流手术（图 53-8）：可分为非选择性和选择性门体静脉分流术。

非选择性门体静脉分流术：

A. 大口径的门腔静脉侧 - 侧分流术和端 - 侧分流术：术后使高压的门静脉血流分流到低压的体静脉系统，降低了门静脉系统的压力而达到控

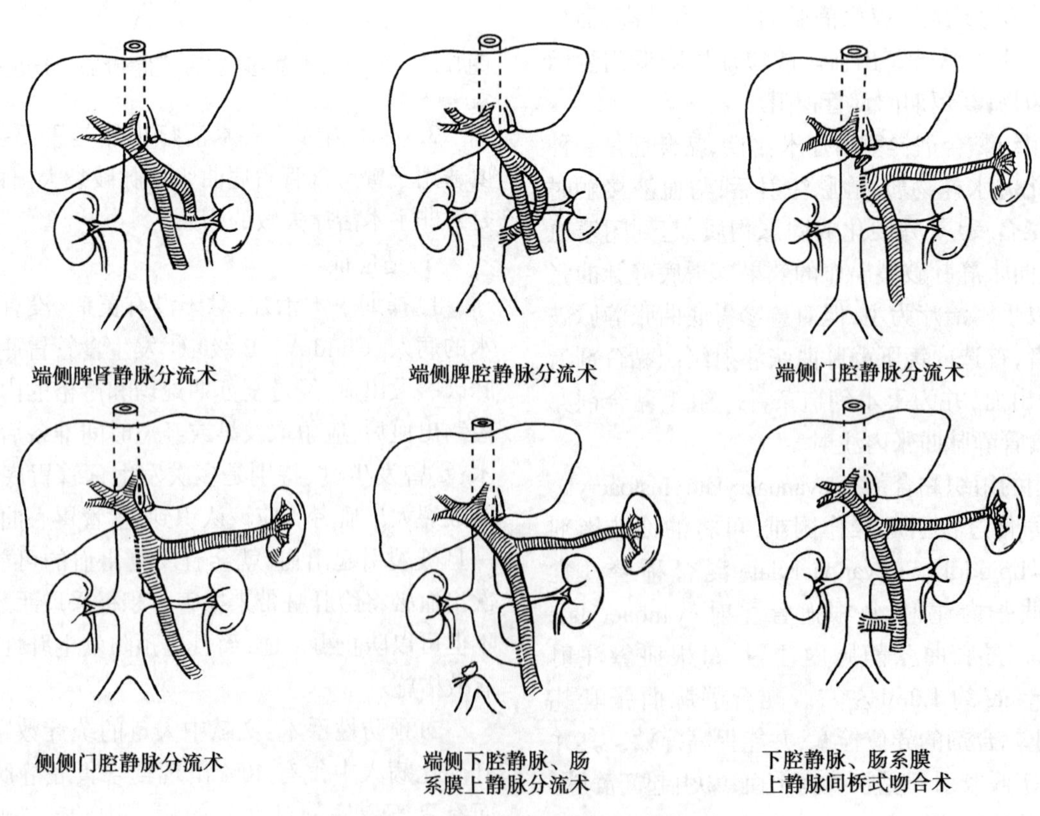

图 53-8　降低门腔静脉压力的分流手术

制出血的目的。非选择性门体分流术治疗食管胃底曲张静脉破裂出血效果好，但由于门静脉血中含有肝营养因子，其丢失可造成肝细胞再生障碍，某些毒性物质亦可绕过肝脏直接作用于脑组织，故术后肝性脑病发生率高达 30%~50%，可影响病人的生存质量，且易引起肝衰竭。分流手术一般适用于 Child A、B 级的病人，Child C 级病人不适合分流术。当病人同时有腹水、黄疸、肝性脑病，明显的肌肉消耗时，应为门腔静脉分流术（portacaval shunt，PCS）的禁忌证。此外，由于手术破坏了第一肝门的结构，为日后肝移植造成技术上的困难。门腔静脉分流术与传统药物治疗的随机对比研究发现，手术组的生存率无明显提高。

B. 限制性门腔静脉分流术：全门体静脉分流术已逐渐被摒弃，而改做限制性门腔静脉分流术。其目的是充分降低门静脉压力，制止食管胃底曲张静脉出血，同时保证部分入肝血流。代表术式是限制性门腔静脉分流（侧 - 侧吻合口直径控制在 10mm）和门 - 腔静脉桥式（H 形）分流（桥式人造血管口径为 8~10mm）。

C. 外周型门体静脉分流术：即离开肝门一定距离、小口径的门体静脉分流术，包括脾肾、脾腔、肠腔静脉分流术等。①脾肾静脉分流术（splenorenal shunt，SRS）：该术式门体静脉分流量适中，仍有相当量的门静脉血供肝，术后肝性脑病发生率较低。由于吻合口小、脾静脉易扭曲，吻合口闭塞率高达 25%~50%。而且手术显露差，操作难度较大。该术式在国内应用较多，国外已很少应用，认为术后脑病发生率并不低于门腔静脉端 - 侧分流术。②肠系膜上静脉、下腔静脉分流术（superior mesenteric vein-inferior vena cava shunt）：有端 - 侧、侧 - 侧和 H 形架桥多种方法吻合。适用于脾静脉条件不好，肝门粘连难以分离、门静脉闭塞或曾行脾切除术者。该术式避开了门静脉主干，属于外周型分流。与限制性门 - 腔静脉分流相似，其分流量较小，对肝脏门静脉供血影响较小，术后肝性脑病发生率及远期存活率均较好。当遇肠系膜上静脉有明显炎症，静脉周围粘连等，静脉解剖条件所限，则不适合这种分流术。③脾腔静脉分流术（splenocaval shunt，SCS）：因下腔静脉腔大，壁较厚，易于显露，成功率高，吻合口血栓形成的机会较小。根据我国学者的报道，手术后效果与传统的脾肾静脉分流术和肠腔静脉分流术等相似。

选择性门体静脉分流术：旨在保存门静脉的入肝血流，同时降低食管胃底曲张静脉的压力。主要有远端脾肾静脉分流术和冠腔静脉分流术。

A. 远端脾肾静脉分流术（distal splenorenal shunt，DSRS，图 53-9）：1967 年 Warren 首先施行了远端脾肾静脉端 - 侧分流术。其理论根据是门静脉系统有功能性分区“现象”，即分为相对高压的胃脾区，和相对低压的肠系膜区。DSRS 通过结扎胃冠状静脉、胃右静脉和胃网膜右静脉，保留脾脏和保留脾胃韧带。然后游离脾静脉，离断脾胰静脉支。自肠系膜上静脉汇合处切断脾静脉，近断端缝闭，远断端与左肾静脉行端 - 侧吻合。选择性地将胃及食管下段的静脉血通过胃短静脉→脾静脉→左肾静脉减压，同时维持门静脉、肠系膜上静脉的向肝血流。此手术能有效地控制门静脉高压症食管胃底曲张静脉破裂出血，同时能维持门静脉的向肝灌注血流，肝性脑病发生率低于其他全门腔静脉分流术，故可提高术后存活率，对日后可能进行的肝移植手术操作也不会造成太大的影响。

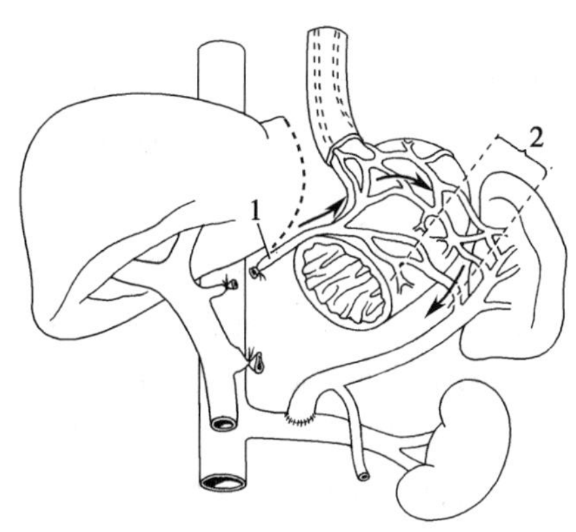

图 53-9 远端脾肾静脉分流术

1. 胃冠状静脉；2. 胃短静脉

DSRS 适合于肝代偿功能良好，并有合适的静脉解剖条件和门静脉向肝血流的病人。有腹水、门静脉栓塞、门静脉离肝血流、肝功能代偿差的病人不适合做此分流术。DSRS 在技术上较困难，操作复杂，出血量较多，不适用于急诊止血；吻合口血栓发生率也较高；且常致淋巴漏和乳糜腹水，术后腹水并发率明显增多。

Warren 于 1989 年提出改良的 DSRS，即附加脾胰断流术。游离脾静脉时切断所有汇入的细小胰静脉，将脾静脉远端全部从胰尾部游离，直到脾门处，分离并切断胃左、右静脉及胃网膜静脉，阻断所有进入脾静脉远端的胰腺血管，可避免 DSRS 后对肝门静脉血产生虹吸作用，从而维持门静脉的肝灌注量。

B. 冠腔静脉分流术：将胃冠状静脉（胃左静脉）与下腔静脉直接吻合，或用自体静脉及人造血管移植架桥分流，该术式须将胃左静脉游离足够长度(8~10cm)，直接与下腔静脉吻合，同时结扎胃网膜右静脉，并行脾切除，既降低食管及胃底曲张静脉压力，又不影响肝脏血液灌注量，再出血率及肝性脑病发生率均低。胃冠状静脉壁薄而脆、侧支多，解剖分离、吻合时均较困难；小网膜脂肪肥厚者，难以游离出此静脉；有时肝尾状叶代偿性肥大，易压迫吻合口影响血流通畅性。

2) 断流手术：凡减少或阻断门、奇静脉之间反常血流的手术统称为门奇静脉断流术。应用较多的有食管下端横断术、胃底横断术、自动吻合器行食管下端横断术、食管下端胃底切除术以及贲门周围血管离断术。在这些断流手术中，食管下端横断术、胃底横断术，阻断门奇静脉间的反常血流不够完全，也不够确切；而食管下端胃底切除术的手术范围大，并发症多，死亡率较高。

肝炎后肝硬化合并食管胃底静脉曲张的病人有时脾脏并不很大，可不必强行切除脾脏。因在急性大出血的情况下，脾切除术已是一十分危险的手术，尤其是脾与膈肌或周围组织有严重、紧密粘连者手术难度更大，术中易并发大出血和损伤周围器官，故应慎重考虑。

A. 贲门周围血管离断术：断流手术中以脾切除加贲门周围血管离断术(splenectomy with paraesophagogastric devascularization)最为有效，是目前国内治疗食管胃底曲张静脉出血的主要术式，不仅离断了食管胃底的静脉侧支，还保存了门静脉入肝血流。这一术式还适用于门静脉循环中没有可供与体静脉吻合的通畅静脉，肝功能差(Child C级)，既往分流手术和其他非手术疗法失败而又不适合分流手术的病人。

在施行此手术时，了解贲门周围血管的局部解剖十分重要(图 53-10)。贲门周围血管可分成四组：①冠状静脉：包括胃支、食管支及高位食管支。胃支较细，沿着胃小弯行走，伴行着胃右动脉。食管支较粗，伴行着胃左动脉，在腹膜后注入脾静脉；其另一端在贲门下方和胃支汇合而进入胃底和食管下段。高位食管支源自冠状静脉食管支的凸起部，距贲门右侧 3~4cm 处，沿食管下段右后侧向上行走，于贲门上方 3~4cm 或更高位处进入食管肌层。特别需要提出的，有时还出现异位高位食管支，它与高位食管支同时存在，起源于冠状静脉主干，也可直接起源于门静脉左干，距贲门右侧更远，在贲门以上 5cm 或更高位才进入食管肌层。②胃短静脉：一般为 3~4 支，伴行着胃短动脉，分布于胃底的前后壁，注入脾静脉。③胃后静脉：起始于胃底后壁，伴着同名动脉下行，注入脾静脉。④左膈下静脉：可单支或分支进入胃底或食管下段左侧肌层。

门静脉高压症时，上述静脉都显著扩张，高位食管支的直径常达 0.6~1.0cm。彻底切断上述静脉，包括高位食管支或同时存在的异位高位食管支，同时结扎、切断与静脉伴行的同名动脉，才能彻底阻断门奇静脉间的反常血流。贲门周围血管离断术，除了确切地控制食管胃底曲张静脉破裂出血，保持了肝脏门静脉的血流灌注外，由于手术损伤较小，对病人的负担小，手术死亡率也较低。又由于操作较简便，易于在基层单位推广。一个外科医生如果掌握了胃大部切除术，也就能施行贲门周围血管离断术。

B. 直视下胃冠状静脉栓塞加脾切除术：胃冠状静脉栓塞术即手术时，在胰腺上缘直接向胃冠状静脉的起始部内注入 TH 胶，以替代贲门周围血管的结扎和离断。TH 胶的化学成分为含显影剂的

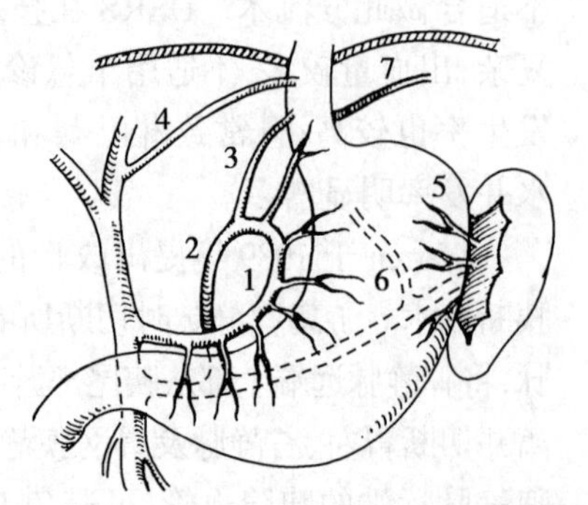

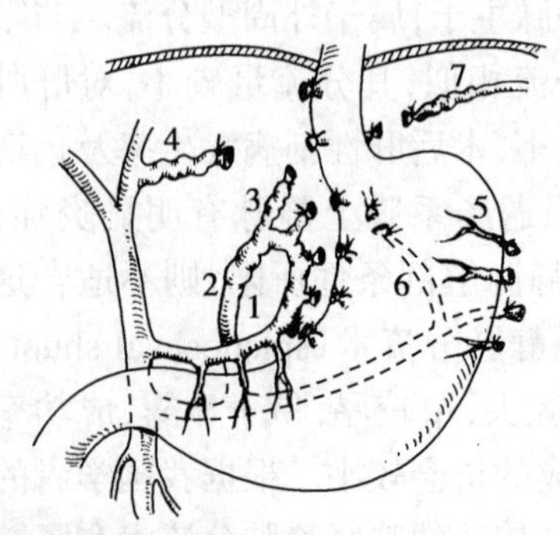

图 53-10 贲门周围血管离断术示意图

左：贲门周围血管局部解剖；右：离断贲门周围血管

1. 胃支；2. 食管支；3. 高位食管支；4. 异位高位食管支；

5. 胃短静脉；6. 胃后静脉；7. 左膈下静脉

α- 氰基丙烯酸正辛酯，遇液体后可迅速固化。该手术不仅可栓塞浆膜外的曲张血管，并可栓塞胃黏膜下的血管，因而可更彻底地阻断门奇静脉间的反常血流。本术式应注意防止异位栓塞的问题。注入胃冠状静脉的栓塞剂，可被高压门静脉的反常血流冲向头侧体静脉，引起肺、脑栓塞。栓塞剂也可随倒流入门静脉，引起门静脉栓塞。操作时应完全阻断反常血流，使门静脉和曲张静脉联系中断，这是防止发生异位栓塞的关键。还要严格控制栓塞剂用量，一般为 8~12ml，防止栓塞范围过大。如何进一步改进粘胶的性能和注入方法，是今后需要研究的课题。

C. 联合断流术：联合断流术（esophageal transection with paraesophagogastric devascularization，Sugiura operation）Sugiura 1967 年首先报道，故简称 Sugiura 手术。手术步骤包括经胸和经腹两部分：①经左胸腔将左下肺静脉以下至膈肌之上所有通向食管（长度约 12~18cm）的侧支静脉均结扎切断，在膈肌上处横断食管，结扎血管，重新吻合。②经腹部行脾切除，离断贲门小弯侧（长度约 7cm）的血管，将食管及贲门与周围组织完全分离，选择性切断胃迷走神经，加做幽门成形术。为了减轻手术打击，不少学者对 Sugiura 原式作了修改，如劈开胸骨作 Sugiura 手术，应用吻合器经腹做食管横断等。我国门静脉高压症病人以肝炎后肝硬化为主，肝功能分级较差，Sugiura 手术创伤太大，术后并发症多，不宜在我国广大的基层单位普遍推行。

3）断流加分流术：即在同一术野中同时作断流术和分流术。如断流术采取贲门周围血管离断术，分流术采用肠腔静脉侧 - 侧分流术，肠腔桥式分流术或脾肾分流术。因贲门周围血管离断术后门静脉压仍较高，术后仍可能重新形成门体静脉间的侧支循环，并且门静脉高压性胃黏膜病变的发生率较高。因此附加外周型的门体静脉分流术，适当降低部分门静脉压力，但又维持门静脉的血供，以抵消贲门周围血管离断术的不利之处。因此，有作者认为“断流加分流”是有互补作用的，能综合断流及分流的长处。该术式的远期疗效有待进一步研究证实。

4）脾切除术：单纯脾切除术主要用于脾大、脾功能亢进，而无食管胃底静脉曲张的门静脉高压症病人。晚期血吸虫病多合并明显的脾功能亢进，脾大也见于脾静脉栓塞引起的左侧门静脉高压症。对于这类病人单纯行脾切除术效果良好。脾切除术也多与分流术和断流术合用，作为门静脉高压症手术治疗的一部分，而不单独施行。切除了巨大的脾脏，不仅可治疗脾功能亢进，而且可减少约 40% 的门静脉血供，因而可降低部分门静脉压。切除了脾脏亦即切断了胃短血管，在一定程度可降低胃底贲门区的高压状态。

5）肝移植术：自 1980 年以来，肝移植已经成为外科治疗终末期肝病的有效措施，是治疗终末期肝病并门静脉高压、食管胃底曲张静脉出血病人的理想方法，既替换了病肝，又使门静脉系统血流动力学恢复到正常。据报道 Child C 级病人行分流术，1 年存活率是 30%~70%，5 年存活率仅 13%~35%。行肝移植 1 年存活率达 79%，5 年存活率达 71%。用肝移植治疗晚期肝硬化术后生活质量较高、远期效果较好，约有 75%~85% 的病人能恢复正常生活。

准备做肝移植的病人在等待供肝时若发生食管曲张静脉破裂出血，应先采用药物治疗（血管收缩剂，β- 阻断剂）、三腔管气囊压迫、内镜治疗（硬化剂注射或套扎）或 TIPS 等非手术方法控制出血。若有必要做门静脉减压性手术，最好做脾肾静脉分流或肠腔静脉分流术，从而避免对右上腹和肝门进行解剖和形成粘连。由于迄今还不能完全避免急慢性排斥反应和严重术后并发症等，而有可能接受再次肝移植，以及供肝短缺，终身服用免疫抑制剂的危险，手术风险大，费用昂贵等因素，限制了肝移植的临床应用。

(3) 顽固性腹水的治疗：顽固性腹水的病人不仅预后很差，而且也是食管曲张静脉出血的高危因素。对顽固性腹水的治疗可改善肝硬化病人的生存质量。

1）肝移植：是最彻底的治疗措施。

2）腹腔、静脉转流术（LeVeen shunt）：将腹腔与静脉间放置一转流管、有窗孔的一端插入腹腔，管的另一端插入上腔静脉，通过管内一个单向瓣膜，使腹腔内的液体向静脉循环单一方向转流。放置腹腔、静脉转流管后腹水再度出现，常为转流管闭塞所致。如果出现弥散性血管内凝血、食管胃底曲张静脉破裂出血、原发性细菌性腹膜炎或肝功能衰竭，则应立即停止转流。

此外，有人主张行胸导管与左侧颈内静脉的端 - 端或侧 - 侧吻合来治疗顽固性腹水，但疗效不够满意。还有报道施行 TIPS 的，在生理上类似于门腔静脉侧 - 侧分流术，可增加尿钠排泄和消除腹水。但有脑病、肝功能衰竭、自发性细菌性腹膜炎者禁用。

(4)肝外门静脉闭锁:属肝前型门静脉高压症,多见于小儿。由先天性畸形(门静脉主干的闭锁、狭窄或海绵窦样病变)引起,一般都无肝硬化。有效控制食管胃底曲张静脉出血是提高病儿存活率的关键。施行远端脾肾静脉分流术,远期效果较好。有作者主张用自体静脉行肠系膜上静脉和远端门静脉左支间置分流术,或用三联手术(triplex operation),即脾肺固定术,门奇静脉断流术和脾动脉结扎术。4~5 岁以下的病儿不宜行脾切除术。

(5)胰源性(区域性、左侧性)门静脉高压症:脾切除术是治疗本病的有效方法。但继发于胰腺炎的门静脉高压症,腹腔内往往有严重的炎性粘连,脾脏与胃、横结肠、肝左叶等脏器以及周围组织广泛粘连,此时脾切除术极为困难。

(6)肝癌合并门静脉高压症:原发性肝癌合并门静脉高压症的治疗,重点是有效地治疗肝癌。病人条件允许,按照是否有食管胃底曲张静脉破裂出血史,可在肝癌手术切除同时,施行脾切除加贲门周围血管离断术治疗。

(7)肝肺综合征(hepatopulmonary syndrome, HPS):肝硬化病人出现肝肺综合征预后较差。采用 TIPS 可改善 HPS 病人的氧合作用,对等待肝移植的病人 TIPS 可降低围术期病死率,提高手术的安全性。原位肝移植是 HPS 的根本性治疗方法,可逆转肺血管扩张。

(8)门静脉高压性胃病的治疗:主要是非手术疗法,也有主张必要时行 TIPS 或门腔静脉分流术。

(杨 镇)

第三节 巴德 - 吉亚利综合征

巴德 - 吉亚利综合征(Budd-Chiari syndrome)是由肝静脉和 / 或其开口以上的下腔静脉段阻塞性病变引起的肝后型门脉高压症。1845 年和 1899 年 Budd 和 Chiari 分别描述本病,故称 Budd-Chiari 综合征,也称为布 - 加综合征。

【病因与病理生理】

在西方国家,多因血液高凝状态导致肝静脉血栓形成所致,常不涉及下腔静脉。在东方国家,如我国、印度、日本和韩国,则以下腔静脉发育异常为多见。在胚胎发育过程中,下腔静脉肝后段由心、肝、肾诸段连接和再通而成。若发育到一定阶段而停止,即可导致阻塞性异常,多为隔膜,呈蹼状或筛状或穹隆状。部分病人为肝静脉血栓形成,血栓也可繁衍至肝后段下腔静脉,形成肝静脉 - 下腔静脉阻塞,故也被称为肝静脉 - 腔静脉阻塞综合征。其他原因尚有真性红细胞增多症、骨髓增生性疾病、阵发性夜间血红蛋白尿、口服避孕药、白塞综合征、非特异性血管炎、血液高凝状态、腔外肿瘤、肥大的肝尾叶压迫或妊娠等。

本病分为三种类型,即以下腔静脉隔膜为主的局限性狭窄、弥漫型下腔静脉狭窄或阻塞、及肝静脉阻塞型(图 53-11)。

巴德 - 吉亚利综合征的主要病理生理因素为肝静脉血回流受阻。血流通过肝动脉和门静脉进入肝脏,而肝静脉血又不能回流入右心。肝静脉压力明显升高,致肝中央静脉和肝静脉窦扩张、淤血,血浆经 Disse 间隙渗入肝淋巴间隙,导致超负荷的肝淋巴液通过肝包膜漏入腹腔,形成顽固的、难以消退的腹水。由于肝脏充血,压力增高,导致肝和脾肿大、食管和胃底静脉曲张等门静脉系统压力增高的表现。同时,小肠静脉淤血,遂引起消化不良。此时如肝静脉回流得以解决,病变可以回逆。若此种病理状态不予解决,日久后纤维组

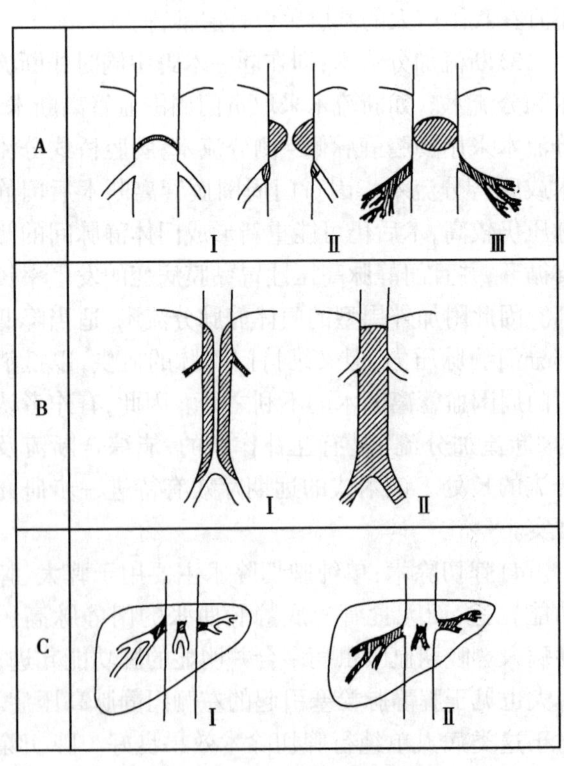

图 53-11 巴德 - 吉亚利综合征的分型

织不断增生，最终也可继发肝硬化，少数尚发生癌变。伴下腔静脉阻塞者不仅引起双下肢、会阴部肿胀和胸胁、腰背部静脉曲张，尚可致肾静脉回流受阻导致肾功能不全。由于血液淤滞在下半躯体，回心血量明显减少，心脏缩小。这类病人的心脏被称为“鼠心”。因心排血量减少，病人常有心悸，轻微活动即可引起心慌、气短，重者处于端坐呼吸状态。

【临床表现】

本病以男性病人多见，男女之比约为 2 :1。发病年龄则视发病原因而异，因先天性发育异常者，发病较早；笔者所见有 2 岁发病者，但多发于 20~40 岁。因后天原因致病者，则发病年龄可较晚。

单纯的肝静脉阻塞者，以门静脉高压症状为主；合并下腔静脉阻塞者，则同时出现门静脉高压症和下腔静脉阻塞综合征，但以下腔静脉高压症状为主。下腔静脉回流受阻可引起双侧下肢静脉曲张、色素沉着，甚至经久不愈的溃疡；严重者，双小腿皮肤呈老树皮样改变。下腔静脉阻塞后，胸、腹壁及腰背部静脉扩张扭曲，以部分代偿下腔静脉的回流。腰背部静脉曲张和下腹壁曲张静脉血流向上不是单纯门静脉高压症所能引起，而恰恰提示下腔静脉阻塞性病变。

晚期病人由于腹水严重，为减轻症状而反复抽吸腹水，蛋白不断丢失，最后病人常死于严重营养不良、食管曲张静脉破裂出血、肝性脑病或肝肾功能衰竭。

【诊断】

有门静脉高压表现，伴有胸、腹壁，特别是腰背部及双下肢静脉曲张者；具有血栓形成危险因素并有肝脏疾病者：排除其他原因的肝脏疾病患者，应高度怀疑为巴德 - 吉亚利综合征。若合并顽固性腹水且腹压 >20mmHg、肝肾功衰竭或其他严重并发症，如肝性脑病、上消化道出血即为重症巴德 - 吉亚利综合征。

B 型超声或彩色多普勒是简单、可靠且方便的无创性首选检查，诊断准确率达 90% 以上。

诊断本病的最好方法为下腔静脉造影。经股静脉插管，将导管置入下腔静脉，当阻塞部位位于下腔静脉右心房入口处时，最好同时经颈静脉插入另一导管，经上腔静脉和右心房进入下腔静脉上端。经两根导管同时注入造影剂，可清楚地显示病变部位、梗阻的程度、类型及范围。造影同时，可进行介入干预治疗。

经皮肝穿刺肝静脉造影可显示肝静脉有无阻塞，除具有上述方法同样的意义外，在适当病例，可取肝脏活检，慢性患者肝小梁中肝细胞被红细胞所取代被认为是其特征性改变，具有诊断意义，可同时对某些阻塞的肝静脉施行扩张和置放支架治疗，还可帮助预测手术效果及预后。CT 及 MRI 也可采用，但不如上述方法精确。

【治疗】

1. 保守治疗　对急性血栓形成及对某些病因所致者治疗有效，包括：①抗凝：规范性抗凝治疗需贯穿治疗全程；②针对病因的治疗；③对症治疗，如保肝、利尿等为主的治疗；④经股静脉插管行下腔静脉造影后保留导管和经腹腔静脉造影后保留导管，由此行溶栓疗法 5~7 天，在急性期常能达到下腔静脉或肝静脉血栓溶化的目的。

保守治疗可暂时缓解症状，传统的外科治疗尽管有治愈的可能，但创伤大，并发症多，术后死亡率高(20%~40%)，复发率高，在应用中受到限制。

2. 手术治疗　分为传统的外科手术治疗和微创的介入治疗，根据不同病型采用不同的方法。目前的观点是首选微创的介入性方法。最佳治疗方案应同时缓解门脉和下腔静脉高压，但不能兼顾二者时，则首先治疗针对门脉高压及由其引起的并发症，其次才是由下腔静脉阻塞引起的一系列由下半躯体静脉回流障碍所致的不良后果。

(1) 外科手术简史：Umeda 于 1958 年首先以大网膜胸骨固定术治疗此病。Erik 于 1962 年以门腔侧侧吻合治疗由肝静脉阻塞为病因的病人。Kimura 于 1962 年首先经右房破膜法治疗由下腔静脉隔膜阻塞的病例。Ohara 于 1963 年创用腔房转流术。1964 年 Yamamolo 采用奇腔静脉转流。Akita 于 1968 年采用脾肺固定术。Putnam 于 1976 年首次以肝移植治疗此病。Caneron 于 1978 年首次应用肠系膜上静脉右心房转流术。Senning 于 1983 年对下腔静脉膜状阻塞采用体外循环下的经前径矫正性手术。Franco 于 1986 年报道 1 例门静脉 - 右心房转流术。

外科手术方法大致分为六类：①间接减压术，包括腹膜腔 - 颈内静脉转流术和胸导管 - 颈内静脉重新吻合术；②断流手术，也包括经食管镜硬化法；③各种促进侧支循环的手术，如脾肺固定术；④直接减压术，包括各型肠系膜上静脉或下腔静脉或前二者与右心房之间的转流手术；⑤病变根治性切除术；⑥肝移植术。

外科手术治疗并发症相对较多。随着血管介入治疗，巴德 - 吉亚利综合征的治疗，逐步由外科手术转变为血管介入治疗。

(2)介入治疗简史：1974年日本Eguchi首次应用Forgarty球囊导管治疗下腔静脉膜性狭窄型BCS获得成功，从而开辟了非手术方法治疗BCS的新途径。1982年山田首次运用Gruntzig球囊导管治疗下腔静脉节段性狭窄型BCS；1983年Jeans首次运用Gruntzig导管扩张治疗肝静脉阻塞型BCS；1989年Lois报道经皮肤肝途径再通和扩张肝静脉。同年Tajako运用PTA治疗肝移植的肝段下腔静脉狭窄病人。20世纪80年代中期，随着血管内支架(endovascular stent, ES)的问世和发展，特别是1985年Gianturco型ES的开发，为BCS的ES治疗技术的实施和发展创造了条件。1986年Charnsangavej首次报告医院Gianturco型ES治疗下腔静脉狭窄型BCS，均获得了良好的治疗效果。经颈静脉肝内门体分流术(TIPS)是20世纪80年代末兴起的一项专门治疗门脉高压消化道出血的介入治疗新技术。1992年Rossle首次采用TIPSS技术治疗BCS。

3. 按不同病理类型采用的治疗方法

(1)下腔静脉局限性狭窄或闭塞：此类病变绝大多数可采取介入治疗。可选择股静脉和/或颈静脉入路，狭窄性病变可根据病变的部位、类型，选择单球囊法、双球囊法或多球囊法扩张狭窄段，视患者年龄等因素决定是否置入支架。如果下腔静脉局限性闭塞，则需先行下腔静脉穿通术。若介入无法开通下腔静脉，可进一步行外科手术治疗。

1)经皮球囊扩张及支架置入术：对于狭窄性病变，可直接采用此法。

A. 对重度狭窄和已开通后的下腔静脉节段性病变，首先送入超硬导丝并越过病变血管。

B. 对病变段内径在5mm以下者，一般先用直径8~10mm的球囊做初步扩张或经血管鞘送入大球囊扩张；对内径>5mm者，可直接用较大球囊扩张。

C. 对病变陈旧僵硬，球囊导管不能使其充分扩张者，可采用双球囊法(直径12~14mm，2支)或多球囊法3~4支，直径8~10mm球囊经双侧股静脉及颈内静脉送入同时进行扩张。

D. 待球囊导管扩张满意后再行下腔静脉造影及静脉压测定，并根据情况决定是否置入支架(图53-12)。

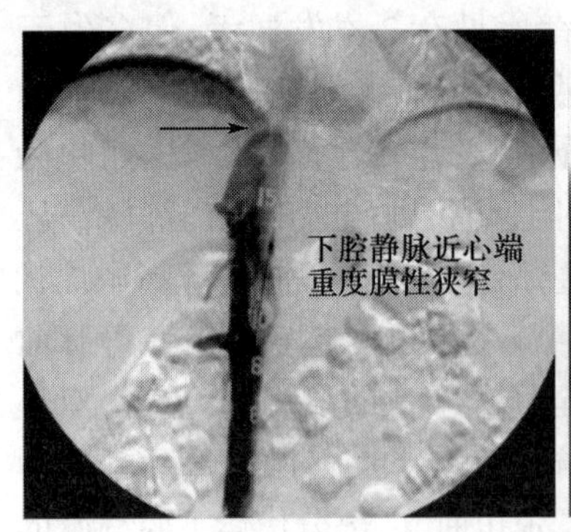

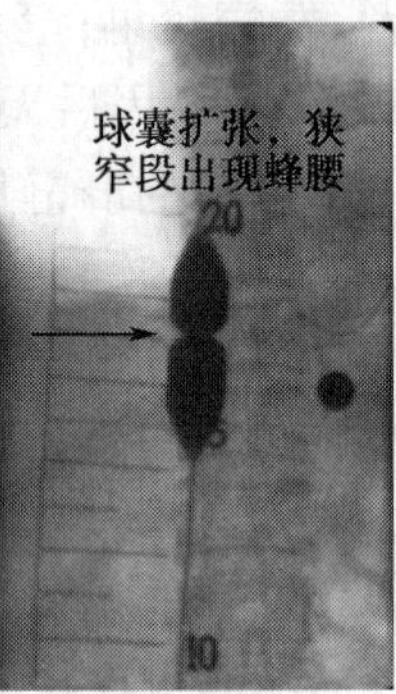

图53-12 下腔静脉球囊扩张术

E. 对于球囊扩张后疗效不满意，术后再狭窄或再阻塞者，可在病变部位置入自膨式支架。支架的直径和长度可依病变长度和靶血管正常管径及扩张球囊直径而定。一般下腔静脉为18~24mm，而支架的直径最好大于血管正常内径或扩张球囊2~4mm为宜，其长度最好大于病变两端1~2mm(图53-13)。

2)下腔静脉破膜术：若下腔静脉为局限闭塞性病变，需先行破膜术。

A. 闭塞段会师造影：局部麻醉下经股静脉和颈内静脉途径送入猪尾导管，并分别送至下腔静脉

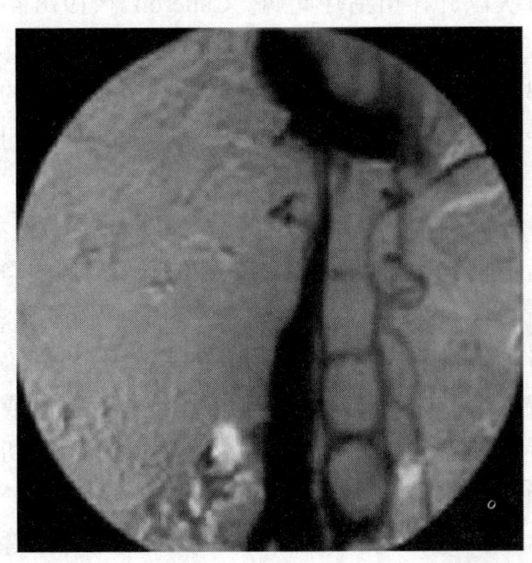

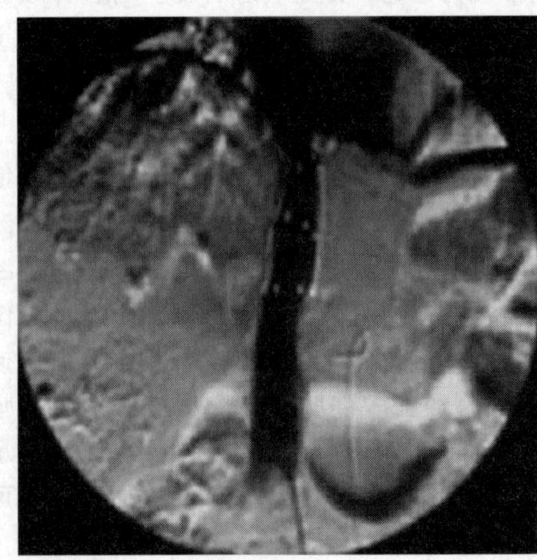

图53-13 下腔静脉支架置入术

闭塞段的近心端和远心端。同时进行闭塞段的单向或双向对端造影，可清楚显示闭塞段的部位、范围及形态。

B. 在双向造影及静脉压测定之后，首先置换10~12F 股静脉长鞘，并经此鞘 J 型套管针的外套将导丝送至下腔静脉闭塞端的远心端，然后退出导丝，将金属针插入外套管并固定好。

C. 保留经颈静脉送至下腔静脉闭塞段近心端的猪尾导管，并作为自下而上进行穿通术的定位标志。

D. 在正侧位双向透视监视下，参照双向对端造影的影像调整套管针针尖端的位置和角度，待确认无误后，向闭塞病变内缓慢推送套管针，与此同时每进针 0.5~1.0cm 即注入造影剂少许，观察针尖位置，并注意有无血管外穿刺征象。

E. 当套管针尖端到达弯曲部位后，再次调整针尖的方向与近心端的定位标志导管在正侧位均保持在同一轴线上，继续向右心房方向推送，直至穿通闭塞段，造影证实外套管已进入右心房，再拔出金属针，置换超硬导丝。

F. 将超硬导丝送入上腔静脉后，置换 10~12F 长扩张器（60~90cm）或 GZVI 输送器，对闭塞段进行预扩张。

此术式的主要优点：对端有明确的定位标志导管；进行穿通术的同时可经针腔注入造影剂随时进行示踪观察，判断针尖位置，防止穿出静脉腔或心腔；套管针前部的“J”型角度可根据下腔静脉走行状态作相应调整；针尖很细，即使针尖穿通血管壁也不至于发生大出血。

注意事项：一般膜性病变中央多有尚未闭塞的孔道，节段性病变与腔静脉壁之间可有潜在腔隙，尽可能避免在闭塞段中重开通道，穿刺成功后，首先穿刺针外套管座造影观察，正式穿刺部位正确无误后，方可进入下一步操作。

3）经右心房破膜术：当阻塞不能经介入途径穿破时可择期采用本法，因此法需正中开胸，且绝大多数此类病例可通过介入途径解决，目前已较为少用。一般经右第 4 肋间前切口开胸（女性病人的皮肤切口沿右乳房下缘），推开右肺，切断下肺韧带。在右膈神经前方纵切心包，显露右心房。在右心房侧壁置荷包缝合，左手示指或戴球囊的示指经荷包圈逐渐伸入右心房，经隔膜中心部使之穿破，并以手指扩张（图 53-14），最后在逐渐退出示指的同时缓缓收紧右心房荷包并作结。部分缝合心包，置胸腔引流后关胸。此术 5 年通畅率约 60%。

4）下腔静脉支架术加肠腔分流术：当以支架确立下腔静脉的通畅性后，有些病例由于肝静脉阻塞而门脉高压症如旧，此时可在放置支架后，择期行肠腔转流术，可免开胸操作之虞。

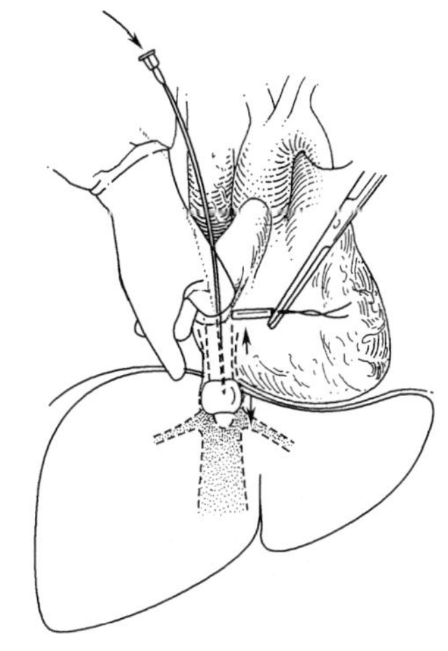

图 53-14 经右心房破膜示意图

（2）下腔静脉长段阻塞的治疗：随着血管腔内器械的迅速发展，如各类开通导丝的广泛使用，即使下腔静脉长段闭塞，大多数情况下仍然可以通过介入手段开通闭塞段。对于下腔静脉急性血栓形成，可先经股静脉途径行“置管溶栓术”，待下腔静脉病变“庐山真面目”显现后，再开通狭窄 / 闭塞段，进行球囊扩张，并酌情加支架置入。若无法介入开通，则以缓解门脉高压的方法为主，常可明显缓解病情，使病人部分或以至完全恢复体力劳动。至于由下腔静脉阻塞引起的下肢肿胀等表现常获间接的缓解。所用外科手术方法如下。

1）下腔静脉 - 右心房人工血管转流术：当下腔静脉闭塞段较长，血管腔内无法开通时，可使用此术式。取上腹正中切口，探查腹腔，提起横结肠，测门脉压后，自小肠系膜右侧切开后腹膜，在十二指肠水平部下方显露下腔静脉前侧壁达 4cm 长。取带外支持环的聚四氟乙烯或涤纶人工血管一根，在右膈前缘适当位置戳口约 2cm 直径，以供人工血管通过。以侧壁钳部分阻断下腔静脉后，作人工血管 - 下腔静脉端侧吻合，务使吻合口受到外支持环的扩张作用，一般用 5-0 聚丙烯非吸收线，取连续缝合法。人工血管另 - 端经结肠后、胃和肝前，通过膈戳孔至右侧胸腔，行人工血管 - 右心房端侧吻合术（图 53-15）。先自腹腔侧人工血管注入适量肝素盐水（10U/m），后在胸腔侧插入针头以排出人工血管内的气体后松开下腔静脉和右心房阻断钳，转流血管遂运行血流，逐个撤去针头，并以蚊式钳钳夹穿刺点止血。重复门脉测压和肝、脾探查。部分缝合心包，置胸腔引流后关胸腹切口。

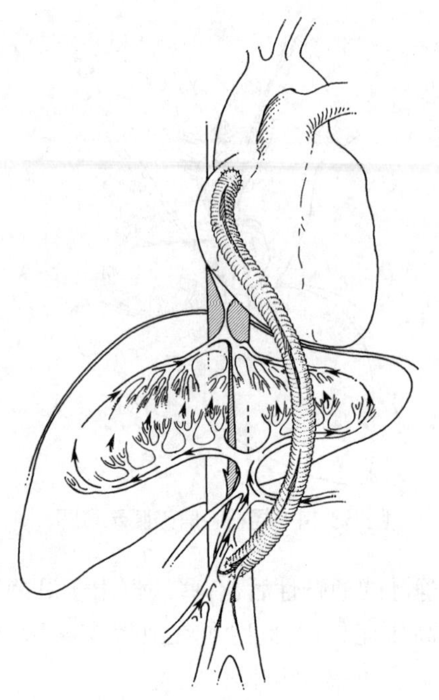

图 53-15　房 - 腔转流术

2）肠系膜上静脉 - 右心房人工血管转流术：首先分离出肠系膜上静脉约 4cm 后，转流法则与上述腔房转流相似，已述于前。转流成功后肝脏常即发生皱缩，脾回缩约 1/3，门脉压约降 40%。笔者病例的 5 年通畅率约 70%。

3）脾静脉 - 右心房人工血管转流术：当肠系膜上静脉有病变时采用。

4）门静脉 - 右心房人工血管转流术：除上述原因外，对曾做脾切除者只好应用此术。

5）肠系膜上静脉、下腔静脉 - 右心房人工血管转流术：旨在同时缓解两个系统的高压，当病人情况相对较好、局部解剖条件合适，操作者熟练时可施行。此术损伤更大、术后心脏后负荷加大更为明显，不利于重症病人。后者以肠房转流为好。

6）肠系膜上静脉 - 颈内静脉人工血管转流术（图 53-16）：在严重顽固性腹水、胸腔积液、恶病质和高危病人，仅在颈部和腹部做切口，避免开胸手术，明显减少了手术的危险性。此术必须采用带外支持环及弹性好的人工血管，使之在胸骨和心脏之间部分受到由心脏搏动引起的节律性唧筒样作用，从而有助于推进血流和提高通畅率。

(3）肝静脉阻塞的治疗

1）经颈静脉肝内门静脉分流术（TIPSS）：能有效地降低肝门静脉压力，缓解肝门静脉高压，但术后再阻塞率较高，明显限制了该技术的发展（图 53-17）。对于重症的不适于手术治疗的患者，不失为一种较好的抢救性治疗手段。

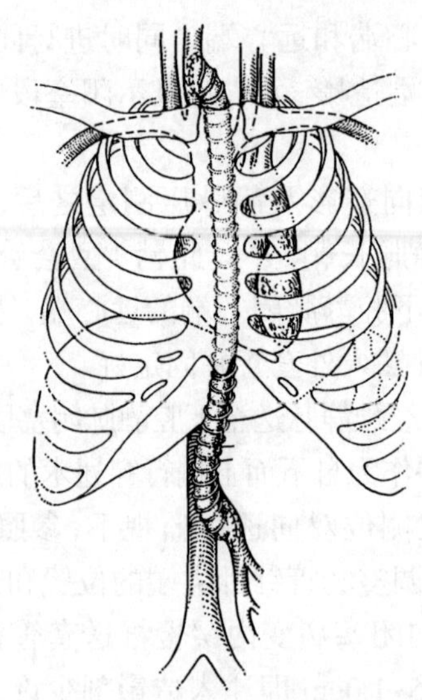

图 53-16　肠系膜上静脉 - 颈内静脉人工血管转流示意图

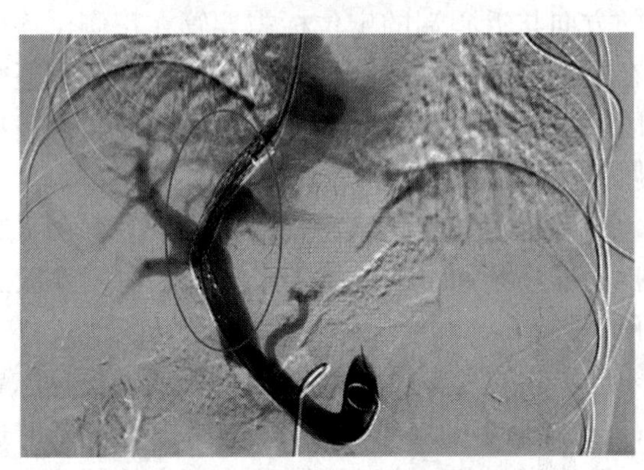

图 53-17　颈静脉肝内门静脉分流术

A. 经颈静脉将套管穿刺针或 TIPS 用 Rups-100 肝穿刺装置送至第二肝门，即肝静脉口水平，然后根据影像诊断所见调整针尖方向，并用软头直导丝反复探寻已阻塞的肝静脉口，若导丝能够穿过高度狭窄或闭塞的肝静脉，则可将穿刺系统直接沿导丝送入肝静脉内。

B. 若导丝不能进入肝静脉，则可在准确定位的基础上，直接进行肝静脉穿通术，当穿刺针进入肝静脉后先拔出金属针，保留外套管进行造影观察。

C. 若不能传入闭塞的肝静脉，可直接自下腔静脉肝后段向肝内穿刺，深度为 3~5cm，探寻肝静脉分支，行肝静脉造影，以显示肝内主要静脉的位置和形态后再行闭塞穿通术。

2）经皮经肝与经颈静脉相结合：对经颈静脉入路穿通失败者，可采用经皮肝途经。首先，透视或超声引导下采用 Chiba 针或其他 PTCD 针自右腋中线第 8、9 肋间隙（肋膈角下 2cm）或剑突下分别行经皮右肝或左中肝静脉穿刺。穿刺成功后，先行肝静脉造影，再沿导丝送入 5F 扩张器或直导管，并通过导丝进行顺行肝静脉穿通术，穿通成功后再将导丝经颈内静脉途径将位于上腔静脉内的导丝取出，从而建立由经皮经肝 - 肝静脉 - 下腔静脉 - 右心房 - 上腔静脉 - 颈内静脉通道，再经颈静脉途径进行肝静脉成形术。若顺行性肝静脉穿通不成功，也可将肝静脉留置的导丝作为经颈静脉穿通术的标志，并在双向透视引导下行经颈静脉肝静脉穿通术。

注意事项：①上述各种方法只适用于肝静脉开口部阻塞的 BCS 患者，而对肝静脉广泛性阻塞者则不适宜。②经颈静脉途径较经皮经肝途径更为安全，损伤也小，可减少腹腔内出血的发生率，但也应该避免出现肝后段以外的下腔静脉损伤。③经皮肝穿导管鞘扯至接近肝表面时，应向内注射少量明胶海绵，以减少腹腔内出血。④一支肝静脉通畅后，若肝内侧支循环建立良好，可不处理其他肝静脉。

(4) 其他：肝功能衰竭、肝昏迷发作或继发严重肝硬化病例，肝移植可能为唯一有效的治疗途径，但主要适用于肝静脉阻塞型。

【术后并发症】

1. 心功能不全　为本症术后常见的并发症。主要是由于术前血液淤滞在身体的下半部，回心血量明显减少。肝静脉和 / 或下腔静脉梗阻解除后，回心血量突然增加，加重了原本功能不良的心脏负担，因而易发生心功能不全。为此在梗阻解除后，立即给予强心、利尿处理。术后严密监测和纠正心脏功能。

2. 腹水或乳糜腹　手术前因下腔静脉回流受阻，在肝静脉血流严重回流障碍的情况下，导致超负荷的肝淋巴液通过肝包膜漏出进入腹腔，少数病人因扩张高压淋巴管的破裂而形成乳糜腹。即或肝静脉流出道得到完全的解决，病人仍可因继发肝硬化的存在而腹水不消。若无乳糜池损伤，如人工血管通畅良好，原有的腹水或乳糜腹水可逐渐自行消退。若有乳糜池损伤，可通过静脉营养，经非手术治疗后可逐渐闭合。必要时可开腹探查和直接缝合漏口。

3. 血胸　与开胸手术有直接关系，多为术中止血不彻底、吻合口瘘、胸腔闭式引流位置不当或术后抗凝治疗所致。少量血胸可严密观察，若出血量较大，应及时开胸止血，行胸腔闭式引流。若因抗凝治疗所致，应注意各有关的监测指标，及时调整抗凝药物及剂量。

4. 肝性脑病　为肠系膜上静脉右心房转流或肠腔分流术后，未经肝脏处理的门静脉血直接回心后所致。本并发症的发生率与吻合口的大小有直接关系。巴德 - 吉亚利综合征病例的肝功能常较肝硬化病例为好，致肠房转流后发生肝性脑病的比例并不高（<15%），且在注意饮食后多可防止发作。

5. 其他　包括纵隔积液、肺脓肿、乳糜胸等，均较少见，发生后经对症处理，多能治愈。

（舒　畅　郭媛媛　汪忠镐）

参考文献

[1] 裘法祖，杨镇 . 外科手术在门静脉高压症治疗中的地位和趋势 [J]. 外科理论与实践，1999, 4 (2): 1-2.

[2] 戴植本，杨镇 . 贲门周围血管离断术临床 10 年回顾 [J]. 实用外科杂志，1990, 6 (4): 199-200.

[3] 黄莛庭 . 门静脉高压症外科学 [M]. 北京：人民卫生出版社，2002.

[4] 杨镇 . 门静脉高压症的最新外科治疗 [M]. 济南：山东科学技术出版社，2005.

[5] MERLI M, SALERNO F, RIGGIO O, et al. Transjugular intrahepatic portosystemic shunt versus endoscopic sclerotherape for the prevention of variceal bleeding in cirrhosis: a randomized multicenter trial. Gruppo Italiano Studio TIPS (G. I. S. T.) [J]. Hepatology, 1998, 27 (1): 48-53.

[6] OROZCO H, MERCADO M A, CHAN C, et al. Current role of surgery for the treatment of portal hypertension [J]. Ann Hepal, 2002, 1 (4): 175-178.

[7] Mancuso A. Budd-chiari syndrome management: Timing of treatment is an open issue [J]. Hepatology, 2014, 59 (3):1213.

[8] LEE B B, VILLAVICENCIO L, KIM Y W, et al. Primary Budd-Chiari syndrome: outcome of endovascu-lar management for suprahepatic venous obstruction [J]. J Vasc Surg, 2006, 43 (1): 101-108.

[9] WANG Z C. To restrict indication for stenting of the inferior vena cava and liver transplantation in patients with Budd-Chiari syn-drome [J]. Frontier Med China, 2007, 1 (2): 130-135.

[10] WANG Z G, ZHANG F J, MENG Q Y , et al. Evolution of management for Budd-Chiari syndrome: a team view from 2564 patients [J]. ANZ JS, 2005, 75: 55-63.

[11] SLAKEY D P, KLEIN A S, VENBRUX A C, et al. Budd-Chiari Syndrome: Current management Options [J]. Ann Surg, 2001, 233 (4): 522-527.

[12] WANG Z G. Management of Budd-Chiari syndrome. Experience from 430 cases [J]. Asian J Surg, 1996, 19: 23-30.

[13] LI X Q, WANG Z G, MENG Q Y, et al. Radical correction of Budd-Chiari syndrome [J]. Chinese Medical Journal, 2007, 120(8): 622-625.

[14] BOGIN V, MACOS A, SHAW-STIFFEL T. Budd-Chiari syndrome: in evolution [J]. Eur J Gastroenterol Hepatol, 2005, 17 (1): 33-35.

[15] MAKINO Y, SHIMANUKI Y, FUJIWARA N, et al. Peritoneovenous shunting for intractable chylous ascites complicated with lymphangioleiomyomatosis [J]. Intern Med, 2008, 47 (4): 281-285.

第五十四章
胆系疾病

第一节　胆道的解剖生理概要

胆道系统分为肝内和肝外两部分，肝内胆管系统从两个肝细胞间的胆小管（bile canaliculus）开始，经闰管（Hering 管）、小叶间胆管（inter-lobular bile duct，汇合成肝管（hepatic duct）；左、右肝管（肝外胆管）在肝门处汇合成为肝总管（common hepatic duct），与胆囊管汇合后，形成胆总管（common bile duct），斜行经十二指肠壁，与胰管汇合，开口于十二指肠主乳头，组成整个胆道系统。胆道系统有肝内和肝外两部分，习惯上将肝管分叉部以上的胆管称为肝内胆管，而在分叉部以下者称为肝外胆道（包括胆囊）；但实际上位于肝门横沟处的左、右肝管仍然是位于肝实质之外。肝胆管的第三级分支一般是处于肝内，为肝实质所包围。处于肝门部的胆管的解剖变异较常见，其与该处重要血管的关系密切而复杂，并且肝门部胆管的疾病需要手术处理者亦较常见（如高位的胆管狭窄、肝内胆管结石、肝管分叉部肿瘤等），因此，根据实际上需要，临床上亦提出将胆道系统划分为肝内胆管、肝门部胆管、肝外胆道三个部分。肝门部胆管是一个临床概念，是指自肝总管中部以上至肝门横沟内右、左肝管这一范围，是胆道外科的一个重要解剖部位。

近年来的研究提示当胚胎发育至第 4 周时，在前肠末端腹侧壁出现肝憩室（hepatic diverticulum），其尾端形成左、右肝管远端、肝外胆管和胆囊。胚胎发育至第 7 周之前，尚无肝内胆管；之后，在肝门部门管周围的肝母细胞转化成管板（ductal plate），自第 12 周开始，管板开始再塑形，已有胆汁分泌至十二指肠；妊娠第 20~30 周时，肝内胆管基本形成，肝门部管板消失。出生时，肝脏周围区的肝内胆管多数仍未成熟，再经过约 4 周，肝周小胆管发育才完成。所以肝内胆管的发生可分为三个步骤：肝细胞转型、管板重塑、成熟，而这个步骤有较严格的日程。胆道系统的发生与发育是一个复杂的过程，所以胆道的先天性异常在临床上较为常见。

（一）副肝管

在肝门部，典型的解剖学结构是由右肝管及左肝管汇合而成肝总管。但是，此种典型的解剖学结构只见于约半数的人，在不少的情况下，肝门部肝管汇合存在变异，主要表现为不构成右肝管主干，亦称为分裂型右肝管。构成右肝管的 2 个段肝管可与左肝管分别汇合，甚至可以汇合至肝外胆管的任何部位，多发生在右侧（甚少发生在左侧），此种异位结合的肝管，称为副肝管（accessory hepatic duct）。右侧副肝管的出现率为 10%~20%，左侧副肝管的出现率为 0.5%~2.5%。90% 以上的右副肝管位于胆囊三角内，常开口于肝总管，其次为胆总管和胆囊管，肝 - 胆囊交通管亦不罕见（图 54-1）。有时右侧副肝管可开口于胆总管下端，而胆囊管开口于右副肝管，此种情况下容易将副肝管误认为“胆总管”而致遗漏胆总管的病变。左侧副肝管不进入胆囊三角，多从左侧汇入肝总管。副肝管的重要性是在胆囊切除等胆道手术时，若不加注意可能误被切断、损伤或遗漏病变；较细的副肝管误被切断及结扎之后，可能不引起严重的临床后果；如果较粗的副肝管误被切断或误被结扎，则手术后可发生胆汁瘘、胆汁性腹膜炎及胆道感染。有时，右副肝管变粗，内有结石，若手术时不慎加鉴别，有可能被误认为胆总管而将胆总管内的病变遗漏。

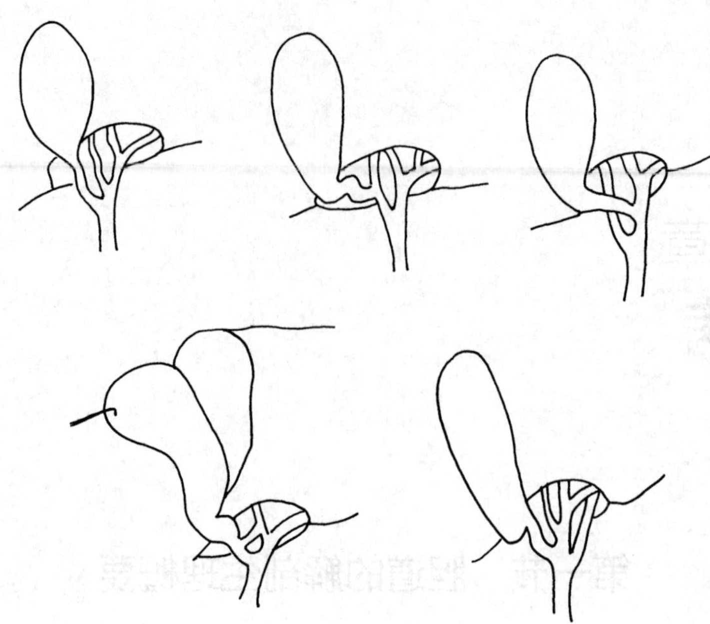

图 54-1 各种类型的副肝管

(二) 胆囊

胆囊位于肝脏下面的胆囊窝内，正常情况下，胆囊的体表投影相当于右肋缘下右锁骨中线处。胆囊附着处的肝脏称胆囊窝(床)，胆囊与肝脏之间有一层疏松组织相隔，作为胆囊切除术时的解剖界面，可以避免误伤肝内的血管而致出血。在肝门部，包围肝脏管道的 Glission 鞘与肝包膜融合成为肝门板(hilar plate)，在胆囊窝部的门板称为胆囊板(gallbladder plate)，在其深面的肝实质内有肝中静脉及其属支，常是胆囊切除术出血的重要原因；此外，亦有穿过门板的血管和淋巴管，在门静脉栓塞及肝硬化时，胆囊窝往往成为肝内、外血流流通的枢纽，故胆囊切除可能成为最危险的手术，原因是难于控制的出血。

胆囊可以有形状、数目和位置方面的先天性畸形，当并发疾病时，可能给诊断和治疗带来困难。1%~3% 的人具有胆囊系膜，可增加胆囊的移动度。肝脏是一个双侧性的器官，从胆囊窝至下腔静脉左缘的连线，为肝正中裂的界面所在，标志左、右肝的分界线。胆囊在腹腔内的位置是由左、右肝的相对体积决定的，不对称的肝脏体积的改变使胆囊发生明显移位。例如一侧的肝管阻塞性病变(如胆石、狭窄、肿瘤)时，可使该侧的肝叶萎缩而另侧的肝叶增生肥大，胆囊的位置便可向左或右方旋转移位，右肝体积较大，所以发生在肝右叶萎缩时最为明显，此种现象常称为增大 - 萎缩复合征(hypertrophy-atrophy complex)，在肝门部和肝内胆管病变时甚为常见。当肝右叶萎缩时，胆囊随肝脏以顺时针方向旋转移位至右结肠旁沟的上方。当肝左叶萎缩时，胆囊则移位至脊柱的前方。

正常的胆囊呈梨形，胆囊颈部膨大或作 S 形弯曲，有时在胆囊颈部呈袋样凸出，称胆囊壶腹(Hartmann pouch)，在该处最易发生胆囊结石的嵌顿阻塞。胆囊颈部下接胆囊管。胆囊管构成胆囊三角的一边，在三角内有胆囊淋巴结及胆囊动脉通过。在胆囊颈部结石嵌顿及慢性胆囊炎时，胆囊淋巴结肿大，造成胆囊三角处的致密的炎性粘连，使手术时分离胆囊管及胆囊动脉均有困难，若有不慎，可造成出血或损伤肝总管。胆囊管内有螺旋瓣(Heister's valve)的遗迹，当胆汁沿胆囊管上行将胆囊充盈时，它可以附于胆囊壁呈旋涡样运动，能促使胆囊胆汁内的黏液、胆红素颗粒、胆固醇结晶等形成黏液珠，并可能发展成为胆囊结石的核心。

肝外胆道的淋巴引流，关系到胆系恶性肿瘤切除手术时所采用的手术方式，因而受到临床上的重视。从胆囊通向肝十二指肠的淋巴引流，可以分为五个途径，但这些途径之间，存在广泛的沟通。

(1) 韧带右侧淋巴结系统：从胆囊的前面，淋巴管走向胆总管的前面，然后转向胆总管的右侧淋巴结，以及胰十二指肠上淋巴结，这是最重要的途径。

(2) 韧带前方淋巴结系统：来自肝门部的淋巴管，在肝十二指肠韧带左前方，沿肝固有动脉的淋巴结群，这是肝胆管癌淋巴转移的最重要途径。

(3) 韧带内淋巴结系统：淋巴管沿门静脉前方向左，走向腹腔动脉和肠系膜上动脉根部周围的淋巴结。

(4) 韧带左侧淋巴结系统：从肝门部至肝总动

脉淋巴结群。

(5) 韧带后方淋巴结群：从肝门部汇向门静脉后方的淋巴结群。

(三) 胆总管

胆总管一般长 5~8cm，内径 0.3~0.6cm，其长度由胆囊管与肝总管汇合位置的高低而决定，在低位汇合的胆囊管，胆囊管与肝总管并行至胆管下端才汇合时，实际上便不存在胆总管了；有时，左、右肝管在肝外低位汇合，而胆囊管开口于右肝管上，也就不形成胆总管。胆管位于肝十二指韧带的右缘，部分为浆膜层覆盖，管壁的结构分为黏膜、纤维肌层和浆膜层；在上端靠近肝脏的部位，胆管壁内的平滑肌数量很少，分散分布，不构成肌层；在胆总管的中 1/3 段以下，平滑肌数量逐渐增多，到下 1/3 时，形成内环外纵的肌层，构成 Oddi 括约肌的胆总管上部括约肌。因而胆总管本身并无主动蠕动的功能。

自胆囊管与肝总管汇接部至十二指肠乳头，胆总管长约 5cm，可分为十二指肠上段、十二指肠后段、胰腺段和十二指肠壁内段四段。十二指肠壁内段的胆总管壁厚而管腔较狭窄。十二指肠上段胆总管的直径在 10mm 以内，当超过 12mm 时，称胆总管扩张，常为胆道疾病的表现。胆总管的胰腺段长约 3.0cm，多为穿过胰腺实质而下降至十二指肠，但人群中约 15% 的胆总管位于胰腺后的表面上无胰腺实质覆盖。当胆总管扩张时，从胰腺的后面可触及胆总管沟，从该处可以更准确地检查胆总管下端的结石。胆总管十二指肠壁内段斜行穿过十二指肠壁，开口于主乳头，位于十二指肠降部中后内侧壁上，距幽门 6~10cm。在 70%~80% 的人中，胆总管与主胰管末端结合，共同开口，其余的人中，胆总管与主胰管分别开口。胆总管十二指肠壁内段长 4~27mm，大多数为 5~10mm，所以在 Oddi 括约肌切开成形术时，应注意缝合切口顶端处胆管及十二指肠的黏膜，以免发生肠瘘；行经十二指肠镜 Oddi 括约肌切开术时，更要掌握切开的深度，以免发生十二指肠穿破。

(四) 肝动脉与胆囊动脉的变异

肝动脉的来源、行径、分支等解剖变异均很常见，其中有的与胆道外科关系甚为密切。异位起源的肝动脉称迷走肝动脉，来源于肠系膜上动脉的肝右动脉(迷走肝右动脉)为 8%~12%，此时，该动脉经门静脉及胆总管后，沿胆总管右后方上行到胆囊三角，发出胆囊动脉，故在胆囊切除术(特别是腹腔镜下胆囊切除术)、肝门部手术、胰十二指肠切除术时容易发生损伤。肝右动脉一般来自肝固有动脉，在胆管的深面走向肝门右侧，但 11%~19% 的肝右动脉在肝总管前面通过，因此妨碍胆管的切开。

再者，与胆道外科关系比较密切的是胆囊动脉。胆囊动脉因为有数目、起源、行程等种种变异，且由于胆囊疾患时局部病理改变的影响，胆囊切除术时有可能在没有防备的情况下发生胆囊动脉断裂，产生因在慌乱中止血时所引起的不良后果，如胆管损伤及手术后的胆管狭窄。典型的胆囊动脉是指该动脉来自起源于腹腔动脉系统的肝右动脉，在肝总管的深面处发出，行经胆囊三角，达胆囊的左缘处分为深、浅两支，浅支分布于胆囊的游离面，深支分布于胆囊的肝床面，此种典型的关系只见于约 2/3 的人。有时，胆囊动脉的深、浅两支是分别起源的，成为双胆囊动脉，据综合国内的 1 133 例资料，双胆囊动脉的出现率为 23.8%；单支胆囊动脉起源于肝右动脉者占 84%，而在 962 例中，胆囊动脉起点在胆囊三角左侧，向右行跨过胆管前方进入胆囊三角者共 247 例，占 25.7%。

(五) 胆管的血供

胆管系统单纯由肝动脉供血，当供血障碍时，可发生胆管的吻合口裂开、胆管狭窄、胆管坏死及缺血性胆管病(ischemic cholangiopathy)。今日肝胆外科的发展，如复杂的肝、胆道手术的增多，肝移植特别是活体供肝移植的实施，手术后胆道并发症是常见而且难于处理，故对胆管的血供问题受到了广泛的关注。肝动脉血流进入肝内后，约 50% 的动脉血液首先经过胆管周围血管丛(peribiliary plexus，PBP)(图 54-2)，其余部分分布至肝包膜、门静脉、肝静脉及门管道。胆管周围血管丛沟通肝内、外胆管系统，在一定情况下，可以成为有效的肝动脉侧支循环的途径。

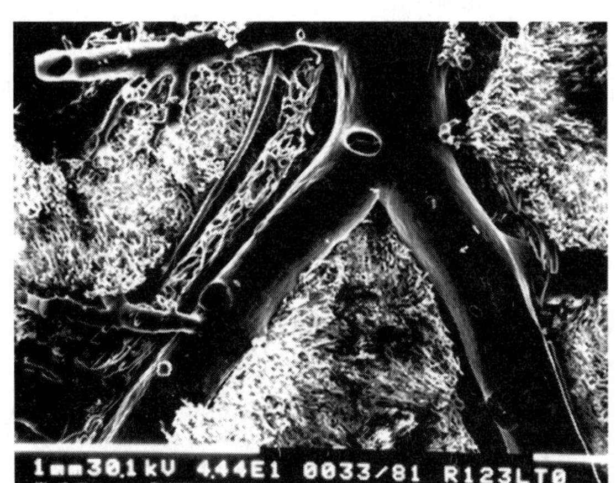

图 54-2　肝血管铸型
门静脉、肝动脉、胆管周围血管丛(中间)扫描电镜照片(黄晓强供图)

对在位的肝脏进行血管灌注铸型的观察时，可见肝门部胆管周围有丰富的动脉毛细血管丛；但是，对按常规切取的供移植的肝脏所获得的血管铸型，却发现肝门部的动脉毛细血管丛大部分消失，说明在获取供肝时应避免在肝门部的解剖分离，以保护肝门部胆管周围的血管丛。右肝管及肝管汇合部接受肝右动脉的血供。左肝管接受肝左动脉的血供。尾状叶的血供是双侧性的。所以尾状叶和肝门部是起到沟通肝脏两侧血流的通道的作用。

肝外胆管接受多条动脉供血，主要的如胆囊动脉、胰十二指肠上后动脉、肝右动脉和门静脉后动脉。供血动脉在胆管壁上呈网状分布，这是胆总管的解剖形态学上的特点，手术时亦往往根据此特点发现胆总管。胆总管上血管网在3点钟和9点钟部位组成较粗的动脉，血流方向向上。门静脉后动脉是肝外胆管供血的主要来源之一，出现率达90%，可起源于腹腔动脉（占41.7%）或肠系膜上动脉（占58.3%），约28%的人的门静脉后动脉紧贴胆总管后面上行与肝右动脉吻合，值得注意的是此动脉常是胆道手术后或胆道感染时出血的来源。据估计从下向上的血流量约占60%，而从上向下的血流量只约占38%，因而在原位肝移植时，移植供肝侧的胆管不宜留长，以免发生胆管缺血；在肝外胆管手术时，胆管切断的上、下端均应有活动性出血，才能保证胆管对端吻合的愈合。

肝外胆道的静脉回流组成胆管旁静脉系统，在门静脉血栓形成及闭塞发生肝外性门静脉高压时，胆管旁静脉系统呈高度扩张，造成所谓“门静脉海绵样化”的临床现象，在此种情况下，胆囊切除及胆管探查手术均极困难，并可能发生难以控制的出血的危险。

（六）板系统

肝十二指肠韧带中的入肝血管和胆管被一层纤维鞘包裹，其间以肝动脉与胆管关系更为密切，在肝门处纤维鞘与Glission鞘融合，形成略为增厚的肝包膜，构成肝门区的板系统（plate system）。板系统包括肝门板（hilar plate）、胆囊板（gallbladder plate）、脐板（umbilical plate）几个部分，其中以肝门板的外科意义最受关注，因为肝管及其汇合部的纤维鞘与肝门板融合，造成手术时分离肝胆管的困难，但是，从肝实质分离肝门板，使肝管的汇合部降低，亦有利于高位胆管手术的施行。另外，Glission鞘包裹的三联管道（肝动脉、门静脉、胆管）可进行鞘外分离、集束处理，以简化肝脏及胆道手术的操作。

（七）胆汁的贮存及排出

胆汁自肝细胞及胆小管上皮分泌出来，在空腹期间，大部分进入胆囊进行浓缩；餐后，浓缩的胆汁排入肠道，以助消化吸收。胆囊黏膜有很强的浓缩功能，胆囊胆汁中的水分是随着Na^+及Cl^-的吸收而被吸收，据估计其吸收速率每小时为胆囊本身容积的10%~30%，胆囊胆汁中的总固体量的浓度可比肝胆汁中的总固体量高出10~20倍。因而，正常胆囊的体积虽比每小时所分泌的肝胆汁的容量还要小，由于它的浓缩功能，却可以贮存每天所分泌的肝胆汁量的一半。胆囊胆汁的固体浓度虽然很高，然而胆汁酸盐是以微胶粒的较大的颗粒形式存在，故胆囊胆汁仍能与血浆的渗透压保持平衡。

在正常情况下，由于胆囊的扩张、收缩、吸收、排空的功能，所以胆汁酸循环呈昼夜性的改变。新的胆汁不断地进入胆囊，陈旧的胆汁的水分被吸收而变得浓缩，因此胆囊内胆汁的浓度并不是完全均匀的，而是在不同的区域存有差别。从胆囊造影的X线片上，亦常可以见到新的胆汁和陈旧的胆汁的不均匀混合和二者之间的界面。含造影剂的胆汁常首先出现在胆囊的颈部处和外周，此种不同黏稠度和胆固醇饱和度的胆汁在胆囊内分层的现象，可能使其中某部分胆汁中溶质呈过饱和而沉淀析出，成为结石形成的核心。胆囊的有效收缩和排空是将这些析出的颗粒和黏液排除，起到防止形成较大结石的效果。实验结果亦证明常使用缩胆囊素使胆囊收缩排空，可以防止实验犬在喂以成石饲料时在胆囊内生成结石。妊娠后期、迷走神经切断术后，胆囊的张力减低，胆囊结石的发生率也较高。

胆囊是身体内胆汁酸的贮存库，胆囊切除后，胆汁酸的代谢亦发生相应的改变。关于胆囊切除术对肝胆汁成分影响的意见并不一致；早期曾认为切除胆囊可使胆汁的胆固醇过饱和转为不饱和，因为术后胆汁酸经肠道循环的次数增多，因而增加肝脏的胆汁酸分泌；但是，后来一些研究认为切除胆囊后，体内的胆汁酸池更形缩小，并且次级胆酸，特别是脱氧胆酸成为胆汁中的主体胆汁酸，由于胆汁酸的肠肝循环次数增多，故由初级胆汁酸生成次级胆汁酸的量也增多。很可能胆囊切除术对胆汁中的脂质代谢是因人而异。

在正常情况下，结合胆红素、卵磷脂、胆固醇及结合型的胆汁酸不能透过胆囊黏膜，胆汁酸在胆囊胆汁中的浓度比肝胆汁大10倍，因而胆汁酸池中为数约3g的胆汁酸可以全部贮存于胆囊内。

在胆道感染时，细菌的作用可使结合型胆汁酸去结合化，非结合型胆汁酸和游离胆红素可以通过胆囊黏膜。实验研究显示：实验性的胆囊黏膜病变可使胆汁中的胆汁酸吸收增加，因而使胆固醇沉淀析出。口服法胆囊造影时若胆囊不显影，往往被认为是胆囊功能损坏的佐证；然而此种解释不一定正确，因实验研究提示在无胆囊管梗阻的情况下，切除的胆囊标本在体外的吸收水分的速率，与手术前胆囊造影是否显影之间，并无相关关系，因此，亦有可能由于造影剂在胆囊内被吸收而致口服法胆囊造影时胆囊不显影，而并非胆囊的浓缩功能不佳。

除了浓缩功能外，胆囊尚分泌黏液。胆囊管完全阻塞后，胆囊内可充满透明、无色的液体，临床上称之为“白胆汁”。胆囊黏膜在受到刺激、pH的改变、炎症、结石的情况下，黏液的分泌增加。胆总管完全梗阻时，梗阻以上的胆管内亦可充满由胆管上皮分泌的“白胆汁”，当梗阻解除、胆管内压力降低之后，肝细胞又可以很快恢复其分泌胆汁的能力。

胆囊有调节胆道内压力的功能。胆囊积极的吸收水分和减少胆汁容积的能力，能在一定程度上维持胆道内压力的平衡。胆管是一纤维弹性管道，胆管梗阻时，若无有功能的胆囊，胆道内压力便很快上升，一般在24小时内临床上便呈现黄疸；如果胆囊仍然保持其正常的吸收功能，则当有胆总管下端梗阻时，黄疸可延迟至36~48小时才明显出现。切除胆囊后，胆汁便经常性地流入小肠。胆囊对身体说来，并不是一个必不可缺少的器官；在动物，胆囊的有无常与动物的种属和进食习惯有关；如马、鹿、大白鼠等并无胆囊，而牛、羊、狗、猫、小白鼠等则有胆囊；一些习惯于经常性进食的动物如豚鼠等，胆汁的分泌量较多，而胆囊的浓缩能力则较弱。

胆汁的分泌和排泄受体液因素和自主神经系统的调节。一些胃肠道激素如缩胆囊素、胰泌素、胃泌素、胰高血糖素等，均能增加胆汁的分泌。胆道受着自主神经系统的胆道外在神经丛和内在神经丛的支配；胆囊及胆管壁上，除了有肾上腺素能和胆碱能神经纤维外，近年来亦证明其有多种含肽神经纤维，如含血管活性肠肽（VIP）、蛙皮素（bombesin）、P物质、生长抑素、脑啡肽等的神经纤维，并且证明VIP有抑制胆囊吸收、刺激其分泌的作用，因此，作为神经递质的肽类激素，可能参与胆道生理功能的调节。

Oddi括约肌调节胆汁的排出，通过对美洲负鼠的Oddi括约肌的压力和肌电图观察，表明胆总管括约肌段呈节奏性收缩，其方向是前向的，独立于十二指肠肌肉的收缩，从上向下，括约肌末端的3~4mm段是一高压区，基础压接近15mmHg。人体的放射电影摄影、经括约肌流量、肌电图的分析，显示Oddi括约肌段收缩波从胆总管与括约肌段的连接处开始，向下输送，将胆汁排入十二指肠；当括约肌段收缩时（收缩期），胆总管内的胆汁停止流动；当括约肌放松时（舒张期），胆总管内胆汁流入括约肌段，如此周而复始地进行。通过ERCP检查时微型传感器的描记，亦证明人体Oddi括约肌呈节奏性收缩，收缩压为130mmHg，其基础压比胆管和胰管内的压力高出3mmHg，收缩频率为4次/min，方向大部分向下行，主动收缩的括约肌段的长度为6~8mm。Oddi括约肌的功能紊乱、痉挛，可引发上腹部疼痛，如见于所谓胆囊切除术后综合征；经括约肌切开后，症状可以缓解。

第二节　胆道系统疾病诊断学进展

（一）口服法胆囊造影

1924年Graham及Cole首先使用口服法胆囊造影术（oral cholecystography），并证明此方法对胆囊结石的诊断有肯定的意义。目前普遍使用的是三碘化合物碘番酸（iopanoic acid，商品名Telepaque），口服后，胆囊中胆汁含碘的浓度较高，显影效果较好，在一部分病人能同时显示胆总管。口服法胆囊造影术简单，当有阳性发现时，在诊断上有高度的可靠性；当采用溶石治疗胆囊结石时，治疗前需要判断胆石的性质和胆囊的功能，并且在治疗过程中需了解结石影像的改变，可通过口服法胆囊造影实施。此方法要求有质量较高的X线片和丰富的阅片经验。一次服药的造影胆囊不显影时，并不能认为是病理性改变；如果48小时内两次服药后X线摄片胆囊仍不显影时，可认为胆囊属病理改变，诊断的准确率可高达98%。

口服法胆囊造影在诊断技术上要求较高，且易受多种因素的影响，因此作为诊断胆囊结石病的第一线检查方面,已让位于超声检查。

(二) 静脉法胆道造影

目前,胆道造影剂多用 30% 或 50% 的胆影葡胺(meglucamine iodipamide,biligrafin,为含碘 48% 的双苯环甲基葡胺盐),此药静脉内注射后,约有 90% 经肝脏从胆汁排出,10% 通过肾脏排出。胆影葡胺从静脉内注射后,药物以高浓度从胆汁中排出,当胆囊管仍畅通时,不依赖胆囊的浓缩功能,仍可以直接将胆囊及胆管显示,因而此方法一般是用以复查口服法胆囊造影时胆囊不显影的病人,以及用于胆囊切除术后仍然有症状的病人。但是静脉法胆道造影的结果,常受肝功能状态的影响,当血清胆红素 >34μmol/L,胆道的显影率很低,胆囊及肝外胆管的影像亦较浅淡,并常受胃肠内容的影像所混淆,所以诊断的准确率较低。由于其低显影率和低分辨率且操作复杂,目前此项检查多已为 CT、MRCP、^{99m}Tc HIDA、ERCP、PTC 等方法所代替。

(三) 经皮肤肝穿刺胆道造影

经皮肝穿刺胆道造影(percutaneous transhepatic cholangiography,PTC)是 20 世纪 50 年代以来在临床上逐渐开展起来的一项诊断方法,用于显示肝内、外胆管系统,经过临床上经验的积累和技术上的不断改进,特别是使用了细长的穿刺针和在电视或超声诊断仪的帮助之下,当肝内胆管有一定程度扩张时,穿刺造影的成功率已大为提高,并发症率降低,在有胆管梗阻的病例,若能结合胆管插管引流(PTCD),可以减少诱发胆管炎和胆汁外漏等并发症。PTC 获得的造影照片的质量良好,分辨率高,不受肝脏功能的限制,但是当有胆道梗阻时,只能显示梗阻部位以上胆道的情况,因而用于对黄疸病人的鉴别诊断以及对胆管狭窄、梗阻、肝内胆管结石、胆道肿瘤等的定位和评估。肝内胆管有无扩张与 PTC 的成功率间有密切关系。肝内胆管扩张者,PTC 的成功率达 90% 以上;肝内胆管不扩张时,穿刺成功率往往较低。

PTC 是一侵袭性的检查,本身亦有一定的并发症,例如穿刺失败、出血、胆漏、激发急性胆管炎、误伤腹内脏器等,因而当前已较少用作为第一线检查。PTCD 用粗的穿刺针并发症多。1970 年前,使用一般的穿刺针作 PTC,并发症率约 5%。在有阻塞性黄疸的病人,PTC 后尽量抽除胆道内的胆汁、放置肝胆管内引流减压或及时手术,胆漏可予避免。出血与所用穿刺针的粗细有关,由于肝内门管道内血管与胆管伴行,胆管与肝动脉间关系尤其密切,故穿刺时有可能伤及伴行的血管,术后发生胆道内出血、假性动脉瘤等。对手术后发生胆道出血的病人,行选择性肝动脉造影时,有时可见伴行肝动脉的损伤,表现为肝动脉胆管瘘、假性动脉瘤、肝内血肿等。诱发急性胆管炎可能是 PTC 的最常见而可出现严重后果的并发症,细针穿刺并未能避免其发生,应着重注意造影时间的选择,避免胆道感染时使用、做好手术前准备、避免高压注射并使用抗生素,必要时先作胆管引流,待胆道感染控制后,通过引流管作胆道造影。

(四) 经十二指肠内镜逆行胆管造影

经十二指肠内镜的胆胰管造影(endoscopic retrograde cholangio pancreatography,ERCP)是近年来胆道疾病诊断及治疗上的一项重要进展。通过十二指肠镜,可以观察十二指肠黏膜、乳头部的病变,取活体组织检查,并可以选择性地插管至胰管或胆管内作逆行性造影,所获得的 X 线片质量良好,在有经验的检查者手中,成功率在 90% 以上。ERCP 的主要并发症是急性胰腺炎及诱发胆道急性炎症,因而在胆管梗阻、急性胆管炎未得到很好的控制以及新近有急性胰腺炎发作的病人,应避免行 ERCP 检查。例如 Caroli 病,应作为 ERCP 的禁忌证,因为检查后常致严重的肝 - 胆道感染。

通过纤维十二指肠内镜对胆道疾病进行外科处理亦是一项重要的进展。1974 年开始作经内镜十二指肠乳头切开,切开 Oddi 括约肌后,可以清除胆总管内结石、异物和扩张胆总管狭窄。通过十二指肠逆行插入胆总管导管,可用于高危的重症急性化脓性胆管炎和壶腹部癌的病人的胆道引流。

(五) 超声显像图(ultrasonography)

超声诊断是一种非侵袭性的检查方法,可重复施行,故常作为对胆系疾病的首选检查方法,并且在胆囊的超声检查中,可以同时检测其他脏器。在实时超声下,胆囊结石表现为胆囊内的强回声光团后伴声影随体位改变而移动的典型的胆囊结石图像,对胆石诊断的准确率可达 90%~100%。同时,可以了解胆囊壁的厚度、胆汁的透声度、胆泥等。超声检查以其使用上的灵活性,故是检查胆囊壁上病变的最灵敏的方法;例如能发现直径 2~3mm 大小的胆囊壁上的隆起性病变,这是其他的影像方法所达不到的。

超声检查亦有一定的不足,例如对肝内胆管结石、胆总管结石(尤其是胆总管下端的结石)判断的准确率往往不高,约 50%。这是因为此时结石的部位缺乏液性暗区的对比衬托,而在肝外胆管结石的显示则受到胃肠内空气的干扰。超声检查能准确而灵敏地发现肝内胆管扩张，故对梗阻性黄疸的梗阻定位诊断上有重要意义，因为在梗阻上方的胆管扩张，而在以下则空虚。双功能彩色超声检声可以显示肝胆病变的血流状况，以及与邻近的动脉、门静脉血管的关系，在一定程度上可以替代选择性血管造影检查。超声检查尚可以作为胆系的介入性诊断和治疗的一个有效手段，如在超声引导下行PTC 和 PTCD、胆道手术后的检查、肝胆系肿瘤的经皮穿刺活检等。

然而超声检查亦有一定的局限性和限制。首先，超声诊断有很高的仪器依赖性和对检查人员的依赖性，重复检查的可对比性不如 CT 及 MRI，易受腹腔内含气脏器的干扰，对软组织阴影的显示和定性的准确性不够，并受骨质和厚层脂肪的影响，故常需要与其他的检查方法联合应用，而超声往往是作为首先使用以发现可疑病变的方法。

胆囊胆石中以那些较硬的、含结晶较多和较大结石的声像图最典型，结石的声影最明显；但对小的结石、胆囊内无胆汁的充满型结石、胆囊管的结石、肝内外胆管的软的色素性结石等，诊断上亦可能有困难。

（六）电子计算机体层摄影（computed tomography，CT）及磁共振成像（magnetic resonance imaging，MRI）

CT 断层扫描已成为对较复杂胆系疾病全面评估的不可缺少的诊断方法，特别是用于手术前的检查。在我国，胆管结石和肝内胆管疾病比较常见，故 CT 检查常属必要。CT 检查不受骨骼、厚层脂肪组织、胃肠道内积气的影响，分辨率高，便于前后检查对比；静脉内注射经胆道排泄的胆影葡胺作为增强对比时，可清晰地显示肝内、外胆管，当系统地检查 CT 照片时，对胆道系统疾病可得到立体的表达。胆管内色素性结石的钙含量较高，虽然在一般的 X 线片上并未能显影，但在 CT 片上却能显示为胆管内的高密度影，敏感度和准确度均较高。CT 能极有效地显示肝内、外胆管扩张的情况，对肝门处软组织肿块的显示亦优于 B 超。结合口服胆囊造影剂的薄层 CT 扫描检查，亦可提高对胆囊疾病的诊断正确率。使用多层面的 CT（multidetector CT，MD CT），数据经计算机处理三维立体重建后，更能得到胆道系统的三维成像显示，对肝内、外胆管病变的判断更为准确。

磁共振胆胰管成像（magnetic resonance cholangiopancreatography，MRCP）是一种无创性胆道造影方法，并且能够显示梗阻上、下端肝内、外胆管的状况，因 MRCP 的无创性和可重复性，当前，在有条件的医院里，此法已基本上取代了 PTC 和 ERCP 检查。MRCP 的原理是，在加强的 T_2 加权快速自旋回波序列（heavily T_2-weighted fast spin-echo sequence，FSE）下，停滞的液体如胆汁及胰液，呈很高的信号，但是实质性脏器呈低信号，而流动的液体如血管内血液则无信号。将获得的数据，经计算机三维重建后，便可以得到胆道和胰管的形象，并且可以进行多个方位的观察（正、斜、侧、矢状位、冠状位等）。MRCP 是完全无创的检查、成功率高，且不需注射造影剂对比，加以快速的 MR 越来越完善，其优越性便更加突出。MRCP 可以显示肝内正常胆管系统的第三级分支，一般很少失败，在梗阻性黄疸的定位诊断、胆管狭窄、胆管损伤、腹腔内（如膈下）的积液或积脓、胆肠吻合术后、肝内、外胆管结石、胆道系统的变异等，均有其独特的作用。在胆管恶性梗阻诊断上，由于 MRCP 能同时显示梗阻的近端和远端，故可以勾画出肿瘤狭窄的范围，这些优点，使 MRCP 能广泛地在临床上应用。与 ERCP 相比较，MRCP 不足之处是其空间分辨率尚不够高，对胆管狭窄处和胆管下端的微细变化的发现尚不足；MRCP 能诊断胆管损伤和胆汁瘤（biloma），但不能像 ERCP 那样看见胆管上的破口。因此，临床上应根据需要，计划地采用此检查方法。

（七）放射性核素肝胆显像

静脉内注入 ^{99m}Tc-IDA 的衍生物后，可被肝脏细胞摄取并排放至胆道内，故能用 γ- 照相技术将其动态过程记录下来；然而由于其分辨率不高，故一般只用于诊断：①急性胆囊炎时的胆囊管梗阻，目前已取代静脉内胆道造影；②胆肠吻合口狭窄；③手术后胆汁漏；④胆肠吻合后 Roux-en-Y 肠襻淤积等。

（八）选择性肝动脉造影及门静脉造影

一般只用于判断上段胆管癌是否能行手术切除。肝门部胆管癌若已侵犯至其后方的肝动脉及门静脉时，说明癌肿已达晚期，不能手术切除。对胆道出血，特别是肝内胆管出血，术前选择性肝动脉造影对判断出血的来源和部位很有价值，同时可对出血的血管施行栓塞治疗止血，故常是首选的诊断与治疗方法。

胆囊切除、肝切除等手术时，手术中损伤肝外胆管是一项严重的并发症，需要严加防范。手术前的 ERCP、MRCP 和手术中胆道造影虽然有一定帮助，但不能提供手术过程中对胆管辨别的需要。因吲哚氰绿（ICG）主要经肝脏从胆汁排泄，在近红外线照射下可诱发荧光，近年来利用其特点作为手术中实时显示胆管之用，即 ICG- 荧光胆道造影（ICG-fluorescent cholangiography），但此方法仍然处于临床试验中。

第三节 胆囊结石

胆石症是人类的古老而常见的疾病。在西方国家，最早从体内发现胆石的古尸，要算是埃及的公元前 1 500 年的一具木乃伊，其胆囊内充满了胆固醇性结石。1956 年我国在扬州出土的一具明代（1368—1644 年）女尸，其胆囊内有 3 枚大的结石，充满着胆囊内腔，结石为圆形及圆柱形，接触面呈多边形，类似胆固醇性混合结石。如今，胆囊结石的发病率在世界范围内呈升高的趋向。胆囊结石多是以胆固醇为主的胆石，胆囊内结石的形成，多与胆汁中的脂质代谢异常和存在着有利于结石形成的因素有关。

一、胆汁中脂质的代谢

胆汁是一种十分复杂的溶液，在生理状态下，胆汁中的各种固体成分均溶解于胆汁中，只有当正常的平衡发生改变或在胆道系统的一些病理状态下，才出现不溶解的固体成分、沉淀、形成结石。胆汁中的脂质主要为胆汁酸盐、胆固醇、卵磷脂。

（一）胆汁酸盐代谢

胆汁酸是胆汁中的主要固体成分，它在胆汁中呈离解状态，与胆汁中的阳离子（主要是钠和钾离子）结合，以胆汁酸盐的形式存在，简称为胆盐，约占胆汁固体量的一半以上。胆汁酸的类型和构成与生物体的种系有别，人胆汁中主要为含有三个羟基的胆酸（cholic acid，CA），两个羟基的鹅脱氧胆酸（chenodeoxycholic acid，CDCA）和脱氧胆酸（deoxycholic acid，DCA）；另外还有少量的熊脱氧胆酸、石胆酸、猪胆酸、猪脱氧胆酸等。胆汁酸在肝细胞内合成后，与甘氨酸或牛磺酸结合，成为结合型的胆汁酸排至胆汁中；只有结合型的胆汁酸，才在消化过程中起着重要的生理功能。胆汁中与甘氨酸结合的胆汁酸含量，高于与牛磺酸结合的胆汁酸，两者间的比例约为 3∶1。正常情况下，人体内胆汁酸的总量保持于一个比较稳定的状态，称为胆汁酸池（bile acid pool），为 2~4g；肝脏每天约合成 200~600mg 的胆汁酸，以补充从粪便中的丧失。

胆汁中的两种初级胆酸（胆酸及鹅脱氧胆酸）均是在肝细胞中从胆固醇合成而来。从胆固醇转化为胆酸是一个很复杂的过程，包括胆固醇分子侧链的裂解和核心的改建。胆固醇 7α- 羟化酶（cholesterol 7α-hydroxylase）的活性是合成胆酸时的限速步骤。肝细胞所合成的结合的胆酸，通过载体转运的主动传送，从肝细胞分泌至肝毛细胆管内，在通过毛细胆管膜时，与卵磷脂、胆固醇形成复合微胶粒进入胆汁。胆汁酸在肠道内参与一系列的消化、吸收活动，约 80% 的结合胆汁酸在末端回肠被重吸收，其余 20% 在回肠末端及结肠内被肠道细菌（特别是厌氧菌）所分解，成为次级胆酸如脱氧胆酸和石胆酸；部分的次级胆酸被吸收，最后约有 5% 的胆酸未被吸收，以酸性固醇的形式从粪便中排出。被吸收的胆酸复经过肝脏从胆汁排出，这个循环称为胆汁酸的肠肝循环（enteral-hepatic cycle of bile acids，EHC）。在生理情况下，此循环每日进行 6~8 次。

石胆酸是鹅脱氧胆酸在肠道内经肠道细菌的 7α- 脱羟基作用所生成的代谢产物，它是单羟基的次级胆酸，在人体的总胆酸池中，含量不足 5%。石胆酸对肝细胞有毒性，所以当临床上用鹅脱氧胆酸治疗胆囊胆固醇结石时，石胆酸的潜在毒性问题值得重视。在正常人，占每天所合成的鹅脱氧胆酸的 30%~50% 在肠道内被转化成为石胆酸，新生成的石胆酸被吸收至门静脉血流，然后为肝细胞所摄取，在肝细胞内与甘氨酸结合：约 60% 的进入肝内的石胆酸，在 3-C 处的羟基为硫酸基所取代，成为硫酸化石胆酸从胆汁排至肠道内，它不易被肠黏膜重吸收因而随粪便排除；一些未经硫酸化的石胆酸则可被重吸收，在肝脏内进行处理。人的肝脏能高效地将石胆酸硫酸化，所以，在鹅脱氧胆酸治疗下，体内胆汁酸池中的石胆酸量仍能保持在低水平。

胆汁中胆盐浓度的高、低与胆固醇结石形成之间有密切的关系。肝细胞合成胆汁酸的速度，亦受到负反馈控制的自身调节，其作用点是在调节 7α- 羟化酶的活性。亦即是：当胆酸增多，如口服鹅脱氧胆酸治疗胆固醇结石时，胆固醇 7α- 羟化酶的活性受抑制，从胆固醇新合成的胆汁酸减少；相反的，当胆汁酸的吸收减少时，如口服考来烯胺（消胆胺）、胆道手术后的T管引流胆汁、腹泻、肠道吸收胆汁酸障碍等，则胆汁酸的合成速率加快，直至达到肝脏合成胆汁酸能力的最大限度为止，还有提供合成的原料问题，故亦不能无限制地增加。其他因素亦可能影响胆汁酸的生物合成，如高胆固醇膳食可以增加胆汁酸分泌，而维生素C缺乏、蔗糖、精制的淀粉、少纤维素食品等，均对胆汁酸分泌有抑制作用。

（二）胆汁胆固醇的代谢

肝脏是合成胆固醇的主要器官，从胆汁分泌胆固醇的量（或胆汁的胆固醇饱和度）与胆囊内胆固醇结石的形成有密切关系。肝脏的胆固醇有三方面来源：①肝脏本身合成；②肝脏以外的组织合成，主要的如胃肠道和皮肤；③从肠道吸收的胆固醇。而肝脏的胆固醇亦有三方面的去向：①分泌脂蛋白供身体组织利用；②转化成胆汁酸；③分泌至胆汁中。胆汁中胆固醇排出与体内胆固醇池平衡，因而当膳食中胆固醇量增加时，胆汁中胆固醇排出也可能有增加；相反的，饥饿、能量不足，则使胆汁胆固醇含量降低。胆汁中胆固醇来源于肝脏新合成者所占的份额较小，在人体只约占20%。肝脏合成胆固醇转化成胆汁酸的比率较低，因而人胆汁中胆固醇含量较高；但是在一些动物如大鼠等，肝胆固醇转化成胆酸的比率较高，因而胆汁中胆固醇含量较低，亦即是胆汁的胆固醇呈不饱和状态。

胆汁中的胆固醇都是未酯化的胆固醇，在肠道内被吸收后，在肠黏膜上皮内再酯化，进入小肠淋巴，成为乳糜微粒，通过血液循环回到肝脏。未经吸收的胆固醇则以中性固醇形式从粪便排出。

（三）胆汁中磷脂

人胆汁中的磷脂有90%以上为卵磷脂，主要属于亚油酰-棕榈酰型的卵磷脂，由肝细胞合成。肝脏每天新合成3~6g卵磷脂排至胆汁中。胆汁卵磷脂进入肠道后，由胰磷脂酶水解，成为溶血卵磷脂，被吸收后分泌至淋巴液，成为乳糜微粒中的卵磷脂。因此，胆汁中的卵磷脂并不是完整地被吸收加入肠肝循环。口服卵磷脂是否能增加胆汁中卵磷脂的排出仍有争议。食物中胆碱的量是调节胆汁卵磷脂合成的因素，而胆汁酸的肠肝循环在调节卵磷脂在肝脏中合成和排泄于胆汁中起重要作用。卵磷脂可对胆汁中的胆固醇起着助溶作用。实验研究显示，饥饿时胆汁中卵磷脂减少，增加喂养甘油三酯时，胆汁中卵磷脂增加。

二、胆汁脂质的物理特性

在胆汁和肠液的pH条件下，结合型胆汁酸大部分呈离解状态。胆汁酸是含24个碳原子的有机酸，分子中含有一个由碳氢组成的固醇核，胆汁酸侧链上的羟基可与甘氨酸或牛磺酸的氨基以肽键方式结合，成为结合型胆汁酸。胆汁酸的立体构型呈现典型的两性物质的结构与特性。胆汁酸分子中含有亲水基团和亲脂基团，亲水基团的羟基与侧链的羧基均位于分子的一侧，而亲脂的固醇核与甲基则分布于分子的另一侧。当胆盐溶解于水或油-水混合液时，其亲水部分溶于水中，亲脂部分暴露于空气或溶于脂质中，形成一个单分子层排列于水的表面或水与油的界面上，以降低表面张力。故胆汁酸盐具有去污剂的理化特性，其将脂质溶解于胆汁中与去污剂去除织物上油脂的作用机制亦相同。

胆盐在胆汁中呈离解状态，但当溶液中胆盐的浓度增大，超过一定的临界浓度后，胆盐的分子便互相聚合形成微粒，称为微胶粒（micelles），因而降低胆盐在溶液中所产生的渗透压，这可以解释胆囊胆汁中胆盐的浓度很高，但仍能与血浆保持等渗。微胶粒的外层是由胆盐分子的亲水基团排列组成，而亲脂部分则聚在微胶粒的中央。单独由胆盐构成的微胶粒，有4~6个胆汁酸分子；由胆汁酸、卵磷脂、胆固醇分子所构成的微胶粒，体积较大，有10~12个胆汁酸分子，称为复合微胶粒。因为微胶粒的体积很小，胆盐在胆汁中是处于溶解的微粒的状态；微胶粒的体积过小，不使透过的光线折射，故溶液是透明的，亦即是真正的溶液而不是混悬液。在电子显微镜的高倍放大下，可以见到胆盐所形成的微胶粒。由于胆汁酸分子中的羧基，胆汁中的微胶粒是带负电荷的，因而对阳离子（主要是钠离子，其次是钾离子）有吸引作用，保持离子间电的平衡。

卵磷脂不易溶解于水，它的分子结构也包含两个组成部分：拒水的脂溶性部分和亲水的水溶性部分。卵磷脂虽然不溶于水，但水分子可渗入至其两个亲水的磷酰胆碱基团之间，因而使卵磷脂分子在水中膨胀，形成一系列的双分子的层状结构，称为卵磷脂层状液晶相。卵磷脂的层状液晶结构可以容纳一些胆固醇，此时胆固醇分子的羟基伸入至水的部分，而其余则埋藏在卵磷脂的两层脂肪酸之间，一分子的卵磷脂可携带一分子的胆固醇。胆固醇则完全不溶解于水。

当溶液中的胆盐超过临界浓度之后，胆盐、卵磷脂、胆固醇便形成复合微胶粒，各分子重新排列。此种微胶粒为扁平状，有两层卵磷脂分子，卵磷脂分子的拒水一面为一层胆盐分子所包围，四面都有胆盐分子的亲水基团。因此，一定量比例的卵磷脂、胆盐、胆固醇便可以溶解于胆汁中，溶液中多余的胆固醇则形成结晶析出。虽然卵磷脂需要胆盐而溶解于水，但因卵磷脂能使微胶粒增大，亦提高了胆盐携带胆固醇的能力，故起到对胆固醇的助溶作用。进一步的研究表明，卵磷脂不单纯增大了胆汁中胆盐微胶粒的体积，并且改变了微胶粒的形状，从球形至扁平形至脂质微泡(liposomal vesicle)，因而不单纯增加了卵磷脂的含量，亦增加了胆汁胆固醇的溶解。

微泡或囊泡可能是胆固醇在胆汁中的除了微胶粒以外的另一种载运形式；微泡呈球状结构，由胆固醇和卵磷脂组成，直径约为70nm，比微胶粒大，可以不受胆盐的影响而单独存在，并且当胆盐的浓度降低时，微泡是胆固醇溶解于胆汁中的主要形式。在胆囊胆固醇结石形成过程中，胆固醇-卵磷脂微泡的聚合，与胆汁中胆固醇单水结晶的出现间有密切的关系。

胆汁酸是控制胆汁中胆固醇和卵磷脂分泌的主要因素。人的胆汁酸分泌与卵磷脂分泌速率间的关系是呈直线的，但与胆汁胆固醇分泌的关系并不呈直线。当胆汁酸分泌减少时，胆固醇和卵磷脂的分泌均有下降，但卵磷脂分泌的降低比胆固醇更为明显，说明胆固醇分泌可能有不依赖于胆汁酸的部分。当胆汁酸的肠-肝循环间断时，胆汁分泌量减少，胆汁中胆汁酸和卵磷脂减少，而胆汁中胆固醇量仍相对地高，因而成为胆固醇过饱和的胆汁，此种情况见于生理状态下当夜间禁食时的胆汁。

三、胆囊胆固醇结石的形成

除了胆汁中的脱落细胞、炎症渗出物、异物等可能作为胆囊结石形成的核心之外，较重要的是胆汁中的胆固醇结晶从过饱和溶液中沉淀析出，聚集而成结石。结石中的胆固醇通常是以单水结晶的形式聚合，由核心向周围呈放射状；此外，尚有少量的其他物质，如碳酸钙、棕榈酸钙，有时棕榈酸钙甚至是主要的结晶成分，使结石能在一般X线片上显示。钙和碳酸根离子是正常胆汁的组成成分，而棕榈酸则可能来自胆汁卵磷脂的水解，有时钙与黑色的色素同时沉着。当胆囊结石的结晶成分在试管内被溶解后，可见余下一有机质的基质，放在在扫描电子显微镜下观察时，可见到黏液物质所形成的丝网状的结构，因此种黏液样物质存在于大多数的胆石内，推测其在胆囊结石形成过程中起到重要的作用，因为散沙般的胆固醇结晶尚不是结石。通过胆石切片组织化学染色方法，可以显示其中含有中性黏多糖和酸性黏多糖物质，此种黏液物质可在结石形成的各个阶段中起作用，例如作为核心物质或作为结石在形成时结晶堆积的支架。

参与胆固醇结石形成除了黏多糖物质之外尚有其他的大分子的蛋白质，已证明胆汁中的免疫球蛋白(IgA、IgG)亦参与组成胆石中的基质。

胆汁中的胆固醇是溶解于由胆汁酸和卵磷脂所构成的微胶粒中。Admirand及Small用三角坐标的概念来说明胆固醇在胆盐-卵磷脂系统中的最高溶解度(图54-3)。三角形各边的坐标分别为胆固醇、胆汁酸、卵磷脂的相对克分子浓度。通过试管内实验，测得在不同的胆盐浓度下，胆固醇溶解于微胶粒中的最大相对克分子浓度，称为胆固醇的饱和曲线，即图中的ABC线。ABC线代表不同浓度的胆盐及卵磷脂混合液中的胆固醇最高的有效溶解度。如果胆汁测试的结果胆固醇浓度在ABC线以内时，胆固醇在溶液中呈溶解状态，不易呈沉淀析出。近来的研究亦指出，当在37℃的温度条件下时，应以DBC线代表胆固醇的真正饱和曲线。当胆汁中胆固醇的相对含量在ABC线以上时，则该胆汁中含有易于结晶沉淀的过饱和的胆固醇，或称为过饱和胆汁；如果是位于ABC与DBC线之间，则该溶液略呈过饱和，但不立即沉淀，若有核心物质加入之后，则可发生胆固醇结晶沉淀。因而过饱和胆汁中，胆固醇可能为处于微胶粒中的溶液、液晶、结晶体三种物相状态。患有胆囊胆固醇结石病人的胆汁常呈胆固醇过饱和，病人的体内总胆酸池缩小，此种过饱和的胆汁，亦称为致石性胆汁。但是，在正常人中，当夜间停止进食，胆汁酸盐肠肝循环中断时，胆汁也可呈胆固醇过饱和，但不是每个人都会发生胆石，原因又何在呢？

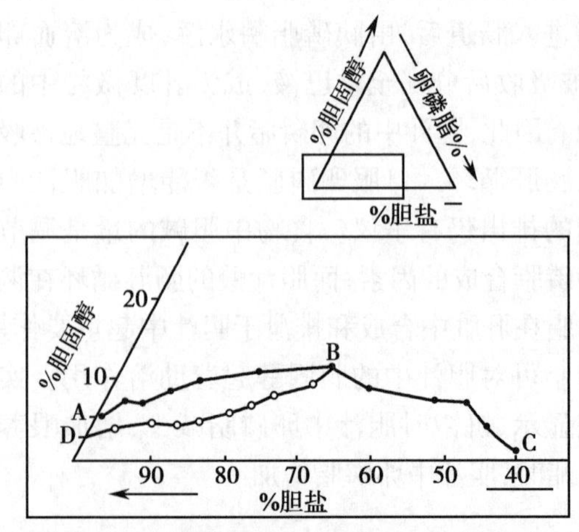

图54-3 胆固醇在胆盐、卵磷脂、胆固醇系统中最大溶解度的三角坐标图

胆汁中胆固醇的相对饱和度与胆固醇在胆汁中析出形成胆固醇结石的理论的提出，使对胆囊结石形成机制的认识提高了一步，为了便于定量地描述胆汁中胆固醇的饱和度并能互相比较，随后又提出胆固醇饱和指数（cholesterol saturation index，CSI）的概念。CSI 是胆汁实际测得的胆固醇（用摩尔百分数表示）为分子，用该胆汁中实有的胆汁酸盐和磷脂所能溶解的胆固醇的最大量(摩尔百分数)为分母，此分数之值即为 CSI。CSI<1 时，胆汁不饱和；CSI=1 时，恰好处于饱和曲线上；CSI>1 时，胆汁过饱和，其数值越大，胆汁中胆固醇饱和度就越高。

然而，实际上患胆囊胆固醇结石的病人的胆汁虽然是胆固醇过饱和，但正常人的胆汁很多亦是胆固醇过饱和，以及在某一段时间内呈胆固醇过饱和状态，却不形成胆固醇结石。因而又进一步提出胆固醇在胆囊胆汁中的成核和成核时间的概念。成核时间是指从胆囊胆汁经超速离心所获得的均质胆汁至首先出现胆固醇单水结晶的时间。

既然正常人的胆汁胆固醇过饱和是一经常的现象，为何在这些有胆固醇过饱和胆汁的人并不是均出现胆结石呢？无疑胆囊的胆固醇结石是首先从胆固醇的过饱和溶液中析出胆固醇结晶，然后聚集形成结石。在纯胆固醇溶液中，当浓度很高时，胆固醇形成结晶体析出并结集形成结石，此种情况甚少见于自然胆汁；但是当溶液中有颗粒性物质作为核心时，胆固醇结晶便很容易析出，此种异源性成核现象（heterogenous nucleation）在自然胆汁中可能更为常见。从患胆囊结石病人胆汁沉渣的扫描电子显微镜观察，可见到胆固醇结石形成时的最基本的单位是四边形的胆固醇层状晶体（laminated cholesterol crystals），再由此等晶体的堆积而形成结石。因而可以认为胆固醇结石的形成首先是从成核（nucleation）开始的。从胆石的结构分析亦常发现在胆固醇结石的中心有着色较深的核，其密度较高，可在 X 线摄影或钼靶 X 线摄影照片上清楚地显示出来。核心中一般含有较多的钙、铜、蛋白质和其他多种金属元素。胆固醇结石的色素性核心含有非结合胆红素和单结合胆红素，后者以其不稳定性和难溶于水，在胆固醇结石成核上，与非结合胆红素有同样重要性。

成核时间（nucleation time）的长短可能是决定胆固醇过饱和胆汁是否在胆囊内形成结石的重要因素。胆汁中存在能促进成核或抑制成核的物质。例如在正常的胆囊胆汁，其成核时间可平均长达 15 天；相反的，在胆囊结石病人的胆汁，其成核时间可缩短至平均 2.9 天。据认为胆汁中的黏液糖蛋白有促进成核的作用，如给家兔饲以高胆固醇饲料时，若同时给以吲哚美辛（消炎痛）抑制前列腺素合成和黏液分泌，则可以防止胆固醇晶体聚合形成结石。胆汁中的免疫球蛋白亦有促成核作用。至于抑制成核时间的物质，则可能与正常胆汁中存在的蛋白质成分有关，多为小分子量的蛋白质，但其性质尚未确定。

胆囊结石病的胆囊黏膜呈不同程度增生，黏膜上皮细胞的黏液分泌旺盛，胆汁中的黏多糖含量增多。动物实验发现，在致石性饲料喂养下，胆囊组织中黏多糖成分增加发生在结石出现之前，用吲哚美辛抑制前列腺素合成，亦可以预防结石的发生。因而在结石形成的机制中，胆汁中黏蛋白增加所起的纠集和支架作用，亦是一重要因素。前列腺素可使黏膜上皮分泌细胞内单磷酸环核苷酸增加，黏液分泌增多。

前列腺素是一重要的炎症介质，多种前列腺素（PGE、$PGF_{2\alpha}$、PGI_2、TXB_2）均能在胆囊黏膜合成。临床上测定胆囊黏膜 cAMP 含量以及胆囊胆汁、胆囊黏膜的黏蛋白和 PGE 的含量，显示结石性胆囊炎者明显地高于非结石性胆囊炎者的含量，支持动物实验中的发现。前列腺素对胆囊的作用主要表现为吸收功能抑制而增加分泌，黏膜细胞内 cAMP 含量增多，黏蛋白分泌增加。前列腺素合成抑制剂如吲哚美辛等药物，使实验动物胆囊组织中的 PGE、6-Keto-$PGF_{1\alpha}$、cAMP 和胆囊胆汁中的黏蛋白含量明显降低，但并不影响胆汁中胆固醇的过饱和和胆汁中胆固醇晶体的出现。因而，前列腺素的作用可能与刺激胆囊黏膜分泌黏蛋白有关。黏蛋白一向被认为是胆囊结石形成时的凝聚因素。

四、胆囊胆固醇结石的溶解

当胆囊胆汁中的胆固醇相对浓度降低或胆汁酸的相对浓度升高时，此种胆汁称为胆固醇不饱和胆汁，此时，胆汁中的胆固醇完全处于溶解状态，不容易析出结晶；纯胆固醇结石若置放在此种不饱和胆汁中，亦可以逐步溶解。多年前即有人发现，胆囊结石病人当长时间服用胆盐制剂作为缓泻剂时，偶有使胆囊中的结石影消失者。由于当时对胆囊结石形成的机制尚了解不够，所以并未引起重视。1971 年，根据当时认为胆固醇结石病人的胆固醇过饱和胆汁是由于体内胆汁酸池缩小所致的假设，试用多种纯的胆酸治疗，发现鹅脱氧胆酸能导致产生胆固醇不饱和的胆汁，而胆酸和脱氧胆酸在这方面的作用并不明显。鹅脱氧胆酸及其表异构体熊脱氧胆酸均有降低胆汁胆固醇饱和度的效应，因此，临床上曾广泛试用鹅脱氧胆酸治疗胆囊胆固醇结石病。

体内胆汁酸的合成，受着胆酸的反馈调节；口服大量的胆酸，可以抑制合成鹅脱氧胆酸；反之，口服鹅脱氧胆酸则能抑制胆酸的合成，扩大鹅脱氧胆酸池，使胆汁中的胆汁酸主要为鹅脱氧胆酸。当每日口服鹅脱氧胆酸达 1 000mg 时，体内总胆酸池扩大，胆汁中胆固醇的相对浓度下降，胆固醇的排出量减少；若用相同剂量的胆酸，虽然亦可以扩大总胆酸池，但不改变胆固醇的分泌和在胆汁中的饱和度。鹅脱氧胆酸改变胆汁中脂类代谢的机制，不是在于减少胆固醇从肠道中的吸收，而是降低肝细胞 HMG-CoA 还原酶的活性，因而抑制胆固醇的合成和从胆汁中排出。小剂量的鹅脱氧胆酸(500mg/d)，不能扩大体内的胆汁酸池，但仍能减少胆汁中胆固醇的分泌和降低胆固醇的饱和度，对总胆汁酸及卵磷脂的分泌并没有影响。长期单纯使用大剂量的鹅脱氧胆酸（750~1 000mg/d）治疗胆囊内胆固醇性结石时，可能出现严重腹泻、肝酶升高的不良反应。

鹅脱氧胆酸的表异构体熊脱氧胆酸有明显的降低胆固醇从胆汁中排出的作用，其用量较鹅脱氧胆酸小，无副作用，其溶解胆固醇结石作用是直接降低胆固醇分泌，使胆汁中胆固醇大量减少，并且使胆固醇与卵磷脂以液晶的方式溶解，因而不同于鹅脱氧胆酸溶解胆固醇结石时的机制。当前是将鹅脱氧胆酸和熊脱氧胆酸联合使用，以增加溶石效果，减少副作用。

五、胆石症的临床流行病学

胆石症包括原发于胆囊及原发于胆管系统的结石，二者在发病机制和临床过程上均有显著的差别。胆石虽然是由胆汁中的成分构成，但其中的主要成分是与病人的饮食习惯、地理环境、营养条件、胆道本身的病理改变和身体的代谢活动等因素有密切关系。我国胆石症的发病情况，在南方与北方，沿海与内陆，城市与农村的人群中，存在着一定的差别。在西方国家，结石主要发生于胆囊，但在我国及东南亚、日本一带，原发于胆管系统的色素性结石却很常见。

国内在西北、北方、新疆、西藏以及大城市中，胆石症以胆囊结石为主；在沿海、西南、长江流域、南方的广大农村人口中，原发性胆管结石则比较常见。据重庆、上海、杭州、兰州、南昌、西安、青岛、大连、遵义等地 2 486 例胆石病人资料的统计，胆管结石 1 244 例，占 50%；胆囊结石 885 例，占 35.6‰；二者兼有 357 例，占 14.4%。近年来，由于城乡人民的生活水平不断提高，卫生条件改善，故在南方的城市中，胆囊结石相对发病率亦有上升的趋势。

中华外科学会组织的全国胆石症临床流行病学调查(1983—1985 年)，对 11 342 手术病例的分析，胆囊结石占 52.8%；胆囊、胆总管结石占 11%；肝外胆管结石占 20.1%；肝内胆管结石占 16.1%；胆囊结石与胆管结石的比例为 1.5∶1，故与以往的资料比较，有明显的上升趋向，而此种趋向，在一些大城市中更为突出。例如北京、上海、天津 3 个城市胆囊结石与胆管结石手术病人的比例分别为 3.4∶1、3.2∶1、4.5∶1。胆囊结石的发病率升高可能不仅是此病的发生增加，亦可能与近年来实时 B 型超声诊断仪的普遍应用而发现增加亦有关。通过用 B 型超声诊断仪在国内一些特定人群中普查的结果表明，城市人口高于农村人口；脑力劳动者高于体力劳动者；患有高脂血症者高于血脂正常者。

胆石的主要成分是胆固醇、胆红素、钙，其他含量较少的有脂肪酸、甘油三酯、蛋白质、黏蛋白。用红外吸收光谱分析，可以将胆石分成：①纯胆固醇或胆红素钙结石；②含胆固醇、胆红素钙、碳酸钙的混合结石；③复合结石（combination stones)，指核心为一种结石而外壳则由另外的成分构成，如常见的核心为一胆固醇结石而外周包绕着一层胆红素钙。红外光谱分析虽然可以较准确地得知结石的成分，但由此结果而做出的结石分类，种类繁杂，缺乏临床实用意义。中华外科学会全国胆石症研究组(1987）推荐由上海瑞金医院提出的根据结石剖面特征分成为 8 类的分类方法：①放射状石；②放射年轮状石；③岩层状叠层石；(此三类是以胆固醇为主的结石）④铸型无定形石；⑤沙层状叠层石；⑥泥沙状石；(4~6 型主要是以胆红素为主的结石）⑦黑结石；⑧复合结石（图 54-4)。

胆石中除了有机物质外，亦含有多种无机元素，用原子吸收光谱测定，可发现含有 Ca、Na、P、Cu、Mg、K、Fe、Mn、Zn 等，其中以 Ca 和 Na 的含量较高，并且其在结石中的分布与不同类型的结石有一定的关系。

六、胆囊结石的自然过程

胆囊结石是一个很常见的疾病，但其自然过程如何，尚不是很清楚。从尸检时所发现的结石，约 50% 的人在生前并无明显的胆道疾病的临床症状；

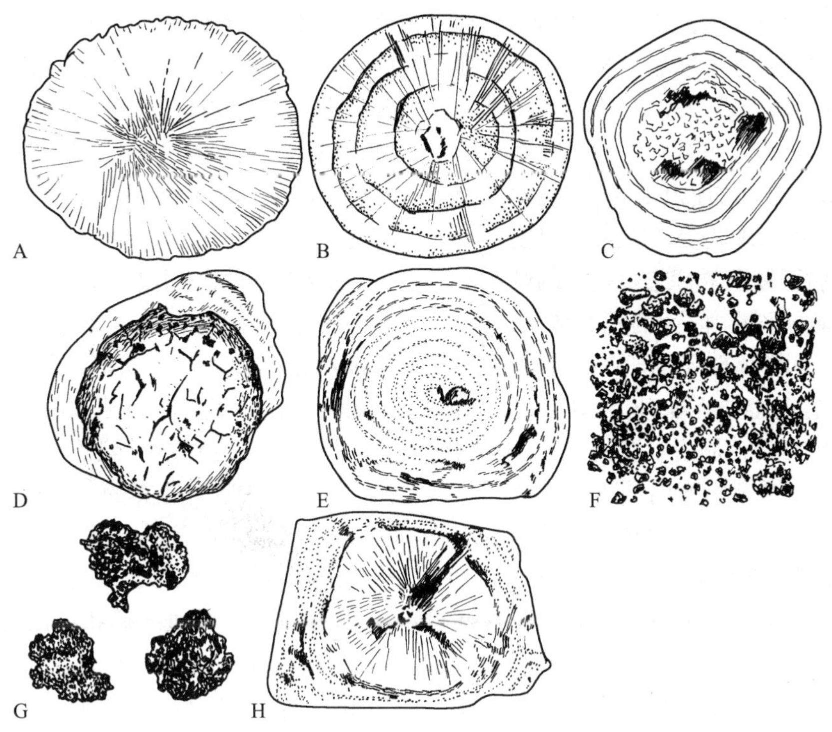

图 54-4 根据胆石剖面特征的胆石分类

A. 放射状石；B. 放射年轮状石；C. 岩层状叠层石；D. 铸型无定形石；E. 沙层状叠层石；F. 泥沙状石；G. 黑色石；H. 复合结合

30% 的胆石可引起严重的临床症状，15% 表现为非典型的消化不良，5% 可能在腹部手术或做其他腹部手术时被发现。据估计，由于有症状而被发现的胆囊结石，约 50% 在 5~10 年内症状再发；无临床症状的胆囊结石，只有 25% 在 10 年内发生症状或因某种原因施行胆囊切除术。在胆石高发区的美洲印第安人中，1/3~1/2 的胆囊结石病人在 10~20 年中发生值得注意的临床症状。

由于 B 型超声诊断仪的广泛应用，此项简单的无创伤性的检查，发现很多无临床症状的胆囊结石病人，此等病人日后是否出现症状，难于预测。有人从瑞典报告 781 例经口服法胆囊造影证实为胆囊结石而第 1 年内因无症状而未施行手术的病人，随诊观察了 11 年，结果：383 例（49%）仍然没有或只有很轻微的症状；254 例（33%）有严重症状；144 例（18%）发生了并发症，35% 为严重并发症；173 例做了手术。因胆石症致死的死亡率为 1.7%，死亡多发生于并发重型急性胆囊炎的病人，特别是年龄在 60 岁以上的病人（29 例中 7 例死亡，占 24%）。随着手术时间的推迟，胆总管含石率亦增高（造影后 1 年内手术者，胆总管含石率 16%；随诊 11 年者，胆总管含石率为 27%）。全部 1 402 例胆石症病人，有 5 例发生胆囊癌，发病率占 0.4%。因此，原来无症状的胆囊结石病人，约有 1/3 将因明显症状而接受手术治疗。

美国密歇根大学的一项研究提示，在无症状的胆囊结石病人 20 年的观察过程中，18% 的病人发生胆道疾病的症状，每年约有 2% 的病人可能发生胆绞痛。因而无症状的胆囊结石的临床过程一般是比较缓和的，但在已经有症状的胆囊结石，则大多数病人仍然有症状或出现胆道的合并症。这种对胆囊结石的自然过程的了解和其产生并发症的可能性，对在无症状的胆囊结石病人选择治疗方法上，特别是关于手术治疗的态度方面有重要的影响。

胆囊结石时的急性胆囊炎是属于急性梗阻性胆囊炎，根据胆囊结石所发生的梗阻及其引起的并发症，胆囊结石的临床病理过程，可以分为以下几个阶段。

1. 第一阶段　指结石自胆囊内形成的时候开始，结石可能为单个的、大的胆固醇结石，亦可以为多数的小结石。此时病人常无明显的自觉症状，或只有轻微的不典型的消化道症状。事实上，大的单个胆固醇结石因不易嵌顿于胆囊颈部，故较少于早期发生严重的症状；相反的，多数性的小结石却较易因发生严重的胆绞痛或急性胰腺炎而引起注意，因为细小结石较易通过胆囊管进入胆总管，或经胆总管下端排入十二指肠，虽然甚少引起胆道梗阻。小的胆囊结石在自然排石过程中可诱发急性胰腺炎及引起 Oddi 括约肌处的炎症、水肿或纤维性狭窄。结石可以在胆囊内增大或形成更多的结石。此期的特点是胆囊仍保存其正常的吸收、浓缩功能，故可以通过口服法胆囊造影显示结石。胆囊本身多是只呈轻度的慢性炎症改变。

2. 第二阶段　亦即是胆囊结石出现并发症的阶段，并发症多由于结石的梗阻引起，或起源于梗阻而发展起来的一些病理改变。临床上程度不同的胆绞痛，一般是胆石梗阻的标志。较小的结石嵌顿于胆囊颈部，常致剧烈疼痛；大的胆囊结石，有时却没有剧烈症状。当胆囊的出口被结石堵塞时，胆囊内压力升高，胆囊内容物不能排出，高浓度的胆汁酸盐将损害胆囊黏膜，而胆囊黏膜的炎症、充血、水肿、渗出，将进一步增高胆囊内的压力，由此，可发生水肿、出血、坏疽、化脓等类型的急性胆囊炎。老年病人的胆囊血管可能具有相同于全身血管的病理改变基础，故更易发生血管栓塞、出血、胆囊壁坏疽以至穿孔。

随着结石梗阻的缓解，胆囊的急性炎症便迅速好转；部分被破坏的黏膜修复或溃疡愈合，形成纤维瘢痕组织，水肿消退，组织间出血被吸收，急性炎症消退，取代之为慢性炎性细胞浸润和胆囊壁的纤维组织增生而变厚，亦即进入慢性胆囊炎阶段。从胆石梗阻、急性胆囊炎至进入慢性炎症阶段是一个周期，亦是结石性胆囊炎病理改变的一个单元；多数发作周期所积累的组织学上改变，将造成手术时所见的最终的病理改变：胆囊可能表现为肿大、积液、或直至萎缩成一炎症纤维瘢痕组织。此时，胆囊黏膜的吸收和浓缩功能减退或完全丧失；口服法胆囊造影时胆囊多不显影，静脉法胆道造影时，若果胆囊管仍通畅，可以显示胆囊内的结石影和胆囊腔形态上的改变，有时胆囊腔可以全被结石所占据，只余胆囊的颈部显影。此阶段中约有 15% 的病人合并有胆总管内结石。

3. 第三阶段　亦即是出现胆囊外并发症的阶段。胆囊外并发症的发生及其严重性，一般与病程，特别是病人的年龄间有密切关系；60 岁以上的胆石症病人，并发症高，胆总管含石率高，疾病的死亡率也较高。在胆囊结石的诸多并发症中，常见于胆囊者为：胆囊积液、积脓、胆囊肠道内瘘（十二指肠、横结肠）。0.5%~1.0% 的胆囊结石病人可发生胆囊癌。胆囊和胆道的感染、阻塞性黄疸、化脓性胆管炎、肝功能损害等多发生于合并有胆总管结石，在此时亦是较常见的。

七、胆石绞痛

胆绞痛或胆石绞痛是一个临床症状群，常提示为胆囊或胆总管内的结石移动，引起胆囊管或胆总管的暂时性梗阻。静止的或嵌顿的胆结石并不引起典型的胆绞痛。胆绞痛常发生于油脂餐之后，因而一些病人不敢进肉食，养成偏食的习惯。体位的经常改变，如长途旅行汽车上的颠簸，有时亦可诱发。

胆绞痛开始发作时，常表现为上腹部或上腹中部的疼痛，随而疼痛急剧加重至高峰，并持续不间断，直至得到治疗或有时自然减轻。在阵发疼痛的间隔，病人可感到右上腹部的经常性疼痛仍然持续。胆绞痛发作时，病人常同时有恶心、呕吐；胆总管下端结石梗阻较胆囊的结石梗阻更常引起呕吐。绞痛过后，若同时有胆道感染，则可随而发生寒战、发热，24~48 小时后可出现黄疸。当有阵发的胆绞痛、发冷、发热、黄疸的症状群出现时，均提示急性胆道梗阻及急性胆管炎，临床上将此种热型称为 Charcot 热，或称间歇型肝热。

胆囊结石引起的绞痛，在部位上可能不很典型。有时疼痛可能放散至下胸部及左胸部，当发生在老年病人，常被诊断为“冠心病”。高位急性阑尾炎、右侧肾绞痛、急性胰腺炎等病亦应与胆绞痛鉴别。

八、胆总管结石

胆总管内结石可以原发于胆管系统，称为原发性胆管结石（primary bile duct stone），结石亦可以来源于胆囊内的结石下降，其结构和组成成分与胆囊内结石相同，故又有称之为继发性胆总管结石（secondary common bile duct stone）；继发性胆总管结石停留在胆总管内时，可因其引起胆道梗阻和感染，胆石的外层因胆红素钙沉积而增大，形成复合性结石（combination stone），其外观有异于在胆囊内的结石。

继发性胆总管结石可认为是胆囊结石的胆囊外并发症，所以多见于病程比较长，特别是在年老的病人。约 15% 的胆囊结石病人合并胆总管内结石。直径小于 5mm 的胆囊结石，较易通过弯曲的胆囊管下降至胆总管，在胆总管内，小结石较易通过胆总管开口排入十二指肠内。在排石过程中，病人感到剧烈的胆绞痛。小结石一般不易引起胆管梗阻；但在其移动过程中刺激 Oddi 括约肌痉挛与炎症及在胆总管出口处的暂时性的梗阻作用，可引起短暂的梗阻性黄疸及诱发急性胰腺炎。有时，此等病人的主要临床表现为胆绞痛及急性胰腺炎，结石可能已经排出，故以后的检查可能未能发现胆道内结石，但是，如果在急性胰腺炎早期能注意收集并清洗病人的粪便，多可在粪便中发现排出的结石。体积较大的1cm直径左右的结石，较容易在胆囊漏斗部引起梗阻，然后继续排入胆总管，当进入胆总管后，亦较容易引起胆总管下端梗阻，此等大小的结石，常致胆囊管梗阻，引起急性胆囊炎、胆囊积水、胆囊积脓、胆囊胆总管瘘；在胆总管内，易引起梗阻性黄疸、化脓性胆管炎、胆总管十二指肠瘘、胆总管壶腹部嵌顿梗阻。故此类结石常致胆囊内、外并发症。更大的胆囊结石常是单发的胆固醇结石，常不引起严重症状，甚至有些病人在生前并无有关胆道的临床症状，而直至尸检时才被发现。此种结石可在胆囊颈部发生嵌顿，引起胆囊肠道瘘，或压迫胆总管引起胆管梗阻或胆囊胆管瘘，甚至有时大的胆囊结石可引起胃幽门梗阻。胆囊癌与大的胆囊结石间关系更为密切。

胆总管结石的主要临床症状是发作性胆管梗阻和胆管炎。典型症状是在开始时有典型的胆绞痛、常有恶心、呕吐，在有胆道感染的病人，随而表现寒战、发热、出汗，24小时后临床上出现黄疸。经过适当的治疗后，上述症状可缓解，但又可重复再发。

胆总管结石常伴有Oddi括约肌狭窄或Vater乳头狭窄，此种改变常是在排石过程中结石的机械性刺激所引起胆总管开口处的黏膜创伤、充血、水肿、括约肌痉挛的结果。当有Oddi括约肌狭窄时，虽然是体积较小的结石，亦可引起梗阻及严重的症状，并且在胆管内可新形成结石，故常是所谓胆囊切除术后综合征或手术后胆总管内结石再发的原因。

九、治疗

（一）胆囊胆固醇结石的溶解治疗

自从发现口服鹅脱氧胆酸（chenodeoxycholic acid，CDCA）扩大身体的胆汁酸池能溶解部分的胆固醇结石后，药物疗法便受到广泛的重视，在世界范围内曾广泛试用鹅脱氧胆酸或其表异构体（epimer）熊脱氧胆酸以治疗胆囊结石。通过大规模的实验治疗，目前认为鹅脱氧胆酸每天用量10~15mg/kg时，经4~24个月的治疗，在50%~60%的病人中，可见结石有部分或全部溶解；小的结石，直径小于10mm的结石较大的结石易于溶解；大的单个的结石一般不易溶解。胆固醇-钙结石含钙量在4%以上时，结石不易溶解，此时钙质可在结石的外层，形成一外壳，妨碍药物的溶石作用；此外，尚有约15%的胆囊内能透过X线的结石属于胆色素性结石，对此种结石，鹅脱氧胆酸治疗无效。因而在采用溶石疗法的病人，应测定胆汁的胆固醇饱和度。

1981年美国全国胆石研究协作组用鹅脱氧胆酸随机治疗了916例可透过X线的胆囊结石病人，药物剂量分为大剂量（750mg/d）及小剂量（375mg/d）组，通过2年的治疗，口服大剂量者，14%的病人的胆囊结石完全溶解，而在小剂量组为5%；25%的病人结石显示有部分溶解。2年内的复发率可能为50%，而5年内的复发率可能高达75%。用750mg/d剂量治疗过程中，3%显示有明显的临床上肝毒性，10%血清胆固醇及低密度脂蛋白升高，40%有腹泻；服药过程中，肝组织活检显示有光学显微镜下及超微结构的改变。因而用鹅脱氧胆酸治疗胆固醇结石的结果并不够满意。鹅脱氧胆酸并不能减轻胆石病人的临床症状。当有以下情况时，有时可以试用溶石治疗：①年老、心脏病或因其他重要脏器疾病不能接受手术者；②胆囊造影显影，胆囊仍保存其浓缩功能；③结石能透过X线，无钙影；④体积小的多发性胆固醇性结石，立位摄片时结石能浮起；⑤临床症状轻微；⑥肝功能正常；⑦女性病人不再妊娠，因该药可能有致畸胎效应。

鹅脱氧胆酸的表异构体熊脱氧胆酸（ursodeoxycholic acid，UDCA）比鹅脱氧胆酸有更快的溶石效果，同时没有对肝脏、胃肠道、血清胆固醇代谢等不良的作用，因而在临床上较乐于采用。熊脱氧胆酸溶解胆固醇结石时的作用机制不同于鹅脱氧胆酸；含熊脱氧胆酸的胆汁促使卵磷脂与胆固醇处于液晶状态，因而增加了胆固醇的溶解而不受微胶粒溶解度的限制。有建议将鹅脱氧胆酸及熊脱氧胆酸联合使用，有可能增强其溶石效果。

药物溶石的效果与结石的表面和溶剂的接触面积间有密切关系，因而直径>15mm的结石，常不易溶解或溶解的过程甚缓；同时，若胆固醇结石的表面为一层钙质、色素、蛋白质所包裹，亦妨碍溶石的效果。假如能将较大的胆固醇结石粉碎，例如粉碎至<3mm大小的碎片，则有可能在药物的治疗下，大大地加速结石的溶解，这是体外震波碎石-溶石治疗的理论基础。

（二）胆囊结石的体外碎石治疗

胆石的体外震波碎石（extracorporal shockwave lithotripsy of gallstones，ESWL）曾用于胆石的治疗。体外震波碎石自1985年开始用于治疗胆囊结石之后，国内、外曾生产出多种型号的体外碎石机。碎胆石机不同于碎肾石机者在于:①胆石定位需用超声实时显像;②胆囊在腹腔内的位置随呼吸而移动,需要协调的定位和激发的装置;③胆囊邻近有较多的重要脏器,如肺、肝、肾、肠道,需避免造成损伤。

体外碎石机若能将胆囊内结石粉碎至3mm直径以下时,则有可能在一定时间内结石碎块被排出或加强口服溶石药的治疗效果。通过大量的治疗经验的分析,采用体外震波碎石者一般应符合以下的条件:①有症状的胆囊胆固醇性结石;②胆囊的功能正常;③单个的胆固醇结石,体积<20mm^3;④在3个以内的胆固醇结石,体积的总和<20mm^3。

为使体外震波碎石治疗能取得较好的效果,严格地选择治疗的适应证甚为重要,当有以下的情况时,一般不宜采用体外震波碎石:①口服法胆囊造影胆囊不显示;②多数性结石或结石的总体积>30mm^3;③体积>30mm^{3}的单个胆固醇结石;④急性胆囊炎或胆管炎;⑤胆道梗阻;⑥急性胰腺炎;⑦合并其他生理或病理情况如妊娠、心血管病、抗凝治疗、因以往手术或其他情况,肠管粘连覆盖于胆囊的前方;⑧X线阳性结石。

影响碎石治疗的关键性因素在于:①结石能否被粉碎至3mm以下;②结石碎块能否被排出或被溶解;③治疗后胆石复发率的高低。疗效欠佳者多因为结石被击碎后所产生的碎块过大,以致存留在胆囊内。胆囊结石病人多伴有胆囊的排空功能不良,使结石碎块长期停滞在胆囊内。临床上常将溶石治疗与碎石联用,即在碎石前2周开始使用鹅脱氧胆酸-熊脱氧胆酸治疗(每天7~8mg/kg),碎石治疗后继续服用,维持至结石消失之后3个月。

胆囊结石体外震波碎石的治疗结果的评定应以胆囊内结石的消失率为标准,体外碎石机在使用得当的情况下,均能破碎结石;然而破碎结石并不是治疗的目的,而破碎后的结石碎块有时反而增加发生并发症的机会。结石碎块排出过程中,可能引起胆绞痛、黄疸、胆管炎,很少数病人可能合并急性胰腺炎或结石碎块嵌顿需要手术处理。

以溶石、碎石、排石等方法治疗胆囊胆固醇结石时,经常引起关注的问题是结石的复发率,因为胆囊仍然存在,所以复发的可能性总是存在的,有人认为在停止胆酸溶石治疗后第1年,约11%的病人可能复发胆囊结石。在碎石后5年内,可能有近半数的病人复发胆囊结石。体外震波碎石治疗胆囊结石在开始时曾受到广泛的注意,但结果由于结石碎块的排净率低、复发率高、治疗时间长、用费昂贵而未能保持其在治疗上的位置。近年来一些其他的旨在保存胆囊的治疗方法,如经皮胆囊镜碎石和取石、接触溶石治疗、体外震波碎石联合经皮胆囊插管灌注溶石等,均有可能清除胆囊内结石,但其共同的问题是保留了胆囊和有高的结石复发率,因而不能得到广泛的使用。复旦大学附属中山医院对792例在保守治疗下结石已消失的病人进行随访,结果1、2、3、4、5年和5年以上的胆石复发率分别为11.6%、22.3%、24.5%、36.4%、39.3%和39.6%,故不令人满意。另外,20世纪80年代末期开始的腹腔镜胆囊切除术以及近年兴起的"保胆取石"的微创外科治疗,也是对各种胆囊结石治疗方法(包括传统的胆囊切除术)的一个最大的挑战。

(三)胆囊结石的外科治疗

除了在紧急的情况下施行胆囊造瘘术治疗急性胆囊炎外,胆囊结石的外科治疗是切除含结石的病理性胆囊,并适当地处理结石的胆囊外并发症。胆囊切除术是当前腹部外科中最常做的手术之一。注意胆囊切除术中的各项细节,努力做好手术,在90%左右的病人中,可收到良好的远期效果。当前胆囊切除有腹腔镜下施行的微创外科手术或沿用传统的开放性手术,最近又提出在一定条件下的胆囊切开取石术,故在外科治疗方法上,主要根据胆囊的病理情况、医疗设施、手术者的经验、病人的意向等条件来选择。

1. 手术适应证　治疗胆囊结石最常用的手术方法仍然是胆囊切除术(cholecystectomy)。当前有腹腔镜胆囊切除术和传统的开放法胆囊切除术可供选择,不过,随着腹腔镜设备的普及和经验的成熟,在条件具备的医疗单位中,绝大多数的胆囊切除术在腹腔镜下施行。由于腹腔镜胆囊切除术的创伤小、手术后恢复快、符合美观要求,故在条件合适的情况下,常是首选的手术方式。腹腔镜手术需要特殊设备,手术人员需要经过特殊培训,应该逐步地开展。腹腔镜胆囊切除术的严重并发症如胆管损伤(约0.5%)等在当前仍然高于开放法胆囊切除术,特别是在开始此项技术时,应谨慎从事,严格选择手术的适应证。

腹腔镜胆囊切除术(laparoscopic cholecystectomy,LC)的适应证包括:①有症状的慢性胆囊炎、胆囊结石;②有症状的慢性胆囊炎;③不存在结石的胆囊外并发症;④无严重的胆囊萎缩性病变;⑤需要施行胆囊切除的胆囊息肉样病变;⑥病人的全身状况良好者。

腹腔镜胆囊切除术应逐步地开展，待手术者取得丰富的经验之后，有些手术适应证（例如急性胆囊炎）可以逐步扩大。当前在一般情况下，约有90%左右的胆囊结石病人可以采用腹腔镜胆囊切除术治疗。

胆囊切开取石（cholecystotomy）一般用于胆囊功能保存良好的情况下，手术目的是保存胆囊，亦达到避免胆囊切除术时的严重并发症，故有别于以往的胆囊造口术（cholecyctostomy）。

开放法胆囊切除术（open cholecystectomy）已有100多年的历史，是一个较成熟的手术方法，其安全性较高。据1994年全国33所医院在腹腔镜胆囊切除术开展之前1年内的胆囊切除术共4 240例的分析，手术的平均并发症率为7.8%，但多属轻型而不留后遗症者；留有持久性后遗症者只占0.05%；手术死亡率为0.18%，多是发生于年龄在60岁以上的急症手术的病人。因此开放法胆囊切除术是一较安全的手术，可以适用于各类型的胆囊炎与胆囊结石；然而开放法胆囊切除亦是一个有潜在危险性的手术，可能引起像胆管损伤（发生率约0.2%）等严重并发症，危及病人的健康与生命。

为了增加腹腔镜手术的美容效果，近年来有使用单切口（孔）腹腔镜手术或经自然腔道内镜（腹腔镜）外科（natural orifice translumenal endoscopic surgery，NOTES）（经胃或经阴道途径）施行胆囊切除，但总的说来应把安全放在第一位，循序渐进。晚近手术机器人的应用，无疑能够提高腹腔镜手术的性能，特别是对于复杂的腹腔内手术；但是，对常规的胆囊切除术而言，机器人辅助手术尚无明显的优越性。

2. 胆囊切除术　在一般情况下，胆囊切除术的难度并不大，但此手术有一定潜在的危险性，一旦发生并发症，有时是很严重的，故必须谨慎小心地施行手术。胆囊的位置较深，肝门处血管和胆管常有各种不可预测的解剖学变异。胆囊切除术需要细致地解剖肝门，因而要求有良好的腹肌松弛和充分的手术野显露，以便于一旦有意外情况出现时，能够从容不迫地进行处理；过小的手术切口，常需强力牵引胆囊，改变了肝外胆管、血管的正常解剖关系，可能导致严重的后果。系统的腹内探查是做好胆囊切除术的一个基本步骤，手术中应对腹内脏器作系统的探查，包括脾、食管裂孔、胃、肠、盆腔脏器、肝、肝外胆道、胰腺等。对于那些诊断为慢性胆囊炎，胆囊及胆总管内均无结石的病人，应特别注意检查肝脏，必要时应行手术台上胆道造影，因为原发性肝内胆管结石在我国许多地区中比较常见。

胆囊切除术的一个关键性步骤是解剖胆囊三角（Calot triangle）。胆囊三角含有重要的组织结构，而异常的解剖结构和病理改变在此处是常见的：如胆囊动脉的异位起始和行程，肝右动脉的异位起始和行程，各种类型的副肝管，胆囊管的解剖学异常等，均是增加手术复杂性的解剖学因素。在急性或慢性炎症改变时，局部的炎症、水肿、纤维性粘连、肿大的胆囊淋巴结、嵌顿于胆囊颈部的巨大结石、长期梗阻所致的胆囊管改变，如异常扩张、缩短、粘连，有时胆囊似乎直接开口于胆总管上，此等解剖及病理上的因素，均增加手术困难。因此需要仔细操作，保护重要组织免受损伤，应特别注意的是胆囊颈部嵌顿性结石，常称为Mirizzi综合征，此时胆总管或肝总管与胆囊颈有紧密粘连，牵引胆囊时可使胆总管酷似胆囊管而被误伤。在一些病程长的慢性萎缩性胆囊炎、合并肝硬化门静脉高压或门静脉血栓形成的病人，胆囊切除术有时是非常困难的，特别是在后者，胆囊及胆管周围常满布异常扩张的侧支循环血管，使手术无法进行或会发生大量出血。

处理胆囊动脉是手术的另一个重要步骤。约30%的人有1支以上的胆囊动脉，并有部分胆囊动脉是来源于异位起始的肝动脉，比较常见而有一定危险性的是异位起始的肝右动脉。此时，肝右动脉可能通过胆囊三角或与胆囊管伴行，在紧靠胆囊颈处才分出胆囊动脉，因而手术时有可能将肝右动脉误认为胆囊动脉而被结扎切断。肝右动脉的血流量大，管径较粗，因此，当遇有粗大的胆囊动脉时，应沿该动脉向胆囊解剖分离，直至认清其进入胆囊壁确为胆囊动脉无误之后，才将其结扎切断。处理胆囊动脉时最常遇到的问题是出血，此种情况多发生在两血管钳间切断动脉时，因血管钳可能松脱或在打结时助手配合不好而滑脱，有时亦可能由于血管钳牵引使胆囊动脉撕裂。遇有胆囊动脉出血时，助手应迅速将示指伸入小网膜孔，以拇指及示指压迫肝十二指肠韧带上的肝动脉暂时止血，然后进行处理（图54-5、图54-6）。

切除胆囊是手术的最后的关键性步骤。副肝管（accessory hepatic duct）比较常见，发生率可高达10%~20%，主要出现在右侧，肝、胆囊交通管亦较常见。有时副肝管的管径很细，很难与一般的粘连带鉴别，故对所有的“粘连”均应钳夹并结扎，以避免术后胆汁渗漏。应注意保存较粗的副肝管免受损伤。结扎、切断胆囊管之前，必须将胆囊管

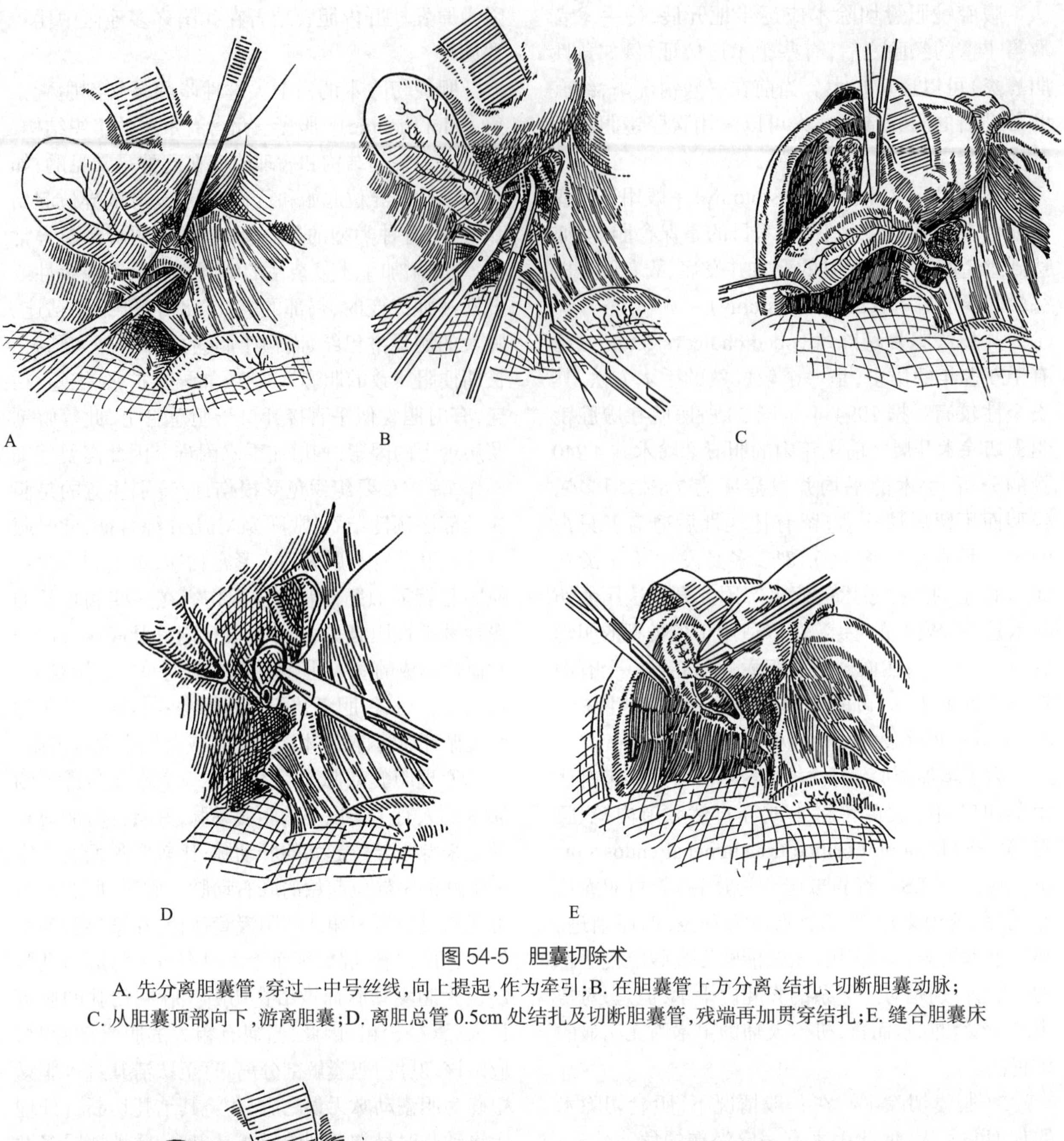

A B C

D E

图 54-5 胆囊切除术

A. 先分离胆囊管，穿过一中号丝线，向上提起，作为牵引；B. 在胆囊管上方分离、结扎、切断胆囊动脉；C. 从胆囊顶部向下，游离胆囊；D. 离胆总管 0.5cm 处结扎及切断胆囊管，残端再加贯穿结扎；E. 缝合胆囊床

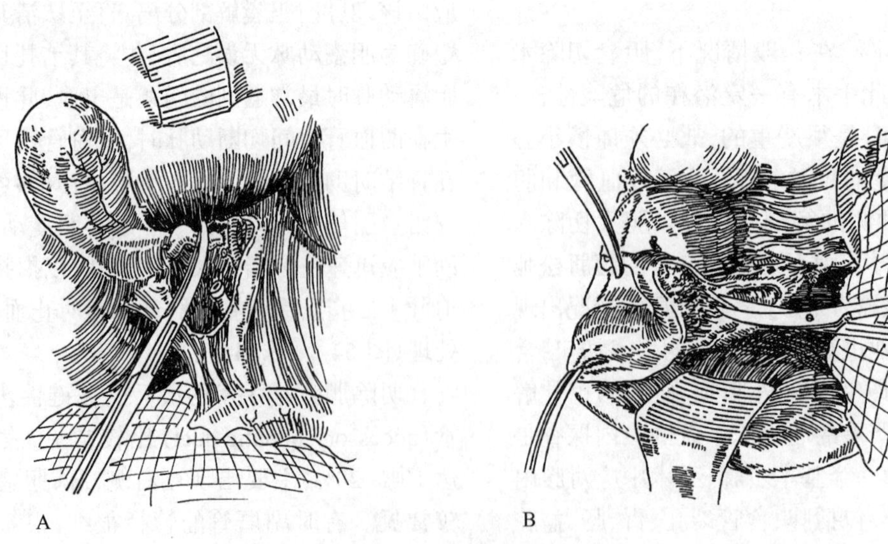

图 54-6 胆囊切除术（顺行法）

A. 结扎、切断胆囊管及胆囊动脉；B. 向上分离胆囊

开口上、下方的肝总管和胆总管辨认清楚,结扎时必须将胆囊松弛,不加牵引。残留胆囊管长度以0.3~0.5cm为宜。对于管径很粗的缩短了的胆囊管,不宜用单纯结扎处理,最好将其开口用3-0线缝合修复,以避免结扎后发生组织坏死及胆汁外渗,并可能影响胆总管的通畅。对由于结石在胆囊颈部长期压迫并造成胆囊胆总管瘘者,可以切开胆囊取出结石,剪除多余的胆囊壁,利用部分胆囊管壁缝合修复胆总管,胆总管内安放引流。胆囊切除术时宜安放腹腔引流,虽然对此问题仍有不同意见。胆囊切除术的步骤见图54-5、图54-6。

3. 胆总管探查术　有15%~18%的胆囊结石病人合并有胆总管结石,在老年病人更较常见;另外,尚有部分病人有Oddi括约肌狭窄,因而在胆囊切除术时,做好胆总管探查,亦是手术的一个重要部分。切开胆总管并不是毫无损害或毫无后遗症的,但若注意手术操作的细节,并发症可以大为降低,使手术安全可靠;如果遗漏胆总管病变未加处理,病人的症状得不到缓解,常需遭受再次手术的危险与痛苦。遇有下列情况时,应考虑探查胆总管:①急性化脓性胆管炎、慢性胆管炎、管壁增厚;②胆总管内结石或异物;③阻塞性黄疸;④从手术探查或术中造影发现肝胆管病变;⑤胆总管显著扩张;⑥胆囊管显著扩张而胆囊内为细小结石者;⑦胰腺头肿大、胆总管明显扩张、有急性胰腺炎病史;⑧有梗阻性黄疸病史。胆总管切开探查后,胆管内一般放置合适的T形管,但亦有主张在适当的情况下做一期缝合而不置放引流。

4. 胆囊切开取石术　用于胆囊功能保存良好的症状性胆囊结石病人,一般在腹腔镜辅助下施行,从胆囊底部切开,以胆道镜及取石网篮取尽胆囊内结石,用可吸收线缝合胆囊上切口。

第四节　急性胆囊炎

【病理】

胆囊是一个"盲袋",有细长而弯曲的胆囊管与胆管相通,因而容易发生梗阻并引起急性胆囊炎(acute cholecystitis),在急性炎症消退之后,留下慢性炎症的改变。引起胆囊胆汁流出梗阻的最常见的原因是胆囊结石,80%~95%的急性胆囊炎病人,胆囊内含有结石,称为急性结石性胆囊炎。其他引起梗阻的原因尚有胆道蛔虫、胆囊肿瘤、胆囊扭转、胆囊管狭窄。由于细菌感染或胆囊内浓缩胆汁的刺激,亦可引起胆囊颈部黏膜的充血水肿,并发生梗阻,此等原因所致的急性胆囊炎,一般统称为急性非结石性胆囊炎(acute acalculous cholecystitis),便于与急性结石性胆囊炎相区别。继发于胆道系统感染时胆囊的急性炎症改变,一般不作为一个单独的疾病。

非结石性胆囊炎尚可以发生于严重创伤、重大手术后的重危病人,病人多有过低血压、休克等循环动力紊乱,并伴有多器官功能障碍的表现,故此时急性非结石性胆囊炎只是全身多器官功能障碍综合征(MODS)的一部分。

急性胆囊炎在开始时均有胆囊管的梗阻,胆囊内压力升高,胆囊黏膜充血、水肿,胆囊内的渗出增加。外观上,胆囊肿大,张力较高,胆囊壁呈水肿、增厚、血管扩张、浆膜面上有纤维素性渗出,并常与附近的脏器有纤维素粘连。如果胆囊梗阻不能缓解,胆囊内压力将继续升高,促使囊壁发生血液循环障碍,导致胆囊壁坏疽及穿孔,这一病理过程在老年病人更容易发生。当合并有细菌感染时,上述的病理过程将发展得更为迅速。当胆囊梗阻一旦解除,例如胆石移动,胆囊内容物得以排出,胆囊内压降低之后,胆囊的急性炎症便迅速好转,部分黏膜修复,溃疡愈合,形成纤维瘢痕组织,胆囊壁水肿消退,组织间出血被吸收,急性炎症消退,取代之为慢性炎性细胞浸润和胆囊壁的纤维增生,呈现慢性胆囊炎的病理改变。反复多次的胆囊管梗阻及急性胆囊炎发作,胆囊壁纤维瘢痕化、肌纤维萎缩、胆囊黏膜脱落、胆囊萎缩,完全丧失其生理功能。

【发病机制】

引起急性胆囊炎的原因主要有:

1. 胆囊管梗阻　多由结石引起,当胆囊管突然受阻,存留在胆囊内的胆汁浓缩,高浓度的胆盐可损伤胆囊黏膜,引起急性炎症改变,细菌感染将加快并加重胆囊的病理改变过程。

2. 细菌入侵　细菌可通过血液循环或胆道而达胆囊。血行性感染引起的急性胆囊炎比较少见,有时见于肠伤寒病,此时胆汁中可培养出伤寒杆菌。通过胆道到达胆囊是急性胆囊炎时细菌感染的主要途径,胆囊结石病人的胆囊胆汁、胆囊壁、胆囊淋巴结中，常可以培养出细菌。急性胆囊炎时的细菌感染病菌多为肠道菌属，其中以大肠杆菌(大肠埃希菌)最为常见，其次如链球菌、梭状芽胞杆菌、产气杆菌、沙门菌、肺炎球菌、葡萄球菌、厌氧细菌等。若果由于合并产气厌氧菌的感染，在胆囊内、胆囊壁及其周围，有时可从腹部X线片上见到有积气现象，临床上称之为气肿性急性胆囊炎(emphysematous acute cholecystitis)。

3. 化学性刺激　亦可导致急性胆囊炎，如当胆囊胆汁停滞胆盐浓度增高，由于细菌的作用，去结合化的胆汁酸盐对组织的刺激性更大，这可能是导致严重创伤、重症病人手术后的非结石性急性胆囊炎的原因。解剖学上胰-胆管汇合异常，胰液反流至胆道内，亦可以是引起急性胆囊炎的一个原因。

发生在多器官功能障碍时的非结石性急性胆囊炎，因胆囊黏膜曾受到低血液灌注、缺氧性损害，胆囊内的高浓度胆汁酸盐更促使胆囊黏膜的坏死、脱落改变，此种情况多发生于老年伴有心血管疾病、代谢性疾病、创伤、感染、手术后，或发生在患有全身性严重疾病的病人；由于病情发展迅速，并发症发生率和死亡率均较高；例如发生胆囊化脓、胆囊坏疽、胆囊穿孔等严重并发症可高达40%，需要早期手术处理。

【临床表现】

腹痛是急性胆囊炎的主要始发症状，常发生在进油腻食物之后，开始时可为剧烈的绞痛，位于上腹中部，可能伴有恶心、呕吐；在绞痛发作过后，便转为右上腹部疼痛，呈持续性，疼痛可放射至右肩或右腰背部。胆绞痛较多见于急性结石性胆囊炎。在急性非结石性胆囊炎，特别是发生于重危病人或重大手术之后，起病时可能没有明显的胆绞痛，而是上腹部及右上腹部持续性疼痛。当炎症的肿大的胆囊的刺激邻近腹膜时，则右上腹部疼痛的症状更为突出。但是，如果胆囊的位置很高，因不与壁腹膜接触，则常没有右上腹部痛，而右肩背部疼痛则表现得更为突出。

随着腹痛的持续加重，常有畏寒、发热，若发展至急性化脓性胆囊炎或合并有胆道感染时，则可出现寒战高热，甚至严重全身感染的症状，此情况在老年病人更为突出。

大多数病人在右上腹部有压痛、肌肉紧张，Murphy征阳性，常可以触到肿大而有触痛的胆囊。有时由于病程较长，肿大的胆囊被大网膜包裹，在右上腹部可触及一边界不清楚的炎性肿块。部分病人可出现黄疸，其中部分由于同时有胆总管内结石，但另一些病人则主要由于胆囊部的急性炎症、水肿，波及肝外胆管而致发生黄疸。

【辅助检查】

血象检查常表现为白细胞计数及中性多核白细胞增高，白细胞计数一般为(10~15)×10^9/L，但当有急性化脓性胆囊炎、胆囊坏疽等严重情况时，白细胞计数可上升至20×10^9/L以上。约10%的急性胆囊炎病人可出现黄疸，黄疸一般为轻度至中等度，若血清胆红素超过85μmol/L，常提示合并胆总管结石或胆管炎并肝脏功能损害。在原有轻度的高胆红素血症的病人，黄疸则更要高些。血清淀粉酶检查亦常呈不同程度升高，部分病人是由于同时有急性胰腺炎，因小结石从胆囊排出过程中，Oddi括约肌部的痉挛、炎症、水肿，亦可能是导致急性胰腺炎和血清淀粉酶升高的原因。较多的病人表现有谷草转氨酶(SGOT)和谷丙转氨酶(SGPT)升高，特别是当同时有胆管阻塞及胆道感染时，则SGPT升高更为明显，提示有肝实质的损害。血清碱性磷酸酶亦可升高，提示胆管炎及胆管梗阻。

肝胆区X线片检查在少数病人(约20%)在胆囊区可能显示钙质沉着的结石影；在急性气肿性胆囊炎时，可见胆囊壁及胆囊周围有积气；有时，若合并有胆囊十二指肠瘘，可发现胆囊内积气，并可能发现回肠下段处引起机械性肠梗阻肠道内的结石阴影。由于急性胆囊炎一般均有胆囊管梗阻，故静脉法胆道造影或经胆道排泄的放射性核素^{99m}Tc-HIDA肝胆区扫描时，胆总管可以显示，但胆囊不显影，亦可以作为诊断依据但已经不常用。超声检查是当前最常用的一线检查手段，可发现胆囊肿大、壁厚、水肿、内有胆石光团及声影、胆汁内沉淀物、胆囊收缩不良等。实时超声显像因操作简便、能及时得到结果，故是一个较好的辅助诊断技术。在临床上若对不典型的疑为急性胆囊炎的病人，如果经^{99m}Tc-HIDA检查胆囊能够显影的话，表示胆囊管通畅，可作为鉴别诊断的依据。

【并发症】

急性胆囊炎晚期的主要严重并发症常见者有：

1. 胆囊穿孔　胆囊是个盲袋，当胆囊管梗阻复因急性炎症使胆囊内压力升高时，可引起胆囊壁的血液循环障碍、胆囊坏疽，并可发生穿孔。胆囊穿孔在急性胆囊炎时的发生率和其发生的时间，尚难有准确的资料，因为影响急性胆囊炎是否穿孔的因素较多：①胆囊内压力上升的速度；②胆囊壁厚度及纤维化程度；③胆囊的可膨胀性；④胆石的机械性压迫作用；⑤胆囊与周围组织的粘连；⑥以往胆囊炎发作的历史；⑦本次发病后接受的治疗等。因此，急性胆囊炎穿孔与病程的时限关系如何，尚难于确定。以往常有些急性胆囊炎病人甚至在发病后24小时内施行手术者，亦可能有胆囊壁坏疽甚至穿孔。例如复旦大学附属中山医院109例急性胆囊炎在发病48小时内施行手术者，17例(15.6%)已有胆囊坏疽，有的已发生穿孔。从较为大量的临床资料的统计，14 460例急性胆囊炎穿孔的平均发生率约为10%，此数字在老年病人中可能更要高些，因为老年性的动脉硬化性改变亦可以累及胆囊血管，局部组织的供血较差，容易发生坏疽、穿孔。有时在一些病人经保守治疗后，当自觉症状有好转、体征开始减轻时，却突然发生胆囊穿孔。急性胆囊炎发生穿孔的病人，多为胆囊内压力升高迅速，胆囊肿大，张力较高者；亦即是多发生于胆囊壁的原有改变较轻、较薄或原来尚有一定功能者，故有1/3~1/2的穿孔是发生于首次发作的急性胆囊炎。至于胆囊原来已有明显的慢性炎症、壁厚、纤维化、萎缩者，则发生急性穿孔的可能性很少。因此，临床上若发现为有胆囊明显肿大、紧张、局部腹膜刺激征明显者，发生急性穿孔的可能性较大，应予以紧急处理。急性胆囊炎急性穿孔的发生率虽然不若急性阑尾炎，但当穿破至游离腹膜腔引起胆汁性腹膜炎(bile peritonitis)时，则死亡率较高，特别是在年老的病人。结石性胆囊炎穿孔可能同时合并有胆囊癌。

急性胆囊炎胆囊穿孔可以有以下的几种形式：

(1)急性穿孔至游离腹膜腔，引起急性弥漫性胆汁性腹膜炎。

(2)胆囊已与邻近组织形成粘连，穿孔后为周围组织所包裹，形成胆囊周围脓肿。

(3)胆囊结石的压迫，逐渐破溃、穿透至邻近空腔脏器，常见的是形成胆囊-十二指肠、结肠或胆管瘘。

(4)向肝脏胆囊床穿破，可发生肝脓肿。

(5)胆囊周围脓肿向腹壁穿破，若经手术切开，可形成胆汁瘘或分泌黏液的慢性窦道。

其中以穿孔后形成胆囊周围脓肿最为多见，其次为穿破至游离腹膜腔；穿孔部位以胆囊底部最多见，因该处壁较薄，血液循环亦较差。

2. 胆囊内瘘　最常见的是胆囊十二指肠瘘(cholecystoduodenal fistula)。在急性胆囊炎过程中，胆囊与邻近脏器发生炎症粘连，胆囊的位置与十二指肠最为贴近，当结石嵌顿于胆囊颈部时，胆囊壁炎症、水肿、静脉血回流受阻、血液供应障碍，在胆囊内压力继续增高的情况下，最后胆囊壁发生坏疽、穿透，并使与其紧贴着的肠壁发生血管栓塞而致破溃，结果胆囊便与十二指肠腔沟通，胆囊内容物排至肠道内，胆囊得到减压，结石可经瘘口排至肠道内，急性胆囊炎的症状得以暂时缓解，遗下一个胆囊十二指肠瘘。较少见的是横结肠、胃、小肠等脏器亦可与胆囊形成瘘。以相同的方式，胆囊可与胆总管或肝管形成瘘，使胆囊内的结石不经胆囊管而直接进入胆管内。胆内瘘多见于有长时间胆道病史的老年病人，约见于1.5%的胆囊手术病人，但由于近年对胆囊结石的手术治疗采取较积极的态度，所以胆内瘘的发病率也有减少。巨大的胆囊结石经十二指肠瘘口排入肠腔内之后，可以发生十二指肠梗阻，或向下运行的过程中，在小肠下端引起机械性梗阻，称为胆结石性肠梗阻(gall stone intestinal obstruction)。有时，当结石破溃入十二指肠时，亦可以发生消化道大出血。胆结石性肠梗阻的临床特点常为：年老病人，常发生在女性，急性胆囊炎的临床症状突然自行缓解，随而出现小肠梗阻的症状，腹部X线片可能见到胆囊或胆管内有气体充盈，有时可以见到小肠内的胆石阴影。

3. 急性气肿性胆囊炎　这是急性胆囊炎的一种类型，在临床上有一定的重要性。其特点是在一般的胆囊管梗阻和急性胆囊炎的基础上，胆囊壁的血液循环障碍，组织的氧分压低下，造成一个适合于厌氧性细菌如梭状芽胞杆菌生长的条件，因而厌氧菌在胆囊壁内滋生并产生气体，气体首先在胆囊壁内，然后沿着组织的分隔向胆囊周围扩展。约25%的急性胆囊炎病例的胆囊中，可培养出梭状芽孢杆菌，但有一定的时间和地域上的差别；另外，尚有一些细菌如大肠杆菌、某些链球菌等，在感染时，亦可以产气和发生组织气肿，以在老年的糖尿病病人多见。急性气肿性胆囊炎的临床表现类似一般重症急性胆囊炎，但在肝胆区X线片上，在发病24~48小时后，可见胆囊壁增厚并积气，随后，胆囊内积气；晚期，气体影像扩散至胆囊周围组织。急性气肿性胆囊炎的X线影像需与胆囊肠道内瘘或Oddi括约肌关闭不全时胆道积气相鉴别。此症的死亡率较高，应选用一些对厌氧菌感染和梭状芽胞杆菌感染有效的抗生素，特别是用于手术前后的处理。需要时，亦可用多价的气性坏疽抗毒素。

【治疗】

急性胆囊炎的原因并非是单一的，治疗方法和手术时机的选择，应根据每个病人的具体情况，区别对待。60%~80% 的结石性急性胆囊炎病人，在一般的非手术治疗下，病情可缓解，手术可以择期施行，因为择期性胆囊切除术比急性期时手术的并发症发生率和死亡率均要低得多。但是，非结石性急性胆囊炎的情况则较为复杂，晚期严重并发症的发生率高，故多趋向于早期手术处理。继发于胆道系统感染的急性胆囊炎应着重处理其原发病，避免单纯切除胆囊而遗留下肝外或肝内胆管的病变。

1. 非手术治疗　包括对病人的全身支持，纠正水、电解质和酸碱平衡紊乱，禁食，解痉止痛，抗生素使用和严密的临床观察。对伴发病如老年人的心血管系统疾病、糖尿病等给予相应的治疗，亦同时为一旦需要手术治疗时做好手术前准备。

2. 手术治疗

(1) 手术时机：临床症状较轻的病人，在非手术治疗下，病情稳定并显有缓解者，宜待急性期过后，需要时择期手术。此项处理适用于大多数病人。

起病急，病情重，局部体征明显，老年病人，应在纠正急性生理紊乱后，早期施行手术处理。

病程已较晚，发病 3 天以上，局部有肿块并已局限性，非手术治疗下情况尚稳定者，宜继续非手术治疗，待后期择期手术。

急性胆囊炎的早期手术是指经过短时间（6~12 小时）的积极支持治疗，纠正急性生理紊乱后施行手术，有别于急症时的紧急手术。

(2) 急症手术指征：急性胆囊炎病人若发生严重并发症（如化脓性胆囊炎、化脓性胆管炎、胆囊穿孔、败血症、多发性肝脓肿等）时，病死率高，应注意避免。在非手术治疗过程中，有以下情况者，应急症手术或尽早手术：①寒战、高热，白细胞计数在 20×10^9/L 以上；②黄疸加重；③胆囊肿大，张力高；④局部腹膜刺激征；⑤并发重症急性胰腺炎；⑥ 60 岁以上的老年病人，容易发生严重并发症，应多采取早期手术处理。

(3) 手术方式：急性胆囊炎的彻底手术方式应是胆囊切除术。胆囊切除术在当前是一个较安全的手术，总的手术死亡率 <1.0%，据近年来大系列的择期性开放法胆囊切除术病例统计，总的手术死亡率为 0.17%，但单就急症胆囊切除术的死亡率就要升高。Glenn 统计 6 367 例择期性胆囊切除术死亡率为 0.5%，而单就 1 700 例急性胆囊炎急症手术死亡率为 2.6%，在老年病人，急性期手术的死亡率更高些。国内调查腹腔镜胆囊切除前 1 年内连续的 4 655 例胆囊结石病人行开放法胆囊切除术死亡率为 0.18%，7 例手术后死亡病人中，5 例为 60 岁以上的老人和在急性期施行手术。因此，对于急性胆囊炎病人，不但要考虑手术的彻底性亦要考虑手术的安全性，达到减少手术后并发症的目的，对一些高危病人，手术方法应该简单有效，如在局部麻醉下施行胆囊造口术，以达到减压和引流，若勉强施行较复杂的胆囊切除术，反而可出现并发症或误伤肝门部的重要结构，增加手术死亡率。

第五节　慢性胆囊炎与慢性胆囊病

含结石的慢性胆囊炎，临床上称之为慢性结石性胆囊炎（chronic calculous cholecystitis），胆囊的病理改变可以从轻度的胆囊壁的慢性炎性细胞浸润直至胆囊的组织结构破坏、纤维瘢痕增生、完全丧失其生理功能，或合并有胆囊外的并发症。急性结石性胆囊炎和慢性结石性胆囊炎是同一疾病的不同阶段的表现。

除了结石性胆囊炎外，尚有一部分病人，诊断为慢性胆囊炎，但胆囊内并不含结石。此种情况，统称之为慢性非结石性胆囊炎。慢性非结石性胆囊炎时胆囊的病理改变也可以和结石性胆囊炎相类似，从轻度的慢性炎性细胞浸润到胆囊黏膜的严重破坏、纤维化、萎缩。引起此病理改变的原因可能是多方面的，例如胆囊管的部分梗阻、胆囊的长时间胆汁停滞、细菌或病毒感染（如病毒性肝炎时的胆囊改变）、浓缩胆汁的刺激、胰液反流、胆道的真菌及寄生虫感染、过敏反应等。

此外，尚有一部分慢性胆囊疾病，其本质上并不属于炎症，而是属于代谢性或增生性的改变，临床上同样表现为上腹不适、慢性消化不良等类似慢性胆囊炎的症状。在这类病人中，较常见的如胆囊胆固醇沉积症、胆囊腺肌增生病、黄色瘤，以及较少见的胆囊神经瘤病（neuromatosis of gallbladder）。非结石性的慢性胆囊炎或胆囊病，当临床症状明显时，亦需要行胆囊切除术。

第六节 奥迪括约肌狭窄与缩窄性十二指肠乳头炎

奥迪括约肌狭窄(stricture of Oddi sphincter)及缩窄性 Vater 乳头炎(stenosing papillitis of Vater papilla)是胆道的一种常见病变,此症是引起所谓“胆囊切除术后综合征”的一个重要原因。

【解剖生理】

胆总管在胰头后下行,斜向十二指肠第二段中部的内侧。多数情况下,胆总管与十二指肠壁并行一段很短的距离(8~22mm),然后穿入十二指肠壁,其间无胰腺组织相隔。胆总管下端通过十二指肠壁肌层上的裂隙,进入十二指肠,在黏膜下走行,形成胆总管的壶腹部,即 Vater 壶腹,最后,开口于十二指肠乳头(即 Vater 乳头)。十二指肠壁内胆总管段有调节胆道系统内压力及胆汁流量的作用。胆总管开口和胰管开口各有其独立的括约肌,总称之为奥迪(Oddi)括约肌,此括约肌的收缩可与十二指肠环肌的收缩分开。

Oddi 括约肌含有胆总管括约肌、胰管括约肌、壶腹部(或乳头部)括约肌三个组成部分。胆总管从进入十二指肠壁开始,它为一层环形的肌肉鞘包裹,称为胆总管括约肌,是胆总管壁最强的肌肉纤维,它的收缩可使胆总管下端关闭。胆管与胰管汇合成壶腹前,有一层环形的肌纤维,围绕胆管及胰管的末端,直至 Vater 乳头处,称为壶腹括约肌;若果胆管与胰管不形成壶腹,则此括约肌称为乳头括约肌。Oddi 括约肌的纤维与十二指肠壁的横形及纵形肌纤维间,互相联系交织,组成此处的复杂结构。

Oddi 括约肌是调节胆道内压力的重要结构,它不停地进行有节奏的收缩与舒张,每一周期为 5~8 秒,由收缩期与开放期长短的比例,调节单位时间内胆汁排至十二指肠的流量。当胆汁通过的流量增加时,其开放时间延长,而收缩时间则往往不变;若果胆汁通过量减少,则恰好相反。从 X 线影像检查,可以清楚地见到:开放期开始时,胆管下端张开,造影剂开始充盈壶腹部,随后胆管开口张开,造影剂流入十二指肠;继而壶腹部收缩,排出其中的造影剂,括约肌便恢复至收缩状态。故壶腹并不是一个僵硬的过道,而是有不断收缩与舒张交替的蠕动。括约肌收缩与舒张的时限,以及肝脏分泌胆汁的压力,决定胆汁排至十二指肠的流量。

Oddi 括约肌被切断后,胆汁便不间断地从胆管流入十二指肠内;当胆道系统失去了括约肌对压力的调节作用时,胆道内压力降低,由于胆道内压力降低,胆囊不能充盈,失去了其对胆汁贮存及排出的调节作用。因而广泛的括约肌切开术,实际上相当于一个低位的胆总管十二指肠吻合术,术后肠液可以反流至胆道内。

【病因】

Oddi 括约肌纤维性狭窄与 Vater 乳头炎可总称之为缩窄性乳头炎(stenosing papillitis),其病因在某些环节上尚未完全清楚,主要与胆石有关,约 90% 的此症病人,合并有胆囊结石或胆总管内结石,其余的在胆囊及胆管内并未能发现有关的病理改变,亦未能排除细小的胆结石已经排出。胆囊结石病人的 Vater 乳头炎病变,很可能是细小的胆囊结石通过胆总管排出时,引起括约肌强烈痉挛,结石对 Vater 乳头黏膜的创伤,导致持续的慢性炎症、水肿,最终导致纤维组织增生及括约肌狭窄。不合并胆道疾病的 Vater 乳头狭窄,又称为原发性缩窄性乳头炎(primary stenosing papillitis),临床上较少见,其原因尚不清楚,症状亦往往不典型。

【病理】

缩窄性乳头炎的病理改变,在不同病人间有一定差异。距离急性发作期较短者,乳头肿大比较突出,黏膜呈增厚、充血、水肿,炎症改变可影响括约肌的全部;若在慢性期,乳头处则呈慢性炎症改变及纤维化,有时黏膜上皮呈息肉样增生。由于炎症的影响,乳头上的胆总管开口在手术时常难于辨认。显微镜下观察,在急性及亚急性期可见水肿及中性粒细胞浸润;慢性期的主要改变是纤维组织增生及圆形细胞浸润。增生的纤维组织可深入至括约肌纤维间,肌纤维呈肥厚,并可有退行性变。晚期病例,细胞浸润成分减少,括约肌处可成为一坚韧的纤维性狭窄环。

从手术角度考虑,缩窄性乳头炎可分为两种主要类型:

1. 局限于乳头黏膜上的粘连性狭窄　括约肌纤维未受炎症及纤维化的影响,所以仍能保持正常的收缩及舒张功能，手术时用扩张器扩大黏膜开口后，可以治愈。

2. 括约肌纤维化、狭窄 此时，炎症及纤维化侵及括约肌，形成纤维瘢痕性狭窄，括约肌功能受到损害，常需作括约肌切开成形术。

【临床表现】

胆总管开口狭窄及失去调节功能的结果，使在单位时间内胆汁的流通量受限制，胆道内压力升高，胆道内高压是引起种种临床症状的基本原因。胆管开口狭窄可细如针尖，但极少完全闭锁，因此在间歇期时病人一般没有黄疸，在消化间期的症状亦较轻；进食后，由于胆汁分泌增多和胆囊收缩，但胆管开口狭窄，限制了在一定时间内胆汁的通过量，因而出现症状。

此等病人多有长时间的上腹痛史，疼痛常为持续胀痛，于饭后一定时间内加重，并牵涉至胸背部第12胸椎及第1腰椎平面，故病人常主诉为上腹部的"对穿"性疼痛，疼痛多于下午至夜间12时以前加重，至次日清晨空腹时则有减轻，进油脂食物后则更加重。急性发作时常伴有恶心、呕吐；急性发作过后，可出现黄疸，但不经常。伴有胆管结石者，黄疸出现率较高，并且黄疸比较持续不易消退；胆管内无结石者，则黄疸往往较轻或没有黄疸。实验室检查可有血清胆红素及碱性磷酸酶升高。

有些病人因胆囊结石行胆囊切除术后，起初可能有一段时间的缓解，但症状并未完全消失，随后症状逐步加重。病人的主诉往往是上腹部疼痛，与饮食有一定关系，但其性质不同于手术前的胆石绞痛，此种情况常被笼统地称为"胆囊切除术后综合征"(postcholecystectomy syndrome)，其中有很大的一部分病人，是由于Oddi括约肌狭窄引起。

有少数病人，Oddi括约肌纤维化狭窄不伴有胆囊及胆管结石，但同时引起胆管和胰管开口狭窄，主要表现为慢性胰腺炎和急性胰腺炎的反复发作，有时合并有胰管的多处狭窄，其原因尚不清楚。

【诊断】

手术前诊断常根据静脉法胆道造影的发现：胆道显影剂(胆影葡胺)静脉注射后从胆汁中排出，因而亦是有力的利胆剂，使胆汁分泌量大为增加。当有乳头部狭窄时，胆管开口不能随需要而开放，以增加单位时间内胆汁的通过量，胆汁的通过仍保持在一个固定的速度，因此，由X线片上可见含造影剂的胆汁排空延迟。静脉内注射造影剂后，120~180分钟的X线片上，胆总管和肝胆管的显影密度不是变浅而是加深，即所谓滞留密度增加症，说明胆总管下端有梗阻。同时，X线照上可见胆总管扩张、胆管末端呈一定的病理改变的象征。应用放射性核素胆道排泄的动态闪烁照相，亦可以发现胆总管扩张、胆汁排泄延迟、放射性核素肝胆内滞留而达到诊断。磁共振胆-胰管造影(MRCP)可以进一步显示胆、胰管系统及胆-胰管汇接的解剖学关系。

手术中诊断Oddi括约肌狭窄的标准是F10号橡胶导尿管不能通过括约肌进入十二指肠，或不能通过直径3mm的胆道探子。检查时应该首先用橡胶导尿管试探，用金属胆道探子探查时，应注意避免因过分用力而将胆管开口狭窄扩张，造成假象。

【治疗】

当病人有明显临床症状和胆管开口狭窄时，应考虑手术治疗。胆总管开口狭窄常合并胆总管内结石及再发性结石，病人的症状常较为严重，亦需要手术处理。常用的手术方法有三类：①经十二指肠内镜Oddi括约肌切开术；②开放法经十二指肠Oddi括约肌成形术；③胆总管与十二指肠或Roux-Y空肠吻合术。括约肌切开术时，遇有胰管开口狭窄者，应同时做胰管开口括约肌切开术，才能使症状彻底解除。至于选择何种手术方法，需要根据：①狭窄段的长短；②内镜技术掌握程度；③有无伴同的胆管病变需要手术处理。

对于胆总管开口的狭窄，当前常用的是内镜括约肌切开术，同时取出可能存在的胆管内结石。经纤维十二指肠镜Oddi括约肌切开术在有相应设备条件下和有经验的术者手中，常是治疗Oddi括约肌狭窄的首选方法。经内镜切开括约肌的创伤性小，病人容易耐受，切开长度一般为1.5cm以内；若切开过长时，则可能发生十二指肠壁穿破，因而不适用于为长段狭窄，亦不宜用于伴有十二指肠憩室的病例。

手术后的严重并发症有：急性胆管炎、急性胰腺炎、胃肠道出血、十二指肠穿孔、腹膜后间隙感染、胆管开口再狭窄等。经内镜括约肌切开手术当前已大部分取代经十二指肠Oddi括约肌成形术。对Oddi括约肌纤维性狭窄、括约肌切开后再复发狭窄、合并十二指肠憩室(乳头旁憩室)者，可经十二指肠行Oddi括约肌成形术，切开的长度一般为1.5~2.0cm，手术的主要并发症有术后出血、十二指肠漏、急性胰腺炎。Oddi括约肌纤维性狭窄常影响胰管开口或伴有慢性复发性胰腺炎，若狭窄的部位较高或狭窄段较长时，则括约肌成形术亦会有困难，并且效果不佳。对于情况较差或胆管下端狭窄较长而胆总管比较扩张的病人，可行胆总管十二指肠吻合术，此手术方法简单，亦可得到相当的效果，但术后肠液逆流至胆道内较重，有时可引起症状。Roux-en-Y式空肠胆管吻合可减少肠液的反流，但手术较为复杂。当病人合并有胆管或肝胆管的结石或狭窄阻塞时，手术时应做到全面的处理，在有肝内胆管梗阻的情况下，Oddi括约肌成形术的效果不好。行Oddi括约肌成形术时，应同时切除胆囊，因此时胆囊已丧失其实行生理功能的条件，反而可成为导致感染及结石的场所。

第七节　原发性硬化性胆管炎

原发性硬化性胆管炎（primary sclerosing cholangitis）是一种慢性的胆管的炎症性狭窄，病人一般不伴有胆管结石，亦无胆道外伤病史。此病多发于成年人，男性居多，亦偶见于儿童。欧美国家的报道，病人常伴有一些其他的全身性疾病，如甲状腺炎、腹膜后纤维化、溃疡性结肠炎、局限性肠炎，一些病人血清中有自身免疫抗体。在我国，此病常与慢性的胆道感染有关，亦有继发于坏死性胆管炎之后。胆管下端Oddi括约肌狭窄，由于手术、胆道感染、胆道梗阻等原因引起的继发性胆管狭窄或闭塞，称为继发性硬化性胆管炎。

【病因】

原发性硬化性胆管炎的原因尚不清楚，可能不属于单一的因素。

1. 溃疡性结肠炎　有相当数量的原发性硬化性胆管炎病人，伴有慢性溃疡性结肠炎，而病程长、发作频繁的慢性溃疡性结肠炎病人，也可发生硬化性胆管炎，说明二者之间有一定的联系。

2. 细菌感染　门静脉菌血症可引起胆总管周围淋巴结肿大、胆管纤维性增厚、黏膜下炎性细胞浸润，但黏膜保持完整，因此，慢性溃疡性结肠炎和慢性局限性肠炎可能是通过门静脉菌血症而引起硬化性胆管炎。

3. 自身免疫　病人可有血清免疫球蛋白升高，可伴有Riedel甲状腺肿、腹膜后纤维化症等自身免疫性疾病。

4. 慢性胆道感染　病人的胆汁细菌培养常为阳性，多为肠道菌属，临床上有间歇性胆管炎症状。

临床上所见的病人，病因常不清楚，有的病人起初曾被诊断为黄疸型肝炎，亦有一些因腹痛等症状曾诊断为胆道蛔虫症。

【临床表现与诊断】

原发性硬化性胆管炎的临床症状可以是多样的，但其主要表现多为慢性进行性的胆管梗阻及胆管炎；有时在起病之初亦可表现为急性腹痛，伴有间歇性的不规则的发热等胆管炎的症状。病人常表现为慢性的、持续性的梗阻性黄疸，黄疸可以在一定范围内波动、起伏，伴有皮肤瘙痒、消瘦、精神欠佳。

检查主要发现为肝、脾大，晚期病人，常有重度黄疸、严重肝功能损害、胆汁性肝硬化、门静脉高压症的表现。实验室检查，主要发现为高胆红素血症、血清碱性磷酸酶异常增高、程度不同的肝功能损害。经纤维十二指肠内镜逆行胆道造影（ERCP）一般能提供X线诊断依据，对节段性的硬化性胆管炎，特别是局限在肝外胆管或主要肝胆管时，经皮肤肝穿刺胆管造影（PTC）可以帮助诊断；若肝内胆管亦有硬化性改变或属于弥漫型的原发性硬化性胆管炎，肝内胆管不扩张，PTC常难于成功。有明显的梗阻性黄疸病人，B型超声和CT检查均未发现肝内胆管扩张，这是其特点。MRCP检查可以提示肝内、外胆道系统的改变，由于是无创性检查，成功率高，这是当前最常用的诊断方法。

原发性硬化性胆管炎的胆道造影表现，主要为：

1. 受累的胆管管腔变狭窄，但表面平滑，其范围可以是弥漫性的遍及全部肝内、外胆管；或局限性的，多见于肝总管上段及左、右肝管的开口处；或是呈节段性的，如在肝外胆管或某一侧的肝管；有时狭窄部亦可以是多数性的，分别在肝内、外胆管。

2. 肝内胆管的分支减少，肝内胆管呈僵直，像修剪后的树枝状。

3. 有时肝内胆管呈串珠状，狭窄与扩张的胆管相间，表示胆管的不匀称性受累。

4. 狭窄部上方，有时可见胆管扩张，甚至呈囊状扩张，内有胆泥淤积或色素性结石。

5. 从胆道造影上，原发性硬化性胆管炎的局限性或节段性类型，有时很难与硬化性胆管癌区别。

胆管癌多发生于胆管上端和肝门部胆管，临床诊断一般并不困难。然而，发生于肝管分叉部的节段性原发性硬化性胆管炎，在临床表现和影像学诊断上，有时简直无法与胆管癌鉴别，甚至在切除下肝管分叉部狭窄的标本时，胆管癌的诊断似乎仍然无可置疑，甚至冰冻切片仍诊断为“胆管癌”，直至经病理石蜡切片检查才能否定胆管癌的诊断。然而有时恰好相反，即临床和病理学上均诊断为“硬化性胆管炎”，只有在手术后若干时间肿瘤复发时，才明确诊断为胆管癌。从另一方面来看，原发性硬化性胆管炎发生胆管癌的概率远高出于常人：美国匹茨堡大学医院对原发性硬化性胆管炎行全肝切除术和原位肝移植者，55 例的肝脏中发现有胆管癌者 5 例，占 9%。由于原发性硬化性胆管炎与硬化型的胆管癌（cholangiocarcinoma，sclerosing type）的关系密切，所以对临床上诊断为硬化性胆管炎的病人，要求有较长时间的随访观察(一般定为 2 年)，以除外胆管癌的可能。

原发性硬化性胆管炎诊断常需病理切片证实，但在冰冻切片时，有时很难与硬化型胆管癌区别，故需要外科医师与病理学家的共同协作，以减少误诊率。手术中检查，主要可见受害的胆管管壁甚为增厚，管腔狭窄，胆管周围有慢性炎症改变，淋巴结肿大。

临床上诊断原发性硬化性胆管炎的标准是：①进行性阻塞性黄疸及胆管炎；②胆管壁增厚、弥漫性胆管管腔狭窄；③无胆结石；④无胆道手术史。此等病人，应注意与硬化性胆管癌及毛细胆管性肝炎鉴别，有时需要经较长时间的观察后，才能确定诊断。手术探查时原发性硬化性胆管炎与硬化型胆管癌的鉴别特别重要，因为在硬化型胆管癌时，处在大量的纤维组织中的少数癌细胞有可能被病理检查所忽视，故有少数病人在手术时原诊断为硬化性胆管炎，但最后由于肿瘤的发展，才被证实为胆管癌。

【治疗】

原发性硬化性胆管炎的外科治疗，主要是根据病变的类型及病变的范围。

1. 弥漫型硬化性胆管炎　胆管的病变遍及整个肝外胆管及主要的肝胆管，手术方法常是切开胆总管之后，用胆道扩张器尽可能地将其逐步扩大，然后放置合适的 T 形管引流。手术后可用在胆汁中浓度较高的抗生素、增胆剂及肾上腺皮质激素治疗。在这样的治疗下，部分病人的胆管管腔可以增宽、黄疸减退；但在不少的病人，肝胆管和肝脏的病变为进行性，最后发展至胆汁性肝硬化、门静脉高压，并可因肝衰竭或消化道出血死亡。

弥漫型硬化性胆管炎由于病变范围广泛及肝脏的进行性损害，在一般治疗下，效果很差，预后不良，因而在有适当的条件时，宜行肝移植术治疗，避免无效的手术处理，但亦有可能在移植肝脏再发生硬化性胆管炎的改变。

2. 节段型硬化性胆管炎　胆管的硬化节段可能发生在肝外胆管，如肝总管及胆总管狭窄，或更常见发生在左、右肝管与肝总管汇合处，此种情况下，肝内胆管可能呈扩张，应早期行肝门部胆管引流或切除狭窄部胆管与空肠 Roux-en-Y 吻合，以减少胆管梗阻对肝脏的损害。

近来的临床观察提示，硬化性胆管炎的胆管病变范围虽然广泛，但其在左、右肝管汇合处的狭窄一般更为显著，故可以将胆管的分叉部切除，逐步扩张左、右肝管，行肝管 Roux-en-Y 空肠吻合，左、右肝管内放置硅橡胶 U 形引流管，术后辅以药物治疗，亦有能得到较好的效果。小剂量的皮质激素和环孢素联合治疗，可以使病情得到稳定。

晚期的原发性硬化性胆管炎病人，常合并有胆汁性肝硬化，有的同时有门静脉高压和消化道出血，肝功能均呈明显的损害。对于此种病人，若无肝移植条件者，治疗上常比较困难，当胆管梗阻及感染均比较重，肝功能损害亦较明显者，应首先引流胆管。经胆管引流后，病人的门静脉高压可能有部分缓解，但一般并不能完全消退，故待肝功能好转后，做脾 - 肾静脉或肠系膜上静脉 - 下腔静脉分流术，以降低门静脉系统压力。然后经 3~6 个月之后，再做胆管空肠吻合以解决胆管狭窄的问题。

第八节　原发性胆管结石

原发性胆管结石（primary bile duct stone）亦称胆管内泥沙样结石、胆色素性结石、胆汁淤积性结石、胆红素钙结石，乃指结石原发于胆管系统，胆囊内较少含有结石。结石多呈棕黑色、不定形、大小不一、易碎、切面呈层状，常遍布于肝内、外胆管系统，小者如沙粒状，大者可形成巨大的胆管铸型结石，甚者在腹部检查时可以扪到结石的硬块。胆石的成分以胆红素钙为主，胆固醇的含量一般不超过 20%。

另一类型结石称为黑结石(black stones),常发生于胆囊,亦可发生于肝内、外胆管,根据1983—1985年全国10 291例胆石症手术的分析,胆固醇性结石占50.64%,胆色素性结石占36.7%,黑结石占6.27%(表54-1)。

表54-1 胆结石类型的频数分布

类型		例数	构成比/%	
CS	1	1 921	18.67	50.64
	2	1 941	18.86	
	3	1 349	13.11	
PS	4	2 013	19.56	36.70
	5	1 038	10.09	
	6	726	7.05	
Mix	7	669	6.50	
Black	8	635	6.17	
合计		10 292	100.00	

注:CS胆固醇结石;PS胆色素结石;Mix混合结石;Black黑结石

【病因】

原发性胆管结石多见于我国西南、南方、沿海、长江流域等区域,特别常见于农村中。日本、东南亚等地,此病也较常见。原发性胆管结石的形成与胆道的慢性炎症、细菌感染、胆汁淤滞、营养不良因素等有关。常见的致病因素有复发性化脓性胆管炎、胆道阻塞、胆道寄生虫病,最常见的是胆道蛔虫病和中华分支睾吸虫感染。感染是导致胆管内结石形成的首要因素,胆汁培养细菌生长的阳性率极高,感染细菌主要是肠道菌属,其中最主要的是大肠埃希菌,厌氧性细菌亦较常见。胆汁淤滞是原发性胆管结石形成时的必要条件,因为只有在淤滞条件下,胆汁中成分才能沉积并形成结石。引起胆汁淤滞的原因是多方面的:胆总管下端炎症、狭窄是常见的原因,有时胆总管下端可能并无机械性梗阻,但并不排除由胆管炎所引起的胆管下端水肿和Oddi括约肌痉挛时所致的功能性梗阻,在梗阻的上端,胆道内压力升高,胆管扩张,胆汁淤滞,因而有利于胆红素钙及其他成分沉淀形成结石。在此种情况下,胆道寄生虫(如蛔虫及华支睾吸虫)能促使结石形成,在不少病人中可见到以虫体或虫卵为核心所形成的结石。

正常胆汁中,胆红素主要是水溶性的胆红素二葡萄糖醛酸酯的结合型胆红素,但原发性胆管结石中的胆红素主要是不溶解的游离胆红素。因而,胆汁中结合型胆红素的去结合化是结石形成的始因。大肠埃希菌属和一些厌氧杆菌感染能产生β-葡萄糖醛酸苷酶,此酶在pH为7.0条件下,能将结合型胆红素水解生成游离胆红素而沉着。当肝-胆道感染时,胆汁中有来自组织的内源性葡萄糖醛酸苷酶,它的最适pH为4.6,在适宜情况下,亦能水解胆汁中的结合型胆红素,因而结石可以在胆总管及肝内胆管中形成并增大。此外,胆汁中的黏蛋白、酸性黏多糖、免疫球蛋白等大分子物质,炎性渗出物,脱落的上皮细胞、细菌、寄生虫、胆汁中的金属离子等,均参与结石的形成。

黑结石有别于常见的棕色结石,黑结石常发生于肝硬化、慢性溶血性贫血、人工心脏瓣膜安置术后、老年病人等情况下,结石中的黑色色素可能是胆红素或者是来自胆红素的双吡咯聚合体,此时细菌感染并不是成石的主要原因,而来自组织的内源性葡萄糖醛酸苷酶的活动,可能在生成不溶解的游离胆红素方面起主要的作用。

【临床表现】

据国内20世纪50~60年代的资料,原发性胆管结石约占全部胆石症的50%;在近20年来,原发性胆管结石的相对发病率有所下降,以在都市的人口中,发病率的下降更为明显。此病多见于青壮年期,但临床症状常可追溯至童年期,男性与女性间发病率的差别不显著。

在以往,病人常表现为反复发作的胆道梗阻和不同程度的急性化脓性胆管炎,以及由此而产生的多种局部的和全身性的并发症。在慢性期,症状不典型,常误诊为慢性消化不良、胃病等。发病初期,常为间歇性的上腹痛,偶有发热,经过多次这样的发作之后,可出现腹痛、寒战、发热、黄疸的典型的急性梗阻性化脓性胆管炎症状;若果胆管阻塞未能很快解除,病情将迅速发展,可出现低血压、败血症、严重肝功能损害等并发症;晚期病人可发生多发性胆管源性肝脓肿、胆汁性肝硬化。

目前由于卫生条件的普遍改善,胆道感染能得到早期的有效控制,所以临床上胆道感染症状多较轻,除非发生胆总管内胆石梗阻。

【体格检查】

急性期时,病人常有轻度至中等度黄疸、肝大并有明显的触痛;约15%的病人有脾大;50%的病人,入院时可扪到肿大有触痛的胆囊;在部分病人,由于腹壁肌肉紧张或胆囊被大网膜包裹,手术前可能未扪及肿大的胆囊,但在手术中证实胆囊是肿大的。因而原发性胆管结石所引起的黄疸与由继发性胆总管结石所引起者不同，前者是黄疸、胆囊肿大，而后者的胆囊常呈萎缩不能触及。原发性胆管结石病人，因反复发作的胆管炎，病程长者，病人常有严重的全身消耗、贫血、营养不良、皮下水肿、低蛋白血症等。

【诊断】

在急性发作期，有显著的白细胞和中性多核白细胞升高，当合并严重化脓性胆管炎时，白细胞计数常升高至 $20\times10^9/L$ 以上，不少病人血培养有细菌生长，肝功能常呈明显的损害，表现为血清转氨酶的急剧升高，血清胆红素、碱性磷酸酶、谷氨酰转肽酶升高，当胆道梗阻和感染改善后，血清酶的改变亦迅速降低至正常。老年病人的病情发展更迅速，亦更容易出现败血症、低血压、休克，并可能发展至多器官功能障碍综合征。原发性胆管结石多属阴性结石，故在X线片上不能显示，但因结石多为胆红素钙结石，钙的成分较高，所以能够在CT扫描照片上显示，CT对结石的定位和诊断合并的肝-胆道的改变的诊断上很有价值；慢性期时，口服法胆囊造影胆囊常不显影或胆囊呈胀大、显影浅淡、收缩减弱；静脉法胆道造影可见肝内、外胆管扩张，肝内常有造影剂滞留，排空迟缓，胆总管内结石的阴影一般显示得不够清晰；直接的胆道造影如经纤维十二指肠镜逆行胆道造影(ERCP)，可获得满意的效果。经皮肤肝穿刺胆管造影虽可获得良好的显影，但在有感染时不宜使用，且在造影后应保留胆道内导管(PTCD)，以引流胆汁。当胆总管下端被结石堵塞，逆行胆道造影失败时，此法是最可靠的诊断方法。但是PTC是一项有创性检查并且可能引起严重并发症，如激发肝-胆道感染、胆漏、出血等，故当前已较少使用，多以无创的磁共振胆-胰管造影术(MRCP)来代替。

实时B型超声显像检查因为无创性而可以重复，因而常是首选的影像学诊断方法，其主要发现为胆管系统扩张，特别是肝外胆管，内有多数的强回声光团，有时伴有声影。由于结石结构较松散，故可能并不伴有声影。B型超声对原发性胆管结石诊断的准确性十分依赖检查人员的经验，对胆管内结石的分布、伴同的胆管病变等，还需要通过CT或MR胆道造影来加以确定，因受胃肠道气体的影响，对肝外胆管结石的超声诊断，只供参考。

【治疗】

当原发性胆管结石合并有急性胆管炎，应致力于对病人的全身支持治疗，抗生素宜用从胆汁中排出的，如氨苄西林、头孢唑林钠等。当病人有胆道梗阻和明显的阻塞性黄疸，抗生素从胆汁中的排出减少，故不能单纯依赖于抗生素而首先应该解除梗阻。原发性胆管结石合并胆道感染时，厌氧菌亦是常见的致病菌，并可加重胆管炎的临床过程，其中以脆弱类杆菌最为常见。因此，抗生素治疗时应考虑同时使用对厌氧菌有效的抗生素。甲硝唑是最常用于抗厌氧菌感染的药物。一般胆道梗阻和胆道感染较轻者，多能经对症处理后症状缓解，而于随后又反复发作。如果有可能，应尽量在缓解期施行胆道手术，以期达到彻底清除病灶的目的，而且有时可能需要做较复杂的手术。

对胆道感染的病情较重者，应考虑早期手术，以减少肝脏损害和避免发生严重的并发症。当病人的情况许可时，配合手术中胆道镜的应用，查明结石在胆道内的分布以及胆管系统的相应病理改变。在病情严重的病人，往往由于不宜做广泛的手术和过多的探查，所以手术后残余结石率比较高。单纯的胆总管切开取石引流的远期效果常不够满意，所以手术时往往要彻底清除胆管系统的结石，纠正胆管狭窄，并建立充分的胆肠内引流。

手术后经过T管窦道进行纤维胆道镜检查及取除残留结石，应作为原发性胆管结石外科治疗的一个重要内容。

一、肝内胆管结石

肝内胆管结石(intrahepatic lithiasis，hepatolithiasis)是指位于肝管汇合以上的结石，始病时单纯为肝内胆管结石者，称为原发性肝内胆管结石；结石的特性和形成的机制和原发性胆管结石相同。在肝内胆管中形成的结石，可以下降至胆总管，或因为有肝胆管的结石阻塞和肝管狭窄而始终停留在肝内胆管系统中。

肝内胆管结石属于原发性胆管结石的一部分，不过由于其分布在肝内胆管系统，所以在临床上有某些特殊性。在临床上，肝胆管结石占原发性胆管结石的13.7%~50.0%，但在尸检时，38.0%~82.3%的原发性胆管结石病人，肝内胆管含有结石。随着病期的早、晚和是否合并有肝外胆管病变，结石可以分布在肝内胆管的任何一个分支或广泛地存在于整个的肝内胆管系统；临床上发现以左侧的肝内胆管结石较为多见。近年由于CT检查的普遍使用，临床上发现早期的肝内胆管结石以位于左外上、右后下段肝胆管内较常见。肝内胆管结石的发病率在不同地区和不同的病人组之间有很大的差异，据1983—1985年对全国胆石手术病例的调查分析，肝内胆管结石平均约占全部胆石病例的 16%(表 54-2)。在我国的不同地区,肝内胆管结石的相对发病率有较大的差别。例如中山大学附属第一医院(原中山医科大学附属第一医院)的 1 293 例胆石症手术病人中,单纯为胆囊结石者 362 例,占 28.0%;合并肝内胆管结石者 388 例,占 30%;四川大学华西医院(原华西医科大学附属第一医院)6 317 例胆石症病人,胆囊结石 2 152 例,占 34.1%,肝内胆管结石 1 179 例,占 18.7%;上海市报道的 7 461 例胆石症手术病例,发现有肝内胆管结石者 340 例,占 4.55%;又如新疆医科大学附属医院报告的 1 290 例胆石症手术,有肝内胆管结石者 58 例,占 4.5%,其中 91.4% 发生在汉族病人,并且全部病人均是从他省移居至新疆者。从尸检的资料看,陆军军医大学(原第三军医大学)病理解剖教研室在重庆地区所做的 2 390 例尸检中,有胆石症者 50 例,其中有肝内胆管结石者 19 例,占胆石症的 38%,故其比例高于临床上的发现;但在中国人民解放军总医院的 1 993 例尸检中,发现有胆石者 140 例,其中肝内胆管结石 16 例,只占 11.4%。近年来的全国性或地区性的调查,均显示肝内胆管结石的相对发病率有明显的下降趋向,并且发病高峰年龄后移。

表 54-2 全国 11 298 胆石症手术病例结石部位的分析

胆石部位	例数	构成比 /%
胆囊结石	5 967	52.8
胆囊胆总管结石	1 245	11.1
肝外胆管结石	2 268	20.1
肝内胆管结石	1 818	16.1
总数	11 298	100.0

肝内胆管结石在亚洲的东亚和东南亚的一些国家和地区的发病率也很高。日本大系列的尸检和临床病例资料,肝内胆管结石占全部胆石的 7.7% 和 4.1%。

一般来说肝内胆管结石多见于原发性胆管结石症的高发区,但其间的比例并不恒定,在农村的发病率高于城市,并且近年来在农村中的相对发病率亦有下降的趋向。在城市中,由于胆囊胆固醇结石发病率升高,肝内胆管结石在胆石症中的发病率则显得相对下降。

肝内胆管结石的分布虽无一定的规律,但往往是从属于以下的三种类型或是其中的混合型:

1. 弥漫型结石　可自肝外胆管向上堆积,直至几乎充满整个肝内胆管系统。

2. 散在型　少数的结石散布于肝胆管的某些分支内,可能不合并肝外胆管结石,特别常见于两个肝内胆管的汇合处之上,该处管腔较为膨大,结石可能存留于该部不易下降。

3. 区域型　常发生于有结石梗阻或肝胆管狭窄的基础上,引流该部分肝组织的肝内胆管属支均充满结石,因而结石分布的范围可呈肝叶、肝段、亚肝段或半肝的区域性分布。结石容易发生于有解剖学变异而胆汁引流不畅的肝内胆管,例如右后肝管(图 54-7)。

肝内胆管结石常合并有节段性的肝萎缩及肝外胆管结石,临床上许多症状是由肝外胆管结石引起,如胆管梗阻及胆道感染;但亦有不少病人的结石只限于肝内胆管,例如当合并有肝胆管狭窄,而胆总管内无结石,在此种情况下,若不加以充分探查,手术时容易将结石遗漏,待手术后做逆行胆道造影或 CT 检查时,才被发现。

肝胆管结石症的基本病理改变是肝内胆管的炎症、狭窄及结石梗阻,含结石的肝胆管呈扩张,管壁增厚,纤维组织增生,有慢性炎性细胞浸润;较大的胆管壁内平滑肌、弹力纤维、腺体一般减少,每见管壁弹力纤维断裂、肉芽组织形成和溃疡修复等现象;与胆管伴行的门静脉支,常呈受压、扭曲、闭塞、管腔变窄,门静脉的血流量大为减少,门管区内门静脉支与肝动脉支所占的面积比例大为减少;与胆管伴行的肝动脉支呈代偿性扩张,数目增多,胆管周围血管丛增生,但表现有增生性血管炎,内膜增厚,管腔变狭窄,其结果是结石部肝脏的血流减少,更以门静脉血流减少最为显著,以致后期时肝脏的颜色变浅,呈灰色,与正常的肝叶组织间有明显的分界线。肝内胆管结石的另一显著改变是胆管周围纤维增生,汇管区纤维增生,甚至形成纤维束伸至肝实质内,造成肝脏的纤维化改变或合并胆汁性肝硬化均甚常见。

【临床表现】

当肝内、外胆管均存在结石时,临床上常见的是由于肝外胆管结石引起的胆道梗阻、感染的急性胆管炎症状。不合并肝外胆管结石的原发性肝内胆管结石亦往往有其特殊的临床表现,其特点可能与结石所处的位置、有无胆管梗阻或胆道感染而有所不同。肝内胆管结石常有肝区、胸背部的深在的而持续性的疼痛,影响睡眠,易致使用麻醉药成瘾。但是在早期的局限性结石的病人,症状可能很轻微或无自觉的临床症状。病人可以并发急性梗阻性化脓性肝胆管炎,例如位于一侧或肝叶内胆管的结

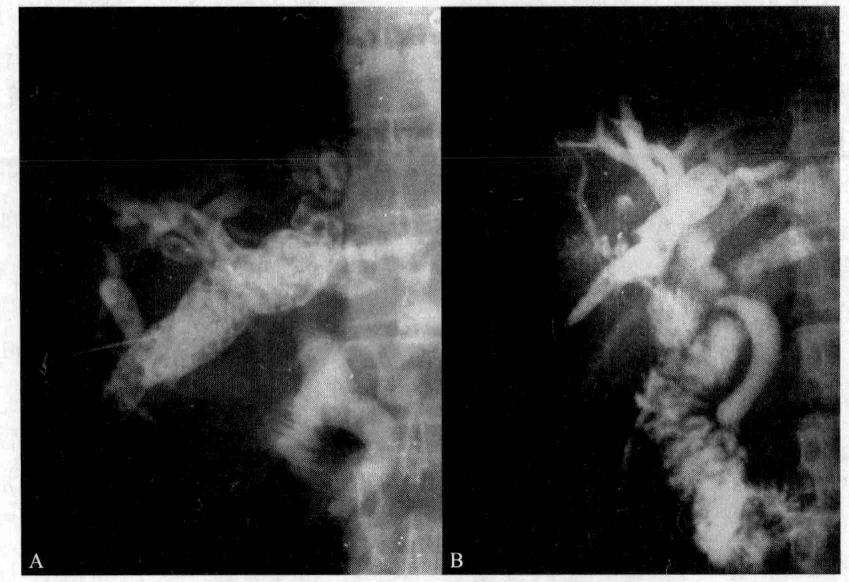

图 54-7 右肝后段肝内胆管结石胆道造影
A. PTC 显示右后肝管明显扩张,内充满结石;
B. 经 T 形管逆行胆道造影,见右后段肝管与左肝管汇合,扩张,内有残留结石

石,此时可有寒战、发热、一侧肝大、触痛、黄疸可无或较轻;晚期可发生败血症、休克,类似重症急性梗阻性化脓性胆管炎的表现。肝胆管脓肿可穿破至膈下,形成胆瘘,或穿破至肺,形成肝胆管支气管瘘。实验室检查发现与原发性胆管结石症相同,慢性期,可有血清碱性磷酸酶、谷氨酰转肽酶升高和不规则的血清转氨酶升高;B 型超声和 CT 对结石的诊断和定位均有帮助。MRCP 能提供较满意的有助于诊断的照片。

【治疗】

肝内胆管结石的彻底治疗,仍然是胆道外科中的困难问题,治疗原则上应是彻底清除结石、去除病灶、通畅引流,但由于病变情况的复杂性,往往存在很多困难,以致手术后的复发率高,再次手术常见。根据全国范围内对 1981—1985 年 5 年来 4 197 例肝内胆管结石手术病人的调查分析,结果为手术后并发症发生率为 13%,手术死亡率 1.9%,手术后残留结石率 30.4%,尤以右肝后叶内的残石率较高,手术效果亦明显差于其他部位的结石。约 1/4 的肝内胆管结石病人,合并有肝胆管狭窄,因而大大增加了手术治疗的复杂性。绝大多数的肝内胆管结石病人是因为急性胆道感染而入院治疗,所以在手术前许多病人已有严重的并发症如肝脓肿、败血症、休克、胆道出血、肝叶萎缩、肝硬化等,在急症期施行手术者占多数,加以病情严重,故往往影响手术治疗的结果,手术后并发症率高,残留结石率高,再次手术率也高。

肝内胆管结石的手术治疗方法包括:胆管探查取石、胆肠内引流术、肝叶切除术等,此等手术常是根据病变的部位及性质而联合使用。

肝内胆管结石局限在肝内胆管内,所以在肝内呈有规律的节段性分布,只有切除病变含石的肝段或肝叶之后,才能达到彻底清除病灶的目的。从以往的经验和国内大系列病例报告,以肝叶切除术为主的治疗效果最佳,远期结果达到优、良者可在 90% 以上。与经胆道镜的取石和扩张治疗相比,肝叶(段)切除远期结果有较低的结石和胆管狭窄复发率,并且可防结石部胆管癌变。

肝内胆管结石的自然过程,据来自日本的 1 份报道,311 例肝内胆管结石在保守治疗下观察 17 年,122 例初诊时无症状,14 例(11.3%)出现了症状,平均为 3.42 年;其中 9 例(64.3%)发生肝外胆管结石,22 例初诊时有症状者,50% 因胆管炎、肝脓肿死亡,5 例胆管癌,均发生在萎缩的肝叶上。因此得出的结论是肝内胆管结石合并肝叶萎缩或有临床症状者应该施行手术。特别值得注意的是肝内胆管结石与胆管癌的问题。

海军军医大学附属第三医院(东方肝胆外科医院)1 648 例原发性肝内胆管结石手术中,24 例手术同时发现有胆管癌,占 16.7%;116 例手术后随访过程中发现胆管癌,占 3.7%。肝内胆管结石手术时发现合并胆管癌的发病率不等,中国台湾 2.4%、中国香港 10%、韩国 11%。

国内所施行的肝叶切除术治疗肝内胆管结石,85% 左右为肝左外叶切除。这一方面是由于左侧的肝内胆管结石较常见,同时亦由于肝左外叶切除术比较简单易行的缘故。肝右叶切除术治疗肝内胆管结石尚较少应用，其原因是肝右叶的体积大，同时肝右叶切除在技术上比较复杂（图 54-8，图 54-9）。当前可以根据肝脏的节段性解剖结构的特点，选择性地施行肝右叶的肝段切除术，以彻底清除肝内病灶和最大限度地保留正常的肝组织。此手术用于治疗肝右叶后段的结石最为适用。

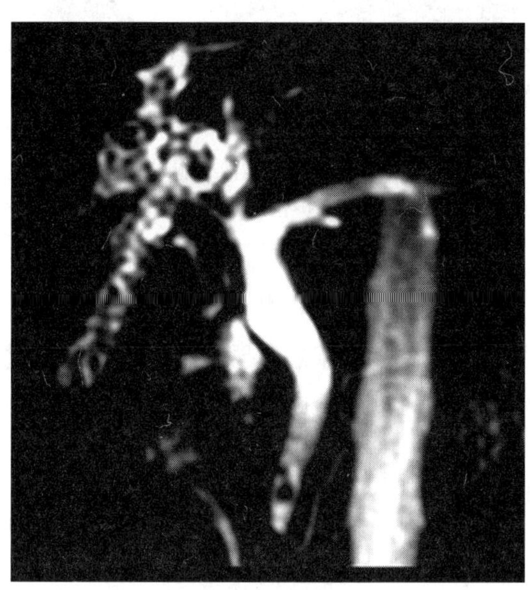

图 54-8　肝内胆管结石 MRCP 图像
可见肝右叶萎缩，右肝管狭窄，右侧肝内胆管扩张、充满结石

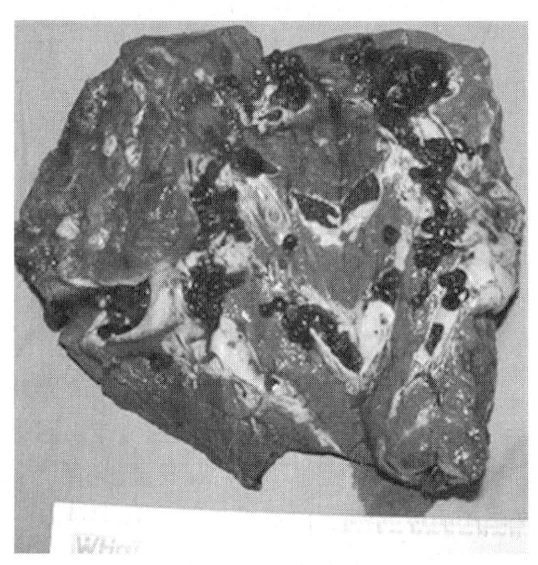

图 54-9　肝切除标本
右肝切除标本剖面，肝内胆管充满色素性结石

肝内胆管结石手术后残留结石率很高，这是影响治疗效果和手术后症状复发的主要原因，一般发生于 1/3 的手术病例，因此手术后胆管镜清除结石应是手术治疗的组成部分，使病人在出院时的残留结石率低于 5%，以期降低手术后的症状再发和再次手术率。手术后的经引流管窦道胆道镜器械取石，应该是肝内胆管结石外科的继续治疗。

肝内胆管结石手术后并发症的发生率高和死亡率高的原因，常与手术前因急性发作已经出现严重并发症有关。因此应加强早期处理，避免当病情发展至晚期时才被迫施行手术。

二、炎症性胆管狭窄

炎症性胆管狭窄（inflammatory stricture of bile duct）是胆管结石和胆道感染所引起的胆管壁的破坏、溃疡形成、瘢痕组织增生的结果，在狭窄部位胆管壁结构被破坏、弹力纤维层中断、胆管壁及胆管周围胶原纤维增生，最后因瘢痕挛缩而致胆管管腔狭窄。狭窄多呈环状，在狭窄环的上、下方，胆管黏膜正常，有时，狭窄亦可为节段性或多发性，最常发生在肝胆管的汇合处。肝内胆管结石时合并肝胆管狭窄很常见，全国 4 197 肝内胆管结石手术病例的调查中，在 3 938 例有明确记载者，956 例合并肝胆管狭窄（因属于手术时发现，多为 1~2 级的肝胆管狭窄），平均占 24.28%；而在四川、湖南、广东等一些南方和西南部的省份中，肝胆管狭窄约见于 41% 的肝胆管结石手术病例。肝胆管狭窄若果未得到处理，又常是使肝内胆管结石手术治疗失败的主要原因。

炎症性胆管狭窄多见于肝总管上端和左、右肝管汇合部，狭窄多为局限性或环状，狭窄上方肝胆管扩张，重者可呈囊状扩张，内含色素性结石（图 54-10）。肝胆管的炎症性狭窄常伴有肝内胆管结石。长时间的肝胆管狭窄梗阻，可引起肝实质的严重改变，如肝纤维化、萎缩，余下的肝组织则呈代偿性增大，因此，肝脏的形态发生改变，代偿增大的肝脏将以下腔静脉为轴心向对侧旋转移位：例如有右肝管狭窄时，增大的左肝将向右后方旋转移位，若果胆囊仍在原位，则胆囊的位置将移至右侧结肠旁沟的上方。诊断可通过胆道造影及手术中探查确定。当前，CT 扫描照片能较好地显示肝胆管狭窄后扩张、结石、肝叶萎缩及移位（图 54-11）。有时胆管的炎性狭窄与硬化型胆管癌不容易鉴别，故手术中应采取狭窄部组织做病理切片检查，以明确诊断。

当肝叶或一侧肝胆管狭窄以上伴有广泛的肝内胆管结石及肝实质的破坏、纤维化时，治疗上一般采用肝叶或半肝切除术；对于肝门部左、右肝管的开口狭窄者，则应将狭窄处彻底切开，清除肝内胆管结石后，行肝门部的肝胆管成形术，以及肝胆

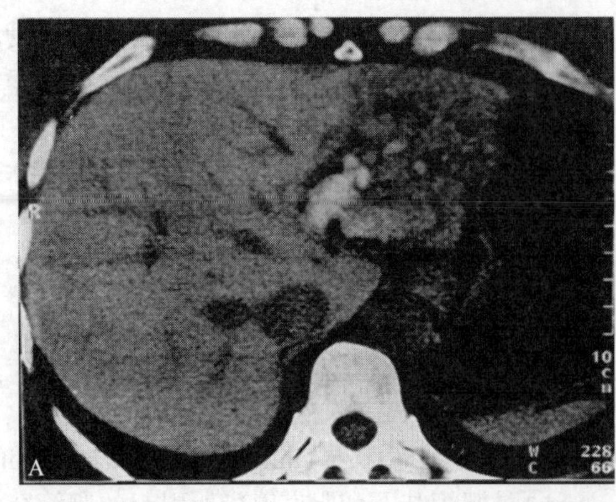

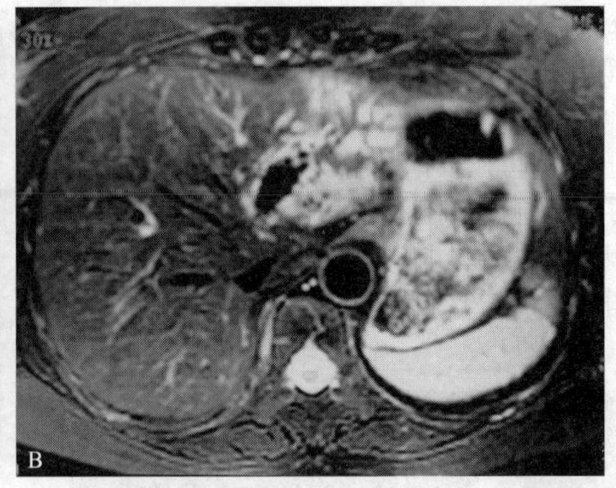

图 54-10　肝内胆管结石的 CT 与 MRI 图像比较

A. 左侧肝内胆管结石肝区 CT 平扫，显示左肝管内结石，肝内胆管扩张，左肝密度减低；B. 左侧肝内胆管结石肝区 MRI T_2 加权像（同一病人），显示左肝内胆管扩张更为明显，结石在扩张的胆管呈低信号

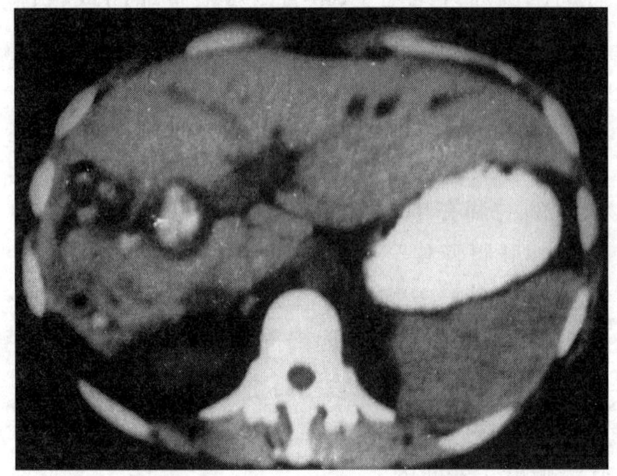

图 54-11　右肝结石及右肝管狭窄

CT 平扫显示右肝内胆管结石伴肝管狭窄，右肝萎缩左肝增大，肝门向右移位。手术：肝右叶切除

管空肠 Y 形吻合术。若病变的情况比较复杂，可以施行肝门部左、右肝管的广泛联合切开，清除各肝内胆管分支内的结石和做一广口的肝管空肠吻合术。有时可以同时行切除病变的肝组织的联合手术，务必对肝内胆管的病变做到充分的处理，以保持胆汁引流通畅和避免再狭窄发生。

三、手术后胆管内残留结石

胆道手术后胆管内结石残留（residual stones），影响手术的治疗效果。残留结石复可引起严重并发症。肝内胆管结石手术后残留结石的发生率很高，如陆军军医大学第一附属医院（原第三军医大学第一附属医院，重庆西南医院）肝胆外科 1975—1982 年，702 例次胆结石手术中，胆道残留结石 156 例，残石率为 22%；其中肝外胆道手术后残留结石 20/333 例，占 6%；肝内胆管手术后残留结石 136/369 例，占 36.85%。又如对全国 4 197 例肝内胆管结石手术病例的调查，1 274 例术后有残留结石，占 30.36%。

【治疗】

手术后胆管内的残留结石有一部分可以通过胆总管下端或胆肠吻合口排至肠道内，但在更多的情况下，由于存在一些不利的因素，如结石的体积过大、嵌顿、梗阻于肝内胆管、处于肝内胆管的低位位置或伴有肝胆管的炎性狭窄性改变等，便常不能自动排出。有时，长时间梗阻于胆总管下端的结石，可由于结石的压迫形成胆总管十二指肠内瘘，结石可通过瘘管排出，在行纤维十二指肠镜检查时，可以见到十二指肠乳头旁的内瘘。对胆管残留结石的处理，可以分为药物溶石和机械取石或排石的治疗方法。

1. 药物溶石　最早使用于溶解胆总管内的残留胆固醇性结石，通过胆管引流管灌注氯仿及乙醚将结石溶解，由于药物所引起的不良后果，此法目前已不再采用。曾经使用不同溶剂灌注溶石方法，亦已经被内镜下机械取除结石所代替。国内的残留结石以胆色素结石为主并且常伴有胆管狭窄，钙与黏蛋白、胆红素等物质可以影响溶石的效果，故溶石治疗的结果多不满意。

2. 机械取石或排石　利用液体射流的原理制成胆道震荡排石仪，可以通过导管灌流排出胆管内的结石，但当有急性胆管炎、结石嵌顿、胆管狭窄时不宜使用。以纤维胆道镜经 T 管瘘管直接取除胆管内结石是目前清除肝内、外胆管残留结石的最有效的方法，其成功率较高，经过反复多次取石，常可以将分布在肝内胆管的多个分支内的结石取尽，对部分性的胆管狭窄，亦可以进行扩张治疗。对于没有安放 T 形管的胆总管下端残留结石病人，可以通过纤维十二指肠镜切开 Oddi 括约肌，结石可以自行排出；或通过取石网的帮助，取出结石。如果胆管内结石过大器械操作有困难时，可结合震波碎石或术中碎石器粉碎结石后取出。

当肝胆管内残留结石合并有严重的胆管狭窄、胆道感染、肝实质的损害需要施行手术处理而结石又未能有效的清除时，则宜根据病情再施行手术，在治疗肝及胆管的病变同时，彻底清除结石，所以在肝内胆管结石症的病人，再次手术率高于一般的肝外胆道病变。

第九节 胆道寄生虫病

一、胆道蛔虫

胆道蛔虫症(biliary ascariasis)是指蛔虫窜入胆道后所引起的一系列临床症状。蛔虫是国内极常见的肠道寄生虫，正常寄生在小肠的中段，当有某种原因使内在环境改变时，如消化道功能紊乱、高热、驱虫不当、饮食不节、胃酸过低、Oddi 括约肌功能失调及其他的刺激，肠道内蛔虫可上行，钻入胆道内。蛔虫两端尖细，有钻孔的习性，亦是易发生胆道蛔虫症的原因。

【病理】

蛔虫钻入胆道时，由于其机械性刺激，首先引起 Oddi 括约肌的强烈痉挛，所以发生持续的剧烈的绞痛的症状。有时，蛔虫体嵌顿于痉挛的括约肌处，有一半的虫体仍留在十二指肠内，通过 X 线钡剂检查或纤维十二指肠镜检查可发现部分虫体仍留在十二指肠内。当蛔虫全部进入胆道内后，持续性绞痛可以突然停止，并转为阵发性绞痛。进入胆道内的蛔虫，可以停留在胆总管内，或继续向上至肝内胆管，以进入左侧肝胆管内较为常见；蛔虫经过胆囊管进入胆囊腔内者则较少见。蛔虫是否能自行退出或只是在死亡之后随胆汁排出胆道，尚未有定论。根据遵义医学院对胆道蛔虫病人通过静脉法胆道造影随诊观察，在临床症状消失后，约在 1/3 病人中，仍可见蛔虫留在胆道内的影像。蛔虫在胆管内存留一些时间之后，便死亡并逐渐解体，但蛔虫的角皮层可以在胆管内保存较长的时间，直至最后成为片段随胆汁排出或作为异物成为形成胆结石的核心。在蛔虫结石中，蛔虫角皮的横纹仍可辨认。雌性蛔虫进入胆道内后，死亡之前仍可继续排卵，因而可在引流的胆汁中找到蛔虫卵，蛔虫卵亦可存在肝组织内，刺激周围组织反应，引起肝脏的蛔虫性肉芽肿(ascaris granuloma)。当肠道内蛔虫的数量较多时，特别是在儿童，可以同时或相继有多数蛔虫进入胆道内。未合并胆道感染的胆道蛔虫症，临床上一般不出现黄疸或黄疸很轻；晚期病人，当合并胆道的化脓性感染时，则黄疸加重。

胆道蛔虫症若果未能得到及时的处理，晚期可引起严重的并发症。并发症多为由蛔虫引起胆道的梗阻及感染，常见的有急性化脓性胆管炎；肝脓肿，在脓肿腔内有时可见蛔虫的尸体；胆管结石；胆道出血；蛔虫性肉芽肿。有时，肝胆管内蛔虫可穿破肝包膜进入腹膜腔内，并引起胆汁性腹膜炎，或引起胆总管穿破。儿童的胆管壁较薄，当有多数蛔虫进入胆道内时，可引起胆总管壁的坏死、穿孔。有时蛔虫亦可以进入胰管，引起急性胰腺炎。

【临床表现】

胆道蛔虫症多见于儿童及青少年，病人在发病之前可以毫无症状，随即突然发生强烈的上腹部绞痛，疼痛位于剑突下方，持续不停，可以为强烈的“钻顶”痛，疼痛难忍，以致病人坐卧不安，捧腹屈膝，但始终未能找到一个舒适的体位。疼痛开始时可伴有恶心、呕吐。起病初期，一般无发冷、发热等胆道感染症状。病人可呕吐蛔虫，常有呕吐蛔虫或粪便排出蛔虫的病史。上腹部持续绞痛经过一段时间或经过抗痉挛药物治疗后，绞痛可能突然停止，经过片刻，绞痛又发作。在疼痛停止的间歇，可以无任何自觉症状，儿童病人又可恢复玩耍。病程早期，一般均无黄疸。

病程晚期，如疼痛继续 48 小时以上未能缓解时，病人在疼痛的间歇期可感到右上腹部持续性疼痛。如果有多数蛔虫进入胆道及继发胆道感染时，可出现寒战、发热，出现黄疸，临床上表现为急性胆囊炎及急性胆管炎的症状。如果病情持续不能缓解，则可能出现多种严重并发症，例如急性化脓性胆管炎、胆道出血、肝脓肿等。

在发病早期，疼痛间歇时，腹部检查常未能发现阳性体征，故查体的发现与病人所表现的严重症状不符合；疾病晚期，临床上则为肝 - 胆道感染的一些并发症的表现。

【诊断】

胆道蛔虫症早期的典型持续性绞痛和不相称

的缺乏明显体征的腹部检查发现,可作为临床诊断依据,其符合率一般较高。早期时纤维十二指肠镜检查有时可发现蛔虫仍有部分在十二指肠内,可用异物钳将其取出。静脉法胆道造影可能发现在胆总管内蛔虫的阴影。B型超声检查可发现胆总管内蛔虫的典型的平行双边形条状影,可以除外胆道结石,对临床诊断帮助较大;同时,连续多次的B型超声检查,可以帮助判别蛔虫是否已退出胆道,但当蛔虫已上达至肝内胆管或在晚期时蛔虫已在胆道内腐败、解体之后,则B型超声诊断的准确度降低。发病后期B型超声检查有助于发现胆道蛔虫症可能引起的并发症,如急性胆囊炎、胆石、肝脓肿等。

【治疗】

1. 非手术治疗　胆道蛔虫症发病早期,一般采用中西医结合非手术治疗,治疗方法包括:①解痉止痛,可针刺鸠尾、上脘、足三里、太冲、肝俞、内关等穴位;药物可用阿托品、山莨菪碱、颠茄、丙胺太林等胆碱能阻滞剂,必要时给予哌替啶;②药物驱蛔虫,如枸橼酸哌嗪(驱蛔灵);③中药利胆排蛔虫方剂。

2. 内镜治疗　在胆道蛔虫症急性发作时,可做纤维十二指肠镜检查,若发现蛔虫尚未全部进入胆道内,可将其钳夹取出;当蛔虫已全部进入胆道内时,可将Oddi括约肌切开并将异物钳伸入至胆总管内将蛔虫钳夹取出。如果已经并发急性胆管炎,则宜在取虫之后,放入一根鼻胆管引流导管,引流胆汁并控制胆道感染。

3. 手术治疗　在非手术治疗下症状不能缓解或出现并发症者,应及时用手术治疗。手术的指征有:①早期经纤维十二指肠镜取虫失败者;②非手术治疗3天以上症状仍未能缓解;③伴有急性胆囊炎或急性化脓性胆管炎;④腹膜刺激征明显;⑤合并肝脓肿或急性胰腺炎疑有胰管蛔虫者;⑥合并胆管结石及明显梗阻性黄疸;⑦有胆道出血并发症。手术时切开胆总管后,尽量将肝内、外胆管中的蛔虫取尽,按摩肝脏,有助于肝内胆管蛔虫排出,亦可用吸引器对着肝内胆管开口处吸出蛔虫。手术台上胆道镜有助于将肝内胆管内的蛔虫取出。手术毕,应放置管径较粗的T形管,以便于手术后胆道内蛔虫排出。手术后应定期驱蛔虫治疗。有时,肠道内蛔虫可以在手术后期再次进入胆道内并沿T形管排出。

二、华支睾吸虫

华支睾吸虫病(clonorchiosis sinensis)是我国农村水网地区分布很广的地方流行病,广东、福建、四川、贵州、湖南、安徽、江西、江苏、山东、河南、河北、北京、黑龙江及台湾等地都有流行或病例报告。在流行地区,人因喜食生鱼、生虾而受感染,其在肝胆系统中成虫长约1.5cm,宽约5mm。寄生在胆道内的寄生虫可多至数百条,因而可引起胆管梗阻;寄生虫可引起继发的胆道感染;寄生虫对胆管黏膜的刺激,可引起黏膜上皮增生、胆管和门脉周围结缔组织增生,在有的病人,甚至可诱发胆管癌。死亡的虫体、虫卵可成为原发性胆总管结石及肝内胆管结石形成的核心,胆石多分布在左侧肝脏胆管内。

华支睾吸虫感染以儿童及青壮年多见,流行地区如广州市,约40%的胆道外科疾病是由华支睾吸虫引起,其中并发胆道结石者多达60%。目前因能注意饮食卫生,发病率已大为降低。诊断可经粪便检查及十二指肠引流液检查发现虫卵而确定。当并发胆管结石和胆道感染时,常需手术处理胆道的病变,对华支睾吸虫感染则用药物治疗,如氯喹、硫双氯酚、六氯对二甲苯、呋喃丙胺等。

三、胆道姜片虫

姜片虫寄生于小肠内,人多因生食水生植物如红菱、荸荠等而被感染,成虫偶尔可侵入胆道引起机械性梗阻和化脓性感染。术中胆道造影时可见胆管增宽、胆管内的柱形或弧形扁平阴影、胆管壁局部锯齿状变形等改变。手术取出寄生虫并引流胆管;口服去氢依米丁(去氢吐根素)以治疗姜片虫病。

四、其他寄生虫病

胆道尚可因其他的寄生虫病发生梗阻及感染,如肝包虫囊肿穿破子囊排出至胆道内引起梗阻、胆总管血吸虫肉芽肿梗阻。

第十节　急性梗阻性化脓性胆管炎

急性梗阻性化脓性胆管炎(acute obstructive suppurative cholangitis,AOSC),是急性化脓性胆管炎的严重阶段,1983年中华外科学会在重庆召开的胆石研究会议上,将其定名为重症急性胆管炎

(acute cholangitis of severe type, ACST),目前这两种名称均常见于国内的外科学教材和期刊上,代表着相同的含义。此症多发生于有较完全的胆管梗阻和有较重的胆道感染,特别是当同时有厌氧菌的混合感染时;亦常发生于全身抵抗力降低的病人,如在老年、肿瘤晚期的病人。恶性胆道梗阻的内引流及经皮插管外引流术,因导致胆道感染,若引流不畅,常发生急性化脓性胆管炎。急性梗阻性化脓性胆管炎亦可发生于主要肝胆管的梗阻及感染,此时常称为急性梗阻性化脓性肝胆管炎(acute obstructive suppurative hepatic cholangitis, AOSHC)。

【病因】

引起急性梗阻性化脓性胆管炎的原发性疾病多为胆管结石及胆道感染,恶性胆管梗阻病人施行介入胆管引流后合并急性梗阻性化脓性胆管炎亦不少见,因而此病在老年、原发性胆管结石及胆道蛔虫病较多的地区较常见。由于在不同的地区胆结石的种类及其分布有所不同,所以诱发急性梗阻性化脓性胆管炎的原因亦可因不同地区而异。1989 年在成都市召开的第四届全国胆道外科学术会议时所报告的 6 573 例中,主要病变和诱因是胆道蛔虫病和肠道致病属菌感染、胆管结石、胆管狭窄。

除胆管结石外,肝内、外胆管的炎症性狭窄亦是导致急性梗阻性化脓性胆管炎的重要因素。炎症性胆总管及肝胆管狭窄常合并于原发性胆管结石,狭窄有时是多发性的,因而有时肝外胆管梗阻虽经过引流,感染的症状仍未能缓解,其原因是在肝内胆管可能仍有狭窄。在此种情况下,胆管系统有分级狭窄并引起症状的现象。最常遇见的情况是用胆总管十二指肠吻合术治疗胆管下端梗阻时,若肝内胆管仍有狭窄及梗阻,手术后可迅速发生严重的急性化脓性肝胆管炎。

引起急性梗阻性化脓性胆管炎的细菌种类与一般胆道感染相同,主要为革兰氏阴性细菌,如大肠埃希菌、变形杆菌、铜绿假单胞菌等,其中以大肠埃希菌最多见。胆汁细菌培养的阳性率为 95%~100%。厌氧性细菌感染亦较多见,胆汁的厌氧菌培养阳性率可达 80% 以上。当有厌氧菌及需氧菌的混合感染时,急性胆管炎的临床过程加重。厌氧菌中以类杆菌属多见。在原发性胆管结石病人,择期手术时胆汁细菌培养的结果,均显示胆汁中的细菌计数超过 100×10^6/L,曾经做过胆道手术的病人,胆汁中的细菌数亦同样增高,说明胆道内经常带有大量的细菌,故易发展成为重症的急性胆管炎。

【病理】

急性梗阻性化脓性胆管炎的基本病理改变是胆道的梗阻及感染。胆总管常呈显著扩大、壁厚、黏膜充血、水肿,黏膜面上常有多数性溃疡;胆管内压升高,装满臭味的脓性胆汁。肝脏呈充血、肿大,镜下见肝细胞肿胀、胞质疏松不均,肝细胞索紊乱,肝窦扩张,胆管壁及周围有中性多核白细胞及淋巴细胞浸润,胆汁淤滞;较晚期者有大片的肝细胞坏死以及多发性肝脓肿。病人临床上一些表现和大片的肝细胞坏死有关。当梗阻发生于一侧的肝胆管时,则往往肝脏的一侧呈较严重的改变,而对侧的改变比较轻。

晚期病人,由于胆管梗阻而致胆道内压力升高,胆小管溃破,含大量游离胆红素颗粒的胆汁可经坏死的肝细胞而进入肝窦,形成胆小管 - 肝静脉或门静脉分支瘘,含胆红素颗粒的混合性血栓(胆沙性血栓)可见于肝小叶中央静脉、小叶旁静脉、肝静脉及其分支,并可经下腔静脉进入肺循环,发生肺动、静脉内的胆沙性血栓栓塞,可以发生局灶性肺梗死。

重症急性梗阻性化脓性胆管炎致死亡的原因,多与大量的细菌及细菌毒素从胆汁进入血液循环有关,此等病人的血培养时多生长与胆汁中相一致的细菌。细菌入血与胆道内高压有关。胆道系统与血液循环的联系甚为密切,当胆管内的压力稍微超出肝胆汁的分泌压力时,胆道的内容物便可通过毛细胆管与肝脏血窦间的沟通或坏死的肝细胞间逆流至血液循环内;用放射性标记的细菌注入胆道内后,当压力稍微超过肝胆汁的分泌压力时,细菌便可在血液循环中出现,并且血液内的细菌量与注射的细菌量成比例。

【临床表现】

急性梗阻性化脓性胆管炎病人常表现有上腹痛、寒战、高热、黄疸、低血压,甚者更可以有发绀、昏迷乃至死亡。

阵发性上腹痛、寒战、高热、恶心、呕吐继而出现黄疸的一系列临床症状见于绝大多数的病人,腹痛的性质可因原有的病变不同而各异;如胆总管结石、胆道蛔虫多为剧烈的绞痛;肝管狭窄、胆道肿瘤梗阻等则可能为右上腹、肝区的剧烈胀痛。黄疸随病程的长短和胆道梗阻的部位而异;病程长者,多有明显的黄疸。黄疸来源于胆管的梗阻及肝细胞的急性损害;病程短者,黄疸可能较轻或暂未出现;

由一侧肝胆管阻塞引起的急性梗阻性化脓性肝胆管炎，可能不表现黄疸或黄疸较轻。高热亦常是此症的特点，体温一般在39℃以上，不少病人达到40~41℃，有时每天可能有不止一次的寒战和弛张高热。

低血压是此症的一个重要表现，多发生于病程的晚期，在腹痛、寒热以后出现，但病情严重者亦可在发病早期数小时后出现。出现低血压之前，病人常有烦躁不安、脉搏增快、呼吸迫促，有时血压可一度略呈升高，随后很快地下降，严重者出现感染性休克，脉搏弱而快，神志恍惚，烦躁不安，继之可发生发绀、昏迷，严重者可在数小时内死亡。

病人多有程度不同的黄疸，约20%的病人亦可无明显的黄疸。腹部检查发现主要为右上腹及剑突下区有明显压痛、肌肉紧张、肝脏肿大、肝脏压痛及叩击痛等。位于肝总管及胆总管的梗阻，肝脏多呈一致性的肿大并有压痛，有时胆囊亦呈肿大；若梗阻位于一侧的肝管，则肝脏常呈不均匀的肿大，以病侧肿大显著，并有明显的触痛，常难与肝脓肿区分。

实验室检查发现常与一般的严重胆道感染相同，白细胞计数常高于20×10^9/L，其上升程度常与胆道感染的严重性成比例。部分病人血培养有细菌生长。肝功能常呈损害，尿中常有蛋白及颗粒管型。代谢性酸中毒及低钾血症均较常见。

四川大学华西医院（原华西医科大学附属第一医院）1 635例急性梗阻性化脓性胆管炎的分析，将病情分成四级。

Ⅰ级：单纯AOSC。

Ⅱ级：感染性休克。

Ⅲ级：肝脓肿。

Ⅳ级：多器官功能障碍综合征。

病情分级可以有利于对情况的判断和在不同组别之间治疗效果的比较。

【治疗】

急性梗阻性化脓性胆管炎是一紧急的情况，严重威胁病人生命，解除胆道梗阻是救治急性梗阻性化脓性胆管炎病人，促使病情向好的方面转化的基本措施，临床上应依具体病情，因势利导，积极抢救，勿延误治疗时机。对发生感染性休克病人，治疗应包括：

1. 抗休克措施　如输液、输血补充血容量，必要时应用升血压药物；纠正代谢性酸中毒；预防急性肾功能不全的发生及使用肾上腺皮质激素。

2. 抗感染措施　全身抗生素应用宜含广谱抗生素及对厌氧菌（特别是类杆菌属）有效的抗生素。

3. 全身支持治疗　如止痛、解痉、纠正脱水，静脉内给予维生素K、维生素C。

全身治疗的目的是改善病人的情况并为手术治疗作准备。部分病人经上述紧急处理后，若病情在数小时内趋于稳定，血压保持平稳，腹痛减轻，体温下降，病人安静，全身情况好转者，一般可于度过急性期之后，再择期施行手术。若经过紧急处理，在数小时内病情未能稳定，血压仍不能维持，腹痛症状不缓解或再有发冷发热、白细胞计数甚高者，则应积极地进行急症手术。因为当有胆管梗阻、胆管内积脓等情况下，一般性处理多不能达到预期的效果，过分延长非手术治疗的时间，反而加重肝实质的损害，加重感染及休克对全身的不良影响，增加发生急性肾功能不全的机会。掌握手术治疗的时机对降低手术死亡率有很重要的关系。在发病24小时内手术者，死亡率最低，若在发病后72小时以上因出现严重并发症被迫手术者，则死亡率剧增。致死的原因常是休克不可逆转、全身感染、肾功能不全、多发性肝脓肿、肝衰竭、多器官衰竭。急性梗阻性化脓性胆管炎是导致良性胆道疾患病人死亡的最重要的原因。

手术治疗的目的应是解除梗阻和引流胆道，所以手术应该是简单有效，常用的手术方法是切开胆总管探查并放置T形管引流。手术时必须注意解除引流口以上的胆管梗阻或狭窄，故手术当时引流口上方胆管应有胆汁流出。若病变属于肝胆管及胆总管下端的双重梗阻，则胆道引流管的一臂必须放置于肝管梗阻处的上方，手术才能达到目的。手术后需维持全身治疗，待病情平稳后，再做逆行胆道造影，根据发现做进一步处理的准备。

有胆总管下端梗阻、重度阻塞性黄疸、由肿瘤所引起的急性梗阻性化脓性胆管炎病人，可行经皮肤肝穿刺肝胆管置管引流（PTCD）、经纤维十二指肠镜胆管插管引流，或当有胆囊肿大时，亦可做胆囊穿刺置管，但其效果不如胆管引流的作用来得直接。由嵌顿于胆总管下端开口处结石所引起的急性梗阻性化脓性胆管炎，可以经纤维十二指肠镜切开Oddi括约肌以解除梗阻。对已有MODS的极危重病人，应行内镜或介入胆管引流，争取早期达到胆道减压，可以提高手术治疗的效果，减少手术后多器官衰竭的发生。

急性梗阻性化脓性胆管炎是导致良性胆道疾患病人死亡的最主要原因，死亡率一般在25%左右，早期诊断和采取必要的手术处理的情况下，死亡率有所降低。引起死亡的最常见原因是由于胆道感染所致的多系统器官衰竭(MSOF),器官衰竭发生频率的顺序常为:肝、肾、肺、胃肠道、心血管、凝血系统、中枢神经系统,而死亡率高低与受累器官数成正比。最重要的预防措施是及时掌握手术引流胆道的时机,避免过多地依赖抗生素或过分的延误。

第十一节 胆道肿瘤

一、胆囊肿瘤

(一) 胆囊良性肿瘤

胆囊的良性肿瘤并不常见,偶尔在胆囊结石行胆囊切除术时,在切除的胆囊标本上,发现有息肉或腺瘤;有时,在胆囊造影或超声图像的照片上,可发现附在胆囊黏膜上的固定性的充盈缺损,此种情况最常见者为胆固醇性息肉(cholesterol polyp),其次为腺肌瘤(adenomyoma)、炎症息肉,而真正的腺瘤只约占 4%。

胆囊息肉:当前在普遍使用B型超声诊断仪和诊断技术不断提高的情况下,胆囊息肉是一个经常遇到的情况,由于在B型超声屏幕上,常难于确定病变的确切性质,故常使用胆囊黏膜隆起性病变这一描述,其特点是在胆囊黏膜上的强回声的隆起性病变,不随病人体位转动而移动,并缺少结石的特征性声影。

良性的胆囊黏膜息肉样病变可包括以下情况:①胆固醇性息肉;②炎症性息肉;③腺瘤性息肉;④腺肌增生;⑤其他少见病变。

1. 胆固醇性息肉 这可能是胆囊胆固醇沉着征的一种类型,最为常见,它本身并不是真正的肿瘤,体积常较小,直径 <1cm,并有蒂。结集的胆固醇晶体有细蒂与胆囊黏膜相连接,常为多发性;显微镜下可见息肉具有结缔组织蒂、微血管、分支的绒毛样凸起;有密集的泡沫状巨噬细胞与胆囊胆固醇沉着症时所见者相同。胆固醇性息肉脱落至胆囊腔内之后是否可成为胆囊结石形成的核心是值得注意的问题。脱落的胆固醇性息肉经 Oddi 括约肌排出时可引起胆绞痛和急性胰腺炎。

2. 炎症性息肉 可以单发或多发,直径常 <1cm,常合并有慢性胆囊炎及胆囊结石。

3. 腺瘤性息肉 胆囊的腺瘤性息肉(adenomatous polyp)可呈乳头状或非乳头状,属于真性的肿瘤,可为单发或多发,直径为 0.5~2.0cm,有时可更大,甚至充满胆囊腔。腺瘤性息肉可合并慢性胆囊炎及胆囊结石,并一直被认为是潜在的恶性变,可能发展成为乳头状腺癌。乳头状腺瘤可发生出血、坏死,有时脱落至胆囊腔内。

4. 腺肌增生或腺肌瘤 属于胆囊的增生性改变,可呈弥漫性或局限性改变,其特点是过度增生的胆囊黏膜上皮向增厚的肌层陷入,造成局部狭窄,或在胆囊的顶部有局限性的充盈缺损,但有造影剂进入其中央,犹如脐状。

【治疗】

胆囊息肉样病变在以往临床诊断较为困难,多是胆囊切除术时的偶然发现,亦间有在手术前胆囊造影术时发现胆囊黏膜上的充盈缺损。自从普遍应用B型超声检查之后,胆囊黏膜的息肉样病变却较常见,但在超声检查之下,对确定病变的性质和是否有恶性改变,甚为困难。因而胆囊息肉在采用胆囊切除术的手术指征方面,学者间仍抱有不同的态度。

一般认为直径在 0.5cm 以内的胆囊息肉常为良性病变,在 1.0cm 以上者,则可能为腺瘤样息肉或有恶性改变。但是,从国内所报道的手术病例看来,胆囊息肉的恶性变的比例不一致,这可能与胆囊切除术手术标准的选择不同有关系。综合国内 7 所医院的胆囊息肉行胆囊切除术 241 例,其中 175 例(72.6%)为非肿瘤性,包括胆固醇性息肉、炎性息肉、腺肌瘤、黏膜增生等;66 例(27.4%)为肿瘤性,包括非乳头状腺瘤、乳头状腺瘤、腺瘤恶变、腺癌。全组中在手术前B型超声诊断为胆囊息肉样变施行手术者,恶性病变的发生率为 5.4%;但在诊断为肿瘤性病例的 66 例中,恶性病变的发生率为 19.7%。因此提高对胆囊息肉样病变的鉴别诊断,很有必要。当胆囊息肉伴有临床症状、胆囊结石、直径≥ 10mm、无蒂、在观察过程中体积增大者,应行胆囊切除术;对于直径≤ 5mm 的病变而无临床症状者,可追踪观察。

(二) 胆囊癌

胆囊是肝外胆道癌的好发部位。胆囊癌(carcinoma of gallbladder)虽然不常见(占消化道恶性肿瘤的第 5 位,占同期胆道病手术的 1%~2%),

但是临床上的治疗效果很差,极应得到临床上的重视。

我国的胆囊癌在肝外胆道癌中的相对的发病率北方高于南方,可能与胆囊结石的发生率间有一定的关系。胆囊癌多发生于50岁以上的中老年病人(在我国,平均年龄57岁),女性多于男性,女性与男性间发病率的比例为2∶1~3∶1,85%以上的病人合并有胆囊结石(在我国,60%合并胆囊结石)。结石与胆囊癌的病因学之间的关系尚不很明确,可能由于结石的长期刺激及胆囊黏膜的慢性炎症改变,或胆汁中的致癌物质(如胆蒽和甲基胆蒽)作用的结果。

【临床表现】

胆囊癌没有典型的、特异性的临床症状,因而诊断常不及时,或只在因胆囊结石施行胆囊切除术时偶然发现。

合并有胆囊结石的胆囊癌病人,常表现为有长时间的胆石症病史,病程往往在5年以上,说明胆石发生在癌变之前;不合并胆囊结石的胆囊癌病人,病程多较短,常在半年左右。晚期胆囊癌的主要症状是右上腹痛、黄疸、右上腹部硬块、体重下降。黄疸主要发生于有肝十二指肠韧带处淋巴结转移及肝外胆管受阻塞的病人,说明肿瘤已达后期或无法手术根治;但是,有时因合并胆总管内结石梗阻,此时,虽在癌肿的早期,也可出现黄疸。胆囊癌直接扩散侵犯胃幽门部或十二指肠时,可引起胃幽门梗阻。

胆囊癌的转移早而广泛,最常见的是引起肝外胆管梗阻、严重黄疸、进行性肝衰竭、肝肾综合征;首发于肝床面的胆囊癌,较早侵犯肝脏,形成一肝内占位性病变而无黄疸。肝脏的广泛转移是常见的。

胆囊癌的早期诊断常比较困难,当临床上已能在胆囊区摸到硬块时,病程多已是晚期。另一些病人只诊断为胆囊结石,对癌变未能有足够的注意,待切除胆囊后送病理检查时,才在标本上发现癌变。B型超声检查可发现胆囊黏膜的隆起性病变,因而可以获得早期诊断。

B型超声检查简便易行可重复性,故常用于胆道疾病的第一线检查,对胆囊癌的发现比较敏感,但是误诊、漏诊率也较高。分析已达胆囊晚期的病人,不少人在确诊之前均曾有过1次或多次的B超检查,故需要强调B超检查时检查者因素的关键性作用。因为在日常的B超门诊检查、繁忙的工作环境、胆囊的常见的病变、缺乏对胆囊癌的警惕性等,均构成B超漏诊的原因,只有通过学习、宣传教育提高认识。

CT检查的灵敏度不如B超,但在确诊上有其优越性。在CT影像上可发现胆囊壁增厚、不规则、腔内软组织影,静脉内注射血管造影剂后有强化表现,不受胆囊内结石、胃肠道气体、肋骨、肥胖的影响,故可以提供胆囊癌确诊上的有价值的依据。MRI具有与CT相同的作用。磁共振胆-胰管造影(MRCP)则可以显示肝内、外胆管、胆囊腔内的改变,有助于诊断和手术计划的确定。

血清肿瘤标志物如CA19-9、CEA检测在部分胆囊癌病人中有升高,可用于诊断上参考和随访观察。

【病理】

胆囊癌可来自腺瘤癌变,腺肌瘤亦偶可发生癌变,但为数尚少。胆囊癌多发生于胆囊体或胆囊底部,偶亦见于胆囊颈;多为腺癌,可分为浸润型和乳头状型两类。浸润癌的胆囊壁呈弥漫性增厚,有的在胆囊腔内充满黏液;乳头状癌分局部型和弥漫型,常见于胆囊底部,瘤肿呈绒毛状或菜花样包块,可阻塞胆囊的出口,肿瘤可发生出血及坏死,胆囊腔扩大,临床上可误诊为胆囊积液。

胆囊癌的预后与病期的关系密切,Nevin(1976)将胆囊癌的发展分成五期。

Ⅰ期:黏膜层内原位癌;

Ⅱ期:侵入黏膜和肌层;

Ⅲ期:侵犯胆囊壁全层;

Ⅳ期:侵犯胆囊壁全层和胆囊淋巴结;

Ⅴ期:侵犯或转移至肝及其他部位。

1995年国际抗癌联盟(UICC)公布了统一的胆囊癌分期标准,作为评估对比的参考。

【治疗】

根治性手术切除是胆囊癌的唯一有效的治疗,但结果往往很令人失望,只有极少数的病人手术后能生存至5年以上。根据以往手术时的发现:①75%的病人于手术时便发现肿瘤已超出了可能切除的范围;②20%的病人肿瘤已转移至邻近肝组织或肝十二指肠韧带上的淋巴结;③10%的病人肿瘤仍局限于胆囊,如果此时行胆囊切除术,可望延长病人的生命,或在极少数的情况下,可能有5年以上的治愈。文献上报道的极少数的手术后长期生存的病例多属于第三类。第二类病人,可行胆囊连同肝脏的楔形切除及肝十二指肠韧带的淋巴结清扫或联合胰十二指肠切除;以往曾有采用连同胆囊的肝右叶切除术,但术后并未有存活5年以上的病例。对于晚期的病人,扩大手术切除的范围往往是无益的,姑息性的手术方法是通过切开胆总管,将T形管的一臂放置至梗阻部位之上,以解除黄疸及瘙痒。晚期病人,亦可通过经皮肤肝穿刺胆管置管引流(PTCD)而不必做剖腹手术。

二、胆管癌

胆道系统指自肝内小胆管开始至开口于十二指肠大乳头的完整体系,由于胆管包括处于肝内和肝外两部分,故在临床上一般将胆管系统依肝管汇合部划分为肝内胆管和肝外胆管两部分,但是实际上肝门部胆管仍然属于肝外胆管,并且在外科上有特殊重要的意义,从临床实用上出发,故建议将胆道系统划分成:①肝内胆管系统;②肝门部胆管;③肝外胆管。所以胆管系统的恶性肿瘤——胆管癌,亦分别称为肝内胆管癌、肝门部胆管癌和肝外胆管癌三大类。发生于胆管不同平面的癌亦有其各自的临床特点和生物学行为特性。

胆管癌(cholangiocarcinoma)约占恶性肿瘤总数的2%,居消化道恶性肿瘤的第5位,但是,从我国及世界范围看来,胆管癌的发病率呈上升的趋势。根据西方文献的记载,胆管癌在常规尸检时的发病率为0.01%~0.46%;在我国,肝外胆管癌占尸检的0.07%~0.3%,高峰年龄50~70岁,男性高于女性。胆管癌在胆道手术中的发现率平均为0.29%~0.73%。陆军军医大学第一附属医院(原第三军医大学第一附属医院,重庆西南医院)1975—1985年10年间共施行手术治疗胆管癌82例,占同期胆道手术3 626例的2.26%。

胆管癌与胆道系统的致病因素密切相关,因而在不同的地域间的发病状况也有差别。在我国,先天性胆道疾病、胆管结石、慢性胆道感染、胆道寄生虫病、乙型和丙型病毒性肝炎等常见胆道疾病均可能影响胆管癌的发生,因而在南方或北方,不同地区间的差别,还有待更多的调查研究来阐明。

(一) 肝内胆管癌

发生于第二级肝管以上的胆管癌位于肝内,称为肝内胆管癌(intrahepatic cholangiocarcinoma);肝内胆管癌以其距离肝门的远近,分为中央型(central type)和周围型(peripheral type)。肝内胆管癌比较少见,占原发性肝癌的5%~10%,但是发病率在上升,据WHO统计,全球肝内胆管癌发病数在增加,特别是在亚裔移民中。在中国,胆管癌的病人数约占全球胆管癌的55%,发病率亦呈升高趋势。然而肝内胆管癌治疗的效果较差,因而受到广泛的关注(图54-12,图54-13)。

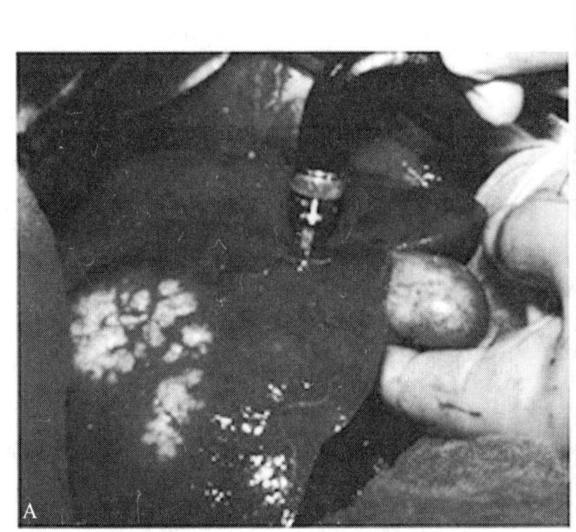

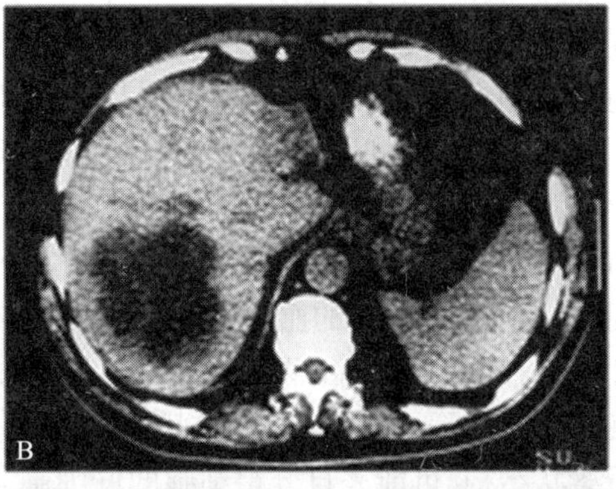

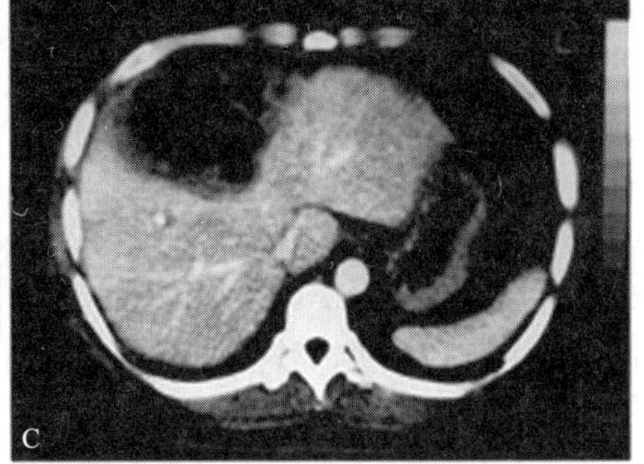

图54-12 肝内胆管的增强CT图像与手术中所见

A. 手术时所见,癌在肝表面上呈结节状融合,手术切除后肝内复发;B、C. 肝内胆管癌增强CT扫描

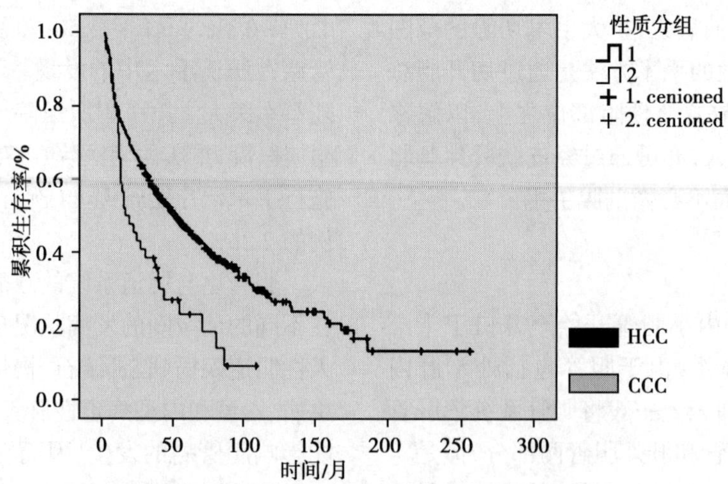

图 54-13 解放军总医院肝细胞性肝癌（n=441）与肝内胆管癌（n=69）肝切除术后累积生存率比较

HCC. 肝细胞性肝癌；CCC. 肝内胆管癌

根据美国和丹麦的调查资料，与肝内胆管癌发病相关的因素大致有：胆管炎、硬化性胆管炎、胆石症、酒精性肝病、肝硬化、糖尿病、丙型病毒性肝炎、慢性溃疡性结肠炎、吸烟史等。在中国，如肝 - 胆囊性疾病、肝内胆管结石、丙肝、乙肝、胆道寄生虫病等特别受到注意。

1994 年日本肝癌研究组将肝内胆管癌分为三型：①肿块型；②胆管周围浸润型；③胆管内生长型。周围型肝内胆管癌早期时便浸润肝组织形成肿块，沿淋巴扩散，侵犯门静脉分支向肝内转移，形成卫星结节；后期时浸润 Glisson 鞘，向肝门部扩展。管内生长型多发生在靠近肝门的较大的肝胆管，多属于中央型类型。肝内胆管癌病程的分期标准，多采用美国抗癌联合会的 AJCC 分期；2001 年日本 Okabayashi 亦提出简化的定期分类法，在分类中强调癌结节的数目、癌的血管侵犯和淋巴结转移。病理学上，肝内胆管癌有两种类型，较为多见的是经典的腺癌，呈管状、腺状或癌巢状的排列；另一种则呈梁状结构，可能来自肝祖细胞的肝细胞 - 胆管细胞癌，分化程度低，预后亦差。

手术切除是肝内胆管癌最有效治疗方法，但是复发率高，预后很差，癌复发转移多在残余的肝脏。日本的 1 组 598 例经手术切除和病理认定的肝内胆管癌病例，手术后 3、5 年生存率分别为 31% 和 18%。德国 Gutenberg 大学医院 1998—2006 年有 83 例肝内胆管癌经手术切除，其中 53 例切除达到 R0 级，手术后 3、5 年生存率分别为 50% 和 30%，主张积极扩大手术切除，术前用 3-DCT 及计算机辅助计划以提高根治性切除率。在国内，中山大学附属第一医院 1995—2005 年共以手术切除肝内胆管癌 136 例，65 例（47.8%）达到了 R0 级切除，手术后 3、5 年生存率分别为 35.6% 和 20.1%，手术时发现 40% 的病人已有淋巴结转移，52 例（38.2%）合并肝内胆管结石，但其中 40 例（76.9%）已属晚期，这可能是我国肝内胆管癌的一个特点。总的说来，肝内胆管癌不适宜于局部治疗，手术切除后结果比肝细胞癌差，但是优于肝门部胆管癌。

（二）肝门部胆管癌

肝门部胆管癌（hilar bile duct cancer）亦称近端胆管癌（proximal bile duct cancer），是胆管癌的高发部位，根据对全国 826 例胆管癌手术病例的调查，肿瘤在胆管的分布见表 54-3。

表 54-3 国内 826 例胆管癌的分布

部位	例数	构成比 /%
胆管上段	482	58.4
胆管中段	187	22.6
胆管下段	157	19.0
合计	826	100.0

【诊断】

肝门部胆管癌多具有一些特征性的表现，可供临床诊断：①进行加重性无痛性梗阻性黄疸；②肝内胆管扩张；③肝外胆管不扩张；④胆囊萎陷；⑤肝门部肿块。应注意与以下疾病鉴别诊断：①胆囊癌肝门部转移；②肝十二指肠韧带淋巴结转移癌；③肝细胞癌胆管内癌栓；④肝内胆管癌向肝门部侵犯。临床上最难与肝门部胆管癌区别者是发生在胆管分叉部的原发性狭窄性胆管炎，此种情况较少见，但具备肝门部胆管癌所有的临床特征，甚至在手术时若未经病理切片检查仍难判别。从国外的报道，以“肝门部胆管癌”的诊断施行肝门部胆管切除者而证明为良性狭窄者，占17%左右，其中的最后诊断包括自身免疫病变、肝的胆管结石并胆管狭窄、IgG4相关硬化性胆管炎等。

来源于左、右肝管汇合部和肝总管上端的癌早期出现梗阻性黄疸及对称性肝大；但是当肿瘤来源于一侧肝管时，早期可不出现黄疸，直至肿瘤延伸至肝总管或对侧肝管时，才出现明显的阻塞性黄疸。来源于肝内大胆管癌向肝门部侵犯一般难于与原发于肝门部胆管癌鉴别。

少数病人原患有肝胆管结石或以往有多次胆道手术的病史。肝胆管结石合并肝胆管癌的病例，临床上多具有一些共同的特点：①胆道结石症状或反复的胆道手术病史；②左或右肝管狭窄，狭窄处上方有大量的肝内胆管结石，甚至有肝实质萎缩；③肝胆管狭窄的症状比过去更为严重，虽经手术仍难纠正。此等病人常表现为频繁的发作，常合并有胆管积脓，甚至由胆管源性肝脓肿穿破形成膈下脓肿，以至久不愈合的胆汁外瘘等。

最常用的无创性诊断方法是B超、CT和MRCP，在照片上可见肝胆管梗阻部位、肝内胆管扩张、肝内和肝外的病变。当前的多层CT和计算机三维重建影像更能清楚地显示肝门部胆管改变的立体图像，对诊断和手术设计均有良好作用。以往曾使用PTC进行诊断，此等病人的肝内胆管扩张，所以PTC的成功率甚高，但由于肿瘤向肝内胆管扩展，造影常只能显示一肝叶或肝段的胆管，如果穿刺后未能立即施行手术者，术后并发症的发生率高，应行PTCD以暂时引流胆管，以避免发生胆汁性腹膜炎并改善黄疸。若果单纯为了诊断的目的，一般应避免有创性检查。MRCP可以同时显现肝门部胆管梗阻的上、下端，属于无创性检查并可以重复，因而成为当前首选的检查方法（图54-14）。对肝门部胆管癌的病人，应该避免做ERCP检查，因为术后可以诱发严重的肝-胆道感染。

B型超声显像是一有价值的非创伤性的诊断方法，可显示肝内胆管扩张、肝门部肿块，肝外胆管不扩张，胆囊不肿大，一般用作为第一线的辅助检查。值得注意的是当肿瘤来源于一侧的肝管，早期时尚未引起梗阻性黄疸时，在B超及CT检查下，可以发现一侧的肝内胆管扩张，应给予高度的注意。

【病理】

肝门部胆管癌可以根据其病理学特点分为：①乳头状；②结节状；③硬化型；④弥漫型的胆管腺癌。乳头状腺癌主要向胆管腔内生长，不向胆管周围组织浸润，不侵犯血管和神经周围淋巴间隙，若能早期手术切除，效果良好；结节状的胆管癌生长缓慢，分化良好，早期手术切除效果亦较好，但两者在临床上均较少见；硬化型胆管癌有向胆管外侵犯和侵犯神经周围淋巴间隙的倾向，故手术切除后容易局部复发，但此类型癌最常见；弥漫型胆管癌向胆管上、下方向广泛扩展，发展快，一般难有手术切除的机会。

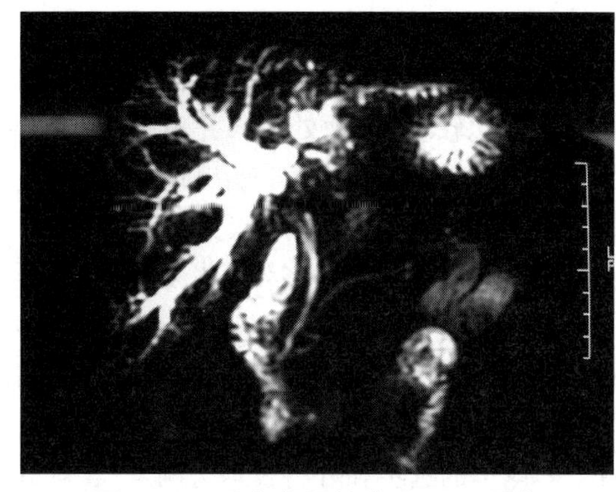

图54-14 肝门部胆管癌MRCP图像

肝门部胆管癌Bismuth-Corlette Ⅲb型，显示肝总管、肝门胆管受侵犯，肝左叶萎缩，左肝管呈囊状扩张

炎症性的肝胆管狭窄在手术时可能不易与硬化性胆管癌区别，因为二者可能均表现为局限性的狭窄；由于梗阻、炎症、结石等关系，二者均可能有黏膜面的充血、水肿、溃疡形成；但是，癌变的狭窄在胆管壁上浸润的范围较广，表面不光滑，质地略硬，有时可顺沿肝管向肝实质深处浸润，呈硬索状。不过单纯依靠临床上的判别常是很困难的，必须做冰冻组织切片检查；有时，甚至冰冻组织切片检查亦难以做出鉴别或做出了错误的诊断。

部分的肝胆管癌是发生在肝胆管结石的基础上，此等病人常有10年以上的胆道病史。通过对肝胆管结石时切除的肝叶标本观察，发现肝内胆管结石的长期刺激及继发感染，造成胆管黏膜糜烂或溃疡，引起胆管上皮细胞的再生、增殖，少数导致化生，表现胆管上皮细胞分化功能开始紊乱。增生的上皮细胞可表现为MC（Meyenburg complex）型、乳头状或腺瘤样增生，这些不典型增生有可能为胆管癌的前期病变；在肝内胆管结石引起胆管癌的病例中，在癌旁也可见到此种不典型增生，有的与癌有移行现象。因此，长期的肝胆管结石有可能导致肝胆管癌的改变，甚至发生在肝内胆管结石已经清除之后，但此时无例外地有慢性胆管炎和胆汁停滞。

【治疗】

肝门部胆管癌如乳头状癌、硬化性癌、高分化腺癌的生长比较缓慢，远处转移并不多见；当肿瘤起源于肝管分叉部时，可以早期出现黄疸，早期切除肝管分叉部癌，可以获得一定的远期效果。未行手术切除治疗时，病人多死于长期的胆管梗阻及其并发症而并非死于肿瘤的扩散或转移。1965年Klatskin着重指出肝门部肝管分叉部癌的临床病理特征，故此处肿瘤又常称为Klatskin瘤。近年来由于影像学的进步和外科技术上的发展，对肝门部胆管癌的根治性手术切除治疗的问题，得到了广泛的重视。

以往，肝门部胆管癌的手术切除率一般较低，切除率平均约占此类病人手术探查数的10%。近年来由于影像诊断技术和外科技术的提高，肝门部胆管癌的手术切除率已有明显提高，手术死亡率亦已明显降低；手术切除率一般在50%以上，而手术死亡率一般在5%以下。但是能真正达到根治性切除者只占少数，术后复发率较高。手术切除可以明显地延长肝门部胆管癌病人的生存时间和提高病人的生活质量（图54-15）。

近20年来，肝门部胆管癌外科治疗的结果得到一定的提高，主要是更常用广泛的肝切除，以求切除更多的肝门部组织，甚至整块切除肝十二指肠韧带以求达到与胆管癌"无接触"的手术。门静脉的左支较长，所以扩大右肝切除术时能切除更多的肝门部组织，亦更常用于肝门部胆管癌。然而，肝门部胆管癌病人常有严重的梗阻性黄疸，广泛肝切除术后的肝衰竭和死亡率均较高，此等病人应首先引流胆管，使血清胆红素下降至接近正常水平最常用的方法是经皮经肝胆管引流（percutaneous transhepatic biliary drainage，PTBD），但PTBD亦可以引起胆道感染和引流窦道癌种植的并发症。其次是扩大右肝切除后残留左肝的功能代偿问题。若肝左外叶的体积小，不及肝脏容量的40%时，扩大右肝切除术可能出现肝脏功能代偿不全，需要考虑施行右门静脉栓塞术以求得到左肝的代偿，然后再施行手术。

由于尾状叶与肝门部胆管的关系较为密切，特别是在左侧，所以肝门部胆管癌根治性切除时连同肝尾状叶切除已成共识（图54-16）。

影响肝门部胆管癌外科治疗结果是不能达到根治性切除、淋巴结转移和神经侵犯。神经侵犯是胆管癌的一个特点，可见于90%的肝门部胆管癌手术切除标本。由于胆管癌处于肝门部的关键位置，手术时很难达到恶性肿瘤外科要求的切除范围，因而提出了肝切除原位肝移植的治疗方案。临床应用的初步结果是在一般情况下，肝移植后的癌复发率很高，不宜采用；对早期病人，全肝切除原位肝移植术可以获得和手术切除相当的效果，无癌生存率较手术切除者高，可供选择。美国医院曾报道在早期无淋巴结转移的肝门部胆管癌病人，手术前行放射-化疗，肝移植后5年生存率明显提高，但是治疗组中包括原发性硬化性胆管炎癌变的病人。围术期的放射-化疗辅助治疗的应用，亦有可能提高肝门部胆管癌的治疗效果。

对一些不宜做手术探查的晚期病例，可以行经皮肤肝穿刺胆管置管术，此方法包括两个步骤，首先是用细针做PTC，以了解肝内胆管扩张的情况和选择合适的肝内胆管。随即在电视的引导下，将一外有薄塑料套管的18号穿刺针穿入所选择的胆管，并将塑料套管留置于肝管内，通过套管，放

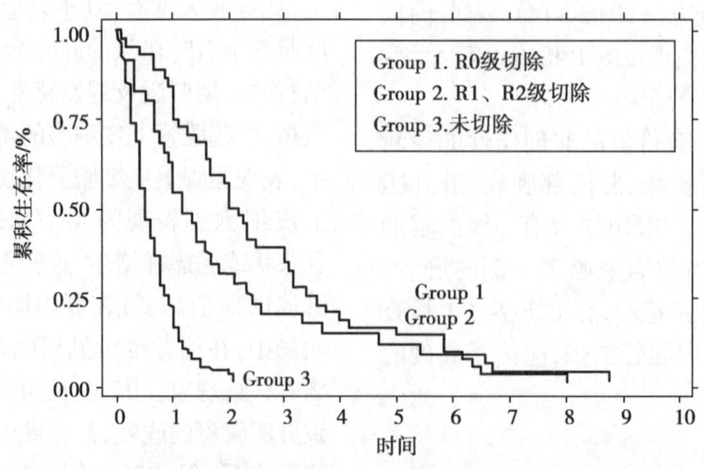

图54-15 解放军总医院401例肝门部胆管癌手术后累积生存曲线

注：Group 1. R0级切除；Group 2. R1、R2级切除；Group 3. 未切除

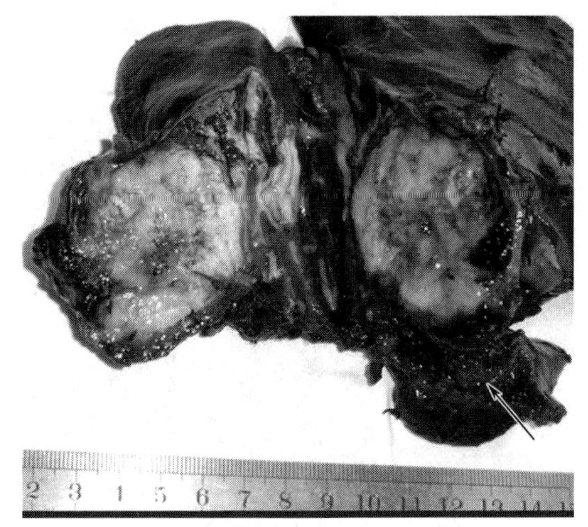

图 54-16 肝门部胆管癌(左肝管)与肝尾状叶的关系(箭头)

入导芯,将其通过狭窄部至胆总管而进入十二指肠,然后再沿导芯推进一有多个侧孔的塑料导管进入十二指肠,拔除导芯后,胆汁便可通过导管流入十二指肠,可起到较好的减除症状的作用。此方法不宜用于有出血倾向、未经控制的严重感染、肝门部以上的肝内胆管阻塞、多数性狭窄、胆总管因肿瘤生长已完全闭塞、终末期的病人。手术前后应辅以广谱抗生素治疗。

(三) 中段胆管癌

中段胆管癌一般较早出现黄疸,胆囊管被阻塞,胆囊积液,胆囊的体积可以缩小或增大,但其张力一般较下段胆管癌或壶腹部癌者低。早期的中段胆管癌的手术切除率较高,晚期时,由于癌肿侵犯邻近组织、门静脉、肝动脉等,难于做到根治性切除。

(四) 下段胆管癌

下段胆管是指位于胆囊管与胆总管汇合处以下的肿瘤,约占胆管癌的 20%。

临床症状主要是进行性加重的无痛性阻塞性黄疸、瘙痒、体重下降、胆囊肿大、肝大。腹痛和急性胆管炎症状少见。临床上难于与胰腺头癌或壶腹周围癌鉴别。超声显像检查可显示肿大膨胀的胆囊及部分肝外胆管扩张,但对肿瘤的显示一般并不满意;CT 及 MRCP 检查可能较好地显示肿瘤以及扩张的胆总管与胰腺的关系。ERCP 可显示十二指肠主乳头的状况及肿瘤部位,并可吸采样品作脱落细胞检查。PTC 除了能显示肿瘤的部位之外,如果病人的血清胆红素达 171~342μmol/L (10~20mg%)或更高的水平时,可做插管引流减轻黄疸,以减少手术后的并发症。

【治疗】

下段胆管癌的外科治疗与壶腹部周围癌相同,主要是施行胰十二指肠切除术,手术后的 5 年生存率为 20%~35%。下段胆管癌有在黏膜下沿胆总管向上浸润的特点,因此,手术时应将切断的胆管断端做病理切片检查,以避免遗留癌灶。

姑息性手术治疗包括阻塞部以上的胆管肠道吻合,晚期病人,可行经皮肤肝穿刺插管引流胆汁至十二指肠,或通过纤维十二指肠镜放入胆管支架,维持胆汁的流通。

第十二节 胆道出血

来自肝内、外胆道系统的大量出血,在临床上并不少见,是上消化道出血时鉴别诊断的一个重要内容。胆道出血亦称血胆症(hemobilia),其常见原因有:外伤、手术损伤、经皮肝穿刺胆道造影、肝穿刺组织活检、肝内炎性病变、胆道炎性病变、急性胰腺炎、胆道蛔虫症、胆石症、肝肿瘤、肝动脉瘤。

国外所见的胆道出血多继发于肝外伤,而在国内以胆道感染所引起的胆道出血较为常见。

一、外伤性胆道出血

严重肝外伤后发生胆道出血的并发症者并不少见,多发生于肝脏的中央型破裂伤;约 80% 发生于闭合性肝损伤,尤多见于严重的挤压性伤,右侧较左侧多见;少数情况下亦见于肝脏的开放性伤或继发于肝左叶的损伤。

在中央型肝破裂或肝包膜亦已破裂时,裂伤处虽经缝合或填塞止血,但在肝实质内有破裂的肝动脉及坏死的肝组织,形成一肝内的搏动性血肿,当其溃破至邻近的肝内胆管分支时,便引起胆道出血。胆道出血亦可继发于肝脏损伤后的组织坏死与感染,然后破溃至肝胆管支及肝动脉支。在很少数病例中,亦可能有胆管与肝内门静脉支相沟通,出血来源于门静脉。

此外,尚有医源性的损伤性胆道出血,如发生于肝穿刺活体组织采取、肝穿刺置管胆道引流、胆道手术中伤及胆管旁之肝动脉支等。

【临床表现】

病人多有明显的上腹部外伤史，但有时亦可能因出血距外伤的时间较长，或腹部伤的程度不严重，因而忽略了外伤史。一般在伤后1~2周时，突然发生上腹部剧烈绞痛，其性质与胆绞痛相似；随后呕吐鲜血、便血，伴随有脉搏快、血压下降、贫血等内出血的症状；经过输血、输液等抗休克处理后，出血多能暂时停止，但经过数天或1~2周后，相同的症状又突然复发。病人可因反复发作的多次大出血而致重度贫血及全身衰竭死亡。

体格检查：可能发现肝大及肿大而有触痛的胆囊。

根据典型的临床症状及外伤史，可提供诊断依据。在诊断有困难的病人，可作一些特殊检查：胃肠钡餐X线检查可除外由食管下端曲张静脉破裂及溃疡病引起的出血；肝脏超声检查可发现肝内有占位性病变及液性暗区；CT及肝核素扫描均显示占位性病变；选择性肝动脉造影可显示动脉瘤样改变或肝动脉 - 肝内胆管沟通。

【治疗】

对外伤性胆道出血需要准确定位，在有条件的情况下，首选的方法是行经皮选择性肝动脉造影，当发现出血的来源后，便可经导管堵塞出血的血管，可收到立即止血的效果。在一般情况下，当不具备选择性肝动脉栓塞术条件而有大量出血时，应行手术治疗，在控制入肝血流后，切开肝脏血肿，清除其中血凝块，结扎出血血管；对位置较深的血肿，可结扎该肝叶动脉，当血肿较大而壁厚时，可做肝部分切除或肝叶切除连同该血肿腔。

二、感染性胆道出血

由各种原因所致的胆道感染是国内所见的胆道出血的主要原因，约占所有的胆道出血病例的87%，其中以继发于胆道蛔虫最为常见，其次为胆管结石，特别是肝内胆管结石（图54-17，图54-18）。在国内，出血来自肝内者占94%，来自肝外胆道者占很少数。

随着经验的积累，原位肝移植后胆道并发症已见减少，但在当前，活体肝移植、心停跳后供肝的应用，移植后并发症又见增多，所以又引起临床上的重视。

胆道蛔虫引起的胆道出血，多发生于病程的晚期，有严重的化脓性胆管炎或多发性肝脓肿等并发

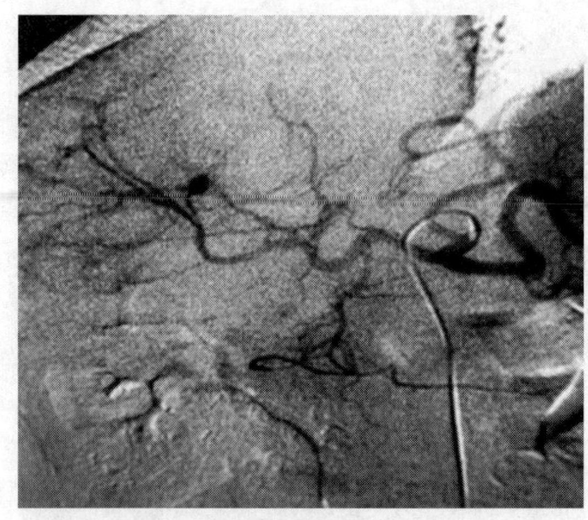

图54-17 肝动脉假性动脉瘤
肝内胆管结石病人因胆道出血施行经皮选择性肝动脉造影，显示肝右动脉分支的假性动脉瘤

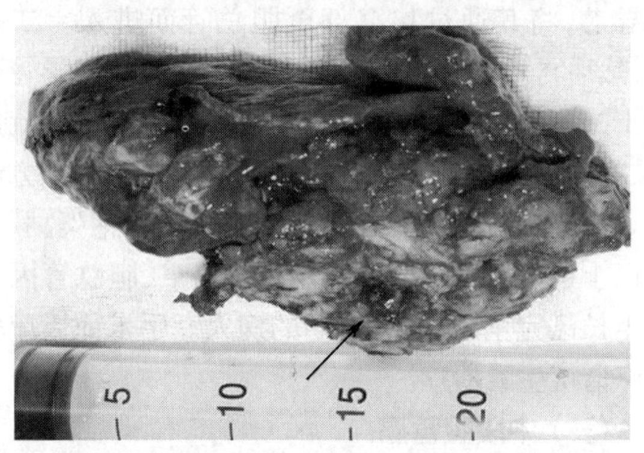

图54-18 肝胆管内假性动脉瘤（文末有彩图）
肝段切除标本，显示肝胆管内的假性动脉瘤囊状结构（箭头），肝内胆管显扩张、内有结石，肝实质呈纤维化。手术后未再发生出血

症。综合国内222例感染性胆道出血，其中由胆道蛔虫引起者95例，占42%。当前由于城乡居民的医疗卫生条件改善，胆道感染在早期多能得到有效的控制，胆道蛔虫病及其引起的胆道感染及出血已较少见，胆石症引起的胆道出血已成为主要原因。胆石症引起的胆道出血者，多合并有急性化脓性胆管炎，故结石多属于原发性胆管结石或肝内胆管结石。

肝内胆管出血：肝内胆管与其伴行的肝动脉及门静脉分支同处于门管道内，关系比较密切，特别是与肝动脉分支的关系，而且、在胆管结石及感染等病变时，胆管周围血管丛增生、扩张，肝动脉的压力高，所以肝内胆管出血多是来自肝动脉支的破溃出血。感染性肝内胆管出血有三种主要的病理类型：

1. 肝胆管溃疡型　急性化脓性胆管炎时，在肝胆管黏膜表面往往形成多数性溃疡，特别是多发生在胆管梗阻的上方、结石的压迫部位、和化脓性

感染较重的部位，其中一些溃疡较深，可穿透胆管壁并引起伴行的压力较高的肝动脉分支血管壁损害而溃破。当肝动脉支破溃向胆管内出血时，由于压力突然升高，引起胆管括约肌的强烈痉挛，血液在胆管内积存并凝固，因而可以在肝内胆管腔内形成一个由纤维蛋白及血凝块所构成的假性动脉瘤的囊状结构，在选择性肝动脉造影时，可以显示假性动脉瘤的位置，手术时，亦常可以发现假性动脉瘤囊与一伴行肝动脉支的侧壁破口相通，有时，亦可能与一门静脉分支相通。

2. 肝脓肿型　晚期的多发性胆管源性肝脓肿，肝组织被破坏，邻近的肝胆管和血管被侵犯而破溃出血。

3. 急性弥漫性肝胆管炎型　化脓性肝胆管炎及胆管周围炎可在汇管区形成多数性小脓肿，在某些区域，由于肝组织坏死液化而发生多个肝胆管血管瘘，广泛的小血管出血汇集而成大量出血，病人常合并有革兰氏阴性杆菌败血症。

肝外胆管出血：由急性胆囊炎引起的胆道出血症比较少见，常由于胆囊黏膜的炎症及溃疡形成，或由于血管病变的原因，但急性胆囊炎引起的隐性胃肠道出血并非很少见。胆囊内充满血液或血凝块并不一定表示出血来源于胆囊，因为在肝内或肝外胆管出血时，胆囊亦经常被动性地充满血液。

由于肝外胆管与肝十二指肠韧带上肝动脉及门静脉的关系不像肝内胆管那样密切，所以来源于肝外胆管的出血不像肝内胆管出血那样常见，但是，在化脓性胆管炎、胆道蛔虫症、胆总管手术后等情况下，胆管黏膜上的深穿透性溃疡，亦可引起伴行肝动脉的破溃及大量出血。出血部位多在肝总管的后壁，该处肝右动脉从左向右横过肝总管的后方，有时，出血亦可来自胆总管后方的异位肝右动脉支或门后动脉。

【临床表现】

感染性胆道出血多发生在有严重的胆道感染的基础上，病人突然发生上腹部绞痛，随而发生上消化道大量出血，胆囊肿大及触痛，构成了诊断上的“三联征”；出血虽然经过处理后可以暂时停止，但经数天至两周的时间，出血又复发，由于感染及出血，病人的情况迅速严重恶化，不少病人可并发多发性胆管源性肝脓肿。

【治疗】

经皮选择性肝动脉造影及栓塞术是当前首选的治疗方法，特别是对病情危重、手术后胆道出血的病人，因为此种情况下施行手术的危险性较大，技术上亦较困难。

重症胆道感染及出血的病人，常需要在较短时间的准备之后，施行手术治疗，以治疗胆道感染及控制出血，因为单纯的肝动脉栓塞止血尚未能解除胆道梗阻与感染。假如在不具备介入放射的条件下，亦需紧急手术处理。手术时可用经胃十二指肠动脉插管直接肝动脉造影以确定胆道出血的来源。目前常用的控制出血的方法有：①结扎出血的肝叶肝动脉支或当定位征不够明确时，亦可结扎肝固有动脉；②肝叶或肝部分切除术。

通过经皮肤的选择性肝动脉造影了解出血的部位，同时可经动脉插管作该肝动脉支栓塞术，但此方法需要复杂的设备和熟练的技术，同时不能处理胆道的病变，因而使用上亦有限制。对于肝外胆道出血，手术可以查清出血的来源，若出血来自胆囊，应行胆囊切除术；若出血来自肝动脉，则应切除或结扎该破溃的肝动脉支，单纯缝合胆管黏膜面上的溃疡，一般不能达到止血目的，很快又再溃破出血。手术时应同时处理胆道的病变，建立充分的胆道引流以控制感染。

感染性胆道出血手术时对肝内胆管出血来源的准确定位甚为重要，但有时较为困难。对带有胆管T形管引流的病人，通过逆行胆道造影，可表现为出血胆管的阻塞或不显影。术前选择性肝动脉造影可显示肝动脉支的假性动脉瘤或肝动脉肝内胆管瘘。若缺乏手术前的有关出血定位检查，手术中则需依靠对肝脏改变的检查及切开胆总管探查，最好能做手术台上肝动脉造影，多能显示出血的部位。

三、其他原因的胆道出血

其他一些较少见的原因亦可能引起胆道出血及上消化道出血，并可成为临床鉴别诊断及治疗上的问题。肝穿刺活检、经皮肤肝穿刺胆管引流（PTBD）可引起伴行肝动脉或门静脉损伤及胆道出血。肝细胞性肝癌可穿破肝胆管，并向胆管内出血；胆管癌、肝海绵状血管瘤可引起胆道出血。发生于全身性动脉硬化症的基础上的肝动脉瘤，可穿破至肝外胆管出血。胆道手术如肝内胆管结石的探查及取石、胆管切开部、胆总管肠道吻合、门静脉海绵样变、胆道手术后逆行胆道造影时造影剂的刺激等，均可能是引起胆道出血的原因，治疗上应根据不同的原因进行处理。

（黄志强）

参考文献

[1] 黄志强.半个世纪以来肝、胆、胰外科的发展[J].中华外科杂志,2001,39(1):9-16.

[2] 顾倬云,黄志强.中国人胆石的特点——全国11 342份胆结石手术病例临床调查[J].中华外科杂志,1987,25(6):321-329.

[3] 祝学光,张圣道,黄志强,等.我国胆石病十年来的变迁[J].中华外科杂志,1995,33(11):652-658.

[4] 刘家奇,陈希纲,王文光,等.广西地区肝内胆管结石的调查和治疗[J].中华普通外科杂志,2000,15(10):593-595.

[5] 黄志强,顾倬云,张晓卫,等.我国肝内胆管结石外科治疗的现况——全国4 197例手术病例的分析[J].中华外科杂志,1988,26(9):513-522.

[6] 黄晓强,黄志强,杨可桢,等.肝内胆管结石肝脏微血管改变的观察[J].中华外科杂志,1987,25(6):330-332.

[7] 黄志强,马宵.肝部分切除术治疗肝内胆管结石[J].中华医学杂志,1958,44(12):1228.

[8] 黄志强,韩本立,袁玫.肝内胆管结石与肝胆管癌[J].中华外科杂志,1981,19(7):403-404.

[9] 周宁新,黄志强,刘永雄,等.肝外胆道癌全国调查1 098例分析[J].中华外科杂志,1990,28(9):516-521.

[10] 石景森,周连锁,王作仁,等.肝外胆道癌830例临床分析[J].中华外科杂志,1997,35(11):645-648.

[11] 周宁新,黄志强,张文智,等.402例肝门部胆管癌临床分型、手术方式与远期疗效的综合分析[J].中华外科杂志,2006,44(23):1599-1603.

[12] CHEN D W, POON T P, LIU C L, et al. Immediate and long-term outcomes of hepatectomy for hepatolithiasis [J]. Surgery, 2004, 135 (4): 386-393.

[13] YANG T, LAU WY, LAI EC, et al. Hepatectomy for bilateral primary hepatolithiasis. A cohort study [J]. Ann Surg, 2010, 251 (1) : 84-90.

[14] HEMMING A W, MEKEEL K, KHANNA A, et al. Portal vein resection in management of hilar cholangiocarcinoma [J]. J Am Coll Surg, 2011, 212 (4): 604-616.

[15] ENDO I, GONEN M, YOPP A C, et al. Intrahepatic cholangiocarcinoma. Rising frequency, improved survival, and determinants of outcome after resection [J]. Ann Surg, 2008, 248 (1): 84-96.

[16] HAMMILL C W, WONG L L. Intrahepatic cholangiocarcinoma: a malignancy of increasing importance [J]. J Am Coll Surg, 2008, 207 (4): 594-603.

第五十五章 胰腺疾病

第一节 解剖生理概要

胰腺位于上腹中部腹膜后，形态扁平而狭长、柔软，色淡黄，是一个具有许多微小分叶的第二大消化腺器官，人体内仅次于肝脏，并兼有内分泌功能。其长 12~20cm，重 75~100g，可分为头、颈、体、尾四部分。胰头为胰腺右侧端的膨大部分，被十二指肠包绕，位于第 2 腰椎的右前方。胰头下部向左下方舌形突出部分称为钩突，伸向肠系膜上血管的后面。胰头的后方为下腔静脉和右肾静脉。胰颈短而狭，长约 2cm，胰颈的前上方与胃幽门部毗邻。肠系膜上静脉和脾静脉在胰颈后方汇合成门静脉，临床上常以肠系膜上静脉与门静脉的汇合处作为手术时识别胰颈的标志。胰体是胰颈向左侧的延续，在第 1 腰椎水平跨越主动脉，后方与乳糜池起始部、左膈肌脚、左肾上腺和左肾毗邻。胰尾与胰体之间无明显界限，一般将胰体向左上方延伸的较狭窄末端称为胰尾，常达脾门。脾动脉行走于胰体尾的上缘，脾静脉在脾动脉的下方行走于胰体尾的后方。在脾门，胰尾与脾血管、淋巴管和神经等结构共同构成脾蒂的内容，脾蒂的前层腹膜与胃脾韧带相延续，脾蒂的后层腹膜与覆盖肾前筋膜的后腹膜相连(图 55-1)。

胰腺为腹膜外器官，位于小网膜囊的后方，小网膜囊的后层腹膜覆盖胰腺组成胰包膜，向上与胰腺上缘的后腹膜相延续，覆盖脾动脉、肝总动脉和腹腔动脉干以及腹腔神经丛，向下与横结肠系膜相延续。横结肠系膜的根部自右向左依次跨过十二指肠降部、胰头下部，再经胰颈和胰体尾的下缘，最终止于脾门下方。肠系膜上动、静脉从胰颈的下缘

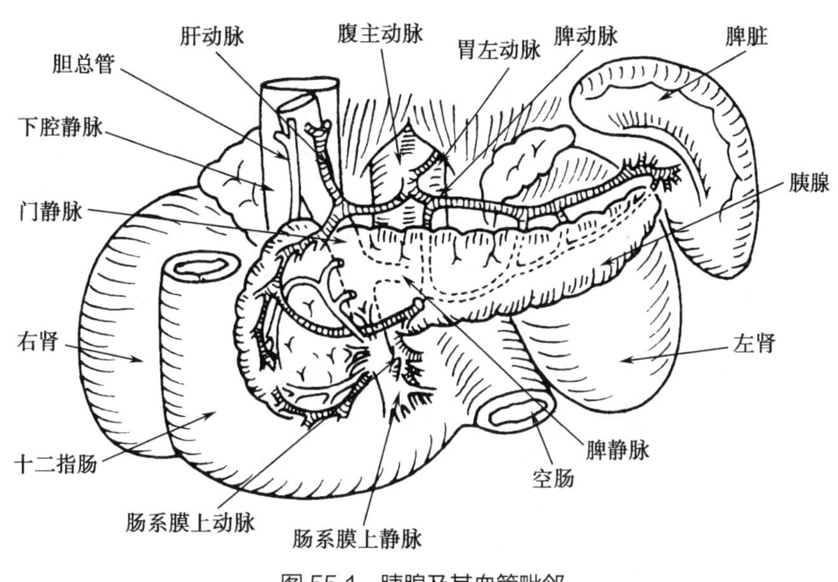

图 55-1 胰腺及其血管毗邻

跨过十二指肠水平部，并向下穿行。

胰腺的发生起始于胚胎的第4周，由前肠末端的背侧和腹侧分别发出囊性突起，即胰的始基，背侧突称为背胰，腹侧突称为腹胰。背胰位置稍高，生长较快。于第6周开始，随着胃肠道的发育过程，背胰转向左侧，腹胰向后旋转，绕至背胰的后方，于第8周腹胰与背胰融合。腹胰构成钩突和胰头的后下部，背胰构成胰腺的其余部分。背胰与腹胰融合后，背胰管与腹胰管汇合形成主胰管，又称Wirsung管。在胚胎的早期腹胰管较背胰管小，仅引流胰头下部的胰液。背胰管引流胰头上部及胰体、胰尾部的胰液，背胰管与腹胰管汇合后，背胰管的近十二指肠侧逐渐变细，形成副胰管，即Santorini管，经胰头的上部直接开口于副乳头(图55-2)。

主胰管是引流胰液的主要管道，沿途接纳大约20条次级分支，将引流的胰液通过十二指肠乳头排入十二指肠，并通过Oddi括约肌的收缩和舒张调节胰液的排出。主胰管从尾侧开始，经过胰体，到达胰颈时折向下方和背侧，随后再向右侧，经胰头下部，行至胰头右缘与胆总管汇合形成膨大的Vater壶腹。主胰管的这种行走规律是以发生学的背胰-腹胰融合和主胰管的演变为基础。在施行胰腺手术时，在不同平面切断胰腺，其剖面中胰管的位置不同。在胰十二指肠切除术时，如果在胰腺的断面上，因主胰管过于贴近后切缘而不能安全吻合时，可以向胰体侧再切去1~2cm，这样，胰管的断端可以远离胰腺的后切缘，再行胰空肠吻合时更为安全(图55-3)。

胰腺的血液循环是由腹腔动脉和肠系膜上动脉分支形成的血管网供应。胰头主要由胃十二指肠动脉的分支——胰十二指肠上动脉和肠系膜上动脉的分支——胰十二指肠下动脉供血，其前后分支分别吻合形成胰十二指肠动脉前弓和后弓。除供应胰头外，此动脉弓还是十二指肠的血供来源。胰腺的体尾部由脾动脉的分支供血，主要的分支为胰背动脉、胰大动脉和胰尾动脉。胰背动脉从脾动脉根部发出后向下达胰体背部，分出左、右支。右

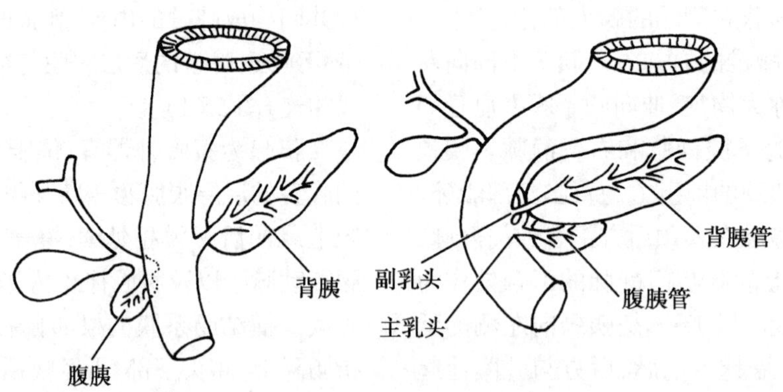

图55-2 胰腺及胰管的胚胎发育过程

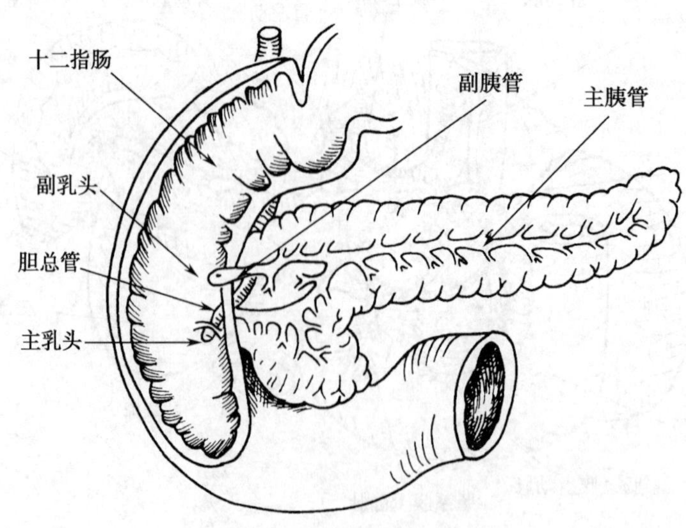

图55-3 胰腺的外分泌管道

支与胰十二指肠动脉弓相吻合，左支行走于胰体尾下部，为胰横动脉，与胰大动脉和胰尾动脉相吻合。胰腺的静脉多与同名动脉伴行，汇入门静脉系统。胰头及胰颈的静脉汇入胰十二指肠上、下静脉。胰十二指肠上前静脉与胃网膜右静脉汇合，继与结肠中静脉汇合，注入肠系膜上静脉；胰十二指肠上后静脉直接汇入门静脉。胰十二指肠下前和下后静脉汇入肠系膜上静脉。胰头切迹和胰腺钩突有2~5支胰头和钩突小静脉从右侧或右后侧汇入肠系膜上静脉。在行胰十二指肠切除术时，这些细小的静脉分支须小心地结扎切断，否则容易引起麻烦的出血，或影响钩突部的完整切除。胰体及胰尾的静脉以多个小支在胰后上部汇入脾静脉（见图55-1）。

胰腺的淋巴管极为丰富，起自腺泡周围毛细淋巴管，在小叶间形成较大的淋巴管，其输出管沿小血管到达胰腺表面，再通过血管周围淋巴结，汇入腹腔动脉和肠系膜上动脉周围的淋巴结。

胰腺头部的淋巴液与十二指肠和胆总管下段的淋巴液，先汇入胰头旁的各组淋巴结，再随胰十二指肠血管弓分别向上和向下两个方向回流，前者向上汇入胰头上缘淋巴结，继而向左至肝总动脉旁淋巴结和腹腔动脉周围淋巴结；后者向下随胰十二指肠下动脉流向肠系膜上动脉周围淋巴结。胰腺体尾部的淋巴液流向胰腺上缘淋巴结和脾门淋巴结，再沿脾动脉汇入腹腔动脉周围淋巴结（图55-4）。

根据胰腺的淋巴回流特点，胰头癌根治术的淋巴清扫范围包括：胰十二指肠前、胰十二指肠后和胰头上淋巴结，以及肝十二指肠韧带周围淋巴结、肝总动脉旁淋巴结、腹腔动脉周围淋巴结和肠系膜上血管根部淋巴结，甚至腹主动脉旁淋巴结。

胰腺的神经支配包括交感神经、副交感神经和内脏感觉神经。副交感神经支配是迷走神经的传出纤维，其节前纤维从右迷走神经发出腹腔支，经腹腔神经丛终止于胰腺小叶间隔内的神经节，换神经元后发出节后纤维支配腺泡、胰岛和胰管。交感神经支配是内脏神经的传出纤维，其节前神经元位于第5~9或第10胸髓节段，节前纤维经内脏大神经至腹腔神经节，换神经元后的节后纤维随支配动脉分布于胰腺。内脏的感觉纤维则通过腹腔神经丛，伴随交感神经回到相应的胸髓节段。因此胰腺产生的疼痛感觉可表现为上腹部、两侧肋缘或后背疼痛。

胰腺外分泌结构主要由腺泡和导管系统组成。腺泡细胞的排列使其顶端面对内腔，面对内腔的细胞膜伸出许多微绒毛，顶部有许多大而深染的酶原颗粒，细胞核位于中央或底部。中央腺泡细胞衬于腺泡内腔，主要负责分泌水与电解质成分。来自腺泡的导管汇合成小叶间导管，再依次汇合成主要的外分泌导管系统。

胰液为无色透明，呈碱性，pH 7.0~8.7，每日分泌量750~1 500ml。胰液的成分包括水、电解质和消化酶。胰液中钠和钾离子浓度与血浆浓度一致。与血浆浓度相比较，碳酸氢根离子的浓度较高，氯离子浓度较低。胰液中碳酸氢盐为中央腺泡细胞和小导管上皮细胞所分泌。休息状态下的碳酸氢盐浓度约20mmol/L，受刺激时最高可升至150mmol/L。胰液中碳酸氢盐分泌增加时，

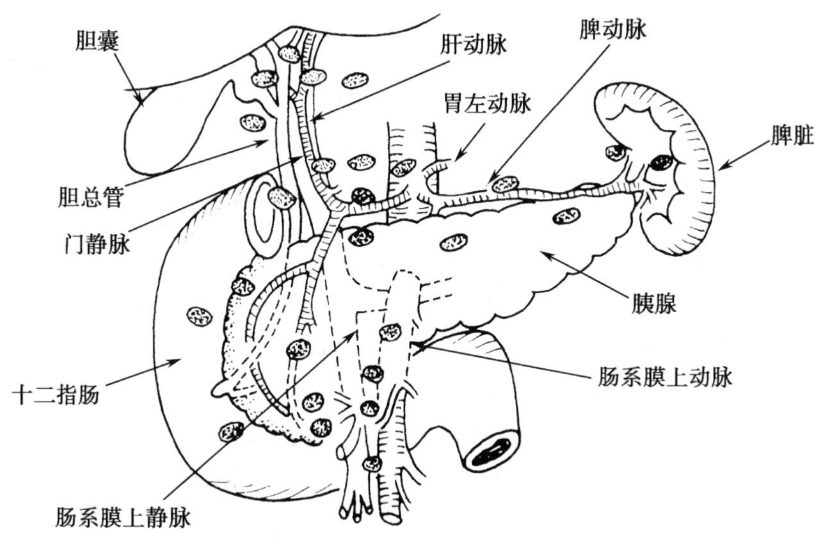

图55-4　胰腺的淋巴引流

氯的分泌减少,使胰液中阴离子总浓度维持稳定,也维持渗透压与血浆相同。碳酸氢盐和氯离子的交换主要在导管和小叶间导管进行,而主胰管则无分泌或交换的作用。胰液的碱性环境可防止胰蛋白酶在进入小肠之前被活化,对胰腺具有保护作用。

胰液中的胰酶成分主要包括胰淀粉酶、胰脂肪酶和胰蛋白酶,还有糜蛋白酶、弹力蛋白酶、羧基肽酶、胰磷脂酶、胰麦芽糖酶、核糖核酸酶和去氧核糖核酸酶等。胰淀粉酶和胰麦芽糖酶将淀粉水解为葡萄糖。淀粉酶以活化形式分泌,在相当大的酸碱度范围内可维持活性稳定。临床上,淀粉酶的活性测定广泛用于胰腺炎的诊断。脂肪酶在胆盐和共脂酶(colipase)的辅助下将脂肪水解为甘油和脂肪酸。胰蛋白酶在消化中起关键作用,因其是触发酶,可活化胰凝乳蛋白酶、磷脂酶、羧基肽酶和弹力蛋白酶。它的分泌形式为无活性酶原,进入肠道后在酸性环境下自身分解或在肠激酶作用下激活。

胰腺的外分泌受神经和激素的控制,支配胰腺的迷走神经节后纤维释放乙酰胆碱,通过与腺泡细胞膜上的特异受体结合刺激胰液分泌。缩胆囊素和促胰液素是腺泡细胞分泌的激素。胰岛细胞所分泌的多种激素也参与胰腺外分泌的调节,如:胰高糖素(glucagon)、生长抑素(somatostatin)和胰多肽(pancreatic polypeptide)能抑制胰液分泌,而胰岛素(insulin)、血管活性肠肽(vasoactive intestinal polypeptide,VIP)和胃泌素(gastrin)则刺激胰液分泌。

胰岛是胰腺内分泌结构的基本单位,均匀地分布于胰腺内部。人类胰腺约有170万~200万个胰岛,胰岛的总重量仅占胰腺重量的1%~2%。正常胰岛的内分泌细胞主要有:A细胞,占20%,分泌胰高糖素;B细胞,占75%,分泌胰岛素;D细胞,占5%,分泌生长抑素;PP细胞数量少,分泌胰多肽。在排列上,B细胞位于中央,其他细胞位于周围。此外,免疫组化技术显示胰岛中还有少量其他内分泌细胞,包括可以分泌VIP的D_1细胞和分泌胃泌素的G细胞。

胰岛素通过与细胞膜上特异受体结合,促使葡萄糖转运进入细胞内。全身只有B细胞、肝细胞和中枢神经系统细胞不需胰岛素介导来摄取葡萄糖。在正常胰腺中,胰岛素的分泌有相当的功能储备,因此破坏80%以上的B细胞才会产生糖尿病。发生于B细胞的肿瘤可以分泌过量的胰岛素,引起低血糖反应。胰高糖素的功能与胰岛素相反,可促使肝糖原分解并加速糖异生,因此具有升高血糖浓度的作用,从而能在生理原因或代谢需求增加的情况下,为组织提供额外能源。生长抑素对胰腺内、外分泌功能均有抑制作用,对胰岛素的抑制作用可促使机体保持足够的糖浓度,而对胰高糖素的抑制又能保证机体对葡萄糖的充分利用。胰多肽能抑制胰腺消化酶和碳酸氢盐的分泌,也能抑制胆汁分泌和胆囊的排空。

(韩天权 张圣道)

第二节 胰腺先天性疾病

胰腺先天性疾病主要包括环状胰腺、胰腺分离和异位胰腺等。

一、环状胰腺

环状胰腺(annular pancreas)是胰腺胚胎期发育障碍所致的先天性解剖异常,表现为胰腺组织呈环状或带状包绕十二指肠降段,是先天性十二指肠梗阻的原因之一。环状胰腺比较罕见,根据统计每10 000~40 000个新生儿中有1例。多数不引起症状,有的在成年后由于其他疾病行手术时始被偶然发现。

【发生机制】

在胚胎发育过程中,胰腺是由十二指肠背侧和腹侧的两个始基随着十二指肠向左、向后旋转融合而成。当十二指肠旋转时,腹胰的尖端固定,因而被牵拉包绕十二指肠右侧面,即形成环状胰腺(图55-5)。环状胰腺多位于十二指肠降部的Vater壶腹水平,部分或完全包绕十二指肠,宽度为0.8~5.0cm不等。外观所见该处胰腺组织与正常位置的胰腺组织没有差异,组织学检查含有正常腺泡和胰岛。

【临床表现】

大部分环状胰腺病人在新生儿期即出现症状,也有部分病人在成年期发病,部分环状胰腺可终生无症状。其症状特点与十二指肠受压的位置和程

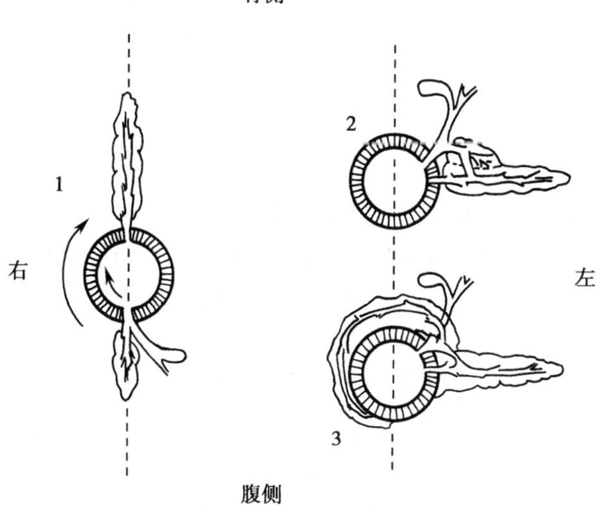

图 55-5 环状胰腺的发生

1. 十二指肠背侧和腹侧胰腺始基；2. 正常状态下两个始基随着十二指肠向左、向后旋转融合成胰腺；3. 病理状态下腹侧始基的顶端未随着移位，形成环状胰腺

度有关。环状胰腺的硬度和环绕是否完全决定了十二指肠受压的程度。完全压迫可在出生后1~2日内即出现梗阻症状，部分压迫常因狭窄部位水肿或乳凝块的堵塞才出现梗阻症状。呕吐是主要的临床表现，新生儿大量呕吐后常表现为脱水和代谢性碱中毒。少数病人因Vater壶腹或胆管下段受压而出现黄疸。后期的并发症还有消化性溃疡、胰腺炎和梗阻性黄疸。

【诊断】

新生儿频繁呕吐时，要想到环状胰腺引起十二指肠梗阻的可能。由于梗阻部位高，腹胀很少见。腹部立位X线片可见到双泡征，即十二指肠和胃各有一液平面。腹部其他部位很少或没有气体存在。行上消化道水溶性造影剂的造影可帮助明确梗阻的部位和程度。B超和CT等影像学检查也能帮助诊断。

【治疗】

环状胰腺主要表现为十二指肠第二部的梗阻，必须手术治疗。手术方法可采用十二指肠梗阻部位的近侧与空肠作Roux-en-Y吻合或侧-侧吻合。吻合口应在十二指肠膨胀部位的最低点。不宜采用切除或分离环状胰腺的方法，因为这部分胰腺组织多直接侵入十二指肠壁，难于分离，且有造成胰漏或十二指肠漏的危险。如果同时有胆道梗阻应考虑加行胆管空肠Roux-en-Y吻合术。

二、胰腺分离

胰腺分离（pancreatic divisum）为胰管系统的先天畸形，为副胰管和背胰管的不融合，因而两套胰管系统分别汇入十二指肠，Santorini管成为胰腺的主要排泄通道。

在胚胎发育过程中，背胰和腹胰融合后，背胰管和腹胰管也相继融合，形成主胰管，或称Wirsung管，同时，背胰管的近十二指肠侧逐渐变细，形成副胰管，即Santorini管，副胰管经胰头的上部直接开口于副乳头。当背胰管与腹胰管融合不充分或完全不融合，则形成胰腺分离。在这种情况下，Santorini管引流胰头上部及胰体、胰尾部的胰液，而Wirsung管仅引流胰头下部和胰腺钩突的胰液。这样，在正常状态下并不很重要的副乳头，在胰腺分离时则成为胰液的主要出口，由于副乳头开口较主乳头小，且相对狭窄，从而导致胰管内高压，病人因此出现胰腺炎症状。

这类病人的症状主要表现为上腹痛，具有向背部放射和进食后疼痛加重的特点，可以有急性或慢性胰腺炎病变。ERCP检查发现，非胰腺炎病人中约4%胰腺分离。确诊胰腺分离的方法可采用ERCP和MRCP。在ERCP检查时，如果主乳头插管造影显示短的Wirsung管，仅引流钩突，此时需找到副乳头，在副乳头狭窄时，应施行括约肌切开术或成形术。

三、异位胰腺

异位胰腺（heterotopic pancreas）是正常胰腺解剖部位以外的孤立胰腺组织，与正常胰腺之间无解剖联系。可见于消化道及消化道以外的许多部位，多数位于上消化道，特别是胃和十二指肠，其他还有回肠、空肠、结肠、阑尾和食管。异位胰腺多位于肌层或黏膜下层。异位胰腺也好发于先天性回肠憩室。

异位胰腺呈黄色或淡黄色，圆形，有时呈分叶状，质地较胃肠壁硬，不能移动，直径1~4cm，常有导管开口于胃肠道。主要症状有出血、梗阻、憩室或肿块。肠壁肌层如有异位胰腺组织，可使肠壁薄弱，因而可能成为憩室形成的原因之一。位于胃十二指肠的异位胰腺可表现为慢性胃炎或溃疡病。术前诊断异位胰腺极困难。纤维内镜检查可能发现黏膜下肿块。手术时偶然发现的异位胰腺可根据所在部位作相应的切除。胰岛素瘤也可能发生于异位胰腺，因此如果胰腺中不能发现肿瘤，则需要检查消化道，了解是否有异位胰腺存在。

（韩天权 张圣道）

第三节 急性胰腺炎

急性胰腺炎(acute pancreatitis)是一个常见的外科急腹症,轻型易于治疗,重型病情凶险,病死率高,是目前外科急腹症中最棘手的疾病之一。然而近30年来,经过国内外学者的共同努力,认识逐渐加深,特别由于影像学科和危重病学科的发展及作用,疗效已有显著提高。

【分类】

急性胰腺炎是一个独立的疾病,但是其病因复杂,疾病过程与严重度不一致,不同病期的病理表现也不相同,这些内容又与治疗和疾病预后有很密切的关系,因而从不同层面有不同的分类方法。

按病理分类为急性水肿性胰腺炎(acute edematous pancreatitis,或急性间质水肿性胰腺炎)与急性坏死性胰腺炎(acute necrotizing pancreatitis,或急性出血坏死性胰腺炎)。

按病因分类为酒精性急性胰腺炎(alcoholic acute pancreatitis)、胆源性急性胰腺炎(biliary acute pancreatitis)、高脂血症性急性胰腺炎(hyperlipidemic acute pancreatitis)、损伤性急性胰腺炎(traumatic acute pancreatitis)、药物性急性胰腺炎(drug induced acute pancreatitis)、妊娠性急性胰腺炎(gestational acute pancreatitis)等。病因分类法常与治疗有较密切的关系。

按临床特点分类为轻型急性胰腺炎(mild acute pancreatitis)和重症急性胰腺炎(severe acute pancreatitis)。重症急性胰腺炎指急性胰腺炎伴有脏器功能障碍,或出现坏死、脓肿、假性囊肿等局部并发症,或两者兼有。其中发病后72小时内迅速出现进行性多脏器功能障碍的病例,被称为暴发性急性胰腺炎(fulminant acute pancreatitis)。

【病因与发病机制】

1. 早期的始动病因　急性胰腺炎是指胰腺消化酶被激活后,对胰腺自身及其周围脏器产生消化作用而引起的炎症性疾病。这就是"自我消化"作用。胰腺腺泡是人体最大的消化酶合成场所,消化酶从细胞分泌运输到胰管内,然后输送到小肠内发挥消化作用。正常状态下,胰腺有一系列保护机制来避免胰腺实质被自身胰酶损害,胰腺细胞中的大部分消化酶均以未活化的酶原形式,存在于腺泡细胞的酶原颗粒内。胰蛋白酶原在微碱条件下可自动激活,而酶原颗粒中pH呈弱酸性,以维持胰蛋白酶原的稳定。正常情况下,在胰腺实质与胰管之间,胰管和十二指肠之间以及胰管中的胰液分泌压与胆道中的胆汁分泌压之间均存在正常的压力梯度,不会发生异常反流。Oddi括约肌和胰管括约肌均可防止反流。总而言之,保持胰腺内酶原的非活化形式是胰腺维持正常功能的关键;反之,任何原因造成酶原不适时的提前激活都是发生急性胰腺炎的始动因素。

(1)导致胰酶异常激活的因素

1)胆汁反流:这是最早提出的理论。约78%正常人的胰管与胆总管在进入十二指肠降段之前,先形成共同通道。因而,当小胆石阻塞共同通道远端时,胆汁可反流入胰管。因感染胆汁中的细菌能使胆汁中的结合胆汁酸转变成游离胆汁酸,后者对胰腺有很强的损伤作用,并可激活胰液中磷脂酶原A为磷脂酶A。它作用于胆汁中的卵磷脂,产生有细胞毒性的溶血卵磷脂,除了引起胰腺组织坏死外,还对全身其他组织有破坏作用,如破坏肺泡表面的卵磷脂,使肺泡表面张力下降,产生急性呼吸窘迫综合征,同时还可促使组胺释放,产生循环衰竭。由于统计资料提示胆石症病人并发急性胰腺炎的病例中仅能证实5%有壶腹部结石嵌顿,故而,胆石症在急性胰腺炎的病因学地位曾一度受到质疑。后经Acosta等进一步研究有胆石病的急性胰腺炎病人发现,36例中有34例在疾病发作期的粪便中找到胆石,其胆石的性质与手术时取出的胆石完全一致;而且,在粪便中出现胆石前,可见病人的症状好转及血、尿淀粉酶下降,据此,又进一步提出"结石移动"的病因学说。另外还发现,除胆石直接阻塞因素外,急、慢性胆囊炎和胆管炎均可伴发十二指肠乳头炎症性痉挛或狭窄,也可导致急性胰腺炎。

2)十二指肠液反流:实验研究表明,十二指肠内压力升高时,十二指肠内容物可反流入胰管引起急性胰腺炎。临床上一些十二指肠乳头邻近部位的病变,如穿透性十二指肠溃疡、乳头周围的十二指肠憩室、先天性环状胰腺、十二指肠炎性狭窄、胰腺钩突部肿瘤以及胃次全切除术后输入肠襻淤滞症都可导致十二指肠腔内压力增高和十二指肠液反流。十二指肠内容物中含有肠激酶以及已被激活的各种胰酶、胆汁酸和乳化的脂肪，可能还有细菌。十二指肠液反流进入胰管后，所有蛋白水解酶及磷脂酶 A 均逐一被激活，引起胰腺组织自身消化、呼吸窘迫和循环衰竭。

(2)酒精中毒因素：在西方国家，酒精中毒是急性胰腺炎的主要原因，在男性更为明显。酒精中毒产生胰腺炎的机制还不十分清楚，大致可归纳为以下两方面。

1)酒精的刺激作用：大量酒精刺激胰液分泌，使胰管内压力增高，并使胰液中酶的含量增加，胰液中高浓度的蛋白容易形成蛋白栓堵塞小胰管。加之大量饮酒可引起 Oddi 括约肌痉挛和胰管梗阻，结果导致细小胰管破裂，胰液进入到胰腺组织间隙，胰蛋白酶原被胶原酶激活，成为胰蛋白酶后进一步激活磷脂酶 A、弹力蛋白酶、糜蛋白酶以及胰血管舒张素等，造成一系列的酶性损害及胰腺自我消化。

2)酒精对胰腺的直接损伤作用：动物实验证实，进入血液的酒精可直接损伤胰腺组织，能使腺泡细胞内线粒体肿胀和失去内膜，腺泡和胰小管上皮变性破坏，并导致蛋白质合成能力减弱。长期的渐进性胰腺器质性破坏加上前述胰腺分泌增加和胰管压力增高机制，进一步说明长期酗酒更易发生急性胰腺炎的机制。

(3)高脂血症：近年来，重症急性胰腺炎伴有高血脂的病人愈来愈多。由于目前国人生活水平提高而饮食配伍尚不合理，因此，高脂血症发病率明显增高。高脂血症诱发急性胰腺炎的机制可能是甘油三酯在胰脂酶的作用下生成游离脂肪酸，对腺泡的直接损伤作用所致。高脂血症导致血黏度升高也可能加重胰腺病变和其他脏器功能损害。

(4)其他：急性胰腺炎的早期发病因素很多，很复杂，在不同国家和地区，发病因素也不完全相同。例如在西方国家以酒精性为多，东方国家包括我国在内以胆源性较多。除以上常见的始动病因外，还包括暴饮暴食的饮食因素，与外伤及手术有关的创伤因素，与流行性腮腺炎、败血症等有关的感染因素，与妊娠、高血钙等有关的内分泌和代谢因素，与利尿剂及避孕药等有关的药物因素以及精神因素等。

2. 后期病情加重因素

(1)血液循环因素：虽然在动物实验中采用直接阻断血供的方法能够诱导出典型的胰腺急性坏死，但在通常情况下，胰腺的微循环障碍属于病情的加重因素。其发生机制可能是损伤病因的直接作用和活化胰酶的自身消化作用，造成微血管结构的破坏和微血管通透性的改变，还涉及炎症反应和缺血再灌注损伤机制的共同参与。

(2)白细胞过度激活和全身性炎症反应：1988 年，Rindernecht 提出了急性胰腺炎的白细胞过度激活学说，认为白细胞过度激活为急性胰腺炎病情加重的关键机制。20 世纪 90 年代，全身炎症反应综合征(systemic inflammatory response syndrome，SIRS)在危重病中的作用受到重视。除感染之外，非感染性损伤因子如急性胰腺坏死、烧伤和创伤等均可造成不同程度的全身炎症反应，进而导致继发性多器官功能障碍综合征。在急性胰腺炎发病过程中，启动病因刺激单核巨噬细胞合成和释放多种细胞因子，如 TNFα、白细胞介素(interleukin，IL) IL-1 和 IL-6 等。粒细胞在这些细胞因子的作用下活化，与内皮细胞黏附，向病灶趋化，并吞噬异物及坏死组织残片，吞噬颗粒在溶酶体酶的作用下消化降解。在粒细胞过度激活的状态下，吞噬囊泡形成前就有大量溶酶体酶和炎性介质释放，向细胞间质逸出，从而加重胰腺的毛细血管、血管内皮和腺泡损伤。过度炎症反应和炎性细胞因子的大量释放还加重全身组织器官的损害，引起多脏器功能障碍综合征。

(3)感染：过去认为胰腺坏死是急性胰腺炎的严重所在，是死亡的主要原因；现在认识到胰腺坏死感染和全身脓毒症是重症急性胰腺炎后期的主要问题，它构成急性胰腺炎的第 2 个死亡高峰。为了深入研究产生感染的病因，大量的临床资料分析发现，胰腺继发感染多是混合性感染，其致病菌多为寄居在宿主肠道内的革兰氏阴性杆菌、厌氧菌和真菌。细菌移位的机制是，在疾病早期，病人发生血流动力学改变的同时血液灌注及氧供减少，机体为了保证生命器官的氧供，自然地减少了对内脏和肢体的灌注及氧输送。肠道对血液灌注减少非常敏感，极易因肠黏膜缺氧而破坏肠黏膜屏障。另外，由于重症急性胰腺炎早期的大量呕吐及禁食治疗，使肠黏膜绒毛的营养状态急骤下降，也从另一方面加剧了肠黏膜屏障的破坏。肠黏膜屏障的保护机制一旦遭到破坏，肠黏膜的异常通透性增加，使细菌和内毒素移位到胰腺及胰外侵犯的坏死组织内，引起胰腺坏死继发感染、胰腺脓肿及全身脓毒症。动物实验证实了肠黏膜屏障破坏导致胰腺坏死感染的发病机制。

【病理】

急性胰腺炎的病理改变分为急性水肿性胰腺炎和急性坏死性胰腺炎。事实上这两种病理变化并不能截然分开，后者是前者的发展。不过，两者各自在病理上的特点还是很明确。正如命名所示，急性水肿性胰腺炎的特点为间质性水肿和炎性反应，急性坏死性胰腺炎的特点为胰腺实质坏死和出血。

1. 急性水肿性胰腺炎　肉眼可见胰腺水肿、肿胀，镜下可见腺泡及间质水肿，炎性细胞浸润，偶有轻度出血或局灶性坏死。此型胰腺炎占急性胰腺炎的绝大多数，约 80% 左右，其预后良好。

2. 急性坏死性胰腺炎　胰腺腺体外观增大，肥厚，呈暗紫色。坏死灶呈散在或片状分布，全胰坏死很少发生。病灶大小不等，呈灰黑色，后期坏疽时为黑色。腹腔伴有血性渗液，内含大量淀粉酶。网膜及肠系膜上有小片状皂化斑。镜下可见脂肪坏死和腺泡严重破坏，血管被消化，大片状出血，腺泡及小叶结构模糊不清，坏死分布呈灶状，小叶间隙处破坏最大，终致整个小叶被破坏，胰腺导管扩张，动脉有血栓形成。坏死灶外有炎性区围绕。

【临床表现】

急性腹痛是急性胰腺炎的主要症状，突然发生，非常剧烈，非一般止痛剂能缓解。腹痛多位于上腹部正中偏左，胆源性者开始于右上腹，后来亦转至正中偏左，并向左肩、左腰背部放射，严重时，两侧腰背部都有放射痛，但多数以左侧为主。疼痛的发生大多有饮食的诱因，如油腻饮食、酗酒和暴饮暴食，但不一定都具有明显的诱因。

腹胀与腹痛同时存在，是大多数急性胰腺炎病人的共有症状。腹胀一般都很严重，少数病人腹胀对病人的困扰程度超过腹痛，极少数的老年病人只有腹胀，没有腹痛。

恶心、呕吐发生早而频繁，呕吐后并不能使腹痛缓解。

发热出现在急性胰腺炎的早期，仅中度发热，约 38℃左右。胆源性胰腺炎伴有胆道梗阻者，可有高热寒战。胰腺坏死有感染时，高热为主要症状之一。

【体格检查】

轻型水肿型病例仅有腹痛，无休克表现。腹部检查有轻度腹胀，上腹正中、偏左有压痛，无肿块，无腹膜炎体征，两侧腰背部皆无触痛或叩痛。

重症坏死型病例有程度不同的休克症状、心动过速和血压下降。腹部出现腹膜炎体征，呈压痛、反跳痛及肌紧张。根据坏死的范围及感染的程度，腹膜炎可局限于上腹部，或延及全腹部，左侧腰背部多有饱满感及触痛；有明显的肠胀气，肠鸣音减弱；大多数病例有移动性浊音。

少数病人出现黄疸，可以因胆结石在胆总管下端嵌顿引起；亦可能为肿胀胰头压迫胆总管下端所致。

左侧胸腔往往有反应性渗出液。

胰腺坏死继发感染时，体温升高超过 38.5℃。部分病例腰部水肿，皮肤呈片状青紫色改变，称为 Grey-Turner 征；脐周皮肤呈青紫色改变称为 Cullen 征。这种皮肤青紫色改变是胰液外溢至皮下组织间隙，溶解皮下脂肪，使毛细血管破裂出血所致。

【实验室检查】

血、尿淀粉酶测定是诊断急性水肿性胰腺炎的主要手段之一。血清淀粉酶在发病 2 小时后开始升高，24 小时达高峰，可持续 4~5 天。尿淀粉酶在急性胰腺炎发作 24 小时后开始上升，其下降缓慢，可持续 1~2 周。由于其他一些疾病，如急性胆囊炎、胃十二指肠穿孔、小肠穿孔、急性肠系膜血管血栓形成、病毒性肝炎和异位妊娠等也出现淀粉酶升高，因此，血、尿淀粉酶的测定值要有非常明显的升高（> 正常值 3 倍）才有诊断急性胰腺炎的价值。测值愈高，诊断的正确率愈高。

血钙的降低发生在发病的第 2~3 天以后，这与脂肪组织坏死和组织内钙化皂的形成有关。血钙水平明显降低，如低于 2.0mmol/L（8mg/dl）常预示病情严重。

血糖早期升高，为肾上腺皮质的应激反应，胰高糖素的代偿性分泌所致，一般为轻度升高。后期则为胰岛细胞破坏，胰岛素不足所致。但若在长期禁食状态下，血糖仍超过 11.0mmol/L（200mg/dl）则反映胰腺广泛坏死，预后不良。

动脉血气分析是急性胰腺炎治疗过程中非常重要的指标，需动态观察，因为它一方面可反映机体的酸碱平衡失调与电解质紊乱，更重要的是，可早期诊断呼吸功能不全，当 PaO_2 下降到 60mmHg 以下则应考虑急性呼吸窘迫综合征（acute respiratory distress syndrome，ARDS）的可能。

【影像学诊断】

1. B 型超声检查　这是急性胰腺炎的首选检查，常可显示胰腺弥漫肿大，轮廓线呈弧状膨出。

水肿病变时，胰内为均匀的低回声分布，有出血坏死时，可出现粗大的强回声。将B型超声检查列为首选，是因为B型超声检查具有初步诊断能力，且简单易行、无损伤、价格低。但是，B型超声检查容易受气体干扰，而急性胰腺炎时，大多存在肠腔胀气，因此B超检查仅为初步，对水肿性胰腺炎尚有一定诊断价值，对坏死性胰腺炎则不能作出正确诊断。对急性胰腺炎的假性囊肿形成的诊断有很大帮助。

2. CT检查　CT检查引入急性胰腺炎诊断，是使急性坏死性胰腺炎疗效提高的重要基础。因为，急性水肿性胰腺炎根据血、尿淀粉酶测定已能作出诊断，而坏死性胰腺炎的诊断非一般化验指标所能解决，只有增强CT扫描检查才能在手术前作出肯定的诊断。急性水肿性胰腺炎时，胰腺弥漫增大，密度不均，边界变模糊；出血坏死型则在肿大的胰腺内出现皂泡状的密度减低区，该区与周围胰腺实质的对比在增强后更为明显。同时，在胃后胰前的小网膜囊内、脾胰肾间隙、肾前后间隙等部位可见胰外侵犯。目前，CT扫描检查不仅能用于手术前诊断，且已发展到作连续动态观察，作为决定再次手术的重要依据。另外，由于CT检查能明确反映胰腺坏死及胰外侵犯的范围，不少学者已经采用CT影像学改变作为病情严重程度分级及预后判别的标准。

【诊断与鉴别诊断】

急性水肿性胰腺炎的诊断可以依靠明显增高的血、尿淀粉酶测定。一般而论，急腹症病人同时具有淀粉酶测定值大于正常最高值3倍以上时，急性水肿性胰腺炎的诊断可以肯定。急性坏死性胰腺炎的诊断则要根据增强的CT扫描，在肿大的胰腺影像上出现皂泡状低密度区，增强后对比更明显，同时还有范围及程度不等的胰外侵犯，有这些表现才能确诊。如果没有CT设备，对临床及B型超声检查已肯定急性水肿性胰腺炎的病人疑有坏死者，可作腹腔穿刺，若穿刺液为血性渗出并有高含量的淀粉酶，对诊断急性坏死性胰腺炎有很大帮助。

应考虑作鉴别诊断的疾病是，胃十二指肠穿孔、急性胆囊炎、急性肠梗阻、肠系膜血管栓塞以及急性心肌梗死等。

【病程分期】

全病程大体可分为三期，但非所有病人都有三期病程，有的仅有第一期，有的出现两期或三期。

1. 急性反应期　自发病至2周左右，可有休克、呼吸衰竭、肾衰竭、脑病等主要并发症。

2. 全身感染期　发病2周至2个月左右，以全身细菌感染、深部真菌感染（后期）或双重感染为其主要临床表现。

3. 残余感染期　时间为发病2~3个月以后，主要临床表现为全身营养不良，存在后腹膜或腹腔内残腔，常常引流不畅，窦道经久不愈，有时伴消化道瘘。

【局部并发症】

1. 急性液体积聚　发生于胰腺炎病程的早期，位于胰腺内或胰周，无囊壁包裹的液体积聚。通常依靠影像学检查，表现为无明显囊壁包裹的急性液体积聚。急性液体积聚多会自行吸收，少数可发展为急性假性囊肿或胰腺脓肿。

2. 胰腺及胰周组织坏死　指胰腺实质的弥漫性或局灶性坏死，伴有胰周脂肪坏死。胰腺坏死根据感染与否又分为感染性胰腺坏死和无菌性胰腺坏死。增强CT检查是目前诊断胰腺坏死的最佳方法。在静脉注射增强剂后，坏死区的增强密度低于50HU（正常区的增强密度为50~150HU）。

3. 急性胰腺假性囊肿　指急性胰腺炎后期形成的有纤维组织或肉芽囊壁包裹的胰液积聚。急性胰腺炎病人的假性囊肿少数可通过触诊发现，多数通过影像学检查确定诊断，常呈圆形或椭圆形，囊壁清晰。

4. 胰腺脓肿　发生于急性胰腺炎胰腺周围的包裹性积脓，感染征象是其最常见的临床表现。它发生于重症急性胰腺炎的后期，常在发病后4周或4周以后。区别于感染性坏死的特点是，胰腺脓肿有脓液存在，细菌或真菌培养阳性，含极少或不含胰腺坏死组织。多数情况下，胰腺脓肿由局灶性坏死液化、继发感染而形成。

【治疗】

急性胰腺炎的病因、病程极其复杂，包含多个不同的疾病实体，总的基础虽然相同，但每个实体又有它独立的特殊性，若采用统一的方法去治疗必然得不到好的效果。换言之，一定要按照不同病因，不同的病期制定符合各自特点的治疗方案，才能达到预期疗效，这就是个体化治疗方案。具体而言，在制定治疗方案时，首先要区分轻型急性胰腺炎和重症急性胰腺炎；其次，在重症急性胰腺炎中还要区分急性胆源性胰腺炎与非胆源性胰腺炎以及其他病因；在胰腺坏死中，区分坏死已感染与未感染。

1. 轻型急性胰腺炎的治疗　轻型急性胰腺炎

的治疗原则是尽量减少胰液分泌，即胰腺休息疗法；防止感染，防止向重症发展。

(1)禁食、胃肠减压：食物和胃酸进入十二指肠后，刺激十二指肠黏膜分泌促胰酶素，后者刺激胰腺分泌胰酶。禁食及胃肠减压可打断这一促使疾病发展的胰酶刺激机制。另外，急性胰腺炎病人都伴有不同程度的恶心、呕吐及腹胀，禁食及胃肠减压也是这方面的针对性治疗措施。

(2)抑制胰液分泌及抗胰酶药物的应用：抗胆碱类药物，如654-2和阿托品等，虽有抑制胰腺分泌作用，但会引起口干。H_2受体阻滞剂，如奥美拉唑(omeprazole)，可抑制胃酸进而减少胰液分泌。生长抑素(somatostatin)可明显抑制胰液分泌，临床常用的拟似剂为奥曲肽(octreotide)。

(3)镇痛和解痉：吗啡、哌替啶类止痛剂，因产生Oddi括约肌痉挛，不宜单独使用，宜与654-2等药物同时应用，以减少此副作用。

(4)支持治疗：每日输液量应根据液体出入量及热量需求计算，有计划给予，以保持水与电解质平衡。早期营养支持以肠外营养为主，一旦肠功能恢复后，尽早转为全肠内营养，但注意要逐步进行。

(5)预防感染：采用能通过血胰屏障的抗生素静脉滴注，如喹诺酮类、头孢他啶、亚胺培南、甲硝唑等。真菌预防可采用氟康唑。

(6)中药治疗：在控制呕吐的情况下，通过胃管注入复方清胰汤[银花、连翘、黄连、黄芩、厚朴、枳壳、木香、桃仁、红花、生川军(根据需要加减)]，注入后夹管1小时；或用生大黄15g(水沸后置入生大黄即可)，胃管内灌注或直肠内滴注，每天两次。全腹部外敷中药皮硝约750g，每天2次。

2. 急性胆源性胰腺炎的治疗　事实上，急性胆源性胰腺炎是类型不同的一组胆道疾病加上继发性急性胰腺炎的总和。胆道疾病中有无胆道梗阻，处理完全不同，另外，原发的胆道疾病与继发的胰腺炎，在严重程度上两者不完全一致，有的病人是以胆道疾病为主，有的病人却以胰腺炎为主，处理也有先后与主次之分。因此，在制定急性胆源性胰腺炎治疗方案之前，一定要区分胆道有无梗阻病变。同时，还要区分临床表现是以胆道病变为主还是以胰腺病变为主。根据以上区分，再实施恰当的治疗方案。当然，不管属于哪一种，都以轻型急性胰腺炎的治疗措施为基础，然后再根据各自特点增加下述针对性的特异治疗方法。

(1)胆道无梗阻并以胆道疾病为主的类型：主要采用非手术治疗，与治疗轻型急性胰腺炎相同。待急性炎症消退后，再处理胆道病变。如需要胆囊切除术，整个治疗就在这次住院期间进行，不要让病人出院，待以后作择期胆囊手术，以免病人出院后再次发作。

(2)胆道有梗阻并以胆道疾病为主的类型：应急诊手术解除胆道梗阻，处理胆道病变，如胆总管切开取出结石，T管引流，若胆囊未切除，需同时切除胆囊。手术中在处理完胆道病变后，根据需要再沿胃结肠韧带打开小网膜腔，探查胰腺，作小网膜腔灌洗引流。如有条件，这种病例适合行内镜Oddi括约肌切开取石和鼻胆管引流术。

(3)临床症状以胰腺炎为主的类型：这类病人的胰腺病变往往都属于重症急性胰腺炎伴感染，都需作手术治疗。其胰腺病变处理方法与下述非胆源性重症急性胰腺炎已感染的治疗相同。不过，在处理胰腺病变后，同时要处理胆道病变，探查胆总管，并作胆道引流。

3. 非胆源性重症急性胰腺炎治疗　除了根据特殊病因要作相应的处理外，还要根据病程的不同，采取相应的治疗措施。

(1)急性反应期

1)先行非手术治疗：本期的治疗重点是加强监护治疗，纠正血流动力学异常、营养支持、防治休克、肺水肿、ARDS、急性肾功能障碍及脑病等严重并发症。对治疗中出现感染者应转手术治疗。

2)对疾病发展迅猛、非手术治疗无效者应及时引流：在非手术治疗中，病情发展极快，腹胀及腹膜刺激征严重，生命体征不稳，在72小时左右很快出现多器官功能不全者，应及时进行腹腔和腹膜后减压引流。如无手术条件可以先采用腹腔灌洗(abdominal lavage)治疗。

(2)全身感染期的治疗：先选择使用能透过血胰屏障的敏感抗生素治疗。结合临床征象作动态CT监测，明确感染灶所在部位，对抗生素治疗不能控制的病人感染灶需进行积极的手术处理。警惕深部真菌感染，根据菌种选用氟康唑或两性霉素B等。注意有无导管相关性感染。加强全身支持治疗。针对坏死感染病灶手术治疗的基本措施是作坏死组织清除术(necrosectomy)和局部灌洗引流(local irrigation)。对于坏死广泛，无法一次达到彻底清除坏死的病例，需要选择切口部分敞开，作局部持续灌洗，同时要作营养性空肠造瘘，这可为病人术后的营养支持和康复带来很大的便利，有利于恢复合成代谢，减少静脉补液量，降低真菌感染和混合感染的发生率。对坏死不能一次清除的病例，往往要作再次清创手术。

(3)腹膜后残余感染期的治疗：通过窦道造影明确感染残腔的部位、范围及毗邻关系，注意有无胰瘘、胆瘘及消化道瘘的存在。此期应加强全身支持治疗，采用肠内营养改善营养状况，创造条件作残腔扩创引流。

4. 急性暴发性胰腺炎的治疗 在急性胰腺炎中，死亡率最高的就是急性暴发性胰腺炎。过去，一般认为这是一个不可能救治的疾病。近年来，由于综合治疗，特别是危重病医学的发展，暴发性胰腺炎才有了治愈的希望，但是疗效仍不满意。有关急性暴发性胰腺炎的治疗措施有以下四个方面。

(1)加强液体复苏：针对过度炎症反应及严重的毛细血管渗漏造成的机体大量脱水及全身组织间隙大量渗出，需要快速液体补充，恢复血容量，在此基础上，再采用增加胶体与晶体配比的方法来调控全身液体的异常分布。

(2)积极治疗呼吸功能障碍：多器官功能障碍中，呼吸功能障碍往往最早出现，需要及时诊断并采用呼吸机辅助呼吸治疗。

(3)努力治疗腹腔间隔室综合征：严密监测病人的腹内压，若腹胀进行加重，非手术治疗不能控制腹内压继续上升，要及时采用手术减压治疗。

(4)设法调控炎症反应：在目前炎症调控的措施中，血滤治疗是比较有效的措施，它能适当减少升高的促炎细胞因子，并在一定程度上促使机体释放抗炎细胞因子，恢复促抗因子的相对平衡。

5. 局部并发症的治疗原则

(1)急性液体积聚：多会自行吸收，无需手术，也不必穿刺，使用中药皮硝外敷可加速吸收，约750g皮硝置于布袋内，作腹部大面积外敷，每天更换两次。

(2)胰腺及胰周组织坏死：坏死感染时需手术，行坏死组织清除术加局部灌洗引流；对无临床症状的无菌坏死予以严密观察，不要急于穿刺或手术，可能吸收或液化包裹，如出现消化道压迫症状或感染症状时，即应行手术治疗。

(3)急性胰腺假性囊肿：囊肿直径小于6cm、无症状时不作手术处理，予以随访观察；若出现症状、体积增大或继发感染则需行手术外引流；囊肿经过3个月仍不吸收者，需作内引流术(见本章第五节)。

(4)胰腺脓肿：胰腺及胰外侵犯区经临床及CT检查证实有脓肿形成、抗生素治疗无效者，应立即手术引流。

【术后并发症】

手术后可有以下四个常见并发症。

1. 急性呼吸窘迫综合征(ARDS) 主要由于激活的胰酶增加了毛细血管的通透性，造成肺间质水肿；肺的表面活性物质减少，肺泡易于萎缩；血液高凝状态导致肺微血管栓塞等一系列病理改变，导致从呼吸次数增加，发展到呼吸窘迫；从呼吸性碱中毒发展到严重低氧血症，最后发生心力衰竭和周围循环衰竭，为急性呼吸窘迫综合征的临床发展过程。为早期诊断ARDS，需要时每天要作动脉血气分析1~2次，若发现氧分压逐步下降到60mmHg以下就要考虑ARDS，立刻加大吸氧流量，30分钟后重复血气分析，若氧分压继续下降，则ARDS诊断可以确立，应当机立断行气管插管或气管切开作机械辅助呼吸。若再不改善，则要采用呼气末正压呼吸模式(PEEP)治疗。ARDS是急性坏死性胰腺炎最严重的并发症之一，也是致死的主要原因，但若能早期诊断、早期处理，大部分都可挽救。当然，在处理ARDS同时，还要考虑到腹腔的原发病变，若原发病变在恶化，不作针对性处理，ARDS也无法治愈。

2. 出血 出血有三种情况：①创口局部出血，如出血量不大，对血流动力学无影响，大多为肉芽创面损伤出血时，可采用加强局部灌洗或填塞治疗，很容易治愈；②局部较大血管被感染坏死组织腐蚀而继发出血，一般出血量很多，很猛烈，很快导致全身血流动力学改变，这种出血一定要立即予以手术止血。若处理及时，大多数情况还是容易挽救；③消化道出血，对上消化道出血者应立即行胃镜检查，若证实为应激性溃疡出血，多数为多发性或弥漫性黏膜糜烂，应采用冰盐水加正肾上腺素溶液持续灌洗；同时，全身使用止血剂及制酸剂，还可使用生长抑素类药物，出血往往可以止住；若胃镜证实为胃外感染坏死组织直接腐蚀胃壁，造成局部炎性溃疡、糜烂出血或局部糜烂穿孔出血，则要立即手术治疗。既要作局部止血，更重要的是要清除感染坏死组织，并加强灌洗。若为下消化道严重出血，则多数是结肠(多为脾曲结肠)被感染坏死组织腐蚀穿孔所致，应立即手术切除出血肠段，并在局部清除感染坏死组织后，加强灌洗，结肠漏口近端加做失功性造瘘。

3. 瘘 空腔脏器瘘包括小肠瘘、结肠瘘及胃瘘，实质脏器瘘为胰瘘。对空腔脏器瘘的处理，由于瘘管大多与小网膜腔直接相通，瘘液将加重创口感染。故而，结肠瘘应及早作近端结肠造瘘，胃瘘及小肠瘘则先使用局部加强灌洗引流，部分能自愈，对不能愈合的要早期手术处理。对严重胃肠道瘘的病人要加强营养及水电解质平衡管理以及全身使用消化液分泌抑制剂如奥曲肽、奥美拉唑等。胰瘘都发生在病程后期，绝大多数病人会产生，但大多能自愈，只有极少数病人会长期不愈，需作瘘管加压造影摄片，以了解有无残腔、有无合并其他空腔脏器瘘以及胰管远端有无狭窄或中断。对有残腔、合并有其他空腔脏器瘘以及胰管远端有狭窄或中断者，都要采用手术治疗，同时全身使用生长抑素，如奥曲肽等，通过手术治疗大部分病人都可治愈。

4. 感染　感染分为局部残余脓肿，全身脓毒血症以及真菌感染。局部残余脓肿根据CT摄片定位，尽早作引流手术。脓毒血症以及真菌感染要依靠微生物培养结果，前者应根据敏感试验采用针对性的敏感抗生素，后者根据真菌菌种使用氟康唑（fluconazole）、两性霉素B（amphotericin B）等抗真菌药物治疗。

【预后】

急性水肿性胰腺炎预后良好，死亡率极低。急性胆源性胰腺炎以胆道疾病为主的，预后也较好，治愈率在95%左右。急性坏死性胰腺炎未感染的治愈率已达90%。急性坏死性胰腺炎已感染需作手术治疗的预后较差，治愈率在70%~80%。

（韩天权　张圣道）

第四节　慢性胰腺炎

慢性胰腺炎又称慢性复发性胰腺炎。本病的特征为反复发作的上腹部疼痛，伴有程度不同的胰腺外分泌与内分泌功能失调，胰腺实质发生各种进行性不可逆的组织病理学改变。

【分类】

1. 慢性阻塞性胰腺炎（chronic obstructive pancreatitis）　由于胰腺坏死感染侵犯胰管，引起胰管狭窄，狭窄远侧的主胰管及分支胰管正常，狭窄近侧胰管扩张，管内蛋白栓罕见。胰管上皮完好，胰管无钙化，管内无结石。

2. 慢性钙化性胰腺炎（chronic calcifying pancreatitis）　病变为斑点状，常有胰管上皮萎缩和管内蛋白栓塞，部分侧支不规则扩张，主胰管有狭窄、扩张、钙化，有时伴结石。酒精性慢性胰腺炎即属此类。

3. 炎症性慢性胰腺炎（chronic inflammatory pancreatitis）　弥漫性纤维化，单核细胞浸润，胰腺外分泌实质受破坏。慢性胆道炎症可使胰管系统内发生慢性炎症、瘢痕狭窄，所致慢性胰腺炎属此类型。

【病因】

慢性胰腺炎是一个多因素的疾病，很多病因问题还未阐明，主要有以下几个方面。

1. 酗酒　长期酗酒是主要的病因，特别在西方国家，因酗酒引致慢性胰腺炎是比较普遍的。

2. 胆道疾病　东方国家的胆道疾病（如我国）在慢性胰腺炎的病因中占主要地位。

3. 急性胰腺炎的后遗症　过去认为急性胰腺炎的病变都是可逆的，不会导致慢性胰腺炎。近年研究发现，急性胰腺炎发展到坏死感染后，可以引起胰管狭窄，导致慢性阻塞性胰腺炎，但是这种改变不多。

4. 产生胰腺结石的病因　正常胰液中有一种分子量13 500的磷酸糖蛋白，是钙的稳定剂，具有抑制钙盐形成结晶和发生沉淀的作用，称为胰石蛋白（pancreatic stone protein，PSP），约占胰液内蛋白质总量的14%。由于某些病理因素，如长期饮酒，刺激引起胰液中蛋白质含量增高，使胰管中出现蛋白质栓块，同时又导致胰腺细胞内结构改变，影响PSP的产生，使PSP在蛋白质总量中的比率下降，其结果使胰液中过饱和碳酸钙不再受到抑制而形成结晶，这些碳酸钙结晶沉淀于蛋白网架上形成胰腺结石。

5. 其他病因　如蛋白质缺乏、甲状旁腺功能亢进、胰腺创伤、先天性胰腺分离畸形以及遗传因素等。

【病理】

慢性胰腺炎的病理变化主要是进行性大量纤维组织增生，取代了正常胰腺组织。早期限于外分泌腺；晚期累及胰岛，病变为不可逆。慢性钙化性胰腺炎的早期，肉眼可见胰腺外表正常或体积略有增大；后期在胰腺表面可见结节或节段性增厚，或全腺体增厚及肿大。表面呈灰白色或淡红色，病变部位的正常分叶界线消失；切面质硬，呈苍白色，可见扩大的主胰管，内含结石。有时，在胰腺内可见小囊肿。

镜下主要为纤维组织增生,位于胰小叶的周围,也可在小叶内,或两种情况并存。纤维组织增生可以均匀分布,也可不均匀分布;可弥漫分布于整个胰腺,也可仅限于胰腺某一段。

胰管壁早期可正常,后期管腔内壁的上皮细胞坏死,纤维组织增生,产生管腔狭窄,扩张而成囊状。

慢性阻塞性胰腺炎的早期,在小叶周围有弥漫性纤维组织增生,不侵犯小叶;晚期始累及小叶,正常小叶结构破坏,被广泛的纤维组织所代替,主胰管和中等直径胰管均可扩大,有轻度慢性炎症表现。

【临床表现】

1. 腹痛　90%以上病人的主要症状为腹痛,平时为隐痛,发作时疼痛剧烈,呈持续性,无阵发加剧。疼痛发作延续时间长,往往以天计算。疼痛位于上腹部剑突下或稍偏左,向腰背部放射,呈束腰带状。病人为缓解疼痛,喜取蜷曲体位。随着发作次数增加,间歇期逐渐变短,以致疼痛持续不止。因此,有些病人为止痛而长期用强烈止痛剂,最后导致成瘾。

2. 消瘦　病人体重明显减轻,与发作次数和持续时间有明显关系。

3. 腹胀、不耐油腻饮食和脂肪泻　为疾病发展到胰腺外分泌减少所致。脂肪泻的特征是粪不成形,每日3~5次,粪便含油而光亮,有恶臭,有时可见油滴浮在水面,镜下可见脂肪球。

4. 血糖增高　出现糖尿。疾病发展到后期,胰腺内分泌遭破坏,胰岛素分泌减少,临床出现糖尿病症状。

5. 黄疸　仅有少数病人出现此症状,为胰头纤维增生压迫胆总管下端所致。

【体格检查】

病人消瘦非常明显,但阳性体征很少,少数病人在上腹正中和两侧胁肋部有深压痛。偶尔于上腹偏左侧触及界限不清的包块,常为增厚的胰体或胰腺囊肿形成。

【实验室检查】

1. 血、尿淀粉酶检查　可在早期病例急性发作期增高;后期病例不增高或增高不明显。

2. 粪便脂肪球检查　可直接在显微镜下找到脂肪球,也可用定量分析方法测定粪便中的脂肪含量。

3. 胰腺功能测定　方法很多,下面为三种有代表性的方法。

(1)促胰酶素——胰泌素(pancreozymin-secretin P-S)试验:空腹十二指肠插管,在注射胰泌素或(和)促胰酶素后,收集十二指肠液,测定胰液分泌量、碳酸氢盐浓度与胰淀粉酶三个指标。当慢性胰腺炎发展到胰腺腺泡广泛破坏或胰管阻塞时,以上三个指标均异常低下。

(2) Lundh试餐试验(Lundh meal test):空腹插入测试管到十二指肠或空肠上段,受试者口服试餐(含一定比例的脂肪、蛋白质和糖)300ml,再从测试管定时收集十二指肠液或空肠液,测胰蛋白酶活力。胰功能不全病人的胰蛋白酶测值低下。

(3)葡萄糖耐量试验:疾病后期,胰岛逐步被破坏,病人可出现葡萄糖耐量试验结果异常。

【影像学检查】

1. 腹部X线片　在慢性钙化性胰腺炎病人腹部X线片的胰腺部位可见到钙化点,或沿胰管方向有胰石影。

2. 胃肠钡餐造影　需作十二指肠低张造影。可见病人的十二指肠系膜侧肠壁僵直,黏膜皱襞消失,有时可见十二指肠腔狭窄,或见十二指肠有外来压迹。

3. B型超声检查　可显示胰腺外形的局限性肿大或缩小,纤维组织增生呈线状强回声,胰腺内的钙化点和结石显示为强光团,后伴声影。

4. CT检查　能显示胰腺腺体的形态改变,有无钙化点,有无胰管扩张、狭窄和结石。

5. 逆行性胰胆管造影(ERCP)　采用纤维十二指肠镜经乳头逆行插管,可同时显影胆树及胰管,清楚显示胰管有无阻塞、狭窄或囊状扩张,最典型的是不规则串珠状扩张(图55-6)。

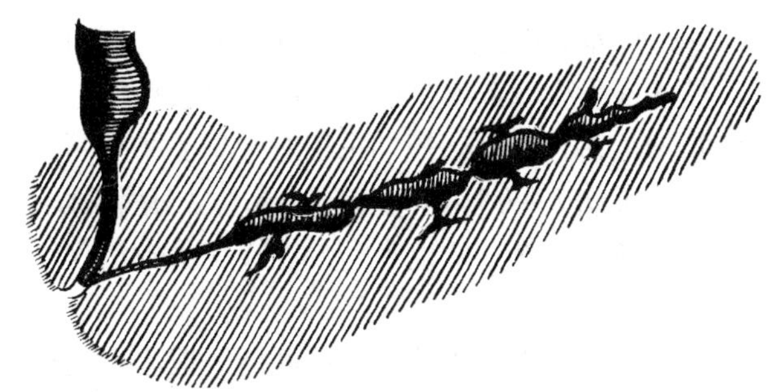

图55-6　胰管造影
胰管呈串珠状扩张

【鉴别诊断】

1. 术前鉴别　慢性胰腺炎的间歇期需与胃、十二指肠溃疡、慢性结肠炎、胆道疾病以及胰腺癌相鉴别;在急性发作期需与急性胰腺炎相鉴别。

2. 术中鉴别　手术中最难的是与胰头癌作鉴别,两者同样有胰头硬结与肿块,同样有胆总管扩张。冰冻病理切片因胰头部位特殊,不宜切得太深,故而往往难以获得阳性结果;术中B超检查也难于分辨良、恶性;比较可靠的方法是细针穿刺细胞学检查,约90%以上可达到鉴别目的。但仍有极少数病例,通过手术探查、切片与穿刺仍无法分清,是临床的一个难题。

【治疗】

慢性胰腺炎的治疗方法不少,但疗效不佳,一方面是由于酗酒者很难做到持久戒酒。另一方面是疾病晚期,由于内、外分泌功能严重失调,临床治疗很难纠正,手术只能达到止痛目的,部分病人的止痛也不能完全。若全胰切除,又会带来终生胰腺内、外分泌缺失的问题。总之,本病的治疗尚待进一步研究完善。

1. 非手术治疗

(1)戒酒:对酗酒者首先是必需的要求,应该是永久性的戒酒以及完全性的禁酒。从随访统计资料分析,绝大多数手术后复发都与再次酗酒有关。

(2)饮食控制:避免暴饮暴食,饮食配伍需少脂肪、高蛋白、高维生素,要根据糖尿病治疗的要求进行糖的限制。

(3)治疗糖尿病:除饮食按糖尿病治疗的要求外,还需使用胰岛素作替代治疗。

(4)胰酶治疗:胰酶可治疗因消化不良引起的营养障碍,对脂肪泻病人特别有裨益,还有一定的疼痛缓解作用。

(5)缓解疼痛:可应用解痉剂、镇静剂及镇痛药物。应有计划的合理使用镇痛药,避免产生成瘾的后果。

(6)营养支持:随着疾病的发展,进食后疼痛加剧,使病人发生营养不良,愈是营养不良,疼痛愈是加重,形成恶性循环。短期采用有计划的肠外高能营养,改善病人一般营养状态,疼痛也会有所缓解。另外,合理的营养支持也为病人能接受手术治疗创造了条件。

2. 手术治疗　外科手术不可能从根本上治愈本病,仅能解决慢性胰腺炎所造成的后果,即解除或缓解疼痛症状,故而在手术治疗的同时,还应采用一系列非手术疗法来改善胰腺的功能不全及控制疾病的发展。

(1)手术适应证

1)经非手术疗法仍不能解除的、难以忍受的顽固性疼痛。

2)胆总管梗阻导致的持续性黄疸。

3)并发直径大于5cm的胰腺囊肿。

4)内科治疗无效的胰源性胸、腹水。

5)十二指肠梗阻。

6)脾静脉栓塞或胃底静脉曲张。

7)无法排除胰腺癌。

(2)手术治疗原则

1)纠正原发疾病:对并存胆道疾病的病例,如胆石症,应在发作间歇期治疗,或在处理胰腺的手术中同时解除。

2)解除胰管梗阻:慢性胰腺炎的病理改变为不可逆,但解除胰管梗阻可改善胰腺的功能,减轻胰腺纤维化的进程,并解除病人的疼痛。

3)解除或缓解疼痛:为解除病人疼痛,除解除梗阻的手术外,还可考虑作切断或破坏支配胰腺神经的手术。

(3)手术方法

1)胰管空肠侧-侧吻合术(Partington手术):适用于胰管有多处狭窄的病例,方法是将胰管全程纵行切开,取出胰石,再与空肠做侧-侧全口吻合(图55-7)。

2)胰腺切除术:适用于胰腺纤维化严重而胰管未扩张者。根据病变范围可作左半胰腺切除术、胰腺次全切除术或全胰切除术。胰腺切除术的效果不及胰管扩大作内引流的效果好。特别是全胰腺切除术,造成胰腺全部外分泌及内分泌功能丧失,病人需终生依靠注射胰岛素及口服胰酶片的替代治疗。

3)保留十二指肠的胰头切除术(Beger手术):本手术适用于胰头肿大,属局限性严重纤维增生而胰体尾的主胰管不扩张者(图55-8)。方法是沿门静脉、肠系膜上静脉内侧平面和十二指肠内侧10mm平面次全切除胰头和钩突部,再作空肠胰颈套入吻合以及空肠襻侧壁与十二指肠侧残留胰缘的吻合,以引流胰腺断面的主胰管。此手术的优点是既切除了胰头肿块,又保留了十二指肠的通道。

4)胰头挖除及胰管切开术(Frey手术):本手术适用于纤维增生性肿块限于胰头部,同时伴有胰体尾部胰管扩大者(图55-9)。方法为:①先全程纵行切开扩大的胰管,取出胰石;②切开胆总管后以金属探条为指引,避免挖胰头时损伤胆管;③确定门静脉-肠系膜上静脉的解剖部位;④以电刀挖除胰头及钩突部分,既不损伤右侧胆总管及左侧门静

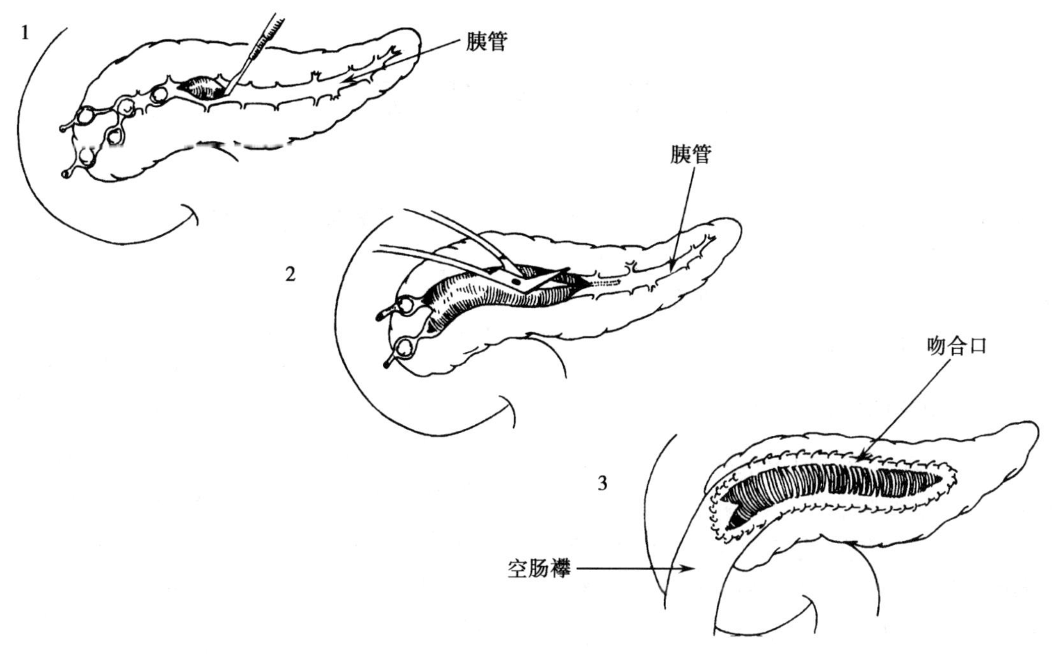

图 55-7 整个胰管与空肠吻合

1. 电刀切开较粗胰管;2. 脑膜剪纵向剪开整个胰管;3. Roux-en-Y 式肠襻与整个胰管作侧 - 侧全口吻合

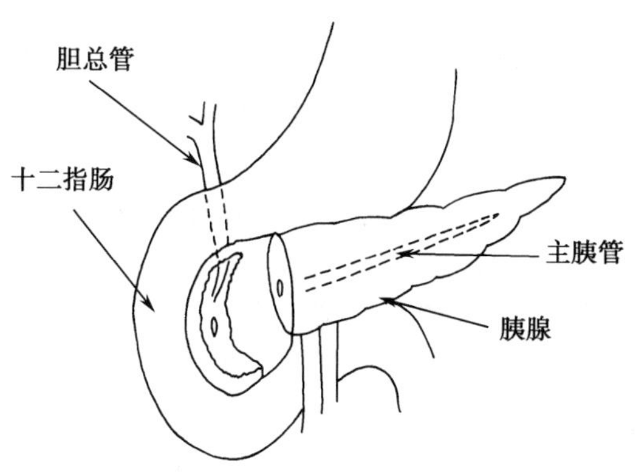

图 55-8 保留十二指肠胰头切除术(Beger 手术)

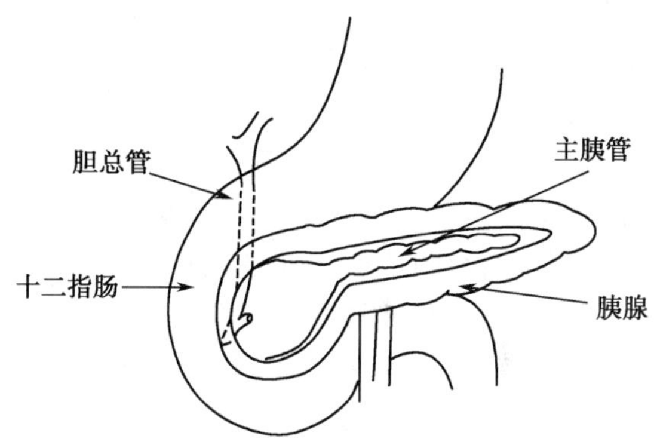

图 55-9 胰头挖除及胰管切开术(Frey 手术)

脉、肠系膜上静脉,又要保留胰头深面的一片薄壳样胰头组织;⑤将空肠襻与敞开的胰管及敞开的胰头空壳行侧 - 侧吻合。本手术的优点是既切除了胰头肿块,又去除了胰管的阻塞,还保持了十二指肠的通道。

5)内脏神经破坏手术:本方法仅用在其他方法对疼痛缓解无效时,或作为其他手术方法的辅助手术。常作内脏神经切断术或者用无水酒精等药物注射于神经节,以破坏神经的功能。

6)内镜治疗:经纤维十二指肠镜行胰管括约肌切开、胰管扩张以及胰管支架术等都已较成熟,可用于慢性胰腺炎的治疗。

【预后】

慢性胰腺炎造成的胰腺功能损害无法恢复,因此,终生要进行胰腺内、外分泌功能的补充治疗。手术治疗使疼痛缓解后,慢性胰腺炎是否复发,除了伴有胆道疾病要同时治疗以外,关键是要求酗酒病人坚决彻底地持久戒酒。

(韩天权 张圣道)

第五节　胰腺囊性疾病

随着影像学技术的广泛应用,胰腺囊性疾病发现率明显提高。临床需要区分囊性病变的性质,因为性质不同,处理迥然不同。临床诊断要区分真性囊肿、假性囊肿和囊性肿瘤。

一、先天性胰腺真性囊肿

先天性胰腺真性囊肿(congenital pancreatic true cyst)临床罕见,属胰腺外分泌腺的先天性畸形病变,有囊性纤维病、多发性囊肿病、肠重复畸形(肠源性囊肿)、胰内胆总管囊肿和孤立囊肿等类型。在诊断时要与囊腺瘤和囊腺癌鉴别,由于囊腺瘤有丰富的血管,增强CT和血管造影有助于鉴别。

胰腺囊性纤维病是儿童胰腺功能不足的常见原因,其胰腺的病理变化特征包括胰腺慢性纤维化,胰腺实质的缺失以及充满浓缩分泌液的多个囊腔。在胰腺外分泌功能尚存在时,可表现为复发性胰腺炎,但一般不需手术治疗。胰腺先天性多发性囊肿常与肾、肝、肺以及中枢神经系统囊肿并发,通常不需外科治疗。胰腺肠源性囊肿十分少见,这种囊肿有平滑肌和上皮内衬,常需手术切除。孤立性囊肿是胰管发育异常的结果,在器官发生期间胰管内皮细胞形成孤立的巢,积存液体,可能压迫十二指肠、胃或胆管,治疗通常需手术切除。对位于胰头部的囊肿,如果排除囊性肿瘤,也可作内引流术。

二、后天性胰腺真性囊肿

后天性胰腺真性囊肿(postnatal pancreatic true cyst)属于潴留性囊肿,囊肿衬有上皮,多由于胰管的阻塞导致远侧胰管或腺泡发生囊性扩张和胰液潴留而形成。在处理上要查明引起胰管梗阻的原发性疾病,以便做出相应的针对性处理。诊断主要根据病史、消化道症状和影像学检查,B超、CT、ERCP和MRCP检查均有助于诊断。慢性胰腺炎可继发潴留性囊肿,也可继发假性囊肿,这二者在术前常常难于鉴别,好在处理原则基本一致。胰腺潴留性囊肿(pancreatic retention cyst)一般以手术治疗为主,手术包括两部分:①针对囊肿的处理,可以在排除囊性肿瘤后作内引流术;②胰管梗阻病因的治疗,胰管结石要去除,肿瘤须切除。

三、胰腺囊性肿瘤

胰腺囊性肿瘤(pancreatic cystic tumour)虽然少见,但近年有发现增多的趋势,由于其治疗原则与其他胰腺囊肿性疾病不同,因此在鉴别诊断方面有特殊意义。20世纪80年代后,在高新影像学技术应用的基础上,对胰腺囊性肿瘤的类型有了新的发现和认识,主要有代表性的是导管内乳头状黏液瘤和实性假乳头状瘤,并建立了胰腺囊性肿瘤和囊性病变的四组分类:肿瘤性上皮肿块、肿瘤性非上皮肿块、非肿瘤性上皮肿块和非肿瘤性非上皮肿块。按世界卫生组织的分类,进一步分为良性组、交界性组和恶性组。后述的胰腺假性囊肿属于非肿瘤性非上皮肿块。

【分类】

胰腺囊性肿瘤主要有浆液性囊腺瘤、黏液性囊性腺瘤与腺癌、导管内乳头状黏液瘤以及实性假乳头状瘤。

1. 浆液性囊腺瘤(serous cystadenoma)　为最常见的胰腺囊性肿瘤,起源于胰腺腺泡细胞,囊液清亮稀薄,含丰富糖原,囊壁光滑,由扁平或立方上皮细胞组成,无恶变倾向。病灶多为单发,偶有多发。囊肿通常被正常组织包绕,虽无完整包膜,但分界基本清晰。肿块呈圆形或椭圆形,表面呈结节状或分叶状。有些瘤体切面上为无数小囊组成,有些囊腔相对大些,还有些瘤体小囊与大囊混杂。

2. 黏液性囊腺瘤(mucinous cystadenoma)　女性多见。可为单腔,更多的是多腔性病变,边缘光滑伴乳头状突起。上皮细胞为柱状或杯状细胞,通常排列成乳头状,多数黏液性囊腺瘤可发展为囊腺癌。

3. 黏液性囊腺癌(mucinous cystic adenocarcinoma)　女性多见。起源于胰腺大导管上皮,囊性肿块一般很大,呈多囊性,内有大量黏液。组织学检查见囊肿以异常柱状细胞上皮为内衬,产生黏液和乳头状表现为其特点。

4. 导管内乳头状黏液瘤(intraductal papillary mucinous neoplasm,IPMN)　IPMN在导管内生长,有分泌黏蛋白与阻塞导管的特点,组织学为非典型细胞的乳头状肿瘤,约高达30%病人转变为侵袭性癌。根据肿瘤部位分为主胰管型、分支胰管型和混合型三类。IPMN正逐渐被认识，目前已占切除胰腺肿瘤的10%~15%。临床上通常无症状，也有表现为反复发作的急性胰腺炎或慢性腹痛和脂肪泻的慢性胰腺炎。

5. 实性假乳头状瘤（solid pseudopapillary neoplasm，SPN） 多发生于青少年女性和年轻妇女，属于交界性肿瘤，为低度恶性。SPN的组织学结构呈现肿瘤实性部位与假性囊肿相连，囊肿为假乳头状，伴出血，肿瘤细胞独特，不同于其他任何胰腺细胞。肿瘤以膨胀性生长为主，有无包膜与是否恶性相关。与IPMN相似，随着认识加深，发病率在上升，有资料显示SPN约占胰腺外分泌肿瘤的6%。

【临床表现】

1. 上腹部疼痛 胰腺囊性肿瘤生长缓慢，早期多无明显症状。由于囊腔内压力增高，病人可感到上腹部疼痛，也可能是囊肿增大引起的压迫症状。

2. 腹部肿块 可能触及腹部肿块，呈圆形、椭圆形或分叶状，表面光滑，质地偏硬，有弹性感，无压痛或轻压痛。

3. 压迫症状 早期常无明显症状，后期可出现压迫症状，包括①胆总管下段受压引起胆汁淤积或出现阻塞性黄疸；②胰管受压，出现胰腺外分泌功能障碍，有的还继发急性胰腺炎；③脾静脉受压，出现腹腔左半区的区域性门脉高压，表现为脾大、腹水和食管静脉曲张；④因胃或结肠受压而出现消化道不完全性梗阻。

4. 其他 有时伴有体重减轻。当囊性病变广泛时可累及胰腺内分泌功能，并发糖尿病。囊肿本身可能继发囊内出血、感染和破裂，引起失血性休克和急性弥漫性腹膜炎。

【诊断与鉴别诊断】

根据病史和症状的特点，借助B超和CT检查可初步作出囊性肿瘤的诊断，但要进一步明确囊性肿瘤的类型则较为困难。通常浆液性囊腺瘤在CT平扫检查时，显示肿块呈圆形或分叶状，与周围胰腺组织分界清晰，密度从水样到肌肉样不等，有时可见囊壁钙化，增强后肿块边界较清楚，强化不规则。黏液性囊性肿瘤在CT平扫检查时，肿块呈圆形或椭圆形，接近水密度，肿块轮廓清晰无分叶，局限性突出胰腺表面或被胰腺组织包绕。有时可见囊壁不规则钙化。肿块虽然很大，但血管侵犯不明显，仅见推移改变，瘤体多数为单个大囊肿，少数由数个大囊肿组合而成，囊壁密度不均匀，发现壁结节提示为囊腺癌的可能性大，增强后囊壁和壁结节轻度强化。ERCP可帮助明确囊肿与主胰管的关系，胰腺囊性肿瘤常可显示胰管受压，一般与主胰管不沟通。

IPMN的CT和超声内镜检查显示为扩张胰管，但缺乏导致梗阻的病变，有时见扩张胰管与管腔内结节，或显示肿瘤与胰管相通。ERCP发现黏液自乳头溢出为特征性表现，以及胰管扩张、胰管充盈缺损与囊状扩张。SPN的CT表现取决于肿瘤的实性结构与囊性结构比例。CT表现囊性为主的SPN为小片状实质部分漂浮于低密度的囊性部分中，囊实比例相仿的SPN呈现囊性与实性相间分布，不规则排列，或伴附壁结节，实性为主的SPN显示小圆形状囊性结构位于包膜下，或与实性混合分布。

超声内镜提供的分辨率高于传统影像学技术，可用于诊断常规影像学检查不易发现的胰腺小囊肿。超声内镜和超声内镜引导下的细针穿刺活检，以及穿刺液分析与细胞学检查对于胰腺囊性肿瘤的诊断具有显著作用。

【治疗】

由于多数胰腺囊性肿瘤，如黏液性囊腺瘤、SPN与IPMN等具有潜在恶性，浆液性囊腺瘤亦有癌变可能，尽管有人认为浆液性囊腺癌非常少见，可在无症状时暂行观察，但目前多主张对诊断明确的胰腺囊性肿瘤应尽早手术切除。囊腺癌、SPN等恶性囊性肿瘤对放疗和化疗不敏感，需采用根治性切除术。

对良性和交界性囊性肿瘤的手术方式主要根据肿瘤的部位和体积大小。当肿瘤位置表浅、体积较小时，可采用局部肿瘤切除术。若肿瘤大部分位于胰腺实质内，或肿瘤体积较大（直径大于2.5cm）时，需行保留十二指肠的胰头切除术、胰腺中段切除术或胰体尾切除术等。微创技术的发展，在部分有条件医院施行腹腔镜胰体尾切除术，腹腔镜胰十二指肠切除术，以及达芬奇（da Vinci）机器人胰腺手术。

对于恶性囊性肿瘤位于胰头时应行胰十二指肠切除术；位于胰腺体尾部的肿瘤行胰体尾及脾切除术，如胃或结肠等周围脏器受累，应当一并切除；病变累及全胰或胰腺多发性病变者，可考虑行全胰切除。术后需定期随访，对复发病例应争取再次手术。由于囊性癌的恶性程度一般较实体癌为低，手术切除率与预后远较胰腺癌为佳，切除手术后长期生存率较高，达到50%左右，即使肿瘤较大，甚至已有转移，亦应采取积极手术治疗。

手术中检查肿瘤的包膜是否完整是鉴别囊性

肿瘤良、恶性的方法之一。术中冰冻切片病理检查是迅速明确肿瘤性质的重要步骤，此外，冰冻切片还有助于明确恶性肿瘤的切缘是否达到阴性。

四、胰腺假性囊肿

胰腺假性囊肿是继发于急、慢性胰腺炎或胰腺损伤后的并发症。急性胰腺炎或胰腺外伤后，胰腺实质或胰管破裂，胰液外溢，伴随血性和炎性渗液，刺激胰腺周围的腹膜，引起纤维组织增生，逐渐形成囊壁将其包裹，因囊壁没有上皮细胞覆盖，故称假性囊肿。囊肿形成时间一般在疾病发生后 2 周以上，囊壁成熟则需 4~6 周或达 3 个月之久。囊液淀粉酶含量一般很高。

【临床表现】

1. 囊内高压症状　表现为上腹胀满感、持续性疼痛，可涉及季肋、腰背部。

2. 囊肿压迫症状　压迫胃及十二指肠引起胃排空功能障碍。位于胰头部的假性囊肿可压迫胆总管下端，出现黄疸。

3. 感染症状　囊内感染引起发热、疼痛和肿块胀大。

4. 消耗性症状　急、慢性炎症所致的消耗可使病人明显消瘦、体重下降等。

5. 并发症　假性囊肿有时破裂，引起急性弥漫性腹膜炎，或者引起胰源性腹水；有时侵蚀血管引起囊内大出血，囊内出血偶可经胰管进入消化道。

【检查与诊断】

1. 体格检查　根据囊肿所在部位和大小，体检时可有不同的发现。体积小的胰腺假性囊肿常不易触到，体积大的假性囊肿常可在上腹部触及其顶部，边界清晰，表面光滑，移动度小，有时可触及囊性感，深压时往往有压痛。如继发感染可有触痛或腹膜刺激征。

2. 实验室检查　无并发症的假性囊肿一般没有阳性检查结果。部分病人出现血或尿淀粉酶升高和白细胞增高。

3. 影像学诊断

(1) B 型超声检查：不仅可定位，而且可确定为囊性。由于方法简便、无创，可用于随访观察囊肿变化以及了解胆道的情况。

(2) CT 检查：可清晰显示胰腺假性囊肿的影像，显示囊肿的体积、形状及其与邻近器官的关系。

(3) ERCP 或 MRCP：不作为常规检查项目，必要时可用于了解囊肿与胆管和胰管的关系。

【鉴别诊断】

胰腺假性囊肿不但需要与胰腺脓肿、胰腺坏死液化的包裹性病灶鉴别，更重要的需与胰腺囊性肿瘤作鉴别。

【治疗】

在囊壁尚未成熟前，如无严重感染、全身无中毒症状以及囊肿体积较小，增大不显著时，可在 B 型超声检查的随访下观察，多数囊肿可望吸收消散。

对于囊壁已成熟，随访观察未吸收，且逐步增大有症状的假性囊肿需要手术治疗，如不及时手术可发生囊内出血、破裂、感染等并发症。

手术治疗的方式主要有两种。

1. 外引流术　适用于假性囊肿继发感染，或病人全身情况衰竭等情况，手术简单、安全易行，但是难免形成胰瘘或假性囊肿复发。假性囊肿内有出血征象和假性囊肿破裂的急诊手术也适合采用外引流术，对出血不止者，要采用止血措施。

2. 内引流术　作假性囊肿和胃肠道的吻合，为目前最常用的手术方法。内引流术的手术操作有四个原则：

(1) 为使囊壁达到一定厚度，以便于行假性囊肿胃肠道吻合术，需等待 6 周左右时间，至囊壁成熟后进行手术。

(2) 吻合口要尽可能大。为防止假性囊肿复发、潴留和感染，要切除部分假性囊肿壁，而不是切开囊肿壁即作吻合，以免吻合口狭窄。

(3) 要选择假性囊肿直立体位的最低位作吻合口，因重力原理使引流较好，内容物不易潴留。

(4) 为排除胰腺囊性肿瘤，应当切取囊壁作冰冻病理切片，取材应选择囊肿内外观似肿瘤的组织。

内引流术吻合方法有两种：①假性囊肿胃吻合术，假性囊肿位置较高，适用于囊肿与胃后壁粘连紧密，但由于后期并发吻合口出血发生率相对较高，因而使用受到限制。②假性囊肿空肠 Roux-en-Y 吻合术，为最常用的好方法，虽然假性囊肿膨出的位置有较大变化，但由于失功空肠襻的可移动性较大，一般均能保证吻合口无张力。吻合要点是失功肠襻至少长 30cm 以避免反流，吻合口要宽大、低位。

3. 其他方法　包括穿刺内引流、内镜下胃 - 囊肿穿刺内置管引流，对于与胰管相通的假性囊肿可采用经胰管置管引流，这些方法应根据医院条件、习惯和设备来选择进行。

（韩天权　张圣道）

参考文献

[1] STEER ML. Exocrine pancreas [M]//TOWNSEND C M, BEAUCHAMP R D, EVERS B M, et al. Sabiston Textbook of Surgery: The Biological Basis of Modern Surgical Practice. Philadelphia, Saunders Elsevier, 2007: 1589-1623.

[2] 张圣道，余枭，亚力坤·赛来. 胰腺疾病 [M]. 北京：人民军医出版社，2009: 134-135.

[3] 杨尹默，庄岩，谢学海. 胰腺囊性肿瘤 [M]// 赵玉沛. 胰腺病学. 北京：人民卫生出版社，2007: 452-460.

[4] NEBLETT W W Ⅲ, O'NEILL J A. Surgical management of recurrent pancreatitis in children with pancreas divisum [J]. Ann Surg, 2000, 231 (6): 899-908.

[5] 张圣道，张臣烈，汤耀卿，等. 急性坏死性胰腺炎全病程演变及治疗对策 [J]. 中华外科杂志，1997 (35): 156-157.

[6] 张圣道，张臣烈，杨毓兴，等. 139 例急性坏死性胰腺炎外科治疗总结——治疗观点的演变 [J]. 中华外科杂志，1991, 29 (1): 54-55.

[7] 雷若庆，袁祖荣，韩天权，等. 重症急性胰腺炎的手术治疗探索 [J]. 中华普通外科杂志，2001, 16 (11): 647-649.

第六节 胰 腺 癌

胰腺癌（pancreatic cancer）是一种较常见的恶性肿瘤，其发病率占全身恶性肿瘤的 1%~2%，近年来国内外发病率均有明显增加的趋势。

本病男性多见，多见于 40 岁以上，占 70%~80% 的癌肿发生于胰腺头部，少数可为多中心癌肿。恶性程度高，不易早期发现，切除率低和预后差为本病的特点。病人总体 5 年生存率不到 5%，居恶性肿瘤死亡原因的第四位。

【病理】

90% 以上的胰腺癌为导管腺癌，系从导管的立方上皮细胞发生而来，这种癌的特点为长成致密的纤维性硬癌或硬纤维癌，肿瘤硬实，浸润性强而没有明显界限。切面常呈灰白色，胰腺由于和附近器官如十二指肠、胆总管下端、胃、横结肠、门静脉解剖关系密切，尤其是胆总管下端行经胰头实质之内和十二指肠共血管供应以及胰腺位于腹膜后，紧贴内脏神经，故胰腺癌的浸润很容易侵及这些附近器官和组织并出现相应的临床症状。

胰腺癌早期容易侵及胆道，大约 80% 的胰头癌会出现黄疸，除了胰腺癌直接累及胆管下端外，还可以通过胰内淋巴管转移至胆管周围，造成“围管浸润”现象。早期发生围管浸润是胰腺癌的一种生物学行为特点，胰头癌常早期侵犯胆总管，即使是癌灶直径小于 2cm 的小胰癌，离胆总管有相当距离，亦可有明确的围管浸润，这不是邻近的癌组织直接累及胆管下端而是胰头癌的转移性浸润，其途径可能是通过胰内淋巴管扩散而到达总胆管壁。胰体癌向腹膜的后扩散也有类似情况发生。这种早期经淋巴扩散的方式可能是胰腺癌预后不好的重要原因。90% 的病人具有不同程度的神经周围浸润。50% 的胰腺癌可累及门静脉或肠系膜上静脉，甚至导致血栓形成。胰体尾癌可侵犯脾静脉，造成血栓形成和区域性门脉高压。晚期病人可侵犯肠系膜上动脉、脾动脉、横结肠、胃、肾脏和左侧肾上腺。胰腺癌的多中心起源比较少见，少数病人可沿胰管扩散。最常见的转移方式是局部淋巴转移和肝转移，早期淋巴转移多见于胰十二指肠后淋巴结和胰腺上缘淋巴结。

【临床表现】

胰腺癌早期无特异性症状，多数仅表现为上腹部不适或隐痛、钝痛和胀痛等。极易与胃肠和肝胆疾病的症状相混淆。由于餐后食物刺激胆胰液分泌，而其出口处有肿瘤梗阻，胆道胰管内压力增高，可使疼痛或不适加剧；另一显著症状为食欲不振或饮食习惯改变，尤不喜油腻和高动物蛋白食物。黄疸的出现是胰头癌的特征性症状，一般呈进行性加重，由于胰腺癌有围管浸润的生物学特性，黄疸可早期出现，大便的颜色随着黄疸加深而变浅，最后呈陶土色。小便色愈来愈浓呈酱油色。多数病人可因梗阻性黄疸而皮肤瘙痒，致遍体抓痕。胰腺癌病人早期即可以有消瘦、乏力。体重明显下降是其突出特点。

胰腺癌晚期,除上述表现更显著外,疼痛剧烈尤为突出,常牵涉到腰背部、持续而不缓解,十分痛苦,是癌肿侵犯腹腔神经丛的结果,当肿瘤累及胰体部时,此种临床表现相当常见。晚期常出现腹水、肿块和恶病质,消化功能紊乱及消化道症状亦属常见。出现黑便可能因黄疸凝血机制障碍所致。

上述表现根据肿瘤所在部位不同,首先表现的症状也有所不同,胰头癌以腹痛、黄疸和上腹饱胀不适为最多见。体尾部癌则多以腹痛、背痛和腹部包块多见。尾部癌出现症状较迟。

【检查与诊断】

由于大多数胰腺癌病人就诊时已属晚期,失去了手术根治的机会,因此胰腺癌的诊断要强调早期诊断,并加强医生和病人对胰腺癌的警惕性。多数病人就诊时已有明显黄疸,但黄疸并不是早期症状。胰腺癌的早期症状为上腹部不适或隐痛、食欲减退和体重下降等,在40岁以上的病例,有上述表现而无明显其他原因者应想到胰腺癌的可能性。特别是有胰腺癌家族史、慢性胰腺炎、突发性糖尿病等病史者,应将这类病人视为高危人群,完善进一步检查。

1. 体格检查 体格检查的目的为检查有无肉眼可见的黄疸、左锁骨上淋巴结转移,了解心肺是否正常,检查腹部和胰腺癌或壶腹周围癌直接有关的一些体征,如肝大、胆囊肿大、上腹部包块,尤其是右上腹部的不正常感,如肌肉不放松、深压痛、深部隐约与隆起不平感等。但这种发现每个检查者体会常不一致,一旦确定,已非早期。出现腹水和明显包块都是晚期表现。胰腺癌病人可出现周围静脉血栓性静脉炎,在临床上并不常见。

2. 实验室检查 胰头癌病人因胆道下端梗阻,血清胆红素可显著增高,主要为直接胆红素含量增高;也常有血清碱性磷酸酶、转氨酶升高。血清淀粉酶升高、空腹血糖升高等对胰腺癌的检查均无特异性,故只供临床参考。

近年来国内外都在努力寻找胰腺癌特异性抗原物质,临床上常用的血清标记物有癌胚抗原(CEA)、CA19-9和CA242,以CA19-9的阳性率较高,但这些肿瘤标记物都不具有特异性,对早期诊断意义不大。梗阻性黄疸对CA199有显著影响,可造成其明显升高,黄疸解除后水平下降,如为良性疾病造成的梗阻性黄疸,解除梗阻后可降为正常。受Lewis血型抗原的影响,人群中5%~10%的人不会产生上述肿瘤抗原。肿瘤标记物升高的胰腺癌病人,可用于评价治疗效果、监测肿瘤复发和转移。

3. 影像诊断检查方法

(1)B型超声扫描:B超以其简便经济,无创伤,可重复检查等优点成为对胰腺癌高危人群和临床上怀疑胰腺癌病人进行筛查的首选影像学手段,本法可以早期发现胆道系统扩张及胆囊肿大,也可发现胰管扩张。B超对小于2cm腺癌的诊断率为21%~64.5%,对于直径在2cm以上的肿瘤的阳性率较高。

(2)胰腺薄扫增强、三维重建CT:对疑为胰腺癌病人可作为首选诊断工具,诊断准确性可达80%以上,可以发现胰胆道扩张和直径1cm以上的胰腺任何部位的肿瘤,且可发现腹膜后淋巴结转移、肝内转移病灶及观察有无腹膜后癌肿浸润。薄层多排螺旋CT可大大提高胰腺病变的分辨率,提高胰腺癌的诊断率,而且通过后期图像重建处理不仅可以发现肿瘤而且可以进行胰腺癌的可切除性评估。

(3)内镜超声(EUS):通过装置在内镜尖端的超声探头,可以紧贴胃后壁,对胰腺及周围组织、淋巴结和血管进行近距离的超声波检查。从目前研究结果表明,单纯EUS检查尚不足以可靠的鉴别诊断胰腺的良恶性肿瘤,但术前在EUS引导下对胰腺病灶进行细针穿刺活检(FNA),并进行病理学诊断,其准确性可达到91%,特异性可达94%。因此EUS引导下的FNA已经成为胰腺癌术前鉴别诊断的重要手段。

(4)磁共振成像(MRI)与磁共振胰胆管成像(MRCP):MRI对明确病灶边缘,是否侵犯血管及胰周和淋巴方面优于CT。MRCP是一种安全无创的胰胆管显像技术,能反映胰胆管系统的全貌,明确胆管梗阻的部位和病因诊断的准确率在90%~100%。

(5)逆行胰胆管造影(ERCP):即经光纤维内镜逆行胰胆管造影,不仅可观察十二指肠降部侧壁,Vater壶腹,而且插管入胆道和胰管,注射对比剂,使胆道或胰管显影。胰腺癌时ERCP可表现为主胰管及其分支的狭窄、扩张、阻塞、扭曲、充盈缺损、不规则囊性扩张,以及造影剂胰管外渗出、排空延迟和不显影等。双管征即胆管、胰管均有狭窄,且两管的距离因癌肿浸润收缩而拉近,是胰头癌在ERCP检查中的特征性征象。由于80%以上的胰腺癌起源于导管上皮,所以根据上述变化进行胰腺癌早期诊断非常敏感,可达90%~100%,甚至小于1cm的微小胰癌亦可发现。利用ERCP收集胰液，刷取脱落细胞行细胞学检查、癌基因突变以及肿瘤标记物检测能显著提高早期胰腺癌的检出率。

经口胰管镜(peroral pancreatoscopy，POPS)和胰管内超声(intraductal endoscopic ultrasongraph，IDUS)：ERCP同时行胰管镜检查不仅可以直接观察到胰管内隆起、变形和狭窄等病变，而且能完成胰管内胰液采取、活检、刷取脱落细胞等检查。将超声探头逆行插入主胰管内，探查主胰管、邻近主胰管的胰腺实质和胰周管道的病变，这些有利于胰腺癌的早期诊断。

(6)正电子发射断层扫描(positron emission tomography，PET)：PET是一种非侵入性影像学检查手段。1990年，PET首次被应用于胰腺癌的诊断，对葡萄糖利用增加是所有恶性细胞的共同特点，因此利用^{18}氟去氧葡萄糖作为示踪剂，PET可用来鉴别胰腺癌和慢性胰腺炎。PET-CT对于胰腺癌的鉴别诊断，了解有无全身转移，以及评价治疗效果均有重要价值。

【治疗】

胰腺癌确诊后首先应进行可切除性评估，对于没有远处转移、邻近重要血管没有受侵，而且全身情况能够耐受手术的病人可首选手术治疗。无法行根治性切除的病人可根据情况行以化疗和放疗为主的综合治疗。对介于两者之间的可能切除病例，可行新辅助治疗后再次行可切除评估。

1. 根治性手术　胰十二指肠切除术，为Whipple(1935)首先提出，故通称为Whipple手术。随着外科技术及围术期处理的进步，在大的医疗中心，Whipple手术的死亡率已降至3%以下，因此对胰头癌病人在条件许可情况下，应争取手术切除。胰头癌根治术的合理切除范围是：①肝总管中部以下的胆道及周围淋巴结；②肝总动脉和腹腔动脉旁淋巴结；③远端1/2胃、十二指肠和10cm空肠；④胰头颈在门脉左侧切断胰腺；⑤肠系膜上动脉右侧的软组织；⑥肠系膜及肠系膜根部淋巴结；⑦下腔静脉及部分腹主动脉前的腹膜及软组织，如肿瘤仅局部浸润门静脉，可切除部分门静脉。

为提高胰十二指肠切除术质量，应加强围术期准备。对术前合并梗阻性黄疸的病人，除了近期不能手术，以及合并胆道感染的病人，一般不主张术前减黄。需要术前减黄的病例可采用ERCP放置塑料支架或PTCD等方式。

2. 不可切除胰头癌的姑息手术　姑息手术的目的主要是解除黄疸和十二指肠梗阻，可采用放置金属支架、开腹或腹腔镜下行胆肠、胃肠吻合等方法，可根据病人的具体情况和条件加以选用。

3. 辅助治疗　胰腺癌切除术后，可采用化疗推迟肿瘤复发，延长病人生存时间。以吉西他滨(gemcitabine)和5-氟尿嘧啶为主，辅以其他抗癌药物。目前多数研究结果表明吉西他滨(健择)联合5-氟尿嘧啶化疗的疗效未能明显超过单药吉西他滨化疗。对于胰腺癌放疗疗效，目前尚存争议，一些学者主张以化疗为基础联合放疗，特别是联合术中放疗和术后适形调强放疗，希望能提高综合治疗疗效。

【预后】

胰腺癌由于转移早，发现晚，手术切除率低，手术后远期疗效不满意，根治性切除术后5年生存率不足20%，总体预后较差，改进预后的关键是早期诊断和综合治疗。应重视胰腺癌高危人群的监测，建立胰腺癌诊治的绿色通道，以提高胰腺癌的手术切除率和远期生存时间，改善病人的生活质量。中华医学会胰腺外科学组制定的胰腺癌诊治指南(2014)可供参考，其诊治流程见图55-10。

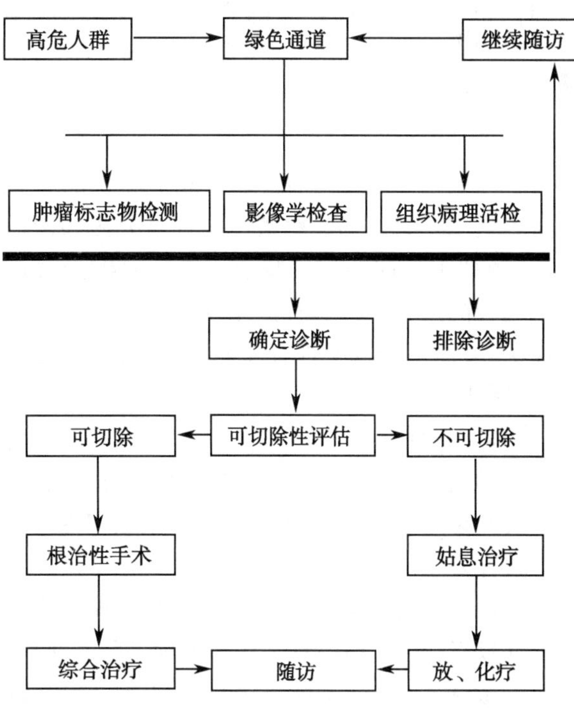

图55-10　胰腺癌诊治流程

(赵玉沛　张太平)

参考文献

[1] 胰腺癌诊治指南.中华医学会外科学分会胰腺外科学组[J]. 中国实用外科杂志, 2007, 27 (9): 671-673.

[2] MIZUNO N, HARA K, HIJIOKA S, et al. Current concept of endoscopic ultrasound-guided fine needle aspiration for pancreatic cancer [J]. Pancreatology, 2011, 11 Suppl 2: 40-46.

[3] SERRANO O K, CHAUDHRY M A, LEACH S D. The role of PET scanning in pancreatic cancer [J]. Adv Surg, 2010 (44): 313-325.

[4] ASSIFI M M, LU X, EIBL G, et al. Neoadjuvant therapy in pancreatic adenocarcinoma: a meta-analysis of phase Ⅱ trials [J]. Surgery, 2011, 150 (3): 466-473.

[5] SHARMA C, HOROWITZ D, CHABOT J, et al. Adjuvant Therapy of Pancreatic Cancer. Highlights from the "2011 ASCO Annual Meeting"[R]. Chicago, IL, USA; June 3-7, 2011. JOP. 2011 Jul 8; 12 (4): 343-346.

[6] HEWITT M J, MCPHAIL M J, POSSAMAI L, et al. EUS-guided FNA for diagnosis of solid pancreatic neoplasms: a meta-analysis [J]. Gastrointest Endosc, 2012, 75 (2): 319-331.

第七节 胰腺囊腺癌

胰腺囊腺癌是比较少见的胰腺恶性肿瘤,部分从囊腺瘤恶变而来,好发于女性,多位于体尾部,生长较慢,恶性程度低,切除率较高。

【病理】

囊腺癌大体呈不规则圆形或分叶状,常有明显的包膜且表面常有扩张的静脉,癌不呈浸润生长,故和周围脏器一般无广泛粘连,剖面为多房性,囊壁厚薄不一,房腔大小不等,内壁光滑或呈乳突状,内含不同浊度和不同黏稠度的液体,有时呈血性。囊腔和胰管不通,故囊液中淀粉酶含量不高。组织学特点为囊壁覆盖高柱状分泌黏液的上皮,癌细胞可向间质内浸润生长。有的呈囊腺瘤结构,部分有恶变,多在囊壁或房间隔出现局部恶性病灶,需多处取材检查才能发现,恶性部分可以转移到肝内。

【临床表现】

最早出现的症状为腹痛,主要表现为上腹痛、闷痛或上腹部不适,往往餐后加重。腹痛和囊内压力增高有关。

病人一般情况均较良好,以致出现上腹肿块时才发觉患有肿瘤。但出现肿块并不意味已属晚期。肿块一般无触痛,位于胰体尾部者仍有一定活动度。压迫脾静脉者可出现脾大。

【诊断】

体检往往只能在腹部检查时有阳性发现,早期病例甚至腹部亦无阳性体征。发现上腹部肿块最常见,呈不规则圆形或分叶状,质地中等或稍硬,临床往往很难确定位于胰腺,压痛亦不明显,进一步检查需依赖影像诊断法。

囊腺癌容易误诊,主要原因为:

1. 胰腺囊腺瘤病程长,发展缓慢,良性与恶性的临床表现和发展过程颇相似,临床上不易鉴别。

2. 一般辅助检查难以区别其性质。虽然B型超声、CT、MRI对确定囊肿的部位、来源、形状和大小极为有用,但浆液性与黏液性囊腺瘤,良性与恶性囊腺瘤的鉴别并不可靠。

3. 瘤体外观无显著特征,手术时也难以区别囊肿的性质。

4. 术中病理检查的结果与取材部位有关,在同一囊内可有多种病理表现,如不做全面检查和取材,易造成漏诊或误诊。

【鉴别诊断】

1. 胰腺假性囊肿　多发生在胰腺外伤或急性胰腺炎后,通常突出于胰腺轮廓之外,其囊壁内无上皮覆盖,由囊肿与邻近脏器共同组成。B型超声和腹部CT均显示单腔囊性占位,囊腔一般较大,呈水样密度,腔内无分隔。ERCP示胰管有变形,多数病人囊肿与胰管相通,囊内液浑浊,含有坏死物,囊液淀粉酶明显增高。

2. 胰腺实性假乳头状瘤　易与黏液性囊腺

瘤或囊腺癌相混淆,二者均有光滑的边界,瘤体内有囊性区,但实性假乳头状瘤的发病年龄明显轻,瘤体实质部分较黏液性囊腺瘤更多,壁更厚更不规则。胰腺实性假乳头状瘤呈局部浸润性生长,恶性程度低,少有转移,实施根治术后可以长期生存,即使发生复发,再次手术仍能获得较好的预后。

3. 胰腺导管内乳头状黏液肿瘤　与胰腺黏液性肿瘤二者囊壁内衬均为不典型柱状上皮,囊内充以大量的黏液。多发生于胰腺钩突部,因主胰管及分支局部性囊状扩张所致,瘤体约 3cm 大小呈葡萄串状或葫芦状,囊内无分隔。ERCP 常常能发现十二指肠乳头水肿及黏液溢出,胰管造影显示囊腔与主胰管相通,充满造影剂,主胰管内常常见充盈缺损。

4. 无功能性胰腺神经内分泌肿瘤　女性多见,肿物为实性,临床症状少,B 型超声和腹部 CT 检查基本可以确诊。

【治疗】

手术切除是胰腺囊腺癌的唯一治疗方法,化疗和放疗均不敏感。由于本病和周围脏器浸润性粘连少,故即使肿瘤较大,也有手术切除的机会。如果囊腺癌位于胰体尾部可行胰体尾部切除,往往同时需行脾切除术,位于胰头部位者可行胰十二指肠切除术。囊腺癌有时囊腔较大,切不可做外引流术或内引流术,即使是良性的囊腺瘤也是如此,因为这种肿瘤系多房性,引流不仅无效,反而会引起囊内感染,而且贻误切除时机,丧失根治机会。

【预后】

囊腺癌切除术后预后远较胰腺癌好,5 年生存率在 50% 以上,对于直径大于 3cm、或近期快速生长的囊性肿瘤,如无手术禁忌,应选择手术切除,以免发生恶变。

（赵玉沛　张太平）

第八节　胰腺神经内分泌肿瘤

胰腺神经内分泌肿瘤(pancreatic neuroendocrine neoplasm)是一组起源于胰腺肽能神经元和神经内分泌细胞的异质性肿瘤,根据是否存在临床症状或血浆激素水平上升,分为无功能性和功能性两大类,临床上有功能的神经内分泌肿瘤目前发现有 8 种以上,所分泌的激素常以一种为主,并产生相应的临床综合征。然而,实际上许多肿瘤是混合型,分泌多种激素,但以其中某一种为主,其他的激素因量小或无显著活性,不引起临床症状,需用免疫组化法才可能证实。表 55-1 可供参考。

表 55-1　功能性胰腺神经内分泌肿瘤的类型和临床综合征

肿瘤名称	细胞类型	分泌激素	良性/%	单发/%	临床综合征(症候群)	合并 MENI/%
胰岛素瘤	B	胰岛素	95	90	低血糖综合征	5
胃泌素瘤	G	胃泌素	40	30	胰源性溃疡病(Zollinger-Elli-son)综合征	25
高糖素瘤	A	高血糖素	40	70	皮肤坏死性溶解性迁移红斑,高血糖	5
血管活性肠肽瘤	D1	血管活性肠肽	10	60	致腹泻综合征(Verner-Morrison)	5
生长抑素瘤	D	生长抑素	10	60	抑制综合征	5
胰多肽瘤	PP	胰多肽	25	60	无症状或有腹泻	15
神经降压素瘤	NT	神经降压素	50	85		10
类癌	EC	5-羟色胺等	>90	—	类癌综合征	10

胰腺神经内分泌肿瘤的病理表现与其他组织来源的肿瘤不同，从细胞学形态不能区分肿瘤的良恶性。以往判断肿瘤良恶性的标准主要通过是否有肿瘤转移来判断。2010年世界卫生组织（WHO）推荐对胃肠胰神经内分泌肿瘤按照组织学和增殖活性分级，依据的指标是核分裂象数和/或Ki-67阳性指数两项指标（表55-2）。

表55-2 胰腺神经内分泌肿瘤的分级标准

分级	核分裂象数 /10HPF [a]	Ki-67 阳性指数 /% [b]
G1 低级别	1	<3
G2 中级别	2~20	3~20
G3 高级别	>20	>20

注：[a] 10HPF=2mm²（视野直径0.50mm，单个视野面积0.196mm²），于核分裂活跃区至少计数50个高倍视野；[b] 用MIBI抗体，在核标记最强区域计数500~2 000个细胞的阳性百分数

一、胰岛素瘤

胰岛素瘤（insulinoma）是胰岛B细胞组成的肿瘤，因为B细胞分泌胰岛素，大量的胰岛素释放进入血流，引起以低血糖为主的一系列症状。

【病理】

胰岛素瘤的大小及数目变异可以很大，可以是无数微小的显微镜下才能发现的胰岛素瘤，也可以是大小不等多发的肿瘤。90%以上是单发肿瘤，90%的肿瘤直径在2cm内，90%以上为良性肿瘤，胰头、体、尾三部的发生率基本相等。和其他内分泌肿瘤一样，肿瘤的大小和功能不一定呈平行关系。

显微镜下肿瘤可以有包膜或无包膜，胰岛素瘤主要由B细胞构成，间质一般很少，常伴有淀粉样变，形态有时很像甲状腺髓样癌，可能属同一来源，即产肽激素系（APUD）细胞。电镜下瘤细胞内可见B细胞分泌颗粒，这是内分泌细胞肿瘤的特点。

【临床表现】

胰岛素瘤的典型临床症状为低血糖发作，常在空腹时发生，主要分为四组症状：

1. 意识障碍　为低血糖时大脑皮质受到不同程度抑制的表现，如迷糊嗜睡，精神恍惚，以及昏睡不醒，也表现为头脑不清，反应迟钝、智力减退等。

2. 交感神经兴奋的表现　为低血糖引起的代偿反应如出冷汗、面色苍白、心慌、四肢发凉、手足颤软等。

3，精神异常　为多次低血糖发作大脑皮质进一步受到抑制和受损的结果，重者有明显精神异常表现，故不少病人常常以精神病就治，经检查才明确系低血糖所致。

4. 颞叶癫痫　与癫痫大发作相似，为最严重的神经精神症状，发作时知觉丧失、牙关紧闭、四肢抽搐、直至大小便失禁等。

低血糖症状发作如未确诊并得到治疗，发作次数常愈来愈频繁，症状愈来愈重，但进食后则恢复如常，对发作的表现一无所知，有的病人在家属的帮助下，认识到进食可以缓解，夜间加餐可以预防发作。但病情严重时，反复发作导致的智力障碍往往已经不能逆转。

【诊断】

确定症状发作由低血糖所致是诊断胰岛素瘤的重要依据，胰岛素瘤的病人空腹血糖一般在2.8mmol/L（50mg/dl）以下，发作时即刻抽血测血糖值往往更低，不典型病例需多次测空腹血糖才可能测到一次低血糖值，有的尚需作激发试验，即在持续禁食条件下，密切观察症状的出现，并立即测定血糖。空腹时低血糖发作，空腹或发作时证实有低血糖（2.8mmol/L），进食或给予静脉注射葡萄糖可立即中止发作，是经典的Whipple三联征，对诊断胰岛素瘤仍有重要价值，但临床上不是所有病人都有典型的表现。饥饿试验有助于诊断，最好测定发作时或空腹时周围静脉血中胰岛素含量，并同时测定血糖值和免疫反应性胰岛素与血糖的比率，如此值大于0.3，则有很大诊断价值。血清C肽和胰岛素含量测定有助于该病的诊断。

术前进行充分的定位诊断是非常必要的，应首选无创性检查手段。B型超声是胰腺内分泌肿瘤的常用筛查方法，但是由于此类肿瘤体积较小，因此检出率较低。胰腺薄扫增强CT、三维重建及胰腺灌注显像不仅能显示出胰腺内分泌肿瘤的位置以及与胰管和胰周血管的关系，同时由于这类肿瘤血流动力学特征与其他病变存在较大区别，因此也能帮助进行定性诊断，是目前胰岛素瘤诊断的首选方法。对无法进行增强CT扫描的病人可选择磁共振（MRI）检查，内镜超声（EUS）对胰岛素瘤的发现和定位均有帮助，必要时可进行细针穿刺活检。

选择性腹腔动脉造影、经皮肝静脉系置管分段取血（PTPC）测胰岛素含量、动脉刺激静脉分段取血测定胰岛素（ASVS），都曾作为复杂疑难胰岛素瘤的定位诊断方法在临床上应用，但近年来随着以胰腺薄扫增强CT加灌注显像为代表的无创性检

查手段的应用，这些有创性检查手段因操作复杂在临床上已基本弃用。

对于症状严重的病例，如果术前无法利用影像学检查获得定位诊断，只要定性诊断明确，也可以采取开腹或腹腔镜探查，特别是结合术中超声检查，有助于术中定位。目前已不赞成在定位不明确的情况下盲目进行胰体尾切除术。

鉴别诊断中应注意与人为因素造成的低血糖症相鉴别，磺脲类药物的不正确使用可导致自发性低血糖症发生，症状与胰岛素瘤相同，血中胰岛素和C肽含量亦升高，可造成盲目的手术探查甚至胰体尾切除。

少数胰岛素瘤的病人，尚有其他部位内分泌肿瘤的存在，如甲状旁腺瘤、肾上腺皮质腺瘤、垂体瘤等，称多发性内分泌腺瘤病（multiple endocrine neoplasia，MEN）Ⅰ型，很罕见，术前应该尽量完善相关检查。

【治疗】

手术是胰岛素瘤的有效治疗手段，可根据具体情况选用不同术式，摘除术最为常见，但对于体积较大的肿瘤或恶性胰岛素瘤可根据部位行保留十二指肠的胰头切除、胰腺节段切除、保留脾脏或切除脾脏的胰体尾切除，甚至胰头十二指肠切除术等。手术应尽早施行，因为长期低血糖发作可致中枢神经永久性损害，即使摘除了肿瘤，仍将遗留神经精神症状。手术的关键为：①彻底探查胰腺各部，配合术中B超检查可显著提高肿瘤的检出率，经验丰富的外科医生术中扪诊准确率可高达90%以上；②摘除一个肿瘤后，仍应警惕有多发肿瘤的存在，要避免遗漏；术中强调无糖输液和监测血糖以了解肿瘤组织是否切净；③应以冰冻切片或细胞学检查于术中证明摘除物或疑似部位组织是否胰岛组织；④如术中探查未发现肿瘤，行胰体尾切除术应持谨慎的态度。盲目的切除胰体尾并不能将病灶切除；如术中病理证实为胰岛增生，则需要切除80%以上的胰腺组织；如术中不能确定病变的性质，可暂关腹，术后有效控制低血糖症状基础上，再行详细的检查，或转到诊治经验丰富的治疗中心进一步治疗。对于瘤体位于胰腺上下缘、胰体尾或胰头腹侧的胰岛素瘤可采用腹腔镜下胰岛素瘤摘除术或胰体尾切除术。对于微小而数量众多不能切除干净的胰岛素瘤和已有转移的恶性胰岛素瘤可采用药物治疗如二氧偶氮（diazoxide）、链佐星（streptozotocin）等，但长期应用均有不良的副作用，临床应用较少。

二、胃泌素瘤

胃泌素瘤（gastrinoma）是一种少见的胰岛细胞瘤，但其发病率仅次于胰岛素瘤，临床以顽固性溃疡病和腹泻为特征。1955年，Zollinger和Ellison报告两例原发空肠溃疡合并胰岛非B细胞瘤，详细地叙述了这种疾病的临床表现，故以后称之为佐林格—埃利森综合征。

胃泌素系G细胞分泌的激素，除了来自胰岛的胃泌素瘤外，亦可来自胰岛和胃窦G细胞增生。由G细胞增生引起的综合征仅占10%。

胃泌素瘤好发部位依次为十二指肠、胰腺、淋巴结及其他部位，90%的病灶位于胃泌素瘤三角区内（gastrinoma triangle）。

【病理】

临床症状典型的病例中60%~70%的肿瘤是恶性的，有淋巴结或肝转移。70%~75%的胃泌素瘤是散发型，20%~25%的胃泌素瘤病例为MEN Ⅰ型。

【临床表现】

胃泌素瘤可发生于任何年龄，5%的病人为16岁以下的儿童，主要临床表现是消化性溃疡和腹泻。90%的病人有消化性溃疡的临床症状，溃疡部位常可不典型，60%的病人有出血、穿孔或幽门梗阻等溃疡病并发症，常有外科治疗溃疡病的手术后复发史。约10%病人以腹泻为突出的临床表现。

有以下情况者应疑有胃泌素瘤：①溃疡病手术后复发；②溃疡病伴有腹泻，大量酸分泌；③多发溃疡或远端十二指肠、近端空肠溃疡；④溃疡病伴有高钙血症；⑤有多发性内分泌肿瘤家族史等。

【诊断】

主要依据临床表现及下列检查：

1. 胃酸分析　由于胃泌素的释放刺激胃酸大量分泌，BAO多数病例>15mmol/h，溃疡病手术后BAO>5mmol/h均有意义；此外BAO和MAO差别缩小，酸分泌均在高峰状态亦是本病特点之一；夜间胃液量超过1L、酸量超过100mmol有诊断意义。但确诊尚需其他诊断方法。

2. 血清胃泌素的测定　基础状态下血清胃泌素浓度正常值为200ng/L以下，ZES病人往往高于500ng/L，如浓度很高常常提示已有转移，可用影像学诊断手段证实。测定值高于200ng/L而低于500ng/L者，临床疑似本病时，应利用胰泌素或钙离子做激发试验。

3. 肿瘤术前定位方法与胰岛素瘤类似，生长抑素受体核素显像（somatostatin receptor scintigraphy，

SRS）可同时明确有无肝脏或其他部位的转移。另外，术中内镜透照十二指肠壁可提高肿瘤的检出率。

【治疗】

胃泌素瘤的治疗，首先要确定胃泌素瘤是散发或MENI型，对于散发型，应行手术治疗，切除肿瘤。对于MEN Ⅰ型则选用抑酸药和生长抑素药物治疗为宜，但对于直径大于3cm的肿瘤常伴有肝转移，切除原发病灶后采用质子泵抑制剂和长效生长抑素治疗会改善病人的生活质量。随着质子泵抑制剂和长效生长抑素的应用，目前临床上已很少采用靶器官切除的手段治疗胃泌素瘤。近年来靶向药物也开始应用于胃泌素瘤的治疗。

三、胰高血糖素瘤

胰高血糖素瘤（glucagonoma）为胰岛A细胞发生的肿瘤，分泌胰高血糖素，发病率很低。本病主要表现为皮肤病变和高血糖，故又称糖尿病-皮炎综合征，60%~70%为恶性。

【病理生理】

胰高血糖素瘤可分泌过多胰高血糖素，可使血浆中丙氨酸转化为糖，导致血浆丙氨酸缺乏；由于肿瘤需从血浆中摄取锌合成高血糖素，血浆及组织中锌含量下降，从而引起皮肤病损有关。血糖升高后可能出现糖尿，但一般不严重。

【临床表现】

坏死性迁移性红斑是皮肤病损的主要特征。红斑形态不定，先起红斑，后生水疱，多个水疱可融合，泡破结痂，愈合后有色素沉着。全身均可出现，多见于腹股沟、会阴、臀部等处。其他尚有口角、唇、舌等发炎及指甲松离等。此外尚有糖尿、贫血、体重减轻等表现，可有血沉增快和血栓形成等。

【诊断】

有皮肤病变疑为本病时应做胰腺的影像学检查，以明确是否有肿瘤存在。皮肤活检在组织学所见为上皮坏死、皮肤颗粒层液化、角质层下裂开等。糖耐量曲线和糖尿病病人曲线相似。血浆丙氨酸水平降低有助于诊断，血浆锌水平降低有参考价值，胰高血糖素峰值大于30pmol/L有诊断价值，影像诊断定位和所有胰岛细胞瘤一样，为诊断所不可缺少。

【治疗】

胰高血糖素瘤的治疗方法和胰岛细胞瘤类似，另外通过补锌及氨基酸等，可加速皮损愈合。恶性已有转移者可采用长效生长抑素和靶向治疗，以便缓解症状，部分病例可获得长期生存。发生肝转移的病人，采用肝动脉栓塞化疗亦有一定疗效。

四、舒血管肠肽瘤

舒血管肠肽瘤（VIPoma）过去有多种名称，如肠肽瘤、胰性霍乱、WDHA综合征（watery diarrhea，hypokalemia，achlorhydria syndrome），又称Vemer-Morrison综合征，因系两人于1958年首先报道。

多见于女性，男女发病比率为1∶3。肠肽瘤80%发生于胰岛D1细胞，20%发生于神经节神经母细胞，后者多发生于儿童。

【病理生理】

舒血管肠肽瘤可分泌大量舒血管肠肽（vasoactive intestinal peptide，VIP），VIP能使小肠分泌增加，释放大量水和电解质，同时VIP的结构和胰泌素、高血糖素相近，可使碱性胰液分泌增多，能抑制胃酸分泌，故临床可出现腹泻、低钾、脱水、无胃酸等，但真正无胃酸者仅占50%。VIP可使血管扩张，病人出现潮红，舒血管肠肽瘤尚可分泌胰多肽、5-羟色胺、前列腺素E_2等，所有这些激素，可抑制水和电解质的吸收，刺激肠平滑肌的蠕动以及升高血钙，临床上表现为严重腹泻。VIP因有抑制胆囊收缩作用，加上脱水，胆汁浓缩，胆囊结石发生率较高。

【临床症状】

主要表现为水样泻、低钾血症、无胃酸或低胃酸、潮红等。腹泻量通常24小时均高于1L，多者可达6L，病人可出现倦怠无力、恶心呕吐、腹痛、抽搐、体重下降等。严重脱水可引起肾小管坏死而致肾衰竭的临床表现。

【诊断】

原因不明及通常治疗无效的水性腹泻应怀疑本病，影像诊断和血中VIP的测定可确诊，舒血管肠肽瘤病人血中VIP的范围据报道为48~760pmol/L，平均203pmol/L ± 17pmol/L，正常值应小于30pmol/L。泼尼松龙试验有助于诊断，每日30~40mg，可抑制肠肽瘤所致的腹泻。

【治疗】

舒血管肠肽瘤的治疗和其他内分泌细胞瘤类似。肿瘤未转移，手术切除肿瘤腹泻即止，但如已有肝内广泛转移，则预后不佳，肝动脉栓塞术和链脲霉素有姑息疗效。

生长抑素作用良好，可使腹泻很快停止。长效生长抑素（sandostain）可为舒血管肠肽瘤（vipoma）

病人作术前准备，也可以作为手术不能摘除者的长期药物治疗。

五、其他胰岛内分泌肿瘤

（一）胰多肽瘤（ppoma）

各种胰内分泌肿瘤均可分泌胰多肽，但血中胰多肽水平不一定很高，胰多肽瘤则多数有显著升高。由于胰多肽的生理作用不显著，至少在临床不易引起症状，故不易发现。现在有的学者认为所谓无功能胰岛细胞瘤实质为胰多肽瘤。发生于PP细胞。由于不引起特殊症状，肿瘤生长可以很大才被发现，是本病特点。疑为本病时应测血浆胰多肽，尤其在胰泌素试验后如血中胰多肽量显著升高，有助于诊断。本病也有恶性而转移早者。治疗主要依靠手术摘除。

（二）生长抑素瘤（somatostatinoma）

生长抑素瘤发生于胰岛D细胞，分泌生长抑激素，属罕见的肿瘤。生长抑激素正常时从下丘脑释出。生长抑素瘤的临床主要表现为抑制作用，除抑制垂体分泌生长激素外，还抑制胃酸的分泌和胰腺的内外分泌，出现所谓抑制综合征。临床出现贫血、胃酸降低，脂肪痢、食欲不振、体重下降、低蛋白血症等。抑制缩胆囊素分泌可出现胆石症。一般病人症状较轻，不易诊断，病人有胃、胆囊、胰、肠功能问题，有血糖升高，如疑为本病应行胰腺影像学检查，血中生长抑素水平显著升高极有助于诊断，治疗方法和其他胰腺内分泌肿瘤瘤类似。

其他如胰腺类癌，亦称类癌胰岛细胞瘤（carcinoid cell tumor）、经降压素瘤等均极罕见。

（赵玉沛　张太平）

参考文献

[1] KLEINE M, SCHREM H, VONDRAN F W, et al. Extended surgery for advanced pancreatic endocrine tumours [J]. Br J Surg, 2012 Jan; 99 (1): 88-94.

[2] ZHAO Y P, ZHAN H X, ZHANG T P, et al. Surgical management of patients with insulinomas: Result of 292 cases in a single institution [J]. J Surg Oncol, 2011, 103 (2): 169-174.

[3] NORTON J A, HARRIS E J, CHEN Y, et al. Pancreatic endocrine tumors with major vascular abutment, involvement, or encasement and indication for resection [J]. Arch Surg, 2011, 146 (6): 724-732.

[4] BERRUTI A, PIA A, TERZOLO M. Advances in pancreatic neuroendocrine tumor treatment [J]. N Engl J Med, 2011, 364 (19): 1871-1872.

[5] 中国胃肠胰神经内分泌肿瘤病理专家组 . 中国胃肠胰神经内分泌肿瘤病理学诊断共识 [J]. 中华病理学杂志 , 2011, 40 (4): 257-262.

第九节　多发性内分泌腺瘤病

正常人体内多种内分泌腺体如垂体、肾上腺、甲状腺、甲状旁腺、胰岛、胃肠道黏膜下等，分泌不同的激素。由于这些腺体的增生、腺瘤或腺癌，同时或异时发生而致有关的内分泌腺功能亢进，称多发性内分泌腺病（multiple endocrine adenopathy，MEA）或多发性内分泌腺瘤病（multiple endocrine neoplasm，MEN），是一种少见的但是独立的人体内分泌系统的疾病，通常累及3个以上腺体，临床上往往仅2个内分泌腺功能亢进明显而被诊断出来，其他内分泌腺的功能亢进可能比较隐蔽或者在间隔相当长时间以后才表现出来。累及的腺体，因不同的组合，分成两型：MEN Ⅰ型和MEN Ⅱ型，MEN Ⅱ型又分为MEN ⅡA型和MEN ⅡB型两种。MEN的病人很多有家族史，要仔细询问，一般尽可能包括三代以内有血缘关系的亲属，有条件应争取作基因检测。

一、多发性内分泌腺瘤病Ⅰ型

多发性内分泌腺瘤病Ⅰ型（MEN Ⅰ）于1954年由Wermer首先报道，故又名Wermer综合征，累及的腺体按发生频度排列为甲状旁腺、胰岛、垂体、肾上腺和甲状腺（表55-3）。MEN Ⅰ基因定位于染色体11q13，有10个外显子，编码610个氨基酸的蛋白质，称menin，该基因突变或杂合性缺失将导

表 55-3 多发性内分泌腺瘤 MEN

类型	甲状旁腺	胰腺	垂体	肾上腺	甲状腺	其他
MEN Ⅰ型	90% 的病例有甲状旁腺功能亢进,主要为主细胞增生。少数为腺瘤	少数累及胰岛 B 细胞。多数为 C 细胞瘤,其中 60% 为恶性	60% 病例有腺垂体嫌色细胞瘤,个别有后叶肿瘤	40% 的病例有皮质腺瘤,以分泌糖皮质醇为主,个别的有醛固酮增多症	10% 的病人有功能性腺瘤,少数有甲状腺肿	个别报告有支气管、小肠类癌
分泌激素	甲状旁腺激素	胰岛素,胃泌素及多种肽激素	少数有 ACTH,泌乳激素等	肾上腺皮质激素,个别有醛固酮分泌过多	甲状腺素	5- 羟色胺
治疗原则	次全切除	胰岛素瘤摘除或胰大部切除,胃泌素瘤摘除及全胃切除	腺瘤摘除	腺瘤摘除	腺瘤摘除	手术切除
MEN Ⅱ型						
A 型	60% 累及	—	—	肾上腺髓质嗜铬细胞瘤	100% 有甲状腺髓样癌,多为双侧,常最先发现	交感神经节嗜铬细胞瘤
B 型	少数累及	—	—	同上	同上	黏膜多发性神经瘤
分泌激素	甲状旁腺激素	—	—		降钙素和多种肽类激素	
治疗原则	次全切除	—	—	手术切除	手术切除,包括全部甲状腺及转移颈淋巴结	嗜铬细胞瘤需手术
混合型(Ⅰ、Ⅱ型)	可累及	可累及	可累及	可累及	可累及	根据检查发现,分别手术处理为主

致 MEN Ⅰ型发病。

【临床表现】

MEN Ⅰ型最初表现多见于中年,可以是两个内分泌腺体同时出现功能亢进,也可以两个腺体间隔若干年分别出现功能亢进。临床经过各例个体差异往往很大,和病变的部位、病程的长短、对周围组织的压迫所致周围组织功能受损以及功能亢进的程度有关。据报告约 90% 的病人有甲状旁腺功能亢进,系甲状旁腺增生,有时只有 2 个甲状旁腺腺体增生。临床出现高血钙、泌尿系结石,这种病人要详细询问家族史。低血糖是 MEN Ⅰ型其次常见的临床表现,溃疡病也颇常见,是由于胃泌素瘤分泌大量胃泌素所致,有的文献报道比胰岛素瘤的发生率要高,且可以是恶性的。文献报道已证明一种内分泌肿瘤细胞可以合成和释放出多种激素如胰岛素、高血糖索、胃泌素、舒血管肠肽、ACTH、PTH、抗利尿激素和 5- 羟色胺等,因此个别 MEN Ⅰ型病人出现腹泻可以由上述几种激素所致。

MEN Ⅰ型累及的第三个内分泌腺体为垂体,多数报告为腺垂体的嫌色细胞瘤,也有报道后叶的颗粒细胞、肌母细胞瘤。MEN Ⅰ型病人 30% 可在临床出现肢端肥大,也可出现垂体功能低下,是无功能的垂体腺瘤压迫正常垂体组织所致。临床还可以出现头痛或视野改变。泌乳、闭经综合征、性功能低下、库欣综合征均有个别报道。约有 40% 的 MEN Ⅰ型病人出现肾上腺皮质功能亢进,多数系糖皮质醇分泌过多,偶亦有盐皮质酮分泌过多,临床为醛固酮增多症。

累及甲状腺者主要为甲状腺功能亢进，常为功能性腺瘤，也有弥漫性或结节性甲状腺肿而无功能亢进者。甲状腺疾病的发生率远较前四个内分泌腺体为低。

对 MEN Ⅰ型病人的家族，可作基因筛选，因本病为常染色体显性遗传性疾病，如家族成员直系三代人中有阳性而临床未病者，要定期终身随诊，及早发现和治疗，如为阴性就不需随诊。所有多发性内分泌肿瘤家族史都需详细询问，国外有的医院还为病人家族成员作相关基因突变检查等有助于发现直系亲属的发病可能。

二、多发性内分泌腺瘤病Ⅱ型

多发性内分泌腺病Ⅱ型(MEN Ⅱ型)系 1961 年 Sipple 首先报道，故又名 Sipple 综合征。MEN Ⅱ型又因累及的腺体或组织不同，又可分为ⅡA 型和ⅡB 型。ⅡA 型 100% 均有甲状腺髓样癌，约 40% 的病人有嗜铬细胞瘤，发生于肾上腺髓质或交感神经节。70% 的嗜铬细胞瘤是双侧的。约 1/4 的 MEN Ⅱ型病人有甲状旁腺功能亢进。MEN ⅡB 的病人，100% 有甲状腺髓样癌，部分病人有嗜铬细胞瘤，ⅡB 病人最突出的是病人呈 Marfan 脸型，即双眼之间距离特别长，令人一见难忘，另一突出之点为黏膜多发性神经瘤，唇、舌、口腔黏膜很多小的肿瘤，切下后病理可证实为神经瘤，比较罕见。目前认为 MEN Ⅱ型是 *RET* 基因突变所致，该基因定位于 10 号染色体的 10q11.2，检查该基因的突变状况，可以有助于诊断。

【临床表现】

甲状腺髓样癌多为双侧，病人就诊时往往已有双侧颈淋巴结转移，甲状腺髓样癌可分泌降钙素(calcitonin)，临床可出现低血钙，血钙测定可发现，但不至引起抽搐。此种肿瘤细胞也可以分泌多种激素，如 ACTH、泌乳素、舒血管肠肽、多种前列腺素，也可分泌组胺、5- 羟色胺等，临床可表现面部颈部阵发性潮红、腹泻。

实验室检查除测血钙外，应测降钙素，可滴注前列腺素使降钙素释出增加，亦可以用钙离子滴入作激发试验，五肽胃泌素也有刺激髓样癌细胞释出降钙素的作用，颈淋巴结活检发现为转移灶诊断肯定，方法简便。

嗜铬细胞瘤可同时存在或先或后出现，临床表现为阵发性高血压，但有的病人为隐性存在，临床又无症状，当医生诊治双侧甲状腺髓样癌病人时，应注意到本病，可测定 24 小时尿中儿茶酚胺总量和芳香基苯乙醇酸 VMA 对诊断有助，进一步行定位检查，一般 CT 检查可发现肾上腺有肿瘤影，且常为双侧，有助确诊。穿刺活检时可激发高血压引起意外。嗜铬细胞瘤个别的也可发生于交感神经节。

MEN ⅡA 型病人中约 60% 的病人可以有甲状旁腺功能亢进，也是甲状旁腺增生，增生的原因有的专家认为是由于降钙素大量长期的分泌，刺激了甲状旁腺发生增生。MEN ⅡB 型的甲状腺髓样癌和嗜铬细胞瘤的表现和 MEN ⅡA 型相同，黏膜多发性神经瘤小而多，多发生在唇、舌、颊部黏膜和眼睑结膜。

三、MEN 混合型

上述临床分型并不是绝对的，在有些情况下，病人可能出现 MEN Ⅰ型和 MEN Ⅱ型的混合型，即分别重叠了Ⅰ型和Ⅱ型中的一种或一种以上的病变，具体发病机制尚不清楚，可能是 MEN 病人生存时间愈长，出现混合型的机会增多所致。临床表现同 MEN Ⅰ和 MEN Ⅱ型。

【治疗】

多发性内分泌腺瘤病是由于多发性内分泌腺体的增生或肿瘤引起，不论是Ⅰ、Ⅱ型或混合型，都是临床出现症状而针对所属内分泌腺体予以手术治疗，如为恶性病变，除非已有远处转移，亦是手术治疗为主，切除肿瘤。伴有甲状旁腺增生的病人可行颈部甲状旁腺大部切除，保留 60~80mg 甲状旁腺组织，或者行颈部甲状旁腺全切手术，取 60mg 左右甲状旁腺组织切成小片作病人前臂肌内小片状移植，保留多余旁腺组织于液氮低温保留，以备甲状旁腺移植后功能不足者再用，两法均可，前者简单可靠。无功能的肿瘤如腺垂体嫌色细胞瘤、无功能性胰岛细胞瘤，对周围组织器官引起压迫者也需手术治疗。由于多数病例就诊时累及 2 个以上内分泌腺，手术的先后根据临床症状表现而定，先处理临床症状重的腺体，如为 MEN ⅡA 型，因嗜铬细胞瘤所致的阵发性高血压可以很高，收缩压可达 220~260mmHg，同时有甲状旁腺增生，应是处理前者，在术前应用 α 肾上腺素能受体阻滞剂酚苄明等控制好血压，补充足血容量后行手术，可参阅本书肾上腺外科疾病有关内容。

(朱预 胡亚)

参考文献

[1] SCHREINEMAKERS J M, PIETERMAN C R, SCHOLTEN A, et al. The optimal surgical treatment for primary hyperparathyroidism in MEN1 patients: a systematic review [J]. World J Surg, 2011, 35 (9): 1993-2005.

[2] KIRMANI S. Molecular genetic testing in endocrinology-a practical guide [J]. Endocr Pract, 2012, 18 (1): 85-89.

[3] TONELLI F, GIUDICI F, FRATINI G, et al. Pancreatic endocrine tumors in multiple endocrine neoplasia type 1 syndrome: review of literature [J]. Endocr Pract, 2011, 17 Suppl 3: 33-40.

[4] METZ D C, JENSEN R T. Gastrointestinal neuroendocrine tumors: pancreatic endocrine tumors [J]. Gastroenterology, 2008, 135 (5): 1469-1492.

第五十六章 脾脏疾病

长期以来脾脏被认为是对健康生命无足轻重的器官，不仅在脾外伤后理应切除，而且对某些非创伤性疾病行脾切除术治疗也已有近160年的历史。随着近代医学特别是免疫学的发展，人们对脾脏的生理功能有了进一步的认识；尽管脾切除术对多种原发或继发性脾脏疾病等确有不同程度的疗效，但对无脾会引起（主要为儿童）免疫功能缺陷等影响已日趋为外科界重视。正由于外科临床上对脾切除术利弊得失的更多考虑，从而也推动了脾脏外科解剖和手术方式如脾修补缝合、脾节段切除、脾动脉栓塞、脾移植术等的发展。

第一节 解剖生理概要

脾脏是一个富于血供的实质脏器，质软而脆，呈暗红色。我国成人正常男性脾长平均13.86cm，宽8.64cm，厚3.07cm，重174.08g。成年女性脾长平均13.09cm，宽8.02cm，厚3.05cm，重149.62g；外形似蚕豆，外侧膈面呈圆穹状，内侧脏面微凹，内前缘有切迹。脾脏位于左季肋部深处，在胃的左侧，膈肌的下方，左肾的前侧和结肠脾曲的上方，其长轴自左后向右前斜行，约与第10肋平行。整个脾脏被第9、10、11肋所掩盖，在肋弓下难以触及。脾脏肿大时，可向上伸展，抬高膈肌，向下可伸入左上腹；巨大的脾脏甚至可达左髂部。

除了脾门外整个脾脏都被腹膜所掩盖。脾周围腹膜反折形成多个韧带与邻近脏器相连，对脾脏起支持和固定作用（图56-1）。脾脏内侧前方与胃大弯之间为胃脾韧带，内有胃短动、静脉和胃网膜左动、静脉；此韧带的上段往往较短，使脾脏上极与胃底大弯侧十分靠近，手术切断此韧带时，稍有不慎，容易损伤胃壁。脾脏上极后方与膈之间为膈脾韧带。脾脏下极与结肠脾曲之间是脾结肠韧带。脾脏内侧包围着脾蒂的是脾肾韧带，与左肾前的后腹膜相连；在脾蒂浅面覆盖着的部分后腹膜又称脾胰韧带。脾蒂包含有脾动、静脉，脾门淋巴结以及伴随血管进入脾门的交感神经和迷走神经纤维等；胰尾常伸入脾蒂，紧贴脾门，在行脾切除术钳夹处理脾蒂时，常易损伤。上述诸韧带中除含有脾动、静脉，胃短动、静脉和胃网膜左动、静脉以外，较少有其他血管，但当存在门静脉高压时，往往出现广泛、丰富而扩张的侧支血管，手术分离或切断时容易引起严重的渗血。

脾动脉来自腹腔动脉，多沿胰腺上缘向胰尾行走，在接近脾门处分出胃网膜左动脉和数支胃短动脉；脾动脉在进入脾门前多先分上、下两支或上、中、下3支，再分为二级或三级分支进入脾门。脾静脉2~4支，常盘绕伴行于脾动脉前后，在脾门外汇流而成主干，在胰腺背侧、脾动脉深面下方右行，在胰腺颈部处先后与肠系膜下静脉和肠系膜上静脉汇合成门静脉。脾动脉除主干发出的分支外，尚可有一支独立的上极动脉和下极动脉，前者常发自脾动脉的胰段，后者可由胃网膜左动脉或脾动脉的下支发出。根据脾动脉分支情况，最常见的类型为2叶4段型，即脾上叶、脾下叶，分为脾上段、中上段、中下段和下段。脾动脉分支进

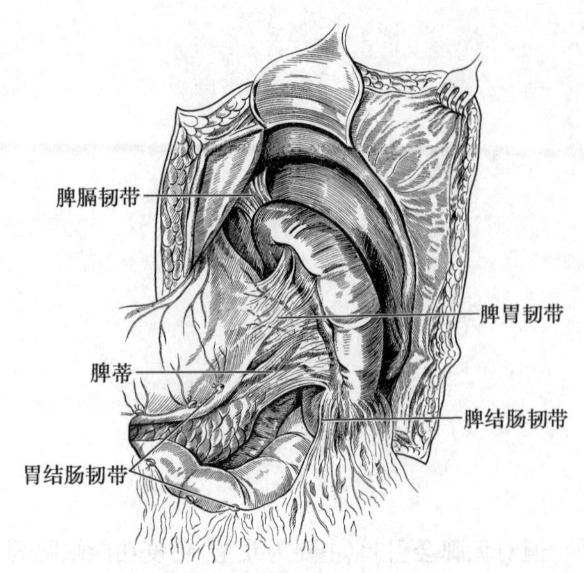

图 56-1 脾的局部解剖和周围韧带

入脾实质后为节段动脉，它进而分为小梁动脉，最后形成终末动脉，故脾实质由内到外可划分为脾门区、中间区和周围区（图 56-2）。相邻脾叶（段）之间动、静脉的吻合甚少，形成一个近乎无血管区的不很规则的平面。这些认识为开展不同的脾脏手术提供了解剖学基础。脾脏的淋巴引流汇集于脾门淋巴结，然后沿脾血管右行，进入腹腔动脉旁淋巴结。

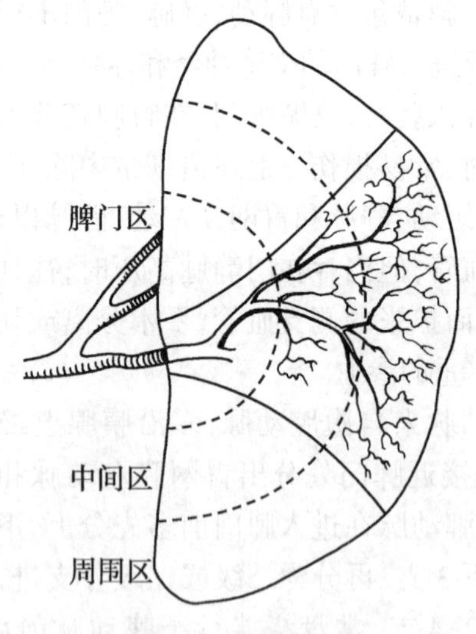

图 56-2 脾实质的分区

脾脏表面有结缔组织的包膜，内含弹力纤维组织和少量平滑肌组织。包膜结缔组织向脾脏内部延伸，形成粗细不等的条索状脾小梁，构成脾的支架，将脾实质分成许多小叶。脾的血管、神经、淋巴管经脾门沿着小梁进入脾内。脾实质分为白髓和红髓。白髓由动脉周围的淋巴鞘，又称淋巴索和淋巴滤泡，又称脾小结构成。淋巴鞘的结缔组织网内主要含 T 淋巴细胞，偶见 B 淋巴细胞、浆细胞和巨噬细胞，而不含红细胞。脾小结主要含 B 淋巴细胞，其周围包绕 T 淋巴细胞和巨噬细胞。脾小结内常有生发中心，其中可见树状突细胞和巨噬细胞。当受抗原刺激引起体液免疫反应时，淋巴小结迅速增大并增多，生发中心亦明显。红髓占脾实质的 2/3，包括脾索和脾窦。脾索是网状细胞及网状纤维构成的多孔支架，也是 B 淋巴细胞的集合处，并含有各种血细胞及吞噬细胞。脾窦是迂曲成网的管道结构，窦腔大小可随血容量的多少而改变。脾索与脾窦间为窦壁分隔，壁上附有直径约 2~3μm 的滤孔。血液从脾索中的毛细血管进入脾窦需流经此孔，红细胞也需经过塑形才能通过，故血液进入脾索后流速即缓慢。红白髓之间的移行区称边缘带，是抗原物质进入脾内与各种细胞接触，引起免疫应答反应的重要场所。

脾脏具有独特的微循环系统，脾脏动脉毛细血管有的直接开口于脾窦内；而另一种形式则是血液先经脾索再流入脾窦。这种循环使血液中的血细胞和其他颗粒物质，沿着脾索，通过脾窦壁的滤孔，再进入脾静脉，使脾脏能过滤吞噬细菌、不正常或衰老的红细胞和其他颗粒物质。

脾脏有极丰富的血液循环，实际上是位于脾动脉与脾静脉间的一个大血窦；脾脏又是体内最大的淋巴器官，约占全身淋巴组织总量的 25%，内含大量的淋巴细胞和巨噬细胞，其功能和结构上与淋巴结有许多相似之处，故脾脏又是一个重要的免疫器官。脾脏的生理功能有：

（一）造血

胚胎发育早、中期，脾脏是生成各种血细胞的造血器官。到第 21 周其造血功能被骨髓代替，而淋巴组织成分逐渐增多，逐渐从髓样器官变为淋巴器官。出生后，脾脏仍能产生淋巴细胞和单核细胞，而无其他造血功能。但脾内含有少量干细胞（约为骨髓的 1/10），在严重贫血、某些白血病、破坏血细胞的药物中毒以及某些传染病时，脾索内可重新出现造血现象，产生各种血细胞，称为髓样化生。

（二）储血

脾脏通过血窦发挥储血作用。脾的被膜及小梁中含有大量弹力纤维和少量平滑肌细胞，当休息时脾脏的平滑肌松弛，血窦扩张，把血液尤其是红细胞和血小板储存起来。当剧烈运动、情绪激动或失血时，平滑肌收缩，将血液尤其是储存的红细胞输送入血液循环，增加血容量和血细胞比容。正常人的脾脏体积小,储血量估计仅40ml左右,因此并无重要意义。但当脾脏显著肿大时,其储血量即增加。

(三) 滤血作用

每大大约有350L血液流经脾脏,它能对血液的内容作选择性过滤。正常的血液成分可以迅速通过,而有缺陷的、衰老的或脆性增加的红细胞,颗粒性抗原(如细菌等),以及细胞碎片等则被清除。巨噬细胞经常吞噬即剔除(culling)衰老的红细胞。但衰老的红细胞并不是全部在脾脏内被破坏,多数是在血液循环中破成微屑,放出的血红蛋白在脾内为巨噬细胞吞噬并分解,释出胆红素和铁;前者在血液内与蛋白质结合后被运到肝细胞,而铁则被输送到骨髓以合成新的血红蛋白。正常成人、每天经脾脏约清除20g红细胞。

除了选择性过滤和剔除以外,还能清除红细胞内的铁颗粒、Howell Jolly小体、Heinz小体、疟原虫等,称除核作用(pitting)。故当脾丧失后,外周血中出现较多含Howell Jolly小体等异常结构的红细胞,畸形和不成熟红细胞,如有核红细胞等增多。此外,血小板经正常生存期后亦在脾脏内被清除。

(四) 免疫功能

脾脏参与免疫涉及特异和非特异性、细胞的和体液的防御反应。脾脏白髓与红髓交界的边缘区及脾索的组织结构为多孔隙的网状支架,含有大量巨噬细胞、淋巴细胞及浆细胞,血流在此很缓慢,血液中的颗粒抗原、异物、细菌及原虫等在此滤过,并被巨噬细胞吞噬清除。脾脏也是淋巴细胞居留和增殖的场所,含有T细胞、B细胞、K细胞、NK细胞和树突状细胞,并产生免疫球蛋白(特别是IgM)、补体、调理素等免疫成分。以及主要是在脾脏产生的一种粒细胞、单核细胞和巨噬细胞激活因子Turftsin及补体旁路激活系统中的重要组成部分:备解素。此外,还能合成和产生纤维结合蛋白、免疫核糖核酸、环磷酸鸟苷、环磷酸腺苷以及一种能直接杀伤肿瘤细胞的内源性细胞毒性因子。

一个正常的脾脏可贮藏血小板循环总量的1/3,并于需要时将其释入血液循环内;血小板经正常生存期后亦在脾脏内被清除。脾切除术后,周围血液中白细胞和血小板计数在几小时内即可迅速上升,扁平红细胞和靶形红细胞明显增多,这个现象有人认为是由于脾脏有控制血细胞自骨髓释放入血流循环的功能。

临床上脾脏移植治疗血友病甲获得成功,说明脾脏还是产生和储存抗血友病球蛋白(第Ⅷ凝血因子活性部分)的重要场所。

(吴在德)

第二节 副脾和脾发育不全

副脾(accessory spleen)是指在正常的脾脏以外,存在与正常脾脏结构相似、功能相同的组织。其发生可能因胚胎期脾始基芽融合不全或异位脾芽形成,或部分脾组织脱离主脾块发育而成。它可与正常脾脏完全分离或有结缔组织相连,多呈球形,并具有单独的动、静脉,大小自直径数毫米至数厘米不等;常为单个,也可多达4~5个以上。其发生部位有报道70%位于脾门和胰尾,然后依次为大网膜、胃脾韧带、脾结肠韧带、脾动脉周围。此外,如小肠或结肠系膜、骶前、左侧附件或左侧睾丸周围等。副脾发生率的统计结果很不一致,根据手术及大组尸检统计,其发生率10%~25%,并且可随年龄增长而退化;但在因先天性溶血性贫血等血液疾病而行脾切除术者,其发生率较高。在这种情况下必须同时切除副脾,否则将因术后副脾增生而原有疾病症状复现。

脾发育异常还可表现为表面呈深凹的裂口,呈分叶脾(lobulated spleen),在腹内出血手术中可误认为脾破裂;也可完全隔离呈双脾状或多个几乎大小相同的脾。此外,还可因发育不全而完全无脾,或仅有多个发育不全的脾组织而正常部位的脾脏缺如,在这种情况下常合并先天性心血管畸形及内脏异位等,称先天性脾综合征,常致婴儿早夭。

核素脾扫描及选择性腹腔动脉造影可作为检查副脾存在的手段,但直径小于3~4cm者仍难于发现。

(吴在德)

第三节 脾切除适应证

脾切除术(splenectomy)的适应范围甚广,如用以治疗脾功能亢进、脾破裂、游走脾、脾囊肿、脾肿瘤、脾动脉瘤和脾脓肿等。但是,正确地掌握手术适应证,必须建立在对有关疾病的病因、病理的认识和对手术效果的正确评估上。

随着近代医学对脾脏生理功能的进一步研究和认识,对长期以来脾脏被认为是对健康生命无足轻重的器官,不仅在脾外伤、即使是轻微的医源性损伤也理应切除的观点有了很大改变;对脾切除的利弊得失引起了广泛的关注,一批保留性脾手术也应运而生。

一、脾功能亢进

脾功能亢进(hypersplenism)是一种综合征,临床表现为脾大(splenomegaly)、外周血单项或多项血细胞减少和骨髓一系或多系造血细胞相应呈增生现象;脾切除后可使血象正常或接近正常,症状缓解。有关脾功能亢进引起血细胞减少的机制,目前主要有四种学说:①脾脏对血细胞阻留和吞噬功能的增强。而骨髓造血细胞的增生则是大量血细胞被破坏后的代偿性表现;②脾脏产生骨髓抑制体液因子过多,抑制了骨髓造血细胞的成熟及血细胞的释放;③自体免疫学说:脾脏内的单核-巨噬细胞由于某些因素的影响,发生了异常的免疫性变化,产生了自身抗体,具有破坏自身细胞的作用,而脾脏又是破坏和吞噬红细胞的场所,致使一种或多种血细胞减少;④稀释学说:当脾大时,全身血浆容量增加,导致血液稀释而表现为血细胞减少。但这些学说,均尚无定论。

脾功能亢进分为原发性和继发性两大类。原发性脾功能亢进是属于找不到特殊病因的,即指原因不明的脾功能亢进,临床上甚少见。临床上多见的是继发性脾功能亢进,系指在不同类型原发疾病基础上并发脾功能亢进。其常见病因见表56-1。

一般认为脾功能亢进是由于肿大的脾脏使血细胞在脾内滞留,脾窦的增生造成对血细胞的吞噬和破坏的作用加强,是产生脾功能亢进临床表现的主要原因。但不同的原发疾病各有其特殊性,其导致脾功能亢进的病理机制也不尽相同。如遗传性

表56-1 继发性脾功能亢进的常见病因

1. 门静脉高压症	各种原因所致的肝硬化、门静脉和脾静脉血栓形成、肝静脉阻塞
2. 感染性疾病	疟疾、血吸虫病、黑热病、病毒性肝炎、亚急性细菌性心内膜炎等
3. 造血系统疾病	慢性粒细胞白血病、慢性淋巴细胞白血病、毛细胞白血病、恶性淋巴瘤、恶性组织细胞病、骨髓纤维化、重型珠蛋白生成障碍性贫血、遗传性球形细胞增多症等
4. 类脂质沉积症	戈谢病、尼曼 皮克病
5. 结缔组织病	系统性红斑狼疮、Felty综合征

球形细胞增多症是由于红细胞的先天性缺陷,而使大量红细胞在脾脏内破坏和被清除。骨髓纤维化则由于髓样化生而引起脾功能亢进。可按不同病因归列如下:

(一) 血液疾病

脾切除术主要是解除表现为脾功能亢进所致的血细胞减少,缓解某些贫血,消除巨脾或脾梗死等引起的机械压迫和疼痛症状,而并不能从本质上改变血细胞或免疫反应异常等病因,所以其手术适应证有高度的选择性。

1. 先天性溶血性贫血 由于红细胞的先天性缺陷,使其生存期缩短,破坏速度增快,超过了骨髓造血补偿的能力而引起的贫血。又有下列几种类型:

(1)遗传性球形细胞增多症:又称先天性溶血性黄疸。其特点除有家族史外,外周血涂片中可见呈球形的红细胞。此病并非罕见,为国内先天性红细胞膜异常疾病中最多见者,男女均可得。由于红细胞内在缺陷,使其形态和功能异常,导致红细胞过早地在脾脏内破坏。在形态上表现为血液中小而厚的球形红细胞显著增多,这类细胞的变形性能比正常红细胞差。在功能上球形红细胞的胞膜对钠离子通透性增高,为了排出进入细胞内过多的钠离子,加速细胞代谢,因而大量的糖和三磷腺苷被消耗,导致红细胞过早衰老。当这种红细胞在脾内

通过脾索与脾窦间比它直径小得多的基膜小孔时，由于其变形性能差，不易通过，在脾内被阻留淤积而易遭破坏。

临床表现是贫血、黄疸和脾大。于幼年时即可出现，也有直至成年或中年因症状加重始引起注意。病情缓慢，常伴有急性发作。发作可因各种感染激发，但常可无明显诱因。一般情况下贫血并不严重，但出现溶血危象时，血红蛋白可突然下降，黄疸加深等，症状可持续数日至十数日不等。由于肝脏排泄胆红素增多，胆汁中胆红素浓度增高，30%~60%病人并发胆石症。但在10岁以前极少见。此外，偶可并发下肢溃疡。

脾切除是本病最有效的治疗方法，可获明显疗效，手术后黄疸和贫血在短期内很快消失，贫血可得到完全、持久的纠正。但血液中的球形红细胞仍然存在，细胞膜的通透性和脆性仍增高。如伴有下肢溃疡，术后通常迅速愈合。由于对脾免疫功能和脾切除术后感染并发症的深入了解，主张临床分类中型和重型为手术指征。对于儿童，除非严重贫血，明显发育障碍或反复出现溶血危象等以外，一般主张10岁以后施行，重型者也尽可能延至5岁以后施行脾切除。鉴于胆石症并发率较高，脾切除术前应作B型超声检查，如有胆囊结石存在，条件允许，可考虑一并行胆囊切除术，但儿童不宜。

(2)遗传性椭圆形细胞增多症：为少见疾病，有家族性，大部分为常染色体显性遗传，男女两性都有。血液中出现大量异形红细胞，有椭圆形、卵圆形、腊肠形或棒形，以椭圆形细胞为主。多数病人无溶血情况，症状也不明显。少数有明显溶血性贫血者，可施行脾切除，对消除贫血有效，但血液中椭圆形细胞依然增多。一般5岁以下儿童不宜行脾切除。

(3)丙酮酸激酶缺乏：是一种非球形红细胞的遗传性溶血性贫血。在新生儿期即出现症状，黄疸和贫血都较重。此病主要由于红细胞内缺乏丙酮酸激酶，红细胞内糖酵解减慢，使三磷腺苷的产生降低，缩短了红细胞的生存期。这是红细胞破坏增多的主要原因。常伴脾大。脾切除虽不能纠正贫血，但有助于减少输血量。但手术也尽可能延迟至3岁以上。胆石症是常见并发症。如条件允许而需手术治疗时，可考虑与脾切除一并进行。

此病我国有少数病例报告，并有用造血干细胞移植治疗的。

(4)镰形细胞性贫血：是血红蛋白病的一种，由于异常血红蛋白——镰状细胞血红蛋白(HbS)而使红细胞呈镰状。这种镰形细胞容易附聚形成栓塞，常可引起脾梗死。临床表现为：慢性溶血性贫血，可伴黄疸和肝脾肿大，由于毛细血管微栓塞而引起疼痛危象，可多次发生急性腹痛，以及骨与关节疼痛、血尿、下肢溃疡和各种神经系统症状等。部分病人有脾肿大和脾功能亢进，或早期即发生溶血危象。脾切除可解除脾肿大、脾功能亢进、脾梗死，减少输血量。部分病人症状可得到改善。

此病主要发生于热带非洲和美洲的黑种人。

(5)珠蛋白生成障碍性贫血：原称地中海贫血，是一组遗传性贫血，也是血红蛋白病的一种。具有临床意义的是血红蛋白的α链或β链合成障碍者。开始认为本病只局限于地中海沿岸民族，以后发现本病分布于世界很多地区。我国广东、广西、四川亦多见，长江以南各省、区多有散发，北方少见。

本病多见于儿童。重型者出现贫血黄疸，发育迟缓，精神萎靡，肝脾肿大；重型β地中海贫血表现颅骨增厚，额部、顶部隆起，颧骨高耸的“地中海血外貌”。血液检查为小红细胞、低血红蛋白性贫血，红细胞呈环形或靶形，红细胞的渗透性、脆性降低。血清胆红素轻度升高。约25%病人伴有胆石症。脾切除或脾动脉栓塞除主要是减少红细胞在脾脏中的破坏，延长红细胞的生存期，对减轻溶血和减少输血量有帮助。一般适应于贫血严重需长期反复输血，或巨脾并有脾功能亢进的重型病人。但也应在5岁以后手术为宜。

根据国内资料血红蛋白H病脾切除疗效优于β珠蛋白生成障碍性贫血。造血干细胞移植是目前根治重型β地中海贫血的唯一方法。

(6)红细胞生成性血卟啉病：是一种严重的罕见病。主要是由于红细胞中的卟啉合成障碍，导致溶血。临床上主要表现是由于光感过敏，引起红斑、大疱性皮炎等皮肤损害，脾切除可减轻溶血性贫血和降低皮肤光感过敏反应。

2. 自身免疫性溶血性贫血　是因为免疫功能紊乱产生某种抗体吸附于红细胞表面的抗原上或激活补体促使红细胞过早地破坏而发生的溶血性贫血。本病按病因可分为原发性和继发性；后者如继发于感染、骨髓增殖性疾病、恶性肿瘤及某些药物引起。按血清学特点又可分温抗体型和冷抗体型，以温抗体型为多见。

临床上除溶血的一般特征外，表现多样，有急性型和慢性型两种。大部分病人有慢性贫血及脾肿大，抗人球蛋白试验直接反应阳性；贫血较重者多有轻至中度黄疸；但最轻者也可无贫血或任何症状。急性型多见于小儿，有突然寒热、头痛、腹痛、腰背酸痛、呕吐、黄疸、血红蛋白尿等。治疗以输血、应用糖皮质激素和免疫抑制剂为主，约 80% 病人可获得缓解。继发型者尚需去除病因。脾切除对温抗体型有效。当激素、免疫抑制剂治疗无效或必须长期应用较大剂量才能控制溶血，或为应用糖皮质激素禁忌者，可施行脾切除；原发性病例有效率 50%~60%，继发性者仅约 30% 可获缓解。儿童应严格掌握手术适应证。

3. 血小板减少性紫癜

(1) 特发性血小板减少性紫癜：亦称免疫性血小板减少性紫癜。是一种由于血小板减少而引起全身出血性疾病。特征是外周血中血小板减少，血小板寿命缩短，骨髓中巨核细胞增多。目前多认为本病与免疫有关。有人将病人的血浆输给健康人，可使受血浆者的血小板减少，甚至发生紫癜；如将健康人的血小板输给病人，输入的血小板也迅速被破坏。现已知这种抗体是一种 7Sγ- 球蛋白，属 IgG。病人脾脏是产生血小板抗体的主要部位。脾脏对血小板的破坏也起重要作用。以 ^{51}Cr 标记的血小板注入病人体内，发现大多数血小板在脾脏内阻留，其次在肝脏。当病人行脾切除后，血小板计数可迅速上升。

临床上可分为急性和慢性两型：急性型多见于儿童，常在发病前有感染病史。起病急骤，全身皮肤出现瘀斑，牙龈、口腔、鼻腔黏膜出血，胃肠道和泌尿系也可出血，严重者可发生颅内出血。血小板显著减少。常在发病数周内得到缓解，少数可迁延半年左右。亦有发展为慢性者。慢性型较常见，以青年女性为多。起病缓慢，出血症状一般较轻，主要为持续或反复发作的皮肤瘀点或局限于某个部位出血，如鼻出血；女性病人也可以月经过多为主要症状。实验室检查：血小板计数常在 $50 \times 10^9/L$ 以下，急性型可低于 $20 \times 10^9/L$，出血时间延长，血块收缩不良，但凝血象检查正常。骨髓中巨核细胞数量增多或正常。少数病人可有脾大。

本病在出血明显时，应大剂量静脉输注丙种球蛋白、血小板浓缩液，并应用糖皮质激素，可控制出血。脾切除适用于下述情况：①严重出血不能控制，危及生命，特别是有发生颅内出血可能者；②经糖皮质激素治疗无效或依赖者，仍多次反复发作者；③大剂量激素治疗虽能暂时缓解症状，但鉴于激素治疗的副作用，而剂量又不能减少者；④激素应用禁忌者。脾切除后 60%~80% 病人获得满意效果，出血迅速停止，血小板计数在几天内即迅速上升。有人认为凡有骨髓巨核细胞增生显著者；对糖皮质激素有近期疗效而脾脏轻度肿大者；以及输入经放射性核素标记血小板后，体表扫描，脾与肝的阻留比值增高者；年轻病人；病期短者；以及脾切除术后血小板早期回升，且回升幅度高（$>500 \times 10^9/L$）者，疗效较好。4 岁以下儿童一般不主张施行脾切除，4 岁以上儿童如有必要，也应在确诊后 12 个月后考虑。

(2) 血栓性血小板减少性紫癜：罕见。病理形态为动脉终末支及毛细血管内有透明的嗜酸性栓塞物。目前认为可能是由于自身免疫引起，临床表现为皮肤、黏膜出血、溶血性贫血、发热，并可出现神经症状和肾功能不良。病情急起者，呈进行性恶化，可于数周内死亡。应用血浆置换、糖皮质激素和免疫抑制剂治疗。脾切除术治疗适用于血浆置换效果欠佳或者复发者，约 50% 病人疗效较好。

4. 白血病

(1) 慢性粒细胞白血病：如伴脾功能亢进、血小板明显减少，巨脾引起的明显症状或因脾梗死引起脾区剧痛，若全身情况允许，可考虑脾切除术。但脾切除不能延缓其加速期及急变时间和延长病人总的生存时间，故现已极少使用。

(2) 毛细胞白血病：也是一种少见的慢性白血病。有明显脾大，在脾、骨髓、淋巴结中有白细胞增生，此种白细胞边缘不整齐，呈伪足或细毛状突起。大多数病人全血细胞减少。在干扰素及核苷类似物问世之前，脾切除是首选治疗手段，现首选干扰素 α（IFN-α）及核苷类似物如喷司他丁（DCF）、克拉屈滨（2-CdA）和氟达拉滨治疗。但对治疗无效，或当全血细胞减少，反复出血或由于粒细胞减少反复出现感染，以及巨脾等，均为脾切除的适应证。脾切除可使血象迅速改善，生存期明显延长。

5. 恶性淋巴瘤　是一组源于淋巴组织恶性增生的实体瘤。分为霍奇金病和非霍奇金淋巴瘤两大类。前者特征为无痛性淋巴结肿大；发热、消瘦、贫血、乏力等全身症状；可有脾大。后者无痛性浅表淋巴结肿大多呈双侧性和多发性，全身症状相对较少，脾脏受侵犯机会较高，病情进展较快。霍奇金病组织学类型和病理分期的确定，对决定治疗方案和其预后有密切关系。而临床分期往往不够确切。例如本病体检脾大者并不常见，而病理检查 50% 已有病变。故主张行诊断性剖腹探查和脾切除分期，以制定针对性的治疗方案。此外，脾切除还可使病人全身症状如发热、乏力等获得缓解，并可解决脾功能亢进，提高血象，增强对放疗或化疗的耐受性。由于B超、CT、淋巴造影、^{18}F-FDG PET、腹腔镜外科等无创和微创诊断手段的发展；放疗、联合化疗显著提高了对霍奇金病的疗效。故剖腹探查及脾切除术进行分期的指征逐渐减少。由于早期病人常仅需放射治疗，因而对临床分期早期（ⅠA或ⅡA期）病人，仍有选择性的应用于确定其腹部病变的病理分期。非霍奇金淋巴瘤临床表现较复杂，病情进展较快，且其侵犯结外器官又无规律性，临床分期也远不如霍奇金病重要，且剖腹探查术后并发症高，对仅有腹腔内淋巴结肿大诊断有困难者，有时需做腹腔镜检查，甚至行剖腹探查加脾切除术。脾切除术适用于原发并局限于脾脏的非霍奇金淋巴瘤，或症状明显的巨脾、脾功能亢进的病人，低度恶性者效果为好。

6. 慢性特发性骨髓纤维化　是造血干细胞克隆性疾病，特征是全身骨髓有弥漫性纤维组织增生，常伴有髓外造血，主要在脾脏，其次在肝、淋巴结等。异基因造血干细胞移植是唯一可能治愈的方法，药物、脾切除或放疗等均为姑息治疗。脾切除用于治疗本病的指征应限于：巨脾或脾梗死引起的压迫或疼痛、输血依赖性贫血、威胁生命的血小板减少、重度门静脉高压症。切脾后还会加重肝脏髓外造血有使肝脏迅速增大或血小板急骤增多，以及导致血栓形成的可能，故应审慎。

（二）感染性疾病

1. 急性感染　如脓毒症、伤寒、传染性单核细胞增多症、亚急性细菌性心内膜炎等，可伴有循环中红细胞的破坏，因此，单核-巨噬细胞系统相应地增强其作用以及炎症反应等，可引起脾肿大和脾功能亢进。但当急性感染经治疗控制后，继发性脾功能亢进都可获得解除。除非因发生自发性脾破裂、脾脓肿等以外，无需施行脾切除。

慢性感染如反复发病的疟疾、黑热病、结核病等，可伴有单核-巨噬细胞系统增生，脾肿大和脾功能亢进等。如有明显的脾功能亢进现象，可施行脾切除。

2. 人类免疫缺陷病毒（HIV）感染　可伴发血小板减少，它属于人类免疫缺陷病毒感染的一种并发症，原因不清，与典型的免疫性血小板减少性紫癜十分相似，但发生致死性出血的较少见。对糖皮质激素持续治疗无效或因长期服用引起副作用者，有主张行脾切除。多数病人术后血小板迅速上升，临床出血症状消失。有报告淋巴细胞及$CD4^+$亚群计数增加，但$CD4^+/CD8^+$比率无改变，对HIV感染和AIDS病情的进展未见明显影响。认为脾切除治疗HIV感染伴免疫性血小板减少性紫癜是安全、有效的。

（三）充血性脾大

充血性脾大和脾功能亢进都是由于门静脉高压所引起，国内多见为肝炎后肝硬化和血吸虫病肝硬化所致。可施行脾切除或降低门静脉压力的各种分流术进行治疗。脾切除术既解除了脾大，又可纠正脾功能亢进。

二、游走脾

脾脏不在正常解剖位置而在腹腔其他部位，称为异位脾或脾下垂；异位而能复位，呈游走状者，叫做游走脾（wandering spleen）。它常沿腹腔左侧向下移动而可至盆腔，甚至达右下腹或进入腹外疝囊内。此病罕见，多发生于中年经产妇。其形成原因多由于先天性脾蒂及支托脾脏的诸韧带过长，或韧带缺如；也可因肿大脾脏的牵扯作用使韧带松弛、拉长，以及腹壁肌肉薄弱等。有的合并其他内脏下垂。

游走脾主要表现为腹部肿块，常无其他明显的症状。有时由于牵拉或压迫邻近的内脏而出现如左上腹闷胀不适或隐痛，立位时加重，平卧时消失；压迫牵扯胃部，可有恶心、呕吐、嗳气和消化不良；压迫肠道，可引起腹胀甚至肠梗阻；压迫直肠、膀胱、子宫等，可出现里急后重、排尿困难、便秘、月经不调等症状。腹部检查扪及似脾脏外形的肿块，可较大范围的自由推动，并能复位到正常脾脏的位置。当其处于下垂状态时，左季肋部叩诊正常脾浊音消失。超声波检查、核素扫描、CT及选择性腹腔动脉造影都可资确诊。

约有20%的游走脾并发脾蒂扭转。急性脾蒂扭转后脾脏淤血肿大、渗液、出血以至坏死。临床表现为急性剧烈腹痛，可伴休克。容易误诊为卵巢囊肿蒂扭转、游走肾蒂扭转及急性绞窄性肠梗阻等。游走脾病史长者，常可与周围粘连固定，活动度减少。

游走脾应行脾切除术治疗，应用腹带支托或脾固定效果不佳。急性脾蒂扭转时，须行急诊脾切除术。

三、脾囊肿

脾囊肿（splenic cyst）属罕见病，分真性与假性两类。前者包括寄生虫性囊肿。真性非寄生虫性囊肿又称原发性囊肿，其内壁具有衬里细胞，即有内皮或上皮覆盖，如皮样囊肿、表皮样囊肿（表皮样瘤）、淋巴管囊肿及单纯性囊肿；这类囊肿，尤其是淋巴管囊肿及单纯性囊肿，可为单个或多个。另外，还有先天性多囊肝、多囊肾偶可同时存在多囊脾。假性继发性囊肿内壁无衬里细胞，多为损伤后脾脏陈旧性血肿或脾梗死灶液化后形成。真性囊肿也可因囊内压力高或继发炎症等病变，使内壁细胞被压扁或破坏，则在病理形态上不易与假性囊肿区别。寄生虫性囊肿最常见为脾棘球蚴病（包虫病），其发生率占所有棘球蚴病的 2%~3%。

小的脾囊肿不引起临床症状。大型囊肿表现为脾大或因牵引压迫邻近内脏而引起如左上腹不适、消化不良等相应症状。腹部检查可在左上腹扪及随呼吸上下移动的圆形肿块。超声波检查可见脾区内有液性囊性病变；核素脾脏扫描、CT 可显示脾内周界清晰的占位病变。假性囊肿及脾包虫囊肿壁钙化时，X 线片上可显示环形钙化影。

小的无症状的非寄生虫性脾囊肿不需治疗。大的脾囊肿可根据情况施行囊肿摘除术、脾节段切除术或脾切除术治疗。国内有报道在 B 超引导下穿刺抽液注射酒精硬化治疗脾囊肿的。寄生虫脾囊肿则不应穿刺抽液进行诊断和治疗。

四、脾肿瘤

脾肿瘤（tumor of spleen）少见，分良性与恶性两种。良性肿瘤如血管瘤、淋巴管瘤、错构瘤、纤维瘤、脂肪瘤等，多为单个。小的肿瘤可无症状体征，偶尔在切除的脾脏标本中或尸检时发现。巨型者表现为脾大及左上腹不适、疼痛，或因胃肠等邻近内脏被牵引受压而出现恶心、呕吐、嗳气、腹胀、便秘等症状。X 线钡餐检查可见胃、结肠等被推压的征象。核素扫描、CT、选择性腹腔动脉造影有助于诊断。

血管瘤是脾脏良性肿瘤中多见者，据尸检统计其发生率为 0.14%~0.16%，可呈结节或弥漫型；巨大的弥漫型血管瘤可侵犯整个脾脏。血管瘤也可发生梗死、感染、纤维化、钙化等继发病变；合并有血液学异常改变者甚少见。如与肝脏血管瘤同时存在，则属血管瘤病的组成部分。严重的并发症是破裂出血，故怀疑为脾血管瘤时严禁做诊断性脾脏穿刺术。脾良性肿瘤应行部分脾切除或脾切除术治疗，效果良好。

原发性脾恶性肿瘤尤其少见，如恶性淋巴瘤、网织细胞肉瘤、纤维肉瘤、血管肉瘤又称恶性血管内皮细胞瘤等，其中恶性淋巴瘤约占 20%。血管肉瘤可能原发于脾脏，也可能为脾内的转移病灶或为血管肉瘤病的组成部分。常伴有贫血，也可见异形红细胞症、白细胞减少、血小板减少等异常。脾恶性肿瘤在临床上主要表现为脾脏迅速肿大，表面有时可呈硬结状，可有压痛；左上腹闷胀不适或疼痛，胃肠等邻近内脏受压而引起恶心、呕吐、腹胀、消化不良等症状；体重减轻、消瘦、贫血、恶病质、发热及轻度黄疸亦属常见。治疗是脾切除合并化疗或放疗。但由于病情发展快、转移早，预后恶劣。脾原发性恶性淋巴瘤应遵循早期诊断及综合治疗原则。脾切除并清扫区域淋巴结，术后辅助治疗，以降低局部和远处复发率，延长生存期。脾切除术后 5 年生存率为 20%~45%，术后辅助联合化疗或放疗 5 年生存率可提高到 60%。

脾转移性恶性肿瘤少见，发生率约为所有脾恶性肿瘤的 2%~4%。以广泛转移及未分化型癌肿为多见。原发病灶多为肺、胃、胰腺、结肠，其次为绒毛膜上皮癌、恶性黑色素瘤及乳癌等。除血行转移外，亦可由邻近脏器癌肿直接侵入或经淋巴逆行转移。由于临床上转移性恶性肿瘤很少发展到脾大足以扪及的程度，故多系尸检所发现。不论是恶性肿瘤直接侵入或血行转移到脾脏，均说明已属晚期，不适应外科治疗。

五、脾动脉瘤

脾动脉瘤（splenic artery aneurysm）是内脏动脉中最常见的动脉瘤，多发生于妇女，尤其是多次妊娠者。其原因有先天性、动脉硬化及外伤等，有一组 229 例中，20% 病人伴有肝硬化、门静脉高压症。脾动脉瘤常呈囊状扩张，其壁常钙化。

脾动脉瘤多无症状，部分病人有左上腹疼痛，疼痛可向左肩胛区放射。由于一般病变范围较小，位置较深，难以触及左上腹搏动性肿块。

腹部 X 线片有时可见左上腹有囊状钙化影；B 型超声、CT 检查和脾动脉造影可做出正确诊断。

脾动脉瘤最危险的并发症是急性破裂，易发生于妊娠妇女，这可能与腹压增高有关。一旦发生，死亡率很高。有一组 91 例妊娠期脾动脉破裂病人，仅 1/3 病人存活。

脾动脉瘤的治疗方法是包括动脉瘤在内的脾切除；也可根据动脉瘤所在的不同部位，采用脾动脉瘤切除、脾动脉重建、脾动脉结扎和脾切除术，或脾动脉栓塞术治疗。怀疑有脾动脉瘤破裂先兆或发生破裂时，应急诊手术。

六、脾脓肿

较少见，多来自血行感染，为全身感染疾病的并发症。脾脏中央破裂、脾梗死，脾动脉栓塞术后，均可继发感染，形成脓肿。感染也可从邻近器官侵入。此外，脾功能亢进、粒细胞缺乏症、异常血红蛋白病可能为易感因素。脓肿可为单发或多发。

临床表现为寒战、发热、左上腹或左胸疼痛，消瘦、乏力。可有左上腹触痛、腹肌紧张，脾区叩击痛。白细胞计数升高。X线胸、腹部检查可见左膈升高、膈肌运动受限，脾脏阴影扩大；B型超声、CT检查均可见脾区肿块及液性暗区，确诊率高。

脾脓肿（splenic abscess）除应用抗生素治疗外，单发脓肿可在B型超声或CT监视引导下行穿刺抽脓或置管引流术，或行切开引流术。多发脓肿或结核性脾脓肿，应行脾切除术。早期确诊的单发小脓肿可试行抗感染保守治疗，但不宜用于多发性脾脓肿。

七、脾梗死

脾梗死（infarction of spleen）是由于脾动脉突然堵塞所致。任何能引起动脉栓子的疾病均可发生。常见于镰形细胞性贫血、慢性粒细胞白血病、骨髓纤维化症，以及继发于脾动脉粥样硬化、脾动脉内血栓形成，或亚急性细菌性心内膜炎、类风湿性心内膜炎、心房纤维性颤动等。小范围的脾梗死可有低热、白细胞增多而无疼痛等症状；广泛范围的脾梗死，可突然发生左上腹疼痛，向左肩放射，高热；伴纤维性脾周围炎，听诊可闻脾区摩擦音。B超、CT、MRI有助于诊断。梗死区可萎缩而纤维化，整个脾纤维化则成为自身脾切除；梗死区坏死后则可形成假性囊肿，也可继发感染导致脾脓肿。脾梗死一般以保守治疗为主，继发脾脓肿时需做脾切除术。在镰形细胞性贫血、骨髓纤维化症等，由于脾区严重持续疼痛，或反复发作则属脾切除指征。

八、脾破裂

尽管脾脏位于左季肋深部为肋骨掩盖，但脾脏除了表面的被膜稍微坚韧外，整个实质甚为脆弱，稍受外力极易破裂。因此，脾脏是腹腔内最易因外伤而发生破裂的脏器。脾破裂（rupture of spleen）在临床上分为外伤性和自发性两类。外伤性脾破裂常见，它又分闭合性和开放性两种。

全脾切除仍是治疗脾破裂主要的、常用的手术方法。但是，随着对脾脏生理功能的深入了解，目前已改变了脾破裂只有行全脾切除治疗的观点。在抢救生命第一的前提下，各种保留脾脏的术式，如脾破裂缝合修补术、黏合凝固止血术、脾动脉结扎术、脾动脉栓塞止血、脾网罩或捆缚法、部分脾切除术及自体脾组织移植术等得到不同程度的发展。

（吴在德）

第四节 脾切除术

一、概述

脾切除在我国已是一种比较广泛开展的外科手术。对于没有粘连的一般肿大的脾脏来说，是一种比较典型的手术，但对于有广泛、紧密粘连或巨大的脾脏，常带来严重的困难，手术操作如有不当，常可发生不能控制的大出血，甚至导致休克、死亡；术后也可出现腹腔大出血和膈下脓肿等并发症。因此，脾切除操作中应注意下列几点：

（一）切口的选择

关键是要能达到良好的显露。一般可采用左上腹旁中线经腹直肌切口，不需开胸。在巨大脾脏或有脾脏广泛粘连的情况下，可将切口从其下端向左横行延长，成为L形；要注意切口的上端应足够的高，直达肋弓缘，这样就能较好地显露左膈下区，并便于处理脾胃韧带的上段。对于位置较高的肿大脾脏，即肋弓下显露的脾块较少者，也可采用沿左肋弓下大弧形切口。需要提及，放置胃管，抽空胃内容物，甚有利于显露、分离脾脏。

皮肤和皮下组织的渗血情况，常是判断病人凝血功能的最好标志。如果渗血严重，最好停止手术，缝合切口，继续再做必要的术前准备。

（二）脾周围粘连的处理

可以说，正确处理脾周围粘连，充分游离脾脏，是顺利施行脾切除的关键。特别是晚期血吸虫病的巨脾，常与左膈面、肝左外叶、后腹膜、侧腹壁有广泛和紧密的粘连。粘连有两种。一种是血管性粘连，多呈网织状，坚韧而密集，含有丰富的侧支血管,严重者可使脾和膈面紧密粘连在一起,无法插入手指。另一种是纤维性粘连,呈膜状或束状,较松散,多不含血管,常可用手指钝性分离,一般不会引起大出血。有的束状粘连较牢固,也可含有血管,则应用长血管钳钳夹切断后结扎。

对于广泛、紧密的血管性粘连,强行钝性分离会造成灾难性的大出血。因此,在术前要尽量正确估计脾脏粘连的情况。一般来说,如果病史中常有脾区疼痛,或在腹部扪诊时发现脾脏的活动度不大,常为粘连较重、较广的表现。在术中则应首先仔细探明脾脏周围粘连的程度,明确其性质和范围。对于粘连广泛、严重者,应即延长切口,保证显露良好。用长血管钳逐一钳夹切断粘连,加以结扎或缝扎止血。脾与膈面或侧腹壁广泛粘连时,有时显露十分困难,则需进行开胸,切开膈肌,在良好的显露下进行分离。脾与肝左外叶脏面的粘连往往紧密而坚韧,内含丰富的侧支血管,分离出血后极难止住,出血严重时甚至需将肝左外叶加以部分切除。应该特别提出的是,当遇到脾周围有严重粘连时,不创造良好显露的手术野和获得足量输血的条件,就不应该将手术勉强进行下去。

当探明可以进行脾切除时,一般先分离止血较方便的脾与侧腹壁、后腹膜间的粘连。再分离止血不方便的脾与膈面、肝左外叶间的粘连。脾脏充分游离后,用右手伸入膈下,握住脾脏上极,将其向下、向前、向右缓慢、轻柔地托到切口处。随即用大纱布块填塞脾窝。这样,既可填塞压迫止住膈面和后腹膜的渗血,又可阻止脾脏重新滑入腹腔内。

(三) 防止胃短动、静脉撕裂

靠近脾上极的脾胃韧带上段,一般均很短,内含胃短动、静脉。当将脾脏托到切口时,脾胃韧带受牵拉而高度紧张,稍一不慎,即易撕裂韧带及其中的血管,引起出血。而且撕裂后,胃底随即缩入切口深处,止血就很困难。因此,当将脾脏提到切口时,应立即用两把长血管钳,迅速连同韧带一起钳夹住胃短动、静脉两端,一端靠近胃大弯,另一端紧贴脾上极,并在两钳之间切断脾胃韧带。为了防止胃大弯侧结扎线脱落,应采用贯穿缝扎胃大弯侧的残端;但不可误伤胃壁;也要防止误将胃壁当韧带结扎,以造成术后胃壁因结扎而局部缺血、坏死、穿孔。分离脾胃韧带上段时,如不慎撕裂脾上极而引起出血,切不可慌忙钳夹,一般可以用纱布压迫止血便可。

(四) 处理脾动、静脉

要点是要将脾动、静脉分别行双重结扎,不要做动、静脉一起的集束结扎,以免术后结扎线松脱,造成难以抢救的腹腔大出血。在脾脏未得到充分游离和提到切口以前,脾动脉的位置很深,不易显露,分离时极容易误伤紧贴在其下缘的脾静脉,引起大出血。而且,由于脾脏尚未游离,也无法用手控制脾蒂,止血就很困难。如果先将脾脏游离并提到切口,在胰腺上缘就很容易触到搏动着的脾动脉主干。先分离脾动脉主干的下缘,避免损伤紧贴其下缘的脾静脉。当脾动脉的整个周径分离出来后,用粗丝线做双重结扎,不必切断。先处理脾动脉的好处在于:结扎脾动脉,终止脾动脉供血,静脉继续回流,脾脏自行缩小、变软,使手术变得容易;潴留在脾脏内的血液回流入血液循环,即等于自体输血。

结扎脾动脉后,再处理脾静脉。为了避免损伤胰尾,最好先将胰尾分离,然后用两把血管钳远离脾门,夹住脾蒂;再靠近脾门,切除脾脏。在夹住脾蒂的情况下,较容易分离出足够长的脾静脉残端,应行丝线双重结扎。对于胰尾较薄而又紧贴脾门不易分离者,也可用无损伤软质的血管钳夹住脾蒂,切除脾脏后,再将胰尾和脾静脉分开,加以处理。如果胰尾挫伤,有可能术后发生胰尾坏死,甚至局部形成脓肿。所以对于胰尾较粗厚、质地较硬者,不宜采用此法。如发现胰尾已严重挫伤,则应将其切除,残端断面用细丝线间断缝合。

(五) 仔细止血

脾切除后,即取出填塞在脾窝的大纱布块,逐一仔细检查膈面、脾胃韧带的结扎端、后腹膜、侧腹壁、脾蒂及胰尾等处,有否活动出血点,特别要注意膈面出血。明显的出血点都要用丝线做贯穿缝扎,轻微的渗血可先用热的盐水纱布填压数分钟,或再用明胶海绵、氧化纤维等填压止血。或用电凝等方法仔细止血。万一遇到膈面、后腹膜等处渗血无法止住时,则可用干的大纱布块紧紧填压在脾窝,缝合切口,6~7 天后再取出此纱布。这对无法止住渗血时仍是一种有效的措施。

(六) 脾窝引流

脾切除后创面虽经严格止血,但由于肝硬化,脾功能亢进的病人多有出血倾向,术后仍易渗血;而且脾窝积血常易继发感染。因此,要常规地在脾窝放置 1 根多孔、腔大、质较软的橡胶管,经左外侧腹壁引出,接入无菌引流袋;要特别重视引流管的通畅,一般引流 24~48 小时,使膈下积血完全流出后，即可拔除。

(七) 直接由于脾切除所引起的常见并发症

1. 腹腔内大出血 一般都在术后24~48小时内发生。最常见的原因是膈面的严重渗血，脾蒂结扎线脱落，或术中遗漏结扎的血管出血。短时间内自膈下引流管流出大量血液并出现低血压甚至失血性休克，应迅速进行再次剖腹探查止血，切不可等待延误。

脾切除术中反复顺序检查膈面、脾胃韧带结扎端、侧腹壁、后腹膜以及脾蒂和胰尾等处有否出血点，严格止血；对脆薄的脾动脉或脾静脉要带着少许附近的结缔组织一起结扎，以防脆裂；不采用脾蒂集束结扎等，都是预防术后腹腔内大出血的重要措施。

2. 膈下脓肿 脾切除后1~2周内，病人常有低体温，一般不超过38.5℃。但如术后高热不退；或在手术1周后，体温降而复升，不能简单地视为所谓脾切除热。实际上，所谓脾切除热也多与膈下积血或感染有关。仔细地注意体征如左季肋部叩击痛等；必要时进行超声波和X线检查，常能明确诊断。X线检查的主要表现是左膈抬高和活动受限，或左膈下可见液平阴影。超声波检查比较适用于不直接位于膈下，而比较靠近侧腹壁的膈下脓肿，它不但能确定部位和脓肿的大小，且能测出脓肿离皮肤表面的深度，有助于指导做脓肿穿刺和切开引流。

脾切除术中严格止血，处理脾蒂时避免挫伤胰尾，以及术后在膈下常规地放置有效的引流，及时引流尽脾窝的积血，都是预防膈下脓肿的有效措施。

3. 血栓-栓塞性并发症 此并发症不多见，但一旦发生于某些部位的血管，如视网膜动脉、肠系膜静脉、门静脉主干等，常会造成严重后果。这一并发症的发生与脾切除后血小板计数急骤增多有关，但尚有争论。有人认为不仅与血小板的计数，或者是与其质量即血小板的功能有关。目前，多数主张对脾切除后血小板计数超过(1 000~2 000)×10^9/L，应用肝素等抗凝剂作预防治疗。如果血栓栓塞性并发症发生，就应该用抗凝剂治疗，并卧床休息。还可加用阿司匹林、双嘧达莫等药物。

(八) 脾切除后对感染抵抗力降低的问题

早在20世纪初就有人提出脾切除后对感染性疾病易感性增加，20世纪50年代以来更引起了重视。脾切除不但使人体失去了一个对颗粒抗原(细菌等)具有过滤清除作用的重要器官；并观察到可使IgM恒定地降低；备解素和Tuftsin水平降低和缺乏等对人体免疫功能的影响。目前一般认为，脾切除后患感染性疾病的危险增加，特别是对于4岁以下的儿童。

脾切除术后凶险性感染(overwhelming post-splenectomy infection，OPSI)已被公认为是一临床综合征，可发生于术后数周至数年，多见于术后2~3年内。其临床特点是隐匿性发病，开始可能有轻度流感样症状，继而骤起高热、头痛、呕吐、恶心、呼吸困难、神志模糊，乃至昏迷、休克，常可在几小时至十几小时内死亡。常并发弥散性血管内凝血、菌血症。发病后尽管及时治疗，死亡率仍很高，尤其是儿童。另一方面，这种危险性的增加也与原有的疾病的种类密切有关。如因血液疾病而行脾切除者，发生OPSI的危险性较因外伤而行脾切除者为高。由于OPSI半数病人的致病菌为肺炎球菌，其他如嗜血性流感杆菌、脑膜炎球菌、大肠埃希菌、乙型溶血链球菌等，故一旦发生OPSI，则应积极应用大剂量抗生素控制感染，补充血容量，抗休克，纠正水与电解质紊乱，早期应用大剂量糖皮质激素，及早发现和有效处理DIC等治疗。

根本预防方法是避免一切不必要的脾切除，对于全脾切除，特别是4~5岁以下儿童的全脾切除，应持慎重态度。也可接种多价肺炎球菌疫苗和预防性应用抗生素。

开展脾脏修补缝合，部分脾切除，脾脏移植等保留脾脏的手术，无疑有利于保持脾脏的免疫功能，但问题在于究竟应保留多少脾脏组织，才足以防止脾切除后严重感染性疾病，迄今仍不明确。

(吴在德)

二、腹腔镜脾切除术

1991年澳大利亚Delaitre等首次报道了腹腔镜脾切除术(laparoscopic splenectomy，LS)，我国的LS开展始于1994年，相对于传统的开腹脾切除术具有微创、术野清晰开阔、术后恢复快等优点，目前已得到广泛应用。

LS开展早期仅应用于血液病等所致中等大小脾脏的切除，但随着外科医生手术技术的进步及高清腹腔镜、超声刀、内镜下切割闭合器等器械的应用，LS的手术适应证逐渐拓宽，目前认为LS的适应证基本同开放脾切除术。

1. 体位及Trocar布局 病人取卧位，头高15°~30°，左季肋区垫高，右侧斜位30°。一般采用4孔法(图56-3)，首先在脐下或上0.2~0.5cm做一10mm

穿刺孔，插入戳卡作为腹腔镜的光源入口；剑突下置入 5mm 戳卡作为主刀副操作孔，主操作孔选择在右侧锁骨中线肋缘下 5cm，置入 12mm 戳卡。于左侧锁骨中线下 5cm，如果病人脾脏较大，该孔可下移至脾脏下极处置入 5mm 戳卡作为一助操作孔。主刀者站于病人右侧，助手和扶镜者站于病人左侧。

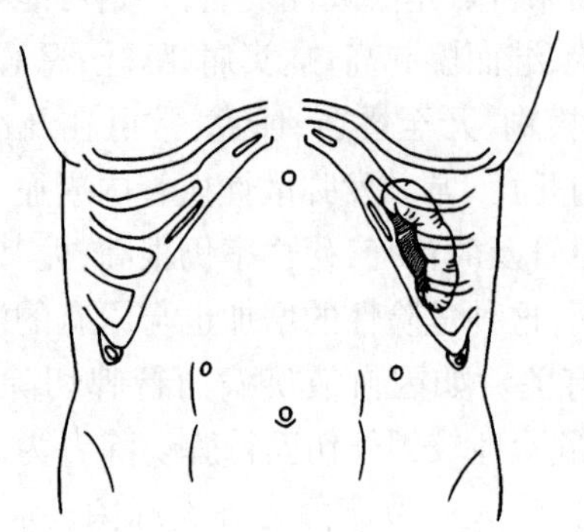

图 56-3 常用 Trocar 孔布局

2. 脾脏游离 进腹后先用超声刀分离脾下极及其背后侧的脾结肠韧带，然后用无损伤钳垫纱布条后上抬脾下极，尽可能分离脾肾韧带，以此增大胃脾之间的空间。助手用无损伤抓钳将胃向右上方牵拉，暴露脾胃韧带，逐步离断脾胃韧带至脾上极处(图 56-4)。脾脏上极及脾膈韧带的游离相对困难一些，因为此处脾脏紧邻胃壁及膈肌，操作空间有限，如果处理不当，可引起胃短血管出血、胃壁及膈肌损伤。此时，术者可用吸引器等将脾脏上极抬起，助手将胃壁向右下方牵拉，使脾脏与胃底、膈肌有一定张力，然后用超声刀切开脾胃韧带浆膜，使胃短血管显露清楚后用血管夹夹闭切断，同时离断其背后的脾胰韧带。门静脉高压症病人应注意将曲张静脉用血管夹依次结扎后切断。

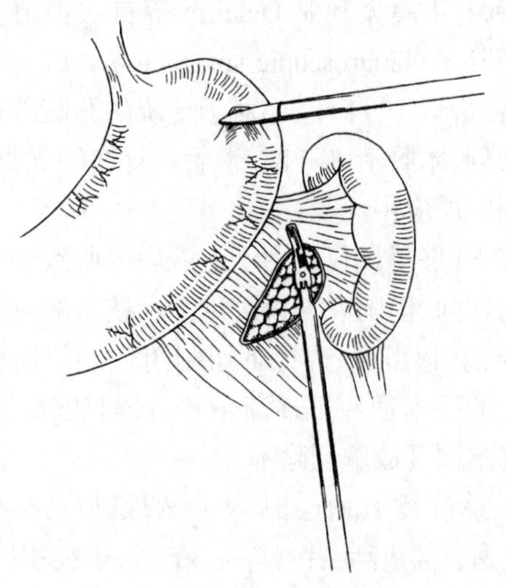

图 56-4 用超声刀逐步离断脾胃韧带

游离脾脏时还应注意以下两点：①显露时不可直接钳夹或牵拉脾脏，以免撕破脾脏造成出血。可用无损伤钳夹小纱布条后轻推或轻挑脾脏，帮助显露；②肝硬化门静脉高压症病人在游离脾胃韧带时，曲张静脉应逐一结扎切断，以免术中及术后出血。

3. 脾动脉的处理 游离脾胃韧带后可于胰体尾部胰腺上缘处寻找辨认脾动脉，将其游离后结扎或上血管夹夹闭。尤其对于门静脉高压症病人，特别是巨脾病人，结扎脾动脉，既可缩小脾脏，增大手术操作空间，又可使脾血自体回输，减少手术输血。如在胰体尾上缘寻找脾动脉困难，可沿肝总动脉走行，向左侧游离，寻找辨认脾动脉。

4. 脾门处理 脾门的处理有两种方法，一是解剖脾门，对脾蒂血管逐支解剖，使用丝线或血管夹逐个夹闭脾动、静脉主干及分支后切断，将脾蒂完全游离切断。这种方法止血确切可靠，但较费时，对于肥胖、脾门血管迂曲扩张明显、胰尾周围粘连等病人，用这种方法解剖游离脾蒂时容易出血。另一种方法是游离脾门，显露胰尾，于胰尾近脾门前后方游离出间隙隧道，用腔镜下切割闭合器(Endo-GIA)整块切断脾蒂血管(图 56-5)。采用此方法时游离应充分，且应避免损伤胰尾。同时，在脾门区解剖一定要谨慎，避免因出血而过多使用血管夹，影响 Endo-GIA 的使用。应用 Endo-GIA 时动作应轻柔，击发前务必仔细检查，确认钉仓内未夹到血管夹、悬吊带、纱布条等，或遗漏血管。此外，选择钉仓时要根据夹闭脾蒂的厚度，如果脾门组织较厚，可先用丝线整块结扎，待脾蒂变窄后再用 Endo-GIA 切断，以保证离断效果。无论采用哪种方法，解剖脾蒂过程中都应仔细轻柔，尤其是脾蒂血管迂曲扩张时更应逐一仔细辨认，依次有序结扎。如解

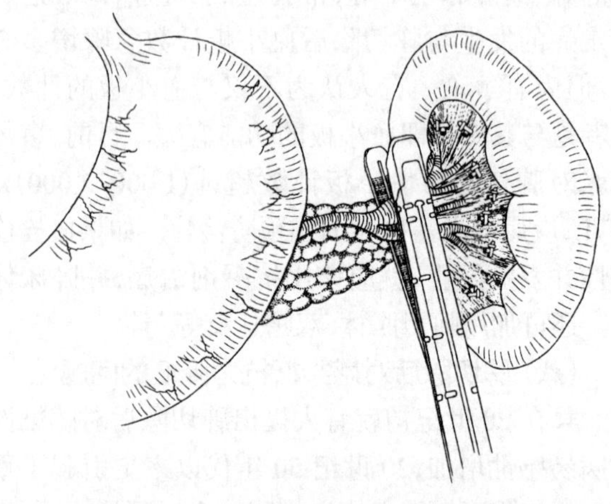

图 56-5 用腔镜下切割闭合器(Endo-GIA)整块切断脾蒂血管

剖游离过程中出现意外出血，首先应沉着冷静，先用小纱布条压迫出血部位，吸引器吸净后仔细辨认出血部位，再予以处理。如发生腔镜下难以处理的大出血，应果断中转开腹。

5. 脾脏取出 手术切下脾脏后，将脾脏标本装入标本袋，温盐水冲洗创面，再次检查有无渗血、胰腺损伤等。良性病病人可将脾脏粉碎后从脐下戳孔处取出，而脾脏恶性病变病人则要适当扩大脐下切口完整取出标本。如考虑美观因素，也可考虑经耻骨联合上方横行切口取出，这样切口较隐蔽美观。最后，于脾窝处置入一根引流管引出并接引流袋，缝合切口，术毕。

（张志伟）

第五节 部分脾切除术

一、概述

通过对脾脏解剖，特别是脾脏血管节段性分布的研究，已使部分脾切除术（partial splenectomy）具有临床实用价值。部分脾切除术可分为规则性和非规则性两类。前者系依照脾脏血管分布规律先行处理血管后，行相应的脾段、叶或半脾切除术。但当脾破裂时，常很难辨清和处理脾门血管分支。此时可根据脾组织血供及活力情况加以判断和施行非规则性切除。但正如非规则性肝切除一样，术者仍应熟悉并遵循其血管分布等解剖学的基本规律处理。

（一）切口选择

同脾切除术。但不论是左上腹旁中线经腹直肌切口，还是肋弓下大弧形切口，其切口上端最好高达剑突左旁，有利于显露脾上极。

（二）保留脾脏相应的侧支血管

同脾切除术一样，需要充分游离脾脏并将其托到腹部切口处，才便于操作。不同的是做部分脾切除时应保护相应的脾脏侧支血管。例如在做保留脾脏上极的部分脾切除时，不要切断脾胃韧带，以便保留胃短血管和脾上极血管支。如上极处有血管性粘连，也不必离断。由于脾下极血管有时可从胃网膜左血管分出，所以在做保留脾脏下极的部分切除时，应保留脾胃韧带下段和脾结肠韧带。正常的脾脏（如因脾破裂），往往只要离断脾肾韧带和脾膈韧带，轻轻分离后腹膜的疏松组织，便可容易地将脾脏从外后方翻起，托到切口处。

（三）结扎脾动、静脉分支

在脾门处仔细分辨并结扎、切断拟切除脾块的动、静脉分支，是手术的重要步骤。一般脾动脉主干在脾门处多分为 2~3 个分支，再分为二级或三级分支后进入脾实质；脾静脉分支则常盘绕伴行着动脉，操作时稍一不慎，常易损伤静脉引起出血。对于仅保留上极或下极脾块时，更应细心，因为有的上极或下极血管长可达 15cm，而却很细，极易损伤。

辨清脾门血管分支后，将所拟切除脾段、叶的脾动、静脉分支予以结扎。

（四）切除方法

拟切除的脾块的动、静脉分支结扎后，等待数分钟，脾脏表面有血供区域与缺血区域的界线分明后，便可进行切除。为了确保保留脾块的活力，应在离交界线的有血供侧 1cm 左右，用刀切开脾被膜。再用手术刀柄切割进入脾实质，切口应由脾脏前后缘向内略呈 V 形，并逐渐向脾门深入。脾门处切缘应稍远离脾血管分支进入脾实质处，以免缝合后由于组织张力关系，压迫而影响血流通过。在脾部分切除的整个过程中，术者应始终以左手拇指和示指握持压迫脾切缘，并固定脾脏。这样能有效地控制和减少术中出血，从容不迫地进行手术。脾脏切面少量渗血，不必特殊处理；小的动脉或静脉断离后常退缩于脾实质内，由于脾实质很脆，血管壁又甚薄，一般不宜用血管钳钳夹，可用细丝线缝扎，或待缝合切缘后即可止血。

脾破裂施行部分脾切除术时，可采用非规则性切除法。先用无损伤的方法暂时阻断脾蒂血管，有利于手术进行。拟切除部分脾块的相应血管分支，可在紧靠脾门处处理。

（五）脾切缘缝合方法

呈 V 形的切口有利于脾脏前后切缘的合拢。脾脏实质虽脆，但脾被膜仍有一定韧性，只要缝合和打结时操作得当，并不会引起撕裂。通常以距离切缘断面 1cm 处用长的直针或肝针粗丝线作水平褥式缝合和间断对合缝合，一般并无困难，且能获得有效的止血。

缝合后的创面如尚有少量渗血,可配合应用生物或合成黏合材料行黏合凝固止血。脾创面也可用大网膜等覆盖固定。

根据脾脏叶、段解剖,部分脾切除可分为 1/3、半脾、大部(2/3)和次全切除。脾破裂时有切除上、下(叶)各 1/3,而仅保留中 1/3 的。此外,尚有报道切除破裂的中 1/3,然后用纤维蛋白黏合剂将上、下 1/3 脾脏黏合或缝合连接的。

保留脾脏下极的手术较保留上极为容易,但后者无需附加固定手术;而保留脾脏下极者因血管蒂较长,应妥善用大网膜包裹固定,以免术后发生脾蒂扭转。

部分脾切除术的脾窝引流和术后处理,同脾切除术。

二、腹腔镜部分脾切除术

已有报道腹腔镜部分脾切除术应用于外伤性脾破裂,脾非寄生虫性囊肿特别是位于脾边缘者,血肿和其他良性病变。其术中、术后并发症同腹腔镜脾切除术。

三、脾动脉栓塞术

1973 年,Maddison 首先报道临床试用于治疗门静脉高压症伴脾功能亢进病人,获得脾脏缩小及外周血细胞迅速改善的效果。1980 年,Spigos 等采用部分脾动脉栓塞法,明显减少了全脾栓塞所引起的并发症。可视为相似于部分脾切除术。

脾动脉栓塞术的适应证主要为:

1. 适应脾切除治疗的各种原因所致的脾大、脾功能亢进;
2. 外伤性脾破裂出血;
3. 适应脾切除治疗的良性血液疾病;
4. 脾恶性肿瘤(化疗栓塞);
5. 脾脏动脉瘤、动静脉畸形等疾病。

部分脾动脉栓塞方法可分为:

(1)脾动脉主干栓塞:使用较大体积的栓塞材料如不锈钢微螺圈、可分离球囊等,于脾动脉主干(导管头须超过胰背动脉开口)进行栓塞。由于栓塞后脾实质可通过胃短动脉、胃左动脉及胃网膜动脉分支形成侧支循环供血,不致产生脾梗死。但对脾功能亢进的影响很小,故一般仅用于治疗脾破裂出血和脾动脉瘤。

(2)脾段动脉栓塞:选用适当大小的栓塞材料如明胶海绵条等栓塞一定大小的脾内动脉分支,使其分支远端的脾梗死。一般通过造影证实使脾梗死范围在 40%~60%。此法比较安全,并发症较少。

(3)脾动脉末梢性栓塞:采用细小颗粒性栓塞材料,一般可通过分次超选择插管至某一脾动脉支进行栓塞和反复造影比较,可根据血流速度改变的估计等方法,以控制栓塞范围的大小。此法未栓塞区的脾组织解剖结构及功能仍保持正常,但栓塞部分完全梗死,继而容易产生纤维化。

常见并发症:

1. 栓塞后综合征 不同程度一过性发热、左上腹不适、腹痛、食欲不振等,经用抗生素及对症治疗,多可在 1 周左右消失。

2. 脾外栓塞 栓塞剂反流误栓塞胃、胰的动脉,严重者可导致急性胰腺炎,轻度者一般经抗生素可治愈。重要的是栓塞过程中要避免栓塞剂反流和误栓。

3. 左下胸腔积液及左下肺炎 多因脾上部栓塞后局部反应刺激左膈及左下胸膜所致,可用抗生素、局部理疗和对症治疗处理。

4. 脾脓肿 可因栓塞剂污染或继发感染引起,治疗详见本章第三节“六、脾脓肿”。

(吴在德)

参考文献

[1] 马德胜 . 脾脏疾病与临床 [M]. 北京 : 军事医学科学出版社 , 2001: 144-264.
[2] 罗绍凯,洪文德,李娟,等 . 临床血液病学 [M]. 北京 : 科学出版社 , 2003: 337-366.
[3] 杨建勇,陈伟 . 介入放射学临床实践 [M]. 北京 : 科学出版社 , 2002: 265-271.
[4] TOWNSEND C M, BEAUCHAMP R D, EVERS B M, et al. Sabiston Textbook Of Surgery [M]. 20th. Elsevier Saunders, 2012: 1556-1571.
[5] 王国良,范建高 . 临床脾脏病学 [M]. 北京 : 人民卫生出版社 , 2005.
[6] 曹金铎 . 脾脏外科 [M]. 北京 : 人民卫生出版社 , 2002.

[7] 瞿全．腹腔镜脾切除在血液病中的应用 [J]. 腹部外科, 2001, 14 (4): 255-256.
[8] ROSEN M, BRODY F, WALSH R M, et al. Outcome of laparoscopic splenectomy based on hematologic indication [J]. Surg Endosc, 2002, 16 (2): 272-279.
[9] BALAGUE C, TARGARONA E M, CERDAN G, et al. Long-term outcome after laparoscopic splenectomy related to hematologic diagnosis [J]. Surg Endosc, 2004, 18 (8): 1283-1287.
[10] 姜洪池．脾脏肿瘤外科学 [M]. 北京：人民军医出版社, 2011.
[11] 陈辉树, 姜洪池．中国脾脏学 [M]. 北京：人民军医出版社, 2012.
[12] 张之南, 郝玉书, 赵永强, 等．血液病学 [M]. 北京：人民卫生出版社, 2018.

第五十七章 上消化道大出血与下消化道大出血的诊断和外科处理

消化道出血是临床上常见的症状，根据出血的部位分为上消化道出血和下消化道出血，两者区分的界限是 Treitz 韧带，但多数学者认为上消化道出血尚应包括空肠上段的出血。也有人利用内镜检查技术，不再以 Treitz 韧带为标志区分上、下消化道，而改为上、中、下消化道：十二指肠乳头以上、胃镜可探及的范围称为上消化道；自十二指肠乳头至回肠末端、胶囊内镜以及双气囊小肠镜可探及的范围为中消化道；盲肠至直肠、结肠镜可探及的范围为下消化道。消化道出血的临床表现为呕血或便血，按出血量可分为隐性出血、显性出血和大出血。如果成人一次失血量在 800ml 以上，超过全身总血量的 20% 时，即可出现急性周围循环改变，甚至休克者称大出血。

第一节 上消化道大出血

上消化道出血（upper gastrointestinal hemorrhage）包括食管、胃、十二指肠、胆道、胰以及空肠上段病变的出血。上消化道大出血的临床病死率与病因误诊率目前仍然较高，分别约在 10% 与 20%。上消化道大出血，是一种需要紧急处理的常见疾病，应尽快明确病因和出血部位，若不及时处理，可危及生命。

【病因分析】

引起上消化道出血的原因甚多，不同国家、甚至同一国家的不同地区有差异，如：①食管病变，食管和 / 或胃底静脉曲张、食管炎、食管癌，食管贲门黏膜撕裂综合征（Mallory-Weiss 综合征等；②胃十二指肠病变，胃十二指肠溃疡、胃癌或其他肿瘤（间质瘤、淋巴瘤等）、息肉、胃幽门黏膜脱垂、十二指肠憩室炎、胃手术后病变（吻合口溃疡、残胃癌）、Zollinger-Ellison 综合征、胃血吸虫病、胃或十二指肠结核以及重度钩虫病等；③邻近器官或组织病变，胆道出血、胰腺癌、急性胰腺炎并发脓肿溃破导致出血、动脉瘤破入食管、胃或十二指肠等；④全身性疾病，应激性溃疡等；⑤血管异常，先天性血管畸形、Dieulafoy 病等，以及一些罕见的病因和疾病。但引起大出血且急需外科处理的，在我国仍以下列几种比较常见。

1. 胃、十二指肠溃疡　又称消化性溃疡，其出血占上消化道出血的 40%~50%。大出血的溃疡一般位于十二指肠球部后壁或胃小弯（图 57-1）。都由于溃疡基底血管被侵蚀破裂所致，多数为动脉出血。特别在慢性溃疡，因伴有大量瘢痕组织，出血的动脉裂口缺乏收缩能力，往往引起不能自止的出血。

幽门螺杆菌（*H.Pylori*）和非甾体类抗炎药已被公认为消化性溃疡两个最主要的病因，非甾体类抗炎药、保泰松、阿司匹林、吲哚美辛以及肾上腺皮质激素可的松等有促进胃酸分泌增加和导致胃黏膜屏障损害，抑制黏液分泌，加重胃局部血管痉挛的作用，长期应用较大剂量可引起急性溃疡形成，或

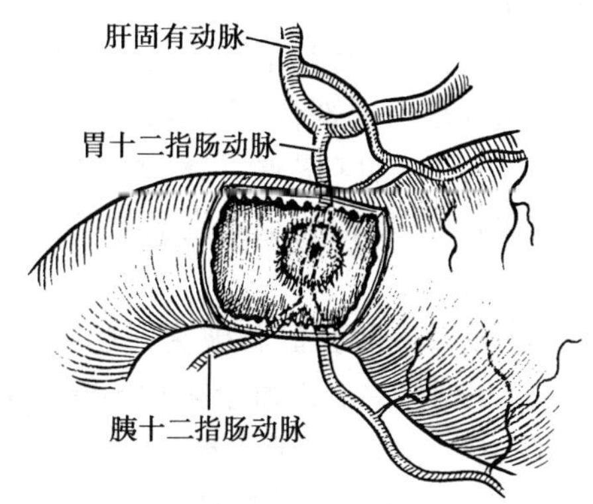

图 57-1 十二指肠球部后壁溃疡出血
溃疡基底胃十二指肠动脉被侵蚀破裂

使已有的溃疡活动化，导致大出血。

胃部分切除术后或在单纯的胃空肠吻合术后，在胃和空肠吻合口附近可发生溃疡，在前者发生率为 1%~3%，在后者可高达 15%~30%。发生时间多在术后 2 年内，也可在手术后十余日。50% 吻合口溃疡会出血，且可引起大出血，常不易自止。

2. 门静脉高压症　其所占的比例逐渐增多，约占 20%。肝硬化引起门静脉高压症多伴有食管下段和胃底黏膜下层的静脉曲张。黏膜因曲张静脉而变薄，易被粗糙食物所损伤；或由于胃液反流入食管，腐蚀已变薄的黏膜；同时门静脉系统内的压力又高，以致曲张静脉破裂，发生难以自止的大出血。近年来有研究机构对大量肝硬化门静脉高压症病人所做的长期随访中发现，很多病人于 1~3 年内有胃肠道出血。D'Ainico 等经过 10 年随访，大量内镜检查有食管静脉曲张的肝硬化病人，发现 15% 病人的死因为食管曲张静脉破裂出血。每年新增加的肝硬化病人中会有 11% 出现静脉曲张。

3. 应激性溃疡或急性糜烂性胃炎　应激性溃疡出血约占 20%。近年，国外报道其发生率已明显上升。如休克、重症感染、严重烧伤（Curling 溃疡）、严重脑外伤（Cushing 溃疡）或大手术、血液系统疾病、尿毒症、肺心病、心力衰竭等均可引起。在这些严重情况下，交感神经兴奋，肾上腺髓质分泌儿茶酚胺增多，使胃黏膜下血管发生痉挛性收缩，组织灌流量骤减，导致胃黏膜缺血、缺氧，直接破坏胃黏膜屏障，胃腔 H^+ 反向弥散明显增加，以致发生表浅的（不超过黏膜肌层）、边缘平坦的溃疡或多发的大小不等的糜烂。这类病变位于胃的较多，位于十二指肠的较少，常导致大出血，很难自止（参阅第四十八章第三节）。

4. 胃癌　占 2%~4%，肿瘤表面可形成局部溃烂或溃疡。侵蚀血管而引致大出血。胃癌引起的上消化道大出血，黑便比呕血更常见。

5. 邻近器官或组织的疾病　胆道出血，又称胆血症（hemobilia）。各种原因导致血管与胆道相通，引起血液涌入胆道，再进入十二指肠，统称胆道出血。胆道出血是胆道疾病和胆道手术后的严重并发症，国内胆道出血以肝内胆管出血为主，引起胆道出血常见的原因如胆石症、胆道蛔虫病等引起肝内局限性感染，可致肝内胆小管扩张合并多发性脓肿，脓肿直接破入门静脉或肝动脉分支。肝癌、胆囊或胆管癌、术后胆总管引流造成的胆道受压坏死侵蚀血管以及肝动脉瘤破入胆道等。此外，如胰腺癌、急性胰腺炎并发脓肿溃破导致十二指肠出血；动脉瘤破入食管、胃或十二指肠引起的出血等。

6. 消化道的血管异常　内镜和血管造影技术的广泛应用，使消化道血管病变引起的出血越来越被人们所认识，血管病变可以是单发或多发，可以是独立的异常表现或是全身性疾病、综合征的表现。如先天性动静脉畸形、血管发育异常、血管瘤、动脉瘤和 Dieulafoy 病等。Dieulafoy 病又称 Dieulafoy 溃疡、黏膜下动脉畸形（submucosal arterial malformation）、恒径动脉（caliber persistent artery）等，占消化道出血的 0.3%~6.7%，可见本病并非罕见，多见于男性中老年人，可发生于消化道任何部位，但绝大多数位于贲门下 6cm 范围内的胃小弯侧后壁，属先天性病变，病灶多为 1~3mm，呈局灶性黏膜缺损或糜烂或呈孤立圆锥状突起，其中央可见搏动性动脉突出黏膜外，病变周围黏膜多正常，无炎症改变。

【临床分析】

上消化道大出血的临床表现主要取决于病变性质、部位、出血量与速度，其中出血速度和量的多少居主要地位，对于发生上消化道大出血的病人，除非已处于休克需立即抢救外，应在短时间内有目的、重点地完成询问病史、体检、化验和相关检查，经过分析，初步确定出血的病因和部位，从而采取及时有效的措施。

1. 出血量、出血速度和有无活动性出血的判断　出血的量和速度以及有无活动性出血，是选择治疗方法的重要依据。

(1) 出血量和出血速度的判断：对急性消化道出血的病人，首先是判断是否为大出血，亦即估计出血量和出血速度。要了解排出体外的血量。一般情况下，呕血、暗红色血便且多次出现者要比无呕血，仅有柏油样便或黑便者出血量多且速度快。呕鲜血时可认为当时正在出血，仅排黑便者提示近期内有上消化道出血，并不一定说明目前正在出血。应当根据血容量减少所致的周围循环衰竭的临床表现，特别是血压、脉搏的动态观察，补液和输血后对脉搏与血压所起的恢复稳定作用加以判断。原先脉搏、血压正常者，出现出血性休克的早期症状和体征表现，如平卧时收缩压 <90mmHg，脉搏 >100 次 /min，失血常已超过有效循环血量 20% 以上，即 800~1 000ml；但有些青年人即使出血量大，循环代偿较好，可谨慎试以体位改变测定，即由平卧改头高位或坐位，即感头晕，脉搏增加大于 20 次 /min，或血压下降 15~20mmHg，则出血量至少为血容量的 20%。血容量急性损失 30%~40%，失血量约达 1 500ml，可产生中等程度的出血性休克。当血容量急性损失超过 40% 时，则呈现重度失血性休克，如救治不及时，常可导致死亡。

(2) 有无活动性出血的判断：①反复呕血，或黑便次数增多，甚至转为暗红色，伴有肠鸣音亢进；②经补充足够的血容量后，周围循环衰竭的表现未见明显改善，或虽有暂时好转而又恶化；③红细胞计数、血红蛋白与血细胞比容继续下降，表示有活动性出血。血尿素氮升高比例超过血肌酐提示有消化道出血，并且血液存在于胃肠腔内。尿素氮持续升高，提示仍在出血。

2. 出血部位的判断　呕血和黑便是上消化道出血的基本表现。呕血还是便血以及血的颜色主要取决于出血量大小、出血速度，并和血液在胃肠道中滞留时间有关，而出血的部位高低有时是比较次要的。呕血者一般比单纯便血者的出血量大；大便次数增多而黑便稀薄者，比大便次数较正常、成形黑便者出血量大。有便血的病人可无呕血，但呕血者都有便血。

一般来说，幽门以上的出血易致呕血，幽门以下的出血易致便血。但如果出血量小，血液在胃内未引起恶心、呕吐，则血液都自下排出。反之，如果出血急、量大，幽门以下的出血反流入胃内，引起恶心、呕吐，则可表现为呕血。如果出血量小，血液在胃内滞留时间较长，血红蛋白经胃酸作用转化成正铁血红蛋白，会使呕出的血成咖啡色或黑褐色。如出血急、量大，血液在胃内滞留时间短，呕出的血可呈暗红色甚至鲜红色。血液向下排出时，经过肠液的作用，使血红蛋白的铁形成硫化铁，因此排出的血呈柏油样或紫黑色稀便。但在个别病例，突然大量出血超过 1 000ml，由于肠蠕动亢进，排出的血也可呈暗红，甚至相当鲜红，易与下消化道大出血相混淆。小量消化道出血停滞于结肠中时间较久，则可成黑色成形便排出。

不同部位的出血有其不同的特点。抓住这些特点，进而明确出血的部位，不仅对于诊断出血的病因有一定意义，而且在需要手术时对于寻找出血部位也很有帮助。上消化道大出血的部位大致可分为：

(1) 食管或胃底曲张静脉破裂引起的出血，一般很急，来势凶猛，一次出血量常达 500~1 000ml，常可引起休克。临床上主要表现为呕血，单纯便血的较少。采用积极的非手术疗法的同时，短期内常可反复呕血。

(2) 消化性溃疡、糜烂性胃炎、胃癌引起的胃或十二指肠球部的出血，虽也很急，但一次出血量一般不超过 500ml，并发休克的较少。临床上可以呕血为主，也可以便血为主。经过积极的非手术疗法多可止血，但日后也仍可再出血。

(3) 胆道出血，经胃肠道排出血量一般不多，一次约 200~300ml，很少引起休克。临床表现以便血为主。采用积极的非手术疗法后，出血可暂时停止，但常呈周期性的复发，间隔期一般为 1~2 周。

如果只从上消化道出血时的情况来判断出血的病因和部位，是不够的，还必须从病史、体检、化验等方面进行分析，从而得出正确的诊断。

首先应详细追问病史。胃、十二指肠溃疡病人，病史中多有典型的上腹疼痛，用抗酸解痉药物可以止痛，或过去曾经胃镜、X 线钡餐检查证实有溃疡征象。对做过胃部分切除术的病人，应考虑有吻合口溃疡的可能。门静脉高压症病人一般有肝炎或血吸虫病病史，或过去经 X 线吞钡或内镜检查证实有食管静脉曲张。典型的胆道出血的三联征是胆绞痛、梗阻性黄疸和消化道出血。这些病人如果发生上消化道大出血，诊断上一般并不困难。但有些病人在出血前没有任何自觉症状，例如 10%~15% 胃、十二指肠溃疡出血的病人没有溃疡病史，许多胆道出血的病人没有肝内感染等病史，因此，要明确出血的病因和部位，就必须依靠客观的检查材料。

全面细致的体检是不可缺少的。如发现有蜘蛛痣、朱砂掌、腹壁皮下静脉曲张、肝脾肿大、腹水、巩膜黄染等肝硬化征象，多可诊断为食管或胃底曲张静脉破裂出血。但在没有腹水、肝脾肿大也不很明显的病人，尤其在大出血后，门静脉系统内血量减少，脾脏可暂时缩小，甚至不能扪及，常能增加诊断上的困难。胆道出血多有类似胆绞痛的剧烈腹痛为前驱，右上腹多有不同程度的压痛，甚至可扪及肿大的胆囊，胆道感染者同时伴有寒战、高热，并出现黄疸，这些症状结合在一起，就能明确诊断。但若没有明显的胆绞痛、没有高热或黄疸，就不易与十二指肠溃疡出血作鉴别。

化验检查表现为血红蛋白测定、红细胞计数和血细胞比容等在出血的早期并无变化。出血后，组织液渗入血管内，使血液稀释，一般需经 3~4 小时以上才能反映出失血的程度来。肝功能试验、血氨测定等都有助于胃、十二指肠溃疡与门静脉高压症引起大出血的鉴别。在前者肝功能正常，血氨不高，在后者肝功能明显异常，血氨升高。凝血功能检查也属必要。

经过以上的临床分析，如果仍不能确定出血的病因，在考虑到一些少见或罕见的疾病如食管裂孔疝、胃息肉、胃和十二指肠良性肿瘤、剧烈呕吐所形成的食管黏膜撕裂症(Mallory-Weiss syndrome)以及血友病或其他血液疾病等之前，仍应在上述的几种常见的主要病因中多予探讨。需要指出，在这种情况下，下列四种病变存在的可能性最大：①临床上无症状溃疡，大都是十二指肠溃疡；②门静脉高压症，食管静脉曲张不明显，也没有肝硬化的明显体征；③应激性溃疡或急性糜烂性胃炎；④无症状早期胃癌，多为胃角附近的溃疡型癌。

在这四种病变中，最需要鉴别的还是食管或胃底曲张静脉破裂出血与胃或十二指肠溃疡出血。

【辅助检查】

要再进一步明确上消化道大出血的病因和部位，有时需要进行下列几种辅助检查。

1. 纤维内镜检查　为迅速明确出血的部位和性质，首选急诊纤维胃镜检查，可在出血后 24 小时内进行，检查距出血时间愈近，诊断阳性率越高，一般诊断正确率可达 95%。不但能发现表浅的胃黏膜病变，且能在食管或胃底静脉曲张和溃疡两种病变同时存在时，用以确定何者为引起出血的原因。胃镜诊断的同时可进行内镜治疗(双极电凝、电灼、热探头、激光、药物局部注射等)。纤维内镜检查安全、方法简单，并发症少于 1%，死亡率 0.1%。目前，钡餐透视检查已逐渐被内镜取代。对有失血性休克的病人，应在补充血容量，生命体征平稳后，行急诊胃镜检查。但对动脉性出血，药物治疗不能止血，休克状态无法纠正时，亦有在快速输血、吸氧和生命体征监护下行急诊胃镜检查，但要考虑到大量出血观察病变困难，检查者要具备熟练的内镜止血技术。对于呕吐鲜血较多者，既往检查前用 4~8mg 去甲肾上腺素加入冷盐水 500ml 洗胃，目前认为温盐水更有利于激活凝血因子。内镜检查的禁忌证为病人不能合作或怀疑脏器穿孔，严重心肺功能不全及意识变化等。

2. 选择性内脏动脉造影　经股动脉插管行选择性腹腔动脉、肠系膜上动脉以及超选择性动脉造影，可显示活动性出血部位，出血的表现为造影剂外溢，但每分钟至少要有 0.5ml 含有显影剂的血量自血管裂口溢出，才能显示出血部位。在明确了出血部位后，还可将导管推进至出血部位，进行栓塞以止血。

部分病人血管造影虽未能显示出血，如有血管性病变或实质性病变，血管造影剂亦可予以显示，具有定位和诊断的价值。

3. 鼻胃管或三腔管检查　鼻胃管吸引常可有助于诊断上消化道出血的部位、判定出血的速度。如果鼻胃管放至食管与胃交界处(约距门齿 40cm)，经该管注入少量等渗盐水，轻轻抽吸，如有血液说明出血来自食管或胃；如胃管抽出清亮胃液，表明出血部位在胃以下的消化道；如抽出清亮的胆汁，可以排除出血在十二指肠的近端。鼻胃管吸引简单、安全，但并非完全可靠，约 10% 的上消化道出血病人，鼻胃管抽吸呈阴性。

对怀疑为食管或胃底曲张静脉破裂出血者，可应用三腔管检查。三腔管放入胃内后，胃囊充气，拉出三腔管至有阻力时，表明胃气囊已压住胃底贲门部，再将食管气囊充气，用生理盐水经第三腔将胃内积血冲洗干净，如不再出血，则表示食管或胃底曲张静脉破裂出血；如洗净胃内容物后仍有鲜血抽出，表示胃或十二指肠出血。需要指出，肝硬化伴发胃或十二指肠溃疡出血较一般人为多，占 10%~15%，因此，肝硬化病人即使已有食管或胃底静脉曲张，也不能排除溃疡出血的可能，对这种病人，用三腔管检查来明确出血部位更有实际意义。这种检查方法虽较简单易行，但需要取得病人的充分配合。

4. X 线钡餐检查　急诊行上消化道钡餐检查有助于发现食管静脉曲张或胃、十二指肠病变，但误诊率较高。钡餐发现的病变也许仅属有潜在出血的可能性，对表浅黏膜病变和血管畸形则无诊断价值。胃底静脉曲张有时需要多次改变体位才能发现。在出血情况下，胃溃疡龛影不宜采用手法按压显示。应采用高浓度、低黏度小量钡糊和气钡双重对比造影法较为安全。有时钡剂因溃疡浅表或过小，或溃疡基底部被血块或坏死组织填盖而无法显示龛影。其他如胃窦或幽门部溃疡，因括约肌收缩或球后溃疡，也容易漏诊。因此，X线钡餐检查多用于出血停止，病情稳定后的病因诊断。

5. 放射性核素检查　应用核素 ^{99m}Tc(锝)标记红细胞的腹部扫描方法，可观察到有放射性核素标记的血液溢出至血管外而显示该部位的放射性浓集区，出血速度仅0.1ml/min(5ml出血量)即能检出，对确定胃肠道出血相当敏感。但主要只能显示出血在腹部某个区域，而不能判定确切的出血部位，也不能明确病变的性质。对内镜检查不能确定出血部位，仍有活动性出血者，可采用此项检查。注射一次 ^{99m}Tc标记的红细胞，可以监视病人消化道出血达24小时。

应注意，核素扫描和血管造影仅能帮助确定出血部位，而不能诊断病因。即使是阴性结果也不能忽略，需进一步选择其他辅助检查，如重复内镜检查及胃肠钡餐造影等。

通过上述的临床分析和体格检查，或结合辅助检查，基本上可明确上消化道大出血的病因和部位，从而针对不同情况有目的地采取有效的止血措施。

【处理】

确定为上消化道大出血的病人，都应视为紧急情况收住院或重症监护病房，积极进行如下处理。

1. 初步处理　对于严重上消化道出血的病人，应迅速采取复苏措施。立即建立一条够大的静脉通道，有条件者，必要时可行锁骨下静脉穿刺插管，保证快速输液。先滴注平衡盐溶液或乳酸钠等渗盐水，同时即进行血型鉴定、交叉配血和血常规、血细胞比容检查。要每15~30分钟测定血压、脉搏，并记录尿量，观察周围循环情况，作为补液、输血的指标。一般失血量不超过400ml，循环血容量的轻度减少可很快地被组织液和脾脏贮血所补充，血压、脉搏的变化不明显。如果收缩压降至70~90mmHg，脉搏增速至每分钟130次，这表示失血量约达全身总血量的25%，病人黏膜苍白，皮肤湿凉，表浅静脉塌陷。此时即应大量补液、输血，将血压维持在100mmHg，脉搏在每分钟100次以下。需要指出，平衡盐溶液的输入量宜为失血量的2~3倍。只要保持血细胞比容不低于0.30，大量输入平衡盐溶液以补充功能性细胞外液的丧失和电解质，有利于抗休克治疗。

对于有严重循环功能紊乱者，应立即行中心静脉插管测压，以指导输液速度和输液量。既往无明显心脏病者，中心静脉压的变化能相当准确地反映血容量的大小。有条件者可用压力换能器连续监测。怀疑有心肺功能损害者应置Swan-Ganz导管以监测肺动脉楔压及心输出量。连续心电图监测可明确有无冠状动脉供血不足和严重水电解质平衡紊乱。留置导尿管监测尿量既可作为补充血容量的指标，又能早期发现肾功能的损害。动脉血气分析可以综合评价病人体内酸碱代谢平衡、呼吸功能、组织氧合情况等，有重要的指导价值。

2. 药物止血　根据出血的病因不同，选择相应的药物止血。

(1)制酸剂：胃内酸性环境不利于纤维蛋白凝聚的形成并加速凝块的溶解。当 $pH \geqslant 6.0$ 时胃黏膜出血时间显著降低，接近中性时，可促进血小板聚集和纤维蛋白凝块的形成，避免凝块过早溶解，有利于止血和预防再出血。由消化性溃疡、胃空肠吻合口溃疡、胃泌素瘤及急性胃黏膜病变等引起的出血，可应用制酸剂控制胃内酸度以减少氢离子逆向弥散，降低胃蛋白酶活力，防止胃黏膜损害及促进凝血。H_2受体拮抗剂西咪替丁(cimetidine)或雷尼替丁类药具有强力抑制胃酸分泌作用，但停药后胃酸分泌可反跳。一般方法为静脉滴注西咪替丁400mg，每6~8小时1次，直到胃液pH达到7.0为止。然后根据pH变化调节剂量，出血停止后改为常规剂量口服维持。

质子泵抑制剂具有强效、长时间抑酸作用，保证胃内酸度持续稳定下降维持pH>6，奥美拉唑(omeprazole，洛赛克)对 H^+-K^+-ATP酶抑制作用具剂量依赖性，可高效快速的抑制胃酸分泌。首日剂量80mg，分2次服，以后每日40mg。或静脉滴注40mg，每12小时1次，连用3日。

可先插胃管抽尽胃内容物，并用石蕊试纸测定其pH，然后经胃管注入抗酸剂氢氧化铝或镁乳60ml，每15分钟1次，每次注药前抽取少许胃液并用石蕊试纸测定，直到胃液pH达7.0，再调节制酸剂用量，每隔1小时抽取胃液测pH，使其保持在7.0左右。

(2)血管加压素：此药能使内脏小动脉收缩，减少门静脉血流量达40%~50%，使门静脉压力下降，控制食管胃底曲张静脉及十二指肠出血。常用的方法为10U溶于5%葡萄糖溶液100ml内，在30分钟内静脉滴注完，必要时可4小时后重复注射1次，如出血停止或减少，可持续以0.1U/ml浓度，在20~30滴/min的速度滴注4~6小时，如仍出血，不宜继续使用。此药可引起的不良反应有：腹痛、血压升高、心律失常、心绞痛，严重者可发生心肌梗死，应注意，故对高血压和有冠状血管供血不足的病人不适用。

(3)生长抑素(somatostatin)及其衍生物:除抑制生长激素释放外,可明显减少内脏血流量,降低门静脉压力;可抑制胃肠道及胰腺的内外分泌,其中抑制胃泌素及胃酸分泌的作用可提高胃内的 pH;并可增加食管下端括约肌压力,对食管下端静脉丛有收缩作用以减少血流量,又可减少胃酸反流入食管消化血凝块中纤维蛋白的机会,从而减少再出血的危险。但这类药物价格昂贵。目前用于临床的有 14 肽天然生长抑素,用法为首剂 250μg 静脉缓注,继以 250μg/h 持续静脉滴注。本品半衰期极短,仅 2~3 分钟,滴注过程中不能中断。奥曲肽(octreotide)是人工合成的 8 个氨基酸组成的环状多肽,半衰期较长,约 2 小时,常用剂量为首剂 50μg,继之以 25~50μg/h 持续静脉滴注。上述两种药物临床疗效相似,治疗食管曲张静脉破裂止血率 70.0%~94.4%,治疗消化性溃疡及急性胃黏膜病变出血,止血率达 87%~100%。

(4)其他止血药:维生素 K、卡巴克络、酚磺乙胺、血凝酶、氨甲环酸(血速宁)等,可能有一定的止血效果,可选择应用。

3. 胃灌洗　有呕血者应安放胃管,连续用生理盐水灌洗。每次 100~200ml,直到胃液清亮为止,胃灌洗本身虽无止血作用,但可清除胃内血块及残渣,使胃恢复张力,间接起到止血作用。还可将去甲肾上腺素 8mg 或凝血酶 1 000U 加入生理盐水 100ml,分次从胃管灌洗。值得注意的是,过多的冷盐水灌洗有造成体温下降、上腹疼痛不适、甚至诱发心律不齐的危险,应予注意。

4. 三腔管压迫止血　食管胃底曲张静脉破裂所致大出血病人,可在药物止血治疗的同时放置三腔气囊管压迫止血(参阅第五十三章)。

5. 内镜下止血　目前已成为上消化道出血的常规止血方法。使用方法如下:

(1)药物喷洒止血法,喷洒去甲肾上腺素冰盐水,5% 或 10% 的孟氏液、巴曲酶和凝血酶以及组织黏合剂等。主要用于较浅表的黏膜面糜烂或小的溃疡面出血。

(2)内镜下在出血局部注射止血药物,有 1∶10 000 肾上腺素、1% 乙氧硬化醇、无水酒精、高渗盐水等。

(3)热凝方式:用单或双极电凝、热探头、微波、激光氩等离子凝固(argon plasma coagulation,APC)止血等治疗。对于小的出血点、片状出血的病人在药物喷洒治疗的同时采用电凝或微波治疗,效果较好。

(4)内镜下用钛夹直接夹闭肉眼可见的出血性血管和病灶,用于胃黏膜血管畸形,胃黏膜恒径小动脉的出血以及息肉摘除后的血管性出血等。

(5)内镜下对食管曲张静脉破裂出血的治疗(参阅第五十三章)。

近来报道,多普勒超声内镜在上消化道出血时的应用,可正确判定溃疡底部的血管,指导内镜治疗,并可检验内镜治疗的效果。当发现有持续动脉血流时,提示有再出血的可能,需要再次治疗;对食管胃底静脉曲张的超声内镜诊断和治疗,提供重要的附加信息与其他黏膜下病变的鉴别、判定硬化剂治疗的疗效。

6. 介入治疗　选择性血管造影诊断及治疗上消化道出血,适用于各种原因的胃肠道大出血,部位不明、原因不详经内科保守治疗无效者。采用 Seldinger 技术,先行靶动脉造影确定出血部位和靶血管后,将导管超选择送入靶血管,以 0.2U/min 的速度灌注血管加压素 20~30ml。如止血无效,应改用血管栓塞或手术治疗。栓塞成功后,复查动脉造影,无造影剂外溢征象,经观察无再出血,即可拔管结束栓塞治疗。

7. 对部位不明的上消化道大出血,经积极的初步处理后,出血仍不能得到有效控制,血压、脉搏仍不稳定,以及出血停止后近期又反复出血时,不宜延误时机,应及时行剖腹探查。急症手术的首要目的是紧急止血,若条件允许,可进一步对原发病进行彻底处理。

剖腹探查一般行上腹部正中或经右腹直肌切口。进入腹腔后,首先探查胃和十二指肠,如果初步探查没有发现溃疡或其他病变,第二步即检查有无肝硬化和脾肿大,同时要注意胆囊和胆总管的情况。胆道出血时,胆囊多肿大,且因含有血性胆汁呈暗蓝色;必要时可行诊断性胆囊或胆总管穿刺。如果肝、脾、胆囊、胆总管都正常,则进一步切开胃结肠韧带,探查胃和十二指肠球部的后壁。另外,切不可忽略贲门附近和胃底部的探查。同时,必须提起横结肠及其系膜,自空肠上段开始顺序探查空肠的上段。临床实践中,已有不少病例由于空肠上段的病变如良性肿瘤、血管瘤、结核性溃疡等而引起呕血的报道。如果仍未发现病变,而胃或十二指肠内有积血,即可在胃大弯与胃小弯之间血管较少的部位纵行切开胃窦前壁,进行探查。切开胃壁时,要结扎所有的黏膜下血管,以免因胃壁出血而影响胃内探查。胃壁切口不宜太小,需要时可长达 10cm 或更长些,以便在直视下检查胃内壁的所有部位。浅在而较小的出血性溃疡容易被忽视，多在胃底部，常在胃内壁上黏附着的血凝块下面，以及溃疡中含有一动脉瘤样变的小动脉残端（如Dieulafoy病）。如果仔细检查胃内壁后仍不能发现任何病变，最后要用手指通过幽门，必要时纵行切开幽门，来检查十二指肠球部后壁靠近胰头的部分是否有溃疡存在。经过上述一系列的顺序检查，多能明确出血的部位和病因。

手术探查和术中胃镜相结合对于寻找出血部位很有帮助，有主张探查找不到病灶时才置入胃镜检查。亦有认为手术开始即在胃壁切开一小口，清除积血后即置入胃镜检查，这不仅可避免因探查牵拉造成胃肠黏膜损伤出血而混淆真正的出血灶，而且使术中探查病灶的步骤简化。术中胃镜配合分段钳夹阻断胃肠腔，自上而下用生理盐水反复冲洗，更有助于发现出血灶。

此外，也有术中结合选择性血管造影以助于发现出血病灶的。

第二节 下消化道出血

下消化道出血（lower gastrointestinal hemorrhage）包括远段空肠、回肠、盲肠、阑尾、结肠和直肠内病变的出血，不包括肛门部的痔和肛裂出血。根据临床表现，分急性大出血、活动性出血和隐性出血，大出血少见。在消化道大出血中，下消化道出血约占15%，远少于上消化道大出血。下消化道出血又以源于结肠者占大多数。下消化道出血的临床表现常无特殊症状，主要为鲜血便、暗红色或黑色大便；有下列情况之一应考虑为大出血：①鲜血便每次量达200~300ml；②面色苍白、出冷汗、脉搏120次/min以上，收缩压降至90mmHg以下，一般失血量成人约在800~1 000ml以上；③血红蛋白降低，每降低20g/L，就意味着出血已超过800ml；④ 12小时内输血超过800ml以上，仍不能使血压、脉搏保持平稳者。

与上消化道出血相比，下消化道出血病因繁多，诊断与鉴别诊断较难，易于误诊、漏诊，部分病人甚至多次出血、多次诊治仍无法确诊。老年人多有动脉硬化、高血压等，发生大出血的机会更多，出血不易停止，故老年人下消化道出血占总发病的40%~50%。

【病因分析】

文献报告下消化道出血的病因、发病率各不相同，在国内，占第一位的是肠道肿瘤，约占53.44%，其次为息肉占21.76%，肠道炎症占14.20%，血管和全身疾病占10.6%，憩室4%；而欧美国家结肠癌、结肠憩室、溃疡性结肠炎等所致的出血发病率较高。对常见的各种出血原因分述如下：

1. 肠道肿瘤

(1)结肠癌：老年多见。大便隐血或带血是结肠癌最早出现的症状之一，病人多有血便或黏液血便史。右半结肠癌，临床表现多有腹痛不适、腹部肿块、大便习惯与性状改变、贫血、乏力、消瘦等。左半结肠癌常伴腹胀，易发生急、慢性肠梗阻，常有便秘与腹泻交替和黏液血便史。直肠癌主要为便血及排便习惯改变，排便次数增多，乃至里急后重症状。结直肠癌发生大出血虽较少，但有资料显示达20%的下消化道急性出血系源自结肠癌和结肠息肉。

(2)在小肠出血病因中，最常见的是小肠肿瘤，占50%以上，而良性肿瘤略多于恶性肿瘤，出血常是小肠肿瘤的首发症状。对年长者小肠肿瘤并发出血，应首先考虑恶性病变。原发性小肠恶性淋巴瘤，以腹痛为主要表现，但有20%的病人可出现间断的柏油样便，少数可大量出血。以溃疡型为主的小肠肿瘤可出现阵发或持续的下消化道出血，多数为慢性失血，以黑便为主，有时病变累及较大血管，可表现为大量的血便。小肠间质瘤，约一半病人有下消化道出血，少数为间歇性血便，个别情况有较大量的暗红色血便。良性肿瘤出血还见于腺瘤、血管瘤、脂肪瘤、神经纤维瘤等，但大出血少见。

2. 肠息肉及肠息肉病　肠息肉出血的原因，是息肉炎症、充血及排便的损伤所致，一般为间断性少量暗红色或鲜红色血液附于大便表面，与粪质不相混。个别肠息肉可发生大出血，尤其当息肉自行脱落后，残留蒂部血管出血可致休克。

(1)大肠息肉：占下消化道出血的16.3%，是青年人下消化道出血的最常见原因之一，包括肿瘤性息肉、错构瘤性息肉、炎性息肉。大便带血是肿瘤性息肉最常见的症状。长时期慢性小量失血可导致贫血，偶有引起大量便血者。幼年性息肉易发生大量出血。

（2）小肠息肉，多发生在回肠，约30%的病人出现下消化道出血。

3. 炎症性肠道疾病

（1）溃疡性结肠炎：多见于青年人，主要位于左半结肠，少数可累及整个结肠，且部位越低病变越重，糜烂及出血亦较常见，表现为黏液便或脓血便。有报道发生急性出血并发症者可达15%。

（2）克罗恩病（Crohn's disease）：国外较多见。以末端回肠和右半结肠好发。溃疡型克罗恩病多为少量出血，当病变形成深溃疡蚀破血管可引起大出血。小肠克罗恩病一般不引起出血，大肠克罗恩病并发出血者约占1/3，并可发生大出血。

（3）急性出血性肠炎：多见于少年、儿童。好发于空肠或回肠，甚至整个小肠，偶尔也可累及结肠。发病急，腹痛剧烈，腹泻，大量血便，有腥臭味，腹腔有血性渗出液，可发生腹膜炎，毒血症明显。

（4）放射性肠炎：由于盆腔恶性肿瘤常选用放射治疗，直肠最易受放射性损伤，放射性的急性损伤从放疗开始几小时就发生，但大多数病人在接受30~40Gy后才出现急性放射性损伤。急性直肠炎和结肠炎主要表现为腹痛、腹泻、里急后重和直肠出血，但大出血不多见，常发生于放射治疗1年后。

（5）肠结核：肠结核由于溃疡底的血管发生闭塞性动脉内膜炎，而并发便血，较少见，如结核性溃疡侵及较大血管或有炎性息肉形成，也可合并出血。

4. 肠道血管病变

（1）血管发育畸形与发育不良：又称结肠血管发育畸形、结肠血管扩张或肠壁动静脉畸形，是隐匿性、复发性下消化道出血较常见的原因，也可发生大出血，引起出血的原因主要是由于缺少或没有血管平滑肌层，血管扩张管壁较薄。本病主要发生在60岁以上的老年人，是老年人下消化道出血的第二位常见原因，病变处肠壁黏膜下层血管扩张，严重时肠壁黏膜被迂曲变形、扩张的血管丛所替代，可伴溃疡、出血。绝大多数病灶位于距回盲部20cm以内的升结肠和盲肠，极少数发生于小肠，单发病灶较多，20%存在着2个或以上的血管扩张病灶，病灶从1mm到1cm不等，多在5mm以下。本病无其他胃肠道症状。常因反复出血而贫血，90%以上的出血可自止，但可反复发作，大出血者约占15%。本病约5%伴有各种心脏病，其中约20%~25%系主动脉瓣狭窄。

（2）遗传性出血性毛细血管扩张症：又称Osler-Weber-Rendu病，是一种原发于黏膜和皮肤的毛细血管扩张性损害为主的疾病。67%有家族史，80%以上有口唇、舌及鼻腔的黏膜病变，及有鼻出血史。可反复发生肠道出血，随年龄增长而加重，多见于40岁以后发病，以小肠多见，小肠血管畸形在西方国家是小肠出血的最常见原因。

此外，肠血管瘤，尤其是肠海绵状血管瘤出血的发生率较高。

5. 结肠憩室病　是西方国家老年人便血的常见原因，据统计结肠憩室病在60岁以上的发病率为30%~50%，80岁以上可达60%，憩室本身常无症状，可因合并慢性炎症而出现腹部隐痛及黏液血便，少数人则以急性憩室炎或穿孔或大出血等急症形式出现。左侧结肠憩室病多见，而引起大出血者以右侧结肠憩室为多。小肠憩室病（Meckel憩室）可引起肠套叠，而出现黏液血便或果酱样大便。憩室内异位胃黏膜引起急性出血多为带有血块的鲜血便不易自止，出血病例常见于少年、儿童。

6. 其他凝血机制不全、血液病、代谢紊乱、过敏性紫癜、系统性红斑狼疮、类风湿关节炎、肠系膜血管栓塞等所致的出血。此外，还有腹主动脉或内脏动脉瘤向肠道穿破引起的大出血等。

【临床分析】

如同上消化道出血一样，对于发生下消化道大出血的病人，若已出现休克表现，需在立即抢救的同时，短时间内有目的、重点地完成询问病史、体格检查、化验和相关辅助检查，经过分析，初步确定出血的病因和部位，从而采取及时有效的治疗措施。

1. 病史　尽可能详细地询问现病史、既往史、家族史的情况。了解便血情况是诊断下消化道出血的第一步，主诉都是以便血为主，病史中要着重了解便血的特点：量、性状、颜色、便血与大便的关系以及伴随症状。根据出血量的大小，可分为急性大出血、活动出血期、间歇期等。根据便血的性质可以初步估计出血的大致范围，如便血是鲜红色，多系肛管、直肠或乙状结肠出血；暗红色多为升结肠或小肠出血；柏油色则多为上消化道出血。但上消化道短时内出血量大，也可便出新鲜红色血。血便伴发热应考虑感染性肠炎、肠伤寒、肠结核、急性出血性肠炎、恶性组织细胞瘤、淋巴瘤、白血病等；血便伴腹部肿块或肠梗阻应考虑肿瘤、肠结核、克罗恩病、肠套叠等；便血伴有皮肤或其他器官出血者应考虑为血液系统疾病、急性感染性疾病；鲜血附着于粪便表面或便后滴血、喷血常为痔出血，同时也应考虑肿瘤、息肉。另外，病人年龄与便血关系不可忽视，如息肉、肠套叠、急性出血性肠炎多见于儿童、少年，结肠肿瘤及血管病变则常见于中、老年人。过去史中，有无类似出血史，以往出血时的检查、诊断及治疗方法也有重要价值，如血管发育畸形引起的出血，过去常有反复发作的情况。在询问家族史时应注意有无遗传性疾病，如家族性结肠息肉病、出血性毛细血管扩张症和血友病等。

2. 体征　注意皮肤黏膜的检查，有无皮疹、紫癜、毛细血管扩张；全身浅表淋巴结有无肿大；腹部是否胀气，有无肠形及不对称隆起，腹部有无触痛及肿块，听诊肠鸣音有无改变，对诊断均为不可缺少的资料。特别需要强调的是，下消化道出血应常规进行直肠指诊，简便、易行，且比较准确可靠。直肠癌是下消化道出血的最常见原因之一，70%~80% 的直肠癌可在直肠指诊时触及。

3. 实验室检查　动态观察血红蛋白以了解出血量及指导治疗，白细胞计数、分类在肠道炎性病变均可升高；血液生化、尿、大便常规检查及潜血试验也要常规检查；血尿素氮（BUN）和血肌酐（Cr）比值有助于确定消化道出血的位置：95% 以上上消化道出血 BUN∶Cr>25∶1，而 90% 以上的下消化道出血 BUN∶Cr<25∶1；疑肿瘤者要行肿瘤标志物检查；疑伤寒者要做血培养及肥达试验；疑结核者做结核菌素试验；疑全身疾病者做相应检查。

通过以上分析可以发现，不同病因引起的下消化道出血虽然都表现便血，但又有各自的特点，通过相应的病史体征可得出初步的判断。直肠癌早期可无症状，当肿瘤增大，发展为溃疡或感染时即可出现大便带血、直肠刺激症状、肠腔狭窄等。结肠癌早期症状可不明显，典型症状为脓血便、进行性贫血或乏力，腹部肿块等。小肠肿瘤常有腹痛、间歇性黑便或血便、慢性贫血、肠梗阻、腹内肿块而无梗阻症状等。小肠息肉的症状常不明显，可表现为反复发作的腹痛和肠道出血；大肠息肉的临床表现主要是间断便血，多呈鲜红色，少见大出血者。肠道炎性疾病除脓血便外，还伴随腹泻、腹痛。

【辅助检查】

近年来，随着先进的诊疗技术如结肠镜、小肠镜、胶囊内镜、小肠气钡剂造影、选择性动脉造影、核素扫描等应用，对下消化道出血的病因常能早期明确诊断。

1. 留置胃管　以了解胃内有无积血或活动性出血，并留置胃管观察引流胃内容物的色泽，如证实胃腔内无出血，则可排除胃、十二指肠病变并发的出血。

2. X 线气钡剂造影　可以发现一些被内镜遗漏或不易窥察到的出血，但在活动性出血停止后不宜过早进行该项检查，以免因按压腹部引起再出血或出血加重，一般主张止血 3~5 天后慎重进行。X 线检查的方式有两种：一种是口服少量钡剂分段观察小肠；另一种是钡灌肠，即小肠钡灌肠和大肠钡灌肠，多采用气钡双重造影检查，对肿瘤、憩室的诊断具有重要意义。可弥补内镜检查的不足。气钡双重造影能使结肠处于良好的对比显影，除显示病变轮廓外还能观察结肠的功能改变。

3. 纤维内镜检查　下消化道出血有 80% 来自大肠，内镜检查已广泛用于肠道出血的诊断，主要有直肠镜、乙状结肠镜、纤维结肠镜和小肠镜检查。共同的特点是能直视观察病变范围、性质、程度，在检查过程中可取活组织病理检查，对息肉、早期直肠癌可予以切除，并可进行电灼止血等，是目前结直肠病变主要的诊断和治疗手段之一。一般主张首先用硬式直肠镜或乙状结肠镜检查，对肠道清洁度的要求不是太严格，能确定由结直肠肿瘤、憩室、炎症等病变而引起的下消化道出血。纤维结肠镜或电子结肠镜不仅对明确大肠或回肠末端出血病变的性质及部位有极大价值，且可通过内镜进行止血，它比血管造影更容易发现结肠黏膜表面动静脉畸形等血管病变。纤维小肠镜操作难度大，病人不易接受，故只有在下消化道出血经多种检查方法未能明确诊断时，才考虑使用。进镜途径可经口或经肛门插入，经口插入法最难通过十二指肠空肠曲，该检查有时会发现一些 X 线钡剂造影未能发现的一些出血性病灶，如空肠血管畸形及肿瘤等。

4. 选择性动脉造影　出血速度 0.5ml/min 以上就能见到造影剂从血管破口外溢进入肠腔的影像，发现出血病变和部位的阳性率较高，大出血时造影检查有报道阳性率可达 77% 以上。此外，还能通过导管滴入血管收缩药物或注入栓塞剂行止血治疗。在造影时经导管置入一段导引钢丝或注入亚甲蓝作为出血灶标记，有助于下消化道出血灶的术中定位。一般情况下，选择肠系膜上动脉造影及腹腔动脉已足够显示所需观察的范围，有时尚需行肠系膜下动脉造影。

5. 放射性核素检查　用 ^{99m} 锝标记红细胞并腹部闪烁照相技术，经多次扫描可发现肠道出血部位的放射性浓集区，以作出定位诊断，但不能对出血灶作定性诊断。用药 1 次，可监测 36 小时，故适用于急性大出血或慢性少量出血，尤其间断出血。出血 0.1ml/min（5ml 出血量）即可显示放射性浓集区，阳性率可达 90% 以上，静脉注射 ^{99m} 锝 - 胶体金后进行腹部显像共30分钟，由于出血部位放射性不断浓集，而血管内放射性由于单核-吞噬细胞系统对胶体金的不断清除逐渐下降，从而使现在出血部位与背景的放射性比值增加，出血速度即使低到0.05~0.1ml/min也能显示，特别适用于速度较慢的持续出血。

6. 超声检查　肠占位病变的声像图上可见肠壁增厚，肿瘤部位呈伴强回声的低回声肿块，边界不清。直肠腔内超声检查对诊断肿瘤侵犯直肠壁深度、肠周淋巴结转移、肠周器官浸润情况以及直肠外肿瘤压迫等具有特殊价值。超声内镜（EUS），不仅可以显示肠道内肿瘤病变，而且还能够显示肠壁各层的受累程度，发现钡剂及常规内镜下无法检测到的黏膜下病变，显示黏膜和黏膜下的细微结构，如腺体、绒毛、小血管等结构，并通过细针穿刺活检对黏膜下病变进行定性。

7. 多层螺旋CT检查　它有良好的密度分辨率和空间分辨率，增强扫描时消化道活动性出血部位表现为高密度的对比剂外溢，对急性消化道出血的检出率和定位的敏感性的准确性均较高。可判断肿瘤向肠腔外扩展的程度，有无淋巴结、肝脏、腹膜等转移。

8. 胶囊内镜（无线胶囊内镜，wireless capsule endoscopy）检查　胶囊内镜大小为11mm×26mm，包括一个微型彩色摄像机、电池、光源、影像捕捉系统及发送器。胶囊吞入后，借助肠蠕动通过消化道，并自然排出体外。在穿行期间，每秒捕捉图像2帧并传输至接收传感器。图像能放大至正常大小的8倍。对小肠不明原因的消化道出血者具有极高的诊断价值。

9. 小肠镜检查　消化道出血后短时间内完成胃镜和结肠镜检查，未发现明显异常者，可行推进式双气囊小肠镜（Fujinon EN450T双气囊小肠镜）检查，其诊断准确率为88.2%，除直视检查外，还可活检、黏膜染色、标记病变部位、黏膜下注射、息肉摘除等，阳性率高于胶囊内镜。不足之处是费时稍长，要在麻醉下进行，肠穿孔发生率较结肠镜高。

【处理】

下消化道出血一般不如上消化道出血凶猛，80%~90%的病人可自行止血或通过非手术治疗止血。急性大量便血引起血流动力学改变发生休克者占少数。

1. 非手术治疗

(1)一般紧急处理：参考本章第一节。

(2)纤维内镜下局部止血：可作为首选疗法，主要有：

1)内镜下局部喷洒药物止血。可用5%孟氏液、8mg/dl去甲肾上腺素、凝血酶、医用黏合胶喷洒等；

2)局部注射止血：于出血灶周边注射1/1 000肾上腺素液2~3ml，或用高渗氯化钠(3.6%或7.1%)与0.005%的肾上腺素液混合液于出血灶局部注射，达到止血目的；硬化剂局部注射，主要使用无水酒精，每次0.2~0.3ml，注射于病变出血的血管周围，无水酒精注射时每次用量要慎重，不宜超过1ml，以免导致溃疡或穿孔。

3)高频电凝、激光或微波，使组织蛋白凝固，血管闭塞止血。

(3)血管造影和介入治疗：下消化道出血尤其小肠急慢性出血时，选择性或超选择性动脉造影不仅可确定出血部位和明确诊断，同时可进行有效的止血，更适于大出血又不能耐受手术的病人，治疗方法主要有药物灌注和栓塞治疗，常用的灌注药物有血管加压素、肾上腺素、去甲肾上腺素和麻黄碱等，当前最多用的是血管加压素，在血管造影发现病变和出血灶后，经导管灌注，浓度为0.1U/ml、速度0.2U/min，20分钟后再行造影检查出血是否停止，若出血停止按此速度维持8~24小时，并可根据病情减量或停药，如仍有出血，可加大剂量为0.4U/min。据报道，总有效率达80%~90%。对消化道出血严重，但又不能手术者，也可先栓塞治疗，待病情稳定后择期手术。栓塞也可作为永久性治疗，适用于小肠动脉畸形、海绵状血管瘤、小动静脉瘘引起的出血等。

2. 手术治疗　出血部位及病因明确，非手术疗法对病灶处理不满意时，根据病情可采取急症手术或择期手术。出血部位及病因不明确而短期大出血不止，则在严格掌握适应证的情况下，行急诊剖腹探查。

(1)急症手术的适应证：①病情稳定，诊断明确，全身情况好转，但继续有出血；②继续有出血，同时伴急腹症，如肠梗阻、肠套叠、肠穿孔、急性腹膜炎等；③诊断明确，出血虽已停止，考虑到过去有消化道出血特别是多次出血史，此次属间歇性出血，出血为暂时性停止，可能在短时间内再次大出血。手术在制止出血的同时，根据病情对原发病作相应的处理。

(2)择期手术：经非手术疗法已成功止血，诊断明确，应根据病变的性质、部位、病人的全身情况决定择期手术。

(3)急诊剖腹探查：在排除了全身性疾病和上

消化道疾病所引起的出血，对经各项检查、甚至多次反复检查，仍未能作出诊断，或大量持续性出血短期内来不及检查，非手术方法又不能奏效时，一般认为内科治疗24~48小时，输血已超过1 500ml，血压仍不稳定，或输血已超过3 000ml者，应在继续积极抢救的同时剖腹探查。

(4)不明病因的手术探查：尤其是在肠管内有大量积血的情况下寻找病因非常困难。下列措施，有助于对术中定位诊断：

1)上消化道检查：为核实有无上消化道出血病变，有时不能从胃管引流液中得出结论，如有可疑出血，可通过术中胃或十二指肠镜检查或用穿刺检查方法排除。穿刺用细针，抽出内容物，出针后细丝线缝合关闭针孔。

2)检查积血的肠段：一般出血位置在积血以上的肠段，从积血处向上探查，可发现肿瘤、息肉、憩室等病变，但也不应该忽视积血肠段以下部位的探查。

3)肠段隔离法：在积血肠段以上肠管，每隔50cm上一肠钳，若病变正在出血，则肠钳间肠段内即可有积血出现，认定病灶处可行肠管切开探查或必要时作切除，并解剖切下之肠管，找出出血部位以便病理检查。

4)灯照法：将要观察的肠段内积血、肠液和粪便挤入远端肠腔，在光源透照的对侧可以看到肠腔内的病灶。

5)术中纤维结肠镜检查：多用于不明原因的小肠出血，术中在小肠中段切开，将纤维结肠镜经切口分别插入近端和远端小肠，边进镜边观察，退镜时再仔细观察。术中应熄灭手术室灯光，用透照法在肠腔外同时观察，以发现病变的部位、数量、大小，尤其对辨认小的血管异常特别重要。

6)术中动脉造影：对疑有出血部位的肠管，于供应肠管的动脉内注射造影剂，观察有无造影剂外溢如有即为出血部位。

7)肠系膜上、下动脉内注入亚甲蓝，其供血的血管立即变蓝，但瞬间褪色，而出血病灶处亚甲蓝通过血管破口溢出血管外，积存在肠壁或肠腔内，局部蓝染，提示为出血部位。

急诊剖腹探查明确诊断后，根据病情作相应处理。

（陈道达）

参考文献

[1] 吴阶平，裘法祖 . 黄家驷外科学 [M]. 6 版 . 北京：人民卫生出版社，2002: 1345-1349.

[2] 徐文怀，陈如法 . 危重急症的诊断与治疗外科学 [M]. 北京：中国科学技术出版社，1997: 234-237.

[3] 杨春明 . 外科学原理与实践 [M]. 北京：人民卫生出版社，2003: 1324-1343.

[4] 王吉甫 . 胃肠外科学 [M]. 北京：人民卫生出版社，2000: 1169-1196.

[5] MYLONAKI M, FRITSCHER-RAVENS A, SWAIN P. Wireless capsule endoscopy: a comparison with push enteroscopy in patients with gastroscopy and colonoscopy negative gastrointestinal bleeding [J]. Gut, 2003, 52 (8): 1122-1126.

[6] LAU J Y, CHUNG S. Management of upper gastrointestinal haemorrhage [J]. J Gastroenterol Hepatol, 2000, 15 (Suppl): 8-12.

[7] KANAI M, HAMADA A, ENDO Y, et al. Efficacy of argon plasma coagulation in nonvariceal upper gastrointestinal bleeding [J]. Endoscopy, 2004, 36 (12): 1085-1088.

第五十八章 小儿腹部外科疾病

第一节 概 论

小儿腹部外科的概念也和成人腹部外科一样有双重意义。广义来说代表普通外科或基础外科，狭义则指腹部各器官的疾病。由于科学发达，专业越分越细，小儿腹部外科内又有人分出肝胆外科、胃肠外科、肛肠外科及新生儿外科等。本章只讨论腹内器官疾病，包括畸形、肿瘤及部分感染。其他腹部问题在本书有关章节讲述。

小儿腹部外科在外科学的发展历史中，始终处于一个重要的先导地位。现代小儿外科学即始于 1922 年 Rammstedt 婴儿幽门环肌切开手术成功推广之后，首先发展了腹部外科，奠定了小儿外科的基础。这是小儿腹部外科第一次先导地位。当时小儿外科主要工作是小儿急腹症，特别是新生儿胃肠道畸形等致命性急症。20 年后，成功地解决了各种复杂的腹部外科急症，积累了丰富的小儿外科基本问题的经验。人们的要求转向各种非急症畸形，于是逐步发展了泌尿、成形、肿瘤各科，到 20 世纪 40 年代末，又打破了当时成人外科的禁区率先开展了心脏外科手术。今天，小儿外科各个分专业的发展能与成人外科各专业并驾齐驱，应该说，这是小儿腹部外科的第二次先导地位。21 世纪的开始，正值医学模式向着"人文医学"方面过渡，要彻底清除生物医学观念的不良影响。偏偏小儿外科又是受害最深的专业，全世界的孩子，没有一个不怕医生的。麻醉前医生将孩子与母亲强行分开，母子泪眼以对。众所周知，小儿手术后一睁眼，最希望看到母亲，想吃、想玩、怕碰、怕痛。然而小儿腹部手术后常规医嘱则为：术后重症护理，把母亲隔离在外；卧床约束手足，禁食减压，静脉滴注、引流插管，病儿几天不能翻身；治疗护理随时翻动，致痛。于是孩子哭、母亲痛心而无奈。百年来医护习以为常，有时还埋怨合作不力，医患关系严重扭曲。这场改革的严重挑战需要小儿腹部外科作先导。首先是转变观点，尊重小儿的人格（不是小动物），尊重母亲是服务对象（不是第三者），于是让孩子在母亲面前安然入睡后再抱入手术间，重症隔离也必然将母亲隔离在内。用"腋至髋"的护腰，保护腹部切口不受牵动致痛，合理应用镇痛药减少疼痛。禁食减压允许小口饮水、吃棒棒糖（成人禁食要吃口香糖）。减压、引流、止痛输液泵都可随身佩戴。推广实行腹腔镜手术，腹壁切口小，腹内干扰少。术后第二天完全可以由母亲抱出或轮椅推至院内透透空气。

20 世纪 30 年代《中华医学杂志》上偶有小儿幽门狭窄、肠套叠等现代手术的报道。然而系列的小儿腹部手术经验总结报道只是从 20 世纪 50 年代初小儿外科专业的建立开始。20 世纪 80 年代我国实行改革开放后，专业杂志、教科书、大型参考书、手术学等纷纷出版，内容都以腹部为重点。腹部外科专著也有很多，大型著作有《小儿腹部外科学》《小儿肝胆外科学》《小儿肛肠外科学》，也有英文版的 *Anorectal Diseases Among Children* 向国内外发行。我国著名外科学及儿科学巨型参考书均有小儿外科专业章节，一般也均以腹部外科为主，反映了我国小儿腹部外科已发展为成熟的专业。腹部外科典型手术如巨结肠、胆总管囊肿、肛门畸形等，都有我国自己的手术方法。例如：新生儿巨结肠与无肛门，我国多不用事先做结肠造瘘，适应我国广大地区的条件。腹部麻醉也有我国的特色。我国小儿外科特别是新生儿外科采用浅睡眠下半身阻滞麻醉。如肌注硫喷妥钠或氯胺酮基础麻醉加连续硬膜外麻醉、腰麻,以及骶管麻醉;腹肌松弛,容易管理,使得腹部外科迅速推广并发展。特别是应用于新生儿与早产儿,无一般全麻后延迟性呼吸抑制的缺点。

器官移植及胎儿外科是世界尖端课题,我国大医学中心都有研究。如肝移植手术试验,胎儿肠闭锁模型制造与宫内再通手术试验等都有报道。我国香港和台湾都有大批量亲属供肝小儿肝移植技术报道,北京等内地城市也曾开展婴幼儿的劈离式肝移植,通过动物实验探索了“一肝三受”的新模式。然而限于经济力量不足,器官移植外科发展较慢。

我国独生子女家庭对严重残疾需多次手术而预后不肯定者,宁愿放弃治疗,对任何小缺陷则多要求在新生儿时期早日解决。腹部外科中特别是肛门畸形,对母亲心理压力很大。因此提出产房外科,在根治以前做临时改善外形手术。

腹腔镜是小儿腹部外科手术方法一个划时代的创新。腹腔镜技术原发于成人外科,但对小儿更为需要。由于技术问题,小儿腹腔镜手术发展反而较晚,至今仍很大程度落后于成人外科,主要因为小儿腹腔小,脏器相对较大。特别是新生儿,肠管胀气突出,气腹压力太大而影响呼吸,CO_2易吸收而增加酸中毒,缺乏小号镜内牵开器用以扩大操作空间。目前多依靠腹内外联合方法弥补,如:将肝脏经皮贯穿吊于腹壁,必要时临时提拉腹壁缝线,增加肝下空间;或将肠管经腹壁小切口,提出腹外吻合后再送回。不少单位已开展了阑尾切除、幽门肌肉切开、巨结肠根治、胆总管囊肿切除等手术,并且开发了胆道闭锁、肛门闭锁、肾盂积水及食管闭锁等新手术。但对急腹症、腹部创伤、腹部肿瘤的探查目前尚有待迅速开发。如能解决腹腔镜下快速止血及清除积血与血块问题,则腹部创伤与肿瘤也能顺利经腔镜处理。

总之,我国在小儿腹部外科临床治疗技术方面可称国际先进水平,并有些自己的发明创造。然而在理论上以及在药物、器械、设备方面多是西方先进国家的创造,而我们只是在使用方法上有所发展,我们必须承认我们在高新技术上还很落后,要大力赶上去。基础研究如巨结肠、无肛门、胆道闭锁等不少课题研究具有一些我国的特色。病儿腹部术后恢复不佳,不少人采用中药针灸促进了食欲。

(张金哲 张钦明)

第二节 脐膨出与腹裂

脐膨出(omphalocele)和腹裂(gastroschisis)是先天性腹壁发育缺陷所引起的疾病,二者最为常见。此外还有腹直肌分离、先天性腹肌发育不良,腹壁疝等。脐膨出与腹裂二者临床表现有相似之处,且易混淆,以下将分别叙述。

一、脐膨出

脐膨出是先天性腹壁发育缺陷中常见的疾病,其发病率约为1∶10 000~1∶5 000,男性多见,且具有家族倾向。本病的特点为先天性脐部发育不良,在脐部脐孔部分留有缺损,腹腔内脏自脐带基底部突向身体表面,形成具有囊膜覆盖包含内脏的肿物。

【病理】

正常情况下,胚胎期间形成前腹壁的头、尾及两侧皱襞相互在脐部融合,构成完整的腹壁。若某个皱襞因某种原因发育停顿或发育不良,在脐部留有缺损,即可发生脐膨出,该缺损一般在2~10cm不等。腹腔内的器官可以通过脐部缺损疝入脐带基底部形成脐膨出。出生时脐膨出表面覆盖着透明的囊膜,囊膜的内层为腹膜的壁层,外层为羊膜覆盖,在两层中间有一层透明的Warton胶。脐膨出的基底部有与腹壁皮肤相连数毫米的皮肤边缘。脐带连接在囊膜的顶部或稍偏向一侧或下方。脐膨出的内容物多为小肠和结肠,缺损大者可有胃、肝、脾等器官。多数病儿在出生时具有完整的囊膜,但也有产前或分娩过程中囊膜破裂,内脏脱出者,但仍可见残留的囊膜。

脐膨出病儿可以伴发心血管、消化、泌尿生殖、骨骼肌肉及中枢神经系统的畸形,其发病率可达37%~60%。其中以消化道畸形最为常见,如肠闭锁、肠旋转或固定异常、梅克尔憩室、卵黄囊管残留等。脐膨出还可以作为下列综合征的一个症状。

1. Cantrell 五联症　是在胚胎期间发育成腹壁的头皱襞发育停顿的结果。其表现为上腹脐膨出伴有远端胸骨裂，前中线膈肌缺损，心包与腹膜腔相交通。心脏向前移位和心内发育异常。

2. 下腹正中线综合征　是胚胎期尾皱发育缺陷。表现为低位脐膨出，还可有膀胱或泄殖腔外翻，又称小肠膀胱裂。外翻的膀胱被外翻的肠管分为两瓣。常合并结肠或阑尾重复畸形。均有肛门闭锁。

3. Backwith-Wiedmann 综合征　除有脐膨出外还有巨体、巨内脏、巨舌和低血糖等。44% 有额眉红斑痣，29% 有耳垂线状锯齿。

4. 其他染色体综合征　脐膨出可发生在很多染色体综合征。如 13-15、16-18 和 21 三体性染色体。病儿除有先天性愚型外，还有其他系统畸形、死亡率很高。

【临床表现】

病儿出生后即发现脐带根部有一突出肿物，随出生时间延长病儿哭闹吞咽气体则肿物逐渐增大。肿物的大小与脐部缺损直径大小有关。缺损直径 <6cm 者称为小型脐膨出；>6cm 者为巨型脐膨出。有的脐膨出仅在脐带根部稍增粗，且高出腹壁皮表，但内含有小肠或结肠。在生后处理脐带时若误将该处作为脐带结扎而造成肠梗阻。大的脐膨出在出生后囊膜透明，透过囊膜可以清楚地看到囊内的突出器官，6~8 小时后囊膜逐渐变为浑浊、水肿、且增厚。2~3 日后和脐带一起干枯，形成痂壳覆盖于肿物表面。囊膜的基底部与腹壁皮肤移行连接，但皮肤边缘稍高于腹壁皮肤平面，并有向囊膜爬行的趋向。囊膜干枯后，皮肤与囊膜连接处易发生干裂，有少量分泌物可招致感染，感染可以扩散至腹腔引起腹膜炎，如救治不及时可导致死亡。有的囊膜在产前或分娩时发生破裂，致使内脏脱出。脱出时间短者脱出的脏器可以变化不大；时间长者可以发生脏器水肿，其表面有纤维素渗出物，甚至有血液循环障碍。而在宫内囊膜已破裂者，由于脱出的脏器长时间浸泡在羊水中，致肠壁水肿、增厚、失去光泽，表面有污秽的纤维素膜覆盖。无论囊膜破裂时间长短，均可见囊膜的残留边缘。

【治疗】

1. 非手术疗法　主要是用结痂剂涂布在完整囊膜的表面，使其干燥、结痂。待痂下生长肉芽组织，从周围皮肤边缘向肉芽组织爬行上皮细胞，最终囊膜为上皮细胞和结缔组织瘢痕代替，形成腹疝。形成腹疝后可采用腹带加压包扎腹部，以扩大腹腔，待年龄达 1~2 岁再做腹疝修补术。此法适用于具有完整囊膜的脐膨出，特别是早产儿无严重消化道畸形，不能耐受手术或无条件手术者。常用的结痂剂有 1% 碘酒、0.5% 红汞酒精溶液、0.5% 硝酸银及 0.3%~0.5% 碘附等。每日涂擦囊膜表面 2 至 3 次，直至完整结痂。但应用汞剂有吸收中毒的报告，值得注意。

2. 手术疗法

(1)术前准备：病儿置于保温箱中，以防低体温。用无菌生理盐水纱布保护脐膨出，以防继续污染和囊膜破裂。对囊膜已破裂，肠管脱出者，更应严加保护，以防嵌顿或绞窄。安置胃肠减压管，以排出胃内容物并防止吞入气体继续进入肠道，以减轻腹胀。要建立通畅液路，根据血检验结果纠正已存在的脱水、酸中毒，同时静脉滴注抗生素。并做好配血和输血的准备。

(2)一期修补术：用于小型脐膨出。其操作方法为：沿囊膜基底部的皮肤缘做切口，剪除全部囊膜，分别结扎脐动、静脉及残留的脐尿管。检查无其他胃肠道畸形后，在麻醉医师的配合下，保持病儿腹肌松弛，然后在助手的配合下用力牵拉腹壁以扩大腹腔。将脱出的肠管等回纳腹腔。如胃肠积气较多，可轻柔挤压肠管，将气体及肠内容物挤至结肠从肛门排出。然后分层缝合腹壁，必要时加减张缝线。如术中发现有消化道畸形应同时矫治。

(3)二期修补术(皮瓣修补法)：用于巨型脐膨出，腹腔窄小不能容纳脱出的脏器者。1948 年由 Gross 首创。此法不切除囊膜，在囊膜消毒后先紧贴囊膜剪除脐带。在囊膜基底部切开皮肤至皮下组织，沿皮下向两侧游离皮瓣直达腋前线。将游离好的皮瓣拉拢，覆盖于囊膜上，缝合皮缘，形成巨大腹壁疝。待切口完全愈合后，可用腹带加压包扎腹壁，并逐渐增加压力，迫使膨出内脏逐渐进入腹腔。待年龄大 1~2 岁时再考虑修补腹壁疝。

(4)分期修补术：用于巨型脐膨出。1967 年 Schuster 首先应用此法。手术时先沿皮肤囊膜交界处切除全部囊膜，再将腹壁缺损向上下端扩大，使脱出的脏器可以自由出入腹腔而不发生嵌顿。最初是利用两片聚四氟乙烯网，后来 Allen 应用硅胶片袋将脱出脏器包裹，硅袋与缺损的肌肉边缘的内壁固定。固定的方法是在离开肌缘 1~2cm 处，以不吸收的缝线将肌肉和硅袋做环状缝合，环状的褥式缝合结打在肌肉的表面的筋膜上(图 58-1)。此外，肌肉、皮肤边缘也要与硅袋用结节缝合固定。硅袋

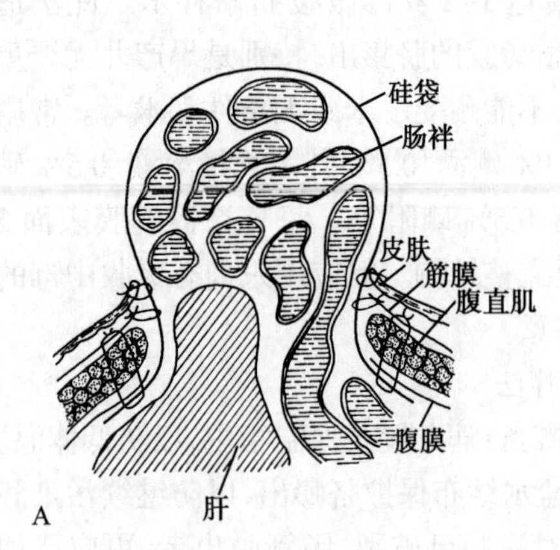

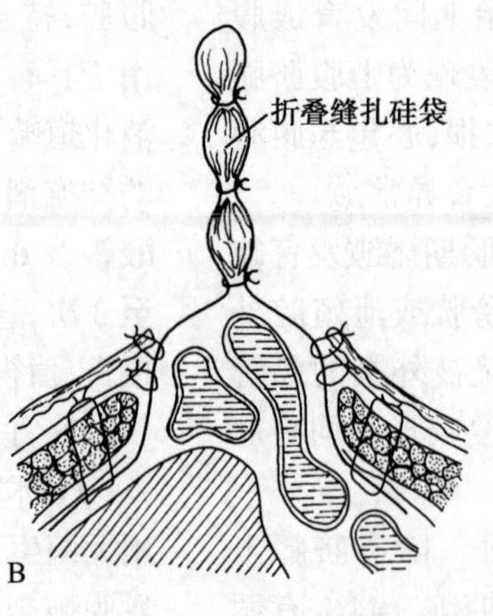

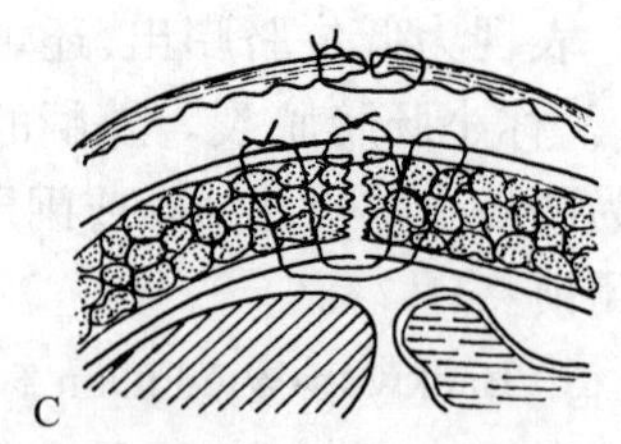

图 58-1 Schuster 脐膨出分期修补术

A. 硅袋的固定：硅袋紧靠肌肉进达腹腔内壁 1~2cm，用不吸收缝线将硅袋作环形固定，皮肤及肌肉边缘分别与硅袋间断缝合；B. 多个结扎以缩小硅袋，脱出的内脏大部分回纳腹腔；C. 腹壁的缝合：腹膜、肌肉及筋膜采用褥式缝合闭合

的顶部戳小孔放入细的引流管，用以排出硅袋内的气体。这样脱出的肠管便充填于硅袋内。硅袋的表面用无菌的油纱布覆盖，可以使创缘紧密靠拢，并防止硅袋干燥。为了使硅袋容积逐步缩小，肠管能回纳入腹腔，术后第 2 天即可开始从硅袋的顶部应用钳夹、结扎或缝扎以缩小硅袋，每日 1 次。一般 7~10 天，肠管可以全部回纳入腹腔。此时可及时施行手术缝合腹壁各层。

由于巨型脐膨出腹壁缺损大虽然内脏已复位，腹壁缝合后仍有较大的张力，严重者可影响病儿的呼吸与循环。因此，有的作者主张在缝合腹壁的同时做胃造瘘术，以减少吞入气体进入肠管，并能彻底减压胃内容，还可以监测胃内压力，如压力不超过 1.96kPa（20cmH_2O）则不会造成腹高压。

Cantrell 五联症有多处畸形，病情复杂，死亡率很高。如脐膨出的囊膜完整宜用非手术疗法，囊膜已破者可试用修补，同时修补膈肌。各种心内发育缺陷待后期矫治。

下腹正中线综合征同时存在脐膨出和其他畸形。一般情况好者可分期矫治，先用非手术疗法治疗脐膨出，以后再矫治小肠膀胱裂。

（5）术后处理：术后仍留住保温箱，持续胃肠减压。腹压过高有呼吸困难者可应用呼吸机辅助呼吸。由静脉维持水电解质平衡，可用胃肠外营养以保证病儿营养。所有病儿术后全身应用有效广谱抗生素，以防止感染发生。

【预后】

脐膨出的预后与多种因素有关。如病儿生长发育状况，就诊时间早晚，脐膨出的大小，囊膜是否完整，囊膜破裂后内脏脱出污染情况以及是否合并消化道畸形等。近年来新生儿外科技术的进步，脐膨出产前应用 B 超的确诊，可在分娩时有计划有准备地进行治疗，以及新生儿监护室（NICU）的建立等，使得脐膨出的治愈率达 85% 以上。

二、腹裂

腹裂是一种罕见的先天性腹壁发育缺陷。其发生率约为脐膨出的 1/10。男性多于女性，且多为低体重儿。其特点为在脐旁留有全层腹壁缺损，内脏自缺损处脱出，无囊膜包裹。

【病因与病理】

腹裂的发生确切原因未定，可能是在胚胎期间腹壁形成时一侧的侧腹壁皱襞发育不全，仅其顶端与对侧的侧皱襞形成脐环，且在脐旁留有腹壁缺损，腹内脏器自该缺损脱出，即形成腹裂。Hoyme（1981）提出，腹裂的发生可能是由于 1~2 支脐肠系膜动脉过早退变导致腹壁缺血而局部发育障碍造成缺损。腹壁缺损多位于脐右侧，呈纵行裂隙。一般长 2~4cm 的腹壁全层缺损，边缘整齐，无包囊或囊膜的残留物。皮肤与腹膜相融合。腹壁缺损的内侧缘与脐之间有宽 1~2cm 发育正常的皮肤。由腹壁缺损脱出的脏器以小肠和结肠多见。由于脱出的肠管在子宫内长期被羊水浸泡，受到羊水中的尿素、尿酸、无机盐、皮脂、蛋白质的刺激而发生化学性腹膜炎。脱出的肠管变得明显肥厚、水肿、表面有膜状炎性渗出物覆盖，失去光泽。且病儿肠管长度多较正常儿短。Gilbert 曾测量 17 例腹裂病儿的肠管总长度为 35~130cm，平均长 70cm。肠管多未旋转亦未固定到后腹壁。因此，有的肠管脱出较多而发生嵌顿或由于肠系膜扭转而发生肠管血运障碍，甚至出现坏死、穿孔。有 10%~15% 病儿伴发小肠闭锁或狭窄。

【临床表现】

腹裂病儿多为低体重儿。出生后即可发现肠管自脐旁的裂孔脱出,脱出的肠管多少不等。可见肠系膜游离,肠管壁肥厚、水肿、表面有膜状纤维素覆盖,该膜与肠管壁密切粘连,也可以将几个肠襻粘连在一起。由于病儿哭闹、吞气,腹压增加,使肠管脱出更多且更扩张。脱出肠管越多,在腹壁缺损处越易发生嵌顿。如再合并肠系膜扭转,肠管可发生血液循环障碍,甚至坏死、穿孔。

由于腹腔及肠管暴露于空气中,病儿体温散失,特别是严寒季节,使病儿处于低体温状态,严重者体温可下降到35℃以下。此外,由于外露肠管不断渗出和体液的不断蒸发,容易发生水合电解质及蛋白质的大量丢失而表现脱水及酸中毒。在低体温、脱水、代谢功能不足的情况下病儿抵抗力低下,易招致感染甚至发生脓毒症。

【诊断与鉴别诊断】

由于近年来B超诊断的进步,在产前即可诊断腹裂。出生后根据典型的临床表现诊断多无困难。但必须与脐膨出加以鉴别,见表58-1。

表58-1 脐膨出与腹裂的鉴别

	脐膨出	腹裂
缺损部位	脐部	脐旁
缺损大小	2~10cm	<4cm
囊膜	有	无
脐带附着	在囊膜上	腹壁脐部
脱出物	肠、胃、肝等	肠、胃
肠管外观	有囊膜者正常	水肿、充血、有纤维素膜
肠旋转不良	有	有
并发畸形	多见	较少见
并发综合征	常见	未见

【治疗】

本病的治疗效果与对本病的认识有关。特别是产科医师,在接生时发现新生儿有腹裂,应立即用无菌生理盐水纱布包裹脱出的脏器,并及时与外科医师联系,积极准备手术治疗。如本院无条件者,应做好保温并立即转入有小儿外科专业的医院,以期尽早手术。如产前经B超已确诊为腹裂,则在分娩前由产科医师与儿外科医师共同组成治疗组,做好各项术前准备工作。待婴儿分娩后立即进行手术治疗,可以取得良好的结果。

1. 术前准备　婴儿应放入保温箱中以防体温过低。应用无菌生理盐水纱布保护脱出的脏器,再用消毒塑料布包裹,以防再度污染及过多的体液蒸发。安置胃肠减压管,以排空胃内容物并防止吞入气体继续进入肠管。病程长者,可因脱出肠管及腹腔渗出体液丢失过多而有脱水及酸中毒的可能。如有心动过速(>160次/min)、尿比重增高(>1.020)、酸中毒(pH<7.3)、血细胞比容增高(65%~75%)应进行输液纠正酸中毒,同时输入广谱抗生素。

2. 手术治疗　选用气管内麻醉,可以防止误吸并可在术中得到较好的肌肉松弛。手术时先用无菌生理盐水清洗脱出污染的肠管,轻柔除去肠管表面的纤维素渗出物,并用抗生素溶液冲洗,注意勿损伤肠壁。仔细检查脱出肠管有无坏死、穿孔、狭窄或闭锁,并注意肠管的长度。有异常者进行相应处理后将脱出内脏复位。

脱出肠管较少者可采用一期修补法。手术时先沿腹壁缺损的上、下端过大切口。按顺序轻轻挤压肠管内容物,近端可挤入胃内,有胃肠减压管吸出;远端可挤至结肠由肛门排出,使脱出的肠管空瘪。在助手的配合下,术者用力牵拉松弛状态下的腹壁以扩大腹腔容量。然后将空虚的肠管依次送入腹腔,分层关腹。

脱出肠管较多,腹腔容量小,采用前述手法肠管复位仍有困难者,不能强行还纳,否则造成腹高压,将危及生命。此类病儿应选用二期修补法或分期修补法(见脐膨出的治疗)。无论采用哪种修补法,切除肠管以减少脱出内容的做法不可取,因此类病儿多存在肠管发育短畸形,再切除肠管有造成难以处理的短肠后果。

3. 术后处理　术后病儿仍住保温箱。持续胃肠减压、给氧。有呼吸困难者可用呼吸机辅助呼吸。给以消化道外营养,以维持足够的热量及生长发育的需要。全身应用广谱抗生素防治感染。

【预后】

过去由于对本病认识不足,再加上产前没有进行常规B超检查,未能在产前发现本病,导致许多病儿未能得到适当处理而辗转多处,延长了就诊时间,增加了治疗困难,以致失去了治疗良机。近年来由于医疗条件的改善、医疗水平的提高,腹裂的成活率国内最好水平已提高到90%左右。

(李振东)

第三节 胎粪性腹膜炎

胎粪性腹膜炎(meconium peritonitis)是胚胎期由于某种原因而造成肠道穿孔,胎粪通过肠道进入腹腔,引起无菌性、异物和化学性炎症的结果。但对造成穿孔的原因尚不十分清楚。有人认为肠道阻塞(如肠闭锁、肠狭窄)、肠道肌层发育缺陷或坏死性肠炎是造成穿孔的原因,但这种原因只能在少数病例中找到。也有人主张是由于先天性胰腺纤维囊性变所致胎粪性肠梗阻引起,而在我国胎粪性肠梗阻非常罕见。对原因不明的病例,则认为穿孔是自发性的。出生后可能有肠穿孔或肠梗阻症状,是新生儿和婴儿较常见的急腹症之一。

【病理】

肠道穿孔后胎粪流入腹腔,引起无菌性炎性反应,大量纤维素渗出,造成腹腔广泛性粘连,黏稠的胎粪堆积在穿孔的周围,钙质沉淀而形成钙化块,将穿孔完全阻塞。病儿出生后可无任何症状,但随时有出现粘连性肠梗阻的可能。如生后肠道穿孔尚未愈合,肠内容物不断流入腹腔,肠管互相粘连成团,固定于后腹壁,肠管表面被一层纤维组织所包裹。出生后病儿吞气进奶,则出现液气腹。相继由于细菌侵入而引起化脓性腹膜炎,也可出现局限性液气腹或脓肿。

周新、武君等观察兔胎仔胎粪性腹膜炎动物模型发现:①腹腔内病理改变以纤维素性渗出及成纤维细胞增生为主,腹腔内可见钙化,呈黑色细颗粒状;②肠穿孔后1~2天,在肠间及各脏器表面未见^{45}Ca沉积,第3天肠间出现特征性^{45}Ca集聚区,第4天集聚区放射强度接近骨骼的放射强度;③腹腔钙化斑结晶程度较好,结晶成分占70%,其中90%以上是羟磷灰石,其次有少量的碳酸钙、硫酸钙等。非结晶物质主要是磷酸盐。

【临床表现】

由于胎粪性腹膜炎的病理改变不同,其临床表现亦不一样,在临床上分为两种类型。

1. 腹膜炎型　细菌性腹膜炎是因肠穿孔继续存在,多于出生后发病。通常病儿体温低,一般状态不良,其主要症状为呕吐、腹胀和便秘。呕吐多发生在第一次喂奶以后,呕吐频繁,呕吐物含胆汁,有时有陈旧性血液。腹胀很明显,呈圆形,多于出生后即出现,且逐渐加重。腹壁发亮,色泽青紫,静脉怒张,有明显水肿,个别病例甚至有阴囊或阴唇水肿。因新生儿腹肌不发达,且此种病儿反应能力低下,故无腹膜刺激症状。有时可能触到坚硬的钙化块,叩诊呈鼓音,肺、肝界消失,并有移动性浊音,肠鸣音多减弱或消失,病儿出生后可能有少量胎粪排出或无胎粪。

2. 肠梗阻型　在穿孔已经愈合的病例中,腹腔内遗留广泛的肠粘连,出生后可随时出现呕吐、腹胀和便秘等肠梗阻症状。与一般粘连性肠梗阻一样,可表现出完全性和不完全性肠梗阻;梗阻可以是高位的,也可以是低位的。一般以回肠末端梗阻较为多见,因穿孔多数发生在这个部位。因腹腔粘连较重,故多于新生儿期发病,随年龄增长而逐渐减少。这是因为时间越久肠间粘连逐渐消失,发生肠梗阻的机会也就减少了;另外腹腔内的钙化在2年左右逐渐被吸收,在临床上失去了诊断该病的根据也有关系。在儿童期常见的粘连性肠梗阻,如无其他造成肠梗阻的原因,其中部分病例可能是胎粪性腹膜炎所致。尚有少数胎粪性腹膜炎与肠闭锁同时存在,因而同时有肠闭锁的临床症状,如无胎粪、结肠呈胎儿型等。

【诊断】

病儿生后有腹膜炎或肠梗阻症状,以及腹部X线片上有特征性的钙化阴影存在就可确定诊断。腹膜炎型病例因为腹腔粘连严重而广泛,可出现急性消化道穿孔时看到的典型气腹征象,或出现包裹性或分隔多房性的液气腹。在侧位片上可看见肠管粘连成团固定于后腹壁,肠内仅有少量气体。在包裹的囊壁内或肠团的表面有钙化阴影,一般是由1~2mm大小的钙化点组成的条索、块状或片状影。在肠梗阻型的病例中,钙化阴影多数局限,往往位于右下腹,偶尔在疝囊内可显示钙化阴影。

B超也可为胎粪性腹膜炎的产前诊断及临床诊断提供重要客观依据,在B超图像上出现高信号的散在斑点状影,如"暴风雪"样强回声,即可作出诊断。

【治疗】

腹膜炎型的唯一正确疗法是早期手术。一般

经短期准备，待病儿脱水及酸中毒改善后再行手术。如腹胀明显、呼吸困难时，应紧急行腹腔穿刺减压。手术方式依其病理变化不同而不同，如能找到穿孔则以缝合穿孔最为理想。伴有肠闭锁、肠狭窄或有肠坏死者应行肠切除吻合术。但因该型多数病例肠管已粘连成团，找不到穿孔，只能做单纯腹腔引流术。术中应彻底冲洗腹腔，以减轻病儿的腹腔感染和全身中毒症状，可获得较好的疗效。

对肠梗阻型，其临床表现为不全性肠梗阻时，可先用非手术疗法，可使部分病例解除梗阻，获得治愈。但采用非手术疗法的时间不应过长，并应在治疗过程中密切观察病儿情况，如梗阻不见缓解或反而加重者，应及时行手术治疗。

如临床表现为完全性肠梗阻应及早手术。手术时应以单纯分离松解梗阻部位的粘连束带，解除梗阻为原则，不应过多地分离粘连的肠管，对存在于腹腔和肠间的与梗阻无关的钙化块，不必强求剥除，此钙化块的下面多为原来肠穿孔的部位，将其剥除反而易再造成肠穿孔。梗阻部肠襻粘连很重不易分离时，可将粘连肠襻切除后行肠吻合术，或仅做捷径手术，将梗阻部位的近、远端肠襻做侧-侧吻合。

胎粪性腹膜炎治愈后的病儿生长发育良好，我们对 74 例治愈病儿进行长达 22 年的随访，该病治愈后约有 40% 的病儿经常或偶有腹痛、腹胀、呕吐等粘连性肠梗阻症状，随年龄的增长可逐渐消失。就是全部肠管粘连成团固定于后腹壁的病例，10 余年后经钡餐检查证明，肠管已均匀地分布于整个腹腔。

（李 正）

第四节 肥厚性幽门狭窄

肥厚性幽门狭窄（hypertrophic pyloric stenosis）是婴儿期常见的消化道畸形，它以幽门环肌增生肥厚、使幽门管狭窄引起胃输出道梗阻为主要特征。发病率为 1‰~3‰，以男性婴儿居多，4∶1~5∶1，且 1/2 以上为第一胎，有家族史的报道。

【病因】

有关幽门肥厚狭窄的病因迄今尚无定论。有人认为是先天性异常，但也有众多研究提示其发病与幽门肌松弛功能障碍有关，认为本病的成因可能来自后天因素。归纳起来大致有下列几点：

1. 遗传因素　本病有家族性发病倾向。单卵双胎多于双卵双胎。有报道，双亲患此病者，其子女的发病率可达 6.9%，若母患此病，则其子的发病率可为 20%。目前认为是一种多基因性遗传，已证实与 X- 连锁及某些环境因素作用下发生突变而出现幽门狭窄征象。

2. 胃肠激素紊乱　近年免疫组化研究提示在幽门环肌层中其脑啡肽、P 物质及血管活性肠多肽（VIP）等肽能神经纤维明显减少甚或缺如。同时还发现病儿的血清胃泌素（gastrin）含量明显增高，这些胃肠激素紊乱可能是造成幽门肌松弛障碍并呈持续痉挛的重要因素，而幽门肥厚则为幽门持续痉挛所形成的继发性改变。

3. 幽门肌间神经丛发育异常　幽门肌间神经丛在胚胎第 12~14 周开始出现，第 24~26 周发育成熟。早年曾有人指出幽门狭窄病儿其幽门部神经丛神经节细胞、神经纤维及肌间层内神经纤维发育均不成熟，且数目较正常为少，尤其是成熟型神经节细胞明显减少，仅为 2%~3%（正常为 10%）。故认为凡是各种影响幽门部神经组织发育成熟或发育停滞的因素均可能成为本病的病因之一，但也有认为这是继发性病变。近年，研究证实幽门肥厚性狭窄病儿的幽门环肌中缺乏一氧化氮合成酶（NOS）染色阳性神经纤维，纵肌层内也较正常为少。由于 NO 是肠道的主要抑制性神经递质，在维持肠平滑肌松弛及幽门的正常生理功能中起着重要作用，缺乏 NOS 神经纤维即可导致幽门肌松弛功能障碍。此外，又发现环肌层内及肌间神经节周围缺乏 ICS（肠间质细胞）或发育不成熟，而 ICS 是正常肠道蠕动的起搏细胞，提示幽门肥厚性狭窄可能是包括平滑肌细胞起搏、去极化障碍所致的先天性异常。

【病理】

主要病理改变为幽门环行肌纤维异常增生、肥厚、排列紊乱，肌束间结缔组织增生，伴有纤维变性。纵行肌纤维数量无明显增多，仅轻度增厚。整个幽门呈橄榄状肿块，质坚硬，表面光滑，由于血管受压，色泽略呈苍白，肿块直径 0.5~1cm，长度 2~3cm，肌层厚 0.4~0.7cm（正常幽门肌层厚为 0.1~0.3cm）。且随病儿日龄增加而逐渐增厚，常可达正常的2~3倍。幽门横切面上，可见肥厚的肌层挤压黏膜而形成纵形皱褶，使管腔缩小，加上黏膜水肿、炎症，可使管腔进一步狭细。肥厚的肌层向胃窦部移行时逐渐变薄，而在十二指肠始部肥厚的肌层突然中止且突向十二指肠腔内，形如子宫颈突出于阴道，构成所谓小穹窿。

胃扩张，胃壁增厚，黏膜水肿，严重时可发生糜烂、溃疡。文献有报道新生儿因幽门管溃疡引起幽门狭窄肌肉痉挛导致幽门肥厚。

肥厚性幽门狭窄很少合并有其他先天性畸形。较常见的为先天性膈疝，但幽门狭窄也许是由于疝入胸腔的胃受异常牵拉所致。

【临床表现】

1. 呕吐为主要症状。尽管出生时幽门狭窄已存在，但由于肌层肥厚的个体差异、婴儿食量、内容及黏膜水肿程度不同，故每个病儿出现症状时间不全一致。大多数在出生后3~4周发生，但也有少数在生后3~4天或迟到3~4个月出现。

呕吐开始仅为溢奶，继即逐渐转呈喷射状，通常在喂奶后30~60分钟发生，无恶心。呕吐物为奶汁或乳凝块，不含胆汁，少数病例可呈现咖啡色，此系反复呕吐或刺激性胃炎引起黏膜毛细血管损伤所致。也有报道大量呕血者，为胃溃疡引起。

呕吐后因饥饿而即刻出现觅食反射，能用力吸吮，但喂奶后又出现呕吐。

2. 长期呕吐、饥饿可出现营养不良、消瘦，皮肤松弛有皱纹，皮下脂肪少，精神萎靡。由于摄入量不足、脱水，病儿排尿量明显减少，粪便干燥呈弹丸状，称为饥饿性粪便。

呕吐初期，因大量胃酸及钾离子丧失，可引起碱中毒，呼吸变浅而慢，并使血中游离钙下降，临床上可出现喉痉挛及手足搐搦。随病情进展，脱水严重、肾功能受损，酸性代谢产物潴留，此时可形成代谢性酸中毒而碱中毒症状不明显。

3. 伴发黄疸 发生率为2%~8%，间接胆红素升高为主。其原因不甚清楚。有人指出是由于反复呕吐、热量摄入不足导致肝脏的葡萄糖醛酸转移酶（glucuronyl transferase）活性低下所致。也有人认为可能是幽门肿块或扩张的胃压迫胆管引起的肝外阻塞性黄疸。一旦幽门梗阻解除后3~5天内黄疸即消退。

4. 腹部检查 上腹部较膨隆，常可见自左向右移行的胃蠕动波，喂奶后尤为明显。下腹部平坦或凹陷。75%病儿在右上腹肋缘下腹直肌外缘处可触及橄榄样幽门肿块，约1~2cm大小，在呕吐后胃排空时或腹肌松弛时则检出率更高，可达90%。有时肿块位于肝右叶深部可误将右肾当肿块，须反复仔细检查确定。

5. 实验室检查 病儿剧烈呕吐、失水，有大量H^+及Cl^-丧失而出现低氯低钾性碱中毒，血pH、PCO_2升高。此外，由于碱中毒还常伴发低钙、低镁血症（血钙<2.2mmol/L，血镁<0.75mmol/L）。

【诊断】

病儿生后2~3周出现喷射性呕吐，呕吐物不含胆汁，上腹部可见胃蠕动波及触及幽门肿块，同时在腹部X线片上可见膨胀的胃呈单一气泡像，诊断即可确定。若不能扪及肿块，则须进行B超或钡餐检查。

1. B超检查 是现今首选的诊断方法。幽门超声图像显示低回声圆柱体，幽门肌层肥厚，均质，中心黏膜层也增厚，呈强回声。主要测量肌层的厚度、幽门的直径和幽门管长度。诊断标准为幽门直径≥14mm，幽门肌肥厚度≥4mm，正常幽门肌厚度<3mm，幽门管长度≥16mm。Kilamua（1986）又提出以狭窄指数（SI）>50%作为诊断标准（SI＝肌层厚度 ×2÷幽门管直径 ×100%）。此外，尚可观察到胃内容物通过幽门管时慢而少，胃不能排空，并有胃的逆蠕动。

尽管B超具有简便、无创、无害并可反复使用等优点，但其诊断的准确性仍不能达到100%，这与诊断标准的制定有关，如标准定高则可能漏诊，如定低则会出现假阳性。

2. X线钡餐检查 诊断符合率为100%，灵敏度98.0%，特异性100%。但对病儿有X射线损害及反流误吸的危险，故目前仅用于少数临床与B超诊断模棱两可的病例。主要X线征象为：①胃扩张，钡剂潴留及排空时间延长；②胃蠕动波亢进；③幽门管腔狭窄，细长如线条状，幽门前区可呈鸟嘴状（最具诊断价值）。

【鉴别诊断】

临床表现不典型者须与下列疾病鉴别：

1. 幽门痉挛 一般生后即出现不规则间歇性呕吐，非喷射状，呕吐量及程度较轻。上腹部可见胃蠕动波，但无肿块可及，服用阿托品等解痉药可奏效。B超检查幽门肌层无肥厚。

2. 胃食管反流 正常新生儿因食管下括约肌发育未臻完善，可出现酷似幽门梗阻症状。但经临床处理如喂以半固体奶品、喂后给予半坐位等后多能自愈。须注意常可与肥厚性幽门狭窄、食管裂孔疝等并发，尤其是前者，文献报告60%病儿伴有胃食管反流。必要时可借助食管钡剂造影、食管测压、pH 监测、胃 - 食管放射性核素扫描及食管镜等方法鉴别。

3. 幽门闭锁或幽门前瓣膜　为罕见的消化道畸形。临床表现与肥厚性幽门狭窄极为相似。但前者多在出生喂奶后即发生呕吐，无肥厚的幽门肿块，B 超及钡餐检查可助诊断。

4. 胃扭转　多为器官轴型扭转即胃体沿着贲门、幽门线由右转到左方。生后数周内出现呕吐，不含胆汁，移动体位时可增剧，腹部无阳性体征。钡餐检查可显示胃大弯位于小弯之上，幽门窦位置高于十二指肠球部，食管黏膜与胃黏膜呈交叉现象，诊断即可确立。

5. 贲门松弛和食管裂孔疝　呕吐与肥厚性幽门狭窄相似。鉴别主要依靠钡餐检查，前者表现为头低位时钡剂迅速倒流入食管，后者则可见食管与胃连接部位异常或贲门、胃底疝入纵隔，腹段食管缩短等征象。

6. 其他　如喂养不当、全身或局部性感染、颅压增高的中枢性疾病等引起的呕吐均应予以鉴别。

【治疗】

诊断肯定后，应积极作术前准备，纠正水、电解质紊乱，尽早施行手术治疗。早年曾有人主张采用非手术治疗，但因治疗时间长，且效果不肯定，故目前除用于无手术条件者外几乎已趋于摒弃。

1. 开腹幽门肌切开术（Fredet-Ramstedt pyloromyotomy）　为标准的手术治疗方法，它操作简便、效果佳、术后肠胃功能恢复良好，死亡率低（<1%）。

手术操作要点：①右肋缘下斜切口或右上腹横切口，将幽门肿块提出切口，选幽门前上侧无血管区纵行切开浆膜层，近端切到胃窦部，远端不可超过幽门肿块边界，钝性分离肌层直至幽门管黏膜完全膨出。②因幽门管肌层在十二指肠端突然终止，（此处肥厚的幽门肌凸出至十二指肠，形成一个类似子宫颈与阴道间的穹窿构造），故分离时务必小心，切勿分破黏膜。③若术中切破黏膜，应及时缝合，并外加大网膜或取邻近的浆肌层肌瓣（0.5cm × 0.5cm）覆盖。④分离完毕后从胃管注入气体，观察幽门管是否畅通及十二指肠有无气泡或肠液外溢（也可用 pH 试纸检测）。

2. 腹腔镜幽门肌切开术（laparorcopic pylormyotomg）　1991 年 Alain 等首例报告用腹腔镜作幽门环肌切开术取得成功后，国内外均有推广应用报道。

手术操作要点：①术前常规置胃管，以免穿刺时损伤胃。②于脐孔上缘置入 5mm 套管，注入 CO_2 建立人工气腹，然后置入 30° 腹腔镜，直视下于左、右上腹各置入一 5mm 套管。③从左上腹套管置入抓钳，夹钳幽门近端胃窦部以固定幽门。经右侧套管插入电刀（或超声刀），在幽门表面无血管区切开幽门浆膜及浅表肌层，用幽门扩展钳分离幽门肌层，直至黏膜完全膨出。④经胃管注入空气 60ml，检查有否漏，如未发现，移出器械缓慢排出 CO_2，用吸收线缝合各切口。若发现幽门或十二指肠黏膜破损，需转开腹手术修补。

腹腔镜手术具有手术创伤小，术后恢复至正常喂养的时间较快，呕吐发生少、皮肤瘢痕小等优点，但幽门肌不完全切开发生率高于开腹手术，多发生在胃端，应予重视。此外，手术费用较昂贵。

【术后处理】

术中十二指肠黏膜有破损经修补者，需要置胃管 48~72 小时。手术正常者术后 8~12 小时可开始喂糖水，每 2 小时 15~20ml，2~3 次后如无呕吐，可给等量牛奶或母乳，以后逐量增加，以适应胃收缩功能的完全恢复。术后 1 周内偶有呕吐，可能系幽门部水肿尚未消退，胃有扩张抑或有轻度胃炎，一般数日内症状会逐步改善。若仍呕吐频繁，提示幽门环肌切开不彻底，可先予支持疗法 2~3 周，如症状不改善，则需作再次矫治，届时务必另选幽门肌切开部位，以免损伤黏膜层及减少出血。肥厚性幽门狭窄术后效果良好，长期随访结果显示肥厚的环肌可恢复正常，胃蠕动及其排空功能与正常儿类同。

（董其刚）

参考文献

[1] OSLSON A D, HEMANDEZ R, HIRSCHL R. The role of ultrasongraphy in the diagnosis of pyloric stenosis: A decision analysis [J]. J Pediatr Surg, 1998, 33 (5): 676-681.

[2] YAGMURLU A, BAMBART D C, VERNON A, et al. Comparison of the Incidence of Complications in Open and Laparosopic pyloromytomy: A concurrent Single

Iustitution series [J]. J pediatr Surg, 2004, 39 (3): 292-296.

[3] TANDER B, SHANTI C M, KLEIN M D. Access to the hypertrophic pylorus: does it make a difference to the patient? [J]. Eur J Pediatr Surg, 2009, 19 (1): 14-16.

[4] YAGMURLU A. Laparoseopic Versus open pylormyotomy [J]. Lancet, 2009, 373 (9661): 358-360.

第五节 先天性肠闭锁与肠狭窄

肠闭锁与肠狭窄为常见的先天性消化道畸形，前者发病率较高，死亡率也高，后者较少见，预后也较好。肠道任何部位均可发生，以空、回肠最多见，十二指肠次之，结直肠少见。男女性别无显著差异，未成熟儿的发病率较高。

一、十二指肠闭锁与狭窄

十二指肠闭锁与狭窄(duodenal atresia and stenosis)是造成先天性十二指肠梗阻的主要原因。闭锁与狭窄的发生比例约为2∶1或相近似。十二指肠闭锁约50%病儿为早产儿或者低体重儿，30%为唐氏综合征，50%伴发其他畸形，所以死亡率比较高，文献报告为32%~50%。

【病因】

十二指肠闭锁与狭窄的病因尚无肯定的解释。近年，通过对肠闭锁肠管的病理形态研究，观察到十二指肠及空肠上段闭锁处管腔内充满上皮及黏膜或仅留腔隙，在隔膜型闭锁膜的两端肠管内，可见多个空化不全如竹节状的隔膜，闭锁远端肠管内仅有少量陶土色分泌物。由此，目前多数学者支持Tandler早年提出的胚胎期肠管腔化过程异常的学说：胚胎第4周肠管形成，第5周管腔内上皮细胞增生，其速度超过肠管长度的生长，使上皮细胞密集而将肠腔闭塞，形成所谓充实期，胚胎第9~11周，充实的上皮细胞组织内发生空化，出现许多空泡以后空泡膨胀，相互融合，使肠腔再度贯通，到第12周时形成正常消化道。如肠管腔化过程发生障碍，即可导致肠闭锁或狭窄。但临床上发现本病常伴发其他畸形，诸如唐氏综合征(30%)、肠旋转不良(20%)、环状胰腺、食管闭锁及肛直肠、心血管和泌尿系畸形等，提示本症并非单一病因所致，可能与胚胎期全身发育缺陷有关。

【病理】

十二指肠闭锁与狭窄的病变多在十二指肠第二段，梗阻大部分发生在壶腹部远端，近端较少见。以隔膜型闭锁居多，也有呈十二指肠分离。目前，病理分型尚未完全统一，Aitken将其分为三型：①壶腹部远端膜状闭锁；②壶腹部近端闭锁；③壶腹部远端狭窄。按现今临床所见的有五种不同形态(分五型)，介绍如下：

1. 十二指肠近端为扩张的盲袋，远端细小并与近端分离，肠管失去连续性。

2. 十二指肠近远端均盲闭，两者间有纤维索带相连。

3. 十二指肠近远端相连，但无交通，两端肠管直径差异甚大。

4. 十二指肠第二或第三段肠腔内有一隔膜，中央有一小孔仅容探针通过，有时隔膜呈完全性，并可向梗阻远端脱垂。

5. 十二指肠狭窄，肠腔内黏膜有一环状增生，该处无扩张的功能，近端肠段日久可形成巨十二指肠，可呈现十二指肠节段性狭窄，在壶腹部附近有一缩窄段。

当十二指肠闭锁位壶腹部时，可合并有壶腹部、胆总管及胰腺异常。胰胆管开口于闭锁的近端或远端。有时胰胆末端分为两根管道，分别开口于闭锁的两端，手术时务必避免误伤胰胆管。

上述各型十二指肠闭锁均为完全性梗阻，梗阻近端的十二指肠及胃明显扩张，肠壁增厚，肌间神经丛可变性。肠蠕动减退。远端肠管则萎瘪、细小、肠壁菲薄，肠腔内无气体。十二指肠狭窄为不完全性梗阻，近端肠管可逐渐扩张呈巨十二指肠，远端肠腔内有气体。

【临床表现】

十二指肠闭锁约有1/3病儿的母亲有羊水过多史，系因胎儿肠梗阻对羊水吸收障碍所致。主要表现为高位肠梗阻，病儿于出生后不久或喂奶后即出现频繁呕吐，多呈喷射状。呕吐物多含有胆汁，若闭锁位于壶腹近端，则可无胆汁，部分病儿呕吐物中可含有血丝或咖啡样液体。一般均无胎粪排出，偶尔少数病儿可排出1~2次少量灰绿色干粪或灰色黏液样肠道分泌物。

体检时一般无腹胀，偶见上腹部饱满。全身可出现脱水、消瘦、精神萎靡，晚期可并发吸入性肺炎。

十二指肠狭窄的症状出现迟早与隔膜孔的有无及大小有关，故可在新生儿期或数月甚至数年出现症状。表现为间隙性呕吐，呕吐物多为带胆汁的积食。出现呕吐的间隙时间也随狭窄程度而不同，较严重者呕吐频繁，否则可间隔1~2周或数周发作一次。

体检可见消瘦、营养不良、贫血或有发育障碍。上腹部有膨胀，下腹部平坦，叩诊上腹部有水振荡声，并可见胃蠕动波。

【诊断】

产前B超检查若发现胎儿腹腔内有两个典型的液性区即可诊断。

腹部直立位X线片最具诊断价值。闭锁病例可见胃和十二指肠第一段内有扩大充气的液平面，即"双泡征"，腹部其他部位则无气体。少数病例可因呕吐频繁，十二指肠内积气排空或十二指肠腔内充满液体而呈现"单泡征"。也偶有因扩张的胃发生扭转，致使胃窦和胃体同时出现液平面，或梗阻在十二指肠远端则均可呈现"三泡征"。狭窄病例见胃泡扩大，但十二指肠近端扩张较轻，液平面较小，同时腹部其他部位有少量气体。

X线钡餐检查仅限用于较大病儿疑有肠狭窄者，可表现胃和十二指肠近端扩大，而十二指肠第二、三部狭窄，有时扩张的胃下降到盆腔，并呈现巨十二指肠等征象。新生儿期若诊断不能肯定时，可用含碘溶液做造影检查。

【鉴别诊断】

主要与肠腔外原因引起的十二指肠梗阻性疾病相鉴别，常见的有：

1. 先天性肠旋转不良　系因胚胎期肠道在发育过程中，以肠系膜上动脉为轴心的旋转运动不完全或异常，致使肠道位置变异及肠系膜附着不全而引起十二指肠的不完全性梗阻，有时伴有中肠扭转，则为完全性肠梗阻，其症状和腹部直立位X线片显示与十二指肠闭锁类同。钡剂灌肠检查盲升结肠位置（位于上腹部或左侧）可以确定。

2. 先天性肥厚性幽门狭窄　与位于壶腹近端的闭锁和狭窄作鉴别。前者出生后2~3周开始有呕吐，进行性加剧，呕吐物不含胆汁，右上腹可扪及肿块。X线钡餐显示幽门管线条状狭窄。B超检查有助于诊断。

3. 环状胰腺　胰腺组织呈环状或钳状围绕并压迫十二指肠第二肠段，或胰腺组织长入十二指肠壁内，与肠壁各层相互交织，造成十二指肠阻塞，可出现完全或不完全性十二指肠梗阻，症状酷似十二指肠闭锁或狭窄，一般认为胰腺病儿多有正常胎粪排出，钡剂灌肠显示结肠形态正常，钡餐检查胃幽门管和十二指肠球部扩张、降部则呈线状狭窄。但多数鉴别困难需经手术确诊。

4. 幽门闭锁　较少见，梗阻位于球部以上，呕吐物为奶汁，腹部X线片仅见一扩大的胃液平面，鉴别不难。

【治疗原则】

十二指肠闭锁由于呕吐频繁，脱水及电解质紊乱，早产儿及低体重儿体温不升，可严重威胁新生儿生命，故应积极准备后即行手术。手术目的是重建消化道的连续性及贯通。

剖腹后根据不同的病变类型可选用下列手术方法：

1. 十二指肠十二指肠吻合术　为治疗多数十二指肠梗阻病儿的选择术式是目前公认为最符合生理学的修复方法。

手术充分暴露近端十二指肠，然后将扩张明显的近端作楔形裁剪成形术后与闭锁远端肠管作"菱形缝合"（近端横行切开，远端纵行切开），如此可维持吻合口宽大开放，更早使十二指肠内容物通过，术后早期功能恢复满意。

2. 十二指肠空肠吻合术　此术操作简便易行，于离Treitz韧带10~15cm处提起空肠，在十二指肠扩大的最低位与之侧-侧吻合，吻合口长度>2cm。但由于扩张的近端十二指肠缺乏有效的蠕动，尽管吻合口畅通，术后仍可出现功能性梗阻，造成近端十二指肠淤滞，病儿反复呕吐不止，产生所谓盲襻综合征。因此，目前仅用于病儿解剖结构异常特别是小的早产儿难以作十二指肠十二指肠吻合术者。

3. 胃空肠吻合术　因不符合生理通道，且残留无功能的十二指肠盲袋，及术后可能发生吻合口溃疡及盲襻综合征，故目前已趋于屏弃。

4. 隔膜切除十二指肠成形术　此术式适用于十二指肠隔膜型闭锁与狭窄。位十二指肠前壁扩张与狭窄交界处作纵行切开，先寻找胆总管开口，多数位于十二指肠的后内方（挤压胆囊有胆汁排出即认可），然后环形剪除隔膜，将十二指肠壁切口横形缝合。

【预后】

十二指肠闭锁预后不佳，其存活率取决于：①早产婴或低体重儿②合并其他严重畸形③闭锁类型及严重度④确诊时间的迟早⑤手术方法的抉择。

有统计,70% 病儿术后可出现程度不等的并发症,最常见的是巨十二指肠伴盲襻综合征,其次为胆汁反流性胃炎、胆汁淤积性黄疸、胃食管反流(GER)等,而近端十二指肠淤滞,功能性梗阻常常是影响这类病儿死亡率的重要因素。

二、空回肠闭锁与狭窄

空回肠闭锁与狭窄(jejunoileal atresia and stenosis)是造成新生儿肠梗阻常见原因之一。发病率约 1/15 000~1/400 活产儿。未成熟儿约占 1/4。

【病因】

目前,多数学者认为小肠闭锁与狭窄是由于胎儿期肠管形成后,遭受某些获得性病变使肠管血液循环发生障碍所致。许多动物实验及临床病理观察均证实这一观点:诸如结扎胎狗肠系膜血管或环扎肠管造成肠狭窄,2 周后形成了小肠闭锁;胎儿在母体宫内发生肠套叠后,套入部缺血坏死,套颈部闭塞可形成肠闭锁,在回肠闭锁手术探查中发现远端盲端内壁有陈旧性呈息肉样的套入肠管,可以证实。肠扭转,炎症,穿孔或内疝等均可影响小肠某段血供而发生缺血性无菌坏死,最终形成狭窄或闭锁;肠管或肠系膜血管分支畸形、缺如或阻塞即可发生肠闭锁及闭锁处肠系膜有"V"形缺损;中肠还纳腹腔时,若脐环收缩太快,小肠某段即可受缩窄的脐环压迫而缺血、坏死、萎缩,形成肠闭锁或狭窄等。

【病理】

小肠闭锁与狭窄可发生于空回肠任何部位,回肠略多于空肠,90% 为单一闭锁,6%~10% 有多发性闭锁。可分为五种类型:

1. 隔膜型 近端扩张肠段与远端萎瘪肠段之间为一隔膜所阻塞,外形连贯,相应的肠系膜完整,有时隔膜中央有针眼大的小孔,故远端肠腔内可有少量气体和液体。

2. 盲端型 A 两盲端间有索带相连,索带长短不一,近侧盲端肠腔膨大,肠壁增厚,有时扩张过度,可导致缺血坏死和穿孔,远侧肠段萎瘪细小,直径仅 3~6mm 左右,腔内无气体,相应的肠系膜呈 V 形缺损或无缺损。

3. 盲端型 B 两盲端无索带相连,相应的肠系膜呈 V 形缺损或广泛缺损,后者的远端肠段血供来自肠系膜动脉,由于小肠系膜缺如,细小的小肠即可环绕血管分旋转,形成如苹果皮串或螺旋样形态,称为苹果皮闭锁(apple peel atresia)整个小肠长度明显短缩,多发生在空肠。

4. 多节段型 近远两段肠曲完全分离,肠系膜缺损,远侧肠段有多处闭锁,闭锁间多有纤维索带相连,酷似一串香肠,但亦有远侧肠段内多处闭锁而外观完全正常者。

5. 狭窄型 近端与远端肠段间有一短、窄有时较僵硬的肠段,其内腔细小,远端肠腔内可有少量气体,肠系膜正常。少数为肠腔内环状隔膜狭窄,其病理与肠闭锁相似。

上述各型闭锁中以 1~2 型最多见,约占总数的 60%。

肠闭锁的小肠长度较正常新生儿明显缩短,平均为 100~150cm,而正常新生儿长约 250~300cm。闭锁近端肠管因内容物积滞而扩张,直径可达 4~5cm,肠壁水肿肥厚,血运不佳,蠕动差,但其肌间神经丛大部分存在,神经节细胞减少。有时过度扩张可发生穿孔,引起胎粪性腹膜炎。闭锁远端肠管则萎瘪细小,直径仅 0.5cm,可呈带状,肠腔内无气体,仅有少许肠黏膜分泌液。闭锁连接部的纤维组织和血管部分呈玻璃样变,膜状间隔两端均有完整的黏膜。

小肠闭锁常并发胎粪性腹膜炎,腹腔内可见钙化的胎粪及肠曲粘连。其他伴发畸形有肠旋转不良、肠重复畸形、腹裂、肛直肠畸形及先天性心脏病等。

【临床表现】

呕吐、腹胀、无胎粪排出为肠闭锁的主要症状,其出现时间及严重度随病变部位不同而有所差异。

1. 呕吐 呕吐发生的时间和呕吐物内容与肠闭锁的位置有密切的关系。空肠闭锁多在生后 24 小时内出现,呕吐物为胆汁,次数频繁,喂奶后加剧。回肠闭锁呕吐出现较迟,可于生后 2~3 天,呕吐物多为有臭味的粪汁。

2. 腹胀 其程度与闭锁部位及就诊时间迟早有关。闭锁的部位越低,就诊时间越晚,腹胀程度也越严重;反之则较轻。空肠闭锁腹胀不明显或限于上腹部,有时可见胃蠕动波或胃型;回肠闭锁多呈全腹膨胀,可见肠型。

3. 无胎粪排出 大多数病儿生后无正常胎粪排出,仅有少量灰白色或青灰色黏液样便,此为闭锁远段肠管的分泌物和脱落的上皮细胞,但发生较晚的肠闭锁,由于胆汁的分泌始于胚胎第 9 周,故其远端肠管内可有少量含胆汁的胎粪,此外,隔膜型闭锁中间有小孔者,也可能排出少量胎粪。

4. 全身情况 初起无明显异常,但很快可因频繁呕吐而出现脱水、酸中毒及电解质紊乱,同时常伴吸入性肺炎，全身情况可迅速恶化。若发生肠穿孔腹膜炎，则可出现呼吸困难、发绀、体温不升及全身中毒症状。

肠狭窄的临床表现视狭窄程度而有所不同；狭窄严重者，症状与肠闭锁相似；狭窄轻者，表现为生后数周或数月反复发生间歇性呕吐，腹胀及便秘，病程进展缓慢，可伴全身营养不良、消瘦及贫血等症状。

【诊断】

小肠闭锁的诊断一般均无困难。在胎儿期通过B超扫描即可获得诊断，B超声像图可显示胎儿腹腔内有多个肠扩张的低回声及反射区，有时呈蜂窝状分布。

出生后频繁呕吐胆汁或粪汁、无胎粪排出即可考虑本病。腹部直立位X线片可确定诊断，高位空肠闭锁显示"三气泡征"或上腹部一个大液平（胃泡）及3~4个小液平（扩张的空肠），其余腹部无气体影。小肠低位闭锁显示较多扩张肠襻和液平，结肠内无气体影，伴有肠穿孔者膈下可见游离气体。

少数诊断可疑病例，可作钡剂灌肠检查，X线片显示细小结肠（胎儿型结肠）则诊断肯定，可以提示为回肠远端闭锁或闭锁是多处性的，或有相当的肠管缺失，留下功能不全的小肠和结肠。同时也可除外肠旋转不良和先天性巨结肠症。

肠狭窄的诊断需做钡餐检查才能明确。

【治疗原则】

外科手术是治疗肠闭锁与肠狭窄的唯一有效方法。

1. 手术方法　应根据闭锁类型、部位、有无合并畸形、早产儿抑或成熟儿及全身情况决定。

（1）高位空肠闭锁：凡条件许可，应施行肠切除端-端吻合术。若近端扩张肠管靠近屈氏韧带，无法切除时，可作扩张段裁剪吻合术或锥形切除空肠吻合术。亦可选用近侧与远侧段作端侧吻合及远端造瘘术（Bishop-Koop法）或近侧段与远侧段侧端吻合及近端造瘘术（Santulli法），可促使近侧肠管充分减压，加速蠕动功能之恢复。

（2）隔膜型闭锁：原则上应将隔膜与扩张肠管一并切除，行端-端吻合术，若隔膜位于空肠起始部无法切除扩张肠段时，则可作单纯隔膜切除、肠壁纵切横缝，须注意，隔膜必须切除彻底，否则日后可因肠壁纤维化而再造成狭窄。

（3）肠狭窄：切除狭窄肠段行端-端吻合术。若高位空肠狭窄无法切除或仅一很短的环状狭窄，可作肠纵切横缝。

（4）全身情况差、合并肠穿孔、胎粪性腹膜炎或有其他严重畸形而不能耐受肠切除吻合术者，可作闭锁肠管无菌外置双腔造瘘术（Mikulicz法）。

2. 手术时注意点

（1）彻底切除近侧端的扩张肠管：其理由：①因为扩张段肠壁上缺乏乙酰胆碱的分泌，影响了平滑肌的收缩能力，加上肠壁肌纤维因过度膨胀而丧失弹性和张力，致使肠壁功能障碍，成为术后肠道通行受阻的主要原因；②近年研究发现病变肠壁肌间神经丛及神经节数目也明显减少，这也是影响术后功能恢复的重要原因；③明显扩张的肠段会影响肠管的血液供应和活力，可促使细菌移位而导致腹膜炎。一般要求切除扩张肥厚的肠管10~20cm，并应与肠轴线呈90°角，横形切断肠管。

（2）小肠切除的范围：肠闭锁病儿小肠全长约100~150cm，在手术切除时必须考虑到维持营养所要求的长度，同时尽可能保留末端回肠和回盲瓣，以利营养物质的吸收。一般认为切除超过小肠全长的50%，就可出现营养代谢紊乱或短肠综合征。

（3）肠吻合宜采用一层间断内翻的端-端吻合法，这是最符合生理的肠吻合方法。如两端肠管口径不等，可将远侧端切除2cm后斜行45°切开肠管，或沿肠系膜对侧缘纵行切开少许管壁行端-背吻合术。吻合前远端细小的肠管应以生理盐水灌注，以证实其连续性存在及通畅，同时也起到扩张肠管作用。修补肠系膜时，常须将近端肠管之肠系膜先折叠缝合数针，以使其与远端短小的肠系膜等长，而后再作肠系膜裂隙修补，否则会因牵拉而造成术后梗阻。

肠侧-侧吻合术，因可出现盲端综合征，目前多已摒弃。

近年有应用腹腔镜辅助完成手术，对产前B超已作出诊断者尤为适用。应用腹腔镜将闭锁肠管经脐部套管孔提出腹腔，完成肠切除吻合术，取得良好效果。

3. 术后处理

（1）术后由于闭锁近端肠蠕动功能不良，远端肠管发育不全，以致肠道再通需时较长，此外，吻合口和远端肠管狭小，也不利肠功能恢复，故必须保证胃肠减压畅通，能有效地起到减压作用，同时须较长时间禁食。

（2）密切观察粪便排出量和性状：若术后一周尚未见排便，胃肠减压量不减少，应作腹部X线摄片，以排除机械性梗阻，决定是否需再次手术。必要时，也可作碘溶液造影检查，了解吻合口是否通畅。

(3)术后营养支持(包括多种维生素及微量元素),新生儿手术后,由于体内营养物质存量甚少,受损组织修复又增加了能量需求,所以营养支持尤显重要。对肠切除过多、剩余小肠过短和肠瘘的病儿,术后须长期采用完全肠道外营养疗法,直至病儿能经口进食,但在1~2年内仍须注意营养补充,以保证其正常发育。

(4)一般术后6~7天起试喂少量糖水(5~10ml,每3小时1次),次日起改喂配方奶(量同上),以后再适量逐步增加,要耐心喂养,随肠道继续发育,肠功能可恢复,这个过程一般须2~3周。

(5)闭锁肠管血供原有缺陷,手术操作不慎伤及肠系膜血管,可影响吻合口血供;或吻合技术欠佳;或感染均可导致吻合口漏,故术后必须警惕这一并发症的发生(多发生于术后5~7天),以便及时剖腹探查,若病情允许可重作切除吻合;否则只能作肠外置,待病情好转后再次吻合。

【预后】

随着外科技术及术后监护措施的不断改进和完善,尤其是静脉高营养应用,目前小肠闭锁的治愈率可达90%以上,致死因素主要是早产儿、低体重儿及伴发其他严重畸形。

三、结肠闭锁与狭窄

先天性结肠闭锁与狭窄较少见,占全部肠闭锁中5%~10%。病因与病理基本上与小肠闭锁相同。闭锁可发生在结肠任何部位,以升结肠、降结肠和乙状结肠稍多。多数无并发畸形,出生体重正常,早期诊断和手术,预后良好。

【临床表现】

结肠闭锁为低位完全性肠梗阻表现,进行性腹胀,呕吐物初起为胆汁样,不久即为混浊的粪汁样液体。无胎粪排出,晚期有脱水、电解质紊乱和吸入性肺炎。

结肠狭窄严重者其症状与闭锁相似。狭窄轻者则以低位不全性肠梗阻表现,呕吐呈间歇性,呕吐物多为奶汁、奶块、食物残渣,可伴胆汁,排便困难,有时可伴肠绞痛。粪便多为细条状或糊状,腹部膨胀,见肠型,肠鸣音亢进。病儿常伴有贫血和营养不良。

【诊断】

腹部直立位X线片显示肠段充气、扩张与多个液平面,位于闭锁近端的结肠可呈一巨大的液平面或含气肠襻,但这一显像与其他原因引起的低位梗阻不易区别。钡剂灌肠检查可显示胎儿型结肠,同时可提示闭锁的闭锁部位,闭锁远侧段结肠萎瘪细小。此外,尚可与先天性巨结肠、回肠闭锁等鉴别。

结肠狭窄的钡剂灌肠可呈现狭窄的部位、类型及评估近端扩张肠管的功能。纤维结肠镜检查可了解狭窄部位、排除后天性因素引起的狭窄及协助设计手术治疗的方案。

【治疗原则】

结肠闭锁的手术治疗原则与小肠闭锁类同。采用切除闭锁近侧端扩张的肠管后,作一期回结肠或结肠的端-端吻合术。若病儿情况差或伴其他畸形或闭锁位于左半结肠而一期手术有困难者,可先作结肠造瘘或肠外置双管腔造瘘术(Mikulicz法),待6~12个月后行二期吻合术。

结肠狭窄者由于狭窄肠壁组织纤维化,因此,手术时务必将狭窄段切除,而后与扩张段肠曲作端-端吻合术。

位于乙状结肠的闭锁和狭窄,由于在盆腔内作端-端吻合有困难,故可作直肠内或直肠后结肠拖出术(Swenson或Duhamel法)。

(董其刚)

参考文献

[1] PUMBERGER W, BIRNBACHER R, POMBERGER G, et al. Duodeno-jejunal atresia with Volvulus, absent dorsal mesentery, and absent superior mesenteric artery: A hereditary compound structure in duodenal atresia? [J]. Am J Med Genet, 2002, 109 (1): 52-55.

[2] YAMATAKE A, KOGA H, SHIMOTAKAHARA A, et al. Laparoscopy assisted Surgery for prenatally diagnosed Small bowel atreia: simple, Safe, and Virtually scar free [J]. J Pediatr Surg, 2004, 39 (12): 1815-1818.

[3] MUSTAFAWI A R, HASSAN M E. Congenital duodenal obstruction in children: a decade's experience [J]. Eur J pediatr Surg, 2008, 18 (2): 93-97.

[4] STOLLMA T H, DE BLAUWA I, WIJNEN M H, et al. Decreased mortality but increased Morbidity in neonate with jejunoileal atreia: a study of 114 cascs over a 34-yeav Period [J]. J Pediatr Sarg, 2009, 44 (1): 217-221.

第六节 先天性肠旋转异常

肠旋转异常(malrotation of intestine)是胚胎时期以肠系膜上动脉为轴心的肠旋转运动发生障碍,遗留下肠道解剖位置及其系膜固定异常,引起的一些外科性疾病。临床上常见到的外科疾病可归纳为三种:①中肠扭转;②十二指肠梗阻;③内疝。胚胎发育时,中肠旋转的正常发育过程为:胚胎第4周时原始肠管已形成单独的管道,前肠、中肠、后肠有共同的肠系膜。肠系膜上动脉将肠管分为近段和远段。近段发育为十二指肠、空肠及近段回肠,远段发育成回肠、盲肠、升结肠及横结肠近段(图58-2)。胚胎第6周时中肠迅速生长,超过体腔的发育,腹腔不能容纳,逐渐将中肠从腹腔经脐孔挤至脐带的基底部。脐带内的肠管以肠系膜上动脉为轴心作反时针方向旋转。胚胎第8周时,随着腹腔的增长,十二指肠、空肠襻退回至腹腔,并继续围绕着肠系膜上动脉作反时针方向旋转(图58-3)。从肠系膜上动脉的右侧,经其后方进一步旋转至肠系膜上动脉的左侧。至此,共旋转270°,完成了十二指肠、空肠的正常旋转,并固定于后腹壁,此时已是胚胎第10周(图58-4)。与此同时,以盲肠为主体的肠襻也相继回到腹腔,也以肠系膜上动脉为轴心作反时针方向旋转。盲肠从肠系膜上动脉的前方转至其右侧,然后继续转至腹腔右下腹后固定(图58-5)。回肠则随空肠经肠系膜上动脉的右侧,经其

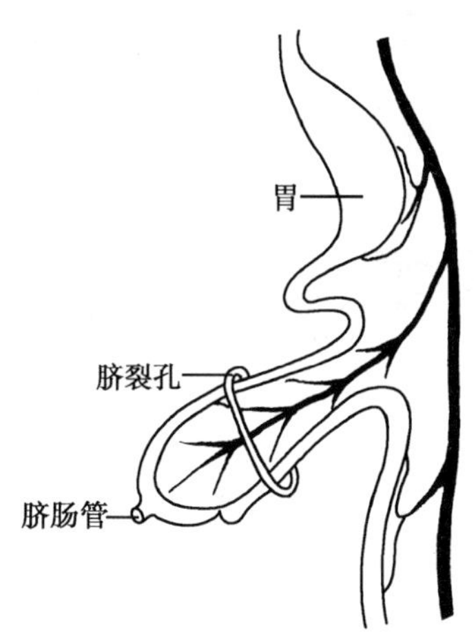

图58-2 胚胎第4周
肠管及系膜在正中线的矢状平面

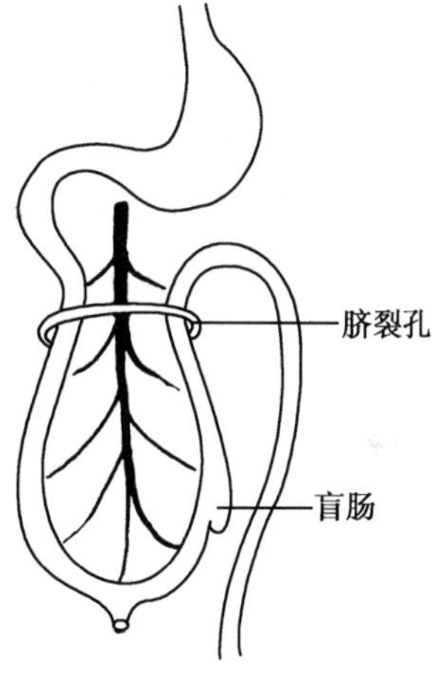

图58-3 胚胎第8周
脐肠襻反时针方向旋转90°

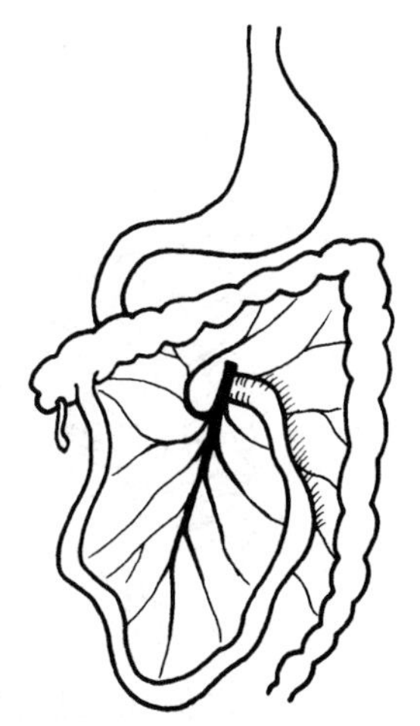

图58-4 胚胎第10~12周
脐肠襻270°旋转

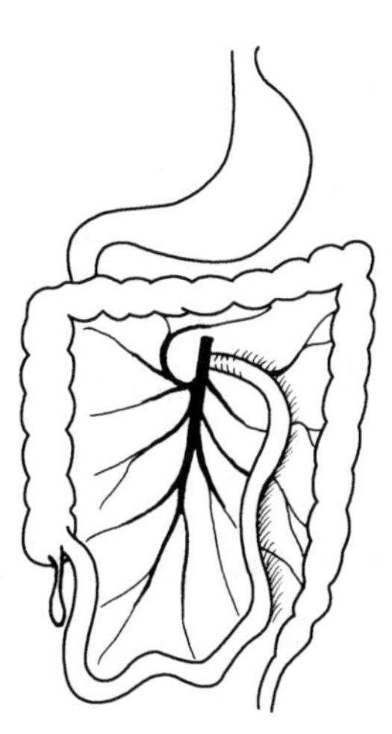

图58-5 盲肠下降

后方而转至其左侧,各部分肠管也固定于腹后壁,全部肠旋转即告完成(图 58-6)。

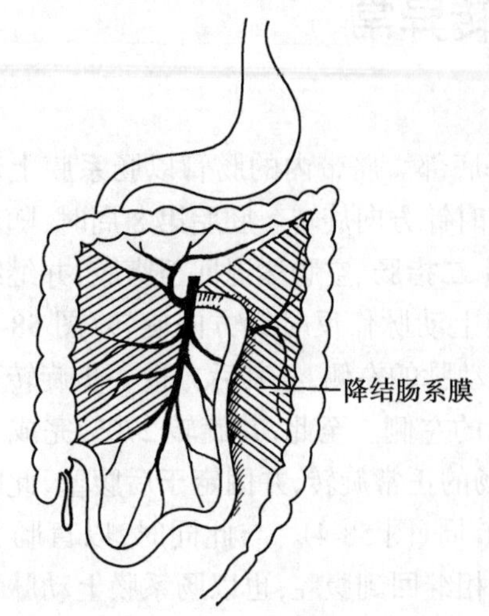

图 58-6 升结肠及降结肠系膜与后腹壁固定

胚胎发育过程中,肠旋转发生障碍或停滞,便发生多种异常,可归纳为 4 种情况。

1. 不旋转 发生不旋转时,中肠被肠系膜上动脉悬吊,十二指肠和小肠位于腹右侧,而结肠位于腹左侧,盲肠和阑尾也位于左下腹。小肠和大肠仅有一条共同的肠系膜,肠不固定,也不存在粘连带(图 58-7)。可伴有脐膨出、腹裂或膈疝。

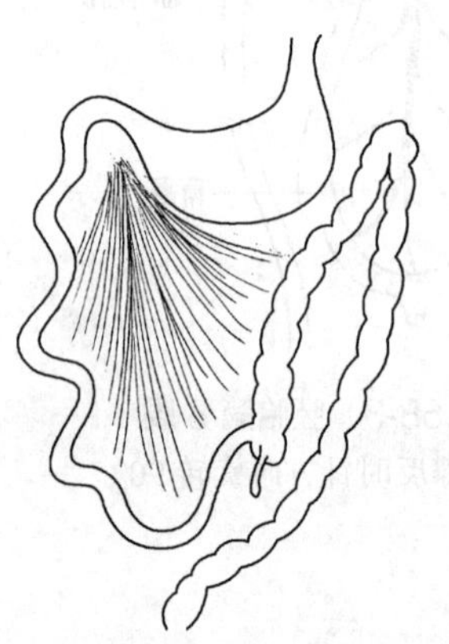

图 58-7 肠不旋转也不固定于后腹壁

2. 不完全旋转 不完全旋转可涉及十二指肠空肠襻或盲肠 - 结肠,或两者均受影响。常见的不完全旋转类型为盲肠邻近肠系膜上动脉的根部,致密的腹膜纤维带从盲肠延伸至右侧腹壁压迫十二指肠而致其梗阻(图 58-8)。

3. 反向旋转 以肠系膜上动脉为轴心,使正常的反时针方向旋转变为顺时针方向旋转,肠旋转有各种各样的方式。临床上可见十二指肠空肠襻位于肠系膜上动脉的前方,而盲肠结肠襻从肠系膜上动脉的左侧,经其后方而转至肠系膜上动脉右侧。横结肠可因肠系膜上动脉的压迫而发生梗阻(图 58-9)。

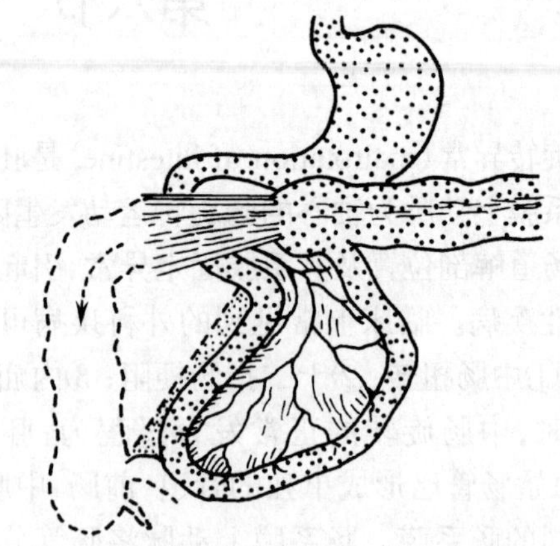

图 58-8 Ladd 纤维带压迫十二指肠发生梗阻

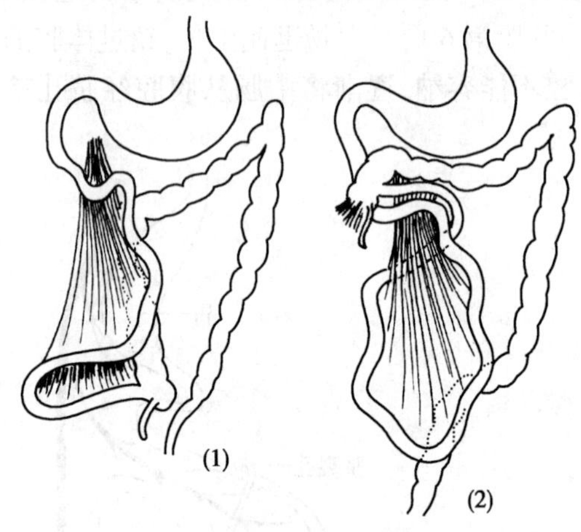

图 58-9 肠反向旋转

此外,十二指肠空肠襻顺时针方向旋转,而盲肠、升结肠则向右移位,结果可使结肠系膜包裹小肠,形成右结肠系膜疝(图 58-10)。

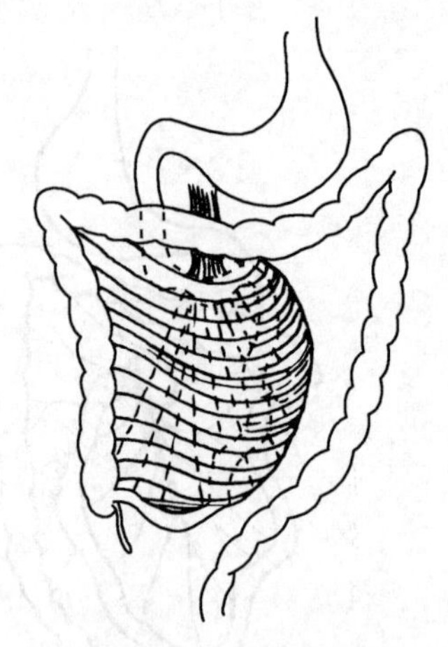

图 58-10 右结肠系膜疝

4. 肠系膜固定异常 正常的小肠系膜附着于

腹后壁，是从 Treitz 韧带起，从左上腹延伸到右下腹，有一定的方向和宽度，使小肠被稳定的固定。升结肠及降结肠系膜也分别固定在两侧腹后壁。随着肠旋转各种异常的出现，肠系膜的固定也呈现异常状态。如肠系膜不固定，在肠系膜上动脉根部形成一狭长的蒂状系膜，容易发生肠扭转。此外，若十二指肠空肠襻不发生旋转，停留于肠系膜上动脉的前方，空肠起始部可被异常腹膜带或膜状组织所固定或缠绕，使肠管交织在一起而发生梗阻。

一、中肠扭转

当出现中肠旋转异常及其系膜附着异常时，盲肠及升结肠很游离，小肠的肠系膜主要附着在肠系膜上动脉根部，小肠被悬吊于这个狭窄的蒂上，在肠蠕动或体位改变时，对肠襻可产生一种重力或扭动力，促使肠管环绕肠系膜根部发生扭转，称为中肠扭转（midgut volvulus）。若扭转仅为小肠，则称小肠扭转。扭转一般为顺时针方向，扭转程度可从45°至720°。轻度的扭转可随体位改变而自行复位，严重的扭转可导致肠管绞窄，甚至广泛坏死，成为严重的外科急症。

【临床表现】

发病的年龄不定。新生儿肠旋转异常，往往除腹部纤维带压迫十二指肠外，常伴有小肠扭转，表现为肠梗阻。但病儿出生后24小时内有胎粪排出，而且粪量和色泽正常，可以排除小肠闭锁。呕吐为病儿最早出现的症状，呕吐胆汁样物，少数可呕吐咖啡样物。由于腹部不适或疼痛，病儿表现烦躁不安，腹部可有轻度膨胀。到了晚期由于肠绞窄，可排血性大便。若发生肠坏死、穿孔及腹膜炎，腹部变得膨胀，病儿可出现严重的中毒症状。

在年长儿，肠扭转时可出现痉挛性腹痛，局部有明显的压痛。病儿自动呈屈膝卧位，以缓解腹痛。肠扭转时刺激副交感神经后发生腹泻，排出肠内容物。由于肠道空虚，下腹可呈舟状。而上腹可膨胀，主要是梗阻近端胃、十二指肠扩张。有时胆总管区受压时，可出现黄疸。

若为轻度肠扭转，可为暂时性的扭转。在改变体位或随肠管的蠕动可自行复位，症状消除。如发生扭转，但不影响肠内容通过及营养吸收者，可发生间歇性呕吐。部分病例可至儿童期或成人期才出现症状，也有的甚至终生不出现症状。

【诊断】

1. 腹部X线片　可显示胃、十二指肠扩大。梗阻较完全者胃及十二指肠中可有气液面，呈双气泡征，与其他原因引起的十二指肠梗阻不易鉴别。

2. 钡餐及钡灌肠检查　在非急性期可行钡餐及钡灌肠检查。钡餐检查可显示十二指肠曲以及梗阻的部位。钡灌肠检查可显示盲肠与升结肠的位置异常，并排除其他相关疾病。

3. 腹部B超　B超检查可见肠系膜上静脉围绕肠系膜上动脉，呈现特征性的“漩涡样形态”，同时还可观察到十二指肠积液及小肠肠壁增厚等的形态学改变。可作为首选的检查手段。

4. 腹部CT　腹部增强CT也可显示肠系膜上动、静脉的形态学变化。

【治疗】

一旦诊断确立，应尽早剖腹探查，降低肠缺血、坏死的可能性。术者应熟悉中肠旋转异常可能引起的各种病理情况，给予正确的手术处理。同时还应检查是否合并其他畸形，以免遗漏而影响疗效。

1. 脐上腹部横切口进入腹腔，开腹后可有乳糜性腹水涌出，是肠系膜淋巴结梗阻的结果。

2. 肠扭转的辨认和复位　将全部肠管托出腹腔，充分显露出肠管旋转异常的病理改变。将扭转的小肠旋转复位，予以热敷并观察其血液循环障碍的恢复情况，尽量保留有生机的肠管。对穿孔、坏死的肠管予以切除，视情况予以肠造瘘，一期行肠吻合应慎重实施。广泛的肠切除可导致短肠综合征。

3. 松解十二指肠及空肠近段　仅有小肠扭转时，Ladd纤维带可压迫十二指肠而导致梗阻。锐性切断Ladd纤维带或膜状粘连组织，使十二指肠、空肠襻伸展而不被缠绕，并探查肠系膜上动脉及其分支与十二指肠、空肠的解剖关系。而后，将小肠放于腹右侧而结肠置于腹左侧。切除阑尾，以免日后发生阑尾炎时出现诊断困难。

4. 检查横结肠的位置　反向旋转时，由于肠系膜上动脉跨越横结肠前面，可以压迫横结肠而造成右半横结肠梗阻。出现此种情况时，应视具体情况选择手术，如升结肠、横结肠吻合等捷径手术。

随着微创技术的进步，腹腔镜已经应用于中肠扭转异常的诊治。

【术后处理及预后】

肠扭转、肠坏死是病儿常见的致死原因。病情的严重程度取决于肠扭转、肠绞窄的程度，有无感染及残存肠管的长度和功能等。进行了广泛小肠切除的病儿，术后易发生短肠综合征，应予以静脉营养及胃肠内营养，并逐渐向胃肠内营养过度。无肠坏死的病儿，术后给予抗感染及支持治疗，肠蠕动恢复后，可逐渐恢复正常喂养。

二、十二指肠梗阻

肠旋转异常时,最常见的不完全旋转类型为盲肠未到达右下腹,张于盲肠至右侧腹壁的Ladd纤维带,在前方对十二指肠产生螺旋形效应(corkscrew effect)而引起梗阻。

【临床表现】

由Ladd纤维带引起的十二指肠梗阻,主要症状是新生儿时期呕吐含胆汁性食物。若梗阻在壶腹上部时,呕吐物不含胆汁。梗阻常是不完全性的,呕吐也可呈间歇性。由于部分食物可通过十二指肠,病儿可有部分营养吸收,可排粪便,腹胀不显,或仅上腹部膨胀。若梗阻完全,则与十二指肠闭锁(duodenal atresia)、环状胰腺(annular pancreas)的症状难于鉴别。

【诊断】

1. 腹部X线片　胃及十二指肠扩大、有气液面,如果拍片前婴儿发生过呕吐,此征象即不明显。梗阻完全者可见双气泡征,与十二指肠闭锁不易鉴别。

2. 钡餐及钡灌肠检查　可显示胃及十二指肠扩大的轮廓,钡剂通过十二指肠受阻的部位。钡灌肠检查显示盲肠高位,有诊断价值。

【治疗】

Ladd纤维带切断术效果满意。彻底切断黏附于盲肠与右侧腹壁之间的Ladd纤维带(图58-11),以解除对十二指肠的压迫。阑尾予以切除,将盲肠置于腹左侧,而十二指肠在右侧。若盲肠及升结肠位置正常而有十二指肠梗阻,应切开右侧结肠旁沟腹膜,游离右半结肠,探查十二指肠,尤其是第三、四段。

【预后】

Ladd手术长期疗效优异。极少数病例因粘连而再发生肠梗阻。

三、内疝

先天性内疝常见的两种类型是十二指肠旁疝(right paraduodenal hernia)和网膜孔疝(hernia of Winslow foramen)。而十二指肠旁疝被Zollinger称之为右结肠系膜疝(right mesocolic hernia)。小肠肠管在旋转时陷入结肠系膜中,右侧结肠系膜包裹小肠而形成疝囊,遂成了右结肠系膜疝。此疝特点为盲肠位于右上腹,有明显的Ladd纤维带,小肠被结肠系膜包裹成团,局限于右侧腹部。

【临床表现】

主要为慢性肠梗阻表现,出现营养不良及发育迟缓。常常拖延很长时间才被诊断。有时可突然发生急性肠梗阻,甚至肠绞窄。

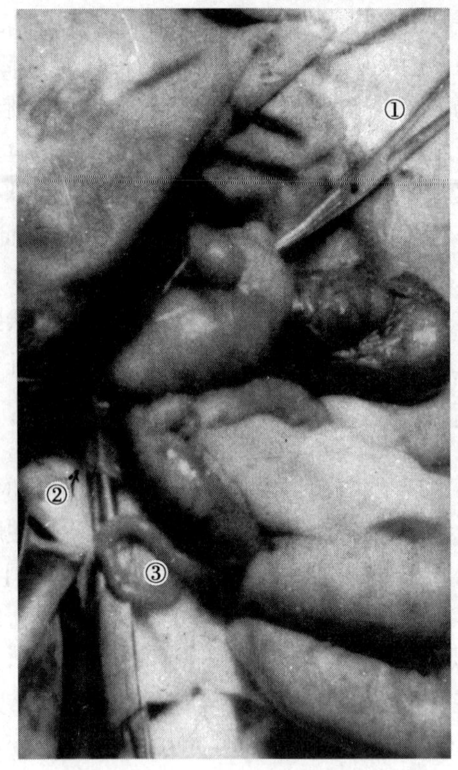

图58-11　Ladd手术,术中照片
①血管钳所指者为扩大的十二指肠;②血管钳挑起者为Ladd纤维带;③阑尾

【诊断】

腹部X线片,右上腹有局限性气液面,膨胀的肠襻局限于右上腹。

【治疗】

确诊的病例应积极手术,可疑病例亦应剖腹探查。开腹后应与其他内疝鉴别。尤其是网膜孔疝,该疝的发生是由于网膜孔的扩展,以致小肠及右半结肠通过此孔疝人小网膜囊中,不难鉴别。

手术入路为切开右侧结肠旁与侧腹壁之间的腹膜,包括彻底切开Ladd纤维带。松解回肠末端以防扭转,解脱被包裹的小肠,并使之置于不扭曲、不缠绕的适宜位置,封闭腹内可再形成内疝的孔隙。解脱小肠时,切不可试图从内侧切开疝囊,以避免损伤肠系膜血管。

笔者等曾收治1例9岁男孩的右结肠系膜疝。自幼有反复间歇的慢性肠梗阻征,营养不良、消瘦。在某院行剖腹探查,发现右上腹软性肿块,不知为何病,关腹后转来医院。第2次剖腹探查发现典型的右结肠系膜疝。按规范化手术处理,痊愈出院。说明术中要能认识病变,才能作出正确处理。

(胡廷泽　徐志诚)

第七节 肠重复畸形

消化道重复畸形可以发生在从口腔至肛门的任何部位，但以小肠最多见，纵隔、结肠次之。肠重复畸形（duplication of intestine）可为囊形或管状附着于肠系膜侧。

【病因】

消化道重复畸形的病因曾有过多种学说，目前较一致的看法为胚胎期脊索与原肠分离障碍而导致本病。此说由 Feller 和 Stemberg（1929）提出，Veeneklass（1952）详细阐述。胚胎第 3 周脊索形成之际，将要发育成神经管的外胚层与内胚层之间发生粘连，粘连处逐渐形成一根索带或管状物即为神经管原肠。被粘连的内胚层受管状物牵拉形成憩室状突起。这个突起阻碍了正由胚胎尾端向头端发有的中胚层，迫使中胚层于粘连层处分离绕行经过突起的两旁，再汇合向头端发育。随着胚胎消化道的发育，憩室状突起发展为各种类型的消化道重复畸形。被迫分离的中胚层即形成脊柱畸形。由于内外胚层间粘连总是发生于内胚层即原肠的背侧，所以重复畸形必然位于消化道系膜侧。粘连可发生于消化道的任何部位，但以前肠、中肠较多。这个学说可较好地解释前肠和中肠发生的重复畸形及所依附主肠管融合成一共同的肌壁，享有共同的浆膜、肠系膜和血液供应，但有独立相互分隔或有交通的黏膜腔。小肠重复畸形腔内多衬以主肠管的肠黏膜，20%~35% 含有异位消化道黏膜或呼吸道黏膜。

异位黏膜中以胃黏膜最多见，偶尔同时含有两种以上的异位黏膜。80% 重复畸形黏膜腔与主肠管互不交通，腔内黏膜分泌液，形成圆形或卵圆形囊肿。畸形多为单发，少数病例的消化道内可同时存在两处以上重复畸形。重复畸形在成年后可发生癌变（图 58-12）。

小肠重复畸形的病理形态可分为 4 型。

1. 肠外囊肿型　重复畸形为重复畸形中最多见类型。表现为圆形或卵圆形与小肠肠腔不交通的囊性肿物，紧密附着于小肠肠系膜的两叶间。囊肿内充满无色或淡黄色黏膜分泌液。囊肿可压迫主肠管或诱发肠扭转。囊腔内壁衬有异位胃黏膜或胰腺组织者，受胃酸或胰酶的腐蚀作用而发生消化性溃疡，引起囊腔内出血或穿孔酿成腹膜炎。

2. 肠壁内囊肿型　重复畸形囊肿发生在空、回肠肌层内或黏膜下，与小肠肠腔互不交通。本型尤好发于末端回肠或回盲部。待囊肿稍增大即可堵塞肠腔，造成肠梗阻或诱发肠套叠。此型约占 80% 左右。

3. 管状型　重复畸形附着于肠系膜侧，与主肠管并列而行。畸形肠壁具有完全正常的肠管结构，常与主肠管共有肠系膜和血管供应。畸形长短不一，多数畸形肠管近端盲闭，远端开口与主肠管相通，如果重复畸形与主肠管不相通，或畸形远端盲闭，近端向主肠管开口，则畸形肠腔内积蓄大量黏膜分泌液呈大的管状囊肿，推移或压迫主肠管引起肠梗阻。

4. 胸腹腔重复畸形　胸腹腔重复畸形约占消化道重复的 2%~6%，可起源于空肠，畸形呈长管状，由主肠管的系膜侧发出于腹膜后通过膈肌某一

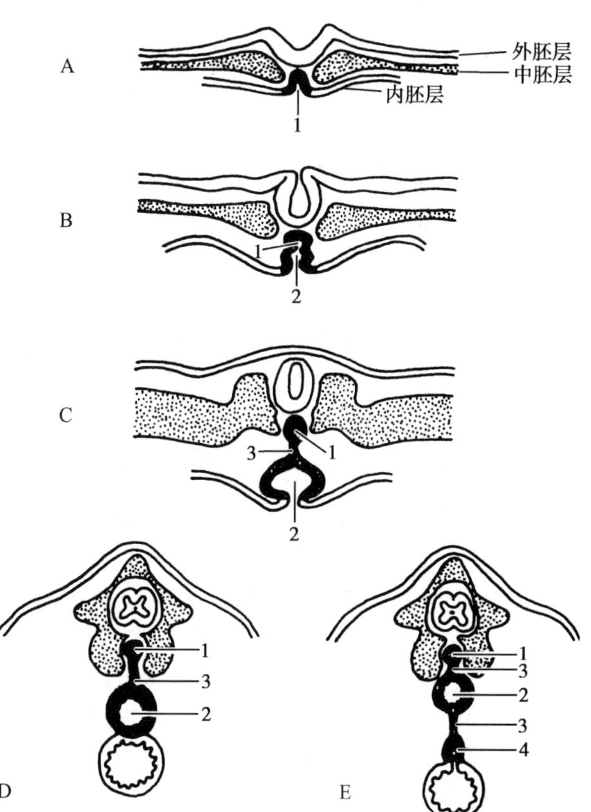

图 58-12　肠重复畸形的发生

A. 三个胚叶的分化，脊索从内胚层裂开；B. 脊索与原肠未完全分离，有憩室样袋状结构形成；C. 脊索与憩室间有纤维索连接；D. 憩室闭合形成肠重复畸形，纤维索带阻碍脊柱闭合；E. 多发性肠重复畸形的形成

异常裂孔或食管裂孔进入后纵隔，畸形末端可延伸至胸膜顶，并附着于颈椎或上部胸椎。胸腹腔重复畸形常并存脊柱畸形，如半椎体、椎体融合、脊柱前裂或椎管脊柱内神经管原肠囊肿。

对任何部位的重复畸形确诊后，应仔细检查是否存在第二种畸形。

【临床表现】

小肠重复畸形因其所在部位、病理形态、范围大小、是否与肠道相通和有无并发症等因素，临床症状变异很大。症状可出现在任何年龄，60%~83%于2岁以内发病，不少病例出生1个月内出现症状。少数病例无症状，仅在其他疾病行剖腹手术时发现。

1. 肠梗阻　常与主肠管不交通的囊肿型重复畸形，尤其是肠壁内囊肿，囊肿向肠腔突出，堵塞肠腔引起不同程度梗阻、囊肿肠套叠，以及引致肠扭转等并发症。

2. 消化道出血　重复肠腔内有异位胃黏膜或胰腺组织因溃疡形成引起消化道出血。便血往往是回肠管状重复畸形的首发症状，多出现于1岁以上病儿。多数病例便血前无明显前驱症状。便血量少时呈暗红色，大量便血呈鲜红色。有的病例发生溃疡穿孔，与其他病因导致的腹膜炎不易鉴别。

3. 腹部肿物及腹痛　约2/3病例于腹部触及肿物，囊肿型畸形呈圆形或卵圆形，表面光滑具有囊性感，不伴压痛。肿物界限清楚，有一定活动度。管状畸形因有出口与主肠管相通，腔内分泌液得以排出，故触及肿物的机会较少。如果出口引流不畅，畸形肠腔内液体积蓄于腹部可触及条索状物。一旦出口引流通畅，肿物缩小。囊肿因囊壁张力增高出现腹痛。倘若囊肿破裂或穿孔则导致腹膜炎。

4. 结肠远端的肠重复畸形　囊肿内有大量粪便可阻塞肠腔，直肠指检可触及面团样的肿块。肿块表面有红色黏膜。遇有骶前肿块时应与骶前畸胎瘤或骶前脊膜膨出鉴别。盆腔肠重复畸形与会阴、阴道相通时，瘘口有条状大便排出：排便时会阴部有圆形肿物显露，排便后肿物回缩。胸腹腔重复畸形除腹部症状以外，可同时出现呼吸道或纵隔受压迫症状。病儿出现呼吸困难、气喘、发绀、纵隔移位。易被误诊为肺炎或纵隔肿瘤。

【诊断】

术前诊断不易，往往因并发症行急诊剖腹手术方获确诊。术前诊断率仅为20%~30%。2岁以下小儿有原因不明的腹痛、便血、不完全性肠梗阻，尤其腹部扪到囊性肿物时都应考虑小肠重复畸形。较大重复畸形腹部X线片可显示密度均匀的囊肿阴影。钡餐检查可见某一组小肠钡剂充盈缺损或受压，尤应注意末端回肠和回盲瓣附近部位的影像。若能见到小肠肠道以外的管状或憩室状钡剂充盈，有重要诊断价值。凡X线片发现脊柱畸形者应进一步作脊髓腔造影、磁共振或CT检查，确定有无脊柱内神经管原肠囊肿。

腹部B超检查对诊断囊肿型畸形较有意义。B超检查时显示厚壁囊肿，可与薄壁的肠系膜囊肿鉴别。^{99m}Tc核素扫描检查对含有异位胃黏膜的重复畸形有较好的诊断价值。但不易与梅克尔憩室鉴别。

胸腔内的重复畸形常为孤立性，位于脊柱、食管附近，易与纵隔内的畸胎瘤、肺囊肿混淆。肺及食管造影有时可能显示异常管腔。遇有胸部重复畸形应同时检查腹部，排除多发畸形。食管重复畸形应与食管闭锁鉴别。

【治疗】

手术是唯一治疗方法，无论有无症状的小肠重复畸形均应手术切除，以防并发症及成年后的癌变。

1. 重复畸形囊肿切除术　部分小肠重复畸形具有单独的系膜和血管支，可将囊肿完整切除。对重复畸形紧密依附于主肠管系膜内者，术者应于主肠管与畸形囊肿之间仔细寻找直接营养囊肿的血管分支。当在主肠管与重复畸形之间存在着较清楚的空隙时，表明畸形肠管有其独立的血管分支，该血管分支从肠系膜的前叶（或后叶）发出走向畸形囊肿的前壁（或后壁）。反之营养主肠管的血管支则由肠系膜后叶（或前叶）经畸形后壁走向主肠管。手术中如认真辨认仔细操作，可将畸形囊肿分离切除而不损伤主肠管的血液供应。

2. 重复畸形与主肠管切除吻合术　与主肠管共享营养血管及肌壁的重复畸形和肠壁内重复畸形，可将畸形连同主肠管一并切除行肠端-端吻合术。憩室状重复畸形可将游离的部分完整分离，再将其与主肠管连接部一并切除行肠吻合术。回肠末端的重复畸形切除时更需慎重，凡距离回盲瓣10cm以上的畸形，应尽量保留回盲部。

3. 重复畸形黏膜剥除术　范围广泛及小肠大部的重复畸形，肠切除将导致短肠综合征者应行畸形肠管黏膜剥除术。沿重复肠管一侧纵行切开肠壁肌层达黏膜下，锐性分离黏膜，于黏膜下注入适量生理盐水更便于黏膜剥离，将黏膜完整拖出切除。然后切除部分重复畸形的肌壁，其切缘缝合或电凝止血。倘若重复畸形与肠管交通，当黏膜剥离后，将交通开口处肠管切除吻合。纵隔内重复畸形，如与食管脊柱分离可完整切除。后纵隔食管重复畸形伴有椎管囊肿者应同时切除。如两者均无症状，宜先治疗椎管病变，后切除食管畸形。若囊肿与气管、支气管、肺粘连紧密，应根据情况作黏膜剥除或肺叶切除。

（王 果）

第八节 先天性巨结肠

先天性巨结肠（congenital megacolon），国际上通常称为Hirschsprung病（Hirschsprung disease，HD），由Hirschsprung于1886年发现并详加描述而得名，或称之为无神经节细胞症（aganglionsis）。国内称为先天性巨结肠，此名不够准确，巨结肠系被动的继发性病变，而非真正病因。真正病因是巨结肠远端肠壁无神经节细胞存在，丧失蠕动功能，造成功能性梗阻，近段结肠被动性继发扩大。

HD为消化道中常见的先天性畸形，而在人群中发生率报告不一，目前多数文献报告为1∶5 000左右。1982年同济医科大学同济医院对某县进行了一次普查。调查结果HD发病率为1∶4 237。性别男多于女，男女之比约为3∶1~5∶1。文献报告HD的发生与人种有关，亚洲人群最高（2.8/10万），西班牙人最低（1/10万），其原因尚不明了。

【病因】

1. 胚胎发育障碍 HD主要为结肠远端不同长度的肠段缺乏神经节细胞。肠道神经系统的正常发育，1967年Okamoto等对18例胚胎和胎儿进行了研究，发现肌间神经丛系由头部神经嵴的神经母细胞形成，这些神经母细胞在胚胎第5周开始沿迷走神经干由头侧向尾侧迁移，于第12周达到消化道远端。在胚胎第5周时已在食管壁发现神经母细胞，第6周至胃，第7周达中肠远端，第8周到横结肠中段，最后于12周布满全部消化道管壁至直肠。但是，直肠的末端即内括约肌成神经细胞尚未进入。不难设想，如果由于某种原因导致神经母细胞移行时中途停顿，即可造成远端肠壁无神经节细胞症。停顿的时间越早，则病变的肠段越长。由于直肠、乙状结肠是在消化道的最远端，所以受累的机会最多（约占85%）。

2. 基因突变 近数年来分子生物学研究的进步，有关HD的基因研究已有突破性发展。

（1）RET基因：1993年Angrist和Puliti等利用染色体10q上的DNA，采用Southern原位杂交和PCR技术检测分析，证明HD与10染色体长臂(10q 11,2）的基因有密切关系。

*RET*基因定位于染色体10q 11.2，长度至少约80kb，含有20个外显子，功能为产生酪氨酸激酶受体，其蛋白产物由三部分组成：细胞外区、跨膜区和细胞内区，细胞外区富含半胱氨酸，跨膜区外侧有一钙结合区，细胞内区即酪氨酸激酶区。*RET*在发育鼠的中枢和周围神经（感觉神经元、自主神经元、肠神经节等），以及排泄系统均有表达。Schuchardl等将*RET*的一个编码激酶活性的关键片段加以敲除，然后将此无功能*RET*基因的胚胎干细胞注入鼠胚泡，得到纯合突变型（ret/ret）新生鼠，其表现为全消化道神经节细胞缺如及肾发育不全，而杂合型表现正常。当*RET*的受体GDNF有突变时，则可影响神经嵴细胞的成熟过程，导致HD发生。

（2）内皮素-B受体基因（*EDNRB*基因）：内皮素（ET-1，ET-2，ET-3，对应的编码基因分别为*EDN1*、*EDN2*、*EDN3*）是一组各含21个氨基酸的多肽，最近发现它也广泛存在于人类肠道，尤其是肠神经丛、黏膜、神经节和血管黏膜下层，HD病儿这些部位的EDNRB可以全部或部分缺失。研究表明，ET-3和EDNRB介导的信息通路对两种神经嵴源性细胞系统：肠神经细胞和表皮黑色素细胞的正常发育起关键作用。Hosoda等成功地建立了鼠模型，表现为肠道无神经节细胞和体表90%为白色毛，与典型的遗传无神经细胞花斑鼠（Piebald Lethal，PL）相似，其病变肠段仅累及直肠乙状结肠。PL鼠病变基因在14号染色体上，对应于人的13号染色体，从而可以证明ET-3和EDNRB介导的通路对肠神经节细胞及表皮黑色素细胞的正常发育有重要作用。

此外还有*Sox10*、*ZFHX1B*等基因与HD发生有关，HD是多基因遗传性疾病，遗传因素十分复杂，目前仍需进行大量的研究工作，以求得到肯定的结果。

Puffenburger等对一个HD高发家系进行基因图谱分析，证明*EDNRB*是该病另一个致病基因。

综上所述，大量的研究表明发生RET基因突变者在有家族史病儿中占40%~50%，在散发病例中仅占 15%~20%，且绝大多数为长段型 HD，短段型不到 10%。而 HD 发生 *EDNRB* 基因突变者不到 5%，绝大多数为短段型 HD，同济医院研究结果与此相同。

3. 肠壁微环境的异常改变

(1) 神经胶质细胞衍化亲神经营养因子(GDNF)：正常良好的肠壁微环境对于神经嵴细胞由头端向尾端顺利迁移及到达目的地后的存活、定居、分化、成长过程中起着决定性作用，细胞外基质(ECM)是肠壁微环境的主要组成部分，它的异常可以引起肠壁微环境失衡，干扰神经嵴细胞的移行，导致神经嵴细胞死亡或发育不良，从而产生 HD 及其同源性疾病。例如细胞外基质蛋白中的纤维连接蛋白是唯一可以促进神经嵴细胞延伸又可为之确定运动方向的物质，层黏蛋白和神经生长因子可以共同增进神经元细胞的存活等。

(2) 神经细胞黏附因子(NCAM)：神经细胞黏附因子在肠神经系统和肌肉的发展过程中起着决定性的作用，肠肌层神经节细胞缺如，其神经细胞黏附因子表达下降，神经细胞黏附因子 L1 在细胞的黏附、迁移、突起生长，轴突小束化，髓鞘形成中均起着重要作用。HD 时外源性神经纤维的 L1 缺乏表达，从而阻止神经嵴细胞向肠壁内迁入生长。

(3) 神经生长因子(NGF)：神经生长因子对轴突生长方向具有决定性诱导作用，神经元前体细胞在有神经生长因子的环境中可继续繁殖。HD 无神经节细胞肠段，NGF 合成酶减少，说明突触连接不完全。

【家族性及遗传】

有关 HD 的家族发生研究逐渐增多。在全部巨结肠病例中有家族史者占 1,5%~7%。Dorman 报告为 9%。在家族病例中，其同胞发生率，男性为 2,6%，女性为 7,2%，分别为正常群体发生率的 130 倍和 360 倍。有人报告家族病例中另一特点是长段型明显增多，一般要高 5 倍，且后患者多数比先症者病情严重。在双生子女中多为一卵双生同患此病，而异卵双生则不同时得病。家族性发病多数其父母正常，父母患病其子女发生率不高，到目前尚未见到三代同患此病的报道。

【合并畸形】

HD 合并其他畸形者为 5%~19%，亦有报告高达 30% 左右，其主要畸形有脑积水、唐氏综合征、甲状腺功能低下、肠旋转不良、内疝、直肠肛门闭锁、隐睾、唇裂、肺动脉狭窄、马蹄足、肾盂积水等。在诸多畸形中，中枢神经畸形发生率最高，其次是心血管系统、泌尿系统和胃肠道。尤其是唐氏综合征占 2%~3.4%。

【病理】

HD 的受累肠段可以见到典型的改变，即明显的狭窄段和扩张段。狭窄段位于扩张段远端，一般位于直肠乙状结肠交界处以下距肛门约 4~10cm 以内。狭窄肠管细小，与扩大肠管直径相差悬殊，其表面结构无甚差异。在与扩大结肠连接部形成漏斗状，扩张段多位于乙状结肠、降结肠，严重者可波及横结肠。该肠管异常扩大，其直径较正常增大 2~3 倍。肠壁肥厚、质地坚韧如皮革状。肠管表面失去红润光泽，略呈苍白。结肠带变宽而肌纹呈纵形条状被分裂。结肠袋消失，肠蠕动极少。肠腔内含有大量积粪，偶能触及粪石。切开肠壁见原有的环形肌、纵形肌失去正常比例(2.2∶1)，甚至出现比例倒置。肠壁厚度为狭窄段 2 倍，肠黏膜水肿、光亮、充血而粗糙，触之易出血，有时可见有浅表性溃疡。HD 的主要病理改变位于狭窄肠管。狭窄段肌间神经丛(Auerbach 丛)和黏膜下神经神经丛(Meissner 丛)内神经节细胞缺如(图 58-13，图 58-14)。神经纤维增粗，数目增多，排列整齐呈波浪状。狭窄段近端结肠壁内逐渐发现正常神经丛，

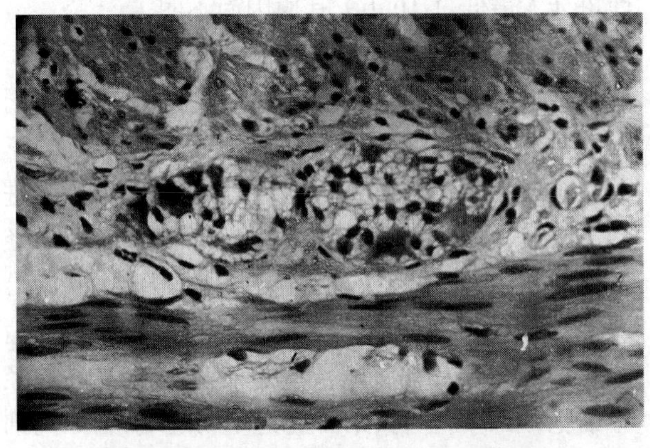

图 58-13　正常肠壁神经丛内神经节细胞

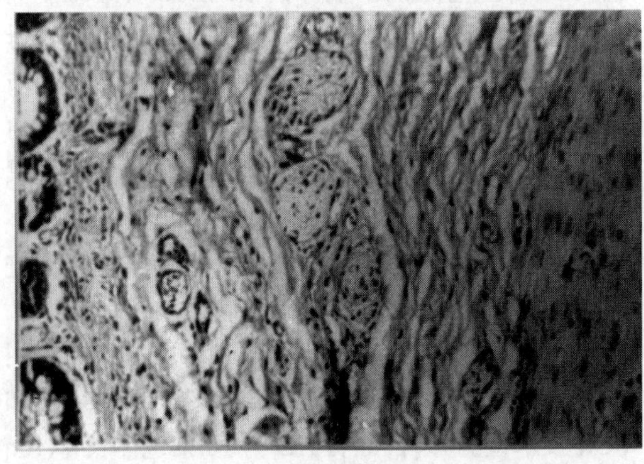

图 58-14　HD 病儿神经丛内无神经节细胞

神经节细胞也渐渐增多。黏膜腺体呈不同程度的病损，结肠固有膜增宽，并伴有淋巴细胞、嗜伊红细胞、浆细胞和巨噬细胞浸润，有时可见浅表性溃疡。

HD 是直肠、结肠某段肠神经系统神经元的发育异常，同时，各类外源性神经的支配发生广泛的紊乱。①肠壁各层副交感（胆碱能）神经节前纤维异常增生、增粗、酶活性增强，固有膜内出现乙酰胆碱酯酶（AChE）阳性神经；②肠壁内去甲肾上腺素（NA）的交感神经节后纤维也同样增多、增粗，其特征是失去正常的肠壁神经丛周围的蓝样神经突触网络结构；③肽能神经支配广泛的紊乱。肠壁各层P物质（SP）、脑啡肽（ENK）诸纤维减少。肠肌丛部位（肌间隙或肌束间）和黏膜层则出现大量增粗的含血管活性肠肽（vasoactive intestinal polypeptide，VIP）、降钙素基因相关肽（calcitonin gene related peptide，CGRP）、生长抑素（somatostatin，SIH）和神经肽Y（neuropeptide Y，NPY）诸纤维束或小神经干或纤维网，NPY 支配过盛更明显。但黏膜下血管中后四种肽能神经明显减少或缺失；④含一氧化氮（NO）神经成分在无神经节细胞结肠段，明显减少或紊乱（图 58-15，图 58-16）；⑤含 5- 羟色胺（5-HT）能神经元成分，在无神经节细胞的肠肌丛周的终末网及肌层内明显减少。本病狭窄段结肠内上述多种神经成分的改变，主要累及运动神经元，对黏膜的分泌和感觉的神经支配也有影响（图 58-17，图 58-18）。

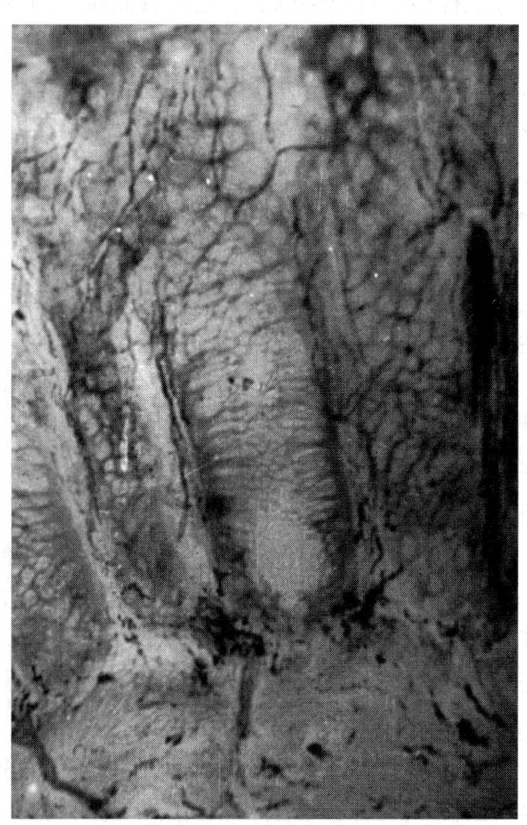
图 58-15　正常肠壁可见丰富的 NO 神经纤维

【分型】

1. 短段型　病变位于直肠中、远段，相当于第2骶椎以下，距肛门距离不超过 6cm。

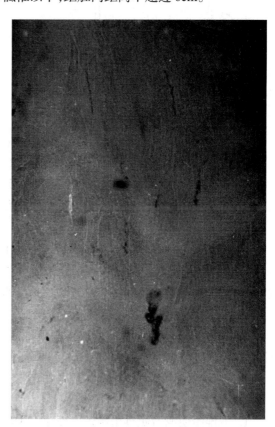

图 58-16　HD 病儿病变肠段 NO 神经明显减少

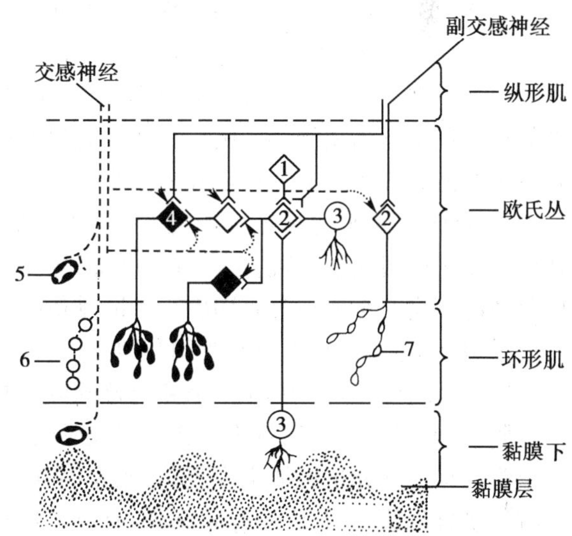

图 58-17　肠壁正常神经支配示意图

1. 自律性神经元；2. 中间神经元；3. 感觉神经元；4. 非肾上腺素能抑制神经元；5. 血管；6. 肌肉；7. 运动终板

注：图示交感副交感神经轴突进入肠壁，当感觉神经元(3)受到刺激后，将冲动传导至中间神经元(2)，通过胆碱能神经轴突传导至非肾上腺素能抑制性神经元(4)，它可引起近端环肌收缩及食团远端肌层松弛

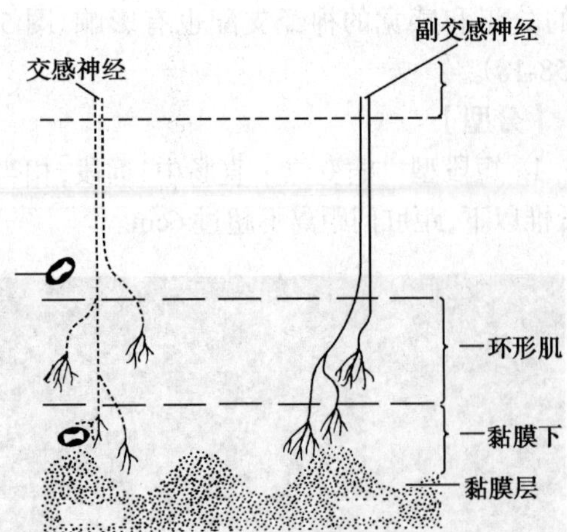

图 58-18 HD 时缺乏肾上腺素能神经(交感神经)和非肾上腺素非胆碱能神经的中间神经元抑制系统,胆碱能神经(副交感神经)轴突直接作用于肠壁平滑肌细胞,以及交感神经直接到达平滑肌的 α 兴奋受体,从而引起病变肠管的持续痉挛收缩

2. 常见型　无神经节细胞区自肛门开始向上延至第 1 骶椎以上,距肛门约 9cm,病变位于直肠近端或直肠乙状结肠交界处,甚至达乙状结肠远端。

3. 长段型　病变延至乙状结肠或降结肠。

4. 全结肠型　病变波及全部结肠及回肠,距回盲瓣 30cm 以内。

5. 全肠型　病变波及全部小肠及结肠

【临床表现】

1. 不排胎便或胎便排出延迟　新生儿 HD 24 小时未排出黑色胎便者占 94%~98%,正常新生儿出生后 24 小时以内排胎便者占 97.7%,过期产儿为 100%,而 24~48 小时以后排便者可能有器质性病变。约有 72% 需经处理(塞肛、洗肠等)方能排便,多数病儿迅即又出现便秘。仅有少数病儿出生后胎便排出正常,1 周或 1 个月后出现症状。

2. 腹胀　腹胀为早期症状之一,约占 87%。新生儿期腹胀可突然出现,也可逐渐增加,主要视梗阻情况而定。至婴幼儿时期由于帮助排便的方法效果愈来愈差,以致不得不改用其他方法,久之又渐失效。便秘呈进行性加重,腹部逐渐膨隆。常伴有肠鸣音亢进,虽不用听诊器亦可闻及肠鸣,尤以夜晚清晰。病儿也可能出现腹泻,或腹泻、便秘交替。呈蛙形腹,伴有腹壁静脉怒张,有时可见到肠型及肠蠕动波。触诊时有时可触及粪石。

3. 呕吐　新生儿 HD 呕吐者不多,但如不治疗,梗阻加重则呕吐可逐渐增加,甚至吐出胆汁或粪液。

4. 肠梗阻　新生儿肠梗阻中 HD 占第 2 位,梗阻多为不完全性,有时可发展成为完全性,新生儿期梗阻情况不一定与无神经节细胞肠段的长短成正比,随着便秘症状的加重和排便措施的失效,病情可转化为完全性肠梗阻,而须立即行肠造瘘术以缓解症状。个别病儿平时虽能排出少量稀便、气体,但肠腔内已有巨大粪石。

5. 肛门指检　直肠指诊对于诊断新生儿 HD 甚为重要。它不但可以查出有无直肠肛门畸形,同时也可了解内括约肌的紧张度、壶腹部空虚以及狭窄的部位和长度。当拔出手指后,由于手指的扩张及刺激,常有大量粪便、气体排出呈爆炸样,腹胀立即好转。如有上述情况应首先考虑 HD 的可能。婴幼儿时期肛检有时可触及粪块,拔出手指时或有气体及稀臭粪便排出。

6. 一般情况　新生儿由于反复出现低位性肠梗阻,病儿食欲不振,严重营养不良、贫血、抵抗力差,常发生呼吸道及肠道感染,如肠炎、肺炎、脓毒症、甚至肠穿孔而死亡。至幼儿期,除上述症状外,病儿长期处于低蛋白血症,生长发育均差,加之肠内大量细菌繁殖、毒素吸收,心、肝、肾功能均可出现损害。严重时病儿全身水肿,下肢、阴囊尤为显著。

【诊断】

新生儿 HD 诊断相当困难,如果新生儿不排便或胎便排出延迟,合并腹胀、梗阻、呕吐,肛门指检伴有气便排出,均应怀疑有 HD 之可能,一般医院仅靠症状及钡灌肠以决定诊断。同济医院常规进行三种检查(钡剂灌肠、直肠肛管测压、直肠黏膜胆碱酯酶检查)。长期以来国内外施行的巨结肠根治术中,经再次复查病理切片发现约 1/3 并非 HD(无神经节细胞),而是神经节细胞增多、减少或发育不良,这类病变统称为 HD 同源病(Hirschsprung disease allied disorder,HDAD)。

1. X 线检查

(1) 直立前后位拍片:X 线片上可以看到低位性肠梗阻,全腹胀气以及淤胀扩大的结肠及液平。

(2) 钡剂灌肠:病变肠段无正常蠕动,肠黏膜光滑,肠管如筒状,僵直、无张力。如果显示出典型的狭窄段、扩张段和移行段,即可明确诊断(图 58-19,图 58-20)。

2. 肛管直肠测压检查　直肠内的压力刺激可引起肛管内括约肌松弛,这种反射现象被称为直肠肛管抑制反射(RAIR)。HD 病人 RAIR 消失。我们施行肛管直肠测压已 4 500 余人次,其正确诊断率达 94% 以上(图 58-21,图 58-22)。

3. 酶组织化学检查　HD 病人,可以看到狭窄部(无神经细胞段)乙酰胆碱酯酶阳性的副交感神经纤维,通常于靠近黏膜肌处分支最为丰富,可见

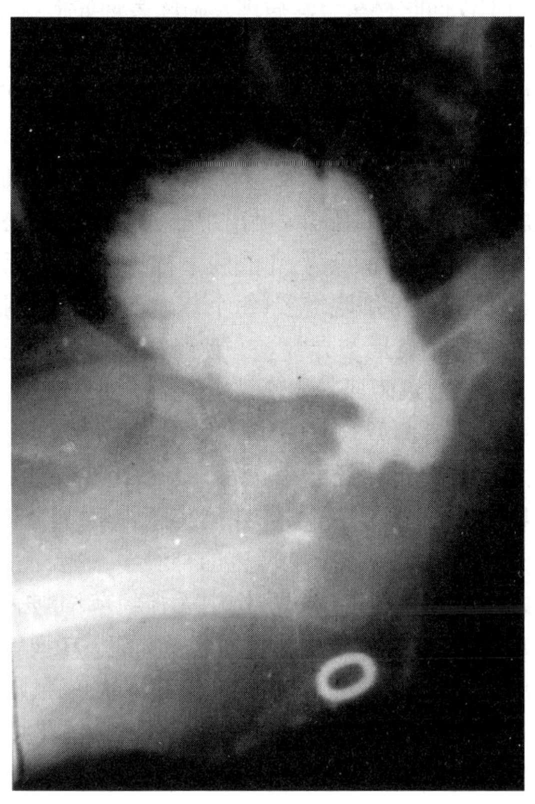
图 58-19 钡灌肠见狭窄及扩张段

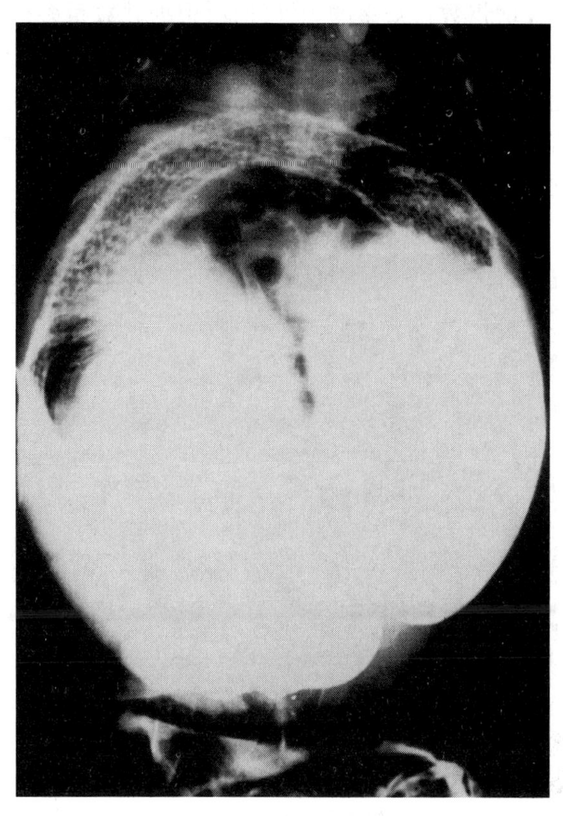
图 58-20 幼儿见结肠明显扩大

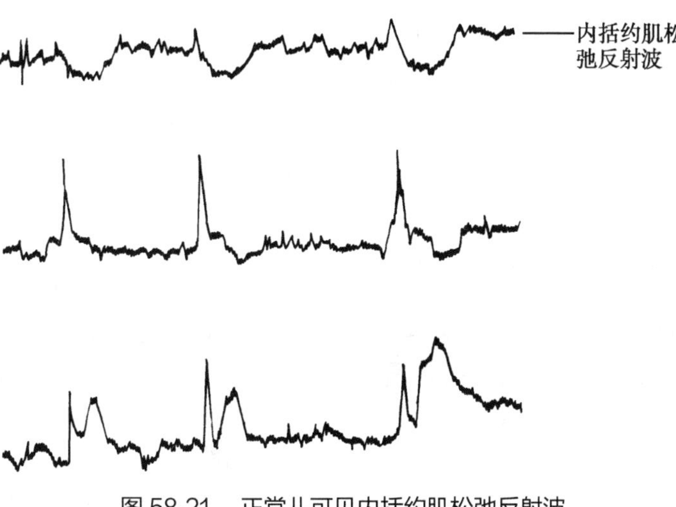

图 58-21 正常儿可见内括约肌松弛反射波

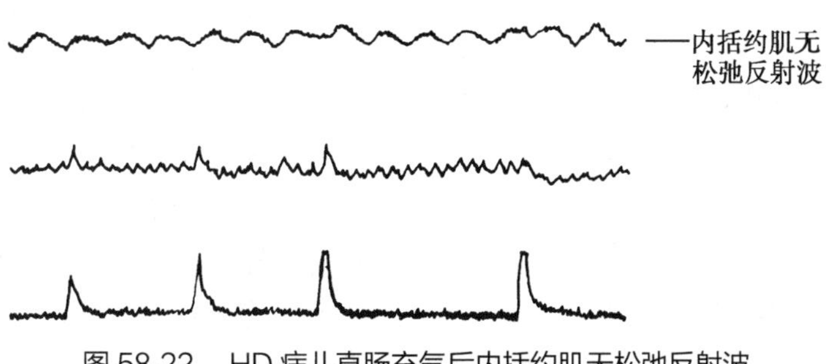

图 58-22 HD 病儿直肠充气后内括约肌无松弛反射波

直径增粗数目众多的阳性纤维,根据其数目多少、粗细可判为(+)~(+++)。自1973年以来,共检查近4 000余例,正确率达到96%以上,未见假阳性结果。本法简单易行,均在门诊进行,从未出现严重并发症(图58-23,图58-24)。

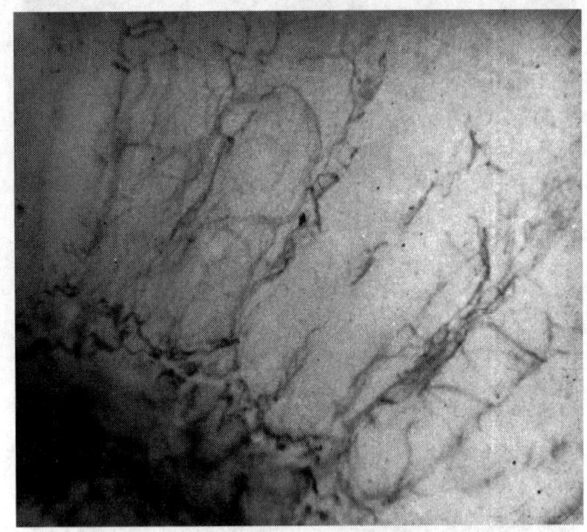

图58-23 HD患儿病变段肠壁可见大量AChE阳性神经纤维

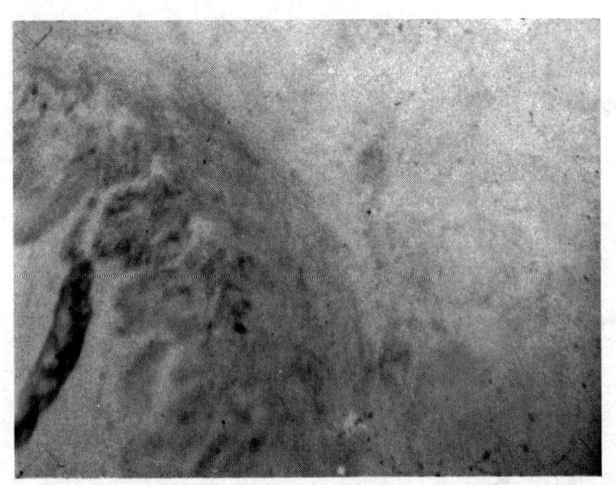

图58-24 正常儿AChE神经检查阴性

4. 直肠活体组织检查 取出直肠壁全层,切片染色,检查有无神经节细胞,如确定无神经节细胞存在,即可诊断为HD,此法需住院手术,除非特殊需要,国内各医院已经很少应用。

【鉴别诊断】

1. HD同源性疾病(HDAD) HD狭窄段无神经节细胞存在。随着病理、组化、电镜等方法研究的深入,学者们发现某些病儿顽固性便秘,症状酷似HD,并均以巨结肠而施行根治术治疗。然而其神经病理学则不相同,常发现神经丛神经节细胞减少,变小,或增多、移位、未成熟等改变,故称之为HD同源病。其发生率占HD的10%~63%,有些可与HD同时存在。其病理及临床表现如下:

(1)肠神经元发育不良(intestinal neuroral dysplasia,IND):本病1970年由Nezelof首先发现,1971年Meier Ruge亦报告,过去有人称为神经节细胞增多症。就诊时年龄平均5岁左右,钡灌肠可见细小结肠或巨结肠,测压2/3可出现非典型的肛管松弛反射,病理检查特点为:①黏膜下神经丛增多,巨大神经节、神经节细胞增多(每个节内多于7个细胞)多为发育不良形态异常。②神经丛神经节细胞异位于肌层或黏膜层。③乙酰胆碱酯酶活性升高,此病可分A、B两型。B型占绝大多数,副交感神经异常,大多数交感神经分布正常。A型极少见,交感神经发育不全或萎缩。④在副交感神经纤维末梢或分支点上出现结节状增生的神经节细胞芽。也有人统计在疑为HD的病例中无神经节细胞症仅占1/3,而2/3为神经节细胞发育异常症。B型单纯性局限型神经元发育不良(IND),其症状较轻,早期保守治疗效果较好,约90%病例用内括约肌切除即可奏效。此症亦可伴发无神经节细胞症(HD)及神经节细胞未成熟症。如为A型,新生儿期常反复发生肠炎,需先作肠造瘘以预防溃疡穿孔。手术则需根据切片检查,HDAD必须切除全部病变结肠。倘若仅切除乙状结肠、直肠则复发率高。此病1岁以内如能确诊,使用保守治疗最少要坚持6个月。4~5岁以后保守治疗效果不佳。

(2)神经节细胞减少症(hypoganglionosis):1962年Rovirala首先报告,现已为众多学者所认识。病儿出生后症状酷似HD,多数有腹胀、呕吐等低位肠梗阻症状。钡剂灌肠也出现狭窄肠段,直肠肛管测压松弛反射消失,部分病儿在结肠造瘘术后又可出现松弛反射或延迟反射。组织化学检查亦可见粗大的胆碱酯酶阳性神经纤维,只有做活检时才能得出正确的诊断。神经节细胞数目仅有正常的1/3,而神经丛面积只有正常的1/5大小。神经节细胞减少症的诊断不易,需进行多处肠壁全层活检连续切片,组化和HE染色结合方可得出正确诊断。此病长段型需在术中快速切片诊断。其治疗方法需切除全部病变肠管,否则容易复发,预后不良。

(3)神经节细胞未成熟症(immaturity of ganglia):此病多发生于未成熟儿,出生后有胎便排出延迟或便秘,并可出现腹胀、呕吐。经洗肠或保守治疗数天或半月后自愈。肛门测压与无神经节细胞症难以区别,钡灌肠可以出现细小结肠,组织学检查其神经节细胞小、数目正常,胞浆少、单个触突,而神经丛面积正常。此症主要是细胞发育未成熟,且直径较正常为小。此病短段型保守治疗多可恢复排便功能，长段型应先造瘘，待数月后根据肠道功能恢复情况再决定治疗方法，关闭瘘管或完全切除病变肠段，其预后良好。

(4)神经节细胞发育不全症(hypogenesis)：临床表现如全结肠型无神经节细胞症，组织学检查除神经节细胞数目和直径异常外，神经丛亦变细长，包括神经节细胞缺乏和不成熟的病理改变兼而有之。肌间神经丛窄而纤长，其面积和细胞数目均不及正常的1/3。其细胞直径只有5~6个月胎儿水平，是高度神经节细胞发育不全症。一般病变波及较长，手术预后不良。

总之，目前诊断同源性疾病比较困难，不同类型的同源病又可相互混合出现，其治疗方法、预后也不完全一样，其诊断方法主要靠全层肠壁活检HE染色，如仍有疑问则进行免疫组化S100蛋白、神经特异性烯醇化酶(NSE)检查即可明确诊断。有条件者可施行乳酸脱氢酶(LDH)、琥珀脱氢酶(SDH)组化检查，以判断神经细胞的成熟程度。手术时必须彻底切除全部病变肠管。否则复发后治疗更为困难。

2. 特发性巨结肠　本症多见于儿童，病儿出生后胎便排出正常，半岁或1岁后出现便秘习惯或便秘合并污便，所以称为特发性巨结肠，经各种检查未能找到解剖病理因素。病儿肠壁内可见正常神经节细胞。本症的临床特点是饮食正常，腹胀不显著，而直肠扩大明显，肛查无狭窄感但可以触及巨大粪石，直肠活检或组织化学检查均可帮助诊断，但有时与内括约肌失弛缓症、超短段型HD及同源病鉴别常有困难。

对本症采用灌肠和饮食治疗，排便训练，肛管扩张、生物反馈、精神及心理疗法多可获得较好的效果。

3. 获得性巨结肠　毒素中毒可导致神经节细胞变性，发生获得性巨结肠。最有代表性的是南美洲发现的锥体鞭毛虫病(Chages病)。由于毒素的影响，不但结肠扩大，而且可出现巨小肠、巨食管。组织学检查贲门肌呈慢性改变。钡餐检查从食管到结肠全部扩张。此外，还有人报告维生素B_1缺乏和结核性肠炎可引起神经节细胞变性发生巨结肠。克罗恩病引起中毒性巨结肠者约占6.4%。

4. 继发性巨结肠　先天性直肠肛管畸形，如直肠舟状窝瘘、肛门狭窄和先天性无肛术后等引起的排便不畅均可继发巨结肠。这些病儿神经节细胞存在，病史中有肛门直肠畸形及手术史，结合其他检查诊断并不困难。而HD合并直肠肛门畸形者亦偶有发生。

5. 神经系统疾病引起的便秘　患有唐氏综合征(先天愚型)、大脑发育不全、小脑畸形和腰骶部脊髓病变者常可合并排便障碍、便秘和失禁。病儿都有典型的症状和体征，必要时可作黏膜组化检查及直肠肛管测压和脊椎拍片，确诊后对症治疗。

6. 内分泌紊乱引起的便秘　甲状腺功能不全(克汀病)或甲状腺功能亢进均可引起便秘。病儿除便秘外尚有全身症状，如食欲不振和生长发育不良等。经内分泌及其他检查可明确诊断。

【一般治疗】

1. 保守治疗　此疗法的目的是用各种方法达到每天或隔天排便1次，解除低位肠梗阻症状。

(1)服润滑剂或缓泻剂：如蜂蜜、麻油、液状石蜡、果导片、泻叶、大黄等，保持每日排便。用药量可以根据粪便性状及次数酌情加减。

(2)塞肛：用开塞露或甘油栓塞肛，每日或隔日1次。

(3)灌肠：0.9%盐水灌肠是较有效的方法，每天灌洗1次，应注意小肠结肠炎的发生，如有腹胀、发热、水泻、脱水等症状时应及时住院治疗。

2. 中西医结合非手术治疗

(1)穴位注射：肾俞及大肠俞穴注射人参液、ATP或新斯的明。

(2)扩张直肠肛管：每日1次，每次30分钟。

(3)内服中药

1)行气通下法：腹大如鼓、大便不行，肠内燥粪积滞者，以行气通下法治之。方用：郁李仁、火麻仁、厚朴、枳壳。此方适用于病儿一般情况良好，大便秘结为主。

2)补气助阳行气导滞法：气虚阳虚不能运化而致肠内气滞淤积，大便不畅，粪稀而奇臭者以补气助阳，行气导滞法治之。方用：党参、黄芪、巴戟天、九香虫、枳实、厚朴等。此方用于便秘合并肠炎病儿。

3)益气养血润燥法：气血俱虚，津血枯燥而大便不行者，以益气养血润燥为主，佐以行气化瘀之品。方用：党参、当归、二地、肉苁蓉等。此方用于一般情况不良之病儿。

总结用本疗法治疗患病儿观察1年以上者90例，长期随访5年以上者34例，最长者达11年。90例总有效率达75.6%。此法适用于超短段型或同源病病儿。

【巨结肠根治术】

(一)经肛门巨结肠手术(Soave术)

1998年Torre报告经肛门切除无神经节细胞

肠段,并将近端正常结肠拖出与肛管吻合(Soave术)。此手术不必开腹,损伤小、出血少,全身情况恢复快、住院时间短、费用低、腹部无伤口瘢痕、美观。我国自2001年开展该术式以来,全国有条件的医院已普遍应用,并取得满意的效果,适应此术式者约占HD的50%左右。Soave术式易引起吻合口狭窄、污便、失禁,目前我国已有改良术式,效果良好。

手术步骤:

1. 扩肛、直肠内消毒,肛管松弛直肠呈轻度脱垂状,放射状缝合齿状线及周围皮肤共8针,结扎后直肠呈外翻状。

2. 在齿状线上方环状切开一周,分离直肠黏膜,(图58-25)

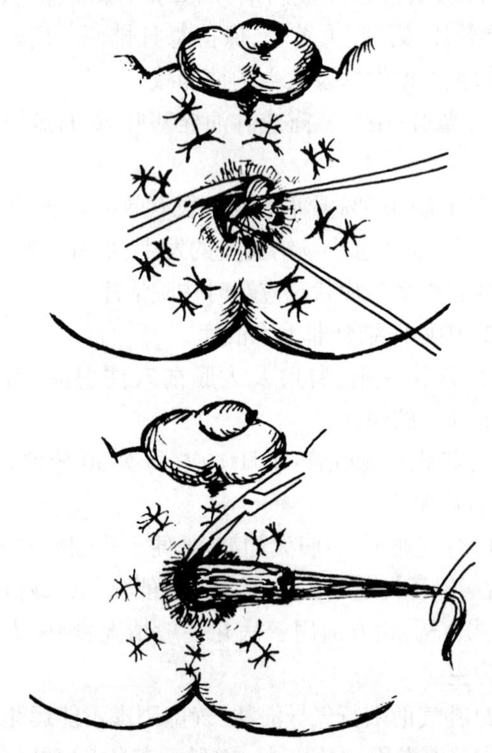

图58-25 环形切开直肠黏膜,向上分离至腹膜反折处

3. 当黏膜管分离至5~6cm时,小心切开前壁肌鞘及腹膜,证明已进入腹腔后紧贴肠管将肌鞘全部切开一周。

4. 牵拉直肠、分离结扎直肠、乙状结肠、降结肠连接部,直至正常肠段可以无张力的拖出肛门吻合,并保证血供良好。切除扩大结肠。将正常结肠浆肌层与直肠肌层缝合一周,

5. 为防止吻合口狭窄及内括约肌切除过多,或切除全部直肠黏膜受纳器所引起污便、失禁,或因保留过多术后便秘复发,国内许、易、高氏采用"大斜面"、V形即"心形吻合",该术式施行已近千例,不需扩肛,术后长期随访无污便、失禁,效果满意。

(二) 腹腔镜手术

1994年Smith在腹腔镜辅助下成功地为1例2岁巨结肠病儿施行Duhmel式拖出术,之后国内外相继开展,多采用Soave术式。亦有人施行"心形斜吻合术"效果更为满意。

手术步骤:

1. 用Veress针在脐环上部穿入腹腔,新生儿脐静脉尚未完全闭锁、宜采用脐窝下切口。

2. 右上腹置套管放入腹腔镜,超声刀游离结肠系膜,使移行段近端正常结肠可无张力的拖至肛门外吻合。

3. 会阴部扩肛,将结肠用腹腔镜辅助经肛管推出至肛门外。切开直肠肌鞘,将近段扩大结肠拖出,直至正常肠管标记处,切除巨大结肠。

4. 直肠肛管背侧纵切至齿线上0.5cm处,结肠直肠浆肌层缝4针,12、3、6、9点处作为标准线,然后呈心形缝合一周。切除多余肠管全层吻合,均如心形吻合术(参考心形吻合术)。放橡皮管于肛门内4天拔出。

HD根治手术国内外大宗病例的统计以及近期文献报告,均证明其手术复杂,并发症多。经过30多年的临床研究与观察,我们发现某些并发症与该手术的固有缺陷有关,如Duhamel手术的盲袋与闸门症候群,Rebhein术的内括约肌痉挛和便秘复发,Soave术的吻合口狭窄、术后污便、失禁、直肠夹层感染等。对于吻合口狭窄、吻合口漏、盆腔感染等则可以通过手术方法的改进而防止。而肛门污便、失禁或便秘复发不但发病率高,而且可遗憾终生。则主要与内括约肌处理不当及直肠黏膜完全切除有关。我们通过对各种术式的操作与比较,吸收某些术式的优点,摒弃其缺点,并在此基础上重新设计出一种术式——直肠肛管背侧纵切、心形斜吻合术,亦称心形吻合术。此术式不但消除了常见并发症,更重要的是避免了切除内括约肌过多或过少,防止了术后污便、失禁或便秘复发。此术式不同于Swenson、Duhamel手术,它们切除大部分或一半内括约肌,术后易发生污便、失禁。更不同于Rebhein和Soave手术,它们保留了几乎全部病变内括约肌或切除全部直肠黏膜,术后易发便秘、污便及失禁症状。

(三) 直肠肛管背侧纵切、心形斜吻合术(王果手术)

开腹后了解狭窄肠管的部位、长度以及扩大肠管的范围。在腹膜反折处紧靠直肠剪开腹膜。在直肠后间隙进行分离,向尾端分离至尾骨尖(约为

齿状线水平）。结扎切断上 1/3 直肠侧韧带，盆腔内用干纱布填塞止血。向上剪开结肠系膜的腹膜层和脾结肠韧带。逐一钳夹、切断乙状结肠、降结肠动、静脉。游离结肠脾曲，使正常结肠在无张力情况下，顺利拖出肛门外吻合。术者转至会阴部操作，强力扩张肛管，放入橄榄头扩张器，于直肠上端在扩张器颈部粗丝线结扎结肠。如无此种橄榄头可用环钳替代，针线穿过环孔结扎结肠两道。

直肠、结肠套叠式拖出肛门外（图 58-26），在结扎线处切断直肠。继而将粗大结肠徐徐拖出，直至可见到已缝有标记的正常肠段为止。切除粗大结肠，用长血管钳钳夹近端结肠。拖出过程中，慎勿使肠管扭转。

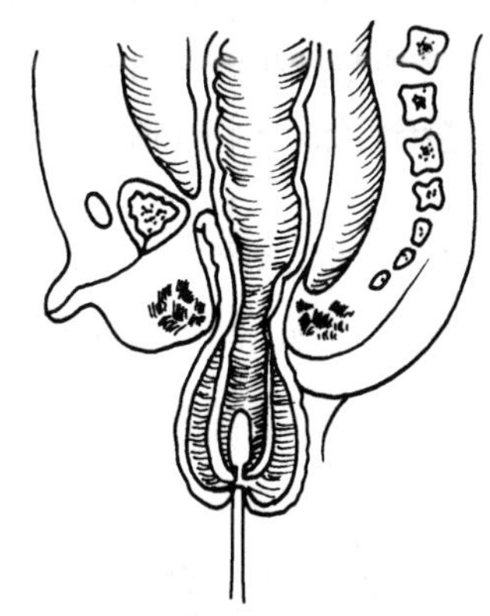

图 58-26　直肠结肠套叠式拖出肛门外

直肠背侧纵行劈开至齿线上 0.5cm 处，切口两翼分开呈 V 形，细心分离清除直肠周围的疏松结缔组织，使直肠肌层吻合时可与结肠浆肌层贴紧，切勿在两肠壁间夹入脂肪垂或结缔组织，以致愈合不良，造成术后吻合口漏。

首先在 V 形尖端（即 6 点处）缝两针，3、9、12 点各缝 1 针作为固定牵引线。应特别注意 V 形尖端引线必须靠近齿线，不可过远，12 点引线距肛门缘约 2cm，结肠前壁吻合部应适当较高，即缩短 2cm，以免吻合后前壁肠管过多，堆积于肠腔。切不可在未看准齿线时盲目缝合，否则不但不能作成心形斜吻合，而且术后将发生环形狭窄和内括约肌痉挛症状。然后牵拉两根牵引线，在两根线间顺序缝合浆肌层一周（图 58-27）。有人改用可吸收线吻合，以避免术后丝线脱落大便带血之虞。

切除多余直肠结肠，同样在四周等分缝合牵引线 4 根，在两线之间依次全层缝合一周。吻合完成后，前壁长、后壁短，然后将其送还盆腔。吻合口前壁距肛门约 4cm 左右，后壁约 2cm 左右（图 58-28，图 58-29）。

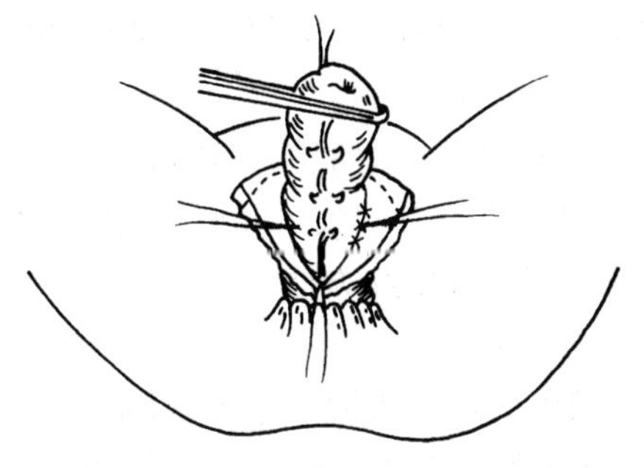

图 58-27　3、6、9、12 点处各缝 1 针吻合点标准牵引线，在两线间缝合浆肌层一周

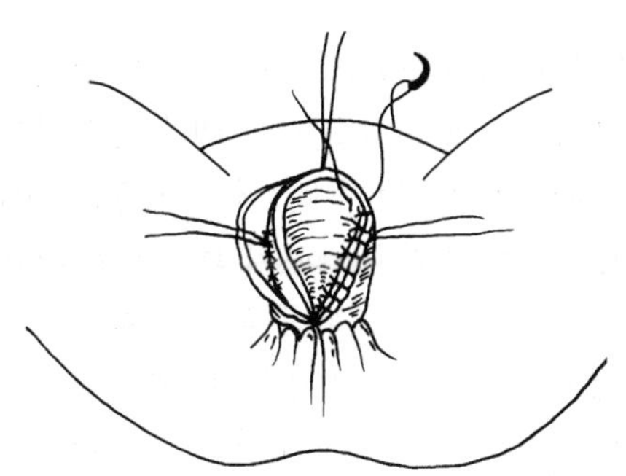

图 58-28　切除多余结肠，全层吻合一周

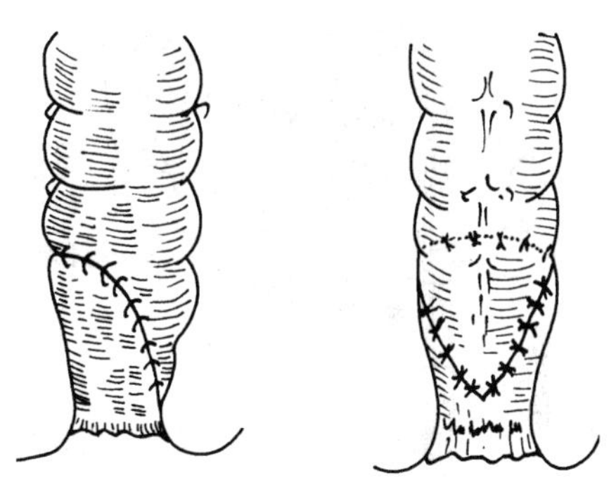

图 58-29　吻合完成后推还盆腔，正面观如心形吻合口宽大，侧面观前高后低

术者更换无菌衣服、手套，转至腹部手术，封闭盆底，修复腹膜，逐层关闭腹腔。

此手术的优点：①手术显露清晰、步骤简要，易于掌握；②盆腔分离少，常规不放导尿管，仅在开腹和关腹时各挤压膀胱 1 次，从而避免了膀胱感染和疼痛性尿潴留；③肛门外切除结肠，行端 - 端斜吻合，减少了盆腔及腹腔污染机会，也节约了腹腔内操作时间，同时消灭了盲袋、闸门、吻合口感染和裂开等并发症；④心形斜吻合口径宽大，不需要扩肛，避免其他术式扩肛 3~6 个月，减轻了家属经济及精神负担和病儿痛苦；⑤不需任何夹具，减少护理工作，消除了家长的恐惧心理，以及夹具引起的各种并发症；⑥最大限度地保留了内括约肌及全部直肠黏膜的感觉反射功能，同时也完全解除了内括约肌痉挛，从而基本上解决了术后污便、失禁和便秘复发，并减少肠炎发生率。

由于此术式基本上消除了伤口感染、吻合口漏、吻合口狭窄以及肛门失禁和便秘复发。目前全国许多医院相继采用此方法，治疗病儿已数千例，均取得良好效果。

现在国内广泛开展微创手术（经肛门手术、腹腔镜根治术），但许多术者的吻合方法仍采用此法（有人称为V形吻合或大斜面吻合）。

（四）结肠切除、直肠后拖出术（Duhamel手术）

开腹后分离直肠上部及乙状结肠，直肠在平耻骨平面切断。直肠残端闭合。切除巨大结肠。用手指或钳夹纱布球分离直肠后骶前间隙直至皮下。

用尖刀在齿线处切开后半环。将结肠由直肠后拖出肛门外。结肠后半环全层与远端肛管均匀缝合，远端肛管后壁与结肠前壁用两把血管钳呈倒V形钳夹。术后6~8天，两钳间肠壁坏死，前后肠管贯通形成一新的肠腔（图58-30）。

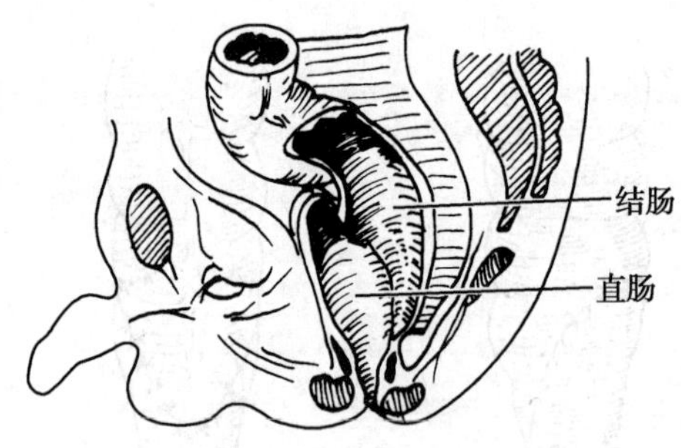

图58-30 直肠结肠贯通，形成一新肠腔

由于直肠残端呈盲袋形，大便潴留形成粪石，压迫膀胱及结肠。直肠结肠间隔过低可形成闸门，此为本术式特有的两种并发症。

（五）直肠黏膜剥除、鞘内结肠拖出术（Soave手术）

将结肠由剥除黏膜的直肠肌鞘内拖出吻合，与正常结肠浆肌层间断缝合（图58-31）。

此手术的优点是不需要解剖盆腔，无损伤盆丛和其他器官之虞。完整地保留了内外括约肌，无盲袋及闸门形成，该术式除应用于HD根治术外，尚可应用于息肉病的全结肠切除、根治术后复发病例。

此手术的主要缺点是完全切除直肠黏膜感觉受纳器，术后易发生污便、失禁，另外如黏膜未剥除完全者，术后发生鞘内黏液分泌感染，脓液由会阴流出形成瘘管，侵及腹腔者形成腹膜炎。另一缺点

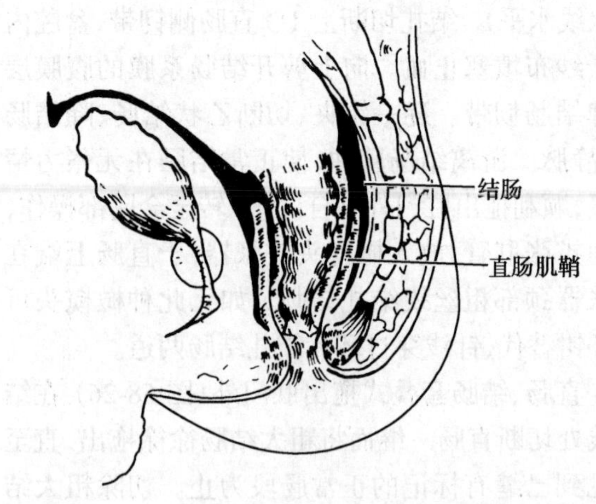

图58-31 术后直肠段为双层肌肉层，易发生痉挛狭窄

是为肠管回缩和病变直肠痉挛狭窄，造成症状复发的内括约肌症状群。所以术时应将直肠内括约肌上部切开，术后必须坚持扩肛3~6个月。

（六）经腹结肠切除、结肠直肠吻合术（Rehbein手术）

直肠在距肛门婴儿3~5cm、儿童5~7cm切断直肠，然后切除巨大结肠。结肠直肠端-端吻合（图58-32）。

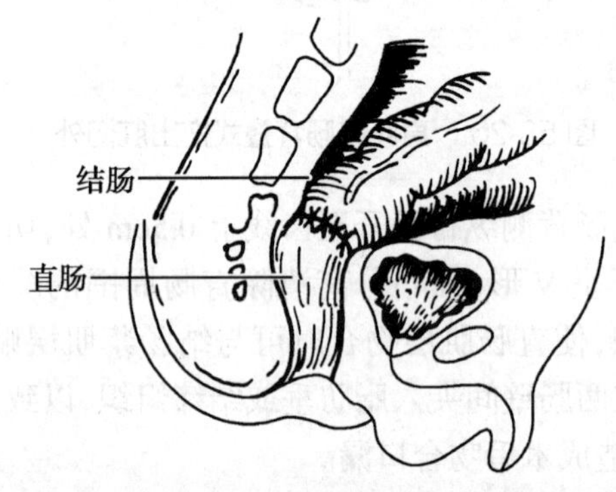

图58-32 结肠直肠吻合

此术式根本缺点是保留了5cm左右无神经节细胞的病变肠管，相当于短段型巨结肠，因此术后常有内括约肌痉挛和便秘复发，需再次手术切除部分内括约肌者，约占13%左右。另外，此术式需在盆腔内吻合，难免污染造成盆腔感染等并发症。

（七）拖出型直肠结肠切除术（Swenson手术）

1. 分离直至皮下，切除巨大结肠。暂时封闭两端断端。

2. 扩肛后用长弯血管钳夹住直肠残端，将直肠外翻至肛门外。

3. 在齿线处环形分次切断直肠，将直肠与拖出结肠浆肌层对齐缝合，切除直肠及多余结肠全层缝合一周（图58-33）。

此手术分离面广，出血及损伤多，术后并发症多，如吻合口漏、吻合口狭窄、尿潴留、盆腔感染、大便失禁等。

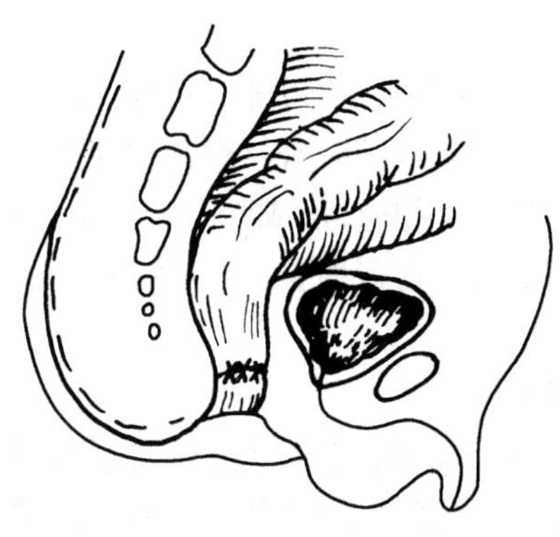
图 58-33 直肠肛管吻合

【其他术式】

1. 经肛门内括约肌部分切除术 此法主要适用于 HD 同源病，超短段型及部分短段型(狭窄段距肛门 4cm 以内)。经肛门在齿状线处切开 8~12 点钟处黏膜，向上分离黏膜 4~6cm(超过狭窄段)，同样方法分离内括约肌，切除内括约肌 1cm 宽、5~6cm 长，术后 2 周开始扩肛 3 个月。此法对 HD 同源病疗效良好，约 90% 有效。

2. 全结肠型 HD，过去多采用 Martin 手术，切除脾曲以上结肠，将降结肠与回肠侧 - 侧吻合(图 58-34)。由于考虑到 80%~90% 的氯化钠及水分在右半结肠被吸收，故 Boley 改为切除左半结肠，将回肠与右半结肠吻合(图 58-35)，研究发现切除回盲瓣后维生素 B_{12}、维生素 E、脂肪酸、胆酸均吸收不良，而且有发生胆石和尿路结石之虞，造成生理和营养的严重紊乱，同时也失去回盲瓣的阻挡功能，结肠内细菌逆行进入小肠，形成菌群移位失调，因此 Sauer 等提出保留回盲瓣手术(图 58-36)。

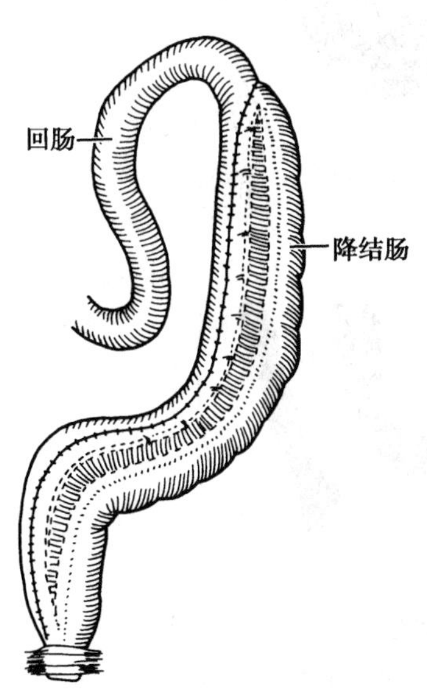

图 58-34 Martin 术
完成长段的小肠 - 结肠吻合术

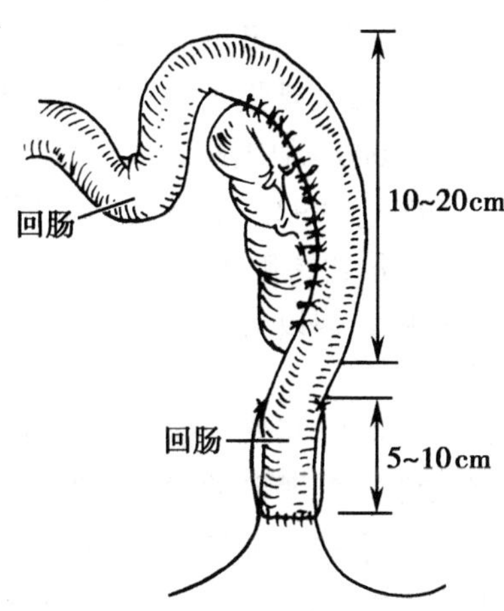

图 58-35 升结肠回肠侧 - 侧吻合

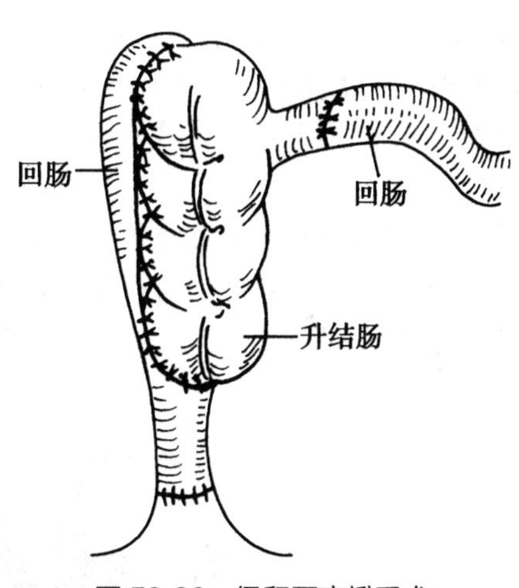

图 58-36 保留回盲瓣手术

【治疗原则】

1. 新生儿诊断不明确宜先行非手术治疗。

2. 新生儿超短段型或同源病，可先行非手术治疗或内括约肌条状切除。

3. 新生儿短段型、常见型，估计降结肠拖出吻合可以正常排便者，行经肛门或腹腔镜辅助下手术。

4. 儿童或婴儿长段型、全结肠型或长段型同源病，降结肠横结肠扩张严重、估计乙状结肠切除后近段结肠难以恢复正常功能者，宜行腹腔镜或开腹根治术。

(王 果)

第九节 肛门直肠畸形

先天性肛门直肠畸形(congenital anorectal malformation)较常见,是世界卫生组织常规监测的先天畸形之一,一般文献报告其发病率在新生儿中为 1 : 1 500~1 : 5 000,据中国出生缺陷监测网对全国各地医院 1987—1992 年抽样监测,其平均发病率为 2.81/ 万,占消化道畸形的第 1 位。男女性别的发病率大致相等,但以男性稍多。

【胚胎学】

在胚胎第 3 周末,后肠末端膨大与前面的尿囊相通,形成泄殖腔。泄殖腔的尾端被外胚层的一层上皮细胞膜所封闭,称为泄殖腔膜,使与体外相隔。第 4 周位于泄殖腔与后肠间的中胚层皱襞形成并向尾侧生长,同时间充质于泄殖腔两侧壁的内方增生形成皱襞,向腔内生长,这些构成尿直肠隔,将泄殖腔分为前后两部分,前者为尿生殖窦,后者为直肠,使两个系统的交通越来越小,逐渐形成一个小管道,称泄殖腔管,于第 7 周时完全封闭(图 58-37)。

尿直肠隔与泄殖腔的中央处融合,并向外突出成为会阴巨状突——未来会阴的胚芽,同时泄殖腔膜也被分为前后两部分,前者为尿生殖窦膜,后者为肛膜,第 7、8 周时,两个膜先后破裂。从第 5 周开始,肛门处形成肛凹,且逐渐加深接通直肠,肛膜破裂后便与直肠相通,形成肛门。胚胎第 4 个月时,会阴向前后方向迅速增长,最后使肛门后移到通常位置。

【病因】

肛门直肠畸形的发生是正常胚胎发育期发生障碍的结果,胚胎发育障碍发生的时间越早,肛门直肠畸形的位置越高。引起肛门直肠发育障碍的原因,尚不清楚。据文献报道,肛门直肠畸形有家族发生史者约占 1%~9%。近年来通过对 HoxA-13、HoxD-13、Gli2 等检测和分析,发现基因表达异常与先天性肛门直肠畸形有关,并进一步证实肛门直肠畸形是遗传和环境因素共同作用的多基因疾病。

有人用乙烯硫脲、阿维 A 脂等致畸物质诱发妊娠大白鼠产生肛门直肠畸形鼠仔,畸形发生率高达 30%~90%,其畸形类型及病理改变与人类肛门直肠畸形极相似,说明上述物质是某些胚胎期动物发生肛门直肠畸形的直接原因。

【病理】

1970 年制定的国际分类,以直肠末端与肛提

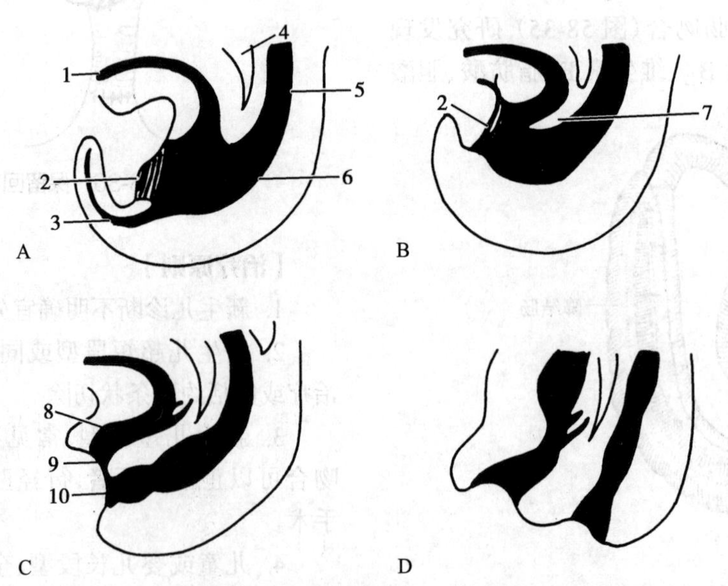

图 58-37 肛门直肠正常胚胎发育

A. 胚胎第 5 周(7.5mm);B. 胚胎第 6 周(9.4mm);C. 胚胎第 7 周(22.8mm);D. 胚胎第 9 周(42mm)

1. 尿囊管;2. 泄殖腔膜;3. 尾肠;4. 腹腔;5. 肠;6. 泄殖腔;7. 尿直肠隔;8. 泄殖腔管;9. 尿生殖窦膜;10. 肛膜

肌，特别是耻骨直肠肌的关系为基础，将肛门直肠畸形分为高位、中间位和低位三型。直肠盲端终止于肛提肌之上者为高位畸形；直肠盲端位于耻骨直肠肌之中，被该肌所包绕为中间位畸形；穿过该肌者为低位畸形。1984 年又对该分类法加以修订，使其简化，便于应用（表 58-2）。

表 58-2 肛门直肠畸形 Wingspread 分类法（1984）

男性	女性
（一）高位	（一）高位
1. 肛门直肠发育不全	1. 肛门直肠发育不全
（1）并直肠尿道前列腺瘘	（1）并直肠阴道瘘
（2）无瘘	（2）无瘘
2. 直肠闭锁	2. 直肠闭锁
（二）中间位	（二）中间位
1. 直肠尿道球部瘘	1. 直肠前庭瘘
2. 无瘘的肛门发育不全	2. 直肠阴道瘘
	3. 无瘘的肛门发育不全
（三）低位	（三）低位
1. 肛门皮下瘘	1. 肛门前庭瘘
2. 肛门狭窄	2. 肛门皮下瘘
	3. 肛门狭窄
（四）少见畸形	（四）一穴肛畸形
	（五）少见畸形

无论哪一类型的肛门直肠畸形，都可能并发直肠泌尿生殖系瘘和会阴瘘，瘘的发生率为 50%，尤以女孩为最多见。

肛门直肠畸形不仅肛门直肠本身有发育不全，盆底肌肉、骶骨及神经等也有改变。畸形类型不同，其病理改变也不同。高位畸形时，耻骨直肠肌明显向前上方移位，依附于前列腺、尿道或阴道后方；内括约肌缺如，或发育不全；外括约肌发育不良，肌纤维走行紊乱。中间位畸形直肠盲端位于耻骨直肠肌之中，内括约肌发育不全，外括约肌发育良好。低位畸形直肠已穿过耻骨直肠肌，其内外括约肌基本正常。

肛门直肠畸形常合并其他先天性畸形，其发病率占 30%~50%，且常为多发性畸形，最常见者为泌尿生殖系畸形、脊柱畸形、心血管畸形和消化道其他部位畸形。这些多发性畸形的存在，不但增加治疗上的困难，而且影响治疗效果。

【临床表现】

先天性肛门直肠畸形的种类很多，其临床症状不一，出现症状的时间也不同。有的病儿生后即出现肠梗阻症状，有的生后很久才出现排便困难，甚至少数病儿长期没有症状或症状轻微。绝大多数肛门直肠畸形病儿，在正常肛门位置没有肛门，婴儿出生后只要仔细观察会阴部即可发现，特别是在婴儿出生后 24 小时不排胎便，就应想到肛门直肠畸形，而及时进行检查。如未能早期发现，约有 3/4 的病例，包括全部无瘘的肛门直肠闭锁和一部分虽有瘘但瘘口狭小不能排出胎粪或仅能排出少量胎粪者，如直肠膀胱瘘、尿道瘘等，喂奶后就出现呕吐，吐出物为奶并含有胆汁，以后可吐粪样物，腹部逐渐膨胀，病情日趋严重。另一部分病例，包括肛门直肠狭窄和有阴道瘘、前庭瘘及会阴瘘而瘘管较粗者，在生后一段时间内不出现肠梗阻症状，而在几周、几月甚至几年后出现排便困难，便条变细，腹部膨胀，有时在下腹部可触到巨大粪块，已有继发性巨结肠改变。

高位畸形约占肛门直肠畸形的 40%。男孩较女孩多见。不论是男孩或女孩往往有瘘存在，因瘘管较细，几乎都有肠梗阻症状。直肠末端位置较高，在肛提肌以上，骨盆肌肉的神经支配常有缺陷，并常伴有脊柱和上部尿路畸形。此种病儿在正常肛门位置皮肤稍凹陷，色泽较深，但无肛门。病儿哭闹或用劲时，凹陷处不向外膨出，甚而内陷，用手指触摸该处也没有冲击感。女孩往往伴有阴道瘘，多开口于阴道后穹窿部。此类病儿外生殖器发育不良，呈幼稚型。因无括约肌控制，粪便经常从瘘口流出，易引起泌尿生殖道感染。泌尿系瘘几乎都见于男孩，女孩罕见。膀胱瘘病儿尿与胎粪混合呈绿色，排出尿的最后部分色泽更深，同时可排出潴留在膀胱内的气体。直肠尿道瘘时，仅在排尿开始时排出少量胎粪，不与尿相混，而以后的尿液则是透明的。因为没有括约肌控制，从外尿道口排气与排尿动作无关。常规检查病儿尿中有无胎粪成分，对诊断泌尿系瘘有重要意义。

中间位畸形约占 15%。无瘘者直肠盲端在尿道球海绵肌边缘，或阴道下端附近，耻骨直肠肌包绕直肠远端。有瘘者其瘘管开口于尿道球部、阴道下段或前庭部。其肛门部位的外观与高位畸形相似，也可自尿道或阴道排便，探针可通过瘘管进入直肠，用手指触摸肛门部可触到探针的顶端。

直肠前庭瘘较阴道瘘多见。瘘孔开口于阴道前庭舟状窝部，也称舟状窝瘘。瘘孔较大，婴儿早期通过瘘孔基本能维持正常排便，婴儿能正常发育，仅在稀便时有失禁现象。直肠前庭瘘与肛门前庭瘘的区别是通过瘘口插入探针，探针向头侧走行而非向背侧。

低位畸形约占40%。此种畸形多合并有瘘管，但很少并发其他畸形。临床表现有的在正常肛门位置有凹陷，肛门被一层隔膜完全闭塞，透过它可看到存留在肛管内的胎粪，呈深蓝色。病儿哭闹时隔膜明显向外膨出。有的肛膜虽破，但不完全，其口径仅有2~3mm，排便困难，粪条很细，像挤牙膏一样。很多低位畸形的病儿有肛门皮下瘘管，其中充满胎粪，而呈深蓝色，瘘管开口于会阴部或更前一些至阴囊缝线或阴茎腹侧的任何部位。

【诊断】

先天性肛门直肠畸形的诊断一般并不困难，但更重要的是准确地测定直肠闭锁的高度，直肠末端与耻骨直肠肌的关系和有无泌尿系瘘以及脊柱畸形的存在，以便更合理的采取治疗措施，为此，X线检查是不可缺少的。

1930年Wangensteen和Rice设计了小儿倒置位摄片法诊断肛门直肠畸形，至今仍被广泛采用。操作步骤是在生后12小时以上，先将病儿卧于头低位5~10分钟，用手轻柔按摩腹部，使气体充分进入直肠。在会阴部相当于正常肛门位置的皮肤上固定一金属标记，再提起病儿双腿倒置1~2分钟，X线中心与胶片垂直，射入点为耻骨联合，在病儿吸气时曝光，做侧位和前后位摄片。盆腔气体阴影与金属标记间的距离即代表直肠末端的高度。在侧位片上，从耻骨中点向骶尾关节画一线为耻尾线(PC线)，再于坐骨嵴与耻尾线画一平行线为I线(图58-38)。如直肠气体影高于耻尾线者为高位畸形，位于两线之间者为中间位畸形，低于Ⅰ线者为低位畸形。这对决定治疗措施，选择术式有重要意义。

尿道膀胱造影可见造影剂充满瘘管或进入直肠，对确定诊断有重要价值。对有外瘘的病儿，采用瘘管造影，可以确定瘘管的方向、长度和直肠末端的水平。

B超检查时，由于直肠盲端多充满胎粪而呈低回声或近似无回声，可测出其与肛门皮肤间的距离。

CT和MRI检查不但能确定肛门直肠畸形的类型，还可了解耻骨直肠肌、外括约肌的位置和发育情况，以及骶骨和脊髓有无畸形，有助于选择术式和估计预后。

对高、中位畸形病儿应做泌尿、循环、消化系统和脊柱的全面检查，以便发现伴发畸形。

【治疗】

现代外科要求对肛门直肠畸形的治疗要达到解剖重建与功能重建的统一。即一方面根据畸形的类型选用合适的术式，利用显微外科技术及电刺激，尽量减少手术损伤，保留直肠末端尽管是发育不良的内括约肌，使直肠通过耻骨直肠肌和外括约肌中心，使肛门直肠与周围组织恢复正常的解剖关系；另一方面，术后进行排便训练，尽量使病儿排便功能逐渐恢复正常，能像正常人一样生活、学习、工作和娱乐，生活质量良好。

先天性肛门直肠畸形的治疗方法，根据其类型及末端的高度不同而不同。

肛门或直肠下端轻度狭窄，一般采用扩张术多能恢复正常功能。如肛门显著狭窄，须进行手术治疗，即沿狭窄的肛门后缘呈V形切开皮肤，向上稍游离直肠后壁及两侧壁，剪除部分肠壁后，将其与皮肤切缘仔细缝合并留置肛管。

低位肛门畸形和直肠前庭瘘可行会阴肛门成形术，前者一般须在1~2天内完成手术，后者因瘘孔较大，在一段时间内尚能维持正常排便，可于6个月以后施行手术。

会阴肛门成形术是在正常肛门位置做X形切口(图58-39)，各长1.5cm，切开皮肤及皮下组织，从括约肌中心插入止血钳，向上分离找到直肠盲端，并紧贴肠壁做轻柔的分离，以免损伤尿道或阴道、盆底腹膜和神经丛。游离直肠要充分，直到直肠盲

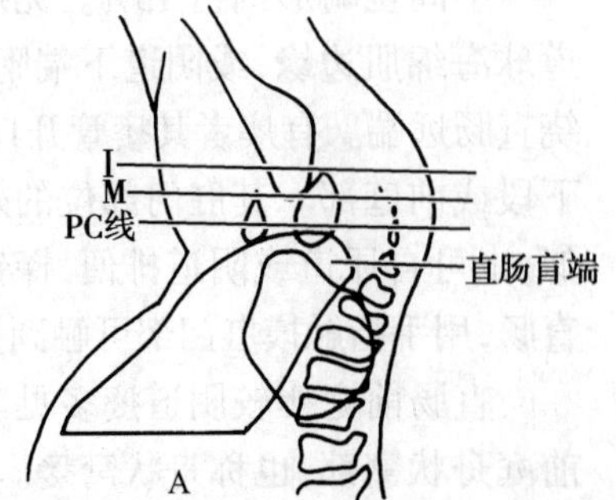

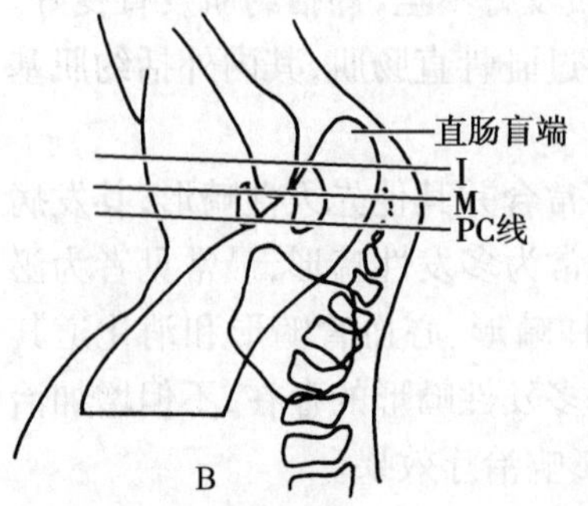

图58-38 肛门直肠畸形倒置侧位摄片的标记线
A.高位畸形；B.低位畸形

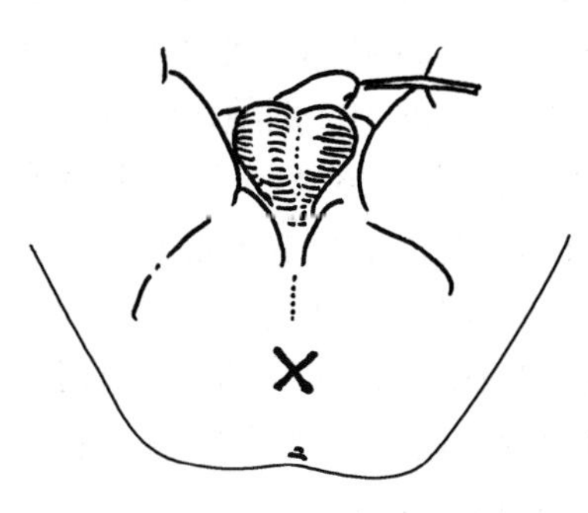
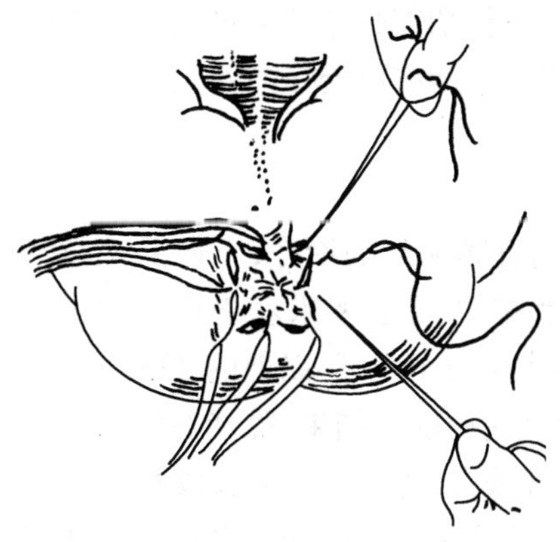

图 58-39 会阴肛门成形术

端能自然地突出于皮肤切口之外为止。这样直肠黏膜与皮肤缝合时才无张力。否则，如果缝合时张力过大，易致缝线早期脱落，直肠回缩后形成瘢痕狭窄。直肠充分游离后，将浆肌层与括约肌缝合固定。按十字形切开直肠盲端，排出胎便，将皮肤切口的四个皮瓣尖端插入直肠盲端十字形切口的间隙中，准确地缝合直肠黏膜与皮肤切缘。

中间位或高位肛门直肠畸形，除伴阴道瘘，其瘘孔较大，在一段时间内尚能维持正常排便者外，确定诊断后，为了挽救病儿生命，应做横结肠或乙状结肠造瘘术，以解除梗阻症状，待 6 个月后，行骶会阴、腹骶会阴或后矢状入路肛门成形术。

骶会阴（适于中间位）或腹骶会阴（适于高位）肛门成形术的特点是，在骶尾部做横切口长约 5cm，靠中线向深部分离，用直角钳于直肠盲端处（中间位）或尿道、阴道后壁（高位）分离耻骨直肠肌。然后于肛穴处作 X 形切口，通过外括约肌中心向上分离，使与骶部切口相通，用宫颈扩张器逐渐将两肌环扩大至能通过直肠为止，再经骶部（中间位）或腹部（高位）切口充分游离直肠，显露、切断、缝合瘘管，并使直肠盲端穿过耻骨直肠肌环和外括约肌中心，与会阴部皮肤缝合形成肛门。

后矢状入路肛门直肠成形术：1982 年 de Vires 和 Pena 提出从后矢状正中切开，将横纹肌复合体分成左、右两部分。后矢状切口自尾骨尖上方到肛凹处，用针形电刀切开各层组织，术中随时用电刺激，观察两侧肌肉收缩，使全部手术操作过程保持在正中线上进行。找到直肠盲端，充分游离、松解，使其能无张力地拖至肛门皮肤。对肠管粗大者，应在背侧纵行剪裁，缩小至直径 1.2cm 左右缝合，应尽量保留直肠远端，以便保存发育不全的内括约肌。再将肠管间断缝合固定于两片肌肉复合体和纵行肌间并形成肛门。合并尿道瘘或阴道瘘者在距瘘 1.0cm 处横行切开直肠，缝合闭锁瘘口。对高位畸形骶部切口找不到盲端或游离不充分时，可将直肠周围纤维膜牵拉到紧张处，做多个不同水平小横切口使之松解，可延长直肠约 3~5cm，或开腹游离直肠。本手术的特点是手术操作在直视下进行，对组织的损伤程度最小，尽量使发育畸形的组织器官恢复到正常解剖状态，以获得较正常的生理功能。

对泌尿系瘘的病例，无论采用何种肛门成形术，都须于手术同时做膀胱造瘘术，以保证瘘管很好愈合。

近年来有人开始应用腹腔镜技术治疗高位肛门直肠畸形和复杂的泄殖腔畸形。方法是首先在 5mm 腹腔镜下电切锐性分离直肠盲端，游离直肠膀胱瘘管，贴近膀胱壁双重缝扎、切断瘘管，松解直肠和乙状结肠系膜，游离直肠。最后在盆腔侧，利用腹腔镜直视指引，在会阴侧利用电刺激仪引导，在横纹肌复合体中心导入气腹针和扩张性外鞘 Trocar，将横纹肌复合体中心扩张成直径 1.0cm 隧道。在腹腔镜直视下，将直肠远端从隧道中脱出与会阴皮肤缝合形成肛门。该手术除创伤小，外形美观外，还有游离直肠和瘘管视野清楚，结扎切断瘘管确切和将直肠穿过横纹肌复合体中心准确等优点。术后肛门外观正常，肛门控制功能良好。

【术后处理】

肛门成形术后应经常保持肛门周围清洁。术后 2 周开始用扩张器扩张肛门。病儿出院前应教会家长进行扩肛的技术，讲清扩肛要领及扩肛时间，手法要轻柔，防止粗暴，以免损伤直肠及尿道。

在病儿 2 岁左右仍不能形成意识自主排便时，应行排便训练。即自己进行收缩肛门和排便习惯训练，排便习惯训练是每日 3 次进餐后 30 分钟内立即到厕所训练排便。

病儿 5 岁左右，能主动配合治疗，如仍有排便功能障碍，则应进行生物反馈治疗。我们观察一组肛门直肠畸形术后便失禁的病例，经上述治疗，排便功能明显改善，排便功能临床评分平均增加2分以上，直肠肛管反射阳性率由治疗前的42.9%升至90.5%。

【预后】

目前，对肛门直肠畸形的治疗，不但要挽救病儿的生命，能顺利排便，而且要求获得正常的排便功能。中国医科大学对1979年以前的225例肛门直肠畸形术后病儿进行随访结果，除伴有唐氏综合征(4例)和大脑瘫痪(2例)者外，生长发育和智力发育与同年龄正常儿一样。64.5%的病例无任何症状，肛门功能良好，排便正常，约1/3的病例术后有不同程度的肛门功能障碍。对肛门直肠畸形术后5年以上的102例随访评定结果，高位畸形肛门功能优者仅为26.9%。近年来在手术方法、手术技术及术后管理上采取了很多措施，特别是对高中位畸形手术时，注意使直肠准确地通过耻骨直肠肌和外括约肌中心，同时尽量保存直肠远端发育不良的内括约肌，使高位畸形术后肛门功能综合评定优者由过去的26.9%提高到57.9%。

（李　正）

第十节　小儿肛门失禁

肛门失禁(fecal incontinence)是指不能随意控制排便。按病变性质分为功能性和器质性两种。按病变程度分为完全性及不完全性。干稀便和气体均不能控制为完全性肛门失禁；干便能控制，稀便和气体不能控制为不完全性肛门失禁。

1. 功能性肛门失禁　有关的文献资料很少。Ленюшкин研究的一组体格和智力发育均正常的功能性肛门失禁病儿，多数是在心理极度恐惧和精神抑制后发病，如双亲死亡，不幸肇事，在学校怕老师批评，回家又怕父母打骂等。情绪激动和忧郁对大脑皮质的排便中枢有抑制作用，不能完成正常的排便动作，致肛门失去控制。

部分病儿肛门失禁与便秘有关。便秘时粪便长时间滞留在直肠内，使直肠过度扩张，受体的感受性降低。直肠远端过度膨胀后，造成肛门括约肌扩张而松弛，当直肠内积满粪便，其压力超过括约肌收缩力时，粪便随时从肛门溢出，形成便秘和失禁同时存在。

2. 器质性肛门失禁

(1)先天性因素：①神经系统发育缺陷。先天性腰骶部脊膜膨出或脊椎裂可伴肛门失禁。病儿外括约肌和耻骨直肠肌失去正常神经支配，无收缩功能，处于弛缓状态。且由于感觉和运动系统均受影响，直肠黏膜在粪便充盈时缺乏膨胀感，不能引起便意及发动排便动作，直肠内粪便随时排出。此种病儿往往伴有尿失禁。②肛门直肠畸形。肛门直肠本身及盆腔结构均发生改变，且直肠盲端越高，改变越明显，越复杂。高位畸形时直肠盲端位于盆膈之上，耻骨直肠肌短缩，明显向前上方移位；内括约肌缺如或仅处于雏形状态；外括约肌多处于松散状态，其间充满脂肪组织，肌纤维走行异常紊乱。肛门直肠畸形术后病例约1/3有不同程度的污便或失禁。畸形位置越高，失禁发生率也越高。其病因主要与畸形伴有感觉、反射和运动组织结构的缺陷有关，也与手术损伤、手术错误有明显关系。

(2)后天因素：肛门直肠部外伤、感染或手术损伤造成肛周皮肤瘢痕坚硬，致使肛门不能完全闭合而漏粪便；或损伤肛周肌肉——内、外括约肌及肛提肌，或损伤盆神经致该肌群麻痹而肛门失禁。肛门失禁也可见于肛门部疾病，如肛门直肠脱垂导致括约肌松弛，骶尾部畸胎瘤压迫及牵拉等。

【临床表现】

各种原因所致的肛门失禁，其临床表现相同。功能性肛门失禁多于3~7岁发病，开始时有多寡不等的不自主的粪便排出。可在白天玩耍或活动过多时出现；有些则在睡眠时或昼夜均失禁。部分病儿突然发生失禁，短期内又完全自愈；有些发病缓慢，失禁呈进行性加重。衣裤经常污便，会阴部潮湿，从病儿身上发出粪臭味。年长儿可诉说肛门周围皮肤痒感。

局部体征因原发病和肛门直肠损伤程度不同而异。功能性肛门失禁者，肛门外观正常或仅有肛门污便。肛门直肠手术或损伤所致肛门失禁，在肛门、会阴部有瘢痕，有时肛门变形及移位，向前移至阴囊根部或向后接近尾骨。有的病例肛门口哆开或同时有黏膜外翻，刺激时无收缩反应。长期失禁者肛门周围皮肤潮湿、发红，有炎性改变。

【诊断】

诊断不困难，重要的是要正确判断失禁的原因和程度。按失禁的程度临床上分为4级：①轻度污便：偶有稀便溢出；②污便：有正常排便，但在排便间隔期有液状便或小粪块流出；③部分失禁：平时污便较多，稀便时不能控制；④完全失禁：不能区别气体、液体和固体粪便，完全不能控制排便。

直肠指诊可了解肛门失禁的原因和程度，肛门有无狭窄及其狭窄程度、瘢痕的长度和硬度，括约肌有无缺损及缺损的范围，括约肌收缩力的强弱。也可了解腹会阴肛门成形术后直肠是否通过耻骨直肠肌，如未通过，可于直肠前壁触到该肌。

近年来，肛门直肠测压已作为判定肛门功能的客观指标。肛门失禁者直肠肛管收缩压差小于10cmH_2O，肛管高压区长度在1.5cm以下，肛门直肠反射消失。

钡灌肠检查功能性肛门失禁者，见直肠扩张；其他原因失禁者，有括约肌功能丧失或直肠位于耻骨直肠肌之后，可见直肠肛管角消失、肛管开放、钡剂充满肛管或有外溢现象。

肌电图检查肛门括约肌功能，肛门失禁者该部肌电活动减弱或消失。

【治疗】

根据肛门失禁的原因和程度选择治疗方法。

治疗功能性肛门失禁，首先使病儿心情愉快，增强治愈的信心。每日灌肠1~2次，清除直肠内粪便，使其不再自行排出。灌肠后用温水坐浴。同时训练病儿定时自主排便，建立排便条件反射，25~30天为一疗程。病情严重者，可住院进行系统治疗，定时灌肠及训练排便，同时配合理疗、电刺激等，训练括约肌功能。睡前给镇静剂。

电刺激疗法可刺激直肠、骶部和耻骨，使直肠壁肌肉和括约肌紧张，促进肌肉功能的恢复。同时配合自主的训练括约肌功能，即经肛门插入一5~7cm粗肛管，让病儿做括约肌收缩和弛缓动作，逐渐增加次数，每次持续15~20分钟，20~25天为1疗程。最后，让病儿带肛管行走5~10分钟，要求肛管不脱落，做排便动作后排出肛管，完成训练。如肛管脱落应继续做第二个疗程。Ленюшкин 用此法治疗功能性肛门失禁53例，51例获治愈或好转。

电刺激疗法可用于肛门直肠手术和损伤后的肛门失禁、腰骶部脊膜膨出等神经功能障碍的肛门失禁。

近年来，生物反馈技术已被应用于小儿肛门失禁的治疗，主要应用于脑脊膜膨出、肛门直肠畸形术后，以及后天性肛周神经肌肉损伤所致肛门失禁。生物反馈训练是利用生物反馈仪，如压力或肌电反馈仪等，通过声、光信号显示，使病儿在直视下主动进行排便感觉及肛门随意收缩训练，使肛门功能逐渐改善接近正常。一般每日训练1~2次，1周为一疗程，训练期为4~6个疗程。有人统计，在54例肛门直肠畸形术后肛门失禁接受生物反馈治疗病儿中，71.66%排便功能有改善，说明小儿肛门失禁进行生物反馈训练是一种有益的辅助治疗方法。

袁正伟等对肛门直肠畸形术后5年以上的病儿进行有针对性的生物反馈训练，即利用各种客观检测手段，如肛管直肠测压、肌电图、钡灌肠及核素排便造影，以及肛门括约肌神经电生理检查等，对肛门直肠畸形术后病儿的不同排便机制进行全面的检测，并根据检测结果有针对性地选择一种或几种不同的生物反馈方法，如增强括约肌力量训练、缩短括约肌反应时间训练、建立括约肌收缩反射训练以及降低直肠感觉阈值训练、矫正排便动力训练等。结果使10例低中位肛门畸形的肛门功能临床评分由治疗前3.7±0.95升至5.7±0.5；11例高位畸形也由2.3±1.0升至4.6±0.5。特别是反映肛门外括约肌和臀大肌等肛周肌肉力量的客观指标，治疗后较治疗前均有非常明显的改善，收缩向量容积、收缩肌电振幅和最大收缩时间分别提高至治疗前的3.9、2.2和1.9倍。这可能是通过训练，肛周肌肉由Ⅱ型肌纤维向Ⅰ型肌纤维转化，使Ⅰ型肌纤维增多，而Ⅰ型肌纤维可维持持久的张力活动，并产生静息电位。经过训练后直肠感觉阈值平均降低60%，膨胀收缩时间减少50%，而反映耻骨直肠肌和内括约肌功能的指标则改善不明显。反映肛门括约肌神经传导功能的指标，如会阴-肛门反射潜伏期和脊髓-肛门反射潜伏期，也有明显恢复，但恢复非常缓慢。对术后便秘病儿除上述指标外，反映排便能力、排便动力和直肠功能的指标均有明显恢复。

重度直肠脱垂、多发性直肠结肠息肉病或巨大骶尾部畸胎瘤等括约肌机械性障碍所致的肛门失禁需治愈原发病，失禁始能治愈。

治疗器质性肛门失禁应根据失禁的程度和原因选择疗法。肛门直肠手术后的污便主要采用保守疗法，训练排便功能，一般随着年龄增长，肛门控制能力可逐渐恢复。但对严重肛门失禁应予手术治疗。

应根据肛门失禁的主要原因选择适宜的手术方法。目前常用的术式有以下三类：

1. 肛门皮肤成形术　如S形皮片肛门成形术、三角梯形皮片肛门成形术，适用于肛门瘢痕坚硬，直肠黏膜外翻，肛门位置、大小异常等所致的肛门失禁。也可作为其他术式的准备。

2. 肛门外括约肌修补或重建术

(1)肛门外括约肌修补术:适用于括约肌撕裂伤、肛门直肠环的连续性中断或损伤,括约肌的损伤不超过肛门周径的1/3或括约肌有瘢痕形成。在确定括约肌损伤部位后,沿瘢痕组织做半圆形切口,切口应距肛门稍远,以免感染。将皮瓣向肛门翻转。分离粘连的瘢痕组织,显露括约肌断端,切除括约肌间的瘢痕组织,但应在断端上保留少许瘢痕组织,以免缝合时撕裂括约肌纤维。用粗丝线或肠线做褥式缝合,并间断缝合数针。

(2)肌薄肌移植括约肌重建术:适合于1/2以上的肛门括约肌无功能,如高位肛门直肠畸形术后、脊膜膨出、会阴部神经损伤致肛门失禁,年龄大于5岁适合采用。股薄肌是股内侧最浅的上宽下窄的带状肌。由第2~4腰神经支配,有一主干和数条小分支在该肌上1/3进入肌肉,有时有一副支于稍低部位进入肌肉。股深动脉从该肌外侧进入肌内,手术时应注意保护这些神经和血管。手术时置两下肢于外展、截石位,取发育良好的一侧股薄肌。在下肢内侧做三个小切口,最低在膝内侧,由下而上游离后,从上方切口拉出该肌,用盐水纱布包裹备用。在肛门前、后方距肛门缘2cm处各作2cm的纵切口,由此两切口作隧道围绕肛门两侧,再从肛门前切口与股部上切口做一隧道,将股薄肌通过隧道拉到肛门前方,再围绕肛门一周,将肌腱通过股薄肌的深面,由耻骨结节切口牵出,拉紧股薄肌,保证适宜的肛门松紧度,酌情将肌腱末端固定在耻骨结节骨膜、腹股沟韧带内侧的陷窝韧带上或肌体上。术后10天左右开始锻炼,嘱病人内收两侧大腿,躯干向前弯,用手压迫下腹部结肠,增加排便反射作用。外展大腿时,肛门紧缩;弯曲躯干和内收大腿时,可使肛门松弛。

该术式的优点在于移植肌力强。缺点是移植肌仍受原神经支配,与排便控制不协调,训练排便费时费力;另外,新建的外括约肌不能产生持续性强力收缩,静止状态下容易溢粪,这与股薄肌肌纤维的组成成分有关。

近年来,刘贵林等利用神经再生理论,采用去神经带血管股薄肌移植,即在股薄肌上1/3处显露神经血管束后,在靠近该肌处切断来自闭孔神经的全部3个分支,移植后的股薄肌从肛提肌再生神经,使该肌改为由骶神经支配,参与反射性排便活动。有人应用神经压榨带血管股薄肌移植,使移植肌受双重神经支配,均取得了满意的治疗效果,似乎更符合生理。另外,交叉神经支配也可使肌纤维型发生改变。

近年来有人采用动力性股薄肌移植术(dynamic graciloplasty),即在股薄肌移植后,在该肌内置入电极,术后进行长期电刺激治疗,使股薄肌的快收缩易疲劳的Ⅱ型肌纤维转变为慢收缩耐疲劳的Ⅰ型肌纤维,以获得持续性张力收缩的功能。对部分病儿新建括约肌活检证明,Ⅰ型肌纤维较移植前明显增多,接近正常肛门外括约肌水平。该肌不仅在形态学上类似肛门外括约肌,而且具有肛门外括约肌的功能。

(3)带蒂臀大肌瓣移植外括约肌重建术:臀大肌是肛门附近一块强大的扁平随意肌,受腰$_5$骶$_{1,2}$神经构成的臀下神经支配。支配肛提肌和肛门外括约肌的神经为阴部神经,是来自S_{1-4}神经和尾神经。在正常情况下,控制排便时,肛提肌、肛门外括约肌和臀大肌同时收缩,排便时又同时松弛。利用带蒂的臀大肌瓣代替肛门外括约肌,取材方便,术式较简便,不但能保证移植肌瓣的血液供应,而且该肌具有肛门外括约肌的功能。术后即可使肛门闭合或明显缩小,黏膜外翻消失,起到控制排便的作用,随时间的延长,作用更完善。

手术时病儿俯卧、臀部抬高。于臀部做弧形切口,由一侧坐骨结节经尾骨到对侧坐骨结节(图58-40)。显露臀大肌内侧,在该肌内侧缘沿肌纤维向上游离一条宽2cm,厚1cm的肌瓣,结扎进入肌瓣内的小血管,注意勿损伤臀下动脉和臀下神经,以保证肌瓣的血液供应和神经支配。肌瓣的长度以无张力地绕过肛门半周为度。横断肌瓣远端,近端与骶尾骨相连。然后于3点、9点处距肛缘1cm做1.5cm横切口。在肛门周围做皮下隧道,其宽度应能较顺利地通过肌瓣,并应防止损伤直肠和阴道。右侧肌瓣绕过肛门后侧及左侧,自3点切口处牵出。左侧肌瓣绕过肛门后侧及右侧,自9点切口处牵出,应避免肌瓣扭转。助手将示指置入肛门,牵拉两肌瓣到示指有紧缩感为度。将两肌瓣在肛门前重叠缝合固定,在肛门周围形成带蒂的肌环,代替肛门外括约肌。缝合应牢固,但又不宜过分紧密,以免影响血运。留置胶片引流,缝合臀部及肛门周围切口。术后取俯卧位,暴露切口并保持干燥,随时清除创口和肛门分泌物。口服鸦片酊,5~7天后取液状石蜡注入肛管。避免用力排便致移植肌肉断裂。术后3周开始训练移植肌肉的功能。肌瓣的血运障碍和感染是本手术失败的主要原因。

3. 重建和加强肛提肌或耻骨直肠肌的手术

(1)游离自体肌肉移植括约肌成形术:自体肌

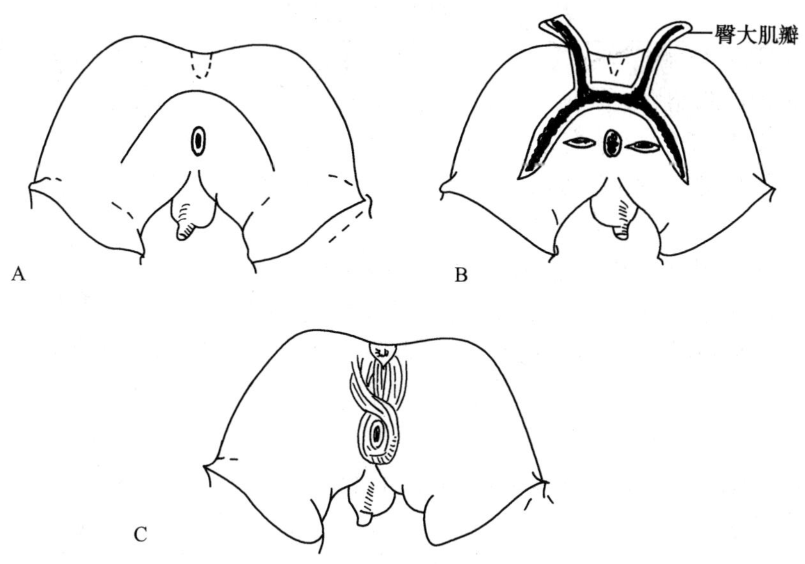

图 58-40　带蒂臀大肌瓣移植外括约肌成形术

A. 切口；B. 游离臀大肌瓣；C. 缝合肌瓣

肉游离移植也是治疗肛门失禁的一种方法。自体移植的肌肉多用一侧或双侧掌长肌，也可用尺侧屈腕肌。支配掌长肌的正中神经分支于前肘窝处易找到。支配尺侧屈腕肌的尺神经肌支位于肘关节下方尺侧。切除 1cm 支配被移植肌肉的神经支后 2 周进行移植，以保证移植成活。新生的神经纤维是来自与其紧贴的、有神经支配的肌肉。

手术时完整地取出肌腹和肌腱，清除筋膜，将肌腱自中间横断，切下的肌腱缝合于肌肉的另一端备用。病儿取截石位，由肛门向后至尾骨尖作纵切口，分离并暴露直肠后壁和肛提肌。在肛提肌水平的直肠两侧作隧道，直达耻骨支。于相应的耻骨支表面作两切口，与直肠两侧的隧道贯通。将被移植肌肉在肛管与直肠交界部呈 U 形环绕于直肠，缝合数针使之紧贴于肛提肌上。其肌腱在低张力下缝合固定于耻骨骨膜上。术后功能恢复的早期表现为出现直肠充盈感。在 4~12 个月后才能肯定治疗效果。

该手术术后虽能控制排便，由于 1 条肌肉的肌力有限，病人在剧烈活动或稀便时仍有溢粪现象。故近年来多采用双掌长肌移植，即与第 1 条肌肉相反，第 2 条肌肉从耻骨支切口放入隧道，肌腹位于直肠前方，两条肌腱拉紧后固定于尾骨上，这样呈双 U 形反向牵拉直肠，取得良好疗效。

(2) 双侧髂腰肌加强盆底肌：腰骶部脊膜膨出或脊柱裂所致神经源性肛门失禁，其病理改变为神经系统发育缺陷致盆底肌肉瘫痪，肌层薄弱，盆底下垂，肛门哆开。近年来有人采用双侧髂腰肌加强盆底肌，直肠悬吊术治疗小儿神经源性肛门失禁 56 例，其中 54 例术后排便功能明显改善，无污便现象。

该手术方法是：在双侧股骨小转子处做皮肤切口，找到髂腰肌肌腱止端，一次完全将其切断。在盆底内充分游离该肌瓣上提，应避免损伤该肌前面的神经及其内侧血管。将两侧肌腱从髂血管后方、输尿管前方送入盆底，间断缝合固定两肌腱断端，于会阴体处切 1cm 切口，由此口向盆腔穿两根丝线，将整个盆底肌与双侧髂腰肌肌腱尽量靠拢缝合固定，使盆底肌和直肠上提。

【评定肛门功能的标准】

准确判定肛门功能，是选择治疗方法和评定疗效的基础。评定肛门功能的标准很多，差异较大，目前，我国尚无统一标准。中国医科大学综合文献资料及临床实践，提出肛门功能综合评定标准(表 58-3，表 58-4)，分临床和客观检查两部分，各按 6 分法计分，平均 5~6 分为优；3~4 分为良；2 分以下为劣。

表 58-3　临床评分标准(6 分法)

项目	临床表现	评分 / 分
便意	有	2
	偶有	1
	无	0
大便失禁	无	4
	偶有污便(1 次 /1~2 周)	3
	经常污便(1 次以上 / 周)	2
	经常污便 + 稀便失禁	1
	完全失禁	0

注：优：5~6 分；良：3~4 分；差：0~2 分。

表 58-4 客观评分标准(6 分法)

检查方法	项目	正常值	评分标准	评分 / 分
直肠肛管测压	肛管高压区长度	(24.58 ± 4.61) mm	15mm 以上	2
			8~14mm	1
			7mm 以下	0
	直肠肛管收缩压差	(2.47 ± 1.36) kPa	10cmH_2O 以上	1
		(25.17 ± 13.91) cmH_2O	10cmH_2O 以下	0
肌电图	静止波幅	(35.4 ± 8.8) μV	30μV 以上	2
			10~29μV	1
			9μV 以下	0
钡灌肠	直肠肛管角	79.0° ± 11.6°	115° 以下	1
			116° 以上	0

(李 正)

第十一节 肠套叠

肠套叠(intussusception)是某段肠管进入邻近肠管内引起的一种肠梗阻。本病是婴儿时期最常见的急腹症。17 世纪中期 Barbette 首先发现此病。对于肠套叠的治疗,国外多采用钡剂灌肠复位,我国自 20 世纪 60 年代开始广泛采用空气灌肠复位,取得良好的效果。近年加拿大和澳大利亚采用空气灌肠复位逐渐增多。

【发病率】

肠套叠的发病率占成活新生儿的 1.5‰~4‰,近年来有下降趋势。男孩发病多于女孩,为 1.5∶1~3∶1。肠套叠可发生于任何年龄,青少年成人均有发生,但是主要见于 1 岁以内婴儿,尤其生后 5~9 个月婴儿最多见,2 岁以后随年龄增加发病逐渐减少,5 岁以后罕见。60%~65% 的病例年龄小于 1 岁,2 岁以内者约占 85%。新生儿肠套叠及胎儿肠套叠(宫内肠套叠)仅占 0.3% 左右。

【病因】

肠套叠的病因至今仍不明了,成人肠套叠可找到器质性病变者占 80%~90%,大多数为肿瘤所致。小儿肠套叠 90% 以上为特发性,继发者仅占 2%~8%。特发性肠套叠的发病原因众说纷纭,但至今尚无一种理论可以解释所有病例,有些可能只是诱因。近年来学者们普遍重视腺病毒的感染、回盲部淋巴小结和免疫学与肠套叠的关系。肠套叠时肠系膜淋巴结肿大和回盲部集合淋巴小结增殖可能是肠套叠的病因。集合淋巴小结增殖后局部有水肿的肠黏膜呈乳头瘤状向肠内凸出,当肠蠕动时“瘤体”被向前推移,牵拉附着的肠壁一并钻入前段肠腔形成肠套叠。集合淋巴小结肥厚引起套叠者临床上相当多见。

【病理】

肠套叠是肠管的一段进入邻近的另一段肠腔中,一般肠套叠是顺行的,即与肠蠕动波方向一致,近端肠管套入远端肠管内。在极少数病例,肠套叠可以是逆行的,即远端肠管套进近端肠管内。

肠套叠的外管部分名为肠套叠鞘部;肠的近端套入其中,进入里面的部分名为套入部;肠管从外面卷入处,名为套叠颈部;而肠套叠的进入部最远点称为肠套叠头部。简单肠套叠在一个断面上有 3 层,绝大多数肠套叠病例是单套(图 58-41)。少数病例整个简单肠套叠再套入远端肠管内,这种情况称为复套,断面上有 5 层。如未及时治疗,病儿数天后将死于肠梗阻或败血症。极个别病儿可发生

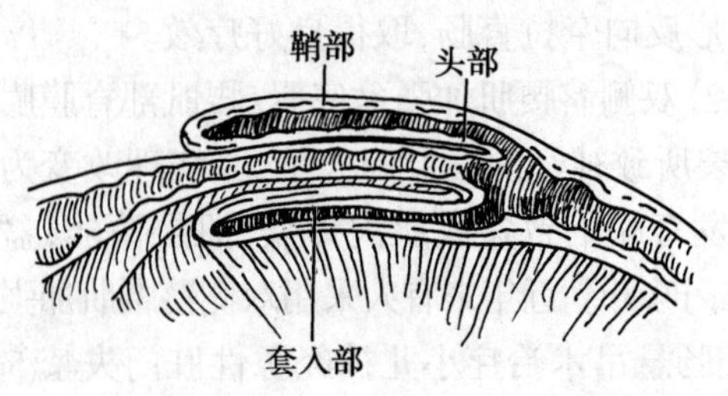

图 58-41 肠套叠剖面示意图

套入部坏疽及肠脱落，这种严重并发症现已罕见。

【类型】

1. 回盲型　回盲瓣是肠套叠的头部，带领回肠末端进入升结肠，盲肠、阑尾也随着进入结肠内。

2. 回结型　回肠从距回盲瓣几厘米到数十厘米处起，套入回肠最末一段，穿过回盲瓣进入结肠。盲肠和阑尾一般并不套入。上述两种回肠结肠型肠套叠占总数的70%~80%。

3. 回回结型　回肠先套入远端回肠内，然后再整个套入结肠内。

4. 小肠型　即小肠套入小肠。

5. 结肠型　结肠套入结肠。

6. 多发性肠套叠　如回结套加小肠套，或小肠有两个以上套叠。

【临床表现】

1. 腹痛　为最早症状，常常突然发作，病儿哭闹不安，两拳紧握，两腿屈曲蜷缩，烦躁不安，面色苍白，同时拒食。腹痛为阵发性，每次延续数分钟。每次发作之后，病儿全身松弛、安静，甚至可以入睡，但间歇10~20分钟后又重复发作。如此反复不止，久之病儿终于疲惫不堪，只能呻吟，并进入无力挣扎的半睡眠状态。出现腹痛者约占90%以上。

2. 呕吐　约有80%的病儿出现呕吐，吐出奶汁、奶块或其他食物。吐的次数不多，逐渐吐出胆汁，晚期时含有粪便。

3. 血便　多在起病8~12小时排出血便，内容为黏稠的果酱色大便或呈血及黏液混合脓状大便。有时为深红色血水，说明肠壁损伤严重，此时如采用非手术复位应特别慎重。血便者仅占30%左右，而指检或放入肛管发现血便者约占60%左右；因此如能常规肛诊检查可发现血便者约占90%。

4. 腹部检查　早期当病儿安静平卧，或由其母怀抱吃奶，在保持腹肌松弛时进行检查。75%左右的病儿可扪及腊肠形肿物，质地稍硬而具有韧性感。在触动肿块时病儿有不适感，有时腹肌呈反应性紧张。肿块多数稍可活动，最多见于右上腹肝缘下，其次位于上腹中部或偏右侧。套叠严重时肿块可在腹部左侧扪及，偶可由肛门脱出。扪诊右侧髂窝处可有空虚感，这是由于位于右下腹的回盲部肠段，套叠后移入结肠肝曲或横结肠之故。晚期因肠管绞窄坏死，炎性渗出刺激腹肌紧张，很难触及肿块。

5. 全身情况　早期病儿一般情况良好，体温脉搏正常。24小时后随着症状加重，病情逐渐恶化，小儿表情淡漠、精神萎靡、嗜睡、面色苍白，脱水，体温常升高到39℃以上，脉搏加快。发生肠坏死后出现腹膜刺激、腹肌紧张。病儿全身中毒症状不断加重，脉搏细速，高热40℃以上，昏迷、休克、衰竭以至死亡。

6. 儿童肠套叠的临床特点　儿童肠套叠与婴儿肠套叠差别不大，但年龄越大，发病过程多较缓慢，呈亚急性肠梗阻症状。腹部绞痛和腹部包块多见，但呕吐、便血较少。

【诊断】

典型肠套叠的诊断并不困难。肠套叠的4个主要症状即阵发性腹痛、呕吐、便血和腹部可扪及腊肠样肿块均具备时，诊断比较容易。对临床诊断确有困难的病儿应进行特殊检查，借助X线、诊断性钡剂空气灌肠、超声波检查等以明确诊断。

1. 腹部X线片或透视可观察肠气分布、肠梗阻及腹腔渗液情况。

2. 钡剂灌肠透视下，在肝下钡剂遇到肠套叠的头部，突然停滞不前，这时可看到杯状阴影。

3. 空气灌肠套叠顶端致密之软组织肿块呈半圆形，向充气之结肠内突出，气柱前端形成杯口影。诊断性钡剂或空气灌肠时压力不能过高，空气灌肠压力以30~60mmHg为宜。

4. 超声波检查肠套叠横切面声像图表现为同心圆或靶环征。纵切面则表现为套筒征或假肾征，并可观察到肠套叠的头部，对确定诊断有重要意义。准确率可达到95%以上。

【鉴别诊断】

需与下列疾病鉴别：①细菌性痢疾；②消化不良及婴儿肠炎；③腹型过敏性紫癜；④梅克尔憩室出血；⑤蛔虫性肠梗阻；⑥直肠脱垂；⑦其他：结肠息肉脱落出血及肠内外肿瘤等引起的出血或肠梗阻，都可能与肠套叠混淆，必须特别警惕。在有疑问时，钡灌肠往往能确定诊断，必要时可作内镜检查。

【治疗】

1. 非手术疗法

适应证：适应于病程不超过48小时，全身情况良好，生命体征稳定，无中毒症状者。

禁忌证：①发病超过48小时或全身情况不良，有高热、脱水、精神萎靡及休克；②腹胀明显且透视下肠腔内多个巨大张力性液平；③已有腹膜刺激症状或疑有肠坏死者；④多次复发性肠套叠而疑有器质性病变者；⑤出血早而量多，肠壁血管损害严重者；⑥小肠型肠套叠；⑦肿块过大已至横结肠脾曲以下，估计很难复位者；⑧先患有痢疾等肠壁本身的损害性病变而合并肠套叠者。

(1)空气灌肠：灌肠前准备：先注射阿托品、苯巴比妥解痉镇静。将带有气囊的注气管放入肛门，深5~6cm，然后将气囊管注气，堵塞肛门防止气体泄漏。先透视了解腹腔积气积液的情况，注意膈下有无游离气体。注气后见气体阴影由直肠顺结肠上行达降结肠及横结肠，遇到套叠头端则阴影受阻，出现柱状、杯状、螺旋状阴影。继续注气时可见空气影向前推进，套叠之头端逐渐被挤后移。当肠套叠之头端达到回盲瓣时，套叠阴影存在时间较长，复位进展困难，此时应继续加压，必要时达到100~120mmHg，透视下见到软组织肿块影逐渐缩小，直到完全消失。同时，可见大量气体进入右下腹小肠，然后迅速扩展到中腹部和左腹部。为了使病儿有休息和肠内压缓解的机会，在操作过程中应当有节律地放出气体然后再次注入。透视下回盲部肿块影消失和小肠内进入大量气体，说明肠套叠已复位。灌肠的主要并发症为肠穿孔，如有发生应立即在脐上部插入粗针放气，将高压气腹解除。并施行手术治疗。

(2)钡剂灌肠：流筒悬挂高出检查台100cm，钡剂徐徐灌入直肠内，在荧光屏下追随钡剂的进展，在见到肠套叠的阴影后增加水柱压力，直至完全消失。

(3)B超下生理盐水加压灌肠：B超下空气灌肠获得成功后，有人利用盐水加压灌肠，B超下图像更为清晰。

2. 手术治疗　切口的选择主要依据套叠肿块的部位不同而改变。一般多用右侧经腹直肌切口，切开腹膜后，术者以右手顺结肠走向探查套叠肿块，经常可在右上腹、横结肠肝区或中部触到套叠肿块。由于肠系膜固定较松，小肿块多可托出切口外。如肿块较大宜将手伸入腹腔，在套叠部之头端用右手示、中指先把肿块逆行挤压，当肿块退至升结肠或盲肠时即可将其托出切口。在明视下用两手拇指及示指缓慢地交替挤压直至完全复位。切忌牵拉套入之近端肠段，以免造成套入肠壁撕裂。

在已复位的肠管往往可见距离回盲瓣数厘米的肠壁上，有一直径1~2cm的圆形或椭圆形凹陷区，此即局部集合淋巴小结肥厚、水肿、凹陷的结果。必须恢复平整，以免内陷保留引起复发。如果肠壁已坏死，不能脱套或疑有继发性坏死者，在病情允许情况下，可作肠切除一期肠吻合术。如果病情严重，病儿不能耐受肠切除术时，可暂行肠造瘘或肠外置术，病情好转后再关闭肠瘘。

【复发问题】

1. 复发性肠套叠　肠套叠的发生率各家报道不一，术后复发率有报道为3.4%~3.9%，非手术治疗钡剂灌肠或空气灌肠的复发率为8.5%~12.7%。

小儿复发性肠套叠仍可先试用空气灌肠复位。多次复发、灌肠失败及疑有器质性病变者，应手术探查。

2. 术后肠套叠　手术后肠套叠颇为罕见，占肠套叠总数的0.6%~3%。文献报道手术后肠套叠占术后肠梗阻的5%~10%，腹部手术后发生肠套叠的概率为1%左右，仅次于粘连性肠梗阻，术后肠套叠最常见于腹膜后肿瘤切除术、先天性巨结肠症根治术和胃食管反流行胃底折叠术后等。

术后肠套叠以小肠套叠为多，非手术治疗难以奏效，故应尽早手术。

(王　果)

第十二节　小儿阑尾炎

【观念的转变】

小儿阑尾炎，过去常致死亡。近20年来，北京儿童医院每年平均收治约500例，全部治愈。包括全国各地转来各年龄的复杂病例，无一例达到危重难治情况。反映我国对小儿急性阑尾炎诊治水平普遍提高。人们对阑尾炎病儿已经不是担心死亡，而是要求少受痛苦、不耽误上学。北京儿童医院收治复杂重症为主。2010年收治急性阑尾炎515例，除79例保守治疗外，其余均为手术治疗。发病24小时以内者占30%，手术后反应轻微，第二天恢复吃玩活动，基本可以不影响学习。腹腔镜手术后，恢复更快，3天即可出院。

【病理特点】

卡他性及坏疽性阑尾炎仅见于年长儿，年龄越小粪石梗阻越少见。化脓性阑尾炎为小儿的典型病变，炎症迅速波及肠壁全层。早期即可有腹膜充血和渗出，虽未穿孔亦可同时发生局部腹膜炎。特别是婴幼儿很快发展为弥漫性腹膜炎，威胁生命。一般48小时后，逐渐局限。阑尾周围发生纤维蛋白沉积粘连。理论上两周后可能吸收痊愈，但事实上,阑尾管腔梗阻、坏死、穿孔,并且自身形成异物,成为感染核心,继续扩散,或形成脓肿。因此及时切除阑尾视为必要。

【诊断】

学龄儿童急性阑尾炎的诊断,按当前社会经济条件、一个孩子家庭,对儿童腹痛不容忽视。发病2~6小时内多能就医。

病儿突然感到并且诉说腹痛,同时精神不佳、懒吃、懒动,特别是回避跑、跳、用力。持续2小时以上。家长、老师、孩子自己都会警惕到阑尾炎的可能。医师根据症状的持续性,查到右下腹麦氏点有确实的压痛及腹肌紧张。特别是观察病儿行动表现,如进门时步态,上下诊台的蹦跳快慢,以及整衣穿鞋的弯腰挺肚等动作,多能立即确诊。

现代B超更能证实阑尾的病理解剖形影像。

【诊断方法】

学龄儿童问病查体,既要尊重病儿自身的尊严,又要重视对家长的依赖,需要医师的接待艺术,随时探询、征求允许。

检查腹部时要从无痛处开始,先浅后深,分三层触摸。浅层检查主要抚摸皮肤触痛过敏及腹壁下有无肠型,中层检查主要试探有无压痛及腹肌紧张,深层检查主要了解有无肿物及深压痛。绝对避免检查致痛。不慎触痛,必须道歉。腹部检查要明确"固定性"压痛和腹肌紧张(即固定的疼痛程度、固定的位置与固定的范围)。至少经过3次检查核实(第1次在就诊时,第2次在常规化验后,第3次在取药后或收入院前)。

【鉴别诊断】

小儿阑尾炎的鉴别诊断,实际上是小儿急腹症全部的鉴别诊断。从腹痛分析,可分三步:第一步鉴别是否为外科性(应需手术)或器质性病变。腹痛应为持续性(数小时以上),腹部检查有压痛、肌紧张或肿物、肠型。第二步再按突出症状分析外科性急腹症的三大类(表58-5),第三步再分析各类中的具体疾病。

第一类为局部炎症。表现为固定性压痛、肌紧张。疼痛常为内脏器官感染、结石、肿瘤、或绞窄引起。具体疾病以阑尾炎、胰腺炎为此类病变代表。

第二类为肠梗阻类。表现为绞痛、可见肠型或肿物及肠鸣音亢进。其中肠腔内梗阻以肿物为特征。具体疾病如肠套叠、蛔虫性肠梗阻及粪石等。肠腔外梗阻以肠型(触诊有张力性胀大的肠襻)为主要体征。如粘连性肠梗阻、内疝、扭转等。

第三类为腹膜炎类。表现为全腹有压痛、紧张、肠鸣音消失。具体疾病包括:①病灶性或扩散性,如阑尾炎引起腹膜炎,具有右下腹局部突出压痛的临床表现;②原发性,叩诊有腹水,穿刺涂片可找到球菌;③穿孔性,叩诊有气腹(腹立位X线片示膈下游离气体);④坏死性,由绞窄性肠梗阻引起,穿刺有血性液。

表58-5 急腹症鉴别诊断表

疾病	鉴别点
局部炎症	局部固定性压痛、紧张
	如:阑尾炎,胆道蛔虫、胰腺炎、卵巢囊肿(瘤)扭转
	(右下)(右上)(左上)(耻骨上、直肠内)
肠梗阻	钡剂灌肠显示结肠瘪缩、小肠胀气有液平
(1)肠内堵塞	有肿物
	如:肠套叠、蛔虫团梗阻
(2)肠外嵌闭	有肠型
	如:粘连性肠梗阻、绞窄疝
腹膜炎	全腹压痛、肌紧张、肠鸣音消失
(1)病灶性	局部压痛点突出
	如:阑尾炎性腹膜炎
(2)穿孔性	有气腹征(X线片)
	如:溃疡穿孔、伤寒肠穿孔
(3)原发性	穿刺有稀脓找到球菌
	如:血源性腹膜炎、腹水感染
(4)坏死性	有肠型及肠梗阻征
	如:绞窄性肠梗阻

【治疗】

确诊为早期阑尾炎,实行简单阑尾切除。术后口服抗生素,休息3天或1周即可以上学。如果采用腹腔镜手术,切口小,术后活动疼痛轻。腹腔内干扰少,术后反应小,吃、玩、影响小,更可保证提前上学。当然,现在独生子女比较娇贵,同时对过去小儿阑尾炎的重病印象,心有余悸,愿多休息两天,也无可厚非。早期阑尾炎切除病灶,促进愈合。年龄越小,免疫功能越低下,越应早切。发病3天以上呼吸道感染开始局限,阑尾周围已发生粘连,双合诊可摸到增厚肿块。局部组织充血、变脆,分离困难,有造成医源性穿孔污染腹腔之可能,则应保守治疗。对已形成脓肿者，也应尽量等待自然吸收。如脓肿已有张力，为防止其破裂造成感染扩散，可行切开，等待自愈。以往常规3个月后择期阑尾切除，以免复发。现在医疗条件进步，宁可等待复发时再切。

【腹腔镜阑尾切除】

现代外科发展趋势，阑尾切除应该首选腹腔镜法。

适应证：①早期急性阑尾炎，尤其是单纯性及化脓性阑尾炎；②女孩阑尾炎，术中需探查子宫及附件，排除其他疾病；③肥胖儿阑尾炎，常需较大的切口才能探查，腹腔镜阑尾切除术切口小，探查全面，术后切口感染等少。

目前比较公认的禁忌证：①浸润期及脓肿期阑尾炎；②腹膜后位阑尾炎；③阑尾根部穿孔及糜烂。腹腔镜手术时如发现上述情况，不少人主张立即改为开腹手术。

手术穿刺点，即：A点为脐缘上或下切口，作气腹针人工气腹和放置10mm套针作置入腹腔镜用；B点和C点分别在下腹横纹左右两端，放置10mm及5mm套针作操作孔及作牵引器械孔用。具体步骤如下：

1. 建立人工气腹后，腹腔镜及手术器械经套针入腹。

2. 确认阑尾炎后，用无创抓钳牵起阑尾尖端，将阑尾系膜拉开。

3. 阑尾动脉用钛夹钳闭，系膜小血管电凝后切断。

4. 分离至阑尾根部，用滑动结结扎，或另置一钛夹钳闭。

5. 距结扎点5mm处将阑尾切断，电凝残端。包埋缝合与否均可。

6. 阑尾经套筒取出。

7. 清洗吸除回盲部周围的积血、积液。

8. 全腹脏器探查，依次探查肝、胆囊、肝外胆管、胃、肠、系膜、盆腔。

9. 放出腹腔内气体，拔除套针套管，缝合或不缝切口。

10. 术后次日即可进食，下地，出院。

【特殊类型阑尾炎】

上述典型小儿阑尾炎是以学龄儿童为代表，下面介绍几种特殊病儿的特点。

1. 婴幼儿阑尾炎　3岁以下小儿无主诉能力，临床表现不典型，诊断很困难。小儿有烦躁、不安的腹痛表现，原因不明的呕吐、发热、拒食、精神萎靡，均应想到此症，特别是病儿哭闹时母亲抱在怀里轻摇或放在床上哄睡而轻拍，因病儿腹内有发炎的阑尾，因此越摇越闹，越拍越哭，这种异常的表现常为母亲发现线索。呕吐往往发生于腹痛开始前，腹泻亦较常见。腹部体征往往弥漫全腹，压痛、肌紧张难以用对比法测出。腹部触诊方法则很重要。检查时手要温暖，观察病儿哭闹及抵抗检查的动作可推断有无压痛。分三步进行。母亲在诊台头端握住病儿双手，医师在诊台右侧顺序触压病儿全腹各部，根据哭闹程度发现压痛，同时凭手感及压下深度体会肌紧张程度，注意阳性反应部位。常可发现右下腹有阳性反应。第二步放开病儿左手，允其自由活动。医师双手同时压住病儿左右下腹，任凭病儿以左手抵抗，病儿宁以左手抵抗右下腹按压。第三步以一手按压右下腹，另一手触压其他部位。如病儿仅抵抗压痛处按压之手，则可确定压痛部位，并能了解压痛范围大小及其他部位有无压痛。婴幼儿腹腔穿刺常为诊断最后依据。此类病儿就诊时多已发生腹膜炎，应尽早剖腹探查去除感染灶。

2. 蛔虫性阑尾炎　一般城市内已经罕见。在我国边穷地区仍是致命疾病。症状表现不同于一般阑尾炎。阵发性绞痛非常剧烈，但压痛、肌紧张不严重。皮肤触痛过敏明显，轻触腹壁病儿有剧痛，但长时间内逐渐深压反而不见明显压痛、肌紧张。直肠指检双合诊常可摸到阑尾中有蛔虫索条。B超可见典型蛔虫影。诊断后应立即手术切除。因为蛔虫的压迫，极易造成穿孔。大量蛔虫进入腹腔，疼痛反而缓解，而腹部迅速膨隆。全腹压痛、肌紧张仍不严重，有如结核性（亚急性）腹膜炎，因此常常误诊。手术时必须清除全部蛔虫，否则将出现多发性腹腔内脓肿。

3. 蛲虫性阑尾炎　症状与早期蛔虫性阑尾炎相似，皮肤触痛过敏，但无严重压痛、紧张。症状持续越久，腹部体征反而越轻。多数自然缓解，极少发生穿孔。但是因与早期蛔虫性阑尾炎不易鉴别，所以一般也多立即切除阑尾，阑尾腔内可见多条蛲虫。

（张金哲　张钦明）

第十三节 新生儿坏死性小肠结肠炎

自20世纪60年代以来，随着现代新生儿重症监护技术的发展和早产儿死亡率的明显下降，新生儿坏死性小肠结肠炎(neonatal necrotizing enterocolitis，NEC)的发病率趋于上升，约占新生儿外科疾病的3%~15%。该病为新生儿常见的胃肠道急症之一，90%病儿为早产儿。在1939年Thelander所总结的胃肠道穿孔病例中，即有由该病所引起者。1959年Rossier等报告了15例早产婴的溃疡性坏死性小肠结肠炎，并给予此一症候描述性名称。1967年Touloukian等第1次对早产儿NEC的诊断和病理学等方面作了全面的介绍。此后，人们开展了系列的动物实验及临床试验，并提出许多的理论及假设，但对NEC的认识仍然有限。

本病以不同程度和范围的小肠和大肠缺血性损害为特征，病变可为局限性黏膜缺血到整个肠道坏死。绝大多数病儿为早产婴，平均胎龄为30~32周，出生时体重多在2 000g以下，病死率为20%~40%。通常在出生后7~14天发病，出现呕吐、腹胀、便血等。NEC也可出现在足月新生儿，发病率约为7%~13%。

【病因】

基础医学和临床医学的研究已提供了若干NEC病因学的线索。致病因素主要为早产婴、围生期应激及喂养不当等。

肠道菌群的定植延迟、机体生理屏障及免疫屏障功能下降、机体异常的免疫反应是导致早产婴易患NEC的病因。如免疫球蛋白(IgA)不足，胃酸分泌不足，肠道蠕动缓慢，肠道共生菌群定植延迟，肠道异常菌群的分布及繁殖，肠道T淋巴细胞及B淋巴细胞产生减少，肠道上皮细胞及上皮细胞间的紧密连接通透性增加，肠上皮细胞信号通路异常，肠上皮细胞的凋亡增加等，都可能有助于细菌的移位，产生局部或全身炎症的级联效应，导致NEC及全身症状。

围生期应激及先天性畸形也是NEC发生的危险因素，如低血糖、羊膜早期破裂、绒毛羊膜炎、换血、先天性心脏病、血液黏滞性增高、肺部疾病、窒息以及Apgar评分低下等。此外，母亲产前使用过可卡因、毒品、甲基黄嘌呤、氨茶碱、茶碱、吲哚美辛等，也可能增加NEC的发病率。

人工喂养缺乏母乳喂养的许多优点，如母乳适合肠道的渗透压及吸收需要，母乳中富含免疫球蛋白、各种生长因子、激素等等。此外，人工喂养液的浓度过高或喂养速度过快均会加重胃肠道的负担，可能利于NEC的发生。

【病理】

NEC引起病儿不同程度的大小肠坏死。小肠和结肠同时受累者为44%，单独小肠受累者为30%，而单独结肠受累者为26%。标本病理检查显示肠壁的基本病变为缺血性改变，镜下常见肠壁凝固。此外，还可见到肠壁内大量炎性细胞浸润、浆膜表面炎性渗出和假膜形成等。肠壁积气者占70%~80%，为本病的特征。病变肠管短者仅数厘米，长者可累及全部肠道。晚期肠管受累部分界线渐趋明显。弥漫性病变的肠管有斑块状坏死，肠壁的全层坏死可引起肠穿孔。

NEC尚可引起脓毒症、肝脾大、心肌间质炎等，合并全身性感染者可导致循环衰竭。

【临床表现】

NEC病儿一般为早产婴、人工喂养，通常在出生后7~14天发病，出现喂养不耐受、呕吐、腹胀、黏液血便。呕吐物一般为黄绿色含胆汁液。随着病情发展，病儿出现全身中毒症状。当腹壁出现紫红色外观、腹部触痛、阴囊沾染胎粪等，则提示有肠血管梗死、肠坏死。

【诊断】

对于新生儿，尤其是早产儿，病史中有致危因素、腹胀、呕吐、大便隐血，应严密监控病情的进展。目前，对NEC的早期诊断尚缺乏有效的方法和手段。根据改良Bell分期诊断标准，NEC的诊断多依靠临床表现及影像学的检查。

腹部X线检查：肠腔积气、扩张，肠壁增厚。肠穿孔时肝周或肺下有游离气体。肠管坏死则表现肠管僵硬、有固定性扩张。肠壁积气为本病特征，为高压性气体侵入肠壁各层，浆膜下积气为网状或气泡状。门静脉积气则表明病情危重。

超声波检查可了解肠穿孔和腹腔积液情况。而腹腔穿刺对临床诊断大有帮助，若腹腔穿刺抽出褐色腹液，涂片及革兰氏染色查见细菌，提示有肠坏死，应考虑剖腹探查。

实验室检查：白细胞计数可升高、正常或降低。白细胞数降低提示有脓毒症。此外血小板减少、进行性酸中毒等均可并发于本病。

鉴别诊断中应和新生儿期常见肠梗阻或其他便血性疾病相区分。

【治疗】

1. 姑息治疗　根据改良 Bell 分期诊断标准，对Ⅰ期和部分Ⅱ期 NEC 病儿给予禁食、胃肠减压、补液、纠正酸中毒、应用广谱抗生素等。

姑息治疗中要严密观察病情的发展，若恢复顺利，各种症状及体征逐渐减轻。一般治疗 7~14 天后，各种临床及放射学检查的异常情况可消退。

2. 外科治疗　近 25%~50%NEC 的新生儿需外科治疗，手术指征包括：①肠穿孔；②腹壁红斑、腹部肿块，X 线检查显示固定肠襻，出现肠壁或门静脉积气（并非出现于所有病例）；③全身情况恶化疑有肠坏死可能，或腹腔穿刺提示肠坏死、腹膜炎等情况。

手术治疗的目的：①辨认和切除坏死肠段；②妥善保护好保留肠襻的边缘血管，尽可能地保留健康肠管及回盲瓣；③建立转流性肠造口。

手术治疗前应积极纠正休克、缺氧和感染，尽量改善病儿生理和内环境状况。由于病儿多是早产婴，体温调节能力极差，在转运及手术过程中保暖工作十分重要。

对于仅单纯一段肠管受累而远端肠段无病变、局部及全身情况较好者，可选一期肠切除、肠吻合。对低体重、危重的 NEC 病儿，床旁腹腔引流术有可能增加其成活率。

对肠管广泛受累和多处穿孔的病儿，可采用“修补、引流、等待”的方法处理，即修补穿孔、腹腔引流、观察等待。待脓毒症消退后，行胃肠道造影以辨认遗留的肠道解剖关系，再次手术修补肠瘘和建立胃肠道的连续性。

若有多段、多区域肠管受累，可行坏死的肠管切除，并作多个肠造口。Vaughan 等报告了一种尽量保留肠段并避免作多个肠造口的方法，即切除多个区域的坏死肠管，然后以外科夹封闭各肠断端，术后再分次手术，以保留更多的肠管。广泛的肠切除不可避免地导致短肠综合征，术后治疗的难度较大，治疗的成本较高，应尽量避免。

总的来说，NEC 术后的成活率约 44%~87%，大多合并一些并发症，如肠造瘘口狭窄、肠狭窄、小肠瘘、短肠综合征、腹腔脓肿、切口感染等。

【预防】

首先应提倡母乳喂养；其次，喂养的速度不宜过快，奶液的浓度不宜过高。对高危未成熟儿或围生期有过窒息、缺氧者，应适当延长开奶时间，加强监护并预防应用抗生素。此外，预防应用精氨酸、谷氨酰胺、乳铁传递蛋白以及肠道微生态制剂等，对是否能预防 NEC 的发生尚存较多争议。

（胡廷泽　徐志诚）

第十四节　胆道闭锁

胆道闭锁（biliary atresia）是新生儿期严重黄疸的主要原因之一，其原因尚不清楚。

【病因】

胆道闭锁的原因，目前尚不完全明了，过去认为胆道和十二指肠一样，在胚胎发育的过程中（5~10 周）经过充实期、空泡期、贯通期。如果在空泡期停顿，即可发生闭锁畸形。近来人们发现胆道闭锁系一进行性病变，初生时有胆汁排出，之后逐渐梗阻闭锁。多年以来学者们提出胆道闭锁系病毒感染所致；如巨细胞病毒、轮状病毒、呼肠孤病毒 3 型、人乳头瘤病毒等。也有人提出与遗传有关、基因突变、自身免疫学说等，有些已在动物做出模型，但对于人的研究结果尚有争议。综上所述各种学说，无一能完全解释胆道闭锁的所有发病原因。其他原因例如胚胎期缺血，毒素中毒和免疫等原因均有人提出。约有 15% 病人合并其他畸形，如多为脾、肠旋转不良、十二指肠前门静脉等，因此认为胆道闭锁可能为多种因素引起的结果。

【病理分型】

胆道闭锁可分为三型：

Ⅰ型：胆总管闭锁。闭锁可发生于胆总管任何部位，可见于胆总管、胆总管远端、或胆囊、胆总管闭锁，但肝胆管及肝内胆管存在，此型仅占 5%~10%，治疗效果良好。

Ⅱ型：肝门胆管闭锁，肝内胆管存在，此型可切除肝门三角区瘢痕块，行空肠　肝门 Roux-Y 吻合，

(Kasai 手术)。如胆囊、胆总管存在，则行胆囊、肝门吻合。此型多见，过去认为是不可手术型。

Ⅲ型：肝内、肝外胆道均闭锁，无法做任何手术。

肝脏多有胆汁淤积、肝硬化，胆小管增生，管内可见胆栓，汇管区纤维化，也可见到巨细胞变性，但不及新生儿肝炎为多(图 58-42)。

【临床表现】

新生儿于 1~2 周时全身出现黄疸，巩膜黄染，皮肤黄疸逐渐加重，大便由淡黄色转为陶土色或淡白色，随着胆红素在血液及其他器官内浓度增高，病儿唾液、泪液及肠液分泌也是黄色，大便又可转为淡黄色。小便随黄疸加重而加深，呈红茶色。晚期皮肤呈棕褐色，腹部膨隆，出现腹水，肝脏明显肿大，质地坚硬，脾亦肿大。因肝功能损害，维生素 A、维生素 D 缺乏，病儿常有皮肤及消化道出血倾向，如不治疗，多数于 1 岁左右死于肝衰竭及其他并发症。

【诊断】

胆道闭锁多于生后数天出现黄疸，持续不退而且进行性加重，血胆红素增高并为直接反应，尿胆素、粪胆素均为阴性，粪便由黄变淡进而呈陶土色，肝脾逐渐增大，质地坚硬，肝功能检查谷丙转氨酶升高，一般在 500U 以下，血浆低密度脂蛋白检查，肝胆核素检查 ^{131}I 玫瑰红排泄试验、十二指肠液分析、粪便远红外线检测等均有参考价值，但多无特异性。如诊断困难，可进行肝穿刺活检、腹腔镜肝活检，B 超检查肝内及肝外胆道系统情况。胎儿检查如肝内、肝门有囊性改变亦可帮助诊断。术中胆道及肝门穿刺造影，以了解胆道发育情况并决定手术方法。胆道闭锁主要应与新生儿肝炎鉴别，并需尽早确定诊断，争取在两个月内手术，以减少术后并发症及提高手术疗效。

【治疗】

此病的治疗方法主要是手术，其目的是设法使胆汁流入消化道，如肝外存在胆道则可行胆道十二指肠吻合。如肝门胆管闭锁则需切除肝门三角区纤维块，使肝内微小胆管敞开，将空肠与肝门吻合(Roux-Y 手术)；如肝内胆管完全闭锁则无法救治，条件具备时可行肝移植术。

过去肝门部胆管闭锁，肝内胆管残存均归入不可治型，自日本葛西森夫(Kasai)提出肝门纤维块切除、肝门空肠吻合术后，70%~80% 的病儿得以挽救生命，10 年存活率达 61%。术后并发症如黄疸复发、反流性胆管炎、胆汁排出不畅、肝肺综合征、肝硬化门静脉高压、肝功能不良、生长发育不良等，严重时需施行肝移植术。胆道闭锁是小儿肝移植的主要适应证，约占小儿肝移植总数的 45%~58%，日本报告一组胆道闭锁活体肝移植，5 年存活率 80% 左右。

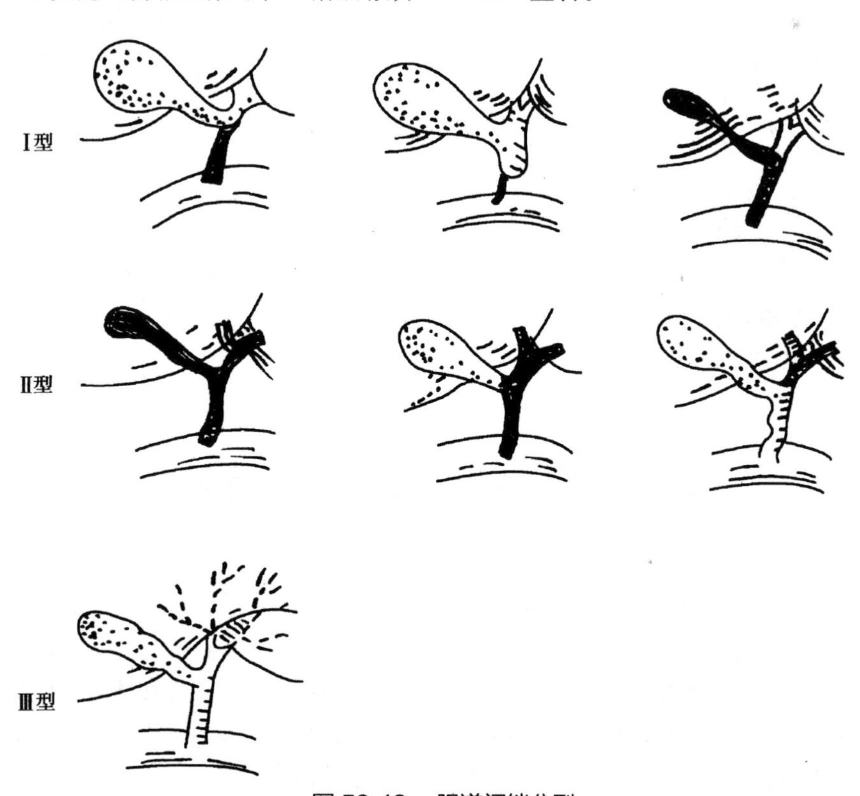

图 58-42 胆道闭锁分型

Ⅰ型．胆总管闭锁；Ⅱ型．肝胆管闭锁；Ⅲ型．肝内、外胆道闭锁

Kasai 手术方法：上腹横切口，游离切断肝周韧带（肝圆韧带、镰状韧带、左三角韧带、左冠状韧带）。首先检查胆囊，若肝管胆总管缺如或闭锁，则采用肝门空肠吻合术。若胆总管与十二指肠通畅，仅肝管闭锁则采用胆囊肝门吻合术。离肝门较远处分出肝左右动脉。门静脉在后方。肝管在门静脉分叉前方分出左右肝管。先切下胆囊，沿胆囊管向肝门方向解剖。找到门静脉，以此作为标志。在门静脉及其主要分支上方为三角纤维块，要充分切除三角形纤维块，切除后有时可见纤维块断面处有蜂窝状的微小胆管。断面出血时，不可电凝或结扎，可用 60℃的温热盐水冲洗创面，或压迫数分钟，出血多可停止。距屈氏韧带 10~15cm 处切断空肠，远端两层关闭，于横结肠后方上提至肝门，距断端 1cm 处对系膜缘与肝门行吻合。选用 0/5~0/6 可吸收缝线，将空肠与纤维块的边缘缝合，距肝门空肠吻合 30~45cm 处，完成空肠 Y 式吻合（图 58-43~图 58-46）。

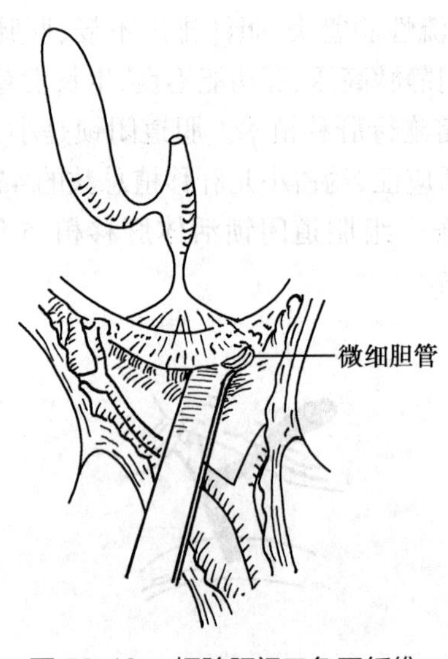

图 58-43 切除肝门三角区纤维块，可见微细胆管

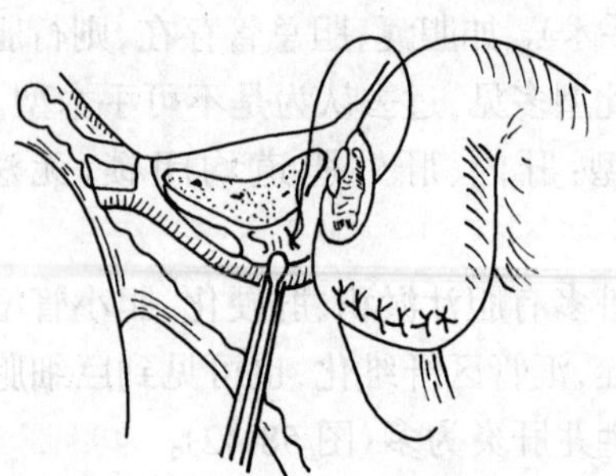

图 58-44 空肠侧口与肝门吻合

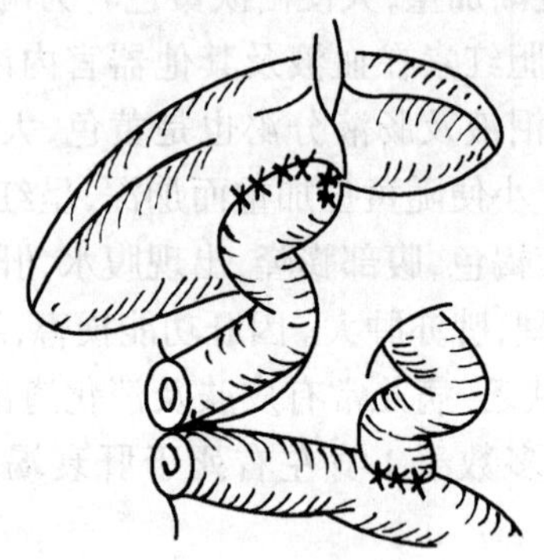

图 58-45 肝门空肠 Roux-Y 吻合，双支造瘘，以防治早期反流性胆管炎

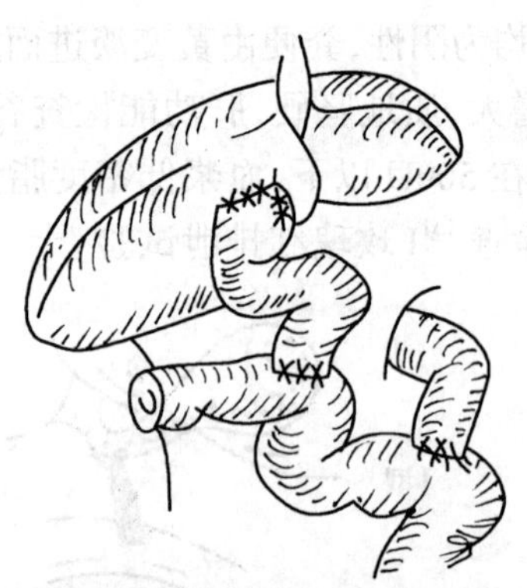

图 58-46 肝门空肠 Roux-Y 造瘘术（双 Y 造瘘术）

（王 果）

第十五节 先天性胆总管囊肿

先天性胆道发育异常类型较多，是常见的小儿胆道疾病。尤其是胆管扩张更为常见。胆管扩张可以发生在肝内、外胆管的任何部位，但以胆总管最多，称胆总管囊肿（choledochal cyst）、先天性胆总管囊肿（congenital choledochal cyst）或先天性胆总管扩张症（congenital choledochus dilatation）。自 1723 年 Vater 描述了胆总管扩张病变以来多数人认为本病的发生与先天性因素有关。本病的发生率东方人多于西方人，且女性多于男性，就诊年龄多在婴幼儿期至 10 岁以前，成年期病人约占 5%~8%。

【病因】

本病的病因尚未确定，但有以下学说：

1. 先天性胆管发育缺陷　Yotsuyanagi（1936）报告了 3 例胆总管囊肿，同时应用已知的实验性胚胎学的资料提出胆总管发育缺陷是胚胎发育的原始阶段胆管不适当形成有关。他提出在胚胎期胆管上皮细胞过度增生为索状实体，以后再逐渐空化穿通形成管腔，若空化过度则形成囊样扩张，即胆总管囊肿。也有人认为这种先天性疾病是原发性胆管薄弱或胆管远端梗阻和胆管结构的缺陷两者相结合的结果。

2. 胆总管远端梗阻　很多学者认为胆管远端梗阻是胆管囊性扩张的重要因素。梗阻可能是先天性，也可能是后天性的。国内、外很多学者将新生羊羔、大鼠、幼犬的胆总管远端予以结扎，均可造成不同形状的胆总管扩张。

3. 胆总管远端神经分布异常　Kusunoki 等（1988）发现胆总管囊肿远端狭窄段内神经丛和神经节细胞术减少。后来许多学者通过临床病理检查都证实了这一发现，并认为神经分布减少是原发性病变，支持先天性发育异常的说法。

4. 先天性胰胆管合流异常　所谓胰胆管合流异常是指胰、胆管汇合部不在十二指肠乳头、而在十二指肠壁外或汇合部形态的先天性畸形。由于胰、胆管在十二指肠壁外合流后形成共管，其远端有壶腹括约肌的包绕，可造成胆汁与胰液相互交流。由于胰管内压为 30~50mmH_2O 而胆管内压为 25~30mmH_2O，故胰液多反流入胆管，造成胆管炎反复发作，致胆管内膜破坏，纤维变性，管壁薄弱再加上胆管内压增加而形成胆管扩张。有的学者应用动物模型造成胰胆管合流异常而诱发胆总管扩张。临床上通过 ERCP 检查或术中胆道造影发现胆总管囊肿合并胰胆管合流异常者 80%~90%，有的甚至达 100%。

【病理】

先天性胆总管囊肿有几种分类方法，但最常见有以下四种形态（图 58-47）：

1. 球形囊肿　此型最多见，约占 85%~90%。囊肿位于肝十二指肠韧带内，靠近十二指肠并可将其向前、向左推移并拉长。囊肿内潴留大量胆汁可达数十或数百毫升，并常合并胆石。胆总管远端狭窄。

2. 梭形囊肿　胆总管呈梭形扩张，多发生在年龄较大的儿童病例。

3. 胆总管口囊性脱垂　胆总管口脱入十二指肠腔内形成小的囊肿，造成胆总管远端不全梗阻。

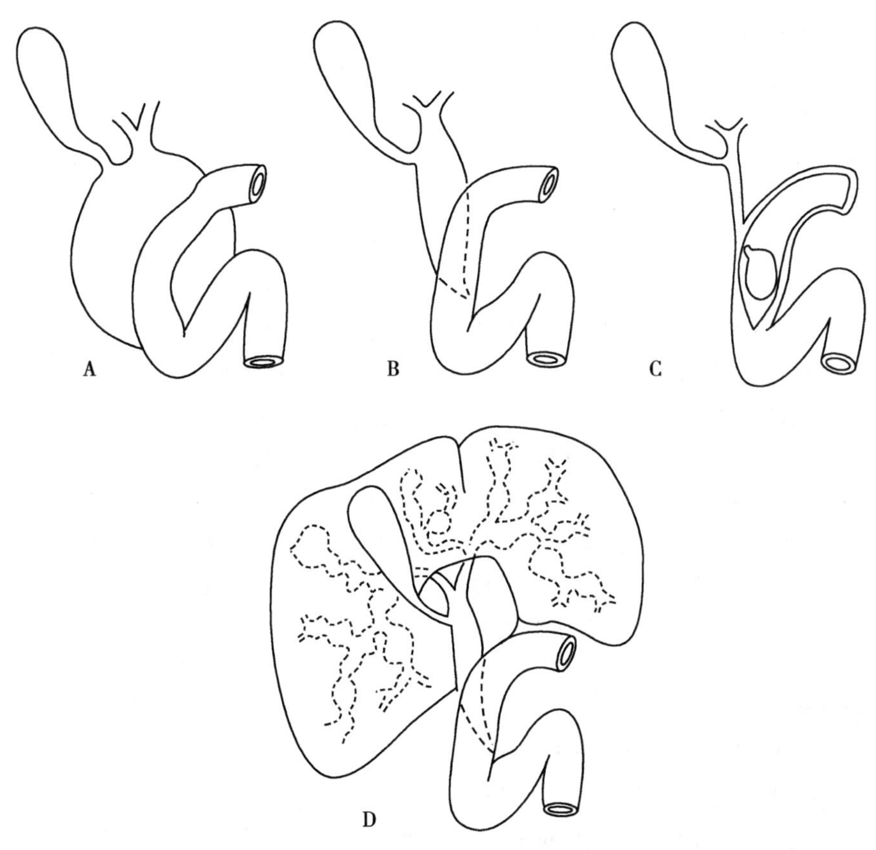

图 58-47　先天性胆总管囊肿主要类型
A. 球形囊肿；B. 梭形囊肿；C. 肠内囊肿；D. 肝内囊肿

此型罕见。

4. 肝内外混合性囊肿 肝外胆管成轻度梭形轻度扩张，肝内胆管迂曲形成多发性大小不等的囊肿。此型亦少见。

囊肿由于长期胆汁潴留，反复发生囊内感染，可以引起弥漫性肝内胆管炎，造成肝脏损害，甚至导致最终肝硬化。随着病程的进展扩张的囊肿壁逐渐增厚，结缔组织增生，囊肿内壁正常的黏膜组织遭到不同程度的破坏，甚至有黏膜溃疡。炎症严重者胆汁混浊，并可见黄绿色脓苔附着由于囊壁。病程久者囊内可有结石形成，结石成分为胆色素、胆固醇和混合性结石，但以胆色素和混合性结石为多。囊壁的长期慢性炎症还可以诱发癌变，有的癌变率可达5%~10%，并随年龄增长而发病率增高。囊肿的远端变细，形成一狭窄段。有人发现该段神经丛及神经节细胞数多低于正常。其远端胆管与胰管多为合流异常，多认为是本病的病因之一。Komi 还将胰胆管合流异常分为三种类型。此外，胆总管囊肿病人还可以合并急、慢性胰腺炎。

【临床表现】

临床表现与囊肿类型有关。球形囊肿多发生在婴幼儿，往往以右上腹肿块为首要症状。肿块位于右季肋下，囊肿表面光滑，向下、向左侧延伸。巨大囊肿可占据右侧腹，下界可达右髂窝部，并超过中线。肠管被挤向腹部左下方。黄疸在各种类型均可发生，多呈间断性发作，常常与发热同时出现。黄疸严重者可出现白色大便，此乃由于囊肿合并感染，囊肿远端狭窄部黏膜肿胀发生胆管梗阻所致。腹痛也是本病常见的症状，以梭形囊肿最多见，主要发生在儿童病例。以往将腹痛、肿块、黄疸视为诊断先天性胆总管囊肿的三联征，实际上具有三联征者只占全部病例的20%~30%。

病程较久者由于囊肿反复发生感染及胆管炎，再加上长期胆汁淤积可呈现肝大，出现胆汁性肝硬化及门静脉高压症，出现一系列的门静脉高压的症状。有的病例也可伴发慢性或急性胰腺炎。有极少数病例可发生囊肿破裂而表现为急性弥漫性腹膜炎。

【诊断与鉴别诊断】

根据临床表现应想到先天性胆总管囊肿的诊断，然后再选择其他诊断手段加以确诊。在各种检查中应首选B超检查，具有方便、经济、无创伤、对胆道疾病诊断价值高等优点。且城乡各级医院均有设备，先天性胆总管囊肿多可确诊。除能诊断囊肿的位置、类型、大小，以及囊壁厚薄、囊内有无结石外，还可以了解肝脏大小、肝内胆管情况、肝脏病变程度及胰腺有无病变等。CT、MRI、ERCP亦可用于诊断胆总管囊肿，有必要时可以应用，但较B超价格昂贵。ERCP可以观察胰胆管合流情况，由于小儿需在麻醉下，一般很少应用。

球形囊肿应与肝囊肿、右肾积水、右肾肿瘤、神经源性肿瘤等加以鉴别。应用B超CT多可鉴别。以腹痛为主的梭形胆总管囊肿腹部摸不到肿物者，应与胆道蛔虫症、胆囊炎等鉴别。B超检查可以明确诊断。

【治疗】

本病一经确诊即应及时进行手术治疗。目前公认囊肿切除、胆道引流重建术是根治性手术，应列为首选。但在特定情况下亦可考虑其他术式。无论选择哪种术式，术前必须了解病儿全面情况，做好充分的术前准备。

1. 囊肿外引流术 本术式适用于全身情况差、营养不良、中毒症状严重，肝功能严重受损、发热、黄疸、或囊肿穿孔胆汁性腹膜炎，不能耐受根治性手术者，可先行囊肿造口外引流术，待全身情况得到改善后再考虑行根治术。一般需要1~3个月的调理。在外引流期间应特别注意水、电解质的补充。有条件者给予消化道内或外营养支持，以促使全身情况迅速好转。

2. 囊肿内引流术 20世纪70年代以前多采用囊肿内引流术。常用的术式有囊肿十二指肠内引流术、囊肿空肠内引流术。通过随访观察术后易发生上行性胆管炎、胰腺炎、胆管结石，继而发生肝硬化、门脉高压等并发症，甚至胆管发生癌变。故囊肿内引流术现已弃用。

3. 囊肿切除胆肠通路重建术 是治疗先天性胆总管囊肿的首选术式，包括囊肿切除和胆肠通路重建术两部分。囊肿切除范围包括全部胆总管囊肿壁、胆囊、近端达肝总管扩张部，远端达胆总管囊肿的狭窄部与胰管交界处，须小心，勿损伤胰管。胆肠通路重建术是在囊肿切除术后将肝总管与肠道吻合连接。已报告的连接的方式有数种，包括肝总管十二指肠吻合、空肠间置代胆道术、带蒂回盲部代胆道术、阑尾代胆道术、肝总管空肠 Roux-Y 形吻合术等。为了防止术后肠道反流造成术后胆系感染，有的作者在胆肠通路上设计了矩形瓣、套叠瓣等防反流措施。随均取得一定效果，但经多年的随访观察多数作者认为囊肿切除后肝总管空肠 Roux-Y 形吻合术操作简便、实用、远期效果良好，多数作者已作为常规术式。但要求空肠胆汁的长度应不少于 30cm。

近几年来腹腔镜手术在小儿腹部外科的广泛应用。有许多儿外专业医师应用腹腔镜行囊肿切除胆肠通路重建术，取得成功，并不断扩大治疗经验。

【预后】

先天性胆总管囊肿应早期诊断，及时治疗。病程越久并发症的发生概率越大，反复发生的胆管炎、胆石症以及肝脏损害越重，影响小儿的生长发育。病重者延误治疗还有危及生命的危险。经过手术治疗的病儿应定期随访。行根治术的病人随着病程的延长，年龄的增长，有的还有发生胆肠吻合口狭窄、反复发生胆管炎、继发胆石形成的病例。根据情况还有再次手术治疗的可能。

（李振东）

第十六节　小儿腹部肿瘤

肿瘤亦是小儿的常见疾病，腹部是好发部位，常危及生命。由于小儿处于生长发育过程，存在先天因素和个体成长的代谢因素，小儿肿瘤的类型和分布与成人有着显著的不同。小儿腹部良性肿瘤在组织形态方面的特点是细胞成分较多，核分裂活跃，因其组织通常处于未成熟状态，所以生长增殖较快。如先天性中胚叶肾瘤和肾上腺皮质腺瘤均可见细胞分裂增殖现象，但都属良性肿瘤。小儿腹部恶性肿瘤多为非上皮性起源，来自胚胎残留组织和中胚层，从未成熟的细胞发生，故以胚胎性肿瘤和肉瘤为主，如神经母细胞瘤、肾母细胞瘤、淋巴肉瘤、恶性畸胎瘤、横纹肌肉瘤等。这些肿瘤常发生于软组织、腹膜后间隙等处，组织细胞学更像它们所起源的胚胎性细胞，细胞分化不完全，呈现高度侵袭性。而成人的各类腺癌虽在小儿亦可发生，但非常少见。

对于小儿恶性肿瘤的发病机制，多数学者支持二次突变学说。第一次突变发生于生殖细胞，形成的个体所有细胞都携有突变基因；再受某些因素的作用，在胚胎期或出生后体细胞发生第二次突变，即形成肿瘤。随着细胞生物学和分子遗传学研究的深入，观察到多种遗传综合征与儿童肿瘤密切相关，检测出许多染色体固定位点异常和基因突变，现已确定多种原癌基因（如 MYCN、MYCC、Erb-B2 和 Trk 等）和抑癌基因（如 Rb、WT1、NF1 和 NF2 等）与儿童肿瘤的发生有关。这些进展加深了对小儿恶性肿瘤病因的认识，也由此发现各种新的标志物，提高了诊断和预后的水平。

发病年龄主要集中在 5 岁以内的幼年时期，此时为胚胎性恶性肿瘤的发病高峰，以后随着年龄增大发病数逐渐下降；肝细胞癌和胃肠道腺癌偶见于学龄儿童，尤其以青春前期为多。大部分恶性实体肿瘤多因无痛性肿块就诊，但前期症状不明显，直至晚期才出现贫血和消瘦。很多肿瘤在早期即侵袭或转移至邻近组织或淋巴结，或经血行转移至肺、骨骼或脑。但神经母细胞瘤具有转化为良性的特殊性，极少数病例可能转变为成熟的神经节细胞瘤。而畸胎瘤虽大多属于良性，但随年龄增长，部分良性病例可变为恶性。有些肿瘤常伴发其他畸形，如肾母细胞瘤可伴无虹膜症、单侧肢体肥大等。

小儿腹部肿瘤的种类较多，其中恶性肿瘤约占半数以上，在腹膜后间隙、腹腔内脏器和腹壁均可发生。对小儿任何腹部实体肿块，必须预先视为恶性，避免过多扪摸，经适当检查和准备后，及早将其切除或活检，病理检查确诊后给以规范的后续处理。恶性肿瘤的预后与病理类型、病变部位、临床分期、发病年龄等因素密切相关，也与治疗方法的选择有直接关系。近年来，术前化疗、根治性手术和综合治疗方案的不断完善，恶性肿瘤病儿的生存率有了明显提高。现择其中较常见的肿瘤分述于后。

一、神经母细胞瘤

神经母细胞瘤（neuroblastoma）是起源于神经嵴的胚胎性肿瘤，可发生于交感神经系统的任何部位，包括脑、颈（3%）、纵隔（20%）、主动脉旁的交感神经节（24%）、肾上腺髓质（50%）和盆腔（3%）。发病率每年大约为 1/10 万，仅低于白血病和中枢神经系统肿瘤，是最常见的儿童颅外恶性实体瘤。神经母细胞瘤的 50% 发生于 2 岁以前，90% 病例诊断于 3 岁以内，男女之比为 2∶1。

由于神经母细胞瘤发生部位隐匿，难以早期诊断，加之恶性程度高，所以生存率极低。但该肿瘤具有自然消退和向良性肿瘤转化的倾向，历来是研究恶性肿瘤自然逆转的范例。有资料表明，出生后3个月内婴儿的尸检常见肾上腺"原位神经母细胞瘤"，发生率为临床诊断的40倍以上。并鉴于1岁以内和4S期病例的预后较好等临床特点，可以推测，肾上腺有一个组织学上类似神经母细胞瘤的正常发育阶段，并可延续至出生后1岁之内，以后在某些因素或基因调节下，大部分发生自然逆转而致肿瘤自然消退。一般认为，年龄小于6个月及4S期病例的自然消退率较高，约2%的神经母细胞瘤可向神经节母细胞瘤或神经节细胞瘤分化逆转，甚至自然消退。

神经母细胞瘤属分泌型肿瘤，具有合成、分泌、排泄儿茶酚胺的能力，血和尿中儿茶酚胺代谢产物香草扁桃酸（VMA）和高香草酸（HVA）是特异性肿瘤标志物，对其诊断、预后评估、疗效观察具有指导价值。该肿瘤还可分泌舒血管肠肽（VIP），可导致水样腹泻等临床表现。

【病因】

环境因素与神经母细胞瘤的发病的关系并不明确，包括母亲的避孕药服用史和饮酒、辐射暴露史等。复旦大学附属儿科医院曾发现双酚A、邻苯二甲酸二(2-乙基己基)酯（即DEHP）等环境内分泌干扰物可促进人神经母细胞瘤SK-N-SH细胞的体外增殖和裸鼠移植瘤生长，提示环境污染与儿童肿瘤的发生、发展可能有一定关系。家族性的神经母细胞瘤亦偶有报道。由于大多数病儿小于12个月，诊断时平均年龄为22个月，可以推测遗传因素可能是这些婴儿期病人最重要的致病因素，而随机的基因突变则可能是儿童期病例发生的重要因素。神经母细胞瘤的发生还与神经嵴细胞异常发育有关，可伴发先天性巨结肠和中枢性肺换气不足综合征等神经嵴细胞的其他疾病，还与神经纤维瘤病、先天性心脏病、Beckwith-Wiedemann综合征、DiGeorge综合征和Soto综合征等相关。

【病理学与分子生物学特征】

神经母细胞瘤可发生在身体各个部位，主要起源于肾上腺髓质、腹膜后、后纵隔、盆腔和颈部交感神经节细胞。肿瘤呈结节状，有结缔组织假被膜覆盖，切面呈灰白色的髓样组织，间杂以出血和坏死，有时有钙化灶。镜下病理分为未分化型和低分化型，混有未分化与分化神经节细胞的神经节母细胞瘤则属分化型。未分化型由小圆形及卵圆形细胞组成，核深染，胞质少，呈弥漫密集分布，多见于婴幼儿病例。低分化型瘤细胞较大，多呈圆形、卵圆形、长梭形，核染色淡，核中央可见小核仁。瘤细胞20~30个呈放射状排列，形成菊花团，为神经母细胞瘤的病理特征之一。

通过免疫组化和电镜技术，神经母细胞瘤可与儿童的其他"小圆、蓝细胞"肿瘤相鉴别，包括尤因肉瘤、非霍奇金淋巴瘤、原始神经外胚叶瘤（PNET）。有价值的免疫组化指标有波纹蛋白（VIM）、白细胞共同抗原（LCA）、神经元特异性烯醇化酶（NSE）和S-100。电镜的典型所见为浓密的核、膜结合性神经分泌性颗粒以及神经纤维网内的微丝和平行排列的微管。Shimada组织学分型则根据施万基质的有无、分化程度、有丝分裂-核破裂指数（MKI）及病儿年龄，将肿瘤分为良好型和不良型，能较好地评估预后。

研究发现，2号染色体短臂远端含有MYCN原癌基因，扩增时激活肿瘤血管形成和播散，并与凋亡相关。神经母细胞瘤中30%存在MYCN的扩增，该扩增与肿瘤进展、瘤体快速生长和差的预后明显相关。近来还发现MYCN扩增与多药耐药蛋白基因（MRP）的高表达有关。神经母细胞瘤存在多种染色体异常，最常见的是1p36的缺失，由于这一区域可能存在肿瘤抑制基因，因此与MYCN的扩增有一定关系。还发现染色体17q、14q和11（p或q）存在其他肿瘤相关基因。神经母细胞瘤还常见p53基因的异常表达，而神经节母细胞瘤和良性的节细胞神经瘤均无此表达。神经母细胞瘤的DNA指数（DI）测定显示，该指标可反映疗效和预后：DI ＞ 1（高倍体表型）常为早期病变，有良好预后；而DI=1（二倍体）常与进展期和预后差相关。

多种生长因子、细胞因子与神经母细胞瘤的预后关系密切。神经生长因子（NGF）及其受体TRK-A与神经元细胞分化和神经母细胞瘤的消退相关，如TRK-A高表达常提示预后良好。预后相关的其他因子包括增殖细胞核抗原（PCNA）、生长抑素受体、嗜铬颗粒蛋白A和神经肽Y，研究还表明，血清神经肽Y水平是诊断神经母细胞瘤的敏感指标之一。细胞表面和血中神经节苷脂（GD2）可能有助于评估肿瘤生长和对治疗的反应，用抗GD2单克隆抗体治疗神经母细胞瘤的Ⅰ期试验已显示出一定疗效。细胞表面糖蛋白CD44一般与较高的肿瘤侵袭性有关，但神经母细胞瘤的CD44表达却提示肿瘤侵袭性低下。在正常肾上腺或良性神经肿瘤组织中测不到端粒酶的活性，而大多数神经母细胞瘤都有表达，其意义尚不清楚。运用蛋白质组学技术对 3 种神经母细胞瘤细胞株进行研究还发现，差异表达的蛋白有核蛋白 SET、细胞质信号转导蛋白 stathmin 和热休克蛋白 grp94，可作为神经母细胞瘤新的生物标记物。

【临床表现】

神经母细胞瘤多见于 1~3 岁的小儿。因无疼痛，无功能性障碍，可较长时期隐蔽而不被发现。由于肿瘤发生部位广泛，症状众多，且早期发生转移，极易延误诊治。

初发症状常是不明原因的发热，早期病例可有低热，晚期则显不规则高热。因面色苍白、贫血、食欲不振而进行检查。腹胀、腹块为婴幼儿的主要表现，而儿童常因腹部或肢体疼痛就诊。腹部肿块呈结节状或圆球形，坚硬而固定，偏于腹部一侧的肿块常因增长迅速而超越中线，肿块巨大时出现食欲减退、腹痛、呕吐等压迫症状。因神经母细胞瘤偶可分泌 VIP，病儿表现有难治性水样腹泻、低血钾等。少数肿瘤因儿茶酚胺代谢异常或压迫肾脏可引起高血压症状，还伴多汗、心悸、易激惹等现象。如肿瘤通过椎间孔侵入硬脑膜外压迫脊髓，则表现为感觉异常、肌萎缩、下肢麻痹或尿失禁。

颅骨眼眶发生转移时，局部出现瘀斑和隆起，出现“熊猫眼”和眼球突出。骨转移多侵犯长骨骨骺端、颅骨、脊柱、骨盆、胸骨等部位，常因骨、关节痛而拒绝行走，甚至发生病理性骨折。骨髓转移表现为难治性贫血、血小板减少及出血。新生儿及小婴儿的神经母细胞瘤常见肝、骨髓和皮下转移，表现为肝大、皮下结节及骨髓转移症状。肿瘤尚可转移至颅内硬脑膜外间隙、肺等处，左侧腹膜后肿瘤常有左锁骨上淋巴结转移瘤。

【诊断】

1. 血和尿检查　除常规检查外，需测定其他诊断和预后相关因素，如血清乳酸脱氢酶（LDH）、神经元特异性烯醇化酶（NSE）、铁蛋白和 VIP 的升高等。约 95% 的病儿有尿儿茶酚胺代谢产物的异常，包括香草扁桃酸（VMA）和高香草酸（HVA）增多，在原发和复发病例中均具有重要的诊断价值，且有助于治疗效果的评估。少数病例因肿瘤分化极差，尿儿茶酚胺代谢产物并不升高。

2. 影像学检查　头颅、四肢和骨盆摄片可显示有无骨骼转移，表现为溶骨性变化，呈虫蚀样破坏。X 线胸片可见肺的转移灶，腹部 X 线片在肿瘤部位可显示细砂状钙化。B 超可对 95% 的原发肿瘤进行定位，对早期肿瘤大小的估计较为准确。CT 检查的意义最大，可清晰显示病灶、与血管等周围组织的关系、局部淋巴结肿大，以及肝脏和骨转移。在显示血管受累及肝转移方面，MRI 较有优势，但因身体制动困难，在小婴儿的应用受到一定限制。应用核素骨显像和 ^{131}I-MIBG 显像，可清楚显示骨髓区域性转移的扫描图像，发现骨髓及骨转移的病例。最近，正电子发射体层技术（PET）已试用于临床，对复发和复杂病例有一定帮助。

3. 穿刺活检　细针穿刺活检（FNA）、骨髓的穿刺及活检对神经母细胞瘤的诊断和分期相当准确，可替代开放性活检。但 FNA 取得的标本量受限，难以进行一系列预后指标的检测，主要用于复发灶的评估。

4. 病理　通过组织形态学观察、肿瘤标志物（如 NSE、铁蛋白、LDH 等）染色、MYCN 基因扩增检测等方法，可得出正确诊断，指导治疗和预后评估。

【分期】

现在普遍采用国际神经母细胞瘤分期系统（INSS，表 58-6），近来进一步按照依据病人的年龄、临床分期、肿瘤 MYCN 基因扩增、Shimada 组织学和 DNA 指数等生物学特性来进行危险分组（表 58-7），用以规范和修订治疗方案，也是评估疗效和预后的依据。

【治疗】

治疗需根据病儿个体的具体情况，按危险分组情况（表 58-8）进行。一般先需病理确诊，再行术前化疗，然后手术切除病灶，术后再化疗、放疗。化疗采用多药联合化疗的多方案交替或序贯应用，推行延期手术和二次手术。对进展期病例，则开展强化诱导化疗辅以自体骨髓移植或造血干细胞移植技术。

1. 治疗原则

（1）低危病例：婴儿（1 岁以内）和儿童（1 岁以上）INSS 1 期的所有病例、2A、2B，婴儿 4S 期 MYCN 未扩增，Shimada 良好型，DNA 指数 >1，属低危分类。采用单纯外科切除，无需进一步治疗。4S 期病例亦可采用密切随访，而不急于治疗，期待肿瘤凋亡和自然消退。在此组病例中，如有 MYCN 扩增、Shimada 不良型或 DNA 指数 =1，则提示预后不良，需要应用化疗。如婴儿在出生后 3 个月内，肝快速肿大而致呼吸功能不全，亦需化疗或放疗。

（2）中危病例：婴儿 3 期和 4 期 MYCN 不扩增，儿童 3 期的 MYCN 不扩增及 Shimada 良好型，4S 期

表 58-6 国际神经母细胞瘤分期系统(INSS)分期

分期	依据
1	肿瘤局限于原发器官,肉眼观察完全切除,淋巴结镜检阴性
2A	肿瘤肉眼切除不完全,同侧淋巴结镜检阴性
2B	肿瘤肉眼切除完全或不完全,同侧淋巴结镜检阳性
3	肿瘤超越中线,同侧淋巴结镜检阴性或阳性;肿瘤未超越中线,对侧淋巴结镜检阳性;中线部位肿瘤,双侧淋巴结镜检阳性
4	远处淋巴结、骨、骨髓、肝或其他脏器转移
4S	原发肿瘤 1、2 期,仅有肝、皮肤或骨髓转移,年龄 <1 岁

表 58-7 神经母细胞瘤的危险分组

INSS 分期	年龄	MYCN 状态	Shimada 组织学	DNA 倍性(指数)	危险分组
1	0~21 岁	任何	任何	任何	低
2A/2B	<365 天	任何	任何	任何	低
	≥ 365 天 ~21 岁	不扩增	任何	—	低
	≥ 365 天 ~21 岁	扩增	良好	—	低
	≥ 365 天 ~21 岁	扩增	不良	—	高
3	<365 天	不扩增	任何	任何	中
	<365 天	扩增	任何	任何	高
	≥ 365 天 ~21 岁	不扩增	良好	—	中
	≥ 365 天 ~21 岁	不扩增	不良	—	高
	≥ 365 天 ~21 岁	扩增	任何	—	高
4	<365 天	不扩增	任何	任何	中
	<365 天	扩增	任何	任何	高
	≥ 365 天 ~21 岁	任何	任何	—	高
4S	<365 天	不扩增	良好	＞1	低
	<365 天	不扩增	任何	＝1	中
	<365 天	不扩增	不良	任何	中
	<365 天	扩增	任何	任何	高

注:MYCN 状态:不扩增,拷贝数 =1;扩增,拷贝数 >1。

DNA 倍性:二倍体,DNA 指数 =1;非整倍体,DNA 指数 >1。

MYCN 不扩增，但 Shimada 不良型或 DNA 指数 =1，属中危分类。均需接受化疗，多柔比星（阿霉素）、顺铂、VP-16、环磷酰胺 4 药组合联用。4 个疗程后进行评估，如认为肿瘤可切除，则进行手术探查，争取达到肉眼下完全切除；如不可能在手术时达到全部切除，则再化疗 4 个疗程（全部 8 个疗程），再作评价。如仍然不能实行，则作观察。

（3）高危病例：儿童 2A 或 2B 的 MYCN 扩增伴 Shimada 不良型、婴儿和儿童 3 期 MYCN 扩增、儿童 3 期 Shimada 不良型、婴儿 4 期 MYCN 扩增、儿童 4 期、4S 期 MYCN 扩增，均属高危分类。应用大剂量加强化疗，方案是大剂量环磷酰胺、多柔比星和长春新碱，交替应用 VP-16 和顺铂。实施 5 个疗程后进行手术，不管能否完成全切除，应接受自体骨髓移植或造血干细胞移植，随后放疗 20Gy，服用维 A 酸。

2. 外科手术要点　神经母细胞瘤常与大血管、骨骼等重要组织粘连，按根治术所要求的切缘镜下无瘤实际上难度很大，因此完全切除的概念应为切除肉眼可见、可触及的所有肿瘤组织，称之为肉眼下完全切除。神经母细胞瘤的肉眼下完全切除有助于肿瘤局部控制，可在一定程度上提高 3 和 4 期病例的生存率，而不完全的切除对提高生存率并无帮助。术前化疗是重要的治疗措施，同时为手术创造了尽可能好的条件。以腹膜后神经母细胞瘤为例，肿瘤原发于肾上腺及脊柱旁交感神经链，经腹腔手术暴露较好，切口应足够大。进入腹腔后探查肿瘤与附近血管、患侧肾脏的关系，有无肿大淋巴结，然后根据探查结果决定是否切除肿瘤及操作范围。宜在肿瘤边缘处将包绕大血管的瘤体逐步剖开并逐块切除，从而便利血管的进一步暴露和分离。肿瘤与大血管之间虽有紧密粘连，但一般仍存在一定的间隙，相比之下分离开动脉更显容易。一期手术尤其是未行术前化疗者，肿瘤血管丰富、脆弱，易出血，更应细心操作，避免发生意外。

如硬膜外有肿瘤侵犯、出现脊髓压迫症状时，现主张用化疗来治疗。虽然化疗、放疗和椎板切除术这三种方法都能有效地去除肿瘤对脊髓的压迫，但后两者有导致脊柱侧凸等并发症的缺点，宜少用。

【预后】

上述决定风险分组的因素均影响病儿的预后，应强调早期诊断，及时治疗。据国外资料，目前的低危病例的生存率 >90%，中危病例为 70%~75%，高危病例仅为 25%~30%，而 3 年的总生存率为 50%。复旦大学附属儿科医院近年通过规范化综合治疗，改进手术技术，疗效有了明显提高。2000 年后收治的 106 例资料显示，肿瘤肉眼下完全切除率从 2000 年前的 18.9% 提高到 53.0%，其中 4 期病例为 44.6%；总体 5 年生存率从 39.6% 提高到 52.3%。

二、肾母细胞瘤

肾母细胞瘤（nephroblastoma）是小儿最常见的腹部恶性肿瘤，由德国医师 Wilms 首先报道，亦称 Wilms 瘤。肿瘤因肾脏多能干胚基细胞在出生后不能正常分化，持续增殖而形成。发病率为 1∶10 000，多见于 2~4 岁，男女性别几无差别。左右两侧发病数相近，4%~8% 是双侧性，或同时或相继发生。偶可发生于肾外。近 30 年来，肾母细胞瘤的治疗发生了较大演变，生存率有了明显提高，成为肿瘤治疗取得巨大成功的实绩之一，以最佳纪事载入医学文献。该进步得益于化疗药物尤其是放线菌素 D 和长春新碱的应用，也归功于国际间各学术团体的协作，不断总结经验、更新治疗方案。

【病因】

有学者观察到肾母细胞瘤常与先天畸形并发，与某些综合征有关，如 WAGR 综合征（肾母细胞瘤 - 无虹膜症 - 泌尿生殖系统畸形 - 智力发育延滞）、Drash 综合征（两性畸形 - 肾功能不良 - 肾母细胞瘤）、Beckwith-Wiedemann 综合征（脐膨出 - 巨舌 - 巨体）等，提示肿瘤的发生可能与这些综合征有相似的遗传物质异常。但流行病学调查发现，肾母细胞瘤的家族易感性较为少见，仅 1% 的病例存在家族史。

近来认为，后肾胚基分化迟滞或延迟可能与该肿瘤的发生有关。有研究发现，在肾母细胞瘤旁的肾组织中可见到由未分化的胚基细胞和上皮细胞组成的局灶性结构，认为是成熟组织中残留的未成熟肾源性结构，称为肾源性剩余（nephrogenic rest），并认为肾源性剩余可能是肾母细胞瘤的前期病变。推测在某些因素的作用下，肾源性剩余的分化停止或迟滞，导致肾源性剩余残留并持续增殖，最终形成肾母细胞瘤。

动物实验表明 1,2- 二甲基肼（DMH）是该肿瘤的诱发因素，用此化学物质注射于 Wistar 幼鼠皮下，1 年后可致 50% 的大鼠发生肾母细胞瘤。另有研究发现参与生物胚胎发育和脏器的形成，对细胞的诱导分化起重要作用。复旦大学附属儿科医院通过1,2-二甲基肼诱发的大鼠肾母细胞瘤模型,同时喂饲缺乏维生素A的饮食,发现成瘤率升高,肾源性剩余数目增多,提示维生素的缺乏状态可能也是该肿瘤发生的原因。

【病理学与分子生物学特征】

由于肿瘤起源于未分化的后肾胚基,可形成肾的各种成分,是胚基、间叶和上皮组成的恶性混合瘤。瘤体大小不一,覆有薄层假被膜,切面均匀呈鱼肉状,灰白色,有坏死、出血或囊性变。镜下可见未分化的上皮性和间质性的混合组织。有间质性组织演变而来的横纹肌、平滑肌、结缔组织、黏液组织、神经纤维、脂肪和软骨等成分,上皮性组织则分化为不规则的腺样结构或形似肾小球的团块。肿瘤细胞可直接穿破被膜侵及邻近的器官和组织,或转移至局部淋巴结、肺、肝或骨等部位。经典的形态学依据镜下何种组织成分所占比例为主,将其分为胚基型、间质型和上皮型。如果每种成分均不占优势,即达不到65%,则称为混合型。

依据瘤体细胞的分化程度和预后相关性,还可将其分为两种类型:①组织结构良好型(favorable histology,FH),即无间变的肾母细胞瘤,89%的肾母细胞瘤病例属FH;②组织结构不良型(unfavorable histology,UH),此型进一步分为间变型(anaplastic,占4.4%)、透明细胞肉瘤(clear cell sarcoma of kidney,CCSK,占4%)和横纹样瘤(rhabdoid,占2.3%)。间变型肿瘤细胞的细胞核型多样、染色加深,细胞核体积增大,核分裂增多并有多极核分裂象,超二倍体细胞数量增多。根据间变成分的多少,还可将间变型肿瘤分为局灶性和弥漫性两类。间变型肾母细胞瘤在2岁以内的儿童中少见。透明细胞肉瘤由多角形细胞或星形细胞形成网状结构,细胞质淡染,细胞核较小,核仁不明显。病人男性居多,易发生扁骨转移,颅骨尤为多见。横纹样瘤的细胞形态单一,细胞质嗜酸性,内有互不交错的丝样结构。该类型在2岁以内儿童较多见,常有双侧肾受累,也可发生在肾外。该肿瘤浸润性强,早期即有淋巴和血行转移,是所有肾母细胞瘤中预后最差者。需与肾母细胞瘤鉴别的肾脏肿瘤包括肾母细胞瘤病(nephroblastomatosis),该病变表现为弥漫或多灶性肾源性剩余结构,一般认为是良性病变,但有潜在的恶性可能。先天性中胚层肾瘤(congenital mesoblastic nephroma)多发生于3个月以内的婴儿,组织学特点为大小一致的梭形细胞,交错排列,可有不成熟的肾小球和小管。一般呈良性过程,完全切除后罕见复发或转移。然而"细胞性"或"非典型性"先天性中胚层肾瘤为特殊类型,可见肿瘤细胞的有丝分裂相,在3个月以上的病儿中较为常见,且有复发和转移的报道,应作为潜在恶性肿瘤对待。由于这些肿瘤的病理学特性和临床转归都与肾母细胞瘤有很大区别,现已不属肾母细胞瘤的范畴。

家族性显性遗传的肾母细胞瘤少见,仅占儿童肾母细胞瘤的1.5%,但对遗传相关病例的研究可对该肿瘤的分子生物学基础有更好的了解。已发现多个基因的异常与该肿瘤密切相关。*WT1*基因属抑癌基因,定位于11号染色体短臂13(11p13),命名为*WT1*基因。*WT1*编码转录因子,对肾脏和性腺的发育非常重要,可抑制胚胎早期反应蛋白对细胞增殖的作用而使细胞分化成熟。当该基因丢失或突变,后肾输尿管芽上方聚集的间质细胞由于缺乏WT1蛋白的诱导而只能向间质细胞分化,导致细胞增殖失控和分化异常。研究表明,WAGR综合征的病儿中均存在11p13的结构性缺失,但散发型肾母细胞瘤只有6%~18%的有该基因突变。研究还提示,WAGR综合征病儿的虹膜缺如是*PAX6*基因拷贝丢失的结果,而*PAX6*就在11号染色体与*WT1*基因的邻近部位。Drash综合征虽未发现有11p13的丢失,*WT1*基因的突变却高达95%以上。研究还发现,部分肾母细胞瘤病人在11号染色体的端粒端(11p15)有遗传物质丢失,提示是肾母细胞瘤的另一易感基因,命名为*WT2*。Beckwith-Wiedemann综合征中有该位点的基因杂合性缺失(LOH),因而可以解释该综合征的肾母细胞瘤易发倾向。在11p15位点内尚有胰岛素样生长因子-2(IGF-2)、H19和p57kip2的异常。除11号染色体外,还发现约20%的肾母细胞瘤发生16q的等位基因丢失,初步定位于16q22-23。其他异常位于1p、4p、14p、17p、17q、18q等,占5%~15%。

肾母细胞瘤基因表达与胚胎细胞的分化、肿瘤的病理组织分型密切相关。间质细胞优势型肾母细胞瘤的良性前期病变常为叶内型后肾残余,与*WT1*的异常表达有关;而上皮细胞或母细胞优势型的肾母细胞瘤的良性前期病变常为叶旁型后肾残余,与WT2的异常表达有关。

【临床表现】

肿瘤通常位于一侧上腹季肋部,表现为巨大的圆形肿块,表面光滑,实质性,较固定,大者可超越腹部中线。早期不伴有其他症状,常在更衣或洗澡时被家人偶然发现。肿瘤增长较大时,可出现腹痛、血尿、发热、高血压、贫血等症状，疼痛可因局部浸润、肿瘤出血和坏死、肿瘤压迫周围组织脏器而引起。个别因病理性肾破裂而出现急性腹痛。肿瘤可侵入肾盂或肾盏引起血尿，但不常见，占 10%~15%。低热是常见症状，为肿瘤释出的蛋白质所致，提示肿瘤进展较快。高血压因肾缺血而使肾素升高所致，较多见，占 30%~60%。肿瘤内出血可引起贫血。肿瘤自身偶可分泌红细胞生成素，导致红细胞增多。肿瘤可侵入下腔静脉甚至达右心房，引起肝大、腹水和心功能不全。血行转移可播散至全身各部位，以肺转移最常见，但咳嗽等相关症状并不多见。晚期病例则有消瘦和恶病质表现。

【诊断】

初诊时 B 超检查为首选的检查方法，有助于了解肿块的大小、形状与质地，鉴别肾积水等囊性病变，明确有无肾静脉和下腔静脉侵犯。X 线片示肿瘤部位偶有少量散在或线状钙化影。胸部正位和侧位片可以发现肺转移灶，胸部 X 线片阴性的病儿一般不需进一步做胸部 CT 检查。腹部 CT 扫描可显示肿瘤在肾内外的侵犯情况，辨别肾周和大血管旁有无肿大的淋巴结，同时还可评估对侧肾的情况。对于临床怀疑存在大血管瘤栓、双侧肾病变或 B 超无法与神经母细胞瘤区别者，MRI 有一定帮助。排泄性尿路造影渐被 CT 取代，现较少应用。

肾母细胞瘤至今尚无诊断性肿瘤标记物，如需与神经母细胞瘤等肿瘤鉴别，可进行尿 VMA 和 HVA，以及血 LDH、AFP、NSE 等定量检查。

术前活检是否需要和怎样实施有所争议。欧洲的国际儿童肿瘤协会（SIOP）治疗方案常用术前化疗，不做活检，认为治疗前不需组织分型。而美国肾母细胞瘤研究组国家肾母细胞瘤研究组（NWTS）方案则主张大部分病例可一期切除肿瘤，仅对影像学估计肿瘤不能切除、需术前化疗时实施活检，认为未作病理诊断就开始治疗存在误诊误治的风险。可用开放活检，获得局部扩散的征象，切取区域淋巴结样本，不仅能作组织分型，还能进行预后分析，制定个体化治疗计划。也可在超声指引下进行经皮细针穿刺活检，有经验的病理学家能作出诊断，确定组织类型和临床分期，但获取组织较少，不能作分子生物学检测。据报道，穿刺活检引起肿瘤种植和转移的危险很低。

【分期】

临床病理分期与病情、治疗方案及影响预后的因素有密切关系，主要的预后因素包括肿瘤的组织结构、原发肿瘤的是否完整切除、有无转移灶和双侧病变。NWTS-5 方案提出的临床病理分期方法(表 58-8)，较符合临床实际，有利于更合理地制订治疗方案。

【治疗】

如上所述，欧洲 SIOP 和美国 NWTS 的治疗方案存在差别，二者在术前化疗适应证方面各执己见。以下重点介绍美国 NWTS 的治疗原则。

1. 治疗原则

（1）术前评估：术前必须了解对侧肾脏是否正常、肿瘤有无转移、肿瘤能否切除。肾母细胞瘤位于肾被膜内，虽明显压迫、推移周围脏器，但很少侵入邻近组织，因此不要过度估计手术难度。

表 58-8 肾母细胞瘤的临床病理分期（NWTS-5）

期别	依据
Ⅰ	肿瘤局限于肾内，完全切除。肾被膜未受侵犯，肿瘤切除前无破溃或未做活检（细针穿刺除外），肾窦血管未受侵犯，切缘未见肿瘤残留
Ⅱ	肿瘤已扩展到肾外，但完全切除。肿瘤有局部扩散，如穿透肾被膜达周围软组织或肾窦受广泛侵犯，肾外（包括肾窦）的血管内有肿瘤，曾做过活检（细针穿刺除外），或术前、术中有肿瘤溢出但仅限于肋腹部，切缘未见肿瘤残留
Ⅲ	腹部有非血源性肿瘤残留。可有以下任何情况之一：①活检发现肾门、主动脉旁或盆腔淋巴结有肿瘤累及；②腹腔内有弥漫性肿瘤污染，即术前或术中肿瘤溢出到肋腹部以外；③腹膜表面有肿瘤种植；④肉眼或镜检可见切缘有肿瘤残留；⑤肿瘤浸润局部重要结构，未能完全切除；⑥肿瘤浸润穿透腹膜
Ⅳ	血源性肿瘤转移，如肺、肝、骨、脑转移等，腹部和盆腔以外的淋巴结有转移
Ⅴ	在诊断时已有双肾累及。还应按上述标准对每一侧进行分期

(2) 术前化疗：NWTS 提倡直接切除原发肿瘤而不需要术前辅助化疗或放疗。术前化疗仅用于双侧肾母细胞瘤、孤立肾的肾母细胞瘤、肿瘤侵犯肝静脉以上的下腔静脉以及术中发现无法切除者。术前化疗宜在证实病理性质和分型后进行。

(3) 术后化疗和放疗：NWTS 的基本原则是在提高治愈率的同时减少治疗强度和缩短治疗周期，强调依据不同个体的分期和病理学分型实施不同的治疗方案。NWTS-4 方案认为脉冲强化疗方案更具优越性，唯一例外是Ⅱ～Ⅳ期间变型肾母细胞瘤仍沿袭 NWTS-3 的 3 药或 4 药治疗，药物包括放线菌素 D、长春新碱、多柔比星、环磷酰胺等。目前 NWTS-4 的综合治疗方案已获广泛采用：

1) 组织学良好型(FH)：此类肿瘤细胞预后较好，化疗和放疗强度不必过高，以免造成不必要的不良反应。Ⅰ期和Ⅱ期：切除患侧肾，术后按 EE-4A 方案化疗，不用放疗。Ⅲ～Ⅳ期，尽量切除肿瘤，术后给予 DD-4A 方案化疗，术后 7 天内开始放疗。术前评估如果无法一期切除，建议先行肿块活检，等待病理明确后，再给予相应的术前化疗。

2) 组织学不良类型(UH)：此类肿瘤细胞预后差，应加强化疗和放疗，以求提高治愈率。Ⅰ期：切除患侧肾，术后按 EE-4A 方案化疗，不用放疗。Ⅱ～Ⅳ期的局灶间变型，尽量切除肿瘤，术后给予 DD-4A 方案化疗，术后 7 天内开始放疗。Ⅱ～Ⅳ期的弥漫间变型和Ⅰ～Ⅳ期的透明细胞肉瘤，术后给予Ⅰ方案化疗，术后 7 天内开始放疗。对于Ⅲ期病儿，尽可能一期完成手术和淋巴结清扫，而不主张盲目化疗。对于Ⅳ期病儿，尽可能术前活检，明确病理类型，如无条件，可以给予 4~8 周的 DD-4A 方案化疗，待肿瘤缩小后，争取手术切除和术后化疗、放疗。横纹样瘤尚无满意的治疗方案，各期均应争取切除原发肿瘤，术后放疗，化疗可采用包括卡铂、VP-16、CTX 在内的化疗方案。

3) Ⅴ期肿瘤：对于双侧肾母细胞瘤病例以往主张瘤体大的一侧做肾切除，另一侧做部分肾切除，但术后肾衰竭的发生率很高。最近提倡"节约肾单位"手术，在化疗 6 周使肿瘤缩小后行部分肾切除术或肿瘤剜除术，以求最大限度保留残余的肾功能。

4) 肺转移性肿瘤：肺转移可通过联合化疗和放疗得到控制，治疗后肺部的肿瘤复发率很低。如治疗后肺部病变持续存在，可考虑手术切除。

2. 手术要点　外科手术的首要任务是完整切除原发肿瘤，尽量减少肿瘤的破溃和溢出，精确地评估肿瘤的范围。手术应采用经腹切口以求良好的暴露。任何怀疑为转移灶的病变必须活检，应触摸和观察对侧肾脏以排除双侧性病变。在切除肿瘤前尽可能先处理肾蒂血管，先结扎肾动脉，如果操作困难，则不必强求。处理肾静脉前应仔细而轻柔地触摸肾静脉和下腔静脉中有无瘤栓，确保在瘤栓的近心端结扎肾静脉，同时慎防瘤栓脱落。术中慎防肿瘤包膜破溃和瘤组织溢出。一旦发生泄漏应尽量将污染区局限于肿瘤床，使分期仍限于Ⅱ期。如患侧肾上腺与肿瘤不相毗邻可予保留，但如果肿瘤位于肾脏上极，二者关系密切，则应切除同侧肾上腺。输尿管应在低位分离与结扎。需清除任何有怀疑的淋巴结或进行淋巴结活检，特别是沿着主动脉和下腔静脉两侧的淋巴结活检尤为重要，因为肉眼判断为阴性的淋巴结可能在病理上为阳性从而影响分期。

【预后】

现在大多数肾母细胞瘤病例均能长期生存，其预后与诊断时年龄、临床病理分期、组织类型以及首先治疗的方法有关。据 NWTS-4 统计，组织学良好型的 4 年生存率Ⅰ期为 97.3%，Ⅱ期 95.1%，Ⅲ期 95.2%，Ⅳ期 81.8%；组织学不良型的 4 年生存率为 73.0%，但其中的横纹样瘤在 30% 以下。双侧病变的"节约肾单位"手术尚存在肿瘤残余和局部复发的难题。复旦大学附属儿科医院近年的疗效也有明显提高。2000 年后收治的 63 例资料显示，总体 5 年生存率从 2000 年前的 68.5% 提高到 77.8%。

三、肝脏肿瘤

原发性肝脏肿瘤在小儿较少见，但种类较多，最常见的良性肿瘤是血管瘤，恶性肿瘤是肝母细胞瘤。肝脏肿瘤见于任何年龄，包括胎儿，主要表现为腹胀和 / 或腹块，确诊依靠超声、CT 和 MRI，还有肝组织活检和肿瘤标志的测定。近来儿童肝脏恶性肿瘤的疗效已有显著提高。

(一) 肝脏良性肿瘤

1. 血管瘤(hemangioma)　又称良性婴儿型血管内皮瘤，是婴儿常见的肝肿瘤，女性居多。肝血管瘤大部分发生于生后 6 个月内，尤其是当初 2 个月。肿瘤可是孤立的，也可呈多灶性。病儿往往伴发皮肤血管瘤，偶见血管瘤同时累及脑、消化道或骨骼系统。小的病灶不引起症状，当瘤体巨大或呈弥漫性、伴有肝内血管旁路时，常致肝大、心功能不全和贫血，还可发生血小板滞留和消耗性凝血病（Kasabach-Merritt综合征）。许多肝脏血管瘤由于区域性血栓形成、纤维化和钙化，以及血管瘤自身的消退机制，日后逐渐缩小，甚至消失。

超声可显示各样大小的血管性肿瘤，血流动力学方面的重要异常有肝静脉和上部腹主动脉扩张等。CT表现为单发或多发局限的低密度影，注射造影剂后呈周边型强化，并逐渐向病灶中央充填。治疗指征是心力衰竭、腹痛和腹胀，或其他并发症。有心力衰竭时用地高辛和利尿剂。直接控制血管瘤首选皮质类固醇，一般需用1~2周后才能见效，该药的有效率不足50%。对于皮质类固醇无效的病例，现提倡用长春新碱来治疗，而干扰素因可引起视网膜病及痉挛性双瘫的不良反应，现已少用。对于有症状但药物无效的病例，还可根据肿瘤的范围选择肿瘤切除术、肝动脉结扎或栓塞等方法，甚至肝移植术。

2. 间叶错构瘤（mesenchymal hamartoma） 见于婴儿和学龄前儿童，亦有产前诊断的报道。肿瘤起源于胚胎的管板（embryonal ductal plates），大囊内无上皮作衬，仅极小部分衬有胆管上皮。虽然分类为错构瘤，但认为是细胞遗传的异常所构成的瘤样畸形。肿瘤常位于肝脏一叶，为多囊性肿瘤，含有实质和囊性成分，囊内液积贮而致肿瘤逐渐增大，坏死、出血和钙化不常见。典型表现是出现腹块。超声、CT和MRI显示为多房囊性或伴有囊变的实质性肿块，血管不丰富。有报道在年长儿童由此肿瘤而引起未分化肉瘤，且趋向局部复发，据此理由需作完整切除。

3. 局灶性结节性增生（focal nodular hyperplasia）为良性病变，肿块或大或小，单个或多发。切面黄色或褐色，呈局限的增生间质结节，伴有中央星形纤维瘢痕，并向周围呈放射状形成纤维间隔，含有血管和胆管。见于小儿任何年龄，大龄女童多见。表现为无症状的肝肿块，但也可引起疼痛，CT和MRI可显示病灶特征。伴同疾病有先天性心脏病、先天性门静脉畸形，镰状细胞贫血等，可能与其发病机制有关。该病并非癌前期，无症状病例在活检诊断确定后，用超声定期观察。小儿的病变可静止不变，多年无症状，在成人期可趋向逐渐退化。有症状病例可予切除、栓塞或肝动脉结扎。

4. 肝细胞腺瘤（hepatic adenoma） 在小儿少见，偶见于糖原贮积病、家族性息肉病、半乳糖血症等病人。腺瘤常为单个，也可多个，组织学示肿瘤由良性肝细胞所组成，缺少门脉、胆管结构或Kupffer细胞。肿瘤有恶变和破裂危险，因此应予切除。

（二）肝脏恶性肿瘤

1. 肝母细胞瘤 肝母细胞瘤（hepatoblastoma）是小儿常见的肝脏原发性恶性肿瘤，多发生在婴幼儿期，75%以上病例发生在3岁前，大多数在1岁左右。男性多于女性。表现为腹胀、疼痛和腹块。

（1）病因与病理：分子生物学研究表明，肝母细胞瘤的变异基因位于11号染色体短臂（11p），与WAGR基因位点相近，所以临床常发现肝母细胞瘤伴发Beckwith-Wiedemann综合征或与肾母细胞瘤同时发生。还发现家族性结肠腺瘤性息肉病易发生肝母细胞瘤，可能与APC基因有关。有证据提示，母亲使用避孕药物与肝母细胞瘤发病密切相关，肝母细胞瘤可产生绒毛膜促性腺激素、雌激素，可表达孕激素受体，提示性激素与肿瘤发生相关。近年还发现2号、8号、20号染色体的三体性，4号染色体与1号染色体间的易位，1号或11号染色体短臂的杂合性丢失，认为抑癌基因失活或丢失与该肿瘤发生有关。发现肝母细胞瘤频发β-catenin基因突变（3q21），其细胞内蛋白质β-catenin是关键成分，可能是肝母细胞瘤发病机制的重要步骤。肝母细胞瘤一般为较大的单发性肿瘤，大多数发生在肝脏右叶，使肝叶变形和移位。肿瘤大致呈圆形，半数有包膜，扩展时呈多个结节伸延至周围肝间质中。切面上颜色多样，依胆汁和脂肪的数量而定，多数呈白色，有出血和坏死区域，见许多扩大的窦状隙血管。肝母细胞瘤分上皮型（包括分化较好的胎儿型和不成熟、分化差的胚胎型）、上皮间叶混合型、间变型三类。按细胞分化的程度可估计预后，胎儿型预后最佳，胚胎型、间变型预后差。

（2）临床表现与分期：病儿表现为上腹胀满，或伴有体重减轻、乏力、烦躁不安、苍白等症状，有时有呕吐和腹痛。体检见肝脏肿大，可扪及巨大肿块，时常伴有脾肿大，还可见贫血、血小板增多或黄疸等异常。最近，国际儿童肿瘤协会肝上皮性肿瘤组（SIOPEL）根据影像学中肿瘤侵犯的肝叶，即左外叶（肝段Ⅱ和Ⅲ）、左内叶（肝段Ⅳ和部分Ⅰ）、右前叶（肝段Ⅴ、Ⅷ和部分Ⅰ）和右后叶（肝段Ⅵ和Ⅶ），将治疗前的肿瘤进行分期，即SIOPEL-PRETEXT分期系统。该系统将肝肿瘤分为4期，还将肝外肿瘤侵犯定为“e”，门静脉受累为“p”，肝静脉受累为“h”。按照SIOPEL-PRETEXT分期系统，单个肿瘤局限于左外或右后一叶者为Ⅰ期；单个肿瘤占左内、左外，或者右前、右后两叶者为Ⅱ期；两个肿瘤分别局限于左外和右后叶为Ⅱa期；单个肿瘤占据右前、右后和左内，或者左内、左外和右前三叶者为Ⅲ期。Ⅲ期还分亚组，即肝脏有两个肿瘤分别占据右前、右后和左外者为"a"，分别占据右后和左内、左外者为"b"，分别占据右后和左内者为"c"；单个肿瘤占据右前和左内两叶为"d"；两个肿瘤分别占据右前和左外者为"e"。Ⅳ期的单个或两个肿瘤累及所有四叶。该分期系统的特点是不受治疗策略或医师个人判断的影响。最近的临床实践表明，该系统不但对肝细胞癌，而且对肝母细胞瘤也有重要的预后意义，已得到广泛认可。

(3)诊断与治疗：根据症状和体征诊断晚期病例并不困难，但不易发现早期病例。血清AFP检测对诊断有很大价值，升高者达90%病例。超声可获得整体概念的图像，以助定位诊断。CT和MRI显像血管造影可清晰地显示肿瘤的位置和大小，血管解剖，并可决定是否有切除的可能。尽管如此，有时必须经过剖腹探查才能明确巨大肿瘤能否切除。开放性外科活检做组织学诊断和分型已被列入常规诊断程序。

治疗主要依靠有效的化疗和完整切除肿瘤，完整切除肝母细胞瘤对病儿的长期生存具有决定性意义。美国儿童癌症协会CCG的治疗观点是：Ⅰ期、Ⅱ期和部分Ⅲ期病例可行手术完整切除，辅以术后化疗多数可达到治愈目的。由于就诊时仅50%的肿瘤可以切除，对于不能一期切除的病例应先行术前化疗。术前通常需接受4个或6个疗程，可使肿瘤缩小变硬、不易出血、境界清楚，且能减少瘤细胞残留的可能性，化疗后约70%的病例仍有手术切除的机会。手术时选择上腹部肋缘下弧形切口，遵循肝切除的标准技术。为保证精准操作，避免过多出血和意外损伤，可在术中运用超声吸引器、氩射束凝血等设备，用超声探测切除范围和邻近大血管也对手术安全有一定的帮助。由于小儿肝脏多无其他病变，再生能力很强，甚至可耐受切除全肝的80%~85%，术后3个月内肝脏体积即可复原。对于多方治疗肿瘤仍无法切除但无转移证据的病例，可考虑施行原位肝移植，在等待移植期间仍需继续化疗。肝母细胞瘤的术前和术后化疗有多种方案，如顺铂、长春新碱、5-氟尿嘧啶方案和顺铂、多柔比星（阿霉素）连续滴注方案等。临床比较发现，虽然疗效相似，但用多柔比星的方案毒性较大。动脉插管栓塞化疗在一些肝母细胞瘤的治疗中也获成功，可使肿瘤明显缩小。对于手术后镜下有肿瘤残留的病儿，有学者建议用外周血造血干细胞移植。

(4)预后：国际临床经验表明，无论术前化疗与否，肿瘤完整切除后的2年生存率可维持在85%~90%。在PRETEXT系统中Ⅰ、Ⅱ、Ⅲ和Ⅳ期3年生存率分别为100%、83%、55%和44%。目前国内肝母细胞瘤的治疗状况已有明显改进，以复旦大学附属儿科医院为例，将1999年以前的10年（32例）和以后的5年（43例）肝母细胞瘤切除病例作比较，2年无瘤生存率由37.5%提高至74.4%，5年无瘤生存率由15.6%提高至62.5%。

2. 肝细胞癌　肝细胞癌（hepatocellular carcinoma，HCC）好发于5~10岁大龄儿童，男孩比女孩多，常有肝病史，在代谢性肝病、病毒性肝炎、肝外胆道闭锁和长期全静脉营养的病儿中的发病率较高。病儿表现为腹部增大、肿块、消瘦、发热和纳差。仅半数病儿的血清AFP升高，血清转氨酶也可能升高。肝右叶是肝癌的好发部位，转移通常发生在肺和淋巴结。肝癌对化疗不敏感，最近提出用由顺铂、多柔比星、长春新碱和5-氟尿嘧啶组成的化疗方案，但疗效并不好于以往的方案，因此手术切除仍是唯一有效的治疗措施。肝癌的5年无瘤生存率仅为19%，Ⅰ期病儿的预后较好，5年生存率估计在88%左右。

3. 肝间叶肉瘤　肝脏的间叶肉瘤（mesenchymal sarcoma）组织学表现符合胚胎性肉瘤，占儿童原发性肝脏肿瘤的6%，发病平均年龄在7岁左右，表现为腹块并伴有腹痛。完整手术切除是治疗的主要手段，化疗一般用长春新碱、放线菌素D、环磷酰胺和多柔比星组成的方案。完整切除后2年生存率接近50%。

四、恶性淋巴瘤

恶性淋巴瘤（lymphoma）分为Hodgkin病（HD）和非Hodgkin淋巴瘤（NHL）。非Hodgkin淋巴瘤的2/3病例起源于淋巴结，其余病例起源于结外部位，包括中枢神经系统、脏器、性腺、骨髓、皮肤等。发病年龄分布从婴幼儿到年长儿童之间无明显差别，高发年龄6~10岁，男女之比为3∶1。本节主要叙述小儿非Hodgkin淋巴瘤有腹部病变者，因有肠道症状而需外科处理。

【病因与病理】

研究证实，病毒感染和免疫缺陷等因素与恶性淋巴瘤的发生密切相关，EB病毒感染和器官移植使该肿瘤发病率增高就是有力例证。大多数儿童非 Hodgkin 淋巴瘤分为三种主要的组织学类型：淋巴母细胞(LBL)型(占 28.1%)、小无裂细胞型(Burkitt 淋巴瘤和非 Burkitt 淋巴瘤，占 38.8%）和大细胞(组织细胞）型(占 26.3%)。大多数地方性和散发性 Burkitt 淋巴瘤存在含 MYCC 原癌基因的 8 号染色体长臂至 14 号染色体长臂的节段性移位(8q-；14q+)。MYCC 原癌基因可引起其基因产物的异常表达，导致细胞无节制增殖和肿瘤形成。小无裂细胞型淋巴瘤是一种 B 细胞肿瘤，通常发生于腹部。腹部恶性淋巴瘤中 60% 以上的病例有小肠受侵，尤其是回肠，可能发生于集合淋巴结。还可发生于结肠、阑尾、梅克尔憩室、卵巢、肾、肝、肠系膜淋巴结和腹膜后间隙。

【临床表现与诊断】

腹部病变在早期表现为间歇性腹痛，食欲减退，偶尔便秘或腹泻，以后出现腹部肿块。可压迫或侵入肠管而有肠梗阻表现，或引起肠套叠始被发现。临床经验提示，10 岁以上的青春期前儿童如有慢性非绞窄性肠套叠，多为淋巴瘤所致。肿瘤溃破、出血可出现急腹症的症状。晚期则有进行性腹水，肝脾肿大、梗阻性黄疸等。有广泛腹部受侵和巨大肿块伴腹水的病儿，发生肿瘤溶解综合征的危险性增大。

由于非 Hodgkin 淋巴瘤有不同的类型，各型的治疗方法亦不同，诊断性活检十分重要，可通过组织学、免疫表型和细胞遗传学检查，明确诊断和分型。颈部和锁骨上淋巴结是容易取材的部位。非 Hodgkin 淋巴瘤中约 20% 病例在诊断时已有骨髓受侵，双侧骨髓活检比单侧活检的准确性高。如果有腹水，穿刺液的细胞学和免疫表型检查常可明确诊断，不必再行组织活检。腹部超声和 CT、MRI 检查可了解肿瘤的位置和大小，显示肿瘤与肠管的关系，有无肠套叠。腹部恶性淋巴瘤治疗前的检查还包括血常规、血液生化检测、胸部 X 线片、核素骨扫描和脑脊液细胞学检查等。

虽然用于 Hodgkin 病的 Ann Arbor 分期系统已试用于非 Hodgkin 淋巴瘤，但对预后的判断能力差。目前最常用的是建立在 Murphy 分期标准基础上的分期系统，该系统分为局部病变(Ⅰ、Ⅱ期)预后较好者、原发肿瘤位于不良部位者(纵隔、胸腺、硬脑膜、脊柱旁或中枢神经系统)和进展型病变(疾病位于横膈两侧的Ⅲ期病变和播散性Ⅳ期病变)。儿童非 Hodgkin 淋巴瘤不需剖腹手术来进行分期。

【治疗与预后】

治疗主要依据肿瘤组织学分期和免疫表型，腹部常见的小无裂细胞型淋巴瘤，用持续时间短而强度大的方案较为有效，当前的方案包括大剂量甲氨蝶呤和阿糖胞苷，联合异环磷酰胺或依托泊苷等其他药物。对不伴有急性症状或肠梗阻的病人，骨髓穿刺和骨髓活检可使 20% 病人避免剖腹探查手术。如果有急腹症表现或肠套叠，应行剖腹手术。肿瘤局限、有可能切除时则予切除，术后需化疗。但是对广泛病变者不应试图切除，此时不但无法完全去除病灶，还易误伤重要器官，并延误化疗时间。此时需加强化疗 6~12 个月，并结合中枢神经系统的预防性治疗，不予腹部照射。腹部广泛性病变在化疗使肿瘤缩小后，对局部区域残留病灶可考虑二期手术探查。

非 Hodgkin 淋巴瘤的预后与肿瘤病理类型、临床分期、治疗方法有密切关系。通过规范的多药方案治疗，小无裂细胞型和大细胞免疫母细胞型肿瘤的生存率可达 90%，淋巴母细胞型和大细胞间变型亦为 80%~90%。首次复发病例经骨髓移植后 2 年生存率可达 50%，但顽固性肿瘤病例的骨髓移植效果并不理想，2 年生存率仅为 5%~20%，肿瘤复发是骨髓移植失败的主要原因。

五、畸胎瘤

畸胎瘤(teratoma)起源于全能干细胞，至少包含 2 个胚层，但更多由 3 个胚层来源的组织构成。根据组织成熟程度分为良性和恶性，良性居多(占 80%)，但有恶变倾向，恶性率随年龄呈上升趋势。发生部位与体腔中线前轴或中线旁区紧密相连，几乎可累及所有器官，多见于骶尾部、纵隔、腹膜后以及卵巢、睾丸等部位，亦散见于颅内、颈部、消化道等处。该肿瘤有明显的性别倾向，除睾丸肿瘤外，75%~80% 病例发生于女孩。本节主要叙述与腹部有关的腹膜后畸胎瘤和卵巢畸胎瘤。腹膜后来源的畸胎瘤相对少见，仅占所有畸胎瘤病例的 4%，可发生于儿童的各个年龄段，但在婴幼儿期最为多见。畸胎瘤是儿童最常见的卵巢肿瘤，约占所有卵巢肿瘤的 50%，多见于大年龄女孩。

【病因与病理】

确切病因尚不明了，推测畸胎瘤的发生与细胞移行和胚胎组织残留有关。人类胚胎时期部分具有全能发展潜力的组织或细胞，如从整体分离或脱落出来，使细胞基因突变而致分化异常。这种异常如发生在胚胎早期，脱落的组织混杂于个体内，可发育成畸胎;如发生在胚胎后期,细胞仍有发育为各种组织的潜能,以后可形成具有3种胚层的组织,形成畸胎瘤。

畸胎瘤属于胚芽细胞肿瘤(germ cell tumor)中的一种,分为成熟、未成熟和恶性3类。组织学上畸胎瘤通常由内、中、外3个胚层的各种组织构成,结构和形态各异,囊性为主者呈球形,实质为主者呈分叶状,多数有完整的包膜。内含成熟至未成熟的皮肤、牙齿、骨、软骨、神经、肌肉、脂肪、上皮等组织,少数含有胃黏膜、胰、肝、肾、肺、甲状腺及胸腺等器官。畸胎瘤中含有未成熟成分较为常见,未成熟的程度分为Ⅰ~Ⅳ级,未成熟程度高的畸胎瘤(Ⅲ和Ⅳ级)侵袭性高,复发和恶变的风险也高。如畸胎瘤含有恶性的内胚窦瘤(又称卵黄囊瘤,yolk sac tumor)、胚胎癌和绒毛膜癌成分时,则属恶性畸胎瘤。

畸胎瘤具有产生甲胎蛋白(AFP)和β-绒毛膜促性腺激素(β-HCG)的生物学特性,但并非所有畸胎瘤都有此功能,仅在畸胎瘤中含有卵黄囊瘤、胚胎癌和绒毛膜癌时可升高,可作为恶性畸胎瘤的生物学标记,对于诊断、疗效观察和预后判断都有重要价值。

【临床表现与诊断】

腹膜后畸胎瘤多因腹部巨大肿块就诊。肿瘤常位于上腹部,多限于一侧,但可越过脊柱向对侧发展,呈分叶状或不规则肿物,界限清楚,质地软硬不均。肿瘤位置固定,不活动,生长较慢。如果肿瘤突然增长加速,则提示有恶变的可能。肿瘤巨大时可引起腹痛、呕吐或便秘等胃肠道压迫症状。腹部X线片常显示肠道被挤压移位,肿瘤内存在钙化灶或骨样结构。腹部B超显示肿瘤为囊实性,腹部CT或MRI还可排除肿瘤来自于肾和肾上腺,可与神经母细胞瘤或肾母细胞瘤鉴别。鉴别诊断还包括腹膜后淋巴管瘤、大网膜或肠系膜囊肿和寄生胎畸形。

卵巢畸胎瘤起初无明显症状,偶有下腹沉坠感和牵扯痛,常因偶然发现下腹肿块而就诊。如肿瘤直径超过5cm,因重力易发生瘤蒂扭转,可出现剧烈绞痛。如发生出血和破裂,则表现为急腹症的体征。肿块较大时在腹部可扪及肿块,具移动性,因压迫可引起胃肠道症状。恶性肿瘤发展迅速,在短期内出现食欲不振、乏力、消瘦等全身症状,并可有腹水。有胚胎癌的病例可出现阴道流血、乳房增大等早熟症状。少数卵巢畸胎瘤在胎儿超声检查时或新生儿常规体检时发现,多为囊性为主的病变。B超、CT和MRI检查可显示肿瘤内钙化灶、骨样结构及脂肪组织,确定病变部位及有无腹膜后淋巴结受累,有助于诊断和指导治疗。卵巢恶性畸胎瘤按照小儿卵巢恶性胚芽细胞肿瘤的分期标准(CCG-POG)进行临床分期。Ⅰ期:肿瘤局限于卵巢,腹腔冲洗液正常,肿瘤标志物正常。Ⅱ期:镜下残留肿瘤或淋巴结转移(<2cm);腹腔冲洗液正常,肿瘤标志物正常或显示恶性。Ⅲ期:淋巴结转移(>2cm);肉眼残留肿瘤或活检证实,邻近脏器累及(大网膜、肠管、膀胱),腹腔冲洗液阳性(恶性肿瘤细胞);肿瘤标志物正常或显示恶性。Ⅳ期:远处转移,包括肝。

如上所述,AFP和β-HCG是诊断与鉴别诊断的重要生物学标记物。

【治疗与预后】

腹膜后和卵巢畸胎瘤在明确诊断后应尽早手术,以期完整切除。由于肿瘤大多数为良性,手术效果满意。但由于腹膜后畸胎瘤肿瘤位置较深,体积巨大,紧贴于周围脏器,大血管尤其是肠系膜上动脉损伤是最重要的并发症。卵巢良性畸胎瘤可行肿瘤摘除术,保留患侧卵巢组织;恶性肿瘤则应切除患侧卵巢,但保留对侧卵巢及子宫。如有可疑病变作对侧卵巢活检。必须切除大网膜,取腹膜后淋巴结标本,腹水或腹腔冲洗液做细胞学检查,但不主张行淋巴结清扫和盆腔内脏切除等扩大根治术。恶性病例一期切除有困难时,可先活检明确诊断,应用化疗将肿瘤缩小后再施行二次手术。根据恶性畸胎瘤的综合治疗方案,化疗主要药物是顺铂、VP-16、博来霉素等。对于高度未成熟畸胎瘤,一般主张实施化疗。

预后与肿瘤的组织学类型与分级、分期及处理方法有重要关系。良性畸胎瘤手术切除的预后良好,很少再发。据一组56例PEB方案(顺铂、VP-16、博来霉素)治疗腹膜后恶性畸胎瘤的报告,完全缓解89.1%,部分缓解10.9%,5年生存率为83%。卵巢恶性肿瘤如能及时施行根治手术,配合多药联合化疗,预后较好,生存率可达到90%以上。

(肖现民)

参考文献

[1] 董岿然，肖现民，李凯，等. 肿瘤 [M]// 肖现民. 临床小儿外科学——新进展、新理论、新技术. 上海：复旦大学出版社，2007: 153-228.

[2] 刘江斌，吕志葆，董岿然，等. 75 例肝母细胞瘤治疗回顾 [J]. 中华小儿外科杂志，2008, 29 (11): 643-646.

[3] 肖现民. 小儿肿瘤 [M]// 汤钊猷. 现代肿瘤学. 3 版. 上海：复旦大学出版社，2011: 1819-1858.

[4] LABERGE JM. Neuroblastoma [M]//O'NEILL J A, GROSFELD J L, FONKALSRUD E W, et al. Principles of Pediatric Surgery. 2nd ed. St. Louis: Mosby, 2003: 211-219.

[5] SHAMBERGER R C. Renal tumors [M]//O'NEILL J A, GROSFELD J L, FONKALSRUD E W, et al. eds. Principles of Pediatric Surgery. 2nd ed. St. Louis: Mosby, 2003: 221-228.

[6] VON SCHWEINITZ D. Management of liver tumors in childhood [J]. Semin Pediatr Surg, 2006, 15 (1): 17-24.

[7] ZHU H, ZHENG J, XIAO X, et al. Environmental endocrine disruptors promote invasion and metastasis of SK-N-SH human neuroblastoma cells [J]. Oncol Rep, 2010, 23 (1): 129-139.

第五十九章
胸心外科基本问题

第一节　胸心外科发展概况

20 世纪 40 年代至今是人类历史上科技发展最为迅猛的时期，科技的进步使新型诊治手段不断涌现。胸心外科和大多数外科专业一样，也随着新的诊疗技术的问世而出现日新月异的变化。现代的胸心外科即使是与 10 年前相比，也发生了巨大的变化。

影响胸心外科发展的因素是多方面的。基础医学的发展，为胸心外科的发展提供了坚实的基础。病理解剖学、病理生理学、组织病理学和细胞病理学的发展，使外科医师在手术前对病人有了更深入的了解，有助于全方位治疗方案的制订，改善治疗效果；现代遗传学、分子药理学、分子生物学和分子诊断学的基础研究，有助于对病人进行个性化的诊断及治疗。诊断手段和方法的不断丰富与发展（实验室检验、内镜检查、心导管检查、各种造影、超声、核素显像、CT、MRI 等），使外科手术前病变的定位和定性诊断的正确率显著提高。医疗器械的改进、人工材料的制成和生物材料的供应等，拓展了外科技术的发挥空间。此外，科研工作、学术交流、医学继续教育及边缘学科相互交叉共同发展等方面，对促进胸心外科学的创新与发展都起着积极的作用。胸心外科在上述的有利基础上，结合本专业的发展需求，在手术方法和治疗手段上不断创新与改进，使许多内科疗法无效的先天性和后天性心肺血管疾病病人，通过外科手术，都能得到有效的治疗。目前，胸心外科沿着微创和复杂的两极化方向发展。

胸心外科的微创时代是现代微创观念不断完善的结果，它已成为胸心外科发展的新亮点。更小切口的选择和体外循环的避免或减轻是微创胸心外科的两个核心技术。传统的心脏小切口手术将胸骨正中切口根据不同的需要"微创"成胸骨上段小切口、下段小切口、前外侧小切口、腋下小切口等；小切口普胸手术也得到了探索和发展。这些术式尽可能缩小切口、改变手术径路，从而达到美观和减小创伤的目的。随着电视胸腔镜的应用，更加美观的"锁孔（port-access）"技术在一些外科中心得到了应用。在普胸外科，胸腔镜已广泛应用于早期肺癌的诊断和根治切除、晚期肺癌的诊断和姑息治疗、胸膜疾病的诊断、纵隔良性肿瘤和重症肌无力的治疗、食管良性肿瘤摘除和食管癌切除术等。近年来，出现了胸腔镜辅助下的气管、支气管和肺动脉成形乃至肺移植等复杂手术。在心血管外科领域，在胸腔镜辅助下，已能进行动脉导管未闭结扎术、心包开窗引流术、房间隔缺损修补术、室间隔缺损修补术、瓣膜修复及置换术、冠状动脉旁路移植术和房颤消融手术等。电视胸腔镜辅助下肺、食管、纵隔以及心脏手术，显著减轻了手术创伤，并兼顾了美容效果。体外循环的避免主要应用于冠状动脉外科，包括微创直视冠状动脉旁路移植术（MIDCAB）、不停跳冠状动脉旁路移植术（OPCABG）、电视胸腔镜辅助下冠状动脉旁路移植术（VACABG）等。进入 21 世纪，机器人手术系统获批准进入临床，在胸心外科，目前主要适用于早期非小细胞型肺癌切除、纵隔肿瘤切除、食管良恶性疾病的手术治疗、二尖瓣修复、房间隔缺损修补、心房良性肿瘤切除及机器人辅助下冠状动脉旁路移植术（robotic-assisted CABG）等。此外，随着微创手术和导管介入技术的发展，杂交技术应运而生，它将大量的介入技术、器械和影像学方法等引入胸心脏外科手术中，通过实时影像学指引，结合其他常规胸心外科操作，完成各类胸心外科疾病的治疗。

胸心外科同时也向复杂化发展，主要表现为：胸腔脏器移植的增多和推广，复合手术和复杂手术增加，手术年龄两极化发展。在移植领域，一些大型医疗中心的心脏移植、单肺移植、双肺移植和联合心肺移植已经成为治疗终末期心肺疾病的常规手段，全植入性人工心脏已取得初步成果。在胸部肿瘤领域，肿瘤切除合并上腔静脉置换术、胸主动脉成形或人工血管置换术、体外循环下和非体外循环下左房部分切除术均有多家报道。在先天性心脏病领域，婴、幼儿先天性心脏病的外科干预年龄日益提前，1岁以内的患儿及新生儿手术逐渐增多，复杂心脏畸形如完全型大动脉转位的解剖矫治手术也逐渐增多，一些国外儿童中心甚至开创了胎儿胸心外科的新时代。此外，高龄病人的胸心外科手术逐渐增多，手术年龄向两级发展。

（王春生）

第二节　胸心外科疾病常见的症状和体征

在胸心外科疾病的诊断过程中，症状和体征构成基本要素，前者往往是病人就医时的主诉内容，通过医师进一步询问，可引申出与主要症状密切相关的其他病史内容；通过体格检查可发现与其症状相关的体征和其他病征；有些病人并无自觉症状，而是在健康检查时发现病理性体征而促使其就医。

【常见症状】

1. 咳嗽　是呼吸系统疾病常见的症状，与胸心外科相关的疾病如肺结核、支气管扩张、肺脓肿、肺癌等，都会有不同程度的咳嗽，并可伴有咳痰、咯血；左心功能不全导致肺淤血，纵隔占位病变（胸主动脉瘤、纵隔肿瘤等）压迫气管、支气管，以及胸膜病变也会引起咳嗽；食管阻塞性疾病病人入睡时食管腔潴留物溢流入气管可引起咳嗽；脓胸支气管胸膜瘘病人当体位改变脓液进入支气管和气管时，会引起咳嗽。心功能不全致肺淤血亦可引起咳嗽。

2. 咳痰　上述有咳嗽症状的病人，多伴有咳痰；痰液量和性质依所患病症有所不同。支气管扩张、肺脓肿和支气管胸膜瘘病人，痰量常较多且为脓性；肺癌、心源性肺病变等咳痰量较少，多为黏液性且可痰中带血；心源性急性肺水肿时，可出现严重的呼吸困难，咳出白色或粉红色泡沫样痰；纵隔畸胎瘤和皮样囊肿破入支气管或肺，可咳出豆腐渣样物或含有毛发；肺包虫囊肿破入肺或支气管可咳出包虫囊液和破碎的粉皮样内囊壁。

3. 咯血　胸部疾病病人可伴有痰中带血或咯血。大量咯血多见于支气管扩张、肺脓肿、空洞性肺结核、支气管腺瘤、肺真菌感染以及胸主动脉瘤侵蚀破入肺或支气管；痰中带血或少量咯血多见于肺癌、肺或支气管和气管创伤、心源性肺病变等。肺具有两套循环系统，源自肺动脉破裂的咯血，由于压力较低（相当于体循环的1/4），因此出血速度较慢且易于停止；来自支气管动脉（源自主动脉）破裂的咯血，由于其压力较高，出血速度较快且量较多不易停止，并易造成窒息。

4. 胸痛　胸痛是胸部疾病较常见的症状之一。疼痛的程度与性质因病而异。胸部创伤引起的胸痛易于辨认；胸膜炎引起的胸痛通常较剧烈，且随呼吸动作而加剧，当伴有胸腔积液时，疼痛的程度反而会减轻；肋软骨非对称性综合征（Tietze综合征，即痛性非化脓性肋软骨肿胀）产生的胸痛，多位于前胸第2~4肋软骨部位，其特点是时有时无、时轻时重；胸廓出口综合征因臂丛神经受压，其上肢、头颈部痛可涉及上胸部；纵隔占位性病变（包括主动脉瘤）、反流性食管炎也可引起胸部或胸骨后隐痛；急性主动脉夹层分离可引起剧烈撕裂样胸痛，依其夹层分离的部位和范围而疼痛的区域不同；冠状动脉粥样硬化性心脏病引起的心绞痛位于心前区，并向左肩部放射；先天性的冠状动脉畸形（如冠状动脉瘘、冠状动脉起源于肺动脉等）也可引起缺血性的心前区痛；主动脉窦瘤破裂可产生突然的心前区剧痛，并常伴有心力衰竭和明显的呼吸困难；急性心包炎的疼痛位于胸骨后或心前区，深呼吸或躯体上部运动可加剧；绞窄性膈疝可引起下胸部和剑突后剧痛。有时非胸部疾病也可引起胸痛，如胆囊炎，疼痛常涉及右侧胸、肩部；反之，胸部疾病如大叶性肺炎，疼痛常涉及上腹部。

5. 呼吸困难　肺的通气功能和/或换气功能受损，以及血液循环系统异常，均可引起呼吸困难，表现为呼吸费力，气促程度轻者，行走或登楼时方引起气促，严重者静止时亦有此症状，甚至不能平卧。胸膜腔病变——气胸、液胸、血胸或实体占位病变，使肺及支气管受压，通气和换气体积减小而产生呼吸困难；气管、支气管占位病变或狭窄，或弥漫性支气管痉挛造成通气障碍；肺实质病变或肺不张产生换气功能受损；纵隔占位性病变（包括肿瘤和主动脉瘤）压迫气管、支气管和肺，造成通气和换气功能障碍。心血管疾病亦可产生呼吸困难，如肺血流减少和右向左分流型先天性心脏病；大量左向右分流导致肺充血、肺动脉高压的先天性心脏病；造成肺淤血的心脏瓣膜疾病；以及引起肺静脉淤血和毛细血管压力增高的左心房或左心功能不全，都可产生气促，且多伴有心悸症状。胸部创伤，特别是多根肋骨骨折伴有胸壁反常运动或胸骨骨折时，会产生明显的呼吸困难，如伴有肺、支气管损伤或气胸、血胸，则症状更重。突发气促，且迅速加重，则提示自发性张力性气胸。

6. 心悸　心悸是病人自觉心脏跳动异常的一种不适感。健康人在情绪波动、精神紧张、受到惊吓、体育锻炼、重体力劳动、大量吸烟、过量饮酒、喝浓茶等情况下常可发生心悸。心血管外科疾病引起心悸的原因包括：心律失常，如阵发性心动过速、心房颤动、期前收缩、心动过缓等；心搏增强，如二尖瓣或主动脉瓣关闭不全、左向右分流型先天性心脏病和心室内压力显著增高时，引起心输出量增加或心脏射血阻力增加；血管搏动增强，见于主动脉瓣关闭不全时的动脉搏动增强和三尖瓣关闭不全时的静脉搏动增强。此外，甲状腺功能亢进、发热、严重贫血、急性出血等也可引起心悸。

7. 吞咽困难　吞咽不畅是食管梗阻的表现，其程度和症状演变的过程因病而异。食管肿瘤是最常见的病因，其中，食管癌吞咽困难的特点是症状进行性加剧，食管良性肿瘤（如平滑肌瘤）通常吞咽困难程度较轻，且常伴有吞咽时疼痛；贲门失弛缓症（贲门痉挛）引起吞咽困难的特点是症状时轻时重，且与病人的情绪波动有关，病史常较长；食管瘢痕性狭窄是食管化学损伤或创伤的后遗症，有明确的病史可寻；巨大食管憩室亦可伴有吞咽欠畅的症状，但多不严重；先天性主动脉弓及其分支畸形（迷走锁骨下动脉、右位主动脉弓伴左位动脉韧带、双主动脉弓等）、主动脉瘤、主动脉腔扩大或迂曲等血管病变压迫食管，亦可导致吞咽困难；纵隔肿瘤（如胸骨后甲状腺瘤或肿大）可压迫食管产生此症状；支配食管蠕动的神经功能失常，亦会引起吞咽障碍。

8. 声音嘶哑　喉返神经功能受损可引起声音嘶哑。胸部恶性肿瘤——肺癌、食管癌、恶性纵隔肿瘤晚期，可侵犯喉返神经引起声带麻痹而造成声嘶；主动脉瘤、肺动脉高压致肺动脉极度扩大，可压迫喉返神经导致声音嘶哑。

【常见体征】

胸心外科病人常有其特别的体征——病理体征，通过详细的体格检查，发现有价值的体征，对进一步选择专项检查以明确诊断很有意义；在仔细询问病史、了解病人的症状之后，应针对其症状做相应的体格检查，对住院或准备施行手术的病人更应进行全面的体格检查，以求发现有诊断价值的体征。对全胸进行望、扪、叩、听，并对两侧进行对比检查，仍是重要和有意义的诊断手段。有时根据某一疾病特有的体征即可得出初步诊断，如一位突发气急且迅速加重的病人，体格检查发现一侧胸部叩诊呈明显鼓音，伴气管向对侧移位和颈静脉怒张等体征，即可迅速判断其患自发性张力性气胸，对病情危急者，甚至来不及摄胸部 X 线片，应及时给予紧急胸腔减压——穿刺抽气、置放胸腔引流管；又如一位活动后心悸、气急的病人，体格检查发现胸骨旁第 4、5 肋间处有明显的舒张期杂音，测血压示脉压明显增宽等，即可初步确定其患主动脉瓣关闭不全。当前，许多专项检查（超声、CT、MRI、核素显像等）对明确某些疾病的诊断很有价值，但症状和体征是引导选择某专项检查的基本要素。以下就胸心外科病人常见的体征在诊断上的重要意义，举例并作简要讨论。

通过对病人的一般观察（神志、呼吸等状况）可初步判断病情的轻重；发绀合并杵状指（趾），多示其患复杂型先天性心脏病、左向右分流型先天性心脏病晚期出现的艾森门格综合征（Eisenmenger syndrome）或肺动静脉瘘等；如仅示杵状指（趾）而无发绀，多示其患肺性骨关节病；发现霍纳综合征（Horner syndrome），应考虑胸内恶性肿瘤侵犯胸交感神经节的可能性；有马方综合征（Marfan syndrome）的病人应进一步检查其心脏和主动脉情况；下肢水肿、腹水征阳性合并颈静脉怒张，多示其患缩窄性心包炎、大量心包积液或严重心功能不全；血压的测定十分重要，年轻人若示上肢血压明显高于正常上限，其股动脉搏动较弱，足背动脉搏动扪不清，腘动脉血压明显低于上肢，提示其患先天性主动脉缩窄或大动脉炎伴降主动脉狭窄；锁骨上淋巴结肿大、质坚且较固定，应考虑胸内或上腹部恶性肿瘤转移。

（王春生）

第三节 专项检查在胸心外科疾病诊断中的应用

一、普通X线检查

随着超声、CT和MRI在胸部疾病检查中的广泛应用，医学诊断水平有了显著提高，与上述检查技术相比，普通或常规胸部X线片确实有一定限度，但不容置疑，常规胸部X线片仍然是最基本的重要检查方法。

胸部有很好的自然对比，不用对比剂，常规胸部X线片也能清晰地显示胸部正常解剖结构以及肺部病变，如炎症、结节、肿块、纤维化、肺气肿、胸膜增厚、积液等；显示纵隔以及心脏大血管的形态和轮廓，借形态和轮廓的改变分析病变的可能性，但难以分辨纵隔内部结构以及小的占位性病变。

【胸部X线检查方法】

1. 胸部透视　根据国家卫生健康委员会的规定，透视已很少应用，但透视有其一定的优点，如任意转动病人，避免结构重叠的影响，观察心脏大血管的搏动和膈肌的运动。

2. 胸部摄片　一般摄取标准的正、侧位胸部X线片，必要时可加摄左、右斜位(特别对心脏病例)，少数病例需加摄前弓位、胸壁切线片或局部点片等。

3. 数字化胸部摄影系统　包括CR和DR系统，对胸部X线片质量的提高起关键作用，通过调节宽度、对比度和减影技术，可大大提高小病灶的显示能力，减少病灶的漏检。

4. 体层摄影(tomography)　包括气管、支气管倾后斜体层和病灶体层，在常规X线时代曾发挥出色作用，随计算机体层图像(CT)的出现，因两者在显示气道和病灶细节能力上的差异，常规体层已逐步被淘汰。

同样的道理，传统的支气管碘剂造影、纵隔充气造影、心脏计波摄影等技术也早已失去了它的临床应用价值，分别被CT、超声(US)、MRI所取代。唯一有应用价值的可能是胸壁瘘管造影(偶尔)。

5. X线食管钡餐造影　食管钡餐是食管癌、食管憩室、壁内肿瘤的主要诊断方法之一。与消化道内镜比较，食管钡餐造影不仅可显示食管的蠕动功能，更为重要的是，可显示食管病变的全貌，了解病变在食管的确切部位，为手术方案的制定和放疗定位提高帮助。对于疑似食管气管瘘或疑似消化道梗阻的病人，食管造影的口服对比剂不宜选用钡剂，一般选用注射用的水溶性对比剂。

选择性心血管造影和冠状动脉造影虽然受到US、MRI的巨大挑战，依然是心血管疾病最主要的诊断技术，甚至是“金标准”。

【胸部X线检查的临床应用指征和表现】

1. 因肺部具有良好的自然对比，针对临床上疑似普通炎症、结核、肿瘤的病例，胸部X线检查依然是首选检查方法，对炎症的判断比较准确，但炎症浸润早期(尚未完全实变期)，在CT片上呈磨玻璃样改变，而在胸部X线片上可能难以显示。一幅优质的正、侧位胸部X线片，能显示出1cm以上的肺部结节影，当然某些特殊部位的小结节有可能被掩盖。发现结节或肿块后，根据其大小、形态、密度、边缘轮廓的特征进行综合分析，一部分病例可明确良恶性诊断，另一部分病例需进一步做CT等其他检查或随访后明确诊断，少数病例有赖于活检。对于已明确为肺癌的病例，除胸部X线片外，CT或MRI检查是必要的，它有助于肿瘤的TNM分期和术前评估，因肺门和/或纵隔淋巴结肿大、胸膜侵犯或转移、纵隔侵犯、肺癌肺内转移和远处转移在胸部X线片上不一定能显示。肺癌切除术后，胸部X线片随访复查方便，可了解是否有术后并发症，但定期的CT随访也是必要的，可了解术后的转移和复发。随着CT的普及，胸部X线片的作用正在受到挑战，常规胸部X线片使用的范围正在逐步缩小。如对于肺内孤立性结节(SPN)，胸部X线片的定性价值有限；对于肺内微小结节(1cm以下)，胸部X线片的检出率低；对于早期肺腺癌形成的磨玻璃结节(GGO)，常规胸部X线片几乎无法显示，低剂量CT平扫随访已被列为常规检查；对于肺癌切除后的术后随访，胸部增强CT能更早期更准确地发现复发和转移灶。

2. 纵隔病变，包括纵隔肿瘤、气管食管病变以及大血管病变。胸部X线片的价值有一定限度，只有当上述病变引起纵隔轮廓改变时才能被发现。当肺门或纵隔出现肿块时，特别是疑为血管性病变，如胸主动脉瘤、头臂血管扭曲扩张时，以往常要做血管造影，而CT、MRI包括CT血管造影（CTA）、磁共振血管成像（MRA）则很容易确诊。当正、侧位胸部X线片发现纵隔肿块时，一般根据肿块在纵隔内的分布位置推断肿块的可能性质，如前纵隔肿块应考虑胸腺瘤、畸胎类肿瘤以及胸骨后甲状腺，如肿块内见到骨骼、牙齿影时可确定为畸胎瘤；中纵隔肿块则以淋巴瘤可能性大；后纵隔肿瘤最常见的为神经源性，当见到有邻近椎间孔改变时，则诊断可以确立。位于中后纵隔的边缘清晰的圆形、椭圆形肿块通常为肠源性囊肿。邻近纵隔的肺内肿块（主要为肺癌）与纵隔肿瘤的鉴别有一定难度，肿块与肺界面的光滑度以及与纵隔的交角有较大的鉴别意义。纵隔内脂肪源性病变包括脂肪瘤、脂肪肉瘤、血管平滑肌脂肪瘤和成熟畸胎瘤等，这类病变的密度与纵隔脂肪相仿，容易被胸部X线片漏诊或误诊。

3. 心脏病变　胸部X线片可大致了解心脏和各房室的位置和大小，其最大的优点为可显示肺血管情况，从而了解血流动力学改变。如肺充血表示有左向右分流存在，肺血流减少表示右心流出道和/或肺动脉有阻塞的存在，而肺淤血代表肺静脉压力升高和回流障碍，常见于风湿性二尖瓣病变和左心功能衰竭。一般而言，结合临床症状和体征，胸部X线片对心脏瓣膜病变和典型的先天性心脏病有一定的诊断价值，而对复杂的先天性心脏病、冠心病以及心肌病（包括心肌炎）和心包病变的鉴别有很大限制，但在手术和治疗前后的随访中，胸部X线片还是有意义的，可从心影大小和肺血流改变的比较中得到有价值的资料。

（周建军　周康荣）

二、计算机体层成像

计算机体层成像（computed tomography，CT）已广泛应用于全身各部位和脏器的检查和疾病诊断，除常规X线检查外，CT在胸部的应用较US、MRI、数字减影血管造影（DSA）更为普遍，已成为常规技术。与常规胸部X线片相比较，CT有如下优点：它是一种真正的体层切面，且层厚可任意调节，避免前后结构的重叠，发现胸部X线片上不能显示的所谓肺内隐匿病灶，如位于肺尖、心缘旁、邻近胸壁和膈肌的小病灶；空间分辨率接近X线片，但密度分辨率远高于后者，易于分辨具不同密度（衰减值）的组织和结构，如气体、脂肪、不同成分软组织、钙化和骨骼影。CT显示肺内小结节的能力远胜过X线片，即使数毫米的微小结节也能清楚显示，在高分辨率CT片上，肺的小叶间隔也清晰可见。在胸部X线片上，我们只能通过纵隔轮廓的改变了解是否有纵隔病变，而CT可显示纵隔的内部结构和发现小的肿块。

自1973年至今，CT设备经历了很大的发展，从常规CT到单排螺旋CT，目前已上升到多排螺旋CT、双能CT和能谱CT，图像分辨率尤其扫描速度均明显提高，每扫描一次可同时获得4~320幅甚至更多图像。更为关键的是，16排以上螺旋CT获得的原始图像为各向同性，重组的二维或三维图像不再失真，使CT血管三维成像（CTA）的临床应用价值明显提高，目前以诊断为目的的DSA检查基本上已被CTA和/或MRA取代，冠状动脉CTA也已被攻克，且成像技术日趋成熟，已真正成为有临床实用意义的无创性检查新技术。

螺旋CT容积扫描以及强大的后处理功能可获得优良的气道二维、三维和四维图像，气道仿真内镜（CTVE）技术可以和纤维支气管镜（简称纤支镜）相媲美。

（一）胸部CT检查方法

胸部CT扫描分平扫与增强扫描两种，可用常规扫描方式，但通常采用螺旋方式扫描。为了减少病人所接受的放射剂量，近年来胸部低剂量CT平扫正逐步得到推广。肺部病变同时通过肺窗和纵隔窗观察，而纵隔病变只有纵隔窗才能清晰显示。

1. 胸部平扫　为静脉内注射碘造影剂前的扫描，用于全肺或局部病灶检查，前者作为常规检查，或寻找肺内可能存在的病灶，如肺间质性病变、炎症、结节和肿块；后者在已发现病灶的基础上，行薄层高分辨率CT扫描，可详细显示病灶的形态细节，显示病灶与支气管、邻近胸膜和邻近血管的关系，帮助定性诊断。

2. 胸部低剂量扫描　CT检查对于胸部病变检出和定性价值无可争议，尤其对胸部磨玻璃结节（GGO）随访的价值几乎无可替代。然而，X线辐射一直是业内外争议的热点，2011年日本福岛核电站事故后，媒体对射线潜在危害存在过度炒作，使得许多病人拒绝一些十分必要的检查。低剂量CT可显著降低辐射剂量，而图像质量可满足诊断要求。目前，低剂量胸部CT正逐步成为体格检查和孤立结节随访的常规检查手段。相对于常规胸部CT平扫，低剂量CT的辐射剂量降低了75%~90%，但图像噪声比较明显，对较大病灶内部细节的观察和判断有一定的影响。

3. 胸部增强扫描　病灶如结节、肿块的增强扫描，最好采用动态扫描，从病灶的强化程度和强化方式，帮助判断病灶性质，肺癌通常强化较明显。全肺增强扫描，有利于观察纵隔心脏、大血管结构，区分肺门血管和淋巴结，了解肺癌是否侵犯纵隔结构。

4. 肺CT灌注技术　肺CT灌注成像主要针对肺局部区域组织的血供进行量化记录和分析，研究该区域局部血流动力学的详细变化，其图像的空间和时间分辨率高，无需使用放射性核素，经济且实用。320排CT可以大大提高肺灌注的范围。目前主要应用于：①为肺部孤立性结节的诊断、预后和疗效评估提高客观指标；②肺梗死栓子的显示，定量闭塞血管末梢灌注不足的区域；③评价前列腺素治疗原发性肺动脉高压的治疗效果。

5. CT血管造影（CTA）　要求薄层动态增强螺旋扫描，然后进行三维血管重建，也可同时行血管仿真内镜检查。心脏大血管病变如先天性血管变异、主动脉缩窄、动脉瘤、主动脉夹层等，尽管CT横断面也可显示上述病变，但不如CTA加横断面图像清晰、直观。一般的螺旋CT血管造影可以满足胸部大血管的诊断需要，但冠状动脉CTA需要扫描速度更快、Z轴覆盖范围更大的螺旋CT。目前国内冠脉CTA使用最多的机型为64排螺旋CT。冠脉CTA显示管腔狭窄程度方面已完全可以替代DSA；显示冠脉的狭窄不受狭窄部位的影响，如冠脉入口处的狭窄也可清楚地显示；更为重要的是，冠脉CTA可显示冠脉狭窄的原因（斑块或心肌桥；图59-1、图59-2），显示斑块的性质（软斑块或硬斑块；图59-2、图59-3），显示斑块内的脂质含量，显示斑块表面不规则和溃疡，即预测斑块的风险，还可以显示冠脉支架的通畅情况（图59-4）。但也存

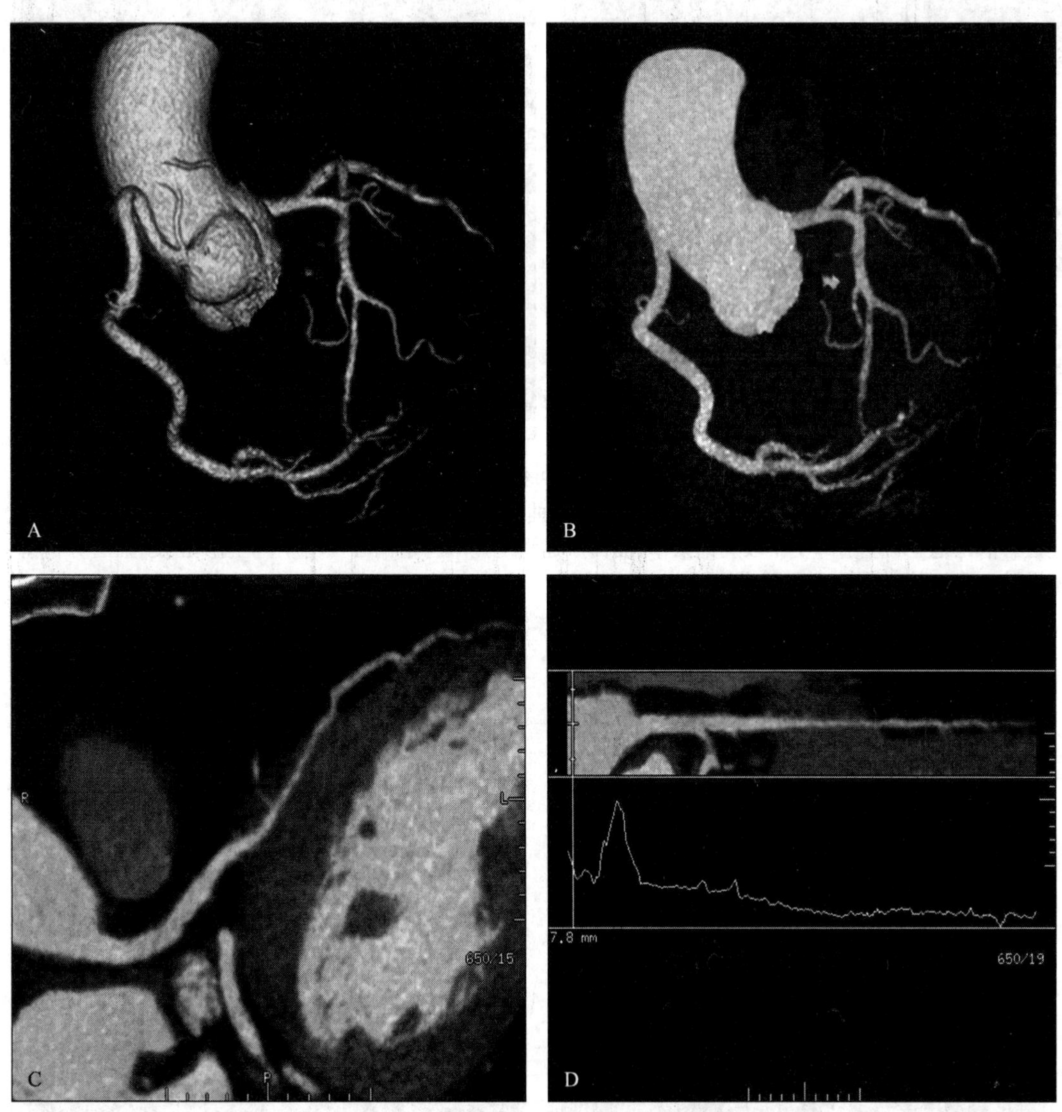

图59-1　左前降支心肌桥（文末有彩图）

A. 容积再现图像；B. 最大密度投影图像；C. 左前降支曲面重建图像；D. 血管分析图像。容积再现和最大密度投影显示冠脉左前降支局部稍窄；曲面重建清楚显示该段走行于心肌下；血管分析清楚地显示其狭窄程度

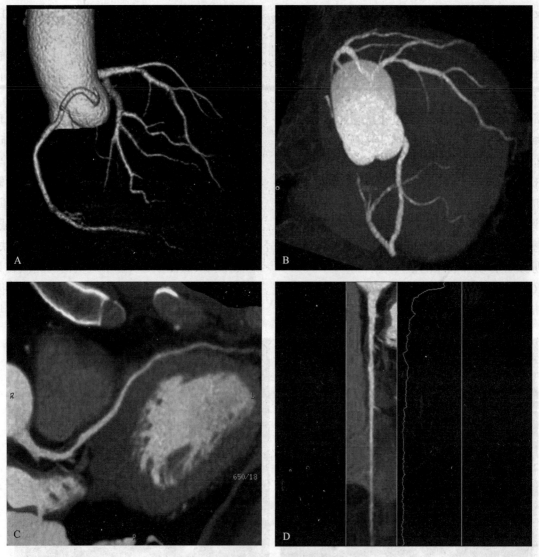

图 59-2　左前降支中段软斑块（文末有彩图）

A. 容积再现图像；B. 最大密度投影图像；C. 左前降支曲面重建图像；D. 血管分析图像。容积再现和最大密度投影清楚地显示左前降支中段局部狭窄；曲面重建清楚显示管壁偏心性增厚，呈脂质密度；血管分析清楚显示血管狭窄的程度，局部狭窄接近 50%

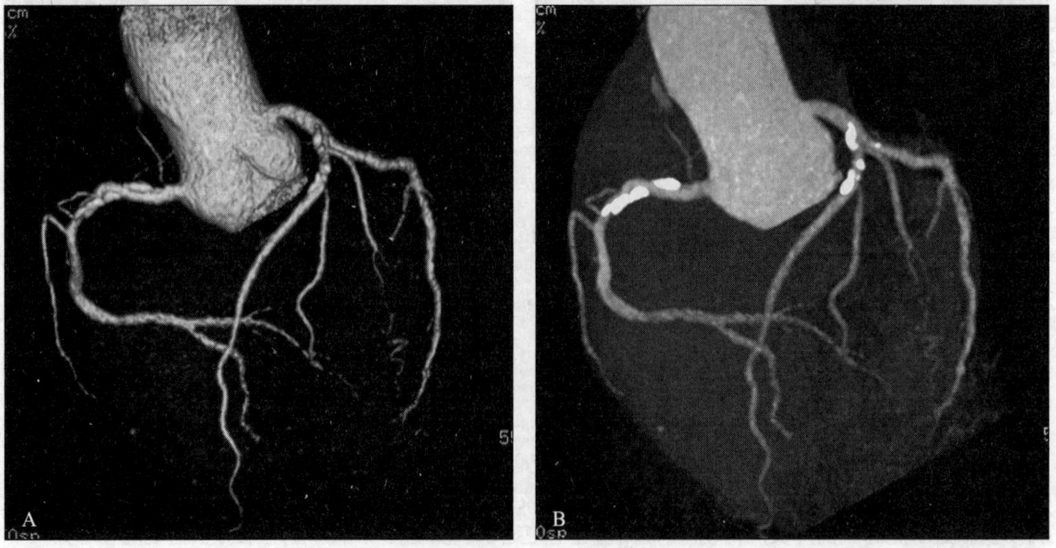

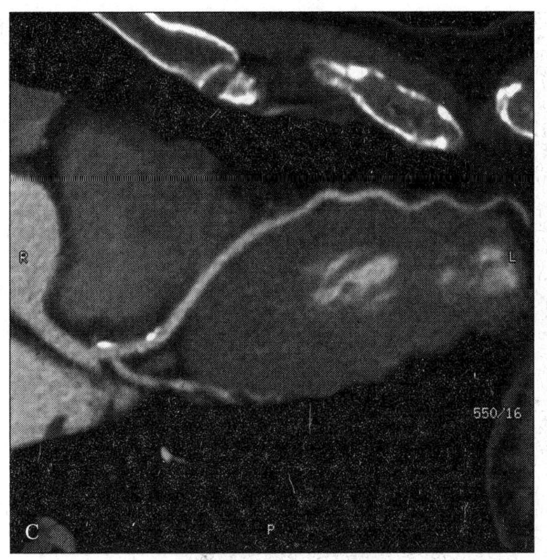

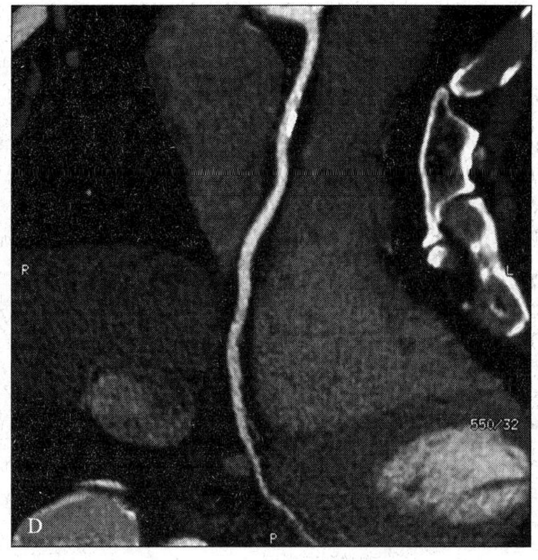

图 59-3　冠脉左前降支混合斑块、冠脉右支钙化斑块（文末有彩图）

A. 容积再现图像；B. 最大密度投影图像；C. 左前降支曲面重建图像；D. 冠脉右支的曲面重建图像。容积再现和最大密度投影清楚地显示冠脉左前降支和冠脉右支钙化斑块；左前降支曲面重建显示左前降支局部斑块增厚，增厚管壁呈软组织密度伴钙化；冠脉右支曲面重建显示管壁局部钙化，未见其他软组织影

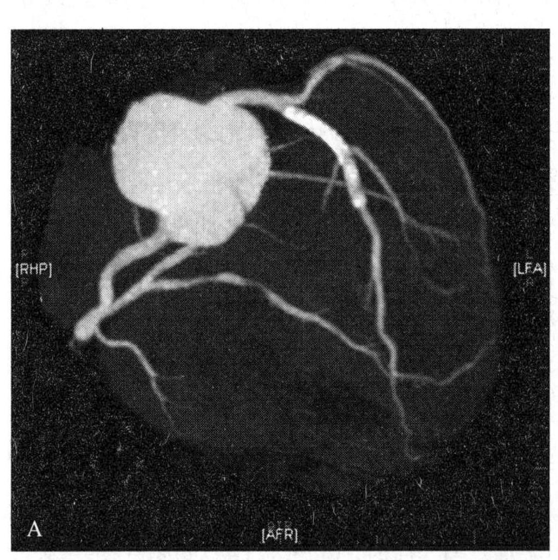

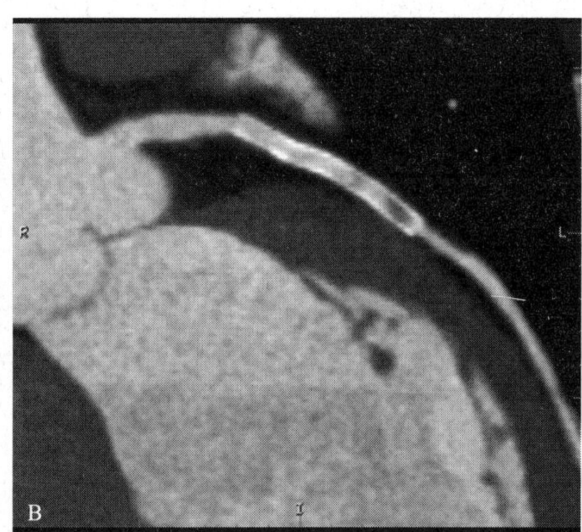

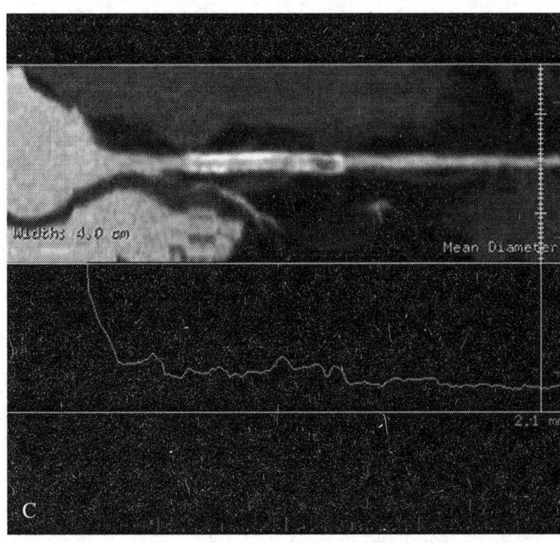

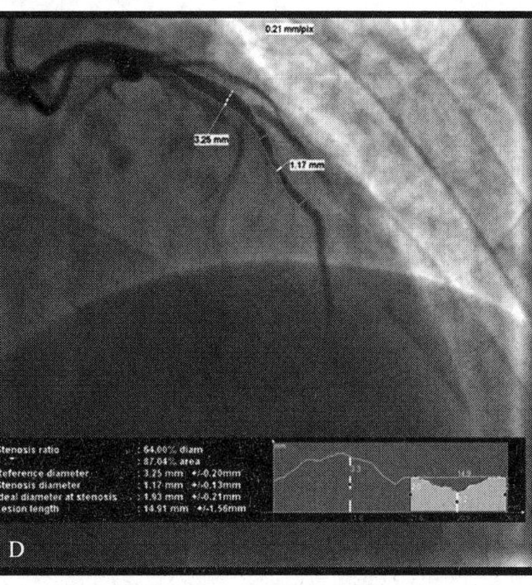

图 59-4　冠脉支架术后（文末有彩图）

A. 冠状动脉 CTA 的最大密度投影（MIP）图像；B. 曲面重建图像；C. 血管分析图像；D.DSA 所显示的支架通畅情况。MIP 图像与传统的数字减影图像接近，而曲面重建和血管分析图像很好地显示了冠脉分支管壁和支架内的细节

在一些不足，首先，对病人心率的要求较高，药物控制后心率70次/min以上的病人，图像伪影重。心律不齐的病人，几乎无法检查。其次，病人接受的射线剂量高，对冠心病支架植入和冠状动脉旁路移植术病人复查的频率受到一定的限制。

双能冠脉CTA：双能CT拥有两套球管——探测器系统，一次扫描可以获得低能和高能两组图像。双能CT的时间分辨率、组织分辨率和对比(强化)分辨率均具有突破性的进展。与普通64排CT(单能CT)比较，双能64排冠脉CT造影对心率的要求降低，图像信噪比增加，冠脉的强化更显著，被检查者接受的辐射剂量则明显下降；但心律不齐病人的重组图像伪影重。

320排冠脉CTA：320排CT拥有160mm的宽探测器，可实现单次非螺旋扫描覆盖整个心脏，一次扫描获得整个心脏的容积数据。更为重要的是，其各个位置容积图像的数据均处于同一时相，所有图像均为真实数据，避免了螺旋扫描带来的阶梯伪影和带状伪影。与64排冠脉CTA比较，320排冠脉CTA图像质量高，对病人心率的要求进一步降低，增加了冠脉CTA的成功率。320排冠脉CTA可以部分忍受心律不齐的影响，对于部分心房颤动的病人也可检查，且更显著地降低了病人所接受的辐射剂量。与双能冠脉CTA比较，320排冠脉CTA的伪影更少，心率要求更低，检查成功率更高，射线剂量更低。实际工作中，如果条件允许，应尽可能选择320排冠脉CTA，其次为双能冠脉CTA，再其次为64排冠脉CTA。

(二) 临床应用指征

归纳起来，CT在肺部、纵隔、心脏大血管临床应用方面的主要指征和优点如下：

1. 肺部

(1) 肺部结节早期检出：凡临床疑有或胸部X线片显示有肺部结节的病例，均可作CT检查，低扫描剂量的方法做胸部普查已在逐步推广，尤其在肺癌高危人群。螺旋CT容积扫描对肺部小结节的检出敏感性远高于常规胸部X线片，尤其对于肺内磨玻璃结节(图59-5)的检出、随访和确诊，其定性价值更高。

(2) 肺部孤立结节病灶(solitary pulmonary nodule，SPN)的定性诊断：一旦发现肺部结节后，定性诊断十分重要。采用薄层高分辨率CT扫描，其显示结节内部形态与结构、支气管与病灶的关系以及瘤-肺交界面细节的能力远高于胸部X线片，定性诊断的准确性大大提高(图59-6)。当然，对不典型病例，可以进一步做动态增强或CT灌注检查，部分仍不典型病例，可做穿刺活检或密切随访。

(3) 对已明确为肺癌的病例，CT检查的目的为分期，以及了解是否有手术切除的指征。CT对肺癌的TNM分期帮助很大，可了解肿块的大小、部位、离气管隆嵴的距离，是否有胸膜、胸壁和纵隔的侵犯，肺门、纵隔淋巴结是否增大。如一次检查包括胸部、上腹部和头颅在内，还可了解有否颅内、肝脏和肾上腺等转移。

(4) 肺癌治疗后的随访：了解治疗效果(化疗、放疗)，是否有手术并发症、复发或转移。

(5) 支气管扩张病例以往依赖支气管造影作出诊断，而CT尤其高分辨率CT显示扩张的支气管相当敏感，并可了解支气管扩张程度、分布部位和范围。

2. 纵隔病变

(1) CT不仅可显示X线片不能发现的小的纵隔肿瘤，而且定性能力高于X线片，对某些肿瘤或肿瘤样病变如脂肪瘤、囊性畸胎瘤、支气管囊肿、食管囊肿、后纵隔神经源性肿瘤几乎可确定诊断。对恶性肿瘤，还可了解纵隔内结构是否受侵犯。

(2) 食管癌：食管钡餐和食管镜是主要诊断方法，CT检查的主要目的是了解周围器官和结构的侵犯情况，尤其是主动脉的侵犯和包绕，以及纵隔和锁骨上下区淋巴结有否转移。

3. 心脏大血管病变　CT虽然可了解心脏及各房室的大小，但不及心脏超声检查和MRI。对主动脉病变如先天性畸形、动脉瘤、主动脉夹层，CT增强尤其是高质量的CTA对诊断和手术计划的制订很有帮助，基本上可取代DSA检查(图59-7)。同样，CTA和增强MRA对肺动脉栓塞的诊断也很有价值。心包积液、心包增厚尤其钙化，CT是最好的检查方法。

(周建军　周康荣)

三、磁共振成像检查

磁共振成像(magnetic resonance imaging，MRI)是利用原子核在磁场内共振而成像的一种影像学检查技术。自20世纪80年代磁共振成像应用于临床以来，在设备和技术方面取得了飞速发展。目前，磁共振成像已在医学影像学尤其是心血管领域占重要一席，并充满发展潜力和前景。

磁共振成像的优点：它是一项无损伤性检查技术；不用含碘的造影剂；磁共振成像除了能做横断面扫描外，还能做矢状面、冠状面以及所需要的任

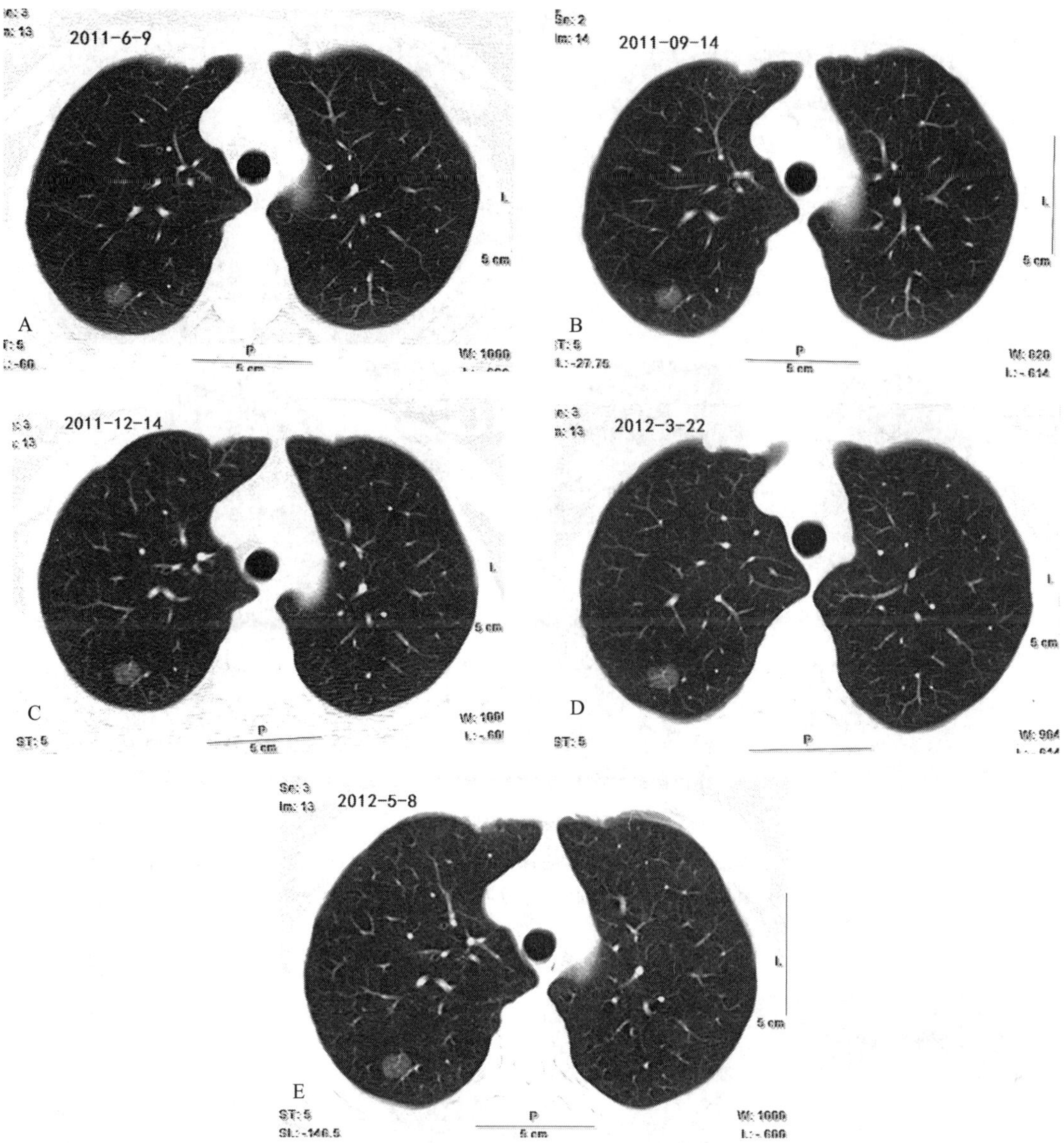

图 59-5　周围型肺癌（GGO）

图 A~ 图 E 为同一病人的 CT 肺窗，时间跨度为 2011 年 6 月 9 日到 2012 年 5 月 8 日，具体时间见左上角，右肺下叶背段磨玻璃结节，一年内 5 次随访，该病灶大小、形态和密度均无明显变化，术前提示肺腺癌机会大，手术病理证实为肺腺癌

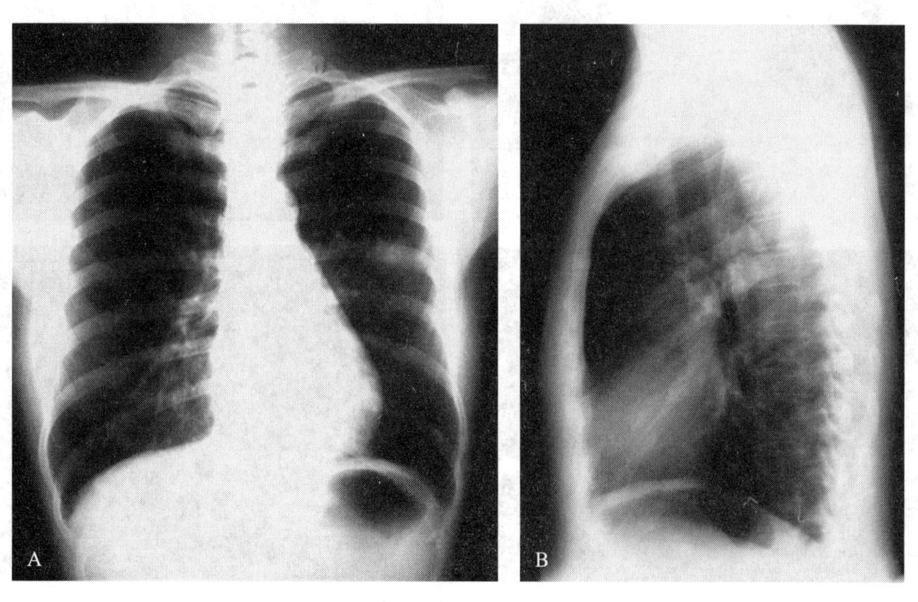

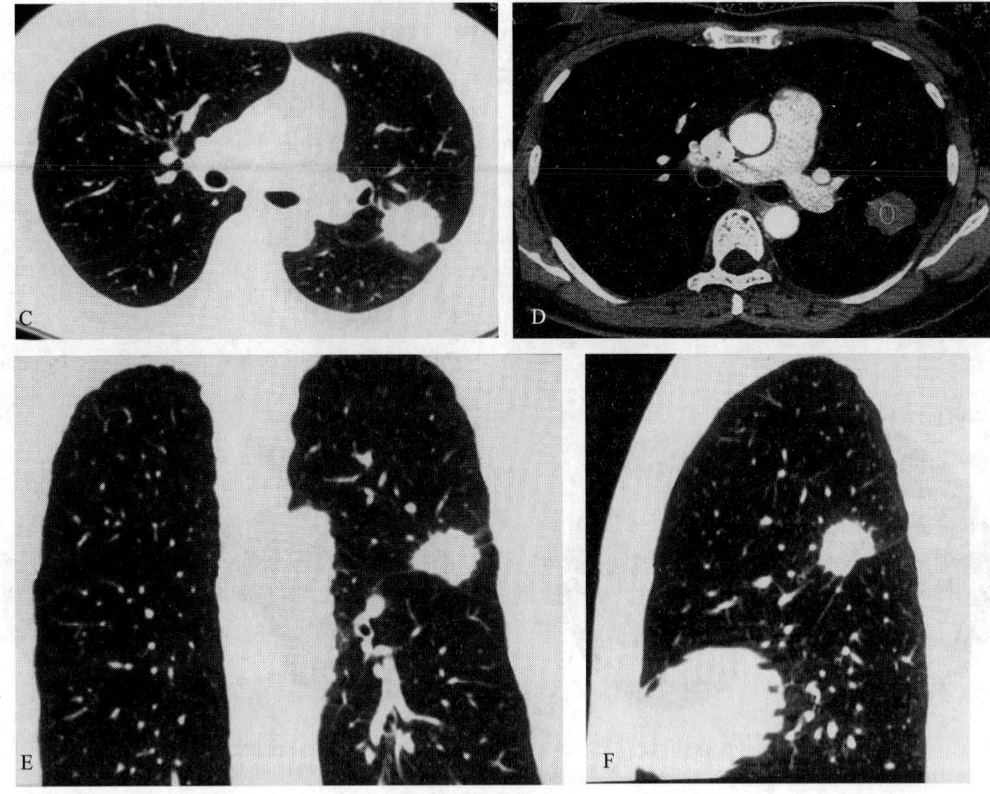

图 59-6　周围型肺癌

A、B. 常规胸部 X 线正位片和侧位片，示左上叶后段 2cm 大小结节，分叶状；C、D. 薄层高分辨 CT 横断面，图 C 为肺窗，图 D 为纵隔窗，清晰显示结节的分叶、毛刺、胸膜凹陷征等肺癌征象；E. 冠状面重建图像；F. 矢状面重建图像

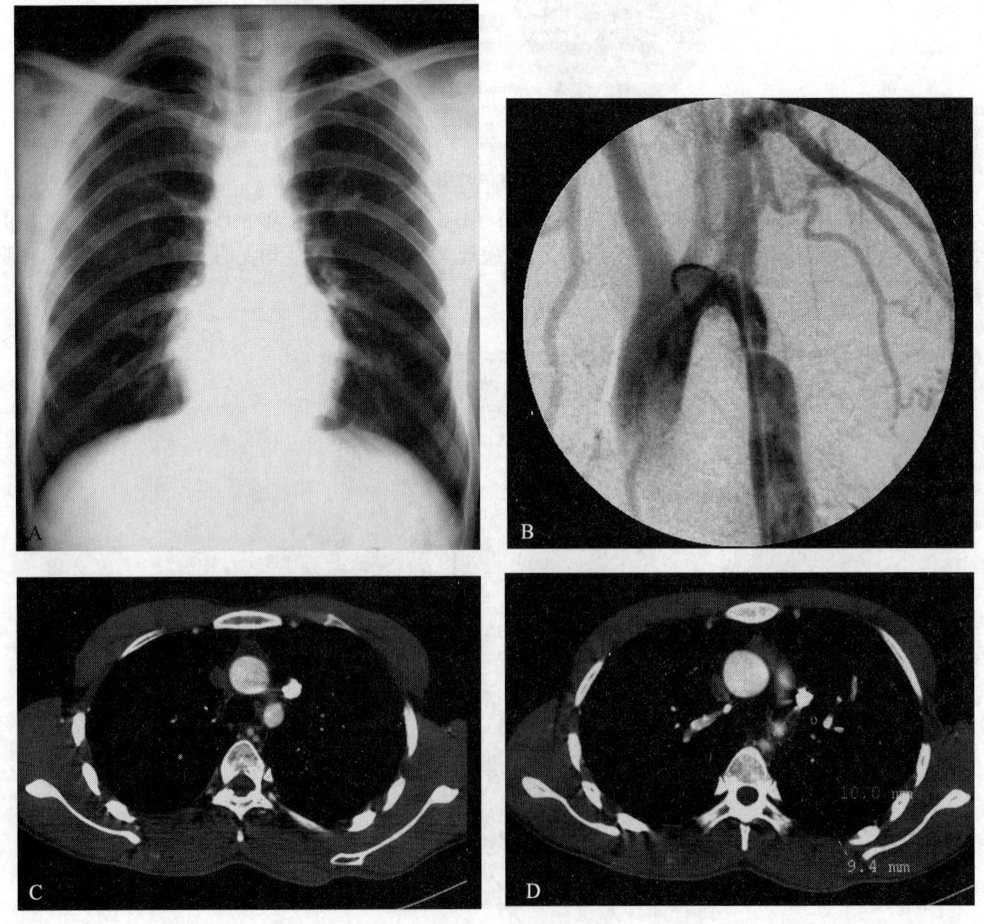

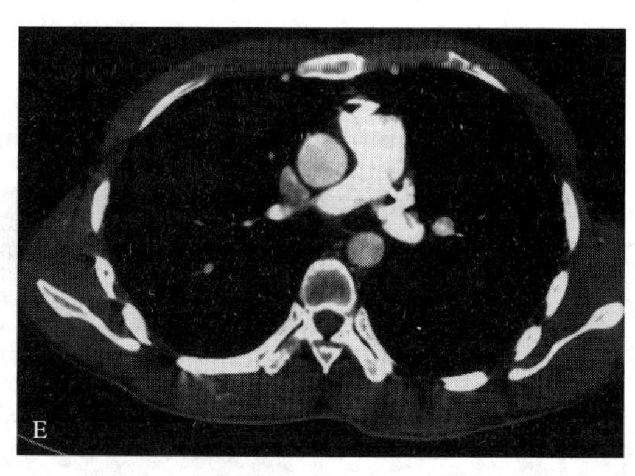

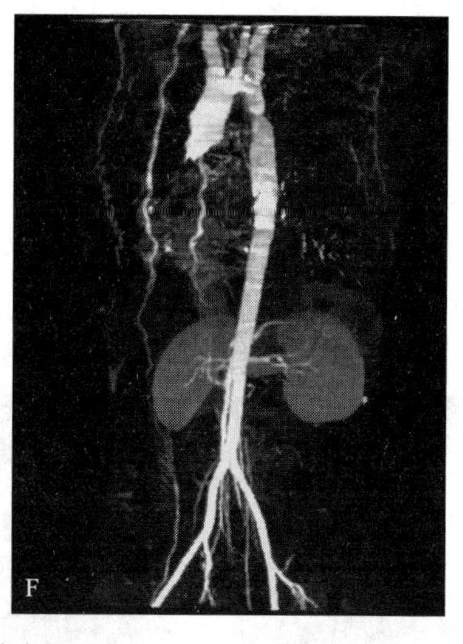

图 59-7 主动脉缩窄

A. 胸部 X 线正位片，左上纵隔轮廓改变和左第 3 肋骨下缘切迹提示诊断；B. 胸主动脉 DSA 显示缩窄部位、程度，以及侧支血管形成情况；C~E. 增强 CT 横断面的不同层面：图 C 为缩窄的上方层面，图 D 为缩窄层面，图 E 为下方层面；F. 三维血管重建图像（CTA），与 DSA 所见相似

意斜面；在自旋回波脉冲序列上，在心脏血管内快速流动的血流不产生信号，即流空效应。因此，无须注射造影剂就能清楚地显示心脏和大血管结构；软组织分辨率高；心脏磁共振电影（cine magnetic resonance imaging）可动态观察心室收缩、舒张以及心脏瓣膜开放、关闭情况。

磁共振成像的缺点：对钙化不敏感，钙化和纤维化在磁共振成像上均为低信号；体内装有起搏器、金属植入物和手术银夹者不宜进行磁共振检查；与 CT 比较，磁共振成像扫描速度相对较慢，容易受到心脏搏动和呼吸运动影响并产生伪影。但是，随着磁共振技术的不断发展，目前已能做到屏气扫描，最快扫描速度已达到毫秒级。

（一）磁共振检查技术

临床上常用的磁共振检查技术有：①自旋回波序列（spin echo，SE）为常规检查技术：脂肪组织、液体、出血和坏死在 T_1 和 T_2 加权像上各有其不同的信号改变。②增强与动态增强技术：注射顺磁性造影剂钆喷酸葡胺（Gd DTPA）后，采用快速梯度回波进行动态增强扫描，可显示病变的强化特征以助诊断。③心脏磁共振电影。④磁共振血管成像（magnetic resonance angiography，MRA）：包括常规 MRA 与动态增强 MRA。常规 MRA 包括时间流逝法（time of flight，TOF）和相位对比法（phase contrast，PC）。心脏和大血管常用的 MRA 检查技术为三维动态增强 MRA（3D dynamic contrast enhanced magnetic resonance angiography，3D DCE MRA），通过快速注射 Gd DTPA，采用快速梯度回波技术行靶血管扫描，将原始资料输入工作站进行三维重建，可得到三维血管影像。另外，可在此基础上进行仿真血管内镜成像。先进的磁共振成像仪还可做心肌灌注、肺灌注及冠状动脉 MRA 等检查。

（二）磁共振成像在胸部疾病诊断中的适应证

1. 心血管系统 心血管系统疾病是磁共振成像的主要适应证之一。由于自旋回波法流空现象，无须注射造影剂即可显示心脏及血管解剖情况。另外，可做横断位、矢状位、冠状位及任意斜面显示心脏长轴与短轴切面。磁共振成像在诊断先天性心脏病（图 59-8、图 59-9）、心肌病、冠心病、心脏瓣膜疾病、心包病变和心脏肿瘤，以及大血管病变如主动脉夹层、主动脉瘤和肺动脉血栓栓塞等病变方面具有优势。3D DCE MRA 可以清楚地显示大血管及心内结构，尤其适用于主动脉夹层（图 59-10）、主动脉瘤、主动脉缩窄、肺栓塞以及各种先天性心脏病心内分流及大血管转位等的检查。

MRA 最大的优势是无电离辐射，无需应用造影剂。尽管目前冠状动脉 MRA 可满足诊断要求，但 MR 时相分辨率低，MRA 成像时间长，容易受到病人心率的影响；此外，MRA 图像的空间分辨率明显不如冠脉 CTA，图像信噪比较差，如二维 MRA 显示冠脉分支有限，一般难以显示冠脉的全貌。

心脏 MR 灌注：主要用以评价心肌的缺血。梗死心肌的数量和部位与心室功能的恢复和重建密切相关，冠脉 CTA 和 MRA 只能反映冠脉狭窄的原因和狭窄程度，无法直接反映冠脉微循环、心肌的血液供应、心肌血流储备和心肌的活力，通过药物负荷，心脏 MR 灌注可以显示早期心肌缺血、心肌血流灌注和心肌存活的情况，从多个角度观察心肌缺血的部位、缺血程度、心肌血流储备和代偿情况。心脏冠脉 MR 和心肌灌注相结合，是评价心肌缺血最为可靠的手段。

2. 肺部病变　磁共振成像对软组织的分辨率高，对判断病变的坏死、出血等十分有利。在自旋回波图像上，心血管内快速流动的血液是流空的，与纵隔内结构形成很好的对比。在肺癌分期方面占优势，能清楚显示胸膜、胸壁受累，以及纵隔和

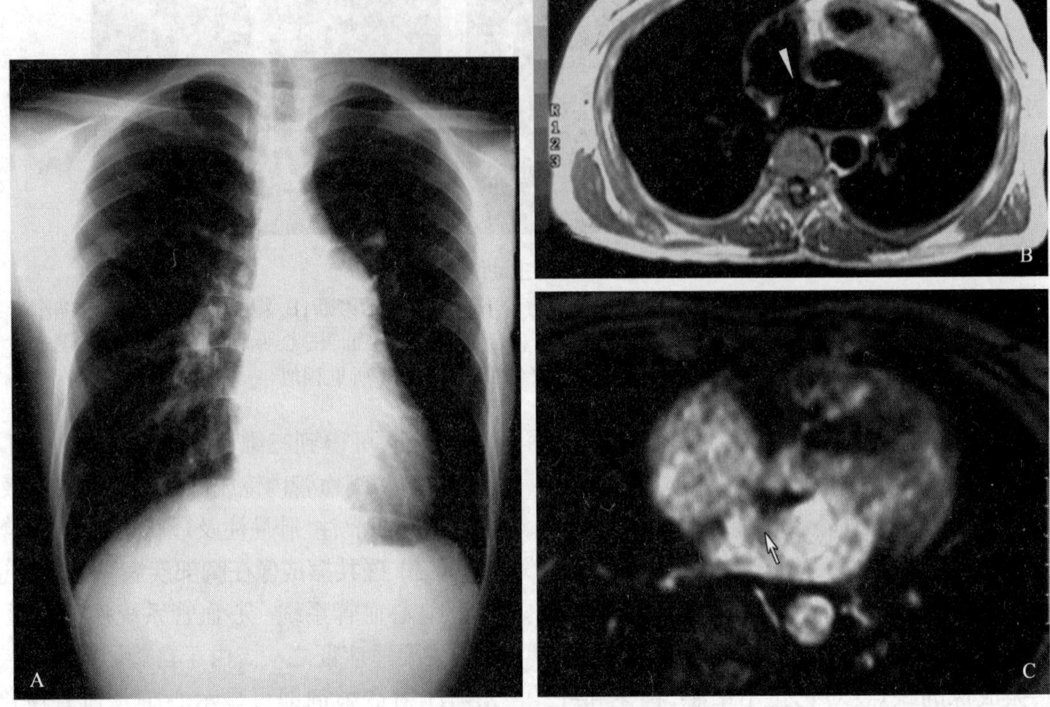

图 59-8　先天性心脏病房间隔缺损

A. 心脏正位片示两肺充血，右心房和右心室轻度增大；B.MRI T_1WI 横断面示房间隔部分信号缺失（箭头）；C. 心脏电影（cine MRI）示房水平左向右分流的血流信号（箭头）

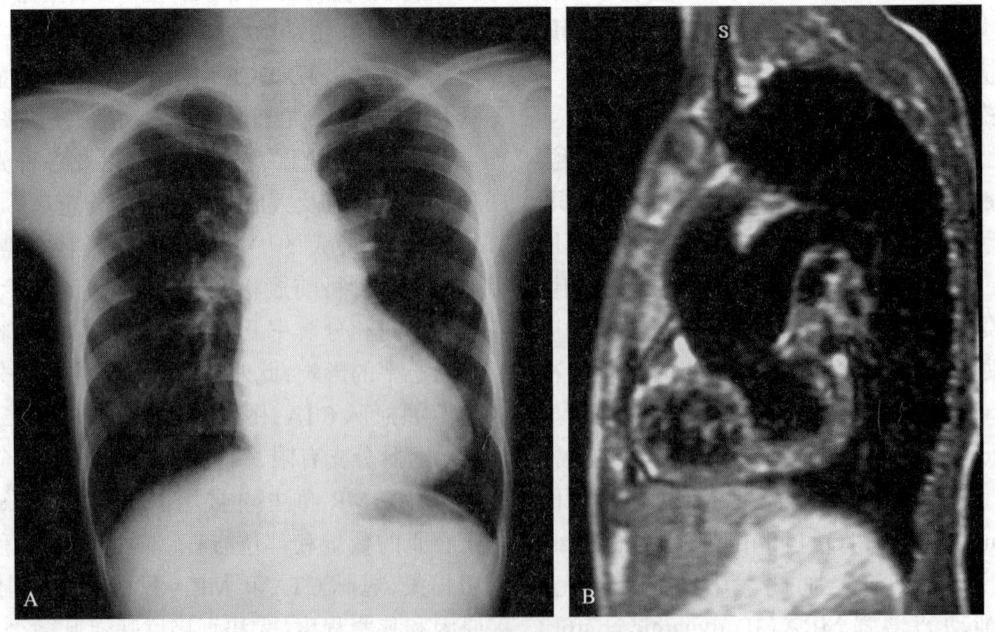

图 59-9　先天性心脏病动脉单干

A. 心脏正位片示肺血明显增多，上纵隔影增宽；B.MRI SE T_1WI 斜轴面示大血管呈单干形式，明显增粗

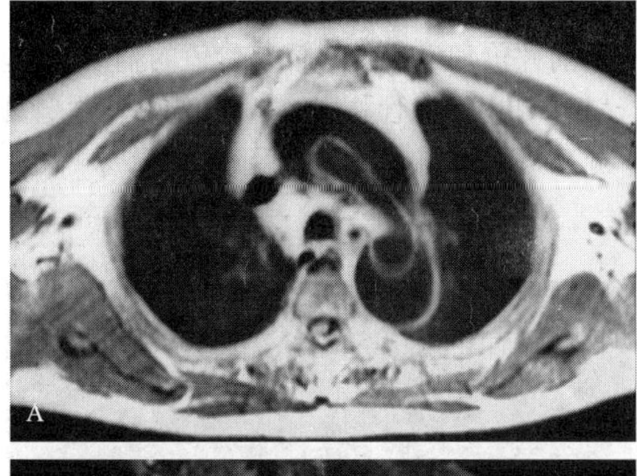

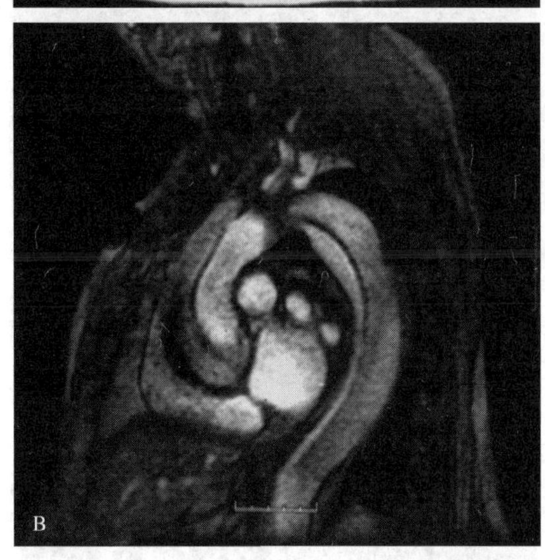

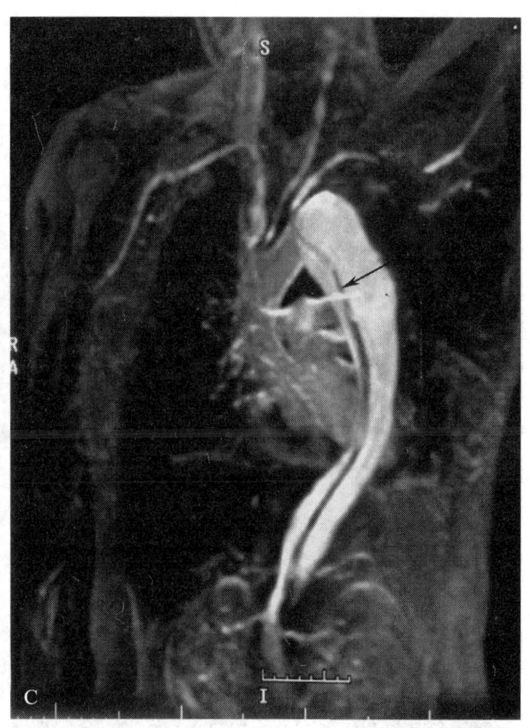

图 59-10 主动脉夹层

A、B. DeBakey Ⅰ型：图 A 为 MRI SE 横断面图像，清楚地显示内膜瓣片；图 B 为 MR Cine 斜矢状面图像，内膜瓣片从升主动脉根部一直延伸至降主动脉。C. DeBakey Ⅲ型：3D DCE MRA 相当于 DSA，清楚地显示真、假两腔及撕裂内膜（箭头）的全长，该例扫描、采样偏迟，故假腔信号反而高于真腔

心脏大血管受累情况。即使不使用造影剂，也很容易显示肺门、纵隔淋巴结，并与血管影区别开来。但是磁共振成像的空间分辨率不及 CT，且扫描时间相对较长，易受呼吸和心脏搏动影响而产生伪影。磁共振成像对肺内小结节病灶及微细病变的显示仍不如 CT。MRA 尤其是 3D DCE MRA 有助于肺血管病变如肺栓塞、肺动静脉畸形和肺隔离症等的检出和诊断，是一种优良的无损伤性检查技术。

3. 纵隔和胸壁病变　磁共振的诊断价值优于 CT。与 CT 比较，磁共振成像优势在于除了横断面扫描外，还可做冠状位、矢状位扫描，可从多方位观察纵隔病变，对纵隔肿瘤的定位诊断颇有帮助。采用不同序列可显示不同组织的不同信号，MR 对纵隔病变良恶性的确定尤其是纵隔病变的组织定性价值优于 CT。例如脂肪组织在 T_1 加权像呈高信号，当抑制脂肪时信号可降低，化学位移成像对验明脂肪组织十分有帮助。对于囊性病变，T_1 加权像多为均匀低信号，T_2 加权像则呈均匀高信号。自旋回波法心脏和大血管内血液信号流空，对纵隔和肺门部淋巴结病变的显示较为理想。Gd DTPA 增强有助于增大淋巴结的鉴别诊断。

4. 纵隔病变诊断的影像学评价　X 线、CT 和 MRI 均可应用于纵隔病变的定位和诊断，但诊断的敏感性和特异性明显不同。应用纵隔九分区法，常规正侧位胸部 X 线片可以解决较大纵隔占位诊断中的大多数问题，但纵隔肿瘤的分布并非总是遵照九分区，如神经源性肿瘤可以位于中纵隔，淋巴瘤和前肠源性囊肿也可以位于前纵隔。更为重要的是，胸部 X 线片在显示小病灶、病灶的良恶性等方面有一定限度。CT 在纵隔小占位的检出、良性和恶性的鉴别、显示病灶与纵隔固有结构的关系方面取得了很大进展，但无法显示病灶内具体的成分，CT 在显示病灶与纵隔固有结构关系方面存在高估的现象。MRI 组织分辨率高，MR 对纵隔肿瘤和肿瘤样病变的诊断不仅依靠九分区法，还可根据病灶的组织成分和血流动力学（图 59-11）。MRI 对纵隔病变的组织学诊断则更加深入，可以部分区分纵隔神经源性肿瘤的组织类型，如区分纵隔内神经鞘瘤、副神经节瘤和节细胞神经瘤。尽管纵隔副神经节瘤少见，但需要特殊的术前准备，以防止术中出现高血压危象。磁共振多轴位成像在显示病变与纵隔固有结构的关系方面具有更高的准确度，对恶性肿瘤的分期价值更高，是纵隔肿瘤诊断、分期、术前评价和术后随访最有价值的辅助手段。此外，MRI 可用于食管肿瘤、气管肿瘤和心血管肿瘤的诊断、分期、术前评价和术后随访。

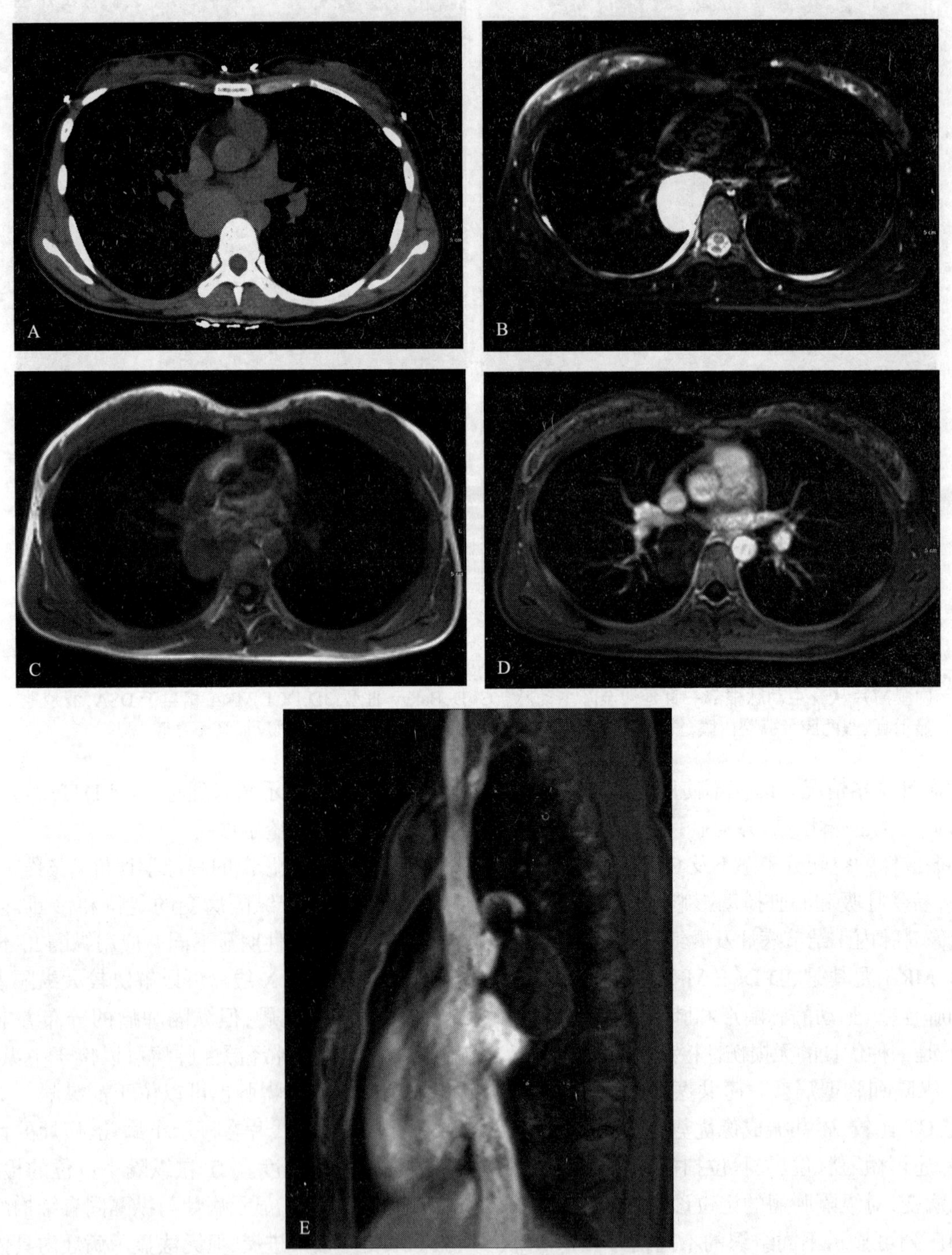

图 59-11 中后纵隔支气管囊肿

A.CT 平扫；B.MRI T_2WI 脂肪抑制；C.T_1WI 平扫 D.T_1WI 增强动脉期；E.T_1WI 增强静脉期（矢状面）。CT 平扫显示中后纵隔软组织占位，密度与肌肉相仿，提示软组织占位；MRI T_2WI 呈液性高信号，提示囊性占位；T_1WI 信号接近肌肉；双期增强囊壁强化而囊内容物无强化。病灶呈囊性，而囊内容物密度较高，T_1WI 信号偏高，提示病灶内蛋白含量较多，故提示支气管囊肿，手术证实为支气管囊肿

（周建军 周康荣）

四、放射性核素显像

放射性核素显像是目前医学影像诊断中的一个较新领域。在胸部疾病中，主要应用于心血管和呼吸系统疾病的诊断。实施检查方法的必要条件是备有核仪器如γ照相机、单光子计算机断层仪（single photon emission computed tomography，SPECT）或正电子计算机断层仪（positron emission tomography，PET），以及相应的放射性药物（显像剂）。近年来，由于PET-CT的产生，将PET核素显像显示的分子代谢功能与CT展示的精密解剖相结合，在胸部肿瘤和心血管疾病的诊断中得到广泛应用。

（一）胸部肿瘤显像

1. PET肺肿瘤显像　PET肿瘤显像剂很多。最为成熟而常用的是葡萄糖代谢显像，使用^{18}F-氟代脱氧葡萄糖（^{18}F-FDG）作为显像剂。恶性肿瘤细胞糖酵解速率高于正常或良性病变，对^{18}F-FDG的摄取明显增加。进入肿瘤细胞的FDG在已糖激酶的作用下磷酸化生成FDG-6-PO_4，但由于分子构型的改变而不能继续代谢为二氧化碳和水，从而滞留于细胞内，故可被PET仪探测。因为所有的具有活力的细胞均需要葡萄糖作为能量供应，故FDG的摄取并不是特异的。了解和认识FDG这一示踪剂的局限性，可使临床医生更好地理解检查结果。

FDG肺肿瘤检查适应证包括：①肺癌TNM分期和再分期；②肺部占位病变良、恶性的诊断与鉴别诊断；③早期监测和评估放、化疗疗效；④肺癌治疗后肿瘤的纤维化瘢痕或放射性肺炎与肿瘤残余及复发的鉴别诊断；⑤不明原因的胸腔积液检查；⑥临床上首先发现肿瘤转移灶或副癌综合征，需要进一步寻找肿瘤的原发灶；⑦指导肿瘤放疗计划的制定，提供肿瘤代谢信息；⑧帮助确定肿瘤的活检部位；⑨评估恶性病变的分化程度及预后。

PET图像分析可用目测法与半定量分析法。目测肿瘤部位的“热区”（即定性分析）是临床工作中的最基本方法。在各个层面寻找异常放射性浓聚灶，并注意与生理性摄取或炎症等良性病变导致的假阳性摄取区分。对于胸部病灶，一般将病灶的放射性摄取程度与纵隔心血池的摄取程度进行比较，分为4级：1级为未见放射性摄取；2级为轻度放射性摄取，但低于纵隔血池；3级为中度放射性摄取，与纵隔血池摄取程度相似；4级为明显放射性摄取，摄取程度高于纵隔血池。1级提示良性结节；2~3级提示结节倾向于良性，但需结合其他病史资料综合考虑；4级提示恶性结节。

标准化摄取值（standardized uptake value，SUV）是目前最常用的评价病灶FDG摄取程度的半定量分析指标。SUV定义为病灶的比活度与注射剂量和体重之的比值$\left[SUV=\frac{\text{病灶的放射性浓度}(kBq/ml)}{\text{注册剂量}(MBq)/\text{体重}(kg)}\right]$，描述病灶对放射性药物的摄取与全身平均摄取之比。SUV在临床上应用于：①鉴别肿瘤良恶性和肿瘤分级、分期：一般SUV越大，肿瘤恶性程度越高。②预测肿瘤病人的存活期：存活期与SUV呈负相关。③评估与监测疗效：SUV下降预示治疗有效。对于肺内结节，一般推荐以2.5作为良、恶性鉴别的临界值，即SUV ≥ 2.5诊断为恶性，SUV<2.5倾向良性。随着经验的积累，目前认为仅靠SUV来判断肺良、恶性病变有明显的局限性，SUV只能作为鉴别肺部结节良、恶性的一个重要参考指标，并不能绝对化，需要结合病灶的位置、大小、形态、病变的数量及病灶内放射性分布情况，结合病史及其他检查结果，进行全面、综合的分析。

PET-CT兼有PET和CT的优势，在对PET图像进行分析的同时可参考CT图像以及PET-CT融合图像，结合CT提供的解剖信息对PET上的高浓聚灶进行定性和定位，必要时可行CT后处理如多平面重建、仿真内镜等，提供更多的诊断信息。

2. 非特异性肺肿瘤显像　临床上使用^{67}Ga、^{99m}Tc-MIBI和^{201}Tl等进行肺肿瘤显像。之所以称为非特异性肺肿瘤显像，是因为这些显像剂并非特异性地被肿瘤细胞摄取，如炎症病灶也浓聚^{67}Ga，心肌细胞也浓聚^{99m}Tc-MIBI和^{201}Tl。用这些药物进行肺肿瘤显像，可以协助诊断肺肿瘤，鉴别治疗后残存的活性肿瘤组织、局部复发与坏死，判断肿瘤对化疗的耐药性等。

多药耐药相关蛋白的过度表达是多药耐药发生的原因之一，^{99m}Tc-MIBI显像对于检查原发性肺癌病人P-糖蛋白导致的多药耐药现象是有效的。^{99m}Tc-MIBI显像能够准确预测小细胞肺癌的化疗效果，小细胞肺癌^{99m}Tc-MIBI滞留指数高的病人生存时间较长，而肿瘤^{99m}Tc-MIBI滞留指数低的病人生存时间较短。

3. 纵隔、胸内肿块的鉴别诊断　纵隔肿块及胸内肿块可通过放射性核素显像鉴定其性质或确定来源。如用^{131}I做纵隔显像，能确定纵隔肿块来源于甲状腺或与甲状腺无关。^{131}I显像还能搜寻甲状腺癌的肺部转移灶，其影像在清除原位甲状腺后显示得更清晰。

（二）核心脏病技术在胸心外科疾病诊断中的应用

核心脏病技术能够无创伤性地显示心室的形态、功能，并估价冠脉血供、心肌活力、神经支配和心肌损害的存在及其程度。目前，常用的方法包括心肌灌注显像、心肌代谢显像、心功能测定（心血池显像）和心受体显像。

1. 心肌灌注显像　心肌灌注显像最重要的临床应用价值在于与负荷试验结合评估缺血性心脏病。

(1) 原理：放射性显像剂经冠状动脉流经正常的心肌细胞时，能被后者选择性摄取，且摄取的量与冠状动脉血流量成正比。当冠状动脉管腔狭窄引起冠状动脉血流减少或阻塞时，以及心肌细胞损伤甚至心肌梗死时，心肌摄取放射性药物的功能明显减退甚至不能摄取。通过显像仪器可获得心肌的影像，并用以判断冠状动脉血流状况和心肌细胞成活状态。心肌灌注显像的结果既代表心肌局部冠状动脉血流状况，也反映了心肌细胞的活力（viability）。

(2) 放射性药物：氯化亚 ^{201} 铊（^{201}Tl）和 ^{99m}Tc 标记化合物 ^{99m}Tc- 甲氧基异丁基腈（^{99m}Tc-MIBI）、^{99m}Tc- 替曲膦（^{99m}Tc-tetrofosmin）是最常用的 SPECT 心肌灌注显像剂；而 $^{13}NH_3$ 水、$H_2{}^{15}O$、^{82}Rb 等为 PET 心肌灌注显像剂。

(3) 影像表现：正常心肌灌注显像心肌各壁放射性分布均匀，边缘光滑整齐。异常影像表现为心肌放射性稀疏、缺损，可有可逆性缺损、固定性缺损、部分可逆性缺损和花斑型稀疏缺损等表现。可逆性缺损负荷态影像某室壁存在放射性缺损，而静息态或延迟显像呈现放射性充填，提示心肌缺血。部分可逆性缺损负荷态影像呈现放射性缺损，而静息或延迟显像时呈放射性部分填充，提示存在部分心肌可逆性缺血。固定性缺损在负荷和静息、延迟态均呈放射性缺损，通常提示心肌梗死或瘢痕组织。

(4) 心肌灌注显像的临床价值

1) 评价冠状动脉粥样硬化性心脏病（冠心病）的心肌缺血程度：心肌灌注显像可诊断有无心肌缺血，并确定该缺血是否可逆以及了解冠状动脉的储备功能，诊断冠心病心肌缺血简便而准确，灵敏度和特异性达到 90% 以上。常用来评价冠状动脉狭窄的血流动力学与侧支循环和区分冠状动脉疾病的危险度（risk stratification in coronary artery disease）、选择血运重建（revascularization）病例。

一般情况下，某一支冠状动脉狭窄达到 50% 以上，负荷态心肌灌注显像呈阳性结果，表现为该冠状动脉的灌流区放射性稀疏缺损；而只有在冠状动脉狭窄程度超过 85% 甚至更高时，静息态心肌灌注显像才表现为阳性；狭窄介于 50%~85% 的病侧，只有通过负荷、静息的对比来显示病变所在和了解其储备功能。但需要注意，心肌灌注显像有可能低估多支尤其是 3 支病变。

2) 心肌梗死的评价：用于急性心肌梗死的诊断、急性胸痛的评估、指导溶栓治疗、早期评估急性心肌梗死预后和陈旧性心肌梗死的诊断等。

3) 缺血性心脏疾病治疗后的疗效评估。

4) 术前预测心脏事件：心肌灌注显像可有效地估计心脏事件（cardiac events）发生的危险性。负荷状态下心肌灌注显像有以下表现者提示今后发生心脏事件的概率增高，每年的死亡率 >3%：①负荷后射血分数 <35%。②负荷诱导大面积的灌注缺损。③负荷诱导多处中等大小的灌注缺损。④大的、固定的灌注缺损伴有左室扩大或肺的摄取增加。⑤负荷诱导中等大小的灌注缺损伴有左室的扩大或肺的摄取增加。相反，多年来通过对几千例病人的随访结果证实，负荷状态下心肌灌注显像表现正常的病人，每年发生心脏事件的概率 <1%，与正常人群相近。心肌灌注显像可用于确定高风险人群。对于每年死亡率 >3% 的病人，应当尽早进行冠状动脉造影，因为通过血管再通可以有效地改善预后。

5) 微血管性心绞痛、X 综合征及原发性高血压及左心室肥厚的评估。

6) 室壁瘤的辅助诊断。

7) 心肌病的鉴别诊断。

8) 心肌炎的辅助诊断。

9) 左束支传导阻滞合并冠脉病变的诊断。

2. 心肌葡萄糖代谢显像

(1) 原理和显像剂：葡萄糖是心肌的重要能量来源物质，^{18}F 标记的脱氧葡萄糖（^{18}F-deoxyglucose，^{18}F-FDG）是当前最常用和最重要的葡萄糖代谢显像剂。

(2) 临床意义：心肌葡萄糖代谢显像是判断心肌细胞存活准确而灵敏的指标，当心肌灌注缺损区 ^{18}F-FDG 摄取正常或增高时，提示心肌细胞存活；而血流灌注缺损区 FDG 代谢显像无显像剂摄取，则提示心肌坏死。随着冠状动脉旁路移植术或冠状动脉成形术在冠心病治疗中的应用越来越广泛，心肌细胞存活的研究显得更为重要。代谢活性的存在是心肌存活的最可靠标志，对于心肌血流灌注减低或室壁活动消失的节段，局部代谢是否存在是心肌存活的关键性判断指标，再通术后代谢的改善提示心肌功能将恢复及预后良好。因此，心肌代谢显像也成为选择冠状动脉旁路移植术和冠状动脉成形术的适应证及其疗效和预后评估的重要手段。普遍认为，PET 心肌葡萄糖代谢显像是目前最准确的方法，称为“金标准（golden standard）”或判断心肌存活的最后仲裁者（arbiter）。

3. 放射性核素心脏功能显像　放射性核素心脏功能显像（radionuclide imaging of cardiac function）测量心室功能，不仅能测定静息状态下的左、右心室功能，也可测定运动或药物负荷下的心室功能状态，并可获得整体与局部功能、收缩与舒张期功能的指标。核素显像测定心室功能的方法较多，临床应用最多的是 γ 照相机平衡多门电路心血池显像法（multiple gated cardiac blood pool imaging），另外也可应用首次通过法（first-pass method）测定左、右心室功能。

（1）首次通过法心血池显像：病人置于 γ 照相机或 SPECT 探头下，“弹丸”式快速静脉推注放射性显像剂，同时启动核仪器计算机系统，记录显像剂通过右心房、右心室、肺动脉、肺、左心房、左心室，并进入主动脉的全过程。通过计算机处理，可获得左、右心室多项定量和定性功能参数。多数采用右前斜 30° 获取数据。首次通过法心血池显像，通过外周静脉一次性快速注射放射性“弹丸”，显示心血管形态、血流方向和速度，适合于先天性心血管病的初筛和对比，以及治疗前后血流动力学变化的监测，用于房间隔缺损（atrial septal defect，ASD）、动脉导管未闭（patent ductus arteriosus，PDA）、室间隔缺损（ventricunlar septal defect，VSD）、法洛四联症（Fallot tetrad，FA）、肺动静脉畸形（pulmonary arterio-venous malformation，PAVM）、上腔静脉畸形、大血管转位等的诊断和鉴别诊断；但其结果受注射技术、仪器状况等影响较大。

（2）平衡法心血池显像：可在首次通过法采集完毕后进行。常用的显像剂为 ^{99m}锝（^{99m}Tc）标记的红细胞。无论采用体外或体内方法标记红细胞，静脉注射显像剂后需等待 15~30 分钟，显像剂在血液循环中达到平衡以后显像，故称为平衡法。检查时连接心电图门控装置，以受检者自身心电图 R 波作为触发信号，自动、连续等时间采集每个心动周期内的信息，每个心动周期分割为 16~32 个等分，并将 300~500 个心动周期中相同时相的影像叠加，构成一幅从舒张末期至收缩末期，又回到舒张末期的动态图像。为清晰地观察各室壁的功能和运动，平衡法心血池显像可选用多个体位，包括正位、左前斜位和左侧位。其中，左前斜位需能明确显示室间隔，以便在计算参数时将左、右心室相互之间的干扰降至最小。

在检查过程中也可使用介入试验给心脏一定量的负荷，以增加心肌的氧耗量和冠状动脉血流量，冠脉病变时可产生暂时性急性缺氧和缺血，以利于作出诊断和鉴别诊断。常用的负荷试验方法包括运动负荷，药物负荷如双嘧达莫、腺苷或多巴酚丁胺负荷等。

（3）定量参数与分析：采集完成后由计算机处理数据，供定性和定量分析。

1）心室功能参数：①反映心室收缩功能的参数：左或右心室射血分数（ejection fraction，EF）、心输出量（cardiac output，CO）、每搏输出量（stroke volume，SV）、高峰射血率（PER）、1/3 射血分数（1/3 EF）等；②心室舒张功能参数：高峰充盈率（peak filling rate，PFR）、高峰充盈率时间（time of peak filling rate，TPFR）、1/3 充盈率(1/3 FR)和 1/3 充盈分数(first-third filling fraction，1/3 FF）等；③反映心室容量负荷的参数：收缩末期容积（end-systolic volume，ESV）和舒张末期容积（end-diastolic volume，EDV），有助于评价心力衰竭和严重的收缩功能减低病人合理治疗后心室大小的变化。

通常在静息状态下，左心室的总体 EF 和局部 EF 均 >50%，右心室 EF>40%，否则为 EF 值减低；而负荷试验后射血分数的绝对值应比静息时增加 5% 以上，负荷后 EF 值无明显增加甚至下降均提示为心脏贮备功能异常；负荷后舒张末期容量也相应增加，收缩末期容量相对减少。

2）局部室壁运动（regional wall motion）与功能分析：通过电影显示可以直观地了解心室各壁的运动情况，临床上，一般将心室壁的运动分为正常、运动减低（hypokinesis）、无运动（akinesis）和反向运动（dyskinesis）四种类型（图 59-12），并分别计算出各个区域的局部射血分数（regional ejection fraction，REF）和室壁轴缩短率。正常情况下，各个节段的轴缩短率均 >20%、左室的 REF>50%，但相当于间壁的节段可以略低。

3）时相分析（phase analysis）：心血池影像的每一个像素都可以生成一条时间 - 放射性曲线，由于心室的运动呈周期性变化，因而所得的时间 - 放射性曲线也呈周期性变化，通过对曲线进行正弦或余弦拟合（即傅里叶转换）可以获得心室局部（每个像素）开始收缩的时间（即时相）以及收缩幅度（振幅）两个参数。用这两个参数进行影像重建，可以获得心室的时相图（phase image）、振幅图（amplitude image）和时相电影（phase cine）三种功能影像及时相直方图（phase histogram）。正常情况下，心室峰高而窄，心房及大血管峰低且较宽，两峰的时相度数相差近 180°，心室峰底的宽度称为相角程（phase shift），反映心室最早收缩与最晚收缩时间之差，其参数是反映心室协调性的重要指标，正常的心室相角程 <65°。

由于各临床单位使用仪器、放射性药物和显像程序略有不同，所得正常值的范围也略有差异，表 59-1 列出上述各功能参数的正常参考值。

（4）临床应用：心血池显像应用于冠状动脉粥样硬化性心脏病的诊断、室壁瘤的诊断、心脏传导异常的诊断、心血管疾病疗效评价、充血性心力衰竭病人的评价、心肌病的辅助诊断、慢性阻塞性肺病与肺心病鉴别诊断、化疗对心脏毒性作用的监测等方面，本文将就化疗对心脏毒性作用的监测方面的应用作重点介绍。

化疗过程中核医学方法已经成为评估和监测左心室功能的重要手段，最常用的监测指标为 LVEF，但舒张期功能障碍的监测可能是反映心脏毒性作用更灵敏的指标。在抗肿瘤治疗过程中，动态监测静息状态下心室功能的变化，可以帮助临床医师正确掌握用药剂量和指导停药时间。

（三）肺灌注显像和肺通气显像

1. 肺灌注显像（pulmonary perfusion imaging） 静脉注射略大于肺毛细血管直径的放射性白蛋白颗粒（^{99m}Tc-MAA），颗粒随机地一过性嵌顿在肺毛细血管前动脉和肺泡毛细血管，嵌顿的数量与局部肺血流灌注量成正比，通过放射性核素显像显示肺内放射性分布，来观察肺动脉血流分布状况。既可以进行多体位（6~8 个体位）的平面显像，也可以作断层显像。

正常情况下，二肺放射性分布均匀，肺动脉血流减少或中断时，相应区域出现局限性放射性分布减低或缺损，可呈单肺、肺叶、肺段、亚肺段性、楔形或非节段性。楔形、节段性或亚肺段性血流灌注缺损多见于肺栓塞；非节段性显像剂分布缺损多见于肺部肿瘤、炎症、心力衰竭等。

肺灌注显像除用于肺栓塞的诊断外，还被广泛应用于 COPD 的辅助诊断和肺减容手术前的评价、肺部疾病手术决策及术后评估，根据放射性稀疏或缺损区的大小估计肺血管的受累程度，预测术后残肺的功能，以及心脏右向左分流的诊断和定量，肺动脉闭锁、狭窄、发育不全等肺动脉畸形及肺动脉病变的诊断和全身性疾病累及肺动脉的诊断等。

2. 肺通气显像 放射性气体或放射性气溶胶经呼吸道充分吸入并沉积在终末细支气管和肺泡内，用放射性核素显像装置体外探测肺内的放射性分布。肺内的放射性分布与局部肺通气量成正比，因此通过体外显像可了解局部气道的通畅性和评估肺局部通气功能。常用的肺通气显像剂是 ^{99m}Tc-DTPA 溶液经雾化器雾化而成的放射性气溶胶，近年用锝气体发生器制备的锝气体（Technegas）使用更为方便，影像质量更理想。

肺通气显像正常影像与肺灌注显像相仿，也表现为放射性分布均匀，没有不匹配征象。气道局部狭窄或阻塞，存在阻塞性通气功能障碍时，表现为放射性分布不均匀，呈局部放射性浓聚或稀疏、缺损。气道狭窄不畅时，狭窄部位两侧形成涡流，呈现放射性浓聚的“热点”，而狭窄部远端的放射性分布正常。气道完全性阻塞时，显示为放射性缺损区。气道和肺泡内充盈有炎性物或液体，肺泡萎陷、气流减低时，可呈现放射性减低区。

临床上，肺通气显像联合肺灌注显像最常用于急性肺栓塞的诊断和疗效判断。肺通气显像在急性肺栓塞中的表现往往是正常的，异常多见于气道阻塞性病变、炎症和肿瘤等肺部疾病。此外，单独使用肺通气显像剂如 ^{99m}Tc-DTPA 气溶胶和 Technegas，还可进行非呼吸性肺功能研究，如呼吸系统上皮清除功能测定、肺上皮通透性检测等。

（四）核素淋巴显像与胸导管造影

多种疾病可引致乳糜胸、乳糜心包、腹水等。放射性核素淋巴显像可直观显示淋巴回流与疾病的关系，以及伴随的淋巴系统异常，明确胸导管有无阻塞，推测胸导管乳糜瘘的可能部位以及胸腔积

表 59-1 心血池显像功能参数的正常参考值

收缩期功能							舒张期功能				相角程/度	心室容积	
RVEF /%	LVEF /%	1/3 EF /%	1/3 ER /(EDV/s)	PER /(EDV/s)	TPER /ms	PFR /(EDV/s)	1/3 FR /(EDV/s)	1/3 EF /%	IVDT /ms	TPFR /ms		EDV /(ml/m²)	ESV /(ml/m²)
40	50	20	2.00	3.4	180	3.0	1.8	40	75	180	65	85	35

液的成因等，为胸心外科手术方案的制订提供依据。

（陈绍亮）

五、超声心动图检查

超声心动图能够显示心脏和血管各平面内部结构的断层和立体图形，为临床提供有创性检查不能获得的解剖和血流动力学信息，以及重要的定性和定量诊断依据和线索，提供和确定有创性检查的步骤，在心血管疾病治疗时机和方法的决策中起着重要作用，已成为临床心血管病诊断的首选方法之一。本章着重讨论经胸超声心动图、经食管超声心动图、实时三维超声心动图在胸心外科中的应用。

（一）超声的基本原理

超声不能被人耳听到，其发射波呈束状，在组织交界面上产生反射。超声很容易通过液性介质传播，而极难透过气体介质。为了显示心脏的内部结构，应寻找无空气阻挡的声学窗口，使声束容易通过该处传输和接收反射回来的超声波。现用于医学诊断的频率为 2~12 兆赫（MHz）。

（二）多普勒超声的基本原理

多普勒原理已用于超声定量检测心脏、大血管某一局部的血流速度。其物理原理，首先见于多普勒（Doppler）关于运动引起光波波长变动效应所作的阐述。

连续多普勒技术采用双晶片探头分别连续地发射和接收超声波。虽然这种方法可以测量高速血流，但却不能区分出各自发生的部位。脉冲多普勒使用单晶片探头，交替地发射和接收超声波，根据声波在软组织和血液中传播的平均速度可以确定所检出的血流速度的深度位置。脉冲多普勒的主要缺点是不能测量高速血流（1.5~3.0m/s）。彩色多普勒技术是将二维超声心动图获得的频移信息提取出来，处理后用以创建彩色血流显像。通常以红色表示血流朝向探头流动，蓝色表示血流远离探头流动；流速越快，颜色越明亮。

（三）心脏超声造影

当超声探测心脏和大血管时，其中匀质的血液反射呈现无回声的暗区。当注入某种含微小气泡的药液时，血液的匀质性发生改变，其反射回声呈云雾状，此即为“超声显影”。所用的药液（超声造影剂）有靛氰兰绿（indocyanine green）、生理盐水、5% 葡萄糖、自身血液、过氧化氢和二氧化碳发泡剂（碳酸氢钠与维生素 C 混合液）。注射途径一般为周围静脉，若左侧心脏造影则需逆行主动脉插管。目前右心造影的临床应用有三个方面：

1. 验证或查明超声显像中的心血管结构　在 M 型和二维超声心动图建立初期，某些正常解剖结构的确认是通过超声造影法验证的。目前诊断永存左上腔静脉畸形，仍借助于经左上臂静脉注射造影剂，后者经扩张的冠状静脉窦进入右心房，使超声图上扩张的冠状静脉窦首先显影而予以诊断（图 59-12）。

2. 诊断分流性疾病　从周围静脉注射造影剂使正常心脏的右心显影而左心不显影，如左心同时显影，则对右向左分流有诊断意义。

3. 分析复杂的先天性心脏病　将探头置于胸骨旁或胸骨上窝，所得的二维超声心动图信息可协助确定大血管与心室的连接。

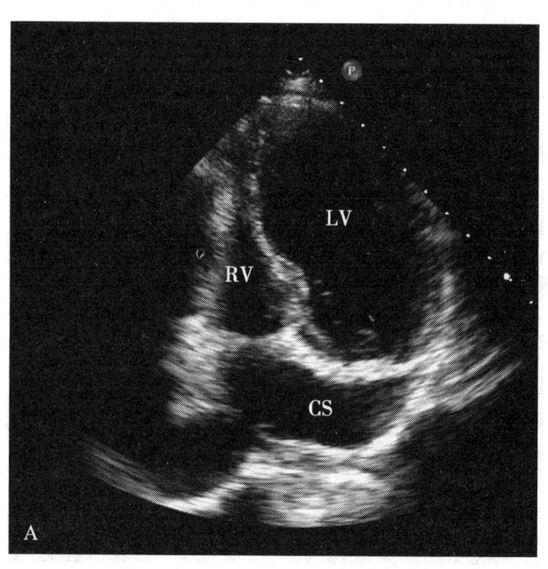

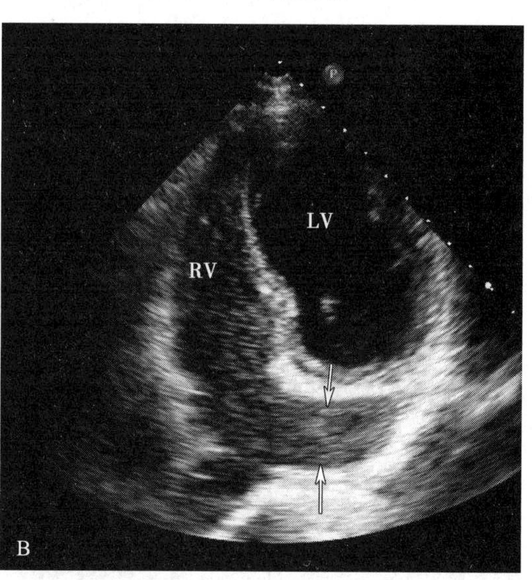

图 59-12　超声显像中的心血管结构

A. 变异心尖四腔心切面，显示冠状静脉窦扩大；B. 同一切面，显示经左上臂静脉注射造影剂，冠状静脉窦首先显影（箭头所示），然后右房右室显影。

LV：左室；RV：右室；CS：冠状静脉窦

(四)经胸超声心动图在胸心外科中的应用

经胸超声心动图是诊断先天性心脏病、后天性心脏病以及主动脉疾病的首选方法，95%以上的病人根据超声心动图所见即可得出正确诊断，并据此制定手术方案，而不需要进行心导管或MRI等检查。

1. 先天性心脏病　二维超声显像是提供先天性心脏病解剖依据的重要方法，但其血流动力学变化尚有赖于超声造影、多普勒超声及彩色血流显像。

(1)间隔缺损与定位诊断：间隔缺损的诊断目前以彩色血流显像为主，检查旨在明确分流柱的起源和部位。

1)房间隔缺损：房间隔回声中断，常伴有右房室增大。根据回声中断和分流的部位，可予定位诊断。在四腔心切面上，回声中断和分流的部位在中部为Ⅱ孔型房间隔缺损(图59-13)；在下部为Ⅰ孔型房间隔缺损(图59-14)；在上部为静脉窦型房间隔缺损(图59-15)。其中，以Ⅱ孔型房间隔缺损最常见。Ⅰ孔型房间隔缺损常伴有二尖瓣裂缺，静脉窦型房间隔缺损常伴有部分型肺静脉异位引流。此外，还有冠状静脉窦隔型房间隔缺损，系冠状静脉窦与左房的交通，常伴永存左上腔静脉，经左上臂静脉行超声造影时，可致冠状静脉窦和左房显影。若整个房间隔缺如，为共同心房。对诊断有困难的病人，可予经食管超声检查，能进一步明确诊断。

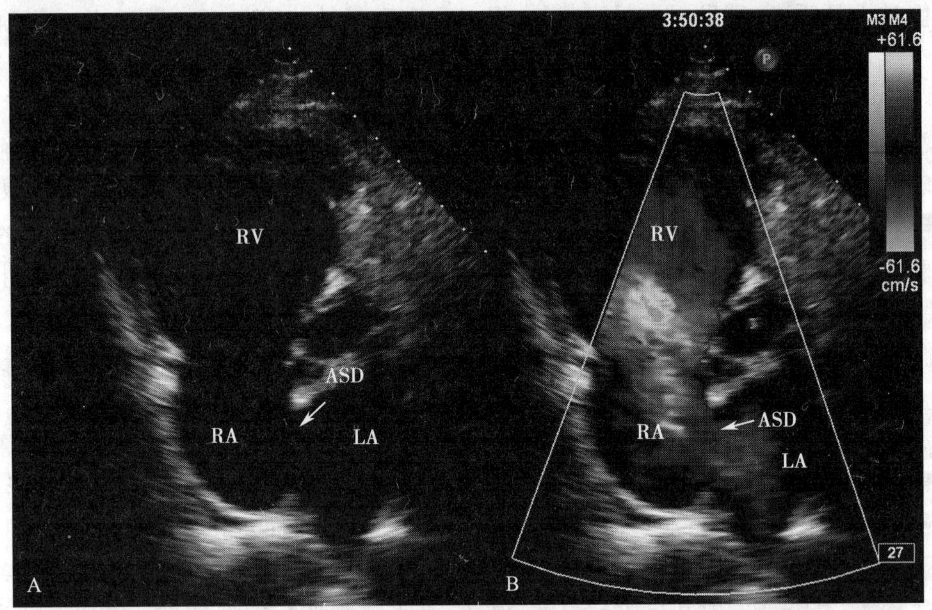

图59-13　Ⅱ孔型房间隔缺损(文末有彩图)

A. 心尖四腔心切面，二维超声心动图显示房间隔中段回声缺失(箭头所示)；B. 与A为同一切面，彩色多普勒显示房水平左向右分流(箭头所示)。LA：左心房；RA：右心房；RV：右心室；ASD：房间隔缺损

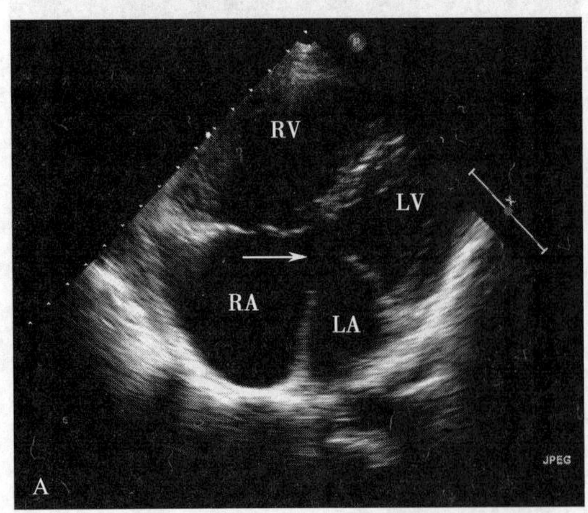

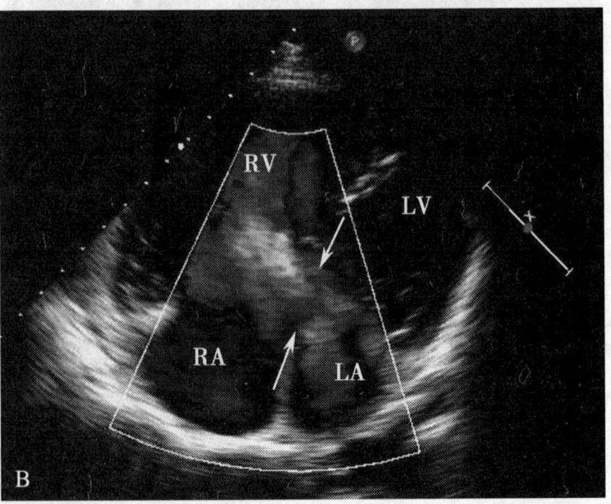

图59-14　Ⅰ孔型房间隔缺损(文末有彩图)

A. 心尖四腔心切面，二维超声心动图显示房间隔下段回声缺失(箭头所示)；B. 与A为同一切面，彩色多普勒显示房水平左向右分流(箭头所示)。LA：左心房；LV：左心室；RA：右心房；RV：右心室

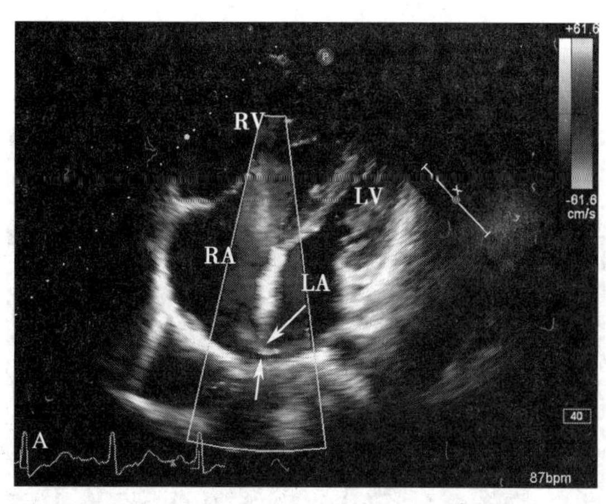

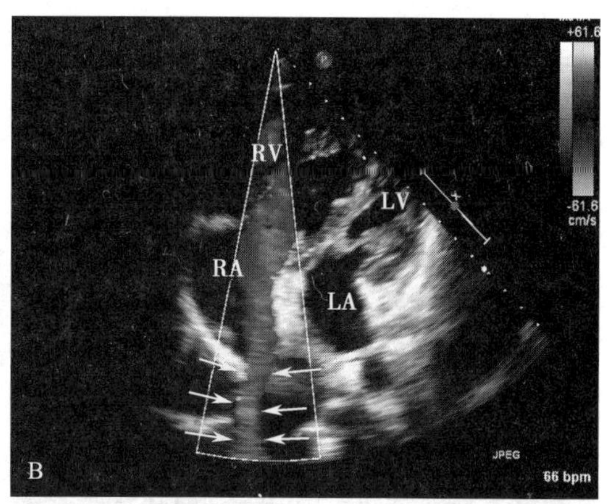

图 59-15　静脉窦型房间隔缺损（文末有彩图）

A. 心尖四腔心切面，彩色多普勒示房间隔上段左向右分流（箭头所示）；B. 变异心尖四腔心切面，彩色多普勒显示右上肺静脉异位引流至右心房（箭头所示）。LA：左心房；LV：左心室；RA：右心房；RV：右心室

2）房室间隔缺损：房室间隔系指由心内膜垫发育而来的间隔部分，此部位的缺损又称心内膜垫缺损或房室共道畸形，在四腔心切面上显示最佳（图 59-16）。有部分型和完全型之分。前者主要为Ⅰ孔型房间隔缺损，后者除Ⅰ孔型房间隔缺损外，尚有流入道部室间隔缺损和共同房室瓣。

3）室间隔缺损：系列二维超声切面可显示室间隔不同部位的缺损，确诊有赖于脉冲多普勒和彩色血流显像。根据回声中断和分流出自室间隔的部位，可以定位分型，即膜部、流出道部、流入道部和肌部（图 59-17）。左心室 - 右心房通道是特殊类型的室间隔缺损。由于三尖瓣附着于膜部室间隔的右侧且低于二尖瓣水平，而将膜部室间隔分为房 - 室和心室间两部分。如房 - 室间膜部间隔缺损，或心室间膜部间隔缺损伴三尖瓣隔叶裂缺，则为左心室 - 右心房通道，在胸骨旁左心室流出道水平短轴切面上显示最佳（图 59-18）。

（2）复杂先天性心脏病的超声诊断：遵循标准的系列探测和顺序分段分析的原则，以提高诊断质量。

1）心脏位置：正常情况下，肋下四腔心切面上心尖指向左方，为左位心；心尖指向右方，为右位心；心尖指向中央，为中位心。

2）心房及其与静脉的连接：肺静脉和体静脉本

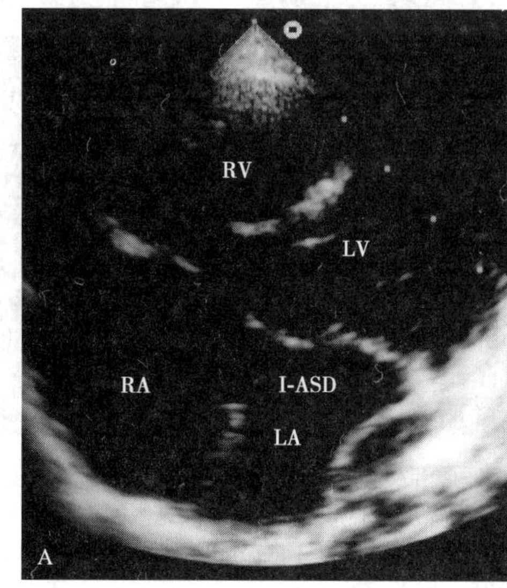

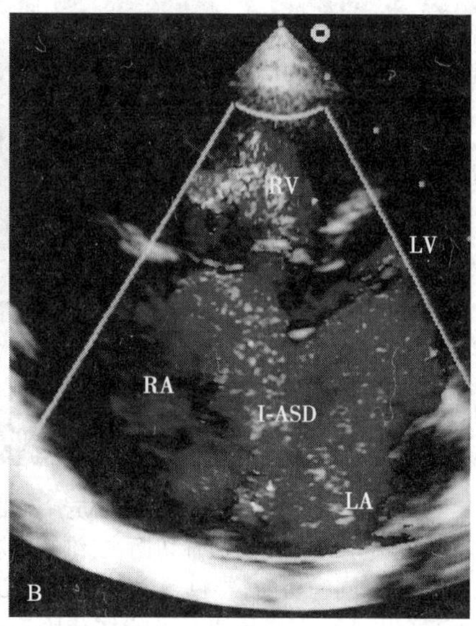

图 59-16　房室间隔缺损（文末有彩图）

A. 心尖四腔心切面，二维超声心动图显示房间隔下段及室间隔流入道部大段回声缺失；B. 与 A 为同一切面，彩色多普勒示房室水平左向右分流。LA：左心房；LV：左心室；RA：右心房；RV：右心室；Ⅰ-ASD：Ⅰ孔型房间隔缺损

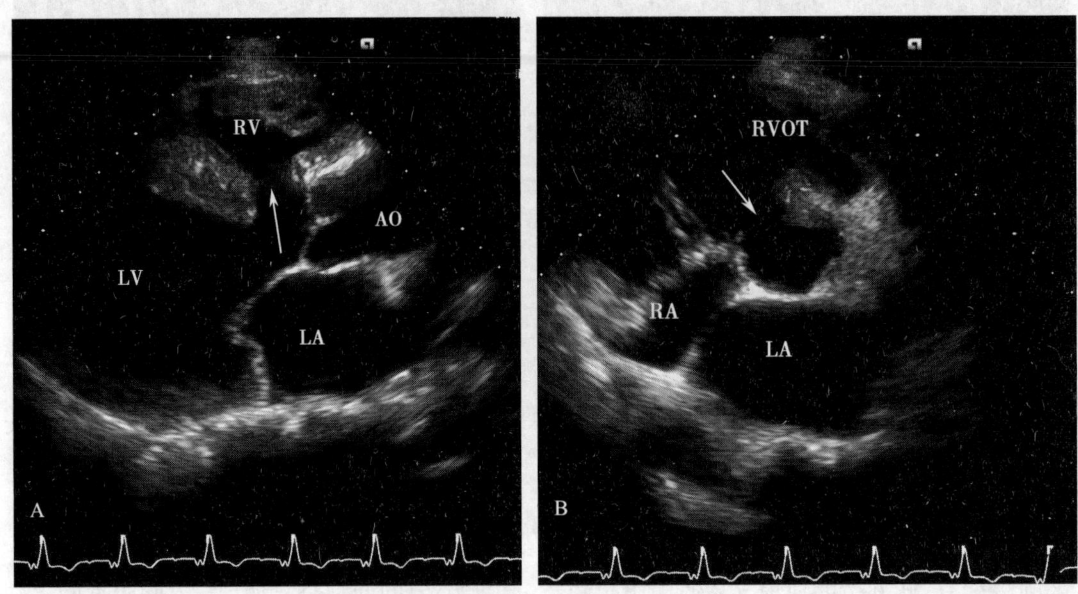

图 59-17 流入道部室间隔缺损

A. 胸骨旁左室长轴切面，二维超声心动图显示膜周、流入道部大室缺（箭头所示）；B. 大血管短轴切面，二维超声心动图显示膜周、流入道部大室缺（箭头所示）

LA：左心房；LV：左心室；RV：右心室。AO：主动脉；RVOT：右心室流出道

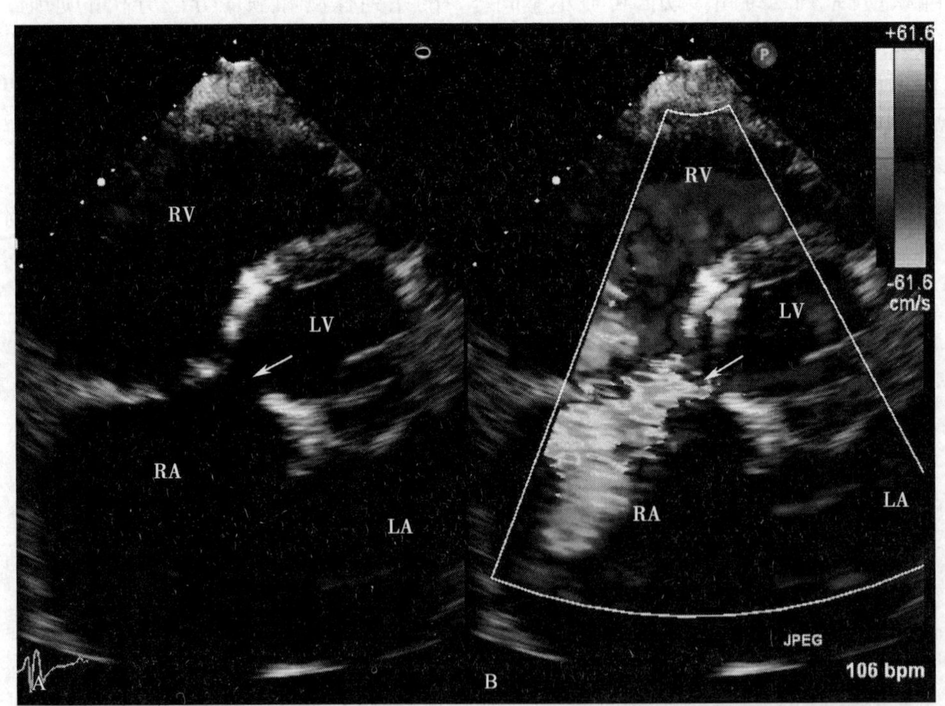

图 59-18 右心房 - 左心室间膜部缺损（文末有彩图）

A. 胸骨旁左心室流出道短轴切面，二维超声心动图显示左心室 - 右心房之间见一回声缺损（箭头所示）；B. 同一切面，彩色多普勒显示左心室 - 右心房之间左向右分流（箭头所示）

LA：左心房；LV：左心室；RA：右心房；RV：右心室

身可发生异常引流，故对识别左、右心房的价值有限。由于心房和内脏的关系较恒定，常可根据内脏位置判断心房：右房常与肝脏同侧，左房与脾脏同侧。如右房和肝脏均在右侧，左房和脾脏均在左侧，则为心房正位（situs solitus）。如右房和肝脏均在左侧，而左房和脾脏均在右侧，则为心房反位（situs inversus）。第三种为心房不定位（situs ambiguous），如伴无脾，则多为双侧右房；如伴多脾，则多为双侧左房。

3）心室及其与心房的连接：房室连接的方式可分两大类。其中一类为双室房室连接，即心房与两个心室相连。此时，需判断形态右室与左室，确定心室位置（心室袢），明确房室连接的形式。

4）大动脉与心室的连接：诊断包括识别大血管，判断大动脉的位置及其与心室连接的形式，诊断半月瓣及大动脉的异常。

根据上述标准的系列探测和顺序分段分析的原则，诊断法洛四联症、法洛三联症、永存动脉干、右室双出口、大动脉错位、二尖瓣闭锁或三尖瓣闭锁、三尖瓣下移畸形、单心室等。

2. 心脏瓣膜病　二维超声心动图可直接显示各心瓣膜及其毗邻结构，实时反映瓣膜的病理形态以及在瓣膜功能障碍所致的房室大小的改变，在瓣膜病中具有重要诊断价值。

（1）二尖瓣病变

1）二尖瓣狭窄性病变：二维超声心动图诊断瓣膜狭窄性病变的准确性高，并且可以作定位（瓣膜性、瓣上或瓣下）诊断。

①风湿性二尖瓣狭窄：二维超声显像示二尖瓣增厚，前叶舒张期呈圆隆状突向左室流出道，前、后叶交界处粘连，开放受限，瓣口面积缩小（图 59-19）。

②先天性二尖瓣狭窄：多见于婴幼儿。二维超声显像显示二尖瓣增厚，活动呆滞，形态呈漏斗状或隔膜状。降落伞型二尖瓣为先天性二尖瓣狭窄的特殊型。

2）二尖瓣反流性病变：二尖瓣收缩期正常的关闭取决于二尖瓣叶、腱索、乳头肌和邻近左室心肌的正常功能。任何一个部位的功能异常都可影响瓣叶的关闭而导致反流。根据二尖瓣反流的二维超声显像表现，可大致作出病因诊断，如风湿性、二尖瓣脱垂（图 59-20）、腱索断裂（图 59-21）、二尖瓣赘生物形成（图 59-22）、乳头肌功能不全（图 59-23）、二尖瓣裂缺（图 59-24）等。

3）二维超声显像在二尖瓣修复术方法选择中的应用：随着二尖瓣反流治疗水平的提高，人们对瓣膜修复术的兴趣日益高于人工瓣膜置换手术，有更多的外科医生熟悉瓣膜修复手术。采用超声心动图在二尖瓣修复术前，行二尖瓣形态和功能的评价，帮助手术决策是近年来超声心动图诊断领域内的新进展，并日益得到临床的重视。为了使外科医生在术中尽快而正确地决策，术前充分了解二尖瓣

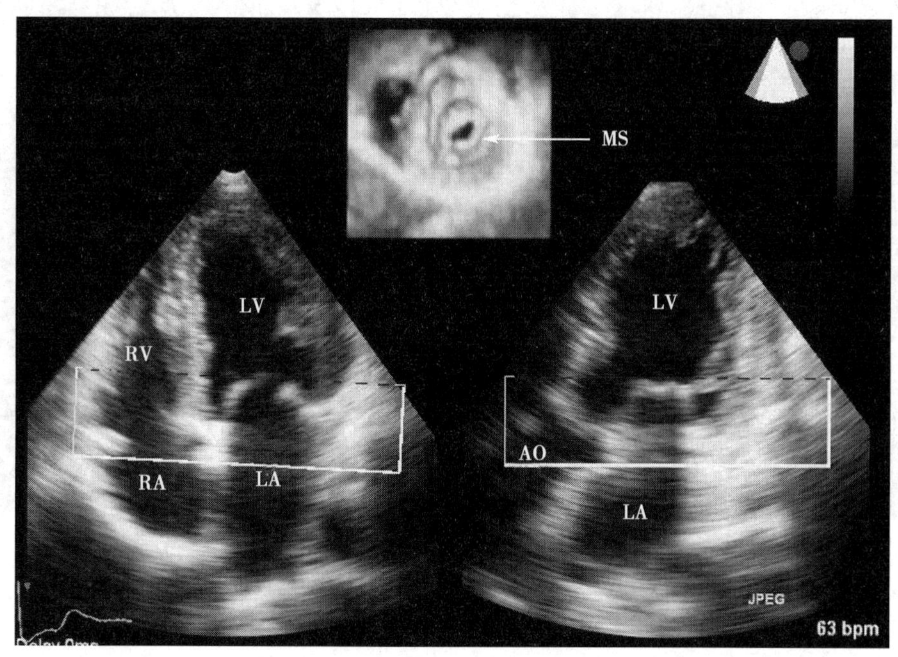

图 59-19　实时三维超声心动图（文末有彩图）

二尖瓣水平短轴切面，从左心室向左心房观察，二尖瓣开放呈鱼口状（箭头所示）。LA：左心房；LV：左心室；RA：右心房；RV：右心室；AO：主动脉；MS：二尖瓣狭窄

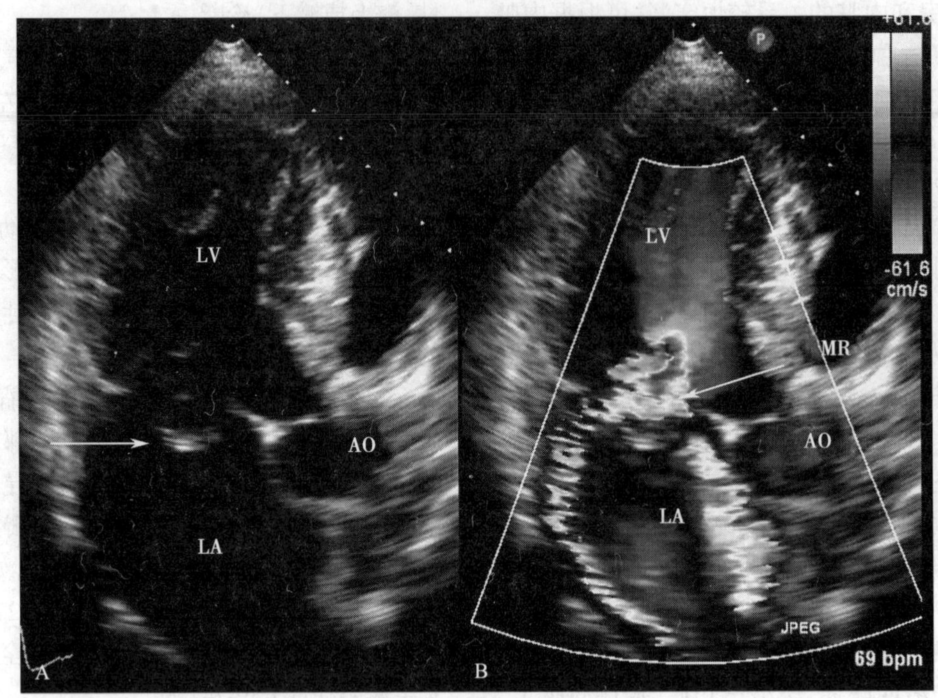

图 59-20 二尖瓣脱垂（文末有彩图）

A. 心尖长轴切面，二维超声心动图显示二尖瓣前叶脱垂（箭头所示）；B. 与 A 为同一切面，彩色多普勒显示重度二尖瓣反流（反流束沿二尖瓣后叶，箭头所示）。LA：左心房；LV：左心室；AO：主动脉；MR：二尖瓣反流

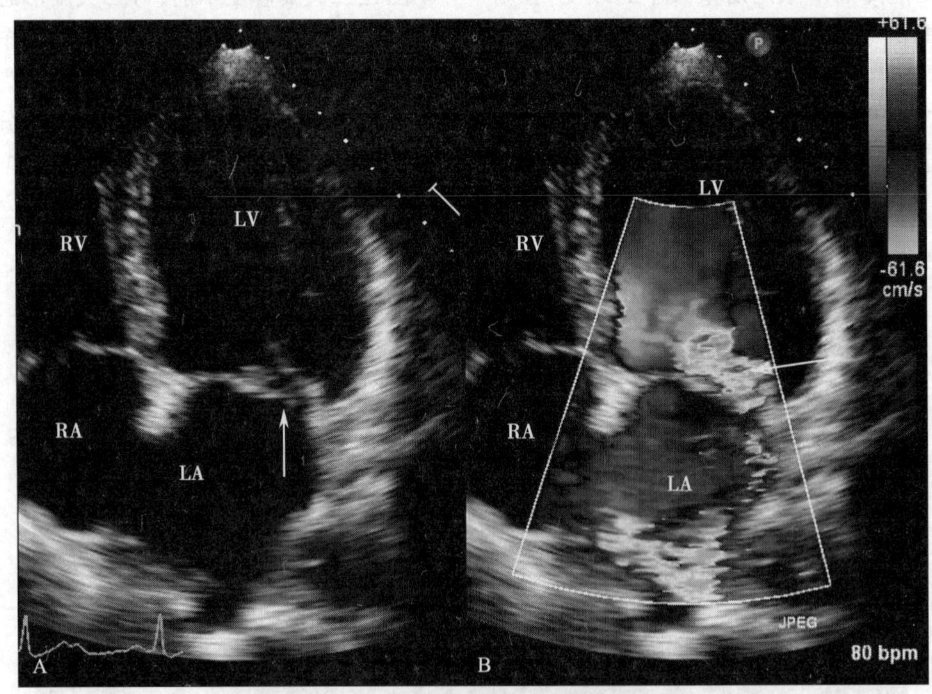

图 59-21 腱索断裂（文末有彩图）

A. 心尖四腔心切面，二维超声显示二尖瓣前叶腱索断裂，致使前叶呈连枷样改变（箭头所示）；B. 与 A 为同一切面，彩色多普勒示重度二尖瓣反流（箭头所示）。LA：左心房；LV：左心室；RA：右心房；RV：右心室

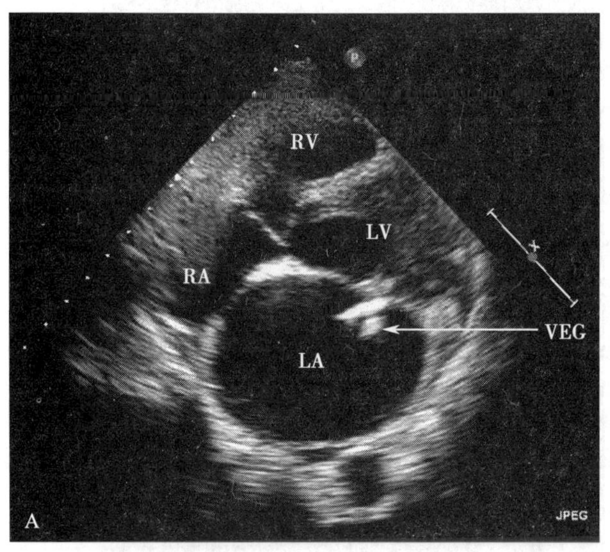

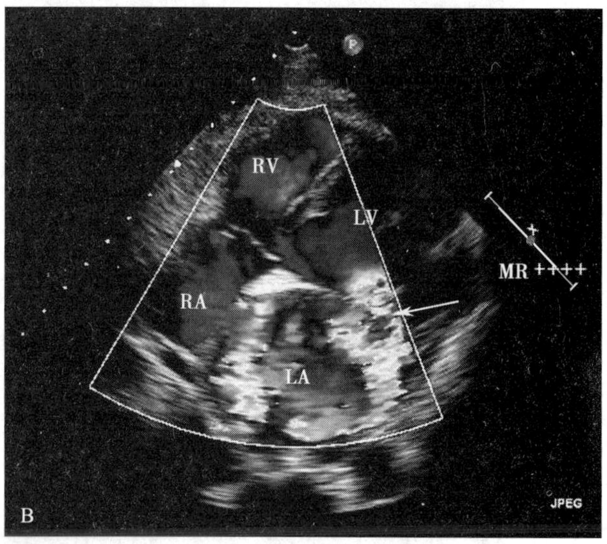

图 59-22　二尖瓣赘生物形成(文末有彩图)

A. 变异心尖四腔心切面,二维超声心动图显示二尖瓣前叶左心房面二枚条索状赘生物附着(箭头所示);B. 与 A 为同一切面,彩色多普勒显示重度二尖瓣反流(箭头所示)。LA:左心房;LV:左心室;RA:右心房;RV:右心室;VEG:赘生物;MR++++:重度二尖瓣反流

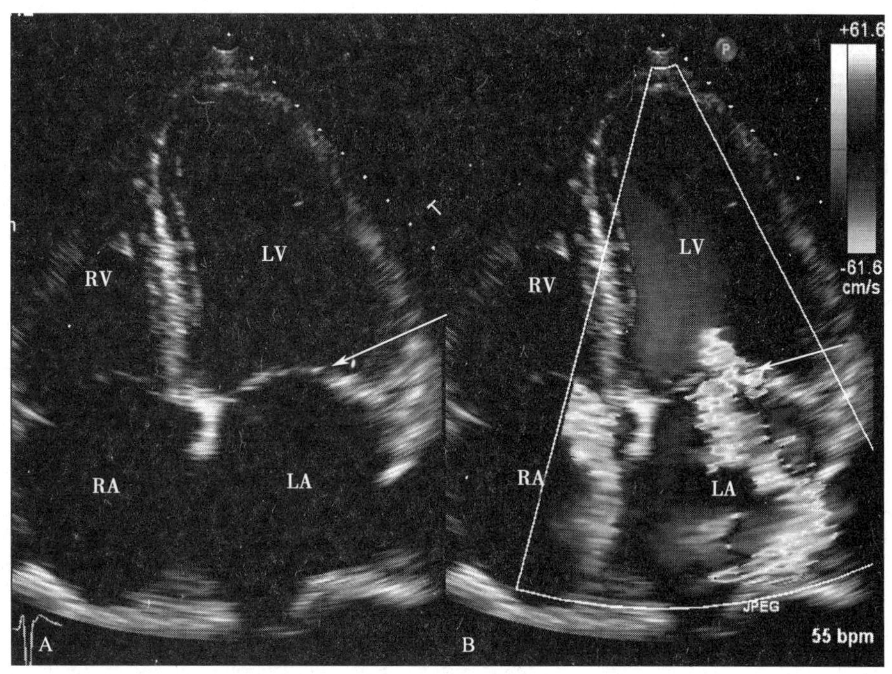

图 59-23　乳头肌功能不全(文末有彩图)

A. 心尖四腔心切面,二维超声心动图显示二尖瓣关闭时不能退至瓣环水平(箭头所示);B. 与 A 为同一切面,彩色多普勒显示重度二尖瓣反流(箭头所示)。LA:左心房;LV:左心室;RA:右心房;RV:右心室

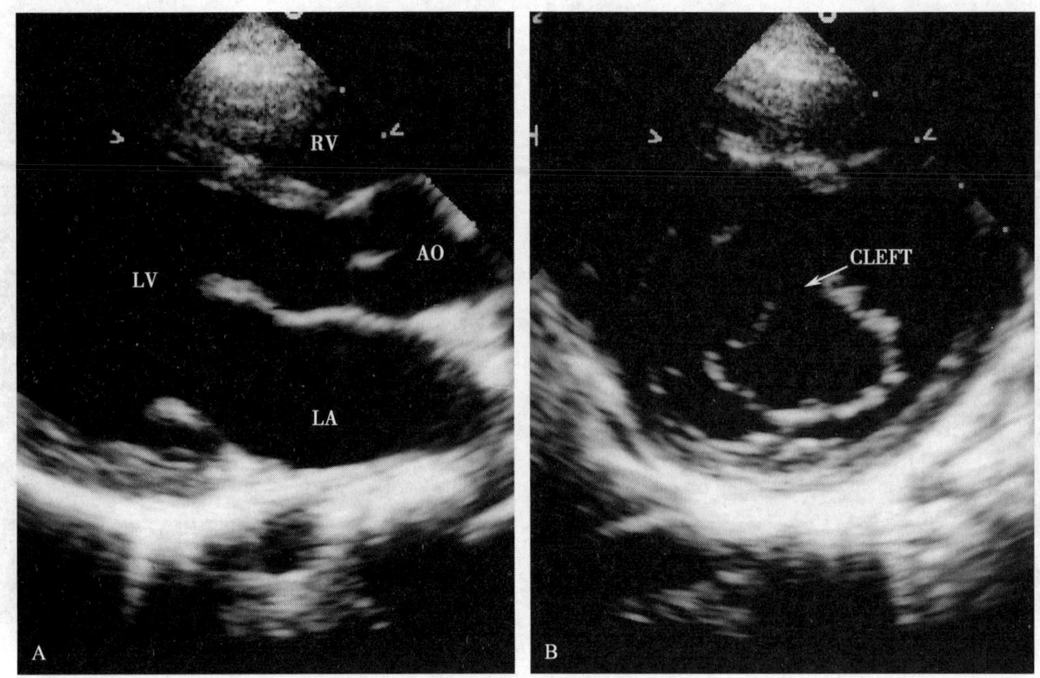

图 59-24 二尖瓣裂缺

A. 胸骨旁左室长轴切面，二维超声心动图显示二尖瓣前叶呈“鹅颈状”；B. 二尖瓣水平短轴切面，二维超声心动图显示二尖瓣前叶中段回声缺失（箭头所示）。LA：左心房；LV：左心室；RV：右心室；CLEFT：二尖瓣裂缺

的形态与特征，对取得手术的成功具有重要意义。根据超声所示二尖瓣的对位和对合情况，分为以下四型：①Ⅰ型，二尖瓣前、后叶对位和对合均正常；②Ⅱ型，二尖瓣对位正常，但对合异常；③Ⅲ型，二尖瓣对位异常，但对合正常；④Ⅳ型，二尖瓣对位对合均异常。

研究发现二尖瓣的超声分型和手术方式的选择有直接关系，Ⅰ型和Ⅱ型病人，其二尖瓣反流的主要原因是二尖瓣环扩大，故可予二尖瓣环环缩术。对二尖瓣穿孔或裂缺者，可另行修补术。瓣膜狭窄或瓣下结构受损明显者，可加做分离手术。Ⅲ型和Ⅳ型病人，二尖瓣反流的原因除二尖瓣环扩大外，还有腱索、乳头肌病变，瓣叶累赘所致的瓣膜对位问题，在行二尖瓣环环缩术的同时，还应加做腱索缩短术和瓣叶局部切除术。

(2) 主动脉病变

1) 主动脉瓣狭窄性病变：二维超声显像除可显示左心室肥厚外，还可直接显示狭窄的瓣膜，定性诊断敏感，定量诊断有赖于多普勒超声检查，但二维超声显像可对主动脉狭窄的病因作出判断。

A. 风湿性：为获得性主动脉瓣狭窄的常见原因，瓣叶增厚挛缩，交界融合，常伴关闭不全（图59-25）。

B. 先天性：大多为先天性二叶式主动脉瓣畸形。在长轴切面上可见收缩期圆隆，舒张期脱垂。在短轴切面上可见二叶式伴纵行或横行交界（图59-26）。

C. 退行性：病变自主动脉瓣环向瓣尖伸展，瓣叶增厚、变形，瓣叶回声强度大于或等于主动脉根部后壁，一般以右冠瓣钙化多见，钙化瓣膜开放受限，瓣口面积缩小。

2) 主动脉瓣反流性病变：二维超声显像诊断主动脉瓣反流比较困难，但可对主动脉瓣反流的病因诊断作出判断。

A. 风湿性主动脉瓣反流。

B. 先天性主动脉瓣反流。

C. 主动脉瓣脱垂：除发生在二叶式主动脉瓣外，尚可见于高位室间隔缺损、主动脉窦瘤和马方综合征等，也可与二尖瓣脱垂同时存在。

D. 感染性心内膜炎：并发主动脉瓣赘生物或穿孔时，可致主动脉瓣反流，主动脉瓣可见块状或杆状赘生物附着收缩期进入主动脉，舒张期脱垂入左室流出道（图59-27）。

(3) 三尖瓣病变

1) 三尖瓣狭窄性病变：二维超声显像可显示右心房扩大，三尖瓣叶和瓣下结构的病理形态均可清晰显示，定性诊断敏感，但定量诊断有赖于脉冲和连续波式多普勒。根据三尖瓣狭窄的二维超声显

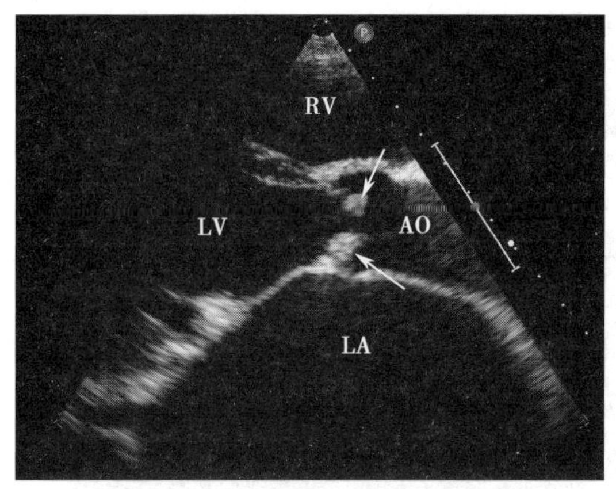

图 59-25 风湿性主动脉瓣狭窄

胸骨旁长轴切面，二维超声心动图显示主动脉瓣增厚，开放受限呈圆顶状（箭头所示）

LA：左心房；LV：左心室；RV：右心室；AO：主动脉

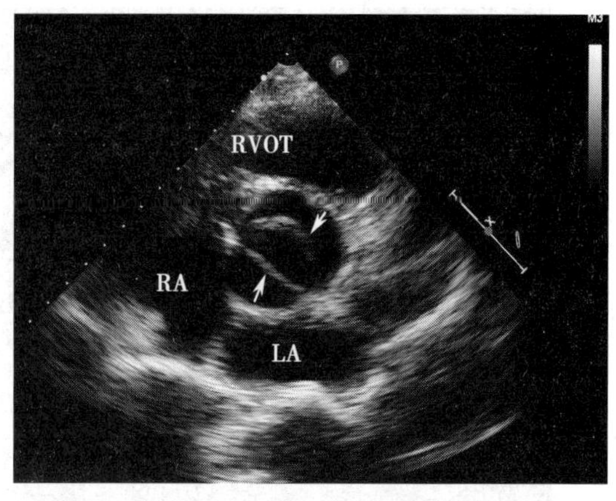

图 59-26 主动脉瓣二瓣化畸形

胸骨旁主动脉瓣水平短轴切面，二维超声心动图显示主动脉瓣呈二叶横裂式（箭头所示）

LA：左心房；RA：右心房；RVOT：右心室流出道

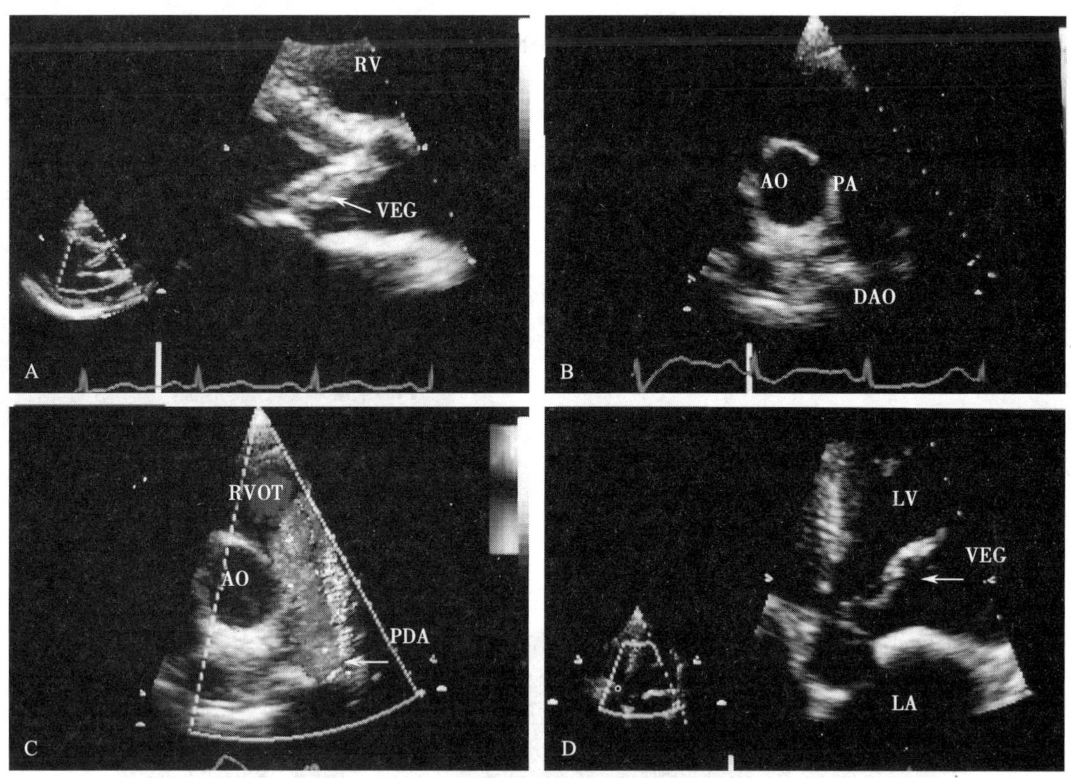

图 59-27 主动脉瓣赘生物（文末有彩图）

A、D. 胸骨旁长轴切面及心尖五腔心切面均示主动脉瓣上可见杆状赘生物（VEG）附着（箭头所示），收缩期进入主动脉，舒张期脱垂入左室流出道；B、C. 胸骨旁肺动脉长轴切面二维及彩色多普勒显示动脉导管未闭（箭头所示）

LA：左心房；LV：左心室；RV：右心室；AO：主动脉；RVOT：右心室流出道；PA：肺动脉；DAO：动脉导管未闭；VEG：赘生物

像表现，可大致作出病因诊断，如风湿性三尖瓣狭窄、先天性三尖瓣狭窄及心内膜心肌病变。

2）三尖瓣反流性病变：与二尖瓣相同。

（4）肺动脉瓣病变

1）肺动脉瓣狭窄病变：二维超声显像可见肺动脉瓣开放受限呈圆顶状突向肺动脉，为本病的特异征象（图 59-28）。导致肺动脉口梗阻的原因除瓣膜狭窄外，尚有肺动脉瓣下和瓣上狭窄，有时可合并存在，超声检查应予注意。

2）肺动脉瓣反流病变：大多为功能性，可继发于肺动脉高压和肺动脉扩张。诊断有赖于彩色多普勒超声检查。

3. 冠心病　在二维超声图上梗死段呈现节段性运动异常，按程度可分为矛盾运动、无运动和运动减弱，并伴收缩期增厚异常——增厚减少，甚至出现收缩期变薄现象。

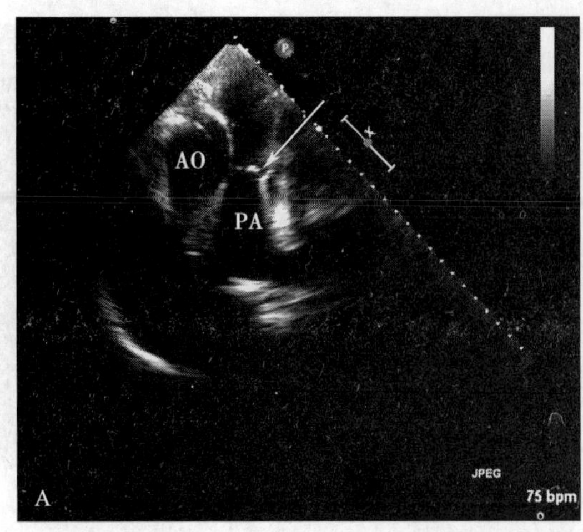

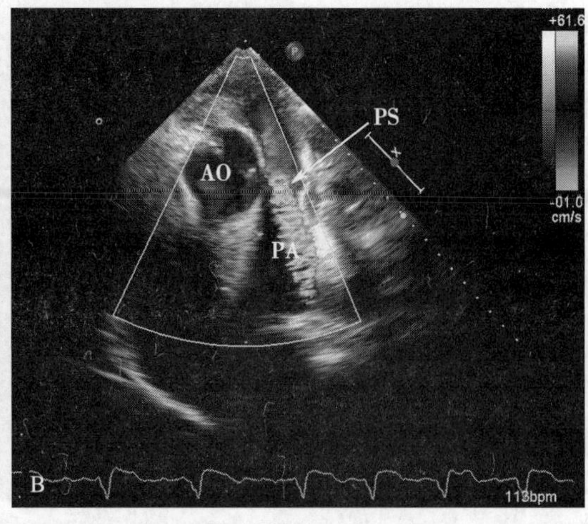

图 59-28 肺动脉瓣狭窄(文末有彩图)

A. 胸骨旁肺动脉长轴切面,二维超声心动图显示收缩期肺动脉瓣开放受限,呈圆顶状(箭头所示);B. 同一切面,彩色多普勒显示收缩期肺动脉瓣狭窄处湍流(箭头所示)

AO:主动脉;PA:肺动脉;PS:肺动脉瓣狭窄

(1) 室壁瘤:二维超声显像示局部心肌扩张变薄,呈矛盾运动。

(2) 假性室壁瘤:二维超声显像可见一囊袋经窄颈的心肌破口与心腔相通。

(3) 左心室血栓:左心室内的异常回声光团,好发于心尖,多伴局部室壁运动异常或室壁瘤形成(图 59-29)。

(4) 室间隔穿孔:二维超声显像示肌部室间隔回声中断,其周围为节段性收缩运动异常区,多普勒彩色血流显像可直接显示经室间隔分流的流柱(图 59-30)。

(5) 乳头肌功能不全:二维超声显像示二尖瓣收缩期不能退至瓣环水平。

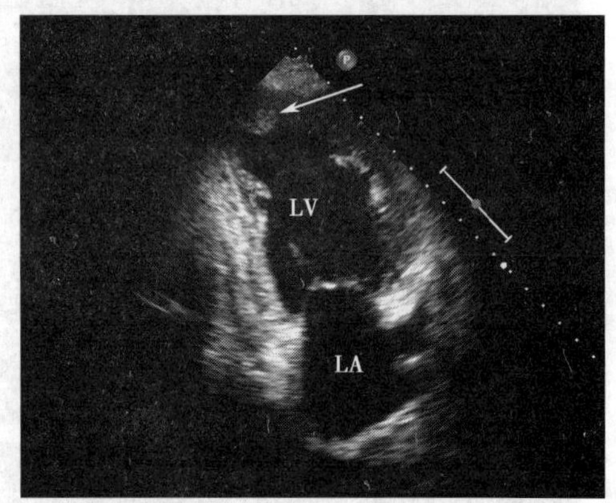

图 59-29 左心室血栓

心尖二腔心切面,二维超声心动图显示心尖部室壁瘤形成,且心尖部见一附壁血栓(箭头所示)

LA:左心房;LV:左心室

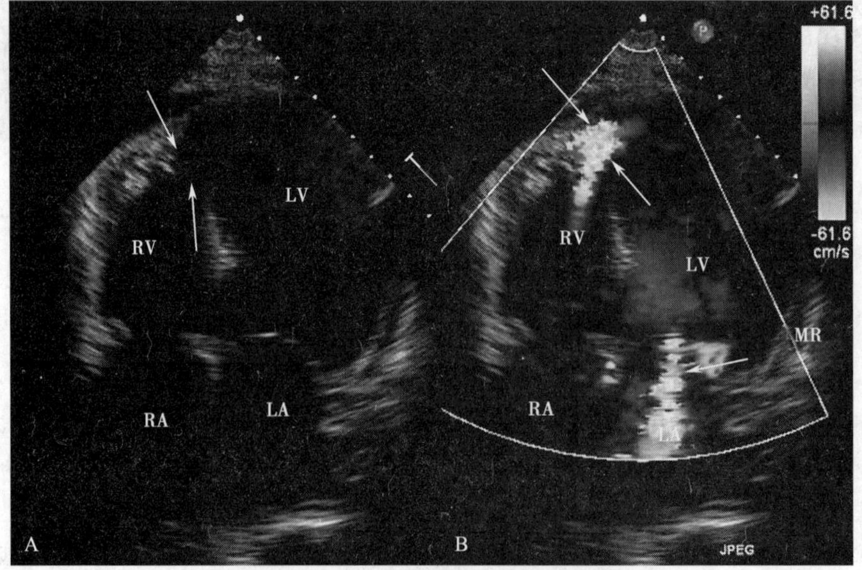

图 59-30 室间隔穿孔(文末有彩图)

A. 心尖四腔心切面,二维超声心动图显示左室后间隔心尖段回声缺失(箭头所示);

B. 与 A 为同一切面,彩色多普勒显示后间隔心尖段左向右分流(箭头所示)

LA:左心房;LV:左心室;RA:右心房;RV:右心室。MR:二尖瓣反流

(6)乳头肌断裂：乳头肌缺血后断裂，致严重的二尖瓣反流，二维超声显像示连枷形二尖瓣。

(7)心肌梗死后综合征：二维超声显像示心脏外周心包积液。

4. 心包疾患　心包病变时，特别是急慢性心包炎伴心包积液、心脏压塞、心包肿瘤等在二维超声心动图上可显示其特征性改变。如发生心包积液、心脏压塞，超声心动图可在床旁予以定位。

5. 心脏肿瘤　超声心动图是诊断心脏肿瘤首选的方法。原发性心脏肿瘤多为良性，其中以黏液瘤为最常见，好发于左心房（图 59-31），其次为右心房，也可以发生于心室（图 59-32）。超声显像可显示特征性的肿瘤回声，随心动周期而来回摆动，心房黏液瘤大多有蒂，发自房间隔卵圆窝处。恶性肿瘤以转移性最多见（图 59-33），并最常累及心包，也可侵入心腔。形态不规则，基底宽，活动度小。

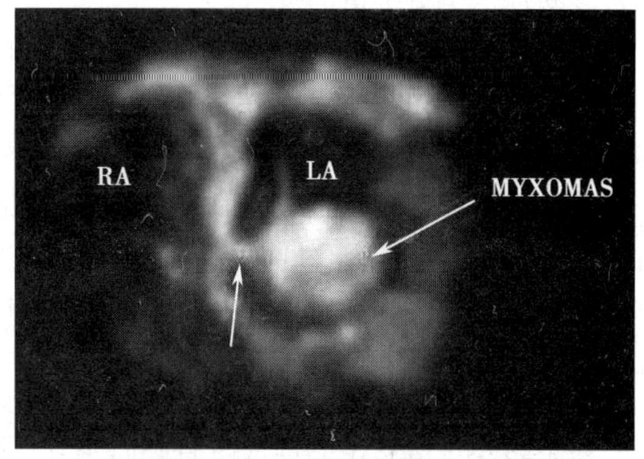

图 59-31　左心房黏液瘤（文末有彩图）

双心房短轴切面，实时三维超声心动图立体显示左房黏液瘤，其蒂附着于房间隔中段（箭头所示）

LA：左心房；RA：右心房；MYXOMAS：黏液瘤

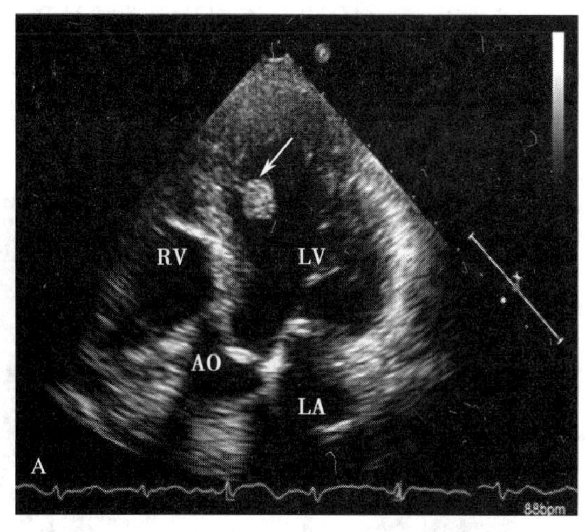

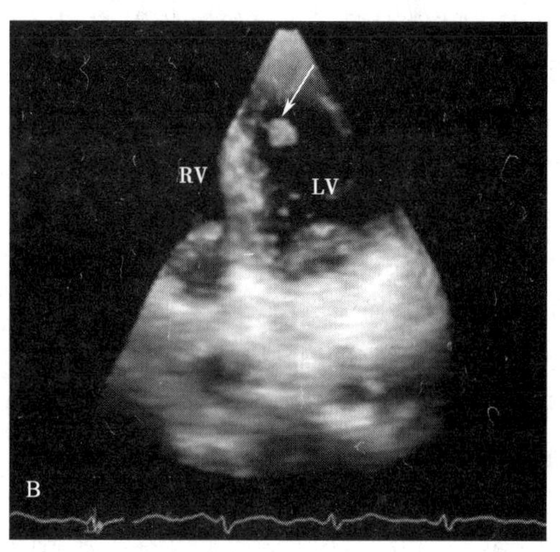

图 59-32　左心室黏液瘤（文末有彩图）

A. 心尖五腔心切面，二维超声心动图显示左心室黏液瘤，其蒂位于前间隔心尖段（箭头所示）；B. 同一切面，实时三维超声心动图立体显示左心室黏液瘤，其蒂位于前间隔心尖段（箭头所示）

LA：左心房；LV：左心室；RA：右心房；RV：右心室；AO：主动脉

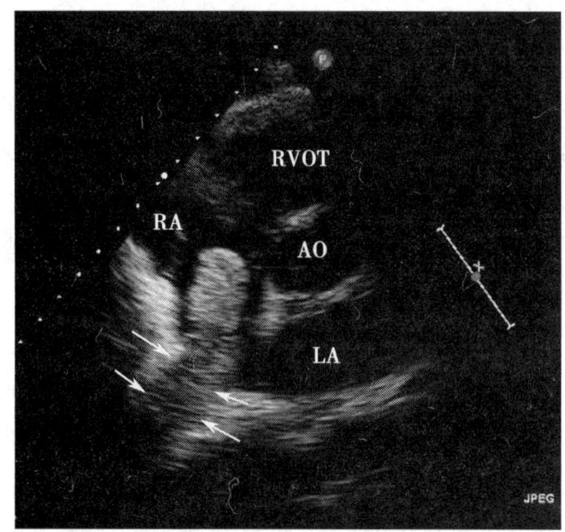

图 59-33　右心房肿瘤

大血管短轴切面，二维超声心动图显示右心房内见一实质性占位来源于上腔静脉（箭头所示）

LA：左心房；RA：右心房；RVOT：右心室流出道

（五）经胸超声心动图在胸心外科中的应用

胸腔、肺和纵隔疾病的超声诊断早在 20 世纪 50 年代已有研究。但由于胸骨后有胸椎，两侧为含气肺组织，超声探查时因其声波被吸收或反射而难以穿透，造成诊断上的困难，至今此方面的应用欠广泛。但在某些病理状态下，如胸膜增厚、胸腔积液和肺实变等，由于这些病变能形成较好的透声窗，则有利于超声显像检查，并显示出简便、准确、无痛、无害的优点，而且弥补了 CT、X 线、MRI 等其他检查的不足。随着数字化超声显像仪的技术不断进步，使一般低频探头难以显示的胸膜早期病变在 7.5MHz 以上频率探头检查时显示十分清晰，其分辨力远高于 CT 等影像检查，使胸膜病变的超声高频检查成为首选检查方法。彩色超声多普勒血流显像还能揭示肺内病变和肿瘤的血流状况，超声血管造影或彩色多普勒能量图不受血流方向等因素的影响，更能实时提供非常敏感的血彩显示信息，为诊断提供了更丰富的资料。

1. 纵隔肿瘤　超声能对纵隔肿瘤进行准确定位，估测良恶性，彩色多普勒显示出肿块内和肿块周围血管的血流色彩，为肿瘤的治疗提供重要的资料。

2. 胸腔积液　超声能对胸腔积液进行定位，并在其引导下穿刺抽液。目前该项超声介入技术已日趋成熟，并成为临床上治疗药物不易控制的顽固性胸腔积液的首选方法。

3. 胸膜炎和胸膜增厚　化脓性细菌、结核菌、霉菌、溶组织阿米巴等引起的感染是胸膜炎的主要原因。恶性肿瘤、外伤和胸腔手术亦是较多见的原因。超声示胸膜呈低回声或强回声光带，病变形态随呼吸而改变，分隔光带随呼吸而摆动。

4. 肺癌　肺癌起源于支气管黏膜上皮，其发病率在男性癌瘤中已居首位。超声在胸壁胸膜回声后方与肺组织强回声之间出现形态不规则或分叶状的实质性病变，其内侧多能显示出虫蚀状或伪足样改变。当癌肿中央部分产生缺血坏死、液化时，病变内可见分层现象，在肺癌肿块中间和肿块周围多普勒可以检出异常血流频谱。

5. 肺动静脉瘘　肺动静脉瘘是肺血管先天性发育异常，病变的血管呈海绵状畸形。小的肺动静脉瘘可不呈现临床症状和发绀，因此临床诊断比较困难，而超声心动图是诊断本病的首选方法，通过周围静脉注射超声造影剂，在右房右室显影 8 个心动周期后，如左房左室迟发显影，提示肺动静脉瘘存在，但具体瘘口位置不能确定，需要借助于肺动脉造影。

（六）经食管超声心动图

经食管超声心动图（transesophageal echocardiography，TEE）是将超声探头置于食管内，从心脏后部探测心内结构，进行二维超声显像的方法。它不仅给临床常规应用的经胸超声心动图（transthoracic echocardiography，TTE）显像不佳的病例提供了新的探测途径，而且给术中心功能监测及手术疗效的评价提供了新的手段。

1. 经食管超声心动图在胸心外科中的价值与指征　经食管超声与常规经胸超声检测技术相比，显像更为清晰，尤其是后部心内结构，如房间隔、左侧心瓣膜及左侧心腔的病变，因为它从心脏后方的食管内探测心脏，并可用高频探头提高分辨力。但是，经食管超声检查需配置特制的食管探头，其价格较昂贵；插管及显像方法需专门培训，所能显示的切面有限，清醒病人在插入食管探头过程中有不适感，少数可发生不良反应，其临床应用须有指征和选择性。

(1) 经胸超声检查显像困难者：如肥胖、肺气肿、胸廓畸形或在近期胸部手术后，以及正在使用机械辅助呼吸的病人。

(2) 经胸超声检查难以显示的部位：如左心耳、上腔静脉、左右肺静脉以及胸降主动脉。对左右冠状动脉主干的显示，经食管超声较经胸超声显像更清晰，所能显示的范围更广。

(3) 经胸超声检查所获信息可能有限的病种

1) 主动脉夹层分离：病系内外科的急症，必须及时诊断和治疗，以减少死亡的危险。疑有主动脉夹层分离者的治疗，有赖于了解下列问题：①分离是否存在；②分离的类型；③是否合并主动脉瓣反流，其程度如何；④有无左室功能减退；⑤有无心包积液和心脏压塞；⑥分离是否累及主动脉弓和主动脉弓的分支血管以及主动脉的主要分支；⑦分离的起始部位；⑧真腔和假腔内的血流动力学情况（图 59-34）。

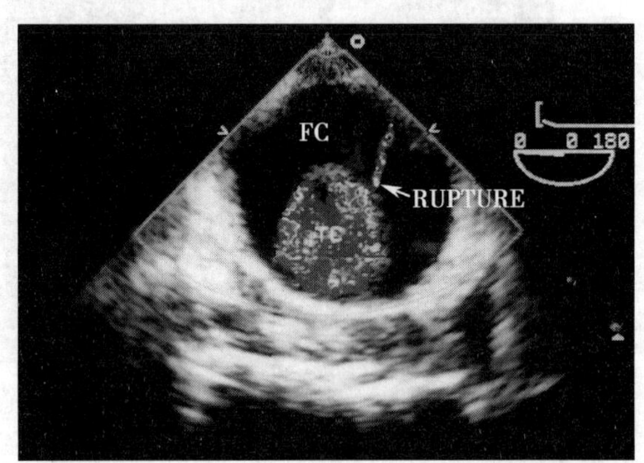

图 59-34　经食管超声心动图（文末有彩图）

降主动脉距门齿 38cm 处真腔和假腔内的血流，且见小破口。FC：假腔；TC：真腔；RUPTURE：破裂

2) 人工瓣膜功能不全：经食管超声检查由于使用较高频率的探头置于食管中，从心脏后方直接进行探测，对人工瓣功能的评价，特别是对人工二尖瓣功能不全的探测有重要意义。经食管超声检查对人工主动脉瓣功能的评价效果与经胸超声检查相仿。

3) 自然瓣膜病变

A. 二尖瓣：二尖瓣处于心脏四个瓣膜的最后方，与食管最接近。因此，经食管超声检查几乎能对每个二尖瓣病变病人提供比经胸超声检查更多、更清晰的病理解剖细节，在定量测定二尖瓣反流中的作用也尤其突出。

二尖瓣由前叶、后叶、腱索、乳头肌、瓣环和左室壁组成。两个瓣叶在前外交界和后内交界处相连接，每组有相应的腱索和乳头肌。后叶由3个小叶组成，包括外侧叶（P1）、中叶（P2）、内侧叶（P3）。前叶分为3部分，包括外侧1/3（A1）、中间1/3（A2）、内侧1/3（A3）（图59-35）。经食管超声心动图可通过4个食管中段切面完整显示二尖瓣（图59-36）：a. 食管中段的四腔心切面（可显示A3和P1）；b. 食管中段的二尖瓣交界处切面（可显示A2、P1和P3）；c. 食管中段的二腔心切面（可显示A1和P3）；d. 食管中段的长轴切面（可显示A2和P2）。

在二尖瓣狭窄病人，经食管超声在检测左房内自发性的血液淤滞和评价左房耳部和体部血栓方面远较经胸超声优越。经食管超声还能更好地评价二尖瓣的厚度、活动度、瓣叶钙化的部位和范围，以及瓣下结构受累的程度。这些信息在评价二尖瓣球囊扩张分离术和直视二尖瓣交界分离术的可行性方面极有价值。

在二尖瓣反流病人，经食管超声能够比经胸超声更敏感、更准确地评价二尖瓣反流的程度。通常根据二尖瓣反流起源处射流的宽度、长度、面积和肺静脉收缩期反向血流作为标准，能满意地进行二尖瓣反流的半定量诊断，尤其能准确评价二尖瓣脱垂的部位、范围。经食管超声在正确评价引起二尖瓣反流的病因和解剖缺陷的部位方面，也较经胸超声检查略胜一筹，包括风湿性二尖瓣病变、二尖瓣脱垂、腱索断裂合并连枷形二尖瓣、感染性心内膜炎合并二尖瓣赘生物、二尖瓣穿孔（图59-37）、二尖瓣瓣瘤等。这些信息对评价二尖瓣修补术的可行性极为重要。

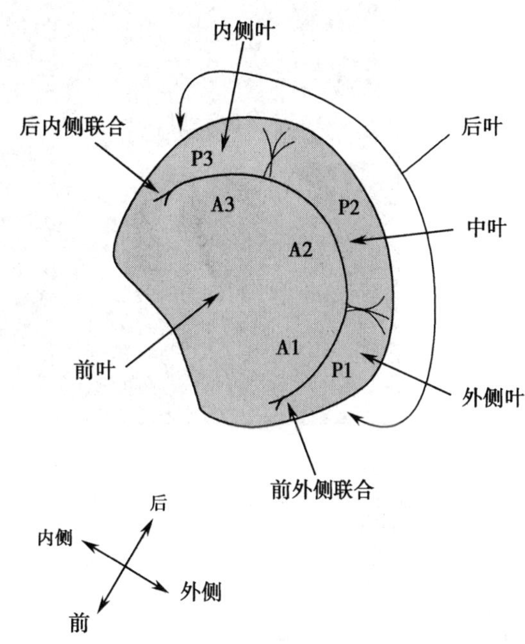

图59-35 二尖瓣的解剖示意图

A1：二尖瓣前叶的外侧1/3；A2：二尖瓣前叶的中间1/3；A3：二尖瓣前叶的内侧1/3。P1：二尖瓣后叶的外侧叶；P2：二尖瓣后叶的中叶；P3：二尖瓣后叶的内侧叶

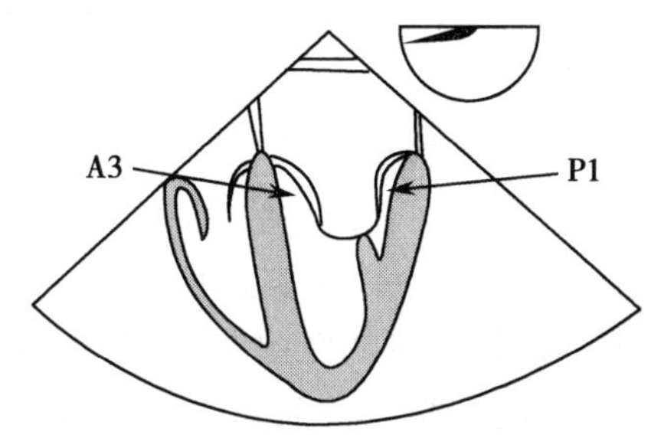

食管中段的四腔心切面

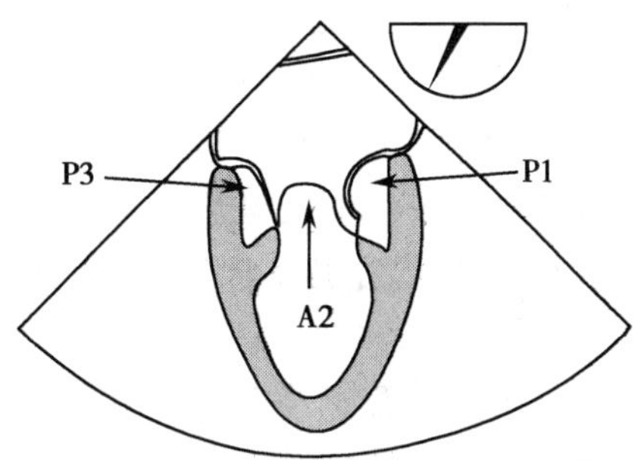

食管中段的二尖瓣交界处切面

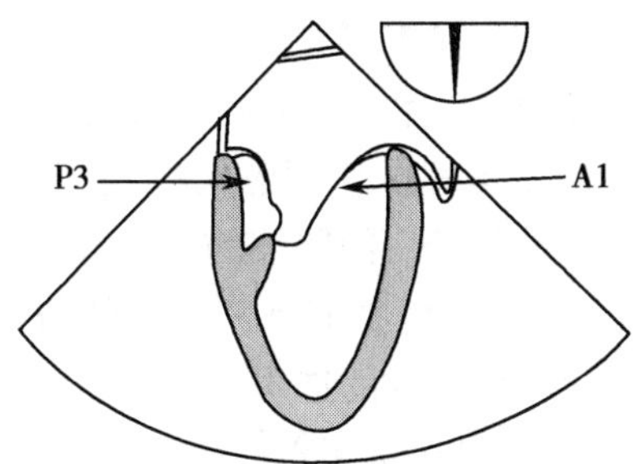

食管中段的二腔心切面

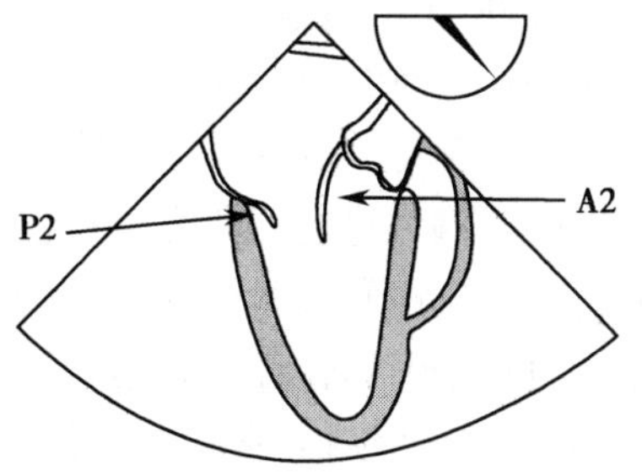

食管中段的长轴切面

图59-36 食管超声心动图不同切面显示二尖瓣

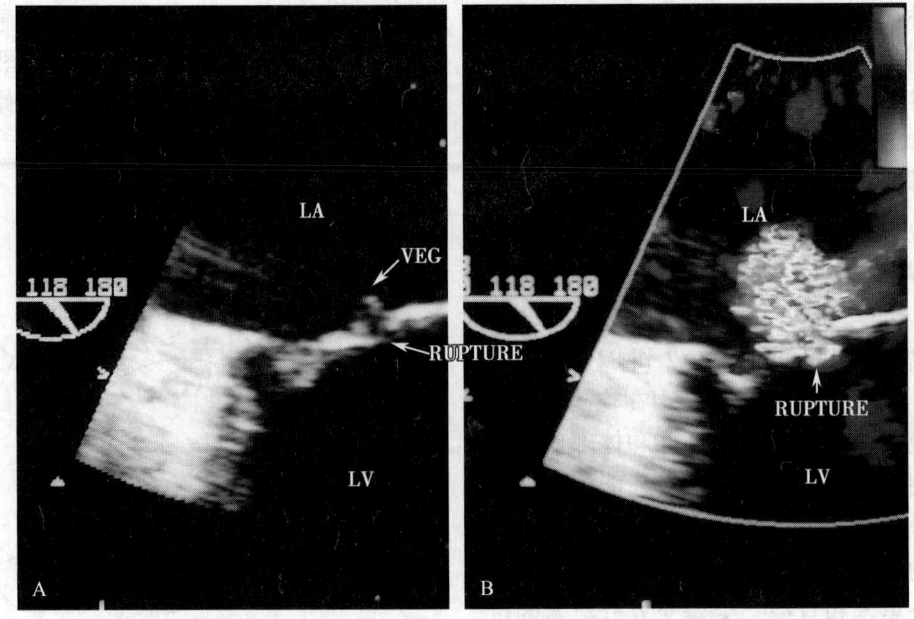

图 59-37 食管超声示二尖瓣穿孔、反流（文末有彩图）

A. 为食管中段的长轴切面，二维超声心动图显示二尖瓣体部穿孔（箭头所示）；B. 为同一切面，彩色多普勒显示穿孔血流处自左室反流入左房（箭头所示）

LA：左心房；LV：左心室；VEG：赘生物；RUPTURE：穿孔

B. 主动脉瓣：经胸超声心动图一般都能在胸骨旁切面很好地显示主动脉瓣，但有一定比例的成年人由于受肌肉、骨骼或肺组织的影响，不能很好地显示。在这种情况下，经食管超声特别是多平面经食管超声能清楚地显示主动脉瓣和主动脉根部，评价主动脉瓣叶的数目（一叶式、二叶式、三叶式和四叶式）、主动脉根部大小、主动脉夹层分离、主动脉瓣内膜炎及其并发症等，提供颇有价值的有关主动脉瓣狭窄和反流的病因诊断。

C. 三尖瓣：由于三尖瓣位于二尖瓣的前方，所以经食管超声评价三尖瓣病变并不比经胸超声检查优越。

D. 肺动脉瓣：由于探头置于食管中探测，其所能记录的切面及所能显示的心内结构受限，肺动脉瓣被认为是难以在经食管超声中显示的结构之一。

4）感染性心内膜炎：常规使用的经胸超声心动图已成为诊断感染性心内膜炎的首选方法，而经食管超声对于检测心内膜炎的赘生物和其他并发症的价值有进一步提高。复旦大学附属中山医院对一组 19 例感染性心内膜炎病人进行了研究。经食管超声与经胸超声检查比较，两种技术对主动脉瓣感染性心内膜炎的诊断价值相仿，但经食管超声能更清楚地显示主动脉瓣上的赘生物、穿孔和反流，与手术结果相比，经食管超声诊断主动脉瓣赘生物的敏感性为 100%，经胸超声为 85%。

5）心内肿块：经胸超声显像是诊断心房黏液瘤的首选方法。大部分黏液瘤的瘤蒂附于卵圆窝附近的房间隔上，很容易被经胸超声检测到。然而，发生在特殊部位的小黏液瘤，经胸超声可能漏诊。经食管超声对检测这类肿瘤并取得高清晰的图像很有帮助。此外，经食管超声还能显示黏液瘤表面有脱落危险的结节状突起。

对一些罕见的心房囊肿，经食管超声也独具诊断价值。一例经胸超声检查发现左房内有一隔膜的病人，酷似先天性三房心，经食管超声示左房后部有一球形囊肿，包膜光滑，内有均匀的雾状回声，后经心外科手术证实。

6）房间隔病变：经食管超声独特地从心脏后方近距离探测房间隔，且超声束与房间隔相垂直，因此对房间隔的病变具有重要的诊断价值：①明确诊断各种类型房间隔缺损，包括其部位与数目；②鉴别房内沟通的原因，系房间隔缺损或卵圆孔未闭；③排除超声造影诊断房间隔缺损时的假阳性或假阴性；④检出合并其他心血管疾病的房间隔缺损；⑤直接显示累及房间隔的病变，如房间隔瘤、心房黏液瘤及附于房间隔上的血栓等；⑥对房间隔缺损修补术后、左房黏液瘤术后的随访，经食管超声也不失为一种有效的选用手段。

2. 经食管超声心动图在二尖瓣修复术中的应用 随着二尖瓣反流治疗水平的提高，人们对瓣膜修复术的兴趣日益高于人工瓣膜置换手术，有更多的外科医生熟悉瓣膜修复手术。采用经食管超声心动图在二尖瓣修复术前，行二尖瓣形态和功能的评价，并确定二尖瓣病变的部位及范围，有助于手术决策是近年来经食管超声心动图诊断领域内的新进展，并日益得到心内科及心外科的重视。

3. 经食管超声心动图在术中监测及手术效果评价中的应用

(1) 术前即刻诊断：众所周知，心血管病术前临床诊断，无论是无创性还是有创性检查，尚难免有欠完整和/或不完全正确的一面，手术本身也难免不遗留任何残余病损。近年来，由于超声显像技术可提供实时的心内结构和血流信息，仪器易搬动，术中应用较X线造影、数字减影、CT和磁共振更优越，而被引入手术室中。通过术前即刻经食管超声检查，有望提高手术的治愈率。复旦大学附属中山医院研究了一组48例术前即刻经食管超声检查，包括各种先天性和后天性心血管病。经食管超声对术前诊断(包括无创性和有创性检查)有新发现的有14例(占29%)，如双孔房间隔缺损、合并肺静脉畸形引流、肺动脉瓣二叶式畸形、并发二尖瓣穿孔和左心耳部血栓等，从而增加了手术内容，改变了手术途径和方案。

(2) 评价即刻手术效果：经食管超声可以在术后即刻评价手术效果，了解有无残余病损，必要时可在关胸前再次手术使病人免遭第二次手术的不幸。

(3) 术中监测左心室功能：业已表明，经食管超声在术中监测心肌缺血方面优于心电图。

(4) 监测术中排气：在心肺转流心脏复跳手术后，如心腔内残留过多的气体可导致脑血管和冠状动脉的气体栓塞。经食管超声可用于监测术中排气，避免或减少术后空气栓塞的并发症。

(5) 术后并发症的监测：经食管超声在术后加强监护室内可留置一段时间，尤其在病人意识未完全恢复及血流动力学不稳定者，有利于发现术后心肌缺血、左心功能不全、低血容量及心包出血或心脏压塞等，有助于采取处理决策。

4. 经食管超声临床应用范围的扩大　经食管超声目前已成为常规的经胸超声心动图的重要补充，除前述临床用途外，对下列情况也可提供经胸超声难以得到的重要的诊断信息，是经食管超声检查的指征。

(1) 经食管超声的术中应用：晚近有应用经食管超声与超声造影心肌灌注显像相结合，用于术中评价冠脉旁路移植术的效果。不仅在手术中，而且可扩大到围术期，术后加强监护病房的左心功能监测。随着心导管介入性治疗的发展，经食管超声还可用于术中引导、监测狭窄瓣膜的球囊扩张成形术(包括肺动脉瓣、主动脉瓣和二尖瓣)、主动脉瓣植入术、经导管二尖瓣修复术、心房内隔膜阻塞的扩张术，以及房间隔缺损、室间隔缺损、动脉导管未闭封堵术等。

(2) 经食管超声在危重病人中的应用：对于危重病人，包括术后加强护理病房和冠心病监护病房的病人，食管超声探测有助于全面分析病情，评价心功能和制定进一步诊治决策。

(3) 经食管超声在心外疾病诊断中的应用：从食管中进行超声探测，除能清晰显示心脏及大血管外，还能显示食管邻近的心外脏器的病变。近几年来，可用于诊断纵隔肿瘤、脊柱腔病变、中央型肺癌、肝静脉及血流异常等，也可用于食管本身疾病的诊断。我们在一组由手术和CT证实的胸部肿瘤病人中进行了术前经食管超声检查，发现经食管超声能清晰显示肿瘤的形态、肿瘤内血管的分布和肿瘤与邻近重要大血管的毗邻关系。经食管超声对术前评价肿瘤的性质、判断手术适应证、决定手术的方案和预测肿瘤切除的可能性都具有重要意义。

(七) 实时三维超声心动图

三维超声心动图能够比二维超声技术提供更多的有关心脏解剖、病理和心功能方面的空间信息，因此临床应用范围日益扩大。以往，三维超声心动图大多需要经食管途径采集二维图像，然后通过脱机三维重建技术获得，不仅具有一定的创伤性，而且费时，难以在临床推广应用。实时三维超声心动图克服了三维重建技术可能造成的失真和偏倚，不需要脱机重建，能够实时、直观地显示心脏结构的立体形态，快速、简便，具有显著的优越性，是诊断心血管疾病的又一有效方法。

三维超声心动图通过过去几十年引人注目的发展，从静态图像重建，到实时动态的容积显像。目前第二代的实时三维超声心动图采用新颖的全容积矩阵探头，能采集三维的数据并进行实时动态显示，克服了早期三维重建的许多缺点，改进了心腔三维容积测量和血流动力学定量的准确性，有利于选择合适的介入和手术时机，而且能从任一剖析面观察心脏内部的立体结构，为常规二维超声心动图提供附加信息。但目前全新的单心动周期的实时三维超声心动图(single beat real-time three dimensional echocardiography，SRT3DE)以其采样无需拼接以及采样扇角大成为更加实时、有效的评价手段，它通过立体显示先天性心脏病形态学的异常及其复杂的关系，已经被广泛应用于评价先天性心脏病，并显示其应用价值。

1. 原理和方法　实时三维超声心动图仪的探头晶片由 3 000 多个阵元组成，以矩阵排列，探头同时沿 x 轴和 y 轴发射声束构成“金字塔”形立体声束，立体声束的所有回声即心脏的三维立体图像。目前实时三维超声有 2 种显像方式：一是实时显像方式，提供的三维图像宽度为 60°，厚度为 15°，呈“蛋糕块”形；二是全容积显像，由 4 个心动周期内分别获取的 4 个相邻宽度为 60°、厚度为 15° 的三维图像依次拼接而成，能够提供较大范围的三维图像，呈“金字塔”形，可以在冠状面、矢状面和水平面进行任意切割，得到所需心脏结构的立体图像。但目前最新的单心动周期实时三维超声心动图的 4Z1c 探头采用的片状换能器由大量电子元件呈矩阵整齐排列而成。通过将整合电路内置于探头手柄的方法，超声束能精确、快速地进入组织，从而能在短至 1 个心动周期的时间内获取扇角为 90° × 90° 的心脏全容积图像及其对应的三平面切割图像，可以在冠状面、矢状面和水平面以及任意平面进行切割，得到所需心脏结构的立体图像，同时可进行左右心室容积自动分析软件，从而得出左右心室三维容积图以及相关参数。

2. 临床应用

(1) 定量心腔容积和心室整体及节段功能：由于三维超声心动图尤其是单心动周期的实时三维超声心动图无须进行任何几何学假设，因此在心腔变形、节段室壁运动异常等病理状态下，能够进行直观和精确的定量评价。很多临床和实验研究均表明，实时三维超声测量的左右心室容积和射血分数与磁共振、放射性核素的结果高度相关，重复性优于二维超声，而且定量实时三维超声能评价左室 17 节段的收缩同步性（图 59-38），为临床评价左室内收缩的不同步提供了简便、直观、无创性的新方法，同时能准确定量右心室容积、右心室每搏量以及右心室射血分数（图 59-39），为临床评价右心室的功能提供了简便、准确、无创的新方法。

(2) 评价心脏瓣膜病：实时三维超声心动图可以显示正常二尖瓣、三尖瓣、主动脉瓣和肺动脉瓣及其瓣下结构的实时活动，还能够显示风湿性二尖瓣狭窄瓣口大小以及瓣下结构（包括腱索和乳头肌），二尖瓣脱垂的部位、范围及面积大小，前后瓣膜对位和对合情况，而且经食管实时三维超声心动图能准确定量二尖瓣脱垂的程度、脱垂的面积；三尖瓣各瓣膜大小、活动范围、附着部位、瓣环位置，对 Ebstein 畸形和三尖瓣脱垂的诊断具有重要的价值。实时三维超声心动图还可以清晰显示先天性单叶式、二叶式及四叶式主动脉瓣的瓣膜大小、交界部位和瓣膜启闭活动情况（图 59-40）。

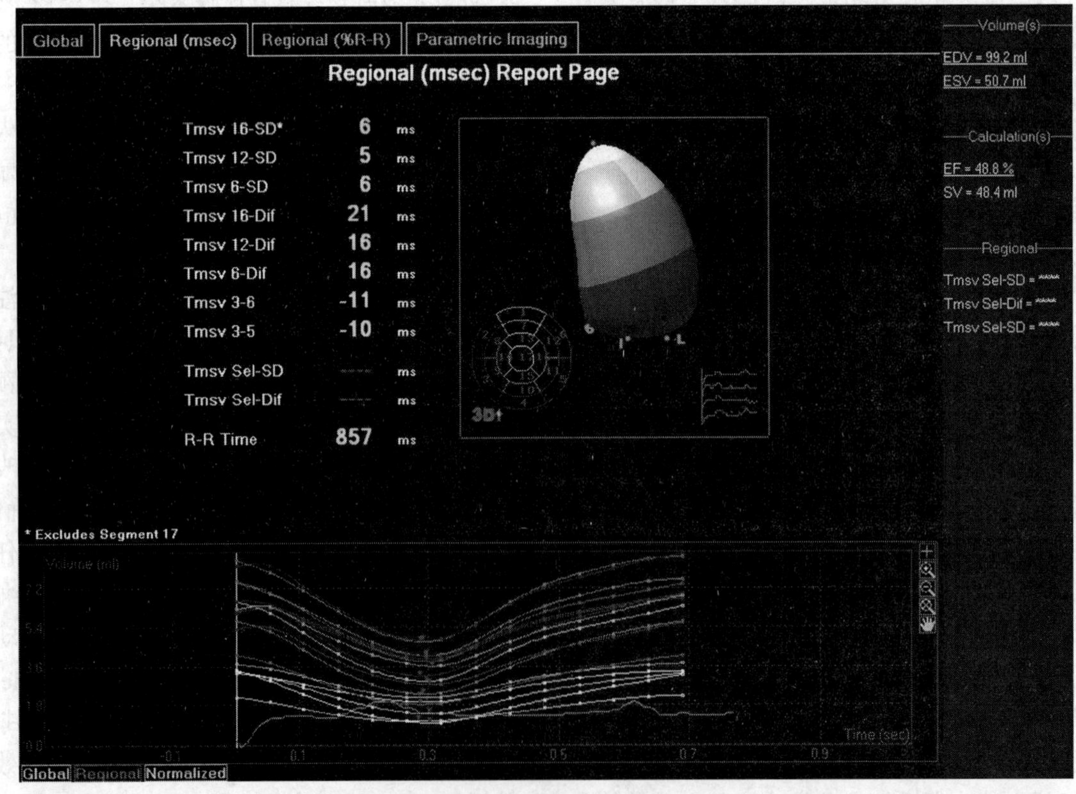

图 59-38　正常人左心室 17 节段时间 - 容积曲线图，显示左心室 16 节段、左心室 12 节段、左心室 6 节段达到最小收缩容积的时间（Tmsv）的标准差（文末有彩图）

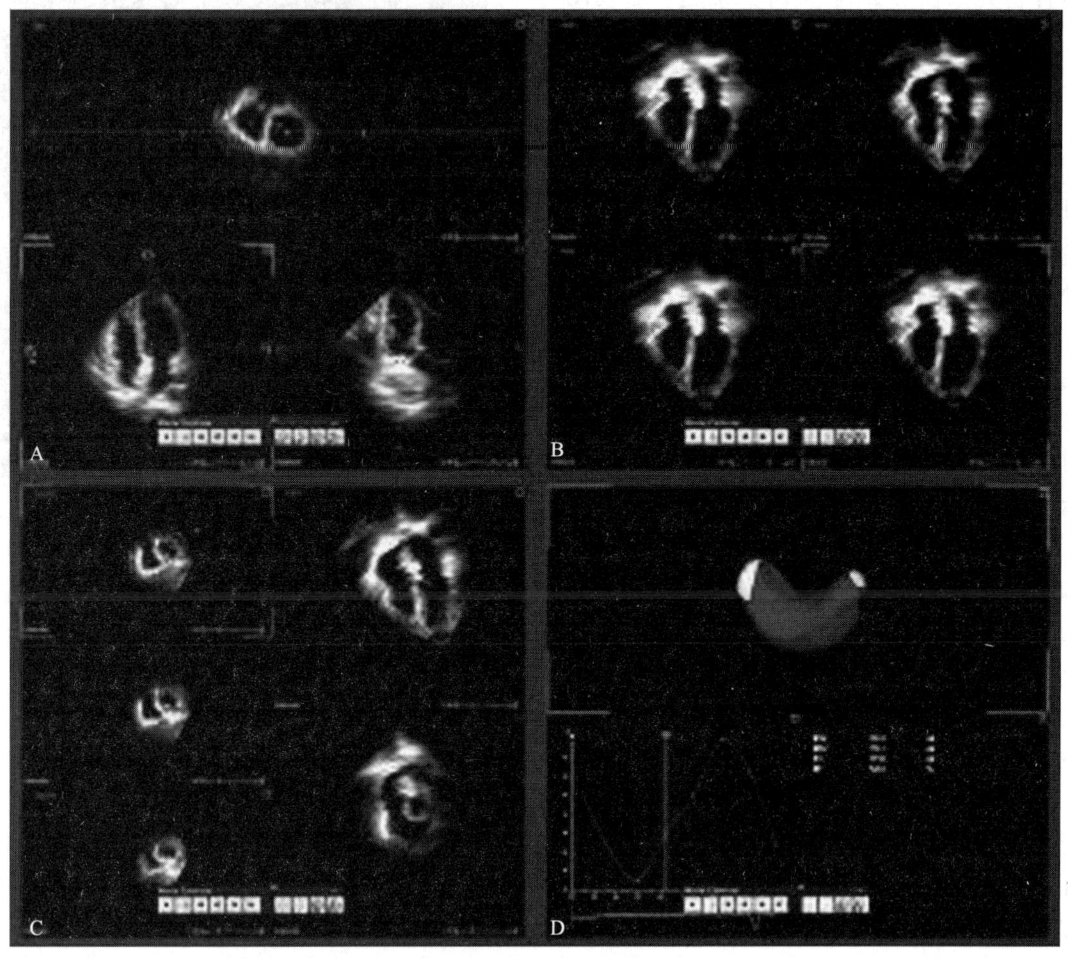

图 59-39 右心室容积自动分析软件步骤图(文末有彩图)

A. 左心室、右心室基底段中心点的标定;B. 心尖四腔观右心室心内膜的手动勾勒;C. 软件根据手动勾勒的心内膜缘自动勾勒整个心动周期中右心室腔心内膜缘,在此界面,可适当手动修改整个心动周期中各帧图像中各右心室室壁心内膜的自动追踪曲线;D. 软件自动得出右心室三维容积图以及相关参数

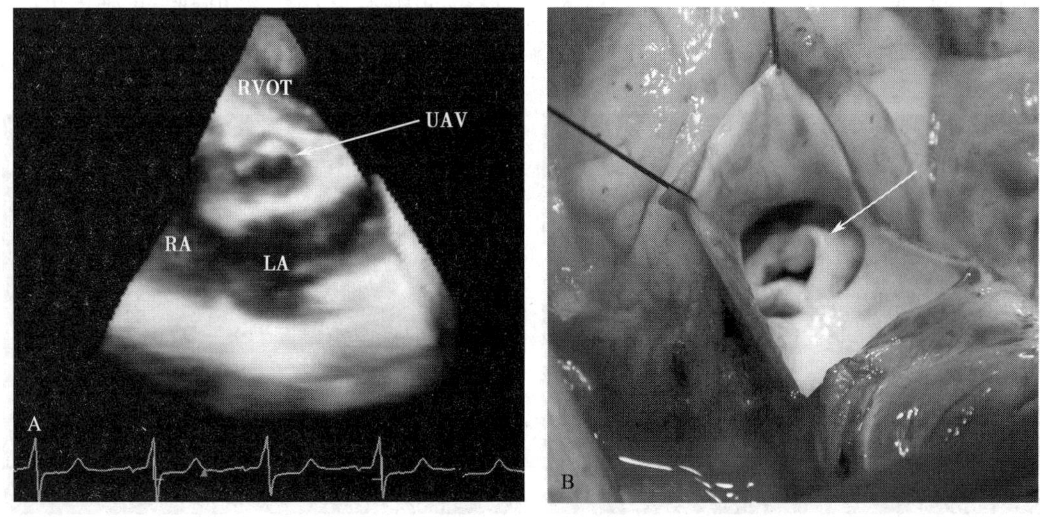

图 59-40 单叶式主动脉瓣(文末有彩图)

A. 实时三维超声心动图显示单叶式主动脉畸形(箭头所示);B. 术中显示单叶式主动脉瓣畸形的形态(箭头所示)

LA:左心房;RA:右心房;RVOT:右室流出道;UAV:单叶式主动脉瓣

(3) 评价先天性心脏病：实时三维超声心动图能够真实、完整地显示房间隔和室间隔，并可以任意地从左、右心房侧观察房间隔及其缺损的部位、大小以及与毗邻结构的关系，同样也可以从左、右心室侧观察室间隔及其缺损的部位、大小以及与毗邻结构的关系（图 59-41），有利于介入术前的病例选择、术中监测和术后疗效的评价和随访。实时三维图像超声心动图还能够更直观地显示法洛四联症病人室间隔缺损范围、部位、主动脉骑跨程度、肺动脉及其分支大小、肺动脉瓣启闭活动。对于复杂先天性心脏病，三维超声图像能够显示各心脏结构的复杂空间关系，例如主动脉和肺动脉的空间位置、大动脉起始部位和走向、各房室及其瓣膜的立体位置，为永存动脉干等复杂先天性心脏病的诊断提供了快速、简便且准确的方法。

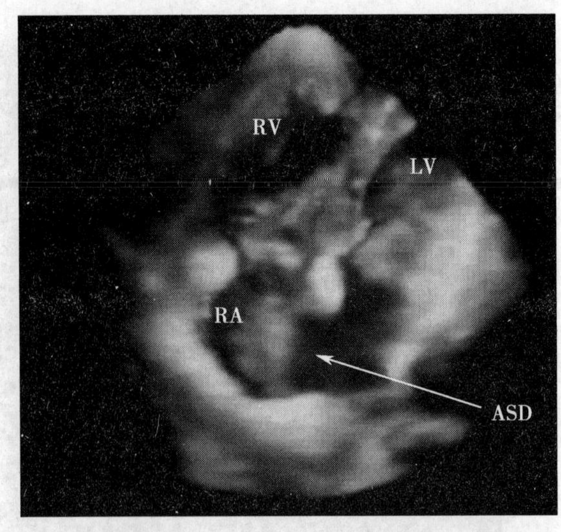

图 59-41 实时三维超声心动图立体显示Ⅱ孔型房缺的大小、形态以及与毗邻结构的关系（箭头所示）（文末有彩图）
LV：左心室；RA：右心房；RV：右心室；ASD：房间隔缺损

(4) 评价心脏肿瘤：实时三维超声检查可以立体显示心脏肿瘤的大小、形态、位置以及与周围结构的关系，并可以任意旋转图像从不同角度进行观察蒂的位置，以鉴别良恶性肿瘤及肿瘤的来源情况。有一例病人，经胸二维超声心动图诊断为左心房黏液瘤，其蒂位于左心房侧壁，而实时三维超声心动图诊断为来源于肺静脉的左心房占位，并经 CT 和心外科手术证实（图 59-42）。由此可见，实时三维超声心动图在定性和定量评价心脏肿瘤的大小方面具有重要价值。

(5) 评价心脏移植术后心脏功能及预测早期排异：实时三维超声心动图能定量评价心脏移植术后左右心室功能的变化，且实时三维超声心动图的 17 节段时间 - 容积曲线参数指标预测心脏移植术后早期排异，其敏感性及特异性均较高。取代有创、有危险及费用较高的心内膜心肌活检，为临床提供一个无创、快速、准确的方法预测心脏移植术后早期的排异反应。

(6) 评价起搏导管位置：实时三维超声能清晰显示单腔、双腔以及双室起搏电极导线在右心房、右心室及左心室的位置，其顶端位于右心房及右心室、左心室的位置（图 59-43），以及起搏电极导线与三尖瓣及瓣下结构的关系，为起搏器安置术中的监测及射频消融术中的监测提供了有效的工具。

此外，实时三维超声能清晰显示腹主动脉瘤内撕裂的内膜，以及真腔和假腔，正确评价心肌重量、心包积液量。

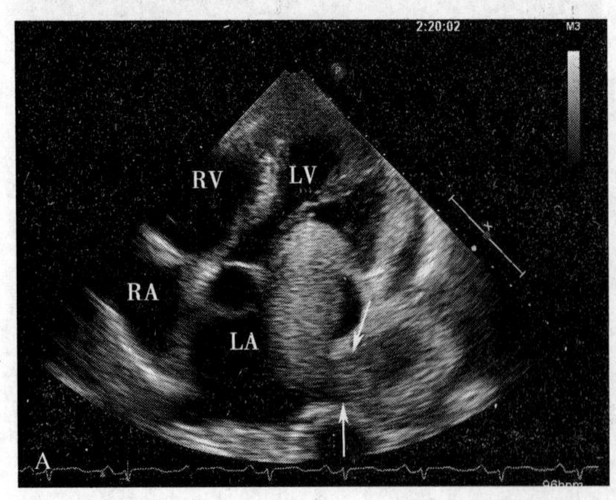

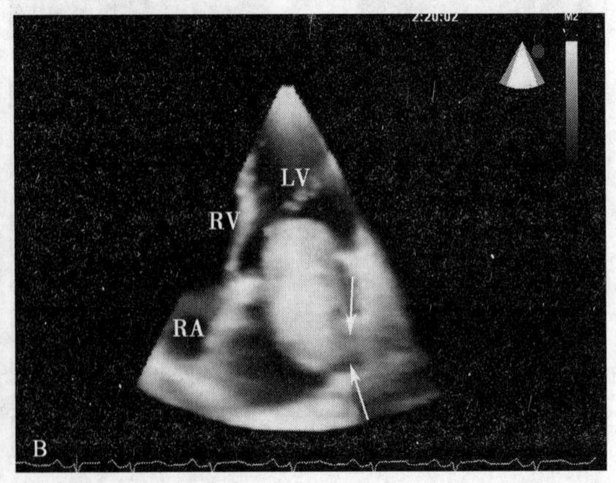

图 59-42 左心房内实质性占位，来源于左下肺静脉（文末有彩图）
A. 二维超声心动图清晰显示来源于左下肺静脉的左房内实质性占位（箭头所示），继发性二尖瓣狭窄及中度肺动脉高压；B. 实时三维超声心动图立体显示来源于左下肺静脉的左房内实质性占位（箭头所示）
LA：左心房；LV：左心室；RA：右心房；RV：右心室

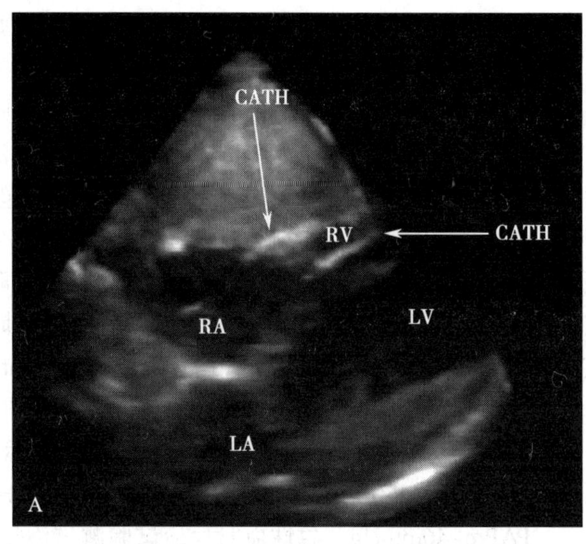

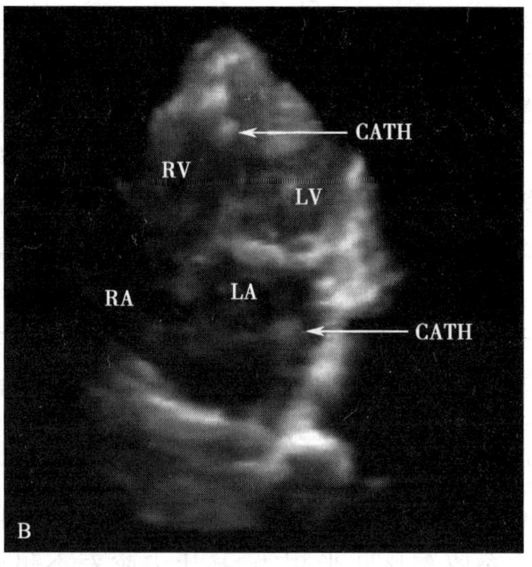

图 59-43　实时三维超声评价起搏导管位置（文末有彩图）

A. 为剑突下四腔心切面，实时三维超声清晰显示右心房起搏导管顶端位于右心耳部，而右心室起搏导管顶端位于右心室心尖部（箭头所示）；B. 为胸骨旁四腔心切面，实时三维超声清晰显示一根起搏导管顶端位于冠状静脉窦，而另一根起搏导管顶端位于右心室心尖部（箭头所示）

LA：左心房；LV：左心室；RA：右心房；RV：右心室；CATH：起搏导管

（潘翠珍）

六、心导管检查和心血管造影

心导管检查是诊断心脏及大血管疾病和研究其血流动力学的重要方法。临床上可分为右心导管检查术和左心导管检查术两大类。

（一）右心导管检查术

右心导管检查术是将心脏导管经周围静脉插入，经下腔或上腔静脉送达右心房、右心室、肺动脉及其分支，可测定与记录右心各腔室的压力、压力曲线，以及取血样测定血氧含量或血氧饱和度。最常用的入路是股静脉，也可经锁骨下静脉、颈静脉或肘部贵要静脉。通过右心导管检查，可获得下述资料。

1. 血氧资料　根据腔静脉、右心房、右心室、肺动脉血氧含量（容积 %，vol%）或血氧饱和度的测定，了解有无左至右分流的存在以及分流发生的部位。

左至右分流可发生在腔静脉、右心房、右心室或肺动脉水平，引起右侧相应心腔或大血管中血氧含量增高。

（1）心房水平的左至右分流：可发生在心房间隔缺损、房室共道永存、肺静脉异位引流入右心房、左心室右心房沟通、主动脉窦动脉瘤破入右心房、冠状动脉右心房瘘、冠状动静脉瘘或心室间隔缺损伴有三尖瓣关闭不全等情况，此时右心房中混有血氧含量较高的动脉血。在右心导管检查抽取的血样中，如发现下列情况，即可认为心房水平有左至右分流的存在。

1）右心房平均血氧含量大于上腔静脉的血氧含量达 1.9vol% 以上或血氧饱和度 8% 以上。

2）右心房平均血氧饱和度大于下腔静脉血氧饱和度达 4% 以上。

3）右心房平均血氧含量大于上、下腔静脉的平均血氧含量达 1.5vol% 以上。

4）右心房血液标本中的一个标本血氧含量大于上、下腔静脉的平均血氧含量达 3vol%。

5）右心房血液标本中的一个或多个血氧含量大于上腔或下腔静脉的血氧含量达 4vol% 以上。

（2）心室水平的左至右分流：见于心室间隔缺损、主动脉窦动脉瘤破入右心室、冠状动脉右心室瘘或动脉导管未闭伴有肺动脉瓣关闭不全等情况。

1）当血氧分析发现右心室的平均血氧含量大于右心房的平均血氧含量达 0.9vol% 以上或血氧饱和度 3% 以上，即可认为在右心室水平有左至右分流存在。

2）右心室不同部位所采取的血液标本，其血氧含量相互之间的差别如果超过 0.6vol%，亦可考虑在右心室水平有左至右分流存在。

（3）肺动脉水平左至右分流：常见于动脉导管未闭，主、肺动脉隔缺损，冠状动脉 - 肺动脉瘘或主动脉窦动脉瘤破入肺动脉等情况。

当血氧分析发现肺动脉的血氧含量大于右心室的平均血氧含量达 0.5vol% 以上或血氧饱和度 2% 以上，即可认为在肺动脉水平有左至右分流存在。

（4）腔静脉水平左至右分流：常见于肺静脉畸形引流入上或下腔静脉。

当上腔静脉血氧饱和度超过84%，下腔静脉血氧饱和度超过88%，上、下腔静脉血氧差达4.5vol%时，可考虑在上或下腔静脉水平处有左至右分流存在。

2. 压力资料　了解腔静脉、右心房、右心室、肺动脉及其分支的压力变化，以及各心腔、大血管异常的压力和压力曲线，对诊断某些心脏疾病很有价值，如右心房异常显著的V波常见于右心室衰竭和三尖瓣关闭不全时。在成年人，正常的右心室压力为18~30/0~5mmHg（以第4前肋间腋中线或胸前后径中点为0点测量，图59-44）。

右心室的异常压力和压力曲线可见于：

（1）肺动脉瓣狭窄：正常时肺动脉收缩压与右心室收缩压几乎相等，其压力阶差不超过10mmHg。如其压力阶差>10mmHg，则应考虑有肺动脉口狭窄（图59-45）。

1）根据压力阶差的大小来评估肺动脉口狭窄的程度：① 10~39mmHg为轻度狭窄；② 40~100mmHg为中度狭窄；③ >100mmHg则为重度狭窄。

2）根据右心室压力的高度来评估肺动脉口狭窄的程度：①右心室收缩压<60mmHg或平均压<25mmHg，属轻度狭窄；②右心室收缩压在60~120mmHg或平均压在25~45mmHg，属中度狭窄；③右心室收缩压>120mmHg或平均压>45mmHg，属重度狭窄。

肺动脉瓣狭窄时，不但右心室收缩期压力明显高于肺动脉，且右心室压力曲线形态呈急上急下，似等腰三角形，其顶端尖锐，两腰几乎等长，底边则短。

（2）肺动脉高压：肺动脉高压病人诊断和治疗，常需行右心导管检查。右心导管检查的目的包括检查右心和肺动脉的血流动力学情况，排除心内分流、异常引流和严重的左心疾病。右心导管检查时，肺动脉高压的诊断标准为海平面静息状态下肺动脉平均压（PAPm）>25mmHg，运动状态下>30mmHg。一些学者也常以肺动脉收缩压>30mmHg作为诊断标准。轻、中、重度肺动脉高压的分级标准分别　为PAPm 25~35mmHg、PAPm 36~45mmHg及PAPm>46mmHg。急性血管反应试验测试治疗药物的反应，用于指导治疗药物的选择，常用试验药物包括依前列醇、腺苷和一氧化氮。只有急性血管反应试验呈阳性者才适合长期钙通道阻滞剂治疗。

此外，在先天性心血管疾病出现肺动脉高压时，可根据公式计算出肺总阻力（1Wood单位 = $80dyn/s \cdot cm^{-5}$），当肺总阻力≤ $300dyn/s \cdot cm^{-5}$时为“流量性”肺动脉高压，系肺循环血流量增加所致，常伴有大量左至右分流；而当肺总阻力> $300dyn/s \cdot cm^{-5}$（肺总阻力 $300\sim440dyn/s \cdot cm^{-5}$时为轻度增高，≥ $450dyn/s \cdot cm^{-5}$时为明显增高）时为“阻力性”肺动脉高压，系肺血管病变（如血管腔狭窄或闭塞）所

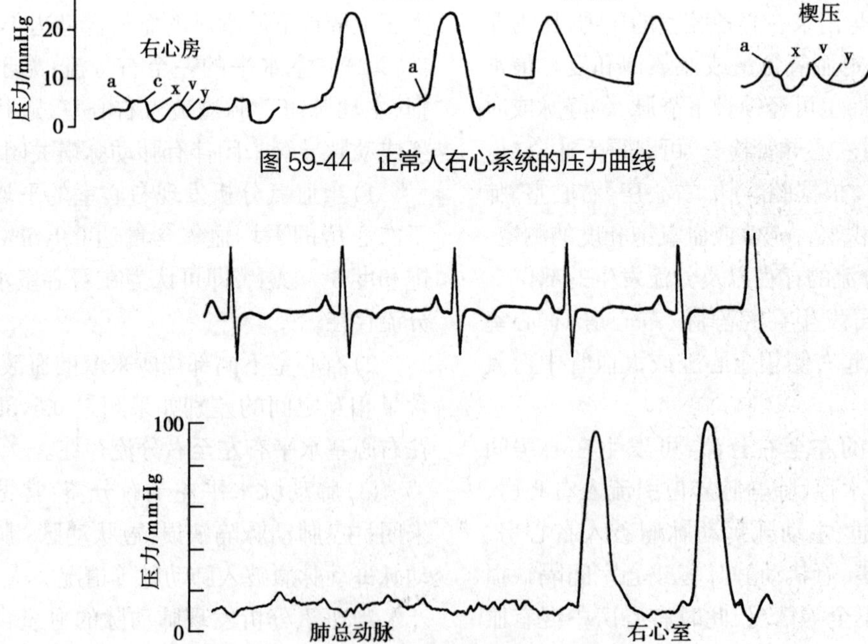

图59-44　正常人右心系统的压力曲线

图59-45　肺动脉瓣狭窄压力曲线

肺动脉与右心室连续测压记录，肺动脉压力低，收缩压20mmHg，压力曲线有多个细小波动，右心室收缩压高达100mmHg，两者差达80mmHg。在肺动脉与右心室之间无第三种类型曲线。右心室压力曲线上升支上升至顶点时间较长，峰顶尖锐，形成等腰三角形，其前有右心房传来的a波（记录片速25mm/s）

致。肺动脉高压可见于有巨大左至右分流的先天性心血管疾病、重症二尖瓣病变、肺源性心脏病、原发性肺动脉高压等。

(3)心包腔大量积液及缩窄性心包炎：此时，右心室舒张期充盈受到障碍，因此右心室的舒张期压力高于正常，在舒张中期压力曲线虽有下降，但不降至0，然后压力曲线迅速上升并维持一定的水平，直到下一次心室收缩(此曲线形态类似“根号”，图59-46)。

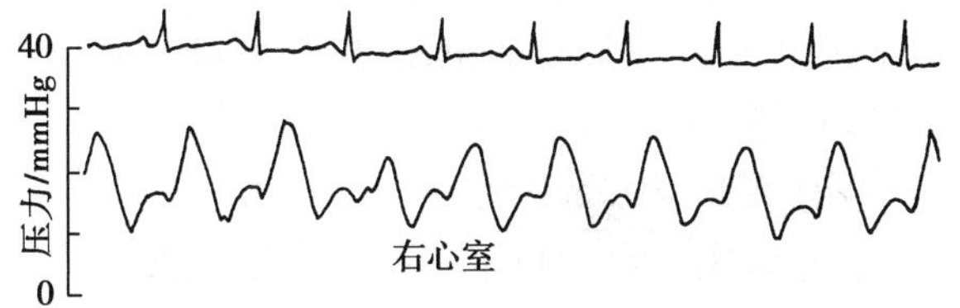

图59-46　慢性缩窄性心包炎的右心室压力曲线
舒张压增高，压力曲线波峰较尖锐，有舒张早期下陷及舒张后期高原波(记录片速25mm/s)

(4)右心室漏斗部狭窄(如法洛四联症)：此时可出现第三种压力曲线，其特点为漏斗部(右心室流出道)的收缩压低于右心室但高于肺动脉，而其舒张压与右心室相等(图59-47)。

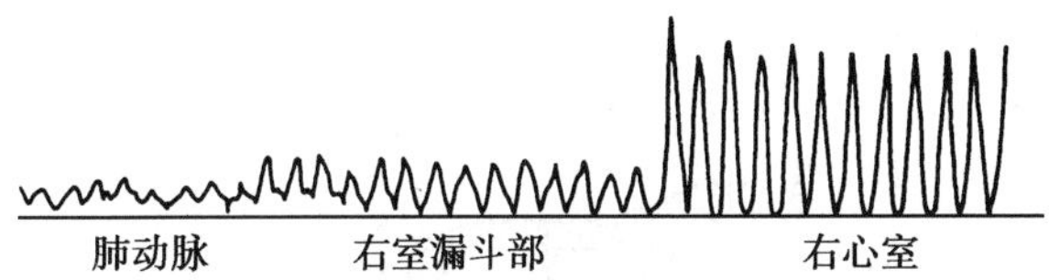

图59-47　合并漏斗部和瓣膜型肺动脉口狭窄病人的肺动脉和右心室连续压力记录。漏斗部压力曲线示收缩压高于肺动脉而低于右心室，但舒张压则低于肺动脉而等于右心室

3. 异常通道　心导管可通过先天性异常途径进入左侧心腔，从解剖学上证实畸形的存在。例如，心导管经房间隔缺损或室间隔缺损进入左心房或左心室，经右心房直接进入畸形引流的肺静脉，经骑跨主动脉从右心室进入升主动脉，经主、肺动脉隔缺损从肺总动脉进入升主动脉，经未闭动脉导管从肺总动脉进入胸降主动脉等。

4. 肺微血管压力测定　心导管可插入较小的肺动脉分支，测量肺微血管压力或肺毛细血管楔压，间接地了解左心房的压力变化。正常的肺毛细血管楔压在6~12mmHg。左心室衰竭病人的肺毛细血管楔压升高。

5. 选择性心血管造影　将心导管分别置于右心房、右心室或肺总动脉部位，快速注入对比剂可进行选择性心血管造影术。较常用者为选择性右心室造影，用以诊断和了解法洛四联症、肺动脉口狭窄、大血管错位等先天性心血管畸形，以及是否存在肺动脉栓塞及其部位。

6. 右心导管检查资料与手术的判断　根据肺循环血流量与体循环血流量之比，指导是否行手术治疗。

(1)肺循环血流量/体循环血流量≤1.5∶1为分流量小，如肺动脉压正常，可不手术。

(2)肺循环血流量/体循环血流量1.5∶1~2.0∶1为小缺损，>2.0∶1为大缺损，>1.5∶1时常需要闭合缺损的治疗。

(3)肺循环血流量/体循环血流量>2.0∶1为大量左至右分流，如有肺动脉压增高，但肺总阻力在正常范围内时可考虑手术。肺血管阻力≤体循环阻力的1/3，手术预后佳。

(4)伴严重肺血管病变：肺血管阻力/体循环阻力>0.7∶1；肺循环血流量/体循环血流量>1.5∶1，肺循环/体循环收缩压之比>0.8，甚或已有右至左分流时，属手术禁忌。

(5)静息状态下，肺总阻力≥640dyn/s·cm^{-5}则不宜手术。如从心导管内滴入血管扩张药后，肺动脉压明显下降，肺总阻力降至≤560dyn/s·cm^{-5}，并通过心导管检查测定左至右分流的净分流值>1.5∶1时方可考虑手术。

(二) 左心导管检查术

系将心导管经周围动脉(股动脉或桡动脉，偶尔肱动脉)向心逆行插入主动脉或左心室，可测定和记录升主动脉和左心室的压力和压力曲线，从左心室向升主动脉回撤导管过程中连续记录压力，可了解左室心尖部、流出道、主动脉的压力，根据压力阶差存在部位判断流出道梗阻部位。在主动脉、左心室或冠状动脉内注射对比剂后，可行选择性的造影。

1. 主动脉瓣狭窄　正常时主动脉瓣跨瓣压差不应超过5mmHg，而在主动脉瓣狭窄时收缩期有显著的主动脉瓣跨瓣压差存在(图59-48)。一般认为，跨瓣压差在5~19mmHg为轻度狭窄；20~50mmHg为中度狭窄；>50mmHg时为重度狭窄。

2. 主动脉瓣关闭不全和左心室衰竭　正常时左心室舒张期压力为5~10mmHg，而在主动脉瓣关闭不全和左心室衰竭时左心室舒张期压力常>18mmHg，且舒张期dp/dt降低。

3. 选择性心血管造影

(1)选择性左心室造影：可协助诊断主动脉瓣或主动脉瓣下狭窄、左心室室壁瘤、室间隔缺损、肥厚型心肌病等疾病，了解二尖瓣反流。可根据左心室射血分数(LVEF)评估左心室收缩功能。

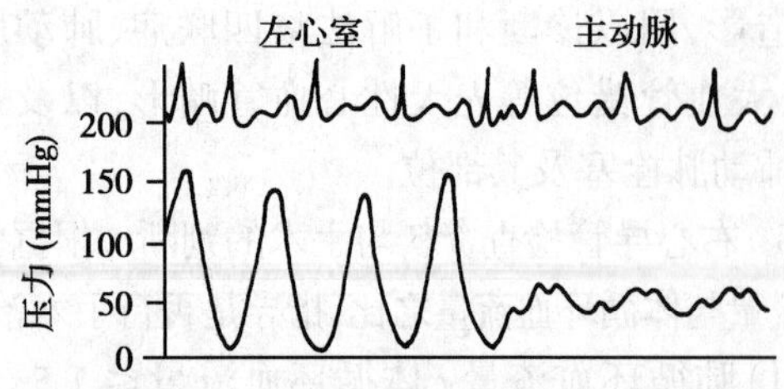

图 59-48　主动脉瓣狭窄：导管由左心室至升主动脉测压的连续曲线

主动脉舒张压高压左心室，而收缩压低于主动脉压

（2）选择性升主动脉造影：可协助诊断主动脉缩窄，主、肺动脉隔缺损，动脉导管未闭，主动脉动脉瘤，主动脉夹层分离和主动脉瓣关闭不全等情况。

（3）选择性冠状动脉造影：应用特殊的冠状动脉导管经周围动脉（股动脉或桡动脉，偶尔肱动脉）逆行直接插至左、右冠状动脉开口部，注射对比剂做数字减影电影造影（图 59-49），可诊断冠状动脉粥样硬化疾病，确定其病变位置、范围和狭窄程度等，并为冠状动脉介入治疗或冠状动脉旁路移植术提供解剖学基础和依据。一般来说，因其他心脏疾病需行开胸手术者，若病人年龄 >50 岁，建议行冠状动脉造影了解冠状动脉病变情况，若同时合并至少 1 支主要分支血管存在严重狭窄，建议同时行冠状动脉旁路移植术。目前，无创的冠状动脉 CT 造影（CTA）已部分取代了有创的诊断性冠状动脉造影术。

（三）其他经心导管检查技术

利用心导管检查的方法和原理，尚可进行其他右心和 / 或左心系统的检查。例如，经床旁漂浮导管及温度稀释法测量心排血量；右心室或左心室心内膜心肌活检术诊断心肌炎和心肌病，用于心脏移植病人的随访；心内电生理检查评价窦房结和房室结功能，了解心律失常的机制，标测旁道或异位兴奋点部位等。

（四）经导管介入治疗

心导管术与治疗技术相结合发展成的介入心脏病学（interventional cardiology）开创了心血管疾病的微创诊断和治疗时代。

介入治疗的内容很多，经皮冠状动脉内介入治疗（percutaneous coronary intervention，PCI）已成为冠心病治疗的重要手段，包括球囊扩张术、高频旋磨术及支架植入术等，能有效解除冠状动脉狭窄病变；带膜支架还可以治疗冠状动脉瘤，尽管再狭窄发生率高；经皮腔内室间隔心肌消融（percutaneous transluminal septal myocardial ablation，PTSMA）治

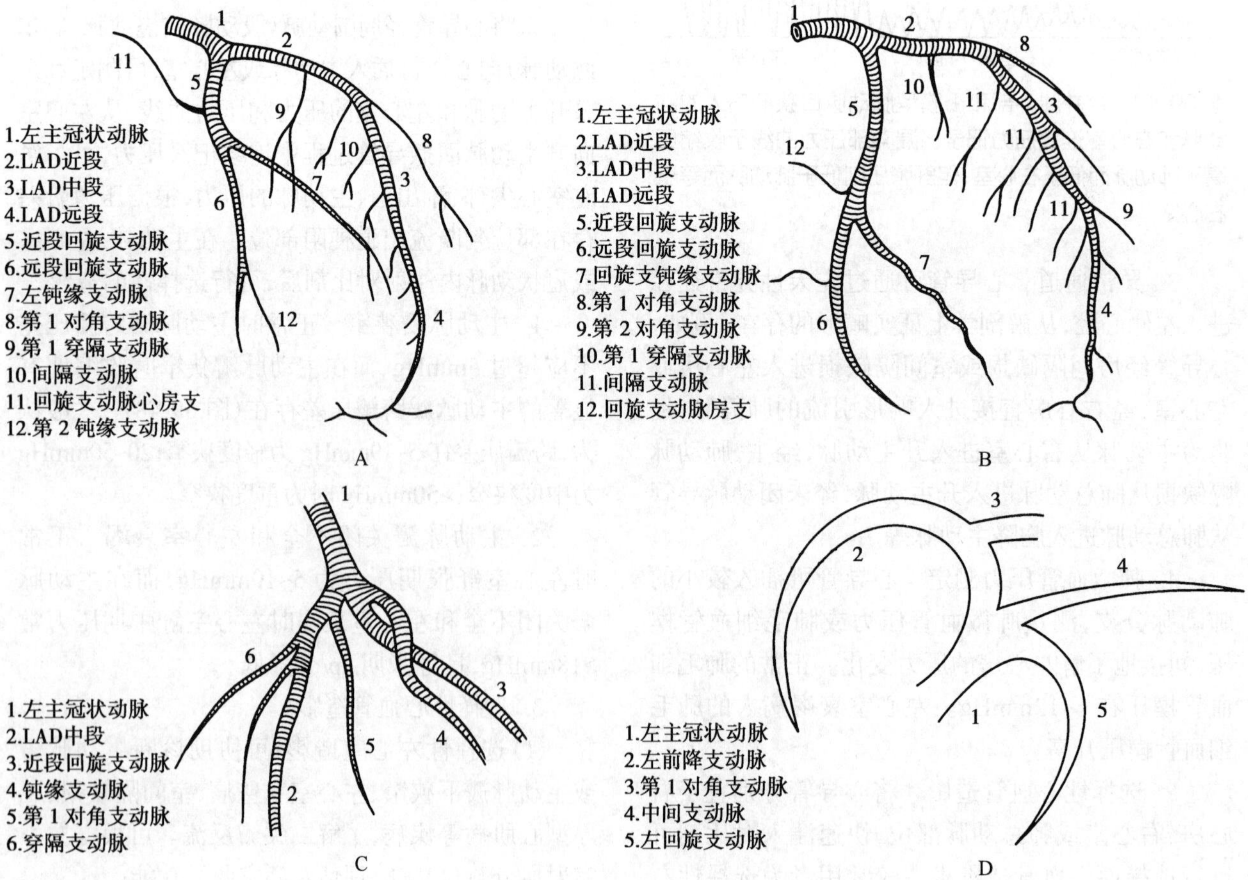

1.左主冠状动脉
2.LAD近段
3.LAD中段
4.LAD远段
5.近段回旋支动脉
6.远段回旋支动脉
7.左钝缘支动脉
8.第 1 对角支动脉
9.第 1 穿隔支动脉
10.间隔支动脉
11.回旋支动脉心房支
12.第 2 钝缘支动脉

A

1.左主冠状动脉
2.LAD近段
3.LAD中段
4.LAD远段
5.近段回旋支动脉
6.远段回旋支动脉
7.回旋支钝缘支动脉
8.第 1 对角支动脉
9.第 2 对角支动脉
10.第 1 穿隔支动脉
11.间隔支动脉
12.回旋支动脉房支

B

1.左主冠状动脉
2.LAD中段
3.近段回旋支动脉
4.钝缘支动脉
5.第 1 对角支动脉
6.穿隔支动脉

C

1.左主冠状动脉
2.左前降支动脉
3.第 1 对角支动脉
4.中间支动脉
5.左回旋支动脉

D

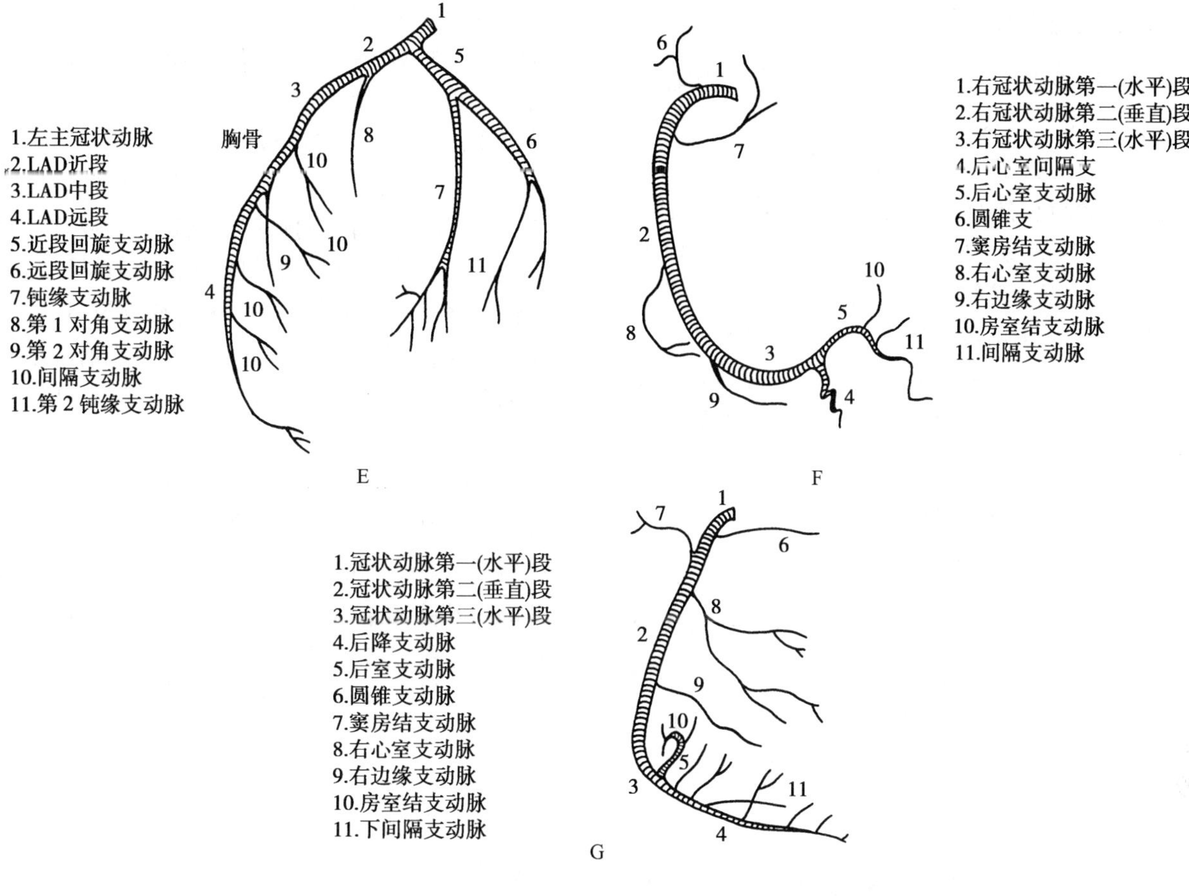

图 59-49 冠状动脉造影常用投照体位和血管分支示意图

A. 左冠状动脉后前位；B. 左冠状动脉的右前斜加足位；C. 左冠状动脉的左前斜加头位；D. 左冠状动脉的左前斜加足位；E. 左冠状动脉的左侧位；F. 右冠状动脉左前斜位；G. 右冠状动脉右前斜位

疗梗阻性肥厚型心肌病；临时或永久性人工心脏起搏器治疗缓慢性心律失常，埋藏式心脏转复除颤器（ICD）或用于心力衰竭病人心室同步化治疗的心脏电子装置（CRT-P/CRT-D）的植入；射频消融术治疗心律失常；各种先天性心脏病的经导管封堵器封堵术包括经皮房间隔缺损、室间隔缺损或未闭动脉导管封堵术以及经皮房间隔造口术等；瓣膜病变的介入治疗，如经房间隔穿刺植入球囊扩张导管进行经皮二尖瓣球囊扩张术（PBMV）或使用Mitra-clip 行经皮二尖瓣修复术（transcatheter mitral valve repair，TMVR）；经皮球囊成形术治疗肺动脉瓣狭窄、三尖瓣狭窄、主动脉瓣狭窄或主动脉缩窄；近年，经导管主动脉瓣植入术（transcatheter aortic valve implantation，TAVI）已成功用于不能耐受外科开胸手术的钙化性主动脉瓣狭窄病人。主动脉内球囊反搏术用于危重病人的循环支持。

（五）心导管检查方案的选择

心导管检查方案的选择见表 59-2。

表 59-2 心导管检查方案的选择

	左心导管	右心导管	冠脉造影	左心室造影	主动脉造影	右心室造影	肺动脉造影	活检
已知或可疑冠心病	+		+	+				
心脏性猝死	+	+	+	+				
心脏瓣膜疾病	+	+	+	+	+			
心肌疾病	+	+	+	+	+			±
心包疾病	+	+	+	+				
先天性心脏病	+	+	+	+	±	±	±	
主动脉夹层分离	+		+	±	+			
肺动脉疾病	+	+	+	+		±	±	

（钱菊英）

七、活组织检查

活组织检查(简称活检)是胸部外科疾病辅助诊断手段之一,是众多胸外科疾病诊断的“金标准”,其目的是获取细胞学或组织病理学证据以明确疾病的诊断和分期乃至基因检测并进而制定治疗方案。尽管影像学检查包括CT、MRI以及PET/CT等的飞速发展使得胸部疾病的无创诊断准确率有了明显提高,但活组织检查仍有着不可替代的应用价值。随着非小细胞肺癌、食管癌等恶性肿瘤逐步进入个体化治疗的时代,通过活检以获取病变组织标本显得尤为重要。采取活组织进而行病理学等检验的途径有下列三种。

(一) 经皮穿刺活检

采用适当长度的穿刺针,在X线、超声、CT或MRI等影像学检查引导下,刺入病变处,吸取物可送细胞学、组织病理学、微生物以及基因测序等检验。其多适用于拟诊为肺癌或纵隔来源恶性肿瘤不宜手术治疗的病人;对于影像学表现不典型而又不能排除恶性可能的外周型肺部小结节也可行CT引导下的经皮肺穿刺活检。对于有经验的医生来讲,胸腔内病变行穿刺活检,恶性肿瘤的阳性诊断率可达85%~90%,但对于未得到明确良性疾病证据的阴性病理诊断结果需谨慎处理。需注意的是,经皮穿刺活检有引发气胸、血胸、感染和沿穿刺道肿瘤细胞种植等可能。对于拟诊为转移性病灶的锁骨上肿大淋巴结以及怀疑为恶性的胸壁肿瘤,亦可行细针穿刺活检。

(二) 内镜下取活检

食管镜检查时取活检以诊断食管癌,支气管镜检查时直视下取活检或X线引导下针吸活检以诊断支气管肺癌,以及胸腔镜下取活检以明确不明原因胸腔积液等,已成为临床诊断中普遍使用的方法。近年来,纵隔镜检查取活检已逐渐被国内胸外科医师所重视和采用,其多用于查明肺癌病人淋巴结转移情况,明确临床分期和制定治疗方案。经纤维支气管镜淋巴结针吸活检和气道内超声引导淋巴结针吸活检目前在国内一些大型医疗中心也开始被逐步应用,其在一定程度上可代替纵隔镜检查。食管超声内镜引导下针吸活检术可显示邻近食管的纵隔占位性病变并活检,亦可用于明确肺癌病人下纵隔区域淋巴结转移状态。

(三) 手术取活检

手术切取病变组织或淋巴结送活组织检查。

1. 锁骨上窝或颈部淋巴结活检　此区域的淋巴结肿大,常为胸部或上腹部器官恶性肿瘤的转移性病灶。如明确摸到异常肿大的淋巴结,定位后可切除送活检;对疑有转移病灶但不能明确扪及颈部肿大淋巴结者,可施行斜角肌前淋巴组织活检,方法为在锁骨上方1cm,胸锁乳突肌的外侧做皮肤切口,切开颈阔肌后,将胸锁乳突肌向内侧牵开,肩胛舌骨肌向上外方牵开,取斜角肌前含有淋巴结的脂肪组织送活检,操作中应防止伤及胸膜顶部、膈神经或胸导管(左侧手术时);由于斜角肌前淋巴结活检的阳性率仅为10%~20%,因此近年来已较少采用。

2. 胸骨旁切口行纵隔和肺门淋巴结活检　经胸骨旁平行切口,骨膜内切除第3肋软骨,沿胸骨旁将胸膜推向外侧进入纵隔,深入解剖可显露肺门淋巴结和隆嵴下淋巴结,摘取送活检;左侧路径与右侧相比较,其深入显露和切取淋巴结的范围更广。现多与纵隔镜联合应用,从而避免了第3肋软骨的切除。

3. 胸壁骨骼或软组织活检　在病变所在处的胸壁上做切口,到达病变处取活组织送检,适用于疑为转移性病灶者。

(王　群)

八、内镜、腔镜检查

胸部内镜(thoracic endoscope)在胸心外科的诊断检查中具有重要的临床实用价值,在某些情况下,也是直接的治疗手段和工具,因而占据特殊的地位。

胸部硬式内镜(rigid endoscope)的临床应用始于20世纪早期,仍一直延续至今,但因硬式内镜在设计、结构、材料和光源方面存在的问题,以及视野的局限性,使其应用受到限制,目前仅用于某些特殊情况下胸部外科疾病的诊断或治疗中。

随着科学技术的发展,光学纤维和冷光源的出现及其在医学领域的应用,促使了胸部软式可曲性光学纤维内镜(flexible fiberoptic endoscope)的诞生,大大地提高了内镜检查的视野范围和清晰度。同时,配备有各种活检器械及图像记录,为临床带来极大的方便。加之操作简便,无需全身麻醉,痛苦轻,安全性高,也容易为病人所接受。因此,目前软式内镜的临床应用范围更广、更普遍。

作为临床医师,尤其是胸外科医师,应充分了解硬式和软式两种内镜的性能、优缺点和应用适应证,熟练掌握其操作,并应在临床工作中根据其具体病情需要加以选择应用。

（一）支气管镜

应用支气管镜（bronchoscope）进行支气管镜检查（bronchoscopy）在胸部呼吸系统疾病的诊断和治疗中具有重要而特殊的价值。特别是20世纪70年代可曲性光学纤维支气管镜（flexible fiberoptic bronchoscope）的出现，已使其临床应用范围更为扩大和发展，除胸外科医师外，其他专业包括呼吸内科、麻醉科、耳鼻咽喉科及外科重症监护治疗病房（SICU）的医师也经常应用于临床工作中。

1. 硬式支气管镜　硬式支气管镜（rigid bronchoscope）最早是由Chevalier Jackson（1899年）所设计应用，之后又在镜的末端设置了一个小灯，并配备了吸引系统。1912年以后人们开始接受用硬式支气管镜检查气管和主支气管，当时主要用于钳取气道内异物。随着光学长焦镜头和光源的改进，使其检查的观察范围扩大到亚段支气管。硬式支气管镜检查有其局限性，20世纪70年代后逐渐被可曲性光学纤维支气管镜取代。20世纪80年代以来，随着介入手术技术和图像设备的发展，硬式支气管镜在大气道疾病介入治疗中的作用被重新认识，已成为呼吸系统疾病诊治的重要手段，其现代价值在于作为介入通道允许可曲性支气管镜及其他器械进入气道内，可在直视下进行放置支架、激光消融、氩等离子体凝固术（argon plasma coagulation）、取异物和冷冻等操作。

（1）适应证

1）大咯血。

2）气道狭窄或梗阻。

3）气道异物。

4）气管肿物。

5）儿童气管镜检查。

6）与可曲性纤维支气管镜联合应用，进行气道疾病介入治疗。

（2）体位、麻醉与通气

1）病人体位通常取仰卧位。

2）麻醉常需全身麻醉，可采用静脉全身麻醉、吸入全身麻醉或静脉复合麻醉。虽也可在局麻下进行，但多数情况下全麻更为常用。

3）检查期间通气方式可选择间歇通气、持续性通气、喷射通气或自主吸入通气，其中喷射通气是最为常用的通气方式。

（3）并发症

1）心律失常：操作期间低氧血症可致心律失常和心肌缺血。

2）口腔损伤：操作不当时可造成口腔、唇、牙龈、切牙、咽及上呼吸道的损伤。

3）咽喉部损伤：操作用力过猛可能会引起喉周围组织的撕裂伤或声门损伤（杓状软骨错位）。术中可能发生喉痉挛，术后发生喉水肿。

4）气道损伤：在介入治疗或活检时，可能发生气道出血、破裂穿孔、纵隔气肿或气胸。

5）气道内着火：少数情况下在进行气道内热消融治疗时可能出现气道着火，因此在进行热消融治疗时注意暂时停止供氧，加热持续时间不宜太长，避免局部温度过高引起着火。

上述并发症多为潜在性，只要检查者熟悉硬式支气管镜的结构，操作时细心、轻巧，与麻醉医师密切配合，则大部分并发症是可以避免的。

（4）局限性

1）硬式支气管镜的管径较粗，管质硬，使置入支气管的深度和观察窥视的范围受到限制。

2）通常需全身麻醉下进行。

3）在某些病理生理状况下，如颞下颌关节固定或颈椎强直的病人，因张嘴或伸颈受限制而使硬式支气管镜很难适用或不能使用。

2. 纤维支气管镜　可曲性纤维光学支气管镜（flexible fiberoptic bronchoscope）于1968年首先为日本的Ikeda所介绍。由于其管径较细、质地相对软性、末端可弯曲性等材料结构上的特点，同时配置较强的冷光源和配件（带保护性塑料套管的支气管毛刷、用于不同用途的不同形式的活检钳及针吸活检套管针、吸引装置、图像记录及电视监视器），从而能观察到支气管亚段开口，扩大了其诊断性和治疗性的应用范围，同时新的支气管检查治疗技术不断涌现（如支气管镜超声检查、荧光支气管镜、支气管内近距离放射治疗、激光治疗、支气管内电热灼术、冷冻疗法、氩等离子体凝固、支架放置），使之成为临床重要的诊断和治疗工具。

（1）适应证

1）诊断性

A. 当临床医学影像学检查（胸部X线片、CT）发现肺部异常阴影病灶，包括肺内肿块或结节，纵隔或肺门肿块，反复发作的肺部浸润或不消退的浸润影，肺不张或肺叶、肺段萎陷，气管或支气管含气影异常等，为获得病理学诊断者。

B. 中心型肺癌已有细胞病理学诊断，术前为进一步了解明确病变部位，为术者提供决定手术切除范围和手术方式的依据。

C. 痰细胞学检查找到肿瘤细胞，但胸部影像学检查未发现明显病变者。

D. 气管或支气管肿物或狭窄的诊断和定位。

E. 对周围型肺部肿物或结节阴影病灶，在支气管镜无法观察到病变时，可在 X 线透视下，用特殊的活检钳经支气管透壁穿刺伸向病灶采取组织进行肺活检（transbronchial lung biopsy，TBLB），以作出病理学诊断。

F. 利用支气管内镜超声引导下的经支气管针吸活检（endobronchial ultrasound-guided transbronchial needle aspiration，EBUS-TBNA）对肺门、纵隔肿大淋巴结进行活检，可在一定程度上减少胸腔镜和纵隔镜的操作。

G. 不明原因的反复咯血，以发现和鉴别咯血来源和病因。

H. 气道（气管、支气管）异物。

I. 在肺癌、气管或支气管肿瘤切除术后，为了解有无局部病变复发、肉芽组织增生或狭窄存在。

J. 中上段食管癌，当疑有肿瘤外侵时，通过支气管镜检查以明确气管、支气管膜部有无侵犯。

K. 急性吸入性损伤病人，帮助确定上、下呼吸道损伤的程度，以制定治疗计划。

2）治疗性

A. 深部吸痰：呼吸道分泌物多而黏稠，病人无力有效咳嗽排痰而引起的肺不张，经胸部物理治疗或深部鼻导管吸痰未奏效者（包括外科术后病人、内科病人及 ICU 病人），可采用经纤维支气管镜吸引清除呼吸道分泌物。一般可在床旁进行，并根据情况可反复进行。

B. 引导气管插管：在全麻气管内插管有困难时，特别是颈强直或活动受限不能过伸的病人，或上呼吸道解剖有异常者，可借助在纤维支气管镜引导下经口或经鼻进行气管内插管；并可帮助检查、观察确定双腔气管内插管位置是否正确。

C. 气道病变介入治疗：对咯血、异物、肿瘤、狭窄进行止血、取出、氩等离子体凝固、冷冻或放置气道支架等介入治疗，特别是同硬式支气管镜联合应用时可相互取长补短，充分发挥各自特长，对病灶进行安全、准确的处理。

D. 其他应用：如纤维支气管镜下注射抗结核凝胶治疗结核空洞，注射硬化剂或放置封堵器用于治疗支气管胸膜瘘等。

（2）禁忌证

1）有急性上呼吸道感染炎症者。

2）严重心、肺功能不全者。

3）急性大咯血未能控制稳定者。

4）支气管哮喘发作期间。

（3）体位、麻醉与注意事项：

1）检查体位可取半坐位或平卧位，通常均取平卧位。

2）麻醉是纤维支气管镜检查顺利成功的关键，必须充分有效。通常采用 1% 的丁卡因（一次限量 <40mg）或 2% 利多卡因（一次限量 <100mg）行鼻腔、口腔咽部及喉部喷雾表面麻醉。当纤维支气管镜通过声门进入气管后，气管及支气管可用少量利多卡因滴入麻醉。在检查过程中如病人出现剧烈咳嗽时，可追加利多卡因滴入。

3）检查前应向病人说明纤维支气管镜检查的必要性和病人配合检查的重要性。检查前病人应禁食禁水 4 小时。检查前半小时皮下注射阿托品 0.5~1.0mg。如病人较紧张，可给予少量地西泮（10mg）。

4）检查时让病人平静呼吸，并嘱病人当有任何不适时应及时告示检查者。对年老、体弱、心肺功能不良者，检查过程中给予监测（包括心电图、血压、血氧饱和度）和吸氧。

5）检查者应按顺序观察气管、气管隆嵴及支气管。注意观察气管的形态、黏膜色泽和活动度，气管隆嵴部角度是否锐利或增宽，黏膜是否光滑及色泽。支气管的检查应遵循“先健侧、后患侧”的次序原则。最后，重点观察有病变的部位。注意病变与支气管开口或与隆嵴的距离关系。对病变应进行刷取或咬取活检，行细胞学或病理学诊断检查。对有感染或疑有特殊感染病变，应刷取分泌物或咬取活检，行细菌学或组织学检查。对某些周围型病变，虽各支气管及亚段开口内均未观察到病变，也应根据影像学提供的资料，在病变所属亚段支气管内进行刷取分泌物，进行病理学检查或在 X 线透视下行透壁穿刺肺活检。

6）在对任何气管或支气管病变进行活检前，应首先确认该病变为非血管性病变（如血管瘤或静脉曲张等），以避免引起难以控制的出血。

7）检查中如咬取活检后有少许出血，可用稀释的肾上腺素或麻黄碱溶液进行局部止血。

8）病人在检查后 2 小时内禁食、禁水，以免引起误吸。部分病人检查后可有血痰或发热，可对症处理，必要时应用抗生素治疗。

（4）并发症及防治：诊断性或治疗性纤维支气管镜检查的并发症发生率因操作技术的目的和检查操作者的技术操作水平不同，其差异较大。Pereira 等（1978 年）总结的资料，所有并发症的总

发生率 <8.1%，其中血管迷走神经性反应 2.4%，发热 1.2%，心律失常 0.9%，气胸 0.7%，恶心呕吐 0.2%，失声 0.1%，呼吸停止 0.1%，总死亡率 <0.1%。

1）麻醉药物过敏反应或过量而引起的中毒：药物过敏反应可出现胸闷、呼吸困难、心律失常、虚脱等，多数反应程度均较轻，出现严重反应时应立即停止检查，并给予相应的抗过敏治疗和抢救。故凡进行支气管镜检查前，均应详细了解病人有无药物过敏史。麻醉药物过量可引起相应中毒症状，故术者应根据规定控制麻醉药物的用量，做到既能达到满意的表面麻醉效果，而又不使其用量过多。利多卡因因副作用小而被广泛应用于临床局部麻醉。

2）出血：临床少量出血常见于经鼻腔插管损伤鼻腔黏膜或活检毛刷损伤支气管黏膜引起的出血，一般可用滴入稀释的肾上腺素局部止血。在血管较为丰富的肿瘤组织或炎症组织进行活检，可发生较多量的出血，也可采用上述方法止血。为防止发生大出血，进行活检前应确认其病变不是血管性病变，同时在检查前应做好止血的准备措施（如止血药、吸引装置等），随时可用。

3）喉头水肿或支气管痉挛：常由于麻醉不当或术者操作动作粗暴，使镜管直接刺激喉头或支气管而引起。故术者必须遵循检查操作规范，在充分满意的表面麻醉下进行轻巧、柔和的操作。

4）心律失常或心搏骤停：约 20% 的病人因检查时迷走神经反射可引起轻度心血管症状，尤其当支气管镜插入气管时易诱发心动过速或偶发期前收缩，引起心搏骤停是极为罕见的。对年老或有心血管疾病的病人，检查时应予以警惕，并应给予心电监测，操作要轻柔、敏捷，尽量缩短检查时间。

（二）食管镜

在食管疾病的诊断和治疗中，食管镜检查（esophagoscopy）是临床极为重要的检查手段，也是明确诊断的最有效的方法，一直被胸外科、消化内科及耳鼻咽喉科医师所重视和应用。与气管镜一样，食管镜（esophagoscope）亦可以分为硬式食管镜（rigid esophagoscope）和可曲性光学纤维食管镜（flexible fiberoptic esophagoscope）两种，后者在临床上的应用更为广泛。随着医疗仪器设备的发展，现已出现带超声探头的食管镜，更有利于为食管病变，特别是食管肿瘤病变的侵犯深度提供更多的信息，并指导进一步的治疗。

1. 硬式食管镜　自 1886 年 Kussmaul 首先将金属硬式食管镜经口腔及食管插入胃腔进行检查以来，硬式食管镜几乎已在临床应用了一个多世纪。尽管目前其应用已逐渐被可曲性纤维光学食管镜所取代，但因其呈金属硬管状、管腔较宽大等结构特点，在某些食管疾病的治疗方面仍具一定的应用价值。

（1）适应证

1）取出食管腔内异物。

2）食管良性狭窄的扩张。

3）少数食管恶性肿瘤经食管镜行放射性粒子的植入治疗。

（2）麻醉：成人食管镜检查通常采用局部表面麻醉，儿童或某些成人不能配合局麻下检查者、病情复杂估计检查操作较困难而费时者、年老体弱或有心肺合并症者宜采用全身麻醉。

（3）体位：病人取仰卧垂头位（即 Boyce 位），肩胛部露出于检查台的边缘，以保持颈和头的正确位置和活动范围，充分使颈部向前伸，头向后下方转。

（4）检查中注意事项

1）要有满意的麻醉。

2）必须保持病人正确的头颈部位置。

3）要有充分的照明和吸引装置。

4）食管镜进至食管入口处时，方向必须保持于正中线。

5）操作应轻、捷、稳、准，切不可强行粗暴猛进，特别是进镜遇到阻力时。

6）对口腔内分泌物应及时吸出，以防吸入气管。

7）如有条件，应在检查过程中常规进行心电、血压及血氧饱和度监测。

（5）并发症及防治

1）食管黏膜损伤：是硬式食管镜检查中较为多见的并发症。轻者可出现胸骨后疼痛和食管内烧灼样痛，在吞咽食物时更明显，严重者有较剧烈的胸骨后疼痛，并可放射至肩部，如合并黏膜继发感染并形成食管周围炎者，可伴有高热及进食困难。黏膜擦伤轻者，如无合并感染，则适当给予黏膜保护药物，通常数天后可自行愈合。对黏膜损伤较明显且合并感染者，应禁食、补充液体并给予适当抗生素。同时，应密切观察病情的发展。

2）食管破裂或穿孔：是硬式食管镜检查时发生的最为严重的并发症。在检查过程中，硬式食管镜的前端损伤黏膜乃至食管壁肌层而导致食管破裂或穿孔，有时甚至伤及纵隔胸膜而进入胸膜腔，引起纵隔炎和胸腔感染。由于食管各段的解剖结构及其与周围结构的关系不同，发生破裂穿孔的机会也不同，颈段食管是医源性食管破裂或穿孔最常见和最易发生的部位，其次是膈上段食管。其发生的原因常与检查者的操作不规范（粗暴、盲目、强行、过猛过速）有关。此外，也可在取出食管异物、强行扩张、活检时咬取组织太多太深等情况下发生。食管破裂或穿孔的后果严重性是不言而喻的，故对食管镜检查后的病人应密切观察其反应，了解有无胸骨后疼痛、颈部皮下气肿、胸骨上窝和颈部压痛，有无吞咽困难及发热等症状、体征，以判断是否有食管破裂或穿孔的可能。有严重上腹部疼痛和腹膜刺激征者，常提示食管下段破裂穿孔的可能。医学影像学检查包括胸部及上腹部X线片或CT检查，可表现为纵隔增宽及纵隔气肿，有时纵隔区内可见到小液平面，结合临床表现常可做出诊断。必要时口服水溶性碘造影剂辅助诊断。对可疑病人在未明确诊断前，应禁食、经鼻饲或肠外营养支持、给予足量广谱抗生素，同时密切观察病情变化；对诊断明确者应尽量争取早期手术修补，手术原则基本上与食管自发性破裂穿孔的治疗相同。

3）上述并发症的预防：关键是在于检查者对出现这些并发症的可能性和严重性要有充分认识和警惕，检查过程中必须遵守操作规范，切忌强行粗暴和盲目猛进。

2. 纤维食管镜　纤维食管镜的基本结构与纤维光学支气管镜相似，由纤维内镜、冷光源及附件三部分组成。1958年Hirschowitz首先制成可以弯曲的纤维光学胃镜，后经不断改进完善，发展成目前多种性能良好的纤维食管镜和胃镜。由于其视野广、软管可弯曲性、口径细而安全、光源明亮、视野清晰，纤维食管镜检查（esophagofiberoscopy）已广泛地应用于临床食管病变的诊断和治疗。近年来隧道内镜技术（tunnel endoscopy）的发展，使得部分食管疾病得以进行经自然腔道内镜手术（natural orifice translumenal endoscopic surgery，NOTES），纤维食管镜的治疗性适应证也在不断拓展，而硬式食管镜的应用则日渐减少。

（1）诊断性适应证

1）临床表现或影像学等辅助检查疑似食管癌或食管胃接合部癌者并可结合超声技术进行分期。

2）食管癌或食管胃接合部癌的高危人群行定期筛查。

3）其他引起吞咽困难的食管病变（如食管平滑肌瘤、贲门失弛缓症、食管憩室等），需排除食管癌可能时。

4）食管癌手术切除后或放射治疗后，临床又出现吞咽困难症状，或造影检查见吻合口不光滑、狭窄或有充盈缺损时，为确定和鉴别是肿瘤复发还是单纯狭窄。

5）疑有反流性食管炎的病人。

6）不明原因的呕血，为了解呕血的原因、出血的来源和部位，并提供鉴别诊断依据。

（2）治疗性适应证

1）食管狭窄的扩张及支架植入。

2）食管入口以下的中小异物，可选择性采用经纤维食管镜取出。

3）早期食管癌未突破黏膜固有层且范围小于3/4食管周径者可考虑行食管镜下切除。

4）病变直径2cm以下的食管平滑肌瘤可考虑行内镜下切除。

5）贲门失弛缓症可选择性地采用纤维食管镜下食管肌层切开术（peroral endoscopic myotomy，PEOM）；不能耐受手术治疗的贲门失弛缓症，可选择性地使用纤维食管镜下球囊扩张术或肉毒素注射治疗。

6）食管胃吻合口瘘行内镜引导下引流术、内镜下吻合口瘘夹闭术等。

7）行胸腔镜下食管肌层切开、食管平滑肌瘤摘除术等手术时用于术中监测，可及时发现食管黏膜的损伤，并且可以起到观测肌层切开疗效及帮助寻找较小的平滑肌瘤等作用。

（3）禁忌证

1）有严重高血压、心脏病及心肺功能不全者。

2）急性上呼吸道感染和严重咽喉炎者。

3）主动脉瘤压迫食管，有破裂危险者。

4）极度衰弱或严重休克者。

5）尖锐异物或恶性病变造成食管破裂穿孔者，因其检查时需充气、注水，可引起或加重纵隔感染。

6）食管入口部病变已造成阻塞，镜体无法通过者，观察比较困难，可考虑采用硬式食管镜检查。

7）食管化学腐蚀烧伤后不宜马上行纤维食管镜检查，因有造成食管穿孔的可能，故此类病人应在2周后再考虑检查。

8）有大量呕血者，2周内应慎重考虑。

9）精神病病人及不合作者。

（4）体位：通常病人取左侧卧位，双下肢自然弯曲，全身放松，让病人处于较舒适体位。

（5）麻醉：一般采用0.5%~1%丁卡因或2%利多卡因黏膜表面麻醉。用喉喷雾器将药液喷入口腔、口咽部及喉咽部2~3ml，令病人含住药液，不要马上咽下或吐出。间隔2~3分钟后，再行喷雾，重复3~5次后即可达到麻醉效果，最后可让病人将药液咽下。近年来,全身静脉麻醉也越来越多地应用于纤维食管镜检查,以最大程度减少病人痛楚。麻醉过程中要注意掌握药物用量,不得超过许可范围,并同时注意有无麻醉药物引起的不良反应,梗阻症状严重的病人应尽量避免使用全身麻醉,以免产生吸入性肺炎。

(6)检查中的注意事项

1)检查者应熟悉纤维食管镜的部件结构、各个旋钮的功能和正确的操作方法,检查开始前应再次检查各部件及旋钮装置是否能正常运行。

2)检查时令病人轻轻咬住牙垫,检查者立于病人头侧或左侧,面对病人,左手持镜体操作部,右手将镜头轻微弯曲呈弧形,经病人牙垫孔道进入口腔。调节下旋钮使镜头伸直,沿咽后壁弯度向下轻轻推进,边进边观察,至下咽壁食管开口处,稍向镜头施加压力等待食管口开放或令病人做吞咽动作,镜头即可顺利进入食管腔内。镜头通过食管入口时稍有阻力,但插入后阻力顿消。吸出食管内的分泌物,并注入适量气体,即可见食管管腔。在直视下,将镜体保持在食管腔中央,徐徐推进,并可间断注入适量气体,使食管扩张,以保证镜头在直视下向前推进。

3)在镜头推进过程中,仔细观察食管黏膜的色泽、黏膜皱襞及管腔形态,有无炎症、水肿、糜烂、溃疡、出血,有无血管扩张,有无管壁增厚、瘢痕或肿瘤,管腔有无狭窄、梗阻、扩大、异物或食物存留。

4)通常将镜头自食管下行推进观察直至贲门部,然后将镜体缓慢向外退出,边退边再仔细观察食管各段黏膜。在贲门癌的病人,应仔细观察食管下段和贲门部情况,如镜头可通过贲门,则应旋转镜头以观察胃底部黏膜情况,并对胃体和胃窦部进行观察。

5)观察到病变后,应确定并记录病变的位置、范围及距门齿的距离。同时可用镜头推压食管壁,以观察其活动度及硬度。

6)对病变或可疑病变均应咬取组织进行活检。活检时务必将曲张的静脉和肿瘤区别开,以免错误地咬取组织造成出血。疑似食管平滑肌瘤的病人,尽量避免行黏膜活检。

(7)并发症及防治:纤维食管镜检查的并发症远比硬式食管镜检查为少。

1)偶尔发生麻醉药物反应、心律失常、支气管痉挛、窒息,甚至心搏骤停等。检查前应充分了解有关病史,包括药物过敏、心血管系统及呼吸系统疾病史。检查时应备有抢救设备及药品,必要时在检查过程中对病人进行相关监护。

2)黏膜活检后有时发生出血,一般可给予局部止血处理。检查前应了解病人既往有无出血史或凝血障碍史,应常规进行有关出、凝血实验室检测,活检前一定要鉴别有无血管性病变。

3)穿孔并发症发生极少见(<1%),但后果严重,多发生在食管颈段及远端或贲门上区。穿孔发生后有时不会立即出现症状,以致可能会延误诊断,直至出现纵隔、腹膜或腹膜后刺激征才被发现。发生损伤穿孔多与盲目操作有关,因此检查操作必须遵守内镜操作的规范原则,这样多数情况下可避免穿孔的发生。同时在检查过程中如有任何可疑穿孔时,应终止检查,并作胸部及腹部X线检查。如确定穿孔发生,应考虑外科处理。

(三)纵隔镜

最早的经颈部纵隔镜手术(cervical mediastinoscopy)是由瑞典医生Carlens于1959年正式介绍并命名的。但直到20世纪60年代,在Pearson的大力推广下经颈部纵隔镜手术才得到了进一步的发展。1966年,McNeill和Chamberlain报道了胸骨旁前纵隔切开术(parasternal anterior mediastinotomy),又称Chamberlain手术,为常规经颈部纵隔镜难以企及的主肺动脉窗淋巴结和前纵隔肿瘤的活检提供了一个相当不错的手术路径。1980年,Jolly等在Chamberlain手术的基础上辅以纵隔镜进行前纵隔肿瘤和淋巴结的活检,并称为胸骨旁纵隔镜手术(parasternal mediastinoscopy)。1987年,Ginsberg提出了扩大的经颈纵隔镜手术(extended cervical mediastinoscopy)以取代左侧胸骨旁前纵隔切开术。我国最早的纵隔镜手术是在1964年由傅尧箕医师开展的,而王俊于1999年完成了我国首例胸骨旁纵隔镜手术。目前,纵隔镜手术是纵隔淋巴结、纵隔肿瘤等疾病的诊断,尤其是肺癌术前淋巴结分期最为重要的检查方法之一。20世纪90年代,随着电视纵隔镜的出现,显著提高了术者的视野和视野的清晰度,使手术的安全性和活检的准确性得到了明显提高,并使纵隔镜逐步介入治疗领域,而且极大地方便了临床教学,使纵隔镜手术的发展进入到一个更高的阶段。

1. 诊断性适应证

(1)纵隔淋巴结活检以明确分期,如原发性肺癌、胸膜间皮瘤或食管癌病人的纵隔淋巴结转移状态,从而指导进一步的治疗方案。

(2)明确前纵隔病变的性质,如霍奇金病、结节病、肿大的纵隔淋巴结性质和前纵隔其他疾病。

2. 治疗性适应证 传统的纵隔镜手术以诊断为主要目的，近年来电视纵隔镜的出现扩大了纵隔镜的适用范围，电视纵隔镜亦逐步应用于胸部疾病的治疗，如纵隔囊肿切除、纵隔引流以及纵隔镜辅助食管癌切除。

3. 禁忌证

(1)有主动脉瘤者。

(2)有出血倾向者。

(3)心肺功能不全者。

(4)严重的颈椎疾病或驼背而不能后仰的病人。

(5)行颈部气管切开造口的病人、既往曾患纵隔感染或行纵隔放疗等导致纵隔纤维化的病人属于相对禁忌证。

4. 体位与麻醉 采用静脉联合全身麻醉，单腔管插管。病人取仰卧位，肩部以软垫垫高，头部后仰，颈部过伸。术者坐于手术床头端，助手和洗手护士站于病人一侧。

5. 基本操作及注意事项 于胸骨切迹上两横指处沿皮纹方向做一长 3~4cm 的横行切口，逐层切开皮肤、皮下组织及颈阔肌浅层，显露颈白线。紧贴气管表面用手指向下做钝性分离，分离气管前壁及侧壁与气管前血管以及病灶组织间的粘连，直至接近隆嵴处。分离过程中切忌使用暴力。

用示指感觉纵隔内的正常解剖结构，尤其是无名动脉和主动脉弓的情况，同时可以用示指探查有无气管前、气管旁和隆嵴下淋巴结肿大并注意肿大淋巴结与血管的关系。

左手持纵隔镜沿气管前壁缓慢插入。在纵隔镜直视下，用吸引器做钝性分离，且分且进直至气管隆嵴水平。在逐步深入纵隔镜的同时，可依次观察气管周围、左右支气管旁以及隆嵴下等部位。要仔细辨认正常结构和病变组织。

发现可疑病灶后，用吸引器对其进行进一步的钝性分离，用穿刺针穿刺抽吸以排除血管可能。然后，再钝锐性分离肿大淋巴结或纵隔肿块表面的结缔组织和包膜，清楚显露后用活检钳咬取部分组织进行活检。活检过程中切忌用力牵拉，以免扯破活检组织周围的大血管。活检后少量出血多可自行停止，出血量多者可用吸收性明胶海绵或止血纱布填塞止血，并取出镜身，使纵隔内组织闭合，起到压迫止血的作用。若有明显的小血管出血，也可采用电凝止血或通过纵隔镜使用血管夹(clip)。若在检查或活检后有气泡出现，说明可能有肺泡或纵隔胸膜破损，也可用吸收性明胶海绵填塞。

能够经纵隔镜取到的淋巴结包括隆嵴下淋巴结(#7)、无名动脉下淋巴结(#3a)、同侧和对侧气管支气管旁淋巴结(#4)及气管周围淋巴结(#2)。标准经颈纵隔镜检查无法看到和活检隆嵴后食管周围淋巴结(#8)和下肺韧带旁淋巴结(#9)。经胸骨旁纵隔镜手术主要用于主肺动脉窗淋巴结(#5)及主动脉旁(#6)淋巴结的活检。

约 13.8% 的病人存在起源于无名动脉或主动脉的甲状腺最下动脉，以及起源于甲状腺峡部的甲状腺最下静脉。在进行纵隔分离时，应在气管前方正中进行分离，以减少对上述血管的损伤。

6. 并发症及防治 只要熟悉纵隔解剖结构，严格遵循纵隔镜检查操作的原则规范，细致而耐心地操作，切忌盲目活检，纵隔镜手术是相对安全的手术，总体并发症发生率为 0.6%~3.7%，死亡率不超过 0.3%。

现将纵隔镜手术常见的并发症及防治方法总结如下。

(1) 大出血：大出血是纵隔镜手术最为严重的并发症，但并不常见，发生率不超过 0.4%，较易发生大出血的病人包括接受过诱导化疗、纵隔床放疗或纵隔手术的病人，再次纵隔镜手术的病人，以及上腔静脉综合征的病人。最易发生大出血的部位包括奇静脉、无名动脉、上腔静脉、右肺动脉和支气管动脉。为了预防术中大出血的发生，术中分离粘连时动作要轻柔，应辨清纵隔内的解剖关系，切忌在解剖结构不明确的情况下盲目分离。取活检前应先行细针穿刺抽吸，取活检时切忌过分牵拉活检组织并且咬取淋巴结时应避免取得过深，以免扯破或直接损伤活检组织后方的大血管。当病人术前接受过其他治疗致使纵隔解剖结构改变无法辨认时，应果断中止手术。

一旦发生影响视野的出血，切忌慌乱而盲目钳夹或使用电凝止血，可先用纵隔镜抵住出血部位后迅速填塞入小纱布，严实压迫出血部位，直至出血暂时控制后再探查以明确出血部位，若确定为小血管出血，可在血管暴露绝对清晰的前提下钳夹止血。若病人出现血压不稳、纱布填塞压迫止血 20~45 分钟后出血仍不能控制或明确为大血管损伤时，应继续行纱布填塞压迫，并在出血基本稳定后立即剖胸止血。较常用的剖胸切口是胸骨正中切开，因此手术前消毒铺巾范围应按照胸骨正中切开手术的方法准备，并常规准备胸骨劈开器械。胸骨正中切开切口较适合于无法判断大出血部位的病人，以及明确为上腔静脉前侧壁或无名动脉破损的病人。对于明确为奇静脉、上腔静脉后侧壁以及肺动脉出血的病人,则可考虑常规后外侧切口。

(2)喉返神经损伤:在左侧气管支气管三角进行淋巴结活检时,较易损伤左侧喉返神经,发生率在0.4%~0.55%,右侧喉返神经损伤很少见。因此,在该部位取活检时应尽量避免使用电凝止血。此外,左侧喉返神经有可能与该区域淋巴结存在粘连,故还应避免该区域淋巴结的整个切除活检。

(3)气胸:发生率在0.5%左右,胸骨旁纵隔镜手术后较多见,经颈部纵隔镜手术后亦有发生。常由钝性分离或探查时动作过猛、活检时损伤胸膜或肺组织所致。一旦术中明确肺损伤,应常规行胸腔闭式引流术。若仅仅为胸膜破裂,可行胸腔闭式引流术,也可在鼓肺排除胸膜腔残留气体的同时缝闭切口肌肉层。

(4)食管损伤:食管损伤极为少见,往往发生于隆嵴下淋巴结活检时,故切忌对隆嵴下淋巴结进行过度的分离和活检。该损伤在术中常常难以发现,故对进行隆嵴下淋巴结活检的病人,若术后早期出现纵隔或皮下气肿、气胸、胸腔积液及纵隔炎症表现时,因考虑食管损伤可能。可通过食管碘油造影检查明确诊断。处理原则同一般的食管损伤。

(5)气管支气管损伤:亦较为少见,发生率仅为0.09%,往往在术中即可发现。若损伤不严重,可用可吸收纤维纱布填塞压迫;若气管支气管损伤较为严重,则需开胸进行修补。

(6)切口或纵隔感染:切口感染往往由器械或术中消毒不当所致,可表现为切口红肿热痛,可行伤口敞开加强局部换药治疗。纵隔感染可由术中止血不彻底致使纵隔局部积液所致,但需排除食管、气管支气管损伤。病人可出现胸痛、高热以及白细胞升高等表现,需行抗生素治疗,必要时行纵隔引流。

(四)胸腔镜

自1910年瑞典的内科医师Jacobaeus利用内镜技术对肺结核病人进行胸膜腔粘连松解以来,胸腔镜技术发展至今已有100年的历史。广义的胸腔镜手术包括内科胸腔镜及电视胸腔镜外科手术(video-assisted thoracic surgery,VATS)。在1990年之前,胸腔镜技术主要由内科医师用于不明原因的胸腔积液、气胸等胸膜疾病的诊断,以及恶性胸膜间皮瘤及肺癌的分期,并进行简单的胸膜固定等治疗。在1990年底,随着电视辅助胸腔镜的发展及内镜下切割缝合器等腔镜设备的产生,肺楔形切除术、肺大疱切除术等外科腔镜手术开始应用于临床并迅速推广至肺叶切除术、食管切除术等复杂胸外科手术。电视胸腔镜外科手术技术也被誉为胸心外科领域除体外循环之外的又一重大技术进步,并被视为胸心外科学未来发展的方向。1992年,电视胸腔镜外科手术技术被引入国内后得到了快速发展,应用领域和技术水平逐步接近国际水平。

1. 适应证　胸腔镜手术由于其创伤小、术后早期疼痛轻、恢复快以及切口美观等优势,现已成为胸外科常用手术方法之一,并在一定程度上改变了一些胸外科疾病诊治的传统理念,使得外科手段能够更为及时、有效地介入。但由于该技术的成熟开展首先要求开展腔镜手术的医师具备丰富的开胸手术经验,需要一定的学习曲线,不同的腔镜技术水平以及电视胸腔镜的差异也可影响到胸腔镜手术的使用范围,因此其适应证尚在不断完善过程中。就目前而言,胸腔镜手术适应证包括诊断性及治疗性两部分。

(1)诊断性手术适应证

1)不明原因的胸腔积液。

2)肺实质病变组织活检。

3)可疑肺部结节组织活检。

4)纵隔镜、EBUS等不能企及部位的淋巴结活检等。

(2)治疗性手术适应证:

1)脓胸清除、胸膜剥脱、胸膜固定、胸膜粘连松解等胸膜疾病的治疗。

2)血胸探查止血。

3)自发性气胸病人行肺大疱切除术。

4)终末期肺气肿病人行肺减容术。

5)肺部转移性结节、良性结节或无法耐受肺叶切除术的$T_1N_0M_0$非小细胞肺癌病人行肺楔形切除术或肺段切除术。

6)支气管扩张等良性肺部疾病及临床早期非小细胞肺癌病人行肺叶切除术。

7)食管良性疾病病人行食管肌层切开、食管平滑肌瘤剥除等手术。

8)相对早期食管癌病人行食管癌根治术。

9)纵隔肿瘤切除术及全胸腺切除术。

10)心包积液病人行心包开窗术。

11)手汗症病人行双侧交感神经链切断术以及动脉导管未闭的结扎或夹闭等。

2. 禁忌证　尽管胸腔镜手术的适用范围随着经验的积累及技术的改进越来越广,但全身情况差、不能耐受单肺通气麻醉以及凝血功能障碍的病人仍为胸腔镜手术的绝对禁忌证。

3. 手术指征　手术指征的把握需要结合病人

的病情、经济条件以及术者经验等情况综合考虑。在临床实践中，开展胸腔镜手术应遵循循序渐进的原则，从简单的肺大疱切除、纵隔肿瘤切除等手术做起，逐步过渡至肺叶切除等复杂手术。此外，微创理念涵盖于整个手术过程之中，手术操作困难时应果断转为开胸手术，以免给病人造成更大的损失。

4. 术前准备　胸腔镜手术病人的术前准备，与接受常规开胸手术病人的术前准备相同。通过临床各项检查，对病人的重要器官系统功能状态做出全面的评价。术者应仔细研究有关影像学资料，设计手术切口，并准备手术所需的相关器械。术前应同病人及家属说明胸腔镜手术的特点、并发症以及中转开胸手术的可能性。

5. 麻醉　一般成人均采用双腔气管内插管全身麻醉。在外科医师置入胸腔镜套管前，麻醉师停止术侧肺通气，行对侧单肺通气，使术侧肺萎陷，以防止术侧肺损伤。在儿童，则可采用选择性支气管堵塞法或单腔支气管插管法实施单肺通气全麻。

6. 体位与手术野准备　一侧胸部的 VATS 手术通常取侧卧位，其体位与手术野准备同常规开胸手术。为最大限度地增宽肋间隙，可将手术床中部调整为 30° 折刀位（即头尾部低，中间高）。手术野的准备应考虑术中转为开胸手术的可能性。术中根据手术需要，也可适当调整手术床和病人体位（前倾或后倾），以有利于病变的显露和处理。

行双侧胸部同期 VATS 手术者（如双侧自发性气胸、双侧胸交感神经链切断术）可取仰卧位，在胸背部放置一窄厚的软垫，并将病人双上肢外展并略举向头侧。术中也可适当调整手术床向一侧倾斜，有利于病变显露和操作。

7. 胸壁手术切口设计安排　切口数量、切口部位的选择以及主刀医师的站位多根据外科医师的自身习惯及经验而定，但切口选择的总原则包括：①切口间距应在术者感觉操作舒适的前提下尽可能拉开，以免器械互相干扰而影响操作；②切口间呈三角形排列，并与术野共同形成倒锥形，但不必过于拘泥于切口数量；③尽可能保证手术操作方向与术者视线一致，以防由于操作时器械指向胸腔镜产生“照镜子”效应而影响手术的进行。

8. 手术操作与术式　严格意义上来讲，胸腔镜手术应为不撑开肋骨而通过电视显示屏观察进行手术操作的全腔镜手术。在开展诸如肺叶切除术等复杂手术的早期阶段，较多学者也采用通过辅助小切口撑开肋骨在直视下进行解剖分离的胸腔镜辅助小切口手术，定义的不统一在解读文献时应注意，以免引起混淆。但后者可作为开展全腔镜复杂手术前的学习过渡，也可选择性地应用于血管成形、支气管成形等复杂肺叶切除术。

完全胸腔镜下的操作是通过观察电视显示屏而在胸腔外利用特殊长柄器械进行的非直接接触操作，而且电视显示屏显示的是二维视野，因此操作理念与开放手术的直视操作有较大的差别，镜下操作的困难需要通过一定的学习曲线来克服。Ferquson 等认为这一过程需要大概 50 例手术经验的积累。在复旦大学附属中山医院胸外科，我们要求术者在开展胸腔镜肺叶切除术等复杂腔镜手术之前，首先必须具备独立开展常规胸外科手术的经验，然后通过观摩手术录像、现场手术演示以及作为第一助手参加腔镜手术等规范化的学习，并且熟练掌握肺大疱切除、纵隔肿瘤切除术等简单腔镜手术后，方能开展全腔镜肺叶切除术等复杂腔镜手术。通过系统而有计划的培训，学习曲线可明显缩短至 10 例左右。

胸腔镜手术的具体操作与手术方式依据不同的胸部病变和手术目的而不同，本节不作详细描述，请参阅有关章节和文献。

9. 术后处理　胸腔镜手术后处理原则上与常规开胸手术后处理相同，应常规行心电、血流动力学及血氧饱和度或血气监测；适当补充液体，并给予抗生素；保持胸膜腔闭式引流通畅，并观察引流量、引流液颜色及气体引流（漏气）的情况。对伴随疾病（如高血压、糖尿病、哮喘和冠心病等）应给予相应治疗处理。对老年病人和心肺功能欠佳病人的术后处理更应细心。胸膜腔闭式引流管多数可在术后 48 小时内撤除，但在恶性胸腔积液的病人或术后漏气持续时间较长者，则应根据具体情况而定。

10. 术后并发症及处理　胸腔镜手术的术后并发症种类与开放手术基本类似，但总体发生率有所降低，术后处理原则也基本与开放手术相同，在此不再赘述。本章节主要介绍胸腔镜相关的特殊并发症及预防处理。

（1）中转开胸：据文献报道，目前胸腔镜肺叶切除术的中转开胸率在 0~15.7%，平均为 8.1%。肺血管的意外出血是胸腔镜肺叶切除术最为常见的中转开胸原因，发生率在 0.2%~4.6%，而引发术中大出血的原因多数为分离肺血管时的操作困难或操作不当所致。此外，当病人肺血管周围粘连严重、老年病人或炎症病人血管壁变脆和 / 或肺裂不全、肺门解剖困难等情况下，亦可导致术中的大出血。

因此，在开展胸腔镜手术时应结合自身腔镜手术经验合理选择病人，并且在操作过程中应动作轻柔，切忌急躁。当发生大出血时，可先用纱布甚至使用就近的肺组织压迫出血部位，吸尽术野积血并做好开胸准备。压迫数分钟后，可移除纱布并寻及确切的出血部位，依据出血的严重程度及术者胸腔镜熟练程度决定镜下修补还是开胸。

胸膜腔粘连多被视为胸腔镜手术的相对禁忌证，因此，弥漫性的胸膜腔粘连在开展胸腔镜手术的早期阶段也往往是中转开胸的原因之一。随着胸腔镜手术经验的积累，越来越多的学者发现多数胸膜腔粘连均可在胸腔镜下解决。若在建立观察孔时即发现胸膜腔粘连，可先予示指进入胸腔以观察孔为中心进行钝性分离，然后伸入胸腔镜以寻找胸腔无粘连区，建立一个操作孔，予超声刀或电凝钩分离胸膜腔粘连至原计划操作孔区域，建立第二个操作孔。若胸腔镜发现为全胸膜腔粘连，则可在原计划前胸部操作孔区域建立切口，后予示指朝观察孔已分离区域游离，直至相通。在整个操作过程中应耐心细致，切忌粗暴。

(2) 放置胸腔镜穿刺套管的并发症：在胸腔镜手术中，不正确的套管置入操作常常会引起肺实质或胸内其他脏器的损伤，以及肋间血管或神经的损伤。若切口位置选择过低或对于膈肌明显抬高的病人，甚至有穿透膈肌损伤肝、脾等腹腔脏器的情况发生。因此，在切口选择时不能过低，并且应结合术前影像学资料所显示的膈肌位置以及手术种类等因素进行综合考量。手术开始，应提前告知麻醉医师及时改为单肺通气。在放置穿刺套管时，应先使用血管钳分离肌肉并刺破壁层胸膜进入胸腔，然后使用示指进行仔细探查，待确保无胸膜腔粘连后方可置入穿刺套管。操作孔的建立则应尽可能地在胸腔镜监视下完成。整体操作过程中应注意动作轻柔。

对于套管置入所致的肺实质损伤可能引起出血或漏气，应视手术情况进行有效处理。对于切口的出血，应进行仔细检查以确定出血部位，肋间动脉出血可采用超声刀或钛夹钳闭等措施，切口肌肉出血也应进行及时、有效的处理，以免因切口出血而影响手术操作。在手术结束时，应再次检查切口以及时发现问题。

(3) 切割缝合器所致并发症：内镜下切割缝合器使用不当或超限度使用，易造成钉合不全、创面出血以及切割欠佳等情况，而切割缝合器发生故障亦可导致缝合或切割不全、缝合器无法打开等意外。因此，在开展腔镜手术前，应确保参加手术人员均熟练掌握切割缝合器的正确使用方法及各类钉仓的使用范围。在更换钉仓前，应将缝合器钉砧擦拭干净以确保成钉质量，切肺时每两次切割时应有部分重叠以保证交界处无漏气、出血。

若因切割缝合器钉合不全而导致漏气、出血，可先尝试将肺创面聚拢后使用切割缝合器重新缝合。若器械无法打开，也可先尝试在其下方使用新的切割缝合器进行切缝。当尝试失败，应及时中转开胸。

(4) 切口慢性疼痛或感觉异常：胸腔镜手术由于切口小，对胸壁肌群的破坏较少，因此术后早期疼痛较轻，但术后慢性疼痛仍有一定的发生率。Sihoe 等的结果显示，即使在胸腔镜肺大疱切除术后，仍有 50% 的病人存在切口相关的胸壁感觉异常。Landreneau 等的早期研究也显示，胸腔镜手术与开放手术相比，术后 1 年的伤口疼痛及肩功能障碍有所减轻，但并无统计学差异。术后慢性疼痛的发生可能与术中肋间神经损伤导致肋间神经炎有关。因此，在放置套管及进出手术器械时应注意避开肋间神经，操作时也应尽量避免挤压肋间神经。胸后壁由于肋间隙较窄，故尽可能选用 5mm 等直径较小的套管。操作切口时，用切口保护器对术后慢性疼痛的预防亦有所帮助。

(5) 支气管残留过长：在行胸腔镜肺叶切除术时，由于切口选择不合理或术中操作时观察不仔细，可能导致直线切割缝合器处理支气管残端时未能完全达到支气管根部，从而致使支气管残留过长并产生术后长期的刺激性咳嗽，甚至引发支气管胸膜瘘。因此，在切断支气管时应注意细心检查，必要时在切断支气管前可行术中纤维支气管镜以确定。

(6) 肺疝：发生率并不高，多为个例报道。发生在术后 6~12 个月，病人咳嗽时肺组织自前胸壁切口脱出，可能系术后伤口愈合不佳以及病人全身状况较差所致，多无需外科特殊处理。

11. 胸腔镜手术的注意事项

(1) 执行胸腔镜手术的胸外科医师必须具备熟练的常规开胸手术技术和应变能力，必须了解和熟悉有关胸腔镜手术的设备器械的结构功能和正确操作方法，必须有动物模拟操作训练和 VATS 手术培训的基础，实施手术应从操作相对简单的手术逐渐向操作相对复杂的手术过渡。

(2) 手术进程中必须严格遵循胸腔镜手术的操作规程和基本原则。

(3) 术前应仔细研究病人的有关资料，严格选择手术适应证。

(4) 所有胸腔镜手术病人均应有常规开胸手术的准备。术中发现胸腔镜下不能完成手术或发生严重并发症时，应毫不迟疑地及时中转开胸手术。

（王 群）

九、实验室检查及重要器官、系统的功能测定

胸心外科病人在考虑施行外科手术之前，必须取得正确的诊断，并明确病人是否能耐受所拟定的手术方案，实验室检查及重要器官系统的功能测定对满足该两项需求是不可或缺的。以下分别阐述该项检查和测定的作用和意义。

1. 辅助诊断　本节前述各专项检查，在胸心外科疾病的诊断中各有其特殊的作用和意义，但有些疾病依赖实验室检查方能确定诊断。譬如肺部的占位性病变，影像学可以确定病变的部位，但病变究竟系癌肿、结核或炎症，还需进一步的组织病理学诊断；胸腔穿刺抽液化验可判定血胸、脓胸或乳糜胸，若找到癌细胞可确认为转移性胸腔积液；对上纵隔的肿块做放射性核素显像检查，可确定其是否源自甲状腺。

2. 判定能否耐受手术　胸心外科病人手术前需做血液、尿、便、出血和凝血时间、肝肾功能等常规化验，了解病人的一般情况；对心肺功能的评估至关重要，依拟行手术的类别，检查的侧重点各异，如肺、食管和纵隔非心血管手术等，心电图检查基本上可了解心脏的功能情况；对一些心脏大血管手术，则应视病情的不同添加另外的检查，深入了解情况。譬如先天性心脏病左向右分流型病人，超声心动图示合并重度肺动脉高压，临床观察无明显发绀，为慎重起见，应测定其运动前后血氧饱和度情况，如静息时已低于90%，则提示其已达艾森门格综合征(Eisenmenger syndrome)阶段，失去纠治手术机会；若静息时血氧饱和度已低于正常下限(95%)而略超过90%，轻微活动即明显下降，则提示可能已不宜行纠治术，为慎重起见，应补加心导管检查以测定其肺动脉压和肺血管阻力，作出最后判断。对临床上有心肺功能不全的病人应测血气分析，了解其动脉血氧(PaO_2)和二氧化碳分压($PaCO_2$)，如静息时PaO_2<65mmHg、$PaCO_2$>45mmHg，提示手术危险较大。对预行肺切除术或临床上有呼吸功能不全的病人，应做肺功能检查，评估其能否耐受胸部大手术；若肺活量、最大通气量和第1秒钟用力呼气量(FEV_1)分别在70%、70%和3L以上，则手术安全度较大。明显低于上述数值者，应视其具体情况，考虑是否可施行拟定的手术。

（王 群）

第六十章
胸部创伤

胸部创伤(chest trauma)是发达国家创伤中仅次于颅脑创伤的第2位死亡原因,根据损伤暴力性质与致伤机制不同,将胸部创伤分为钝性胸伤(blunt chest trauma)和穿透性胸伤(penetrating chest trauma)。钝性胸伤多由减速性、挤压性、撞击性或冲击性暴力所致,损伤机制复杂,损伤范围较广泛,多有肋骨或胸骨骨折,常合并其他部位损伤,伤后早期容易误诊或漏诊;胸腔内器官组织损伤以钝挫伤与挫裂伤为多见,心、肺组织广泛钝挫伤后继发组织水肿,常导致急性呼吸窘迫综合征、心力衰竭或心律失常,多数钝性胸伤不需要开胸手术治疗。穿透性胸伤由刃器、锐器或火器穿透胸壁致伤,损伤机制清楚,创伤范围直接与伤道有关,早期诊断较容易;胸腔内器官组织裂伤所致的进行性出血,是穿透性胸伤的伤情进展快、病人死亡的主要原因,相当多的穿透性胸伤需要急诊手术治疗。穿透性暴力同时伤及胸部、腹部的脏器和膈肌,致伤物入口位于胸部,称为胸腹联合伤(thoracoabdominal injuries);致伤物入口位于腹部,称为腹胸联合伤(abdominothoracic injuries)

在胸部创伤诊治中,及时、正确地认识威胁病人生命的伤情至关重要,快速危及生命的创伤(immediately life-threatening injuries)包括心脏压塞、呼吸道梗阻、气管损伤、进行性血胸、张力性气胸、开放性气胸和创伤性主动脉破裂;潜在威胁生命的创伤(potentially life-threatening injuries)包括连枷胸、肺挫伤、食管破裂、膈肌破裂、心脏钝挫伤。对于快速危及生命的胸伤病人,应尽快转运到条件具备的医院急诊救治,同时仔细排查是否合并潜在威胁生命的胸伤。在早期诊断中,必须重点询问致伤机制、受伤时间、伤后临床表现和处置情况;体格检查应注意生命体征、呼吸道通畅情况,胸部伤口位置、深度及出血量,胸廓是否对称、稳定,胸部呼吸音及心音情况,是否存在皮下气肿、颈静脉怒张和气管移位等。

胸部创伤的紧急处理,包括院前急救和院内急诊处理两部分:

1. 院前急救　包括基本生命支持与严重胸部创伤的紧急处理。基本生命支持的原则为:维持呼吸通畅、给氧,控制外出血、补充血容量,镇痛、固定长骨骨折、保护脊柱(尤其是颈椎),并迅速转运。威胁生命的严重胸外伤需在现场施行特殊急救处理:张力性气胸需放置具有单向活瓣作用的胸腔穿刺针或闭式胸腔引流;开放性气胸需迅速包扎和封闭胸部吸吮伤口,有条件时安置上述穿刺针或引流管;对大面积胸壁软化的连枷胸有呼吸困难者,予以人工辅助呼吸。

2. 院内急诊处理　基于评估抢救病人尚存的黄金时间与急诊处理的时效性而进行,伤情不稳定低血压的重伤员需要尽快鉴别是否存在进行性血胸、心脏压塞或张力性气胸,呼吸窘迫者则需明确是否存在急性呼吸道梗阻、连枷胸、张力性或开放性气胸,尽快给予最有效的紧急处理。院前急救的进步,使更多严重胸部创伤的病人有机会转送到医院急诊室。在最为紧急的处理中,穿透性胸伤伴重度休克,动脉收缩压 <80mmHg,或呈濒死状态且高度怀疑心脏压塞者,应施行更为紧急的急诊室开胸手术(emergency room thoracotomy, ERT),争取挽救生命的时机。送达时尚有生命征象的穿透性胸伤病人,实施急诊室开胸手术的预后较好,但钝性伤病人的生存率极低。其他危重病人可送达术室施行急诊开胸手术(emergency thoracotomy),其指征为:①进行性血胸;②心脏大血管损伤;③严重肺裂伤或气管、支气管损伤;④胸腹或腹胸联合伤;⑤早期发现的食管破裂;⑥胸壁大块缺损;⑦胸内存留较大的异物。

(石应康)

第一节 肋骨骨折

钝性胸伤中,肋骨骨折(rib fracture)发生率约为40%,暴力直接作用于肋骨可使肋骨向内弯曲折断,暴力间接挤压使肋骨向外弯曲折断(图60-1,图60-2)。儿童肋骨弹性好、胸壁柔韧相对不易骨折,老年人肋软骨骨化且骨质疏松,容易发生肋骨骨折,已有恶性肿瘤转移灶的肋骨也容易发生病理性骨折。第1~3肋骨粗短,且有锁骨、肩胛骨保护,不易发生骨折,一旦骨折说明致伤暴力巨大,常合并锁骨、肩胛骨骨折和颈部、腋部血管神经损伤。第4~7肋骨长而薄,最易折断。青少年时期第8~10肋前端肋软骨形成有弹性的肋弓与胸骨相连,第11~12肋前端游离,均不易骨折,若发生骨折,应警惕腹内脏器和膈肌损伤。

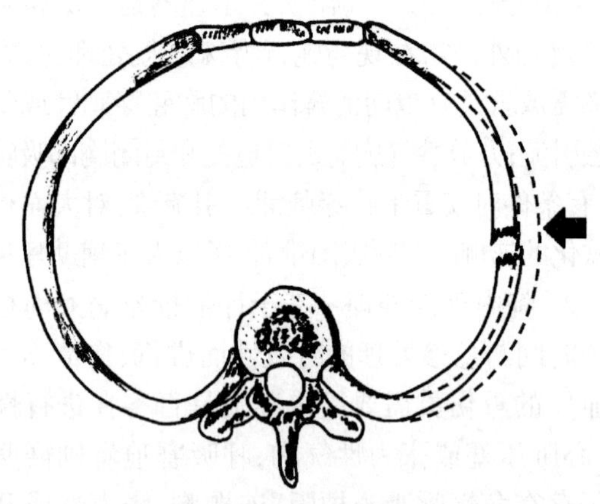

图60-1 直接暴力引起的肋骨骨折

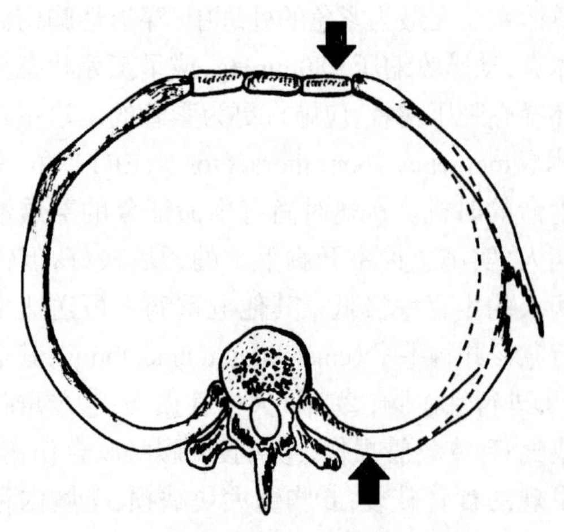

图60-2 间接暴力引起的肋骨骨折

由于肋骨上下缘附着肌纹方向相反的肋间肌以及上、下方肋骨的相互支撑,单根肋骨单处骨折一般不致移位,多根多处肋骨骨折使得局部胸壁失去完整肋骨支撑,形成软化的浮动胸壁,吸气时软化区浮动胸壁内陷,呼气时外凸,形成呼吸周期内浮动胸壁的反常呼吸运动,称为连枷胸(flai chest)(图60-3,图60-4)。连枷胸吸气时伤侧软化胸壁反常塌陷,压迫肺而阻碍扩张;呼气时伤侧软化胸壁外凸,牵引肺而阻碍回缩,形成随呼吸周期而变化的两侧胸腔内压力不均衡,造成纵隔摆动(mediastinal flutter),进一步影响肺通气,加重缺氧与二氧化碳潴留,阻碍腔静脉回流,甚至发生呼吸循环衰竭。连枷胸常伴有广泛肺挫伤,挫伤区域的肺间质或肺泡充血、水肿导致氧弥散障碍,出现肺换气障碍所致的低氧血症。连枷胸可以快速危及伤员生命,70%伤员需要机械通气,40%伤员合并休克,死亡率约为15%。

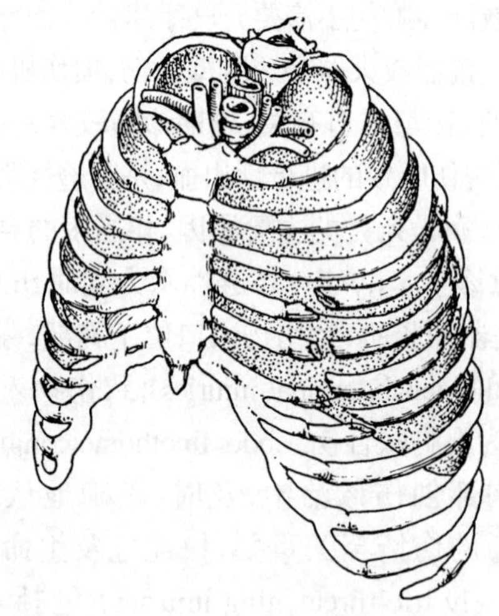

图60-3 连枷胸

【临床表现】

肋骨毗邻肋间神经,肋骨骨膜和壁层胸膜有丰富的感觉神经分布,肋骨骨折的最显著症状是局部疼痛,在深呼吸、咳嗽或转动体位时加剧。胸痛使胸壁肌肉痉挛,呼吸变浅,咳嗽无力,呼吸道分泌物增多、潴留,易致肺通气障碍、肺不张和肺部感染。局部胸壁可能出现畸形、瘀血、肿胀,局部压痛,在非致伤部位挤压胸廓引起骨折部位显著疼痛,甚至

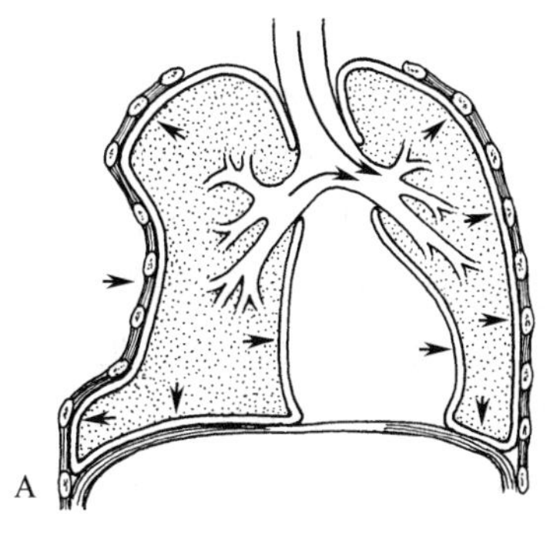

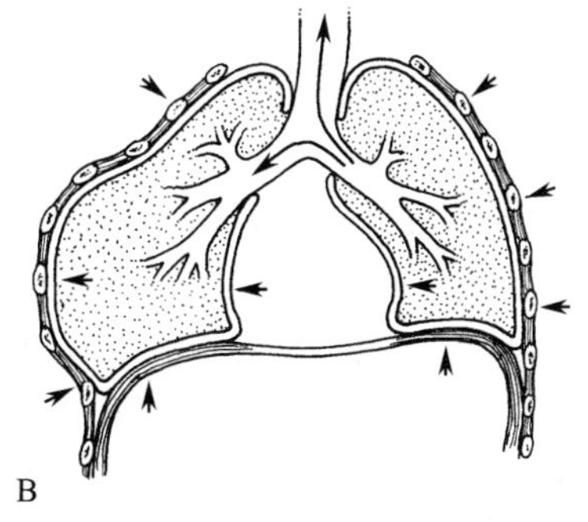

图 60-4 反常呼吸运动

A. 吸气;B. 呼气

产生骨摩擦音,有助于与软组织损伤鉴别。骨折断端向内移位可刺破胸膜、肋间血管和肺组织,产生血胸、气胸、皮下气肿或咯血。伤后晚期骨折断端移位造成的损伤可导致迟发性血胸或血气胸。胸部 X 线片常忽略线性肋骨骨折,肋骨骨折断裂线和断端错位常提示相对严重的胸壁不稳定,易发生愈合延迟或持久疼痛。

【治疗】

肋骨骨折处理原则为有效控制疼痛、肺部物理治疗和早期活动。有效镇痛能增加钝性胸伤病人的肺活量、潮气量、功能残气量、肺顺应性和血氧分压,降低呼吸道阻力和连枷胸浮动胸壁的反常活动。一般肋骨骨折可采用口服或肌内注射镇痛剂,多根多处肋骨骨折则需要完全持久的镇痛效果。方法包括静脉镇痛法、肋间神经阻滞法、胸膜腔内麻醉法和硬膜外麻醉法。目前公认,硬膜外麻醉法(epidural analgesia,EDA)能提供最佳可控的持续镇痛效果,而无静脉镇痛法抑制咳嗽、呼吸的不良反应,避免肋间神经阻滞法镇痛效果欠佳、时间短暂的缺点,以及胸膜腔内麻醉法因麻醉药物重力分布和稀释所致镇痛效果不稳定和抑制膈神经功能的弊端。大量临床随机对照试验证明,EDA 具有上述改善肺功能作用,还可以降低肺部并发症,减少机械通气支持,缩短 ICU 停留和住院时间,降低相关治疗费用。

在充分镇痛的支持下,肺部物理治疗能协助病人深呼吸与有效咳嗽,排除呼吸道分泌物,促进肺扩张,避免和减少呼吸道感染等并发症,并早期下床活动。外部固定肋骨骨折和控制反常呼吸运动的各种物理方法,如多带条胸布、弹性胸带、宽胶布固定、胸部外牵引固定等,因其效果有限、弊端不少而逐渐减少使用。因其他指征需要开胸手术时,可用不锈钢丝、克氏针、Judet 固定架等器材作肋骨断端的内固定。连枷胸病人出现明显呼吸困难,呼吸频率 >35 次 /min 或 <8 次 /min,动脉血氧饱和度 <90% 或动脉血氧分压 <60mmHg,动脉血二氧化碳分压 >55mmHg,应当给予机械通气支持呼吸。机械通气能够纠正肺挫伤换气障碍所致低氧血症,还能控制连枷胸所引起的浮动胸壁反常呼吸运动。开放性肋骨骨折需要彻底清理胸部伤口,固定肋骨断端。

(石应康)

第二节 血 胸

胸膜腔积血称为血胸(hemothorax),与气胸同时存在则称为血气胸(hemopneumothorax)。胸腔毗邻组织结构和胸腔内脏器及组织损伤出血均可导致血胸。伤后失血速度与胸膜腔积血量决定伤情程度、进展与结局。大量血胸占据胸膜腔空间,压迫伤侧肺,推移纵隔,挤压健侧肺,影响肺扩张和通气功能。伤后血容量丢失和纵隔推移引起循环障碍。持续大量出血所致胸膜腔积血,称为进行性血胸(progressive hemothorax);因肋骨骨折断端移位刺破肋间血管或肋间血管损伤处血凝块脱落所致伤后一段时间才出现的胸腔内积血,称为迟发性血胸(delayed hemothorax)。伤后胸腔内迅速积聚大量血液,超过肺、心包和膈肌运动所起的去纤维蛋白作用时,胸腔内积血发生凝固,形成凝固性血胸(coagulated hemothorax)。凝血块机化后形成纤维板,限制肺与胸廓活动,损害呼吸功能。血液是良好的培养基,经伤口或肺破裂口侵入的细菌,会在积血中迅速滋生繁殖,引起感染性血胸(infective hemothorax),最终导致脓血胸(pyohemothorax)。

【临床表现】

血胸的临床表现与出血量、出血速度和个人体质有关。对于成人而言,胸腔积血 <500ml 为小量血胸,一般不引起循环或呼吸障碍;积血量 500~1 500ml 为中量血胸,病人出现休克代偿期表现和限制性呼吸障碍;胸腔积血量 >1 500ml 为大量血胸,病人有明显的失血性休克表现和较为严重的呼吸困难。

体格检查可发现气管向健侧移位、伤侧胸部呼吸动度减弱、肋间隙饱满、叩诊浊音和呼吸音减低等胸腔积液的临床表现。立位胸部 X 线片可以发现 200ml 以上的血胸,卧位时胸腔积血 >1 000ml 也容易被忽略。CT 可迅速、全面地反映头颅、胸、腹损伤,辨别 200ml 以下胸腔积血。超声波能在床旁实施,探测胸腔积液的准确率高。胸腔穿刺术仍然是最简便易行、结果确切的定性诊断方法。

具备以下征象提示进行性血胸:①持续脉搏加快、血压降低,或虽经补充血容量血压仍不稳定;②胸腔引流量每小时超过 200ml,持续 3 小时;③血红蛋白量、红细胞计数和红细胞比容进行性降低,胸腔积血的血红蛋白量和红细胞计数与周围血相接近,且容易凝固。

具备以下情况应考虑感染性血胸:①有畏寒、高热等感染全身表现;②抽出胸腔积血 1ml,加入 5ml 蒸馏水,无感染呈淡红透明状,出现混浊或絮状物提示感染;③胸腔积血无感染时红细胞与白细胞计数比例与周围血相似,即 500∶1,感染时白细胞计数明显增加,比例达 100∶1 可确定为感染性血胸;④积血涂片和细菌培养发现致病菌有助于诊断,并可依此选择有效的抗生素。

胸腔引流量减少,但持续存在胸腔积血的体征和影像学证据,应考虑凝固性血胸。

【治疗】

进行性血胸应与心脏压塞、张力性气胸作紧急鉴别诊断,在纠正低血容量休克的同时选择适当切口紧急开胸探查,手术止血。非进行性血胸可根据积血量多少,采用胸腔穿刺或胸膜腔闭式引流术治疗,及时排出积血,促使肺膨胀,改善呼吸功能。血胸持续存在会增加发生凝固性或感染性血胸的可能性,一般多采用闭式胸腔引流术(图 60-5)。凝固性血胸应待病人伤情稳定后尽早手术,清除血块,并剥除胸膜表面血凝块机化而形成的包膜;手术时机一般在伤后 2~3 天,推迟手术时机可能使清除肺表面纤维蛋白膜变得困难,并继发感染。感染性血胸应及时改善胸腔引流,排尽感染性积血、积脓,若效果不佳或肺复张不良,应尽早手术清除感染性积血,剥离脓性纤维膜。电视胸腔镜(video assisted thoracoscopic surgery,VATS)的微创手术技术已广泛应用于生命体征稳定的非急诊手术的血胸病人,具有创伤小、疗效确切、住院时间短等优点。主要适应证为肺复张不良的残余血胸,凝固性血胸、感染性血胸和疑有膈肌损伤的探查手术。

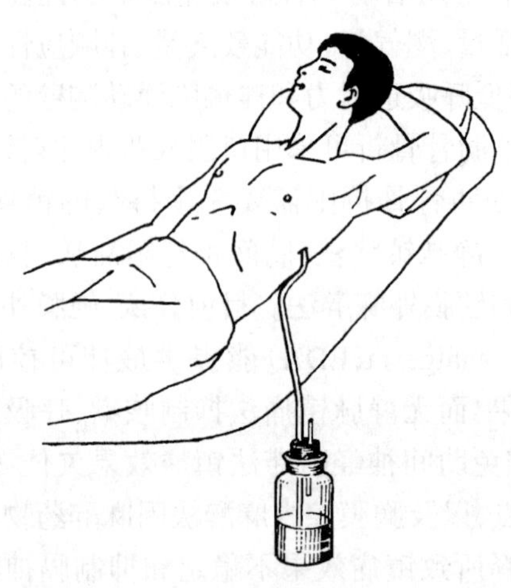

图 60-5 胸腔闭式引流

(石应康)

第三节 气 胸

正常胸膜腔为不含气体且存在负压的潜在腔隙。胸膜腔内负压牵引肺,且促进静脉血回流。胸膜腔内积气称为气胸(pneumothorax)。气胸多由于肺组织、气管、支气管、食管破裂,空气逸入胸膜腔,或因胸壁伤口穿破胸膜,胸膜腔与外界沟通,外界空气进入所致。根据胸膜腔内压与大气压的关系及其对病理生理影响,气胸可以分为闭合性气胸、开放性气胸和张力性气胸三类。游离胸膜腔内积气通常聚集到不同体位时胸腔上部，当胸膜腔因炎症、手术等原因发生粘连，部分胸膜腔封闭，胸腔积气则会局限于某些区域，出现局限性气胸。

一、闭合性气胸

闭合性气胸（closed pneumothorax）的胸膜腔内压仍低于大气压。胸膜腔积气量决定伤侧肺萎陷程度，伤侧肺萎陷使肺呼吸面积减少，影响肺通气功能，造成通气血流比例失衡，并引起纵隔向健侧移位。根据胸膜腔内积气的量与速度，轻者病人可无明显症状，重者呼吸困难。体格检查时可能发现伤侧胸廓饱满，呼吸活动度降低，气管向健侧移位，伤侧胸部叩诊呈鼓音，呼吸音降低。胸部影像学检查可显示不同程度的肺萎陷和胸膜腔积气，伴有胸腔积液时可见液平面。诊断性胸腔穿刺可抽出气体。小量气胸肺萎陷在30%以下无需特殊处理，胸腔内积气一般可在1~2周内自行吸收；中量肺萎陷在30%~50%，大量气胸肺萎陷在50%以上，需根据积气量与速度选择胸膜腔穿刺术或胸膜腔闭式引流术处理，以排除胸膜腔积气，促使肺尽早膨胀。

二、开放性气胸

开放性气胸（open pneumothorax）由外界空气经胸壁伤口或软组织缺损处，随呼吸自由进出胸膜腔所致。空气出入量与胸壁伤口大小有密切关系，伤口大于气管口径时，空气出入量多，胸膜腔内压几乎等于大气压，伤侧肺将完全萎陷，丧失呼吸功能。开放性气胸吸气时的伤侧胸膜腔内压显著高于健侧，纵隔向健侧移位，挤压并阻碍健侧肺扩张；呼气时健侧胸膜腔内压高于伤侧，纵隔移向伤侧，造成纵隔扑动。纵隔扑动和移位影响腔静脉回心血流，引起循环障碍（图60-6）。

临床主要表现为呼吸困难、口唇发绀、鼻翼翕动，伤侧胸壁可见伴有气体进出胸膜腔发出声音的吸吮伤口。气管向健侧移位，伤侧胸部叩诊鼓音，呼吸音消失，严重者伴有休克。胸部影像学检查可见伤侧胸腔大量积气，肺萎缩，纵隔移向健侧。

急救处理原则是把开放性气胸立即变为闭合性气胸，改善呼吸，迅速转送医院。使用无菌或清洁器材制作不透气敷料和压迫物，在病人用力呼气末封盖吸吮伤口，并加压包扎。转运途中呼吸困难加重，应在呼气时开放密闭敷料，排出气体后再封闭伤口。医院内急诊处理应在改善呼吸循环状况下清创缝合胸部伤口，安置胸膜腔闭式引流，给予抗生素预防感染，疑有胸腔内脏损伤则需剖胸探查处理。胸膜腔闭式引流术的适应证为中、大量气胸，开放性气胸，张力性气胸，胸腔穿刺术治疗气胸效果不佳，肺难于复张，需使用机械通气或人工通气的气胸或血气胸。

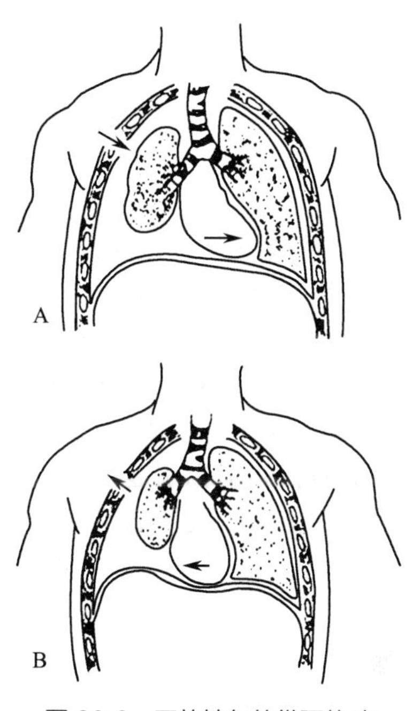

图60-6 开放性气的纵隔扑动
A. 吸气；B. 呼气

三、张力性气胸

张力性气胸（tension pneumothorax）为气管、支气管或肺损伤处形成单向活瓣，气体随每次吸气进入胸膜腔并积累增多，导致胸膜腔内压高于大气压，又称为高压性气胸。伤侧肺严重萎陷，纵隔显著向健侧移位，健侧肺受压，腔静脉回流障碍。高于大气压的胸膜腔内压驱使气体经支气管、气管周围疏松结缔组织或壁层胸膜裂伤处，进入纵隔或胸壁软组织，形成纵隔气肿（mediastinal emphysema）或面、颈、胸部的皮下气肿（subcutaneous emphysema）。张力性气胸病人表现为严重或极度呼吸困难，烦躁、意识障碍，大汗淋漓，发绀。气管明显移向健侧，颈静脉怒张，伤侧胸部饱满，多有皮下气肿，伤侧胸部叩诊鼓音，呼吸音消失。不少病人有脉细快、血压降低等循环障碍表现。胸部影像学检查显示伤侧胸腔大量积气，肺完全萎陷、纵隔移位，并可能有纵隔和皮下气肿，诊断性胸腔穿刺有高压气体向外推移针筒芯。

张力性气胸是可迅速致死的危急重症。入院前急救需迅速使用粗针头穿刺胸膜腔减压，并外接具有单向活瓣功能的装置：紧急时可在粗针柄部外接剪有小口的柔软塑料袋、气球或避孕套等，使胸腔内高压气体易于排出，而外界空气不能进入胸腔。进一步处理应安置胸膜腔闭式引流，使用抗生素预防感染。闭式引流装置与外界相通的排气孔连接适当调节恒定负压的吸引装置，以利加快气体排出，促使肺膨胀。待漏气停止 24 小时后，X 线检查证实肺已膨胀，方可拔除胸腔引流管。持续漏气而肺难以膨胀时，需考虑剖胸探查手术或电视胸腔镜手术探查。

（石应康）

第四节　气管、主支气管损伤

颈胸部钝性与穿透性暴力机制均可导致气管和主支气管损伤。钝性伤机制可能为：胸部受挤压时骤然用力屏气，骤增的气管和主支气管内压导致破裂；胸部前后方向挤压使两肺移向侧方，气管分叉处强力牵拉使主支气管起始部撕裂；减速或旋转产生剪切力作用于肺门部，引起主支气管破裂；头颈部猛力后仰气管过伸，使胸廓入口处气管断裂。穿透性损伤直接与伤道、弹道以及气管支气管腔内医源性操作有关。颈部气管伤常伴有甲状腺、大血管与食管损伤，胸内气管、主支气管损伤常伴有食管和血管损伤。气管插管、气管切开、气管支气管内镜检查和异物摘取都可能误致气管、主支气管损伤。

主支气管损伤（major brochial injury）多发生在距气管隆嵴 2~3cm 的主支气管段，左主支气管较长，更容易损伤。纵隔内主支气管破裂而纵隔胸膜完整时，主要表现为咳嗽、咯血、呼吸困难和严重纵隔与头颈胸部皮下气肿。纵隔内主支气管破裂且纵隔胸膜破损或胸腔内主支气管破裂时，则表现为张力性气胸或血气胸。主支气管部分破裂与完全断裂的临床结局有所不同，完全断裂时主支气管借助黏膜回缩、血凝块和增生肉芽封闭断端，使得细菌不易进入远端支气管引起感染，远端完全不张的肺功能得以保留，主支气管吻合再通后肺有望复张恢复功能。部分断裂的残端可因纤维组织增生等致管腔瘢痕狭窄，容易继发感染，导致支气管扩张与肺纤维化。发现以下情况应高度警惕主支气管损伤：张力性气胸或血气胸，严重纵隔与皮下气肿，胸腔闭式引流术后持续漏气且肺不能复张，胸部 X 线片显示肺尖降至主支气管平面以下的肺不张，侧位胸部 X 线片发现气体聚积在颈深筋膜下方。纤维支气管镜检有助于早期确诊和判断损伤部位。

紧急处理应首先保持呼吸道通畅，改善呼吸循环功能，立即缓解张力性气胸。明确诊断后应尽早开胸探查，施行主支气管修补成形手术。早期手术有助于肺复张，防止支气管狭窄，手术解剖与操作较容易。晚期手术的病人都存在不同程度的肺不张，能否保留肺的关键在于远端肺能否复张，不能复张的肺需要予以切除。手术主要并发症为支气管术后再狭窄、支气管胸膜瘘和脓胸。

在气管损伤（tracheal injury）中，颈前部钝性暴力可导致喉与气管分离、气管破裂与断裂，甚至多个气管软骨环破坏，导致气管软化而发生窒息。胸骨骨折断端向后移位可能撕裂胸内气管段。钝性气管损伤的临床表现为咳嗽、喘鸣、发声改变、咯血、呼吸困难、头颈胸部皮下气肿、纵隔气肿、张力性气胸或血气胸。最常见的穿透性气管损伤是刎颈、医源性手术或内镜操作。临床表现除上述症状与体征外，可发现颈、胸部的伤道或弹道，伤口处常有气体随呼吸逸出，常合并甲状腺、颈部血管、食管甚至颈椎的损伤。

治疗应紧急气管插管、阻止血液与分泌物流入远端气管，保持呼吸道畅通。气管横断或喉气管分离时远端气管可能回缩入胸腔，需紧急做颈部低位横切口，探查与固定断端远端，插入气管导管。气管插管困难时可先置入纤维支气管镜，再引入气管插管。行气管插管与彻底清除呼吸道分泌物之前，忌用肌肉松弛剂。修补吻合时如有气管壁严重损伤，可切除 2~4 气管环，再做吻合手术。

（石应康）

第五节　膈 肌 损 伤

膈肌分隔压力不同的胸膜腔与腹膜腔，随呼吸周期上下移动，由于位置深隐，一般较少受到损伤。根据致伤暴力不同，可分为穿透性或钝性膈肌损伤。穿透伤多由火器或刃器致伤，伤道所经方向和深度直接与受累的胸腹腔脏器有关，多伴有失血性休克，穿透性暴力所致的单纯膈肌损伤少见。钝性损伤机制复杂，常伴有颅脑、脊柱、骨盆和四肢损伤，伤后早期常常因为严重多发伤而忽略膈肌损伤的诊断，甚至多年后因发生膈疝才被发现。

穿透性膈肌损伤（penetrating diaphragmatic injury）是由穿透性暴力同时伤及胸腔、腹腔脏器和膈肌所致，致伤物入口位于腹部的损伤，称为腹胸联合伤（abdominothoracic injuries）受损的胸腔脏器多为肺与心脏，腹腔脏器右侧多为肝脏，左侧常为脾脏；其他依次为胃、结肠、小肠等。火器伤动能大、穿透力强，常造成贯通伤，甚至使穹隆状膈肌多处贯穿；刃器伤则多为非贯通伤。

胸腹或腹胸联合伤病人伤情严重，受伤到就诊时间短，除胸腹部伤口外，多伴有失血性休克的临床表现，体格检查与诊断性胸腔、腹腔穿刺能发现血胸、血气胸、腹腔积血和腹部空腔脏器破裂所致的体征与证据。胸腹部超声检查可快速、准确地判断胸腹腔积血。胸腔与腹腔诊断性穿刺是诊断胸腹腔积血简单、快速、有效的措施。胸腹部X线检查和CT检查虽然有助于明确金属异物存留、膈下游离气体、胸腹腔脏器损伤程度和腹内脏器疝入胸腔等情况，但检查耗费时间，并需搬动病人，延误紧急处理的时机，伤情危重者和病情进展迅速者需慎重选择。

穿透性膈肌损伤应急诊手术治疗，首先是紧急处理胸部吸吮伤口和张力性气胸，改善呼吸与循环功能，迅速手术探查。根据临床表现与伤情分析，手术以迅速控制出血为主要目的，选择合适的经胸或经腹手术路径，并准备两种不同路径的手术野。尽快手术控制胸腹腔出血，探查胸腹腔内器官损伤，并对损伤器官和膈肌予以修补。

钝性膈肌损伤（blunt diaphragmatic injury）多由于严重钝性暴力使膈肌附着的胸廓下部骤然变形，胸腹腔之间压力梯度骤然增加，导致膈肌破裂。随着交通工具行驶速度增加与安全带使用，交通事故伤中膈肌损伤作为钝性多发伤的受累组织结构也日益常见，约90%的钝性膈肌损伤发生在左侧，可能与右上腹肝脏减缓暴力作用和车内座椅安全带作用方向有关。钝性膈肌伤裂口较大，有时达10cm以上，常发生在膈肌中心腱和周边膈肌附着胸壁处。因此，钝性膈肌损伤常有腹内脏器疝入胸腔，常见疝入胸腔的腹内脏器依次为胃、脾、结肠、小肠和肝，腹内脏器挫裂伤出血易积聚在呈负压的胸膜腔内。

钝性膈肌损伤临床常表现为多发伤的一部分，伤后早期多因颅脑、脊柱、四肢、胸腹实质脏器或腹腔空腔脏器的损伤而忽略膈肌损伤。钝性膈肌损伤多合并肋骨骨折、肺挫伤和创伤性休克，血气胸和疝入胸腔的腹腔脏器引起肺受压和纵隔移位，导致呼吸困难，伤侧胸部叩诊鼓音或浊音，呼吸音降低。疝入胸腔的腹内空腔脏器发生嵌顿或绞窄，可出现腹痛、腹胀、呕吐等消化道梗阻表现；腹内空腔脏器破裂，腹腔内出血，则引起腹膜炎体征。钝性膈肌损伤早期不易诊断，影像学检查有助于诊断，胸部X线片可能发现膈肌上方出现含气肠管影，胸腔内出现异常抬高的膈顶样阴影，肺基底段不张等表现。CT与MRI也有助于判断膈肌完整性与膈疝。怀疑膈疝的病人应慎作胸腔穿刺或胸腔闭式引流术，以免伤及疝入胸腔内的腹腔脏器。

钝性膈肌损伤应急诊手术，手术原则为控制胸腹腔内出血，修补损伤膈肌。术前根据伤情、临床表现和辅助检查，分析胸腹腔脏器损伤和出血情况，决定手术路径。无论首选经胸或经腹手术路径，应一并准备两种不同路径的手术野，以备术中改善显露之需。钝性胸腹多发伤剖腹探查手术中应仔细探查膈肌，以免漏诊。伤后晚期出现的膈疝可行电视胸腔镜手术治疗，具有创伤小、显露好和补膈肌方便的优点。膈肌损伤面积大、直接修补张力高时，可采用人工材料补片修补膈肌缺损。

（石应康）

第六节 肺 损 伤

根据肺组织损伤特点，肺损伤包括肺裂伤、肺挫伤和肺爆震（冲击）伤。穿透伤所致的肺组织裂伤都伴有脏层胸膜裂伤，临床表现为血气胸。钝性伤可引起肺组织裂伤、挫伤和挫裂伤，肺实质裂伤而脏层胸膜完整者多形成肺内血肿，胸部X线、CT检查表现为肺内边缘清晰、密度增高的团块形阴影，多在伤后2周至数月自行吸收消散。肺挫伤则是在强大钝性暴力作用下，肺组织与胸壁发生剧烈碰撞、挤压和震荡，导致肺组织出现斑点状或片状出血、充血水肿的损伤后炎性反应。肺组织呈肝样变，肺顺应性降低，肺容量和功能残气量减少，氧弥散功能下降，导致肺换气障碍。临床表现为呼吸困难、咯血、血性泡沫痰及伤侧呼吸音降低和肺部啰音，重者出现低氧血症和急性呼吸窘迫综合征。胸部X线、CT检查发现肺斑片状浸润影，伤后72小时达到高峰，伤后1周逐渐好转恢复。肺爆震伤为爆炸产生的高压气浪或水波浪冲击胸部所致肺损伤，详见第一百一十三章冲击伤。

肺裂伤所致血气胸处理如前所述。肺内血肿无需特殊处理。肺挫伤大多合并严重骨性胸廓损伤（如连枷胸）和其他部位损伤，应予以充分镇痛和积极处理。合并创伤性休克病人在补充血容量治疗时，宜限制晶体液过量输入，适量补充血浆、白蛋白及红细胞，伤后早期给予肾上腺皮质激素治疗可能有助于缓解肺挫伤后的炎性反应。其他支持治疗包括保持呼吸道通畅、给氧、镇痛、给予胸部物理治疗、改善呼吸功能、预防呼吸道感染并发症等。低氧血症或急性呼吸窘迫综合征应及时采用机械通气，既往多使用容量控制模式通气，目前认为肺挫伤后肺顺应性降低，使用该通气模式可致气压伤，故主张使用压力控制模式，并附加呼吸末正压通气。

（石应康）

第七节　创伤性窒息

创伤性窒息（traumatic asphyxia）是钝性暴力作用于胸部所致上半身广泛皮肤、黏膜毛细血管淤血及出血性损伤。当胸部与上腹部受到暴力挤压时，伤者声门紧闭屏气，胸膜腔内压骤然剧增，右心房血液经无静脉瓣的上腔静脉系统逆流，造成末梢毛细血管过度充盈扩张并破裂出血。

临床表现为面、颈与胸部皮肤出现针尖大小的瘀点、瘀斑，以面部与眼眶部明显，口腔、眼结膜、鼻腔黏膜可出现瘀斑，甚至出血。视网膜或视神经出血可产生暂时性或永久性视力障碍。鼓膜破裂可致外耳道出血、耳鸣，甚至听力障碍。伤后多数伤员有暂时性意识障碍、烦躁不安、头昏，甚至谵妄、四肢痉挛性抽搐和瞳孔扩大或极度缩小，上述表现可能与脑缺氧、点状出血和脑水肿有关。若有颅内静脉破裂，伤者可发生昏迷，甚至死亡。创伤性窒息所致的出血点及瘀斑，一般经2~3周后可自行吸收消退。治疗仅需在严密观察下进行对症处理，并积极治疗合并伤。

（石应康）

参考文献

［1］SHIELDS T W, LOCICERO J 3rd, REED C E, et al. General Thoracic Surgery [M]. 7th ed. Philadelphia: Lippincott Williams & Wilkins, 2012.

［2］SPENCER S. 胸心外科学 [M]. 6 版 . 石应康，译 . 北京：人民卫生出版社，2000.

［3］SHI Y K, WANG L L, LIN Y D, et al. Challenges for rear hospital care of Wenchuan earthquake casualties: experience from West China Hospital [J]. Chin J Traumatol, 2010, 13 (3): 131-136.

［4］SHI Y, WU Z, WANG Y, et al. Clinical retrospective and comparative study on diaphragm injuries in 46 cases [J]. Chin J Traumatol, 2001, 4 (3): 131-134.

［5］ROCCO G. Frontiers of Minimally Invasive Thoracic Surgery: Thoracic Surgery Clinics [M]. Philadelphia: Saunders, 2008.

［6］MANLULU A V, LEE T W, THUNG K H, et al. Current indications and results of VATS in the evaluation and management of hemodynamically stable thoracic injuries [J]. Eur J Cardiothorac Surg, 2004, 25 (6): 1048-1053.

［7］WANEK S, MAYBERRY J C. Blunt thoracic trauma: flail chest, pulmonary contusion, and blast injury [J]. Crit Care Clin, 2004, 20 (1): 71-81.

［8］石应康 . 急诊手册 [M]. 4 版 . 北京：人民卫生出版社，2005.

第八节 心脏损伤

心脏损伤(cardiac trauma)发生率不到交通伤的 0.1%,却占严重胸部伤的 10%~75%。心脏伤大致可分为钝性损伤和穿透性损伤两大类,战时多为穿透伤。随着心血管病介入性诊疗技术和心血管外科的发展,医源性心脏大血管损伤的发生率近 30 年来不断有增高趋势。

一、心包损伤

钝性胸部伤和穿透伤均可致心包损伤(pericardial trauma)。心包损伤按撕裂部位又可分为胸膜 - 心包撕裂伤和膈 - 心包撕裂伤。单纯心包撕裂,可产生血心包或急性心脏压塞。后者出现贝克(Beck)三联症,包括中心静脉压升高、低血压和心音低钝,可见于 35%~45% 的病人。当钝性胸部伤出现循环功能不全与失血量不成比例时,应想到急性心脏压塞的可能性,床旁超声心动图检查可提示心包损伤部位和心包腔内积液,有助于诊断。心包穿刺术也是一种诊断手段,抽出积血 20~30ml,还可达到减压目的,抽吸中有新出血征象,应立即开胸止血。

心包撕裂范围大,心脏可脱出心包腔而形成心脏疝(cardiac hernia)。膈 - 心包破裂致腹腔脏器疝入心包腔,则引起心包内膈疝(intrapericardial diaphragmatic hernia)。二者发生率不高,后者文献报道尚不足 100 例,但死亡率较高。临床症状可即刻或受伤数日后延迟出现,也有报道于 10 余年后出现胸闷、气急和循环功能障碍者(图 60-7)。超声心动图、胸部 X 线和多排 CT 检查,均可呈现心脏疝出心包腔征象和心包内膈疝内容,作出心脏疝和心包内膈疝的诊断。治疗措施是在全麻下及早开胸探查,还纳心脏或腹腔脏器,修复心包裂口。2010 年 McCutcheon 报道在腹腔镜下成功修复创伤性心包内膈疝 1 例。及时得到治疗的病例,预后都比较好,但问题是这类创伤少见,伤情比较隐蔽,容易漏诊而导致严重后果,必须提高认识和警惕。近年尚有在应用右胃网膜动脉进行冠状动脉旁路术后导致心包内膈疝的报道,值得注意。

二、钝性心脏损伤

钝性心脏伤(blunt cardiac trauma)又称非穿透性心脏伤,包括心脏振荡伤、心肌挫伤、心脏破裂和心内结构损伤。

1. 心脏振荡伤(commotio cordis 或 cardiac concussion) 心脏振荡伤多见于年轻人和运动员,常在胸前区受球、棒类物轻击后立即昏倒,意识丧失,心搏骤停,体表无明显外伤痕迹。有的病人现场心电图检查曾描记到心室纤颤。2011 年 Fujita 报道 1 例 2 岁完全大动脉转位儿童在室内玩耍时胸前受轻击摔倒在地,意识丧失,送到急诊室后清醒,心电图示完全性房室传导阻滞。入院后病人症状进一步改善,传导阻滞消失,心电图始终未出现 Q 波。这类病人和心肌挫伤的鉴别是心脏无肉眼可见损伤,无心肌细胞损伤,血中肌酸激酶同工酶(CK-MB)和心肌肌钙蛋白 I(TnI)不升高,但受伤后立即意识丧失和 / 或心搏骤停。可能的解释为暴力作用到心脏时,正落在心电复极化易损期,引发心室纤颤等严重心电紊乱所致。2011 年 Maron 收集美国以外五大洲 19 个国家 60 例心脏振荡伤,与美国境内的病例数比为 2∶3,存活率分别为 25% 和 26%,男性多见,流行病学和人口统计学上两组很相似。对此类病人,现场立即进行心肺复苏术和胸外除颤,可能是唯一有效的救治措施。

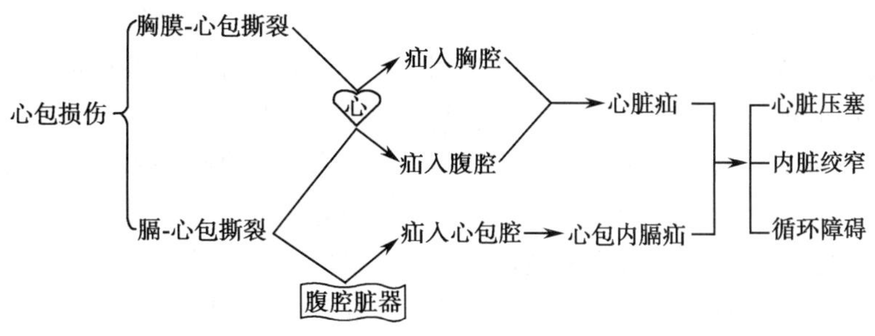

图 60-7 心脏疝及心包内膈疝发生机制及病理生理变化示意图

2. 心肌挫伤(myocardial contusion) 心肌挫伤在钝性心脏伤中最常见,主要病理变化是心外膜下和心内膜下呈现点片状出血,或大块心肌出血和坏死,外观可见暗红色出血区,对无原发性心脏破裂和心内结构损伤者称为心肌挫伤。窦性心动过速和期前收缩是轻度心肌挫伤主要表现;心悸、气短、血压下降或一过性心绞痛可见于重度心肌挫伤,后者同时可出现心力衰竭征象。心电图有 ST 段抬高,T 波低平或倒置;超声心动图室壁呈现节段性搏动减弱,血液 CK-MB 检查特别 TnI 检查明显升高,有助于心肌挫伤的诊断。轻症病例不引起循环功能障碍,无特殊处理,休息后可自行恢复。重度心肌挫伤必须卧床休息,给氧,严密监护;对有心功能不全者适量应用正性肌力药和血管扩张药治疗,改善与支持循环功能,可促进创伤恢复。

3. 心脏破裂(cardiac rupture) 20 世纪 80 年代美国高速公路因车祸死亡人员中,心脏破裂发生率占 5%~30%,多位于右心室,是一种致死性损伤。伤后可立即呈现失血性休克和心脏压塞征象,常伴有严重多发伤。左室破裂多在数分钟内死亡,右室破裂可在 30 分钟内死亡,病死率高达 76%~93%。1990 年 Brathwaite 综合报道 32 例,经手术治疗存活 6 例。2011 年 Yuasa 报道成功救治创伤性心脏破裂 3 例,急诊时超声心动图和 CT 检查均显示心包腔内积液,2 例进行心包引流,1 例手术修复均治愈。这类病人术前都有生命体征。救治成功的经验是,对严重胸部伤,特别是多发伤,当高度怀疑心脏破裂时,立即床旁进行超声心动图检查,可呈现心包腔积液和直接探查到心脏破裂部位,及早作出诊断和紧急处理,解除急性心脏压塞和 / 或修复心脏裂伤,是唯一有效的救治措施。

4. 心内结构损伤(intracardiac structure injury) 心内结构损伤是指心腔内室间隔穿孔和 / 或瓣膜损伤,创伤暴力往往比较大,一般伴有心肌挫伤,发生率在 5% 左右。由于心腔内立即出现左向右分流或反流,伤后病人均有心慌、胸闷和气短,约 2/3 病例可呈现进行性心力衰竭。心内间隔穿孔和 / 或瓣叶撕裂、腱索或乳头肌断裂导致的房室瓣关闭不全,在病人胸骨左缘第 3~4 肋间或心尖区均可听到粗糙的收缩期吹风性杂音;主 / 肺动脉瓣撕裂引起的半月瓣关闭不全则仅在胸骨左缘第 2~3 肋间出现舒张期泼水样杂音。值得注意的是,心内结构损伤可同时出现于多处,因而增加了诊断和救治的复杂性和危险性。2006 年 Rubin 报道 1 例创伤性主动脉 - 右房瘘和三尖瓣破裂,合并完全性房室传导阻滞,手术修复瘘口和置换三尖瓣,术后病人出现右心衰竭和肺水肿,无法脱离体外循环机,经持续体外膜肺支持治疗 2 周,病情好转,最终康复出院。对这类病人,多普勒超声心动图检查除可见心包积液、心壁节段性舒缩功能障碍外,并可探查有无间隔穿孔、瓣膜反流及心脏功能状态,作出诊断和鉴别诊断。处理心内结构损伤必须在体外循环下进行,手术创伤比较大,手术时机选择很重要。对出现心功能不全但能用药物控制或改善的病人,心内病变的修复可延迟到伤后 1~2 个月进行,有利于降低手术风险。被迫需要急诊或早期手术者,由于急性创伤反应存在,血流动力学不稳定,手术死亡率比较高。手术方法根据病变情况确定。术中和术后尚应注意对心、肺和各脏器的功能支持,以及对全身多发伤的合理处理。

三、穿透性心脏损伤

1. 心脏穿透伤(penetrating cardiac trauma) 多见于前胸、背部枪弹或弹片所致的火器伤或尖刀等锐器损伤。医源性损伤是一类特殊的穿透性损伤。右心室是最常见的受伤部位,约占 47%。创伤后若心包伤口大,足以引流出心包内积血,形成大量血胸,可出现严重失血性休克;若心包伤口小和积血不易排出,致心包腔内压力骤增,影响心脏充盈和心排血量下降,可造成急性心脏压塞;大多数心脏穿透伤二者兼有。如果病人有低血容量,可无颈静脉怒张。心前区伴有收缩期吹风样杂音,尚应注意有无室间隔穿孔或房室瓣损伤等。穿透性心脏伤合并室间隔穿孔发生率为 1%~5%。超声心动图检查可见心包积液、心壁和心内结构情况以及有无异物存留,是一项重要诊断手段,床旁胸部 X 线片显示心脏阴影扩大亦有助于诊断。

对于心脏穿透伤,都主张积极手术探查,病人到达急诊室已处于濒死状态或出现心搏骤停,亦应积极抢救,立即开胸探查。对急性心脏压塞病人,剑突下心包开窗术是一个可行的办法,探查发现心包腔内有积血,可向上延长切口,纵劈胸骨开胸探查和修复心脏裂伤。

开胸探查一般根据受伤部位,选择左前胸或右前胸切口。心脏损伤部位不明确或考虑需要在体外循环下进行手术者,做胸部正中切口。切开心包,找寻出血部位,立即指压止血。大多数心脏损伤均可应用带小垫缝线在指压下直接做间断褥式缝合;邻近大的冠状动脉时,可做冠状动脉下褥式缝合止血。冠状动脉小分支损伤可作结扎;主要分支损伤，应用 6-0 聚丙烯缝线进行修复或行冠状动脉旁路移植术。伴心内结构损伤，应在体外循环下进行修复。

2. 心脏异物存留（foreign body in heart） 多见于非贯通伤。异物可位于心包或心腔内，也可嵌于心肌中。细小异物本身无重大影响，但可造成感染，嵌入性异物脱落还可引起出血和栓塞。这类伤员通常都有明显休克。根据受伤史、创道行径、超声心动图、胸部 X 线和多排 CT 检查，一般都能作出诊断。

心脏异物在开胸止血时多可一并摘除；尖锐异物，位于心脏、大血管旁或食管旁者，应尽早手术摘除；刺伤心脏大血管的异物，异物柄外露者，必须作好控制出血措施后方能拔出。对无潜在致命性危险者，可待创伤急性期过后择期摘除异物；无症状、细小光滑的心脏异物可不予处理。

术后注意对循环和呼吸功能支持，加强抗感染治疗，并定期随诊观察。2011 年 Carr 对单个创伤中心 63 例单纯性心脏穿透伤（28 例刀刺伤，35 例枪伤）进行疗效观察，全组死亡 42 例，存活 21 例（33%），随访 5 年，刀刺伤组存活率较枪伤组高（17/28 *vs.* 4/35）。随访中，有 3 例分别死于肺癌和心肌梗死。存活病例中，1 例心功能Ⅱ级，余均恢复到Ⅰ级，射血分数平均由伤后 51% ± 8% 恢复到 60% ± 9%，节段性室壁运动异常亦恢复正常。

（刘维永）

第九节 胸内大血管损伤

胸内大血管损伤（great vessel injury in thoracic cavity）包括胸主动脉及其分支、腔静脉和肺动脉损伤。胸主动脉损伤约有 90% 病人死于院前。

一、胸主动脉损伤

主动脉峡部和升主动脉起始部比较固定，钝性胸主动脉损伤（thoracic aorta trauma）80% 以上发生峡部，5%~20% 位于无名动脉根部和升主动脉起始部。若为全层破裂，可立即死于大出血；有时仅为血管内膜和中层撕裂，剩下外膜及胸膜可暂时维持血流，则形成假性主动脉瘤，后者约有 20% 可以活着入院。未经手术者 80% 在 3 周内可发生继发性大出血。病人常主诉胸前及后背疼痛，多有出血性休克表现。假性主动脉瘤或纵隔血肿还可压迫周围组织和器官，引起气急和声嘶；有的尚伴有下半身缺血性征象。胸部 X 线检查显示纵隔阴影增宽，主动脉结模糊，气管受压移位。超声心动图和多排 CT 检查都能显示胸主动脉破裂和假性动脉瘤的部位和范围，诊断即可确立。

伤员经现场急救和初步处理后到达医院，仍有继续出血征象者应及时手术处理。手术通常在全麻气管插管下进行，根据损伤部位选择胸部正中或左后外侧切口，寻找出血处，迅速用指压法控制出血后作主动脉修复或重建术。血肿和破口不大，在血肿上下端游离主动脉后各绕一阻闭带，或用无创主动脉钳控制出血后切开血肿，修复破裂口。需进行补片或人工血管移植术者，则应在破口上下方正常主动脉壁上分别做荷包缝线，插入一段肝素涂层人工血管建立临时外转流后，修复主动脉破口和重建血流通道。Kanny-Jones 报道 120 例手术病例，总手术死亡率为 31%，术前主动脉已穿破组（83%）明显高于未穿破组（19%），有低血压和多发伤组（62%）明显高于循环稳定组（17%）。术前循环不稳者术后瘫痪发生率较高。近代大血管腔内支架血管移植术，又称腔内修复或隔绝术，已安全应用于临床，也应用于大血管损伤的救治。2011 年 Cindy 报道比利时 1 组 72 例创伤性主动脉破裂 30 年的救治经验，48 例接受开胸手术，24 例接受腔内修复术（endovascular repair），开胸和腔内修复术死亡率分别为 16.7% 和 8.3%，截瘫率为 4.2% 和 0，提示腔内修复术改善了创伤性主动脉破裂预后。长期耐久性尚需继续观察。

二、主动脉弓损伤

1. 主动脉弓损伤（trauma of aortic arch） 钝性伤中多见于无名动脉根部，穿透伤可发生于主动脉弓任何部位，包括 3 个头臂支。主动脉弓损伤都有胸痛和出血性休克表现，假性动脉瘤形成时纵隔血肿多向颈根部延伸，压迫邻近组织和器官，引起气急和腔静脉回流障碍，颅脑与上肢有缺血征象，是一组严重的复杂性大血管损伤。胸部 X 线检查可见上纵隔阴影增宽，气管受压，主要靠超声心动图、多排 CT 及血管造影检查确定主动脉弓及其分支破裂的部位和范围。

当前主动脉腔内修复技术或与微创手术相结合的杂交技术已用于这类复杂大血管损伤的救治：①血管造影显示主动脉破裂位于左半弓，弓部分支无损伤，采用单纯腔内修复术将支架血管近端锚定于左颈总动脉远端，封闭左锁骨下动脉开口多能达到安全、有效的止血目的；②破口累及左颈总动脉或支架血管必须封闭左颈总动脉，可先保留造影时主动脉内引导钢丝，在局麻下作颈部切口，行右颈和左颈总动脉旁路手术后，再在X线引导下通过保留于主动脉内钢丝经皮送入和释放支架血管，封闭左颈总和左锁骨下动脉开口，即主动脉去分支术（aortic debranching），即可达到止血目的；③损伤若位于右半弓或累及右无名动脉开口，保留造影时主动脉内引导钢丝，立即全麻下经胸部正中切口开胸探查，对无法显露和直接缝合的主动脉弓和/或分支破口，给予临时压迫止血，应用侧壁钳部分钳闭升主动脉，将一Y形血管进行升主动脉至右无名动脉和左颈总动脉旁路移植术，再通过保留于主动脉内的引导钢丝同上述方法完成经皮主动脉腔内去分支支架移植术，腔内支架血管近端可锚定于无名动脉开口近端，释放支架血管后即可达到止血目的。应用上述主动脉腔内修复术，特别腔内去分支杂交技术，大大简化了手术操作，缩短了手术时间，并提高了对这类复杂大血管创伤救治的安全性。

2. 主动脉弓分支损伤（trauma of aortic arch branches） 主动脉弓分支胸内段损伤很少见，1991年Mclean收集英文文献，穿透性无名动脉损伤仅有13例报道。临床主要表现为失血性休克、纵隔血肿和大量血胸。上述征象位于右侧者，可提示右无名动脉损伤；位于左侧者，有可能为左颈总和/或左锁骨下动脉损伤。超声心动图、多排CT及主动脉造影检查可助确诊。手术探查一般在全麻下进行，胸部正中切口，必要时向伤侧颈部延伸。当显露主动脉弓前上方时，注意保护左无名静脉，可将其游离后向上方牵引，寻找活动性出血部位，试用手指压迫出血口，力争直接缝合破口止血。创伤大，需阻闭无名动脉或左颈总动脉血流才能显露破口进行手术操作时，应采用肝素涂层人工血管于破口远、近端先建立临时外转流，保证脑供血，然后进行修复或作人造血管移植术。随后拆去临时外转流。术中尚需注意探查邻近血管和器官，若有损伤，立即给予修复。

三、腔静脉损伤

腔静脉损伤（trauma of vena cava）多为穿透伤所引起，失血量大，可立即呈现失血性休克。损伤发生于心包内，则出现急性心脏压塞征象，容易与肺动脉损伤及右心破裂混淆。根据外伤史、创道行径、胸部X线，特别超声心动图检查，后者可呈现右侧胸腔和/或心包腔积液等征象，有时可观察到破裂口，多能提示诊断和鉴别诊断。

诊断一旦确立，应及时进行手术处理。一般在全麻下经右前胸切口进行探查，可采取多种方法临时控制出血后修复腔静脉损伤：①首先可用手指加压破口控制出血，加快输血，纠正休克，直接缝合腔静脉裂口；②创口较大，可应用带侧孔的静脉导管经右心耳插入损伤的腔静脉段，建立临时腔静脉-右房内分流，控制出血后，再修复腔静脉损伤；③在X线血管造影引导下，经外周静脉插管送入支架血管，施行腔内修复术。以上方法主要用于处理上腔静脉损伤。最近日本报道应用开窗支架移植术（fenetrated stent-grafting）成功治疗1例肝段下腔静脉损伤（hepatic inferior vena cava injury）。尽管此类腔内介入治疗创伤小、安全、简便、有发展前景，但适应证选择严格、难度大，当前治疗方法仍主要取决于创伤部位的解剖复杂性和损伤程度。2011年Kaoutzanis报道为了显露损伤血管和控制出血，对2例钝性肝段下腔静脉损伤病人，在深低温低流量体外循环和短暂停循环下成功进行修复手术，取得满意效果。

（刘维永）

参考文献

[1] MCCUTCHEON B L, CHIN U Y, HOGAN G J, et al. Laparoscopic repair of traumatic intrapericardial diaphragmatic hernia [J]. Hernia, 2010, 14 (6): 647-649.

[2] MARON B J, AHLUWALIA A, HAAS T S, et al. Global epidemiology and demographics of commotio cordis [J]. Heart Rhythm, 2011, 8 (12): 1969-1971.

[3] RUBIN S, FALCOZ P E, PONCET A, et al. Traumatic aorto-right atrial fistula and tricuspid valve rupture. Postoperative cardiac and respiratory support with extracorporeal membrane oxygenation [J]. Interact Cardiovasc Thorac Surg, 2006, 5 (6): 735-737.

[4] RYU Y G, CHOO S J, LIM J Y, et al. Hybrid procedure for

a traumatic aortic rupture consisting of endovascular repair and minimally invasive arch vessel transposition without sternotomy [J]. J Korean Med Sci, 2010, 25 (1): 142-144.

[5] WATARIDA S, NISHI T, FURUKAWA A, et al. Fenestrated stent-graft for traumatic juxtahepatic inferior vena cava injury [J]. J Endovasc Ther, 2002, 9 (1): 134-137.

[6] KAOUTZANIS C, EVANGELAKIS E, KOKKINOS C, et al. Successful repair of injured hepatic veins and inferior vena cava following blunt traumatic injury, by using cardiopulmonary bypass and hypothermic circulatory arrest [J]. Interact Gardiovasc Thorac Surg, 2011, 12 (1): 84-86.

第十节 食管损伤

食管损伤(injury of esophagus)可由于刺伤、穿透性、医源性或自发性引起。Shields 等将食管损伤分为管腔内型和管腔外型,前者为物体由食管内向外穿透,见于医源性(器械性及不恰当的摘除异物)及异物性损伤;后者为物体由食管腔外向内穿透,见于贯穿性外伤。一般食管颈段损伤最少,占 15%~25%;胸段损伤最常见,占 50%~70%;腹段损伤占 25%~30%。影响治疗效果最重要的一个因素是创伤距手术治疗的间隔时间。食管损伤早期局部损害和炎症较轻,食管壁水肿轻微,病人全身情况好,治疗效果好。文献报道,24 小时内治疗生存率为 92%,延迟治疗病死率高达 66%。临床上根据创伤时间、部位、范围、合并伤情况及伤口污染情况来确定手术治疗方案。一般颈段食管损伤较胸、腹段食管损伤的愈合好。

颈部食管损伤主要表现为疼痛、吞咽困难及颈根部皮下气肿。随唾液咽下的污染物可经食管破损处循颈部筋膜组织间隙进入纵隔,形成纵隔脓肿,病人出现严重感染症状。损伤后颈部侧位 X 线片的特征为:颈椎椎体前沿至气管后壁之间的软组织阴影宽度超过气管内空气阴影的宽度;如破口较大,口服碘水造影剂行 X 线透视,可见造影剂溢出食管腔。

处理包括禁食,由颈部做斜切口,在食管破口处周围置入香烟式引流,行空肠造瘘维持营养,使用抗生素控制感染。如能在伤后 24 小时之内确诊,可试行缝合破口,愈合的机会较大。如已形成纵隔脓肿,应做后纵隔引流术。

胸段食管损伤后,其破口可穿透纵隔胸膜而与胸膜相通。由于病人不断咽下唾液甚至继续进食,使纵隔及胸膜腔遭受污染,造成难以控制的纵隔感染及脓气胸。自发性食管破裂多曾有剧烈呕吐史(如醉酒),病人有剧烈疼痛,吞咽困难。此种破损常位于食管下端的左前方,一般裂口长度约 5cm。因病人常有剧烈的上腹痛,因此有被误诊为急腹症而开腹探查。初起为液气胸,短期内即转为脓气胸,病人有呼吸困难及中毒症状。胸部 X 线显示液气胸,口服 40% 碘油可见造影剂溢出食管腔。口服亚甲蓝后行胸膜穿刺,可得蓝染液体。如病人已行胸腔闭式引流,引流瓶内可发现食物残渣或出现蓝染液体。

治疗包括绝对禁食,在食管破口上方置胃管连接负压吸引,将唾液随时吸出,使用抗生素控制感染。如能在破损后 24 小时之内行修补缝合手术,成功的机会较大。对晚期病例,在病人全身情况允许时也应该行缝合,即使缝合处获部分成功,亦能使破损处缩小而增加痊愈的机会。术后最关键的问题:①保证闭式胸腔引流管通畅,使肺尽快膨胀以消灭脓胸。此点对食管裂伤的愈合十分有利。因为肺膨胀后可使食管损伤的缝合处得到支撑,且膨胀的肺尚可起堵塞破损的作用。②加强营养,促进机体的修复愈合能力。对缝合修补失败的病例,可考虑由颈部游离出食管,切断后缝合封闭远侧断端,由腹部另做切口游离结肠,经胸骨后或皮下做结肠代食管术。食管可旷置,无需切除。

自发性食管破裂或 Boyehaale 综合征是指非直接、异物或器械损伤的食管透壁破裂或全层裂开,是一种迅速危及生命的疾病,如颅脑损伤后合并此综合征,则预后极差。各种原因引起的呕吐是导致食管破裂的常见病因。对于颅脑损伤后有胸部症状者,应及时拍胸部 X 线片,如胸部 X 线片发现胸腔内积液或气胸,且液气胸常为单侧,加之食管造影就可迅速诊断。无论手术与否,加强全身营养支持或空肠造瘘完全肠胃内营养支持及有力的抗感染治疗都非常关键,但忌通过胃造瘘或鼻饲进行肠内营养,因为易发生严重反流,使病情迁延。

医源性食管穿孔为胸外科的少见病例。这类疾病的发生原因不一,病情危重,是胸外科医师面对的一种较棘手的问题。硬质食管镜下取异物是导致医源性食管穿孔的最常见原因,其次为食管狭窄时采用机械性扩张术，Heller's 手术和纤维食管镜所致者少见。早期诊断、合理的手术方式是提高医源性食管穿孔治愈率的关键。

（刘中民）

第十一节 胸导管损伤

胸导管损伤（injury of thoracic duct）绝大多数因手术操作所引起，多见于涉及范围广泛的心脏大血管手术、纵隔肿瘤或中心性肺癌、食管癌切除术后，外伤所致者较少见。当胸部闭合性外伤，尤其是合并脊椎损伤时，若胸腔引流液体较多，呈乳白色或粉红色，应想到本病的可能，要及时处理。外伤性胸导管损伤或乳糜胸有其特点：①外伤性乳糜胸早期常伴有血胸，胸腔积液呈血性，胸导管损伤易被掩盖；②乳糜液的量及性状与病人饮食的量及性质有关，创伤早期病人常处于禁食或低脂饮食状态，乳糜液量少且所含脂肪也很少，胸腔积液呈淡红色或淡黄色，苏丹Ⅲ染色可呈阴性，易被误诊，所以外伤后如果胸腔积液异常增多，应考虑乳糜胸的发生。

真正典型的乳白色胸腔引流液或穿刺液在临床上并不多见，大约只有 50% 的乳糜胸的胸腔积液呈乳状，12% 呈浆液状或淡血性，以后可转为浑浊的血清样，只有当进食后胸腔积液才会转为乳白色。正常情况下，胸部手术后第 1 天胸腔引流量在 200~500ml，以后逐渐递减，颜色亦逐渐变浅。在胸导管损伤时，每天引流量不但不递减反而有增加的趋势，可达 700~800ml，甚至更多，4~5 天后病人出现衰竭现象。一个重要的临床表现为：在禁食条件下，胸导管损伤后胸腔引流液并不呈现为乳白色，而为淡粉红或淡黄色，从而常常被误认为胸腔积液。此种乳糜由于禁食而不含脂肪，以致苏丹Ⅲ染色可能不呈阳性而漏诊。对于此类病人，可口服或经胃管注入牛奶或含脂肪的液体 200~300ml，2~3 小时候引流液即呈乳白色，乳糜液放置后常分为两层，上层为脂肪层，下层为液体。胸腔积液呈不凝固牛奶状液体，此时苏丹Ⅲ染色肯定将呈阳性。

乳糜胸必须与假性乳糜胸或胆固醇胸腔积液相鉴别。假性乳糜胸可出现在恶性肿瘤或炎症之后，由于液体内含有卵磷脂 - 球蛋白复合物，可以使液体呈现乳样液，此种液体中脂肪含量极少，因此苏丹Ⅲ染色常为阴性。结核及类风湿关节炎病人的胸腔积液有可能为乳样液。胆固醇性胸腔积液由于含有大量的胆固醇晶体，因此可呈乳状。绝大多数乳糜液的胆固醇与三酰甘油比率 <1，而非乳糜性液体胆固醇与三酰甘油的比率 >1，因此测定此数值可有助于鉴别其性质。此外，如果液体的三酰甘油浓度超过 110mg/100ml，则有 99% 的可能为乳糜；反之，如其浓度低于 50mg/100ml，其为乳糜的可能性仅为 5%。

在胸部手术结束关胸前仔细检查纵隔，尤其食管中段食管癌切除、中心性肺癌切除以及纵隔瘤切除术后，如发现纵隔面上总有液体存积，应用干纱布擦拭后仔细观察，有时可发现在胸导管破损处不断有液体似泉水样渗出，可用丝线在其下方做深部缝扎。

开胸术后乳糜胸因大量乳糜液的丧失，可引起水电解质失衡、低蛋白血症、代谢和免疫功能紊乱，严重者因呼吸、循环功能衰竭或多脏器功能衰竭而死亡，一经确诊后应积极治疗。首先应采取保守治疗，给予高糖、高蛋白、低脂肪的全胃肠道外营养；确保胸腔引管通畅，动态监测胸腔引流量；中链甘油三酯不需经肠道淋巴管而直接吸收进门静脉系统，减少淋巴液促进愈合；胸膜腔注入刺激胸膜粘连的药物如高渗葡萄糖、四环素、OK-432 等。术后已确定有胸导管损伤时，应立即停止经口进食，由静脉补充营养、水分及电解质，根据乳糜液排出的量和速度决定是否手术治疗。如经禁食 2~3 天后乳糜液排出量日渐减少，即可坚持用保守疗法；一旦保守治疗无效，应果断采取手术治疗，术前 3 小时口服含有 10g 奶油的液体 200ml，使用电视辅助下胸腔镜外科（VATS）或经右胸后外侧切口切除第 6 肋的大部进胸，在膈肌上方、主动脉与奇静脉之间找到胸导管，在破损处可见有乳白色的乳糜流出。将胸导管在近膈面出缝扎。如在解剖后未找到胸导管，可在膈上方将主动脉和奇静脉之间的组织做大块缝扎。关胸前在胸膜腔内留置含 5g 无菌滑石粉的生理盐水混悬液 20~30ml，可以促使胸膜发生粘连，有助于乳糜胸的早期愈合。

必须注意掌握手术时机，不宜拖延，否则每日丢失大量蛋白，数日后病人的全身情况将迅速恶化，从而失去手术机会。

（刘中民）

第十二节 胸腹联合伤

由于上腹部和下胸部的解剖特点，凡低于第 4 前肋、侧胸第 6 肋和后背部第 8 肋的胸部贯通伤、非贯通伤或刃器伤，均有可能伤及邻近的腹腔脏器。在左侧多为胃肠道或脾，右侧多为肝。询问病史时应注意受伤时的体位，根据贯通伤的伤道或非贯通伤的入口以及金属异物存留的部位，初步判断损伤的脏器。胸部损伤后，病人多有呼吸急促、呼吸困难或发绀；腹内脏器损伤后，病人则多有内出血或急性腹膜刺激症状。对少数就诊时已有休克、意识障碍或由于多发伤的影响而造成诊断困难者，可在伤情允许的条件下进行必要的其他辅助检查，包括 X 线检查、胸腹腔穿刺、化验检查等。

胸腹联合伤属严重多发伤，伤情重，病情变化快，如不及时抢救，常造成严重后果。及时且有效的院前急救、急诊室急救以及有效的院内治疗，方能提高治愈率。病人兼有胸腔和腹腔内脏器损伤的双重临床表现，正确的诊断尤其早期诊断是治疗的关键。首先询问病史，了解受伤的经过和损伤的部位，估计受伤的程度，其中包括致伤环境、时间、伤器特征、投射方向、应力大小、伤口数目及情况、体位以及受伤后出现的早期症状等。胸腹部损伤常出现呼吸道阻塞和呼吸困难以及循环衰竭，均应及时进行院前急救处理，保持呼吸道通畅、吸氧，以及必要的机械通气，控制外出血、补充血容量，保护重要器官功能，处理张力性气胸、开放性气胸和连枷胸等，为进一步治疗争取机会。进入医院后，迅速确定威胁生命的紧急情况与损伤部位，确定进一步处理方案。

对于诊断不明确者，只要病人条件允许，都应在急诊处理后争取必要的实验室及诊断仪器检查，如摄胸部 X 线片、CT 扫描、超声检查及诊断性穿刺等。多层螺旋 CT 具有优越性，能够快速诊断血气胸、腹腔积血、实质脏器破裂、肺挫伤、颅脑损伤及各种骨折，指导手术方式。诊断性腹腔穿刺术和腹腔灌洗术简便易行、安全可靠，阳性率 >90%，对于判断腹腔内脏有无损伤和哪一类脏器损伤有很大帮助。一般胸腔穿刺即可明确血胸或气胸。

在有下列情况时容易发生误诊或漏诊：①症状不典型，如膈肌破裂小，可无明显症状。②伤情复杂，如肝脾损伤时其出血有时可循膈肌裂口进入胸腔而表现为血胸；少数病人在结肠损伤后气体可循此途径进入胸腔而表现为气胸。③伤情严重，严重的多发伤（如颅脑损伤）掩盖了胸腹联合伤的临床征象。④损伤部位较多，检查伤口时对胸腹部伤口未予注意。

多数胸部贯通伤在作闭式引流后伤情可以好转，无需紧急开胸手术。但在疑有心脏大血管、气管支气管或食管损伤者，常需急症开胸探查。胸部贯通伤尽早作开胸探查。手术发现凝血块最多处往往即为出血处，纤维蛋白沉积最多处常为空腔脏器损伤处。

（刘中民）

第十三节 胸部损伤的综合处理

一、救治胸部损伤的原则和程序

救治胸部损伤的紧迫程度随伤情而异。对于不太严重的钝伤所致的少数单纯性肋骨骨折或症状不明显的少数血气胸，可按常规程序询问病史、体格检查及做必要的辅助检查，然后给予相应的处理。但在伤情十分严重、病人濒危之际，必须用最快的速度边检查边处理，甚至先处理后检查。

1983 年，Stone 等首次提出了损伤控制手术（damage control surgery，DCS）概念，认为创伤早期施行简单、有效的外科手术控制损伤，可以挽救原来认为不可挽救的危重病人。目前认为 DCS 是指针对严重创伤病人进行阶段性修复的外科策略，旨在避免由于致死性三联征相互促进而引起不可逆的生理损伤，DCS 的合理应用可有效降低严重多发性病人的死亡率。DCS 包括 3 个阶段：①第一阶段，立即用最简单、有效的手术控制出血和感染；②第二阶段，重症监护治疗与复苏，包括纠正低体温、酸中毒血症、凝血功能障碍等;③第三阶段,当病人条件允许时,实施确定性手术。其中,关于第一阶段的手术治疗时间和第三阶段手术时机的把握是损伤控制策略的关键。Johnson 等认为,在第一次手术后 24~48 小时是实施确定性手术的最佳时机,虽然此类病人病情未达到最佳并且脏器水肿严重,但创伤后全身炎症反应综合征(systemic inflam-matory response syndrome,SIRS)程度尚轻,一旦拖延到循环、呼吸衰竭或肾衰竭出现,手术风险将更大;同时,腹腔内填塞物最好在 72 小时左右移除,否则严重感染发生的机会将明显增多。

严重的胸部损伤多伴有呼吸困难、缺氧,甚至休克。接诊时应立即给氧,建立输液通道,抽血做交叉配合给予输血。胸部叩诊如呈鼓音且纵隔偏向一侧,应疑有张力性气胸或严重的气胸,立即行胸膜腔穿刺,尽快抽出胸内积气。如叩诊呈实音,应行穿刺抽出积血,并尽量抽尽为止。对胸壁的开放伤,需立即用大块油纱布封闭并紧密固定,加压包扎。同时,迅速用鼻导管抽净呼吸道内分泌物。留置导尿管观察尿量,建立通道测量中心静脉压,连接心电监测及血氧饱和度监测。对呼吸已经停止者,立即气管内插管及辅助呼吸。

在进行上述处理的过程中,抓紧时机对病人的胸腹部进行一次比较全面的检查。凡位于左腋前线至有锁骨中线的胸部创伤,均有可能伤及心脏。如有大量血胸和严重的循环衰竭,心率快而血压低,呈休克状态,或心音微弱遥远,颈静脉怒张,说明有急性心脏压塞。心脏损伤后 80%~90% 的病人伴有此种情况,为短期内死亡的主要原因,应立即行心包穿刺。比较安全而方便的途径为剑突下入路。选用针尖斜面不大的粗针头,即使仅仅抽出 40~50ml 的积血也能使心包内压力下降,回心血量增加。如经穿刺清除积血后循环功能暂时好转但不久又恶化,需要再次穿刺。如又有积血,为心脏有继续出血的征象,应立即将病人送手术室急症开胸。特别危重的濒死病人可行急症室开胸,解除急性心脏压塞。同时,气管内插管和建立静脉输液通道。先用 O 型血或未经交叉配合的同型血快速输入,同时迅速做血型测定及交叉配血。开胸后将心包内凝血块清除,找到心脏破口作进一步处理。如心搏已停止,立即心脏按压,边按压边缝合,缝合完后继续按压复苏。绝大多数心肌穿透伤无需体外循环,单纯缝合亦有机会获得成功。文献曾报道 33 例心脏损伤(刀刺伤 3 例、枪伤 30 例),接诊时将病人直接送手术室立即开胸,术后 22 例存活;而经由急诊室再转手术室的 10 例中,只有 2 例获救。在直接送入手术室的 33 例中,有 10 例到达医院时呼吸、心搏已停止,仅身体尚微感温暖,未经急症室直接进入手术室做手术后 2 例存活;而经急诊室转送手术室的 10 例中,有 3 例伤情类似,虽经手术而无 1 例救活。未经急诊室的病人从到达医院至手术开始的时间平均为 21 分钟,而经急症室者为 62 分钟。此组病例救治的结果表明,在救治严重胸部创伤时,当机立断和迅速采取紧急措施是救治成功的关键。

二、救治胸部损伤的注意事项

在抢救胸部损伤时,应特别注意以下几种有双向改变可能的情况,处理得当时伤情可能迅速好转,否则可能死亡。

1. 呼吸道梗阻　呼吸道梗阻如不迅速予以解除,任何抢救措施均将无济于事。肺裂伤或气管支气管损伤后血液可存积在呼吸道内,严重的肺挫伤可使肺毛细血管通透性增加,造成毛细血管与血浆渗透压之间失衡,血浆外渗而出现肺水肿。血液的细胞成分进入肺组织导致实变,红细胞和水肿液广泛地充斥于肺泡内。临床表现为呼吸困难、咯血或血性痰,加之胸部损伤后的剧烈疼痛影响咳嗽动作,妨碍呼吸道内血液及痰液的顺利排出,以致造成呼吸道梗阻,影响同期功能,使低氧血症加重。

急救时可用导管经鼻孔插入气管,清除过多的分泌物。如插管不便,可做气管切开。对呼吸机应用的意见尚不一致。间歇正压通气(IPPV)可减轻肺水肿、减少肺出血、保证充分氧供,但容易发生呼吸道感染及高凝血症,如处理不当,可加重肺损伤并抑制心脏功能。对严重低氧血症,在认真监护心肌功能和血氧的条件下采用高频正压通气(HFPPV)可取得较好效果。

2. 出血性休克　创伤后机体血液中儿茶酚胺含量急剧增加,微循环出现动力学改变,除心脑可获得灌注外,其他组织及器官包括皮肤、肾脏及腹内脏器均可因毛细血管前括约肌的关闭使组织发生缺氧。无氧代谢产生的乳酸、组胺、5- 羟色胺、氧自由基可使毛细血管通透性增加。毛细血管后括约肌在高浓度儿茶酚胺作用下发生收缩,使微循环进入迟滞状态,造成大量血液淤积在微循环内。因此,在严重创伤后除失血外,尚有微循环淤积和血液中液体成分向血管外转移,使有效循环量的减少大大超过实际出血量,从而使需要补充的血液和液体总量明显增多。

White(1987年)报道对2 650例低血容量休克治疗时应用Swan-Ganz漂浮导管测量肺楔压的重要意义。采用经颈内静脉插管法,肺毛细血管楔压低于9.98mmHg说明血容量不足,需要输入平衡盐液及全血直至肺毛细血管楔压正常。如肺毛细血管楔压在9.98~20.00mmHg说明血容量已经恢复。

3. 恢复胸廓的完整和稳定胸膜腔内压　胸壁上的开放伤口经封闭后可阻断空气直接进出胸腔,以后再行胸膜腔穿刺或闭式引流可使肺膨胀。应警惕用作封闭伤口的敷料出现松动或移位,以致伤情又趋恶化。条件允许时,应尽早清创及闭式引流。大量血气胸使肺萎陷,穿刺后应早做闭式引流恢复胸内正常压力。引流后如持续有大量气体经引流管排出,应怀疑有肺裂伤或气管支气管损伤,需做纤维支气管镜确定。

三、胸部损伤后急症开胸手术的适应证

有下列情况时应行紧急开胸探查手术:

1. 心脏大血管损伤。

2. 心脏压塞　有人主张对急性心脏压塞行心包穿刺后严密观察,症状改善后有复恶化者重复穿刺,多次穿刺可能达到治疗目的而避免手术。但另外有学者认为,急性心脏压塞时积血随时有可能冲破心包上的裂口而发生致命性大出血,因此仍以积极考虑开胸手术为宜。

3. 严重血胸　初次穿刺或闭式引流后立即排出积血1 000ml以上,或闭式引流后3~4小时引流管排出血液的速度仍在120~150ml/h,病人有失血征象,经输血后情况未能明显改善者。

4. 张力性气胸　经闭式引流后持续有大量气体排出,伴有皮下气肿及血痰,经纤维支气管镜检查疑有气管支气管损伤者。

5. 液气胸　口服1%亚甲蓝后胸膜腔穿刺液或闭式引流瓶内有蓝染,证实有食管破裂者。

6. 胸腹联合伤伴膈肌破裂,有腹内脏器进入胸腔,并有嵌顿现象出现者。

7. 伤后有失血性休克及大量胸腔积液体征,但穿刺抽不出积血,病人有明显呼吸困难,说明胸内有大量凝血块存积者。

8. 胸壁有大块缺损。

四、有关急症开胸的几个问题

1. 麻醉　气管内插管全身麻醉。

2. 输液通道　迅速建立两条通畅的静脉输液通道,一条输入静脉麻醉剂,另一条用作输血补液。

3. 手术切口的选择及进胸后的处理

(1)心脏损伤:可采用左前胸切口,必要时横断胸骨将切口延至对侧,或用胸骨正中切口入路。暴露并切开心包,发现出血处时即用手指按压止血,然后将破损处两侧的心肌做全层褥式缝合,心耳或心房上的裂口可用钳夹或直接缝合止血。心室破损可先用手指按压,直接8字形缝合或用带有小垫片的缝线做褥式缝合。必须注意缝线不能绕过冠状动脉。如果损伤较大,尤其位于心脏后方时,应先用手指控制出血,并立即建立体外循环,然后进行修补。

(2)严重血胸:胸部外伤后早期因肋骨骨折损伤壁层胸膜,胸壁出血进入胸腔或肺裂伤出血形成血胸,此时引流出胸腔积液为血性积液。胸腔内如有心脏及大血管损伤,病人往往迅速休克死亡,失去抢救机会。心脏损伤诊断成立后,立即开胸手术是唯一急救的方法。肋间动脉或胸廓内动脉损伤,留置胸膜腔闭式引流后若为进行性血胸,需要开胸手术治疗。如果短期出血量很大,形成凝固性血胸,也应及时手术治疗。后期出血逐渐停止,胸膜腔渗出后积液颜色变淡、变黄,为浆液性渗出液,机制可能与壁层胸膜水肿有关,也可能与肋骨骨折损伤胸壁淋巴管致淋巴漏及壁层胸膜淋巴引流障碍有关。胸导管损伤可能致乳糜胸,壁层胸膜明显增厚,胸膜吸收障碍导致胸膜腔反复积液,压迫肺组织,造成肺不张、肺部感染、胸腔积液感染形成脓胸,胸腔积液机化后胸廓畸形,限制肺扩张,影响肺功能。由于术前对出血部位可能不十分明确,因此开胸切口必须考虑到有利于手术操作。可采用后外侧切口切除第5肋骨,必要时切断第6肋骨后端,如此对上下肺叶及上下纵隔均能顾及。如肺有较深的裂伤,可做深层缝合。伤及肺门大血管且无法修补时,可将相应肺叶切除。出血若来自主动脉或其他大动脉,找到出血点制止出血后,应修补血管。如血管已经破裂且无法修补时,可予结扎,必要时行人工血管置换术。

(3)气管支气管损伤:麻醉后插管如有困难,可在纤维支气管镜诱导下行气管插管。胸内气管损伤时可在右侧后外侧切口,切除第5肋骨的大部分后进胸,结扎切断奇静脉,切开纵隔胸膜,游离气管,用纱布条将气管牵向外侧,将隆嵴(隆突)游离后同样牵向外侧。气管未完全断裂者可用缝线做全层缝合修补裂口,外用一块带蒂的胸壁膜覆盖并做固定。如气管已完全离断,可事先准备一套无菌气管插管及一根麻醉机上的螺纹管,游离出远侧断

端后，将无菌插管在手术台上插入，并连接与螺纹管及麻醉机上维持呼吸，彻底吸净两侧支气管内的积血及分泌物后，将两侧断端修剪平整，用可吸收线做全层对端缝合。先将全周径的缝线缝上，拔除远侧断端内的气管插管，将病人头部尽量置于屈曲位并将牵拉隆嵴的纱布向上提，以后迅速打结。全部缝线打结完后，请麻醉师将气管内插管向下送至吻合口下方平面，切断下肺韧带以减少吻合口的张力。最好能用一条带蒂的肋间肌或带蒂大网膜包绕并固定在吻合口周围。关胸后需要将病人的下颌部皮肤缝合在胸骨上窝的皮肤处，防止病人术后头部后仰而增加气管吻合口上的张力，妨碍愈合。对于完全断裂的支气管，找出两侧断端后先洗净肺内存积的分泌物，然后对合作全层缝合。

(4) 食管损伤：外伤性食管破裂在临床上较少见，病死率高。病人的典型症状是外伤后或暴饮暴食后呕吐突发下胸部、上腹部剧烈疼痛，同时伴有气急、呼吸困难、休克等。临床类型可分为食管完全破裂、食管胃黏膜撕裂症以及食管壁间穿孔三类。其治疗原则是积极抗休克的同时，留置胸腔闭式引流。当食管穿孔引起纵隔污染，发生纵隔气肿和纵隔炎时，病情往往发展很快，穿破纵隔胸膜进入胸腔，引起疼痛、呼吸困难、体温升高、心率增快，全身中毒症状明显。修补食管损伤的手术入路应视具体情况而定。如伤后液气胸在右侧，应经右胸后外侧切口，切除第6肋骨的大部分后进胸，结扎切断奇静脉后全部胸段食管均在视野之中。但若损伤在胸段食管中部平主动脉弓处，如经左胸修补因有主动脉弓妨碍操作，可由右侧进胸。但左胸必须留置闭式引流，甚至先做闭式引流后在开右胸。食管壁上的裂口随伤后时间的延长而改变。在24小时以内缝合修补者，因急性炎症尚不严重，愈合的可能较大。裂口边沿的炎症反应随时间的延长而渐趋明显，裂口边沿上水肿的组织被缝线切割裂开的机会逐渐增加。尽管如此，仍应缝合争取部分成功的机会。全层缝合完成后取一条带蒂的肋间肌或胸膜覆盖并固定与缝合处。术后必须绝对禁食。由于术后常有反胃，逆流的胃液不断冲击缝合处，对愈合十分不利。因此应在腹部另作切口，经腹壁引入两根导管，一根置胃中连接于胃肠减压器上，另一根导入十二指肠作为术后输入营养液之用。胸部外伤合并食管损伤的处理原则：①迅速明确诊断；②感染区域引流，避免感染进一步扩散；③妥善处理食管裂口，促进其尽早闭合；④预防食管裂口闭合后再破裂。自发性食管破裂如破口小，病人就诊及时，胸腔污染较轻，可行单纯胸腔闭式引流或食管内加用带膜食管支架封堵破口。因此，早期确诊对病人的生存非常重要。

(5) 凝固性血胸：少量凝固性血胸无需处理，可以自行吸收。中等量者以后逐渐机化，形成纤维包膜影响肺扩张，应于伤情恢复后择期手术。大量凝固性血胸直接影响呼吸循环功能并易感染，应早期手术清除。由胸腔内回收的血液不宜再用于自身输血。

(6) 胸壁大块损伤：待完成气管内插管后，再将原来用于封闭伤口的敷料除去，彻底清创，清除碎裂的骨片和异物、胸膜腔内的积血和异物，对出血点进行止血。胸壁上的缺损如面积太大无法对合时，可用一片灭菌涤纶布缝补于缺损处，然后将伤口周围的肌肉覆盖缝合。另外一种方法为请麻醉师由气管插管充气使肺膨胀，将肺缝合于缺损处的周围用以堵塞破口，再用邻近的肌肉等软组织覆盖，最后缝合皮肤。

（刘中民）

第六十一章
胸壁、胸膜疾病

第一节　胸 壁 畸 形

胸壁畸形可由于先天性发育异常所致，亦可继发于后天性疾病，例如胸椎畸形、佝偻病或胸内疾病等。先天性胸壁畸形多见，其中有肋骨发育异常、胸骨畸形、单侧胸大肌缺失、肩胛骨和脊椎发育不良等。本章只阐述对呼吸循环功能有不同程度影响的胸骨畸形（包括漏斗胸、鸡胸、胸骨裂）和胸廓上口综合征（见本章第二节）。

一、漏斗胸

漏斗胸（pectus excavatum）是胸骨体向后凹陷畸形，最深处位于胸骨剑突根部，同时附着于胸骨中下部两侧的肋软骨也随之下陷弯曲，构成畸形的两侧壁，状如漏斗，因而得名。胸骨的下端与脊柱的距离缩小，严重者凹陷最深处可抵及脊柱。心脏受压移位，肺也因胸廓运动受限，影响气体交换，结果引起心肺功能紊乱和减退。

漏斗胸的病因至今未明。一种学说认为，此畸形是由于肋软骨生长不协调，中下部胸骨两侧的肋软骨生长过快，挤压胸骨向后而成。武汉大学人民医院通过对本症患儿肋软骨的病理生理学研究，对此学说获得依据，该处肋软骨骨膜明显增厚，梭形细胞及扁圆形幼稚肋软骨增多；同时在软骨中心区内的同源细胞群数量以及每一群内的细胞数量，均较同龄正常儿童肋软骨明显增多，提示肋软骨“内、外”生长活跃。另一种学说认为，因膈肌纤维前面附着于胸骨体下端和剑突，在膈中心腱过短时将胸骨和剑突向后牵拉所致。

本症有家族倾向，也有的合并其他畸形。

【临床表现】

本病畸形在婴儿期可能不甚明显。有些虽有吸气性喘鸣和胸骨吸入性凹陷，但常未能查出病因。随着年龄的增长，畸形和症状逐渐明显。压迫轻者，可临床症状不明显；畸形严重者，可使心脏受压，心排出量减少，肺活量下降，易患呼吸道感染。患儿除不好活动外，长大后因体态缺陷可致心理受到影响，有时性情内向孤僻，不爱合群。体征除胸骨畸形外，常有轻度驼背、两肩前倾、两侧肋弓和上腹部凸出等特殊体型。心脏X线检查和心电图常有心脏向左移位和心轴顺时针方向旋转。侧位胸部X线片可见下段胸骨向后凹陷，与脊柱的距离缩短。CT像则凹陷更为确切、清晰（图 61-1）

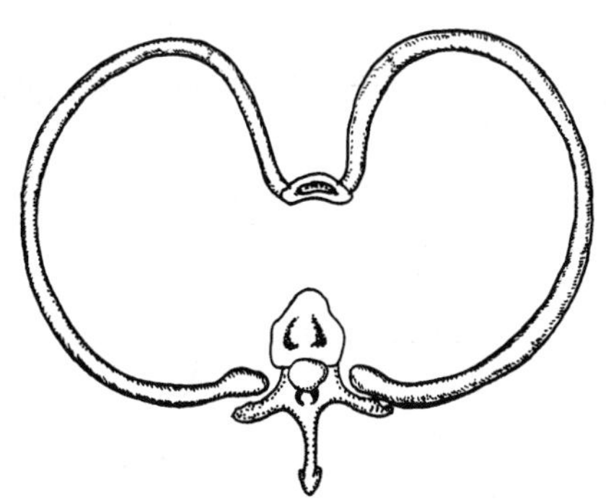

图 61-1　漏斗胸胸廓横断面

【治疗】

有些症状不明显的患儿是因心理因素或美容因素前来就诊。除畸形较轻者外，应予手术治疗。测定漏斗胸指数，可作为手术指征参考。3~4 岁即可手术矫治，此时胸廓柔顺性较好，术后能遵从医嘱进行姿态训练。同时在入学之前畸形得到矫正，可避免对心理行为产生不良影响。

漏斗胸指数：常用有 HI（Haller index）、FI（funnel chest index）、LVI（Louer vertebral index） 和 AI（anthropometric index）。HI 是借助于 CT 同一扫描层面纵隔窗测得，为国际上普遍采用。HI=A/C（A：胸骨最凹陷处层面胸廓最大横径；C：漏斗胸最深点到脊柱前方的距离值），>3.2 可诊断为漏斗胸，<3.25 为轻度；3.25~3.5 为中度；>3.5 为重度。FI 指数是根据前胸壁与凹陷畸形大小的比例，测定所得的数据(图 61-2~ 图 61-4)。>0.2 时，具有手术指征。

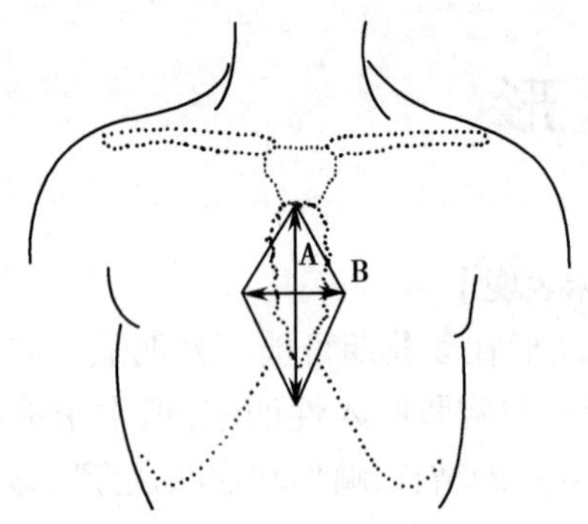

图 61-2 漏斗胸凹陷外口纵径长度（A）、横径长度（B）

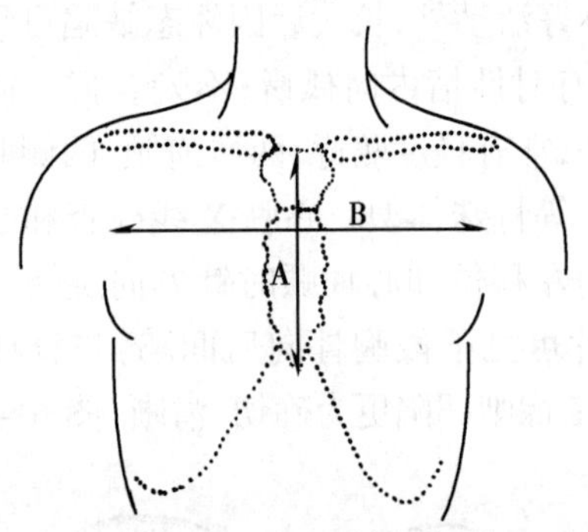

图 61-3 胸部 X 线片（后前位）胸骨长度（A）、胸横径（B）

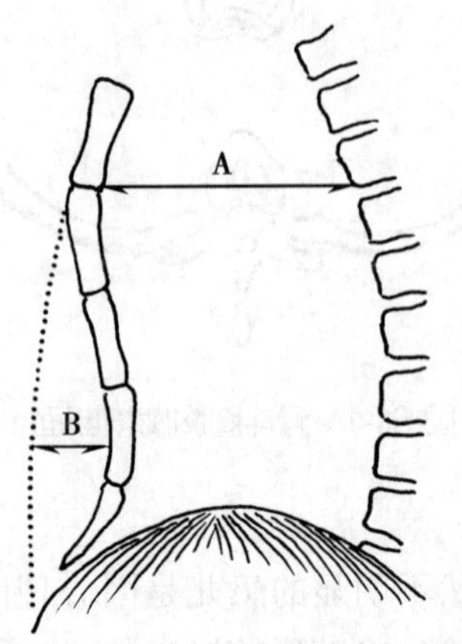

图 61-4 胸部 X 线片（侧位）胸骨柄、体后缘至脊椎前缘长度（A）以及漏斗胸凹陷外口水平线至凹陷最深处长度（B）

手术原则为：

1. 切断膈肌与胸骨、剑突的附着部分，充分游离胸骨和肋软骨背面，注意防止胸膜破裂。

2. 切断所有下陷肋软骨与肋骨、胸骨的连接处。肋软骨过长者在骨膜下切除一段。

3. 横断胸骨柄与胸骨体交界处的开始凹陷部位，折断胸骨后骨板，抬起下陷部分，矫正整个胸廓畸形，并妥善固定，年龄较大的病例需在胸骨后方置一细扁金属横杠，加固矫正后的胸骨位置。

此外，还有应用较少的腹直肌蒂胸骨翻转术（sternal turn-over with rectus abdominis muscular pedicle，sto-RMP）。近年来胸腔镜导引下矫形板置入胸骨抬举术（Nuss 手术）已渐普及，即在胸腔镜直视下将引导器穿过胸骨后方，至对侧切口穿出，以线连接支架，牵引支架就位。翻转支架后将固定器以及支架固定在肋骨骨膜上。Nuss 手术的适宜年龄为 6~12 岁；有学者将 Nuss 手术年龄范围扩大到 3~19 岁（对青少年采用双支架），也取得了较好的疗效。Nuss 手术的优点为：胸前壁无手术瘢痕，外观美观；手术创伤小，不切除或切断肋软骨；保持胸廓完整性，呼吸功能稳定；手术时间短，术后恢复快。但要防止出血、心脏损伤等并发症。

二、鸡胸（鸽胸）

鸡胸（pectus carinatum）又称鸽胸，是胸骨向前突出畸形，形似鸡、鸽等胸脯而得名。有两种类型：①胸骨体向后方凹陷，剑突凸向前，从胸骨侧面看呈弓形；②胸骨中下部向前隆凸，两侧肋软骨向后、内方塌陷。有家族倾向，也有的合并其他畸形。

畸形轻者对心肺功能无影响，亦无临床症状。重症者因胸廓前后径加长，导致呼吸幅度减弱，肺组织弹性减退，产生气促、乏力症状。轻者一般并不需要手术治疗。重者可将内陷的肋软骨作骨膜下切除，并将过长的骨膜作纵向缩短缝合，使其收紧、变直。有中下段胸骨体凹陷者，需切断弯陷段的胸骨，抬起搁置在合适位置。

三、胸骨裂

当胚胎发育至 7~10 周时，正常胸骨应自上而下融合。若延缓靠拢或融合不完全，则成胸骨裂（sternoschisis）。按裂开情况分成三型：①上部裂：从胸骨柄到第 3、4 肋软骨水平的胸骨体裂开；

②远端裂：累及胸骨远端的 1/2 或 1/3；③完全裂：胸骨全长裂开，最为少见。有时可合并有膈肌缺失、心包裂缺，甚至胸腹壁缺失，心脏暴露在体外。

胸骨上部裂可呈 U 字形或 V 字形，宽为 2~3cm，裂缺向下延伸至第 3、4 肋软骨水平。若在出生后几周内进行手术治疗，易将远端的两侧胸骨片游离出来，拉拢缝合(图 61-5)。随着年龄的增长，直接缝合困难，必须用人造代用品或肋骨、肋软骨覆盖重建，保护心脏和大血管免受外伤。远端胸骨裂和完全裂的治疗原则与上部裂相同。

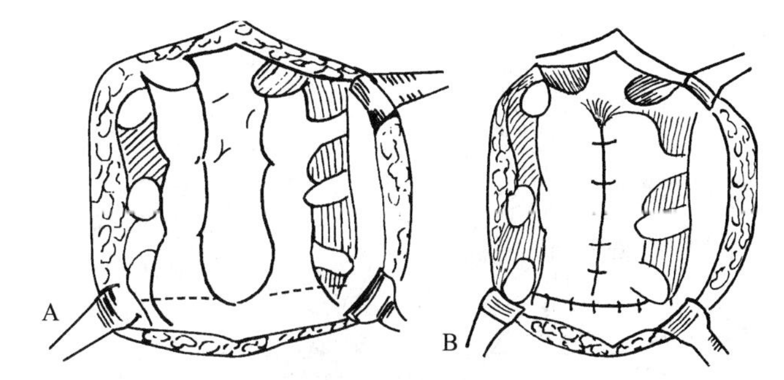

图 61-5 胸骨裂缺
A. 胸骨上段 U 形裂缺；B. 裂缺矫治术后

(高尚志 黄 杰)

第二节 胸廓出口综合征

由于各种因素引起的胸廓上口锁骨下血管和臂丛神经受压而出现的一系列症状和体征称为胸廓出口综合征(thoracic outlet syndrome)。

1958 年 Rob 和 Standover 首先提出这个名称。在此之前，由于本病病因的多样性，曾有过许多名称，如颈肋综合征(cervical rib syndrome)、前斜角肌综合征(scalenus anticus syndrome)、肋锁间隙综合征(costoclavicular syndrome)、第 1 肋综合征(first rib syndrome)等。与此同时，曾有过多种治疗本病的手术方法，如颈肋切除术、前斜角肌切断术等，但疗效并不十分满意。1962 年 Clagett 经深入研究，强调指出第 1 肋及其肌肉附着点在本病发病机制中具有重要意义，并经后路行第 1 肋切除术解除锁骨下血管和臂丛神经压迫，取得满意效果；1962 年 Falconer 等报告经前路切除第 1 肋成功；1966 年，Roos 推荐经腋路行第 1 肋切除术和松解术，成为治疗本病的最满意的方法。

【解剖与病理基础】

胸廓上口由第 1 胸椎、胸骨柄以及第 1 肋及其软组织组成，呈肾形，内有气管、食管、神经血管淋巴等组成的内脏轴，双侧胸膜顶和肺尖。前斜角肌及中斜角肌止于第 1 肋，锁骨位于第 1 肋之上，组成了锁骨下血管和神经通向上肢的通道(图 61-6)。该通道包括 3 个连续的狭窄间隙，即：

1. 胸廓上口 脊柱在后，胸骨柄在前，内侧为内脏轴，外侧由第 1 肋围成。

2. 斜角肌三角 由前斜角肌的后缘、中斜角肌的前缘与二者在第 1 肋的止点间的肋骨上缘组成。锁骨下动脉和臂丛神经干由此间隙通过。

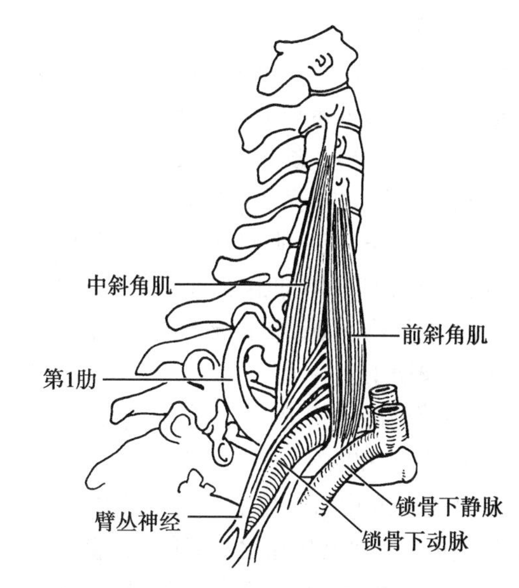

图 61-6 斜角肌三角局部解剖

3. 肋锁间隙 前斜角肌前方与锁骨和第 1 肋之间的狭窄间隙，锁骨下静脉由此进入腋区。

正常情况下，以上结构不会压迫神经和血管，但在某些先天发育异常的情况下，任何结构的变异即可对神经和血管产生压迫。

锁骨下动静脉和臂丛神经受压的部位由内向外顺序为：①斜角肌三角可造成对动脉和臂丛神经的压迫；②前斜角肌与锁骨之间可形成对静脉的压迫；③第 1 肋和锁骨之间可压迫神经、动脉和静脉；④锁胸筋膜可压迫神经、动脉和静脉；⑤有时胸小肌肌腱也可压迫神经、动脉和静脉(图 61-7)。

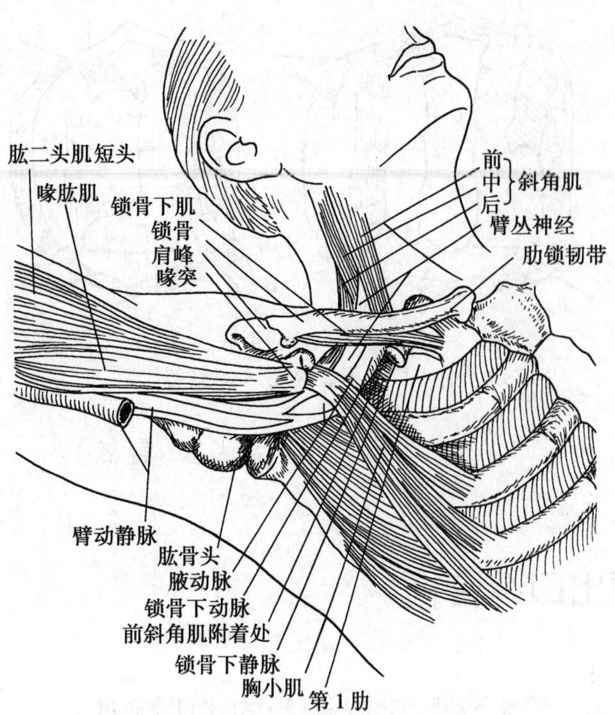

图 61-7 上肢外展显示锁骨下动静脉及臂丛可能受压的部位

解剖结构的变异造成胸廓出口综合征的常见病因包括：①颈肋可压迫和刺激臂丛神经，也可压迫锁骨下动脉；②第7颈椎横突过长，可产生类似颈肋的表现；③第1肋发育异常；④姿势改变，肌肉瘦弱，以及职业原因造成肩胛及肩带下垂；⑤上肢长期过度外展；⑥胸出口周围肌肉如前斜角肌等肥厚、韧带化；⑦创伤，如第1肋骨折骨痂形成、锁骨骨折等。

【临床表现】

由于压迫的部位和程度不同，胸廓出口综合征可有不同的症状和体征。

1. 神经压迫症状　患肢疼痛、麻木和感觉异常通常定位在尺神经分布区域（手臂内侧、小指和环指内侧）。个别病人可有胸部疼痛或肩胛周围疼痛。长期较严重压迫臂丛，可表现为上述部位感觉丧失、患肢无力、小鱼际肌萎缩等。

2. 锁骨下动脉压迫症状　主要为上肢缺血表现，为患肢发凉、疼痛、麻木、易疲劳、无力，而且常在患肢活动后或上肢处于特殊姿势后（外展、上举等）症状加重。

3. 静脉受压　可有患肢变色、表浅静脉充盈、肿胀、疼痛、末端出现可凹性水肿等。

【诊断与鉴别诊断】

根据病史、体征、神经系统检查以及胸部与颈椎X线片等通常可以明确诊断。

下述临床检查有助于胸廓出口综合征的诊断：

1. 斜角肌试验　伸展颈部，将头转向对侧，同时深吸气，若患侧桡动脉搏动变弱为阳性。此种姿势增加了前、中斜角肌的张力，使斜角肌三角变窄，压迫症状加重，桡动脉搏动随即变弱。

2. 改良 Adson 征　患侧上肢外展90°，将头转向患侧，向后上伸展颈部，患侧桡动脉搏动减弱或消失为阳性。

3. 改良 Allen 征　患侧上肢外展90°，伸展颈部，将头转向健侧，患侧桡动脉搏动减弱或消失为阳性。

4. 过度伸展试验　逐步将上肢过度伸展至180°，在伸展的过程中，达到一定角度时，桡动脉搏动减弱；由于上肢伸展将锁骨下血管和臂丛神经牵拉至胸小肌腱肩胛喙突和肱骨头附近，桡动脉搏动减弱时上肢外展的角度越小，说明压迫症状越明显。

5. 肋锁试验　挺胸、肩胛向后下方移位，使肋锁间隙变小，导致血管神经压迫加重，桡动脉搏动变弱。

6. 3分钟举臂运动试验　病人取坐位，前臂外展90°时屈曲90°，嘱病人缓慢地张开和握紧拳头3分钟。正常人除轻度疲劳外无特殊症状。胸廓出口综合征病人则感到患肢沉重、疲劳、臂肩部疼痛、手麻，常不能坚持3分钟，举起的手自动落下。

7. 肌电图和神经传导试验　刺激锁骨上窝、上臂中部、肘部及手腕的尺神经走行部位，记录第1骨间肌或小鱼际肌的活动，测量尺神经的传导速度，正常由胸廓出口至小鱼际肌的传导速度平均为75m/s，若 <48m/s 即考虑为胸廓出口综合征。

8. 选择性动脉造影和静脉造影　不是常规检查，但可显示体位性动脉压迫症和静脉阻塞情况，若缺血症状严重，怀疑上肢动脉瘤、血管本身病变者需造影以协助鉴别诊断。

临床上一些疾病也可造成上肢神经血管症状，常需与胸廓出口综合征鉴别，如雷诺综合征、臂丛神经或锁骨下血管病变。雷诺综合征表现为双侧，常在寒冷刺激后症状加重；而胸廓出口综合征多为单侧，在上肢外展、肩下垂、颈部过伸等姿势改变时加重。通过神经检查和血管造影，臂丛神经或锁骨下血管病变可被鉴别。

【治疗】

症状较轻的胸廓出口综合征病例，通过适当休息、颈部及肩部肌肉训练、避免加重压迫症状的体位和姿势、肩带上提、理疗等可使症状明显改善或缓解，尤其是尺神经传导速度在60m/s以上的病例，保守治疗效果良好。

对于疼痛、麻木、轻瘫等臂丛神经功能障碍明显的病例，尺神经传导速度低于60m/s，保守治疗改善不明显的病例应手术治疗。

目前解除胸廓出口综合征最有效的手术方法是切除第1肋及其周围异常纤维肌肉组织，使血管神经束获得彻底减压。切除第1肋，即切断了前、中斜角肌的止点，使该肌肉获得永久性松弛；肋骨、锁骨、胸小肌等将神经血管束压向第1肋，切除第1肋将使这些压迫失去作用；去除了变异的纤维肌肉束带对神经血管束的压迫，因此可以使胸廓出口综合征得到完全缓解。

切除第1肋可经后外侧切口、前胸切口和腋下切口三种途径。后外侧切口类似一般胸廓成形切口，切口损伤大，位置深，但锁骨下血管神经束显露好，适用于需同时行血管重建者；沿锁骨下前胸横切口，先切断肋软骨，然后向后剥离切除第1肋，前半段第1肋显露良好，但对后半段显露不佳；腋下切口损伤小，直达第1肋，术后手术瘢痕为腋部所遮盖，符合美容原则，为目前应用最多的途径。其操作方法如下：①采用气管内吸入全麻，病人侧卧位，上肢上举并用无菌单包裹放于手术台上。②于腋窝胸大肌外缘至背阔肌边缘间沿第1腋横纹走向作一横的弧形切口，长度为6~8cm；切开皮肤皮下，于腋脂肪垫下缘切开直达胸壁，将腋窝脂肪垫向上翻。③沿胸壁向上游离直达胸顶，找到第1肋骨，沿其下缘切断肋间肌止点，向前达肋软骨，超过锁骨下静脉，向后游离超过臂丛神经干，连同骨膜一起切除第1肋全长。④充分松解锁骨下动静脉及臂丛周围的纤维肌肉索带，检查神经血管束是否得到完全松解。⑤如有颈肋和第1胸椎横突过长，可同时切除。术中注意勿损伤胸膜顶、臂丛及锁骨下血管；腋窝内放置引流管，缝合伤口。通常手术在30~45分钟即可完成。术后上肢保持内收位，前臂屈曲90°，并检查桡动脉搏动情况。

经腋路第1肋切除胸廓出口完全松解术疗效比较满意，症状缓解或明显改善者达90%以上，复发率约1.6%。其原因为骨膜切除不满意、肋骨再生或瘢痕粘连造成，可再次手术松解。作者自1980年至1993年经腋路切口胸出口松解术55例病人62次手术(其中7例为双侧手术)。结果显示，良好与改善率为94.3%(良好率为81.1%，改善率为13.2%)，症状无变化仅5.7%。随访53例2个月~13年，无复发病例，经腋路切口胸出口松解术效果令人满意。

近年来，经电视胸腔镜(VATS)行第1肋切除术也成为外科治疗胸廓出口综合征的有效途径之一。

(王天佑)

第三节 肋软骨炎

这里所述的肋软骨炎，是一种非特异性、非化脓性肋软骨肿大(即Tietze综合征)，应与肋软骨感染化脓性炎症和胸壁结核相鉴别。多数为中青年病人，女性发病略多。本病病因不明。有人认为，本病可能与慢性劳损、病毒感染有关。病理切片示肋软骨多无异常改变。

【临床表现】

局部肋软骨轻度肿大隆起，表面光滑，皮肤正常。局部有疼痛和压痛，轻重不等。咳嗽、上肢活动或转身时疼痛加剧。病程长短不一，可自数月至数年不等，时轻时重，反复发作，亦有自行消失者。肋软骨肿大局部表现各异，有的逐渐缩小，有的可持续存在多年。一般预后良好。

X线片因肋软骨不能显影，故对诊断无助。但可排除胸内病变、肋骨结核或骨髓炎等。

【治疗】

一般采用对症治疗，如局部普鲁卡因加醋酸氢化可的松封闭或在肋软骨肿大处骨膜刺孔减张治疗，有一定效果。一般对局部理疗和抗生素疗效不明显。若长期应用各种治疗无效，且症状较重或不能排除肿瘤可能时，可将肋软骨切除，并送病检。

(高尚志)

第四节 胸壁肿瘤

胸壁肿瘤包括原发性肿瘤和继发性肿瘤，其组织来源复杂，病理类别众多。原发性胸壁肿瘤可来源于软组织(肌肉、脂肪、神经、血管、淋巴、结缔组织等)和骨骼组织(肋骨、肋软骨和胸骨)。一些胸壁表浅小肿瘤如皮脂囊肿、痣、疣和脂肪瘤等，其诊断及处理与生长于身体其他部位者相同，本节不予叙述。胸壁继发性肿瘤多为其他器官恶性肿瘤转移或直接浸润(乳腺、肺、甲状腺、胸膜或纵隔等肿瘤)所致。

组织病理学分类:原发性胸壁软组织肿瘤中,良性较恶性多见。常见者有良性的纤维瘤、神经鞘瘤、神经纤维瘤、海绵状血管瘤等,以及恶性的纤维肉瘤、神经性肉瘤及脂肪肉瘤等。

原发性胸壁骨骼肿瘤中,也以良性多见,如骨纤维异常增殖症(骨纤维性结构不良)、骨软骨瘤、软骨瘤、巨细胞瘤、骨囊肿和血管瘤等。恶性肿瘤有软骨肉瘤、骨肉瘤、尤因肉瘤(Ewing's sarcoma)、浆细胞瘤、网织细胞肉瘤和骨髓瘤等。但起源于胸骨的肿瘤则以恶性者居多。

临床表现与诊断:病人可自行发觉胸壁局部隆起或变形,或在体检时被医生发现,或因做胸部X线检查时发现肋骨或胸骨有肿瘤阴影或骨质破坏。有时病人先感到胸痛,而后方发觉胸部局部隆起或变形。持续而严重的胸痛、肿物生长速度较快(特别是年轻或婴幼儿病人)以及肿物与深部组织较固定等,都提示肿瘤可能属恶性。

当胸壁出现较固定的肿物考虑为恶性肿瘤时,应详细询问病史并做系统检查,判别是否为转移性肿瘤。

实验室检查对某些肿瘤有一定的诊断意义,如骨髓瘤病人,尿中本周氏蛋白可呈阳性。另外,有广泛骨质破坏的恶性肿瘤,血清碱性磷酸酶升高。

胸部X线、CT、MRI及超声检查有助于诊断和鉴别。CT、MRI检查可以明确病变部位、评估邻近器官是否累及、明确乳腺癌或肺癌对胸壁的侵及程度以及探测肺部的转移灶。MRI可通过多维成像及高对比分辨率显示胸壁和脊柱的累及情况,以及通过信号强度的不同显示肿瘤与血管的关系。大多数原发性恶性肿瘤在放射学上有其特有表现,软骨肉瘤多发生在肋骨,常伴有散点状、环形或弓形钙化。骨浆细胞瘤的放射学表现为溶骨现象,常伴胸膜外软组织块影。尤因肉瘤由于有多层骨膜新骨形成,其典型的X线表现为出现特征性的洋葱皮样影像。而骨肉瘤在X线片上通常可看到典型的新的骨膜成骨,形成"光芒四射"的影像,同时可见由于反应性新骨形成导致骨膜三角形增高,即所谓Codman三角。

同位素骨扫描是通过放射性核素检测骨组织的代谢异常,能在X线和CT扫描出现异常之前显示某些骨组织病变,亦是探查肿瘤骨转移高度敏感的方法,缺点是特异性不高。

除了胸壁转移性肿瘤之外,一般不主张行胸壁肿瘤活组织检查,因为有些肿瘤(如软骨肉瘤)从组织形态学上难以判明属于良性或恶性,而且活检可能引起肿瘤细胞种植或播散。肿瘤切除手术中,有时为了明确肿瘤的性质,决定切除范围,需做活组织冷冻切片检查。

一、胸壁软组织肿瘤

1. 纤维瘤和纤维肉瘤　源于筋膜或骨膜的纤维结缔组织,肿瘤离体表深浅不一。肿瘤多呈圆形或椭圆形,质地较硬。纤维瘤虽然细胞结构上属良性,但手术切除后极易局部复发,并会出现恶性转变。纤维肉瘤具有生长较快、伴有胸痛和肿瘤表面皮肤温度较高等特点,可发生血行转移,偶见区域性淋巴结转移。由于该类肿瘤切除后极易局部复发,故手术切除范围应较彻底。对放射及化学药物治疗不敏感。

2. 神经鞘瘤、神经纤维瘤和神经纤维肉瘤　主要来自肋间神经,亦见于胸壁其他神经。神经鞘瘤和神经纤维瘤属良性,可单发或多发,沿神经走行方向分布(图61-8)。如肿瘤较表浅,局部皮肤常有少量色素沉着。对单发或为数不多者,可行手术切除;分布广、体积小且数目众多的多发性神经纤维瘤病则不宜作切除术。对神经纤维肉瘤,手术切除应彻底,以防复发。

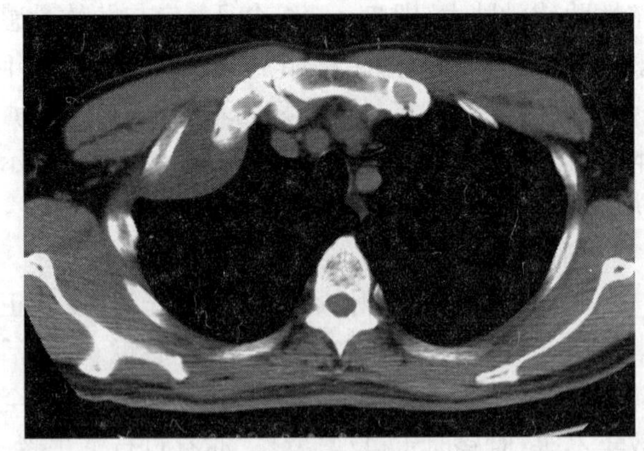

图61-8　CT提示右前胸壁神经源性肿瘤向胸腔内突出

3. 海绵状血管瘤　为成团的相互交通的血管构成。体检时以手掌压之,瘤体会缩小,减压后又胀大。肿瘤边界多不规则且欠清晰,常延及肋间组织并突向胸内,因此手术切除时涉及范围广,应充分作好麻醉和输血等准备。

二、胸壁骨骼肿瘤

1. 软骨瘤和软骨肉瘤　软骨瘤多见于30岁以内的年轻病人,可发生于肋骨或胸骨,肿瘤质地坚硬,呈结节样或分叶状。通常生长较缓慢,如短时间内增大较快,应考虑已恶变成软骨肉瘤。有时临床上难以判断一个具体病人究系患软骨瘤或软骨肉瘤。病理切片诊断为软骨瘤的病人,手术后常会局部复发,有时多次复发后,复检病理切片方发现肿瘤的某一部分有细胞分化不良现象。因此,凡软骨瘤病人手术切除时务求彻底。

软骨肉瘤可由软骨瘤恶变而成或开始即为软骨肉瘤,一般见于30岁以上的病人。肿瘤生长速度较快,源自胸骨的软骨肉瘤可向胸内发展侵犯心包及大血管,并出现纵隔压迫症状。X线检查示肿瘤阴影内呈单房或多房状边缘不规则透亮区,或颗粒状、棉絮状密度不均阴影,常有散在钙化斑点(图61-9)。

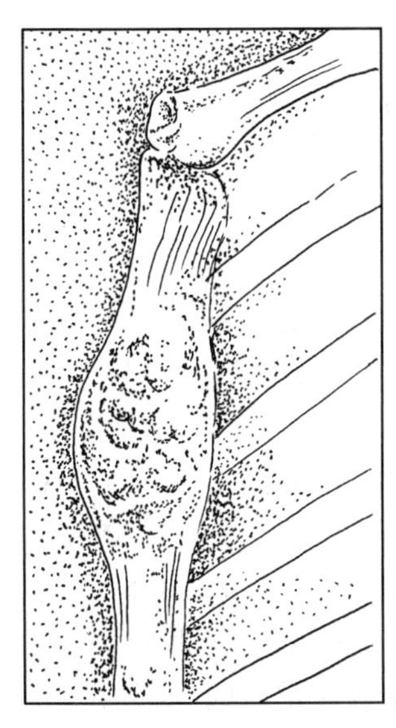

图61-9　胸骨软骨肉瘤X线片

2. 骨软骨瘤　多见于儿童或青年,为源自肋骨皮质的骨性突出物,瘤的顶部为一层软骨。体积较小时不引起任何症状,肿瘤突向体表时可触及局部有一骨性硬块。如出现疼痛或肿块增大较快,提示有恶变可能。X线检查可见到自肋骨表面突出的半球形、结节状或指状骨质阴影,顶部有较透亮的软骨层(图61-10)。

成年人患骨软骨瘤,应行手术将肿瘤连同一段正常肋骨一并切除;儿童病人如瘤体较小且无症状,可随诊观察,如出现疼痛或瘤体明显增大,应施行手术。

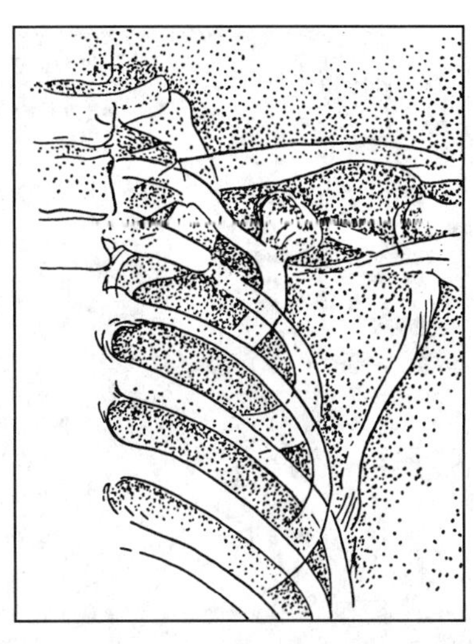

图61-10　骨软骨瘤,X线片示肿瘤发自左侧第2肋骨

3. 骨纤维异常增殖症　又称骨纤维性结构不良、骨纤维瘤或纤维性骨瘤,是较常见的一种肋骨良性肿瘤,病变处正常骨质为增殖的纤维组织所替代。一般无症状,但可因病变压迫肋间神经引起胸痛或不适,有时系行胸部X线和CT检查时偶然发现病变,患处肋骨膨大,皮质变薄,边缘呈波浪形或锯齿状,内呈紊乱交错的条索状物,有时呈多房性改变(图61-11,图61-12)。多位于肋骨的后段或中段,可累及1根或数根肋骨。手术切除可治愈。

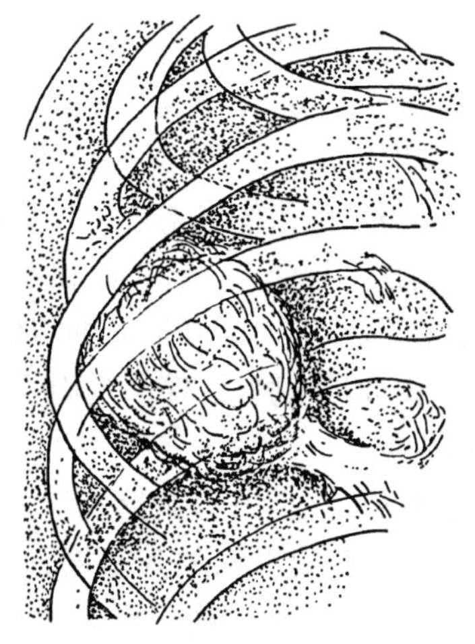

图61-11　肋骨纤维异常增殖症的X线表现骨纤维性结构不良

4. 尤因肉瘤家族　包括尤因肉瘤、原发于胸壁的Askin瘤和原始神经外胚层肿瘤,恶性程度较高,多见于25岁以下的青少年,通常有t(11;22)(q24;12)染色体易位。临床表现为局部肿物及胸痛,常伴有发热、不适和血沉增快。X线检查示病

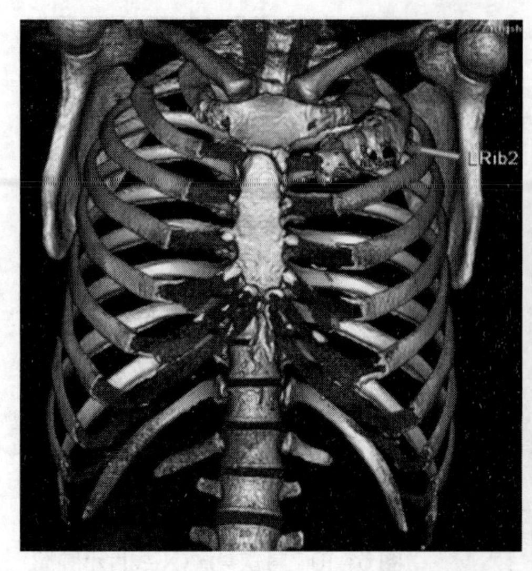

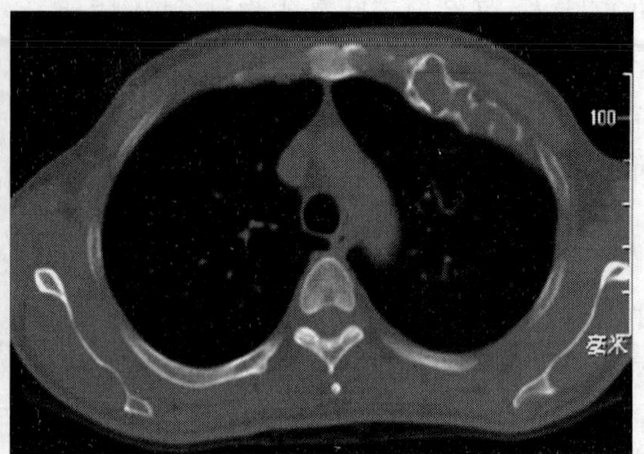

图 61-12 CT 三维重建提示左侧第 2 前肋骨纤维性增殖症
病变处肋骨膨大,皮质变薄,呈空泡状改变

变处骨质破坏,有时可见特征性洋葱皮样改变。该肿瘤应采用多学科的综合治疗,包括外科手术、化疗及放疗。

治疗:胸壁肿瘤除少数(如尤因肉瘤等)对放射治疗较为敏感者外,均应采用手术疗法,彻底切除肿瘤。软骨瘤、纤维瘤和某些神经源肿瘤,虽然组织病理学检查属良性,但切除手术后常易局部复发,因此切除范围应按恶性肿瘤对待。

为防止手术后肿瘤复发,对恶性肿瘤和组织病理学上属于良性但有恶性行为的肿瘤,手术时务求彻底,否则复发后再次手术时常需扩大切除范围,或因肿瘤已波及胸内重要脏器而失去根治机会。做根治切除术时,应将肿瘤及其周围 2~4cm 的正常组织整块切除,如为手术后复发病例,尚需包括切口瘢痕。涉及肋间组织或来自肋骨的恶性肿瘤,切除范围应包括受累处上下各 1~2 根肋骨、肋间组织和附近壁层胸膜,有时需在远离肿瘤处切除一小段正常肋骨,由此进入胸腔,探明胸内受累情况,以便设计切除范围。

胸壁重建术:大面积胸壁骨架组织和软组织切除后,需重建胸廓,以恢复其坚度,防止因胸壁软化产生反常呼吸运动。胸壁重建通常包括两个方面,即骨性胸廓重建(恢复胸壁稳定性)和软组织重建。小范围的骨性缺损,特别是表面或邻近有较厚的肌肉可用以覆盖骨性缺损者,不需行骨架重建。3 根以上肋骨及其肋间肌组织的切除、胸骨大部分切除术后的胸壁缺损或切除肋骨虽在 2 根以内但均为全层缺损而难以闭合胸膜腔者,均属大块胸壁缺损,需进行胸壁修复重建。手术前应进行详细的切口设计及胸壁重建计划,备妥需用的物品,必要时请整形科医师会诊,共同讨论手术方案。

理想的胸壁修复材料应具备:①有足够的坚硬度;②在体内无不良反应;③塑形简便;④便于灭菌;⑤能被 X 线穿透,不影响以后胸部 X 线检查。

目前可应用的材料主要包括:①自体组织,如阔筋膜、肋骨、髂骨等,但取材有限,只能修补较小的或某些特定的缺损;②金属板或金属网,目前选用较多的是钛网,因其塑形好、强度大、排斥反应很小,缺点是 X 线透性较差;③有机玻璃;④合成纤维网、化学合成物质等。现在已有多种合成材料用于重建修复,主要有 Marlex mesh、Vicryl mesh、聚四氟乙烯片(Gore-Tex)和聚丙烯网状补片(polypropylene mesh)。这些材料耐受性好而且易于修剪,需注意在重建时,必须拉紧缝合固定以替代骨性胸壁。

骨架修复物表面,一般须有血供良好的肌肉、皮下组织及皮肤覆盖,以保证创口一期愈合,防止感染,并保持胸腔呈密闭状态。对软组织病变较局限者,可潜行分离创口周围的肌肉和皮肤,分层对拢缝合;有些范围较小者,用全厚层皮下组织及皮肤覆盖亦可。否则,应转移邻近区域的肌皮瓣覆盖植入物。可用于胸壁重建的肌肉有背阔肌、胸大肌、腹直肌、前锯肌、腹外斜肌及斜方肌等,其中背阔肌、胸大肌和腹直肌等是最常用的肌肉。

(王 群)

参考文献

[1] FERRARO P, CUGNO S, LIBERMAN M, et al. Principles of chest wall resection and reconstruction [J]. Thorac Surg Clin, 2010, 20 (4): 465-473.
[2] SMITH S E, KESHAVJEE S. Primary chest wall tumors [J]. Thorac Surg Clin, 2010, 20 (4): 495-507.
[3] SHAH A A, D'AMICO T A. Primary chest wall tumors [J]. J Am Coll Surg, 2010, 210 (3): 360-366.
[4] 茅乃权, 左传田, 周元明, 等. 胸壁肿瘤的外科治疗 [J]. 中国胸心血管外科临床杂志, 2005, 12 (4): 299-300.
[5] SKORACKI R J, CHANG D W. Reconstruction of the chestwall and thorax [J]. J Surg Oncol, 2006, 94 (6): 455-465.
[6] THOMAS P A, BROUCHET L. Prosthetic reconstruction of the chest wall [J]. Thorac Surg Clin, 2010, 20 (4): 551-558.
[7] ROCCO G. Overview on current and future materials for chest wall reconstruction [J]. Thorac Surg Clin, 2010, 20 (4): 559-562.
[8] 段亮, 徐志飞. 人工材料胸壁重建研究进展 [J]. 中华胸心血管外科杂志, 2005, 21 (3): 190-192.

第五节 脓　　胸

脓胸（empyema）就是化脓性感染导致的胸膜腔积脓，可分为单侧或双侧、局限性或全脓胸。局限性脓胸又称为包裹性脓胸，可位于肺叶之间、肺与纵隔面之间或肺叶与膈肌之间（图 61-13）。脓胸可发生在任何年龄的病人。自从抗生素问世以来，脓胸的发病率已明显降低，幼儿和老年体弱较容易发生脓胸。

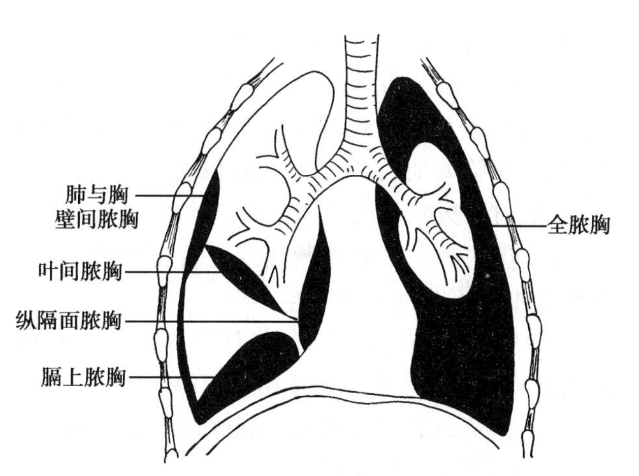

图 61-13　脓胸的类型

根据脓胸的病程，可分为急性脓胸和慢性脓胸，除某些特殊感染，如结核分枝杆菌和真菌感染外，慢性脓胸的形成往往由于脓胸在急性期未得到及时和适当的治疗。

一、急性脓胸

【病因与病理】

在抗生素问世之前，肺炎双球菌、链球菌、葡萄球菌都是脓胸的主要致病菌。现今较多的致病菌为葡萄球菌和某些革兰氏阴性杆菌以及某些厌氧菌。

细菌可通过下列途径进入胸膜腔：①肺部炎症，特别是靠近脏层胸膜的肺炎，直接扩散到胸膜腔；②肺脓肿或结核空洞破溃入胸膜腔；③胸壁、肺或食管外伤；④由纵隔感染扩散到胸膜腔，如食管自发性穿孔或破裂；⑤膈下感染经淋巴道扩散到胸膜腔；⑥菌血症病例致病菌经血液循环进入胸膜腔。

不论是何种致病菌，到达胸膜产生炎症时，先呈现浆液性渗液，此时渗出液细菌培养常呈阳性。如果培养中出现多种致病菌，通常都是肺组织破溃的结果，如肺脓肿或肺结核灶破溃入胸膜腔。渗出液的性质决定于病菌和病人的全身状况，也可因抗生素的应用有所改变。在一般情况下，溶血性链球菌产生稀薄的浆液性脓液；肺炎球菌和葡萄球菌产生的渗液含有较多的纤维素，较为稠厚，脓腔可呈多房性。

脓胸的病理过程可以分为三个时期：①Ⅰ期为渗出期，胸膜明显肿胀，开始有纤维蛋白沉积于胸膜表面，伴稀薄的浆液性渗液，积液排空后，并不影响肺的完全膨胀；②Ⅱ期为纤维化脓期，脓液变稠，大量纤维蛋白的沉积，逐步形成分隔，但胸膜仍未严重破坏，肺活动度减小但仍可膨胀；③Ⅲ期机化形成期，3~4 周开始机化，成纤维细胞向胸膜内生长，胶原纤维形成，逐步增厚，形成纤维板，需进行胸膜剥脱，肺才能复张。第 7 周小血管开始向纤维板内增生。因此，急性脓胸的治疗，应遵循及早治疗、早期引流的原则。

【临床表现】

由于大多数脓胸继发于肺部感染，通常都有急性肺炎的病史。当肺炎引致的发热等症状逐渐好转，体温趋向正常后，病人再次出现高热、胸痛、多汗、食欲减退和咳嗽加剧，检查即可发现胸腔积液。

在肺脓肿破溃或胸部食管穿孔引起的急性脓胸病例，常有突发性剧烈胸痛、高热和呼吸困难，有时还有发绀和休克症状。叩诊时常见上胸部呈空响、下胸部呈浊音；听诊时呼吸音明显减弱或消失，纵隔移位也较一般急性脓胸为明显。此时，应立即施行闭式肋间插管引流。在婴幼儿，葡萄球菌性肺炎也可以引起脓气胸的并发症。

X 线检查常见胸部有一片均匀模糊阴影，直立位时常在下胸部呈典型的 S 形线（Ellis 线）。局限性脓胸则可包裹在肺叶间、膈肌上或纵隔面。脓腔内同时有气体，则可见液平面。

【诊断】

肺部炎症经抗生素治疗后，病人仍有高热等症状，胸部出现积液阴影时，即应怀疑并发脓胸。在可疑病例，经 X 线透视定位后做胸腔穿刺术，抽得脓液即可确立诊断。第 1 次穿刺抽得的脓液应分别送涂片、细菌培养和细菌对不同抗生素的敏感试验。根据脓液的形状和涂片染色显微镜检查，可初步检出感染细菌，及早选用适当的抗生素，如果穿刺出的脓液呈灰色、稀薄且带恶臭者，常是肺脓肿溃破或食管穿孔引起的腐败性脓胸，这种脓液是多种细菌混合感染，包括需氧和厌氧细菌。

胸部 CT 检查可以清楚地观察脓胸的范围、积液的厚度、有无分隔、肺萎陷的程度，并可清楚地了解肺内病变的情况，如区别肺脓肿等。

VanWay 等提议将脓胸进行诊断性分级：①Ⅰ级脓液稀薄，pH<7.2，细菌培养阴性；②Ⅱ级典型脓胸，脓液细菌培养阳性，胸部 X 线及 CT 尚未见分隔征象；③Ⅲ级复杂性脓胸，出现分隔现象和肺膨胀不全。

【治疗】

1. 应用抗生素控制感染，并根据细菌培养和对抗生素敏感试验的结果，适当调整抗生素。

2. 早期引流，及时排净脓液；在脓液稀薄的病例，经反复胸腔穿刺和向胸膜腔注入抗生素，常可获得满意效果。但如脓液较稠厚，应及早作闭式肋间插管引流，才能排净脓液，消灭脓腔。在脓气胸或腐败性脓胸，应立即在穿刺部位作闭式引流。

应用电视胸腔镜技术，打开分隔，清理脓腔，完全排除脓液，并可从肺表面剥除纤维素沉积和纤维板，在最低位置置入引流管。经电视胸腔镜脓胸清除引流术，可获得良好的治疗效果，防止纤维板形成，促进肺膨胀，保存肺功能。

对于闭式引流和胸腔镜治疗效果不好的病人，可行开放引流术，将纤维隔打开，切除一段肋骨，放粗管引流。

3. 促使肺早期扩张，消灭脓腔；加强呼吸护理，协助咳嗽及排痰，适当进行胸部物理治疗，促进肺膨胀，防止胸壁挛缩。

4. 支持治疗，加强营养，改善一般情况。

5. 治疗造成脓胸的原因，针对引起脓胸的原发病的治疗，如食管穿孔的处理、肺脓肿的处理等。

6. 及时处理脓胸的合并症。

二、慢性脓胸

【病因与病理】

急性脓胸经历 6~8 周后，即逐渐转入慢性期，形成慢性脓胸的主要原因有：

1. 急性脓胸期未得到及时的治疗或治疗不当，如纤维素较多、脓液稠厚的病例没有及时做引流术；引流管太细；引流管放置位置过高或过深，引流不畅；过早拔除引流管，脓胸尚未治愈等。

2. 合并有支气管胸膜瘘或食管胸膜瘘，污染物质及细菌不断进入胸膜腔。

3. 脓腔内有异物存留，如弹片、死骨片、换药时不慎遗留的棉球或短橡皮引流管等。

4. 肝或膈下脓肿溃破入胸膜腔引起脓胸，原发脓肿未得到及时的治疗。

5. 某些特殊感染如结核分枝杆菌、真菌感染。

脓胸的急性期和慢性期没有截然的分界线，当脓液中的纤维板逐渐沉积在壁层和脏层胸膜上，形成厚层纤维板，限制了肺的扩张，脓腔容量不再缩小时即可形成慢性脓胸。厚层纤维板逐渐机化，纤维组织可长入胸膜下，甚至与肺内原有炎性病变融成一片。

【临床表现】

慢性脓胸病人，由于厚层纤维板的形成，脓液中毒素的吸收较少，临床上急性症状如高热、多汗和白细胞增高等现象明显减轻，但由于长期消耗，病人常有消瘦、低热、贫血、低血浆蛋白等，并有慢性咳嗽、脓痰、胸闷不适等症状。体格检查时常见患侧胸壁塌陷，呼吸运动受限制；叩诊呈浊音或实音，听诊呼吸音明显减低或消失；气管、纵隔及心脏均向患侧偏移和脊柱侧弯。合并支气管胸膜瘘者，当病人向健侧卧时呛咳加重，咳出的痰液与脓胸的脓液性状相同。长期患病者可出现杵状指(趾)。

【诊断】

慢性脓胸病人都有急性脓胸病史，诊断并不困难。胸部X线检查可见患侧胸膜增厚，有时有片状钙化阴影，患侧肋间隙变窄，肋骨常呈三角形改变。气管和心影都向患侧偏移。如果胸壁有引流窦道存在，经导管内注入碘油，可确定脓腔的大小、位置和范围，有无支气管胸膜瘘，对考虑手术治疗方案甚有帮助。目前，胸部CT可以清楚地显示胸膜增厚的部位、范围、程度、脓腔的大小和部位，纤维板和肺的关系，肺不张和肺部病变的情况，对设计手术方案有指导意义。

【治疗】

80%以上的慢性脓胸都是由于急性脓胸治疗不当所引起，因此，及时、恰当地治疗急性脓胸可防止慢性脓胸的形成。形成慢性脓胸后，不但治疗费时费事，还给病人增加许多痛苦，甚至造成躯体畸形、残疾。

慢性脓胸的治疗原则是闭合脓腔，消除感染。在手术治疗前应先纠正病人的贫血和低蛋白血症，尽可能做些适当活动以增强体力。贫血严重的病人应行多次少量输血和进食高热量、高蛋白饮食。

手术方法有下列5种：

1. 改善原有的脓腔引流　原有引流不畅的病人应先扩大引流创口，或根据脓腔造影片选择适当的部位另行作肋床开放引流术，引流口径要够大，一般1.0~1.5cm，放在最低位，利于引流，必要时可放双管引流，使得脓液得以排除干净。控制脓腔的感染，不但可为以后的手术创造有利条件，少数病人还可因引流改善后，脓腔得以闭合。

2. 胸膜纤维板剥脱术　剥除壁层及脏层胸膜上的纤维板，使肺组织从纤维板的束缚中游离出来，重新扩张(图61-14)，胸壁也可恢复呼吸运动。该方法不但消除了脓腔，而且可改善肺的通气功能，是理想的手术。如果病人一般情况较差，剥离壁层纤维板时出血较多，恐病人不能耐受时，也可仅剥脱脏层纤维板(图61-15)，使肺游离扩张，同时刮除壁层纤维板上的肉芽组织和脓块，以消除脓腔，这种手术创伤较小，病人容易耐受，但未能恢复胸壁活动度。

胸膜纤维板剥脱术适应于慢性脓胸基本控制，但脓腔仍然存在，每日脓液引流少于50ml，肺内无广泛病变，无纤维化，无支气管胸膜瘘的病人，要求肺组织顺应性仍较完好，纤维化病变不多，支气管及其分支畅通，肺组织在手术后才能充分扩张，消除脓腔。因此，在手术前必须了解支气管和肺部病变情况。发生脓胸前的肺部X线片对判断是否可能施行此项手术很有价值，支气管镜检查和必要时作支气管碘油造影有助于明确支气管情况。如果肺内已有广泛的破坏性病变，如结核性空洞、支气管扩张等情况，则不宜施行胸膜纤维板剥脱术。

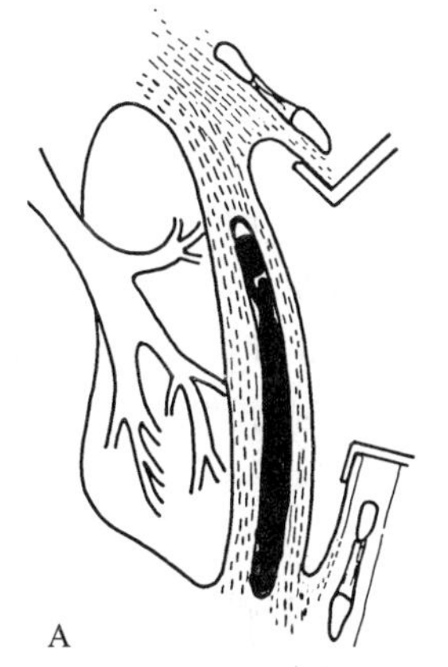

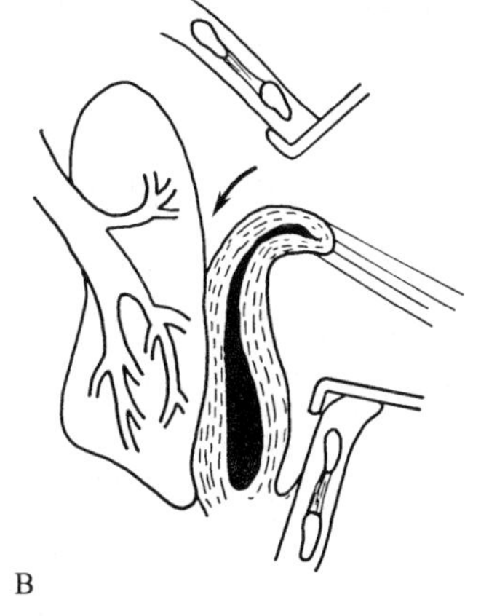

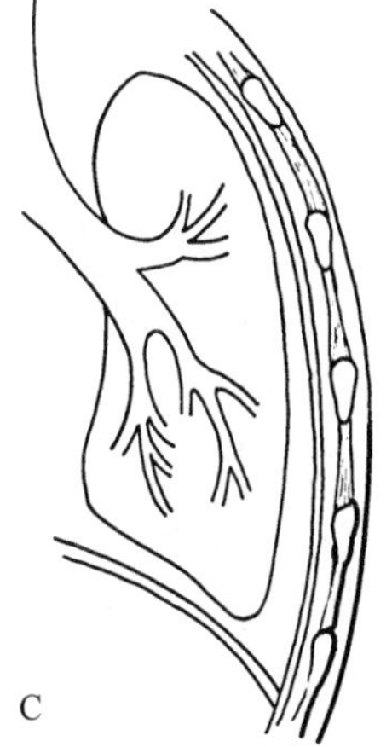

图61-14　胸膜纤维板剥脱术

A. 经肋床或肋间切口进胸后，作胸膜外剥离，剥下壁层纤维板；B. 剥离脏层纤维板，将整个脓胸囊袋切除；C. 肺扩张后脓腔消失

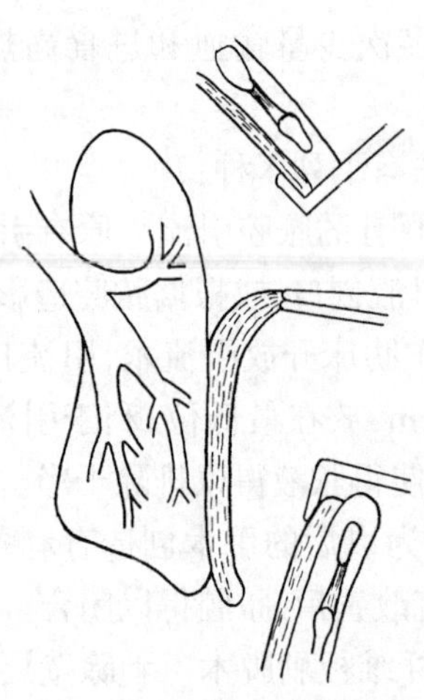

图 61-15 脏层胸膜纤维板剥除术
仅剥除脏层纤维板，肺扩张后与壁层纤维板愈着粘连，消除脓腔

3. 胸膜肺切除术 当肺组织和/或支气管已有广泛破坏，如存在空洞，支气管扩张或广泛纤维化和/或肺不张时，应根据病变范围，将胸膜纤维板、脓腔和病肺一并切除，同期施行肺叶切除术者称胸膜肺叶切除术；同期施行全肺切除术者称为胸膜全肺切除术。

慢性脓胸的胸膜全肺切除术手术技术复杂，出血多，手术危险性大，要求术者有较丰富的经验，应严格掌握手术适应证，充分做好术前准备，术中严密止血，防止损伤其他脏器，尤其是纵隔内心脏大血管、食管、气管等。严密与周围隔离，严格遵守外科无菌原则，防止术后胸腔感染。术后应密切观察病人一般情况、失血的补偿及感染的防治。

4. 胸膜内胸廓改形术(Schede 手术) 手术的目的是切除脓腔的外侧壁和支撑胸壁的坚硬组织，使胸壁剩留的软组织下陷，与脓腔的内侧壁靠拢，消灭脓腔，适用于局限性脓胸。将脓腔壁层坚厚的纤维板以及肋骨(包括肋间束)一并切除，刮除脏层纤维板上的脓块和肉芽组织后，用胸壁肌肉填入脓腔底部，紧贴固定在脏层纤维板上，从而消除了脓腔。但这种手术有许多缺点：①由于肋间肌和神经也被切除，术后胸壁有大片麻木区，术侧腹壁肌肉也因失去神经支配、丧失肌肉张力而隆起，病人很不舒服；②手术区胸壁软化，可能产生反常呼吸运动；③畸形较严重。Heller 和 Wangenstein 将手术改进为仅剥除壁层纤维板，在骨衣下截除肋骨，保留肋骨骨衣和肋间束，清除脏层胸膜上的肉芽组织和脓块后，将肋间束(包括骨衣、肋间肌、肋间神经和肋间动、静脉)顺序排列固定在脏层纤维板上，然后缝合肌层和皮肤。由于肋间束血供丰富，肋间肌不会坏死，保留了肋间神经不会在胸部皮肤出现麻木区，腹肌张力不受影响，更重要的是保留了肋骨骨衣和肋间束，胸壁可不产生反常呼吸运动。因此，近年来对局限性慢性脓胸大多采用这种改良的胸膜内胸廓改形术。

5. 带蒂大网膜和带蒂肌瓣填充术 带蒂肌瓣具有血供，愈合能力强，因此填充纤维板切除后的残腔，容易闭合，已为不少学者应用。带蒂大网膜血运好，再生能力强，又具有吸收功能，极易与周围组织粘连愈合并形成侧支循环，适合填充胸腔治疗慢性脓胸，尤其是合并支气管胸膜瘘，以及不能耐受胸廓成形术的病人。胸部肌瓣填充往往造成病人胸廓形状改变，但带蒂大网膜胸腔移植术胸部变形小、损伤小，具有更多优点。但曾患过腹膜炎及既往有腹部手术史病人不适合此种手术。

(王天佑)

第六节 胸膜肿瘤

胸膜肿瘤包括原发性和继发性两类肿瘤。原发性胸膜肿瘤又可分为良性和恶性两种肿瘤。良性胸膜肿瘤有脂肪瘤、内皮瘤、血管瘤、胸膜囊肿和少数局限性良性胸膜间皮瘤，这些肿瘤均较少见，生长缓慢，很少有症状，多在体检时行胸部 X 线检查时发现，为从胸壁凸入胸膜腔内一边缘整齐、光滑的高密度阴影；胸膜囊肿则多位于心膈角，这些肿瘤或囊肿经胸腔镜或开胸手术切除即可治疗。原发性胸膜恶性肿瘤主要为弥漫型胸膜间皮瘤。胸膜转移性肿瘤约占胸膜肿瘤的 95%，最多见的为肺癌胸膜转移，其次为乳腺癌、胃癌、结肠癌、淋巴肉瘤、慢性淋巴细胞性白血病等。

胸膜间皮瘤(mesothelioma of pleura)与胸膜转移性肿瘤在临床上较为重要，现分述如下。

一、胸膜间皮瘤

从胚胎发生学来讲，胸膜来源于中胚层，发育分裂为两层，一层与外胚层结合形成壁层胸膜，一层与内胚层结合形成脏层胸膜，两层之间为胸膜腔，为间皮细胞覆盖。胸膜兼有三个胚层来源的组织，间皮细胞有向上皮细胞和纤维细胞多向分化的趋势。因此，胸膜间皮瘤形态复杂多样，可有纤维性肿瘤成分，也可有上皮样细胞、腺体或囊状乳头状结构。

胸膜间皮瘤分型仍未完全统一。临床及放射学通常将胸膜间皮瘤分为局限性和弥漫性两大类。局限性胸膜间皮瘤多数为良性，少数为恶性；而弥漫性胸膜间皮瘤均为恶性。病理学分型则把胸膜间皮瘤分为孤立性实性良性胸膜间皮瘤和弥漫性恶性胸膜间皮瘤（上皮型、纤维型及混合型）。

（一）局限性胸膜间皮瘤

局限性胸膜间皮瘤通常为有包膜的实质性肿瘤，其特点为成纤维细胞样细胞与结缔组织无规则的混合体，也可以看到血管内皮细胞样、平滑肌瘤样以及神经纤维瘤样表现。组织发生来源于间皮细胞下结缔组织中各种细胞，因此也称为胸膜局限性纤维瘤。良性局限性胸膜间皮瘤通常由脏层胸膜发生，形态为带蒂的肿物，一般 <10cm。恶性局限性胸膜间皮瘤多由壁层胸膜长出，也可发生在纵隔和横膈部位，无蒂，细胞成分增多，呈多形性，有丝分裂象多。

60%~70% 的局限性胸膜间皮瘤无症状，30%~40% 病人可有咳嗽、胸痛、气短等症状。少数病人可有发热，但找不到感染征象；咯血以及肥大性肺性关节病、杵状指及胸腔积液也可发生；肿块巨大者（>10cm）可发生低血糖，肿块一旦被切除，血糖即恢复正常。相对而言，恶性局限性胸膜间皮瘤症状发生率高（75%），尤其是咯血和胸腔积液，常是恶性局限性胸膜间皮瘤的表现；而肥大性关节病仅与良性局限性胸膜间皮瘤有关。

胸部 X 线片和胸部 CT 表现为肺周边肿块阴影，有时与一个肺裂相连。经胸腔镜或剖胸探查可获得病理诊断。

局限性胸膜间皮瘤的唯一治疗方法为完全性手术切除。良性的、带蒂的肿瘤通常较易完全切除，预后良好。无蒂肿瘤和组织显示恶性者，应进行胸壁大块切除术或肿瘤及邻近组织的广泛切除，彻底的手术切除是主要治疗手段。如果肿瘤切除不完全，不但可以局部复发，而且可以发生广泛性播散，通常 2~5 年内死亡。因此，局限性胸膜间皮瘤术后生存期的长短直接取决于肿瘤是否能够完全切除。术后仍应定期 X 线随访，如有复发，及时再次手术。其他辅助治疗如放疗、化疗等，目前尚无明确的结果。

（二）弥漫性胸膜间皮瘤

本病为恶性肿瘤，临床上较局限性胸膜间皮瘤更为常见。男性多于女性（2∶1），通常发病年龄在 40~70 岁。

1. 病因　1960 年 Wagner 等报道了石棉接触史与本病的关系，发现石棉是南非 North Western Cape 省石棉矿工人发生弥漫性胸膜间皮瘤的主要致病因素。此后许多报道及动物实验结果证实了石棉纤维在胸膜间皮瘤发病中的作用。目前研究表明，所有石棉纤维均可致病，但石棉纤维的形状和类型不同起重要作用，接触青石棉危险性最大，而黄石棉危险性最小；直径 <0.25mm、长度 >5mm 的石棉纤维危险性大于较短粗的石棉纤维。接触石棉纤维到发病潜伏期通常为 20~40 年，因此本病为成年性疾病。研究发现，大气中毛沸石粉末（硅酸盐石）含量增加，亚硝胺、玻璃纤维、氧化钍、铍、放射线等也是胸膜间皮瘤的致病因素。

2. 病理　脏层和壁层胸膜上弥漫性多发白色或灰白色颗粒、结节及大小不等肿物，伴大量胸腔积液，胸膜增厚呈板状，包裹肺脏，使其容积越来越小，牵拉胸壁使之塌陷；晚期肿瘤可浸润肋间肌、心包、膈肌及纵隔器官。

组织学表现为上皮成分，多种多样，与肉瘤样成分混合，每个外观相同的肿瘤细节也可以表现为不同的组织类型，通常可分为四型。

（1）上皮型：肿瘤团块由乳头样、小管样、腺泡样或实体组织构成。立方形肿瘤细胞形成铺路样外表，混有数量不一的基质。上皮型恶性胸膜间皮瘤应注意与肺腺癌胸膜转移相区别，后者可被黏蛋白卡红和 CEA 染色，而前者不被染色。

（2）肉瘤样型：肿瘤团块由梭形细胞构成，排列呈有序的束状，也可有人字形和形状不一的肿瘤细胞存在。

（3）结缔组织增生型：肿瘤团块由许多结缔组织成分构成，细胞数量不一，有多形性，不存在上皮结构。

（4）混合型：由上述各型混合而成，最为常见。

3. 临床表现　一般表现为胸痛、胸部不适、气短、咳嗽、呼吸困难、发热及盗汗等。

胸部 X 线检查发现胸腔积液，上皮型及混合型为大量血性胸腔积液，而纤维型结缔组织增生型则为少量胸腔积液或无胸腔积液；一侧胸内巨大结节肿块影，将肺向纵隔推移。胸部 CT 可分别显示胸腔积液，胸膜增厚，胸膜肿瘤的大小、范围、侵犯胸壁的层次，肋骨破坏情况，以及心包受侵、纵隔器官受侵等情况。

胸腔积液为血性渗出液，较黏稠，含有大量透明质酸(>0.8mg/ml),50% 病人可在胸腔积液中找到恶性细胞。有些早期病人在胸膜尚未出现肉眼可见的病变时,即表现为大量胸腔积液,随着病情的发展,才出现散在小病灶,逐渐发展为肿块。

4. 诊断　有石棉接触史和临床胸部症状,经胸部 X 线检查和 CT 检查发现胸膜增厚、结节和肿块,以及胸腔积液检查,一般典型病例的临床诊断无多大困难。但是,当临床表现仅主要为胸腔积液而无明显胸膜肿块时,诊断有一定困难,不易与腺癌胸膜转移或炎症性疾病相鉴别。此时,需行闭式胸膜活检、胸腔积液细胞免疫组化染色检查,必要时做胸腔镜检查或开胸探查胸膜活检。

由于胸膜间皮瘤病理组织类型复杂多样性,胸腔镜胸膜活检仅 60% 可以确诊,即使开胸探查活检也有 10% 的病例不能做出明确诊断。此时,应对活检标本进行特殊染色和电镜检查,以协助作出病理诊断。

(1) 高碘酸 - 希夫组化染色(PAS):以鉴别胸膜间皮瘤和转移性腺癌,如出现 PAS 染色强阳性空泡,即可诊断为腺癌。

(2) 癌胚抗原(CEA)免疫过氧化物染色:腺癌细胞 CEA 染色呈强阳性。

(3) 电子显微镜:可将细胞内更细微的差别显示出来,以鉴别与除外来自肺、乳腺、胃肠等部位的转移性腺癌。

5. 治疗　目前,对弥漫性恶性胸膜间皮瘤尚无有效的治疗方法,应用各种治疗,仅有少数病人生存期超过 5 年。

Butchart 将恶性胸膜间皮瘤分为四期:① Ⅰ 期:肿瘤局限于壁层胸膜,只累及同侧胸膜、肺、心包和纵隔;② Ⅱ 期:侵犯胸壁、纵隔器官和对侧胸膜,仅胸内淋巴结转移;③ Ⅲ 期:肿瘤穿透膈肌、对侧胸部,胸外淋巴结转移;④ Ⅳ 期:远处血行转移。

建议对 Ⅰ 期病人行根治性胸膜肺切除术,Ⅱ、Ⅲ、Ⅳ 期病人无论何种方法生存期基本相同,平均为 18 个月。

根治性胸膜肺切除术及扩大切除术(包括受侵的心包、膈肌、纵隔组织等)的手术范围大,出血多,手术死亡率高(10%~25%),远期效果并不好,不宜推广应用。对于一部分病人,若一般情况好,可行姑息性胸膜切除术及切除受侵的壁层胸膜和部分脏层胸膜,可以控制胸腔积液,制止胸痛,术后放疗、化疗可适当延长生存期,提高生活质量。

化疗采用顺铂加多柔比星或紫杉醇,以及应用培美曲塞,可获得一定疗效。放疗对控制胸腔积液、缓解疼痛有一定效果,但随着病情发展,反复应用化疗和放疗,疗效明显减低或无效。临床上常用其他姑息性治疗措施,如胸腔穿刺抽液、注药、引流及胸膜固定术、各种镇痛术支持治疗等以减轻痛苦,延长生命。

二、胸膜转移性肿瘤

胸膜转移性肿瘤主要表现为恶性胸腔积液,其中肺癌胸膜转移占 30% 以上,其次为乳腺癌、淋巴瘤、卵巢肿瘤等。对原发肿瘤来讲,已为晚期(Ⅳ期),预后极差。

肺癌病人的胸膜转移是由于肿瘤栓子通过肺动脉系统转移至同侧脏层胸膜,再通过脏壁两层胸膜间的侧支循环,转移至壁层胸膜。如果双侧胸膜转移,说明肿瘤细胞亦有全身性血行转移。肺癌侵透脏层胸膜,种植转移至胸膜腔也是胸膜转移的途径之一。肺癌细胞通过肺 - 胸膜向微小淋巴管转移至胸膜的可能也不能排除。肺外肿瘤的胸膜转移为血行转移所致。

胸膜转移可导致胸膜通透性增加,胸膜淋巴管阻塞,胸膜腔液体回吸收受阻,加上其他全身和局部因素如低蛋白血症、肺不张、胸膜腔负压增加、肺组织微循环障碍、液体渗出增加等,即可造成恶性胸腔积液。

【诊断】

恶性胸腔积液属渗出液,胸腔积液与血清中蛋白比值 >0.5,乳酸脱氢酶比值 >0.6。但胸腔积液中葡萄糖含量 <60mg/dl。胸腔积液细胞学检查发现肿瘤细胞,有重要诊断意义。如能对细胞作出分类,尤其明确为腺癌细胞,胸膜转移诊断即可确定。由于多种因素影响,胸腔积液瘤细胞学检查诊断准确率为 40%~87%。因此,对于恶性胸腔积液病人,尚需行胸膜活检或胸腔镜胸膜活检,针吸胸膜活检确诊率为 40%~75%。胸腔镜可以观察胸膜腔的病变情况,有针对性地取胸膜活检,准确率较高,并可同时放置引流管引流胸腔积液,注射药物或施行胸膜固定术,目前开始广泛应用。

【治疗】

1. 根据原发肿瘤的种类和全身情况选择合适的化疗方案,并可应用免疫治疗、支持治疗等综合治疗。

2. 胸膜固定术　适用于胸腔积液引起症状,经胸腔引流排空胸腔积液,肺可良好膨胀的病人。

将抗肿瘤药物与硬化剂注入胸膜腔，引起炎症反应，造成脏壁两层胸膜广泛粘连及闭锁，以达到控制胸腔积液、缓解症状的目的。目前应用的硬化剂种类很多，如抗肿瘤药（博来霉素、喜树碱）、滑石粉、四环素、小棒状杆菌、白介素、榄香烯、香菇多糖等。

3. 胸膜切除术 很少应用，仅在特殊情况下考虑。例如，高度怀疑恶性胸腔积液，各种方法诊断不清，剖胸探查时发现胸膜病变尚早或较局限；原发肿瘤已控制或发展缓慢；胸腔积液引起症状；一般情况许可；为防止胸腔积液复发，才在剖胸探查的同时考虑行壁层胸膜剥脱术。

胸膜转移性肿瘤预后很差，6个月死亡率为24%，有待于寻找更有效的延长生存期的方法。

（王天佑）

第六十二章 气管、支气管、肺疾病

第一节 气管和支气管外科

一、气管、支气管外科解剖及生理特点

自环状软骨以下至气管隆嵴为气管，长 10~13cm，有 18~22 个气管软骨环，约每厘米 2 个软骨环。气管前后径约 1.8cm，左右径约 2.3cm，呈扁圆形。小儿及肺气肿病人前后径较大。

气管由纤维组织、肌肉、软骨环及黏膜组成，富有伸缩性。上端与喉，下端与左右主支气管相连接，均富有活动性。坐位平静时约一半气管在颈部，胸骨柄切迹以上，一半气管在胸腔内。隆嵴位于第 4 胸椎下缘相当于胸骨角水平。头颈仰伸时，部分胸内气管可伸展至颈部，咳嗽前瞬间，胸膜腔内压突然增高，隆嵴可升高 5cm。低头屈颈时，几乎所有颈部气管均可进入胸骨柄切迹以下。年岁大时，气管的活动性减弱。

环状软骨为全周性，而气管软骨为马蹄状，位于气管的前壁及左、右侧壁。气管后壁为纤维、肌肉组成的膜性壁，以疏松的结缔组织与食管相贴近。胸膜腔内压增高时，气管受压，左、右壁相靠，气管腔明显变小。左、右胸膜腔压力不同时，气管可向一侧移位、变形。

颈部气管位于皮下，胸部气管则位于主动脉弓及心包之后，向后下斜行 15°，而非垂直下降，年龄大、肺气肿、驼背时倾斜更明显。外伤及手术后，气管可有钙化。

气管最上部前方有甲状腺峡部，位于气管第 2、3 软骨环前方，稍下部有无名动脉和左侧无名静脉斜行跨过，再下为主动脉弓部，由右向左跨过左主支气管。奇静脉在气管右侧，自后向前跨过右主支气管根部，进入上腔静脉。

软骨间动脉来自气管侧壁纵行血管吻合支，穿入形成黏膜下丰富的血管网。

左侧喉返神经自主动脉弓下水平迷走神经分出后，绕过主动脉弓，沿气管左侧，气管食管间上行，进入喉部。右侧喉返神经自迷走神经分出后，绕过右锁骨下动脉，沿气管右侧上行进入喉部。

气管血供上部有来自甲状腺下动脉的分支，一般有 2~3 支。气管上部还接受来自锁骨下动脉、肋间上动脉、胸廓内动脉及无名动脉的分支。气管下部血供来自主动脉弓下缘的支气管上、中动脉的分支，这些小动脉在气管壁两侧形成吻合血管网，并分出横行血管，走行于软骨间，供应黏膜下及软骨组织(图 62-1)。与食管相似，气管血供分布为节段性，故手术时忌将气管作环行游离超过 1~2cm，以防缺血性坏死。仅游离气管前壁及膜状后壁，则不伤害主要血供(图 62-2)。

气管黏膜覆被柱状上皮细胞、纤毛上皮细胞，富有黏液腺，慢性气管炎时有鳞状上皮细胞异常增生，纤毛上皮细胞可完全消失。

上述气管的特点，以及与邻近器官的关系，使任何一个手术切口难以完全暴露整个气管，因此给外科医师带来一定困难。

二、气管肿瘤及支气管肿瘤

原发性气管肿瘤无论良性、恶性均不多见。气管肿瘤远少于喉部肿瘤，其比例为 1∶(300~800)。近来气管手术病例增多，病理检查也更仔细，对气管肿瘤的细胞病理形态了解也增多。气管肿瘤按恶性程度可分为恶性、低度恶性及良性三种。恶性的有鳞状上皮细胞癌、腺癌及分化不良型癌，其

中最多见的是鳞癌;低度恶性肿瘤有腺样囊性癌(adenoid cystic carcinoma)、黏液表皮样癌(mucoid epidermoid carcinoma)及类癌(carcinoid),其中最多见的是腺样囊性癌;良性气管肿瘤有平滑肌瘤、错构瘤、乳头瘤、神经纤维瘤、涎腺混合瘤(mixed tumor of the salivary glands)、血管瘤等。

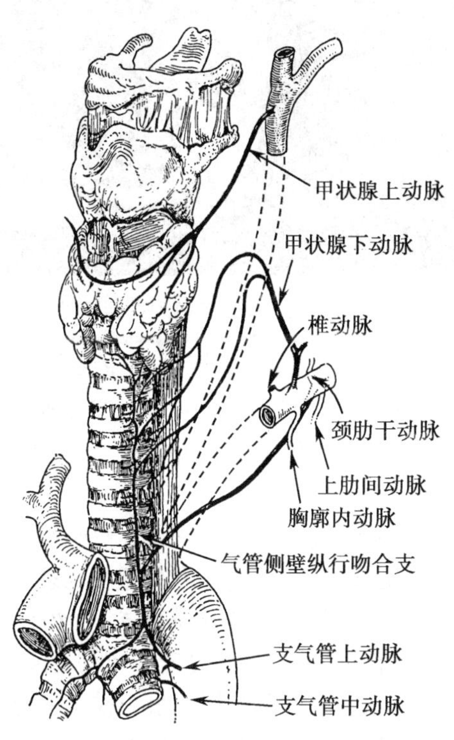

图 62-1 气管血供示意图(前左侧)

支气管原发性肿瘤中,恶性的以类癌、黏液表皮样癌、腺样囊性癌为多见,良性支气管肿瘤的细胞病理形态与气管相似。

气管、支气管肿瘤来源于上皮细胞的有鳞状上皮细胞癌、乳头瘤;来自上皮黏膜腺体的有腺样囊性癌;来自上皮 Kultschitzky 细胞的有类癌;来自中胚组织的有平滑肌瘤、软骨瘤、血管瘤、错构瘤、神经纤维瘤等;来自几个胚层组织的有畸胎瘤。上述乳头瘤及神经纤维瘤虽属良性,但切除后可以复发,乳头瘤可以多发,与其他良性肿瘤又有不同之处。

气管及支气管原发性肿瘤,无论良性或恶性,多起始于后壁膜状部,或膜状部与软骨交界处的两后角。癌呈浸润性生长,易侵犯喉返神经及食管。侵犯食管的鳞癌,活检时难以从细胞形态上鉴别究属来自气管,抑或来自食管。腺样囊性癌可呈息肉状生长,阻塞管腔;可直接侵犯附近淋巴结;也可沿软骨间组织环周性浸润生长。突入腔内的肿瘤虽无完整的黏膜覆盖,但可不形成溃疡面。隆嵴部腺样囊性癌可向两侧主支气管生长。乳头瘤呈簇状生长,以细蒂附于膜状部,肿瘤质脆,易碎,易于脱落,其多发、复发特点也给治疗带来困难。错构瘤、软骨瘤均有细蒂,肿瘤表面光滑、坚硬,活检钳不易取到肿瘤组织(图 62-3)。

【症状】

气管、支气管肿瘤虽同属上呼吸道肿瘤,但症状显然不同;而良性、恶性肿瘤无论在气管或支气管,却有共同的临床表现。病变早期痰中可带有少量血丝,但不易受到病人注意。一般临床检查也不易发现此类腔内病变,因此往往延误诊断。

气管、支气管肿瘤无论良性、恶性,症状产生的主要原因是阻碍通气,而气管功能的特点是当腔内梗阻达 1/2~2/3 时,才产生严重通气障碍,出现明显症状。肺和胸部常规 X 线检查难以看到气管内病变,因此几乎所有气管肿瘤病人均曾被误诊为哮喘,按哮喘治疗,直至出现喘鸣、呼吸困难、发绀等

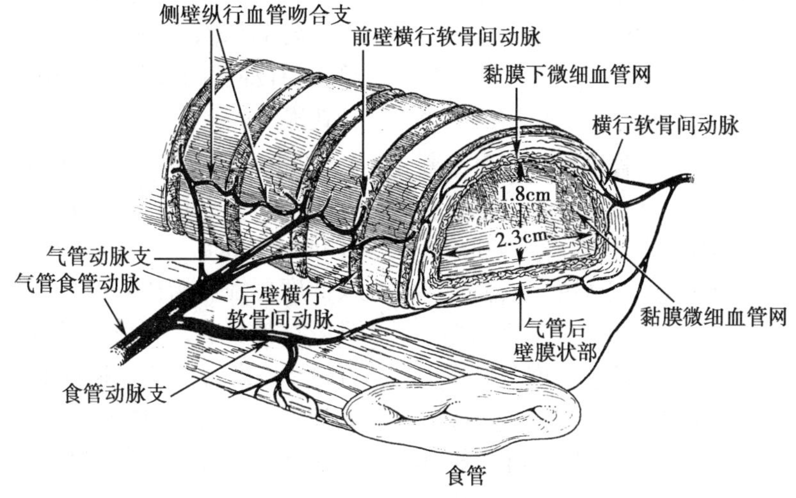

图 62-2 气管血供示意图
软骨间动脉来自气管侧壁纵行血管吻合支,穿入形成黏膜下丰富的血管网

症状才明确诊断。支气管肿瘤大多伴有肺化脓性感染、肺不张等,甚至手术后才证实支气管肿瘤是病变的原发原因。

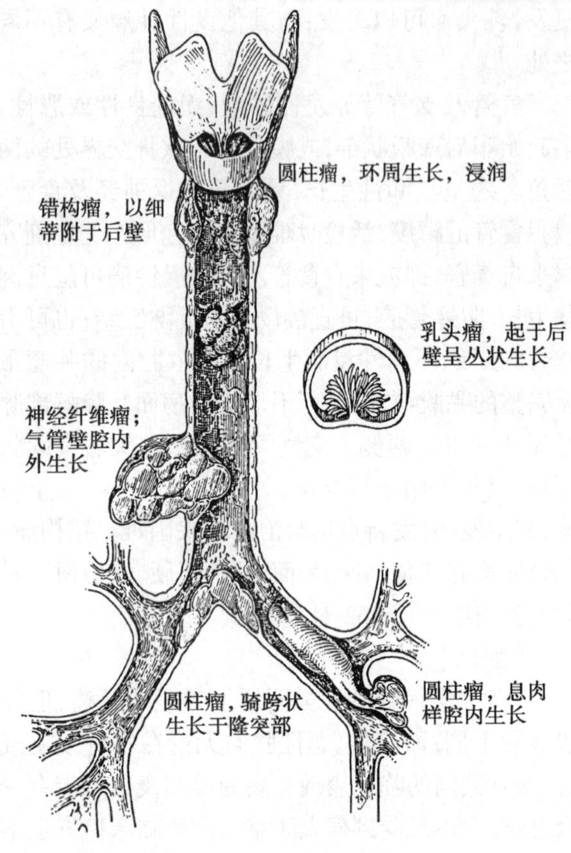

图 62-3 气管支气管肿瘤的几种生长形式

气管(包括隆嵴部)肿瘤病人常见症状是干咳、气短、哮鸣、喘鸣、呼吸困难、发绀等,体力活动、体位改变、气管内分泌物均可使症状加重。恶性病变可有声音嘶哑、咽下困难等。

支气管肿瘤无论良性、恶性,当梗阻不完全时,常表现为肺化脓性感染、支气管扩张、肺脓肿等。当梗阻完全时,则呈现肺不张症状。

【诊断方法】

自喉至隆嵴气管后前位及侧位体层成像、气管分叉部后前位体层摄影和支气管碘油造影对诊断气管及支气管肿瘤曾经起到过重要作用。这些检查可以显示腔内外肿瘤的轮廓、位置、范围和病变与邻近器官的关系,但随着 CT 及 MRI 的普及,均已逐步退出历史舞台。CT 扫描可以较清晰地显示肿瘤的位置、浸润范围、呼吸道受阻程度及肿瘤向外浸润发展等情况,对诊断气管及纵隔病变和指导进一步治疗具有十分重要的价值(图 62-4)。近年来应用的多层螺旋 CT 扫描及其三维重建技术能够从多个平面观察病灶,并能局部放大和多角度旋转,提供气管、支气管和肿瘤的整体观;其中,仿真支气管镜技术能得到从气管腔内观察的仿真立体图像,直接显示肿瘤的表面形态和远、近端情况,类似于纤维支气管镜所见。

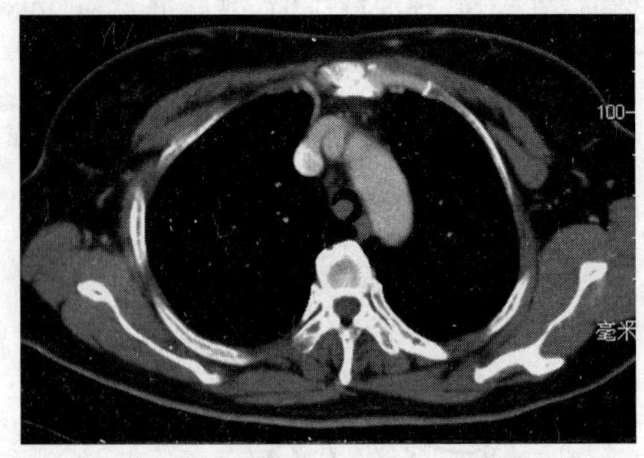

图 62-4 CT 提示气管内右后壁肿瘤

内镜检查是气管、支气管肿瘤必不可少的诊断方法,不但能直接观察到肿瘤的形态、表面情况、质地和范围,还能取得活组织标本作病理学检查。

在前述各种诊断方法均不能得到确切诊断时,开胸手术切开气管、支气管可以直接观察病变特点及范围;可以采取组织作冷冻活检,而得到细胞病理学诊断。例如,质硬的软骨瘤和错构瘤通过内镜,不易取到组织;而被覆有坏死组织或正常黏膜的肿瘤,也难取到组织;而切开气管、支气管,直接探查,可以明确诊断。

【外科治疗】

1. 手术治疗 气管、支气管外科手术的主要目的是彻底切除病变和消除梗阻,解除通气障碍。两者互相联系,病变切除应求彻底,但根据气管特点,权衡利害,有时不能完全切除病变时,也要消除呼吸道梗阻,姑息性解除通气障碍。

局部切除方法对良性肿瘤是有效的,方法简单,对有细蒂的根部可以电灼或切除根部,缝合修补缺损。

(1) 气管窗形切除术(window resection of the trachea):又称气管侧壁切除术(lateral wall resection of the trachea),对病变局限的基底宽的良性肿瘤或低度恶性肿瘤比较适合。遗留的缺损,可将上、下缘拉拢缝合。气管壁切除 4cm 以下时,一般均可缝合,张力不大,术后也不致狭窄,也不会造成成角畸形。使用丝线,单针间断或褥式外翻间断缝合,均有效。带缝针的无创性不吸收性合成材料缝线,可以减少组织反应,减少肉芽组织形成。

如切除肿瘤后缺损为长条形，不能上、下拉拢缝合，而纵行缝合可能造成狭窄时，则需使用气管代替物进行修补。所用代替物有阔筋膜加心包、阔筋膜加胸膜、阔筋膜加皮肤，也有用带蒂肋间肌加胸膜的，还有使用 Marlex 网带蒂心包的。

(2)气管、支气管环形切除术(cylindrical resection of the bronchus or trachea)：切除一段气管或支气管，然后将上下断端吻合，可以较彻底地切除病变，恢复通气功能，对肿瘤或狭窄等均可使用。切除气管的长度可达 4~6cm。如果采取补充措施，如游离颈段气管、游离纵隔段气管、切断右侧肺下韧带、游离气管与心包间组织、术后屈颈低头位固定等，则气管切除范围可更长些。

(3)隆嵴切除术(resection of the carina)：切除隆嵴后重建呼吸道，手术比较复杂，涉及两侧主支气管，需作两个吻合，手术过程要求术者与麻醉医师紧密配合协作，以维持好通气，术后要求作好呼吸管理。近年来此种手术在国内外均已成功使用，对病变局限、发展较慢、细胞分化较好的鳞状上皮细胞癌、腺样囊性癌等，使用得当可以收到良好效果。

隆嵴切除后，可以将左、右主支气管缝合成新的隆嵴，然后将气管与此新隆嵴缝合；或将气管与一侧主支气管行端端吻合，再将另一侧主支气管与气管侧壁行端侧吻合；也可将气管与一侧主支气管行端端吻合后，再将另一侧主支气管与吻合后的主支气管行端侧吻合。这种吻合均需注意气体流体力学，而不仅是吻合口径及外形等(图 62-5)。

(4)气管及支气管袖状切除术：气管袖状切除术(sleeve resection of the trachea)又称扩大的一侧全肺切除术(extended pneumonectomy)，系指一侧全肺切除加一段气管切除，然后将气管与另一侧主支气管端端吻合。支气管袖状切除术(sleeve resection of the bronchus)又称扩大的肺叶切除术(extended pulmonary lobectomy)，系指肺叶切除术加一段主支气管切除，然后将主支气管上下断端吻合。袖状切除术可以扩大手术切除范围，并尽可能保留健康肺组织。此种手术成功率高，很少发生吻合口瘘或狭窄，死亡率也不高于一般的全肺或肺叶切除术。气管、支气管愈合能力强，一般均无血供问题。但需注意严格掌握手术指征，避免气管、支气管切断处残留癌组织或吻合口张力过大等(图 62-6)。

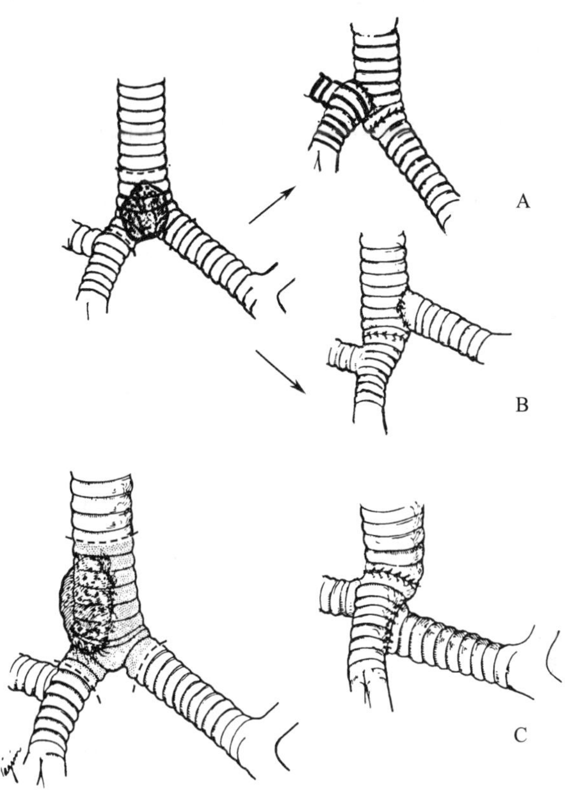

图 62-5　气管隆嵴切除后吻合的三种形式

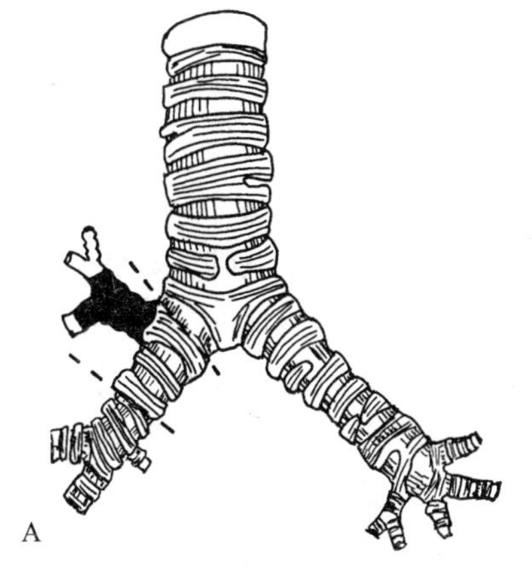

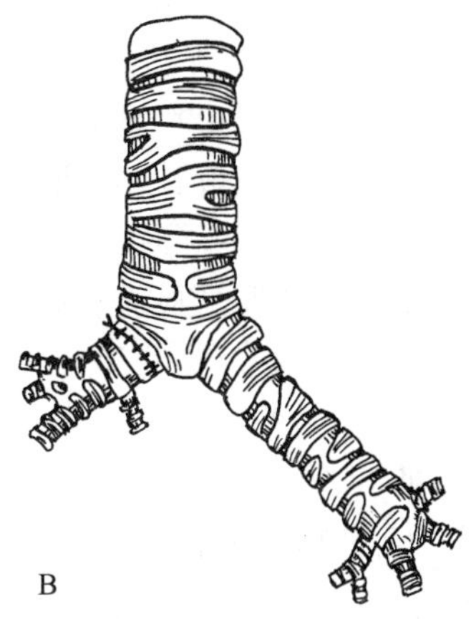

图 62-6　右上叶肺支气管袖状切除术

(5)人工气管移植术(implantation of the artificial trachea):切除一段气管后,多数情况下应首先选择直接吻合,而不使用气管代替物。个别病例由于切除范围过长、缺损大,则需采用气管代替物,如人字形硅橡胶人工气管、Marlex Mesh 加带蒂心包替代气管缺损。但由于病例较少,各家意见也有分歧,故此问题仍有待进一步探索。

人工气管的理想条件应是能通气,有适当硬度,能抵抗腔内外压力而不塌瘪,并具有一定的伸屈性,不漏气,能抵抗机体组织液的浸泡,并与之能相适应,最终能在人工气管腔内形成上皮组织。这些条件是比较困难的,而最常导致失败的原因是感染。

2. 内镜治疗 随着气管镜介入治疗的兴起,电视硬质气管镜重新受到重视,其现代价值在于作为介入通道允许软性支气管镜及其他器械进入呼吸道内,可进行激光消融、氩等离子体凝固、取出、冷冻、支架释放、扩张等操作。硬质镜和纤维支气管镜的配合使用可对气管阻塞性疾病进行高准确度介入治疗,对于气管肿瘤可应用在以下方面:

(1)大呼吸道腔内的良性肿瘤,尤其窄蒂者是硬质镜最佳适应证之一。硬质镜下切除良性肿瘤可方便取出,若术中瘤体脱落,可将其推入一侧支气管,而保证另一侧通气,再碎瘤取出。

(2)部分宽蒂的良性肿瘤和可根治切除的气管原发恶性肿瘤需行开胸手术切除,但呼吸道严重阻塞的病人在气管插管时存在巨大的窒息风险,可先行硬质镜结合纤维支气管镜下切除肿瘤主体,再开胸根治切除,最大限度上保证手术安全。

(3)无法根治切除的气管恶性肿瘤或转移性肿瘤,亦可用硬质镜结合纤维支气管镜介入治疗,通过热消融、冷冻、支架植入等手段疏通呼吸道,改善症状。

(王 群)

第二节 肺动静脉瘘

肺动静脉瘘的病变特征是肺动脉和肺静脉之间存在异常交通,肺动脉血未经交换直接进入肺静脉,造成不同程度的右向左分流,使体循环动脉血氧含量不同程度地降低。肺动静脉瘘可分为先天性和获得性两种,获得性的肺动静脉瘘极为罕见,有发生于感染、转移性肿瘤、外伤以及大血管手术之后的报道。以先天性的肺动静脉瘘报道多,然其发病率在肺外科疾病中仍少见,此病症属于先天性的肺血管畸形(pulmonary arteriovenous malformation)。有报道约 65% 的病人并发遗传性出血性毛细血管扩张症(hereditary haemorrhagic telangiectasia,HHT;又称奥斯勒 - 韦伯 - 朗迪病,Osler-Weber-Rendu disease),超过 50% 的 HHT 合并有肺动静脉畸形。根据胚胎学的发育,原始动静脉的间隔未完全发育,或者是动静脉的网状交通的血管丛由于一些未知的刺激发生扩张形成血管囊。肺动静脉瘘的血管囊脆性较大,破裂后往往引起严重的大出血。

【病理解剖与病理生理】

肺动静脉瘘是肺动静脉间的网状交通的血管丛囊性扩张畸形,肺动脉管径增大,而受累肺静脉明显扩张、迂曲,造成动脉血未交换直接回流至静脉,造成右向左分流,可分为孤立型或弥散型(图 62-7、图 62-8)。弥散型约占 10%,两者均可累及单侧肺或双侧肺,孤立型者多见于下叶肺,其次为右中叶和左上叶的舌段。孤立型者受累的血管多为中小型肺动、静脉,而弥散型者多为接近末梢的肺动、静脉,一般均有来自肺动脉的几个分支。肺血管和体循环的交通也有报道,可能来自支气管、肋间或者乳内动脉。如果囊性畸形的薄壁血管破入支气管或肺泡,可引起咯血等大出血,但比较少见,胎儿期相对多见。肺血管床的作用不仅仅是氧气交换,也是过滤小的血栓和细菌的屏障,同时由于肺动静脉瘘造成右至左分流,使体循环动脉血氧含量降低,诱发红细胞增多、血液黏稠度增高,加之病变处血管腔扩大、迂曲,血流相对滞缓,可诱发局部血栓形成,如果血栓脱落进入体循环,可引起大脑等脏器栓塞。病变处分流量较多、血氧饱和度下降明显者,有活动后心悸、气促,严重者可呈现发绀和杵状指(趾)、红细胞增多症、网状细胞增多以及红细胞比容增加等。病人的血流动力学指标如心排血量、心室舒张期末压力、心室容积、肺动脉阻力出现升高。分流不大的病人心排血指数、肺动脉压、体循环血压、心率一般在正常范围，肺动脉高压不多见。由于影像学技术的发展，肺动静脉瘘的诊断和治疗及时，很少的文献观察和提及了肺动静脉瘘的生长，总的来说，生长比较缓慢，但研究提示胎儿期的肺动静脉瘘生长较快。

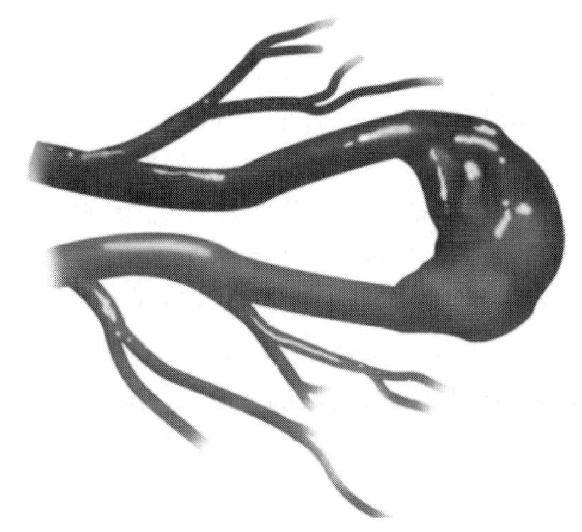

图 62-7　单纯孤立型肺动静脉瘘示意图（文末有彩图）

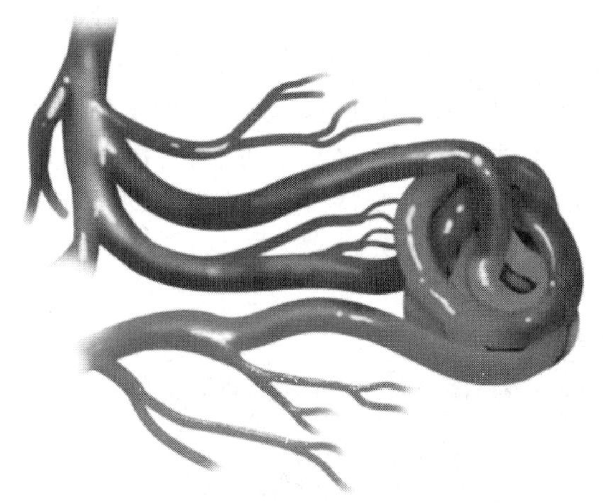

图 62-8　复杂弥散型肺动静脉瘘示意图（文末有彩图）

【临床表现】

肺动静脉瘘病人临床表现主要取决于动静脉瘘的大小，也就是分流量的多寡。病变直径 <2cm 的病人往往没有任何症状，仅在常规体检时发现其肺部有异常阴影，或由于并发症（脑栓塞、细菌性心内膜炎、咯血等）产生时经详细检查才发现。病变处分流量较多者可出现活动后气促、心悸，并呈现发绀、杵状指（趾）和红细胞增多三联征象。其中，表现 HHT 约 57%，劳累时呼吸困难约 67%，神经系统病变如卒中、脑脓肿为 33%。患侧肺区可听到血流异常产生的杂音，其特点是吸气时增强，呼气时减弱。据美国麻省总医院（Massachusetts general hospital，MGH）和梅奥医学中心的统计，其症状出现的时间平均为 38 岁左右。

【诊断】

肺动静脉瘘的诊断和影像学的发展密切相关，多层螺旋 CT（multi-detector row computed tomography，MDCT）和 MRI 能够提供迅速、准确的信息。肺动静脉瘘在胸部普通 X 线片可表现为肺内实质性肿块影，可显示为周围性无钙化圆形阴影，有血管影与肺门相连，有时和周围型肺癌、转移性肺癌以及肺良性肿瘤较难鉴别。超声心动检查，尤其是增强的超声心动检查有助于鉴别肺动静脉瘘。肺动脉造影是确诊肺动静脉瘘的“金标准”，不仅可用于诊断，同时可进行栓塞治疗，经周围静脉插入导管至病变区近段肺动脉，注射造影剂后行摄像或录像，可清晰地显示肺动静脉瘘图像，但在确定需要进行有创的介入诊断和治疗前，无创的 MDCT 和 MRI 更具有竞争力。

Trerotola 等在荟萃了众多文献后，总结了肺动静脉瘘的诊断流程，对于疑似以及 HHT 的家族成员先行超声心动的对比造影检查，阳性者进一步螺旋 CT 检查，并推崇无论是诊断还是随访，增强 CT 能提供更多有价值的信息（图 62-9）。他认为，在过去的 20 年间，增强 CT 对于肺动静脉瘘是一项创新和革命，MDCT 和 MRI 血管造影是影像学诊断肺动静脉瘘的有重要价值的无创手段。快速流动的血流很少有 MRI 信号，对于鉴别肺血管与非血管病变有帮助，可用于鉴别血管瘤、静脉畸形和动静脉畸形，并可诊断滋养血管、多发病变以及解剖关系，MRI 同时在合并脑脓肿的肺动静脉瘘的病人诊断上具有较大的价值。Nawaz 等比较了 MDCT 和数字减影肺动脉造影在肺动静脉畸形的价值，结果显示，MDCT 的敏感性和特异性为 83% 和 78%，而数字减影肺血管造影的敏感性和特异性为 70% 和 100%，作者得出结论为 MDCT 在肺动静脉瘘的影像学诊断上敏感性具有优势，而数字减影肺血管造影在特异性上优于 MDCT。目前 CT 的三维成像给我们提供了非常直观的图像，尤其是复杂弥散的肺动静脉瘘的情况，利于治疗。

【治疗】

肺动静脉瘘病人即使没有症状，由于其结构上的特征导致栓子发生，以致使病人处于细菌性心内膜炎、发生脑栓塞与脑脓肿等神经系统病变的危险之下，血胸和大咯血也有间断报道，同时右向左分流较大者往往会有不同程度的症状，外科或介入疗法有其必要性和积极意义。

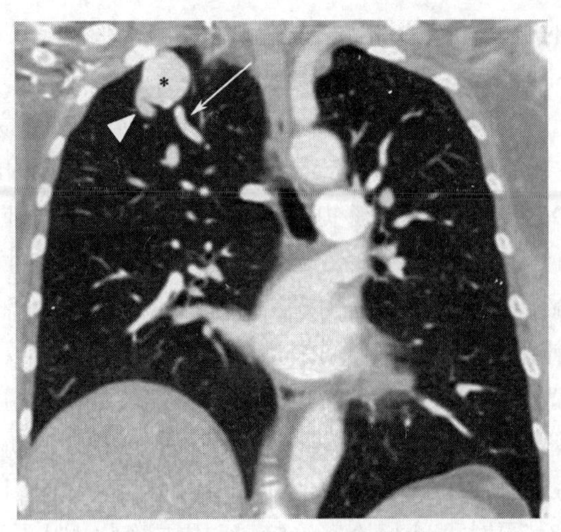

图 62-9 CT 图像显示的动脉(箭头)、团块(星号)、静脉(箭头)

在 20 年前的治疗观念中,有一个 3mm 的指南概念,认为供血动脉直径 >3mm 的肺动静脉瘘需要治疗处理。Trerotola 等总结近 20 年的研究文献提示,HHT 委员会以及较多的研究者认为供血动脉直径 <3mm 的病人也需要治疗处理,2009 年的指南中也提到了这一点,所幸现代诊断和治疗手段的提高能够发现并治疗如此小尺寸范围的病变。值得指出的是,对于无症状的儿科人群,尤其是 <12 岁的病人,目前还没有证据提示需尽早介入,其中一个明显的原因是生长发育中的肺容易形成侧支循环再灌注带来治疗上的困难,而对于有症状的青少儿,治疗还是必需的。

1. 手术疗法　既往对于诊断明确的有症状的动静脉瘘,手术是首选的治疗方法,适用于孤立型病灶,切除病变所在部位的肺段或肺叶;而对于多发散在的病灶,外科手术具有其局限性。

2. 介入疗法　目前,越来越趋向于经皮血管腔内栓塞术,肺动脉造影诊断的同时利用球囊、弹簧、线圈以及可形成血栓的物质进行栓塞治疗,避免开胸手术,有效地减少右向左分流,改善症状,逐步取代手术而成为一线治疗方法(图 62-10、图 62-11)。随着影像数字技术革命性的进展,在 50ml 对照造影剂下能得到双侧完整选择性的肺动脉造影图像,并在短时间内完成栓塞。治疗过程从过去的几天甚至几周、分阶段的住院治疗,到现在的一次完成的门诊治疗,不能不说有了质的飞跃。随着影像技术的进展、封堵材料的更新、导管的微型化、不锈钢线圈的微型制作,使得更微小的动静脉瘘的治疗成功变为可能,过程变得迅捷,也使得高流量的肺动静脉瘘的治疗变得安全。肺动静脉瘘的栓塞治疗已经被证实效果良好,病人易于接受,但仍有文献强调重视经皮栓塞术并发症的重要性,其中无症状的并发症包括置管失败、血管损伤、部分梗阻、栓子部分再通、弹簧线圈位置不当、栓子延迟性

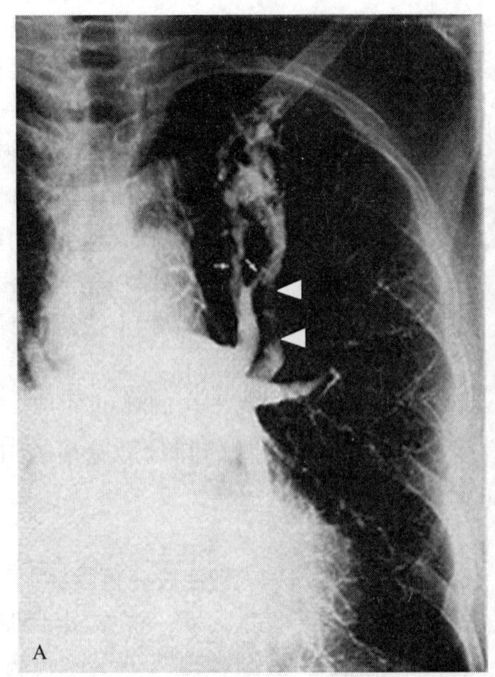

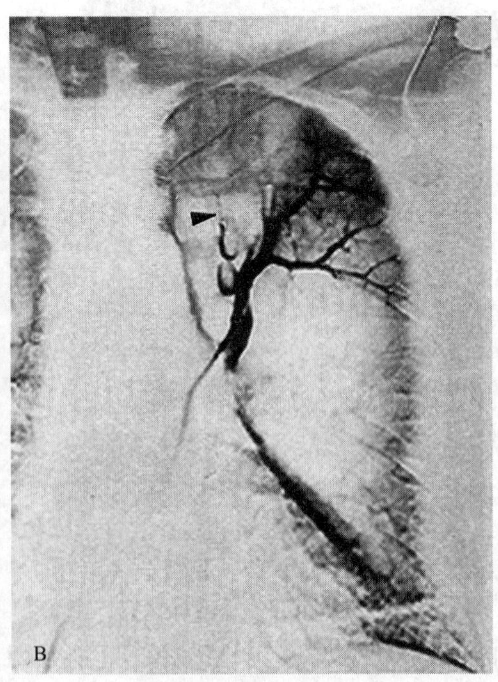

图 62-10　左肺上叶肺动静脉瘘介入法封堵术前、后肺动脉造影

A. 2 个白色小箭头示动静脉瘘的供血管,2 个较大的三角箭头示回流的肺静脉;B. 封堵术后肺动脉瘘已消失,黑色箭头示 Anplatz 网固定于堵塞球囊的远侧,邻近的正常肺动脉分支畅通无阻

细菌污染等，再通的可能达 20% 左右。

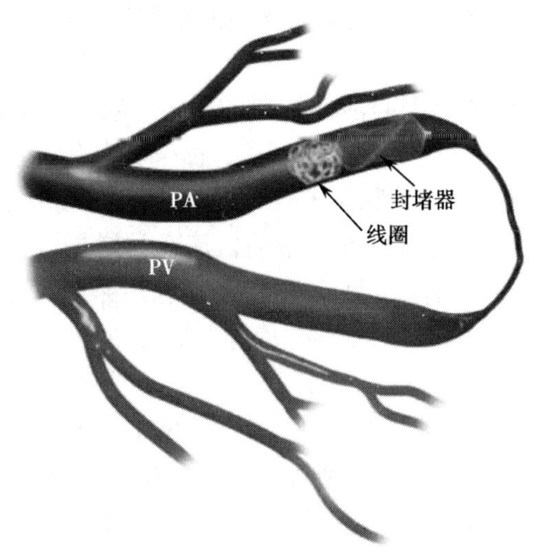

图 62-11 相应的示意图，PA 为肺动脉，PV 为肺静脉（文末有彩图）

有一篇综述比较肺动静脉瘘手术和不同的栓塞方法的安全性和效果后提示，目前没有一篇随机对照临床试验来支持或反对栓塞法，然可观察到的文献提示栓塞治疗能减低肺动静脉瘘病人的死亡率和并发症的风险，期待可行的随机对照试验来比较不同栓塞方法的作用。

栓塞法与外科手术治疗相比，栓塞法同样是对局限性孤立性的病变作用明显，而对于散在、多发性病变，可以选择其主要病变行封堵疗法，也可取得一定的效果，相比外科治疗对主要的病变作切除带来的创伤和所获得的价值来看具有一定的优势。但外科治疗对于栓塞治疗失败和复发的病人，以及巨大的动静脉瘘栓塞后切除梗死肺组织的病人，仍具有互补和不可替代的作用。

（王 群）

第三节 肺 栓 塞

肺栓塞（pulmonary embolism，PE），又称肺动脉栓塞，是由于肺动脉的某一支被栓子堵塞而引起的严重并发症，最常见的栓子是来自静脉系统中的血栓，是目前临床常见且有时是致命性的的病症之一。既往认为其发病率并不高，近年来由于对本病的重视，诊断准确率不断提高，美国每年有超过 600 000 人罹患 PE，结合尸体解剖的发现，证明本病在美国已构成常见致死原因的第 3 位，每年因此病致死者约 200 000 人；在我国，近年来的临床报道也日渐增多，尤其对外科来说，术后的 PE 越来越得到临床医师的重视。

【病因】

引起肺动脉栓塞的栓子最常见的是血栓，其次少见的有脂肪栓、空气栓、羊水、骨髓、寄生虫、胎盘滋养层、转移性癌、细菌栓、心脏赘生物等。血栓中 70%~95% 是由于下肢深静脉血栓（deep venous thrombi，DVT）或盆腔静脉血栓脱落后随血液循环进入肺动脉及其分支的，如腘静脉、股静脉、深股静脉及髂外静脉、髂股静脉和盆腔静脉是栓子产生的最常见部位。血栓脱落后，沿回流的静脉经右心房和右心室进入肺动脉。Virchow 在体静脉血栓形成的机制中论述了三要素：血流淤滞、静脉损伤、血液的高凝状态。

血流淤滞是其中最重要的因素条件，最容易发生血液淤滞和血栓形成的部位是静脉瓣的窦部，已激活的凝血因子积聚于此，不易被循环中的抗凝物质所抑制，有利于纤维蛋白的形成，促使血栓发生。

静脉损伤可由于外科手术、肿瘤、烧伤、糖尿病等引起，组织损伤后，易产生内源性和外源性的活性凝血活酶。

血液的高凝状态常见于肿瘤、真性红细胞增多、严重的溶血性贫血、脾切除术后伴血小板溶解、口服避孕药物等。肿瘤病人中以肺癌多见，因此 DVT 可能成为恶性肿瘤的预兆。实验室检查可发现在反复发作 DVT 的病人中有凝血机制的异常，如血小板黏着性增加及寿命降低、第Ⅴ及Ⅶ因子增加、抗凝血酶第Ⅲ因子缺乏、纤维蛋白原异常、静脉壁内皮细胞内纤溶酶原激活剂降低、纤溶酶原及纤溶酶的抑制剂增高等。

在上述条件的疾病和病理状态下，血栓形成的危险增加。因此，长期卧床（特别是承受较大的外科手术后）、年迈缺乏活动、充血性心力衰竭或心房颤动、肥胖、妊娠、口服避孕药及恶性肿瘤等是易患人群。值得注意的是，外科手术后的肺栓塞发病率，如髋部骨折、前列腺切除、40 岁以上的普通外科手术病人深静脉血栓的发病率分别为 54%、50% 和 28%。Sanchez 等在综述中特别指出了恶性肿瘤、妊娠、激素和口服避孕药以及遗传因素在 PE 发生中的作用。

【病理和病理生理】

由于肺栓塞的诊断临床上有一定困难，所以尸检在PE诊断中占据重要地位。尸检发现，双侧肺栓塞发生多见，栓塞可位于肺总动脉的远端、两侧肺动脉的主干或栓塞骑跨于左、右肺动脉分叉处，或栓子散在于肺动脉分支，根据栓子的大小可以分：①骑跨型栓塞：栓子完全阻塞肺动脉及其主要分支；②巨大栓塞：40%以上肺动脉被栓塞，相当于2个或2个以上的肺叶动脉；③次巨大栓塞：不到2个肺叶动脉受阻塞；④中等栓塞：即主肺段和亚肺段动脉栓塞；⑤微栓塞：纤维蛋白凝块、聚集的血小板等进入深部的肺组织。通常右肺动脉及分支比左肺动脉及分支更易受累，经常双侧下叶受累，这和血流及引力有关，尸检中仅5%~10%的PE病人发现肺梗死。这主要是因为肺组织的供氧来自三方面，分别为肺动脉、支气管动脉及局部肺野的呼吸道。只有上述2个以上的来源受严重影响时，才发生梗死。但当患有慢性肺疾病、左心衰竭时，即使小的栓子也易发生肺梗死，通常情况下决定于血管栓塞的程度及速度。

病情的轻重与栓塞的部位和范围密切相关。目前认为，就栓塞后的生理改变而言，动脉栓塞产生的机械因素比反射反应要重要得多，虽然在肺栓塞死亡病人中也发现由较小的肺栓塞所致，但往往在特殊条件下反射机制才能解释。实验性的肺栓塞中发现，肺栓塞引起的生理改变与栓子大小有关，只有当肺动脉主干或其主要分支的直径有一定程度缩小时，肺血流才会显著减少或者在梗阻的近端产生肺动脉高压。临床上也可以观察到，如果对侧肺是正常或者基本正常，一侧全肺切除是可以耐受的，而且静止时的潮气量和氧耗量变化不大，肺动脉压仅有很小的变化。肺栓塞使肺动脉阻力增加，肺动脉压力随之升高，加之缩血管物质(如5-羟色胺)的释放，致反射性肺血管收缩，低氧血症进一步增加肺血管阻力，右心负荷加重，导致右心室功能不全甚至衰竭，右心输出量减少导致左心低排。肺血流灌注的异常，致使肺的气体交换面积减少，产生低氧血症，导致支气管痉挛、呼吸道阻力增加、肺组织水肿、肺泡表面活性物质减少以及肺顺应性降低。因此，肺栓塞可引起明显的呼吸生理及血流动力学的改变。

1. 呼吸系统的病理生理改变

(1) 肺泡死腔增加：被栓塞的区域出现无血流灌注，通气-灌注比失常，有效的气体交换明显减少，故肺泡死腔增大。

(2) 通气障碍：栓子释放的5-羟色胺、组胺、血栓素A_2等引起支气管痉挛，通气降低，呼吸道阻力明显增高。

(3) 肺泡表面活性物质的减少：肺泡可出现变形及塌陷，出现充血性肺不张，临床表现有咯血。

(4) 发绀：动脉血氧张力下降，当肺动脉压明显增高时，原正常低通气带的血流充盈增加，流速增快，通气-灌注比明显失常，动静脉短路以致分流。心功能衰竭时，由于混合静脉血氧分压的低下均可加重缺氧。

2. 血流动力学改变　发生PE后，即引起肺血管床的减少，使肺毛细血管阻力增加，肺动脉压增高，急性右心室衰竭，而左心充盈量减少，使室间隔移向左心室、心率加快、心输出量降低、血压下降等。血流动力学改变程度主要由如下条件决定。

(1) 血管阻塞程度：肺毛细血管床的储备能力非常大，只有50%以上的血管床被阻塞时，才出现肺动脉高压；而在肺血管阻塞20%~30%时出现肺动脉高压，往往是由于神经体液因素的参与所致。

(2) 神经、体液因素：除引起肺动脉收缩外，也引起冠状动脉、体循环血管收缩，导致心力衰竭。

(3) 潜在心肺功能不全者：当肺动脉被阻塞后，肺动脉压可显著增高。

3. 神经体液介质的变化　血小板黏附于血栓在肺血管系统运动时，血小板发生脱颗粒，释放各种血管活性物质，如腺嘌呤、核苷酸、组胺、5-羟色胺、儿茶酚胺、血栓塞A_2(TXA_2)、缓激肽、前列腺素及纤维蛋白降解产物等，这些物质不同程度地刺激肺的迷走和交感神经，包括肺泡壁上的受体和呼吸道的受体，从而引起支气管和血管痉挛，导致呼吸困难、心率加快、咳嗽等，引起血管通透性增加。

综上所述，肺栓塞使肺动脉阻力增加，肺动脉压力随之升高，加之缩血管物质的释放，致反射性肺血管收缩，低氧血症进一步增加肺血管阻力；右心负荷加重，导致右心室功能不全甚至衰竭，右心输出量减少导致左心低排。肺血流灌注的异常，致使肺的气体交换面积减少，产生低氧血症，导致支气管痉挛、呼吸道阻力增加、肺组织水肿、肺泡表面活性物质减少以及肺顺应性降低。所以，急性大面积肺栓塞常导致病人猝死。

【临床表现】

肺栓塞病人的临床症状及体征常常是非特异性的，且变化颇大，与其他心血管呼吸疾病的临床表现难以区别。肺栓塞的临床表现主要取决于肺动脉栓塞的范围、程度，虽然与栓子大小、栓塞范围有关,但不一定成正比,往往和栓塞发生之前病人原有的心、肺疾病的代偿能力有密切关系。

在典型的病例中,可有呼吸困难、胸痛、咯血和低血压,但这些临床表现并不能作出肯定的诊断。原来患有心脏或肺部疾病的病史必须重视。当出现不能解释的呼吸困难、胸痛、恐惧、烦躁、咳嗽、突然发生和加重的充血性心力衰竭;体检时发现有呼吸频率增快(>20 次 /min)、心动过速(>100 次 /min)、固定的肺动脉第二音亢进及分裂、室上性心律失常、局部湿性啰音及哮鸣音,或者在肺部可听到血管杂音,为收缩期增强的喷射性杂音,吸气时明显;而且病人具有深静脉血栓形成倾向者或已确诊有深静脉血栓形成者,应即刻考虑到肺栓塞的可能性;若心电图示急性肺源性心脏病的表现,则更具特征性意义。接近肺表面的周围型肺动脉栓塞,常伴有胸痛、胸膜炎性疼痛及胸膜摩擦音。

【诊断】

当有上述临床表现出现时,尤其是具有高危因素的病人,临床应高度怀疑肺栓塞的存在,但仅根据症状和体征,以及常规胸部影像、心电图及动脉血气分析要作出准确的临床诊断十分困难。下述各项检查,有助于确定诊断。

1. 血液学检查

(1)血常规和动脉血气分析:肺栓塞病人动脉血氧分压及血氧饱和度可降低,但与患其他心肺疾病的动脉血氧降低无鉴别诊断意义。有肺梗死时,伴有血白细胞升高和血沉增高。

(2)血浆 D- 二聚体检测:这是目前临床筛选肺栓塞最普遍的血液检查方法,检测的方法多种,其中酶联免疫吸附分析敏感性 >90%。阴性预测值对于低或者中等可能发生 PE 的病人来说,不抗凝的风险很低。由于心肌梗死、脓毒症以及大手术等较多的情况会引起血浆 D- 二聚体亦升高,故其特异性和阳性预测值较低,不能用来确诊 PE。血浆 D- 二聚体也可用来判断预后的危险因子。

2. 心电图　往往都有异常,尤其是严重栓塞病人,但缺乏特异性,只有窦性心动过速或者非特异的 ST 段改变,其典型表现是右心室负荷过重和劳损。

3. 影像学检查

(1)胸部 X 线片:胸部 X 线片对确诊 PE 的价值有限,但对疑患肺栓塞的病人,X 线检查能排除气胸、肺不张等,并可能发现提示肺栓塞的某些征象——栓塞局部肺动脉影突出,其后续血管影明显变细或血管纹理稀少(图 62-12);肺内有浸润性块影;病侧膈肌升高;周围型肺动脉栓塞者,常伴有胸腔积液等。

(2)放射性同位素显像和肺通气与血流灌注扫描:这仍是客观诊断 PE 最常用的技术,静脉注入 ^{51}Cr、^{99M}Tc 标记的血清大分子白蛋白,观察肺血流灌注分布情况。当肺动脉某一支被阻塞,该支的灌注显像显示出肺叶或段的放射性缺损(图 62-12)。灌注扫描对确定肺灌注异常有高度敏感性。灌注扫描正常可排除肺栓塞,但灌注异常却无特异性,如慢性气管炎、肺气肿、支气管哮喘、支气管扩张、支气管癌、肺炎、胸腔积液等均可产生肺灌注显像的缺损。结合同位素 ^{99M}Tc 气溶胶显像和局部通气功能检查,可以提高正确性。两者结合也称为肺通气 / 灌注扫描(ventilation/perfusion, $\dot{V}/\dot{Q}$),这是一项安全、非侵入性技术,已经经历了大量的研究和改进,通气和灌注均正常,可除外肺栓塞;通气正常伴肺段或肺叶的灌注显像缺损,临床症状典型者

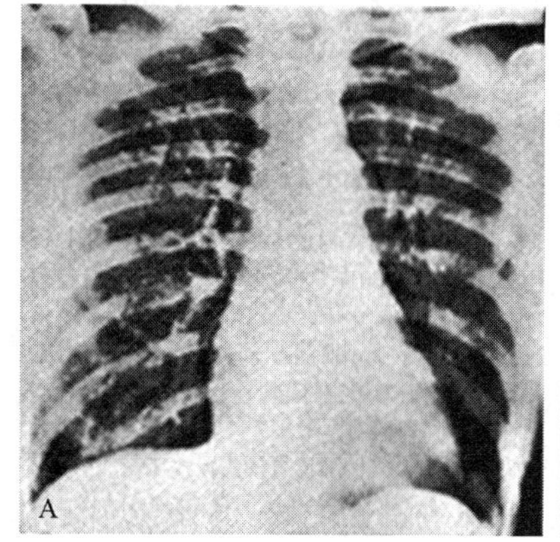

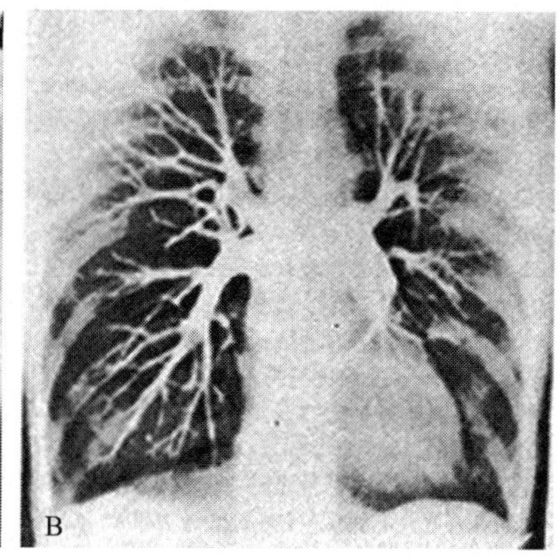

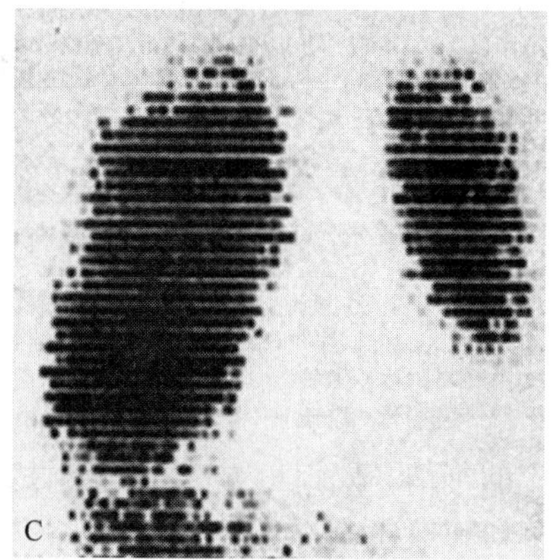

图 62-12　左肺下叶肺动脉栓塞病例

A. 胸部 X 线片示左肺下叶的血管纹理较右肺下叶少;B. 肺动脉造影示左下肺动脉中断;C. 肺核素显像示左下肺叶血流灌注缺失

可确诊PE；部分肺的通气及灌注显像均有缺损，此时不能诊断PE，必须结合临床，必要时作肺动脉造影。理想的$\dot{V}/\dot{Q}$同时进行多体位显像，$\dot{V}/\dot{Q}$不一致可能是由于病人体位不同所造成。扫描低度可疑病人中，14%经肺动脉造影证实有肺栓塞；扫描高度可疑病人，87%确有肺栓塞，提示$\dot{V}/\dot{Q}$扫描有高度特异性（97%），但敏感性仅为14%，说明没有肺栓塞而有扫描高度可疑的机会很小，但大多数有肺栓塞病人却可能无扫描的高度可疑。

研究显示，$\dot{V}/\dot{Q}$扫描高度、中度和低度可疑病人中，经肺动脉造影证实肺栓塞发生率分别为87%、32%和16%，鉴于扫描低度可疑病人中肺栓塞发生率仍较高，认为单依靠"扫描低度可疑"不足以排除肺栓塞。

最近的研究提示，单光子发射计算机断层显像（single-photon emission computed tomography，SPECT/CT）能确定肺灌注缺损的区域，联合CT在诊断肺PE具有一定的价值（图62-13）。

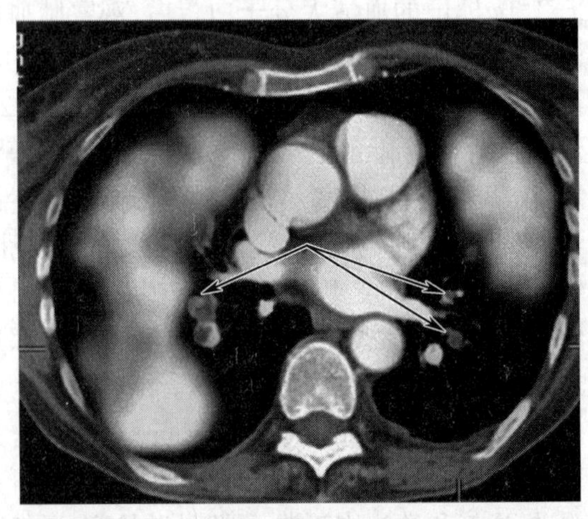

图62-13 SPECT显像可观察到CTPA显示的双侧肺PE相应的灌注缺损（文末有彩图）

（3）超声心动图：可以发现PE的直接和间接征象，但局限于左右肺动脉的中心部位或肺动脉主干，敏感性为54%，特异性为98%，同时可发现病人的右心室扩大、室壁活动失常，还可以估测其肺动脉压增高的情况。对高度怀疑有大块肺栓塞的病人，超声心动检查可在数小时内做出早期判断，有利于早期治疗。

采用经食管的超声检查对肺栓塞诊断具有一定的价值，敏感性为92%，特异性为100%，可显示正向肺部移动的血栓。

（4）加压超声显像和彩色多普勒超声显像：对于肺栓塞起因于深静脉血栓（DVT），目前已取得广泛一致的意见，详见前述。所以，检查深静脉栓塞是肺栓塞诊断中的一个重要组成部分。

阻抗体容积描记是一种释放阻塞袖带后，非侵入性测定静脉血引流时程的方法，对近端静脉血栓的敏感性可达86%，但特异性较差。肢体静脉造影仍是确诊深静脉栓塞的最佳方法，但其为侵入性。

目前国外大多数医院已将超声检查作为诊断DVT的首选方法之一，可选用的技术包括加压超声显像（compression ultrasonography，CUS）和彩色多普勒超声显像，CUS在DVT诊断的特异性可达95%，对于阳性者可以避免CT检查，临床上对于搬动受限制的病人来说很有价值。彩色多普勒超声显像对有临床症状的股静脉和腘静脉栓塞诊断敏感性>95%，特异性≥98%。对腓肠静脉栓塞诊断敏感性也可高达98%。

（5）螺旋CT：多排螺旋CT（MDCT）目前已成为临床诊断PE的重要方法，其除了直接显示栓塞血管方面优于放射性核素扫描外，尚可显示肺内对诊断肺栓塞有辅助价值的征象，如楔状、条带状和线状密度增高阴影或肺实变征，提高了肺段和亚段的肺动脉分支的可视化。美国国立卫生研究院的肺栓塞诊断前瞻性研究（prospective investigation of pulmonary embolism diagnosis，PIOPED）Ⅱ的临床试验认为其敏感性达83%，特异性达96%；同时对于临床高度和中度疑似PE病例，其阳性预测值为96%和92%，但在临床低度疑似病人下降为58%。相反，其阴性预测值在低度或中度可疑者为96%和89%，在高度可疑者为60%。对于CUS检查DVT阳性者而MDCT阴性者，是否应用抗凝治疗具有较大的临床意义（图62-14）。

（6）磁共振成像（MRI）：MRI可清晰地显示肺动脉栓塞情况且具有不暴露于射线之下的优势，但在PE的诊断仍受到限制。PIOPED Ⅲ的临床试验提示MRI的误诊率约为25%，57%可得到确诊，敏感性达78%，特异性达99%。

（7）肺动脉造影：选择性肺血管造影长期以来一直被认为是诊断PE的"金标准"，阳性率达85%~90%，可以确定阻塞的部位及范围。若辅以局部放大及斜位摄片，甚至可显示直径0.5mm血管内的栓子；但仍有3%~15%肺血管造影未能检出PE。作为肺栓塞诊断依据，肺动脉造影的可靠的X线征象：必须见到肺动脉腔内有充盈缺损或血管中断且断缘拖长。其他具有提示意义的征象如局限性肺叶、肺段的血管纹理减少，或血流缓慢及血量减少等（图62-12B、图62-15）。对栓塞引起肺灌注血流不畅者，可发现栓塞远段血管显像延缓。肺动

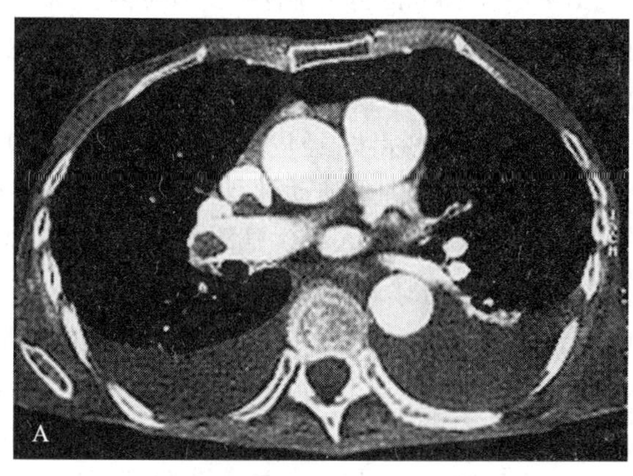

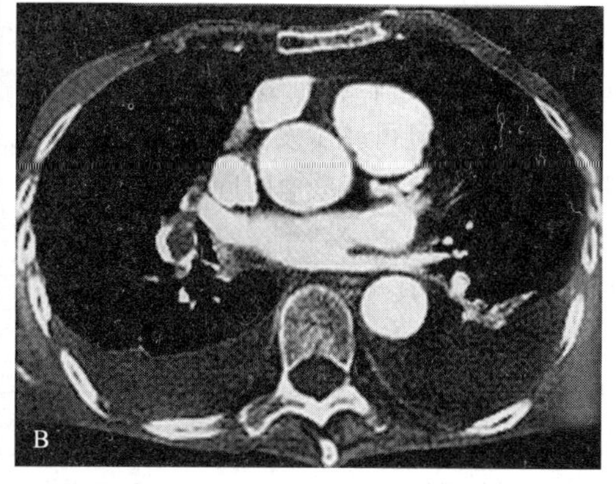

图 62-14　肺动脉超速 CT 成像示右肺动脉主干远侧栓塞（A），并伸延至右肺动脉的降支（B）

脉造影有 4%~10% 发生并发症，如心脏穿孔等严重并发症发生率 <2%。偶有死亡发生，死亡率为 0.4%。而数字减影血管造影在诊断肺栓塞中的作用仍有争议，存在移动伪影、外周血管较难显像等问题。其敏感性和特异性均无法同肺动脉造影相比，因而在临床应用时有一定局限性，不作为首选检查。PIOPED Ⅱ的最新研究和其他一些文献认为 CTPA 较肺动脉造影对于诊断 PE 更具有重要性，和数字减影肺动脉造影相比有更高的敏感性，故建议有创的肺动脉造影不作为常规检查，只有在临床高度怀疑肺栓塞而其他检查又难以明确诊断时，或在拟施行开胸手术摘除栓子前，方考虑行此检查。

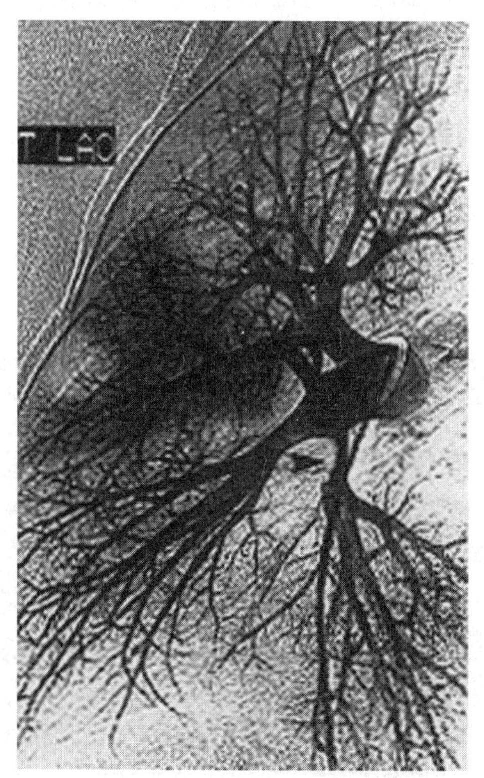

图 62-15　左前斜位肺动脉数字减影造影（DSA）图中箭头示右下叶肺动脉栓塞

【治疗】

在述及肺栓塞治疗之前，必须强调预防的重要性，尤其是可以预测的手术后的病人。由于肺栓塞主要继发于下肢静脉或盆腔静脉血栓形成及栓子脱落，因此对易发生静脉栓塞的人群，应加强预防。口服阿司匹林、双嘧达莫等抗血小板凝聚药品，鼓励尽早下床活动，长期卧床病人应高抬下肢并加强肢体活动，穿弹性袜或下肢缚弹性绷带等；对已有静脉栓塞的病人，应加强抗凝和溶栓治疗，防止血栓脱落发生肺栓塞。值得提出和讨论的是术后预防性应用小剂量肝素的概念，很多试验证实了外科术后应用小剂量肝素后发生 DVT 的概率下降，当前越来越多的外科医生重视和接受这样一个观念。一般临床使用低分子肝素 5 000U 皮下注射，12~24 小时一次，直至完全下床活动为止。不易发生出血危险，不需作凝血机制的监测。

在实施肺栓塞（特别是所辖肺区范围较广的急性肺栓塞）治疗之前，首要的是明确诊断，当前可行的确切的诊断方法是肺扫描、CTPA 和肺动脉造影，其中 PIOPED Ⅱ最推荐 CTPA，临床简单、易行，敏感性和特异性高。另外，许多病人因延误诊断而丧失治疗良机，造成死亡。

1. 内科疗法　一般治疗包括：保持病人绝对卧床休息，吸氧，严重胸痛时可用吗啡皮下注射。纠正急性右心衰竭及心律失常。抗休克常用多巴胺，右旋糖酐可作为主选扩容剂，而且还具有抗凝、促进栓子溶解、降低血小板活性作用。内科主要治疗内容如下。

（1）抗凝：对绝大多数静脉血栓形成和肺动脉栓塞病人，首要的基础治疗是抗凝，防止血栓进一步发展。一般首先给予肝素静脉注入，其抗凝作用迅速，有对抗纤维蛋白酶、阻止纤维蛋白原转化为纤维蛋白的作用，并可抑制血小板积聚在血栓上,防止血栓扩大。通常用法是首剂 10 000U 静脉滴注,继之按每小时 1 000U 静脉滴注,每日总量 25 000U;静脉持续给药与间断单剂用药相比,前者抗凝效果稳定,且可减少发生出血并发症的机会。用肝素治疗期间,保持凝血时间(试管法)延长至正常值(8~12 分钟)的 2~3 倍,或使激活凝血酶时间(APTT)延长至其未用肝素前的 2 倍;起始的 24 小时内每 4~6 小时检测 1 次,此后每天 2~4 次,以便随时调整肝素用量,确保治疗效果。一般持续用药 8~10 天,血栓可较牢固地黏附于血管壁上。固定剂量肝素(fixed dose heparin,FIDO)研究提示,皮下固定剂量的标准肝素和一日 2 次皮下固定剂量的低分子肝素在同样没有凝血检测和剂量调整下相比,血栓再发生和出血风险没有显著性意义,但低分子肝素具有半衰期长和稳定的个体差异优势。应用肝素 4~5 天后,可加用口服抗凝药华法林(warfarin),每天服药 1 次,维持剂量为 5.0~7.5mg,此后剂量以维持凝血酶原时间比正常值(10~12 秒)延长 1 倍左右为准;与肝素重叠应用 3~5 天后,可停用肝素,以口服药维持疗效。华法林治疗的疗程是一个有争议的问题,对偶发因素引起的静脉栓塞和肺栓塞,华法林持续用 1~3 个月,对长期处于易患状态或栓塞反复发生的病人,应延长用药时间,甚至逾年。服用华法林期间,开始 1 周每天检验凝血酶原时间,要求控制在 20~24 秒、凝血酶原指数在 50%~60% 及 INR(国际正常比率)在 2.0~3.0,此后可逐渐延长检测间隙时间至每周、每个月 1 次。华法林逾量,治疗时间越长,临床严重并发症的危险性越大。

(2)溶栓:采用将纤溶酶原(plasminogen)转化为纤溶酶(plasmin)的药物,如尿激酶、链激酶和重组组织型纤溶酶原激活剂(recombinant tissue plasminogen activator,rt-PA)等,分解血栓中的纤维蛋白,达到溶栓目的;尿激酶肺栓塞临床试验合作组研究表明,尿激酶与肝素并用,已栓塞的肺动脉复通率及肺动脉压下降的效果均优于单用肝素者,对急性大块肺动脉栓塞病人可发挥快速奏效的作用。溶栓药物有产生出血并发症的可能,对手术后病人应慎用。

溶栓药物的用法:链激酶首次剂量是 250 000U 静脉滴注,30 分钟滴注完,随后按每小时 100 000U 静脉滴注,疗程为 24~72 小时;尿激酶首次剂量是 4 400U/kg 静脉滴注,历时 10 分钟注完,后续按每小时 4 400U/kg 静脉滴注,疗程为 12~24 小时;rt-PA 为 100mg 静脉滴注,2 小时内注完。用药前及给药期间应定期测定出凝血时间及凝血酶原时间,作为用药剂量的参考。

(3)介入疗法:经皮穿刺股静脉或颈静脉插入导管,经右心进入肺动脉,将血栓边粉碎边吸除;或经股静脉切口插入一头端附有杯状装置的导管,经右心达肺动脉,杯口对准血栓尾部将其吸牢,回撤导管,将血栓由股静脉切口取出。取血栓后,应维持抗凝治疗一段时间。

2. 外科疗法　随着外科和麻醉技术的提高,肺动脉取栓术的死亡率从早期的 30%~55% 下降为 6%~27%,但其手术适应证仍是正规抗凝治疗并用各种血管活性药物的情况下,病人的血流动力学仍无改善并趋向右心衰竭、休克状态,或者是抗凝溶栓有禁忌者考虑紧急情况下行取栓术;对慢性肺栓塞、肺动脉高压,呼吸、循环功能低下,明显致残的病人,亦应考虑取栓手术。肺动脉取血栓术后,应维持口服抗凝治疗 3 个月,以防其复发。最近,东西方的文献综述评价外科取栓术的疗效,近 10 年来取得良好的结果。

手术方法:在体外循环、深低温(15~20℃)、主动脉阻断、心肌保护(自主动脉根部注射心停搏液、心表面冰屑降温)和左心减压条件下,切开肺动脉。如为右肺动脉栓塞,应游离上腔静脉并套带牵开,以利右肺动脉切口的显露;如为左右肺动脉分叉处或左肺动脉栓塞,则经肺总动脉切口。若血栓易于游离,且肺动脉内膜完好,则可仅行取栓术;如血栓与血管内膜黏着紧密或取栓后示血管内膜粗糙不整,则应并行取血栓及血管内膜剥脱术。肺动脉切开、取血栓、血管内膜剥脱及缝闭肺动脉切口等操作,可在 45 分钟安全时限内完成。图 62-16 所示为取栓术的标本。

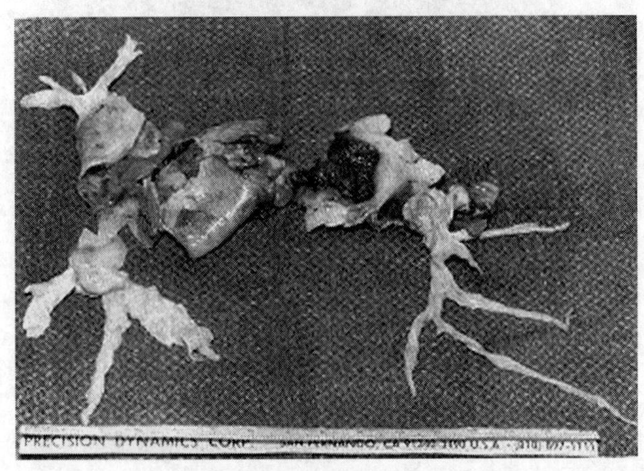

图 62-16　慢性肺栓塞病人取出的肺动脉血栓和内膜剥脱标本

3. 下腔静脉干扰性手术　下腔静脉干扰手术可以防止复发和致死性的肺栓塞，包括结扎术、折叠术、腔内滤网或应用塑料夹子等，这些方式必须看成是辅助治疗手段，因为他们并不直接针对血栓栓塞的过程。必须明确，抗凝剂肝素是静脉血栓和肺栓塞治疗的标准手段，被认为是其他治疗方法的基础。使用抗凝治疗后PE的复发率低于预防血栓复发的干扰性手术，所以，这些干扰治疗仅针对那些对抗凝治疗无效或对抗凝治疗有禁忌的病人。

（王 群）

第四节　肺化脓性感染

一、支气管扩张

支气管扩张（bronchiectasis）是支气管和邻近的肺组织慢性化脓性疾病，由于支气管的慢性扩张导致的一种临床综合征。由于支气管壁组织结构遭受破坏，管腔扩张呈柱状或囊状，所伴随的支气管和邻近肺组织感染病变时轻时重，阵发性的咳嗽、咳带有臭味的脓性黏液痰和/或咯血是其主要临床表现。支气管扩张的历史和胸外科中的肺外科发展历史相一致，手术切除成为支气管扩张的主要治疗方式。随着现代药物的发展和治疗，支气管扩张对外科治疗的需要已经日趋减少。

【病因】

支气管扩张最常见的病因是肺部的后天性感染，支气管腔阻塞伴远端肺部感染、分泌物排出不畅是引起支气管扩张的非常重要的原因，如见于吸入性支气管异物、支气管良性肿瘤或类癌、支气管腔外肿大淋巴结压迫（中叶综合征）等。支气管反复感染，使管壁各层组织受损变薄、弹性减弱。吸气时胸膜腔内负压增加，支气管壁被动扩张，呼气时无力回缩，使分泌物留在支气管腔内不能有效排出。感染的支气管黏膜充血、水肿、分泌物增多，造成支气管腔阻塞，加重支气管炎症感染，使管壁进一步遭到破坏。支气管周围肺组织反复感染形成纤维瘢痕，瘢痕组织收缩牵拉，助长支气管的扩张。

某些先天性因素如支气管树发育不良、呼吸道纤毛发育缺陷，以及先天性免疫力低下等，可能是部分支气管扩张症的发病诱因；先天性常染色体隐性纤毛运动功能不良综合征（支气管扩张、鼻窦炎和内脏易位三联征，Kartagener syndrome）病人，其支气管扩张发病率约为非此综合征的40倍；先天性免疫球蛋白A（IgA）缺乏症、低γ球蛋白血症病人，因抗感染力低下易招致支气管扩张；先天性α_1抗胰蛋白酶缺乏症常伴有广泛的囊性支气管扩张。婴幼儿时期易患的百日咳、麻疹、流行性感冒等，如并发支气管感染未及时治愈，易招致支气管扩张。

感染使支气管壁遭受破坏是产生支气管扩张的主要原因，上述先天性和后天性诱发因素是促成或加重感染的条件。自从有效的抗感染药物的问世及普及应用，支气管扩张的发病率明显降低，佐证了感染是支气管扩张发病的主要原因。

【病理】

支气管扩张病变多位于亚段支气管及其远端的细小支气管，也就是肺段的第2~4级支气管，因为这部分支气管特点是软骨成分少。支气管壁遭受炎症破坏，黏膜层呈现溃疡、肉芽样变，或局灶性鳞状上皮化生，肌肉、弹力层甚至软骨遭破坏而被纤维组织取代，管腔及周围肺组织有炎性细胞浸润，支气管管壁遭破坏后强度变差，咳嗽排痰增加支气管腔内压力，以及周围肺组织炎变纤维化收缩等综合因素，使支气管管腔扩大呈柱状或囊状。因此，支气管扩张通常被分成三种类型：①柱状，扩张的支气管具有规则的外观，多见于结核后；②囊状，呈球形外观，扩张的支气管向周围肺组织内发展，常发生于感染和阻塞后；③曲张状，明显且具有不规则的外观，为柱状和囊状混合交错出现。扩张的支气管腔内的脓性或黏液脓性分泌物不能有效地排出，使其与炎性破坏形成恶性循环，支气管壁遭破坏可引起出血，若出血来自支气管动脉，则由于其压力约为肺动脉的4倍，故出血速度较快且量较多，并且不易自止而形成大咯血。

后天性感染因素导致的支气管扩张多局限于部分肺叶，常见部位是下叶肺基底段支气管，次之为中叶和左肺上叶舌段、右肺下叶合并中叶、左肺下叶合并左肺上叶舌段或双侧下叶等。先天性因素引起的支气管扩张，病变范围较广泛，多遍及单侧或双侧大部分肺；结核性支气管扩张多见于上叶或下叶背段；因支气管异物或肿瘤堵塞支气管管腔使炎性分泌物引流不畅导致的支气管扩张，可发生于任何肺叶；因支气管周围淋巴结压迫管腔使引流不畅为致病因素者，多见于右肺中叶和左肺上叶舌段，与其支气管较细长有关。

病理改变的程度和特点决定本病的功能和血流动力学异常，通常包括肺容积缩小和气体流速下降，通气/血流失调和缺氧。可见支气管动脉和肺动脉广泛吻合，伴支气管动脉明显增粗。支气管静脉和肺静脉吻合亦增加，上述结果增加局部血流，右向左分流和低氧血症，导致晚期出现肺动脉高压和肺心病。

【临床表现】

支气管扩张的典型症状是反复咳嗽、咳脓性臭味黏液痰，严重者每天痰量可达数百毫升，清晨起床时或当体位改变、病变处于高位时，可引起阵发性咳嗽、咳大量痰，并发上呼吸道感染时痰量增多，服用广谱抗生素期间痰量可明显减少；痰液常有臭味，颜色亦不尽相同，与其感染的微生物类别有关。全天收集的痰液静置后分为三层，上层为泡沫，中层为浑浊黏液，底层为坏死组织沉淀物。由于抗生素的广泛应用，此种情况临床已少见。

咯血是支气管扩张的另一主要症状，约见于1/2的病人，轻者为间断性痰中带血，重者可咯全血，量自每天数口至短时间内大咯血，10%的病人为大咯血。

不经过适当的治疗，长期感染的不良反应和消耗，会使病人营养不良、厌食乏力、体重下降；儿童病人发育较差。病人可合并鼻窦炎、胸膜炎、脓胸或引发脑脓肿，病变范围较广泛者可有肺功能低下的表现。

体格检查时可发现病变侧胸部呼吸运动幅度减弱，病变处呼吸音降低，可闻及干、湿啰音，胸壁叩诊呈相对浊音，部分病人有肺性骨关节病征，示杵状指(趾)、踝关节肿大等。

【诊断】

凡具有长期咳嗽、咳脓性痰、间发咯血和发热等病史，兼有杵状指(趾)者，提示可能为支气管扩张病人，应进一步检查以明确诊断。

1. 胸部X线片　可能无明显异常改变，但可能发现患处肺纹理增强、紊乱、并拢，典型病例可见蜂窝状改变(图62-17A~C)，这是由于局部病变肺

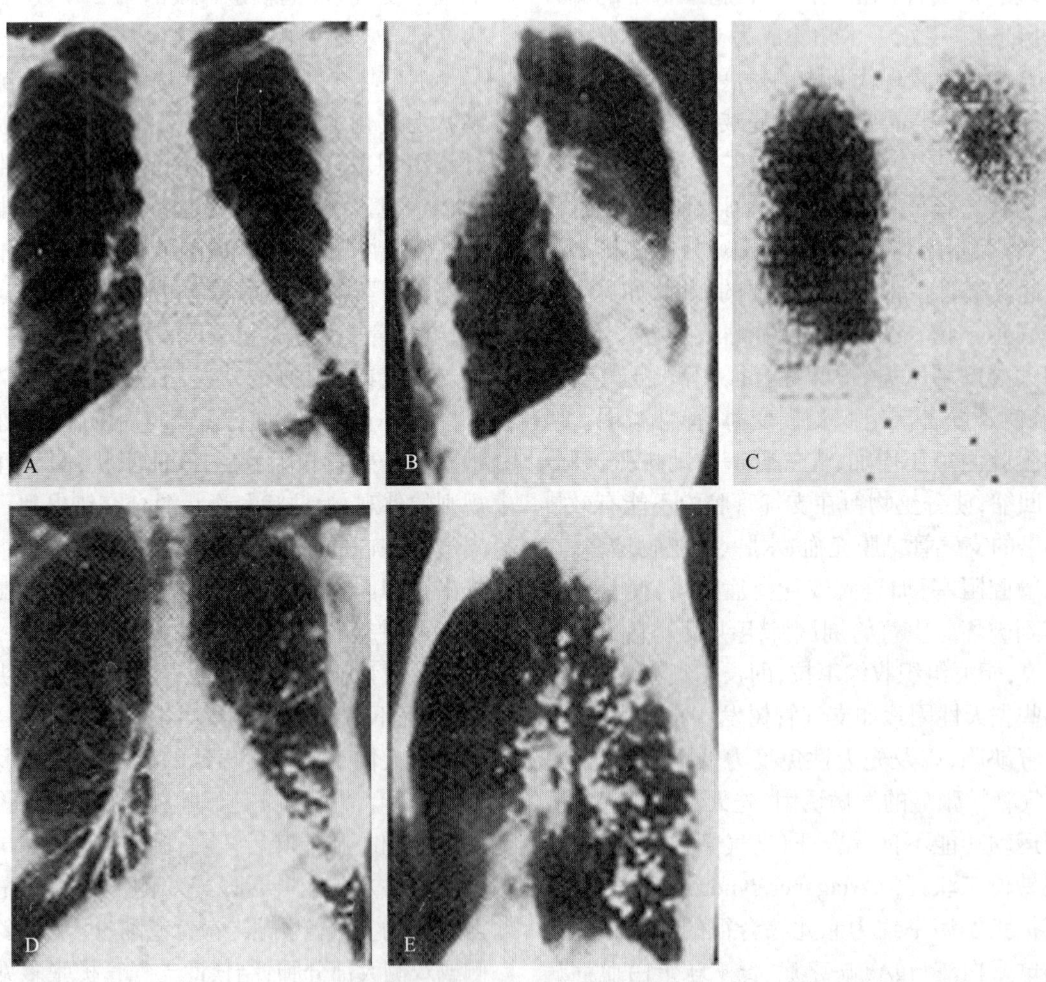

图62-17　支气管扩张的胸部X线片和支气管造影

A~C. 示一左下肺囊状支气管扩张病人的正、侧位胸片及肺通气扫描片，胸片示左下肺体积缩小，并呈囊状变化；肺通气扫描片示左下肺通气明显低于右侧；D、E. 同一病人的支气管造影后前位和侧位片，示左下肺支气管成囊状扩张

组织的破坏和邻近正常肺组织的代偿性过度通气，使得它们之间有明显的分界而呈现出蜂窝样的外观。以上X线征象可提示支气管扩张的诊断，但不能明确病变的确切范围和程度，但胸部X线片的异常和HRCT观察到的支气管扩张严重程度有着显著的线性关系。

2. 支气管镜检查　可查明分泌物或出血来自哪个肺段支气管，对于咯血病人是必需的，并可提供相对未受污染的痰液作细菌学检查，病变处近端的支气管口常显示黏膜红肿，但不能直接窥见病变处支气管。此外，支气管镜检查可明确有无支气管狭窄、支气管腔内异物或肿瘤，也可以利用支气管镜来消除气管支气管树内的分泌物而成为一种治疗手段。

3. 支气管造影　多年来认为，应用含碘显影剂作支气管造影是诊断支气管扩张最可靠的方法。该法可显示支气管扩张的明确部位、范围、程度和类型(图62-17D、E)，并可据此制订外科手术治疗方案。每次进行一侧肺的支气管造影，掌握检查的时间很重要，对痰液较多的病人，施行造影之前应使用抗生素控制急性炎症，采用体位引流法尽量排尽痰液，以求造影剂能顺利进入支气管，通常在感染控制后4~6周进行，咯血病人待该症状消失2周后进行造影，注入造影剂之后，拍摄正位、侧位和斜位胸部X线片，以显示两侧肺各处支气管的情况。造影检查结束后，应指导病人尽量咳出造影剂，以防止或减轻造影剂留置肺内可能引起的不良反应。必须指出和明确的是，除非支气管扩张需要外科手术治疗的病人，一般情况下不考虑此项有创性检查。

4. 计算机断层摄影(CT)　近年来，采用薄层(2mm)高分辨率CT(HRCT)诊断支气管扩张已取得良好效果(图62-18)。CT简单易行，而且可以显示支气管周围炎症和肺实质病变，当今在许多有此检查条件的医院，CT已取代支气管造影。HRCT检查对于支气管扩张仅有2%的假阴性率和1%的假阳性率。研究表明，多层螺旋CT(MDCT)在支气管扩张的诊断、程度和严重性方面较HRCT更具有优势，但也暴露于更多的射线之下。

【治疗】

1. 药物治疗　支气管扩张的治疗主要且首先是药物治疗，包括加强营养、改善全身健康状况，通过鼓励咳嗽排痰、体位引流及支气管镜来清除支气管内的脓性分泌物，以达到预防和控制感染的目的。根据痰培养和药敏试验，选用适当的抗生素。使用抗生素的同时，进行戒烟、体位引流和胸部物理疗法。经内科治疗后，症状明显减轻好转，可维持治疗一段时间，暂不考虑手术；反之，如经数月内科治疗症状改善不显著，反复发作肺炎，持续咳大量脓痰，反复咯血，尤其是支气管扩张病变范围比较局限，全身状况及肺、心、肝、肾等重要器官可以耐受病变肺切除，则应考虑手术治疗。上述内科疗法作为手术前准备是十分必要的。

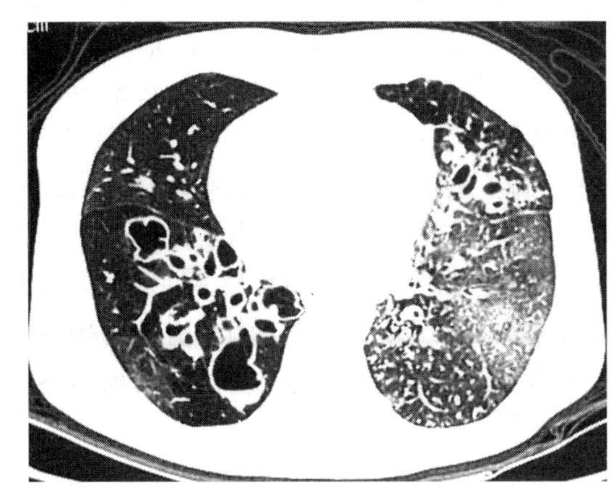

图62-18　CT片示右下肺、左上肺舌段、左下肺支气管扩张

2. 外科治疗　外科手术是彻底治疗支气管扩张的有效手段，手术应兼顾两项基本原则，即尽可能彻底切除活动性病变和最大限度地保留有更多功能的肺实质组织。外科治疗的适应证包括：①可以完全切除的局限性病变；②症状明显，如持续咳大量的痰、明显咯血或需外科治疗的复发性重症肺炎；③足够正规的药物治疗失败者；④必须能保留2个完整肺叶或6个肺段且能耐受手术；⑤病变不可逆且不能早期治疗，如吸入异物、支气管狭窄等。因此，根据实际情况可施行肺段、肺叶或一侧全肺切除，临床实践中常采用单一肺叶、双肺叶或肺叶加肺段切除，譬如下叶肺切除，右侧中、下叶肺切除，左侧下叶加上叶舌段肺切除等。尽可能避免一侧全肺切除术，对双侧支气管扩张，若病变范围较局限，可分期手术，先行切除病变较严重的一侧病肺，3个月后再考虑施行对侧手术，有时先期手术后，症状已基本消除，不急于或不需施行对侧肺切除术，对双侧病变均较严重且均较局限者，亦有主张同期施行双侧肺切除。对大量咯血经各种疗法未能止血而危及生命者，在判明出血来源后，可紧急施行病肺切除术。两侧弥漫性支气管扩张，不适于手术治疗。

围术期HRCT通常用来作为手术前诊断及设计切除方案，当然，支气管造影能直观地显示支气管树的全貌，辅助计划切除范围，药物治疗的准备见上述。术中的麻醉呼吸道管理十分重要，应尽量防止手术时病变处分泌物流入正常肺内，造成新的感染区。为此，宜采用双腔气管插管，插管后立即尽量吸出呼吸道内分泌物，术中积极地反复吸引。亦有人主张对痰较多的病人，麻醉诱导后先行经支气管镜吸痰，然后再行气管插管。大量咯血病人有时需支气管球囊阻断或者支气管动脉栓塞手术以保持呼吸道通畅，包括用硬式支气管镜判明出血来源等。对于胸外科医师来说，术中应仔细分离可能存在的胸膜粘连和解剖变硬的肺门。由于支气管扩张病人肺门区支气管动脉侧支循环较丰富，解剖分离时应倍加仔细，尽量减少出血，解剖性的切除是保留正常组织的储备功能和减少并发症的保证，手术后应加强呼吸管理，保持胸腔引流管畅通，促进余肺尽早充分扩张，继续应用抗生素预防感染，并加强全身支持疗法。

手术治疗效果取决于支气管扩张病变的范围和病变肺切除的彻底程度，仅仅切除受累最严重的肺段，最后经常导致失败。有统计表明，局限性支气管扩张病人在施行肺切除后，约 80% 的病人临床症状消失，15% 症状显著改善，另外 5% 效果欠满意。近年来，由于手术和围术期综合处理条件的改善，手术安全性显著提高，手术死亡率已降至 1% 以内，百例手术无死亡的报道已不鲜见。

二、肺脓肿

肺脓肿（lung abscess）是肺化脓性感染后，肺组织坏死、液化，局部形成空腔并积聚脓液。近年来，由于抗生素的普及应用，肺部急性感染时多可治愈，肺脓肿的发病率已明显降低。但由于器官移植、肿瘤化疗、人类免疫缺陷病毒（human immunodeficiency virus，HIV）的传播，免疫缺陷病例增多，肺脓肿的发病率有所回升。

【病因】

肺脓肿常为厌氧细菌与需氧细菌混合感染所引起，常见的致病菌有厌氧球菌、杆菌、链球菌、葡萄球菌、肺炎球菌、大肠埃希菌、假单胞菌和螺旋体等，其中厌氧菌约占培养结果的 85%。最常见的发病机制是细菌被吸入肺部而引起肺脓肿。肺脓肿的发病原理与病因有密切关系，根据病因，总的来说可分为原发性和继发性两类。

1. 原发性细菌性肺脓肿　最常见的病因是吸入口咽部内容物，如见于药物过量（如酒精过量、镇静药物）、麻醉（全身麻醉、全身麻醉苏醒期）、神经疾病（脑血管意外、癫痫发作、创伤）和睡眠等情况下，由于处于神志不清和咳嗽反射受到抑制的状态下，吸入口腔不洁物（口腔卫生不良）或呕吐物，引起肺化脓性感染，形成肺脓肿。食管梗阻或食管裂孔疝、贲门失弛缓症病人，夜间熟睡时反流物吸入呼吸道，可发生急性或慢性肺感染，形成肺脓肿。原发性坏死性肺炎，尤其是毒力较强的微生物，在如今各种免疫缺陷病增多的情况下容易发展成肺脓肿。

2. 继发性肺脓肿　血源性肺脓肿多继发于皮肤创伤、疖痈、盆腔器官、腹部脏器、骨髓炎等化脓性病灶和脓毒血症，感染性栓子经血液循环带入肺内血管，造成局部梗死，组织坏死，亦可引致肺脓肿；继发于肺部其他疾病的包括支气管异物或肿瘤造成管腔阻塞，引流不畅，导致肺炎或肺不张，发展成肺脓肿；胸部创伤致肺内血肿或异物存留，感染后形成肺脓肿。肺囊肿、肺隔离症或肺大疱感染后，可形成肺脓肿；继发于邻近脏器和组织的如膈下化脓性感染，阿米巴肝脓肿波及邻近肺可引起肺脓肿；化脓性纵隔炎穿透胸膜累及肺，形成肺脓肿。

【病理】

右肺上叶后段和下叶背段的支气管走行方向和上呼吸道几乎呈一条直线，口咽部吸入的内容物容易进入这些低垂部位的肺段支气管内，故右肺下叶背段和上叶后段成了原发性非特异性肺脓肿最常见的好发部位。许多研究统计了不同部位肺脓肿的相对发生率：右上叶 25%，右中叶 10%，右下叶 33%，左上叶 12%，左下叶 20%；而继发于血源性感染的肺脓肿病变常为多发性，无一定的分布，常发生于两肺的边缘。

细菌侵入肺引起化脓性炎症，肺组织遭破坏致组织坏死、液化形成脓肿。急性期时，脓腔内壁为纤维脓性物覆盖，周围为肺实质炎性改变。脓肿处血管遭破坏或栓塞，血管破裂可引起不同程度的出血。脓肿若与支气管相通时，经支气管引流一部分坏死物质后可形成一个具有气 - 液平面的脓腔。一般脓肿局限于一个肺段内，但可穿越肺段界限侵及邻近肺段甚或邻近肺叶，也可侵犯胸膜引起胸腔积液或脓胸，脓肿破入胸腔则形成脓气胸，偶有侵犯纵隔、心包以致穿膈破入腹腔者。葡萄球菌引起的肺脓肿可呈多发而不限于一叶肺，邻近肺脓肿的支气管遭炎症破坏，可产生支气管扩张，感染随血行扩散可引起脑脓肿。慢性期肺脓肿的脓腔内壁为肉芽组织所覆盖，后期形成瘢痕组织。

【临床表现】

临床表现：依其发病机制不同而不尽一致。典型的肺脓肿病人有吸入性肺炎病史或上呼吸道感染病史。起病早期呈现高热、寒战、咳嗽等，继之咳黏液性或黏液脓性痰，或痰中带血，胸痛较常见，这是由于典型的肺脓肿病变位于肺周边邻近胸膜导致胸膜炎所致。感染后数日至1周，肺脓肿溃破经支气管引流，痰量骤增，由于多为厌氧菌与需氧菌混合性感染，痰液多有恶臭味，收集在玻璃容量内静置后，可见上层呈泡沫状，中层为浑浊脓性液，底层为含坏死组织的沉淀物。如脓液经支气管引流通畅并及时应用足量适当的抗生素，脓肿可能痊愈，肺部炎症消散、逐步康复。脓液经支气管引流不畅，则肺部化脓性感染持续存在，脓肿周围肺组织形成纤维瘢痕，演变成为慢性脓肿，反复持续咳嗽、多痰，或伴有痰中带血或大咯血，急性发作时则体温升高。因炎性消耗及食欲减退，病人呈现消瘦、乏力、贫血及低蛋白血症。

体征：高热时期可见呼吸急促，肺脓肿病变范围很小时，可不呈现异常体征。病变所在处胸壁可能有压痛，叩诊呈浊音，呼吸音减低，可闻及干、湿啰音，若脓腔与支气管畅通可听到管样呼吸音。由于脓腔与支气管相通情况的变化，同一病人体征可每天不同。发病数周后，可逐渐出现杵状指(趾)。如伴有脓胸等，可有相应的体征。

【诊断】

肺部急性炎症有寒战、高热、咳嗽、胸痛等症状，继而咳出大量恶臭脓痰的病例，特别是发病前1周左右有昏迷、溺水、麻醉、鼻或口腔等部位手术或异物吸入病史者，应进一步检查以明确诊断，并了解肺脓肿的具体部位和病变情况。

1. 血常规、痰培养　疑似肺脓肿病人必须行全血计数和白细胞分类，白细胞计数增高，血沉加快，同时行痰培养检查，明确诊断并指导治疗。

2. 胸部X线片　肺脓肿尚未与支气管相通时，胸部X线片仅示肺浸润致密的实变影；一旦与支气管相通，立位或侧卧位片可见脓腔内的液、气面(图62-19)；肺脓肿的X线特征性表现为脓肿形成的空腔周围有环绕的肺浸润炎性病变，壁薄而伸张的肺脓肿示其为肺囊肿或肺大疱感染所致，壁厚且腔内壁不规则的脓肿提示为癌性空腔化，是否伴有肺门或纵隔淋巴结肿大，对鉴别肺脓肿或肺癌空腔化意义不大。

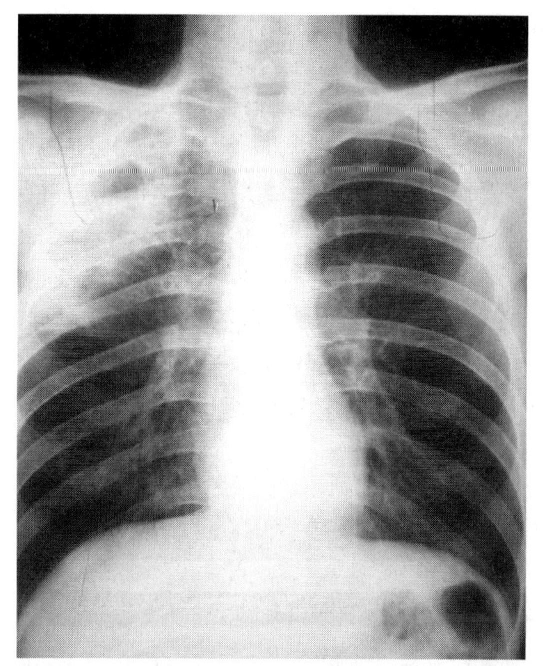

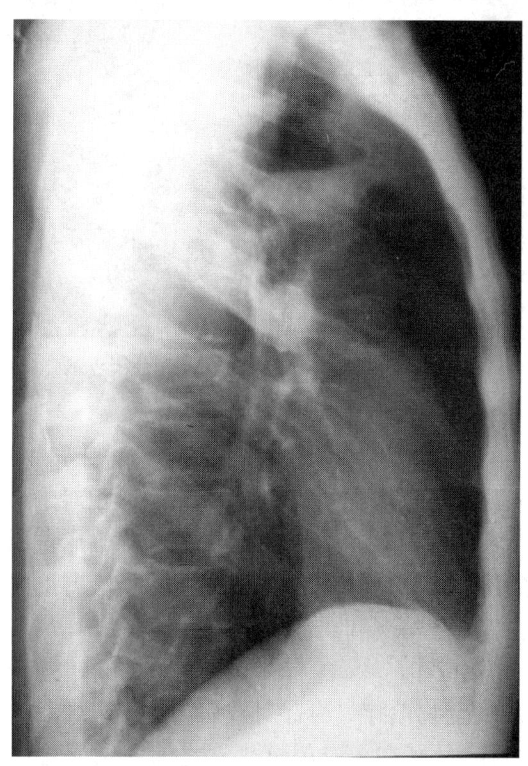

图62-19　胸部X线片

后前位及侧位胸部X线检查发现脓腔及液平面，周围有大片炎症改变

3. 计算机断层摄像(CT)　胸部CT扫描肺脓肿病变多呈类圆形的厚壁脓腔，腔内可见有液平出现，脓腔内壁常表现为不规则状，周围肺组织有炎症表现，特别有助于确定近端支气管的梗阻部位及实变区内空洞的位置，可清晰地显示肺脓肿局部情况及其与邻近胸膜腔的关系(图62-20)，当普通胸部X线片对邻近胸膜的肺脓肿与局限性脓胸合并支气管胸膜瘘二者的鉴别发生困难时，CT则

有助于识别。

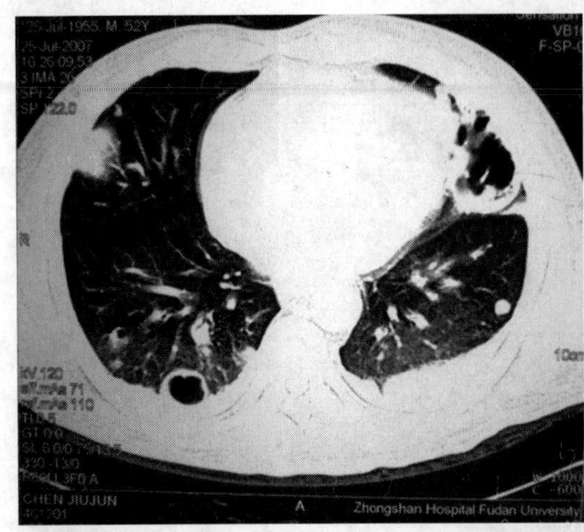

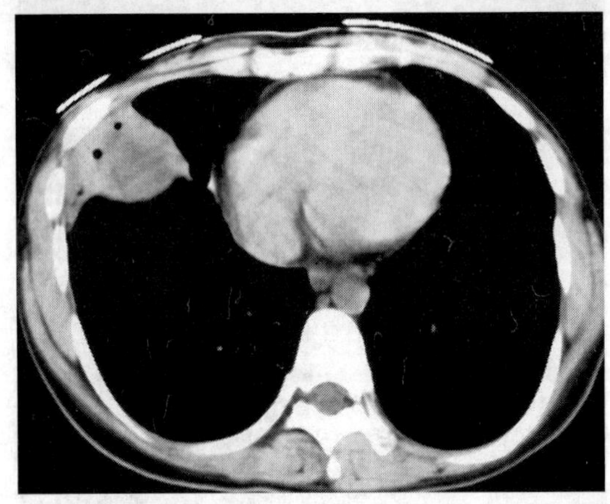

图 62-20 胸部 CT 示右肺病变贴近胸壁

4. 支气管镜检查 用以除外支气管异物、肿瘤或狭窄等近端支气管梗阻,同时可取相对未污染的痰液作细菌培养和药敏检验,以指导临床选用合适的抗生素。另外,检查中尽量吸除痰液有助于引流改善炎症情况和减轻临床症状。

【治疗】

1. 药物治疗 为针对致病菌进行有效的抗感染治疗,最好在未应用抗生素之前即做痰细菌培养。由于多系复合感染,因此应兼作需氧菌和厌氧菌培养,根据培养结果和药敏试验选用合适的抗生素。针对典型的原发性吸入性肺脓肿的治疗,最为推崇的是长时程(3 个月左右)的青霉素或克林霉素以及根据细菌培养药敏来治疗。针对社区获得性肺脓肿,可根据药敏结果,选用氨基糖苷类抗生素或第三代头孢菌素。

值得重视的是,支持辅助治疗,鼓励病人咳嗽、排痰,根据病变位置指导病人作体位引流,必要时作支气管镜吸痰和支气管引流;加强营养,戒烟戒酒,改善全身状况亦很重要。

近年来,经上述积极治疗,80%~90% 的病人不需手术可以治愈,但治疗所需时期较长,症状好转先于 X 线检查显示的改善。若经 10~14 天抗感染治疗,高热仍不退,X 线检查示脓肿引流不满意,应考虑作脓肿引流。

2. 外科治疗

(1) 经皮穿刺引流术:定位技术包括 X 线透视、CT 或超声探测,超声检查可在床旁进行,且能清楚地显示病灶和胸膜的粘连。经皮穿刺引流往往是针对药物治疗无效同时不适宜接受广泛肺切除的病人,一般来说以下几种情况可以穿刺导管引流:张力性脓肿;影像学证实对侧肺有感染;应用抗生素 72 小时中毒症状没有缓解;脓肿超过 4cm;脓肿增大;治疗后脓腔液平仍上升;依赖机械通气。

操作方法为于肺脓肿所在处,自胸壁经皮插入 F8~F12 导管,行脓腔引流,因多数肺脓肿邻近胸膜表面,局部多已有粘连,因此,经胸壁插管引流是可行的方法,且引发脓胸的机会并不多。

(2) 外科引流术:对于年老体弱、心肺功能差难以耐受肺切除手术而药物治疗又难以控制中毒症状、脓腔巨大、经皮穿刺引流不佳者,可考虑经胸壁切口作肺脓腔引流术。术前必须作详细的 X 线检查或 CT 检查,明确病变部位。选定最靠近肺脓肿的胸壁引流部位,这样仅需切开较浅层的肺组织,而且该处大多已有胸膜粘连。

最好采用插双腔管、全身麻醉下施术,便于有效吸痰,防止脓液流入同侧和对侧健肺内,造成新的感染。通常切除 5~6cm 长的肋骨,明确该区域胸膜已有粘连后先用穿刺针抽出部分脓液,标本送培养,肯定脓肿的位置和深度后用电灼切开肺组织直达脓腔,吸除脓液和坏死组织后放入口径较大的引流管、术后作脓腔负压吸引引流,但不直冲洗脓腔,以免引起剧咳和脓液经支气管流入其他肺叶。肺脓肿引流后,体温下降,临床症状和 X 线征象均得到改善。引流 2~3 周后,脓腔缩小,引流量减少时,可改用短橡皮管或纱皮条引流。此时病人可下床活动,保留引流管至数周,当 X 线检查示病变已愈时,引流管最终可拔除。外科插管引流确能挽救肺脓肿垂危病人,后期发生支气管扩张和遗有支气管、胸膜、皮肤瘘者并不多见。

(3) 肺切除:多数肺脓肿病人经用抗生素、支持疗法以及必要时加用插管引流术,疗效满意,上述治疗未能收效肺部感染持续存在的少数病例(10%~15%),则需施行肺切除手术治疗。手术适应证有:经正规内科治疗 2 个月以上不能达到痊愈的慢性肺脓肿；脓肿较大（>6cm）；X线检查显示有不可逆性病灶者，如>2cm的厚壁空洞、大块炎性或纤维化病灶；范围较广的支气管扩张或因支气管狭窄引起的肺不张或张力性空洞等；并发支气管胸膜瘘、脓性、反复气胸者；不能排除肿瘤者；无法控制的大咯血及中毒症状而需作急诊手术者。

一般肺脓肿均考虑施行肺叶切除术，肺段或楔形肺切除不适用于慢性肺脓肿，因为由此而致残留肺病变、发生持续性肺漏气或脓胸的代价，远超过保留那部分肺的价值。

肺脓肿围术期术前应嘱病人咳出或支气管镜吸除呼吸道内脓性分泌物，术中麻醉管理至关重要，宜采用双腔气管插管，并加强吸痰，以免脓液流入同侧或对侧健肺内，造成新的感染。由于炎症引起胸腔内粘连，分离肺和解剖肺门区时应倍加仔细，尽量防止副损伤，减少出血量，及时补足血容量，病肺切除后应充分游离剩留的肺组织使其重新分布，减少胸内残腔，术毕应清除呼吸道分泌物。术后注意保持胸膜腔引流通畅，加强呼吸管理，以促进余肺尽量扩张，避免并发脓胸，并持续应用抗生素7~10天。肺切除术治疗慢性肺脓肿效果良好，由于综合措施的改进，手术死亡率降至2%以内，但手术后出血和脓胸等并发症的发生率较其他肺切除仍偏高，应引起注意。

（王 群）

第五节 肺结核的外科治疗

中华人民共和国成立后，我国在防治结核病方面积累了丰富的经验，形成了一个完整的结核病防治体系。20世纪70年代，结核病的发病率比中华人民共和国成立前降低了1/5。20世纪90年代以来，卫生部又制定了一系列防治结核病的有效措施，例如《结核病防治管理办法》、填报《结核病报告卡》《全国结核病防治工作手册》(1991年)和《肺结核病诊治规程》(1991年)，使结核病的病人逐年减少。但是，据1990年全国第3次结核病流行病学调查结果，全国需要治疗的活动性肺结核病人约600万例，其中2%~5%，即12万~30万病例需要外科手术治疗。2002年起，我国将利用世界银行贷款和英国赠款1.04亿美元，用于我国结核病的防治。2009年，针对耐药的结核病人增多，我国已制定《耐药性结核病化学治疗指南》，但2001年全国结核病流行病抽样调查发现，我国肺结核总耐药率为27.8%，耐多药率高达10.7%。目前估计我国每年有耐多药结核和广泛耐药肺结核新发病人12万例和1万例，已占世界27个耐多药/广泛耐药结核病高负担国家的首位。进入21世纪以来，我国结核病人数仍居全球第2位。目前有肺结核病人约450万例，每年约有145万新发病例，每年因结核病死亡人数达13万例，超过其他传染病死亡人数的总和，其特点是"6个多"，即结核病感染人数多、患病人数多、新发病人多、死亡人数多、农村病人多和耐药病人多。2010年9月，世界卫生组织在伦敦报告，在欧洲2008—2009年，被认为"可能无法治愈"的广泛耐药结核病例增加了5倍，其原因是很多病人在正常的6个月治疗期结束之前就停止用药，造成细菌耐药，而后通过咳嗽传播给其他人。为控制耐药结核病的传播，最佳的方法还是化疗。由此看来，要控制结核病的流行，还要做很多工作。

肺结核的外科治疗已有近百年的历史。20世纪40年代以前，曾广泛应用萎陷疗法。自发现有效的抗结核药物链霉素(1944年)、对氨基水杨酸钠(1946年)及异烟肼(1950年)后，单靠合理的化疗，即可治愈多数初治痰菌阳性的病人，并使选择性切除肺结核病灶能安全进行。随着高效药物乙胺丁醇(1961年)和利福平(1963年)的发现，对初治痰菌阳性的肺结核病例，采用异烟肼、利福平和吡嗪酰胺组合为基础，配合链霉素或乙胺丁醇6~9个月的治疗方案，使这些病例的病菌阴转率达98%~100%，2年复发率仅为1%~2%。因此，过去20年，外科手术治疗已不占主要地位。但在20世纪90年代末，由于肺结核发病率增高，耐药的病例增多，手术治疗有增加的趋势。目前，肺结核外科治疗最常用的手术方法仍是肺切除术，它是消灭慢性传染病的病原微生物、预防复发和治疗各种严重并发症的有效手段。对重症病例，应做胸膜全肺切除术和全肺切除术，全肺切除术后有可能并发脓胸的病例，才考虑做附加的胸廓成形术。肺段切除术后并发肺瘘较多，现已少用。胸廓成形术和其他胸膜外萎陷疗法目前已极少采用。

一、肺切除术

(一) 肺切除术适应证

近30年来,由于化疗的疗效极佳,手术适应证也有了很大的改变。国内肺切除术主要用于对药物无效或毁损的结核病灶。

1. 空洞性肺结核　开放性空洞、痰菌阳性、经3~6个月药物治疗无效,应建议手术。巨大空洞(直径>3cm)、张力空洞、厚壁空洞及肺下叶空洞,因支气管引流不畅,空洞难于闭合,均不宜做萎陷疗法。化疗无效、X线显示病灶不缩小、痰菌阳性、不能坚持服药及随访者、体力劳动者或不能排除癌性空洞的病例,均应考虑做肺切除术。

2. 肺结核并发支气管扩张或狭窄　在慢性肺结核病例,与病灶相通的支气管并发支气管内膜结核,或因肺门淋巴结结核压迫,穿破支气管壁形成溃疡,继发瘢痕增生,造成支气管完全梗阻,引起肺不张。如为部分梗阻,可形成张力性空洞。严重者引起支气管扩张,常呈现咳痰、咯血等症状。上述情况均应做肺切除术。

3. 结核球　结核球是一圆形或椭圆形的干酪样坏死组织或结核肉芽组织,周围绕以纤维组织,一般与支气管不相通,治疗意见尚不一致。小的结核球经长期化疗后,一般可逐渐吸收,纤维化或钙化,终至愈合。故对小的结核球,只要痰菌持续阴性,不一定急于手术。较大的结核球(直径2cm以上)有时会溶解液化,形成空洞。将切下的病灶做病理检查,即使术前某阶段痰菌阴性,89%的标本也含有抗酸杆菌。此外,考虑到较大结核球坏死组织内无血管分布,周围又被以纤维包膜,药物难以渗入,经18个月规律的抗结核治疗无效,特别是并发咯血、痰菌阳转,说明病灶已活动或破溃,均应建议手术。

4. 结核病灶　可能与肺癌并存或在肺结核瘢痕周围生长瘢痕癌,故对不排除肺癌的病例,也应考虑肺切除术。

5. 毁损肺　由广泛的干酪病变和空洞及纤维化的陈旧性肺结核病灶,肺功能已大部丧失,并成为感染源,还会引起咯血,并发支气管扩张及继发感染,应根据病情作肺叶或全肺切除术。

6. 反复大咯血　多由于空洞溃破,支气管动脉破裂出血,大量咯血可危及生命。24小时咯血量多于600ml,药物治疗无效,为挽救病人,应及早做X线检查或慎重考虑做支气管镜检查,以判定出血的具体部位,急诊行肺切除术。对不宜作急诊手术的病例,可急诊作支气管动脉造影,明确出血的血管,注入吸收性明胶海绵,栓塞破裂的支气管动脉止血,1个月后再做肺切除术。

7. 胸廓成形术后无效的病例　这些病例经长期休养及化疗后,空洞仍不闭合,持续排菌或并发咯血等,特别是发现耐多药的结核病例,应建议做肺切除术。

8. 合并慢性结核性脓胸的病例　应考虑做脓胸、肺切除术或胸膜纤维板剥脱术。

(二) 肺切除术禁忌证

1. 肺结核病活动期,对侧或同侧其他肺叶有浸润性病变,大量排菌。体温、脉搏及血沉不正常时,均不宜手术。应先作6个月的短程化疗,以免手术并发血行播散。

2. 术前应做肺功能测定,全肺切除术者应做分侧肺功能测定。要根据平地行走的速度,能上几层楼梯等临床指征,结合仪器测定结果,全面估价肺功能。肺功能的可靠指标是最大通气量。术前最大通气量高于正常预计值的70%,手术较安全;低于60%时,应慎重考虑肺切除术。有严重心脏病,如冠心病;哮喘及重度肺气肿;广泛的肺外结核病,药物难以控制者;某些重症使病人全身情况难以改善及不能延长寿命者,均不能做肺切除术。

3. 未成年儿童的肺结核病,化疗多能治愈,不必急于进行手术。老年病人的心肺功能一般较差,故应尽量避免做肺切除术。

(三) 手术的选择

术前准备要充分,争取病变稳定,痰菌阴转,但不宜拖延,以免出现耐药菌株。合适的手术时机是化疗后6~9个月,在此段时间内,大部分可逆性病变已经愈合或消退。

肺切除的手术原则是尽可能切除病灶及保留最大量的健肺组织。具体手术操作与治疗非结核性病变的手术无明显差别。手术类型的选择要根据X线影像学检查结果及术中探查情况决定。楔形切除术只适用于小的结核球及1cm以下的结核病灶。肺段切除术适用于局限性残余空洞及纤维干酪样病变。病变局限于一个叶内的做肺叶切除术;累及同侧肺的几个肺段或两肺的不同肺叶和肺段,可做多段切除,多叶或肺叶加肺段切除术。常用者为左肺上叶及下叶背段切除术;双侧上叶肺有空洞时,用化疗控制后,可同期或分期作上叶切除术。肺段或复合肺切除术的术后并发症发生率高,故自20世纪70年代起,多选择肺叶切除术。一侧毁损肺,有持续痰菌阳性,反复咯血或继发感染的病例，应作全肺切除术。上叶和下叶肺切除后，若仅留存中叶，术后易引起中叶支气管扭曲，造成中叶不张和胸腔积液，也应考虑全肺切除术。

预防术后并发症的一个重要因素，是使肺在术后尽快复张。壁、脏层胸膜之间的粘连要用电灼分离切断，仔细止血。尽量切除增厚的脏层胸膜，使受束缚的肺松解及舒张。肺剥离面要用胸膜缝盖，以减少漏气及胸膜腔感染。

在为肺结核病人开展肺叶切除术早期时，因顾虑术后余肺过度膨胀及肺内已静止的病灶复发活动，曾有人主张同期常规加作胸膜成形术。后来大量临床实践证明，术后余肺可能出现代偿性扩张，但并无严重肺气肿的组织学改变。胸廓成形术除可并发脊椎侧弯外，还会损害肺功能及增加术后并发症。目前，多数人不主张在肺切除术后同期常规作胸廓成形术。肺切除术后遗留的残腔，一般无症状，多数在几周或几个月后消失。只对少数病例在上叶切除后，余肺叶较小或也有结核病灶，粘连严重，难以松解时才考虑作局部胸廓成形术：切除第2~4肋骨的后外侧段，保留前段，以避免前胸壁内陷畸形。为避免胸廓畸形，也可采用胸膜成形术：在切除上叶后，在胸腔顶剥脱壁层胸膜，不切除肋骨，使胸膜内残腔变为胸膜外腔，渗血可潴留在此腔内，维持纵隔在正中位，可有效地限制余肺过度膨胀。

（四）肺切除术后并发症

开胸术后除一般并发症外，肺结核病肺切除术可能出现支气管胸膜瘘及结核病播散。

1. 支气管胸膜瘘　其发生率较非结核性肺切除术高，占5%~10%，多因支气管残端内膜结核，缝合不妥造成。肺切除术后，如发现胸腔引流管持续漏气超过10~14天，应怀疑并发支气管胸膜瘘。于胸腔内注入亚甲蓝液1~2ml，如病人咳出带有蓝色的痰液，即可确诊。术后早期发生支气管胸膜瘘时，病人可突感呼吸困难，呛咳，痰量增多并有少量咯血。如自瘘口吸入胸腔积液，可引起窒息，应立即置病人于侧卧位，术侧在下，直至安置胸腔闭式引流为止。及早应用广谱抗生素，加强全身支持疗法，约20%的病例经治疗后瘘管可能闭合。如瘘管长期不愈，可视病情改为开放引流。后期治疗包括胸廓成形术，通常分两期完成。

2. 结核播散　麻醉操作，病人体位，术后不能有效排痰及发生支气管胸膜瘘等，都可引起结核播散。通常可用药物控制。术前、术后合理化疗（至少6个月），可减少此并发症。

二、胸廓成形术

胸廓成形术是一种萎陷疗法，即切除多根肋骨，使胸壁向病肺塌陷，压缩病肺组织，使其得以静息，有利于组织愈合。同时，减缓该部血液和淋巴回流，减少毒素吸收，并产生局部缺氧，不利于结核菌繁殖。压缩肺组织可使空洞壁闭合，促使组织愈合。其他萎陷疗法包括人工气胸、人工气腹、膈神经麻痹术等，因疗效较差，20世纪60年代已不再使用。

胸廓成形术的适应证为上叶空洞，对侧无明显病变或已稳定。双侧上叶空洞也可考虑分期做双侧胸廓成形术。厚壁空洞、张力空洞、下叶空洞、结核球及合并支气管内膜结核的病例，均不宜做胸廓成形术。其原因是难以达到压缩的目的或是因压缩病肿后，使支气管移位、扭曲，造成严重梗阻。20世纪80年代后，我国已很少采用胸廓成形术。

典型的胸廓成形术要求切除足够的骨质胸壁，使空洞周围的肺组织萎陷。对上肺空洞，要切除第1~7根肋骨。上2根肋骨的前切端要包括部分肋软骨，以下逐渐少切；后端要切除胸椎横突及肋骨颈部，以使后胸壁充分塌陷。为预防术后反常呼吸运动，手术应分两期进行，每期切除肋骨不超过4根，自上而下进行，相隔10~14天完成。

（李泽坚）

第六节　肺棘球蚴病

肺棘球蚴病（pulmonary echinococcosis）又称肺包虫病（pulmonary hydatiosis）。棘球蚴病（echinococcosis）是人类感染棘球绦虫的幼虫所致的疾病，又叫包虫病（hydatiosis），它是一种人畜共患的流行性寄生虫病。棘球蚴病是一个严重的公共卫生问题，在2000多年前祖国医学《灵枢经》就有对棘球蚴病的记载。古书中用“蛊”即腹中虫来描述棘球蚴病，在民间人们称棘球蚴病为“水疙瘩”或“白泡泡”。中华人民共和国成立前我国未有手术治疗的报道，世界上Rudolph（1808年）第一个用“hydatid cyst”来描述人体的棘球蚴病。中国1905年首次报道棘球蚴病，1905—2002年中国报道棘球蚴病25 000例。

【流行病学】

本病是一种比较常见的疾病，在世界范围内分布地域广泛，几乎遍布全球，常见于、南美洲、亚洲、非洲各国以及地中海沿岸的欧洲国家；我国的西部及北部为流行地区，常见于甘肃省、宁夏回族自治区、青海省、新疆维吾尔自治区、陕西省、内蒙古自治区、西藏自治区、四川省等。在棘球蚴病高发区的人群感染率约1%，该病是危害人类健康和畜牧业生产的人畜共患病，棘球蚴病在工业发达的国家却很罕见。该病被列为重点防治的寄生虫病之一。

【寄生虫病原学】

细粒棘球绦虫属于扁形动物门绦虫纲圆叶目带科棘球属，宽0.5~0.6mm，雌雄同体。成虫包括头部、颈部、未成熟体节、成熟体节及孕节各1个。

细粒棘球绦虫虫卵中，胚膜为双层，棕黄色，并有放射状条纹。虫卵在成虫子宫内即已发育，内含1个无纤毛的六钩蚴。由于膜下有3对小钩，分别排列在胚体的两侧及中间，又叫六钩蚴。棘球蚴（也称包虫）是细粒棘球绦虫的幼虫，呈囊状，其解剖结构包括囊壁外层的角质膜、内层生发层、子囊、头节及囊液等。虫卵随宿主的粪便排出体外，通常污染皮毛、牧场、畜舍、蔬菜、土壤、水源等。

感染途径：①经消化道传染：虫卵经污染水或食物被人、羊、牛和其他中间宿主吞食后进入胃。虫卵经胃内消化液作用，在十二指肠孵化成六钩蚴，穿入肠壁进入门静脉，大多数六钩蚴停留在肝，引起肝棘球蚴囊肿。少数六钩蚴随血流进入并停留在肺，发育成肺棘球蚴囊肿。六钩蚴也可以通过肺进入体循环，引起其他器官组织的棘球蚴病。流行病学统计，70%的棘球蚴病发生于肝，20%发生于肺，其余发生在脑、心、肾、脾、骨等，占8%~10%。②经呼吸道传染：虫卵经呼吸道吸入传染，实验研究证明虫卵直接注入兔的气管内，9个月后在肺部发现典型的棘球蚴囊。③胎内感染：有人曾发现7个月的胎儿脐带及胎盘有多发棘球蚴囊肿，但临床上很少见。

【病因与病理】

肺棘球蚴病占棘球蚴病的15%~22%，多为单发，右肺多于左肺，下叶多于上叶。肺棘球蚴病右肺多于左肺的可能原因有：①右肺血流量略多于左肺；②右肺和肝相邻，六钩蚴可经淋巴管进入右肺；③符合呼吸道的感染规律，右侧支气管短、粗，且与气管的角度较小，吸入的虫卵较易进入右肺，沉落于下叶。

肺位于一个负压环境的胸腔内，而且肺组织血供丰富，组织结构松软，棘球蚴囊肿又是一个扩张性生长的占位性病变，生长速度缓慢。自六钩蚴侵入人体，在肺内寄生称为肺棘球蚴病（又称肺棘球蚴囊肿、肺包虫病、肺包虫囊肿），成长为1~2cm大小囊肿，需要半年左右，一旦长成较大的囊肿，常位于肺的周围及部分显露在肺的表面。绝大多数为原发性肺棘球蚴囊肿；通常是单一的囊肿，而继发性肺棘球蚴囊肿是人体任何部位的原发性棘球蚴囊肿破裂后，头节等播散到肺而形成，多发的占10%~19%，囊腔数一般为2~3个。就新疆医科大学报道的1 230例胸内棘球蚴病，其中肺棘球蚴病959例，占78%，单发概率高于多发，单纯型多于复杂型，右肺多于左肺（分别占60.3%和39.73%），下叶多于上叶（分别占50%和31.5%）。肺棘球蚴囊肿是一个圆形或椭圆形、不断扩张的占位性球体病变，它由内囊和外囊组成，内囊是一个外观白色半透明，充满清亮液体的球体，内囊的壁又有角质膜和生发膜两层结构；外囊是包围内囊的一个纤维组织增生的囊壳，它是由宿主的组织反应和压缩的肺组织所构成，手术时不必切除。内囊与外囊之间存在着一个潜在的腔隙，腔隙内没有气体、液体及粘连。由于幼虫不断长大，囊液逐增加，内囊压力也随之增大，一般压力为100~300mmHg，外囊壁也受到同样压力，与内囊壁紧贴而无空隙，厚度1mm左右，质似煮熟的蛋白或粉皮，内囊壁质极脆、易破。内囊内层的生发膜能产生育囊、原头蚴及子囊，脱落后漂浮或沉淀在囊液中，称为“囊沙”，子囊多达数百个，又可产生孙囊，其囊液中含有无数头节。囊液呈碱性，pH为7.6~7.8，含有多种金属离子、蛋白、酶等，囊液中含有毒性的白蛋白，而内囊才是真正的寄生虫本身，所以内囊摘除即可达到治疗目的。因外伤和术中不慎引发的囊肿破裂，均可造成囊液漏出外溢，机体发生过敏反应或过敏性休克，头节散落手术野，将成为新一代棘球蚴囊肿，也称“继发性囊肿”，造成手术后棘球蚴病复发。棘球蚴囊肿除本身除不断膨胀性外，主要是随囊肿长大对肺组织的机械性压迫，使周围肺组织萎缩、淤血纤维化或发生炎症。>5cm以上的囊肿，可使支气管受压移位，致气管腔狭窄；肺表浅的棘球蚴囊肿可引起反应性胸膜炎。如大的囊肿还可破入胸腔，使大量头节外溢播散种植，将形成无数个继发性棘球蚴囊肿，感染后可形成肺脓肿或脓胸；位于中心的囊肿偶有感染侵蚀，可穿破大血管致大出血。如内囊壁破损，空气进入内囊外囊之间，可形成多种X线征表现（图62-21）。右肝顶部的棘球蚴囊肿破裂后可直接穿入胸腔或肺，与支气管相通时，可形成肺棘球蚴囊肿-胆管-支气管瘘。

临床表现：

肺棘球蚴病由于生长缓慢，早期囊肿小，一般无明显症状，如无并发症时，有20%左右病人一般间隔3~4年，甚至10多年，也无明显自觉症状。症状多与囊肿部位、数目、大小以及是否破裂、感染等产生的并发症有着极密切的关系；常经体检或在因其他疾病胸透时发现。随着棘球蚴囊肿逐渐长大，引起压迫或并发炎症时可产生相应症状，位于肺门附近的较大囊肿，可能出现呼吸困难、咳嗽、胸痛、咯血等；如食管受压时可出现吞咽困难，并发感染时可出现发热、咳脓痰和咯血等类似肺脓肿的症状。由于棘球蚴囊肿内含有抗原和半抗原物质，少部分单纯性肺棘球蚴囊肿在未发生并发症之前，也可能出现全身轻度中毒和过敏表现，包括有发热、乏力、食欲减退、荨麻疹、哮喘等症状。另外，也有部分病例可有轻度咳嗽、胸痛、咯血、气急、呼吸道刺激症状，往往程度轻微，易被病人忽视。

有并发症的棘球蚴囊肿临床表现变化多端，囊肿破入支气管是最常见的严重并发症，病人先有阵发刺激性剧烈咳嗽，常咳出大口似“清水”或“苹果浆色”黏性痰液，内囊亦可随之分离，如被咳出痰液中可找到头节，内含“粉皮”“蛋白”样碎块，具有特异性的诊断价值，如大量内囊皮堵塞喉部及气管时，病人往往窒息猝死；囊肿穿破人的胸膜腔时，则形成液气胸、继发细菌感染变成脓胸，出现高热、咳脓痰和咯血等。病情明显恶化，出现全身中毒症状，病程较长，是肺棘球病造成预后不良的主要原因。有些病例还可出现有呼吸困难、心慌、皮肤瘙痒、荨麻疹、发热甚至过敏性反应或休克等症状，破入心包腔可导致急性心包填塞，严重者可以致死。新疆医科大学第一附属医院报道一组292例肺棘球蚴病，男性189例，女性103例，年龄2~69岁，平均36岁。有咳嗽症状者148例（50.68%），咳痰者85例（29.11%），胸痛者132例（45.20%），无临床症状者36例（12.33%）；体检病变部位叩诊呈浊音98例（33.56%），病变部位呼吸音减弱者86例（29.45%），无体征108例（36.99%）。肺棘球蚴囊肿发生部位：右肺186例（63.69%），左肺106例（36.31%）。

体格检查时仅有1/3左右病例有阳性体征，体积很小的囊肿物理检查不易发现，巨大囊肿表现为胸内占位性病变的体征，囊肿可压迫纵隔，使气管及心脏移位，在病变区胸壁上叩出其浊音，呼吸音可减弱或消失。因囊肿的压迫或在肺门附近，则可引起呼吸困难，偶见肺尖部囊肿压迫臂丛和颈交感神经节，引起Pancoast综合征（患侧肩、臂疼痛）及Horner综合征（一侧眼上睑下垂，皮肤潮红不出汗）。

肺棘球蚴病并发症：

1. 肺棘球蚴囊肿在肺内逐渐长大后形成一占位性病变，依据囊肿大小和器官的位置，可引起相应组织器官出现不同的临床症状。

2. 囊肿破裂　有部分肺棘球蚴病病人，如遇胸腹部外力震荡、剧烈的运动和咳嗽、摔倒或屏气等诱因时，较大囊肿将可引发突然破裂，如大量脓液和内囊皮骤然进入气管、支气管，可引起严重呼吸困难，甚至窒息死亡；破入心包腔或大血管时，常引起猝死。囊肿破裂后，使其子囊、囊砂等种植在附近组织或血流内，可在其他组织、器官内形成继发性棘球蚴囊肿，其中经血源性播散者，经过一段时间在肺内或其他脏器，发育成多发性囊肿，种植在肺部的多发性囊肿，X线上相似转移瘤。经支气管肺内播散型，1~3年后形成继发性囊肿，其特点为囊肿数量多而密集，多呈肺叶或肺段分布，以下叶为多，由原位的囊肿直接穿入邻近肺内或胸膜腔内，形成新的囊肿。

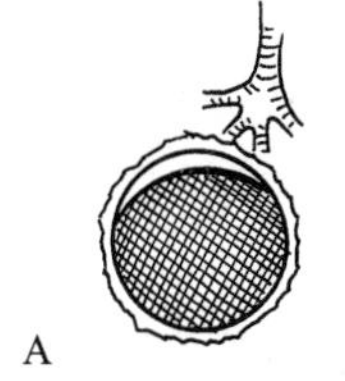
A

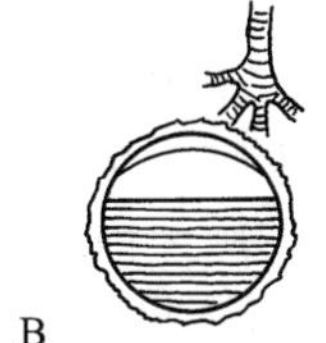
B

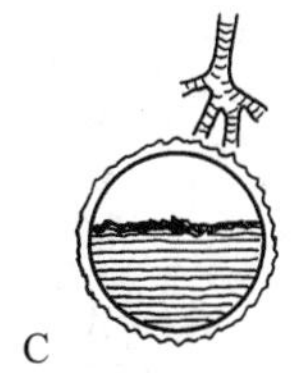
C

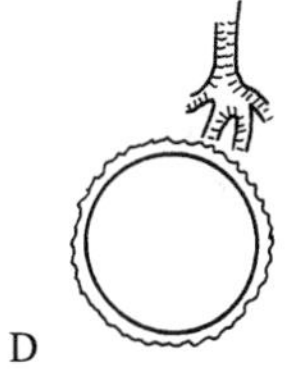
D

图62-21　肺棘球蚴囊肿破裂后的各种X线征象

A. 外囊破裂，顶部有新月形透亮区；B. 内、外囊破裂，内有液平面，顶部有两层弧形透亮带；C. 内、外囊破裂，内囊壁陷落，形似水上浮莲现象；D. 内囊壁破裂，内容排空，呈囊状透亮影

3. 囊肿感染 可引起类似肺脓肿的症状，如高热、咳嗽、胸痛、脓痰等，常是囊肿破裂的主要诱因，感染严重者部分虫体可死亡。

【诊断】

肺棘球蚴病的诊断依据有以下四点。

1. 掌握确实而完整的病史，是保证临床正确诊断的重要条件之一，必须仔细了解有无与狗的密切接触史，是否来自棘球蚴病流行区。

2. 胸部X线检查是棘球蚴病的主要诊断方法，胸部X线片或CT检查中显示密度均匀、边缘清楚的圆形或椭圆形阴影，肺内可见有边缘光滑、界线清楚、中等密度均匀的圆形或椭圆形的单个或双个球形阴影。但对肺棘球蚴囊肿破裂感染或对多发性复杂型肺棘球蚴病者，应加以鉴别排除（图62-22~图62-25）。作为含液囊肿，立位透视吸气时膈肌下降，头、足径稍增加，呼气膈肌上升时，则横径稍长，上下稍短（棘球蚴呼吸征）。

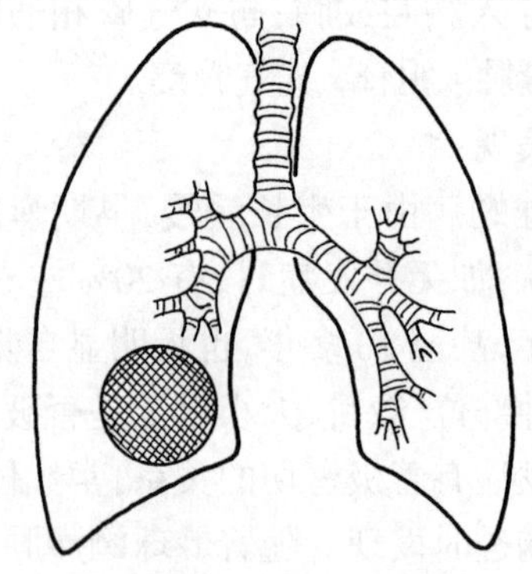

图62-22 肺棘球蚴囊肿

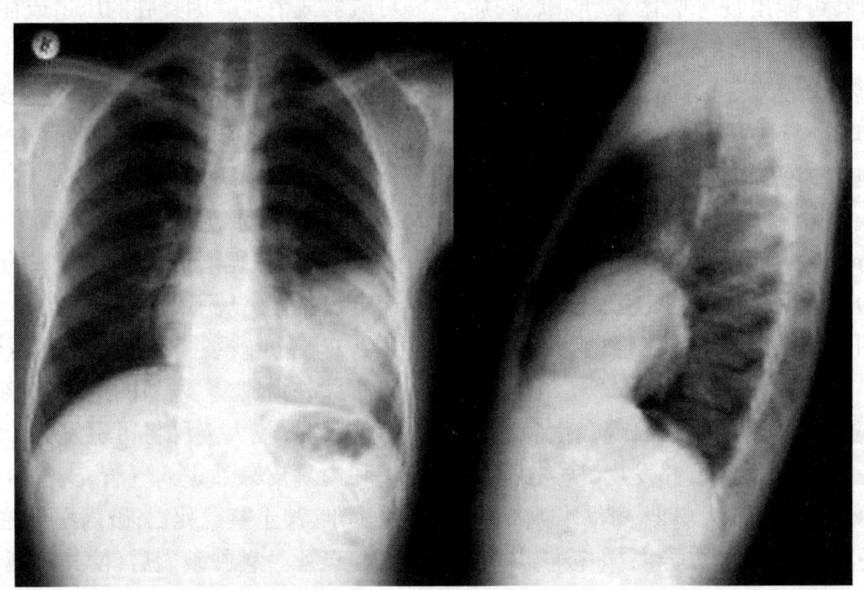

图62-23 完整的单发肺棘球蚴囊肿胸部X线片

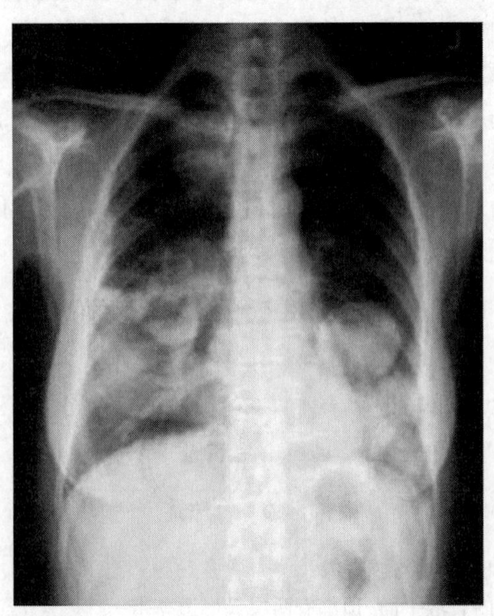

图62-24 多发肺棘球蚴囊肿胸部X线片

(1) 如外囊被侵破裂后，当少量空气进入内外囊间隙时，在囊肿顶部形成一层弧形透明空气带，称为新月状透光区（图62-21A）。

(2) 外囊与内囊都破裂，囊液部分排出，空气同时进入外囊及内囊，内囊整个自纤维壁脱离下陷，悬于外囊壁和液面之间，其上方有两层弧形透光带，即所谓的双弓现象，亦称双间隙现象（图62-21B）。

(3) 内囊、外囊都破裂表现为含气、液的囊腔，且囊膜碎片及子囊漂浮于囊液面上呈波浪状，犹如水上漂莲现象（图62-21C）。

(4) 囊壁破裂其内容物全部咳净，而又无感染，囊内渗液吸收后为边界清楚的含气囊肿，则呈现类似肺大疱（图62-21D）。在X线胸部透视下，肺棘球蚴囊肿可随呼吸运动而变动，即所谓的棘球蚴呼

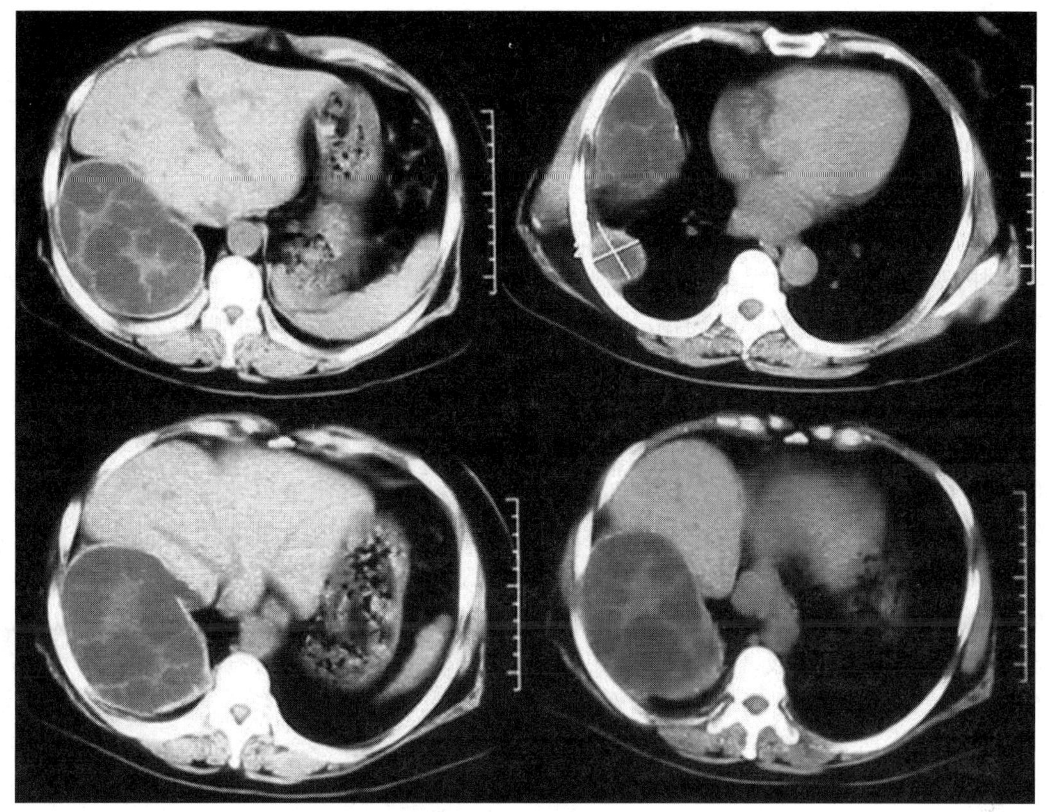

图 62-25 多发肺棘球蚴囊肿胸部 CT 平扫

吸样征象。

3. 超声检查 对鉴别囊性或实质性病变颇为准确。超声探查肺表面的棘球蚴，呈现无回声的液平段或液性暗区等典型含液性的囊肿图像，体积在 8cm 以上时极易为超声发现。

4. 实验室检查 棘球蚴液皮内试验（Casoni 试验）是一项简单且很有价值的方法，目前已成为诊断棘球蚴病常用的主要方法之一，其阳性率可达 86%~96%；同时应用几项免疫学诊断技术，如间接血凝双向扩散试验和酶标吸附试验等均有助于诊断。新疆医科大学报道一组 256 肺棘球蚴病例中，Casoni 试验阳性率为 87.75%（230/256），间接血凝试验阳性率为 86.32%（221/256），对流免疫试验阳性率为 74.9%（182/236），全血快速诊断棘球蚴病对临床确诊病人的阳性检出率为 89.5%。

怀疑肺棘球蚴病和肿瘤（实质性）鉴别困难时，最好采用断层摄影或超声检查，这样可能把囊性和实质性肿瘤区别开。由于肺棘球蚴病的一般临床征象缺乏特异性，特别是感染性、多发性、巨大的棘球蚴囊肿，易与胸内其他类似圆形病灶的疾病相混淆，常被误诊的疾病包括肺癌、结核、肺脓肿、纵隔肿瘤、膈膨出等疾病。因此，在临床实践中熟悉本病的鉴别诊断，对制定正确治疗方案非常重要。新疆医科大学第一附属医院报道一组误诊为肺棘球蚴病的 43 例疑难病例，术前有 35 例行棘球蚴免疫学试验，19 例行超声波检查，8 例行 CT 扫描，1 例行纤维支气管镜检查，其中误诊为肺棘球蚴囊肿破裂感染 20 例，完整棘球蚴囊肿 19 例，多发棘球蚴囊肿 4 例。对所有病例均经手术和病理学检查，结果证实，肺部恶性肿瘤 14 例，肺结核瘤 10 例，肺囊肿 3 例，纵隔肿瘤 3 例，其他疾病误诊各占 1~2 例。由此可知，应充分认识胸部恶性肿瘤表现的复杂性和多样性，注意其特殊临床表现，良性肿瘤生长速度慢于棘球蚴囊肿，且密度较高，诊断不应过分依赖 X 线检查，注意不典型影像学改变，避免棘球蚴免疫学试验假阳性对误诊的影响。超声波检查对囊性或实质性肿块鉴别具有重要价值，但对于破裂感染的棘球蚴囊肿鉴别仍较困难。目前对肺内块状阴影在 X 线或超声导引下经皮以及经纤维支气管镜穿刺取活检细胞学检查的不少，但需注意，疑为棘球蚴囊肿的病人应禁忌用穿刺作为诊断方法，以免引致囊液外溢，产生过敏反应或棘球蚴病播散等严重并发症。

【治疗】

（一）外科手术治疗

外科手术仍是治疗肺棘球蚴病唯一可靠、有效的方法，原则上应在诊断确立后争取早日手术，目的是在彻底去除内囊的同时，必须尽最大可能保存肺组织，并防止囊液污染手术野，以免发生囊液外溢产生过敏性反应或棘球蚴头节播散。

应根据囊肿部位、数目、大小、有无并发症及肺支气管继发灶改变的病理类型，选择手术方式。

1. 内囊穿刺摘除术　内囊穿刺摘除术易掌握，操作简单，是目前最常用的术式之一。一般采用先穿刺囊肿，吸出囊液，内囊塌陷后，切开外囊取出内囊壁，称为“内囊穿刺摘除术”，操作时应仿“无瘤手术原则”，多适用于无并发症、肺表面且直径在 3~10cm 的单发性囊肿，对深部囊肿及破裂感染囊肿，囊液吸净后以穿刺针为引导切开肺组织及囊肿，清除内囊腔的内容物。

内囊穿刺摘除术的操作方法：开胸显露囊肿后，用盐水纱布垫严密遮盖囊肿周围肺组织和胸膜腔，避免囊液外溢沾染周围组织，用三通穿刺针刺入棘球蚴囊肿，迅速吸出囊液，注入少量杀虫剂(10% 氧化钠溶液)杀灭头节，15 分钟后切开外囊，然后取出塌陷的内囊。过去常用甲醛涂抹，因进入支气管瘘口可能发生严重的支气管痉挛，现已弃用。术式缺点是穿刺时难免有囊液外溢，特别是当部分囊液吸出后，内囊球在萎缩塌陷过程中内、外囊开始分离，囊液可从极脆的穿刺孔中外溢，头节散落在外囊腔内，并可污染手术野，几年后将会复发新的棘球蚴囊肿。钱氏报道采用该术式 136 例，随访 2 年以上，发现同侧胸内复发 5 例(3.7%)。其中，有 1 例在内囊穿刺手术中不慎囊液播撒种植；到再次手术时已过 3 年零 3 个月，复发囊肿大小为 4.3cm × 4.2cm × 4.0cm。

2. 内囊完整摘除术　直接切开外囊，把内囊球完整摘除，完全避免手术中囊液外溢后致头节散落于手术野而造成复发，这是一种既能彻底治疗病变，又能最大限度保存肺功能的理想手术方式(图 62-26、图 62-27)。该术适用于囊肿生长在肺表面或边缘内囊没有感染、周围又无明显炎症的棘球蚴囊肿。自 Barrent 于 1949—1952 年首次报道几例囊肿完整摘除手术以来，国内钱氏在 1959—1975 年近 20 年内，采用内囊完整摘除手术方式治疗 180 例病人，最大球囊 23cm × 15cm × 15cm，重 3 200g。对 1975 年后内囊完整摘除的 106 例病人，随访 2~18 年(平均 6.5 年)，结果发现有 2 例是内囊完整摘除失败病例，同侧肺内棘球蚴复发，复发率为 1.97%。对肺内多发性囊肿病例进行手术时，只要有一个囊肿在手术时破损，就算该手术失败。必须高度警惕，做好一切防止囊肿突然破裂而引起大量囊液吸入呼吸道以致窒息及大量污染的术前准备，特别是持续开放的两套吸引管，作用至关重要，以防措手不及。

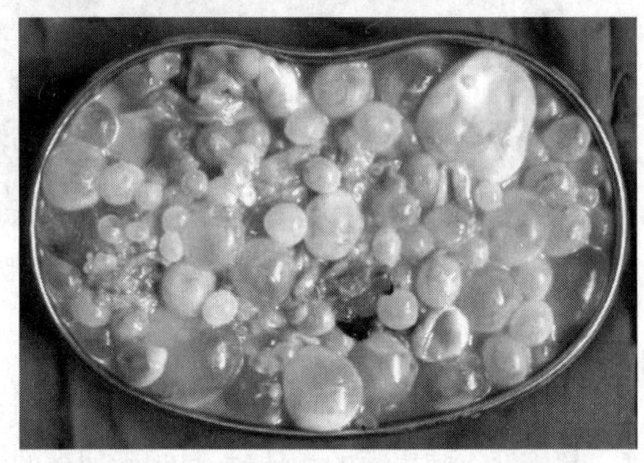

图 62-26　多发棘球蚴囊肿(文末有彩图)

内囊完整摘除术的操作方法：术中要求麻醉平稳，严防病人咳嗽，在切开棘球蚴囊肿外囊壁前，胸膜腔内用多块多层纱垫保护好，严密保护手术野、棘球蚴囊肿周围的肺组织、胸膜腔和切口，以防内囊不慎破裂污染胸腔，造成术后复发。先切开突出于肺表面包裹囊肿的肺纤维层，即“外囊”，操作时要十分小心，刀刃稍有倾斜，避免垂直切开外囊，并轻轻多次刮削，用力宜均匀，勿求一刀恰好切开外

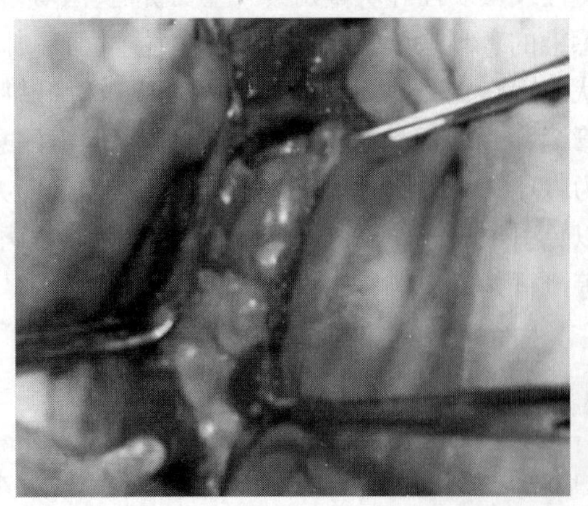

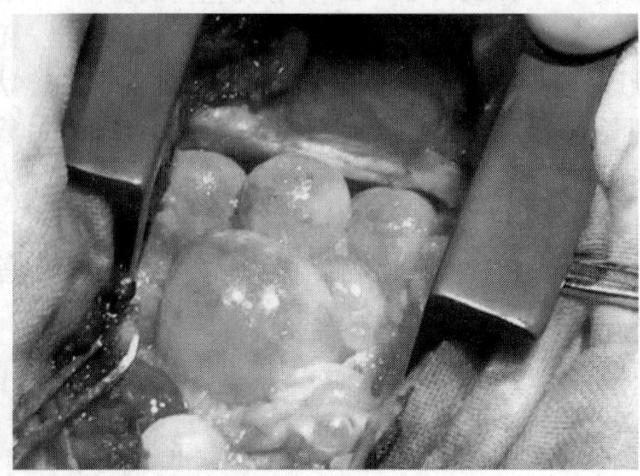

图 62-27　多发棘球蚴囊肿术中照片(文末有彩图)

囊全层。当切到内、外囊间隙时，因外囊切口处压力突然降低，即可见白色的内壁从切口膨出，用手指轻轻压住内囊，逐渐撕开或剪开外囊，防止内囊球疝出突然破裂。此时，应控制呼吸，最好能使呼吸短暂停止，让手术者尽快沿外囊与内囊间隙扩大分离面、扩大切口，以分散压力，向内、外囊壁之间滴水，使内囊漂浮。用蚊式钳夹住切开的外囊边缘，向外牵引外翻，然后用钝头组织剪迅速剪开外囊，切口长度必须超过内囊球体的直径，此时于气管内加压吹氧，使肺膨胀，借助肺压力把内囊完整推出；如遇巨大内囊时，术者可用手伸进内、外囊间隙，轻轻地把内囊托出。在取出内囊后，并按照消灭无效腔的外科治疗原则，在外囊的残腔处理上，无论是穿刺内囊摘除或完整内囊摘除，都必须将外囊近端内壁的支气管开口缝闭，必须把外囊内壁的支气管开口，沿支气管走行，内壁相互紧贴对合，逐一分层缝合关闭，以利囊腔迅速愈合。该术式的操作技术难度大，对术者要求有良好的肺棘球蚴病外科手术经验，以避免术中囊肿破裂给病人造成的隐患。只有经验积累，技术操作日益熟练，随着手术失败率的下降，复发率也将随之相应减少。总之，对于肺棘球蚴病，内囊完整摘除术是最为理想的术式，虽然手术技术条件要求高，但只要掌握得当，仍能取得很好的疗效。

3. 囊肿摘除术　该术式可完全切除棘球蚴囊肿，即棘球蚴的内、外囊连同周边的肺组织一起切除，适用于较小的无并发症、位于肺组织深部的单纯性肺棘球蚴囊肿，将外囊与内囊一并摘除，然后缝合肺组织创面。

4. 肺叶或肺段切除术　适用于并发感染等造成周围肺组织病变的病例和胸腔化脓性感染者，应采取相应的肺切除或引流措施，选择肺段、肺叶及肺叶楔形切除术。可根据手术中探查情况，适应证有以下情况者：①由于肺组织长期受压而萎缩已失去功能或钙化；②棘球蚴破裂引起肺内化脓性感染；③仅局限于一个肺段、靠近肺表面直径 <3mm；④感染性肺棘球蚴病、囊肿破裂伴有咯血、咳痰、疑有支气管扩张；⑤巨大肺棘球蚴占据绝大部分肺叶或一个肺叶内，同时并存有数十个大小不一的小囊肿；⑥棘球蚴囊肿破入胸腔形成支气管瘘，先行闭式引流，待感染控制后，根据病变范围选择术式。

（二）药物治疗

目前尚无特殊药物治疗，仍在研究探索阶段，药物治疗仅适用于有高龄或全身健康难以承受手术者、术后棘球蚴复发而无法手术者、全身多器官广泛播散的棘球蚴以及有其他手术禁忌证者，可进行药物治疗。现抗寄生虫常用的药物有阿苯达唑、苯丙达唑、甲苯达唑、吡喹酮等。现有药物治疗棘球蚴病临床疗效的真实性缺乏严格的科学对照，因此，对药物治疗肺棘球蚴病的效果应全面、认真地分析评估。

（三）儿童肺棘球蚴病的发病及诊治特点

根据我国 1950—1985 年大组病例分析，肺棘球蚴病占人体棘球蚴病的 14.81%（2 408/16 258），年龄最小为 1~2 岁，儿童肺棘球蚴的发病率为 25%~30%，在棘球蚴病感染高发区儿童发病率高。多数患儿无明显症状和阳性体征，少数易受凉而患感冒、咳嗽；但囊肿较大的可致纵隔移位，可能出现病变侧胸廓隆突畸形，患侧叩诊浊音，呼吸音弱，有胸膜炎或脓胸的则有相应体征。由于儿童血液循环量比成人相对较大，机体组织含水分高，此特点使儿童棘球蚴的生长速度及囊液增加快，囊壁菲薄；儿童活动多剧烈，囊肿破裂机会也相应增大。儿童气管狭窄细小，软骨柔软，肌肉发育不全，缺乏弹力组织，气管黏膜柔嫩、纤细、纤毛运动差，不但易受感染，且引起阻塞。一旦囊肿破裂，囊肿液灌入气管，如短时间内不能清除吸入物，极易窒息。2004 年新疆医科大学第一附属医院报道的 233 例儿童胸部棘球蚴病：男性 138 例，女性 95 例，年龄 2~14 岁，其中 2~5 岁占 16%（37/233），6 岁后骤然增多，6~14 岁占 84%（196/233），临床症状表现为咳嗽 154 例（66.1%），胸痛 112 例（48.1%），咯血 43 例（18.5%），咳痰及脓痰 16 例（6.9%），咳粉皮样及清水样液体者 22 例（9.4%），荨麻疹样过敏反应者 13 例（5.6%），大咯血 2 例（0.9%），无临床症状者 29 例（12.4%）。一例 10 岁女孩，入院后玩耍过程中棘球蚴囊肿破裂，咳出粉皮样物及血性液体 1 000ml 左右，并出现过敏性休克，经抢救脱离危险。另一例 6 岁巨大肺棘球蚴患儿，诊断为胸腔积液在行胸穿刺中出现心慌、气短及发绀等严重过敏反应，急诊行内囊摘除和胸腔引流后治愈。体检见胸壁局部隆起者 32 例（13.7%），病变部位叩诊浊音 89 例（38.2%），病变部位呼吸音减弱者 68 例（29.2%），肝大者 20 例（8.6%），无体征者 24 例（10.3%）。棘球蚴囊肿分布在肺内 190 例（81.5%），肝顶部 26 例（11.2%），胸膜腔 9 例（3.9%），纵隔 1 例（0.4%），心包、心肌各 1 例（0.8%），儿童单纯性肺棘球蚴囊肿在 X 线片上显示；单个或多个，一侧或双侧，边缘整齐，密度均匀，圆形或卵圆形弧立影，本组肺内单发占 65.3%（124/190），多发占 34.7%（66/190），另有

33例棘球蚴囊肿破溃后显示新月影或水上浮莲等特殊X线征象，CT检查表现为单发或多发圆形、椭圆形，均为液性密度灶。超声波检查示肝顶、肺、胸膜腔囊性占位216例(92.7%)。本组Casoni试验阳性率为86.6%(168/194)；间接血凝试验阳性率为84.7%(144/70)；对流免疫电泳阳性率为78.2%(133/170)。

外科手术仍是治疗儿童胸部棘球蚴病的唯一有效方法，儿童肺棘球蚴病特殊，手术中麻醉极为重要，要求气管插管平稳顺利、防止咳嗽。麻醉前要求镇静，以免哭闹、烦躁等，易致棘球蚴囊肿破裂引发窒息和过敏性休克，插管动作轻柔，尽可能采用双腔插管，可保证健侧供氧通畅。术中应密切观察呼吸道的情况(阻力、分泌物)，应另配一台吸引器，防止棘球蚴囊肿与支气管相通时，或因手术操作挤压囊肿破裂而致大量囊液及囊皮进入呼吸道引起窒息；手术者尽量避免挤压、牵拉肺组织，以防囊肿破裂。

(四) 预防

控制棘球蚴病的流行，主要是切断细粒棘球绦虫生活发育环节，预防中间宿主(人、畜)被细粒棘球绦虫感染；预防或驱虫治疗终宿主(犬)，阻断虫卵的播散。

1. 大力开展卫生宣教，充分发动群众，做到家喻户晓，管理好自己的牲畜，人们要保护环境，保护好水源，防止其粪便污染，减少牛、羊等动物感染了虫卵而患棘球蚴病，人人都要养成良好的卫生习惯，在饭前便后洗手，不喝生水，不吃生肉和未煮熟的蔬菜。

2. 调查掌握病变流行情况，加强流行区犬的处理和管制，在棘球蚴流行区野犬应一律灭绝，家犬严加限制，对必用的牧羊犬、猎犬或警犬等必须挂牌登记，定期对牧犬投放驱绦虫药和药物监测等并应列为常规制度，重度流行区规定每隔1个月投药驱绦一次，轻度流行区改为2~3个月投药一次，消灭感染源。

3. 加强对屠宰场的严格管理，要对屠杀的牛、羊肉进行严格的检疫，对于有带水疱样感染的内脏，应进行集中焚烧、挖坑深埋、药液消毒等，千万不能用这些喂狗，以免狗被寄生感染。实行犬粪管理，避免虫卵污染菜园、牧场饲料、水源等。

(乔 峻)

参考文献

[1] 钱中希. 胸部包虫928例诊治经验报告[J]. 实用外科杂志, 1988, 8(10): 521.

[2] 钱中希, 郭水源, 唐国学, 等. 肺包虫内囊完整摘除术的评价[J]. 新疆医学, 1981(19): 70.

[3] 钱中希, 郭水源, 唐国学, 等. 肺包虫囊肿内囊完整摘除术180例探讨[J]. 新疆医学院学报, 1982(Z1): 270-271.

第七节 肺放线菌病及真菌感染

一、肺放线菌病

放线菌和诺卡菌在形态、培养习性上，与真菌相似，能形成菌丝，菌丝有分支，有孢子形成，而所致疾病的表现也与真菌病相似，故传统上列为真菌病。1971年后明确，放线菌和诺卡菌同属丝状细菌，而非真菌；曲霉菌和念珠菌属真菌。

放线菌病(actinomycosis)最常见于面颌部，次为胸部，最少见于腹部。

肺放线菌病系衣氏放线菌引起的慢性化脓性、肉芽肿性疾病，多数侵犯呼吸系统。衣氏放线菌(actinomyces israelii)为厌氧细菌，革兰氏染色阳性。常见于正常人口腔中，寄生于龋齿、扁桃体。当口腔卫生不佳或误吸含有放线菌颗粒的分泌物时，则可能发病。放线菌颗粒色黄，也称硫磺颗粒，显微镜下可见颗粒中心部分为革兰氏染色阳性的菌丝，四周呈放射状排列，菌丝末端膨大呈棒状。

肺放线菌病多数为原发性，因直接吸入含有放线菌分泌物引起支气管肺炎，可以液化为脓肿，亦可形成肉芽组织增生及纤维化。病变侵犯胸膜可以引起胸膜炎，形成脓胸，向外破溃则成慢性瘘管，伤口长期不愈合。

继发性肺放线菌病指因身体他处病灶经血行播散，或颈部、腹部病灶蔓延入肺引起，此类型较少见。

肺放线菌病起病缓慢，呈现咳嗽、周身不适、不规则低热等，与支气管炎相似。症状加重时，可有高热、脓痰、血痰、消瘦等。胸壁、膈肌及邻近器官受累，则有相应症状。脓肿经胸壁破溃时，则形成慢性瘘管或窦道。

X线表现可为单侧，也可为双侧，呈斑片状、结节状、大片状、慢性炎性浸润阴影，可有小透亮区，故需与肺炎、脓肿、结核、肺癌鉴别。肺放线菌病可蔓延侵犯肋骨、脊椎呈现骨质破坏。

肺放线菌病无论临床表现、X线表现均无特征性，早期尤难确诊。可靠的诊断依据是从脓汁、痰液、瘘管壁的组织中发现硫磺颗粒，或者显微镜下看到革兰氏染色阳性的菌丝，或者痰、脓液接种于厌氧培养基上观察到细菌生长。

肺放线菌和革兰氏阳性菌一样，青霉素是首选药物。但因病灶周围有坚厚的纤维组织，青霉素需用量大、时间长，才能有效，剂量每天从数百万单位至两千万单位，肌内或静脉注射，疗程1~3个月，甚至半年。有人加用磺胺类药物，也有人使用其他对革兰氏阳性菌有效的抗生素，如四环素、链霉素、林可霉素等。

胸部放线菌病因误诊为肺肿瘤而施行手术，切除标本经病理检查后才发现是放线菌病，这种情况和术前已明确诊断为放线菌病一样，均需用大剂量、长时间青霉素治疗。有的病例需作脓肿引流或脓胸引流术，同时使用青霉素治疗。

二、肺诺卡菌感染

肺诺卡菌感染常见的是星形诺卡菌（nocardia asteroides），这是线状细菌。革兰氏染色阳性，抗酸染色也是阳性。星形诺卡菌呈丝状，易碎，无荚膜，易被认为是结核杆菌。与放线菌不同的是，星形诺卡菌为需氧菌，广泛分布于自然界及家畜，呈寄生性，偶见于健康人体。如痰中或支气管镜毛刷活检中发现此类细菌，应设法证实其意义，判明是否为寄生性。如在胸膜腔、心包腔内或切除标本病理检查发现此种细菌，则应诊断为诺卡菌感染。

诺卡菌感染也呈慢性，原发于肺，可以血行播散至中枢神经系统、肾、皮肤等。病理改变是化脓性感染、脓肿、肉芽肿等，与结核感染不同的是，很难见到巨细胞和干酪样坏死的特征性改变。在肿瘤、器官移植、消耗性疾病以及使用免疫抑制剂致抵抗力低下的病人，尤需注意此种感染的可能性。

肺诺卡菌感染的临床表现与放线菌感染、结核感染有很多相似之处，易侵犯胸壁，形成脓肿、窦道及瘘管，脓液和渗出液中含有硫磺颗粒。呼吸道症状如咳嗽、咯血、发热、不适、盗汗、消瘦等全身症状，也与结核病相似。X线检查表现为肺炎性浸润，呈片状或结节状阴影，可形成空洞，故需与肺炎、脓肿、结核、肺癌等相鉴别。

治疗首选磺胺类药物，链霉素、氯霉素、米诺四环素也有效，而青霉素则无效。一般使用磺胺嘧啶4~8g/d，或磺胺二甲基异噁唑12g/d，疗程3~6个月。

如误诊为肿瘤而施行手术，切除标本病理检查发现是诺卡菌感染时，同样需要使用磺胺类药物治疗。同时，要注意有无胸膜腔诺卡菌感染。有的诺卡菌感染病人施行脓肿、脓胸引流术，作为药物治疗的辅助手段。近来国外有报道诺卡菌感染引起的缩窄性心包炎，以及人工瓣膜替换术后并发的诺卡菌心内膜炎。

三、肺曲霉菌感染

曲霉菌属真菌，广泛分布于自然界中，健康人肺中可存在曲霉菌，一旦机体抵抗力低下，则可致病。家禽、家畜也可感染致病，致病曲霉菌大多是烟曲霉菌（aspergillus fumigatus）。发病与职业有关系，如家禽饲养、酿酒等工作。

曲霉菌感染有三种临床类型。

1. 变态反应型　如曲霉菌性支气管炎、肺泡炎、肺嗜酸性粒细胞浸润症、曲霉菌性支气管哮喘及过敏性支气管肺曲霉菌病等，此类型与免疫反应有关系，近来报道较多。

2. 败血症型　表现为坏死性支气管肺炎、出血性梗死、脓肿形成及血行播散等。多见于肿瘤等危重末期病人，尤多见于白血病及长期应用广谱抗生素、激素、免疫抑制剂和器官移植病人，预后往往严重。

3. 寄生型　又称曲霉菌球（aspergilloma, fungus ball），属继发性，病变局限于基础病变的肺空洞内，如陈旧性肺结核空洞、支气管扩张的囊腔、肺囊肿液体排空后残留的囊腔及肺切除术后支气管残端的盲腔等。局限型曲霉菌球近年来报道的病例增多，与广泛应用广谱抗生素、对肺良性病积极手术，以及术后对切除标本细致检查有关。

上述三种临床类型肺曲霉菌感染，仅第三种适于手术治疗。

肺曲霉菌球与其他两种类型不同，菌球系菌丝形成的球形团块，病变局限，发展缓慢，可拖延数年。临床表现有咳嗽、咯血、胸痛、低热等，无特征性。较突出的是咯血，有时量大，甚至危及生命。咯血原因尚不甚清楚，有人认为曲霉菌侵蚀肺内血管壁所致，但病理检查不易得到证实。有人认为曲霉菌内毒素有溶血作用，导致大量出血。

X线检查是肺曲霉菌球的主要诊断方法，胸部后前位X线片如发现有空洞病变，腔内有球形阴影，球周有新月形透亮区，并可随体位变动而活动时，可以诊断为曲霉菌球。体层X线成像可以进一步显示清楚。有时支气管造影可以显示造影剂沿曲霉菌球周围呈环形充盈。偶有肿块，而无新月形透亮区。

痰曲霉菌检查和培养对诊断有一定帮助，但因曲霉菌广泛存在于自然界，要注意与偶然污染相鉴别。血清沉淀试验和皮肤试验对曲霉菌感染也有一定的诊断意义，但对曲霉菌球病人则不一定是阳性反应。

肺结核空洞病人有无曲霉菌球对总的死亡率区别并不太大，有人报道曲霉菌可以自行分解，排出消失。对败血症型曲霉菌感染，有人将两性霉素B与氟胞嘧啶合并使用。对曲霉菌球，有人采用经支气管向空洞内滴入碘化钠。但总的说来，对曲霉菌球，静脉内滴入药物或病变空洞内滴入药物的治疗效果均不肯定，并且由于曲霉菌球病人咯血发生率高，有大咯血的可能，所以一般主张积极手术治疗，但是否应常规手术切除，目前意见尚不一致。手术切除肺叶时，需要注意胸膜腔曲霉菌污染及呼吸道播散问题。

变态反应型、败血症型曲霉菌感染均不适于手术治疗。曲霉菌性脓胸应采用胸腔引流、胸廓成形术，并同时使用局部药物注入治疗。

四、念珠菌病

念珠菌病（candidiasis，moniliasis）致病的念珠菌属真菌，主要是白念珠菌。健康人口咽部、上呼吸道、阴道、肠道等处均可发现白念珠菌。如病人长时间使用大剂量的广谱抗生素、免疫抑制剂，以及器官移植术后机体正常菌谱紊乱失调时，则白念珠菌可以致病。近年来，念珠菌感染有增长的趋势。一般为口腔、支气管、阴道黏膜等处的表浅感染，偶有肺内、血行、心内膜、硬脑膜等全身感染，最多为气管切开、气管插管、动静脉穿刺插管、导尿管等处的感染。

白念珠菌除表浅感染、溃疡外，可有急性炎症、肺炎、脓肿、肉芽肿等。血行性全身感染则往往致命，所以一旦发现上述插管处有此类真菌存在，要及时撤除、更换，并给予两性霉素B治疗。

心脏手术后真菌性心内膜炎有特别重要的意义，在报道的病例中，绝大部分是念珠菌及曲霉菌所引起。

轻度的全身性血行念珠菌感染，停止诱发病因后，常能自行好转，严重的则应积极治疗。静脉滴注两性霉素B，剂量一般为0.1~1.0mg/(kg·d)。此药不良反应大，要密切观察肝、肾功能变化，静脉滴入时可加肝素1 200~6 000U，有助于防止血栓性静脉炎。

克霉唑系口服剂，每次0.5~1.0g，每天3次。雾化吸入可使用克念菌素0.5~1.0mg/ml，每次1~2ml，每天1~2次，有效。

（徐乐天）

参考文献

[1] MACCHIARINI P. Primary tracheal tumours [J]. Lancet Oncol, 2006, 7 (1): 83-91.

[2] FERRETTI G R, BITHIGOFFER C, RIGHINI C A, et al. Imaging of tumors of the trachea and central bronchi [J]. Radiol Clin North Am, 2009, 47 (2): 227-241.

[3] KLIGERMAN S, SHARMA A. Radiologic evaluation of the trachea [J]. Semin Thorac Cardiovasc Surg, 2009, 21 (3): 246-254.

[4] LIBERMAN M. Bronchoscopic evaluation of the trachea and dilation of the trachea [J]. Semin Thorac Cardiovasc Surg, 2009, 21 (3): 255-262.

[5] D'ANDRILLI A, RENDINA E A, VENUTA F. Tracheal surgery [J]. Monaldi Arch Chest Dis, 2010, 73 (3): 105-115.

[6] GAISSERT H A, HONINGS J, GOKHALE M. Treatment of tracheal tumors [J]. Semin Thorac Cardiovasc Surg, 2009, 21 (3): 290-295.

[7] 刘凡英，刘相燕，王洲，等．气管及其隆突部肿瘤的外科治疗与预后 [J]. 中华外科杂志，2009, 47 (14): 1055-1057.

[8] 周昕．气管支架及人工气管材料的应用 [J]. 中国组织工程研究与临床康复，2010, 74 (27): 3923-3926.

[9] GORDEN J A, ERNST A. Endoscopic management of central airway obstruction [J]. Semin Thorac Cardiovasc Surg, 2009, 21 (3): 263-273.

[10] 李运，王俊，赵辉，等．电视硬质气管镜治疗原发性气管支气管肿瘤 [J]. 中国微创外科杂志，2010, 10 (4): 347-350.

[11] 王洪武，周云芝，邹珩．硬质气管镜结合可弯曲性支气管镜治疗大气道内肿瘤 [J]. 中国肺癌杂志，2009, 12 (2): 139-142.

[12] GHERSIN E, HILDOER D J, FISHMAN J E. Pulmonary arteriovenous fistula within a pulmonary cyst-evaluation with CT pulmonary angiography [J]. Br J Radiol, 2010, 83 (990): e114-e117.

[13] TREROTOLA S O, PYERITZ R E. PAVM embolization: an update [J]. AJR AM J Roentgenll, 2010, 195 (4): 837-845.

[14] VAN DEN BERG A S, HIJDRA A, REESINK H J, et al. Rendu-Osker-Weber syndrome and cerebral infarction [J]. Ned Tijdschr Geneeskd, 2010, 154: A1185.

[15] PUSKAS J D, ALLEN M S, MONCURE A C, et al. pulmonary arteriovenous malformations: therapeutic options [J]. Ann Thorac Surg, 1993, 56 (2): 253-257.

[16] NAWAZ A, LITT H I, STAVROPOULOS S W, et al. Digital subtraction pulmonary arteriography versus multidetetor CT in the detection of pulmonary arteriovenous malformations [J]. J Vasc Interv Radiol, 2008, 19 (11): 1582-1588.

[17] HSU C C, KWAN G N, THOMPSON S A, et al. Embolisation therapy for pulmonary arteriovenous malformations [J]. Cochrane Database Syst Rev, 2010, 12 (5): CD008017.

[18] SANCHEZ O, PLANQUETTE B, MEYER G. Update on acute pulmonary embolism [J]. Eur Respir Rev, 2009, 18 (113): 137-147.

[19] MOORES L K, KING C S, HOLLEY A B. Current approach to the diagnosis of acute nonmassive pulmonary embolism [J]. Chest, 2011, 140 (2): 509-518.

[20] ROACH P J, GRADINSCAK D J, SCHEMBRI G P, et al. SPECT/CT in $\dot{V}/\dot{Q}$ scanning [J]. Semin Nucl Med, 2010, 40 (6): 455-466.

[21] STEIN P D, FOWLER S E, GOODMAN L R, et al. Multidetector computed tomography for acute pulmonary embolism [J]. N Engl J Med, 2006, 354 (22): 2317-2327.

[22] KEARON C, GINSBERG J S, JULIAN J A, et al. Comparison of fixed-dose weight-adjusted unfractionated heparin and low-molecular-weight heparin for acute treatment of venous thromboembolism [J]. JAMA, 2006, 296 (8): 935-942.

[23] HUNT J M, BULL T M. Clinical Review of pulmonary embolism: Diagnosis, Prognosis, and treatment [J]. Med Clin North Am, 2011, 95 (6): 1203-1222.

[24] DESCIAK M C, MARTIN D E. Perioperative pulmonary embolism: diagnosis and anesthetic management [J]. J Clin Anesth, 2011, 23 (2): 153-165.

[25] SAMOUKOVIC G, MALAS T, DEVARENNES B. The role of pulmonary embolectomy in the treatment of acute pulmonary embolism: a literature review from 1968 to 2008 [J]. Interact Cardiovasc Thorac Surg, 2010, 11 (3): 265-270.

[26] FUKUDA I, TANIGUCHI S. Embolectomy for acute pulmonary thromboembolism: from Trendelenburg's procedure to the contemporary surgical approach [J]. Surg Today, 2011, 41 (1): 1-6.

[27] VAN DER BRUGGEN-BOGAARTS B A, VAN DER BRUGGEN H M, VAN WAES P F, et al. Screening for bronchiectasis. A comparative study between chest radiography and high-resolution CT [J]. Chest, 1996, 109 (3): 608-611.

[28] MCGUINNESS G, BEACHER J R, HARKIN T J, et al. Hemoptysis: prospective high-resolution CT/bronchoscopic correlation [J]. Chest, 1994, 105 (4): 1155-1162.

[29] HILL L E, RITCHIE G, WIGHTMAN A J, et al. Comparison between conventional interrupted high-resolution CT and volume multidetector CT acquisition in the assessment of bronchiectasis [J]. Br J Radiol, 2010, 83 (985): 67-70.

[30] DODD J D, SOUZA C A, MÜLLER N L. Conventional high-resolution CT versus helical high-resolution MDCT in the detection of bronchiectasis [J]. AJR Am J Roentgenol, 2006, 187 (2): 414-420.

[31] CAYLAK H, GENC O, KAVAKLI K, et al. Surgical Management of Bronchiectasis: A Collective Review of 339 Patients with Long-term Follow-up [J]. Thorac Cardiovasc Surg, 2011, 59 (8): 479-483.

[32] SMITH M P. Non-cystic fibrosis bronchiectasis [J]. J R Coll Physicians Edinb, 2011, 41 (2): 132-139.

[33] PAPPALETTERA M, ALIBERTI S, CASTELLOTTI P, et al. Bronchiectasis: an update [J]. Clin Respir J, 2009, 3 (3): 126-134.

[34] HOGAN M J, COLEY B D. Interventional radiology treatment of empyema and lung abscesses [J]. Paediatr Respir Rev, 2008, 9 (2): 77-84.

第八节　肺　肿　瘤

肺肿瘤多为原发性，也可为转移性。在原发性肺肿瘤中，以恶性肿瘤为多见，其中最常见的是肺癌。原发性肺肉瘤如淋巴瘤或纤维肉瘤都很少见。原发性良性肿瘤有腺瘤和错构瘤等，但也不多见。肺外器官或组织的癌肿或肉瘤可经血行扩散转移到肺部，形成转移性肿瘤，都属恶性肿瘤的晚期表现。

一、肺癌

肺癌（lung cancer）大多数起源于支气管黏膜上皮，因此也称支气管肺癌（bronchopulmonary carcinoma）。20世纪50年代以后，随着世界工业化进程的加快，大气污染和环境恶化，吸烟人群的增加和人口的老龄化，肺癌的发病率在世界范围内迅速增长。到20世纪90年代，肺癌已成为恶性肿瘤中的头号杀手。据统计，许多国家大城市中肺癌的发病率居各种肿瘤的首位。近年来，我国肺癌的发病率增加更为明显。北京市、上海市、天津市等城市中，肺癌的发病率和病死率居恶性肿瘤的首位（表62-1、表62-2）。

近年来，我国肺癌发病人数继续增加，从2000年381 487人上升至2005年497 908人，死亡人数也由2000年327 643人上升至2005年428 936人。据中国部分县市2003年恶性肿瘤发病年度报告，12个城市肺癌发病率均为第1位，发病率最高的为天津市和大连市，分别为69.6/10万和65.1/10万；死亡率方面，在县级以上城市中，除淮安市外，肺癌均为第1位的恶性肿瘤，其中死亡率最高的鞍山市为56.1/10万，以下天津市52.2/10万、上海市54.0/10万、大连市52.0/10万。目前，中国已成为世界第一大肺癌国家。中国肺癌发病率仍呈不断上升趋势。肺癌病人大多数是男性，男女之比为(3~5)∶1，但近年来，女性肺癌的发病率也明显增加。发病年龄大多在40岁以上。

表62-1　城市试点地区男性前5位恶性肿瘤发病率及其占全部恶性肿瘤的构成比

地区	统计指标	第1位	第2位	第3位	第4位	第5位	第1~5位
哈尔滨市	部位	肺	胃	肝	结/直肠	食管	
	发病率(1/10万)	51.3	28.3	24.7	14.6	9.5	
	构成(%)	29.6	16.4	14.3	8.4	5.5	74.2
北京市	部位	肺	胃	肝	结/直肠	食管	
	发病率(1/10万)	43.3	28.4	21.8	16.1	15.4	
	构成(%)	24.3	15.9	12.2	9.1	8.6	70.1
天津市	部位	肺	胃	肝	结/直肠	食管	
	发病率(1/10万)	62.1	32.9	25.2	13.2	15.1	
	构成(%)	29.7	15.7	12.0	6.3	7.2	70.9
上海市	部位	肺	胃	肝	结/直肠	食管	
	发病率(1/10万)	71.5	59.2	35.5	27.1	15.7	
	构成(%)	24.8	20.5	12.3	9.4	5.4	72.4
武汉市	部位	肺	胃	肝	结/直肠	食管	
	发病率(1/10万)	48.7	32.1	28.8	12.6	11.9	
	构成(%)	26.7	17.6	15.8	6.9	6.5	73.5

表 62-2 城市试点地区女性前 5 位恶性肿瘤发病率及其占全部恶性肿瘤的构成比

地区	统计指标	第 1 位	第 2 位	第 3 位	第 4 位	第 5 位	第 1~5 位
哈尔滨市	部位	肺	乳腺	结 / 直肠	胃	肝	
	发病率(1/10 万)	29.1	27.0	14.8	12.8	8.1	
	构成(%)	22.5	20.9	11.4	9.9	6.3	71.0
北京市	部位	肺	乳腺	结 / 直肠	胃	肝	
	发病率(1/10 万)	28.6	27.7	16.7	12.1	8.1	
	构成(%)	18.9	18.3	11.0	8.0	5.4	61.6
天津市	部位	肺	乳腺	结 / 直肠	胃	肝	
	发病率(1/10 万)	43.9	29.3	13.6	12.8	10.6	
	构成(%)	24.7	16.5	7.7	7.2	6.0	62.1
上海市	部位	肺	乳腺	结 / 直肠	胃	肝	
	发病率(1/10 万)	35.0	32.1	28.2	26.8	14.8	
	构成(%)	15.8	14.5	12.7	12.1	6.7	61.8
武汉市	部位	肺	乳腺	结 / 直肠	胃	肝	
	发病率(1/10 万)	17.8	17.7	15.3	11.2	9.9	
	构成(%)	14.7	14.6	12.6	9.3	8.2	59.4

【病因】

肺癌的病因至今不完全明确。大量资料表明，长期大量吸烟是肺癌的一个重要致病因素。纸烟燃烧时释放致癌物质。多年每天吸烟 40 支以上者，肺鳞癌和小细胞癌的发病率比不吸烟者高 4~10 倍。目前，研究已鉴定出烟中含有的致癌物质有多环芳香烃(PAHs)、亚硝胺、芳香胺、氮氧苯肼醛、肼类及重金属类等 50 多种，这些化合物在动物实验中可通过多种途径诱发肺癌，如与 DNA 反应形成突变的 DNA 加合物，诱导 *p53* 基因突变等。

某些工业部门和矿区职工，肺癌的发病率较高，这可能与长期接触石棉、铬、镍、铜、锡、砷、放射性物质等致癌物质有关。城市居民肺癌发病率比农村高，这可能与大气污染和烟尘中致癌物质含量较高有关。因此，应提倡不吸烟，并加强工矿和城市环境保护工作。

人体内在因素如免疫状态、代谢活动、遗传因素、肺部慢性感染等，也可能对肺癌的发病有影响。肺癌分子生物学方面的研究表明，基因中 *K-ras*、*C-myc*、*C-erbB-1*（*EGFR*）、*C-erbB-2*（*HER2/neu*）、*bel-2* 等及抑癌基因 *Rb*、*p53*、*CDKN2A*（*p16INK4A*）、*3pLOH* 等的异常、突变、缺失或过度表达，与肺癌的发生、发展、生长转移均有密切关系。

【病理】

肺癌起源于支气管黏膜上皮。癌肿可向支气管腔内和 / 或邻近的肺组织生长，并可通过淋巴、血行或经支气管转移扩散。癌肿的生长速度和转移扩散的情况与癌肿的组织学类型、分化程度等生物学特性有一定关系。

肺癌的分布情况，右肺多于左肺，上叶多于下叶。起源于主支气管、肺叶支气管的肺癌，位置靠近肺门者称为中心型肺癌；起源于肺段支气管以下的肺癌，位置在肺的周围部分者称为周围型肺癌。

早期肺癌仅局限于黏膜基底膜内者称为原位癌，在其生长、发展过程中，癌肿向管腔内生长，可引起支气管部分阻塞或完全阻塞，产生局限性肺气肿、阻塞性肺炎或肺不张；癌肿向邻近肺组织内生长，在 X 线片上呈现肺部阴影。

(一) 分类

2004 年世界卫生组织（WHO）对肺癌的组织学分类进行了修订，包括侵袭前病变在内，将肺癌的组织学类型分为 11 种（表 62-3）。

表 62-3 WHO 肺癌组织学分类(2004 年版)

恶性肿瘤上皮
鳞状细胞癌
乳头状
透明细胞
小细胞
基底样
小细胞癌
复合型小细胞癌
腺癌
腺癌,混合型
腺泡状腺癌
乳头状腺癌
细支气管肺泡癌
细支气管肺泡癌,非黏液性
细支气管肺泡癌,黏液性
细支气管肺泡癌,黏液及非黏液混合性或不能确定
伴黏液产生的实性腺癌
胎儿性腺癌
黏液性(胶样)腺癌
黏液性囊腺癌
印戒细胞癌
透明细胞腺癌
大细胞癌
大细胞神经内分泌癌
复合性大细胞神经内分泌癌
基底细胞样癌
淋巴上皮样癌
透明细胞癌
大细胞癌伴有横纹肌样表型
腺鳞癌
肉瘤样癌
多形性癌
梭形细胞癌
巨细胞癌
癌肉瘤
肺母细胞瘤
类癌
典型类癌
不典型类癌

续表

恶性肿瘤上皮
唾液腺肿瘤
黏液表皮样癌
腺样囊性癌
上皮 - 肌上皮癌
癌前病变
原位鳞状细胞癌
不典型腺瘤样增生
弥漫性特发性肺神经内分泌细胞增生
间叶肿瘤
上皮样血管内皮细胞瘤
血管肉瘤
胸膈肺母细胞瘤
软骨瘤
先天性支气管周围肌纤维母细胞瘤
弥漫性肺淋巴管瘤病
炎性肌纤维母细胞瘤
淋巴管平滑肌瘤病
滑膜肉瘤
单向性
双向性
肺动脉肉瘤
肺静脉肉瘤

1. 鳞状细胞癌(鳞癌) 在肺癌中最为常见,约占 40%。病人年龄大多在 50 岁以上,男性占多数,80% 与吸烟有关。大多起源于较大的支气管,常为中心型肺癌。虽然鳞癌的分化程度不一,但生长速度尚较缓慢,病程较长,对放射及化学疗法较敏感。通常先经淋巴转移,血行转移发生较晚。大体观察多环绕大支气管形成肿块,灰白色,质硬,已形成坏死及空洞,类似结核与脓肿。光镜下,根据瘤细胞分化程度分为:①Ⅰ级,癌细胞分层排列,多角形细胞,有间桥、癌性角化珠(75%);②Ⅱ级,有一定分层,角化、间桥不易看到,细胞异性,分裂象多(50%~70% 分化好);③Ⅲ级,细胞小,多边形,呈巢状,可见瘤巨细胞,分裂象多(25%~50% 分化好)。

鳞癌又可分为四个亚型:①基底细胞癌:较罕见,近年文献偶有报道,可以是单一基底细胞癌,也可以伴有鳞癌,皆发生于男性,36~79 岁。大体观察肿瘤发生在大支气管,呈外生性生长,直径

1~6cm。镜下观察癌细胞向腔内生长，呈实性巢、小叶或小梁状；癌细胞小，呈立方或梭形，核仁不明显，分裂象多；癌巢周边呈栅栏排列（似皮肤基底细胞癌）。此型预后较差，5 年生存率为 10%，进展迅速。②小细胞鳞癌：癌细胞小，具有趋向鳞癌分化的特点，CK（+）、NSE（-）、P63（+），与复合型小癌细胞不同。③透明细胞鳞癌：透明细胞与趋向鳞癌分化特征的部分相互移行（富含糖原）。④乳头状癌：无坏死，间质浸润，预后好。

2. 小细胞癌（未分化小细胞癌） 发病率比鳞癌低，占肺癌的 10%~20%，发病年龄较轻，80% 多见于男性，与吸烟有关。一般起源于较大支气管，大多为中心型肺癌。少数也可起源于较小支气管，表现为周围型肺癌。小细胞癌的特点是小细胞弥漫性生长或形成实体癌巢，细胞核椭圆形或梭形，呈颗粒状，核仁不显著，胞质淡染或呈细颗粒状，内含神经内分泌颗粒，细胞边界不清。癌细胞小于正常的淋巴细胞，分裂象常见。小细胞癌可分为燕麦细胞癌、中间型小细胞癌、混合型小细胞癌几种类型。

小细胞癌恶性程度高，生长快，较早出现淋巴和血行广泛转移。对放射和化学疗法虽较敏感，但在各型肺癌中预后较差。

3. 腺癌 占肺癌的 20%~30%，发病年龄较小，女性相对多见，占女性肺癌的 50%。多数起源于较小的支气管上皮，多为周围型肺癌，少数则起源于大支气管。早期一般没有明显临床症状，往往在胸部 X 线检查时发现，表现为圆形或椭圆形分叶状肿块。一般生长缓慢，但有时在早期即发生血行转移，淋巴转移则较晚发生。

按细胞类型可分为多种类型，如腺泡状腺癌（占 12%）、乳头状腺癌（占 58.3%）、细支气管肺泡癌（占 20%）、黏液腺癌（占 16.6%）、混合型腺癌、高分化胎儿型腺癌、黏液囊性腺癌、印戒腺癌、透明细胞腺癌等。

细支气管肺泡癌是腺癌的一种类型，起源于细支气管黏膜上皮或肺泡上皮，故又称为细支气管肺泡细胞癌。发病率低，女性较多见，常位于肺野周围部分。一般分化程度较高，生长缓慢，癌细胞沿细支气管、肺泡管和肺泡壁生长，而不侵犯肺泡间隔。淋巴和血行转移发生较晚，但可侵犯胸膜或经支气管播散到其他肺叶。大体形态可分为：①单发结节型：位于肺外围，直径 0.7~4.5cm；②多发结节型：大小不等的结节分布于肺叶内；③弥漫型：双肺如大叶性肺炎，胶样半透明。

根据细胞类型不同，细支气管肺泡癌又可分为三个亚型：①黏液型（分泌型）：占 20%，无间质浸润，癌细胞呈柱状、树突状，核位于基底部或顶端，大小一致，排列整齐。②非黏液型（Ⅱ型肺泡细胞型、Clara 细胞型及Ⅰ型）：占 75%，癌细胞呈立方状，圆顶型，核多在细胞顶端，胞质呈泡沫状。异型性较黏液型明显，但因多为单发孤立性病变，因而雨后较黏液型好。③混合型：以上两种混合存在。

肺腺癌的预后比鳞癌差，5 年存活率为 27%，但细支气管肺泡癌（BAC）有其特殊性，其侵袭和瘢痕纤维区与预后密切相关：非黏液型 BAC 无中央促纤维增生区或在癌中央瘢痕 <0.5cm 的病例，仅有局部侵袭，其预后好，5 年生存率达 100%。CT 扫描显示毛玻璃样半透明亚实性结节，长期生存率达 100%，均无淋巴结转移。所以，是否行局部楔形切除，需进一步研究。单纯性腺癌只占腺癌的 34%，大部分为混合型腺癌。

4. 大细胞癌 占肺癌的 9%，属未分化癌，既无鳞癌分化，又无腺癌分化时皆归入大细胞癌。近年来有学者认为大细胞癌可能不是一种独立肺癌类型，是分化差的鳞癌和腺癌的变异型，是一种混杂类型，是一种暂时类型；因经电镜、免疫组化皆证实，有鳞癌或腺癌分化特征者占 64%。日本报道 85% 为腺癌，10% 为鳞癌，5% 为小细胞癌或神经内分泌癌。肺大细胞癌手术切除率低，早期即发生胸膜和淋巴结转移。

大体观察 50% 大细胞癌发生在肺周围，但也可累及大支气管，肿瘤直径在 3cm 以上，常见坏死，但不常见空洞。镜下分为 6 个亚型：①大细胞神经内分泌癌；②复合型大细胞神经内分泌癌；③透明细胞癌：胞质全部透明，但可能是鳞癌或腺癌的透明变性，需排除转移性肾透明细胞癌，电镜下呈腺鳞癌双向特征；④淋巴上皮癌：癌细胞大，核呈泡状，核仁明显，呈巢或片块状，间质淋巴细胞浸润；⑤基底细胞样癌；⑥大细胞癌伴横纹肌样表现。

此癌以手术治疗为主。肿物直径 <3cm，其 5 年生存率为 56%；肿瘤直径 >3cm，其 5 年生存率为 17%；除淋巴上皮癌类型对放、化疗敏感及预后较好外，其余预后皆较差。

5. 腺鳞癌 指在同一肿瘤内有明确的腺癌及鳞癌，如果在鳞癌偶见含有产生黏液的细胞，或腺癌组织中含有小的鳞癌组织成分，皆不能诊断为腺鳞癌。光镜下腺鳞癌占 10%，电镜下占 20%。腺鳞癌的两种成分混合,如不混合则称"碰撞瘤"。腺癌伴角化,称腺棘皮癌(鳞化腺癌)。腺鳞癌表现为早期转移和预后差,5年生存率为21%。

6. 含多形性、肉瘤样或含肉瘤成分癌　是一组含有肉瘤或肉瘤样分化的非小细胞癌,可分为5个类型:①多形性癌:由梭形和巨细胞癌组成(可以是鳞癌、腺癌、大细胞癌成分);②梭形细胞癌:梭形细胞非小细胞肺癌,无其他成分;③巨细胞癌:多形性癌或巨细胞癌组成,无其他成分;④癌肉瘤:癌与分化的肉瘤组成;⑤肺母细胞瘤:极罕见,成人儿童均可发生,多位于肺外周围,形成巨块状,亦可位于大支气管腔内,占肺原发恶性肿瘤的1%以下,恶性程度很高,预后差。大体为单发、周围型,灰白色肉状肿瘤,不等量出血和坏死,肿瘤体积可以很大,也可长入支气管内呈息肉状。镜下可见上皮性小管混合于黏液样梭形细胞质中,小管内衬假复层无纤毛的柱状上皮;胞质嗜酸或透明,常见核下或核上空泡,内含有糖原;小管有分支并可见鳞状化生或坏死灶;间质中常见核分裂象,也可见分化不成熟的软骨、骨和平滑肌。

7. 类癌　来自支气管黏膜下腺体中的神经内分泌细胞(K细胞),少见,占原发肺肿瘤的1%~2%,低度恶性,分为以下两种亚型。

(1)典型类癌:

1)中央型类癌:最常见,9%多见于成年人。位于大支气管内,呈息肉状肿块,直径2~4cm,大者可达10cm。镜下瘤细胞大小一致,排列呈巢状、条索状、小梁状、乳头状、带状,核小,分裂象少;间质富于毛细血管;NSE(+),CgA(+),Syn(+)。有人根据形态,将该型类癌分成嗜酸性细胞类癌、梭形细胞类癌、透明细胞类癌、印戒细胞类癌、乳头状类癌等,中央型类癌为低度恶性,10%可转移淋巴结、骨、肝,但转移瘤生长缓慢。5年生存率达90%。

2)周围型类癌:发生在细支气管上皮,故位于肺外周胸膜下,10%无症状结节,此型瘤体中有梭形细胞成分。此类型癌预后良好,局部淋巴结转移少,但也可发生远处转移。

3)微瘤型类癌:是小细支气管神经内分泌细胞增生灶。在肺外周偶见检出。中年人多见,女性多,与慢性肺病、支气管扩张有关。肺内多发,直径3~4mm。镜下小瘤细胞形成巢团,被纤维组织包绕。此病一般为良性,偶见肺内淋巴结转移。

(2)不典型类癌:为分化较差的类癌,肿块多在较大支气管周围,直径2~9cm,平均4cm。镜下癌细胞排列呈条索状、梁状、菊形团状,周边栅栏状,中心有坏死;癌细胞多形性,有癌巨细胞,核分裂象多见。其局部淋巴结转移者占66%,5~10年生存率为35%~61%。

8. 唾液腺样癌　在组织学上与同名的唾液腺肿瘤相同,分为3种。

(1)黏液表皮样癌:起源于肺段与亚段支气管,常在黏膜内生长,含鳞状细胞、黏液细胞和间质细胞,常有腺泡或导管状结构,为低度恶性;黏液表皮样癌也可以为高度恶性,应与低分化黏液腺癌和腺鳞癌相区别。

(2)囊性腺样癌:起源于气管和主支气管。

(3)其他唾液腺样癌:如腺泡状细胞癌、肌上皮样癌及恶性支气管混合癌等,非常少见。

9. 未分类癌　指上皮源性恶性肿瘤中无法无法归入以上任何一种分类的肿瘤。

(二)转移

肺癌的扩散和转移,有下列几种主要途径:

1. 直接扩散　肺癌形成后,癌肿沿支气管壁并向支气管腔内生长,可以造成支气管腔部分或全部阻塞。癌肿可以直接扩散侵入邻近肺组织,并穿越肺叶间裂侵入相邻的其他肺叶。癌肿的中心部分可以坏死液化,形成癌性空洞。此外,随着癌肿不断地生长扩大,还可侵犯胸内其他组织和器官。

2. 淋巴转移　淋巴转移是常见的扩散途径。小细胞癌在较早阶段即可经淋巴途径转移。鳞癌和腺癌也常经淋巴转移扩散。癌细胞经支气管和肺血管周围的淋巴管道,先侵入邻近的肺段或肺叶支气管周围的淋巴结,然后根据肺癌所在部位,到达肺门或气管隆嵴下淋巴结,或侵入纵隔和气管旁淋巴结,最后累及锁骨上前斜角肌淋巴结和颈部淋巴结。纵隔和气管旁以及颈部淋巴结转移一般发生在肺癌同侧,但也可以在对侧,即所谓交叉转移。肺癌侵入胸壁或膈肌后,可向腋下和上腹部主动脉旁淋巴结转移。

3. 血行转移　血行转移是肺癌的晚期表现。小细胞癌和腺癌的血行转移较鳞癌更为常见。通常癌细胞直接侵入肺静脉,然后经左心随着大循环血流而转移到全身各处器官和组织,常见的有肝、骨骼、脑、肾上腺等。

4. 支气管内播散　肺泡细胞癌病例,细支气管和肺泡壁上的癌细胞很容易脱落;癌细胞可以经支气管管道扩散到邻近的肺组织中,形成新的癌灶。

5. 胸膜转移　靠近肺表面的癌肿,侵透脏层胸膜后,癌细胞可在胸膜腔内种植转移到壁层胸膜;也可通过胸膜的微血管、淋巴管以及粘连部位转移至壁层胸膜。胸膜转移可以造成恶性胸腔积液,积液常为渗出液,细胞学检查可发现癌细胞。

【临床表现】

肺癌的临床表现与癌肿的部位、大小、是否压迫、侵犯邻近器官以及有无转移等情况有着密切关系。早期肺癌特别是周围型肺癌往往没有任何症状,大多在胸部X线检查时发现。癌肿在较大的支气管内长大后,常出现刺激性咳嗽,极易误认为上呼吸道感染。当癌肿继续长大影响引流,继发肺部感染时,可以有脓性痰液,痰量也较前增多。另一个常见症状是血痰,通常为痰中带血点、血丝或断续的少量咯血;大量咯血则很少见。有的肺癌病人,由于肿瘤造成较大的支气管不同程度的阻塞,造成阻塞远端发生阻塞性肺炎、局限性肺气肿等。

肺癌最常见的初始症状依次为咳嗽(45%~75%)、胸闷气短(30%~50%)、痰中带血(19%~29%)及胸痛(25%~30%)。

晚期肺癌压迫侵犯邻近器官、组织或发生远处转移时,可以产生下列征象:

1. 压迫或侵犯膈神经,引起同侧膈肌麻痹。多见于近纵隔面的肺癌,X线片可见膈肌抬高,透视下可见膈肌反常运动。

2. 压迫或侵犯喉返神经,引起声带麻痹,声音嘶哑,喉镜检查可见声带麻痹,处于正中位。

3. 压迫上腔静脉,引起面部、颈部、上肢和上胸部静脉怒张,皮下组织水肿,上肢静脉压升高,即上腔静脉综合征。

4. 侵犯胸膜,可引起胸膜腔积液,往往为血性;大量积液,可以引起气促;胸腔积液常为渗出性,胸腔积液蛋白/血浆总蛋白比>0.5,胸腔积液乳酸脱氢酶/血浆乳酸脱氢酶比>0.6,胸腔积液细胞以淋巴细胞为主,可以找到癌细胞。有时癌肿侵犯胸膜及胸壁,可以引起持续剧烈胸痛。

5. 癌肿侵入纵隔,压迫食管,可引起吞咽困难。

6. 上叶顶部肺癌,亦称Pancoast肿瘤(Pancoast tumor),可以侵入纵隔和压迫位于胸廓上口的器官和组织,如第1肋骨、锁骨下动脉和静脉、臂丛神经、颈交感神经等,产生剧烈胸肩痛、上肢静脉怒张、水肿、臂痛和上肢运动障碍,同侧上眼睑下垂、瞳孔缩小、眼球内陷、面部无汗等颈交感神经综合征。肺癌血行转移后,按侵入的器官不同而产生不同症状。

7. 少数肺癌病例,由于癌肿产生内分泌物质,临床上呈现非转移性的全身症状,如骨关节病综合征[杵状指(趾)、骨关节痛、骨膜增生等]、Cushing综合征、重症肌无力、男性乳腺增大、多发性肌肉神经痛等。这些症状在切除肺癌后可能消失。

8. 肺癌病人近期出现的头疼、恶心、眩晕或视物不清等神经系统症状和体征,应考虑脑转移的可能。持续固定部位的骨痛、血液碱性磷酸酶或骨钙升高,应考虑骨转移的可能。右上腹痛、肝大、碱性磷酸酶、谷草转氨酶、乳酸脱氢酶或胆红素升高,应考虑肝转移的可能。皮下转移时,可在皮下触及结节。血行转移到其他器官,可出现相应转移器官的症状。

【诊断方法】

早期诊断具有重要意义。只有在病变早期得到诊断、早期治疗,才能获得较好的疗效。为此,应当广泛进行防癌的宣传教育,劝阻吸烟,建立健全肺癌防治网。对40岁以上成人,每隔半年定期进行胸部X线普查。中年以上久咳不愈或出现血痰,应提高警惕,做周密的检查;如胸部X线检查发现肺部有肿块阴影时,应首先考虑到肺癌的可能,宜进行详细的进一步检查,不能轻易放弃肺癌的诊断或拖延时间,必要时应剖胸探查。目前,80%的肺癌病例在明确诊断时已失去外科手术的治疗机会,因此,如何提高早期诊断率是一个十分迫切的问题。目前常用的肺癌诊断方法有:

1. 影像学检查　这是诊断肺癌的一个重要手段。大多数肺癌可以经胸部X线检查和CT检查获得临床诊断。

中心型肺癌早期胸部X线片可无异常征象。当癌肿阻塞支气管,排痰不畅,远端肺组织发生感染,受累的肺段或肺叶出现肺炎征象。若支气管管腔被癌肿完全阻塞,可产生相应的肺叶或一侧全肺不张(图62-28)。当癌肿发展到一定大小,可出现肺门阴影,由于肿块阴影常被纵隔组织所掩盖,需作胸部CT检查。电子计算机体层扫描(CT)可显示薄层横断面结构图像,避免病变与正常组织互相重叠,密度分辨率很高,可发现一般X线检查隐藏区(如肺尖、膈上、脊柱旁、心后、纵隔等处)的早期病变,对中心型肺癌的诊断有重要价值。CT可显示位于纵隔内的肿块阴影、支气管受侵的范围、癌肿的淋巴结转移状况以及对肺血管和纵隔内器官组织侵犯的程度,并可作为制订中心型肺癌的手术或非手术治疗方案的重要依据。

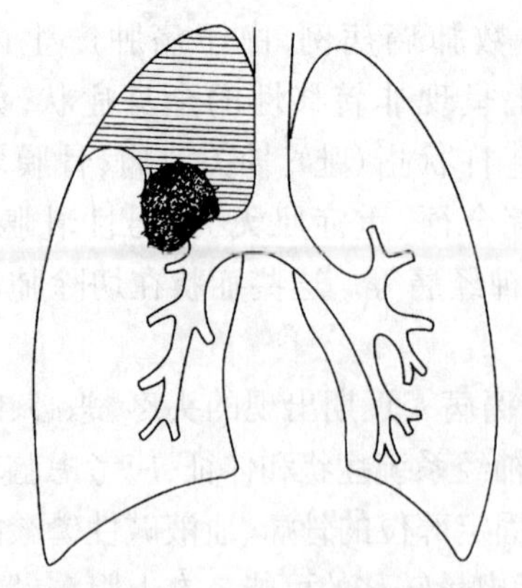

图 62-28　右上叶中心型肺癌(肺不张)

周围型肺癌最常见的 X 线表现,为肺野周围孤立性圆形或椭圆形块影,直径从 1~2cm 到 5~6cm 或更大。块影轮廓不规则,常呈现小的分叶或切迹,边缘模糊毛糙,常显示细短的毛刺影(图 68-29)。周围型肺癌长大阻塞支气管管腔后,可出现节段性肺炎或肺不张。癌肿中心部分坏死液化,可示厚壁偏心性空洞,内壁凹凸不平,很少有明显的液平面(图 68-30)。

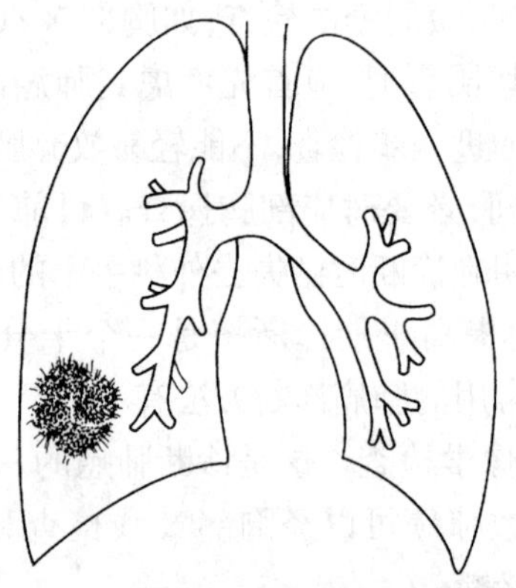

图 62-29　右下叶周围型肺癌

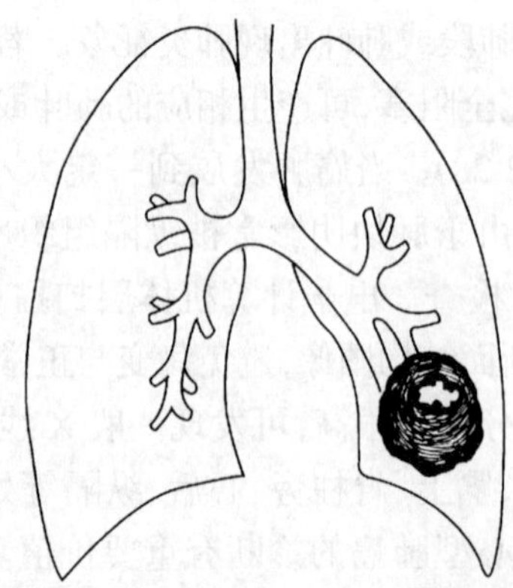

图 62-30　左下叶癌性偏心性空洞

结节型细支气管肺泡癌的 X 线表现,为轮廓清楚的孤立球形阴影,与上述的周围型肺癌的 X 线表现相似。弥漫性细支气管肺泡癌的 X 线表现为浸润性病变,轮廓模糊,自小片到一个肺段或整个肺叶,类似肺炎。

由于 CT 检查的分辨率高,可清楚显示肺野中 1cm 以上的肿块阴影,因此可以发现一般胸部 X 线片容易遗漏的较早期周围型肺癌。应用螺旋 CT 检出的肺癌Ⅰ期者高达 80%,远高于胸部 X 线片的检出率(15%)。低剂量胸部 CT 可以有效地发现早期肺癌,已应用于肺癌普查和筛查。对于周围型肺癌肺门及纵隔淋巴结转移的情况,是否侵犯胸膜、胸壁及其他脏器,少量的胸腔积液,癌肿空洞内部情况等都可提供详细的信息。

在肺癌的诊断、鉴别诊断、临床 TNM 分期以及治疗后随访等方面,CT 是最有价值的无创性检查手段。其应用价值可归纳为:

(1) 在评价 T 分期方面:胸部 CT 检查可以清楚地显示病变大小、形态、密度以及肺癌特有的影像学表现,亦可显示肺门、纵隔以及胸壁结构和肺内病变的关联性,判断原发肿瘤可能浸润或转移的器官或区域,从而判断能否手术切除和综合治疗的效果。

(2) 在评价 N 分期方面:胸部 CT 或增强 CT 可判断有无肺门或纵隔淋巴结肿大,<1cm 的淋巴结一般不考虑是转移淋巴结,增强 CT 可以进一步判断淋巴结和血管的关系。胸部增强 CT 诊断纵隔淋巴结转移的敏感性为 40%~65%,特异性为 45%~90%。

(3) 在诊断 M 分期方面:CT 检查可以诊断肺癌是否经血行转移到肾上腺、肝、肾、骨和对侧肺。

(4) CT 可以引导经胸肺肿物穿刺活检术,从而明确病理诊断。

肿瘤侵犯邻近的肺组织和转移到肺门及纵隔淋巴结时,可见肺门区肿块或纵隔阴影增宽,轮廓呈波浪形,肿块形态不规则,边缘不整齐,有时呈分叶状。纵隔转移淋巴结压迫膈神经时,可见膈肌抬高,透视可见膈肌反常运动。气管隆嵴下肿大的淋巴结,可使气管分叉角度增大,相邻的食管前壁也可受到压迫。晚期病例还可看到胸膜腔积液或肋骨破坏。胸部 CT 可以更清楚、准确地显示纵隔淋巴结转移、胸内器官受累以及胸壁组织受侵的范围和程度。

磁共振成像(MRI)在肺癌的诊断中不作为常规检查。有时由于呼吸循环运动可以导致伪影,费用也偏高,应用有限。但在评估肿瘤侵犯胸壁、椎体及纵隔组织时更为准确,对需要显示心包、大血管是否受侵、上腔静脉综合征、肺上沟瘤及椎间神经孔受侵的病例是十分有用的辅助检查手段。

2. 痰细胞学检查　肺癌表面脱落的癌细胞可随痰液咯出。通过痰细胞学检查找到癌细胞，可以明确诊断，多数病例还可以判别肺癌的病理类型。痰细胞学检查的准确率为 80% 以上。起源于较大支气管的中央型肺癌，特别是伴有血痰的病例，痰中找到癌细胞的机会更多。临床上对肺癌可能性较大者，应连续数日重复送痰液进行检查。中央型肺癌痰细胞检查阳性率可达 80%，但周围型肺癌则较低，仅为 20%。鳞状细胞癌和大细胞癌更容易呈阳性。有些病例可在影像学发现病变以前便得到细胞学的阳性结果。痰细胞学检查阳性、影像学和纤维支气管镜检查未发现病变的肺癌，称为隐性肺癌。临床上，痰细胞学阳性率与细胞病理学家的经验、训练及技能有直接关系。

3. 纤维支气管镜检查　本检查已成为肺癌诊断的常规手段。使用柔软的纤维支气管镜可以达到支气管树三级亚段支气管，并可对异常病变部位取得病理或细胞学标本。对中心型肺癌诊断的阳性率较高，可在支气管内直接看到肿瘤，并可采取小块组织（或穿刺病变组织）作病理切片检查，亦可经支气管刷取肿瘤表面组织或吸取支气管内分泌物进行细胞学检查。

常规支气管镜检查包括纤维支气管镜下直视、支气管灌洗（bronchoalveolar lavage，BAL）、支气管活检（bronchial biopsy）和支气管刷检（bronchial brushing）。常规纤维支气管镜检查是诊断肺癌最常用的方法，对支气管内病变的诊断阳性率为 70%~90%，对肺周围病变的诊断阳性率为 40%~80%。上述几种方法联合应用，可以提高检出率。

经纤维支气管镜引导透壁穿刺纵隔淋巴结活检术检查（TBNA）有利于治疗前 TNM 的 N_2 分期。TBNA 诊断肺癌纵隔淋巴结转移的敏感性为 92.3%，特异性为 100%。而经纤维超声支气管镜引导透壁淋巴结穿刺活检术（EBUS-TBNA）更能就肺癌 N_1 和 N_2 的精确病理诊断提供可靠、安全的支持。

4. 纵隔镜检查（mediastinoscopy）　是一种用于上纵隔检查及活检的手术技术，操作简便，安全可靠，敏感性和特异性都很高，是确诊肺癌和评估 N 分期的重要方法。

纵隔淋巴结转移是影响预后的不利因素，手术的疗效与能否达到完全切除有直接的关系，显著的纵隔淋巴结转移手术难以达到完全切除的效果。尽管 CT、MRI 以及近年应用于临床的 PET/CT 给治疗前的分期提供极有价值的证据，但仍然不能取代纵隔镜的诊断价值。纵隔镜对诊断纵隔淋巴结转移的灵敏度为 87%，特异度为 100%。

5. 骨扫描检查　用于肺癌有无骨转移的常规检查。对肺癌骨转移检出的敏感性较高，但由于骨扫描有 20%~30% 的假阴性和假阳性，故对骨扫描检出阳性的病人，有条件的单位应对阳性部位做 MRI 检查验证。

6. 经胸壁穿刺活组织检查　在 CT 定位下，采用细针直接穿刺病灶，吸取肿瘤组织进行病理检查，对周围型肺癌阳性率较高，约 90% 的病例可以确诊，但阴性结果病例并不能排除肺癌。本检查可能产生气胸、胸膜腔出血或感染，以及癌细胞沿针道播散等并发症，故应严格掌握检查适应证。

7. 转移病灶活组织检查　晚期肺癌病例，已有锁骨上、颈部、腋下等处淋巴结转移或出现皮下转移结节者，可切取转移病灶组织做病理切片检查，或穿刺抽取组织做涂片检查，以明确诊断。

8. 胸腔积液检查　抽取胸腔积液经离心处理后，取其沉淀做涂片检查，寻找癌细胞，以确定肺癌胸膜转移的诊断或鉴别恶性胸腔积液与良性胸腔积液。必要时也可采用胸膜活检术，以确定胸膜转移。

9. 正电子发射断层扫描（PETD）　利用氟 -18、脱氧葡萄糖（FDG）作为示踪剂进行扫描检查。FDG 分子结构与葡萄糖相似，可以被细胞摄取并磷酸化，由于其与葡萄糖有一定差异，因而磷酸化 FDG 不能进一步分解而滞留在细胞内，恶性肿瘤细胞的糖酵解代谢高于正常细胞，因此磷酸化 FDG 在肿瘤细胞内聚集程度可高于正常细胞数十倍，PET 显像时表现为局部异常浓聚。

PET 扫描主要用于直径 <3cm 的肺内实性结节和病灶的定性诊断，只要病灶有 FDG 的明显浓聚，就要考虑肺癌的诊断。85%~90% 的肺内孤立性结节可用 PET 检查作出正确诊断。全身 PET 检查可以发现远隔转移（M_1）。PET 对淋巴结转移的诊断敏感度为 83%，特异度为 94%，均高于 CT（62% 和 69%）和 MRI（48% 和 64%），尤其对纵隔淋巴结转移（N_2）的判断准确率为 90%。PET 的假阴性率为 10% 左右。

近年来发展起来的多功能分子成像系统 PET-CT，结合 PET 和 CT 的优点，同时弥补了 CT 定性困难和 PET 对病灶进行精确定位困难、图像分辨率差的缺陷，实现了解剖结构信息与代谢信息的同期融合影像，不仅对病灶进行定性，同时还给病灶进行定位，极大地提高了诊断效能及准确性，为确定治疗方案提供决策依据，还能为手术、放疗提供精确的生物靶区定位信息，具有极高的诊断效能和临床应用价值。其优点为：①用于胸内淋巴结和远处脏器转移的定性和定位临床诊断，与常规影像学检查（腹部CT和骨扫描）相比，能更准确地对肺癌进行TNM分期；②用于放、化疗后肿瘤组织残留和瘢痕组织的进一步鉴别；③肺癌新辅助化疗后的再分期。

10. 电视胸腔镜检查　可用于肺癌的诊断和分期，常用于肺周围型结节的切除活检、纵隔淋巴结和胸膜结节活检，当确定无明显转移时，并可立即转为开胸肺切除术。对于肺癌胸腔积液，应用电视胸腔镜可以准确地评估胸膜转移的情况、胸腔积液的性质，并可同时施行引流术、注射抗癌药物及胸膜固定术。

11. 剖胸探查　肺部肿块经多种检查，仍未能明确病变性质，而肺癌的可能无法排除时，如病人全身情况许可，可作剖胸探查术。术中可根据病变情况或活检结果给予相应治疗，以免延误病情。目前，由于各种无创和微创诊断方法的进步，剖胸探查术逐步为电视胸腔镜技术代替。

12. B型超声检查　主要用于发现腹部重要器官及腹腔、腹膜后淋巴结有无转移，也用于双锁骨上窝淋巴结的检查；对于邻近胸壁的肺内病变或胸壁病变，可鉴别其囊实性及进行超声引导下穿刺活检；超声还常用于胸腔积液抽取定位。

13. 血液免疫生化检查

(1) 血液生化检查：对于原发性肺癌，目前无特异性血液生化检查。肺癌病人血液碱性磷酸酶或血钙升高考虑骨转移可能，血液碱性磷酸酶、谷草转氨酶、乳酸脱氢酶或胆红素升高考虑肝转移的可能。

(2) 肿瘤标志物检查：① CEA：30%~70% 肺癌病人血清中有异常高水平的CEA，但主要见于晚期肺癌病人。目前血清中CEA的检查主要用于估计肺癌预后以及对治疗过程的监测。② NSE：是小细胞肺癌首选标志物，用于小细胞肺癌的诊断和监测治疗反应，对小细胞肺癌的敏感性为40%~70%，特异性为65%~80%。根据检测方法和使用试剂不同，参考值不同。③ CYFRA21-1：是非小细胞肺癌的标志物之一，对肺鳞癌诊断的敏感性可达60%，特异性为90%，根据检测方法和使用试剂的不同，参考值不同。④ SCC：肺鳞状细胞癌病人血清中SCC阳性率为39%~78%，是疗效检测和预后判断的有效指标。根据检测方法和使用试剂的不同，参考值不同。

【肺癌TNM分期】

目前肺癌的分期采用国际肺癌协会（IASLC）2009年第7版分期标准应用于非小细胞肺癌、小细胞肺癌和支气管肺类癌的分期。

（一）肺癌TNM分期中T、N、M的定义（IASLC 2009）

1. 原发肿瘤（T）

T_X：原发肿瘤不能评估，或痰、支气管冲洗液找到癌细胞但影像学或纤维支气管镜没有可见的肿瘤。

T_0：没有原发肿瘤的证据。

T_{is}：原位癌。

T_1：肿瘤最大径≤3cm，周围被肺组织及脏层胸膜包绕，纤维支气管镜见肿瘤侵犯没有超出叶支气管（即没有累及主支气管）。

T_{1a}：肿瘤最大径≤2cm。

T_{1b}：肿瘤最大径>2cm且≤3cm。

T_2：肿瘤大小或范围符合以下任何一项：肿瘤最大径>3cm，≤7cm；累及主支气管，但距隆嵴≥2cm；累及脏层胸膜；扩展到肺门的肺不张或阻塞性肺炎，但不累计全肺。

T_{2a}：肿瘤最大径>3cm但≤5cm。

T_{2b}：肿瘤最大径>5cm但≤7cm。

T_3：任何大小的肿瘤已直接侵犯了下述结构之一者：胸壁（包括肺上沟瘤）、膈肌、纵隔胸膜、心包；或肿瘤位于距隆嵴<2cm的主支气管，但未累及隆嵴；或全肺肺不张或阻塞性肺炎；与原发灶同叶的单个或多个的卫星灶。

T_4：任何大小的肿瘤已直接侵犯了下述结构之一者：心脏、大血管、气管、食管、喉返神经、椎体、隆嵴；或与原发灶不同叶的单发或多发病灶。

2. 区域淋巴结（N）

N_X：区域淋巴结不能评估。

N_0：无区域淋巴结转移。

N_1：转移至同侧支气管旁淋巴结和/或同侧肺门淋巴结和肺内淋巴结，包括原发肿瘤直接侵犯。

N_2：转移至同侧纵隔和/或隆嵴下淋巴结。

N_3：转移至对侧纵隔、对侧肺门淋巴结、同侧或对侧前斜角肌或锁骨上淋巴结。

3. 远处转移（M）

M_X：远处转移不能评估。

M_0：无远处转移。

M_1：有远处转移。

M_{1a}：胸膜播散（包括恶性胸腔积液、恶性心包积液、胸膜转移结节）；对侧肺叶的转移性结节。

M_{1b}：胸腔外远处转移。

大部分肺癌病人的胸腔积液（或心包积液）是由肿瘤播散转移引起的。但如果胸腔积液（或心包积液）的多次细胞学检查未能找到癌细胞，胸腔积液（或心包积液）又是非血性和非渗出性，临床判断该胸腔积液（或心包积液）与肿瘤无关，这种类型的胸腔积液（或心包积液）不影响分期。

（二）肺癌 TNM 分期（IASLC 2009）

与 1997 年第 6 版 TNM 分期系统比较，新分期系统更能明确地区分各期别不同的肺癌病人的预后情况，使临床医生能进一步判断预后，指导治疗。准确的 TNM 分期对于肺癌的治疗方案选择具有决定性意义（图 62-31~ 图 62-37，表 62-4）。

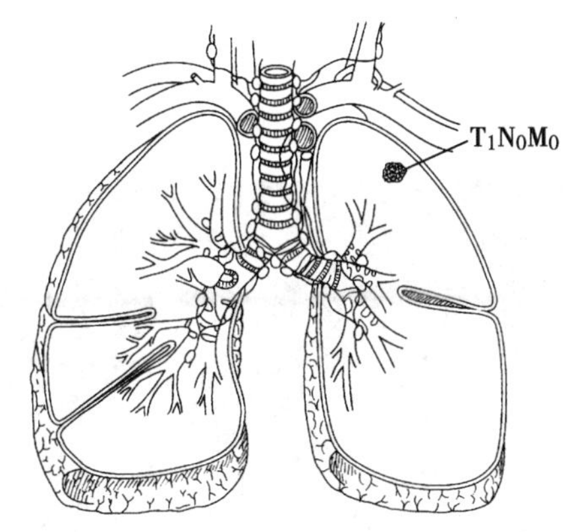

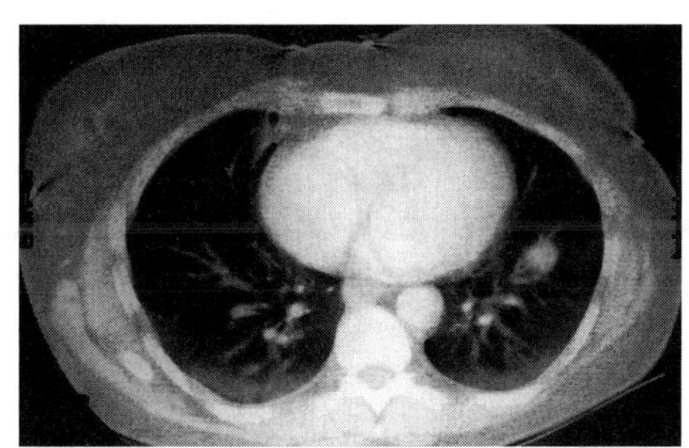

图 62-31　I_A 期 $T_1N_0M_0$

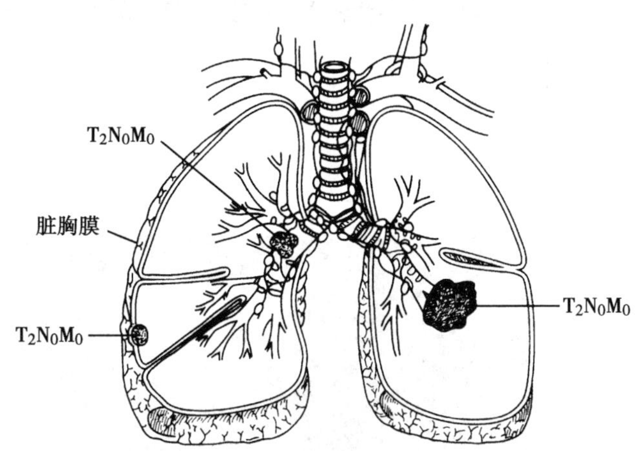

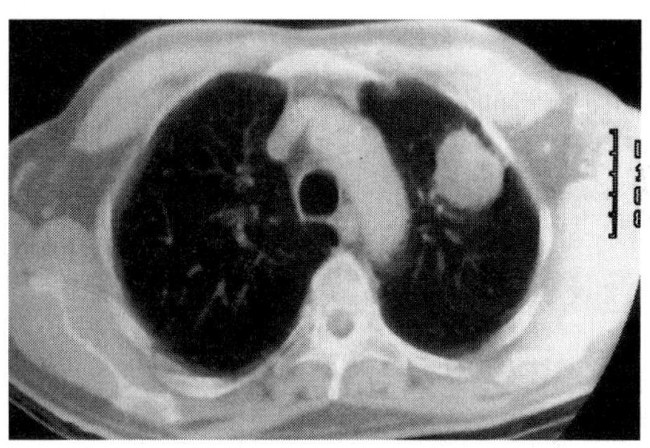

图 62-32　I_B 期 $T_2N_0M_0$

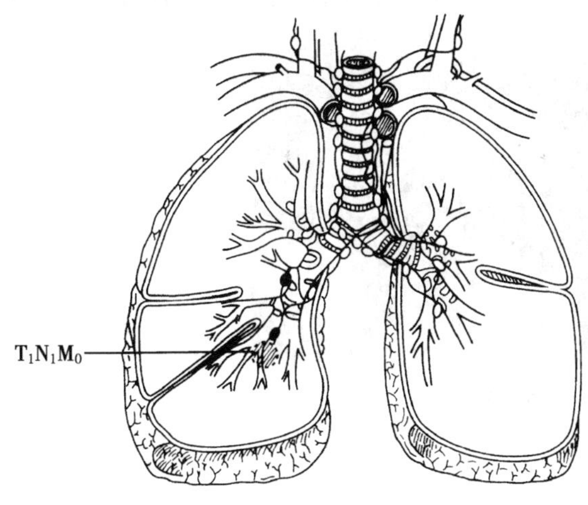

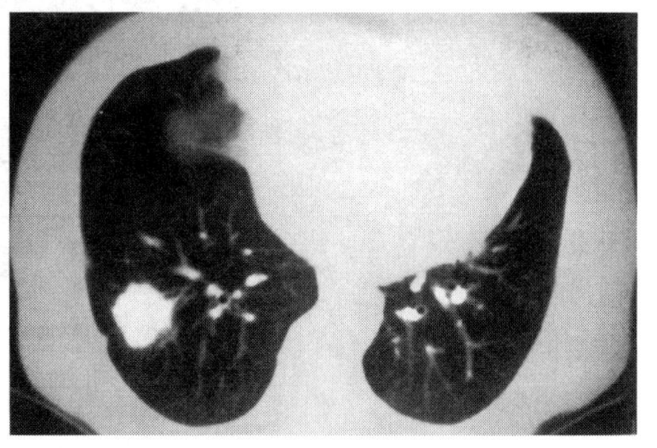

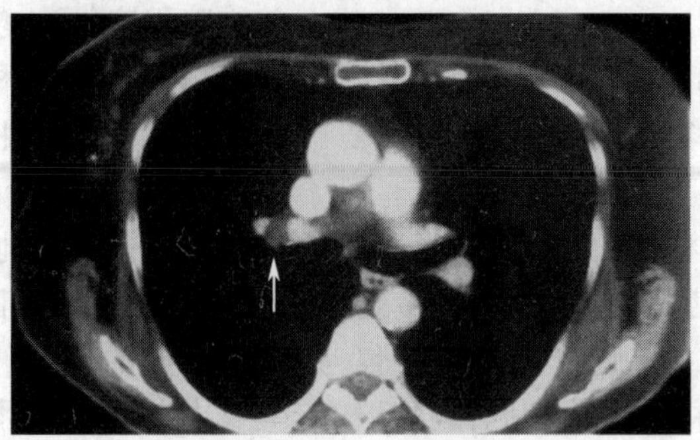

图 62-33 $Ⅱ_A$期 $T_1N_1M_0$

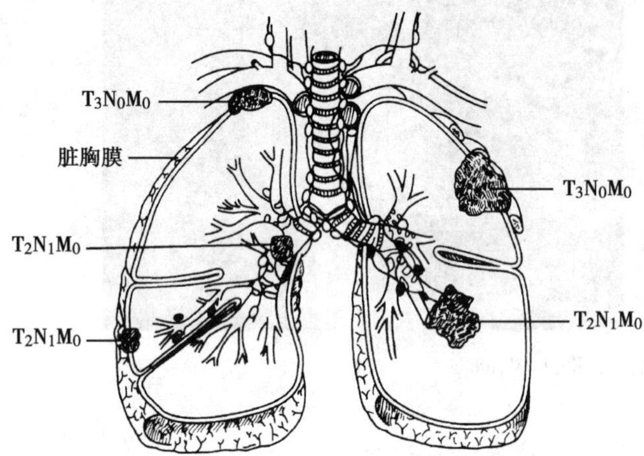

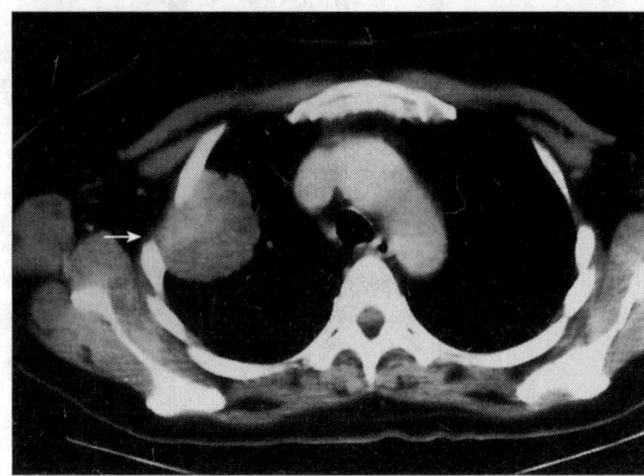

图 62-34 $Ⅱ_B$期 $T_2N_1M_0$,$T_3N_0M_0$

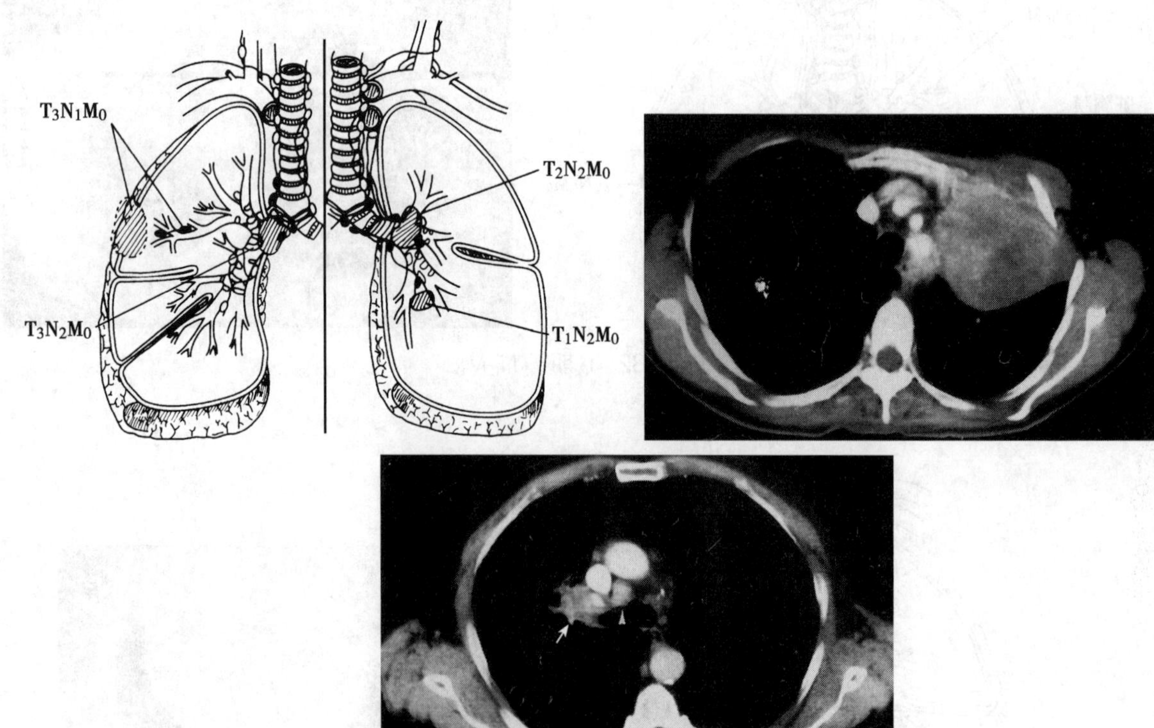

图 62-35 $Ⅲ_A$期

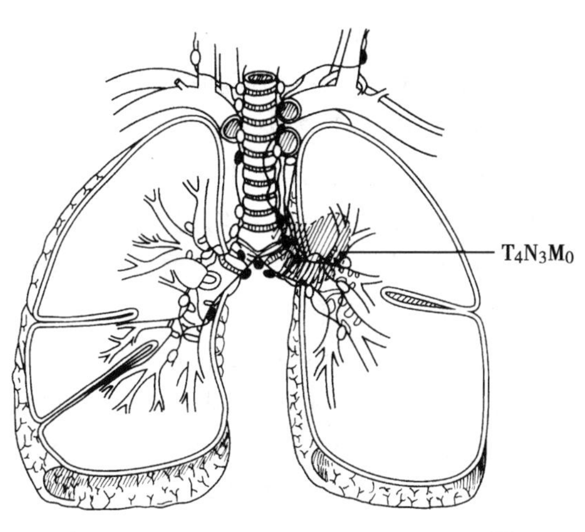

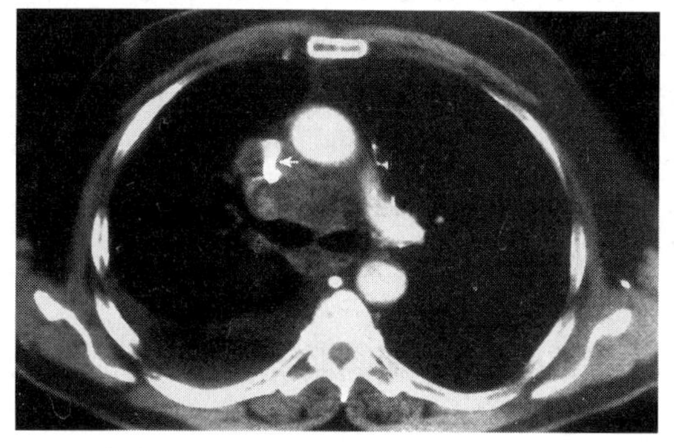

图 62-36 Ⅲ$_B$期

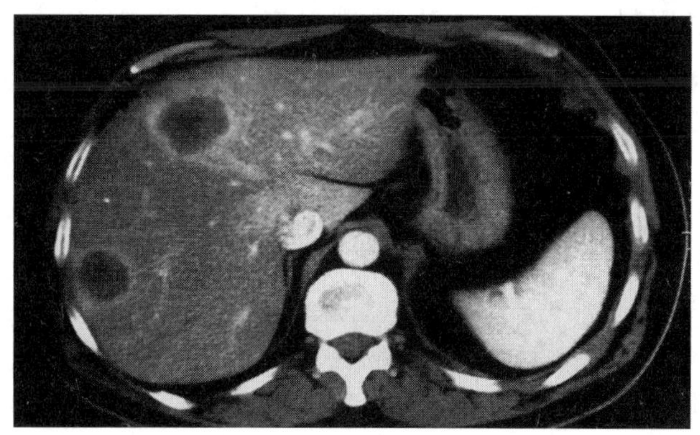
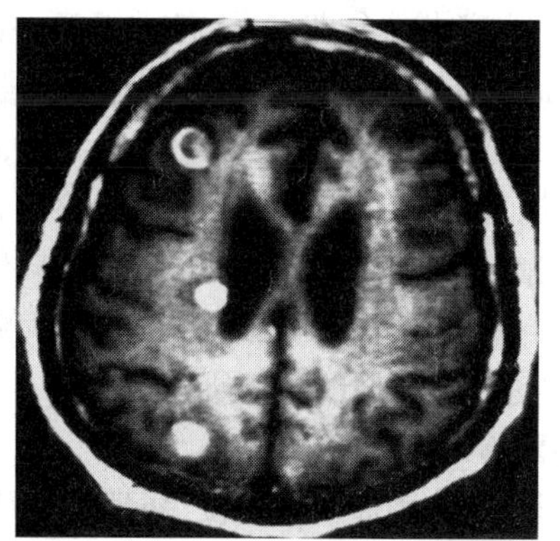

图 62-37 Ⅳ期

表 62-4 肺癌第 7 版 TNM 分期（IASLC 2009）

分期	TNM
隐性肺癌	$T_xN_0M_0$
0 期	$T_{is}N_0M_0$
Ⅰ$_A$期	$T_{1a}N_0M_0$，$T_bN_0M_0$
Ⅰ$_B$期	$T_{2a}N_0M_0$
Ⅱ$_A$期	$T_{1a}N_1M_0$，$T_bN_1M_0$
	$T_{2a}N_1M_0$
	$T_{2b}N_0M_0$
Ⅱ$_B$期	$T_{2b}N_1M_0$
	$T_3N_0M_0$
Ⅲ$_A$期	$T_{1a}N_2M_0$，$T_bN_2M_0$
	$T_{2a}N_2M_0$，$T_bN_2M_0$
	$T_3N_1M_0$
	$T_3N_2M_0$
	$T_4N_0M_0$
	$T_4N_1M_0$
Ⅲ$_B$期	$T_4N_2M_0$
	任何 TN_3M_0
	任何 T 任何 $NM_{1a,b}$

小细胞肺癌分期：对于接受非手术的病人采用局限期和广泛期分期方法，对于接受外科手术的病人采用国际肺癌研究协会（IASLC）2009 年第 7 版肺癌分期。

【肺癌的诊断思路】

肺癌的诊断包括临床初步诊断、确诊和分期诊断。

1. 临床初步诊断　根据临床症状、体征及影像学检查，符合下列之一者可作为临床初步诊断。

（1）胸部 X 线检查发现肺部孤立性结节或肿物，有分叶或毛刺。

（2）肺癌高危人群，有咳嗽或痰血，胸部 X 线检查发现局限性病变，经积极抗感染或抗结核治疗（2~4 周）无效或病变增大者。

（3）节段性肺炎在 2~3 个月内发展成为肺叶不张，或肺叶不张短期内发展成为全肺不张。

（4）短期内出现无其他原因的一侧增生性血性胸腔积液，或一侧多量血性胸腔积液同时伴肺不张者或胸膜结节状改变者。

（5）明显咳嗽、气急，胸部 X 线片显示双肺粟粒样或弥漫性病变，可排除血行播散型肺结核、肺转移瘤、肺真菌病者。

(6)胸部X线片发现肺部肿块,伴有肺门或纵隔淋巴结肿大,并出现上腔静脉阻塞、喉返神经麻痹等症状,或伴有远处转移表现者。

临床诊断肺癌病例不宜行放、化疗,也不提倡进行实验性放、化疗。

2. 确诊肺癌　经细胞学或组织病理学检查方可确诊为肺癌。

3. 分期诊断

(1)治疗前的临床分期诊断,获得关于T、N、M活检术检查依据。

(2)病理分期诊断:获得关于T、N、M的病理学依据。

目前肺癌术前分期,由于各方面条件的限制,尚不能十分准确地完全得到病理学依据("金标准"),不少病例只能根据胸部X线片、CT、PET等进行评估,尤其是N分期,根据上述检查,完全准确地分期尚存一定困难。因此,应进一步推广电视纵隔镜、电视胸腔镜等微创检查。目前,各国学者都在努力进行这方面的临床研究。

【鉴别诊断】

肺癌病例按肿瘤发生部位、病理类型和病程早晚等不同情况,在临床上可以有多种表现,易与下列疾病混淆。

1. 肺结核

(1)肺结核球易与周围型肺癌相混淆。肺结核球多见于青年,一般病程较长,发展缓慢。病变常位于上叶尖后段或下叶背段。在X线片上块影密度不均匀,可见到稀疏透光区和钙化点,肺内常另有散在结核病灶。

(2)血行播散型肺结核易与弥漫性细支气管肺泡癌混淆。血行播散型肺结核常见于青年,全身中毒症状明显,抗结核药物治疗可改善症状,病灶逐渐吸收。

(3)肺门淋巴结结核在X线片上肺门块影可能误诊为中心型肺癌。肺门淋巴结结核多见于青少年,常有结核感染症状,很少有咯血。

应当指出,肺癌可以与肺结核合并存在。二者的临床症状和X线征象相似,易被忽视,以致延误肺癌的早期诊断。对于中年以上肺结核病人,在原有肺结核病灶附近或其他肺内出现密度较浓的块状阴影、肺叶不张、一侧肺门阴影增宽,以及在抗结核药物治疗过程中肺部病灶未见好转,反而逐渐增大等情况时,都应引起对肺癌的高度怀疑,必须进一步做痰细胞学检查和支气管镜检查。

2. 肺部炎症

(1)支气管肺炎:早期肺癌产生的阻塞性肺炎,易被误诊为支气管肺炎。支气管肺炎发病较急,感染症状比较明显。X线片上表现为边界模糊的片状或斑点状阴影,密度不均匀,且不局限于一个肺段或肺叶。经抗菌药物治疗后,症状迅速消失,肺部病变吸收也较快。

(2)肺脓肿:肺癌中央部分坏死液化形成癌性空洞时,X线片表现易与肺脓肿混淆。肺脓肿在急性期有明显感染症状,痰量多,呈脓性,X线片上空洞壁较薄,内壁光滑,常有液平面,肺脓肿周围的肺组织或胸膜常有炎性变。支气管造影空洞多可充盈,并常伴有支气管扩张。

3. 肺部其他肿瘤

(1)肺部良性肿瘤:如错构瘤、纤维瘤、软骨瘤等有时需与周围型肺癌鉴别。一般肺部良性肿瘤病程较长,生长缓慢,临床上大多没有症状。在X线片上呈现接近圆形的块影,密度均匀,可以有钙化点,轮廓整齐,多无分叶状。

(2)支气管腺瘤:是一种低度恶性的肿瘤。发病年龄比肺癌轻,女性发病率比较高。临床表现可以与肺癌相似,常反复咯血。X线片上的表现有时也与肺癌相似。经支气管镜检查,诊断未能明确者宜尽早作剖胸探查术。

4. 纵隔淋巴肉瘤　可与中心型肺癌混淆。纵隔淋巴肉瘤生长迅速。临床上常有发热和其他部位表浅淋巴结肿大。在X线片上表现为两侧气管旁和肺门淋巴结肿大。对放射疗法高度敏感,小剂量照射后即可见到块影缩小。纵隔镜检查亦有助于明确诊断。

【治疗】

(一)治疗原则

目前,肺癌的治疗多为综合治疗,方法很多,可归纳为外科手术治疗、放射治疗、化学药物治疗、免疫及生物治疗、中医中药治疗等。小细胞肺癌和非小细胞肺癌在治疗方法的选择和模式上有很大的不同。

小细胞肺癌常在较早阶段就已发生远处转移,手术很难治愈。小细胞肺癌细胞未分化,对化疗和放疗敏感性高。因此,目前小细胞肺癌的治疗仍以化疗和放疗为主,手术作为一种局部治疗措施可选择性地应用于周围型小细胞肺癌及较早期的中心型小细胞肺癌,与化疗和放疗密切配合。

治疗模式可采用化疗-手术-化疗、化疗-放疗-手术-化疗或化疗-放疗-化疗,以及附加预防性全脑照射和其他疗法的综合治疗，已使疗效比过去有明显提高。

总的来讲，非小细胞肺癌的治疗的原则是以手术为主的综合治疗，尽管80%的肺癌病人在明确诊断时已失去手术机会，但手术治疗仍然是最重要和最有效的治疗手段。然而，目前所有的各种治疗肺癌的方法效果均不能令人满意，必须适当地联合应用，进行综合治疗以提高肺癌的治疗效果。具体的治疗方案应根据肺癌的分期和TNM分类、病理细胞类型、病人的心肺功能和全身情况以及其他有关因素等，进行认真、详细的综合治疗分析后再作决定。

（二）手术治疗

1. 肺癌病人的术前评估　对肺癌病人术前各项检查进行评估至关重要，恰当的术前评估不但可以为病人选择最佳的手术方式，最大限度地减少术中、术后的死亡率和并发症，更重要的是能够降低手术探查率。除了明确肺癌的分类和分期诊断外，尚需对病人的心肺功能、全身情况加以全面评估。

（1）肺功能检查

1）通气功能检查：① FEV_1>2L或FEV_1>预计值的70%，手术风险小。② FEV_1<2L或FEV_1<预计值的50%，可能出现并发症。③ FEV_1<800ml，可能出现严重并发症；FEV_1<500ml时，不宜行开胸手术。④全肺切除术时，FEV_1应>2L；肺叶切除术时，FEV_1应>1L。⑤ FEF（最大呼气流速）<5L/min时，应尽量避免做大手术。⑥ MVV低于预计值的50%时，不宜行全肺切除术；低于预计值的35%时，不宜行肺叶切除术。

2）弥散功能检查：当弥散量低于预计值的60%时，手术后并发症和死亡率明显增加。如PaO_2<60mmHg、$PaCO_2$>45mmHg，不宜手术。

3）闭气试验：深吸气后憋住气，正常人可达45秒以上；如果低于30秒，表示心肺储备功能低下，需要结合其他检查，并慎重选择开胸手术。

4）运动试验：登楼5~6层后，心率与呼吸增加20%以上为有效运动，5分钟之内恢复正常范围以内，可耐受肺叶切除术。

（2）心功能检查：术前常规行心电图检查，了解病人有无心肌缺血或者心律失常。如心电图有心肌缺血的表现，则建议超声心动图或者普萘洛尔（心得安）实验进一步明确诊断。心律失常要对症治疗。完善术前心功能检查，可能发现无症状的心肌梗死病人，减少手术死亡率。需要强调的是，部分病人尽管心电图正常，但是也不能排除病人存在有心脏疾病，因此，临床上对于心电图正常的病人也要十分警惕。

（3）实验室检查：血常规、尿常规、大便常规，电解质、肝肾功能、凝血功能、血型、血糖等，作为开胸病人的常规检查，用来评估手术的可行性。

（4）影像学检查：术前常规CT检查是必须的，反对仅仅以胸部X线片作为开胸手术的依据。建议尽可能行胸部增强CT，尤其是对中心型肺癌病人，有利于术前评估，降低探查率。

（5）远处转移的检查：头颅MRI检查、骨的ECT检查、上腹部B超或CT检查，应成为肺癌病人术前的常规检查。条件允许者可行单的PET-CT检查，以明确病人是否有脑、骨、肝及肾上腺转移的发生，确定临床分期，评估手术的可行性。

2. 外科治疗原则　外科手术是肺癌的主要治疗手段，主要目的是达到最佳的、彻底的肿瘤切除，减少肿瘤转移和复发，并且进行最终的病理TNM分期，指导术后综合治疗。手术应尽量做到肿瘤和区域淋巴结的完全性切除，同时尽量保留肺组织和肺功能。根据情况，行解剖性肺叶切除术（肺叶切除、支气管袖状切除或全肺切除术）加肺门及纵隔淋巴结系统性清扫术。可采用常规开胸手术或者电视胸腔镜（VATS）手术。如果肿瘤的解剖位置合适且能够保证切缘阴性，尽可能行保留更多肺功能的袖状肺叶切除术，其生活质量优于全肺切除术。如果肿瘤侵及心包外肺动脉临床定义为T_2，可行肺动脉成形术以避免全肺切除。对侵犯隆嵴部位的肿瘤，可行全肺切除及隆嵴切除成形或重建术。

3. 肺癌手术分类　2005年国际肺癌研究会分期委员会推荐：根据手术切除的彻底程度和性质，将肺癌的手术分为完全性切除、不完全性切除、不确定切除和剖胸探查等术。

（1）完全性切除：①所有切缘（包括支气管、动脉、静脉、支气管周围组织和肿瘤附近的组织）无肿瘤残留；②行手术侧胸腔内系统性淋巴结清扫，必须包括6组淋巴结，其中3组来自肺内（叶、叶间或段）和肺门淋巴结，3组来自包括隆嵴下淋巴结在内的纵隔淋巴结；③分别切除的纵隔淋巴结或切除肺叶的边缘淋巴结不能有结外侵犯；④切除的最高淋巴结必须是镜下阴性。

（2）不完全性切除：①切缘肿瘤残留；②纵隔淋巴结或切除的肺叶的边缘淋巴结结外侵犯；③淋巴结阳性但不能切除；④胸膜腔或者心包腔积液癌细胞阳性。

（3）不确定切除的定义为所有切缘镜下阴性，

但出现下列情况之一者：①淋巴结清扫没有达到上述要求；②最高纵隔淋巴结阳性但已切除；③支气管切缘为原位癌；④胸膜腔冲洗液细胞学阳性。

由此可以看出，不确定切除是指没有癌残留证据但手术达不到完全性切除的标准。

(4) 剖胸探查术是指仅切开胸廓，但癌瘤没有切除的手术或者仅行活检的手术。

4. 外科手术的适应证和禁忌证

(1) 手术适应证

1) Ⅰ、Ⅱ期非小细胞肺癌和部分小细胞肺癌($T_{1\sim2}N_{0\sim1}M_0$)。

2) 部分经过选择的Ⅲa期非小细胞肺癌，如$T_3N_{1\sim2}M_0$、$T_{1\sim2}N_2M_0$、$T_4N_{0\sim1}M_0$，临床检查资料显示可完全性切除的病例。

3) 部分Ⅳ期非小细胞肺癌，有单发的脑转移，单发脑或肾上腺转移者。

4) 高度怀疑或不能除外肺癌，但又无法得到病理证实，不宜长期观察，且病变能完整切除者。如果术中发现胸膜广泛转移，可行病灶切除或肺叶切除，不建议全肺切除。

5) 经新辅助治疗（化疗或放化疗）后有效的N_2非小细胞肺癌。

6) 部分Ⅲb期非小细胞肺癌($T_4N_{0\text{-}1}M_0$)，如能局部完全切除肿瘤者。有血管(上腔静脉、主动脉)、心脏(左心房)局部侵犯者，如无淋巴结转移，上腔静脉可行成形术或置换术，主动脉可行置换术，左心房可行不超过1/3的切除术。

7) 症状严重的中晚期病人，如严重出血、感染，非手术方法难以控制，从减轻症状的目的出发，可以行姑息切除手术。

(2) 手术禁忌证

1) 对侧肺、肺门或气管旁淋巴结转移者，以及同侧或对侧斜角肌、锁骨上淋巴结转移者。

2) 广泛纵隔淋巴结转移，CT扫描发现纵隔淋巴结广泛融合；或胸内脏器如心脏、食管、大血管等广泛受侵者。

3) 多脏器出现远处转移，如肝、胆、肾、骨骼等多处广泛转移者。

4) 严重心肺功能损害，3个月以内有急性心肌梗死者。

5) 伴有严重肝肾功能疾病、出血性疾病，以及恶病质无法耐受手术者。

5. 手术方式的选择　手术方式包括肺叶切除术、双肺叶切除术、全肺切除术、支气管袖状肺叶切除术、肺段切除术、肺部分切除术(楔形切除术和精确地局部切除术)、肺动脉成形术，同时行肺门和纵隔淋巴结系统清扫术。不同的手术方式适用于不同分期和身体状况的病人，现将各种分期病人的手术方式详述如下：

(1) Ⅰ期肺癌($T_{1a,1b,2a}N_0M_0$)：肺段切除术、肺部分切除术、肺叶切除术、双肺叶切除术、支气管袖状肺叶切除术，以及胸腔镜下上述解剖性肺切除手术。其中以肺叶切除术为首选，不仅能够较彻底切除肿瘤，减少肿瘤复发，而且术后并发症较少。近期有学者主张对病变小的周围型肺癌采用肺段或肺部分切除术，据报道其生存期与肺叶切除近似。对于肿瘤位于肺叶支气管开口者，为保留更多肺组织，应选择支气管袖状肺叶切除，尽量避免全肺切除，均行系统性淋巴结清扫。

(2) Ⅱ期肺癌($T_{1a、1b、2a}N_1M_0$、$T_{2b}N_{0\sim1}M_0$、$T_3N_0M_0$)：肺叶切除术、双肺叶切除术、支气管袖状肺叶切除术、胸腔镜下解剖性肺切除手术、全肺切除术。对于无淋巴结转移的T_{2b}病人，由于肿瘤直径较大，常规采取肺叶切除和系统性淋巴结清扫，部分肿瘤相对较小者可行胸腔镜下手术。对于有淋巴结转移的$T_{1\sim2}$病人，淋巴结转移局限于N_1，此类病人一般选择肺叶切除及系统性淋巴结清扫就能达到完全切除的目的，有时为保证完全性切除需行双肺叶切除或全肺切除。对于中心型肺癌，可选择袖状切除，必要时行全肺切除，此类病人存在淋巴结转移，不宜行局部切除。对于有胸壁侵犯的T_3病人，手术原则是肺叶、双肺叶或者全肺切除联合胸壁部分切除并重建，同时行系统性淋巴结清扫。对于近端主支气管受累的T_3病人，可以选择袖状切除术或者全肺切除术。

(3) ⅢA期肺癌($T_{1、2、3}N_2M_0$、$T_3N_1M_0$、$T_4N_{0,1}M_0$)：$T_3N_1M_0$期病人可行术式同$T_3N_0M_0$病人。N_2期($T_{1、2、3}N_2M_0$)病人治疗模式为新辅助化疗+手术切除。手术方式包括肺叶切除术、双肺叶切除术、支气管袖状及支气管加肺动脉双袖状切除术、全肺切除术，行系统性淋巴结清扫。

6. 手术操作要点及无瘤原则

(1) 手术切除的顺序和范围：术中处理血管、支气管以及淋巴结的顺序是：首先清扫术野中阻碍游离肺血管的淋巴结，依次处理肺静脉、肺动脉，最后处理支气管。

切除淋巴结范围要彻底：右侧2R、3a、3p、4R、7~9组淋巴结以及周围软组织；左侧4L、5~9组淋巴结以及周围软组织，应尽量保证淋巴结整块切除。

肺切除的范围，决定于病变的部位和大小。对周围型肺癌，一般施行解剖性肺叶切除术；对中心型肺癌，一般施行肺叶或一侧全肺切除术。有的病例癌变位于一个肺叶内，但已侵及局部主支气管或中间支气管，为了保留正常的邻近肺叶，避免作一侧全肺切除术，可以切除病变的肺叶及一段受累的支气管，再吻合支气管上、下缘(图 62-38)，临床上称为支气管袖状肺叶切除术。如果相伴的肺动脉局部受侵，也可同时作部分切除，端端吻合，称为支气管袖状肺动脉袖状肺叶切除术。手术中，应同时行系统性肺门及纵隔淋巴结清扫术。

对于一些局部晚期的肺癌，即肿瘤已侵犯胸膜、胸壁、心包等情况($T_{3、4}$)以及纵隔淋巴结已有转移(N_2)者，可根据情况(如能切除者)考虑进行扩大的肺切除术，例如合并胸壁切除及重建术、心包部分切除术、胸膜剥脱术、左心房部分切除术及纵隔淋巴结清扫术等。术前、后行辅助放疗或化疗。扩大的肺癌切除术手术范围很大、损伤严重，故在病例选择方面应特别慎重。这些病人的手术适应证仍有争论，需进一步研究和讨论。

关于纵隔淋巴结的切除方式，目前多主张进行系统性清扫术，即按照纵隔淋巴结的解剖分组，逐一分离将它们切除，并分组装瓶进行病理检查。临床随机对照研究表明，该切除方式有利于准确分期和提高生存率。关于肺及纵隔淋巴结解剖分组，可参考图 62-39。

(2) 无瘤原则：为了防止肿瘤的扩散和癌细胞的种植，包括：

1) 探查原则：如果术前已经有明确的病理诊断，胸腔内无粘连，则尽量不要去触摸肿瘤，只需探查肺门结构(血管及气管)。如能手术，直接进行手术操作，尽量减少触摸、翻动的操作。如果术前无明确病理诊断，探查肿瘤时动作一定要轻柔，避免过度翻动，尤其应注意切勿用力挤压肿瘤。如果需行术中病理诊断，应完整切取病灶组织，避免行肿块部分切除。

2) 锐性解剖：建议使用解剖剪或者电刀解剖分离血管及支气管，切忌钝性分离。使用解剖剪或电刀直接剪开或切开血管鞘，解剖血管，该方法干净利落、解剖清晰、创伤小、出血少，如能操作熟练，十分安全。

3) 纱布的使用：应该使用较大块的纱布(20cm × 40cm)，如纱布过小，吸收血液量少且术中查对纱布数目时易出现错误。更重要的是，应该一次性使用纱布，避免重复使用。如术中将已浸满血液的纱布清洗后再次使用，则极易导致肿瘤细胞种植。

4) 如果术中肿瘤被无意切开或破裂，须用纱垫遮盖包裹，避免造成肿瘤的种植转移。

5) 手套或器械被污染时，应当及时更换。

6) 手术结束后要对胸腔进行彻底的冲洗。

(3) 手术治疗结果：非小细胞肺癌，T_1 或 $T_2N_0M_0$ 病例经手术治疗后，约有半数的人能获得长期生存，有的报道其 5 年生存率可达 70% 以上。据国内外的文献报道，综合 19 个单位累计 11 083 例病理Ⅰ期的肺癌手术病例，术后 5 年生存率为 63%，其中鳞癌为 68%，腺癌为 61%；$T_1N_0M_0$ 为 71%，$T_2N_0M_0$ 为 55%；Ⅱ期肺癌，总结文献 11 个单位累计 3 011 例病理Ⅱ期的肺癌手术病例，术后 5 年生存率为 41%，其中 $T_1N_1M_0$ 为 52%，$T_2N_1M_0$ 为 39%，鳞癌为 47%，腺癌为 29%；Ⅲ期 N_2 病人术后 5 年生存率为 20%~25%。

据统计，我国目前肺癌手术的切除率为 85%~97%，术后 30 天死亡率在 2% 以下，总体 5 年生存率为 30%~42%。

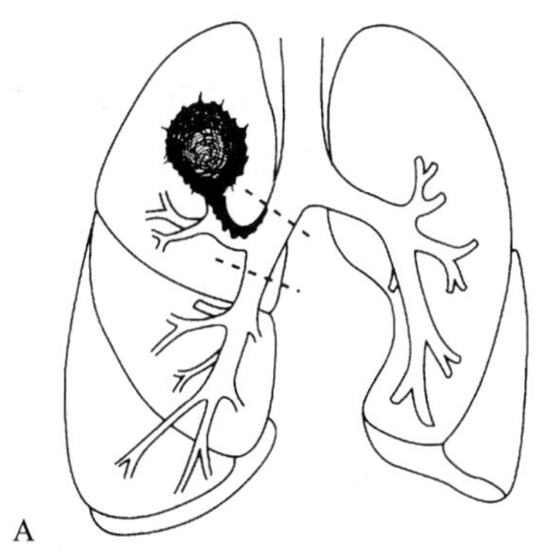

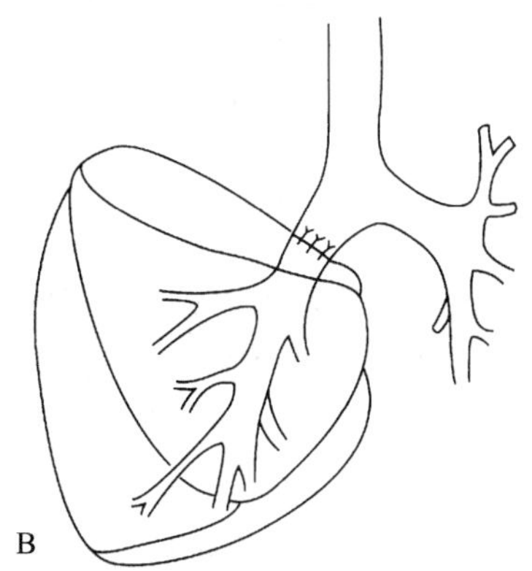

图 62-38　右上叶肺癌切除和支气管吻合术

A. 点线示支气管切端处；B. 支气管吻合

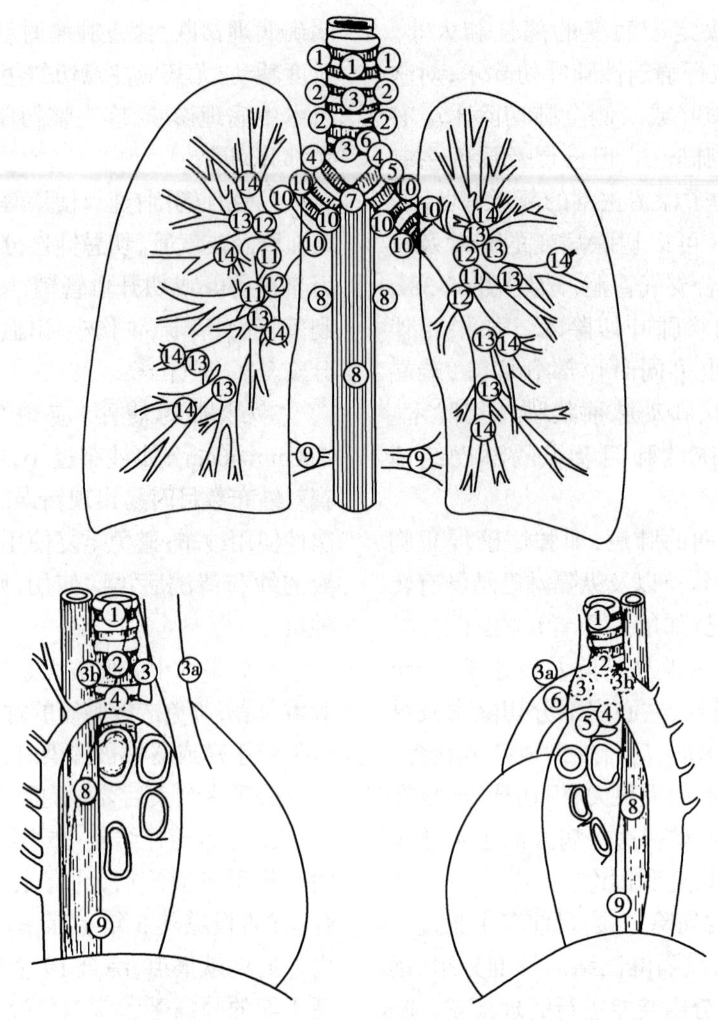

图 62-39 肺及纵隔淋巴结的解剖编号(Naruke)

1. 上纵隔或最上纵隔;2. 气管旁;3. 气管前;3a. 前纵隔;3b. 气管后或后纵隔;4. 气管 - 支气管;5. 主动脉弓下或 Botallo 淋巴结;6. 主动脉旁(升主动脉);7. 隆嵴下;8. 食管旁(隆嵴以下);9. 肺韧带;10. 肺门;11. 叶间;12. 叶内,上叶、中叶、下叶;13. 段;14. 亚段

(三) 放射治疗

放射治疗是肺癌局部治疗主要手段之一。半个多世纪以来,放射治疗设备有了很大的改进,从深部 X 线机、^{60}钴治疗机发展到直线加速器。除肺癌的常规放射治疗外,近年来又发展起三维适形放疗、X 刀、伽马刀和调强放射治疗,多种现代放射治疗技术使放射治疗的剂量深度和剂量分布得到了相应的改善,治疗范围进一步扩大,在肺癌的综合治疗中发挥了重要作用。

在各种类型的肺癌中,小细胞癌对放射疗法敏感性较高,鳞癌次之,腺癌和细支气管肺泡癌最低。肺癌的单纯常规放射治疗效果不够满意,其 5 年生存率不到 10%。因此,常规放射治疗的适应证通常为中晚期不能手术的非小细胞肺癌、小细胞肺癌的化疗后的局部治疗以及非完全性切除手术后非小细胞肺癌的局部辅助治疗。通常剂量为 40~60Gy,疗程 4~6 周。有时,为了提高ⅢA 期非小细胞肺癌的切除率和生存率,术前进行部分剂量的放射治疗,作为新辅助化疗的组成部分。

体部伽马刀技术,采用 201 个^{60}钴放射源聚焦或 30 个^{60}钴放射源旋转聚焦对肺癌进行立体定向治疗,治疗时病灶靶点受到持续的高剂量照射,而周围正常组织仅受到瞬时的剂量极低的照射。部分Ⅰ、Ⅱ期非小细胞肺癌,由于全身情况和心肺功能的限制,不能或不愿手术治疗的病人为体部伽马刀最好的适应证,CR(完全缓解率)达 90%。体部 X 刀也是一种立体定向放射治疗,其放射源为直线加速器,原理和适应证与体部伽马刀相同。三维适形放疗(3DCRT)是通过采用立体定向和三维计划,在直线加速器上附加特制铅板或多光栏等技术实施非共面或共面不规则野照射,使照射野的形状与病变靶区相一致,使靶区获得大剂量照射而非靶区周围正常组织的受量减少，使疗效提高，局部合并症减轻。有报道Ⅰ、Ⅱ期病人三维适形放疗2年存活率为90%，Ⅲ期为53%，效果显著好于常规放疗。调强放疗是在三维适形放疗的基础上进一步改进，改进发展的新放疗技术，其原理利用CT成像原理反推而来，在CT定位下，根据对靶区的CT成像原理，在发出射线处反向射入射线，其靶区获得大剂量照射，而其他部位及周围组织照射更为减少。

晚期肺癌病例，并有阻塞性肺炎、肺不张、上腔静脉阻塞综合征或骨转移引起剧烈疼痛以及肿瘤复发的病例，也可以进行姑息性放射疗法，以减轻症状。

综上所述，肺癌放疗包括根治性放疗、同步放化疗、姑息性放疗、术前和术后放疗等。其原则为：

1. 对于pN_2、切缘阴性的病人，在化疗后行放疗；对于pN_2、切缘阳性的病人，行同步放化疗。

2. 对因心肺疾病而不能手术的病人，如果一般状况和预期寿命允许，放疗应以治愈为目的。

3. 接受根治性放疗或放化疗的病人，应尽量避免因为暂时、可处理的毒性而中断治疗或减少剂量。这些毒性包括3度食管炎、血液学毒性等，应在毒性出现前对病人进行解释。

4. 对于可能治愈的病人，治疗休息期间也应予以细心的监测和积极的支持治疗。

5. 术后放疗设计应参考病人手术病理报告和手术记录。

放射疗法可引起倦乏、低热、骨髓造血功能抑制、放射性肺炎、肺纤维化和肿瘤坏死液化形成空洞等放射反应和并发症，应给予相应处理。

下列情况一般不宜施行放射治疗：①健康状况不佳，呈现恶病质者；②高度肺气肿，放射治疗后将引起呼吸功能代偿不全者；③全身或胸膜、肺广泛转移者；④癌变范围广泛，放射治疗后将引起广泛肺纤维化和呼吸功能不全者；⑤癌性空洞或巨大肿瘤，后者放射治疗将促进空洞形成。

对于肺癌脑转移病例，若颅内病灶较局限，可采用伽马刀照射治疗，有一定的缓解率。

（四）化学治疗

有些分化程度低的肺癌，特别是小细胞癌，疗效较好。化学疗法作用遍及全身，临床上可以单独应用于晚期肺癌病例，以缓解症状，或与手术、放射等疗法综合应用，以防止肿瘤转移、复发，提高治愈率。

目前，化疗是小细胞肺癌的主要治疗方法，在所有不同细胞类型的肺癌中，小细胞肺癌对化疗最敏感。既往采用单一药物化疗方案虽然能够在部分病人实现肿瘤暂时缓解，但长期疗效不佳，生存期超过12周的病人很少。目前所用的适当的联合化疗，使小细胞肺癌的中位生存率提高了5倍，长期无病生存率已达5%~10%。目前，治疗小细胞肺癌常用的药物有伊托泊苷（VP-16）、顺铂、紫杉醇类、吉西他滨、托普替康、多柔比星、环磷酰胺、长春新碱等。

对非小细胞肺癌来讲，化疗是以手术为主的综合治疗中的重要组成部分，3/4以上的非小细胞肺癌病人在病程的某一阶段适合全身化疗。尽管在过去50年中不断有新的化疗药物出现，但非小细胞肺癌化疗的生存率仅有很小的改善。目前，临床上广泛推荐铂类药物联合第三代化疗药物如紫杉醇类、吉西他滨、长春瑞滨（诺维本），以及近来开发的分子靶向治疗药物如吉非替尼、厄罗替尼、恩度等，其中位生存率、缓解率有一定程度的提高，用于Ⅱ期、$Ⅲ_A$期病人术后辅助治疗，Ⅲ期病人的术前诱导化疗（新辅助化疗）以及晚期（Ⅳ期）病人的化疗等。

肺癌的化疗可以分为六类：

1. 根治性化疗　主要用于SCLC的治疗，特点是足量、足程的联合化疗，争取达到尽可能长期生存的目的。

2. 姑息性化疗　主要用于晚期肺癌，特点是延迟病变的进展，减少病人症状，提高生活质量，延长生存时间。

3. 新辅助化疗　是术前化疗，通过化疗使病变转变为可手术，同时期望通过减少微转移而提高长期生存率。

4. 辅助化疗　是完全性切除术后的化疗，期望通过减少微转移来提高生存率，特别是提高无瘤生存时间。可将病理标本的肿瘤组织进行基因测定，以选用敏感、有效的化疗和靶向治疗药物。

5. 局部化疗　在影像介入下经支气管动脉内或病灶供应血管直接注入化疗药物，形成瘤内药物高浓度以达到提高疗效的目的。

6. 增敏化疗　在放疗的同时进行的，以增进肿瘤细胞对放疗敏感为目的的化疗。

应根据肺癌的类型和病人的全身情况，掌握化疗适应证，合理选用药物，并根据单纯化疗还是辅助化疗选择给药方法、决定疗程的长短以及哪几种药物联合应用、间歇给药等，以提高化疗的疗效。

需要注意的是，目前化学药物对肺癌的疗效依然较低，症状缓解期较短，不良反应较多。临床应用时，要掌握药物的性能和剂量，并密切观察不良反应。出现骨髓造血功能抑制、严重胃肠道反应等情况时，要及时调整药物剂量或暂缓给药。

（五）生物学治疗

包括免疫治疗和基因治疗，基因治疗仍在研究中，临床尚未进行大规模应用，有待继续研究和开发。免疫治疗是通过诱发免疫反应或其他方法增强人体抗肿瘤能力的一种治疗方法。研究证明，很多免疫过程可以导致肿瘤细胞的溶解，T淋巴细胞、B淋巴细胞、巨噬细胞和自然杀伤细胞尤其是细胞毒性T淋巴细胞（CTL）在受体或抗体介导下都具有溶解肿瘤细胞的能力。免疫细胞也可以分泌各种产物介导细胞溶解，如白介素2、干扰素和肿瘤坏死因子（TNF）及蛋白酶、可溶性蛋白等直接或间接地导致肿瘤细胞的溶解。肺癌病人循环中淋巴细胞减少，细胞免疫能力下降，说明病人的免疫机制受到抑制，促使人们采用生物学疗法来调节病人的免疫反应以达到抑制肺癌生长的目的。

免疫治疗的具体措施有：

1. 特异性免疫疗法　用经过处理的自体肿瘤细胞或加用佐剂后，做皮下接种进行治疗。此外，尚可应用各种白介素、肿瘤坏死因子、肿瘤核糖核酸等生物制品。

2. 非特异性免疫疗法　用卡介苗、短小棒状杆菌、转移因子、干扰素、胸腺肽等生物制品，或左旋咪唑等药物以激发和增强人体免疫功能。

（六）中医中药治疗

按病人临床症状、脉象、舌苔表现，应用辨证论治法则治疗肺癌，一部分病人的症状得到改善，寿命延长。

当前，肺癌的治疗效果仍不能令人满意。由于治疗对象多属晚期，其远期生存率低，预后较差。因此，必须研究和开展以下方面的工作，以提高肺癌治疗的总体效果。

1. 积极宣传，普及肺癌知识，提高肺癌诊断的警惕性，研究和探索早期诊断方法，提高早期发现率和诊断率。

2. 进一步研究和开发新的有效药物，改进综合治疗方法。

3. 改进手术技术，进一步提高根治性切除的程度，同时最大限度地保存正常的肺组织的技术。

4. 研究和开发分子生物学技术，探索肺癌的基因治疗技术，使之能有效地为临床服务。

二、支气管腺瘤

支气管腺瘤（adenoma of bronchus）主要起源于支气管或气管黏膜腺体。女性与男性之比约2∶1。腺瘤生长缓慢，但可浸润扩展入邻近组织，并可有淋巴结转移，甚至血行转移。因此，应认为是一种低度恶性肿瘤。

【分类】

支气管腺瘤可分为3种类型：

1. 支气管类癌（carcinoid of bronchus）　这是最为常见的一种类型。起源于支气管壁黏液分泌腺的嗜银细胞，电镜检查显示类癌细胞含有神经分泌颗粒。肿瘤突入支气管管腔，质软，血管丰富，易出血，呈暗红色或红色，可带蒂或无蒂，表面有完整的黏膜覆盖。有的肿瘤一部分在支气管内，另一部分向支气管壁外生长入肺组织而呈哑铃状。一般与周围组织分界清楚或具有包膜。

2. 支气管囊性腺样癌（cystic adenoid carcinoma of bronchus）　亦称圆柱形腺瘤。起源于腺管或黏膜分泌腺。支气管囊性腺样癌常发生在气管下段或主支气管根部，恶性程度较高，常侵入邻近组织，偶有淋巴结和远处转移。肿瘤突入气管或支气管腔内，呈粉红色，表面黏膜完整。

3. 黏液表皮样癌（mucoepidermoidal carcinoma of bronchus）　最为少见。起源于肺叶支气管或主支气管黏膜分泌腺。恶性程度高低不一，大多数为低度恶性，常呈息肉样，表面黏膜完整。

【临床表现】

常见的症状为咳嗽、咯血或支气管阻塞引起的哮鸣、呼吸困难、反复呼吸道感染或肺不张。支气管类癌病例，有时有阵发性面部潮红、水肿、肠蠕动增加、腹泻、心悸、皮肤发痒等类癌综合征。

【诊断】

胸部X线片和断层摄片可以显示肿瘤肿块阴影，或肿瘤引起的支气管阻塞征象。但局限在支气管壁内较小的肿瘤，X线检查可能不能显示病变，CT或MRI检查有助于诊断。腺瘤生长缓慢，有的病例症状出现多年后，才能明确诊断。

支气管镜检查是重要的诊断方法。绝大多数支气管腺瘤可以直接被窥察。由于腺瘤血管丰富，容易出血，进行支气管镜检查时，应避免做活组织检查，以免导致大量咯血。支气管碘油造影，可以显示支气管腔充盈缺损。

【治疗】

支气管腺瘤，如尚未发生远处转移，应在明确诊断后进行手术治疗，彻底切除肿瘤。发生于肺叶支气管的腺瘤，通常作肺叶切除术。发生于主支气管或气管的腺瘤，为了尽量保留正常肺组织，可以作支气管袖状切除术，切除含有肿瘤的一段支气管或气管，做对端吻合术。肿瘤局限于支气管壁的病例，也可以切开支气管，摘除全部腺瘤后，再修复支气管。

全身情况禁忌手术或已有转移的腺瘤病人，可施行放射治疗或药物治疗。

三、肺或支气管良性肿瘤

肺或支气管良性肿瘤比较少见。临床上较常见的有错构瘤、软骨瘤、纤维瘤、平滑肌瘤、血管瘤和脂肪瘤等。

肺错构瘤是由支气管壁各种正常组织错乱组合而形成的良性肿瘤，一般以软骨为主。此外，还可以有腺体、纤维组织、平滑肌和脂肪等。具有完整的包膜，生长缓慢。大多发生在肺的边缘部分，靠近胸膜或肺叶间裂处。多见于男性青壮年。一般不出现症状，往往在胸部X线检查时发现。肿瘤呈圆形、椭圆形或分叶状块影，边界清楚，可以有钙化点。治疗方法是施行肺楔形切除术。位置在肺表浅部分且肿瘤较小者，也可作肿瘤摘除术。

四、肺转移性肿瘤

原发于身体其他部位的恶性肿瘤，转移到肺的相当多见。据统计，在死亡于恶性肿瘤的病例中，20%~30%有肺转移。常见的原发恶性肿瘤有胃肠道、泌尿生殖系统、肝、甲状腺、乳腺、骨、软组织、皮肤肿瘤和肉瘤等。恶性肿瘤发生肺转移的时间早晚不一，大多数病例在原发肿瘤出现后3年内转移。有的病例可在原发肿瘤治疗后5年、10年以上才发生肺转移。少数病例则在查出原发癌肿之前，先发现肺转移病变。多数病例为多发性、大小不一、密度均匀、轮廓清楚的圆形转移灶。少数病例的肺内只有单个转移病灶，X线表现与周围型肺癌相似。

【临床表现】

除原发肿瘤症状外，大多数没有明显的特殊临床症状，一般在随访原发肿瘤的病人中，进行胸部X线检查时被发现。少数病例有咳嗽、咳血痰、发热和呼吸困难等症状。

【诊断】

根据肺部X线表现，结合原发癌症的诊断或病史，一般可诊断肺转移性肿瘤。

痰细胞学检查的阳性率很低。支气管镜检查对诊断没有帮助。有时，单个肺转移性肿瘤很难与原发性周围型肺癌相区别。

【治疗】

肺部转移性肿瘤一般是恶性肿瘤的晚期表现。两侧肺出现广泛散在转移瘤的病人，没有外科手术的适应证。但对符合以下条件的病人可以进行手术治疗，以延长病人的生存期。

1. 原发肿瘤已得到比较彻底的治疗或控制，局部无复发；身体其他部位没有转移。

2. 肺部只有单个转移瘤；或虽有几个转移病变，但均局限于一个肺叶或一侧肺内；或肺转移瘤虽为两侧和多个，但估计可作局限性肺切除术，病人肺功能还能耐受者。

3. 病人的全身情况、心肺功能良好。

手术方法应根据情况，选择肺楔形切除术、肺段切除术、肺叶切除术或非典型的局限性肺切除术；甚至经胸骨正中或分两期行双侧肺转移瘤切除术；或用超声刀协助做局限性肺切除术；或冷冻切除术。由于肺转移瘤手术达到根治目的较为困难，因而一般不作全肺切除术，对需作全肺切除术的病人应特别慎重。

肺部单发性转移瘤病例经手术切除后，可有约30%的病人生存达5年以上；多发性转移瘤手术后，也有5年生存率为20%的报道。对于原发肿瘤恶性度较低、发生肺转移的时间较晚的病人，手术治疗效果较好。

（王天佑）

第九节 肺 大 疱

肺大疱（皰、泡）(pulmonary bulla)是指肺表面或肺实质内各种不同类型的异常含气囊腔。肺大疱在病因上可分先天性和后天性两类，但它主要在病理学上具有意义，在临床上两类所表现的征象基本类同。临床上鉴别先天性与后天性肺大疱时，常根据病人的发病年龄、有无炎症病史或是否伴有慢性弥漫性阻塞性肺部疾病等，作出粗略估计而已。

【命名】

关于各种各样异常含气囊腔的命名在文献中较为混杂：

1. 胸膜内大疱　是指位于脏胸膜内的气腔，与肺泡有明显边界，表面覆盖薄薄的脏胸膜，基底是正常的肺泡组织。一般位于上肺叶尖部的肺表面处，有时发生在下叶背段或中叶。挤压这类大疱常不能将其中气体排出，而易使空气沿着脏胸膜平面产生剥离。

2. 胸膜下大疱　位于脏胸膜下，由肺组织破坏所造成，常继发于肺气肿。大疱周围的肺实质内常伴有阻塞性肺部病变和肺气肿。这类大疱体积通常大于胸膜内大疱。

3. 空气性囊腔　是一种先天性肺实质含气囊腔，内衬有呼吸性上皮，周围肺部伴有肺气肿。本症很少见。除病理学能证实外，临床上难与后天性肺大疱相鉴别。

4. 大疱性肺气肿　肺泡与支气管的交通有障碍，气腔呈进行性过度膨大。全肺小叶呈肺气肿表现，病变散在多发，肺呈蜂窝状或散在性空腔病变。

日本大畑正炤按肺大疱大体形态将其分为六型：①Ⅰ型：球形，有一细茎与肺实质相连（占85%）；②Ⅱ型：半球形，其基底部宽广；③Ⅲ型：从囊泡处膨出另一囊泡；④Ⅳ型：位在肺叶的边缘，多为赤豆至蚕豆大囊泡；⑤Ⅴ型：未见明显的囊泡，只见小孔；⑥Ⅵ型：脏胸膜下可见气泡。

后天性肺大疱多由细支气管结核、炎症、水肿、哮喘等，形成局部阻塞性活门作用，远端的肺泡不断增大，肺泡内压力增高，引起肺泡间隔破裂融合成一大含气囊腔，肺大疱可随病情的加重或年龄的增长而扩大，呼吸困难也随之恶化。上述机制可形成张力性大疱，体积有时可大至占据一侧整个胸腔，压迫纵隔内器官，使其向对侧移位或形成纵隔疝突入对侧胸腔内。后天性肺大疱常呈双侧性病变。

【临床表现】

病人的症状主要与大疱的数目、大小以及是否伴有慢性弥漫性阻塞性肺部疾病密切相关。数目少、体积小的单纯肺大疱可无症状，有时只是在体检作X线检查或因其他疾病作剖胸术时偶被发现。

有的病人是因原因不明的自发性气胸而来就诊，多为肺大疱破裂所致。自发性气胸多见于年轻健康成人，男性多于女性。多属于胸膜下大疱破裂。若大疱体积巨大、压迫周围肺的程度重或伴有周围肺广泛肺气肿者，可发生喘鸣、咳嗽、咳痰及呼吸困难、发绀等症状。由于肺大疱数目常为多发，且大小并存，故术中除见有几个体积大的大疱外，在肺叶边缘常可见串珠状小疱。

肺大疱继发性感染少见，亦很少并发咯血。主要并发症是自发性气胸（或血气胸），多发生在明显用力、剧咳或体力活动之后，因胸腔内压力大小与体位变动有关。特别是在体位突然改变时，可使胸部，特别在胸顶部负压急骤上升，促使更多的空气进入肺大疱，造成其胀满破裂。

【诊断】

胸部X线检查是诊断肺大疱的主要方法。影像学表现为病变区透亮度增高，周围有密度增强的弧形疱壁阴影。其他肺野往往看不到明显病灶。伴有广泛肺部阻塞性病变和肺气肿者，除大疱外，在胸部X线片上多可看到横膈低平、肺纹稀疏、胸廓狭长及水滴状心脏等肺气肿现象。吸气相胸部X线片能明确大疱的位置、数目及大小。有时大疱内含有液平，多半是其周围肺组织的炎症反应，而不是大疱本身感染所引起，常可随周围炎症的消退而被吸收。胸部X线片难以鉴别各种类型的大疱。大的肺大疱看上去类似气胸，鉴别困难；但后者透亮度更高，完全无肺纹理可见，且肺组织向肺门方向压缩，弧度相反。CT是有效的诊断方法，能清楚地显示大疱的范围，也有助于与气胸鉴别诊断。

鉴别气胸与肺大疱时，作胸穿应持慎重态度。将肺大疱误认为气胸而作胸穿可致大疱漏气，造成医源性气胸。若胸内气体张力过高造成明显压迫症状，又不能区分肺大疱或张力性气胸时，应向病人家属充分解释病情后，行穿刺或引流减压，挽救生命，但应同时作好进一步剖胸术的准备工作。

【治疗】

体积小的肺大疱若同时伴有慢性阻塞性肺疾病，治疗应多采用非手术疗法。禁烟、肺功能锻炼有助于增进病人呼吸功能。有呼吸道感染时，宜采用抗生素和呼吸道解痉剂治疗，对改善呼吸困难有助。

对体积大的肺大疱、估计术后能改善肺功能者，有外科手术指征。特别对反复并发自发性气胸或大疱并发继发性感染者，应积极考虑外科手术治疗。虽然临床上前者极为常见，但往往病情较为复杂，故需从整体观念出发，注意大疱以外的脏器功能，全面地设计治疗方案。

1. 并有弥漫性肺气肿的肺大疱　对这类病人首先必须确切评估，肺大疱切除术后是否确能减少生理无效腔，降低呼吸道阻力，改善因大疱对周围肺组织的压迫，提高呼吸功能。若已伴有右心衰竭者，手术死亡率高。年龄不是手术的绝对禁忌证，但老年人的肺气肿常较中青年严重，手术并发症多，疗效较差。

(1) 术前应作适当准备，如禁烟、练习深吸气提高肺通气量、胸部理疗、超声雾化吸入和抗生素控制呼吸道感染、药物解痉等，均有助于减少并发症和降低死亡率。

(2) 麻醉诱导时胸外科医师必须在旁，以便在突发张力性胸内高压时紧急减压。麻醉中应防止肺大疱或气胸过度膨胀。有报道应用双腔管、高频通气，可避免肺大疱或气胸过度膨胀，较为安全。

(3) 手术切口：作一侧肺大疱手术多采用标准后外侧切口，暴露良好。也有采用前外侧切口者，但暴露较差。正中劈开胸骨切口，可同时处理双侧肺大疱。后两种切口的优点是胸壁机械性干扰少；但缺点是若胸膜腔内有粘连时，分离粘连和止血都较困难。有人认为，对双侧性病变，分期手术较为安全。

(4) 手术方法：基本原则为尽可能切除肺大疱病变，避免肺表面漏气，不损害正常肺组织，不影响余肺扩张。对有窄蒂的肺大疱，可用止血钳钳夹蒂部后缝扎切除。若大疱体积小，可行电灼；若基底宽阔或有多个融合在一起，可先纵行切开，切除腔内纤维隔膜和大疱的大部分疱壁，缝合肺实质面上的漏气处，在疱基底部作交叉褥式（必要时加涤纶垫片）或连续缝合，再将切剩的疱壁残缘或肺的脏胸膜缘相互缝合，防止漏气。有主张对严重肺气肿的病肺同时作肺减容术。

(5) 术毕宜置两根胸管引流，负压吸引促进排气、排液。由于存在慢性阻塞性肺部病变，故术后会出现漏气现象。但只要术中确已仔细缝合漏气处，这类细小漏气多在术后 1~3 周内会自行闭合。

肺大疱外引流术是一个简单而能迅速缓解症状的方法。手术可在局麻下进行，经肋床插入粗管引流，适用于不能耐受剖胸术而又急需缓解症状的病人，对大疱继发感染成脓腔的病人也可采用。该手术既可作为暂时性减压用，也可作为永久性治疗用，但治疗时间长、不能同时处理其他病变、易复发。因此，病人若具备剖胸术条件时，则主张积极剖胸进行根治术，可大大缩短住院时间，复发率低。

近年来，采用电视辅助胸腔镜手术（VATS）治疗肺大疱，除具有根治效果好、复发率低等同样效果外，更有切口小、痛苦少、住院时间短、恢复快等优点，故大有取而代之的趋势。

2. 肺大疱并发自发性气胸　临床上出现的自发性气胸形式类别多为单纯性、张力性、血气胸三类，后者占自发性气胸的 2%~5%。病人症状的严重程度多与气胸的大小成正比；但伴有肺气肿的病人发生自发性气胸时，即使肺仅压缩 10%，也可出现呼吸困难和严重缺氧。

自发性气胸的转归因临床表现的类型不同和严重程度不一而大有差异。轻者可自行吸收或经穿刺抽气等保守疗法而愈；重者可发生呼吸循环衰竭，需迅速胸腔引流，甚至紧急剖胸手术治疗。在治疗过程中，即使呼吸循环功能已趋稳定，但所表现的各种转归结果仍多种多样，例如完全吸收、并发胸腔积液、并发胸腔感染、气液形成多房引流不畅等。并发血气胸者，除可有上述类同结果外，还可出现血凝块、纤维板裹肺等。因此，对各种病情若不分别予以及时、正确的治疗，除重症近期即可出现生命危险外，远期亦可因肺未及时张开而致肺功能全部或部分丧失。

(1) 自发性气胸的治疗原则：除了必须维持稳定的呼吸、循环外，还要求使肺功能损害减少到最低程度。近年来，由于麻醉技术的进展和开胸手术死亡率的降低，已更趋于积极手术治疗。

(2) 具体方法：①肺受压 <30%、症状轻微者，在严密观察下，等待气胸自行吸收。②肺受压 30%~50%、症状明显时，应试用穿刺抽气治疗。若疗效不明显或反复发作时，放置胸腔闭式引流。③经上述处理 2~3 周，肺仍不能全部复张或继续从引流管内泄漏气泡者，应行剖胸探查术，除处理原发病变外可同时处理其他未破大疱。④肺受压在 50% 以上或并有血气胸时，应作更严密的观察。若病人有急性失血（即短期内出现休克、一次胸腔引流量超过 600ml 或每小时引流量超过 250ml，连续 3 小时），应果断开胸急诊手术治疗。彻底止血，修复破口，促使早期恢复，避免并发症。⑤一侧反复发作、双侧自发性气（血）胸同时发作或反复交替发作（占 5%~10%），应积极采取手术治疗。手术具体方式包括肺组织修补、肺大疱结扎、肺大疱切除等，需要注意的是由于自发性气胸有复发倾向，除处理肺大疱外，宜附加胸膜切除术或胸膜划痕法，即用纱布球浸泡高渗葡萄糖液或碘酊，在胸膜上来回摩擦划痕，引起粘连，防止复发。若具有胸腔镜条件，可采用之。

(3) 并发纵隔气肿及皮下气肿：多同时见有自发性气胸。但少数脏胸膜内或脏胸膜下大疱破裂后，因胸膜破孔很小，空气外逸可沿脏胸膜下支气管树或肺血管鞘进入纵隔，而胸部X线片上显示气胸很轻或不明显。气体沿纵隔间隙向上、向下扩展，临床上表现为自颈根部向颜面及胸前蔓延的皮下气肿，扪之有捻发音。后者仅造成轻度不适感，但纵隔气肿则可因压迫而引起严重的呼吸、循环衰竭。特别并有张力性气胸时，问题尤为紧迫严重。治疗时应注意，若为张力性气胸引起的纵隔气肿，首先应治疗气胸，紧急作胸腔闭式引流术。对纵隔气肿，可在胸骨切迹上方切开皮肤及皮下组织，钝性分开气管前筋膜，伤口以纱布松填，排气减压。对不断扩展的皮下气肿，可在气肿隆起最明显处插多根粗针或作多数小切口排气。局限而轻微者，不需特殊处理，多能自行吸收。

（高尚志　黄杰）

参考文献

[1] 于宏伟. 复治支气管结核病外科治疗70例分析[J]. 中国误诊学杂志, 2009, 9(15): 3691-3692.

[2] 林洪胜, 姜格宁, 蒋雷, 等. 耐多药肺结核的肺切除术[J]. 中华胸心血管外科杂志, 2008, 24(5): 317-319.

第六十三章
食管疾病

第一节　食管先天性异常

食管先天性异常一般包括先天性食管闭锁、食管气管瘘及其他有关的畸形，如食管迷生软骨与气管软骨缺损等。这些畸形都很严重且致命，来源均为胚胎前肠发育病变。食管囊肿虽在食管旁，但它来源于中肠。中肠下降后，该囊肿滞留于纵隔，本身与食管无关，解剖上也不与食管相连，不属食管异常。

【胚胎病理】

食管与气管在胚胎上呈同源性，但食管上端与主气管则来自咽腔与腮裂，而食管下端与支气管及肺均来自内胚层前肠的前端。两组在第4胸椎位置互相连接穿通分隔，各自成为有连续性的气管与食管。胚胎第3、4周应完成此发育。胚胎第2周，头端出现鳃弓与咽腔，第4对鳃弓形成甲状骨，以下鳃弓形成环状骨及气管软骨。软骨从两侧对合，在咽腔两侧形成皱褶，为喉气管沟。随着软骨的对合，将食管与气管分开。如果分隔不完全，则出现长短不等的喉食管裂，也可能出现罕见的食管上端气管瘘。食管下端本与肺芽同源，如果气管形成与总支气管相连续而食管近端下降不到第4胸椎，不能与食管远端（前肠前端）相接穿通，则发生食管闭锁。闭锁的食管头端高于第4胸椎，而食管气管瘘位于第4胸椎者，称为Ⅲ型畸形。前部原肠在胚胎期内胚层生长快，使肠管暂时实心化。由于食管远端未与近端相通而发育不良，近肺芽处始终保持实心，至胎儿期就变成了萎缩条索而被吸收或部分吸收，形成气管正常连通但食管上下端相互远离，称为Ⅰ型畸形。其他类型畸形则极罕见。气管不能连续者根本不能生存，故未见有报道。至于因何使胚胎发育受阻，目前不得而知。无论如何，此项发育主要在胚胎8周前完成，至胎儿期（8周以后）已有完整的咽喉及食管、气管。

【病理分型】

传统公认的食管闭锁在病理上分为五型（图63-1），这种分型因对现代治疗及预后意义不大，不少人企图否认，但尚未出现新的公认分型法。

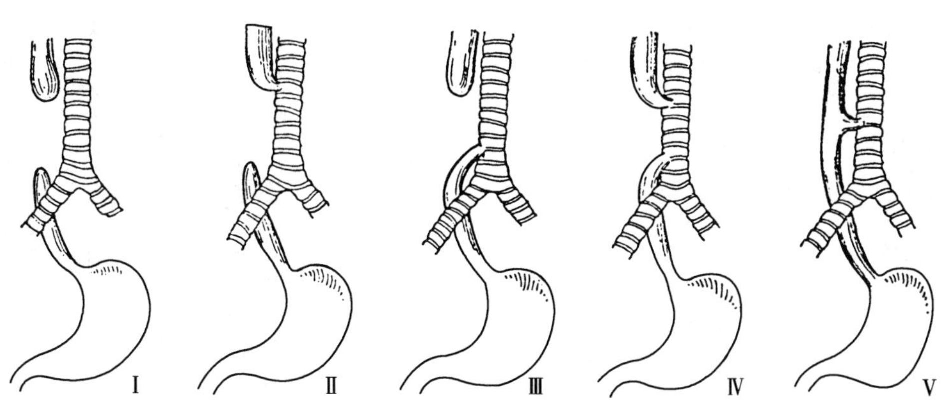

图63-1　先天性食管闭锁、食管气管瘘的类型

Ⅰ型：指远近端均为盲囊。近端扩张位于第4胸椎以上，黏膜为鳞状及移行上皮；远端可长可短，但均在第4胸椎以下，短小萎缩，黏膜为柱状上皮细胞。气管无瘘。

Ⅱ型：指近端与气管交通，远端为萎缩盲端，非常罕见。交通部位在第4胸椎以上气管，胚胎上属于喉气管沟分隔不全。

Ⅲ型：指食管近端扩大为盲囊，位于第4胸椎以上，远端与气管分叉处相通，连接部呈尾状细管，位于第4胸椎。因此，注意近端盲囊位置即可测知两端间距离。两端相距 <3cm 为ⅢA，>3cm 为ⅢB。

Ⅳ、Ⅴ型：指上下两端食管均与气管相通。上下两瘘分开，存在一定距离则为Ⅳ型；两瘘靠近融为一孔，与食管自然连通，则为Ⅴ型或称H形。二者均非常罕见。临床报道病例多为食管上端与颈部气管瘘(H形)，为单纯性喉气管沟分隔不全所致。真正在第4胸椎位置的H形瘘则未见报道。

除上述先天性食管闭锁、气管食管瘘外，尚有比较常见的其他畸形：①食管迷生软骨，多在食管下端。前肠与总支气管分离时部分软骨遗留于食管壁内，以后下移形成半环，引起食管狭窄，需手术切除吻合。②另一种同源畸形为气管软骨缺损，可能因为食管气管分离时部分食管壁遗留于气管内，引起该部气管软化，吸气时发生梗阻。局限于气管分叉处者多可切除吻合。也有气管分隔时软骨对合不到位者，需采用各种支撑术式修补，如骨膜垫衬、合金钢丝支撑等手术矫正。

根据首都医科大学附属北京儿童医院统计，40年来食管气管畸形患儿共537例，为临床上常见的病种。其中最多见为Ⅲ型食管闭锁，占88.6%；Ⅰ型食管闭锁占7.8%，颈部食管气管瘘占0.9%，食管狭窄（迷生软骨）占1.9%，气管软化占0.8%(表63-1)。喉气管裂属耳鼻咽喉科疾病，外科未作统计。

表63-1 先天性食管异常

病型	例数	占比/%
Ⅲ型食管闭锁	476	88.6
Ⅰ型食管闭锁	42	7.8
Ⅴ型食管气管瘘	5	0.9
食管狭窄	10	1.9
气管软化	4	0.8
合计	537	100

【临床症状】

食管气管畸形在新生儿时主要症状并不是呕吐，而是以呛咳、发绀为主。但新生儿体弱，反射不灵敏，有时呛咳也不明显，只有阵发性发绀。但开始喂奶后，则引发严重呛咳、发绀、立即吐奶。由于不能喂养，常试行经鼻孔插胃管喂养，若见胃管自口中反折吐出，则诊断可明确。

【诊断】

若喂养时诱发呛咳、发绀，即应考虑食管闭锁。鼻孔插管反折后自口吐出，可以诊断为食管闭锁。X线片见鼻胃管反折的位置与弧度即食管近端盲囊的高度和宽度，与第4胸椎的距离即为盲囊两端的间距。腹部有气影即为Ⅲ型，腹部无气影则为Ⅰ型。一般不需要造影。盲目给钡餐，易被吸入肺中。Ⅰ型无气管瘘时同样可使气管充钡而误诊为Ⅲ型，这是因为吞咽受阻后反流至喉，恰好在吞咽后吸气时被吸入。如果无食管闭锁，怀疑为单纯气管瘘或单纯食管狭窄，则可给予小量可吸收碘液，以便诊断有无瘘管或狭窄。

合并畸形：食管闭锁常与先天性心脏病同时存在，因为心血管畸形与腮裂发育畸形属同源；也可与肛门畸形同时存在，因原肠两端发育过程相似，均为管道穿通与分隔（直肠尿道分隔）过程，可能为同样原因使该过程受阻。因此，若遇发绀、呛咳为突出症状时，应想到检查有无先天性心脏病。拟诊食管闭锁时，必须同时检查肛门直肠。

【治疗】

食管闭锁的治疗属于急症手术。病情较缓和的食管狭窄、迷生软骨与气管软化，虽不太急但也将危及生命，不容拖延。

食管闭锁手术一般有两大类：

1. 一期吻合手术　多用于Ⅲ型闭锁(图63-2)。主要步骤是：右侧第4肋间开胸，经胸膜内或胸膜外向椎旁分离，显露食管近端（口腔侧）。

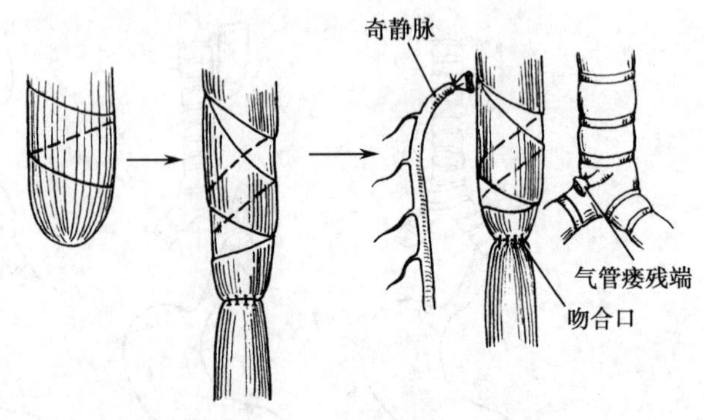

图63-2 Ⅲ型食管闭锁一期吻合
螺旋形切开肌层，延长盲端

（1）螺旋形切开肌层，延长盲端（可经口插粗导尿管作为标志引导），再沿气管分叉显露食管气管瘘及食管远端。必要时事先结扎、切断奇静脉。结扎、切断气管瘘后，将远端与近端行端端吻合术。如果近端太高，可作螺旋形切开肌层，使盲端延长。

（2）近端盲袋粗大时，采用翻瓣成形法延长盲端。

食管壁缝合一般用可吸收性无损伤细针线6-0~4-0缝线一层间断吻合即可。外层用细线间断加固数针。

2. 延期吻合手术　多用于Ⅰ型闭锁及近端在第2胸椎以上的长间隔Ⅲ型闭锁，或一般情况不良的患儿（图63-3A）。

（1）手术步骤：为胃造瘘引流与食管近端经口插多孔吸管持续吸引，以避免呛咳及胃液反流。根据一般情况，于当日、次日或多日后经第4肋间开胸或经胸膜外显露食管远、近盲端及气管瘘。可以事先在作胃瘘时留插管至食管远端，手术时经口插18~24F粗导管至食管近端作为分离的标志。如为Ⅲ型气管瘘，则双重结扎瘘管，不切断。用双头无损伤针带单丝0号尼龙线穿入食管近端，深深刺入导管壁内，从口拔出导管，带出尼龙线。再将尼龙线的另一端无损伤针穿入食管远端，刺入远端导管壁内，经胃瘘拔出导管，带出尼龙线的另一端。剪除两针，在体外将两条尼龙线端打结保留成线弧（图63-3A）。以后仍经口插多孔管持续吸引，经胃瘘插管进行喂养。3天至1周后反复牵拉保留的线弧，使线周围形成一纤维通隙（图63-3B）。患儿一般情况平稳后，则剪开保留线弧，带入两条双线。其中一条双线两端打结保留为新线弧；另一条剪断，两端各穿一塑料球，其大小要按食管远、近端内径为准（图63-3C）。以后每日牵拉3~4次，使两球互相接近。一般在1~2周内两球可互相接触，X线下或B型超声下见两球已完全接紧则拔

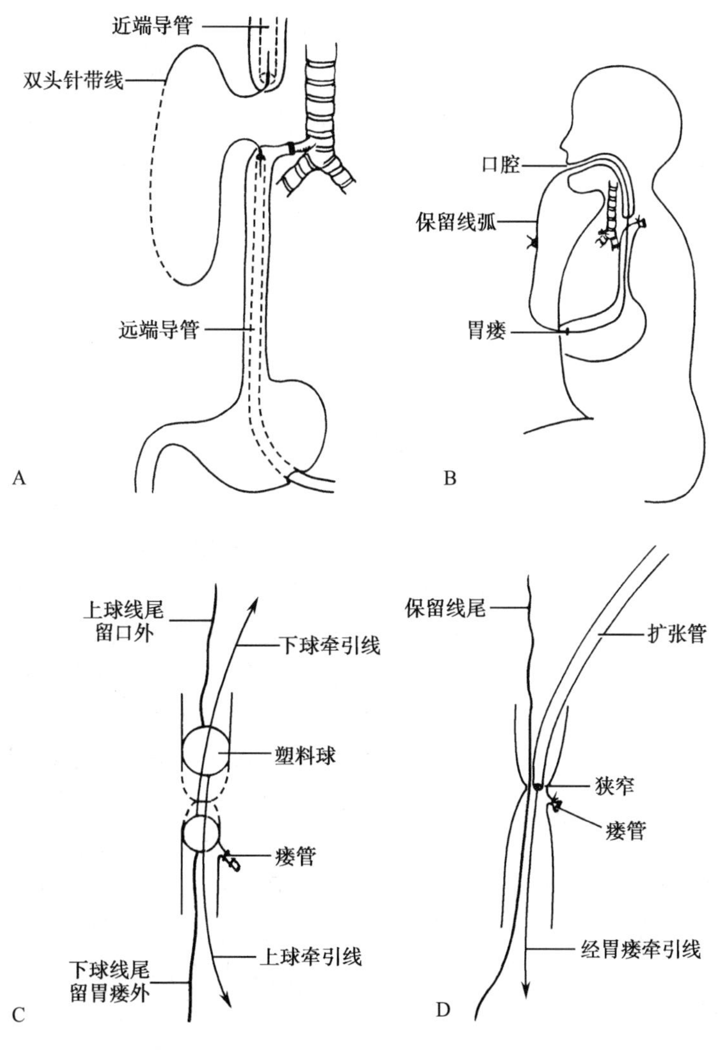

图63-3　Ⅲ型食管闭锁延期吻合

A. 双头针带线分别刺入食管近端粗导管和远端导管内；B. 保留线弧在体外打结；C. 双球牵引；D. 保留线带粗管行扩张

出两球。由保留线带过粗线或细管经口进行扩张(图 63-3D)。另一条保留线弧孔牢作长期保留。每天带管扩张,逐渐加号至 1.5cm 直径,即为治疗成功。拔除胃管,经口喂奶。但经口与胃瘘的保留线仍需保留,以备日后扩张时利用。胃瘘口闭合后线弧仍保留,并能拉动。日后随时可经口带扩张器扩张,至少 6 个月后证实不再狭窄,方可拔除保留线。

近年来,英国学者 Spitz 对闭锁两端间距较大的患儿施行一期胸胃手术,即将胃提入胸腔与食管近端直接吻合。随诊效果满意,已为国际上公认。此外,其他的一期或延期手术方法很多,均未见广泛采用。

(2) 术后并发症:新生儿食管手术属于大损伤性手术,20 世纪 90 年代以前死亡率很高。现在,国内大中心医院的手术水平也已达到 90% 的成活率。术后早期主要致命性并发症为肺炎与硬肿症,多因术中保持体温不当;术中、术后体温不升,活动能力大减;再加上胸部手术疼痛抑制呼吸运动,肺不能完全张开,以致部分肺萎陷,继而发生肺炎。若再出现手术应激反应与硬肿症引起的播散性血管内凝血、肺出血,患儿则难以救活。因此,术前、术中应注意体温与环境温度及术后注意保暖,基本上可避免硬肿症和肺出血。术后患儿肺活量太小,可以每天 3~4 次正压吹氧使肺完全张开,避免肺萎陷与肺炎,促使患儿早日康复。

此外,吻合口穿孔发生纵隔炎,约在术后第 3、4 天出现。胸部伤口表现感染并渗出溢漏。食管造影(有机碘水)可以确诊。如外溢很少,患儿不发热,一般哭闹与呼吸正常,则可从口腔插多孔管持续吸引,并在局部伤口感染处引流。3 天内漏口多可愈合。如漏出很多甚至吻合口断裂,则应立即开胸,闭合远端,并固定于胸壁原处。将近端提出至颈部胸锁乳突肌前行食管造瘘。以后再结合病情安排二期食管再造手术。

(3) 晚期并发症:指术后开始正常饮食以后,逐渐发现食管吻合口狭窄。患儿吞咽困难,吸奶慢,常呛奶,反复肺炎。食管造影可以确诊狭窄部位及范围(长短),应及时进行食管扩张。

第二种情况为胃食管反流。发病率很高,表现为夜间呕吐、呛咳、反复肺炎。常因想不到反流问题而致诊断比较困难。食管测压,24 小时持续查 pH,可以确诊。婴儿床斜置 45° 可以减轻及减少发作。婴儿 6 个月以后坐、立位时间比卧位时间增多,可逐渐好转。否则,需作 Nissen 胃底折叠手术。

新生儿时漏诊的食管迷生软骨与气管软骨缺陷也在这时逐渐表现明显。前者表现为吞咽困难及定时大量吐奶(无奶瓣);后者表现为呼吸困难,吸气有声,并有三凹症状。MRI 造影可以确诊,及时手术矫正,可以痊愈。

(张金哲　张钦明)

第二节　食管运动失常

通过食管生理学检查,可以把食管运动失常分为两类:一类是食管运动低下,如贲门失弛缓症;另一类是食管运动亢进,如弥漫性食管痉挛。这些疾病的病因虽尚未完全明了,但其临床表现及生理改变已日渐清楚,对此类病人如适当掌握指征,外科手术可获得满意效果。

一、食管生理学检查及其他检查

食管测压及其他检查对判断食管运动功能极为重要,它能提供确切的参数以分析食管体部和上下括约肌的功能状态,可以应用于食管功能紊乱和有关疾病的诊断,如贲门失弛缓症、弥漫性食管痉挛、反流性食管炎、食管裂孔疝以及其他系统疾病所引起的食管运动功能改变等,这些检查对确定手术指征、评定手术疗效也有一定的指导作用。

(一) 食管测压检查

食管下括约肌是位于裂孔上下各 2~3cm 范围的食管高压区,此区并无特殊解剖结构,但功能上起括约肌作用。静息状态食管下括约肌保持一定的压力,使下段食管关闭,防止胃液反流入食管,是控制食管胃间交通的主要控制。在神经体液等因素的影响下,其压力可有不同的改变。

测定食管压力可采用聚乙烯软管,管中充水作为传递压力的媒介,压力经放大后描记,为除外呼吸对食管胃底区压力的影响,可同时做呼吸曲线描记。测压的同时还可测定食管内 pH。测定方法有两种:

1. 连续测压法　导管长 125cm,直径 4.2cm,终端不开口,距终端 12cm 处有 4 个直径为 1mm 的侧孔。把导管置于胃内,使侧孔位于胃底区,测定胃底区压力为基准，以均衡的量连续向管内注水，同时以恒速向外牵引导管，并连续记录压力值。注入速度以每分钟 2ml 左右为宜，牵引导管的速度为 5mm/s。

2. 三点测压法 导管由 4 条直径 3mm 的聚乙烯管组成，最长者 125cm，终段多处开口供吸引胃内容物之用，余三管为测压管，依次较前一管短 15cm、5cm、5cm，均在终端 1cm 处开直径 1mm 的侧孔，测压亦在注水同时进行。首先用连续测压法确定三条测压管的位置，使其侧孔分别位于胃底、食管下括约肌和管状食管内，这时胃底测压管和食管测压管所测得压力值相近，而括约肌测压则位于压力最高点，证实三管侧孔所在位置正确后，即可同时测定三处的压力。

两种方法都可以测定食管下括约肌的静压力，连续法可确定高压区的位置、压力、长度，也可在用药的情况下观察药物对食管下括约肌静压力的影响。三点法更适用于研究食管括约肌的反射（压腹试验、药物刺激试验）、吞咽动作等。

正常人食管下括约肌压力为 12~20mmHg，我国正常人食管下括约肌压力为（17.0 ± 4.7）mmHg，男女之间无明显差别，压力区长度为 2~4cm，胃底区和管状食管内压力大致相等，为 5~10mmHg，吞咽时食管内压力暂时上升到 30~40mmHg，同时下食管括约肌松弛，压力下降到接近胃底区压力水平。注射五肽胃泌素后括约肌压力增高，高血糖素可使此压力下降，阿托品也使括约肌压力明显降低。压腹使胃内压增加时，食管下括约肌压力同时上升，应始终保持 1.2~1.5 倍胃内压的压力水平，但管状食管内压力保持不变，呼吸可使压力发生波动。体位、年龄对括约肌压力有一定的影响，应用测定方法不正确时（测压导管的类型、结构、注水速度、牵引导管速度等）也会影响测压结果。

（二）pH 反流试验

pH 反流试验是一种敏感且简单易行的测量胃液反流的方法。向胃内注入 0.1mmol/L 盐酸 200~300ml，然后将电极头置于胃交界处以上 5cm，嘱病人深吸气后屏住或腹部加压以诱发反流，同时记录食管内 pH，如 pH ≤ 4.0 时提示有明显反流。

（三）酸弥散试验

酸弥散试验可以测定症状是否因胃酸反流所致。将导管装置放于食管下括约肌侧 5cm 的食管内，注入生理盐水，再以同样的速度注入 0.1mmol/L 盐酸，一般在 30 分钟内病人感到反流症状，出现反流症状后输入 0.1mmol/L 碳酸氢钠即可使症状消失。此试验因有假阳性和假阴性，故目前应用渐少。

二、贲门失弛缓症

贲门失弛缓症又称贲门痉挛，是最常见的食管运动功能紊乱，其特点是食管体部缺乏蠕动，食管下括约肌不随吞咽相应松弛，造成吞咽困难、食物停滞和近端食管扩张。

贲门失弛缓症病因不明，目前认为神经失调是其病理基础。该病病人食管壁 Auerbach 神经丛节细胞有变性、减少或消失，副交感神经分布缺陷，使食管壁蠕动和张力消失，引起食管下括约肌痉挛。活检和尸检的病理研究以及选择性破坏猫、狗迷走神经运动核等动物实验提示，病因可能系食管外的神经支配失常。

贲门失弛缓症多见于青壮年，性别无差异，主要症状为下咽不畅、胸骨后沉重感或阻塞感。多数病人病程较长，症状时轻时重，与精神、情绪有关，忧虑和紧张常使症状加重。热食较冷易于通过，有时坚硬食物较易吞咽。症状开始时下咽不畅为间歇性发作，随病程进展呈持续性进食困难。由于食物停滞于食管内，常有呕吐、溢食，特别在夜间病人睡眠时，溢出量依病程不同从沾湿睡枕到大量呕吐，呕出物为未消化的食物和液体，但不含胃酸。因溢食导致误吸，可引起肺部并发症。食管扩张和黏膜炎症可引起胸骨后疼痛不适，疼痛以病程早期较为明显，当食管明显扩张后，疼痛反而减轻。因长期吞咽困难，病人可有不同程度的体重减轻，严重者有脱水、酸碱代谢平衡紊乱。

【诊断】

放射学检查是诊断贲门失弛缓症的主要方法，按其发展程度分为 3 期：

1. 早期 食管中下段轻度扩张，正常蠕动波减弱或消失，代之以许多无规律的、紊乱的收缩运动，食管下端逐渐变细呈鸟嘴样，钡剂只能呈狭窄带状通过狭窄段进入胃内。

2. 中期 食管中度扩张，食管中下段的不规则运动较前减少，食管下端呈漏斗状，狭窄对称，边缘光滑，食管内钡柱需达到一定高度时通过狭窄段，呈喷射状进入胃内，由于梗阻，胃底常看不见气体。

3. 晚期 食管高度扩张伴迂曲延长，严重时食管可扩张到正常横径的 4~5 倍，形成巨食管，食管下段扩大呈袋状横卧于横膈上，状似横结肠。食管内有明显的潴留物，钡剂呈滴注状沉到食管下段囊袋内，食管中下段运动消失。

食管动力学检查有助于临床诊断。食管体部压力高于正常，吞咽时整个食管出现微弱的同时发生的重复收缩波，无相应的蠕动波，食管上括约肌正常，食管下括约肌于吞咽后不松弛，而平静时压力保持正常。

食管镜检查可见食管上段有食物和液体潴留，下段食管持续痉挛，此种痉挛经食管镜施以持续、柔和的压力很易扩张。食管镜检查的主要目的为除外器质性狭窄和肿瘤。在贲门失弛缓症病人，因长期食物潴留对食管黏膜的慢性刺激，食管鳞状上皮细胞癌的发生率较普通人群高 7 倍，国内报道贲门失弛缓症并发食管癌约为 4.5%。

【治疗】

在早期服用解痉药和镇静药，轻症病人症状可缓解。到了病程的中期和晚期，常需食管下端强力扩张疗法或外科手术治疗，以解除食管远端的梗阻。食管下端强力扩张是让病人吞入囊袋，使之位于食管下端贲门部，然后充以空气、钡剂或水银使囊袋膨胀，达到扩张狭窄部的目的。一般来说，强力扩张法效果良好，可达 81% 左右；但扩张疗法需要重复进行，且有食管穿孔的危险，其发生率约为 2%。因此，扩张疗法须选择性地应用于部分病人，如患儿；一般情况差，不能负担开胸手术者；或拒绝手术治疗的病人。

目前治疗贲门失弛缓症较为成功的手术是改良 Heller 手术，即食管下段贲门肌层切开术。1913 年 Heller 首次提出做食管双侧肌层切开，后经改良，目前是经腹或左胸切口做一侧食管下段贲门肌层纵行切开，长为 8~10cm，其中食管段占 4/5，贲门段占 1/5，一般要求贲门部勿切开过多，1~2cm 即可。必须切断所有的纵行肌和环行肌，使黏膜沿切口膨出，术中需注意保护黏膜，特别是食管胃黏膜返折处易被剥破，术时亦不要损伤裂孔周围的支持结构。食管下段贲门肌层切开术操作简单、效果好、危险性低。此手术的主要合并症是食管穿破、反流性食管炎和切开不彻底，症状复发。近年来，有报道在纤维胃镜引导下，应用电视辅助胸腔镜技术施行食管下段贲门肌层切开，近期结果较好。

三、弥漫性食管痉挛

弥漫性食管痉挛是中段食管病变，以前常被混同于贲门失弛缓症，食管动力学研究结果证明它是一种独立的食管运动亢进的疾病。其病因尚不明确，可能与食管迷走神经分布及作用异常有关。

疼痛和吞咽困难是弥漫性食管痉挛的主要临床表现。疼痛程度不一，轻者仅觉下胸骨后不适，重者可呈绞痛并牵涉到背、颈、肩及上臂，硝酸甘油可缓解症状，故此病又常被误诊为心绞痛。疼痛可因进食或体位诱发，也可自发，甚至夜间发作使病人醒来，病人常精神紧张呈神经质。吞咽困难程度较轻，病人自觉梗阻位于食管胃交界处或食管中段水平，个别病人吞咽困难症状较重，多数病人症状轻、间歇发作或根本不出现吞咽困难。

食管造影检查只在不足一半的病人发现异常，其特点是下部分食管张力过高，活动亢进，呈现单纯性狭窄或阶段性痉挛，第三收缩波的出现使食管呈螺旋形。因在正常人，尤其是老年人亦可见到第三收缩波，因此收缩波的意义常易被忽视。造影检查时，有时可发现假性憩室、膈上憩室以及合并的小膈疝。

食管测压检查是弥漫性食管痉挛的重要诊断方法。它常有特殊的异常吞咽压力类型，食管上半部或上 2/3 可见最初的蠕动波，食管病变部分于吞咽时可见同时发生的巨大重要收缩波以及自发波，他们均为非蠕动波。重复波的出现是其主要特征，此波时限常延长呈双峰，有时压力增高达 500cmH_2O，食管上下括约肌随吞咽正常松弛。

内科治疗弥漫性食管痉挛效果常不佳且不持久，1950 年 Loetat-Jacob 提出延长的食管肌层切开术治疗弥漫性食管痉挛，后被多数人接受。其方法类似食管贲门肌层切开，只是肌层切开广泛，依术前食管测压结果确定病变范围，有时肌层切开达到主动脉弓水平，如食管下括约肌正常，则不必切开下括约肌，以免发生术后反流。合并膈上憩室或膈疝者，亦需做相应处理。手术治疗对弥漫性食管痉挛不如对贲门失弛缓症那样有效，因其术前需慎重选择病人，症状严重、情绪稳定、不合并其他胃肠道疾病的病人疗效较好。术前需有明确的食管动力学检查异常以及食管痉挛的 X 线征象。

弥漫性食管痉挛和贲门失弛缓症在临床上易混淆，两者区别见表 63-2。

表 63-2 贲门失弛缓症与弥漫性食管痉挛的鉴别诊断

	贲门失弛缓症	弥漫性食管痉挛
临床表现		
病程	长	短
疼痛	轻	重
吞咽不畅	重	轻

续表

	贲门失弛缓症	弥漫性食管痉挛
溢食	常见	轻
体重减轻	明显	不显
神经质	少见	多见
X 线征象		
弥漫性扩张	常见	少见
节段性痉挛	少见	常见
第三收缩波	无	有
食管运动	弛缓	亢进
食管功能检查		
收缩波	微弱	强而巨大
食管下括约肌	痉挛	正常

四、其他系列性疾病引起的食管运动失常

系统性疾病可引起食管运动失常，其症状常被原发病所掩盖。结缔组织疾病如硬皮病和系统性红斑狼疮可累及食管体部，使食管黏膜下结缔组织断裂，平滑肌失去收缩活动，导致食管下括约肌功能失常。临床症状主要因反流性食管炎引起。药物治疗可缓解反流，如出现食管狭窄可行扩张疗法，如此类方法失败则考虑外科手术。

吞咽功能障碍亦常见于神经肌肉疾病，在原发性肌张力改变的病人，如重症肌无力及肌强直性营养不良，可发现食管运动功能有明显异常。重症肌无力病人食管测压时可见蠕动波幅度变小，反复吞咽时下段食管蠕动消失；在肌强直性营养不良的病人，病变同时累及平滑肌和横纹肌。

在中枢和外周神经性疾病中，可有各种非特异性食管运动功能改变，一般是蠕动异常，同时出现波的数目增加或见食管痉挛，其中一些改变是微弱的收缩代替了正常强有力的收缩，收缩可同时发生且可能是重复波，括约肌改变相应较少。多发性硬化病人可有食管下括约肌松弛不良、同时发生的收缩波、吞咽动作不协调以及食管弥漫性痉挛。

糖尿病并发神经系统病变者，其整个食管蠕动收缩幅度减弱，括约肌压力降低。酒精中毒引致的神经系统疾病也有食管运动功能异常，最常见的是远端 1/3 食管段原发蠕动波消失。

（张志庸）

第三节 食管憩室

食管憩室（diverticulum of the esophagus）为食管壁局部膨出内壁覆盖有完整上皮的盲袋。按发生的机制，可分为膨出型（咽食管连接处憩室和膈上憩室）和牵引型（气管分叉周围憩室）两类。膨出型憩室是因食管腔内压力与周围结构产生压力阶差，致食管黏膜通过其外覆肌层的薄弱处疝出而成。由于其盲袋仅为食管黏膜和黏膜下层外突，并非食管全层，故又名为假性憩室。牵引型憩室是食管外瘢痕收缩的结果，将全层食管壁向外牵出，多为肺门或纵隔淋巴结结核或炎症，产生瘢痕牵拉所致。常位于气管分叉平面。由于憩室包括食管壁的全层，又名为真性憩室。食管憩室少见，国内以食管中段憩室较多见；膈上憩室常发生在 50 岁以上。

一、咽食管憩室

位于咽食管连接处后壁、环咽肌的上方，此处为一解剖上的薄弱点。有研究报道，本症病人在吞咽时咽下缩肌收缩，而其下方的环咽肌未能及时松弛。这种吞咽动作的不协调，使咽部食管腔内压力增高，致食管黏膜向薄弱点膨出。膨出的憩室位于食管后壁。逐渐囊袋下垂，伸入颈部的一侧，一般以伸入左颈侧为多（图 63-4）。

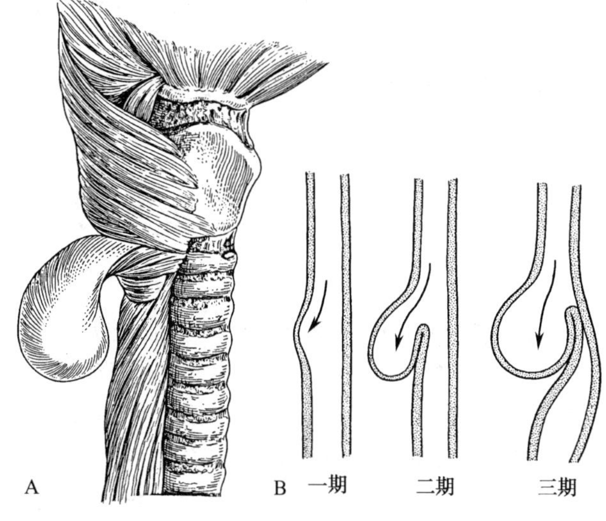

图 63-4 咽食管憩室
A. 憩室的部位；B. 憩室的发展过程

临床表现与诊断：初期无症状，仅有咽喉部不适或口涎增多。憩室大后可出现高位咽下困难及憩室内容反流。反流物的特点是新鲜的、未经消化的、无苦味或酸味的食物。进食下咽时有异常音响，类似气过水声和嗳气。夜眠时食物反流，可引起吸入性肺炎。囊袋大者在食物淤积较多时，压迫颈部可发生明显的吞咽困难，反流物带有腐败气味。并发症有出血、穿孔、纵隔炎症等，但少见；较为常见者为吸入性肺炎。

诊断：主要靠X线钡餐检查。采用正、侧、斜位不同角度摄片，可显示憩室的形态、位置和大小。纤维食管镜检查可观察有无并发炎症或恶变，但有穿破憩室的危险，因而应持谨慎态度。

治疗：在无禁忌证时，可采用手术治疗切除憩室。术前进半流质饮食数天，进食后及睡前饮水冲洗憩室。有吸入性肺炎时，宜先抗生素治疗，消除炎症。术前置鼻胃管，有助于术中辨别憩室颈根部。按憩室所偏颈侧，沿胸锁乳突肌前缘作切口。将颈动脉鞘向外侧牵引，将甲状腺向内侧牵引，即可暴露咽喉间隙和憩室。一般憩室位于肩胛舌骨肌水平。对憩室囊袋不宜过度牵拉，以免拉出黏膜太多，造成切除后食管腔狭窄。在憩室颈部切除囊袋，细线间断缝合，线结宜置于食管腔内。黏膜缝毕后，缝合食管肌层和周围肌层，消灭薄弱点。有环咽肌肥厚者，宜同时作纵行切开，横行缝合术。术区置引流。

二、膈上食管憩室

亦为膨出型食管憩室。多位于食管下段，通过食管肌纤维间隙向胸腔凸出。憩室压迫食管形成梗阻的可能性较小。有时伴有贲门失弛症、食管下端肌张力过强、食管弥漫性痉挛、裂孔疝或食管非特异性运动失调等。

临床表现、诊断和治疗原则大致与咽食管憩室相同。如憩室伴有食物淤积、炎症、出血等症状，可行憩室切除术。若伴有器质性梗阻因素，宜术中同时处理。

三、牵引型食管憩室

多发生在食管中段、气管分叉平面处（图63-5）。本病常见。由于憩室开口大而浅，且囊袋一般不下垂，故多不引起症状。若憩室引流不畅，造成憩室炎和水肿时，可产生胸骨后疼痛或哽噎现象。嘱含化新霉素或链霉素片加局部理疗后，多可消除症状。进食后喝水冲洗，可防止食物淤积和炎症。一般不需手术治疗。若憩室较大，伴有明显炎症或并发症，可考虑手术治疗。一般在显露憩室，剥离周围粘连后，常见凸出的黏膜自行回缩，不一定作憩室切除术，仅将食管肌层缝合加固并与周围粘连病因隔离即可。若作憩室切除术，原则与膨出型相同。由于术后局部又可产生瘢痕牵引，故有时手术疗效不甚理想。

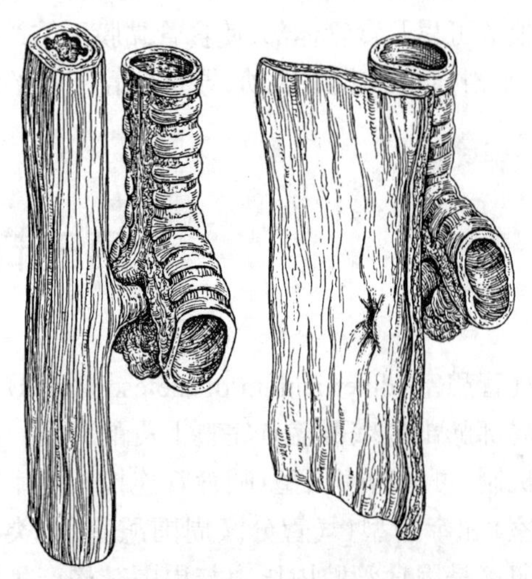

图63-5 胸中部食管憩室（牵引型）

（高尚志 黄 杰）

第四节 食管狭窄

食管狭窄（esophageal stenosis）一般是指食管良性疾病（不含肿瘤）或并发症引起食管腔狭窄。食管良性狭窄有先天性或后天性原因。前者极为罕见，多为一段食管局限性增厚狭窄或食管黏膜有环状、瓣状隔膜；后者以瘢痕性狭窄最为多见。瘢痕性狭窄的常见原因：①损伤性食管狭窄；②食管炎（消化性、反流性）引起的食管狭窄；③手术后食管狭窄。本节只介绍食管瘢痕性狭窄。

一、损伤性食管狭窄

最常见的原因是吞咽腐蚀剂（强碱或强酸）引起化学性腐蚀伤，愈后形成瘢痕性狭窄。此外，食管异物（假牙、锐骨）或医源性（器械检查或治疗、放射治疗）损伤虽较前者少见，但也时有发生。

腐蚀剂在吞咽过程中，对口、咽、食管和胃造成分布不同、深浅不等的灼伤，但病理变化主要与所吞腐蚀剂的浓度、剂量、停留接触食管时间的长短等因素密切相关。灼伤程度可自食管黏膜充血水肿、上皮脱落直至深达肌层，出现溃疡甚至累及食管全层，导致穿孔不等。瘢痕形成期多在伤后 3 周左右开始，逐渐加重，经数周至数月达到最严重阶段。一般在伤后 6 个月，狭窄部位逐渐稳定不再变化。损伤性瘢痕狭窄的范围有的呈节段性，有的比较广泛达食管全长。狭窄部的食管组织失去正常的分层结构，由增厚的纤维组织所代替，成为瘢痕性硬管。管腔高度狭窄，在狭窄部的口腔端食管有不同程度的扩张和管壁增厚。特别在腐蚀剂灼伤后的狭窄，因慢性炎症反应致食管与周围组织粘连紧密，手术分离困难。食管异物或医源性损伤所致食管瘢痕性狭窄，多局限于某一节段，病情较轻。狭窄病变病程久后可并发癌变，应提高警惕。必要时作内镜刷片及活组织检查，排除恶变。

临床表现与诊断：主要症状为吞咽困难。灼伤严重者连流质饮食或唾液也不能下咽。营养状况逐步恶化，脱水，消瘦，贫血。患儿的生长发育受到影响。若同时有咽喉部灼伤，有时可因咽喉部水肿出现呼吸困难。有时食管黏膜水肿或食物块阻塞狭窄的管腔，可导致吞咽困难加重；偶尔也可因水肿消退或阻塞物脱落而症状好转。

X 线食管钡餐检查可显示狭窄的部位、程度和长度。化学腐蚀剂灼伤引起的狭窄一般呈现边缘不规则、管腔粗细不匀的长短狭窄。其他原因引起者多较局限，呈节段性或环状狭窄。高度狭窄的病例常不能了解狭窄的全段情况及远端食管状况。食管镜检查除可了解狭窄的部位及程度外，还可排除恶变，但多半不能通过狭窄了解远端情况。

治疗：对早期轻中度狭窄可行食管扩张术，包括引线经胃造口以塑料扩张探条或金属梭形扩张探条往返式或逆行食管扩张术。扩张术需定期多次。一般在开始时 1 周 1 次，逐渐加大探条号数，以及延长扩张时间间距至 2~3 周 1 次。在 X 线定位下采用气囊扩张术或将记忆合金支架植入扩大狭窄部，主要对节段性或环状狭窄减状效果较好。不能作扩张术的病例，应改善全身状况后，行手术治疗。

手术方法有食管狭窄部切除术或不切除狭窄部仅作食管与胃或结肠旁路吻合术替代食管。食管节段性狭窄，少数病例可作局部成形术或将狭窄部切除，局部对端直接吻合术。较长段食管瘢痕性狭窄，特别是腐蚀性食管灼伤，由于食管周围粘连广泛紧密，切除术的困难较大，大多考虑不切除狭窄食管，仅作旁路移植术。选用胃替代食管时，由于化学腐蚀灼伤，常致胃也同时受累，甚至造成胃瘢痕挛缩，以致难以施行高位食管胃吻合术。因此常选结肠替代食管，可上提至颈部与食管吻合。上提路径可经胸腔、经胸骨后隧道及经皮下隧道 3 种途径，后二者因不开胸、创伤小，对全身状况衰弱者尤为适用。选用的结肠段以横结肠为最多，亦有采用右半或左半结肠者，视供血血管解剖而定。一般保留左结肠动脉或结肠中动脉作为供血血管。移植的结肠应以顺蠕动方向最为理想，若由于结肠或血管解剖条件所限，亦可作逆蠕动方向移植。

胃造瘘术多作为短期改善营养或经造口引线、逆向扩张食管等治疗的辅助方法。

二、食管炎（反流性、消化性）引起的食管狭窄

食管黏膜经常受酸和胆汁反流的刺激，可发生黏膜溃疡、炎症，甚至形成肉芽、瘢痕收缩引起狭窄。反流性食管炎的形成决定于两个因素：①胃液和胰胆液反流入食管的次数和量较多；②食管运动活力降低。本症常与食管裂孔疝并存，或发生于贲门手术后其括约肌生理功能遭到破坏（如贲门成形术或食管胃吻合术后）。狭窄多发生于食管下段，但可向上延伸。

临床表现与诊断：反流性食管炎症状有烧心感、胸骨后或剑突下疼痛，也可因炎症刺激纵隔，产生背部疼痛。有时出现呕血、贫血。20% 病例可发生瘢痕狭窄，临床表现下咽困难和呕吐。X 线吞钡检查可观察狭窄的部位、长度、食管壁的动力状况和利用体位看反流现象。食管镜检查可确诊有无食管炎、溃疡、狭窄以及排除恶变。食管功能检查包括食管测压、酸反流试验、酸廓清试验以及 24 小时的食管腔内 pH 监测，对确定诊断、分析其严重程度以及决定有无手术指征等有帮助。

治疗：治疗方法有非手术治疗、扩张术和手术治疗 3 种。非手术治疗包括饮食调理、抗酸药物和避免平卧位加重刺激。若哽噎症状明显，在急性炎症不重时可采用狭窄扩张术，包括球囊扩张、探条扩张或记忆合金支架植入术。合并食管裂孔疝而

症状严重者,多需手术治疗。若其瘢痕狭窄不严重,经修补裂孔疝后,狭窄多可经非手术治疗或扩张术治愈。反流性食管炎的手术治疗包括各种抗反流手术,必要时加幽门成形术促进排空或加高度选择性迷走神经切断术减低胃酸分泌。食管严重狭窄扩张无效时,需切除狭窄。

三、手术后食管狭窄

食管手术部位可发生不同类型的狭窄。有的是因缝线反应或吻合技术有缺点,造成吻合口局部大量肉芽组织纤维化后挛缩形成狭窄;有的是在食管手术时已有慢性炎症或术后并发反流性食管炎所引起。

临床表现与诊断与“食管炎(反流性、消化性)引起的食管狭窄”相似。

治疗包括扩张术或支架植入术。需要用手术修复者占少数。对吻合口狭窄作扩张术必须小心,因其局部不像反流性食管炎的食管壁明显肥厚和纤维化,有时较小的扩张力即可造成破裂。

(高尚志　黄 杰)

第五节　食管肿瘤

一、食管癌

在我国,食管癌(esophageal cancer)是最常见的恶性肿瘤之一,2000多年前称此病为“噎膈”。中国是世界上食管癌的高发区,在河南省林州市有将近1/4的男性和1/6的女性发生或死于食管癌,中国食管癌世界标化死亡率为23.40/10万,占各种癌症死亡的23.53%,仅次于肺癌、胃癌,居第3位。最近完成的随机维生素补充试验在中国高发区发病率有降低趋势,但我国食管癌的发病率和死亡率仍居世界第一,估计每年有16万~20万病人死于食管癌。此病对我国人民健康危害极大,如何更好防治是21世纪广大医务人员肩负的重大任务。

20世纪90年代,来中国医学科学院北京协和医院治疗的食管癌病人仍多来自河北省、河南省、山西省和安徽省,上述省份的不同地区也存在不同的发病率,男性与女性之比为2∶1;其中外科收治的病人,60%属50~60岁,最小年龄25岁,最大年龄85岁。新疆维吾尔自治区中以哈萨克族居民发病率最高,其死亡率也比其他少数民族高2~3倍。食管癌高发区多属于各省内土地贫瘠、缺水缺物、食品单调之地,多有家族史,20世纪90年代笔者所在医院收治3~4代男性食管癌的病人增多;20世纪90年代以来,虽然尚无遗传医学证据,但确实存在相同基因的群体、在相同生活方式和相同环境影响下的同一家族、多个成员患食管癌的现象。

由于肿瘤诊断技术的改进和外科技术的提高,接受外科手术病人中晚期的病例增多(占70%),病变长度大(>10cm),合并有冠心病、高血压、糖尿病、肺功能受损的病例增多,70~80岁以上高龄病人的比例增高,颈段和胸上段食管癌病例的占比较20世纪80年代明显增高。

【病因】

对食管癌的病因研究,其结果在国内外不尽相同,说明食管癌的病因较复杂,因人而异。国外认为,吸烟、喝酒是主要病因。最近20年,食管癌和贲门癌在美国和欧洲的发病率还在上升,可能与肥胖率增高有关,吸烟者食管癌的发病率比不吸烟者高1倍多。国内认为,不注意口腔卫生、暴食、粗食和过热食物使食管黏膜受损后引起慢性炎症,导致上皮增生而易癌变。临床也发现某些食管憩室、反流性食管炎的病人,由于其食管黏膜长期的慢性炎症,较易引起上皮细胞癌变。

在从地中海到日本,横贯地球的亚热带,都发现有食管癌高发区,说明该地区的环境、水源和食品中含有致癌和促癌物质。以往动物实验早已证实,亚硝胺能诱发上消化道癌。在我国高发区河南省林州市的环境中,已检测出7种挥发性亚硝胺,玉米面也含有非挥发性肌氨酸亚硝胺,萝卜条有辅氨酸亚硝胺,大部分腌菜中含有红甲酯的亚硝胺化合物。近年国外研究发现,亚硝胺诱发食管癌还必须有口腔真菌感染的协调。在我国食管癌高发区,也发现多种食物被真菌感染,如串珠镰刀菌、黄曲霉菌等。这些霉菌除产生毒素外,还能促使亚硝胺的合成。食管黏膜长期接触亚硝胺后,其上皮出现不典型增生、重度不典型增生,最终发展为癌。食管上皮重度增生者的癌变机会较正常人高

140倍。

在土地贫瘠地区,食物中缺乏微量元素锌、钼、镁、铜和铁等,均可造成硝酸盐的积聚。食物中缺乏维生素A、维生素B_2和维生素C,就会影响人体内阻断亚硝基化合物合成的功能,易促使食管上皮增生。

20世纪90年代以来,各国对食管癌组织及其癌旁组织鳞状上皮的DNA进行检测,相继发现*c-myc*、*Int 2*、*Cyclin*、*Herl*等基因的过度表达和扩增,可能与食管癌的发生密切相关。研究结果表明,食管癌的发生、发展与多种基因失控有关。

【病理】

食管上皮与某种致癌和促癌因素接触后,其基底细胞发生变化,由上皮轻度增生到重度不典型增生而癌变,原位癌周围都有不典型增生的基底细胞。在高发区,前瞻性观察发现:食管上皮从重度不典型增生到癌变早期,可能需要5年;从早期癌变发展到晚期(并发溃疡、狭窄)还需要3~5年,在这10年期间,食管可呈现各种病理学改变。

食管鳞癌约占95%,起源于食管腺体或异体胃黏膜的食管腺癌约占4%,小细胞癌、腺棘癌、癌肉瘤和黑色素较少见。食管癌发生在中段较多,占50%;下段食管癌占30%;上段食管癌占10%~20%。

对手术切除大体标本观察,早期食管癌可分为:①隐伏型:食管黏膜局部充血,呈粉红色;②斑块型:局部黏膜水肿增厚,表面粗糙不平;③糜烂型:病变黏膜轻度糜烂;④乳头型:病变部黏膜呈乳头或息肉状,表面光滑。

关于中晚期食管癌的病理分型,国内于1958年提出髓质、蕈伞、溃疡和缩窄四型。1973年又增添腔内型,经30年的实践,证明此种分型有临床参考价值,各型均有其独特的病理特征:①髓质型:又称巨块型,肿瘤较大,常累及食管壁全层,引起明显的梗阻症状,食管造影可见充盈缺损和软组织影;②蕈伞型:瘤体向腔内突入,呈蘑菇状,食管造影显示局部食管壁呈不对称的蝶形充盈缺损;③溃疡型:食管壁有大小不等的溃疡,食管造影可见溃疡龛影,梗阻症状轻;④缩窄型:又称硬化型,肿瘤环形侵犯全层食管壁,造成狭窄,狭窄上段食管高度扩张;⑤腔内型:肿瘤呈息肉状突入腔内,有短蒂,病突段食管扩张,可见椭圆形阴影。国内资料报道,50%为髓质型,腔内型只占5%,其他型分别占10%~15%。食管癌通过三种方式播散。

1. 直接浸润　癌细胞沿黏膜和黏膜下播散,癌组织沿食管长轴和横径蔓延至肌层、食管纤维外膜,进一步侵蚀食管周围相邻组织和器官,如心包、大血管、气管和支气管,当破溃时发生严重并发症致死。

2. 淋巴管转移　癌细胞沿黏膜下淋巴管沿长轴和横轴转移,进入食管旁、纵隔及颈部和上腹部淋巴结,这是食管癌的主要扩散方式,约25%病例的淋巴结转移为跳跃式。

3. 血行转移　此转移方式多属晚期病例,但某些病例由于其独特的生物特性,较早期即有血行转移至肝、肺、骨和肾上腺等。

【临床表现】

食管癌病人有轻度下咽不适症状。即使早期病例,也有不同程度的吞咽时胸骨后烧灼感或针刺样胸骨后疼痛,吞咽时轻度哽噎或在食管内、咽部异物感,进粗食和过热食物时症状加重,多可自行缓解。症状时轻时重,特别是嗜酒病人,多不能引起重视。

随着病情的加重,病人出现进行性吞咽困难的典型症状,由于不同的病理类型和病变程度,可出现持续性胸背痛(多见于溃疡型和穿透食管壁侵犯后纵隔的病例)、声音嘶哑(肿瘤或转移性淋巴结侵犯喉返神经的病例)。当肿瘤侵犯气管和支气管,可引起呛咳。发生食管气管瘘后,可并发肺炎、肺脓肿,甚至窒息致死。晚期病例可出现脱水、贫血、消瘦等恶病质体征,也可发现锁骨上有转移的淋巴结团块。如有远处转移,则可引起相应症状。20世纪90年代以来,由于人民生活水平提高、营养改善,即使晚期病例,也很少发现恶病质的病人。

【诊断】

随着临床经验的积累和科技的进步,食管癌的诊治技术不断完善和更新,每位胸外科医师在临床实践中,应根据病人的具体病情、医师自身的技术水平并结合客观医疗条件,选择适合该病例的最佳诊治方法,争取收到理想的疗效。

1990年以来,我国坚持在高发区进行食管癌普查,使食管癌早期发现率提高到80%,但在城市医院,早期食管癌病例只占食管癌病人总数的2%~4%,目前已开展多种诊断方法可供选择。

1. 拉网普查　食管拉网脱落细胞学检查是我国医师在高发区,为早期发现食管癌病例而开展的一种有效方法。食管黏膜鳞状上皮基底细胞癌变为原发癌的生长过程中，癌细胞逐渐取代表层上皮细胞，暴露在食管腔内。1971年沈琼设计的双腔网囊食管脱落细胞采取器，阳性率可达90%以上，早期食管癌的发现率高达80%。为避免误诊，要求每例病人有2次以上的阳性结果。在河南省林州市，逾万例无症状的居民接受过拉网普查。对发现上皮增生的人群进行前瞻性观察，发现重度增生的癌变率为26.6%~30.3%，食管上皮细胞增生者的癌变率比正常者高140倍。

分段拉网法可协助定位及指导手术，如距门齿25cm以上食管水平发现鳞癌细胞，应作食管大部切除，在颈部作食管胃吻合术；在25~35cm发现癌细胞，应作胸中、下段切除，食管胃弓上吻合术。此法简易操作且价廉。

2. X线钡餐造影　X线钡餐上消化道造影是诊断食管癌的常有方法，为使钡剂易粘贴在食管黏膜上，钡内可加入阿拉伯胶，调成黏稠均匀的钡胶浆，让病人分次小口吞服，多轴细致观察，以免漏诊。早期食管癌的X线征，主要表现在黏膜形态的改变；①食管黏膜皱褶变粗，紊乱或中断；②<1cm的黏膜充盈缺损，较扁平边不整；③小溃疡龛影，其直径<0.5cm；④食管壁无蠕动，舒张度差、僵硬，时有钡剂滞留。早期食管癌X线钡餐的诊断率为74.7%，误诊率为25.3%。在中晚期病例，多见病变段食管黏膜紊乱，管壁蠕动消失，溃疡龛影，巨大充盈缺损及病变段食管周的软组织影。如为缩窄型改变，则其近段食管高度扩张；巨大充盈缺损的病例，则见该段食管腔变窄。

3. 食管镜检查　内镜检查是诊断早期食管癌的另一种方法。笔者所在医院自1974年起采用的纤维光学镜检查食管以来，已提高此项检查的安全度和准确性，其检出率可达85.2%，早期食管癌的镜下表现：①食管黏膜局限性充血，黏膜内小血管模糊不清，触之易出血；②黏膜局限性糜烂，可呈点片状分布，界清而边缘不整，形如地图；③食管黏膜表面粗糙不平，呈小颗粒状或大小不等的斑块，色潮红；④肿瘤呈息状或小蕈伞型向腔内生长，偶有短蒂间有糜烂。

根据王国清等在1980年的统计，用细胞学普查发现的早期食管癌，经纤维内镜检能确定病变者只有53.8%。为提高内镜的发现率，20世纪90年代以来，采用Lugol's碘液对食管黏膜进行双重染色，导向活检。正常食管上皮的糖原可被Lugol's碘液染色，而癌变的细胞则不染色，对不着色的黏膜区做活检，发现食管鳞癌占61.2%，中度和重度不典型增生占38.8%，说明碘染色法可确诊、定位及确定是否有卫星病。此法对微小癌及表浅癌的诊断十分可靠，可提高检出率达90%。

近年对早期食管癌手术标本做病理检查，均可查出其癌变上皮细胞有不典型增生，癌与非癌上皮呈现斜坡状移行过渡，从单纯增生、不典型增生到原位癌，癌灶常位于不典型增生的上皮细胞之中，如做内镜活检取材不当、深度不够，则可能只发现不典型增生的上皮细胞。在本院临床实践中，两次内镜活检只发现食管鳞状上皮细胞高度不典型增生的21例病人，都按癌做了手术，其病理检查均证实为Ⅰ期食管鳞癌，提示食管鳞状上皮高度不典型增生，也可视为早期食管癌的病理诊断指标。中晚期食管癌的镜下表现较易判定，肿块呈菜花或结节状，食管黏膜水肿充血或苍白发硬，但触之易出血。晚期肿瘤形成溃疡或造成管腔狭窄。

对中晚期颈段和胸上段病例，作支气管镜检有助于了解肿瘤外侵气管的程度及判断肿瘤能否切除。

4. 胸部电子计算机断层X线扫描（胸CT）　胸CT可观察食管腔是否变形，管壁变厚程度，肿瘤大小，与周围脏器如气管、支气管、主动脉弓、心包和心房和降主动脉粘连或侵犯情况，更可确定肝脏、上腹淋巴结及双肺有否转移灶，气管旁、主动脉窗及双锁骨上有否肿大淋巴结；但胸部CT难以鉴别肿大淋巴结的性质，更无法发现直径<1cm的转移灶，对侵犯邻近脏器的准确性也差。因此，不能只靠胸部CT所见而作分期，不少人认为胸部CT检查在食管癌诊断方面价值有限，CT判断食管癌淋巴转移的敏感度只有45%。

5. 食管内超声及体表超声检查　EUS用于判断肿瘤浸润食管壁的深度，其准确率可达90%，还可测出食管壁外肿大的淋巴结及判断肿瘤位于食管腔内或壁外，术后随诊可观察吻合口有否肿瘤复发，但当病变造成食管严重狭窄时，则限制其使用。近年来，也采用体表超声诊断高位食管癌及判断颈部、腹部淋巴结转移及腹内脏器转移，在体表超声引导下用细针做颈淋巴结穿刺活检，以明确其病变性质。近5年来，国内已开展食管超声内镜检查，诊断及切除早期食管癌和食管良性病变，疗效满意。

6. 食管癌的基因诊断　研究对1996年在笔者所在医院手术治疗的食管癌病人，采用PCR方法，对食管癌及癌旁正常组织（手术切除病理阴性）进行多个位点的微卫星DNA序列的不稳定性及其杂合性缺失的检测，结果显示在3p14.2、3p14.3、9q22~31及9q22~23处有最多的共同缺失片段。在此基础上采用RT-PCR方法，对位于3q14.2处的抑癌基因脆性组氨酸三联体（FHIT）在食管癌及其癌旁组织中的缺失情况进行筛查及检测，结果表明其cDNA的缺失率分别为64.2%和20%。因此，FHIT有望作为食管癌早期诊断的分子参考指标。

7. 正电子发射断层扫描（PET） 近10年来，PET技术应用较广，特别在肿瘤诊断方面，已成为现代核医学的热点。正电子是带点荷的电子，从 ^{11}C、^{13}N、^{15}O、^{18}F 等发射正电子的核素中射出来后，很快与负电子碰撞，发生"湮灭"，能量转化为两个方向相反的511keV的光子。两个光子被相对的两个探头同时检测到，称为"符合事件"，可用PET照相机获得它们在体内分布的图像。用于诊断肿瘤的示踪剂有多种，由于恶性肿瘤细胞代谢高、增殖快、对糖代谢需求增加，因而最常用者为 ^{18}F-氟代脱氧葡萄糖（^{18}F-fluorodeoxyglucose，^{18}F-FDG），^{18}F-FDG在体内磷酸化生成的 ^{18}F-FDG-6-PO_4 不被进一步代谢，在一定时间内积聚在肿瘤细胞内，成为肿瘤成像的基础。组织对 ^{18}F-FDG吸收的相对量可作为判断肿瘤生长及转移的指标，PET成像能准确反映特定组织中 ^{18}F-FDG的聚积程度，可用标准吸收值（SUV）表示，一般认为SUV>2.5即可诊断为恶性肿瘤。近10年，笔者所在医院开展此项检查以来，PET预测食管癌淋巴结转移的敏感度为76%，用PET对食管癌进行分期，对淋巴结性质的判断更准确和具体，对选择手术方案、术中指导切除有转移的淋巴结、选择化疗方案及判断术后疗效有较大的价值。术后复查PET，可判断肿瘤及淋巴结转移灶是否切净及发现复发和新的转移病灶。目前最困难的选择是检查费用昂贵。

【食管癌分期及食管分段的诊断】

术前为判断食管癌可切除性和能否根治，术后估计手术疗效和预后，每例手术病人都应有术前临床分期和术后病理分期的诊断。常用的分期和分段诊断方法有X线食管造影、食管镜检查、超声及食管腔内超声检查、核素扫描、胸部CT、MRI，近几年也采用电视胸腔镜技术和PET检查。病理分期主要依据病理标本检查结果。在临床实践中，20世纪90年代我们使用的分期法是1987年国际抗癌联盟提出的TNM分期法（表63-3）。

表中Tis为原位癌，T_1 肿瘤只侵及黏膜下，T_2 侵入肌层，T_3 侵透肌层达外膜，T_4 肿瘤侵犯食管邻近器官；N_0 区域淋巴结无转移，N_1 区域淋巴结有转移（颈段食管癌的区域淋巴结有颈部和锁骨上淋巴结，胸段食管癌的区域淋巴结包括纵隔和胃左动脉旁淋巴结）；M_0 无远处转移，M_1 有远处转移。

表63-3 国际抗癌联盟（UICC）食管癌分期（与中国分期比较）

UICC分期	肿瘤（T）	淋巴结（N）	远处转移（M）	中国分期	
				病理	临床
0期	Tis	N_0	M_0	0	
Ⅰ期	T_1	N_0	M_0	Ⅰ	<3cm
ⅡA期	T_2	N_0	M_0	Ⅱ	3~5cm
	T_3	N_0	M_0		
ⅡB期	T_1	N_0	M_0	Ⅲ	>5cm
	T_2	N_0	M_0		
Ⅲ期	T_3	N_0	M_0		
	T_4	N_0	M_0	Ⅳ	
Ⅳ期	任何T任何N		M_1		远处转移

我国分期T级由食管肿瘤的长度决定，而UICC分期T级由肿瘤浸润的深度决定，在临床实践中，深度较大度与预后更相关。UICC分期法对N的区分还不够详细，有待进一步补充完善。日本Kato认为，应将ⅡA和ⅡB合并，根据淋巴结转移的数目分为N_1和N_2，但此意见尚未得到公认。2009年第7版食管癌国际TNM分期标准将食管癌淋巴结转移的N分期标准，按转移淋巴结数目进行分级，清扫淋巴结数目最少12枚。食管的分段，为了明确食管癌的病变部位和长度，以选择手术路径和手术方法，必须有食管分段法。20世纪90年代大多数胸外科医师采用国际抗癌联盟的分段标准，将食管分为：①颈段：自颈静脉切迹到气管分叉水平（距上门齿约24cm）；②胸上段：从颈静脉切迹到气管分叉水平（距上门齿约24cm）；③胸中段：气管分叉水平到食管胃交界处全长分为二等段的上半段（下界距上门齿约32cm）；④胸下段：为此二等分的下半段（下界距门齿40~42cm）。此分段法标记较固定且明显，在临床实践中证明很适用。

【治疗】

食管癌外科治疗已有200余年历史，1877年Cerny首次为1例51岁女性病人切除颈段食管癌，并采用食管远段造瘘口灌食，病人生存了15个月。自1877年至1940年，各国医生试用各种手术方法以提高手术的成功率，但手术死亡率高达50%以上。

在我国，1940年吴英恺教授在中国医学科学院北京协和医院首次成功切除下段食管癌，采用胸内食管胃吻合治疗胸段食管癌。1951年黄家驷教授在上海市成功完成我国第1例颈部食管胃吻合术。

目前，食管癌的治疗仍以外科手术为主。在我国，食管癌手术已普及到县级医院，食管癌外科手术病人已逾5万例。手术技巧不断提高，在大医院相继开展空肠、结肠移植代食管，倒置胃管颈部食管胃吻合术，血管带蒂的结肠原位移植和游离空肠段移植代食管术。1972年邵令方教授研制了我国的食管胃吻合器以来，已得到推广应用。

综合文献资料，在我国，20世纪90年代食管癌的手术切除率达58%~92%，并发症发生率降至6.2%~15%，住院死亡率仅2.3%~5%。切除术后5年、10年生存率分别为8%~30%和5.2%~24%。邵令方教授报道一组204例早期食管癌和贲门癌病例的手术切除率为100%，术后5年生存率为90%以上。20世纪90年代，食管癌切除术后的吻合口瘘发生率仍为3%~25%，而且17%~25%吻合口瘘的病例最终死亡。因此，不少单位仍努力改进吻合方法，例如采用器械吻合，将肌层和黏膜层分别缝合，食管胃黏膜下套入式吻合，用邻近组织和大网膜掩盖吻合，采用食管导管协助作食管胃肠吻合。20世纪90年代末，无论手工缝合还是器械吻合，不少医院都有几百例连续无吻合口瘘的成功经验。为把食管胃肠吻合口瘘的发生率控制在1%以下，使我国食管癌外科继续保持国际领先地位，还有不少工作要做。

1. 食管癌外科治疗的手术适应证

(1) 国际抗癌联盟TNM分期中的0、Ⅰ、ⅡA、ⅡB及Ⅲ期中的$T_3N_1M_0$病例。

(2) 放疗后未能控制或放疗后复发的病例，只要局部无外侵、远处无转移者均争取手术。

(3) 食管癌长度与预后无密切相关，即使病变长10cm的ⅢA期病例，估计可切除者，不应放弃手术。术前判断可切除性的参考指标：①无背痛；②食管走行无扭曲；③病变段溃疡龛影的深度不超出壁外；④食管病变段旁的软组织影环绕降主动脉不足1/4圈。

(4) 80岁以上高龄食管癌病例的手术适应证要严格掌握，仅在病变早期，全身情况较好，无严重并发症，预计存活时间较长者，方可考虑手术，以提高生活质量为目的。

(5) 有严重合并症的病例，经处理后病情稳定者：①高血压病人控制血压在150/90Hg以下；②冠心病经安置冠状动脉支架2周后，射血分数>60%，估计能生存2年以上（预激综合征经消融治疗，心动过缓经安置心脏起搏器1周后）；③糖尿病即使胰岛素依赖的病例，如能控制空腹在8mmol/L以下，尿糖、酮体阴性者；④脑梗死、心肌梗死半年后病情稳定者。

(6) 有下列并发症的病例，心、肺、肝、肾功能尚能耐受手术，应争取作姑息性手术，避免死于严重并发症：①食管高度梗阻，滴水不进；②食管气管瘘但不宜安置带膜支架者，术中可同时切除受累的肺叶；③累及心包引起心包大量积液者。

2. 手术禁忌证

(1) 高龄，90岁以上。

(2) 病人有严重心肺功能不全，射血分数<50%，肺功能FEV_1<50%。

(3) 食管癌已有明显外侵及穿孔征象，如声嘶哑、呛咳等。

(4)已有远处转移,包括肝、肺及腹水症。有颅脑单发转移灶的病例,作开颅切除后是否作食管手术,应视情而定。

(5)恶病质晚期病例。

3. 食管癌切除及消化道重建的选择

(1)切除食管癌的方法:20 世纪 90 年代已开展多种手术方法,主要根据不同的临床分期而选择手术方法:①食管原位癌可经内镜在原位癌黏膜下注射生理盐水,使肿块鼓起,然后切除该区黏膜及肿块;②肿瘤只浸润达黏膜下的 Ⅰ 期病例,可经颈部和上腹部切口,非开胸路径将食管癌钝性翻转剥落;③肿瘤已浸润黏膜下层尚无淋巴结转移,或侵达肌层和外膜且有淋巴结转移,均要开胸作根治性食管癌切除及二野(胸、腹部)淋巴结清扫;④考虑到一旦已有淋巴结转移的食管癌难以根治,Oringer 采用经裂孔不清扫淋巴结的食管癌切除术,1997 年报道 636 例术后 5 年存活率为 26%;⑤近十余年来采用经电视胸腔镜作食管癌切除。

(2)开胸切除食管癌,重建消化道的手术路径。

1)左、右外侧切口:本院 96% 的病例都采用左侧路径。此切口从左侧第 6 肋床进胸作食管癌切除及重建消化道,除位于主动脉弓水平(距门齿 22~25cm)的食管癌外都可采用此切口,其优点是:①暴露主动脉弓及降主动脉较好,避免损伤,如损伤后也易处理;②容易剥离食管,经左膈切口进一步游离胃及清扫胃贲门旁和胃左动脉区淋巴结的操作较易完成;③如遇腹部粘连、左上腹转移淋巴团块较多、暴露困难的病例,可向左伸延为左胸腹联合切口;④不需改变体位及重新消毒铺单。

2)左颈、左胸后外侧切口:此种切口适用于颈段、主动脉弓上水平的食管癌切除及重睑术,不需变换体位。

3)右胸后外侧、腹部正中和右颈三联切口:适用于胸上段食管癌,容易游离切除食管癌及清扫右纵隔及隆嵴下淋巴结。作食管胸段游离后,在胸下段水平切断,胸下段送入胸腔,胸上、中段送入左颈根部,其中以双粗线相连。缝合胸部切口后改为平卧位,重新皮肤消毒铺巾。由两组医生分别作右颈(或左颈),上腹正中(左腹直肌)切口。游离胃,清扫腹部转移淋巴结,扩大裂孔切口达 4cm 左右。将游离的食管胸下段和胃经裂孔托入右胸内,然后经右颈切口,十分小心、轻柔地将食管胸中、上段,继之与其相连的胸下段食管和胃底、胃体从肺门后拉向上,将胃底拉入右颈切口,缝合固定,作食管次全切除后,最终作颈部食管胃吻合术。此术式盲目将胃拉入右胸,容易并发出血和扭转。

4)右胸前外侧、腹部正中和右颈三联切口:此三联切口不需改变体位,重新铺单,可缩短手术时间。游离食管后只需摇床改为左半卧位,也不需先关胸,待将胃固定于右胸腔顶后才缝合胸部切口,避免盲目操作。

在外科实践中,有人建议作左颈切口,在左颈作食管胃吻合术,其目的是避免造成右侧喉返神经损伤。这些病例在游离主动脉弓后水平紧密相贴的食管肿瘤时,有可能已损伤左喉返神经。一旦双侧喉返神经损伤,术后只好作气管切开通气。

2001 年邵令方教授提出对胸上段食管癌与气管紧贴的病例,采用右胸后外侧腹联合和右颈两切口,认为容易剥离食管及游离胃,也不需重新改变体位。国外采用非开胸的颈、腹二联切口作胸段食管癌切除、颈部胃食管吻合术。此切口只适用于 0~ Ⅰ 期的病例,心肺功能低下不宜接受开胸手术的病人。由于盲目推拉及剥脱,在血管硬化、高血压的病例中易撕破食管动脉,引起出血,或损伤大动脉出血致死,而且撕破气管的并发症发生率也高。

近 5 年来,有报道作胸骨正中切口,切除胸上段食管癌,但此切口暴露并不充分。总之,要根据食管癌的位置、病变范围及分期、病人的体型,更主要的是外科技术水平而选择较熟练的切口,以达到创伤小、暴露充分、操作容易和并发症少的目的。

(3)食管癌切除的范围:彻底切除食管癌组织及其转移病灶称为根治性手术。20 世纪 90 年代医学界认为:食管部分或次全切除(切端阴性)加胸腹二野淋巴结清扫是标准的根治性切除术。

外科手术仍是现有治疗手段中最好和首选的方法,但至今仍有两种相反的观点。其一认为手术应尽可能局限(经裂孔非淋巴结清扫),另一观点主张尽可能广泛切除,而大多数人认为二者的生存率和并发症发生率并无明显差异,Skinner 的大块切除更难以得到公认。由于采用的手术途径、切除范围、消化道重建及吻合方法各异,甚至对切除性及生存率的统计也不尽相同,要比较所报道的外科疗效实非易事。20 世纪 90 年代以来,我国大多数胸外科医师对胸上段食管癌采用右后外开胸路径,而胸中下段食管癌作左右外侧开胸路径,施行食管癌部分切除及二野淋巴结清扫作为标准手术，其5年生存率在25%~30%。

在外科实践中，尽管距肿瘤7cm切除食管标本，术中采用Lugol's碘液染色法检查边缘及冷冻切片检查残端阴性，但术后病理报告仍有10%~15%的病例残端阳性；由于发现有些病例的食管黏膜全长都是不典型增生，处于癌变前期，即使早期食管癌切除后，随诊16~26年因食管癌复发致死的病例达29.5%；以往发现食管癌有多发点起源、互不相连、跳跃式转移的病例；2001年，日本大平雅一医师发现食管多发癌的发生很可能与微卫星遗传不稳定（MSI）有关。由于上述发现，不断有人建议：凡是确诊为食管癌的病例，都应作食管次全切除、颈部吻合术，一旦发现吻合口瘘，处理也易。但是，将手术扩大到颈部，创伤较大，对病人不利。临床也有报道作食管部分切除的食管癌Ⅰ、Ⅲ期病例，术后生存30年以上而无肿瘤复发者，说明具体病人食管癌的生物特性决定其预后，我们对早中期病例常规作食管次全切持慎重态度。

为预防术后胃排空障碍，对早中期食管癌尚无外侵的病例，应尽可能保留迷走神经干，以预防术后心动过速及保持较好的消化功能。食管癌切除术中是否常规结扎胸导管仍各持己见，我们认为只当怀疑或证实损伤胸导管时，才在膈上、主动脉弓与脊椎交界三角区做胸导管结扎术。

(4) 淋巴结清扫：对食管癌周围淋巴结的清扫范围目前尚无统一意见。胸上、中、下段癌转移至颈部淋巴结的转移率分别为40%、30%和20%，笔者所在医院胸中、下段食管癌Ⅲ期病例中约80%有贲门区及胃左动脉旁淋巴结转移癌。我国大多数医生对胸中、下段食管癌切除后，常规清除主动脉窗、隆嵴下、左侧纵隔及上腹肿大的淋巴结。胸上段食管癌切除后，不常规清扫颈部淋巴结，而术后作双锁骨上区放疗。日本Akiyama主张三野（颈、胸、腹）淋巴结清扫，其5年生存率较二野淋巴结清扫明显提高（53.3%*vs.*37.5%）。三野清扫创伤大、手术时间长，特别是喉返神经损伤率高达50%，呼吸道及吞咽并发症也增多。Orriger不开胸作淋巴结清扫，经裂孔作食管癌切除，术后2年生存率也达60%。20世纪90年代，笔者所在医院做食管癌切除术中所清扫的肿大淋巴结经病理检查，约1/4为阴性。自1999年，为术前准确判断淋巴结的性质及术中指导只清扫转移性淋巴结，我们对某些病例做了术前PET检查，并在术后复查PET检查，用以判断手术是否达到根治性切除。结果提示，对早期病例常规作二野淋巴结清扫，并无必要。

(5) 替代食管的器官及移植路径：食管癌切除后在消化道重建术中，要选择合适的食管替代器官。在我国，大多数医生首选胃，即使经胸腔打开膈肌，分离胃的操作也简便，上提至颈部作吻合，其长度足够，只靠胃网膜右动脉也有良好的血供。胃的物理强度高、柔韧可塑，其缺点是胃的上皮与食管上皮相容性差，胃的体积太大，在胸内影响心肺功能，但万幸可以纵行缝缩，以限制其扩张。近几年不少医生主张采用结肠袢。结肠游离后，其长度更充足，血运也可，其黏膜上皮相容性好。利用结肠袢重建消化道，胃仍在上腹，有利于术后恢复消化功能，但此手术操作复杂，必须作颈、胸和腹部三联切口和作3个吻合口，术后并发症多，死亡率高。空肠袢的血运脆弱，长度有限，也有应用显微外科技术游离空肠袢间置代食管和作颈部吻合的报道。剪裁胃大弯，缝合顺置或倒置的胃管与食管吻合，由于此操作更复杂，现很少采用。替代食管的胃和空肠袢可经食管床或左肺门后推向上，与食管作颈部、胸腔顶、弓上和弓下吻合术，其中经食管床的距离最短，但在主动脉弓屈曲延长的病例，进食时食团可能在弓上停滞，引起吞咽不畅。游离的结肠袢可经胸骨后前纵隔或胸前皮下隧道，向上拉入左颈作食管结肠端侧吻合术。经皮下路径的距离最长。但万一发生吻合口瘘或血运障碍时，处理较易。为避免脓胸，目前很少有人将结肠袢拉入胸腔做吻合术。

(6) 食管胃吻合方法：在我国，自1940年以来，经三代胸外科医生的努力，已开发了多种食管吻合方法，包括单层缝合和两层缝合两类。两层缝合即将食管壁与胃壁作全层缝合（内层），再将食管的肌层、外膜纤维与胃的浆肌层缝盖内层（外层）。为了利用胃壁加固吻合口及预防反流，常用的方法有望远镜式或胃底围脖式包埋法，经改良的隧道式吻合，置入食管胃吻合法也属此类。单层缝合只缝合食管壁及胃壁全层，然后用胸膜、下肺韧带或大网膜覆盖加固吻合口。近5年来，不少单位采用国产或进口吻合器作器械吻合，其疗效较满意，器械吻合也属两层的全层钉合。20世纪90年代以来，各大医院都改进了吻合技术，例如将肌层和黏膜层分别缝合，食管胃黏膜下套入式吻合，胸内食管胃黏膜延长不同平面分层吻合，采用食管导管协助作食管胃吻合及胃腔内弹力环扎式食管胃吻合等。一种好的吻合方法应该是操作简便、容易，术后无瘘，也无狭窄和反流。无论何种吻合方法，只要达到上述目的都应坚持下去。近年，无论手工缝合还是器械钉合，不少医院都有连续几百例无吻合口瘘的成功经验。

笔者所在医院20世纪90年代采用的食管胃手工缝合两层吻合法，将食管近切端与胃底前壁最高点吻合：

1）先将游离的食管与拉入左胸后纵隔的游离胃底靠拢，距食管肿瘤5~7cm处，将正常的食管右侧壁（病人右侧卧位）纤维外膜和肌层与胃底最高点前壁的浆肌层，用中丝线作横行间断缝合5针，针距为0.5cm（第1排缝线）。

2）距第1排缝线下方1cm切开胃前壁，切口略大于正常食管的直径，不小于3cm，胃前壁切缘黏膜下出血须用细丝线缝扎彻底止血。应吸尽胃内容物，严防外溢污染胸腔。距第1排缝线1cm处切开食管右侧壁，用中丝线将胃切口上缘与食管切口上缘全层内翻间断缝合，先在正中及前后两侧三点缝合，以防食管黏膜内缩，然后在其中补加2~4针（第2排缝线），每针距边缘0.5cm，各针相距0.5cm。

3）沿食管右侧壁切口水平切断食管左侧壁，除去食管癌标本，将胃肠减压管送入胃腔内。用同样方法及缝线，内翻全层间断缝合食管左切缘与胃前壁切口下缘（第3排缝线），完成吻合口的内层吻合。

4）距内层吻合第3排缝线1.5cm水平，将胃前壁浆肌层与食管外膜、肌层和后胸膜（距第3排缝线0.5cm）作间断缝合，以缝盖吻合口(第4排缝线)，完成外层缝合。纵行缝缩胃体4~5针，缝固胃底和胃体于后胸壁。如作颈部食管胃吻合术，务必缝固胃底于颈深肌层，严防回缩入胸腔。

(7)结肠移植代食管术：笔者所在医院在20世纪80年代多用于颈、胸中上段病例，20世纪90年代有学者亦应用于胸下段食管癌病例。由于胃病变或已作过胃部分切除，不能再利用胃代食管的病人，食管癌已属晚期不能切除，已移植结肠作短路手术者，只好采用此术。根据结肠动脉的解剖分支而选用移植的结肠袢：以结肠中动脉供血，取用右半结肠及部分横结肠作顺蠕动吻合：以结肠中动脉或左结肠动脉供血，选用左半结肠及部分横结肠作顺蠕动或逆蠕动吻合。结肠上提至颈段最常用胸骨后途径，非开胸食管癌切除后可经食管床途径。原则上在供血良好的条件下，尽可能作顺蠕动吻合。

作结肠移植吻合手术时一定注意下列要点：

1）将肠袢上提时一定要轻柔，位置要摆顺，避免血管扭曲。

2）上提后要检查肠管的小动脉是否跳动，肠管壁色泽是否变紫，血供一定要良好。

3）上提的结肠袢长度一定要足够。

4）争取作食管端与上段结肠对系膜的侧壁作端侧吻合术。

5）结肠袢下端与胃前壁靠近胃小弯侧吻合。

6）术者最好分成两组同时进行手术：胸组负责开胸游离食管并切除，然后开颈作食管结肠吻合术；腹组负责游离结肠，作结肠袢远端与胃吻合、结肠结肠端端吻合术。

7）结肠系膜的缺口应严密缝闭，以免发生内疝。

(8)器械食管胃吻合术：自1995年起，在食管癌切除后，我们采用进口吻合器作弓上或弓下食管胃吻合术。具体操作方法如下：

1）常规游离食管和胃，在贲门部切断食管，用叩克钳夹住贲门断端备用。

2）在食管病灶上方预定切除的部位（距食管肿瘤5~7cm水平）夹上荷包钳，将两根荷包线缝针先后穿过荷包钳的孔道。小心操作，避免刺破相邻脏器及大血管。在荷包钳远端剪断食管和肿瘤，除去食管癌标本，食管断端用络合碘液消毒。

3）除去荷包钳后，快速用4把长弯止血钳分别夹住2、4、8及10点相应食管壁断端。食管壁出血点必须缝扎止血，严防食管黏膜内缩滑脱。撑开食管残端开口，将吻合器的圆形钉槽头插入食管腔内。如撕破食管壁，可用中丝线缝合，但要避免缝扎住荷包线。收紧荷包线，将钉槽圆头牢固地固定在食管腔内，食管残端结扎在钉槽头的中心杆上。如发现食管残端部分组织滑脱，可补加缝线结扎加固。

4）选用适合食管直径的吻合器(25号或26号)，将弯形或直形吻合器从贲门部断端开口插入（先吸尽胃内溶液），将胃上拉入胸腔，拧动吻合器螺母，使吻合器的中心粗针杆从胃底后壁最高点，拟作吻合部位，无血管区穿出，准确地将粗针杆插入钉槽圆头的中心杆孔中(发出咔吱响声)。继续拧紧螺母，将胃底吻合部位对接食管残端（严防夹入肺组织）直达吻合器标尺的对位线上。打开保险钮，用力握压手柄进行吻合。

5）完成吻合后松动螺母3~4圈，左右摆动钉槽头，退出吻合器。

6）撑开贲门部开口，检查无活动出血后，将胃肠减压管自食管上段送入胃腔内。

7）用闭合器钉闭贲门部断端，外加浆肌层间断缝线数针，包埋闭合部，向胃腔内突入，形成腔内防反流挡板。

8）检查吻合口，如发现金属钛钉外露、出血，食管或胃壁对合不够严密或撕裂，应用间断缝线将胃壁包埋吻合部位，但包埋不宜过深，缝针不宜太多，以免术后引起吻合口狭窄。

9）纵行缝缩胃体，以免影响肺功能。

10）为减小吻合口张力，将胃底、胃体缝固于后胸壁。

自1995—2002年笔者所在医院常规使用进口食管胃吻合器，总例数已达600余例。术后并发吻合口瘘2例（瘘口<0.5cm），经保守治疗2个月出院。术后吻合口出血（出血量>500ml）3例，其中1例手术止血，其余2例经药物保守治疗后出院；使用25号的进口吻合器，约10%的病例术后并发吻合口狭窄（吻合口直径<1cm）。全部吻合口狭窄的病例在术后2个月内，经器械扩张后症状改善。近几年来，国内各医院相继采用食管胃器械吻合技术，确实吻合口瘘的发生率明显减少，年轻的胸外科医生也比较容易掌握此操作，但务必强调加强训练及改进操作方法，选用灵活、质高，适合具体病例的吻合器，而且目前吻合器的设计及质量也有待改进。2010年10月北京李辉教授等报道采用胸/腹腔镜作胸腔内食管胃吻合技术，成功为6例食管癌病人手术，术中使用了ORRIITM装置，认为经口腔送入吻合器钉钻进行胸腔内食管吻合术是一种安全、有效的方法；上海范虹教授等报道使用达芬奇（Da Vinci）机器人完成3例食管癌手术，疗效满意。

4. 如何提高食管癌的治疗效果　外科治疗仍是食管癌的首选治疗方法，经过50年的努力，已取得一定疗效（表63-4）。

笔者所在医院食管癌的治疗也和其他医院相似，手术切除率不断提高：20世纪60年代为65%，20世纪70年代为78%，20世纪80年代为85%，20世纪90年代已增至97%；并发症发生率逐年降低：1961—1980年为18%，1981—1992年降至9%，吻合口瘘为1.12%；手术死亡率也逐年下降：889例手术切除肿瘤的死亡病例中，1961—1980年为11%，1981—1992年下降至4.2%。但是，术后5年生存率在近20年来并无显著提高（23%~25%）。2006年吴昌荣教授报道1 690例食管癌外科治疗，其吻合口瘘率为2.2%，手术死亡率为0.2%。分析笔者所在医院55岁以上病例，术后活过10年的30例食管癌病人资料：pTNM分期Ⅰ期者21例，30例均为鳞癌，癌组织和转移淋巴结均切除彻底。不难看出，早期诊断、根治性切除是延长病人术后生存期的主要因素。食管癌外科治疗的效果不满意的主要原因之一是病人来院求医太晚，应诊时已属晚期，难以找到最佳治疗方案。因此，加强对群众和医务人员的健康宣传工作实属必要，在高发区进行普查的工作仍需要加强。

为提高外科治疗食管癌的效果，20世纪90年代以来不断开展新辅助化疗，以期对能切除的食管癌病人提高其远期生存率，对局部晚期病人能提高切除率及延长姑息治疗后的生活质量和生存时间，但术前化疗会增加术后并发症和死亡率。

食管癌的放疗作用尚在研究，术前放疗能减少或清除外侵的肿瘤，提高切除率，放疗也可减弱癌细胞的活力，减少手术中挤压肿瘤引起肿瘤细胞种植和血性转移，但临床随机试验经统计学处理尚未提示，术前放疗能明显延长病人的生存期。目前不少学者认为，对判断可切除的病例，术前不必做放疗；对术后证实为Ⅰ、Ⅱ期或ⅢA期的病例，也不必给予术后放疗。术前化疗的临床试验显示可以使肿瘤缩小，提高手术切除率，但增高术后并发症和死亡率。

表63-4　食管癌外科治疗效果

单位	年份	例数	切除率/%	死亡率/%	5年生存率/%
中国医学科学院肿瘤医院	1994	3 603	86	4.0	30.4
中国医学科学院北京协和医院	2000	1 098	97	4.2	25
河南省肿瘤医院	2001	9 380	94	1.8	31.6
河北医科大学第四医院	2001	9 108	90.1	3.1	30

当前，为寻找最佳综合治疗方案，也研讨免疫治疗、基因疗法和中医治疗的联合方法。笔者所在医院在20世纪90年代，对术后病人在术后禁食期间及放疗、化疗前后，间断给予胃肠外营养支持；热量约每日25cal/kg（1 cal=4.2J），氮入量每日7.5~9.5g，脂肪：糖为1:1的比例，使90%的病人都能按时完成放疗或化疗，生活质量也得到改善。近10年，我国采用中药榄香烯注射液及乳剂口服液治疗食管癌和贲门癌，疗效满意。

为探寻食管癌的确切病因及其发生、发展的机制，我国正加强分子生物学的研究。我院在食管癌研究中已采用微阵列技术，该技术采用成千上万个DNA样品或寡核苷酸，密集排列于硅片、玻片、聚丙烯酰胺或尼龙膜等固相支持物上，再用核素或荧光标记的探针与之进行杂交，最后用激光共聚焦显微镜等设备，通过计算机分析处理，获取图像信息。微阵列技术是以杂交为基础，通过比较同一基因与来自不同组织或细胞的DNA探针杂交信号的强弱，得出该基因在这些组织或细胞中表达的相对丰度。其优点是易于操作、廉价、便于扩广，尤其对肿瘤特异基因表达谱的分析，差异表达基因的检测有较大的价值。

21世纪初，我国也已开发生物芯片技术，通过检测病人的少量血液（0.5ml）争取筛选出食管癌早期病例。

在21世纪，为解决食管癌临床分期不规范、食管癌病人转移的淋巴结清扫不彻底，我们将遵照循证医学的原则，各大医疗中心的胸外科医师已加强协作，正开展前瞻性、科学性的临床随机试验，开发新的诊断方法，给病人选择有效的个体化综合治疗方案，不断改进外科技术，以期尽快提高食管癌的治疗水平。

二、食管良性肿瘤

食管良性肿瘤（benign tumors of esophagus）罕见，占全部食管肿瘤的0.5%~0.8%。食管良性肿瘤有从鳞状上皮发生的乳头状瘤和囊肿，有发自腺上皮的息肉和腺瘤。非上皮来源发自肌层的平滑肌瘤、脂肪肌瘤、间质细胞瘤、毛细血管瘤和淋巴瘤。从中胚层发生的脂肪瘤和神经纤维瘤，也有发自食管异位组织的其他肿瘤。

（一）食管平滑肌瘤（leiomyoma of esophagus）

食管良性肿瘤以平滑肌瘤最常见，占全部食管良性肿瘤的50%~80%，多见于中年，男女之比约为2:1。约50%病人无症状，此病的主要临床症状为下咽不适或进食时有梗阻感，偶有胸骨后疼痛。由于中、下段食管肌层主要由平滑肌组成，平滑肌瘤多长自此两段食管，肿瘤呈圆形、椭圆形。多发者呈马蹄形，色灰白，质坚韧，有完整包膜，主要向腔外生长，巨大者可突入腔内。

食管平滑肌瘤的诊断要结合临床症状，主要依靠食管X线钡餐造影和纤维食管镜检查。食管X线钡餐造影可见圆形或椭圆形充盈缺损，边缘光滑、锐利，与正常食管间相交为锐角。局部黏膜无破坏，但由于被肿瘤挤压，黏膜被展平，该处只附有少量钡剂，较周围浅薄，形成瀑布征或称涂抹征。巨大的平滑肌瘤在后纵隔可见软组织影。纤维食管镜检查发现为黏膜外肿瘤，局部黏膜正常，黏膜可在肿瘤部位滑动。食管腔内超声检查可证实肿瘤位于食管壁肌层，亦可发现可能同时存在的食管囊肿。作食管腔内检查时，切忌经黏膜穿刺活检，以免损伤黏膜形成瘢痕，避免此后作平滑肌瘤摘除术时撕破黏膜。

食管平滑肌瘤生长缓慢，但由于不断长大，导致梗阻，且有少数恶变的病例，因此无论肿瘤大小，均应手术切除。绝大多数病例可在黏膜外摘除平滑肌瘤。如切破黏膜，可用4-0聚丙烯缝线作内翻缝合，以纵隔胸膜缝固。切除巨大肿瘤后，食管壁遗留下较大缺损，可用膈肌瓣或带血管蒂肋间肌修补。巨大的食管平滑肌瘤累及较多的肌层，只好作食管部分切除、食管胃吻合术。

（二）食管间质细胞瘤（esophageal stromal cell tumors）

食管间质瘤（esophageal stromal tumors）与平滑肌源性和神经源性肿瘤不同，是一种具有独特免疫组化表现和电子显微结构的实体肿瘤。其临床表现、X线影像学和内镜检查与食管平滑肌瘤相似，光镜下单从形态上（HE染色）也不易区分。为明确诊断，要进行免疫组化和基因检测。与平滑肌瘤相反，间质瘤表达CD117及CD34，α-SMA通常阴性，具有*c-kit*基因突变。2000年WHO将胃肠道间质瘤这种非上皮性肿瘤从形态上分为梭形细胞型、类上皮细胞型和混合型。其生物行为有良性、潜在恶性和恶性三类。食管间质瘤以梭形细胞型为主，恶性较多，但有些诊断为良性的食管间质瘤术后也出现复发和转移。食管间质瘤对化疗、放疗均不敏感，应手术治疗。肿瘤小、分界清的间质瘤可做肿瘤摘除；当临床呈恶性倾向，应做食管切除、食管胃吻合术，并做淋巴结清扫，术后均需长期随诊，必要时进行放射治疗。

（李泽坚）

参考文献

[1] 程邦昌, 肖永光. 结肠代食管术临床实践 [J]. 中华胸心血管外科杂志, 2011, 27 (3): 131-135.

[2] 任国光, 邓建华, 肖波, 等. 胸段食管癌喉返神经旁淋巴结转移特点及临床意义 [J]. 中华胸心外科杂志, 2011, 27 (4): 215-217.

第六十四章
纵隔、膈疾病

第一节　原发性纵隔肿瘤

纵隔位于两侧胸膜腔之间、胸骨之后、胸椎之前、胸廓出口以下及膈肌以上。纵隔内含有心包、心脏、大血管、气管、主支气管、食管、胸导管、胸腺、神经(迷走神经、膈神经和交感神经链)、淋巴结、淋巴管、脂肪和结缔组织等。为临床诊断、定位方便起见,通常将胸骨柄下缘与第 4 胸椎体下缘连线以上称为上纵隔,其下为下纵隔。上纵隔又以气管为界,划为前、后纵隔。下纵隔较上纵隔宽阔,心包、心脏和气管分叉所处部位称为中纵隔,其前方为前纵隔,后方为后纵隔(图 64-1)。

纵隔内组织与器官较多,胚胎来源又较复杂,因此,纵隔内可发生多种多样的原发性肿瘤和囊肿。而经淋巴或血行转移至纵隔的继发性肿瘤,不属本节叙述范畴。

【组织病理学分类】

纵隔肿瘤中以良性者居多数,约占总数的 75%,恶性者约占 25%。部分临床外科报道的资料中,由于不包括某些不适于手术治疗的恶性肿瘤(如淋巴肉瘤、霍奇金病等),因而良性纵隔肿瘤所占的比例可高达 90% 左右。

纵隔肿瘤可来源于三个胚层的组织。通常气管、主支气管、食管和心脏肿瘤另辟章节而不在纵隔肿瘤内叙述。国内外文献报道中,大多数以神经源性肿瘤或畸胎性肿瘤所占比例最高,其次是胸腺瘤、支气管囊肿、胸内甲状腺肿等。淋巴性肿瘤亦占有相当比例。其他较少见的纵隔肿瘤有心包囊

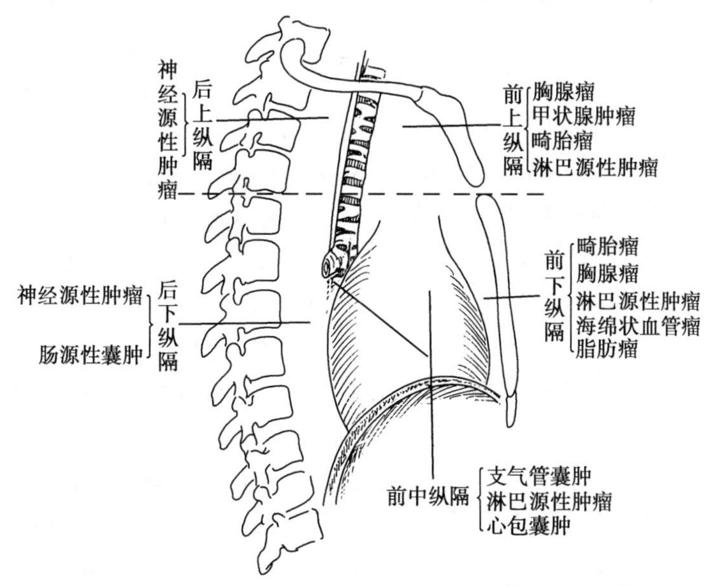

图 64-1　纵隔分区及原发性纵隔肿瘤和囊肿好发部位

肿、肠源性囊肿、间皮细胞瘤、脂肪瘤、海绵状血管瘤、淋巴管瘤、纤维瘤、化学感受器瘤、嗜铬细胞瘤、平滑肌瘤等。

综合1958—1981年国内外各5组统计资料，各种常见纵隔肿瘤所占比例见表64-1。

表64-1 常见纵隔肿瘤的类别

肿瘤类别	例数	比例/%
神经源性肿瘤	472	26.0
畸胎瘤和囊肿	391	21.5
胸腺瘤	278	15.3
淋巴源性肿瘤	141	7.8
支气管囊肿	136	7.5
甲状腺肿瘤	56	3.1
其他	345	18.8
总计	1 819	100.0

注：综合复旦大学附属中山医院1981年内部资料

纵隔肿瘤多有其好发部位，对临床诊断有很大的参考价值(见图64-1)。由于纵隔各分区无绝对界限，肿瘤可以向某一方向突出生长，超出其通常好发部位，甚或突向胸腔。

【临床表现与诊断】

(一) 临床症状

原发性纵隔肿瘤的症状主要有两个方面，即压迫症状和特殊症状。但许多病人无任何症状。

1. 压迫症状　常见的有胸闷、胸痛、呼吸困难、咳嗽、吞咽困难、颈胸交感神经麻痹综合征、声音嘶哑(喉返神经受侵多提示肿瘤为恶性)、上腔静脉阻塞综合征等。这些压迫症状与肿瘤的位置、大小和性质密切相关。

2. 特殊症状　如畸胎类肿瘤与肺、支气管相通时会咯出毛发和皮脂分泌物，胸腺肿瘤可出现重症肌无力，甲状腺肿瘤可合并甲状腺功能亢进。部分神经节细胞瘤和神经母细胞瘤有腹泻、腹胀或高血压、面部潮红、多汗等内分泌失常症状等。特殊症状的出现对纵隔肿瘤的诊断有极其重要的意义。

(二) 检查方法

纵隔肿瘤的检查方法包括无创性和有创性两类。

1. 无创性检查

(1) X线：是诊断纵隔肿瘤的重要手段。多数无临床症状的病人，均系因故行胸部透视或摄片时方被发现。由于常见的纵隔肿瘤都有其特定的好发部位，因而后前位和侧位胸部X线片往往能够初步判定肿瘤的类别。如发现肿瘤内有液平面征，说明囊性肿瘤已与肺、支气管或食管相通。瘤内有大块成形骨质阴影(如牙齿、下颌骨等)，则可诊断为畸胎瘤。食管吞钡检查可了解食管受压情况。透视下可观察肿瘤是否随着吞咽活动而上下移动或变形(见于甲状腺肿和支气管囊肿)。

(2) CT和MRI检查：CT扫描密度分辨率高，可较为敏感地区分脂肪、血管、囊肿、钙化及软组织影，并可发现胸部X线片上隐蔽部位的病变，对纵隔肿瘤的定位诊断更为精确。增强CT可清晰看到肿块与纵隔血管等结构间的关系，为手术提供指导。现认为，对所有纵隔肿瘤病例均应常规行CT检查。MRI组织特性分辨率高，并能提供多方位成像，在评价肿块与邻近椎体的关系、椎间孔和脊髓信号的改变以及除外血管疾病等方面优于CT。

(3) 超声检查：有助于了解肿瘤为囊性或实质性，肿瘤的具体位置及其与心脏、大血管等的关系。

(4) 放射性核素显像：非囊性纵隔内甲状腺肿 ^{131}I显像多为阳性结果。

2. 有创性检查

(1) 纵隔镜检查(mediastinoscopy)：对某些不适合手术治疗的纵隔肿块，纵隔镜可获取组织标本，特别是肿块位于气管周围、隆嵴附近及主动脉弓旁。

(2) 经胸壁穿刺活组织检查：在CT或超声定位下穿刺活检可提供病理诊断，对影像学评价不适于手术治疗的恶性肿瘤(如淋巴瘤、恶性生殖细胞肿瘤等)，有助于确诊后制订非手术治疗方案。

(3) 胸腔镜检查：近几年胸腔镜应用广泛，可直接切除孤立的纵隔肿块，对广泛浸润而无法切除的肿瘤亦可获取组织活检。

(4) 颈部或锁骨上窝淋巴结活组织检查：适用于颈部或锁骨上窝有异常肿大的淋巴结或疑为淋巴源性肿瘤的病人。

【鉴别诊断】

临床实践中下述疾病易与纵隔肿瘤相混淆，应予以鉴别。

1. 胸主动脉瘤或无名动脉瘤　据以往文献统计，3%~5%的胸部X线片拟诊为纵隔肿瘤的病人，剖胸探查时发现为主动脉瘤。CT、MRI等检查有助鉴别，目前CT血管造影可清楚显示主动脉扩张、夹层等情况。如常规CT检查怀疑胸主动脉瘤的病人，可进一步行CT血管造影或MRI、超声心动图等检查以鉴别。

2. 中央型肺癌　肺癌阴影贴近纵隔面者，有时易误诊为纵隔肿瘤。痰细胞学检查、支气管镜检查、CT等有助于鉴别。

3. 纵隔淋巴结结核　主要见于儿童，其肿块阴影呈分叶状或结节形，肺内可能有结核病灶，肺门淋巴结多亦肿大，结核菌素试验呈强阳性等可资鉴别。

4. 胸椎结核并发椎旁脓肿　易与神经源性肿瘤相混淆，如X线检查椎体病变不够明显，常造成误诊。CT、MRI等检查有助鉴别。

5. 其他　如胸内脊髓膜膨出症、突向纵隔的胸壁肿瘤以及纵隔面局限性脓胸等。

【治疗原则】

就大多数纵隔肿瘤而言，手术切除是主要的治疗手段。虽然多数肿瘤为良性，但手术前对具体病例有时尚难做出肯定判断，再者，某些良性肿瘤有恶变可能；一些囊性肿瘤有继发感染和穿破的危险；肿瘤继续增大后会压迫邻近重要器官和组织，引起某些并发症或造成手术的困难等。凡此种种，均说明除少数确有手术禁忌者外，诊断一经确立，即应安排手术治疗。对手术切除欠彻底或未能切除的恶性胸腺瘤和神经源性肿瘤等，手术后应进行放射治疗和化学药物治疗。

淋巴源性肿瘤除极个别表现为孤立性单个肿块者，一般均不适于手术，宜直接行放射治疗和化学药物治疗。

常见原发性纵隔肿瘤和囊肿：

1. 神经源性纵隔肿瘤　神经源性肿瘤是后纵隔最常见的肿瘤。主要源于肋间神经近脊椎段或走行于椎旁的交感神经链，因此，多位于胸椎旁槽。源自脊神经根的神经性肿瘤，有时瘤体跨越椎间孔，形成哑铃状。如椎管内部分体积较大，会产生脊髓压迫症状，极少数病例肿瘤源自膈神经或迷走神经，因而其位置不在后纵隔。

神经源性肿瘤多数系良性。按其病理组织成分不同，可分为神经鞘瘤、神经纤维瘤、神经节细胞瘤、神经母细胞瘤、神经节母细胞瘤等。前三者属良性肿瘤，如发生恶性变，则成为神经性肉瘤。神经母细胞瘤和神经节母细胞瘤是恶性肿瘤，多见于年幼病人。副神经节瘤(嗜铬细胞瘤、化学感受器瘤)较少见。

X线检查多示后纵隔脊椎旁槽处质地浓密、边界清晰的圆形或椭圆形阴影，有时可见因肿瘤压迫产生的椎间孔扩大、肋骨间隙增宽或肋骨压迫征象(图64-2)。CT检查可见肿瘤呈圆形或椭圆形，密度均匀，包膜完整、光滑(图64-3)；部分肿瘤呈哑铃状，相应椎体椎间孔增大，椎体或椎弓根受压，肿瘤延伸至椎管内；MRI检查可清楚显示椎管内肿瘤部分的大小、肿瘤与脊髓关系及椎体有无受侵等情况，便于选择正确的手术方案。

神经源性肿瘤的治疗主要是施行手术彻底切除，对于包膜完整、界限清楚且未侵入椎管内的后纵隔良性肿瘤，一般选择胸腔镜切除，创伤小、恢复快。跨越椎间孔的哑铃状肿瘤常需胸外科、神经外科和骨科多学科协作手术，多采用后正中切口加经胸入路，切除相应的椎板，彻底切除肿瘤椎管内部分，手术时应避免过分牵拉，以防损伤附近脊髓。切除神经节细胞瘤时，尽量防止损伤上胸段交感神经链，以免发生颈胸交感神经麻痹综合征。恶性肿瘤如手术时疑有残留病灶，术后应作放射和化学药物综合治疗。

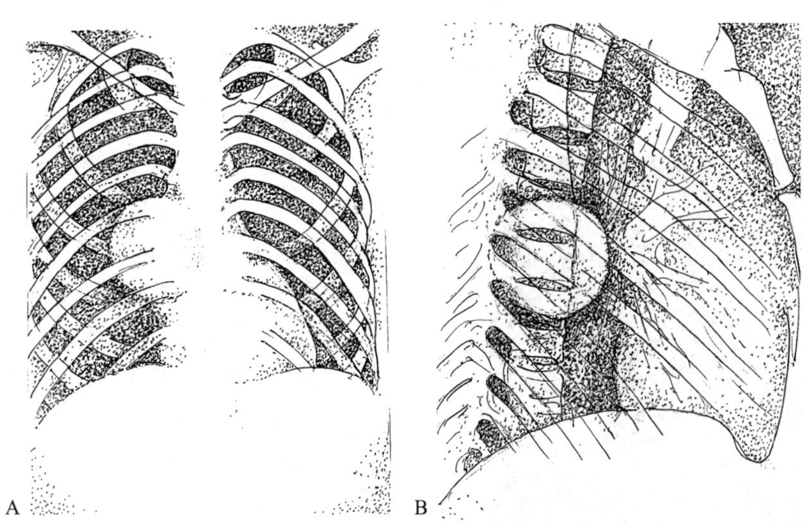

图64-2　纵隔神经鞘瘤

A. 后前位胸部X线片：肿瘤位于下纵隔右侧，突向右侧胸腔，圆形，轮廓清楚；B. 右侧位胸部X线片：肿瘤位于后纵隔，后缘越过椎间孔

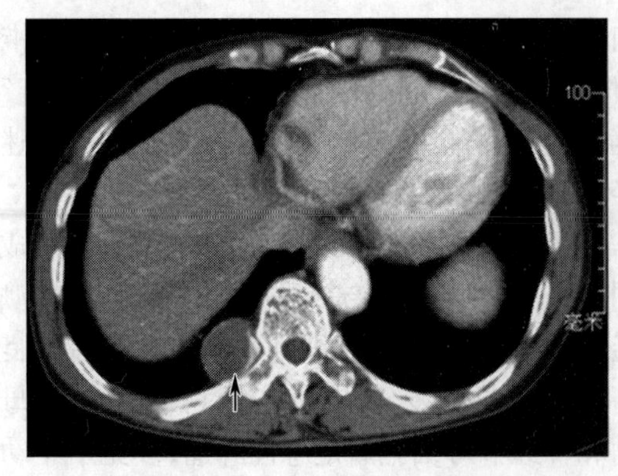

图 64-3 右后纵隔神经鞘瘤

2. 生殖细胞肿瘤 大多位于前纵隔，包括良性（成熟性）及恶性畸胎瘤、精原细胞瘤、内胚窦瘤、绒毛膜癌及胚胎性癌等。

畸胎瘤的病理特征为肿瘤组织由外、中、内三个胚层组织构成，常含有皮肤、牙齿、骨、软骨、神经、肌肉、脂肪、上皮等。不成熟畸胎瘤除含来自三个胚层的成熟组织外，还有不成熟的胎儿型组织，常为原始神经上皮成分，其不成熟成分使之具有复发和转移的潜能。皮样囊肿和囊性畸胎瘤内容物会继发感染，致使内含液体急剧增加，瘤体扩大，如穿破至肺或支气管，病人咳出皮脂腺分泌物或毛发，具有特征性诊断价值；也可穿破至心包腔或胸膜腔，引起相应的病理改变；少数病人穿破至颈根部或前胸壁，形成长期不愈的窦道。良性畸胎瘤一般表现为边缘清楚的前纵隔肿块（约 5% 位于后纵隔），X 线检查示前纵隔心底部水平有质地浓密的圆形、类圆形或结节状块影，如见到骨质或牙齿有诊断意义（图 64-4）。CT 扫描多呈混杂密度，包括软组织密度、水样密度、脂肪密度以及钙化和骨骼密度，可同时具有 2 种或 2 种以上成分（图 64-5）。恶性畸胎瘤绝大多数属于实质性畸胎瘤，CT 表现为混杂密度软组织块影：边缘不规整，大多呈分叶状，块影内密度不均匀，病变与周围组织间脂肪间隙消失，对周围大血管呈全包绕或大半包绕状态。

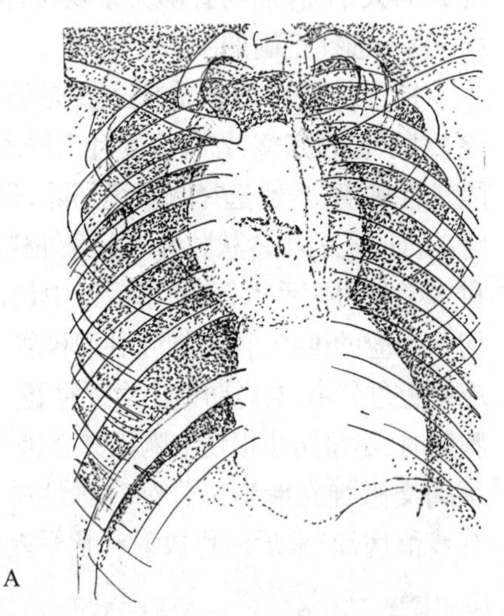
A

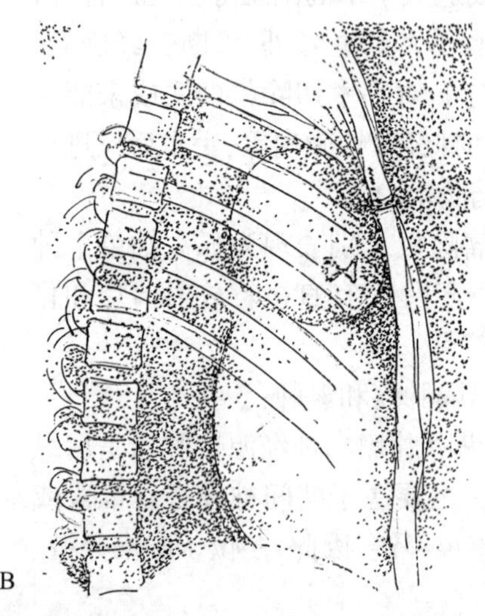
B

图 64-4 纵隔畸胎瘤

A. 后前位胸部 X 线片：肿瘤位于纵隔右侧，突向右侧胸腔，体积较大，呈类圆形；B. 右侧位胸部 X 线片：肿瘤偏向前纵隔，内有骨质阴影

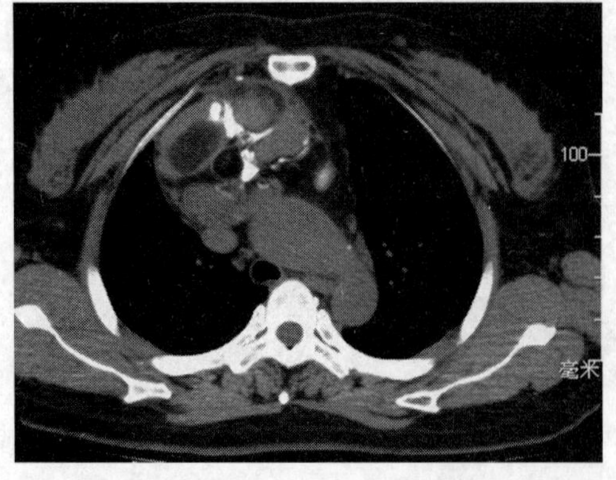

图 64-5 右前纵隔畸胎瘤

CT 显示瘤内可见软组织密度、水样密度、脂肪密度以及钙化和骨骼密度

非畸胎类生殖细胞瘤包括精原细胞瘤、内胚窦瘤、胚胎癌、绒癌及混合型，均属恶性。90% 以上恶性生殖细胞瘤发生在男性，发病高峰在 20~30 岁。血清甲胎蛋白及 β- 人绒毛膜促性腺激素测定对于非精原细胞瘤有诊断价值。CT 表现为肿瘤位于前中、上纵隔偏于一侧，边缘不规则、无钙化实质性巨大占位，增强扫描呈不均匀轻度强化，大多数肿瘤内见无强化的多发斑片状坏死，与邻近结构之间的脂肪层消失，纵隔内多个淋巴结肿大、融合，颈部可见肿大淋巴结。

良性畸胎瘤因存在感染、破裂、出血和恶变的可能，故一经发现应早期手术治疗；肿瘤与周围组织多粘连紧密，应仔细解剖分离，以防损伤引起大出血。恶性畸胎瘤则需辅助放、化疗等治疗。精原细胞瘤对放、化疗敏感；恶性非精原细胞瘤在放、化疗后可考虑手术切除残留肿瘤组织。

3. 胸腺瘤　胸腺瘤是上前纵隔最多见的纵隔肿瘤，胚胎期膈肌下降时可将部分胸腺组织带至下纵隔，因而部分病例肿瘤位于下前纵隔，位于后纵隔者极少见。

1999 年 WHO 对胸腺瘤的组织学分型为：① A 型：髓质型或梭形细胞胸腺瘤。② AB 型：混合型胸腺瘤。③ B 型被分为 3 个亚型，包括：B1 型，富含淋巴细胞的胸腺瘤、淋巴细胞型胸腺瘤、皮质为主型胸腺瘤或类器官胸腺瘤；B2 型，皮质型胸腺瘤；B3 型，上皮型、非典型、类鳞状上皮胸腺瘤或分化好的胸腺癌。④ C 型：胸腺癌，组织学上此型较其他类型的胸腺瘤更具有恶性特征。

1981 年 Masaoka 提出胸腺瘤的临床分期：① Ⅰ期：肉眼见完整包膜，无镜下包膜外侵犯；② Ⅱ期：镜下侵出包膜或肉眼见侵犯纵隔脂肪组织或纵隔胸膜；③ Ⅲ期：肉眼见侵犯邻近结构（如心包、大血管或肺）；④ ⅣA 期：胸膜腔播散（胸膜或心包转移）；⑤ ⅣB 期：淋巴或血行转移，胸腔外播散（以骨转移最为常见）。

与其他部位肿瘤不同，胸腺瘤的良、恶性主要由其生物学行为决定。一般认为 A、AB 型多为良性，大部分为Ⅰ期、Ⅱ期，很少转移或复发；B1~B3 型恶性程度递增，Ⅲ期、Ⅳ期比例亦逐渐增多；C 型即胸腺癌，侵袭性很强，多侵犯心包、大血管等部位，无法根治切除。部分胸腺肿瘤有囊性变，单纯性胸腺囊肿较少见，囊肿内容为棕色血样物。

胸腺瘤 10%~45% 的病例合并重症肌无力。肿瘤切除后，部分病例肌无力情况有好转，而另一部分病例则肌无力症状反见加重，后一情况多见于恶性胸腺瘤的病人。重症肌无力的病人中 8%~20% 伴有胸腺瘤，胸腺切除治疗重症肌无力对病期较短且不伴有胸腺瘤的女性病人，往往取得较满意的效果。对胸腺（瘤）与重症肌无力之间的复杂而奥妙的相互关系，至今未取得透彻的了解。

X 线检查多示上前纵隔紧贴胸骨后有圆形或类圆形阴影，略呈分叶状（图 64-6）。CT 扫描下良性胸腺瘤多呈圆形或椭圆形软组织密度肿块，多数密度均匀，少数瘤体内可见点状钙化，对纵隔结构无侵犯（图 64-7）。恶性胸腺瘤多为分叶状软组织肿块，多数密度不均匀，其中可见低密度区，肿块常较大，其侵袭性主要表现为：①纵隔胸膜侵犯；②胸膜种植，可表现为血性胸腔积液；③肺侵犯；④心血管结构侵犯，肿块与心脏大血管分界不清，增强后可见心脏大血管被挤压、推移或包绕；⑤心膈角和腹腔侵犯。

胸腺瘤应争取手术治疗。对于影像学提示边界清楚，体积相对较小的肿瘤可选择胸腔镜手术切除，创伤小、恢复快。对肿瘤体积较大、边界不清或周围组织可能受侵的病人，可采用正中胸骨切口或前外侧切口。术中应避免损伤贴近肿瘤后方的大血管。如肿瘤波及心包，可同时切除受累心包。对合并重症肌无力的病人，应切除全部胸腺和双侧

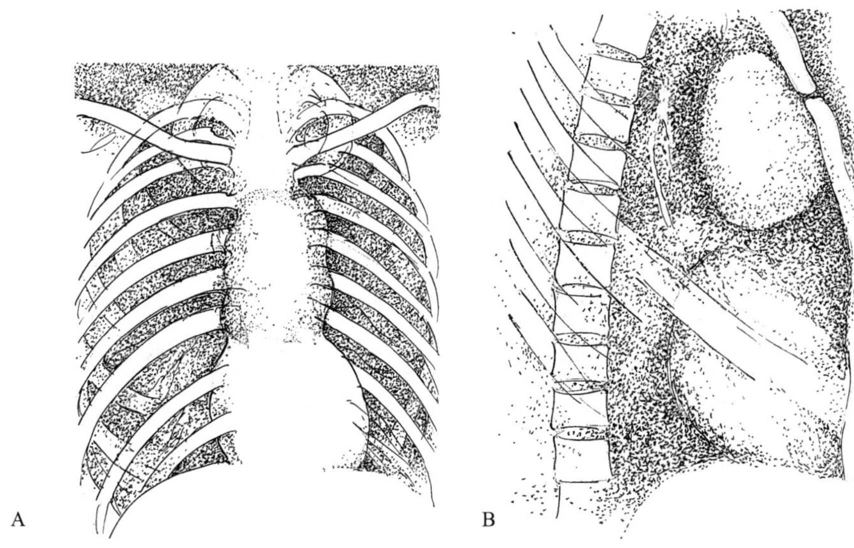

图 64-6　胸腺瘤（良性）
A. 后前位胸部 X 线片：肿瘤主要位于纵隔左侧，呈分叶状；B. 右侧位胸部 X 线片：肿瘤位于胸骨后前上纵隔

心包脂肪。对经探查不能切除或切除不够彻底的恶性肿瘤，术后应给予放射治疗或辅以化学药物治疗。

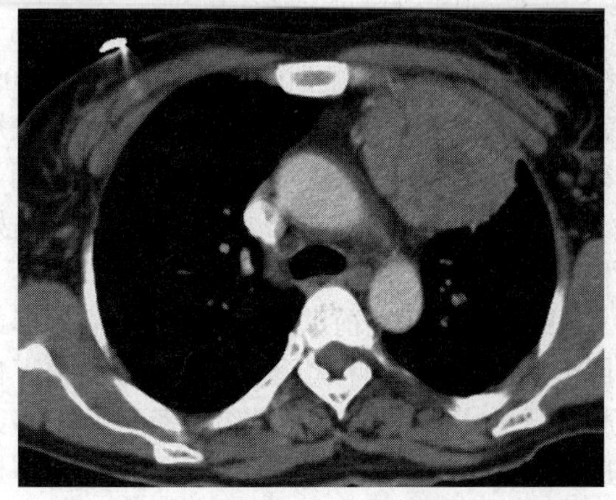

图 64-7 CT 扫描提示左前纵隔胸腺瘤（AB 型）

4. 支气管囊肿和食管囊肿 支气管与食管同源于胚胎期的前肠，因此，纵隔内异位残留的前肠组织，日后可生长成为该两种囊肿，以其组织结构和病理解剖位置不同，分别称为支气管囊肿和食管囊肿。

支气管囊肿较食管囊肿多见，其好发部位多在中纵隔、气管隆嵴附近，常有蒂与气管或支气管相连。多为单囊腔，囊壁内衬支气管黏膜，囊液为黏糊状。囊肿可发生感染，甚至穿破至气管或支气管。X 线检查示中纵隔气管隆嵴附近圆形或椭圆形阴影（图 64-8）。CT 表现为接近于水的低密度肿块，密度均匀，无壁或薄壁；有时随囊肿内成分不同，密度可有不同程度的增高，增强扫描病灶无强化或可见囊壁轻度强化。MRI 病灶表现为与脑脊液信号一致的低 T_1、高 T_2 信号，但有时囊肿内伴感染或出血等情况下 T_1WI 可为稍高信号（图 64-9）。

食管囊肿多位于后纵隔食管周围，常有蒂与食管相连，多为单囊腔，内衬食管或胃等消化道黏膜，囊的内容物为深色黏糊状物。如囊肿感染穿破至食管腔，X 线检查可见囊内有液平面，少数病例囊肿内膜有溃疡，甚至有出血。

支气管和食管囊肿，一般经囊肿偏向的一侧后外剖胸切口作囊肿切除术，如果囊肿已并发感染，分离囊肿时较困难。如囊肿与气管、支气管或食管腔相通，尚需修补管壁上的瘘口。

5. 纵隔内甲状腺肿 纵隔内甲状腺肿、腺瘤或囊肿中约 95% 的病例病变与颈部甲状腺组织相连，系颈部甲状腺向胸骨后下延发展而成；真正由异位于纵隔内甲状腺组织发展而成者仅约占 5%。极少数病例并发甲状腺功能亢进。甲状腺肿由颈根部向纵隔内发展增大时，多偏向纵隔右侧，甚或突向右侧胸腔。由于上纵隔顶部的间隙狭小，肿瘤增大至一定程度后，常占据整个上纵隔顶部间隙，分不清肿瘤系在前纵隔抑或后纵隔。

纵隔内甲状腺肿可压迫气管、食管、无名静脉或上腔静脉而相应出现咳嗽、呼吸困难、喘鸣，甚至呼吸系统感染、吞咽困难及颈静脉怒张等。气管长期受压可导致局部血运不足，纤维气管环失去弹性，软骨退化萎缩而造成气管软化。

放射性核素 ^{131}I 显像对合并甲状腺功能亢进及腺肿组织有吸碘功能者可提供诊断依据。如为单纯性甲状腺囊肿，由于无吸碘功能，则常造成诊断混淆。

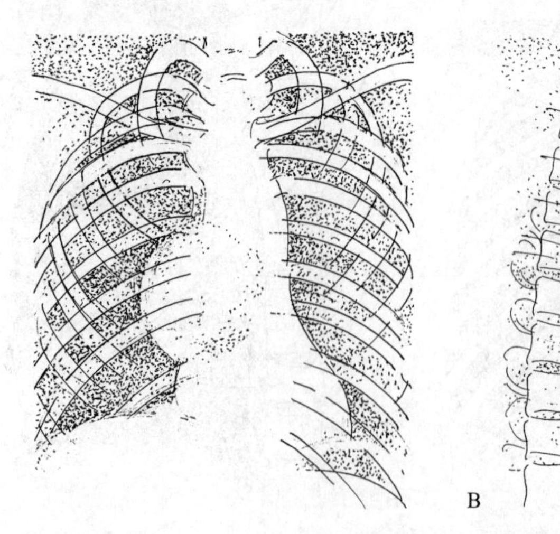

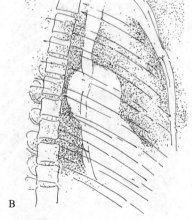

图 64-8 支气管囊肿

A. 后前位胸片：肿块位于纵隔右侧，突向右侧胸腔；B. 右侧位胸片：肿块位于中纵隔、气管隆凸下方

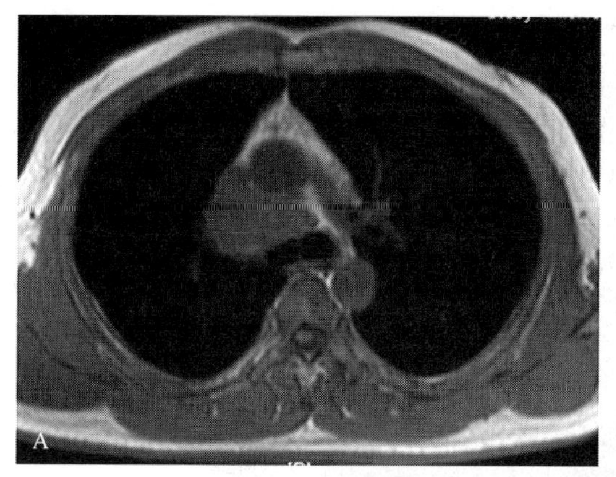
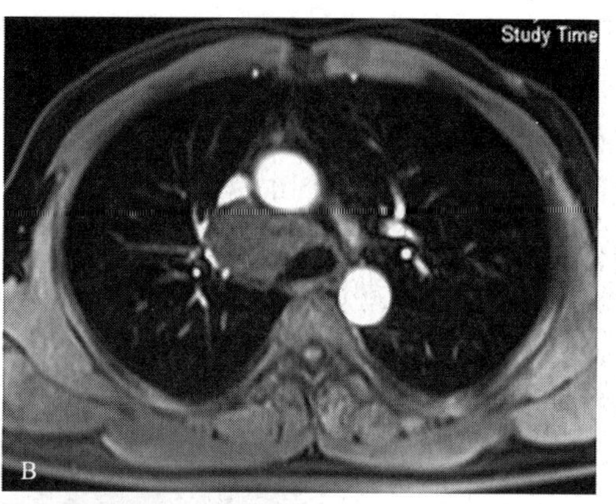

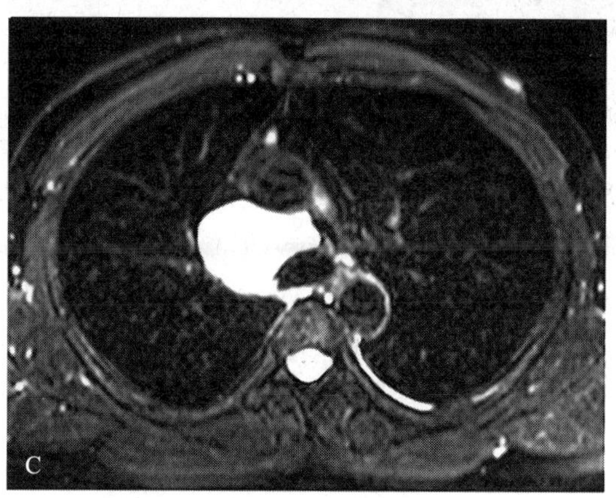

图 64-9 中纵隔支气管源性囊肿 MRI 图像

A. T_1WI 病灶为低信号；B. T_1WI 增强图像显示囊肿位于上腔静脉及升主动脉后方、气管右前方，无强化；C. T_2WI 提示肿块为高信号

瘤体较小尚有活动余地者，X 线透视下可能发现肿物随吞咽动作而上下移动，X 线片可见上纵隔圆形、椭圆形或略呈分叶状阴影。体层摄片可见气管偏位及受压情况，吞钡检查可见食管受压情况(图 64-10)。超声检查可发现患侧甲状腺下级无法探及。颈、胸部 CT 对纵隔内甲状腺肿诊断及治疗至关重要，可清楚地显示纵隔内肿块与颈部甲状腺是否相连，以及与周围器官的关系、气管受压程度等。

治疗方法是手术切除肿物，术前应仔细了解气管受压与移位情况。肿物与颈部甲状腺组织相连者大多数可经颈部低领形切口将肿物挖出，但应审慎处理好来自纵隔通向肿物的血管。瘤体较大者，可根据具体情况，考虑经右前胸第 3 或第 4 肋间切

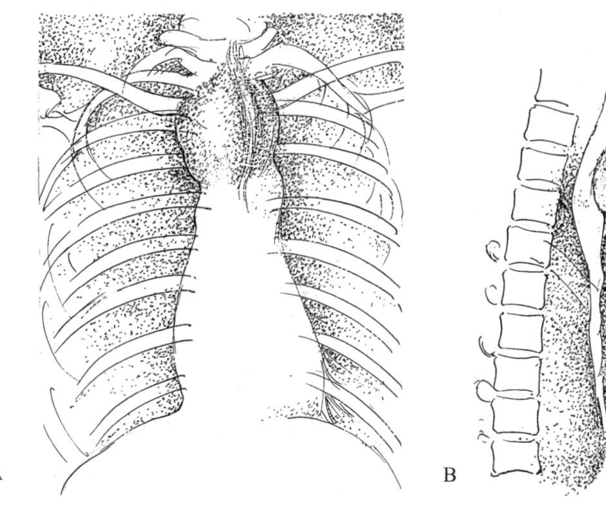

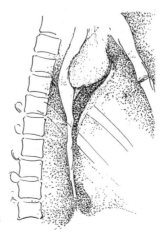

图 64-10 纵隔内甲状腺腺瘤

A. 后前位胸部 X 线片：肿瘤位于右上纵隔，气管及食管受压左移；B. 右侧位胸部 X 线片：肿瘤位于上纵隔顶部，气管受压向前移，食管受压向后移

口、正中胸骨切口、颈胸分别切口或颈胸联合切口切除肿物。术中应避免损伤喉返神经。对于术中发现的气管软化者,可用缝线将气管与周围组织悬吊固定;术后仍需床边常规放置气管切开包,以便急用。

6. 淋巴源性肿瘤 纵隔富含淋巴组织,原发性纵隔淋巴源性肿瘤有淋巴肉瘤、霍奇金病、网状细胞肉瘤和淋巴母细胞瘤,均为恶性。多位于前、中纵隔。病人多有乏力、不适、厌食、体重减轻、胸部闷胀和低热等症状,常引起上腔静脉压迫综合征。后前位胸部X线检查多示肿瘤部位的纵隔边缘呈花环状阴影(图64-11)。除极个别孤立性淋巴源肿瘤可行外科手术切除者外,绝大多数病例仅适于作放射治疗和化学药物治疗,且有一定疗效。手术治疗病例术后亦应辅加该两种疗法。

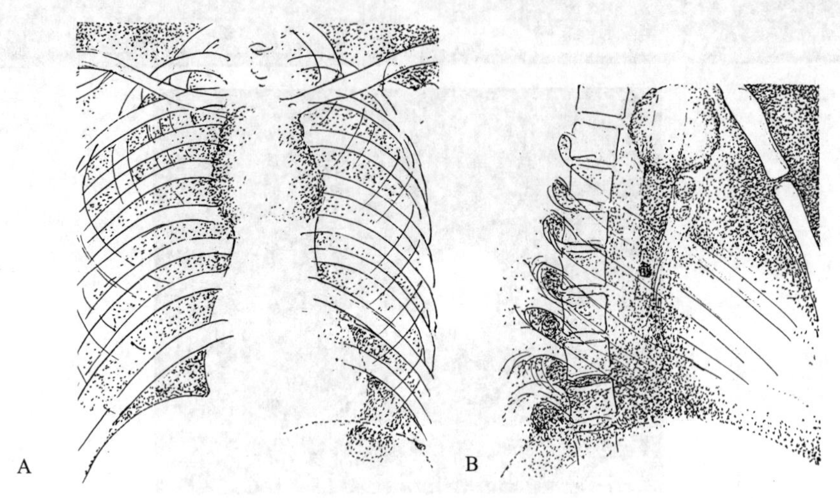

图64-11 纵隔淋巴瘤

A. 后前位胸部X线片:上纵隔两侧淋巴结明显肿大,纵隔阴影增宽,边缘呈波浪状;
B. 右侧位胸部X线片:上纵隔与气管影重叠的团块阴影,肺门区淋巴结亦肿大

(王 群)

第二节 膈 疝

膈肌是由肌肉和腱膜组成的扁、薄片圆顶状隔膜,其上面凸起,分隔胸腔与腹腔。膈肌的起源有胸骨部、肋骨部和腰部三个部分。胸骨部分为两侧各一片的带状肌组织,起于剑突及胸骨体下端的后方。肋骨部分为起于下6对肋骨内侧面的6片较宽阔的斜行肌片,与腹横肌呈锯齿状交接。腰椎部分近中线为较厚的膈肌脚,左侧附着于第1、2腰椎及椎间盘的前面;右侧附着于第1、2、3腰椎及椎间盘的前面。两侧膈肌脚在第12胸椎水平、主动脉裂孔前方由弓状中韧带相联接。膈肌脚两侧为内侧和外侧弓状韧带,与腰大、小肌和腰方肌相连。上述膈肌的3个肌肉组成部分在中央融合形成坚牢的中心腱。

下腔静脉在第8胸椎水平穿过膈肌中央部的右侧,称为下腔静脉孔。主动脉裂孔位于第12胸椎水平、两侧膈肌脚之间、弓状中韧带的后方,降主动脉、奇静脉及胸导管经此孔通过。食管在第10胸椎水平、中心腱后方的左侧通过膈肌,食管裂孔周围绕以互相交叉的膈肌脚纤维,食管裂孔与食管壁之间为疏松的食管韧带。除此之外,膈肌还另有小孔供较小的血管和神经通过。

膈肌疾病中较常见的是膈疝。由于胸、腹腔内压力的差别和腹腔脏器游动度大,膈疝形成后,膈下的腹腔器官即疝入膈肌上方的胸腔内。膈疝按病因可分为先天性、后天性和创伤性膈疝三类。

具有疝囊的膈疝称为真疝,无疝囊的膈疝称为假疝。在各种类型的膈疝中,仅食管裂孔疝可能具有疝囊。

一、先天性膈疝

膈肌三个组成部分发育或联接不完全,则可形成膈疝。下述解剖学上的缺失或弱点是先天性膈疝的好发部位(图64-12)。

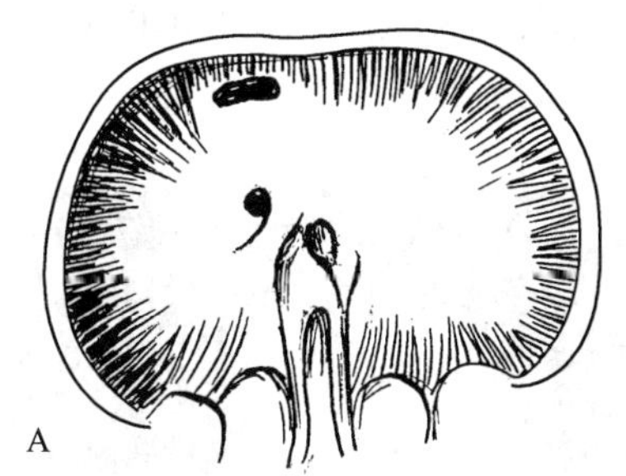

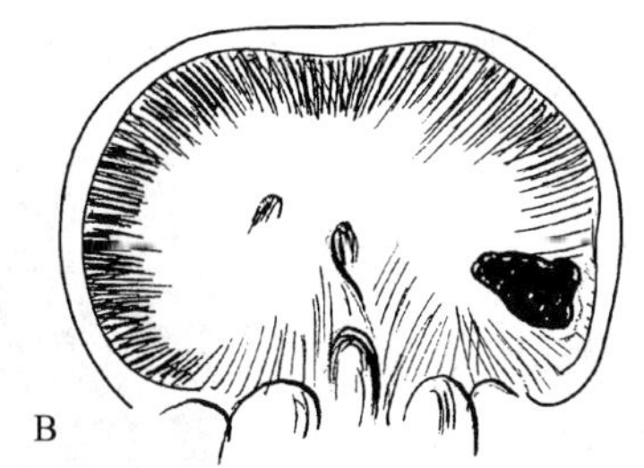

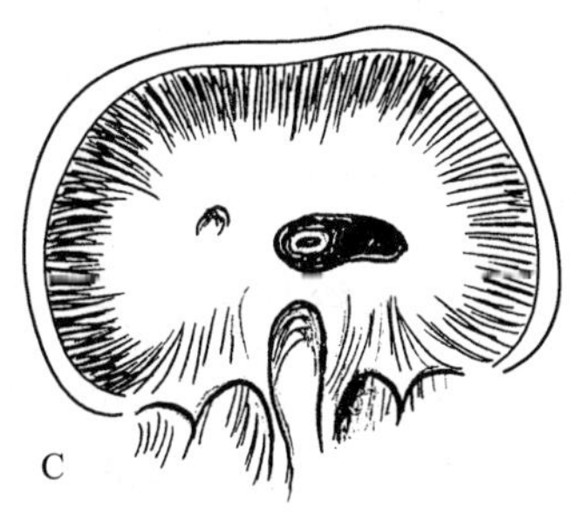

图 64-12 膈肌先天性缺失部位

A. 胸骨旁裂孔；B. 胸腹裂孔；C. 食管裂孔

(一) 膈肌先天性缺失部位

1. 胸骨旁裂孔 起源于剑突的肌束发育不全或未能与起源于肋骨部的膈肌相交接，则在胸骨旁形成裂缺，部分胃或结肠可经胸骨旁裂孔疝入胸内。

2. 胸腹裂孔 胎儿期胸腹膜与横膈融合不完全，则在组成膈肌的肋骨部与腰部之间形成较大的膈肌缺损。胃、大网膜、小肠、结肠、脾，甚至肾脏上极等腹腔器官均可经胸腹裂孔疝入胸内。

3. 食管裂孔 食管裂孔主要由右侧膈肌脚的肌纤维组成，肌纤维与食管壁之间为食管韧带，此处组织比较松弛、薄弱，易形成食管裂孔疝。

(二) 临床表现

先天性膈疝(congenital diaphragmatic hernia)在新生儿的发病率约为 4.8/1 万，绝大多数发生在左侧，常伴有其他器官的先天性畸形，如肺发育不良和肠旋转不良等。食管裂孔虽然在局部解剖结构上具有潜在的缺陷，但某些后天因素对食管裂孔疝的形成亦起重要作用，将另行描述。

疝的内容物决定于疝的位置和大小，常见的有胃、大网膜、小肠、结肠等，有时还可含有脾、肝、胆囊等。疝孔大且未形成粘连者，疝内容物可自行疝入胸腔和回纳入腹内。疝口狭小或已形成粘连，则腹腔器官疝入后不易回纳甚或引致绞窄性疝，导致疝入的器官坏死穿孔。

临床表现：胸骨旁裂孔疝常在成年期才呈现症状。新生儿期即被发现的病例常并有脐突出或心包膜畸形。疝孔较小者，临床上常无症状，仅在进行 X 线检查时偶然被发现。有的病人主诉为上腹部或下胸部隐痛、食欲不振、消化不良、间歇性便秘和气胀等。小肠或结肠嵌顿在疝内，则可产生急性肠梗阻或绞窄性疝的临床症状。胸膜裂孔或膈肌部分缺失引致的膈疝，由于疝孔大，大量腹腔脏器疝入胸腔，患侧肺受压，通气功能受到影响，心脏移位。临床上呈现胸闷、呼吸困难、心率快速、发绀等症状，重症膈疝患儿伴有肺发育不良，在生后 6 小时即可表现呼吸窘迫症状。

体征：视疝入的不同器官，胸部叩诊呈浊音或鼓音，呼吸音减弱或消失，有时可听到肠鸣音。一般腹部柔软，呈舟状。发生绞窄性膈疝，则呈现腹部剧痛、呕吐、急性胃肠道梗阻以及发热、休克、中毒等症状。

(三) 诊断

产前超声检查用于早期发现。生后胸部 X 线检查显示心脏和纵隔移位，患侧胸部含有充气的胃或肠袢。腹部 X 线检查显示肠道或胃含气量减少。必要时作钡餐或钡剂灌肠检查可明确诊断。

(四) 治疗

临床上过去对新生儿先天性膈疝一般是急诊手术处理，目前认识到急诊手术不能提高存活率，尤其对重症膈疝，甚至在术后短暂改善后很快转为恶化，主要原因是合并存在的肺发育不良。现在较一致认为适当延后手术时机，积极改善呼吸循环功能，控制肺高压，待呼吸循环稳定后再手术，可提高存活率。重症膈疝的病死率仍高达 50%~60%，关键原因是合并的肺发育不良和肺动脉高压，存活患儿的术后生活质量亦较差。

新生儿左侧膈疝一般经腹入路，对呼吸功能影响较小，还可以同时解决可能存在的腹部其他的合并畸形；右侧膈疝由于疝入器官是肝脏，腹部入路较难暴露，可选用经胸入路。近年来，亦有用微创手术修补较小膈肌缺损的报道。如果疝入胸腔的腹部脏器太多，而腹部发育差、容积小，膈疝复位时腹部可能难以容纳，可缓慢复位，使腹部逐渐适应，不致引起腹内压的突然升高和呼吸循环的骤然变化，还可考虑二期手术缝合。膈疝较小者，可直接缝合膈肌缺损，较大者可用自体或人工合成材料进行修补。为了防止术后发育不良的肺过度膨胀而发生气胸或肺气肿，一般主张不放置胸腔闭式引流管。若必须留置，则应常规夹闭，根据需要决定开放时间和次数。患儿术前需留置胃管减压，以防麻醉和手术过程中胃肠道含气量增多或发生气胸，进一步加重通气功能障碍引致死亡。

二、食管裂孔疝

食管裂孔疝(hiatal hernia)在各类膈疝中最为常见，多见于40岁以上的病人。形成食管裂孔疝的原因既有先天因素，如食管裂孔发育不良、解剖结构上具有弱点，又有后天因素，如肥胖、多次妊娠、慢性便秘以及其他引致腹腔内压力长期增高的原因。随着食管裂孔的逐渐扩大，食管韧带也随之伸展、松弛，食管下段括约肌功能减弱，胃液易反流入食管。饱餐后、平卧时更易引起胃液反流。食管黏膜长期接触酸性的胃液和胃蛋白酶可产生食管炎，形成溃疡、出血和食管下段瘢痕狭窄。

(一) 分型

食管裂孔疝分为四型：①Ⅰ型为滑动型食管裂孔疝，指平卧位或头低位时胃食管连接部经扩大的食管裂孔进入纵隔，当改变体位时可自行回纳，此型最常见，约占90%；②Ⅱ型为食管旁裂孔疝，胃食管连接部保持正常位置，胃底经食管裂孔疝入胸内食管旁；③Ⅲ型为混合型食管裂孔疝，指Ⅰ型和Ⅱ型两种情况同时存在，且贲门上移进入胸部；④Ⅳ型为巨大型食管裂孔疝，其特点是除了胃外，还伴有腹内其他脏器的疝入，如结肠、小肠等。

(二) 临床表现

食管裂孔疝的临床症状轻重不等，主要决定于疝的大小和胃液反流的程度。滑动性食管裂孔疝极少发生嵌顿、梗阻或绞窄。Ⅱ、Ⅲ、Ⅳ型疝则可能并发疝入的胃部形成溃疡、出血，以及疝入物嵌顿、梗阻、扭转、坏死和穿孔。食管裂孔疝常见的症状有胸骨后或上腹部饱胀、烧心、恶心、体位性胃液反流、嗳气。平卧、弯腰俯伏或入睡后症状加重。胃液反流入呼吸道可引起呛咳、吸入性肺炎。食管黏膜糜烂和形成溃疡可引致食管炎，呈现呕血、便血和贫血，历时较久者可形成下段食管瘢痕狭窄，呈现吞咽困难。

(三) 诊断

诊断食管裂孔疝主要依靠X线钡餐检查。检查时，需观察平卧位与上腹部加压时贲门与胃的位置改变情况以及反流的程度，并注意了解食管下段有无炎症、溃疡或狭窄。胃镜检查可见下段食管病变情况。CT可发现经食管裂孔疝入胸腔的胃底、网膜、结肠等器官(图64-13)。食管测压可以用来评价食管运动和下段食管括约肌功能，并决定行胃底折叠的方法。食管下段酸度测定，pH如在4.0以下，说明有胃液反流。食管内放入导管灌注盐酸(0.1mol/L)，可诱发反流而引起的症状。

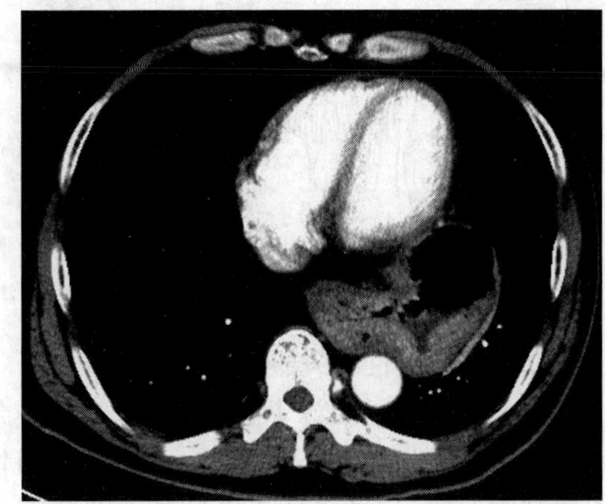

图64-13 CT显示经食管裂孔疝入胸腔的胃底

(四) 治疗

外科治疗食管裂孔疝主要考虑其合并症及可能发生的并发症，而非基于其解剖缺损本身。多数滑动型食管裂孔疝症状轻微，可采用内科治疗，以求降低腹腔内压力和减少胃液反流。具体措施有调节饮食、减肥、避免衣着过紧和使用腰带，不抬举重物或作弯腰俯伏等动作；夜间睡眠时床头应抬高15cm，以减少胃液反流；服用制酸和抑制胃酸分泌的药物。

滑动型裂孔疝伴发严重反流症状且长期内科治疗无效的病人应考虑手术治疗。食管旁裂孔疝、混合型裂孔疝和巨大型裂孔疝可能发生致命性的并发症，如胃绞窄、穿孔、梗阻、出血和呼吸方面的并发症，所以无论有无临床症状，均应及时手术治疗。

食管裂孔疝手术治疗可经腹或经胸入路，主要包括缝合缩小扩大的食管裂孔、延长并固定腹段食管和胃底折叠抗反流几个部分。传统的开放经腹、开胸手术各有优缺点，自20世纪90年代以来，微创手术技术快速发展，腹腔镜修补术已取代传统开放手术，成为目前大部分食管裂孔疝的首选术式。术中充分游离食管下段及胃底，注意保护迷走神经，将疝入胸腔的胃及网膜拉回腹腔，在食管后方缝合膈肌脚，缩小裂孔，部分裂孔缺损较大的情况下可应用人造补片修补。根据术前食管功能检查有无食管运动功能障碍，决定行胃底完全或部分折叠抗反流手术。

三、创伤性膈疝

胸部闭合性创伤产生膈肌裂破或膈肌受刀、刃或枪弹的直接创伤，均可引致创伤性膈疝(traumatic diaphragmatic hernia)。由于右侧膈肌发育融合较左侧好，又有肝脏的阻挡与缓冲作用，故创伤性膈疝大多发生在左侧。膈肌破裂，特别是裂口较大者，由于胸腔压力为负压，腹内脏器很容易疝入胸腔。伤侧肺受压萎陷，心脏被推向对侧移位，产生呼吸困难和循环系统功能障碍。

(一) 临床表现

病人呈现呼吸急促、心率快速、发绀以及休克等症状。膈肌创伤病例常伴有身体其他部位和器官的损伤，胸部又常伴有血胸、气胸，因此在创伤早期，膈疝可能未被及时发现。有的病例在受伤后数月或数年始呈现食欲不振、消化不良、恶心、胃气胀、胸腹痛、便秘等症状，并可在胸部感觉到气过水声。体格检查发现胸部叩诊有浊音和鼓音区，呼吸音减弱或消失，有时可听到肠鸣音。

(二) 诊断

胸部X线检查显示胸内胃泡或多个肠袢内的液平面，此时，创伤性膈疝的诊断方告明确。于胃肠道内放入导管后拍摄胸部X线片，或作钡餐、钡剂灌肠检查，均有助于进一步明确诊断。超声检查和CT扫描有助于判明疝入胸内的器官。CT扫描可清楚地显示胸腔脏器和腹腔实质性脏器的异常情况，对手术的选择具有指导意义。

有的病例仅在并发肠梗阻、绞窄性疝或胃肠道出血时才考虑到膈疝的诊断。

(三) 治疗

创伤性膈疝一经确诊，均需手术治疗。术前放置胃管排气减压，防止术中大量气体进入胃肠道，加重呼吸、循环系统功能障碍。创伤早期即明确诊断的病例，在处理紧急情况后，可经胸部或腹部切口回纳疝入胸内的腹腔器官，分两层缝合膈肌破口。创伤后经历一段时间才明确诊断的晚期膈疝病例，由于腹内器官与胸内器官、组织多已形成粘连，采用胸部切口可得到较好的术野显露，操作又比较方便。分离粘连，回纳腹内脏器后，缝合或缝补膈肌缺损。

（王 群）

第三节 膈膨出

膈膨出(diaphragmatic eventration)临床少见，按病因可分为先天性(非麻痹性)和后天性(麻痹性)。先天性膈膨出是指完整的横膈膜因发育不全致膈肌薄弱，使膈肌抬高或隆起，腹内脏器向胸腔突出，可合并其他器官畸形；后天性膈膨出主要指膈神经损伤造成的膈肌麻痹、抬高。多数病例仅发生在一侧，多见于左侧，双侧罕见。

膈膨出产生的临床症状轻重不一，大部分成人后天性膈肌麻痹病人无明显症状。主要临床表现包括：①呼吸系统症状：患侧肺受压致肺活量明显减少，引起呼吸困难。新生儿以出生后呼吸急促、浅快、发绀为主要表现，重者出现急性呼吸衰竭。②循环系统症状：一侧膈膨出时纵隔摆动或膈肌抬高改变了心脏的正常解剖位置，可出现心悸、心动过速、心律失常等症状。③消化道症状：主要表现为餐后饱胀、恶心、呕吐、腹痛等，少数病人并发胃扭转。胸部正、侧位X线结合CT检查，一般可确立诊断，有的病例为了与膈疝相鉴别，可作钡餐造影检查。肺功能常表现为限制性通气障碍。

临床上呈现明显症状的病人需手术治疗，手术的原则是通过恢复膈肌的正常解剖位置和张力，维持正常的肺容积及通气，并治疗并发症。手术常经胸部切口，将过大的薄弱的膈肌折叠缝合，并可覆盖以合成纤维织片加固缝合，使膈肌缩短，位置下降。术后呼吸及消化器官的症状可得到改善。近年来有应用胸腔镜下行膈肌折叠术的报道，并且效果良好。对于极少数双侧膈膨出病人，为减少手术创伤，可考虑经腹手术。

（王 群）

参考文献

[1] BOLETI E, JOHNSON P W. Primary mediastinal B-cell lymphoma [J]. Hematol Oncol, 2007, 25 (4): 157-163.

[2] DUWE B V, STERMAN D H, MUSANI A I. Tumors of the mediastinum [J]. Chest, 2005, 128 (4): 2893-2909.

[3] MASAOKA A, MONDEN Y, NAKAHARA K, et al. Follow-up study of thymomas with special reference to their clinical stages [J]. Cancer, 1981, 48 (11): 2485-2492.

[4] MORAN C A, SUSTER S. Thymic carcinoma: current concepts and histologic features [J]. Hematol Oncol Clin North Am, 2008, 22 (3): 393-407.

[5] CHOE K S, SALAMA J K. Advances in radiotherapy for tumors involving the mediastinum [J]. Thorac Surg Clin, 2009, 19 (1): 133-141.

[6] RAJAN A, GIACCONE G. Treatment of advanced thymoma and thymic carcinoma [J]. Curr Treat Options Oncol, 2008, 9 (4-6): 277-287.

[7] TOMASZEK S, WIGLE D A, KESHAVJEE S, et al. Thymomas: review of current clinical practice [J]. Ann Thorac Surg, 2009, 87 (6): 1973-1980.

[8] D'ANDRILLI A, VENUTA F, RENDINA E A. Surgical approaches for invasive tumors of the anterior mediastinum [J]. Thorac Surg Clin, 2010, 20 (2): 265-284.

[9] NG C S, YIM A P. Technical advances in mediastinal surgery: videothoracoscopic approach to posterior mediastinal tumors [J]. Thorac Surg Clin, 2010, 20 (2): 297-309.

[10] KIM J Y, HOFSTETTER W L. Tumors of the mediastinum and chest wall [J]. Surg Clin North Am, 2010, 90 (5): 1019-1040.

[11] VAN DEN HOUT L, SLUITER I, GISCHLER S. Can we improve outcome of congenital diaphragmatic hernia? [J]. Pediatr Surg Int, 2009, 25 (9): 733-743.

[12] SLUITER I, VAN DE VEN C P, WIJNEN R M, et al. Congenital diaphragmatic hernia: still a moving target [J]. Semin Fetal Neonatal Med, 2011, 16 (3): 139-144.

[13] KEIJZER R, PURI P. Congenital diaphragmatic hernia [J]. Semin Pediatr Surg, 2010, 19 (3): 180-185.

[14] MITIEK M O, ANDRADE R S. Giant hiatal hernia [J]. Ann Thorac Surg, 2010, 89 (6): S2168-S2173.

[15] KHANNA A, FINCH G. Paraoesophageal herniation: a review [J]. Surgeon, 2011, 9 (2): 104-111.

[16] SCHIEMAN C, GRONDIN S C. Paraesophageal hernia: clinical presentation, evaluation, and management controversies [J]. Thorac Surg Clin, 2009, 19 (4): 473-484.

[17] WOLF P S, OELSCHLAGER B K. Laparoscopic paraesophageal hernia repair [J]. Adv Surg, 2007, 41: 199-210.

[18] EREN S, CIRIŞ F. Diaphragmatic hernia: diagnostic approaches with review of the literature [J]. Eur J Radiol, 2005, 54 (3): 448-459.

[19] HANNA W C, FERRI L E. Acute traumatic diaphragmatic injury [J]. Thorac Surg Clin, 2009, 19 (4): 485-489.

[20] BLITZ M, LOUIE B E. Chronic traumatic diaphragmatic hernia [J]. Thorac Surg Clin, 2009, 19 (4): 491-500.

[21] GROTH S S, ANDRADE R S. Diaphragmatic eventration [J]. Thorac Surg Clin, 2009, 19 (4): 511-519.

[22] GROTH S S, ANDRADE R S. Diaphragm plication for eventration or paralysis: a review of the literature [J]. Ann Thorac Surg, 2010, 89 (6): S2146-S2150.

第六十五章
体外循环和辅助循环

第一节　体外循环

体外循环是一门新兴的学科。从1953年Gibbon第一例临床应用成功起，体外循环开展已有50多年的历史。随着科学技术的飞速发展，体外循环的理论和实践均发生了很大变化，其本身亦从最初的简单技术逐渐发展为一门综合性临床应用学科。目前，世界上平均每小时约进行100例心血管外科手术。由此可见，深入理解体外循环的理论和技术，对相关医疗工作者有着非常重要的意义。由于篇幅所限，本章主要简述体外循环相关用品和体外循环管理等问题。

一、体外循环的基本用品和管路

（一）体外循环的概念和原理

1. 体外循环的概念　广义上，体外循环是指将人体血液由体内引至体外，经过物理和化学处理后再注入体内，达到生命支持、器官替代和功能调控等目的。狭义上，体外循环又称心肺转流，是指将人体血液由体内引至体外进行气体交换和/或循环，从而代替或辅助循环和呼吸功能的技术。

2. 体外循环的原理　体外循环是通过有效的循环和呼吸支持，代替心肺功能，从而为心脏外科医师创造良好的手术条件。随着对体外循环认识的不断深入，以及方法不断改进、人工材料和监测手段不断完善，体外循环逐渐向临床各科渗透，甚至走出手术室，并且解决了一些疑难问题。

静脉血通过1根或2根插管引流至体外，在血液氧合器内进行有效的气体交换，经机械泵（滚压泵或离心泵）驱动，通过动脉管注入机体，这种体外循环可分为完全性或部分性两种。完全性体外循环是指心脏停止跳动，全部静脉血引流至体外氧合后再注入体内，主要应用于心脏手术，目的是形成良好的手术视野；部分性体外循环是指心脏跳动时，一部分血液引流至体外再注入体内，主要用于心肺支持，目的是减轻心肺负担，促进其功能恢复。在体外循环实现过程中还有各种插管，以满足手术中的不同需要（图65-1）。

（二）体外循环的基本用品

1. 泵（表65-1）

（1）滚压泵：滚压泵由泵管和泵头组成（图65-2）。泵头又分滚压轴和泵槽两部分。泵管置于泵槽中，通过滚压轴对泵管外壁以固定方向滚动挤压，推动管内液体向一定的方向流动。它要求泵管有很好的弹性和抗挤压能力。目前泵管主要有硅胶、硅塑和塑料三种管道。在灌注过程中滚压轴有可调性，即快速可达每分钟250多转，慢则每分钟1转，泵流量和泵转速成正比。泵轴滚动均匀、无噪声。

（2）离心泵：在做同心圆运动时产生离心力，离心力与转速和质量成正比。容器内的液体在做高速圆运动时，如果将容器密封，液体将对容器周边形成强大的压力。液体在一个高速运动的容器内，圆心中部为负压区，外周为高压区，如果在容器的中心部位和外周部位各开一孔，液体就会因压差产生流动，当周边的压力高于腔外的阻力时，液体即可产生单方向运动。根据上述现象，人们设计了离心泵（图65-3）。

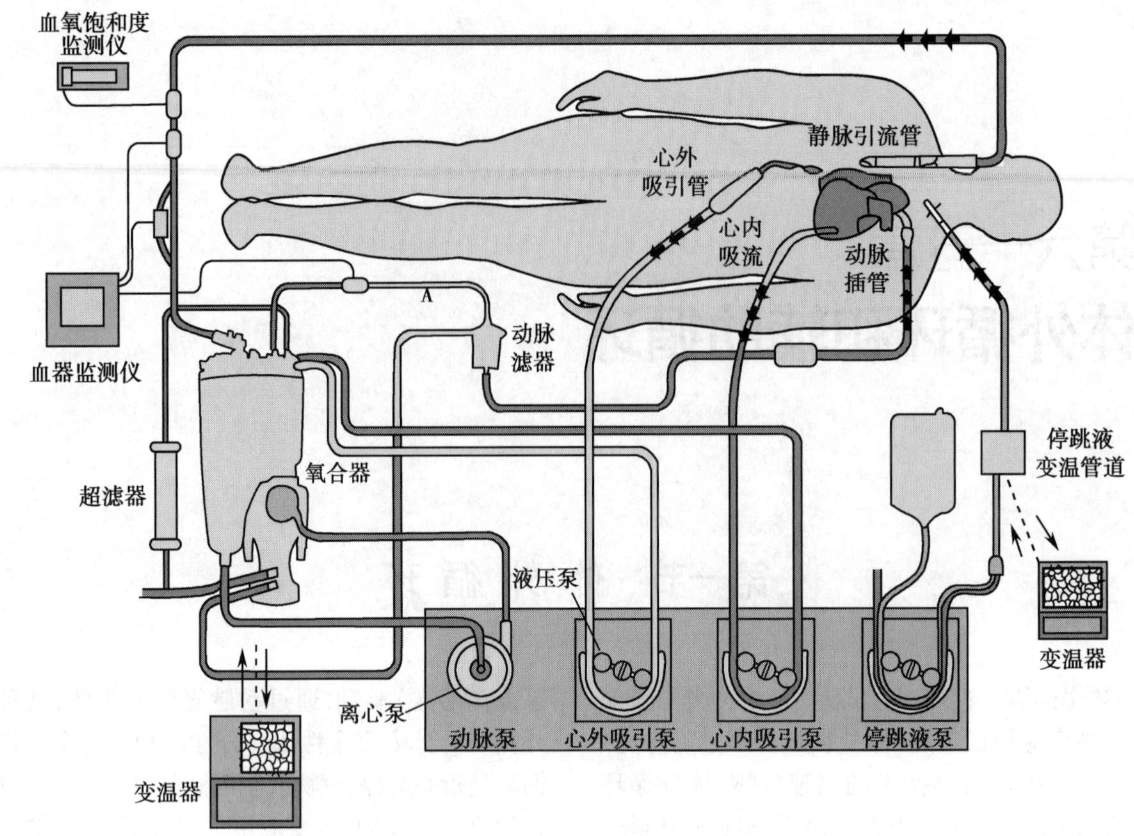

图 65-1 体外循环原理

表 65-1 离心泵、滚压泵、涡轮泵的性能比较

	离心泵	滚压泵	涡轮泵
流量	和转速呈正相关	和转速呈固定关系	和转速呈正相关
类型	开放，限压	闭合，限量	开放型，限压
血液破坏	较轻	较重	较轻
微栓产生	不能	可以	不能
意外排气	不能	可以	可能
远端阻塞	管道压力增高有限	管道压力增高至崩裂	管道压力增高有限
长期灌注	适合	不适合	适合
机动性能	良好	较差	良好
血液倒流	转速不够时可发生	不会发生	转速不够可能发生
费用	较高	较低	较高
体积	较小	较小	很小

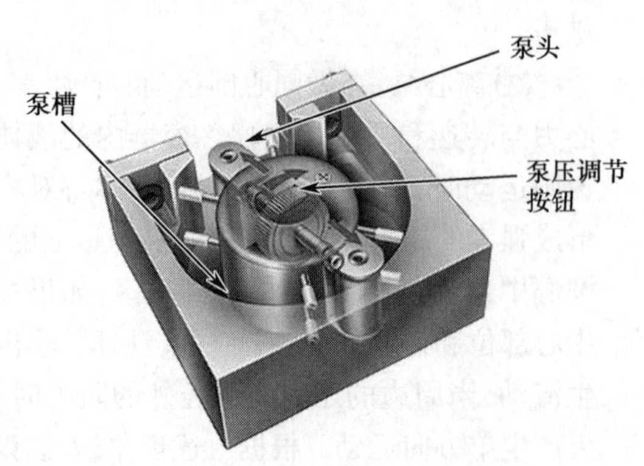

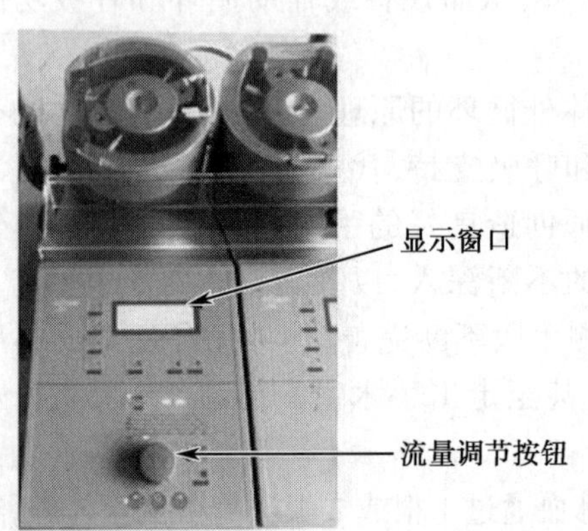

图 65-2 滚压泵示意图

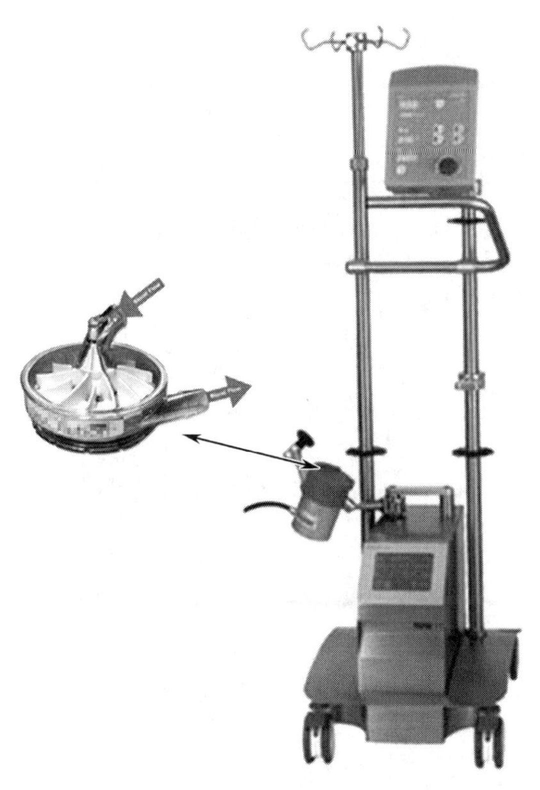

图 65-3 离心泵示意图

和滚压泵相比，离心泵对血液损伤小，可适合长时间灌注。离心泵压力缓冲大，泵的转速越高，产生压力越大，泵输出量就越高。同时，它受输出端阻力的影响，外周阻力高，流量会相应减少，这就是压力依赖性。如果泵输出端管道扭折闭合，管内压力上升而不易崩脱，因为离心泵是开放性的，管内高压难以形成。离心泵安全性高，离心泵周边是高压区，中心是负压区，如果有少量微气栓，由于比重轻而集中于中心部位难以泵出，当意外进入大量气体时，因气体质量轻，难以形成强大的离心力，从而避免大量气体泵入体内。

(3)涡轮泵：涡轮泵的原理和抽水机类似。Medos 涡轮泵泵头体积小，长约 10cm，直径约 4cm，移动性能好，可适合较长时间的灌注。该泵分泵头和控制部分。泵头由外壳、涡轮和悬浮磁铁组成，带有备用电源，可连续工作 180 分钟。该泵可进行搏动性灌注，也可模拟血流动力学状态，如无血流、一定的前负荷、一定的后负荷、一定的压力等。此泵为开放限压型，对血液破坏较轻。此泵从 20 世纪 90 年代开始研制，刚刚开始进入临床，其经验尚待总结。目前主要用于病情重、时间长、需要左心辅助的病人(图 65-4)。

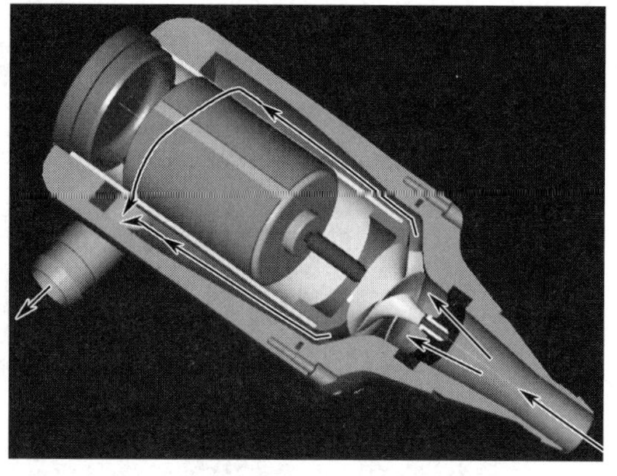

图 65-4 涡轮泵结构示意图(文末有彩图)

2. 氧合器

(1)鼓泡式氧合器：其原理是气体经发泡装置后和血液混合形成无数个微血气泡，同时进行血液变温，再经祛泡装置成为含氧丰富的动脉血。普通的鼓泡式氧合器由氧合室、变温装置、祛泡室装置、储血室所组成。鼓泡式氧合器价格低廉，但由于气血直接接触造成血液破坏在长时间体外循环中明显增加，导致各种手术后的并发症，如空气栓塞、代谢紊乱等，目前临床上极少应用，已经逐渐被膜式氧合器所取代。

(2)膜式氧合器(简称膜肺)：膜肺是血液流经类机体肺泡气 - 血屏障人工高分子半透膜，其特点为气体可因膜两侧分压的不同而进行气体交换(图 65-5)。

膜肺按膜结构分为无孔型和有孔型。按血流进入方式分为泵后型和泵前型。按膜肺形状分为卷筒型、平板折叠型和中空纤维型。中空纤维型根据血流走行方式又可分为内走血型及外走血型。外走血型有很多优点，如血液破坏小、气体交换能力强、预充量小等。按静脉回流方式分开放型和封闭式。

膜肺较鼓泡肺的性能优势在于它良好的气体交换，且更接近人体生理，有明显的血液保护作用。大量研究证实，膜肺可明显减少体外循环源性栓塞的发生，改善脏器功能，在减轻血细胞激活、破坏和降低补体激活程度等方面明显优于鼓泡肺(表 65-2)。

膜肺操作时，一般是通过气体流量来调节二氧化碳分压，通过吹入氧浓度来调节氧分压。温度降低，机体氧耗减少，可减少吹入氧浓度。使用气体混合器时，一定要使空气和氧气混合前压力相等，一旦压力不平衡，气体混合器就会出现报警。此时应及时调节，因为在空气压力过大时，可造成血液的氧合能力下降。

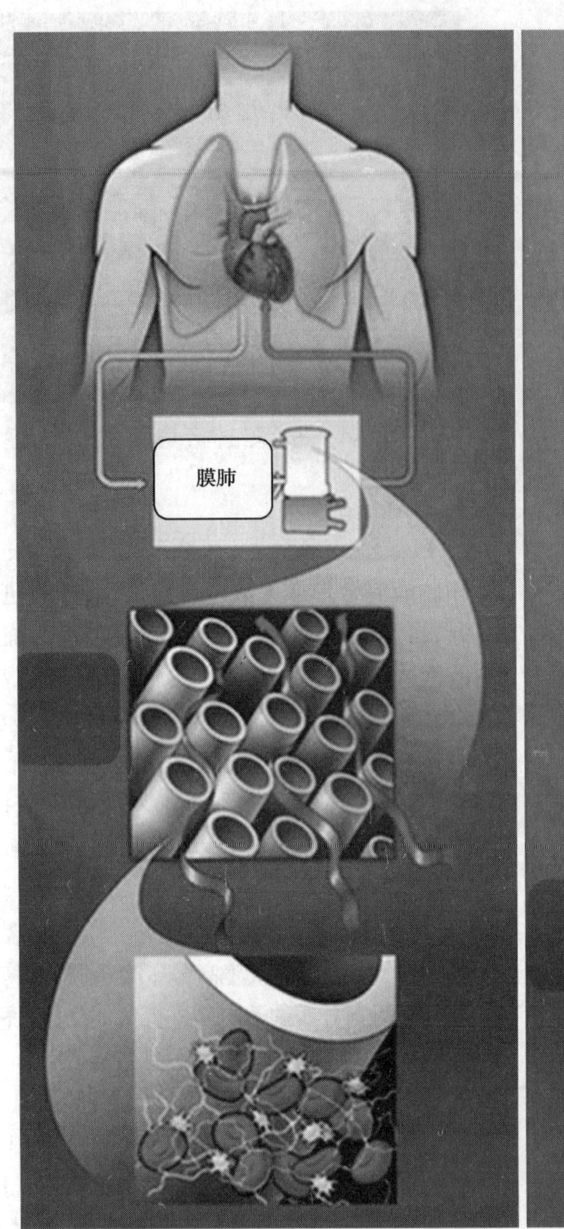

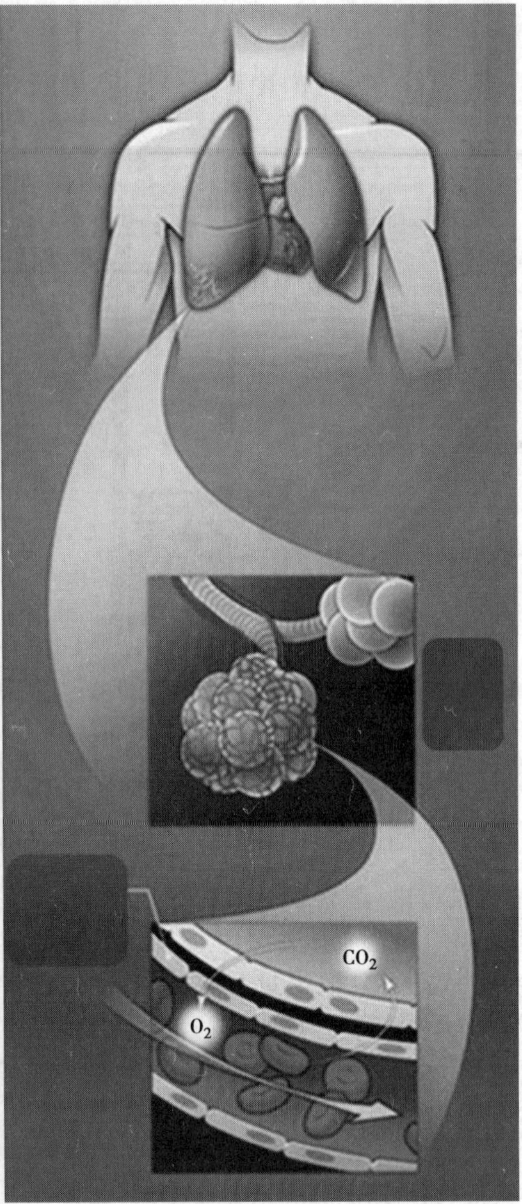

图 65-5 正常肺和膜式氧合器血液氧和原理图(文末有彩图)

表 65-2 膜肺和鼓泡肺的性能比较

	膜肺	鼓泡肺
氧合方式	气体通过膜进行交换	气血直接接触交换
气体交换	可控性好	可控性差
气栓产生	极少	较多
血液损伤	较少	较重
使用时间	7~8h	2~3h
预充量	小	大
费用	贵	便宜
术后并发症	少	较多

大部分膜肺是将静脉血泵入氧合器，氧合后再进入体内，即泵后型膜肺。膜肺使用时，须保持出气口的通畅，否则气相压力高于液相压力，可导致气栓形成。体外循环开始时，先开泵转流，后供给气体。停体外循环时，先停气，后停泵，以防止气体将膜吹干形成结晶，使氧合能力下降。停循环时，应开放膜肺的旁路装置持续不断循环，以免血细胞沉淀，膜肺下部血液浓缩，阻力增加，再次转流时因血流分布不均而影响氧合。在恢复循环时，一定要记住阻断膜肺的旁路装置，否则会造成动静脉短路，使机体灌注不足，甚至血液倒流。

不同体重应选用不同流量范围的氧合器。它的意义在于对小儿可减少预充量，对成人可满足灌注的需要。闭合式氧合器的储血袋的储血能力有限，在灌注过程中若要调整静脉回流，需对和其相连的回流室进行流量调节。若需要充分引流，将回流室平面降低；若要控制引流，将回流室平面上升。停止输血时，储血袋很难精确地判断血液输入量。此时，可根据泵的滚动圈数和每圈泵管的输液量来精确计算。婴幼儿回流袋容量很小，液平面应是以回流室为参考而不是储血袋，否则会造成转中灌注量和引流量平衡的判断失误。

3. 体外循环滤器　体外循环中有微栓产生，这些微栓可直接阻塞微血管，对组织器官产生损伤，特别是脑和肺。滤器可有效地预防栓子进入体内。滤器根据滤除物质的大小，可分为一般滤器、微栓滤器和无菌性滤器。一般滤器滤除栓子大小在70~260μm，在机制上以渗透式为主。微栓滤器滤除栓子在20~40μm，以滤网式为主。无菌性滤器机制上为渗透吸收式，滤除细菌甚至病毒。体外循环中滤器可应用于多方面（图65-6），由于篇幅的原因只介绍动脉滤器、回流室滤器、晶体液滤器。

（1）动脉滤器：动脉滤器是体外循环血液进入体内最后一道关口，因此意义重大。动脉滤器的孔径在20~40μm，大多数为滤网式。大量的实验表明，动脉滤器的应用可明显减少心脏手术的脑并发症，这已从颅脑CT、磁共振、病理切片、术后的症状和体征等多方面得到证实。特别是经颅多普勒，更能反映动脉滤器的滤过功能，如果没有动脉滤器，灌注中大脑中动脉可见明显小气栓信号。

（2）回流室滤器：回流室滤器是体外循环中微栓的主要滤除装置。回流室滤器一般为渗透式，在最外层有60~80μm的滤网，血液经混合方式滤过后，25μm以上的微栓可清除90%。它滤除来自心腔内或手术野吸引血带来的微栓，如组织碎片、赘生物、滑石粉、小线头等。对于鼓泡式氧合器，它还有消泡功能。随着滤器的改进，回流室滤器滤过能力大大提高，回流室的滤过特点表现在滤过量大、压力低，它要求滤网吸附水能力小、动态预充量小、流量高而压力低。在血液未经肝素化前，不能将其引至回流室内，否则可产生凝血阻塞滤网，这将严重降低滤器的功能。

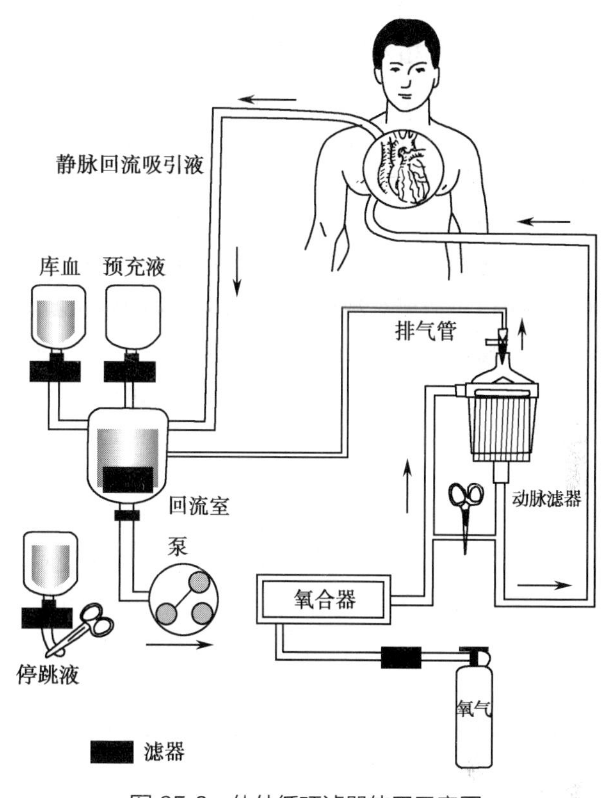

图65-6　体外循环滤器使用示意图

（3）晶体液滤器（预充滤器）：有研究发现，氧合器、泵管、晶体预充液都含有一些微栓，大小在5~500μm，包括插头、玻璃、纤维、化学结晶、塑料、毛发、蛋白等。体外循环前滤除这些可明显减轻栓塞，还可减少感染的发生率。体外循环管道预充时加5μm的滤器，流量5~6L/min条件下运转以滤除5μm以上微栓，这一标准仅对晶体液有效，预充完毕后将此滤器废弃。

4. 管道和插管

（1）动脉插管：动脉插管是保证血流注入体内的重要管道。它的形状各有不同，如直角动脉插管、金属丝加强型动脉插管、延伸型动脉插管等。各种插管的应用应根据病情的需要以及外科操作而定。插管部位以升主动脉根部和股动脉常见。插管时血压不宜过高或过低，过高时插管易发生出血，血压过低使插管操作困难。ACT应大于300秒方可插管，体外循环结束后鱼精蛋白拮抗肝素，应保持动脉插管内的血液呈流动状态，可不断少量地将氧合器内的肝素血输入体内，如果这种输入方式间隔大于5分钟，主动脉尖端有产生血栓的危险。

(2)静脉插管：静脉插管要求引流充分，保持良好的手术视野，利于手术操作，尽量减少插管创伤。根据手术种类的不同，插管部位可选择上、下腔静脉或右房。在一些特殊情况，还可选用其他部位插静脉管，如小儿ECMO用腋静脉，成人ECMO选用股静脉，肝移植术选用肝静脉。

再次手术病人，因组织粘连使上、下腔静脉游离困难，在游离中有心腔和血管破裂的危险，可使用带囊的静脉引流管。静脉插管不宜过深，特别是小儿更应注意。静脉回流室和心脏应保持一定的落差，以维持良好引流。上腔静脉插管过深，达头臂静脉时，可造成对侧静脉回流受阻，除静脉压增加外，还表现为结膜充血、水肿，颜面发绀、肿胖。此时应及时纠正，以防脑水肿的发生。下腔静脉插管过深，达肝静脉或越过肝静脉至髂静脉时，可造成下肢或腹腔脏器的回流困难，腹腔脏器淤血，严重者腹腔膨隆，氧合器液面下降。右房插管过深，心房引流开口被下腔静脉壁阻塞，亦可引起上腔静脉回流受阻。

(3)心内吸引管(左心吸引管)：心内吸引管的主要作用是对心腔内进行减压或吸引心脏内的血液，创造良好的手术野。心内吸引管一般从右上肺静脉根部房间沟下部插入，此部位较深，操作虽然较困难，但不影响手术野，并发症少。荷包缝线操作一定要仔细，否则发生出血不易止住。主动脉瓣关闭不全的病人在心脏停搏前一定要插好心内吸引管，否则心脏停搏，血液倒流至左心腔，心脏不能收缩射出这些血液，导致心脏过度膨胀、心肌纤维过度牵拉、超微结构严重破坏、心肌损伤，这种损伤可造成心脏手术后心肌收缩无力。

如果心内吸引管血流量大，应考虑下列因素：肺内支气管血流增加、动脉导管未闭、冠状动脉循环阻断不全、冠状动脉窦漏、左上腔静脉等，应根据不同情况进行积极纠正。心内吸引管是一种负压吸引，在心脏直视手术中不宜负压过度，否则可使心内膜损伤(婴幼儿更易发生)或阻塞吸引孔，如同活瓣关闭，使心腔内血液淤滞，影响手术操作。此时，灌注师应适度调节吸引力度，外科医生应调节置管角度。

(4)心外吸引管(右心吸引管)：心外吸引管又称自由吸引、右心吸引管，主要功能是将术野中的血液吸至心肺机内，保证心腔手术野的清晰。使用时注意避免过度负压。负压过高是体外循环中血液破坏的主要途径。使用时须进行全身肝素化，ACT应>480秒。如果术中胸膜破裂，在鱼精蛋白拮抗前，应将心外吸引管伸至胸腔内将肝素化血液吸入氧合器内，否则在拮抗后会造成这部分血液废弃。心外吸引原则上是将血液吸至氧合器，使用时应尽量不要将其他液体(冲洗液)吸至氧合器，以免造成血液过度稀释。

5. 滤水器　滤水器的滤水原理是遵从Starling定理，血液通过滤过膜时，一侧为正压，另一侧为大气压或负压，液体因跨膜压差而滤出。滤出的液体分子质量为2 000~20 000U，不含蛋白质成分，其成分相当于原尿。影响滤水的因素有跨膜压差、血细胞比容、血浆蛋白浓度和温度等。用滤水器排除一些水分可减轻肾脏的负担，特别是婴幼儿的肾功能代偿能力差，应积极尽早使用。滤水器在20分钟内可排出1L的液体，对减轻水肿、排除毒素有积极的意义。滤水器的安装要注意时机，一般在体外循环结束前40分钟左右进行。在应用滤水器时，要避免排出过多的水分，使灌注流量难以维持。滤水器对血液有一定的破坏作用，如异物表面接触、机械损伤等。滤水器本身需要一定的预充量，对水负荷轻、肾功能和心功能好的病人可不安装滤水器(图65-7)。

二、体外循环中灌注指标及监测

(一) 生理指标的监测

1. 动脉压　动脉压是反映血容量、有效灌注流量、血管阻力三者关系的一个指标，是体外循环中评价循环功能最重要的指标之一，但不能完全反映组织灌注的状况。动脉监测多采取动脉穿刺测压，常用的穿刺部位有桡动脉、股动脉、肱

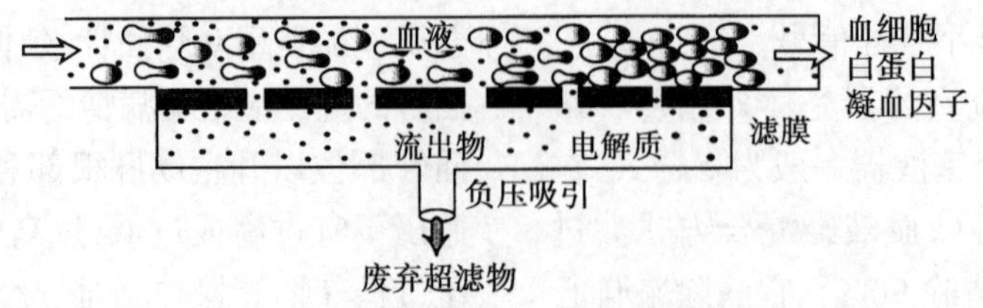

图65-7　超滤过程示意图

动脉、足背动脉。体外循环中动脉压尚无统一标准。有研究表明，脑血流的自主调节阈在低温时下移，深低温时成人的阈值由6.7kPa(50mmHg)降至4.0kPa(30mmHg)，小儿的阈值降至2.7kPa(20mmHg)。一般成人的桡动脉平均压(MAP)应维持在6.7~12.0kPa(50~80mmHg)，过高或过低的血压均会造成组织的灌注不足。高龄、高血压、糖尿病等病人因基础血压较高、脑的血流自主调节功能差，应维持较高的动脉压。婴幼儿的动脉压可适当降低，MAP维持在4.0~9.3kPa(30~70mmHg)。

动脉压主要由灌注流量及全身动脉阻力决定，动脉阻力主要与血管舒缩力和血液黏滞度有关，血液黏滞度随温度的下降而升高，随血细胞比容的下降而下降。体外循环初期动脉压过低的原因有：①出入量不平衡，腔静脉引流量多于灌注流量。②血液稀释导致血液黏滞度下降，血流阻力下降。③搏动血流消失，微循环血液淤滞，有效循环血量下降；血管活性物质快速稀释，血管张力下降，外周阻力下降。④合并其他畸形，如动脉导管未闭、肺静脉异位引流等，造成血液分流，使动脉灌注流量不足。⑤腔静脉引流不畅，影响动脉灌注流量。⑥主动脉插管位置不当，包括错位、插入主动脉夹层、插入主动脉某一分支等，使全身灌注不足。以上原因造成的动脉压下降多为一过性，不要急于给缩血管药。此时，主要处理是保证有效的灌注流量，但低血压的时间过长应采取对策。

体外循环中，动脉压过高的原因有：①麻醉深度不够，应激反应强烈，外周阻力升高；②术前精神过度紧张，体内蓄积过多的儿茶酚胺等血管活性物质；③出入不平衡，灌注流量过高；④晶体液向细胞间质转移、利尿等造成血液浓缩，温度下降使血液黏滞度升高；⑤儿茶酚胺等血管活性物质增多引起血管阻力持续升高；⑥静脉麻醉剂被体外循环管道吸附，吸入麻醉剂排放至空气使麻醉变浅。主要处理是加深麻醉，适度降压。

2. 中心静脉压(CVP)　CVP是靠近右房的腔静脉压。体外循环中监测CVP可了解血容量的情况、判断右室功能、反映上下腔静脉的引流状况，并通过测压管路补液或给药。目前多采取右侧颈内静脉穿刺测定CVP，因其解剖关系明确、插管容易、并发症少。体外循环中由于落差虹吸效应，静脉引流通畅时CVP应为0或负值。体外循环近结束时CVP过低，提示低血容量。CVP过高提示静脉引流不畅，原因可能是插管型号不当、大量气体栓阻、引流路径阻塞或落差不足等。CVP过高的主要不良反应是脏器有效灌注压下降，组织缺氧，加剧水肿的发生。

3. 左房压(LAP)　LAP是反映左室前负荷的可靠指标之一。应用LAP可调节最适的左室充盈度，以期达到合适的心排血量，防止左室过度扩张，监测左心功能和血流动力学变化。心功能差、左室发育不良、完全性大动脉转位矫正术病人，监测LAP有特殊的意义。在房间沟与右上肺静脉连接处置管测压，也可切开右房通过房间隔置管测压，Swan-Ganz导管所测的肺动脉楔压(PCWP)可近似反映LAP。LAP正常值为5~15mmHg。体外循环中最高不宜大于10mmHg。但重症瓣膜病或复杂先天性心脏病手术病人(如Fontan手术、Glenn手术等)，常需维持较高的LAP才能保持动脉压的正常。

LAP过低提示前负荷不足，可补充容量。LAP过高，无论CVP如何，均说明前负荷已达一定阈值，此时盲目扩容可能导致左心衰竭，可适当应用正性肌力药和血管扩张药。成人巨大房间隔缺损和法洛四联症病人右心室相对收缩有力，在左心排血量降低、左房压增加时，右房压(中心静脉压)可表现正常。所以，成人巨大房间隔缺损体外循环后容量补给一定要慎重，一定根据左房压补充血容量。

4. 温度　鼓膜温度可准确反映大脑的温度。鼻咽温近似脑温，体现大脑基底环血流区域的温度，是常用的监测部位。食管中段温度近似心温。膀胱和直肠温主要反映腹腔脏器的温度，体现下半身的血运状况。手指、足趾等皮肤温度反映周围组织灌注状态。混合静脉血的温度反映全身平均温度。鼻咽温的探头应置于鼻甲位置。直肠的探头应置于肛门的齿状线以上。测心肌温度时，可用针形电极插入心肌进行测量。

机体代谢与体温直接有关，体温每下降7℃组织代谢率下降50%，如体温降至30℃，则氧需要量减少50%，体温降至23℃时氧需要量则是正常的25%。体内需高血流量灌注的脏器有肾、心、脑、肝等，体外循环时为预防重要脏器缺血、缺氧，提高灌注的安全性，经常与低温结合应用，低温下体外循环灌注流量可减少，血液稀释度可增加，氧合器血气比率可降低。降温程度根据病情、手术目的、手术方法等情况而定，有高温(>38℃)、常温(35~37℃)、浅低温(32~35℃)、中度低温(26~31℃)、深低温(20~25℃)、超深低温(14~19℃)，但目前各国及各单位低温标准尚未统一。采用深低温和超深低温体外循环时，氧合器应保证有良好性能，因为复温过程体内代谢率急剧上升，体温每升高1℃，物质代谢率提高13%，升温时氧债增加，如氧合器性能不好，不能满足机体氧需要量，则会发生严重缺氧及代谢性酸中毒。

5. 尿量及其性状　在无肾脏疾病前提下，尿量反映组织灌注状况和下腔静脉引流情况。尿pH间接反映酸碱状况，并受药物和电解质的影响，可作为纠正酸中毒的依据。根据尿比重，可调整晶体的补充量。体外循环中肾糖阈下降常导致糖尿出现。多种原因造成血液破坏可致血红蛋白尿。体外循环一般要求转流中尿量大于1ml/(kg·h)。体外循环初期由于血压下降、肾血流量减少，尿量较少。转机一段时间后，由于血管活性物质增多，血压上升，肾血流恢复，加上稀释性利尿，尿量接近或超过正常。深低温低流量或停循环时，一般无尿或少尿。转流中尿pH通常在6.8~7.0。血红蛋白尿的程度可从淡红色至棕褐色，需要与血尿鉴别。血尿一般为洗肉水色，静置后有红细胞沉积，镜检有红细胞。

尿路通畅而尿少，首先应考虑体内容量不足、灌注流量不足和低心排造成的肾血流量不足，有效滤过压不够。下腔静脉引流不畅、静脉压过高也是造成少尿的原因之一。体外循环后期，麻醉减弱，血液中儿茶酚胺、肾素-血管紧张素-醛固酮系统和抗利尿激素等物质浓度升高，均可造成尿量减少。尿管放置错误，尿管扭折、脱落可造成假性少尿。

6. 周围组织循环状况

(1)头面部、口唇：头面部、口唇发绀常提示上腔静脉引流不畅，如术中将左上腔静脉阻断时间过长。该部位充血水肿，可能原因有过敏、过度灌注等，如动脉插管位置不当，导致头面部动脉分支的流量过多；主动脉弓中断或主动脉缩窄者上半身灌注流量过高等。

(2)球结膜和腮腺：球结膜和腮腺水肿除与血液稀释度过大、晶体预充比例过高、转流时间长有关外，主要与上腔静脉回流受阻有关。

(3)外周组织的温度：复温阶段外周组织苍白冰冷，说明血管阻力高、灌注不足或稀释度过大。同时，外周组织温度的监测可用于检测鼻咽温和肛温的准确性，外周组织温暖表明复温满意。

(二) 灌注指标的监测

1. 流量　灌注流量是体外循环中重要的灌注指标和监测项目之一。有效灌注流量是指最终灌注组织的血流，应从总灌注流量中减去以下几方面的流量损失：手术野吸走的动脉血量；大量的支气管动脉侧支循环分流血量；心内吸引血量；微循环异常灌注导致局部或全身组织间液增加，使氧从毛细血管到达细胞的距离增加而导致灌注流量损失；体外循环管道中的分流量，如动脉滤器、血液标本环路、超滤器等。

体外循环的流量标准可按体表面积计算，成人>2.4L/(min·m^2)为高流量，1.8~2.4L/(min·m^2)为中流量，<1.8L/(min·m^2)为低流量。同时也可按公斤体重计算，划分标准是：小于50ml/(kg·min)为低流量，大于80ml/(kg·min)为高流量。高流量对不同年龄组的病人有所区别，婴幼儿可达3.5L/(min·m^2)或150~200ml/(kg·min)，而成人很少超过2.8~3.0L/(min·m^2)或80~100ml/(kg·min)。监测灌注流量是否充足可参考混合静脉血氧饱和度、尿量和BE值，一般维持混合静脉血氧饱和度在60%以上、尿量1~2ml/(kg·h)、BE值±3。

2. 泵压　泵压是指动脉供血管路的压力，转流前后反映大动脉血压，转流中高于动脉压。当突然停电时，可参考停电前的泵压摇泵进行灌注。主泵压应小于300mmHg为佳。动脉滤器进出口压差应小于10mmHg。停跳液灌注管路的压力，成人在240mmHg，儿童在150mmHg；在主动脉根部由于压力衰减，一般成人达70~90mmHg，小儿50mmHg。

泵压受灌注流量、动脉压、动脉插管及口径等多方面因素影响。开始转机时，泵压突然增高提示：主动脉插管过细或位置不当；动脉输出管路扭曲或阻塞；动脉插管插入主动脉夹层；动脉微栓滤器堵塞，进出口压差大于30mmHg。泵压过低可出现在低流量或旁路开放时，发生凝血有时也会使泵压下降或难以测到。

3. 氧合器血平面　体外循环中应调整好体内外容量平衡，通过氧合器血平面的变化可推测容量情况。血平面突然升高的原因主要有：静脉引流量大于动脉泵出量；体肺循环淤血或巨大心脏病人，阻升主动脉后，心脏和全身血管床的血液回流入氧合器；停跳液和手术野液体大量回收；全身血管收缩，体内血容量减少。血平面突然下降的原因主要有：静脉回流受阻，如静脉管路扭曲打折、静脉内大量气栓、静脉插管深度或位置不当；动脉灌注流量过高；失血过多或胸膜破裂大量血液滞留于胸腔；利尿或滤水量较大；血管床扩张，体内容量增加；各种原因引起的大量液体向细胞间质转移；血液随纱布、普通吸引器丢失。

4. 吸引泵的流量 体外循环中应调整好血液回收吸引和左心减压排气吸引，提供清晰的手术野，防止心脏膨胀和肺循环压力升高；同时避免过度吸引产生负压，造成血液破坏和气栓进入体内。

左心吸引血过多的原因主要有：发绀型先天性心脏病、支气管动脉侧支循环丰富；动脉导管未闭；主动脉瓣关闭不全；升主动脉阻断不全；左心回血多，且为静脉血，提示左上腔静脉的存在或腔静脉阻断不全。在心内直视手术中，心内回血主要来自肺营养血管，其流量为灌注流量 1%~5%，超过灌注流量的 10% 为异常。

5. 动静脉管路情况

(1) 有无气泡：动脉管路一旦发现气泡，立即停止循环，查明原因并予排除，如果体内进气，按意外情况及时处理；静脉大量气栓会影响回流，应尽快排除。

(2) 管路有无梗阻或扭曲：动脉管路梗阻会造成泵管崩脱，静脉梗阻会影响回流。

(3) 动脉管道的张力：如果动脉管路明显摆动，张力很大，提示前端梗阻。

6. 肝素抗凝和拮抗

(1) 肝素抗凝：体外循环中抗凝药物主要为肝素。肝素在体内和体外都有抗凝作用，几乎对凝血过程的每一环节均有抑制作用，尤其是其通过ATⅢ而使凝血酶灭活的作用更为强大，肝素为体外循环抗凝药物。肝素的个体差异很大，通常在体外循环前经静脉或右心房给首次剂量(400IU/kg)，全身肝素化后，根据抗凝后的激活凝血时间（ACT）酌情追加。肝素抗凝不足时，可导致血液凝固、凝血因子消耗过多、纤溶增加和血小板破坏；而抗凝过度时，使凝血机制紊乱，易发生颅内出血，并可导致术后出血增加。体外循环中 ACT 维持在 480 秒，基本检测不出纤维蛋白单体。当 ACT<480 秒时，则须追加肝素，追加剂量视具体情况（病种、温度、流量等）而定，一般建议每相差 50 秒追加 50~60IU/kg。

不同厂家、不同批号、不同剂型的肝素，其提纯度、平均分子量及分子离散度各不相同，导致其效价差异很大。血液中抗凝血酶Ⅲ/凝血酶比例的差别是导致肝素个体差异的主要原因。低温可使 ACT 明显延长，可使各种凝血因子的活性下降。ACT 测定之前，玻璃试管应在 37℃检测槽中预热保温 3 分钟以上。转流中的血液稀释可使凝血因子大量稀释，难溶性纤维蛋白的形成及血小板的黏附聚集均受到影响，导致 ACT 延长。抑肽酶是广谱丝氨酸蛋白酶抑制剂，可抑制凝血酶、纤溶酶、激肽释放酶活性及血小板激活，尤其可使 ACT 测定中的凝血激活剂硅藻土的效价降低，ACT 延长，形成肝素抗凝充分的假象；术中使用抑肽酶时，若以硅藻土作激活剂，应维持 ACT>750 秒，而以白陶土或高岭土作激活剂，则仍只需维持 ACT>480 秒。

(2)鱼精蛋白拮抗：鱼精蛋白是从鱼类精子中提取的蛋白质，分子量约 4 500，呈强碱性。单独使用时具有抗凝作用，并可促进血小板黏附、聚集，肺小动脉收缩。在体内有大量肝素存在的情况下，强碱性的鱼精蛋白可与强酸性的肝素以离子键按 1∶1 的比例结合，即每 1mg 鱼精蛋白可中和 100IU 肝素。体外循环后以鱼精蛋白拮抗肝素，肝素在转流中有部分已被代谢，鱼精蛋白的总剂量应偏小于肝素总剂量，按(0.8~1.0)∶1 的比例中和。有时出现“肝素反跳”现象，鱼精蛋白剂量宜偏大，主张按 1.2∶1 的比例中和。因肝素纯度和效价不同，剂量反应个体差异很大，体外循环中半衰期亦相差很大，鱼精蛋白中和应以 ACT 恢复或接近转流前生理值为标准。体外循环后将氧合器和管道内的剩余血回输时用鱼精蛋白(3~5mg/100ml)拮抗。

鱼精蛋白具有抗原性，少数病人会发生过敏和类过敏反应。临床表现为皮肤红斑、荨麻疹、黏膜水肿、体循环阻力下降、肺血管收缩、肺循环高压等，甚至出现心室纤颤。术前应常规询问病人的鱼类过敏史和既往鱼精蛋白使用史，男性病人有无绝育史，对这类病人作好预防和抗过敏准备；鱼精蛋白拮抗时，经静脉缓慢给药，钙剂同时注入；高危病人可经升主动脉注入，以减少鱼精蛋白对肺血管的作用；给药时，根据血压，常规经升主动脉从体外循环机少量缓慢输血，以补充血容量。

7. 生化指标的监测

(1) 低钾血症：体外循环中低钾血症的原因主要有：补充不足；尿丢失过多；异常转移（如碱中毒、低温、儿茶酚胺水平增高等)。低钾使心脏兴奋性增高。细胞外钾浓度降低使钙内流的抑制作用减轻，钙内流加速，复极化二期缩短，有效不应期缩短，易出现各种心律失常。缺钾时，颈动脉压力反射迟钝，血管对儿茶酚胺的反应减弱，可使体外循环中的血压偏低。低钾抑制糖原和蛋白质的合成，机体葡萄糖耐量降低。

低钾血症的诊断应以生化检查为标准，心电图、心功能情况作为参考。出现低钾，应根据化验结果进行纠正。公式为：补钾量＝ 0.3 × 病人体重

(kg)×(预纠正钾浓度 - 实际的钾浓度)。补钾后血钾的差异很大,纠正效果仍应以化验结果为准。体外循环中补钾速度和临床静脉补钾有很大的不同,在短时间内可将15%氯化钾从机器内分次给予。因为机器给钾可使钾在机器内进行一次稀释,进入主动脉后经微循环、静脉、右房又进行了第二次稀释。体外循环有效地维持血流动力学稳定,为补钾提供了安全保障。若补钾效果不明显,应考虑缺镁的可能,缺镁会严重影响补钾效果。体外循环中尿多或丢失的血液多,补钾时应同时注意补镁。体外循环中血钾变化有一定的规律。体外循环开始时血钾明显降低,体外循环后期由于复温,血钾逐渐回升,因此在复温时的低钾应予以足够重视。最好在开放升主动脉前5分钟测血钾。如有异常可及时纠正,为心脏复苏创造良好的条件。

(2)高钾血症:体外循环中高钾血症的原因主要有假性高钾、肾排钾减少、血液破坏、酸中毒、摄入过多,如心脏停搏液灌注次数和容量过多,大量的血液预充。高钾血症的不利影响是静息电位接近阈电位水平,细胞膜处于极化阻滞状态,钠通道失活,动作电位的形成和传导发生障碍,心肌兴奋性降低或消失,兴奋 - 收缩耦联减弱,心肌收缩降低。

高钾诊断应以化验检查为准。复跳前应有血钾结果。在开放升主动脉后,心肌多次除颤不复跳应怀疑高钾,一旦怀疑或确诊为高钾,体外循环不能终止,以防高钾的心脏停搏。高钙抑制心肌动作电位3期的钾外流,钙在2期大量内流增加心肌细胞的静息电位,恢复心肌的兴奋性,并增加心肌收缩力。临床上可给氯化钙或葡萄糖酸钙。一般给1~2g钙盐后几分钟心电图可得到纠正,但作用短暂,此时血钾不降低。8.4%碳酸氢钠80~120ml可在60分钟内使血钾降低,持续4~6小时。碳酸氢钠中的钠离子使除极时钠内流加快,血钠增高可增加肾小管钾的排泄。碳酸氢钠碱化作用使钾向细胞内移动。钠盐使细胞外液渗透压增加,细胞外液容量增加,对高钾产生稀释作用。钠钾拮抗可减轻高钾对心肌的毒性作用。胰岛素可使细胞外钾进入细胞内,4~8U胰岛素静脉注射,可使血钾降低1.5~2.5mmol/L,持续至少6小时。胰岛素还刺激Na^+-K^+-ATP酶活性,增加肌细胞的钾摄取。高钾时可用呋塞米加强肾脏的钾排泄,但速度太慢。安装人工肾,可快速滤出含高钾的液体,同时补10%葡萄糖。这种方法速度较快,效果较好。停机后如发现血钾很高,机器内血液不宜回输给病人。可用血细胞分离机(cell saver)处理,排出血液内的高钾血浆,将血液的有形成分回输。

(3)低钙血症:体外循环中低钙的原因主要有血液稀释、碱中毒、预充大量库血。血钙降低可引起神经肌肉兴奋的一系列症状,如肌痉挛、喉鸣、惊厥等。在体外循环中主要表现为心血管系统的抑制,如Ca^{2+}<0.66mmol/L,体外循环阻力下降,心肌收缩减弱,进而出现低血压。诊断低钙血症应以离子钙的化验结果为标准。目前国内临床化验大多反映血浆总钙水平。用离子电极法可直接测量Ca^{2+}浓度。当怀疑低钙引起血流动力学异常时,可试验性补钙。

成年病人体外循环中的低钙一般为低蛋白所致,此时血浆总钙下降,Ca^{2+}正常或偏高。对这类病人,不宜过分强调将钙维持在正常水平。因为体内钙含量丰富,加上完善的调节机制,病人在体外循环中或术后很少发生低钙血症。小儿病人需要预充大量血液,因枸橼酸和Ca^{2+}结合,血浆Ca^{2+}明显减少。婴幼儿钙代谢调节机制不健全,易产生低钙,导致低血压。应积极补钙,每100ml枸橼酸库血补钙0.1g。

钙与心肌缺血后再灌注损伤的关系密切。坏死的心肌细胞内有大量难溶性磷酸钙结晶沉淀。心肌缺血期细胞内钙聚积很轻;复灌期,特别是最初5~10分钟,细胞内钙含量可增加9倍,钙摄取可为正常的18倍。心脏复跳后,心肌刚从长时间缺血、缺氧中恢复能量供应,需要偿还氧债,重建能量平衡。这时大量Ca^{2+}内流只会增加不必要的氧耗,使氧供需比失调。复跳初期血Ca^{2+}为0.6mmol/L可减少再灌注损伤。心肌恢复血运5~10分钟后再补入适量钙剂(10mg/kg),使血钙恢复正常,增加血管张力和心肌收缩力。

8. 静脉血氧饱和度(oxygen saturation in venous blood, SvO_2) SvO_2是体外循环监测的重要手段之一,它可以反映:①氧合器和病人肺的气体交换功能;②一定量的血红蛋白水平;③全身的氧耗和氧供平衡状态;④灌注流量和心排血量。一般在体外循环中SvO_2以高于60%为尚可,70%~80%为佳。目前SvO_2监测已广泛用于体外循环,它可指导灌注师的流量和压力调节。在一些监测中,还可附血红蛋白浓度的监测。SvO_2在体外循环开始较高通常为85%,它主要与降温、氧耗下降有关。另一方面,与微循环短路、氧摄取率下降有关。这提示体外循环的降温要逐渐性、均匀性。在深低温停循环恢复血流灌注后,不要急于复温,待SvO_2大于80%

再进行复温。这样充分偿还氧债，减少缺血再灌注损伤。SvO_2 在心内手术结束后的并行起重要作用，如控制静脉回流，心脏完成大部分射血功能。SvO_2 能维持或略有升高，说明心脏射血能满足机体的需要。此时，可以从容终止体外循环。反之，则要分析 SvO_2 降低的原因。一般情况下，要辅以正性肌力药物或其他辅助措施。深低温停循环时，SvO_2 长期低于 50%，应降低体温或增加流量，这样可避免机体的缺氧、缺血。

9. 远红外线脑氧饱和度监测（near-infrared reflectance spectroscopy，NIRS）NIRS 可以实时反映大脑局部氧供、氧耗的变化情况，它利用血红蛋白携氧量不同，对近红外光呈现不同强度的吸收光谱来确定氧代谢的状态，由于组织光散射和其他吸收体引起的光衰减在测量过程中近似恒定，连续监测时光衰减的变化对应着血红蛋白氧合状态的相对变化，具有速度快，在 1 分钟内完成；无创伤；经实验证实，可透过头皮、颅骨深入脑部 2~3cm。目前多用于深低温低流量或停循环病人手术中，可以对围术期脑保护，提供有效监测。

10. 乳酸（lactic acid，LAC） LAC 是人体代谢过程中的一种重要中间产物，它与糖代谢、脂代谢、蛋白质代谢以及细胞内的能量代谢关系密切。人体内的乳酸源于葡萄糖和糖原的酵解过程。临床工作中，血浆乳酸浓度超过 4mmol/L 称为高乳酸血症。体外循环期间，乳酸升高提示可能存在组织灌注不足，导致组织缺氧。

（龙 村）

第二节 辅助循环

一、辅助循环发展简史和分类

（一）辅助循环发展简史

1953 年 Gibbon 首次将体外循环技术应用于临床对心内直视手术病人进行循环、呼吸支持，同时为心脏外科医生提供静态、无血的手术野。早期由于条件所限，使用滚压泵和鼓泡式氧合器，体外循环时间超过 2 小时就可出现许多并发症，如氧合不佳、溶血、出血、多器官功能衰竭。在 1965 年，Spencer 首先报道了股动静脉循环支持疗法：4 例心脏手术后严重心力衰竭的病人应用此技术，1 名病人脱离体外循环出院，余者均死亡。在此期间，1963 年 Hall 等实验室研究了一种植入型心室辅助泵。泵含有中心血液腔和外周气囊，在血液腔的进出口有单向球笼瓣，外部气囊由触发器来控制气囊充气和吸瘪。由于气囊的挤压和吸瘪，血液腔形成压力差，血流在瓣膜的控制下形成单向血流。同年，此装置移植到一名换瓣术后严重心力衰竭的病人体内。由于病人在移植前已有严重的脑损伤，尽管循环支持效果较佳，4 天后仍放弃此装置的支持。1966 年，DeBakey 用心室辅助装置对一名双瓣置换术后严重心力衰竭的病人进行循环支持（图 65-8）。10 天后，病人存活出院。此装置放在体外，用管道连接腋动脉和左心房。左心房的血液在气囊吸瘪时，流入血囊。在气囊充气时，血囊内的血液挤入腋动脉，使用球笼瓣使血液从左心房向腋动脉单向流动。该辅助装置血液可达 1 200ml/min。

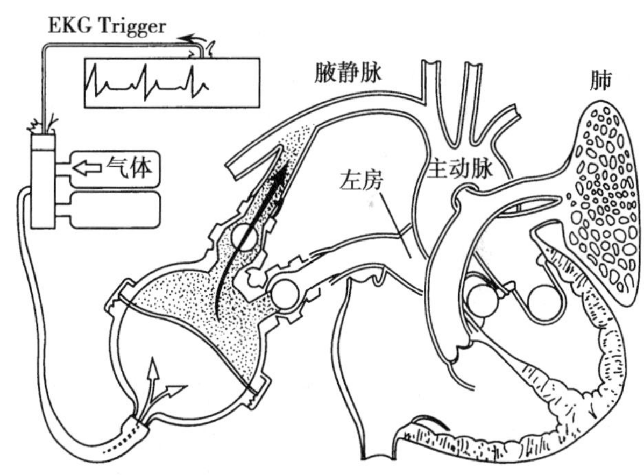

图 65-8 1966 年使用的 DeBakey 泵辅助循环示意图

1964 年，美国心肺研究所建立了人工心脏项目。经过多家临床实验，出现了很多类型的心脏辅助装置，大致可分为植入型辅助装置（如 Novacor、IABP、Heartmate 等）和体外辅助装置（Thoratec、Medos、Abiomed、Centrifugel 等）。20 世纪 80 年代，免疫抑制剂环孢素的发现，使心脏移植在临床上取得了飞速的发展。美国食品药品监督管理局（FDA）正式批准长时间心室辅助装置应用于临床以后，有关研究和产品开发都有了快速进步。Oye 等在 1984 年首先使用长期移入性装置，让病人等待移植供体；1991 年 Frazie 等应用此装置使病人在家里等待移植供体；1996 年以欧美为主的医院建立循环辅助中心实验项目，以完善循环辅助相关治疗方法，并对各种装置进行评估。

2001年，美国肯塔基州犹太医院的医师为1例心脏病病人植入了世界上第1颗"全置式人工心脏"(Abiocor)，该病人存活151天。Abiocor用钛和塑料制成，体外电池通过经皮电能传输技术依靠体内电感器为体内电池充电。体内电池最长独立工作时间是30分钟。该装置体积较大，不适合小体重和女性病人。Abiocor为轴流泵，在没有脉搏和心搏状态下血液不断地输送到全身。心室辅助的大事表见表65-3。

目前，心室辅助技术在北美、西欧为严重心力衰竭的常规治疗技术。亚洲的日本、韩国等亦有较高的技术水平，国内在此方面还有一定差距，主要原因为：①高昂的费用病人难以负担；②心脏移植不普遍，无法给需要心室辅助的病人提供后备支持；③相关科研贫乏，临床经验缺乏。

（二）辅助循环装置的分类

1. 按用途分类　按用途分类有左心室辅助装置、右心室辅助装置及全心辅助装置。

左心室辅助装置主要有：滚压泵、离心泵、Abiomed泵、Berlin泵、IABP、Thoratec泵、HeartMate泵、Novacor泵、Hemopump泵和DeBakey泵。

右心室辅助装置主要有：滚压泵、离心泵、Abiomed泵、Berlin泵和Thoratec泵。

全心辅助装置主要有：滚压泵、离心泵、Abiomed泵、Berlin泵、Thoratec泵、CardioWest泵和AbioCor泵。

2. 按应用时间分类　按应用时间分类可分为短期辅助装置、中长期辅助装置、长期辅助装置。短期辅助循环以恢复自身心脏供血功能为目的；长期辅助循环以终末期心脏疾病等待心脏移植或永久性全人工心脏移植为目的；中长期辅助循环的目的介于两者之间。在实际运用中并没有形成绝对的选择标准，根据实际情况选用。

短期辅助装置主要有：滚压泵、离心泵和Hemopump泵。

中长期辅助装置主要有：Abiomed泵和IABP。

长期辅助装置主要有：Abiomed泵、Berlin泵、Thoratec泵、CardioWest泵、AbioCor泵、HeartMate泵、Novacor泵和DeBakey泵。

3. 按安装部位分类　按安装部位分类可分为植入型、非植入型两种类型。植入型是指辅助泵在体内，这类泵由于病人胸腔关闭，利于管理，对预防感染有积极意义，由于长期植入，病人能自由活动，生活质量提高；非植入型辅助装置的泵在体外，由于有很多管道贯穿胸腔壁或腹壁，给清洁护理和活动带来很多不便。

植入型辅助装置主要有：CardioWest泵、AbioCor泵、HeartMate泵、Novacor泵和DeBakey泵。

非植入型辅助装置主要有：滚压泵、离心泵、Hemopump泵、IABP、Abiomed泵、Berlin泵和Thoratec泵。

4. 按驱动能源分类　按能源分类可分为气动泵和电动泵。气动泵主要通过气体注入和吸瘪使血囊充盈挤压血液，该类泵易于制造、原理简单，但噪声大、机动性能差。电动泵利用挤压原理、离心原理和轴流原理驱动血液，通过电能使这一原理得以实现。此类泵工艺复杂、噪声小、机动性能好。

气动泵辅助装置主要有：Abiomed泵、Berlin泵、IABP、Thoratec泵、HeartMate泵和CardioWest泵。

电动泵辅助装置主要有：滚压泵、离心泵、Hemopump泵、DeBakey泵、Novacor泵和AbioCor泵。

5. 按动脉波型分类　按有无动脉波型可分为

表65-3　心室辅助的大事表

先驱者	时间(年)	事件
Hall	1963	临床第一例植入型左心辅助装置(失败)
Debakey	1966	临床第一例植入型左心辅助装置(成功)
Norman	1970	心脏手术后严重心力衰竭左心辅助
Norman	1978	临床第一例植入型左心辅助向心脏移植过渡
Oyer	1984	临床第一例长期植入型左心辅助向心脏移植过渡
Frazier	1991	病人带着左室辅助装置在家等待心脏移植
Dowling	2000	临床第一例长期植入性全心辅助

搏动性辅助装置和非搏动性辅助装置。搏动性辅助循环接近于生理，一般为气动装置。目前一些公司努力将电动可植入型搏动辅助装置作为换代发展方向并应用于临床。非搏动性辅助装置一般通过离心原理、滚压原理和轴流原理来实现。非搏动性辅助装置护理人员易于操作，但长期的平流灌注对机体产生不利影响。具体不良反应尚待进一步观察和总结。

搏动性辅助装置：Novacor 泵、Abiomed 泵、Berlin 泵、IABP、Thoratec 泵、HeartMate 泵和 CardioWest 泵。

非搏动性辅助装置：滚压泵、离心泵、Hemopump 泵、DeBakey 泵和 AbioCor 泵。

（三）辅助循环的研究现状

1. 泵的研究进展　人工心脏向小型化、耐用性强及低阻力发展。从血流效果上来看，分为搏动性血流和非搏动性血流两种。理论上讲，搏动性血流更适合于人体生理特点。但是，它必须有活瓣、弹性隔膜以及巨大的心室容量，其工艺复杂、体积大、有噪声。而非搏动性人工心脏需要高效的能源与轴承密封或电磁轴承以减少血栓形成，维持正常器官功能。电磁轴流泵体积及噪声小、工艺较简单，可用电能驱动。它需要更高的血管内压，并能造成器官血流和生化特点的变化。长期非搏动血流对机体的影响，轴流泵失效和血液倒流等问题正在为有关学者所关注。从全人工心脏的永久性应用来看，进一步发展非搏动性泵有利于全置入人工心脏血栓问题的解决。从泵血的方式来看，传统的气动泵正向可携带性、可植入性、可压缩性好的电动泵转化。

2. 能源的演变　从应用的功能设置来看，可分为外置型与内置型、固定型与可移动型。从实用性来看，显然可移动内置电源最为理想。要实现这一目标，只有在能源技术上进一步研究。目前主要有三个研究方向：高能电池、高效储电瓶、经皮充电。高能电池最有代表性的为核能电池，但它与实际应用还有较大的距离；高效储电瓶的代表产品为锂电的应用，已有多个实验室运用成功的经验；经皮充电是目前研究最热的技术，也是最有希望的技术之一。

3. 材料的改进　高分子材料一直是人工循环装置的主要应用材料。针对人工心脏的特点，聚酯类有较好的应用前途，例如最近研究较多的聚乌拉坦就具有耐用、弹性好、抗老化、顺应性好、组织相溶性好的特点。有人通过改变分子辅基、将其合成进硅和维生素 E 等进一步改善其特性，以更有利于人工器官的应用。今后还有可能利用人工材料的特点，在体外以微创手术将人工心脏植入人体或者将人工材料做成人体可降解材料，使其在一定时期功能完成后自然降解，以免除二次手术。血管内皮具有肝素和分解凝血物质的酶类，在人造物质上移植有活性的肝素以达到抗凝作用。辅助循环采用肝素表面涂抹技术，可达到改善凝血功能的目的。人工钛合金对人工心脏也做出了较大的贡献，它可改善血液接触面光滑度、减少血液破坏、降低栓塞发生，如镍 - 钛 - 锆合金的优越性较为突出。

4. 人工心脏的调节　人工心脏的可调节性是其又一突出进展。计算机的发展为人工心脏智能化提供了良好前景。将人工心脏与集成电路芯片结合起来，根据自体适时需要控制人工心脏的做功。有些左室辅助循环可以根据病人的心电图，按 1∶1 到 1∶8 调节心脏做功。预计将来可以结合生物传感器技术，根据更多血流动力学指征对人工心脏进行自身调节。信号的无线传输和数字传输，可使医务人员对病人进行远程监视和调控，以增加院外辅助循环的安全性。

5. 人工心脏的临床应用　短期心室支持主要用于支持病人度过可逆性心脏疾病的急性期称为 Bridge-to-Recovery。应用于急性心肌炎、心室部分切除、骨骼肌心肌成形、心脏人工瓣膜置换术后等。对于恢复心脏病的辅助循环，通过免疫学、病理学、分子生物学等多学科和心肌顿抑、心肌凋亡等领域的深入研究，为辅助循环进一步应用提供了明确的依据。人工心脏长期应用主要用于等待同种心脏移植或永久携带全人工心脏的病人，见于终末期心脏病病人，可称为 Bridge-to-Transplantation。此类辅助循环研究主要集中在左心辅助对右心的影响和其他系统的影响，如何提高辅助循环的生活质量亦是该研究的热点之一。利用当代的计算机技术和通信技术，使辅助循环在家庭实践中越来越安全。

人工心脏的管理包括人工心脏的机械管理和人工心脏携带者并发症的管理。前者的突破在于人工心脏与电脑程序化控制结合和机械工艺的改进。携带者的管理主要针对其并发症出血、栓塞、感染、右心衰竭，到目前为止，以上并发症仍然是人工心脏应用的主要瓶颈。近年来的研究集中在改进人工心脏的材料结构及工艺，总的来看，尚无突破性进展。有报道用肝素、华法林制定出固定方案，有利于抗凝的安全性，但缺乏大规模病人研究。

二、辅助循环的病理生理

(一) 心肌顿抑和辅助循环

1. 心肌顿抑的原因和机制　心肌顿抑是心肌在再灌注后出现可逆的损伤，灌注恢复正常或接近正常后仍有持续存在的心肌机械功能低下的总称。引起心肌顿抑损伤有两个成分：即缺血时产生的成分和发生于再灌注后的成分。

心肌顿抑系心肌缺血再灌注时出现的异常状态。心内直视手术多在低温体外循环、主动脉阻断及心脏停搏下进行。恢复灌注后，不可避免地可能出现心肌顿抑。其发生的可能性与术前心脏基础、主动脉阻断缺血时间、心肌保护完善程度均有密切关系。所以，对可能出现术后心力衰竭的估计应包括术前情况和缺血时间长短。比如搭桥病人的心脏原已有严重缺血，加之年龄偏大，易于发生心肌顿抑。有试验表明，老年动物的心肌比年轻动物的心肌更易发生顿抑和钙离子超载，原因未明，可能与胞质及核内钙离子的堆积、造成 DNA 裂口、核酸内切酶有关。缺血后心肌的分类和特性见表 65-4。

2. 辅助循环和顿抑心肌　随着心力衰竭的持续、心肌内去甲肾上腺素的耗竭和合成的障碍、G 蛋白的改变、cAMP 合成的不足等，心肌对肾上腺素的反应逐渐转弱。体外循环使血液内儿茶酚胺、血管紧张素、抗利尿激素增加，周身血管张力增加。体外循环后对于衰竭的心脏，前、后负荷的增加是有害无益的。肌丝对 Ca^{2+} 敏感性降低，大量的正性肌力药只能增加心肌 ATP 的耗竭，不利于 ATP 的储存，易使心肌的损伤向不可逆的方向发展。所以，正性肌力药用到一定程度[如多巴胺 15μg/(kg·min) 或多巴酚丁胺 15μg/(kg·min)]时，应考虑心室辅助。

术后左心力衰竭在使用大量血管活性药或 IABP 无效后，应立即开胸建立左心室辅助(LVAD)。术后右心力衰竭在使用扩大容量、扩张肺动脉药物及强心药物失败后，应立即考虑右心室辅助(RVAD)或肺动脉内气囊反搏。一旦出现双心衰竭，应采用双心室辅助或体外心肺支持[体外膜氧合(ECMO)]。

(二) 左心室辅助对右心功能的影响

1. 左右心室间相互作用的生理特点　左右心室间依据其密切的解剖和功能上的关系，可分为两个方面。一方面是血流动力学上的相互作用(亦称为间接相互作用)，是指左右心室呈串联关系，一心室的输出则为另一心室的输入；另一方面是机械性相互作用(亦称为解剖间作用或直接作用)，是指左右心室共同拥有一个室间隔和心包腔，而且左右心室间存在着压力差，通过它们可以有压力上的传递和依赖，这种解剖和功能上的相互作用是维持左右心室正常几何结构及功能的基础。机械性辅助由于改变了心室内的压力和血流动力学，所以影响左右心室间的相互作用。人们已普遍认识到右心功能不全是严重影响左心辅助后病人存活率的重要因素。大量资料分析表明，有 20%~30% 的病人经左心辅助后出现不同程度的右心衰竭。有关左心辅助对右心功能的影响，人们已进行了大量临床和实验研究。

2. 左心辅助引起右心衰竭的机制

(1) 心肌氧供、需失衡与右心衰竭：据统计，行左心辅助的病人中 42%~51% 为冠心病病人。因此，受粥样硬化病变而狭窄的右冠状动脉因血流量的减少可部分影响右心功能。左心辅助中左心负荷减少，引起心室间隔向左偏移，同时如病人的肺动脉压没有因左心负荷减少而降低，则右室腔内容积将增大，右室壁张力增加，从而使氧需求量进一步增加。左心辅助中氧供的减少和氧需的增加均会严重地影响到右心功能不全。

(2)左心辅助对左右心室间血流动力学的影响：左心辅助的主要目的是增加左心输出量以供机体代谢需要，使左心室负荷减轻以利于左室功能的恢

表 65-4　缺血后心肌的分类和特性

心肌状态	超微结构	冠脉血流	机械功能	葡萄糖摄取	ATP 和 PC	恢复程度
正常	正常	正常	正常	正常	正常	正常
缺血	正常	↓	↓	正常	正常轻度↓	很好
顿抑	正常	最近恢复	↓或缺乏	?	轻度↓	很好
冬眠	正常?	显著↓	缺乏	↑	显著↓	尚好
强直	?	↓至临界以下	缺乏	?	缺乏	很差
死亡	异常	缺乏	缺乏	缺乏	缺乏	缺乏

复。由于左右心室间的串联关系，任何使左心室输出量增加的手段都将导致静脉回流的增加，从而使右心前负荷增加。右心室的功能与其后负荷的变化有重要关系。左心辅助中右心室的功能主要依赖于肺血管阻力的变化。左心衰竭的病人，由于左室压升高，都存在着不同程度的肺淤血，从而导致肺循环阻力增高，加之肺淤血所致缺氧，内皮细胞的损伤等因素使肺动脉痉挛，肺动脉壁纤维增生、弹性下降，最终导致肺动脉高压、右心室后负荷过重。左心辅助可使左室、左房压明显下降，进而降低了肺动脉压，减轻了右室后负荷，对右室功能十分有利。然而对于慢性心力衰竭，尤其是慢性肺动脉高压者，其肺血管发生明显器质性改变，肺循环阻力明显增加，左心辅助不仅不能使肺动脉压降低，反而因静脉回流增加使肺动脉压升高，这对右室功能是极为不利的。

(3)左心辅助对心室间机械性相互作用的影响：由于左右心室解剖上的密切关系，压力可以从一侧心室通过室间隔传递到另一侧心室，这种压力上的传递发生在收缩期则可使室间隔凸向右室，舒张期凸向左室，这种压力上的相互作用受心包腔和胸膜腔内压调节。左心辅助可以改变这种压力及心室容积的变化。左心辅助期间，左室腔内压力和左室容积明显降低，这可使室间隔明显左移位。有人认为这种室间隔的向左移位增加了右室舒张期顺应性而对右室有利，但同时因右室容积和内径的增大，将引起右室壁张力和心肌氧耗的增加。

三、体外辅助循环装置

(一) 滚压泵

滚压泵结构简单、价格便宜、易于操作，主要用于心脏手术后短时间的心室辅助。与其他辅助装置相比，滚压泵对血液破坏较重，随着时间的延长，并发症增多。建议使用膜式氧合器辅助，时间控制在 8 小时内。如使用鼓泡式氧合器辅助，时间应控制在 4 小时内。对不能脱离辅助循环的病人，应尽快转换其他辅助方法。

(二) 离心泵

1. 离心泵辅助的基本特点　为了克服滚压泵的缺陷，人们在长期实践中不断完善离心泵性能。1978 年在美国明尼苏达州的 Allegheny 医院成功地将离心泵应用于临床。1980 年离心泵成功用于心室辅助，使一名 59 岁冠状动脉搭桥术后严重心力衰竭的病人顺利康复。

由于离心泵的辅助可在封闭的条件下进行，肝素用量小，可适合较长时间的辅助。离心泵进行心室辅助，适合下列病人：①心脏手术后不能脱离体外循环，同时心脏有恢复的可能；②严重心肌梗死、特发性心肌病等待心脏移植的病人；③严重冠状动脉阻塞、心功能低下、在经皮冠状动脉内球囊扩张术后心室辅助的病人；④急性心肌梗死后，心源性休克不能进行外科治疗的病人，此类病人的心肌处于心肌顿抑状态，有恢复的可能。

离心泵进行心室辅助的禁忌证有：全身感染，神经疾病，转移性肿瘤，严重出血体质，心肌不可恢复性改变。

2. 离心泵辅助循环的管理　离心泵辅助可为左心辅助、右心辅助和全心辅助。左心辅助常规经左心耳或右上肺静脉插管将血液引出，经离心泵至股动脉将血液泵入体内。右心辅助常规经右心耳插管，将血液引出，再经离心泵至肺动脉泵入体内(图 65-9)。全心辅助是经股静脉插管，将静脉血液引出，经离心泵和氧合器将动脉血泵入体内。现今由于经皮插管技术的发展，使全心辅助的建立更为迅速而简单。由于左心辅助最为普遍，本文将着重介绍。

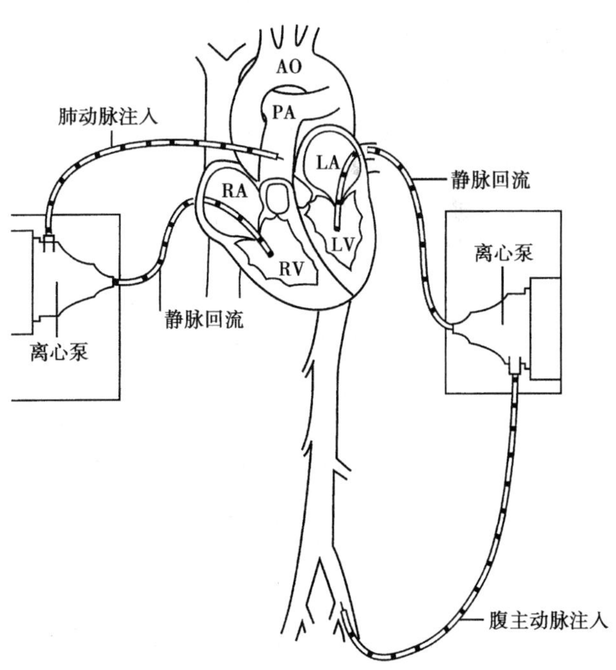

图 65-9　离心泵左右辅助循环示意图

在离心泵开始进行左心辅助时，如果是心脏手术后病人，应尽快将常规体外循环插管和装置撤除。成人的辅助流量一般为 2.2L/(min·m^2)，肺动脉楔压应维持在 5~15mmHg，若此压力达不到可进行容量补充。心肌顿抑的病人，在维持基本血流供应的前提下，适度减少血管活性药和正性肌力药，使血流动力学处于较低水平，此时心肌易于恢复。注意当以 2.2L/(min·m^2) 流量辅助时，血流动力学改善仍不明显，应观察是否有右心衰竭的可能。必要时，可行右心或全心辅助。

离心泵辅助循环一般在 ICU 中进行，此时还应当进行辅助正压力呼吸。吸入氧浓度应使动脉氧分压 >70mmHg。IABP 可行同步反搏辅助，使动脉压维持在 60mmHg 以上，左房压在 5~15mmHg，静脉氧饱和度 >65%。同时要维持血生化、血常规、尿常规的基本正常，动态观察心肌酶谱的变化。在左心辅助开始时，ACT 应 >150 秒。肝素涂抹循环管道，在循环流量 >1L/min 时，可不用肝素抗凝。对于外科性出血，可补充新鲜血浆和血小板。辅助中如出现血小板和纤维蛋白原急剧减少时，应怀疑是否发生了弥散性血管内凝血（disseminate intravascular coagulation，DIC），并积极处理。

辅助一段时间，血流动力学稳定，代谢指标稳定，可逐渐降低辅助循环的流量。如果病人心排血量增加，左房压在正常范围，静脉饱和度在 65%，可考虑在 2~3 小时逐渐停止辅助循环。此时，可适度追加一些血管活性药物和正性肌力药。值得一提的是，在辅助流量下降时，应给一定量的肝素。如果辅助流量在 1L/min 以下，ACT 值应 >200 秒。

（三）体外膜氧合

1. 体外膜氧合（extracorporeal membrane oxygenation，ECMO）的特点　ECMO 是指一种仅保留体外循环系统中最关键结构，将静脉血从体内引流到体外，再经氧合器氧合后由驱动泵将血液泵入体内的中短期心肺辅助技术。治疗期间，心脏和肺得到充分的休息，而全身氧供和血流动力学处在相对稳定的状态。ECMO 主要用于肺或心肺功能不全的支持，通过充分的心肺支持，有效地改善低氧血症，避免长期高氧吸入所致的氧中毒和机械通气所致的气道损伤，使心脏功能得到有效支持的同时增加心输出量，充分改善全身组织灌注。

ECMO 的基本设备主要包括：①膜式氧合器，根据膜的结构可分为两种，即无孔卷筒式氧合器和中空纤维氧合器；②驱动泵，主要有滚压泵和离心泵两种；③变温水箱，变温水箱是膜式氧合器中的变温器的配套设备，可以维持血温恒定；④插管，主要分为两大类，即心脏大血管（右房、主动脉、上下腔静脉）插管和深动、静脉（股动脉、静脉和颈内静脉）插管；⑤管道系统，一般采用肝素涂抹管道表面（图 65-10）。

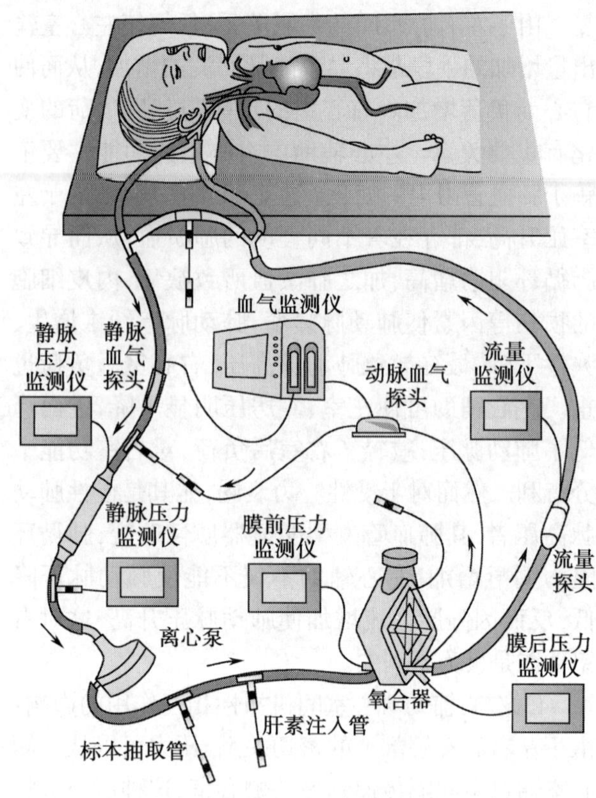

图 65-10　ECMO 示意图

2. 临床应用　按照 ECMO 支持的方式和目的，可分为静脉 - 动脉 ECMO（V-A ECMO）和静脉 - 静脉 ECMO（V-V ECMO）两种。V-A ECMO 适用于同时支持病人循环、呼吸功能，常见的插管部位为股静脉 - 股动脉或右颈内静脉 - 右颈动脉。V-V ECMO 适用于支持病人呼吸功能，插管位置一般采用左股静脉 - 右股静脉或右颈内静脉 - 右股静脉。

ECMO 主要适应证包括：①手术后因心肌顿抑导致的心功能衰竭，停机困难；②心脏术后出现肺水肿或合并可逆性的肺动脉高压；③心肌炎、冠状动脉痉挛等所致的急性心力衰竭；④心脏移植前 ECMO 循环支持，为等待供体进行过渡；⑤心、肺移植术后心肺功能不全或肺动脉高压危象；⑥各种原因引起的严重急性肺损伤；⑦药物或呼吸机治疗无效的新生儿顽固性肺动脉高压；⑧应用于气管手术和神经外科等手术。

ECMO 的禁忌证包括：①体重低于 2kg、胎龄不足 32 周的新生儿；②机械呼吸治疗已 10~14 天；③不可逆的肺疾病，如广泛性肺纤维化；④有明显出血倾向，特别是有颅内出血的病人；⑤多器官功能衰竭；⑥严重中枢神经系统损害；⑦脓毒血症；⑧晚期恶性肿瘤病人。

截至 2011 年 7 月，ELSO（体外生命支持组织）登记注册全球共有 46 509 例病人使用 ECMO 进行呼吸和 / 或循环系统进行支持，脱机率为 74%，出院率为 62%。2010 年，中国医学科学院阜外医院 225 例 ECMO 的统计结果显示，病人的脱机率为 77%，出院生存率为 61%。

ECMO 优点主要表现在：①有效地进行气体交换；②为心肺功能恢复赢得时间；③避免长期高氧吸入所致的氧中毒；④避免了机械通气所致的气道损伤；⑤提供了有效的循环支持；⑥ ECMO 治疗中可用人工肾对机体内环境如电解质进行可控性调节。中国医学科学院阜外医院通过与心室辅助装置 BVS 5 000 对比研究发现，ECMO 技术在治疗危重症心脏病方面能够达到与 BVS 5000 相似的治疗效果，而产生的医疗费用相对低廉，且植入方便。ECMO 早期并发症以出血最多见，晚期并发症以脑缺血最常见。

（四）Abiomed BVS 5000 泵

1. Abiomed BVS 5000 泵的特点　Abiomed BVS 5000 泵是目前世界上心脏手术后长时间辅助泵应用较多的装置之一，可提供左、右或双心室辅助。它是第一个获得美国 FDA 批准，应用于临床的体外辅助泵。Abiomed BVS 5000 由三部分组成，包括胸内插管、一次性体外循环泵、微机控制气动装置（图 65-11）。

Abiomed BVS 5000 的泵为双腔泵管存于透明聚碳硬壳之中。双腔泵管的上腔为重力回血腔，下腔为驱动泵血腔，血液靠重力差流入泵内。这种重力流动可避免心房空瘪、管道进气和血液破坏。泵的位置应低于病人心房 25cm，以保持泵的充盈和避免心房吸空。下腔由 2 个聚氨基甲酸乙酯瓣膜控制血液单向流动。泵驱动血液时分舒张期和收缩期。舒张期上腔外壳进气，挤压上腔皮囊，使血液经瓣膜入下腔皮囊；而此时下腔外壳空气外排。在收缩时上腔空气外排，靠重力使皮囊血液充盈；而下腔外壳进气，挤压皮囊，驱动血液至体内（图 65-12）。Abiomed BVS 5000 每搏射血量可达 80ml，每分钟射血量可达 6L。

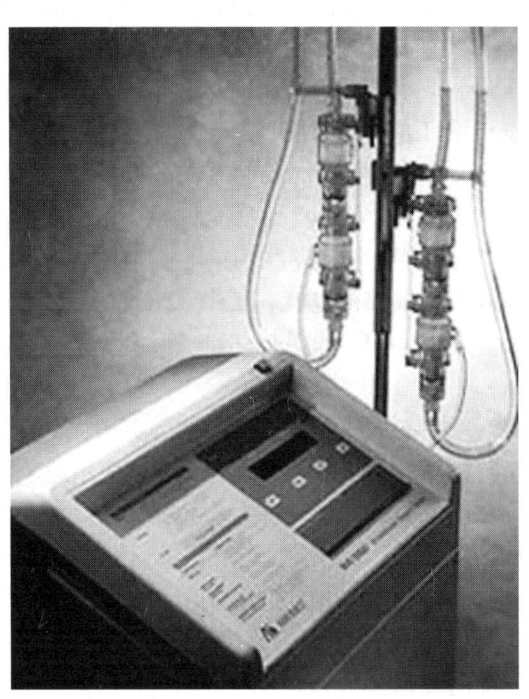

图 65-11　Abiomed BVS 5000 左右心辅助循环示意图

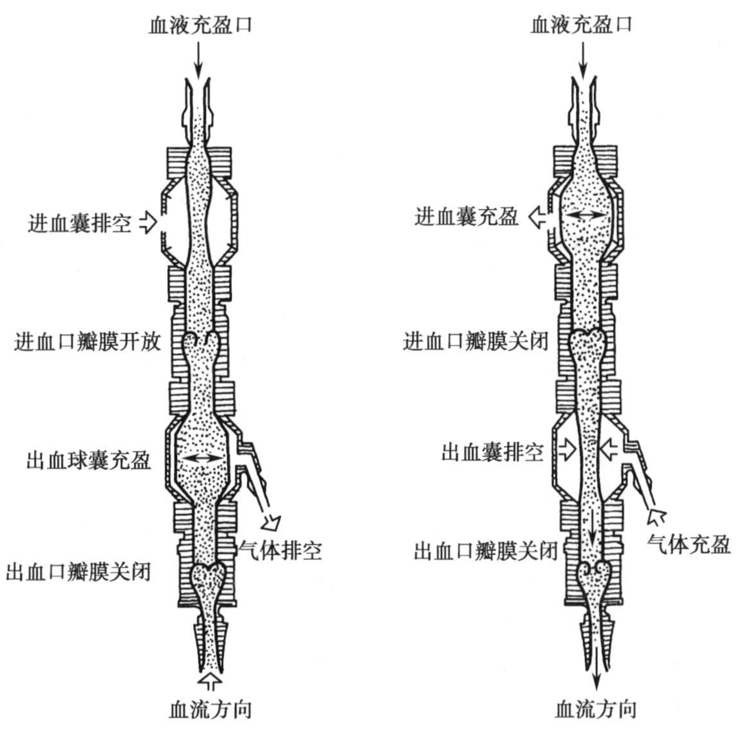

图 65-12　Abiomed 泵工作原理

泵的控制系统由两套计算机系统控制，其中一套系统为备用。另外，有一套备用电源及一套手动系统，以备应急之用。控制系统可同时对两个泵调控，进行左右心室辅助。整个控制系统自动化程度很高。

常见插管方式有：左房插管经房间沟，左房顶部或左心耳将血液引出，再将 Dacron 人工血管吻合至升主动脉，经泵将血液注入体内。右心辅助的常见插管方式为经右心耳将血液引出，Dacron 人工血管吻合至主肺动脉，经泵将血液注入体内，Dacron 人工血管穿过胸壁。

2. 临床实践　Abiomed BVS 5000 已在欧美国家推广应用，截至 2007 年底全世界应用已逾 6 000 例。其主要用于心脏手术后的心脏辅助、急性心肌梗死和心脏移植的过渡。其中 52% 的病人应用了双心室辅助，34% 为左心辅助，14% 为右心辅助。脱机率为 50%，出院率为 34%。一些病人还可进行床旁活动。无尿、恶性酸中毒、脑部疾病、严重肝损伤、转移性肿瘤、严重感染的病人不宜使用此装置。

Abiomed BVS 5000 的主要缺陷为：高流量、大容积，不适用于小儿；对于感染和大体重病人稍显乏力；需开胸建立和结束辅助循环，整个过程需全肝素化抗凝。尽管如此，它仍是一种安全、有效、简易的辅助装置。

(五) Thoratec 泵

1. Thoratec 泵的特点　Thoratec 泵 1982 年用于心脏手术后的辅助循环，1984 年用于心脏移植的过渡循环辅助。此泵可进行左心和右心辅助。其泵结构为气囊驱动型，其气囊和血囊以耐高强度聚氨酯膜分隔。外置气体驱动装置通过吹气和吸气，使气囊充盈和吸瘪，进而泵出血液血囊充盈血液。由于血囊有 2 个单叶碟形瓣，从而使血液单向流动。Thoratec 泵的驱动可以和病人心律同步，也可以非同步(图 65-13)。

2. 临床实践　Thoratec 泵的插管方法基本和 Abiomed 泵相同。Thoratec 泵主要用于等待心脏移植病人的辅助循环。大样本多临床中心报道，74% 为左心辅助病人，病人都可在心脏移植后存活出院。管道和 Thoratec 泵相连后，体外循环就可停止。Thoratec 泵的负压不宜增加过快，以防管道进气。心包用盐水浸泡，负压不超过 -10mmHg，是为防止进气的方法之一。当病人血流动力学稳定后，即可用鱼精蛋白拮抗肝素。如无明显外科性出血，即可关闭胸腔。当胸腔引流液在 3 小时内少于 100ml/h，即可用华法林使国际比值维持在 3.0~3.5。安装 Thoratec 泵后，应尽量减少库血应用，因为此类病人对库血的白细胞抗原较敏感。如果必须应用库血，应使用白细胞滤器，这样可为以后心脏移植创造良好条件。

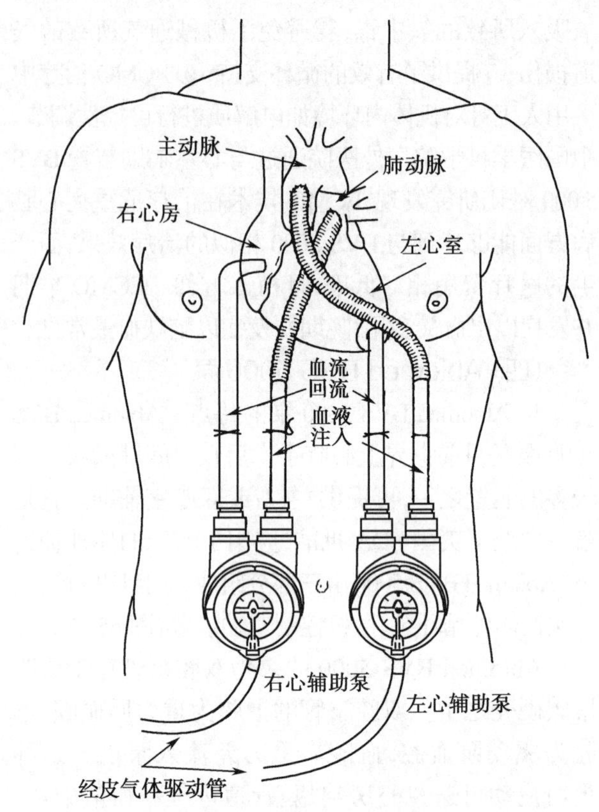

图 65-13　Thoratec 泵左右心辅助循环示意图

(六) Berlin 泵

1. Berlin 泵的特点　Berlin 泵 1988 年首次用于临床，其结构原理和 Thoratec 泵相似。最主要的特点表现在 Berlin 泵最小的每搏射血量可为 10ml。在 1992 年它成功地在临床上为小儿进行了辅助循环。由于其泵头有 12ml、25ml、30ml、50ml、60ml、80ml 等多种规格，它的体重适应范围大，并可同时进行左右心辅助。Berlin 泵的瓣膜为单叶金属碟形瓣或三叶聚氨酯瓣。其中，金属瓣在成人泵头应用较多，聚氨酯瓣多用于小儿。Berlin 泵所有血液接触面均采用肝素涂抹技术，能很好地预防血栓。

Berlin 泵的插管、插管部位与 Abiomed 泵类似，它有 3 套驱动装置。IKUS 2000 主要适于儿童，因为它的控制性能高，能进行较高负压和正压转换气体驱动。Heimes HD-7 主要适用于成年人，它的机动性能好，易于调控。Excor 为携带型驱动装置，它可背在病人肩上，具有更优的机动性能。

2. 临床实践　有报道表明,Berlin 泵主要应用于心脏移植过渡的循环支持、心脏术后的循环支持、小儿的循环支持。这些病人中 80% 为双心支持,单纯左心辅助是 17%,单纯右心辅助是 2%。最长的循环支持时间已超过 5 年,平均支持天数为 120 天。Berlin 泵需抗凝治疗,成年人用华法林每日 50mg 维持国际比值 2.5~3.5。另外,服阿司匹林每日 50mg,双嘧达莫每日 375mg。

儿童一般选用 25ml、15ml、12ml 泵头。由于插管细、泵血囊容积小,它需要较高的压力变化驱动血液。一般情况下,驱动装置的收缩压可达 350mmHg,舒张期末的负压可达 100mmHg,泵的频率可达 140 次 /min,抗凝需用肝素静脉给入,ACT 维持在 140~160 秒;但无需华法林和血小板抑制剂。64% 儿童的移植前过渡辅助时间约 17 天,最长天数为 114 天。

四、体内辅助装置

(一) Heart Mate 泵

1. Heart Mate 的特性　Heart Mate 为长期体内搏动性左心辅助装置。它有气动装置(IP)和电动装置(VE)两种,可进行心脏同步和非同步辅助。每搏最大血流为 85ml,每分最大血流量达 12L。其外形类似螃蟹,其中圆盘半径为 12cm、厚 4cm,外壳是坚硬、光滑、较薄的钛合金,其内由隔膜将泵内分成血液腔和气体驱动腔或电机驱动腔。隔膜表面涂有聚氨酯的特殊纺织物,强度高、生物相溶性好。当血液和隔膜表面接触,激活血液的有形成分在隔膜表面形成假膜,此时在无肝素作用的情况下,仍具有良好的抗凝能力。血液腔的进出口各有一个生物瓣(猪动脉瓣)控制单向血流。其气动装置的原理和 Thoratec 类似。电动驱动腔含有低速扭矩电机和一些机械传动装置,它可间断地挤压隔膜,而推动血液。血液从心尖开口经涤纶管道至 Heart Mate 泵,泵驱动血液经涤纶管道至升主动脉。涤纶管道一段穿透膈肌,因为 Heart Mate 泵位于膈肌下、腹腔外、皮肤下部位。这种放置可减少腹腔的并发症,如肠粘连、肠梗阻、腹水等。与体外辅助循环装置相比,它的机动性能强,感染发生率低(图 65-14)。

2. Heart Mate 临床实践　1999 年 6 月全世界范围内统计表明,120 家医院对 1 837 名病人应用了 Heart Mate 泵。其中气动型为 1 152 人,电动型为 685 人,成功率为 90%。平均支持天数,气动型为 89 天,电动型为 117 天,最长超过 605 天。安装 Heart Mate 泵一定注意血管缝合精细,不要漏血。另外,泵内排气亦是重要步骤。如果心腔有巨大的室壁瘤,应予以切除,主动脉瓣反流超过 2L/min,应将瓣口闭合或植入一个生物瓣。使用 Heart Mate 泵第一天出现血红蛋白尿较为常见,血中的游离血红蛋白一般为 87mg/L。虽然 Heart Mate 泵不用肝素抗凝,但病人需要服用阿司匹林每日 100mg,双嘧达莫每日 25mg。出血和右心衰竭是 Heart Mate 的主要并发症。

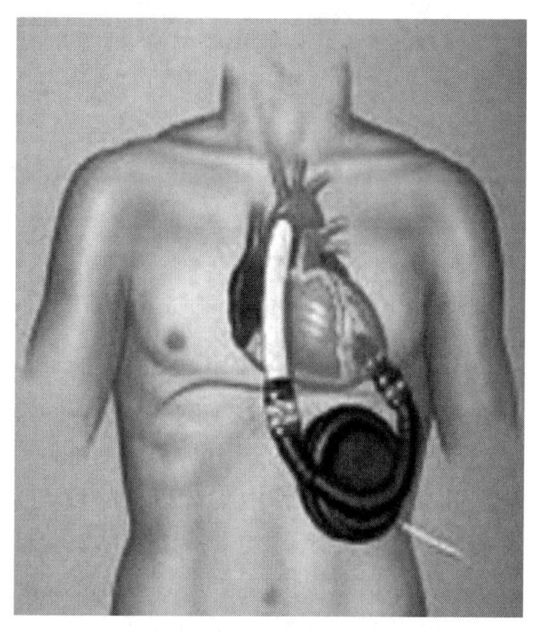

图 65-14　Heart Mate 泵左心辅助循环示意图

(二) Novacor 泵

1. Novacor 泵的特点　Novacor 泵为搏动性、电动、内置式的左心辅助装置。其泵槽为硬质玻璃纤维,血囊膜为聚氨酯。驱动装置为电磁铁间断吸动 2 个对立的推板,挤压血液。血流方向由泵附带 2 个猪心包生物瓣控制,其外壳材料为聚氨酯。涤纶血管将心尖开口的血液引至血泵,然后经泵和涤纶管道注入主动脉。Novacor 泵每搏射血量为 70ml/min,最高射血频率为 240 次 /min,最高射血量达 14L/min。泵体位于剑突下左上腹部皮下,出入血管从胸腔穿过膈肌和泵体连接(图 65-15)。其凝胶涂抹的涤纶血管可较好地防止血栓的形成。Novacor 泵驱动装置可分为手推式和携带式。其中,手推式驱动装置可提供 10~12 小时的电源,而携带式驱动装置只提供 45 分钟电源。手推式的控制装置可调性好,可根据病情制定一些参数。这些参数可通过特制的导线,传入携带式控制盒中。携带式控制钮为固定的,若要调节,需在手推式驱动装置上制定，然后导入。

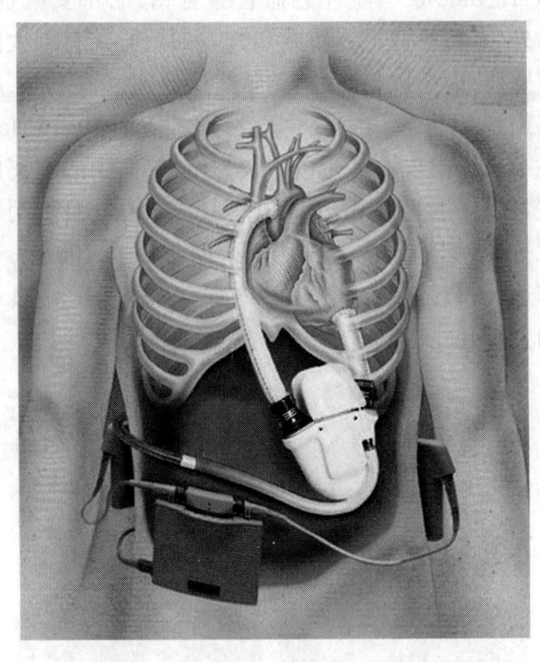

图 65-15 Novacor 左心辅助循环示意图

2. Novacor 泵的临床应用 1993 年斯坦福大学首次成功地将 Novacor 泵用于临床，1996 年此泵通过美国 FDA 的认证。1999 年有 1 000 多名病人应用 Novacor 泵，其中 93% 以上的病人为心脏移植的过渡辅助，其平均支持天数为 254 天，最长支持天数为 1 500 天以上。在循环支持过程中，60% 病人可出院在家等待，甚至有病人仍参加工作。主要并发症为出血(20%)、全身感染(30%)、栓塞(26%)。

(三) AbioCor 全人工心脏

1. AbioCor 全人工心脏的性能 AbioCor 全人工心脏是第一个可完全植入人体、代替心脏的装置。FDA 在 2001 年批准开始一期临床实验。AbioCor 主要由钛和 Angioflex 塑料制成。它由体内和体外两部分组成。体内部分主要包括泵、体内电池和电子组。AbioCor 泵由 2 个人工心室和 1 个离心泵组成。人工心室与人体心室类似，各自带有 2 个 Angioflex 瓣膜。离心泵转速达 5 000~9 000 转 /min，流量达 10L/min。流入管分别与心脏摘除后残留的左、右心房相连接，流出管分别与肺动脉和主动脉连接(图 65-16)。电子组位于病人腹部内，以电线与人工心脏连接。心脏内的感应器测量右心压力，电子组则根据测得的压力改变心跳频率。体内电池同样放置于病人腹部。体内电池靠电磁感应充电。体外电池可系于病人腰间，电力可以维持 4 小时。

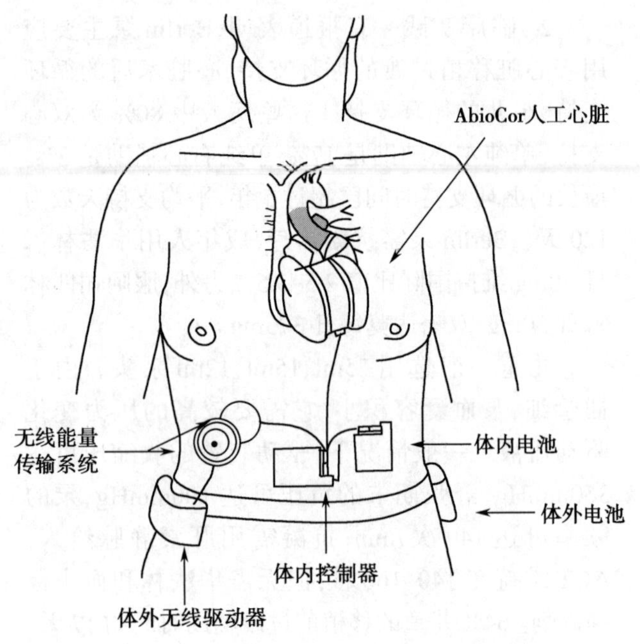

图 65-16 AbioCor 全人工心脏工作示意图

2. AbioCor 全人工心脏的临床应用 AbioCor 全人工心脏主要用于不可逆转的晚期心力衰竭，并且预计存活时间小于 30 天的病人。从 2001 年第一例病人接受 AbioCor 植入手术，截至 2004 年，共有 14 例病人植入了 AbioCor 全人工心脏，存活时间最长为 17 个月。

(四) 轴流泵

1. 轴流泵的特点 目前绝大部分的心室辅助泵为搏动性血流，但它们体积大、能耗大、机动性能差、操作较复杂、有噪声，对血液有一定的破坏能力，出血、感染是其常见的并发症。为了克服上述不足，生物工程技术人员设计了轴流泵，轴流泵体积小、无瓣膜、噪声小、易操作、能耗小、机动性能强。目前轴流泵只能进行非搏动血流辅助，临床常用的微型轴流泵主要包括 DeBakey 泵、Jarvik 2000 泵和 Heart Mate Ⅱ泵。

2. DeBakey 泵 DeBakey 泵是心脏专家和美国太空实验室工程师共同研究的结果。DeBakey 泵主要包括 3 个部分：血泵系统、控制系统、临床资料采集系统。血泵为植入性钛合金电磁轴流泵，最大血流可达 10L/min，泵直径为 30.5mm，长 76.2mm，重 93g。泵通过涤纶血管从心尖将血液抽出，再灌入升主动脉。DeBakey 泵一般放在膈肌下，通过连接线穿过皮肤和体外控制系统相连。控制系统可给泵提供电源和操作信号。其体积小、挂包式结构、易携带(图 65-17)。控制系统还可采集临床资料，同时还可监测仪器的工作状况，修改调整操作信号。

截至1998年9月,有10例病人应用了DeBakey泵,最长支持了115个小时。从目前较少的资料来看,泵排气简单、噪声小,病人原有的心脏射血使其输出血流含有一定的搏动血流成分。病人可从事轻微的体力活动,可方便变换体位,有些病人还可出院等待供体。

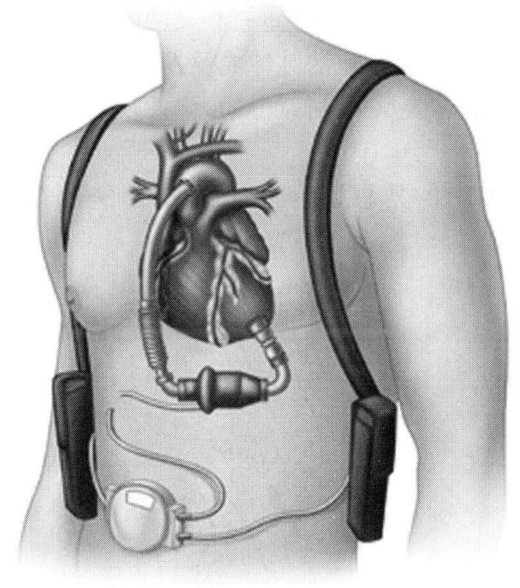

图65-17　DeBakey轴流泵工作示意图

3. Jarvik 2000泵　Jarvik 2000泵的大小约为2.5cm×5.5cm,重量约90g,流量为3~7L/min。主要由血泵系统、控制系统和能源系统组成。血泵直接插入心尖,其末端有一个硅化的多聚酯缝合环,用于固定血泵和心脏。血泵输出部分是直径16mm的人工血管,与主动脉相连接(图65-18)。Jarvik泵速分5档,可根据病人自身需求进行调节。该泵体积小、噪声低、可控性好,在欧美一些心脏中心已应用于200余名病人,其中79%用于心脏移植的过渡治疗,21%用于永久性治疗。该泵的不足之处在于,只能进行左室辅助,流量大小易受压力影响,使用过程中有发生血栓的可能,需要抗凝治疗。

4. Heart Mate Ⅱ泵　Heart Mate Ⅱ泵是由美国匹兹堡大学与Nimbus公司于1999年联合开发研制的轴流泵。其组成部分与Jarvik 2000相似(图65-19)。血泵重量为400g,容量为124ml。血泵独特的水力式轴承非常光滑,不易发生故障,并能减少血栓形成的机会。血泵的流入道由钛金属微球体制成,生物相容性好,能避免溶血。流出道完全由Dacron人工血管构成。该泵于2000年在以色列开始临床试验,目前全球已有超过250名病人植入该装置。它除了具备一般轴流泵的优点外,还具有植入过程简便、术后感染率低、易于管理等优点。

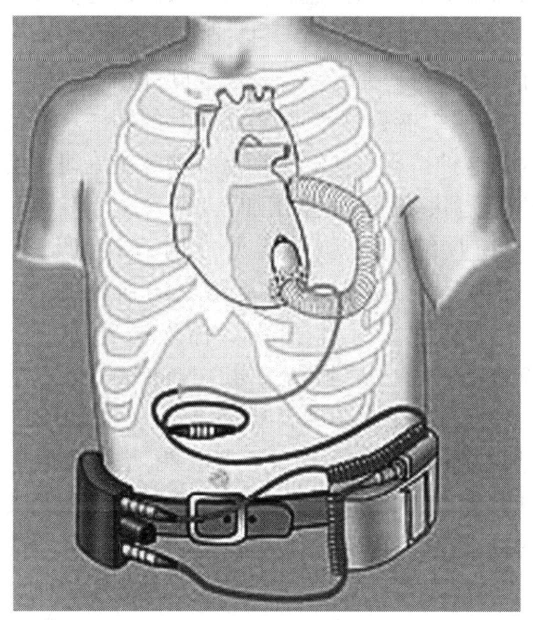

图65-18　Jarvik 2000泵工作示意图

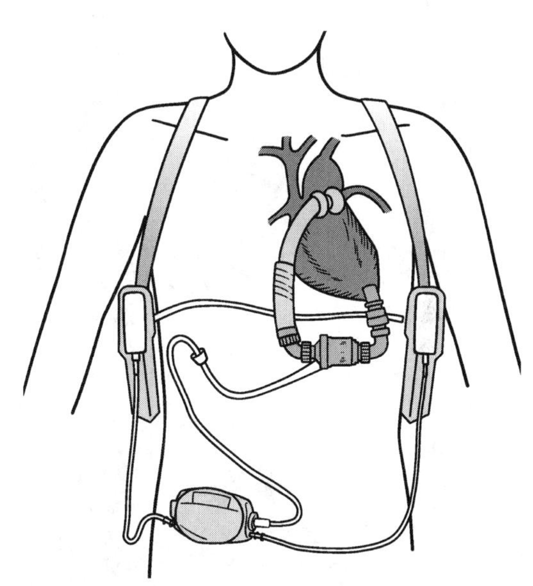

图65-19　Heart Mate Ⅱ泵工作示意图

(五)主动脉球囊反搏(IABP)

IABP是辅助循环最普遍的方法。它应用广泛,易于操作和管理,实用、有效,对机体其他系统影响小。1950年Adiran等在实验中发现,IABP可增加50%冠状动脉血流。以后人们对IABP的材料、方法等进行不断完善。1968年Kantronictz首次将IABP成功地应用于临床。与其他辅助循环相比,IABP的优势在于建立、撤离容易,并发症少,经济实用等。因此,IABP应用最为广泛。到目前为止,全世界每年10万多例病人接受IABP治疗。

1. IABP 生理作用 IABP 是将球囊管放置到降主动脉，在不同的心动周期，进行球囊充气和吸瘪，以推动主动脉内血流更快进入到重要器官组织和左心室内血液排出。具体是在舒张期，主动脉瓣关闭，球囊快速充气，挤压降主动脉内血流，使其快速注入组织器官，特别是冠状动脉的灌注。有资料表明，这种挤压可使舒张期冠状动脉血流速度增加 117%，冠状动脉血流量增加 87%。

在收缩期主动脉瓣开放时，球囊吸瘪，主动脉内压急剧降低，利于左室的血流排出，从而使心脏后负荷明显降低，体外循环阻力可从 2 055dynes·s·cm^{-5} 降至 1 471dynes·s·cm^{-5}，心肌氧耗可下降 10%~19%（图 65-20）。总之，IABP 可增加心肌血液供应，减少心肌氧耗，增加心脏射血功能（表 65-5）。应该指出，IABP 功能最终取决于心脏自身有一定的射血功能，对严重心力衰竭的循环辅助能力有限。由于婴幼儿主动脉细小、弹性大、心率快，与成人疗效相比，IABP 疗效并不明显。

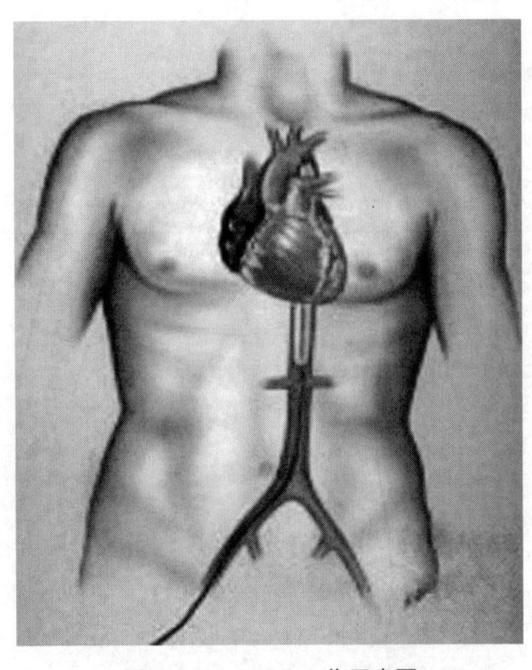

图 65-20 IABP 工作示意图

表 65-5 IABP 的生理作用

心排血指数↑	左房压力↓	心率← →
心脏每搏射血↑	体循环收缩压↓	体循环舒张压↑
体循环平均压←→	体循环血管阻力↓	冠状动脉血流↑

2. IABP 适应证和禁忌证 有资料表明，5%~10% 急性心肌梗死的病人可发生心源性休克，如果在心脏手术前预防性应用 IABP，其发生率只有 1%~2%。另外，9%~29%IABP 的病人为心脏移植术前、后的循环支持，平均支持天数为 5 天。对于非心脏外科病人亦有一定指征，如急性病毒性心肌炎、严重外伤引起心肌顿抑、高危冠状动脉球囊扩张的病人都可选用重症 IABP。一般说来，IABP 主要用于左心衰竭的辅助，但对右心亦有一定帮助（表 65-6）。这主要是因为 IABP 可增加右室心肌血流供应，减轻左房和肺循环压力，使右心的后负荷相对降低。对于严重右心衰竭的病人，应通过特殊的方式进行肺动脉球囊反搏（图 65-21），若直接肺动脉球囊反搏，肺动脉短、弹性较大、反搏效果不佳。

IABP 的禁忌证为主动脉关闭不全、降主动脉瘤。

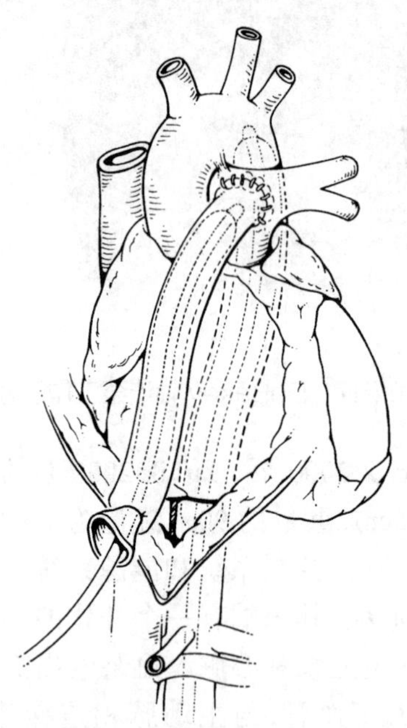

图 65-21 球囊扩张右心辅助循环示意图

表 65-6 IABP 的应用指征

心脏手术后心功能不全	对常见治疗效果不佳的心绞痛
急性心肌梗死	心肌梗死后低心排
术前冠状动脉左前降支严重阻塞	术前重症心功能不全
PDCA 或 Stent 高危的心脏病人	心脏移植病人
右室功能不全	心肌炎

3. 球囊管的放置 90% 的置管入口是经腹股沟股动脉至腹主动脉，如果能触及动脉搏动，可在局麻下进行股动脉穿刺；然后放入导丝，经扩张管扩张皮肤、皮下组织和腹主动脉，再放入鞘管，测量

心脏和穿刺股动脉的距离，决定导管送入的深度；最后送入导管。导管的位置还可用借助超声和X线加以判断。如果不能触及动脉搏动，可进行切皮直视暴露血管。如果病人腹主动脉因其他原因（狭窄、严重钙化等），可从腋下动脉和锁骨下动脉将导管送入降主动脉。

如果降主动脉粥样动脉硬化严重或有动脉瘤，可用涤纶管在升主动脉缝合成袖套状，并将球囊导管置入袖套血管内。在右心衰竭时，亦可在肺动脉进行类似人工血管缝合，进行循环辅助。

4. IABP的管理　IABP根据心脏的收缩和舒张，进行球囊的吸瘪和充气。心电图和动脉波形的显示对IABP的调节起很重要的作用。触发IABP有3种形式，即心电P波触发、心电R波触发、动脉波触发（图65-22）。

IABP效果不佳的问题分析见表65-7。

由于仪器性能不断完善，心律失常病人亦可由自己的心电图触发反搏。如果心率过快，可以通过1∶2、1∶3、1∶4的搏动来达到理想辅助循环效果。如果无自主心律，亦可应用非同步方式反搏。在搏动期间，可用肝素使PTT维持在正常的1.5倍，或用低分子右旋糖酐10~25ml/h。

在IABP辅助48小时后，如果动脉压>70mmHg、心排血指数≥2.2L/(m²·min)、肺动脉楔压≤18mmHg、助搏压力≥90mmHg、体循环阻力=2 100dyes·s·cm^{-5}，可考虑逐步脱离IABP，反搏比例可逐渐减至1∶2、1∶4。如果血流动力学维持不变，即可拔出导管。随着反搏比例减少，抗凝措施应加强，以防止血栓形成。拔管后在穿刺部位按压30分钟以上，如果仍有明显出血，应进行外科修复。拔管后病人卧床1天，不宜运动。

5. IABP的并发症

（1）肢体缺血：为IABP的最常见的并发症。主要因为穿刺血管狭窄、拔管后血管瘢痕回缩、血栓、导管直径过粗、粥样动脉硬化，小身材、女性易发生。临床通过观察肢体皮肤颜色、温度和触摸动脉搏动发现。一旦发现应及时解决，更换细导管或穿刺部位，血管内取栓，外科血管狭窄松解。IABP适度的抗凝对降低此并发症的发生有积极意义。

（2）出血：可因抗凝过度、导丝穿破血管或球囊扩张过度使血管撕裂所致。它的程度和临床表现不一，如穿刺部位的血肿、腹膜后血肿、降主动脉瘤，严重者可因大血管破裂出血致死。关键是及时发现和处理。

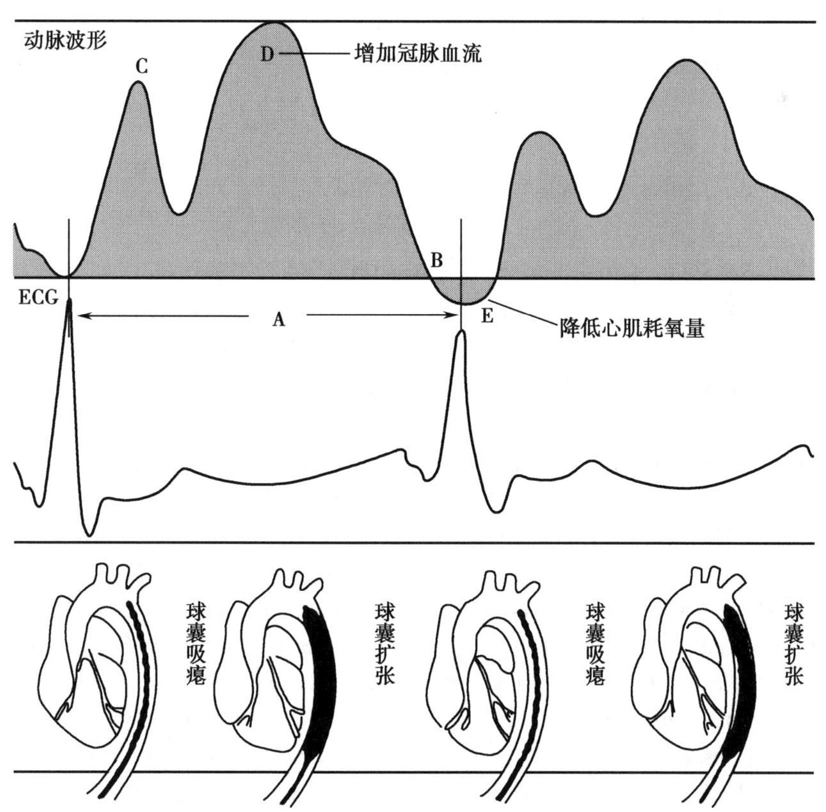

图65-22　IABP工作原理图

A. 完整的心动周期；B. 未辅助的主动脉舒张压；C. 未辅助性收缩压；D. 舒张期助波压，它的升高可增加冠状动脉血流；E. 辅助性主动脉舒张末压

表 65-7 IABP 效果不佳的问题分析

	动脉波形表现	生理影响	波形
吸气过早	舒张期辅助波形下降迅速 舒张期辅助波形不理想 辅助舒张期末压等于或大于未辅助的舒张末压 辅助的收缩压升高	冠状血流增加不理想 冠状动脉或颈动脉血流可倒置 因冠状血流倒置引起的心绞痛 后负荷下降不理想 心肌氧耗增加	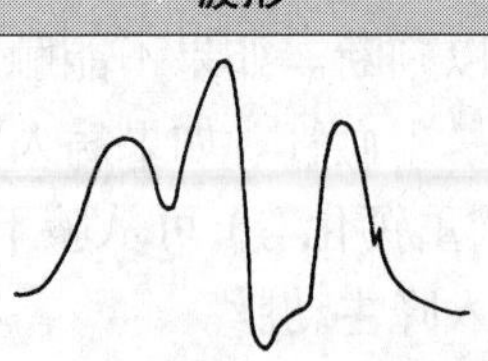
充气过早	动脉收缩波下段舒张期被舒张期增幅波替代 舒张切迹消失	主动脉闭合前助波可造成血液反流 LVEDV、LVEDP、PCWP 增加 室壁张力后负荷增加 心室氧耗增加	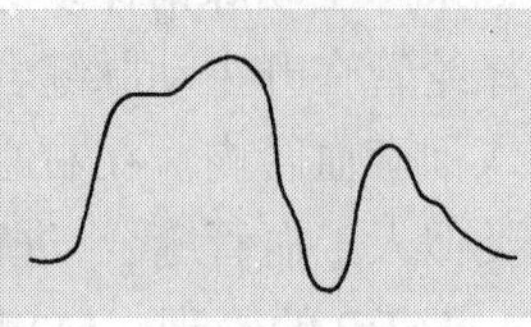
充气过晚	舒张期助波出现舒张切迹后 典型 V 波消失 舒张期助波不明显	冠脉血流量减少	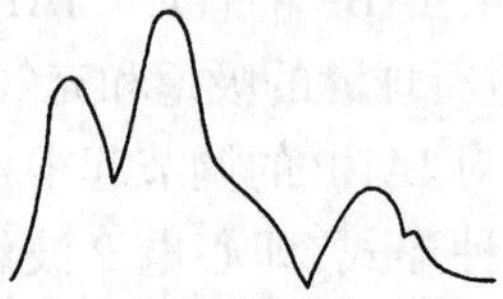
吸气过晚	舒张期助压波型增宽 收缩期压力波增宽 主动脉舒张末压力增加	后负荷下降不显著 左室射血受阻 心脏氧耗增加	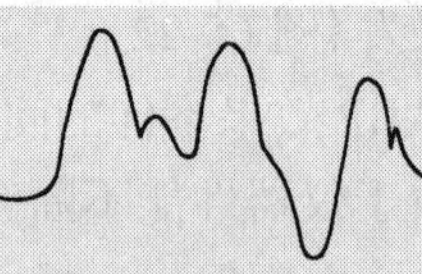

(3)栓塞:可由多种原因所致,如抗凝不足、血管内栓子脱落、气囊破裂而造成气栓。对机体的损伤与栓塞的部位、栓塞的范围和被栓塞的器官代偿能力有关,常涉及的脏器有脑、肾、腹腔脏器等。

(4)感染:主要和穿刺操作、ICU、手术室环境有关。主要表现为大动脉炎,严重者导致坏死性大动脉破裂出血。肥胖和糖尿病病人为易感人群。

(5)气囊破裂:主要由动脉壁的坚硬钙化灶划破所致,20~40ml 氦气逸出可造成脑和冠状动脉严重栓塞。

(龙 村)

参考文献

[1] 龙村 . 体外循环临床实践 [M]. 北京 : 人民卫生出版社 , 2000.

[2] 龙村 . 体外循环研究与实践 [M]. 北京 : 北京医科大学出版社 , 2000.

[3] 屈正 . 现代机械辅助循环治疗心力衰竭 [M]. 北京 : 科学技术文献出版社 , 2008.

[4] 龙村 . ECMO——体外膜肺氧合 [M]. 北京 : 人民卫生出版社 , 2010.

[5] MILLER R D, REVES J G. Atlas of Anesthesia: Cardiothoracic Anesthesia [M]. Boston: Current Medicine, 1999.

[6] GRAVLEE G P, DAVIS R F, UTLEY J R. Cardiopulmonary Bypass Principles and Practice [M]. 2nd ed. London: Williams & Wilkins, 2000.

[7] BANDO K, VIJAY P, TURRENTINE M W, et al. Dilutional and modified ultrafiltration reduces pulmonary hypertension after operations for congenital heart disease: a prospective randomized study [J]. J Thorac Cardiovasc Surg, 1998, 115 (3): 517-525; discussion 525-527.

[8] JOFFS C, GUNASINGHE H R, MULTANI M M, et al. Cardiopulmonary bypass induces the synthesis and release of matrix metalloproteinases [J]. Ann Thorac Surg, 2001, 71 (5): 1518-1523.

[9] GROSSI E A, KLAUS KALLENBACH K, CHAU S, et al. Impact of heparin bonding on pediatric cardiopulmonary bypass: a prospective randomized study [J]. Ann Thorac Surg, 2000, 70 (1): 191-196.

[10] KUMANO H, SUEHIRO S, HATTORI K, et al. Coagulofibrinolysis during heparin-coated cardiopulmonary bypass with reduced heparinization [J]. Ann Thorac Surg, 1999, 68 (4): 1252-1256.

[11] KAWAHITO K, KOBAYASHI E, IWASA H, et al. Platelet aggregation during cardiopulmonary bypass evaluated by a laser light-scattering method [J]. Ann

Thorac Surg, 1999, 67 (1): 79-84.

[12] DRAAISMA A M, HAZEKAMP M G, FRANK M, et al. Modified ultrafiltration after cardiopulmonary bypass in pediatric cardiac surgery [J]. Ann Thorac Surg, 1997, 64 (2): 521-525.

[13] SCHMIDT F E Jr, MACDONALD M J, MURPHY C O, et al. Leukocyte depletion of blood cardioplegia attenuates reperfusion injury [J]. Ann Thorac Surg, 1996, 62 (6): 1691-1696.

[14] DOWD N P, KARSKI J M, CHENG D C, et al. Pharmacokinetics of tranexamic acid during cardiopulmonary bypass [J]. Anesthesiology, 2002, 97 (2): 390-399.

[15] ASIMAKOPOULOS G. The inflammatory response to CPB: the role of leukocyte filtration [J]. Perfusion, 2002, 17 Suppl: 7-10.

[16] THROCKMORTON A L, ALLAIRE P E, GUTGESELL H P, et al. Pediatric circulatory support systems [J]. ASAIO J, 2002, 48 (3): 216-221.

[17] WILLIAMS M, OZ M, MANCINI D. Cardiac assist devices for end-stage heart failure [J]. Heart Dis, 2001, 3 (2): 109-115.

[18] D'ALESSANDRO D A, RAO V, DIGIORGI P L, et al. Current options for mechanical heart technology [J]. J Card Surg, 2002, 17 (1): 81-88.

[19] WESTABY S, COATS A J. Mechanical bridge to myocardial recovery [J]. Eur Heart J, 1998, 19 (4): 541-547.

[20] SKOLNICK A A. Using ventricular assist devices as long-term therapy for heart failure [J]. JAMA, 1998, 279 (19): 1509-1510.

[21] MANCINI D, OZ M, BENIAMINOVITZ A. Current experience with left ventricular assist devices in patients with congestive heart failure [J]. Curr Cardiol Rep, 1999, 1 (1): 33-37.

[22] ZICKLER P. Implantable cardiac assist devices [J]. Biomed Instrum Technol, 1998, 32 (4): 420-423.

[23] WOLNER E, ROKITANSKY A. Mechanical and biological cardiac assist devices [J]. J Cardiothorac Vasc Anesth, 1991, 5 (4): 405-408.

[24] MAHMOOD A K, COURTNEY J M, AKDIS M, et al. Critical review of current left ventricular assist devices [J]. Perfusion, 2000, 15 (5): 399-420.

[25] MUSSIVAND T. Mechanical circulatory devices for the treatment of heart failure [J]. J Card Surg, 1999, 14 (3): 218-228.

[26] DOWLING R D, ETOCH S W. Clinically available extracorporeal assist devices [J]. Prog Cardiovasc Dis, 2000, 43 (1): 27-36.

[27] CLELAND J G, MOHACSI P, MURPHY R L. Implantable left ventricular assist systems: clinical trials. The Study Group on Advanced Heart Failure of the Working Group on Heart Failure [J]. Eur J Heart Fail, 2000, 2 (1): 19-21.

[28] PARAMESHWAR J, WALLWORK J. Left ventricular assist devices: current status and future applications [J]. Int J Cardiol, 1997, 62 Suppl 1: S23-S27.

[29] DOWLING R D, ETOCH S W, STEVENS K, et al. Initial experience with the AbioCor implantable replacement heart at the University of Louisville [J]. ASAIO J, 2000, 46 (5): 579-581.

[30] 赵举, 黑飞龙, 李斌飞, 等. 中国体外生命支持临床汇总报告 [J]. 中国体外循环杂志, 2011, 9 (1): 1-5.

第六十六章
先天性心脏病

第一节　概　　述

【先天性心脏病的发病率】

近年来，国内部分省、市、地区流行病学调查显示，各地先天性心脏病发病率有较大差异。高原地区发病率明显高于平原或低海拔地区。上海市杨浦区调查 1 年中 11 420 名全部活产婴儿经确诊患有先天性心脏病共 76 例，发病率为 6.7‰。对比国外统计资料，活产婴儿中的发病率最低为英国 Hay 报道的 4.7‰，最高为美国 Mitchell 报道的 8.1‰。

【分类】

先天性心脏病通常根据有无发绀，分为发绀型和非发绀型两大类。最常见的发绀型心脏病为法洛四联症，而非发绀型则以室间隔缺损占首位。

【手术治疗的发展史】

我国先天性心脏病手术治疗以小儿和婴幼儿为治疗对象，共经历了 4 个阶段。

1. 自 1974—1978 年，主要为 5 岁左右的常见先天性心脏病的纠治。在此期间，婴幼儿先天性心脏病的手术治疗尚处于萌芽阶段。

2. 自 1979 年开始进入第二阶段，对年龄 2 岁左右的法洛四联症根治术，成功率逐渐从 50% 提高至 95%，并开始婴幼儿复杂性畸形的纠治手术。

3. 至 1985 年进入第三阶段，对 1 岁以下的复杂性畸形的手术治疗取得新进展，如大动脉错位、大动脉共干和单心室的纠治手术。深低温停循环技术的成功应用提高了复杂性先天性心脏病的治愈率和可治率。

4. 自 1990 年以来进入第四阶段，治疗对象为年龄 6 个月以下、体重 3~5kg 的新生儿和婴幼儿，重点研究危重先天性心脏病的纠治手术。总手术死亡率已由 40% 下降至 10% 左右，已达到国际先进水平。

第二节　室间隔缺损

室间隔缺损（ventricular septal defect）就是左、右心室之间存在异常通道，导致心腔内和肺循环血流动力学发生一系列改变。它多见于儿童，多数缺损很小，患儿无明显自觉症状，18 岁以前可能自行闭合。但是，严重的室间隔缺损可以引起肺血增加，肺动脉压增高，心肺功能异常，需要外科治疗。

室间隔缺损可以是单独发生的先天性心脏畸形，也可能仅是其他更复杂的先天性心脏病的组成部分，例如法洛四联症、大动脉错位等。室间隔缺损亦有后天性的，例如心肌梗死或外伤等也可导致室间隔穿孔。本章仅阐述单纯的先天性室间隔缺损。

【发病率】

先天性室间隔缺损病因并不完全清楚，目前仅知母体在胚胎发育早期如果感染风疹或其他病毒、酗酒、营养不良、年龄超过 40 岁或患有糖尿病等，出生婴儿患有室间隔缺损概率明显高于普通婴儿。上海市儿科医学研究所调查 11 420 名出生活产婴儿,发现先天性室间隔缺损 41 例,发生率约为 0.36%;Abbott 等在 1 000 例尸检中发现其发生率约为 5.5%。

根据我国上海市胸科医院分析 1 000 例先天性心脏病,单纯室间隔缺损占 23.1%,居第 2 位;上海市儿科医学研究所对 11 420 名活产婴儿调查共发现 76 例先天性心脏病,室间隔缺损占 53.9%;中国医学科学院阜外医院 1991—2001 年共手术治疗小儿先天性心脏病 18 311 例,其中室间隔缺损 7 836 例,占 42.8%;上海交通大学医学院附属新华医院小儿胸心外科 1976—1993 年共行小儿先天性心脏病手术 5 587 例,其中室间隔缺损 2 085 例,占同期手术的 37.3%;空军军医大学第一附属医院(西京医院)手术治疗先天性心脏病 7 068 例,其中单纯室间隔缺损 3 613 例,占手术病例的 42.6%;上海医科大学和中国医学科学院心血管疾病研究所对 1 085 例先天性心脏病分析显示,房间隔缺损为 21.4%,动脉导管未闭为 21.2%,而室间隔缺损为 15.5%。虽然统计数字存在差异,但仍可说明室间隔缺损确是最常见的先天性心脏病之一。

【病理解剖及临床分型】

室间隔分隔左、右心室,由肌部、圆锥部和膜部组成。胚胎发育 4 周时,单腔的管型心脏仅有房室之分。发育至第 5 周时,在心房间隔形成的同时,心室底部出现原始肌肉室间隔,并沿心室的前缘和后缘向上生长,逐渐将心室腔分隔成左、右两室,但其上部中央尚未与心内膜垫下缘融合,保留有半月形心室间孔。同时心球嵴也开始向下发育成圆锥间隔,分割出左、右心室流出道并与前上方肌部融合,交界处即为室上嵴。7~8 周时心内膜垫向下延伸,并与肌部和圆锥部室间隔进一步融合成为膜部室间隔,从而完成左、右心室的彻底分隔。

在发育过程中,如果任何部分发育障碍,都会造成相应部位的室间隔缺损。依据分类方法的不同,室间隔缺损的分型尚不一致。临床上常根据胚胎发育解剖形成,将其分为膜周部缺损、漏斗部缺损和肌部缺损三大类型,其中膜周部缺损最多见,而肌部缺损最少(图 66-1)。

(一) 膜周部缺损

膜部室间隔面积虽小,但胚胎发育过程中它最易出现发育不全或融合障碍而导致缺损。膜周部室间隔缺损又可再细分为:

1. 单纯膜部缺损　缺损仅局限于膜部室间隔。面积较小,四周为纤维组织和三尖瓣腱索及小梁,有时因为腱索附着密集而形成膜部间隔瘤。

2. 嵴下型缺损　嵴下型缺损位于室上嵴下方,与三尖瓣前瓣和隔瓣交界附着处毗邻,紧邻主动脉瓣右冠叶,其右后下缘常有部分膜样间隔组织残留。

3. 隔瓣后型缺损　缺损大部位于圆锥乳头肌后方,三尖瓣隔瓣下方的膜部,其前缘常有部分膜样间隔组织残留。隔瓣后型缺损距主动脉瓣较远而距房室传导束很近,可以产生类似心内膜垫缺损的心电图变化而易相混淆。

由于传导束在嵴下型和隔瓣后型缺损后下缘通过,故手术修补时易致损伤。

(二) 漏斗部缺损

漏斗部缺损位于漏斗部或圆锥部。右心室观介于圆锥交界线和肺动脉瓣之间;而左心室观侵及范围为圆锥间隔。此类缺损的发生主要是由于漏斗部间隔各部融合不全所致,故缺损均位于融合线上。

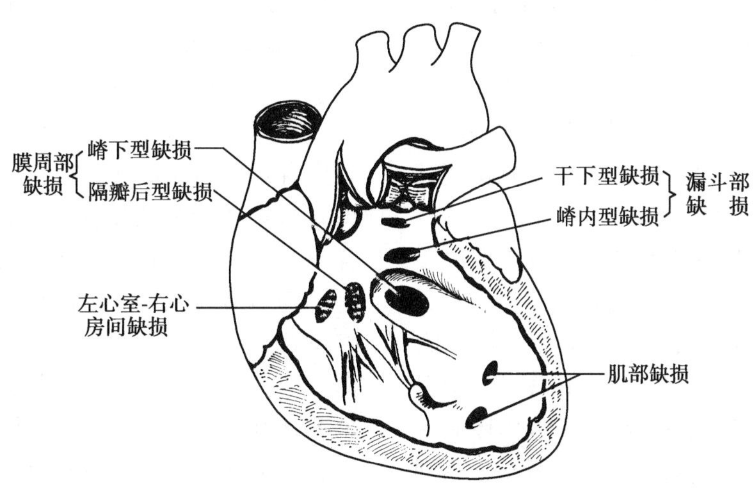

图 66-1　室间隔缺损的各种类型

1. 干下型缺损　又称肺动脉瓣下型或流出道型缺损。位于圆锥部上方，缺损上缘直接与肺动脉瓣及主动脉右冠叶相邻而无肌组织，经缺损可见主动脉瓣叶，因而常并发主动脉瓣右冠窦脱垂而产生主动脉瓣关闭不全。

2. 嵴内型缺损　位于室上嵴结构之内，四周为完整的肌肉组织，缺损与肺动脉瓣和三尖瓣之间均被肌肉组织隔开。嵴内型缺损分流血液直接喷射入右室流出道。

漏斗部缺损在西方国家比较少见，仅占各型室间隔缺损的 5%~8%。但国人漏斗部缺损的发生率较高，占 20% 以上，特别是郭加强等报道的一组高达 31.84%。室间隔缺损合并主动脉瓣关闭不全的发生率亦明显高于欧美国家。

（三）肌部缺损

肌部室间隔缺损位于室间隔肌部小梁间，或膜部后下方窦部肌肉。此型缺损位置较低，好发于近心尖处。形态大小不一，可以单发或多发，整个缺损边缘四周有完整的肌性组织，小缺损常可自行闭合。

室间隔缺损，特别是肌部缺损常有多发。苏鸿熙等统计 776 例室间隔缺损发现多发缺损 24 例，发生率为 3.1%。在不同的报道中，多发缺损的发生率差别很大。由于多发缺损可能存在，手术时应仔细寻找，以免遗漏。

【病理生理】

室间隔缺损的病理生理学基础是其心室水平的血液分流及由此而产生的肺循环变化。正常情况下，左心室收缩压可达 120mmHg，而右心室收缩压仅 30mmHg。因此，左室部分血液会通过缺损分流入右心室，再经肺动脉进入肺循环，回流入左心房、左心室。分流不但增加心脏左房、左室和右室负荷，导致心功能不全；而且引起肺血管病变，早期肺小动脉痉挛性收缩，以后中层弹力纤维增生，内膜增厚，甚至管腔闭塞。肺动脉压增高至等于或超过主动脉压时，左向右分流消失甚至逆转。临床上出现发绀，收缩期杂音减弱甚至消失，此时病变已至晚期即艾森门格综合征。

室间隔缺损分流量的大小和分流方向取决于缺损的大小和两心室间的压力阶差，而压力阶差又与肺循环阻力和右室顺应性相关。缺损愈小，阻力愈大，分流量愈小，称为限制性缺损和分流。中等缺损仍属限制性，但 Qp/Qs（肺循环 / 体循环血流量比值）可达 3.5，左向右分流能使右室收缩压达到左室收缩压一半。缺损直径超过主动脉根部半径或等于主动脉直径为大缺损，左向右分流量大，可使右室收缩压与左室压接近，称为无阻力室间隔缺损。直径相当于主动脉根部半径 1/4~1/2 的中型缺损分流量可达中至大量。直径小于根部半径或主动脉直径的 1/4 为小量分流。

左、右心室由于解剖结构和几何形态的不同，对容量和压力负荷反应亦不同。右心室壁薄、顺应性较左心室大且呈圆形，为低压容量腔，对容量负荷耐受性好，但对压力负荷耐受性差；左心室壁厚、顺应性远较右室差且几何学形态为圆锥形，是高压腔，对压力负荷耐受性好，但对容量负荷耐受差。室间隔缺损病人的左房、左室和右室容量负荷均增加，与分流量成正比。但左心室对容量负荷耐受最差，故最先出现心腔扩大与心肌肥厚，继而出现心室功能不全，这就是为何在大型室间隔缺损首先出现左心室衰竭而不是右心室的缘故。

左室舒张末压升高，引起左房压升高、肺静脉压升高，另外心室水平左向右分流导致肺充血，并可导致肺间质水肿，故患儿易反复发生肺部感染。肺间质水肿致使肺顺应性下降，呼吸困难，呼吸运动能量消耗增加。左房压一旦超过 15mmHg，肺顺应性即会突然下降。

先天性心脏病合并肺动脉高压的肺病理改变称为致丛性肺动脉病（plexogenic pulmonary arteriopathy）。Heath 和 Edwards 根据肺血管病变发生顺序，将其分为六级：①Ⅰ级，肺小动脉肌层肥厚；②Ⅱ级，肺小动脉肌层肥厚和细胞性内膜增生；③Ⅲ级，内膜纤维性增生形成板层样改变；④Ⅳ级，丛样病变形成；⑤Ⅴ级，肺小动脉内膜和中膜广泛纤维化，含铁血黄素沉着；⑥Ⅵ级，出现坏死性动脉炎。

一般认为，Ⅰ~Ⅱ级属可逆性病变，Ⅲ级为临界状态，Ⅳ~Ⅵ级均属不可逆性病变。

【临床表现】

（一）症状

室间隔缺损较小、直径在 0.5cm 以下、分流量较少者可无明显症状。缺损较大、分流量较多的患儿常常较同龄儿童发育差，劳累后气促、咳嗽，容易反复肺部感染，甚至早期即可出现左心衰竭。随着肺动脉阻力的增高，分流量减小，肺部感染和左心衰竭的发生也逐渐减少，但气促、心悸、乏力更为明显。当肺动脉压增高至等于或超过主动脉压，左向右分流消失甚至逆转时出现发绀。晚期病人出现肝脾肿大、下肢水肿等右心衰竭的症状。

（二）体征

体格检查通常在胸骨左缘第 3、4 肋间闻及Ⅲ～Ⅳ级响亮、粗糙的收缩期杂音，伴有收缩期震颤，肺动脉瓣区第二音亢进。漏斗部缺损杂音位置较高，以胸骨左缘第 2、3 肋间最明显；左心室 - 右心房缺损则以胸骨左缘第 4、5 肋间最响，且向胸骨后方传导；伴有主动脉瓣脱垂者还可在胸骨左缘听到主动脉瓣关闭不全的舒张期泼水样杂音。分流量较大者可在心尖部听到二尖瓣相对狭窄所致的轻而短促的舒张期杂音，分流量愈多，听到的概率愈大。随着肺动脉压力的增高，分流量减小，收缩期杂音和震颤减弱甚至消失，但肺动脉瓣区第二心音更为亢进。

（三）物理检查

1. 胸部 X 线检查　缺损小、分流量少者心脏和大血管的形态可以正常，仅见肺门血管纹理增深。缺损较大、分流量大者还可见左右心室轻度到显著扩大，主动脉结缩小，肺动脉圆锥突出。肺动脉压力增高至艾森门格综合征时，肺动脉显著扩大，但心脏阴影扩大反不明显，正常者占 45%；如有扩大，则为左、右心室均扩大。肺门血管影虽粗大但远端变小，呈鼠尾状，周围肺纹理减少，肺野清晰，呈缺血状态。

2. 心电图　通常显示左室肥大，合并严重肺动脉高压时可呈双室肥大。室间隔缺损较小时，心电图无特殊变化或仅有电轴左偏。缺损较大时，则示左室高电压、左室肥大或左右心室均肥大。艾森门格综合征病人的心电图以右心室肥大和劳损为主。此外，还可有右束支传导阻滞。

3. 超声心动图检查　大多数病人由于缺损小，只能显示左心室容量负荷增大，左心室腔扩大，室间隔和左心室后壁幅度增大，二尖瓣开放幅度和舒张关闭斜率增大等。缺损稍大即可发现室间隔中断现象，彩色多普勒还可显示分流及分流量的大小。一般情况下可以替代心导管检查。但对心外畸形的诊断有其局限性，特别是对肺血管的情况。

（四）特殊检查——心导管检查

右心室血含氧量的增加至少超过右心房容积 1% 以上，或右心室内 3 个标本的血含氧量差异在容积 0.6% 以上，诊断可成立。但小型缺损或肌部缺损由于分流量小，右心室血含氧量的增加可能达不到上述标准。伴有肺动脉高压的大型缺损心室内分流很少、双向分流或自右向左分流，则可测不出血含氧量的差异，但动脉血氧饱和度有所降低。

肺动脉高压常按照肺动脉压占周围动脉压或主动脉压的百分率分为三级：轻度者等于或小于 45%；中度者介于 45%～75%，重度者超过 75%。

肺循环血流量的多少能反映出分流量的大小和其主要方向，并间接地反映肺、体循环阻力的差异。Kirklin 等根据 Qp/Qs 分为三级：比值 >2.0 为高级，介于 1.4～2.0 为中级，<1.4 为低级，可作为选择手术的依据之一。

【诊断与鉴别诊断】

据病史、体征、放射线和心电图检查，结合超声心动图检查诊断并不困难。但需要与一些胸骨左缘可以听到收缩期杂音的疾病鉴别，这些疾病均有其特征可资鉴别：如肺动脉狭窄、不典型法洛四联症的肺动脉瓣第二心音减弱，X 线检查示肺血管纹理减少，心电图示右心室肥大；继发孔缺损的杂音较柔和，胸骨左缘第 2 肋间最响且一般不伴震颤，心电图示不完全性右束支传导阻滞或右心室肥大，而无左心室肥大。原发孔缺损需要与室间隔大缺损，尤其伴有肺动脉高压者鉴别，原发孔缺损的杂音较柔和，常有右心室肥大，但伴有二尖瓣裂缺的病人也可出现左心室肥大。动脉导管未闭伴有肺动脉高压的病人仅有收缩期震颤和杂音时，与高位室间隔缺损鉴别较为困难，但前者脉压大，杂音位置较高，主动脉结显著；高位室间隔缺损合并主动脉瓣脱垂者有来往性双期杂音，易与动脉导管未闭、主动脉窦瘤破裂和冠状动静脉瘘相混淆，后者杂音为连续性，动脉导管未闭，主动脉结突出。此外，晚期病人伴有发绀者应与其他发绀型心脏病如法洛四联症、大动脉错位伴有室间隔缺损等先天性畸形相鉴别。左心室 - 右心房缺损的诊断应特别注意。最可靠的还是心脏超声检查，有时尚需进行心导管和造影检查，才能明确诊断。

【治疗】

（一）手术适应证

室间隔缺损大，在婴儿期即可出现充血性心力衰竭，或存在持续性呼吸窘迫和反复肺部感染，生长明显迟缓者，应早期手术。Kirklin 等认为在 2 岁内手术，即使有非常严重的肺动脉高压，也能恢复到正常或接近正常；而 2 岁以上手术者，50% 肺动脉高压仍持续不变。因此，在 2 岁内施行手术能防止肺血管阻塞性病变。

室间隔小缺损有自然闭合趋势，婴儿 1 个月内自动闭合约 80%，3 个月内闭合约 60%，6 个月内闭合约 50%，12 个月内闭合约 25%。除并发感染性心内膜炎外，如果无临床症状，可以等待其自然闭合。随访中心脏杂音、心电图和胸部 X 线片变化不大者，可等到学龄前施行手术；如在观察期间心脏杂音变弱，肺动脉压升高，应提早手术。

合并肺动脉高压先天性心脏病的手术适应证在各心脏中心略有不同。一般肺 / 体动脉收缩压比值（Pp/Ps）≤ 1.20，肺 / 体血流量比值（Qp/Qs）>1.5，全肺阻力（TPR）<1 500dyn·s·cm^{-5}，且吸氧试验下降 500dyn·cm^{-5} 以上，可作为手术适应证的参考。婴幼儿适应证可适当放宽，如存在心脏杂音，末梢无创氧饱和度 >94%，或虽不足上述标准，但经药物治疗后可以达到以上标准，也可考虑手术。如仍难以确定，可行肺活检帮助确定。

应用吸入低浓度一氧化氮和高浓度氧的混合气作为右心导管的附加试验，在评价先天性心脏病合并肺动脉高压方面具有较高的敏感性和可靠性。血管内超声也能较好地确定管壁和管腔的形态学变化。

手术的危险性与肺动脉高压的程度有关（表 66-1）。依据分级标准，Ⅰ、Ⅱ级可以直接手术；Ⅲ级经过治疗后如果血氧饱和度达到 95% 以上也可以手术；严重肺动脉高压、肺血管已有明显阻塞性病变者，术后肺动脉压力和阻力可能不会下降，并导致病人晚期死亡。肺动脉高压发展达到Ⅳ级、心内分流以右向左为主时禁忌手术。

（二）手术方法

室间隔缺损的病理生理学基础是其心室水平的血液分流及由此而产生的心脏、肺循环变化：分流增加心脏负荷，缺损大者早期即可以出现心功能衰竭；分流增加肺循环血量，导致肺血管病变，肺动脉高压直至左向右分流消失甚至逆转，出现艾森门格综合征。

因此，室间隔缺损治疗的目的就是消除心室水平左向右血液分流，避免心功能衰竭及进行性肺血管病变和其他并发症。因此，首选方案应该是根治性室间隔缺损修补术。

1. 直视室间隔缺损修补术 1954 年 Lillehei 首先在交叉循环下成功修补室间隔缺损，1958 年苏鸿熙首先在国内体外循环下修补室间隔缺损。目前国内外已广泛开展体外循环下心内直视室间隔缺损修补术。

（1）胸部切口：①胸骨正中切口是最常用的切口，另外亦可采用右外侧切口和胸骨下段正中切口等较小切口；②胸骨下段正中切口：皮肤切口上起乳头水平，下至剑突，胸骨不全劈开仅至胸骨角；③显露困难时，可横断左侧胸骨或延长切口转为常规正中切口。

（2）心脏切口：①右室路径：右室流出道前壁纵行切开，能够显露各型室间隔缺损，是最常用的切口。为避免损伤大的冠状血管，切口应距离前降支 5~10mm 以上，也可以取与右冠状血管分支平行的斜切口或横切口。②右房路径：切开右房，经三尖瓣显露，适用于膜周部室间隔缺损。可避免右室切口心室肌损伤，明显减轻肺动脉高压病人术后右心功能不全。但右房路径显露漏斗部缺损和心尖区、室间隔前部的肌型缺损均不佳。③肺动脉路径：肺动脉根部纵行或横行切开，再将肺动脉瓣牵开即可显露漏斗部缺损。肺动脉路径可以很好地显露漏斗部缺损，有助于辨认室间隔缺损上缘与主动脉和肺动脉解剖关系。其他部位缺损不宜经此切口修补。④左室路径：该切口可很好地显露小梁部的肌型缺损，且因补片位于室间隔左侧不易再通。但是，左室切开对术后左心功能有严重影响，应尽量避免。

（3）手术操作：室间隔缺损修补需做到修补完善、牢靠，同时注意勿损伤邻近重要组织。因此，必须熟悉解剖以及缺损与传导组织、主动脉瓣、肺动脉瓣和三尖瓣的关系。

较小室间隔缺损、边缘有完整纤维环且与肌肉组织附着牢固者，可以直接间断缝合或带垫片褥式缝合；如缺损边缘为肌肉组织，可以在缺损两侧均用补片夹心缝闭，也可以在缺损一侧用补片间断褥式、连续或铆钉式缝闭（图 66-2）。上海交通大学医

表 66-1 先天性心脏病合并肺动脉高压的临床分级

	标准	Ⅰ级	Ⅱ级	Ⅲ级	Ⅳ级
基本	1. Qp/Qs	≥ 2.00	1.49~1.99	1.01~1.48	≤ 1.00
	2. TPR（dyn·s·cm^{-5}）	<500	501~1 000	1 001~1 300	>1 300
	3. Pp/Ps	0.25~0.45	0.46~0.90	0.91~1.00	>1.00
	4. 发绀（SO_2）	–（>95%）	–（≥ 94%）	活动后 90%~93.9%	静息时 <90%
参考	1. 分流杂音	+	+	±	–
	2. 吸氧或药物附加试验	+	+	±	–

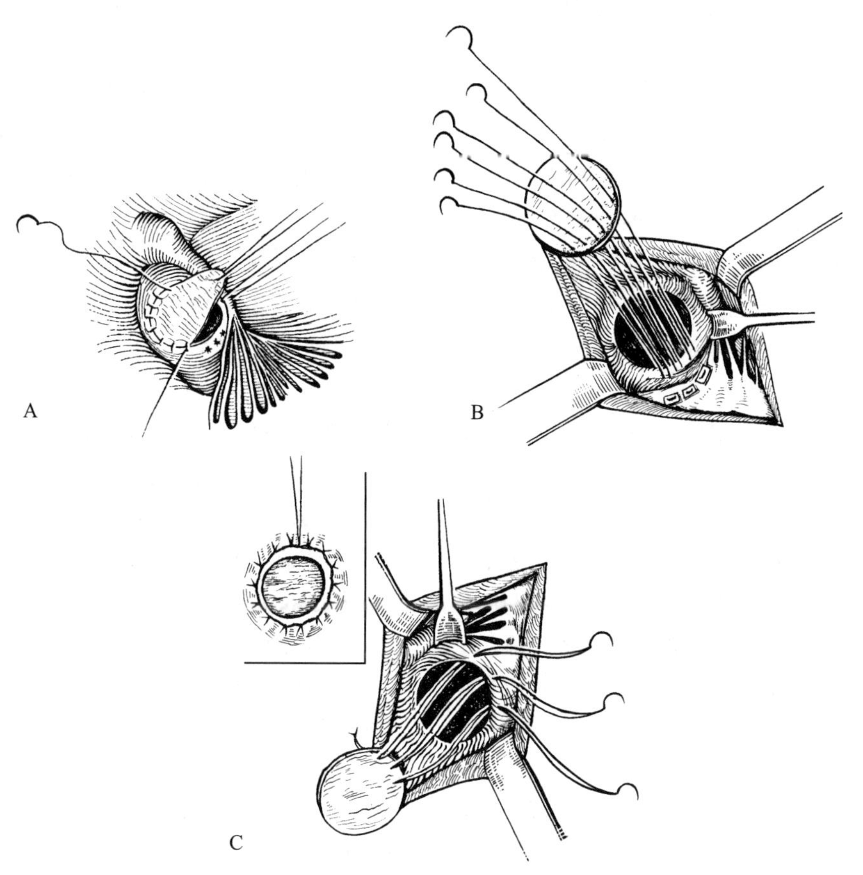

图 66-2 室间隔缺损补片缝补法
A. 连续缝合补片；B. 带垫片间断褥式缝合补片；C. 铆钉式缝合补片

学院附属仁济医院铆钉式补片缝闭法将补片置于左心室面，承受血压后可以更加紧贴室间隔，减少术后残余分流和传导阻滞发生。漏斗部缺损位于干下者最好用补片法，以免单纯缝合时肺动脉瓣环变形。另外，小缺损亦应避免损伤邻近传导组织，左心室 - 右心房型缺损易损伤前下方的房室束；膜部缺损易损伤后下方的房室束。较大缺损除个别特殊情况，如椭圆形窦部缺损边缘坚韧可考虑直接缝合外，余均宜用补片修补，以免局部张力过大而撕脱再通。膜周部大缺损要注意避免损伤后下缘肌肉内传导束，进针应该沿隔瓣基底或距离室缺边缘至少 5mm，针向应与缺损边缘平行，并位于腱索后方。安置缝线勿穿透室间隔，偏靠右室侧进出针，这样既可缝住右束支，也不至于同时缝到左束支而造成完全性房室传导阻滞。

肺动脉瓣下较大或高位缺损因主动脉瓣环下无间隔组织，易发生主动脉瓣叶脱垂。修补缝合时，如缝线牵拉过紧，可使主动脉瓣环变形造成关闭不全；若缝线过高、过深而伤及主动脉瓣叶甚至缝线挂于主动脉瓣叶上，也将造成主动脉瓣关闭不全。因此，修补时必须认清主动脉瓣位置，下针不要盲目过高、过深。

修补结束后，应请麻醉师鼓肺检查有无多发性室间隔缺损或残余分流。

2. 肺动脉环缩术　Muller 和 Dammann 首创肺动脉主干环缩，增加右室射血阻力，提高右室压力，减少左向右分流，减轻心脏负荷，减少肺部充血，预防、治疗心力衰竭和肺小动脉进行性病变。

手术使用宽涤纶或其他条带环缩肺动脉主干，一般至原来直径的 1/3~1/2，使右心室与肺动脉压力阶差达 50mmHg，或肺动脉压降至体循环的 50%。环缩条带需缝线固定于肺动脉主干，以免向远端滑脱。

近年来随着婴幼儿心内直视手术的发展，已认识到室间隔缺损合并肺动脉高压者在 2 岁以内行根治性室间隔缺损修补，其肺血管病变可以逆转，故肺动脉环缩术应用已很少。仅用于 6 个月以内少数婴儿，当估计不能耐受一期心内直视缺损修补术，又急需控制药物治疗无效的心功能衰竭和肺血管病变时，才采取姑息性两期手术治疗。

此姑息性手术后 1~2 年，缩窄的肺动脉口径因为不能维持适量循环，会影响小儿发育，还需要二期手术松解缩窄的肺动脉并修补室间隔缺损。

(三) 术后并发症

1. 传导阻滞　早年术后完全性房室传导阻滞发生率高，近年来已明显下降。常见原因有术中低温、缺氧、酸中毒影响传导；局部组织水肿或心内膜下出血；术中缝针缝线损伤传导束等。故术中传导系走行区不能钳夹，采用超越和转移针避免传导阻滞。术中安装心外膜电极临时起搏，术后1个月仍无恢复者应考虑永久性起搏器。术后右束支传导阻滞影响不大，可不予处理。

2. 残余分流　可能原因有修补不完善，漏针或针距过大，缝线部位肌肉被切割断或撕脱，转移针位置不当有缝隙，补片过大而有皱褶或术后撕脱再通等，大多发生在室间隔缺损的后下角。残余分流少，病情稳定可以观察；分流量大，应尽早再次手术。术中食管超声检查可以完全避免残余分流。

3. 主动脉瓣关闭不全　主动脉瓣环下无间隔组织的大缺损，如缝线牵拉过紧使主动脉瓣环变形，缝针过深、过高而伤及主动脉瓣均可导致术后主动脉瓣关闭不全。因此，大缺损修补时要特别注意辨明主动脉瓣情况。

(四) 介入治疗

近年来，经导管使用伞样装置或其他装置对室间隔缺损的封堵治疗已在国内广泛开展。依据解剖部位，适合介入治疗的是肌部缺损和部分膜部缺损。病人年龄 >3 岁、体重 >10kg 最为适宜。此外，手术后残余分流或心肌梗死后室间隔穿孔亦有可能采用介入封堵治疗。肌部缺损因离瓣膜、传导束较远，封堵治疗的安全性相对较高。但肌部缺损所占总数的比例仅仅约 2%，而膜周部缺损占多数且靠近主动脉瓣、房室瓣和传导束，并且缺损周围组织缺少足够边缘可供封堵装置附着，因而并发症发生率明显高于肌部缺损。

根据 2009 年上海儿童医学中心的资料综合包括了该中心在内的全国 7 所医学中心 3 000 例的统计，介入治疗成功率为 97%，重要并发症发生率为 0.13%，死亡率为 0.03%。临床资料说明，介入治疗室间隔缺损已成为除外科手术外的另一种选择。

【疗效】

影响预后的主要因素是年龄和肺血管阻力。年龄越小，肺血管阻力越低，预后越好。无严重肺动脉高压和高肺血管阻力者手术疗效通常很好，症状明显改善或消失，杂音消失，活动耐量增加。少数病例由于主肺动脉主干扩大，术后仍可闻及Ⅰ~Ⅱ级收缩期杂音。术前肺动脉高压，肺血管阻力 >10U 者约 25% 在术后 5 年内死于肺动脉高压。

(朱洪生)

参考文献

孙锟 . 我国小儿室间隔缺损介入治疗的现状及存在问题 [J]. 中华儿科杂志 , 2009, 47 (4): 241-244.

第三节　房间隔缺损

房间隔缺损(atrial septal defect)是一种常见的先天性心脏病(简称先心病)，占先心病的 10%~15%，在成人先心病中最为常见，男 : 女为 1 : 2。房间隔缺损分为两种类型，本节主要叙述继发孔型房间隔缺损，原发孔型缺损归入本章“第五节　房室间隔缺损”论述。

在胚胎 4~6 周，原始心腔开始分隔为四个房室腔。房间隔自心房腔的后上壁中线突出，向下朝房室之间的心内膜垫生长，形成原始(第一)房间隔，将心房腔分为左、右心房。在发育过程中，如原始房间隔停止生长，其下端呈弧形凹陷，如与心内膜垫之间留有间隙，即成为原发孔缺损，原始房间隔向下生长过程中，上部逐渐退化吸收，如退化吸收过多则形成继发孔缺损。在原始房间隔与心内膜垫接触之前，其上右侧另有一继发(第二)房间隔形成。继发房间隔的下缘呈新月形向下生长，遗留的孔称为卵圆孔。因原发房间隔在卵圆孔的左侧，二者虽接触，但不融合，恰如瓣膜(称为卵圆孔瓣)使血液只能从右心房向左心房分流。

出生后，呼吸开始，肺部膨胀，右心血液经肺动脉注入肺部，使肺循环的血容量增加，回到左心房的血液也相应增加。随着婴儿的成长，左心血液增多，压力增高。当左心房压超过右心房时，原发房间隔紧贴继发房间隔，将卵圆孔关闭，阻断血流通过，形成人体正常的血液循环。

【病理解剖与病理生理】

约 20% 正常人中有卵圆孔未闭存在，由于被左侧原始房间隔形成的卵圆孔瓣覆盖，不致产生左向右分流。但若右心房内压力增高，右心房扩大，则可产生右向左分流。在严重肺动脉狭窄病人中，如存在卵圆孔未闭，可出现右向左分流。

继发孔缺损最为常见，占 90%，按其位置不同，可分为以下各种类型（图 66-3）。

1. 卵圆孔型缺损　最为常见，占 2/3，位于房间隔中部，故又称为中央型缺损。呈椭圆形，长 2~6cm，宽 1~2cm，缺损边缘往往菲薄或有穿孔，呈小的多发性缺损。

2. 静脉窦或上腔型缺损　占 10%，位于上腔静脉与右心房连接处。房间隔上缘构成缺损的下方，缺损与上腔静脉交通，上腔静脉开口向左移位，骑跨在左、右心房之上，此型常伴有右上叶及中叶肺静脉异位连接。

3. 低位或下腔型缺损　占 20%，位于下腔静脉口与房间隔下缘之间，可伴有右下肺静脉异位连接，下腔型合并肺静脉异位连接较上腔型少见。在下腔静脉瓣明显时，易误认为其系缺损的下缘，手术中应予注意。

4. 混合型缺损　缺损大，兼具上述两种以上类型的病变。

5. 冠状窦型缺损　亦称无顶（unroofed）冠状窦缺损，为冠状窦管与左心房间的缺损，多伴有左上腔静脉的存在（图 66-4）。

少数情况下，整个房间隔发育不全，导致单心房或共同心房的形成，前者无任何房间隔组织，后者可能有房间隔残迹的存在，此类病变常与房室管畸形并存。房间隔缺损形成后，由于左心房压力高于右心房（3~5mmHg），血液从左心房流向右心房，引起左向右分流，分流量多少与缺损的大小、两房之间的压力阶差成正比，与肺血管阻力成反比例。分流量越多，病理变化越严重，症状出现就越早。在房间隔缺损病人，2 岁前由于左、右心室厚度相似且肺血管阻力高，因而分流量不大；长大后由于右心室顺应性增加，即使分流量大，而肺动脉高压和肺小动脉病变的发生也相对晚于室缺的发生。一旦肺动脉高压形成，可使右心室负荷过重，导致右心衰竭。当右心房压超过左心房时，血液的分流转变为右向左，出现发绀。但在下腔型缺损，如下腔静脉瓣明显时，可使部分下腔静脉回流血

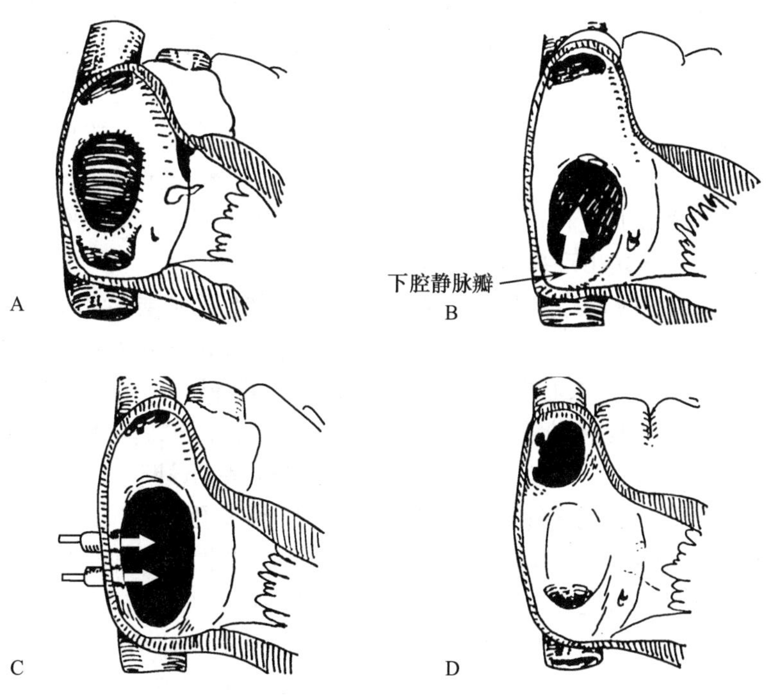

图 66-3　房间隔缺损分类

A. 中央型；B. 下腔型；C. 下腔型伴肺静脉异位连接；D. 静脉窦型伴右上肺静脉异位连接

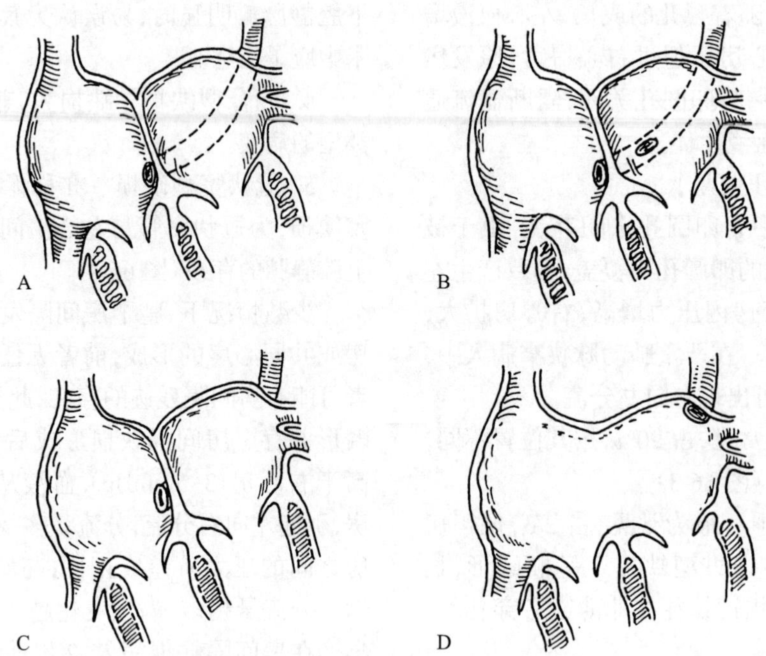

图 66-4 无顶冠状（静脉）窦缺损伴左上腔分型

A. 正常连接；B. 部分型无顶冠状窦缺损；C. 完全型无顶冠状窦缺损；D. 完全型无顶冠状窦缺损并共同心房

导向左心房，即使无肺血管改变，亦可出现轻度发绀。继发孔型缺损常与肺静脉异位连接、肺动脉狭窄、室间隔缺损、动脉导管未闭等并存，如合并二尖瓣狭窄，称为 Lutembacher 综合征。在 1 岁以内的患儿中约 50% 可以自行闭合，2 岁以后均须在日后适当时期内进行手术，一般情况下宜在学龄前手术为宜。

【临床表现与诊断】

(一) 症状与体征

1. 症状　出现较迟。多数儿童和青少年时期没有症状，一般到 20 岁左右开始出现症状。主要表现为劳累后心悸、气急或呼吸道感染和心力衰竭等。

2. 体格检查　左胸廓常稍隆起，心搏增强，肺动脉瓣区能听到Ⅱ~Ⅳ级柔和的收缩期杂音（因肺动脉血流增加所致），第二心音增强、亢进和固定分裂。多数病人未能扪到震颤；当分流量特大时可伴有震颤。重度肺动脉高压、分流量减少时，收缩期杂音则减弱，而肺动脉区第二心音亢进更明显。分流量大者，在心前区可听到相对性二尖瓣狭窄引起的柔和的舒张期杂音。

(二) 特殊检查

1. 心电图检查　P 波增高，电轴右偏（+95~+150），不完全性或完全性右束支传导阻滞和 / 或右心室肥大，伴有肺动脉高压者可有右心室劳损。

2. X 线检查　透视下可见肺门“舞蹈”。X 线片显示右心房和右心室增大，肺野充血，纹理增多，肺门阴影扩大，肺动脉段突出，主动脉弓缩小。

3. 超声心动图检查　M 型超声心动图显示右心房和右心室内径增大，室间隔与左心室后壁呈同向活动。二维超声心动图可见房间隔回声中断。彩色多普勒示红色血流自左心房经缺损处进入右心房。近年来，超声心动图几乎取代了右心导管检查。对非典型或可疑病例，可通过食管超声明确诊断。

4. 如作右心导管检查，当右心房血氧饱和度比腔静脉高出 6%~8%，或氧含量 >1.9vol% 者，可诊断房间隔缺损。如心导管可进入左心房而右心房血氧含量不增高者，则可能是卵圆孔未闭。

(三) 鉴别诊断

1. 原发孔缺损　此病症状出现较早，而且严重。心电图常示 P-R 间期延长，电轴左偏、aVF 导联出现小 r 大 S 波并伴 S 波切迹。

2. 原发性肺动脉扩张　此病心电图正常，X 线片示肺动脉段突出，但肺门充血不明显。超声心动图未见房间隔中断和分流。心导管检查示右心房血氧含量无增加。

3. 肺静脉异位连接　右心房血氧含量亦可增

高，不易与房间隔缺损鉴别。如果二者并存(约占15%)，诊断更为困难。通常二者合并存在的病例易出现肺动脉高压。心电图出现右心室肥大、劳累改变，常提示本病的存在。此外，房间隔缺损亦应与其他先天性心脏病鉴别，如室间隔缺损、肺动脉瓣狭窄等。

【治疗】

有人统计，本病非手术治疗病人在30岁之前每10年死亡率分别为0.6%、0.7%、2.7%，30岁之后每10年死亡率分别为4.5%、5.4%、7.5%。鉴于本病手术安全性高、死亡率低，长期随诊结果良好，因而外科手术仍为治疗本病的主要选择。

临床检查或心导管检查显示QP∶QS>1.5∶1，均应行手术治疗。2岁以后房间隔自行闭合几乎不可能。婴幼儿时期如出现充血性心力衰竭，内科治疗无效，亦应施行手术。但这类病例应警惕导致充血性心力衰竭的其他并发病变，如二尖瓣狭窄、主动脉缩窄或左心室流出道梗阻等。

手术前着重了解病变类型，各房、室腔大小，有无肺静脉异位连接及房室瓣异常。手术危险因素如下：①年龄>40岁；②伴心房纤颤；③肺动脉高压；④有右心衰竭史。如已有右向左分流、出现发绀症状或动脉血氧饱和度<86%，则是手术的禁忌证。

手术方法：目前常用的手术方式多数采用体外循环。少数单纯性简单病变，如中央型房间隔缺损病变，亦仍有人采用低温麻醉循环阻断条件下进行修补。

1. 低温下房间隔缺损直视修补术　体温降至30℃，仰卧位，右胸垫高30°。作右前外侧切口，经第4肋间进胸。于膈神经前纵行剪开心包，显露扩大的右心房。通过房内、外的检查，明确为单纯且较小的卵圆孔型缺损，方可继续进行修补术。

游离上、下腔静脉，套上控制带条。在右心房壁接近心耳底部和下腔静脉入口之间拟行切口的两侧中点，各缝1针牵引线。提起牵引线，钳夹其间心房壁，将其切开。收紧上、下腔静脉束带，阻断血运，使心脏排空(30秒到1分钟)。开放心房钳，吸清房内血液，显露缺损。迅速连续或8字缝合缺损。在结扎最后1针缝线前，需灌入等渗盐水，充盈左心房，并由麻醉师膨胀肺部，使血液从左心房溢出，排除积气，然后结扎。提起右心房壁牵引线，放松上腔静脉带条。一旦血液充满右心房，即以心房钳夹紧心房切口。开放上腔静脉带条约1分钟后，再逐渐开放下腔静脉带条，让血液回入右心房，恢复血运。这可避免大量血液快速涌入缺氧及跳动无力的心脏，使心脏突然扩张，诱发心室颤动。最后，缝合右心房切口，卸除心房钳。循环恢复后，如心动过缓，应立即静脉注射阿托品0.5~1.0mg，以增快心率；如血压偏低，出现组织灌注不足及代谢性酸中毒时，应及时纠正酸中毒，使用血管活性药物；如出现心室颤动，立即心脏按压，电击去颤复跳。

2. 体外循环下房间隔缺损直视修补术　手术切口常有3种，即正中胸骨劈开切口、右胸前外侧(anterolateral)及腋中线(midaxillary)切口。后两种切口多用于微创手术。手术后远期追踪发现右胸前外侧切口可影响手术侧乳腺发育，不适于青春期女性病人，应予注意。

进胸后，切开心包显露心脏。先检查有无肺静脉异位连接和左上腔静脉，再在右心房外用示指向内按压，可扪及缺损边缘。如需准确地了解缺损的情况，可经右心耳伸入右手示指，探查房内病变，如缺损的部位、大小、边缘，以及与冠状窦口和上、下腔静脉入口的关系，并扪查有无肺静脉异位连接和二尖瓣有无裂缺或狭窄等。然后建立体外循环，阻断心脏血流。在心脏停搏后切开右心房，显示房间隔缺损，明确周围解剖关系，尤其是与冠状窦口和房室结的关系。对一般大小的卵圆孔型缺损，常采用直接缝合术，方法是在缺损的上、下两角分别用无创伤针线作8字缝合，结扎后提起，从一角向另一角作单层或来回连续缝合。缺损较大，需用大小相当的涤纶片或自体心包片以连续缝合法修补，关闭缺损(图66-5)。

伴有肺静脉异位连接者，在关闭缺损的同时，要将肺静脉开口分隔入左心房，以纠正异位引流。方法是在缺损前缘的中点与肺静脉入口的前侧上方右心房侧壁缝1针，对合结扎，形成三点固定缝合法(图66-6)，然后将缺损前缘的上、下部分别缝合于右肺静脉入口的上方、右心房壁上；亦可将肺静脉口与房间隔缺损之间的间隔剪开，再以补片修补，将房间隔缺损与异位引流的肺静脉口一并隔至左心房内。

下腔型缺损如伴有下腔静脉瓣者，应先剪除静脉瓣，于相应下缘的左心房后壁作一半荷包缝合，构成缺损下缘。然后，按卵圆孔型缺损进行修补或用涤纶布填补。切勿将下腔静脉瓣误认为缺损下缘缝合，导致下腔静脉血液流入左心房，引起严重发绀。

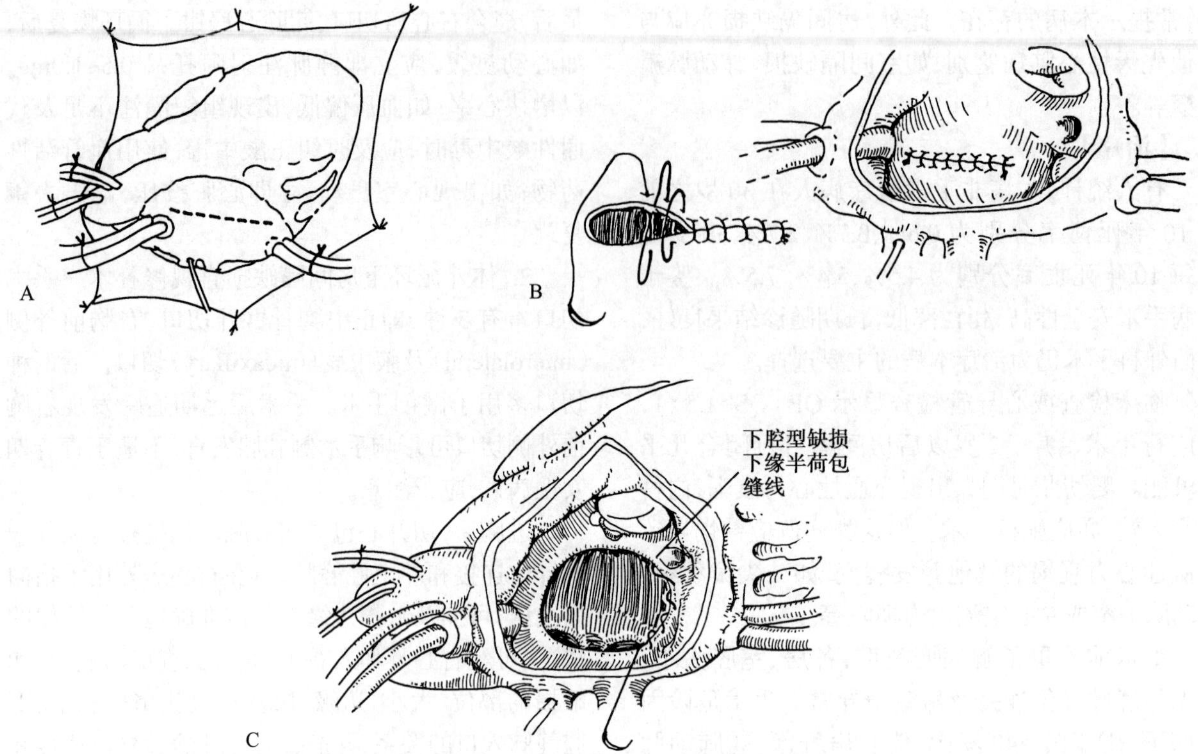

图 66-5 房间隔缺损修补法

A. 右心房切口；B. 缺损缝合；C. 缺损下缘半荷包缝线缝合

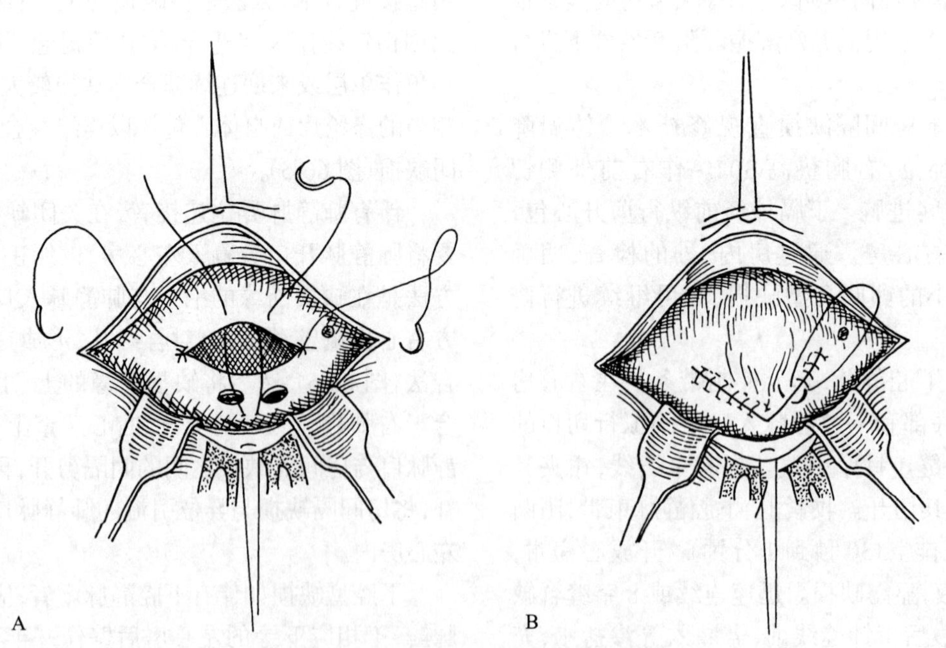

图 66-6 右肺静脉异位回流的缝合法

A. 三个固定缝合；B. 连续缝合

上腔型缺损如伴有肺静脉异位回流者，都需采用涤纶布修补，直接缝合能造成上腔静脉狭小。为了方便缝合，上腔静脉引流管最好直接插入上腔静脉。

心内操作完毕后，开放上腔静脉束带，让回心血充盈右侧房室腔。同时麻醉师作辅助呼吸，膨胀肺部，排出残留心内空气，并抽吸升主动脉灌注针头及左心引流管，进一步排尽气体，防止术后并发脑部气栓。

3. 介入性、微创修补手术　通过微创切口，手术中在食管超声辅助下进行房间隔缺损封堵手术。该类手术适用于中央型房间隔缺损，要求房间隔缺损最大径小于 3cm，缺损边缘有 5mm 残留间隔组织。所选用的封堵器腰部直径至少要大于房间隔缺损直径 2mm，手术后需服用阿司匹林半年。

近年来，全胸腔镜、全机器人条件下进行房间隔缺损修补手术在我国亦取得可喜的结果。

手术效果：手术死亡率为 1%~2%，晚期死亡率约 0.5%。手术死亡原因与肺动脉高压、心力衰竭和其他合并症有直接关系。术后早期出现的心律失常，多能在 6 周内恢复正常。术后随访，症状消失，体征减轻，心电图、X 线片示明显改善。约 90% 的病人恢复原来的工作或学习。对没有症状而早期手术者，效果更佳。

（孙培吾）

第四节　肺静脉异位连接

肺静脉异位连接是肺静脉不与左心房相连，而经体循环静脉系统回流至右心房或直接与右心房异位连接的先天性心血管畸形。发病率占先天性心脏病的 3%，常合并房间隔缺损或其他心血管畸形。

在胚胎发育过程中，肺静脉丛没有和肺静脉原基连接，而与内脏静脉（如右前、左前主要静脉，脐卵黄静脉）连接，导致一部分或全部肺静脉开口在右心房，或通过腔静脉系统，再注入右心房。

肺静脉异位连接，按病理生理可分为两种：①部分型肺静脉异位连接，占 60%~70%；②完全型肺静脉异位连接，占 30%~40%。

一、部分型肺静脉异位连接

【病理解剖与病理生理】

一部分肺静脉不与左心房相连接，而与右心房或体静脉系统异位连接。常见 1 支或全部右肺静脉，异位连接至右心房或上腔静脉（多见于静脉窦型房间隔缺损），而较少与冠状静脉窦或下腔静脉连接，后者又称为镰刀综合征（Scimitar 综合征），常与右肺发育不全、肺隔离症及右位心并存。左侧肺静脉异位连接常与左上腔静脉或无名静脉连接，几乎全部病例都伴有房间隔缺损或卵圆孔未闭，仅少数情况下可无房间隔缺损，而代之以室间隔缺损。偶有单纯的部分型肺静脉异位连接，而不伴有任何心内畸形，称为孤立性部分型肺静脉异位连接（isolated partial pulmonary venous drainage）。本病血流动力学改变，酷似房间隔缺损。

【临床表现与诊断】

多数病例因房间隔缺损不大，往往症状不明显。如伴有较大的房间隔缺损，可出现左向右分流症状，活动后气促、心悸，反复呼吸道感染，心底部可听到收缩期杂音，临床上易误诊为房间隔缺损。少数左室发育差或术后肺静脉回流部分受阻者，可产生早期肺水肿及急性左心衰竭。

本病特征是多数情况下与房间隔缺损并存，分流量大，因此症状出现较单纯房间隔缺损早。体格检查时，肺动脉瓣区听到收缩中期杂音，第二心音亢进、分裂。

心电图检查示右心室舒张期负荷过重，右心室肥厚、劳累。如 QRS V_1 呈 rS，提示肺静脉异位连接至上腔静脉或右心房；如 QRS V_1 终末呈 S 或 S’波，提示肺静脉异位连接至下腔静脉。

X 线检查示心脏扩大，肺血多。CT 或 MRI 有时可见到异位肺静脉阴影。如肺静脉异位连接至上腔静脉，X 线片可示上腔静脉上半部阴影缺如，而在上腔静脉入口处由于存在异位肺静脉，致阴影扩大。Scimitar 综合征时，右心缘可出现镰刀形状或土耳其古剑样异常阴影。

超声心动图检查示，根据彩色多普勒探测，多可达到诊断目的。

右心导管检查示，导管可自上腔静脉或右心房直接进入右肺静脉，当导管退出时，导管始终保持朝向右侧位，为部分型肺静脉异位入右心房指标。若在退出导管时，导管突然改变方向，朝向左后方或后方，提示导管通过房间隔缺损进入肺静脉，并非异位连接。在肺动脉主干或直接行肺静脉造影可明确诊断。

【治疗】

单纯部分型肺静脉异位连接一般手术疗效较好。

本病多数合并有房间隔缺损。手术基本方法与房间隔缺损相同。由于肺静脉异位连接位置不一，手术需根据具体情况实施。对右上肺静脉异位连接至右心房或上腔静脉者，术中应用补片将异位连接开口和房间隔缺损一并隔至左心房，补片宜稍大。为防止补片堵住异位连接开口，必要时可将异位连接与房间隔缺损相连部的房间隔组织剪除，以保证肺静脉血通畅无阻回入左心房。对孤立性肺静脉异位连接至右心房的病人，术中应将房间隔切开，剪去邻近引流口的房间隔组织，再用稍大补片修补(图 66-7A、图 66-7B)。

对少数左上肺或左肺静脉异位连接至左上腔或无名静脉的病人，宜在其左心耳与异位连接静脉作端侧或侧侧吻合，吻合口宜大，达到或超过左侧上腔静脉直径，以防止回流梗阻，导致肺静脉高压及肺水肿的发生(图 66-7C、图 66-7D)。

对合并有肺部病变病例，必要时做肺叶切除而免行心内修补，除非有房间隔缺损存在。

术后宜控制水分摄入量，加强呼吸机辅助呼吸，强心、利尿等药物治疗，警惕和防止肺水肿及术后心律失常。

二、完全型肺静脉异位连接

本病系少见严重先天性心脏病，占先天性心脏病 1%~2%，其中 68% 为新生儿病人，在同质异构心房中占 50%，是婴幼儿四大发绀型心脏病之一(法洛四联症、大动脉错位、三尖瓣闭锁、完全性肺静脉异位连接)，占第 4 位(Cooley 报道)。

完全型肺静脉异位连接系两侧肺静脉未能按正常路径进入左心房，而在左心房背侧互相汇合成一条肺静脉总干(common venous trunk)，然后经上或下垂直静脉(vertical vein)，通过无名静脉或门静脉经上或下腔进入右心房，最后经房间隔缺损回流入左心房，亦可通过冠状静脉窦回流至左心房。按病理改变，分为肺静脉梗阻型与不梗阻型两类。

【病理解剖与病理生理】

Darling 将本病分为四型(图 66-8)。

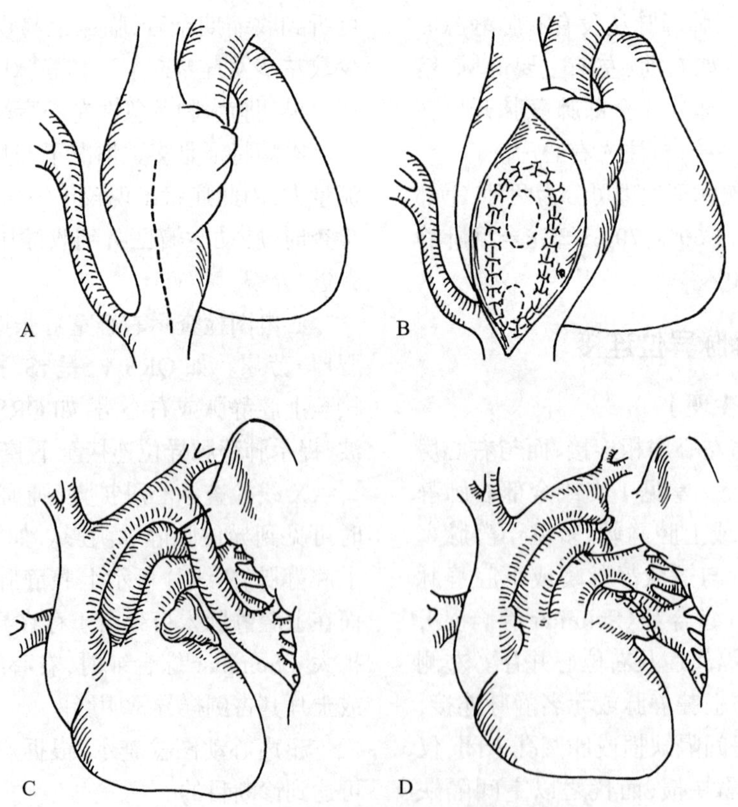

图 66-7 单纯部分型肺静脉异位连接手术方法

A. 肺静脉 - 下腔静脉异位连接；B. 补片将异位连接开口及房间隔缺损一并转入左心房内；C. 左上肺静脉与左上腔连接；D. 将异位连接的肺静脉口与左心耳吻合

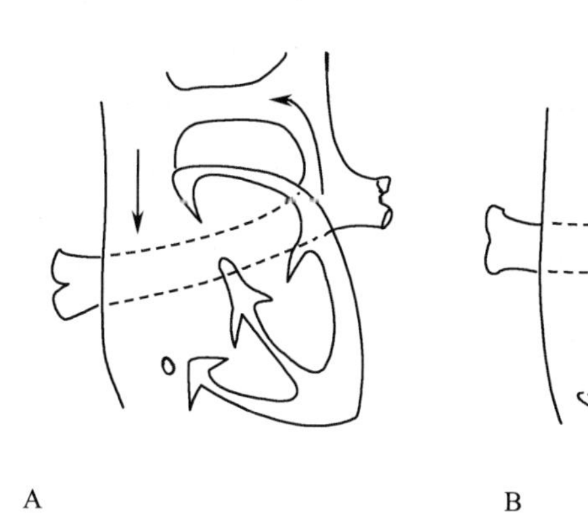
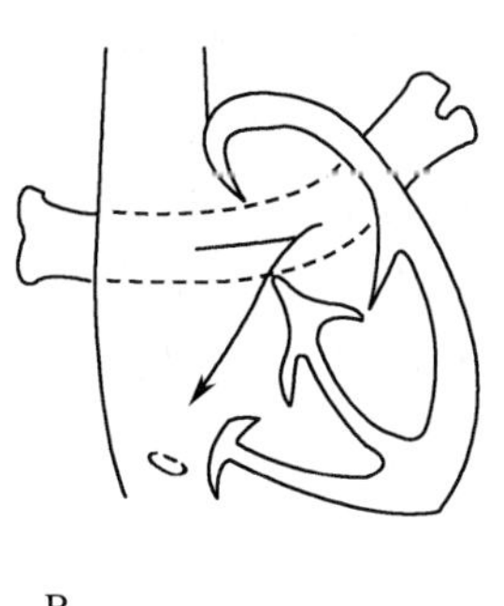
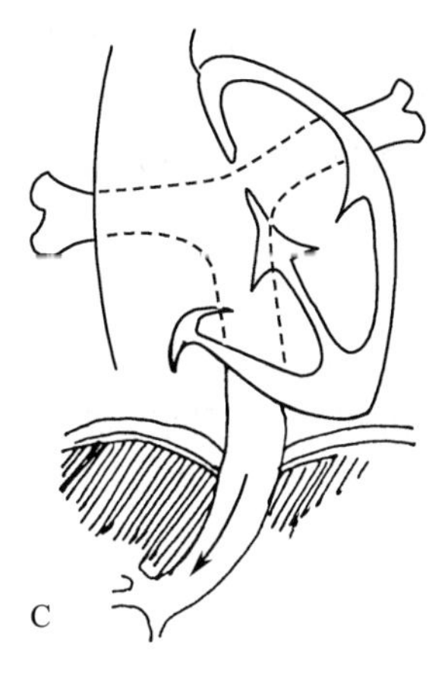

A B C

图 66-8 完全型肺静脉异位连接分型

A. 心上型；B. 心内型；C. 心下型

1. 心上型（Ⅰ型） 最为常见，占本病 45%~55%，左、右肺静脉在左心房背侧，汇合成肺静脉总干，经上垂直静脉（左上腔静脉）至心脏上方回流至体静脉。2/3 向左无名静脉回流（Ⅰa 型），1/3 经奇静脉或上腔静脉回流（Ⅰb 型）进入右心房。

2. 心内型（Ⅱ型） 占 25%，多数由冠状静脉窦回流至右心房（Ⅱa 型），少数直接回流至右心房（Ⅱb 型），左、右共 4 支肺静脉汇合成总干，或者 4 支分别回流至右心房。

3. 心下型（Ⅲ型） 占 20%，肺静脉总干向下，经下垂直静脉向下，通过膈肌，回流入门静脉、下腔静脉或静脉导管。

4. 混合型（Ⅳ型） 占 5%~10%，肺静脉经 2 个或 2 个以上异常通道回流。

本病必须伴有房间隔缺损，否则左心房无法充盈，病人必然夭折。在肺静脉梗阻严重的病例中，25%~50% 伴有动脉导管未闭。

【临床表现与诊断】

活动后气急，发绀伴杵状指（趾），反复呼吸道感染，严重者可出现右侧心力衰竭。临床症状出现及严重程度，变异较大，主要取决于肺静脉回流过程中有无梗阻及房间隔缺损大小。偶可在成人期才有症状。心下型病人因肺静脉回流多须经过肝，易致肺静脉高压及充血性心力衰竭，常在产后及新生儿阶段死亡。

多数病人多存在着不同程度的肺静脉梗阻。因此，临床上往往同时有肺动、静脉高压及肺血管阻力增加所致的各种症状，如肺炎、呼吸困难、急性肺水肿和左心衰竭等。

体格检查示左前胸隆起，心脏搏动弥漫。胸骨左缘可听到收缩期杂音，肺动脉瓣第二音亢进、分裂。少数病例在胸骨左缘第 1~2 肋间可听到轻微连续性杂音，系血流通过异位肺静脉连接所致。可有颈静脉扩大，扪及肝大。

心电图显示电轴右倾，右心房、右心室肥厚。

X 线片示心脏不大或稍大充血，肺动脉段突出，主动脉结偏小。心上型有特殊 X 线表现，由于左、右上腔静脉扩张，上纵隔阴影增宽，呈 8 字形或雪人形心脏。

超声心动图系一种非侵入性且可靠的诊断工具，常可见到左房后壁有异常回声，系肺静脉总干所致。与多普勒超声并用，可以探知肺静脉异常回流部位。

右心导管检查示，导管经过途径，测得血氧资料及压力改变，对病变部位的确定可作出较正确的估计，在肺动脉注入对比剂，行选择性心血管造影可明确显示肺静脉总干及其回流途径。不少心血管中心对新生儿及婴幼儿，基本上已用超声心动图取代了右心导管检查。

【治疗】

严重肺静脉梗阻及房间隔缺损小而致血流通道受阻的婴幼儿，因有不同程度呼吸困难、酸中毒、严重发绀、肾功能不全等，应积极治疗，须紧急气管插管，辅助呼吸，使用前列腺素 E1、正性血管活性药物。必要时行球囊房间隔成形术（ballon atrial septotomy），以增加左心室充盈，使低心排出量综合征症状改善。

经上述积极处理，症状无明显进步，可采取急症手术。近年来，不少危重患儿在手术前、后采用 ECMO 可明显提高手术疗效，应予高度关注。

婴幼儿手术宜用深低温，循环停止，以保证良好暴露，有利于手术矫治。儿童病人则以行上、下腔静脉插管，中度低温，低流量灌注为宜。

手术要点是：①建立肺静脉总干与左心房之间

吻合口;②处理垂直静脉;③关闭房间隔缺损。

肺静脉总干与左心房的吻合口必须有足够大小,以保证肺静脉回流通畅无阻。有人认为,吻合口应大于二尖瓣孔大小。

吻合时可抬高心尖、心脏倒置情况下,在心脏后(心后路径 Cooley 法)将肺静脉总干与左心房作侧侧吻合;亦可将心脏向左侧推移,切开肺静脉总干,横形切开左、右心房后壁,贯穿房间沟,作肺静脉总干与左心房侧侧吻合,如左心房偏小,可将房间隔向右心房移位(Gersony 吻合法),本人根据食管 - 胃腔内吻合原则设计了一种左心房 - 肺静脉总干腔内吻合手术,保证吻合口有足够大小,左心房与肺静脉切口对合良好而无扭曲之虞(图 66-9)。

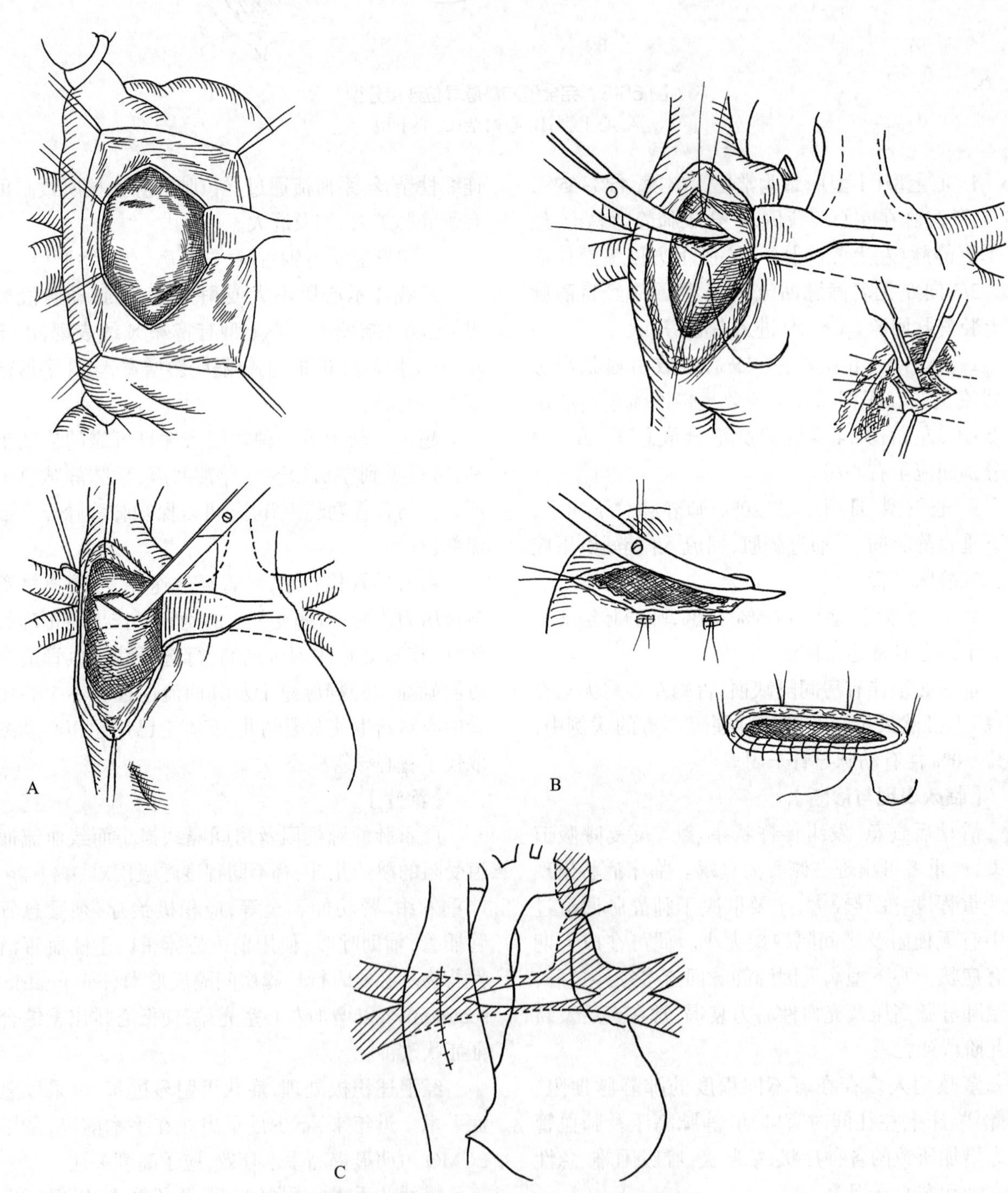

图 66-9　左心房 - 肺静脉总干腔内吻合法

A. 经右心房切口及房间隔缺损,在相当于肺静脉总干位置的左心房后壁作一截创,以直角钳将肺静脉总干右端的牵引线,自截创口引出;B. 通过牵引线使肺静脉总干与左心房紧靠通过截创口,将肺静脉总干切开,然后连同左心房后壁一并以边切边缝方式,作腔内吻合;C. 结扎垂直静脉,关闭房间隔缺损

心内型病变在切开右心房后，将卵圆孔未闭或房间隔缺损与冠状窦口之间的组织予以剪除，形成一个大缺口，必要时沿冠状窦口相应肺静脉入口处向左切开，再将补片缝合缺损及冠状窦口，将冠状窦口一并回流入左心房。注意防止传导系统损伤。

左心房 - 肺静脉总干吻合结束，关闭房间隔缺损。

对垂直静脉处理的意见存在分歧，对心上型病人，绝大多数主张结扎。有人报道，对心下型病人，将垂直静脉结扎可引起肝坏死，通常手术后，如吻合口通畅，肺静脉血流回入左心房通畅无阻，垂直静脉内血流可明显减少，几天后几乎停顿，因此认为对心下型病人可不予处理。在严重肺动脉高压或心功能差的"心上型"病人，保留垂直静脉，可起到减压、缓冲作用，必要时可分期再作处理。

完全型肺静脉异位连接，自然预后较差，80%的病人在1岁之内死亡，大多数在3个月内，应争取早期手术。手术结果与以下因素有关：①肺血管阻力及肺动脉压力，肺动脉压力 <50mmHg，手术死亡率为5%，50~75mmHg为27%，>75mmHg为45%（Gomes报道）；②房间隔缺损大小，<6mm者死亡率达72%；③发绀程度，体循环动脉血氧饱和度 >85%、肺动脉血氧饱和度 >89% 者，手术死亡率低；④左心室大小对手术结果影响，近年来持否定态度；⑤手术时年龄，>1个月时死亡率为6%~13%，<1个月则明显增加。有人认为，在新生儿时期手术总的死亡率为12%~42%，主要决定于肺静脉梗阻程度。

术后肺静脉狭窄的发生率为6%~11%。无内膜接触缝合技术（sutureless technique）可解除肺静脉狭窄，手术选择心包斜窦入路，沿共同静脉长轴横向剖开，并将此切口上延至垂直静脉的心包返折处，使用7-0 PDS缝线将左心房后壁切口与共同静脉切口周边的心包组织吻合。

术后处理，除与其他婴幼儿心内直视手术相同外，还应严格限制静脉补液，积极防治肺动脉高压，因这类病例左心容量负荷能力较差，易致肺水肿。术前有肺静脉梗阻的婴儿，由于术后肺血管反应性增加，应严密监测肺动脉压，防止肺动脉高压，除药物治疗外采用容量型呼吸器；术后24~48小时内机械过度通气，用于降低血 CO_2 分压有利于防止肺动脉高压危象。同时，注意心律失常。

手术后随着肺静脉梗阻解除，左心室发育，左心功能增强，肺动脉压力下降。有报道指出，手术后10~12年结果良好。少数病人（3%~15%）由于吻合口不够满意，出现晚期肺静脉梗阻，一般多发生在1年之内。

（孙培吾）

第五节　房室间隔缺损

房室间隔缺损（atrioventricular septal defect，A-V septal defect）又称为房室管畸形、房室共同通道、心内膜垫畸形，系房间隔下部、室间隔流入部以及房室瓣发育不完全所致的一组复合畸形。这种复杂先天性心内畸形占先天性心脏病的3%~6%。

【病理解剖与病理生理】

（一）基本病理

本病畸形复杂，变异很多，基本病理如下：

1. 房间隔缺损　系原发孔型，上缘有锐利边缘，下缘为房室瓣。不少病人同时伴继发孔型房间隔缺损（36%，Rastelli报道），少数无房间隔组织，呈一共同心房。

2. 室间隔缺损　主要系流入部发育不全。根据病变程度分为：①无功能性分流室间隔缺损，其缺损仅系室间隔上缘，呈弧形凹陷，无功能上分流；②小分流室间隔缺损，缺损位于前、后总瓣之下，瓣下有细小腱束样结构与室间隔嵴部连结，亦有无任何联结；③大分流室间隔缺损，占1/3左右。

3. 房室瓣改变　本病二尖瓣大瓣多有裂缺，常位于中部，少数位于后1/3。偶尔中部裂缺病变，裂口很大，但有腱束与瓣叶相连，当心室收缩时并无关闭不全存在。

Streder将有裂缺的大瓣分为左上叶（left superior leaflet，LSL）、左下叶（left inferior leaflet，LIL）。按裂缺大小，可分为5级。0级为完全裂开，裂缺直达瓣基部。5级为两者已大部分连接吻合，无裂缺存在。其余级别介于二者之间。裂缺大小与室间隔缺损大小成正比。

三尖瓣解剖变异颇大，往往隔瓣有裂缺，与二尖瓣裂缺相贯通，从而构成前共同瓣与后共同瓣。若上述共同瓣与室间隔嵴无任何连接，犹如"桥"架于室间隔嵴之上，故又称为桥瓣。有时三尖瓣改变特殊，往往发育不全，隔瓣细小，甚至缺如。

Pacifico根据右房面纵观房室隔缺损中房室瓣

解剖，可分为6个瓣叶，即左上叶、左下叶、右上叶、右下叶、左侧叶和右侧叶。本病的左上、下叶及右上、下叶几乎完全不相连接。左上叶往往可以越过室间隔嵴而占据部分右心室。

左上叶大小可影响右上叶大小。左下叶则无上述特点。左上叶与右上叶相互连接，呈前共同瓣；左下叶与右下叶连接，呈后共同瓣。共同瓣与室间隔峙连接平面变异亦大，如偏向右侧，称为右优势型；如偏向左侧，称为左优势型；如共同瓣中部恰位于室间隔嵴部，称为均衡型。

(二) 分型

1. 部分型房室隔缺损　分为两类，即原发孔缺损、原发孔缺损伴二尖瓣大瓣裂缺。

2. 完全型房室隔缺损　按前、后共同瓣与室间隔嵴的连接方式，可分为A、B、C三型(Rastelli分型)：①A型：前共同瓣已分为二尖瓣及三尖瓣成分，与室间隔嵴之间有细小腱索样结构与之连接。此型占多数(3/4的病人)。②B型：自室间隔的右室面有乳头肌与前共同瓣的左半部相连。③C型：前共同瓣与室间隔嵴无任何连接(B、C型占1/4的病人)(图66-10)。

3. 过渡型房室隔缺损　又称移行型房室隔缺损，病理改变介于部分型与完全型之间的变异类型。主要病理为部分型房室隔缺损，即原发孔缺损伴二尖瓣大瓣裂缺，而三尖瓣隔瓣呈发育不全甚至缺如，多不伴有室间隔缺损，但当心室收缩时，由于二尖瓣大瓣存在裂缺且三尖瓣呈发育不全或裂缺，纵然解剖上并无室间隔缺损，但病理生理及血流动力学改变酷似完全型房室间隔缺损。

房室间隔缺损时，心房或伴心室平面存在左向右分流，而致肺动脉高压及肺血管阻力明显增高。另外，因二尖瓣及三尖瓣裂缺，心室血向心房反流，使得肺动脉高压加重或肺血管阻力明显增加，导致右向左分流，临床出现发绀。

【临床表现与诊断】

一般本病出现症状较早，但也有认为部分病人可无症状或症状轻微。

部分型病人如无二尖瓣裂缺，临床表现与继发孔型房间隔缺损相似。如伴有二尖瓣裂缺且关闭不全严重，则症状出现较早，常见为呼吸道感染、易倦、呼吸困难及充血性心力衰竭等。在完全型病人出生后几周即出现症状，明显呼吸困难，甚至发绀。心脏往往扩大，脉搏正常或细小，多伴有肺动脉高压体征。胸骨左缘第2~3肋间可闻及2~4/6级收缩期杂音。心尖区有二尖瓣关闭不全杂音，由于血流增多，尚可闻及舒张期杂音。肺动脉瓣区可听到喷射性杂音，P_2亢进。

X线检查：部分型者多与继发孔型房间隔缺损相似，但如二尖瓣关闭不全，可有左心房、左心室扩大。完全型病变者心脏明显扩大，50%病人心胸比>0.65。肺血明显增多，间质水肿。

心电图：电轴左偏，P-R间期延长，aVF导联示大S并伴有切迹。肺动脉高压时，可有电轴右偏，右室肥大。一般可有P波高大，双峰，左、右室肥大等改变。

超声心动图：因右室负荷过大，右心室内径增大。二尖瓣裂缺，瓣叶向右向前移位，导致左心室流出道窄长，左心室内径亦有增大。在完全型可扫描出共同瓣的外貌，且活动度加大，此种改变由于共同瓣前瓣开放时，斜向室间隔，因而收缩期可自左心室记录到，而舒张期时则可在右心室记录到，这种特殊的跨越室间隔的现象对本病诊断有重要意义。

心导管检查：血氧测定示房、室水平有分流存在，左室造影示左心室流出道窄长，呈鹅颈征。同时，可见到房室瓣反流。

合并畸形：左上腔静脉为常见合并畸形。有时本病可与法洛四联症、右室双出口、大动脉错位、完全型肺静脉异位连接并存。偶可与三尖瓣闭锁、右旋心并存，术前应予警惕。40%~45%病人伴有先天性愚型。

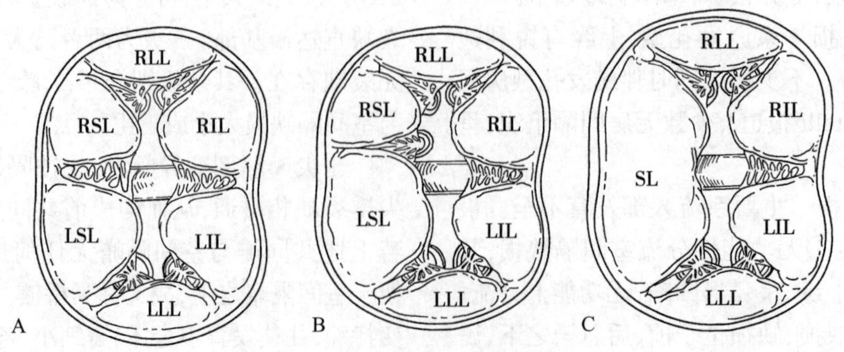

图66-10　完全型房室隔缺损

【治疗】

本病自然预后差，完全型患儿能存活至 6 个月者仅占 54%，至 12 个月者约占 35%，至 24 个月者约 15%，能活至 5 岁者仅 4%，个别可活至 7 岁。

1. 手术治疗　无论部分型或完全型，均应在体外循环下手术。因畸形复杂，在婴幼儿手术时宜选用深低温停循环或低流量灌注。

部分型房室间隔缺损病人如有二尖瓣裂缺，应以 5-0 或 6-0 聚丙烯缝线作间断或 8 字缝合。Carpentier 曾建议，不处理二尖瓣裂缺，使之保持三叶状态。不处理二尖瓣裂缺的病例长期随诊效果并不理想，因此仍应常规修补(Stark 报道，1990 年)。缝合完毕，可用子宫探条测量二尖瓣口径大小。体表面积为 $0.5m^2$ 的患儿，二尖瓣口应通过 16mm 探条；体表面积为 $1.0m^2$ 者，应通过 20mm 探条。然后，以补片或自体心包，修补原发孔缺损。为防止传导系统损伤，有人将冠状窦口一并入左心房。亦有人将补片下缘缝在二尖瓣距瓣环 2mm 的瓣基组织上。一般可用 5-0 聚丙烯缝线作连续缝合，亦有人在下缘采用间断褥式缝合，其余部分连续缝合。

完全型房室间隔缺损如在婴幼儿，因肺动脉高压、充血性心力衰竭、内科处理无效而外科根治又无条件的情况下以及合并其他复杂心内病变、严重二侧心室发育不均衡型病变，可考虑远期行单心室修复手术，先选用姑息性手术——肺动脉环束术(banding)。

修补方法常用 McGoon 一片修补法，术中先将共同房室瓣分开成二尖瓣部分及三尖瓣部分。先将二尖瓣裂缺缝好，然后利用同一补片闭合房室间隔缺损。先以间断褥式或连续缝合方式，在室间隔右室面进针，修补室间隔缺损，然后将剪开的前、后共同瓣，在补片中央进行缝合，缝合时宜将共同瓣略向上抬，使瓣膜缝至比原来较高水平，有利于补片牢靠地嵌在前、后共同瓣的中央，最后用补片修补房间隔缺损。由于婴幼儿瓣膜结构菲薄，为共同瓣与补片缝合时，可用自体心包片作为垫片进行缝合(图 66-11)。

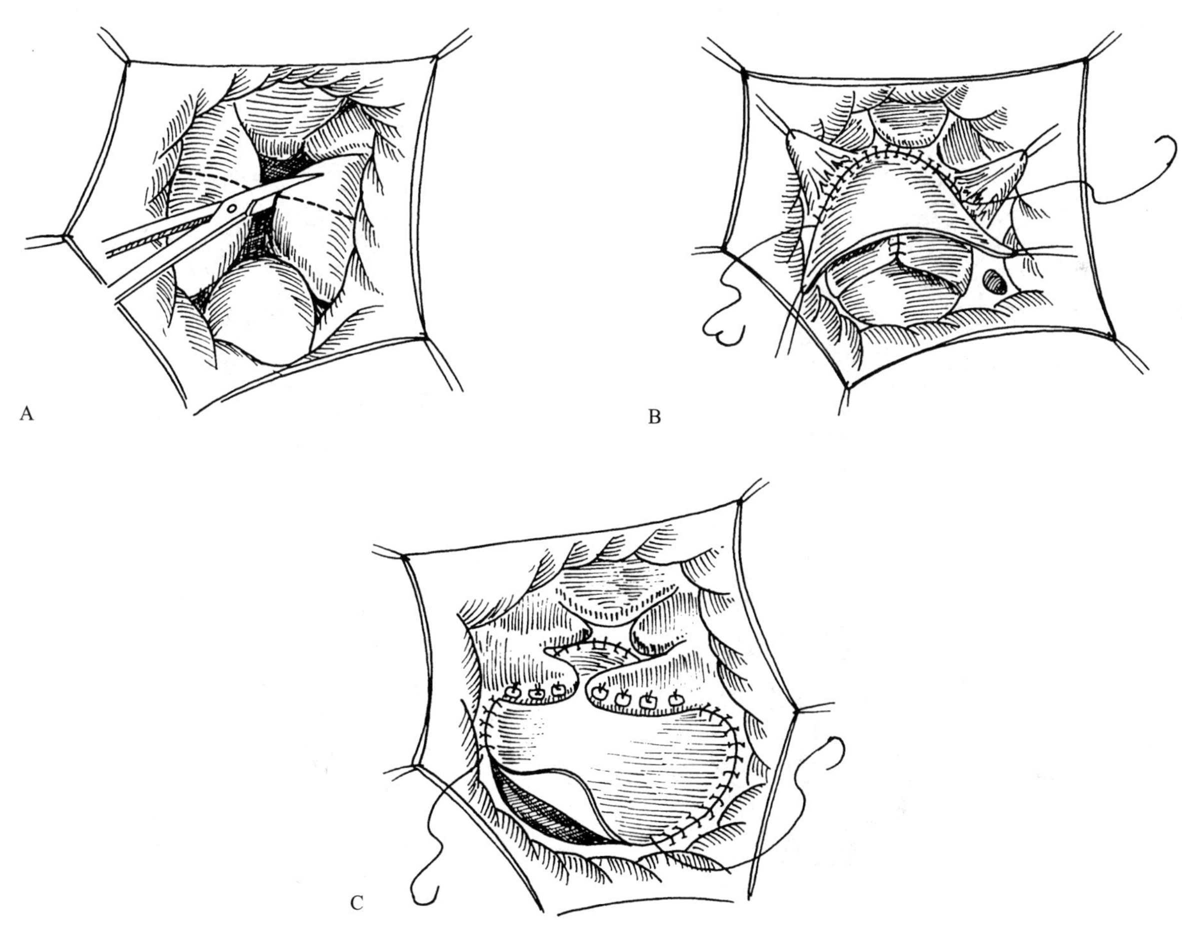

图 66-11　“一片法”修补

A. 前后总瓣两侧瓣叶交界部切开(虚线为切开部位)；B. 将补片与室间隔上缘右室面缝合修补室间隔缺损；C. 两侧瓣叶与补片在适当部位间断缝合固定，再将补片修补房间隔缺损

近年来有人采用改良"一片法"(图 66-12)取得较好结果,尤以对婴幼儿病人,可减少瓣膜组织因手术带来影响。

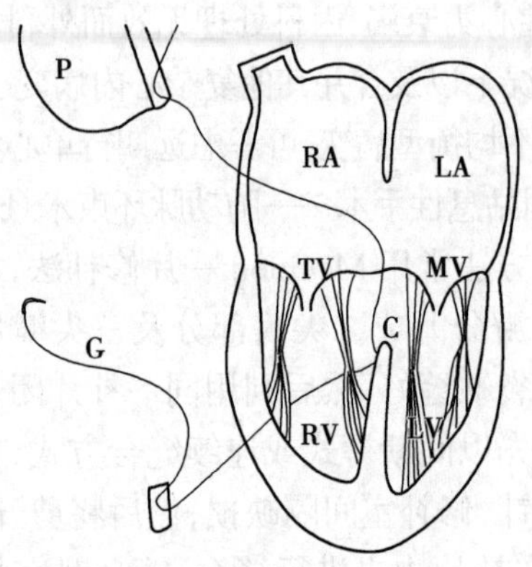

图 66-12 改良"一片法"

带心包垫片,在室间隔嵴右心室面,作间断褥式缝针,穿过共同瓣中央相应部位,再与修补房间隔补片底部缝合,结扎后关闭室间隔缺损,然后将修补房间隔补片作连续缝合关闭房间隔缺损

"二片法"修补的主要优点是,修补时不必将共同瓣剪开,特别在婴幼儿。这种方法可有利于对瓣膜组织的保护,手术中一块补片用于室间隔缺损修补,另一块用作房间隔缺损修补(图 66-13)。

2. 术后常见并发症 传导阻滞及二尖瓣关闭不全处理不当,左心衰竭。

3. 影响手术结果的因素

(1)年龄,<5 岁者死亡率高。

(2)心功能Ⅲ级以上,预后差。

(3)有心力衰竭、心脏扩大者的死亡率比无心力衰竭病史的患儿高 3 倍。

(4)肺动脉压力 >30mmHg、肺阻力高、二尖瓣裂缺大,均可构成本病手术治疗的危险因素。

4. 手术结果 部分型房室间隔缺损预后良好,晚期生存率 1 年内为 98%,20 年时为 96% [梅奥医学中心(Mayo Clinic)]。完全型房室间隔缺损早年死亡率达 21%~50%,近年来虽有所下降,但个别报道仍在 20% 左右。房室瓣关闭不全及传导阻滞为手术失败的主要原因。据统计,约 6% 病人在手术后由于关闭不全严重,须作第二次手术,行房室瓣瓣膜置换术。

(孙培吾)

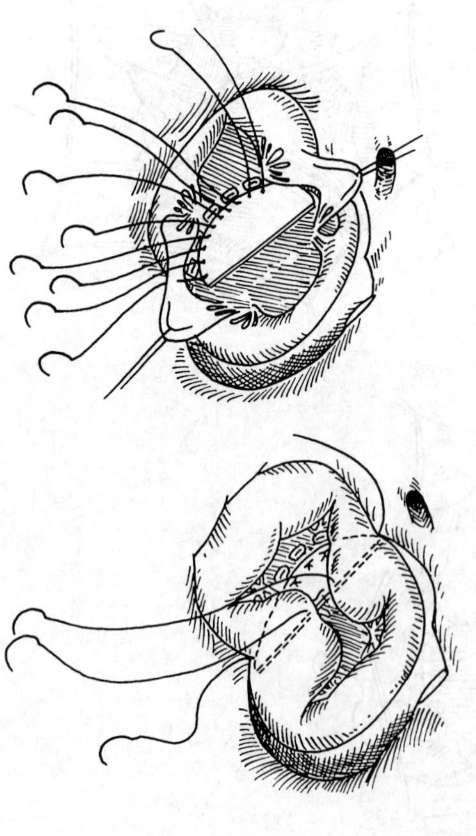

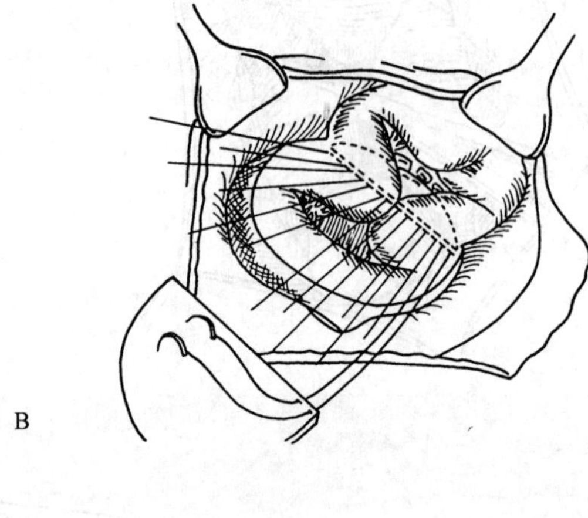

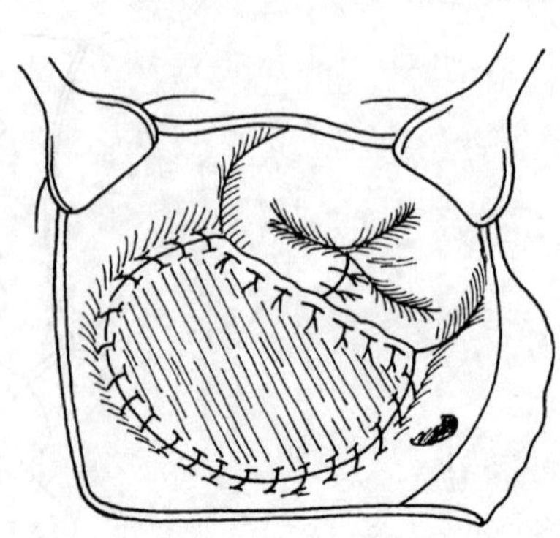

图 66-13 "二片法"修补

A. 将前后共同瓣牵开,用补片修补室间隔缺损,并将二尖瓣裂修补;B. 在室间隔补片上缘作间断褥缝线,穿过前后总瓣中部,再自另一补片相应边缘出针,结扎缝线,然后以此补片修补房间隔缺损;C. 修补完毕,将三尖瓣裂修复

第六节 动脉导管未闭

动脉导管的主动脉端常在主动脉峡部小弯侧与左锁骨下动脉相对处，其肺动脉端多在左肺动脉根部。在胎儿期动脉导管开放，因其肺处于不张的状态，无呼吸运动，肺循环阻力大，肺动脉内压力高于主动脉，故肺动脉内血液经动脉导管流入主动脉。右心房内其余的血流经卵圆孔进入左心房，由左心室排出至主动脉。

出生后，随着婴儿啼哭，肺开始膨胀，进行气体交换。同时，肺循环阻力下降，肺动脉内压力迅速降低。肺动脉压力降至与主动脉压力平衡时，动脉导管中层肌肉收缩，肺动脉血液不再经动脉导管而直接注入肺，这时动脉导管逐渐自行闭合成韧带。大多数新生儿导管在4~8周内闭合，若呼吸受到干扰，动脉导管可保持开放或再开放。

促使动脉导管闭合的机械因素，是导管与主动脉间的交角。若呈锐角，主动脉内血流不易经导管进入肺动脉，导管容易闭合；反之，若呈钝角，则不易闭合。

【病理解剖与病理生理】

若出生后2岁，动脉导管仍未闭合，则以后自行闭合的概率很小，临床上称为动脉导管未闭症(patent ductus arteriosus，PDA)（图66-14）。按未闭导管的形态，可分为管型、漏斗型、窗型、哑铃型和动脉瘤型5类。由于主动脉与肺动脉间的压力阶差，造成血液连续由主动脉经动脉导管向肺动脉分流，称为左向右分流。这种分流引起心脏及循环系统如下一系列病理生理变化。

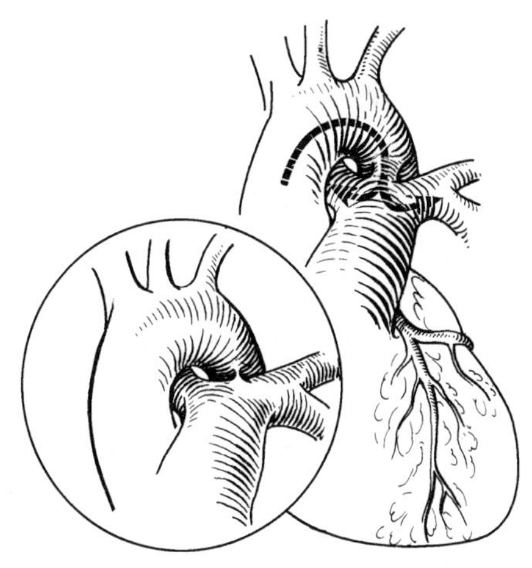

图66-14 动脉导管未闭与正常动脉导管韧带相比

1. 肺动脉水平的左向右分流　分流量的大小随导管的粗细及肺循环的阻力而变化。

2. 左心负荷增加　左向右分流使体循环血流减少，导致左心室的代偿性作功增加。同时，分流入肺循环的血流增多，亦使左心室负荷增加，造成左心室肥厚、扩大，甚至心力衰竭。

3. 肺动脉高压及右心室负荷增加　开始时肺循环血量增加，肺小动脉发生反应性痉挛，属于动力性肺动脉高压；以后逐渐动脉内膜增生，肌层肥厚及纤维化，甚至发生血栓机化，发展成器质性肺动脉高压。随着肺动脉高压，右心负荷加重，引起右心室肥厚、扩大，甚至右心衰竭。

4. 由于动脉导管和肺动脉长期受动脉血流的冲击，引起导管管壁或肺动脉高度扩张。少数病倒并发细菌性内膜炎或形成动脉瘤。

5. 双向分流或右向左分流　当肺动脉的压力不断增高，等于或超过主动脉压力时，即可产生双向分流或右向左分流，形成艾森门格综合征。

【临床表现与诊断】

临床征象取决于导管的粗细、分流量的大小和肺动脉高压的程度。巨大的未闭导管和大量的左向右分流，可在婴儿期即产生左心衰竭。一般的动脉导管未闭患儿常表现为经常患上呼吸道感染，发育不良，身材瘦小。年龄较大后可出现疲劳、心悸、气短。分流量增大及肺动脉压增高后，症状加重，甚至出现昏厥、咯血、间歇性发绀和心力衰竭。

典型体征：在胸骨左缘第3肋间可闻及连续性机器样杂音，伴震颤，肺动脉瓣第二音亢进。杂音向颈部、左锁骨下窝传导，伴有周围血管征、舒张压降低、脉压增宽、股动脉枪击音、水冲脉、毛细血管搏动等。少数病例心尖部可闻及轻度舒张期杂音，反映左向右分流量较大，通过二尖瓣口的血流量增大而产生相对性二尖瓣狭窄的杂音。肺动脉压超过主动脉压而致右向左分流时，出现下半身发绀和杵状指(趾)，称为差异性发绀。

心电图：无异常或左室高电压、左心室肥厚。若显示有不同程度的左、右肥大，提示合并肺动脉高压。X线透视可见肺动脉搏动强烈、肺门舞蹈征。胸部X线片示主动脉结突出，有漏斗征，并有肺动脉段突出，肺野充血。

超声心动图：M型超声心动图示左心室容量增加，但无特征性。二维超声显示在肺动脉总干分叉处与降主动脉之间可见一通道。彩色多普勒显示红色血流自降主动脉以此通道射向肺动脉总干。

右心导管检查：肺动脉内血氧含量超过右室水平容积0.5%。肺动脉压力和阻力有不同程度的增高。心导管可由肺动脉经未闭的动脉导管到达降主动脉。逆行性升主动脉造影可同时显示降主动脉和肺动脉，并见到未闭的动脉导管。

鉴别诊断：主要需与具有连续性双期杂音的病症相鉴别，包括主动脉-肺动脉间隔缺损、主动脉窦动脉瘤破入右心腔、高位室间隔缺损合并主动脉瓣关闭不全、冠状动脉-右心腔或肺动脉瘘。通过超声心动图、右心导管和升主动脉造影等检查，不难明确诊断。

【治疗】

1939年Gross和Hubbard首次报道结扎未闭合动脉导管，获得成功。1944年吴英恺在我国施行第1例动脉导管结扎术，获得成功。目前动脉导管治疗方法有非手术疗法和手术疗法。

（一）非手术疗法

1. 药物治疗　早产婴儿动脉导管未闭，特别是分流量大者，可早期即出现气急、呼吸困难、心力衰竭。治疗给氧、控制液量[100~200ml/(kg·d)]和应用利尿药物外，可试用吲哚美辛（消炎痛）治疗，促使动脉导管闭合。吲哚美辛为非甾体抗炎药，抑制环氧化酶，阻止各类前列腺素的合成而使动脉导管收缩闭合。

吲哚美辛用药方案：首次剂量0.2mg/kg。对于无效者，可间隔24小时第二次给药0.1mg/kg，24小时后第三次给药0.1mg/kg。对于出生第3~8天的新生儿应加大剂量，第1~3次给药均给予0.2mg/kg。对于超过8天的新生儿，第3次给药应加至0.25mg/kg。一般上述方案应达到闭合动脉导管的效果。出生后3天内即进行治疗者，效果较佳。若遭失败，应行手术治疗抢救。

2. 堵塞法　自1971年Porstmann创用以来，已逐渐推广应用。适用于6岁以上的病例，且未闭动脉导管呈管型或漏斗型，直径在0.3~0.8cm者。选择病例时，应注意动脉导管内径与股动脉内径的大小及比例。若股动脉过细、插入导引管有困难以及窗型动脉导管，则不宜采用。

操作方法：先经股动脉穿刺，将心导管插至主动脉弓部进行造影，明确动脉导管的位置、形态和直径。确定属适应证后，更换含导引钢芯的导管，在透视下通过未闭动脉导管，插入肺动脉总干。同时，注入肝素（1mg/kg）抗凝。另穿刺股静脉，推送带网套的导管经右心至肺动脉总干内，张开网套，将前一导管的钢芯顶端套牢。然后，将右心导管牵拉套住的钢芯，经右心撤出股静脉。在股动脉处的钢芯末端，连接一细长钢丝（直径1mm），将钢芯从股静脉撤出时，即可将细长钢丝引入未闭动脉导管，经过肺动脉总干、右心，自股静脉拉出，成为塞子进入动脉导管的引导。选用特制聚乙烯醇酯泡沫（ivalonfoam）塞子或内含金属支架，按动脉导管造影形态大小，修剪成葫芦状。用8~12F扩张器扩大股动脉穿刺口，插入内含塞子的套管鞘，将塞子由细长钢丝导引推送入未闭动脉导管。塞子一经嵌入，杂音立即消失。最后，拔除细钢丝和套管鞘，对股动静脉穿刺处止血。

堵塞法的并发症有塞子脱落、血管穿刺处出血和血栓形成等。

（二）手术疗法

手术疗法是迄今最常采用的治疗方法，疗效确切。

1. 手术适应证　一旦确诊，若不适合作非手术疗法或尝试后失败者，均应手术治疗。理想的手术年龄为3~12岁。一般在2岁以上即可手术。年龄过大，动脉导管壁易变脆硬，甚至钙化或并发细菌性内膜炎，危险增大，疗效差。对充血性心力衰竭的患儿，非手术疗法无效时，尤应紧急行早期手术。成人动脉导管，只要尚属左向右分流者，均应手术，但需小心，因导管壁质脆易破。合并急性或亚急性内膜炎时，一般应抗感染治疗3个月后方宜手术。少数经药物治疗不能控制感染，特别是出现假性动脉瘤或细菌赘生物脱落反复引起动脉栓塞者，应及时手术。

2. 手术禁忌证　严重肺动脉高压致右向左逆向分流者；动脉导管未闭合并某些先天性心脏病，如法洛四联症、大动脉错位、主动脉弓中断等，未闭动脉导管起着为病人生存所必需的代偿或分流作用，列为手术禁忌。

3. 手术方法　动脉导管的处理方法有4种，即结扎法、钳闭法、切断缝合法和直视缝闭法。按动脉导管的形态、粗细、长短以及是否合并其他问题而分别选用。多数认为，对动脉导管细而长者，可采用结扎法或钳闭法；对动脉导管粗而短者，宜作切断缝合法；对合并其他心脏病、巨大动脉导管或瘤样导管以及第2次手术者，宜作直视缝闭或加补片闭合。最常用的是结扎法。

切口包括后外侧切口、胸骨正中劈开切口及左前第3肋间切口等。可经肋间或肋床进胸。<3岁

的幼儿可经胸膜外显露动脉导管。进胸腔后，在膈神经、迷走神经和肺动脉所形成的三角区内，纵行切开纵隔胸膜。

动脉导管游离妥后，应先作短暂阻断试验，观察阻断后血压、心率和有无发绀出现等变化。如出现血压下降和心率快速，则闭合导管应慎重，甚至停止手术。阻断前必要时应使用短暂性降压药物，使收缩压控制在 80~90mmHg，然后逐渐阻断动脉导管。

(1) 结扎法：安全简便，手术费时少。有单纯缝扎、双重缝扎、贯穿缝扎和垫片结扎等不同措施。一般多采用双重粗丝线（10 号）结扎，先结扎主动脉端的动脉导管，再结扎肺动脉端的动脉导管（图 66-15），直至导管震颤消失。导管长者可在两道结扎线之间再贯穿缝扎 1 次。

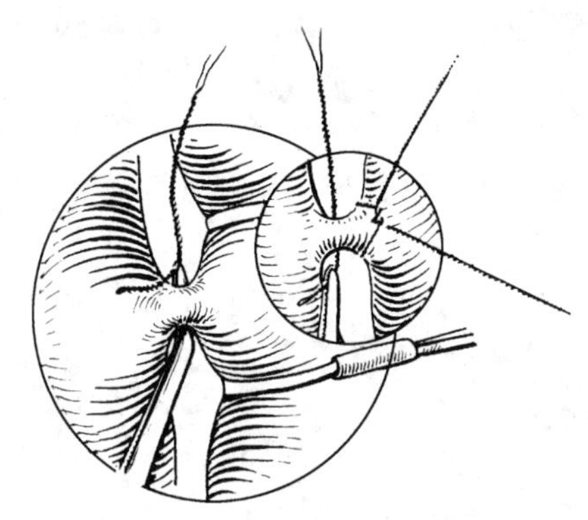

图 66-15　动脉导管结扎法
用双重粗线结扎主动脉侧

(2) 钳闭法：有的单位对细长的动脉导管采用特制动脉导管钳闭器钉入金属钽钉，闭合导管（图 66-16）。

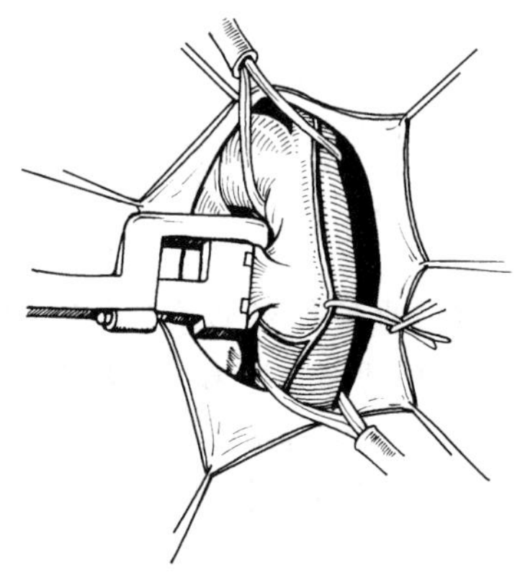

图 66-16　动脉导管钳闭法

如钳闭 2 次，应先钳闭主动脉端，第二次再钳闭肺动脉端。如导管较短，可只钳闭 1 次。

(3) 切断缝合法：主要用于粗短动脉导管。为了防止无损伤性血管钳滑脱引起危险，应先在降主动脉绕好阻断带，再在动脉导管的主动脉端和肺动脉端分别夹无损伤性血管钳，夹钳方向应与导管垂直，两钳之间尽量空出距离。边切断、边缝合动脉导管，以防血管组织回缩滑脱引起大出血。一般采用无创针线作连续往返缝合（图 66-17）。

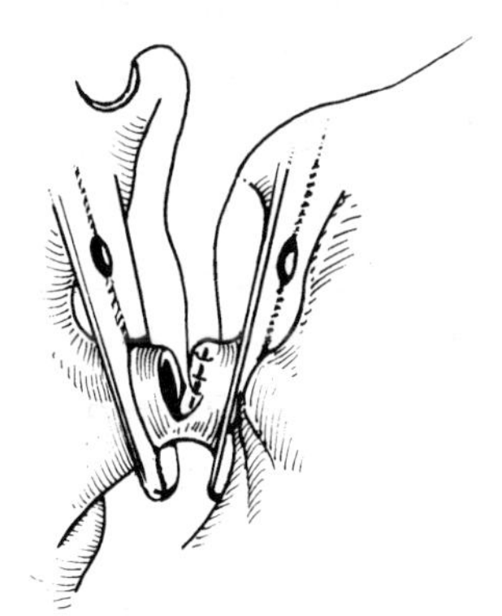

图 66-17　动脉导管切断缝合法

(4) 直视缝闭法：建立体外循环。体外循环一开始，应以手指压住动脉导管，减少分流。降温至 28℃阻断心脏血循环，使心脏停搏，让病人头低 45°，减低主动脉灌注量至 5~10ml/(kg·min)，切开肺动脉总干，找到动脉导管开口，用带垫片的无创缝针线作褥式缝合，由肺动脉前壁穿出，加垫片打结。如有心脏其他病变，可同期作矫治术。

4. 手术效果　目前单纯动脉导管未闭的手术死亡率小于 0.5%。手术并发症主要是术中撕破动脉导管，导致大出血以及短暂性喉返神经或膈神经麻痹。手术疗效肯定，远期随访优良率达 98% 以上。导管再通率小于 1%。术后绝大部分患儿生长迅速，发育良好，活动能力和智力与正常无异。少数术前并有重度肺动脉高压的病例，术后可能留有残余症状如慢性心力衰竭等，疗效较差。

（高尚志　王志维）

第七节　主动脉肺动脉隔缺损

主动脉 - 肺动脉隔缺损（aorticopulmonary septal defect）或称主动脉 - 肺动脉窗（aorticopulmonary window），是一种少见的先天性大血管畸形，缺损或窗口位于升主动脉与肺总动脉之间，其病理生理和临床表现酷似动脉导管未闭。

胚胎时期第5~8周,主-肺动脉隔将动脉干隔成升主动脉和肺总动脉。在同一时期,室间隔将心室腔分隔成左、右心室,最终动脉隔的下方与室间隔的上方相融合,使左、右心室分别与主动脉和肺动脉相通。如上述分隔不完善,按其位置高低,分别形成主-肺动脉隔缺损、恒存动脉干或高位室间隔缺损。

【病理解剖】

典型的主-肺动脉隔缺损,解剖上恰位于主动脉瓣上方,形成主动脉根部与肺总动脉相通。缺损的直径可为数毫米至数厘米,一般都在1cm以上。部分病人缺损口径较大,且下缘十分邻近主动脉瓣,从外观上难以与恒存动脉干相区分。

【病理生理】

主-肺动脉隔缺损导致循环生理异常。早期,由于大量血液自主动脉分流至肺动脉,使肺静脉回流至左侧心腔的血量增多,加重左心室负担,因而引起左心室肥大及劳损,而体循环血流量相对不足,导致发育不良或迟缓。由于肺充血,易导致呼吸系统感染。后期,肺小动脉发生管壁增厚和管腔变小等继发性病变,使肺动脉阻力增加、压力升高,右心室负荷过重,引起左、右心室合并肥大。待肺动脉压力高于主动脉时,形成反向(右至左)分流,出现全身性发绀。

【临床表现与诊断】

临床表现主要取决于主动脉至肺动脉分流量的多少,以及是否发生继发性肺动脉高压及其程度。由于缺损一般较未闭动脉导管口径大,以及其分流的位置离心脏近,所以许多病人在婴儿或幼儿期即死于充血性心力衰竭,幸存者有心悸、气急、乏力、易患呼吸系统感染和发育不良等症状,一般较动脉导管未闭更为突出。晚期,肺动脉高压严重产生逆向分流时出现全身性发绀(而非动脉导管未闭肺动脉高压时的下半身发绀)。抗生素广泛应用以来,动脉内膜炎已少见。

体格检查时,在胸骨左缘第3、4肋间可闻及连续性机器样杂音,如已有明显的肺动脉高压,可仅闻及收缩期杂音。杂音一般较动脉导管未闭更响,且较表浅。同一部位可扪及震颤,肺动脉瓣区第二心音亢进或伴有肺动脉瓣关闭不全的杂音(Graham-Steell杂音)。分流量较大时,可在心尖部听到二尖瓣相对性狭窄产生的舒张期杂音。因脉压增宽,出现水冲脉、股动脉枪击声和毛细血管搏动等体征,其程度较动脉导管未闭更明显。

心电图检查示左心室肥大或左、右心室均肥大。胸部X线检查示心脏明显扩大,肺动脉段突出,升主动脉扩大。超声显像检查示升主动脉与肺动脉之间有异常通道(图66-18)。磁共振成像或螺旋CT亦可明确诊断。

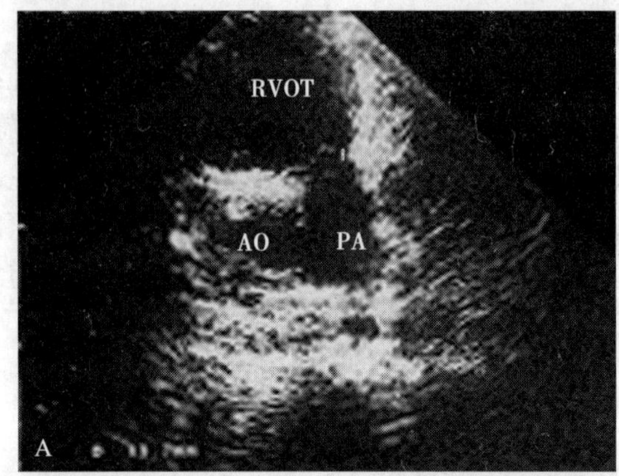

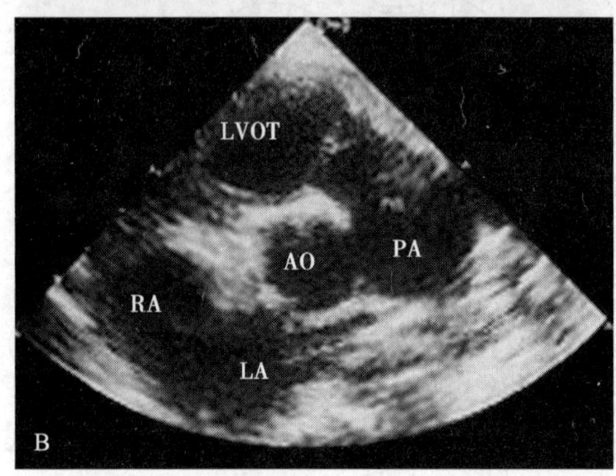

图66-18 超声显像

A. 大动脉短轴断面右室流出道增宽,主动脉与主肺动脉之间出现间隔回声脱失;B. 右室流出道与肺动脉内径增宽,主动脉与主肺动脉回声脱失约13mm(AO=主动脉,PA=肺动脉,RVOT=右室流出道)

右心导管检查示肺总动脉血氧含量明显高于右心室,右心室和肺动脉压力一般均有某种程度的增高,如导管自肺总动脉进入升主动脉,更可确诊。逆行主动脉造影示对比剂自主动脉根部直接进入肺总动脉(图66-19)是鉴别该症与动脉导管未闭的重要手段。由于主-肺动脉隔缺损的病理生理和临床表现与动脉导管未闭十分相似,在临床实践中确有部分病人被当作动脉导管未闭施行剖胸手术时方明确诊断。新近,中国医学科学院阜外医院报道手术治疗21例,术前误诊、漏诊10例。此外,本症应与心前区有类似杂音的其他病症(主动脉窦瘤破入右侧心腔、冠状动脉右侧心腔瘘等)相鉴别。

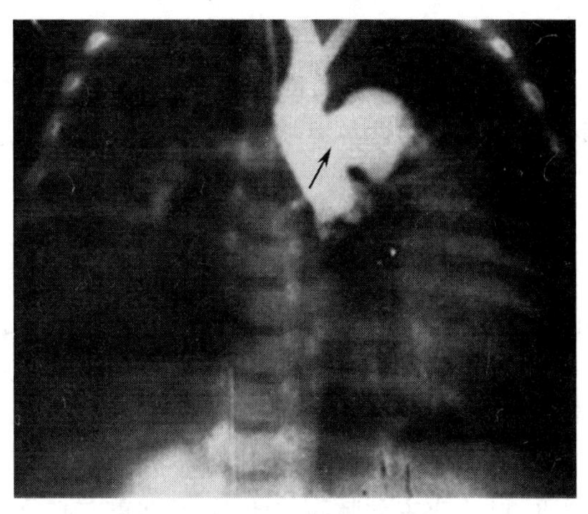

图 66-19 升主动脉造影
造影剂自升主动脉通过主动脉 - 肺动脉窗（箭头指处）进入肺动脉

【治疗】

确定诊断后，应施行手术治疗。对已有明显肺动脉高压，但肺动脉压仍低于主动脉压，左向右分流的杂音仍较响者，应争取尽早手术。肺动脉压接近或超过主动脉压、杂音很轻或已消失、静止状态或轻度活动即出现唇、指（趾）发绀，动脉血氧饱和度 <90% 或肺总阻力超过 10wood 单位（$1wood=80dyn \cdot s \cdot cm^{-5}$）者，已丧失手术时机，此时缺损已成为肺动脉高压血流的安全减压通道，如强行闭合手术，会促进右心衰竭，加速病情恶化。

手术采用胸骨正中切口，切开心包显露心脏、大血管后，探明主 - 肺动脉隔缺损的具体部位和情况。如缺损的位置较高且为管道型，可用两把弧形动脉钳分别夹在管道两侧的主动脉和肺总动脉上，在两钳间切断管道（图 66-20），以无损伤 4-0 聚丙烯缝线，往返连续缝闭两切端。大多数病人的缺损位置较低，其下缘靠近主动脉瓣和冠状动脉基部，当中几无间隙，缺损呈窗形，则需在体外循环条件下，阻断缺损远端的主动脉，切开肺总动脉或升主动脉，从动脉腔内缝闭或补片修复缺损处（图 66-21）。对缺损位置较高者，手术中应防止损伤右肺动脉；对缺损位置较低者，应防止伤及冠状动脉。手术难度与危险性均较动脉导管未闭者大，据 Stansel 1977 年统计，非体外循环条件下手术者，死亡率高达 35%；采用体外循环者为 14%。远期效果视病人手术前是否已有肺血管继发性病变及其程度而异。

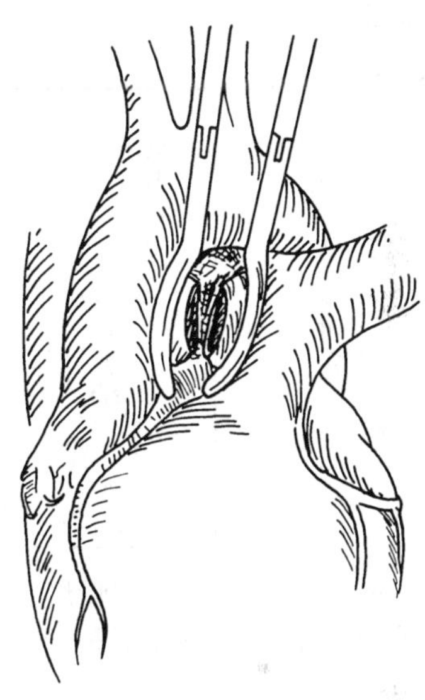

图 66-20 主 - 肺动脉隔缺损呈管道型沟通分别用血管钳夹住两端，切断其间管道，分别缝闭

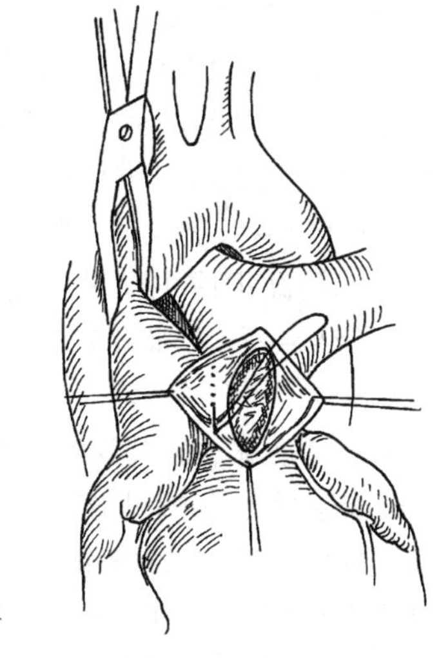

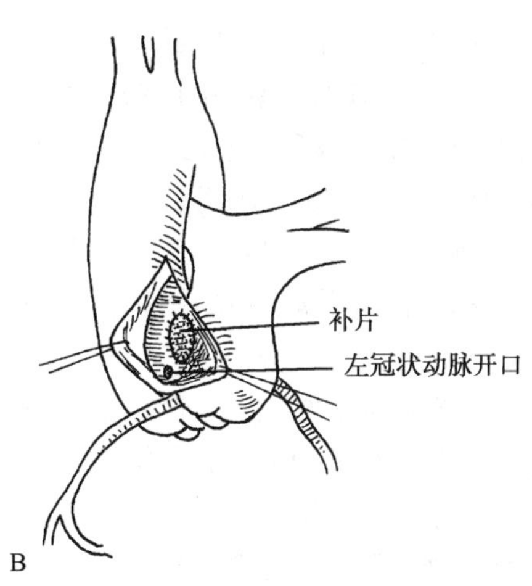

图 66-21 封闭缺损
A. 从肺动脉腔内缝闭主 - 肺动脉隔缺损处；B. 从主动脉内用补片缝闭缺损

（王春生）

第八节 主动脉窦动脉瘤破裂

主动脉窦动脉瘤又称 Valsalva 窦动脉瘤，比较少见。主要是由于先天性发育缺陷，主动脉根部中层弹力纤维与瓣环纤维之间的连接中断，致局部窦壁薄弱，在主动脉压力冲击下主动脉窦壁逐渐变薄，进而呈瘤样扩张，成为主动脉窦动脉瘤（图 66-22）。一旦破裂入邻近心腔，产生分流，即成为主动脉 - 心腔瘘。

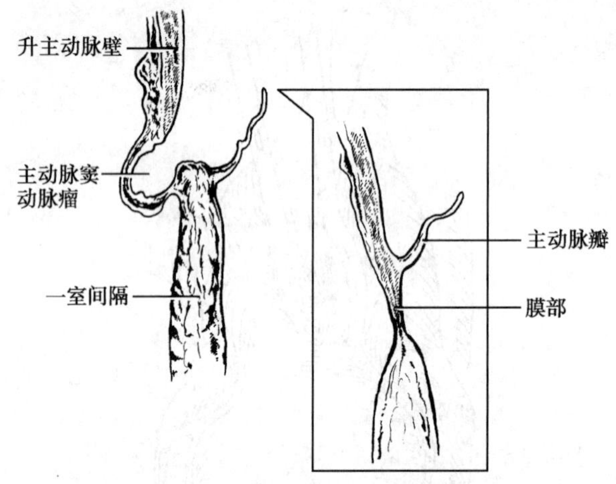

图 66-22 主动脉窦动脉瘤
与正常者相比，病人薄弱窦部形成动脉瘤

本症在西方罕见，在先天性心脏病中发病率仅占 0.14%~0.34%；我国发病率则远高于西方国家，占 1.20%~1.80%。另外，病变情况在东、西方国家间差异较大：①东方国家发病高峰期年龄为 21~40 岁（76.5%）；西方国家发病年龄较均衡，甚至婴儿也有发生。②东方人大都破入右心室（80.0%~82.5%），其次为右心房；西方人则不仅破入右心房、右心室的概率差异不大（56.6% *vs.* 35.0%），而且尚有向左心室、左心房、肺动脉、心包腔、上腔静脉、胸膜腔等穿破者。③东方人合并室间隔缺损的概率较西方人为高（59.0% *vs.* 34.60%），其中嵴上型为 90%；西方人则以膜部室间隔缺损多见。④除合并室间隔缺损和主动脉瓣关闭不全外，西方人合并漏斗部狭窄、房间隔缺损、主动脉瓣二叶化、法洛四联症、动脉导管未闭、主动脉缩窄和主动脉瓣下狭窄等畸形的发病率远较东方人为高（21.5% *vs.* 4.1%）。

【病理解剖与病理生理】

主动脉窦动脉瘤长期扩大后，瘤壁菲薄，在剧烈活动、抬举重物等骤然压力增高的诱因下，可突然发生破裂。因多半破入右心腔，不论是右心房或右心室，血流将由高压力的主动脉内向低压力的心腔内灌注，产生大量左向右分流，从而引起右心腔负荷增加，左心代偿性肥大，乃至充血性心力衰竭。另一方面，窦瘤扩张使主动脉瓣环扩张，瓣叶移位或脱垂，可造成主动脉瓣关闭不全，加重左心负荷，也易出现心力衰竭。大量左向右分流和主动脉瓣关闭不全可引起舒张压下降，脉压增宽，冠状动脉供血不足。若瘤体较大，突入右室流出道，可造成不同程度的右心排血受阻，导致右心负荷增加。

病程发展的程度和速度随破口的大小而异。破口大者，症状出现早，发展快，迅速出现心力衰竭。

【临床表现与诊断】

主动脉窦动脉瘤破裂（rupture of aortic sinus aneurysm）多发生于 20~30 岁。临床症状可因破入的心腔部位、破口大小、合并畸形而有所不同；多有胸痛、心悸、呼吸困难、头晕、乏力等，症状逐渐加重，丧失劳动力。裂口小、无症状者约占 2%。合并室间隔缺损者，杂音史更可追溯至童年。体格检查时，胸骨左缘第 3、4 肋间可闻及双期连续性杂音，表浅且伴有震颤。肺动脉瓣第二音亢进。常有脉压增宽、水冲脉、毛细血管搏动等周围血管征。

胸部 X 线片大多心脏呈中度以上扩大。破入右室者常见左、右室扩大明显；破入右房者可出现右房极度扩大。肺血增多，肺动脉段突出，主动脉结正常或缩小。心电图显示左心室肥大，伴有肺动脉高压者有双室肥大。二维超声心动图和彩色多普勒可显示瘤体形状、破入的心腔以及湍流频谱。

合并室间隔缺损或主动脉瓣关闭不全的发病率，国内统计结果不一，前者为 37%~45%，后者为 6.4%~12.0%。

对主动脉窦动脉瘤破裂诊断有怀疑时，可作右心导管检查或逆行性升主动脉造影。通过血氧分析、造影剂显影部位等，对确诊有帮助。但目前通过超声心动图已基本可明确诊断，有创检查已较少采用。

鉴别诊断：本病诊断不难，主要与室间隔缺损合并主动脉瓣关闭不全、主动脉 - 肺动脉间隔缺损、冠状动静脉瘘相鉴别。注意听诊杂音性质、部位，结合其他检查，可避免误诊或漏诊。

【治疗】

确诊为主动脉窦动脉瘤破裂后，应尽早手术。若合并其他先天性心脏病，亦应同时纠正。

手术应在体外循环下进行，手术路径三种：①直接切开窦瘤破入的心腔；②切开升主动脉；③同时切开破入的心腔和升主动脉。

切开心腔后，可见瘤体呈白色乳突状壁薄光滑的囊袋。破裂的动脉瘤有内、外两口，内口位于主动脉窦处；外口即破裂口，破口在窦瘤顶端，多数为一个，少数有几个。

对单纯的主动脉窦动脉瘤破裂，若内口不大，边缘组织比较坚韧，可直接缝合。先剪除大部瘤壁，在窦瘤根部采用 8 字缝合，再作带垫片褥式缝合（图 66-23）。进针方向应与升主动脉长轴平行。若主动脉窦部缺损大，应以补片修补。

若伴有室间隔缺损，应分别进行瘤体切除缝合和缺损修补。但用一块补片可同时修补主动脉窦部缺损和室间隔缺损。将缝合窦瘤破口的缝线固定在补片上。若合并主动脉瓣关闭不全，宜同时切开右心室和主动脉根部，分别完成瘤体切除、修补以及行脱垂的主动脉瓣瓣膜悬吊成形术或瓣膜替换术，纠正严重的主动脉瓣关闭不全。

手术效果与主动脉窦动脉瘤内口的缝合严密、室间隔缺损修补完善以及主动脉瓣关闭不全的彻底纠正密切相关。以上三个因素处理妥善，畸形纠正满意者，疗效显著，术后心脏很快缩小，心功能迅速改善。同时，远期效果也较理想，随访结果优良者占 92%~95%。少数病例若术前已合并严重心力衰竭、心脏显著扩大者，手术死亡率增高。因此症状明显，一经确诊，应及时手术。

（高尚志　王志维）

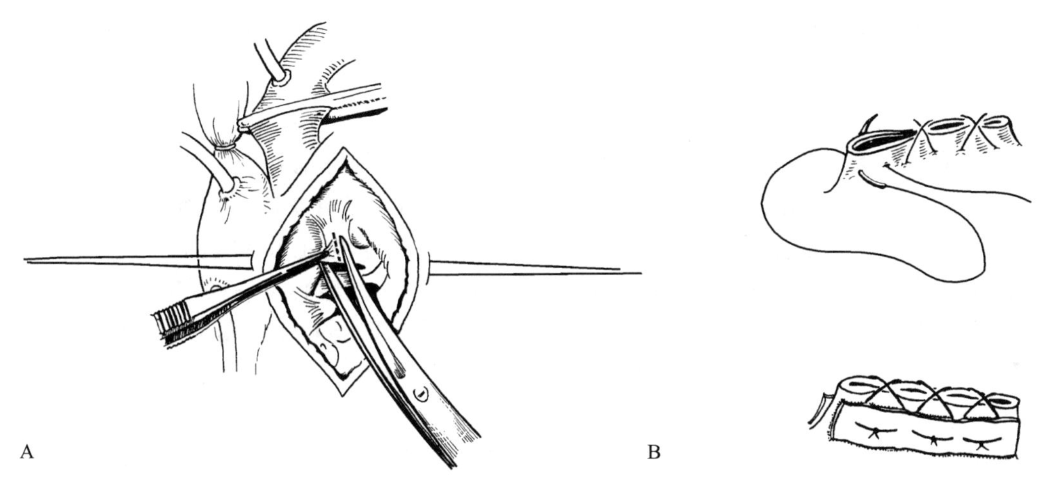

图 66-23　主动脉窦动脉瘤切除术

A. 剪开瘤壁；B. 内口先用 8 字缝合，再用涤纶片褥式缝合加固

第九节　肺动脉瓣狭窄

肺动脉瓣狭窄（pulmonary stenosis）指单纯的肺动脉瓣狭窄，是由于肺动脉瓣发育不良所致的畸形，为常见先天性心脏病之一。发病率占先天性心脏病的 10% 左右，部分病人伴有漏斗部狭窄、瓣上狭窄或肺动脉发育不良。

1761 年，Morgagni 首次描述本病。1947 年，Sellors 首次成功地施行经心室闭式肺动脉瓣切开术；1952 年，Swan 首次成功地施行直视肺动脉瓣切开术；1958 年，McGoon 和 Kirklin 在体外循环下行肺动脉瓣切开术；1982 年，Kan 完成肺动脉瓣球囊形成术。肺动脉瓣口狭窄较常见，常合并其他心脏畸形，如法洛四联症、大动脉转位、室间隔缺损等。

【病理解剖与病理生理】

（一）病理解剖

可根据肺动脉瓣的数目分为四型。几乎所有的病人的肺动脉瓣叶的边缘增厚变硬、瓣交界粘连融合，瓣叶开启受限，中心为狭窄的瓣叶开口，较严重者瓣叶呈火山状，瓣口直径仅 2~3mm。大多数病例有发育良好的瓣叶和瓣窦，肺动脉瓣环无狭窄。病变最严重者，肺动脉瓣仅为一层增厚的隔膜，不形成瓣叶和瓣交界，瓣口小至针眼状，且合并肺动脉瓣环和肺动脉根部狭窄。肺动脉可有狭窄后扩张，肺动脉壁变薄。部分病人有肺动脉狭窄，可继发右心室流出道肌肉及右心室壁增厚，造成右心室流出道狭窄。部分病人可因右室血压增加而引起右心室扩大和三尖瓣关闭不全。常伴有房间隔缺损、室间隔缺损。

1. 单瓣叶型 肺动脉瓣上无明显的交界分界线，呈一隔膜状，其中心有一小的孔，狭窄的瓣膜常明显增厚、僵硬，呈鱼口状，而瓣口上常有粟粒状赘生物。较大的儿童或成人病人有瓣叶钙化结节。

2. 二叶瓣型 较为常见，两个瓣叶的交界融合，中间为狭窄的瓣口，即所谓的二瓣化畸形。

3. 三瓣叶型 肺动脉瓣的三个瓣叶的交界相互融合，使得瓣叶开放受限，造成瓣口狭窄。

4. 四叶瓣型 肺动脉瓣叶为四个发育不全的瓣叶，瓣叶间的交界融合，边缘增厚，开放受限。

（二）病理生理

主要为右心室排血阻力增加，右心室的压力与瓣口的大小成反比，瓣口越小，阻力越大。当瓣口<0.5cm 时，右心室压力可以超过体循环压力。由于右心室压力的增加，导致右心室肌肉肥厚，顺应性下降，三尖瓣关闭不全，右心房压力也可以增大，在伴有房间隔缺损或卵圆孔开放时，可以造成心房水平的右向左分流，病人可出现发绀。

【临床表现与诊断】

1. 症状 临床症状的轻重与肺动脉瓣的狭窄程度有关。病人可出现活动后心烦、胸闷、乏力等症状。严重的患儿生后即出现烦躁不安，若伴有房间隔交通，则可以出现发绀及低氧血症，有的病人表现为昏厥。成年重度肺动脉瓣狭窄的病人可以出现右心衰竭、颈静脉怒张、肝大、腹水。有30%~40% 的病人无明显的症状。

2. 体征 胸骨左缘第 2、3 肋间有收缩期喷射性粗糙的杂音，收缩末期增强，向左颈部传导，常可扪及收缩期震颤。肺动脉瓣区第二心音减弱。严重肺动脉瓣狭窄合并卵圆孔未闭或房间隔缺损者可见发绀和杵状指(趾)，合并右心衰竭和三尖瓣大量回流的晚期病人，可出现颈静脉充盈和搏动及肝大、腹水、水肿。

3. 心电图 轻度狭窄的病人心电图可无明显变化。中度狭窄以上的病人右心房肥大，右心室肥厚和劳损，电轴右偏，右束支阻滞，肺型 P 波。有些病人胸前导联 ST 段下降，T 波倒置。

4. 胸部 X 线片 心影多为普大型，肺动脉段突出或平直，右心房增大，心尖略上翘，有 2/3 的病人主动脉结正常。左下肺动脉可以扩张，右下肺动脉细小，两侧肺门不对称。肺血减少，轻度狭窄的病人肺血可以正常。大的房间隔缺损合并中度肺动脉狭窄时，常表现为肺血减少不明显，肺动脉段突出。侧位片示心前缘与胸骨后缘接触面增加；心后缘向后突出，或可见心后缘部分与脊柱影重合，为右心房室增大将左心房、左心室向后推移所致。在合并肺动脉狭窄后扩张者，胸部 X 线片可见肺动脉段直立性扩张。

5. 超声心动图 在心脏收缩期肺动脉瓣口出现以蓝色为主的五色相间的射流束，射流束过瓣后呈喷泉状，说明肺动脉瓣狭窄并肺动脉狭窄后扩张。同时，可见肺动脉瓣悬于肺动脉中，瓣体呈弓形向肺动脉壁膨出。肺动脉瓣叶增厚，瓣回声增强。如有继发性右室漏斗部狭窄时右室射血受阻，右室流出部流速缓慢，显色范围变小，亮度减低。合并三尖瓣关闭不全时，三尖瓣右房处可见以蓝色为主的五色相间的反流束。

6. 右心导管及造影检查 不是本病的常规检查。但对于新生儿重症病例，特别是需要与其他严重发绀型先天性心脏病如室间隔完整的肺动脉闭锁、严重的 Ebstein 畸形等做鉴别诊断时，有必要做心导管和造影，以详细了解肺动脉和右心室发育和形态、冠状动脉的起源和分布、心肺血管的压力和阻力，以及右心瓣膜的功能状况等。

导管检查可以测得从肺动脉到右心室的压力阶差，如果压力差大于 20mmHg，则可以确定为肺动脉瓣狭窄，并可以计算出肺动脉狭窄的程度。若导管从肺动脉退至右心室连续测压时出现移行区，则提示有右室漏斗部肌肉肥厚、狭窄。

造影检查可以显示肺动脉瓣狭窄的部位、程度及类型，主肺动脉及左、右肺动脉的发育情况以及右心室腔的大小，还可显示：①切喷射征：右心室收缩时，含有造影剂的血液经过肺动脉瓣狭窄口，喷射到肺动脉内，表现为线状影，该征象反映肺动脉口的狭窄程度；②穹隆征或圆顶征：是肺动脉瓣增厚的征象之一。当右室收缩时，肺动脉瓣开放受限，并突向肺动脉内；当右室舒张时，此种征象无明显变化。右室收缩期，三尖瓣反流到右心房，右心房及左心房相继显影，证明心房水平有右向左分流。

【鉴别诊断】

根据临床检查和心脏超声，结合心电图和 X

线检查能做出诊断。本病应与其他肺血减少的先天性心脏病相鉴别。

1. 室间隔完整的肺动脉闭锁　新生儿重症肺动脉瓣狭窄与室间隔完整的肺动脉闭锁的病理生理和临床表现十分相似，两者的肺循环血流都依赖未闭的动脉导管或其他体肺循环的侧支，均需急症救治，但两者治疗选择不尽相同。从治疗抉择考虑，最关键的问题不是鉴别肺动脉瓣闭锁或严重狭窄，而是确认右室发育的程度和冠状动脉的病理改变，这方面心血管造影仍是其他检查无法替代的。

2. 肺动脉瓣狭窄合并室间隔缺损　室间隔缺损是肺动脉瓣狭窄最多见的合并畸形。合并小的室间隔缺损，临床上容易被忽略。心脏超声检查可以鉴别是否合并室间隔缺损，对有疑问的病例，术中应仔细探查，以避免遗漏。

【自然病程和预后】

肺动脉瓣狭窄的严重程度决定了本病的自然病程和预后。一般而言，病人年龄越小，临床症状出现越早，预后越差。重症新生儿病例如无紧急救治，常因缺氧和右心衰竭而死亡。患儿的预后取决于跨瓣压差的大小，中等程度（50~80mmHg）者病情在 3~5 年内可变为重度狭窄，其中出现发绀和右心衰竭者有半数以上在数年内死亡。临床无症状的轻度病人（跨瓣压差 <25mmHg），预期寿命与正常人群相同。本病心内膜炎和脑脓肿的发病率分别在 3%~5%。

【外科治疗】

（一）手术指征

除了轻微肺动脉瓣狭窄（跨瓣压差 <30mmHg）不需要治疗外，本病原则上没有手术禁忌证。需特别指出的是，自 20 世纪 80 年代中期以来，随着介入性技术的进步和成熟，本病越来越多地采用球囊扩张术。国外很多单位介已将介入性手术作为本病的主要治疗手段，适用于大部分病人，特别是单纯肺动脉瓣狭窄。外科手术作为介入性治疗的补充，主要适用于少数病情较复杂的病人，包括肺动脉瓣环狭窄、严重肺动脉瓣发育不良、瓣下流出道狭窄、合并右心室发育不良以及介入性治疗失败的病人等。

1. 诊断明确、有明显症状者，应及时手术。

2. 仅有心脏杂音而无明显症状，右心室压与肺动脉压之间的压差小于 30mmHg 者，可以随诊观察。

3. 无明显症状，但跨瓣压差大于 30mmHg，心电图提示有右心室肥厚者，应行手术治疗。

（二）术前准备

1. 只需作一般的术前准备。

2. 病情重者术前应注意休息、吸氧；或应用前列腺素 E，维持动脉导管开放；或吸一氧化氮，扩张肺动脉，增加肺血流量，改善缺氧。

3. 右心衰竭的病人应给与强心、利尿治疗，同时纠正酸中毒及水、电解质平衡紊乱。

（三）手术技术

肺动脉瓣交界切开术。

1. 常规建立体外循环，做心内外探查。

2. 闭合卵圆孔或房间隔缺损。

3. 在肺动脉瓣环上方纵行切开肺动脉，牵开肺动脉切口，探查肺动脉瓣的狭窄程度，有无肺动脉瓣下狭窄。

4. 切开肺动脉瓣的交界融合，直至瓣膜基部，并向两侧延伸（图 66-24），直至彻底切开，必要时修复瓣叶。探查肺动脉瓣的开口直径。如果伴有肺动脉瓣环狭窄的病人，应沿瓣叶交界行肺动脉瓣环切开，尽量保持瓣叶完整，并行肺动脉环跨瓣环补片加宽术。

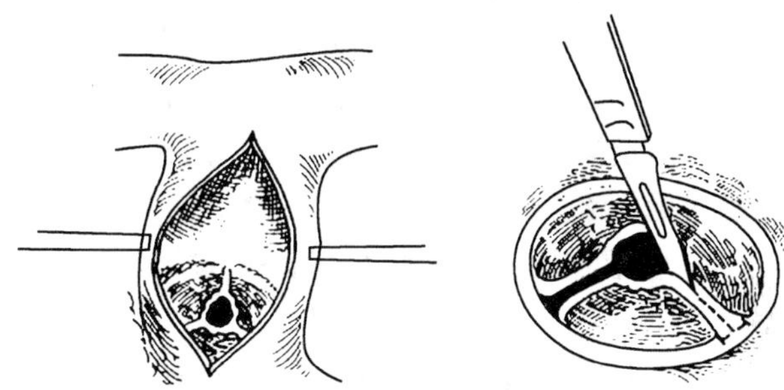

图 66-24　肺动脉瓣狭窄切开术

5. 有右室流出道肌肉肥厚并造成狭窄的病人，应行右心室纵或横切口，切除肥厚的隔束和壁束肌肉。然后，全层缝合右室切口或补片加宽。

6. 对右心室和肺动脉发育正常合并动脉导管未闭者，结扎动脉导管，闭合卵圆孔。对合并右心室发育不全者，可保留卵圆孔（3~4mm），在体外循环停机后，根据动脉血氧情况处置动脉导管。动脉导管试阻断后，动脉血氧饱和度 >85%，可以将其结扎；动脉血氧饱和度 <80%，则应将其开放。如导管开放后血氧饱和度能升至 85% 以上，术后可用前列腺素 E_1 维持数日。如血氧饱和度仍无改善，则用直径为 3.5~4mm 的 Gore-Tax 血管做锁骨下动脉-右肺动脉分流术或升主动脉至主肺动脉的中心分流术。对右心房室明显增大合并三尖瓣关闭不全且临床合并右心衰竭的病人，需同时做三尖瓣成形

术。术终测右室压和肺动脉压，判断是否还有残留肺动脉瓣狭窄。

（四）术后处理

常规体外循环直视术后处理。根据病人的实际情况，在循环稳定、尿量正常、四肢温暖时，适时脱离呼吸机。必要时，给予强心、利尿药物。

（五）术后并发症

1. 低心排综合征　多由于狭窄解除不彻底或右心室流出道补片太宽影响右心室收缩所致，也可以为右心室肌肉向心性肥厚引起残留狭窄或顺应性下降以及心肌纤维化所致，应给予强心、利尿治疗。

2. 残余肺动脉狭窄　原因是右室流出道肥厚肌肉切除不彻底，以及肺动脉环狭窄未切开、未用补片加宽或补片大小不合适。术终要探查流出道的大小并测量肺动脉和右室压力，一般能避免此类并发症的发生。

3. 右心室室壁瘤　多见于右室流出道用补片加宽者，也可见于过多的切除右室流出道肥厚肌肉者。该类病人可能需再次手术。

4. 肺动脉瓣关闭不全　肺动脉瓣切开或跨瓣补片术后，均有不同程度的肺动脉瓣关闭不全，但没有明显的影响。术中要尽量保护好瓣膜的功能，减少术后反流。跨瓣环补片最好使用同种瓣，可以减少术后反流。

5. 低氧血症　见于合并右心室或肺动脉发育不全的重症新生儿，严重的低氧血症可直接危及患儿生命。对此种情况，术中就应有充分估计。体外循环停机后，麻醉吸入氧浓度在50%~70%，患儿动脉血氧饱和度应>85%。如达不到，则用食管超声或测压方法明确是否存在残余右室流出道梗阻，需再行手术治疗，开放动脉导管；或加做体肺动脉分流，以增加肺循环血流，不能单纯用纯氧吸入来提高血氧饱和度。术后发生顽固性低氧血症，首先要除外动脉导管闭合、体肺分流血管阻塞等情况，必要时加做或重做体肺动脉分流。

6. 急性肺损伤　临床又称灌注肺。重在预防，一旦发生，需用多种对应支持治疗，包括合理调整呼吸机、吸入一氧化氮、使用激素、预防感染等。

7. 右心功能不全　见于术前右心房室明显增大合并心力衰竭的晚期病人，术中要做三尖瓣成形，术后要积极使用强心、利尿及扩血管药物，以改善心功能。

（六）手术效果

单纯肺动脉瓣有狭窄的病人手术死亡率已降至0。病人术后中远期出现再狭窄，可能需要二次手术，而肺动脉发育不良和重症新生儿再狭窄发生率较高。本病术后可有一定程度的肺动脉瓣关闭不全，但严重影响右心功能需再手术者很少。单纯肺动脉瓣狭窄的病人术后20~30年的长期随诊表明，其心功能、寿命与正常人相近。

中国医学科学院阜外医院外科1977—2001年共收治本病204例，占同期先天性心脏病手术总数（9 293例）的2.2%，全组男性116例，女性88例。年龄为8天至50岁，平均年龄为（10~12）岁。其中新生儿2例，婴儿32例。全组单纯肺动脉瓣狭窄173例，肺动脉瓣合并右室流出道狭窄22例，右室流出道狭窄8例，肺动脉瓣合并主肺动脉瓣狭窄1例。155例合并房间隔缺损。手术死亡5例（2.3%），其中1例为新生儿，3例为小婴儿。术后呼吸道并发症和低氧血症是主要死亡原因。

（吴清玉）

第十节　法洛三联症

具有先天性肺动脉口狭窄、房间隔缺损（含卵圆孔未闭）和右心室肥大三者的联合性疾病，称为法洛三联症。1888年由法洛（Fallot）首次报道，因而得名。肺动脉口狭窄包括肺动脉瓣狭窄、右室漏斗部狭窄或混合型狭窄。本病在我国并不少见。

【病理解剖与病理生理】

肺动脉瓣瓣膜狭窄较漏斗部狭窄多见。后者有时继发于前者，同时并存。临床表现和病理生理变化与肺动脉口狭窄的程度密切相关。肺动脉瓣口可狭窄至0.5cm以下，致早期出现发绀。房间隔缺损多为继发孔型，或为卵圆孔未闭因右房压力增高致卵圆孔扩大，形成卵圆孔型缺损。左、右心房之间由于两侧的压力阶差，致血流相互流通。血流的方向取决于肺动脉口的狭窄程度和右心腔压力的高低。肺动脉口严重狭窄时，右心室、右心房压力依次升高。除引起右心室肥大外，当右心房压力超过左心房时，出现发绀症状。少数因缺氧发生支气管动脉扩大，形成丰富的代偿性侧支循环，可引起咯血。若狭窄较轻,右心房压力仅轻度升高,则如同单纯房间隔缺损一样,仍维持左向右分流,临床上不出现发绀。同时,房间隔缺损越大,分流量也越大。肺动脉口狭窄的程度和房间隔缺损的大小,是决定法洛三联症(trilogy of Fallot)病理生理和临床表现的主要因素。

【临床表现与诊断】

有发绀的病人,多有气急、心悸、头晕、易疲劳和呼吸道感染,发育差。发绀严重者可出现蹲踞和昏厥现象,且有杵状指(趾)和红细胞增多症。少数病例出生后即有发绀,多数发绀出现较晚,部分病人在活动后始出现发绀。单纯肺动脉瓣狭窄可在胸骨左缘第2、3肋间扪及震颤和闻及收缩期喷射性杂音。肺动脉瓣第二音减轻或消失。轻症病人和漏斗部管状狭窄者则杂音响度减轻。右心室肥大明显者,胸前区有抬举感。血红蛋白和红细胞一般均有不同程度的增高,动脉血氧饱和度低于正常范围。

胸部X线片显示肺血少,肺野清晰。右房、右室均扩大。肺动脉段在瓣膜型狭窄者向外凸出明显,而漏斗部狭窄者则扩大不明显甚至凹陷。

心电图检查多呈右心室肥大、劳损,T波倒置和P波高尖,V_1R波增高;少数有不完全性右束支传导阻滞。

超声心动图显示瓣膜型狭窄的肺动脉瓣回声曲线中a凹波加深,回声细小,活动度差,开放受限。肺动脉总干呈狭窄后扩张。漏斗部狭窄则见流出道有粗大肌束,管腔变窄,右室壁和/或室间隔明显增厚。多普勒检查能测及收缩期湍流。此外,超声心动图和多普勒都显示有房间隔缺损存在。

心导管检查显示:①可通过房间隔缺损。②在右心房水平测血氧含量:无发绀者血氧升高,与上腔静脉有血氧差,证实有左向右分流;有发绀者动脉血氧饱和度降低。③肺动脉与右心室间有明显压力阶差,右心室压力明显升高。④右心室选择性造影可显示狭窄的瓣膜和狭窄后肺动脉扩大,也可显示漏斗部肌肉肥厚的程度。

无发绀的病人约占1/3。肺动脉口狭窄较轻,临床表现和检查结果与继发孔型房间隔缺损相似。

鉴别诊断:有发绀的病人,主要需与法洛四联症相鉴别。因其基本病变都是肺动脉口狭窄和右心室肥大,只是心内分流水平法洛三联症在心房,法洛四联症在心室水平,临床表现有相似之处。无发绀的病人,主要需与单纯肺动脉口狭窄或单纯房间隔缺损病人鉴别。但结合胸部X线片,尤其超声心动图、右心导管检查测定压力阶差和血氧阶差以及选择性造影等,不难作出鉴别诊断。

【治疗】

凡确诊为法洛三联症的病人,均应及早手术。特别在儿童期进行手术治疗,效果良好。成年病人的肺动脉口狭窄及流出道继发性改变的可能较大,特别出现发绀的病人,手术的危险性和并发症率相应升高。手术的原则是在体外循环下,解除肺动脉口狭窄和修补房间隔缺损。对漏斗部有心肌肥厚的病人,应特别注意彻底解除肥厚的流出道梗阻。因流出道远端的阻力突然降低后,心肌肥厚所形成的漏斗部狭窄在右心室收缩期将格外紧缩,致阻塞增加。右心室压力不仅未能立即下降,反而增高。术后这种病人往往发绀加重,出现低血压和心力衰竭,引起死亡。故在切除漏斗部肥厚心肌后,若流出道仍不够通畅,应加补片扩大右室流出道。合并有严重三尖瓣关闭不全者,可同时作成形术。

绝大多数病人经上述处理后,效果良好。症状明显改善或消失,活动力恢复正常。有的病人心脏杂音虽未完全消除,但可减轻至Ⅰ~Ⅱ级。心电图改善或转为正常。死亡的主要原因是术前有心力衰竭或肺动脉口流出道狭窄解除得不够理想。

(高尚志　王志维)

第十一节　主动脉口狭窄

先天性主动脉口狭窄属于先天性左室流出道梗阻的一种类型,分为主动脉瓣膜、瓣下和瓣上狭窄三种类型,其中以瓣膜狭窄较多见,瓣上狭窄最少。临床上可为一种或几种并存,占先天性心脏病的3%~6%。男性发病多于女性,多出3~5倍。

一、主动脉瓣膜狭窄

主动脉瓣膜狭窄中以二瓣畸形为多见,男性多于女性,占先天性心脏病中3%~5%。新生儿危重的主动脉瓣狭窄,瓣口甚小且常伴有升主动脉发育不良和左心室内部结构发育不良。由于左心后负荷增加，在胎儿期已经形成严重的左心室内膜纤维弹性增生症。

【病理解剖与病理生理】

主动脉瓣各瓣叶互相融合，交界处留有痕迹。瓣环因发育不全而较小。主动脉瓣孔呈不同程度狭小，居于中央或偏离中央，由于血流不断冲击，狭窄瓣膜随着岁月的增长变厚、发硬和钙化，在成年病例瓣叶往往严重钙化。瓣膜口狭窄使左室流出道梗阻，左心室排血不畅。血流动力学的影响随狭窄的程度呈正相关，一般瓣口面积缩小至 $0.75cm^2/m^2$ 以下或减至正常的 1/4 时，将引起左心室收缩期负荷增加，导致左心室肥厚、扩大，严重者可引起左心功能不全，活动后症状加重，冠状动脉供血不足，甚至衰竭。其发生原因是左心室向心性肥厚，造成心内膜下组织灌注不足及左心室压高于主动脉压，影响冠状动脉供血。左心测压，瓣膜狭窄口的上、下方可有压力阶差，程度分为三级：5~20mmHg 为轻度，21~50mmHg 为中度，>50mmHg 为重度。少数病人可发生猝死。

【临床表现与诊断】

（一）临床表现

临床症状与狭窄的程度相关，目前产前胎儿超声检查日渐增多，新生儿主动脉瓣狭窄大都可在胎儿期查出，严重狭窄者由于动脉导管出生后仍开放及胎儿期肺血管高阻亢尚未完全下降，压力较高的肺动脉血流可通过动脉导管进入体循环、补充容血量，所以一般在婴儿期症状不显著，严重狭窄者可在出生后数周内出现心力衰竭、气急的症状，中度狭窄者在儿童期有冠状动脉供血不足及心排量低下的表现，轻度狭窄者常仅在体检时发觉。典型症状有发育迟缓、头痛、乏力、胸闷、气促及代谢性酸中毒等，运动后可发生心绞痛，有时会致猝死。

（二）诊断

1. 体格检查　轻度狭窄于胸骨右缘第 2 肋间可闻及Ⅲ~Ⅴ级收缩期杂音，伴有震颤；中度以上狭窄者周围动脉压略偏低。

2. X 线检查　轻度狭窄者心影不大；中度与重度狭窄者心影轻度或中度扩大，左心缘向左侧及下方伸延。严重狭窄者在婴儿期即见左房大，心影也明显扩大。成年病人可见钙化瓣膜影。

升主动脉呈梭形狭窄后扩张并向右前方凸出为本症特征性 X 线影像，中等或显著升主动脉扩张影占 50%，轻度占 25%，正常占 25%。

3. 心电图　轻度狭窄者可正常；中度与重度狭窄者电轴左偏，左室肥厚，可见劳损。严重狭窄者二导联 P 波增宽有切迹，V_2、V_3 有深 S 波，随病情加重，冠状动脉供血不良，V_5、V_6、ST 段降低，T 波变平和倒置以及 QRS 增宽。

4. 超声心动图　可以确诊主动脉瓣狭窄，同时可查出伴发的其他心脏畸形。超声检查尚可观察左室收缩功能及纤维弹性，了解左室心肌的情况。多普勒还可计算出跨瓣压差。

值得注意的是，在新生儿期动脉导管尚未关闭时，评估主动脉瓣跨瓣压差会低估狭窄程度，这是因为受跨瓣血流量少的影响。

5. 心导管及造影检查　对诊断及治疗均有意义。出生后 72 小时以内的新生儿可试经脐动脉插入导管，也可经股动脉插管。通过左心导管检查可测量心排出量，获得左心室压力增高、左室舒张末期压力、左室与主动脉收缩期压力阶差和瓣口面积的资料。根据左心室与主动脉间连续压力曲线形态，可确定狭窄部位。

左室造影能清晰地显示狭窄、增厚的圆顶状瓣膜影及造影剂通过狭窄口的喷射影。

（三）鉴别诊断

本病诊断并不困难，在成人，常需注意与风湿性主动脉瓣狭窄相鉴别。

【预后】

轻度瓣膜狭窄可以无明显症状表现，严重者在婴儿期即可发生心力衰竭，若诊治不及时可导致死亡。一般瓣膜狭窄患儿可发生进行性加重，到成年期发生瓣膜钙化、病情加重。出现昏厥、心绞痛、左心衰竭其中之一者，提示预后不佳。有症状而未经治疗者，死亡率可达 20%。瓣膜狭窄常见的并发症为细菌性心内膜炎，每年发生率约为 1%，瓣膜受损后并发瓣膜关闭不全。

【治疗】

（一）治疗方法选择

轻度狭窄者可暂不考虑手术治疗，中度以上狭窄的患儿应禁止参加剧烈活动。剧烈活动会引起突然死亡，运动会加重左室肥厚或心室“肌肉僵硬”，临床上出现昏厥、心绞痛和心力衰竭者均有手术指征。临床无症状，但心电图示左心室肥大或劳损，超声示中度以上狭窄或左室跨瓣压力差 >50mmHg 者，亦有手术指征。

对新生儿主动脉狭窄，如动脉导管关闭后左心有足够的输出血量又无呼吸困难，可无需进行介入治疗。但对前列腺素有依赖的危重型新生儿，需要了解主动脉根部、左心室及二尖瓣的具体情况，如主动脉瓣狭窄口径够大，用球囊瓣膜扩开术的效果也较好；但如主动脉瓣有严重发育不良，可在扩开瓣狭窄后数日内做左室流出道成形术(Norwood 术等)。

Rhodes 评分：

二尖瓣面积 $<4.75cm^2/m^2$

$\frac{\text{左室长轴长度}}{\text{心脏长轴长度}}<0.8$

主动脉根部直径 $<3.5cm^2/m^2$

左室重量 $<35g/m^2$

Rhodes 评分可以在术前帮助评估做双室修复的危险性，凡符合一项以上的病人死亡率高。

新生儿期后的患儿经心脏超声检查测得压力差峰值 >30mmHg 者，即有介入治疗的指征，早期予以球囊扩张可促进瓣环生长。

手术治疗有球囊导管主动脉瓣扩张术、瓣膜切开术和瓣膜替换术三种。自从 1983 年开展球囊导管主动脉瓣扩张术以来，对新生儿及婴幼儿基本上首先考虑球囊扩张术，扩张效果与手术切开相似。根据目前经验，主动脉瓣膜狭窄切开术的方法在幼儿与儿童有所不同。成人先天性主动脉瓣狭窄多不属于重型，对成人期出现症状者瓣膜多已钙化，需作瓣膜置换术治疗。

(二) 治疗方法

术前准备：新生儿伴循环衰竭征象者需积极进行抢救，包括静脉滴注前列腺素 E_1 以保持动脉导管开放，使用肌松剂行机械呼吸支持，以碱性药纠正代谢性酸中毒，争取时间解除梗阻。

1. 球囊导管狭窄瓣膜扩开术　在吗啡镇静和局麻下，儿童可经皮穿刺股动脉或颈动脉；新生儿可于 X 线透视下，经脐动脉送入心导管，检查完毕后按程序换插球囊扩张导管。当球囊推送至狭窄瓣膜处，分次充盈球囊、逐步加压，扩张狭窄瓣膜，达到适中口径为止，最大充盈直径不得超过瓣环直径的 90%，以免扩张后引起瓣膜破裂而造成较大反流，球囊扩张术用于新生儿，虽然在扩张后即刻测量的血流动力学指标可能不令人满意，但随心室功能改善可以逐步好转。

2. 主动脉瓣瓣膜切开术(图 66-25)　对新生儿或婴幼儿需手术的病例采用常温麻醉，暂时阻断心脏血循环后切开主动脉壁，快速切开融合瓣膜交界，心内操作需在 2~3 分钟内完成。另外，也可采用体外循环下手术。

对幼儿或儿童，多采用低温体外循环下在主动脉根部作横切口或纵行切口，切开主动脉壁，显露瓣膜，切开融合交界，应以保守为原则，止于距离主动脉壁 1~2mm 处，避免产生瓣膜重度关闭不全。切开后瓣口的计算可按 πr^2 公式，如切开 1mm，其面积可增加 2 倍。三瓣型融合狭窄者不需将三个交界全切开，以免造成反流。总之，反流比狭窄对左心功能影响更严重。

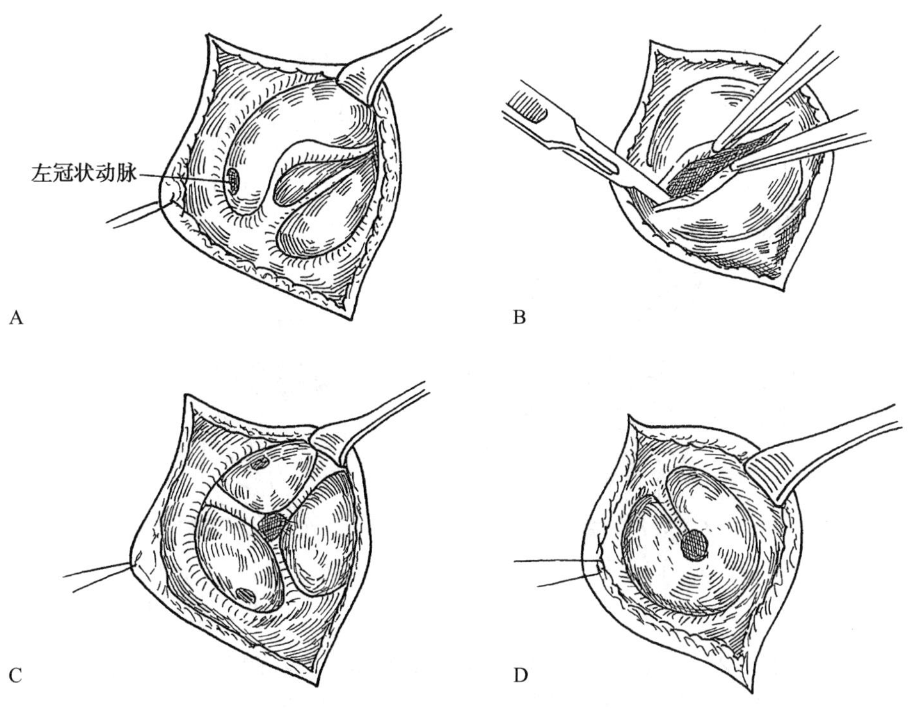

图 66-25　主动脉瓣狭窄瓣膜交界切开术

A. 二瓣型狭窄示意；B. 二瓣型狭窄融合处切开；C. 三瓣型狭窄示意；D. 单瓣型狭窄示意

瓣膜狭窄解除后，应常规检查有否存在瓣下狭窄，若有则应同时予以解除。

手术结果：波士顿儿童医院报道，施行主动脉瓣成形术38例（1984—1992年）新生儿和小婴儿。围术期死亡13例（34%），<30天者25例，死亡12例（48%），认为手术死亡与病例选择密切相关，有下列两项情况以上者手术死亡率达100%，没有或仅有一项者手术死亡率为8%：①左室长轴与心长轴比数<0.8；②主动脉根部直径指数<$3.5cm^2/m^2$；③二尖瓣面积指数<$4.75cm^2/m^2$；④左室重量指数<$35g/m^2$。近年来报道，手术切开成活率提高可达90%。

对小儿主动脉瓣狭窄施行瓣交界切开术后10~20年内，约有30%的患儿需要行瓣膜置换术；有的还需要再次切开解除狭窄。总的来看，存活病例中第一次术后10年中有88.6%的患儿需要再次手术。

3. 主动脉瓣环前部扩大术（Konno术） Konno术用于主动脉瓣狭窄伴有较严重的瓣环狭窄的患儿，原始Konno术是切开除狭窄的主动脉瓣处，还同时在左、右冠瓣之间切开瓣环并延至室间隔，然后用人造补片缝补扩大切口并植入人工瓣膜。但由于小儿植入人工瓣膜后需要终身服抗凝药物，并有时会发生术后溶血、瓣周漏并发症；另外，还有远期人工瓣膜不能随小儿年龄增长而同步增宽瓣环口径，需要多次更换人工瓣膜等风险，所以目前很少选用人工瓣膜而多选用同种异体带瓣的主动脉管道作主动脉根部置换，达到扩大主动脉瓣环的目的。

4. 自体肺动脉瓣替换主动脉瓣（Ross术）

（1）手术适应证：自体肺动脉瓣替换主动脉瓣（Ross术）适用于任何年龄。肺动脉瓣膜存在多瓣或存在先天性发育异常、后天病变或因肺动脉高压而引起肺动脉明显扩张，不适宜行Ross术。手术分为三大步骤，即肺动脉的切取、肺动脉瓣移植、右室流出道重建。Ross术按第一、二步骤不同，分为3种手术方法，包括冠状动脉下主动脉瓣置换术、主动脉内筒形置换术、主动脉根部置换术。各种手术方法有不同适应证，冠状动脉下主动脉瓣置换术和主动脉内筒形置换术只适用于主动脉瓣病变不伴有主动脉瓣环发育异常者，但目前较少应用。主动脉根部置换术不仅适用于主动脉瓣病变，还适用于伴有主动脉瓣环发育不良或主动脉瓣上狭窄，且瓣环、瓣叶具有生长潜力，更适合于小儿病人。

（2）手术方法：主动脉根部置换术（图66-26）。

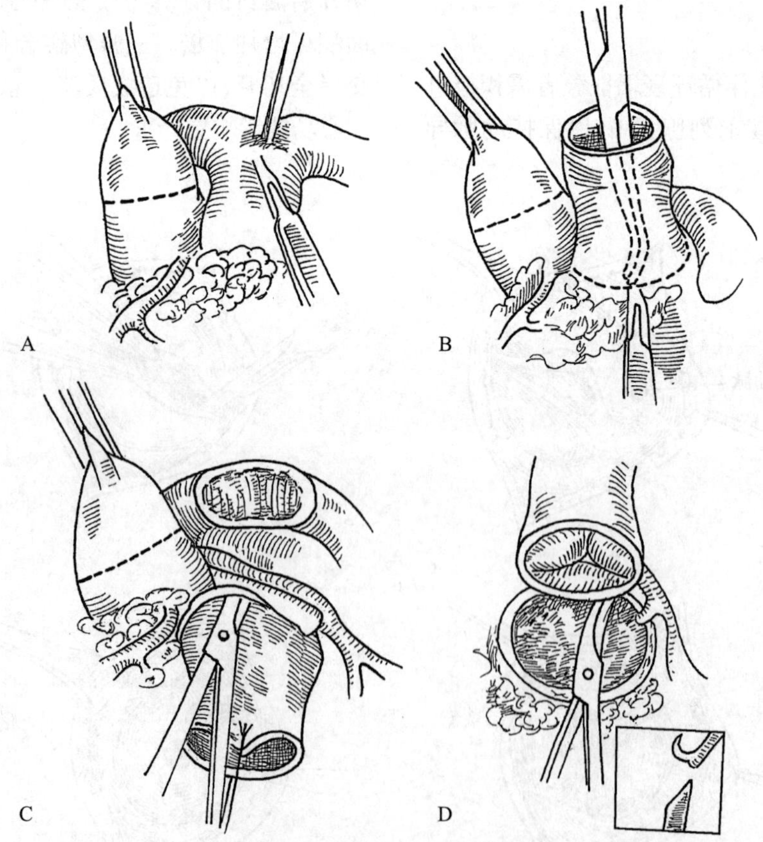

图66-26 主动脉根部置换术（自身带瓣肺动脉的切取操作方法）

A. 离断肺动脉干；B. 在肺动脉瓣窦底部以下2~3mm处，作右室流出道横切口，离断近心端前壁；C. 离断近心端后壁外层向右室心肌作斜行离断；D. 近心端后壁内层（外层高，内层低）离断

1）自体带瓣肺动脉瓣的切取：在左、右肺动脉分叉前肺动脉干前壁行一横切口，探查肺动脉瓣功能状态后横断肺动脉干；自上而下沿肺动脉外壁游离肺动脉。用弯血管钳或直角钳从肺动脉远端逆行探及肺动脉瓣窦底部，在该底部下 2~3mm 处用尖刀作右室流出道横切口，并向两侧延伸；分离靠近左冠状动脉的肺动脉后壁时，需作“外高内低”的斜行切面，避免损伤左冠状动脉及第一间隔支。主动脉与肺动脉根部之间用电刀分离，勿伤及两大动脉壁及瓣膜，仔细用电凝止血。

2）自体带瓣肺动脉置换主动脉根部：在主动脉阻断钳下方离断升主动脉，分别在左、右冠状动脉开口直接插管灌注心肌保护液。保留冠状动脉有两种方法（图 66-27），一种为左、右冠状动脉开口从主动脉壁上呈纽扣样剪下，开口周围保留主动脉壁宽 3~5mm；另一种为按 Elkins 的改良式，在左、右冠状动脉之间纵行切开主动脉，左冠状动脉开口保留为舌状与主动脉远端相连，右冠状动脉开口为纽扣样。切除主动脉根部，保留动脉壁宽度 2~4mm，剪除全部病变的主动脉瓣，如无主动脉瓣环发育不良，尽可能保存瓣环结构的完整。然后，自体带瓣肺动脉近端与主动脉根部吻合，先在 3 个肺动脉瓣窦中点与相应主动脉瓣环处分别作 3 根牵引线，使其与原来主动脉瓣窦位置相一致，肺动脉根部与残留的主动脉瓣环处作间断缝合，至牵引线处分别再打结，避免损伤传导组织（图 66-28）。近端吻合完毕，用打孔器或解剖剪在植入的肺动脉壁上打孔或剪 2 个圆孔，大小与“纽扣”相仿，其位置在新建的主动脉瓣窦上方或窦内，如果左冠状动脉开口保留为舌状，刚相应植入的肺动脉壁剪成 V 形（图 66-29），冠状动脉移植吻合采用 6-0 聚丙烯缝线连续缝合，避免冠状动脉张力过大、开口狭窄。最后，进行自体带瓣肺动脉远端与原主动脉离断远端缝合。

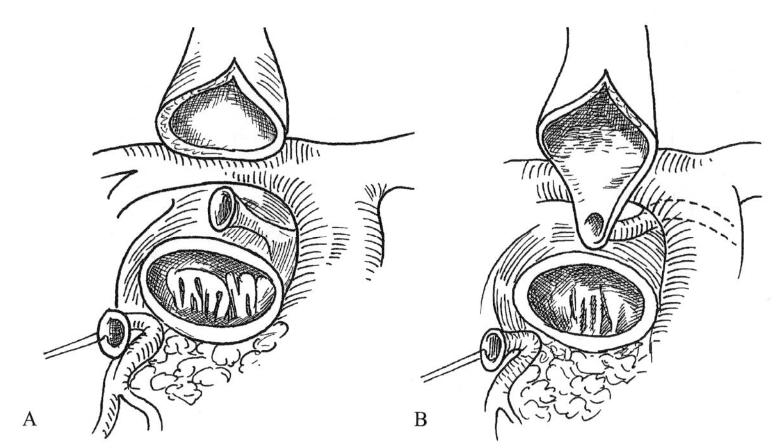

图 66-27 主动脉根部置换术（保留冠状动脉的两种方法）
A. 方法一：左、右冠状动脉纽扣样留取；B. 方法二：左冠状动脉开口保留为舌状与主动脉远端相连，右冠状动脉开口为纽扣样

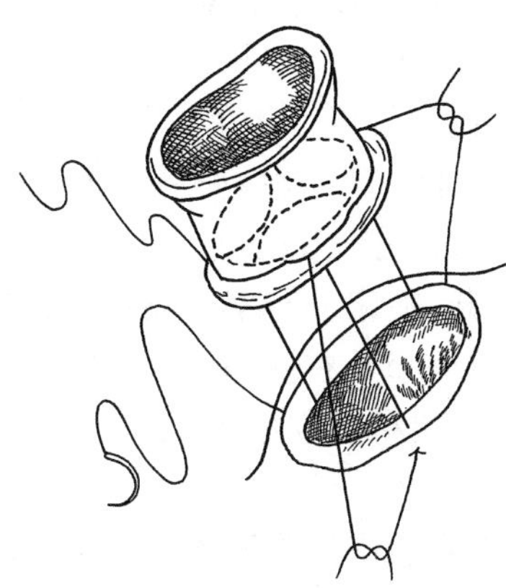

图 66-28 主动脉根部置换术（自体带瓣肺动脉植入）
肺动脉近端与原主动脉根部吻合，先在 3 个肺动脉瓣窦中点与相应主动脉瓣环处分别作 3 根牵引线

3）重建右室流出道：目前大多采用低温保存的同种带瓣主动脉或肺动脉管道重建右室流出道。先作肺动脉近端吻合，用 4-0 聚丙烯缝线从后壁中点开始缝合，缝合后壁时需缝在原切口下方 2mm 处心内膜层，避免损伤后方的冠状动脉隔支（图 66-30）。

儿童期机械瓣置换主动脉瓣尽量在 14 岁以后进行，以免年长后再置换。

二、主动脉瓣下狭窄

主动脉瓣下狭窄的病理表现是在主动脉瓣存在纤维性或纤维肌肉性所引起的左室流出口狭窄。

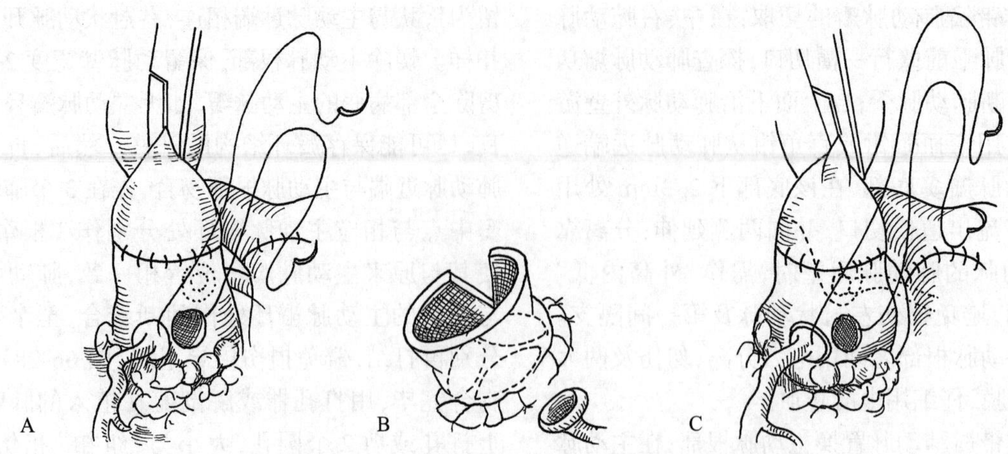

图 66-29 冠状动脉移植方法（主动脉根部置换术）
A. 在新建的主动脉瓣窦上方或窦内剪 2 个圆孔，留取的冠状动脉与其吻合；B. 植入的肺动脉壁剪成 V 形；C. 左冠状动脉舌状留取后的移植方法

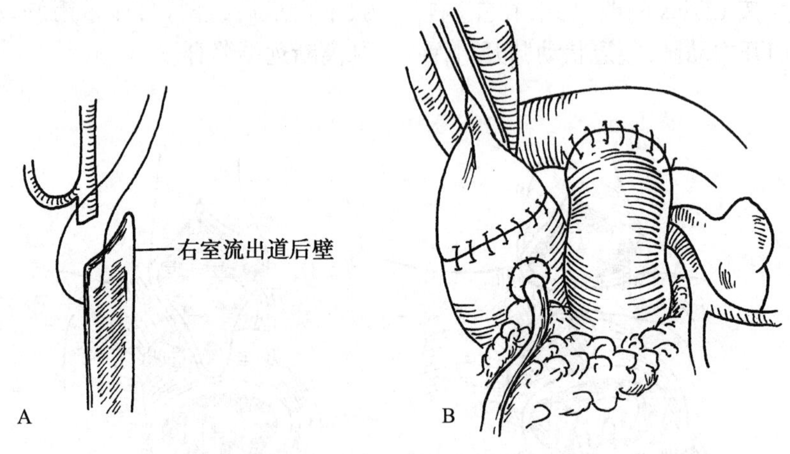

图 66-30 重建右室流出道（RVOT）
A. 缝合右室流出道后壁时，需缝在原切口下方 2mm 处心室内膜层，避免损伤后方的冠状动脉隔支；B. 用同种异体带瓣管道连接右室流出道和肺动脉

(一) 隔膜型主动脉瓣下狭窄

此型最为常见，瓣膜本身结构良好，但在瓣膜下有膜性纤维环阻碍左室流出口，造成左心室流出道梗阻。膜性纤维组织可呈环形，也可为偏于一侧的纤维组织增生，一般位于瓣膜下约 1cm 处。

主动脉瓣下狭窄的病理生理基本上与主动脉瓣膜狭窄相似，若瓣下狭窄离瓣膜相近，也可出现升主动脉扩张。

临床表现与诊断：主动脉关闭音正常，心底部收缩期喷射性杂音位置较低，以胸骨左缘第 3、4 肋间及心尖部最响，其他与瓣膜型狭窄相似。

超声心动图：瓣下膜状狭窄可在二尖瓣及室间隔之间的左室流出道见一薄而异常回声，此回声在舒张期与二尖瓣前叶相接触，收缩期则离开二尖瓣前瓣移向室间隔。

左心导管检查及造影：连续测量左心室与主动脉压力曲线时，除可有压力阶差外，于左室流出道处介于左心室与主动脉二者间存在另一种压力曲线可提示本症。

左心室造影可进一步了解狭窄部位及病变情况，典型病例可见于主动脉瓣下 1~20mm 处有一带状或狭窄三角透明区或压迹。

鉴别诊断：临床上与室间隔缺损、二尖瓣关闭不全、主动脉缩窄及右室漏斗部狭窄等易混淆，借助超声心动图和左心导管及造影、CT、MRI 可明确诊断。

治疗：手术适应证与瓣膜型狭窄相同，手术切口也选用升主动脉切口，牵开主动脉瓣可显瓣下狭窄病变。膈膜型者可将隔膜剪除，纤维肌型者剪除梗阻的纤维组织及部分肥厚肌性组织。

此类狭窄常伴有膜部室间隔缺损，如缺损直径在 1cm 以上，可通过缺损剪除狭窄纤维组织，如此可免除切开主动脉。此类手术操作时需谨防损伤二尖瓣大瓣及室间隔和房室传导系统（图 66-31）

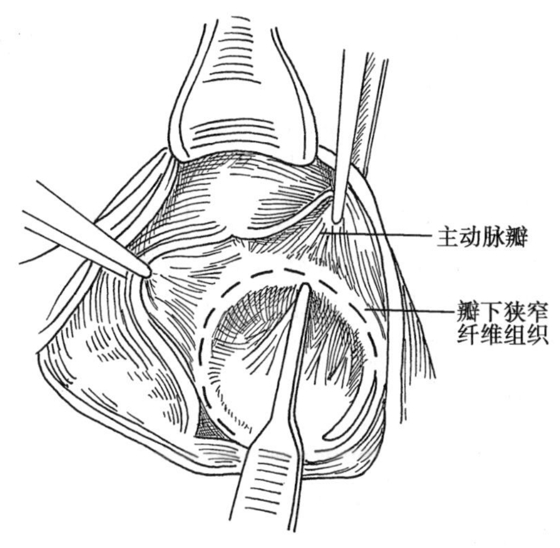

图 66-31 主动脉瓣下狭窄
虚线为狭窄环切除线

目前对薄膜型主动脉瓣下狭窄的手术指征尚有不同意见，由于病人年龄小时手术有较高的复发率，故认为手术宜在 10 岁后施行，且狭窄压力阶差 <40mmHg。但如已发现有主动脉瓣反流趋向者则应选择手术，主要是因为此病变有发展性趋向，病变为进行性，到一定时期会引起主动脉瓣反流。

（二）管型主动脉瓣下狭窄

此型特点是于主动脉瓣环下呈现 10~30mm 长短不等的肌性管状狭窄。较少见，约占主动脉瓣下狭窄发病总数的 20%。有时，同时伴有瓣及瓣环狭窄。早期临床表现可能不明显，据报道在有手术指征的病例中约有 25% 的患儿可无临床症状。

诊断：体格检查在心底部可闻及喷射性收缩期杂音，心电图示左室肥厚，超声心动图显示左室流出道有梗阻表现，心导管及心血管造影、MRI 可有助确诊。

治疗：此类狭窄范围比较大，手术操作时间长、风险大，选择手术比较严谨，狭窄处压力阶差 >50mmHg 可考虑手术。

1. 改良 Konno 术　适用于主动脉瓣发育良好的纤维肌性通道狭窄。手术在体外循环、心脏停搏下进行，在肺动脉瓣下约 2mm 右室流出道漏斗部做斜切口，斜向右冠状动脉开口左侧靠近主动脉瓣环，切开后显露室间隔。于左、右冠状动脉瓣交界下方纵行切开室间隔，显露增厚的室间隔肌肉，适当切除左室流出道肥厚的肌肉，留意勿贴近右冠瓣与无冠瓣交界处，以免损及传导系统。取补片剪成椭圆形，大小视扩大需要，将修补片用带垫双头针单丝线缝补于右心室面。检查修补后右室流出道是否通畅，如受阻，则右室切口也应用补片缝补扩大（图 66-32）。

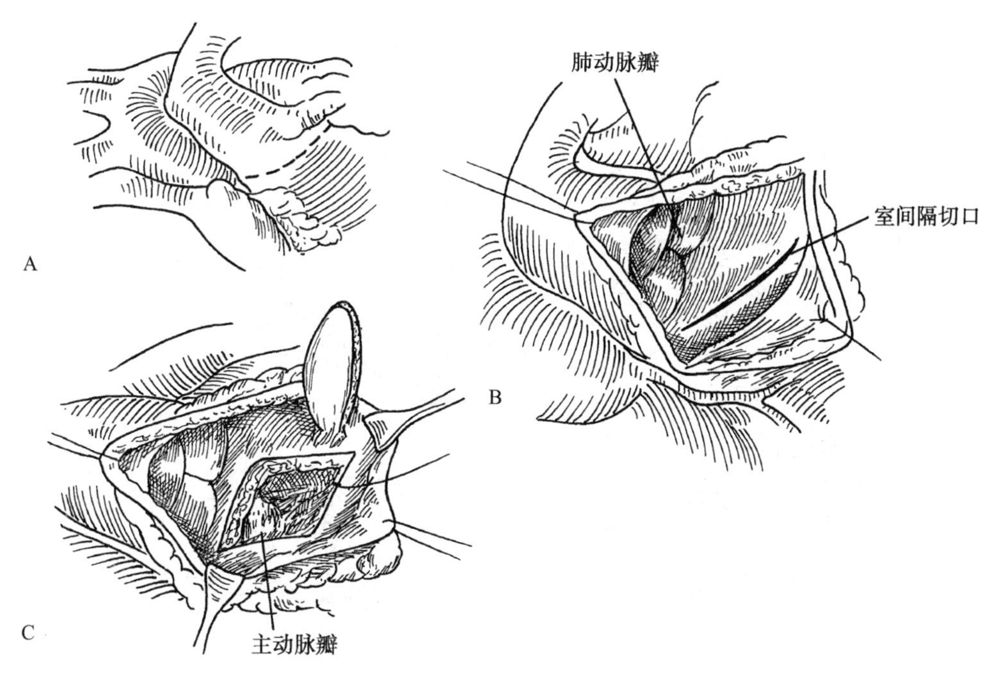

图 66-32 改良 Konno 术
A. 右室漏斗部切口；B. 切开室间隔；C. 用补片扩大左室流出道

2. 主动脉根部置换扩大术　适用于主动脉瓣发育不良的纤维肌性通道狭窄。手术同样需要在体外循环及心脏停搏下进行，手术目的是利用同种异体主动脉带瓣管道进行狭窄的瓣下流出道狭窄扩大及主动脉根部置换，并将带瓣管道上保留的二尖瓣前瓣叶作为修补扩大左室流出道的材料。

手术步骤是去除主动脉根部，切开右室、左室流出道，纵行切开瓣环上主动脉，并在左、右冠状动脉之间切开瓣环，切口向右室流出道斜行延长，切开左室流出道。离断主动脉，保留冠状动脉开口，切除狭窄瓣组织，将同种异体带瓣主动脉管道正向植入切口，后半部与离断的主动脉近心端作连续缝合，左、右两端分别与切开的室间隔两端缝合。管道上保留的二尖瓣大瓣叶呈倒三角形，适好缝补于切开的室间隔上，扩大左室流出道。然后，在异体管道上选好适当的位置打孔，分别将切下的带有钮片的左、右冠状动脉吻合上。最后，将切断的主动脉远心端与置换的同种异体主动脉近心端对端吻合，结束置换术。缝合右室流出道有受阻者也应用补片扩大缝补（图 66-33）。

三、主动脉瓣上狭窄

主动脉瓣上狭窄分局限型及弥散型两种。局限型为一环状嵴伸向管腔造成主动脉内腔管径狭小，环状嵴仅在主动脉瓣上并与瓣交界相遇，主动脉外径可以正常或减小，有时也有狭窄后扩张。弥散型者升主动脉壁增厚，内腔狭窄，有的甚至延伸累及无名动脉起始部。狭窄部位为增厚的内膜和肥厚的中层组织，并见纤维弹力组织增生。1/3 的病例主动脉瓣异常，最常见者为左冠状动脉瓣叶发育不良，有时瓣上环盖于瓣叶窦上，减小入口，影响左冠状动脉血供，瓣膜缘可与狭窄环粘着，造影可示左冠状动脉充盈不佳，而右冠状动脉往往呈代偿性扩张和弯曲。

主动脉瓣上狭窄较少见，是 Williams 综合征的一部分，可能合并升主动脉及其上分支发育不良，有时尚伴有肺动脉及分支狭窄，术前应详细作超声心动图及 MRI 检查以明确相关动脉的发育状况，再制定手术计划。目前，对此类患儿多采用手术与导管扩张相结合治疗，可得到较好效果。

【治疗】

1. 局限型主动脉瓣上狭窄手术（图 66-34）　采用纵行切开主动脉前壁，跨过狭窄环至无冠状动脉瓣窦，部分切除狭窄组织，然后选用膨体聚四氟乙烯人造血管剪裁补片，缝补扩大狭窄的环部。如遇嵴缘阻碍左冠状动脉瓣窦，也需切除，以免左冠状动脉血流受阻。

2. 弥散型主动脉瓣上狭窄手术（图 66-35）　是范围较长的主动脉成形术。剪取较主动脉狭窄段长的补片，将其下段剪成楔形。纵行切开主动脉狭窄段前壁，并分别向无冠状动脉瓣窦及右冠状动脉瓣窦延伸，在切除纤维狭窄嵴环后将补片楔形处的前片缝补于右冠状动脉瓣窦切开处，后片缝补于无冠状动脉瓣窦的切开处，使狭窄的主动脉段得以完全解除。

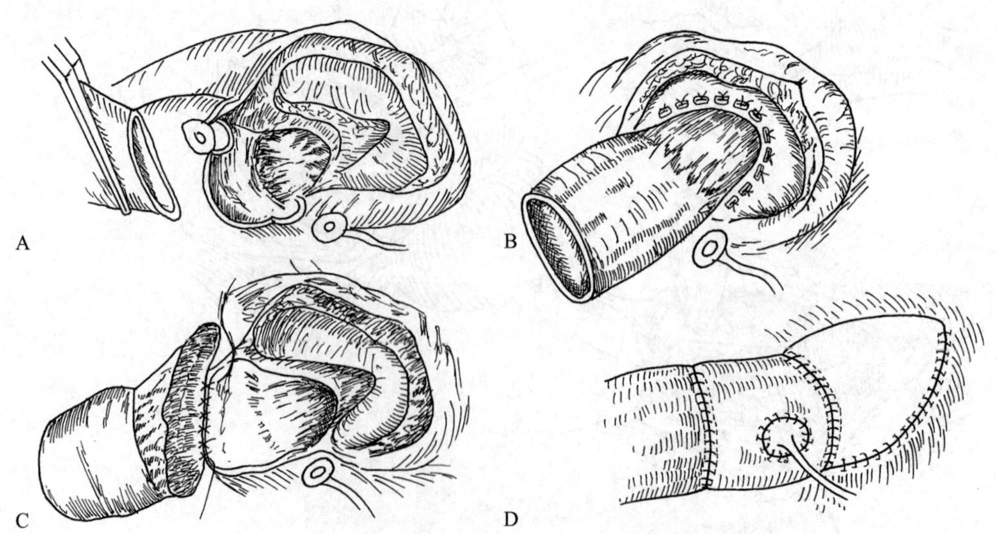

图 66-33　主动脉根部同种带瓣主动脉置换扩大术

A. 自身主动脉已切除，室隔剪开扩大；B. 同种带瓣主动脉后壁与左室出口后壁缝合；C. 将同种主动脉上保留的二尖瓣前瓣叶缝补于切开的室间隔缘；D. 用膨体聚四氟乙烯片缝补右心室切口

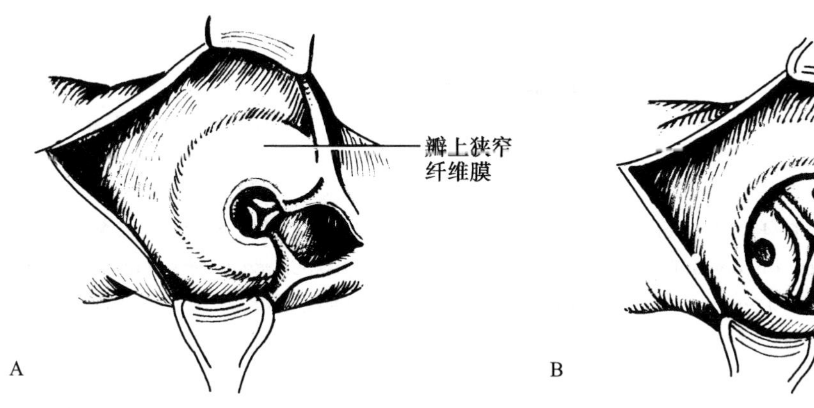

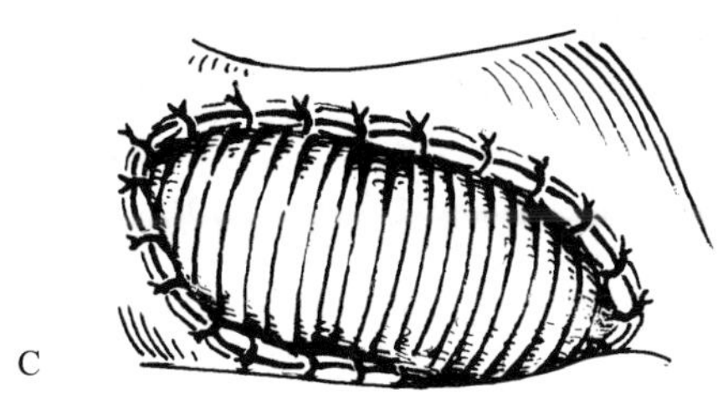

图 66-34 主动脉瓣上狭窄

A. 瓣上狭窄纤维膜状组织;B. 狭窄纤维膜切除后可见正常主动脉瓣;C. 人造补片扩大修补狭窄主动脉段

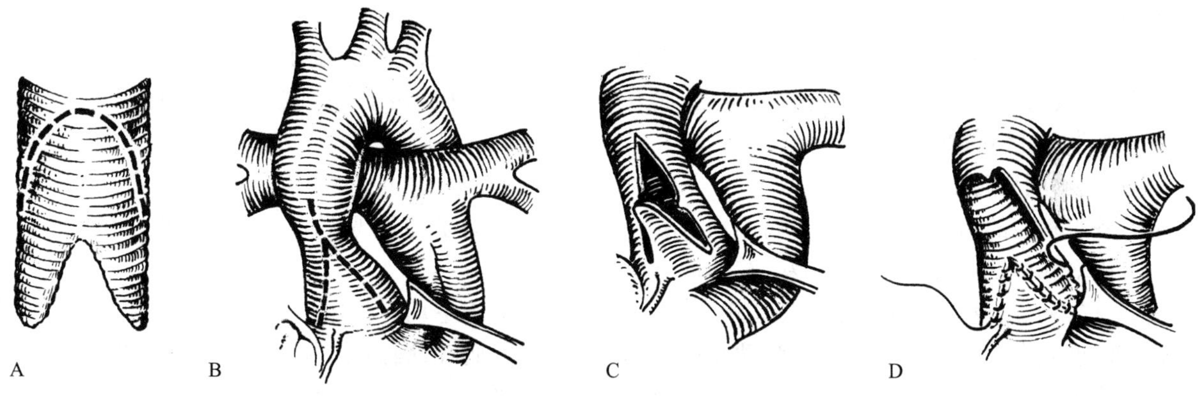

图 66-35 主动脉弥散型狭窄手术

A. 从人造血管剪取修补片;B. 切开主动脉狭窄段(虚线);C. 狭窄段切开后;D. 用补片缝补扩大狭窄段

主动脉口狭窄的治疗效果,依病变的严重程度、类型及年龄有较大的变异。据 Kirklin 报道,其住院死亡率为 2.6%。一般来说,膜型或纤维嵴型手术成功率高,远期效果也佳。上海交通大学医学院附属新华医院、上海儿童医学中心统计弥散性主动脉瓣下狭窄 21 例,无住院死亡;原沈阳军区总医院报道 33 例纤维肌肉性瓣下狭窄,死亡率为 6%,其中 10% 病例为肌性通道施行室隔切开术;梅奥医学中心报道 162 例弥散性瓣上狭窄,随诊 25 年,远期死亡率为 9.8%,因复发左室流出道梗阻再手术者占随诊总数的 16%。

波士顿儿童医院 1998 年报道 75 例先天性主动脉瓣上狭窄随诊 41 年总结,其中 34 例用单片扩大修补狭窄段,其余 41 例中 35 例用倒置分叉补片成形术,6 例用主动脉根部三个冠状窦切开分别用补片缝补扩大术。7 例早期死亡,存活病例中 5 年生存率为 100%,10 年生存率为 96%,20 年生存率为 77%。

(丁文祥)

参考文献

[1] EWERT P, BERTRAM H, BREUER J, et al. Balloon valvuloplasty in the treatment of congenital aortic valve stenosis-a retrospective multicenter survey of more than 1000 patients [J]. Int J Cardiol, 2011, 149 (2): 182-185.

[2] JONAS R A. 先天性心脏病外科综合治疗学 [M]. 刘锦纷，译 . 北京：北京大学医学出版社，2009.

[3] VALESKE K, HUBER C, MUELLER M, et al. The dilemma of subaortic stenosis—a single center experience of 15 years with a review of the literature [J]. Thorac Cardiovasc Surg, 2011, 59 (5): 293-297.

[4] IWATA Y, IMAI Y, SHIN' OKA T, et al. Subaortic stenosis associated with systolic anterior motion [J]. Heart Vessels, 2008, 23 (6): 436-439.

[5] KARAMLOU T, GUROFSKY R, BOJCEVSKI A, et al. Prevalence and associated risk factors for intervention in 313 children with subaortic stenosis [J]. Ann Thorac Surg, 2007, 84 (3): 900-906; discussion 906.

[6] HICKEY E J, JUNG G, WILLIAMS W G, et al. Congenital supravalvular aortic stenosis: defining surgical and nonsurgical outcomes [J]. Ann Thorac Surg, 2008, 86 (6): 1919-1927; discussion 1927.

第十二节　法洛四联症

法洛四联症（tetralogy of Fallot，TOF）是一种发绀型先天性心血管复杂畸形，含肺动脉口狭窄、室间隔缺损、主动脉骑跨于室间隔上和右心室肥大。1988 年，法洛（Fallot）对本症首先作了详细的病理描述，故名法洛四联症。本病较为常见，居发绀型先天性心脏病的首位。

【病理解剖与病理生理】

法洛四联症的病理解剖在每一病例均有其特点。如肺动脉口狭窄，从漏斗部到左、右肺动脉分支，整个右心流出道可存在一处或几处狭窄，远端肺动脉狭小或发育不全比较罕见。肺动脉瓣有不同程度狭窄者约占 75%，单纯漏斗部狭窄者约占 25%，其中肺动脉瓣严重狭窄者仅占 5%，狭窄的瓣膜均有增厚，可呈二瓣。肺动脉瓣环的直径与正常不同，口径总比主动脉小，并有纤维化组织限制其活动。漏斗部狭窄伴有瓣膜狭窄而无严重发育不良者较多，肺动脉瓣近侧有一纤维环狭窄，但无第三心室存在者较少。弥漫性右心室流出道和肺动脉发育不全者，漏斗部呈管状狭窄、长短不一。病变可累及右或左肺动脉起始部，也有左和 / 或右肺动脉呈弥漫性发育不良。弥漫性右心室流出道发育不良者，除肺动脉主干细小外，而且较短，并从右心室发出后急向后转，常被粗大而突出的主动脉遮盖，呈扭曲或成角，但管壁并无增厚。肺动脉干分叉通常不呈 Y 形，左肺动脉直接向上伸延，而右肺动脉则呈直角转向右伸出（图 66-36）。

室间隔缺损的特点是大缺损，分为以下几型。

1. 连接不良型　此型缺损上缘为发育不全的漏斗隔，前缘为隔束前上支，下缘为隔束后下支和膜部室间隔，后上缘为心室漏斗皱褶和主动脉瓣环。与三尖瓣瓣环毗邻者占 80%；与三尖瓣之间有 2~4mm 宽的肌性环组织者约 20%。主动脉骑跨于室间隔缺损之上，骑跨的程度在 30%~90%，一般为 50% 左右。

由于主动脉的骑跨，同时接受来自左、右两个心室的血液，因而主动脉内的血容量增多，出现主动脉增宽。根据主动脉骑跨的程度，尤其是肺动脉的狭窄，直接影响左、右心室流向主动脉内血流量的多少。主动脉向右心室骑跨愈多或肺动脉口狭窄愈严重，右向左的分流量也就愈多，动脉血氧的饱和度也就愈低；同时，流入肺部的血液愈减少。因此，肺动脉口狭窄的主动脉骑跨的程度与法洛四联症的病理生理及临床表现有密切关系（图 66-37）。由于高位膜部大型室间隔缺损的存在，加上右心室流出道梗阻和主动脉骑跨，使右心室压力升高至与左心室压力相仿。肺动脉口狭窄，则促使肺动脉与支气管动脉、食管、纵隔动脉建立侧支循环，一般可占主动脉血流量的 5%~10%。动脉血氧含量降低，日久将产生红细胞增多症。严重的红细胞增多使血液浓缩，可引起肺小动脉血栓。

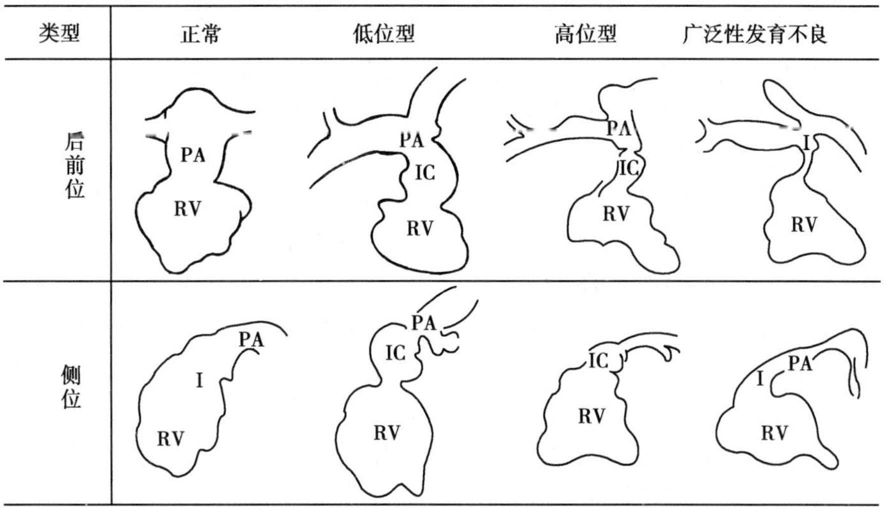

类型	正常	低位型	高位型	广泛性发育不良
后前位	PA RV	PA IC RV	PA IC RV	I RV
侧位	PA I RV	PA IC RV	IC RV	PA I RV

图 66-36　法洛四联症漏斗部狭窄的类型

低位型：梗阻在漏斗部的开口部位，有一个发育较大、较好的漏斗腔，称为第三心室；肺动脉及其瓣膜正常。高位型：漏斗腔比较小，常伴有肺动脉瓣狭窄。广泛性发育不良：整个右心室流出道很小，肺动脉瓣环较小，肺动脉瓣狭窄占 25%，是最严重的类型。PA：肺动脉；RV：右心室；I：漏斗部；IC：漏斗腔

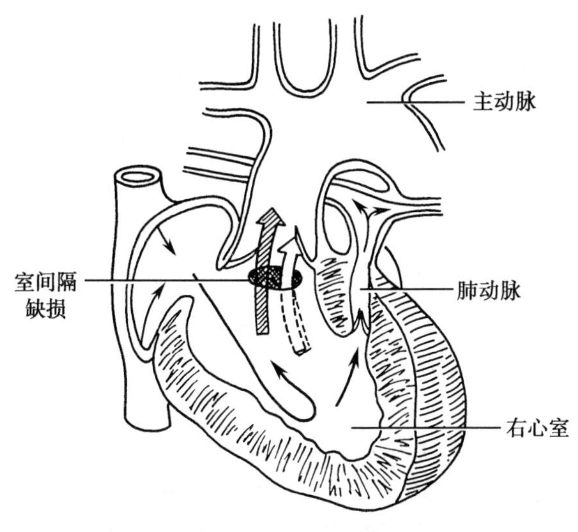

图 66-37　四联症心内血流动向

右心室漏斗部有狭窄；右心室一部分血液和左心室血液混合流入骑跨的主动脉；室间隔缺损位于主动脉开口的下方；右心室肥厚

典型的法洛四联症仅伴有肺动脉狭窄，左、右肺动脉发育可，无肺动脉缺如，不伴发其他心内畸形，其手术风险已在 2% 以内。

2. 肺动脉闭锁型　法洛四联症的肺血流常来自主动脉与肺动脉间的侧支血管，有时较粗大，也可为多支。明确肺血流的供应对制定手术方案有参考意义，部分肺动脉狭窄的患儿狭窄十分严重，近乎闭锁程度，这类病例也常伴有肺动脉闭锁，可能会出现从降主动脉出来的较粗的侧支循环血管，术前应检查清楚。

法洛四联症常见的合并畸形包括右位主动脉弓、房间隔缺损、左上腔静脉、动脉导管未闭、冠状动脉畸形。少见的合并畸形包括完全性房室隔缺损、肺静脉异位连接、主动脉瓣关闭不全、二尖瓣畸形等，有时还可见冠状动脉畸形。

【临床表现与诊断】

1. 临床表现　主要症状是发绀、呼吸急促、蹲踞和活动耐力受限。由于生理上的需要，此类患儿的动脉导管在出生后大多继续开放，一般延迟至出生后 6 个月。待动脉导管关闭后，发绀逐渐明显加重，往往在运动、哭吵、进食时更为明显，而在平静时减轻。20%~25% 患婴可因缺氧发作而出现意识丧失、抽搐，甚至大小便失禁，持续数分钟或数小时，大多能自然恢复，偶尔致命。缺氧发作与发绀程度并无关系。患儿活动后有呼吸急促，喜蹲踞，但在成人少见。蹲踞位能增加体循环阻力，减少右心室至主动脉的分流，因而增加肺血流量而提高氧合血量；蹲踞位同时也使低氧饱和度的下肢血液回心血量减少。

2. 体格检查　患儿发育瘦小，发绀面容，舌色深蓝，杵状指(趾)多见于出生后 6 个月以上发绀患儿，并随发绀出现逐渐明显。听诊肺动脉瓣区第二心音减弱，甚至消失，常可听到响亮移位的主动脉瓣第二音。胸骨左缘第 2、3 或 4 肋间常闻及响度为Ⅰ~Ⅲ级的收缩期吹风样杂音，可伴有震颤。如

在胸骨左缘第2肋间听到连续性杂音时，应考虑伴有动脉导管未闭。

3. 血液检查 红细胞计数、血红蛋白量和红细胞比容均升高，且发绀愈重，升高值也愈明显。动脉血氧饱和度则有不同程度的降低。血小板数量和全血纤维蛋白原含量均代偿性地明显减少，血块收缩差。

由于血液稠厚黏滞度高，发绀严重的病例如不及时解决缺氧问题，容易并发脑血管意外、脑脓肿、细菌性心内膜炎和咯血等。

4. 特殊检查

(1)心电图检查：电轴右偏和右心室肥大波型。有20%病例有不完全性右束支传导阻滞。成人右心房肥大者，可有高大的P波。

(2)右心导管检查：右心室压力与左心室压力相似，可达60mmHg以上。对严重发绀病例，导管插入肺动脉应特别慎重，这是因为导管刺激流出道或堵塞狭小的右心室出口，易引起心律失常，甚至发生突然停搏的危险。导管可直接插入主动脉，并容易进左心室。动脉血氧饱和度降低，一般在安静时仅达75%~85%。

(3)左、右心造影检查：对确诊法洛四联症和确定手术适应证，甚至估计手术后效果，均有重要意义。造影示升主动脉早期显影，且较肺动脉粗大。此外，尚能提供肺动脉发育、右心室流出道狭窄和主动脉骑跨的程度与室间隔缺损的位置，以及左、右心室的发育情况等。要了解冠状动脉的走行是否跨越右心室流出道，必要时需行升主动脉造影。在鉴别诊断上，应注意与右心室双出口、大动脉错位、肺动脉狭窄和艾森门格综合征等的鉴别。

(4)超声心动图检查：显示主动脉增宽，肺动脉狭小，室间隔上部中断，主动脉骑跨在室间隔上方，右心室肥厚，流出道狭小。彩色多普勒显示室水平的蓝色血流右向左分流。近年来，用超声心动图检查能确定大多数法洛四联症的诊断，并指导制定手术方案。超声心动图可显示右室流出道、肺动脉干、瓣膜以及左、右肺动脉的狭窄情况，但尚不能完全替代心导管及心血管造影检查。在复杂严重型法洛四联症可作为互补检查手段，对手术更为有利。目前，CT、MRI也用于法洛四联症诊断。

(5)磁共振(MRI)及CT检查：磁共振除可提供法洛四联症患儿心血管解剖病变和心脏功能变化外，尚可提供侧支血管的情况，为手术前了解患儿心血管及心功能病变的情况提供较详细的信息，CT还可提供气管支气管的发育情况。随着MRI及CT技术的不断提高，也愈多地被用作对重症法洛四联症的检查手段，由于检查时需要麻醉配合，选用时受到一定限制。

【治疗】

法洛四联症如不治疗，约1/4患儿因缺氧死于1岁以内，70%患儿需在1岁以内手术。

(一)手术历史

1945年Blalock和Taussig创建锁骨下动脉-肺动脉分流术后，1962年Klinner创建的改良Blalock和Taussig分流术采用了人工管道桥接于锁骨下动脉与肺动脉之间，此后Laks和Castraneda又作了改进，使用和主动脉弓同一侧的锁骨下动脉构建分流。

在1964年Dotts创建降主动脉和左肺动脉吻合法。

1955年Daviston提出了主动脉与肺动脉间直接吻合的中央分流术。

1962年Waterston报道升主动脉与右肺动脉吻合分流法。

在1948年，Sellors和Brock创建闭式肺动脉瓣切开加漏斗部切开的右室流出道狭窄闭式解除法。

1954年4月30日，由于人工心肺机尚未研制成功，体外循环心脏手术尚无法进行，Lillehei等进行心脏手术史上的一个创举，在控制性人体交叉循环下为一例10个月法洛四联症患儿进行心脏切开直视下矫正术，获得成功。紧接着1955年人工心肺机研制成功，Kirklin等首次使用人工心肺，在机体外循环下进行心脏直视手术成功。

1956年，Lillehei首先认识到解除右室流出道梗阻需用跨瓣环补片加宽。1966年，Ross和Somerville首次报道使用同种带瓣主动脉架接于右室到肺动脉治疗肺动脉闭锁型法洛四联症。1969年，Barratt-Boyes和Neutze成功使用深低温停循环体外转流技术矫治婴儿法洛四联症。1972年，Castaneda在波士顿儿童医院确立了对3个月以内有症状的法洛四联症婴儿进行一期根治术。

(二)手术方法

发绀严重的患儿，应防止脱水和过度活动。如有缺氧发作，禁用洋地黄类药物，因为洋地黄类药物会加重右心流出道痉挛。应用吗啡或普萘洛尔能缓解流出道痉挛，吗啡用量为0.2mg/kg，皮下或静脉注射；普萘洛尔用量为0.1mg/kg，加入5%~10%葡萄糖20ml内，静脉缓慢注射。手术方法有法洛四联症分流术和根治术。

1. 分流术 有多种，过去常用包括锁骨下动脉-肺动脉吻合术(Blalock-Taussig 术)、降主动脉-左肺动脉吻合术(Potts 术)、升主动脉-右肺动脉吻合术(Waterston 术)、上腔静脉-右肺动脉吻合术(Glenn 术)、升主动脉-肺动脉干架桥分流术等。对肺动脉发育严重不良或肺循环阻力高的病例，主张分期手术根治。为了使二期根治术时容易处理一期手术吻合口，多数学者选用锁骨下动脉-肺动脉吻合作为一期手术；为了避免因锁骨下动脉长度限制引起术后右肺动脉悬吊变形，近年来多采用在右无名动脉-右肺动脉之间使用膨体聚四氟乙烯人工血管作架桥分流术。分流术仅能缓解动脉缺氧，但对右心流出道的梗阻则无裨益，甚至随血流动力学的变化反而加重。所以，也有在体外循环下同时切开狭窄的右心室流出道，用补片缝补扩大，而暂不修补室间隔缺损。

2. 根治术 早期一期根治术的优点有：①尽早恢复正常血液循环，对各器官发育有好处；②对发育中的肺血管免去因狭窄引起的低压灌注影响，达到改善灌注压力及流量有促进肺血管发育作用，可增加肺泡气体交换面积；③推迟手术可因受长期低压及低流量灌注所造成的肺泡气体交换面积损害，难以恢复；④虽然患儿存在较大的对位不良型室间隔缺损，但右心室是处于与左心室同样的高压环境，会造成右心室异常肥厚、纤维化，降低顺应性；⑤低氧灌注会影响婴儿脑发育；⑥减轻患儿家长对患儿缺氧下抚养的负担。近年来，法洛四联症根治术获得满意的成绩，尤其是在婴幼儿期手术，大多数的病例可采用一期根治术。

(1)病例选择：①肺动脉发育较好，包括分支发育、主动脉和肺动脉的直径之比应大于 1.0∶0.3；②手术年龄，近年来年龄小已不作为限制根治手术条件，但对 1 岁以内的婴儿，左、右肺动脉及远端肺动脉发育极差者，宜先作锁骨下动脉-肺动脉分流术或右心流出道疏通术；③对年龄大的儿童，如肺动脉发育极差或右心流出道有广泛狭窄者，也宜先行分流手术，以后视肺动脉发育情况，再考虑是否施行根治手术；④肺动脉主干短小，又被粗大的主动脉遮盖者，若施行一期根治术，如处理不当，手术死亡率明显增高；⑤血红蛋白高低对选择根治手术并无绝对意义；⑥对成人发绀严重、心肺侧支循环多者，选择手术应特别注意。

目前对早期一期根治术的禁忌证尚有不同看法，一般认为右心室流出道有冠状动脉异常分支跨过且分支供应右心室心肌血流者不可切断，需用人造血管接通右室流出道与肺总动脉。因使用的人工血管管径较小，术后维持时间较短，患儿进一步发育后就需更换人造血管，带来诸多问题。

伴有多发性肌部室间隔缺损者常需介入治疗，但由于婴儿血管过细，无法送入封堵器，只能推迟手术待血管允许进行介入治疗时再同时做根治术。

(2)术前准备：发绀较重的患儿，红细胞比容均较高，致使血液黏稠度增高。尤其是术前患儿需禁食，饮水较少会进一步增加血液黏稠度，引发脑血管栓塞。为了预防该并发症发生，故于手术前夜开始给患儿静脉输液，稀释血液，改善微循环；并同时给予氧气吸入，增加血氧饱和度，改善缺氧。

(3)基本方法：手术是在 25~30℃低温体外循环下进行。血红蛋白、红细胞比容高者，可作转流前放血或全稀释体外循环灌注。稀释限度为红细胞比容不低于 30%。用心肌冷保护液灌注，停止心搏。取胸骨正中劈开切口，由右肺上静脉或右房经房隔插入左心房引流管，以保证无血手术野。对伴有较大、多支侧支血管需要处理者，也可使用部分深低温暂停循环下手术。

(4)心内纠正

1)解除右室流出道梗阻：右室流出道纵行切口，切口应尽量避开冠状动脉主要分支。如仅有瓣膜狭窄，则应作瓣交界切开扩大；如有瓣环或肺总动脉狭窄，则应延长切口过瓣环至分叉，然后用 Hegar 探条测量左、右肺动脉内径，如有一侧肺动脉开口或起始部狭窄，则切口应相应延伸至该侧肺动脉。如肺动脉瓣叶增厚粘连或发育不良，则应予以剪除。近侧切口一般仅需延伸至漏斗隔平面，因为婴儿越小，继发性漏斗部肥厚越轻，术中不需作广泛漏斗部及肉柱切除。此外，右室切口较短也可减轻术后对右室功能的影响。有些右室流出道严重梗阻者，从右室流出道切口即使用最小号的探条也不能探及或通过严重堵塞的流出道而至肺动脉干，此时如一味盲目操作，极易损伤主动脉瓣或形成假道。较简便有效的方法为纵行切开肺动脉干，经肺动脉瓣口置入小号探条即可顺利逆向通过右室流出道。在处理漏斗部狭窄时，应充分显露右室流出道。用直角钳挑起肥厚隔束，用刀尖挑割断后，再用剪刀剪除。向下切除右室体异常肉柱，视需要可部分切断或切除调节束，注意勿损伤前乳头肌。再将室间隔缺损向左上方牵引，在充分显露主动脉口及其瓣膜后，用处理隔束相同方法，切断切除肥厚壁束，并切除右室前壁增厚肌肉。切除隔、壁束时，可离断室上嵴两端，切除第三心室增厚心内膜纤维或肺动脉瓣下纤维环(高位漏斗部狭窄),不需切除室嵴。总之,既妥善解除右室流出道梗阻,又不要损伤主动脉瓣、三尖瓣及其腱索、乳头肌和室间隔。

2)修补室间隔缺损:TOF的室间隔缺损为非限制性缺损,不宜直接缝合,应采用补片修补。补片一般应略大于缺损,如补片过小,缝线张力高易将心肌撕裂导致残余分流。可选用经戊二醛处理的自身心包片或补片修补,目前一般均用5-0聚丙烯缝线连续缝合、修补室间隔缺损。

对连接不良型缺损的修补,第一针可方便地缝在缺损上缘即漏斗隔中部,然后缝线按顺时针方向置入,每一对置入缝线均有助显露缺损边缘,每对双头针针距3~4mm。当缝线行进至圆锥乳头肌时,可将室上嵴拉钩置入缺损处往左前方牵拉,将心室直角小拉钩置于三尖瓣隔、前瓣间往右后牵拉。一般将缺损下缘圆锥乳头肌距游离缘3~4mm以内一段肌肉室间隔(隔束后下肢)和缺损后下缘,包括三尖瓣、二尖瓣附着处和主动脉瓣环连接所形成的纤维环称为危险区。实际上,此段肌肉室间隔的右室面仅有右束支,而希氏束及左束支则在其左室面的心内膜下。可依照不同的缺损解剖类型置入缝线:如隔束后下支发育良好,缺损与三尖瓣环间有一连续肌束,希氏束深埋于此肌束内而更接近于室隔左室面,缝线可沿缺损边缘置入,但需缝得稍浅,缝在右室面,决不能穿透室隔(图66-38);如隔束后下支发育不良而未能延伸至缺损后下缘,则缺损后下缘为三尖瓣、二尖瓣附着处和主动脉瓣环连接所形成的纤维环,希氏束未被深埋而较接近于室隔的右室面,则缝线应从纤维环置入或作超越缝合(图66-39),即进针距边缘10mm处出针距边缘5~6mm,当顺时针缝至三尖瓣隔瓣处,双头针的另一头在隔瓣根部,从心室面进针心房面出针,在距出针处平行3~4mm处心房面进针心室面出针;然后再沿隔瓣根部及隔、前瓣交界处根部置入数对缝线,从隔瓣心房面进针心室面出针。缝线再过渡至主动脉瓣环外肌肉及室上嵴。待所有缝线置入后,一一穿过剪裁合适的涤纶补片打结。

对肺动脉瓣下型缺损的修补,在缺损上缘置入缝线时,应穿过分隔主、肺动脉瓣的纤维嵴,注意不要损伤主动脉瓣;其他各处可沿缺损边缘置入。如此型缺损巨大,后下缘解剖与连接不良型缺损相同,则其后下缘缝法与上述连接不良型缺损相同。该型缺损修补后,往往需作右室流出道跨瓣环补片扩大术。

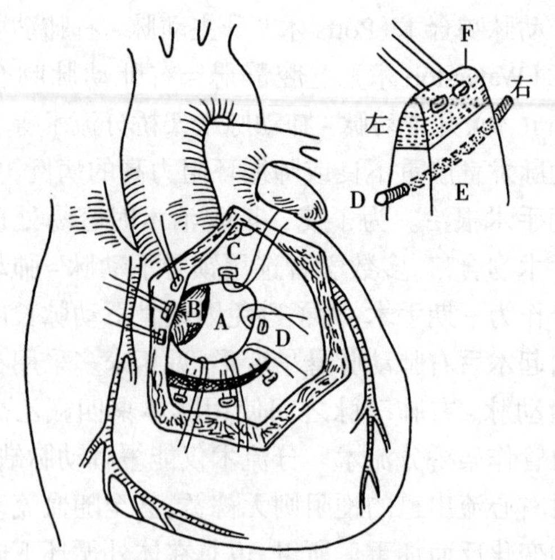

图66-38 四联症连接不良型VSD的修补术之一:沿缺损边缘置入缝线

A.室间隔缺损;B.主动脉瓣;C.肺动脉瓣;D.希氏束;E.室间隔;F.隔束后下支。右上图示隔束后下支发育良好,希氏束深埋于此肌束内,更接近室间隔左室面

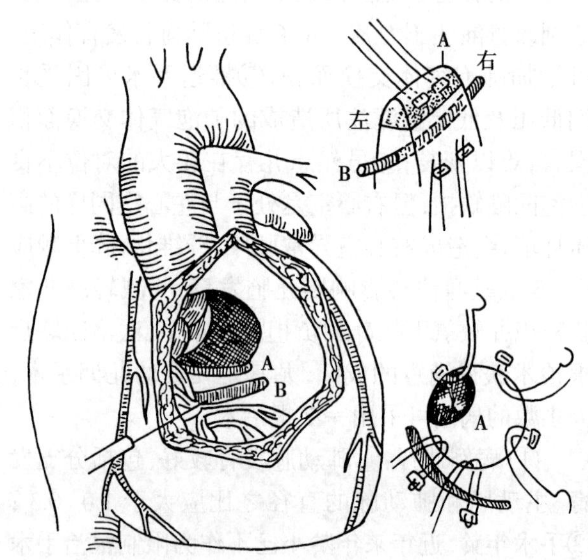

图66-39 四联症连接不良型VSD修补术之二:隔束后下支发育不良,由主动脉瓣环和三尖瓣、二尖瓣连接所成纤维环(A)为缺损后下缘

右上图示后下支发育不良,希氏束(B)未被深埋,而较接近室隔右室面,缝线应从纤维环置入或作超越缝合;右下图示带垫片缝线置入

近年来,对婴幼儿法洛四联症室间隔缺损的修补,采用经右房切口或经右室切口以5-0聚丙烯缝线连续缝合补片,第一针用带垫片单丝线,超越缝于隔瓣与室间隔缺损交会下右隔面,然后用该线连续缝补室间隔缺损,收到较好效果,可节省缝补时间。

如有第二个缺损存在,往往位于隔束前方的肌性室间隔，最好用补片修补而不要直接缝合，以免撕裂该处非常脆弱的组织。

3）右室流出道重建术：缺损修补后，经放置左心引流管的卵圆孔或卵圆窝小切口注入生理盐水，经升主动脉心肌保护灌注孔排气，再开放主动脉；如为深低温停循环，则在右房注水排气后，再置右房插管开始体外循环转流升温。用经 0.6% 戊二醛固定的心包补片（经盐水充分冲洗后）作右室流出道补片扩大术。如无瓣环或肺动脉干狭窄，则补片扩大仅限于右室流出道；如有瓣环或肺动脉干狭窄，则需作跨瓣环右室流出道补片扩大术。在缝合瓣环附近两侧右室流出道时，注意勿损伤左前降支及右冠状动脉。心包补片的形状，近端和远端应宽阔呈椭圆形，视需要补片可扩大至左肺动脉起始部，以消除该处的狭窄（图 66-40）。近侧补片位于右室流出道处的长度应不大于右室长度（从心尖至肺动脉瓣）的 1/3，宽度依患儿的体重与正常肺动脉瓣环大小一致。在缝合右室流出道补片时，需用 Hegar 探条测量内径，即 8~10kg 体重，右室流出道内径应为 1.0~1.2cm；10~15kg，内径为 1.2~1.5cm；15~20kg，内径为 1.5~1.8cm。近侧右室流出道补片缝完前，切口下方经右室游离壁置肺动脉测压管，测压管远端需超过补片远端至左或右肺动脉。

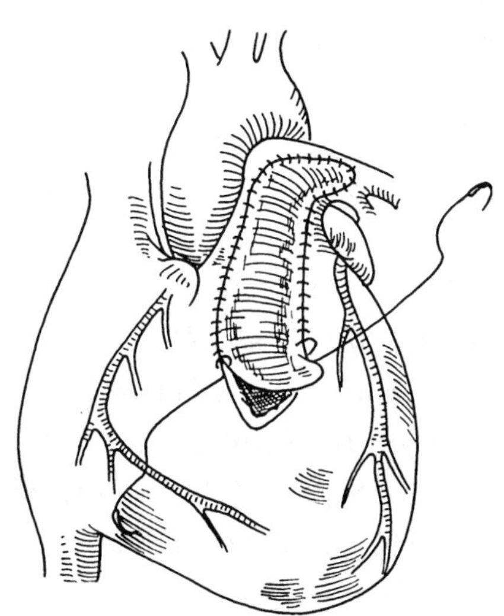

图 66-40　跨瓣环补片延伸至左肺动脉，以扩大发育不良的肺动脉瓣环和左肺动脉起始部狭窄

心脏通常自动复跳或在食管温度为 27~30℃时去颤复跳。视需要，置入左房、右房测压管及右室心外膜临时起搏导线。

对一侧肺动脉缺如（绝大多数为左侧）的法洛四联症患儿，如其右侧肺动脉发育良好，则仍可作一期矫治术，并用心包补片重建右室流出道。上海交通大学医学院附属新华医院 13 例左肺动脉缺如的法洛四联症，9 例用心包补片，2 例用裁成保留二瓣叶的同种肺动脉管道作补片重建右室流出道，其余 2 例右肺动脉发育较差的患儿用同种带瓣管道连接右室 - 肺动脉。

4）讨论与手术有关的几个问题：

A. 心内修复路径：一般经右心室切口为首选，因为手术视野暴露较好，漏斗部扩大时无需广泛切除肌肉，修补室间隔缺损时不需过度牵拉三尖瓣瓣环，避免造成术后传导系统损伤而导致并发症。

B. 心室切口的位置：不宜过长，过长会致术后右室功能下降，右心室的切口建议长度限制在漏斗部的长度之内，切口终止于调节束和右心室游离壁连接处头端几毫米处。

C. 漏斗部肌束的离断：由于法洛四联症室间隔缺损的位置按 van Praagh 描述，室间隔缺损是位于隔束的隔部和壁部延伸部分之间，要通过离断圆锥隔的壁部和隔部连接，才能用室间隔缺损补片将圆锥隔下拉暴露缺损近主动脉瓣环缘，但在仅限切断圆锥隔的左、右端时，要确保保留缝补室间隔缺损时的肌缘距离，否则将会造成补片缝线的撕脱。在小婴儿常可以避免切断肌束，也可得到较好的暴露。

D. 关闭室间隔缺损时常遇到的问题：为补片上缘主动脉瓣下残余漏。关于关闭法洛四联症室间隔缺损是采用单丝线连续缝合好，还是用间断带垫片缝合好，现尚有争论。一般对婴幼儿病人多主张用连续缝合，不论用何种方法，室间隔缺损近主动脉瓣下处都会比较困难。将室间隔缺损缘分为四个时相，设圆锥隔中部为 12 点，室间隔缺损后下角为 6 点，两点之间前缘中点为 3 点，后缘中点为 9 点。第一针缝在 3 点上以后顺时针缝补，3 点至 6 点间应注意避开传导束，越过三尖瓣后提高主动脉瓣环常会遇到高起的肌束，如不注意肌束间的皱褶常暴露不到底部，结果将补片跨补在肌束之间，极易形成术后残余漏。

E. 右室流出道补片问题：随着法洛四联症手术安全性的提高，手术年龄不断提早，已发现有不少术后较远期的随诊患儿中有右室流出道再狭窄需要再次手术处理。随诊中，多数再狭窄部位发生在扩大补片下端右心室接合处，也有发生在肺动脉与补片接合处者。根据 Jonas 等建议，对联症右室流出道扩大补片不应剪为菱形状，而是剪成梨形状，两端均有较宽的余地为好。

F. 法洛四联症手术后早期术后问题：如使用无

瓣跨瓣环补片扩大右室流出道后，由于没有瓣膜单向血流作用，肺动脉到右室有明显反流，肺阻亢高者反流更为明显；因过渡型室间隔缺损修补时较困难、牵拉较重，术后常有心律失常发生，影响右心功能；法洛四联症患儿本身右心室就存在肥厚，适应术前的病理生理状态，不能耐受术后突然加予的容量负荷。所以，保留卵圆孔开放可以减轻术后"毛细血管渗漏"，维持有效心输出量，保证尿量，避免组织水肿及胸腹腔积液。因右向左分流所引起的略低血氧饱和度，在法洛四联症患儿是可以耐受的。是否在右室流出道扩大加用单瓣，此问题说法不一，但一致认为如有单瓣，可以对右心室心肌功能起到保护作用，关键是所用的单瓣材料能够发挥作用的寿命问题。一般用自体心包制作，有效时间为1~2年，在小儿用牛主动脉瓣复合人工材料补片寿命可长些。不过，在存在肺血管阻力偏高及成人法洛四联症中，取用带瓣右室流出道补片对保护术后右心室功能会起到较好的作用。

G. 一期根治和二期根治问题：对法洛四联症患儿采用一期或分二期矫治不可作机械划分，要视患儿肺血管发育的总体情况及手术者的经验而定。有人认为，一期根治与二期根治的死亡率相比，可能还是分期者高，但未必如此，因为二期根治者本身病情较重、二次手术难度较大、手术转流时间较长均是死亡率高的因素。我们认为，应以肺血管阻力、右心室肥厚情况、右室流出道狭窄程度（如接近闭锁）、左心室发育情况而综合判断，能一期根治者应予一期根治，分期手术依具体情况只选用改良Blalock-Taussig分流或主动脉-肺动脉中央分流，右室流出道可作适当扩大，但不宜过宽。

H. 远期肺动脉瓣置换问题：大多数法洛四联症手术后的病人远期随诊虽然存在肺动脉反流，但右室功能仍维持较好，少数病例存在因肺动脉反流引起右心功能下降，甚至衰竭，需要置换瓣膜维持心功能。Ilbawi等报道，手术后2~20年49例法洛四联症根治术后需要置换肺动脉瓣，过去置换多植入人工生物瓣膜，小儿生物瓣易纤维化、钙化，故选用双叶机械瓣。近年来，介入导管置换肺动脉瓣取得成功，为法洛四联症病人术后置换肺动脉瓣带来方便。

(5) 术后并发症

1) 残余右室流出道梗阻：残余右室流出道梗阻的常见部位为肺动脉瓣环。如置入右室流出道跨瓣环补片或带瓣管道，则残余梗阻常发生于补片远端或近心端吻合口。残余梗阻标准为右室-肺动脉压差大于50mmHg，右室收缩压大于80mmHg。发生率约为5%。此类患儿易产生心律失常，导致猝死，使术后早期及远期死亡率增加，应再次手术矫治。此外，室壁瘤也易发生于残余梗阻近侧的心包补片上。为预防残余右室流出道梗阻的产生，应掌握右室流出道补片扩大的适应证和标准，补片近、远端应宽阔，并需仔细缝合，以免产生狭窄。

2) 残余室间隔缺损：是缺损修补不完全或未发现多发性肌部缺损所致，发生率为15%~20%。存在残余缺损时，可见肺动脉与右房血氧饱和度出现阶差、肺动脉压升高等表现。明显残余分流者肺、体循环流量之比 >1.5∶1，预后不良，需再次手术修补。在心内矫治术未缝合右室切口前，应仔细检查缺损修补是否完善牢固，寻找可疑多发性缺损，以降低残余缺损的发生率。

3) 完全性房室传导阻滞：为TOF矫治术后严重并发症之一，也可以是暂时性完全性房室传导阻滞，但需相当时日才能恢复。随着心脏外科医师对传导系统解剖的深入了解，永久性完全性房室传导阻滞的发生率大大下降（约1.5%）。如疑为手术创伤所致，应立即在直视下拆除可疑缝线，重新置入缝线修补缺损，并在术中安置心外膜临时起搏导线进行心脏起搏。

4) 肺动脉瓣关闭不全：多发生在肺动脉瓣切开术及右室流出道跨瓣环补片扩大术后，目前基本认为肺动脉关闭不全对术后早期及远期疗效并无多大影响。但如同时伴有肺动脉高阻亢，则可导致更严重的肺动脉血反流，增加右室容量负荷，引起右心衰竭。

5) 三尖瓣关闭不全：TOF术后三尖瓣关闭不全可能因手术损伤三尖瓣或右室增大所致。手术损伤包括解除右室流出道梗阻时损伤三尖瓣乳头肌或腱索，以及修补室间隔缺损时过度牵拉瓣口或缝线置入不当。术中应避免损伤三尖瓣，修补缺损后常规检查三尖瓣关闭情况，如发现有关闭不全，应及时整形修复。

6) 主动脉瓣关闭不全：原因为术前主动脉瓣脱垂导致反流或手术损伤主动脉瓣。应作主动脉瓣整形术，严重者需作主动脉瓣置换术。

7) 肺动脉高压：TOF矫治术后，肺动脉收缩压 >50mmHg或当左室压至少为75mmHg时，肺动脉与左室峰压之比 >0.5，即为TOF矫治术后肺动脉高压。发生原因较多，如肺动脉分支局限性或广泛性梗阻、体-肺动脉分流术后产生肺小动脉病变、残余室间隔缺损所致肺血流增多以及多发性弥漫性肺小动脉血栓形成。Kinsley 在 1 400 例 TOF 矫治术中,发现 61 例(4.4%)有术后肺动脉高压,其中 39 例为肺动脉分支梗阻,预后较好;肺小动脉病变及残余室间隔缺损引起肺动脉高压者预后较差。

【治疗效果】

1. TOF 矫治术的效果颇为满意,目前其手术死亡率约 5%,晚期死亡率为 2%~6%。晚期疗效满意和良好者达 90% 以上。上海交通大学医学院附属新华医院自 1986 年 5 月至 1995 年 5 月对 721 例 TOF 施行 731 次手术,其中一期矫治术 626 次,手术死亡率为 3.4%(21 例 /626 例)。姑息性手术 52 次,包括闭式肺动脉瓣切开与漏斗部肌肉切除术 15 次,改良锁骨下动脉与肺动脉吻合术 15 次,右室流出道补片扩大术 19 次,右室流出道 - 肺动脉管道连接术 2 次,升主动脉 - 肺动脉干中央型分流术 1 次,死亡 4 例,手术死亡率为 7.7%。二期矫治术 51 次,手术死亡率为 13.7%(7 例 /51 例)。

关于早期一期根治术的远期效果,波士顿儿童医院 2001 年报道 57 例患儿年龄 <24 个月,49 例存活患儿中 45 例得到随访,随访时间中位数为 23.5 年。虽然患儿的手术时间早在 20 世纪 70 年代属于早期手术病例,8 例早期死亡,1 例术后 24 年晚期死亡,41 例完全没有症状,跨瓣补片对远期生存无明显关系。10 例患儿接受再次干预 8 例,右室流出道再梗阻,其中 6 例没用跨瓣环补片扩大,1 例术后 20 年因右室流出道狭窄做了同种异体肺动脉管道置换术,1 例因诱发性心动过速用除颤器治疗。其他报道有 Chen 和 Moller 对 144 例的 10 年术后随访,以及 Lillenhei 等 106 例术后随诊资料,均与波士顿儿童医院的随诊情况近似。

2. 关于远期生存率　有报道法洛四联症根治术后 10 年生存率为 92.97%,20 年生存率为 80.94%。经观察,与远期生存率有关的因素有手术年龄、一期姑息手术、一年后 RVP/LVP 比值及心律失常、残留病变等。上海胸科医院报道随访 150 例,随访 4~19 年,死亡 3 例,死亡率为 2%,死亡原因有右室流出道狭窄解除不满意、慢性心力衰竭。其中,术后 8 年死亡 1 例;术后曾有一过性房室传导阻滞,术后 23 个月猝死 1 例;1 例是外伤性死亡。森川雅之报道 1955—2000 年 490 例远期死亡 4 例,死亡率为 1.2%。福建省心血管病研究所报道随诊 254 例,晚期死亡率为 2%。上海交通大学医学院附属新华医院 1978—1987 年根治术 331 例,随诊 47 例,所有患儿均能参加日常活动,与同龄儿相仿,3 例在剧烈活动后有气急、胸闷感,1 例猝死。Rosenthal 报道 162 例,随访 15~26 年,存活率为 94.4%。Katz 报道 414 例,随访 2 周 ~11 年,死亡率为 2.2%。汇总分析各家报道,法洛四联症根治术死亡率为 2%~5%。

(1)远期死亡与手术年龄关系:Katz、Kirklin 认为高龄手术是危险因素,Murphy 报道 >12 岁高龄手术远期生存率低;Jonsson 报道 3~5 岁手术远期死亡率低;Jonas 观察法洛四联症右室流出道心肌细胞变性与年龄有关;<5 岁患儿无变性发生;Matsuda 测定右室顺应性,发现法洛四联症患儿 <5 岁组高于≥ 5 岁组;原沈阳军区总医院林那报道右心室与左心室舒张末期内径比(RVD/LVD)在≤ 5 岁组正常者占 81.8%,>5 岁组仅占 26.2%,手术年龄与 RVD/LVD 显著相关。测定心功能恢复时间,6 个月内恢复者≤ 5 岁组占 88.6%,>5 岁组仅占 50%,提示有显著差异。从以上资料看,手术年龄与手术疗效及远期存活率有密切关系。婴儿期手术成绩好,远期效果也佳。

(2)远期死亡与 RVP/LVP(右心室压 / 左心室压)比值关系:对术后 RVP/LVP 比值高影响术后远期生存率的报道较多。Jonssen 认为 RVP/LVP(右心室压 / 左心室压)比值也是早期死亡的因素。Suzuki 观察其远期死亡病例的 RVP/LVP 值均 >0.5~1.0,RVP/LVP 值高主要是与右室流出道及肺动脉有残余梗阻、残余分流、肺动脉高压有关。

(3)一期姑息手术与远期生存率关系:有作者分析认为,一期姑息手术采用 Pott's 分流术加右室流出道再建对远期生存率影响较大,用单纯 Blalock-Taussig 分流术对远期生存率影响较小,用 Pott's 或 Waterston 分流术往往会因分流量过大引起肺动脉高压,有发展成肺血管病变及增加右室容量负荷的危险,目前已被弃用。Alderson 在研究分流术后肺血管灌注分布的结果表明,Blalock-Taussig 分流术后肺血管灌注相对比其他分流术分布正常,同时术后引起肺动脉高压及左心衰竭也较其他分流术少见。

单纯右室流出道肺动脉梗阻解除术是 Kirklin 在 1977 年提出,方法是在体外循环下做右室流出道及肺动脉补片扩大术,解除法洛四联症的右室流出道梗阻,称为心内型姑息手术。上海交通大学医学院附属新华医院 1984—1994 年间对 18 例重型法洛四联症施行此姑息手术,手术死亡 1 例,其中 11 例施行二期根治手术,死亡 1 例,手术效果满意。

(4)远期死亡与术后心律失常关系:据报道,室性心律不齐在高龄手术病人中较多见,随访时间越长，其发生数也有所上升。近年来，随着法洛四联症手术年龄提前，远期心律失常发生率有所下降。术后 RVP/LVP 值高是发生心律失常的因素之一；右室切口大也是诱发原因。最近 15 年来采用右室小切口，心律失常的发生率也有所下降，经观察，凡术后存在残余病变、继发病变、右室负荷加重也都会引发心律失常。有报道认为，室性心律失常是诱发猝死的主要原因，应引起重视，如对室性心律失常患儿给予药物治疗，可有效减少猝死发生。上海交通大学医学院附属新华医院随访 48 例术后患儿 7~16 年，其中有 35 例存在完全性 RBBB 占 68.8%，有 8 例不完全性占 17.8%，有 2 例为不完全性 RBBB 加左前降支阻滞。2 例为Ⅰ度房室传导阻滞，1 例为Ⅲ度房室传导阻滞（AVB），房性期前收缩 1 例，结性心律 1 例。有 1 例术后 10 年猝死。

上海胸科医院报道 1 例 10 岁女性，术后有过一过性房室传导阻滞，出院时情况良好，术后 27 个月夜间猝死。Steeg 认为有一过性 AVB 者，术后猝死可达 12.5%；Arciniegas 报道法洛四联症术后运动后引起室性期前收缩达 25%，室性心律失常发生与残余病损存在有关，常见于 5 岁后根治的病例。有学者认为，法洛四联症患儿右心室心肌的病理变化过程在 3 岁以上，包括弥散性心肌纤维化及局灶性坏死。如推迟手术年龄，也意味着术后出现室性心律失常的危险增加。Katz 等认为，如 30 岁手术，心律失常的发生率约为 15 岁时的 17 倍，5 岁时手术为 2 岁时的 1.4 倍。Deanfield 发现手术年龄愈大、随访时间愈长，其≥ 2 级的检出率愈高，如≥ 16 岁手术，随访时间≥ 16 年，其≥ 2 级的检出率可高达 80%。Castaneda 报道 1 岁法洛四联症矫治术后随访，结果 Lown 1 级占 25%，无 1 例≥ 2 级者。Chandar 等认为，高危室性心律失常的发生与术后血流动力学有关（右室收缩压 >60mmHg）。

据报道，法洛四联症根治术的远期猝死发生率为 1%~6%。

3. 关于再手术　法洛四联症根治术后再手术的有关原因有肺动脉残留狭窄、残余分流、肺动脉瓣关闭不全、右室流出道残余梗阻等，再手术的危险因素有合并末梢肺动脉狭窄、术后肺动脉高压以及术后 RVP/LVP 高比值。Katz、Kirklin 均有以上高危因素的报道；Murphy 报道中再手术的原因以残余分流最多；Suzuki 报道中以残留肺动脉狭窄居多；小林报道提出合并单侧肺动脉缺如的病例，术后发生肺动脉高压的机会较多，而且根治术后预后不良；森川雅之报道再手术 17 例，其中肺动脉瓣反流 4 例（换瓣），室间隔缺损残余分流 4 例（修补），肺动脉分支开口狭窄 3 例（成形），右室流出道梗阻 3 例（再扩大），三尖瓣反流 3 例（2 例成形，1 例换瓣）。上海交通大学医学院附属新华医院术后右室流出道梗阻△P>30mmHg 者占 14.3%，Arciniegas 病例中右室流出道梗阻△P>30mmHg 者占 17%。有人认为解除右室流出道及肺动脉狭窄、使用跨瓣环补片也是远期死亡的原因，但 Nollert、Jonssen 认为这对远期死亡关系不大，而 Murphy、Katz、Kirklin 均认为有相关性。Suzuki 提出主要是跨瓣环补片会导致肺动脉瓣关闭不全，肺动脉反流使右室容量加重；Kirklin 指出如远端肺动脉残留狭窄或肺动脉高压，采用带瓣管道为好，可以减小右室容量负荷加重，有右室功能受害者远期预后不良。因此，对伴有肺动脉高压者，采用带瓣管道为好，可以减小右室容量负荷、保护右心功能。

森川雅之报道 1995—2000 年末施行法洛四联症根治术 490 例，其中 10 年内再手术率为 20%。

关于再手术指征，一般认为：①存在残余分流，肺体血流比 >1.5 者；②肺动脉右室流出道残留狭窄，△P ≥ 40mmHg 伴右室功能不全者；③肺动脉关闭不全伴有右室功能不全者；④三尖瓣关闭不全伴有右室功能不全者，均有再手术的指征。

【结语】

1. 法洛四联症根治术后，85% 左右病例远期随诊效果良好。

2. 2 岁以内手术远期疗效较好。

3. 术后存在残余分流（Qp/Qs>1.5），残余右室流出道包括肺动脉梗阻（△P>30mmHg），应及时再手术予以解决。

（丁文祥）

参考文献

[1] KERVANCIOGLU M, TOKEL K, VARAN B, et al. Frequency, origins and courses of anomalous coronary arteries in 607 Turkish children with tetralogy of Fallot [J]. Cardiol J, 2011, 18 (5): 546-551.

［2］RAJAGOPAL S K, THIAGARAJAN R R. Perioperative care of children with tetralogy of Fallot [J]. Curr Treat Options Cardiovasc Med, 2011, 13 (5): 464-474.

［3］PENG E W, MCCAIG D, POLLOCK J C, et al. Myocardial expression of heat shock protein 70i protects early postoperative right ventricular function in cyanotic tetralogy of Fallot [J]. J Thorac Cardiovasc Surg, 2011, 141 (5): 1184-1191.

［4］JONAS R A. 先天性心脏病外科综合治疗学 [M]. 刘锦纷，译 . 北京 : 北京大学医学出版社，2009.

第十三节　大动脉错位

大动脉错位（transposition of the great arteries，TGA）是一种严重的心血管畸形，主动脉与肺动脉的位置与正常相反，主动脉发自右心室，而肺动脉发自左心室。大动脉错位可分为完全型和纠正型两大类（图 66-41）。若主动脉与解剖左心室相连，肺动脉仍与解剖右心室相连，仅有大动脉之间的位置异常者，称为大动脉异位，不属本节范围。

一、完全型大动脉错位

完全型大动脉错位在我国并不罕见，占先天性心脏病的 7%~9%，为先天性心脏病发绀型的第 2 位，占新生儿期先天性心脏病的发绀型首位（20%）和死亡率的首位。首都医科大学附属北京儿童医院先天性心脏病 451 例尸检中，本病占 7.2%；上海第二医科大学先天性心脏病 89 例尸检中，占 8.8%。

【病理解剖与病理生理】

由于大动脉的位置互换，主动脉起始于右心室，而肺动脉从左心室发出，形成生理上体循环静脉血和肺循环氧合血的完全隔离自我循环，若无其他交通畸形，患儿就无法生存。故大动脉错位常伴有房间隔缺损、动脉导管未闭或室间隔缺损等，患儿借这些交通口使两个循环的血液得以混合，改善体循环的部分供氧，生命才得到维持。

完全型大动脉错位有两种类型：一种是心房正常位，心室袢右位，主动脉位于肺动脉右前方，称为 D-TGA，SDD 型（图 66-38）；另一种是心房反位，心室袢左位，主动脉位于肺动脉的左前方，称为 L-TGA，ILL 型。临床上，以前者多见。

近年来，对大动脉错位的病理解剖除了了解大动脉的位置外，还特别注意到冠状动脉的解剖变异，因为伴有冠状动脉变异的病例手术死亡率及手术难度明显高于正常冠状动脉解剖的病例。冠状动脉变异包括冠状动脉开口异常和在心室壁内走行的冠状动脉等。对大动脉转换手术而言，从冠状动脉开口较高又开口位于冠状窦交界的中央则最为理想，但也会遇到很多变异情况，如开口位置在冠状窦的低位靠近窦瓣交界处，左、右冠状动脉开口靠近和两个冠状动脉共一个开口等，有时开口偏在冠状窦的一侧，冠状动脉开口进入室壁呈圆形直角，也可是斜形锐角。总之，变化较多，因人而异。

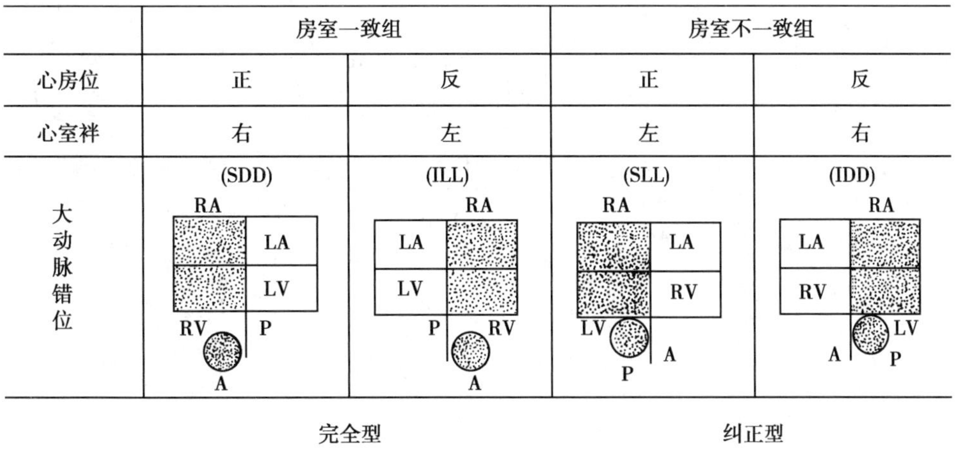

	房室一致组		房室不一致组	
心房位	正	反	正	反
心室袢	右	左	左	右
大动脉错位	(SDD) RA LA LV RV P A	(ILL) RA LA LV P RV A	(SLL) RA LA RV LV A P	(IDD) RA LA RV LV A P
	完全型		纠正型	

图 66-41　大动脉错位的分类

SDD：主动脉位于右前方；ILL：主动脉位于左前方；SLL：主动脉位于左前方；IDD：主动脉位于右前方；RA：右心房；LA：左心房；RV：右心室；LV：左心室；A：主动脉；P：肺动脉

Leiden 和 Yacoub 等曾将冠状动脉变异归纳分类，制定了各自的分类法，波士顿儿童医院总结了 470 例大动脉转换术的病例，将冠状动脉的变异情况归纳研究。按冠状动脉的实际情况：①起源于单一冠状窦；②壁内型冠状动脉的解剖变异；③整个左冠状动脉系统在肺动脉后方走行；④只有回旋支在肺动脉后方走行；⑤左冠状动脉血供来源于后方瓣窦。上述资料对冠状动脉分支走行进行分组，为术前制定手术方案提供参考（图 66-42～图 66-45）。

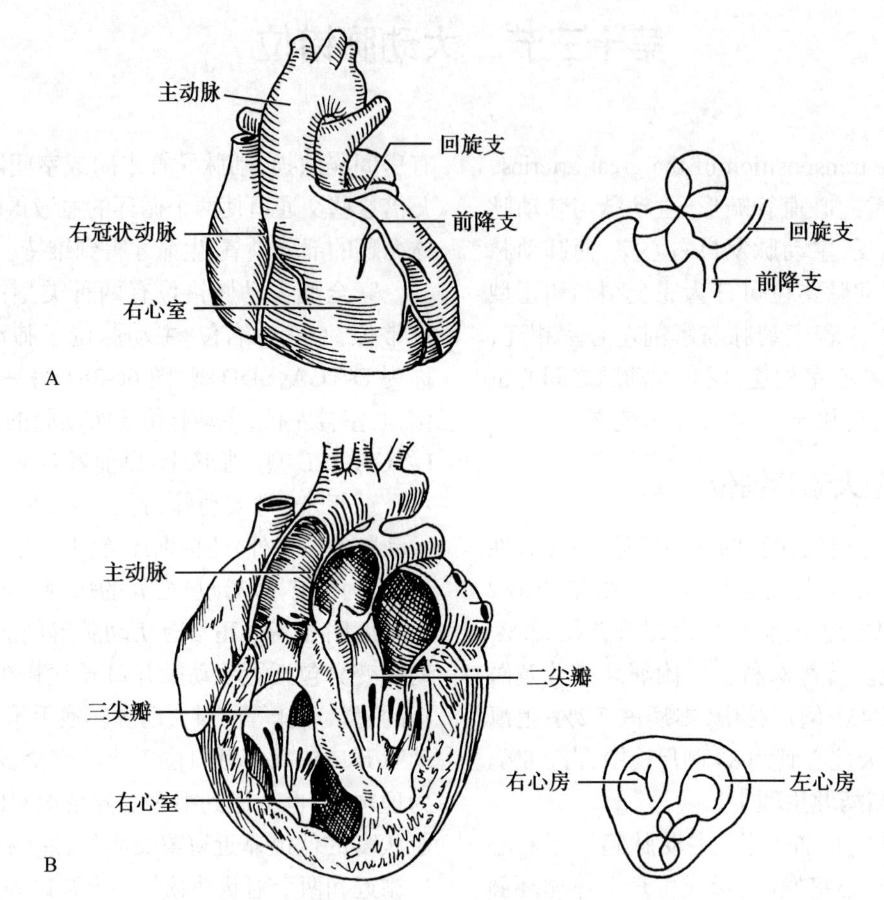

图 66-42 完全型大动脉错位

A. 心脏外观和冠状动脉走行；B. 心脏内观

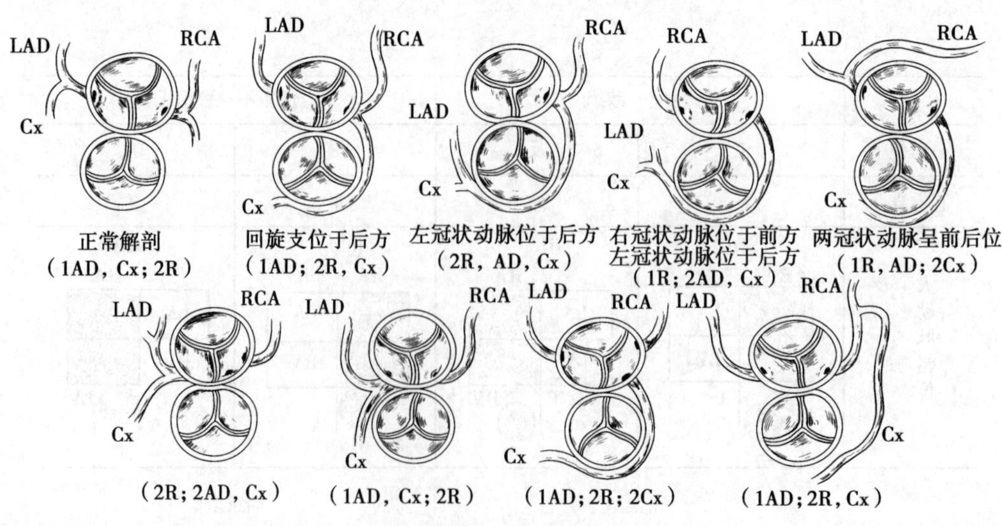

图 66-43 D 型大动脉错位时冠状动脉解剖的 Leiden 分类

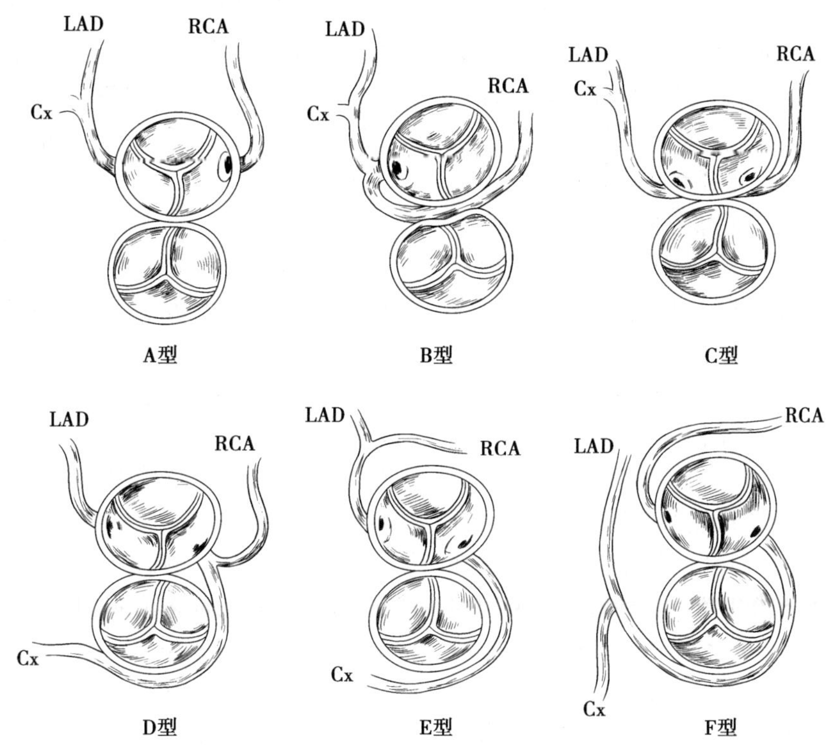

图 66-44 D 型大动脉错位时冠状动脉解剖的 Yacoub 和 Radley-Smith 分类

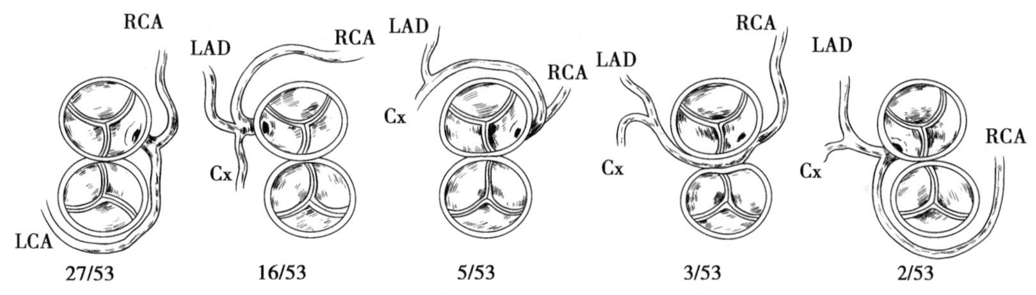

图 66-45 波士顿儿童医院 1983—2000 年间 D 型 TGA 的单一冠状动脉的解剖变异

病人出生后，如无室间隔缺损或仅存在小的房间隔缺损，当动脉导管关闭后，体循环和肺循环几乎形成两个独立平行的各自循环。患儿因体循环得不到氧合血的供应，生命难以维持。若有室间隔缺损、房间隔缺损或动脉导管未闭并存，则两个循环得以沟通；交通口愈大，患儿生存的机会也愈多。

由于大动脉对换，体循环来自右侧心室的静脉血，故动脉血缺氧特别严重。即使有较大的交通口存在，两个循环的单位时间内血流量也要相差 4 倍。为此，通过缺损的分流量必须要有反向分流来维持两个循环之间的血流量平衡，因而患儿出生后心脏很快扩大。如果伴有大型室间隔缺损，则两个循环间可以得到较大的分流，使体循环中氧合血量得以提高，缺氧情况得以减轻，但会引起肺动脉高压，影响手术疗效并增加死亡率。

胎儿期由于肺未膨胀和动脉导管的存在，其循环状态与出生后大不相同，致使左、右室压力相等，所以出生时两心室的心肌厚度也相同；如不存在室间隔缺损，由于肺阻力在出生后很快下降，因而左心室压力也随之不能达到体循环的需求，同时肺血流增加常会出现左心扩张，此时将失去作大动脉转换术的条件，除非预先作肺动脉环缩术增加左室输出阻力，使左室得到锻炼后再行大动脉转换术。

【临床表现与诊断】

患儿增长缓慢，出生后不久即出现发绀，喂养困难，可有缺氧发作。出生后 3~4 周开始出现呼吸困难和心力衰竭；伴有大型室间隔缺损或房间隔缺损者，发绀可减轻。出生 5~6 个月以后，可逐渐出现杵状指(趾)。心浊音界扩大，听诊有来自伴发的其他心血管畸形的杂音，如伴有室间隔缺损者，可于胸骨左缘第3肋间听到吹风样全收缩期反流杂音。由于主动脉瓣转向前方，第二心音亢进，心尖区可闻及隆隆样舒张期杂音，并常有奔马律；合并肺动脉口狭窄者，可于心底部听到吹风样收缩期喷射性杂音。心力衰竭时，有肝大、面部和四肢水肿。

心电图检查：伴有房间隔缺损者，呈现右心室肥大；合并室间隔缺损或动脉导管未闭者，呈现双心室肥大。X线检查，心影于出生后1~2天内常表现正常，以后迅速进行性扩大，包括左、右心室和心房，但以右心室明显。心影呈蛋形，心底部狭窄，肺动脉圆锥部弧度消失。肺门血管影扩大、增粗(伴肺动脉狭窄者除外)。

右心导管检查：心导管经右心房、右心室面直达主动脉，为其特征。右心房、右心室压力比正常高，可与正常左心室压力相仿。心导管可经未闭的卵圆孔插入左心房，经左心室面达肺动脉。左心房和左心室压力低，似正常右心室压力。伴有较大的室间隔缺损时，两心室的压力相接近。主动脉血含氧量比正常明显降低。有室间隔缺损者，动脉血氧饱和度约为50%，无室间隔缺损者仅25%。

右心室造影检查：造影剂经漏斗部直接进入主动脉。伴有大型室间隔缺损时，右心室与主动脉、左心室与肺动脉可同时显影。

主动脉根部注入造影剂摄片检查十分必要，可借以观察冠状动脉走行是否存在异常，这对确定是否适合行大动脉转换解剖根治术甚为关键。

多普勒二维超声检查：超声心动图检查对大动脉错位具有较好的诊断价值，一般为避免心导管对新生患儿创伤所造成的损害，目前超声心动图可以满足术前诊断的要求，超声心动图检查应提供以下情况：①两大动脉根部相对位置，主动脉位于肺动脉正前方或右前方45°，以及两大动脉瓣和干的相对大小；②明确左、右冠状动脉的开口和主干位置；③明确静脉回流情况，如是否有左上腔，是否与左无名静脉交通，左、右上腔静脉的相对大小；④房室连接关系；⑤明确室间隔缺损位置及大小；⑥明确主动脉弓、峡部和导管区的大小。

CT和MRI检查：对诊断大动脉错位有一定价值，通过检查可以明确房室连接、大动脉心室连接，可通过显示心耳判断心房位置，MRI可显示肌小梁情况判断心室位置。CT检查尚可显示冠状动脉情况。总之，此两种影像检查方法各有其优点，可按诊断需求选用，作为超声心动图检查的补充。

诊断时，须与两种疾病相鉴别：①法洛四联症，发绀一般较轻，常伴有蹲踞史。心脏影小，肺野清晰。右心导管检查和右心造影检查能明显区别。②完全性肺静脉异位回流，发绀较轻，胸部X线片心影呈8字形。右心导管检查可见导管经右心室直接进入肺动脉，压力仅轻度增高。上腔静脉血氧饱和度高。

【治疗】

治疗原则：目前对典型D-TGA，只有通过手术可得到矫治，手术方法以大动脉转换术为首选，除遇特殊情况，目前已很少选用心房内血流转换术(Senning或Mustard术)。在我国，由于患儿转诊的交通不便，对本病的诊断认识尚不平衡，仍有比较边远地区的患儿就诊较迟，失去作一期大动脉转换术的机会。

不伴有VSD的患儿左心室随着肺动脉阻力下降，出生后几周内心壁将变薄，最好在出生后2周内做大动脉转换术。但若患儿伴有较大的VSD及动脉导管，左心室压尚能维持在体循环压的2/3以上时，一般左心室输出能力尚能适应一期大动脉转换术的需求，所以仍可考虑选一期大动脉转换术。

近来DeLeval和Mee报道，对左心功能减弱的病例采用一期大动脉转换术，但术后辅以心室机械辅助装置术后支持数日，将手术期推迟到出生后8周取到效果。

手术有姑息手术和根治手术两类。

1. 姑息手术　有3种。

(1) 球囊房间隔扩大术(Rashkind手术)：方法是由股静脉插入特制的双腔球囊导管，经右心房穿过卵圆孔至左心房。向球囊注入稀释的造影剂1.5~3.0ml，充满球囊。证实球囊已位于左心房，即用力拉回球囊至下腔静脉。当球囊经过卵圆孔时，撕裂扩大房间隔，造成缺损。一般重复2~3次，能使房间隔孔扩大到一定程度。

(2) 房间隔切开术(Blalock-Hanlon手术)：方法是右胸切口，用粗丝线环绕右肺动脉和右肺静脉，以控制肺血流，再用无损伤血管钳夹住房间沟处左、右心房壁，包括部分房间隔在内，切开右心房和左心房肺静脉入口处，剪除部分房间隔组织1.5~2.0cm。随后缝合两心房切口，造成人工房间隔缺损，现已少用。

(3) 肺动脉环缩术：用涤纶或聚四氟乙烯带环绕肺动脉根部，使之缩小，控制肺血流量，同时促进左心室发育，当肺动脉压力降到适当程度，缝合固定环缩带。一般过渡到2周左右拆除环缩带，施行大动脉转换根治术。

2. 根治手术　有四种。目前，多在深低温停体外循环或结合低流量体外循环下进行。

(1) 心房内板障血流改道术(Mustard 手术)：方法是取自体心包膜，在右心房内上、下腔静脉间建立屏障通道，将体循环静脉血通过房间隔缺损引向二尖瓣至左心室，再注入肺动脉。而左、右肺静脉开口保留在右心房内，将肺静脉氧合血引向三尖瓣至右心室，再灌入主动脉。这样，手术后解剖上左、右心室仍互换各自的功能，但生理上完全纠正循环功能。

此手术由于在右心房内操作较多，容易发生手术后心律失常，应予注意。自从 Mustard 提倡此法后，发现术后晚期常发生腔静脉回流受阻。近年来，虽已在心包补片的剪裁形状和缝合方法方面做了不少改进，回流受阻已显著减少，但仍未完全解决。现已基本弃用。

(2) 心房内血流改道术(Senning 手术)：手术不需采取心包片。沿上、下腔静脉方向纵行切开右心房壁，于右肺静脉进入左心房处，切开左心房壁(图 66-46)。牵开右心房切口，识别冠状窦口和三尖瓣孔。于卵圆窝前，作一"匚"形房间隔切口。后瓣要求愈大愈好，但应注意避免损伤房室传导系统。如房间隔组织不够大，可用自身心包片或用膨体聚四氟乙烯片加大，使左心房术后有足够的容量，不致阻碍肺静脉回流；必要时，可用心包片或膨体聚四氟乙烯片全部替代房间隔组织。牵开房间隔切口，可见二尖瓣孔和肺静脉入口。将切开的房间隔后瓣在左肺静脉开口前方缝于左心房壁，再将右心房切口的后缘缝于房间隔切口的前缘。最后，将右心房切口的前缘缝于左心房切口的后缘。这样，肺静脉的血液经右肺静脉处的左心房切口，引向右心房，经三尖瓣到右心室，再注入主动脉；而腔静脉的血液则经房间隔切口，引入左心房，经左心室灌入肺动脉。此手术方法目前仍被采用，尤其是用于双调术和已经发生室间隔左偏，左心室功能已见退化的患儿。

(3) 大动脉换植术(也称改良 Jatene 术或 Arterial Switch 术)

1) 适应证：①无左室流出道梗阻及肺动脉瓣狭窄；②左室发育良好(左室压 / 右室压 >0.6)；③无三尖瓣或二尖瓣反流；④无影响冠状动脉移植的冠状动脉畸形；⑤无梗阻性肺血管疾病，肺血管阻力 <4wood/m^2(1wood=80 达因·秒·厘米$^{-5}$)。

2) 手术方法：手术在深低温低流量和深低温停循环下进行，采用胸骨正中切口，切除双侧胸腺，取下心包用戊二醛固定备用。解剖游离升主动脉，左、右肺动脉彻底游离至肺门处。升主动脉顶端和右心耳分别插管体外循环转流降温，缝扎切断动脉导管或导管韧带。至肛温 20℃时停循环，拔除右心耳插管。伴有室间隔缺损病人，经右心房切口修补室间隔缺损，采用心包补片连续缝合方法，室间隔完整者直接缝合关闭房间隔缺损或卵圆孔未闭。右房再次插管开始体外循环深低温低流量灌注，流量为 25~50ml/(kg·min)。于升主动脉根部上 1cm 处横断，探查左、右冠状动脉开口，沿主动脉瓣窦分别剪下左、右冠状动脉，取下的冠状动脉时需

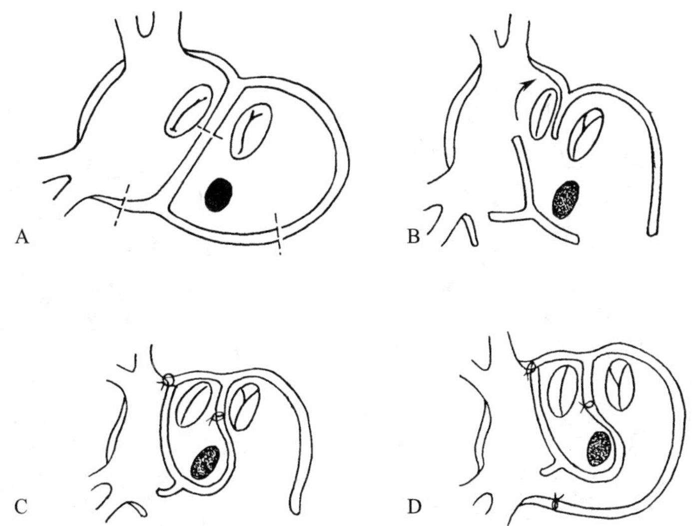

图 66-46　心房内血流改道术(Senning 手术)

A. 左、右心房和房间隔切口；B. 切开的房间隔后片缘缝合于左心房壁；C. 房间隔前片缘与右心房切口的后缘缝合；D. 右心房切口的前缘与左心房切口的右侧缘缝合

保留冠状动脉口周围1mm左右的主动脉壁。在左、右肺动脉分叉前横断肺动脉干，将左、右冠状动脉移植至肺动脉根部，在相应的位置剪去部分肺动脉壁，注意肺动脉瓣解剖位置，避免损伤。采用5-0聚丙烯缝线连续缝合，保证冠状动脉没有扭曲，无张力(图66-47A)。然后，将肺动脉与升主动脉换位，升主动脉从肺动脉下缘穿出，再与新的主动脉端端吻合(图66-47B)。排气开放主动脉，仔细检查左、右冠状动脉灌注情况，保证心肌颜色红润，无暗色缺血区。采用自体心包补片缝补原主动脉取下左、右冠状动脉的缺损，单片方法连续缝合。最后，与肺动脉干用连续缝合法吻合，形成新的肺动脉。

(4)心室内血流改道术(Rastelli手术)：适用于伴有高位大型室间隔缺损并同时存在肺动脉狭窄的病例。切开右心房，检查房间隔及三尖瓣形态，并详细检查室间隔缺损的位置与主动脉开口的解剖关系。作右心室切口(图66-48)，如室间隔缺损的口径小于主动脉口径者，应予以扩大。切断肺动脉总干，缝闭近心端。用补片将室间隔缺损口与主动脉开口缝合接通，形成心内隧道。再用一带瓣同种血管将右心室切口与肺动脉远心端吻合，重建右心室-肺动脉通道。这样，左心室氧合血通过心室内隧道引向主动脉，而右心室静脉血经同种血管，引入肺动脉。在小儿，最好采用同种带瓣的主动脉或肺动脉作右心室至肺动脉外通道，可减轻钙化及阻塞。如遇做Rastelli术有困难的病人，则可考虑做Fontan术矫治。

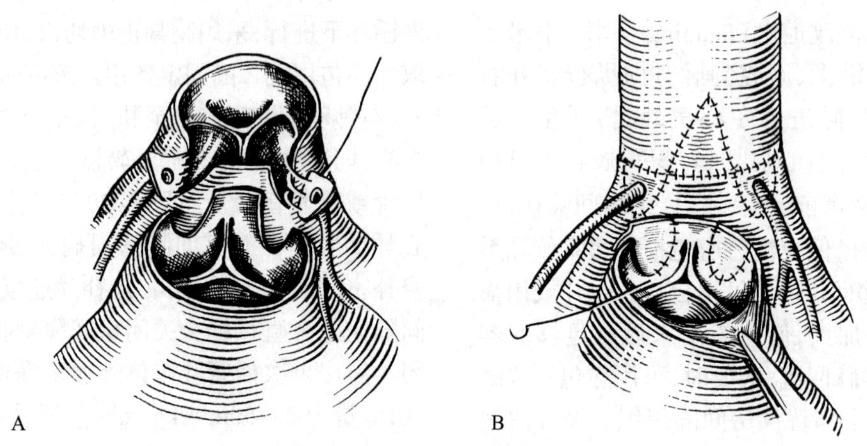

图66-47 大动脉植换术

A.冠状动脉开口缝合于肺动脉总干；B.肺动脉总干的近心端与主动脉远心端吻合

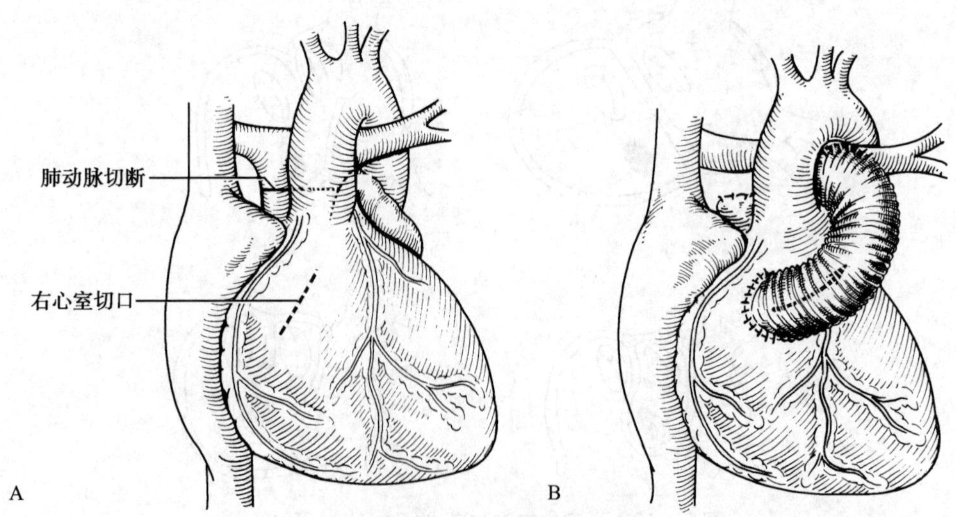

图66-48 心室内血流改道术

A.右心室切口和肺动脉总干切断处，其近心端缝合；B.带瓣人工血管远端与肺动脉远心端吻合，其近端与右心室切口缝合

【手术效果】

近十多年来,完全性大动脉错位采用大动脉换植术解剖根治,成功率不断提高,死亡率已从10%降到5%以下。死亡率降低除了与病例选择、手术指征掌握及手术技术改进有关外,还与体外循环方法及心肌保护改善有密切关系。晚期死亡率约2%,5年生存率为82%~91%,长期随诊观察心功能良好。上海新华医院1988年手术患儿目前已23岁,正常在校读书。总结各家报道,冠状动脉畸形与手术死亡率增加有明显关联。上海交通大学医学院附属新华医院、上海儿童医学中心1999年1月至2001年8月16例D-TGA新生儿施行大动脉换植术,死亡2例,均为冠状动脉畸形。Senning手术长期效果比大动脉换植术差,并发症较多。1999年Kirklin等报道一组Senning术,远期结果中,如无或仅有小室间隔缺损者15年生存率约为90%,窦性心律者约为50%;而在伴有大室间隔缺损者生存率仅为78%,窦性心律者约为7%,右心功能不全逐年增加。波士顿儿童医院Senning术早期死亡率为5%,晚期为4%,合并大室间隔缺损者比单纯者高。因此,近十年来已少被采用,但近年来由于开展大动脉双调术,此术式仍有采用必要。

二、矫正型大动脉错位

矫正型大动脉错位(corrected transposition of the great arteries,C-TGA)为先天性大动脉错位,左、右心室也反位,体静脉的回心血通过右房,经二尖瓣口入解剖左室(功能右室),再进入肺动脉。经过肺部氧合后的血回到左心房,经三尖瓣口入解剖右室(功能左室)进入主动脉体循环(图66-49)。因此,患儿虽存在心脏解剖畸形,但能维持正常生理循环,临床上并无症状表现,不需手术纠正。但此种畸形多伴发其他心内畸形如室间隔缺损、肺动脉狭窄和单心室等,有时还伴发三尖瓣关闭不全。遇到这些情况,仍需手术治疗。

【病理解剖】

此畸形也与完全性大动脉错位一样,分为内脏正位SLL型及内脏反位的IDD型,以前者多见。SLL型右房连解剖左室,与位于右侧的肺动脉连接;左房连解剖右室,与位于左侧的主动脉相连接。

矫正型大动脉错位的冠状动脉也呈反位,右侧冠状动脉发出前降支后,其回旋支经房间沟走向右侧。左侧的冠状动脉与常见的右冠状动脉相似。

房室结及传导束走向在本症有其特征,这与手术矫治十分相关。在SLL型,其功能房室结起自前上方,常位于二尖瓣环与右心耳口之间,再进入二尖瓣与肺动脉的连续纤维三角,传导束沿肺动脉瓣环上缘于心内膜下走向室间隔的左侧,分为前、后、右三支进入左侧,所以在膜部室间隔缺损(并发率约占75%)房室传导束是靠近室间隔缺损的前上和前下缘,与正常解剖关系的室间隔缺损的传导束走行不同。在正常解剖的室间隔缺损,其传导束是沿室间隔缺损的后下缘走行,后房室结是位于柯氏三角区。在IDD型,房室传导束是起自后房室结,按一般走向沿室间隔缺损后下缘行走。

矫正型大动脉错位的心脏传导系统比一般正常心脏细弱,在房室结与房室束连接处常出现自发的纤维变性,故此类患儿中可发生自发性完全性房室传导阻滞。

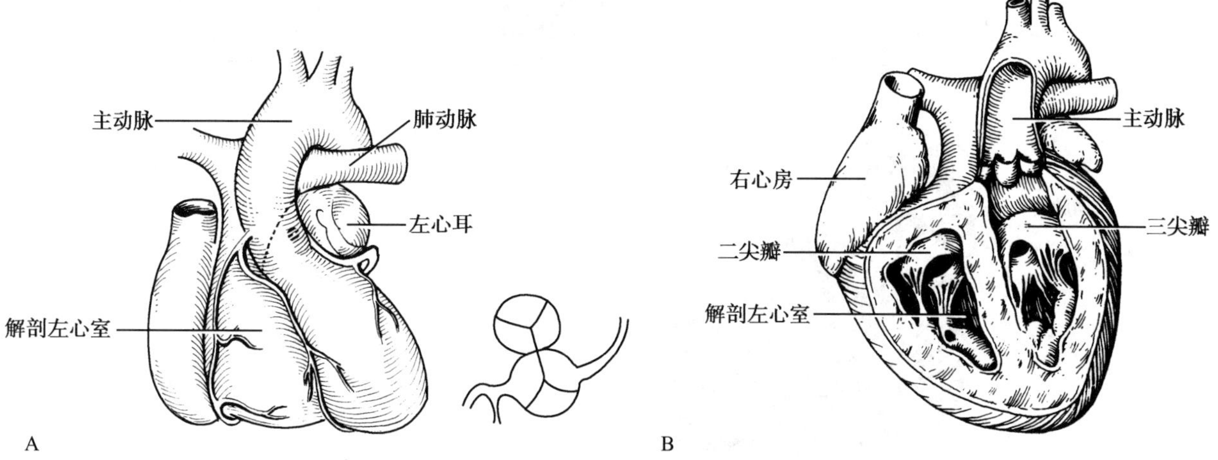

图66-49 矫正型大动脉错位

A.心脏外观和主动脉、肺动脉的关系;B.心脏内观

【临床表现与诊断】

患儿循环血流能得到自然的生理性纠正，故其临床表现取决于是否伴有其他心血管畸形。如有肺动脉狭窄者，可有发绀，类似法洛四联症；伴有大型室间隔缺损者，则有肺充血和肺动脉高压的表现。

心电图显示房室传导异常，右胸前导联有Q波，而左胸前导联则无。伴有大型室间隔缺损者，解剖右心室肥大图形(V_6高R波)。伴有肺动脉狭窄者，解剖左心室肥大图形(V_1或V_3高R波)。胸部X线片示心影左上部升主动脉阴影饱满，正常主动脉结影消失。伴有室间隔缺损者，心影扩大，左缘上部向左上方突出，左第二弓消失。右心导管检查很难插入肺动脉，且常易引起心律失常。右心造影检查示右侧解剖左心室与肺动脉同时显影，并有其他心脏畸形。超声心动图检查可探到错位的肺动脉、主动脉、二尖瓣和三尖瓣位置。MRI及CT可辅助诊断。

【治疗】

矫正型大动脉错位的手术适应证和手术时机，可视有否伴发其他心内畸形而定，无伴发其他心内畸形的患儿没有症状，所以发现也较迟。但有些患儿随着年龄增长，会出现解剖右室及三尖瓣的功能下降，不能达到体循环的要求，则需考虑手术。对于伴有室间隔缺损及肺动脉狭窄的患儿，可较早出现心力衰竭及发绀，一般通过内科药物治疗难以控制者，则应及时手术，适宜做双调术矫治者(double switch术)可在婴儿期施行；但如左室流出道有梗阻，需要用管道连接右室与肺动脉者(Rastelli术)可推迟到儿童期年龄较大些进行。如VSD较大伴有肺动脉高压有发展，肺血管病变趋向者，则不宜过晚手术。做Rastelli术时要注意避免管道跨过心前区而受到关胸压迫。

1. 过去主要是考虑并发畸形的治疗，最常见的是室间隔缺损，且由于其传导系统走行特殊，故手术有其特殊要求。修补室间隔缺损时认清解剖关系十分重要，这与手术成功与否密切相关，否则极易引起术后完全性房室传导阻滞。由于房室结起自前上方，其传导束沿右侧的解剖左室上面在肺动脉瓣环的前上缘，所以褥式缝线应放置在解剖右室面，以免损伤传导束(图66-50)。越过传导束以后的室间隔缺损下缘可以缝在右侧的解剖左室面。上海交通大学医学院附属新华医院1988年后按此方式缝补10例，无一例发生术后房室传导阻滞。如室间隔缺损为左袢心脏(L loop)，主动脉瓣环宽大，显露室间隔缺损清楚并伴有肺动脉狭窄者，可通过切开主动脉修补室间隔缺损。全部缝线均缝置在圆锥部及室间隔缺损缘的左侧，不致引起传导阻滞。

SLL型C-TGA伴有肺动脉狭窄或同时伴有室

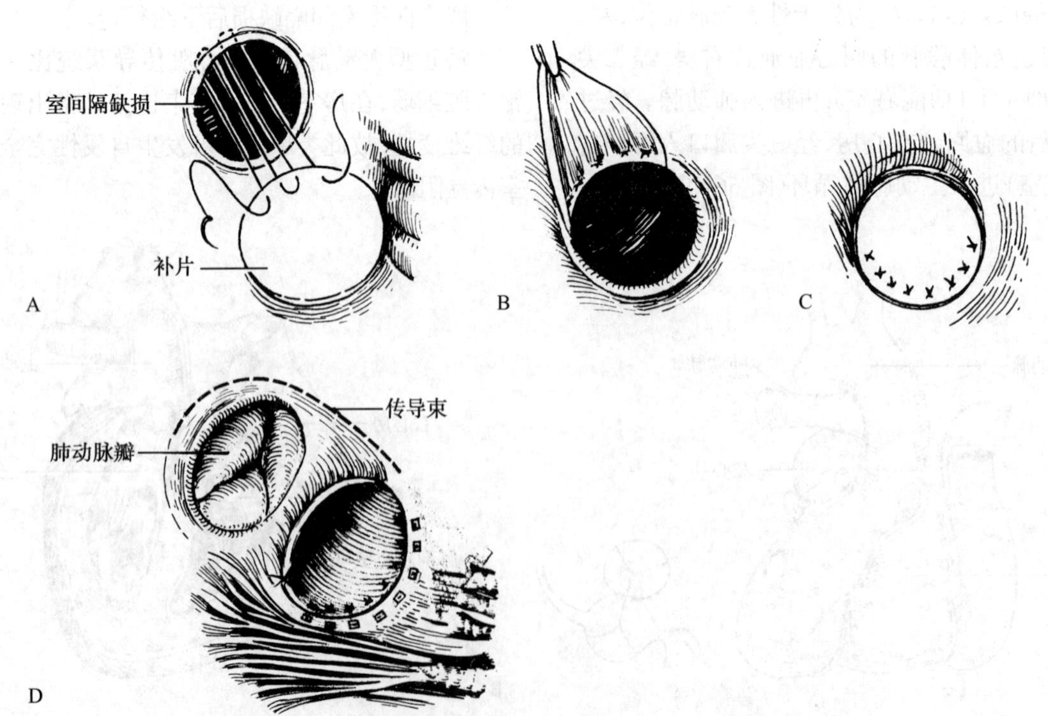

图66-50 矫正型大动脉错位，传导束走行及室间隔缺损的修补

A、B. 补片上缘缝针置于室间隔缺损上缘左侧；C、D. 补片下缘缝针置于室间隔缺损下缘右侧

间隔缺损者，手术时通常需用带瓣管道架接于解剖左室与肺动脉之间，形成功能右室的心外通道，如此可有效地解除功能右心室流出道梗阻，并避免损伤传导系统。在小儿，以选用超低温保存的同种带瓣主动脉或肺动脉为好。

修补室间隔缺损的心脏切开进路，一般在左旋心右房位于前右方切开右房，对膜部缺损可得到较好的显露，安置缝线也较方便。在正常位或轻度右旋心时，为获得较好的显露室间隔缺损，也可选用解剖左室切口修补室间隔缺损。如为右旋心，右房位于后方可采用解剖右室切口修补室间隔缺损，不仅可较好地显露室间隔缺损，且容易避开传导系统。

2. 大动脉双调术　近年来经长期观察，发现矫正型大动脉错位右心室与体循环相连，肩负着体循环功能，左心室与肺循环相连，肩负着肺循环功能。短期观察心功能尚良好，但远期随访发现右心室负担体循环的功能，由于负担过重，心肌功能难以耐受，逐渐发生右心功能不全。另外，也发现三尖瓣负担体循环功能，日久也会发生病变，失去正常功能。如仅修补室间隔缺损，术后亦会出现远期右心功能不全等问题。因此，对矫正型大动脉错位，近年来推荐采用大动脉双调术进行纠治（double switch 术），收到比较理想的远期效果。因为此手术恢复了左室执行体循环功能，右室执行肺循环功能，左、右心室恢复到各自正常的循环负担。

手术方法：正中胸骨切开切口，主动脉及腔静脉分别插管接体外循环机，中度低温 25~27℃（肛温），使用心肌保护停跳液，均按常规执行。如两大血管及瓣膜正常，先行右房切开予以 Senning 术矫正心房血流，使腔静脉血回到解剖右心室，肺静脉血回到解剖左心室。然后行大动脉换植术，将主动脉及冠状动脉接至解剖左室出口，肺动脉接至解剖右室出口，如此使左、右心室各行其正常生理功能。如肺动脉瓣有狭窄者，可行左室通过室缺与主动脉建立心内隧道，右室与肺动脉通过心外管道连接（Rastelli 术），施行心内隧道连接左室与主动脉。如室间隔缺损口径偏小，需要切开扩大，此时应注意勿损伤房室传导系统。

根据日本东京女子医科大学 Imai 报道，对 76 例矫正型大动脉错位的房室传导系统位置研究（表 66-2）。76 例双调术后发生房室传导阻滞 5 例。76 例手术效果，术后三尖瓣反流轻度 8 例，中度 1 例；二尖瓣反流轻度 10 例，中度 1 例；其余心功能均良好（表 66-3）。

表 66-2　房室传导系统位置

传导系统	SLL	SLD	IDD	合计
前	49	1	11	61
电生理证实前	—	—	2	2
电生理证实双前支配	3	—	3	6
电生理证实双后支配	1	—	2	3
后	—	—	2	2
电生理证实后	—	—	1	1
先天性 AVB	1	—	—	1
共计	54	1	21	76

表 66-3　手术效果

术式	例数	医院死亡
Jatene + 房内血流转换	14	1
Rastelli + 房内血流转换	40	3
PA-RV 直接吻合 + 房内血流转换	21	2
心室内隧道 + 房内血流转换	1	0
共计	76	6（7.9%）

上海交通大学医学院附属新华医院、上海儿童医学中心近年来施行大动脉双调术 5 例，其中 2 例为矫正型大动脉错位，术后效果良好。目前认为对矫正型大动脉错位伴有三尖瓣关闭不全者，采用大动脉双调术是最佳选择。

【术后并发症】

最常见也是最严重的是完全性房室传导阻滞，此外易发生心律失常。所以，手术结束时应放置临时起搏导线，以备术后需要。

【手术效果】

矫正型大动脉错位 SLL 型伴室间隔缺损的手术成功率近年来不断提高，死亡率在 5% 以内。伴有肺动脉瓣或瓣下狭窄者死亡率较高，约 10%。手术效果主要取决于术后心律失常及完全性房室传导阻滞、三尖瓣术后功能以及肺动脉狭窄的解除是否满意等。近年来采用大动脉双调术，收到近远期较好的效果，在有较好经验的医院，死亡率在 10% 以内。

（丁文祥）

参考文献

[1] TALWAR S, KOTHARI S S, AHMED T, et al. Unidirectional valved patch closure of ventricular septal defect with arterial switch operation in a patient with d-transposition of great arteries with severe pulmonary hypertension [J]. J Card Surg, 2011, 26 (2): 234-236.

[2] BISOI A K, SHARMA P, CHAUHAN S, et al. Primary arterial switch operation in children presenting late with d-transposition of great arteries and intact ventricular septum. When is it too late for a primary arterial switch operation? [J]. Eur J Cardiothorac Surg, 2010, 38 (6): 707-713.

[3] BAJPAI P, SHAH S, MISRI A, et al. Assessment of operability in d-transposition of great arteries with ventricular septal defect: A practical method [J]. Ann Pediatr Cardiol, 2011, 4 (1): 41-44.

[4] KARL T R. The role of the Fontan operation in the treatment of congenitally corrected transposition of the great arteries [J]. Ann Pediatr Cardiol, 2011, 4 (2): 103-110.

[5] COTTS T, MALVIYA S, GOLDBERG C. Quality of life and perceived health status in adults with congenitally corrected transposition of the great arteries [J]. J Thorac Cardiovasc Surg, 2012, 143 (4): 885-890.

[6] MURTUZA B, BARRON D J, STUMPER O, et al. Anatomic repair for congenitally corrected transposition of the great arteries: A single-institution 19-year experience [J]. J Thorac Cardiovasc Surg, 2011, 142 (6): 1348-1357. e1.

[7] BARRON D J, JONES T J, BRAWN W J. The Senning procedure as part of the double-switch operations for congenitally corrected transposition of the great arteries [J]. Semin Thorac Cardiovasc Surg Pediatr Card Surg Annu, 2011, 14 (1): 109-115.

[8] JONAS R A. 先天性心脏病外科综合治疗学 [M]. 刘锦纷，译. 北京：北京大学医学出版社，2009.

第十四节　永存动脉干

永存动脉干(truncus arteriosus)是婴幼儿期较少见的复杂型先天性心脏病，发生率各家报道不一，占 0.5%~3%。因其在左、右心室间存在大型缺损的基础上，从心底部发出带一组半月瓣的单一动脉干而定名。

【病理解剖与病理生理】

根据肺动脉起源不同，本病可分成三型(或四型)(图 66-51)。

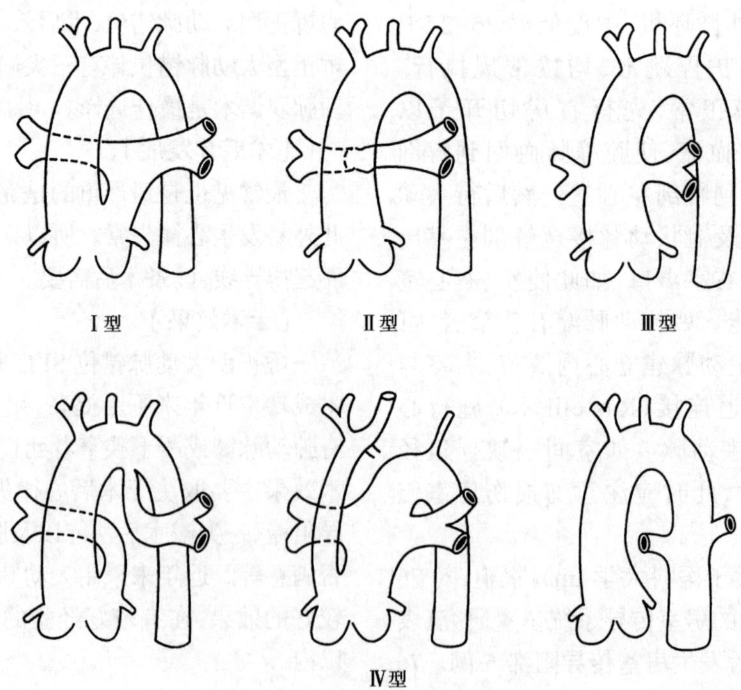

图 66-51　永存动脉干解剖分型图

Ⅰ型：肺动脉主干起始于总动脉干起始部的左侧偏后，然后分成左、右肺动脉分支，本型最多见，约占 80%。

Ⅱ型：左、右肺动脉均起始于总动脉干的后方。

Ⅲ型：左、右肺动脉各自起始于总动脉干的两侧。

Ⅳ型：左、右肺动脉大多来自降主动脉的侧支，目前都认为此型应归入肺动脉闭锁伴室间隔缺损。

总动脉干的瓣膜结构也有较大变异，约 25% 为四个瓣叶，20% 系二瓣叶，偶尔可见五瓣叶甚至六瓣叶结构。其中 1/3 病例的瓣膜功能异常，常伴有狭窄和 / 或关闭不全。1/4 病例伴冠状动脉畸形，为单支或双支出自同一瓣窦。

合并主动脉弓异常并不少见，25% 伴右位主动脉弓，10% 伴主动脉弓离断，此时粗大的动脉导管易误认为主动脉弓。

由于肺动脉起始部大都不伴有狭窄，因而肺血多少取决于肺循环阻力。新生儿期由于肺阻力较高，因而肺血流并无明显增多，从而患儿此时可无症状。此后，随着肺循环阻力的逐渐下降，肺循环血流增多，可出现呼吸急促甚至心力衰竭症状。如患儿能存活下来，则呈现肺循环高压、肺血管梗阻性病变、肺血逐渐减少，至患儿 1 岁左右由于肺血管阻力的增高，有否手术指征必须综合评估。如合并有总动脉干瓣膜功能异常，则往往在生后数天即因心室容量负荷过重而出现明显症状。

【临床表现与诊断】

总动脉干瓣膜正常的患儿生后早期可仅有轻微发绀，第 2 周后因肺循环阻力下降，肺血流增多而出现呼吸急促，甚至发生心力衰竭。此时由于肺循环血流量甚大，因而发绀反而不易察觉到。心底部可闻及短促的收缩期杂音及喀喇音。第二心音单一，也可因不同瓣叶关闭时间差而听到心音分裂。肺血流量大的患儿心尖区常闻及相对慢二尖瓣狭窄所致舒张中期短促的血流性杂音。少数肺动脉起始部狭窄的患儿心底部可闻及连续性杂音。总动脉干瓣膜有反流和 / 或狭窄的患儿往往生后 2、3 天即有明显症状，心前区收缩期和 / 或舒张期杂音也更显著。

胸部 X 线检查显示心影中度增大，左、右心室都增大，右上心缘增大，可见显著升主动脉影，肺动脉段平凹，出生后不久即可呈现肺血增多，主动脉弓可右位。

心电图所见电轴正常，偶可见极度左偏（−90°~−120°），右室或双心室肥厚。

超声心动图仅显示一组半月瓣和骑跨在室间隔缺损上方的宽大动脉干，应仔细探测瓣膜系三尖瓣、四尖瓣或二尖瓣其闭合是否良好，以助判断能否手术。Ⅰ型的肺动脉起始部通常可清楚显示在主动脉左后位，以此可与肺动脉瓣闭锁伴室间隔缺损相鉴别。后者肺动脉常难以显示或显示不清。胸骨上凹探测可显示正常的主动脉弓、降部，并可以判断是否存在右位主动脉弓或主动脉弓离断。多普勒血流测试用以了解房室瓣及半月瓣的功能状态。

心导管术用以评估肺血流和肺阻力，以确定手术指征。如患儿出生后即已经超声心动图作出初步诊断，经药物治疗心功能稳定，可暂缓至数个月后再作心导管检查后手术纠治。多数病例的左、右心室及总动脉干、肺动脉收缩压相等，肺血流量常达体循环血流量的 3~6 倍。肺血管阻力的计算有助于决定手术时机，心血管造影可判断其分型，以及了解是否伴总动脉干瓣膜的反流。

【治疗】

1. 术前准备　伴心功能不全和气促的患儿先应积极强心、利尿药物治疗。如心功能有改善，则比较理想的手术时机是出生后 2~3 个月。

2. 手术方法　采用 Rastelli 术式纠治本病。无共同瓣反流及其他合并畸形的手术死亡率在 5% 左右，该术式包括修补室间隔缺损（使主动脉出自左室），重建右室、肺动脉连接。后者需植入带瓣外管道，随着孩子的长大外管道需再手术更换。早年对肺动脉主干有一定长度者，则先作环缩术至患儿 1~2 岁再做根治术。目前，不论患儿年龄大小，均应Ⅰ期纠治，将肺动脉与右室直接连接或用同种异体带瓣主动脉（或肺动脉）重建右室与肺动脉的连接（图 66-52）。

3. 术后处理　术后肺动脉高压危象是主要的死亡原因。术中常规留置肺动脉压力监测管，如转流减流量过程中肺动脉压力与体动脉压力之比大于 0.75，即宜开始吸入一氧化氮（NO）治疗（开始剂量 40ppm），循环稳定后撤离体外循环，术后 24~48 小时继续 NO 治疗，并根据肺动脉压力缓慢减少剂量至 2~5ppm 后方可停止吸入，以防肺动脉压反跳、再次出现肺动脉高压危象。此外，此类患儿围术期大都需应用不同剂量肾上腺素 0.02~0.2μg/（kg·min）、多巴胺 3~15μg/（kg·min）、米力农 0.3~0.5μg/（kg·min）等正性肌力药物辅助治疗。

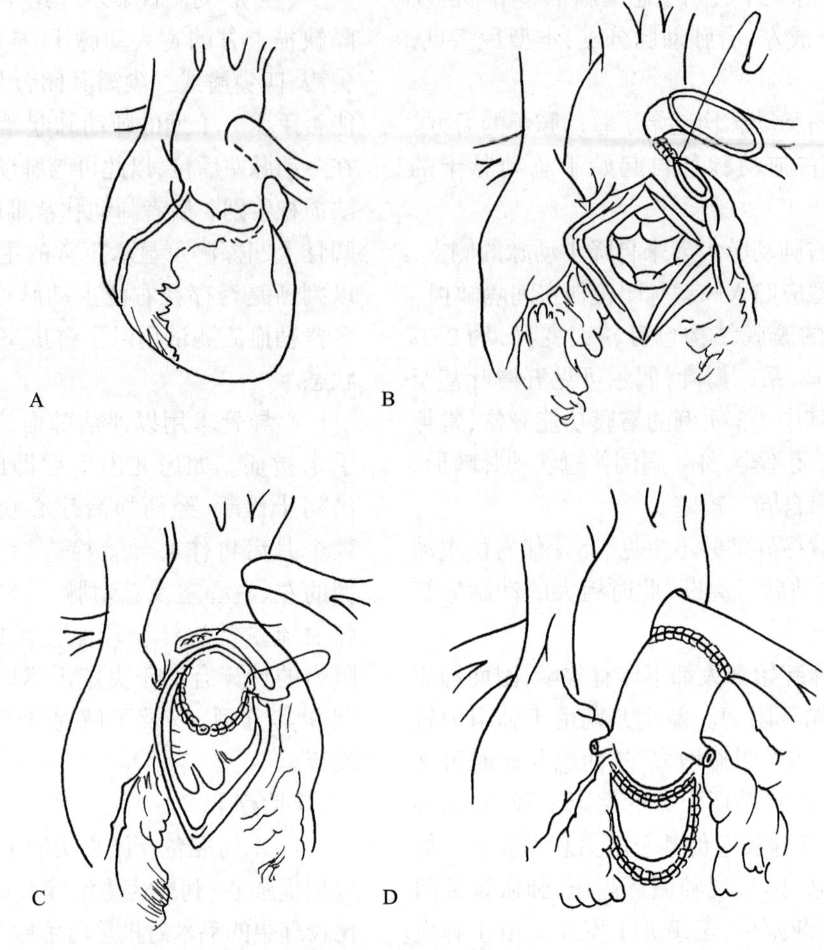

图 66-52 永存动脉干手术示意图（A→B→C→D）

【预后】

永存动脉干患儿未经治疗极少生存超过 6 个月,无合并畸形的患儿手术存活率大于 90%,伴瓣膜病变或主动脉弓离断者生存率低得多。

（陈张根）

第十五节 三尖瓣下移

三尖瓣下移（Ebstein 畸形）是一种少见的先天性复杂畸形,发生率为 1/210 000,占先心病的 1% 左右,病变以三尖瓣发育异常、瓣环扩大、瓣叶下移、关闭不全和房化右室形成为主,也可合并其他心内畸形。1866 年,Ebstein 首次报道了 1 例三尖瓣下移病人的尸检结果,并对病变与临床表现之间的关系进行了研究。1951 年 Van Lingen 和 Soloff 经心导管检查首次为病人做出了诊断。1955 年,Lev 发现了三尖瓣下移合并 W-P-W 综合征传导束的组织学改变。1962 年 Barnard 首次采用人工瓣置换术治疗本病,尔后 Lillehei 等相继进行瓣膜置换术。1964 年,Hardy 等成功地进行了三尖瓣下移成形术。

【病理解剖与病理生理】

（一）病理解剖

三尖瓣下移病理改变有明显差异,轻者瓣膜改变接近正常,重者隔叶、后叶缺如,前叶亦受影响。同时,可能有裂隙和穿孔。一般前叶位置正常,面积较大。三尖瓣腱索可能数量多、细小,乳头肌多不正常,也有部分病人前叶呈不同程度地下移,靠近左侧游离缘可能没有腱索。病变多累及隔叶和后叶,后叶发育不全,且明显地下移,也可缺如。隔叶也常受到影响,发育畸形或为一残迹,也可缺如。隔叶与后叶交界常常下移至流出道,之间可能没有瓣膜组织，下移瓣叶上方形成大小不等的房化心室。腱索和乳头肌发育异常，腱索短、细，分布异常，乳头肌短小，数目增加，有时可见局部瓣叶直接附着于右室壁上，前叶游离缘可直接附着在乳头肌上，前叶与隔叶交界部分下移到右室流出道，或由与乳头肌相连的异常肌束牵拉产生狭窄，三尖瓣环明显扩大，关闭不全可能很重。下移的三尖瓣叶将右室分成两部分，三尖瓣叶与正常瓣环之间形成房化心室，房化心室范围大小与病变轻重有关，房化心室大小、形态各异，可位于右心膈面，也可位于游离壁或右室前壁。房化心室在心脏收缩期产生矛盾运动，其壁薄，有较少心肌或为脂肪所代替。功能右室包括右室流出道、心尖小梁部分和前叶下方的心室壁，心室腔小，右室流出道扩张，心室壁亦比正常人明显变薄。可能为发育异常，并非血流动力学结果。右房壁厚，明显扩大，一般均有卵圆孔未闭或ASD，房室结和希氏束位置正常（图66-53），5%的病人可有Kent束存在，表现为预激综合征。左室可异常，二尖瓣可脱垂、增厚。另外，可合并VSD、PDA、PS、法洛四联症、主动脉弓缩窄、二尖瓣狭窄、TGA和DORV。在矫正性TGA左侧心室，三尖瓣也可能下移。

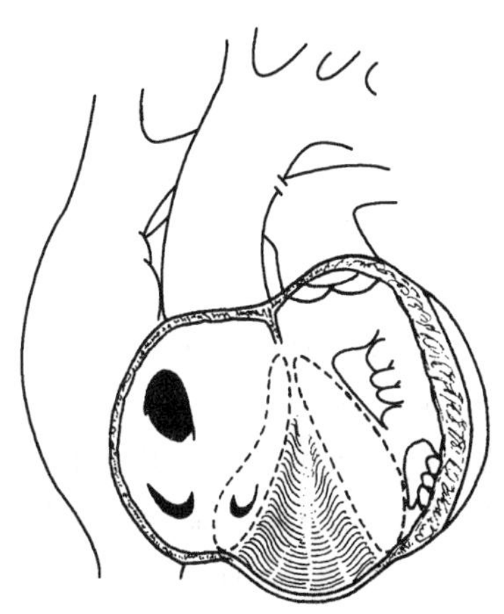

图66-53　三尖瓣下移畸形

由于Ebstein畸形病变范围很广，从最简单到最复杂的病变有很大差异。由于前叶发育情况与房化心室大小、右心室发育和功能以及隔叶和后叶的病变严重程度密切相关，从外科手术方面考虑，Ebstein畸形以前叶是否下移和发育情况分为三型较简单明了，有利千手术方式的选择。

1. A型　前叶位置正常，无下移，仅后叶及隔叶下移，功能右室容量足够，房化右室不很大。

2. B型　前叶下移且发育不良，瓣叶活动受限，后叶隔叶下移，但一般瓣叶面积减少不严重（少于50%）。

3. C型　前叶面积严重减少（50%~100%）且有下移，隔叶或后叶发育不良或缺如，或仅为膜样残迹，瓣叶结构、腱索和乳头肌严重发育不全；或前叶仅为条索状膜样组织且堵塞右室流出道，房化右室明显扩大，功能右室发育不良，心脏显著扩大；或合并其他各种复杂畸形（图66-54）。

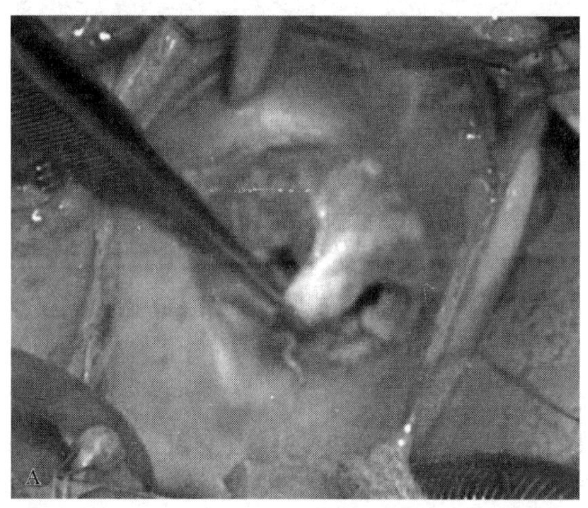

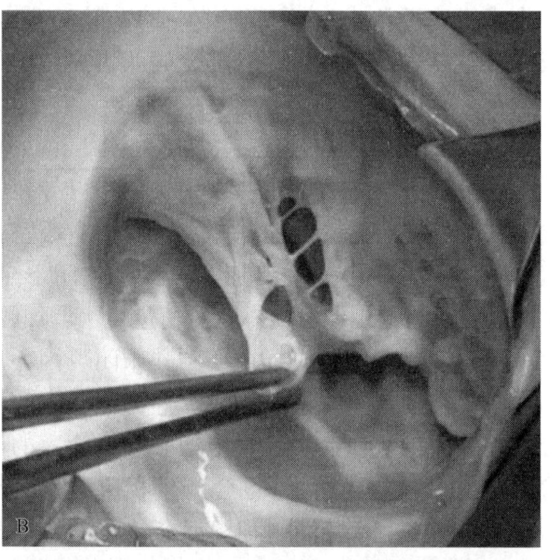

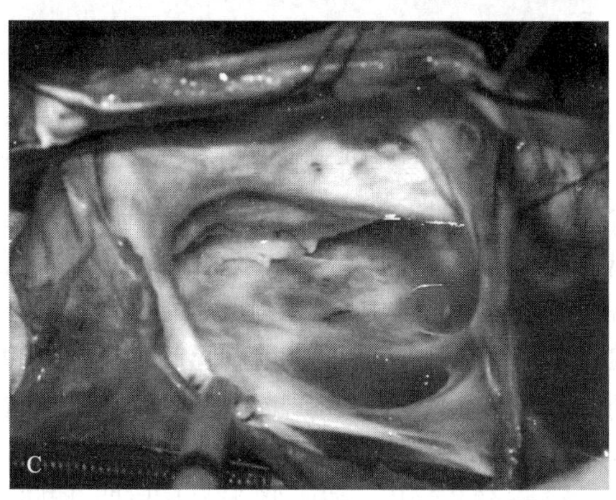

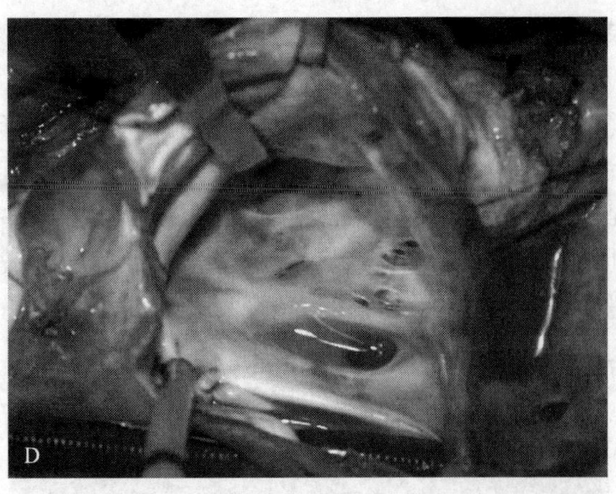

图 66-54 Ebstein 畸形分类

A. A 型,前叶位置正常,无下移;B. B 型,前叶部分下移;C. C 型,前叶明显下移,无腱索及乳头肌;D. C 型,三尖瓣隔叶未发育,仅存少量膜样组织

C 型可能需行全腔肺动脉吻合或心脏移植术,但单纯前叶下移的病人也可以进行解剖矫治并获良效。这种分型方法比较简单,且对外科手术有帮助。一般 A 型和 B 型均可施行成形术;C 型少数严重病人可能需要行三尖瓣成形加双向 Glenn(即一个半心室矫治术)或全腔静脉 - 肺动脉吻合术,或瓣膜置换术、心脏移植术,部分病人仍可做解剖矫治术。

（二）病理生理

三尖瓣下移、发育不良、瓣环扩大均可导致三尖瓣关闭不全,可使右室容量负荷加重、右心室扩大、瓣环扩大,也会进一步加重三尖瓣关闭不全。房化心室的矛盾运动可使右室负荷进一步增加,右室功能不全。房间隔缺损或卵圆孔未闭可因心房压力的变化而产生左向右或右向左分流。右向左分流可产生低氧血症和红细胞增多及脑栓塞的风险。合并其他心内畸形,也会产生相应的血流动力学的改变。不论何种畸形,都会使心功能损害加重。

【临床表现与诊断】

1. 临床表现　病情轻可无症状,仅表现心悸、气短。成年病人易疲劳,可有心律不齐或有预激综合征导致心动过速。重者由于房水平右向左分流,出现明显发绀和杵状指(趾),多数为中度发绀。右心功能不全时,静脉压升高,肝大,下肢水肿。体格检查发现,少数病人可见左前胸隆起,可触及收缩期震颤,听诊可闻及三尖瓣前叶开瓣音,第一心音分裂,肺动脉瓣第二音减弱。

2. 胸部 X 线片　肺血少,肺动脉段凹,卵圆形心或形如烧瓶,右房巨大,右室亦增大,也可变化不大或中度扩大。

3. 心电图　可为室上性心动过速、Ⅰ度房室传导阻滞、完全性右束支传导阻滞、右室肥厚及预激综合征。

4. 超声心动图　可以确诊。超声心动图可见三尖瓣隔瓣与后瓣下移和前瓣关闭迟,EF 斜率下降,右心房室扩大,室间隔矛盾运动。彩色多普勒可证实房水平分流和三尖瓣关闭不全。

5. 右心导管和造影　一般不需要。右房造影可见隔瓣和后瓣下移,右房巨大,右房、右室造影剂排空延迟,肺血管影稀疏和三尖瓣反流,有房间隔缺损或卵圆孔未闭,可见房水平分流征象。

6. MRI 和心脏 CT　可帮助评估右心功能。

【自然预后】

轻者可终生无症状,重者生后症状明显,1 年生存率为 15% 左右,1/3~1/2 的病人于 2 岁内死亡。许多病人在成年后才有症状。多数病人死于心力衰竭、缺氧和心律失常。

【手术适应证】

病人无症状,三尖瓣反流中度以下,心胸比小于 0.55,无缺氧或未合并其他心内畸形,可门诊观察。如症状严重者,应及早闭合 ASD 或卵圆孔,同时行三尖瓣成形术,尽量避免对儿童进行换瓣术。三尖瓣严重关闭不全、发绀、心脏扩大明显或合并 ASD、PDA、VSD 等,都应手术治疗。如合并 W-P-W,应同期手术或先射频消融后再手术治疗。本病多见于婴幼儿及儿童,应首选解剖矫治术。如必须进行瓣膜替换治疗,可首选生物瓣,但生物瓣耐久性差,需再次或多次手术替换。由于三尖瓣承受的压力低,机械瓣置换易致血栓形成,如选择机械瓣,耐久性好,但需要终生口服华法林等药物进行抗凝血治疗。采用解剖矫治的方法可以获得很好的疗效,并使绝大多数病人免于瓣膜替换。

【手术技术】

病人应全身麻醉,在低温体外循环下进行手术。体外循环建立与其他心脏手术相同,如需做一个半心室矫治可将上腔静脉直接插管引流。

1. 解剖矫治术　阻断升主动脉后切开右房,切除房化心室部分,以 4-0 或 5-0 聚丙烯缝线闭合切口,注意不要损伤冠状动脉后降支及右冠状动脉主干,可将其留置右心室内,再切下下移瓣叶及有关腱索乳头肌。如后叶或隔叶发育不良,可将其修复、互补,形成新的瓣叶,再将腱索及乳头肌移植在相应部位。如部分前叶发育不良或下移,也可采用同法处理，如面积不足，可用自体心包重建，再用4-0或5-0聚丙烯缝线折叠瓣环。当心脏恢复跳动后，观察瓣叶活动情况和是否并存关闭不全，连续缝合右房切口，用食管超声心动图观察三尖瓣及右室功能。2004年3月到2011年8月，清华大学第一附属医院采用此方法连续治疗85例病人，疗效满意，尚无1例病人行三尖瓣替换术，为避免术后房性心律失常和良好的血流动力学状态，可切除部分心房壁。

2. 三尖瓣置换术　如需行三尖瓣置换术，可先切除病变的三尖瓣及腱索和乳头肌，也可以保留瓣叶及瓣下装置，选择合适的人工瓣。生物瓣包括带支架的同种瓣，多需再手术。机械瓣由于右室腔压力低，易致血栓形成或组织长入瓣环，导致机械瓣功能障碍。可采用间断双头针褥式缝合，也可以连续缝合。在行三尖瓣置换时，将冠状静脉窦开口置于人工瓣下方，可防止发生$Ⅲ^0$ A-VB。

3. 处理合并畸形　如合并房间隔缺损（ASD）、室间隔缺损（VSD）、肺动脉口狭窄（PS）或PDA、W-P-W综合征，应同期处理。

4. 双向Glenn手术　当三尖瓣成形或置换术后发生明显右心功能不全，可在解剖矫治基础上加做双向Glenn手术（即一个半心室矫治术），可减轻右室负担，对手术后恢复有很大帮助。对于右室及瓣叶严重发育不全的患者，可考虑行全腔及肺动脉吻合术或心脏移植术。

【术后处理】

应注意减轻右室负荷。在动脉血压平稳、组织灌注好的情况下，CVP应维持在低水平（6~8mmHg）。尽量在辅助呼吸时不用PEEP，必要时加用强心、利尿药物和控制入水量，严密观察心律变化。可酌情静脉使用抗心律失常药和正性肌力药。

【手术并发症】

1. 低心排血量综合征　术后血压低，四肢凉，组织灌注不足，心率快，尿少，CVP高于12cmH_2O，应积极使用多巴胺、肾上腺素等正性肌力药，同时加用洋地黄药物，间断给予利尿药。如心率由快变慢，易致心搏骤停，应提高警惕，积极预防及处理。

2. 心律失常　病人术后可能发生Ⅲ度房室传导阻滞，应置临时起搏器或静脉泵入异丙肾上腺素。一旦发生室颤，加用利多卡因或己胺碘呋酮。

3. 冠状动脉损伤　冠状动脉损伤主要是预防，由于房化心室和左室壁薄，做房化心室折叠或行DeVega环缩三尖瓣环时，应避免进针过深。一旦发现，应尽快采取松解等补救措施。

4. 三尖瓣关闭不全　三尖瓣关闭不全多由病人病情重、成形后疗效不好或患儿长大但瓣叶面积不足所致，应再次手术或行三尖瓣膜置换术。

5. 三尖瓣膜置换术后并发症　同其他瓣膜置换一样，出血和血栓形成是术后主要的问题。三尖瓣置换术后以血栓形成多见，因此应严格抗凝，一旦发生，应积极行再换瓣膜手术治疗。

【手术疗效】

手术疗效与病人术前心功能状态、病变严重程度和手术技术有关。一般手术死亡率6%~10%。1977—1996年中国医学科学院阜外医院共收治Ebstein患者108例，外科手术治疗113例，三尖瓣瓣膜置换30例，占26.5%；成形术83例，占73.4%。住院死亡10例，死亡率为8.8%。1990年以后死亡率为5.5%。心功能Ⅳ级者手术死亡率高，可达20%。晚期死亡率为10%~15%。有的病人术后仍有症状，瓣膜置换术后可发生机械障碍、血栓栓塞、抗凝出血等并发症。2004年3月到2011年8月，清华大学第一附属医院共收治Ebstein畸形病人107例，解剖矫治85例，年龄为1~63岁（22.8 ± 16.0），体重为10~88kg（47.2 ± 21.5），一个半心室矫治9例，其他手术13例。住院死亡2例，死亡率为1.9%。

（吴清玉）

第十六节　三尖瓣闭锁

三尖瓣闭锁（tricuspid atresia）是指由于先天性原因，右心房、右心室之间没有房室瓣连接，取而代之的是隔膜组织，通常右室发育不良而左室正常或扩大，常合并心房或心室间隔缺损。肺动脉瓣可狭窄或正常，左侧二尖瓣可正常，形成功能上的单心室。大动脉之间的关系不正常或转位，一般心房均为正位（situs solitus），反位者少见（situs inversus）。三尖瓣闭锁主要通过Fontan系列手术治疗,这一点与功能性单心室相同,发病率占先心病的 1%~3%。

1906 年,Kuhne 首先报道了合并或不合并大动脉转位的三尖瓣闭锁畸形。1949 年,Edwards 和 Burchell 指出本病可能合并肺动脉瓣狭窄。Blalock 和 Taussig 于 1945 年首先为本病患儿实施了体肺动脉分流手术,Glenn 于 1958 年率先为三尖瓣闭锁的患儿实施了 Glenn 手术,Fontan 等于 1968 年实首次施了第一例 Fontan 手术,并于 1971 年报道了此手术的成功。Bjork 改良了 Fontan 手术,对三尖瓣闭锁而没有肺动脉瓣狭窄的病人实施了右心耳与右室流出道的吻合,在吻合口表面加用自体心包。Delevan 于 1985 年报道了将上、下腔静脉切断与右肺动脉吻合,血流动力学效果优于 Fontan 手术。近年来发现,将上腔静脉与肺动脉吻合后,用心外管道连接下腔静脉与肺动脉,使病人手术后恢复更快,心律失常发生率下降,胸腔渗出减少,较以前的术式疗效更好。如能在非体外循环下完成此手术,则可取得更满意的结果,很多三尖瓣闭锁、功能性单心室的病人能得到满意的治疗。

【病理解剖】

右房与右室通过完整的肌性隔膜相连,隔膜可能为纤维性,在隔膜下方可见到类似的瓣下组织。发育不全的瓣膜组织也可能引起三尖瓣闭锁。右房的唯一出口为房间隔缺损,房间隔缺损可有不同大小或单心房。右房增大、房壁增厚、右心室发育不良。左房正常或增大,左心室肥厚、扩大,均与左心承担体肺循环负荷过大有关。本病可合并动脉导管未闭、左上腔静脉并存、二尖瓣裂、室间隔缺损,室间隔缺损可大小不一,可呈多发性,通常位于漏斗间隔,也可延及膜部及肌部。85% 的病人合并肺动脉瓣或瓣下狭窄,20% 可能为二瓣化畸形,肺动脉环及分支大多正常,50% 的病例可能肺动脉发育不良。如病人为肺动脉闭锁,右心室发育更差,肺血流减少更明显,为右心发育不良综合征。15% 的病人如肺动脉瓣无狭窄、室间隔缺损较大,可能产生严重肺动脉高压、右心室肥厚。大动脉起源正常的占 60%~90%,大动脉转位者占 10%~40%。在并存大动脉转位时,房间隔缺损通常不大,主动脉发自右室偏前,肺动脉发自左室偏后,肺动脉也可在前。室间隔缺损多位于主动脉下方。右室及肺动脉正常。如合并肺动脉闭锁,肺血可减少,肺动脉发育不良,可合并主动脉缩窄、主动脉弓中断或发育不良。冠状动脉与传导束的分布大致正常,冠状动脉多为右优势型。

【病理分型】

按大动脉位置可分为三型:① Ⅰ型为心室与大动脉连接关系正常(69%~83%);② Ⅱ型为主动脉从右室发出,肺动脉从左室发出,即大动脉右转位(17%~21%);③ Ⅲ型为主动脉位于左前方,肺动脉位于右后方(3%)。

按肺血多少可分为三型:① A 型为肺动脉闭锁;② B 型为肺动脉瓣狭窄;③ C 型为肺动脉瓣无狭窄,如室间隔缺损较大可产生肺动脉高压。

【病理生理】

病人由于肺血流减少和静脉血经房间隔缺损进入左室导致全身发绀(71%),肺血流的多少取决于肺动脉瓣狭窄和肺动脉发育程度,也可能受到并存的 PDA 影响,在新生儿 PDA 或室间隔缺损自发性闭合后发绀会更严重。由于静脉血通过房间隔缺损回流入左心室,病人可有低氧血症。如合并 VSD 和肺动脉瓣正常病人可能发绀不重,或无明显发绀而有肺动脉高压。在合并大动脉转位而无肺动脉瓣狭窄时肺血会更多,发绀可能较轻,易致心力衰竭。继发于低氧血症或肺血增多,都可能导致心力衰竭。如房间隔缺损小,可导致体静脉回流受阻,表现为肝大、腹水和下肢水肿。如合并室间隔缺损,部分左室血流可进入发育不好的右室再进入肺动脉,如无肺动脉瓣狭窄,室间隔缺损较大,可发生肺动脉高压。由于左心室容量负荷过重,可产生二尖瓣关闭不全,如合并主动脉瓣下狭窄,可有左心室心肌肥厚。

【临床表现】

病人生后不同程度发绀、气短和呼吸困难、营养不良,2 岁左右可发现杵状指(趾),如有肺动脉瓣狭窄或瓣下狭窄,发绀可能加重,有时可能症状很轻。

【体格检查】

病人表现为发绀、杵状指(趾),胸骨左缘可闻及收缩期杂音,P_2 亢进或减弱,如存在 PDA 或较大侧支可闻及舒张期和双期杂音。

【辅助检查】

1. 心电图　Ⅱ、Ⅲ、aVF、V_1 导联可见 P 波高大,类似肺性 P 波。电轴左偏,左室肥厚,QRS 波群增宽,V_5、V_6 导联,ST 段下降,T 波倒置。

2. 胸部 X 线片　右室小,肺血少,左心圆隆,心腰凹陷,当大动脉转位时肺血可明显增多,心脏可能增大。

3. 超声心动图　通常超声心动图可以确论,可明确三尖瓣的病变情况、右室发育情况、房间隔缺损与室间隔缺损大小及其位置，并能对大动脉位置、PDA、是否狭窄及心功能作出客观评价。

4. 右心导管及造影检查　可见右房扩大，造影剂不能进入右室而经房间隔缺损进入左室。由左室显影可见室间隔缺损和肺动脉瓣是否有狭窄征象。可明确大动脉连接关系和肺动脉压力及发育情况，可明确所合并畸形、房间隔缺损、室间隔缺损、PDA 和主动脉弓异常等。

5. CT 和 MRI　必要时可以检查，以帮助确诊或鉴别诊断。

【自然预后】

主要取决于肺血流多少和是否合并其他心内畸形以及心功能状态，如肺动脉瓣有无狭窄、是否为肺动脉高压等，患儿多于出生后 3 个月内死亡。发绀出现越早，预后越差。50% 病人术后 6 个月内会死亡，60% 在 1 岁内死亡，90% 在 10 岁内死亡，很少有患儿能活到成人时期。如患儿室间隔缺损闭合早，合并肺动脉瓣或瓣下狭窄，90% 病人可能在 1 岁内死亡。如肺动脉无狭窄，病人发绀较轻，可以耐受一定活动量，90% 病人在 10 岁内死亡很难活到 20~30 岁。在合并大动脉转位时。由于肺血多、心脏负荷重，大多患儿在 1 岁内死亡。如合并左室流出道狭窄，肺血可减少，但很少患儿能活过 6~7 岁，病人死亡大多与左室接受来自体肺循环的血容量、心脏负荷过重、心脏扩大、二尖瓣关闭不全、心力衰竭有关。

【手术指征】

病人诊断确立即应手术治疗。如无肺动脉高压、年龄 <2 岁者，可行双向 Glenn 或心房内侧通道手术。2 岁以上可行全腔或 Fontan 手术。如肺动脉发育差，应行体肺分流术；如肺动脉压力为 15~17mmHg，可行双向 Glenn 手术；如高于 17mmHg，应先行 Banding 手术，再考虑行双向 Glenn 或全腔肺动脉吻合术。如合并完全型房室传导阻滞，先置心脏起搏器；房室瓣关闭不全者，可同时进行瓣膜修复；心室功能不好，可考虑心脏移植。

【手术方式】

(一) 姑息手术

可以改善缺氧，改善症状，减轻心脏负荷，延长患儿生命，为将来可能施行 Fontan 系列手术打下基础。

1. 双向 Glenn 手术　双向 Glenn 手术的目的是增加肺血流而减轻心室负荷，因此如患儿肺血管床发育尚可，患儿血氧饱和度低于 85%，绝大多数患儿可首选双向 Glenn 手术。特别是年龄在 2 岁以下、不适合做 Fontan 手术的病人，更应首选此术式。此手术应在心脏跳动非体外循环下完成。由于没有体外循环所带来的炎性反应、渗出、肺阻力升高等影响，患儿术后恢复快、效果好，并减少了手术及住院费用。

手术技术：手术经胸骨正中切口，切开心包后，探查心脏是否并存左上腔静脉、PDA 或原有体肺分流交通。充分游离上腔静脉和右肺动脉，如存在左上腔静脉，可予以暂时阻断以明确两腔静脉间是否有交通。如有交通，则可直接阻断右上腔静脉，并在右房上方约 0.5cm 处横断右上腔静脉。在横断前可上阻断钳，也可先用 5-0 或 4-0 聚丙烯缝线先将近端缝闭，再切断，然后再完全缝闭右房上腔静脉开口，并将打结后的缝线断端做牵引。将右肺动脉充分游离后，可用侧壁钳阻断右肺动脉，或用阻断钳分别阻断右肺动脉的近端和远端，并在右肺动脉切开 1.5~2.0cm，将上腔静脉近端吻合在肺动脉上，一般多用 6-0 聚丙烯缝线连续缝合，也可用连续加间断的方法，吻合时要注意吻合方向，不可扭曲，要注意针距不可太远以免缩窄，要缝合严密以防出血。要做到这些，首先必须有清晰的手术野。如吻合得好，不需要用心包补片加宽，笔者从不用心包补片加宽上腔静脉与右肺动脉吻合口。如吻合不好，造成肺动脉吻合口狭窄，则需要用自体心包加宽补片。吻合后，需密切观察血压、心率、血氧饱和度、肺动脉压力的变化。如无明显异常，可将左上腔静脉结扎。如双上腔静脉没有交通，则应在临时上腔静脉 - 右心房旁路下将左上腔静脉切断，再与左肺动脉吻合。吻合方法与右侧相同。临时性上腔静脉 - 右心房旁路，即在上腔静脉远端用 4-0 或 5-0 聚丙烯缝线荷包缝合，插入一直角静脉引流管，并将此管道的另一端插入右心房，并加以固定。开放旁路前应将管道内空气充分排净，以免进入心腔引起气栓，另外管道管径位置要合适，务必使引流通畅，同样方法可使下腔静脉引流入右房，在非体外循环下行全腔肺动脉吻合术，也可引流入肺动脉。上腔静脉插管过程中可能发生失败或出血，应有足够的思想准备和足够的静脉通路和体外循环机以防意外，放置静脉输液管时要考虑到切断上腔静脉的影响，应在股静脉放置静脉输液管，可以分别监测上、下腔静脉压力。双向 Glenn 手术简单易行，较经典的 Glenn 手术有些优点，如能使右肺得到足够的供血，避免了肺动脉扭曲，减少了右下肺内发生动、静脉瘘的可能性，可使动脉血氧饱和度平均上升 10% 以上。

2. 肺动脉Banding手术　肺动脉Banding手术适用于少数三尖瓣闭锁合并VSD，无肺动脉瓣狭窄、肺动脉高压的病人，以预防肺血管病的发生和心力衰竭，并为做双向Glenn或Fontan手术做准备。在大动脉关系正常的病人很少有肺动脉高压和需要此种手术。此手术方法简单，用涤纶条或其他束带在肺动脉主干充分游离后，用束带环缩使肺动脉压尽量降低，肺血流量减少。术后维持心率、血压稳定，血氧饱和度在85%以上。右室、肺动脉压差在40mmHg左右，肺动脉平均压争取低于15mmHg，要注意将环扎带固定好，避免松弛、滑脱和移位。

3. 体肺分流术　可由正中切口或胸部侧切口完成此类手术，手术有利于肺血管床发育和增加肺血流量，减少发绀等症状。可根据情况，行Blalok-Taussig或中心性分流手术。

4. 房间隔切开术　由于大部分病人均存在房间隔缺损，一般不需要行此手术，只有在新生儿或房间隔缺损小的患儿，需要通过手术或心内介入治疗，即导管气囊扩大房间隔缺损，使体静脉血流更容易进入左心室，有利于心内血液的混合和患儿病情的稳定。

（二）Fontan系列手术

Fontan手术实际也是一种姑息手术，是Fontan医生1968年最早用来治疗三尖瓣闭锁的一种术式。基本原则是将体循环静脉血不经过右心室直接引流入肺动脉，从而使体、肺循环分开，减轻左室负荷的一种姑息术式。这种术式在发展过程中不断地得到改进，目前以心外全腔肺动脉通道为最佳方式，特别是如能在非体外循环下完成效果更好。但无论何种术式，手术适应证的选择仍是保证手术疗效的基础，手术成功最重要的因素为肺动脉压、肺血管阻力和心室功能，而舒张功能与收缩功能同样重要。患儿最好在成年以前手术，而4岁左右为Fontan手术的合适年龄，4岁以内手术心律失常的发生率可能低于4岁以上组，但年龄大不是Fontan手术的高危因素。当全肺阻力超过3WU，可能会使术后静脉压升高（>18mmHg），而使Fontan手术失败。因此，应鉴别肺动脉压力升高是由于肺血流增多，还是肺血管阻力升高所引起的。肺动脉跨瓣压差也和肺血管阻力有关。左侧房室的功能也不可忽视。

1. 体外循环下心外管道全腔-肺动脉吻合术　在上腔静脉与肺动脉充分游离后，升主动脉插管，上、下腔静脉插直角管建立体外循环，保持心脏搏动，并行循环下阻断上腔静脉并行双向Glenn手术，再切断下腔静脉，缝闭心房切口，注意避免心脏进气形成气栓，用人工管道或同种肺动脉与下腔静脉相连，4-0聚丙烯缝线连续缝合。心外管道另一端与右肺动脉吻合，结扎或切断主肺动脉。此种方法操作简便、安全，术后疗效优于经典手术，不利方面是由于体外循环本身的损害，术后早期可能肺动脉压偏高，而使CVP升高。需要输入较大量胶体和白蛋白，才能维持CP在较高水平。

2. 非体外循环下全腔-肺动脉吻合术　经胸骨正中切口，切开心包，充分游离上、下腔静脉及左、右肺动脉，切断动脉导管韧带，心外探查。如同双向Glenn术一样，先建立上腔静脉与右心房的临时分流旁路，再将上腔静脉切断与右肺动脉吻合。吻合后，开放上腔静脉至右肺动脉的血流。将上腔静脉的插管拔出，也可保留，另以一插管插在下腔静脉，建立与右房的临时旁路，在下腔静脉阻断后于其近端上阻断钳，切断下腔静脉，将心房切口用4-0聚丙烯缝线连续缝合。用直径16~20m的人工血管或同种肺动脉，4-0聚丙烯缝线与下腔静脉近端吻合。完成后开放下腔静脉，使心外管道内充满血液，量出心外管道的长度和角度，将其另一端与右肺动脉或主肺动脉吻合，吻合时右肺动脉可上侧壁钳或阻断钳。核素扫描证实如术后经下腔静脉与主肺动脉吻合，下腔静脉血流多流向左肺；吻合在右肺动脉，血多流向双肺或右肺。如与右肺动脉吻合，应在吻合完成后，将主肺动脉切断，并缝合两断端。彻底止血，待血压、心率稳定后撤出心脏插管，开放前要准备足够血容量，如开放后CVP>18mmHg，应准备在心外管道与右房之间打一直径约5mm的交通口，周围边缘予以缝合，以利于循环的稳定。此种术式病人术后恢复快，胸腔积液时间短，已为目前首选术式。

3. 全腔-肺动脉吻合术（心内通道）　Deleval证实右房与肺动脉连接可能产生更多的湍流和耗能，而直接通过管道将上、下腔静脉血分别与肺动脉吻合的手术方法优于传统的Fontan术式。于是出现了心房内侧通道的方法，手术切口和体外循环的建立与心外管道手术相同，阻断升主动脉后在终嵴前右房壁做斜切口，切除部分房间隔，用直径18nm Gore-Tex管剪成合适长短、大小血管片，围绕上、下腔静脉开口与心房右侧面一起形成心房内侧管道，此人工血管片边缘用5-0聚丙烯缝线缝在右房侧壁上。切断主肺动脉，4-0聚丙烯缝线缝合主肺动脉切口远、近端。切断上腔静脉，远端与右肺动脉上缘吻合，近端与右肺动脉下缘吻合，心房内侧通道使心房张力下降，减少了心房纤维化和瘢痕的范围，可能降低心律失常的发生率和起搏器的使用率。

4. Fontan手术　经胸正中切口，升主动脉及上、下腔静脉插管建立体外循环，充分游离左、右肺动脉，阻断升主动脉后切开右房，修补房间隔缺损，如果三尖瓣类似单心室，仍有交通予以修补或缝闭，切开右房及心耳、切开右肺动脉，将右心耳与右肺动脉切口后壁连续缝合，前壁可用自体心包加宽，用5-0聚丙烯缝线连续缝合，切断主肺动脉，缝闭远近端切口。此方法可能导致湍流和耗氧增加，并有血栓形成的危险，晚期易并发室上性心动过速和心力衰竭。

5. 右房-右室的连接　当病人肺动脉瓣正常时，可选择此术式。经正中切口，体外循环方法与全腔-肺动脉吻合手术同。阻断升主动脉后切开右房和右室流出道，以涤纶布修补房间隔缺损和室间隔缺损，将右房壁剪开，形成适当大小心房片，向右室方向翻下，用4-0聚丙烯缝线与右室流出道切口右缘相连，形成右房、右室管道的后壁，而其前壁用自体心包加以覆盖，4-0聚丙烯缝线连续缝合，吻合时注意勿使吻合口狭窄，右房、右室也可以通过同种带瓣血管连接，但这种带瓣管道连接易发生梗阻或受胸骨压迫，目前这种术式已很少应用。

6. 半Fontan手术　对于手术后发生肺动脉压或肺血管阻力升高，导致CVP上升和低心排血量综合征的高危病人，可采用经典的半Fontan手术方法。即将上腔静脉附近的心房切开与右肺动脉吻合，在心房内用补片使心房分隔成上、下两部分，上部分为上腔静脉，血流入右肺动脉，补片下面为下腔静脉，血流入左房。房间隔缺损不应太小，以免限制下腔血回流至左心室。

【术后处理】

术后处理原则为保持良好的呼吸功能，降低肺血管阻力，维持CVP>15cmH_2O以使心脏前负荷得到满意的维持。同时，尽可能减少组织水肿、酸中毒。用呼吸机辅助呼吸，避免正压通气，不用PEP，保持血气CO_2分压在30~35mmHg，O_2分压>80mmHg。注意观察CVP变化与血压、心率之间关系，多需静脉持续输入白蛋白、血浆以维持适当前负荷，注意尿量和尿的颜色及四肢末梢组织灌注情况，也要了解肝是否增大、肝功能是否正常。如病人心率慢，需加用异丙肾上腺素、米力农等血管活性药物、强心利尿药及硝酸甘油等血管扩张药。

【手术合并症】

1. 低心排血量综合征　病人吻合口狭窄，心肌保护不好，心功能不全，术后病人CVP多>20mmHg，血压下降，心率快，少尿或无尿，四肢末梢凉，组织灌注不好，中心体温高即可判断，可通过手术增加房间交通，或解决吻合口狭窄，并加用异丙肾上腺素等药物处理。

2. 胸腔积液　胸膜腔大量积液与静脉压升高、静脉血回流不畅有关，需加强利尿和限制入量。心房外通道或Fontan手术穿孔术式可使渗出明显减少。

3. 心律失常　室上性心动过速可能发生，与心房张力高和缝线瘢痕有关，可引起心输出量下降，晚期可导致死亡，目前心外通道和心房内侧通道技术已使其发生率明显下降。

4. 血栓形成　无论全腔或Fontan手术均可能发生，吻合口狭窄也与血流缓慢淤滞有关，术后应常规口服阿司匹林或华法林抗凝治疗，超声心动图和MRI检查可以确诊，应予手术治疗。

5. 肾功能衰竭　Fontan手术后出现肾功能衰竭，多与手术创伤和术后低心排有关，预后不佳，应及早进行腹膜透析或血液透析，调整水、电解质平衡。

6. 蛋白丢失性肠病（protein-losing enteropathy）发生率为1.5%~11%，是一种以血清蛋白经过肠腔大量丢失为特征的综合征，临床表现为水肿，血清蛋白含量下降，不易纠正。肠吸收障碍，水、电解质紊乱，与Fontan手术后静脉压高有关。疗效较差，死亡率较高，有些病人可能需要再次手术治疗。

【手术结果】

Fontan手术仍为姑息手术，但50%病人术后不需服药，大部分可参加工作，生活质量明显提高（详见本章“第十九节　单心室”）。

（吴清玉）

第十七节 单心房

单心房(single atrium)也叫共同心房,是一种少见的先天性心脏病,约占先心病的0.31%。本病是由于胚胎时期心房间隔没有发育而造成房间隔完全缺如,常合并二、三尖瓣裂隙,左上腔静脉畸形,肺静脉畸形引流及室间隔缺损。

【病理解剖与病理生理】

(一)病理分型

根据肺静脉及腔静脉引流入右房的位置分为三种类型。

1. 心房正位　肺静脉引流入单心房的左侧,相当于左房部分。上、下腔静脉及冠状静脉引流入单心房的右侧,相当于右房部分。肝、脾及胃内脏位置正常。

2. 心房反位　肺静脉引流入单心房的右侧,上、下腔静脉及冠状静脉引流入单心房的左侧。肝、脾及胃内脏位置与正常人相反。

3. 心房不定位即心房异构　肺静脉、上腔静脉、下腔静脉及冠状静脉引流入单心房的位置不定,多伴有肺静脉异位连接、水平肝、无脾或多脾症。右房异构,两侧均为心耳宽大的形态学右心房。左房异构,两侧均为心耳狭长的形态学左心房。右房异构常有无脾症,两肺均为三叶,左房异构常有多脾症。两肺均为两叶。

(二)病理生理

1. 心房内左向右分流　分流量的大小与肺循环和体循环的阻力有明显的关系。肺循环阻力低者,左向右分流量大,早期有心力衰竭,但无发绀。

2. 心房内双向分流　肺循环阻力高时,体肺循环血液在心房内混合多,左向右分流量小,右向左分流量大,发绀重。

3. 合并二、三尖瓣裂隙　收缩期左、右室血液反流入单一心房,造成左、右室容量负荷加重,引起左、右心衰竭。

【临床表现与诊断】

(一)症状和体征

病人常有活动性心慌、气短症状,体质较差,常有反复性上呼吸道感染,并有发绀。部分病人有心功能不全的表现。

胸骨左缘可听到收缩期杂音,肺动脉瓣区第二心音亢进,并有肺动脉瓣区第二心音固定分裂。有发绀及杵状指(趾)。伴有二尖瓣裂隙的病人,心尖区可听到收缩期吹风样杂音。

(二)心电图

右室肥厚,有时电轴左偏,伴有二尖瓣反流的病人则有左房增大。P波电轴向上,提示为左房异构。

(三)胸部X线片

肺血多,主动脉结小,肺动脉段突,左、右心室及右心房增大。侧位片可见肺动脉及支气管动脉对称,肺门影正常。

(四)超声心动图

房间隔回声全部缺失,发现下腔静脉与腹主动脉在脊柱的同侧时,则是右房异构的有力证据。

1. 肺循环阻力低者　舒张期充满红色为主的五色相间的分流束由单心房左侧到右侧。经三尖瓣口入右室。三尖瓣口血流量大,血流速度快,血液显色明亮,而二尖瓣口的血流量小,血流速度慢,血液显色暗。

2. 肺循环阻力高者　舒张期单心房内可见以蓝色为主的分流束从单心房右侧进入左侧再经二尖瓣口入左心室,二尖瓣口的血流量大于三尖瓣口。

3. 合并二、三尖瓣裂隙时,收缩期心房内可见以蓝色为主的五色相间的反流束。

(五)右心导管及造影检查

心房水平的左向右分流或双向分流。肺动脉压力及阻力升高。造影见左房巨大,无房间隔,二尖瓣反流。

【外科治疗】

1. 手术指征　诊断明确的病人,只要不是艾森曼格综合征,未发生不可逆性的肺血管改变时都应该手术。

2. 术前准备　常规体外循环术前准备,肺动脉高压病人术前吸氧,并应用扩血管药物,有条件时可以吸入一氧化氮,以减低肺动脉压力和阻力。右心功能不全者,应用强心利尿治疗。

3. 手术技术　单心房分隔术,应用自体心包或涤纶布片分隔单心房,注意两侧心房的大小。避免上、下腔静脉和肺静脉回流受阻,修补要严密,在缝合下缘时,要避免损伤传导束,危险区缝在三尖瓣隔瓣的根部或二尖瓣环上,用4-0或5-0聚丙烯缝线连续或间断褥式缝合。其余缝线可连续缝在残留的房间隔或心房壁上。合并有左上腔静脉时，可予以结扎或就近吻合于右心房，或用自体心包隔入右房；如合并二尖瓣裂，应用连续或间断缝合方法进行修补成形。

4. 术后处理　常按心脏直视术后常规处理，应给予强心利尿扩血管药物。

5. 手术疗效　单心房的手术效果与肺动脉压力和阻力有关，肺动脉压力和阻力低的病人远期疗效满意。合并肺动脉高压严重的病人，术后晚期可能有心烦、气短症状及右心功能不全的表现。

（吴清玉）

第十八节　三　房　心

三房心（cor triatriatum）是一种少见的先天性心脏病，占先天性心脏病的 0.1%~0.4%。一般指的是左侧三房心（cor triatriatum sinister），可称双腔左心房（subdivided left atrium）和共同肺静脉残腔（remnant of the common pulmonary vein）等。本病是由于胚胎发育过程中左心房或右心房被纤维肌性膜分隔为两个腔。左心房被分隔时称为左房型，右心房被分隔时称为右房型，左房型占 92%，右房型占 8%。该畸形是胚胎发育时肺总静脉和左房的连接部未能吸收或吸收不全而残留隔膜所致，肺静脉共干未能与固有左房融合为一体，肺静脉干膨大形成附加心房。

1868 年 Church 首次报道了本病，1905 年 Borst 将其命名为三房心，1964 年在梅奥医学中心 Miller 首先将心血管造影用于本病的诊断，1983 年 Schluter 首次用二维超声心动图对 2 例成年病人做出了正确诊断。Vineberg 和 Lewis 先后于 1956 年成功实施了三房心矫治手术，1981 年和 1982 年 Richardson 与 Oglietti 分别报道 21 例和 25 例病人，男女比率合计为 1.2∶1。到 1981 年，国外文献总共约有 200 例报道。中国医学科学院阜外医院自 1983—1999 年共收治三房心 55 例，其中男性 33 例，女性 22 例，男女比率为 1.5∶1，约占同期先天性心脏病手术的 0.28%。

【病理解剖与病理生理】

1. 病理解剖　左心房被分割成一个真性左房和一个副房，真左房与二尖瓣口和左心耳连接，副房则与 4 个肺静脉连接。肺静脉血通过纤维隔膜上的交通口进入真左房。常合并房间隔缺损。房间隔缺损可与副房交通，也可与真左房交通。另外 4 个肺静脉可不回流入副房，而是回流入真左房，副房借助纤维隔上的孔与真左房交通，借助房间隔缺损与右房交通。

根据肺静脉的回流情况，三房心分为完全型和部分型。完全型为副房接受 4 个肺静脉血的回流，部分型则为副房接受部分肺静脉的回流。三房心的房间交通、肺静脉回流等可有多种变异，因此也有较多种分型方法。

合并畸形：常合并的畸形有动脉导管未闭（17%）、肺静脉畸形引流（8.6%）、左上腔静脉（8%）和室间隔缺损（7%）。另外，还有主动脉缩窄、冠状动脉窦型房间隔缺损、三尖瓣闭锁、房室间隔缺损、先天性二尖瓣关闭不全、法洛四联症和 Ebstein 畸形等。中国医学科学院阜外医院的 55 例病人中，32 例合并房间隔缺损（58%），22 例合并其他心脏畸形（40%）。

2. 病理生理　由于左房被分隔，肺静脉血经过左房内隔膜孔进入二尖瓣，使肺静脉回流受阻，产生与二尖瓣狭窄相似的血流动力学改变。肺静脉压和肺动脉压呈进行性升高，引起肺淤血、肺水肿、被动性肺动脉高压。如果隔膜孔小，无房间隔缺损，则肺静脉回流受阻更严重，肺水肿及肺动脉高压的形成更早。当合并房间隔缺损时，则可以产生房水平的左向右分流。当右房与真左房间有房间隔缺损时，如果左室顺应性好，真左房内的压力往往低于右房压力，可以产生房水平的右向左分流。

【临床表现与诊断】

（一）症状和体征

多数病人有心慌、气短症状，容易上呼吸道感染。病情重者则有咯血及心力衰竭表现。症状的程度和出现的早晚与交通口的大小密切相关，交通口越小，症状越重，出现的时间越早。体征包括呼吸急促，反复呼吸道感染，喂养困难，生长迟缓，心率快，脉细弱，可伴有发绀，重者往往死于充血性心力衰竭。如交通口大，伴有房间隔缺损，右心增大，肺血增多，肺静脉梗阻以及右心衰竭的症状出现相对晚些。体检听诊可发现 P_2 亢进，常有分裂，胸骨左缘第 2~3 肋间可闻及Ⅰ~Ⅱ级收缩期杂音。病情重者可见发育差和慢性心力衰竭表现。

(二) 特殊检查

1. 心电图　多为窦性心律，电轴右偏，右房扩大，右室肥厚。可有完全或不完全右束支阻滞及 ST-T 改变等。

2. 胸部 X 线片　肺部无明显异常或轻度淤血，心影增大，以右房、右室增大为主，肺动脉段突出，多数病人左心室及左心耳不大。

3. 超声心动图　左房内可见异常隔膜回声，隔膜附着部位及交通口的大小。彩色血流显示两个房腔的信号有显著差异。收缩期副房腔充满红色血流。由于副房腔大，流速慢，副房内血流呈暗淡色，而真左房内由于隔膜口处出现射流束，射流束进入真左房产生明显的血流紊乱，使真左房内的血流显色亮度高于副房内的血流，二者形成鲜明的对比，将隔膜衬托出来。左房内有射流束，副房内血流在隔膜孔处加速，形成细窄的以红色为主的五色相间的射流束。超声检查可以确诊，无需作其他检查。

4. 右心导管　特征为肺动脉压及肺毛细血管压明显升高，而真左房压正常。造影检查见左房明显增大，左房内两腔压力差常在 20mmHg 以上。正位影像可以看到左房内相当于脊柱左缘可见斜形窄的透光带，将左房分为高密度区和低密度区两部分，远侧心腔显影晚于近侧心腔。

5. 超高速 CT 和磁共振(MRI)检查　一般无必要，如需鉴别诊断，超高速 CT 和磁共振检查可有帮助。

【自然病程】

由于左房内纤维肌性隔膜上的交通口很小，75% 的三房心病人死于婴幼儿期。存活的病例出现症状也较早，如不手术，这部分病人多于儿童或青年期死亡。如交通口较大或副房和右房间有房间隔缺损，症状可能出现较晚。文献报道，年龄最大的病人为 75 岁。

【外科治疗】

1. 手术指征　由于异常隔膜引起严重的肺静脉回流梗阻，所以一经确诊都应该尽早手术。

2. 术前准备　常规体外循环直视手术准备，伴有心力衰竭的病人，应用强心利尿治疗以改善心功能。伴有肺部感染时，应控制感染后再行手术。

3. 手术技术　常规建立体外循环，经右房切口。合并有房间隔缺损时应用此切口。沿着房室沟斜行切开右心房壁，心内探查。切开房间隔显露真左房结构隔膜情况，从隔膜开口切开隔膜，探查副房结构及 4 个肺静脉开口。沿着隔膜与左心房壁的附着处完整切除隔膜。补片修补房间隔缺损。常规缝合右心房切口。

如果残端为肌性组织，可能不一定需要缝合，部分病例切除隔膜后残端为纤维组织，可以不用缝合。手术的关键是明确隔膜与左房壁的关系，将隔膜彻底切除，又不损伤左房壁。左房内的任何操作，一定要注意肺静脉开口和二尖瓣的位置，避免术后肺静脉开口狭窄或损伤二尖瓣结构而影响远期效果。特别是在左上肺静脉开口附近，一定要检查有无引起肺静脉开口狭窄的因素存在。扩大的房间隔缺损可用涤纶或自体心包片修补。合并的其他心脏畸形，应予以同时矫治。

4. 术后处理　按常规体外循环心脏直视手术术后处理。

【手术疗效】

影响手术死亡率的因素主要有：合并复杂心脏畸形，术后低心排综合征以及婴幼儿病人。

中国医学科学院阜外医院自 1983—1999 年收治三房心 55 例，年龄为 5 个月至 51 岁，手术死亡 1 例，死亡率为 1.82%。死因为术后早期短时间入量过多，导致心室纤颤。并发症包括窦性心动过缓、切口感染和永存左上腔引流至左房结扎后再通各 1 例。余病人随诊生活良好。

总之，20 世纪 90 年代以前，三房心的手术死亡率较高。由于目前超声检查诊断水平的提高，术中麻醉和体外循环技术的进步，以及术后监护手段的加强，单纯三房心手术死亡率已经很低。合并复杂心脏畸形时，手术风险有所增大。术后随访，疗效满意。

(吴清玉)

第十九节　单　心　室

单心室(single ventricle)是一种少见的复杂性先天性心脏病，占先天性心脏病的 1.3%~3.0%，是指一个心室腔通过一个共同房室瓣的开口同时接受左、右心房的血液，也叫共同心室，通过两组房室瓣的单心室也被称为心室双入口，可同时伴有大血管关系正常或异常的一组心脏畸形。这一定义排除了三尖瓣闭锁和二尖瓣闭锁，强调了心房、心室之间的自然连接，说明单心室的标准为心房连接于唯一的主室腔，如果存在第2个心室腔，其与心房没有连接。单心室是由于原始心管的心室球段发育异常所致。正常心室来自原始心管的室球段，右心室是球部的近侧部及其突出部、远侧部及原始心室所组成。左心室是由原始心室及球部远侧部的一部分组成。原始心室及球部的突出部构成左、右心室的小梁部，在球与原始心室的突出部扩大的过程中，左、右心室之间形成小梁隔。房室管的扩大及分隔则形成左、右房室瓣，球远侧部及动脉干被漏斗隔分开，形成主动脉及肺动脉的流出道，并将主动脉流出道转移入原始心室及形成漏斗隔，流入隔及膜部将室间交通隔断，如发育异常或未发育则形成了单心室。

Rokitansky 于 1875 年首先描述了单心室病例，Man 在 1907 年也描述了单心室病例。Taussg 于 1939 年报道了 1 例合并有小的流出腔的单心室。1964 年梅奥医学中心的 Van Praagh 报道了一例双侧房室瓣共同开口于单一心室腔的单心室。Anderson 等认为单心室仅有一组房室瓣连接。

Muller 和 Damman 于 1952 年首先将肺动脉束带术应用于无肺动脉狭窄的单心室治疗，而合并肺动脉狭窄的单心室则应用 Blalock-Taussig 分流术。1957 年，梅奥医学中心首先应用心腔分隔术治疗单心室，术后病人存活 6 个月，大多数单心室的外科治疗为姑息性手术。Fontan 系列手术属于姑息性手术，能较好地保护主室腔及肺血管的功能。Fontan 等于 1968 年首先用 Fontan 手术治疗三尖瓣闭锁即功能性单心室获得成功，这种手术使静脉血流入肺循环系统，氧合血进入体循环系统。1989 年，de Lavel 报道全腔静脉 - 肺动脉连接术（TCPC）治疗心室双入口合并肺动脉狭窄，并获得广泛应用。

【病理解剖与病理生理】

1. 病理分型　左、右心房与一发育好的心室腔连接。发育好的心室腔由流入部、瓣下结构、小梁部及流出部组成。另一侧常存在未发育或发育不良的心室结构形成流出腔，临床上适用于外科治疗的单心室分类法为 Anderson 的分类法，即单心室分为 4 种类型：① A 型，为左室型单心室，占单心室的 63%~80%，心室为左室形态，伴有小的右室残腔，无右室窦部，占 80% 以上；② B 型，为右室型单心室，占 5%，伴有小的左室残腔，无左室窦部；③ C 型，为共同心室型，占 7%，左、右突部都存在，但无室间隔；④ D 型，左、右室突部及室间隔均未发育，心室结构不能明确为左或右心室结构，即不确定型，占 10%。另外，根据大血管之间的关系，上述每一型又可以分为 4 个亚型：Ⅰ型为大动脉关系正常，即主动脉位于肺动脉的右后方；Ⅱ型为大动脉右转位，即主动脉位于肺动脉的右前方；Ⅲ型为大动脉左转位，即主动脉位于肺动脉的左前方；Ⅳ型为左侧反位，即主动脉位于肺动脉的左后方。每一型根据有无肺动脉的狭窄，又可以分为两种。单心室的房室连接及大动脉与心室的连接也有不同，其中心房正位占 87%，心房反位占 2%，心房异构占 10%。心室与大动脉连接不一致的占 76%~90%，并常伴有无脾症。

在上述病理类型中，以 A Ⅲ型单心室最多见，即左室型伴有大动脉左转位，占单心室的 39%，其特征为心室主腔为左室结构，接受左、右房室瓣的血液，并经心球心室孔与流出腔相通，小的残留右室腔位于单心室的左上方。主动脉起源于心室腔的流出部，肺动脉起源于心室腔的右后上方。房室瓣位置异常，左侧为三尖瓣，右侧为二尖瓣。A Ⅱ型单心室为大动脉右转位，心室主腔为左室型，其余解剖结构与 A Ⅲ型相同。A Ⅰ型单心室为大血管关系正常，心室主腔为左室型，其余结构与 A Ⅲ型相同。同理，B Ⅰ型单心室，大血管关系正常，心室主腔为右室型；B Ⅱ型单心室，大动脉右转位，心室主腔为右室型；B Ⅲ型单心室，大动脉左转位，心室主腔为右室型。C Ⅰ型，大血管关系正常；C Ⅱ型，大动脉右转位；C Ⅲ型，大动脉左转位。

清华大学第一附属医院 2004 年 3 月至 2011 年 10 月共手术治疗单心室病人 84 例，男性 55 例，女性 29 例，其中左室型 26 例（31.0%），右室型 40 例（47.6%），不定型 10 例（11.9%），共同心室型 8 例（9.5%）。84 例单心室病例中，合并肺动脉高压 6 例，肺动脉闭锁 15 例，心房内脏异位综合征 9 例，右位心 18 例，右旋心 1 例，肺静脉畸形引流 10 例，房室瓣异常 9 例。

传导束：单心室的传导束不定，特别是在流出腔缺如的单心室。但 A 型单心室的传导束则较恒定，房室结位于右侧房室瓣的前后瓣叶交界组织上方的右心房壁内，沿肺动脉前下方向后下行，穿过肺动脉和右房室瓣环的结合部，走行较长，前侧部位的传导束位于肺动脉瓣下区域前面，并延伸到心室腔前壁的心内膜下，走行于退化间隔的解剖左室面的心内膜下至心球心室孔前缘的右侧分为左、右两支,左束支分成前、后分支,前分支沿主室腔前壁下缘走行,后分支沿后壁发出和走行。右束支走行于流出腔至左前降支冠状动脉。

合并畸形:肺动脉狭窄、发育不良或闭锁,心房内脏异位综合征,主动脉瓣下狭窄,主动脉缩窄较多见。Ritter 等的临床研究显示,左心室型病例中 43% 伴肺动脉狭窄,右心室型或中间型病例中 81% 伴肺动脉狭窄。肺动脉瓣狭窄可为瓣环发育不良或瓣叶增厚狭窄所致,通常同时有瓣下狭窄。主动脉瓣下狭窄是较严重的合并畸形,常见的是由限制性的流出孔引起,有时与流出道腔内本身肌性梗阻有关,这种瓣下狭窄可以为先天性,也可以为后天获得性,肺动脉环缩术后可使瓣下狭窄发生率升高。其他合并畸形包括房间隔缺损、动脉导管未闭、房室瓣异常、完全型肺静脉畸形引流等,在单心室中常有出现。

2. 病理生理　单心室的病理生理变化主要受心室腔内体循环、肺循环静脉血的混合程度以及单心室向主动脉、肺动脉的排血阻力及心室功能的影响。无肺动脉狭窄的病例,无论有无大动脉转位,体肺循环血液在心室腔内的混合少,右心房回流的体静脉血到肺动脉,左心房回流的肺静脉血到主动脉,肺血多,无发绀或发绀轻,但容易引起单心室容量负荷增加,早期发生心力衰竭。伴有肺动脉狭窄者及肺阻力升高或大动脉转位的病人,动静脉血在心室腔内混合多,并有肺血流减少,发绀严重。伴有主动脉狭窄者,主室腔内动静脉血混合更多,发绀更重。由此可见,单心室有 3 种血流动力学改变:①肺循环阻力高者,肺血少,发绀重,缺氧严重;②肺循环阻力不高者,发绀轻或无,易发生心力衰竭;③肺循环阻力适度升高,肺流量适中,只有中度发,不致引起充血性心力衰竭。

【临床表现与诊断】

(一) 症状及体征

临床表现取决于是否存在主动脉、肺动脉狭窄及其狭窄程度,以及肺血管病变程度、有无房室瓣反流等。

1. 单心室合并肺动脉狭窄者,发绀出现从轻到重,常有杵状指(趾)、呼吸困难及疲倦较常见,但一般不会发生充血性心力衰竭。心脏不增大或轻度增大,心前区搏动不明显。肺动脉瓣区有收缩期杂音并向心尖放射。肺动脉瓣第二音单一。

2. 不合并肺动脉狭窄者,肺血流量大,临床表现为早期充血性心力衰竭,反复发作的呼吸道感染,发育差,发绀轻或可无发绀,静脉压上升,心脏增大,心尖搏动强,肺动脉区有收缩期杂音,二尖瓣区可听到舒张期高流量杂音,肺动脉瓣区第二音增强、亢进。

(二) 检查

1. 心电图特点　胸前导联 QRS 波呈一致性,一个或多个胸前导联 R 或 S 波振幅异常增大,电轴偏移和心室肥厚呈矛盾现象,电轴左偏伴右室肥厚,而电轴右偏伴左室肥厚。

2. X 线检查　根据不同的病理分型,单心室的 X 线检查显示,心影分为正常心型、左旋心型、镜面右位心。无肺动脉狭窄或肺血管阻力增高者,X 线片突似室间隔缺损伴肺动脉高压。心影呈二尖瓣型,肺门影增大,肺血多,肺血管纹理增粗,并延伸到外带,心脏向两侧增大。侧位见心影为球形,心前缘与胸前壁接触面增加,心后缘不突出。合并大动脉转位者,心影呈葫芦形,由于升主动脉向右弯曲,使右上纵隔增宽,无肺动脉狭窄,肺动脉扩张。侧位表现为正常前上纵隔的透亮区被升主动脉所占据。双肺门增大,肺血多。合并大动脉左转位者,心影似矫正性大动脉转位。大动脉左转位及左室球袢的病例,伴流出腔时,流出腔位于单心室的左上方,可使左上缘轻度突出,血管蒂左缘增宽,右肺动脉向上斜,可达到左肺动脉的水平,右下肺动脉扩张及扭曲,产生瀑布状右肺门。合并肺动脉狭窄或肺血管阻力增高者,由于左心房及单心室无超容量负荷,心脏大小大致正常或轻度增大,肺门小,肺血少,可见到侧支循环血管影,与重症法洛四联症相似,但单心室主动脉结不大,左 4 弓稍延长。肺血管阻力高可使肺动脉干扩张。

3. 超声心动图　可见心房、心室的结构与大血管的解剖关系,房室瓣的类型,有无关闭不全及狭窄,大动脉转位情况、有无狭窄及狭窄程度,有无室间隔,球室孔的大小。单心室的彩色超声特征为,室间隔回声完全失落,呈单一心腔,心内十字交叉消失而成 T 形改变,收缩期血流不明显,舒张期左、右心房内血流分别经两组房室瓣进入单一心腔。在无肺动脉狭窄或肺血管阻力低者,两心房显色与正常人相似,表现为单一心腔内充满红色血液,右侧为来自三尖瓣的血流,左侧为来自二尖瓣的血流。有肺动脉狭窄或肺血管阻力高者,表现为单一心腔内以红色为主五色相间的血流所充满,此为肺循环血液在单一心腔混合所致。在大动脉短轴切面肺动脉内可见异常血流束。

4. 心导管及造影检查　心脏造影可发现单心

室的类型及大小，是否存在发育不全的球室腔，球室腔的大小与位置，球室孔的大小，房室瓣的数目及发育关闭情况；有无大血管转位、肺动脉狭窄、闭锁；主动脉弓中断或缩窄、冠状动脉畸形等，特别是了解肺血管床的发育情况，对手术指征和预后的判断大有帮助。

5. 心脏 CT 和 MRI 检查　有助于确诊及确切地了解心脏各结构变化和鉴别诊断。

【自然过程】

单心室病人的自然过程因病变而异。50% 死于出生后 1 个月内，74% 死于出生后 6 个月内。Franklin 等报道，约 43% 病人在 1 岁内死亡，55% 在 5 岁内死亡。早期死亡的主要原因为心律失常及心力衰竭，任何水平的体循环血流梗阻均是导致早期死亡的主要危险因素。单心室的自然病程演化分为三种情况：①肺动脉严重狭窄，肺血减少，发绀严重，病人多死于缺氧并发症或脑脓肿等；②肺血明显增多，血液在单心室腔内混合少，心室容量负荷过重，此类患儿多因心力衰竭而早期夭亡；③肺血流适当，血液在单心室腔内混合较少，预后最好，早年甚至无任何症状，个别病人能存活到 50 岁以上。影响预后的因素包括单心室的类型、房室连接是否一致、合并畸形及其严重程度等。Franklin 等报道认为，心房正位、左心室双入口、心室左袢、房室连接不一致、肺 / 体循环比在 1~2 : 1、自然预后较好，此类病人中 90% 可存活 10 年。

【手术指征】

由于单心室的预后不佳，故应尽早手术治疗。应根据各项检查结果，确定单心室的类型、主室腔的大小及肺动脉发育情况，确定有无流出腔、左上腔静脉以及腔静脉及肺静脉的异位引流。导管测定肺动脉压力和肺血管阻力，有无流出道梗阻。超声心动图检查分析房室瓣的结构及闭合情况，测量心室腔的容积及心功能情况，以决定手术方法。很多病人需在出生后 1 个月内手术。单心室的外科治疗主要有下列三种方法：①肺动脉 Banding 术；② Fontan 系列手术（Glenn 手术，包括心房 - 心室连接、心房 - 肺动脉连接、全腔静脉 - 肺动脉连接）；③心室分隔术。

（一）肺动脉 Banding 术

适用于所有合并有肺血流增多的单心室。

手术方法：经前正中切口或左胸第 4 肋间进胸，分离结扎动脉导管或导管韧带，将左肺向后牵开，沿着膈神经前面切开心包。游离主动脉和肺动脉间隙，充分游离主肺动脉，并套置主肺动脉结扎带，然后缓缓结扎环缩线。在肺动脉环缩后，须将束带固定以防滑脱及移位。

（二）Fontan 系列手术的适应证

1978 年 Choussat 提出了适合 Fontan 手术的 10 条标准，但随着外科技术的发展及经验的增加，已经有所发展。目前普遍认为的 Fontan 手术适应证为：

1. 窦性心律，但对于有传导阻滞的病人，术后可以安放永久起搏器。

2. 腔静脉回流正常，但某些异常的腔静脉回流可以在手术中同时修复。

3. 平均肺动脉压力 <15mmHg。

4. 肺血管阻力 <4U/m^2 或周围肺动脉发育好。

5. 中心肺动脉（主肺动脉及左、右肺动脉）发育情况，人们普遍认为肺动脉细小是 Fontan 手术的禁忌证，认为肺动脉指数大于 250mm^2/m^2 时手术安全，肺动脉指数不能小于 180mm^2/m^2，但有的作者认为发育不好的中心肺动脉可以在手术过程中加以修复，所以有报道肺动脉指数小于 100m^2/m^2 的病人也可以做 Fontan 手术。

6. 心室功能正常（EF>0.55）。

7. 房室瓣功能正常，但在房室瓣病变可以修复的情况下，也可以考虑手术。

（三）Glenn 手术的适应证

其手术适应证基本同 Fontan 类手术，即对年龄在 6 个月以上，血氧饱和度 <85%，拟行全腔静脉 - 肺动脉连接术的患儿，均可行双向 Glenn 手术。但对肺动脉压 >16mmHg（≤ 19mmHg）具有行 Fontan 手术高危险因素的患儿，或者适合行 Fontan 手术的较小患儿（<2 岁），可先行双向 Glenn 手术，二期再完成下腔静脉 - 肺动脉的心房外管道连接术，能明显降低手术死亡率，利于病人的术后恢复。

（四）心室分隔术的适应证

由于此术式术后死亡率高，完全性心脏传导阻滞发生率高，常发生室间隔缺损残余漏和房室瓣关闭不全而需再次手术，且术后猝死的发生率高，因此这种手术已很少被采用。仍有一少部分肺阻力增高的病人，心室分隔术是唯一可行的手术。选择行分隔术时应注意：

1. 心室双入口伴大动脉左转位，左、右两侧房室瓣独立分开，主动脉、肺动脉瓣正常，未合并其他主要畸形（如主动脉下狭窄）的病例，行分隔术，效果较好。

2. 单心室腔舒张末期容积至少为正常左心室

腔的 170% 以上。

3. 分隔手术应在较大儿童施行，但有的患儿需先行 Banding 手术，减轻肺动脉压力，年龄较大时再行分隔手术。

【手术禁忌证】

1. 单一左心室腔体积过小、严重肺动脉高压、主动脉瓣下狭窄者，禁忌行分隔手术。

2. 心室双入口行改良 Fontan 手术的禁忌证同其他病种的 Fontan 手术。应注意左侧房室瓣或共同房室瓣反流严重，虽可做瓣膜修复或替换术，但并发症多，死亡率高。

3. 严重肝、肾功能损害者。

【术前准备】

按常规心脏手术准备。

【手术技术】

(一) 双向 Glenn 手术

详见本章“第十六节　三尖瓣闭锁”。

1. 胸部正中切口，常规开胸。胸腺大部分切除，以利显露。切开心包后，常规游离肺动脉、上腔静脉，测肺动脉压。充分游离主动脉、右肺动脉至肺门处，上腔静脉游离至无名静脉处。如存在动脉导管或体肺分流，常规关闭。半量肝素化后，于上腔静脉近无名静脉开口插入引流管，同时于心房内或肺动脉插引流管。两管排气后相接，形成上腔静脉 - 右心房或肺动脉临时转流。穿带阻断上腔静脉。于上腔静脉心房连接处的上方，用阻断钳夹闭上腔静脉。于阻断钳夹闭上方 0.5~1.0mm 处横断上腔静脉，5-0 聚丙烯缝线连续往返缝合近端，撤阻断钳。用侧壁钳夹右肺动脉，并于其上方纵行切开，切口应够大，使吻合无压差，用 5-0 或 6-0 聚丙烯缝线将上腔静脉远端连续缝于右肺动脉切开处，行端侧吻合。首先缝合后壁，然后前壁，连续缝合或加间断缝合。必要时在吻合口的侧前方用自体心包片加宽补片以扩大吻合，吻合口应不小于上腔静脉直径。

2. 开放上腔静脉，撤除上腔静脉及心房引流管，中和肝素。对于双上腔静脉畸形，除非一侧上腔静脉很细小，可考虑结扎外，也可以行单侧双向 Glenn 手术。如果两静脉间有交通，临时阻断一侧上腔静脉后，腔静脉压不太高（<18mmHg），无需行上腔静脉 - 心房转流，直接阻断一侧上腔静脉，然后切断吻合，方法同前。如果两静脉间无交通应行双侧双向 Glenn 手术。

(二) 心室分隔手术

手术经胸部正中切口入胸，采用中度低温、常规体外循环下进行，经升主动脉插管，上、下腔静脉插管对于经右房切口的手术操作更方便些。开胸后应注意冠状动脉的解剖分支，并避免术中损伤。

1. 心脏切口　一般经右心房切口，通过右侧房室瓣很容易观察到心室内的形态，瓣下装置的部位和解剖，以及每个房室瓣的大小和部位，并确定有否骑跨，是否对分隔补片的路径有影响。如右心房切口显露不清，可采用心尖鱼口状切口及心室前壁纵切口。心室切口应避开冠脉血管，切口宜略偏右壁，以便心室腔分隔后，左室有较大的空间和减少左室的损伤。

2. 分隔补片　目前补片材料多采用涤纶片，补片根据心室大小和形状需要裁剪。当主动脉和主动脉瓣下流出道位于左侧时（即左心室双入口合并大动脉左转位），通常可置一个平直的分隔补片；当主动脉位于右侧或其前方时，必须做一个螺旋形补片。由于心脏处于舒张期停搏，补片大小应与心室大小相匹配，如能用双片法分隔，效果更好。

3. 分隔路径及补片位置　在计划分隔补片路径时，必须使分隔的两侧心室腔大致相等，并避免从右心房经右侧房室瓣到肺动脉，右室流出道狭窄或从左心房经左房室瓣到流出腔和主动脉路径产生狭窄。补片路径一般由解剖结构所定，在后下方位于两侧房室瓣之间能承受张力的组织，以及上方两个半月瓣和球室孔部位，预先缝几针标志线。用 4-0 或 5-0 聚丙烯缝线无创针线间断褥式或连续缝合。为了显示真正的后壁，有的肌小梁需要切断，以保证每一针深入后壁心肌内或从心外膜进针。由此沿两组房室瓣腱索之间向后上缝，将补片与三尖瓣根部缝在一起，再沿重建的左室前壁左上方向，从后向前缝合，越过球室孔，向后缝至肺动脉下方的左侧，直至两端缝线会合。为了防止损伤沿球室孔外缘下行的传导系统，此处缝线应缝在流出腔内，采用带垫片的褥式缝合，不用连续缝合。心尖部位可采用间断褥式，缝针从里向外，缝线在心表面打结。如伴有肺动脉狭窄而又不适合做 Fontan 手术时，由于肺动脉位于主动脉后方，瓣口太靠近房室瓣、冠脉以及房室瓣，不易做成形术。此类型应将分隔补片缝在两大动脉半月瓣的右缘，将两大动脉瓣都隔到左侧心室腔，这样不会损伤肺动脉前方及球室孔外侧缘的传导系统。心室腔分隔完毕，切断肺动脉主干，近心端缝闭，用带瓣同种管道连接分隔后的右心室与肺动脉远心端，使右心室血经外管道排入肺动脉。如采用了心尖部切口，应垫以 Teflon 毡片或心包条缝闭。缝合右心室。

(三) Fontan 系列手术

1. 心房 - 肺动脉直接连接　在肺动脉上方横断肺动脉，在右心房顶部作一大的切口，肺动脉切口延伸至右肺动脉下缘，以保证吻合口的足够大小。修复房间隔缺损，封闭肺动脉瓣口。5-0 聚丙烯缝线吻合右心房与肺动脉切口，右心房切口的前壁与肺动脉切口的前壁吻合，后壁与后壁吻合。必要时应用心包片加宽吻合口。在双入口心室的病例，需要闭合右侧房室瓣。共同房室瓣的病例，要分隔右心房。有左侧房室瓣闭锁或发育不良时，要切除房间隔，重新分隔，使肺静脉引流至右侧房室瓣。此法目前很少应用。

2. 全腔静脉 - 肺动脉吻合术　正中开胸后，切除大部分胸腺，以便显露上腔静脉和无名静脉。充分游离上腔静脉，注意不要损伤右膈神经。游离主肺动脉及左、右肺动脉，切断动脉导管韧带。常规处理缝闭或切断体肺分流。升主动脉插管，近无名静脉处插入上腔静脉引流管，下腔静脉引流管经下腔静脉插入。行体外循环，体温维持在 33~35℃，阻断上腔静脉。用阻断钳阻断上腔静脉近端，于阻断钳上方横断上腔静脉，用 5-0 聚丙烯缝线缝闭近端，用侧壁钳钳夹右肺动脉并切开之，在心脏搏动下，行双向腔静脉肺动脉吻合(详见"双向 Glenn 手术")，5-0 聚丙烯缝线连续或加间断缝合。吻合结束后，阻断和横断主肺动脉，近端用 5-0 聚丙烯缝线连续缝合。阻断升主动脉，经主动脉根部灌注停跳液，进行下腔静脉与右肺动脉的吻合。目前常用两种方法：

(1) 心外全腔静脉 - 肺动脉连接：此方法包括双向 Glenn 吻合和下腔静脉通过心外管道与肺动脉连接。切断下腔静脉近端，5-0 或 4-0 聚丙烯缝线封闭心房切口，用 5-0 聚丙烯缝线将 18~20cm Gore-Tex 人工血管连续缝合于下腔静脉近端，修剪人工血管上端，在右肺动脉下方吻合。

(2) 用人工血管片构成心房内通道(lateral tunnel)：即将 16~18mm Gore-Tex 人工血管纵行剪成两半，扣在上、下腔静脉入口，用 5-0 聚丙烯缝线与房间隔的后壁、终嵴以及人工血管片周围行连续缝合，5-0 聚丙烯缝线缝合右心房切口。

上述两种方法中，第二种通道可能生长扩大，不易狭窄，但第一种方法更为常用。

完成上述操作后，排尽心腔内积气，包括右心房内气体，因为右心房已是体循环的一部分。常规撤离体外循环机。

实践证明，因为心外全腔静脉 - 肺动脉吻合，心房少切口，术后心律失常发生率明显减少，并且手术操作简单，于心脏不停跳下可以完成。目前已越来越多的应用于如心室双入口，尤其左侧房室瓣狭窄或闭锁病例的矫治。但心外管道不适合于较小婴幼儿，并且管道可出现狭窄。不论采用上述何种术式，如病人术后 CVP>20mmHg，都应在心外通道或心房内通道打孔，使通道内血流与心房间交通，以降低 CVP，使血流动力学更平稳。

【术后处理】

(一) 分隔术后的处理

同常规心脏手术病人，补足血容量，视病人的情况适当给予正性肌力药物及强心利尿药物。

(二) Fontan 系列术后的处理要注意

1. 体位　上半身抬高 45°，以利于静脉血回流，术后 2~3 天改为平卧位。

2. 术后输血　补充血浆或白蛋白以维持中心静脉压在 17~20cmH_2O。

3. 保持胸腔引流管的通畅，适当延长引流管留置的时间。由于引流液较多，持续时间长，应间断补充血浆或白蛋白。

4. 给予阿司匹林抗凝治疗。

5. 由于 Fontan 术后时有室上性心动过速发生，应适当补充钾和镁离子，应用洋地黄类药物。也有的病人术后出现心动过缓，应静脉滴注异丙肾上腺素，安置心外膜起搏器，吸入一氧化氮，保持二氧化碳分压 35mmHg 左右，氧分压 >80mmHg。

【近期与远期结果】

(一) 术后早期并发症

1. 分隔术后并发症　主要有低心排综合征，是单心室分隔术后的主要死亡原因。低心排综合征的原因为选择病例不合适使分隔后的两心室功能差，补片大小不当，术中损伤主动脉瓣、腱索、心肌保护不佳以及传导束损伤。积极给予正性肌力药物，必要时应用辅助循环。其他并发症为发绀、严重心力衰竭，传导阻滞，左、右心室流出道狭窄，PVR 高，心功能差，房室瓣关闭不全。前者可能为补片撕裂所致，应尽早确定原因，尽早手术修复。若有传导阻滞，需要安放永久起搏器。

2. Fontan 手术后并发症

(1) 低心排综合征：要维持 CVP 15~20mmHg。

(2) 胸腔积液及乳糜胸：这是 Fontan 手术后最常见的并发症，胸腔积液量多，持续时间长。胸腔闭式引流管引流时间要长，并补充血浆或白蛋白等胶体液。

(3) 心律失常：Fontan 术后最常见的心律失常为室上性心动过速，应用洋地黄治疗的同时补充钾离子和镁离子。

(二) 手术危险性相关因素

1. 心室双入口的类型和单心室腔舒张末期容量　是影响心室分隔手术效果的最主要因素。左心室双入口伴左侧大动脉转位行心室分隔术效果较其他类型好。左心室腔舒张末期容积小于正常左心室的 170%，显著增加了手术的危险。

2. 房室瓣骑跨　任何一个房室瓣的腱索跨过拟定的心室分隔补片部位，都可能增加分隔术的早期危险，且远期疗效不好。此种情况应考虑其他手术方式。

3. 肺动脉狭窄存在的部位和严重程度　是心室分隔手术考虑的主要因素之一。如由瓣下或瓣环导致的狭窄，通常需做外管道。而分隔术的同时做外管道，显著增加了手术早期危险。

4. 两侧肺动脉的大小及肺血管阻力、心功能状态　是心室双入口行 Fontan 类手术最具相关性的危险因素。Mcgoon<1.8 时，手术失败率及死亡率明显增加。Mcgoon<1.2 时，死亡率高达 55%，而 Mcgoon>2.5 时仅为 6%。另外，房室瓣关闭不全和前期分流手术导致肺动脉分支扭曲、变形，也可增加 Fontan 手术的危险。

(三) 术后近期及远期疗效

早期报道，心室双入口分隔手术的治疗效果不满意，20 世纪 80 年代手术死亡率达 40%，1990 年 Kurosawa 的报道显示分隔手术效果有所提高，12 例中仅 1 例死亡 (8.3%)，1 例完全性房室传导阻滞。其中 11 例为左心室双入口合并左侧大动脉转位类型，左心室舒张末期容积均在正常的 170% 以上。所有存活者心功能均为 Ⅰ ~ Ⅱ 级，随访无死亡。他们认为，对左心室腔足够大、没有重度肺动脉狭窄伴大动脉转位的左心室双入口病人行心室分隔术，可取得良好的治疗效果，这类病人更偏向于选择心室分隔术而不用 Fontan 手术。2002 年有作者报道 11 例心室分隔手术，死亡 3 例。2004—2011 年清华大学第一附属医院共完成 4 例单心室分隔手术，早期 1 例因肾功能衰竭而死亡，其余 3 例恢复良好。心室分隔手术对于因肺动脉高压而不能进行 Fontan 手术的病人是一个选择，并可能效果更好。

由于 Fontan 手术效果好，手术较容易，大部分病人应采用 Fontan 系列手术治疗。1989 年 Fontan 对 334 例 Fontan 手术效果作了分析。手术后 1 个月生存率为 78%，6 个月为 73%，术后 1 年、5 年、10 年和 15 年分别为 72%、68%、61% 和 50%。

1989 年 de Level 报道应用全腔静脉 - 肺动脉连接手术治疗单心室 11 例，无早期死亡，晚期死亡 1 例。近年来心外管道全腔静脉 - 肺动脉连接手术治疗心室双入口的报道中，心律失常发生率、胸腔积液引流量和持续时间、ICU 监护和住院时间明显减少。2004—2011 年清华大学第一附属医院应用心外管道全腔静脉 - 肺动脉连接手术治疗单心室 30 例，仅 1 例病人术后 20 天死于肺出血，其余恢复良好。对于单心室合并肺动脉闭锁或发育不良、肺动脉高压、房室瓣关闭不全、完全性肺静脉畸形引流，应该根据不同情况，采取不同方法进行相应的手术和治疗，手术死亡率较高。

(吴清玉)

参考文献

[1] CARPENTIER A, CHAUVAUD S, MACÉ L, et al. A new reconstructive operation for Ebstein's anomaly of the tricuspid valve [J]. J Thorac Cardiovasc Surg, 1988, 96 (1): 92-101.

[2] BROWN M L, DEARANI J A, DANIELSON G K, et al. The outcomes of operations for 539 patients with Ebstein anomaly [J]. J Thorac Cardiovasc Surg, 2008, 135 (5): 1120-1136.

[3] WU Q, HUANG Z, PAN G, et al. Early and midterm results in anatomic repair of Ebstein anomaly [J]. J Thorac Cardiovasc Surg, 2007, 134 (6): 1438-1442.

[4] WU Q, HUANG Z. A new procedure for Ebstein's anomaly [J]. Ann Thorac Surg, 2004, 77 (2): 470-476.

[5] NAKAMURA Y, YAGIHARA T, KAGISAKI K, et al. Ventricular performance in long-term survivors after Fontan operation [J]. Ann Thorac Surg, 2011, 91 (1): 172-180.

[6] 吴清玉，张明奎，李洪银，等．分期全腔静脉 - 肺动脉连接术治疗复杂先天性心脏病 [J]. 中华外科杂志，2009, 47 (7): 530-532.

[7] PARK H K, YOUN Y N, YANG H S, et al. Results of an extracardiac pericardial-flap lateral tunnel Fontan operation [J]. Eur J Cardiothorac Surg, 2008, 34 (3): 563-569.

[8] 吴清玉 , 李洪银 , 张明奎 , 等 . 心外管道全腔静脉 - 肺动脉连接术治疗复杂先天性心脏病 [J]. 中华外科杂志 , 2007, 45 (12): 805-807.

[9] 吴清玉 , 唐秀杰 , 李洪银 , 等 . 分隔手术矫治单心室 [J]. 中华外科杂志 , 2008, 46 (6): 469-470.

[10] MARGOSSIAN R E, SOLOWIEJCZYK D, BOURLON F, et al. Septation of the single ventricle: revisited [J]. J Thorac Cardiovasc Surg, 2002, 124 (3): 442-447.

第六十七章
后天性心脏疾病

第一节　二尖瓣狭窄

【病因与病理】

风湿热是二尖瓣狭窄（mitral stenosis）的最主要病因。其他如恶性类癌、类风湿关节炎、系统性红斑狼疮、感染性心内膜炎、二尖瓣环钙化症、左心肿瘤等也可引起二尖瓣狭窄，但较为少见。先天性的二尖瓣狭窄罕见，且多合并有其他心脏畸形。

患风湿性心脏病的病人中女性约占 2/3，其发展可分为风湿活动期和风湿静止期两个阶段：风湿活动期多在青少年时期；风湿静止期是指风湿活动停止后，因前期反复炎症损害和愈合过程而遗留的瓣膜病变进一步通过血流动力学紊乱损害心肌，形成慢性风湿性心脏病。

风湿性炎症产生的二尖瓣狭窄因病程不同，可产生四种瓣膜结构的改变：①瓣叶交界融合；②瓣叶特别是后瓣叶纤维化增厚伴有散在的钙化；③腱索融合增粗和短缩，乳头肌肥厚变形；④瓣膜结构包括瓣叶、腱索和乳头肌的病变，使瓣膜活动受限，多合并一定程度的关闭不全。狭窄的二尖瓣呈典型的漏斗状，瓣口呈鱼口状，伴有瓣膜的钙质沉着，有时累及瓣环（图 67-1）。除风湿性瓣膜病变之外，瓣膜钙化的严重程度，受到因狭窄产生的血液涡流的持续性影响，促使瓣膜结构呈进行性纤维化、硬化与钙化，致瓣膜活动度进一步下降。因此，风湿性二尖瓣病变病人中 25%~40% 为单纯二尖瓣狭窄或以二尖瓣狭窄为主，而约半数的病人则为二尖瓣狭窄和关闭不全的混合病变。

从急性风湿热发作至形成重度二尖瓣狭窄，一般需要 20 年的时间，大多数病人至少可保持 10 年的无症状期，因此常在 30~40 岁出现症状。但如病变严重，在青少年即可发生重度二尖瓣狭窄。

慢性二尖瓣狭窄可引起左心房增大、房壁增厚与钙化、附壁血栓形成以及肺血管闭塞等继发病理改变。

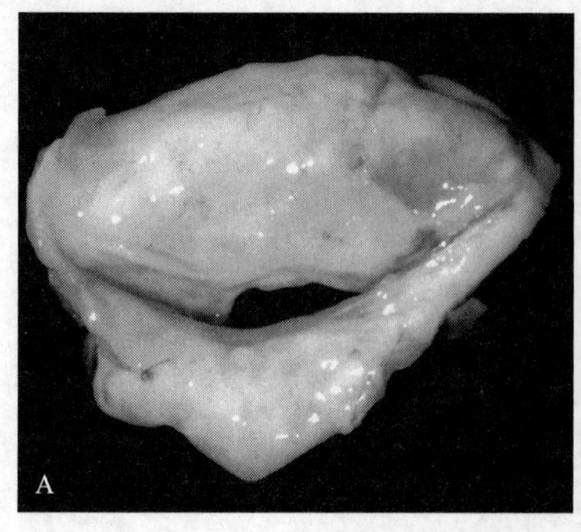

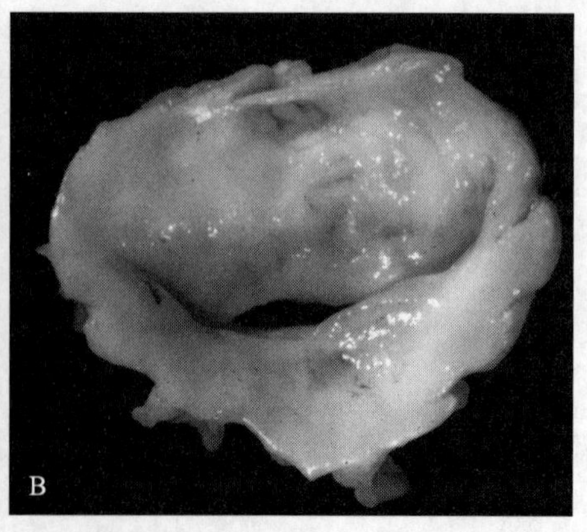

图 67-1　风湿性二尖瓣狭窄的病理改变
A. 交界融合与瓣叶增厚；B. 瓣叶、腱索与乳头肌混合病变

【病理生理】

正常成人二尖瓣口面积为 4~6cm^2。一般来说，当瓣口面积缩小至 2cm^2 时，即可认为出现了中等程度的狭窄。当二尖瓣开口缩小至 1cm^2 以下，则为重度狭窄，此时房室压力阶差约为 20mmHg。平均左心房压约为 25mmHg，只有这样才能维持正常的心输出量。但左心房压力为 25mmHg 水平时，引起的肺静脉压升高足以导致肺水肿的出现，发生呼吸困难症状。当病人从事体力活动时，跨瓣血流量增加，房室压力阶差增大；当心率加快时，左心室充盈时间缩短，左心房压随之上升；另外，当出现心房颤动时，左心房主动收缩排血消失，左心房压也会被动上升。因此，以上情况常常成为二尖瓣狭窄病人出现症状的诱因。

二尖瓣狭窄引起的另一个重要病理生理改变是继发性肺动脉高压，其发生与下列因素有关：①左心房压力升高，被动性逆向传导至肺动脉系统；②由于持续肺静脉压升高，引起肺血管的结构性重塑（如肺小动脉壁中层肥厚、内膜纤维化等），管腔缩小，常不可逆，故称为固定性成分；③肺动脉血管的收缩，常可逆转，又称为反应性成分。由于肺动脉高压持续存在并加重，可引起右心室扩大和功能不全，继而导致三尖瓣环扩张引起功能性关闭不全，出现体循环淤血的右侧心力衰竭表现。

【临床表现与诊断】

1. 临床症状　二尖瓣狭窄病人的主要症状是呼吸困难，特别是劳力性呼吸困难，严重者可有端坐呼吸和发作性肺水肿。左心房压力显著升高时，咯血较常见。此外，因心输出量减少，病人可出现心悸、乏力、头昏等症状。

2. 体格检查　重度二尖瓣狭窄的病人，由于心输出量低下和全身血管收缩，常出现二尖瓣面容（面颊部有紫红色斑片），并有脉搏减弱，心尖部搏动不明显。听诊可闻及典型的舒张期低调隆隆样杂音。瓣膜活动度尚好时，可闻及心尖部第一心音亢进和二尖瓣开放拍击音，但在瓣叶明显硬化或钙化时则往往无法闻及。在出现肺动脉高压、右心室扩大引起三尖瓣关闭不全的病人，有时可在心前区或剑突下闻及收缩期杂音，但更加常见的发现是肺动脉瓣区第二音亢进、颈静脉扩张、肝大和下肢水肿。肺动脉高压严重的病人，因肺动脉扩张导致相对性肺动脉瓣关闭不全，引起的 Graham Steell 杂音也偶可闻及。

3. 心电图检查　轻度二尖瓣狭窄病人心电图可以正常，或仅有电轴右偏，P 波增宽伴有切迹（二尖瓣 P 波）。中度或重度狭窄常有右心室肥大伴有劳损。如电轴左偏或左心室肥大，可能提示合并二尖瓣关闭不全，或合并主动脉瓣病变。

4. X 线检查　二尖瓣狭窄病人后前位胸片心影可基本正常，常见左心房增大呈双心影；在侧位和左前斜位，左心房明显增大表现为左侧主支气管被推高移位和食管被推向后方。肺动脉压升高病人可见肺动脉段突出、右心房扩大等。肺静脉高压的病人，可出现明显肺淤血表现，如：上肺野血管纹理增多和 Kerley B 线等间质水肿表现。

5. 超声心动图检查　超声心动图检查是明确二尖瓣狭窄诊断的主要无创性手段。二维超声心动图可直接测定瓣口面积，较 M 型超声心动图更准确地显示瓣膜的病变程度。利用多普勒超声心动图同样可评价二尖瓣狭窄严重程度，根据跨瓣压差减半时间测量值，利用公式（二尖瓣口面积 = 220 ÷ 跨瓣压差减半时间）可以计算出二尖瓣的开口大小，但此方法对于轻、中度的二尖瓣狭窄准确性稍差。对于二尖瓣狭窄病人，详细的超声心动图检查应包括二维超声心动图、多普勒检查及多普勒彩色血流成像，常可获得充分的资料以制订治疗方案，一般不需要行心导管检查。如准备手术，对可能合并冠状动脉病变的病人，应行冠状动脉造影检查。

【治疗】

（一）内科治疗

对重度二尖瓣狭窄的病人，洋地黄糖苷不能改善病人的血流动力学，但对减慢心房颤动的心室律和治疗右侧心力衰竭很有效果。适当的利尿治疗可减轻心脏的负担。β 受体阻断药及钙拮抗剂可降低心率，并有助于维持窦性心律，提高病人的生活能力。发生房颤的病人，应予以华法林抗凝。按一般统计风湿热发作后，约 15~20 年后出现症状，大多数病人从心功能Ⅱ级，逐渐发展到Ⅲ级或Ⅳ级。心功能Ⅲ级的病人 5 年生存率为 62%；10 年生存率为 38%。心功能Ⅳ级的病人，5 年生存率仅有 15%。无症状的病人，经内科治疗后，40% 逐渐转向恶化。

（二）外科治疗

传统的二尖瓣狭窄手术治疗方法有三种：①闭式二尖瓣狭窄扩张分离术；②直视二尖瓣交界切开成形术；③二尖瓣置换术。目前，随着介入治疗方法的开展，在许多较发达国家二尖瓣球囊扩张术已取代了二尖瓣闭式扩张术，成为治疗病变较轻二尖瓣狭窄的首选方法。其应用范围主要为瓣叶活动度尚好、无瓣膜钙化、无瓣下结构严重病变的中度以上二尖瓣狭窄，而对于合并中度以上二尖瓣反流和左心房血栓者则为禁忌。

对于不适合二尖瓣球囊扩张的病人，目前多采用直视下二尖瓣交界切开成形术或二尖瓣置换术。

1. 手术适应证　轻度二尖瓣狭窄，症状轻微的病人，可暂缓手术，进行定期随访。对于中、重度二尖瓣狭窄的病人，如果出现症状(心功能Ⅱ~Ⅳ级)，或无明显症状但合并肺动脉压升高(肺动脉收缩压静息时 >50mmHg，活动后 >60mmHg)或房颤者，应积极予以手术；对于同时存在中度以上二尖瓣反流、左心房血栓形成或发生体循环血栓栓塞的病人，也应该予以手术治疗。严重二尖瓣狭窄(瓣口面积 <1.0 cm^2/m^2 BSA)，即使症状较轻，为阻止病情的恶化，也应手术治疗。

严重肺动脉高压和右侧心力衰竭的晚期病人，虽然手术的危险性增加，但术后临床症状及血流动力学均有明显的改善，肺血管阻力也明显下降。二尖瓣狭窄合并妊娠的病人，经积极内科治疗，仍有严重的肺淤血发生，则应及时手术治疗，为避免体外循环对胎儿影响，首选二尖瓣球囊扩张术或闭式二尖瓣扩张术。急性肺水肿和大量咯血，如内科治疗无效，则应进行急诊手术，只有解除梗阻，才能挽救病人的生命。风湿活动表明有活动性心脏病的存在，一般认为应首先应用抗风湿热综合治疗，待治疗停止 3 个月后手术为宜。但反复风湿热活动，特别是年龄较轻的病人，也可施行手术，术后有利于风湿热的控制。

2. 手术方法　二尖瓣置换术是治疗二尖瓣狭窄的主要手术方式，将在本章第二节中叙述。以下介绍闭式二尖瓣扩张术和直视二尖瓣交界切开成形术。

(1) 闭式二尖瓣扩张术：闭式二尖瓣扩张术的适应证基本与二尖瓣球囊扩张术相同，故目前已很少应用。其手术方法分左侧径路经左心室扩张法，两侧径路经左心室扩张法，右侧径路经左心房扩张法三种，其中第一种方法应用较多。

左侧径路经左心室二尖瓣狭窄扩张法：采用左胸前外侧切口，经第四或第五肋间进胸，在左膈神经前方纵行切开心包，显露左心耳与心尖部。用心耳钳夹闭左心耳基底部，于其上方置荷包缝合线，套入 Rumel 止血器。剪开心耳，手术者右手示指经切口伸入心房内，探查二尖瓣病变及其活动度，特别注意瓣膜钙化的程度，估计瓣孔的狭窄情况，并注意有无反射性血流。确定瓣膜狭窄适合分离后，将扩张器经心尖切口插入左心室内，由心房内的示指引导，沿流入道进入二尖瓣口，使撑开架的中部处于狭窄瓣孔，然后施行撑开分离，首次扩张分离狭窄 2.5cm(图 67-2)，然后闭合撑开架并退入左心室内，以左心房内的示指探查扩张的程度与有无反流。如有反流则停止再次扩张。否则，调整扩张架张开的幅度，再次进入二尖瓣孔进行扩张，一般逐步扩张至 3.5cm。扩张完毕，先拔出左心室的扩张器，收紧心尖部的缝线对合左心室切口；再退出左心房内的示指，用心耳钳夹闭心耳切口止血。以粗线结扎心耳基部，并结扎预置的荷包缝线。然后结扎心尖部缝线，并作褥式缝合加固。最后闭合胸部切口，于第 7 或第 8 肋间腋中线处置放胸部闭式引流管。

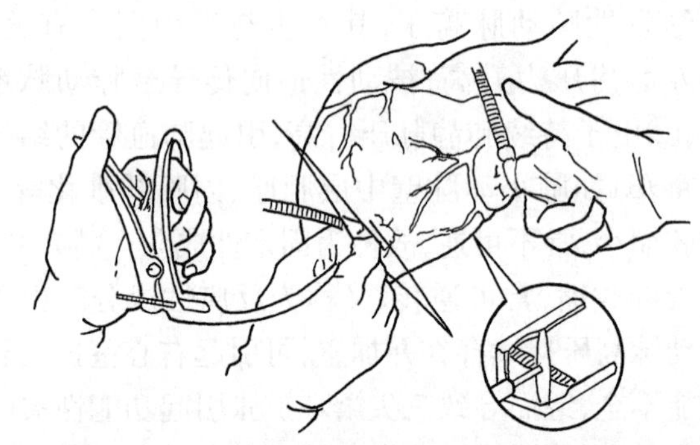

图 67-2　左侧径路经左心室扩张法示意图

(2) 直视二尖瓣交界切开成形术：该术式的主要优点是手术的精确性和避免瓣膜置换后的抗凝相关并发症，主要应用于青少年病人。在直视下可准确切开瓣膜交界处的融合，解除瓣口部位的狭窄；而且可以切开分离瓣下融合的腱索与乳头肌，增加其活动度，同时解除瓣下结构的梗阻，并且清除钙化，矫正合并的二尖瓣关闭不全。同时可清除左心房血栓或缝闭左心耳，减少术后血栓栓塞的风险。该术式能否施行主要取决于瓣膜病变程度，特别是瓣下结构变形和钙化的程度。

一般做胸骨正中切口，纵行切开心包，分别作上、下腔静脉与升主动脉插管，并连接体外循环机开始心肺转流。经主动脉根部灌注心肌保护液使心脏停搏。经房间隔或房间沟切口进入左心房，清除血栓，缝闭左心耳。切开二尖瓣前、后交界至距离瓣环 2~3mm 处，清除钙斑，必要时削薄瓣叶。然后提起瓣膜显露瓣下结构，切开融合的瓣下腱索与乳头肌，增加瓣叶活动度。西班牙医师 Duran 等还报道了使用自体心包扩大前瓣叶以及使用人工腱索改善后半活动度的手术技术。彻底纠正瓣膜狭窄后，检查有无瓣膜反流，对于术前就有明显二尖瓣关闭不全的病人，植入成形环是必要的。缝合心脏切口，并进行心腔排气，恢复心脏供血，待心脏复跳稳定后，逐步停止体外循环。

3. 手术效果 二尖瓣狭窄交界切开术的早期死亡率，无论是闭式或直视手术，均约为1.0%~3.0%。手术效果主要取决于病人年龄、心肌受累情况、心功能分级以及合并的其他重要脏器病变。术后5年生存率为90%~96%。晚期二尖瓣再狭窄的发生率根据手术矫正的程度相差较大，可从2%到60%。5年因病变复发再手术率约为10%，10年后将升至60%。但症状的重新出现有的不是因为再狭窄，而与再次手术遗留的残留狭窄以及主动脉瓣病变的发展有关。二尖瓣置换术的早期死亡率为3%~8%，根据作者的长期随访，5年和10年的生存率分别为85%和73%。

（徐志云 张宝仁）

第二节 二尖瓣关闭不全

【病因与病理】

完整的二尖瓣装置包括瓣叶、瓣环、腱索和乳头肌，相连续的左心室和左心房也部分地参与二尖瓣的正常功能。二尖瓣装置中任何一个部分出现异常均可引起二尖瓣关闭不全(mitral insufficiency)。一般来说，二尖瓣关闭不全的病人在多数情况下均存在二尖瓣结构的多处异常，从而导致瓣膜反流。

从全球范围看，慢性风湿性心脏病仍是引起二尖瓣关闭不全的主要原因，约占40%。由于瓣叶纤维化与钙化，引起瓣膜的缩短与变硬，腱索融合、短缩，乳头肌增粗，使二尖瓣结构的活动严重受限，这种情况多与二尖瓣狭窄同时存在。

二尖瓣脱垂综合征是另一种常见的二尖瓣关闭不全病因，又称退行性二尖瓣病变，据西方国家报道人群中的发病率达2%~5%。退行性二尖瓣病变又分为两类：一是Barlow病，二是弹力纤维缺陷症。前者多见于60岁以下的人群，有时出现家族性发病和马方样特征，主要因瓣膜组织的黏液样变性造成，常累及整个瓣膜结构，表现为广泛瓣叶冗长、过多，常见增厚，瓣环可见钙化，腱索延长、增粗，也可能变细或断裂，乳头肌常见纤维化、钙化。而后者多见于60岁以上病人，由纤维结缔组织的产生能力下降造成，常表现为瓣叶和腱索组织纤细、薄弱，二尖瓣脱垂部位多局限于瓣下腱索断裂处，使该处呈连枷样活动，并在血流冲刷下变厚，其他部位一般结构正常。这两类病因的区分有助于选择不同手术方法，改善长期预后。

二尖瓣还可能因外伤或感染性心内膜炎导致瓣叶穿孔、腱索断裂和瓣膜反流。在二尖瓣环钙化症中，瓣环硬化固定也可导致瓣膜关闭不全。左心室扩大时，二尖瓣环扩大使收缩期瓣叶对合不良，也会造成瓣膜关闭不全。另外，缺血性心脏病导致的乳头肌功能障碍甚至断裂，以及心肌梗死后心室重塑导致的乳头肌移位，均可引起二尖瓣关闭不全。

【病理生理】

二尖瓣反流量取决于反流口的大小和左心室、左心房之间的压力阶差。当左心室收缩力减弱以及前、后负荷增加时，左心室扩张，二尖瓣环相应扩大，反流口的面积也随之扩大；而在外周阻力增加，左心室后负荷上升，前向心排量下降时，左心室、左心房间的压差增大，二尖瓣反流加重。

二尖瓣关闭不全造成的无效射血，使左心室处于容量过负荷状态，逐步导致左心室扩大和心肌肥厚，最终出现心肌劳损和心力衰竭。由于反流面向左心房低压区，左心室射血分数呈假性升高。实际上，当二尖瓣重度反流病人的左心室射血分数轻度降低时，左心室收缩功能已有明显减退。

由于二尖瓣关闭不全使左心房容量增加，压力升高致使肺静脉淤血，出现劳力性呼吸困难症状。肺静脉压升高可进一步引起肺动脉高压，继而影响右心室，导致右心室心肌肥厚劳损甚至衰竭。

应该指出，急性与慢性二尖瓣关闭不全的病理生理改变不同。急性二尖瓣关闭不全的左心室缺乏代偿性扩大与肥厚，难以承受突然增加的容量负荷，易发生急性左侧心力衰竭；左心房大小也基本正常，二尖瓣反流致使左心房压急剧升高，可引起急性肺水肿。而对于慢性二尖瓣关闭不全，左心室容量负荷增加引起左心室代偿性扩大与心肌肥厚，保证了前向心输出量；左心房的代偿性扩大则有效地缓冲了反流，使左心房压保持在较低水平，故可较长时期无明显症状，称为代偿期。但是，当最终左心室收缩力显著降低，前向心输出量下降，左心室舒张末压升高，收缩末容积增加，反流量进一步增大，即可发生失代偿，出现左侧心力衰竭症状（图 67-3）。

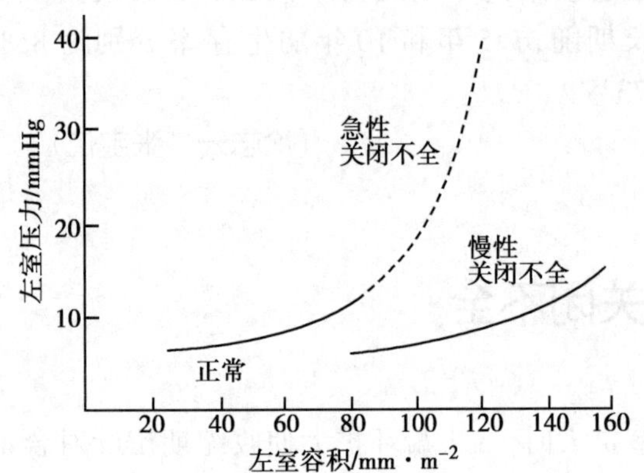

图 67-3 二尖瓣关闭不全舒张期压力 - 容量曲线示意图
虚线：急性关闭不全；实线：慢性关闭不全

【临床表现与诊断】

1. 临床症状　二尖瓣关闭不全的临床表现是劳力性气急、胸闷和活动耐力下降等左侧心力衰竭症状，严重程度主要取决于二尖瓣关闭不全的严重程度、病变进展的速度、肺动脉高压的程度以及左心室收缩功能状态。慢性轻度二尖瓣关闭不全的病人可终身无症状；急性重度二尖瓣关闭不全则可迅速导致急性肺水肿。慢性中、重度二尖瓣关闭不全的病人可长期无明显症状，但是左心室心肌损害却隐匿、持续进展；一旦出现左侧心力衰竭症状，左心室心肌常已发生不可逆的损害。

风湿性二尖瓣关闭不全病人，自风湿热初次发作至出现症状的时间比二尖瓣狭窄病程长，而且急性并发症少，因心输出量低下引起的长期倦怠乏力是其显著的表现。房颤的发生虽可使心输出量进一步降低，但对症状的加重程度较二尖瓣狭窄为轻。

2. 体格检查　明显二尖瓣关闭不全的病人，心尖区搏动广泛而增强，心尖区可闻及吹风样收缩期杂音，向左腋下和肩胛区传导。二尖瓣后瓣叶病变时，杂音可向胸骨或主动脉瓣区传导。全收缩期和收缩晚期杂音是二尖瓣关闭不全的特征性表现，同时伴有肺动脉瓣区第二音亢进、分裂。此外，在重度二尖瓣关闭不全病人，还可在胸骨左下缘闻及功能性三尖瓣关闭不全的收缩期杂音。风湿性心脏病二尖瓣关闭不全常与狭窄并存，因此，听诊时既有收缩期又有舒张期杂音。出现心力衰竭病人两肺可闻及啰音和哮鸣音。此外，晚期病人则出现颈静脉怒张，肝脏肿大、腹水与下肢水肿等右侧心力衰竭表现。

3. 心电图检查　主要的心电图表现为左心房肥大和心房颤动，重症病人可有左心室肥大的心电图表现，少数病人由于严重肺动脉高压显示右心室肥大。

4. X 线检查　左心房与左心室增大是重度二尖瓣关闭不全的常见表现，特别是巨大左心房往往提示二尖瓣关闭不全。肺门血管明显增粗，肺野显示有淤血表现，如合并急性关闭不全，则可见肺间质水肿。

5. 超声心动图检查　二维和多普勒超声心动图检查可明确二尖瓣关闭不全诊断，测定心脏腔室大小和左心室收缩功能，对反流严重程度进行半定量评价。较之经胸超声心动图检查，经食管检查可更为准确地显示瓣膜病变情况（如瓣环扩大、腱索延长或断裂、瓣叶穿孔、瓣叶赘生物导致闭合不良等）、具体病变部位以及瓣膜功能不全的类型。Carpentier 根据二尖瓣瓣叶开、闭运动的特征，提出了非常实用的二尖瓣关闭不全功能分型。

Ⅰ型：瓣叶活动正常，常见于左心室扩张导致的瓣环扩大或感染性心内膜炎导致的瓣叶穿孔。

Ⅱ型：瓣叶活动过度，瓣叶游离缘在收缩期超出瓣环平面以上，此种类型多见于退行性病变引起的腱索乳头肌延长或断裂。

Ⅲ型：瓣膜活动受限，又分为Ⅲa 型和Ⅲb 型。Ⅲa 型指收缩期瓣叶闭合和舒张期瓣叶开放均受限的情况，主要见于风湿性病变；Ⅲb 型指仅有收缩期瓣叶闭合运动受限的情况，多见于缺血性心脏病导致的乳头肌移位。

通过超声检查术前明确二尖瓣关闭不全的功能分型有助于选择相应的外科处理技术，对手术具有较强的指导意义。

【治疗】

（一）内科治疗

二尖瓣关闭不全的药物治疗的两大支柱为减轻前负荷的利尿治疗和降低后负荷的扩血管治疗，常选用血管紧张素转化酶抑制剂。以上处理可增加前向心排量、降低反流量、降低左心房压和肺淤血程度并降低左心室负荷，有助于控制症状和减轻心肌损害。

急性二尖瓣关闭不全病人发生左侧心力衰竭时，常见急性肺水肿和重要脏器功能不全，病情凶险。经常需要紧急气管插管、机械通气，可静脉持续泵入正性肌力药物和硝普钠等血管扩张剂，并适度使用利尿剂，对于发生严重心源性休克者可采用主动脉内球囊反搏支持循环。

(二) 外科治疗

1. 手术适应证　二尖瓣关闭不全的外科治疗策略应综合考虑以下几个方面：病因、起病情况（急、慢性）、反流大小、症状程度、左心室形态和功能、并发症情况（肺动脉高压、房颤等）以及可能施行的手术方式。

(1) 急性二尖瓣关闭不全：病情一般较重，心脏功能储备低下，全身状况差，手术风险高。一般应先予以积极内科处理，待心力衰竭纠正、全身状况改善后，择期手术。但是，如病情持续危重，则应考虑在积极抗心力衰竭治疗的前提下早期手术，挽救生命。

(2) 慢性二尖瓣关闭不全：一般说来，可依照以下建议决定慢性二尖瓣关闭不全病人手术策略：①轻到中度二尖瓣关闭不全不需要进行单独的二尖瓣手术。②无症状的重度二尖瓣关闭不全，如果病人左心室功能良好（EF>0.60，左心室收缩末内径 <40mm）、无房颤、无肺动脉高压，可考虑行二尖瓣修复成形手术；若瓣膜修复术机会不大，也可以暂缓手术，密切随访。如新发房颤或肺动脉高压，则应进行手术，即使置换瓣膜也有利于长远效果。③无症状的重度二尖瓣关闭不全病人，如果出现左心室功能减退（EF ≤ 0.60 或左心室收缩末内径≥ 40mm），则应积极进行瓣膜成形或置换手术。④有症状的重度二尖瓣关闭不全病人，只要没有左心室功能尚可（EF>0.30，左心室收缩末内径 <55mm），均应积极进行瓣膜成形或置换手术；对于存在左心室功能严重低下者（EF>0.30 或左心室收缩末内径 <55mm），只要可以保留瓣下腱索，手术也是有利的。⑤对于非风湿性心脏病病人，一般均首选二尖瓣成形术，不能成形或成形失败的采用二尖瓣置换术。

风湿性病变病人通常均合并二尖瓣狭窄或主动脉瓣病变，缺血性二尖瓣关闭不全病人常需要进行冠脉旁路移植手术，这类情况应综合考虑病情后决定手术指征。

2. 手术方法　主要有两种，二尖瓣成形术与二尖瓣置换术。一般公认，二尖瓣成形术在多个方面比二尖瓣置换术更有优势。第一，由于成形术后二尖瓣装置的结构完整性得以保存，术后左心室功能保护较好；而二尖瓣置换术常需要切除部分腱索，术后心功能影响较大；第二，二尖瓣置换术后面临机械瓣抗凝并发症、生物瓣衰坏及人造瓣膜心内膜炎的风险；第三，二尖瓣成形术后的早、晚期生存均优于二尖瓣置换术，可能与左心室功能保护较好有关。尽管如此，具体施行何种术式，主要依据不同病因引起的瓣膜结构损害形式与严重程度在手术中最后决定。风湿性二尖瓣关闭不全，在早期主要是瓣叶结构的炎性改变与纤维化，并伴有不同程度的瓣环扩大，这种情况可以应用瓣膜成形术矫正；如进一步发展引起瓣膜及其瓣下结构变形、钙化，腱索融合与短缩，应用瓣膜成形术难以奏效，则需行人造瓣膜置换术。二尖瓣脱垂则多为瓣膜的黏液退行性变化，随着黏液基质的进一步增多，引起瓣叶过剩与脱垂，而且由于腱索的张力增加可引起断裂。这类病变多可用瓣膜成形术矫正。这两种手术各有其优点与缺点，瓣膜置换术须终生服抗凝药预防可能引起的血栓栓塞，瓣膜成形术有复发的可能。一般而论，风湿性二尖瓣关闭不全，修复成形术的可能性较少，而退行性病变修复成形术的可能性较大。

(1) 二尖瓣修复成形术：基本方法是采用胸部正中切口，纵行切开心包，经升主动脉、上腔静脉和下腔静脉插管，建立体外循环，并行血液降温，主动脉根部灌注心肌保护液。心脏停搏后，经左心房切口显露二尖瓣。仔细探查、分析瓣膜，根据二尖瓣关闭不全的病因、病变和功能分型，采取相应的成形技术，常用的方法有后瓣叶矩形或三角形切除术、前瓣叶三角形切除术、腱索转移术、人工腱索植入术、腱索折叠缩短手术、融合腱索劈开或开窗、人造成形环植入术以及缘对缘缝合双孔成形术等（图 67-4）。二尖瓣关闭不全往往是多种因素引起的，例如二尖瓣脱垂的病人，既有腱索延长或断裂，又有瓣环扩大，因此瓣膜成形必须综合采用多种方法，同时矫正不同病变而达到恢复瓣膜关闭功能的目的。

瓣膜修复成形术完成以后，必须向左心室内注水观察瓣膜的形态和活动，待心脏复跳并循环稳定后，应用经食管多普勒超声心动图观察瓣膜的开闭状况。如遗留显著的关闭不全，应重新灌注心脏停搏液，在心脏静止的状态下切开左心房探查矫正的情况，如不能彻底矫正，应改用人造瓣膜置换术。

(2) 二尖瓣置换术：麻醉手术切口与体外循环的基本方法与瓣膜修复成形术相同。经左心房切口显露二尖瓣后，探查瓣膜病变，用瓣膜钳夹住二尖瓣叶牵拉，沿瓣叶根部距瓣环 2mm 处环形切除瓣膜。应尽可能保留全瓣下结构，瓣叶可采用折叠缝合，将其卷缩靠近瓣环，然后在瓣环上采用带垫片间断褥式缝合 14~18 针。如果腱索与乳头肌病变较重，可仅保留后瓣叶部分腱索与乳头肌的连续性。缝合完毕，用生理盐水冲洗左心室，清除残留的碎屑与细微的腱索。选用相适应型号的人造瓣膜固定在持瓣器上，把瓣膜缝线依次缝合在人造瓣膜缝环上，然后整理并提起缝线，把人造瓣膜送入二尖瓣口，旋转人造瓣膜至正确的方位，依次缝合打结固定(图 67-5)。缝合完毕，检查人造瓣膜的启闭功能，然后缝合左心房切口，待心脏自动或电击复跳后，逐渐体外循环血液复温，待心跳搏动有力、心跳血压恢复正常后，停止体外循环，依次缝合心包与关闭胸腔各层切口。

实践与临床研究表明，保留二尖瓣瓣下结构，可维护左心室的收缩功能，避免左心室破裂。因此，对各种病因引起的二尖瓣与瓣下结构异常，在二尖瓣置换术时，应力争保留腱索与乳头肌的完整性。近年来，临床实践应用的各种保留瓣下结构的方法，如保留前后瓣的腱索与乳头肌，或保留后瓣的瓣下结构，甚至因腱索损害严重无法保留的病人，采用人工腱索来维系左心室的收缩功能，均收到良好的效果。

人造心脏瓣膜主要有机械瓣膜与生物瓣膜两大类可供选用。当前，机械瓣膜均选用有效开口面积较大的双叶瓣，因其耐久性强，主要用于较年轻的病人，但须终生抗凝治疗，因此存在与抗凝有关的血栓栓塞和出血并发症。生物瓣中最常用经低压和防钙化处理的异种猪瓣与牛心包瓣，增加了其耐久性，血液相容性较好，主要用于 65 岁以上的老年病人，对于窦性心律病人无需术后华法林抗凝。

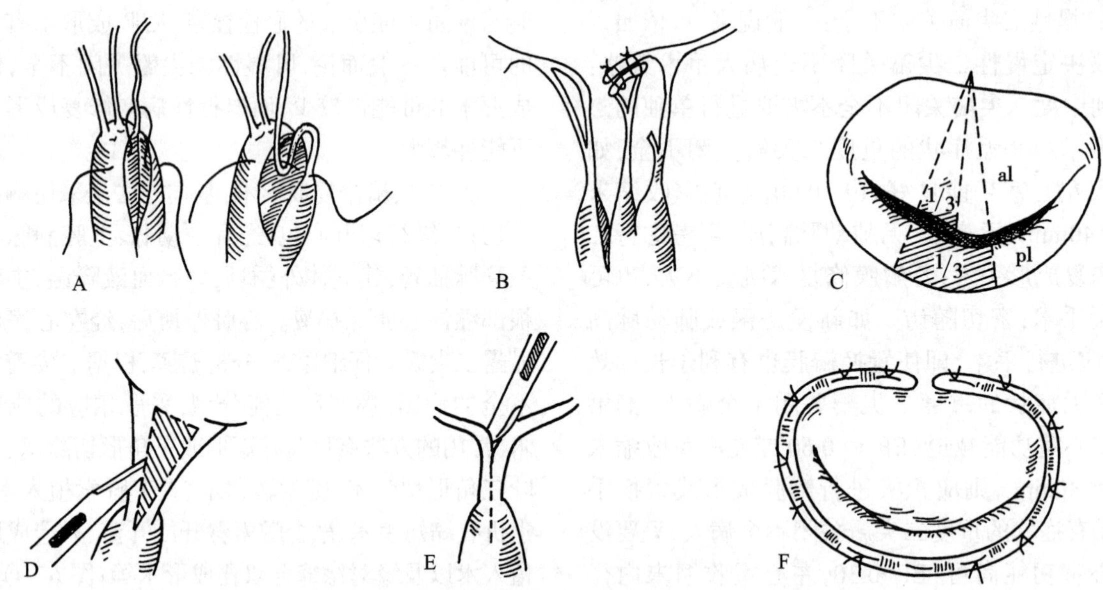

图 67-4 二尖瓣关闭不全综合修复成形术示意图

A. 乳头肌劈开延长腱索缩短术；B. 腱索转移术；C. 脱垂瓣叶切除术；D. 融合腱索开窗术；E. 融合腱索劈开术；F. 成形环缩环术

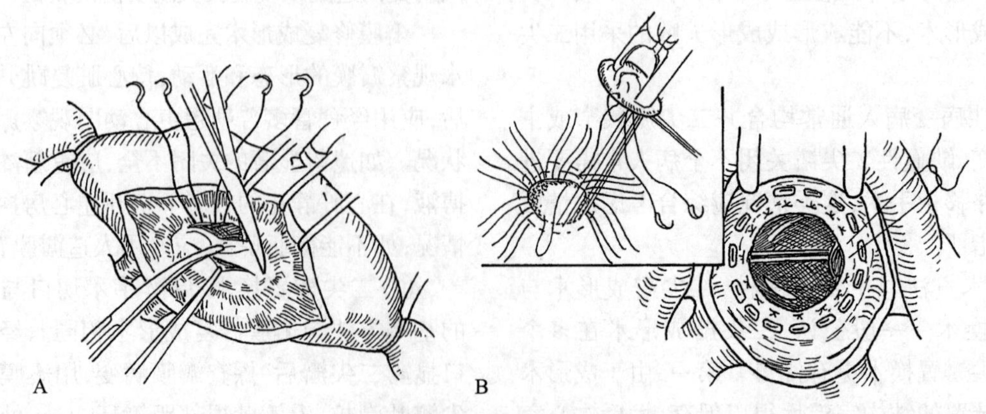

图 67-5 二尖瓣置换术示意图

A. 剪除病变瓣膜；B. 缝合人造瓣膜

3. 疗效评价 二尖瓣关闭不全的病人施行瓣膜修复成形术的早期死亡率已降至1%~4%；二尖瓣置换术为2%~7%。术前心功能Ⅱ级，左心室舒张期压力<12mmHg，左心室射血分数和收缩末期容量正常的病人，手术效果较好。二尖瓣修复成形与瓣膜置换术后长期生存的病人，大部分临床症状和生活质量获得改善，左心室重量和舒张末期容量下降，心肌收缩功能改善。但术前明显左心功能不全的病人，术后长期的生存和功能预后相对较差。二尖瓣关闭不全的病因对手术效果也有重要影响，继发于局部缺血性心脏病的病人，术后5年生存率约为40%，而风湿性二尖瓣关闭不全，5年生存率约为70%。在适应证选择较好的病人中，二尖瓣修复成形术后复发率小于每年1%。

（徐志云 张宝仁）

第三节 主动脉瓣狭窄与关闭不全

【病因与病理】

成人主动脉瓣狭窄（aortic stenosis）的最常见原因是风湿性心脏瓣膜病、老年退行性钙化性瓣膜病变和主动脉瓣二叶畸形。①风湿性主动脉瓣病变在西方发达国家已相当少见，但在我国仍较为常见，其病理特点是瓣膜弥漫性纤维化增厚，游离缘增厚卷缩更为明显，常形成钙化结节，交界处常有不同程度的融合，致使瓣口缩小与瓣叶活动受限。因此，风湿性主动脉瓣病变常见狭窄与关闭不全同时存在，通常均有合并的二尖瓣病变；②老年退行性钙化性主动脉瓣病变的发病率日益增加，成为老年性主动脉瓣狭窄最常见的原因，其钙质沉积常首先发生于瓣膜基底的反折部，并可延伸至瓣环、主动脉窦和二尖瓣前瓣，瓣叶硬化，瓣尖丧失活动能力，有时可合并一定程度的关闭不全；③主动脉瓣二叶畸形的发生率在普通人群中为2%，其中相当部分可终生无症状。主动脉瓣的二叶结构引起血液湍流、瓣叶受损，逐步纤维化、钙化，瓣叶活动受限，瓣口狭窄，常伴有升主动脉扩张甚至动脉瘤形成。

主动脉瓣关闭不全（aortic insufficiency）的病因可分为两大类，一是影响瓣叶的病变，二是累及主动脉根部的病变。风湿热可导致主动脉瓣叶增厚卷缩，使闭合面积不足，产生中心性的反流。主动脉瓣二叶畸形最常导致狭窄，但有时也会出现瓣叶脱垂，导致反流。感染性心内膜炎引起瓣叶损坏穿孔，或赘生物影响正常瓣叶的闭合，也是瓣膜反流的常见原因。在主动脉根部病变中，如主动脉扩张症、马方综合征、Ehlers-Danlos综合征、囊性中层坏死等，可导致瓣环、主动脉窦和窦管交界处的扩张，引起主动脉瓣关闭不全；而在外伤或主动脉夹层累及主动脉根部时，可使瓣叶附着处撕脱，产生主动脉瓣脱垂和反流。

【病理生理】

成人后天性主动脉瓣狭窄是一个逐渐加重的过程，左心室心肌可出现代偿性肥厚以克服因主动脉瓣狭窄而增加的后负荷，心输出量可多年得以维持。然而，心肌肥厚导致左心室顺应性和舒张功能下降，舒张末期压力升高，左心室充盈对窦性心律依赖性升高。同时，由于心肌质量增加、室壁张力上升、收缩期延长等因素，左心室心肌耗氧量升高；而室壁张力上升对冠状动脉供血产生的挤压作用、舒张期心室内压升高和舒张期缩短等因素，又使冠状动脉供血下降，二者共同引起心肌缺血，可诱发心绞痛，慢性缺血则引起心肌细胞死亡和纤维化形成。当左心室心肌最终功能失代偿时，可出现收缩力下降、主动脉瓣跨瓣流速和压差降低以及顽固性心力衰竭。

主动脉瓣关闭不全的突出特征是容量过负荷，继而左心室舒张末期容量增加。慢性主动脉瓣关闭不全可导致其他病变中难以见到的巨大左心室，然而却可以长期无症状或症状轻微。这是由于左心室顺应性增加，舒张末期左心室内压可保持正常或仅轻度升高；同时左心室扩大和外周阻力代偿性减低，使有效左心输出量得以维持。然而，心室内径扩大导致室壁张力升高和左心室心肌质量增加，心肌耗氧量升高；而主动脉瓣反流造成动脉舒张压下降，冠脉灌注随之下降，形成心肌缺血，久之则可出现心肌纤维化。主动脉瓣关闭不全病人出现症状为左心室功能失代偿的表现，一旦出现症状，常常进展迅速。与慢性主动脉瓣关闭不全不同，急性主动脉瓣关闭不全（如感染性心内膜炎、主动脉夹层形成或外伤所致）病人因左心室尚未及时适应容量负荷增加的过程，反流血量充盈于基本正常的左心室腔内，引起左心室舒张末期压力急剧升高，前向心输出量下降，引起急性左侧心力衰竭。

【临床表现与诊断】

1. 临床症状　成人主动脉瓣狭窄和/或慢性关闭不全的病人，由于左心室逐渐增大代偿，病人有较长的潜伏期，可长期不出现症状。主动脉瓣狭窄病人的主要症状为心绞痛、晕厥与心力衰竭，甚至可发生猝死。心绞痛或猝死系因肥厚心肌需氧增加，以及因冠状动脉过度受压引起的氧供减少，少数病人是由于合并冠心病引起。晕厥最常见的原因是脑血流灌注降低。慢性主动脉瓣关闭不全的病人主要症状为劳力性呼吸困难、端坐呼吸和夜间阵发性呼吸困难。但急性主动脉瓣关闭不全的病人，左心室对突然增加的容量负荷缺乏耐受，病人可突然发生心力衰竭、严重呼吸困难，甚至出现肺水肿与右侧心力衰竭。

2. 体格检查　主动脉瓣狭窄的病人，在主动脉瓣听诊区可闻及Ⅱ~Ⅳ级粗糙的收缩期喷射性杂音，并向颈动脉区传导，有时可扪及局限性收缩期震颤。主动脉瓣关闭不全的病人，可于胸骨左缘第3、4肋间闻及舒张早期的泼水样杂音，有时还可在心尖部闻及舒张中晚期或收缩期前的低调柔和杂音（Austin Flint杂音）。重度主动脉瓣关闭不全的病人，尚有周围血管征（水冲脉、枪击音与毛细血管搏动现象）。急性主动脉瓣关闭不全的病人，虚弱多汗、心动过速，外周血管剧烈收缩、发绀，有时发生肺水肿。

3. 心电图检查　表现有电轴左偏，左心室肥大，ST段下移与T波倒置。有时可见左心室的传导障碍。左心室肥大劳损提示存在重度主动脉瓣关闭不全。

4. X线检查　主动脉瓣狭窄的病人，心影可显示正常或轻度扩大，左心室边缘与心尖呈钝圆状，同时常显示主动脉扩张，有时显示主动脉钙化灶。慢性主动脉瓣关闭不全的病人，左心室影向下向左扩大，升主动脉扩张较为明显，如为主动脉瘤样扩张，提示有主动脉根部疾病。

5. 超声心动图检查　经胸二维超声心动图可测定主动脉瓣狭窄的程度。多普勒超声心动图可计算左心室-主动脉的压力阶差，进而诊断和测定主动脉瓣狭窄的程度，但应注意合并左心室收缩功能下降的低压差、低流速现象，不应低估主动脉瓣狭窄程度。一般认为，最大跨瓣流速 >4m/s、压差 >40mmHg、主动脉瓣口面积小 <1cm^2 即为重度狭窄。对于主动脉瓣关闭不全，超声心动图可确定诊断并进行半定量评价，同时可根据有无瓣膜增厚、瓣叶脱垂、赘生物或主动脉根部扩张等情况，鉴别主动脉瓣关闭不全的原因。

6. 心导管检查　左心导管检查和造影可评价主动脉瓣狭窄的严重程度、左心室收缩功能和主动脉扩张程度。但须注意，房颤病人应在左心室和主动脉内同时分别测压，才能准确计算跨瓣压差。逆行性升主动脉造影，可按反流量估计主动脉瓣关闭不全的程度，如仅限于瓣下或呈喷柱样，属轻度关闭不全；造影剂充盈左心腔的2/3为中等关闭不全；若充盈全部左心腔，则为重度关闭不全。

【治疗】

（一）内科治疗

主动脉瓣狭窄的机械性梗阻性质，决定了其药物治疗的无效性。扩血管药物可增大跨瓣压差、降低冠脉供血，属于使用禁忌。增强心肌收缩力药物（如洋地黄类药物），同样增大压差、增加耗氧，仅在治疗心力衰竭时可谨慎使用。利尿剂可慎用，但应注意血容量降低导致的左心室充盈压不足和心排量下降。硝酸酯类药物有助于缓解心绞痛症状。β受体阻断药可抑制代偿性升高的交感神经兴奋性，诱发心力衰竭，对主动脉瓣狭窄的病人应尽量避免使用。

主动脉瓣关闭不全对药物治疗的反应性较好，但确定性治疗仍依赖外科手术，对于有手术指征者不可拖延。内科治疗主要包括洋地黄糖苷类药物、限盐、利尿和扩血管治疗，血管紧张素转化酶抑制剂尤为合适。严重主动脉瓣关闭不全和左心室扩大的病人，即使没有症状，也可采用洋地黄苷治疗，心律失常和感染是主动脉瓣关闭不全病人难以耐受的情况，一旦出现应积极处理。

经皮主动脉瓣球囊扩张术常用于小儿和青少年的先天性主动脉瓣狭窄，对于成人则很少使用，因为成人常见的主动脉瓣钙化病灶导致脑梗死并发症的风险较高，且再狭窄率高。过去偶尔用于抢救危重病人，作为改善症状、创造手术机会的桥梁，随着经导管主动脉瓣置换术的开展现已极少采用。

（二）外科治疗

对于成人主动脉瓣狭窄和关闭不全，比较可靠的外科治疗方法是主动脉瓣置换术。有少数病人可尝试主动脉瓣修复成形术，但长期疗效不够确切。

1. 手术适应证

（1）主动脉瓣狭窄的手术适应证：重度狭窄出现症状者，或无症状但出现左心室收缩功能下降者（EF<50%）均应行主动脉瓣置换术。有其他心脏瓣

膜、主动脉或冠状动脉手术指征的中、重度狭窄病人均应同期实施主动脉瓣置换术。无症状的重度主动脉瓣狭窄病人，如瓣膜钙化严重、进展迅速或运动试验出现症状或低血压，也应该考虑实施主动脉瓣置换术。需要行其他心脏手术的轻度主动脉瓣狭窄病人，如果瓣膜钙化严重，预计进展较快的，也可同期置换主动脉瓣。

(2) 主动脉瓣关闭不全的手术适应证：静息或运动后出现症状的重度关闭不全者应行主动脉瓣置换术。无症状但左心室收缩功能下降（EF<50%）的重度关闭不全者应行主动脉瓣置换术。无症状但左心室巨大（收缩末内径 >55mm 或舒张末内径 >75mm）的重度关闭不全者行主动脉瓣置换术是合理的。而对于左心室扩大程度略低（收缩末内径 50~55mm 或舒张末内径 70~75mm）但左心室扩大进展快、运动反应异常的重度关闭不全者也应考虑实施主动脉瓣置换术。需要行其他心脏手术的中、重度主动脉瓣关闭不全病人，也可同期置换主动脉瓣。对于左心室收缩功能正常、左心室扩大不明显（收缩末内径 <50mm，舒张末内径 <70mm）同时无症状的病人，无论反流程度，均可密切随访，暂不考虑手术。

2. 手术方式

(1) 主动脉瓣置换术：采用气管插管与全身麻醉，作胸骨正中切口，建立体外循环，并行血液降温至鼻咽温度 25~28℃，钳夹阻断升动脉。经主动脉根部灌注心肌停搏液，如主动脉瓣关闭不全，为避免停搏液的反流，应在右冠状动脉开口上方 2cm 的升主动脉作斜切口，从左、右冠状动脉开口分别直接灌注心脏停搏液，或经冠状静脉窦插管逆行灌注心脏停搏液使心脏停搏。显露与探查主动脉瓣病变，用瓣膜钳夹住病变瓣膜，于基底部距瓣环 2mm 处环行切除病变瓣膜。如有钙化斑块不易切除，可用小刀片切除或小咬骨钳逐步清除。彻底清除病变后，用生理盐水冲洗左心腔，吸出有可能残留的碎屑。然后沿瓣环作带垫片间断褥式缝合，每个瓣窦基部缝合 5~7 针，共 18~21 针，选用适当型号的人造瓣膜，将各缝瓣线穿过瓣膜缝环，缝合完毕分三束拉紧缝线，将人造瓣膜推送至主动脉瓣环上，并拉紧缝线打结固定（图 67-6）。最后检查左、右冠状动脉开口确认没有阻塞后，应用聚丙烯线连

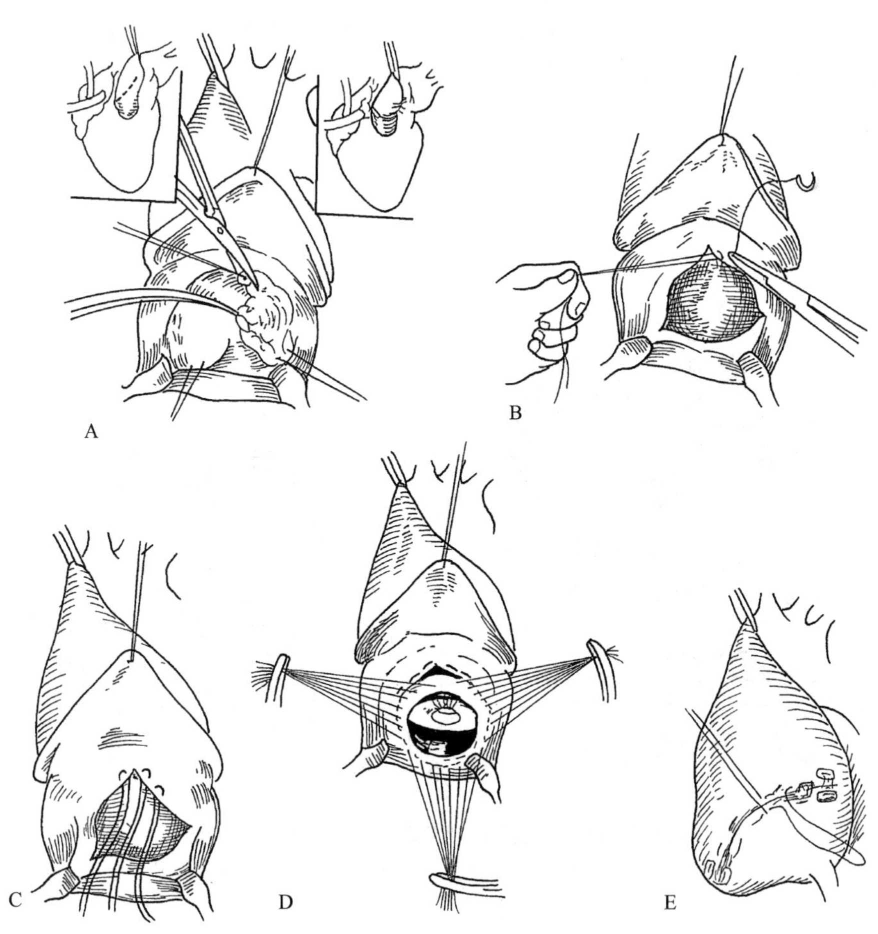

图 67-6 主动脉瓣置换术示意图

A. 主动脉切开与切除病变瓣膜；B、C. 交界缝合法；D. 送瓣座环打结；E. 缝合主动脉切口

续缝合升主动脉切口，开放主动脉阻断钳，恢复冠状动脉供血，心脏电击或自动复跳后，待循环稳定且复温至鼻咽温度37℃以上，停止体外循环。

(2)带瓣人工血管移植术：升主动脉病变合并主动脉瓣环扩张、主动脉窦部扩大及主动脉瓣关闭不全的病人，有时须同时置换升主动脉、主动脉根部和主动脉瓣。纵行切开扩大的升主动脉，切除病变的主动脉瓣，选用复合带瓣人造血管，将其近端与主动脉瓣环作间断带垫片褥式缝合，然后分离左、右冠状动脉，与人造血管侧方对应处作纽扣状缝合。远端人造血管作适当剪裁后，与升主动脉远端吻合(图67-7)。此种手术方式称为Bentall手术。

(3)经导管主动脉瓣植入术：经导管主动脉瓣植入术(transcatheter aortic valve implantation，TAVI)是主动脉瓣狭窄介入性治疗的最新进展，最早于2002年在欧洲率先开展，至今在全球范围内已开展逾千例。经导管主动脉瓣植入术主要应用于重度主动脉瓣狭窄伴有不适合常规主动脉瓣置换术的高危因素的老年病人。目前在临床使用的瓣膜有两种：一是镍钛合金自膨式猪心包瓣，二是不锈钢球囊膨胀式牛心包瓣。植入途径也主要有两种：经心尖部顺行植入和经股动脉逆行植入(图67-8)。开展初期，此类术式的早期死亡率、栓塞发生率和植入失败率均高，但近年来技术进展迅速，瓣膜植入成功率已达到90%~95%以上，术后早期死亡率为7.0%~17.5%，脑卒中并发症发生率为1.50%~4.67%。经导管主动脉瓣植入术为不能耐受正中开胸、体外循环、主动脉阻断和心脏停跳的高危病人带来新的治疗机会，但是也存在手术费用昂贵的局限性。同时，如果病人存在左心功能极差(EF ≤ 20%)、合并严重外周血管病变、主动脉瓣环过大(≥ 28mm)或过小(≤ 18mm)以及先天性二叶主动脉瓣等情况，目前均认为不适合行经导管主动脉瓣植入术。

3. 疗效评价　主动脉瓣病变，包括狭窄和/或关闭不全的病人，如术前无明显左心室衰竭的情况，主动脉瓣置换术早期死亡率约为3%~4%，70岁以下的病人低至1%。影响早期死亡的危险因素为心功能损害、合并二尖瓣手术或冠脉旁路移植术以及有明显左侧心力衰竭或射血分数低下的病人，手术死亡率可达10%~25%，术后远期生存的病人临床症状和血流动力学均有明显改善，左心收缩末期与舒张末期容量明显下降，5年生存率约为85%。

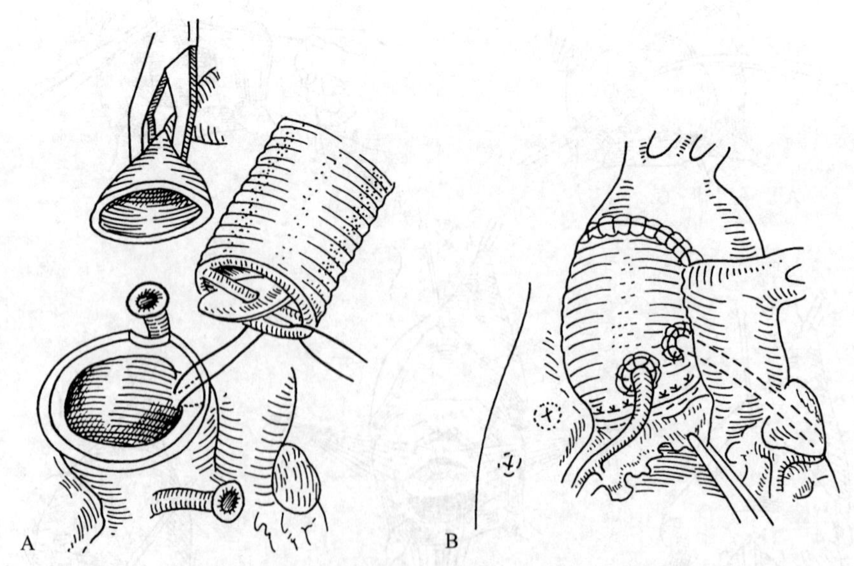

图67-7　带瓣人造血管升主动脉与瓣膜置换示意图
A. 切除病变主动脉与瓣膜；B. 缝合带瓣管道与吻合冠状动脉开口

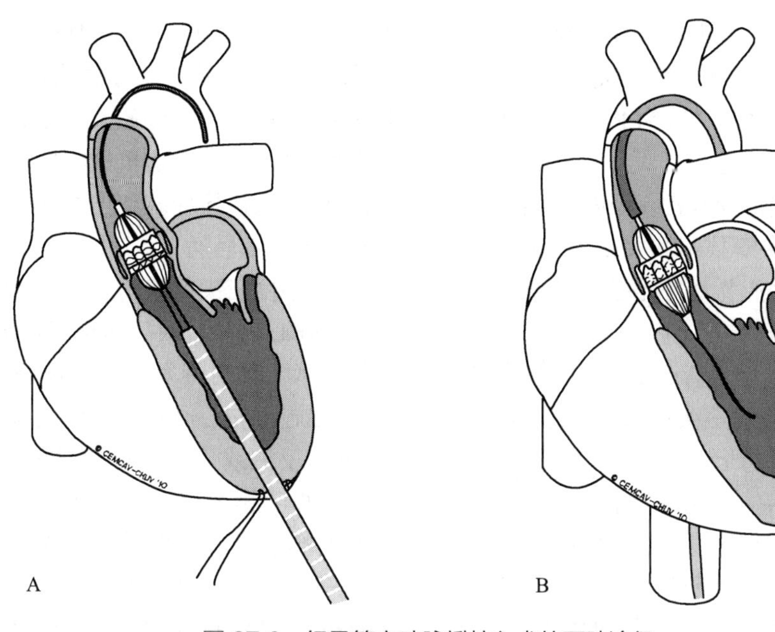

图 67-8　经导管主动脉瓣植入术的两种途径

A. 经心尖部顺行植入；B. 经股动脉逆行植入

（徐志云　张宝仁）

第四节　三尖瓣狭窄与关闭不全

【病因与病理生理】

三尖瓣狭窄（tricuspid stenosis）通常是风湿性心脏病的表现，单纯发病者罕见，多与左心瓣膜病合并存在，即风湿性二尖瓣病变合并三尖瓣病变；或二尖瓣、主动脉瓣病变合并三尖瓣病变，约占风湿性瓣膜病的 5%，因此，风湿性三尖瓣病变是联合瓣膜病的一个组成部分。风湿性三尖瓣病变的病理改变较二尖瓣病理改变为轻，瓣叶多为纤维化增厚，钙化者少见；交界融合多发生在前瓣与隔瓣和前瓣与后瓣的交界处，乳头肌病变轻微。三尖瓣狭窄的血流动力学特点，表现为舒张期右心房和右心室之间出现压力阶差，并在运动与吸气时因血液流经瓣膜增多而升高，在静息和呼气时因血流减少而降低。三尖瓣跨瓣压差超过 2~5mmHg，就足以因右心房平均压升高引起体循环静脉系统淤血，发生颈静脉怒张、肝脏淤血、腹水、胸膜腔积液和下肢水肿，同时出现心输出量下降。

三尖瓣关闭不全（tricuspid regurgitation or tricuspid insufficiency）多为继发性，最常见的原因是左心瓣膜病变，特别是二尖瓣病变引起的左心房压与肺动脉压升高，继而右心室及三尖瓣环扩大所致的功能性关闭不全。扩张型心肌病、原发性肺动脉高压和艾森曼格综合征也可导致右心室及三尖瓣环扩大引起继发性三尖瓣关闭不全。另外，吸毒相关的心内膜炎多侵犯三尖瓣，右心房肿瘤可累及三尖瓣，右心室梗死造成乳头肌断裂或功能异常，类癌综合征造成三尖瓣叶心室面纤维沉着，胸部钝性外伤可导致三尖瓣腱索断裂，这些情况均可引起三尖瓣关闭不全。三尖瓣关闭不全可使右心房容量增加和压力升高，右心室舒张末容量增多及舒张充盈压升高，引起右心房和右心室扩大，三尖瓣环随之扩大，进一步加重三尖瓣反流。右心室显著扩张可使室间隔向左侧移位，挤压左心室使其舒张受限制，又会引起或加重肺动脉高压，进一步加重右心的负担。如此恶性循环又称为“限制 - 扩张综合征”，最终导致右侧心力衰竭。

【临床表现与诊断】

1. 临床症状和体征　三尖瓣狭窄通常并发于二尖瓣狭窄，临床特征为低心排血量引起的乏力以及体循环淤血表现，如腹胀、肝大、下肢水肿和颈静脉怒张等，很少能够闻及三尖瓣狭窄本身引起的心脏杂音。轻、中度三尖瓣关闭不全病人常无任何直接相关的症状、体征；重度三尖瓣关闭不全的病人无肺动脉高压时，一般耐受良好，但当合并肺动脉高压时，可有明显的右侧心力衰竭表现，如虚弱、乏力等低心输出量表现以及全身静脉淤血表现，有时出现恶病质、腹水和黄疸，在胸骨左缘第 4、5 肋间及剑突下可闻及柔和的收缩期吹风样杂音。

2. 心电图检查 三尖瓣狭窄和关闭不全并无明显和敏感的心电图特征，一般为P波增高、增宽等右心房或双房扩大和右心室肥大伴劳损等表现，常伴有房颤心律或房室传导异常。

3. X线检查 三尖瓣狭窄和关闭不全的胸部X线表现为心脏阴影明显增大，右心房显著增大，右心室边缘明显外突，可延伸至上腔静脉与奇静脉扩大，合并的二尖瓣病变的肺血管改变有可能被掩盖。

4. 超声心动图检查 三尖瓣狭窄二维超声心动图的表现为瓣叶增厚与运动受限，多普勒显示跨瓣流速加快和压差升高。三尖瓣关闭不全的病人心脏超声检查表现为右心房、三尖瓣环和右心室明显扩大，收缩期可见三尖瓣反流束，是半定量评估三尖瓣关闭不全程度较为敏感与可靠的方法。

【治疗】

风湿性三尖瓣狭窄的病人，几乎均为左心瓣膜病，如二尖瓣病变甚至合并主动脉瓣膜病等联合瓣膜病变的形式出现。在外科处理时，左心瓣膜修复成形或置换术后，应同期施行三尖瓣狭窄的手术处理。风湿性三尖瓣器质性病理改变一般比二尖瓣为轻，成形机会较大，可施行交界切开以扩大瓣口面积，游离瓣下结构，恢复瓣叶活动性，同时为避免遗留三尖瓣关闭不全，可加做人造瓣环植入成形术（图67-9）。只有三尖瓣损害严重、无法做修复成形术的病人才应考虑施行三尖瓣置换术。因右心血流相对较慢，三尖瓣机械瓣置换术后抗凝要求较高，术后病人血栓栓塞和出血并发症发生率高于左心瓣膜置换术后病人。

轻、中度三尖瓣关闭不全，病人可以耐受良好，可予以强心、利尿、限盐和超声随访等处理，无须单独行手术。但对继发于左心瓣膜病的三尖瓣关闭不全，在施行左心瓣膜手术同期应积极处理三尖瓣中、重度反流或三尖瓣环明显扩张的情况，有助于预防左心瓣膜术后远期出现三尖瓣关闭不全。对于单纯的重度三尖瓣关闭不全，手术指征尚无定论。一般认为，合并重度肺高压和右心功能严重减退的病人不宜行单纯的三尖瓣成形术或置换术，术后死亡率高，且远期生存和功能预后均差。三尖瓣环成形术的手术技术包括缝线成形和人造瓣环成形两类：常用的缝线成形技术有De Vega瓣环成形术和Kay二瓣化成形术（图67-10）；人造瓣环成形术则是植入软质或硬质的人造成形环，对三尖瓣环既起到缩环作用，又可重塑、固定和保持其形态，效果更加确实。严重器质性病变引起的三尖瓣关闭不全，无法实现修复时可进行三尖瓣置换手术。

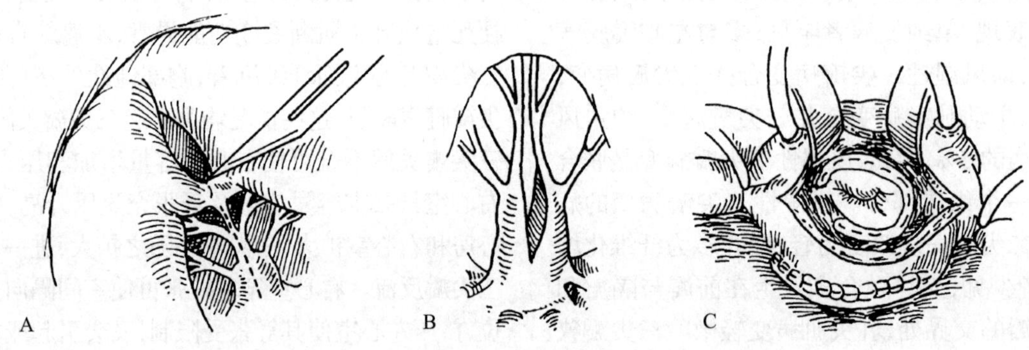

图67-9 三尖瓣狭窄交界切开与瓣环固定术示意图

A. 前瓣与膈瓣交界融合切开；B. 劈开融合的腱索与乳头肌；C. 置放成形环

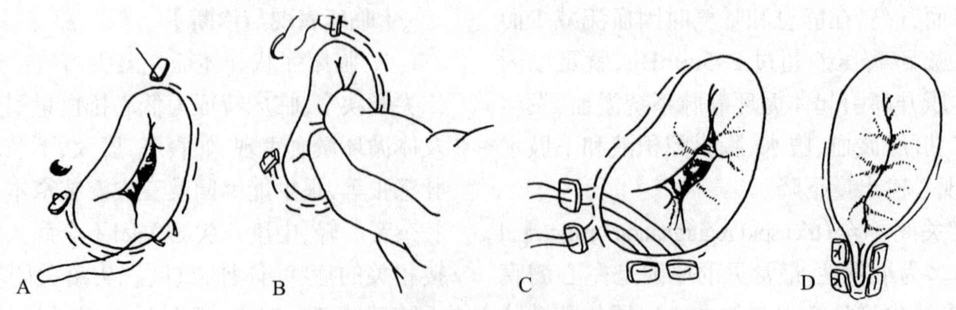

图67-10 三尖瓣成形术示意图

A、B. De Vega瓣环成形术；C、D. Key二瓣化成形术

（徐志云 张宝仁）

第五节 心内膜炎的外科治疗

细菌侵入机体，引起心脏瓣膜和心腔心内膜等发生炎性病变，以往称为细菌性心内膜炎（bacterial endocarditis）。20世纪60年代后发现引起心内膜炎的病原体除各种常见细菌外，还包括立克次体、病毒及真菌等，故改称为感染性心内膜炎。以往主要是采用抗生素等药物治疗，但由于有一部分病人疗效不佳，特别是伴有瓣膜并发症时，情况更为明显。近些年来，对伴有血流动力学改变等并发症的感染性心内膜炎，即使感染还处于活动期，只要采用积极的手术治疗，仍可取得良好的效果，因而改变了以往的传统治疗观点。

先天性和后天性心脏病的心内膜炎均可引起血流动力学改变，但国内自20世纪70年代以来瓣膜替换术大量增加，并发心内膜炎的概率亦随之上升，故将其亦列为病因之一。与外科有关的心内膜炎可归纳为：①自然瓣心内膜炎：瓣膜正常或异常，合并感染。②人工瓣心内膜炎：机械瓣或生物瓣合并感染，发病率约为10%。③右心心内膜炎：约占4%，以动脉导管未闭及室间隔缺损多发，故儿童发病率高。成人的右心赘生物多见于三尖瓣。可出现肺梗死或肺脓肿。④心脏手术后的感染性心内膜炎：二尖瓣分离术后为0.4%；主动脉瓣切开术后为3.8%；心内补片后约为2%。⑤各种特殊细菌性心内膜炎：真菌、革兰氏阴性菌（绿脓杆菌最为多见）、血液培养阴性的心内膜炎等。后者可能是由于细菌不能从赘生物上脱落下来或为缺乏细胞壁的球形体或原形体的细菌感染。最常见的真菌为曲霉菌属、白念珠菌属和组织胞浆菌。真菌性心内膜炎赘生物大而脆，易脱落发生栓塞，尤以下肢动脉栓塞多见。长期使用抗生素或激素的病人，若临床表现符合感染性心内膜炎，但多次血培养不能获得细菌生长，而出现心脏杂音或栓塞现象者，应特别注意有无全身性真菌感染，并考虑到真菌性心内膜炎的可能性。应及时送血液做真菌培养。

易感因素为先天性、后天性心脏器质性病变、瓣膜替换术后、糖尿病、免疫功能低下、拔牙、尿道器械检查和各类导管置入血管系统等。

【病理】

致病微生物侵入血流后，若心血管内膜存在病理损害，病菌可在损害部位黏附。心脏若有病变导致血流动力学变化，所产生的湍流可引起血小板和纤维蛋白附着，形成赘生物。后者往往发生在承受血流冲击面，其内部有大量致病菌滋生繁殖。一旦赘生物破裂，则病原菌被释放进入血流。心内膜的炎性病变多发生在高压腔向低压腔的血流冲击处以及侧面低压区，例如室间隔缺损的主要心内膜炎病变和赘生物多位于右心室；二尖瓣反流所致心内膜炎的主要病变多位于心房侧。

动脉粥样硬化、主动脉瓣病变、二尖瓣环或主动脉瓣环的钙化、心肌梗死后血栓所造成的血液湍流、乳头肌功能障碍等，均可为心内膜炎的致病因素。各种异物（补片、人工瓣膜、缝线等）均为细菌的好发附着滋生部位。心内膜炎的心内基本病理改变为赘生物形成、溃疡、脓肿和血栓。心瓣膜心内膜炎主要侵及主动脉瓣和二尖瓣，三尖瓣和肺动脉瓣发生较少。赘生物是由病原菌、纤维蛋白、红细胞、白细胞、血小板和坏死的心内膜组织所聚集构成，其大小形状不一。病原菌常隐藏于赘生物内层，不易被吞噬或消灭，药物亦难奏效。赘生物扩大和侵蚀可使瓣膜产生溃疡或穿孔，腱索和乳头肌软化断裂，室间隔穿孔，心肌纤维退行性变、坏死或形成粟粒大小的脓肿。赘生物本身增大后易脱落引起栓塞，其中的病原菌易进入血流，产生菌血症和脓毒症。

【临床表现】

1. 全身性感染　发热为主要的临床特征。热型不规则，可呈持续性弛张热、间歇热或低热。有时伴有寒战和出汗。约有3%~15%体温正常。此外，有进行性贫血、全身软弱、疲劳无力、气急、头痛、恶心、食欲不振等。后者为脓毒症及贫血所致。部分病例有关节痛、关节炎、腰痛或肌肉痛，前三者常局限于单个关节或单侧，后者则常局限于大腿或小腿。亦有少数出现脾肿大者。

2. 心脏病变　常出现病理性心脏杂音。其性质和特征与心脏瓣膜、腱索所发生的不同损害以及赘生物所在的不同部位有密切关系。换瓣术后感染性心内膜炎导致瓣周漏者会产生相应的杂音。感染性心内膜炎病程早期时很少出现充血性心力衰竭。随着病情的进展、心肌受损、瓣膜破坏、延误治疗或治疗无效等，均可诱发心力衰竭，也是最常见的致死原因。常见心律变化有心房颤动、过早搏动或房室传导阻滞等。

3. 栓塞及血管损害　脑损害发病率占42%~48%。类型可分为弥漫性栓塞性脑膜脑炎、大脑中动脉及其分支栓塞和脑出血等。症状有偏瘫、失明、失语、头痛、呕吐或局部瘫痪等。四肢动脉栓塞表现为肢体软弱、发冷、皮肤变白和疼痛、脉搏变弱或消失。肾栓塞引起腰痛、血尿和菌尿。脾栓塞可发生脾大、压痛或左肋部疼痛。肺栓塞常发生于先天性心脏病并发感染性心内膜炎者，症状有胸痛、气急、发绀、咯血等。胸部X线片呈大片楔形阴影。

4. 黏膜及皮肤病损　为感染毒素作用于毛细血管，致其脆性增加破裂出血，或为微栓栓塞所致。瘀点常分布于眼睑结膜、口腔黏膜、前胸皮肤和足背皮肤等处，瘀点中心发白。其他部位，如分布于指趾端、大小鱼际、足底或手掌的紫红色细小Osler结、Janeway结，视网膜上的Roth圆白点和甲床下线状出血等，虽为典型体征，但近年来发生率已明显下降，目前已不常见。

【诊断】

血培养阳性是诊断感染性心内膜炎的直接依据。大多数病例需做5~6次培养，少数需连续做6次以上的培养。每次采血应取10~30ml。但有15%以上的病例血培养仍可为阴性。

血标本应同时做需氧菌、厌氧菌或特殊菌种的培养，培养期和观察期不少于3周。临床上反复行心电图观察，有助于了解有无心肌梗死或心脏传导阻滞。

超声心动图已被认为对赘生物的确诊率较血培养的阳性率更高（约为6:4）。但赘生物<1mm时不易辨认，>3mm时阳性率才升高。此外，这项检查还可确定有无瓣膜关闭不全和瓣环脓肿。

心导管检查危险性大、并发症多，应持慎重态度。

【治疗】

感染性心内膜炎的手术适应证：①并发有充血性心力衰竭：含所有因血流动力学改变而引起的充血性心力衰竭，如先天性心脏病左向右分流、瓣膜梗阻或反流等；②肺或体循环反复发生赘生物栓塞；③瓣膜感染扩散引起瓣环脓肿（特别易发生在人工瓣膜心内膜炎）、心肌脓肿、心包炎等；④真菌性心内膜炎，药物难以控制；⑤抗生素不能控制的持久性脓毒症；⑥并发心传导系统功能障碍；⑦葡萄球菌或布氏菌感染；⑧感染性心内膜炎有效抗菌治疗后复发；⑨血培养阴性心内膜炎伴不能解释的持续发热（≥10天）。

感染性心内膜炎约有78%~84%并发中度或重度充血性心力衰竭，内科治疗的死亡率为60%~90%。近些年来的观点倾向于认为即使血培养为阳性，对感染的心瓣膜进行替换仍然可能成功，术后亦未见感染率增加。自然瓣心内膜炎有中度或重度心力衰竭者，非手术治疗的死亡率为66%，而药物加手术治疗的死亡率为25%；人工瓣膜心内膜炎药物治疗的死亡率为100%，手术治疗死亡率为44%。Cooley报道，感染性心内膜炎内科治疗中度心力衰竭者死亡率为63%、重度者为85%，而手术死亡率为15%~38%（平均20%）。我国统计重度心力衰竭者内科治疗死亡率为100%，手术死亡率为33%~50%，术后随访109个月未见复发。不是对所有心内膜炎病人都一定要手术才能治愈，对血流动力学稳定者应首先采用药物治疗，只是对血流动力学恶化者才主张手术，去除引起动力学恶化的原因。但对真菌性心内膜炎，因药物疗效差，需考虑早期广泛清除赘生物或替换感染的瓣膜。

1. 术前抗菌治疗　应及早用药。对临床疑是感染性心内膜炎者，抽血并送血培养后，即可开始抗生素治疗，不必等血培养结果。在用药剂量上应采用杀菌剂量的抗生素。由于导致感染的微生物位于相对无血管的自然瓣或人工瓣的表面致密纤维素——血小板赘生物内，使机体吞噬细胞和体液防御机制很难发挥作用，若仅采用抑菌剂量抗生素抑制细菌的繁殖，常难以获得良好疗效。因此用杀菌剂量的抗生素有利于机体消灭细菌，也可降低疾病的复发率。疗程宜长，一般4~6周。用药种类、持续时间取决于病原菌种类。

在用药期间，起初3~4天每天抽血，以后每周抽血送培养。重要的是同时行血流动力学监测。心内膜炎病人常见的心脏并发症有心力衰竭、心律失常、心肌缺血、心肌脓肿、心肌炎、瓣膜反流或人工瓣的瓣周漏以及心包炎等。心外的合并症有栓塞、动脉瘤或肾功能不全。此外，用药期间还应严密观察，是否有全身情况恶化和多个脏器出现并发症，以便及时决定手术。

2. 手术的原则和方法　彻底清除赘生物和感染组织，恢复瓣膜功能，矫正一切引起血流动力学故障的原因，重建稳定的血流动力学。对赘生物切除有困难的部分，可电灼灭活。对于瓣环脓肿或窦道亦应清创刮净，创面不应加缝补片或缝合关闭，而应保持引流通畅。局部可用抗生素溶液冲洗加涂搽有机碘。恢复瓣膜功能多采用瓣膜替换术。人工瓣应预先在抗生素溶液中浸泡。正常瓣环处的缝合可不用垫片,尽量减少异物以减少再感染机会。但对已被感染侵及处的瓣环,需加垫片作水平褥式缝合,减少瓣周漏机会。切除脆弱的组织要慎重,避免损伤传导系统或引起心脏破裂。有心内畸形者宜同时根治。已换瓣的病人若发生的心内膜炎感染局限于瓣周部位且瓣周漏很小,也可在局部清创后直接加垫片褥式缝合,闭合漏口。切除的感染组织和赘生物,应作一般细菌、真菌和厌氧菌培养以及药物敏感试验,作为用药参考。

3. 术后抗生素治疗　自然瓣心内膜炎外科手术后,至少应使用敏感抗生素治疗 4~6 周,人工瓣心内膜炎外科手术后抗生素治疗的疗程视术中细菌培养结果而定。若术中细菌培养阴性且术前已行全程抗生素治疗,术后静脉用抗生素 7 天以上即可;若术中细菌培养阴性而术前未行全程抗生素治疗,或术中细菌培养阳性,术后均需静脉应用抗生素治疗 4~6 周。

(高尚志　王志维)

第六节　冠状动脉粥样硬化性心脏病

一、冠状动脉粥样硬化性心脏病的外科治疗

在工业化国家,冠状动脉粥样硬化性心脏病(简称冠心病)是威胁人们生命的主要疾病之一。2011 年 WHO 发布的资料显示,2004 年全世界有 720 万人死于冠心病,占全球死亡人数的 12.2%。82% 以上的心血管病死亡发生在低收入及中等收入国家,男性和女性的发生率几乎持平。预计到 2030 年,冠心病死亡人数将攀升至千万。我国目前冠心病的发病率仍处于低发国家行列,但地区差异大,发病率增长快。据《中国心血管病报告》显示,2015 年中国城市居民冠心病死亡率为 110.67/10 万,农村居民冠心病死亡率为 110.91/10 万。

【历史回顾】

冠心病外科治疗的发展已有 80 余年的历史。早在 1913 年外科医生就开始尝试通过切断交感神经、切除甲状腺等方法,降低心肌代谢,减少心肌耗氧量来治疗心绞痛。从 1921 年起,为了使冠状动脉系统与心脏相邻的动脉系统建立侧支循环进行了多种手术,来达到改善心肌血供的目的,诸如 O'Shaughnessy 把大网膜缝于心脏表面,Thompson 将心包腔放入滑石粉并和心肌包裹,Vineberg 将乳内动脉植入心肌内等,但都疗效欠佳。直到 1959 年 Sones 成功地进行了冠状动脉造影,使冠状动脉狭窄的部位、程度等解剖学特征得以明确,进而为冠心病的外科治疗奠定了基础。

最初的直接心肌再血管化是从冠状动脉内膜剥脱术(Longmire,1958 年)与冠状动脉补片成形术(Senning,1959 年)开始的,但是上述术式的血运重建效果较差,而且当时体外循环技术尚未普及,病人的死亡率非常高。1964 年,Garrett 等在术中发现 1 例病人左冠状动脉病变位于血管分叉处无法施行预定的内膜剥脱和成形术,无奈之中他移植了一段大隐静脉做了升主动脉与左前降支的吻合,手术获得了成功,这是临床上第一次成功施行的冠状动脉旁路移植术。同年,苏联的 Kolesov 实施乳内动脉至冠状动脉旁路移植术并获成功。

Favaloro 是冠状动脉旁路移植术的推广者,他对冠状动脉和旁路的吻合做了改进,并将传统的左胸切口改为正中开胸,使之成为以后在全世界范围流行的经典的冠状动脉旁路移植手术。1968 年,他陆续完成了急诊冠状动脉旁路移植术、冠状动脉旁路移植术合并瓣膜置换术、冠状动脉旁路移植术合并室壁瘤切除等。与 Favaloro 同时代的 Johnson 也做了很多卓越的工作,他实施了同时使用多根静脉或乳内动脉进行的旁路移植术,并提出“完全再血管化”的概念,即所有病变血管都应该进行血运重建,使冠状动脉旁路移植术的理论更加成熟。以上工作使冠状动脉旁路移植手术广泛用于临床,并在世界范围内推广。到了 20 世纪 80 年代初,现代的冠状动脉旁路移植术基本成形,即在停跳的心脏上使用一根或多根移植血管桥为所有冠脉病变血管进行血运重建。

20 世纪 90 年代经皮冠状动脉腔内成形术和冠状动脉内支架植入术的迅猛发展,成为除药物治疗和外科治疗外又一种有效的治疗冠心病的手段,同时对冠状动脉旁路移植术也提出了挑战。微创冠状动脉旁路移植术便是在这样的背景下应运而生,微创冠状动脉旁路移植术指的是在能完成冠状动

脉旁路移植术的前提下，避免常规的手术切口或避免使用体外循环，从而减少手术创伤。随着相应手术器械的发明和创新，在药物洗脱支架为经皮冠状动脉介入治疗（percutaneous coronary intervention，PCI）带来革命性突破的同时，非体外循环冠状动脉旁路移植术、机器人冠状动脉旁路移植技术等微创心脏外科技术也获得突飞猛进的进展和推广，尤其是正中胸骨切口非体外循环下的冠状动脉旁路移植术，正成为冠心病外科治疗的常规术式之一。随着技术的发展，联合应用经皮冠状动脉介入治疗和冠状动脉旁路移植术的杂交技术（Hybrid 手术）能够整合 PCI 和冠状动脉旁路移植术动脉桥的优势，病人可能从中获益。

我国的冠心病外科治疗起步并不晚，1972 年中国医学科学院阜外医院开展首例室壁瘤切除手术并获成功；1974 年郭加强教授实施首例用静脉作旁路的冠状动脉旁路移植术；1996 年胡盛寿教授成功实施我国第一例心脏不停跳的搭桥手术；1999 年国内开展首例电视胸腔镜辅助下冠状动脉旁路移植术（vedio-assisted coronaryartery bypass graft，VACAB）；2007 年中国医学科学院阜外医院建立了首个杂交手术室。随后，国内部分单位引入机器人微创手术系统，已有尝试开展机器人辅助冠状动脉旁路移植术的报道。经过 20 多年的发展，冠状动脉旁路移植术已成为一项常规的心脏手术。在部分医院，冠状动脉旁路移植术已成为心脏手术主要的手术种类之一，手术的安全性和疗效已达国际先进水平。

【冠状动脉的解剖】

冠状动脉可以根据它的解剖位置和功能分为两个系统、3 支血管，两个系统是左冠状动脉系统和右冠状动脉系统，3 支血管是左前降支、左回旋支和右冠状动脉。

左冠状动脉起自主动脉的左冠状动脉窦，从发出至分叉前的部分称为左主干，绕过肺动脉后方，在肺动脉左侧分为左前降支和左回旋支，有时在两支血管之间还发出一支血管，称为中间支。

左前降支是冠状动脉中最重要的血管，它沿前室间沟下行并绕过心尖与后降支汇合，向后发出多支间隔支供应室间隔前部，斜行向左侧发出多根分支血管供应左心室前外侧壁，称为对角支。

左回旋支发出后沿左心耳下方的房室沟走行，同时发出 1~3 支血管，称为边缘支（或称为钝缘支），供应左心室外侧壁，因为左回旋支位置较深，不易显露，有病变时多选择边缘支为旁路移植的目标血管。约有 10% 的人左回旋支延续为后降支（左优势型），供应左心室后壁、部分右心室和室间隔后部。

右冠状动脉起自主动脉右冠状动脉窦，位于心脏前方，沿右房室沟下行，绕至心脏右后方至后室间沟，分为左心室后支和后降支，供应左心室后壁（右优势型）。右冠状动脉走行沿途还发出窦房结支、圆锥支和锐缘支，大多比较细小，在冠状动脉旁路移植中意义不大。

【病理解剖与病理生理】

冠状动脉粥样硬化的病变主要位于动脉内膜层。早期，脂质浸润，以后纤维组织沉积，斑块逐渐增大，内膜增厚，导致管腔狭窄。斑块中心自溶、软化形成粥样物。晚期，斑块内常伴有钙化和出血，内膜损伤继发血小板聚集和血栓形成，加重管腔狭窄甚至完全闭塞。

正常情况下，心脏的血液供应是与心脏的氧耗是相适应的，在运动、紧张等情况下心脏的氧耗量增加，代谢产物如腺苷的堆积，促使冠状动脉扩张，以适应氧耗量的增加。冠状动脉粥样硬化导致冠状动脉管径狭窄，一方面使血流受限，血管远端心肌供血、供氧下降；另一方面因为病变血管硬化，不能相应扩张，在心脏氧耗量增加时，供血、供氧不能相应增加，导致代谢产物堆积，产生心绞痛、心律失常等一系列心肌缺血的临床表现。冠状动脉管径狭窄超过 50% 时，常使心肌血供受限而具有临床意义，在活动、紧张等心肌氧耗增加的情况下，将诱发或加重心肌缺血症状，临床诊断时即应用这一原理增加诊断的敏感性，如活动平板、负荷超声心动图等。

心肌如果完全缺乏血供超过 40 分钟，约有 70% 会出现坏死，若此时获得再灌注，可以挽救 60%~70% 的梗死心肌，但若缺血后 3 小时才得到再灌注，则只能恢复 10%。侧支循环的存在和变异对梗死心肌的面积有很大影响。动物实验证实，缺血 6 小时内恢复血液灌注仍可以使心肌功能得到恢复，6 小时后的积极治疗也可能因为恢复坏死心肌边缘的低灌注区域使心肌功能得到保留，避免心肌梗死面积进一步扩大。因此冠状动脉闭塞后急性心肌缺血应尽可能在 6 小时内得到再灌注，否则大部分心肌将会发生不可逆的坏死。

心肌梗死后 2~3 天局部炎症细胞浸润，5~10 天坏死心肌细胞裂解，固有的胶原网降解，这时梗死区室壁张力降到最低点，最容易破裂。梗死区心肌收缩力丧失，但周围正常心肌仍有收缩力，使收缩期梗死区膨出，室壁变薄。心肌梗死后2~4周，梗死区出现富含血管的肉芽组织，6~8周后被纤维组织代替，室壁变薄，大区域梗死常有附壁血栓。

【临床表现与诊断】

冠心病根据临床表现，可分为以下几种类型：心绞痛、心肌梗死、心律失常、猝死和心力衰竭。

心绞痛的典型症状为心前区压榨样疼痛或绞痛，并向左肩及左上肢放散，疼痛可持续数分钟或数小时，多在活动、情绪激动等情况下诱发，休息或服用硝酸甘油等扩张冠状动脉药物后症状可得到缓解。严重的冠状动脉狭窄，稍活动或休息时都可出现心绞痛症状。当疼痛持续加剧至不能缓解，则可能发生心肌梗死。部分冠心病病人可能仅有心律失常，如心房颤动、室性心律失常等，或因心律失常导致猝死。一次大面积心肌梗死或反复多次心肌梗死可导致充血性心力衰竭。

心电图检查：半数病人有心肌缺血的征象，如T波改变、ST段改变，心绞痛发作时心电图有明确缺血征象有助于诊断，活动平板可增加其敏感度。

超声心动图：可以发现缺血局部的室壁运动障碍或室壁瘤，对可能并存的瓣膜病变，如二尖瓣关闭不全等，有较高的检出率。负荷超声心动图可以增加检出缺血心肌的敏感度。

核素检查包括心肌灌注扫描、心血池扫描和心肌代谢检查。心肌灌注扫描可以检查心肌是否存在缺血，心血池扫描可以了解心功能，心肌代谢检查对了解梗死区域是否还存在存活心肌有很重要的意义，有无存活心肌是决定梗死区域是否需行血运重建的主要依据。

冠状动脉造影和左心室造影可以帮助了解冠状动脉病变的支数、狭窄的部位、狭窄以远的冠状动脉的口径以及心功能和是否存在室壁瘤等情况，对手术病例的选择和预后的判断起决定性的作用。冠状动脉造影通常在局部麻醉下，经股动脉或桡动脉穿刺，置入鞘管，在X线透视下，经钢丝导引将左或右冠状动脉造影管推送至主动脉根部，并使之勾入冠状动脉口，选择各种体位，包括左前斜位、右前斜位、头足位等，一次注入造影剂5~8ml，连续摄影或行DSA检查。冠状动脉病变的观察需要多体位、多角度地观察，狭窄>50%有意义。左心室造影时将猪尾型导管送入左心室，高压注射器注射造影剂30~40ml并摄影，可以动态观察室壁的运动和是否存在室壁瘤，并可以计算左心室射血分数。

根据典型的症状，结合心电图和超声所示，可以作出初步的诊断，确诊需要结合核素扫描或冠状动脉造影检查结果。对于需要行外科治疗或介入治疗的病人，冠状动脉造影是必须的。

【治疗】

(一) 药物治疗

药物治疗的目的主要是增加缺血心肌血供、降低心肌氧耗。治疗冠心病的药物根据功能可以分为以下几类：①抗血小板聚集和抗血栓形成药：阿司匹林、噻氯匹定、血小板膜蛋白抗体等具有抗血小板聚集的作用，肝素和低分子肝素等抗血栓形成，尿激酶等溶栓药物可以在急性心肌梗死的早期恢复血液再灌注；②扩张冠状动脉：以硝酸酯类为主；③降低心肌氧耗：包括β受体阻断药、钙通道阻断药等。药物治疗主要用于血管病变较轻或者其他治疗无效或无法进行的冠心病病人，也可为介入治疗和外科治疗前的准备。

(二) 冠状动脉腔内成形术

冠状动脉腔内成形术（percutaneous transluminal coronary angioplasty，PTCA）是结合现代的影像学和导管技术，在X线的监视下，将导管置入病变的冠状动脉，用球囊扩张狭窄的血管，或者同时植入支架，以达到使狭窄的血管恢复通畅的目的，同时还可以使用激光和旋切刀处理病变部位。经皮冠状动脉腔内成形术通常于股动脉处穿刺，置入鞘管，在钢丝的引导下将带球囊的导管插入冠状动脉的病变部位，持续扩张球囊使狭窄区的动脉粥样硬化斑块撕裂，同时该处冠状动脉中层及外膜也随之伸展扩张，斑块被撕裂后逐步有纤维及上皮细胞等生长使管腔变得光滑。同时植入支架，有助于防止术后血栓形成和再狭窄。经皮冠状动脉腔内成形术通过导管在血管内操作，创伤小，易被病人接受，但具有较高的再狭窄率，大部分发生在术后的半年内。经皮冠状动脉腔内成形术比较适合1~2支血管病变、心功能较好、不合并有糖尿病和其他心肌梗死并发症的冠心病病人。随着技术的成熟，其治疗范围越来越广，但能否用于左主干病变及3支病变等还存在争议。

(三) 冠状动脉旁路移植术

冠状动脉旁路移植术（coronary artery bypass grafting，CABG）是选择人体自身的静脉、动脉，或其他血管代用品作旁路，将主动脉的血流引向冠状动脉狭窄以远的缺血区域的心肌，改善心肌血液供应，进而达到缓解心绞痛症状、改善心脏功能、提高病人生活质量及延长寿命的目的。

1. 手术指征　在确定冠状动脉旁路移植术手术适应证之前必须考虑以下几个问题：第一，病人是否能从手术中获取更大的益处，即冠状动脉旁路移植术能在多大程度上达到改善生活质量，提高寿命的目的；第二，手术的风险评估与手术可能获得的好处的权衡；第三，同药物治疗与经皮冠状动脉腔内成形术相比，病人接受冠状动脉旁路移植术手术是否疗效最好、风险最低、费用最少，即冠状动脉旁路移植术是否是最经济的治疗方式。

根据大量临床试验对冠状动脉旁路移植术与药物治疗、经皮冠状动脉腔内成形术近远期疗效的比较，美国心脏病协会于 2011 年最新修订的《冠状动脉旁路移植术指南》（以下简称为《指南》）将冠状动脉旁路移植术的适应证分为四类。

Ⅰ类，有非常明确的手术适应证，经大量临床试验证实手术疗效具有显著优势，临床中应当按此执行。

Ⅱa 类，较肯定的手术适应证，手术疗效能让病人获益，临床中有理由开展。

Ⅱb 类，有争议的手术适应证，手术疗效与介入治疗或药物治疗相近或者不确定，临床应用中尚应权衡。

Ⅲ类，不适合手术，临床试验证实手术疗效无益甚至有害。

比较明确的冠状动脉旁路移植术的适应证主要包括：

(1) 明显的左主干病变（狭窄程度 >50%）或相当于左主干病变的左前降支和左回旋支近端狭窄 ≥ 70%。

(2) 3 支血管病变或者 2 支血管病变伴左前降支近端狭窄，尤其是左心室功能不正常（EF<50%）或者伴有严重心律失常。

(3) PTCA 失败后仍有进行性心绞痛或伴有血流动力学异常者。

(4) 冠状动脉旁路移植术后内科治疗无效的心绞痛病人。

(5) 缺血性室性心动过速发生猝死后的存活者。

对上述情况以外的单支或双支血管病变的病人接受冠状动脉旁路移植术的治疗是否优于药物或 PTCA 治疗尚有争议。此外，《指南》也特别强调，无保护左主干病变或复杂冠心病病人的手术方案应由包括内科、外科的医疗团队共同制订。

2. 术前准备　冠心病病人入院后通常需要做全面检查，对病人的临床表现、心功能状况、心肌缺血的程度及冠状动脉病变等进行综合分析，以确定与手术相关的危险因素，正确选择手术适应证。

接受冠状动脉旁路移植手术的病人大多年龄较大，且多伴有其他系统的疾患，术前合并高血压、糖尿病者应进行相应的药物治疗加以控制；合并慢性支气管炎伴呼吸功能低下者，应选择抗生素控制呼吸道炎症，并指导病人进行呼吸功能锻炼，并戒烟；对合并左心功能不全者，术前应通过强心、利尿及扩张血管药物的治疗进行调整，术前不要停药，术前使用的钙通道阻断剂及 β 受体阻断药，现在主张可一直延用至手术当日，阿司匹林类抗凝药物应于术前 1 周停药。对心肌有明显抑制作用的抗心律失常药物如普罗帕酮（心律平）等，若术前心律失常控制满意，则应于术前 2 日停药。术前应给充分镇静药物以解除病人的紧张情绪。

3. 旁路材料的选择和获取　用于冠状动脉旁路移植的旁路材料可分为静脉和动脉两种：①静脉可取材于双下肢的大隐静脉，或双上肢的前臂静脉，由于静脉位于体表，采取方便，长度不受限制可供任意裁剪，适合于各支冠状动脉任何部位的旁路移植，但由于静脉动脉化后，组织结构发生改变，静脉内膜发生纤维化增生而导致狭窄式闭塞，作为旁路其远期通畅率不如动脉；②动脉最常用的是乳内动脉，由于乳内动脉的组织结构和血管口径均与冠状动脉相似，与静脉相比其术后不易形成狭窄，远期通畅率高，且只需做一个远端吻合。因此，从 20 世纪 80 年代开始被广泛采用，但乳内动脉的长度和条数有限，只能用于前降支、对角支和右冠状动脉主干等处的旁路移植，若取双侧乳内动脉，创伤亦较大，尤其是对老年病人，可增加术后胸骨不易愈合，甚至感染的机会。除乳内动脉外，胃网膜右动脉、桡动脉以及腹壁下动脉亦可用作动脉旁路材料。

(1) 大隐静脉的获取：大隐静脉是最常用的血管桥材料。事先观察大隐静脉没有曲张或硬化等病变方可使用。一般从内踝的前方开始，沿静脉走行由下向上切开全层皮肤和筋膜，显露大隐静脉，逐个游离并结扎分支，结扎位置不宜距根部过近或过远，完全游离静脉后，用含罂粟碱的肝素生理盐水扩张静脉，同时检查有无漏扎的分支，但要注意扩张压力不宜过大，以免损伤血管内皮。也有通过分段切口或内镜辅助下的获取静脉，则可以减小创口。

(2) 乳内动脉的获取：乳内动脉，又称胸廓内动脉，由锁骨下动脉分出，走行于胸骨缘外 1~2cm 胸壁筋膜下的脂肪层中，发出肋间动脉。正中劈开胸骨后，用特殊的乳内动脉牵开器使一侧胸骨抬高，推开胸膜，尽量保存胸膜的完整性。可以看到乳内动脉及其伴行的静脉，还可以触及搏动。距乳内动脉内外约 1cm 处切开胸壁筋膜，游离血管束，钛夹夹闭血管分支，上方游离至第 1 肋间水平，下至第 6 肋间。全身肝素化后离断乳内动脉，血管周围注射罂粟碱以防乳内动脉痉挛。

(3) 桡动脉的游离：术前检查侧支循环情况(Allen 试验)。桡动脉位于肱桡肌及肌腱下方的肌间筋膜中，在肱桡肌肌腱处较表浅易于游离。从肘窝中点下约 2cm 至桡动脉搏动处 S 形的皮切口，分离筋膜至肱桡肌，在肱桡肌肌腱下方游离桡动脉血管束，钛夹夹闭血管分支，上至肘窝下 2cm，下至腕关节上方 2cm。离断后用含尼卡地平的肝素生理盐水扩张后备用。

4. 手术方法　早年冠状动脉旁路移植手术问世之初，人们曾尝试在跳动的心脏上进行，但跳动的心脏和血液模糊的手术野，增加了吻合技术的难度，使吻合的通畅率下降，遂放弃了这种手术方式。随着体外循环技术的进步，可以在安静、无血的环境中完成血管吻合。

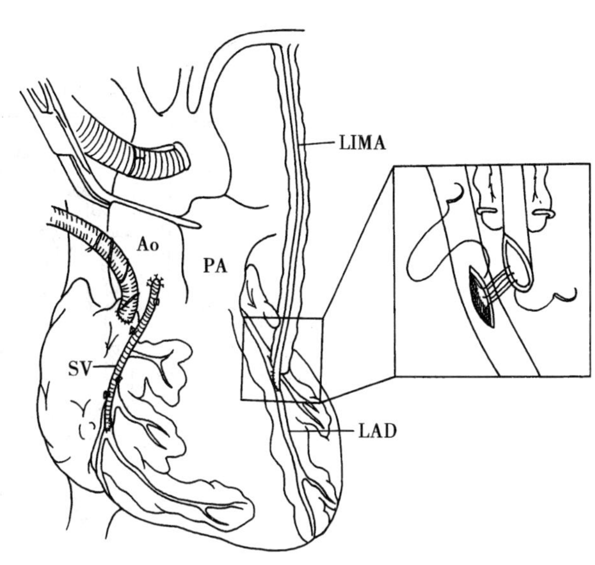

图 67-11　正中胸骨切口，体外循环下的冠状动脉旁路移植术

分别使用左乳内动脉(LIMA)及大隐静脉(SV)与病变的左前降支(LAD)和右冠状动脉进行吻合

分别使用左乳内动脉(left internal mammary artery，LIMA)及大隐静脉(saphenous vein，SV)与病变的左前降支冠状动脉(left anterior descending coronary，LAD)和右冠状动脉进行吻合中胸骨切口、体外循环下的冠状动脉旁路移植术逐渐成熟，并成为冠心病外科治疗经典的术式。随着新的牵开器和固定器的出现，不借助体外循环，直接在跳动的心脏上吻合血管的技术又逐渐被推广，并成为冠状动脉旁路移植术的基本术式之一。

(1) 正中胸骨切口，体外循环下的冠状动脉旁路移植术(on pump coronary artery bypass grafting)(图 67-11)：此术式为经典方法。手术借助体外循环完成，心脏停搏，手术野静止、无血。病人经正中切口劈开胸骨，乳内动脉离断前给全量肝素(3mg/kg)。打开心包后缝牵引线缝吊心包。升主动脉置双层荷包线，插入主动脉灌注管，经右心房插入单房引流管，若同时合并心内操作则须上、下腔静脉分别插管。建立体外循环，在中度低温(28~30℃)下，阻断升主动脉，经升主动脉根部顺行灌注或经冠状静脉窦逆行灌注心脏停搏液，使心脏停搏。

1) 大隐静脉旁路移植术：大隐静脉需要倒置，即远心端位于主动脉根部，近心端位于冠状动脉。在冠状动脉病变部位的远端切开 6~8mm 小口，大隐静脉斜行切口，并使两者口径相配，用 7-0 聚丙烯线连续缝合，做静脉与冠状动脉的端侧吻合。有时可以在一根血管桥上做多个吻合口，即序贯桥(蛇形桥)，静脉与冠状动脉侧侧吻合。旁路血管远端与冠状动脉吻合完毕后开放主动脉，使心脏复跳、复温的同时在主动脉根部上侧壁钳，部分钳夹主动脉壁，再根据旁路的多少在升主动脉上打数个孔，用 5-0 或 6-0 聚丙烯缝线完成旁路血管的近端与升主动脉吻合。

2) 乳内动脉旁路移植术：乳内动脉则只需将乳内动脉的远端与冠状动脉吻合。在冠状动脉病变部位的远端切开 6~8mm 的切口，V 形剖开乳内动脉，使两者匹配，7-0 聚丙烯线连续缝合。缝毕再固定两针，以防吻合口受牵拉。

经典的冠状动脉旁路移植术适合于有冠状动脉旁路移植手术指征的绝大多数病人，可完成任何冠状动脉病变部位的旁路移植，但对于那些有体外循环禁忌的病人，如有凝血功能障碍等，则可选择其他术式。

(2) 正中胸骨切口，非体外循环的冠状动脉搭桥术(off pump coronary artery bypass grafting，OPCAB)(图 67-12)：病人经正中切口劈开胸骨，使用小剂量的(1mg/kg)肝素，使用特殊的胸骨牵开器和心表固定器，将预行吻合的冠状动脉局部固定，减少跳动幅度，再将冠状动脉切开，向腔内送入哑铃状血管阻断塞(或称分流器)，或将预行吻合口的冠状动脉的近、远端，用特制的弹性缝线予以阻断，或者采用二氧化碳吹洗器以创造一个吻合口区的无血视野，用常规吻合方法作旁路远端与冠状动脉切口的吻合，远端吻合口完成后，再在升主动脉上侧壁钳并打孔，作旁路的近端与升主动脉吻合。

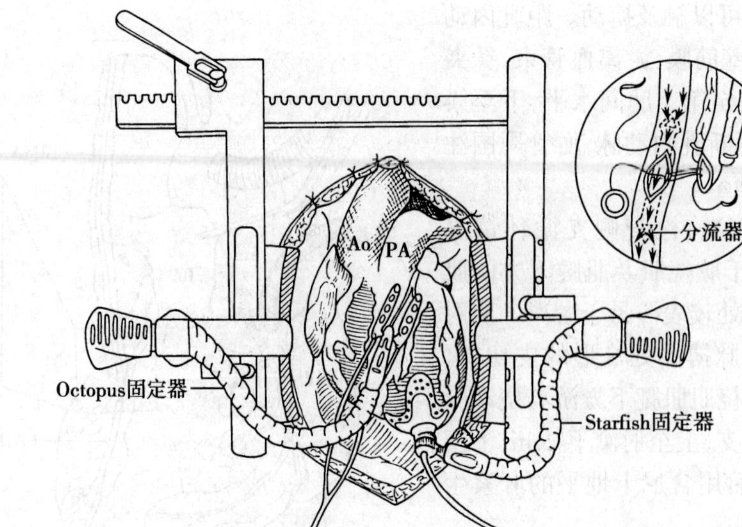

图 67-12 正中胸骨切口，非体外循环的冠状动脉搭桥术
分别使用 Starfish 和 Octopus 固定器固定心尖部和待吻合的靶血管，
冠状动脉腔内置入分流器(Shunt)以创造无血视野

这种手术方法，由于不用体外循环，因此减少了体外循环带来的并发症发生的危险，创伤小、不用输血、病人恢复快。有关正中切口，非体外循环下的冠状动脉搭桥术的手术适应证尚有争议，一般说来，以下情况不宜采用此种方法：①冠状动脉病变弥漫，血管口径小，血管壁动脉硬化严重并有钙化，需要行内膜剥脱者；②搬动心脏显露待吻合的冠状动脉时，造成不可逆转的血压下降，严重的心律失常者；③合并需开心操作者如室壁瘤切除，二尖瓣成形等。其余有冠状动脉旁路移植适应证者，均可尝试在非体外循环下进行。其适应证的选择在很大程度上取决于外科医师和麻醉师对此项技术的掌握程度以及具有特殊的牵开器、固定器等条件。

(3) 小切口，心脏搏动下的冠状动脉旁路移植术(minimally invasive coronary artery bypass grafting，MICAB)(图 67-13、图 67-14)：该术式是胸壁上作一长约 10cm 的小切口，切口部位可选择在左前外第 4 肋间，左胸骨旁第 3~4 肋，或者右前外第 4 肋间等，经此小切口游离出乳内动脉，通常乳内动脉的长度可游离出上至第 1 肋下至第 4~5 肋，再切开心包，显露左前降支或右冠状动脉，直视下切开冠状动脉，用 7-0 聚丙烯线作乳内动脉的远端与冠状动脉吻合，此种术式同样需要借助于特殊的牵开器和固定器以及非体外循环，心脏跳动下创造无血吻合口视野的技术和条件。

目前此种手术多只用于单纯前降支或右冠状动脉病变者，由于创伤小、病人恢复快，可节省医疗费用，但适应证有限。

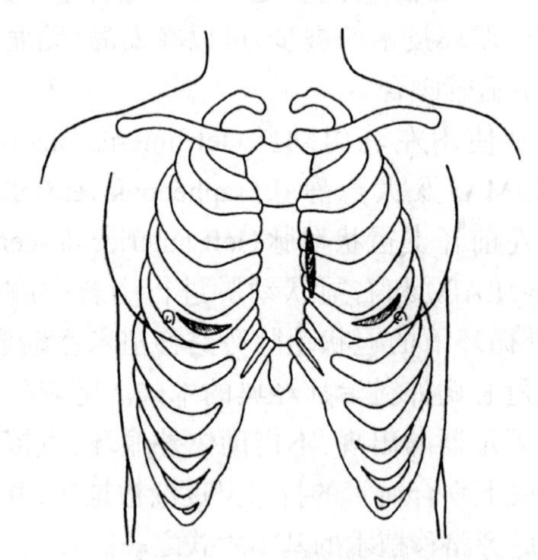

图 67-13 小切口部位选择

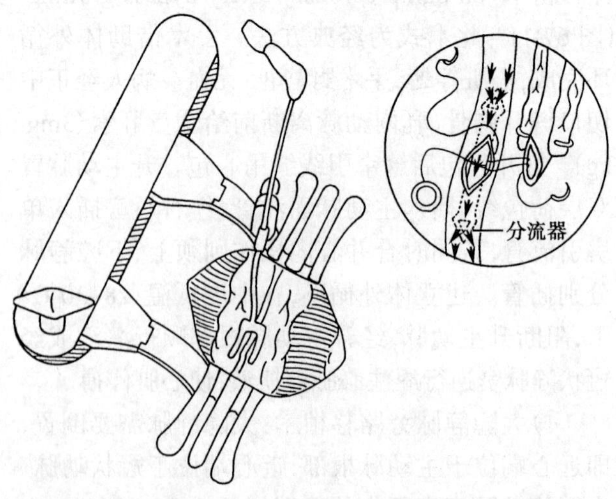

图 67-14 小切口，心脏跳动下的冠状动脉旁路移植术

(4) 小切口，冠状动脉旁路移植术联合经皮冠脉介入治疗(hybrid procedure)：又称杂交手术，指

以左侧乳内动脉连接病变的左前降支，PCI治疗非前降支冠状动脉病变的联合治疗方式，该术式整合了PCI和冠状动脉旁路移植术动脉桥的优势，扩大了小切口冠状动脉旁路移植术的应用范围。《指南》认为有以下三方面中任意一种或多种情况时适宜开展杂交手术：①近端主动脉严重钙化等不利于传统冠状动脉旁路移植术开展的情况；②桥血管材料缺乏或质量不佳；③左前降支不适宜开展PCI治疗。由于杂交手术能够改善病人的总体预后状况，其将成为微创心脏外科未来重要的发展方向之一，成为冠状动脉多支病变再血管化治疗的有效替代方式。

5. 术后处理　病人术后通常要送至监护病房，需要进行机械辅助呼吸一段时间，辅助时间的长短应视病人的呼吸、循环功能状态及麻醉苏醒的情况而定。这期间应进行严密的心电图、血压、心率、尿量、胸腔引流量等监测，对于重症病人则需要放置Swan Ganz导管进行血流动力学监测，以便对病人的病情变化作出判断，及时调整治疗措施。使用镇静及扩张冠状动脉的药物，预防围术期冠状动脉痉挛，控制高血压，调整心率，保持心脏氧需与氧耗的平衡是病人在监护病房时的基本治疗，对术后伴有低心排血量综合征者，应合理选用多巴胺类或肾上腺素类正性肌力药物，必要时应尽早放置主动脉内球囊反搏，对术终脱离体外循环机困难者，使用正性肌力药物的同时需要考虑安装左心辅助装置。

病人在接受冠状动脉旁路移植术后1~3个月内尚需要服用：

(1)硝酸酯类药物：以扩张冠状动脉预防冠状动脉痉挛。

(2)β受体阻断药：术后病人因疼痛、发热等原因造成心率多数偏快，可酌情使用阿替洛尔以控制心率。

(3)抗血小板凝集的阿司匹林：每次0.1~0.3g，每天1次。

(4)对伴有心功能不全者可服用洋地黄类药物并结合使用利尿剂。

(5)继续控制冠心病发病的危险因素，如合理的膳食，适量运动，治疗高脂血症、高血压、糖尿病等。

6. 手术效果

(1)远期疗效：冠状动脉旁路移植术的手术死亡率为1%~3%，近年国内已有部分心脏外科中心报道单纯冠状动脉旁路移植术手术死亡率低于0.5%。术后1年、2年、3年、5年、8年、10年、15年、20年存活率分别为96.0%、93.7%、93.2%、89.6%、87.0%、75.9%、55.0%、40.0%。冠状动脉旁路移植术术后心房颤动较为常见，其发生率为20%~30%，术后第2、3天为发病高峰。术后1年、3年主要心脑血管事件发生率分别为12.3%、22.7%。心肌梗死在围术期的发生率为2.5%~5.0%，术后1年、3年、5年、10年、15年的发生率分别为4.3%、10.0%、9.0%、12.1%、26.0%~36.0%。术后1年、5年、10年卒中发生率分别为0.97%、5.90%、8.80%。术后3年猝死的发生率为3%，但合并左心功能低下者发生率要明显增高。围术期器质性神经并发症如脑栓塞等发生率为0.5%，但老年病人要明显增高，在5%~8%左右。冠状动脉旁路移植术术后1个月、1年、5年、10年和15年心绞痛缓解率分别为99.7%、95.0%、83.0%、63.0%和37.0%，早期心绞痛复发的原因主要是血管化不完全和血管桥阻塞，远期复发的原因主要是原血管病变的进展和血管桥的狭窄和闭塞。CABG术后1年、5年、10年再次血运重建的发生率分别为4.0%、5.0%、6.9%。

(2)血管桥预后：冠状动脉旁路移植术大隐静脉桥的早期通畅率为90%，1年、5~7年、10~12年、15年以上通畅率分别为80%、75%~80%、60%、50%，其术后1~7年阻塞率大约是每年2.1%，术后7~12年为每年3%~4%。乳内动脉桥的远期结果明显优于静脉桥，左侧乳内动脉5年、10年、15年通畅率分别为98%、95%、88%；右侧乳内动脉通畅率则分别为96%、81%、65%，而且其存活率、无干预存活率及无事件存活率均明显高于应用静脉桥的病人。对于因左前降支病变行冠状动脉旁路移植术的病人，《指南》中将左侧乳内动脉替代左前降支列为Ⅰ类手术指征。桡动脉的1年通畅率为96%，4年为89%。另有研究显示，胃网膜右动脉(right gastroepiploic artery，RGEA)桥术后1年、3年和5年RGEA通畅率分别为98.7%、91.1%和84.4%。腹壁下动脉(inferior epogastric artery，IEA)桥术后早期IEA通畅率为94.9%。

(3)与药物治疗比较：20世纪70年代至90年代开展的大量大规模的临床实验研究对明确各种治疗手段的有效性有很大的帮助。针对药物治疗和外科治疗的疗效比较的临床试验中较著名的有美国退伍军人局合作研究(veterans administration cooperative study，VA)，美国的冠脉外科研究(coronary artery surgery survey，CASS)，欧洲的冠脉外科研究(European coronary surgery survey，ECSS)等。大致的结果是两组存活率随时间延长呈接近的趋势，但在临床研究随访过程中，药物组中有一半以上的病人因心绞痛加重转而接受冠状动脉旁路移植术，而对于具有高危因素的病人，包括 3 支病变、左心室功能差、静息时 ST 段压低，有心肌梗死史、高血压病史等，其远期存活率差别仍然非常明显。冠状动脉旁路移植术组的无症状生存率要明显高于药物组，而对于有高危因素的病人，冠状动脉旁路移植术组的远期存活率和生活质量都要明显高于药物组。最新大型随机临床试验缺血性心力衰竭外科治疗研究（surgical treatment of ischemic heart failure，STICH）的研究结果显示，对于左心室射血分数较低的冠状动脉疾病合并心力衰竭的病人，CABG 联合药物治疗组的全因死亡率与单纯药物治疗组无显著差异，但心血管死亡率、任何原因死亡或心血管原因入院率较低。

(4) 与介入治疗比较：对 PTCA 和冠状动脉旁路移植术进行比较的临床试验中较著名的有较早期的心绞痛治疗的随机研究（randomized intervention treatment of angina trial，RITA）、EMORY 血管成形与外科研究（EMORY angioplasty versus surgery trial，EAST）以及近年的旁路血管成形再血管化研究（bypass angioplasty revascularization investigation，BARI）、动脉再血管化治疗研究（arterial revascularization therapies study，ARTS）、支架或手术治疗研究（stent or surgery trial，SoS），阿根廷冠多支病变脉修复与旁路移植随机对照研究（Argentine randomised trial of coronary angioplasty versus bypass surgery in multivessel disease，ERACI），药物、修复术及手术研究（medicine，angioplasty，or surgery study，MASS），德国血管修复旁路手术研究（German angioplasty bypass surgeryInvestigation，GABI）等。一致的结果是 PTCA 组和冠状动脉旁路移植术组的死亡率和再发心肌梗死率无显著性区别，但冠状动脉旁路移植术组的无症状生存率要明显高于 PTCA 组，需再血管化率明显低于 PTCA 组，在随访早期，PTCA 组的心绞痛的发生率要明显高于冠状动脉旁路移植术组，但随着时间的延长，两者间的差距越来越小，这与 PTCA 组较高的再次血管化而冠状动脉旁路移植术组桥阻塞及原发病变进展有关。对于以上的临床试验，其不足之处在于在入选病人的标准是选择两种方法都可以达到血管化的病人，因此可能排除了部分血管病变严重的病例。而一些非随机的临床报道认为，虽然冠状动脉旁路移植术的病人病情往往重于 PTCA 组，但其疗效并不亚于 PTCA 组。药物洗脱支架广泛运用以来，ARTS-Ⅱ研究显示能够达到与 CABG 类似的 3 年预后结果，但最新五年随访结果显示即便运用药物洗脱支架，需要再次血运重建的概率仍高于 CABG。中国医学科学院阜外医院对药物洗脱支架或 CABG 的冠状动脉多支病变病人 3 年随访结果显示，CABG 组的死亡率、心肌梗死率、再血管化率均低于药物支架组。从经济效益来说，药物洗脱支架的广泛应用可能降低 CABG 所能带来的病人术后生活质量和生存年限的收益。对于合并糖尿病的病人冠状动脉旁路移植术组的远期年存活率要明显高于 PTCA 组。与 PTCA 相比，冠状动脉旁路移植术的优点是有更加明确的中期疗效；术后心绞痛发生率低，需再次血管化少；抗心绞痛用药少。其缺点是创伤大，恢复时间长；围术期并发症多；住院时间长。但到目前为止，两者比较的临床研究仍有局限性：一些新的技术尚未包括，如非体外循环下的冠状动脉旁路移植术等；随访时间尚不长；研究对象有所局限。

(5) 体外循环（CCABG）和非体外循环（OPCAB）的比较：研究显示，OPCAB 的手术死亡率与 CCABG 无明显差异。术后在院期间与 CCABG 相比，OPCAB 能够明显降低手术时间、辅助通气时间、ICU 监护时间、呼吸系统感染、住院时间，有助于降低术后房颤、改善心脏射血分数，但术后短期、中期二者生存率无明显差异。中国医学科学院阜外医院的病例长期随访结果显示，OPCAB 术后医疗支出、再次血运重建率、主要心血管事件发生率显著高于 CCABG。由此可见 OPCAB 在术后短期具有相对优势，但在长期预后效果（特别针对高风险病人）方面面临再次血运重建、高心血管事件发生率及医疗支出的风险。更深入的长期大型随机对照研究有待开展。

二、心肌梗死并发症的治疗

外科治疗心肌梗死的并发症（左心室室壁瘤、室间隔穿孔、二尖瓣乳头肌功能紊乱）要早于目前经典的冠状动脉搭桥术，已有近半个世纪的历史，随着临床病例的积累和外科技术的提高，手术治疗已成为救治左心室室壁瘤、室间隔穿孔、二尖瓣乳头肌功能紊乱等心肌梗死严重并发症最基本和最有效的手段。

（一）室壁瘤

广义的左心室室壁瘤是指心肌梗死后左心室出现大面积的室壁运动消失或运动功能障碍（反向运动），导致左心室射血分数下降。临床上通常将其分为功能性和真性(解剖性)室壁瘤两种,真性室壁瘤是指左心室发生大面积透壁心肌梗死后出现的透壁性纤维瘤,室壁特有的肌小梁结构被纤维组织取代,室壁变薄,心脏收缩时病变区域室壁呈反向运动。而功能性室壁瘤则是指虽然左心室发生透壁性心肌梗死并出现了大面积室壁运动消失或反向运动,但该区域室壁的肌小梁仍存在,即不具备真性室壁瘤的病理解剖特征,功能性室壁瘤在临床上更常见。急性透壁性心肌梗死的病人中约有25%会在心肌梗死区域出现功能性室壁瘤的变化。室壁瘤(ventricular aneurysm)的外科治疗始于20世纪50年代中后期,1958年美国医生Cooley在体外循环下进行了世界上首例室壁瘤切除术。

1. 手术适应证　对无症状的病人切除室壁瘤并不能提高远期存活率,而对于有症状的病人手术治疗不仅可以缓解症状,而且可以提高病人的远期存活率。室壁瘤的临床表现主要有:①心绞痛;②充血性心力衰竭;③室性心律失常;④体循环栓塞。

单纯左心室射血分数低并非手术禁忌,只有当巨大室壁瘤伴有左心室高度扩张,室壁瘤与梗死以外的心肌分界不清,而且梗死以外的心肌发生不可逆损害时,应视为手术切除室壁瘤的禁忌,此类病人通常应选择心脏移植。

2. 手术技术　麻醉方法和体外循环的建立同常规的冠状动脉搭桥术,经典的方法是在阻断升主动脉,心脏停搏后再处理室壁瘤。室壁瘤的处理有以下几种方法:①折叠术:适用于小的、无附壁血栓的室壁瘤,不切开瘤壁,纵行对折,两边夹以相应长度的毡片;②线形闭合法(图67-15):纵行切开瘤壁,去除血栓,剪除瘤壁,注意不要切除过多的瘤壁或过分缩减左心室腔,两边缘重叠缝合;③心内膜环缩成形法:对瘤体较大者,在切除多余瘤壁的基础上,于瘤体和正常心肌交汇区纤维化心内膜作荷包缝合,将左心室腔成形,再闭合瘤口;④室腔内补片法:适用于前壁室壁瘤,取相应大小的补片以恢复心腔大小和结构,补片缝于瘤边缘正常的心肌组织,剪除瘤壁,重叠缝合覆盖在补片外。这种方法对心腔的结构影响小,是比较理想的方法。

3. 术后处理　对术前有心功能不全者,术后常需要选用多巴胺类或洋地黄类正性肌力药物,于术后早期给予强心治疗,心功能受损严重者若术后出现低心排可应用主动脉内球囊反搏或其他左心辅助装置,因室壁瘤病人多有心室顺应性降低,术后保持合适的心率和预防心律失常是十分重要的。对术前有附壁血栓者,术后应给予肝素抗凝治疗,一周后改用阿司匹林长期服用。

4. 手术结果　室壁瘤切除术后早期死亡率为3%~7%,手术死亡最常见的原因是左侧心力衰竭,心律失常,相关危险因素包括:高龄、不完全血管化、心功能Ⅲ~Ⅵ级、女性、急性手术、EF值低于20%~30%、同期行二尖瓣置换术。并发症包括低心排量(22%~39%)、室性心律失常(9%~19%)、呼吸衰竭(4%~11%)、出血(4%~7%)、肾衰竭(4%)和脑血

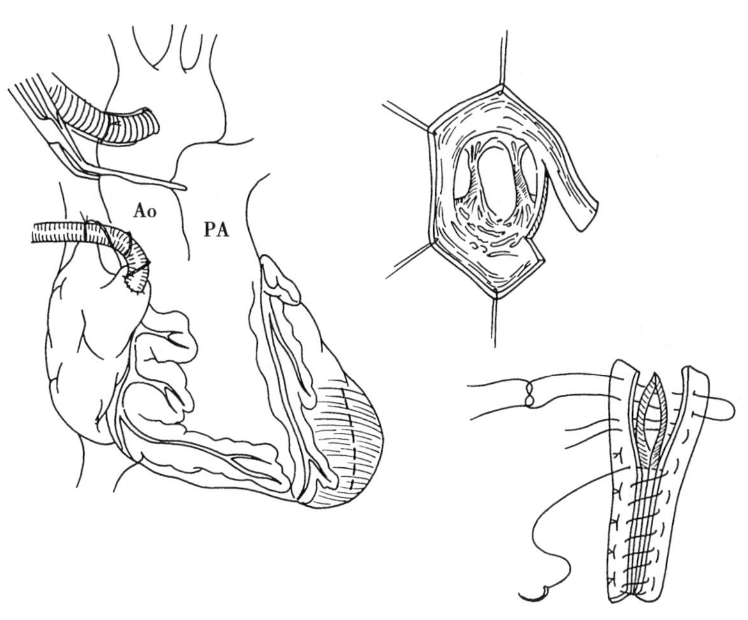

图67-15　室壁瘤线形缝合法
纵行切开瘤壁,去除血栓,剪除瘤壁,用Teflon毡片夹住两边缘重叠缝合

管意外(3%~10%)。室壁瘤切除后5年存活率为58%~80%,10年为34%,10年无心脏事件存活率为57%,导致远期死亡的原因,大部为再发新的心肌梗死。CASS随机分组比较了药物治疗和手术治疗两者的远期结果,对于3支病变、有左心室功能低下临床表现、长期胸痛者手术治疗可缓解症状,提高远期生存率。而另一组以心功能低下为主的病人治疗结果是手术可以提高生活质量,但不能改善存活率。影响远期死亡的危险因素包括:年龄、心力衰竭、EF低于35%、胸部X线片示心影大,左心室舒张末压高于20mmHg,合并二尖瓣置换术。国际多中心临床试验[surgical treatment of ischemic heart failure(STICH) Trial]结果表明,对于缺血性心肌病者行单纯外科冠脉血运重建与血运重建加左心室成形术的远期效果无明显差别,认为CABG联合左心室重建术与单纯CABG相比,不能改善病人术后的生活质量,还会明显增加医疗支出。基于该研究存在的局限性,以及我国国情,血运重建加左心室成形术在运用于实际临床选择中,病人筛选和治疗适用性方面有待斟酌。

(二)心肌梗死后的室间隔穿孔

心肌梗死后室间隔缺损是指由于心肌缺血坏死、破裂导致的发生在急性心肌梗死部位的继发性室间隔缺损,为了与先天性室间隔缺损相区别,故称为室间隔穿孔。在急性心肌梗死的病人中并发室间隔穿孔者约占1%~2%。心肌梗死后室间隔穿孔通常发生在急性心肌梗死后的2~4天,且大多数发生于初次心肌梗死后。男性较为常见。由于突发性心内左向右分流,造成血流动力学的急骤改变,出现急性心力衰竭及心源性休克,穿孔后1个月其自然死亡率可高达80%,为急性心肌梗死后严重并发症之一。1957年Cooley首先报道手术修补室间隔穿孔,外科治疗成为挽救心肌梗死后室间隔穿孔病人生命、改变其预后的最有效的手段。

1. 治疗原则　心肌梗死后室间隔穿孔的自然预后极差,在没有手术治疗的情况下,25%的心肌梗死后室间隔穿孔的病人会死于24小时内,50%的病人死于1周内,65%的病人死于2周内,80%的病人死于1个月内,仅有7%的病人可存活1年以上。所以,对大多数心肌梗死后室间隔穿孔病人来说,一旦诊断明确,手术治疗是唯一有效的治疗手段。手术治疗可以阻止病程的自然恶化,防止演变成多脏器衰竭而致命。

早年一些作者提出室间隔穿孔2~4周后等待穿孔周围组织纤维化再行修补术为宜,但这样会有相当一部分病人于穿孔后2周死亡。近些年随着心外科技术、麻醉及围术期处理水平的提高,多数作者认为室间隔穿孔后,若肺体循环血流量之比大于2:1,无论有无心源性休克,均应急诊手术,因为早期手术是抢救恶化病人的唯一方法。但48小时以内对有心源性休克病人手术死亡率极高(71%),而48小时后死亡率明显下降(26%)。因此,手术时机的选择可以参考如下原则,病人在发生室间隔穿孔后如尚未出现心源性休克者,可行急诊手术,若已伴严重休克者应先行内科治疗,包括药物治疗及IABP和其他左心辅助等,使病人的循环能维持到48小时以后,再积极手术。对室间隔穿孔后,分流量小,不伴有血流动力学障碍者,手术应延至3~6周更为安全。此外,对于已出现多脏器衰竭和脓毒症的病人,IABP和其他左心辅助等也是帮助病人恢复周围脏器功能和控制感染以争取手术机会的必要手段。

2. 手术技术　通常采取左心室梗死区切口径路,有室壁瘤者可破瘤而入,能获得较满意的显露。修补穿孔时,应依其大小和部位而异。

(1)心尖部穿孔:切口选择在左心室梗死的心尖处,切除部分梗死心肌,包括穿孔的远端,使得左心室、右心室及心尖部室间隔形成三处游离的边缘,用垫毡片的方法,使用1-0聚丙烯线,依次把左心室游离缘、室间隔游离缘、右心室游离缘进行贯穿线性缝合,急性期通常应采用间断缝合,局部组织已纤维化者亦可连续缝合。

(2)前间隔穿孔:采取前降支左侧1~2cm平行切开左心室心尖部梗死区。破裂口较小,且周围有纤维化者可直接缝合,注意缝合应贯穿室间隔和左心室壁,双侧加涤纶片或毡片加固。对急性期或较大的穿孔则需要补片闭合。而因室间隔穿孔的形态不规则,若呈裂隙样,可先直接缝闭裂隙口,恢复左心室心内膜的完整,再加固一片大涤纶片修补。补片的缝合缘应缝在正常心肌与坏死心肌交界区。采用较大的心内补片应尽可能超越穿孔及坏死组织范围,并缝补均匀减少张力,达到分散穿孔区室间隔承受的单位面积压力的作用,以减少穿孔复发及穿孔残余分流的发生。

(3)后间隔穿孔:因下壁心梗导致的穿孔周围柔软、易碎,直接修补容易出现穿孔的复发,因此不主张类似前间隔穿孔的直接缝合。可采取左心室下壁距后降支1~2cm的切口,但有作者强调要完全切除梗死心肌,以充分显露穿孔。缝合穿孔时,进针应贯穿后间隔和膈面的右心室游离壁,双侧加涤纶片或毡片加固。穿孔较大需要补片时可参考前间隔穿孔补片方法。

近年有许多作者建议对明确的梗死心肌完全切除，采用心内补片进行左心室塑形，方法参考Dor等提出的室壁瘤补片成形法，以恢复左心室的几何形状，保护左心室的功能，提高远期疗效。此法更适合于穿孔本身合并巨大室壁瘤者，即采用单片闭合穿孔同时左心室塑形。但室间隔穿孔部位距室壁瘤边界较远者仍以穿孔补片修补和室壁瘤切除缝合或补片分别进行为好。

在有条件情况下，术前应行冠脉造影，以明确冠状动脉病变的部位和狭窄的程度，以便术中同时行冠状动脉旁路血运重建。

手术结果：室间隔穿孔后不伴有休克者手术治疗存活率可达80%~90%，而伴有休克者亦可达50%~60%，30天仍生存的病人，手术后5年生存率可达88%。手术时机的选择是关键。由于室间隔穿孔病人病情进展快，自然死亡率高，早就医、早诊断、早治疗是挽救病人生命的重要措施。室间隔穿孔后伴有心源性休克是造成围术期死亡的主要危险因素，因此术前有效地控制心源性休克是改变病人预后的重要措施。包括应用强心利尿与扩血管治疗，效果不佳时再加用IABP或其他左心辅助措施。此类治疗措施多需要持续到术后一段时间，以提高手术的成功率。心功能状态也是影响手术疗效的重要因素。一般说来，心肌梗死的面积愈大，室间隔穿孔后发生心室功能失代偿的程度愈重。

（三）缺血性二尖瓣反流

缺血性二尖瓣反流（ischemic mitral regurgitation，IMR）是由于冠状动脉堵塞造成心肌梗死后乳头肌断裂或延长，或是继发于心肌缺血或梗死后的左心功能不全左心室扩大、左心室反常运动致使乳头肌移位或功能异常、瓣环扩大、瓣叶脱垂，最终造成二尖瓣关闭不全。急性心肌梗死后早期约有13%~26%的病人合并二尖瓣反流，其中大多数为轻到中度二尖瓣反流，有3.4%的病人合并重度二尖瓣反流。急性心肌梗死后早期没有二尖瓣反流的病人，约有15%在心肌梗死后数月内产生不同程度的二尖瓣反流。

IMR的自然预后依临床类型和冠心病心肌缺血的程度差别而有所不同，急性心肌梗死后乳头肌断裂出现严重二尖瓣反流的病人若不进行手术治疗，90%均在1周内死亡。所有中到重度的IMR 30天的死亡率为24%，1年的死亡率为52%。有冠心病症状同时经左心室造影证实有轻度二尖瓣反流的慢性IMR中，1年的自然死亡率约为17%，在中至重度的病人中1年的死亡率约为40%。1965年，美国麻省总医院的Austin，在世界上首次对急性心肌梗死后的乳头肌断裂进行二尖瓣置换手术获得成功。目前外科手术已成为治疗严重缺血性二尖瓣关闭不全，降低此类病人自然死亡、提高生存率和生活质量的主要手段。

目前在二尖瓣成形术与二尖瓣置换术的选择上仍存在诸多争议。二尖瓣成形术死亡率为5.0%~8.2%，1.5年生存率为95%，术后2年再血管化率为12.5%、充血性心力衰竭率为16.2%、2级以上慢性二尖瓣反流缺血性心肌病发生率为53.5%，5年内成活病人中并发症发生率为36.0%，5年生存率为66.0%。二尖瓣置换术手术死亡率为7.3%，5年内成活病人中并发症发生率为53.0%，5年生存率为70%左右。有研究显示，二尖瓣修复术的围术期死亡率低于二尖瓣置换术并提倡在病人条件允许的情况下尽量使用。统计显示影响晚期生存率的独立危险因素是术前左心室射血分数和肺动脉压力水平，而与二尖瓣术式本身无关。

1. 治疗原则　依据IMR的病理和临床特征选择不同的手术方式是手术治疗IMR的基本原则，同时，术前应做冠状动脉造影明确冠状动脉病变，以进行冠状动脉旁路移植术，完成心肌血运重建。

2. 手术方法及结果

（1）急性IMR：绝大多数是由于乳头肌断裂而引起，病情进展迅速而有较高的死亡率。少数病人的部分断裂经内科治疗后病情可趋于平稳，但大多数病人均需手术治疗，虽然手术的最佳时机仍有争议，但一般认为在心功能恶化前和血流动力学尚平稳时进行，这样有利于提高早期和晚期的生存率。

在急性IMR中采用换瓣还是成形术仍有许多争议，由于急性心肌梗死后周围组织松软，成形手术时间长且成功率低，而换瓣手术时间短，因此能降低死亡率。换瓣手术中应至少保留后瓣结构，如有可能最好保留全瓣结构，并同时行冠状动脉搭桥术，这样可保持瓣膜与左心室的连续性，有效地维持左心室功能。但是有学者认为，成形手术能更好地保存左心室功能，降低与换瓣有关的并发症，无须使用抗凝药，提高早期及晚期的生存率。在成形术完成后必须应用经食管超声来检测成形效果，如不满意立即行换瓣手术。

（2）慢性IMR：对于慢性IMR所致的微量至轻度二尖瓣反流，一般认为无须手术治疗，或仅单独行冠状动脉搭桥术即可，微量至轻度二尖瓣反流不会对以后的心功能及远期的生存率产生明显影响。而中至重度的二尖瓣反流则必须行手术治疗。慢性IMR的手术治疗包括二尖瓣成形术和二尖瓣置换术，通常首选瓣膜成形手术，二尖瓣成形完成后，术中立即用食管超声观测成形效果，发现有残余反流在轻到中度以上，应考虑补充修补或行瓣膜置换。换瓣手术应尽可能保留后瓣甚至全瓣，以利于术后左心室的功能恢复。瓣膜手术如与冠状动脉搭桥术同时进行，则应在远端吻合口完成后进行。手术切口一般采用经右心房房间隔或房间沟入路，如有室壁瘤需切除，瓣膜成形手术经室壁瘤切口亦可完成。

(3) 短暂的IMR：短暂的IMR是由于心室壁缺血引起左心室壁运动异常，乳头肌移位而致二尖瓣关闭不全的，没有二尖瓣瓣叶脱垂和瓣环扩大，当缺血情况改善后，二尖瓣关闭不全将减弱或消失。对于这种病人，采用PTCA或冠状动脉搭桥术进行心肌血运重建后就能获得良好效果，一般不需要进行瓣膜手术。在PTCA或冠状动脉搭桥术中应放置食管超声以监测瓣膜状况，如术后仍有明显的二尖瓣关闭不全，则需进行二尖瓣成形术或二尖瓣置换术予以矫治。

近年多项研究显示，对于中度、重度缺血性二尖瓣反流病人，与单纯CABG相比，二尖瓣修复术联合CABG并未能改善病人长期生存率。对于轻度、中度反流的病人，在长期随访中，二尖瓣修复术联合CABG治疗亦不能阻止反流程度的加剧。因此，对于缺血性二尖瓣反流的优效治疗方案及长期预后有待更深入的临床研究来支持。

（胡盛寿　郑 哲）

第七节　心 包 疾 病

心包由外浆膜、内纤维层的壁层和覆盖心脏表面单细胞浆膜的脏层所构成。脏层与壁层为密闭的囊腔，称为心包腔，正常时含有15~50ml浆液。心包具有固定、屏障、保护与润滑心脏的作用，心包张力还可限制右心室舒张期过度充盈。常见心包疾病有心包囊肿、炎症与肿瘤，其病理生理改变主要为心包积液的压塞效应，心包增厚缩窄的限制效应与囊肿肿瘤的压迫效应所致心脏舒张期充盈障碍。心包疾病引起的心脏舒张期充盈障碍大致分为两种类型：心脏压塞和心包缩窄。前者由心包内液体填塞所致，在整个心动周期压迫心脏，对血流动力学的影响既取决于心包内容物的容量，也取决于内容物增加的速度；后者由心包增厚、瘢痕化限制心脏舒张期充盈造成，血流动力学影响主要体现在心脏舒张中晚期。

一、心包囊肿

心包囊肿(pericardial cysts)的囊壁由纤维结缔组织和内衬单层间皮或内皮细胞所形成，内含透明的血浆样液体，若囊腔与心包腔相通连，则称为心包憩室。其发病机制有多种学说，一般认为系心包胚胎发育异常、原始心包体腔分隔异常或由于胚胎胸膜异常折叠所致。男性发生率略高于女性，约3∶2。囊肿好发于右侧心膈角，呈大小不一、单房性圆形或椭圆形包块，直径一般在3cm左右，也有的囊肿内容物高达数百毫升，大多数病人无临床症状与体征，胸部X线或CT检查发现心膈角处存在边缘光滑、周界清楚、密度均匀，并有传导性搏动的包块，包块内容物的CT密度与水一致，则可诊断。若囊内容物密度不均或呈高密度尚需进一步诊断。少数病人因心包囊肿较大，压迫心、肺，引起胸痛、呼吸困难、咳嗽和心律失常等临床症状。无症状的心包囊肿与憩室可长期随访，不需要手术，有临床症状者可采用电视胸腔镜或开胸手术切除。

二、心包肿瘤

心包肿瘤可分为原发性和转移性两种。原发性心包肿瘤极为少见，良性肿瘤有脂肪瘤、纤维瘤、息肉、血管瘤及畸胎瘤等，恶性肿瘤有肉瘤、乳腺癌、淋巴瘤、白血病及黑色素瘤。良性、恶性肿瘤实体发展到相当体积后，可以推移和挤压心肺，影响血流动力学。更为常见的是原发性或转移性恶性肿瘤引起的心包渗出，心包积液造成心脏压塞，压迫心脏并影响心脏舒张末期充盈。个别淋巴瘤可表现为心包缩窄。

良性肿瘤一般无症状，体积较大时可出现胸痛、气促等临床表现，胸部影像学检查显示心脏外有软组织阴影，手术切除可获得满意疗效。

生长迅速的恶性实体肿瘤产生进行性推移压迫心肺组织，出现相应症状、体征。更多的心包恶性肿瘤表现为慢性心脏压塞，出现心悸、气促、不能平卧，心界扩大、心动过速、心音遥远、脉压窄、奇脉，颈静脉怒张、肝大及下肢水肿。超声与 CT 检查有助于明确心包积液的诊断，心包穿刺液细胞学检查的阳性率仅 50%~80%。电视胸腔镜心包活检术有助于进一步明确诊断。90% 的恶性肿瘤伴心包积液病人在 1 年内死亡。持久大量的恶性肿瘤心包积液可在超声引导下置入多孔带内芯的导管，拔除引导内芯外接持续引流，有助于处理易引流的稀薄心包积液，避免反复心包穿刺抽液。黏稠的恶性心包积液宜采用剑突下心包切开引流术处理。慢性持久心包积液也有人推荐进行电视胸腔镜切除部分心包，将心包积液引入左侧胸腔，依赖胸膜自行吸收。

三、心包炎

心包炎（pericarditis）是指心包感染性或炎症性疾病，可以原发于心包，也可以由邻近组织蔓延侵入心包成为全身性疾病，并发或继发心包病变。常见感染性心包炎有病毒性、结核性、化脓性心包炎，甚至阿米巴性心包炎。炎症性心包炎可由代谢性疾病、自身免疫性疾病、手术创伤、放射线等所致，如尿毒症心包炎、风湿性心包炎、心包切开综合征、特发性心包炎、放射性心包炎等。恶性肿瘤转移至心包也能导致心包积液和心脏压塞。根据病程可分为急性心包炎与慢性心包炎；根据心包积液的性状又可描述为干性（纤维素性）、漏出性、渗出性、出血性、化脓性等。心包切开综合征多发于心脏手术后 2~4 周，可能与病毒感染诱发的自身免疫机制有关，发生率可达 10%~40%，对于抗炎与类固醇治疗效果不佳的心包积液，需行心包穿刺术，甚至心包引流或部分心包切除术治疗。大多数心包炎主要依靠内科治疗，外科治疗主要处理急性心脏压塞、慢性大量的心包积液或心包缩窄。

（一）急性化脓性心包炎

【病因与发病机制】

急性化脓性心包炎的致病菌，在成人常见为葡萄球菌、肺炎球菌、溶血性链球菌、革兰氏阴性杆菌、埃希菌属的大肠杆菌和沙门氏菌属；在儿童则以流感嗜血杆菌或葡萄球菌为多见。原发的心包化脓性感染少见，继发感染侵入心包有以下途径：肺炎或脓胸的致病菌自邻近肺与胸膜处直接进入心包腔或经淋巴途径进入心包腔；疖、痈、急性骨髓炎等通过脓毒血症或败血症经血行播散至心包腔；心胸创伤或外科手术导致致病菌污染继发心包感染：膈下脓肿或肝脓肿穿破膈肌进入心包腔。

【病理解剖与病理生理】

致病菌侵入心包后引起大量中性粒细胞浸润，心包充血水肿，心包渗出积液由浆液性变为纤维血性进而成为脓液。心包积液量可以从数十毫升增加至上千毫升，心包内压力升高，急性压迫心脏使心室舒张期血液充盈锐减，全身静脉回流障碍，静脉压升高，心排血量减少；吸气时膈肌下降牵拉心包，增加心包内压力，肺血管扩张，左心房容量进一步减少而导致奇脉。急性化脓性心包炎在迁延消退过程中，心包腔内形成炎性肉芽组织，心包壁层与脏层相互粘连，心包增厚、纤维化，甚至钙化，逐渐演变为慢性缩窄性心包炎。

【临床表现与诊断】

急性化脓性心包炎早期感染时有畏寒、发热、多汗、全身不适及可能存在的其他部位化脓性感染灶。感染波及心包时可能有心前区疼痛，并放射至左肩、背部。心包积液导致心脏压塞，出现呼吸困难、烦躁不安、心悸、脉搏细速和奇脉；颈静脉怒张、肝大、肝颈静脉反流征阳性、腹水和下肢水肿：早期心前区可闻及搔抓样心包摩擦音，心包腔渗液增多时心界扩大，心音低钝而遥远，并出现贝克三联征（Beck's triad）。

心电图常示 ST 段抬高，T 波低平倒置，QR 与波群低电压及房性心律失常。胸部 X 线片与 CT 显示心影扩大、心包积液和心包增厚。超声心动图可见心包腔内液性暗区，心包穿刺抽出感染性心包积液或脓液，涂片镜检或细菌培养可能检出致病菌。

【治疗与预后】

急性化脓性心包炎的早期诊断与及时有效地治疗能显著缩短病程，减少并发症与后遗症。治疗的主要原则为选择敏感的抗生素，有效治疗原发病因；予以积极的支持治疗，给予高蛋白饮食，纠正贫血、低蛋白血症，维持水、电解质平衡，改善全身状况；解除心脏压塞，避免病程迁延，防止心包缩窄。

病程早期及时心包穿刺有助于诊断，鉴别是否为感染性心包积液，选择敏感抗生素心包腔内注入。当心包腔内脓液黏稠不易抽吸，或脓液抽吸后又迅速增加时，需施行心包切开术（pericardiostomy），也称为心包开窗术；多采用剑突下入路进行，具有创伤小、手术安全、操作简便的优点。手术切除剑突与部分心包，手指探查与分离粘连的蜂房样脓腔，并置管持续引流。心包部分切除术（partial resection of pericardium）是更为积极彻底的治疗方法，可以彻底解除心脏压塞，清理脓腔，排除脓性积液，控制心包化脓性感染，预防病程迁延导致的慢性缩窄性心包炎。凡有以下指征时应考虑施行心包部分切除术：①心包腔内脓液黏稠，脓腔分隔，心脏表面与心包腔内有纤维素性脓苔附着者；②心包穿刺和心包引流术无法充分引流或引流效果不佳，难以迅速控制心包腔化脓性感染者；③治疗中持续高热，全身感染中毒情况无明显好转者。由于流感嗜血杆菌感染所致心包炎的脓液黏稠，有人建议应当施行早期心包切除术。心包切除术经左胸前外侧切口施行，经第4肋间进胸，沿左膈神经前方纵行切开心包，清除心包腔内脓液及粘连，剥除心脏表面附着的纤维素性脓苔，彻底清洗心包腔，切除部分心包，安置胸腔引流管。围术期给予敏感抗生素和积极支持治疗。

虽然心包引流术和部分心包切除术是治疗急性化脓性心包炎积极、安全、有效的方法，但仍然不能完全防止心包缩窄的发生，约有4%~16%的病人仍有可能转变为慢性缩窄性心包炎。流感嗜血杆菌和金黄色葡萄球菌感染的脓液黏稠，心包缩窄的发生率高。因此，选择正确的时机和有效的引流至关重要。

(二) 慢性缩窄性心包炎

【病因与发病机制】

慢性缩窄性心包炎(chronic constrictive pericarditis)是慢性炎症性病变引起心包粘连、增厚、纤维化，甚至钙化，使心脏舒张和收缩功能受限，导致血液循环障碍的疾病。当前发展中国家最常见的病因为结核病或化脓性感染，发达国家多为心脏手术、放射治疗、病毒感染和不明原因的心包炎所致。凡是引起急性心包炎的病因都可能发展为慢性缩窄性心包炎。多数慢性缩窄性心包炎起病隐匿，病程较长，也难以发现确切病因，故一般认为此类心包缩窄的常见原因仍可能为结核。结核病人约有1%~2%发生结核性心包炎，血行播散最为常见，也有的为淋巴逆流或胸膜、纵隔淋巴结核的直接侵犯所致。结核性心包炎的发展经历早期干性(纤维素性)心包炎、非缩窄渗出性心包炎、非缩窄纤维化心包炎和最终导致的缩窄性纤维化心包炎四个阶段。寄生虫性心包炎很少发展为缩窄性心包炎。

【病理解剖与病理生理】

慢性炎症使心包脏层与壁层粘连，致心包腔闭塞，也有因局部心包腔渗液吸收不全，而形成局限性包裹积液或局部包裹的结核性干酪样物质和肉芽组织。心包增厚形成纤维硬壳包裹并束缚心脏，心包膜纤维化、甚至钙化，厚度常为0.2~0.5cm左右，有时也可厚达1cm以上，心包下部和膈面最为坚厚。少数病例可在上、下腔静脉入口、房室环及肺动脉处形成纤维环，并造成局部血流动力学障碍。心脏长期受纤维硬壳束缚，心脏舒张受限，心肌萎缩，纤维变性、脂肪浸润，甚至钙化，有时心包钙化斑块可深嵌入心肌组织。

增厚的心包粘连于心脏外表，限制心脏收缩与舒张运动，尤其在心脏舒张中晚期心室容量受到缩窄心包的限制而难以充盈，导致心脏收缩期每搏输出量减少，重要器官动脉供血不足与功能下降；静脉回心血流受阻致使体循环淤血、静脉压增高、组织水肿。

【临床表现与诊断】

缩窄性心包炎起病隐匿，发展缓慢，症状体征一般出现在急性心包炎后2~4年，不同病因导致心包缩窄的进程有所差异。发病初期表现为活动后气促、乏力、心悸、食欲减退及胸部不适，进一步发展出现呼吸困难、端坐呼吸，面、耳、唇、指趾端发绀，腹部膨隆、肝脏肿大，少尿与双下肢水肿。活动性结核病人尚有虚弱、低热、多汗等全身症状。

临床表现为周围动脉收缩压偏低、舒张压相对较高，脉压窄、脉搏细弱、部分病人伴有奇脉。颈静脉怒张或搏动增强，外周静脉压升高达1.96kPa(20mmH_2O)以上。胸前区心尖搏动减弱或消失，心音低钝、遥远，心尖区常可闻及舒张早期心包叩击音，合并心律不齐或心房颤动。腹部膨隆、肝大、腹水和双下肢水肿。与充血性心力衰竭不同的是，心包缩窄时肝大与腹水较双下肢水肿出现早且明显。

实验室检查多有贫血、红细胞沉降率加快、低蛋白血症，部分病人出现肝、肾功能损害：黄疸、谷丙转氨酶、尿素氮与肌酐升高，长期利尿治疗者可出现低血钠、低血钾。心电图各导联QRS波低电压，T波低平或倒置，部分病人有房性心律失常、心房纤颤。胸部X线片心影大小接近正常，心缘平直僵硬：心包钙化是缩窄性心包炎的特征表现，侧位或斜片胸片可见斑片状、带状或蛋壳状钙化；肺门影增大、肺淤血，一侧或双侧胸腔积液。CT及MRI有助于确定心包缩窄后心肌萎缩程度，并与限制型心肌病鉴别。超声心动图可显示心包增厚钙化，心包腔粘连、积液情况。诊断困难时作右心导管检查。除右心房压、肺毛细血管楔压增高，心排血量低于正常外，还能发现右心室舒张期压力在充盈早期急剧上升之后在舒张中晚期压力呈平高线，称为平方根征(square root sign)；心导管心肌活检可帮助与限制型心肌病相鉴别。

慢性缩窄性心包炎的诊断要点为:①可能有急性心包炎的病史;②脉压窄,上下腔静脉压力高而淤血;③颈静脉怒张、肝大与腹水较双下肢水肿更明显;④ X 线检查发现心影大小正常、心缘僵直、心包钙化;⑤ UCG、CT、MRI 发现心包增厚、缩窄或钙化。临床上应与肝硬化、充血性心力衰竭、结核性腹膜炎与限制型心肌病相鉴别。

【治疗与预后】

慢性缩窄性心包炎应首选外科手术治疗,手术目的为彻底、安全地剥除增厚心包及钙化斑块,解除心脏压迫,恢复心脏舒缩功能。心肌萎缩、放射性心包炎、右心室舒张末压≥ 20mmHg、术前肾功能衰竭、再次手术等均为手术高危因素。病程长、情况差的病人应给予积极的内科支持治疗,提高手术耐受力。手术前宜给病人高蛋白低盐饮食,补充维生素,纠正贫血、低蛋白血症、水与电解质失衡。病因不明,无法除外结核性心包炎者,术前常规抗结核治疗 2~3 周;确诊为结核性心包炎者术前需抗结核治疗 3 个月以上;活动性结核应抗结核治疗更长时期,待体温、红细胞沉降率正常,其他器官结核病变静止后方能施行手术。

心包剥离切除手术可经胸骨正中切口,左前外侧切口或双侧前胸切口实施,最常采用胸骨正中切口。心包剥离范围应上至大血管基部,下达心尖与部分膈面心包,两侧达膈神经前方。剥离心包首先从左心室开始松解,大血管基部、房室环和上下腔静脉入口处存在纤维化环形狭窄,需切断松解。不充分地心包切除可致术后延迟恢复或治疗失败,心肌萎缩者过多的心包切除会导致低心排血量综合征。剥离切除心包应防止心肌、冠状动脉及膈神经损伤;心脏破裂;心室纤颤与心搏骤停。特别致密的粘连或嵌入心肌的钙化斑块不必勉强剥离,剥离过程结束前暂时保留已剥离的心包片不急于切除,有助于术中心肌损伤的紧急处理。手术后需强心、利尿、补钾,继续抗结核治疗 3~6 个月。

缩窄性心包炎的手术疗效与术前状况密切相关,手术前心功能Ⅲ~Ⅳ级,严重腹水和双下肢水肿、肾衰竭、放射性心包炎和右心室舒张期末压明显增高者,均预后不良。国外大宗病例报道显示:病人右心室舒张期末压≤ 16mmHg 时手术死亡率为 5%,超过 20mmHg 时死亡率为 10%,超过 30mmHg 时则死亡率高达 30%。缩窄性心包炎手术死亡率约为 5%,疗效满意者达 80%。手术后 1 年、5 年、10 年、20 年生存率分别为 90%、75%、65% 和 55%,术后晚期心源性死亡的主要原因是慢性心力衰竭,术后 10~15 年内约有 5%~10% 的病人复发缩窄。

(石应康)

参考文献

[1] KOUCHOUKOS N, Eugene Blackstone, Donald Doty, et al. Cardiac Surgery [M]. 3rd ed. London: Churchill Livingstone, 2003.

[2] SABISTON S. 胸心外科学[M]. 石应康,主译. 北京:人民卫生出版社, 2006.

[3] COHN L. Cardiac Surgery in the Adult [M]. 3rd ed. New York: McGraw-Hill. 2008.

[4] AZAM S, HOIT B D. Treatment of pericardial disease [J]. Cardiovasc Ther, 2011, 29 (5) : 308-314.

[5] KHANDAKER M H, ESPINOSA R E, NISHIMURA R A, et al. Pericardial disease: diagnosis and management [J]. Mayo Clin Proc Mayo Clinic, 2010, 85 (6) : 572-593.

第八节 心脏肿瘤

原发性心脏肿瘤为少见的疾病。早在 16 世纪已有相关论著,1845 年已有左心房黏液瘤的描述。至 1931 年,Yater 报道 9 例原发性心脏肿瘤并建立了与当前相似的分类法。1934 年,首例心脏肉瘤病人经心电图和淋巴结活检明确诊断。1959 年,首次采用超声心动图检测证实了心内原发性肿瘤。

虽然 Beck 于 1934 年已施行心包内畸胎瘤的部分切除术；1952 年 Bahson 首次进行心脏黏液瘤(cardiac myxoma)切除，他在上、下腔静脉阻断后切除右心房黏液瘤，但病人在术后不久死亡。1954 年，Crafoord 应用体外循环技术切除左心房黏液瘤获得成功。1959 年，Kay 切除左心室黏液瘤。

一、黏液瘤

黏液瘤的发生率占成人心脏肿瘤的 50%，是最常见的原发性肿瘤。约 75% 发生于左心房，第二位为右心房，发生率为 7%~20%，然后依次为右心室和左心室。

【病理解剖与病理生理】

心脏黏液瘤可为单发，亦有多发，可有多个瘤体。黏液瘤病人中有 5% 呈现明显的家族倾向性，术后复发率亦较高。有家族史的病人中双心房黏液瘤发生率亦较高。心房黏液瘤通常起源于房间隔，尤以卵圆窝边缘较多，但亦有起源于心耳、肺动脉以及心瓣膜等部位的报道。瘤体多数均有较短而宽的蒂。黏液瘤可呈白色或黄色甚至浅棕色，并可有血栓附着于表面，瘤体多呈胶冻黏液样，光滑且柔软。乳头状瘤体则质脆易碎。黏液瘤被认为起源于心内膜下有多种潜能的间质细胞。在心脏分隔过程中，残留的胚胎细胞能分化成内皮细胞、平滑肌细胞或血管细胞、成纤维细胞、成肌细胞以及软骨。值得指出的是，20 世纪 90 年代以来已有多篇黏液瘤与心脏局部损伤有关的报道，包括房间隔缺损修补后、经皮穿刺二尖瓣球囊扩张术后以及主动脉瓣置换术经左心室置减压管后 3 个月出现左心室黏液瘤。黏液瘤的镜检可见原生毛细血管髓外造血中心及细胞构成位于酸性黏多酶的黏液瘤基质中，少数甚至可见钙化中心。

由于黏液瘤可在心腔内引起血流阻塞、阻挡瓣膜启闭或心瓣膜变形影响关闭，而出现血流动力学障碍。肿瘤碎裂脱落可引起栓塞。这些病理生理改变均可产生临床症状。通常可出现类似二尖瓣病变的病理生理改变，导致左心房压力升高、肺静脉回流受阻、肺淤血；肺动脉压增高或肺水肿。右心负荷进行性加重而致衰竭，左心排血量降低从而影响全身供血量。右心房黏液瘤则影响腔静脉回流，后果是静脉压上升，颈静脉怒张，肝大淤血最终导致右侧心力衰竭。右心房黏液瘤碎片脱落可引起肺栓塞。

【临床表现】

如仔细询问几乎都有一定的全身症状。较大的左心房黏液瘤的全身表现可包括发热、体重减轻、嗜睡。可出现总蛋白水平升高、球蛋白升高、异常 γ 球蛋白带、C 反应蛋白升高以及红细胞沉降率上升等化验结果的异常。家族性黏液瘤表现为孟德尔显性遗传，有异常的 DNA 倍体。

左心房黏液瘤的血流动力学症状与二尖瓣狭窄相似。通常可有持续时间较短的呼吸困难，亦可有晕厥。症状可进行性恶化甚至出现心力衰竭。右心房黏液瘤表现包括右侧心力衰竭、静脉压升高、肝大和周围性水肿。根据栓塞部位，可出现相应的神经症状和缺血症状。极小的肿瘤则可无明显的全身症状。

体征：左心房黏液瘤的体征酷似二尖瓣狭窄和/或二尖瓣关闭不全。因而听诊可有典型的舒张期杂音和/或收缩期杂音。肺动脉瓣第二音亢进。最典型的特点是：随体位改变，黏液瘤体引起的移动杂音的性质和响度亦可有变化。右心房黏液瘤如影响三尖瓣孔，可于三尖瓣区闻及舒张期或收缩期杂音。同时可伴颈静脉怒张、肝静脉反流、肝大、腹水、下肢水肿等。

左心房黏液瘤的典型心电图表现为心房、心室肥大。X 线片可见心影正常或左心房和右心室扩大，肺血管则可呈淤血等类似二尖瓣病变的表现。复查常可发现有进行性加重。近年来超声心动图早已成为心脏病的常规检查，因而以往误诊为二尖瓣病变而在手术时才被证实为黏液瘤的情况已属罕见。超声心动检查显示的特点是心房内探及云雾状光团的异常回声，心室舒张期位于二尖瓣上方而收缩期移至左心房内。右心房内异常回声波则说明右心房黏液瘤的存在，并随三尖瓣前叶出现上、下方向的移动。磁共振显像虽在肿瘤形态、瘤表特征的显示优于超声心动检查，但与 CT 相同，费用昂贵，因而不列为常规检查。栓塞如位于周围动脉内，取栓后病理检查可证实黏液瘤的诊断。

【治疗】

由于黏液瘤将进行性增大又易碎落形成栓塞，因而一旦诊断明确应尽早进行手术治疗以避免产生不良后果甚至导致病人猝死。

手术方法：按常规行胸骨正中切口并建立体外循环，阻断升主动脉，心脏停搏后可通过不同径路切除黏液瘤。常用的径路有：

1. 经房间沟进入左心房　在肺静脉前与上、下腔静脉之后切开左心房。这一径路创伤较小，一般在手指探及肿瘤蒂部后可将瘤体轻轻向上推出切口外并显露瘤蒂。随后以电刀将蒂部连同周围房间隔组织作整块切除。如条件允许应优先选用这一径路。

2. 经房间隔径路 经右心房壁切口，于右心房内在房间隔的卵圆窝上缘切开进入左心房，见到瘤体后，于其蒂部连同房间隔或其附着部心房壁一并切除。这一径路可探查到全部四个心腔，并可防止遗漏多发性黏液瘤。此径路的缺点是：瘤体较大时，因牵拉房间隔，可能撕裂切口下端误伤传导束，引起房室传导阻滞。

3. 双心房径路 适用于瘤体巨大或蒂部宽阔的黏液瘤。在房间沟纵形切口的基础上，再于右心房壁分别作另一切口，或在房间沟纵行切口的中央向右心房作横行延伸切开右心房，随后再切开房间隔。如作右心房壁分开的切口，则在卵圆窝上缘切开房间隔同右心房径路。这样可使难以从一个心房切口取出的巨大瘤体，亦能充分显露并利于整块取出。手术过程中必须轻柔操作，尽量预防瘤体碎裂脱落。取出瘤体后需反复冲洗，以免碎片残留引起日后复发。

对右心房黏液瘤，在建立体外循环前，应将腔静脉管直接经上腔静脉和右心房紧靠下腔静脉处插入，以免引起瘤体在插管时碎裂脱落引发栓塞。

手术治疗疗效优良，术后症状消失，心功能较快恢复；肿瘤复发率较低(约为5%)；手术死亡率低，死亡病例多数已属长期心力衰竭、肾功能受损者。我们手术后长期随访48例，随访期1~10年无复发，生活正常。

二、其他肿瘤

良性心脏肿瘤有血管瘤、脂肪瘤、横纹肌瘤、纤维瘤、平滑肌瘤、神经纤维瘤等。我们曾有1例病人手术后病理诊断为左心房软骨瘤。

恶性心脏肿瘤以心脏肉瘤最多见，心脏肉瘤中又以横纹肌肉瘤和血管肉瘤最为常见，占15%~37%左右，其次为淋巴肉瘤、纤维肉瘤、黏液肉瘤和恶性血管肉瘤。如有心包内渗液，则可能在抽出液中找到肿瘤细胞。心脏血管肉瘤起源于内皮细胞或间叶细胞。多发生于20~50岁，起源多见于右心系，而右心房起源者占80%。原发性恶性肿瘤的治疗一般亦是在体外循环下切除局部病变组织，如累及瓣膜时，可能需同时作人工瓣膜置换术。

心脏恶性肿瘤预后很差，平均生存期约3个月。手术切除后生存期据报道极少超过1年。多数肿瘤对化疗和放疗的效果均难以肯定。

（朱洪生）

第六十八章 主动脉疾病

第一节 主动脉缩窄

主动脉缩窄为先天性主动脉局限性管腔狭窄，常见部位在主动脉弓降部，动脉导管附近，约占先天性心脏病（简称先心病）的5%~8%。本病在我国比西方国家更少见。据上海市儿科医学研究所对2万例新生儿进行的调查显示，本病约占先心病总发病数之1.6%。

【病理解剖与病理生理】

依病理解剖表现将先天性主动脉缩窄分为单纯性缩窄及缩窄合并心脏大血管畸形两大类。

（一）单纯性缩窄

Bonnett于1903年提出将先天性主动脉缩窄划分为导管前型（婴儿型）及导管后型或导管旁型（儿童型）（图68-1）。

1. 婴儿型　也称导管前型。狭窄部位于动脉导管或韧带的近心段，其特征是狭窄段较长，常合并较粗的动脉导管未闭、室间隔缺损、主动脉瓣畸形和二尖瓣畸形等其他心内畸形。上海交通大学医学院附属新华医院及上海交通大学医学院附属上海儿童医学中心91例婴幼儿主动脉缩窄病例中单纯型11例，合并一种心血管畸形者46例、两种者23例、三种者9例、四种者1例，另一例为扩张性心肌病。此型侧支循环较少，病情多严重。

2. 儿童型　也称导管后型或导管旁型。狭窄部位于动脉导管或韧带的对侧或远心段，狭窄段较短，约1~2cm。主动脉缩窄处呈现切迹，内面狭窄口居中央或偏于一侧。口径较小，仅0.2~0.5cm，血流受阻明显，致使左锁骨下动脉扩张，狭窄后主动脉也受涡流冲击而扩大。此型侧支循环多丰富，分流供血比婴儿型好，病情较轻，多可活到成年。

在病理生理上，主动脉缩窄后血流受阻使近心段血压上升，远心段血压下降，致上半身高血压，易引起脑血管硬化，严重者可并发脑卒中，同时加重心脏负担可导致心脏肥大，甚至心力衰竭。不同病理类型亦可有不同的病理生理，如导管前型合并动脉导管未闭者，因右心静脉血流入降主动脉，可出

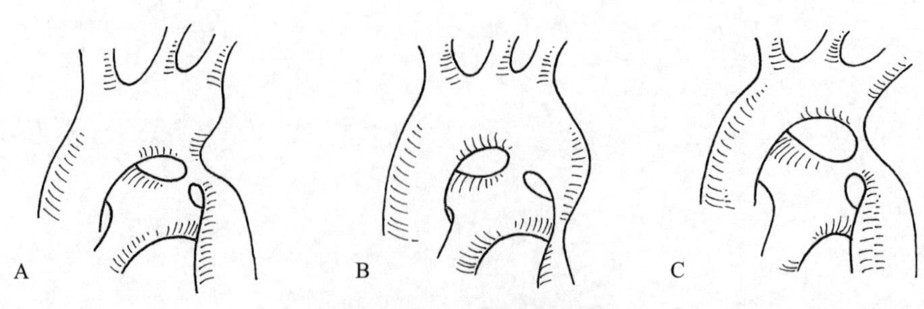

图68-1　主动脉缩窄分型

A. 导管对侧型；B. 导管后型；C. 导管前型

现趾端发绀和代谢性酸中毒等；导管后型病人由于主动脉缩窄段后的血供减少促使建立侧支循环，以代偿下半身血运，侧支循环多在锁骨下动脉和肋骨动脉之间，以第4至第7肋间动脉最为显著。

（二）合并畸形缩窄

1. 主动脉双叶瓣　占单纯性主动脉缩窄的50%。

2. 主动脉弓发育不良　位于无名动脉和左颈动脉之间的近端主动脉弓直径小于升主动脉直径的60%、左颈总动脉和左锁骨下动脉之间的远端主动脉弓直径小于升主动脉直径的50%、或左锁骨下动脉远端的主动脉峡部小于升主动脉直径的40%，可归于主动脉弓发育不良。

3. 室间隔缺损　有30%的单纯性缩窄合并室间隔缺损。其他在一些复杂性先天性心脏病中也会合并主动脉缩窄，如：Taussig-Bing右心室双出口，大动脉错位合并室间隔缺损，对位不良型完全性房室通道，单心室合并体循环流出道梗阻及左心发育不良综合征等。

【临床表现与诊断】

导管前型症状出现较早而严重，新生儿期可出现充血性心力衰竭的症状，伴有动脉导管开放者下肢趾端可有发绀，桡动脉搏动明显而股动脉搏动微弱，于胸骨左缘第2、3肋间可闻及收缩期杂音，也可闻及伴发其他心内畸形的其他杂音，如连续性杂音等。胸部X线片示心影扩大、肺充血。心电图示左心肥大伴有右心肥大。超声心动图可以明确狭窄部位、动脉导管是否开放以及其他并发的心内畸形。心血管造影可进一步明确诊断并了解侧支循环。

导管后型，一般到儿童期后方出现气急、心悸、头昏、头痛、面部潮红和颈动脉搏动。以上症状主要是因上半身高血压所引起。而下肢却因缺血行走乏力，快走或跑步后出现腓肠肌疼痛，甚至间歇性跛行。上肢脉搏有力而下肢股动脉细弱，足背动脉可消失。上肢血压可高达150~300mmHg；下肢血压则明显低下。在胸骨左缘3~4肋间及背后脊柱左侧与肩胛骨内缘之间均可闻及收缩期杂音。心电图示左心室高电压、肥大，甚至劳损。胸部X线片示心影扩大，上纵隔阴影增宽，主动脉扭曲呈3字形影，第4~9肋骨下缘可见典型压迹。超声心动图可确定狭窄部位、程度和范围，还可观察狭窄后扩张情况。诊断有疑问时可作心血管造影及MRI、CT检查，进一步明确诊断。

值得注意的是，由于主动脉缩窄所自行建立的侧支循环情况不同，有时严重的主动脉缩窄患儿由于乳内和肩胛周围动脉的代偿扩大，可呈现股动脉搏动明显，所以测量上、下肢血压不一定能反映出主动脉缩窄的程度，目前采用影像学检查可以较实际的查出缩窄情况，如超声心动图、血管造影及磁共振检查等。心血管造影属创伤性检查，且不能评估侧支血管对血流动力学的影响，除在合并其他心脏畸形时使用外渐少采用。

鉴别诊断：需与大动脉炎引起的狭窄鉴别，后者发病年龄偏大，有低热史，杂音部位偏低，胸部X线片无典型肋骨下缘切迹。造影示非局限性的不规则狭窄。

【治疗】

（一）球囊导管主动脉扩张法

20世纪80年代初启用，近年来应用增多，适用于婴儿及儿童病例，也有用于青少年者。

球囊导管主动脉扩张法并发症：①导管穿破主动脉；②球囊过度扩张损伤主动脉壁。

由于外科手术的安全性被不断提高，而球囊导管主动脉扩张法具有复发缩窄率高且不断出现继发动脉瘤的远期并发症，导致目前对球囊导管主动脉扩张术治疗主动脉缩窄存有争议。

（二）手术疗法

1. 适应证　①婴儿期出现心力衰竭经药物治疗不能控制症状者，或经球囊扩张后心力衰竭缓解但残留狭窄，可于适宜年龄手术矫治。如扩张无效，应及时手术。②婴儿期虽无心力衰竭，但上肢收缩压≥150mmHg者也有手术指征。③上肢高血压，上下肢动脉收缩压差≥20mmHg，主动脉缩窄处管径比缩窄段以上主动脉内径<50%的儿童或成人，即使无症状，亦有手术指征。④婴幼儿伴发其他心内畸形者，出现心力衰竭，血尿素氮升高，应先行急诊主动脉缩窄矫治术，其他畸形可二期进行治疗。⑤伴有其他心脏畸形的主动脉缩窄者可同时手术矫治。

2. 术前准备　对危重主动脉缩窄的新生儿由于循环系统的严重不平衡带来供氧及代谢的紊乱，需要在手术前予以调整，以求降低手术死亡率。此类患儿应开放静脉并行气管插管启用机械呼吸，静脉给予前列腺素E_1控制供氧（FIO_2降低至21%），维持PCO_2在45mmHg以上，借以调整肺阻力和体循环阻力的比值，同时给予多巴胺提高心排血量，待酸碱平衡和肌酐值稳定正常时再予以手术。

3. 麻醉　一般单纯病例可在气管插管麻醉下施行手术，如采用低温麻醉（32℃），可延长阻断主动脉血流安全时间至30分钟。若估计手术需超过此时间或为血管脆弱的成人则在左心转流下完成手术较为安全。

4. 手术 切口选用右侧卧位，左后外侧第4肋间进胸，将缩窄段包括近、远心段的后胸膜纵行切开，游离主动脉，以便安放阻断钳，可暂时阻断主动脉手术。倘若主动脉缩窄段阻断后降主动脉平均压降至40mmHg以下，或上肢血压超过200~300mmHg者，应启用左心转流下手术，以免脊神经缺血损伤。

解除缩窄方法有下列数种。

(1) 主动脉缩窄段楔形切除吻合术：主要适用于缩窄段局限，缩窄上下主动脉组织结构良好、口径相仿的病例。用动脉钳暂时钳夹缩窄上下主动脉，楔形切除狭窄段及管腔内纤维环组织，再将切断口端端吻合（图68-2）。

(2) 主动脉缩窄段全切除端端吻合术：左胸第4肋间后外侧切口进胸，切开主动脉缩窄段前的后纵隔胸膜，查看左膈神经、迷走神经及喉返神经走向，并注意保护不可损伤，然后分离松解缩窄段的近心端血管，注意左锁骨下动脉近心端附近的淋巴管如有损伤会致严重术后乳糜胸。游离无名动脉、左颈总动脉、左锁骨下动脉及动脉导管，然后游离缩窄段远心端的降主动脉及侧支血管，达到主动脉弓下移与游离的降主动脉在切除缩窄段后能无张力吻合为佳。结扎切断动脉导管，切除缩窄段并广泛切除动脉导管组织，将主动脉近心端与远心端切口切成斜形，用5-0单丝线缝合，这样可减少术后吻合口再狭窄（图68-3）。

(3) 主动脉缩窄合并室间隔缺损或心内其他畸形的处理：手术在胸部正中切口下进行，先游离主动脉弓及附近血管，后游离缩窄段、动脉导管及降主动脉。方法与单纯主动脉缩窄手术操作相同，以上操作在开胸后升主动脉及右心耳插管建立体外循环后进行，转流开始前先结扎动脉导管，可在深低温下阻断头臂动脉后切除缩窄段后做主动脉切断口端端吻合，吻合完成前注意先排除主动脉吻合口上下气体，然后松解头臂血管阻断套线，恢复体外循环，切开右心房，修补心内缺损或其他畸形。近年来为了减少阻断血流后的脑缺血并发症，主张加用脑灌注，可减轻脑损害。

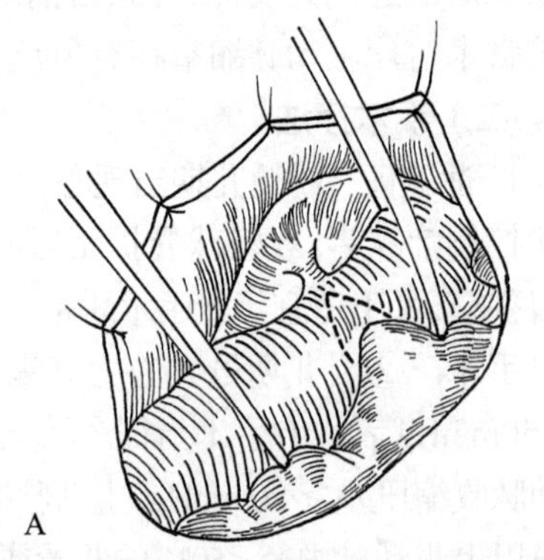

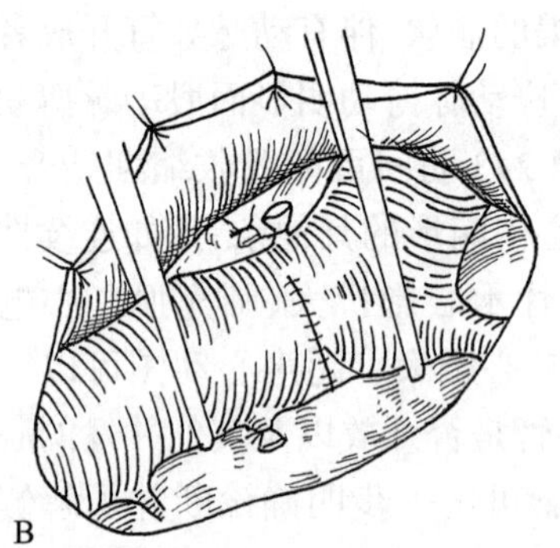

图68-2 缩窄段楔形切除吻合术

A. 虚线为切除切线；B. 切口吻合

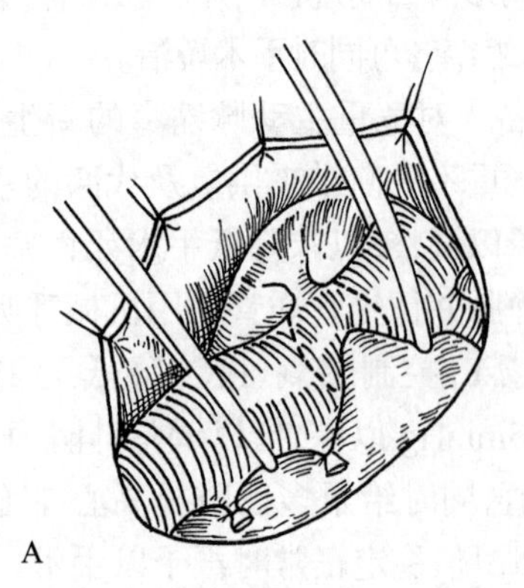

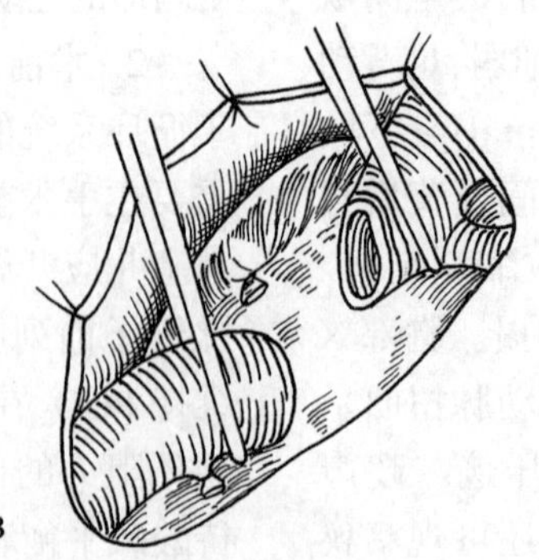

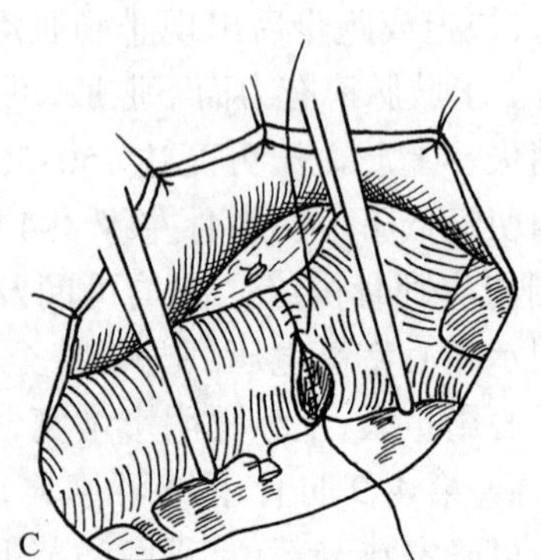

图68-3 缩窄段全切除端端吻合术

A. 虚线为切除切线；B. 缩窄段切除后；C. 端端吻合

(4)左锁骨下动脉蒂瓣主动脉成形术:利用左锁骨下动脉纵行剖开的管壁瓣扩大主动脉缩窄段,常应用于婴幼儿病例。主动脉缩窄段充分游离后,将左锁骨下动脉游离至胸顶分叉,结扎其分支,切断左锁骨下动脉,再结扎动脉导管,然后分别阻断在左锁骨下动脉起始部以上以及动脉导管以下的主动脉,纵行切开导管对侧的主动脉壁,并向上延伸到左锁骨下动脉外侧。如此左锁骨下动脉被纵行剖开,成为带蒂状瓣,用以翻向主动脉切开口。用4-0聚丙烯缝线将蒂瓣连续缝补于主动脉切开处,扩大主动脉缩窄段。手术效果良好,复发机会少。目前,由于对端吻合的技术和低温体外循环的应用多取用狭窄段切除对端吻合(图68-4)。

(5)人造补片主动脉扩大成形术:适用于主动脉缩窄不十分严重、不适宜作楔形或切断对端吻合的病例。基本操作是阻断主动脉血流。纵行切开缩窄处主动脉壁,剪除其内部纤维环。剪取一相应大小的膨体聚氟乙烯人造血管补片,用4-0聚丙烯缝线连续缝合,将补片缝补于缩窄段切开处,扩大主动脉缩窄段管腔(图68-5)。

(6)人造血管或左锁骨下动脉主动脉旁路术:适用于狭窄段长,位置较高,且一般情况差,完全阻断缩窄上下段血流有困难病例。在部分阻断主动脉血流后,取用相应解除缩窄段长度、口径较大的人造血管(以膨体聚氟乙烯血管为好),上端与左锁骨下动脉起始部附近主动脉吻合,下端与缩窄远段主动脉行端侧吻合。小儿可用自身左锁骨下动脉,离断其远心端下翻与缩窄远段主动脉作端侧吻合,吻合完毕后开通血流前应注意先排空吻合人造血管内残留的气体(图68-6)。

【术后并发症】

术后并发症有吻合口出血、喉返神经损伤、高血压、乳糜胸、腹痛及脊神经受损等。

(一)早期并发症

1. 截瘫　1972年,Brewer等报道12 000例手术病儿截瘫发生率为0.5%,随着技术、吻合针线、体外循环方法地不断改进已较过去少见,但若遇手术意外使主动脉阻断时间>30分钟,血压又偏低(40~50mmHg)时仍可发生。

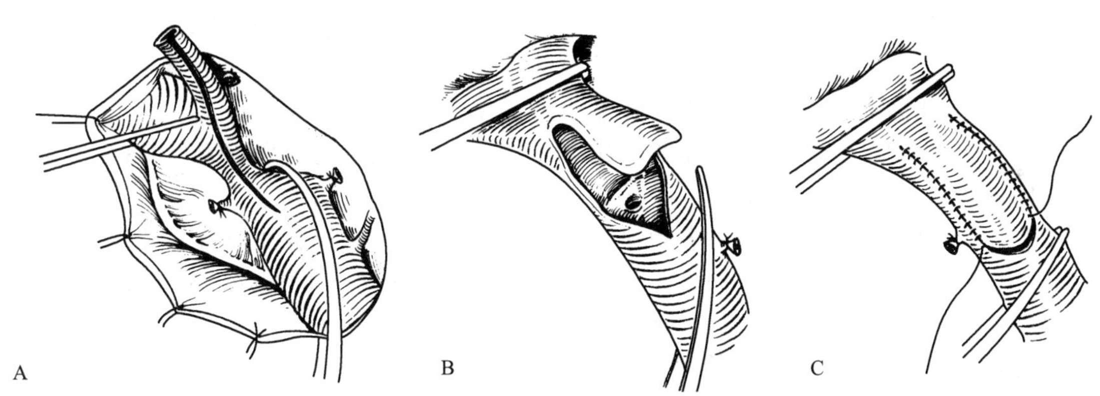

图68-4　左锁骨下动脉蒂瓣主动脉成形术

A. 左锁骨下动脉离断并剖开;B. 左锁骨下动脉蒂瓣翻向主动脉切口;C. 蒂瓣与主动脉切口缝补

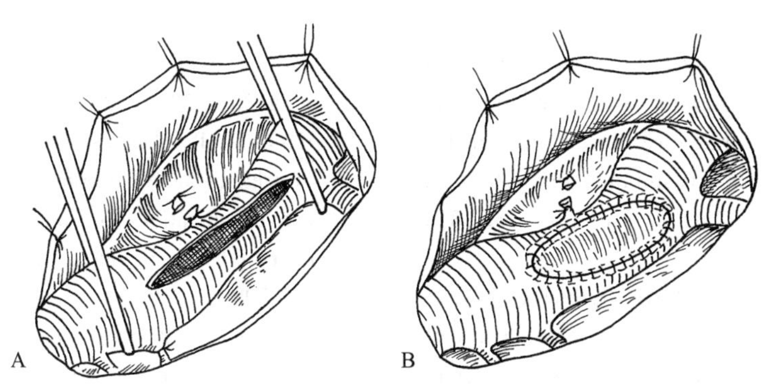

图68-5　人造补片扩大成形术

A. 缩窄段纵行切开;B. 人造补片修补扩大缩窄段

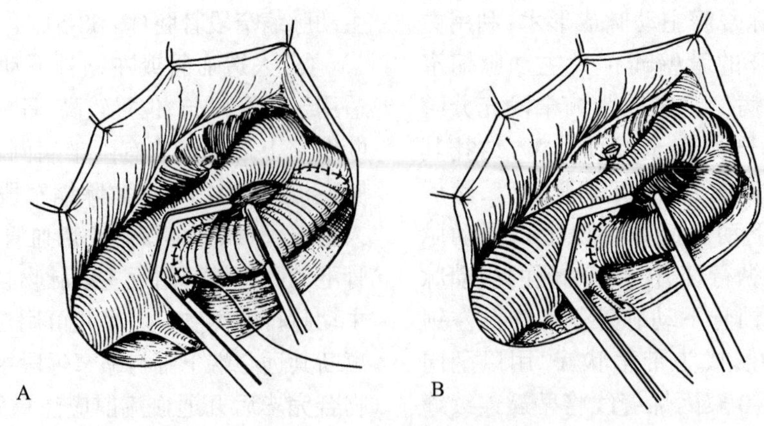

图 68-6 主动脉缩窄旁路手术

A. 人造血管连接缩窄上下段;B. 左锁骨下动脉离断后下翻与缩窄下段主动脉吻合

2. 出血、乳糜胸、喉返神经麻痹 仍时有发生,故手术操作过程中应十分注意。

3. 矛盾性高血压 术后进监护室常见血压升高,高者可达 180mmHg 左右。此反应性高血压可能与术后儿茶酚胺反应性增高有关,常用 α 和 β 受体阻断药艾司洛尔、拉贝洛尔治疗,一般数周后可逐渐好转。但青少年或成人术后高血压可能长期存在,故主张早期手术。

(二) 晚期并发症

1. 高血压 晚期高血压与手术年龄较大有关,小儿期手术的病儿如发现血压高应注意检查有否吻合口再狭窄,经检查如吻合口上下压差 >20mmHg,影像学检查吻合口直径与升主动脉直径比 <50% 者可认为有复发性狭窄。

2. 动脉瘤形成 原手术部位远期形成动脉瘤,据研究可能与动脉导管组织切除不彻底有关,也可能发生在原手术采用合成材料补片扩大修补缩窄段者。这与合成材料的老化或抗压能力有关,一般扩大补片选用 Gore-Tex 动脉血管材料,剪取适合大小作为补片修补较好,因为此种血管材料有外层加强膜可增强抗压力。

【手术效果】

1. 手术死亡率 与是否合并其他心内畸形相关,单纯性主动脉缩窄手术死亡率约为 2%~5%,而合并心内畸形者手术死亡率可达 10% 左右。

2. 术后残留或复发狭窄 约占 8%,与选择手术方法及手术技术相关。

3. 术后残留高血压 与手术年龄相关,一般多发生在 >5 岁的儿童病例,故主张矫治术应在 5 岁以前进行较宜。

(丁文祥)

参考文献

[1] TEO L L, CANNELL T, BABU-NARAYAN SV, et al. Prevalence of associated cardiovascular abnormalities in 500 patients with aortic coarctation referred for cardiovascular magnetic resonance imaging to a tertiary center [J]. Pediatr Cardiol, 2011, 32 (8): 1120-1127.

[2] FRÜH S, KNIRSCH W, DODGE-KHATAMI A, et al. Comparison of surgical and interventional therapy of native and recurrent aortic coarctation regarding different age groups during childhood [J]. Eur J Cardiothorac Surg, 2011, 39 (6): 898-904.

[3] HIGAKI T, YAMAMOTO E, RYUGO M, et al. Use of a hand-made balloon-expandable covered stent for native coarctation of the aorta in an adult patient: a report of a first case in Japan [J]. J Cardiol, 2010, 56 (3): 287-290.

[4] JONAS R A. 先天性心脏病外科综合治疗学[M]. 刘锦纷, 译. 北京: 北京大学医学出版社, 2009.

第二节 主动脉夹层

主动脉夹层性病变，是一种发生在主动脉上的灾难性疾病，急性发病的病人可突然死亡或在数小时至数天内发生死亡。收集世界上963例主动脉夹层病人，其中有50%的病人在48小时内死亡，每小时死亡的危险增加1%。70%死于1周内，90%死于3个月内，剩余病人中有25%死于主动脉破裂。早期死亡的主要原因是主动脉破裂或重要器官供血动脉的阻塞，如冠状动脉、头臂干动脉或内脏动脉。B型主动脉夹层的治疗方法在上个世纪末得到迅猛发展，因而十分必要探讨这个本性最为凶险、治疗最为棘手、根治方法以至病理也未完全解决的课题。

早在1822年，Shekelton叙述了伴有远侧主动脉再入口的主动脉“双桶”现象；均为该病的典型病理表现。1826年，Laennec终于提出了夹层动脉瘤（dissecting aneurysm）这个概念。1830年，Elliotson提出升主动脉为发生夹层的最常见部位、内膜撕裂常是横向、而外膜破裂则多呈纵向。1838年Penneck报道了美国的第1个病例。1910年，Babes提出主动脉滋养血管病变，同样可形成夹层。1933年，Kellogg报告65%的夹层动脉瘤病人发病后立即死于瘤体破裂，另15%死于数天内。

主动脉夹层的发病率约2.9/10万~3.5/10万。在美国，尸检中夹层动脉瘤约占0.2%~0.8%。每年约有急性病例9 000人。此病在50~70岁的人群中较为多见，男性多于女性，约4∶1。在老年人群中，B型夹层更为常见。我国夹层的发病年龄较国外年轻，在40~50岁人群中更为多见。主动脉夹层确切的病因尚不明确，常与以下情况有关：高血压、遗传性结缔组织病（如马方综合征、特纳综合征和埃勒斯-当洛综合征）、中膜坏死、主动脉缩窄、先天性主动脉二瓣畸形、妊娠、动脉硬化、主动脉炎性疾病。其中，高血压是最重要的危险因素，约70%的夹层病人患有原发性高血压。

【病理解剖与病理生理】

主动脉夹层是由于血流不断冲击薄弱的主动脉壁，在内膜和中膜层形成破口，血流通过破口涌入内中膜和外膜之间的夹层而形成，由真腔和假腔组成（图68-7）。目前认为夹层的发病主要与血流动力学及病理改变等因素相关。主要的病理学改变为含有弹力纤维的中膜囊性坏死。中膜变性或胶原增加均减少主动脉壁对血流的承受力。升主动脉和降主动脉转折处受血流的冲击最大。随着心脏的搏动，上述部位随之扩展、回缩和摆动，对该部中膜弹力纤维的损伤颇大。每年的心搏次数几乎达5 000万次之多，加上高血压、糖尿病、滋养血管供血障碍、先天性发育异常等因素，则很易引起上述部位管壁创伤、内膜以至不同程度的中膜穿破和撕裂，血流进入壁间则将主动脉分裂形成大范围的夹层。以弓降部为例：如图68-8中A代表了弓降部的内膜创伤和壁间血肿。图68-8B和图68-8C均为弓降部撕裂致降主动脉外壁形成夹层病变。当假腔在外侧（大多数情况如此），而又无远侧再入口（fenestration）时，也即假腔缺乏远侧流出道时，假腔内膜和常包括部分中膜受更多的高压血流的离心性冲击和灌流的影响，在夹层与主动脉外壁间形成越加广泛的撕裂，当撕裂过多时，撕裂的夹层被压向真腔，可致不同程度以至完全性真腔受压或萎陷（collapse）（图68-8B_2）。此时，下半躯体灌注不足，可致截瘫和肝、肾、肠缺血。除非在远侧假腔形成自假腔向真腔的穿破，也即较大的再入口时（图68-8B_3及箭头），才能使假腔减压而使真腔受压有所缓解。这就是远侧开窗术有效的原因。图68-8C_1示夹层病变向近侧延伸扩展为DeBakey I型夹层病变，图68-8C_2和图68-8C_3分别显示有3个和2个夹层，从而在病变形成4个和3个腔隙，进一步说明了本病的复杂性。除形成夹层病变（B_1）外，按Laplace定律，较薄弱的弓降部外壁继续受到更大的压强，从而形成了膨出，也即夹层动脉瘤（C_4），其发展的结局几乎均为进一步的扩大和穿破，

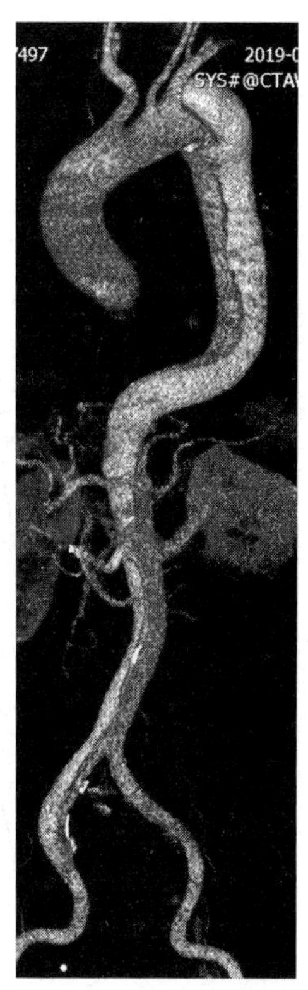

图68-7 典型夹层真假腔（文末有彩图）

即如图 68-8C_6 所示病变破裂入胸腔，病人立即死亡，也可穿入纵隔、心包分别形成压迫或填塞，同样可致死。夹层动脉瘤其实是病变慢性化的一种表现，随着时间推移假腔逐渐扩张成瘤。图 68-8C_5 则示另一种很少见的现象：假腔外壁虽已穿破，血流灌入胸膜后间隙。具有一定抗张强度的胸膜偶尔可将出血加以局限，这与腹主动脉瘤破裂相应的弓降部夹层动脉瘤的胸腹后破裂，以英文表示为 retm-pleural contained rupture。图 68-8B_4 侧更罕见，既有真腔压塞，又有弓降部瘤体的破裂，为暂时性包裹，但或许给病人带来一个抢救的机会。此时左胸出血不是破裂性鲜血，而是从胸膜后间隙经胸膜渗出的血性液体。在造影片上可见包绕动脉瘤破裂的微薄弧形征就是一层典型的包裹在夹层动脉瘤破裂上的胸膜。该例如图 68-8B_4 所示侧尚有真腔的受压，更为凶险。动脉硬化溃疡或任何原因引起的壁间血肿也可成为夹层病变的起源。内膜撕裂多发生在升主动脉（60%）、降主动脉（30%）和主动脉的其他部位（10%），大多穿破 1 处，但也可穿破第 2 以致第 3 处，从而形成多个假腔。内膜撕裂多发生在外侧，少数在内侧，可顺行或逆行撕裂。撕裂多涉及主动脉管径的 50%，极少呈全撕裂，二者均可使真腔受到明显以至完全压迫。远侧的再入口可缓解此种压迫，这种远侧的再入口可为一个或多个。

发病后立即可发生的并发症包括夹层病变压迫冠脉者可致病人猝死，急性主动脉瓣关闭不全可致急性肺水肿，主动脉破入胸腔、心包和纵隔，或引起灌注不良综合征（malperfusion syndrome），后者是主动脉夹层病变引起的严重后果之一，发生率占 38%~50%。灌注不良综合征是指主动脉分支血管受到夹层累及，其血流分布改变，导致供应脏器缺血而引起一系列临床症状。其机制为无远侧再入口和在夹层远端形成盲端，使假腔压迫真腔所致，内脏动脉可起自真腔或假腔，使治疗更为复杂。总结有以下几种情况：①器官由真腔供血，真腔受压致供血减少；②器官由假腔供血，假腔长满血栓致供血丧失；③器官由真假腔供血，真腔受压同时假腔长血栓。灌注不良涉及冠状动脉者占 4.7%~7%，颈动脉者 6.6%~28%，锁骨下动脉 5.6%~17%，肠系膜上动脉 2.3%~11.9%，肾动脉 3.2%~12.4%，与脊髓循环有关的肋间动脉 1.8%~6.8%，髂股动脉 13.2%~30%。

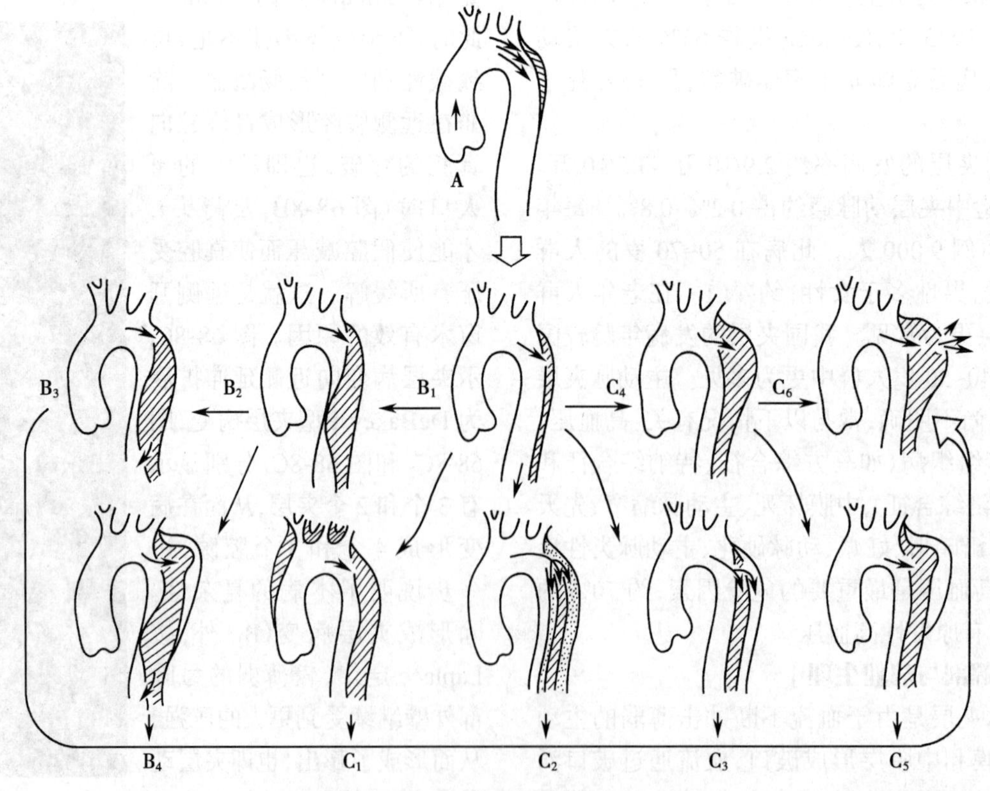

图 68-8 Ⅲ型主动脉夹层病变的发病机制

【分类】

1. 按解剖分类　1965年，Debakey根据夹层破口的位置及累及范围进行分类。

DeBakey Ⅰ型：第一破口位于升主动脉，病变范围自升主动脉延伸至主动脉弓、降主动脉，甚至腹主动脉及以远；DeBakey Ⅱ型：第一破口位于升主动脉，病变局限于升主动脉；DeBakey Ⅲa型：第一破口位于降主动脉，病变局限于降主动脉；DeBakey Ⅲb型：第一破口位于降主动脉，病变自降主动脉延伸至腹主动脉（图68-9）。

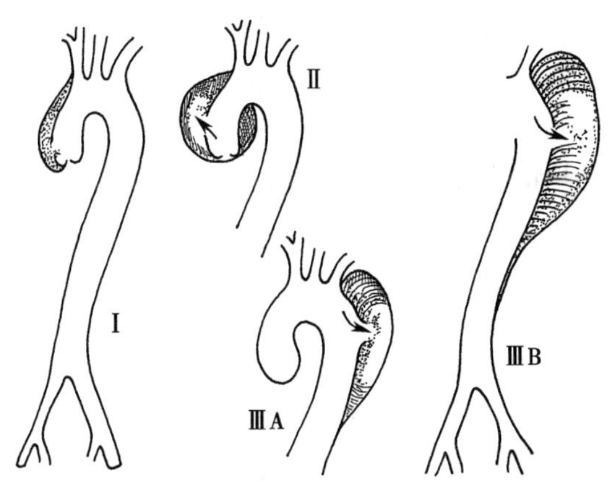

图68-9　主动脉夹层动脉瘤分类示意图

Daily在1970年对Debakey分型进行了简化，提出了Stanford分型。Stanford A型：第一破口位于升主动脉者；Stanford B型：第一破口位于降主动脉者。现在许多学者提出非A非B型夹层，主要针对第一破口位于主动脉弓头臂动脉和左锁骨下动脉之间的夹层。

2. 按病程分类　①急性期：自发病开始2周以内；②亚急性期：自发病开始2周~90天；③慢性期：发病90天以后。

3. 对Stanfrod B型主动脉夹层按有无并发症进行分类　有并发症的称为复杂性主动脉夹层（complicated type B aortic dissection），需急诊手术治疗。包括以下情况：主动脉直径迅速增大，主动脉破裂或破裂包裹，低血压和/或休克，合并器官灌注不良，胸腔积液迅速增多，积极的内科治疗仍难以控制的高血压，和疼痛持续无法缓解或者再发加重。

【临床表现】

大多伴高血压。急性期主要症状由夹层本身和继发灌注不良综合征所引起，最主要的症状为难以忍受的突发剧烈撕裂样胸背痛，可发生于胸前、后背或腹部或沿胸主动脉行径，也可呈刺痛或刀割样疼痛，大汗淋漓，这是内膜突然撕裂的表现。转移疼痛自前胸至后背以至下腹，提示了撕裂发展的过程。绝大部分病人伴随有高血压，少数病人也可表现为血压下降，甚至休克，以A型夹层居多，如发生主动脉瓣膜关闭不全或心脏压塞。体检时可见病人呈急性痛苦病容，四肢，尤其是上肢，血压可有差别。少数伴有灌注不良综合征的病人可出现下肢缺血、缺血侧下肢感觉和运动功能不同程度障碍；当发生脊髓缺血时，可出现截瘫；当发生肠系膜上动脉缺血时，可引起剧烈腹痛以及腹膜刺激征。当降主动脉假性动脉瘤较大时，可能会压迫周围神经引起声音嘶哑，或者霍纳综合征。

【诊断】

近40年来由于影像技术的迅速发展，CT、MRI、超声心动图、主动脉造影和DSA等可对夹层动脉瘤进行有效的诊断和分型。凡急性剧烈胸痛而非急性心肌梗死、肺动脉栓塞者首先要想到此病。要作鉴别诊断者包括急性心肌梗死、肺动脉栓塞、Valsava窦破裂、脑和脊髓血管意外和急腹症等。

1. CT及CTA　是目前检查主动脉疾病最常用的影像学手段。既往认为主动脉造影是诊断的金标准，但随着CTA成像技术的发展，全主动脉三维螺旋CT薄层扫描可清晰显示主动脉夹层的多个破口位置、夹层累及范围、真假腔大小、分支动脉供血、周围组织结构等情况。其无创性，并可快速获得三维3D血管成像图片等诸多优点，使得其在排查主动脉疾病的临床应用十分广泛。

2. MRI及MRA　MRI在主动脉疾病中的应用不如CTA广泛，但其拥有许多优点，比如良好的软组织对比成像，避免碘对比剂的使用，尤其对内膜剥离及主要分支开口情况显示更清晰。由于MRA成像的特殊性，临床医生对MRA的阅片掌握程度普遍较CTA差，因此，需要在血管外科医生中普及MRA相关知识及加强实操培训，让MRA在主动脉成像中的优势充分发挥。

3. 数字减影血管造影（DSA）　是诊断本病的可靠方法。近些年，由于CTA成像技术的发展，以及DSA的有创性，DSA通常都用于腔内治疗的术中造影；但DSA对破口信息的显示优于CTA，尤其对于一些解剖条件复杂的夹层病例，术前DSA选择性造影，对于手术方式的选择有着至关重要的意义。

4. 超声　超声心动图其优势在于显示升主动脉远端及主动脉弓，气管和左主支气管。可在床旁或者手术室进行，方便快捷，避免了造影剂的使用。可发现心包积液、主动脉瓣关闭不全和左心功能不全等，并可观察病变进展情况及作随访。血管内超声可提供真假腔血流动力学方面的信息，对内膜撕裂的确切部位和病变范围的判断有所帮助，但由于是有创检查，暂时仅用于术中辅助。

【治疗】

1. Stanford A 型

(1) 保守治疗：适应于凡病情已不可能实施手术者；慢性主动脉夹层而无夹层动脉瘤形成者，尤其是有再入口的和两条平行夹层者，无器官和肢体血运障碍者；慢性病例在随访中无再扩大者。

对急性病例给予积极的降压和镇痛治疗，必要时给予冬眠疗法，后者在多例急性期病人中起着瞩目的作用。同时密切观察病人各项生命体征的变化。避免输注过多的液体引起血流动力学紊乱或肺水肿等严重后果。力争以内科治疗使假腔内的血流停滞、形成血栓而自愈，笔者竟遇 1 例已定次日手术，术前再次超声检查说明了假腔血流消失而停手术，该例恢复工作已 8 年；尚有 1 例 DeBakeyf Ⅲ型并行夹层病例，假腔血栓形成，随访 18 年仍存活。

(2) 手术治疗

1) 手术指征：诊断为 Stanford A 型主动脉夹层的病人，有手术条件者，均应考虑手术治疗。急性发病者应急诊手术，尤其是心脏压塞、器官灌注不良、重症主动脉瓣关闭不全者；亚急性及慢性病例应限期手术治疗，慢性病例包括主动脉直径 >5cm 或增长速度大于 1cm/ 年和主动脉瓣关闭不全者。

2) 手术方法：手术方法的发展：早年，此病生前难以诊断，故治疗问题更无人问津。直到现在，由于主动脉夹层的病理较任何主动脉病变更为复杂和病变更为广泛，其外科治疗较发生在主动脉上的其他任何疾病更为困难，并经常无法作完全或根治性手术治疗。在急性期，炎症弥漫、组织脆弱，以至难以或不能缝合。此时欲完全切除病变和重建血管不切实际，也不安全。手术所涉及的不可逆并发症，如截瘫，更增加了手术的危险性。

自 1935 年 Gurin 为一 43 岁男性主动脉夹层延伸到右髂动脉引起有右下肢急性缺血病人经右髂动脉切除夹层动脉内侧壁，即所谓开窗术，使主动脉夹层远侧形成再入口，假腔血流得以进入真腔，从而缓解了右下肢缺血，可惜病人在术后第 6 天死于肾衰竭。但他为治疗灌注不良综合征开辟了先河。

1949 年，Abbott 以聚乙烯赛潞芬（cellophane）或奥纶（orlon）对慢性夹层动脉瘤施行了包裹术。1954 年，DeBakey 为Ⅲ型慢性夹层动脉瘤的病人施行弓降部切除和重建术。1955 年，Shaw 首次在腹主动脉行开窗术。1958 年，Bahnson 首次完成升主动脉慢性夹层动脉瘤的切除和置换术。1961 年，Hufnagel 首次完成急性升主动脉夹层和主动脉瓣关闭不全的手术治疗。1965 年，DeBakey 首先完成涉及胸和腹主动脉的夹层动脉瘤的治疗。1968 年，Bentall 提出包括冠脉在内的升主动脉重建术。1975 年，Griepp 首先在深低温停循环下为慢性夹层动脉瘤病人完成主动脉弓置换术。1981 年，Carpentier 报道了旷置主动脉夹层和将降主动脉血流逆转的血栓旷置术。1982 年，Crawford 以分期手术法，完成包括主动脉瓣在内的全主动脉分期置换术；1983 年，Borst 提出象鼻式（elephant trunk procedure）手术，对Ⅰ型病变施行分期手术，是一明显的技术改进。1993 年 Massimo 以一期手术完成同样治疗，但手术死亡率高达 30%。Lemole 用带端环的腔内人工血管吻合法有助于夹层动脉瘤的手术。Cooley 于 1995 年提出了逆行一期胸主动脉病变切除术。在 20 世纪末，微创血管外科疗法的出现有可能改变本病的治疗格局。

目前采用的手术方法如下：

①Ⅰ型和Ⅱ型涉及升主动脉和主动脉弓，在体外循环下，经胸正中切口，需要时采用护脑措施，具体方法包括深低温停循环，选择性前向性脑灌注和逆向性经上腔静脉的灌注。近侧病变在采用上述措施后，纵切升主动脉，明确撕裂部位。如主动脉瓣正常，以预凝涤纶人工血管施行主动脉置换术。如断面为夹层，吻合前需以三明治加垫片预先缝合或置 GRF 胶。

②在Ⅰ、Ⅱ型急性主动脉夹层，约 50%~70% 的病人伴主动脉瓣反流，但其中约 60%~75% 的病变可用主动脉交界悬吊修复法，缝合自瓣尖开始，于血管壁之外加用垫片后作结。

③主动脉根部扩张或直径在 36mm 以上时，需行以复合带瓣人工血管施换瓣和人工血管置换术。然后在靠近冠脉开口的人工血管上先作相应的开口，将两侧吻合，称 Bentall 法。如位置不佳，或擅长于血管外科者，也可用 8~10mm 涤纶人工血管施冠脉和人工血管间的架桥术，此为 Cabrol 法（图 68-10）。必要时可行人工血管与冠脉（而不是开口）的大隐静脉重建术。

④如剥离涉及主动脉弓，则需自正中切口在深低温停循环下施行开放式的主动脉弓置换术（图68-11），人工血管上部作相应与含头臂干开口的横弓顶部的裁剪后施侧侧吻合术（此时必须取头低位），其远端和近端先后分别与降主动脉对端吻合。当升主动脉病变涉及降主动脉以至胸、腹主动脉时，可采用分期切除手术。先切除和重建升主动脉和弓部病变，远侧采用象鼻手术法，在完成远侧吻合后，部分人工血管保留在左锁骨下动脉以远的主动脉内，以利于分期手术或腔内治疗。二期手术一般在4~6周后施行。但如远侧病变和症状更为严重时，则可先施行远侧手术。

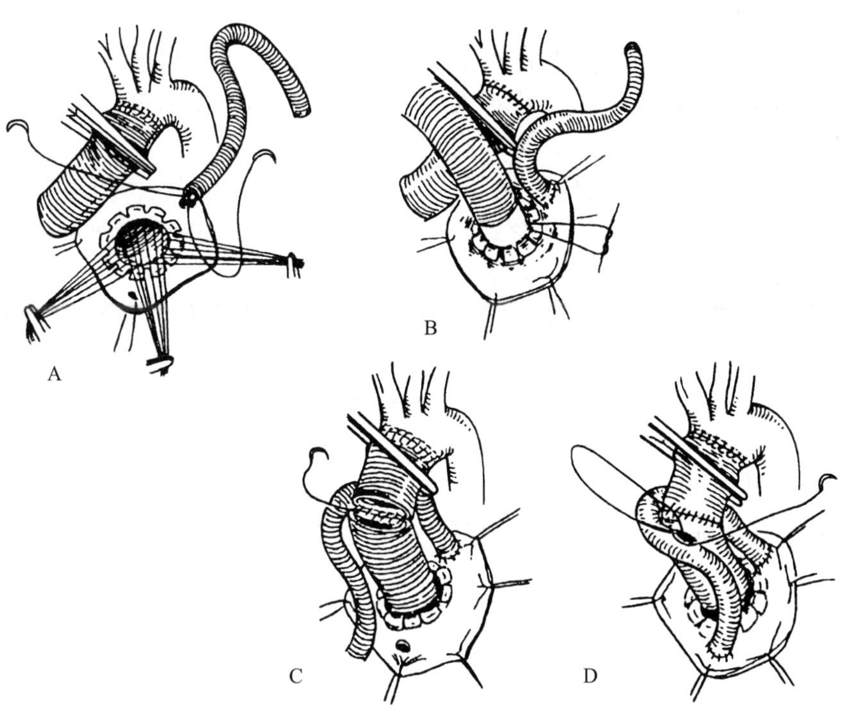

图68-10　Cabrol手术示意图

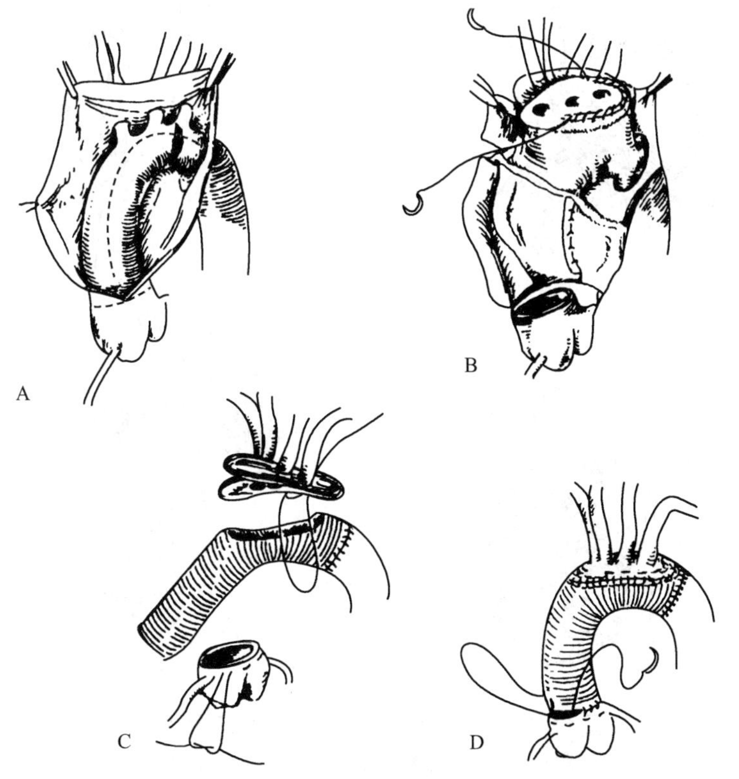

图68-11　升主动脉和弓部人工血管置换术示意图

⑤如取一期直至降主动脉的病变切除和重建法，则以Cooley提出的逆行法为好。手术需取左半卧位，采用左股静脉和右心房为静脉回流、左股动脉灌流下的深低温停循环。取胸正中和左4~6肋间(酌情)的后前位切口，分别显露升、降主动脉和主动脉弓。降温至18~20℃时停循环，纵切降主动脉，完成人工血管与远侧主动脉的吻合，纵切升主动脉，将人工血管自切开的远侧主动脉腔内牵引至升主动脉，此法可避免损伤跨主动脉的迷走和膈神经，以前法行人工血管与包括头臂干开口在内的横弓顶部的吻合。钳夹近侧人工血管后逐渐恢复体外循环，以对头臂干和内脏提供血供。而心脏则受到心肌保护液的保护。此时可完成与升主动脉的吻合(图68-12)，在第7胸椎以下如有较大的肋间动脉，应争取加以重建。但常用的方法见图68-13。

⑥Ⅲ性夹层病变的最常见内膜破裂部位在降主动脉近侧，故局限性手术为包括内膜撕裂在内的病变降主动脉切除和重建(图68-14)。涉及胸腹主动脉时，取半侧卧位，取左胸腹联合切口，推开左肺，显露降主动脉；环形分离膈肌，自腹膜后显露腹主动脉。切除和重建包括部分肋间和内脏动脉在内的血管手术为佳。重建时，用Crawford法以人工血管侧面椭圆形开窗自瘤体内与内脏和/或肋间动脉施行吻合(图68-13)，可明显简化手术操作。

在完成主动脉弓重建时将移植血管置于降主动脉的手术，称为象鼻(elephant trunk)手术，目前已由支架移植物替代降主动脉内的人工血管，明显简化了操作。

⑦对慢性夹层病例施远侧吻合时要注意将夹层作楔形切除，以在完成远侧吻合后使真假腔均有供血。

⑧急性灌注不良综合征同样需要紧急解决，一是采用上述有关手术，如升主动脉病变的置换可解决冠状动脉或无名动脉灌注不良；二是在夹层上开窗。腔内疗法对夹层施开窗术(穿破夹层并加以扩张)对灌注不良综合征可起到良好的作用，尤其是在年老高危病人。

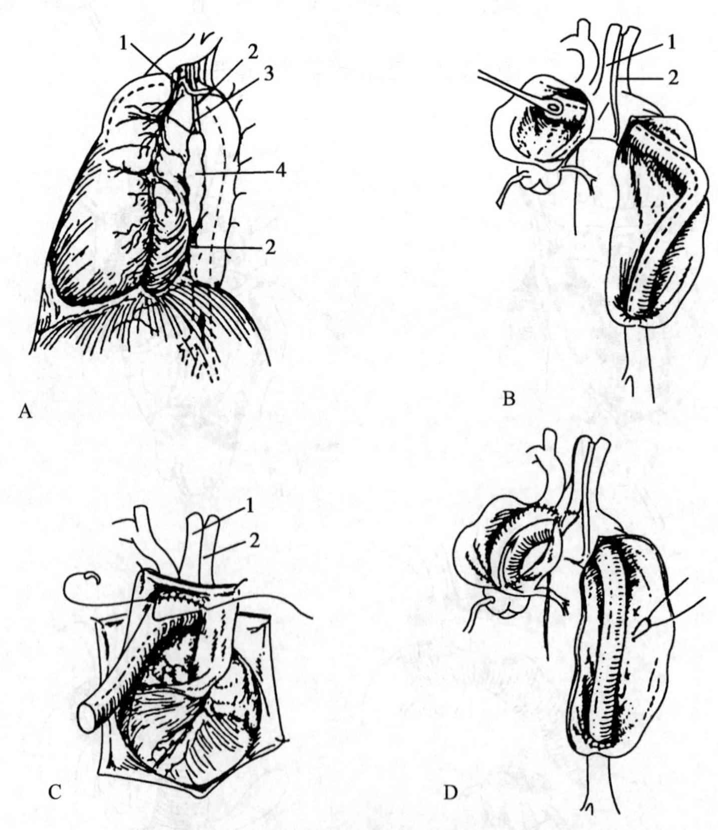

图68-12　升主动脉和主动脉弓置换示意图

1. 膈神经；2. 迷走神经；3. 喉返神经；4. 肺门

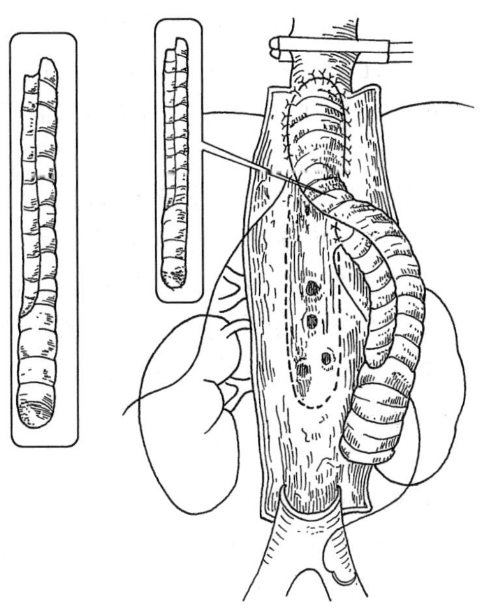

图 68-13　胸腹主动脉瘤简化手术方法示意

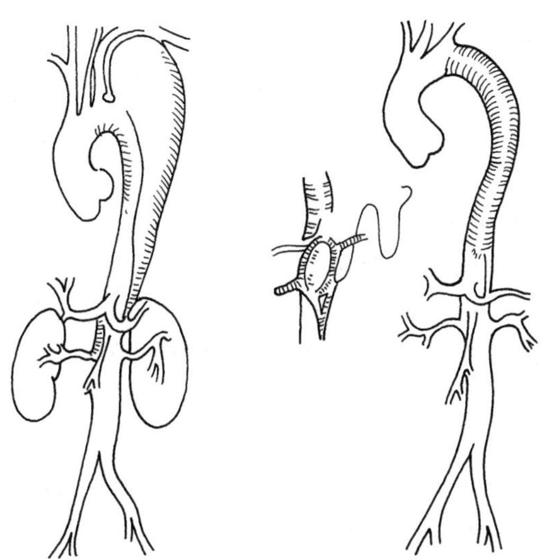

图 68-14　弓降部夹层动脉瘤的手术治疗

(3)手术结果：随着诊断治疗方法、麻醉和监护技术的改进，目前手术死亡率有所下降，但仍可观(表 68-1)。

表 68-1　术后早期死亡率及远期存活率

分型	早期死亡率 /%	远期存活率 /%		
		1 年	5 年	10 年
急性Ⅰ、Ⅱ型	5~27	91	75	32
急性Ⅲ型	6~52	93	80~90	18
急性Ⅰ、Ⅱ型	4~8	90~93	75~79	33
急性Ⅲ型	4~17	90~93	70~78	32

(4)术后并发症：此类术式仍为高风险并具有严重的并发症，主要有术后再出血、截瘫、急性心力衰竭、脑血管意外、肾衰竭、肺不张、胸腔积液、迷走神经麻痹和凝血机制异常等。

Ⅰ、Ⅱ型夹层病人手术死亡的主要原因是脑卒中和心力衰竭。与死亡有关的因素为老年、高血压、冠心病、糖尿病和术后并发症，如心脏压塞、脑卒中、肾功能障碍、主动脉分支灌注不良等。

Ⅰ、Ⅱ型夹层动脉瘤术后早期并发症为呼吸衰竭、肺不张、胸腔积液、心律不齐、肾功能障碍和凝血机制异常等。在主动脉重建中脑血管意外约占 3%~7%。因早期出血的再手术率达 4%~8%。Ⅲ型病人术后偏瘫和截瘫的发生率占 5%~8%。急性期手术与慢性期手术的偏瘫、截瘫发生率分别为 19% 和 2.9%，主要与主动脉的阻断或缺血时间长短和病变范围有关。Ⅲ型病人后期死亡主要由于残余主动脉病变的进展、心源性疾病和猝死。

2. Stanford B 型　急性 Stanford B 型主动脉夹层的治疗重点是及时明确诊断，快速控制血压，早期发现灌注不良综合征。治疗方法包括一般治疗，腔内治疗和杂交手术治疗。

(1)一般治疗：包括急性期绝对卧床休息，积极镇痛处理，严格监测并控制血压和心率。虽是绝对卧床，但提倡病人在血压控制稳定的前提下，早期床上活动。夹层急性发病的病人疼痛十分剧烈，尤其在发病后的数小时至数天，所以镇痛是必须的，是病人血压能够得到有效控制的前提。降压治疗贯穿主动脉夹层治疗的始终，我们强调快速(30 分钟内)将收缩压降至 120/mmHg 以下，心率降至 70 次 /min 以下，静脉降压是首选。合并有器官灌注不良的病人，需密切留意脏器缺血的进展，谨防灌注不良综合征的发生，并采取相应的对症治疗。比如肾脏灌注不良，应记录尿量，监测肾功能；对于下肢缺血病人，观察下肢皮温皮色及功能变化的同时，需观察尿色，监测尿量、肌酶和肾功能水平，及时发现肌红蛋白尿及肾小管功能损害。我们习惯对合并灌注不良综合征的病人采取抗凝治疗，但需权衡利弊，防止加重破裂的风险。

(2)腔内治疗：在 20 世纪末，微创血管外科疗法的出现改变了本病的治疗格局。1994 年，Dake 完成首例胸主动脉瘤的腔内治疗，为 TEVAR 的发展开辟了先河。

我国主动脉夹层微创治疗由汪忠镐教授率先开展。1999—2001 年期间，其治疗 47 例(男 39 例，女8例)。发生在胸主动脉上的血管疾病。病程自1天至5个月,平均1个月。夹层动脉瘤有37例,按Ⅰ、Ⅱ和Ⅲ型分类分别为1、2和34例。病因中包括动脉硬化26例、马方综合征2例、大动脉炎2例、职业相关(萨克斯吹奏者)、创伤、原因不明者6例。在夹层动脉瘤病人中,有剧烈胸痛者36例(97.3%)、高血压26例(70.0%)、血尿7例(18.9%)、气短5例、休克和肾功能障碍各4例、贫血3例、左侧血胸2例,心脏压塞和糖尿病各1例。以不锈钢Z形支架作为骨架,以真丝作为覆盖物,由聚丙烯无创线将二者以手工缝合成带膜支架,也称内移植物,移植物的直径为宿主动脉的直径加15%,其长度根据需要而定。做成的带膜支架鞘入协作研制的导送系统中,经环氧一烷消毒后备用。Talent支架型血管用的是涤纶包膜。治疗在导管室内进行。采用全身麻醉或硬膜外麻醉或局部麻醉(仅1次)。入径多为股总动脉(42次),其次为髂外动脉(4次)和主动脉(1次),后者体重仅有33kg。在X线监视下,选择合适的支架移植物到位、释放,血管造影复查。如有内漏,则加一或两只相应支架移植物。

B型主动脉夹层行腔内治疗(TEVAR)的目的是使用覆膜支架封堵近端内膜破口,扩张真腔,恢复分支动脉血流,并使假腔逐渐血栓化。我们提倡在没有手术禁忌的前提下,所有诊断为B型主动脉夹层的病人均接受TEVAR手术,手术时机为血压控制平稳后的1~2周。早些年,有国外学者提出非复杂性B型夹层可予保守治疗,他们认为保守治疗的长期生存率良好,较开放手术死亡率低,但越来越多的研究不支持这一观点。INSTEAD研究发现TEVAR和药物治疗亚急性和慢性非复杂性B型主动脉夹层的2年生存率没有明显差别,但5年生存率TEVAR明显优于药物治疗组。Durham对298名保守治疗的病人进行随访,超过60%的病人保守治疗以失败告终(29%需要手术干预,38%死亡)。笔者所在中心TEVAR手术的1年生存率可达98%。复杂性B型主动脉夹层需急诊手术;反之,急性期主动脉炎症弥漫、组织脆弱,病人内科情况未得到有效控制,此时置入支架会带来许多本可避免的并发症出现,手术风险大,一般不推荐在急性期内行TEVAR手术。

TEVAR手术治疗主动脉夹层的技术要点是:①覆膜支架必须位于真腔内并完全封堵破口;②保证足够的近端锚定区,支架覆膜部分前端距离破口至少1cm;③避免鸟嘴征和裸支架翘入左锁骨下动脉(LSA)内,防止形成新发破口和夹层逆撕至升主动脉;④尽可能保证LSA的血流完整,从而避免后循环和脊髓缺血;⑤在覆盖病变的基础上避免植入支架过长防止发生截瘫。近些年,主动脉支架产品更新换代迅速,理念也发生了巨大变化。最初的短支架(100~120mm)逐渐退出市场,因为过短的支架稳定性差,容易形成支架远端再破口。近端的裸支架及倒钩、加强筋设计,长度、形态、覆膜材料等设计都在不断改善,尽可能减少相关并发症的发生率。TEVAR术能够避免开放手术的高死亡率和围手术期并发症率,但也有自身特有的一些术后并发症:内漏,截瘫,支架移位,逆撕A型夹层,远端新发破口,主动脉扩张,破裂等。

3. 非A非B型　非A非B型夹层由于第一破口位于主动脉弓,或者夹层逆撕累及弓部,对弓上三分支的处理是治疗的关键。开胸手术无疑是一直以来的传统方式,但由于其创伤大,围手术期死亡率高,迫使我们寻找能完全微创修复主动脉弓部病变的治疗方式。经过20年的技术积累和器材改进,许多完全腔内重建弓上三分支的方法涌现,主要包括平行支架,开窗,一体化分支支架的应用。所谓平行支架技术,是指在弓上分支(1~3支)内分别放置裸支架或者覆膜支架,使之与主动脉支架平行的一种重建方式,包括烟囱(chimmney)和潜望镜(snorkels)技术。烟囱技术由笔者2007年最早在国内开展,是指烟囱支架超出主体移植物前端覆膜部分约1cm,其内血流方向与主动脉血流方向相同,为顺向烟囱(图68-15)。潜望镜技术是指多个小支架连接成潜望镜支架,超出主体移植物末端,其内血流方向与主动脉血流方向相反,为逆向烟囱。开窗技术包括体外预开窗和体内原位开窗(in situ fenestration)。体外开窗是在手术后台先将主体移植物部分释放,根据CTA测量数据在支架上标记分支开口位置,用电烧笔进行单个或多个开窗或者开槽;然后将其重新装载进输送系统(图68-16),释放时准确定位,确保"窗口"朝向靶血管开口,植入/或不植入分支支架,从而实现分支血管的保留(图68-17)。原位开窗,又称体内开窗,是指主体支架释放并覆盖弓上分支血管,然后通过弓上分支血管逆向穿透支架覆膜(破膜),并经球囊扩张及分支支架植入实现分支血管的重建。破膜工具包括导丝尾端、穿刺针、激光或射频导管等。

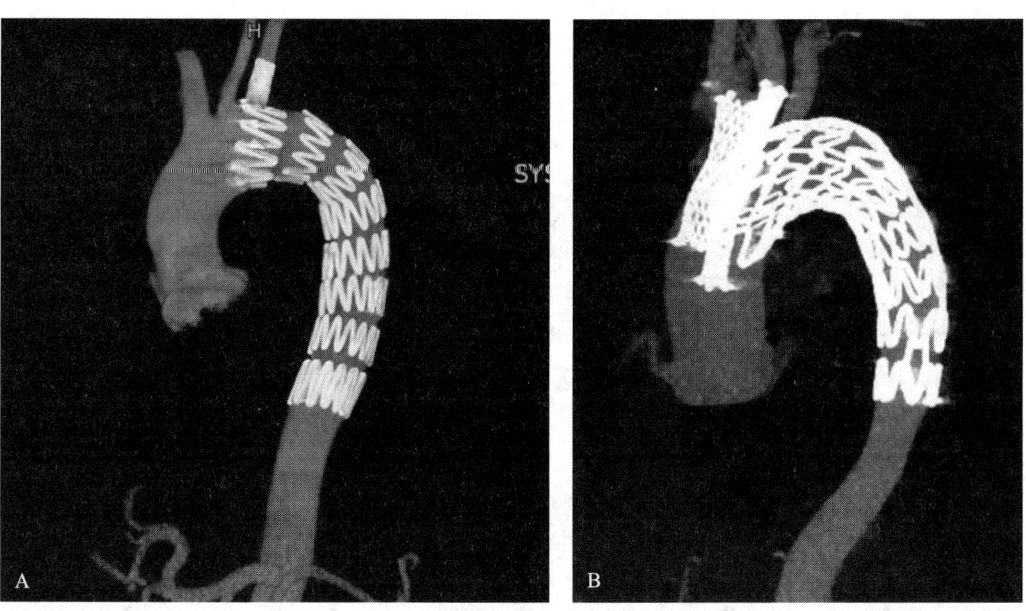

图 68-15　Chimney-TEVAR

A. 左锁骨下动脉烟囱；B. 头臂干、左颈总动脉双烟囱

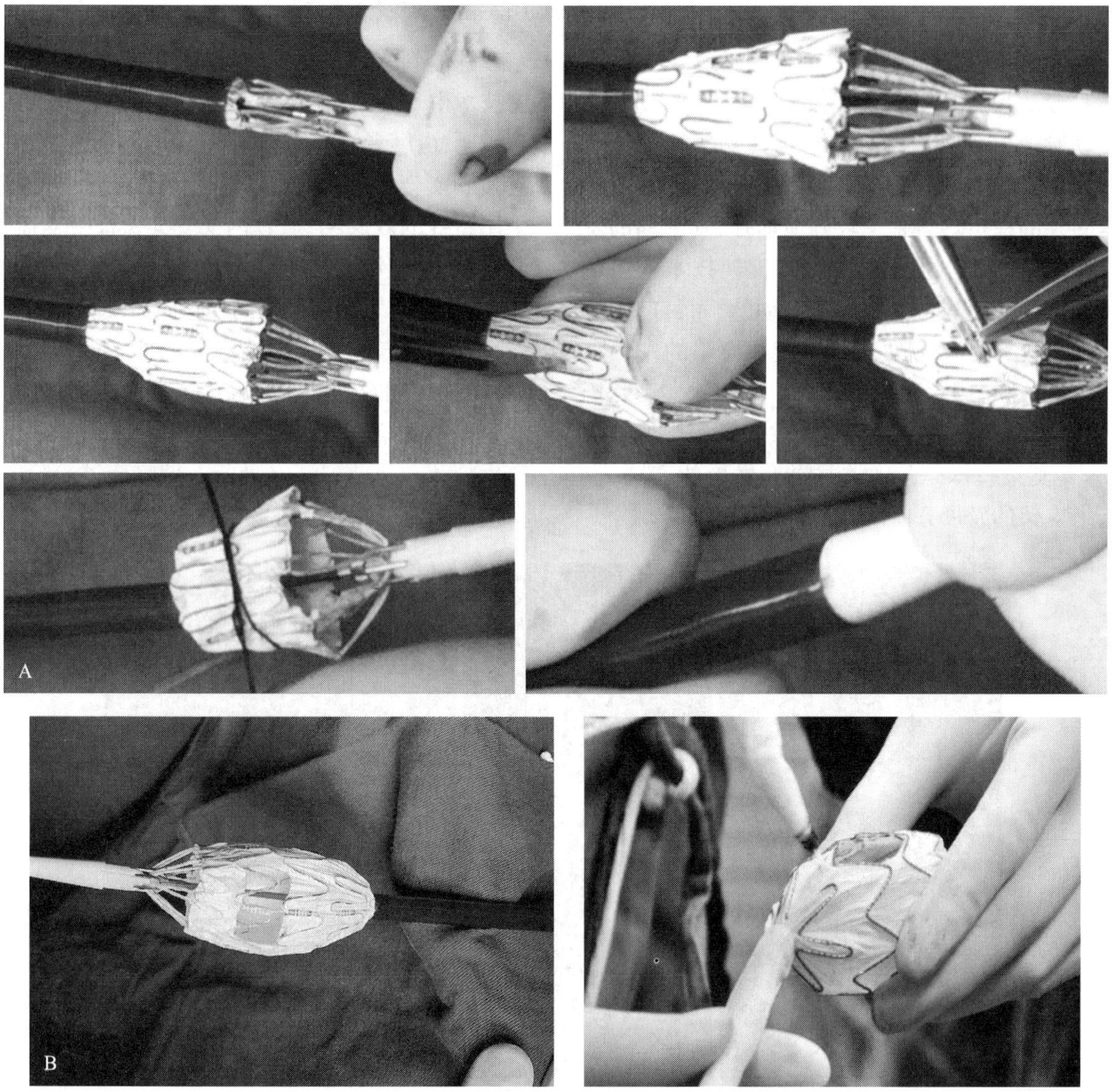

图 68-16　胸主动脉支架体外开窗（文末有彩图）

A. 开窗全过程；B. 各种开窗类型

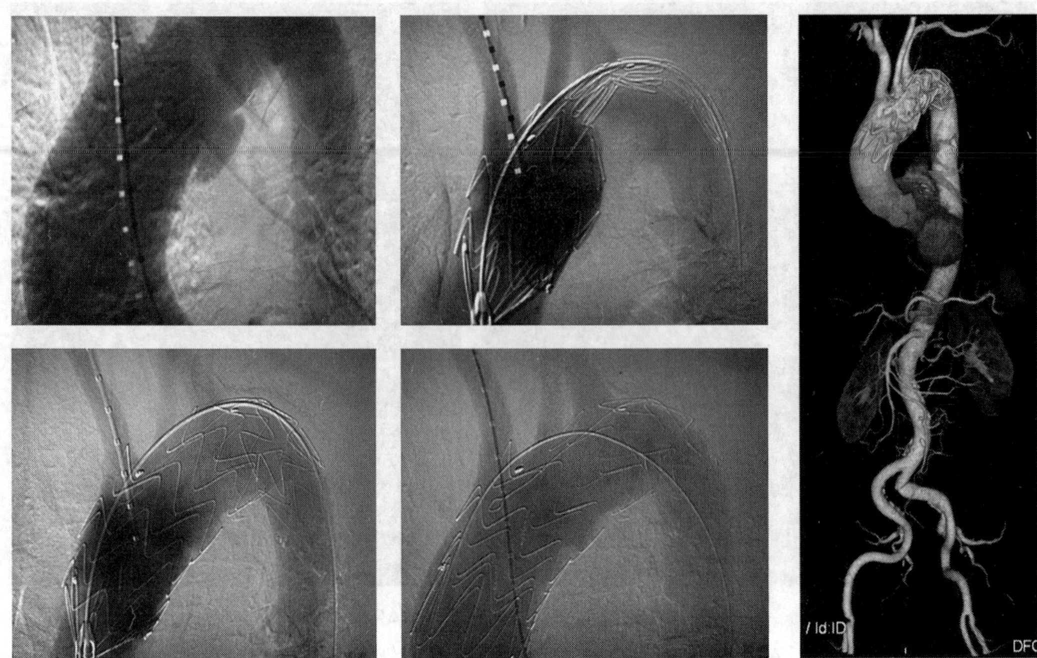

图 68-17 TEVAR 体外大开窗重建弓上三分支(文末有彩图)

分支支架技术是血管腔内器材迅速发展的结果。其分支设计用于重建主动脉弓部单根或多根分支动脉。分支支架的特点在于其支架的整体性较好,且符合人体的正常解剖学结构,主动脉内的主体支架的稳定性得到了较好地加强,其内漏的发生几率大大降低。但完美的分支支架技术应该可以较为方便地重建弓上任何分支动脉,而目前的技术还仅仅能够比较方便的重建较为简单的左锁骨下动脉,重建左颈总动脉和无名动脉的分支动脉仍然存在较多困难,且容易出现严重并发症。尽管如此,分支支架技术是腔内器材迅速发展的产物,也是未来支架的发展方向。

这些新兴技术各有优缺点,平行支架及体外开窗技术由于支架间的缝隙,内漏率较高;为了解决这一难题,由笔者设计,自主研发了一种新型主动脉分支覆膜支架——群边支架系统(CSkirt)。群边支架采用特殊的双层结构,其内层支架保证分支血管血流通畅,外层群边能有效封堵支架间的缝隙。为分段式设计,支架近端有较高的径向力及防短缩性能,保证支架在与主体支架配合时的形态;中部及远端设计有极高的柔顺性,可顺应各种解剖形态的分支血管。该支架可以通过平行支架方式,亦可以在开窗后植入。目前 CSkirt 处于一期临床试验阶段,其有效性及安全性有待进一步确认(图 68-18)。

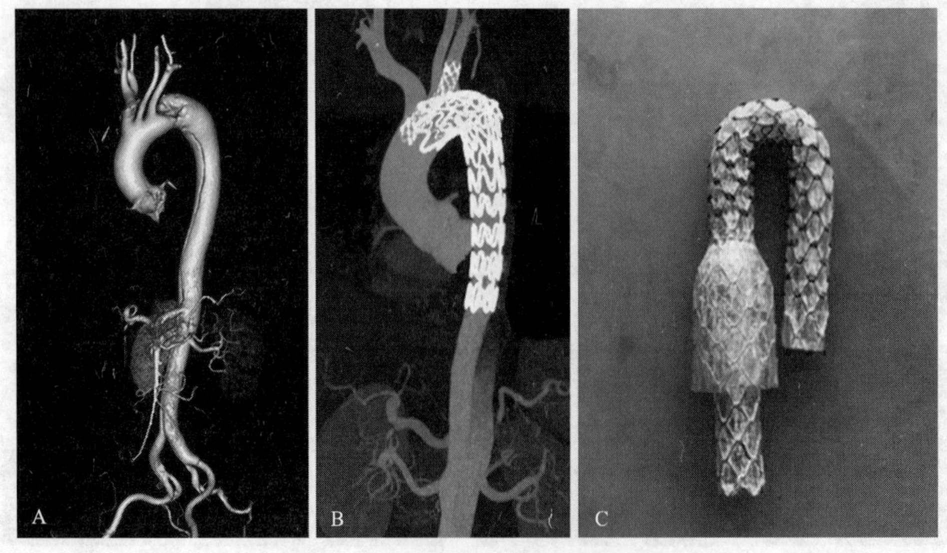

图 68-18 左锁骨下动脉内群边支架

A. 术前;B. 术后;C. 裙边支架

通过杂交手术重建弓上三分支也是治疗非A非B型主动脉夹层的一种方法。主要是运用去分支技术，一期开放手术对弓上分支进行转移（interposition）或转位（transposition），保证腔内支架有足够锚定区，同期或者二期行腔内修复植入主动脉移植物。在主动脉弓病变治疗领域，TEVAR手术占比越来越大，杂交手术虽然使用逐渐减少，但还不能被完全取代。目前还没有关于杂交手术和完全腔内方法重建主动脉弓的直接比较研究。一项关于杂交手术治疗主动脉弓部病变的荟萃研究共纳入15项研究463例病人。30天内全因死亡率（因主动脉弓部疾病）为8.3%，卒中发生率为4.4%，截瘫发生率为3.9%，内漏发生率为9.2%。杂交手术作为TEVAR的一种辅助方法，对某些复杂主动脉弓部病变的病例来说，具有独特价值，有时还是最佳治疗选择。

【主动脉穿透性溃疡】

主动脉穿透性溃疡（penetrating aortic ulcer），是主动脉斑块由内膜破入中膜而形成的溃疡，所以穿透性溃疡病人往往有较重的动脉粥样硬化负荷。主动脉壁间血肿是指主动脉周围环形或新月形，厚度>5mm的血肿，没有出现内膜破坏（影像学上可辨认的内膜破口）、夹层和假腔活动性血流。而急性主动脉综合征则是主动脉夹层，主动脉壁间血肿和穿透性溃疡三者的总称，其中穿透性溃疡仅占2%~8%，大部分位于降主动脉。将三者放在一起命名，因为它们都是发生在主动脉的急性病变，有相似的病理特征—中膜坏死，若不接受正规治疗，自然预后不良。但越来越多学者发现穿透性溃疡和夹层有着不同的病理和发病机制，穿透性溃疡附近的主动脉壁往往内膜钙化严重，动脉粥样硬化斑块导致中膜纤维化，不利于壁间血肿的进展，血肿范围往往较短和局限。目前，手术及腔内治疗主动脉穿透性溃疡和壁间血肿的指征尚未统一，需要更多循证医学证据。不要忽视有症状的局限性壁间血肿，往往比主动脉夹层更容易发生猝死。笔者曾遇到多例主动脉弓壁间血肿病人，在严格控制血压等内科治疗下仍突然遭遇主动脉破裂发生猝死。

【随访】

由于主动脉夹层为一进展性疾病，术后需终身随访。当前治疗仅封堵近端第一破口，消除邻侧假腔，但腹主、髂动脉的多个破口并未处理，该段假腔持续存在活动性血流。在随访中，我们发现越来越多远端夹层假腔扩张的现象，甚至出现破裂。有约15%~30%的病人死于所治病变以外部位的破裂。因此，迫切要求血管外科医生开始关注对夹层远端破口的处理，尤其是位于腹腔动脉附近的破口处理，但这方面的临床经验太少了。

B型夹层药物治疗和TEVAR术后5年主动脉相关死亡率分别为19.3%和6.9%；B型壁间血肿药物治疗、开放和TEVAR术后3年主动脉相关死亡率分别为5.4%，23.2%，7.1%；B型穿透性溃疡开放手术和TEVAR术后3年主动脉相关死亡率分别为25%和10.4%。

（舒 畅 杨晨紫 汪忠镐）

参考文献

[1] DAVID C. SABISTON, J. Textbook of Surgery [M]. 15th ed. Philadelphia: Saunders, 1997.

[2] FRANCO KL, VENDER ED. Advanced Therapy in Cardiac Surgery [M]. London: B C Decker Inc, 1999.

[3] RUTHERFORD RB. Vascular Surgery [M]. 5th ed. Philadelphia: Saunders, 2000.

[4] CRAWFORD E S, CRAWFORD J L. Disease of the aorta [M]. Baltimore: Williams & Williams, 1984.

[5] GREEHALGH R M, DAVIES A, GAINES P, et al. Vascular and endovascular surgical techniques [M]. 4th ed. : W. B. Saunders, London, 2001.

[6] CHUNG J W, ELKINS C, SAKAI A T, et al. True-lumen collapse in aortic dissection. Evaluation of treatment methods in phantoms with pulsatile flow [J]. Radiology, 2000, 214 (1): 99-106.

[7] DEBAKEY M E, COOLEY D A, CREECH O. Surgical consideration of dissecting aneurysms of the aorta [J]. Ann Surg, 1955, 142 (4): 586-612.

[8] SHAW R S. Acute dissecting aortic aneurysm. Treatment by fenestration of the internal wall of the aneurysm[J]. N Engl J Med, 1955, 253 (8): 331-333.

[9] MASSIMO C G, PRESENTI L F, FAVI P P, et al. Simultaneous total aortic replacement from valve to bifurcation: experience with 21 cases [J]. Ann Thorac Surg, 1993, 56 (5): 1110-1116.

[10] WEBB T H, WILLIAMS G M. Abdominal tailing for renal, visceral, and lower extremity malperfusion resulting from acute aortic dissection [J]. J Vase

Surg, 1997, 26 (3): 474-481.

[11] MITCHELL RS, DAKE MD, SEMBA CP, et al. Endovascular stent-graft repair of thoracic aortic aneurysms [J]. J Thoracic Cardiovasc Surg, 1996, 111: 1054-1062.

[12] 汪忠镐，陈学明，余军，等. 支架型人工血管治疗主动脉夹层动脉瘤[J]. 中国普遍外科杂志，1999, 8 (6): 403-405.

[13] 汪忠镐. 血管外科新进展——微创外科在大动脉外科中的应用和前景[C]// 中国工程院 2001 年工程科技论坛；微创外科新概念论文集. 2001, 39-45.

[14] 汪忠镐，陈学明，王仕华，等. 微创腔内疗法治疗主动脉夹层动脉瘤[J]. 中华胸心外科杂志，2000, 6: 36-37.

[15] 汪忠镐，李鸣，张鸿坤，等. 支架型人工血管治愈全主动脉夹层和狭窄一例[J]. 血管外科，2001, 2: 59-60.

[16] 汪忠镐，王仕华，陈学明，等. 肾动脉平面以上腹主动脉瘤的外科治疗[J]. 中国普通外科杂志，2000, 9: 158-162.

[17] ORIHASHI K, SUEDA T, WATARI M, et al. Endovascular stent-grafting via the aortic arch for distal aortic arch aneurysm: an alterna-tive to endovascular stent-grafting [J]. Eur J Cardiothorac Surg, 2001, 20 (5): 973-978.

[18] BERNARD Y, ZIMMERMANN H, CHOCRON S, et al. False lumen patency as a predictor of late outcome in aortic dissection [J]. Amer J Cardiol, 2001, 87 (12): 1378-1382.

[19] ANDO M, OKITA Y, TAGUSARI O, et al. Three-channeled aortic dissection in Marfan syndrome [J]. Cardiovasc Surg, 2000, 8 (2): 153-158.

[20] YANGYU K, SAITOH H, NINOMIYA M, et al. Four-channeled aortic dissection and rupture [J]. Eur J Cardiothorac Surg, 1997, 12 (2): 315-318.

[21] KOSHINO T, KAZUI T, TAMIYA Y, et al. Impending rupture of the descending aorta by enlargement of the false lumen after graft re-placement with the elephant trunk technique: report of a case. Surg Today, 1999, 29 (11): 1213-1217.

[22] MORIYAMA Y, SHIOTA K, HISATOMI K, et al. Acute Type A Aortic Dissection Following Intramural Hematoma of the Aorta: A Case Report [J]. Angiology, 1997, 48 (9) : 839-841.

[23] 汪忠镐. 主动脉夹层和夹层动脉瘤的研究进展[J]. 中华普通外科杂志，2002, 17 (1): 5-8.

[24] 汪忠镐. 血管外科新进展：微创外科在大动脉外科中的作用[J]. 中国微创外科杂志，2001, 6: 326-329.

[25] Massimo C G, Wang Z G, Cruz, et al. Endoluminal replacement of the entire aorta for acute type A aortic dissection in a patient with marfan syndrome [J]. J Thorac Cardiovasc Surg, 2000, 120 (4): 818-820.

[26] Durham CA, Cambria RP, Wang LJ, et al. e natural history of medically managed acute type B aortic dissection [J]. J Vasc Surg. 2015, 61 (5): 1192-1198.

[27] NIENABER C A, ZANNETTI S, BARBIERI B, et al. INvestigation of STEnt grafts in patients with type B Aortic Dissection: Design of the INSTEAD trial—a prospective, multicenter, European randomized trial [J]. american heart journal, 2005, 149 (4) : 0-599.

[28] EVANGELISTA A, CZERNY M, NIENABER C, et al. Interdisciplinary expert consensus on management of type B intramural haematoma and penetrating aortic ulcer [J]. European Journal of Cardio Thoracic Surgery, 47 (2) : 209-217.

[29] NIENABER CA1, KISCHE S, ROUSSEAU H, et al. B aortic dissection: long-term results of the randomized investigation of stent grafts in aortic dissection trial [J]. Circ Cardiovasc Interv. 2013, 6 (4): 407-416.

第三节　胸主动脉瘤

胸主动脉瘤(thoracic aortic aneurysm)并非少见，尽管不如腹主和升主动脉瘤发病率高，但在老年人群中，发病率不低，常导致病人死亡。它是由于胸主动脉中层退行性变，中层弹力纤维的破坏和丧失，在管腔的压力冲击下，向外膨胀扩大而形成。分为真性动脉瘤和夹层动脉瘤。真性动脉瘤最常见的病因是动脉粥样硬化，其次是感染、损伤、血管炎及先天性结缔组织有关的病变。随着人类寿命的延长，由主动脉粥样硬化引起的发病率明显上升，此外，有少数病例是由于先天性发育不全而引起，常位于主动脉峡部。胸主动脉瘤的自然病史估计 1 年和 5 年的存活率分别为 60% 和 20%。Swan 于 1950 年、DeBakey 和 Cooley 于 1953 年首先报道其手术治疗，自此手术方法得到广泛应用，但严重并发症和手术死亡率一直是其不能广泛开展的原因。Crawford 开启了胸主动脉瘤手术治疗的新时代。新近腔内疗法的出现明显地改变了治疗格局。

【病理解剖和病理生理】

胸主动脉瘤位于主动脉根部或升主动脉者最

多见(40%),其次为降主动脉(35%)和主动脉弓部(15%),胸腹主动脉瘤仅占胸主动脉瘤的10%。升主动脉和弓部动脉瘤不是本节讨论的重点,本章节主要讨论降主动脉瘤和胸腹主动脉瘤,两者的发病率约5.9/10万。瘤体大多数为单发,极少数为多发,主要病变是动脉中层弹力纤维发生变性,断裂或坏死,坚韧性和弹性明显减弱,导致局部脆弱。在主动脉内高压的血流冲击下,脆弱部位逐渐向外膨胀、突出,形成动脉瘤。高血压症可加速瘤体的增长。

病变常呈局限性,一般分为两类,如只累及管壁的部分,则呈囊性膨出,称为囊性动脉瘤,多数由细菌或梅毒所致;如病变累及一定长度的全周管壁,呈梭形膨胀,称为梭形动脉瘤,多以动脉粥样硬化为病因,后者远较前者为多见,此为真性动脉瘤。当管壁破裂出血而被纤维组织包裹时则为假性动脉瘤。由主动脉内膜撕裂引起的为夹层动脉瘤,见本章第二节。

瘤体大小不同,瘤壁薄厚不一,当其发展到一定程度,压迫周围组织或器官时,会产生持续性疼痛或影响器官的功能。

根据Laplace定律,T = p.r,(T为张力,p为血压,r为瘤体半径),瘤壁承受的压力与血压和瘤体半径成正比,即瘤体越大,瘤壁越薄,受压力越大,故瘤体必然继续长大,最终在薄弱的部位穿破,发生大出血,而致病人死亡。

瘤体在扩展过程中,刺激周围组织,引起组织反应,导致粘连增厚,可形成纤维被膜,有时发生钙化,如有小的穿孔,可被其包裹,使血肿机化,但很少见;多数是形成会逐渐增大的假性动脉瘤。瘤体内的血流缓慢,首先是血小板黏附,然后与其他血液成分逐渐沉积,形成附壁血栓,血栓一旦脱落,就并发动脉栓塞。瘤体外的纤维包膜和瘤体内的血栓有暂时防止瘤体穿破的保护作用。

【分类】

如前所述,胸主动脉瘤根据部位分为:升主动脉瘤、主动脉弓动脉瘤、降主动脉瘤、胸腹主动脉瘤。1978年,Crawford根据胸腹主动脉瘤累及范围将其分为五型,其主要分型依据是由动脉瘤与左锁骨下动脉,膈肌及内脏动脉解剖位置关系来确定。

Ⅰ型(25%):始于左锁骨下动脉开口远端,累及至肾动脉以上的主动脉;

Ⅱ型(30%):始于左锁骨下动脉开口远端,累及至肾动脉以下的主动脉;

Ⅲ型(<25%):始于第6肋间及以下,累及至肾动脉以下的主动脉;

Ⅳ型(<25%):膈下(T_{12})大部分或全部腹主动脉受累,累及肠系膜上动脉及双肾动脉;

Ⅴ型:瘤体位于第6肋间以下及肾动脉以上的主动脉。

【临床表现】

胸主动脉瘤多发生在老年人,平均年龄65岁,男女比例1.7∶1,与动脉粥样硬化有密切关系。中青年病人则多有结缔组织疾病,损伤,感染(真菌、梅毒、结核等)病史,幼儿病人常是先天性病变。胸主动脉瘤与遗传因素关系密切,超过20%的病人一级亲属中有动脉瘤病史。

在病程的早期可无任何症状,常在检查其他疾病时完善X线或CT检查时发现。当瘤体压迫周围组织或器官时,才出现疼痛和压迫相关的症状。降主动脉瘤和升主动脉瘤的疼痛症状较晚出现,而弓部主动脉瘤的压迫症状,则较早出现。疼痛多为压迫神经引起,可发生在胸部、背部、正中或侧腹部。持续性钝痛,也有剧烈性刺痛,升主动脉瘤和弓部主动脉瘤的疼痛位于前胸的上中部,而降主动脉瘤的疼痛常在背后肩胛间处。压迫症状随瘤体而异,如弓部主动脉瘤压迫气管和/或支气管,使管腔变窄或塌陷,便出现持续性咳嗽、呼吸困难和气短,以致肺不张。压迫交感神经,就会出现霍纳综合征。弓降部主动脉瘤常会压迫食管,造成吞咽困难;压迫左喉返神经,可引起声音嘶哑。当降主动脉瘤和升主动脉瘤膨胀过大时,可侵蚀胸椎、胸骨或压迫肋间神经,出现持续性胸痛。胸主动脉瘤内的附壁血栓有脱落的可能性,导致腹腔动脉、肾动脉、下肢动脉栓塞。当胸腹主动脉瘤体过大,与胃肠道形成瘘时,可导致胃肠道出血;瘤体压迫小肠形成肠梗阻等。

体检时,在早期多无体征,待瘤体发展到一定程度,可有相应体征的出现。如升主动脉瘤在前胸上部叩及扩大的浊音界,压迫上腔静脉时,使面部和上肢静脉出现回流受阻,出现该部静脉怒张,无名动脉受压时,右颈总动脉和右上肢动脉脉搏减弱,血压降低。弓部主动脉瘤在胸骨切迹处,可扪及以至看到膨胀性搏动,引起气管移位,降主动脉瘤病人有时可在背部闻及显著的收缩期血管杂音。巨大的瘤体不仅可以侵蚀胸骨、肋骨,使胸壁呈块状隆起,并可扪及膨胀性搏动感,可伴震颤和血管收缩期杂音。胸腹主动脉瘤可在脐周扪及搏动性肿块,类似于单纯的腹主动脉瘤。

【诊断】

1. X线检查 对胸主动脉瘤的诊断有很大的帮助,一般后前位和侧位X线能显示肿块阴影,其边缘清晰,可与纵隔肿瘤相似。在胸部平片上,如能看到钙化斑点或片状,以及透视或记波片上显示扩张性搏动,即可诊断为胸主动脉瘤。但当瘤体内附壁血栓增加,或受瘤体外钙化片状包裹,则瘤体的膨胀性搏动减弱或消失,故对无膨胀性搏动的肿块,并不能排除动脉瘤,因此平片对于胸主动脉瘤的诊断有局限性。

2. 超声心动图 对胸主动脉瘤的诊断有较大的帮助,能显示出瘤体的大小、部位、范围、搏动及并发症等,并可动态观察瘤体进展情况及进行术后随访。

3. CT 目前是诊断胸主动脉瘤的金标准,尤其是64排超高速螺旋CT能生成横断位、矢状位、冠状位图像,能清晰显示瘤体大小、部位及范围等。CT的另一大突出优点是,可以显示位于胸腹盆腔的其他组织及脏器情况,从而明确诊断有无周围器官压迫,以及发现除外胸腹主动脉瘤的其他病变。CTA(CT angiography)检查能够更加清晰地显示分支动脉通畅情况,有无附壁血栓、炎症改变,有无腹膜后血肿等,为诊断及进一步治疗提供依据。

4. MRI 也是诊断胸主动脉瘤的一种方法,特别适用于肾功能不全的病人,避免了使用含碘造影剂。但目前在诊断动脉瘤方面的应用不如CT广泛。

5. 主动脉造影 仍是诊断主动脉瘤最可靠的方法,造影不仅能显示瘤体的大小、部位、形态和范围,而且可以显示瘤体的主要分支,尤其是头臂干动脉、肋间动脉、内脏动脉和瘤体上下段的血管情况,这对制定手术方案很有参考价值。造影时可选择股动脉和肱动脉途径,以Seldinger法将导管插入至瘤体的近心侧,进行高压快速注射造影剂和连续摄片。目前数字减影血管造影(DSA)已获得较普遍的应用。

【一般治疗】

主要包括控制血压,降低血脂,严格戒烟。β受体阻滞剂和ACEI或ARB类降压药是首选,他汀类药物除了可以降低血脂外,有研究表明它可从多个方面抑制炎症反应,从而抑制动脉瘤的发展。但这种作用在在腹主动脉瘤中更明确,其在胸腹主动脉瘤中的作用有待进一步明确。

【手术治疗】

胸主动脉瘤的预后很差,胸主动脉瘤发生症状后的平均寿命仅有6~8个月。到目前为止,由于缺乏A级和B级证据,胸腹主动脉瘤的手术指征不明确。一般认为退行性病变引起的无症状的胸主动脉瘤直径超过6~6.5cm,或者超过正常直径2倍以上有开放手术指征;若患有结缔组织疾病(如马方综合征),直径5.5~6cm就应考虑手术治疗;有症状的,或瘤体增大迅速的胸腹主动脉瘤无论直径多少,均应考虑手术治疗。但何种胸腹主动脉瘤开放手术,何种可以腔内治疗,需要综合考虑。对于年轻的,并发症少,开放手术风险低的病人可考虑手术治疗。切除主动脉瘤和重建动脉是治疗原则。根据瘤体的部位和类型,有不同的手术方法,一般来说,囊性的动脉瘤多采用瘤体切除法,梭形动脉瘤除了切除瘤体,还应该行人工血管重建血运,至于无法切除或不能耐受切除术的,可采用涤纶布包裹瘤体,以试图防止或延缓瘤体继续扩大而破裂。

1. 病例选择和术前准备 在选择手术病例时,由于老年病人多,应特别注意心、肝、肾、脑和血管等疾病,并给予相应的处理,如应用强心、降压药和针对病因的治疗等。经内科治疗不能改善者,应慎重考虑手术。如功能严重损害,估计不能耐受手术者,应视为手术的禁忌证。但后述的微创疗法可能改变已有的治疗格局。

2. 手术方法 按瘤体部位分别予以介绍。

(1)降主动脉瘤切除术:降主动脉瘤属于梭形动脉瘤,切除瘤体时常需阻断血流,这将引起瘤体的近心段血压增高,妨碍左心排血,增加左心室后负荷,可促使急性左心衰,而远心段血流阻断后,将减少脊髓和腹部脏器的血液供应,可导致脊髓和肝肾的缺血缺氧性损伤,尤其是脊髓,可导致不可逆性截瘫。

1)基本方法:为了防止上述并发症的发生,常采用三种方法:①左心转流法:先在左心耳注入肝素1mg/kg,再插入引流管,将经肺的氧合血引流到人工心肺机的储血器,经过人工心泵,灌注入股动脉,这种方法的优点,是能够提供足够的阻断时间,以完成手术也不必用氧合器,但术中心功能需健全;②低温降压法:在瘤体较局限时应用,方法是将病人体温下降至30~32℃,以增加脊髓和肝肾对缺氧的耐受能力,从而延长阻断降主动脉时间,但也不宜超过50分钟;③如果降主动脉瘤病变广泛,则采用股动脉-股静脉部分体外循环,尽量使股静脉插管进入右房,此时脊髓、肝肾得到有效灌注,利于阻断和手术。此法的优点是可达深低温停循环的目的。

2)操作步骤:一般做左胸后外侧切口,切口的高低需视瘤体的位置而定,通过肋骨床或肋间进入胸膜腔,如瘤体位于降主动脉上方,则经第4肋骨床切入,如位于中段者,则经第六肋骨床切入,如果瘤体广泛,可经同一皮肤切口,但经上下两处肋骨床切入,有利于操作。进入胸膜腔后,将肺推向前方,检查瘤体的长度、形态和其周围组织粘连程度,制定手术计划。降主动脉游离:瘤体与周围组织往往粘连紧密,可不予分离,以免因瘤体破损而发生大出血,故只游离瘤体的上下段,解剖出正常动脉约5cm长,分别套入控制带条。人工血管吻合;在左心转流或低温降压或股-股转流下,提起控制带条,分别用无创血管钳钳夹上下段降主动脉,阻断血流,在瘤体的前壁,纵行剪开全长,清除附壁血栓,在瘤体内缝扎各肋间动脉的开口,控制出血,分别剪断降主动脉上下端的前侧壁,选用直径相等的人工血管作端端吻合,对未预凝的人工血管必须以自体新鲜血液或25%的白蛋白作预凝,以防止肝素化后,引起大量渗血。吻合时,用无创伤缝线作单层连续外翻缝合,一般先作上端缝合。缝针应该先从人工血管自外向里进针,再由血管本身里向外出针,便于拉线,也防斑块脱落,吻合好后,在人工血管内灌注生理盐水,检查吻合处有无漏水,如有漏水,适当补针,修剪人工血管至适当长度,不宜留得过长,以免移植后发生弯曲。然后,与下端吻合,缝最后1~2针时,稍放松远端血管钳,使人工血管充满血液以排出空气。吻合完毕,先放松远端血管钳,再缓缓放松近端阻断钳,以防血压骤然下降。最后以残留的瘤壁包裹人工血管,并予以缝合,这既可省却剥离瘤壁的操作和减少出血,又可加固人工血管(图68-19),最后缝合胸膜,覆盖吻合口,安置胸膜腔引流管,关闭胸壁。

(2)弓部主动脉瘤切除术:弓部主动脉瘤多为真性动脉瘤,一般瘤体巨大,常累及头臂干3个分支,囊性动脉瘤则较少见,由于弓部周围的重要器官多,手术范围广,吻合口操作困难和危险。近年来,在体外循环下,应用深低温和停循环,纵行切开主动脉弓瘤,在瘤体内进行人工血管移植术:

1)基本方法:按体外循环常规,分别进行右心房和股动脉插管,连接人工心肺机,但在动脉转流管道上装一变温器,视手术时间的长短和操作的繁简,选用全身中或深度低温(23~24℃或12~15℃),并用头部冰帽降温,增强脑缺血的耐受力,保护脑部。

2)操作步骤:行胸骨正中劈开切口,检查主动脉瘤的范围,定出手术方案,主要步骤是体外循环降温后,在升主动脉上阻断钳,灌注停搏液,如头臂干3支动脉均无病变时,可视其为一个整体,置头低位后,在弓部上方凸出部及其近远侧,分别钳夹以阻断血运,分别与瘤体切断,并纵行切开弓部主动脉整个瘤体,选择口径适当,预凝的人工弓部血管,于其弓部分支相对侧,剪成一适当大小的圆孔,先与包含头臂干3个开口的卵圆形主动脉壁瓣做侧侧吻合,再将人工弓部血管的远侧与降主动脉断

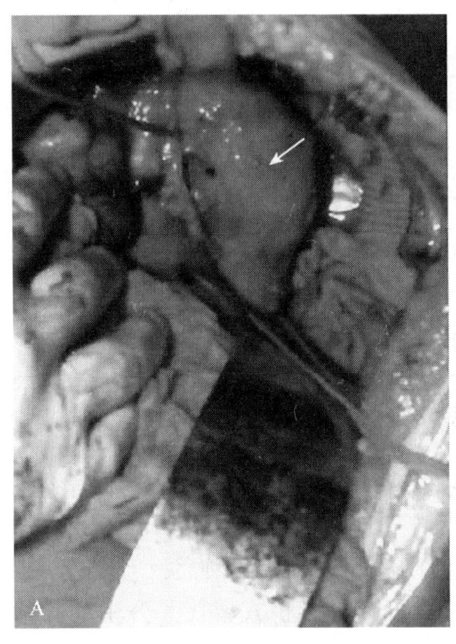

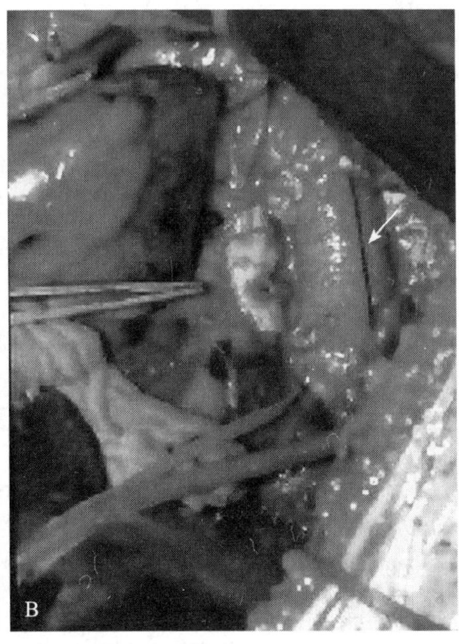

图68-19 弓降部动脉瘤的切除

A. 箭头为瘤体;B. 箭头为移植后的人工血管

端行吻合，如头臂3支动脉中，有单独1支受瘤体累及者，则与人工血管重作吻合。然后去除降主动脉阻断钳，让血液从降主动脉流入人工弓部血管，排尽空气，在钳夹人工弓部血管的近侧后，再去除弓上分支的阻断钳，以恢复头臂动脉灌注。修剪人工弓部血管的长度，以其近端与升主动脉作端端吻合，完成主动脉弓部置换术（见图68-11）。复温，待心搏恢复，体温上升至36~37℃，停体外循环。

此种方法的优点有：①精简了手术操作；②提供了无血直视的手术野；③能迅速准确地完成修补术；④减少输血；⑤降低了手术死亡率（<10%），并获良好的效果。

（3）升主动脉瘤切除术

1）基本方法：常采用中度低温体外循环。升主动脉、鼻温降至26~28℃，心肌保护：于左右冠状动脉灌注4℃含钾停跳液，同时心脏表面冰屑局部降温。

2）手术方法：①升主动脉瘤切线切除术（图68-20）：适用于升主动脉囊性动脉瘤，瘤体开口较小，不超过升主动脉周径1/3。切除瘤体后用2-0 Prolene线连续缝合升主动脉切口。②升主动脉移植术：适用于升主动脉梭形动脉瘤。切开瘤体，用涤纶血管行升主动脉移植，近端吻合于左右冠状动脉开口上方，远端吻合于主动脉弓近侧，均用2-0 Prolene线连续缝合。

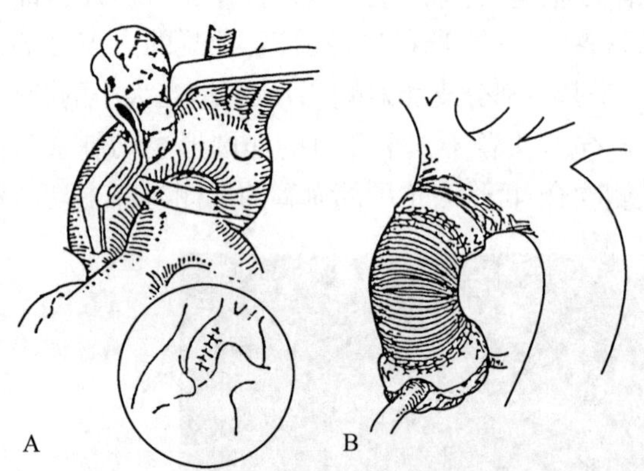

图68-20 升主动脉瘤手术

A. 升主动脉瘤切线切除；B. 升主动脉人工血管移植

（4）根部主动脉瘤切除术

1）基本方法：常采用中度低温体外循环。其插管方法和心肌保护同升主动脉瘤切除术。

2）手术方法：①马方综合征：因病变导致主动脉瓣环扩大而产生主动脉瓣关闭不全，同时左右冠状动脉上移，应采用Bentall手术（图68-21），即用带瓣涤纶人工血管行主动脉瓣替换，升主动脉移植及左右冠状动脉移植。切除主动脉瓣后，将带瓣涤纶人工血管间断褥式缝合于主动脉瓣环，然后将左右冠状动脉及其邻近主动脉壁与涤纶人工血管作两个侧侧吻合，用4-0 Prolene线连续缝合，最后将涤纶人工血管与主动脉弓近端作端端吻合。②非马方综合征：多由动脉硬化导致，此征为根部主动脉瘤合并主动脉瓣关闭不全，但主动脉瓣环扩大不明显，左右冠状动脉开口亦无明显上移。应采用Wheat手术（图68-22）：行主动脉瓣替换，然后采用涤纶人工血管行升主动脉移植，涤纶血管近端吻合于左右冠状动脉开口上方，远端吻合于升主动脉远端，均用2-0Prolene线连续缝合。此术也即主动脉瓣和升主动脉置换术。

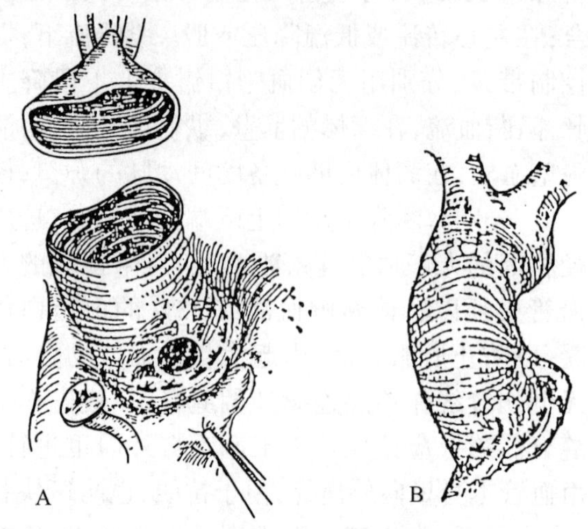

图68-21 Bentall手术

A. 冠状动脉与带瓣的升主动脉人工血管吻合；B. 升主动脉人工血管和冠状动脉重建示意图

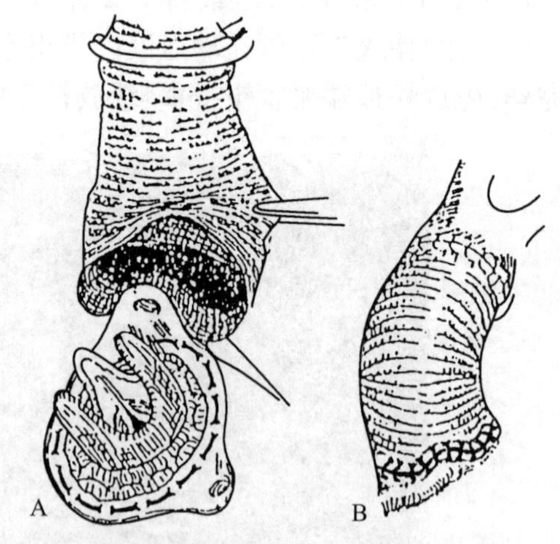

图68-22 Wheat手术

A. 主动脉瓣替换；B. 升主动脉人工血管移植（近端吻合于左右冠状动脉开口上方）

3）Cabml手术：与Bentall手术的差别在于以小管径（8mm）人工血管作升主动脉代用物、冠状动脉开口的架桥式替代了升主动脉移植物与冠状动脉开口的直接吻合（图68-23），避免了因前者的位置不当而致的手术失败。

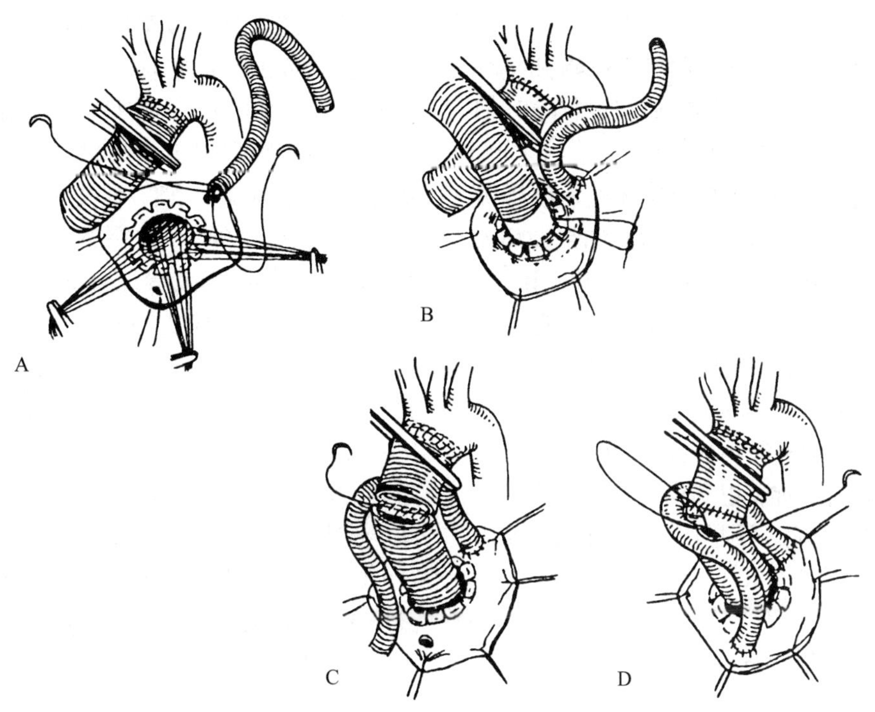

图 68-23 Cabrol 手术示意图

(5)胸主动脉瘤一期切除法

1)基本方法：病人置于左半斜位。常规双腔气管插管全麻。中低温(18~20℃)。体外循环的静脉引流在左股静脉或右房，动脉回流在左股动脉。

2)手术方法：取第 4、5 或第 6 肋间前外侧切口显露降主动脉，取决于远侧病变程度，常规胸正中切口显露升主动脉及主动脉弓，降温后，钳夹升主动脉，注入停跳液。使左肺萎陷。停循环，自膈以上纵切降主动脉直至左锁骨下动脉以下，缝合肋间动脉，选择合适管径的人工血管，先行远侧对端吻合，纵切升主动脉后，将近侧人工血管经膈神经和迷走神经蒂后方牵至升主动脉，施头臂干动脉与人工血管顶部(开窗)的如前所述的侧侧吻合，病人取头低位，转机，人工血管近侧放血后，将其阻断，以恢复头臂干供血。最后完成人工血管与近侧升主动脉的对端吻合(图 68-24)。充分止血，裁剪残存瘤壁，以缝合法包裹人工血管。

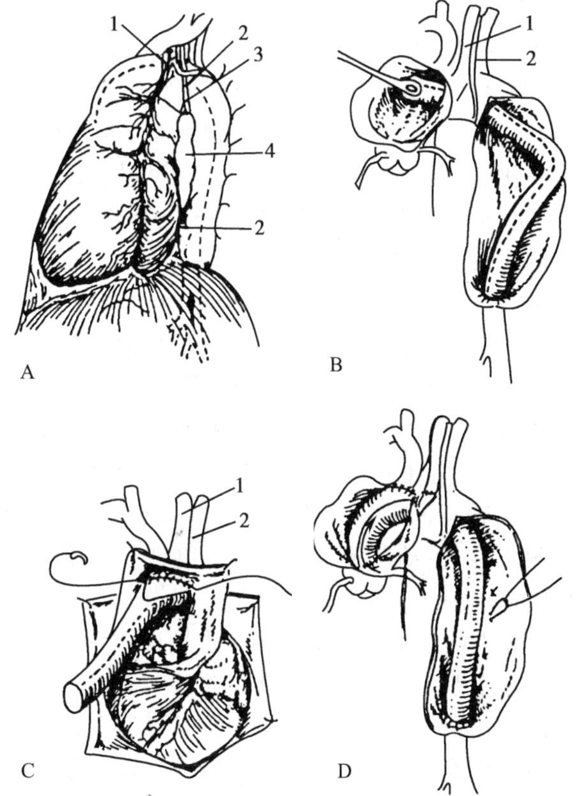

图 68-24 升主动脉和主动脉弓置换示意图
1. 膈神经；2. 迷走神经；3. 喉返神经；4. 肺门

3. 术后处理 由于手术范围广，时间长，创面大，渗血多等原因，术后必须送入监护病房监测。

(1)控制血压使之平稳：血压低时使重要脏器灌注不足，血压高时可致吻合口脆弱组织撕裂出血，常用硝普钠以微量泵加以控制。

(2)输血补液：纠正失血和水电解质失衡，每小时记录尿量和胸腔引流量。保持胸膜腔引流管通畅，以防积血积液。拍摄胸部平片，有助于观察有无胸腔积液和纵隔移位。尿少而中心静脉压低时，需补充胶体液；中心静脉压高时要强心和利尿药。

(3)应用抗生素:人工血管和塑料织物都是异物,容易继发感染,术后给予大剂量广谱抗生素,但应用过久可导致二重感染仍可致危。

(4)管理呼吸道:术后常规用呼吸机辅助呼吸并监测胸片、血气并尽早拔管。要鼓励和帮助病人深呼吸和咳嗽,促进肺的膨胀,如果出现呼吸困难、排痰不畅,有呼吸衰竭征兆者,应及早作气管切开术,以保证呼吸道通畅,便于进行辅助呼吸,改善肺部的气体交换。

(5)注意脑和脊髓神经功能:密切注意神志、瞳孔和观察下肢活动,肌腱反射和皮肤功能。明确有无脑缺血和截瘫并发症。及早作必要的处理,如用高压氧舱等。

【微创治疗】

自1992年开始,Dake探索了以腔内支架移植物治疗降主动脉瘤、避免开胸和体外循环下施行手术的可能性。此后此法得到了广泛的应用。至1999年,他收治降主动脉瘤122例,包括男85例,女37例。平均年龄67.9(34~88)岁,平均瘤径6.2(4~117)cm,平均长度为8.1(1~22)cm。在122例中有130个降主动脉瘤,真性87例,假性43例,其中8例为多发性降主动脉瘤。病因中动脉硬化和变性(97)、创伤后(12)、主动脉夹层有关者(8)、细菌性(6)、吻合口动脉瘤(5)、肿瘤有关者(1)和马方综合征(1)。15例(12%)施急症治疗,122例中,1/3施行手术治疗,2/3施行腔内治疗,施行腔内治疗者多为危重病人。我国探索降主动脉瘤腔内治疗起步略晚于国外,汪忠镐教授自1999—2002年间治疗67例胸主动脉病变。男55例,女12例。病程自1天至5个月,平均1个月。其中夹层动脉瘤56例,真性胸主动脉瘤5例、假性动脉瘤4例,主动脉狭窄和主动脉减速伤所致的动脉瘤各1例。

腔内治疗能大大降低围手术期死亡率以及并发症发生率。腔内治疗的手术指征与开放手术相似,根据病人的解剖条件、并发症情况以及医生的经验来综合决定手术方式。目前,只要解剖条件适合腔内治疗,退行性病变或创伤引起的胸主动脉瘤直径超过5.5cm,或瘤体增大迅速(6个月大于5mm),或囊状动脉瘤均可考虑腔内治疗,尤其是老年病人。

(1)移植物:最早期的支架是医生根据瘤体的不同情况自己缝制的,以自膨式的由不锈钢丝制成的Z形支架为支柱,每只2.5cm长,以2-0不吸收线加以缝合连接至适当长度,包覆材料为薄层聚乙烯或PTFE或真丝,以5-0不吸收线缝合在支架上,经氧化乙烷消毒后备用。2005年,公司生产的商用支架正式问世,为腔内技术的发展奠定了物质基础。第一代支架的缺点是导送系统直径大,材质硬,纤维完整性不高,可能出现断裂,支架覆膜孔隙大等。经过一系列技术改进,出现了许多新一代支架移植物。每个支架产品各有特点,比如Conformable TAG支架型号覆盖全面,主要适用于小直径、扭曲的主动脉病变;Valiant支架在柔软度和径向支撑力方面有其优越性;Ankura为双层覆膜,可将Ⅳ型内漏的概率减少到最低。

(2)解剖条件:胸主动脉瘤的腔内治疗如同其它主动脉疾病的腔内治疗一样,需要满足以下条件:①入路血管条件:要求股动脉有7~8mm以上直径;②近远端足够的锚定区;尽可能左保留锁骨下动脉,腹腔干动脉血流。若造影显示腹腔干动脉与肠系膜上动脉有侧枝循环建立联系时(一般通过肝总动脉发出的胃十二指肠动脉和胰十二指肠动脉弓),可封堵腹腔干。随着腔内移植物及腔内技术的迅猛发展,许多之前无法满足条件的病变,也能采取纯腔内的技术进行修复。

(3)支架移植物植入:病人在杂交手术室或导管室,平卧位,一般在全麻下(也可采用局部麻醉),通过穿刺或解剖同侧股动脉建立入路。但最好有转手术室的设备和准备,入路一般取股总动脉,直径7mm为合适,当股动脉直径较小,或者髂外动脉扭曲严重,取髂外或髂总动脉以至腹主动脉为入径(经腹膜外切口)。导入5F猪尾导管至升主动脉,需通过术前CT三维重建图像明确最佳C臂造影角度,一般是左前斜位(30°~60°)。造影后明确动脉瘤位置、累及范围、近远端瘤颈长度以及分支动脉开口等信息,从而挑选合适型号的支架(选择直径和长度)。交换0.035超硬导丝进入升主动脉后,肝素化,将带有支架移植物的导送系统(24~18F外径)沿导丝徐徐到达预定的可完全旷置瘤体的位置后,握定导送系统的主体,将管鞘徐徐撤出,裸支架便缓缓张开,此时尚可进一步调整位置,确认无误后,将管鞘完全退出,使支架移植物完全释放,此时酌情看是否要用球囊导管进一步将内移植物的两端加以扩张或贴平,但切记不要在瘤体内扩张。尽可能保证近远端至少有2cm长的足够锚定区。若病变距离长,需要植入2个甚至多个支架，首先释放直径小的支架；若两枚支架直径相同，则需要重叠更长的距离(7.5~10cm)；若需植入3枚支架，则先释放远近端的支架，再置入并释放中间的桥接的支架，该支架应选用较大直径。为了防止血流对移植物在释放过程中的冲击而发生移位，在释放前可用暂时性控制性低血压。内移植物释放后，重复动脉造影，如在近远侧或内移植物某处有内漏的形成，则用事前准备好的附加延长移植物(extension)以同法置于内漏部位，重复造影，至内漏消失。撤出导送系统和外鞘，修复动脉，缝合切口。出院后争取术后1、6、12个月以及以后每一年以CT或动脉造影复查，如发现移植物漏或旷置不完全或移位，可再用支架移植物施行修复或采用弹簧圈栓塞法。

(4)结果：在Dake的118例病人中，117例获得成功，其中2/3病人只用了1枚支架移植物，用2个以上者占1/3病例，平均每例用1.4枚支架移植物。以腹主动脉为入径者达38例，其中29例同时修复了腹主动脉瘤。117例(95.9%)达到了降主动脉瘤的完全旷置，其中16例(13%)病人需做两次治疗，包括补加内移植物(6)和应用弹簧圈(10)。发生截瘫4例，脑卒中4例，髂股动脉破裂3例，主动脉夹层形成2例，急性肾衰竭2例，主动脉破裂1例，心肌梗死1例，左半结肠坏死1例和肺栓塞1例。该组未见远位栓塞、移植物血栓形成和感染并发症，技术失败1例，该例在导送系统进入先前存在的象鼻样手术的移植物时发生的破裂，尽管施行了开胸手术抢救，仍死亡。3例髂股动脉破裂者，1例在修复术后1天死亡。医源性主动脉夹层者1例，以支架移植物进行了治疗，另1例在观察中。左锁骨下动脉开口被堵4例，1例发生完全血栓形成，另1例在部分阻塞的锁骨下动脉开口处加置支架，第3例需血栓切除和左锁骨下动脉与左颈总动脉吻合，第4例术前已行左锁骨下动脉移植至左颈总动脉，但仍需行左颈总动脉开口支架置放术。术前已做好左锁骨下动脉和左颈总动脉吻合，以使获得更长的近侧瘤颈者6例。在Dake的病例中，由于有效抗生素的应用，并无新的瘤体感染，但在6例感染性动脉瘤中，尽管手术前后给予有效的抗菌措施，仍有1例感染继续在血栓形成的瘤体中形成脓肿，并浸润邻近的椎体和椎间盘，虽行局限性开胸和引流，病人仍于术后43天死于脓毒症。

汪忠镐教授团队置放支架移植物的技术成功率迄今为100%。每人应用内移植物1~3枚，平均1.24枚。笔者有1例病人在弓降部和腹主动脉各有撕裂，用了两组带膜支架分别加以治疗，获得成功。另1例大动脉炎的病人，既有弓降部的夹层，又有降主动脉远侧的狭窄，分别用了带膜支架和裸支架各1枚，也获成功。在术中发生早期漏2例，在复查中消失。术后需器官切除者2例，分别为因咯血所致的左上肺切除术和因尿血所致的左肾切除(疑为肾肿瘤，但病理未能发现病因)，术后发生的脑梗死1例，但获临床恢复。后期支架型血管移位1例，发生在术后3个月，再次置放合适的支架移植物治愈。内移植物封闭左锁骨下动脉开口者4例，术前均已预料，两例术前已做好转流术，2例未做，但术后左上肢并无明显缺血，而未予以进一步处理。

(5)并发症

1)血管相关：包括髂股动脉等入路血管狭窄、闭塞甚至破裂；穿刺点出血、血肿形成；支架释放失败等。广泛的动脉粥样硬化导致入路血管钙化严重，存在狭窄或扭曲，而支架导送系统直径较大是直接原因。随着人们对这一并发症的认识逐渐加深，其发生率由最初的14%降至5%。

2)神经系统：是TEVAR术后最重要，也是危害最大的并发症之一，包括脑梗塞和脊髓缺血。脑梗的发生率与开放手术相似，约为3%-7%，主要与处理弓上分支相关。而截瘫和轻瘫的发生率远远低于开放手术(6.2%*vs*13%)，永久性截瘫的发生率也低于开放手术(1.6%*vs*5.1%)。造成TEVAR术后截瘫的原因有同期或之前行腹主动脉瘤修复、支架覆盖胸主动脉过长(覆盖根大动脉和肋间动脉)、肾功能不全、术中低血压(收缩压 <80mmHg)、覆盖左锁骨下动脉和髂内动脉等。供血脊髓前动脉可致截瘫的动脉为根大动脉，又称Adamkiewicz动脉，它常位于T_8~L_1水平最高可至T_5，最低可达L_4。TEVAR的一个棘手问题是阻断根大动脉的血液供应而导致的截瘫。故术前造影时必须看清这些动脉，治疗时尽量减少对其形成的覆盖。在Dake的117例中，有4例(3.4%)术后发生截瘫，该4例均在之前行腹主动脉瘤的开放或腔内手术。我们可通过增加组织对缺血的耐受和增加脊髓的灌注来治疗截瘫，前者包括控制性升高血压、激素冲击；后者包括术前预防性或发生后立即脑脊液引流、高压氧、抗凝等，但作用究竟如何，有待循证学证据进一步确认。

3) 内漏、支架移位断裂解体：内漏发生率(3%~10%)较腹主动脉瘤腔内治疗(EVAR)低，主要是Ⅰ型和Ⅲ型内漏，Ⅱ型内漏发生率较低，一般可自行停止。

4) 移植物感染：虽然发生率低(0.2%~5%)，一旦发生死亡率极高。当病人出现不明原因的长程发热、胸腹痛、或者咯血呕血等，应当想到该并发症的可能，并及时行 CT 扫描。CTA 表现包括主动脉壁增厚、支架周围软组织厚度大于 5mm、出现胸腹水、支架周围气体影(手术后 6 周以上)、脓肿形成、支架内血栓形成或扩张。

5) 支架植入后综合症：在临床上多见，主要症状和体征有发热、炎性指标升高、胸腔渗出增多，与血管内皮细胞激活和瘤腔内血栓形成有关，不需要特殊药物干预。但特别要注意的是，这是一个排除性诊断，需排除其它感染相关的因素导致的上述症状。

(6) 开窗或者分支支架技术(F/BEVAR)：开窗/分支支架技术治疗主动脉疾病最早始于 1999 年，是将支架移植物近端开窗来重建肾动脉，从而修复一例短瘤颈的腹主动脉瘤。目前这一技术蓬勃发展，相关的主要有三类支架：医生改造现成支架(physician-modified endografts)、定制支架(custom-made)、市面上的现成支架(off-the-shelf)。定制支架是基于病人个体化的主动脉解剖特点来准确开窗或开槽，往往需要较长时间(6-8 周)的等待。所以，在需急诊手术的病人(如动脉瘤破裂)或者无法获得定制支架的中心，医生只能通过在现成的商用支架上开窗或者缝制分支支架来治疗平肾腹主动脉瘤(juxtarenal AAA)，肾旁腹主动脉瘤(pararenal AAA)，或者胸腹主动脉瘤。目前唯一获得 FDA 批准的定制开窗支架是 COOK Zenith fenestrated endovascular graft(Z-fen)，它有肾动脉和肠系膜上动脉的开槽或开窗；Cook 公司的另一款 t-Branch 支架是市面上现成的、不用定制的分支支架系统，对腹腔动脉进行重建，被批准在欧洲使用，目前正在美国进行临床实验。

对于主动脉弓动脉瘤或者近端锚定区不足的胸腹主动脉瘤，我们也需要对弓上分支进行重建。由于主动脉弓血流速度更大、随着心搏和呼吸周期跳动和旋转、弓部血管扭曲成角较多、分支动脉栓塞造成的神经系统缺血脑梗发生率高等原因，开窗/分支支架技术在主动脉弓的运用相较腹腔动脉难度更大。目前的经验若认为分支支架较开窗更适合重建主动脉弓上分支。

还有一种“八爪鱼”技术，可采用目前政府批准的腹主动脉覆膜支架，用于重建内脏动脉血供。通过长腹主支架的长腿连接至远端腹主动脉和髂动脉，以治疗腹主动脉瘤和髂动脉瘤；利用短腿重建腹腔动脉。Kasirajan 等首先报道采用八爪鱼技术修复胸腹主动脉瘤(Ⅳ型)的经验。我们还可以通过杂交技术去除弓部和腹腔动脉分支血管，从而延长胸主动脉支架的近远端锚定区，达到完全隔绝瘤体的目的。

【预后】

手术效果：手术死亡率约为 5%~20%(近 25 年的平均死亡率约 9.3%)，局限性降主动脉瘤切除术的死亡率最低，弥漫性降主动脉瘤，不仅手术死亡率高，尚有发生截瘫的可能，弓部主动脉瘤切除术最高。手术死亡的主要原因是出血、休克、心肺功能障碍、脑损伤和肾衰竭。手术效果较满意，大部分病人恢复日常生活和工作。手术病例在长期随访中，晚期的死亡率高达 25%，与老人久病如高血压、冠心病有关，主要死亡原因是咯血、心力衰竭、吻合口破裂等。在微创治疗中，近年来术后 30 天的死亡率仅 1%~2%，1 年生存率达 95%(vs 开放手术 89%)；相较开放手术，腔内治疗近期随访结果有明显优势。但就远期疗效而言，5 年生存率 62%-68%，与开放手术相似。因此，近期疗效显然以腔内治疗为好，而远期疗效需要更多多中心随机对照研究的结果。

(舒 畅 杨晨紫 汪忠镐)

参考文献

[1] COOLEY DA. One-stage resection of the thoracic aorta. In: Franco KL, Vender E. Advanced Therapy in Caridac Surger [M]. London: B. C. Decker Inc, 1999: 292-295.

[2] 汪忠镐. 血管外科新进展：微创外科在大动脉外科中的作用[J]. 中国微创外科杂志, 2001, 8 (6): 326-329.

第四节 腹主动脉瘤

腹主动脉瘤(abdominal aortic aneurysm)在主动脉瘤中发病率最高,其发病率较胸主动脉瘤至少高9倍以上。若不及时治疗,常可因瘤体破裂而导致病人死亡。解剖学家Vesalius于16世纪就描述了此病。但仅自1952年法国的Dubost首次成功地切除腹主动脉瘤并以异体主动脉施行移植以来,成千上万病人才得到了有效的治疗。北京协和医院曾宪九教授于1953年施行了同样的手术,可惜病人于术后不久死亡。本病多见于老年男性,在西方国家65岁以上男性中大于3cm的腹主动脉瘤发病率高达5%,女性约为1.7%。约有10%~15%的病人腹主动脉瘤同时累及肾周或者肾上主动脉,10%~25%的病人向下累及髂动脉。Bergan统计了7组共500多例未经手术的腹主动脉瘤病例,发生破裂者占10%~63%,5年存活率仅为7%~36%。北京协和医院自1953—1980年的近30年中收治本病仅12例,1981后的20年中收治了300余例,提示本病在我国的发病率也呈增高的趋向,虽然其发病率仍远低于西方国家。

【病因和发病机制】

腹主动脉瘤是一种与腹主动脉壁的退行性变和老化密切相关的病变。由于正常的主动脉存在这样一个梯度:自主动脉近心端开始中层弹力层的数量由60~80层逐渐向远心端递减到28~32层,同时还伴随有动脉中层的变薄和内膜的逐渐加厚,而且胶原纤维和弹力纤维也是向远心端逐渐减少的。又由于弹力纤维的断裂和降解是腹主动脉瘤形成的重要原因之一,因为弹力蛋白的自然存活年限为40~70年,而成人的主动脉是不能合成弹力蛋白的。因此主动脉的自身老化和降解是腹主动脉瘤形成最主要的原因。

细胞外基质(extracellular matrix,ECM)是维持正常组织结构和功能的必需物质,主动脉蛋白溶解酶活性的增高也是导致动脉壁降解的原因之一。研究发现,腹主动脉瘤的瘤壁中基质金属蛋白酶(matrix metalloproteinases,MMPs,包括间质胶原酶、明胶酶和间质溶解素三类)的表达增高,导致蛋白溶解酶抑制剂的减少,使得细胞外基质ECM降解、破坏,导致主动脉管壁结构改变,包括弹力蛋白的断裂和胶原排列的紊乱。基质金属蛋白酶MMPs被认为是引起ECM破坏的最重要的酶类。腹主动脉瘤的形成被认为与主动脉壁结合珠蛋白中的某种染色体与基因变异导致弹性蛋白酶活性增高、弹性蛋白降解有关;与主动脉壁平滑肌细胞凋亡、差异表达基因的出现有关;与PDGF、VEGF、TGF等不少基因有关等,并认为腹主动脉瘤的发生在早期与弹力蛋白的降解、后期与胶原降解有关。但以上有关基因和蛋白方面的发现究竟是腹主动脉瘤形成后的结局性的改变,抑或是由于它们引起腹主动脉瘤尚值得人们深思,因研究中所取的正常腹主动脉壁与腹主动脉瘤壁之间的差异迥然。

在临床上,腹主动脉瘤的病因明确,多由动脉粥样硬化引起,欧美诸国由此发病者在95%以上,我国则在70%左右。动脉硬化的血管壁弹性减弱,使得动脉壁的顺应性减低,动脉壁张力增加而导致动脉瘤的形成。显然,研究如何采取措施以减少腹主动脉发生动脉粥样硬化的概率,才能减少腹主动脉瘤的发病率。创伤也可以引起本病的发生,多为假性动脉瘤形成;本病也可由炎症,如白塞氏综合症、多发性大动脉炎、巨细胞动脉炎等引起。感染性腹主动脉瘤发病率不高,主要与梅毒、结核或其他菌真菌相关,但治疗起来十分棘手,因为人工血管支架等材料多为禁忌。马方综合征、埃勒斯-当洛综合征和大动脉炎等结缔组织疾病也可并发本病,但系由其各自的病理改变所引起,与前述机制又无关。

在欧美,绝大部分(在我国是大部分)腹主动脉瘤发生在肾动脉平面以下,其理由之一是主动脉的直径自胸至远侧腹部在不断减小,导致血流对远侧主动脉壁压强的增高;理由之二是腹主动脉段的免疫反应蛋白的表达远比胸主动脉段为高;其理由之三是肾动脉平面以下腹主动脉的弹力层的含量远不如近侧主动脉为多,使管壁的弹力相应减少致承受血流的功能减弱;理由之四是该段腹主动脉壁上少有或几乎没有滋养血管而易于发生动脉变性、扩张和动脉瘤。Laplace定律指出:T = pr(T:管壁张力,p:压力,r:主动脉直径)。再者,管壁强度与其厚度成正比。故不论任何原因,一旦主动脉壁发生任何以至是微小的损伤,其管壁便开始减弱,继之发生管腔扩张，管壁随之变薄而更易扩张，进而弹力更减，管壁进一步减薄，在上述基础上，血流动力学使之形成恶性循环，加剧了腹主动脉瘤的形成、发展和最终难免瘤体破裂的进程。

【分类】

按累及范围分为肾下型腹主动脉瘤，占腹主动脉瘤的绝大部分；平肾腹主动脉瘤（juxtarenal AAA）、肾旁腹主动脉瘤（pararenal AAA）、肾上腹主动脉瘤（suprarenal AAA）。

按瘤体形态可分为梭形、中心性囊状、偏心性囊状动脉瘤。

【临床表现】

多数病人无症状，常在体格检查或腹部手术，尤其是在普查或腹部超声检查中被发现。腹主动脉瘤的危险因素包括男性、抽烟、有动脉瘤家族史、动脉粥样硬化、高血压、有心肌梗死和外周动脉疾病史等。不太胖的病人可自己发现腹部有搏动性肿物。少数病人有较明显的腹痛，多位于脐周或中上腹偏左；当涉及腰背部时，常提示瘤体压迫或侵蚀椎体。我们发现在主动脉瘤的病例中，椎体发生严重破坏者占 1%~2%，有的病例，瘤体竟侵蚀椎体达 3/4，术后腰部需作外支持，才能允许其行走。部分巨大髂总或髂内动脉瘤的病人可出现肾脏输尿管积水，是由于瘤体压迫一侧或者双侧输尿管所引起。瘤体向上增大时，可因挤压和牵张十二指肠横部致部分性高位肠梗阻。瘤体多伴附壁血栓，脱落时可致远侧动脉栓塞和不同程度的下肢缺血。

瘤体破裂前常无先兆，若有腹痛加剧或突然出现腹部剧痛，则多为瘤体破裂的预兆。目前认为瘤体破裂最主要与瘤体直径相关，直径越大，破裂几率越高；与瘤体的形态、血压是否控制良好，是否戒烟等也相关。囊状动脉瘤较梭型动脉瘤容易破裂，瘤腔内有大量附壁血栓的较没有附壁血栓的瘤体容易破裂。腹主动脉为腹膜后器官，若瘤体发生破裂，首先破入腹膜后间隙，可致腰胁部肿胀并常伴皮下淤斑征。若破口较大，出血多，会破入腹腔形成腹腔内血肿、严重休克，死亡率极高，达 90% 以上；破入十二指肠或空肠则致消化道出血和休克；笔者曾见过破入下腔静脉者，引起严重的心力衰竭，低血压休克，器官重度淤血伴灌注不良（图 68-25）。

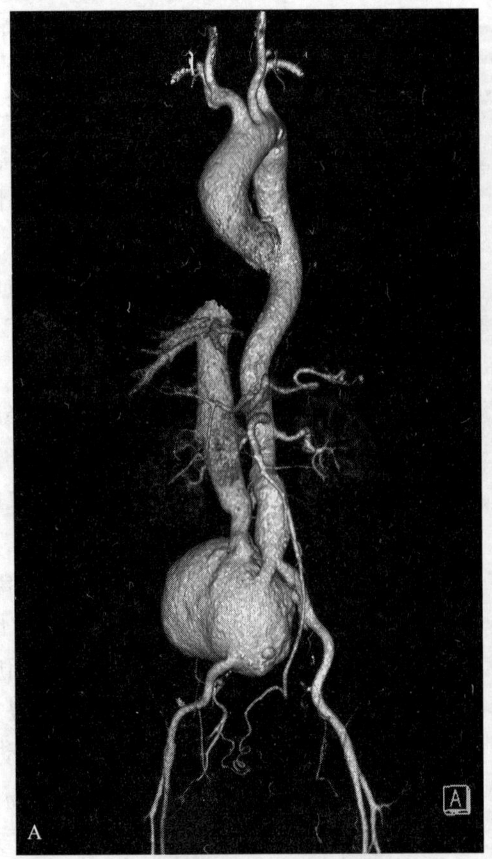

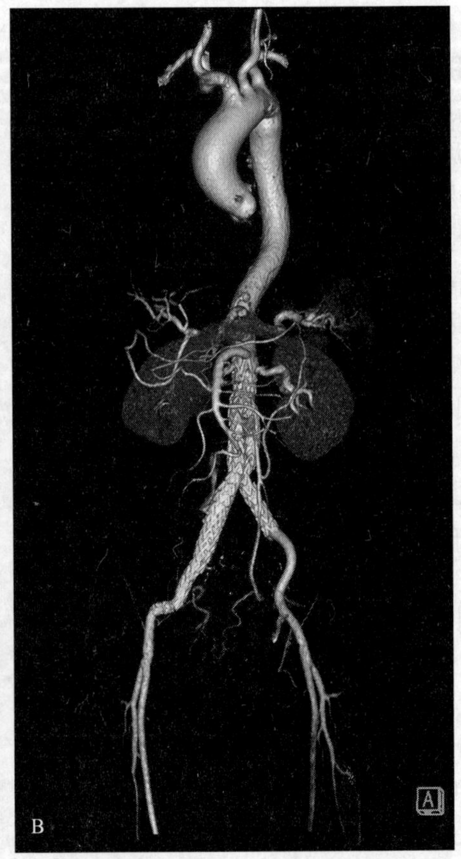

图 68-25 腹主动脉 - 下腔静脉瘘的腔内治疗

A. 术前；B. 术后

体检时在脐周，尤其是左上腹，常可触及膨胀性搏动性肿块，直径可小至3cm或大于20cm，不能推动，多无触痛，偶尔可触及震颤，有时可闻及收缩期杂音。大多数腹主动脉瘤在肾动脉平面以下。瘤体上界与左肋缘间的距离超过两横指时常提示瘤体在肾动脉平面以下。动脉扩张性病变常与狭窄性病变相伴，因而自上而下检查下肢动脉搏动及其压力和踝/肱比值甚为重要。

【诊断】

1. B超　对腹主动脉瘤的筛查和诊断意义重大。它可以准确发现并测量瘤体直径，尽管偶尔会被肠气干扰，但可以避免放射线和造影剂带来的一系列并发症，用来筛查普通人群中的腹主动脉瘤病人最为合适。但B超不适合用来判断腹主动脉瘤是否破裂，因为它无法看到瘤壁的各个部分。

2. CT　通过薄层横断面扫描及三维重建不但能清晰显示腹主动脉瘤的大小、累及范围、有无钙化斑块和瘤腔内附壁血栓等解剖学特征，还能同时发现其他合并疾病，如多发性动脉瘤、外周动脉闭塞等。CT还是诊断破裂性腹主动脉瘤的金标准，能很好地显示腹膜后血肿范围，甚至能显示破口位置，为诊断及治疗方案的选择提供良好的直观证据。

3. MRI　也是诊断腹主动脉瘤的一种方法，但它不能很好地显示动脉瘤壁的钙化情况，而动脉钙化的程度对手术方式的选择至关重要。因此，其在诊断动脉瘤方面的应用不如CT广泛。

4. 主动脉造影（DSA）　可明确瘤体腔内状况及其与诸内脏动脉、髂内外动脉的关系及流出道的情况，从而为动脉重建提供充分的依据。但此法却不能显示真实的瘤体或瘤体的外缘，由于附壁血栓的存在，有时其管腔显示几乎正常，应引起注意。由于DSA的有创性，决定了它不可能成为筛查或者定期随诊腹主动脉瘤的常用手段。但我们常在腔内治疗前做主动脉造影，能为进一步方案的选择提供重要信息。

【治疗】

腹主动脉瘤破裂可立即致命。瘤体横径在7cm以上的破裂率达30%；即使瘤体尚小，如伴有高血压，瘤壁厚薄不等，尤其是有子瘤、外生型的囊状动脉瘤时，破裂机会仍大。故瘤体直径男性在5.5cm以上，女性在5cm以上者，或者年增长速率在1cm以上者，原则上均应积极治疗。有疼痛症状、趋向破裂者以及压迫邻近器官或形成夹层者，更应争取尽早酌情选用手术或经股动脉置放覆膜支架进行治疗。需要注意的是，该标准的制定是基于西方人群，而国人正常的主动脉直径小于西方人，手术指征是否应该放宽，有待进一步随机对照研究来证实。

（一）一般治疗

对于瘤体直径尚未达到手术指征的小腹主动脉瘤病人，我们可以采取保守治疗，主要包括控制血压，降低血脂，严格戒烟。beta受体阻滞剂和ACEI类降压药以及他汀类药物除了可以降低血压、控制血脂外，有动物研究及小样本的临床研究表明它可以延缓腹主动脉瘤的增长，但大型的随机对照研究却发现这一作用不那么明显。但它们在控制血压心率和血脂方面的作用对于减慢腹主动脉瘤的发展有一定帮助。这些保守的病人需要密切随诊，每年至少完善一个B超检查，明确增长速率、瘤体形态有无变化等情况。

（二）腔内治疗

1991年Parodi使用自己缝制的覆膜支架首次对腹主动脉瘤的病人进行腔内修复治疗，开创了主动脉微创治疗的先河。腹主动脉瘤的腔内治疗（Endovascular Aneurysmal Repair，EVAR）方式经过近30年的演变，技术逐渐成熟及发展，全国各大医院开展得如火如荼。其围手术期死亡率低、手术时间短、围手术期安全性高，目前已成为AAA的首选治疗方式（图68-26），尤其适用于高龄、并发症多、开放手术风险大的病人。但EVAR手术对腹主动脉瘤体及入路血管的解剖条件有一定要求，需严格筛选合适病人，否则不能完全隔绝瘤体，术后并发症多，需要多次二期干预。

1. 解剖条件

（1）要求近端瘤颈长度>1.0~1.5cm，否则没有足够的近端锚定区，术后内漏和支架移位发生率高。

（2）要求近端瘤颈直径在16~32mm之间，由于目前市面上的腹主支架近端型号在18~36mm之间，而支架尺寸的选择要求较瘤颈直径扩大10%~20%，因此近端瘤颈直径大于32mm，或者小于16mm，没有合适型号的支架可用。

（3）瘤颈无严重扭曲及成角、无严重钙化和附壁血栓。一般市面上在售的腹主支架要求近端瘤颈成角（肾动脉上方的正常主动脉与瘤颈之间的角度）小于60°。若瘤颈钙化严重或血栓负荷较大，会影响支架的锚定，导致内漏的发生。

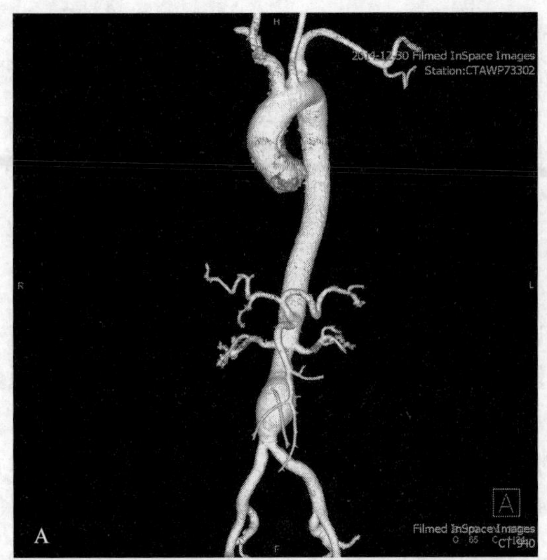

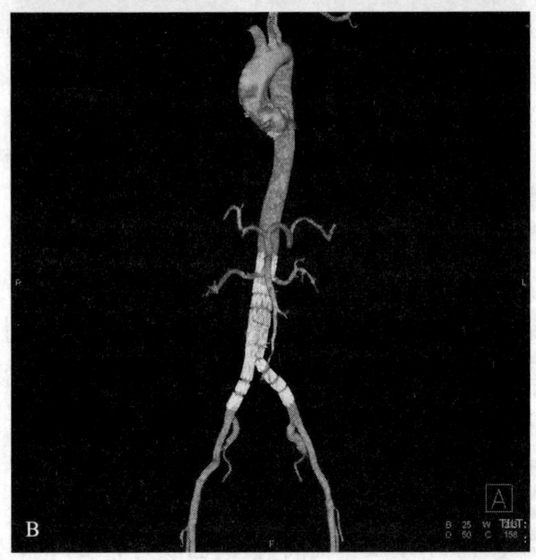

图 68-26 腹主动脉瘤覆膜支架腔内隔绝术前术后
A. 术前；B. 术后

(4) 入路血管条件：要求双侧髂股动脉无闭塞或严重狭窄，无严重扭曲钙化等。由于支架导送系统外径多在 14F~24F 之间，这要求髂动脉有 7~8mm 以上直径。若存在髂股段动脉狭窄或闭塞，可考虑先行病变段球囊扩张或支架植入术；若病变集中在一侧髂股动脉，则可考虑单边型支架(AUI)+ 股股动脉搭桥手术，旷置病变髂动脉。若入路血管严重扭曲或钙化，支架导送系统可能无法顺利通过，此类病人需谨慎决定是否行 EVAR 手术治疗。

2. 移植物 目前用于 EVAR 手术的支架移植物种类多，最主要是分叉型腹主动脉支架，占绝大多数 95%，是腹主动脉支架系统的主体，系统还包括髂动脉延长段(髂腿)、腹主动脉延长段支架(aortic cuff)。除了分叉型支架，还有单边型支架(AUI)，主要用于腹主动脉末端直径小于 15mm，或者一侧髂动脉严重闭塞的病例。FDA 尚未批准用于腹主动脉的直筒型支架，若某些病变需要使用直筒型支架，可用直径较大的髂动脉延长段，或者直径较小的胸主动脉支架和 cuff 支架。

3. 支架移植物植入 EVAR 手术的过程与 TEVAR 有相似之处(见本章第 3 节)，主要不同点在于 EVAR 的支架多为分叉型，且植入分叉型主体后需要接 1 个到多个髂腿，使操作步骤和难度相应增加。首先，穿刺或解剖双侧股动脉，一侧导入 5F 猪尾导管至胸主动脉下端，另一侧用来上主体支架导送系统。造影后明确双肾动脉开口位置、动脉瘤颈长度直径、累及范围等信息，从而挑选合适型号的支架(支架直径要较近端瘤颈的实际尺寸扩大 10%~20%)。根据瘤体的形态来选择从哪一侧股动脉上主体支架，这十分关键。交换 0.035 超硬导丝进入升主动脉后，肝素化，将支架移植物覆膜起始的标志对准拟锚定区，一般为肾动脉开口以下。握定导送系统的主体，将管鞘徐徐撤出，直到对侧腿打开。此时尚可进一步调整位置，造影双侧肾动脉显影良好，确认无误后，将近端裸支架释放。导丝导管配合穿对侧腿，穿入成功后根据髂动脉瘤的大小及长度，选择合适型号的髂腿支架，以及个数。对侧髂腿释放完毕后，将主体支架的长腿全部释放，再根据同侧髂动脉瘤的大小及长度，选择合适型号的髂腿支架，以及个数。对侧髂腿释放完毕后，从双侧股动脉导入顺应性球囊，扩张支架近端及支架连接部位。重复动脉造影，若发现有内漏，仔细辨认是何种类型内漏，再采取相应的措施，如近端加 Cuff 支架直至 I 型内漏消失，或采用保守观察Ⅱ型内漏。撤出导送系统和外鞘，缝合股动脉及切口或者用雅培公司的血管缝合器(ProGlide)闭合股动脉。

4. 并发症

(1) 内漏：EVAR 术后若腹主动脉瘤腔内有持续的活动性血流存在，则称为内漏。内漏的后果是使瘤腔的血流动力学稳定性受到干扰，增加瘤体破裂的机率。判断的方法有术中 DSA 评估、术后超声、CTA、MRA 评估等。根据内漏来源，可分为五型：I 型来源于近端(Ia)或远端(Ib)支架与主动脉壁之间的缝隙；Ⅱ型来源于瘤腔内分支动脉的返血；Ⅲ型来源于各支架间的连接部位或者支架覆膜的破裂；Ⅳ型为经覆膜支架的覆膜孔隙形成的渗漏；V 型又称为 Endotension，为不明原因的瘤腔内压力增高，瘤腔扩大，却未发现明显造影剂渗入

的Ⅰ型内漏的处理方法多数为先用顺应性球囊扩张，若内漏不消失则在近端或远端加支架，如腹主动脉 cuff 或髂支延长段。Ⅱ型内漏发生率大约在10%~20%，这其中约80%会在6~12个月内自行停止；Ⅲ型内漏发生率很低，仅为0~1.5%，可在原支架内再放支架，或桥接支架来消除内漏；Ⅳ型内漏多数不用处理，待支架覆膜网孔血栓化后会自行消失，新一代的支架移植物Ⅳ型内漏的发生概率大大降低。Ⅴ型内漏目前有人提出其实是隐匿的Ⅰ型内漏，可尝试在近远端加支架。

(2) 支架移位：多数为支架顺着血流方向朝远端移位而形成Ia型内漏，髂支支架向近端短缩也有发生，导致Ib型内漏的出现。

(3) 髂支闭塞：EVAR术后髂支闭塞发生率约为3%~7%，绝大多数病人有臀部、大腿或者小腿的间歇性跛行，静息痛很少见。我们可以置管溶栓，或者机械取栓，在此基础上常需要加支架，从而恢复髂动脉的通畅。

(4) 盆腔缺血：是EVAR术后特有的并发症，是由于一侧或者双侧髂内动脉开口被支架封堵所导致，可有如下表现，臀部跛行、臀部坏死、勃起功能障碍、脊髓缺血、直肠缺血等。臀部跛行是最常见的症状，该症状多可自行好转；第二常见的症状为勃起功能障碍，其它症状如脊髓直肠缺血的发生率很低。

(5) 支架感染：虽然发生率低(0.2%~0.7%)，一旦发生死亡率极高。该病CT扫描的表现见前一节。

5. 髂动脉瘤的治疗　约10%~25%的腹主动脉瘤病人合并髂动脉瘤。髂总动脉或者髂内动脉瘤的治疗主要有几种方式：①使用弹簧圈栓塞或者Plug封堵髂内动脉，支架自近端髂腿延长至髂外动脉，覆盖髂内动脉开口(图68-27A)；②采用髂动脉分支支架系统(图68-27B)；③三明治技术；④裙套技术(图68-27C)；⑤可使用单边支架系统，再行股股搭桥重建下肢血流。第二、三种方法均可保留髂内动脉血流。

6. 治疗平肾或者肾旁腹主动脉瘤　开窗/分支支架技术、平行支架技术(烟囱支架、潜望镜技术等)、八爪鱼、三明治等技术的发明进一步扩大了EVAR的适应证，使得瘤颈长度小于1cm的肾下型AAA，或者平肾腹主动脉瘤(juxtarenal AAA)，肾旁腹主动脉瘤(pararenal AAA)也可以采用完全腔内的方法进行隔绝，从而减少了此类病人开放手术需腹腔动脉上方阻断主动脉所带来的一系列并发症的发生。

开窗或者分支支架技术(F/BEVAR)：开窗/分支支架技术治疗主动脉疾病最早于1996年被报道，是由Park教授主刀将腹主动脉支架移植物近端开窗重建肾动脉，来治疗短瘤颈的腹主动脉瘤。目前这一技术蓬勃发展，主要有三大类开窗/分支支架：定制支架(custom-made)、市面上的现成支架(off-the-shelf)、医生改造的支架(physician-modified endografts)。定制支架是厂家基于病人个体化的主动脉解剖特点在支架移植物上准确开窗开槽或者缝制短的cuff分支，所形成的定制化产品，往往需要较长时间(6~8周)的等待。目前唯一获得FDA批准的定制开窗支架是COOK Zenith fenestrated endovascular graft(Z-fen)，它有肾动脉和肠系膜上动脉的开槽或开窗。市面上现成的开窗/分支支架是厂家依据绝大部分人群的腹腔动脉开口位置而生产出来的，能够直接使用的开窗/分支支架系统。t-Branch支架是市面上现成的分支支架系统，对腹腔动脉进行重建，被批准在欧洲使用，目前正在美国进行临床实验。然而，在无法耐受开放手术的破裂平肾、肾旁腹主动脉瘤病人，需要急诊手术无法等待定制支架，若现成的开窗/分支支架不适合其瘤体解剖条件；或者择期病人在无法获得定制支架的中心进行治疗，只能术中通过在普通支架上体外开窗开槽或者缝制cuff分支来重建腹腔动脉，从而完全隔绝瘤体，笔者将其命名为医生改造的支架(physician-modified endografts)。笔者在2017年5月至2019年5月间对11例肾下型AAA病人进行术中Cuff支架开窗和开槽(图68-28)，用来重建一侧或者双侧肾动脉血运。我们首先放置腹主动脉分叉型主体并接腿至两侧髂动脉，再将体外开窗的Cuff支架置入主体支架近端，开窗对准目标肾动脉开口。围手术期死亡率为0，有1例病人的开窗肾动脉术后1周出现闭塞。腹主Cuff支架仅49mm长，用它来开窗较在分叉型主体上开窗的优势是，释放时更加灵活，能够更好地上下移动以及旋转调整位置，从而使开窗能够更加准确地对准肾动脉开口。

平行支架技术(烟囱支架、潜望镜技术等)：烟囱支架是超出主体移植物前端覆膜部分约1cm，其内血流方向与主动脉血流方向相同，为顺向烟囱(图68-29)。潜望镜技术是指多个小支架连接成潜望镜支架，超出主体移植物末端，其内血流方向与主动脉血流方向相反，为逆向烟囱。

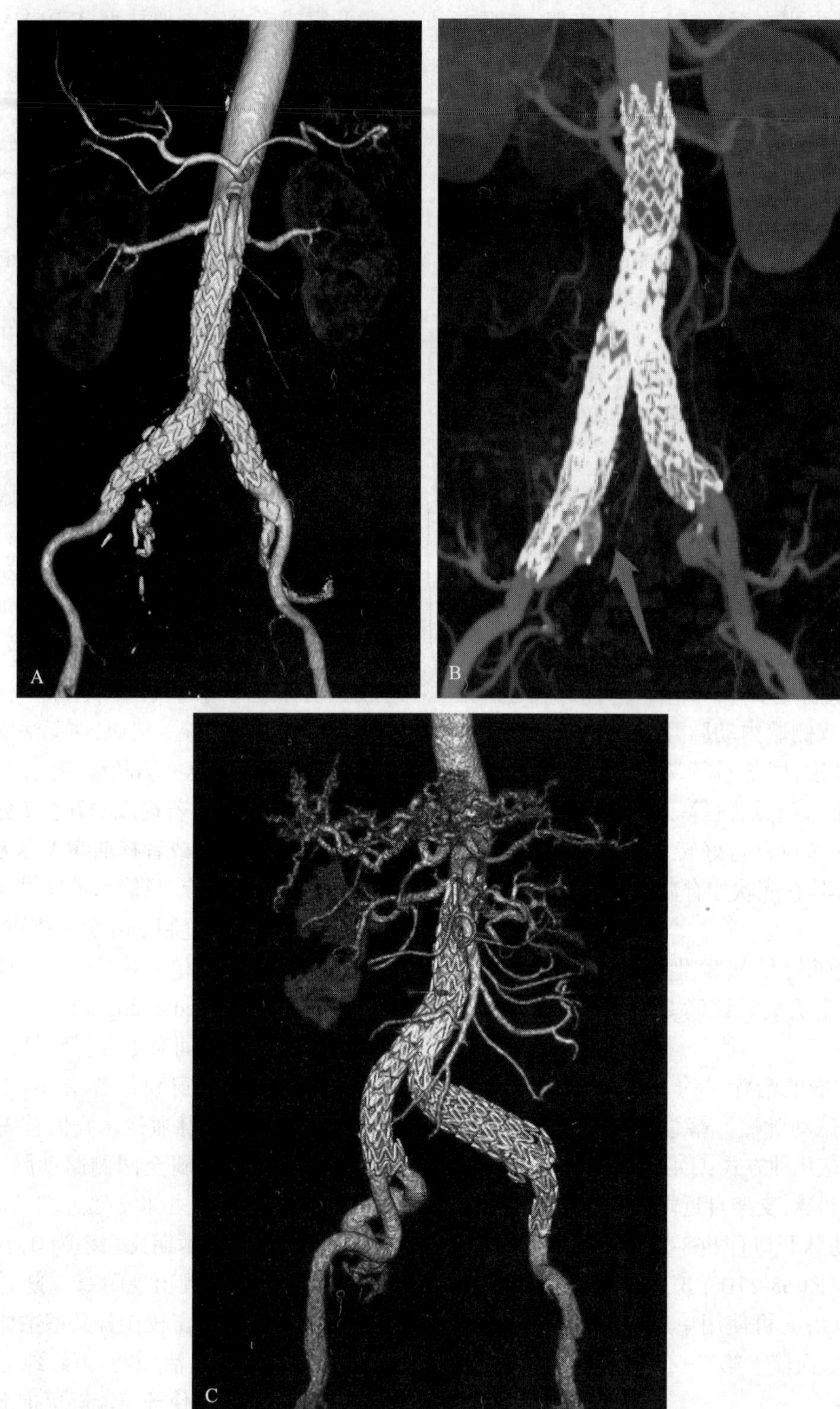

图 68-27 髂动脉瘤的腔内治疗

A. 栓塞右髂内动脉；B. 髂动脉分叉型支架；C. 裙套技术

7. 破裂性腹主动脉瘤 腹主动脉瘤一旦出现破裂，情况十分紧急，必须争分夺秒抢救，尽早开展急诊手术，封堵破口、控制出血。除非病人瘤体解剖学条件不合适行腔内治疗，否则一般首选 EVAR 手术，因为开放手术的围手术期死亡率明显高于 EVAR 术。在血流动力学不稳定的病人中，可于一侧股动脉置入顺应性球囊，在腹腔干动脉上方膨起球囊暂时阻断主动脉血流。

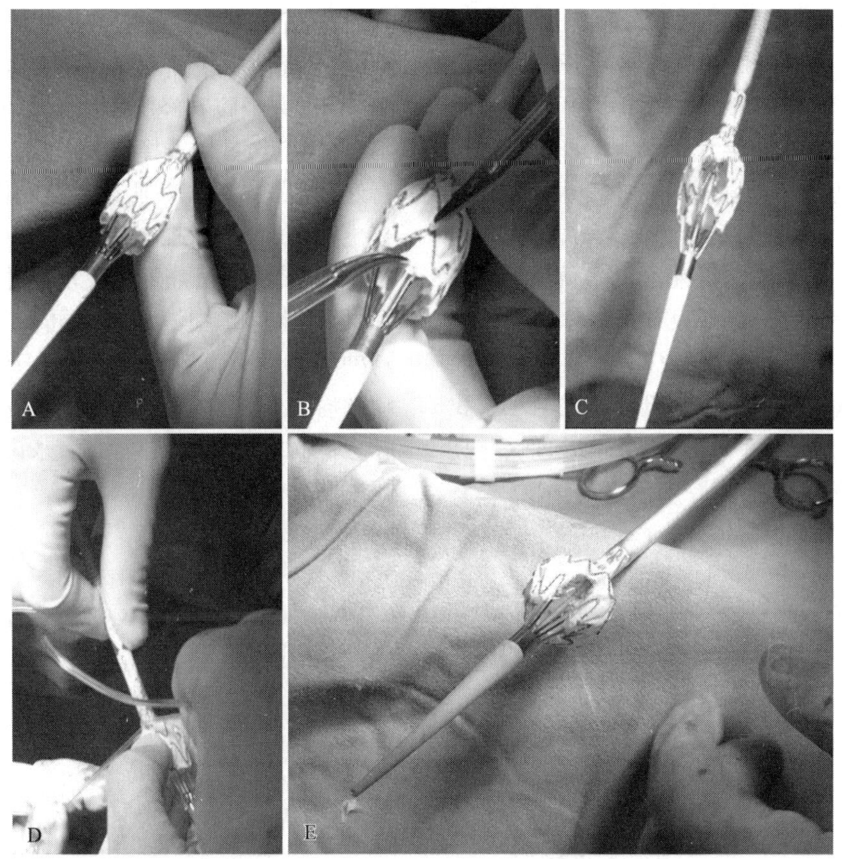

图 68-28 Cuff 支架体外开窗

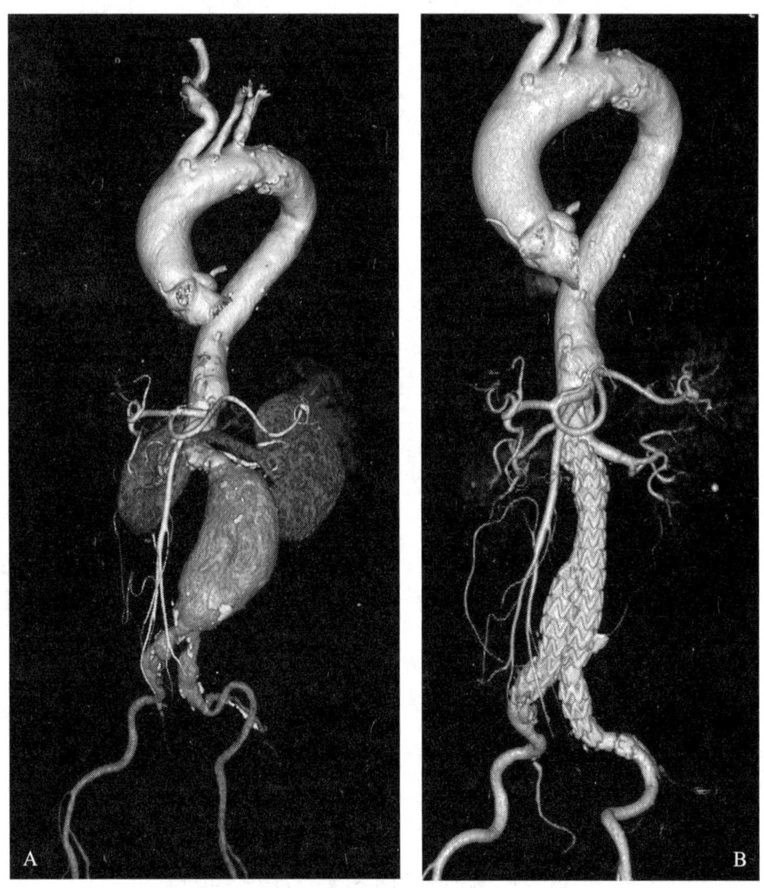

图 68-29 Chimney-EVAR 左肾动脉烟囱支架置入

A. 术前；B. 术后

(三) 开放手术

尽管目前腹主动脉瘤的腔内治疗开展得如火如荼,但对于年轻和手术低危病人仍以开放手术为好。腹主动脉瘤的开放手术最早由 Dubost 报道,1966 年 Creech 报道了动脉瘤内缝扎腰动脉和其它分支开口 + 腔内人工血管移植术,该术式成为腹主动脉瘤治疗的标准术式。目前绝大多数 AAA(超过 70%)采用腔内治疗,似乎只有当瘤体解剖条件无法行 EVAR 手术时才采用开放手术。因此开放手术将会遇到越来越多复杂解剖结构的 AAA,我们需要更好地掌握开放手术技巧,才能处理这些高难度病变,切不可一味地蹭腔内治疗的热度,丢弃开放这把手术刀。

1. 肾动脉平面以下的腹主动脉瘤切除术(图 68-30) 有经腹和经腹膜后两种手术入路方式,其各有优缺点,具体选择何种入路方式主要由术者的喜好和擅长决定。经腹腔入路的优势有切口大、暴露更清晰,可同时探查腹腔内病变,能更好地显露右肾和右髂动脉,疝气以及切口并发症的发生率低等,但该入路术中液体丢失更多,可能引起严重的肠梗阻。经腹膜后入路更适用于平肾和肾旁腹主动脉瘤的暴露,在肾上阻断主动脉时可保留左肾静脉。下面以经腹腔入路为例,来说明开放手术切除腹主动脉瘤的步骤。

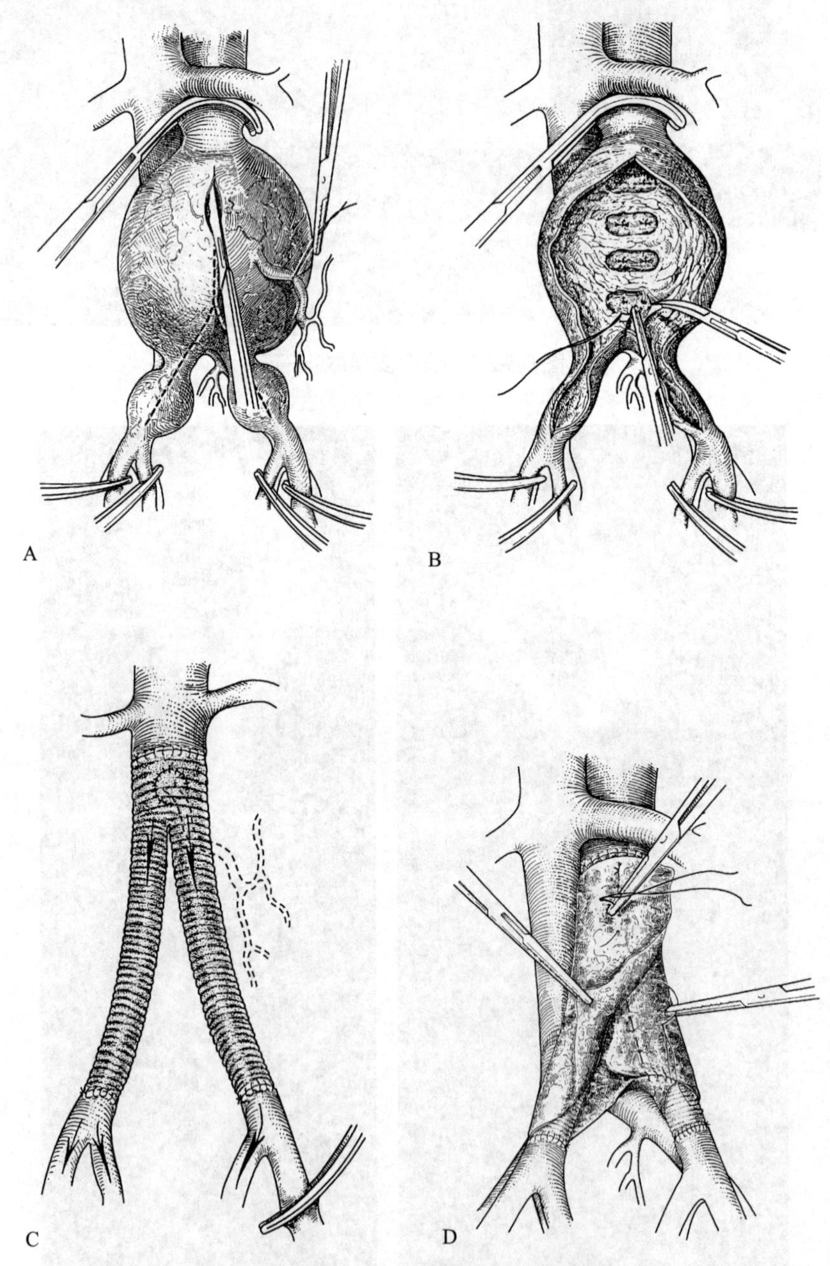

图 68-30 肾动脉平面下腹主动脉瘤的切除

A. 阻断血运,切开瘤体;B. 清除附壁血栓,缝扎来自腰动脉的出血点;C. 人工血管重建(虚线示带 Carrel 片的肠系膜下动脉的重建);D. 以残余瘤壁包裹人工血管

术前需留置导尿管，目前已不再常规安置胃管。以采用全身麻醉下手术为妥。

（1）切口：病人取仰卧位，采用起自剑突至耻骨联合的腹部正中切口，但也可酌情用上腹部横切口或左侧腹膜外斜切口。

（2）探查：除常规腹腔探查外，要明确瘤体大小、范围、腹主动脉瘤颈与肾动脉的关系，髂总、髂内和髂外动脉的情况。

（3）显露：向上提起横结肠及大网膜，将小肠用全湿盐水垫包裹后置于切口右侧。切开后腹膜，上达 Treitz 韧带右侧、胰腺下缘，下达髂内、外动脉。显露肠系膜下静脉，将其牵开，必要时可切断结扎。

（4）游离瘤体上下端：显露左肾静脉，必要时将其向上轻轻牵引，以利于近侧主动脉（瘤颈）的显露。注意分离近端瘤颈时不要损伤十二指肠横段。术者左手示指轻轻伸入瘤颈后方绕过一牵引带，以备安置无创动脉钳，此时需注意勿伤及腰动脉和下腔静脉。尤其注意不要损伤腰动脉，因为主动脉后壁破裂十分难止血。随之逐个分离出双髂内、外动脉，并置牵引带，最后游离肠系膜下动脉，以粗丝线绕过后者两次并施以牵引。

（5）选择和预凝人工血管：酌情选用 16~22mm 直径直管型（tube）或 14mm × 7mm 至 20mm × 10mm 分叉型人工血管（bifurcated）。针织或纺织的涤纶或真丝人工血管，必须在肝素化前用自体血加以预凝，达到封闭织孔的目的。经弹力素、白蛋白、胶原预处理的（Meadox）的涤纶人工血管或 Gore-Tex 聚四氟烯人工血管则不必预凝。目前市面上的人工血管多不必预凝。

（6）切开瘤体：先对病人进行周身肝素化（静脉注射肝素 lmg/kg 或略少），然后先后阻断瘤颈、双髂总或髂内外动脉和肠系膜下动脉，纵向切开动脉瘤前壁，清除附壁血栓和病变或钙化的内膜组织，逐一缝扎出血的腰动脉。

（7）移植人工血管：切断瘤颈的前半周，保留后壁完整性，将人工血管与主动脉断端以 3-0 或 4-0 聚丙烯或涤纶线作连续外翻缝合，可自 3 点处开始，自主动脉内先将其后壁与人工血管进行连续缝合至 9 点处，后壁可略深缝，以防后壁漏；然后连续缝合前壁，自 3 点 ~9 点，轻轻收紧缝线后作 6 重结，完成近侧对端吻合。阻断人工血管，试松近侧阻断钳以明确有无漏血，必要时补加 1~2 针。继之用 5-0 不吸收线将人工血管的左右支与相应的髂总或髂外或股动脉作对端吻合。应注意人工血管的主干宜短，以在吻合毕使人工血管有一最佳的角度，达到良好稳定性。瘤体远侧腹主动脉正常时，则用直型人工血管作移植。人工血管吻合完毕后，逐渐缓缓松钳，同时严密观察血压变化，以免发生松钳性休克。完全撤出阻断钳，人工血管内血流运行，触摸吻合口远端动脉搏动，查看肢端血运是否良好，以便立即纠正由手术引起的下肢缺血。同时需检查乙状结肠血运，如供血不足，需将肠系膜下动脉开口作成 Carrel 血管补片，重建至人工血管上（图 68-30C），否则将肠系膜下动脉结扎便可。

（8）缝合：裁去部分瘤壁，将残留的瘤壁缝合包裹在人工血管上（图 68-30D）充分止血，缝合后腹膜和逐层关腹。

2. 肾动脉平面以上的腹主动脉瘤切除术　即胸腹主动脉瘤切除术。手术涉及腹腔诸内脏动脉的阻断和重建，故可影响相应脏器和脊髓的功能，因而手术危险性较大，死亡率高。

（1）体位和切口：右侧斜卧 60°，左侧在上，远侧尽量放平，双下肢伸直。酌情取经左侧第六或以下肋间的胸腹联合切口（或作第 11 肋间的腹膜后切口，此时不必开胸，当瘤体并不高时用）。

（2）动脉瘤切除与人工血管移植

1）Crawford 法（图 68-31）：作胸腹联合切口后将左膈肌沿胸廓离断，游离近侧主动脉，套阻断带，进入腹膜后间隙。将降结肠、脾、胰体、胰尾和左肾翻向右侧。自腹膜后肾后途径显露瘤体的左后壁。阻断胸主动脉和远侧腹主动脉。在左肾动脉后方纵切瘤壁，向有出血的内脏动脉插入 Fogarty 球囊导管，并缓缓充起球囊至出血停止。清除附壁血栓，将预凝的直管型 20mm 直径人工血管先在瘤腔内与胸主动脉作对端吻合。由于腹腔动脉、肠系膜上动脉和右肾动脉常可作在一个 Carrel 补片上，故可在与腹腔动脉、肠系膜上动脉和肾动脉相应部位的人工血管上作卵圆形开窗，在二者间作侧侧吻合，使相应的内脏动脉均被包括在内，如有 Fogarty 球囊导管插人，则排空球囊后，在缝最后 1 针前将其撤出，收紧缝线作结，完成吻合。当左肾动脉开口不能被包括时，需另作相应吻合。尽快先使内脏血管恢复血运，最后完成远侧腹主动脉重建。如瘤颈在腹腔动脉平面附近。以裁剪成椭圆形的人工血管近端，将近侧主动脉开口和所有内脏血管开口均重建在一个吻合内（图 68-32）如此减少内脏缺血时间，提高了手术的安全性。

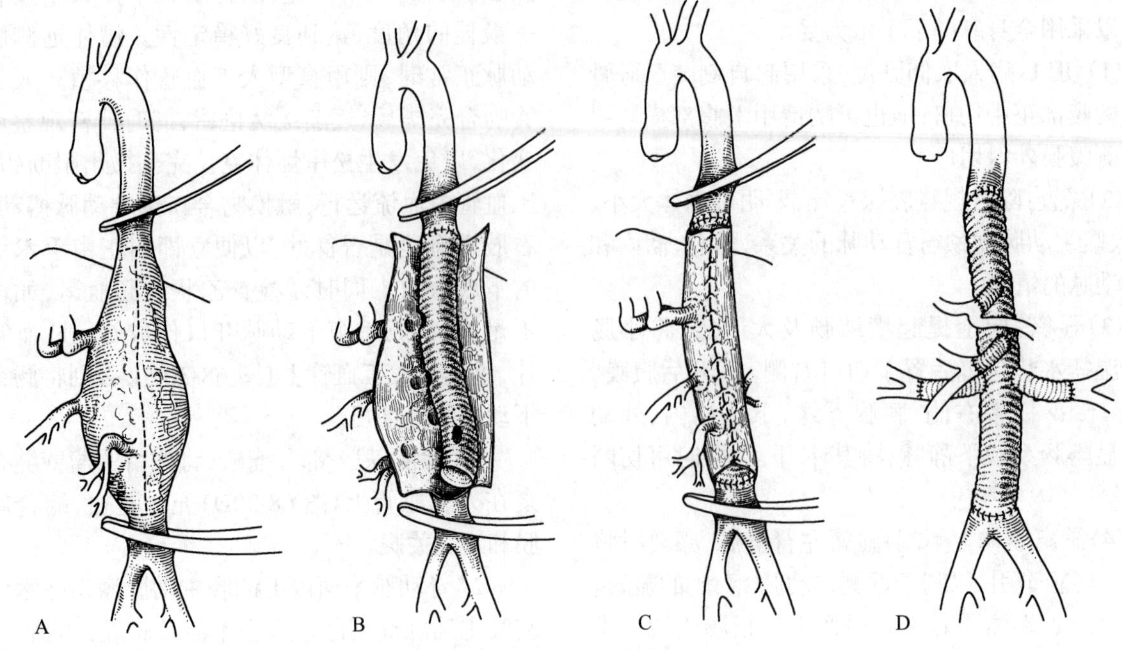

图 68-31 胸腹主动脉瘤的切除

A. 病变示意;B. 阻断血运,切开瘤体,移植人工血管,完成近侧吻合,再行内脏血管重建;C. 完成内脏血管重建,瘤残壁包覆人工血管;D. DeBakey 重建法

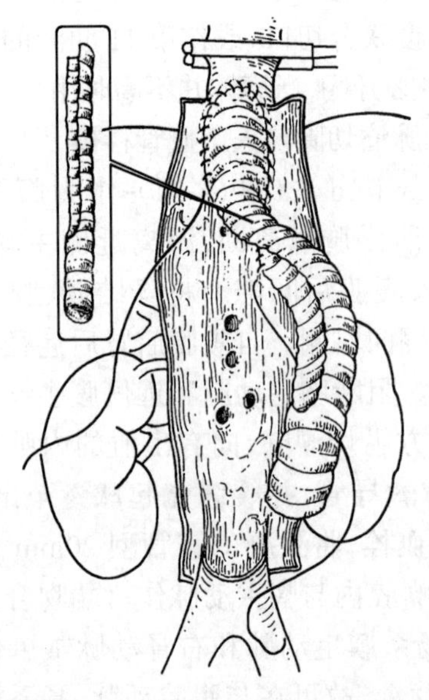

图 68-32 简化 Crawford 重建法

2) 改良 DeBakey 法(见图 68-31D):术前在主干人工血管(如 20mm 直径)的不同平面上先缝合 4~5 根 8mm 直径的人工血管,消毒备用。先用人工血管主干完成近侧降主动脉与远侧腹主动脉架桥术,使血流畅通(先作近侧或远侧吻合可酌情而定)。然后以事先缝好的分支人工血管自上而下逐个完成与腹腔动脉、肠系膜上动脉和左、右肾动脉血管重建术(完成一个吻合阻断钳下移一次),撤阻断钳,最后以切开瘤体法切除病变。如在瘤内有活跃出血的肋间动脉,则以一同上的分支人工血管作肋间动脉重建术。多余的分支人工血管加以切除和缝合。

3. 腹主动脉瘤破裂的紧急止血法

(1) 膈下腹主动脉阻断法:进腹后,从小网膜囊进入,迅速切开后腹膜,分开膈肌脚,显露该处腹主动脉,暂时钳夹阻断。

(2) 动脉瘤颈阻断法:进腹后,术者左手示指自破口或瘤体前上壁切口进入,伸向瘤颈,以利其显露和钳夹。

(3) 球囊导管阻断法:抢救现场有 X 线条件时,可自股或腋、肱动脉插入带 30mm 直径的球囊扩张导管至瘤体近侧动脉,注入稀释造影剂以膨起球囊阻断血流,暂时控制出血。如在术中,可用容 30~50ml 球囊的 Foley 管,经动脉瘤破口将其插入近侧主动脉和远侧动脉,以实现暂时控制出血。

(4) 胸主动脉阻断法:伴严重休克的危重病例,可在急诊室无麻醉情况下,紧急经胸腔显露和钳夹降主动脉,然后急送病人至手术室继续抢救。对一般破裂病例,在麻醉后也可用此法作为手术的第一步。

(5) 腹主动脉下腔静脉瘘:腹主动脉瘤向下腔静脉破裂即引起本症,病人常伴有心功能不全和下肢以至阴囊水肿,腹部有明显的机器样杂音。腹主动脉 CTA 可明确诊断。按(图 68-33)所示,在切开

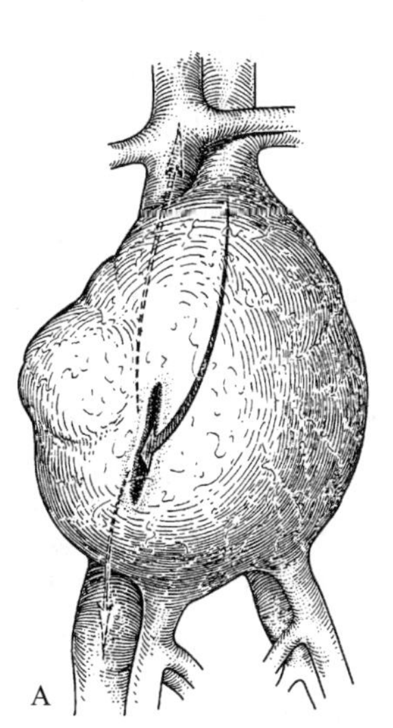

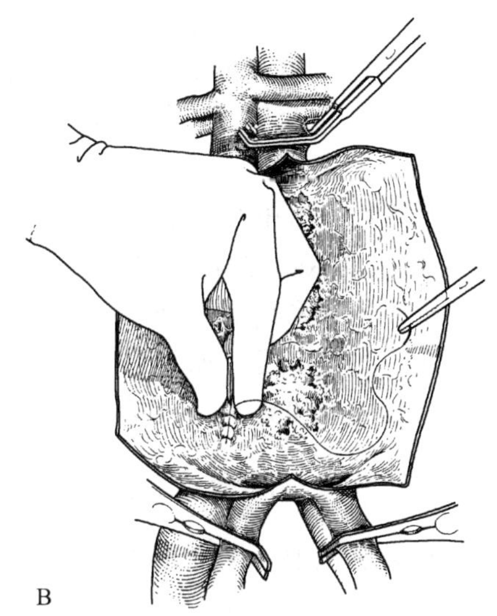

图 68-33 腹主动脉 - 下腔静脉瘘

A. 病变示意；B. 修复方法

瘤体前首先从腔静脉侧压住瘘口，在切开瘤体后即以手指捏住该瘘口，采用边缝合、边移动手指、边收紧缝线的方法，逐渐将瘘口缝合，此过程中瘘口并不漏血。也可首先分离并同时阻断瘘两侧下腔静脉，然后再切开瘤体，修复瘘口和重建血管，但瘤体大时此法十分困难。如腹主动脉瘤的解剖符合上述腔内疗法指征，则可经股动脉用带膜支架法以期同时解决两个病变。如不合适，可经股静脉用带膜支架自下腔静脉进行瘘口封闭。如此可明显改善心功能，为手术创造更好的条件。

(6) 腹主动脉十二指肠空肠瘘：动脉瘤切除的方法同前。但需注意：①修补肠瘘时将瘘周瘢痕组织彻底松解，否则修补后仍易形成肠瘘；②如有可能，则以切除带瘘肠管与重建肠道更妥；③如术中发现污染严重或有脓肿形成，则术后易并发人工血管感染这一严重并发症，此时可考虑缝合主动脉残端、以网膜包覆和关腹。重新备皮和使用另一份消毒器械作腋 - 双股动脉人工血管转流术更为安全。

(7) 伴马蹄肾时：首先要了解异位肾组织的多少、连结部的厚薄和大小以及异位动脉的多少和来源。手术方法分三种。

1) 正中腹切口，适用于马蹄肾的连结部可被游离和牵引或该部较薄而多纤维，为此可将其切断和缝合而不至于引起漏尿。如此可在病变后方或切开连接部后施行常规腹主动脉瘤手术。

2) 经左腹膜后入径可将异位肾组织推开、显露迷走血管后行常规手术，为颇好方法。

3) 横行正中切口，可从左或右方腹膜后把一侧内脏（包括相应的肾脏）推向对侧，也可很好地从后方显露主动脉，此法似更为方便。尽管腹主动脉瘤伴马蹄肾者很少见，但有关知识的了解会有助于复杂病情的处理。

【术后并发症】

1. 急性肾衰竭　与术中低血压时间较长、或发生松钳性休克、或曾阻断肾动脉平面以上腹主动脉或肾动脉有关，如病人原有肾功能不全或处于临界状态，则其发生率更高。此并发症常由肾缺血和肾小管坏死引起，有时亦与输血有关。通常在术后即可发生。临床上表现为少尿或无尿，预后不良。

2. 心脑血管意外　老年病人难以耐受由阻断或松开主动脉阻断钳等引起的血流动力学变化，术后发生严重心律不齐或急性心肌梗死或卒中者并不罕见，尤其是在原有颈动脉和冠状动脉严重病变者。术中避免过量失血，保持血压平稳及术后严密监测血流动力学和及时调整治疗，有助于防止此类并发症的发生。有严重颈动脉和冠状动脉病变者，最好在施腹主动脉瘤切除术前先行将其解决为妥。

3. 截瘫　胸腹主动脉瘤切除术后有发生截瘫的可能，故术中要避免牺牲肋间或高位腰动脉，以利脊髓前动脉的供血，并须尽量缩短阻断主动脉时间，采用蛛网膜下腔减压和降温法均有助于防止截瘫的发生。

4. 下肢缺血　下肢缺血偶尔与远侧吻合口操

作困难有关，应重新吻合。但多因术中发生下肢动脉栓塞或未用适量肝素，而使原有病变的下肢动脉发生血栓形成所致，应加以注意，及早发现和有效地取栓疗效常较好。

5. 乙状结肠缺血和坏死　术中结扎肠系膜下动脉，如髂内动脉原有病变或已被结扎，则有可能影响乙状结肠的血供。故关腹前必须认真检查和作必要的肠系膜下动脉重建。如术后疑有腹膜炎者，应紧急探查行血管重建或坏死肠袢切除术。

6. 人工血管感染　系致命性并发症，除难以治愈外，尚易致吻合口破裂和出血。因而术中操作应严格遵循无菌术，抗生素用量要足。一旦发生，多需切除人工血管，以网膜覆盖主动脉缝闭部。关腹后，重新备皮，另作腋-双股动脉人工血管转流术。

7. 其他并发症　包括术后出血、肠梗阻、切口破裂、肺部感染、吻合口破裂和假性动脉瘤形成等。

【预后】

腹主动脉瘤手术死亡率已从20世纪50年代的17%降至目前的4%以至更低，但对破裂者，手术死亡率仍高达32.0%~44.2%。1999—2003年，在英国开展的EVAR1随机对照实验入组1 082名腹主动脉瘤病人，随机分为开放手术和EVAR组，30天死亡率EVAR组有明显优势（1.7%*vs*4.7%），但再干预率EVAR组高于开放组（9.8%vs5.8%）。多中心的随机对照研究DREAM和OVER都显示EVAR组在围手术期死亡率和并发症发生率方面有优势，但2年后该优势消失；在6年随访中，EVAR组的再干预率明显高于开放组，且两者死亡率无明显差异。EVAR2试验将338名不适合行开放手术的高危病人随机分为保守组和EVAR组，但约25%保守组病人最终还是做了EVAR手术，EVAR组有病人在等待手术期间因瘤体破裂而死亡，因此4年死亡率两组无明显统计学差异，这一结果毫无悬念。

随着越来越多EVAR手术的开展，其再次干预及远期并发症等问题逐渐浮出水面，且其在远期死亡率方面没有优势，因此对于不具备解剖条件、年轻低危的腹主动脉瘤病人，应首选开放手术。但对于破裂AAA，在具备EVAR手术条件（有经验的医生、团队、和器材）的医院，在瘤体解剖条件满足EVAR的病人中，EVAR技术成功率高，围手术期死亡率明显低于开放手术。

总之，AAA的治疗应根据术前病人的病情、血管情况及特点综合考虑，选择合理又安全的手术方式。既不能过于追求微创而忽略了术后再干预，也不能忽略病人一般情况而无视近期手术风险；既不能因为畏惧手术创伤而放弃开放手术，也不能放弃高龄病人EVAR治疗的可能。

（舒　畅　杨晨紫　汪忠镐）

参考文献

[1] SCOTT R A P, ASHTON H A, KAY D N. Abdominal aortic aneurysm in 4237 screened patients: Prevalence, development and management over 6 years [J]. British Journal of Surgery, 1991, 78 (9) : 1122-1125.

[2] CREECH, OSCAH. Endo-aneurysmorrhaphy and Treatment of Aortic Aneurysm [J]. Annals of Surgery, 1966, 164 (6) : 935-946.

[3] R M GREENHALGH, L C BROWN, G P S KWONG, et al. Comparison of endovascular aneurysm repair with open repair in patients with abdominal aortic aneurysm (EVAR trial 1) , 30-day operative mortality results: randomised controlled trial. Lancet, 2004, 364 (9437) : 843-848.

[4] PRINSSEN M, VERHOEVEN E L G, BUTH J. A randomized trial comparing conventional and endovascular repair of abdominal aortic aneurysms [J]. N Engl J Med, 2005, 41 (2) : 369.

[5] F. A. LEDERLE, J. A. FREISCHLAG, T. C. KYRIAKIDES. Outcome Following Endovascular vs. Open Repair of Abdominal Aortic Aneurysm: A Randomized Trial [J]. JAMA, 2010, 51 (3) : 782-783.

第五节 大动脉炎

大动脉炎（Takayasu arteritis，TA）是一种较少见的多发于年轻女性的主动脉及其主要分支和肺动脉的慢性进行性非特异性炎症，常呈多发性，以引起不同部位动脉的狭窄和闭塞为主，少数病人可致动脉瘤。因病变部位的不同而其临床表现各异。1908年日本眼科医生高安（Takayasu）首先报道1例21岁女性病人，其眼底视盘头周围有动静脉吻合，伴大动脉病变，后人命名为高安病或Takayasu病，也被称为无脉症、主动脉弓综合征、不典型主动脉缩窄等。我国学者黄宛等基于10余例细致的临床分析，于1962年首先提出缩窄性大动脉炎这一概念，目前则统称为大动脉炎。本病在亚洲的日本、韩国、中国、印度、泰国等国家报道较多，其次为墨西哥等国家、非洲及前东欧也有报道，而欧美较少见。大动脉炎发病30岁以前约占90%，40岁以后很少发病，多见于育龄女性，男女比例约1∶4。

【病因与发病机制】

病因迄今未明，多数学者认为该病为自身免疫性疾病。

1. 自身免疫学说　一般认为本病发病与链球菌、结核分枝杆菌、病毒或立克次体感染后体内产生免疫过程所致，表现为红细胞沉降率快、血清蛋白电泳可见γ球蛋白和α1、α2球蛋白增高、C反应蛋白和抗链球菌溶血素O试验及抗黏多糖酶异常、血清抗主动脉抗体的滴度和抗体效价可增高和血清免疫球蛋白IgG、IgA和IgM的增高，以及胶原病与本病并存、激素治疗有明显疗效等均提示该学说的可能性。我国资料显示，有20%~40%的TA病人有活动性结核，但用抗结核药物治疗对大动脉炎无效，多项研究表明结核分枝杆菌感染可能和TA的发病相关，但仍缺乏直接的证据支持。

2. 内分泌异常　本病对见于年轻女性，故可能与内分泌因素有关。Numano等观察女性大动脉炎病人，在卵泡和黄体期24小时尿标本中的雌激素排泄量比正常女性明显增高。大剂量使用雌激素可损害血管壁，如前列腺癌病人，服用此药可使血管疾病和脑卒中的发生率明显提高，向家兔注射雌激素可导致主动脉及其分支产生类似大动脉炎的病变，均支持此学说。

3. 遗传因素　在日本曾报道有10对近亲患有大动脉炎，特别是孪生姐妹，为纯合子，笔者也发现有亲生姐妹患此病。对大动脉炎进行HLA基因分析，发现A9、A10、B5、Bw40、Bw51、Bw52出现频率高，发病中具有重要作用。

组织学可见全层动脉炎，包括急性渗出性炎症反应、慢性非特异性增殖性炎症以及不同类型的肉芽肿改变。动脉各层均有以淋巴细胞和浆细胞为主的细胞浸润(图68-34)，偶见朗汉斯巨细胞。主要为弥漫性纤维组织增生，呈广泛而不规则的增生或变硬，管腔有不同程度的狭窄，常合并有血栓形成，病变在主动脉分支开口处较严重，有时可使冠状动脉开口处或近段狭窄，少数受累动脉的弹力纤维和平滑肌纤维遭受严重破坏或断裂，在局部血流动力学的影响下形成动脉扩张甚至动脉瘤。

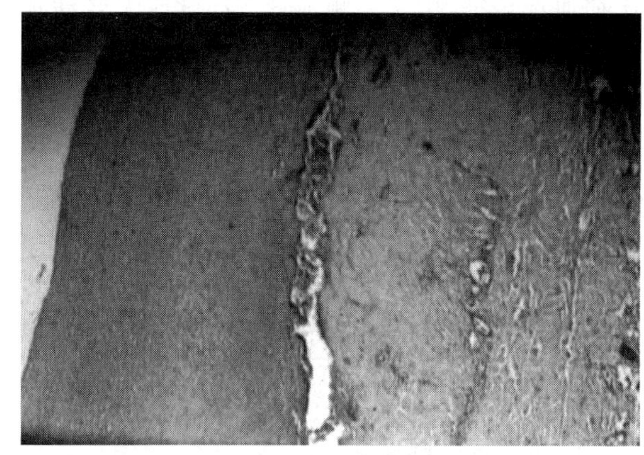

图68-34　大动脉炎的病理（放大10倍）

本病可发生在颈动脉、主动脉、锁骨下动脉、椎动脉、肾动脉、腹腔动脉、肠系膜上动脉、肝动脉、脾动脉、冠状动脉、肺动脉等。约84%的病人累及2-13支动脉，其中以头臂动脉（尤其以锁骨下动脉）、肾动脉、胸腹主动脉及肠系膜上动脉为好发部位。腹主动脉伴肾动脉受累者约占80%；单纯肾动脉受累者约占20%，单侧与双侧相似，肺动脉受累可高达50%。

【临床表现】

局部症状或体征，如颈动脉压痛，出现前数周，少数病人可有全身的不适、易疲劳、发热、食欲不振、恶心、出汗、体重下降和月经不调等症状；当局部症状和体征出现后，全身症状多逐渐减轻或消失。多数病人则无上述症状。

笔者根据临床表现将其分为脑缺血型、高血压型、肢体缺血型、动脉瘤型及心肺血管和内脏血管受累型共五型，其间常可参差。通常则根据病变部位可分为四型：头臂动脉型、主 - 肾动脉型、广泛型及肺动脉冠状动脉型。

1. 头臂动脉型

(1) 症状：颈动脉和椎动脉狭窄和闭塞，可引起一过性脑缺血（TIAs）至脑卒中的不同程度的缺血，可有头昏、眩晕、头痛、黑矇、记忆力减退、视力减退，甚至失明，咀嚼肌无力、疼痛，少数病人因局部缺血导致鼻中隔穿孔，上颚及耳壳溃疡，牙齿脱落及面肌萎缩。脑缺血严重者可有反复晕厥、抽搐、失语、偏瘫和昏迷。直立位、走动或进食时脑缺血症状更易发作。少数病人由于局部血压或氧分压低或颈动脉与周围组织发生粘连，故颈动脉窦较为敏感，当头部急剧位置改变或起立时，可产生颈动脉窦性晕厥。单或双侧上肢无脉和无力，发凉、酸痛、麻木为较常见表现。少数病人可发生锁骨下动脉窃血综合征，由于一侧锁骨下动脉或无名动脉狭窄 50% 以上闭塞时，可使同侧椎动脉的压力降低，故对侧椎动脉的血流逆流入狭窄或闭塞侧的椎动脉和锁骨下动脉，当患侧上肢活动时，血流可增加 50%~100%，加重脑部缺血而发生一过性头晕或晕厥。

(2) 体征：颈动脉、桡动脉、肱动脉搏动减弱或消失，两侧上肢收缩压差大于 10mmHg，约半数病人于颈部或锁骨上部可听到二级以上的血管收缩期杂音，少数伴有震颤。

2. 主 - 肾动脉型

(1) 症状：因高血压而出现疼痛、头晕、心慌。因下肢缺血而有肢体乏力、发凉、酸痛和间歇性跛行等症状。

(2) 体征：

1) 高血压为本病的一种重要临床表现，尤以舒张压升高明显。肾动脉狭窄越严重，舒张压越高，其发生原理可能为降主动脉严重狭窄，大动脉炎病人上下肢血压差 <20mmHg 时提示主动脉有狭窄；但更多的还是由肾动脉狭窄引起的肾性高血压。主动脉瓣关闭不全可引起收缩期高血压。在单纯肾血管性高血压中，下肢血压较上肢高。单纯降主动脉狭窄时，上肢血压高而下肢血压低或测不出，中医名称为"下阴上阳"。若上述两者合并存在，则上下肢血压相差更大。

2) 血管杂音：约 80% 的病人可于脐上部闻及高调的收缩期或收缩期和舒张期双期血管杂音，无论单侧还是双侧肾动脉狭窄，半数以上的腹部血管杂音为Ⅰ~Ⅱ级，可向左或向右传导。研究发现，犬的腹主动脉狭窄达 60% 时才出现血管杂音，狭窄达 73% 时杂音最响，若达到 78% 以上时杂音反而减弱或听不到。一般认为当管腔狭窄 >60%，狭窄远近端收缩压差 >30mmHg 时才产生肾性高血压。

3. 广泛型　具有上述两种类型的特征，属多发性病变，多数病人病情较重。

4. 肺动脉、冠状动脉型　本病合并肺动脉受累并不少见，约占 50%，上述三种类型均可累及肺动脉，而在各类型中合并或不合并肺动脉受累者无明显差异。尚未发现单纯肺动脉受累者。肺动脉高压为一种晚期并发症，约占 1/4，多为轻度或重度，而重度着少见。临床上出现心悸、气短较多，但症状均较轻，肺动脉瓣区可闻及收缩期杂音和肺动脉瓣第 2 音亢进，肺动脉狭窄较重的一侧呼吸音减弱，应与其他肺血管疾病，如肺动脉血栓栓塞症或原发性肺动脉高压等进行鉴别。冠状动脉受累者较少见，但一旦发生，后果严重，笔者曾遇到一例 12 岁女性病人，竟死于急性心肌梗死。

5. 大动脉炎性动脉瘤　报道有 4%~13% 病例有此种表现。

【实验室检查】

大动脉炎尚无特异性血液化验项目。

1. 红细胞沉降率增快　约有 43% 的病人红细胞沉降率增快，笔者曾见到快至 130mm/h 者，血沉是反映本病活动的一项重要指标，疾病活动时血沉增快，病情稳定后血沉恢复正常。

2. "C" 反应蛋白和高敏 "C" 反应蛋白：经常呈阳性结果，其临床意义与血沉类似。

3. 抗链球菌溶血素 "O" 这种抗体的增加仅说明病人近期曾有链球菌感染，本病约半数病人出现阳性或可疑阳性。

4. 血常规　少数有白细胞增高，但中性粒细胞无明显变化。1/3 病人出现贫血，可能由于长期病变活动或女性雌激素影响造血功能所致。

5. 血清蛋白电泳　常有 α1、α2 及 γ 蛋白增高，白蛋白降低。

6. 血清抗主动脉抗体测定　血清抗主动脉抗体滴度≥1∶32为阳性，≤1∶16为阴性。大动脉炎病人阳性率达91.5%，滴度≥1∶64者占65%，假阳性占8.5%。

7. 心脏改变　约1/3的病人有轻度左心室扩大，重度扩大者少见。原因为高血压致后负荷增加，主动脉瓣关闭不全后冠状动脉受累致心肌损害。

8. 胸主动脉的改变　常为升主动脉或弓降部的膨隆、凸出、瘤样扩张，可能与高血压有关。降主动脉尤以中下段变细的内收及搏动减弱等提示降主动脉有广泛狭窄。

9. 心电图检查　约半数病人有左心室肥厚和劳损征象，少数表现为冠状动脉供血不全或心肌梗死。

10. 眼底检查　无脉病眼底为本病的一种特异性改变，发生率约为14%，可分为三期：

第一期，血管扩张期：视神经乳头发红，动静脉扩张，淤血，静脉管腔不均毛细血管新生。

第二期（吻合期）：瞳孔散大，反应消失，虹膜萎缩，视网膜动静脉吻合形成，周边血管减少（图68-35）。

第三期（并发症期）：表现为白内障，视网膜出血和剥离。

11. 肺功能检查　肺功能改变与肺动脉狭窄和肺血流受损有关，通气功能下降及双肺血流减少者多，而弥散功能障碍者少见，肺顺应性降低。

12. 经颅超声检查　检查头部血流量，测定动脉管腔的大小，对诊断和了解病情变化或术后随访有价值。

13. 腹部超声和肢体多普勒血流检查　前者可探查主动脉及其分支狭窄或闭塞情况；后者可了解肢体血流情况。

14. 放射性核素检查　用以明确双肾功能及血流情况。

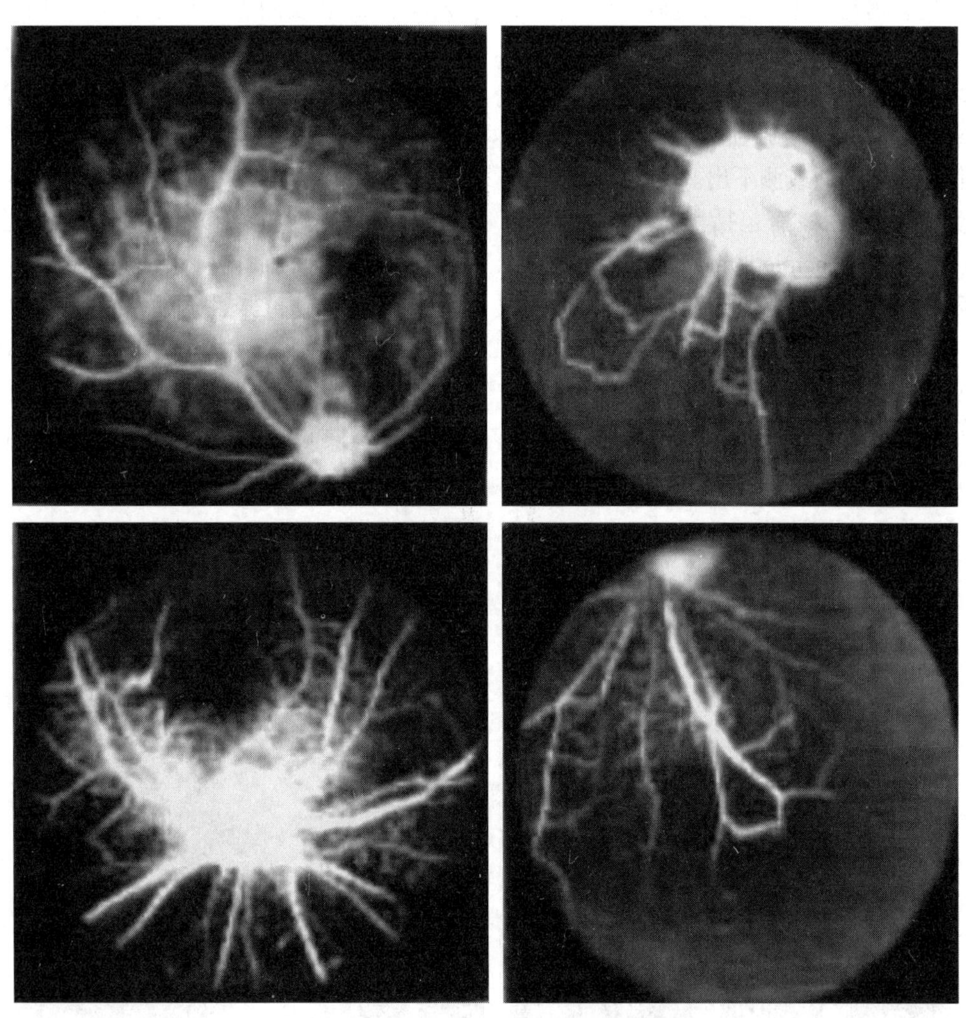

图68-35　大动脉炎的眼底改变

15. 血浆肾素活性(plasma renin activity,PRA) 测定双肾静脉 PRA 比值(患侧 / 对侧)以及远心端下腔静脉 PRA 或对侧肾静脉与远心侧下腔静脉 PRA 比值,它有助于诊断、确定手术适应症和预测疗效。若患侧肾素活性较健侧增高 50% 时可认为肾动脉狭窄。

16. 主动脉造影或 DSA 应对头臂动脉(图 68-36)、胸、腹主动脉、肾动脉、髂动脉及肺动脉进行全面检查。选择性肾动脉造影可观察肾动脉狭窄的部位、范围、程度、远端分支、血流消失的快慢和侧支循环情况。

17. 冠状动脉造影根据其病理特征可分为三型:

Ⅰ型:冠状动脉口及其近段狭窄或闭塞,此型最为多见;

Ⅱ型:弥漫型,其病变可波及到心外膜分支;

Ⅲ型:冠状动脉瘤。后两种类型很少见。

【诊断与鉴别诊断】

1. 诊断 大动脉炎临床表现典型者诊断并不困难,但不典型者需与其他病变相鉴别。凡年轻人尤其是年轻女性具有以下一种以上的临床表现者,应怀疑或诊断本病:

(1) 单或双侧肢体出现缺血症状,伴有动脉搏动减弱或消失,血压降低或测不出。

(2) 脑动脉缺血症状:有包括黑矇等短暂性脑缺血发作(transient ischemic attack,TIA)者,或伴有单侧或双侧颈动脉搏动减弱或消失或颈部血管杂音者。

(3) 近期发生的高血压或顽固性高血压,伴有上腹部二级以上的高调血管杂音。

(4) 无低热、红细胞沉降率快,伴有血管性杂音、四肢脉搏或血压有改变者。

(5) 累及肺动脉或冠状动脉引起相应的临床症状者。

(6) 有无脉病眼底改变者。

本病多发于青年,但中年亦可罹患此病,尤其是病史在 5 年,甚至 10 年以上的病例。有怀疑者应进一步实验室和辅助检查,但仅血管造影发现肾动脉狭窄尚不能肯定是高血压的原因,还必须看肾动脉狭窄是否引起肾脏缺血而导致肾素 - 血管紧张素系统活性增高,分侧肾动脉肾素活性测定对血管性高血压的诊断及估计手术预后很有价值。

诊断标准:采用 1990 年美国风湿病学会(ACR)提出的新的大动脉炎的诊断标准,包括 6 项:①发病年龄 ≤ 40 岁;②患肢间歇性运动乏力;③一侧或双侧肱动脉搏动减弱;④双上肢收缩压差 >10mmHg;⑤锁骨下动脉或主动脉杂音;⑥造影提示主动脉及一级分支或上下肢近端的大动脉狭窄或闭塞,病变常为局灶或节段性,且不是由动脉粥样硬化、纤维肌性发育不良或其他原因引起。符合上述 6 项中的 3 项者可诊断本病。该标准简洁实用,易于推广使用,在部分国家一直沿用至今,2011 年中华医学会风湿病学分会《大动脉炎诊断及治疗指南》中也是据此标准进行诊断。临床中有时遇到部分大动脉炎病人仅有大动脉扩张性病变或伴有动脉瘤,或未累及弓上动脉,那么 ACR 标准的 2~5 条这 4 条标准往往难以满足,如果只满足第 1 条和第 6 条,就无法被诊断。因此,临床中容易有漏诊和误

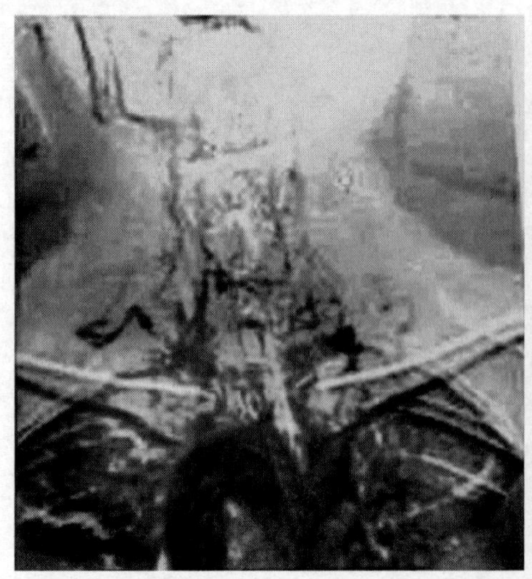

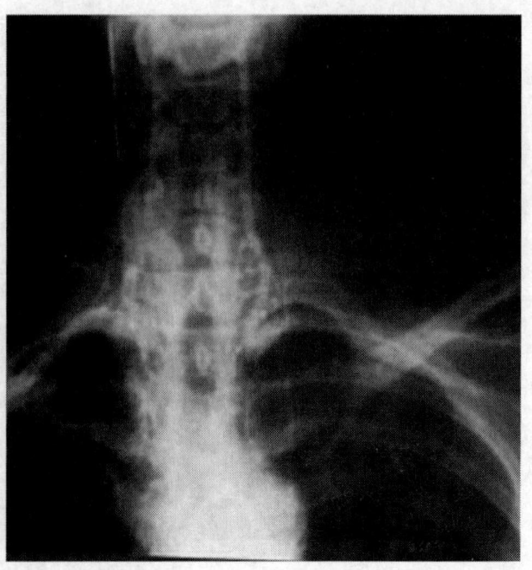

图 68-36 大动脉炎四血管病变的动脉造影所见

诊的情况。ACR 诊断标准敏感性 90.5%、特异性 97.8%，也就是仍有接近 10% 的病人被漏诊、2.5% 的病人被误诊。

2. 鉴别诊断

(1) 肾动脉肌纤维发育不良症（fibromuscular-dysplasia，FMD）：也好发于年轻女性，病变常累及肾动脉远端及其分支，特点是肾动脉呈串珠样改变，以右肾动脉受累较多见。其他动脉，如髂动脉，常有类似病变。

(2) 动脉粥样硬化：年龄多较大，以 50 岁以上的男性好发，病史较短，无大动脉炎活动的临床表现，血管造影常显示动脉粥样硬化病变。

(3) 先天性主动脉缩窄：累及胸降主动脉上部，病变局限，多见于年轻男性，血管杂音位置也高，无全身活动性炎症表现。胸主动脉造影可见特定部位缩窄，婴儿型位于主动脉峡部，成人型位于动脉导管相接处。

(4) 血栓栓塞性脉管炎：为外周血管闭塞性病变，下肢较常见，好发于年轻男性，多有吸烟史，可伴有静脉炎。

(5) 结节性多动脉炎：有发热、红细胞沉降率快及脉管炎表现，但主要发生在肢体和内脏小动脉。

(6) 胸廓上口综合征中的动脉型：桡动脉搏动减弱常随体位改变而异，可伴有臂丛神经和 / 或锁骨下静脉受压的表现。

(7) 白塞病：可出现主动脉瓣及其他人血管的病变，但白塞病常有口腔溃疡、外阴溃疡、葡萄膜炎、结节红斑等，针刺反应阳性。

【治疗】

本病发现时如无症状，疾病已稳定，对这类病人可随访观察。高度怀疑有结核菌感染者，应同时抗结核治疗。

1. 内科药物治疗

(1) 抗感染治疗：病人于发病早期常有上呼吸道、肺部或其他脏器感染，有效控制感染有利于阻止病情发展。

(2) 激素：对早期或活动期病人效果较好，可望短期内改善症状，体温和红细胞沉降率下降或恢复正常。多口服泼尼松、地塞米松，重者可静脉给药。红细胞沉降率下降时，激素逐渐减量，至正常后试行停药直至完全停药。少数病人需长期小剂量服用泼尼松，但合并结核或恶性高血压者不宜长期应用此药。

(3) 免疫抑制剂：如环磷酰胺或 6- 巯基嘌呤等，一般多与激素合用，以加强疗效和减少激素用量。

对本病活动性的评估，是临床上决定是否用激素或者免疫抑制剂的主要依据。临床上尚无判断大动脉炎活动性的公认指标，多采用美国国立卫生研究院提出的标准：①部分病人发病时可有全身症状，如发热、肌痛；②血沉升高；③受累血管有缺血与炎症表现，如患肢间歇性活动疲劳、动脉搏动减弱或消失、血管杂音、血管痛、上肢或下肢血压不对称；④造影可见典型的血管损害。具备 2 项或以上初发或加重即可判断为病变有活动性。

(4) 扩血管药物：可用烟酸、妥拉唑林、安布乐克、曲克芦丁、前列腺素 E1 等改善脑部和肢体血运。

(5) 降低血黏度药物：如低分子右旋糖酐等。

(6) 抗血小板药物：如肠溶阿司匹林、双嘧达莫、噻氯匹定等。

(7) 抗高血压药物：本病对一般的降压药物反应不佳，常需两种以上药物合并应用。控制肾血管性高血压的首选药物为卡托普利，它是一种血管紧张素转换酶抑制药，可阻断血管紧张素Ⅰ转换为血管紧张素Ⅱ，降压效果满意。但该药可使肾小球滤过率降低，长期应用可影响肾功能，故需监测肾功能变化。另一种新的转换酶抑制药——依那普利（enalapril，商品名悦宁定），效果似较前者为好。

(8) 生物制剂：近年来有报道使用抗肿瘤坏死因子（TNF）拮抗剂可使大动脉炎病人症状改善、炎症指标好转，但缺乏大样本的临床验证资料。TNF-α 单克隆抗体及 TNF 受体 - 抗体融合蛋白均可试用，具体用法参见药物说明书。

2. 经皮经腔内血管成形术　本病是全身大、中动脉的广泛性病变，同时累及多支动脉，呈慢性进行性改变，手术治疗常较困难。经皮经腔内血管成形术具有创伤小、简单易行、并发症少、可反复应用等优点，尤其适用于年幼病人，是目前治疗多发性大动脉炎广为使用的方法，但远期再狭窄率和再手术干预率较高。对反复狭窄者，可行支架植入术。治疗效果与狭窄长度有关，短者比长者疗效好。1978 年 Gruntzig 用于治疗肾动脉狭窄所致的高血压。报道认为，用本法治疗的肾血管性高血压获得痊愈或改善者达 80%~100%。但笔者于早年治疗 12 例于 2 年内全部复发，其中 1 例扩张达 3 次，仍于 2 年后改为主 - 肾动脉搭桥术。大动脉炎的基本病理与动脉硬化不同,因而不能达到与后者相同的结果。

一般主张先行皮球囊扩张成形术,如失败才考虑行血管内支架置入术。这些经验在肾动脉和肺动脉病变的介入得到证实(图 68-37)。对经皮腔内血管成形术无法实施或治疗失败的病变,可考虑行外科手术治疗。

3. 手术治疗　主动脉及其主要分支狭窄甚至闭塞,产生严重的脑或肢体缺血影响功能者,以及严重的血管性高血压经药物治疗无效者,应考虑手术治疗。一般在病情稳定后,包括体温、血沉、白细胞计数、IgG 均正常。在病变活动期,血管组织充血、水肿、脆弱,有时主动脉经钳夹后即破裂,在处理 PTA 失败后病例时尤其如此,且此时病人全身抵抗力低,术后易并发感染,病变易复发。

手术治疗的原则是在脏器(如肾脏)功能尚未丧失时进行动脉重建,以期改善血供维持功能。单侧肾严重萎缩、功能严重受损、肾动脉严重狭窄或闭塞,无法接受血运重建者,而对侧肾正常者可考虑施行肾切除术,事实上,有时肾小如鸽蛋和明显纤维化。

术前必须作动脉造影。一般多采用旁路转流术以免游离病变部位,保留已建立的侧支循环。手术方案的确定主要根据病变部位、受累范围和流出道情况而定。

(1)头臂动脉型

1)胸外途径的转流术:胸外途径转流手术创伤小,并发症少,死亡率低,手术效果满意,临床上较常应用。可采用自体静脉或人工血管作移植材料。有两支以上的血管阻塞时可采用序贯转流。其常用术式有:①锁骨下动脉 - 颈总动脉转流术(图 68-38):适用于颈总动脉或锁骨下动脉起始部狭窄或闭塞者,但不宜以颈总动脉 - 锁骨下动脉转流术解决上肢无脉。必须牢记脑供血十分重要;②颈总动脉 - 颈总动脉转流术:适用于一侧颈总动脉狭窄或闭塞;③腋动脉 - 腋动脉转流术:适用于锁骨下动脉或无名动脉狭窄或闭塞,尤其适用于产生锁骨下动脉窃血综合征者,可有效改善患侧上肢缺血及由椎动脉引起的窃血现象;④锁骨下动脉 - 颈动脉 - 颈动脉序贯式转流术:适用

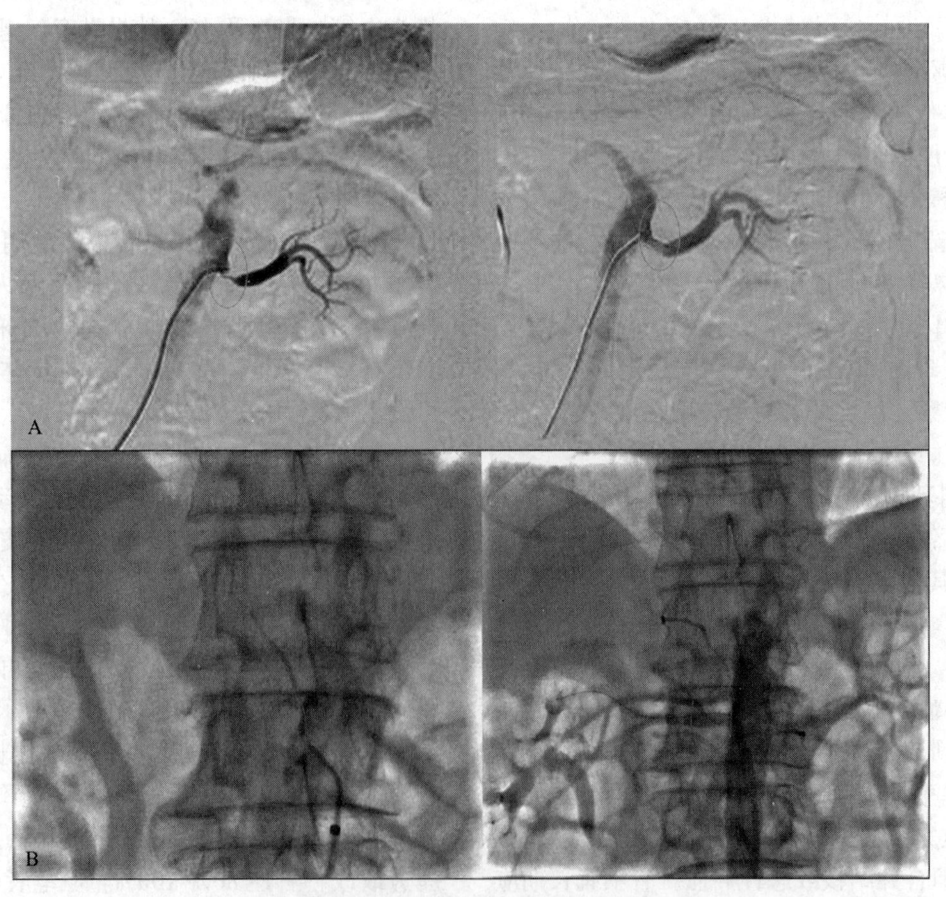

图 68-37　肾动脉狭窄支架置入

A. 术前,左肾动脉狭窄;B. 术后,右肾动脉狭窄

于无名动脉和左颈动脉起始部的狭窄或闭塞，而其远侧动脉通畅者；⑤锁骨下动脉 - 锁骨下动脉 - 颈动脉转流术：适用于无名动脉通畅而左锁骨下动脉和左颈总动脉起始部狭窄或闭塞、或无名动脉起始部或分叉处狭窄或闭塞而左锁骨下动脉通畅者。

2）胸内途径转流术：即进胸施行升主动脉与主动脉弓各个分支之间的转流手术。适用于主动脉弓的分支有多发性病变，特别是无名动脉、左颈总动脉以及左锁骨下动脉均被累及时，为改善脑或上肢的血供，应行此手术。为治疗动脉硬化所致的手术，由 DeBakey 于 1959 年首先报道。

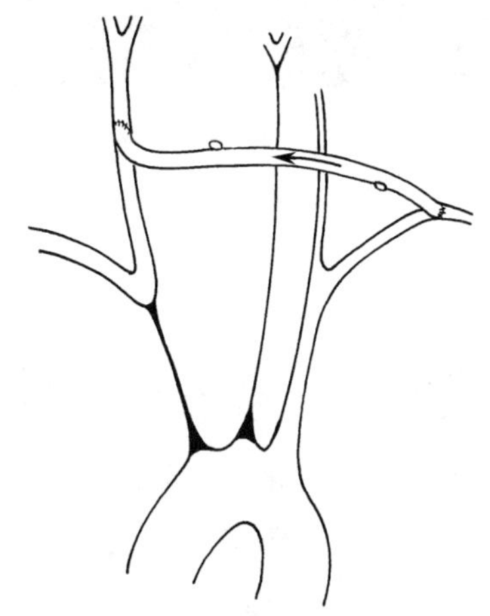

图 68-38　锁骨下动脉 - 颈动脉搭桥术

在大动脉炎病人，当就诊时颈部 4 根血管均已发生阻塞（见图 68-36），而不是单根或局限性病变而无法搭桥。笔者自 1984 年开始无奈为造影无流出道病例探查颈内动脉，发现绝大部分病例的颈内动脉仍通畅，从而为此类严重病例施行升主动脉 - 颈内动脉搭桥提供了依据。根据头臂干阻塞部位和范围的不同，可选择不同的转流方式，如升主动脉 - 双侧颈内动脉搭桥（图 68-39A）、升主 - 锁骨下 - 颈总动脉搭桥（图 68-39B，包括椎动脉成形术），升主 - 锁骨下 - 颈内动脉搭桥术（图 68-39C），后者为最常用术式。手术后病人脑缺血、尤其是视力明显改善，惟缺血后再灌注损伤问题有待解决。术后降颅压，以致对严重病例在术前型预防性开颅等措施也已采用。图 68-40 示升主动脉 - 颈内动脉分期搭桥术，可减少风险，也可见脑血流量的逐渐增加。

（2）主 - 肾动脉型：

1）降主动脉 - 腹主动脉转流术：适用于胸、腹主动脉狭窄或闭塞，有明显上肢高血压及下肢缺血表现者。

2）升主动脉 - 腹主动脉转流术（图 68-41A）：适用于胸、腹主动脉长段狭窄或闭塞，无法行降主动脉 - 腹主动脉转流术者。

3）升或降主动脉 - 腹主动脉 + 肾动脉搭桥术：适用于胸主动脉和 / 或腹主动脉阻塞性病变合并肾动脉狭窄者（图 68-41B）。

4）腹主动脉 - 单或双肾动脉搭桥术：适用于单纯肾动脉狭窄者。

5）脾 - 肾动脉转流术：适用于单纯左肾动脉狭窄者，自远端切断脾动脉，行脾动脉 - 左肾动脉吻合术。

6）肝动脉 - 肾动脉搭桥术：适用于单纯右肾动脉狭窄者。

7）自体肾移植术：适用于单侧肾动脉狭窄者，将患侧肾移植至同侧髂窝，行肾动静脉 - 髂内动静脉吻合（图 68-42）。

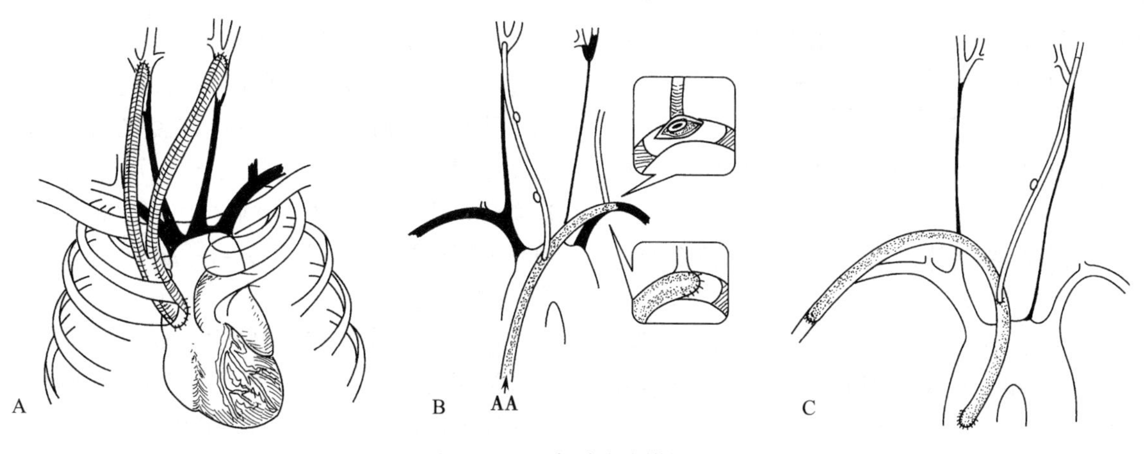

图 68-39　各种胸内搭桥术式

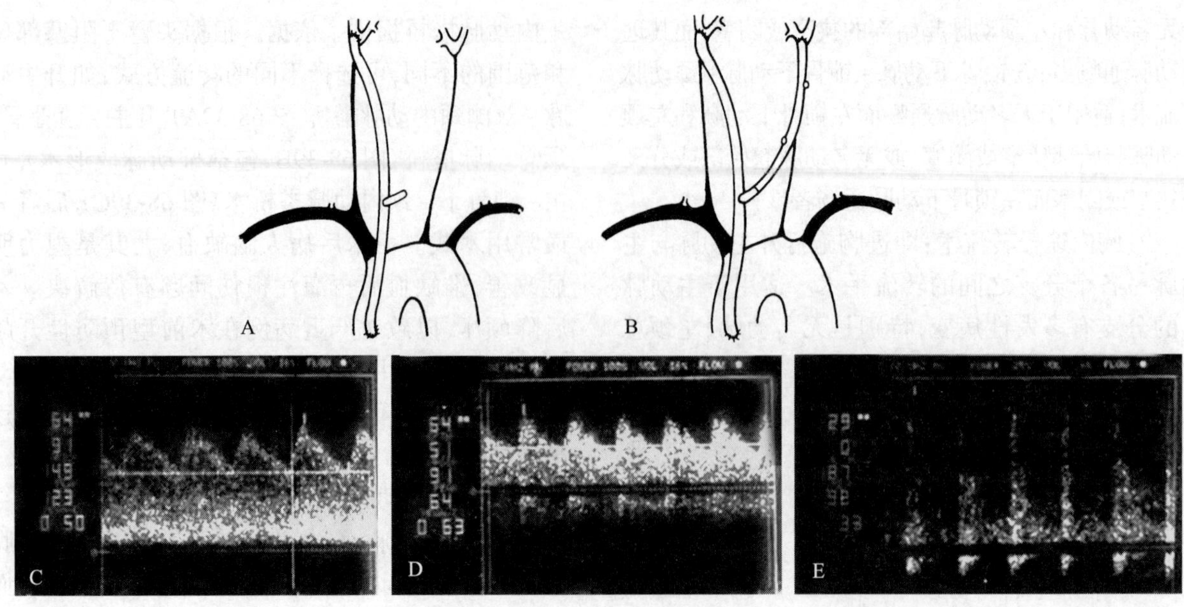

图 68-40 升主动脉-双颈内动脉的分期搭桥术，经颅超声显示血流逐期增加
A、B. 升主动脉-双颈内动脉的分期搭桥术式；C~E. 经颅超声显示血流逐期增加

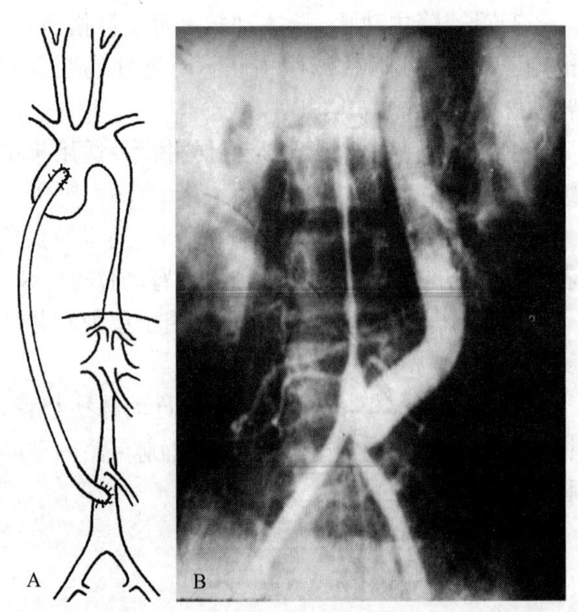

图 68-41 图 A 示升主动脉-腹主动脉架桥术；图 B 为造影示降主动脉-腹主动脉搭桥和人工血管-左肾动脉搭桥术

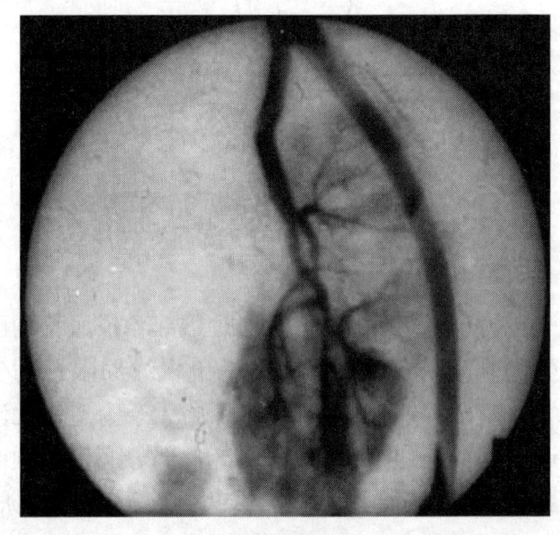

图 68-42 造影显示左肾自体移植

8）双肾功能严重受损时只能考虑行肾移植术。

（3）广泛型：视具体病变部位设法选择合适的转流手术。

（4）肺动脉、冠脉型：因肺血管病变常为多发，且大多累及远端，一般难以外科治疗。心肌缺血者经造影后如能手术，应争取冠状动脉搭桥术，因病人大多年轻。

（5）动脉瘤型：尽量在病情稳定时进行手术。

大动脉炎如在活动期，即使血管病变解剖上非常适合经皮介入或外科手术治疗，也应列为手术禁忌，否则介入部位的再狭窄率或亚急性血栓发生率极高，尤其是支架置入的病人；行血管搭桥病人，血管吻合口出血或假性动脉瘤发生率也很高。故必须在炎症控制 2 个月以上方可考虑手术治疗。

【预后】

本病属于慢性进行性疾病，病情可自然或经积极治疗后缓解、稳定。由于受累动脉的侧支循环形成较丰富，很少发生器官和肢体缺血坏死者。本病预后主要取决于高血压程度、肾功能、脑缺血和冠状动脉供血情况。严重的脑缺血可产生昏迷、偏瘫甚至死亡。持续的高血压可使左心室扩大，心、肾衰竭，病情严重恶化。并发症发生率约为15%，至发病后5年并发症可高达70%。常见的并发症有脑出血或血栓形成、心力衰竭、肾衰竭、动脉瘤破裂、主动脉瓣关闭不全、心绞痛、心肌梗死、主动脉夹层、视力损伤等。病死率约为10.4%，约2/3病人死于已有的并发症。

（舒 畅　郭嫒嫒　汗忠镐）

参考文献

[1] 邹玉宝，蒋雄京. 大动脉炎的研究现状与进展[J]. 中国循环杂志，2016, 31 (8) : 822-824.

[2] KONG X, MA L, WU L, et al. Evaluation of clinical measurements and development of new diagnostic criteria for Takayasu arteritis in a Chinese population [J]. Clin Exp Rheumatol, 2015, 33 (2 Suppl 89) : S-48-55.

索 引

E

F

G

H

J

K

L

M

N

P

Q

R

S

T

W

X

Y

Z

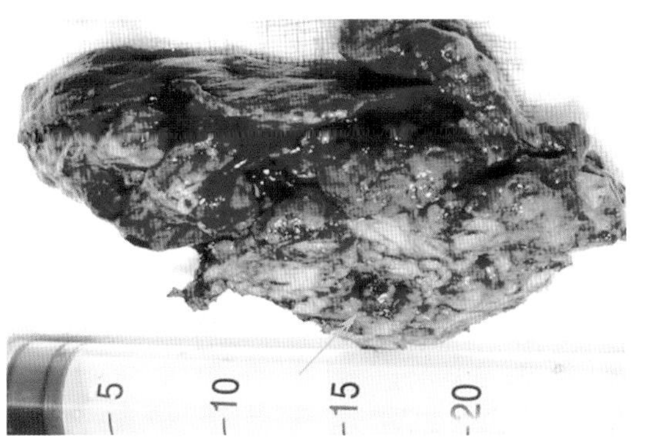

图 54-18　肝胆管内假性动脉瘤

肝段切除标本，显示肝胆管内的假性动脉瘤囊状结构（箭头），肝内胆管显扩张、内有结石，肝实质呈纤维化。手术后未再发生出血

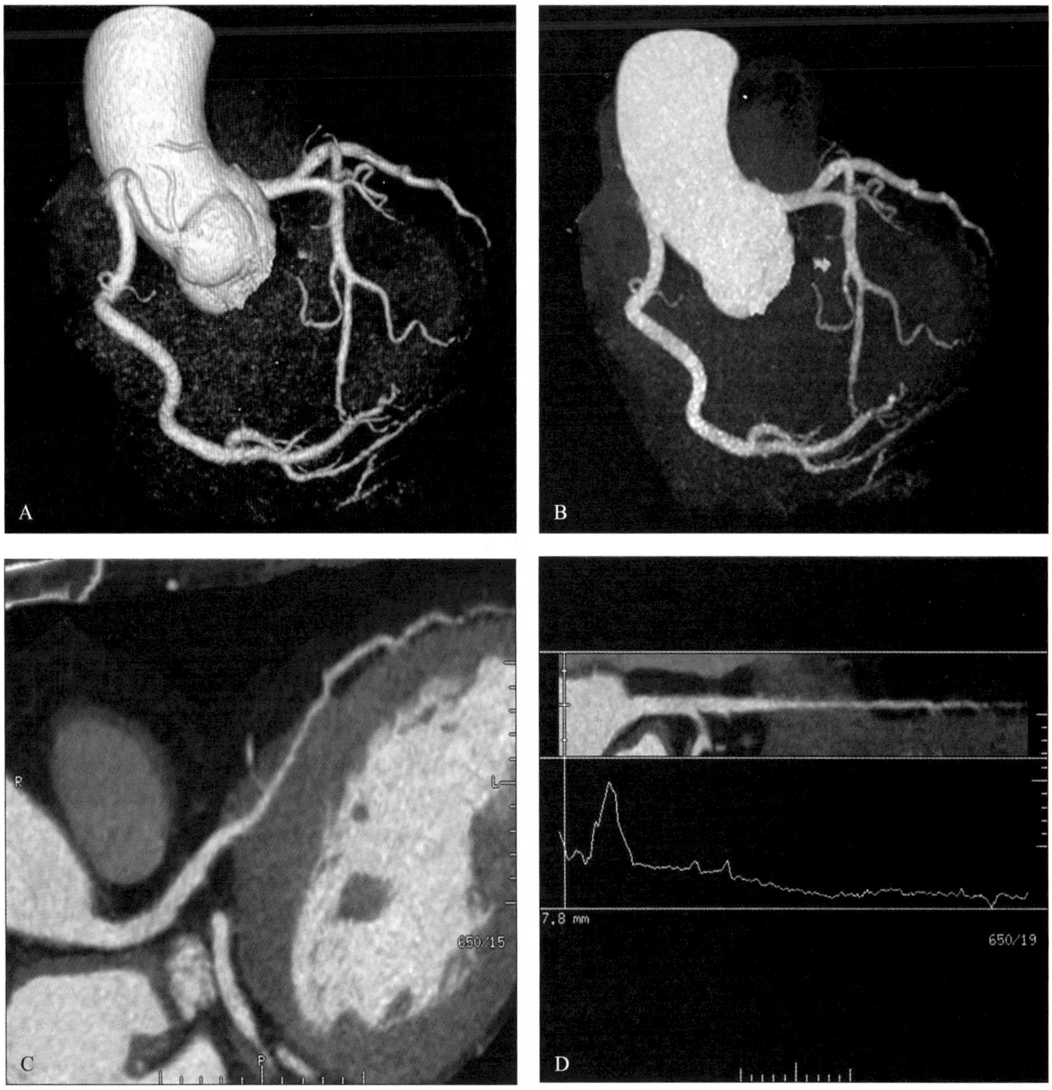

图 59-1　左前降支心肌桥

A. 容积再现图像；B. 最大密度投影图像；C. 左前降支曲面重建图像；D. 血管分析图像。容积再现和最大密度投影显示冠脉左前降支局部稍窄；曲面重建清楚显示该段走行于心肌下；血管分析清楚地显示其狭窄程度

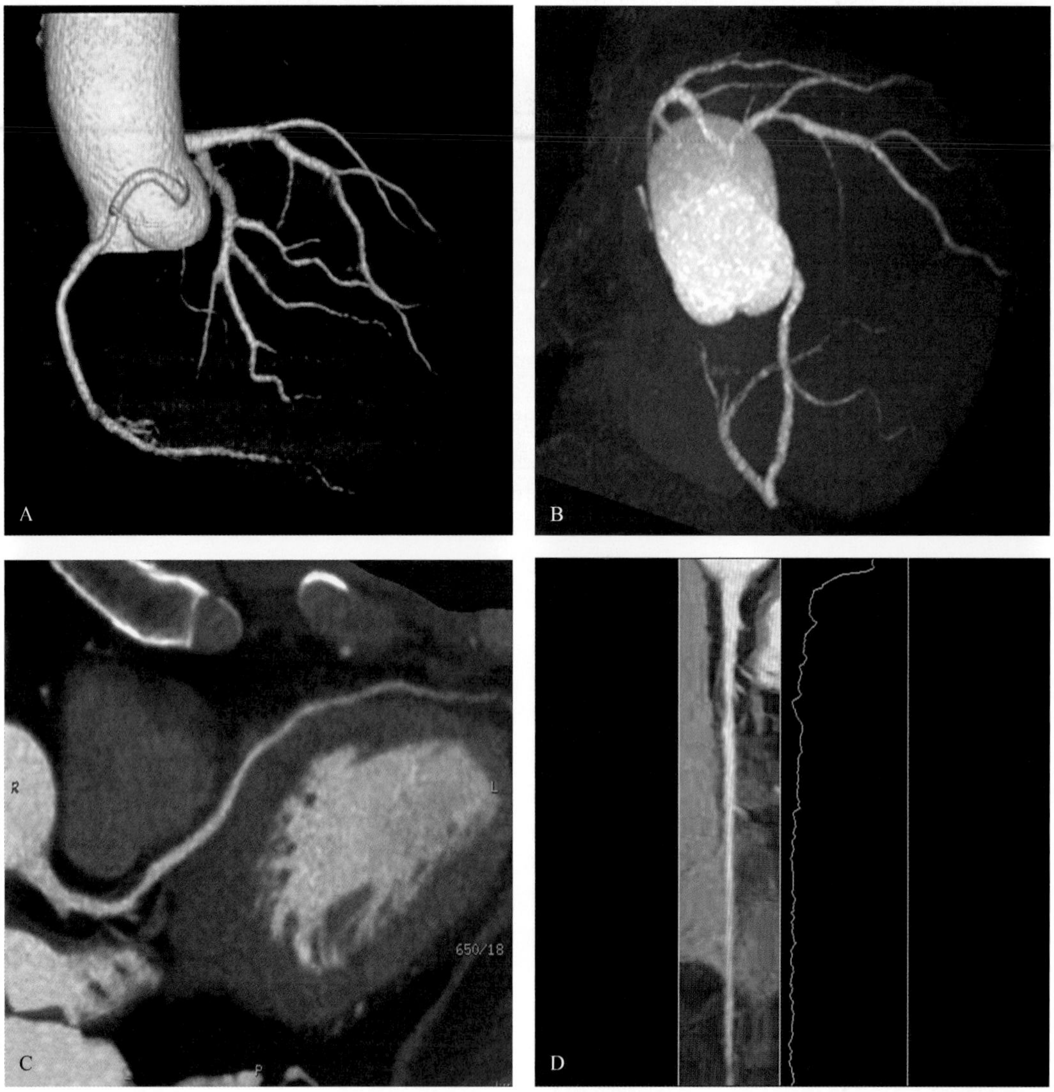

图 59-2 左前降支中段软斑块

A. 容积再现图像；B. 最大密度投影图像；C. 左前降支曲面重建图像；D. 血管分析图像。容积再现和最大密度投影清楚地显示左前降支中段局部狭窄；曲面重建清楚显示管壁偏心性增厚，呈脂质密度；血管分析清楚显示血管狭窄的程度，局部狭窄接近 50%

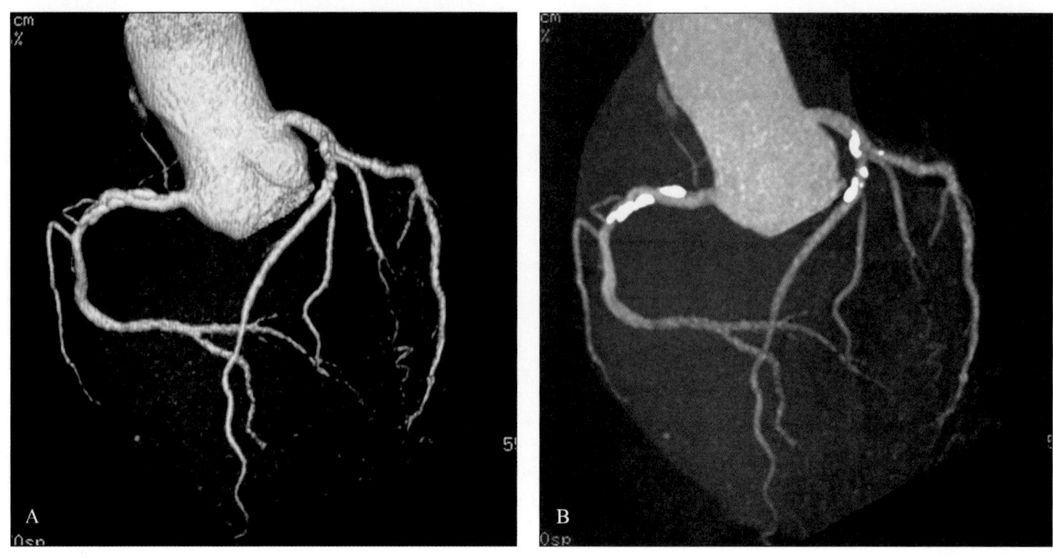

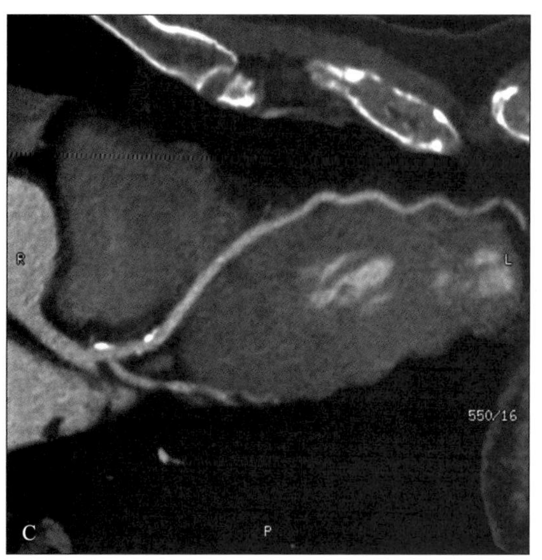

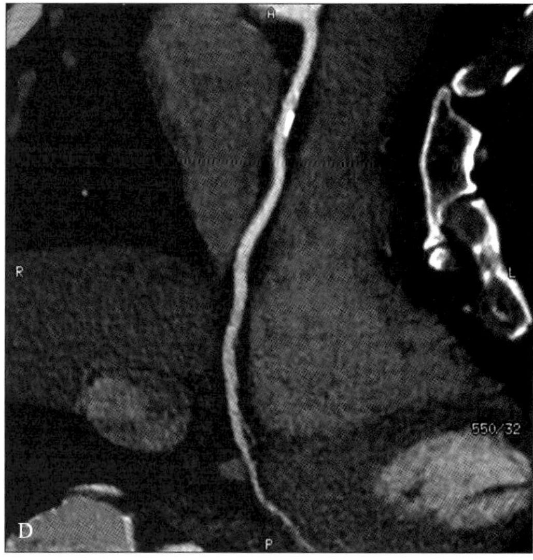

图 59-3　冠脉左前降支混合斑块、冠脉右支钙化斑块

A. 容积再现图像；B. 最大密度投影图像；C. 左前降支曲面重建图像；D. 冠脉右支的曲面重建图像。容积再现和最大密度投影清楚地显示冠脉左前降支和冠脉右支钙化斑块；左前降支曲面重建显示左前降支局部斑块增厚，增厚管壁呈软组织密度伴钙化；冠脉右支曲面重建显示管壁局部钙化，未见其他软组织影

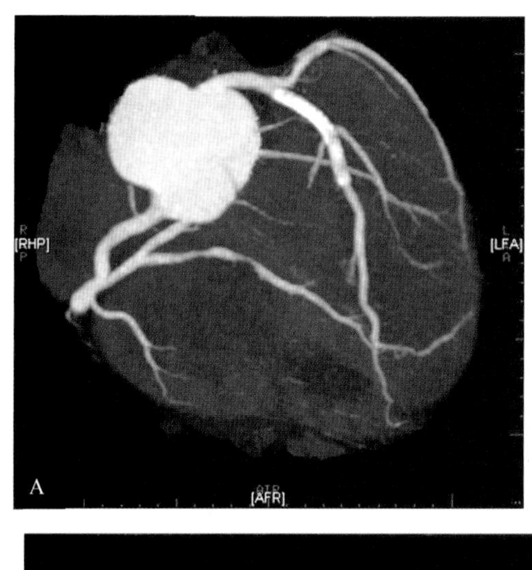

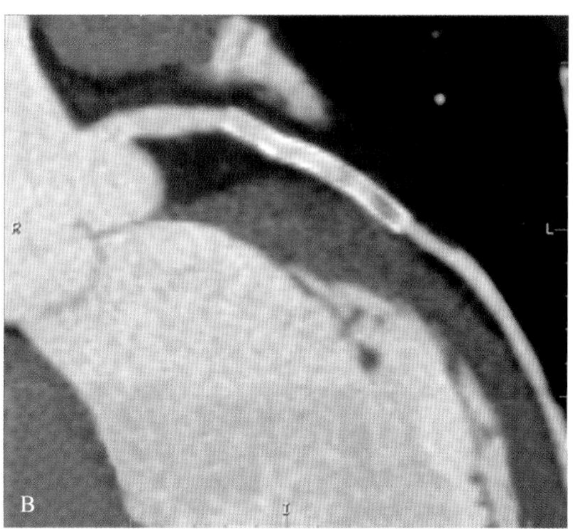

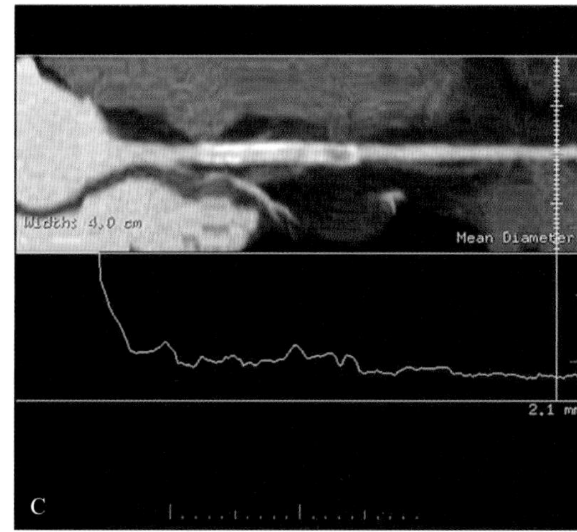

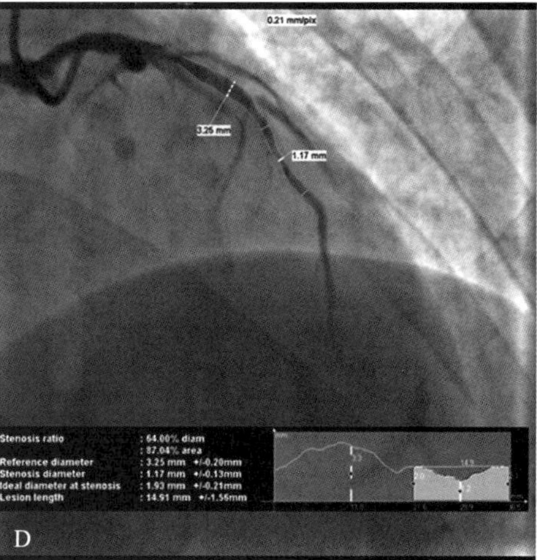

图 59-4　冠脉支架术后

A. 冠状动脉 CTA 的最大密度投影（MIP）图像；B. 曲面重建图像；C. 血管分析图像；D. DSA 所显示的支架通畅情况。MIP 图像与传统的数字减影图像接近，而曲面重建和血管分析图像很好地显示了冠脉分支管壁和支架内的细节

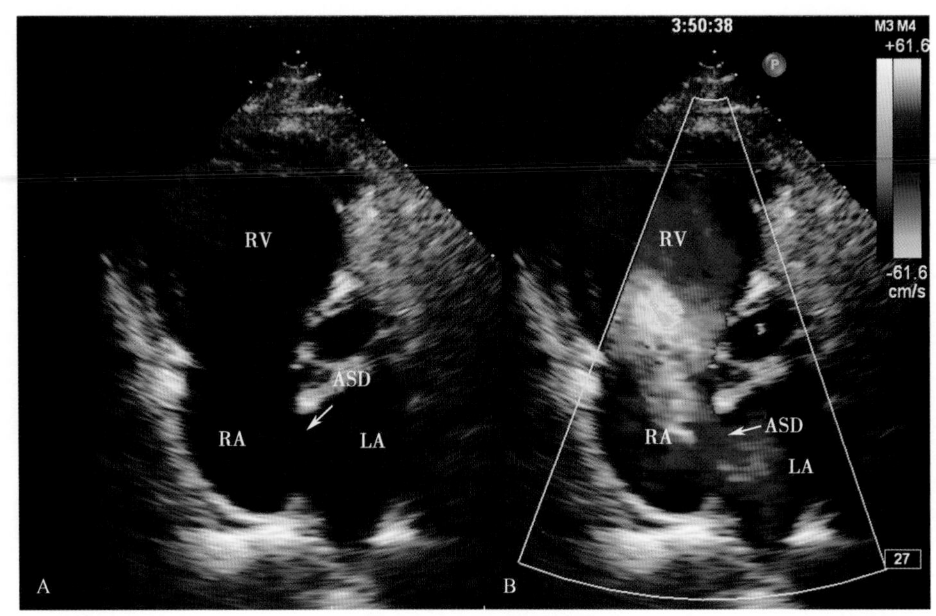

图 59-13 Ⅱ孔型房间隔缺损

A. 心尖四腔心切面，二维超声心动图显示房间隔中段回声缺失（箭头所示）；B. 与 A 为同一切面，彩色多普勒显示房水平左向右分流（箭头所示）。LA：左心房；RA：右心房；RV：右心室；ASD：房间隔缺损

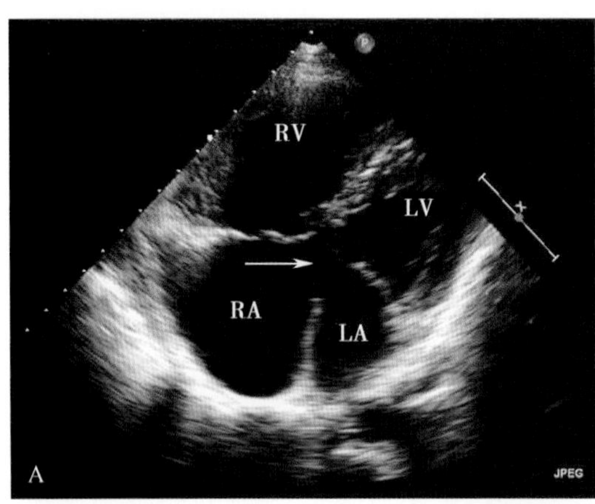

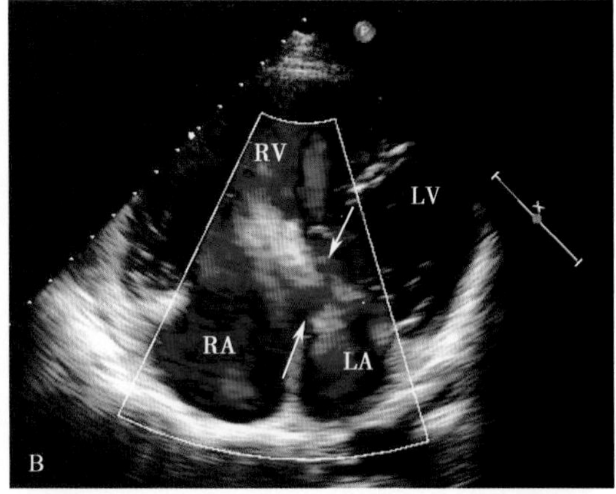

图 59-14 Ⅰ孔型房间隔缺损

A. 心尖四腔心切面，二维超声心动图显示房间隔下段回声缺失（箭头所示）；B. 与 A 为同一切面，彩色多普勒显示房水平左向右分流（箭头所示）。LA：左心房；LV：左心室；RA：右心房；RV：右心室

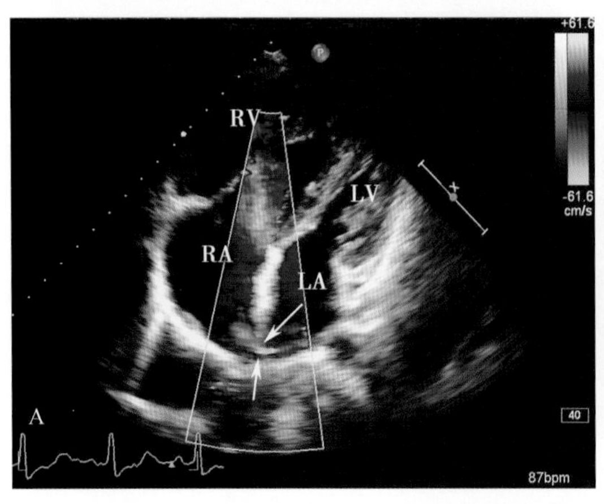

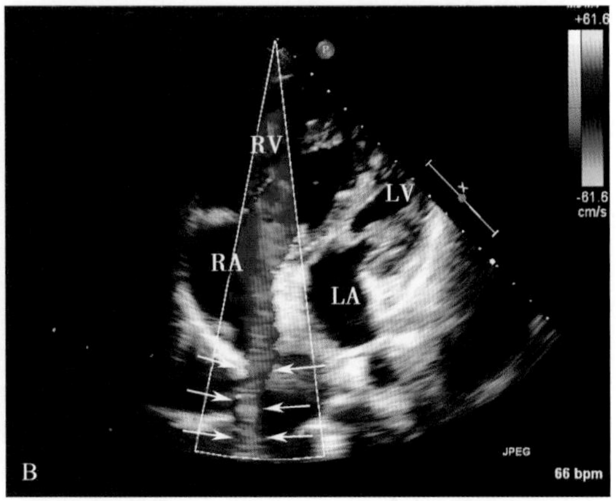

图 59-15 静脉窦型房间隔缺损

A. 心尖四腔心切面，彩色多普勒示房间隔上段左向右分流（箭头所示）；B. 变异心尖四腔心切面，彩色多普勒显示右上肺静脉异位引流至右心房（箭头所示）。LA：左心房；LV：左心室；RA：右心房；RV：右心室

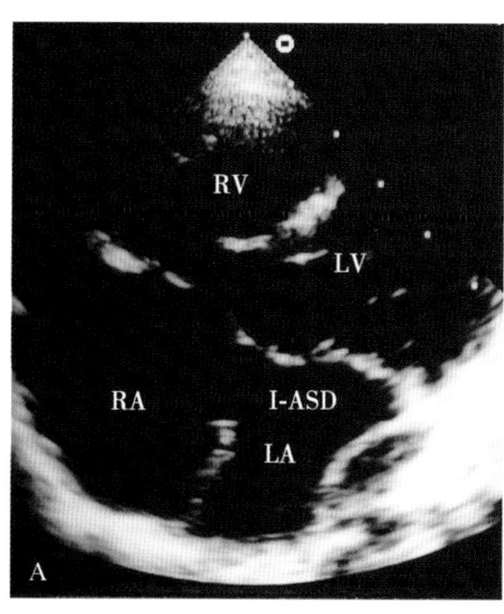

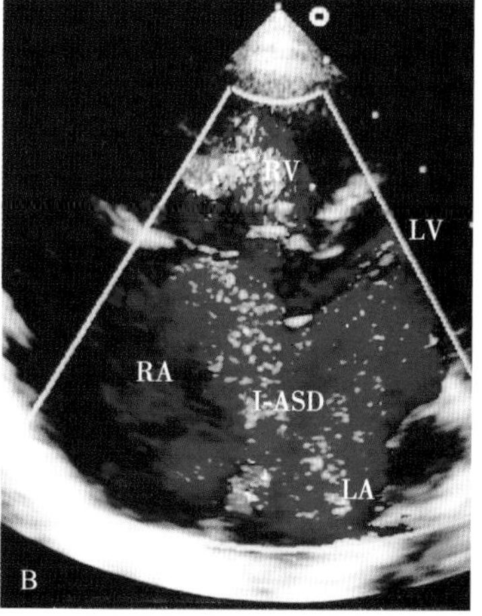

图 59-16　房室间隔缺损

A. 心尖四腔心切面，二维超声心动图显示房间隔下段及室间隔流入道部大段回声缺失；B. 与 A 为同一切面，彩色多普勒示房室水平左向右分流。LA：左心房；LV：左心室；RA：右心房；RV：右心室；Ⅰ-ASD：Ⅰ孔型房间隔缺损

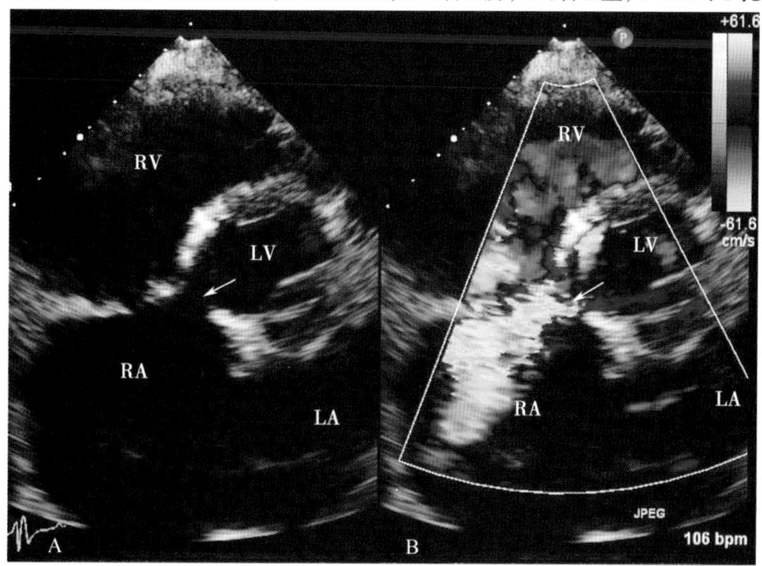

图 59-18　右心房 - 左心室间膜部缺损

A. 胸骨旁左心室流出道短轴切面，二维超声心动图显示左心室 - 右心房之间见一回声缺损（箭头所示）；B. 同一切面，彩色多普勒显示左心室 - 右心房之间左向右分流（箭头所示）

LA：左心房；LV：左心室；RA：右心房；RV：右心室

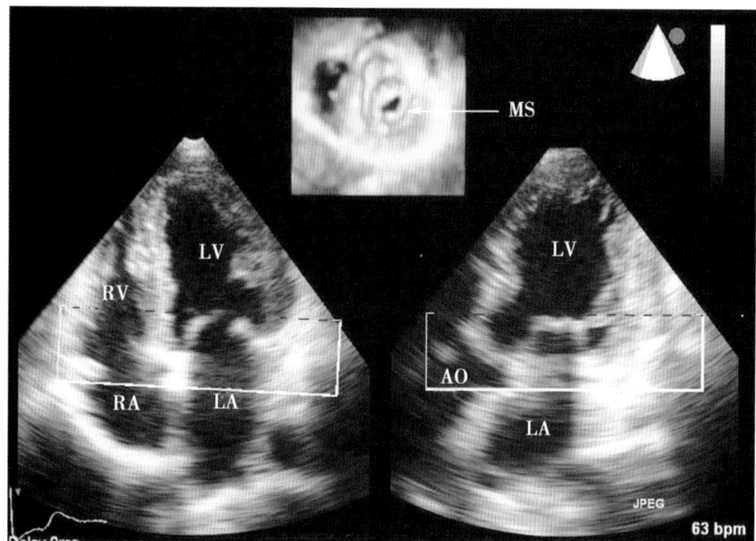

图 59-19　实时三维超声心动图

二尖瓣水平短轴切面，从左心室向左心房观察，二尖瓣开放呈鱼口状（箭头所示）。

LA：左心房；LV：左心室；RA：右心房；RV：右心室；AO：主动脉；MS：二尖瓣狭窄

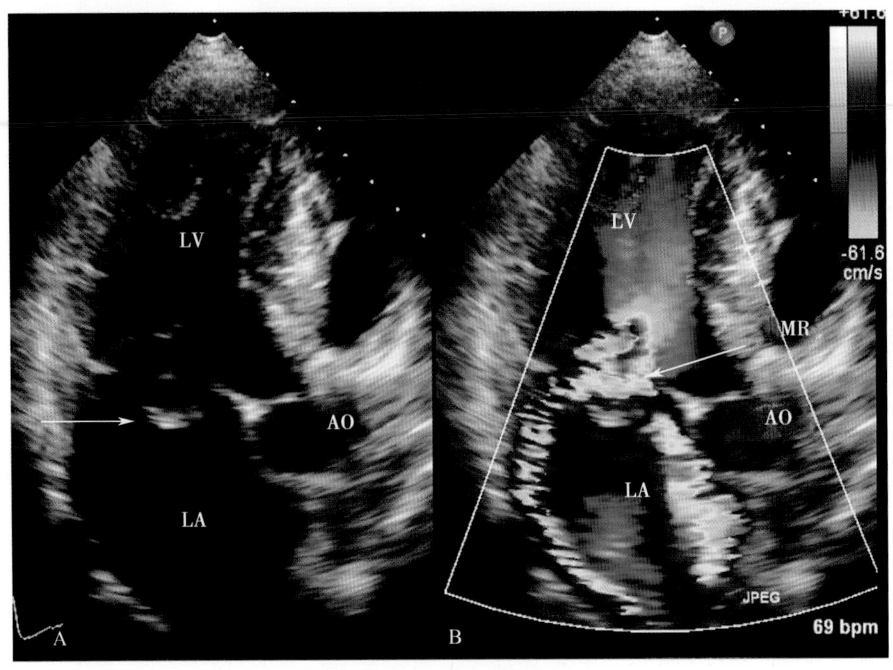

图 59-20　二尖瓣脱垂

A. 心尖长轴切面，二维超声心动图显示二尖瓣前叶脱垂（箭头所示）；B. 与 A 为同一切面，彩色多普勒显示重度二尖瓣反流（反流束沿二尖瓣后叶，箭头所示）。

LA：左心房；LV：左心室；AO：主动脉；MR：二尖瓣反流

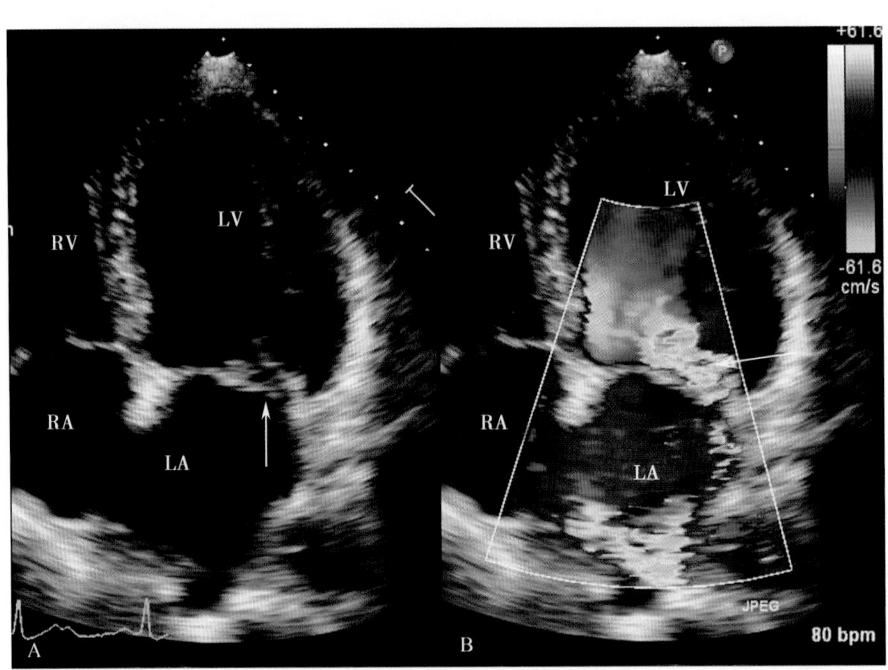

图 59-21　腱索断裂

A. 心尖四腔心切面，二维超声显示二尖瓣前叶腱索断裂，致使前叶呈连枷样改变（箭头所示）；B. 与 A 为同一切面，彩色多普勒示重度二尖瓣反流（箭头所示）。

LA：左心房；LV：左心室；RA：右心房；RV：右心室

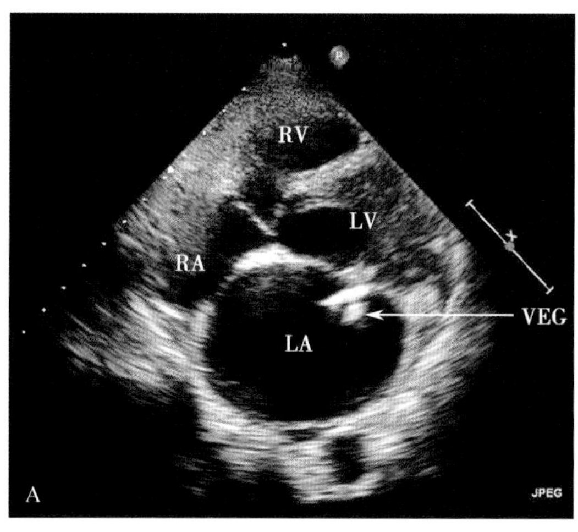

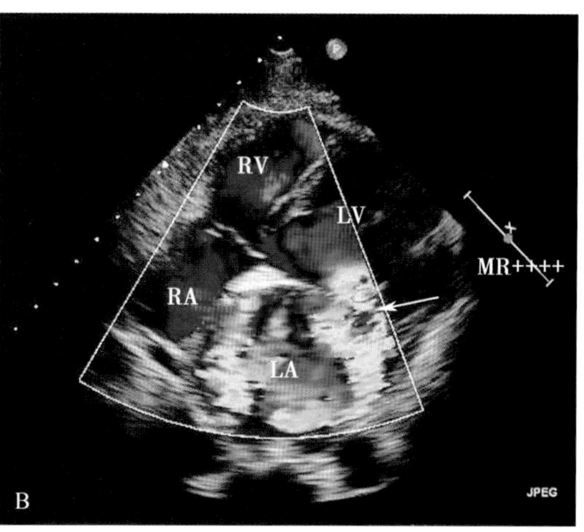

图 59-22　二尖瓣赘生物形成

A. 变异心尖四腔心切面，二维超声心动图显示二尖瓣前叶左心房面二枚条索状赘生物附着（箭头所示）；B. 与 A 为同一切面，彩色多普勒显示重度二尖瓣反流（箭头所示）。LA：左心房；LV：左心室；RA：右心房；RV：右心室；VEG：赘生物；MR++++：重度二尖瓣反流

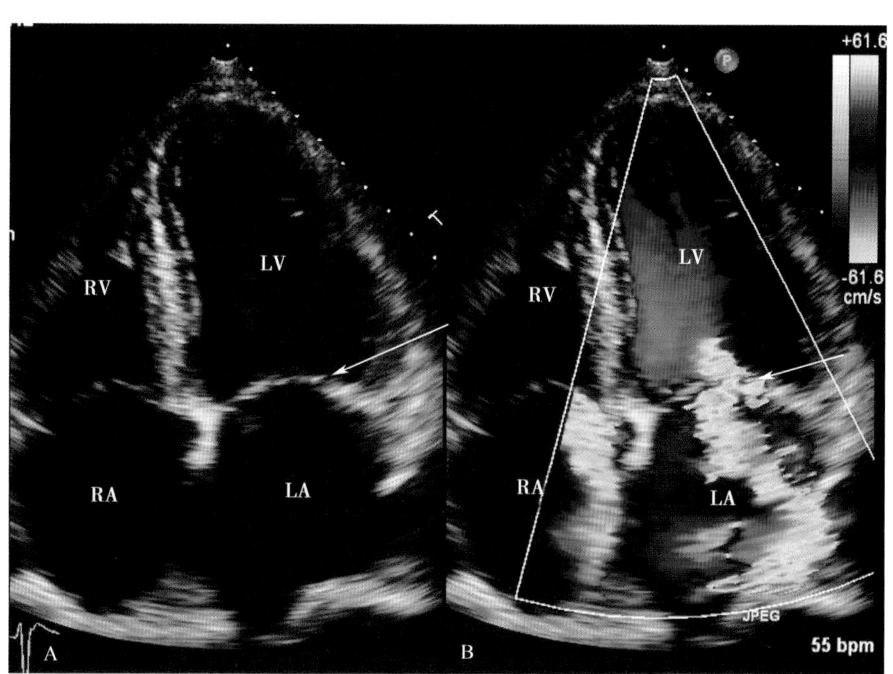

图 59-23　乳头肌功能不全

A. 心尖四腔心切面，二维超声心动图显示二尖瓣关闭时不能退至瓣环水平（箭头所示）；B. 与 A 为同一切面，彩色多普勒显示重度二尖瓣反流（箭头所示）。LA：左心房；LV：左心室；RA：右心房；RV：右心室

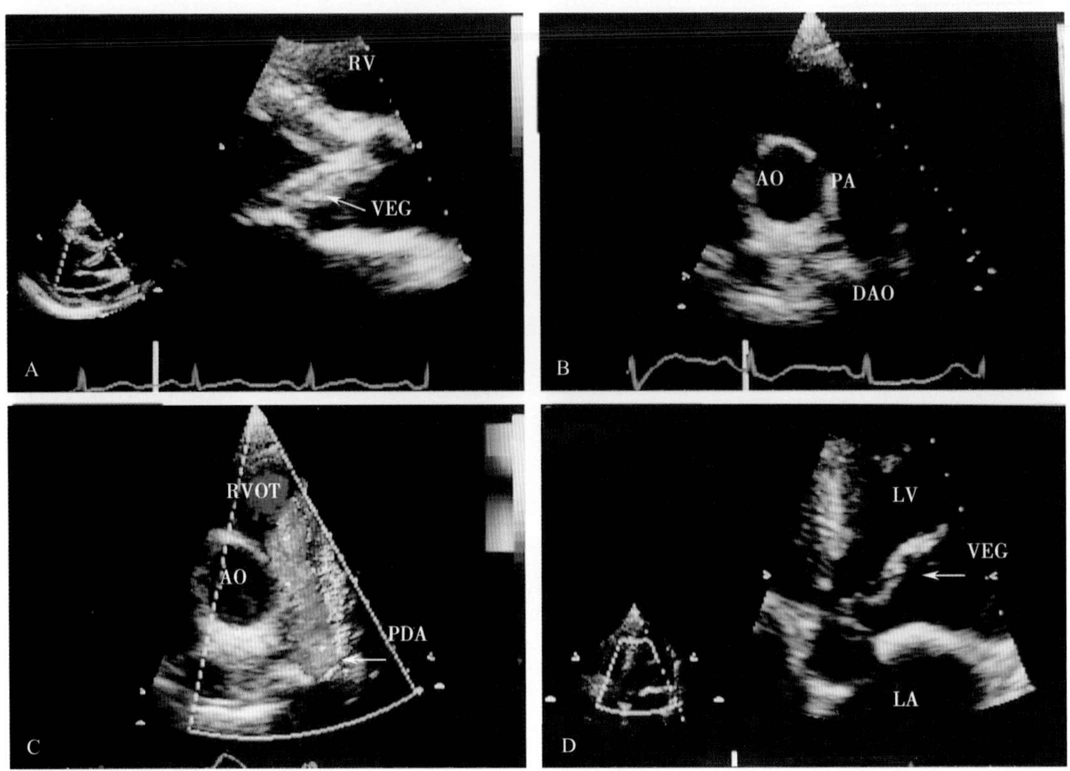

图 59-27 主动脉瓣赘生物

A、D. 胸骨旁长轴切面及心尖五腔心切面均示主动脉瓣上可见杆状赘生物(VEG)附着(箭头所示),收缩期进入主动脉,舒张期脱垂入左室流出道;B、C. 胸骨旁肺动脉长轴切面二维及彩色多普勒显示动脉导管未闭(箭头所示)

LA:左心房;LV:左心室;RV:右心室;AO:主动脉;RVOT:右心室流出道;PA:肺动脉;DAO:动脉导管未闭;VEG:赘生物

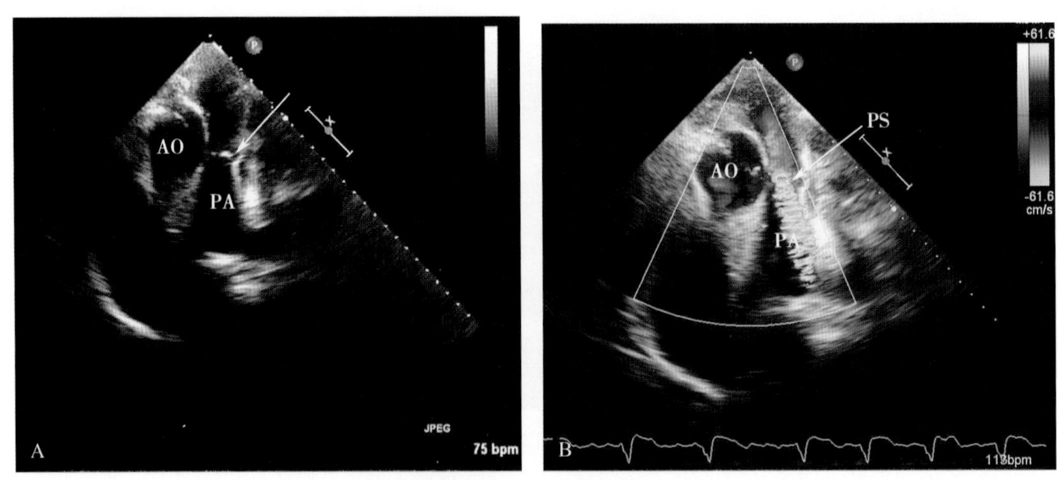

图 59-28 肺动脉瓣狭窄

A. 胸骨旁肺动脉长轴切面,二维超声心动图显示收缩期肺动脉瓣开放受限,呈圆顶状(箭头所示);B. 同一切面,彩色多普勒显示收缩期肺动脉瓣狭窄处湍流(箭头所示)

AO:主动脉;PA:肺动脉;PS:肺动脉瓣狭窄

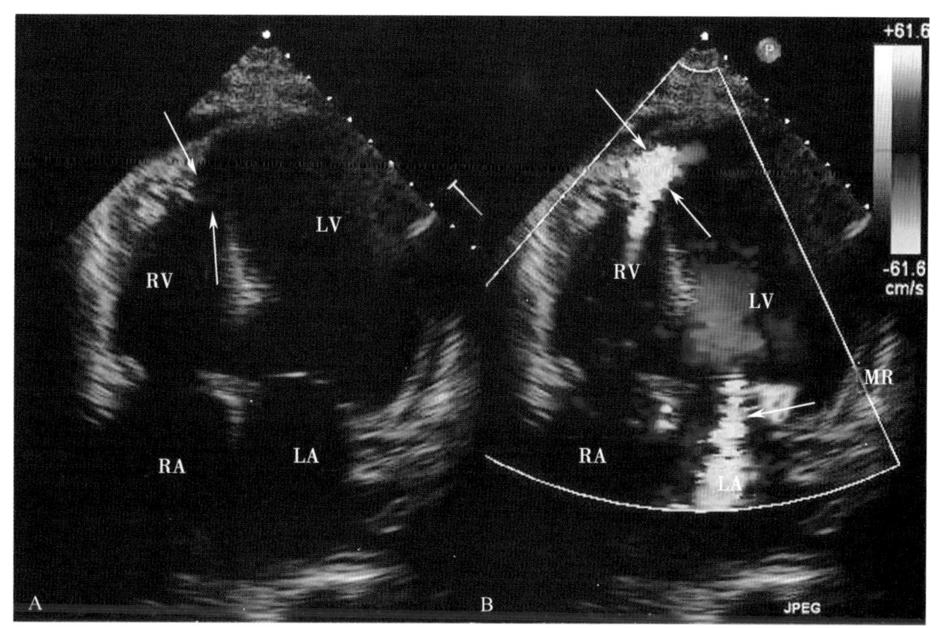

图 59-30 室间隔穿孔

A. 心尖四腔心切面，二维超声心动图显示左室后间隔心尖段回声缺失（箭头所示）；B. 与 A 为同一切面，彩色多普勒显示后间隔心尖段左向右分流（箭头所示）

LA：左心房；LV：左心室；RA：右心房；RV：右心室。MR：二尖瓣反流

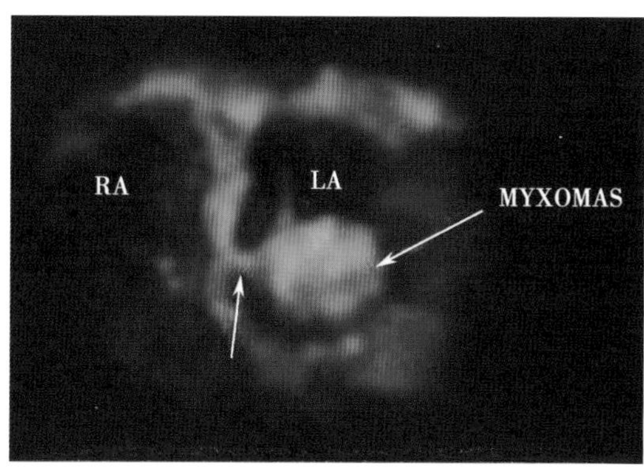

图 59-31 左心房黏液瘤

双心房短轴切面，实时三维超声心动图立体显示左房黏液瘤，其蒂附着于房间隔中段（箭头所示）

LA：左心房；RA：右心房；MYXOMAS：黏液瘤

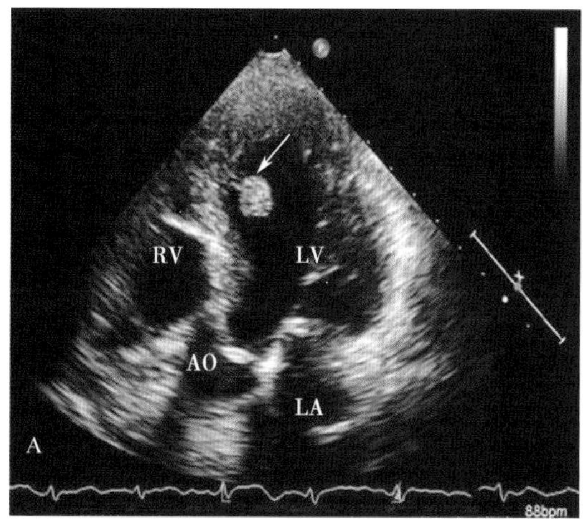

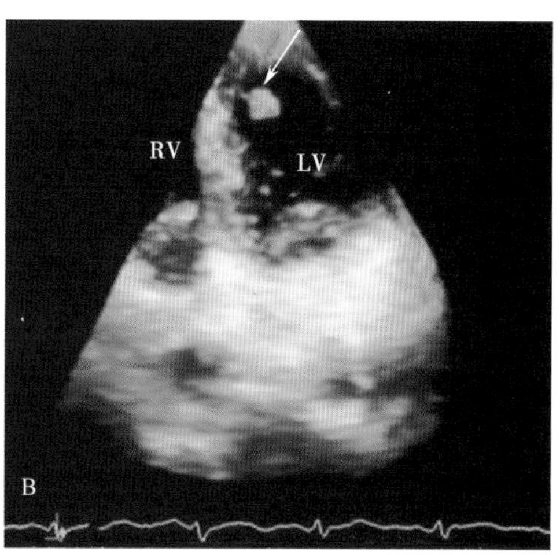

图 59-32 左心室黏液瘤

A. 心尖五腔心切面，二维超声心动图显示左心室黏液瘤，其蒂位于前间隔心尖段（箭头所示）；B. 同一切面，实时三维超声心动图立体显示左心室黏液瘤，其蒂位于前间隔心尖段（箭头所示）

LA：左心房；LV：左心室；RA：右心房；RV：右心室；AO：主动脉

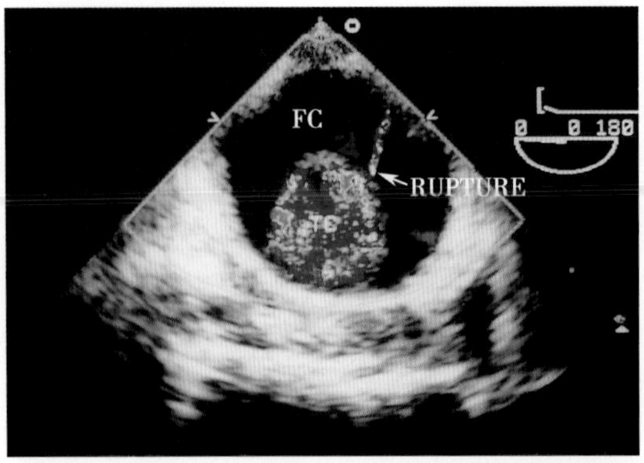

图 59-34　经食管超声心动图

降主动脉距门齿 38cm 处真腔和假腔内的血流，且见小破口。FC：假腔；TC：真腔；RUPTURE：破裂

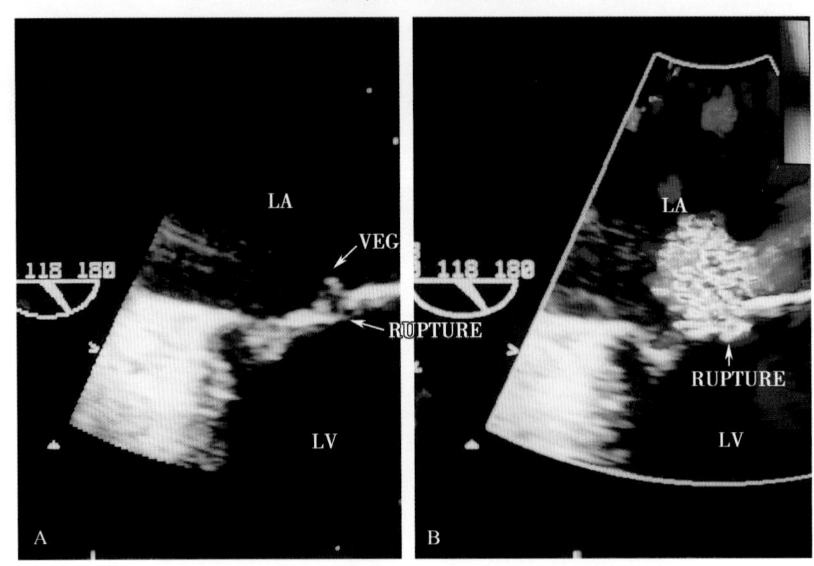

图 59-37　食管超声示二尖瓣穿孔反流

A. 为食管中段的长轴切面，二维超声心动图显示二尖瓣体部穿孔（箭头所示）；B. 为同一切面，彩色多普勒显示穿孔血流处自左室反流入左房（箭头所示）

LA：左心房；LV：左心室；VEG：赘生物；RUPTURE：穿孔

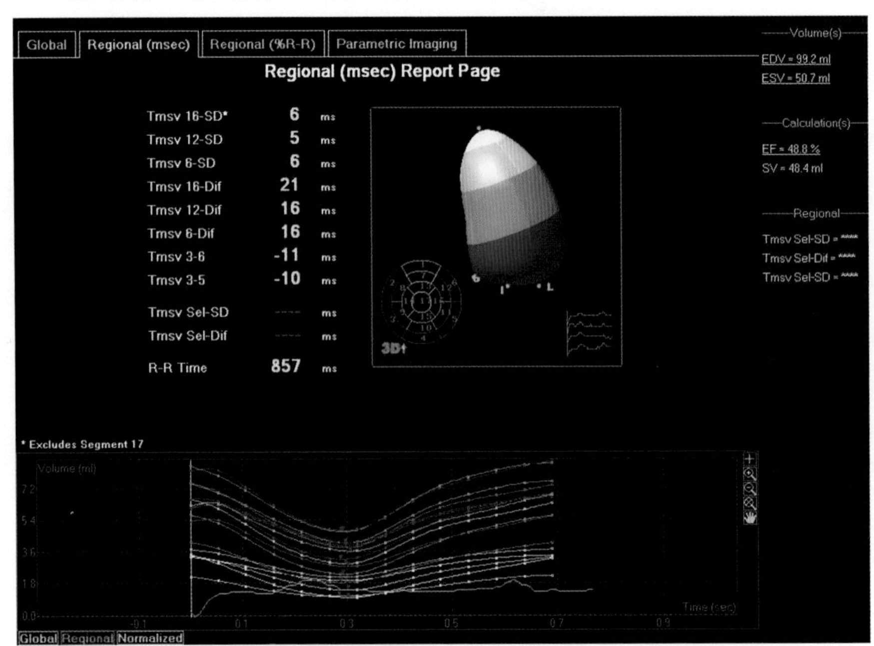

图 59-38　正常人左心室 17 节段时间 - 容积曲线图，显示左心室 16 节段、左心室 12 节段、左心室 6 节段达到最小收缩容积的时间（Tmsv）的标准差

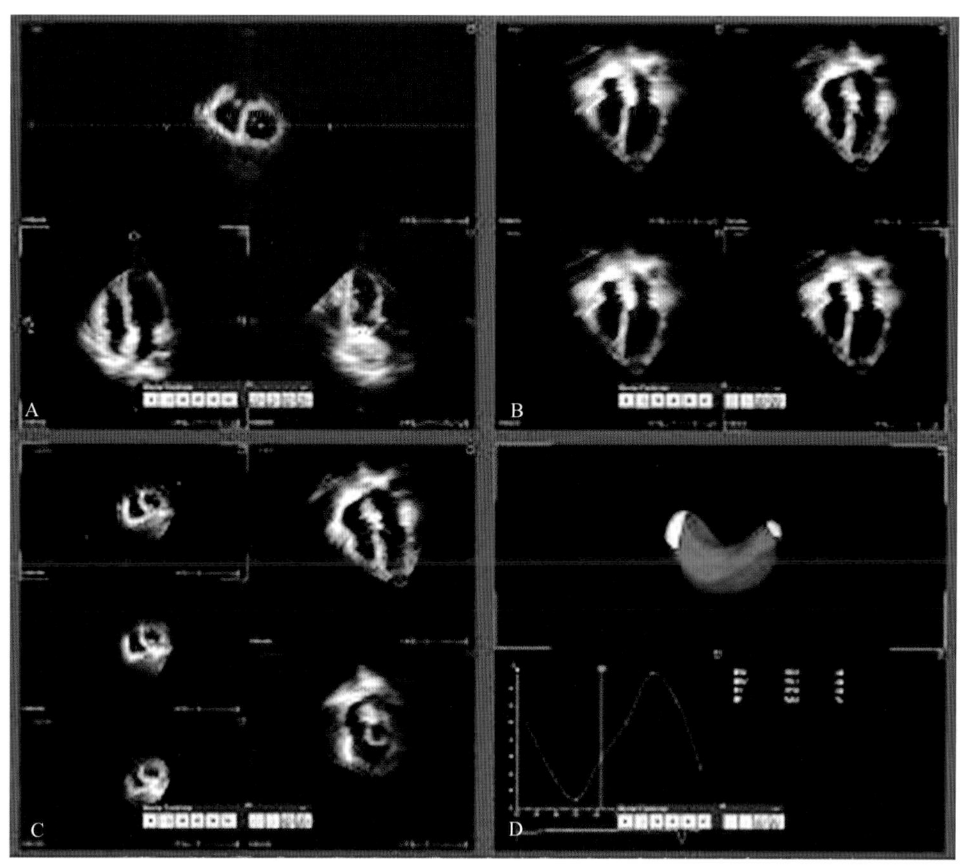

图 59-39　右心室容积自动分析软件步骤图

A. 左心室、右心室基底段中心点的标定；B. 心尖四腔观右心室心内膜的手动勾勒；C. 软件根据手动勾勒的心内膜缘自动勾勒整个心动周期中右心室腔心内膜缘，在此界面，可适当手动修改整个心动周期中各帧图像中各右心室室壁心内膜的自动追踪曲线；D. 软件自动得出右心室三维容积图以及相关参数

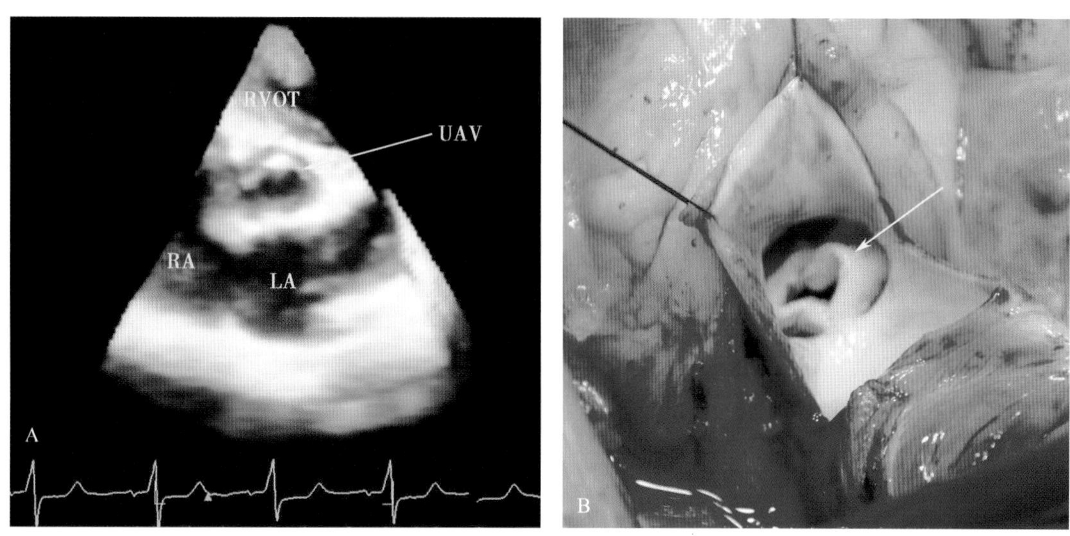

图 59-40　单叶式主动脉瓣

A. 实时三维超声心动图显示单叶式主动脉畸形（箭头所示）；B. 术中显示单叶式主动脉瓣畸形的形态（箭头所示）

LA：左心房；RA：右心房；RVOT：右室流出道；UAV：单叶式主动脉瓣

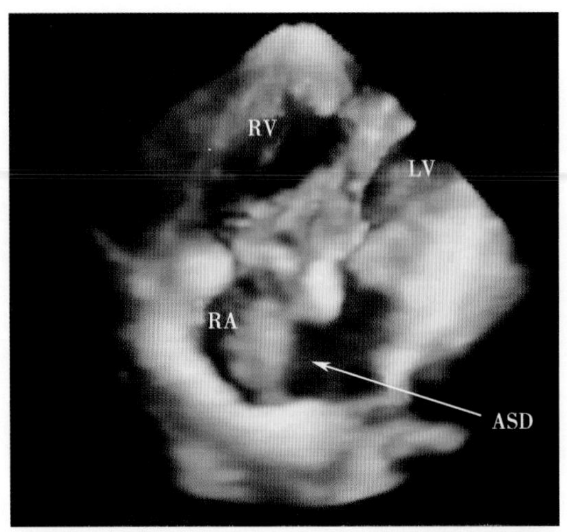

图 59-41　实时三维超声心动图立体显示Ⅱ孔型房缺的大小、形态以及与毗邻结构的关系（箭头所示）

LV：左心室；RA：右心房；RV：右心室；ASD：房间隔缺损

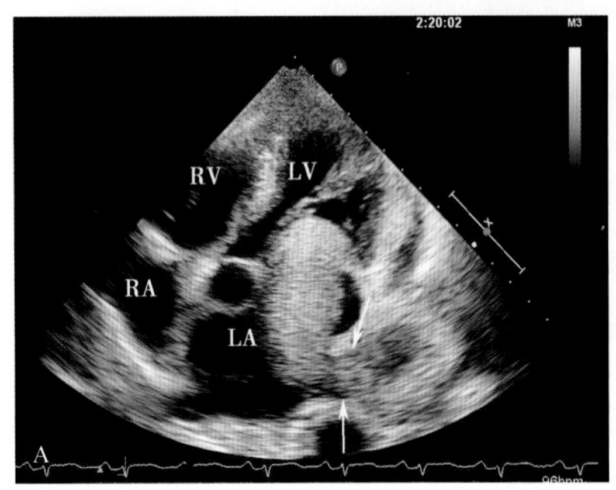

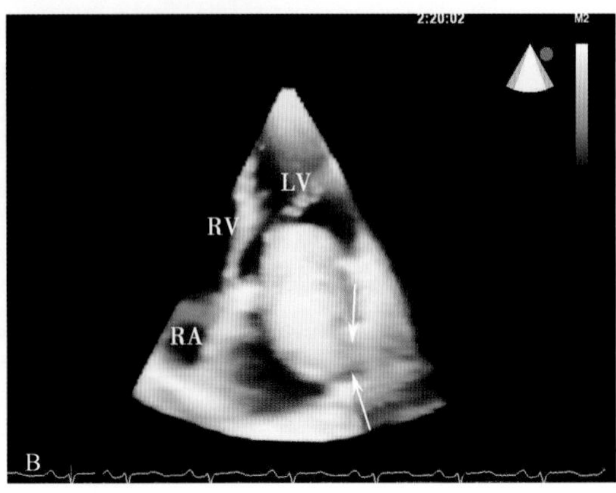

图 59-42　左心房内实质性占位，来源于左下肺静脉

A. 二维超声心动图清晰显示来源于左下肺静脉的左房内实质性占位（箭头所示），继发性二尖瓣狭窄及中度肺动脉高压；B. 实时三维超声心动图立体显示来源于左下肺静脉的左房内实质性占位（箭头所示）

LA：左心房；LV：左心室；RA：右心房；RV：右心室

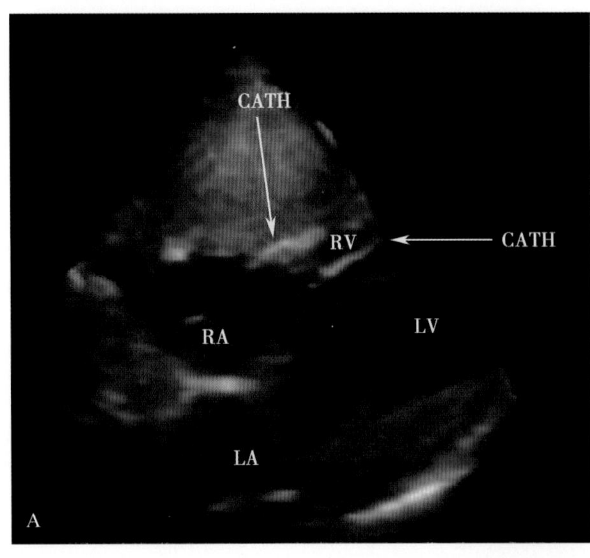

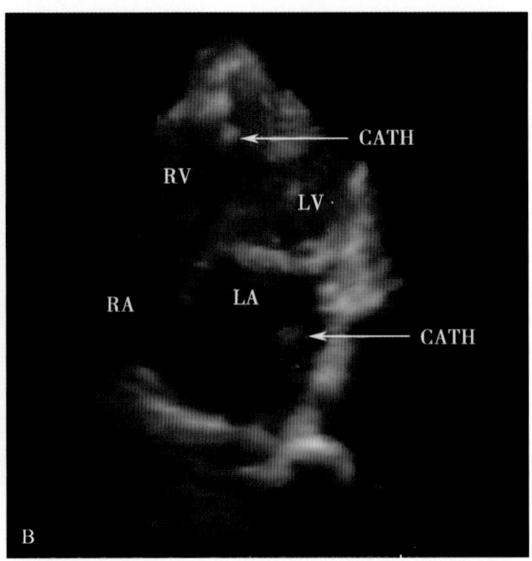

图 59-43　实时三维超声评价起搏导管位置

A. 为剑突下四腔心切面，实时三维超声清晰显示右心房起搏导管顶端位于右心耳部，而右心室起搏导管顶端位于右心室心尖部（箭头所示）；B. 为胸骨旁四腔心切面，实时三维超声清晰显示一根起搏导管顶端位于冠状静脉窦，而另一根起搏导管顶端位于右心室心尖部（箭头所示）

LA：左心房；LV：左心室；RA：右心房；RV：右心室；CATH：起搏导管

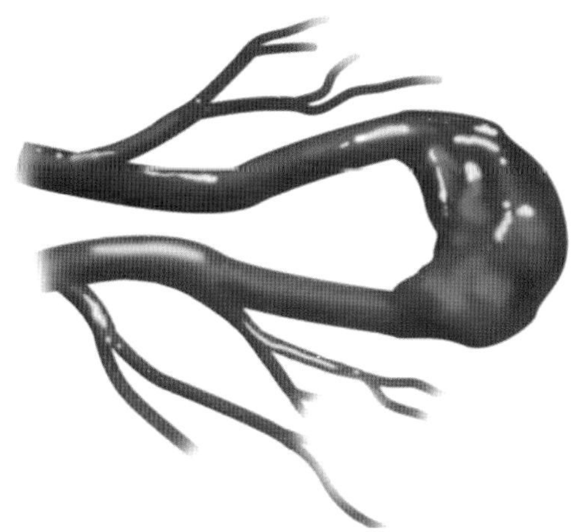
图 62-7　单纯孤立型肺动静脉瘘示意图

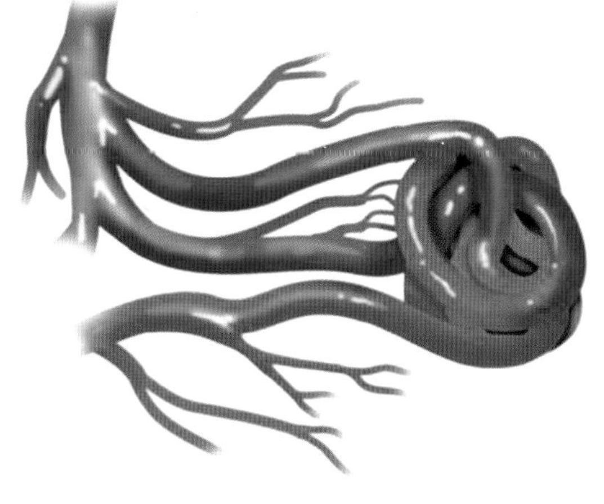
图 62-8　复杂弥散型肺动静脉瘘示意图

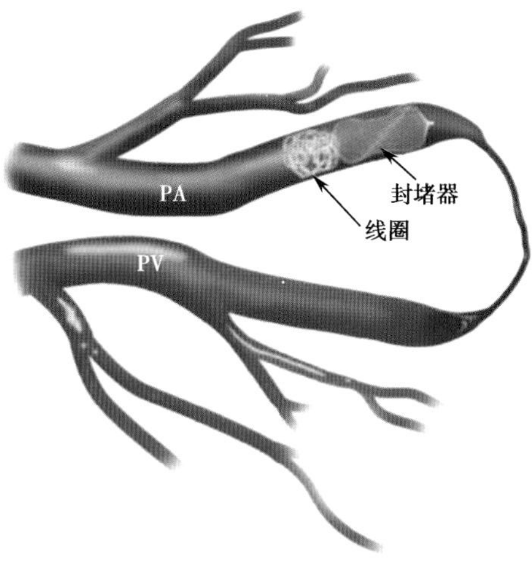

图 62-11　相应的示意图，PA 为肺动脉，PV 为肺静脉

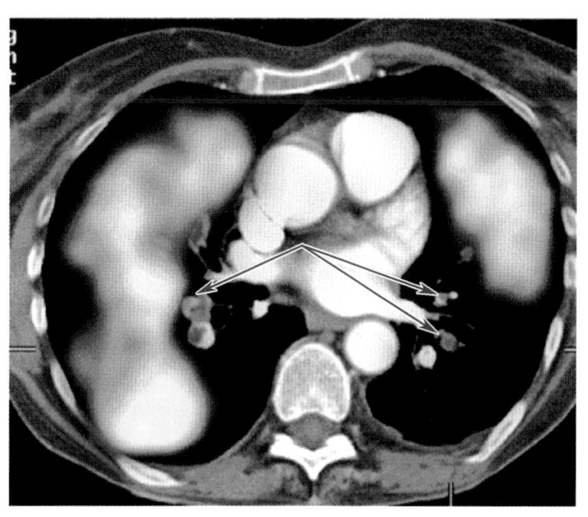
图 62-13　SPECT 显像可观察到 CTPA 显示的双侧肺 PE 相应的灌注缺损

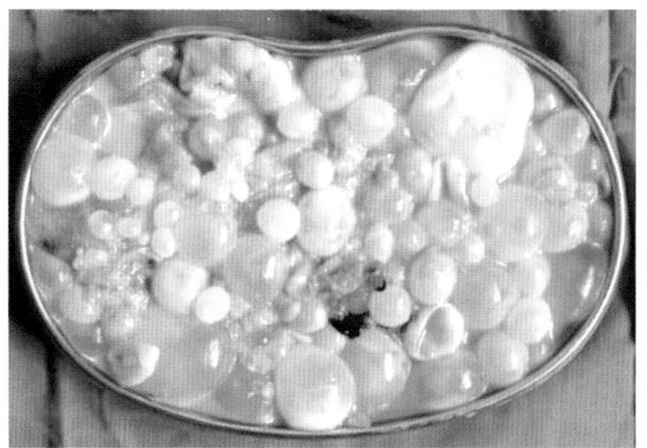
图 62-26　多发棘球蚴囊肿

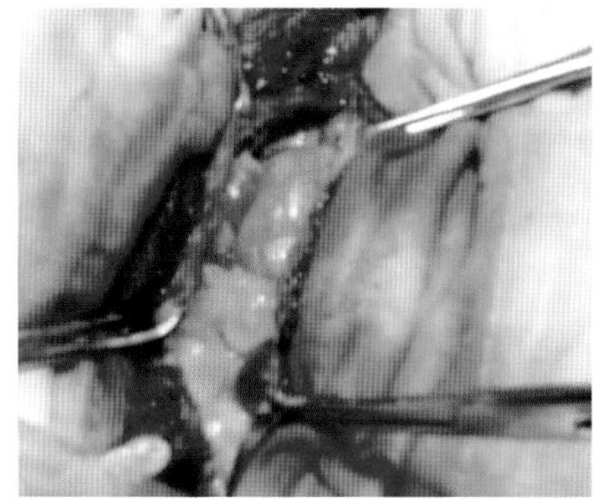
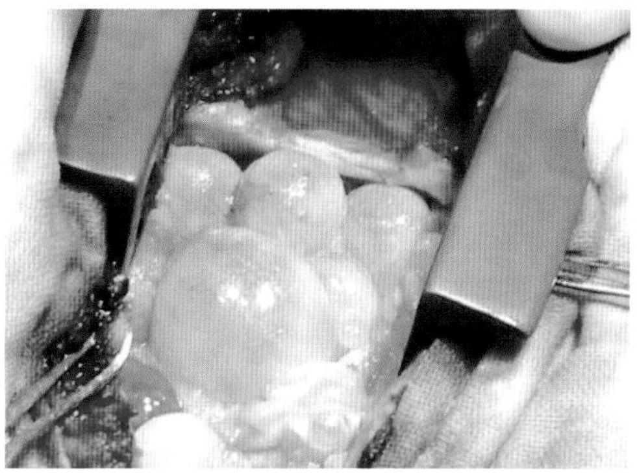
图 62-27　多发棘球蚴囊肿术中照片

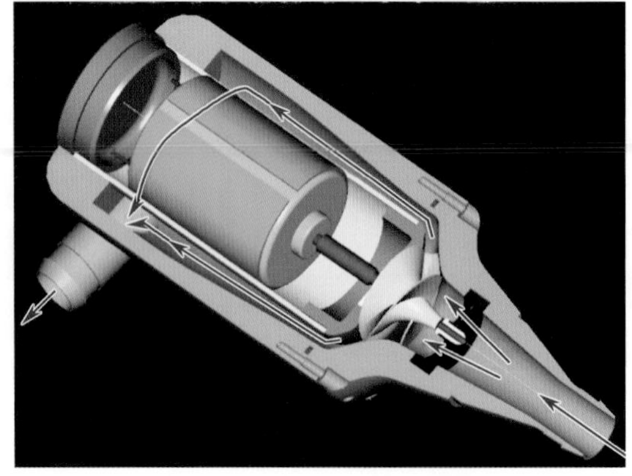

图 65-4　涡轮泵结构示意图

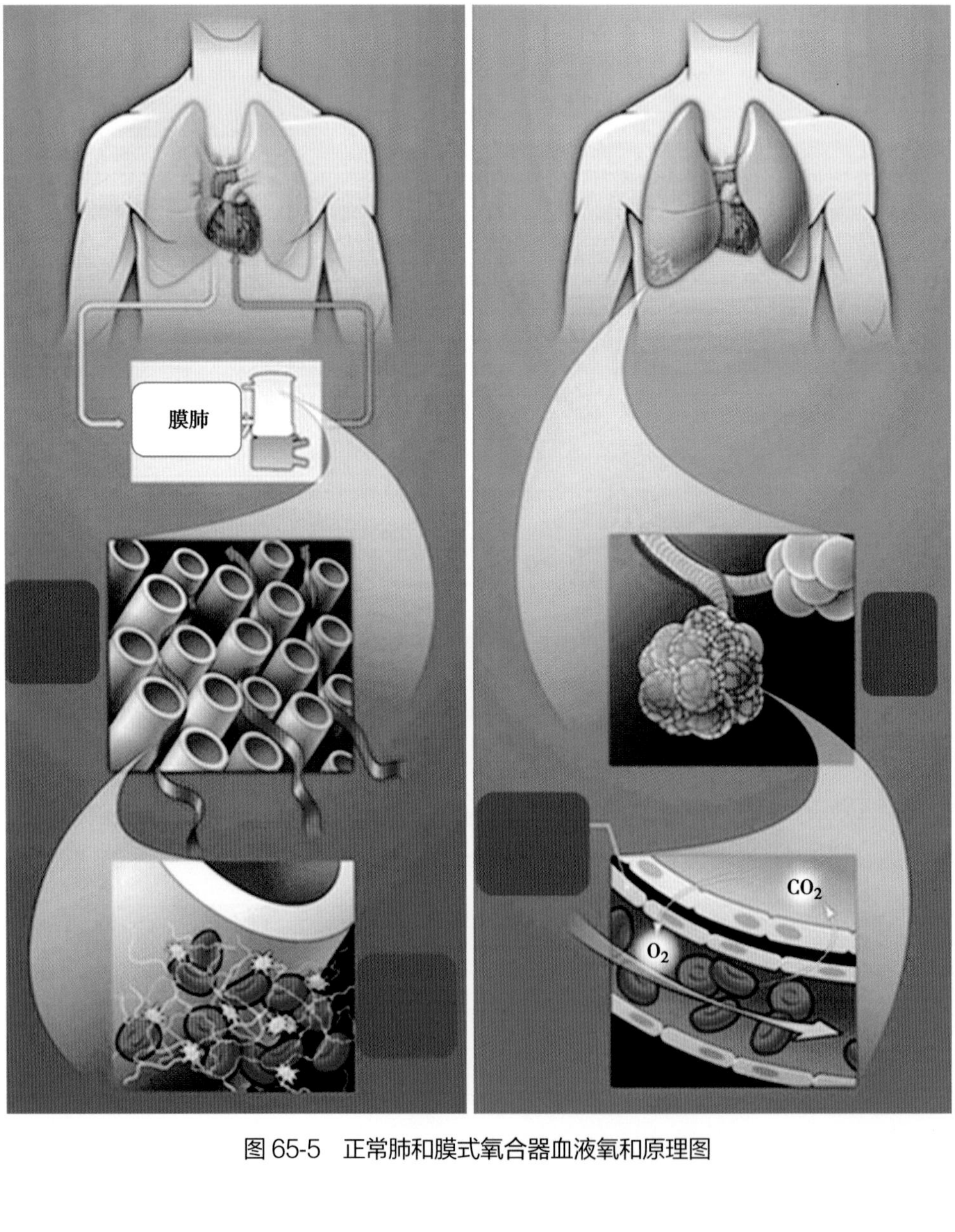

膜肺

CO_2

O_2

图 65-5　正常肺和膜式氧合器血液氧和原理图

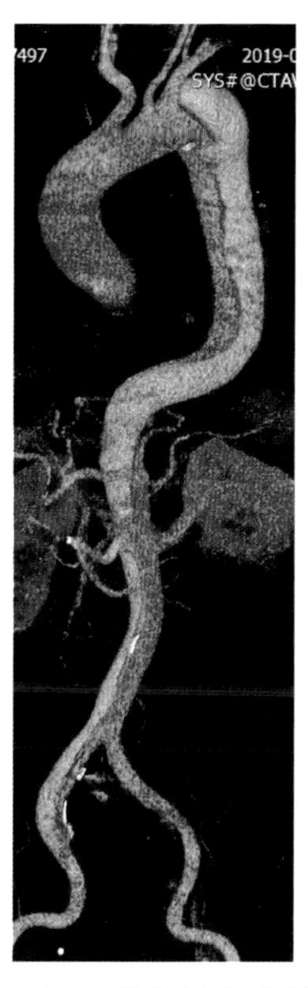

图 68-7　典型夹层真假腔

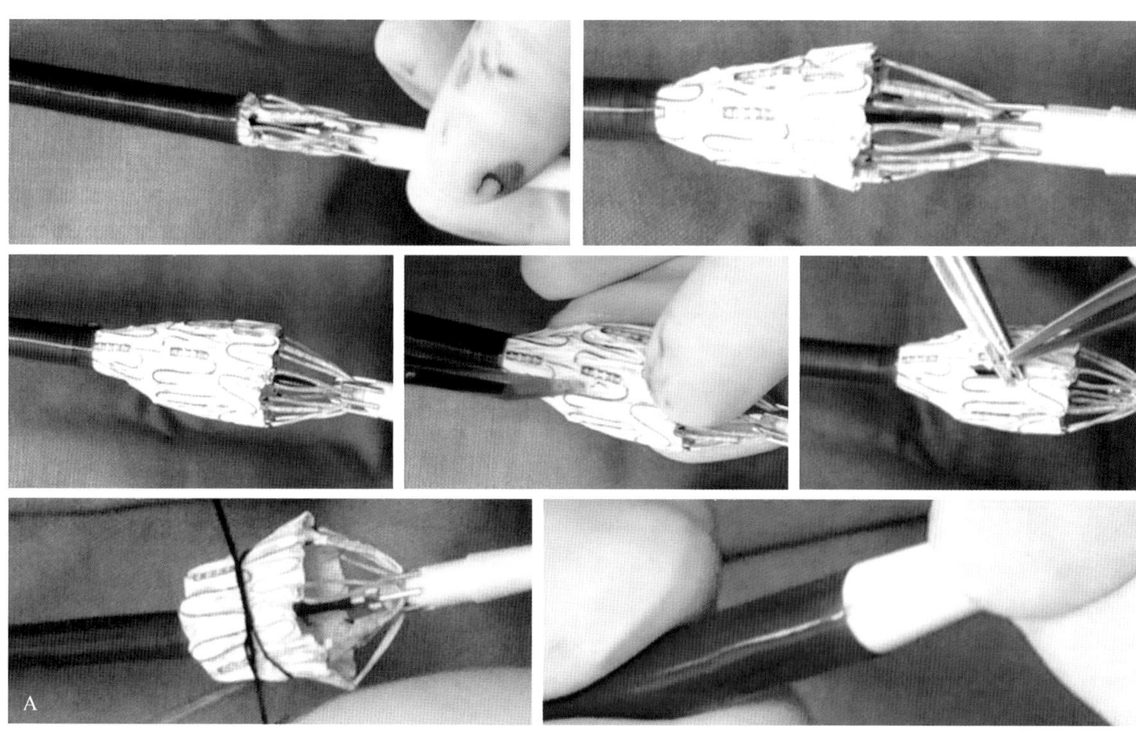

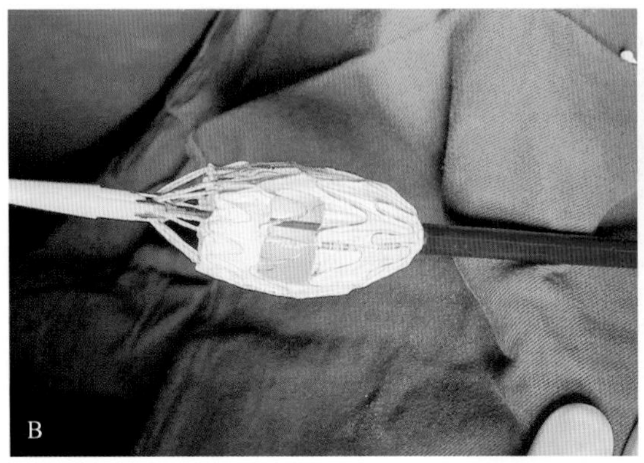

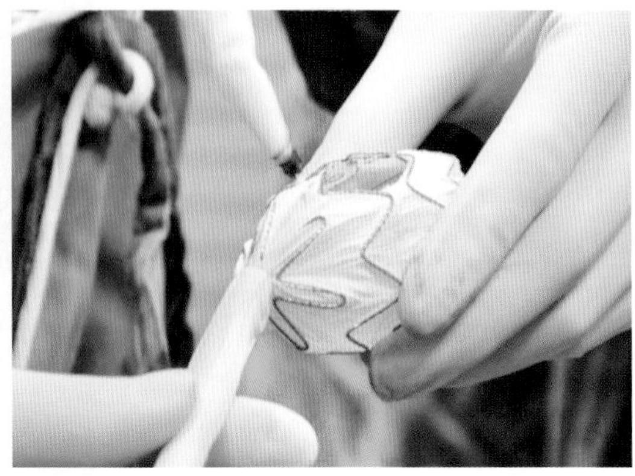

图 68-16 胸主动脉支架体外开窗
A. 开窗全过程；B. 各种开窗类型

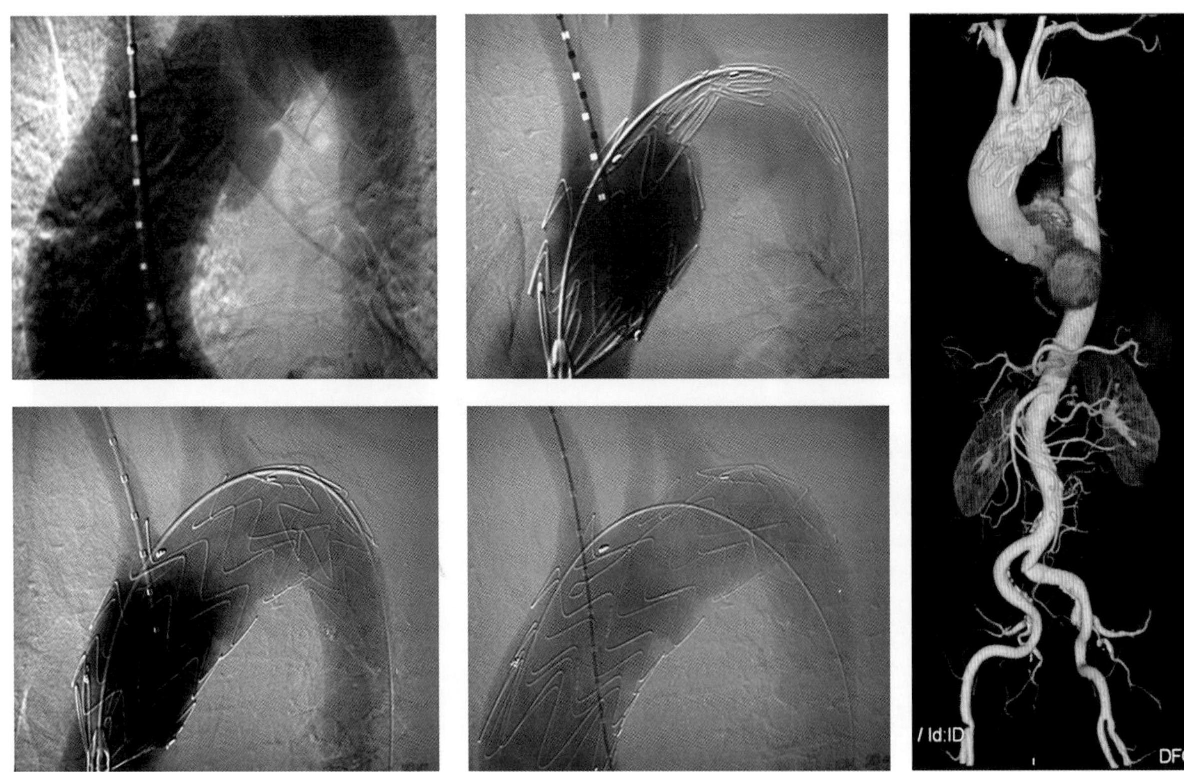

图 68-17 TEVAR 体外大开窗重建弓上三分支